BOUQUINS

COLLECTION DIRIGÉE PAR

GUY SCHOELLER

D

side

DICTIO RE

DES

MÉDICAMEN

ET LEUR BON USAGE

ROBERT LAFFONT

…nt honoraire de la Fédération européenne …eur scientifique de l'unité de neuropsycho- …ıcien président de la Société française de chi-

Le doct… …rigé, tant sur le plan hospitalo-universitaire que dans de chimie… …aux de recherches sur les médicaments. pharmac… l'European Federation for Medicinal Chemistry, il a mie thé… …ses activités la création et l'animation de plusieurs sociétés Exp… …es et étrangères dont il a assuré l'édition des revues *(European* l'indu… Pr… *…ology, European Journal of Medicinal Chemistry, Drug Metabo-* com… …lement l'auteur de nombreux ouvrages et de brevets de médicaments sci… …C.N.R.S., l'A.N.V.A.R. et l'industrie pharmaceutique.

PUBLICATIONS DU DOCTEUR JEAN THUILLIER

…CITS

Bulande (Jean Briance), José Corti, Paris.
Semmelweis, le paria du Danube, Balland, Paris, (prix Littré).
Messmer ou l'Extase magnétique, Robert Laffont, Paris.
Campo Morio, José Corti, Paris.
Monsieur Charcot de la Salpêtrière, Robert Laffont, Paris.
Le Rêve de Charles, Le Rocher, Paris.

ESSAIS, OUVRAGES DIVERS

Les Stupéfiants, Cahiers Laennec.
Les Hallucinogènes, Elsevier Pub. Co., Amsterdam.
Les Poisons de l'esprit, Palais de la Découverte, Paris.
La Médecine et la mort, Calmann-Lévy, Paris.
Les dix ans qui ont changé la folie, Robert Laffont, Paris.

Le docteur JACQUES DUCHIER est ancien interne des Hôpitaux de Paris, ancien chef de clinique à la faculté. Docteur ès Sciences, il a introduit en France la pharmacologie clinique, et l'a enseignée à la faculté René Descartes. Praticien hospitalier, responsable d'un service de Médecine interne, il a partagé son activité entre l'exercice médical quotidien et le développement de nouveaux médicaments.

Successivement Directeur médical et Directeur de la recherche de plusieurs laboratoires internationaux, il a créé, en 1980, l'un des premiers centres privés de recherche en pharmacologie clinique.

ISBN 2-221-07975-2

SOMMAIRE

INTRODUCTION

PREMIÈRE PARTIE

LE MÉDICAMENT

1. L'HISTOIRE DU MÉDICAMENT

2. LE MÉDICAMENT AUJOURD'HUI

3. LA NAISSANCE D'UN MÉDICAMENT

4. LE BON USAGE DU MÉDICAMENT

5. LES EFFETS INDÉSIRABLES DES MÉDICAMENTS

6. LA PHARMACODÉPENDANCE ET LA TOXICOMANIE

7. LA TOXICITÉ DES MÉDICAMENTS

8. COMMENT UTILISER CE DICTIONNAIRE ?

DEUXIÈME PARTIE

LES MALADIES ET LES MÉDICAMENTS

1. LA DOULEUR

2. L'INFLAMMATION

3. L'ALLERGIE ET L'IMMUNITÉ

4. LES INFECTIONS

5. LES PARASITOSES

6. LE SYSTÈME NERVEUX

7. L'APPAREIL CARDIO-VASCULAIRE

8. LE TUBE DIGESTIF

9. LE FOIE ET LA VÉSICULE BILIAIRE

10. LA NUTRITION ET LE MÉTABOLISME

11. LA PEAU

12. LA BOUCHE ET LES DENTS

13. LES YEUX

14. LES OREILLES, LE NEZ, LA GORGE

15. LA BRONCHITE ET L'ASTHME

16. LES OS ET LES ARTICULATIONS

17. LES HORMONES (SAUF GYNÉCOLOGIE)

18. LA GYNÉCOLOGIE

19. LE SANG ET LA COAGULATION

20. L'APPAREIL GÉNITO-URINAIRE

21. LE CANCER

TROISIÈME PARTIE

DICTIONNAIRE

AVANT-PROPOS DE LA 4e ÉDITION

La première édition du *Dictionnaire des médicaments* date de 1985, et depuis l'intérêt pour ce livre a été sans cesse croissant, tant auprès du grand public que des membres du corps de santé, qui en ont apprécié la structure et les bases d'information. Pour le 10e anniversaire de sa parution une nouvelle présentation considérablement augmentée du *Dictionnaire des médicaments* a été réalisée grâce à la maison Robert Laffont et à Guy Schoeller directeur de la collection « Bouquins », que nous tenons à remercier. Nous développerons plus loin les caractéristiques de cette nouvelle édition mais nous tenons à signaler dès maintenant que nous avons trouvé le meilleur accueil auprès des fonctionnaires de la Santé publique, du Syndicat national de l'industrie pharmaceutique et des laboratoires pharmaceutiques, qui ont toujours répondu à nos questions et nous ont fourni documents et précisions. Qu'ils en soient ici remerciés.

Dr Jean THUILLIER – Dr Jacques DUCHIER

INTRODUCTION

Chaque année, 56 630 000 Français dépensent plus de 600 milliards de francs pour se soigner, soit environ 10 500 francs par personne, et sur cette dernière somme les médicaments représentent environ 1 900 à 2 000 francs. C'est trois fois plus qu'en 1980, et huit fois plus qu'en 1970. Mais les ménages paient beaucoup plus de leur poche parce que la Sécurité sociale laisse à leur charge une part de plus en plus grande de ces dépenses. Malgré cela, les pouvoirs publics s'émeuvent de plus en plus de la progression des dépenses de santé. Des lois ont été promulguées et le seront encore qui diminueront de plus en plus, à la fois le nombre des médicaments remboursés, leur taux de remboursement, et l'ensemble des prestations médicales par la pression que l'État exerce à la fois sur les médecins et les laboratoires pharmaceutiques. Malgré cela les Français continueront d'acheter des médicaments, les médecins d'en prescrire et les laboratoires d'en fabriquer de nouveaux.

LA CONSOMMATION PHARMACEUTIQUE

Chaque année les Français dépensent plus de 100 milliards de francs pour acheter plusieurs milliards de boîtes de médicaments. Chaque jour plus de 7 millions de spécialités pharmaceutiques sont vendues dans les 22 000 pharmacies de notre pays à la cadence de 10 000 boîtes par minute. Les trois quarts de ces médicaments sont délivrés en exécution de près de 300 millions d'ordonnances annuelles et le reste est acheté sans ordonnance. Ainsi, 56 millions de Français pour protéger ou rétablir leur santé absorbent ou se font administrer une ou plusieurs des 10 000 formes de médicaments dont pour la plupart ils ne savent rien ou pas grand-chose.

En effet, si, pour une opération ou un traitement pénible, le malade est appelé à donner son accord, c'est généralement sans discussion, et aveuglément, qu'il accepte l'ordonnance de produits qui renferment souvent des substances toxiques ou dangereuses. Le consommateur de médicaments a raison de faire confiance à son médecin qu'il a librement choisi ou qui lui été désigné et aux laboratoires pharmaceutiques dont l'État contrôle la qualité et le prix des spécialités, mais il a besoin également d'être mieux informé et de se renseigner le plus possible pour éviter d'user ou d'abuser de produits qui, s'ils ne sont pas nécessaires, peuvent être dangereux. Depuis une décennie, les pouvoirs publics (ministère de la Santé) et l'industrie pharmaceutique française ont pris conscience de ce phénomène et répondu à la curiosité légitime et croissante du public, et de plus en plus, des informations, et des débats, se sont développés sur « le médicament et son consommateur ».

Avec de plus en plus de transparence, les activités de l'industrie pharmaceutique, ses recherches et l'action des molécules qu'elle découvre, sont portées à la connaissance du public. Ainsi, des revues, des livres, des dictionnaires, des émissions télévisées ont permis de répandre une information toujours plus générale, diversifiée et complète.

LA DEMANDE DE MÉDICAMENTS

Depuis le début du siècle, et surtout au cours des dernières décennies, les découvertes de grands médicaments ont banalisé des maladies graves et souvent mortelles. Les septicémies, la tuberculose, la poliomyélite, de nombreuses affections cardiaques, des psychoses chroniques, ont été guéries ou grandement améliorées. Malgré cela, comme on ne guérit pas tout, depuis quelque temps, les médicaments avaient été pris à partie et violemment discutés. On les accusait en particulier de ne pas être les remèdes miracles que l'on attendait ou d'intoxiquer les populations par des abus de prescriptions comme ce pouvait être le cas pour certains médicaments psychotropes comme les anxiolytiques et les tranquillisants. Le développement du dépistage des cancers faisant état du nombre toujours trop grand de cas déclarés, et surtout de la progression et de l'extension du sida ont suscité un certain retournement de l'opinion publique en faveur des médicaments auxquels on accorde à nouveau l'espoir de guérisons tangibles et efficaces. Tous ces problèmes, agités à la fois par la presse, les médias et l'opinion publique, conduisent parfois à des discussions qui méritent d'être souvent éclaircies par des informations précises.

UN DROIT À L'INFORMATION CONCERNANT LE MÉDICAMENT

Malgré tous les efforts effectués par des organismes officiels ou privés, un manque d'information dans le public persiste concernant le « bon usage du médicament ». Il faut nécessairement améliorer et actualiser l'information sur les médicaments.

Le public alerté par son souci d'être mieux soigné ne doit pas rester ignorant et isolé et il est en droit de recevoir des réponses aux questions posées pour redevenir, comme disent les économistes, « un vrai citoyen correctement informé pouvant s'exprimer et être entendu par ceux qui exercent le pouvoir de décision ».

Le malade consommateur de médicaments doit poser des questions à son médecin, à son pharmacien et à tous ceux qui détiennent une partie de l'information sur les médicaments qui sont prescrits et se vendent.

Il devrait pouvoir aussi les poser aux laboratoires qui fabriquent et vendent ces médicaments. Mais quelles questions poser ? Il faut déjà être informé sur un sujet pour poser de bonnes questions. Or, le plus souvent le consommateur ne connaît des médicaments que la couleur et la taille du comprimé qu'il avale : il est semblable en cela à un automobiliste qui connaîtrait de sa voiture seulement la dimension et la couleur de la carrosserie.

Or, l'automobiliste a appris un jour qu'une voiture c'est un moteur plus ou moins puissant, de l'essence à ne pas mélanger avec n'importe quoi, et un moyen de locomotion parfois dangereux si on ne respecte pas certaines règles de conduite. Comment apprendre au public que le médicament est un produit chimique plus ou moins toxique à ne pas mélanger avec n'importe quoi, et un moyen thérapeutique qui peut être dangereux si on ne respecte pas certaines précautions d'emploi ?

LA RAISON D'ÊTRE DE CE LIVRE, ET SON CONTENU

Ce livre est la tentative faite, pour porter à la connaissance du public, un certain nombre d'informations et de conseils sur la thérapeutique médicamenteuse en général et sur les spécialités pharmaceutiques françaises. On a voulu aussi expliquer simplement ce qu'est un médicament, comment on le recherche et on le trouve, comment on le fabrique, comment on l'essaie sur l'animal et sur l'homme, comment et pourquoi les pouvoirs publics autorisent sa commercialisation et sa vente. Pour chacune des grandes classes de médicaments, des textes ont été réunis, expliquant le traitement et discutant la valeur et l'importance des diverses classes thérapeutiques. Dans ce livre on trouvera non seulement toutes les spécialités pharmaceutiques de prescriptions médicales, mais encore tous les médicaments grand public et les médicaments vendus sans ordonnance. Une place a également été faite pour tous les médicaments homéopathiques et les médicaments phytothérapiques. Toutes les catégories thérapeutiques ont été traitées dans ce *Dictionnaire* où l'on trouvera aussi bien la morphine et les stupéfiants, que la pilule, les anticancéreux ou les anxiolytiques et les derniers médicaments proposés contre le sida. Mais c'est surtout par son plan, sa structure et ses textes que ce *Dictionnaire* diffère des autres ouvrages consacrés aux médicaments.

CE QU'EST CE DICTIONNAIRE

C'est un outil d'« informations magistrales » sur tous les médicaments modernes, leur origine, leurs possibilités thérapeutiques, leur limite d'emploi et les conséquences de leur abus. La présentation des médicaments et des informations qui sont données sur chacun d'eux suivant un plan systématique en font un guide du bon usage du médicament, mais aussi une mise en garde de ses abus et des dangers de l'automédication. C'est aussi un ouvrage permettant au lecteur de comparer les médicaments entre eux quand ils sont proposés pour les mêmes symptômes. Dans l'esprit des auteurs il s'agit aussi de délivrer une information permettant de poser des questions à son médecin ou à son pharmacien qui restent les garants du bon usage des médicaments.

EN QUOI CETTE NOUVELLE ÉDITION DU DICTIONNAIRE DES MÉDICAMENTS DIFFÈRE-T-ELLE DES AUTRES ?

Elle est d'abord plus complète que toutes les précédentes. On y trouve 10 000 médicaments sous forme de spécialités pharmaceutiques, allopathiques, phytothérapiques, et homéopathiques.

Cette édition comporte également une partie théorique et pratique sur tous les chapitres de la médecine, mais surtout pour la première fois un Lexique comprenant la liste alphabétique exhaustive de toutes les classes de médicaments.

Pour chaque médicament on a indiqué non seulement la formule et le dosage ainsi que la forme pharmaceutique, mais également l'année de mise sur le marché du médicament et enfin tous les renseignements nécessaires pour répondre aux questions que peut se poser le consommateur du médicament.

Après *les indications générales du produit*, on trouvera *les contre-indications*, les mises en garde, *les précautions d'emploi*, *les effets indésirables* éventuels, *les interactions* avec d'autres médicaments ; des contre-indications seront également signalées pour la femme enceinte ou allaitant, ainsi que les précautions d'emploi ou l'interdiction chez le sportif devant être soumis à un contrôle anti-dopage.

Les formes pharmaceutiques différentes et leur appartenance à *une liste* légale de même que leur dosage seront régulièrement signalés. Enfin, *le prix* de toutes les formes de médicaments ainsi que *le coût du traitement journalier* chez l'adulte sont admis de façon à pouvoir comparer le coût de médicaments semblables ou similaires.

Nous avons pensé, en outre, qu'une autre information, plus générale pouvait être utile pour l'usager habituel ou occasionnel. Ainsi nous avons établi un code d'appréciation sous forme d'étoiles attribuées. Précisons immédiatement qu'il s'agit d'une évaluation de titres ou de grades dans la hiérarchie médicamenteuse, et que les étoiles attribuées s'apparentent plus à celles qu'utilisent l'armée pour la hiérarchie de ses généraux qu'à celles qu'emploie le guide Michelin pour désigner les bonnes tables.

Les attributions d'étoiles ont été faites en conformité avec la plupart des circulaires administratives et des textes légaux qui ont précisé les règles des différentes commissions chargées de réviser les dictionnaires de médicaments. C'est ainsi que :

- Trois étoiles ★★★ sont attribuées aux médicaments dont l'efficacité a été scientifiquement prouvée et l'activité considérée comme essentielle dans le traitement d'une ou plusieurs maladies précises. Ces médicaments ont fait l'objet d'études cliniques contrôlées qui ont permis de déterminer le rapport risque/bénéfice, celui-ci ayant été trouvé favorable pour le malade.
- L'attribution de deux étoiles ★★ concerne des médicaments *« proposés » comme traitement* de certaines maladies et dont l'utilisation depuis de nombreuses années laisse penser qu'ils sont efficaces, mais dont l'action n'a pas toujours

été prouvée par des contrôles scientifiquement établis comme dans le cas précédent. Ce peut être le cas :

— de certains médicaments anciens pour lesquels on n'a pas refait de nouvelles études ;

— de certains produits dont l'activité est réelle, mais dont il est difficile, pour le moment, de prouver l'efficacité par des études cliniques.

• Les médicaments avec une étoile ★ concernent des médicaments *utilisés dans le traitement* de certaines maladies et dont l'action est inconstante et non scientifiquement prouvée pour le moment, mais dont l'utilisation semble pharmacologiquement justifiée.

• Quant aux médicaments sans étoile, il s'agit de *médicaments traditionnellement utilisés* dans le traitement de certaines maladies, dont la justification scientifique n'apparaît pas clairement, mais dont l'action n'est sans doute pas différente de celle des placebos dont on sait qu'ils peuvent donner jusqu'à 30 % de résultats positifs.

Nous désirons souligner que cette appréciation n'est pas personnelle mais résulte de l'observation des dossiers, des informations et des notices fournies par les laboratoires et le ministère de la Santé publique, et ne présume en aucune façon la valeur que leur attribuent les médecins qui les prescrivent.

CE QUE N'EST PAS CE DICTIONNAIRE

Ce n'est pas uniquement un dictionnaire médical simplifié pour l'usage du profane et du particulier qui ont besoin d'en savoir plus sur le médicament.

Ce n'est pas seulement un lexique alphabétique de fiches techniques, mais toute l'histoire du médicament de sa naissance jusqu'à l'explication de la boîte qui le renferme.

Ce n'est pas une énumération sèche de 10 000 spécialités pharmaceutiques car pour toutes les maladies groupées en 21 chapitres on trouvera la liste des médicaments correspondants.

Ce n'est pas un livre favorisant l'automédication. On ne trouvera aucune précision sur la posologie permettant l'usage direct du médicament. C'est au seul médecin traitant qu'il appartient de prendre cette responsabilité, même pour les médicaments délivrés sans ordonnance.

Ce n'est pas un livre écrit contre les médicaments. Bien au contraire, par les jugements portés dans chaque chapitre, il est écrit pour le bon usage des médicaments.

Ce n'est pas un livre dirigé contre l'industrie pharmaceutique qui supporte dans le monde la quasi-totalité du poids financier et de la responsabilité de la recherche médicamenteuse et possède à son actif les découvertes les plus essentielles dans ce domaine.

Ce n'est pas un livre contre les nombreux médicaments scientifiquement inefficaces et inoffensifs qui agissent souvent par le fameux effet « placebo » (un placebo est un produit « inerte », théoriquement inactif, présenté comme un médicament et qui, par une action psychologique, peut avoir un effet thérapeutique), et dont l'usage peut être judicieux dans certains cas.

Ce livre n'est pas un ouvrage de thérapeutique complet, en ce sens qu'il se limite à la seule thérapeutique médicamenteuse sans faire référence aux autres méthodes de traitement chirurgicales, médicales ou psychologiques que le médecin saura choisir.

Enfin, comme nous l'avions bien précisé dans les précédentes éditions, ce livre ne remplace en aucun cas le dialogue que tout médecin est tenu d'engager avec le malade, qui devra suivre ses conseils et observer seulement ses instructions concernant l'utilisation des médicaments prescrits. Mais pour faciliter ce dialogue et permettre au malade de questionner son médecin sur des sujets vastes, complexes et réservés à une élite scientifique, nous pensons que ce *Dictionnaire* apportera des éclaircissements et des précisions compréhensibles pour tous.

Dr Jean THUILLIER – Dr Jacques DUCHIER

PREMIÈRE PARTIE

LE MÉDICAMENT

1. L'HISTOIRE DU MÉDICAMENT

HISTOIRE DE LA PHARMACIE

Des origines à l'Antiquité

Les médicaments sont des substances proposées pour protéger la santé et guérir les maladies. Or, si la maladie se caractérise facilement par les troubles néfastes qui l'accompagnent, la santé n'a pas trouvé de bonnes définitions malgré toutes celles qui existent dans les livres. C'est si vrai que, lorsqu'on remonte dans le temps, l'histoire et l'étude de nombreux faits nous permettent de penser que les premiers hommes n'avaient pas conscience de ce qu'était la santé. C'est quand un accident, une blessure, un trouble de leur organisme venait priver leur corps de son habileté ou de sa force qu'ils découvraient le drame de la maladie. A la douleur physique s'ajoutaient alors la peur et l'angoisse, et leurs esprits effrayés cherchaient quels démons avaient pu leur envoyer ce malheur. Voilà pourquoi les premières tentatives thérapeutiques furent d'emblée associées à des incantations, des prières ou de la magie, et aussi pourquoi les premiers guérisseurs furent des sorciers, des prêtres ou des thaumaturges. Mais il fallait aussi aider les dieux avec des moyens matériels, et l'on apprit peu à peu à découvrir les vertus de certaines plantes. Le hasard et l'observation attentive permirent de reconnaître les effets bienfaisants ou nocifs de ces plantes et de sélectionner celles qui avaient des vertus curatives. Ainsi, les premiers médicaments, avec l'eau qui lavait les blessures, ont été des plantes, d'abord appliquées sur les plaies, puis mâchées, avalées telles quelles ou par la suite administrées sous forme d'infusions, de décoctions ou d'extraits. A ces plantes furent ajoutées également des substances animales et minérales. Les plus vieux documents que nous possédons sur la prescription de médicaments, les plus vieilles ordonnances si l'on peut dire, sont le Pen-Ts'ao, la tablette sumérienne de Nippur et le Papyrus Ebers. Le Pen-Ts'ao, qui veut dire « herbier », aurait été rédigé par des Chinois dès 3600 avant J.-C. C'est un recueil réunissant de très nombreux ouvrages scientifiques sur la botanique, la minéralogie et l'histoire naturelle, et utilisés pour les pratiques médicales. Mais on dénie actuellement à ce document une origine aussi ancienne, car le Pen-Ts'ao a eu de nombreux compléments rédigés postérieurement, en particulier par T'ao Hong-king en 500 après J.-C. et, plus tard encore, en 1552 et 1590 par Li Che-tchen. La tablette sumérienne de Nippur est certainement le plus ancien écrit médico-pharmaceutique du monde. Découverte il y a une cinquantaine d'années en Mésopotamie parmi plusieurs milliers de tablettes exhumées des ruines du temple du dieu Enlil, on la date de la fin du IIIe millénaire (vers 2200 avant J.-C.). Écrite en caractères cunéiformes, elle donne des indications sur divers médicaments tirés du règne végétal, mais comporte aussi des substances animales ou minérales ; elle renseigne aussi sur la façon de préparer et d'administrer ces produits. Enfin, le papyrus égyptien découvert par l'égyptologue allemand Ebers, date du règne de Ramsès Ier, vers 1350 avant J.-C. ; il énumère plusieurs centaines de drogues différentes, et nous y apprenons que la capillaire est déjà employée dans les angines et la toux, et la scille dans l'hydropisie. L'intérêt, tout relatif, de ces documents est de nous faire connaître que bon nombre de médicaments utilisés, en ces temps très anciens, le sont encore maintenant. Tous ne sont cependant pas d'égale valeur, et si certains, comme les copeaux de sycomore ou de palmier, les racines de mandragore et même le ginseng pourtant prisé actuellement, sont contestables, la jusquiame, le caroube, le rauwolfia, la belladone, le pavot et bien d'autres ont donné des médicaments modernes efficaces. Il faut savoir qu'à l'origine le remède n'était administré que pour chasser le démon ou apaiser le dieu, ce n'était donc pas un agent thérapeutique par lui-même ; il accompagnait obligatoirement la prière, l'incantation ou les cérémonies magiques. C'est pourquoi, à côté des plantes, on trouve aussi des substances minérales ou animales plus ou moins valables ou fantaisistes comme le sel, l'alun, la galine, l'ocre jaune, la terre de Nubie, ou encore le fiel de bœuf, la corne de cerf, l'œuf de vautour, la fiente de lion, de crocodile ou même des excréments humains séchés. Malgré une médecine qui nous paraît maintenant peu valable, l'Égypte avait une grande réputation comme « pays de médecins les plus savants du monde », c'est ce que nous chante Homère dans l'*Odyssée* et ce que nous confirmera Hérodote bien plus tard. Pourtant, à la médecine égyptienne et aux cruelles médecines juive et babylonienne, la préférence aurait dû aller à celle des Asclépiades grecs, ces médecins qui se disaient descendants d'Asclépios (Esculape), dieu grec de la Médecine, fils d'Apollon et de la nymphe Coronis, et dont les temples étaient à Épidaure, Rhodes, Cnide et Cos. La médecine des Asclépiades était vigilante et prudente, ses emblèmes étaient le serpent et le coq. On soignait l'âme et le corps, on utilisait le moly et le népenthès, l'ail et l'opium, des applications balsamiques sur les plaies, des aromates et de la myrrhe.

Une révolution : la médecine hippocratique

C'est en Grèce, vers la fin du ve siècle avant notre ère, que la médecine et l'art de guérir ont pris naissance en séparant la maladie de ses contextes de possession diabolique ou de vengeance divine, pour la déclarer phénomène naturel. Ce fut l'œuvre du plus illustre médecin grec, le révolutionnaire Hippocrate.

Révolutionnaire, Hippocrate de Cos le fut toute sa vie, dans son comportement, ses propos anticonformistes, son dédain de la médecine sacrée. Son expérience acquise au cours de ses voyages dans toute la Grèce et l'Asie Mineure, son intelligence et son bon sens firent de lui le premier médecin instruit, compétent, consciencieux et plus humain que les autres. Pour Hippocrate, novateur éclairé, chassant les superstitions primitives, la maladie est un « phénomène naturel qu'il ne faut pas cacher sous le manteau de la divinité ». Chaque maladie a par elle-même sa nature et sa puissance, et aucune n'est inaccessible et réfractaire. La plupart sont curables par les mêmes influences qui les produisent. Nous ne nous étendrons pas sur ses théories et ses découvertes fondamentales en médecine, mais nous dirons qu'Hippocrate, qui exerça aussi la pharmacie, subdivisa les remèdes en médicaments pour l'usage externe et médicaments pour l'usage interne, les uns liquides, les autres solides. Hippocrate fut le premier à préparer des potions, des décoctions, des infusions, des vins et des mellites (médicaments à base de miel). Il décrivit aussi les pilules, les collyres, les suppositoires et les pastilles à sucer. Dans le *Corpus Hippocratum*, traité paru cent ans après sa mort (imprimé à Venise en 1526 et traduit par Littré en 1839-1861), on trouve mentionnées plus de deux cents plantes, et des centaines de drogues décrites : des purgatifs, des diurétiques, des vomitifs. Pour Hippocrate, l'opium et la jusquiame sont les meilleurs sédatifs. Quand Alexandrie devint le centre culturel de l'Antiquité, l'influence d'Hippocrate se fit encore sentir. C'est à l'école d'Alexandrie que l'on doit l'apparition du soufre en thérapeutique.

LA THÉRIAQUE

Andromaque, le médecin de Néron, crée la thériaque, antidote destiné à combattre tous les poisons. Elle est obtenue en ajoutant quelques substances, dont la chair de vipères, aux 54 composants de l'antidote de Mithridate. Galien propose une formule, mais sans vipère. La thériaque de Venise contient 150 ingrédients. L'idée était que plus elle renferme de drogues, plus elle guérit de maladies. Au fil des années la thériaque s'enrichit de composants plus ou moins farfelus. Des sociétés se constituent pour la préparation et la vente de la thériaque, préfigurant nos laboratoires pharmaceutiques. L'une de ces sociétés constituée par les apothicaires parisiens durera jusqu'à la Révolution. La thériaque a fait la preuve d'une extraordinaire longévité puisqu'elle figure encore dans le Codex de 1895 et que le *Dorvault*, manuel de tous les pharmaciens en donne encore la formule dans son édition de 1955. Si l'on examine les diverses formules on pense que son efficacité résultait essentiellement de la présence d'une quantité importante d'opium qui devait en faire un analgésique puissant.

Rome, après une période mythique, suivait au Ier siècle la médecine grecque et, dans les officines, on vendait les drogues utilisées en Hellade. Après Pline et Dioscoride, c'est encore à Rome que devait se perfectionner la thérapeutique avec un médecin d'origine grecque, Klaudies Galenos, en latin Claudius Galenus, et qui pour nous est le génial Galien.

Un peu plus tard, Dioscoride, médecin grec qui habitait Rome au temps de Néron, écrivit en grec un traité de pharmacologie intitulé *Materia Medica* qui a donné son nom à la « matière médicale » ou pharmacognosie, science des médicaments fournis par la nature (plantes, minéraux, etc.). L'ouvrage de Dioscoride fut suivi et complété par l'*Histoire naturelle* de Pline l'Ancien en trente-sept volumes, où l'on trouve non seulement des descriptions de plantes médicinales mais une véritable encyclopédie des connaissances de son temps. A peu près à la même époque, le médecin chirurgien Celsius, surnommé le Cicéron de la médecine, écrivit un traité fameux sur la thérapeutique de son temps et décrivit les célèbres thériaques. Les thériaques à l'origine étaient des antipoisons dont le plus fameux avait été composé pour Mithridate, qui s'était ainsi immunisé contre tous les poisons possibles. Par la suite, la thériaque eut bien d'autres indications et sous diverses formes et préparations figura encore dans le Codex de 1895 qui en donne la formule.

Galien, le père de la pharmacie

Aussi révolutionnaire qu'Hippocrate, aussi actuel que le plus moderne de nos pharmacologues, la seule erreur que commit Galien est de n'avoir rien compris à la circulation du sang. Mais cette bévue, qui fut réparée par l'Anglais Harvey au XVIIIe siècle, nous la lui pardonnons, car elle n'eut aucune incidence sur son remarquable sens clinique et ses extraordinaires découvertes thérapeutiques. Si les querelles médecins pharmaciens existèrent de tout temps et persistent encore, c'est bien Galien qui pouvait les arbitrer, car ce « médecin jusqu'au bout des ongles », les pharmaciens le reconnaissent comme le « père de leur art ».

Écoutons deux pharmaciens nous parler de Galien. « Il préparait lui-même ses médicaments avec les drogues qu'il rapportait de ses lointains voyages... Il s'est intéressé tout spécialement à l'étude des préparations connues de son temps : pilules, onguents, emplâtres, etc. Il a tant contribué à les faire connaître par ses ouvrages comme à en perfectionner la confection que son nom a été donné à cette partie de la pharmacie qui s'occupe des formes sous lesquelles on présente les médicaments pour être administrés ou utilisés : *la pharmacie galénique*, partie essentielle de l'art pharmaceutique qui concerne la réalisation même du médicament à partir des matières premières fournies actuellement soit par les laboratoires chimiques, ou plus ou moins directement par la nature. » (R. Fabre et G. Dillemann, *Histoire de la pharmacie,* PUF).

Mais, pour nous médecins, Galien n'est pas que le père des pilules, des onguents et des élixirs, c'est le jeune médecin qui, après avoir été médecin et chirurgien des gladiateurs, est venu ouvrir un célèbre cabinet de consultation à Rome sur la Voie sacrée. Médecin de Marc Aurèle et de Septime Sévère, entre 163 et 200 après J.-C., son intelligence, son dévouement mis au service des malades n'excluaient pas un certain orgueil et des démonstrations tonitruantes en place publique. Dissection, traitements externes, conférences, invectives vis-à-vis de ses anciens confrères, mélange d'insupportables exubérances et d'éblouissantes démonstrations de visionnaire génial, Galien supporte toutes les critiques parce qu'il mérite toutes les louanges. Ses découvertes sur le système nerveux sont d'une éblouissante actualité, et la thérapeutique médicamenteuse lui doit la classification des plantes médicinales d'après leurs vertus thérapeutiques, autrement dit leurs propriétés pharmacologiques.

Les médicaments au Moyen Age ; les moines et les Arabes

Le christianisme en arrivant à Rome y apporta le lyrisme tragique et poétique de sa mystique, effaçant aussi une réalité matérielle et physique qui dut attendre des siècles pour reparaître évidente. On croyait plus à la vertu des reliques qu'à celle des médicaments (il est vrai souvent inopérants) et l'on priait Dieu et les saints plutôt que de consulter un médecin. Mais l'art de guérir et la tradition médico-pharmaceutique furent conservés au Moyen Âge grâce aux moines chrétiens et aux savants arabes. Tout le monde sait que l'on soignait dans les couvents au Moyen Âge, mais on ignore que cette pratique n'était pas uniquement due à l'esprit charitable des religieux ; la curiosité, l'esprit pratique et la soif de culture des moines y étaient pour beaucoup. Après une période d'installation laborieuse dans leurs monastères, les religieux furent un jour secoués par les exhortations d'un précurseur de nos publicitaires modernes : Cassiodore de Scylacium. Écrivain, courtisan d'Odoacre, roi des Hérules, il assista à son égorgement à Ravenne par Théodoric le Grand, roi des Ostrogoths, dont il devint le conseiller. L'amitié de ce dernier lui valut d'être nommé consul et préfet du prétoire. Vers 540 âgé de soixante ans, Cassiodore, fatigué d'une vie mouvementée, se retira en Sicile dans une sorte d'académie monastique qu'il fonda à Vivarium. Il réunit là une bibliothèque d'une richesse inouïe et écrivit divers ouvrages religieux, mais surtout un très curieux ouvrage, *L'Institution divine* où sous une forme quasi romanesque il racontait l'histoire encyclopédique des sciences. Dans ce livre, qu'avec habileté il diffusa d'une façon remarquable dans tous les couvents de la chrétienté grâce à des copistes patentés, il incitait les moines à traiter les maladies du corps avec autant de soin que celles de l'esprit et, pour ce faire, il exhortait tous les religieux à prendre connaissance des meilleurs ouvrages de médecine tels que ceux d'Hippocrate, de Dioscoride ou de Galien. Mais il conseillait aussi à ces mêmes religieux d'apprendre à reconnaître les plantes et à préparer les médicaments. Ces conseils furent reçus comme des ordres. Dans chaque monastère on devait obligatoirement cultiver au moins seize plantes dont la liste était conservée dans un catalogue qu'on appelle l'*Hortulus*. Ainsi moines et moinillons se trouvaient les derniers détenteurs quasi exclusifs de la science des médecins grecs et latins les plus illustres par la lecture et le copiage intensif de leurs œuvres.

C'est donc grâce à Cassiodore que pendant plusieurs siècles une médecine et une pharmacie correctes et acceptables furent prodiguées dans les monastères d'abord, et ensuite dans les hôtels-Dieu, ancêtres des hôpitaux. Mais un esprit trop commercial soufflait dans les dispensaires et les pharmacies des couvents, et certaines pratiques déplurent aux papes et aux conciles qui interdirent aux moines la profession d'apothicaire, à plusieurs reprises, mais sans succès. Dans le même temps, les Arabes contribuaient aussi à répandre les connaissances médicales grecques et romaines en Occident, au cours de leurs invasions en Italie et en Espagne. Mais, en plus, ils firent connaître les médecines orientales, perses et juives. L'installation des Arabes en Espagne et dans le midi de la France nous apporta la science d'Avenzoar et de son disciple, le célèbre Averroès, et enfin les travaux d'Avicenne l'Iranien.

La médecine et la science des médicaments des Arabes eurent une influence considérable, en transmettant des informations en provenance de pays lointains et en introduisant en Europe des plantes ignorées chez nous. Leur savoir, si étendu dans toutes les sciences, leur philosophie, leur sagesse jouèrent un grand rôle dans la médecine et la pensée médiévales.

Regrettons que l'Iran ne nous donne plus des savants comme Avicenne, philosophe et médecin dont le *Canon de la médecine*, traduit en latin, devint rapidement populaire en Europe et fut enseigné dans les facultés jusqu'au milieu du XVIIe siècle. Rappelons aussi que l'esprit de vin, l'alcool (al-kohol), médicament le plus répandu au Moyen Âge, nous vient des Arabes, comme bon nombre d'instruments et d'appareils alchimiques et chimiques dont on conserva longtemps l'usage. C'est Avicenne qui le premier inventa la « dorure des pilules », c'est Avenzoar de Séville et Averroès de Cordoue qui confectionnèrent les « eaux de vie », les sirops (shirabs), les juleps (dioulabs), les élixirs et les loochs, formes pharmaceutiques encore utilisées maintenant. Le nitrate d'argent, l'oxyde rouge de mercure existaient déjà dans l'armoire à pharmacie et dans le *Livre de la pharmacopée* rédigé par l'évêque de Bagdad.

Séparation de la médecine et de la pharmacie : les premiers apothicaires

Déjà du temps d'Hippocrate et de Galien, certains médecins trop pris par leur clientèle faisaient préparer les médicaments par des aides, des auxiliaires qu'on appelait des *pharmaceutae ou pharmacopœi* et qui par la suite devenaient aussi des médecins. Mais des marchands spécialistes firent des propositions à ces médecins. « Vous n'avez pas le temps d'aller chercher, récolter ou cultiver les plantes médicinales. Nous allons le faire pour vous. » Ainsi, peu à peu, apparurent les *rhizotomes* grecs et les *herbarii* latins qui vendaient aux médecins des plantes choisies et séchées à l'avance ; ils leur fournirent aussi par la suite toutes les matières et ingrédients végétaux, minéraux ou organiques dont ils avaient besoin : on les appelait alors les *pigmentarii*.

Olympiodore, qui enseignait à Alexandrie, écrira au VIe siècle après J.-C. : « Le médecin prescrit et le *pigmentarius* exécute l'ordonnance. » Mais, si cette pratique fut déjà constatée à cette époque, elle ne se généralisa pas tout de suite. Le médecin voulait garder une prérogative où il trouvait aussi son compte dans le profit qu'il tirait de la vente du remède. La complexité de ces remèdes et de leur fabrication, surtout développée par les Arabes, rendit cette tâche de plus en plus difficile aux médecins qui, surtout soucieux de leur science clinique, considéraient comme secondaire la préparation des médicaments.

Il n'est pas facile de déterminer à quelle époque la pharmacie se sépara de la médecine. A l'École de Salerne, l'une des premières écoles de médecine d'Europe dès la fin du XIe siècle, la pharmacie était indépendante de la médecine. Il y a eu ensuite des boutiques de *pigmentarii* à Salerne, puis de *confectionarii* à Naples et à Venise. En France, c'est au XIIe siècle que se fit la séparation de la médecine et de la pharmacie, par une ordonnance de l'Université de Paris qui interdisait à tout étudiant de faire œuvre manuelle. « L'étudiant en médecine qui voulait devenir maître ès arts ne pouvait donc ni utiliser le mortier et le pilon, ni même le rasoir du chirurgien-barbier » (R. Fabre et G. Dillemann, *op. cit.*). Quant au terme d'apothicaire, on le trouve pour la première fois au VIe siècle quand le pape Pélage II interdit aux moines le métier d'apothicaire, terme utilisé pour désigner dans les couvents le moine qui s'occupait de la pharmacie.

Enfin, c'est en 1268 qu'Étienne Boileau, dans son *Livre des métiers*, cite l'« apothicaire » qui est devenu un artisan préparant les médicaments prescrits par le médecin et tient boutique. Longtemps confondus avec les épiciers et les ciriers, les apothicaires ont lutté pour leurs privilèges et leur indépendance.

Durant six siècles, édits royaux et lettres patentes vont leur donner les statuts qui réglementeront leur formation technique et l'exercice de leur fonction.

La loi et les apothicaires

Le mot apothicaire vient du grec *apothêkê* qui veut dire « mettre de côté », séparer, mettre en réserve. C'était le magasin à comestibles, le dépôt de vin, et par la suite toutes les boutiques qu'on appelait *apotheca*. Les apothicaires n'ont été au début que des marchands spécialisés dans la vente des plantes médicinales et de matières premières, comme les épiciers pour les épices, les poivriers pour le poivre, etc. Bien souvent, on a confondu les uns et les autres, mais des règlements sont venus codifier le métier d'apothicaire.

En France, l'un des premiers textes date de 1271, qui interdit aux apothicaires de « délivrer à qui que ce soit des remèdes sans la présence d'un médecin, excepté les remèdes vulgaires ». Un autre règlement, de 1322, émanant comme le précédent de la faculté de médecine de Paris, impose aux apothicaires de posséder un formulaire et leur interdit d'employer des drogues corrompues ou falsifiées et de diminuer la quantité de produits coûteux entrant dans la composition des remèdes. Il leur est également interdit de vendre ou de donner des laxatifs toxiques ou abortifs sans ordonnance médicale, qu'il n'est pas permis de renouveler. On organise aussi l'inspection des boutiques par le doyen de la faculté de médecine et un apothicaire. Messieurs les apothicaires ne devaient pas être très obéissants et scrupuleux à cette époque, car Philippe IV en 1336 puis Jean II le Bon en 1352 ordonnent de veiller au règlement de 1322 en précisant les visites obligatoires qui doivent être faites au moins deux fois par an à Pâques et à la Toussaint et en recommandant que les apothicaires n'utilisent pas de drogues corrompues en indiquant, sur le pot qui les contient, l'an et le mois de la confection. Mais les apothicaires ont la tête dure ; plus d'un siècle plus tard, en 1457, le procureur du roi menace encore et « exige que dorénavant les apothicaires soient visités d'après la teneur des ordonnances royales antérieures ».

On peut cependant considérer que l'établissement de la profession fut réellement organisé par l'Édit d'août 1484 de Charles VII qui impose aux apothicaires le régime des corporations. Le roi décide que « dorénavant le dit mestier des ouvrages et marchandises d'espicerie, apothicairerie, ouvrages de cire et confitures sera juré ». Voici donc nos apothicaires enrégimentés dans une corporation unique avec les épiciers et les marchands de chandelles et de sucre. Chacun y trouvait son bien. On vendait cher les épices qui venaient de loin, comme le sucre, produit exotique qui remplaçait le miel et la mélasse. On raffolait de plats épicés et d'articles de confiserie. Tout cela se vendait aussi bien et même plus cher que les remèdes. Mais les simples épiciers non apothicaires n'avaient pas le droit de préparer les médicaments. Des conflits surgirent sans cesse et les procès furent nombreux entre les apothicaires et beaucoup d'autres corporations.

Les procès des apothicaires

Les apothicaires ont été plus chicaneurs autrefois que maintenant et les quelques procès qu'ils engagent aujourd'hui contre ceux qui veulent entamer leurs privilèges de vendre des produits d'hygiène ne sont que bricoles en comparaison de leurs bagarres anciennes pour maintenir leur prestige ou leurs intérêts matériels. Ils se sont battus, les potards, contre les merciers pour porter le dais au-dessus du roi lors de ses entrées officielles dans les villes, toujours contre les merciers pour défendre leur privilège de « gardiens des poids et balances », et encore contre les merciers en 1620 pour le privilège étrange de la vente du fer, de l'acier et du charbon de terre ; contre les chandeliers en 1626 pour la vente du suif, en 1675 pour celle du poivre, des clous de girofle, de la muscade et de l'huile d'olive ; en 1627 contre les huiliers ; en 1662 contre les distillateurs ; en 1675 contre les vinaigriers ; en 1689 contre les fruitiers, et en tout temps et sans cesse contre les charlatans de tous bords qui offraient des produits inactifs et dangereux. Les plus sérieux concurrents des apothicaires étaient toutefois les religieux qui, malgré toutes les interdictions des papes et des rois, continuaient à préparer illégalement derrière les murs des couvents des remèdes secrets qu'ils vendaient au-dehors pour le plus grand profit de la communauté. On raconte qu'un procès célèbre mené contre un couvent par les corporations d'apothicaires dura cent trente ans. Mais les apothicaires se sont aussi défendus contre les chirurgiens-barbiers qui vendaient non seulement des remèdes pour les blessures, les maladies externes et le traitement des maladies vénériennes, mais aussi des produits d'apothicaires. Dans l'ensemble, les apothicaires s'entendaient assez bien avec les médecins, mais ces derniers trouvaient des médicaments nouveaux et les vendaient d'où conflits avec les apothicaires. On se souviendra de la célèbre dispute sur l'antimoine entre médecins et apothicaires dans laquelle Guy Patin s'insurgea contre ces derniers. C'est en 1566 que le parlement de Paris décida que cette drogue ne pourrait être vendue que sur prescription médicale. Mais il faut voir dans les différends entre potards et carabins des causes plus subtiles et semblables à celles qui opposaient apothicaires et épiciers ; dans ce conflit, on retrouve toujours des nuances, des questions de prestige, des sensibilités heurtées, des susceptibilités. Pour les médecins, la pharmacie est un art mineur, comme l'épicerie pour les apothicaires. Le remède une fois créé par le médecin n'avait plus besoin que d'un auxiliaire préparateur et l'apothicaire restait sous la dépendance du médecin. Maintenant que le médecin clinicien ne trouve ni ne prépare plus aucun médicament, le même état d'esprit persiste encore dans les deux professions. Mais la rivalité et les conflits entre médecins et apothicaires, étant réglementés par les édits royaux, n'atteignirent jamais la virulence qui opposa épiciers et apothicaires. Trois siècles de bagarres, d'invectives, d'incidents et de procès entre eux furent enfin clos par la déclaration royale du 25 avril 1777.

La naissance de la pharmacie

Depuis le 25 avril 1777, les apothicaires ne sont plus des épiciers. Qu'on se le dise ! Désormais, cette injure n'est plus de mise vis-à-vis d'une profession qui revendique des connaissances et un savoir-faire contrôlés par une éthique dont elle est fière. Certes, l'épicier a encore le droit de vendre « au poids médicinal » la mauve, la casse, la rhubarbe et le séné, ainsi que bois et racines de toute nature, mais sans préparation, manipulation ni mixtion. Néanmoins il lui est défendu « de fabriquer, vendre et débiter aucuns sels, compositions ou préparations entrantes au corps humain en forme de médicaments ». Les épiciers ne peuvent donc plus vendre que quelques plantes laxatives, les apothicaires sont confirmés dans leur monopole et de plus acquièrent pour leur profession un nouveau label et pour eux un nouveau titre. En effet, la déclaration royale du 25 avril 1777 précisait pour la première fois que les apothicaires de Paris exerçant ce métier privilégié formeraient une seule corporation sous la dénomination de Collège de pharmacie et que les maîtres apothicaires s'appelleraient désormais maîtres en pharmacie. Voici donc les premiers pharmaciens installés légalement dans leur pharmacie, avec privilège d'avoir laboratoire et officine ouverte mais à la condition « d'exercer personnellement leur charge et d'être propriétaire de leur officine ». Ces principes restent encore valables aujourd'hui ; et on peut considérer la déclaration de 1777 comme le point de départ de l'organisation moderne de la pharmacie française. Ajoutons également qu'il est interdit aux couvents et aux hôpitaux de faire commerce de médicaments et d'avoir des pharmacies « si ce n'est pour leur usage interne ».

Les pharmacies et la Révolution française : la loi du 21 germinal an XI

La Révolution française n'a pas aimé les corporations. La Constituante, qui avait d'abord projeté de les réformer pendant la nuit du 4 août 1789, décida de supprimer maîtrises et jurandes selon le projet du député d'Allarde (décrets des 2 et 17 mars 1791). Ainsi Maîtrise et Collège de pharmacie disparurent, et tout le monde, y compris bateleurs et charlatans, put fabriquer des remèdes. Les accidents, empoisonnements, intoxications consécutifs aux abus de toutes sortes furent tels qu'un mois plus tard, le 14 avril 1791, un décret rétablissait le Collège de pharmacie, que le 28 janvier 1792 quelques pharmaciens révolutionnaires parmi les plus excités demandaient à nouveau, mais sans succès, de supprimer comme contraire aux principes révolutionnaires. En 1796, quelques « Grands Potards » plus sages fondèrent la Société libre des pharmaciens de Paris, où l'on parlait déjà sciences pharmaceutiques. Tous les règlements, édits, lois dont nous venons de parler étaient essentiellement conçus, édictés et appliqués à Paris. Pour la province, on copiait Paris ou bien on réglementait localement ce qui paraissait urgent et nécessaire. La grande loi qui devait sur tout le territoire français unifier et organiser l'enseignement de la pharmacie et réglementer la profession pharmaceutique fut l'œuvre du Consulat. La loi du 21 germinal an XI (11 avril 1803) devait rester en vigueur pendant cent trente-huit ans. C'est l'État qui devient responsable de la formation et de la réception des pharmaciens, de leur recensement et de leur inspection. Leur commerce était aussi réglementé, le pharmacien ne pouvant faire dans son officine « aucun autre commerce ou débit que celui des drogues ou préparations médicinales ». La vente des remèdes secrets était interdite, et les préparations officinales durent être faites suivant les formules d'un Codex dont le gouvernement confiait la rédaction aux professeurs des écoles de médecine et de pharmacie. La loi du 21 germinal était presque parfaite, mais elle n'avait pu prévoir l'extraordinaire progrès de la médecine et de la thérapeutique et les découvertes scientifiques modernes dans l'art de créer de nouveaux médicaments. De ces nécessités de s'adapter à l'évolution de la science sont sortis la loi du 11 septembre 1941 sous Vichy, validée à la Libération, et l'actuel Code de la pharmacie.

La législation pharmaceutique actuelle en France

La loi de germinal n'avait pu prévoir tous les progrès réalisés grâce à la chimie dans le domaine pharmaceutique, dont nous parlerons plus loin, et bientôt il fallut réglementer les produits toxiques. L'apparition des sérums et des vaccins nécessita aussi une réglementation. L'exercice en officine et la moralisation des règles commerciales, l'interdiction du colportage, toutes ces contraintes déontologiques avaient été au fur et à mesure discutées et commentées dans des textes souvent suivis d'application. Mais, surtout dans les premières décennies du XXe siècle, un phénomène nouveau était apparu dans les officines pharmaceutiques : les pots, cruchons, bouteilles et flacons, boîtes et piluliers cédaient peu à peu la place sur les étagères aux fameuses « spécialités pharmaceutiques » dont nous nous servons presque exclusivement maintenant.

Les pharmaciens s'étaient préoccupés depuis longtemps des nouveaux problèmes qu'ils avaient à résoudre. Depuis 1884, quand s'étaient créés les syndicats, ils s'étaient organisés en groupements techniques et professionnels, qui avaient établi des textes et exerçaient une autosurveillance, n'hésitant pas dans des commissions disciplinaires à sanctionner les fautes de certains confrères. Des lois étaient demandées par ces groupements pharmaceutiques au Parlement, qui n'avaient jamais pu aboutir. Ce fut un des rares mérites du gouvernement de Vichy d'en décider par voie autoritaire, et c'est la loi du 11 septembre 1941, grande loi organique du pouvoir exécutif, validée à la Libération par l'ordonnance du 23 mai 1945, qui constitue encore actuellement l'essentiel des dispositions du Code de la santé publique dont fait partie le Code de la pharmacie.

Le Code de la pharmacie

Avant de critiquer les pharmaciens, « l'esprit potard » et les médicaments qu'ils préparent ou vendent, il faut savoir que la profession pharmaceutique est l'une des plus réglementées du monde, et que l'industrie pharmaceutique qui produit les médicaments est soumise à des obligations administratives de sécurité parmi les plus tatillonnes qui soient. Certains scientifiques pensent même, à juste titre, que ces contraintes constituent un handicap à la découverte de nouveaux médicaments efficaces. Mais passons pour le moment... La loi du 11 septembre 1941 renforçait les droits et obligations antérieurs des pharmaciens et, parmi ses innovations, reconnaissait et réglementait l'industrie pharmaceutique, la fabrication des spécialités et leur vente. Elle limitait le nombre des pharmacies en France et réorganisait l'inspection des pharmacies. Mais la loi de Vichy n'avait pas prévu un autocontrôle de la profession par un organisme semblable à ceux qui existaient déjà pour d'autres professions libérales (avocats, médecins). C'est seulement à la Libération et deux semaines avant la validation de la loi de Vichy que fut créé, le 5 mai 1945, l'ordre national des pharmaciens, chargé, dans l'intérêt de la santé, d'assurer la défense des intérêts moraux de la profession.

La validation du 23 mai 1945 de la loi de Vichy fut suivie en 1951 par le Code de la pharmacie. Les codes sont des recueils qui renferment les textes des lois qui régissent un domaine juridique particulier. Le Code de la pharmacie de

1951 comprenait tout ce qui concernait l'exercice de la profession pharmaceutique. Mais le législateur décida de grouper tous les textes concernant les professions de santé sous le nom de Code de la santé publique, paru en 1953, et le Code de la pharmacie, perdant son autonomie, y fut incorporé dans le livre V. En 1956, le livre V du Code de la santé publique (concernant la pharmacie) fut complété par des textes réglementaires venus s'ajouter aux textes législatifs. C'est ainsi que l'on distingue les articles législatifs (articles L.) des articles réglementaires (articles R.) quand on cite des textes. Ces textes sont si nombreux et se succèdent si vite que les uns chassent les autres et donnent lieu à des mises à jour qui paraissent régulièrement dans le *Bulletin* de l'ordre national des pharmaciens.

En conclusion de cette très courte histoire du pharmacien à travers les âges, il faut retenir que l'essentiel de la profession pharmaceutique fut la manipulation et le stockage du remède, de la drogue, de cette substance mystérieuse, souvent toxique, presque toujours difficile et dangereuse à manier, « mise à part par l'apothicaire », qui doit son nom à cette fonction de ranger, mettre de côté (*apothêkê* veut dire en grec : mettre de côté). Et que met-il de côté cet apothicaire ? Le remède, le médicament, en grec : *pharmakon*, le poison, la drogue, nom d'où là encore il va tirer son nom actuel de pharmacien. Curieux métier, troublante responsabilité d'un homme qui range, classe, étiquette, met de côté, surveille, mais délivre aussi, et même tire profit de la vente du *pharmakon*, la drogue ou le poison. Il n'est pas inutile d'avoir à l'esprit l'ensemble des faits historiques qui ont abouti aux précautions, règles et lois qui contrôlent la préparation des médicaments et leur délivrance aux malades. Toute l'histoire de la médecine et de la pharmacie nous apprend et nous prouve que le médicament, si précieux pour recouvrer la santé, est aussi dangereux à manier ; le médecin, le pharmacien et le législateur le savent. Il faut que le public le sache aussi, en apprenant ce que sont les médicaments.

HISTOIRE DU MÉDICAMENT

Encore et toujours les plantes

Le vin et l'opium ont sans doute été les premiers médicaments du monde. Il serait presque satisfaisant de penser que l'homme a d'abord voulu soigner ses douleurs morales avant ses douleurs physiques, et de toute façon alcool et opium peuvent soigner l'âme et le corps. Ce qui est certain, nous l'avons développé déjà, c'est que les plantes nous ont fourni les premiers médicaments. Comment a-t-on découvert leurs propriétés ? Pour certaines, peut-être parce qu'elles étaient toxiques et utilisées comme poisons pour la pêche ou la chasse. D'autres à cause de leurs couleurs, la garance et l'hibiscus pour les maladies du sang, le safran et la rhubarbe pour le foie, certains haricots pour le rein ou le cœur, certaines racines en forme de cuisse comme la mandragore ou le ginseng comme aphrodisiaques. Certains pays eurent leurs plantes médicinales propres ; le Moyen-Orient, la jusquiame, l'ail, le chanvre, le fenouil ; la Chine, la rhubarbe, l'opium, la cannelle, le ginseng, le rauwolfia ; la Gaule, la verveine, le gui, la lentisque ; les Arabes et l'Égypte, l'anis, le benjoin, le camphre, le safran, le santal. Plus tard, l'Amérique nous fit connaître le quinquina et l'ipéca.

Traitées par l'eau, en infusion ou macération, ces plantes libéraient leurs principes actifs solubles qui étaient séparés des solutions qu'on faisait évaporer, sous forme d'extraits secs. Les Chinois ont su faire cela depuis très longtemps. Dioscoride, en Europe, mit au point une méthode classique, et les Indiens d'Amérique préparaient ainsi les curares. Les extraits de plantes, d'abord fabriqués par les apothicaires puis par les pharmaciens, le sont actuellement par les laboratoires pharmaceutiques qui assurent une fabrication à l'échelle industrielle. Mais dans ces extraits de plantes le pharmacien chimiste a su isoler des principes actifs puissants agissant à faible dose. Ainsi Serturner en Allemagne et Robiquet en France isolent la morphine en 1817. Le même Robiquet trouve la codéine en 1832. Comes, un Portugais, extrait la cinchonine de l'écorce de quinquina en 1811. Pelletier et Caventou, en France, isoleront la quinine en 1820 après avoir également extrait des plantes la strychnine, la brucine, la colchicine. C'est Vauquelin qui trouvera la nicotine et l'atropine, et Tanret les alcaloïdes de l'ergot de seigle. Les glucosides cardiotoniques seront extraits de la digitale par Homolle et Nativelle. La digitaline Nativelle est encore commercialisée actuellement.

Enfin, si l'on considère les bactéries et les champignons comme des végétaux inférieurs, on peut rattacher la préparation des vaccins d'origine microbienne aux résultats des études de biologie végétale. De même beaucoup d'antibiotiques qui sont fabriqués industriellement le sont à partir de micro-organismes, champignons ou actinomycètes. C'est à partir d'une culture de *Penicillium notatum* que Flemming découvrira la pénicilline en 1940. On rappellera aussi que la streptomycine, le premier antibiotique qui permit de vaincre la tuberculose, fut trouvé par Waksman à partir d'une étude systématique d'échantillons de terre renfermant des champignons. Actuellement encore, les services de recherche de nombreux laboratoires pharmaceutiques extraient, isolent et caractérisent chimiquement les principes actifs des végétaux pour en faire des médicaments ou des produits qui leur permettent d'en synthétiser d'autres.

Les médicaments d'origine animale

Si presque toutes les plantes utilisées dans l'Antiquité sont encore aujourd'hui employées telles quelles ou servent à préparer de nombreux médicaments modernes, il n'en est pas de même des substances d'origine animale que les médecins d'autrefois mélangeaient à leurs remèdes. Comment les premiers guérisseurs pouvaient-ils attribuer des propriétés thérapeutiques aux vipères, scorpions, limaces et grenouilles, cervelles de lièvre ou de chouette, yeux de grenouille, foie de bouc, sang de rat, fiel de hérisson, graisse, excréments ou fiente de multiples espèces animales ? Dans ces menus de sorcière, comment reconnaître un médicament ? Rien ne sera conservé de ces produits au XIXe siècle, excepté peut-être l'huile de foie de morue qui avait commencé à être utilisée en 1782. C'est aux travaux de Brown-Sequard, bien français malgré son nom, que l'on doit la découverte des glandes endocrines et l'utilisation dans les insuffisances hormonales d'ingestion ou d'injection d'extraits de tissus glandulaires (opothérapie). L'opothérapie aboutira à l'extraction des principales hormones, insuline, thyroxine, hormones sexuelles que l'on administrera à la place des tissus animaux. Mais la chimie, toujours elle, ira plus loin en fabriquant par synthèse des hormones extrêmement actives comme le sont la cortisone et les corticostéroïdes. En extrapolant un peu, pourquoi donc nos ancêtres n'avaient-ils pas eu raison quand ils prescrivaient à leurs malades des testicules de pourceau ?

Les médicaments naturels d'origine minérale

Les minéraux et les sels de la terre, des eaux de la mer, des lacs et des sources n'ont été que très peu utilisés comme médicaments par les premiers médecins. Le borax, l'alun, le sulfate de fer par les Indiens ; le carbonate de sodium par les Hébreux ; le soufre, l'alun sont cités par Hippocrate. L'antimoine et ses préparations furent préconisés par Paracelse au XVIe siècle. Au XVIIe on utilisa les sulfates de soude, de magnésie et de potasse, le nitrate d'argent. Au XVIIIe, la magnésie, l'eau de chaux apparaissent, et l'Anglais Fowler proposera en 1786 une solution d'arsénite de potassium sous le nom de liqueur de Fowler encore utilisée. Quelques dizaines de substances minérales sont encore inscrites à la Pharmacopée française qui a remplacé l'ancien Codex. Mais ces médicaments chimiques naturels d'origine minérale ne sont qu'une partie très infime du nombre considérable de médicaments préparés par synthèse chimique à partir des quatre éléments que sont le carbone, l'oxygène, l'hydrogène et l'azote. Cette chimie particulière, qu'on appelle chimie organique parce que beaucoup de ses composés se trouvent dans les tissus vivants, devait naître dans les laboratoires et les cornues des alchimistes.

De l'alchimie de Paracelse à la chimie de Lavoisier : naissance de la chimie organique

L'alchimiste devant ses cornues, ses alambics, ses matras et ses coupelles, attisant son fourneau pour mener à bien son grand œuvre et trouver la pierre philosophale, a été le précurseur de nos chimistes modernes. Ce sont de longues lignées d'alchimistes qui ont isolé le bismuth, l'arsenic et l'antimoine et préparé les étapes des grandes découvertes de la thérapeutique chimique. Paracelse, qui vivait en Suisse au XVIe siècle, connaissait la médecine, l'astrologie et pratiquait l'alchimie. Il eut l'intuition géniale que le corps humain était un composé chimique et qu'il fallait des médicaments chimiques pour combattre les maladies. A Bâle, où il enseignait la médecine, il alla même jusqu'à brûler les œuvres de Galien et d'Avicenne. Paracelse maniait le soufre, le vitriol, l'alun, il fabriqua de l'éther et utilisa le mercure dont le succès en médecine alla sans cesse grandissant. Le principal mérite de Paracelse est peut-être dans l'outrance de ses propos, qui lui faisaient dire que la chimie pouvait tout expliquer et tout guérir. Il est incontestable qu'il secoua la routine des thérapeutes, en les engageant à oublier l'usage exclusif des plantes pour essayer sur les maladies toutes les nouvelles substances que commençaient à découvrir les chimistes. C'est pourquoi, quelques années après sa mort, des médecins se mirent à publier les succès qu'ils obtenaient avec des produits chimiques. Launay, à Paris, parlait de « la faculté et vertu admirable de l'antimoine » et le fameux chimiste Van Helmont rédigea en 1616 son traité de *Pharmacie et préparation moderne des médicaments*, qu'on peut considérer comme le premier recueil des médicaments chimiques. Les découvertes chimiques se succédaient. Robert Boyle, qui construisit une seringue cent cinquante ans avant Pravaz, prépara le sulfate de mercure et l'acétone. Claubert découvrit le sulfate de soude, Homberg l'acide borique. On prépara aussi l'acide formique, la glycérine, les acides lactique et citrique. Tout cela au XVIIIe siècle. Mais c'est Lavoisier (1743-1794) que l'on doit considérer comme le véritable fondateur de la chimie moderne d'où devait découler *la chimie thérapeutique.*

DU SAULE À L'ASPIRINE

Vers 400 avant J.-C., Hippocrate conseille le jus d'écorce de saule pour soulager les douleurs de l'enfantement et diminuer la fièvre.Vers l'an 30 de notre ère, Celse utilise des extraits de feuilles de saule pour réduire l'inflammation. Il en est de même en Chine, en Amérique et en Afrique.

A l'époque de la Renaissance, la théorie des signatures de Paracelse a une grande vogue, elle stipule que les principes thérapeutiques contenus dans les végétaux sont en rapport avec leur environnement. Comme les saules ont le plus souvent leurs racines dans les terres humides, les saules doivent contenir des principes actifs contre les « maladies des pieds mouillés ». Depuis longtemps on avait remarqué que les populations vivant près des saules étaient protégés contre les fièvres et les rhumatismes. Déjà en 1793 un ecclésiastique anglais expose devant la Royal Society les vertus de la tisane d'écorce de saule dans le traitement des fièvres. Ce n'est qu'en 1829 qu'un pharmacien français H. Leroux isole le principe actif de l'écorce de saule la *Salicine* qui est un glucoside salicylé. En 1838 est isolé l'acide salicylique. En 1853 l'Alsacien Gerhard réalise l'acétylation de l'acide salicylique en créant l'acide acétylsalicylique qui est notre aspirine. En 1875 le produit est essayé dans le rhumatisme articulaire aigu, avec de bons résultats. L'Allemand F. Hoffmann en réalise la synthèse totale en 1897 et la firme Bayer commercialise l'aspirine en 1899. Après la guerre de 14-18 au titre des réparations de guerre, l'aspirine tombe dans le domaine public. Actuellement l'aspirine est le médicament, de loin le plus utilisé, puisque la production mondiale est de 100 000 tonnes et la consommation française de plus de 2 000 tonnes. On a d'ailleurs continué à étudier l'aspirine et l'on a montré qu'à côté de son action sur la douleur, l'aspirine était un anti-inflammatoire et agissait sur la coagulation du sang comme anti-agrégant plaquettaire.

De Lavoisier à la pharmacologie

Avec un peu de sagacité, on peut discerner dans les élucubrations de Paracelse une voie traçant à travers deux siècles l'itinéraire qui allait conduire la science chimique aux grandes découvertes de Lavoisier. Remarquable savant, Lavoisier sut admirablement appliquer à la « machine animale » ce que ses découvertes chimiques lui avaient appris. Grâce à la balance qu'il perfectionna, il put démontrer le grand principe suivant lequel « rien ne se perd, rien ne se crée » et analyser la respiration, la régulation thermique et, par l'étude de la digestion, le catabolisme et l'interdépendance des organes entre eux par la régulation chimique. Les découvertes et les lois fondamentales établies par Lavoisier ouvrirent la voie à tous les progrès de la chimie organique du XIXe siècle dans le domaine des médicaments. On isola les alcaloïdes des plantes, morphine, émétine, strychnine, caféine, quinine ; Nativelle obtint la digitaline cristallisée.

Mais on doit aussi citer les synthèses organiques du chloroforme par Soubeiran en 1831, du chloral par Liebig en 1835.

Suivant la tradition ouverte par les « invectives » de Paracelse, dès qu'un nouveau produit était découvert par les chimistes, un ou plusieurs médecins l'essayaient dans une ou plusieurs maladies. Ainsi l'aspirine, synthétisée par Hoffmann en 1897, fut essayée par H. Dreser qui publia dès 1899 ses résultats et l'introduisit en thérapeutique. A cette époque, les expérimentations sur l'homme de produits nouveaux ne posaient pas autant de problèmes que maintenant. Les questions d'éthique étaient réglées par la conscience du médecin qui agissait suivant ses principes et sa morale. A ce sujet, il n'est pas inutile de rappeler ici une vérité que tous les pharmacologues se répètent souvent entre eux : « Si l'aspirine était découverte actuellement, elle n'obtiendrait l'autorisation d'être commercialisée dans aucun pays du monde, car elle ne satisfait pas aux normes administratives en raison des risques d'hémorragie gastro-intestinale qu'elle fait courir et des modifications pathologiques qu'elle peut entraîner sur le fœtus de femmes enceintes. » Comme on le voit, en matière de médicaments le dogmatisme surtout administratif est souvent exagéré, voire stupide quand on le substitue à l'expérience et au bon sens. Mais passons encore... Ce qui au XIXe siècle devint évident, c'est que les plantes n'étaient plus les seuls remèdes utiles, mais, pour sortir de l'empirisme et ne pas essayer n'importe quel produit chimique sur n'importe quelle maladie, il fallait au moins savoir reconnaître les actions de ces produits chimiques et déceler sur quels organes et sur quelles fonctions ils pouvaient agir, et ce fut l'œuvre d'une science spécialement destinée à étudier l'action des médicaments et qu'on appelle la pharmacologie.

La pharmacologie, parente pauvre de la physiologie

Jusqu'à ces dernières décennies, la pharmacologie était une branche assez délaissée de la médecine. En France, jusqu'en 1950, à de rares exceptions près, les médecins ne s'y intéressaient pas. Les professeurs de pharmacologie des facultés de médecine étaient souvent des jeunes médecins ou chirurgiens qui attendaient une nomination dans une chaire plus noble. Quand on n'en trouvait pas, c'étaient des pharmaciens qui enseignaient cette discipline. Pour les étudiants, il s'agissait d'apprendre une liste plus ou moins longue des principaux médicaments et de retenir leurs doses usuelles à prescrire et toxiques à ne pas dépasser.

Malgré le magnifique exemple de Claude Bernard qui avait étudié de nombreux médicaments sur les animaux, les chaires de pharmacologie n'apparurent que fort tard en France. Alors que la première chaire de pharmacologie d'Europe fut celle de Padoue créée en 1553, c'est seulement en 1952 que fut créée à la faculté de pharmacie de Paris pour le doyen Valette la première chaire de pharmacodynamie. A la faculté de médecine de Paris, le Pr Tiffeneau avait cependant organisé une chaire de cette discipline avant la Seconde Guerre mondiale.

La physiologie était alors toute-puissante en France : comme beaucoup de sciences théoriques, elle méprisait l'application pratique de ses acquisitions par la pharmacologie, réservée aux tâcherons de l'industrie pharmaceutique qui avaient l'audace de faire des médicaments et de gagner de l'argent. On peut se souvenir encore que des sociétés savantes n'acceptaient pas les publications de pharmacologie à moins qu'elles ne fussent déguisées en travaux de physiologie. De grands noms français de la physiologie ont été de redoutables adversaires de la pharmacologie sur le plan universitaire, paralysant ainsi tout développement de cette science qui trouva cependant dans les facultés de médecine et de pharmacie de Paris des défenseurs efficaces qui formèrent quelques brillants disciples.

Qu'est-ce que la pharmacologie ?

En quoi consiste donc cette pharmacologie ? On peut donner une définition très simple de la pharmacologie en disant que c'est l'étude des médicaments sur l'animal et sur l'homme pour caractériser leurs effets et mesurer l'intensité de leurs actions. Le terme « pharmacodynamie » que nous laisserons de côté veut dire à peu près la même chose.

— Lorsque Claude Bernard injecte à une grenouille du curare et qu'il observe la disparition des mouvements de l'animal, puis de ses réflexes et de sa respiration, avec persistance de ses battements cardiaques, il étudie les « propriétés pharmacologiques » du curare.

— Quand on mesure le nombre d'allées et venues et de mouvements que fait une souris dans sa cage, et qu'après lui avoir administré quelques centièmes de milligramme de Valium on s'aperçoit que l'agitation de la souris a diminué de 20, 30 ou 50 %, on peut dire que le Valium a la « propriété pharmacologique » d'un tranquillisant.

— Si l'on infecte deux souris avec des microbes (par exemple des pneumocoques) et qu'on administre à l'une d'elles un antibiotique, celle qui ne mourra pas après 24 heures aura été protégée par les « propriétés de l'antibiotique » au cours d'une étude pharmacodynamique. En résumé, c'est la pharmacologie qui permet de découvrir et de mesurer sur un organisme vivant (grâce à une technique ou à un appareillage approprié) les propriétés ou l'activité d'un produit, qu'il soit chimique (minéral ou organique), végétal ou animal. C'est grâce à la pharmacologie que les scientifiques qu'on appelle « pharmacologues » ou « pharmacologistes » trouvent l'activité thérapeutique d'une substance, donc la plupart des médicaments. Bien entendu, il faut aussi le chimiste pour créer le médicament et le médecin pour l'essayer sur l'homme. C'est pourquoi, depuis quelques années, on appelle pharmacochimiste le chimiste spécialisé dans la synthèse et la fabrication des médicaments ; de même, les médecins qui sont spécialisés dans les essais de nouveaux remèdes sur l'homme font de *la pharmacologie clinique,* et on les appelle *pharmacologues cliniciens.*

Des premiers pharmacologues à l'industrie pharmaceutique

Nous allons illustrer l'importance de la pharmacologie et des premiers pharmacologues dans la découverte des médicaments en racontant l'histoire de l'éther et de l'anesthésie.

On ne peut penser sans être effrayé à ce que devaient être les opérations autrefois, qu'il s'agisse d'arracher une dent, couper un doigt, un bras ou une jambe blessés ou gangrenés Les Anciens, pour supprimer la douleur, se servaient de potions ou de breuvages (mélange d'alcool et d'opium) ou de fumées enivrantes (pavot ou chanvre indien). Mais voici qu'apparaît au Moyen Âge l'éther, préparé sans doute par les chimistes arabes puis par les alchimistes du XVIIIe siècle. On l'appelait « eau blanche » ou encore « vitriol doux ». Paracelse, encore lui, en fabriquait dans son laboratoire.

Il s'était réservé au milieu de la pièce où il travaillait un large espace où il avait installé son « athanor », un fourneau alchimique, instrument essentiel pour mener à bien ses fabrications d'élixir. L'athanor de Paracelse avait été construit par un potier d'Einsielden, son village natal ; il était en forme de tour crénelée, orné et décoré de dessins cabalistiques tirés d'un traité d'Albert le Grand grâce à un dispositif spécial où le charbon de bois brûlait lentement, il fabriquait l'éther en distillant un mélange d'alcool, de sable et de vitriol dans un alambic encastré dans des berceaux de bronze.

Les vapeurs enivrantes de l'éther ont souvent fait rêver Paracelse. On ne sait s'il s'en servit, s'il en utilisa pour lui, s'il en but, mais il déclara qu'il en fit boire à des animaux et à des poules. Il observa ainsi qu'au bout d'un instant les volatiles titubaient, se couchaient sur le flanc et se mettaient à dormir. Pendant ce sommeil on pouvait les pincer, leur arracher des plumes sans provoquer de réactions. Paracelse concluait qu'on pourrait peut-être utiliser l'eau blanche (éther) pour traiter les douleurs... Il avait fait une remarquable étude pharmacologique de l'éther, que tout le monde oublia pendant trois siècles.

En 1840, le médecin américain Crawford Long assiste à une « ether party » où l'on se grise aux vapeurs d'éther et observe que les coups et blessures des convives qui parfois en viennent aux mains sont indolores. Il procède selon la même technique à de petites interventions chirurgicales sur des clients et des amis. En 1846, à la recommandation du chimiste C.T. Jackson qui avait préparé de l'éther, le dentiste William Morton, le 30 septembre, extrait sans douleur une dent sous éther. Il réussira à renouveler au General Hospital de Boston son exploit et, dès le 16 octobre, le chirurgien J.C. Warren opérera sous éther une tumeur de la nuque, suivi le 12 décembre de la même année par Liston qui fera la première amputation de cuisse sous anesthésie à l'« eau blanche de Paracelse ». L'énumération de ces faits permet de comprendre la mise au point d'une thérapeutique utilisant un médicament nouveau : d'abord fabrication d'une substance chimique nouvelle, ensuite observation sur l'animal de son action, enfin une nouvelle observation et étude sur l'homme des effets thérapeutiques du médicament, suivant des règles précises tenant compte des doses et de la toxicité du produit En effet, si l'on administre trop d'éther on peut asphyxier le patient et, si son cœur est fragile, provoquer un accident cardiaque mortel. Toutes ces notions ont été remarquablement comprises et appliquées dès la fin du XIXe siècle par des scientifiques, chimistes, pharmaciens et médecins travaillant dans les universités, mais aussi en collaboration directe avec certaines industries chimiques dont ils essayaient les nouveaux produits sur les animaux en vue de leurs applications sur l'homme.

2. LE MÉDICAMENT AUJOURD'HUI

L'INDUSTRIE PHARMACEUTIQUE AUJOURD'HUI

La naissance de l'industrie pharmaceutique

C'est à Bâle, sur la rive gauche du Rhin, qu'au début du XVe siècle Paracelse brûlait les livres d'Hippocrate, de Galien et d'Avicenne, et exhortait tous les médecins à faire de la chimie qui devait tout guérir. Curieusement, c'est sur la rive droite du Rhin à Bâle que se trouve la plus forte concentration d'industrie pharmaceutique du monde. Il suffira d'énoncer les noms de Ciba-Geigy, Sandoz et Hoffmann-La Roche pour que tous ceux qui prennent ou prendront un jour quelques médicaments reconnaissent les noms qui se trouvent sur des centaines de boîtes différentes de spécialités pharmaceutiques.

Il faut savoir que l'industrie pharmaceutique est née en Suisse et en Allemagne, dans des usines qui fabriquaient des colorants pour les textiles. Ces colorants étaient d'abord extraits de substances végétales ou animales. L'indigo en particulier, matière colorante très anciennement connue des Orientaux, était importé en Europe depuis le XVIe siècle. Les tiges et les feuilles d'indigotier arrivaient ainsi par le Rhin jusqu'aux usines où l'on fabriquait le colorant, et puis un jour, en 1826, le chimiste allemand Unverdorben eut l'idée de distiller des copeaux d'indigotier et obtint un produit chimique, l'aniline, à partir de laquelle on peut fabriquer une multitude de colorants. Par la suite, d'autres chimistes fabriquèrent cette aniline par synthèse à partir du goudron de houille. On comprend donc que des industries bâloises comme Geigy, fondée en 1758, qui fabriquaient des colorants depuis le milieu du XVIIe siècle, et des usines qui se trouvaient dans les bassins houillers de la Ruhr aient été à pied d'œuvre pour synthétiser l'aniline et ses dérivés chimiques. A Bâle, à côté de Geigy, se développèrent Ciba, Sandoz et Hoffmann-La Roche et, dans la Ruhr, BASF (Badische Anilin und Soda Fabrik), Bayer et Hoechst. Dans chacun de ces centres industriels étaient immédiatement appliquées les toutes dernières découvertes des chimistes théoriciens : analyse chimique, nouveaux procédés de synthèse mis au point par des savants comme Liebig, Berthelot, Wurtz, Friedel et Crafts. Tous ces chimistes fabriquaient de nouveaux produits en assemblant des molécules simples grâce à des procédés qui, répétés des centaines de fois, permettaient de fabriquer des milliers de produits utilisés dans des centaines d'indications. Le mérite revenait donc essentiellement aux chimistes, mais ceux-ci eurent l'idée, en bons alchimistes, de faire essayer leurs produits par des médecins pharmacologues cliniciens qui trouvèrent les indications thérapeutiques de ces nouvelles substances. Nous avons vu que la découverte de l'aniline avait révolutionné la chimie des colorants. C'est à partir de l'aniline que furent synthétisées l'Antifébrine ou acétanilide et surtout la phénacétine, fébrifuge et analgésique présenté dès 1888 par le laboratoire Bayer qui par la suite prépara l'aspirine en 1897 (synthétisée par Hoffmann). C'est chez Hoechst qu'Ehrlich découvrit le Salvarsan, un des premiers produits actifs contre la syphilis, etc.

L'industrie pharmaceutique en France

• JUSQU'AUX ANNÉES 1950

Malgré quelques découvertes importantes dont nous parlerons plus loin, la France n'avait pas suivi l'essor de la chimie allemande. Elle avait porté surtout son activité dans le domaine de l'extraction et de la purification des bases végétales et des alcaloïdes. En France, on faisait de la « droguerie pharmaceutique ». Les laboratoires se contentaient de fabriquer industriellement à l'avance les médicaments préparés par les pharmaciens dans leurs officines. Quand une formule mise au point par un médecin avait du succès, on la préparait industriellement. Mais la plupart de ces « spécialités » n'étaient que des mélanges de produits existant dans les bocaux des pharmaciens. C'est ainsi que sont nés les laboratoires du pharmacien Dausse en 1834, qui fabriquait des extraits végétaux dont le fameux « Intrait de marron d'Inde », et beaucoup d'autres firmes comme Houdé, Nativelle, Debat, etc. L'activité de ces laboratoires étant fondée sur des tours de main et des formules pharmaceutiques composées. La première industrie pharmaceutique française issue de la chimie fut en réalité la firme Rhône-Poulenc. Camille Poulenc, né à Paris en 1864, obtint son diplôme de pharmacien en 1891 et son doctorat ès sciences en 1893, avec une thèse sur les fluorures, préparée dans le laboratoire de Moissan. Esprit curieux et pratique, Poulenc commença par créer un laboratoire de recherche pour la production des sels minéraux dont il surveillait rigoureusement le contrôle. Après une collaboration passagère avec Pierre et Marie Curie, il orienta définitivement ses études vers la chimie organique pharmaceutique. A l'imitation des Allemands, il expérimentait grâce à la pharmacologie ses travaux de chimie synthétique et réalisa de nombreux médicaments. Parallèlement aux Établissements Poulenc Frères, la Société chimique des usines du Rhône créée en 1895 s'était développée dans le domaine de la grosse chimie industrielle organique. C'est en 1928 que fut créée la Société des usines chimiques Rhône-Poulenc, par l'absorption des Établissements Poulenc. La branche pharmaceutique de ce groupe chimique important forma une filiale de la société mère sous le nom de Specia (Société parisienne d'expansion chimique). Le mérite de Rhône-Poulenc-Specia fut de s'être attaché des savants qui travaillaient à sa prospérité et au renom de la pharmacologie et de la thérapeutique françaises. Les noms trop vite oubliés de Fourneau, Bovet, Tréfouel et Halpern méritent d'être ici rappelés car ces savants ont doté la France de découvertes au moins aussi importantes que celles des industries bâloises ou de la Ruhr. Ernest Fourneau, né à Biarritz en 1872, chimiste et pharmacologiste, peut être considéré comme le pionnier de la chimiothérapie en France ; il inaugura, quand il était chef du laboratoire de chimie thérapeutique à l'Institut Pasteur, une collaboration avec l'industrie pharmaceutique qui devait aboutir à la réalisation de nombreux médicaments. On lui doit la découverte des propriétés thérapeutiques des arsenicaux pentavalents dans la syphilis et les trypanosomiases (maladie du sommeil), mais aussi la synthèse des sulfamides, d'anesthésiques locaux et de médicaments du système neuro-végétatif. Il a laissé une œuvre considérable et formé des collaborateurs célèbres. C'est Fourneau qui sut attirer dans son laboratoire le Suisse Bovet qui, avec sa femme M. Bovet-Nitti, développa la pharmacologie des antihistaminiques et des curares de synthèse. Le prix Nobel de médecine récompensa Daniel Bovet en 1957, et l'on peut dire qu'il récompensa en amont également Fourneau et en aval Bernard Halpern qui fut aussi un remarquable théoricien et pharmacologiste de l'allergie et des antihistaminiques. Antérieurement à ces savants, Jacques Tréfouel, chimiste et bactériologiste, avait, toujours en collaboration avec Rhône-Poulenc et l'Institut Pasteur dont il fut le directeur, élucidé le mécanisme d'action des sulfamides et permis la découverte de nombreux médicaments. Enfin, plus récemment encore, toujours chez Rhône-Poulenc-Specia, il faut citer les découvertes des phénothiazines qui, après les antihistaminiques et les antiparkinsoniens, allaient donner le premier médicament permettant de traiter les malades mentaux, le fameux Largactil (4560 R.P.) synthétisé par Charpentier et étudié par la pharmacologiste Simone Courvoisier en 1950, puis par les médecins Huguenard, Laborit et Deniker. La liste des grands médicaments découverts chez Rhône-Poulenc-Specia est longue et, si des noms de spécialités comme Stovarsol et Stovaïne (de l'anglais « stove » qui veut dire fourneau) sont déjà oubliés, beaucoup se rappelleront Sonéryl, Dolosal, Phénergan et Largactil, qui inaugurèrent de grandes étapes de la pharmacologie moderne. A côté de Rhône-Poulenc, seule la société Roussel, fondée par Gaston Roussel en 1911, prit une réelle envergure. A l'instar de beaucoup d'autres firmes françaises, elle n'avait pas commencé par la chimie comme Poulenc, mais en mettant au point un médicament reconstituant, l'Hémostyl (sérum « hématopoïétique » de cheval). On saignait des chevaux près des abattoirs de Vaugirard pour préparer le fameux sérum. Tous les enfants pâles, les opérés, les fatigués de France avalaient des millions d'ampoules de sérum et, les écuries de Vaugirard n'y suffisant plus, le Dr Roussel installa à Romainville une nouvelle écurie de mille cinq cents chevaux qui devait assurer la prospérité de la firme. Ce pionnier était un homme intelligent qui sut lui aussi attirer des scientifiques dans les laboratoires de recherche clinique qu'il créa. Ainsi c'est chez Roussel que fut mise au point la première vitamine D, commercialisée sous le nom de Stérogyl, et le Benzogynoestryl (benzoate d'estradiol), l'une des premières hormones, d'abord extraite de l'urine de la jument. Le chimiste Girard, qui travaillait avec Roussel, fut comme Fourneau chez Rhône-Poulenc l'artisan de belles découvertes.

• DEPUIS 1960

Les laboratoires pharmaceutiques français se sont réorganisés au cours des trente dernières années en fusionnant pour faire face aux frais de plus en plus importants de la recherche pharmaceutique et dans le but d'affronter les « géants suisses et américains ». En 1950 la France comptait 1 960 laboratoires pharmaceutiques ; ce nombre est passé à 507 en 1970 et 362 en 1990. Le « paysage pharmaceutique » français a ainsi beaucoup changé depuis trente ans.

Il y a d'abord les « institutionnels » c'est-à-dire les laboratoires où l'État a ou a eu une participation. Ils assurent 16 % du marché pharmaceutique français.

Le groupe Rhône-Poulenc Santé comprend les laboratoires Specia, Roger Bellon, Théraplix, Bottu et partiellement l'Institut Mérieux, a racheté récemment le laboratoire américain Rorer et s'américanise de plus en plus, en « délocalisant » sa recherche aux États-Unis et songe même à modifier son nom pour devenir plus « anglo-saxon ».

Le deuxième groupe français est la Sanofi, filiale d'Elf Aquitaine, qui comprend les laboratoires Clin-Midy, Choay, Labaz, Millot-Solac, Roland-Marie.

Parmi les autres « grands », le groupe Synthélabo, filiale de L'Oréal, n'est que partiellement à capitaux français et résulte de la fusion de Dausse, Robert et Carrière, Egic, Delalande, Delagrange etc.

Le groupe Roussel-Uclaf Houdé, n'est plus entièrement français depuis que l'Allemand Hoechst a acquis une partie du capital.

La Lipha, filiale santé de l'Air Liquide, vient de céder des participations à l'Allemand Merck Darmstadt.

Les laboratoires français réellement « indépendants » restent nombreux mais d'une importance économique qui se réduit de jour en jour puisqu'ils réalisent moins de 30 % du marché pharmaceutique. Parmi les plus grands laboratoires indépendants français la plupart restent des entreprises « familiales » où le capital est détenu par un petit groupe d'individus. Le groupe Servier qui a été créé il y a une quarantaine d'années et que son P.-D.G., le docteur Jacques Servier, a réussi à placer dans le peloton de tête en France, à exporter dans de nombreux pays dont les États-Unis, et à réaliser l'une des plus fortes croissances de tous les laboratoires mondiaux.

En citant encore les laboratoires Boiron consacrés à l'homéopathie, les laboratoires Beaufour et les laboratoires Pierre Fabre dont l'aventure ressemble beaucoup à celle de Jacques Servier, on aura fait le tour des principaux laboratoires pharmaceutiques à capitaux réellement français. Bien que leur chiffre d'affaires soit en progression, bien que la part de l'exportation progresse dans leur activité, leur devenir est encore incertain. Il semble que se réaliseront encore des « concentrations », en effet il existe une nécessité de « taille critique » de façon à pouvoir financer une recherche de plus en plus coûteuse et à assurer une présence sur les marchés étrangers « porteurs ». En effet la plus grande part des marchés d'exportation se fait vers les anciennes colonies françaises en général africaines, dont le pouvoir d'achat va sans cesse en diminuant.

Les autres firmes importantes distribuant des médicaments en France sont des filiales, installées en France, de laboratoires étrangers, qui exploitent chez nous des médicaments découverts dans le pays de la maison mère ou dans les bases de recherches dispersées dans le monde. Leur chiffre d'affaires représente plus de 50 % du marché pharmaceutique français.

Quoi qu'il en soit, l'industrie pharmaceutique française est soumise à un contrôle administratif rigoureux qui s'exerce dès l'installation du laboratoire pharmaceutique et tout au long de la fabrication et de la vente du médicament. La création et l'ouverture d'un laboratoire pharmaceutique sont subordonnées à une autorisation du ministère chargé de la Santé publique qui ne délivre cette autorisation qu'après enquête du service de l'Inspection de la pharmacie et avis favorable du Conseil central de la section B de l'ordre des pharmaciens. La responsabilité pharmaceutique du laboratoire est obligatoirement assurée par un « pharmacien responsable » et des collaborateurs pharmaciens dont le nombre est fonction de l'effectif du personnel affecté à des actes pharmaceutiques. Enfin, toutes les étapes de la création d'un nouveau médicament et de sa commercialisation sont réglementées par l'administration du ministère de la Santé. Il faut que le public sache que, s'il ignore ce qui se trouve dans le médicament qu'il avale, l'Administration, elle, le sait, et possède dans ses archives des montagnes de documents qui l'expliquent, le contrôlent et le vérifient. Sécurité peut-être relative, mais sécurité quand même.

L'industrie pharmaceutique dans le monde

• À L'ORIGINE

L'industrie était essentiellement orientée vers la production de médicaments existants. Par exemple, aux États-Unis, entre 1905 et 1935 seulement six produits nouveaux arrivaient par an sur le marché. Depuis les années 1940 l'innovation devient le facteur essentiel de croissance de ces compagnies. Le budget de recherche est progressivement passé de 8 à 13 ou 15 % du chiffre d'affaires. Jusqu'en 1960 on vit apparaître sur le marché 440 produits nouveaux par an dont 10 % étaient à la base d'une substance récemment découverte.

• DEPUIS 1960

Il existe de par le monde 10 000 fabricants de médicaments, mais les 50 premières compagnies détiennent à elles seules 81 % du marché mondial. Actuellement l'industrie pharmaceutique mondiale est dominée par un quinzaine de géants anglo-saxons, suisses et allemands, le premier français n'apparaissant qu'à la quatorzième place.

	Nom du laboratoire	**Chiffre d'affaires**
1	Merck-Sharp-Dohme (USA)	45 milliards de FF
2	Glaxo (GB)	43 milliards de FF
3	Bristol-Myers-Squibb (USA)	35 milliards de FF
4	Hoechst (Allemand)	32 milliards de FF
5	Ciba-Geigy (Suisse)	28 milliards de FF
6	Smith-Kline-Beecham (GB)	27 milliards de FF
7	Hoffmann-La Roche (Suisse)	26 milliards de FF
8	Sandoz (Suisse)	26 milliards de FF
9	Bayer (Allemand)	25 milliards de FF
10	American Home Product (USA)	25 milliards de FF
11	Pfizer (USA)	25 milliards de FF
12	Ely Lilly (USA)	24 milliards de FF
13	Johnson & Johnson (USA)	23 milliards de FF
14	Rhône-Poulenc-Rorer (USA et FR)	22 milliards de FF
15	Abbott (USA)	21 milliards de FF

Suivent quelques compagies d'origine japonaise (Sumimoto, Sankyo, Shinogi, Daichi), d'origine scandinave (Astra, Kabi pharma, Novo Nordisk) avec des chiffres d'affaires pharmaceutiques de l'ordre de 10 milliards de francs.

Bien que le marché soit extrêmement compétitif, les compagnies ont pour la plupart une spécialité qui leur est propre. Dans le domaine des anti-ulcéreux par exemple 5 compagnies se partagent 50 % du marché et la première se taille la part du lion avec 28 %.

L'Europe est encore actuellement le plus important producteur mondial, les États-Unis venant en seconde position, le Japon en troisième. Le Japon produit essentiellement pour sa consommation intérieure et l'Extrême-Orient. Les États-Unis absorbent environ 90 % de leur production, mais les laboratoires américains ont de nombreuses filiales en Europe dont la production est considérée comme européenne.

LE MARCHÉ PHARMACEUTIQUE

Le marché pharmaceutique dans le monde

Le marché mondial du médicament est estimé en 1993 à 900 milliards de francs répartis de la façon suivante :

— Europe occidentale 33 % soit 300 milliards de FF ;
— Amérique du Nord 32 % soit 280 milliards de FF ;
— le Japon 17 % soit 150 milliards de FF ;
— le reste du monde représente 18 % soit 160 milliards de FF.

Lorsque l'on regarde ces chiffres on constate que l'Europe, l'Amérique et le Japon qui représentent 13 % de la population mondiale consomment 82 % des médicaments produits et vendus dans le circuit pharmaceutique. Bien entendu cela n'exclut pas les thérapeutiques traditionnelles commercialisées par des circuits locaux.

Comme nous l'avons vu l'innovation reste encore l'un des moteurs de développement de l'industrie pharmaceutique, mais un phénomène va dans les prochaines années dominer le marché pharmaceutique c'est celui des *génériques*. De nombreux médicaments essentiels ont été découverts il y a une vingtaine d'années. Or les brevets de produits pharmaceutiques ont une durée de vingt ans. Ils peuvent donc être fabriqués par n'importe quel laboratoire, qui fait ainsi l'économie de recherches et de développements longs et coûteux, sans avoir à verser de redevances au concepteur. De ce fait les « génériques » peuvent être vendus de 10 à 80 % moins chers que les originaux. Ce type de produit représente près de 30 % du marché américain et ce pourcentage va aller croissant puisque de 1975 à 1985 56 produits majeurs ont perdu leur brevet, de 1985 à 1989 il y en a eu 64 et qu'actuellement la moitié des produits les plus vendus n'est plus protégée par un brevet.

Le marché pharmaceutique en France

Comme on l'a vu, les laboratoires français assurent environ 49 % de la production nationale contre 51 % pour les laboratoires étrangers essentiellement américains (20 %), allemands (10,5 %), anglais (8,5 %) et suisses (6,8 %).

En 1992 le marché pharmaceutique français s'élevait à 109 milliards de francs (prix public). La dépense en médicaments représente 18,2 % de l'ensemble des dépenses de santé. Ces dépenses de santé s'élevaient en 1993 à 650 milliards de francs, soit 11 234 francs par habitant, soit environ 1 900 francs de médicaments par an et par personne. Ces dépenses ont été en augmentation assez régulière de 7 % par an depuis une dizaine d'années, plus par un accroissement des volumes achetés que par une hausse des prix. Ces chiffres sont à comparer avec les autres dépenses de santé : le montant des honoraires des médecins de ville représentant 1 500 francs, les dépenses hospitalières s'élevant quant à elles à 5 400 francs dont 4 000 pour les hôpitaux publics.

Ces médicaments sont dans leur majorité prescrits par les médecins lors des 240 millions d'actes médicaux. Lors de la majorité de ces actes une ordonnance est rédigée, le montant des médicaments par ordonnance (chiffres CNAMTS) s'élevait en francs constants à 178 francs en 1980 et à 245 francs en 1991 soit un accroissement de 36 % en dix ans. Et pourtant le médicament vendu en France est l'un des moins chers du monde ; si l'on prend pour la France la base 100 on constate des écarts de 30 à 40 % par rapport aux prix européens :

Pays	**Indice**
France	100
Espagne	101
Grèce	103
Italie	111
Belgique	124
Royaume Uni	162
Allemagne	176
Pays Bas	185

Nous le verrons, le prix des médicaments remboursables par la Sécurité sociale est fixé par l'administration sur les bases d'un avis émis par la commission de transparence. Une fois fixé, le prix ne peut être modifié que dans le cadre de hausses conjoncturelles qui n'ont pas été accordées depuis de nombreuses années. Cette politique de bas prix, utile pour renflouer le budget de la Sécurité sociale a eu cependant des effets pervers :

— les prix faibles rentabilisent plus lentement les frais de recherche ;

— ils incitent les laboratoires à compenser le bas prix par une augmentation des volumes vendus ;

— ils conduisent à obtenir une augmentation des prix par la mise sur le marché de copies ou formes nouvelles de médicaments anciens dont la justification médicale n'est pas toujours évidente ;

— inversement ils entraînent l'abandon de certains médicaments très utiles à la thérapeutique mais peu rentables parce que anciens.

LA RÉGLEMENTATION DU MÉDICAMENT

Aux États-Unis : la Food and Drug Administration

Le contrôle du gouvernement américain sur les médicaments date de 1848 par une loi fédérale interdisant le commerce de médicaments de mauvaise qualité. En 1906, le Federal Food and Drug Act réglemente le commerce des médicaments. En 1927 la Food and Drug Administration (FDA) est créée pour faire mieux appliquer la réglementation. Le Food, Drug and Cosmetic Act de 1938 accroît le contrôle sur la publicité et exige des tests sur l'animal et l'homme pour affirmer l'innocuité des médicaments. En 1951 sont définis les médicaments qui ne peuvent être délivrés que sur prescription médicale. C'est en 1962 que le Kefauver-Harris Amendment précise les critères sur lesquels les producteurs de médicaments devront prouver l'innocuité et l'efficacité des médicaments qu'ils commercialisent.

La FDA est une énorme machine bureaucratique employant plusieurs milliers de personnes qui supervise les essais de médicaments et approuve les dossiers d'enregistrement des médicaments avant leur commercialisation sur le territoire américain. Les procédures sont parfois très longues, surtout quand il s'agit de médicaments venant de l'étranger. Cela peut avoir des effets bénéfiques puisque l'examen du dossier de la thalidomide d'origine anglaise n'était pas terminé lorsque sont apparues les malformations fœtales qui ont fait retirer le produit du marché. Par contre, le carbonate de lithium, seul médicament efficace dans la psychose maniaco-dépressive qui est utilisé en Europe depuis 1949, n'a été approuvé aux États-Unis qu'en 1969, privant pendant vingt ans les Américains d'un traitement essentiel.

L'esprit « tatillon » des censeurs américains s'exerce d'autant plus que le médicament vient de l'étranger. En revanche, un certain nombre de médicaments d'origine américaine ont sans difficulté été enregistrés, et se sont révélés toxiques très peu de temps après leur mise sur le marché.

Les procédures d'enregistrement des médicaments de la FDA sont considérées comme parmi les plus strictes du monde. Elles ont inspiré la plupart des procédures actuellement appliquées par les agences des autres pays. Elles ont eu le mérite d'améliorer indiscutablement les études de médicaments en appliquant à celles-ci la méthodologie scientifique, mais ont freiné la découverte des médicaments en alourdissant le temps et les coûts de développement d'un médicament sans pour cela accroître sa sécurité d'emploi.

Consciente de ces problèmes, depuis une dizaine d'années la FDA a assoupli ses positions. Les exigences réglementaires tiennent compte de la nature et de l'utilisation du futur médicament. En 1983 l'administration Reagan a fait adopter l'Orphan Drug Act pour faciliter et aider le développement de médicaments utiles dans des maladies rares qui touchent un petit nombre de patients et qui jusqu'à présent, du fait des délais et des coûts des études, n'étaient pas commercialisés.

L'Europe du médicament

Dès la fin de la Seconde Guerre mondiale, les Européens, à peine remis du conflit qui avait ruiné leurs économies, ont pris conscience de l'intérêt qu'il y avait à mettre en commun leurs moyens de façon à constituer un bloc économique d'une taille suffisante face aux deux grands blocs soviétique et américain.

Actuellement la Communauté européenne constitue un ensemble de 15 États membres en voie d'intégration politique et économique. Les institutions communautaires (Conseil des ministres, Commission, Parlement, Cour de justice) créent, appliquent et interprètent le droit communautaire qui a la primauté sur les législations nationales. L'un des objectifs de cette intégration est d'ouvrir un grand marché unique de 320 millions d'habitants et d'utiliser ce potentiel pour le bien-être des citoyens européens.

Dans les années 1960, le traité de Rome prévoit la libre circulation des médicaments dans la Communauté européenne ; d'où la nécessaire harmonisation dans le domaine des médicaments.

Dès 1963 s'élabore la *Nouvelle Pharmacopée européenne* qui recense les principes médicamenteux utilisés en thérapeutique et en définit les caractéristiques principales, les critères de pureté et les règles de fabrication et d'utilisation.

De 1965 à 1985 a été élaborée la réglementation des médicaments dans la Communauté européenne qui définit les règles de fabrication, d'analyse, d'étiquetage pour l'ensemble des produits commercialisés ou à commercialiser.

En 1977 a été institué un Comité européen des spécialités pharmaceutiques composé de représentants des États membres. C'est devant ce comité que les laboratoires pouvaient déposer les demandes d'autorisation de mise sur le marché qui étaient accordées pour six États membres (procédure multi-États).

L'harmonisation pourrait sembler achevée mais la lourdeur de la procédure multi-États a nui à son efficacité. L'absence d'un système crédible d'autorisation, valable pour l'ensemble de la Communauté, pénalise les entreprises européennes, y compris pour l'exportation.

C'est pourquoi le Conseil des Communautés a adopté en 1991 une procédure centralisée d'autorisation des médicaments, valable pour l'ensemble de la Communauté et dont l'application a été dévolue à une Agence européenne des médicaments, mais dont la décision finale appartiendra encore à la Commission européenne de Bruxelles. Cette Agence européenne va ouvrir ses portes à Londres le 1er janvier 1995, son directeur est le Français Fernand Sauer ancien membre de la commission de Bruxelles, et ses dimensions resteront limitées puisque l'on y prévoit pour 1999 un effectif de 250 personnes et un budget de 56 millions d'ECU.

En France : l'Agence française du médicament

Qu'il ait été découvert en France ou à l'étranger, le médicament qu'on peut se procurer en France est un médicament français parce qu'il est vendu sous la responsabilité d'un pharmacien français et soumis à la législation française. Même si le produit chimique qui le compose arrive des États-Unis, d'Italie, de Suisse, du Japon ou d'ailleurs, il doit passer entre les mains d'un pharmacien ou d'un laboratoire pharmaceutique français qui le contrôlera et devra demander au ministère de la Santé publique une autorisation de mise sur le marché (en abrégé AMM). Il sera devenu un médicament français.

Dès 1953 le Code de la Santé publique complété en 1956 avait fixé dans son livre V les règles d'obtention du visa de spécialité pharmaceutique délivré sur examen d'un dossier succinct par le ministère de la Santé. Il y a une vingtaine d'années a été créée au sein du ministère de la Santé, une Direction de la pharmacie et du médicament chargée de contrôler tout ce qui concernait le médicament aussi bien avant qu'après sa commercialisation. Ce n'est qu'à partir de ce moment que l'on a pu réellement contrôler « sur pièces » les demandes d'autorisation de mise sur le marché. Les services de la Direction grâce à l'aide de « rapporteurs » extérieurs examinent les dossiers des nouveaux médicaments présentés par les laboratoires pharmaceutiques. La Commission d'autorisation de mise sur le marché rend un avis technico-scientifique pour décider si l'intérêt et la sécurité du nouveau produit justifie sa commercialisation.

C'est à la Commission de transparence de décider en fonction de critères économiques si l'intérêt thérapeutique du produit justifie son remboursement par la Sécurité sociale et de fixer le montant et le taux de ce remboursement.

Le médicament ayant été commercialisé c'est à la Commission de pharmacovigilance de relever ses éventuels effets secondaires et si besoin de réglementer son utilisation.

Quant à la Commission de contrôle de la publicité comme son nom l'indique elle est chargée d'examiner le contenu des messages publicitaires concernant les médicaments et destinés à la promotion auprès des praticiens médicaux ou du public. L'existence de la Direction de la pharmacie et du médicament et de ses différentes commissions a grandement amélioré le niveau des dossiers soumis à son examen pour les nouveaux médicaments. Le niveau scientifique des dossiers et les critères d'obtention d'une autorisation de mise sur le marché sont actuellement du même niveau que dans les autres pays européens et seul le « volume » du dossier le différencie des exigences américaines.

Mais cette Direction au sein du ministère de la Santé — souvent aussi des Affaires Sociales — était soumise à la tutelle directe de ce ministère et devait agir dans le « cadre politique ». C'est pourquoi, compte tenu de l'existence d'autres Agences européennes, la loi du 4 janvier 1993 a créé l'Agence française du médicament.

L'Agence du médicament « est un établissement public à caractère administratif encore placé sous la tutelle du ministère de la Santé qui a pour mission de garantir l'indépendance, la compétence scientifique des études et des contrôles relatifs à la fabrication, aux essais et à l'usage des médicaments, en vue d'assurer au meilleur coût, la santé et la sécurité des populations ».

L'agence s'est installée à Saint-Denis au début de l'année 1994 et son effectif est actuellement de 420 personnes. Dans l'avenir, elle devra travailler en étroite liaison avec l'Agence européenne, et s'occuper de l'aspect strictement français de l'utilisation des médicaments.

3. LA NAISSANCE D'UN MÉDICAMENT

On entend par médicament : « toute substance ou composition présentée comme possédant des propriétés préventives ou curatives à l'égard des maladies humaines ou animales, ainsi que tout produit pouvant être administré à l'homme ou à l'animal, en vue d'établir un diagnostic médical ou de restaurer, corriger ou modifier leurs fonctions organiques ».

Cette définition, donnée en tête du livre V du Code de la santé publique dont nous avons parlé plus haut, appelle évidemment de nombreux commentaires ; nous ne nous y attarderons pas ici ; nous ferons simplement quelques remarques :

— avec un nom générique ;
— avec un nom scientifique.

• *Les spécialités non remboursées* appartiennent à deux catégories :

— spécialités à noms de fantaisie ou génériques, non remboursables, mais ne faisant pas de publicité directe auprès du public. C'est par exemple le cas de certains produits amaigrissants ;

— spécialités non remboursables grand public. Ce sont des médicaments dont l'« innocuité présumée » a permis de leur faire attribuer un visa de publicité grand public par le ministère de la Santé.

Une troisième classification des spécialités peut être faite suivant la prescription.

Il y a des spécialités délivrées uniquement *sur ordonnance* et des spécialités qui peuvent être délivrées *sans ordonnance.*

Nous reviendrons ultérieurement sur le conditionnement particulier de la spécialité pharmaceutique (boîte, emballage extérieur, etc.). Mais disons tout de suite que les spécialités pharmaceutiques représentent l'essentiel de la consommation pharmaceutique.

ORIGINE DES MÉDICAMENTS

Au cours de l'évolution de la thérapeutique, l'origine des médicaments a d'abord été exclusivement d'origine naturelle. L'homme a d'abord utilisé conjointement à des pratiques magiques ou religieuses, les plantes, les minéraux ou les animaux qu'il avait à portée de la main, c'était l'idée de la *Natura medicatrix* la nature soignante, qui devait mettre à la portée de l'homme ce qu'il fallait pour lutter contre la maladie.

Au fil des siècles on a tenté d'identifier ce qui, dans le traitement utilisé était réellement actif. Mais il a fallu attendre le XIXe siècle pour isoler les principes actifs, en déterminer la structure chimique et en réaliser la synthèse, avec comme conséquence la possibilité d'une production industrielle. Ce n'est qu'au XXe siècle, avec les progrès de la chimie organique, qu'est née la possibilité de créer de toutes pièces, par synthèse totale, un médicament. Actuellement la quasi-totalité des médicaments sont d'origine synthétique. Même si leur origine est naturelle, les nécessités de la production industrielle, justifient la mise au point d'une synthèse.

Les médicaments d'origine naturelle

Jusqu'à la fin du siècle dernier, les médicaments utilisés pour le traitement des maladies étaient des produits naturels, tels qu'ils existent dans la nature, ou à partir desquels on peut extraire des médicaments. Ces produits pouvaient appartenir aux trois règnes :

— végétal : opium, digitaline, caféine ;
— minéral : iodures, nitrate d'argent, bismuth ;
— animal : extrait d'organe.

• LES ORIGINES VÉGÉTALES (PHYTOTHÉRAPIE)

Depuis la nuit des temps, les produits utilisés pour soulager leurs souffrances sont d'origine végétale. Les drogues végétales renferment des substances exerçant une action thérapeutique, mais aussi des composés toxiques. Pour disposer de substances médicinales, dérivées du règne végétal tout au long de l'année, et non seulement au moment de la récolte, on sait depuis longtemps conserver les plantes en les séchant ou en les trempant dans l'alcool ou dans l'huile. La dessiccation d'un produit aboutit à une *drogue*, sans que cette dénomination revête une signification sur la nature ou l'importance de ses effets : le tilleul séché de même que la pâte d'opium sont des drogues.

Les plantes sont rarement utilisées telles quelles, on en extrait les principes actifs grâce à divers procédés. Le plus simple est l'extraction par l'eau froide, il s'agit d'une *macération* aqueuse ; chaude il s'agit d'une *infusion* ; si l'eau est maintenue en ébullition il s'agit d'une *décoction*. Si le liquide mis en contact avec la substance broyée est de l'alcool il s'agit d'une *teinture*. Dans le cas de la teinture d'opium ce sont les alcaloïdes de l'opium qui sont solubles dans l'alcool : morphine, codéine, noscapine, papavérine, etc. Si l'on fait évaporer une teinture en évaporant la majorité du liquide extractif on obtient un *extrait sec*. Si la mise en contact avec l'alcool est suivie d'une distillation il s'agit d'un *alcoolat* : l'eau de Cologne est un alcoolat qui contient des substances volatiles odoriférantes.

Le choix d'un produit naturel ou d'un extrait pour le traitement d'une maladie implique en général l'administration d'un ensemble de molécules variées. Certains de ces composants peuvent avoir des actions très diverses, voire toxiques. D'autre part, la concentration en substance thérapeutique peut varier selon l'origine de la plante, la saison de récolte, sa conservation, ses conditions de stockage. C'est la raison pour laquelle dans la seconde partie du XIXe siècle, les efforts des chercheurs se sont orientés vers l'isolation et la purification des composants. C'est ainsi qu'ont été isolées la *quinine* du quinquina, l'*atropine* de la belladone, la *strychnine* de la noix vomique, l'*ésérine*, la *scopolamine*, la *digitaline*. Grâce à l'isolement des principes actifs, on était à même d'étudier les propriétés biologiques du produit (pharmacologie), d'administrer une dose précise lors d'une utilisation thérapeutique. De plus la chimie permettant d'en établir la formule, est apparue la possibilité d'une synthèse à partir de composants simples. Cette synthèse permet de s'affranchir de l'épuisement des ressources naturelles mais permet également l'étude des relations entre structure chimique et activité. Ces recherches peuvent déboucher sur la synthèse de molécules dérivées de la molécule initiale, douées de propriétés thérapeutiques intéressantes.

Les législations en vigueur exigent des médicaments naturels, exactement comme des médicaments de fabrication chimique, que leur qualité, leur efficacité et leur absence de toxicité soient garanties. Il n'existe pas dans leur cas de dérogations, comme il y en a pour les remèdes homéopathiques. En France, depuis 1985, une commission ministérielle donne aux fabricants un avis concernant les demandes d'AMM pour les spécialités pharmaceutiques à base de plantes. Cent quatre-vingt-treize plantes et trente-cinq indications ont été retenues et constituent la référence en nature de phytothérapie.

L'utilisation des médicaments naturels varie d'un pays à l'autre. Elle repose sur les expériences traditionnelles, parfois même séculaires, d'une médecine dite « populaire ». La médecine scientifique, dite « officielle », emploie elle aussi des remèdes naturels dans de nombreux domaines ; elle considère ceux-ci comme une partie importante de sa pharmacothérapie « rationnelle ». Citons les exemples classiques, comme l'utilisation de la morphine et des opiacés pour calmer les fortes douleurs, de la digitaline comme remède contre l'insuffisance cardiaque ou de l'atropine et de la belladone contre les spasmes. Les médicaments naturels sont principalement employés dans le domaine des troubles de l'« état général » : par exemple la valériane contre la nervosité, la camomille pour des troubles du tube digestif, les feuilles et les gousses de séné contre la constipation ou encore les fleurs de sureau comme sudorifique en cas de refroidissement. Tant qu'il s'agit, comme dans les exemples que nous venons de citer, de l'application d'une connaissance empirique ayant fait ses preuves depuis longtemps, l'utilisation des remèdes naturels est tout à fait justifiée. On trouve d'ailleurs ces produits en pharmacie sous forme de préparations spéciales.

Mais l'emploi des médicaments naturels peut être dangereux, et il est prudent de se faire conseiller par un pharmacien ou un médecin sur leur utilisation appropriée. D'autre part, la qualité des médicaments naturels doit être contrôlée, et chez le pharmacien, vous devez demander si le médicament que l'on vous vend répond bien aux exigences de la législation.

On trouvera dans la partie Dictionnaire de cet ouvrage toutes les spécialités phytothérapiques ayant obtenu l'autorisation de mise sur le marché.

Les médicaments d'origine végétale ont encore un bel avenir puisque l'on estime qu'il existe 800 000 espèces végétales, dont 250 000 sont répertoriées et dont seulement 25 000 ont été étudiées quant à leurs possibilités thérapeutiques. L'exploration du règne végétal se poursuit de façon intensive : aux États-Unis l'Institut du cancer teste 3 000 plantes par an et la récolte est fructueuse. Dans ces dernières années la petite pervenche a donné la vincristine et la vincaleucoblastine, l'if, les taxols produits anticancéreux de grande valeur. Mais le hasard fait souvent bien les choses :

- Un troupeau de vaches, dans le Wisconsin, succombait à des hémorragies. On s'aperçut qu'il consommait du foin moisi, et qu'une herbe de ce foin produisait en moisissant des « coumarols » principe actif des anticoagulants utilisés depuis lors en clinique.
- Les chercheurs des laboratoires Sandoz cultivaient des moisissures en cherchant des antibiotiques, ils ont découvert la ciclosporine, immunosuppresseur qui permet actuellement d'effectuer les greffes d'organes.

- LES ORIGINES MINÉRALES

Depuis la plus haute antiquité, l'homme a cherché des substances thérapeutiques dans le monde minéral qui nous entoure. Le soufre, le mercure, le bismuth ont été utilisés dans le traitement des maladies infectieuses comme la syphilis et l'étaient encore il y a quelques années. Comme désinfectant, on utilisait des solutions d'hypochlorite de sodium ou liqueur de Dakin, des solutions de permanganate ou d'iodure de potassium.

Actuellement, les métalloïdes et minéraux qui entrent dans la constitution de l'organisme ou qui participent à certaines activités biochimiques sont utilisés en thérapeutique. L'iode facilite le fonctionnement de la thyroïde et son introduction dans le sel de cuisine a fait disparaître le « goitre endémique » des vallées alpines. Le fer permet de traiter les anémies par saignement. Les « oligoéléments » facilitent certains processus physiologiques. Quoi qu'il en soit le règne minéral ne paraît pas devoir fournir de nombreux nouveaux médicaments

• LES ORIGINES ANIMALES

Le recours à l'animal a toujours été moins fréquent que le recours au végétal. Cependant on utilise depuis des millénaires la bile de bœuf, l'extrait de crapaud et de vipère, le sirop d'escargot et de limace, la corne de cerf et de rhinocéros. Si certains de ces traitements font sourire, d'autres se sont révélés contenir des principes actifs : on a trouvé des enzymes dans les venins de serpent, on vient de mettre sur le marché l'hirudine extraite des sangsues, etc.

Les produits médicamenteux d'origine animale peuvent être classés en deux catégories :

• La première est faite de substances toxiques qui à faible dose exercent des effets pharmacologiques. C'est à partir de telles substances que l'on peut obtenir des anticoagulants, des tonicardiaques, des anesthésiants.

• La seconde se dégage d'un raisonnement : si un organe de l'homme est déficient, on peut pallier à cette déficience en administrant un extrait de l'organe correspondant de l'animal. C'est ainsi qu'est née l'*opothérapie* dont les applications ont été nombreuses :

— traitement de l'anémie de Biermer par des extraits de foie, jusqu'a ce que l'on isole la vitamine B12 ;

— traitement des hypothyroïdies par des extraits thyroïdiens ;

— traitement des nanismes « hypophysaires » par des extraits d'hypophyse ;

— et surtout traitement du diabète par l'insuline extraite des pancréas de bœuf et de porc. Cependant, la nécessité de produire des quantités de plus en plus importantes d'insuline a obligé de recourir à la production d'insuline semi-synthétique ou « recombinante » par génie génétique.

• L'HOMÉOPATHIE

On peut définir l'homéopathie comme une « méthode thérapeutique consistant à soigner les maladies au moyen de remèdes (à doses très faibles) capables, à des doses plus élevées, de produire sur l'homme sain des signes semblables à ceux de la maladie à combattre ». Cela signifie que l'on utilise des substances susceptibles de déterminer les mêmes symptômes que ceux que l'on observe dans la maladie à traiter. Ainsi s'énonce le « principe de similitude », la base essentielle de l'homéopathie.

Le véritable inventeur de l'homéopathie est un médecin allemand, le docteur Samuel Hahnemann (1755-1843) qui publia en 1810 un livre intitulé *Organon de l'art de guérir*. Hahnemann expérimenta sur lui-même et un groupe d'amis volontaires les effets de certaines plantes, minéraux et substances animales. Il constata que ces substances provoquaient chez l'homme sain des symptômes souvent semblables à ceux des maladies. Hahnemann établit une distinction entre les symptômes caractéristiques, qui se trouvent automatiquement déclenchés par l'administration de certaines substances, et les symptômes spécifiques, qui peuvent varier d'un sujet à l'autre. Le résultat de ces examens sur l'homme sain permit l'établissement de « profils thérapeutiques » pour chaque substance. Hahnemann en tira la conclusion qu'il pouvait accroître la capacité de résistance du malade s'il lui donnait un médicament provoquant chez le sujet sain les mêmes symptômes que la maladie chez le malade. Il observa également que lorsque le « profil thérapeutique » du remède homéopathique correspondait exactement au principe causal de la maladie, après une brève aggravation, on pouvait constater une amélioration de l'état de santé, puis la guérison du patient. D'où le principe fondamental de Hahnemann : « Le semblable est guéri par le semblable » *(Similia similibus curantur).*

L'homéopathe tente de soutenir l'organisme du patient dans son effort d'autoguérison, ce qui signifie par exemple que, dans le traitement de la bronchite, le médicament au lieu de réprimer les symptômes de la maladie, va au contraire les renforcer. Il faut favoriser l'élimination aussi totale que possible des toxines et autres substances nuisibles de notre environnement (homotoxines) et abréger le cours de la maladie. Telle est l'argumentation développée par les homéopathes.

Le manuel de l'OMS compare la recherche d'un remède homéopathique spécifique au processus employé dans la lutte contre l'allergie. C'est seulement quand on a trouvé la cause déclenchante de l'allergie ou allergène que l'on peut soigner l'origine de celle-ci. Mais il est souvent extrêmement difficile de déterminer avec précision quel est l'allergène. Pour l'efficacité d'un traitement homéopathique, il est donc indispensable de définir précisément la maladie « dans son individualité » et de choisir le médicament qui aura le « profil thérapeutique » adapté. Malgré cela on est frappé de constater que les ouvrages et manuels d'homéopathie attribuent parfois des effets contradictoires à la plupart des médicaments homéopathiques ; par exemple, un même remède agira contre la constipation et contre la diarrhée. Les homéopathes expliquent ce paradoxe par la vertu que possède tout médicament de provoquer des effets immédiats et différés, « l'effet différé pouvant être à l'opposé de l'effet immédiat ». Selon le principe de similutude chacun des deux effets est utilisable d'un point de vue homéopathique.

Les homéopathes essaient d'expliquer les effets des médicaments homéopathiques par des principes connus de la médecine officielle. D'une part, ils comparent les remèdes homéopathiques aux vaccins ; la vaccination consiste à imiter la maladie contre laquelle on souhaite se prémunir, à l'aide d'un agent pathogène hautement dilué, donc transformé et rendu non nocif. Par ce phénomène, on provoque la production massive d'anticorps par les organes de défense de l'organisme. Par ailleurs, on évoque aussi le principe de l'induction d'enzymes selon lequel il se produirait une mutation des médicaments homéopathiques dans le foie. Ces assertions n'ont toutefois jamais pu jusqu'à présent être vérifiées au moyen de méthodes scientifiques reconnues.

Beaucoup de malades utilisent les médicaments homéopathiques qui sont largement prescrits. On trouvera dans la partie Dictionnaire de cet ouvrage, la plupart des spécialités homéopathiques ayant obtenu l'autorisation de mise sur le marché.

Les médicaments d'origine synthétique

• La première démarche a donc été la reproduction de produit existant dans la nature : synthèse des vitamines et des hormones.

• La deuxième démarche est celle de la synthèse dirigée : à partir d'un produit connu et utilisé en thérapeutique, on fabrique de nouveaux médicaments, soit pour en augmenter les actions thérapeutiques, soit pour diminuer les effets indésirables : corticoïdes de synthèse.

• La troisième démarche est la synthèse totale de séries de molécules à partir d'une idée *a priori* sur une relation structure/activité.

• La quatrième démarche, relativement récente est l'obtention d'un composé par « biotechnologie ». Les biotechnologies incluent des techniques qui permettent de modifier *in vitro* le fonctionnement d'une bactérie, d'une levure, d'une cellule de façon à leur faire produire des substances médicamenteuses.

Le *génie génétique* permet de modifier le patrimoine génétique des bactéries que l'on oblige à produire une protéine utilisable en thérapeutique, alors que la production de cette protéine n'était pas inscrite dans son patrimoine génétique. C'est ainsi que l'on utilise le colibacille pour produire de l'insuline humaine.

Le *génie génétique* sélectionne des lignées cellulaires capables de produire des substances utilisables en thérapeutique. Son application la plus courante est la production d'anticorps monoclonaux par des *hybridomes* qui résultent de la fusion de plusieurs cellules.

La *transgénèse* est l'introduction d'un gène, grâce à un vecteur, dans un organisme animal ou végétal, de façon à lui faire produire une protéine particulière. Il existe actuellement des « vaches transgéniques », qui produisent dans leur lait des enzymes ou des anticorps « humains » utilisables en thérapeutique. Parmi les produits issus des biotechnologies citons : l'insuline, l'érythropoiétine, les interférons, des vaccins tels que celui de l'hépatite B.

MÉCANISMES DE L'ACTION DES MÉDICAMENTS : LES RÉCEPTEURS

La pharmacologie dans ses débuts a étudié l'action d'un médicament sur un *animal entier* en montrant chez celui-ci la variation d'une grande fonction physiologique : tension artérielle, respiration, diurèse ou comportement. Malheureusement l'existence de régulations générales pouvait masquer l'action du produit. C'est pourquoi on a eu ensuite recours à des *organes isolés* maintenus en survie qui permettaient d'étudier la réaction vraie de l'organe indépendamment des influences de l'organisme entier : intestin isolé, cœur isolé, muscle isolé.

Mais un organe entier est encore une structure très complexe, c'est pourquoi on a développé la pharmacologie sur des *groupes de cellules* de même nature : fibre musculaire lisse, ganglion nerveux, glomérule ou tubule rénal.

Comme les médicaments semblaient agir spécifiquement au niveau de certaines structures cellulaires on a travaillé sur des *fractions cellulaires* : suspension de membranes cellulaires, mitochondries, microsomes. C'est de ces fractions subcellulaires que l'on a isolé des structures macromoléculaires sur lesquels se fixaient les médicaments.

Ainsi pour qu'un médicament puisse agir il faut qu'il puisse atteindre et se fixer sur un *récepteur spécifique*. C'est LA PHARMACOLOGIE MOLÉCULAIRE qui étudie et détermine la structure biochimique de ces récepteurs dont des dizaines sont actuellement connus.

La cellule et le médicament

L'activité d'un médicament correspond à la modification d'une fonction de l'organisme. Les grandes fonctions de l'organisme (fonctions psychiques, sensitives, respiratoires, cardio-vasculaires, etc.) sont assurées par un ensemble d'organes eux-mêmes constitués de divers tissus dont l'unité fondamentale est la cellule.

Le médicament va modifier le fonctionnement intime d'un ensemble de cellules et les conséquences de cette modification vont être perçues au niveau de la fonction de l'organisme desservie par ces cellules.

La cellule est limitée par une membrane qui assure les échanges entre l'intérieur de la cellule et le milieu extérieur.

La membrane représente le lieu d'action de nombreux médicaments et pour la majorité des médiateurs de l'organisme. A l'intérieur de la cellule, le noyau lui-même limité par une membrane contient les chromosomes. Certains médicaments agissent directement sur l'ADN des chromosomes (agents antitumoraux) et d'autres sur les protéines intranucléaires (hormones stéroïdes, thyroïdiennes, vitamines) qui sous leur influence vont modifier la synthèse d'ARN messager, lui-même responsable de la synthèse des protéines.

Toutes les cellules ont un fonctionnement de base commun. Il existe dans l'organisme plus de deux cent types de cellules et chaque type de cellules a développé une potentialité particulière correspondant à son rôle dans l'organisme. Cette propriété peut être MÉTABOLIQUE *(mise en réserve de lipides ou de glucides)*, CONTRACTILE *(muscles lisses, squelettiques, cardiaques)* ou SÉCRÉTOIRE *(glandes exocrines ou endocrines, neurones)*. Ce sont ces propriétés particulières des cellules qui vont être diminuées ou augmentées par les médicaments

Les messagers

Les fonctions de l'organisme sont interdépendantes. De multiples messagers ou médiateurs circulent sans cesse de l'un à l'autre. Les messagers sont sécrétés par une cellule et vont agir sur une autre pour modifier ses propriétés particulières. Ces messagers sont responsables des interactions cellulaires. Ils peuvent être :

— des *neuromédiateurs* : sécrétés par les neurones ils vont agir sur des cellules très proches du neurone d'origine et pendant un temps court. L'exemple en est l'acétylcholine ;

— des *hormones* sécrétées par les cellules endocrines qui vont circuler dans le sang et agir plus ou moins longtemps sur des cellules souvent éloignées du lieu de sécrétion. Par exemple les hormones thyroïdiennes ou surrénales ;

— des *hormones locales* ou *autacoïdes* sécrétées par des cellules non neuronales et qui vont agir pendant un temps court sur des cellules proches ;

— des *facteurs de croissance* qui ressemblent aux hormones polypeptidiques (facteur de croissance de l'épiderme, *insuline growth factor*) ;

— les *messagers du système immunitaire*, certains peuvent être considérés comme des hormones locales (histamine, interleukines, interférons).

Ces messagers ont pour point commun d'agir sur une cellule cible en se liant à un récepteur spécifique.

Les récepteurs des messagers et les médicaments

Lorsqu'un médicament se fixe sur un récepteur, il existe deux possibilités :

— le médicament peut avoir un effet semblable à celui du messager physiologique et stimuler le récepteur pour entraîner le même effet, il s'agit d'un AGONISTE du récepteur considéré ;

— le médicament peut se lier au récepteur sans entraîner sa stimulation et s'opposer alors à une liaison du messager physiologique, il s'agit alors d'un ANTAGONISTE ;

— le médicament peut prendre la place du messager en ne stimulant que faiblement le récepteur on parle d'AGONISTE PARTIEL.

Les autres relations messagers-médicaments

De nombreux médicaments se lient aux récepteurs en modifiant le message transmis à la cellule. Des effets semblables peuvent être obtenus avec des médicaments ayant un point d'impact en amont ou en aval du récepteur des messagers.

• UNE DIMINUTION DU MESSAGE PEUT ÊTRE OBTENUE PAR :

— Une inhibition de la synthèse du messager, le médicament peut être un INHIBITEUR ENZYMATIQUE ;

— Une inhibition de la sécrétion du messager, le médicament interférant avec le mécanisme de stockage et de sécrétion du messager : inhibition de la libération de la sérotonine par certains psychotropes ;

— Une inhibition du mécanisme assurant la liaison entre activation du récepteur et réponse cellulaire (action sur les protéines G qui assurent cette liaison).

• UNE AUGMENTATION DU MESSAGE PEUT ÊTRE OBTENUE PAR :

— Une inhibition de la dégradation du messager (inhibiteurs de l'acétylcholinestérase qui augmentent le taux d'acétyllcholine au niveau du récepteur).

— L'inhibition du « recaptage » du messager par les cellules (action de certains antidépresseurs).

— L'augmentation de la synthèse du messager, par exemple en fournissant à la cellule un précurseur (augmentation de la synthèse de la dopamine en apportant de la l-dopa dans le traitement de la maladie de Parkinson).

Mécanisme d'action des médicaments indépendants des messagers

Certains médicaments semblent agir indépendamment des messagers de l'organisme de leurs récepteurs ou de leur voie de régulation mais dans tous les cas l'effet des médicaments implique leur liaison avec une macromolécule qui est considérée comme le récepteur du médicament. Ce récepteur peut éventuellement correspondre à un messager non encore identifié. C'est par exemple le cas :

— des inhibiteurs ou activateurs des canaux ioniques. La membrane cellulaire présente des « canaux » à travers lesquels les ions s'échangent entre l'intérieur et l'extérieur de la cellule. Les *inhibiteurs calciques* se lient aux canaux calciques de la membrane et empêchent l'entrée du calcium à l'intérieur de la cellule ;

— des inhibiteurs des transporteurs de la membrane. Le *système Na/K ATPase* fait sortir le sodium et entrer le potassium de la cellule, il est inhibé spécifiquement par la digitaline expliquant ses propriétés cardiotoniques.

La liaison médicament récepteur

Le récepteur possède un *site de liaison spécifique* pour son messager. Pour se lier au messager il faut que le site spécifique du récepteur possède une structure complémentaire à celle du messager. Pour qu'un médicament puisse se fixer sur le récepteur, il faut qu'une partie de sa molécule possède une structure semblable ou approchante de celle du messager.

L'intensité de liaison du médicament avec le récepteur s'appelle l'*affinité du médicament pour son récepteur.* Il est important de noter que l'affinité d'un médicament n'est pas corrélée avec son activité.

LA MISE AU POINT DU MÉDICAMENT

La recherche et la découverte du médicament

En général, c'est la direction commerciale du laboratoire qui suggère les principales voies de recherches des nouveaux produits. On choisira un secteur pathologique « porteur » : cardiologie, appareil digestif, système nerveux, psychiatrie, anti-infectieux, etc. On cherchera donc à fabriquer, par exemple, un hypertenseur, un antiulcéreux, un anxiolytique, un antirhumatismal, etc. Autrement dit, on recherche un produit nouveau agissant dans un secteur où il y a beaucoup de malades, présumant une possibilité de succès commercial et donc de profits. Le marketing est essentiel dans la décision du choix.

Cette façon de faire pose un problème car certaines maladies, touchant un petit nombre d'individus, ne seront pas l'objet d'une recherche thérapeutique, car elles n'offrent que des possibilités commerciales limitées. C'est la raison de la réglementation particulière sur les *drogues orphelines* adoptée par certains pays.

D'autres laboratoires, étant spécialisés dans certaines catégories de produits à visée cardiologique, antirhumatismale ou dermatologique, auront intérêt à sortir des produits dans ces domaines car leur clientèle médicale sera préparée à les accueillir. De toute façon la concertation est obligatoire, au plus haut niveau, entre dirigeants du marketing et dirigeants de la recherche, la décision étant prise en commun et approuvée par la direction générale.

En réalité, dans les très grands laboratoires, il existe des secteurs de recherche spécialisés auxquels correspondent des équipes de chercheurs spécialisés dans la recherche sur la douleur, sur le cœur, sur le système nerveux, pour reprendre les exemples que nous avons donnés (analgésique, hypotenseur, tranquillisant).

• LA RECHERCHE ET L'ÉLABORATION DES PRINCIPES ACTIFS

Quelle que soit la démarche suivie pour obtenir un nouveau produit, il arrive un moment où le chimiste dépose sur le bureau du responsable de la recherche et du développement un flacon contenant une certaine quantité (faible) du nouveau produit. Nous allons voir quelles vont être les étapes du développement de cette nouvelle substance qui va durer une dizaine d'années.

En général, la recherche du produit s'est déroulée avec une idée de départ et l'on a déjà une certaine orientation qui va guider le développement du futur produit.

• LA PHARMACOLOGIE IN VITRO, LA PHARMACOLOGIE BIOCHIMIQUE, LA RÉCEPTO-PHARMACOLOGIE

Comme on l'a vu, pour exercer son activité le médicament doit se fixer sur un récepteur spécifique. C'est pourquoi, lorsque la nouvelle molécule est susceptible d'avoir une activité sur un récepteur connu, l'une des premières démarches est d'étudier *in vitro* l'affinité de liaison avec un ou plusieurs récepteurs.

C'est une recherche intéressante qui permet rapidement de prévoir les activités que l'on pourra observer dans les études de pharmacologie. Mais c'est également une démarche dangereuse car elle ne permet que de découvrir des actions que l'on connaît déjà. En effet si le récepteur est connu isolé et purifié c'est que l'action pharmacologique a été étudiée dans ses moindres détails et que le nouveau médicament ne fera que reproduire l'action d'autres produits déjà connus.

Cette *pharmacologie des récepteurs* peut encore se faire de façon plus élégante et plus prédictive. En effet après isolement de certains récepteurs chez l'homme on a « fabriqué » des animaux transgéniques possédant des récepteurs humains spécifiques. Si un médicament exerce une action chez ces animaux il y a de fortes chances pour qu'il exerce la même action chez l'homme.

La pharmacologie animale

Si aucun élément ne permet de préjuger de l'activité de la nouvelle molécule synthétisée, ou même, si on présuppose une activité déterminée, on débute les études de pharmacologie animale. Elles consistent à étudier chez l'animal l'effet de ce nouveau produit.

• DÉTERMINATION DE LA DL 50

Il est utile au préalable de déterminer les doses que l'on va pouvoir utiliser chez l'animal. On ne pourra utiliser que des doses ne risquant pas de tuer l'animal. C'est pourquoi, sur le type d'animal qui va être utilisé pour les essais, on détermine la *dose létale 50* c'est-à-dire la dose qui entraîne la mort de 50 % des animaux. Pour un produit déterminé, la DL50 est par exemple de 50 mg/kg. Au cours de la même étude on observe la dose qui n'entraîne aucune mortalité (DMM), par exemple 20 mg/kg, et la dose létale 100 c'est-à-dire la dose qui entraîne 100 % de mortalité. On pourra donc faire les essais avec des doses comprises entre 0 et 20 mg/kg.

• LE « SCREENING PHARMACOLOGIQUE »

Le « screening pharmacologique » ou « criblage pharmacologique » est une étape d'orientation. On étudie à plusieurs doses l'action du produit sur une trentaine de tests pharmacologiques. On étudiera par exemple l'action du produit sur le rythme cardiaque, la contraction cardiaque, la circulation coronaire, la circulation cérébrale, la fonction rénale, la tension artérielle. On étudie ensuite le produit sur la respiration, la motricité bronchique. Puis sur le système nerveux, l'action du produit sur le comportement, le sommeil ou la vigilance, le tonus musculaire, la motricité. Enfin on regarde une éventuelle modification des paramètres sanguins : glycémie, cholestérol, sécrétions hormonales, coagulation sanguine, etc.

Au terme de cette étude, on pourra par exemple dire que le nouveau produit entraîne une vasodilatation, accélère la fréquence cardiaque et qu'il est hypotenseur. Devant ces activités on peut supposer que ce produit agit sur les canaux calciques du cœur et des vaisseaux. C'est à ce moment que l'on doit retourner aux études *in vitro* pour étudier l'action du produit sur les canaux calciques. Si les études *in vitro* montrent qu'il modifie les flux calciques membranaires, on peut affirmer que le produit est un inhibiteur calcique.

• LES ÉTUDES DE PHARMACOLOGIE SPÉCIALE

Le domaine d'activité du nouveau produit ayant été déterminé il convient de préciser cette activité et d'en déterminer les modalités. Sur plusieurs modèles pharmacologiques on étudiera les doses efficaces, le délai de l'action et la durée de celle-ci.

Par exemple, pour notre produit inhibiteur calcique on étudiera ses effets sur la circulation coronaire chez le chien, son effet protecteur sur l'apparition d'un infarctus du myocarde, son action sur l'électrocardiogramme, sur l'excitabilité et la contractilité du myocarde, etc.

Pour chacune de ces actions on détermine la *dose efficace 50* (DE50) c'est-à-dire la dose qui entraîne la moitié de l'action maximale. Le rapport DL50/DE50 mesure l'index thérapeutique ; plus celui-ci est élevé plus le médicament pourra être prescrit avec sécurité.

Les études seront toujours réalisées comparativement à un ou plusieurs produits de référence appartenant à la même classe ou à des classes voisines. On peut ainsi préciser l'intérêt du nouveau produit et décider s'il semble représenter un progrès en thérapeutique.

C'est à ce moment qu'est prise la décision de continuer ou non le développement du nouveau produit en fonction de son intérêt et de sa nouveauté. Jusqu'à ce moment en effet les sommes engagées pour la recherche sont encore modestes mais cette décision va engager des budgets bien plus considérables.

Les études analytiques et de conservation

Lorsque le produit sort du service de chimie de synthèse, c'est un liquide ou une poudre cristalline. Le laboratoire de chimie analytique doit contrôler ses qualités physiques (point de fusion, distillation, solubilité dans l'eau, les lipides et les solvants organiques) et établir sa formule chimique exacte. Il doit essayer de mettre au point des méthodes de caractérisation et de dosage en particulier dans les milieux biologiques. Mais ce n'est pas tout, le produit nouveau doit être stable, c'est-à-dire ne pas se décomposer à la lumière, à l'humidité ou à la chaleur. En effet, le futur médicament va séjourner chez le pharmacien ou chez le malade, parfois dans un pays chaud, et il ne faut pas qu'il s'abîme trop vite avant sa date de péremption. C'est pourquoi on fait subir au produit des épreuves de vieillissement en temps réel et en temps accéléré.

La toxicologie animale

• LA TOXICOLOGIE AIGUË

On connaît déjà la toxicité d'une administration unique du produit sur une espèce animale (DL50). Ces premières études vont être complétées en choisissant d'autres espèces animales et en utilisant plusieurs voies d'administration : orale, intraveineuse, etc.

• LA TOXICOLOGIE SUBAIGUË ET CHRONIQUE

Les études de toxicité en administration réitérée commencent par l'administration de deux ou trois doses de produit pendant un temps de 6 semaines à 3 mois sur plusieurs espèces animales. Durant cette étude on suit l'alimentation, le poids des animaux, on étudie leur comportement et l'on mesure leurs principales constantes physiologiques et biologiques. Au terme de l'étude tous les animaux sont sacrifiés et l'on procède à l'examen anatomo-pathologique de leurs principaux organes.

Dans le cas où les premiers résultats laissent penser que le produit poursuivra un développement clinique, on commence les *études de toxicité chronique sur plusieurs espèces animales* (rat, chien, singe) durant 6 à 24 mois. Pendant toute la durée de cette étude les animaux sont suivis, examinés cliniquement et biologiquement à intervalles réguliers et comme dans les études précédentes, leurs organes seront tous examinés au terme de l'étude.

• LES ÉTUDES DU POUVOIR MUTAGÈNE

Du fait du risque potentiel d'action d'un médicament sur la lignée génétique des futurs patients on doit très précocement effectuer des tests de mutation génique. Le test d'Ames consiste à étudier les mutations des bactéries sous l'influence du produit. D'autres tests de mutation chromosomique sont utilisés.

• LES ÉTUDES DE CANCÉROGENÈSE

Lorsqu'un médicament doit être prescrit pendant des années, il est nécessaire de chercher si, à long terme, il ne peut favoriser l'apparition d'un cancer. On a tenté de mettre au point des tests courts de cancérogenèse, il s'agit de tests de transformation cellulaire *in vitro*. En effet la réalisation de tests de cancérogenèse « grandeur nature » pose d'énormes problèmes de réalisation et de coût. Il s'agit d'administrer plusieurs doses de produit à des lots importants d'animaux des deux sexes, et de maintenir en vie ces animaux le plus longtemps possible c'est-à-dire plusieurs années et de noter chez ces animaux le nombre et la nature des tumeurs apparues.

• LES ÉTUDES SUR LA REPRODUCTION

Plusieurs exemples douloureux, comme la thalidomide ou le diéthylstilboetrol, ont montré qu'un médicament peut entraîner des malformations ou des maladies dans la descendance des femmes ayant reçu ce médicament. C'est pourquoi sont demandées des études sur la reproduction chez l'animal.

— *Les études de fertilité :* On étudie, sur des couples de rats, l'action de plusieurs doses de produit données avant l'accouplement, sur le nombre de grossesses, l'état des fœtus et l'état des petits issus de ces grossesses.

— *Les études de tératogénèse :* On administre le produit à des femelles gestantes, vers le 10e jour de la grossesse, et l'on prélève les fœtus environ 24 heures avant la mise bas. Tous les fœtus sont examinés, on recherche toute anomalie externe et on évalue l'intégrité du squelette et des viscères.

• LES ÉTUDES D'IMMUNOGÉNICITÉ

Actuellement les études chez l'animal sont complétées par une étude des effets du produit sur l'équilibre immunologique de plusieurs espèces d'animaux : modification des populations lymphocytaires, des interleukines, apparition d'anticorps antinucléaires, etc. Ces études permettent de prévoir chez l'homme l'apparition de maladies auto-immunes telles qu'un lupus.

Les études de pharmacocinétique et métabolisme

Parallèlement aux études de toxicologie animale, sont réalisées des études sur le devenir du médicament lorsqu'il est introduit dans l'organisme de l'animal. C'est le but de la pharmacocinétique et des études de métabolisme. Après la prise orale ou l'injection intraveineuse d'une certaine dose de médicament, on fait à intervalles réguliers des prélèvements sanguins où l'on dose le produit. On peut ainsi déterminer les caractéristiques de l'absorption, de la distribution, de l'élimination de ce produit. A l'aide de produit marqué aux isotopes il est possible de voir par « autoradiographie » la fixation du produit dans tous les organes de l'animal.

Les techniques substitutives

Il suffit de faire le bilan des études de pharmacologie et de toxicologie animale pour se rendre compte que pour développer un produit, ce seront des milliers de rat et de souris, des dizaines de chiens et de singes qui auront été sacrifiés. Depuis quelques années on s'est demandé comment éviter un tel massacre en recherchant des techniques dites « substitutives ». Nous avons vu que quelques tests pharmacologiques pouvaient être réalisés sur des cellules isolées. On a proposé d'étudier la toxicité rénale ou hépatique sur des suspensions de glomérules rénaux ou sur des cellules hépatiques en culture. Malheureusement le « pouvoir prédictif » de ces méthodes est limité. D'une part, on n'étudie par ces méthodes qu'une faible partie des actions toxiques et d'autre part, le produit peut se modifier dans l'organisme et ce peut être un métabolite qui exerce une action toxique. Enfin, et surtout, ce sont les autorités d'enregistrement qui exigent des études animales, pour délivrer une autorisation de mise sur le marché.

Que penser de cette débauche d'études qui exige des budgets considérables ?

Peut-on croire qu'elles améliorent la sécurité d'emploi des médicaments ? Rien n'est moins sûr.

En premier lieu les voies de dégradation d'un médicament sont souvent très différentes chez le rat, le chien et l'homme et les lésions causées par les produits d'élimination seront très différentes.

En second lieu, les doses utilisées lors des études de toxicologie n'ont rien à voir avec les doses utilisées en thérapeutique et les résultats obtenus sont plus ceux d'une intoxication par surdosage et non ceux d'une toxicité thérapeutique.

En troisième lieu, on ne compte plus les anciens médicaments utilisés depuis des décennies qui auraient été rejetés au cours des études de toxicologie si elles avaient été faites. Ce sont par exemple la digitaline, l'aspirine, la quinine, les antivitamines K, les anti-inflammatoires stéroïdiens, etc.

Quoi qu'il en soit, au cours des études de toxicité à moyen terme, si la tolérance chez les animaux est bonne, si tous les essais confirment que le produit est actif à doses moyennes, que son index thérapeutique est bon, s'il présente des qualités pharmacologiques meilleures que les autres produits sur le marché ou même seulement une meilleure tolérance à activité égale, la décision de poursuivre le développement chez l'homme sera prise.

L'élaboration des formes pharmaceutiques, les études galéniques

La galénique est l'étude de la voie et de la forme d'administration du produit. Si l'on a décidé d'administrer le produit par voie orale on mettra au point des comprimés, des gélules, des solutions orales. Si c'est la voie externe, des pommades. Si le produit doit être administré par injection, on étudiera les solvants pour faire des ampoules injectables. Pour les premières études on choisit de préférence une forme galénique la plus simple possible.

Le développement clinique d'un médicament

Le développement clinique d'un médicament ne peut se faire que chez l'homme et a été arbitrairement divisé en quatre phases chronologiques.

- La phase I correspond au premier essai sur l'homme en général sain. Elle comprend les études de tolérance, les études de pharmacodynamie, les études de pharmacocinétique.
- La phase II correspond aux premières études chez le malade, sur de petits groupes de patients et de durée limitée.
- La phase III est celle des études thérapeutiques sur des populations importantes de malades, et pendant des durées prolongées, de façon à prouver l'efficacité du médicament, et de pouvoir la comparer aux autres traitements.
- La phase IV sera réalisée après la commercialisation du produit, pour compléter les connaissances sur le médicament en traitant de vastes populations, et pendant plusieurs années, de façon à préciser l'efficacité et la tolérance à long terme du nouveau médicament.

Mais peut-on faire des expérimentations chez l'homme ?

L'éthique des essais de médicaments sur l'homme

• HISTORIQUE

L'expérimentation sur l'homme a été à la base de la plupart des connaissances scientifiques sur l'anatomie, la physiologie et la thérapeutique humaine. L'expérimentation sur les condamnés à mort, avec remise de peine s'ils survivaient à l'investigation, remonte à l'Antiquité. Bien avant qu'une méthodologie ait été mise au point des populations furent soumises aux « tâtonnements empiriques » des médecins. L'inoculation de pus de vaccine par Jenner, au XVIIIe siècle, réalise une étude multicentrique, qui a fait l'objet d'une analyse statistique montrant que la vaccination empêche l'apparition d'une variole.

Expérimentation humaine également sont les études réalisées chez les marins pour la prévention du scorbut ou du bériběri.

Claude Bernard, dans son *Introduction à l'étude de la médecine expérimentale*, déplore l'empirisme des médecins et préconise des essais comparatifs : « La morale ne défend pas de faire des expériences chez son prochain, ni sur soi-même. Dans la pratique de la vie, les hommes ne font que faire des expériences les uns sur les autres. »

Mais la réalisation d'expérimentation touchant la personne humaine fait intervenir des interdits explicites ou implicites. Ce n'est qu'en 1988 que l'ordre des médecins français a assoupli sa position en reconnaissant au médecin un droit d'expérimentation et même « un devoir d'essais » ou « obligation de recherche » complémentaire de l'obligation de soins.

Il n'en reste pas moins que dans un passé récent on a « dévoué » à la recherche des populations sans défense : malades des hôpitaux publics, populations de pays en développement, arguant du fait qu'il y a une nécessité de faire progresser la connaissance et que le patient devait se « dévouer » pour, ultérieurement, sauver d'autres vies humaines.

Il apparaît cependant que le désir de faire progresser la connaissance est une décision individuelle et non une obligation. On ne naît pas « cobaye », on accepte éventuellement de l'être. Actuellement encore le statut de « cobaye » demande de l'abnégation et il existe une certaine réticence à l'objectivation de ce statut. Les « volontaires sains » ont été accusés de « prostituer » leur corps.

On admet encore difficilement que des personnes malades puissent, dans le cadre de leur maladie, s'offrir à des investigations expérimentales pour faire progresser la connaissance de leur maladie et permettre à d'autres malades d'être mieux soignés à l'avenir.

L'évolution des idées concernant l'expérimentation humaine s'est concrétisée au fil des années par un certain nombre de déclarations et de textes qui régissent actuellement toutes les études effectuées sur l'homme.

Lors du PROCÈS DE NUREMBERG en 1947 jugeant les médecins nazis qui effectuaient des « expérimentations » sur les déportés, il est rappelé que « l'expérimentation sur l'homme pour le bien de la société est admissible mais que le consentement volontaire du sujet humain est absolument essentiel ».

LA DÉCLARATION UNIVERSELLE DES DROITS DE L'HOMME rédigée sous l'égide de l'ONU, dans ses préambules proclame la liberté, l'égalité entre les hommes ainsi que le droit à la sécurité, et affirme la dignité de la personne humaine.

LA DÉCLARATION D'HELSINKI (1964) révisée à Tokyo (1975), puis à Venise (1983) de l'Association médicale mondiale impose que le protocole expérimental soit soumis à un comité indépendant qui l'approuve, et que le sujet sur lequel va se faire l'expérimentation donne un consentement libre et éclairé.

LE CONSEIL DE L'EUROPE (1990) confirme la nécessité d'un plan de recherche scientifiquement établi et d'un consentement éclairé, libre, exprès et spécifique.

En France, le COMITÉ NATIONAL D'ÉTHIQUE (1984) rédige un « Avis sur les essais de nouveaux traitements chez l'homme » dans lequel il affirme « que c'est le fait de ne pas faire d'expérimentation qui est contraire à l'éthique ». L'expérimentation de nouveaux médicaments doit satisfaire à cinq conditions :

— des « prérequis » suffisants c'est-à-dire des données scientifiques prouvant que l'on a étudié le produit, en particulier sur sa toxicité, et que l'on a montré l'intérêt de poursuivre des études sur l'homme ;

— la valeur scientifique du projet ;

— le consentement libre et éclairé du patient ;

— l'examen des prérequis et du protocole de l'essai par un comité indépendant.

LE CONSEIL D'ÉTAT (1988) remet au Premier ministre un *Rapport sur les Sciences de la vie, de l'éthique au droit* et affirme que « le corps doit rester hors commerce » ; « si le sujet de l'essai poursuit un avantage matériel il ôte à son geste sa valeur morale ». « Toutefois, si le principe de la gratuité exclut toute rémunération, il n'empêche pas une indemnisation. »

LA LOI HURIET (20 décembre 1988) relative à « *la protection des personnes qui se prêtent à des recherches biomédicales* » fixe les modalités des études sur l'homme en France.

• LA LÉGISLATION FRANÇAISE SUR LES ESSAIS DE MÉDICAMENTS

Un certain nombre de principes et de règles ont été définis par la loi Huriet de 1988 et ses décrets d'application de 1990 et 1993.

LE PROMOTEUR est celui qui prend l'initiative de la recherche, c'est, dans le cas des médicaments un laboratoire pharmaceutique qui :

— doit déclarer l'expérimentation au ministère de la Santé ;

— soumettre le dossier et le protocole à un Comité consultatif de protection des personnes dans la recherche biomédicale (CCPPRB) ;

— choisir les investigateurs et leur communiquer les résultats des études antérieures ;

— souscrire une assurance couvrant sa responsabilité civile, etc.

L'INVESTIGATEUR

— doit être un médecin et posséder une qualification suffisante pour réaliser l'étude ;

— il doit se soumettre aux règles des bonnes pratiques cliniques et il est responsable de la qualité scientifique de l'essai ;

— il est responsable du choix des sujets, il doit les informer et obtenir leur consentement écrit.

LE SUJET QUI SE PRÊTE À LA RECHERCHE

— doit être informé des buts, des contraintes et des dangers potentiels de l'étude ;

— doit donner un consentement libre en général par écrit ;

— peut, si l'étude n'a pas chez lui un intérêt thérapeutique, recevoir une indemnité qui ne devra pas dépasser 20 000 francs par an (pour éviter les volontaires « professionnels ») ;

— des modalités particulières sont prévues pour les personnes incapables, les enfants, les détenus, etc.

LES COMITÉS CONSULTATIFS DE PROTECTION DES PERSONNES sont actuellement au nombre de 87 dont 40 pour l'Ile-de-France. Ils comportent 12 membres dont les fonctions sont gratuites. Huit des membres sont des professionnels de la santé, quatre sont des représentants de la « société civile » représentant des associations de malades, des ecclésiastiques, etc. Le comité a sa personnalité juridique et son autonomie financière et doit adresser au ministère un rapport annuel. Les délibérations du comité ne sont pas publiques et ses membres sont tenus au secret des délibérations. Le rôle du Comité est d'apprécier à la fois les qualités scientifiques du projet et les garanties offertes au sujet qui se prête à l'expérimentation.

LES LIEUX DE RECHERCHE BIOMÉDICALE sont des centres qui ne sont pas forcément des établissements de soins. Ils doivent recevoir un agrément préalable du ministère de la Santé.

LES MÉDECINS ET PHARMACIENS INSPECTEURS DE LA SANTÉ exercent un contrôle sur les Comités et les lieux d'expérimentation.

La loi prévoit des sanctions pénales si ses recommandations ne sont pas respectées.

Cette loi a eu le grand mérite de « légaliser » l'expérimentation sur l'homme : « les essais ou expérimentations organisés et pratiqués sur l'être humain en vue du développement des connaissances biologiques ou médicales sont autorisés ».

D'autre part elle distingue les recherches avec un intérêt thérapeutique direct pour le sujet et les recherches sans bénéfice thérapeutique direct ce qui inclut donc les volontaires sains.

Cependant l'existence de ce cadre régissant les expérimentations ne résout pas tous les problèmes et même en suscite certains. D'abord il s'agit d'une procédure lourde qui ne peut régler les problèmes d'urgence lorsque la vie d'un malade est en attente d'une thérapeutique nouvelle et qui sera mort lorsque le comité aura rendu sa décision. Ensuite les membres des comités ne sont pas des professionnels de l'expérimentation et c'est en général un rapporteur spécialisé qui emportera la décision de ses collègues. Enfin le mode de désignation des comités les apparente à des « jurys populaires » dont on sait que les décisions sont souvent « orientées et modulées » par le président du tribunal.

En fait, dans le domaine de l'expérimentation clinique, la question centrale pour tous les médecins faisant de l'expérimentation reste la compatibilité de l'éthique de soins et l'éthique de la recherche.

La pharmacologie clinique (phases I et II)

La pharmacologie clinique est l'étude scientifique des actions du médicament sur l'organisme humain. Cependant, il convient d'établir une distinction entre la pharmacologie clinique et l'expérimentation thérapeutique.

Dans les études thérapeutiques, on étudie l'effet du médicament sur une maladie ou sur l'évolution et le pronostic d'un état pathologique. Le critère de jugement est la guérison ou l'amélioration de l'évolution de l'état pathologique compte tenu des particularités du malade.

La pharmacologie clinique quant à elle, étudie les variations d'une fonction, d'un paramètre normal ou pathologique. Son but immédiat est la connaissance des effets, des modalités, du mécanisme de l'action, de la destinée du médicament chez l'homme et non la guérison d'un état pathologique.

Bien entendu, les résultats des études de pharmacologie clinique ont pour but final la connaissance du produit pour une meilleure utilisation des médicaments dans le traitement des maladies.

La pharmacologie clinique se justifie car, quel que soit l'intérêt des études effectuées chez l'animal, aucune conclusion définitive ne pourra être prise tant que l'on n'aura pas retrouvé les mêmes résultats chez l'homme dont la physiologie diffère grandement de celle de l'animal.

• LA PHASE I : PREMIÈRE ADMINISTRATION À L'HOMME SAIN

Les objectifs de la phase I sont :

• de déterminer la tolérance clinique et biologique du produit en administration unique ou répétée chez l'homme sain et de fixer la dose maximale tolérée ;

• d'étudier l'action pharmacologique du produit chez l'homme, de déterminer le rapport dose/action et si possible la dose minimale active et d'essayer d'expliquer le mécanisme d'action ;

• d'évaluer l'absorption, la distribution et l'élimination du produit, et si possible de déterminer son métabolisme et ses différents paramètres pharmacocinétiques.

Au total, la phase I doit confirmer les données recueillies chez l'animal avec le nouveau médicament, en précisant les modalités de son utilisation chez l'homme.

On peut subdiviser la phase I en :

— *Administration unique ou phase Ia. :* La première administration se fait chez un unique volontaire sain, à une très faible dose, on note toutes les réactions du sujet, on mesure en continu son état cardiaque, respiratoire, neurologique, etc. et l'on fait des prélèvements sanguins pour examens biologiques.

Si rien ne s'est passé au bout de plusieurs jours la même dose est administrée chez un second sujet en procédant de la même façon. On poursuit de même pour 6 à 9 sujets.

Si la première dose a été bien tolérée. On recommence la procédure avec une dose double chez un même nombre de sujets. On teste ainsi 6 à 10 doses croissantes jusqu'à ce qu'apparaisse un début d'intolérance que l'on vérifiera, avec précaution chez un ou deux sujets supplémentaires. On a ainsi déterminé la « dose maximale bien tolérée ».

Parallèlement, lorsque cela est possible, on a mesuré un paramètre physiologique en rapport avec l'activité pharmacologique du produit, par exemple la tension artérielle, lorsque celle-ci commence à varier significativement on dit que l'on a atteint « la dose minimale active ».

Au cours des essais des doses supérieures ; on fait à intervalles réguliers toutes les dix minutes puis toutes les heures des prélèvements de sang pendant 24 à 48 heures dans lesquelles on dose le médicament. On peut ainsi déterminer l'absorption du produit, le temps où sa concentration est maximale, enfin la décroissance des concentrations dans le sang qui est une mesure de l'élimination. On évalue cette dernière par la *demi-vie d'élimination* qui est le temps au bout duquel la concentration plasmatique a diminué de moitié. Quant aux voies d'élimination on essaie de les déterminer en dosant le produit ou ses métabolites dans les urines et les selles. C'est au cours d'études complémentaires du même type que l'on étudie l'influence de l'alimentation, de la forme pharmaceutique sur les paramètres pharmacocinétiques ou *biodisponibilité.*

— *Administration répétée ou phase Ib :* A ce stade, l'étude du produit doit recueillir des données qui permettront son utilisation thérapeutique.

L'objectif de la phase Ib est :

• de déterminer la dose maximale tolérée cliniquement et biologiquement en administration répétée ;

• de préciser les principales manifestations d'intolérance et d'évaluer leur évolution ;

• de déterminer les concentrations plasmatiques maximales atteintes lors d'une administration répétée ou *steady state.*

Comme la plupart des médicaments sont destinés à être administrés plusieurs fois on procède, toujours chez le volontaire sain, à des administrations répétées pendant 10 ou 15 jours, à 2 ou 3 doses différentes, chez une douzaine de volontaires pour chaque dose. Comme dans la phase précédente, les sujets seront hospitalisés pendant toute la durée de l'étude et subiront plusieurs examens cliniques et biologiques chaque jour. Ces études sont réalisées dans des centres de pharmacologie clinique sous la surveillance de médecins spécialisés et d'infirmières.

Bien que réalisées plus tard, font également partie de cette phase, les études de tolérance et de pharmacocinétique qui peuvent être faites sur des populations particulières : sujet âgé, insuffisants rénaux ou hépatiques, etc.

• LA PHASE II : ADMINISTRATION AU MALADE

Jusqu'ici les études ont concerné uniquement des sujets sains. La phase II est réalisée pour mettre en évidence et préciser une activité pharmacologique compatible avec le bénéfice thérapeutique que l'on escompte, chez des petits groupes de malades présentant la maladie que l'on espère traiter. Au cours de la phase II seront recueillis deux types de paramètres :

• ceux qui témoignent des effets pharmacologiques du produit ;

• ceux qui laissent présager d'un bénéfice thérapeutique comprenant l'activité et les données de tolérance.

— *La pharmacodynamie chez le malade : phase IIa :* Les objectifs sont d'étudier la tolérance et l'activité pharmacologique dans des groupes homogènes de malades et avec une méthodologie la plus stricte possible, souvent très éloignée des conditions habituelles de traitement, avec une attitude que l'on dénomme explicative. On administre 2 ou 3 doses uniques du produit à plusieurs groupes d'une dizaine de patients en notant la tolérance et la variation immédiate d'un paramètre, choisi en fonction de sa liaison avec le traitement d'un état pathologique. Ce sera par exemple l'étude de la tension artérielle, de la sécrétion gastrique pour la mise au point d'un médicament antihypertenseur ou d'un antiulcéreux.

— *La recherche de doses efficaces : phase IIb :* L'administration de doses répétées pendant 2 ou 3 semaines chez 20 à 50 patients va permettre :

• d'étudier la tolérance de l'administration répétée du médicament chez le malade ;

• d'étudier les relations entre les doses administrées et la variation d'un paramètre choisi en fonction de sa liaison avec l'effet thérapeutique escompté ;

• d'étudier les modifications pharmacocinétiques apportées par l'état pathologique et d'établir la relation concentration plasmatique / effet pharmacologique.

Au terme de cette phase on aura pu déterminer la gamme des doses où l'on observe la meilleure efficacité pharmacologique pour le moindre risque d'effets indésirables. Conjointement seront connues la dose minimale efficace et la dose maximale tolérée chez le malade.

Les études thérapeutiques : la phase III

Le but des études thérapeutiques est d'affirmer par une méthodologie scientifique la valeur thérapeutique d'un nouveau traitement.

• LES ÉTUDES OUVERTES

Pendant très longtemps, pour valider un nouveau médicament, les médecins se sont contentés de prescrire le nouveau médicament à une dose fixée à l'avance, et en fonction de leurs expériences antérieures, ils appréciaient l'efficacité et la tolérance du nouveau produit. Malheureusement, si l'expérience est indispensable en médecine elle ne suffit pas, et sans remettre en cause l'objectivité et l'honnêteté des investigateurs il est probable que le jugement de ceux-ci puisse être influencé par des éléments non purement scientifiques. C'est la raison pour laquelle les « études ouvertes » ne sont plus admises dans l'évaluation des nouveaux produits.

• LES ÉTUDES « CONTRÔLÉES »

Il est admis qu'une méthode expérimentale est indispensable à l'évaluation d'un nouveau traitement, c'est la but des « études contrôlées ». Ces études impliquent que le nouveau traitement soit comparé à un ou plusieurs traitements de référence ou à un traitement inactif (placebo) et d'autre part que les patients recevant le traitement ou le produit témoin soient totalement comparables.

— *Le plan expérimental :* La comparaison de deux traitements peut se faire de deux façons :

• Un groupe de patients reçoit un des traitements, un autre groupe reçoit l'autre traitement pendant un temps déterminé à l'avance et l'on fait la comparaison des deux groupes en fin de traitement. Plan en « groupes parallèles ».

• Pendant une première période tous les patients reçoivent l'un ou l'autre des traitements ; dans une deuxième période les patients qui recevaient l'un des traitements reçoivent l'autre et inversement. On compare pour chaque patient les résultats à la fin de chacune des périodes. Plan expérimental « croisé » ou en *cross-over*.

Si l'on a à comparer plus de deux traitements on utilise des « Plans factoriels ».

— *Le tirage au sort :* La comparaison entre deux groupes de patients traités par différents produits ne peut être effectuée que si les deux groupes sont comparables en début de traitement. Pour assurer cette répartition homogène, il n'est d'autre moyen que le « tirage au sort » des patients pour leur entrée dans l'un ou l'autre groupe. De prime abord, le tirage au sort impliquant le type de traitement que recevra un malade peut paraître choquant. Et c'est justement la raison pour laquelle il est indispensable, puisque sans lui, des raisons plus ou moins bien définies nous feraient choisir pour un patient un traitement plutôt qu'un autre.

Le placebo

DÉFINITION

L'usage de substances inertes, dénuées de toute action pharmacologique se confond avec l'histoire de la médecine. Mais l'utilisation consciente et scientifique de ce type de substance est relativement récente. En France l'utilisation du placebo a soulevé d'abord beaucoup de résistance. Ce n'est que depuis les nouvelles règles d'études des médicaments en vue d'une AMM que son emploi est maintenant considéré comme nécessaire dans certaines circonstances.

Le « placebo est un traitement pharmacologiquement inactif, administré en lieu et place d'un traitement actif à un malade ignorant cette substitution ».

Dans les essais thérapeutiques, le placebo est une forme médicamenteuse ne contenant pas de principe actif et présentant une apparence identique à celle du médicament qu'il remplace.

Cette substance « inactive » exerce pourtant une activité, c'est ce que l'on appelle « l'effet placebo ».

L'effet placebo est le plus souvent positif, c'est-à-dire qu'il entraîne une amélioration de l'état du malade. Plus rarement il est négatif et l'on parle « d'effet nocebo » qui entraîne une détérioration de l'état du patient notamment par l'apparition d'effets secondaires. L'effet placebo pourrait résulter d'un réflexe conditionné à base psychologique.

Il n'est pas de situation thérapeutique où l'effet placebo n'intervient pas. En effet l'action d'un médicament a deux composantes : son action pharmacologique propre et son action placebo. Il est même des situations où l'effet placebo est tellement marqué qu'il peut à lui seul masquer l'effet pharmacologique. Dans le traitement de l'angine de poitrine, de l'anxiété, des migraines, des douleurs postopératoires, on constate que l'amélioration apportée par le placebo varie entre 20 et 60 %. L'importance de l'effet placebo dans certains domaines de la thérapeutique peut rendre très difficile la démonstration de l'activité réelle d'un médicament.

Lorsque l'on étudie les réactions d'un groupe de personnes à l'administration d'un placebo on trouve plusieurs types de sujets :

- les « placebo répondeurs », chez lesquels il existe des effets positifs notables ;
- les « placebo résistants » chez lesquels on ne constate aucun effet ;
- les « placebo négatifs » qui accusent des troubles secondaires plus ou moins importants. Ces effets secondaires sont de fréquence variable mais leur incidence chez les sujets sains est loin d'être négligeable. C'est ainsi que Reidenberg administre un placebo à 670 adultes sains. Pendant qu'ils ingéraient ce produit inactif, 256 sujets ont ressenti un effet secondaire. Ont été notés : 78 cas de fatigue, 52 cas d'impossibilité de concentration intellectuelle, 46 cas de somnolence, 44 cas de congestion nasale, 41 cas de saignements gingivaux, 37

cas d'instabilité de l'humeur, 28 céphalées, 21 douleurs musculaires, 17 insomnies. Il y eut même des éruptions urticariennes.

UTILISATION DU PLACEBO

La nécessité d'un groupe contrôle placebo dépend de la phase de développement du nouveau produit et de sa classe thérapeutique :

• Lors de la phase I des essais sur l'homme, pour chacune des doses étudiées en administration unique ou répétée un groupe placebo est indispensable.

• Il en est de même pendant la phase II lors d'une recherche de la relation dose effet.

• Lors de la phase III l'inclusion dans un essai d'un groupe placebo est indispensable dans plusieurs cas. D'abord quand il n'existe pas de traitement de référence. C'est ainsi qu'il a été possible de démontrer en 15 mois l'efficacité de la vaccination antipoliomyélitique chez 400 000 enfants dont la moitié a reçu le vaccin et l'autre moitié un placebo. La différence très significative des paralysies dans les deux groupes a permis d'affirmer l'efficacité du vaccin. Il n'en a pas été de même pour le BCG dont pendant 40 ans on a discuté de l'efficacité. L'emploi d'un placebo se justifie également lorsque l'évolution de la maladie traitée est mal définie ou pendant des études croisées entre deux périodes de traitement.

— *Les essais en « aveugle » :* De façon à diminuer les effets de la subjectivité, due à la connaissance du traitement administré, on a recours aux « études en aveugle ».

DANS L'ESSAI EN SIMPLE AVEUGLE

Ce peut être le malade qui est « aveugle » : il n'est pas au courant des modalités thérapeutiques de l'essai et ne sera théoriquement pas influencé.

Ce peut être l'investigateur qui est « aveugle » : et son jugement ne sera pas influencé puisqu'il ne sait pas quel médicament a été administré.

DANS L'ESSAI EN DOUBLE AVEUGLE

Ni le malade ni l'investigateur ne connaissent les médicaments administrés. Dans ce cas, il est nécessaire de rendre indiscernables les deux traitements mis en comparaison, qui doivent donc avoir le même aspect extérieur (forme, taille, couleur, goût et voie d'administration).

• LA RÉALISATION DES ÉTUDES THÉRAPEUTIQUES

La réalisation d'un essai clinique est une entreprise astreignante, difficile, longue et coûteuse. Toute erreur dans sa réalisation ne peut être corrigée, compromet sa crédibilité et selon toute probabilité sera refusée par les autorités d'enregistrement.

Les études thérapeutiques nécessaires à l'enregistrement d'un produit portent sur plusieurs milliers de malades. Si l'on comptabilise les frais de réalisation technique, les frais de suivi de l'étude, l'analyse des données et la rédaction des rapports on peut considérer que l'observation d'un patient coûte entre 20 000 et 50 000 francs soit un prix de revient global des études cliniques qui peut varier entre 50 et 500 millions de francs.

C'est sur ces études que sera finalement basée la décision de commercialiser le produit. Cette commercialisation est d'une importance primordiale pour la santé publique et met également en jeu d'énormes intérêts financiers. On conçoit donc tout le soin que l'on doit mettre à la réalisation de telles études.

— *Le protocole d'étude clinique :* Faire un essai thérapeutique, c'est comparer l'évolution de deux groupes identiques de patients ne différant entre eux que par le traitement. Le *protocole d'étude clinique* est un document qui va régir l'ensemble de l'essai, il précise toute les modalités de l'étude. Après avoir exposé le but de l'étude, il fixe les caractéristiques des patients qui seront inclus, il note les modalités de traitement, les signes cliniques et biologiques et la façon de les recueillir, enfin impose des modalités de contrôle et d'analyse des données.

— *Le promoteur :* Le promoteur est, comme nous l'avons vu, le laboratoire pharmaceutique. Il prend l'initiative de l'étude, choisit les expérimentateurs auxquels il fournit les médicaments, il prend une assurance couvrant sa responsabilité civile et assure les frais de l'étude. Il est l'interlocuteur des autorités sanitaires en ce qui concerne les essais du produit.

— *Les investigateurs :* Chaque étude est dirigée par un *investigateur principal* qui a la responsabilité de sa réalisation dans de bonnes conditions scientifiques et éthiques. Il est choisi par le laboratoire pharmaceutique, en fonction de sa compétence et de ses capacités à réaliser et à gérer l'étude. C'est lui qui est responsable de l'application des « Bonnes pratiques cliniques » et qui est conjointement avec le laboratoire responsable des accidents qui pourraient survenir au cours de l'essai.

C'est l'investigateur qui rédigera les conclusions du *rapport d'étude*.

— *Les lieux de réalisation :* Les lieux de réalisation des études thérapeutiques varient en fonction du type de médicament. Ce peuvent être des centres spécialisés ou de réanimation en passant par les services des hôpitaux et leurs consultations ; mais très souvent actuellement les études se réalisent en médecine de ville sous la direction d'un médecin hospitalier.

Le médecin praticien est très souvent *co-investigateur* et c'est très souvent le « malade de ville » qui va être sollicité pour être le « sujet » des études thérapeutiques. Cette évolution a eu l'énorme avantage de valoriser le rôle du médecin praticien et surtout d'étudier les futurs médicaments dans leurs conditions habituelles d'emploi c'est-à-dire en « médecine de ville ».

Du fait de la nécessité de réunir un grand nombre de malades, les essais peuvent être réalisés dans plusieurs régions voire dans plusieurs pays on parle d'« essais multicentriques ».

— *Les malades :* Les malades sont choisis par les investigateurs en fonction des critères d'inclusion et d'exclusion définis par le protocole. Avant leur inclusion dans l'essai, l'investigateur doit les informer du type et des contraintes de l'étude, et en cas d'acceptation de leur part, il doit leur faire signer un *formulaire de consentement*. Il y a quelques années il existait une certaine réticence de la part du public à être inclus dans une étude thérapeutique. Si l'on en croit une récente enquête plus de 50 % des adultes seraient actuellement volontaires pour participer à de telles études. Être volontaire, comporte un certain nombre de contraintes : des visites et des examens réguliers et souvent nombreux, parfois l'astreinte de noter chaque jour un certain nombre de paramètres sur un *cahier d'auto-évaluation*. En contrepartie ces malades vont bénéficier d'une surveillance accrue et d'une thérapeutique nouvelle adaptée à leur maladie.

— *Le « monitorage de l'essai » :* Le « monitorage » d'un essai est le suivi de sa réalisation sur le terrain en conformité avec les règles scientifiques et éthiques. Ce suivi est sous la responsabilité d'un « moniteur », qui est une personne mandatée par le laboratoire responsable de l'essai et qui est chargé de la surveillance de tous les centres d'expérimentation. Il est aidé dans sa tâche par des « assistants de recherche clinique » qui sont chargés d'assurer la qualité, la fiabilité et l'authenticité des données recueillies. Il sert de liaison entre le moniteur et l'investigateur.

— *Les observations cliniques :* Les observations faites par l'investigateur sont consignées pour chaque malade dans un « cahier d'observation ». Il s'agit d'une lourde tâche, le volume de ce « cahier d'observation » pouvant faire plusieurs centaines de pages. Sa rédaction est sous la responsabilité de l'investigateur, et les données seront périodiquement revues par l'assistant de recherche clinique. Il fera partie des documents du dossier d'enregistrement.

— *Les Bonnes pratiques cliniques :* Les *Good Clinical Practices* ont été développées aux États-Unis pour améliorer la qualité des essais thérapeutiques. Les « Bonnes pratiques cliniques » ont été publiées en France en 1987. Ce sont un ensemble de recommandations définissant les procédures à mettre en place pour assurer, dans les essais cliniques, l'authenticité et la qualité des données cliniques, de même que le respect de l'éthique. Elles passent en revue les différentes responsabilités du promoteur de l'étude, de l'investigateur, la gestion des données recueillies et leur analyse statistique.

L'analyse statistique

L'analyse statistique est l'une des dernières étapes de la réalisation d'un essai thérapeutique. Le dépouillement des cahiers d'observation rassemble des centaines de milliers de données. Mais nous l'avons vu, l'essai thérapeutique consiste à comparer deux modalités thérapeutiques sur deux groupes de patients ne différant que par le traitement. Le protocole d'essai ayant défini le « critère de jugement », l'analyse consistera donc à vérifier l'identité des deux groupes de patients au début de l'essai et à comparer statistiquement le critère de jugement en fin d'essai dans les deux groupes.

En pratique se posent souvent de nombreux problèmes : certains patients sont « sortis » de l'essai, d'autres ont été « perdus de vue », malgré le « tirage au sort » les groupes sont différents, etc. Dans le meilleur des cas on montre que l'un des deux traitements entraîne une modification « statistiquement significative » du critère principal. On accepte en général un « seuil de signification statistique » de $p < 0{,}05$, c'est-à-dire que l'on accepte de se tromper moins de 5 fois sur 100.

L'autorisation de mise sur le marché du médicament ou AMM

Bien qu'il soit un produit de consommation courante, on ne commercialise pas un médicament comme n'importe quel autre objet de consommation. L'ordonnance du 4 février 1959 a réglementé la mise sur le marché des médicaments en la soumettant à des mesures légales rigoureuses et contraignantes et à un contrôle administratif sévère.

Nous avons déjà dit que toute spécialité pharmaceutique nouvelle ne pouvait être commercialisée que par un laboratoire pharmaceutique agréé par le ministère de la Santé. Ce laboratoire, lorsqu'il voudra commercialiser un nouveau médicament, devra garantir qu'il possède un certain nombre de qualités : une formule précise et clairement établie, permettant de contrôler la qualité et la conservation du produit, et les méthodes de sa fabrication industrielle en série. Le médicament nouveau doit de plus présenter une innocuité dans les conditions normales d'emploi et des qualités thérapeutiques démontrées par des expertises scientifiques.

L'innocuité d'un médicament n'existe pas. Claude Bernard, dans sa leçon inaugurale du 5 mars 1856, déclarait que « la substance qui est un médicament à petites doses peut devenir un poison à hautes doses ou par le fait de son administration intempestive ». C'est pour cela que l'on étudie toujours pour chaque médicament sa dose toxique et que les textes administratifs précisent : « Innocuité dans les conditions normales d'emploi. » Si l'innocuité d'un médicament n'existe pas, en revanche ses qualités thérapeutiques devraient être obligatoires : qualités nouvelles permettant de traiter des maladies jusqu'alors inaccessibles à la médication, activité supérieure, ou meilleure tolérance par rapport à d'autres médicaments existants, nouvelles formes d'administration, etc.

L'ensemble des exigences administratives concernant fabrication, innocuité et qualité thérapeutique du médicament donnent lieu dans la pratique à la constitution d'un dossier, par le laboratoire pharmaceutique qui demande une AMM.

Les États de la CEE sont tenus de se plier aux directives européennes qui a sensiblement modifié la structure du dossier de demande d'AMM.

Ce dossier comporte cinq parties, pour chacune de ces parties un expert doit revoir l'ensemble des données et rédiger une discussion critique des propriétés du produit. Ces experts sont des personnes expérimentées et correctement qualifiées. Ils sont donc choisis en fonction de leur qualification et de leur expérience.

Les cinq parties de cette demande d'autorisation de mise sur le marché sont :

- PARTIE 1 : Renseignements administratifs, caractéristiques du produit et résumé du dossier comprenant les résumés des différents rapports d'experts sur la documentation chimique, pharmaceutique, biologique, toxicologique, pharmacologique et clinique contenus dans les parties suivantes.
- PARTIE 2 : Documentation chimique, pharmaceutique et biologique. Comprenant le mode de préparation du produit, les méthodes de contrôle et sa stabilité.
- PARTIE 3 : Documentation toxicologique et pharmacologique. Comprenant les études de toxicologie, de reproduction, de mutagénèse, de cancérogénèse, la pharmacocinétique et la pharmacodynamie.
- PARTIE 4 : Documentation clinique. Comprenant les études de pharmacologie clinique et les études thérapeutiques.
- PARTIE 5 : Les formes pharmaceutiques, les échantillons, etc.

Le plan à l'intérieur de chacune de ces subdivisions est préétabli pour permettre à l'administration de s'y retrouver. En effet pour la demande d'AMM d'un seul produit nouveau, l'ensemble des dossiers d'expertises remis par un laboratoire au ministère de la Santé publique représente parfois une pile de documents mesurant plusieurs mètres de hauteur et pesant des centaines de kilos. C'est la raison pour laquelle cette documentation peut être remise actuellement sur microfilms ou enregistrée sur CD-ROM. Il n'en reste pas moins que l'examen d'une telle masse de documents est un travail de Titan, c'est pourquoi, existent des systèmes de présentation de dossiers informatisés qui permettent une analyse et une vérification rapide des données. Aux États-Unis le système CANDA permet aux laboratoires qui l'utilisent auprès de la FDA de gagner six mois sur le temps d'obtention d'une AMM.

Ce dossier va être remis à la nouvelle Agence du médicament. Nous ne décrirons pas tous les dédales administratifs que va parcourir le dossier de demande d'AMM. Le dossier du « nouveau produit » va être examiné dans son contenu pour vérifier si chaque expertise respecte bien toutes les exigences scientifiques de niveau international destinées à démontrer l'efficacité et la sécurité du médicament.

Pour cela, chaque élément du dossier est confié à un « rapporteur » spécialisé (pharmacien ou médecin) qui pourra demander au laboratoire des explications ou exiger d'autres études. Au terme de cette instruction, les rapporteurs donnent leurs conclusions.

L'ensemble de leurs rapports et du dossier est transmis à la Commission d'AMM, composée de médecins, pharmaciens, spécialistes universitaires et industriels nommés en raison de leur compétence scientifique par le ministère et les académies de médecine et de pharmacie, désignés par les conseils de l'ordre des médecins et des pharmaciens. La Commission d'AMM donne un avis, favorable ou défavorable, ou demande des renseignements complémentaires, mais c'est le ministre de la Santé qui octroie ou refuse l'AMM. L'octroi pourrait être assorti de conditions particulières, restriction de posologie, inscription à une liste des substances vénéneuses. L'autorisation de mise sur le marché, quand elle est accordée, a une validité de cinq ans, renouvelable par période quinquennale, mais elle peut être suspendue ou retirée par décision motivée si les conditions prévues pour son octroi ne sont plus remplies.

Le remboursement par la Sécurité sociale

Une fois obtenue l'autorisation de mise sur le marché, le laboratoire peut s'il le désire effectuer les démarches nécessaires pour l'obtention du remboursement par la Sécurité sociale. Il doit donc présenter un nouveau dossier à la *Commission de transparence*. Cette commission doit juger de l'intérêt du nouveau produit, le comparer aux prix des autres produits existant dans la même indication, juger du progrès thérapeutique, tenir compte des investissements de recherche effectués par le laboratoire, du coût de traitement journalier et... des possibilités budgétaires de la Sécurité sociale.

LES ÉTUDES DE VALIDATION ET DE TOLÉRANCE APRÈS LA COMMERCIALISATION

Elles concernent l'ensemble des essais réalisés après la mise sur le marché du médicament : c'est la phase IV. Les études de phase III ont été nécessaires pour affirmer l'action d'un nouveau produit et permettre sa commercialisation, mais elles sont insuffisantes pour porter un jugement définitif sur l'intérêt réel du nouveau médicament qui repose sur un bilan global d'activité et de tolérance.

Les objectifs des essais de phase IV

• LES ESSAIS DE TOLÉRANCE

Certains effets indésirables n'ont pu être décelés dans les essais de phase III qui sont de durée limitée et portent sur un nombre réduit de patients. Certains effets indésirables graves sont peu fréquents et n'apparaissent qu'avec une fréquence de 1 pour 1 000. Pour être certain de déceler un tel effet, il faut avoir traité au moins 3 000 patients, ce qui est rare dans les essais de phase III. D'autres effets indésirables sont d'apparition tardive comme les effets diabétogènes ou cancérogènes qui peuvent ne survenir qu'au bout de plusieurs années de traitement. Il est donc nécessaire de poursuivre l'étude d'un médicament après sa commercialisation par « une surveillance post-marketing » afin de dépister les effets indésirables qui ne seraient pas apparus antérieurement.

• LES ESSAIS D'EFFICACITÉ

Le temps et les contraintes budgétaires ont limité l'étendue des informations apportées par les études de phase III. C'est pourquoi les autres études après la commercialisation vont apporter des éléments essentiels pour confirmer l'action du produit :

- Elles vont confirmer que l'efficacité se maintient après plusieurs années de traitement.
- Elles permettent de trouver de nouvelles applications au produit.
- Elles vont pouvoir trouver d'autres modes d'utilisation du produit : variation de la posologie, du rythme d'administration.
- Elles permettent, à côté de l'action du médicament sur les paramètres de la maladie, de juger de son effet sur l'amélioration de « la qualité de la vie ».
- Et surtout elles vont permettre d'utiliser le produit dans les conditions réelles d'utilisation en médecine ambulatoire.

La réalisation des essais de phase IV

La méthodologie des études de phase IV est complexe et leur réalisation longue et coûteuse, mais elles sont la condition indispensable pour valider définitivement une thérapeutique. Elles doivent porter sur des milliers de patients suivis pendant plusieurs années. Par définition elles sont réalisées en ville par les médecins praticiens et de là naît la discussion : ces études sont-elles faites pour apporter des données scientifiques ou pour faire prescrire le produit contre remise d'« honoraires ». Il ne peut y avoir d'ambiguïté, puisque dans les « études scientifiques », les échantillons de médicament sont fournis par le laboratoire et remis gratuitement au patient par le médecin.

Le problème essentiel du développement d'un médicament est que la confirmation définitive de l'activité ne sera acquise qu'au bout de 5 à 10 ans de phase IV. A ce moment, le brevet du médicament sera tombé dans le domaine public et de nouveaux produits plus actifs seront apparus, rendant l'ancien produit obsolète.

LES DIFFÉRENTES FORMES PHARMACEUTIQUES

La « pharmacie galénique » est la science et l'art de préparer, conserver et présenter les médicaments. Le qualificatif de « galénique » vient du nom de Claudius Galenus ou Galien qui fut au deuxième siècle le médecin de Marc Aurèle et qui s'est beaucoup intéressé à la formulation des médicaments.

On entend par forme pharmaceutique le produit tel qu'il est délivré au patient. Il contient le ou les principes actifs et les excipients qui servent à la formation de la forme galénique et à la conservation du principe actif.

La galénique est devenue une véritable spécialisation, d'une haute technicité, capable d'élaborer des formes retard, des dispositifs transdermiques et d'autres formes pharmaceutiques modernes.

Le choix de la forme pharmaceutique dépend du principe actif, de la maladie à traiter et du type de malades qui vont recevoir le traitement.

Les formes d'administration générales

• PAR VOIE ORALE

La voie orale est la plus utilisée, car la plus pratique lors des traitements ambulatoires ; elle ne nécessite pas de matériel particulier, et le prix de la fabrication des formes orales est faible. Cependant certains produits ne sont pas absorbés par voie orale, d'autres sont mal tolérés par voie digestive.

LES FORMES SOLIDES

Les formes solides sont réalisées à partir de poudre.

— *Les sachets :* La poudre est mise dans une feuille de papier, de métal ou de plastique qui est scellée. Les poudres sont surtout destinées au jeune enfant ou à la personne âgée et peuvent être mélangées à la nourriture.

— *Les gélules :* La poudre peut être mise en gélule, la gélule est constituée de deux demi-capsules de gélatine de diamètre légèrement différent et qui s'emboîtent l'une dans l'autre. Leur forme allongée facilite la prise et leurs diverses colorations permettent une facile identification. Les gélules se délitent en général dans l'estomac, c'est pourquoi, lorsque le produit est détruit par l'acidité gastrique, on fabrique des gélules « gastrorésistantes ».

Certaines gélules contiennent non pas de la poudre mais des « chronules » qui sont des grains entourés par une membrane permettant une diffusion lente du produit d'où un effet retard.

— *Les comprimés :* La poudre additionnée d'excipients est fortement comprimée entre deux « poinçons » pour former le comprimé. A côté de ces comprimés ordinaires existent :

• *Des comprimés enrobés ou dragéifiés.* Ce sont des comprimés entourés d'une fine couche de sucre ou de laque. Ces comprimés sont moins fragiles.

• *Des comprimés effervescents.* Ce sont des comprimés qui renferment un acide citrique ou tartrique et du bicarbonate de soude. Au contact de l'eau ils dégagent du gaz carbonique.

• *Des comprimés Lyoc* qui sont un lyophilisat du produit et qui se dissolvent rapidement.

• *Des comprimés entérosolubles* qui sont revêtus d'un enrobage non attaqué par l'acidité gastrique.

• *Des comprimés retards* contenant une matrice hydrophile qui libère lentement le produit ou qui est entouré d'une membrane dialysante.

• *Des comprimés osmotiques* qui permettent une diffusion lente du principe actif.

• *Des comprimés à effet immédiat et retardé* Répétabs®.

— *Les granules et pilules :* Les pilules sont des préparations solides de forme sphérique contenant le principe actif et des excipients.

Les granules sont de petites pilules qui ne sont plus utilisées qu'en homéopathie ; elles contiennent de la gomme arabique et du sucre.

LES FORMES LIQUIDES

Les formes liquides ont l'avantage de pouvoir mieux répartir les doses et d'être facilement acceptées par les enfants.

— *Les solutés buvables :* Ce sont des préparations liquides obtenues par dissolution du principe actif dans un solvant alcool (élixir ou vin) ou eau. Souvent en France le produit est conditionné en ampoules buvables. Ailleurs il est délivré en flacons. Si la substance active est peu toxique le volume délivré est de l'ordre de 150 à 250 ml et le produit se prend par cuiller à café. Si le produit est toxique le volume délivré est de l'ordre de 15 à 30 ml et le produit se prend en gouttes.

— *Les sirops :* Il s'agit de préparations liquides contenant une forte proportion de sucre ce qui leur donne leur consistance et permet leur conservation.

• PAR VOIE RECTALE

La voie rectale est pratique chez l'enfant, de plus elle permet d'administrer des médicaments irritants pour la muqueuse gastrique, et sans risque d'interaction avec l'alimentation, mais elle peut entraîner une irritation locale.

LES SUPPOSITOIRES ET SOLUTÉS RECTAUX

• Les suppositoires sont des préparations en forme de cônes contenant un excipient soluble ou destiné à fondre : beurre de cacao, polyéthylène glycols.

• Les lavements sont des préparations liquides qui possèdent une action locale ou générale. On distingue :
- les lavements évacuateurs type Microlax® ;
- des lavements médicamenteux d'action locale ou solutés rectaux ;
- des lavements barytés utilisés comme produit de contraste en radiologie.

• LES FORMES PARENTÉRALES OU INJECTABLES

Les formes injectables permettent d'administrer des médicaments non absorbés par voie orale, elles ont un effet rapide voire immédiat (voie intraveineuse). Les préparations injectables sont délivrées sous forme d'ampoules contenant le liquide à injecter ou de flacon contenant une poudre que l'on dissout grâce à un solvant. Les solutés injectables doivent être stériles, « apyrogènes » c'est-à-dire ne pas entraîner de fièvre.

LES VOIES INTRAMUSCULAIRE ET SOUS-CUTANÉE

On peut éviter la diffusion du médicament dans les tissus, en additionnant au produit de l'adrénaline, ou augmenter la diffusion par l'hyaluronidase.

Des formes retard peuvent être réalisées en modifiant la structure chimique du produit : Modécate®, en utilisant des solutions colloïdales (insuline) ou par microencapsulation du produit : Décapeptyl®.

LA VOIE INTRAVEINEUSE

La voie veineuse a l'avantage d'un effet quasi immédiat et surtout permet d'injecter des volumes importants de solutés hypo ou hypertoniques.

Les formes d'administration locale

Le problème principal des formes locales est celui de leur tolérance. C'est le savoir-faire du galénicien qui lui fera choisir l'excipient adéquat, bien toléré, non allergisant.

• EN DERMATOLOGIE ET EN RHUMATOLOGIE

— *Les pommades :* Les pommades sont des préparations de consistance molle destinées à être appliquées sur la peau et les muqueuses pour exercer une action locale ou réaliser la pénétration percutanée de médicaments.

— *Les crèmes :* Les crèmes sont des pommades composées de deux solvants non miscibles et émulsionnés (huile et eau) et contenant des principes actifs pour une action locale.

— *Les gels :* Les gels sont des liquides gélifiés par un agent gélifiant (gomme, amidon).

— *Les pâtes :* Les pâtes sont constituées par des poudres additionnées d'excipients.

— *Les lotions, les liniments :* Les lotions sont des préparations liquides aqueuses destinées à être appliquées sur la peau sans friction. Les liniments sont des préparations destinées à être appliquées sur la peau en frictions.

— *Les emplâtres :* Les emplâtres sont constitués d'une masse adhésive contenant les principes actifs et d'un support destiné à faciliter l'application.

• EN OPHTALMOLOGIE

— *Les collyres et pommades oculaires :* Les collyres sont des préparations liquides destinées au traitement local des affections oculaires. Les pommades sont des préparations de consistance molle destinées à une action locale.

— *Les inserts :* Les inserts sont des préparations de consistance solide, destinées à être insérées dans le cul-de-sac conjonctival pour une action locale ou générale.

• EN OTO-RHINO-LARYNGOLOGIE

— *Les collutoires :* Les collutoires sont des préparations liquides destinées à être appliquées sur les muqueuses de la cavité buccale et de l'arrière-gorge afin d'exercer une action locale. Ils sont appliqués par badigeonnage ou pulvérisation.

— *Les gouttes et pommades nasales :* Ce sont des préparations aqueuses ou pâteuses destinées à une action locale, qui tendent à être remplacées par les pulvérisations.

— *Les gargarismes :* Les gargarismes sont des préparations liquides destinées au lavage de la gorge.

— *Les pâtes, les tablettes à sucer :* Ce sont toutes des préparations à base de sucre, contenant un principe actif, destinées à être sucées pour exercer une action locale.

• EN GYNÉCOLOGIE

— *Les ovules, les comprimés vaginaux :* Les ovules sont des préparations, le plus souvent faits d'un mélange de gélatine et de glycérine, contenant des principes actifs et destinées à être insérées dans le vagin. Les comprimés vaginaux sont des comprimés contenant un principe actif et de délitement facilité pour être introduits dans le vagin.

— *Les mousses et gels vaginaux :* Sont des formes modernes d'administration qui permettent une bonne diffusion des produits.

• EN PNEUMOLOGIE

— *Les aérosols :* Ce sont des appareils qui transforment le liquide médicamenteux en particules fines de l'ordre du micron. Ces particules en suspension dans l'air inspiré peuvent atteindre les bronchioles et les alvéoles où elles exercent une action locale. Ces aérosols sont en général munis d'une valve doseuse délivrant une quantité fixe et précise de produit.

Il ne faut pas confondre ces aérosols et les médicaments conditionnés sous pression qui délivrent un brouillard permettant une meilleure répartition du produit au niveau buccal, nasal ou cutané (spray collutoire ou dermique).

Les nouvelles formes galéniques

• LES PATCHS OU DISPOSITIFS TRANSDERMIQUES

Ce sont des systèmes comprenant un support externe imperméable et adhésif, un réservoir contenant le principe actif, un film protecteur qui sera retiré au moment de l'application. Ces dispositifs appliqués sur la peau permettent la diffusion transdermique du produit de façon à obtenir une action générale pendant un temps prolongé.

• LES « POMPES » ET LES STYLOS AUTO-INJECTEURS

De façon à faciliter l'administration continue ou répétée de médicament chez des patients ambulatoires on a mis au point différentes méthodes d'administration des médicaments.

Le stylo injecteur est surtout destiné au diabétique il est constitué d'un dispositif d'injection contenant une réserve d'insuline, d'un curseur permettant de délivrer une quantité déterminée d'insuline et bien entendu d'une aiguille. Le tout revêtant la forme d'un stylo que l'on peut mettre facilement dans la poche.

Les pompes sont des dispositifs permettant l'injection sous-cutanée continue d'un médicament. Leur miniaturisation permet un transport facile voire une implantation sous-cutanée permettant une activité normale. D'autres pompes

« osmotiques » n'ont aucun dispositif mécanique et sont de dimensions si réduites qu'elles peuvent être appliquées sur la peau et délivrer le médicament pendant des durées de l'ordre d'une dizaine de jours, sans gêne aucune pour le patient.

LA BOÎTE DE SPÉCIALITÉ PHARMACEUTIQUE

Le nom de marque, encore appelé nom de fantaisie, de la nouvelle spécialité est librement choisi par le fabricant, qui doit faire souvent des recherches sur ordinateur auprès de banques de données s'il veut imposer une marque internationale. Les services de marketing de la société donnent aussi leur avis sur la valeur commerciale et publicitaire du nom choisi.

Mais la liberté du fabricant pour le reste de la présentation et du conditionnement de la spécialité est très limitée, car les récipients, l'étiquetage, les mentions portées sur la boîte du médicament et la notice qui l'accompagne doivent être soumis au visa préalable du ministère de la Santé publique après avis d'une commission dite Commission de contrôle de la publicité.

La boîte de spécialité est différente suivant la forme et la présentation galénique du médicament (solution, sirop, poudre, pommade, gaz, etc.). On y trouvera donc des tubes, des flacons, des tablettes de plastique simples ou à logettes et de formes très différentes pour contenir comprimés, gélules, tablettes, dragées, granulés, poudres, pommades, crèmes, pastilles, pulvérisateurs, sprays, ampoules, etc.

Sur la boîte, généralement en carton, et sur le récipient qu'elle contient, des indications sont obligatoirement imprimées :

- Le nom du produit (dénomination commune internationale, nom de spécialité).
- La formule exacte (nom chimique).
- La composition en substance active par unité et en totalité par boîte.
- La forme pharmaceutique.
- Le mode d'administration.
- La date limite d'utilisation et les précautions particulières de conservation.
- Le nom et l'adresse du fabricant.
- Le numéro d'autorisation de mise sur le marché.
- Le numéro du lot de fabrication.
- Une « vignette » avec le prix de vente au public pour les médicaments remboursés. Vignette blanche pour ceux remboursés à 100 et 65 % ; vignette bleue pour ceux remboursés à 35 %.
- Un cadre, vert pour les médicaments de la liste 2, rouge pour ceux de la liste 1, noir pour les produits nouveaux. Ces cadres sont destinés aux indications que doit y inscrire le pharmacien (numéro, tampon de l'officine, etc.).

Si la spécialité est un médicament administrable par voie orale, rectale ou par piqûre, on doit également trouver sur la boîte l'indication en caractères noirs sur fond rouge « Ne pas dépasser la dose prescrite ».

S'il s'agit d'un médicament employé par toute autre voie (pommade, par exemple), on verra la mention « Ne pas avaler ».

Quant à la notice qui accompagne le médicament, elle est également soumise à un contrôle qui vérifie si elle mentionne uniquement le nom, la composition et les autres mentions obligatoires. Sinon un visa doit être demandé pour toute mention supplémentaire, comme par exemple le mode d'action du médicament. Cette notice a une importance considérable, car en dehors des explications et de l'ordonnance du médecin c'est la seule voie d'information que trouve le malade concernant son médicament. Si quelques notices sont explicites et bien rédigées, beaucoup d'autres sont trop succinctes ou incomplètes, ou d'autres alourdies par des considérations incompréhensibles ou des contre-indications dont la liste est décourageante.

Le Syndicat national de l'industrie pharmaceutique, en accord avec des associations de consommateurs, la Fédération des syndicats pharmaceutiques et la Confédération des syndicats médicaux français ont fait, il y a quelques années, rédiger des « Notices d'information » concernant les grands groupes de médicaments. Ces notices doivent être obligatoirement utilisées par les laboratoires et placées dans les conditionnements. Dans les années prochaines, une directive européenne a déterminé un nouveau modèle de notice qui doit figurer dans les boîtes de médicaments diffusées dans la Communauté.

LA COMMERCIALISATION DU MÉDICAMENT

Le médicament qui a obtenu son autorisation de mise sur le marché peut maintenant être distribué en pharmacie. Ce ne sont pas les laboratoires qui sont en contact direct avec les pharmaciens. Ce rôle est dévolu aux « grossistes distributeurs » qui s'occupent du réapprovisionnement rapide des pharmacies. Ce sont d'énormes entreprises puisque l'un de ces distributeurs « gère » près de 80 % des pharmacies françaises.

Le médicament commercialisé, il reste au laboratoire à le faire connaître aux médecins prescripteurs.

Les laboratoires pharmaceutiques déclarent tous maintenant qu'ils ne font pas de publicité. Ils font de l'information, c'est théoriquement vrai ; pratiquement, cela devrait l'être, et reconnaissons qu'ils font de louables efforts pour agir ainsi.

Le service ministériel qui surveille cette information s'appelle cependant Commission de contrôle de la publicité. Nous estimons personnellement qu'il est légitime de faire de la bonne publicité pour un bon produit, et à plus forte raison pour un médicament. La publicité sur les médicaments, nous l'avons déjà dit, est réglementée. En dehors de la publicité dite de « conditionnement » qui concerne la boîte du médicament et sa notice, toute publicité auprès du grand public est interdite et entraîne automatiquement le retrait du remboursement par la Sécurité sociale.

Quant aux produits dits grand public, il s'agit de médicaments qui ne sont inscrits à aucun tableau, qui sont considérés comme non essentiels et peuvent être obtenus sans ordonnance. Néanmoins, la publicité de ces produits est soumise à l'octroi d'un visa du ministère de la Santé publique qui contrôle les textes, qu'il s'agisse de panneaux, de présentations, de la presse, de la radio ou de la télévision.

Pour diffuser l'information les laboratoires disposent des moyens suivants :

— des brochures scientifiques qu'ils diffusent auprès de médecins ; ces textes sont également contrôlés par le ministère ;

— de messages, annonces ou pages d'informations illustrées qui paraissent uniquement dans la presse médicale ;

— enfin, de visiteurs médicaux qui représentent le laboratoire auprès des médecins, auxquels ils fournissent verbalement toutes les informations concernant les médicaments qu'ils présentent.

La promotion de l'industrie pharmaceutique représente 13 % de son chiffre d'affaires soit 10,5 milliards de francs par an dont 8 milliards dévolus à la visite médicale. En 1992 la France comptait 17 000 visiteurs médicaux, aujourd'hui ils sont 15 500 environ. Pour devenir délégué médical, le candidat, titulaire du baccalauréat, doit suivre une formation de 500 heures, sanctionnée par un examen national. On reproche aux visiteurs médicaux d'être non seulement trop nombreux mais aussi trop zélés et de multiplier les attentions qui incitent les médecins à prescrire leurs médicaments. Il est certain que dans le passé il y a eu des abus sous forme de réunions ou de menus cadeaux.

Depuis la loi du 27 janvier 1993 ces pratiques sont sévèrement punies. Toute forme de corruption peut valoir au médecin jusqu'à 500 000 francs d'amende et deux ans d'emprisonnement. Du jour au lendemain les dîners en ville ont disparu et chaque dépense doit avoir sa justification.

LA PRESCRIPTION ET LA VENTE DU MÉDICAMENT

La vente libre sans ordonnance, l'automédication

Les médicaments vendus sans ordonnance représentent près de 50 % de la production pharmaceutique française. Les médicaments vendus sans ordonnance se répartissent en trois catégories :

• *Les médicaments « grand public »*, représentent environ 5 % de la production pharmaceutique et concerne environ 1 000 spécialités, leur prix est libre et la publicité auprès du public est autorisée.

• *Les médicaments « conseils »,* représentent environ 3 % de la production et concerne quelques centaines de médicaments, leur prix est libre et la publicité sur leur lieu de vente est autorisée.

• *Les médicaments « éthiques »,* sont les médicaments de prescription médicale mais qui ne sont pas inscrits sur une liste de substances vénéneuses (voir ci-après). Leur prix est libre, seule la publicité auprès du corps médical est autorisée.

Ces médicaments sont à la base de l'automédication, qui est l'institution d'un traitement médicamenteux par le patient, sur sa propre initiative et sans prescription médicale. L'automédication est autant pratiquée par les patients qui consultent régulièrement que par ceux qui ne consultent jamais. Elle peut être favorisée par l'utilisation d'anciennes ordonnances ou la présence de médicaments dans l'armoire à pharmacie familiale. L'automédication est justifiée par le patient, car elle évite les frais du déplacement du médecin. Elle concerne près de 50 % des patients de plus de 65 ans.

L'automédication permet des économies à l'individu et à la collectivité, elle présente cependant des risques :

• L'automédication peut retarder un diagnostic en masquant momentanément les symptômes.

• Elle peut conduire à l'utilisation d'un médicament inapproprié : aspirine pour des douleurs ulcéreuses.

• Elle favorise l'apparition d'effets indésirables par inobservance de la posologie ou des contre-indications.

• Elle peut conduire à une véritable « toxicomanie » par la prise au long cours de produits qui apparaissent comme « indispensables ». C'est le cas des « maniaques de l'aspirine », des « asthmes drogués », des constipés chroniques présentant « une maladie des laxatifs ».

• Elle « rassure » l'hypochondriaque, mais l'expose à de graves dangers.

Il existe quelques ouvrages conseillant au mieux le patient en lui évitant les principaux dangers de l'automédication. Citons *Se soigner seul sans danger* de J.-P. Giroud et C. Hagège, éditions du Rocher.

La vente sur ordonnance

• L'ORDONNANCE MÉDICALE

La loi du 21 germinal an XI (voir plus haut) n'autorisait le pharmacien à délivrer des médicaments que sur présentation d'une ordonnance. Depuis la loi de Vichy du 11 septembre 1941, cette ordonnance n'est obligatoire que pour la délivrance de certaines substances soumises à des restrictions légales (produits toxiques ou vénéneux). L'ancienne définition de l'ordonnance était la suivante : « Écrit contenant une prescription médicale. »

L'ordonnance doit être écrite lisiblement et à l'encre, elle doit porter obligatoirement le nom et l'adresse du médecin. Elle comportait autrefois trois parties : 1 L'inscription, indiquant la nature et les doses du médicament prescrit. 2 La souscription, apportant des indications sur la manière de préparer le médicament. 3 L'instruction, ou mode d'emploi précisant les conditions d'utilisation du médicament.

Depuis l'existence des spécialités pharmaceutiques, l'ordonnance s'est modifiée, mais elle doit répondre à des exigences légales que nous verrons plus loin. Ainsi l'ordonnance est nécessaire pour obtenir le remboursement de la Sécurité sociale. Le pharmacien est tenu d'exécuter l'ordonnance en se conformant strictement à la prescription du médecin, sans y rien changer et sans substituer une spécialité à une autre, même identique ; à moins de se mettre d'accord avec le médecin qui devra modifier son ordonnance. Mais le pharmacien est tenu également de contrôler l'ordonnance. Il doit vérifier que le prescripteur est bien un praticien habilité à délivrer une ordonnance (médecin, vétérinaire, sage-femme, chirurgien-dentiste). Médecins et vétérinaires peuvent tout prescrire ; chirurgiens-dentistes et sages-femmes peuvent seulement prescrire des médicaments inscrits sur des listes limitatives. Il doit surtout vérifier que le prescripteur ne s'est pas trompé en ordonnant des produits incompatibles entre eux ou dont les doses trop fortes pourraient être toxiques. Dans ces cas, c'est à lui d'informer le médecin prescripteur de son erreur, et non de faire ses remarques au client.

Si un malade est victime d'une erreur d'ordonnance, la responsabilité en incombe autant au médecin qu'au pharmacien. Un pharmacien a toujours le droit et même le devoir de poser des questions au malade ou au médecin quand il ne comprend pas certains détails de l'ordonnance. C'est cette responsabilité vis-à-vis du malade qui est consacrée par son diplôme et le distingue des autres commerçants. Le pharmacien est également responsable des erreurs que peuvent commettre ses assistants, préparateurs ou collaborateurs.

La rédaction de l'ordonnance

L'ordonnance idéale devrait être écrite lisiblement, en termes clairs et faciles à comprendre, en tenant compte des explications verbales qui doivent être données et souvent répétées par écrit. Elle devrait être rédigée différemment pour un adulte ou une personne âgée, en se rappelant que le vieillard lit difficilement et ne peut pas toujours bien se servir de ses mains pour casser une ampoule, compter des gouttes, etc. L'ordonnance devrait être simple, avec un minimum de produits, et hiérarchisée, en commençant par les médicaments essentiels et en terminant par les moins indispensables. Enfin, l'ordonnance doit respecter un certain nombre de prescriptions légales.

• LA LÉGISLATION : LES LISTES DE MÉDICAMENTS

En dehors des médicaments grand public et des médicaments vendus sans ordonnance, tous les autres médicaments sont classés et inscrits sur des listes de substances dites « vénéneuses ». Le public sera peut-être surpris d'apprendre que la plupart des médicaments actifs sont des substances toxiques ou dangereuses. Mais il n'est pas inutile de le rappeler ici, car on comprendra déjà que l'abus de médicaments et l'automédication exagérée peuvent aboutir à ce qu'on appelle des maladies « iatrogènes ».

Donc, la plupart des médicaments actifs sont des substances vénéneuses (aux termes de la loi) classées en : *substances dites toxiques*, qui sont les plus nocives d'entre elles ; et en *substances dites dangereuses*. Parmi ces substances toxiques, celles qui provoquent ce qu'on appelle une « dépendance physique et psychique » sont dites *substances stupéfiantes*. Ainsi les autres substances dangereuses sont classées en deux listes :

— liste 1 : substances toxiques ;

— liste 2 : substances dangereuses.

— *La liste 1 :* Sont inscrites sur cette liste les spécialités renfermant des substances vénéneuses. Leur utilisation doit se faire sous stricte surveillance médicale.

L'ordonnance de prescription doit comporter :

— le nom et l'adresse du médecin et sa signature. Le nom et prénom du malade. La date de prescription ;

— le nom du médicament, la dose, le mode d'emploi, la durée du traitement, le nombre de renouvellements.

Le pharmacien honorera les ordonnances de moins de 3 mois, avec une période de renouvellement n'excédant pas 12 mois. Il délivrera le médicament pour une durée de traitement n'excédant pas un mois (sauf contraceptifs). Le pharmacien inscrira sur un « ordonnancier » le nom du prescripteur, le nom et l'adresse du malade, le produit délivré, sa quantité et la date de délivrance et un numéro d'ordre qui sera reporté sur la boîte de médicament. Tout renouvellement est interdit sauf mention expresse du prescripteur.

Trois produits de la liste 1 font l'objet d'un contrôle renforcé : TEMGESIC®, NODIODAL®, MIFEGYNE®. Leur prescription doit être faite comme pour les stupéfiants, sur un carnet à souches.

— *La liste 2 :* La liste 2 renferme les produits dangereux, qui peuvent entraîner des incidents thérapeutiques. Pour la prescription et la délivrance les règles sont les mêmes que celles de la liste 1.

Le renouvellement de l'ordonnance est autorisé, sauf mention expresse contraire du médecin. L'intervalle de temps séparant deux délivrances doit correspondre au laps de temps déterminé par la posologie.

— *Les stupéfiants :* La prescription se fera sur une feuille extraite d'un carnet à souches délivré par l'ordre des médecins. Les quantités de produit prescrit seront inscrites en toutes lettres. La prescription ne sera faite que pour une durée maximale de 7 jours en général pour DOLOSAL, EUBINE, FORTAL, MORPHINE, PALFIUM. La prescription sera de 14 jours pour MOSCONTIN et SKENAN LP. Elle est de 28 jours pour CAPTAGON.

L'ordonnance ne peut être exécutée que dans les 7 jours suivant la prescription. La délivrance doit être inscrite sur l'ordonnancier. Les ordonnances sont gardées par le pharmacien, une copie est remise au malade. Les ordonnances « chevauchantes » sont interdites sauf mention du prescripteur.

— *Les psychotropes :* Les psychotropes restent inscrits dans les listes 1 ou 2 suivant les produits. La durée de prescription est limitée :

— à 4 semaines pour les hypnotiques dont l'indication est l'insomnie ;

— à 12 semaines pour les anxiolytiques.

A côté de ces différentes listes certains médicaments sont inscrits « au cadre noir », ce sont des médicaments non classés et mal connus qui sont mis en attente pendant un an. Ces produits ne sont délivrables que sur ordonnance.

— *Les médicaments à prescription restreinte :* Une nouvelle catégorie de médicaments a été créée en décembre 1994, ce sont les médicaments d'« exception » ou à « prescription restreinte » qui jusqu'à présent n'étaient disponibles qu'à l'hôpital. Ce sont les médicaments de prescription hospitalière ou dont la prescription initiale est hospitalière ou qui nécessitent une surveillance particulière. Ils seront identifiés par une vignette blanche à liseré vert.

Les premiers médicaments concernés sont : la méthadone, l'AZT, la ciclosporine, certains interférons, la tacrine (contre la Maladie d'Alzeheimer), le modafinil (substance antisommeil).

Les autorisations de mise sur le marché pourront réserver la prescription à certaines catégories de médecins spécialistes ou qualifiés.

Le remboursement par la Sécurité sociale, le « tiers payant »

Toutes les spécialités ne sont pas remboursées par la Sécurité sociale, mais seulement celles qui figurent sur les listes arrétées par le ministère de la Santé.

On appelle « ticket modérateur » un pourcentage (de 0 à 65 %) du prix du médicament non remboursé par la Sécurité sociale et pris en charge par le malade ou sa mutuelle, s'il en possède une.

Le patient peut ne payer au pharmacien que la différence, c'est ce que l'on appelle le « tiers payant ». Les patients bénéficiant de l'aide médicale gratuite

(AMG), les anciens combattants (pour une affection contractée en service), les patients présentant uns affection de longue durée (ALD), ne paient pas les médicaments au pharmacien.

Il existe trois taux de remboursement des médicaments :

- Remboursement à 100 % des produits considérés comme irremplaçables pour le traitement de maladies graves et particulièrement coûteux : médicaments anticancéreux, dérivés du sang. Environ 150 médicaments soit 2 % environ.
- Remboursement à 65 % pour environ 40 % des présentations soit 2 600 environ.
- Remboursement à 35 % pour environ 14 % des présentations soit environ 900 spécialités considérées comme des « médicaments de confort » : antiasthéniques, laxatifs, veinotoniques, antalgiques, antidiarrhéiques, antihémorroïdaires, vitamines, antitussifs, vasodilatateurs cérébraux, etc.
- Enfin environ 44 % des présentations ne sont pas remboursées soit 3 000 environ.

Il faut cependant savoir que le non-remboursement n'est pas forcément un signe d'inefficacité, puisqu'un même médicament peut être remboursé sous une forme pharmaceutique et non remboursé sous une autre.

La maîtrise des dépenses de santé

Lorsque l'on considère que les dépenses de santé s'accroissent de 7 à 10 % par an dans la plupart des pays occidentaux, que la Sécurité sociale, qui rembourse partiellement ces dépenses, a un budget supérieur à celui de l'État et que le déficit « chronique » de la Sécurité sociale avoisine chaque année les 50 milliards de francs, on comprend que les organismes de gestion et l'État s'efforcent de trouver les moyens de « faire des économies ». Des dispositions ont été prises : « déremboursement » de certains médicaments, diminution du remboursement de certains autres, stabilité des « coefficients » de remboursement malgré l'évolution des prix, mais elles se sont révélées insuffisantes. C'est pourquoi de nouvelles mesures ont été mises en place qui risquent de modifier profondément l'exercice de la médecine de ville.

• L'ENCADREMENT DES PRESCRIPTIONS : LES « RÉFÉRENCES MÉDICALES OPPOSABLES » (RMO)

Dans le cadre de la « maîtrise des dépenses de santé » ont été élaborées au début de l'année 1994 par l'ANDEM (Agence nationale pour le développement de l'évaluation médicale) des « références médicales opposables » dont l'un des objectifs est de dégager onze milliards d'économie grâce à leur application. Ces mesures seront encore renforcées en 1996. La justification de ces références est que, dans un grand nombre de situations pathologiques courantes, on pouvait constater des variations considérables dans le mode de prise en charge des malades. Des études ont montré que la pertinence des prescriptions pouvait varier de 30 %.

Ces références sont pour les médecins « un ensemble d'informations destinées à guider la prise de décision devant un problème médical posé par un patient ». Schématiquement devant un malade présentant certains signes cliniques, elle fixe au médecin la conduite à suivre, les examens à pratiquer et le traitement à appliquer.

Pourquoi « références opposables » ? Parce qu'en fonction de la gravité de la « faute », le médecin qui les transgresse fréquemment sera pénalisé financièrement (2 000 F chaque mois).

Dès maintenant une liste de 65 RMO est parue et le texte de 24 RMO complètes publié. Elles concernent :

• La prescription des anti-inflammatoires non stéroïdiens, des antibiotiques, des antiulcéreux, des hormones thyroïdiennes.

• La prise en charge des hypertensions, des hypercholestérolémies, des grossesses, de l'arthrose.

• Les examens biologiques à faire dans les bilans systématiques, en préopératoire, au cours de la grossesse, etc.

Cette liste devrait être allongée.

• LE DOSSIER MÉDICAL

C'est également au début de l'année 1994 qu'a été approuvée la création d'un « dossier médical » qui « sera un élément essentiel de la coordination des différents acteurs du système de santé et est nécessaire à l'amélioration de la qualité des soins ». Ce dossier est la propriété du patient, mais il est conservé par le médecin généraliste, le patient n'ayant en sa possession qu'« un dossier reflet » qu'il a l'obligation de présenter lorsqu'il consulte un médecin généraliste ou spécialiste et lorsqu'il subit des examens complémentaires.

Le malade doit donc choisir un médecin, et un seul, auquel il confie le soin de gérer son dossier médical. Seront inscrits sur le dossier tous les résultats des examens cliniques et paracliniques ainsi que toutes les prescriptions, qui seront donc transmis au médecin praticien. Ce dossier est soumis au secret médical mais il doit être présenté au médecin conseil de la Sécurité sociale sur sa demande.

La mise en place de ce dossier se fait progressivement. Obligatoire au début, pour les malades âgés ou présentant plusieurs maladies réclamant des soins, il est actuellement généralisé à l'ensemble des assurés sociaux.

• L'AVENIR DES SOINS

Lorsqu'en 1946, les Français et les médecins ont approuvé la prise en charge des dépenses de santé par la collectivité on a surtout développé le « droit à la santé pour tous » mais on a peu insisté sur les règles du jeu. L'augmentation des dépenses de santé, le déficit chronique de la Sécurité sociale de l'ordre de 50 milliards en 1994 amènent les autorités gestionnaires à se préoccuper de la façon où sont engagées ces dépenses. Il devient aujourd'hui évident que les médecins sont, par personne interposée (le malade), des quasi-salariés de la Sécurité sociale, puisque la grande majorité des Français est affiliée à la Sécurité sociale. Par ailleurs les cotisants, qui acceptent de recevoir des soins remboursés, acceptent difficilement une augmentation de leurs cotisations. Ils sont donc prêts (plus ou moins consciemment) à accepter les sacrifices et les contraintes que les autorités de gestion et l'État leur demandent.

Une première étape a été le déremboursement d'un grand nombre de spécialités pharmaceutiques et la diminution du remboursement de toutes les autres ainsi que l'instauration du « forfait journalier » en cas d'hospitalisation.

Nous voyons se dessiner aujourd'hui une seconde étape, avec les conduites imposées aux médecins que constituent les « références médicales opposables » qui, à l'heure actuelle, sont peu contraignantes et sont dictées par le bon sens. Mais les Caisses exigeront bientôt la prescription d'un médicament plutôt qu'un autre, uniquement parce qu'il est moins cher.

L'institution du dossier médical va certainement améliorer la qualité des soins et diminuer le nombre des « malades balladeurs » qui consultent régulièrement plusieurs médecins. Mais le dossier médical risque d'« inscrire » le malade chez le médecin détenteur du dossier. Ce sera la fin du « libre choix du médecin », une pratique critiquée dans le système britannique où, inscrit chez un médecin unique, on ne pouvait qu'exceptionnellement en aller voir un autre.

4. LE BON USAGE DU MÉDICAMENT

COMMENT AGIT LE MÉDICAMENT ?

Nous avons vu précédemment que pour agir, le médicament devait atteindre et se fixer sur un récepteur. Dans le plasma le médicament est fixé sur des protéines et particulièrement sur l'albumine qui le transporte du lieu de son absorption jusqu'à son lieu d'action. Cette forme combinée n'est qu'une forme de transport, pour être actif le médicament doit pouvoir diffuser et être sous forme libre. Ce n'est donc qu'une faible partie du médicament qui atteindra ses sites d'action. En effet un grand nombre de produits ont une forte affinité pour l'albumine qui fixe parfois 98 % de la dose absorbée, ce ne sont donc que 2 % du produit libre qui vont pouvoir atteindre les récepteurs.

Pour arriver jusqu'au récepteur le médicament doit franchir certaines barrières où sa solubilité dans les lipides joue un grand rôle. C'est ainsi que pour agir au niveau du cerveau, un produit doit franchir la « barrière hématoencéphalique ».

Le plasma et d'autres organes jouent un rôle de « réservoir » et au niveau de ces réservoirs, la concentration du produit doit atteindre une certaine valeur pour permettre à la forme libre de diffuser en quantité suffisante. C'est la raison pour laquelle on recourt au dosage des médicaments dans le plasma pour savoir si la dose administrée est suffisante pour entraîner une action.

LA BONNE POSOLOGIE

La « bonne posologie » est celle qui permettra le maximum d'action, pour le minimum d'effets secondaires. Il s'agit malheureusement d'un idéal dont on peut cependant se rapprocher moyennant « un bon usage du médicament ».

La détermination de cette posologie optimale dépend :

• *Du poids du patient :* il n'y a pas de posologie standard même chez l'adulte. Comment penser qu'il faille la même dose pour obtenir une action identique chez un patient de 60 kg et chez un autre de 120 kg.

• *Des capacités d'absorption* digestive des patients : le malade peut avoir des troubles digestifs, de la diarrhée.

• *Des capacités de transformation* des médicaments. Le foie joue un grand rôle dans la métabolisation des médicaments : toute maladie hépatique va ralentir la disparition du médicament.

• *Des capacités d'élimination* des médicaments. La plupart des médicaments sont éliminés par voie rénale : toute insuffisance rénale va ralentir l'élimination du médicament qui peut ainsi devenir toxique.

• *De l'âge du malade :* en dehors de la période post-natale, où les organes ne sont pas encore bien fonctionnels, l'enfant doit, proportionellement au poids, recevoir une dose plus forte que l'adulte. A l'opposé le sujet âgé métabolise et élimine moins vite que le sujet jeune et doit recevoir des doses plus faibles, d'autant qu'il est souvent plus sensible au médicament.

• *Du sexe :* en dehors d'un poids plus faible, les femmes ont un tissu adipeux plus important que l'homme et ce tissu va fixer une certaine quantité de médicament ; il en est de même de l'obèse.

On voit donc que la détermination d'une dose optimale doit prendre en compte de nombreux facteurs et qu'il n'existe pas de « posologie standard ».

LE NOMBRE DE PRISES MÉDICAMENTEUSES

Elles vont bien entendu dépendre de l'effet que l'on veut obtenir ! Un hypnotique se prendra le soir, un antiangineux immédiat, au moment de la crise.

Mais, supposons que nous voulions une action continue sur l'ensemble de la journée. Nous devrons prendre le médicament de façon à ce que ses concentrations plasmatiques, donc son activité, ne varient pas trop sur l'ensemble de la journée. L'idéal serait la perfusion intraveineuse continue du médicament pendant toute la journée, c'est une contrainte réservée au traitement des états graves et pendant une courte durée. C'est aussi ce que réalisent les « patchs transdermiques » qui diffusent à travers la peau le produit en continu, il en est de même des « implants » sous-cutanés.

Dans les autres cas, le nombre d'administrations dépendra de la vitesse d'élimination du produit, qui se mesure nous l'avons vu par la demi-vie.

• Pour les produits à demi-vie longue (24 ou 48 heures) une seule administration par jour est nécessaire.

• Pour les produits à demi-vie moyenne (6 à 8 heures) trois prises par jour sont nécessaires

• Pour les produits à demi-vie courte (1 à 3 heures) soit il faut les administrer en perfusion, soit s'accommoder de fortes variations en donnant le produit 3 fois par jour (pénicillines), soit élaborer des « formes retard ».

LES HORAIRES DE PRISE MÉDICAMENTEUSE

Le problème se complique depuis que l'on a montré que l'action des médicaments sur un organisme varie en fonction de l'heure de la journée. Les organismes vivants présentent en effet des « rythmes circadiens » ; cela signifie que les diverses fonctions varient au cours de la journée. C'est ainsi que la tension artérielle peut présenter deux maximums dans la journée, vers midi et en fin d'après-midi, il en est de même des sécrétions hormonales. De ce fait, l'action d'une dose identique de médicament produit des effets différents selon l'heure d'administration. C'est pourquoi par exemple on prescrit les deux tiers de la dose d'hydrocortisone le matin et seulement un tiers le soir ; il en est de même des antihistaminiques et de nombreux produits cardio-vasculaires. En revanche, la réactivité bronchique est maximale la nuit et c'est l'une des raisons de la prédominance des crises d'asthme la nuit.

Certains organes ont des rythmes plus rapides, l'exemple en est la sécrétion des *releasing factors* hypophysaires qui sont sécrétés toutes les 20 minutes. Si l'on veut reproduire cette stimulation, il faut reproduire ce rythme, par exemple lorsque l'on procède à une induction de l'ovulation. On se sert dans ce cas de « pompes rythmiques » qui injectent le produit à intervalles de temps déterminés.

LA DURÉE OPTIMALE DES TRAITEMENTS

Il est des cas où cette durée est facile à déterminer :

• Lorsque le traitement est destiné à pallier une fonction déficiente de façon définitive : le traitement doit être de durée indéfinie, c'est par exemple le traitement du diabète, de l'insuffisance surrénale.

• A l'inverse lorsque le traitement est purement symptomatique « de confort », le traitement peut être diminué puis arrêté lorsque le symptôme a disparu : antalgiques, antitussifs.

Dans d'autres cas le traitement peut être arrêté :

• En cas d'infection, lorsque les signes cliniques ont disparu et que le germe ne peut plus être retrouvé.

• Dans beaucoup d'autres cas, c'est l'expérience ou des essais cliniques antérieurs qui peuvent déterminer la date d'arrêt du traitement.

L'OBSERVANCE THÉRAPEUTIQUE

L'observance thérapeutique est le degré de concordance entre ce que fait le malade et ce qui lui a été prescrit. Une étude récente a montré que seulement 15 % des malades suivaient strictement le traitement qui leur avait été prescrit.

Selon la SOFRES, en médecine de ville, l'observance est de l'ordre de 60 %. Habituellement les malades réduisent les posologies, les durées de traitement

LES CAS PARTICULIERS

L'enfant

La prise d'un médicament par un enfant, surtout s'il s'agit d'un nouveau-né, est un acte délicat où la moindre erreur peut être catastrophique. L'enfant est un organisme en croissance, et il faut adapter les doses par rapport à celle-ci. On exprime en général les posologies en fonction du poids de l'enfant ; cela est plus précis que la posologie par âge, qui ne tient pas compte des constitutions très différentes entre enfants.

Les organes de l'enfant sont d'autant plus fragiles qu'ils sont en phase de croissance :

• *Le système nerveux de l'enfant* est particulièrement sensible d'où le risque de convulsions avec l'atropine, le camphre, la théophylline ; d'où le risque de dépression respiratoire avec la morphine et la codéine ; d'où le risque du phénobarbital sur le développement intellectuel.

• *L'oreille interne* siège de l'audition est aussi fragile chez le nourrisson, d'où le risque de surdité avec tous les produits ototoxiques : antibiotiques tels la streptomycine ou la gentamicine.

• *L'émail dentaire* peut être altéré et coloré en jaune par les cyclines antibiotiques.

• *L'os* se développe pendant toute la croissance et celle-ci peut être perturbée par la prescription d'anti-inflammatoires stéroïdiens, d'hormones sexuelles.

La présentation des médicaments destinés à l'enfant est en général différente de celle destinée à l'adulte. Cela permet d'éviter les erreurs, et de faciliter l'administration. Les formes sirop et suppositoire, sont les plus utilisées. Le « goût » de la forme galénique doit être adapté au goût de l'enfant, souvent très différent de celui de l'adulte. On peut souvent mélanger le médicament à la nourriture pour faciliter la prise.

La femme enceinte ou allaitant

Durant la grossesse, la femme et le fœtus sont solidaires et tout médicament administré à la mère peut avoir des répercussions immédiates ou lointaines chez l'enfant. Du stade de la grossesse, au cours duquel le médicament est administré, va dépendre le type de toxicité fœtale observé.

Chez la femme enceinte, la distribution des médicaments est très modifiée du fait de l'augmentation des volumes hydriques. Chez le fœtus les médicaments ne sont presque pas métabolisés, du fait de l'immaturation hépatique, et auront donc tendance à s'accumuler.

Les sédatifs et les benzodiazépines peuvent être responsables de dépression respiratoire chez l'enfant lors de la naissance.

L'aspirine, par son action sur la coagulation, peut entraîner des hémorragies placentaires.

Certains dérivés de la vitamine A peuvent entraîner des malformations fœtales et ne doivent être prescrits que si une contraception efficace a été instituée.

Il est impossible d'énumérer tous les produits contre-indiqués chez la femme enceinte ou allaitant, mais nous l'avons fait dans le dictionnaire, à propos de chacun des médicaments. Signalons cependant les médicaments contre-indiqués dans les principales classes thérapeutiques :

ANTIBIOTIQUES	*Tétracyclines, Bactrim, quinolones*
ANTIVIRAUX	*Vidarabine, ganciclovir*
ANTIFONGIQUES	*Fluconazole, griséofulvine, kétoconazole*
ANTIHYPERTENSEURS	*Inhibiteurs de l'enzyme de conversion, diurétiques*
ANTICOAGULANTS	*Antivitamines K*
ANTIÉPILEPTIQUES	*Hydantoïnes, valproate de sodium, carbamazépine*
ANTIDIABÉTIQUES	*Sulfamides antidiabétiques*
ANTINAUSÉEUX	*Marzine®, Dramamine®, Mercalm®, Nautamine®*
ANTALGIQUES	*Antalgiques morphiniques*
ANTIACNÉIQUES	*Acide rétinoïque et ses dérivés*
ANTITHYROÏDIENS	*Propylthiouracile, Phénylthiouracile*
VACCINATIONS	*Vaccins vivants : polio oral, rubéole, fièvre jaune, oreillons*

Le sportif

Il ne faut pas conseiller chez les sportifs, la prise de psychostimulants, d'hormones, de certains produits cardio-vasculaires et c'est la raison pour laquelle a été institué le « contrôle antidopage ». Les techniques de ce contrôle permettent de mettre en évidence certains produits dont il faut s'abstenir chez le sportif quelle que soit la voie d'administration. Doivent être proscrits :

- Les amphétamines et autres excitants, certains bronchodilatateurs
- Les stupéfiants antidouleurs et autres analgésiques
- La cortisone et les corticoïdes
- La testostérone et autres anabolisants
- Les hormones peptidiques
- Les diurétiques
- Les bêtabloquants
- Les anesthésiques locaux

Le sujet âgé

Les personnes âgées, qui représentent 15 % de la population, consomment 30 % des médicaments et représentent 30 % des accidents médicamenteux.

La plupart des études montrent que le sujet âgé est plus sensible aux médicaments que le sujet jeune sans doute par une modification de la réactivité des récepteurs, mais aussi par une diminution de la fonction rénale, qui semble essentielle.

Il apparaît donc, que l'on doive être très prudent dans la prescription chez la personne âgée, et surtout pour éviter les associations médicamenteuses.

Des enquêtes ont montré que les médicaments les plus fréquemment incriminés dans les accidents médicamenteux chez le sujet âgé, sont les antibiotiques, les produits cardio-vasculaires, les antihypertenseurs, les diurétiques, les anti-inflammatoires, les psychotropes, les anticoagulants.

A l'origine de ces accidents, on relève essentiellement la mauvaise observance du traitement par le malade qui modifie son traitement ou associe plusieurs médicaments.

L'insuffisant rénal ou hépatique

Le foie, étant l'organe essentiel de la métabolisation des médicaments et le rein, l'organe d'élimination, on conçoit que la déficience de l'un ou de l'autre, puisse modifier l'activité et la toxicité des médicaments.

Dans l'insuffisance hépatique aiguë il faut en principe s'abstenir de tout médicament. Dans les « jaunisses » il faut éviter les médicaments éliminés par le foie. En revanche le métabolisme des médicaments n'est que modérément modifié dans les cirrhoses.

Au contraire, l'altération de la fonction rénale doit, en fonction de sa gravité, faire modifier la posologie de certains médicaments : antibiotiques, antihypertenseurs, analgésiques, etc.

5. LES EFFETS INDÉSIRABLES DES MÉDICAMENTS

Tous les médicaments efficaces présentent, malheureusement, des effets secondaires ou indésirables. On appelle effets indésirables des symptômes inattendus, en général gênants, qui peuvent apparaître lorsque le médicament a été pris à dose normale. Certains sont bénins, d'autres relativement sévères, imposant l'arrêt du traitement, d'autres enfin peuvent être très graves, parfois mortels.

Comme nous l'avons vu, la fréquence des effets indésirables pour un même médicament est très variable, elle dépend :

- du malade lui-même, de son psychisme, de son âge, de ses habitudes ;
- des autres médicaments pris conjointement ;
- de la maladie traitée.

Sur l'ensemble d'une population de malades de ville, toutes thérapeutiques confondues, on estime que :

- les effets secondaires légers existent chez 35 % des malades traités ;
- les effets secondaires moyens, imposant une modification du traitement, existent dans 8 à 10 % des cas ;
- quant aux effets secondaires graves, ils sont inférieurs à 1 %.

LES DIFFÉRENTS TYPES D'EFFETS INDÉSIRABLES

On peut dire que tous les symptômes observés au cours des maladies peuvent être reproduits par la prise de médicaments.

Effets indésirables généraux

Le choc anaphylactique est une insuffisance circulatoire aiguë, avec effondrement de la pression artérielle, troubles respiratoires, convulsions ou coma, grave, s'il n'est pas traité immédiatement. Cet accident est imprévisible, mais on ne l'observe en général que lors d'une seconde administration du médicament.

Les principaux médicaments responsables sont les produits de contraste iodés utilisés en radiologie, l'aspirine, les pénicillines, les enzymes et les vaccins.

Effets indésirables neuropsychiques

Les effets neuropsychiques sont parmi les plus banaux, ils sont en général bénins et réversibles à l'arrêt du médicament ou à la diminution des doses.

- *La somnolence diurne et les troubles de la vigilance* peuvent gêner l'activité quotidienne et particulièrement rendre dangereuse la conduite des véhicules. Ces troubles s'observent particulièrement à la suite de la prescription de neuroleptiques, d'antidépresseurs, d'anxiolytiques, de sédatifs, de barbituriques, d'analgésiques centraux, d'antihistaminiques H1, etc.
- *Un syndrome extrapyramidal* se traduit par une rigidité entraînant une gêne aux mouvements et à la parole, un tremblement et parfois *des dyskinésies bucco-linguales,* avec des mouvements incontrôlés de la langue, de la bouche et des yeux. Les principaux médicaments responsables sont les neuroleptiques. Ces dérivés peuvent également entraîner un *syndrome malin des neuroleptiques* où, chez un patient présentant un syndrome extrapyramidal intense, apparaissent des troubles végétatifs : pâleur, troubles de la déglutition, troubles respiratoires, fièvre puis coma. La mort survient en quelques heures.
- *Des troubles oculaires, des troubles de la vision des couleurs* peuvent apparaître avec certains antituberculeux.
- *Les neuropathies périphériques* réalisent des paralysies des membres, surtout inférieurs. Les médicaments le plus souvent responsables sont les anticancéreux, l'isoniazide, l'amiodarone, les sels d'or, l'almitrine, le disulfirame, utilisé dans la désintoxication alcoolique.
- *Des délires, des hallucinations* peuvent survenir à la suite d'un traitement par les substances anticholinergiques.
- *Des hémorragies cérébro-méningées* peuvent être entraînées par un traitement anticoagulant.

Effets indésirables cutanés

Les manifestations cutanées sont les plus fréquents des effets indésirables des médicaments. Elles représentent 5 % des hospitalisations en dermatologie.

• *L'urticaire* est une éruption faite de « boutons » rouges avec œdème et prurit, durant de quelques minutes à quelques jours. Les médicaments sont responsables de 5 à 10 % des urticaires. Les principaux médicaments responsables sont : les produits de contraste iodés, les vaccins, les anesthésiques locaux, les sulfamides, les barbituriques.

• *Les éruptions érythémateuses maculopapuleuses,* sont faites de petites taches rouges, prurigineuses durant une dizaine de jours. Les médicaments les plus souvent incriminés, sont les sels d'or utilisés en rhumatologie, les pénicillines orales, les sulfamides, les inhibiteurs de l'enzyme de conversion, les anti-inflammatoires non stéroïdiens.

• *Les érythrodermies* sont des éruptions rouges atteignant l'ensemble de la peau. La peau est œdématiée, suintante et prurigineuse. Il s'agit d'un tableau grave nécessitant l'hospitalisation. Les médicaments responsables sont les sulfamides, les sels d'or, certains antiépileptiques, la pénicilline.

• *Les accidents de photosensibilisation* sont des « coups de soleil », à la suite d'une exposition modérée à la lumière, siégeant sur les parties du corps exposées : visage, mains. Les médicaments responsables sont : la cordarone, les tétracyclines, les phénothiazines, les sulfamides, les quinolones, les diurétiques thiazidiques.

• *Les éruptions bulleuses* sont constituées de soulèvements de l'épiderme remplis de liquide (comme des « ampoules »), qui peuvent être très localisées ou couvrir l'ensemble de la peau comme une brulûre étendue dans le syndrome de Lyell. Les médicaments le plus souvent responsables sont les sulfamides, les antiépileptiques, les pénicillines, les anti-inflammatoires non stéroïdiens.

Effets indésirables digestifs

• *Des ulcères gastro-duodénaux, des hémorragies digestives* peuvent être en relation avec la prise d'aspirine, d'anti-inflammatoires, d'anticoagulants.

• *La constipation* est de constatation banale, après la prise de neuroleptiques, d'antidépresseurs, d'analgésiques centraux, de certains antihypertenseurs.

• *La diarrhée* peut succéder à la prise de colchicine, de certains antibiotiques réalisant dans sa forme majeure *la colite mucomembraneuse.*

Effets indésirables hépatiques

La plupart des médicaments étant métabolisés par le foie, on comprend la fréquence des atteintes hépatiques d'origine médicamenteuse. Leur gravité est variable puisque l'on peut observer :

• *Une simple altération des fonctions hépatiques* avec élévation des enzymes hépatiques.

• *Une hépatite aiguë* avec ictère. Plus d'une centaine de médicaments ont pu être rendus responsables d'hépatites.

• *Un ictère de type rétentionnel* a pu être observé après traitement par les androgènes ou les phénothiazines.

• *Une cirrhose hépatique.*

Effets indésirables respiratoires

• *Une toux sèche* peut être causée par les inhibiteurs de l'enzyme de conversion.

• *Une crise d'asthme* peut suivre l'administration de bêtabloquants, d'aspirine ou d'anti-inflammatoires.

• *Une pneumopathie « interstitielle »* réalise un tableau de pneumonie entraîné par la prise de sulfamides, d'amiodarone, de furadoïne, de méthotrexate.

Effets indésirables rénaux

Les effets indésirables rénaux risquent de survenir lors de traitements prolongés, à doses trop fortes particulièrement chez les patients présentant déja une déficience rénale ou chez le sujet âgé et déshydraté.

• *Une insuffisance rénale aiguë* peut apparaître à la suite d'un traitement par antibiotiques de la classe des aminosides : kanamycine, gentamycine, amikacine, streptomycine et de certaines céphalosporines : céporine, céfalotine et des sulfamides. Récemment a été signalé le rôle possible de la glafénine.

• *Une insuffisance rénale chronique* a été signalée à la suite d'un traitement par analgésiques : phénacétine en particulier.

• *Une fibrose rétropéritonéale* avec insuffisance rénale aiguë, peut succéder à la prise continue de méthysergide, un antimigraineux.

• *Une lithiase rénale* peut être en relation avec la prise de calcium et de vitamine D en quantité trop importante. Des médicaments peuvent aussi précipiter sous forme de calculs rénaux.

• *Des troubles urétro-prostatiques* peuvent s'agraver lors de la prise de psychotropes ou d'antihistaminiques anticholinergiques.

Effets indésirables sanguins

Ces effets indésirables sont difficiles à déceler et pourtant certains sont d'une haute gravité.

• *Une thrombopénie* ou baisse des plaquettes sanguines peut entraîner des saignements, des ecchymoses.

• *Une anémie hémolytique* peut être due à la prise de certains antidiabétiques, de quinine, d'anti-inflammatoires non stéroïdiens.

• *L'agranulocytose* est la disparition des polynucléaires neutrophiles, qui peut favoriser l'apparition d'infections diverses. A l'origine des agranulocytoses, on a incriminé la prise d'antalgiques : pyrazolés, d'antithyroïdiens de synthèse, de certains antibiotiques.

• *L'aplasie médullaire* est la disparition de toutes les cellules figurées du sang, elle peut être la conséquence de l'administration de phénylbutazone, de sels d'or, de chloramphénicol, etc.

Effets indésirables cardio-vasculaires

• *Une hypertension artérielle* peut être favorisée par la ciclosporine, l'érythropoiétine, les estroprogestatifs, les sympathomimétiques, etc.

• *Une hypotension orthostatique* s'observe après la prise d'antidépresseurs, de certains alphabloquants.

• *Des troubles du rythme cardiaque* peuvent être causés par la prise de certains antiarythmisants, de digitaliques, d'amiodarone, de bépridil, de sotalol, de certains antibiotiques, etc.

Effets indésirables endocriniens

• *Le syndrome aménorrhée galactorrhée* se caractérise par la disparition des règles et l'apparition d'une sécrétion mammaire ; cette anomalie est due à une hypersécrétion de prolactine entraînée par les neuroleptiques dopaminergiques tel que le sulpiride.

• *Des troubles thyroïdiens* peuvent apparaître avec l'amiodarone, le lithium etc.

• *L'impuissance et la diminution de la libido* sont souvent rapportées lors de traitements par les psychotropes et par certains antihypertenseurs.

Effets indésirables immunologiques

L'administration prolongée de certains médicaments peut entraîner des modifications de l'équilibre immunologique. C'est ainsi que l'on a constaté l'apparition d'anticorps antinucléaires après la prise d'alpha-méthyldopa ou de certains bêtabloquants.

LES MÉDICAMENTS ET LES EFFETS INDÉSIRABLES

Cette longue énumération d'effets indésirables doit conduire le malade à ne prendre de médicaments que lorsqu'ils sont justifiés par un état pathologique sérieux, et, par un bon usage de ceux-ci, à réduire au minimum leur nombre. Il n'en reste pas moins que tout médicament actif peut entraîner des effets secondaires, mais si le produit a été mis sur le marché, c'est qu'au vu des études réalisées le bénéfice pour le malade l'emportait sur les risques.

LES MOYENS DE DÉTECTION : LA PHARMACOVIGILANCE

L'objet de la pharmacovigilance est la surveillance des médicaments après leur mise sur le marché. Son domaine, sa préoccupation unique est la sécurité d'emploi des médicaments dans l'intérêt des malades.

Le rôle des structures de pharmacovigilance est de détecter le plus rapidement possible les effets inattendus ou toxiques des médicaments pris à doses normales, de les valider et d'essayer de comprendre leur mécanisme de survenue.

Le Centre national de pharmacovigilance a été créé en 1973. En 1979, 15 centres de pharmacovigilance sont reconnus officiellement (ils sont actuellement 28). On leur confie également une mission de toxicovigilance, c'est-à-dire la surveillance des effets des médicaments pris à doses toxiques. En 1982 est créée une Commission nationale de pharmacovigilance de 32 membres qui coordonne l'activité de ces centres ; un Comité technique de pharmacovigilance collecte toutes les données sur le plan national.

Justification de la pharmacovigilance

Malgré les importantes études réalisées pour la demande d'autorisation de mise sur le marché, il est reconnu que l'on ne peut connaître tous les effets bénéfiques et secondaires d'un médicament avant plusieurs années d'utilisation en médecine de ville.

• LIMITES DES DONNÉES EXPÉRIMENTALES

Les essais de toxicité réalisés chez l'animal ont un degré de « prédictivité » très limité, comme nous l'avons vu :

- Les réponses à l'administration d'un médicament sont très différentes chez l'animal et chez l'homme.
- Le métabolisme des médicaments est très différent entre les espèces.
- Certaines manifestations, en raison de leur caractère subjectif (maux de tête, anxiété, prurit, etc.) ne peuvent être mis en évidence chez l'animal.
- Il est très difficile de réaliser chez l'animal un environnement et des habitudes semblables à celles de l'homme : nourriture, conduite automobile, langage, etc.

• LIMITES DES ESSAIS CLINIQUES

Les informations apportées par les études thérapeutiques, si elles sont indispensables, sont cependant limitées :

- Le nombre des malades traités est insuffisant pour observer un effet secondaire dont la fréquence est inférieure à 1/1000, et encore dans ce cas, l'effet n'ayant été observé qu'une fois, il peut passer inaperçu.
- Les études sont souvent réalisées en milieu hospitalier, où on minimise certains facteurs favorisant les effets secondaires : médicaments associés, irrégularité des prises, alcool, etc.
- Les études ont souvent négligé certaines tranches de la population : sujets âgés, diabétiques, alcooliques, etc.
- La durée des études est nécessairement limitée à quelques mois, et certains effets peuvent mettre plusieurs années à apparaître.

C'est donc pendant toute la vie du médicament que doivent être recueillies les informations concernant sa tolérance, les interactions médicamenteuses, les conséquences de surdosages volontaires ou accidentels.

Les méthodes de recueil des informations

La prise en compte et les décisions qui découlent de la connaissance d'effets secondaires nouveaux entraînés par un médicament impose une collecte et une analyse des informations. Comment ces informations peuvent-elles être connues, lorsqu'un médicament est commercialisé ?

• LE SIGNALEMENT SPONTANÉ

Des décrets datant de 1984, font obligation à « tout médecin, chirurgien-dentiste, sage-femme de déclarer, au centre régional de pharmacovigilance, les effets inattendus ou toxiques qu'il pense devoir être dus aux médicaments qu'il a prescrits ». Pour faire cette déclaration les médecins disposent de fiches « vertes » standardisées. Les mêmes décrets imposent aux laboratoires de déclarer tous les effets inattendus dont ils ont eu connaissance et concernant les médicaments qu'ils commercialisent.

C'est ainsi que le médecin qui constate chez un de ses patients traité un effet secondaire soit banal, mais non signalé par le laboratoire, soit grave connu ou non connu, doit le signaler au centre régional de pharmacovigilance, qui renvoie au médecin un questionnaire, ou vient faire une enquête sur place afin de préciser le type de malade, la dose utilisée, les conditions de survenue et l'évolution de l'effet constaté.

Cet effet enregistré, il reste à déterminer ce que l'on appelle l'« imputabilité ». En effet une manifestation clinique, quelle qu'elle soit, peut apparaître spontanément, elle peut être en relation avec la maladie, surtout elle peut être due à d'autres médicaments souvent associés. On attribue à l'effet secondaire un indice de gravité et un indice d'imputabilité et cet effet est enregistré dans une « banque centrale », où on le confronte avec d'autres effets semblables, obtenus avec le même médicament, et avec les données de la littérature médicale mondiale.

Cette méthode de « notification spontanée » est indispensable et simple, mais elle présente l'inconvénient majeur de ne pouvoir quantifier le phénomène observé : avec quelle fréquence survient-il chez les patients recevant le médicament ? On tente d'y arriver en comparant, le nombre d'effets indésirables notifiés avec un médicament, pendant un intervalle de temps, et le nombre de patients traités avec ce médicament pendant la même période de temps.

• LES ÉTUDES DE REGISTRES

Un registre représente l'inscription de tous les cas d'une affection précise survenant dans une région déterminée. C'est ainsi qu'existent des registres sur les malformations congénitales, sur les cancers. A partir de ces registres on peut voir une variation de ces pathologies, et mettre cette variation en relation avec la prise d'un médicament. C'est par exemple l'apparition d'un nombre important de « phocolmélie » (anomalies des membres chez le nouveau-né), qui a fait découvrir la prise de thalidomide par les mères.

• LE SUIVI DE « COHORTES »

Une cohorte est « un groupe de malades bien définis, recevant un médicament, et chez lesquels on observe, au moyen d'examens répétés, l'apparition d'effets secondaires définis ou non à l'avance ». Il peut y avoir une « cohorte témoin » recevant un autre médicament.

La différence, avec les essais thérapeutiques, est la taille de l'échantillon nécessaire, qui dépend bien entendu de la fréquence de l'effet secondaire que l'on veut objectiver. Il faut 3 000 patients pour observer 1 seul cas d'un effet secondaire dont la fréquence est de 1 pour 1 000, et si, pour éliminer une apparition due au hasard, nous désirons en observer 5 cas, il faudra 15 000 malades. Disons qu'en moyenne les cohortes sont de 10 à 20 000 patients traités.

• LES « CASE CONTROL STUDY »

Dans ces études, on part d'un groupe de sujets présentant un effet indésirable supposé dû à un médicament. On constitue un groupe de sujets, dont on est sûr qu'ils ne présentent pas l'effet secondaire. Et l'on compare dans les deux populations la fréquence de prise du médicament incriminé. C'est ainsi que l'on a mis en évidence la plus grande fréquence des accidents thrombo-emboliques chez les femmes de plus de 45 ans prenant « la pilule » surtout si elles étaient fumeuses.

Les conséquences de la pharmacovigilance

Si un effet secondaire important est signalé et que cet effet est certainement en relation avec la prise du médicament, la Commission de pharmacovigilance peut prendre un certain nombre de décisions en accord avec le laboratoire :

- Modification du texte figurant dans les dictionnaires de médicaments destinés aux médecins.
- Restrictions d'emploi du médicament en durée (pas plus de 5 jours par exemple), en fonction de l'âge, du sexe, de l'état physiologique (femme enceinte) ou réservé à certaines maladies.
- Changement de liste de médicament : passage de la liste 2 à la liste 1 ou à la liste des stupéfiants.
- Prescription uniquement faite par des spécialistes.
- Changement de dosage, ou changement du nombre d'unités remises au malades (hypnotiques).
- Retrait temporaire ou définitif du marché.

Depuis une dizaine d'années six produits ont été retirés du marché pour effets secondaires importants, certains de ces retraits ayant été effectués plus de 10 ans après la commercialisation du produit (PHÉNYLBUTAZONE, GLIFANAN).

LES MOYENS DE PRÉVENTION À LA PORTÉE DU MALADE

Si la prise d'un médicament comporte toujours un risque, ce risque étant d'autant plus grand que le médicament est efficace, il est possible pour le patient de diminuer ce risque, moyennant un certain nombre de règles faciles à appliquer. Il faut :

- Signaler au médecin tout effet indésirable antérieur observé avec des médicaments de la même classe thérapeutique.
- Signaler au médecin toute véritable « allergie » à un médicament déterminé. « Je suis allergique à tous les antibiotiques » est une erreur, par contre « j'ai fait une réaction allergique à la pénicilline » doit être pris en considération.
- Signaler au médecin toute maladie génétique ou héréditaire connue, et toute affection des reins, du foie et du cœur, etc.
- Signaler au médecin tous les médicaments pris, même si l'on pense qu'il ne s'agit pas de médicaments : contraception orale, aspirine, tisane laxative, vitamines, calcium, etc.
- Toute « automédication » doit être arrêtée pendant la durée du traitement médical.
- Il ne faut pas suivre simultanément deux traitements donnés par deux médecins qui ne se sont pas concertés.

• Il est impératif de prendre le médicament à la dose et aux heures indiquées. Chez les enfants et chez les sujets âgés il est conseillé de leur faire prendre leurs médicaments.

• Si l'on a oublié une prise un jour, ne pas se « rattraper » le lendemain en prenant la dose double.

• Ne pas prendre un médicament qui a été donné « à la voisine » ou qui a été prescrit à soi-même depuis plus de trois mois.

• Ne pas prendre de médicaments au-delà de leur date de péremption surtout s'ils ont été mal conservés (chaleur).

6. LA PHARMACODÉPENDANCE ET LA TOXICOMANIE

La pharmacodépendance est « un état psychique et quelquefois physique résultant de la prise d'un médicament et se caractérisant par des modifications du comportement et par d'autres manifestations qui comprennent toujours une pulsion à prendre le médicament de façon continue et périodique afin de retrouver ses effets psychiques et quelquefois d'éviter le malaise de la privation » (OMS).

La pharmacodépendance implique d'abord une dépendance psychique, c'est-à-dire une compulsion à prendre le médicament de façon périodique ou continue, pour en ressentir du plaisir ou annuler une tension.

L'usage abusif de certains médicaments amène parfois une dépendance physique. Celle-ci correspond à une exigence de l'organisme nécessitant, pour conserver son éventuel équilibre, l'apport régulier d'une substance exogène. Cette dépendance est objectivée par les symptômes physiques et psychiques survenant lors du « syndrome de sevrage ». Une dépendance physique à certaines substances peut s'accompagner de dépendances à d'autres molécules qui peuvent être substituées aux premières pour supprimer les symptômes de sevrage. C'est par exemple le cas de la *méthadone* vis-à-vis des opiacés.

La tolérance représente un état de l'organisme, déterminé par la répétition de l'administration du médicament et dans lequel les effets pharmacologiques de celui-ci paraissent diminués. D'où la tendance pour retrouver le même effet d'augmenter les doses.

Même mis en contact avec la « drogue » tout le monde ne devient pas pharmacodépendant : il existe un « profil toxicomaniaque », fait de faiblesse du moi avec troubles de l'identification, de dépression avec dévalorisation, d'impulsivité latente ou manifeste.

Dépendance de type morphinique

Elle se caractérise par une forte *dépendance psychique*, le sujet ressent euphorie, sensation d'échapper aux agressions extérieures, somnolence et rêverie tranquille, exaltation de l'imagination.

La tolérance est importante, le sujet augmentant les doses pour obtenir le même effet. Cette tolérance peut être considérable puisque certains sujets tolèrent des doses de 2 à 4 grammes par jour alors que 60 mg peuvent causer une dépression respiratoire chez un sujet non tolérant.

La dépendance physique se manifeste lors de l'arrêt de la drogue constituant le syndrome de sevrage. Il se caractérise par l'apparition 8 à 12 heures après la dernière dose :

- De signes nerveux : anxiété, agitation, insomnie.
- De douleurs musculaires et articulaires.
- D'une hypertension avec tachycardie et accélération de la respiration.
- De nausées, de vomissements, de diarrhée.
- De bouffées de chaleur avec frissons.
- D'une dilatation pupillaire, d'un larmoiement, etc.

Il faut savoir distinguer ce véritable syndrome de sevrage des manifestations « quasi hystériques » du sujet qui réclame sa drogue à tout prix.

Les syndromes de sevrage sont observés avec les morphiniques et leurs dérivés y compris la méthadone.

Le syndrome de sevrage aux morphiniques semble dû à une augmentation de l'activité des récepteurs adrénergiques cérébraux expliquant l'activité des inhibiteurs adrénergiques dans les syndromes de sevrage.

Dépendance de type cocaïne

La cocaïne engendre une dépendance psychique très importante avec euphorie, stimulation intellectuelle, logorrhée, confiance en soi, sociabilité et à fortes doses agitation.

Par contre il n'existe pas de phénomènes de tolérance ni de dépendance physique.

Dépendance de type hallucinogène

Les drogues engendrant cette dépendance sont le LSD, la psilocybine, la mescaline. La dépendance psychique est liée à la recherche de modifications des perceptions sensorielles et d'hallucinations visuelles ou auditives.

La dépendance physique est très variable mais généralement modérée sans syndrome de sevrage.

Dépendance de type cannabis

La dépendance psychique est variable suivant les individus.

Il existe incontestablement une tolérance lors de l'usage fréquent et régulier de préparations à fortes doses.

La dépendance physique se traduit par un syndrome d'abstinence avec irritabilité, agitation, anxiété, anorexie, tremblements.

Dépendance de type amphétamine

La dépendance psychique est très importante caractérisée par une excitation mentale très importante, une perte du contrôle émotionnel, des activités non productives, des troubles du comportement pouvant aller jusqu'à la psychose paranoïde.

La tolérance est très marquée mais la dépendance physique en général faible.

Dépendance de type barbiturique

Ce groupe comprend les barbituriques, des hypnotiques non barbituriques.

La dépendance psychique est moyenne : les sujets recherchent non l'effet hypnotique mais un effet de stimulation et un effet désinhibiteur. Parfois peut apparaître une « ivresse barbiturique » avec incoordination motrice, ataxie.

Le degré de tolérance est limité : les sujets n'augmentent pas les doses au-dessus de 10 fois la dose normale.

La dépendance physique est très forte et le syndrome de sevrage très marqué et sévère :

- Anxiété, insomnie, agitation.
- Tremblements, secousses musculaires, convulsions, crises d'épilepsie.
- Confusion, hallucinations visuelles et auditives.

Ces manifestations régressent en une semaine.

Dépendance de type benzodiazépine

La dépendance psychique est modérée sur les sujets qui recherchent un effet d'euphorie, une ivresse, et un effet désinhibiteur d'où la possibilité d'association avec l'alcool.

La dépendance physique apparaît au cours des traitements prolongés par les benzodiazépines en général plus de six mois. Les signes de sevrage apparaissent quelques jours après l'arrêt du traitement :

- Réapparition de l'anxiété, insomnie, anorexie, céphalées, nausées, sudation.
- Modification des perceptions sensorielles visuelles ou auditives, hypersensibilité au bruit et à la lumière.
- Peuvent apparaître un syndrome confusionnel ou des crises convulsives généralisées.

Prévention des dépendances

Les conséquences dramatiques des dépendances qui peuvent atteindre l'individu dans sa vie affective et sociale imposent des décisions à différents niveaux.

La prévention primaire englobe l'information et l'éducation des sujets qui n'ont pas encore été en contact avec la drogue. C'est ce que font les campagnes d'information presse et télévision. Mais le rôle du médecin est essentiel en ce qui concerne les dépendances iatrogènes en particulier aux benzodiazépines.

Le sevrage de la dépendance aux opiacés nécessite une surveillance en milieu hospitalier par une équipe soignante compétente. La cure de sevrage impose un contrat entre le patient et la structure soignante comportant un isolement et une durée minimale d'hospitalisation. Le syndrome de sevrage peut être minoré par certains médicaments, comme la clonidine, rendant très tolérable l'arrêt de la drogue.

Il est à noter que l'usage de la méthadone ne réalise pas un sevrage mais une « substitution » d'une drogue à une autre. La méthadone a l'énorme avantage d'être active par voie orale, évitant le risque de transmission des hépatites et du sida, et d'échapper aux circuits clandestins de fourniture de drogue, ce qui permet aux toxicomanes d'être mieux intégrés socialement.

7. LA TOXICITÉ DES MÉDICAMENTS

Comme nous l'avons plusieurs fois répété, la toxicité des médicaments est la rançon de leur efficacité. Si le médicament est pris à une dose supérieure à celle préconisée, les conséquences de cette prise sont du domaine de la toxicologie. Cela différencie les *effets toxiques* des *effets indésirables* qui apparaissent à la suite de doses « normales » du produit.

Les intoxications par médicaments et produits ménagers peuvent être accidentelles ou volontaires en cas de suicide.

L'importance numérique des intoxications est considérable puisque, aux États-Unis en 1986, 1 098 894 cas ont été rapportés à l'Association américaine des centres antipoison et celle-ci estime que si tous les cas étaient rapportés c'est environ 5 millions d'Américains soit 2 % de la population américaine qui seraient concernés. La plupart de ces intoxications sont accidentelles (90 %) et parmi celles-ci les enfants de moins de 6 ans représentent 63 % des cas.

Conséquences d'un surdosage

Toute intoxication médicamenteuse nécessite une hospitalisation. Le diagnostic est souvent incertain, car on ne peut jamais être sûr de la nature et de la quantité des médicaments absorbés.

Il est important de savoir les noms des médicaments absorbés et les doses qui ont été prises, on peut souvent s'aider des tubes et flacons retrouvés sur place. Il faut faire préciser l'horaire de la prise et les signes qui ont pu lui succéder : vomissements, convulsions, etc. Les antécédents du patient sont également importants : suicide antérieur, maladies intercurrentes, etc. Y a t-il eu prise simultanée d'alcool ?

Certains tableaux cliniques peuvent être évocateurs, dans d'autres cas le patient présente un coma ou un arrêt cardio-respiratoire et le diagnostic d'intoxication est beaucoup plus difficile à poser. De toute façon le premier traitement est un traitement symptomatique d'urgence, quant au traitement étiologique de l'intoxication il sera entrepris lorsque l'état du malade se sera amélioré.

Conduite à tenir en présence d'une intoxication

Après appel du médecin ou mieux du SAMU, le patient doit être allongé si possible sur un plan dur ou sur le sol, la tête basse, tournée sur le côté de façon à éviter l'inhalation de possibles vomissements. Il faut faciliter la respiration et dégager la bouche des mucosités qui peuvent l'encombrer. Si le malade vomit, il faut faciliter les vomissements qui contribuent à éliminer le toxique.

Lors de son arrivée, le médecin fera une évacuation gastrique du toxique par le sirop d'ipéca, l'apomorphine ou par lavage gastrique. L'évacuation gastrique est contre-indiquée lors de l'ingestion de produits caustiques ou si le malade est dans le coma. Le traitement de réanimation et l'administration d'antidotes s'ils existent se feront en milieu spécialisé.

Les centres antipoison

Depuis une vingtaine d'années ont été mis en place, dans chaque région, des centres antipoison qui d'une part dispensent au public médical ou non médical tous les renseignements sur les produits toxiques et la conduite à tenir en cas d'intoxication, et d'autre part gèrent un centre de traitement qui accueille les intoxiqués.

ANGERS
49033 Angers Cedex 01
Tél. : 41 48 21 21

BORDEAUX
Hôpital Pellegrin-Tripode
Place Amélie-Raba-Léon
33000 Bordeaux
Tél. : 56 96 40-80

CLERMONT-FERRAND
Hôpital Gabriel-Montpied
30, place Henri-Dunant Cedex
Tél. : 73 26 09 09

GRENOBLE
Hôpital Albert-Michalon
BP 217
38043 Grenoble Cedex 9
Tél. : 76 42 42 42

LILLE
Hôpital Calmette CHR
5, avenue Oscar-Lambret
59037 Lille Cedex
Tél. : 20 54 55 56

LYON
Hôpital Édouard-Herriot
5, place d'Arsonval
69437 Lyon Cedex 3
Tél. : 78 54 14 14

MARSEILLE
Hôpital Salvator
249, boulevard Sainte-Marguerite
13274 Marseille Cedex 9
Tél. : 91 75 25 25

NANCY
Hôpital Central
29, av. de Lattre-de-Tassigny
54000 Nancy
Tél. : 83 85 26 26

PARIS
Hôpital Fernand-Widal
200, rue du Faubourg-Saint-Denis
75475 Paris Cedex 10
Tél. : (1) 40 37 04 04

REIMS
Hôpital Maison-Blanche
51092 Reims Cedex
Tél. : 26 78 79 20

RENNES
Hôpital Pontchaillou
Rue Henri-Le-Guilloux
45000 Rennes
Tél. : 99 59 22 22/99 28 42 22

ROUEN
Hôpital Charles-Nicolle
1, rue de Germont
76031 Rouen Cedex
Tél. : 35 88 44 00

STRASBOURG
Hôpitaux universitaires
1, place de l'Hôpital
67000 Strasbourg
Tél. : 88 37 37 37

TOULOUSE
Hôpital Purpan
Place du Dr Baylac
31059 Toulouse Cedex
Tél. : 61 49 33 33/61 77 74 47

TOURS
Hôpital Bretonneau
2, boulevard Tonnellé
37044 Tours Cedex
Tél. : 47 64 64 64

8. COMMENT UTILISER CE DICTIONNAIRE ?

Il nous a paru important dans un dictionnaire des médicaments, destiné à tous les publics, de faire précéder la liste des médicaments d'un certain nombre de renseignements permettant de mieux les connaître et de mieux les utiliser. C'est pourquoi l'ouvrage comporte les parties suivantes :

— *Une histoire de la pharmacie et du médicament* qui retrace au cours des siècles la découverte et l'élaboration des médicaments qui constituent actuellement notre thérapeutique, ainsi que l'organisation progressive des fournisseurs de médicaments qui constitue la pharmacie.

— *Le médicament dans le monde d'aujourd'hui* donne quelques éléments sur sa production, sa consommation et son importance économique.

— *La naissance du médicament* montre les étapes nécessaires à l'heure actuelle pour l'élaboration d'un nouveau médicament.

— *Le bon usage du médicament,* ainsi que les chapitres sur les effets indésirables et toxiques du médicament, apporte les éléments nécessaires pour obtenir les meilleurs effets thérapeutiques en diminuant les risques.

— La description des différents *domaines de la thérapeutique,* permet de mieux appréhender les principes de traitement des diverses maladies et de connaître les médicaments utilisés dans leur traitement.

— Enfin *les notices alphabétiques des médicaments* rassemblent la quasi-totalité des médicaments ayant obtenu une autorisation de mise sur le marché et vendus en pharmacie en décembre 1995.

— *La liste des laboratoires pharmaceutiques.*

LA RECHERCHE D'UN MÉDICAMENT DANS LE DICTIONNAIRE

Tous les médicaments ont été classés par ordre alphabétique. Cependant pour respecter certains usages, le nom de certains médicaments commence par leur forme pharmaceutique lorsque leur nom est celui de leur « inventeur » par exemple CACHETS LESOURD, SIROP FAMEL, POMMADE LELONG, etc., par contre TUSSISÉDAL SIROP, DOLIPRANE SUPPOSITOIRE.

Pour chaque produit sont fournis les renseignements suivants :

• *La composition du produit :* c'est-à-dire le ou les composés qui entrent dans sa composition qui sont donnés soit par leur nom chimique soit par leur « dénomination commune internationale » donnée par l'OMS.

• *Les indications thérapeutiques :* ce sont les indications principales qui figurent dans l'autorisation de mise sur le marché et qui sont fournies par le fabriquant dans les documents destinés aux médecins (« Mentions légales »). Il peut y avoir d'autres indications que celles mentionnées dans cet ouvrage, mais le médecin est tenu de suivre les indications de l'AMM.

• *Les contre-indications* sont les maladies ou les états physiologiques où il y a un inconvénient ou un danger à prendre sans précautions le médicament. Mais de toute façon, le médecin est le seul juge des contre-indications.

• *Les effets indésirables* sont des phénomènes insolites ou désagréables qui peuvent survenir lors de la prise du médicament à dose habituelle. Seuls les effets indésirables les plus fréquents ou les plus importants ont été rapportés. Ces manifestations, apparaissant au cours d'un traitement, ne signifient pas que l'on doive arrêter le traitement, mais elles doivent impérativement être signalées au médecin traitant. C'est à lui qu'il appartiendra d'arrêter ou de poursuivre la prise du médicament.

• *Les précautions d'emploi* signalent, s'il y a lieu, les règles d'administration du produit, les précautions à prendre chez la femme enceinte ou allaitant, et si le produit est mis en évidence par un contrôle antidopage chez le sportif de haut niveau.

• *Les interactions médicamenteuses* signalent les médicaments qu'il est préférable de ne pas associer au produit afin de ne pas modifier son activité ou de ne pas accroître le nombre d'effets secondaires.

• *Le surdosage* signale, pour quelques produits, les conséquences de la prise d'une dose trop importante de produit, ainsi que la conduite à tenir.

• ☞ : signale les conditions de délivrance et certaines remarques sur le médicament.

• *Le laboratoire fabriquant.*

• *Le type de médicament* qui peut être homéopathique ❍, phytothérapique ✤ ou allopathique comme la majorité de nos médicaments.

• *La « valeur » du médicament* notée ★★★, ★★, ★ ou pas d'étoile. Comme nous l'avons dit dans l'introduction, il ne s'agit que de la traduction d'avis donnés par la commission d'AMM ou par les commissions de révision des dictionnaires, qui distinguent les médicaments constituant un traitement essentiel et qui ont apporté les preuves de leur efficacité, les « médicaments proposés » dans le traitement de certaines maladies, les « médicaments utilisés » ou « traditionnellement utilisés » lorsque les arguments de leur utilisation ne sont basés que sur la tradition historique.

• Un tableau regroupe pour chaque forme pharmaceutique (sirop, suppositoire etc.) :

— *Le dosage* pour chaque unité de prise lorsque le médicament n'a qu'un seul constituant.

— *Le nombre d'unité* de prise par conditionnement vendu chez le pharmacien.

— *Le prix de vente au public*, ce prix étant fixe dans le cas de médicament remboursé par la Sécurité sociale ou variable (signalé par un *) dans le cas des médicaments non remboursés ou grand public.

— *Le prix du traitement par jour*, ce prix étant fourni par le fabriquant ou calculé pour un adulte prenant des doses moyennes de produit.

— *La liste* à laquelle appartient le médicament, la liste 1 pour les médicaments sur ordonnance, non renouvelables, la liste 2 pour les médicaments renouvelables, liste 0 pour les médicaments sans ordonnance.

— *Le taux de remboursement par la Sécurité sociale* de 100 %, 65 %, 35 % et 0 % pour les médicaments non remboursés.

— *La date de mise sur le marché* de la forme pharmaceutique. Cette date peut être trompeuse car certains « vieux » médicaments ont été « rajeunis », soit en changeant de fabriquant, soit par des modifications minimes de constituants ou d'excipients.

POUR RECHERCHER LES MÉDICAMENTS UTILISÉS DANS CERTAINES MALADIES

S'il s'agit de retrouver une maladie ou un symptôme, la consultation du sommaire permet de retrouver le chapitre des « domaines » où l'on traite des maladies apparentées ou touchant le même système.

Les informations fournies sont nécessairement succinctes, mais reposent sur des données récentes tirées des publications médicales. Toutes les prises de position et les opinions exprimées sur les médicaments ne sont ni systématiques ni arbitraires. Elles correspondent à des références bibliographiques précises.

Ce livre ne contient aucun conseil, ni précision sur la posologie, ni sur la durée des traitements. C'est au médecin traitant qu'il appartient de prescrire un traitement.

Dans chacun des chapitres des « Domaines thérapeutiques » sont signalés, par ordre alphabétique, les noms des médicaments utilisés dans le traitement de la maladie ou du symptôme, ainsi que la place qu'ils peuvent prendre dans ce traitement grâce aux ★. Si l'on désire des renseignements complémentaires sur un médicament, il suffit de se reporter au Dictionnaire. Dans celui-ci il sera possible, à efficacité égale, de comparer les coûts de traitements journaliers.

AVERTISSEMENT

La liste des spécialités figurant dans ce dictionnaire est libre de toute publicité, elle a été établie en toute indépendance, et sans aucune contribution des laboratoires pharmaceutiques. C'était pour nous le gage de notre indépendance, et la condition pour que ce dictionnaire soit le plus complet possible. En effet, certains dictionnaires de médicaments demandent aux laboratoires une contribution pour l'insertion de leurs spécialités et ne font figurer dans leur publication que les médicaments pour lesquels ils ont reçu ladite contribution. C'est ainsi que des centaines de spécialités importantes, même délivrées sur ordonnance et remboursées par la Sécurité sociale, ne figurent sur aucun dictionnaire.

C'est la raison pour laquelle nous pensons que les médecins pourront être intéressés de retrouver dans notre dictionnaire des spécialités que prennent leurs patients et qu'ils ne connaissent pas.

Malgré le soin apporté à sa rédaction et à son contrôle, nous déclinons toute responsabilité sur les erreurs qui auraient pu se glisser dans le texte.

DEUXIÈME PARTIE

LES MALADIES ET LES MÉDICAMENTS

1. LA DOULEUR

Les médicaments contre la douleur sont parmi les plus utilisés et les plus prescrits. 300 millions d'unités sont vendues par an, pour une valeur de 3 milliards de francs.

LA DOULEUR ET LES ANALGÉSIQUES

La douleur est un symptôme fréquent, qui doit être analysé et rattaché à sa cause. La douleur doit être soulagée lorsqu'elle est intense, récidivante ou chronique. Elle doit d'autant plus être soulagée que la maladie qui l'engendre ne peut être traitée efficacement.

L'homme et la douleur

A cette douleur, l'industrie pharmaceutique a réagi en nous offrant un nombre considérable d'analgésiques, remèdes contre la douleur. Partout dans le monde, au cours des quatre dernières années, la vente des analgésiques a augmenté d'environ 30 %. En Europe, chaque personne consomme en moyenne de 40 à 50 comprimés de ce type et on peut se procurer dans les pharmacies un grand nombre de présentations de substances analgésiques délivrées sans ordonnance.

Les antalgiques tout à fait anodins comportent un risque d'accoutumance et de dépendance si on les prend trop souvent. Par contre il y a, en France, un « sous-emploi » des analgésiques majeurs de type morphinique destinés à traiter les douleurs sévères des cancéreux. Les causes de ce phénomène sont difficiles à définir : difficultés de prescription du fait de l'utilisation obligatoire d'un « carnet à souches », idée que la douleur doit être respectée car « rédemptrice », peur d'entraîner une toxicomanie, exceptionnelle dans ce cas... Des mesures gouvernementales doivent être prises pour changer cet état de fait.

Il est néanmoins certain que, même dans les douleurs sévères, plus de 30 % des patients à qui on administre à titre d'essai un comprimé ne contenant aucun principe actif (un placebo) sentent la douleur disparaître comme ceux qui ont absorbé un antalgique.

La douleur résulte de la stimulation de récepteurs périphériques, l'excitation est transmise par la moelle au cortex cérébral et à l'hypothalamus.

Effets, efficacité des analgésiques

Les analgésiques peuvent atténuer les douleurs, mais non éliminer les causes.

Le mode d'action des antalgiques s'explique par l'analyse du processus de déclenchement de la douleur dans l'organisme. Les « médicaments antidouleur » soit bloquent la formation des substances génératrices de douleur et, du coup, l'impulsion douloureuse (action périphérique), soit attaquent la perception de la douleur au niveau du cerveau (action centrale).

Les analgésiques puissants comme la morphine et autres produits synthétiques ont une action exclusivement centrale. Les analgésiques simples ont une action en général périphérique et certains d'entre eux également centrale.

ANALGÉSIQUES PÉRIPHÉRIQUES

Ventes annuelles : 285 millions d'unités pour 2,4 milliards de francs.

Les analgésiques périphériques interrompent le cheminement du message douloureux au niveau de son origine. Les analgésiques périphériques sont utilisés pour soulager les douleurs de l'appareil locomoteur (musculature striée, os, articulations), les affections de la peau, les céphalées et les douleurs menstruelles ou dentaires.

Beaucoup d'analgésiques périphériques sont également antipyrétiques (antifièvre) et anti-inflammatoires en cas de rhumatisme.

Aspirine

L'acide acétylsalicylique, connu sous le nom d'aspirine, est fabriqué industriellement depuis quatre-vingt-dix ans. On consomme chaque jour aux États-Unis 100 millions de comprimés contenant de l'aspirine et, par an, presque 20 000 tonnes. L'absorption incontrôlée est cause de nombreuses hospitalisations alors que, quand l'aspirine est administrée avec précaution, c'est un médicament relativement sans danger et très efficace.

Comme antalgique et antipyrétique, l'aspirine est active pour des posologies de 0,5 g et 4 g par jour chez l'adulte et de 100 mg/jour chez l'enfant. En revanche, ses propriétés antiagrégantes existent pour des posologies de 0,3 g tous les 2 ou 3 jours.

A fortes doses, l'aspirine est souvent à l'origine d'effets secondaires digestifs, hématologiques et sensoriels (bourdonnements d'oreille). Elle peut être allergisante particulièrement chez l'asthmatique. En cas de surdosage important de l'ordre de 10 g, on peut assister à des vertiges intenses et à des états confusionnels. La vue et l'ouïe sont souvent troublées, la respiration s'accélère avec des accès de sueur et même des poussées de fièvre. A partir de très fortes doses, l'aspirine peut même être mortelle, particulièrement chez l'enfant. On compte aux États-Unis environ cinq cents décès par an imputés à l'absorption d'aspirine, deux cents en Grande-Bretagne.

Il ne faut jamais l'absorber l'estomac vide, mais toujours avec un liquide ou un aliment, faute de quoi les muqueuses courent le risque d'être irritées, ce qui peut entraîner des douleurs d'estomac. Beaucoup de gens, qui prennent régulièrement de l'aspirine, souffrent de saignements gastriques légers. Des saignements plus importants peuvent se produire lorsque le sujet est atteint, sans le savoir, d'ulcères de l'appareil digestif ou s'il souffre de gastrite. Si l'on ne tolère pas l'aspirine, on peut prendre du paracétamol. Sur une longue période, l'aspirine, qui ralentit la coagulation sanguine, peut provoquer des saignements et de l'anémie.

Dans les années 1970, certaines études avaient suggéré que l'absorption d'aspirine au cours de la grossesse pourrait entraîner des malformations chez l'enfant. Des recherches approfondies menées sur près de cent mille femmes enceintes n'ont pu confirmer cette hypothèse. Il faut cependant attirer l'attention sur le fait que l'absorption d'aspirine peu de temps avant la naissance peut entraîner un saignement important chez la mère et le nourrisson.

Actuellement plus de soixante spécialités contiennent de l'aspirine. Certaines pour améliorer la tolérance sont « tamponnées », d'autres, effervescentes, ont une action plus rapide, d'autres enfin, solubles, sont injectables (ASPÉGIC®). Il faut rapprocher de l'aspirine le bénorilate (SALIPRAN®) qui, par hydrolyse donne un métabolite salicylé.

La rapidité d'action de l'aspirine dépend de la vitesse à laquelle elle parvient dans le sang, et la concentration maximale du principe actif est atteinte au bout de deux heures environ. Administrée par voie rectale, l'aspirine agit de manière moins efficace.

• ASPIRINE SEULE

Il existe dans le commerce beaucoup de médicaments contenant de l'aspirine. Seuls les prix les distinguent car, théoriquement, ils sont chimiquement identiques. Parfois les présentations, les excipients, les dosages sont différents, d'où une absorption différente selon les préparations.

Actispirine ★★★ ; Alka-Selzer ★★ ; Aspégic ★★★ ; Aspirine à croquer Monot ★★ ; Aspirine Bayer ★★★ ; Aspirine du Rhône 500 ★★★ ; Aspirine entérique Sarein ★★★ ; Aspirine Lafran ★★★ ; Aspirine pH8 ★★ ; Aspirine soluble Corbière ★★★ ; Aspirine Upsa 1000 ★★★ ; Aspro ★★★ ; Catalgine ★★★ ; Céphyl ★★ ; Claragine 500 ★★★ ; Finidol ★★ ; Garaspirine ★★★ ; Juvépirine ★★★ ; Kardégic ★★★ ; Métaspirine ★★★ ; Migpriv ★★★ ; Prénoxan au phénobarbital ★★★ ; Protéosulfan ★★ ; Rhonal ★★★ ; Sargépirine ★★★.

• ASPIRINE VITAMINE C

De nombreuses spécialités associent l'aspirine à la vitamine C, particulièrement dans le traitement des états grippaux, en vue d'obtenir un effet antiasthénique. Aucun effet synergique de l'association n'a été démontré.

Antigrippine Midy ★★ ; Aspirange ★★ ; Aspirine Upsa vitaminée C ★★ ; Aspirine vitamine C Oberlin ★★ ; Aspirine vitaminée B1C Dérol ★★ ; Aspro 500 vitamine C ★★ ; Catalgine 0,5g à la vitamine C ★★ ; Détoxalgine ★ ; Occigrip ★★ ; Sédoquinase Vit. C ★★ ; Solucétyl ★★.

• ASPIRINE ASSOCIÉE A D'AUTRES ANTALGIQUES

De façon à en augmenter l'activité, on associe souvent l'aspirine à d'autres antalgiques : codéine, paracétamol, il existe incontestablement une synergie de ces associations.

Actron ★★ ; Afébril ★★ ; Algispir ★★ ; Algo-névriton ★★ ; Algocratine ★★ ; Broncho Tulisan ★ ; Compralgyl ★★★ ; Migpriv ★★★ ; Novacétol ★★ ; Rumicine ★★★ ; Sédaspir ★★ ; Trancogésic ★★★ ; Véganine ★★★.

Paracétamol

L'aspirine et le paracétamol soulagent la douleur pratiquement de la même façon. Il arrive, rarement, que le paracétamol soit cause d'allergies cutanées. On a observé parfois des lésions du foie après administration de ce produit chez des sujets absorbant en même temps de l'alcool, des tranquillisants ou des hypnotiques. On peut calmer la douleur avec un ou deux comprimés, soit 0,50 ou 1 gramme de paracétamol. Une dose plus forte n'est guère plus efficace. Un abus de paracétamol peut être dangereux et causer une intoxication. Les premiers signes de surdosage sont des nausées, des vomissements et des douleurs abdominales accompagnés de sudation. Pris en quantité raisonnable et pas trop fréquemment, il semble que le paracétamol soit, de tous les analgésiques, un des mieux tolérés. C'est pourquoi on peut le prescrire aux enfants. Il est également efficace en suppositoires.

Un produit discuté : la *phénacétine*. Il y a juste trente ans que des Suisses ont attiré l'attention sur le fait que l'absorption de phénacétine pouvait engendrer des troubles rénaux graves. Mais ce sont les Scandinaves qui ont parfaitement décrit les néphrites interstitielles de l'adulte et de l'enfant consécutives à la prise de phénacétine. En France, des dizaines de patients ayant pris des quantités importantes de phénacétine sont actuellement sous rein artificiel du fait d'une destruction rénale totale due à la phénacétine. En France, la phénacétine n'est utilisée qu'en association dans une dizaine de spécialités pharmaceutiques. On ne doit pas l'administrer plus de cinq jours de suite.

• PARACÉTAMOL SEUL

Dans un grand nombre de spécialités, le paracétamol est présenté seul ou associé à la caféine ou à des produits divers utilisés dans le traitement des syndromes fébriles ou de la toux.

Aféradol ★★★ ; Algotropyl à la prométhazine ★★★ ; Cefaline Hauth ★★★ ; Claradol ★★★ ; Claradol 500 caféine ★★★ ; Coquelusédal-Paracétamol ★★ ; Dafalgan ★★★ ; Doliprane ★★★ ; Doliprane suppositoire ★★★ ; Dolko ★★★ ; Efferalgan ★★★ ; Fébrectol ★★ ; Genneau ★★★ ; Gynospasmine Sarein ★★ ; Hexapneumine sirops ★★ ; Hexapneumine suppositoires ★★ ; Latépyrine ★★ ; Libradol ★★★ ; Malgis ★★★ ; Mensuosédyl ★ ; Oralgan ★★★ ; Panadol ★★★ ; Paralyoc ★★★ ; Pro-dafalgan ★★★ ; Trophires composé suppositoires ★.

• PARACÉTAMOL ASSOCIÉ A LA VITAMINE C

Comme avec l'aspirine, la vitamine C est censée entraîner un effet contre la fatigue associée aux syndromes fébriles, ce qui n'est pas démontré.

Afébril ★★ ; Céquinyl ★★ ; Efferalgan vitamine C ★★ ; Fébrispir ★★ ; Fervex ★★ ; Rhinofébral ★★ ; Sédigrippal vitamine C ★★.

• PARACÉTAMOL ASSOCIÉ A D'AUTRES ANTALGIQUES

De façon à augmenter son efficacité le paracétamol est souvent associé à d'autres antalgiques périphériques (aspirine) ou centraux (codéine).

Acétalgan ★★★ ; Actron ★★ ; Afébril ★★ ; Algisédal ★★★ ; Calmosédyl ★★ ; Claradol codéine ★★★ ; Codoliprane ★★★ ; Dafalgan codéine ★★★ ; Di-antalvic ★★★ ; Efferalgan codéine ★★★ ; Gaosédal codéine ★★★ ; Gélumaline ★★ ; Klipal ★★★ ; Lamaline ★★★ ; Lindilane ★★★ ; Novacétol ★★ ; Oralgan codéine ★★ ; Panadol codéine ★★ ; Prontalgine ★★ ; Propofan ★★★ ; Salgydal ★★★ ; Salipran ★★★ ; Sédarène ★★★ ; Sédarène suppositoires ★★★ ; Supadol ★★★ ; Suppomaline ★★ ; Véganine ★★★.

• PARACÉTAMOL ASSOCIÉ A DES VASOCONSTRICTEURS

Le paracétamol est souvent utilisé dans les affections fébriles d'origine « grippale ». Pour lutter contre le « catarrhe » du rhinopharynx, on associe des vasoconstricteurs qui « assèchent » les sécrétions nasales et entraînent un léger effet psychostimulant et tonique.

Actifed ★★ ; Bénadryl ★★ ; Fébrispir ★★ ; Fervex ★★ ; Humex Fournier gélules ★★★ ; Néocitran ★★★ ; Rectoplexil ★ ; Rhinofébral ★★ ; Rinurel ★★ ; Rinutan ★★ ; Sinudol ★★ ; Valda rhinite ★.

Noramidopyrine

La Noramidopyrine ou noraminophénazone est un des analgésiques périphériques qui a remplacé l'amidopyrine encore appelée pyramidon. Beaucoup de médicaments contiennent de la noramidopyrine car c'est certainement un des plus puissants analgésiques non morphiniques. Sa solubilité permet de l'utiliser en injection, même par voie intraveineuse.

Le risque d'agranulocytose après prise d'amidopyrine est certain, mais il apparaît que sa fréquence a été exagérée et que le risque existe particulièrement lorsque d'autres produits ont été associés. Il s'agit d'une complication rare mais très grave, car souvent mortelle. Les premiers symptômes de cette affection sont le mal de gorge et la fièvre. L'examen sanguin montre la disparition totale des globules blancs polynucléaires. En France, la vente de la noramidopyrine est surveillée et réglementée. Largement vendue en Allemagne, la noramidopyrine est encore utilisée en France, en Italie, au Japon, alors que d'autres pays en ont interdit l'usage.

Avafortan ★★★ ; Baralgine ★★★ ; Céphaline pyrazolé ★★★ ; Novalgine ★★★ ; Optalidon ★★ ; Pyréthane ★★★ ; Salgydal ★★★ ; Viscéralgine forte ★★★.

Analgésiques anti-inflammatoires

Les anti-inflammatoires non stéroïdiens, à côté de leur effet sur l'inflammation, ont une action antalgique et antipyrétique propre. Leur efficacité est manifeste sur certaines douleurs : douleurs dentaires, douleurs rhumatismales, douleur de la colique néphrétique.

Advil ★★★ ; Algifène ★★★ ; Antadys ★★★ ; Bi-Profénid ★★★ ; Brufen ★★★ ; Cébutid ★★★ ; Dolgit ★★★ ; Gélufen ★★★ ; Kétum ★★★ ; Minalfène ★★★ ; Nalgésic ★★★ ; Nurofen ★★★ ; Ocufen ★★ ; Oralfène ★★★ ; Ponstyl ★★★ ; Profénid ★★★ ; Profénid gel ★★★ ; Rhinadvil ★★★ ; Tiburon ★★★ ; Topféna ★★★ ; Topféna gel ★★★ ; Toprec ★★★.

Autres analgésiques périphériques

La glafénine (GLIFANAN®) faisait partie de ce groupe, mais elle a été retirée du marché du fait de la possibilité d'accidents rénaux et surtout de manifestations allergiques générales graves qui ont été décrites récemment.

Acupan ★★★ ; Idarac ★★★.

ANALGÉSIQUES CENTRAUX

Les analgésiques centraux interrompent le message douloureux lors de sa transmission par les « voies de la douleur » au niveau de la corne postérieure de la moelle, du tronc cérébral, du thalamus. Ils agissent sur les « récepteurs opiacés endogènes ».

L'effet antalgique peut s'accompagner d'euphorie, d'une diminution de l'anxiété et d'un effet sédatif.

Ils entraînent une dépression respiratoire, une constipation, une hypotension.

Analgésiques centraux mineurs

• CODÉINE

La codéine est un alcaloïde naturel de l'opium qui, chimiquement, diffère très peu de la morphine, mais cela modifie considérablement ses propriétés. Elle ne possède pas d'action sédative et euphorisante, d'où le moindre risque de dépendance. Son action analgésique et antitussive est conservée mais réduite par rapport à la morphine. La codéine ne doit pas être prescrite chez le jeune enfant.

Acétalgan ★★★ ; Algisédal ★★★ ; Algispir ★★ ; Algocratine ★★ ; Claradol codéine ★★★ ; Codoliprane ★★★ ; Compralgyl ★★★ ; Dafalgan codéine ★★★ ; Efferalgan codéine ★★★ ; Gaosédal codéine ★★★ ; Gélumaline ★★ ; Klipal ★★★ ; Lindilane ★★★ ; Migralgine ★★ ; Novacétol ★★ ; Oralgan codéine ★★ ; Panadol codéine ★★ ; Prontalgine ★★ ; Salgydal ★★★ ; Sédarène ★★★ ; Sédaspir ★★ ; Supadol ★★★ ; Suppomaline ★★ ; Véganine ★★★ ; Viscéralgine forte ★★★.

• AUTRES

Antalvic ★★★ ; Di-antalvic ★★★ ; Propofan ★★★.

Analgésiques centraux majeurs

• LES MORPHINIQUES

Ventes annuelles : 840 000 unités pour 33 millions de francs.

L'emploi d'analgésiques puissants (appelés également narco-analgésiques ou analgésiques morphiniques) est justifiable dans le cas de douleurs impossibles à soulager au moyen d'analgésiques simples. C'est le cas des douleurs des états cancéreux, des douleurs postopératoires et des douleurs causées par les maladies incurables.

Le risque d'accoutumance physique et psychique, donc de toxicomanie, est variable selon les individus, les produits et les doses utilisés. Mais employés à bon escient, particulièrement dans les douleurs d'origine cancéreuse, il est très faible, et même s'il existe il ne doit pas faire refuser la prescription.

Les effets secondaires des narco-analgésiques sont très variés : troubles respiratoires avec dyspnée, puis nausées, vomissements, fatigabilité, perturbations de la conscience avec euphorie, mais également réactions dépressives. Le problème de la toxicomanie ne sera pas abordé ici. Nous en avons parlé dans le chapitre de la *pharmacodépendance.*

Dolosal ★★★ ; Fentanyl ★★★ ; Fortal ★★★ ; Moscontin ★★★ ; Nalorphine ★★ ; Nubaïn ★★★ ; Palfium ★★★ ; R 1406 ★★★ ; Rapifen ★★★ ; Skénan LP ★★★ ; Sufenta ★★★ ; Temgésic ★★★.

ANALGÉSIQUES SPÉCIFIQUES

Ce sont des produits qui agissent sur des douleurs d'origine et de localisation bien déterminées.

Maux de tête et antimigraineux

Ventes annuelles des antimigraineux « vrais » : 12,5 millions d'unités pour 260 millions de francs.

Maux de tête légers et sévères

Il faudrait se rappeler que les remèdes naturels pour faire disparaître des maux de tête banals sont aussi variés que les causes qui les produisent. En cas de céphalées sévères et persistantes, il est préférable de ne pas prendre d'analgésique et de consulter d'abord un médecin.

Les migraines vraies et les antimigraineux

La crise de migraine peut être déclenchée par une contrariété, un bon repas, la prise de boissons alcoolisées et particulièrement de certains vins blancs. La migraine est une céphalée qui se manifeste sous forme d'accès qui n'affectent souvent qu'un seul côté de la tête. La crise ne survient pas brusquement, elle s'annonce quelques minutes, voire quelques heures à l'avance par des signes affectant la région de la face (éblouissements, troubles de la vue, taches de couleurs, difficultés d'élocution, malaises divers, vomissements). La crise dure quelques heures et se termine souvent par des vomissements. D'où la dénomination de « crise de foie » qui lui est donnée fréquemment en France.

Les causes des migraines restent encore mal définies. Il n'existe pas de médicament qui puisse les combattre à coup sûr. L'apaisement de la douleur provoquée par un accès de migraine peut être obtenu par des antalgiques banals (aspirine), en particulier par voie intraveineuse, ou par l'absorption d'un médicament vasoconstricteur.

Le *sumatriptan*, ce nouveau médicament qui a fait beaucoup parler de lui, représente incontestablement un progrès dans le traitement de la crise migraineuse, mais il doit être administré en injection et une véritable migraine peut le plus souvent céder par les moyens que nous avons mentionnés plus haut. Ce n'est que lorsqu'on se trouve en présence d'une « migraine rebelle » que l'on peut être amené à recourir au sumatriptan.

Précisons que ce produit, très cher, ne peut être remboursé par la Sécurité sociale que dans l'indication « algies vasculaires de la face ».

Le traitement préventif et de fond de la migraine pose des problèmes. Certes, on obtient des résultats avec différents principes actifs dérivés de l'ergot comme le *méthysergide* mais, du fait de possibles complications à long terme, son emploi nécessite une surveillance médicale.

Avlocardyl ★★★ ; Dergiflux ★★★ ; Dergotamine ★★ ; Désernil ★★★ ; Diergo-spray ★★★ ; Dihydroergotamine Lafarge ★★★ ; Dihydroergotamine Sandoz ★★★ ; Gynergène caféiné ★★★ ; Hémipralon LP ★★★ ; Ikaran ★★★ ; Imigrane ★★★ ; Lopressor ★★★ ;

Migpriv ★★★ ; Migwell ★★★ ; Nocertone ★★★ ; Propranolol Ratiopharm ★★★ ; Sanmigran ★★★ ; Séglor ★★★ ; Séloken ★★★ ; Sibélium ★★★ ; Tamik ★★★ ; Vidora ★★★.

Antispasmodiques

Ventes annuelles : 36 millions de boîtes pour 450 millions de francs.

Ce sont des produits qui agissent soit au niveau de la fibre nerveuse du système végétatif, soit directement au niveau de la fibre musculaire lisse, qui constitue certains de nos organes : estomac, intestin, vessie, uretères. Ils s'opposent donc aux spasmes de ces organes et, par conséquent, à la douleur entraînée par ces spasmes.

Antispasmodiques seuls

Ventes annuelles : 29 millions de boîtes pour 400 millions de francs.

Ils se divisent en deux grandes catégories : les *antispasmodiques anticholinergiques* qui agissent sur le système parasympathique et entraînent quelques effets secondaires (sécheresse de la bouche, troubles visuels, troubles urinaires) dont le représentant est l'atropine, et des *antispasmodiques « musculotropes »* qui agissent directement sur l'organe, avec peu d'effets secondaires.

Atropine Aguettant ★★★ ; Atropine Lavoisier ★★★ ; Colopriv ★★★ ; Dicétel ★★★ ; Duspatalin ★★ ; Génatropine ★★★ ; Luostyl ★★★ ; Manir ★★ ; Probanthine ★★ ; Riabal ★★★ ; Spasfon ★★ ; Spasfon lyoc ★★ ; Spasmavérine ★★★ ; Spasmodex ★★★ ; Spasmopriv ★★★ ; Viscéralgine ★★.

Antispasmodiques associés à un antalgique

Ventes annuelles : 7 millions de boîtes pour 50 millions de francs.

De façon à augmenter leur effet contre la douleur, les antispasmodiques sont associés à un antalgique, souvent la noramidopyrine.

Avafortan ★★★ ; Baralgine ★★★ ; Viscéralgine forte ★★★.

ANESTHÉSIQUES LOCAUX

Ventes annuelles : 2,1 millions de boîtes pour 15 millions de francs.

Ces produits sont essentiellement utilisés en petite chirurgie et en « art dentaire » pour les petites interventions. L'anesthésie qu'ils procurent dure une quinzaine de minutes, plus longtemps s'ils sont associés à un vasoconstricteur. Ils peuvent entraîner des accidents allergiques généraux.

Alphacaïne-N & SP ★★★ ; Antiseptique-calmante ★★ ; Cébésine ★★ ; Cryofluorane ★★★ ; Duranest ★★★ ; Duranest adrénaline ★★★ ; Marcaïne ★★★ ; Marcaïne adrénaline ★★★ ; Mésocaïne ★★★ ; Novésine ★★ ; Procaïne Biostabilex ★★ ; Procaïne Lavoisier ★★ ; Xylocaïne Adrénaline ★★★ ; Xylocaïne formes locales ★★.

2. L'INFLAMMATION

L'INFLAMMATION ET LES ANTI-INFLAMMATOIRES

Beaucoup de maladies s'accompagnent d'inflammations ou de réactions inflammatoires (rougeur, chaleur, tuméfaction, douleur). Ces dernières ont les causes les plus diverses (par exemple, irritations provoquées par les produits chimiques, les rayonnements, la chaleur, le froid, les infections microbiennes ou même de simples frottements). Les inflammations ne sont pas à proprement parler des maladies, mais sont d'utiles réactions de l'organisme contre une agression venant, la plupart du temps, de l'extérieur.

Cependant, dans certaines maladies, la composante inflammatoire reste la caractéristique essentielle dans la pathologie, il en est ainsi dans les « maladies de système » ou connectivites : lupus érythémateux, périartérite noueuse, et le traitement inflammatoire est alors le traitement majeur.

ANTI-INFLAMMATOIRES STÉROÏDIENS

Ventes annuelles : 31 millions de boîtes pour 500 millions de francs.

Les anti-inflammatoires stéroïdiens sont des dérivés synthétiques des hormones stéroïdiennes de la corticosurrénale en raison de leur pouvoir anti-inflammatoire élevé, plusieurs dizaines de fois celui de l'hydrocortisone, l'hormone naturelle.

Leur action s'exerce à tous les stades de la réaction inflammatoire : sur les cellules de l'inflammation, sur les vaisseaux, sur les médiateurs de l'inflammation, dont les prostaglandines, et sur la fibrose post-inflammatoire.

Leurs indications sont très larges :

— Rhumatismes inflammatoires et poussées des rhumatismes chroniques.

— Affections respiratoires : asthme, insuffisance respiratoire, pleurésies.

— En gastro-entérologie : traitement des hépatites prolongées, colites ulcéreuses.

— En hématologie : traitement des anémies hémolytiques, de certaines leucémies, etc.

— En néphrologie : traitement de certaines néphrites.

— En ORL : traitement des otites, des sinusites, etc.

— En dermatologie, en cancérologie, etc.

— Dans les infections : traitement des infections graves en association avec les antibiotiques.

— En immunologie : traitement des réactions allergiques, traitement du « rejet » dans les greffes d'organes.

La quantité prescrite doit, dans chaque cas particulier, être adaptée aux patients et aux différentes situations. Les affections graves aiguës exigent de forts dosages. Mais, pour les maladies de longue durée (chroniques), on doit toujours employer les quantités le plus faibles possible. Dès qu'un effet favorable se fait sentir, la posologie devrait être diminuée jusqu'à ce que l'on appelle la « dose d'entretien », c'est-à-dire la quantité qui assure encore une action significative du médicament. Pour des traitements de courte durée, tous les médicaments corticoïdes dont nous disposons peuvent être utilisés. On a tenté à maintes reprises d'attribuer à différents dérivés des glucocorticoïdes de meilleurs résultats pour des indications thérapeutiques spécifiques ; ces tentatives n'ont pas résisté à une expérimentation à long terme, bien qu'il puisse y avoir des différences dans des cas particuliers.

Leurs effets secondaires graves sont relativement peu fréquents :

— Troubles métaboliques : ils peuvent entraîner des pertes de potassium, favoriser la prise de poids et l'apparition d'un diabète et de signes d'« hypercorticisme », avec hypertension, œdème.

— Troubles musculo-squelettiques : atrophie musculaire, ostéoporose.

— Troubles digestifs : douleurs gastriques, vomissements, ulcérations digestives, avec parfois hémorragies.

— Troubles psychiques, avec euphorie, excitation.

— Dans les infections, ils ont une action « pro-infectieuse », d'où la règle de les prescrire toujours en association avec une antibiothérapie efficace.

— Dans les traitements prolongés, du fait de leur analogie de structure avec les hormones naturelles, ils perturbent l'activité normale de la glande surrénale.

Voie générale

Ventes annuelles : 29 millions de boîtes pour 480 millions de francs.

Betnésol ★★★ ; Célestamine ★★★ ; Célestène injectable ★★★ ; Célestène oral ★★★ ; Cortancyl ★★★ ; Décadron ★★★ ; Dectancyl injectable ★★★ ; Dectancyl oral ★★★ ; Dépo-Médrol ★★★ ; Dilar ★★★ ; Diprostène ★★★ ; Hexatrione longue durée ★★★ ; Hydrocortancyl oral ★★★ ; Hydrocortisone Upjohn ★★★ ; Kénacort Retard ★★★ ; Médrol ★★★ ; Soludécadron ★★★ ; Solu-Médrol ★★★ ; Solupred ★★★ ; Synacthène ★★★ ; Tédarol ★★★.

Voie locale

La voie locale est utilisée lorsqu'une action générale n'est pas nécessaire, en rhumatologie par injections intra-articulaires, ou en infiltrations, en dermatologie pour traiter les cicatrices disgracieuses, etc.

Altim ★★★ ; Hydrocortancyl injectable ★★★ ; Hydrocortisone Roussel injectable ★★★.

ANTI-INFLAMMATOIRES NON STÉROÏDIENS

Ventes annuelles : 65 millions de boîtes pour 1,5 milliard de francs.

Quelle que soit leur famille chimique, les anti-inflammatoires non stéroïdiens possèdent à côté de leur action anti-inflammatoire une action antalgique et anti-pyrétique. Leur action anti-inflammatoire s'exerce sur les médiateurs de l'inflammation, et en particulier sur la production des prostaglandines.

Les effets secondaires des anti-inflammatoires non stéroïdiens sont globalement bien tolérés compte tenu de leur large emploi. Les principaux effets secondaires sont :

— Digestifs : brûlures gastriques, vomissements, parfois ulcères digestifs avec hémorragies à l'origine d'anémie.

— Hématologiques : troubles de la coagulation, modifications du nombre des globules rouges et blancs.

— Cutanés : éruptions allergiques.

— Des vertiges, des maux de tête peuvent s'observer.

Au cours de la grossesse les anti-inflammatoires non stéroïdiens sont contre-indiqués, car augmentant les hémorragies à l'accouchement.

Voie générale

Ainscrid 75mg LP ★★★ ; Antadys ★★★ ; Apranax ★★★ ; Art 50 ★★★ ; Arthrocine ★★★ ; Bi-Profénid ★★★ ; Brexin ★★★ ; Brufen ★★★ ; Butazolidine ★★★ ; Cébutid ★★★ ; Chrono-Indocid ★★★ ; Cinopal ★★★ ; Feldène ★★★ ; Indocid ★★★ ; Lodine ★★★ ; Minalfène ★★★ ; Naprosyne ★★★ ; Nifluril ★★★ ; Olcam ★★★ ; Profénid ★★★ ; Surgam ★★ ; Tilcotil ★★★ ; Topféna ★★★ ; Voldal ★★★ ; Voltarène ★★★ ; Xenid ★★★.

ANTI-INFLAMMATOIRES ENZYMATIQUES

Des arguments théoriques ont amené à utiliser au cours des processus inflammatoires des enzymes destinées à « dépolymériser » ou détruire les protéines générées par l'inflammation. Leur action par voie générale semble faible car la plupart sont détruites pendant l'absorption. Leur action locale semble satisfaisante sur l'inflammation post-traumatique.

Alphachymotrypsine Choay ★ ; Alphachymotrypsine Leurquin ★ ; Alphintern ★ ; Dazen ★ ; Extranase ★ ; Oramyl ★ ; Ribatran ★ ; Thiomucase ★.

3. L'ALLERGIE ET L'IMMUNITÉ

L'ALLERGIE

L'allergie est une réactivité pathologique à un allergène. On entend par allergène une substance qui, introduite dans un organisme, a entraîné des modifications des cellules ou des protéines lors d'une première introduction que l'on dénomme « sensibilisation ». C'est lors d'une exposition ultérieure à l'allergène que vont apparaître des « réactions allergiques » dues à la libération anormale de médiateurs telles l'histamine, la sérotonine, l'héparine, etc.

Les manifestations allergiques

Les manifestations cliniques de l'allergie sont très diverses, allant de la banale éruption au « choc » mortel en passant par le « rhume des foins » et l'asthme.

• L'HYPERSENSIBILITÉ IMMÉDIATE

L'hypersensibilité immédiate survient lorsqu'un allergène entre en contact avec une immunoglobuline de type IgE spécifique portée par des macrophages qui vont libérer de l'histamine et d'autres médiateurs entraînant des manifestations variées :

— Le choc allergique ou choc « anaphylactique » peut résulter d'une piqûre d'abeille ou de l'injection, le plus souvent intraveineuse de certains médicaments chez un sujet antérieurement sensibilisé. La gravité se traduit par une gêne respiratoire, des vomissements, une diarrhée, un œdème laryngé, une hypotension, des sueurs, etc. En l'absence de traitement, la mort peut survenir rapidement.

— Le « rhume des foins » ou rhinite allergique, se traduit par l'apparition d'un écoulement nasal avec éternuements survenant à certaines époques de l'année correspondant à la pollinisation de certaines plantes.

— La conjonctivite allergique se traduit par une irritation oculaire avec larmoiement survenant aux mêmes époques.

— L'asthme allergique se traduit par des épisodes de suffocation suivant l'inhalation de certains produits : pollens, poussière de maison, etc.

— L'allergie digestive peut entraîner une gastrite, des diarrhées et de possibles hémorragies.

— L'allergie cutanée se traduit par des poussées d'urticaire, des éruptions érythémateuses ou l'apparition de vésicules prurigineuses.

• L'HYPERSENSIBILITÉ « CYTOTOXIQUE »

L'hypersensibilité cytotoxique survient lorsqu'un allergène entre en contact avec une immunoglobuline spécifique IgG fixée sur une cellule du sang : globule rouge, globule blanc, plaquettes.

Il en résultera une destruction de ces cellules entraînant :

• une anémie hémolytique ;

• une agranulocytose ;

• un « purpura » (éruption d'aspect hémorragique) par disparition des plaquettes sanguines.

A l'origine de ces manifestations, essentiellement des médicaments : sulfamides, phénylbutazone, pénicillines, etc.

• LA « MALADIE SÉRIQUE »

L'hypersensibilité de type maladie sérique, survient lorsqu'un allergène entre en contact avec une immunoglobuline de type IgM qui se fixe sur la paroi des vaisseaux.

Il en résultera des lésions de ces vaisseaux entraînant :

• de la fièvre, des douleurs articulaires, une augmentation de volume des ganglions lymphatiques ;

• des éruptions cutanées ;

• des atteintes rénales.

A l'origine de cette maladie sérique, l'injection de sérum (lorsque celui-ci n'est pas d'origine humaine), de vaccins et d'autres médicaments.

• LES « DERMATITES DE CONTACT »

Une dermatite de contact peut survenir lorsqu'un allergène est mis en contact avec diverses protéines de la peau portées par des lymphocytes.

Il en résultera des lésions cutanées variées :

• eczéma allergique ;

• œdème cutané ;

• troubles de la pigmentation cutanée.

A l'origine de ces dermatites de contact : les produits ménagers, les cosmétiques, le nickel, certains médicaments.

Les médicaments du choc anaphylactique

Comme nous l'avons dit, le choc anaphylactique est une manifestation grave, souvent mortelle en quelques minutes. Un traitement existe : l'adrénaline, qui entraîne le plus souvent une guérison rapide. C'est pourquoi, particulièrement dans certaines circonstances (piqûres d'abeilles ou de guêpes) chacun devrait être capable d'injecter cette drogue salvatrice en attendant l'arrivée des secours. Il existe dans le commerce des « kits » d'injection permettant d'injecter par voie intramusculaire ou sous-cutanée. Dès l'apparition des signes de gravité : œdème de la face, gêne respiratoire importante, sueurs, il faut injecter 0,50 milligramme chez l'adulte (0,01 mg/kg chez l'enfant) à renouveler en un autre endroit après 10 minutes en cas d'inefficacité.

Pour justifier cette conduite, il faut savoir que chaque année ce sont plusieurs dizaines de personnes qui meurent de piqûres d'hyménoptères.

Adrénaline Aguettant ★★★ ; Adrénaline Bruneau ★★★ ; Anahelp ★★★ ; Anakit ★★★.

Les antihistaminiques H1

Ventes annuelles : 26 millions de boîtes pour 600 millions de francs.

Leur activité est préventive et ils sont des traitements efficaces du rhume des foins, des rhinites allergiques, des urticaires et de diverses éruptions médicamenteuses.

• ANTIHISTAMINIQUES ANTICHOLINERGIQUES

Ce sont les plus anciens des antihistaminiques, qui ont succédé aux premiers découverts en France : ANTERGAN et NÉO-ANTERGAN avant la dernière guerre.

Ils entraînent des effets anticholinergiques (comme l'atropine) qui se manifestent par une sécheresse de la bouche, des troubles de l'accommodation, des difficultés à uriner, etc. Certains ont en plus un effet sédatif qui peut gêner la vie courante et en particulier la conduite automobile.

Actidilon ★★ ; Allerga ★★ ; Allergéfon ★★★ ; Apaisyl ★★ ; Aphilan ★★ ; Butix (nouveau) ★★ ; Dimégan ★★★ ; Domistan ★★ ; Istamyl ★★★ ; Méréprine ★★★ ; Périactine ★★★ ; Phénergan ★★ ; Polaramine ★★★ ; Primalan ★★★ ; Théralène ★★★.

• ANTIHISTAMINIQUES NON ANTICHOLINERGIQUES

Ces antihistaminiques, beaucoup plus récents, n'ont pas aux doses habituelles d'effets anticholinergiques ni sédatifs, ce qui fait qu'ils sont en général préférés.

Allergodil ★★★ ; Clarityne ★★★ ; Hismanal ★★★ ; Teldane ★★★ ; Tinset ★★★ ; Virlix ★★★ ; Zyrtec ★★★.

Les chromones et dérivés

Ce sont des produits qui empêchent la libération d'histamine par les mastocytes.

Leur effet est essentiellement préventif dans les asthmes allergiques, les allergies alimentaires, les rhinites allergiques. Ce sont des produits bien tolérés en dehors d'un effet sédatif pour le *kétotifène*.

Alérion ★★ ; Cromoptic ★★ ; Lomudal ★★★ ; Lomusol ★★ ; Nalcron ★★★ ; Opticron ★★ ; Tilade ★★★ ; Zaditen ★★★.

Les anti-inflammatoires stéroïdiens

Les anti-inflammatoires stéroïdiens sont les plus puissants antiallergiques actuels, ce qui les rend utiles dans tous les types d'allergie. Mais le traitement doit être de courte durée, à visée curative plus que préventive. Lorsqu'un traitement continu est nécessaire, la dose doit être administrée le matin et en général, un jour sur deux, le double de la dose journalière. Ils sont analysés plus en détail dans le chapitre de l'inflammation.

Il faut insister sur l'intérêt des anti-inflammatoires locaux qui ont une efficacité importante sans retentissement général notable. Ces formes locales seront examinées dans les chapitres de l'asthme, de l'ORL et de la dermatologie.

Betnésol ★★★ ; Célestamine ★★★ ; Célestène injectable ★★★ ; Célestène oral ★★★ ; Cortancyl ★★★ ; Décadron ★★★ ; Dectancyl injectable ★★★ ; Dectancyl oral ★★★ ; Dépo-Médrol ★★★ ; Dilar ★★★ ; Diprostène ★★★ ; Hexatrione longue durée ★★★ ; Hydrocortancyl oral ★★★ ; Hydrocortisone Upjohn ★★★ ; Kénacort Retard ★★★ ; Médrol ★★★ ; Solu-Médrol ★★★ ; Soludécadron ★★★ ; Solupred ★★★ ; Synacthène ★★★ ; Tédarol ★★★.

La désensibilisation spécifique

Dans les cas de sensibilisation à un allergène, la démarche la plus logique consisterait à trouver la substance qui a déclenché l'allergie et à l'éliminer. L'élimination de l'allergène est impossible dans de nombreux cas, à moins de changer de métier ou de quitter son environnement habituel (par exemple, dans l'allergie à la farine des boulangers, ou l'allergie aux poils d'animaux chez ceux qui les abritent ou les élèvent).

Lors d'une désensibilisation, l'allergène est injecté par piqûre sous la peau, à doses croissantes à chaque séance. On essaie ainsi de rendre le corps insensible à l'allergène. Si l'on a déterminé l'allergène de manière précise, cette méthode de traitement se révèle efficace dans de nombreux cas.

La désensibilisation spécifique doit être proposée dans le rhume des foins et dans certains asthmes allergiques ; les résultats sont parfois bons, parfois décevants. La désensibilisation est impérative dans l'allergie aux piqûres d'hyménoptères (abeilles et guêpes) car les résultats sont très bons même avec les techniques de « désensibilisation accélérée ».

Albay ★★★ ; Allpyral pollens de graminés ★★★ ; Allpyral poussière de maison ★★★ ; Allpyral poussière de maison-acariens ★★★ ; Alyostal venins ST ★★★ ; Asad pollens de graminés ★★★ ; Asad poussière de maison-acariens ★★★ ; Diluants stallergènes ★★★ ; Stallergènes MRV ★★★ ; Unidose Stallergènes Acariens ★★★.

L'IMMUNITÉ

La réponse immunitaire permet l'élimination de substances étrangères à l'organisme (antigènes), cette élimination est spécifique.

Il existe plusieurs types de réactions immunitaires auxquelles correspondent des populations de lymphocytes spécifiques de cet antigène :

• L'immunité humorale, c'est-à-dire celle du sang, repose sur les lymphocytes B.

• L'immunité cellulaire repose sur les lymphocytes T. Les lymphocytes T4 produisent les interleukines. Les lymphocytes T8 ont un rôle suppresseur.

Les troubles de l'immunité

• LES DÉFICITS IMMUNITAIRES

L'immunité peut chez certains sujets être diminuée, favorisant les infections à germes banals (sinusites, bronchites, méningites), à virus (herpès, zona) qui récidivent et surtout entraînent des infections à germes particuliers (cytomégalovirus, pneumocystis carinii, toxoplasmose, etc.). Les déficits immunitaires peuvent être congénitaux ou acquis.

Les déficits congénitaux sont les plus fréquents.

L'un des types des déficits acquis est le sida qui sera analysé dans le chapitre de l'infectiologie.

• LES MALADIES « AUTO-IMMUNES »

Les maladies auto-immunes sont caractérisées par la production d'anticorps qui réagissent contre les cellules de l'organisme qui les ont produits. L'organisme va donc en quelque sorte rejeter ses propres cellules. La production de ces « autoanticorps » peut être déclenchée par certaines affections virales, mais aussi par certains médicaments. Ces maladies « auto-immunes » peuvent toucher la plupart des organes : la thyroïde, les reins, les articulations (polyarthrite rhumatoïde), les muscles (dermatomyosite), le système cardio-vasculaire (périartérite noueuse), la peau et les vaisseaux (lupus érythémateux disséminé).

• LA RÉACTION DE REJET

Lors d'une greffe d'organe ou de moelle osseuse, plusieurs cas peuvent se présenter selon le type de greffe pratiquée il peut s'agir :

• d'une *greffe autologue*, c'est-à-dire que l'on greffe sur le sujet un tissu prélevé sur son propre organisme ;

• d'une *greffe isologue* où l'on greffe sur le sujet un tissu prélevé chez un jumeau, de même patrimoine génétique ;

• dans les autres cas il s'agit d'une *greffe hétérologue* où l'on greffe des cellules prélevées chez un autre individu plus ou moins différent génétiquement du receveur.

Dans ce cas les cellules greffées sont reconnues comme « étrangères » et l'organisme du receveur va tenter de les éliminer, c'est ce que l'on appelle le « rejet ». Cette réaction survient plus ou moins tardivement après la greffe et est d'intensité variable. On tente d'empêcher son apparition par des traitements immunosuppresseurs utilisant essentiellement la *ciclosporine* et les *sérums anti-lymphocytaires*.

Parfois, et particulier dans les greffes de moelle, les cellules greffées peuvent réagir sur les cellules du receveur, c'est ce que l'on appelle la « maladie du greffon contre l'hôte », qui réagit également favorablement aux immunosuppresseurs.

Les immunosuppresseurs

Les médicaments immunosuppresseurs ont pour fonction de diminuer la réponse immunitaire vis-à-vis des antigènes.

L'action des immunosuppresseurs est en fait complexe : action anti-inflammatoire, action inhibitrice sur la réaction immunitaire, action toxique sur les cellules. C'est cette dernière action qui est utilisée dans le traitement des cancers, mais demande des doses élevées de produit.

Les immunosuppresseurs sont utilisés dans les maladies auto-immunes : polyarthrite rhumatoïde, lupus érythémateux, périartérite noueuse, etc.

Les anti-inflammatoires stéroïdiens utilisés à fortes doses sont de puissants immunosuppresseurs. D'autres produits sont plus spécifiques, ils sont soit des analogues des bases puriques constituants de l'ADN, soit des « poisons » de type moutarde à l'azote.

La *ciclosporine* a une action élective sur les lymphocytes T impliqués dans les phénomènes de rejet lors de greffes d'organes. Sont également réservés à cette indication la *lymphoglobuline* et l'*orthoclone*.

Les effets secondaires des produits immunosuppresseurs sont fréquents : ils favorisent les infections bactériennes et virales, ils peuvent diminuer le nombre des globules sanguins. A long terme, ils peuvent favoriser l'apparition de certains cancers et de lymphomes (prolifération des cellules lymphocytaires).

Chloraminophène ★★★ ; Endoxan Asta ★★★ ; Imurel ★★★ ; Lymphoglobuline ★★★ ; Orthoclone OKT3 ★★★ ; Sandimmun ★★★ ; Thymoglobuline ★★★.

Les immunostimulants

Ventes annuelles : 14 millions de boîtes pour 330 millions de francs.

L'utilisation des immunostimulants repose sur l'hypothèse qu'en stimulant globalement une immunité non spécifique on pouvait réduire l'incidence de certains phénomènes infectieux comme les infections bronchiques, les rhinopharyngites de l'enfant, etc.

Quelques études ont montré une certaine efficacité de ces thérapeutiques, en particulier chez l'enfant.

Biostim ★★ ; Imocur enfant ; Imudon ; Imukin ★★ ; I.R.S. 19 ; Isoprinosine ★★★ ; Lantigen B ; Proleukin ★★★ ; Rhino-Lactéol ; Rhinopten ★ ; Ribomunyl ★ ; Solaskil ★★.

4. LES INFECTIONS

Les succès et la réputation de la médecine moderne reposent en grande partie sur la découverte, le développement et l'utilisation de médicaments efficaces contre les infections bactériennes (antibiotiques et chimiothérapie) et virales (vaccinations). Les produits anti-infectieux font partie des médicaments le plus souvent prescrits et représentent environ un septième du chiffre d'affaires global des produits pharmaceutiques, avec un taux de croissance annuel d'environ 15 %.

Les infections sont déclenchées par divers micro-organismes :

— les *bactéries* et les *virus* que nous allons examiner ;

— les *champignons* qui déterminent des mycoses et que nous reverrons dans le chapitre consacré à la Dermatologie, en ce qui concerne les mycoses cutanées ;

— certains *protozoaires* que nous reverrons dans le chapitre consacré aux Parasitoses.

Pourtant, beaucoup de ces agents pathogènes se trouvent en permanence dans l'organisme et sur la peau, sans pour autant déclencher d'infections : il s'agit de germes « saprophytes ».

En effet, l'organisme humain met en jeu deux mécanismes de défense pour venir à bout des facteurs d'infection :

- *Une défense non spécifique*, qui se dirige contre toute substance étrangère à l'organisme et agit très rapidement. La fièvre et l'inflammation des tissus accompagnent souvent ces réactions de défense. C'est dans le cas de la défense non spécifique que l'on assiste à une multiplication des globules blancs qui quittent les vaisseaux sanguins et viennent capturer et anéantir les agents pathogènes, avant qu'ils n'envahissent l'organisme. Lorsque trop de globules blancs sont tués à leur tour, ils forment ce qu'on appelle le pus.
- *Une défense spécifique*, qui se met en place plus lentement. L'organisme commence à produire des anticorps qui agissent tout spécialement contre les agents pathogènes. Une fois que le corps humain a appris à se défendre contre une certaine catégorie de facteurs pathogènes, lors d'une nouvelle agression, il réagira sensiblement plus vite. Cette défense spécifique contre l'infection garantit souvent une protection à vie (immunité).

Selon les capacités de défense, spécifique ou non spécifique, de l'organisme, les « envahisseurs » pathogènes auront ou non la possibilité de provoquer une maladie. Si les réactions de défense d'un individu sont affaiblies par suite, par exemple, de malnutrition, de mauvais état général, d'absorption de certains médicaments comme les corticoïdes, l'organisme se trouve alors dépourvu de protection et, dans ce cas, l'administration de médicaments prend tout son sens.

Vis-à-vis des bactéries, les médicaments sont nombreux et efficaces. Mais contre les virus il n'existe guère, jusqu'à présent, de substances très valables ; la prévention par vaccination offre plus de chances de succès qu'une thérapie chimique. Un traitement qui utilise des substances chimiques (antibiotiques, etc.) ne peut remplacer les défenses naturelles propres à l'organisme ; elle ne peut que les renforcer. C'est ainsi que les médicaments chimiques peuvent tuer les microbes ou gêner leur multiplication, mais c'est ensuite à l'organisme qu'incombe l'évacuation des cellules mortes ou contaminées.

Quels médicaments utiliser contre les infections ?

Une thérapeutique médicamenteuse n'a de chance de succès que lorsque la substance utilisée est en mesure de combattre efficacement l'élément pathogène. Les médicaments contre les bactéries, par exemple, sont inefficaces contre les virus. C'est pourquoi il est nécessaire, avant le début d'un traitement anti-infectieux, de déterminer aussi précisément que possible la nature de l'élément pathogène. Le médecin peut le faire, soit de manière assez exacte à l'aide d'examens de laboratoire (analyses de sang, d'urine, etc.), soit, plus approximativement, grâce à ses connaissances cliniques.

Les antibiotiques qui agissent contre un nombre relativement important de bactéries différentes sont appelés antibiotiques à large spectre. L'avantage des médicaments à large spectre réside dans le fait que, même sans examens de laboratoire, le médecin peut être relativement sûr de combattre avec succès l'élément pathogène spécifique. Mais il y a un inconvénient : le traitement n'atteint pas seulement le but visé, mais aussi l'environnement. C'est pourquoi on devrait mettre en garde contre le recours systématique aux antibiotiques à large spectre.

LE TRAITEMENT DES INFECTIONS BACTÉRIENNES

Les infections bactériennes

Une bactérie est un micro-organisme composé d'une seule cellule soit ronde (cocci), soit en bâtonnet allongé (bacille), soit spiralée (spirochète). Suivant les résultats de la coloration des microbes par la méthode de Gram, on distingue les bactéries qui prennent la coloration (Gram positif) et celles qui ne la prennent pas (Gram négatif). Cela permet de classer les bactéries.

• LES BACTÉRIES GRAM POSITIF

Les bactéries Gram positif sont :

• les streptocoques, responsables des angines, des otites, du rhumatisme articulaire aigu, de la scarlatine, de l'érysipèle ;

• le pneumocoque, responsable de pneumonies, de méningites chez l'enfant ;

• les staphylocoques, responsables d'infections cutanées (furoncles), osseuses (ostéomyélites), pulmonaires, etc. ;

• les corynébactéries, agents de la diphtérie, etc.

• LES BACTÉRIES GRAM NÉGATIF

Les bactéries Gram négatif sont :

• le méningocoque, responsable de la méningite cérébro-spinale ;

• le gonocoque, agent de la blennorragie ;

• les salmonelles, responsables des fièvres typhoïdes et paratyphoïdes ;

• les shigelles, responsables de la dysenterie bactérienne ;

• les *Brucella*, agents de la brucellose ;

• les *Bordetella*, agents de la coqueluche ;

• le colibacille, responsable d'infections intestinales ou urinaires ;

• le *Pseudomonas aeruginosa* ou bacille pyocyanique, responsable d'infections cutanées, urinaires, pulmonaires, etc. ;

• l'*Haemophilus influenzae*, responsable de pneumopathies et de méningites chez l'enfant.

• LES GERMES ANAÉROBIES

Les germes anaérobies sont des germes qui peuvent se développer en l'absence d'oxygène et qui peuvent être responsables d'infections des plaies (gangrène), d'infections pulmonaires et ORL, etc.

• LES AUTRES GERMES

• Les mycobactéries, responsables de la tuberculose et de la lèpre.

• Les *Chlamydiae*, agents du trachome, d'infections génitales, d'infections pulmonaires transmises par les oiseaux : ornithose, psittacose.

• La *Legionella*, agent de la maladie des légionnaires.

• Les tréponèmes, agents de la syphilis.

• Les rickettsies, agents des pneumopathies atypiques, du typhus.

• Les mycoplasmes pouvent entraîner des pneumonies ou des infections génitales.

Les antibiotiques

Ventes annuelles : 200 millions de boîtes pour 6,8 milliards de francs.

L'opinion générale des médecins est assez unanime pour constater que l'on prescrit beaucoup trop souvent d'antibiotiques.

Il faudrait pouvoir maîtriser le « réflexe » : fièvre = traitement antibiotique, en raison des incidents que nous allons signaler.

Effets secondaires : s'ils sont très efficaces, les antibiotiques ne sont pas sans danger. Ils peuvent provoquer des effets indésirables non négligeables. Environ un patient, soigné aux antibiotiques, sur douze est concerné. Les effets secondaires se manifestent le plus souvent sur la peau (réactions allergiques) et dans l'appareil digestif (diarrhée, etc.), mais beaucoup d'antibiotiques peuvent aussi être toxiques pour le foie, le sang, le rein et l'audition.

Résistance : les éléments pathogènes (microbes, bactéries) disposent de capacités d'adaptation étonnantes ; ils sont en mesure de tirer les leçons de leurs expériences et d'élaborer des mesures de défense contre les antibiotiques. Ils peuvent ainsi devenir « invulnérables » ; dans le jargon médical, on dit que le microbe est devenu « résistant ». Une fois cette faculté acquise, dans le « combat contre l'antibiotique », le microbe peut la transmettre à d'autres. Dans ce cas, il arrive qu'un antibiotique jusqu'alors efficace cesse tout à coup d'agir. Le risque de voir se développer les capacités de résistance du microbe augmente proportionnellement à la fréquence d'utilisation des antibiotiques. Certains antibiotiques favorisent plus que d'autres le développement de la résistance microbienne. On a pu démontrer que certaines souches microbiennes peuvent devenir définitivement résistantes à divers antibiotiques en quelques années seulement.

Les antibiotiques antibactériens peuvent être divisés en familles caractérisées par une structure chimique et des propriétés antibactériennes voisines.

• LES PÉNICILLINES

Ventes annuelles : 75 millions de boîtes pour 1,9 milliard de francs.

Les pénicillines, comme les céphalosporines appartiennent à la classe des bêtalactamines.

— *Les pénicillines « classiques » : pénicillines G et V*

Ce sont les premières connues. La pénicilline G garde encore une grande importance dans les infections sévères car elle « tue » les bactéries (effet bactéricide), et ne se contente pas seulement d'en arrêter le développement (effet bactériostatique). Malheureusement elle est sensible à l'acidité gastrique et doit être injectée, d'autre part elle peut être neutralisée par une sécrétion de certains microbes (pénicillinase) qui deviennent ainsi « résistants » à la pénicilline.

La pénicilline V a l'avantage d'être insensible à l'acidité gastrique et peut donc être prise par voie orale.

Les pénicillines « classiques » sont irremplaçables dans le traitement des infections à streptocoques, pneumocoques, à tréponèmes (syphilis), etc.

Leur tolérance est bonne, mais existent des accidents allergiques cutanés ou généraux (choc anaphylactique).

Biclinocilline ★★★ ; Bipénicilline Diamant ★★★ ; Extencilline ★★★ ; Goménol syner pénicilline ★★ ; Oracilline ★★★ ; Ospen ★★★ ; Pénicilline G Diamant ★★★.

— *Les pénicillines « antistaphylococciques » : pénicillines M*

Une modification de la formule de la pénicilline a permis d'obtenir des pénicillines qui ont l'avantage d'être actives par voie orale et surtout d'être résistantes à la pénicillinase sécrétée en particulier par les staphylocoques. Elles sont utilisées dans le traitement des infections à staphylocoques : respiratoires, osseuses (ostéomyélites), septicémies, etc.

Bristopen ★★★ ; Orbénine ★★★.

— *Les pénicillines « à spectre élargi » : pénicillines A*

L'absorption digestive de ces pénicillines est moyenne, elles sont en général sensibles aux pénicillinases, mais leur activité s'exerce sur un grand nombre de germes : pneumocoque, méningocoque, colibacille, germes des diarrhées, du choléra, de la diphtérie, du tétanos, des brucelloses.

Certaines de ces pénicillines peuvent être associées à un inhibiteur des pénicillinases qui étend leur spectre d'activité.

Elles entraînent assez fréquemment des éruptions cutanées bénignes particulièrement lorsqu'on les associe au ZYLORIC®.

A-Gram ★★★ ; Amodex ★★★ ; Amophar ★★★ ; Ampicilline Panpharma ★★★ ; Augmentin ★★★ ; Bacampicilline ★★★ ; Bactox ★★★ ; Bristamox ★★★ ; Ciblor ★★★ ; Clamoxyl ★★★ ; Flémoxine ★★★ ; Gramidil ★★★ ; Hiconcil ★★★ ; Penglobe ★★★ ; Pondocil ★★★ ; Proampi ★★★ ; Prototapen ★★★ ; Suvipen ★★★ ; Totapen ★★★ ; Unacim ★★★ ; Zamocilline ★★★.

— *Les pénicillines « antipyocyaniques »*

Le bacille pyocyanique est un germe que l'on peut retrouver dans des infections pulmonaires, vésicales et cutanées au niveau des escarres chez les patients grabataires, ce germe a la particularité de donner un pus de couleur bleue.

Baypen ★★★ ; Claventin ★★★ ; Pipérilline ★★★ ; Tazocilline ★★★ ; Ticarpen ★★★.

— *Les autres pénicillines*

Elles sont réservées au traitement des infections à germes Gram négatif : colibacille, gonocoque, méningocoque et autres germes plus rares. Ce sont des traitements d'exception, en dehors du SELEXID® qui est un bon antibiotique urinaire.

Azactam ★★★ ; Sélexid ★★★ ; Tiénam ★★★.

• LES CÉPHALOSPORINES

Ventes annuelles : 46 millions d'unités pour 2 milliards de francs.

Les céphalosporines sont des produits apparentés aux pénicillines, mais qui ne sont pas touchées par les pénicillinases, et sont donc actives sur un plus grand nombre de germes, en particulier sur les staphylocoques. Certaines résistent à l'acidité gastrique et peuvent donc être administrées par voie orale.

Ce ne sont en général pas des médicaments de prescription de « première intention » dans les pathologies banales de ville.

Les céphalosporines peuvent entraîner des accidents allergiques : éruptions cutanées, choc anaphylactique, il existe une allergie croisée avec les pénicillines. Elles peuvent également entraîner des troubles digestifs, des altérations de la fonction rénale.

Selon leur date de découverte, on classe ces antibiotiques en céphalosporines de « première, deuxième ou troisième génération ».

Les céphalosporines de première génération sont actives sur les germes Gram positif dont les staphylocoques. Elles sont peu actives sur les germes Gram négatif.

Alfatil ★★★ ; Céfacet ★★★ ; Céfacidal ★★★ ; Céfaloject ★★★ ; Céfalotine Panpharma ★★★ ; Céfapéros ★★★ ; Céfazoline Panpharma ★★★ ; Céfazoline Qualimed ★★★ ; Céporexine ★★★ ; Kéflin ★★★ ; Kéforal ★★★ ; Kefzol ★★★ ; Kelsef ★★★ ; Oracéfal ★★★.

Les céphalosporines de deuxième génération sont moins actives sur les germes Gram positif, mais plus sur les Gram négatif et sur les germes anaérobies.

Cépazine ★★★ ; Curoxime ★★★ ; Kéfandol ★★★ ; Méfoxin ★★★ ; Zinnat ★★★.

Les céphalosporines de troisième génération sont essentiellement actives contre les germes Gram négatif et peu actives sur les Gram positif. Certaines (cefsulodine, ceftazidime) sont particulièrement actives sur le bacille pyocyanique.

Apacef ★★★ ; Axépim ★★★ ; Céfizox ★★★ ; Céfobis ★★★ ; Céfodox ★★★ ; Claforan ★★★ ; Fortum ★★★ ; Moxalactam ★★★ ; Orelox ★★★ ; Oroken ★★★ ; Pansporine ★★★ ; Pyocéfal ★★★ ; Rocéphine ★★★ ; Takétiam ★★★.

- LES MACROLIDES (ET APPARENTÉS)

Ventes annuelles : 28 millions de boîtes pour 2,8 milliards de francs.

Les macrolides sont des antibiotiques fréquemment prescrits en médecine de ville. En effet ils sont actifs sur la plupart des germes responsables des infections pulmonaires et ORL : streptocoques, pneumocoque, microbe de la diphtérie, de la coqueluche, des bronchites épidémiques et de la « maladie des légionnaires ». On sait que cette broncho-pneumonie a décimé il y a quelques dizaines d'années un congrès des anciens combattants américains et le germe responsable a été découvert à cette occasion.

Leur activité est essentiellement bactériostatique.

Les macrolides sont en général bien tolérés en dehors de troubles digestifs banals (nausées, vomissements, diarrhée) et de quelques éruptions allergiques.

On ne doit pas les associer avec les dérivés de l'ergot de seigle, utilisés comme vasodilatateurs.

Abboticine ★★★ ; Claramid ★★★ ; Ery ★★★ ; Erycocci ★★★ ; Eryphar ★★★ ; Erythrocine ★★★ ; Erythrogram ★★★ ; Josacine ★★★ ; Mosil ★★★ ; Naxy ★★★ ; Pédiazole ★★★ ; Propiocine ★★★ ; Pyostacine ★★★ ; Rodogyl ★★★ ; Rovamycine ★★★ ; Rulid ★★★ ; Spiramycine coquelusédal ★★★ ; Staphylomycine ★★★ ; Zéclar ★★★ ; Zithromax ★★★.

- LES AMINOSIDES

Ventes annuelles : 12 millions de boîtes pour 170 millions de francs.

Les aminosides sont des antibiotiques bactéricides actifs essentiellement sur les germes Gram négatif et sur les staphylocoques. Ils ne s'administrent que par injection. On les utilise essentiellement dans les infections génito-urinaires ou les infections à staphylocoques.

Leur toxicité est essentiellement rénale et auditive, et la prudence s'impose chez l'enfant, le sujet âgé et l'insuffisant rénal chez lequel les doses doivent être diminuées.

Amiklin ★★★ ; Débékacyl ★★★ ; Gentalline ★★★ ; Gentamicine Dakota Pharm ★★★ ; Gentamicine Panpharma ★★★ ; Gentogram ★★★ ; Icacine ★★★ ; Kamycine ★★★ ; Nebcine ★★★ ; Nétromicine ★★★ ; Sisolline ★★★ ; Streptomycine Diamant ★★★ ; Tobramycine Qualimed ★★★ ; Trobicine ★★★.

• LES TÉTRACYCLINES

Ventes annuelles : 17 millions de boîtes pour 315 millions de francs.

Les tétracyclines ont un spectre d'activité très large sur les bacilles Gram positif et négatif, mais aussi sur les mycoplasmes (responsables des bronchites infectieuses) et les *Chlamydiae* (responsables du trachome de l'œil et d'infections uro-génitales).

Ils sont actifs par voie orale, et sont en général bien tolérés, pouvant cependant entraîner des troubles digestifs, des éruptions allergiques et des accidents de photosensibilisation.

Ils sont contre-indiqués chez la femme enceinte et chez le jeune enfant, du fait du risque de coloration des dents en jaune chez l'enfant.

Amphocycline ★★★ ; Doxy 100 ★★★ ; Doxycline Plantier ★★★ ; Doxycline Ratiopharm ★★★ ; Doxygram ★★★ ; Doxylets ★★★ ; Florocycline ★★★ ; Granudoxy ★★★ ; Hexacycline ★★★ ; Logryx ★★★ ; Lysocline ★★★ ; Mestacine ★★★ ; Monocline ★★★ ; Mynocine ★★★ ; Physiomycine ★★★ ; Spanor 100 ★★★ ; Terramycine solu retard ★★★ ; Tétracycline Diamant ★★★ ; Tétralysal ★★★ ; Tétramig ★★★ ; Tétranase ★★★ ; Tolexine ★★★ ; Vibramycine N ★★★ ; Vibraveineuse ★★★.

• LES QUINOLONES

Ventes annuelles : 8 millions de boîtes pour 700 millions de francs.

Les premières quinolones ont été utilisées comme antibiotiques urinaires actifs essentiellement contre le colibacille. Les nouvelles quinolones ou fluoroquinolones sont très actives sur les germes Gram négatif : colibacille, salmonelles (fièvre typhoïde), méningocoque, gonocoque.

On les utilise dans les infections pulmonaires, ORL, urinaires, osseuses, digestives, etc.

Apurone ★★★ ; Ciflox ★★★ ; Enoxor ★★★ ; Eracine ★★★ ; Exocine ★★★ ; Négram ★★★ ; Noroxine ★★★ ; Oflocet ★★★ ; Péflacine ★★★ ; Pipram ★★★ ; Urotrate ★★★ ; Zagam ★★★.

• LES SULFAMIDES ET DÉRIVÉS

Ventes annuelles : 5,8 millions de boîtes pour 100 millions de francs.

Les sulfamides sont les plus anciens antibactériens connus, puisqu'ils ont été découverts avant la dernière guerre.

Seuls, ils ne sont actifs que sur certains germes Gram positif et sur le toxoplasme, c'est cette dernière activité qui leur donne un renouveau puisque la toxoplasmose est une affection « opportuniste » du sida.

L'association avec la triméthoprime a permis d'élargir le spectre des sulfamides par un effet synergique les rendant actifs sur les germes Gram négatif.

Leur tolérance est assez bonne en dehors des troubles digestifs, mais ils peuvent entraîner des accidents cutanés graves (syndrome de Lyell).

Adiazine ★★★ ; Antrima ★★★ ; Bactékod ★★★ ; Bactékod fort ★★★ ; Bactrim ★★★ ; Bactrim forte ★★★ ; Cotrimazol fort ★★★ ; Eusaprim ★★★ ; Eusaprim fort ★★★ ; Pédiazole ★★★ ; Rufol ★★ ; Supristol ★★★.

• LES AUTRES ANTIBIOTIQUES

— *Les phénicolés* : ce sont des antibiotiques de synthèse, actifs sur les staphylocoques, le méningocoque, le gonocoque et de nombreux germes responsables d'infections intestinales : salmonelles (fièvre typhoïde), shigelles (dysenterie), *chlamydiae*, mycoplasmes, tréponème (syphilis), etc.

Ce sont des antibiotiques d'un coût faible, donc très utilisés dans les pays en développement, malheureusement, ils peuvent entraîner de graves désordres sanguins : agranulocytose, aplasie médullaire le plus souvent mortelle.

Fluimucil antibiotique ★★★ ; Thiophénicol ★★★ ; Tifomycine ★★★.

— *Les nitro-imidazolés* : d'abord employés comme antiparasitaires (trichomonas, amibes), ils sont pourvus d'un effet sur certains germes Gram négatif anaérobies qui sont en général résistants aux autres antibiotiques.

Fasigyne ★★★ ; Flagentyl ★★★ ; Flagyl ★★★ ; Métronidazole Braun ★★★ ; Métronidazole Dakota ★★★ ; Métronidazole Qualimed ★★★ ; Ornidazole Méram ★★★ ; Rozex ★★ ; Tibéral ★★★.

— *Les polypeptides* : ce sont des antibiotiques d'« exception » utilisés dans les situations graves.

Targocid ★★★ ; Vancocine ★★★ ; Vancomycine Dokota ★★★ ; Vancomycine Léderlé ★★★ ; Vancomycine Qualimed ★★★.

— *Divers* : ce sont des antibiotiques antistaphylococciques. La rifampicine est un antituberculeux majeur ; il sera revu dans le traitement de la tuberculose.

Fucidine ★★★ ; Fosfocine ★★★ ; Rifadine ★★★ ; Rimactan ★★★.

LE TRAITEMENT DES INFECTIONS TUBERCULEUSES ET LÉPREUSES

Ventes annuelles : 700 000 boîtes pour 30 millions de francs.

La tuberculose et la lèpre sont causées par des mycobactéries et leur traitement exige des médicaments particuliers.

Au début de ce siècle, la tuberculose était l'une des grandes causes de mortalité. Le dépistage systématique, la vaccination par le BCG et surtout la découverte des médicaments antituberculeux en ont réduit la fréquence. Cependant, l'apparition du sida, la grande pauvreté de certains pays expliquent sa recrudescence actuelle.

Un traitement bien conduit permet actuellement une guérison chez 99 % des malades traités. Le traitement doit durer un minimum de 6 mois, en général 1 an et doit comporter 3 ou 4 produits en début de traitement et 2 ensuite. Du fait de la nécessité d'associer plusieurs traitements les « associations toutes faites » sont nombreuses sur le marché.

La lèpre exige un traitement plus prolongé, mais peut également être guérie dans la plupart des cas.

Tuberculose : Ansatipine ★★★ ; Dexambutol ★★★ ; Dexambutol-INH ★★★ ; Myambutol ★★★ ; Pirilène ★★★ ; Rifadine ★★★ ; Rifater ★★★ ; Rifinah ★★★ ; Rimactan ★★★ ; Rimifon ★★★ ; Streptomycine Diamant ★★★ ; *Lèpre* : Disulone 100 ★★★ ; Lamprène ★★★.

LE TRAITEMENT DES MYCOSES GÉNÉRALES

Les champignons, qui peuvent être chez l'homme des organismes pathogènes, sont des « végétaux » de structure filamenteuse (mycélium) ou unicellulaire (levures), qui ne possèdent pas de chlorophylle et doivent donc puiser leur « nourriture » dans un « organisme hôte ». La constitution de ces organismes est très différente de celle des bactéries, ce qui explique que les antibiotiques n'aient en général aucune action sur eux.

Les infections mycosiques

Les infections mycosiques sont soit superficielles soit générales. Les infections mycosiques générales augmentent régulièrement de fréquence, mais une véritable « explosion » vient de survenir car les mycoses sont des infections « opportunistes » qui surviennent sur les terrains immunodéprimés, c'est le cas chez les sujets traités par les immunosuppresseurs et surtout chez les malades atteints de sida.

— *Les mycoses superficielles* : elles peuvent toucher la peau, les muqueuses et les phanères (cheveux, ongles). Nous les reverrons dans le chapitre consacré à la peau.

— *Les mycoses profondes* : comme nous l'avons dit, elles surviennent sur des terrains débilités, immunodéprimés ou sous certains climats.

• La cryptococcose est due au *Cryptococcus neoformans*, fréquente au cours du sida, elle entraîne une « méningo-encéphalite » ou une infection pulmonaire de pronostic grave.

• La coccidioïdomycose est due au *Coccidioides immitis,* également fréquente au cours du sida, elle entraîne une infection pulmonaire qui peut se généraliser.

• La candidose systémique est due au *Candida albicans* et peut entraîner des localisations pulmonaires, cardiaques, méningées, elle se voit aussi au cours du sida.

• L'aspergillose, due à l'*Aspergillus fumigatus,* peut entraîner des localisations pulmonaires chez les tuberculeux et des sinusites.

• L'actinomycose, due à l'*Actinomyces israeli*, peut entraîner des localisations thoraciques, abdominales, etc.

• La blastomycose et l'histoplasmose sont des mycoses surtout observées en Amérique.

Les antifongiques

Ventes annuelles : 7,2 millions de boîtes pour 240 millions de francs.

Les médicaments des mycoses « systémiques » appartiennent essentiellement à la classe de l'amphotéricine et à celle des imidazolés. Ils ont en commun leur efficacité, mais aussi leur toxicité essentiellement rénale et hépatique.

Ancotil ★★★ ; Atrican ★★ ; Daktarin ★★★ ; Fulcine ★★★ ; Fungizone ★★★ ; Griséfuline ★★★ ; Nizoral ★★★ ; Sporanox ★★★ ; Triflucan ★★★.

LE TRAITEMENT DES INFECTIONS VIRALES

Ventes annuelles : 3 millions de boîtes pour 370 millions de francs.

Les virus sont des micro-organismes qui ne peuvent se reproduire qu'à l'intérieur d'une cellule. Le matériel génétique qui va permettre la reproduction du virus permet de distinguer :

• les virus à ADN (acide désoxyribonucléique) qui se reproduisent dans le noyau de la « cellule hôte » ;

• les virus à ARN (acide ribonucléique) qui se reproduisent dans le cytoplasme de la « cellule hôte ».

Les infections virales

Parmi les *infections à virus à ADN* citons la grippe, la rougeole, la varicelle, l'herpès, le zona, les hépatites, la rage, la variole, la fièvre jaune, le « rhume banal », certaines angines, certaines pneumonies, etc. Nous ne nous étendrons pas sur leurs symptomatologies, car elles sont bien connues.

Parmi les *infections à virus à ARN* ou *rétrovirus* citons le sida.

On est sûr actuellement qu'il s'agit d'une affection ancienne puisqu'on a pu en retrouver la preuve dans des sérums datant des années 1950. Mais c'est en 1981 qu'ont été décrits aux États-Unis les premiers cas de sida et c'est en 1983 que le Pr Luc Montagnier a décrit le virus de l'immunodéficience humaine ou VIH. Ce virus se fixe sur la membrane des lymphocytes T4, puis pénètre dans la cellule où une enzyme spécifique la « transcriptase inverse » permet la transcription de l'ARN viral en ADN qui va s'incorporer à l'ADN de la cellule « hôte » en modifiant son patrimoine génétique. A ce stade, cet ADN modifié peut rester latent pendant des mois à l'intérieur des lymphocytes T4. Ceux-ci au moment de leur mort vont libérer le virus qui ira infecter d'autres cellules. Lors de sa pénétration dans l'organisme, les protéines du virus vont déclencher la production d'anticorps qui pourront être détectés par des réactions sérologiques, c'est la « séroconversion ». L'organisme infecté est un « porteur sain », mais qui peut transmettre la maladie.

La transmission du VIH

Le VIH se transmet toujours par contact contaminant avec un individu infecté.

• La contamination sexuelle se fait par l'intermédiaire du sang, du sperme, et des sécrétions vaginales de la femme.

• La contamination sanguine se fait par les transfusions, le « partage des aiguilles et des seringues » des toxicomanes.

• La transmission de la mère à l'enfant se produit si la mère est infectée dans environ 35 % des cas. Une transmission par le lait est possible.

En dehors de ces cas bien précis, le virus ne se transmet pas.

L'infection à VIH

Après le contact infectant, le virus se dissémine dans l'organisme entraînant parfois de la fièvre, de la fatigue qui peuvent passer inaperçues.

La « séroconversion » est définie par l'apparition dans le sérum des sujets d'anticorps spécifiques. Elle signe l'infection et apparaît dans un délai de 6 semaines à 3 mois après le contact infectant.

La « phase de séropositivité » est une période longue durant plusieurs années, mais variable selon les groupes de patients.

L'évolution vers le sida n'est pas inéluctable, après 10 ans de séropositivité seule la moitié des sujets aura présenté un sida.

L'évolution vers le sida peut être marquée dans 25 % des cas par l'apparition d'adénopathies (ganglions) s'accompagnant de fatigue et de fièvre, dans d'autres cas peut apparaître un sarcome de Kaposi qui se présente comme une lésion cutanée brun marron ou violacée, indolore très caractéristique du sida.

Dans la plupart des cas, le sida débute par l'apparition de manifestations générales : fièvre inexpliquée pendant plus d'un mois, amaigrissement important, diarrhée persistante, et surtout par l'apparition d'une infection « opportuniste », on entend par ce terme des infections habituellement rares ou à germes peu virulents qui, en fonction du terrain, vont prendre une allure évolutive très sévère :

— pneumonie à *Pneumocystis carinii* ;
— toxoplasmose ;
— cryptosporidiose, histoplasmose ;
— candidose ;
— herpès ;
— infection à cytomégalovirus ;
— tuberculose, etc.

A ce stade le pronostic, bien que s'étant amélioré, reste encore sévère puisque la moyenne de survie est de 2 ans, mais peut se prolonger pendant 5 à 6 ans.

Le traitement du sida déclaré a largement bénéficié des traitements spécifiques des « infections opportunistes » par des antiviraux, des antifongiques et des antibiotiques ; par contre le traitement par des médicaments « spécifiques » des rétrovirus ne permet qu'une certaine amélioration dans la durée de survie des patients traités, sans permettre une guérison définitive.

Le traitement des infections à virus à ADN

Un grand nombre d'infections virales observées dans nos pays guérissent en général assez bien et peuvent actuellement être prévenues par la vaccination spécifique : oreillons, rougeole, rubéole, grippe, etc.

Les formes graves s'observent essentiellement chez les sujets immunodéprimés : soit après administration d'immunosuppresseurs soit au cours du sida.

L'activité des antiviraux est généralement assez spécifique :

- L'*aciclovir* est actif sur le virus herpès.
- L'*amantadine* et la *rimantadine* sur le virus grippal A.
- Le *foscarnet* et le *ganciclovir* sur les infections à cytomégalovirus.
- La *vidarabine* sur le virus herpès et le virus de l'hépatite B.

Cymévan ★★★ ; Foscavir ★★★ ; Hivid ★★★ ; Introna ★★★ ; Roféron-A ★★★ ; Vira-MP ★★★ ; Virustat ★ ; Zovirax ★★★.

Le traitement des infections à rétrovirus : les sida

Le traitement médicamenteux du sida vise à ralentir le processus de l'immunodéficience en luttant contre la replication virale et à prévenir et traiter les infections opportunistes.

Le traitement antiviral comporte les « inhibiteurs de la réverse trancriptase » : *zidovudine*, *didéoxyinosine* et *didéoxycytidine*. La zidovudine ou AZT reste le traitement de base : elle ralentit la progression du sida, évite la contamination mère-enfant.

Les effets indésirables sont l'anémie, les troubles digestifs ou neurologiques.

Rétrovir ★★★ ; Videx ★★★.

LES VACCINS

Ventes annuelles : 25 millions de boîtes pour 900 millions de francs.

Lorsqu'un virus ou une bactérie pénètre dans le corps humain, l'organisme, après un certain délai, produit des substances de défense spécialement dirigées contre l'assaillant et que l'on appelle anticorps. Ces anticorps rendent l'élément pathogène inoffensif. Lorsque l'organisme a acquis cette faculté, il a la possibilité, pendant un temps souvent assez long (dans certains cas même pendant toute la vie), de produire cette substance de défense rapidement et en grandes quantités. Si un élément pathogène de même nature pénètre à nouveau dans l'organisme, il est immédiatement anéanti par les anticorps et ne peut plus provoquer de maladie. On appelle ce phénomène l'immunité.

Les vaccins créent une immunité dite active, c'est-à-dire qu'ils suscitent la formation d'immunoglobulines spécifiques qui empêchent l'organisme receveur de contracter la maladie.

La coqueluche était autrefois une maladie très dangereuse. Maintenant, grâce aux antibiotiques, on peut éviter la plupart de ses complications. Les vaccinations contre la coqueluche posent des problèmes pour deux raisons :

— des lésions cérébrales ont été observées après certaines vaccinations ;

— la vaccination n'offre qu'une protection éphémère et incertaine.

C'est pourquoi la *vaccination contre la coqueluche* n'est pas obligatoire. Il est conseillé de vacciner contre la coqueluche les enfants particulièrement menacés (dans les pouponnières, les crèches) et les enfants souffrant dès la naissance de maladies cardiaques et d'affections des voies respiratoires.

L'intérêt de la *vaccination contre la tuberculose* par le BCG n'est actuellement plus remis en question. Elle a contribué à diminuer l'incidence des tuberculoses aiguës de l'enfant souvent mortelles dans le passé. Par contre, elle ne crée qu'une immunité partielle, n'empêchant pas dans tous les cas le déclenchement d'une tuberculose dont la gravité sera cependant atténuée.

L'utilisation systématique et obligatoire des vaccinations chez l'enfant selon un « calendrier vaccinal » est à l'origine de la baisse de la mortalité infantile.

Age de l'Enfant	Vaccinations
Dès le 1er mois	BCG (si entrée en collectivité)
A partir de 2 mois	Diphtérie, tétanos, coqueluche, polio, *Haemophilus* 1re injection
3 mois	Diphtérie, tétanos, coqueluche, polio, *Haemophilus* 2e injection
4 mois	Diphtérie, tétanos, coqueluche, polio, *Haemophilus* 3e injection
A partir de 12 mois	Rougeole, oreillons, rubéole
16-18 mois	Diphtérie, tétanos, coqueluche, polio, *Haemophilus* 1er rappel
Avant 6 ans	BCG
6 ans	Diphtérie, tétanos, polio, 2e rappel ; Rougeole, oreillons, rubéole, 1er rappel
11-13 ans	Diphtérie, tétanos, polio, 3e rappel ; Oreillons, rubéole 2e rappel ; BCG (si test —)
16-21 ans	Diphtérie, tétanos, polio, 4e rappel ; Rubéole ; (Hépatite B, 3 injections)
Après 21 ans	Tétanos, polio, 5e rappel ; rubéole ; (Hépatite B, rappel)
Tous les 10 ans	Tétanos, polio ; (Hépatite B, rappel)

La *vaccination antigrippale* pose des problèmes difficiles : en effet chaque épidémie de grippe est causée par un virus spécifique et chaque année les virologistes tentent de « prévoir » le virus qui sera en cause durant l'année à venir. C'est une tâche difficile d'autant que le virus peut se modifier au cours d'une même année. Par ailleurs, durant la période hivernale existent de nombreux épisodes fébriles « grippaux » qui ne sont pas dus au virus grippal. Malgré cela, les autorités sanitaires et le corps médical conseillent de faire vacciner contre la grippe les personnes dont la santé est particulièrement menacée, en particulier les patients souffrant de maladies cardio-vasculaires, d'affections rénales chroniques, de diabète et toutes les personnes âgées de plus de soixante-cinq ans.

Chez l'adulte, la *vaccination contre le tétanos* permet d'éviter cette infection qui tue encore quelques centaines de personnes chaque année.

La *vaccination contre l'hépatite A* (transmise par la nourriture) devrait être faite par toute personne se rendant dans une zone d'endémie (tiers monde), quant à la *vaccination contre l'hépatite B* transmise par le sang et les relations sexuelles, elle devrait être généralisée car, outre la gravité immédiate de l'hépatite (hépatite fulminante mortelle) elle permettrait d'éviter, chaque année en France, quelques centaines de cas de cirrhose et de cancer du foie.

Les vaccinations par « vaccins tués » n'entraînent que peu ou pas d'effets secondaires en dehors d'une douleur à l'injection et parfois d'une poussée fébrile dans les jours suivants. Par contre les vaccins « vivants » sont capables de déterminer une infection *a minima* ressemblant à l'infection qu'ils sont censés prévenir.

Act-HIB ★★★ ; D. T. bis ★★★ ; D. T. Coq ★★★ ; D. T. Polio ★★★ ; D. T. Vax ★★★ ; Fluvirine ★★ ; HIBest ★★★ ; Immugrip ★★ ; Imovax oreillons ★★★ ; Monovax ★★★ ; Mutagrip ★★ ; Pentacoq ★★★ ; Pneumo 23 ★★★ ; Prévigrip ★★ ; R.O.R. ★★★ ; Rouvax ★★★ ; Rudi-Rouvax ★★★ ; Rudivax ★★★ ; Tétagrip 05 ★ ; Tétavax ★★★ ; Tétracoq 05 ★★★ ; T. Polio ★★★ ; Typhim Vi ★★★ ; Vaccin BCG ★★★ ; Vaccin Cholérique ★★ ; Vaccin DTCP Pasteur. ★★★ ; Vaccin DTP Pasteur ★★★ ; Vaccin Engérix B ★★★ ; Vaccin GenHévac B ★★★ ; Vaccin grippal Ronchèse ★★ ; Vaccin Havrix ★★★ ; Vaccin Leptospires ★★ ; Vaccin Méningococcique ★★★ ; Vaccin PENT-HIBest ★★★ ; Vaccin Polio. inactivé ★★★ ; Vaccin Polio. oral ★★★ ; Vaccin Rabique Mérieux ★★★ ; Vaccin Rabique Pasteur ★★★ ; Vaccin tétanique Pasteur ★★★ ; Vaccin TP Pasteur ★★★ ; Vaccin Varicelle Mérieux ★★★ ; Vaxicoq ★★★ ; Vaxigrip ★★.

LES SÉRUMS ET IMMUNOGLOBULINES

Ventes annuelles : 950 000 boîtes pour 67 millions de francs.

Les immunoglobulines transmettent au receveur une immunité « passive » contre certaines infections. Cette immunité ne dure que deux ou trois semaines.

Les immunoglobulines sont utiles chez les sujets présentant ou risquant de présenter une infection contre laquelle ils ne sont pas vaccinés.

Les immunoglobulines d'origine humaine sont mieux tolérées que celles d'origine animale et exposent moins aux effets secondaires de type « maladie sérique ».

Gamma Tétanos ★★★ ; Immunoglobuline Anti-D ★★★ ; Immunoglobulines anti-cytomégalovirus ★★★ ; Immunoglobulines Anti-hépatite A ★★★ ; Immunoglobulines Anti-hépatite B ★★★ ; Immunoglobulines Anti-varicelle zona ★★★ ; Immunoglobulines polyvalentes ★★★ ; Ipser Europe Pasteur ★ ; Sérum antitétanique Pasteur ★.

5. LES PARASITOSES

L'importance des parasitoses ne fait que croître, d'une part le nombre des parasitoses autochtones ne diminue que lentement, d'autre part l'intensification des déplacements en régions lointaines et l'afflux des « migrants » ont importé en France nombre de pathologies jusque-là inconnues.

Mais c'est dans les pays du tiers-monde que les parasitoses ont une incidence souvent méconnue. On a évalué qu'au moins 1 milliard d'hommes étaient porteurs d'un ou de plusieurs parasites. Les parasitoses entraînent plus d'un million de morts par an (plus que le sida). Mais, comme c'est un fait bien établi que les populations des pays du tiers-monde souffrent de parasitoses, cette hécatombe n'étonne plus personne !

En France, à côté des parasitoses intestinales autochtones (les vers intestinaux et leurs complications), on observe de nombreux cas de parasitoses d'importation : paludisme, amibiase et, plus rarement, bilharzioses, leishmanioses, filarioses, etc.

LES TRAITEMENTS DES PARASITOSES

Ventes annuelles : 10 millions d'unités pour 220 millions de francs.

Traitement des parasitoses externes

• TRAITEMENT DES POUX

Les poux sont des insectes qui se nourrissent de sang par piqûres, les femelles pondent des « lentes » qui se fixent sur les poils. Le *Phtirius inguinalis* est le « morpion », le *Pediculus corporis* est le « poux de corps », le *Pediculus capitis* est le poux de tête. La contamination est interhumaine, le traitement fait appel à des dérivés du pyrèthre ou aux insecticides organo-chlorés.

Alentax ★★ ; Altopou ★★ ; Aphtiria ★★★ ; Charlieu anti-poux ★ ; Défipoux ★ ; Elentol ★★★ ; Hégor antipoux ★ ; Itax ★ ; Item antipoux ★ ; Lentinol ★★ ; Marie Rose ★ ; Nix ★ ; Para Plus ★★ ; Parasidose ★ ; Para spécial poux ★ ; Prioderm ★ ; Pyréflor ★ ; Savenna ★ ; Scabécid ★★★ ; Spray Pax ★ ; Ysol 206 ★.

• TRAITEMENT DE LA GALE

Le sarcopte de la gale est un acarien strictement adapté à l'homme. Il ne survit qu'un jour dans le linge. La gale entraîne un prurit intense souvent nocturne. Un examen attentif de la peau découvre des « sillons » caractéristiques siégeant aux poignets, aux coudes, à la ceinture. Le traitement fait appel à des applications corporelles de benzoate de benzyle ou d'un insecticide. Il ne faut pas oublier par ailleurs la désinfection de la literie et du linge.

A-Par ★ ; Aphtiria ★★★ ; Ascabiol ★★ ; Bain soufré au sulfuryl Monal ★ ; Elénol ★★ ; Elentol ★★★ ; Lentinol ★★ ; Scabécid ★★ ; Sprégal ★★.

• TRAITEMENT DU PALUDISME

Le paludisme est causé par un « hématozoaire » (*Plasmodium*), c'est-à-dire un organisme unicellulaire qui parasite les hématies et qui est transmis par un moustique, l'anophèle femelle. Il existe plusieurs variétés de *Plasmodium* : *Plasmodium falciparum*, *Plasmodium vivax*, *Plasmodium ovale*, *Plasmodium malariae*, etc. De une à quatre semaines après la piqûre, vont apparaître une fièvre et un malaise général qui présentent une recrudescence tous les trois ou quatre jours, d'où le nom de fièvre « tierce » ou fièvre « quarte ».

L'évolution, surtout sous traitement, est rapidement favorable, mais certaines formes peuvent être mortelles avec des signes neurologiques, hépatiques ou rénaux.

Un problème s'est fait jour il y a quelques années par l'apparition de formes de *Plasmodium falciparum* résistantes aux traitement habituels. Cela oblige à mettre au point de nouveaux traitements plus efficaces sur ces formes nouvelles.

La quinine, alcaloïde extrait de l'écorce de quinquina, a connu un regain d'intérêt du fait de l'apparition de ces formes « résistantes » qui ne le sont pas à la quinine. Sa tolérance est assez bonne mais elle peut entraîner des troubles cardiaques avec de possibles troubles du rythme.

La chloroquine NIVAQUINE® est le plus utilisé des antipaludiques de synthèse, l'amodiaquine FLAVOQUINE® a une activité identique. Leur tolérance est bonne, quelques cas d'hépatites et de troubles sanguins ont été observés avec l'amodiaquine.

La méfloquine LARIAM® est active sur les *Plasmodium* chloroquino-résistants ; dans le même groupe on peut citer l'halofantrine HALFAN®. Leur administration peut entraîner des nausées et vomissements, des troubles du rythme cardiaque et des altérations sanguines. Leur utilisation en prophylaxie n'est donc pas recommandée.

Arsiquinoforme ★ ; Fansidar ★★★ ; Flavoquine ★★★ ; Halfan ★★★ ; Lariam ★★★ ; Nivaquine ★★★ ; Paludrine ★★★ ; Quinimax ★★ ; Quinine Lafran ★★★ ; Quinoforme ★★★.

• TRAITEMENT DE L'AMIBIASE

L'amibe *Entamoeba histolytica* est une infection d'abord intestinale entraînant un syndrome dysentérique aigu, parfois suraigu, ailleurs chronique. Dans une deuxième phase, l'infection peut se localiser aux poumons, à la plèvre ou au foie, donnant une amibiase hépatique.

L'émétine est l'alcaloïde de l'ipéca, elle diffuse dans les tissus, de même que les imidazolés FLAGYL® ou la chloroquine NIVAQUINE®.

Déhydroémétine Roche ★★★ ; Fasigyne ★★★ ; Flagentyl ★★★ ; Flagyl ★★★ ; Intétrix ★★ ; Métronidazole Braun ★★★ ; Métronidazole Dakota ★★★ ; Métronidazole Qualimed ★★★ ; Nivaquine ★★★ ; Ornidazole Méram ★★★ ; Tibéral ★★★.

Traitement des parasitoses digestives

• TRAITEMENT DES INFESTATIONS A CESTODES : TÉNIAS

Les cestodes adultes vivent dans l'intestin grêle de l'homme. Le *Taenia saginata* est un ver plat, l'homme se contamine en mangeant de la viande de bœuf crue. *Le Taenia solium* se transmet de la même façon en mangeant de la viande de porc mal cuite. Ils ne déterminent que peu de troubles en dehors de l'élimination des anneaux.

L'*échinococcose hydatique,* au contraire, est une affection sérieuse, due à la larve du ténia *Echinococcus granulosus*. L'homme se contamine par contact avec un chien parasité ou par l'intermédiaire d'eau souillée. La larve va se localiser dans le foie, les poumons ou dans tout autre point de l'organisme. Dans l'organe, la larve va se développer et déterminer un « kyste hydatique », tumeur qui peut se compliquer d'infection ou de rupture.

Trédémine ★★★ ; Zentel ★★★.

• TRAITEMENT DES INFESTATIONS A NÉMATODES

Les infections intestinales à vers « ronds » sont les infestations à ascaris, à ankylostomes, à oxyures ou à anguillules. Ces parasitoses peuvent entraîner des troubles digestifs ou des saignements à l'origine d'anémie. Dans d'autres cas ils peuvent être à l'origine d'accidents allergiques.

La *trichinose* est une parasitose grave, transmise par la viande mal cuite de porc, de sanglier et parfois de cheval comme en ont témoigné les dernières épidémies. L'infestation entraîne une fièvre, des oedèmes et dans le sang une prolifération des polynucléaires éosinophiles. Par la suite les larves vont coloniser les muscles et entraîner des altérations musculaires.

Antelmina ★ ; Combantrin ★★★ ; Fluvermal ★★★ ; Helmintox ★★★ ; Mintézol ★★★ ; Pipérazine Adrian ★ ; Povanyl ★★★ ; Solaskil ★★ ; Vermifuge Sorin ★ ; Zentel ★★★.

• TRAITEMENT DES INFESTATIONS A DOUVES

La fasciolase est une infestation à *Fasciola hepatica* qui va coloniser le foie et les voies biliaires entraînant une jaunisse. La contamination se fait par le cresson sauvage. Depuis la réglementation de la culture du cresson, l'affection est devenue beaucoup plus rare. Par contre, l'importation de poisson séché en provenance d'Extrême-Orient va permettre l'apparition en France de la douve de Chine.

Biltricide ★★★ ; Déhydroémétine Roche ★★★.

• TRAITEMENT DES PROTOZOONOSES INTESTINALES

La lambliase intestinale est due à *Giardia intestinalis*, elle peut entraîner une diarrhée et un syndrome de malabsorption. Son traitement de choix est le métronidazole FLAGYL®.

Traitement des autres parasitoses générales

La *toxoplasmose* est une parasitose fréquente en France puisque 90 % des adultes ont fait une infection inapparente. La maladie est bénigne entraînant une fièvre légère et une atteinte des ganglions lymphatiques. Elle devient grave chez le sujet immunodéprimé (sida), et lors de la grossesse, où elle atteint le fœtus et peut être la cause de malformations congénitales.

La pneumonie à *Pneumocystis carinii* est une infection qui souvent marque l'entrée dans le sida chez le sujet infecté par le virus HIV.

Toxoplasmose : Malocide ★★★ ; *Pneumocystis carinii :* Pentacarinat ★★★.

Traitement des autres parasitoses (souvent tropicales)

• TRAITEMENT DES FILARIOSES

Les filarioses sont des parasitoses tropicales atteignant 150 millions de sujets. Les filaires vont coloniser les vaisseaux, causant l'obstruction des vaisseaux lymphatiques (éléphantiasis) ou la peau, entraînant des lésions de différents viscères. L'*onchocercose* est une filariose atteignant plus de 25 millions d'Africains dont la gravité vient de ce qu'elle atteint l'œil ; elle est la cause principale de cécité dans ce continent.

Mectizan ★★★ ; Mintézol ★★★.

• TRAITEMENT DES BILHARZIOSES

Les bilharzioses sont des affections parasitaires dues à des schistosomes.

Schistosoma haematobium est l'agent de la bilharziose vésicale, qui entraîne des hémorragies urinaires et que l'on rencontre surtout en Afrique de l'Est.

Schistosoma mansoni est responsable de la bilharziose intestinale, à l'origine de diarrhées et parfois de lésions hépatiques. *Schistosoma japonicum* entraîne des hépatites souvent mortelles.

Biltricide ★★★ ; Déhydroémétine Roche ★★★ ; Vansil ★★★.

• TRAITEMENT DES LEISHMANIOSES

Les leishmanioses sont des parasitoses communes à l'homme et aux animaux, dues à des protozoaires et transmises par des insectes, les phlébotomes.

Leishmania tropica est l'agent de la leishmaniose cutanée qui se présente comme une ulcération traînante, le « bouton d'orient ».

Leishmania donovani est l'agent de la leishmaniose viscérale ou kala-azar qui touche surtout l'enfant et entraîne une anémie mortelle. On utilise dans leur traitement des dérivés de l'antimoine GLUCANTIME®, LOMIDINE®.

Glucantime ★★★.

6. LE SYSTÈME NERVEUX

INTRODUCTION

Les définitions de « normal » et de « pathologique » du point de vue mental dépendent essentiellement de la forme de société à laquelle on appartient et de sa culture. On ne peut pas donner aujourd'hui de définition valable des maladies mentales. La déviation d'un comportement « normal », la rupture avec les règles de la société, la classification des symptômes caractérisant une bonne santé ou au contraire la « maladie » sont autant de phénomènes qui sont analysés de façons différentes suivant les pays, les psychologues et les médecins. En conséquence, le nombre de maladies mentales répertoriées varie de quatre à soixante-quatre suivant les populations considérées.

Les troubles psychiques graves entraînent une incapacité à travailler ou à maîtriser les problèmes quotidiens, ou encore à conserver des rapports sociaux.

Les formes bénignes de ces perturbations mentales se manifestent par des sentiments de malaise, des difficultés dans les relations avec autrui, de l'angoisse, avec troubles du sommeil, nervosité excessive, tristesse confuse. Beaucoup plus de gens qu'on ne pense souffrent de dépression. Selon certaines évaluations, un individu sur trois a déjà éprouvé ce genre de troubles ou en souffre encore. On évalue en France que quatre à six millions de malades consultent chaque année des médecins pour des dépressions ou des troubles psychiques. Un homme sur sept et une femme sur trois souffriraient de troubles psychiques plus ou moins caractérisés.

Les causes de ces perturbations mentales

Il existe bien des réponses à cette question. Nous éliminerons les hypothèses selon lesquelles les troubles psychiques (névroses et psychoses) seraient héréditaires, ce qui a parfois été démontré. En revanche, plusieurs éléments permettent de penser que certains troubles psychiques sont en rapport avec notre vie sociale agitée et nos soucis personnels (famille, conditions de travail et de vie, environnement). Les contraintes imposées par la vie en société sont, sans aucun doute, des facteurs importants de déséquilibre psychique.

Des études ont démontré que la plupart de ces troubles sont liés aux conditions sociales. Plus la catégorie socioprofessionnelle est inférieure, plus les troubles sont fréquents (cadres et employés : 5 à 10 %, contre plus de 50 % chez les ouvriers non spécialisés). Les gens qui ne sont pas satisfaits de leur emploi, qui travaillent dans le bruit et de mauvaises conditions d'hygiène ou qui fournissent un effort physique considérable, ceux qui travaillent beaucoup et gagnent peu souffrent sans conteste beaucoup plus que les autres. Les chômeurs sont aussi une des catégories les plus touchées.

Une enquête effectuée auprès des ouvriers des deux sexes accomplissant un travail de nuit a révélé que 20 % des hommes et 43 % des femmes présentaient des troubles psychiques. Les mal logés (espace vital insuffisant, W.-C. dans le couloir, pas d'eau courante) souffrent de troubles psychiques dans des proportions beaucoup plus importantes que les gens logés convenablement. Tout le monde sait bien que les soucis personnels ne sont supportables que dans la mesure où la vie privée et la vie sociale sont confortables et bien organisées.

Considérations thérapeutiques

De plus en plus, tournée vers la biologie organique, la pratique psychiatrique se préoccupe principalement (par manque de temps et de personnel) de la maladie plutôt que du malade et de son environnement.

Le traitement psychiatrique le plus courant consiste à noter les symptômes essentiels, à établir des diagnostics et à traiter ces symptômes par des médicaments et quelques bons conseils et, surtout, à décider de laisser ou non le malade en liberté.

La plupart des cas sont traités de façon traditionnelle avec des médicaments. Aujourd'hui, une ordonnance sur douze prescrit des anxiolytiques pour des affections psychiques. La consommation annuelle de ces produits représente en France une boîte par individu et elle augmente régulièrement. On connaît mal le mécanisme d'action de la plupart de ces médicaments psychotropes dont l'utilité s'est révélée plus justifiée pour des maladies mentales comme les schizophrénies et les dépressions graves que pour les troubles psychiques légers que l'on traite beaucoup trop souvent avec les anxiolytiques.

Beaucoup de neuroleptiques et d'anxiolytiques diminuent la vigilance et obscurcissent la conscience, et certains médicaments qui ont une action bénéfique sur les symptômes ne freinent pas toujours l'évolution de la maladie. Aucun de ces médicaments n'agit exclusivement sur un comportement donné et la plupart d'entre eux ont une foule d'effets indésirables, désagréables et même dangereux. Il faut peser dans chaque cas la décision de les prescrire, car les psychotropes sont quelquefois à l'origine du déclenchement de certaines maladies.

Un des problèmes les plus graves posés par les hypnotiques et les anxiolytiques est celui de l'accoutumance et de la dépendance. En France, on peut évaluer à plusieurs dizaines de milliers le nombre de personnes en état de dépendance vis-à-vis des médicaments psychotropes. Ils représentent le groupe le plus important d'intoxiqués, immédiatement après les alcooliques, et il est quatre à six fois supérieur à celui des toxicomanes classiques.

— *Traitement chez les personnes âgées* : les psychotropes et anxiolytiques devraient être prescrits avec précaution aux personnes âgées car les effets secondaires apparaissent plus fréquemment chez le vieillard.

— *Traitement chez les enfants* : du fait de leur dépendances vis-à-vis des parents, de la famille et de l'environnement social, les enfants sont soumis à une tension psychologique particulièrement soutenue. Toute perturbation surgissant dans ce milieu peut entraîner chez l'enfant des réactions passagères. Sauf dans le cas où il s'agit de troubles cérébraux ou psychiques graves qui devront être soumis à un spécialiste, et à lui seul, les difficultés d'adaptation des enfants ne doivent pas être considérées comme des maladies.

LES PSYCHOTROPES

Les anxiolytiques

Ventes annuelles : 80 millions d'unités pour 1,2 milliard de francs.

L'anxiété est un phénomène psychologique normal qui chez certains individus peut revêtir un caractère pathologique du fait de son intensité, du caractère anodin des causes déclenchantes et du fait des comportements qu'elle peut entraîner. C'est ainsi qu'elle associe une inquiétude irraisonnée ou sans objet, une tension émotionnelle et parfois des manifestations physiques d'accompagnement : sueurs, accélération du pouls et de la respiration, tremblements, etc.

Cette anxiété peut être permanente ou apparaître en « crises d'angoisse ».

— *La crise d'angoisse névropathique* apparaît à la suite d'une frustration, d'un conflit affectif, d'une situation de surmenage ou de « stress » répété. Elle débute brutalement par une sensation d'évanouissement, une excitation motrice ou verbale : c'est la « crise de nerfs ». Elle cède après la mise à l'écart de l'entourage et l'injection d'anxiolytiques.

— *Les états anxieux névrotiques* sont la forme la plus habituelle, ils ont une signification d'aggravation dans les névroses d'angoisse ou phobiques, et ils cèdent plus ou moins rapidement à la prise d'anxiolytiques associée à une psychothérapie. Une forme particulière est la « crise de panique » qui est un état de frayeur intense s'accompagnant de manifestations physiques survenant sans cause apparente chez un patient qui va se précipiter chez le médecin pour y chercher protection. Elle réagit assez bien aux antidépresseurs.

— *Les états anxieux psychotiques* accompagnent les décompensations psychotiques sévères : bouffées délirantes où l'angoisse peut être extrême. Leur traitement est celui de la bouffée délirante : les neuroleptiques.

Tous les médicaments appartenant au groupe chimique de la benzodiazépine ont qualitativement le même type d'effets : ce sont des anxiolytiques, provoquant de la torpeur avec un obscurcissement de la conscience et une certaine lassitude, une détente musculaire avec décontraction.

• ACCOUTUMANCE

Pris régulièrement, les anxiolytiques deviennent vite indispensables. Après une ou deux semaines de traitement, les symptômes qu'ils sont censés combattre peuvent réapparaître sous une forme plus sévère en cas de sevrage : avec état anxieux, sudation et troubles du sommeil. La conséquence est que le patient reprend le chemin du cabinet médical et demande une nouvelle ordonnance. Au cours de ces dernières années, on a constaté que les prises prolongées de doses de plus en plus fortes d'anxiolytiques conduisaient souvent à un état de dépendance. L'arrêt du traitement est suivi de manifestations, qui peuvent aller d'une simple sensation de malaise à l'insomnie, avec état confusionnel, crampes musculaires, myoclonie et même convulsions. C'est pourquoi l'arrêt de ce type de traitement doit être fait progressivement.

Bien que peu fréquents, les effets secondaires indésirables se produisent quatre fois plus souvent chez les sujets ayant dépassé soixante ans.

On peut aussi observer les manifestations suivantes : état confusionnel avec obscurcissement grave de la conscience, manque de coordination dans les mouvements, relâchement musculaire et céphalées.

Les anxiolytiques diminuent la rapidité des réflexes, ce qui est particulièrement dangereux pour les conducteurs d'automobiles et accroît les risques d'accidents. Les travaux délicats qui demandent une concentration accrue sont beaucoup plus difficiles à réaliser sous anxiolytiques.

Si l'on prend à la fois plusieurs psychotropes, on renforce les effets désirés mais également les effets secondaires indésirables. La prise d'alcool durant le traitement par anxiolytique est particulièrement dangereuse et le mélange d'une trop forte dose d'anxiolytiques et d'alcool peut être mortel.

Entre 1970 et 1980 la consommation des benzodiazépines a doublé et il ne faut pas s'étonner du fait qu'on introduise régulièrement de « nouveaux anxiolytiques » sur le marché pharmaceutique. L'activité des nouveaux produits se distingue cependant assez peu de celle des anciens. Deux aspects importants doivent être pris en considération en ce qui concerne le choix de ces médicaments :

— Leur durée d'action : quelques substances agissent relativement longtemps (par exemple, le diazépam : demi-vie moyenne de 35 heures), tandis que l'oxazépam, par exemple, a une demi-vie de 6 à 8 heures.

— Leur prix de vente : il existe parfois de grandes différences de prix entre les produits.

Atarax ★★ ; Atrium ★★ ; Buspar ★★★ ; Covatine ★ ; Équanil ★★ ; Hypnovel ★★★ ; Lexomil ★★★ ; Librax ★★★ ; Librium ★★★ ; Lysanxia ★★★ ; Méprobamate Richard ★ ; Narcozep ★★ ; Nordaz ★★★ ; Novazam ★★★ ; Praxadium ★★★ ; Précylan ★ ; Rivotril ★★★ ; Séresta ★★★ ; Sériel ★★★ ; Strésam ★★ ; Témesta ★★★ ; Tercian ★★★ ; Tranxène ★★★ ; Urbanyl ★★★ ; Valium ★★★ ; Vasocalm ★★ ; Veratran ★★★ ; Vésadol ★ ; Victan ★★★ ; Xanax ★★★.

Les neuroleptiques

Ventes annuelles : 22 millions d'unités pour 440 millions de francs.

Les neuroleptiques sont les médicaments des psychoses. Il est très difficile de décrire les psychoses, car beaucoup de symptômes qui les caractérisent existent aussi chez des névrosés et même chez des gens normaux, mais à un moindre degré.

Ce qui distingue cependant la psychose de la névrose, c'est que le malade psychotique ne se rend plus compte de son état, il a perdu tout jugement et tout esprit critique et a une confiance inébranlable dans son délire et ses hallucinations. Il croit entendre des voix, voit des objets, des formes ou des personnages qui n'existent pas. Ces malades se présentent parfois indifférents, apathiques et « figés » dans une immobilité totale, c'est ce qu'on appelle l'état catatonique ; ou bien encore ils peuvent avoir brusquement des impulsions avec crise de violence. Souvent incapables de subvenir à leurs besoins vitaux, ils doivent être pris en charge par la société.

• TRAITEMENT DES PSYCHOSES

L'avis d'un médecin psychiatre est absolument nécessaire pour entreprendre un traitement chez un malade psychotique.

A fortes doses, les neuroleptiques ont été comparés à des camisoles chimiques en raison de leur puissante action sédative. Il est vrai que ces médicaments ont permis de supprimer la camisole de force dans laquelle jadis on emprisonnait les « fous » pour les empêcher de « nuire ».

Les neuroleptiques n'aident la guérison qu'en changeant le comportement psychomoteur du malade, modifiant ainsi l'évolution de la psychose.

Pendant la prise de neuroleptiques, on peut observer :

• Un état d'indifférence psychomotrice.
• Une diminution de l'agressivité et de l'agitation.
• La réduction progressive des troubles psychotiques aigus ou chroniques.
• Des spasmes oculaires, des paralysies partielles de la langue, des tremblements, une impossibilité de tenir en place, une sécheresse buccale, un ralentissement de l'activité intellectuelle.

Au début de la prise de neuroleptiques, l'action calmante prédomine, accompagnée parfois de troubles moteurs. On peut assister aussi à des états confusionnels et hypomaniaques.

A la suite d'un traitement prolongé, on peut observer des mouvements anormaux chez les malades. Ces dyskinésies tardives sont parfois difficilement curables. Les troubles psychomoteurs, mouvements de mastication, grimaces involontaires, balancement rythmé de certaines parties du corps, s'observent chez environ un tiers des patients ayant absorbé des doses fortes pour des psychoses graves.

Un autre effet indésirable est le « syndrome malin des neuroleptiques » qui est peu fréquent, mais très grave, puisque entraînant la mort dans 20 % des cas. Il associe une rigidité importante, une fièvre à 42°, parfois un coma, des variations de la tension artérielle, une insuffisance respiratoire.

D'autres effets secondaires plus légers peuvent se manifester avec des posologies plus faibles : nausées, troubles de la vue, hypotension artérielle, perte de la libido et impuissance sexuelle, prise de poids, symptômes de la maladie de Parkinson.

En bref, on peut tolérer ces risques en cas de maladies mentales et de psychoses sévères, mais dans toutes les autres affections il ne faut prescrire qu'exceptionnellement les neuroleptiques et seulement en cas d'inefficacité des autres médications.

Les neuroleptiques appartiennent à quatre *classes chimiques* qui ne correspondent qu'imparfaitement à des différences d'action thérapeutique :

- les phénothiazines ;
- les thioxanthènes ;
- les butyrophénones ;
- les benzamides substituées.

Il existe des *classifications cliniques* des neuroleptiques ; on leur reconnaît en général trois types d'action :

- l'action sédative : efficacité sur l'angoisse psychotique, l'agitation, l'excitation psychomotrice ;
- l'action antiproductive : effet sur les délires et les hallucinations ;
- l'action antidéficitaire : effet sur la rigidité, l'inhibition, l'appauvrissement idéo-affectif.

Nombreux sont les produits qui possèdent deux ou trois activités.

Aiglonyl ★★★ ; Barnétil ★★★ ; Clopixol ★★★ ; Clopixol action prolongée. ★★★ ; Clopixol action semi prolongée ★★★ ; Dipipéron ★★★ ; Dogmatil ★★★ ; Dogmatil (fort) ★★★ ; Droleptan ★★★ ; Equilium ★★★ ; Fluanxol ★★★ ; Haldol ★★★ ; Haldol décanoas ★★★ ; Haldol faible ★★★ ; Largactil ★★★ ; Léponex ★★★ ; Loxapac ★★★ ; Majeptil ★★★ ; Melléril ★★★ ; Modécate ★★★ ; Moditen ★★★ ; Moditen retard ★★★ ; Neuleptil ★★★ ; Nozinan ★★★ ; Orap ★★★ ; Piportil ★★★ ; Piportil L4 ★★★ ; Plitican ★★★ ; Semap ★★★ ; Solian ★★★ ; Synédil ★★★ ; Synédil fort ★★★ ; Tercian ★★★ ; Terfluzine ★★★ ; Tiapridal ★★★ ; Tiapride panpharma ★★★ ; Trilifan 16 mg ★★★ ; Trilifan retard ★★★ ; Tripéridol ★★★ ; Vogalène ★★★.

Les antidépresseurs

Ventes annuelles : 40 millions d'unités pour 1,5 milliard de francs.

Les psychiatres nomment « dépression » un ensemble de manifestations qui associe :

- anorexie ou perte significative de poids ;
- insomnie ou hypersomnie ;
- agitation ou ralentissement psychomoteur ;
- perte d'intérêt ou de plaisir pour les activités habituelles, baisse de la libido ;
- perte d'énergie, fatigue ;
- sentiment de culpabilité, d'indignité ;
- difficulté à se concentrer, pensée de mort ou tentative de suicide.

Quant à la question de décider à partir de quel moment il faut traiter une telle maladie, elle est aussi difficile à résoudre que la manière de grouper les différentes formes de dépression.

Une classification internationale a cependant permis de différencier les formes suivantes :

- la *dépression cyclothymique* dans sa forme « maniaco-dépressive », où des phases de dépression alternent avec des phases d'excitation psychique ;

• la *dépression « endogène »* qui survient spontanément, apparemment sans cause ;

• la *dépression « réactionnelle »* qui est provoquée par des causes extérieures (deuil, séparation, déception professionnelle) ;

• la *dépression « psychotique »,* ou *mélancolique*, se manifestant par des troubles du jugement, un certain degré d'excitation ou d'inhibition et des troubles psychiques avec atteinte de l'état général.

• LES CAUSES DES DÉPRESSIONS

La dépression peut naître de nous-mêmes ou sous l'influence de circonstances extérieures.

En effet les dépressions surviennent surtout lorsque sont réunies un certain nombre de conditions de vie défavorables : les femmes sont, dans une proportion plus importante que les hommes, atteintes de dépressions sévères. Cela peut s'expliquer du fait de leurs fonctions sociales, du rôle qui leur est dévolu et des charges familiales qu'elles doivent assumer.

• TRAITEMENT GÉNÉRAL

On devrait se rappeler que beaucoup de dépressions « réactionnelles » et la plupart des dépressions légères pourraient se traiter par de la psychothérapie, une modification des conditions de vie quand on le peut. Pour les cas plus sévères, il est nécessaire de consulter un psychiatre qui saura choisir et prescrire psychothérapie et médicaments.

Les médicaments peuvent, dans les deux tiers des cas, atténuer les manifestations dépressives, mais ils ne devraient que faciliter ou accompagner un traitement psychothérapique. Ces médicaments sont délicats à manier parce que, dans un premier temps, ils suppriment l'angoisse et l'asthénie, et l'état dépressif régressant le malade peut trouver à ce moment la force d'attenter à ses jours s'il avait des idées de suicide auparavant. C'est ce que l'on appelle la « levée de l'inhibition ».

Il existe plusieurs *groupes d'antidépresseurs* :

• Les antidépresseurs tricycliques ou imipraminiques comme la clomipramine ANAFRANIL®.

• Les antidépresseurs inhibiteurs de la monoamine oxydase ou IMAO comme NIAMIDE® ou la MOCLAMINE®.

• Les antidépresseurs non tricycliques et non IMAO comme le PROZAC®, FLOXYFRAL®, VIVALAN®, etc.

On connaît au moins partiellement le mode d'action des antidépresseurs au niveau cérébral. Les IMAO et les tricycliques augmentent au niveau des terminaisons nerveuses la concentration en monoamines : sérotonine, dopamine, noradrénaline. Les antidépresseurs non IMAO et non tricycliques ont une action plus spécifique (inhibition du « recaptage » de la sérotonine), ce qui augmente également la concentration de sérotonine au niveau des terminaisons nerveuses.

• LES EFFETS SECONDAIRES

Ils varient selon le type d'antidépresseur.

• Certains effets sont communs à tous les antidépresseurs : fatigue, irritabilité, réactivation anxieuse, tremblements.

• Les effets des tricycliques sont : la sécheresse de la bouche, les troubles de l'accommodation, la constipation, les troubles de la conduction cardiaque qui impliquent de grandes précautions chez le sujet âgé.

• Les effets des IMAO sont : l'excitation psychomotrice, la fatigabilité musculaire et le risque d'accidents hypertensifs qui impose l'exclusion de tout aliment contenant une substance hypertensive, la tyramine : fromages fermentés, chocolat. Les nouveaux IMAO plus spécifiques (HUMORYL®, MOCLAMINE®) n'exposent plus à ces accidents.

• Les antidépresseurs non IMAO, non tricycliques sont beaucoup mieux tolérés. Ils n'entraînent plus de prise de poids : PROZAC®.

Il faut savoir aussi que les antidépresseurs peuvent être la cause déclenchante de crises d'épilepsie. Enfin, en raison du risque d'interaction dangereuse avec beaucoup d'autres médicaments, et surtout avec l'alcool, il est recommandé la plus grande prudence dans leur administration.

Anafranil ★★★ ; Athymil ★★★ ; Clédial ★★★ ; Conflictan ★★★ ; Défanyl ★★★ ; Deroxat ★★★ ; Elavil ★★★ ; Floxyfral ★★★ ; Humoryl ★★★ ; Insidon ★★★ ; Kinupril ★★★ ; Laroxyl ★★★ ; Ludiomil ★★★ ; Marsilid ★★★ ; Moclamine ★★★ ; Motival ★★ ; Niamide ★★★ ; Pertofran ★★★ ; Pragmarel ★★★ ; Prothiaden ★★★ ; Prozac ★★★ ; Quitaxon ★★★ ; Sinequan ★★★ ; Stablon ★★★ ; Surmontil ★★★ ; Survector ★★★ ; Tinoran ★★★ ; Tofranil ★★★ ; Vivalan ★★★.

Les normothymiques

Ventes annuelles : 1 168 000 unités pour 38 080 000 francs.

A côté des antidépresseurs et des stimulants psychiques, on a découvert que les sels de lithium avaient une action sur les troubles du caractère subissant des oscillations entre la dépression et l'excitation, caractérisant la « psychose maniaco-dépressive ». Le lithium doit être pris régulièrement et sous contrôle très strict, des dosages de lithium dans le sang doivent être pratiqués régulièrement. En cas de surdosage, on peut observer des vertiges, des troubles cardiaques et rénaux conduisant au coma.

Dépamide ★★ ; Neurolithium ★★★ ; Tégrétol ★★★ ; Théralithe ★★★.

Les psychostimulants

Ventes annuelles : 3,15 millions d'unités pour 100 millions de francs.

Les psychostimulants sont des substances qui élèvent le niveau de l'activité mentale et qui stimulent la vigilance, l'activité générale, le rendement intellectuel.

Ils ont été souvent utilisés comme « substance antisommeil » et comme anorexigène car ils diminuent la sensation de faim.

Les psychostimulants majeurs appartiennent pour un grand nombre d'entre eux au groupe des amphétamines, qui sont soumises, pour certaines d'entre elles, à des restrictions de prescription. En effet leur prescription au long cours engendre une tolérance et un état de dépendance avec syndrome de sevrage au retrait. Ils agissent en libérant de la noradrénaline entraînant une stimulation du cortex cérébral.

Les psychostimulants mineurs appartiennent à des groupes différents ; certains sont des substances naturelles comme la caféine ou la noix de kola, d'autres sont des dérivés du déanol, de l'heptaminol.

D'autres enfin plus récents comme l'adrafinil (OLMIFON®) ou le modafinil (MODIODAL®) semblent être des stimulants purs de la vigilance en agissant sur les récepteurs adrénergiques centraux.

Actébral ★★ ; Acti 5 ★ ; Anorex ★★ ; Arcalion 200 ★★ ; Astyl ★★★ ; Cantor ★★★ ; Cérébrol ★ ; Cétoglutaran ★ ; Clérégil ★ ; Cogitum ★★ ; Cortexine ★ ; Cortexyl ★ ; Débrumyl ★★ ; Dinintel ★★ ; Fenproporex ★★ ; Glutamag trivit B ★ ; Glutaminol B6 ★ ; Incital ★★ ; Kola Astier ★ ; Modératan Diffucap ★★ ; Modiodal ★★★ ; Olmifon ★★★ ; Ordinator ★★★ ; Préfamone ★★ ; Stivane ★★★ ; Ténuate dospan ★★ ; Tonibral ★ ; Tonuvital ★★ ; Triogène ★.

Les nootropes

Ventes annuelles 9,5 millions de boîtes pour 300 millions de francs.

Le terme de nootrope a été créé pour les médicaments censés agir dans les déficits intellectuels des sujets âgés, il n'a que peu de rapports avec la pharmacologie ou la physiologie. On a parlé d'« activateur métabolique » pour certains produits et de « vasodilatateurs cérébraux » pour d'autres. L'objectivation précise de leur action s'est révélée difficile par des méthodes scientifiques, par contre, lorsque l'on se borne à noter la satisfaction que le malade a de son traitement, il est incontestable que les patients sont satisfaits et qu'ils réclament ce traitement à leur médecin.

Il n'en demeure pas moins que dans tous les pays de l'Europe occidentale et au Japon, ce sont plus de 30 % des personnes âgées qui reçoivent de tels produits qui représentent jusqu'à 5 % du budget des médicaments. Est-ce un triomphe du marketing qui fait prescrire de tels produits ? ou peut être est-ce que le « sens clinique des praticiens » a pu mettre en évidence une activité que les experts ont laissé échapper ?

Certains de ces produits ont incontestablement des activités vasculaires en pharmacologie, mais peut-être agissent-ils par un autre mécanisme ?

Il est très difficile d'évaluer la prescription réelle dans l'indication « nootrope » car, comme nous l'avons dit, ces produits sont utilisés dans d'autres indications, en particulier dans les artériopathies périphériques.

Nous ne citerons ici que les « nootropes vrais », c'est-à-dire les produits qui semblent favoriser le fonctionnement cérébral sans activité vasculaire.

Axonyl ★★ ; Gabacet ★★ ; Géram ★★ ; Lucidril 250 ★★★ ; Lucidril 1000 ★★★ ; Nootropyl ★★.

LES HYPNOTIQUES

Ventes annuelles : 65 millions d'unités pour 680 millions de francs.

Le sommeil et ses troubles

Le sommeil est le moyen naturel constant et périodique par lequel notre corps se débarrasse de sa fatigue et récupère son énergie physique et psychique.

Il comporte deux phases :

- le « sommeil profond » ou « sommeil à ondes lentes » qui comporte quatre stades, avec des ondes électriques cérébrales ralenties, qui se définit aussi comme un repos passif. Il régénère et reconstitue nos forces ;
- le « sommeil onirique », encore appelé « sommeil paradoxal », qui est caractérisé par des ondes électriques cérébrales activées, des mouvements rapides des yeux, un relâchement musculaire, c'est le sommeil des rêves, qui sert avant tout à poursuivre et à traiter les activités et les informations acquises pendant la journée.

Ces deux phases, passé l'endormissement, se succèdent à raison de quatre à cinq fois au cours du sommeil normal et elles sont absolument nécessaires au bon fonctionnement physique et psychique. On ne peut parler de troubles du sommeil que dans le cas où son déroulement normal est gravement perturbé par une diminution de sa durée ou par des modifications survenant au cours des deux phases précitées.

Selon des enquêtes récentes les troubles du sommeil atteignent 9 % de la population.

Les causes les plus fréquentes des insomnies vraies peuvent être énumérées comme suit :

- Les causes psychiques provoquées par des difficultés de rapport avec les entourages familiaux et/ou socioprofessionnels.
- Une dépression liée à la perte d'un proche ou de son emploi.
- L'environnement, le bruit, un lit inconfortable et des conditions de vie pénibles.
- Les douleurs physiques (troubles circulatoires, maladies cardio-vasculaires, respiratoires, etc.).
- Il arrive aussi que des médicaments provoquent des insomnies : les anorexigènes, les antidépresseurs, certains médicaments contre l'asthme et bien entendu les hypnotiques (dès que l'on cesse de les prendre).

Il faut savoir aussi que les dépressions s'annoncent souvent par une perte de sommeil.

- CONSIDÉRATIONS THÉRAPEUTIQUES

La relaxation, l'exercice physique, les promenades, la modification de quelques habitudes de vie améliorent certaines insomnies. Parler de ses soucis à d'autres, consulter un médecin ou un psychothérapeute est souvent utile. Mais il faut savoir que des observations de sommeil contrôlé ont démontré que la pénible impression de dormir mal ne correspond pas à un raccourcissement de la durée du sommeil, et des individus qui ont le sentiment de « n'avoir pas fermé l'œil de la nuit » ont dormi à peu près aussi longtemps que d'autres qui ont trouvé leur sommeil satisfaisant.

Beaucoup de médecins pensent que les médicaments ne sont « en général pas nécessaires en cas de troubles du sommeil » et qu'ils sont une solution de facilité.

Les produits naturels à base de plantes seraient les plus anodins des hypnotiques, mais leur efficacité reste à démontrer ; aussi doit-on recourir le plus souvent à des hypnotiques chimiques, mais en se rappelant qu'ils ne doivent être prescrits que pour des cas bien précis, et surtout pendant de courtes périodes, car la plupart des somnifères ne sont efficaces qu'au début du traitement et très vite, en trois à quinze jours, l'effet cesse car l'organisme s'est habitué au médicament.

La plupart des hypnotiques et, en particulier, les somnifères dits d'action rapide peuvent créer des inconvénients lorsqu'on cesse de les prendre ; quand on recommence, il faut cette fois augmenter les doses.

Les médicaments à base de benzodiazépine altèrent la qualité du sommeil profond, la plupart des autres peuvent réduire la durée du sommeil paradoxal.

Le danger d'accoutumance aux hypnotiques n'est pas négligeable. Si l'on interrompt au bout d'un certain temps la prise quotidienne de tels médicaments, il peut se produire des manifestations de sevrage.

Ces manifestations de sevrage sont : des troubles du sommeil plus sévères qu'avant le début du traitement ; mais aussi vertiges, vomissements, crampes d'estomac, angoisse, cauchemars, qu'on ne pourra faire disparaître qu'en redonnant l'hypnotique et en réduisant peu à peu les doses avant de les supprimer complètement.

• TROUBLES DIVERS CAUSÉS PAR LES HYPNOTIQUES

En ce qui concerne beaucoup d'hypnotiques (surtout ceux à action prolongée), le principe actif est très lentement éliminé par l'organisme. Ces produits agissent non seulement la nuit mais aussi le jour suivant, la concentration et surtout la sécurité des déplacements en voiture s'en trouvent amoindris.

Des études ont montré que certains hypnotiques, après absorption régulière pendant une semaine, demeurent encore partiellement dans l'organisme cinquante à cent heures après l'interruption du traitement.

De plus, on a observé, chez les gens âgés, qu'après l'absorption d'hypnotique, les patients accusaient une chute de tension artérielle le lendemain matin au lever et que, durant la nuit, ils étaient souvent incapables de contrôler leur vessie et leurs sphincters. Un médecin anglais, J. B. MacDonald, a mené une enquête auprès de quatre cents vieillards ayant fait une chute pendant la nuit et souffrant de fractures : 83 % d'entre eux avaient pris des somnifères le soir précédant l'accident.

• EFFETS SECONDAIRES DES HYPNOTIQUES

Les réactions secondaires indésirables sont assez fréquentes quand on utilise régulièrement de tels médicaments et, en plus de la torpeur matinale, on peut observer une sécheresse buccale, des troubles de la miction et parfois des manifestations cutanées. Il faut se souvenir qu'il est risqué d'absorber ces produits pendant la grossesse tant que l'on n'a pas démontré qu'ils sont inoffensifs. De plus, l'interaction avec d'autres médicaments est très fréquente, surtout en ce qui concerne les barbituriques.

Enfin, il est très important de ne pas absorber d'alcool si l'on prend régulièrement des hypnotiques.

Hypnotiques barbituriques

Ventes annuelles : 3 millions d'unités pour 12,5 millions de francs.

Beaucoup de médicaments hypnotiques contiennent encore des barbituriques. Ils ne présentent aucun avantage par rapport aux benzodiazépines mais, au contraire, les inconvénients suivants : danger plus élevé d'intoxication, perturbations du sommeil paradoxal avec ses conséquences sur le plan psychique, danger plus grand d'accoutumance, interaction plus grave avec d'autres médicaments (la « pilule », par exemple).

Butobarbital Dipharma ★★★ ; Nuidor ★ ; Optanox ★★★ ; Suppoptanox ★★★.

Hypnotiques benzodiazépiniques

Ventes annuelles : 42 millions d'unités pour 450 millions de francs.

Compte tenu du risque moindre d'intoxication qu'elles présentent et des modifications légères du déroulement du sommeil qu'elles provoquent, les benzodiazépines sont maintenant plus volontiers prescrites que les barbituriques.

Leur gros inconvénient est l'hébétude que présente le sujet le lendemain. Cette espèce de torpeur survient surtout avec les benzodiazépines à longue durée d'action.

A l'inverse, les benzodiazépines à demi-vie courte ont d'autres inconvénients, en particulier celui de créer des « amnésies », le sujet bien qu'éveillé n'a aucun souvenir de ce qu'il a fait, ce qui peut conduire à certaines conduites délictueuses, d'autre part, chez certains sujets, elles peuvent paradoxalement devenir anxiogènes. C'est ce qui a amené à réduire les dosages de triazolam.

En définitive, on peut dire que les médicaments à base de benzodiazépines sont relativement sûrs mais que les inconvénients qu'ils provoquent sont assez proches de ceux de l'alcool. On s'habitue très vite à leur action (trois à quinze jours) et ils peuvent facilement entraîner l'accoutumance et une dépendance physique. En principe, il ne faut pas en donner aux enfants, et les personnes qui travaillent doivent en user avec précaution. Leur durée de prescription est limitée à 4 semaines.

Halcion 0,125 mg ★★★ ; Havlane ★★★ ; Hypnovel ★★★ ; Mogadon ★★★ ; Narcozep ★★ ; Noctamide ★★★ ; Noctran 10 mg ★★★ ; Noriel ★★★ ; Normison ★★★ ; Nuctalon ★★★ ; Rohypnol ★★★.

Autres hypnotiques

Ventes annuelles : 16 millions d'unités pour 190 millions de francs.

Un certain nombre de nouvelles molécules ont été mises sur le marché. Elles présentent quelques avantages comme celui de ne pas perturber le sommeil paradoxal. Ce groupe contient essentiellement des dérivés des imidazopyridines (ZOLPIDEM®) et des cyclopyrrolones (ZOPICLONE®) et d'anciens antihistaminiques H1 dont on utilise les propriétés sédatives.

Donormyl ★★★ ; Hémineurine ★★★ ; Imovane ★★★ ; Ivadal ★★★ ; Mépronizine ★★★ ; Méréprine ★★★ ; Stilnox ★★★.

LES SÉDATIFS

Ventes annuelles : 4 millions d'unités pour 32 millions de francs.

Les produits que nous avons classés dans cette rubrique sont préconisés par les fabricants comme sédatifs diurnes (à absorber pendant la journée) ; ils sont souvent prescrits dans ces conditions. Il faut savoir qu'ils peuvent agir également comme hypnotiques. La plupart de ces produits contiennent des barbituriques ; or il n'y a aucune preuve que les barbituriques combattent l'angoisse et les troubles psychologiques autrement que par la somnolence qu'ils provoquent. De plus, chez les gens atteints d'asthme ou de bronchite chronique, ils sont contre-indiqués.

Anxoral ⋆ ; Assagix ⋆ ; Asthmasédine ⋆ ; Biocarde ⋆ ; Calcibronat ⋆ ; Cardiocalm ⋆ ; Centralgol 300 ⋆ ; Coquelusédal ⋆ ; Crataegol ⋆ ; Crataegus Gmet ⋆ ; Félisédine ⋆ ; Galirène ⋆ ; Hypnasmine ⋆ ; Insomnyl ⋆⋆ ; Kaneuron ⋆⋆ ; Natisédine ⋆⋆ ; Neurinase ⋆ ; Neurocalcium ⋆ ; Neuropax ⋆ ; Neurotensyl ⋆ ; Nopron ⋆⋆⋆ ; Nopron enfant ⋆⋆⋆ ; Nuidor ⋆ ; Palpipax ⋆ ; Passiflorine ⋆ ; Pranfil ⋆ ; Sédatif Tiber ⋆ ; Sédatonyl ⋆ ; Sédibaïne ⋆ ; Sérénol ⋆ ; Sirop Teyssèdre ⋆ ; Spasmidénal ⋆ ; Spasmosédine ⋆ ; Sympanal ⋆ ; Sympaneurol ⋆ ; Sympathyl ⋆ ; Sympavagol ⋆ ; Tédralan ⋆ ; Théralène ⋆⋆⋆ ; Vagostabyl ⋆ ; Véricardine ⋆.

LES ANTIÉPILEPTIQUES

Ventes annuelles : 10,5 millions d'unités pour 270 millions de francs.

Si l'épilepsie est connue depuis l'Antiquité, son traitement est resté pendant des siècles fondé sur la superstition et l'ignorance. L'épilepsie était le « mal sacré » venant de la divinité. Le premier médicament de l'épilepsie a été le bromure de potassium jusqu'à la découverte un peu par hasard des propriétés antiépileptiques du « luminal » ou phénobarbital en 1907. Il a fallu attendre 1937 pour qu'une étude menée par la recherche pharmacologique mette en évidence les effets anticonvulsivants de la phénytoïne.

Les crises épileptiques sont dues à des décharges électriques soudaines, excessives et rapides, venant de la substance grise cérébrale et qui peuvent diffuser à l'ensemble du cortex cérébral entraînant des crises épileptiques généralisées avec convulsions et perte de connaissance.

Suivant les signes cliniques on distingue :

• *Le grand mal* avec crises convulsives localisées ou généralisées avec perte de connaissance.

• *Le petit mal* où il n'existe pas de convulsions mais des manifestations neurologiques soudaines comme par exemple des absences de quelques secondes.

La constatation de crises d'épilepsie doit entraîner un bilan comportant de nombreux examens dont un électroencéphalogramme et un scanner ou une IRM cérébrale.

Dans la plupart des cas on ne retrouve aucune cause à l'épilepsie, surtout chez le sujet jeune, et l'on parle d'épilepsie « essentielle ». Plus rarement l'épilepsie peut être en relation avec un accident vasculaire cérébral ou une tumeur cérébro-méningée. Parfois on retrouve une intoxication dont l'alcoolisme. Lorsque cela est possible on traite la cause, mais le plus souvent on doit se contenter d'un traitement « symptomatique » des crises.

Dans la pratique, la prise d'un seul médicament à doses efficaces suffit à faire disparaître presque totalement les crises chez 80 % des épileptiques. Les dosages plasmatiques des médicaments aident à trouver la posologie efficace.

Dans certains cas il faut associer plusieurs médicaments pour obtenir un résultat. Le traitement devra être poursuivi plusieurs années et dans certains cas indéfiniment. Cependant, si la stabilisation est obtenue, une réduction des doses peut être envisagée après plusieurs années de traitement. De toute façon le traitement ne doit pas être arrêté brutalement, sous peine de voir se déclencher un « état de mal épileptique ».

Sans qu'il existe réellement de médicaments ayant une spécificité pour un type d'épilepsie on peut distinguer :

• *Les antiépileptiques polyvalents* actifs sur le grand mal et le petit mal. L'acide valproïque est considéré comme un remède majeur assez bien toléré dans le petit et le grand mal. On a cependant observé, surtout chez le sujet jeune, des lésions hépatiques et pancréatiques graves. Les benzodiazépines sont actives sur toutes les formes d'épilepsie. Le clonazépam (RIVOTRIL®) est le plus actif, le diazépam (VALIUM®), le nitrazépam (ROHYPNOL®, NARCOZEP®) sont surtout des médicaments de l'état de mal épileptique.

• *Les antiépileptiques spécifiques des absences du petit mal.* L'éthosuximide (ZARONTIN®) et les oxazolidines sont très spécifiques du petit mal ; ils provoquent aussi des effets secondaires : somnolence, nausée, perte d'appétit, réactions allergiques, modification de la formule sanguine.

• *Les antiépileptiques spécifiques sans action sur le petit mal.* Le phénobarbital (GARDÉNAL®) est encore très utilisé et c'est l'un des antiépileptiques les plus faciles à manier. Son utilisation est facilitée par des dosages du médicament dans le plasma. Il peut entraîner en début de traitement de la somnolence et, associé à beaucoup d'autres médicaments, il peut en modifier l'activité. La phénytoïne (DIHYDAN®) et la carbamazépine (TEGRETOL®) semblent agir de façon équivalente. La phénytoïne présente l'avantage de pouvoir être administrée en une seule prise quotidienne, mais le gros inconvénient de cette substance est de provoquer chez 20 % des patients des gingivites. La carbamazépine doit s'absorber en trois prises quotidiennes et la primidone (MYSOLINE®) provoque une somnolence profonde.

• EFFETS SECONDAIRES DES ANTIÉPILEPTIQUES

Ils sont nombreux : fatigabilité, diminution de la vigilance, lésions cutanées, ostéomalacie, effets endocriniens, hypertrophie des ganglions lymphatiques, modifications de la formule sanguine peuvent s'observer lors du traitement par les antiépileptiques.

Pendant la grossesse et la période de lactation, on ne doit ordonner d'antiépileptiques qu'en cas de nécessité absolue. En effet, des malformations peuvent survenir chez les enfants dont la mère a reçu de tels produits, mais sans que cela ait pu être prouvé de façon irréfutable.

En tout état de cause, les antiépileptiques sont des médicaments indispensables pour combattre la comitialité.

Alepsal ★★★ ; Aparoxal ★★★ ; Dépakine ★★★ ; Dépamide ★★ ; Di-hydan ★★★ ; Gabrène ★★★ ; Gardénal ★★★ ; Kaneuron ★★★ ; Mysoline ★★★ ; Orténal ★★★ ; Rivotril ★★★ ; Sabril ★★★ ; Tégrétol ★★★ ; Valium ★★★ ; Valproate de sodium Roland Marie ★★★ ; Zarontin ★★★.

LES ANTIPARKINSONIENS

Ventes annuelles : 7,8 millions d'unités pour 250 millions de francs.

La maladie de Parkinson affecte les zones du système nerveux qui président à la coordination de la musculature striée. Cette maladie a pour effet de ralentir les mouvements du corps, pouvant aller jusqu'à la rigidité musculaire. On observe chez les malades une diminution de l'habileté manuelle avec des tremblements.

Cette maladie apparaît en général entre cinquante et soixante-cinq ans, et chez une personne sur cent.

Les manifestations cliniques du syndrome parkinsonien sont dues à un déséquilibre, au niveau des structures cérébrales régulant les mouvements, entre deux médiateurs, la dopamine et l'acétylcholine.

Les causes déclenchantes de la maladie de Parkinson sont encore imprécises, mais la détérioration des cellules cérébrales qui l'accompagne peut être la conséquence d'intoxication (oxyde de carbone, manganèse), d'infection à virus, de méningites ou de lésions traumatiques du cerveau.

Les médicaments et avant tout les neuroleptiques, mais également certains produits antihypertenseurs telles la méthyldopa et la réserpine peuvent provoquer des symptômes analogues à ceux de la maladie de Parkinson.

• TRAITEMENT

Il faudra toujours mettre en œuvre des moyens physiques comme la gymnastique, les massages et un soutien psychologique. Les médicaments bien entendu peuvent réduire les symptômes sur une période plus ou moins longue, mais ne stoppent pas l'évolution de la maladie.

Antiparkinsoniens anticholinergiques

On appelle anticholinergiques les médicaments qui s'opposent à l'acétylcholine et bloquent les voies nerveuses responsables des mouvements involontaires ; ces produits (bipéridène, procyclidine, etc.) ont une influence particulière sur les spasmes, la tension musculaire et les tremblements alors que le ralentissement des mouvements demeure presque inchangé.

Ces médicaments ne donnent que 30 à 40 % de bons résultats chez les patients, mais leur prescription est parfaitement fondée. On les utilise aussi dans le parkinsonisme provoqué par les médicaments neuroleptiques. Les effets indésirables de ces substances sont essentiellement : sécheresse buccale, troubles digestifs, troubles oculaires, accélération du rythme cardiaque et parfois rétention d'urine. On a aussi observé chez certains malades des états confusionnels avec excitation psychique.

La lévodopa

La lévodopa n'agit souvent qu'au bout de quelques semaines, mais elle donne des résultats chez près de 70 % des patients et agit sur la plupart des symptômes. En revanche elle n'a aucune influence sur le parkinsonisme provoqué par les médicaments neuroleptiques. Des études récentes ont cependant établi que l'effet du médicament diminue au bout de quelques années. Parfois, à la suite d'un traitement prolongé, on observe l'apparition d'une raideur totale.

La lévodopa provoque aussi d'autres effets secondaires désagréables. Nausées, vomissements, perte d'appétit se produisent chez presque la moitié des patients. Plus rares sont l'hypotension, l'agitation, la confusion mentale, la perte de sommeil avec dépression. Après quelques années de traitement peuvent apparaître un raccourcissement de la durée d'action d'une dose et des phénomènes d'« akinésie paroxystique » où, brutalement, toute possibilité de mouvement disparaît occasionnant des chutes.

Les dopaminergiques

Ces produits combattent surtout la raideur et agissent moins sur les tremblements. Dans l'ensemble, leurs effets sont moins puissants que ceux de la lévodopa, mais ils sont accompagnés d'effets secondaires moindres, qui n'apparaissent pour la plupart qu'au début du traitement : les troubles digestifs, perte d'appétit, agitation, états confusionnels. Dans cette classe citons la bromocriptine (PARLODEL®), le piribédil (TRIVASTAL®). L'apomorphine et ses dérivés agissent également comme dopaminergique.

Akinéton retard ★★★ ; Apokinon ★★★ ; Artane ★★★ ; Bromo-kin ★★★ ; Déprényl ★★★ ; Dopergine ★★★ ; Génoscopolamine ★★★ ; Larodopa ★★★ ; Lepticur ★★★ ; Mantadix ★★★ ; Modopar ★★★ ; Parkinase LP ★★★ ; Parlodel ★★★ ; Sinémet ★★★ ; Trivastal ★★★.

LES ANTIVERTIGINEUX

Le terme « vertige » recouvre des troubles fonctionnels variés :

• Les vertiges vrais : il s'agit d'une véritable hallucination de mouvement rotatoire des objets par rapport au sujet, souvent aggravée par les mouvements de la tête.

• Les pseudo-vertiges : instabilité au niveau des membres inférieurs, sensation de tête qui « tourne », sensation de chute imminente.

Le vertige apparaît lorsqu'une structure de l'oreille interne, le labyrinthe, transmet au cortex cérébral des informations erronées par lésion, soit de l'oreille, soit du nerf vestibulaire, soit de la vascularisation du tronc cérébral.

De nombreux médicaments ont été proposés, des antihistaminiques H1, des histaminergiques, des vasodilatateurs, etc. Les médicaments les plus prescrits sont :

Agyrax ★★★ ; Extovyl ★★ ; Serc ★★★ ; Sibélium ★★★ ; Tanganil ★★.

7. L'APPAREIL CARDIO-VASCULAIRE

Deux Français sur cinq meurent aujourd'hui d'une maladie cardio-vasculaire. Au début du siècle, les statistiques étaient différentes : à cette époque, les gens mouraient essentiellement d'infections. Les causes de décès les plus fréquentes étaient la tuberculose et la pneumonie.

Causes du changement dans la répartition des maladies

En 1900, l'espérance de vie à la naissance était en moyenne de 45 ans pour un homme et de 48 ans pour une femme. C'est surtout la baisse de la mortalité infantile qui a augmenté l'espérance de vie moyenne jusqu'à 73 ans pour les hommes et 82 ans pour les femmes. Les progrès de la médecine ont certes contribué à cette hausse de l'espérance de vie, particulièrement rapide, en l'espace d'un siècle. Mais des études ont établi que ce sont aussi les mesures d'hygiène et le progrès social qui ont permis à la population de vivre plus longtemps.

Les infections aiguës, souvent mortelles, sont devenues plus rares et les maladies chroniques, en particulier les affections cardio-vasculaires, se sont multipliées en raison même du vieillissement de la population. Aujourd'hui, environ un tiers des personnes âgées de plus de 65 ans souffrent de maladies chroniques. L'espérance de vie moyenne pour une personne de 65 ans n'a guère augmenté au cours des quatre-vingts dernières années : elle était de 10,4 ans en 1901, elle est aujourd'hui de 13,6 ans pour un homme.

Les « facteurs de risque » dans les maladies cardio-vasculaires

Le cœur bat sans relâche environ vingt-cinq milliards de fois de la naissance à la mort. Chaque jour, quelque neuf mille litres de sang sont aspirés des veines et refoulés dans les artères par la pompe cardiaque. Il est évident qu'avec l'âge se multiplient les risques de troubles dans ce système qui travaille sans arrêt. L'amélioration du niveau de vie et l'efficacité des antibiotiques ont opéré des « miracles » vis-à-vis des maladies infectieuses. Ne pourrait-il pas exister une autre « recette » ayant le même succès dans les maladies cardio-vasculaires ? Au début des années 1950, on crut avoir trouvé quelques réponses à cette question. De nombreuses enquêtes faites par des médecins aux États-Unis indiquèrent qu'on ne devait pas incriminer une seule cause aux maladies cardio-vasculaires, mais plusieurs. On appela ces autres causes les « facteurs de risque ». Le tabac, qui est considéré comme l'un d'entre eux, n'est ni le plus important ni le seul. Les médecins en ont dénombré des dizaines : l'hypertension artérielle, le surmenage professionnel, l'augmentation du cholestérol et des lipides dans le sang, le diabète et l'obésité sont les plus importants. L'idée des médecins était alors simple : si l'on élimine ou si l'on diminue les facteurs de risque, le nombre des affections cardio-vasculaires diminuera forcément. La thérapeutique mise en œuvre dans la plupart des cas pour diminuer les facteurs de risque était simple et logique : médicaments contre l'hypertension et le cholestérol, sevrage du tabac, régime contre l'excès de poids.

La recherche et la mise au point de médicaments destinés à s'opposer aux facteurs de risque des maladies cardio-vasculaires ouvrirent à l'industrie pharmaceutique un nouveau marché gigantesque. Ce n'étaient plus des malades que l'on soignait, mais des sujets en bonne santé apparente, pour les empêcher d'être malades. Ce sont des centaines de millions de boîtes de médicaments « antifacteurs de risque » qui sont consommées par les Français chaque année.

Mais les faits n'ont pas toujours répondu aux espoirs, et il a fallu réaliser des dizaines d'études portant sur des centaines de milliers de patients observés pendant cinq à vingt ans pour y voir plus clair. Ces dernières années à la suite de l'analyse des études ayant eu lieu avant 1990 les faits étaient les suivants :

• LE FACTEUR DE RISQUE TABAC

Il n'y a aucun inconvénient majeur à s'arrêter de fumer. Encore que l'on a pu montrer que fumer « protégeait » de certaines maladies dégénératives cérébrales comme la maladie de Parkinson et la maladie d'Alzheimer. Mais le bénéfice sur l'incidence des maladies cardio-vasculaires et respiratoires l'emporte sur ces « inconvénients ».

• LE FACTEUR DE RISQUE OBÉSITÉ

Il n'y a pas d'inconvénient à perdre un poids excédentaire par un régime équilibré mais restrictif. Il n'en est pas de même des pertes de poids rapides obtenues sous l'influence de médicaments tels que dérivés amphétaminiques, diurétiques, hormones thyroïdiennes, qui accroissent transitoirement les facteurs de risque cardio-vasculaires. Il en est de même des régimes très déséquilibrés de type zen ou hyperlipidiques, malgré la perte de poids. Il ne faut pas seulement « maigrir », mais « bien maigrir », et surtout pas « à tout prix ».

• LE FACTEUR DE RISQUE DIABÈTE

Il est certain qu'un diabète déséquilibré entraîne une augmentation considérable du risque vasculaire, avec des accidents coronariens et cérébraux. Il est aussi certain qu'un traitement adapté du diabète entraînant une normalisation de la glycémie diminue le risque vasculaire. Mais dans la pratique, particulièrement dans le diabète non insulinodépendant, les patients ne suivent pas de régime, restent obèses, et prennent des antidiabétiques oraux, ce qui est insuffisant pour normaliser leur glycémie. Dans ces conditions, il semble que ce traitement insuffisant par les antidiabétiques oraux ne diminue pas, voire augmente les facteurs de risque.

• LE FACTEUR DE RISQUE CHOLESTÉROL

Il est certain que dans les hypercholestérolémies familiales avec des cholestérols aux environ de 6 grammes par litre, le risque cardio-vasculaire est considérable, un infarctus survenant avant 30 ans, et dans ces cas le traitement médicamenteux qui s'impose réduit le risque cardio-vasculaire. Lorsque la cholestérolémie est modérément élevée aux alentours de 3 grammes par litre, chez l'homme de 50 ans un peu pléthorique, le facteur de risque cholestérol est toujours bien réel. Un régime hypocalorique ne se discute pas, mais faut-il prescrire des médicaments ? La réponse n'est pas simple et peut être différente selon le traitement utilisé.

• Une étude de l'OMS portant sur 15 000 hommes suivis dix ans a montré, sous traitement par clofibrate (un hypocholestérolémiant) une réduction de 20 % des accidents coronaires majeurs, mais la mortalité globale a été de 25 % supérieure chez les malades traités.

• Une vingtaine d'études ont, en utilisant des hypocholestérolémiants divers, tenté de préciser ces résultats assez déconcertants. Tous les médicaments entraînent une baisse de l'ordre de 20 % du cholestérol total, ils augmentent le taux de HDL-cholestérol (le « bon » cholestérol). Tous les médicaments diminuent le nombre des accidents cardiaques (angine, infarctus) d'environ 20 %. La mortalité d'origine cardio-vasculaire a donc diminué, mais la mortalité globale n'a pas été influencée. On peut donc dire qu'« on mourrait autant mais moins du cœur » en traitant l'hypercholestérolémie par les médicaments dont nous disposions entre 1980-1990.

• Tout dernièrement une étude scandinave (4 S) a montré que la simvastatine, administrée chez des patients ayant fait un infarctus du myocarde ou un angor, réduisait non seulement la mortalité cardio-vasculaire de 42 % mais réduisait aussi la mortalité globale de 30 %. C'est la première fois qu'une étude montre un effet bénéfique global, mais ceci n'est vrai que chez des patients présentant déjà une maladie coronaire grave.

• Qu'en sera-t-il dans l'avenir ? Des études sont en cours avec les nouveaux médicaments. Mais on pourrait penser que le cholestérol est un facteur de risque à côté d'autres facteurs que nous ne maîtrisons pas (génétique). Si le risque n'est pas majeur, il est possible que les modifications métaboliques induites par les médicaments ou que la toxicité même de ceux-ci puissent contrebalancer leur effet bénéfique. C'est ainsi que dans certaines études on a montré l'augmentation des accidents vésiculaires, ou l'accroissement du nombre des cancers de l'intestin ou encore une fréquence plus élevée de morts violentes (troubles cérébraux ?).

• LE FACTEUR DE RISQUE HYPERTENSION ARTÉRIELLE

Il est certain que l'hypertension artérielle sévère entraîne des accidents vasculaires : infarctus du myocarde, accidents vasculaires cérébraux, insuffisance rénale. Toutes les études anciennes avaient déjà montré que les traitements dont nous disposions à cette époque réduisaient la mortalité cardio-vasculaire en réduisant les accidents vasculaires cérébraux sans influencer de façon nette les accidents cardiaques. Quant à la mortalité générale, celle qui à notre avis intéresse le plus les sujets, elle était quelquefois réduite, quelquefois restait inchangée. Ces différences, on le sait actuellement, dépendent du produit utilisé. En effet, à baisse de pression artérielle identique, l'action des différents produits donne des résultats différents. Les bêtabloquants diminuent les accidents coronariens et cérébraux alors que les diurétiques ne le font pas. Quant aux inhibiteurs de l'enzyme de conversion ils protègent le cœur en empêchant l'hypertrophie ventriculaire gauche. Ces résultats sont valables non seulement dans les hypertensions sévères mais aussi dans les hypertensions légères, aussi bien chez le sujet jeune que chez le sujet âgé, à condition d'adapter à ce dernier le traitement et d'éviter d'être trop « perfectionniste », puisque chez lui une trop grande baisse tensionnelle est plus dangereuse qu'une discrète hypertension.

LES DIURÉTIQUES

Ventes annuelles : 44 millions d'unités pour 900 millions de francs.

L'eau représente 50 à 60 % du poids du corps humain. En boisson et aliments, on absorbe chaque jour en moyenne deux litres et demi d'eau. Quand le corps absorbe trop de liquide et n'en élimine pas assez, des œdèmes peuvent apparaître (accumulation d'eau dans les tissus). Ce phénomène peut s'accompagner d'hypertension et de prise de poids. Les diurétiques sont des médicaments qui permettent d'accélérer l'élimination de l'eau et du sel hors de l'organisme ; ils peuvent en outre faire baisser la pression artérielle.

Les diurétiques sont utilisés principalement dans les cas d'*hypertension*, d'*insuffisance cardiaque* et pour le *traitement des œdèmes*. Les œdèmes peuvent être provoqués par le dérèglement des fonctions rénales, cardiaques et hépatiques, mais aussi par divers médicaments.

• LES DIFFÉRENTS TYPES DE DIURÉTIQUES

Les diurétiques agissent sur la réabsorption de l'eau au niveau du tube rénal. On distingue :

— *Les inhibiteurs de l'anhydrase carbonique enzyme*, qui agit sur les bicarbonates, dont le représentant est le DIAMOX®, utilisés seulement dans le traitement du glaucome.

— *Les diurétiques « de l'anse »*, dont l'action est puissante et brève, le chef de file en est le furosémide (LASILIX®) ; ils éliminent le sodium, mais aussi le potassium.

— *Les diurétiques « thiazidiques »*, qui sont des sulfamides qui éliminent le sodium, le chlore et le potassium, et dont le chef de file est l'hydrochlorothiazide (DIURILIX®).

— *Les antialdostérones*, dont le chef de file est la spironolactone (ALDACTONE®), s'opposent, au niveau du rein, à l'action de l'aldostérone, qui est l'hormone « rétentrice » du sodium. Il existe également d'autres produits non hormonaux ayant le même type d'action comme le triamtérène (TERIAM®). Ces médicaments permettent l'élimination du sodium et une rétention de potassium, contrairement aux autres diurétiques auxquels on les associe fréquemment.

• LES EFFETS SECONDAIRES DES DIURÉTIQUES

Les diurétiques sont en général très bien tolérés. C'est pour cette raison qu'ils sont largement prescrits. En cas de surdosage ils entraînent une déshydratation et, pour la plupart d'entre eux, une perte de potassium, c'est pourquoi on prescrit en association des sels de potassium. En effet cette « hypokaliémie » peut entraîner des fourmillements des membres et des troubles du rythme cardiaque.

Au contraire les diurétiques « hyperkaliémiants » peuvent entraîner une hyperkaliémie, elle-même à l'origine de troubles du rythme cardiaque.

La prise de diurétiques peut, par ailleurs, entraîner des troubles digestifs, une impuissance, des éruptions cutanées. Les antialdostérones du fait de leur parenté avec les hormones peuvent engendrer des troubles des règles et des « gynécomasties », c'est-à-dire une augmentation de volume des seins chez l'homme.

Aldactazine ★★★ ; Aldactone ★★★ ; Aldalix ★★★ ; Brinaldix ★★★ ; Burinex ★★★ ; Chronexan ★★★ ; Cyclotériam ★★★ ; Diamox ★★★ ; Esidrex ★★★ ; Eurélix LP ★★★ ; Furosémide Ratiopharm ★★★ ; Furosémix ★★★ ; Hygroton 25 ★★★ ; Isobar ★★★ ; Lasilix ★★★ ; Logirène ★★★ ; Lumitens ★★★ ; Modamide ★★★ ; Modurétic ★★★ ; Naturine Léo ★★★ ; Practazine ★★★ ; Practon 50 ★★★ ; Prestole ★★★ ; Prinactizide ★★★ ; Soludactone ★★★ ; Spiroctan ★★★ ; Spiroctazine ★★★ ; Spironone ★★★ ; Spirophar ★★★.

LES BÊTABLOQUANTS

Ventes annuelles : 31 millions d'unités pour 1,12 milliard de francs.

Les bêtabloquants sont des inhibiteurs des catécholamines (noradrénaline par ex.) au niveau des récepteurs bêta-adrénergiques du cœur, des vaisseaux et des bronches. Les bêtabloquants se distinguent les uns des autres par quelques particularités d'action. La plus importante est la sélectivité cardiaque : il est préférable d'utiliser des produits bêta 1 sélectifs, ces produits auront moins d'effets sur d'autres organes, comme les bronches, qui possèdent des bêta 2 récepteurs. Certains produits possèdent des propriétés alphabloquantes, vasodilatatrices artérielles, en sus de leur activité bêtabloquante.

• LES INDICATIONS THÉRAPEUTIQUES DES BÊTABLOQUANTS

Ils sont utilisés en cas d'insuffisance coronarienne et d'hypertension artérielle.

• LES CONTRE-INDICATIONS DES BÊTABLOQUANTS

Elles sont nombreuses : l'insuffisance cardiaque, l'asthme, un rythme cardiaque inférieur à 50 battements par minute, des troubles artériels périphériques.

Il ne faut jamais arrêter brutalement un traitement par les bêtabloquants, cela peut entraîner des crises d'angine de poitrine ou une hypertension grave. Il faut éviter d'associer les bêtabloquants à d'autres produits agissant sur le cœur. On devra être prudent chez le diabétique et le sujet âgé, le produit pouvant aggraver des troubles vasculaires cérébraux.

• LES EFFETS SECONDAIRES DES BÊTABLOQUANTS

Certains sont bénins tels les troubles digestifs, les éruption cutanées, la fatigue et l'inadaptation à l'effort, les troubles de la miction ; d'autres sont plus sévères, crise d'asthme, insuffisance cardiaque ou troubles de la conduction cardiaque.

Artex ★★★ ; Aténolol Zénéca ★★★ ; Avlocardyl ★★★ ; Betapressine ★★★ ; Betatop ★★★ ; Brévibloc ★★★ ; Célectol ★★★ ; Corgard ★★★ ; Détensiel ★★★ ; Hémipralon LP ★★★ ; Kerlone ★★★ ; Lopressor ★★★ ; Mikélan ★★★ ; Propranolol Ratiopharm ★★★ ; Sectral ★★★ ; Séloken ★★★ ; Soprol ★★★ ; Sotalex ★★★ ; Ténormine ★★★ ; Timacor ★★★ ; Trandate ★★★ ; Trasicor ★★★ ; Visken ★★★ ; Visken quinze ★★★.

LES INHIBITEURS CALCIQUES

Ventes annuelles : 40 millions d'unités pour 2,2 milliards de francs.

On les appelle encore antagonistes calciques. Ils inhibent l'entrée du calcium dans la cellule myocardique ou musculaire de la paroi artérielle. Or le calcium est indispensable à la contraction du muscle cardiaque ou artériel. Ils sont donc vasodilatateurs artériels et, pour certains, ils dépriment la contraction cardiaque.

• LES INDICATIONS THÉRAPEUTIQUES DES INHIBITEURS CALCIQUES

On les utilise dans le traitement de l'angine de poitrine et de l'hypertension artérielle.

• LES EFFETS SECONDAIRES DES INHIBITEURS CALCIQUES

Ils sont en général assez bien tolérés, mais peuvent entraîner des bouffées vasomotrices et des œdèmes des membres inférieurs en début de traitement.

Il faut prendre quelques précautions en cas d'association avec d'autres produits et particulièrement avec les bêtabloquants.

Adalate ★★★ ; Amlor ★★★ ; Arpamyl ★★★ ; Baypress ★★★ ; Bi-Tildiem ★★★ ; Caldine ★★★ ; Cordium ★★★ ; Deltazen ★★★ ; Diacor LP ★★★ ; Dilrène ★★★ ; Flodil ★★★ ; Icaz ★★★ ; Isoptine ★★★ ; Loxen ★★★ ; Mono-tildiem LP ★★★ ; Nidrel ★★★ ; Nifédipine Ratiopharm ★★★ ; Nifélate ★★★ ; Novapamyl ★★★ ; Pexid ★★★ ; Tildiem ★★★ ; Vérapamyl Ratiopharm ★★★.

LES INHIBITEURS DE L'ENZYME DE CONVERSION

Ventes annuelles : 33 millions d'unités pour 2,8 milliards de francs.

L'angiotensine II est le plus puissant vasoconstricteur connu, elle provient dans l'organisme d'un précurseur l'angiotensine I qui se transforme en angiotensine II sous l'influence de l'« enzyme de conversion ». L'administration d'un inhibiteur de l'enzyme de conversion (IEC) entraîne une diminution de l'angiotensine II et un effet vasodilatateur (dû aussi à la bradykinine qui s'accumule). Leur action est « potentialisée » par les diurétiques. Ce sont des médicaments tout à fait exceptionnels et très utilisés.

• LES INDICATIONS THÉRAPEUTIQUES DES INHIBITEURS DE L'ENZYME DE CONVERSION

On utilise les IEC dans le traitement de l'insuffisance cardiaque et de l'hypertension artérielle. Dans ces deux indications on a montré leur action dans la « protection myocardique ».

• LES EFFETS SECONDAIRES DES INHIBITEURS DE L'ENZYME DE CONVERSION

Les IEC sont très bien tolérés. On peut parfois observer des éruptions cutanées, un prurit et une toux qui passe souvent inaperçue. On doit être prudent s'il existe une insuffisance rénale.

Acuitel ★★★ ; Briem ★★★ ; Captolane ★★★ ; Cibacène ★★★ ; Coversyl ★★★ ; Gopten ★★★ ; Justor ★★★ ; Korec ★★★ ; Lopril ★★★ ; Odrik ★★★ ; Prinivil ★★★ ; Rénitec ★★★ ; Triatec ★★★ ; Zestril ★★★.

LES MÉDICAMENTS DE L'HYPERTENSION

On peut estimer que le traitement de l'hypertension représente 100 millions d'unités par an pour un montant de 5 milliards de francs. Ce qui en fait le premier marché sur l'ensemble de la thérapeutique.

Au cours des vingt-quatre heures, la pression artérielle de tout individu est soumise à d'importantes variations, selon qu'il dort, qu'il est assis ou debout, qu'il fait du sport, qu'il est calme ou anxieux. Chez une seule et même personne, la pression la plus basse est environ la moitié de la tension la plus élevée. Comment est-il donc possible de parler de tension normale ou d'hypertension ? La tension est trop élevée quand les mesures excèdent, dans la moyenne d'une journée, 160/95 mm de mercure. Le premier chiffre correspond à ce qu'on appelle la *pression systolique*, celle qui est calculée quand le sang est chassé du cœur dans les artères. Le deuxième chiffre correspond à la mesure de la *pression diastolique*, quand le cœur se remplit à nouveau de sang. Le chiffre le plus important pour l'évaluation de la pression est le second, la pression diastolique. La plupart des médecins classent l'hypertension en trois groupes :

- hypertension légère : pression diastolique de 90-104 mm de mercure ;
- hypertension moyenne : pression diastolique de 105-114 mm de mercure ;
- hypertension grave : pression diastolique supérieure à 115 mm de mercure.

• LES ERREURS DANS LE CALCUL DE LA TENSION ARTÉRIELLE

Beaucoup de patients et certains jeunes médecins pensent qu'il est relativement facile de diagnostiquer si une personne souffre d'hypertension. Ainsi, par exemple, peu de traités médicaux font la place qu'elles méritent à certaines recommandations pratiques concernant les erreurs que l'on peut faire en prenant la tension, et l'on devrait mettre en garde les patients ou le public auxquels on propose en vente libre des appareils autrefois réservés au seul corps médical. En effet, des études ont démontré que les instruments de mesure fabriqués dans l'industrie n'étaient pas toujours fiables. Selon le type d'appareil utilisé, le calcul donnera à une seule et même personne soit une tension normale, soit une tension trop élevée.

Chez les patients ayant de gros bras, les appareils à manchons normaux indiquent généralement une tension trop élevée de 10 à 15 mm de mercure. Des erreurs de calcul non négligeables peuvent aussi apparaître, en particulier chez les personnes d'un certain âge. On pourrait se demander s'il est justifié de condamner pour longtemps des personnes apparemment normales à des médicaments et à certaines restrictions, à cause d'une erreur mécanique ou humaine.

Il arrive aussi parfois que l'hypertension n'apparaisse que dans le cabinet du médecin. Il faut voir la cause de cette « hypertension de la blouse blanche » dans la tension nerveuse et l'anxiété psychique accrue de nombreux patients, quand ils vont « chez le docteur ». D'où l'intérêt dans certains cas de la mesure de la « pression artérielle ambulatoire » grâce à des enregistreurs portables qui permettent la mesure de la tension dans les conditions normales de vie du sujet.

• L'HYPERTENSION EST-ELLE FRÉQUENTE ?

Il existe des sociétés humaines chez lesquelles le phénomène de l'hypertension n'apparaît absolument jamais, même avec l'âge. En revanche, dans les nations industrialisées, il est relativement fréquent. Si l'on tient compte des causes d'erreurs de calcul énumérées plus haut, les chiffres suivants, fréquemment cités dans la littérature médicale, sont vraisemblablement trop élevés :

- environ 20 % de la population adulte a une pression diastolique moyenne de 90-99 mm de mercure ;

• environ 15 % de la population a une pression diastolique moyenne supérieure à 100 mm de mercure ;

• environ 0,5 % de ce dernier groupe souffre d'une hypertension dite grave, supérieure à 130 mm de mercure, pour la pression minimale diastolique.

• L'HYPERTENSION EST-ELLE DANGEREUSE ?

Il est certain que la pression maintenue longtemps à un niveau trop élevé diminue l'espérance de vie et augmente les risques d'affections rénales ou cardio-vasculaires. Le malade, la plupart du temps, ne remarque rien. Souvent, on ne peut diagnostiquer l'existence d'hypertension que par un dépistage systématique ou fortuit, ou lorsque sont apparus des accidents organiques du cœur, des reins ou du cerveau. Chez de nombreuses personnes (environ 30 % des cas), une tension trop élevée peut retomber spontanément à un niveau normal avec une conduite appropriée et sans traitement médicamenteux. C'est pourquoi le médecin lorsqu'il constate une hypertension doit revoir le patient trois et six mois après, sans lui donner de traitement pendant ce temps d'observation.

• LE TRAITEMENT DE L'HYPERTENSION

Lors de la constatation d'une pression artérielle trop élevée, le médecin doit conseiller à son patient :

• d'adopter un mode de vie plus régulier et de se reposer suffisamment la nuit ;

• de faire de l'exercice et de pratiquer les techniques de relaxation ;

• de perdre du poids et de réduire sa consommation d'alcool ;

• de s'arrêter de fumer ;

• de manger moins salé ;

• de cesser dans la mesure du possible de prendre la « pilule » et les préparations à base d'estrogènes ;

• de cesser aussi tout autre médicament susceptible de modifier la pression artérielle.

Si, malgré ces mesures, trois puis six mois après les chiffres tensionnels restent élevés, il faut associer un traitement médicamenteux. L'objectif de ce traitement est de réduire la pression diastolique au-dessous de 90 mmHg sur l'ensemble des 24 heures. Au-delà de 80 ans le bénéfice du traitement n'est pas établi.

• LES MÉDICAMENTS ANTIHYPERTENSEURS

Il existe plus de cent médicaments utilisables dans l'hypertension artérielle. On peut les diviser en :

• *Antihypertenseurs de pratique courante* : diurétiques, bêtabloquants, inhibiteurs calciques et inhibiteurs de l'enzyme de conversion.

• *Antihypertenseurs de seconde intention* : alphabloquants, antihypertenseurs centraux, et autres.

Dans la mesure du possible on essaiera de normaliser la tension avec un seul médicament, c'est ce que l'on appelle la monothérapie.

Les diurétiques seuls ou associés

Les diurétiques agissent en éliminant le sel de l'organisme et en diminuant la teneur en sodium de la paroi artérielle, ce qui entraîne une dilatation des artérioles périphériques, d'où une diminution de la pression artérielle.

Dans l'hypertension artérielle, on emploie plutôt des diurétiques d'action prolongée et des « diurétiques équilibrés », c'est-à-dire n'entraînant pas de perte de potassium. Il s'agit en général d'une association d'un diurétique hypokaliémiant et d'un épargneur de potassium.

L'avantage des diurétiques est leur bonne tolérance et leur coût faible. Par contre ils « protègent » moins le cœur que les autres traitements et peuvent favoriser l'apparition d'un diabète ou d'une augmentation du cholestérol.

Aldactazine ★★★ ; Fludex ★★★ ; Isobar ★★★ ; Practazine ★★★ ; Prestole ★★★ ; Prinactizide ★★★ ; Tenstaten ★★★.

Les bêtabloquants seuls ou associés

Les bêtabloquants sont particulièrement actifs dans les hypertensions du sujet jeune où ils agissent sur le niveau élevé du « tonus sympathique ». En revanche le nombre de malades « répondeurs » diminue avec l'âge et tend à disparaître après 65 ans. Enfin ils sont peu actifs chez les sujets de race noire.

Dans l'hypertension on utilise de préférence les bêtabloquants « cardiosélectifs » et à durée d'action longue.

A condition de respecter les contre-indications, leur tolérance est bonne.

Artex ★★★ ; Aténolol Zénéca ★★★ ; Avlocardyl ★★★ ; Betapressine ★★★ ; Betatop ★★★ ; Célectol ★★★ ; Corgard ★★★ ; Détensiel ★★★ ; Hémipralon LP ★★★ ; Kerlone ★★★ ; Logotron ★★★ ; Lopressor ★★★ ; Mikélan ★★★ ; Moducren ★★★ ; Propranolol Ratiopharm ★★★ ; Sectral ★★★ ; Séloken ★★★ ; Soprol ★★★ ; Sotalex ★★★ ; Ténordate ★★★ ; Ténormine ★★★ ; Timacor ★★★ ; Trandate ★★★ ; Trasicor ★★★ ; Trasipressol ★★★ ; Trasitensine ★★★ ; Viskaldix ★★★ ; Visken quinze ★★★.

Les inhibiteurs calciques seuls ou associés

Le pouvoir vasodilatateur des inhibiteurs calciques en fait une thérapeutique de choix dans le traitement de l'hypertension artérielle. De façon à n'exiger qu'une prise par jour on a élaboré des formes retard de la nifédipine, du vérapamil, du diltiazem, et de nouveaux dérivés à demi-vie longue ont été synthétisés : amlodipine, nicorandil, nitrendipine, lacidipine, isradipine.

Adalate ★★★ ; Adancor ★★★ ; Amlor ★★★ ; Arpamyl ★★★ ; Baypress ★★★ ; Bêta-adalate ★★★ ; Caldine ★★★ ; Deltazen ★★★ ; Dilrène ★★★ ; Flodil ★★★ ; Icaz ★★★ ; Ikorel ★★★ ; Isoptine ★★★ ; Loxen ★★★ ; Mono-tildiem LP ★★★ ; Nidrel ★★★ ; Nifédipine Ratiopharm ★★★ ; Vérapamyl Ratiopharm ★★★.

Les inhibiteurs de l'enzyme de conversion seuls ou associés

Tous les inhibiteurs de l'enzyme de conversion sont utilisés dans le traitement de l'hypertension artérielle. Leur action étant potentialisée par les diurétiques, de nombreuses associations ont été élaborées. Rappelons les effets bénéfiques de ces produits au niveau cardiaque : ils font régresser l'hypertrophie cardiaque, ils empêchent les troubles du rythme, ils améliorent la circulation coronaire et réduisent les lésions en cas d'infarctus. D'où leur action favorable sur la survie des hypertendus traités.

Acuilix ★★★ ; Acuitel ★★★ ; Briazide ★★★ ; Briem ★★★ ; Captéa ★★★ ; Captolane ★★★ ; Cibacène ★★★ ; Cibadrex ★★★ ; Co-rénitec ★★★ ; Coversyl ★★★ ; Ecazide ★★★ ; Gopten ★★★ ; Justor ★★★ ; Korec ★★★ ; Korétic ★★★ ; Lopril ★★★ ; Odrik ★★★ ; Prinivil ★★★ ; Prinzide ★★★ ; Rénitec ★★★ ; Triatec ★★★ ; Zestorétic ★★★ ; Zestril ★★★.

Les alphabloquants

Ce sont des « antagonistes compétitifs » des catécholamines au niveau des récepteurs des vaisseaux. Ils entraînent donc une vasodilatation artérielle et veineuse en abaissant la tension artérielle.

• LES INDICATIONS THÉRAPEUTIQUES DES ALPHABLOQUANTS

On utilise les alphabloquants dans le traitement de l'hypertension artérielle essentiellement, mais aussi dans l'insuffisance cardiaque et dans l'adénome de la prostate.

• LES EFFETS SECONDAIRES DES ALPHABLOQUANTS

Particulièrement en début de traitement, on observe des vertiges, des sueurs par hypotension orthostatique. Peuvent aussi s'observer des palpitations, une somnolence, des troubles digestifs, une impuissance, etc.

Alpress ★★★ ; Eupressyl ★★★ ; Médiatensyl ★★★ ; Minipress ★★★ ; Trandate ★★★.

Les antihypertenseurs centraux

Ventes annuelles : 17 millions d'unités pour 670 millions de francs.

Les antihypertenseurs centraux dépriment l'activité des centres sympathiques cérébraux ce qui entraîne un ralentissement cardiaque et une vasodilatation. Du fait de leur lieu d'action cérébral, ils ont également une action dépressive cérébrale.

• LES INDICATIONS THÉRAPEUTIQUES DES ANTIHYPERTENSEURS CENTRAUX

Ce sont des produits très actifs sur toutes les formes d'hypertension.

• LES EFFETS SECONDAIRES DES ANTIHYPERTENSEURS CENTRAUX

Ils consistent en somnolence diurne, sécheresse de la bouche, constipation, fatigue, qui sont parfois gênants, particulièrement chez le sujet âgé, obligeant à interrompre le traitement.

Aldomet ★★★ ; Barclyd ★★★ ; Catapressan ★★★ ; Equibar ★★★ ; Esimil ★★ ; Estulic ★★★ ; Euctan ★★★ ; Hyperium ★★★.

Les autres antihypertenseurs

Ce sont des produits soit utilisés dans les urgences hypertensives, soit utilisés lorsque les autres traitements se sont révélés inefficaces. D'autres ne sont plus guère utilisés (réserpine).

Hyperstat ★★★ ; Lonoten ★★★ ; Népressol ★★★ ; Nipride ★★★ ; Nitriate ★★★ ; Tensionorme ★★.

La conduite du traitement antihypertenseur

Un certain nombre de règles doivent présider aux traitements antihypertenseurs.

• Ne traiter que les patients réellement hypertendus, d'où l'intérêt d'une période d'observation.

• N'utiliser qu'un médicament mais à dose suffisante.

• Choisir un produit dont les effets secondaires minimes évitent les arrêts de traitement.

• Le traitement doit être continu pendant des années et ne doit pas être interrompu sans avis médical.

• Ne pas associer d'autres traitements sans avis médical.

• Ne pas oublier de prendre son traitement et le prendre à horaires fixes.

• Attendre au moins un mois avant de juger des premiers résultats.

L'« autosurveillance tensionnelle » est une bonne pratique à condition de faire les mesures à la même heure, dans de bonnes conditions et avec un bon appareil.

LES MÉDICAMENTS DE L'HYPOTENSION

D'après certaines statistiques, l'hypotension (tension artérielle inférieure à 100/60 ou 110/70 mm de mercure) jouerait un rôle bien plus important que l'hypertension, en tant que cause d'arrêt de travail. Une femme de quarante ans sur trois et un homme de quarante ans sur dix souffriraient d'hypotension. Les patients atteints d'hypotension souffrent aussi de troubles du sommeil, d'une sensibilité particulière aux variations météorologiques, d'accès de transpiration, d'impuissance sexuelle, de vertiges, de bourdonnements d'oreille ; ils se plaignent aussi d'avoir les pieds et les mains froids. La station debout prolongée entraîne faiblesse, vertiges, voire collapsus.

• LES CAUSES

L'hypotension peut avoir différentes causes ; elle peut être liée à la constitution de l'individu : beaucoup de personnes, grandes et minces, ont une tension basse ; c'est généralement sans danger et cela s'accompagne même souvent d'une espérance de vie élevée.

Mais l'hypotension peut aussi être la conséquence d'autres maladies :

• maladies cardio-vasculaires ;

• pertes de sang et/ou pertes liquides (vomissements, hémorragies internes, diarrhées) ;

• maladies infectieuses ;

• maladies hormonales ;

• affections neurologiques ;

• effets secondaires de médicaments ;

• causes inconnues.

• TRAITEMENT

Dans tous les cas, le médecin doit commencer par rechercher l'origine de l'hypotension et soigner la maladie en cause. Comme mesure thérapeutique en cas d'hypotension, avant de prescrire des médicaments, on peut recommander d'abord des moyens physiques, comprenant par exemple de l'hydrothérapie et une activité sportive régulière. La natation est une des meilleures disciplines pour régulariser la circulation. Une alimentation riche en sel s'avère en outre bénéfique, car elle permet à l'organisme de retenir une plus grande quantité de liquide et donc, par voie de conséquence, d'augmenter le volume sanguin et d'accroître la tension.

• LES MÉDICAMENTS ANALEPTIQUES CARDIO-VASCULAIRES

Les produits utilisés sont des sympathomimétiques vasoconstricteurs artériels qui élèvent la pression artérielle. On utilise également la dihydroergotamine qui semble agir spécifiquement sur le tonus veineux, voire même la yohimbine qui s'oppose aux hypotensions orthostatiques des médicaments antidépresseurs et qui est un vasodilatateur ! On en ignore le mécanisme d'action exact.

Dergiflux ★★★ ; Dergotamine ★★ ; Dihydroergotamine Lafarge ★★★ ; Dihydroergotamine Sandoz ★★★ ; Effortil ★★ ; Gutron ★★★ ; Hept-a-myl ★★ ; Ikaran ★★★ ; Praxinor ★★ ; Séglor ★★★ ; Tamik ★★★ ; Tensophoryl ★★ ; Yohimbine Houdé ★★.

LES MÉDICAMENTS CARDIOTONIQUES

Ventes annuelles : 4,7 millions d'unités pour 40 millions de francs.

On parle d'insuffisance cardiaque lorsque le cœur n'a pas suffisamment de force pour assurer une circulation satisfaisante du sang dans le corps. Il y a deux cents ans déjà, le médecin anglais William Withering soignait avec succès ses patients contre l'insuffisance cardiaque à l'aide d'extraits de digitale pourprée. Aujourd'hui encore ces extraits sont largement utilisés.

• LES CAUSES DE L'INSUFFISANCE CARDIAQUE

Elles peuvent être multiples : grossesse, hypertension, maladies du rein, infarctus du myocarde, fièvre rhumatismale aiguë, lésions ou malformations cardiaques, maladies broncho-pulmonaires, etc.

• LES MÉDICAMENTS DE L'INSUFFISANCE CARDIAQUE

Le traitement comporte essentiellement :

• La prescription de diurétiques destinés à éliminer l'eau et le sel et à diminuer le travail du cœur, associée à un régime sans sel.

• La prescription de médicaments cardiotoniques ou inotropes positifs. Les médicaments cardiotoniques augmentent la force de la contraction cardiaque et sont donc utiles dans l'insuffisance cardiaque.

Il existe trois *types de cardiotoniques* :

• Les amines sympathiques, dont l'action est puissante mais dangereuse et réservée aux formes aiguës de l'insuffisance cardiaque : dopamine et dérivés.

• Les digitaliques, alcaloïdes de la digitale, restent irremplaçables dans l'insuffisance cardiaque et certaines arythmies : digitaline, cédilanide. Ils agissent en inhibant une enzyme qui augmente la concentration de calcium à l'intérieur de la cellule cardiaque.

• Les nouveaux agents inotropes : amrinone, milrinone, etc.

• UTILISATION THÉRAPEUTIQUE

Les amines comme la dopamine sont utilisés dans le choc cardiogénique et uniquement en perfusion intraveineuse lente, ce qui permet d'ajuster les doses en fonction de la pression artérielle.

Les digitaliques sont en général utilisés par voie orale. Une surveillance étroite est nécessaire, car les doses actives sont très proches des zones toxiques. On peut s'aider en début de traitement par des dosages de médicament dans le sang. En cas de surdosage, on peut observer d'abord des troubles digestifs avec vomissements, puis chez les sujets âgés, des épisodes de confusion, enfin, peuvent apparaître des troubles du rythme cardiaque qui peuvent conduire à l'arrêt cardiaque.

Cédilanide ★★★ ; Corotrope ★★★ ; Digitaline Nativelle ★★★ ; Digoxine Nativelle ★★★ ; Dobutrex ★★★ ; Dopamine Lucien ★★★ ; Dopamine Nativelle ★★★ ; Dopamine Pierre Fabre ★★★ ; Dopocard ★★★ ; Effortil ★★ ; Hept-a-myl ★★ ; Inocor ★★★ ; Perfane ★★★ ; Praxinor ★★.

LES MÉDICAMENTS DE L'ANGINE DE POITRINE

Ventes annuelles : 26 millions d'unités pour 1 milliard de francs.

L'insuffisance coronarienne est due à des lésions athéromateuses des artères coronaires qui entraînent une ischémie myocardique. L'angine de poitrine est une douleur constrictive de la poitrine survenant en général à l'effort, obligeant à l'arrêt, et cédant en quelques minutes. L'angine de poitrine correspond à une ischémie myocardique paroxystique qui survient lorsque le diamètre de la coronaire est réduit de plus de 50 %. L'ischémie se produit si apparaît un déséquilibre brutal entre les apports d'oxygène et les besoins du cœur, qui augmentent lors d'un effort.

Le traitement vise donc soit à diminuer les besoins du cœur, par des médicaments, soit à augmenter les apports en ayant recours aux méthodes de revascularisation (angioplastie, pontage).

On distingue dans les traitements de l'angine de poitrine :

• Les traitements de la crise lorsqu'elle est déclarée : ils font appel à la trinitrine.

• Les traitements de fond : ils ont recours aux bêtabloquants, aux inhibiteurs calciques et aux dérivés nitrés à longue durée d'action.

Le traitement de fond de l'angine de poitrine

L'objectif de ce traitement est de faire disparaître les crises d'angine de poitrine, de façon à permettre au patient de mener une vie la plus normale possible. De toute façon il est important d'adopter dès la première crise les mesures qui s'imposent dans tous les cas :

• Il faut réduire l'excès de poids.

• Éviter les repas lourds et copieux.

• S'arrêter de fumer.
• Faire de l'exercice, mais modéré : marche à pied.
• Éviter les situations de « stress », les efforts imprévus et les brusques changements de température.
• La prescription de médicaments anxiolytiques est parfois utile.

Quant au traitement antiangineux, il est sans influence sur la maladie coronaire, mais reste symptomatique, empêchant les douleurs angineuses. Les médicaments sont variés, mais leur seul objectif est de réduire les besoins en oxygène du myocarde et d'accroître le débit coronaire.

• Les *dérivés nitrés* comme l'isosorbide dinitrate (RISORDAN®) ou la trinitrine (NITRIDERM®) administrée par voie transcutanée sous forme de « patch » sont souvent très efficaces, mais on prendra soin de laisser dans la journée (ou la nuit) des intervalles de quelques heures où l'organisme ne reçoit pas de nitrates. Sans cette précaution on peut voir apparaître un « phénomène de tolérance » avec une diminution de l'action du produit. Les effets secondaires des nitrates sont des bouffées de chaleur, des maux de tête, des vertiges et parfois une hypotension.

• Les *antagonistes calciques* comme la nifédipine (ADALATE®) ou le diltiazem (TILDIEM®) dilatent les artères coronaires et surtout empêchent les spasmes artériels. Ils sont en général bien tolérés mais entraînent parfois des bouffées de chaleur avec rougeur de la face ou des œdèmes des membres inférieurs.

• Les *bêtabloquants* ralentissent la fréquence et le travail du cœur qu'ils mettent à l'abri des effets nocifs des catécholamines sécrétées au cours de l'effort ou du « stress ». A condition de respecter leurs contre-indications : asthme, bronchite chronique, insuffisance cardiaque, anomalies de la conduction cardiaque, ils sont en général bien tolérés. Les patients se plaignent parfois d'une fatigue et d'une moindre résistance à l'effort, mais ceci fait partie de l'effet thérapeutique.

• D'autres produits sont aussi utilisés comme l'amiodarone (CORDARONE®), qui semble agir au niveau du métabolisme cellulaire et la molsidomine (CORVASAL®) qui agit comme donneur de radicaux nitrés au niveau des vaisseaux, ce qui entraîne une vasodilatation artérielle.

Adalate ★★★ ; Adancor ★★★ ; Amlor ★★★ ; Avlocardyl ★★★ ; Betapressine ★★★ ; Bi-Tildiem ★★★ ; Célectol ★★★ ; Corbionax ★★★ ; Cordarone ★★★ ; Cordipatch ★★★ ; Cordium ★★★ ; Corgard ★★★ ; Corvasal ★★★ ; Détensiel ★★★ ; Diacor LP ★★★ ; Diafusor ★★★ ; Discotrine ★★★ ; Disorlon ★★★ ; Hémipralon LP ★★★ ; Ikorel ★★★ ; Isocard ★★★ ; Isoptine ★★★ ; Lénitral ★★★ ; Lopressor ★★★ ; Monicor ★★★ ; Mono-tildiem LP ★★★ ; Nifédipine Ratiopharm ★★★ ; Nifélate ★★★ ; Nitriderm TTS ★★★ ; Nitrodex ★★★ ; Oxycardin ★★★ ; Pexid ★★★ ; Propranolol Ratiopharm ★★★ ; Recordil ★ ; Risordan ★★★ ; Sectral ★★★ ; Séloken ★★★ ; Soprol ★★★ ; Sorbitrate ★★★ ; Sotalex ★★★ ; Ténormine ★★★ ; Tildiem ★★★ ; Timacor ★★★ ; Trasicor ★★★ ; Vastarel ★★ ; Visken ★★★ ; Visken quinze ★★★.

Le traitement de la crise d'angine de poitrine

Pour calmer la douleur angineuse, on utilise la trinitrine active par voie sublinguale. L'action de la trinitrine est connue depuis cent ans, elle entraîne une vasodilatation artérielle et veineuse. Il faut recommander au malade de croquer les dragées ou d'utiliser des sprays buccaux. La douleur cède en général en 2 à 5 minutes et se maintient pendant environ 30 minutes. Si malgré la prise de trinitrine, la crise ne cède pas, l'hospitalisation s'impose. Beaucoup de patients prennent de la trinitrine pour prévenir les crises, quand ils ont un effort physique à fournir : par exemple, monter un escalier ou avoir un rapport sexuel. Cette dose préventive offre une protection contre les crises pendant 20 à 30 minutes environ.

• LES EFFETS SECONDAIRES DE LA TRINITRINE

Les plus fréquents sont les maux de tête. Mais parfois se manifestent aussi un sentiment de faiblesse avec engourdissement, des rougeurs de la peau et, dans des cas plus rares, une baisse importante de la tension artérielle. Quand l'organisme, après un certain temps, s'habitue à la substance, les effets secondaires disparaissent en général. Seul le patient lui-même peut déterminer quelle dose lui est nécessaire.

Corditrine ★★★ ; Natirose ★★★ ; Natispray ★★★ ; Trinitrine caféinée ★★★ ; Trinitrine simple ★★★.

LES MÉDICAMENTS DES TROUBLES DU RYTHME CARDIAQUE

Ventes annuelles : 12,5 millions d'unités pour 620 millions de francs.

Ce sont des médicaments qui diminuent l'excitabilité cardiaque. Il en existe plusieurs classes dont les *indications* sont différentes car leurs lieux d'action sont différents :

• Les produits qui agissent sur la conduction de l'excitation entre les oreillettes et les ventricules cardiaques : digitaliques, bêtabloquants, vérapamil. On les utilise pour ralentir la fréquence cardiaque dans les fibrillations auriculaires ou arythmie complète.

• Les produits qui agissent sur les ventricules : lidocaïne, mexilétine. On les utilise dans le traitement des extrasystoles ventriculaires et dans les tachycardies ventriculaires.

• Les produits à effet combiné : quinidine, disopyramide, propafénone. Leurs indications sont plus larges, on les utilise dans les arythmies auriculaires et ventriculaires, comme les accès de tachycardie auriculaire, les extrasystoles.

La prescription, et le suivi des traitements par les antiarythmisants, est une affaire de spécialiste. En effet les effets indésirables et les interactions avec d'autres médicaments peuvent être graves, parfois mortels.

• LES EFFETS SECONDAIRES

Les troubles digestifs sont banals, on peut observer des vertiges et parfois des troubles neurologiques. Plus gênante est l'hypotension, mais tous les antiarythmiques peuvent entraîner des troubles de la conduction cardiaque et déclencher d'autres troubles du rythme ventriculaires, comme les « torsades de pointe », responsables de syncopes.

Avlocardyl ★★★ ; Bradyl ★★ ; Brétylate ★★★ ; Brévibloc ★★★ ; Cardioquine ★★★ ; Cipralan ★★★ ; Corbionax ★★★ ; Cordarone ★★★ ; Corgard ★★★ ; Exacor ★★★ ; Fiboran ★★★ ; Flécaïne ★★★ ; Hémipralon LP ★★★ ; Isorythm ★★★ ; Longacor ★★★ ; Lopressor ★★★ ;

Mexitil ★★★ ; Propranolol Ratiopharm ★★★ ; Quinidurule ★★★ ; Rythmodan ★★★ ; Rythmol ★★★ ; Sectral ★★★ ; Séloken ★★★ ; Sérécor ★★★ ; Sotalex ★★★ ; Striadyne ★★★ ; Trasicor ★★★ ; Visken ★★★ ; Visken quinze ★★★ ; Xylocard ★★★.

LES MÉDICAMENTS DES TROUBLES CIRCULATOIRES ARTÉRIELS PÉRIPHÉRIQUES ET CENTRAUX

Ventes annuelles : 110 millions d'unités pour 3,2 milliards de francs.

Médicaments des artérites

Les troubles de la circulation artérielle périphérique sont soit primitifs, soit secondaires à certaines maladies (athérome, diabète, hypercholestérolémie).

Cette obstruction artérielle peut entraîner des troubles de la locomotion qui constituent la « claudication intermittente », où le malade est obligé de s'arrêter de marcher du fait d'une intense douleur du mollet. Cette douleur disparaît à l'arrêt et reprend à la reprise de la marche.

A un stade ultérieur de la maladie, peuvent apparaître des troubles « trophiques » du pied avec peau violacée puis gangrène d'un ou plusieurs orteils.

Le traitement médical ne peut être que palliatif, agissant sur les symptômes, le traitement curatif ne peut être que chirurgical (angioplastie, pontage ou désobstruction).

On utilise des vasodilatateurs artériels qui peuvent être :

• Des produits bêta-2-stimulants tel l'isoxsuprine (DUVADILAN®).

• Des vasodilatateurs agissant directement sur la fibre musculaire du vaisseau : papavérine.

• Des produits qui facilitent l'écoulement du sang dans les vaisseaux en augmentant la déformabilité des globules rouges comme la pentoxifylline (TORENTAL®).

• Une prostaglandine l'iloprost (ILOMÉDINE®), qui semble très active dans une forme particulière d'artérite, la maladie de Buerger.

Albatran ★★ ; Cyclergine ★★ ; Cyclospasmol ★★ ; Di-actane ★★ ; Duvadilan ★★ ; Fonzylane ★★★ ; Gévatran ★★ ; Ginkogink ★★ ; Hydergine ★★ ; Ilomédine ★★★ ; Loftyl ★★★ ; Naftilux ★★ ; Oxadilène ★★ ; Pentoflux ★★★ ; Praxilène ★★ ; Solurutine papavérine ★★ ; Stratène ★★ ; Tanakan ★★ ; Torental ★★★ ; Tramisal ★★ ; Vadilex ★★★ ; Vascunormyl ★★ ; Vasocalm ★★ ; Vasocet ★★.

Médicaments de l'ischémie cérébrale

Ces produits « vasodilatateurs cérébraux » ont, pour la plupart, en pharmacologie une action dilatatrice incontestable sur les vaisseaux cérébraux. Même si sur l'animal non castré et chez l'homme, il existe des mécanismes régulateurs de la circulation cérébrale, destinés à minimiser les variations de débit, il n'en reste pas moins que de nombreuses études ont objectivé chez l'homme ces augmentations du débit cérébral global. Mais intéressent-elles les régions « nobles » du cerveau, c'est-à-dire les structures cérébrales responsables de la motricité, de la sensibilité et de l'idéation ? La question est discutée depuis trente ans. De plus, il n'est pas certain que ces augmentations de débit, si elles existent, puissent améliorer le fonctionnement cérébral car elles touchent de façon préférentielle les vaisseaux les plus normaux, et peu les vaisseaux sclérosés.

Ces médicaments sont très prescrits en France, où ils représentent un marché de plusieurs milliards de francs, mais ils sont pour ainsi dire inconnus dans d'autres pays.

• LES INDICATIONS THÉRAPEUTIQUES

• L'une est le traitement des troubles de la circulation entraînant des vertiges, des bourdonnements d'oreille ou des troubles sensoriels liés à des altérations de la circulation « vertébro-basilaire », et dans ces indications précises les études ont montré l'action de quelques-uns de ces produits.

• L'autre indication, beaucoup plus vague, est celle « des troubles psycho-comportementaux du sujet âgé » comprenant les troubles du caractère, de la mémoire et les altérations de la vigilance. Les preuves d'efficacité sont beaucoup plus difficiles à apporter. Il n'en reste pas moins que les patients réclament ces traitements dont ils semblent « contents ». Effet placebo, effet psychostimulant et antidépresseur ?

On distingue diverses catégories de produits :

• Les dérivés de l'ergot de seigle dont le représentant est l'HYDERGINE®.
• Les dérivés de la vincamine (PERVINCAMINE®).
• Les dérivés du ginkgo biloba (TANAKAN®).
• Les dérivés de la papavérine.

La tolérance de ces produits est très bonne. Mais il ne faut pas associer les dérivés de la vincamine aux antiarythmiques ni à l'érythromycine car il existe un risque important de « torsades de pointe », trouble grave du rythme cardiaque.

Albatran ★★ ; Capergyl ★★ ; Cervilane ★★ ; Cervoxan ★★ ; Cosadon ★★ ; Cristanyl ★ ; Cyclergine ★★ ; Cyclospasmol ★★ ; Di-actane ★★ ; Dulcion ★★ ; Duxil ★★ ; Ergodose ★★ ; Ergokod ★★ ; Gévatran ★★ ; Ginkogink ★★ ; Hydergine ★★ ; Iskédyl ★ ; Naftilux ★★ ; Novodil ★ ; Optamine ★★ ; Oxadilène ★★ ; Oxovinca ★★ ; Pentoflux ★★★ ; Pérénan ★★ ; Pervincamine ★★ ; Praxilène ★★ ; Rhéobral ★★ ; Rutovincine ★★ ; Sermion ★★ ; Solurutine papavérine F retard ★★ ; Tanakan ★★ ; Torental ★★★ ; Tramisal ★★ ; Vascunormyl ★★ ; Vasobral ★ ; Vasocalm ★★ ; Vinca 20 ★★ ; Vinca 30 retard ★★ ; Vincarutine ★★ ; Vincimax ★★.

LES MÉDICAMENTS DES TROUBLES VEINEUX

Ventes annuelles : 120 millions d'unités pour 3,3 milliards de francs.

On peut définir l'insuffisance veino-lymphatique comme un trouble du retour veineux et lymphatique dû à des anomalies de la paroi veineuse, puis des valvules veineuses, souvent d'origine congénitale, et influencé par les déséquilibres hormonaux. Les femmes en souffrent plus que les hommes.

Cette « insuffisance veineuse » se traduit dans un premier stade par une fatigabilité anormale, des douleurs à la marche prolongée, des œdèmes de la fin de soirée et parfois un « état varicoïde » de la peau.

Dans un second stade apparaissent des « varices » avec des dilatations veineuses, des œdèmes ou des ulcérations cutanées traînantes : « ulcères variqueux ». Le traitement du stade final de l'« insuffisance veineuse » est bien codifié, faisant appel à la contention élastique par bandes ou « bas à varices », puis aux « scléroses des varices » superficielles, de façon à obtenir leur disparition, et, lorsque c'est utile, à une ablation chirurgicale des veines par différentes techniques dont le « stripping ».

Dans le premier stade, on recourt au traitement médicamenteux, qui compte de nombreux représentants.

La « maladie hémorroïdaire » réalise un même tableau d'insuffisance veineuse. Lorsque existent de « gros paquets » hémorroïdaires on recourt à la sclérose, aux ligatures ou à l'ablation chirurgicale des hémorroïdes. Dans le stade initial, de la rectite hémorroïdaire ou des poussées congestives, la prescription de « veinotoniques » est également indiquée.

Lorsque l'on consulte des traités de pharmacologie, on ne trouve aucun chapitre consacré aux veinotoniques et aux vasculoprotecteurs. Si l'on examine le marché pharmaceutique français, on s'aperçoit que la vente de ces produits représente plus de 3 milliards de francs. Est-on en présence d'une grande escroquerie pharmaceutique ou doit-on penser que les traités de pharmacologie ne sont pas à la page ?

Il apparaît peu probable que l'ensemble de la communauté médicale française ait pu se faire abuser pendant tant d'années. Ce sont donc les pharmacologues qui sont en retard !

Il est certain, à leur décharge, que de nombreux produits présentés dans cette indication ont été des placebos, soit du fait de leur inefficacité intrinsèque, soit, surtout, du fait de leur dosage insuffisant.

Avec certains produits, des études bien conduites de pharmacologie humaine ont montré :

- une augmentation du tonus veineux ;
- une augmentation du débit circulatoire veineux et lymphatique au repos et surtout à l'effort ;
- une diminution de la perméabilité des veines aux protéines (à l'origine d'œdèmes) ;
- une augmentation de la résistance à la rupture des capillaires ;
- une diminution de volume de la jambe sous traitement.

Des études thérapeutiques contrôlées ont montré l'amélioration de la symptomatologie fonctionnelle en relation avec l'insuffisance veineuse :

- diminution de la fatigue et amélioration de la marche ;
- diminution des douleurs ;
- diminution des œdèmes ;
- enfin satisfaction plus importante des patients sous produit « actif » que sous placebo.

Il est certain que ces études sont difficiles car la symptomatologie est discrète, et l'« effet placebo » important.

Ces produits, qui peuvent être considérés comme des « médicaments de confort » n'en sont pas moins utiles. Mais leur activité est fonction de leur dosage en produits actifs, la plupart sont « sous-dosés ». On peut constater que les leaders du marché ont un dosage suffisant et ont souvent démontré leur activité lors d'études conduites scientifiquement.

Par voie générale

Adényl ★★ ; Ampécyclal ★★ ; Aphloïne ★ ; Bioveinal élixir ★ ; Campel ★★ ; Cémaflavone ★★ ; Circularine ★★ ; Cirkan ★★ ; Climaxol ★ ; Curoveinyl ★ ; Cyclo 3 fort ★★ ; Daflon ★★★ ; Dicynone ★★ ; Difrarel 100 ★★ ; Dio 300 ★★★ ; Diosmil ★★★ ; Diovénor ★★★ ; Endium ★★★ ; Endotélon ★★★ ; Ercévit ★ ; Esbériven ★★★ ; Etioven ★★★ ; Flavan ★★ ; Flébosmil ★★★ ; Fluon ★★ ; Fragonal ★ ; Ginkor ★★★ ; Glucivit ★ ; Glyvénol ★ ; Hamamélide ★ ; Hémoluol ★ ; Histo-fluine ★ ; Intercyton ★★★ ; Intrait de marron d'Inde P ★★ ; Jouvence de l'abbé Soury ★ ; Jouvence du lys ; Litosmil ★★★ ; Montana P ; Opo-veinogène ★ ; Pariétrope ★ ; P. Veinos ★ ; Relvène ★★ ; Résivit ★★ ; Rhéobral ★★ ; Rhéoflux ★★ ; Rutovincine ★★ ; Solurutine papavérine ★★ ; Squad ★★★ ; Vascocitrol ★ ; Vasocalm ★★ ; Veinamitol ★★★ ; Veinobiase ★★ ; Veinotonyl ★ ; Véliten ★ ; Vényl ★ ; Vincarutine ★★ ; Vitalgine ★ ; Vivène ★.

Par voie locale

En complément du traitement général, on associe souvent des traitements locaux. Il n'est pas certain que ces produits puissent exercer une action importante par voie transcutanée.

Cyclo 3 crème ★★ ; Esbériven crème ★ ; Escinogel ★ ; Ginkor gel ★ ; Phlébogel ★.

8. LE TUBE DIGESTIF

En 1990 on a vendu en France plus de 500 millions de boîtes de médicaments à visée digestive. La cimétidine et la ranitidine utilisées contre l'ulcère de l'estomac sont parmi les médicaments les plus diffusés à l'échelle mondiale.

Beaucoup de médicaments pour les troubles digestifs sont en vente libre dans les pharmacies, ce qui explique que l'automédication soit si élevée dans ce domaine. Une mauvaise digestion, une constipation qui dure depuis deux ou trois jours entraînent trop de gens à prendre le chemin de la pharmacie pour y trouver un remède de confort.

La digestion

L'appareil digestif est un long tube tapissé de muqueuse, à travers lequel les aliments, réduits en petits morceaux puis en bouillie, passent dans le sang, ou bien sont éliminés.

Dans la cavité buccale, grâce à la salive, commence la digestion des hydrates de carbone (farine, sucre, etc.).

Dans l'estomac, les aliments séjournent entre une et cinq heures (plus ils sont gras, plus ils restent longtemps). Le suc gastrique, qui contient de l'acide chlorhydrique et des enzymes, entame la digestion des protéines. Le suc pancréatique et la bile sont nécessaires à la digestion des graisses et des protéines.

Dans l'intestion grêle, les graisses, les hydrates de carbone, les protéines passent dans le sang à travers les villosités de l'intestin et arrivent au foie.

Dans le gros intestin, les bactéries intestinales décomposent les parties indigestes de la nourriture, l'eau est réabsorbée et les selles s'épaississent. L'évacuation des selles se fait par le rectum et l'anus.

Les maladies de l'appareil digestif

Souvent, les troubles de l'appareil digestif sont la conséquence indirecte d'erreurs d'alimentation ou de problèmes psychiques. Nous allons en faire l'énumération :

- *Maladies de l'estomac et du duodénum* : gastrite, ulcère de l'estomac et du duodénum. Autres malaises comme ballonnements, nausées, éructations, vomissements, « aigreurs » d'estomac, etc.
- *Maladies de l'intestin* : diarrhées et constipation sont les troubles les plus fréquemment observés.
- *Maladies du foie, des voies biliaires et du pancréas* : hépatite, jaunisse (ictère), cirrhose, inflammation des voies biliaires, calculs biliaires et pancréatites dont nous analyserons le traitement dans le chapitre consacré aux maladies du foie.

Le traitement des maladies de l'appareil digestif

Les laboratoires pharmaceutiques vendent chaque année pour plus de 3 milliards de francs de médicaments pour la digestion. Entre 1980 et 1988, le chiffre d'affaires des médicaments contre les affections gastriques à lui seul a augmenté de 40 % au niveau mondial. Les médicaments pour l'estomac ont battu, ces dernières années, tous les records de ventes. On consomme des quantités considérables de médicaments contre les troubles digestifs : plus de 500 millions de boîtes en 1990, dont 48 millions de boîtes de laxatifs et 30 millions de boîtes d'antidiarrhéiques.

Chaque Français achète au moins 4 boîtes par an de médicaments pour les troubles gastro-intestinaux. Les médicaments gastro-entérologiques arrivent ainsi à la deuxième place, pour la fréquence des prescriptions, tout de suite après les médicaments cardio-vasculaires.

LES MÉDICAMENTS ANTIULCÉREUX

Ventes annuelles : 24 millions d'unités pour 2,65 milliards de francs.

La maladie ulcéreuse gastro-duodénale a un déterminisme complexe où s'intriquent des facteurs locaux, des facteurs psychiques et environnementaux. Elle détermine au niveau de l'estomac et surtout du duodénum une ou plusieurs ulcérations profondes de la paroi digestive, entraînant des douleurs et parfois des complications : hémorragies, perforations. Le diagnostic d'ulcère gastro-duodénal peut être suspecté par le type de la douleur mais doit impérativement être confirmé par un examen endoscopique de l'estomac.

L'apparition d'un ulcère peut être favorisé par la prise de certains médicaments : anti-inflammatoires non stéroïdiens ou stéroïdiens, aspirine, qui peuvent entraîner des hémorragies.

Dans le déterminisme de l'ulcération, l'acidité gastrique joue un rôle majeur, « pas d'acide, pas d'ulcère ». Dans la détermination des rechutes qui semblent devenir plus fréquentes que par le passé, on fait jouer un rôle majeur à un germe l'*Helicobacter pylori*, qui persiste dans l'épaisseur de la muqueuse en facilitant une attaque acide ultérieure.

Le but du traitement est :

- de faire rapidement disparaître les douleurs ;
- de faire cicatriser l'ulcère en évitant les complications ;
- d'éviter les rechutes.

Ce traitement doit commencer par une hygiène de vie stricte : repas réguliers sans aliments acides, arrêt du tabac, et prise d'antiacides œsogastriques associés au traitement antisécrétoire.

Antihistaminiques H2

Le traitement de l'ulcère a été entièrement transformé il y a une vingtaine d'années par l'apparition d'antisécrétoires majeurs. Les premiers utilisés ont été les antihistaminiques H2 dont le chef de file a été la cimétidine (TAGAMET®) puis la ranitidine (AZANTAC®). Ils inhibent la sécrétion gastrique d'environ 60 % et en particulier la sécrétion nocturne la plus nocive. Les douleurs disparaissent en quelques jours, l'ulcère cicatrise en un mois. Malheureusement on observe des rechutes fréquentes après l'arrêt du traitement.

Leurs effets secondaires sont rares : éruptions cutanées, constipation et, en cas de surdosage, peut apparaître une confusion mentale, particulièrement chez le sujet âgé.

Azantac ★★★ ; Nizaxid ★★★ ; Pepdine ★★★ ; Raniplex ★★★ ; Tagamet ★★★.

Inhibiteurs de « la pompe à protons »

Des substances encore plus actives sont apparues il y a une dizaine d'années. Elles agissent directement sur le mécanisme de production de l'acide chlorhydrique, lorsque la molécule de chlore, recevant un atome d'hydrogène (un proton), va donner de l'acide chlorhydrique.

A de très faibles doses ces médicaments inhibent 90 % de la sécrétion acide de l'estomac. Les douleurs disparaissent en 24 heures et l'ulcère est cicatrisé à la troisième semaine.

Lanzor ★★★ ; Mopral ★★★ ; Ogast ★★★ ; Zoltum ★★★.

Cependant les rechutes sont fréquentes à l'arrêt du traitement. On peut, certes, prolonger la prescription plusieurs années, mais on ne sait pas les effets à long terme de ces médicaments. Il n'est certainement pas anodin de supprimer l'acidité gastrique pendant des années. Cela peut favoriser la croissance de certains germes qui pourraient produire des substances cancérigènes.

Comme nous l'avons signalé, on est sûr qu'un germe, l'*Helicobacter pylori*, joue un rôle dans le déterminisme des rechutes. Il faut donc faire disparaître le germe de l'estomac par un traitement antibiotique associé au traitement antiulcéreux. Dans une récente étude, les rechutes dans la première année ont été de 85 % sans traitement antibiotique et de 2 % lorsque les antibiotiques ont été associés au traitement antiulcéreux.

Lorsque les récidives se répètent pendant plusieurs années, la chirurgie peut réaliser une « vagotomie » qui diminue, définitivement, la sécrétion gastrique.

Divers

D'autres antiulcéreux sont utilisés en relais des antisécrétoires majeurs, ou dans certaines indications (prise d'anti-inflammatoires non stéroïdiens).

Cytotec ★★★ ; Kéal ★★★ ; Ulcar ★★★.

LES MÉDICAMENTS ANTIACIDES GASTRO-ŒSOPHAGIENS

Ventes annuelles : 22 millions d'unités pour 300 millions de francs.

Les antiacides (médicaments contre l'hyperacidité gastrique) fixent l'acide chlorhydrique superflu en le neutralisant.

L'antiacide idéal doit :

- être capable de neutraliser une forte quantité d'acide ;
- agir vite et durablement ;
- ne pas passer dans le sang ;
- ne pas provoquer d'effet de « rebond » (reprise accrue de la production d'acide à la fin du traitement) ;
- être agréable au goût autant que possible.
- La qualité la plus importante d'un antiacide est la quantité d'acide que le médicament est en mesure de neutraliser. Cette information est indiquée par la plupart des fabricants. Mais, en comparant les antiacides courants, on s'est aperçu que beaucoup d'entre eux avaient des dosages beaucoup trop faibles. Pour certains produits, on devrait prendre quatre à dix fois la dose proposée pour obtenir un résultat thérapeutique efficace.

• LES EFFETS SECONDAIRES

La plupart des antiacides sont associés à de la magnésie et/ou de l'alumine. Les médicaments contenant de l'aluminium ont un effet constipant et ceux qui contiennent du magnésium ont un effet laxatif. De plus, beaucoup d'antiacides contiennent aussi du sodium ; or, si l'on prend un médicament antiacide plusieurs fois par jour, la quantité de sodium ainsi absorbée peut s'avérer dangereuse pour les patients souffrant d'hypertension, de troubles cardiaques et rénaux, de cirrhose. La prudence s'impose également en cas d'absorption simultanée d'antiacides et de certains antibiotiques (tétracyclines, pénicillines), de certains médicaments pour le cœur, de certains somnifères (barbituriques), d'atropine, de quinidine et de warfarine. En effet, les médicaments antiacides peuvent empêcher l'absorption de ces substances. D'où la règle de ne pas prendre en même temps des antiacides et d'autres médicaments.

Acidrine ★★ ; Algicon ★★★ ; Alucalm ★ ; Anti-H ★ ; Azym ★ ; Béméce ★ ; Bi-citrol ★ ; Cal-Mag-Na ★ ; Calmo-Diger ★★ ; Carbophos ★★ ; Caved's ★★ ; Citrocholine ★ ; Contracide ★★★ ; Dextoma ★★★ ; Digestif Marga ★★ ; Dimalan ★★★ ; Dologastrine ★ ; Dops ★★ ; Eno ; Gaopathyl ★ ; Gastérine ★ ; Gastralugel ★★ ; Gastrex ★★★ ; Gastrilax ★ ; Gastrocalm ★★★ ; Gastropax ★★ ; Gastrophoryl ★★★ ; Gastropulgite ★★★ ; Gaviscon ★★★ ; Gélox ★★★ ; Gélusil ★★★ ; Hépato dose ★ ; Isotonyl Bétaïne ★ ; Jécobiase ★ ; Jécopeptol ★ ; Kaobrol ★ ; Kaomuth ★ ; Loncalm ★★ ; Lycaon ★★★ ; Maalox ★★ ; MAB ★ ; Magnésibelladoné ★ ; Magnésie composée ; Moxydar ★★ ; Mucal ★★★ ; Mutésa ★★ ; Neutroses ★ ; Normogastryl ★ ; Oxyboldine ; Pepp ; Phosphalugel ★★★ ; Phosphocholine ★ ; Polysilane Joullié ★★ ; Préfagyl ★ ; Rennie ★★ ; Rennie Déflatine ★★ ; Rocgel ★★ ; Romarène ★ ; Soker ★ ; Solugastryl ★ ; Sorbocitryl ★ ; Supralox ★★★ ; Surgastril ★★ ; Topaal ★★★ ; Triglysal ★ ; Ulfon ★ ; Ultacite ★★.

LES PANSEMENTS INTESTINAUX

Ce sont les médicaments utilisés dans les troubles chroniques du gros intestin ou colopathies chroniques. Ils ont une action « protectrice » sur la muqueuse intestinale et certains d'entre eux ont une action antibactérienne contre les fermentations.

A la base de ce traitement est le régime, moins restrictif qu'on le prescrivait jadis mais évitant au minimum les légumes très riches en cellulose à grande fibres : choux, salsifis, carottes crues, navets, oignons, salades dures crues. On préférera toujours les légumes et fruits cuits, la cuisson ayant pour résultat de « ramollir les fibres ».

Les pansements intestinaux sont des argiles ou des sels alcalins parfois additionnés de mucilages. La diméticone est un silicone utilisé dans le traitement de l'excès de gaz intestinaux.

Actapulgite ★★★ ; Bédélix ★★★ ; Bolinan ★★ ; Carbatropine ; Carbosylane ★★★ ; Kaologeais ★★★ ; Karayal ★★★ ; Météoxane ★★ ; Mucipulgite ★★★ ; Mulkine ★★★ ; Norgagil ★★★ ; Péréflat ★ ; Poly-karaya ★★★ ; Primpéroxane ★★ ; Smecta ★★★ ; Zymoplex ★.

LES MÉDICAMENTS ANTIREFLUX

Ventes annuelles : 33 millions d'unités pour 900 millions de francs.

Le reflux gastro-œsophagien est la remontée dans l'œsophage de liquide gastrique acide. Or contrairement à l'estomac, l'œsophage se défend très mal contre une agression acide. Il en résulte une irritation œsophagienne ou œsophagite qui peut mener à l'ulcération.

Les causes du reflux sont :

• soit des anomalies anatomiques de la jonction de l'œsophage et de l'estomac réalisant une « hernie hiatale » ;

• soit une simple « incontinence » de la bouche œso-gastrique.

Les médicaments antireflux ont deux objectifs :

• Accélérer la vidange de l'estomac de façon à y laisser séjourner le moins d'acide possible. Ainsi agissent le métoclopramide (PRIMPÉRAN®), la dompéridone (MOTILIUM®).

• Empêcher le reflux en réalisant un « bouchon » qui va flotter sur le contenu gastrique. Agissent ainsi les dérivés des alginates.

Il existe également une autre possibilité, c'est de neutraliser complètement l'acidité gastrique par des antiacides ou des antisécrétoires majeurs.

Anausin ★★★ ; Gastropulgite ★★★ ; Gaviscon ★★★ ; Gélox ★★★ ; Motilium ★★★ ; Mucal ★★★ ; Péridys ★★★ ; Polysilane Joullié ★★ ; Prépulsid ★★★ ; Primpéran ★★★ ; Primpéroxane ★★ ; Prokinyl LP ★★★ ; Topaal ★★★ ; Ulfon ★.

LES MÉDICAMENTS ANTIÉMÉTISANTS

Ventes annuelles : 11 millions d'unités pour 300 millions de francs.

Les nausées et les vomissements sont des symptômes dont le traitement est celui de la maladie causale. Des vomissements peuvent survenir :

• Dans les *affections chirurgicales* : occlusion intestinale, appendicite.
• Dans certaines *maladies métaboliques* : diabète, hypercalcémie.
• Dans les maladies *neurologiques* : hypertension intracrânienne, etc.

Dans d'autres cas, il peut s'agir d'un effet secondaire d'un traitement :

• anticancéreux ;
• anti-infectieux, etc.

Dans d'autres cas, il s'agit de la modification d'un état physiologique :

• grossesse ;
• mal de mer, mal des transports.

Traitement des vomissements graves

On les observe essentiellement comme effet secondaire des chimiothérapies ou radiothérapies anticancéreuses. Ces traitements sont exceptionnels. Ils peuvent faire appel :

• Aux *neuroleptiques* : métoclopramide (PRIMPÉRAN®, VOGALÈNE®).
• Aux *antagonistes des récepteurs 5HT3 de la sérotonine* : ces nouveaux médicaments sont réservés à la cancérologie.

Anausin ★★★ ; Kytril ★★★ ; Largactil ★★ ; Motilium ★★★ ; Péridys ★★★ ; Plitican ★★★ ; Primpéran ★★★ ; Prokinyl LP ★★★ ; Vogalène ★★★ ; Zophren ★★★.

Traitement des vomissements banals. Mal des transports

Un état nauséeux, des vomissements peuvent être le signe d'une intolérance aux vibrations et aux stimulations de l'oreille interne par le mouvement, en particulier l'alternance de roulis et de tangage. Chez les sujets prédisposés, rappelons qu'il faut commencer le traitement une demi-heure avant l'embarquement, en sachant que les produits employés, des antihistaminiques H1 sont sédatifs. La scopolamine, en dispositif transdermique, est également efficace, non sédative, elle peut entraîner chez certains sujets des phénomènes hallucinatoires.

Cloranautine ★★ ; Dramamine ★★ ; Gélopectose ★★★ ; Mercalm ★★ ; Nausicalm ★★ ; Nautamine ★★ ; Phénergan ★★ ; Plitican ★★★ ; Scopoderm TTS ★★★ ; Transmer ★★ ; Vagantyl ★★★ ; Vogalène ★★★.

LES MÉDICAMENTS DES INSUFFISANCES DIGESTIVES

Ventes annuelles : 5,5 millions d'unités pour 230 millions de francs.

Les insuffisances digestives sont les troubles causés par une digestion incomplète.

L'origine de ce trouble peut être :

• *d'origine gastrique*, par un déficit en acide chlorhydrique et en pepsine. Ce déficit peut résulter d'une gastrite atrophique, d'une ablation de l'estomac (gastrectomie) ou d'une prescription trop prolongée d'antisécrétoires gastriques. Ce trouble peut entraîner diarrhée, dénutrition, anémie ;

• *d'origine pancréatique* par ablation du pancréas ou par pancréatite chronique. Il en résulte une insuffisance de digestion des protides avec hypoprotidémie et insuffisance de digestion des lipides qui sont éliminés dans les selles réalisant une « stéatorrhée » (selles graisseuses).

• *d'origine intestinale*, s'associant avec une mauvaise absorption des nutriments, d'où une diarrhée et des troubles généraux sévères.

Les déficits en acide chlorhydrique et en enzymes pancréatiques peuvent être valablement compensés.

Un grand nombre de ces médicaments sont insuffisamment actifs, seules quelques nouvelles préparations ont une activité suffisante pour traiter les déficits enzymatiques importants.

Aérocid ; Alipase ★★★ ; Amylodiastase ★ ; Askenzyme ; Chloridia ★★ ; Créon ★★★ ; Digéflash ★ ; Digestival ; Digezyme ; Élixir Grez ; Entécet ★ ; Eupeptique Tisy ; Eurobiol ★★★ ; Festale ★ ; Glycobyl ; Hépatoum ballonnements digestifs ; Nutrizyme ★ ; Pancréal Kirchner ; Pancrélase ★★ ; Papaïne Trouette Perret ★★ ; Pepp.

LES MÉDICAMENTS DE LA CONSTIPATION

Ventes annuelles : 56 millions d'unités pour 760 millions de francs.

L'opinion commune, encore répandue, est qu'un retard d'évacuation intestinale peut causer de graves préjudices à la santé, et le résultat le plus tangible est qu'avec plus de 50 millions de boîtes vendues par an en France, les laxatifs sont à eux seuls un marché considérable. Ce chiffre de ventes est d'autant moins justifié que très peu de constipations justifient l'utilisation d'un laxatif.

Les femmes surtout prennent des laxatifs en permanence, et certaines pendant des dizaines d'années, les considérant comme totalement inoffensifs, compte tenu de leur composition souvent à base de plantes. L'association d'idées : « plantes = innocuité », facilite l'usage de ces produits dont les effets secondaires sont loin d'être négligeables.

En effet, l'élimination accrue d'eau, provoquée par les laxatifs, entraîne aussi une perte des sels minéraux qui y sont dissous. La diminution du potassium ou hypokaliémie liée à ce processus peut entraîner des troubles graves :

• influence sur les nerfs moteurs des muscles (faiblesse musculaire, fatigue, atonie) ;

• influence sur la circulation du sang (hypotension, augmentation de la fréquence cardiaque, troubles de la stimulation cardiaque) ;

• influence sur la digestion (manque d'appétit, paresse intestinale, constipation) ;

• influence sur les voies urinaires (atonie de la vessie, cystite).

De plus, les états de carence en potassium, évoluant lentement et sans symptômes, restent longtemps ignorés.

Après plusieurs années d'utilisation apparaissent les symptômes de la « maladie des laxatifs » avec amaigrissement, fatigue, douleurs abdominales et coloration noirâtre de la muqueuse intestinale, puis une insuffisance rénale grave peut se révéler.

Les raisons pour lesquelles on fait appel à un laxatif résident souvent dans la fausse idée que l'on se fait de selles dites normales. Or, il faut savoir que deux ou trois selles par jour peuvent être considérées comme tout aussi normales que deux ou trois par semaine, si elles se produisent régulièrement. Ce n'est que pour un rythme d'une seule selle par semaine, que l'on peut parler de constipation.

On trouve à l'*origine des constipations* :

• des erreurs d'alimentation (par exemple, excès de sucreries, manque d'aliments riches en fibres et cellulose) ;

• des maladies organiques (tumeurs, hémorroïdes) que le médecin devra dépister le plus tôt possible ;

• l'abus de certains médicaments (médicaments psychotropes, antiacides contenant de l'aluminium, hypnotiques, anticholinergiques) ;

• enfin, une constipation chronique et tenace dissimule parfois une souffrance psychique. Pessimisme, méfiance, sentiment d'être rejeté et mal aimé sont fréquents chez les personnes constipées. Plus de 70 % des malades mentaux souffrant de dépression grave ont des problèmes de constipation. Souvent une psychothérapie a pu aider des personnes qui, depuis des années, ne pouvaient plus se passer de laxatifs.

• TRAITEMENT DE LA CONSTIPATION

• Avant tout, il faut *normaliser sa digestion* avec une alimentation équilibrée, une nourriture naturelle à base de pain complet, de légumes à fibres et de fruits, remplissant bien l'intestin et accélérant le transit intestinal. Le pain blanc, les laitages, les desserts, la viande et la charcuterie ne déclenchent pas les réflexes d'évacuation (péristaltisme intestinal) parce qu'ils remplissent peu l'intestin ; certains aliments possèdent des propriétés laxatives (prunes, rhubarbe) ; un verre de jus de fruits le matin à jeun stimule la digestion, de même les pains et biscuits au son et les graines de psyllium (trois fois 2 à 5 grammes par jour).

• *Des selles régulières* ; quand on va à la selle, il faut toujours prendre son temps ; la défécation devrait s'opérer calmement et toujours au même moment (de préférence le matin, après le petit déjeuner). Même sans envie d'aller à la selle, il faudrait se rendre régulièrement aux toilettes et y garder pendant quelques instants une position de décontraction.

• *Une activité physique* suffisante doit compléter le mode de vie avec une psychothérapie éventuelle qui permettra d'éclairer certaines attitudes psychologiques à l'origine de la constipation.

• L'UTILISATION DE LAXATIFS

L'utilisation habituelle de laxatifs est à rejeter d'une façon générale ; l'emploi unique ou de brève durée n'est justifié que dans quelques cas. Il est indiqué de prendre un laxatif :

• en cas de douleurs anales provoquées par des hémorroïdes, afin de ramollir les selles ;

• pour éviter d'avoir à « pousser » (par exemple après un infarctus, ou en cas d'hypertension artérielle grave) ;

• pour vider l'intestin de son contenu avant une intervention chirurgicale ou un examen radiologique.

Les médicaments proposés se divisent en plusieurs groupes :

— *Les mucilages* qui gonflent et augmentent le volume du bol fécal, il en est ainsi, du son, des graines de lin, de la méthylcellulose, de l'ispaghule, de l'agar-agar.

— *Les laxatifs à pouvoir osmotique* (qui captent et retiennent l'eau) ; ce sont essentiellement les purgatifs salins, comme le sulfate de soude et le sulfate de magnésie. Leur effet secondaire est un danger de déperdition d'eau si l'on ne boit pas suffisamment. Une nouvelle classe de laxatifs osmotiques existe depuis plusieurs années, ce sont des sucres ou des alcools de sucres non absorbés : lactulose, xylitol, etc. Ils engendrent moins de troubles, mais occasionnent souvent des fermentations intestinales avec de nombreux gaz.

— *Les laxatifs lubrifiants* qui ramollissent les selles ; font partie de ce groupe l'huile de paraffine et le dioctyl-sulfosuccinate de sodium.

— *Les laxatifs drastiques* ou *laxatifs « irritants »* ; les principaux sont :

• L'huile de ricin ; c'est l'un des plus anciens laxatifs ; elle a mauvais goût et provoque parfois des allergies cutanées ; la muqueuse intestinale peut aussi être atteinte d'allergie à l'huile de ricin.

• Les dérivés de l'anthraquinone ; en font partie certains composés végétaux comme le séné, la bourdaine, le cascara, l'aloës, le tamarin, etc. La quantité de substance active (alcaloïdes) contenue dans ces médicaments est variable et il peut se produire des irrégularités d'action. De plus, quand la mère allaite, son nourrisson peut être pris de diarrhée, car ces substances passent dans le lait maternel.

• Les dérivés du diphénylméthane ; les effets secondaires peuvent être des réactions allergiques.

— *Les laxatifs rectaux* agissent par stimulation de la musculature rectale ou par dégagement de gaz.

Les laxatifs « de lest » ou mucilages

Ils comprennent comme nous l'avons vu des substances qui peuvent facilement s'hydrater en augmentant de volume. Ils agissent en augmentant le volume du « bol fécal » dont ils facilitent l'exonération.

Ces produits sont sans danger car ils remplacent une nourriture riche en fibres végétales. Si l'on est obligé d'en prendre, il faut alors les absorber avec une quantité suffisante de liquide ; ils agissent au bout de plusieurs jours.

Ils peuvent entraîner en début de traitement une sensation de distension abdominale gênante.

Il est nécessaire d'augmenter très progressivement les doses, en particulier pour le son car certains patients peuvent présenter en début de traitement des « fermentations intestinales ».

Coréine ★★ ; Entéromucilage ★★★ ; Fiberform ★★ ; Imégul ; Infibran ★★ ; Inolaxine ★★★ ; Ispaghul ; Kaologeais ★★★ ; Karayal ★★★ ; Mucipulgite ★★★ ; Mucivital ★★★ ; Mulkine ★★★ ; Natuvit ★★ ; Norgagil ★★★ ; Normacol ★★★ ; Normacol à la bourdaine ★★ ; Normacol à la bourdaine sans sucre ★★ ; Normacol à la dipropyline ★ ; Parapsyllium ★★★ ; Poly-karaya ★★★ ; Psylia ★★★ ; Psyllium Langlebert ★★★ ; Spagulax au citrate de potassium ★★★ ; Spagulax au sorbitol ★★ ; Spagulax pur ★★★ ; Transilane ★★.

Les laxatifs osmotiques

Comme nous l'avons vu, ils attirent dans l'intestin une grande quantité d'eau et ainsi ils ramollissent les selles. Leur inconvénient est qu'ils peuvent entraîner une certaine irritation intestinale et, pour les laxatifs à base de sucres, des fermentations intestinales.

Auxitrans ★★ ; Bilicet ★ ; Carbonex ★ ; Chlorumagène ★ ; Combeylax ★★ ; Duphalac ★★★ ; Fitaxal ★★★ ; Gastrosodine ; Hépacholine-sorbitol ★ ; Hépagrume ★ ; Héparexine ★ ; Hépargitol ★ ; Idrocol ★★ ; Importal ★★★ ; Jécobiase ★ ; Lactulose Biphar ★★★ ; Limonette purgative ; Manicol ★★ ; Mégabyl ★ ; Nivabétol ★ ; Norbiline ★ ; Ortho-gastrine ; Oxyboldine ; Sorbitol Delalande ★★ ; Spagulax au sorbitol ★★.

Les laxatifs lubrifiants

Comme nous l'avons vu ce sont des « huiles » non absorbées. Ils ne sont pas irritants pour l'intestin mais pour qu'ils soient actifs, il est nécessaire d'en prendre une quantité suffisante, qui peut être responsable de « suintements » anaux en dehors des selles. Par ailleurs, on les a accusés d'empêcher l'absorption de certaines vitamines solubles dans les graisses. Mais un déficit vitaminique ne peut apparaître que dans les traitements continus et très prolongés.

Colarine ★★★ ; Huile de paraffine Demel ★★★ ; Huile de paraffine Gifrer ★★★ ; Huile de paraffine Gilbert ★★★ ; Ispaghul ; Lansoÿl gelée ★★★ ; Laxadou ★★ ; Laxamalt ★★★ ; Loraga Dantrone ; Lubentyl ★★★ ; Lubentyl à la magnésie ★★ ; Molagar ★★★ ; Nujol ★★★ ; Parlax ★★★ ; Parlax composé ★★ ; Restrical ★★★ ; Transitol ★★★.

Les laxatifs stimulants ou irritants

Ce sont certainement les laxatifs les plus utilisés, considérés comme « bénins » puisque d'origine végétale, ce sont en fait les plus dangereux, car ils sont à l'origine de toutes les maladies des laxatifs. Rappelons que ces troubles sont dus à une irritation permanente de l'intestin qui entraîne une perte de potassium. Le potassium étant indispensable au fonctionnement de la plupart des organes, c'est donc le fonctionnement général de l'organisme qui est perturbé.

Les laxatifs irritants sont dans leur majorité d'origine végétale, ils peuvent être présentés au public sous des formes aussi variées que des gélules, tisanes, ou se cacher sous des dénominations telles que « dépuratif ».

Ils sont directement responsables, en particulier chez les sujets âgés, de troubles du rythme cardiaque, d'occlusions intestinales et de plusieurs dizaines de morts chaque année.

Il peut s'agir aussi de dérivés « chimiques » à base de bisacodyl (les moins nocifs), de phénophtaléine (qui normalement devrait avoir été retirée de tous les médicaments), d'oxyphénisatine (qui a pu provoquer des hépatites).

Agiolax ; Algues brunes ; Aromabyl ; Bilifluine ; Boldine ; Boldoflorine ; Boldolaxine ; Borkou ; Bourdaine Efdé ; Cholartyl ; Contalax ★★ ; Dépuratif des Alpes ; Dépuratif Parnel ; Depuratum ; Dragées Fuca ; Dragées végétales Rex ; Ducase Pilules ; Dulcolax ★★ ; Élixir Guillet ; Élixir Spark ; Facilax ★ ; Franklin ; Fructines au picosulfate de sodium ★★ ; Fructines Vichy ; Garfield ; Grains de Vals ; Grains d'Évian ; Hépasane ; Hépato 5 ; Hépatoflorine ; Herbesan instantané ; Herbesan tisane ; Huile de ricin Cristal ; Idéolaxyl ; Imégul ; Jamylène ★★ ; Laxasane ; Laxatif Richelet ; Laxidéal ; Laxilo ; Le Bienfaiteur Médicinal ; Limonade purgative ; Loraga Dantrone ; Magnésie Déchosal ; Magnésie san Pellegrino ; Milical Tisane ; Modane ★ ; Mucinum ; Mucinum au cascara ; Néo-boldolaxine ; Normacol ★★ ; Normacol à la bourdaine ★★ ; Obéflorine ; Opobyl ; Pachaut dragées ; Péristaltine ; Petites pilules Carter pour le foie ; Pilule Dupuis ; Pilules Carters ; Pilules de Vichy ; Pilules Dupuis ; Prunagar ; Purganol Daguin ; Pursennide ★ ; Rhubarbe Lafran ★ ; Santane C6 ; Sénokot ; Sirop Manceau ; Spark pilules ; Spévin ★ ; Svelta ; Tamarine ★ ; Tisane Afra ; Tisane Clairo ; Tisane d'Ars ; Tisane de la Palthe ; Tisane de Santé ; Tisane des Familles ; Tisane du Curé de Deuil ; Tisane Grande Chartreuse ; Tisane Obéflorine ; Tisane Saint-Luc ; Tisane Saint-Urbain ; Tisane Touraine ; Tisane Yerbalaxa ; Titrex Bourdaine ; Tonilax ; Végélax ; Vitaflor Bourdaine ; Vitaflor Séné ; Vitalyne ; Vulcase ; Yerbalaxa.

Les laxatifs rectaux

Ils sont présentés sous forme de suppositoire ou de « microlavements ».

Ils agissent soit en créant une irritation locale (glycérine), soit en créant un dégagement gazeux, soit par action de désagrégation de selles trop dures (MICROLAX®).

Antimucose ★ ; Articérine ★ ; Bébégel ★ ; Eductyl ★★ ; Microlax ★★ ; Norgalax ★★ ; Normacol lavement ★★ ; Rectolax ★★ ; Rectopanbiline ★ ; Suppositoires à la glycérine Sauba ★★ ; Suppositoires de glycérine Demel ★★.

LES MÉDICAMENTS DE LA DIARRHÉE

Ventes annuelles : 42 millions d'unités pour 850 millions de francs.

La diarrhée ne doit pas toujours être considérée comme une maladie, la fréquence des selles n'est pas un critère de diarrhée. Il n'est ni extraordinaire ni inquiétant d'avoir parfois des selles moins épaisses. C'est seulement lorsque les selles se produisent trop souvent, sous une forme trop liquide et en trop grande quantité, que l'on peut parler de diarrhée nécessitant un traitement. De même, si les selles sont mêlées de mucosités, de pus ou de sang, il est nécessaire de consulter dès que possible un médecin. Une diarrhée unique et de courte durée peut être due à une alimentation inhabituelle ou avariée, à des infections intestinales ou à une prise de médicaments (antibiotiques, cytostatiques, digitaliques, etc.). Une diarrhée peut aussi être causée par une maladie organique et, dans ce cas, c'est de toute façon la maladie causale qui doit être recherchée et soignée en premier par un médecin.

• TRAITEMENT

La première mesure en cas de diarrhée grave consiste à compenser la perte en eau et en sels. L'Organisation mondiale de la santé (OMS) recommande une solution composée de bicarbonate de soude (2,5 g), de sel de cuisine (3,5 g), de chlorure de potassium (1,5 g) et de glucose (20 g), dissoute dans un litre d'eau. Cette organisation, dans ses circulaires, critique aussi l'usage inconsidéré de médicaments avant d'avoir élucidé par un examen détaillé les causes de la diarrhée. Les médicaments antidiarrhéiques et les antibiotiques ne doivent être prescrits qu'après un diagnostic précis. En cas de diarrhée sans infection bactérienne, un antibiotique peut être plus nuisible qu'utile et risque de prolonger les troubles et de rendre les germes résistants.

• LA DIARRHÉE DES VOYAGEURS OU « TURISTA »

Environ douze millions de touristes européens visitent chaque année un pays du tiers-monde. Beaucoup d'entre eux (30 à 50 %) sont atteints de diarrhée au cours de leur voyage. On peut donc supposer qu'une partie des dix millions de boîtes d'anti-infectieux intestinaux vendues chaque année en France est achetée à titre préventif contre la diarrhée touristique. Et, cependant, il n'existe, en dehors des mesures d'hygiène, pratiquement aucun moyen préventif contre les diarrhées des voyageurs. Ce qui importe avant tout, c'est d'observer des mesures d'hygiène strictes : pas d'eau du robinet, pas de glaçons, pas de boissons ouvertes à l'avance, uniquement des aliments cuits et des fruits qu'on pèle... En cas de diarrhée persistante au retour d'un voyage, il faudra consulter un médecin.

Si l'on exclut les antibiotiques intestinaux, les antidiarrhéiques appartiennent à six catégories :

• Les « pansements intestinaux » qui peuvent être du charbon et des argiles.

• Les « paralysants de la motricité » intestinale comme l'opium et ses dérivés : élixir parégorique, lopéramide (IMODIUM®).

• Les antispasmodiques atropiniques.

• Les « antisécrétoires intestinaux », dont le premier représentant est l'acétorphan (TIORFAN®).

• Les « modificateurs de la flore intestinale » comme les levures, qui ont un regain d'actualité, et les lactobacilles ou autres extraits bactériens.

• Les solutions de réhydratation comme ALFARÉ®.

Actapulgite ★★★ ; Acticarbine ★ ; Alfaré ★★★ ; Altocel ★★★ ; Ampho-vaccin ★ ; Antibiophilus ★ ; Arkogélules de charbon ★ ; Bactisubtil ★ ; Bédélix ★★★ ; Carbatropine ; Carbolevure ★ ; Carbonaphtine forminée ★ ; Carbonaphtine pectinée ★ ; Carbophagix ★ ; Carbosulfine ; Charbon de Belloc ★ ; Colitique ★ ; Colopten ★ ; Diarlac ★ ; Diarsed ★★★ ; Élixir parégorique Lipha ★★★ ; Entérocuprol ; Eridan ; Formocarbine ★ ; Galac ★ ; Gélopectose ★★★ ; Hordénol ★ ; Imodium ★★★ ; Imossel ★★★ ; Lactéol ★ ; Lactéol fort ★ ; Levure de bière ★★ ; Lyo-bifidus ★ ; Mandocarbine ★ ; Parégorique Lafran ★★★ ; Pectipar ★★★ ; Poly-karaya ★★★ ; Quinocarbine ★ ; Sacolène ★★ ; Salicairine ★ ; Smecta ★★★ ; Splénocarbine ★ ; Tiorfan ★★★ ; Ultra-levure ★★.

LES MÉDICAMENTS DES INFECTIONS INTESTINALES

De nombreux antibiotiques sont actifs sur les germes des infections intestinales. Pour éviter des effets généraux, on débute souvent les traitements par des antibiotiques non absorbés par l'intestin, qui vont donc agir localement puis être éliminés.

La sulfaguanidine (GANIDAN®) est l'un des plus anciens ; toujours efficace contre les diarrhées infectieuses, il nécessite des doses importantes. Les dérivés du nitrofurane sont très actifs, les dérivés des iodoquinoléines ont été tenus pour responsables d'accidents et ont été retirés du marché.

Ambatrol ★★ ; Antinal ★★ ; Bacifurane ★★ ; Colimycine ★★★ ; Diarégan ★★ ; Entercine ★★★ ; Entérocalm ★★ ; Entéropathyl ★★ ; Ercéfuryl ★★ ; Ganidan ★★ ; Humagel ★★★ ; Intétrix ★★ ; Litoxol ★ ; Lumifurex ★★ ; Nifur-Ratiopharm ★★ ; Panfurex ★★ ; Ricridène ★★.

LES MÉDICAMENTS DES MALADIES INFLAMMATOIRES DE L'INTESTIN

Ces maladies inflammatoires de l'intestin voient leur fréquence augmenter d'année en année. On en distingue deux grands types :

- *la Maladie de Crohn* qui atteint la partie terminale de l'intestin grêle ;
- *la recto-colite hémorragique*, qui atteint la partie terminale du gros intestin.

Ces deux maladies, assez fréquentes chez le sujet jeune, provoquent des diarrhées parfois sanglantes et sont susceptibles de se surinfecter, entraînant des abcès de la paroi intestinale.

Le traitement général peut faire appel aux anti-inflammatoires stéroïdiens et aux antibiotiques.

Le traitement local de la recto-colite fait appel soit à un sulfamide, la SALAZOPYRINE, soit à ses dérivés (PENTASA®, etc.), soit à des lavements d'anti-inflammatoires :

Betnésol solution rectale ★★★ ; Colofoam ★★★ ; Dipentum ★★★ ; Pentasa ★★★ ; Proctocort ★★★ ; Rectovalone ★★★ ; Rowasa ★★★ ; Salazopyrine ★★★.

LES MÉDICAMENTS DES HÉMORROÏDES

Ventes annuelles : 9,4 millions d'unités pour 120 millions de francs.

Le nombre de préparations destinées au traitement des hémorroïdes est très important, ce qui confirme bien la fréquence de ce trouble, souvent soigné sans consultation médicale.

A la jonction du rectum et de l'anus, il existe une zone sillonnée par un très grand nombre de vaisseaux sanguins. La dilatation de ces vaisseaux peut conduire à la formation d'hémorroïdes internes ou externes.

Si les hémorroïdes externes sont faciles à diagnostiquer par le médecin, la présence d'hémorroïdes internes ne peut être révélée qu'à l'aide d'instruments spéciaux : anuscope ou rectoscope. Le toucher rectal seul ne suffit pas. Si les hémorroïdes s'accompagnent de saignements, particulièrement en dehors des selles, un examen médical s'impose pour éliminer le risque d'un cancer anorectal.

Traitement des affections hémorroïdaires

Quand un examen précis a démontré la présence de véritables hémorroïdes, le traitement consiste à supprimer ces veines dilatées soit par ablation chirurgicale, soit par injections sclérosantes, soit par ligature élastique des paquets hémorroïdaires. Les médicaments peuvent tout au plus soulager quelques-uns des symptômes concomitants mais n'apportent pas la guérison.

Quel que soit le traitement envisagé, il convient de lutter contre une éventuelle constipation ou de traiter une possible diarrhée. De plus il est nécessaire de conseiller au patient une alimentation équilibrée, de ne pas mener une vie sédentaire et de s'abstenir de toute thérapeutique rectale agressive.

S'il ne s'agit que de simples démangeaisons provoquées par une irritation locale, un lavage après chaque défécation avec une solution moussante acide apporte déjà souvent un réel soulagement.

Antihémorroïdaires locaux

Les traitements locaux sont présentés :

- sous forme de pommade pour le traitement de la région périanale ;
- sous forme de suppositoires pour les hémorroïdes internes et les anites hémorroïdaires.

Ils associent des toniques veineux, des vasoconstricteurs, des anesthésiques locaux. C'est la présence de ces anesthésiques locaux qui peut entraîner des accidents allergiques : éruptions, voire choc général.

Anolan ★★ ; Anoréïne ★ ; Anti-hémorroïdaires Cass ★★★ ; Anusarine ★★ ; Anusol ★ ; Avénoc ★★ ; Calmoroïde ★ ; Cirkan à la prednacinolone ★★★ ; Curémo ★ ; Déliproct ★★★ ; Ginkor procto ★ ; Hémoralgon ★★ ; Hyalurectal ★ ; Karélyne ; Néocollargol suppositoires ★★ ; Percase ★★ ; Pommade Midy ★ ; Préparation H ; Proctolog ★★ ; Provénol ; Rectoquotane ★★ ; Sédorrhoïde ★ ; Suppositoires Midy ★ ; Titanoréine ★★★ ; Ultraproct ★★★ ; Végébom.

Antihémorroïdaires généraux

La plupart des veinotoniques sont préconisés dans le traitement de la poussée hémorroïdaire. Ils sont un complément au traitement local, mais, du fait de l'intensité des signes et de l'urgence, il faut les utiliser à très forte dose, par exemple 2 à 4 grammes de troxérutine par jour.

Adényl ★★ ; Ampécyclal ★★ ; Aphloïne ★ ; Artérase ; Bioveinal élixir ★ ; Campel ★★ ; Cémaflavone ★★ ; Cirkan ★★ ; Cyclo 3 fort ★★ ; Cyclorel ★★ ; Daflon ★★★ ; Diamoril ★ ; Dio 300 ★★★ ; Diosmil ★★★ ; Diovénor ★★★ ; Endium ★★★ ; Ercévit ★ ; Esbériven ★★★ ; Flavan ★★ ; Flébosmil ★★★ ; Fluon ★★ ; Fragonal ★ ; Ginkor ★★★ ; Glucivit ★ ; Glyvénol ★ ; Hamamélide ★ ; Hémoluol ★ ; Histo-fluine ★ ; Intercyton ★★★ ; Intrait de marron d'Inde ★★ ; Litosmil ★★★ ; Montana P ; Pariétrope ★ ; Réparil ★★ ; Résivit ★★ ; Rhéoflux ★★ ; Vascumine ★★ ; Veinamitol ★★★ ; Veinobiase ★★ ; Véliten ★ ; Vényl ★ ; Vitalgine ★ ; Vivène ★.

9. LE FOIE ET LA VÉSICULE BILIAIRE

Ventes annuelles : 35 millions d'unités pour 520 millions de francs.

Le foie est une glande, la plus grosse de l'organisme, branchée en dérivation sur le tube digestif dont elle reçoit les produits de la digestion par la veine porte, et dans lequel elle sécrète la bile par le canal cholédoque.

Les fonctions hépatiques

Le foie joue un rôle majeur dans :

• Le métabolisme des sucres qu'il reçoit et transforme en glycogène. Le glycogène constitue la réserve en sucres que le foie libère lorsque la glycémie baisse.

• Le métabolisme des protides. Le foie reçoit de la digestion les acides aminés avec lesquels il fabrique des protéines, dont l'albumine et la prothrombine, cette dernière est un facteur majeur de la coagulation. Il reçoit par ailleurs les protéines « usées » qu'il transforme en urée, qui sera éliminée par le rein.

• Le métabolisme des graisses. Le foie capte les graisses de la digestion et les transforme en « lipoprotéine de transport », il synthétise le cholestérol.

• Le foie métabolise également l'hémoglobine libérée par la destruction des globules rouges et la transforme en bilirubine, éliminée par la bile dans les selles.

• Le foie élabore les « sels biliaires » qui sont des agents solubilisants, indispensables à l'absorption des graisses et qui sont des constituants de la bile.

• Le foie « détoxique » la plupart des « poisons » absorbés par l'intestin, dont les médicaments, qu'il transforme en composés non toxiques. C'est la raison pour laquelle certains médicaments très agressifs peuvent entraîner des lésions hépatiques.

Les troubles du fonctionnement hépatique

La fonction hépatique peut être perturbée de plusieurs manières :

1. Si la voie biliaire est bloquée, il y a une *cholestase* (stase de la bile), cela entraîne une jaunisse ou *ictère,* qui n'a pas de gravité en elle-même, mais dont le pronostic dépend de la cause : calcul de la voie biliaire, cancer du pancréas ou des voies biliaires, etc.

2. Si les cellules du foie sont détruites : il s'agit d'une *hépatite*, dont les causes peuvent être variées, le plus souvent il s'agit d'un virus, parfois d'un toxique (médicament ?). Le pronostic d'une hépatite dépend de la capacité du foie à se régénérer. Le signe biologique le plus fidèle de l'hépatite est l'élévation dans le sang des *transaminases hépatiques.*

• Parfois le foie ne se régénère pas, et l'on est en présence d'une *insuffisance hépatique aiguë.*

• Parfois il se régénère insuffisamment ou se régénère en faisant de la fibrose, et l'on est en présence d'une *insuffisance hépatique chronique* et d'une *cirrhose hépatique.*

• Dans d'autres cas le foie se surcharge en graisses et l'on parle de *stéatose hépatique*, fréquente lorsque les lésions hépatiques sont dues à l'alcool.

3. Si la veine porte qui draine l'intestin vers le foie est « bouchée », le foie ne peut plus exercer ses fonctions physiologiques et surtout la pression augmente dans la veine porte, on dit qu'il y a une *hypertension portale*, celle-ci peut entraîner un épanchement de liquide dans le péritoine ou *ascite.*

4. Si la vésicule, destinée à recevoir la bile dans l'intervalle des repas, fonctionne mal. Soit, elle élabore des calculs qui vont gêner l'écoulement de la bile, il y a une *lithiase biliaire* ; soit, sa paroi est enflammée, il y a une *cholécystite* ; soit, elle se contracte mal et la bile est mal libérée au cours des digestions, et l'on parle de *dyskinésie biliaire.*

L'examen des médicaments du foie et de la vésicule biliaire apporte deux genres de constatations :

• d'une part ils sont assez prescrits, représentant un marché de 500 millions de francs, mais cette prescription est très « hexagonale », puisque ce même marché est quasi inexistant en Grande-Bretagne ;

• d'autre part peu d'études scientifiques ont été réalisées pour valider leur activité.

LES MÉDICAMENTS CHOLAGOGUES ET CHOLÉRÉTIQUES

Nous ne séparerons pas ces deux types d'activités : le *cholérétique* est un médicament qui stimule la sécrétion biliaire du foie, c'est une réalité : certaines substances sont préférentiellement éliminées par le foie, leur absorption entraîne une augmentation du flux biliaire nécessaire à leur élimination. Cela a-t-il un intérêt ?

Les *médicaments cholagogues* sont ceux qui font contracter la vésicule biliaire, facilitant sa vidange. C'est une action bien réelle que l'on peut obtenir avec une cuillerée d'huile d'olive ou avec un verre d'eau de Vichy. Les cholagogues peuvent améliorer certaines « vésicules paresseuses » dans les dyskinésies biliaires, mais quelques-uns ne sont que des laxatifs déguisés, et doivent être proscrits. Certains, enfin, ont une douzaine de constituants, d'autres, seulement un seul, ce sont peut-être les plus actifs.

Bilicante ★ ; Bilicet ★ ; Bilifluine ; Boldine ; Canol ★ ; Cantabiline ★ ; Cébéra ★ ; Choléodoron ; Chophytol ★★ ; Dépuratif Parnel ; Depuratum ; Digédryl ★ ; Digestival ; Digestobol ; Dyskinébyl ★ ; Élixir Spark ; Flubilar ★★ ; Glycobyl ; Hébucol ★ ; Hépaclem ★ ; Hépadial ★ ; Hépanéphrol ★ ; Hépato 5 ; Hépatorex ★ ; Hépax ★ ; Hyposulfène ★ ; Jécobiase ★ ; Jécopeptol ★ ; Kinocystol ★ ; Laxatif Richelet ; Lithiabyl ★ ; Mégabyl ★ ; Norbiline ★ ; Nutrizyme ★ ; Oddibil ★ ; Oxyboldine ; Palmi globules ; Prunagar ; Relaxoddi ★ ; Schoum ★ ; Solution buvable Hépatoum ; Solution Stago ; Sorbitol ★★ ; Sulfarlem ★★★ ; Tonilax ; Transoddi ★ ; Urémiase ; Vanilone ★★.

LES MÉDICAMENTS DU FOIE OU HÉPATOPROTECTEURS

Ventes annuelles : 17 millions d'unités pour 250 millions de francs.

Si l'on veut schématiser : « Il n'existe pas de médicaments du foie. » Ce que doit faire une thérapeutique bien conduite, c'est ne pas trop surcharger un foie déjà malade par des médicaments. Dans la pratique, ce que l'on appelle insuffisance hépatique n'en étant pas une, on peut donner ce que l'on veut à condition de ne pas être toxique.

Médicaments des « insuffisances hépatiques bénignes »

On a prôné comme « hépatoprotecteurs » certains acides aminés qui seraient utiles dans les régénérations hépatiques : méthionine, arginine, citrulline, ornithine, ou des produits comme la choline, la bétaïne, etc. Ces produits étaient destinés en particulier aux « hépatites alcooliques » qui sont le plus souvent des surcharges graisseuses du foie et au cours desquelles le meilleur traitement est encore l'arrêt de la boisson.

Arginine Veyron ★ ; Arginotri-B ★★ ; Arnilose ★ ; Citrarginine ★ ; Citrate de bétaïne Beaufour ★ ; Citrate de bétaïne effervescent ★ ; Citro-B6 ★ ; Citrocholine ★ ; Cystichol ★ ; Désintex-choline ★ ; Epuram ★ ; Eucol 150 ★ ; Eucol 1000 ★ ; Hépacholine-sorbitol ★ ; Hépagrume ★ ; Héparexine ★ ; Hépargitol ★ ; Hépatoxane ★ ; Kalicitrine ★ ; Légalon ★ ; Nivabétol ★ ; Ornitaïne ★ ; Phosphocholine ★ ; Rocmaline ★ ; Romarinex-choline ★ ; Scorbo-bétaïne ★ ; Tiadilon ★.

Médicaments des « insuffisances hépatiques graves »

Ces produits sont destinés au traitement des insuffisances hépatiques graves, au cours desquelles on observe une augmentation de l'ammoniaque dans le sang, ce qui entraîne un coma appelé « encéphalopathie hyperammoniémique ». Il est possible que certains produits aient une réelle efficacité, mais le traitement de ces états reste la greffe hépatique en urgence, lorsqu'il s'agit de la phase terminale d'une hépatite grave.

Arginine Veyron ★ ; Duphalac ★★★ ; Eucol 1000 ★ ; Importal ★★★ ; Lactulose Biphar ★★★ ; Ornicétil ★★.

LES MÉDICAMENTS DE LA LITHIASE BILIAIRE

Ventes annuelles : 18 millions d'unités pour 270 millions de francs.

Ce sont des médicaments dont l'efficacité a été prouvée, et qui sont destinés à dissoudre les calculs de la vésicule biliaire lorsque l'intervention chirurgicale ne peut être envisagée, ce qui devient de plus en plus rare avec les nouvelles techniques d'ablation de la vésicule sous laparoscopie et en chirurgie ambulatoire.

On ne peut les utiliser que sur les petits calculs, non calcifiés, mais c'est un traitement « à vie » puisque les calculs réapparaissent dès l'arrêt du traitement.

Arsacol ★★★ ; Chénodex ★★★ ; Délursan ★★★ ; Destolit ★★★ ; Ursolvan ★★★.

10. LA NUTRITION ET LE MÉTABOLISME

LES MÉDICAMENTS DE L'OBÉSITÉ

Ventes annuelles : 7,8 millions d'unités pour 520 millions de francs.

Avant de traiter un patient pour obésité, il faut d'abord savoir s'il est obèse. La prise en charge des petites surcharges pondérales saisonnières est en effet un autre problème.

Plus de 5 millions de boîtes de ces médicaments sont vendues chaque année en France dans cette indication et pourtant rien ne prouve que le fameux « poids idéal », jadis si recherché, soit si souhaitable et indispensable à la santé. Lors du troisième congrès mondial sur l'obésité (à Rome, en 1980), les spécialistes arrivèrent à la conclusion que le slogan « minceur = santé » n'était pas fondé. Après un examen approfondi de certaines études pratiquées (surtout aux États-Unis) sur les avantages du poids idéal, on commence à se demander si les statistiques ont été correctement faites. On a même constaté, dans une étude, un allongement de l'espérance de vie, pour certains groupes de personnes présentant une légère obésité.

On peut calculer le poids idéal et le poids normal en utilisant la mesure de la taille en centimètres : le nombre de centimètres au-dessus de 100 correspond au poids normal en kilos. Ainsi un homme de 1,70 m devrait peser 70 kg. Le poids idéal est inférieur de 15 % chez les femmes, de 10 % chez les hommes, au poids normal.

• LES RISQUES DE L'OBÉSITÉ

Comme on l'a vu il n'existe, à proprement parler, pas de « poids idéal ». Le poids idéal est celui pour lequel « on se sent bien ». Cela est vrai pour les variations pondérales moyennes.

Il est certain qu'à partir d'un excès de poids supérieur à 25 % du poids normal, l'excès pondéral entraîne une gêne et va constituer un facteur de risque en augmentant la fréquence des maladies cardio-vasculaires, de l'hypertension, du diabète, du cholestérol, etc.

• QUI DOIT-ON FAIRE MAIGRIR ?

Il est facile de répondre : « Ceux qui le veulent vraiment. » En effet, si un patient est très au-dessus du poids normal, s'il se sent « bien dans sa peau », s'il n'a pas de complications évidentes et si on lui a proposé des mesures destinées à le faire maigrir qu'il n'a pas suivies, nous pensons qu'il ne faut pas insister. *Il est en effet préférable d'être un obèse heureux, qu'un obèse malheureux* : le poids ne changera pas, seule l'humeur changera. Il est certain que, dans un grand nombre de cas, la personnalité s'est formée autour d'une morphologie. Si on enlève à l'obèse sa « rondeur », sa personnalité entière risque d'être perturbée, et pourra survenir une dépression grave. Cette dépression s'aggravera d'autant plus que les tentatives répétées d'amaigrissement seront un échec.

Il convient donc dans tous les cas de procéder avec prudence, en ne négligeant pas d'analyser les motivations et la structure psychologique du « candidat à l'amaigrissement ».

• LES TRAITEMENTS NON MÉDICAMENTEUX

Il est nécessaire, au préalable, d'évaluer les prises alimentaires du patient en lui faisant remplir un « journal alimentaire » sur une quinzaine de jours, de façon à déceler et à corriger les erreurs les plus grossières.

La réduction des apports alimentaires est presque toujours nécessaire. Il faut donner au patient non pas « un régime », mais « son régime », adapté à ses besoins, ses contraintes professionnelles, ses goûts surtout. En effet ce « régime » n'est pas destiné à être suivi pendant quelques jours, mais il doit être le prélude à une « nouvelle façon de manger », apportant une alimentation équilibrée, qui sera poursuivie indéfiniment.

C'est la raison pour laquelle beaucoup de « régimes miracles », faisant appel à des déséquilibres nutritionnels qui « surprennent » l'organisme et permettent de maigrir de quelques kilos en quelques semaines, ne peuvent être poursuivis du fait de leurs dangers.

Au contraire il faut recourir à une « rééducation alimentaire » qui a été bien mise en œuvre par la méthode des *Weight Watchers*, qui modulent les prescriptions jusqu'au stade de maintien du poids souhaité. Un livre intelligemment fait est celui de la « méthode Sulitzer », bien adaptée aux petites surcharges pondérales.

• QUELS SONT LES MOYENS DE RÉDUIRE SON POIDS ?

L'espoir de maigrir, grâce à une « pilule miracle », et cela sans changer ses habitudes alimentaires, ne s'est pas encore réalisé. Perdre du poids consiste à éliminer la quantité d'énergie qui, excédant les besoins de l'organisme, s'est accumulée sous forme de tissus graisseux.

En ce qui concerne le jeûne total, nécessaire dans les cas exceptionnels, il ne peut être pratiqué qu'en milieu hospitalier, sous surveillance métabolique et supplémentation protidique et vitaminique. A ce propos, il faut insister sur la perte de poids « possible » et « souhaitable » par jour. En début de traitement on peut observer des pertes de poids qui peuvent aller jusqu'à un kilo par jour : il s'agit d'une perte d'eau favorisée par l'« acidose » engendrée par la consommation des graisses. La perte maximale de graisse par jour, au cours d'un jeûne total, ne peut être supérieure à 250 grammes. Comme la restriction calorique doit être modérée, la perte souhaitable est, en début de traitement, d'environ 100 grammes de graisse par jour, soit 1 kilo par semaine ; et ultérieurement une perte de 50 grammes par jour, soit 2 kilos par mois au maximum.

Les traitements chirurgicaux, de type réduction gastrique ou court-circuits digestifs, ont eu leur période de vogue aux États-Unis, mais devant les dangers à long terme on s'abstient de les pratiquer sauf dans des cas rares d'« obésité psychiatrique ».

A long terme, ce sont les efforts personnels et la thérapie de conditionnement du comportement qui donnent les meilleurs résultats. Si l'on compare trois groupes de patients dont l'un a suivi uniquement une thérapie de comportement, le deuxième uniquement une pharmacothérapie et le troisième l'association des deux, on s'aperçoit que c'est la thérapie du comportement qui donne le plus de succès. Au bout d'un an, les patients de ce groupe ne reprennent en moyenne que 10 % de leur poids initial. Les deux autres groupes, en revanche, reprennent 60 à 70 % du poids perdu, bien qu'ils aient obtenu au début des résultats plus importants.

• CE QU'IL FAUT ÉVITER COMME MÉDICAMENTS

Les *hormones thyroïdiennes* et les *diurétiques* n'ont aucune indication dans les traitements de l'obésité.

Les *préparations magistrales*, données par certaines « officines à maigrir » sont en général composées de diurétiques, d'anorexigènes, de psychotropes, d'hormones thyroïdiennes ; elles sont interdites par le décret du 24 avril 1982.

Les anorexigènes amphétaminiques

Les amphétamines sont des substances chimiques qui ont les propriétés d'être des antifatigue, des antisommeil et des coupe-faim. Elles furent découvertes dans les années 1930 ; à cette époque-là on les utilisait surtout, et à tort, contre la fatigue et contre le sommeil. Pendant la Seconde Guerre mondiale, on en distribuait à certains soldats (allemands, japonais). Plus tard, seulement, on s'avisa que ces produits avaient des effets secondaires tout à fait nuisibles et on les inscrivit sur la liste des stupéfiants.

Ils ont de nombreuses contre-indications et restrictions d'emploi en cas d'hypertension, d'hyperactivité de la thyroïde, de glaucome, d'hypertrophie de la prostate, etc. Ils peuvent provoquer des diarrhées, des coliques, des états dépressifs consécutifs à leur arrêt brutal.

La plupart des médecins estiment que si ces médicaments permettent de réduire l'obésité à court terme, ils n'empêchent presque jamais un retour au poids initial à l'arrêt du traitement. Malgré cela, ces médicaments, en dépit d'effets secondaires non négligeables, sont encore largement utilisés dans certains pays.

Anorex ★★ ; Dinintel ★★ ; Fenproporex ★★ ; Incital ★★ ; Modératan Diffucap ★★ ; Préfamone ★★ ; Ténuate dospan ★★.

Les anorexigènes non amphétaminiques

Ce sont des agents « sérotoninergiques » qui agissent au niveau cérébral en ne coupant pas la faim, mais en augmentant l'impression de satiété. La d-fenfluramine (ISOMÉRIDE®) est l'isomère d- de la fenfluramine (PONDÉRAL®), qui a été choisi car presque totalement dépourvu d'effets secondaires.

Un problème demeure : celui de la durée du traitement. Il paraît raisonnable de le poursuivre environ un an, pour laisser à l'organisme le temps de « s'habituer à son nouveau poids ».

D'autres produits, agissant aussi comme « sérotoninergiques », sont les psychotropes antidépresseurs inhibiteurs du « recaptage » de la sérotonine. On les

une tête au volume trop important, des os mous, un gonflement au niveau des côtes, des extrémités osseuses épaisses et une proéminence du sternum.

Un manque de calcium dans l'alimentation peut contribuer à une raréfaction du tissu osseux que nous reverrons dans le chapitre concernant la Rhumatologie.

On utilise les apports calciques dans les troubles de la croissance osseuse, dans la prévention et le traitement de l'ostéoporomalacie du sujet âgé.

Il existe un risque de surdosage entraînant une hypercalcémie. Elle a d'autant plus de chance de survenir que la calcithérapie est associée à la prise de vitamine D. L'hypercalcémie entraîne des troubles digestifs, une hypertension, des ulcères gastriques, des calculs rénaux et la mort en l'absence de traitement.

Arphos ★ ; Ascorbate de calcium ★★ ; Ca C 1000 Sandoz ★★★ ; Cacit ★★★ ; Calcidia ★★★ ; Calciforte ★★★ ; Calciprat ★★★ ; Calcium Chlorure ★★★ ; Calcium Corbière ★★★ ; Calcium Gluconate ★★★ ; Calcium Sandoz ★★★ ; Calpéros ★★★ ; Calscorbat ★ ; Caltrate ★★★ ; Chlorure de Calcium ★★★ ; Dossifil ★★★ ; Efical ★★★ ; Eucalcic ★★★ ; Frubiose calcique faible ★ ; Frubiose calcique forte ★ ; Gériastène ★ ; Gluconate de calcium ★★★ ; Nicicalcium ★ ; Orocal ★★★ ; Ossopan ★★★ ; Ostram ★★★ ; Phoscalcium Kirchner ★ ; Plasmarine ★ ; Plébé ★ ; Sandocal ★★★.

• PHOSPHORE

Les apports de phosphore ont été préconisés dans le traitement de certains rachitismes, de l'ostéomalacie et de l'ostéoporose en association avec le calcium.

Actiphos ★ ; Actitonic ★ ; Arphos ★ ; Calscorbat ★ ; Foslymar ★★★ ; Gaduase ★ ; Phocytan ★★★ ; Phosoforme ★ ; Phosphoneuros ★★★ ; Phosphore Sandoz Forte ★★★.

• FLUOR

Le fluor joue un rôle dans la minéralisation des os et des dents. On l'utilise dans la prévention de la carie dentaire et dans le traitement de l'ostéoporose en association avec le calcium.

Il existe un risque non négligeable de surdosage avec détermination d'un état de fluorose entraînant des lésions dentaires et osseuses.

Architex ★★ ; Fluocalcic ★★ ; Ostéofluor ★★ ; Rumafluor ★★.

Les médicaments des déficits magnésiques

Ventes annuelles : 31 millions d'unités pour 500 millions de francs.

La thérapeutique par le magnésium jouit d'une notoriété injustifiée.

Le magnésium joue un rôle essentiel dans de nombreuses réactions enzymatiques. La teneur en magnésium du sang est de 0,6 à 1,15 mmol/l. Il existe une « hypomagnésémie » lorsque la concentration est inférieure à 0,1 mmol/l.

Les causes de l'hypomagnésémie sont les troubles de l'absorption intestinale et certaines insuffisances rénales.

En fait le magnésium est utilisé dans certains états que l'on dénomme « spasmophilie ». Il s'agit de « crises de nerfs » avec mouvement incoordonnés, une respiration rapide qui surviennent chez des jeunes femmes nerveuses. Dans certains cas on a trouvé des anomalies de la contraction musculaire sous forme de « triplets » à l'électromyogramme. La crise est très différente de la tétanie, le calcium est normal. Les meilleurs traitements sont les anxiolytiques

(VALIUM®) par voie intraveineuse. Pour des raisons difficiles à comprendre on traite ces crises et même le « terrain spasmophilique » par le magnésium, bien que la magnésémie soit en général normale, et qu'aucun essai clinique ne soit venu conforter cette façon de faire.

Ascencyl ★ ; Chloro-Magnésium ★★ ; Delbiase ★★ ; Dépuratif Richelet ; Efimag ★★ ; Ionimag ★★ ; Mag 2 ★★ ; Magné-B6 ★★ ; Magnésium Glycocolle ★★ ; Magnésium Lavoisier ★★★ ; Magnéspasmyl ★★ ; Magnogène ★ ; Magnoscorbol ★ ; Mégamag ★ ; Narbalek ★ ; Neurosthénol ★ ; Névrosthénine Glycocolle ; Nicicalcium ★ ; Phytémag ; Pidolate de magnésium ★★ ; Plébé ★ ; Polytonyl ★★ ; Revitalose ★★ ; Solumag ★★ ; Spasmag ★★ ; Top Mag ★★.

Les médicaments des troubles potassiques

• LES MÉDICAMENTS DES HYPOKALIÉMIES

Ventes annuelles : 9 millions d'unités pour 75 millions de francs.

Le potassium joue un rôle majeur dans la régulation de la polarisation cellulaire, au niveau des cellules nerveuses et cardiaques.

La concentration du potassium dans le sang est de 3,5 à 5 mmol/l. Au-dessus de 5,5 mmol/l, on parle d'hyperkaliémie qui peut entraîner des troubles graves de l'excitabilité cardiaque. Au-dessous de 3 mmol/l on parle d'hypokaliémie, ce qui entraîne une faiblesse musculaire, des fourmillements des extrémités et à long terme une insuffisance rénale.

Les causes des hypokaliémies sont les diarrhées, les vomissements, l'acidose diabétique et surtout, actuellement, la prescription de diurétiques hypokaliémiants.

Le potassium se trouve en abondance dans tous les aliments, fruits, viandes ; une alimentation normale apporte une quantité suffisante de potassium.

Pour prévenir et traiter une hypokaliémie due aux diurétiques, il faut un apport supplémentaire de potassium sous forme de sels de potassium.

Diffu K ★★★ ; Gluconate de potassium Egic ★★★ ; Kaléorid ★★★ ; Nati-K ★★★ ; Potassion ★★★ ; Potassium Aguettant ★★★ ; Potassium Lavoisier ★★★ ; Potassium Richard ★★★.

• LES MÉDICAMENTS DES HYPERKALIÉMIES

Comme nous l'avons dit, l'augmentation du potassium sanguin au-dessus de 5,5 mmo/l entraîne un danger réel de troubles du rythme cardiaque et la possibilité d'un arrêt cardiaque.

Les causes de l'hyperkaliémie sont nombreuses : traumatismes musculaires, insuffisance rénale et surtout prescription de médicaments hyperkaliémiants. Il convient d'arrêter ce traitement et de prescrire par la bouche ou en lavement des résines qui vont capter les ions potassium.

Calcium-Sorbistérit ★★ ; Kayexalate ★★★.

Les médicaments des déficits protéiques

Ventes annuelles : 1 million d'unités pour 17 millions de francs.

Une ration journalière équilibrée doit comporter au minimum 60 g de protides pour compenser la perte normale. Dans certains cas, maladies, traumatismes, interventions chirurgicales, les besoins sont considérablement augmentés, jusqu'à 200 g par jour. Parfois, malgré des besoins normaux, les apports sont diminués comme dans les maldigestions et les malabsorptions intestinales. Il en résulte une diminution des protides sanguins avec hypoprotidémie et parfois des œdèmes « de carence ».

De plus à titre préventif, pour « couper la faim », on prescrit souvent des « suppléments protidiques ».

Amicic ⋆ ; Aminostab ⋆⋆⋆ ; Azonutril ⋆⋆⋆ ; Cétolog ⋆⋆ ; Hyperamine ⋆⋆⋆ ; Ivémix ⋆⋆⋆ ; Kabimix ⋆⋆⋆ ; LP Mix ⋆⋆⋆ ; Multène ⋆⋆⋆ ; Néphramine ⋆⋆⋆ ; Nutrilamine ⋆⋆⋆ ; Périfazo ⋆⋆⋆ ; Primène ⋆⋆⋆ ; Protinutril ⋆⋆⋆ ; Totamine simple ⋆⋆⋆ ; Trivé 1000 ⋆⋆⋆ ; Trophysan glucidique ⋆ ; Trophysan L ⋆⋆⋆ ; Valinor ⋆⋆⋆ ; Vamine ⋆⋆⋆ ; Vaminolact ⋆⋆⋆ ; Vintène ⋆⋆⋆ ; Vitrimix KV ⋆⋆⋆.

LES ANTIASTHÉNIQUES

Ventes annuelles : 13 millions d'unités pour 400 millions de francs.

C'est une démarche fréquente chez les patients que de demander à leur médecin ou à leur pharmacien un « fortifiant » ou un médicament contre la fatigue. Ces produits « de confort » ne sont plus remboursés par la Sécurité sociale.

Leur composition est des plus variées, mais le plus souvent ils comportent des vitamines, et spécialement de la vitamine C et des acides aminés. Ailleurs, il s'agit de psychostimulants (déanol), de végétaux stimulants (ginseng, kola), d'extraits d'organes, etc.

Leur efficacité dans le traitement des asthénies postinfectieuses et lors des convalescences a été confirmée pour certains, mais il s'agit toujours de thérapeutiques de complément, à fort pouvoir placebo.

Abriscor ⋆⋆ ; Acdril ⋆ ; Acti 5 ⋆ ; Actiphos ⋆ ; Actitonic ⋆ ; Activarol C ⋆ ; Adéna C 500 ⋆ ; ADN ; Alvityl ⋆⋆⋆ ; Aminox ⋆ ; Apisérum ⋆ ; Arginine glutamique ⋆ ; Arginotri-B ⋆⋆ ; Arphos ⋆ ; Ascencyl ⋆ ; Ascorbate de calcium ⋆⋆ ; Ascortonyl ⋆ ; Astyl ⋆⋆⋆ ; Azédavit ⋆⋆⋆ ; Bétriphos ⋆ ; Biotone ⋆ ; Biovaline ⋆ ; Ca C 1000 Sandoz ⋆⋆⋆ ; Calscorbat ⋆ ; Capsules Pharmaton ; Carencyl ⋆ ; Cebion ⋆⋆ ; Cérébrol ⋆ ; Cernévit ⋆⋆⋆ ; Clérégil ⋆ ; Cortine naturelle ⋆ ; Crinocardine ; Curasten ⋆ ; Débrumyl ⋆⋆ ; Dépuratif Richelet ; Ducase Pilules ; Dynamisan ⋆⋆⋆ ; Ergadyl ⋆⋆ ; Forvital ⋆⋆ ; Gaduase ⋆ ; Gélystène ⋆ ; Gériastène ⋆ ; Ginsatonic ⋆ ; Ginseng alpha ⋆ ; Ginseng Arik ⋆ ; Guronsan ⋆⋆ ; Hématon ⋆ ; Hémédomine ; Hémoglobine B12 ; Hémoglobine Deschien ; Heptyl Bourdou ; Hippophan ; Hydrosol polyvitaminé ⋆⋆⋆ ; Ionyl ; Kola Astier ⋆ ; Laroscorbine ⋆⋆ ; Laroscorbine injectable ⋆⋆ ; Laroscorbine sans sucre ⋆⋆ ; Lévulose Vitamine C ⋆⋆ ; Lyoginseng ⋆ ; Lysine Vitamine B12 ⋆ ; Lysivit B12 ⋆ ; Marinol ; Mégasthényl ⋆ ; Midy Vitamine C ⋆⋆ ; Myoviton ⋆ ; Narbalek ⋆ ; Neurosthénol ⋆ ; Névrosthénine Glycocolle ; Nicicalcium ⋆ ; Novitan ; Nuclévit B12 ⋆ ; Ostéine C ⋆ ; Pargine ⋆⋆ ; Peptofer ⋆ ; Phoscalcium Kirchner ⋆ ; Phosovéol ⋆⋆ ; Phospharome ⋆ ; Phytémag ; Plasmarine ⋆ ; Plébé ⋆ ; Plényl ⋆⋆ ; Plurifactor ⋆ ; Polytonyl ⋆⋆ ; Pyridoscorbine ⋆ ; Quintonine ⋆ ; Quotivit ⋆⋆ ; Revitalose ⋆⋆ ; Sargénor ⋆⋆ ; Stimol ⋆⋆ ; Striadyne forte ⋆ ; Supradyne ⋆⋆ ; Surélen ⋆⋆ ; Surfortan ⋆⋆ ; Survitine ⋆⋆ ; Synergyl ⋆⋆ ; Tonactil ⋆ ; Tonibral ⋆ ; Tonicalcium ⋆ ; Tonisane ⋆ ; Tonitensyl ⋆ ; Tonuvital ⋆⋆ ; Toptonil ; Triogène ; Triphosmag ⋆ ; Trophysan glucidique ⋆ ; Végétal ; Viridex ⋆⋆ ; Vitacémil ⋆⋆ ; Vitamine C Aguettant ⋆⋆ ; Vitamine C Arkovital ⋆⋆ ; Vitamine C Oberlin ⋆⋆ ; Vitamine C UPSA 1000 ⋆⋆ ; Vitamine C+B2 Lemoine ⋆⋆ ; Vitamine C1000 Inava ⋆⋆ ; Vitamine C1000 Pierre ⋆⋆ ; Vitascorbol ⋆⋆ ; Vitathion ⋆ ; Vivamyne ⋆⋆ ; X-Adène ⋆ ; Ysé ; Ysé glutamique ; Zédène ⋆⋆.

11. LA PEAU

Ventes annuelles : 156 millions d'unités pour 3 milliards de francs.

La peau, qui enveloppe le corps, peut être considérée comme le plus grand organe de l'homme. En contact permanent aussi bien avec l'intérieur du corps qu'avec le monde extérieur, son état est souvent le reflet des transformations qui interviennent dans l'un et l'autre de ces deux domaines. La partie de la médecine qui s'occupe de la peau, la dermatologie, envisage, dans ses diagnostics et dans ses mesures thérapeutiques, deux couches cutanées :

— L'*épiderme*, à l'extérieur constitué d'une couche cornée qui « s'écaille » de façon continue et qui se renouvelle par sa base à partir d'une couche granuleuse qui produit sans cesse de nouvelles cellules, il contient également les mélanocytes qui donnent à la peau sa couleur caractéristique. L'épiderme contient aussi des cellules spécialisées dans la défense contre les agressions externes et particulièrement contre les infections.

— Le *derme* est constitué de tissu conjonctif fibreux et de vaisseaux, il contient les corpuscules du toucher.

— Le *tissu adipeux sous-cutané* est une couche isolante, qui permet à la peau de glisser sur les plans profonds.

— Les *phanères* : cheveux et ongles sont rattachés au domaine de la peau ; leurs maladies relèvent donc aussi de la dermatologie.

Les fonctions de la peau

• C'est un organe de protection, contre les agressions externes et contre les pertes en eau du corps par diffusion de la chaleur et évaporation de l'eau.

• Ses glandes sudoripares jouent un rôle dans la régulation de la température et l'excrétion de substances impures, voire toxiques.

• C'est un organe respiratoire (1 à 2 % de l'échange d'air total).

• C'est un organe des sens.

Les maladies de la peau

Les affections de la peau sont généralement sous-estimées dans leur fréquence. En réalité, les médecins reçoivent chaque année des millions de visites pour des maladies de la peau. La dermatologie arrive ainsi au cinquième rang des maladies diagnostiquées par les médecins.

Depuis quelques années seulement, on s'efforce d'étudier les différentes substances chimiques employées dans l'industrie et dans notre environnement, afin de déterminer leurs effets nocifs sur la peau, mais on ne le fait en général que lorsqu'on a déjà de bonnes raisons de soupçonner une substance de pouvoir provoquer des lésions. Et il faut se rappeler que, chaque année, l'industrie fabrique environ un millier de nouveaux produits chimiques susceptibles de provoquer des réactions cutanées. Produits adhésifs, substances aromatiques, cosmétiques, articles de toilette, colorants, conservateurs, révélateurs de films, engrais, etc., toutes ces conquêtes de la chimie moderne peuvent, surtout lorsqu'on les utilise en grande quantité, causer des lésions de la peau.

Les médicaments aussi peuvent provoquer des réactions cutanées. Souvent même ce sont les produits proposés pour le traitement de la peau qui déclenchent le mal.

Il existe deux formes de réactions de la peau au contact des substances toxiques :

• *Une réaction allergique différée* de l'organisme, qui se manifestera en général après un contact assez prolongé avec la substance concernée. Si la réaction a eu lieu une première fois, elle se reproduira chaque fois que la peau entrera à nouveau en contact avec cette substance.

• *Une réaction d'emblée immédiate* aux produits toxiques.

Alors que, dans le premier cas, une prédisposition particulière, la « sensibilisation », est nécessaire pour que se manifeste la réaction cutanée, en revanche, pour certaines substances toxiques, la réaction a lieu tout de suite et chez tous les individus.

Les lésions cutanées

La simple inspection de la peau permet de reconnaître les lésions élémentaires :

• Un changement de coloration de la peau qui peut être rouge à un endroit, il s'agit d'un *érythème*, si la rougeur est généralisée, il s'agit d'une *érythrodermie*. Si la peau n'a plus de couleur, il s'agit d'une *achromie*.

• Si la peau est juste rouge à un endroit, il s'agit d'une *macule*, si la saillie est plus marquée, il s'agit d'une *papule*. Si la lésion contient du liquide, c'est une *vésicule* ou, si elle est plus grosse, une *bulle*.

• Les *nodules* sont de petites masses enchâssées dans le derme et plus ou moins fixées.

LES MÉDICAMENTS ANTI-INFECTIEUX

En contact avec le monde extérieur, la peau, à la suite d'une défaillance des mécanismes de défense locaux, peut s'infecter.

Pour lutter ou prévenir l'infection cutanée on utilise :

— Des antiseptiques externes, dans un but préventif ou curatif.

— Des antibiotiques, généralement dans un but curatif pour traiter les infections bactériennes.

— Des antifongiques, pour traiter les infections à champignons.

— Des antiviraux, pour traiter les infections virales.

Antiseptiques externes

Ventes annuelles : 45 millions d'unités pour 600 millions de francs.

Les antiseptiques cutanés sont souvent préférés aux antibiotiques car ils ne sélectionnent pas de germes résistants.

• LES TYPES D'ANTISEPTIQUES CUTANÉS

Il existe de très nombreuses variétés d'antiseptiques :

• Le groupe des amidines (HEXOMÉDINE®), actif sur les germes Gram + et les mycoses, délai d'action long, tolérance locale bonne.

• Le groupe des biguanides : chlorhexidine, actif sur les germes Gram + et Gram –, tolérance locale bonne.

• Le groupe des carbanilides : triclocarban, actif sur les germes Gram + et les trichophytons, tolérance locale bonne à condition de rincer après usage.

• Le groupe des halogénés : iode (teinture d'iode, BÉTADINE®), chlore (eau de Javel, soluté de Dakin), ils sont bactéricides, fongicides et virulicides.

• Les oxydants : eau oxygénée, permanganate de potassium, ils sont faiblement bactériostatiques et un peu irritants.

• Les colorants : bleu de méthylène, éosine, fluorescéine, violet de gentiane, etc.

• Les ammoniums quaternaires sont des agents « mouillants » actifs sur les germes Gram + et un peu sur ceux à Gram –, fongicides et virulicides.

• Les dérivés métalliques : mercurescéine, mercurochrome, MERCRYL®, le sulfate de cuivre, le nitrate d'argent qui sont bactéricides, mais irritants localement.

• Les phénols : hexachlorophène, qui sont bactéricides, virulicides et fongistatiques, ils sont irritants localement et donnent des accidents neurologiques en cas d'absorption.

• Les alcools : alcool éthylique le plus souvent, il est bactéricide, virulicide, fongicide, l'absorption cutanée est importante (nourrisson) et la tolérance locale médiocre.

• L'UTILISATION DES ANTISEPTIQUES

Il est nécessaire de consulter les notices d'utilisation, car certains produits doivent être dilués avant emploi et la solution diluée ne se conserve que quelques jours.

Alcool Gilbert ★★ ; Alkénide ★ ; Asepto 7 ★ ; Bétadine cutanée ★★★ ; Biseptine ★★★ ; Borostyrol ; Cétavlon ★★★ ; Chlorhexidine Faure ★★ ; Chlorhexidine Gilbert ★★ ; Chromaplaie ★ ; Chromargon ★ ; Cutisan ★ ; Cytéal ★ ; Dakin Cooper ★★ ; Dermachrome ★★ ; Dermacide ★ ; Dermaspray ★★ ; Dermocuivre ★★ ; Dermo-sulfuryl ★ ; Dermster ★ ; Eau Oxygénée Faure ★ ; Eau Oxygénée Gifrer ★ ; Eau Oxygénée Gilbert ★ ; Eau précieuse Dépensier ★ ; Eosine alcoolique Gifrer ★ ; Eosine aqueuse Demel ★ ; Eosine aqueuse Faure ★ ; Eosine aqueuse Gifrer ★ ; Eosine aqueuse Gilbert ★ ; Exoseptoplix ★ ; Flammacérium ★ ; Flammazine ★ ; Gluconate de chlorhexidin ★★ ; Hexomédine ★★★ ; Hibidil ★★ ; Hibiscrub ★★ ; Hibitane ★★ ; Lactacyd ★★ ; Lauréthyl ★★ ; Lauvir ★★ ; Mercryl Laurylé ★★ ; Mercurochrome ★ ; Merfène ★★ ; Métacuprol ★ ; Néocuprum ★ ; Nisapulvol ★ ; Nisaseptol ★ ; Nisasol ★ ; Nobacter ★★ ; Pain Ramet acide ★ ; Parkipan ; Pharmadose alcool ★ ; Pharmadose mercurescéin ★ ; Plurexid ★★ ; Poliodine ★★★ ; Pommade de Dalibour ★ ; Posébor ; Pulvo 47 ★ ; Pygmal ★ ; Ramet Dalibour acide ★ ; S-Acide ★ ; Sanoformine ★ ; Saporex acide ★ ; Septéal ★★ ; Septichrome ★ ; Septivon ★ ; Sicazine ★ ; Solubacter ★★ ; Soluchrom ★ ; Stérilium ★★ ; Sterlane ★★ ; Teinture d'iode ★ ; Urgospray ★.

Antibiotiques externes

Ventes annuelles : 9 millions d'unités pour 100 millions de francs.

Les antibiotiques présentés en application externe sont en général des antibiotiques peu utilisés par voie générale, non résorbés et si possible n'exerçant qu'une action locale. Il faut, en effet, éviter la sélection de souches résistantes, qui poserait des problèmes de traitement lors d'une infection générale.

Mais cela n'empêche pas l'apparition d'une sensibilisation cutanée et les éruptions localisées allergiques ne sont pas rares.

A 313 pommade ★ ; Antibiotulle Lumière ★ ; Auréomycine pommade Monot ★★ ; Auréomycine pommade Sarbach ★★ ; Auréomycine pommade Spécia ★★ ; Bacitracine Diamant ★★ ; Bacitracine Néomycine ★ ; Dalacine T Topic ★★★ ; Eryfluid ★★★ ; Erythrogel ★★★ ; Erythromycine Bailleul ★★★ ; Framitulle ★ ; Fucidine ★★★ ; Gentalline crème ★★★ ; Néomycine Bacitracine Marcofina ★★ ; Néomycine Diamant pommade ★★★ ; Primyxine ★ ; Pulvo 47 Néomycine ★ ; Rifocine ★★★ ; Rozex ★★ ; Sédothricine ★ ; Soframycine 100 mg ★★★ ; Soframycine pommade ★★★ ; Staphylomycine pommade ★★★ ; Stimycine ★★★ ; Sulfamide Baume du Pérou ; Terramycine pommade ★★★ ; Trofoseptine ★ ; Tyrothricine œstradiol Meyer ★.

Antifongiques

Ventes annuelles : 17 millions d'unités pour 400 millions de francs.

• LES MYCOSES CUTANÉES

1. Les dermatophyties sont des infections de la peau et des phanères provoquées par le développement des dermatophytes, champignons ayant une forte affinité pour la kératine : *Trichophyton, Microsporum, Epidermophyton* sont les plus fréquemment rencontrés. Ils déterminent les lésions suivantes :

• des *intertrigos* qui sont des lésions annulaires rouges à bords surélevés, siégeant au niveau des plis ;

• le *pied d'athlète,* qui détermine des lésions siégeant entre les orteils ;

• l'*onyxis* ou *onychomycose* est une lésion qui touche les ongles en les déformant ;

• les *teignes*, qui touchent essentiellement les cheveux des enfants, entraînant leur chute.

2. Les candidoses ou infections à *Candida* qui sont des levures, elles peuvent être favorisées par un terrain débilité :

• le *muguet* atteint les muqueuses (langue, pharynx) sous forme de dépôts blanchâtres ;

• les *intertrigos* entraînent des placards rouges suintants, siégeant aux plis ;

• les *vulvo-vaginites* chez la femme ou les *balanites* touchant le gland sont fréquentes ;

• la *perlèche* est une érosion de la commissure des lèvres ;

• le *périonyxis* est un gonflement rouge et douloureux du pourtour de l'ongle.

3. Le pityriasis versicolor, dû à *Pityrosporum orbiculare*, est très fréquent chez l'adulte jeune, il se présente sous forme de plaques brun clair ou blanches qui siègent sur la poitrine, le cou et le dos. Les lésions ne brunissent pas au soleil et se présentent sous forme de taches blanches.

• LE TRAITEMENT DES MYCOSES CUTANÉES

Il fait appel à des antifongiques locaux et généraux :

• Des antiseptiques iodés (BÉTADINE®), mercuriques (MERCRYL®).

• Des antibiotiques : nystatine (MYCOSTATINE®), griséofulvine, amphotéricine (FUNGIZONE®).

• Des dérivés imidazolés (PÉVARYL®, DAKTARIN®) et, par voie générale, le kétoconazole (NIZORAL®).

• Signalons que l'amorolfine (LOCERYL®) est actif sur les onychomycoses, jadis très rebelles aux traitements.

Amycor ★★★ ; Asepto 7 ★ ; Axyol ★ ; Bétadine cutanée ★★★ ; Biseptine ★★★ ; Britane ★★★ ; Cétavlon ★★★ ; Chlorhexidine Faure ★★ ; Chlorhexidine Gilbert ★★ ; Dakin Cooper ★★ ; Daktarin formes locales ★★★ ; Fazol formes locales ★★★ ; Fongamil ★★★ ; Fongéryl ★ ; Fongibactil ★ ; Fungizone ★★★ ; Kétoderm ★★★ ; Locéryl ★★★ ; Métacuprol ★ ; Mycodécyl ★★ ; Mycoster ★★★ ; Myk 1 % ★★★ ; Nisapulvol ★ ; Nisaseptol ★ ; Nisasol ★ ; Pédimycose ★★ ; Pévaryl ★★★ ; Phytex ★ ; Poliodine ★★★ ; Ramet Dalibour acide ★ ; Sanoformine ★ ; Selsun ★★ ; Sporiline ★★ ; Teinture d'iode ★ ; Trimysten ★★ ; Trosyd ★★★.

Antiviraux

Ventes annuelles : 2,1 millions d'unités pour 180 millions de francs.

Les infections cutanées virales, en dehors des maladies infantiles et des verrues, se résument pratiquement à l'*herpès*. L'herpès détermine des lésions vésiculeuses en « bouquet » réunissant plusieurs vésicules.

Les localisations cutanéo-muqueuses de l'herpès sont :

• l'herpès génital atteignant chez l'homme le gland et entraînant chez la femme une vulvo-vaginite ;

• l'herpès buccal, où les lésions siègent au pourtour de la bouche.

L'herpès a plusieurs caractéristiques : il est très récidivant et, au niveau génital, il pourrait favoriser l'apparition d'un cancer.

Cuterpès ★ ; Dakin Cooper ★★ ; Gel V ★ ; Parkipan ; Stérilium ★★ ; Vira MP gel ★★ ; Zovirax crème ★★★.

LES MÉDICAMENTS ANTI-INFLAMMATOIRES EXTERNES

Ventes annuelles : 2,25 millions d'unités pour 250 millions de francs.

Les anti-inflammatoires externes ou « dermocorticoïdes » sont pour la plupart des dérivés stéroïdiens, ils ont plusieurs types d'activités :

— une action anti-inflammatoire et antiprurigineuse ;
— un pouvoir vasoconstricteur ;
— un pouvoir d'inhibition de la croissance cellulaire.

• CLASSIFICATION DES DERMOCORTICOÏDES

Selon leur puissance d'action, des produits peuvent avoir des indications différentes :

• classe 1, activité très forte : DERMOVAL®, DIPROLÈNE® ;

• classe 2, activité forte, contient la plupart des corticoïdes locaux : BETNÉVAL®, CÉLESTODERM®, DIPROSONE®, LOCOID®, NÉRISONE®, PENTICORT®, TOPSYNE® ;

• classe 3, activité moyenne : LOCAPRÈNE®, LOCASALÈNE®, TRIDÉSONIT®, ULTRALAN® ;

• classe 4, activité modérée : DEXADERM®, HYDRACORT®, HYDROCORTISONE, LOCALONE®.

• UTILISATION DES DERMOCORTICOÏDES

• Les produits de la classe 1 sont utilisés dans certains psoriasis, dans les lichens.

• Les produits de la classe 2 et 3 sont utilisés dans les eczémas de contact, les dermites allergiques, la dermite séborrhéique.

• Les produits de la classe 4 sont utilisés comme traitement d'entretien et au niveau des zones fragiles : visage, paupières.

Anti-inflammatoires seuls

Aclosone ★★★ ; Betnéval 0.1 % ★★★ ; Bufal ★★ ; Calmaderm ★★ ; Célestoderm ★★★ ; Dermoval ★★★ ; Diprolène ★★★ ; Diprosone ★★★ ; Efficort ★★★ ; Epitopic ★★★ ; Halog ★★★ ; Hydracort ★★ ; Hydrocortisone Astier ★★★ ; Locapred ★★★ ; Nérisone ★★★ ; Parfénac ★★ ; Penticort ★★★ ; P.O.12 ★ ; Synalar ★★★ ; Thalidomide ★★ ; Topicorte ★★★ ; Topilar ★★★ ; Topsyne ★★★ ; Tridésonit ★★★ ; Ultralan ★★★.

Anti-inflammatoires associés

L'administration de dermocorticoïdes sur des lésions suintantes, du fait même de l'action des corticoïdes, risque de favoriser une infection par des bactéries ou des champignons.

Par ailleurs des lésions infectieuses entraînent des phénomènes inflammatoires qu'il est nécessaire de traiter. C'est pourquoi existent de nombreuses associations de dermocorticoïdes et d'antiseptiques, d'antibiotiques ou d'antifongiques.

Betnéval Néomycine ★★★ ; Cidermex 10g ★★★ ; Corticotulle Lumière ★ ; Cutisan à l'hydrocortisone ★★ ; Daktacort ★★ ; Dermocalm ★ ; Dexaderm Kéfrane ★★ ; Diprosept ★★ ; Diprosone Néomycine ★★★ ; Halog Néomycine ★★ ; Locacortène ★★★ ; Locacortène-Vioforme ★★ ; Locoïd ★★★ ; Madécassol Néomycine Hydrocortisone ★ ; Mycolog ★★★ ; Myco-Ultralan ★★★ ; Nérisone C ★★ ; Onctose Hydrocortisone ★ ; Penticort Néomycine ★★★ ; Pévisone ★★ ; Pimafucort ★★★ ; Synalar Néomycine ★★★ ; Tibicortène ★★★ ; Topifram ★★★ ; Topsyne Néomycine ★★★.

LES MÉDICAMENTS DE L'ACNÉ

Ventes annuelles : 1,15 millions d'unités pour 550 millions de francs.

Cette affection comporte :

— Une hypersécrétion de sébum.

— Une rétention du sébum dans les glandes sébacées formant les « comédons ».
— Une réaction inflammatoire et une infection par le staphylocoque.

Le traitement comporte :
1. Des traitements locaux
• de la vitamine A acide : acide rétinoïque, trétinoïne, qui permet l'élimination des comédons ;
• du péroxyde de benzoyle, qui est antiseptique ;
• une antibiothérapie locale à base d'érythromycine ou de clindamycine.
2. Des traitements généraux
• des antibiotiques du groupe des cyclines ;
• des estrogènes ou des antiandrogènes (DIANE 35®) ;
• l'isotrétinoïne (RO-ACCUTANE®) a révolutionné le traitement, mais il est à réserver aux formes graves car ses effets secondaires sont fréquents et le produit est formellement contre-indiqué chez la femme risquant d'être enceinte.

Abérel ★★★ ; Acnestrol ★ ; Antébor ; Antébor B6 ★ ; Anthraxivore ; Antibio-Abérel ★★★ ; Broparestrol Devimy ★ ; Crème au calendula ; Cutacnyl ★★ ; Dalacine T Topic ★★★ ; Délipoderm ★ ; Dénisoline ; Dermo 6 ★ ; Diane 35 ★★★ ; Ditavène ★★ ; Eclaran ★★ ; Effacné ★★ ; Effederm ★★★ ; Eryfluid ★★★ ; Erythrogel ★★★ ; Erythromycine Bailleul ★★★ ; Isotrex ★★★ ; Locacid ★★★ ; Pain Ramet acide ★ ; Pannogel ★★ ; Panoxyl ★★ ; Posébor ; Progestosol ★★ ; Pygmal ★ ; Ramet Dalibour acide ★ ; Retacnyl ★★★ ; Rétitop ★★★ ; Ro-accutane gel ★★★ ; Rubozinc ★★ ; Sacnel ★ ; Skinoren ★ ; Stimycine ★★★ ; Trétinoïne Kéfrane ★★★ ; Tyrothricine œstradiol ★ ; Ultraderm ; Uvacnyl ★★.

LES MÉDICAMENTS DES TROUBLES DE LA PIGMENTATION

Dépigmentants

Ils ne devraient être utilisés que sur les taches pigmentées, localisées (éphélides), mais ces produits sont souvent utilisés par les personnes « de couleur » pour « blanchir » et ils peuvent entraîner de graves eczémas de contact.

Any ★ ; Clairodermyl ★ ; Crème des 3 Fleurs d'Orient ★ ; Leucodinine B ★.

Photosensibilisants

Ces produits sont utilisés associés à la puvathérapie dans le traitement du psoriasis.

Mélanidine ★★★ ; Psoraderm-5 ★★★.

Antiphotosensibilisants

Les agents photoprotecteurs, agissant par voie interne, sont moins utilisés que les écrans et les filtres cosmétiques. Cependant, dans certaines « photodermatoses », il peut être utile d'associer à la protection externe une protection interne par ces produits.

Pabasun ★★ ; Paraminan ★★ ; Phénoro Roche ★★.

LES MÉDICAMENTS KÉRATOLYTIQUES

Ventes annuelles : 1 million d'unités pour 70 millions de francs.

Les affections dont les manifestations cliniques sont dues à une hyperkératose sont : le *psoriasis*, les *cors au pied* et les *verrues*.

Les traitements du psoriasis

Le psoriasis est une affection fréquente, puisqu'elle atteint 2 à 3 % de la population, dont la cause est inconnue, mais où les troubles anxio-dépressifs jouent un rôle prépondérant.

La maladie se manifeste au genou, au coude, au cuir chevelu par des plaques rouges recouvertes de squames blanches « en taches de bougie », l'éruption peut se généraliser à l'ensemble du corps.

Le *traitement local* s'impose dans toutes les formes de psoriasis, il comporte :

• un traitement kératolytique souvent à base d'acide salicylique ;

• un traitement « réducteur » au goudron de houille ou à l'huile de cade, associé ou non à un corticoïde, ou encore le dithranol seul ou associé aux dermocorticoïdes.

Le *traitement général* s'impose dans les formes étendues. On utilise :

• La puvathérapie (c'est-à-dire une exposition aux rayons ultraviolets de type A) après prise d'un photosensibilisant.

• Les rétinoïdes : acitrétine (SORIATANE®), dont les effets secondaires sont importants et dont la contre-indication formelle est la grossesse.

• Les immunosuppresseurs sont un traitement d'exception.

• Le calcipotriol (DAIVONEX®), dérivé de la vitamine D nouvellement introduit, semble être un apport intéressant.

• LES TRAITEMENTS LOCAUX

Les traitements locaux sont à base d'acide salicylique, de goudrons, d'huile de cade, et de dermocorticoïdes.

A.T.S. ★★ ; Alphosyl ★★ ; Anaxéryl ★ ; Anthranol ★★★ ; Baume Picot ★ ; Betnésalic ★★★ ; Caditar ★ ; Coaltar saponine Lebœuf ; Cold Cream salicylé Roche-Posay ★ ; Diprosalic ★★★ ; Dithrasis ★★★ ; Kénalcol ★★★ ; Kéra ★ ; Kératosane ★ ; Localone ★★ ; Locasalène ★★★ ; Nérisalic ★★★ ; Nitrol ★ ; Posébor ; Psocortène ★★★ ; Sanitos ★ ; Savon liquide Ramet.

• LES TRAITEMENTS GÉNÉRAUX

Les traitements généraux sont dominés par l'acitréine et le calcipotriol.

Caryolysine ★★★ ; Daivonex ★★★ ; Mélanidine ★★★ ; Psoraderm-5 ★★★ ; Sandimmun ★★★ ; Soriatane ★★★.

Les coricides

Très utilisés en automédication ils sont tous à base d'acide salicylique ou de soude caustique. Il faut prendre la précaution de bien protéger les tissus sains, à l'aide de compresses ou d'un vernis livré avec le produit.

Agicor ★ ; Anticor ★ ; Baume Picot ★ ; Coricide Cochon ★ ; Coricide Feuille de saule ★ ; Coricide Le Diable ★ ; Coricide Rodell ★ ; Coripel ★ ; Créma-cor ★ ; Duofilm ★ ; Finicor ★ ; Juif Errant ★ ; Kéra ★ ; Kérafilm ★ ; Nitrol ★ ; Novocor ★ ; Sanitos ★ ; Scholl corricide ★ ; Urgocor ★.

Les verrucides

Les verrues sont des tumeurs épidermiques très fréquentes, liées à des virus : les papillomavirus. On distingue différents types :

- Les *verrues vulgaires* se développent surtout sur les doigts et les mains ; on tend à conseiller l'abstention thérapeutique ou à essayer la « suggestion psychothérapique », avant d'effectuer une destruction par l'azote liquide.
- Les *verrues planes* siègent sur le visage ou les doigts ; on y applique des pommades salicylées avant de procéder à un étincelage, qui est une électrocoagulation superficielle.
- Les *verrues plantaires* siègent à la plante des pieds et sont invalidantes ; leur traitement repose sur des applications de kératolytiques suivies d'une électrocoagulation.

Duofilm ★ ; Kérafilm ★ ; Verrupan ★.

LES MÉDICAMENTS DU CUIR CHEVELU

La calvitie ou alopécie est une absence de cheveux sur tout ou partie du cuir chevelu. Elle est fréquente chez l'homme mais peut aussi atteindre la femme, entraînant un préjudice esthétique important. La perte des cheveux peut être brutale, faisant suite à une infection, à une radiothérapie ou à une chimiothérapie. Le plus fréquemment, la perte des cheveux est progressive et chronique.

Les traitements proposés ont été aussi nombreux que peu efficaces : biotine, acide pantothénique, dérivés soufrés, extraits placentaires. Plus efficaces ont été les traitement hormonaux, mais ils ne sont pas sans inconvénients.

Le minoxidil a été employé initialement comme antihypertenseur et c'est un effet secondaire, la pousse des cheveux, qui a fait découvrir ses nouvelles propriétés. C'est un traitement efficace, mais de longue haleine, entraînant une repousse de cheveux chez 30 % des sujets en six ou douze mois. Ce traitement n'a cependant pas détrôné les techniques chirurgicales de greffes.

Alopexy ★★★ ; Alostil ★★★ ; Minoxidil Gerbiol ★★★ ; Néoxidil ★★★ ; Regaine ★★★.

MÉDICAMENTS DERMATOLOGIQUES DIVERS

Antisudoraux

Les antisudoraux sont destinés à empêcher les effets de l'hypersudation, en particulier au niveau des mains, où elle détermine des lésions appelées *hyperhydroses* ou *dyshydroses*.

Ephydrol ★ ; Etiaxil ; Pedyx ★.

Antiprurigineux

Ventes annuelles : 7 millions d'unités pour 100 millions de francs.

Le prurit n'est qu'un symptôme dont il faut découvrir la cause, dermatologique ou générale, en pensant d'abord à une parasitose externe (gale, poux), puis à une intolérance médicamenteuse ou cosmétique.

Lorsque l'on ne trouve pas de cause, il faut s'efforcer de calmer les « démangeaisons », mais en évitant par des traitements intempestifs de créer une dermatose. On peut commencer par des badigeons à l'eau vinaigrée, des bains émollients à l'AVEENO® ou des applications de pâte à l'eau (ALOPLASTINE®). Ce n'est que dans un temps second que l'on peut prendre des antihistaminiques par voie générale, ou appliquer localement des anti-inflammatoires non stéroïdiens (PARFENAC®).

Actidilon crème ★★ ; Actidilon-Hydrocortisone ★ ; Allerga crème ★★ ; Apaisyl gel ★ ; A.T.S. ★★ ; Bufal ★★ ; Butix gel ★ ; Caditar ★ ; Calmaderm ★★ ; Crème Domistan ★ ; Eurax ★ ; Gel fluide de calamine ; H.E.C. ★ ; Istamyl gel ★ ; Lelong Irritations ; Nisapulvol ★ ; Nisaseptol ★ ; Onctose ★ ; Onctose Hydrocortisone ★ ; Pain Ramet acide ★ ; Paps ; Paraminan ★★ ; Parfénac ★★ ; Phénergan crème ★ ; Pipiol ★ ; P.O.12 ★ ; Quotane ★ ; Sédermyl ★ ; Tronothane ★.

Antiséborrhéiques

La dermite séborrhéique est très fréquente et d'évolution capricieuse. Elle apparaît sur les zones riches en glandes sébacées (cuir chevelu, nez). Dans son déclenchement, on fait jouer un rôle à une levure le *Pityrosporum ovale*.

Le traitement repose, au niveau du cuir chevelu, sur des shampooings au sulfure de sélénium et sur l'application d'un dermocorticoïde. On y adjoint un traitement antilevures (KÉTODERM®, AMYCOR®).

Les autres traitements ne sont que des traitements d'appoint.

Délipoderm ★ ; Dermo 6 ★ ; Dermo-sulfuryl ★ ; Sébaklen ★ ; Ultraderm ★.

Antiulcères ou cicatrisants

Ventes annuelles : 14 millions d'unités pour 250 millions de francs.

Ces produits sont utilisés pour favoriser la cicatrisation des lésions ulcérées de la peau. Certaines de ces préparations contiennent du baume du Pérou qui est très allergisant et qui risque d'entraîner des eczémas au pourtour de lésions que l'on s'efforce de faire cicatriser. Les moins nocifs et peut-être les plus actifs sont les produits à base de vitamine A.

Baume de Hollande ; Baume des Pyrénées ; Cicaderma ; Cicatryl ; Collafilm ★ ; Dermophil indien ; Engys cream ; Erytéal ★ ; Flétagex ★ ; Géluric ; Halivite ★ ; Homéoplasmine ; Jonctum ★ ; Madécassol local ; Mitosyl ★ ; Néocuprum ★ ; Olical ★ ; Placenta Soca ; Plasténan pommade ★ ; Protéoséryl ; Solcoséryl pommade.

12. LA BOUCHE ET LES DENTS

Ventes annuelles : 50 millions d'unités pour 700 millions de francs.

LES ANTISEPTIQUES LOCAUX

Ventes annuelles : 16 millions d'unités pour 200 millions de francs.

Une stomatite est une atteinte de la muqueuse buccale :

- l'atteinte des gencives est une « gingivite » ;
- l'atteinte de la langue est une « glossite » ;
- l'atteinte du palais est une « ouranite ».

L'origine des stomatites peut être infectieuse, virale, fongique, toxique, etc.

Certains de ces produits ont une utilisation commune en ORL.

Antiseptiques locaux seuls

Aluctyl ; Bétadine bain de bouche ★ ; Biocidan collutoire ★ ; Chlorhex-a-myl ★★ ; Collu-bleu ; Collu-Hextril ★ ; Collunovar collutoire ★ ; Elgydium ★ ; Gencifrice ; Glyco-thymoline ★ ; Hexadreps ★ ; Hexapock ★ ; Hexaspray ★ ; Hexifrice ★ ; Hexigel ★ ; Hextril ★★ ; Hibident ★★ ; Lysofon collutoire ★ ; Mucosodine ; Nécyrane ★ ; Oxy-thymoline ★ ; Strepsils Menthol ; Strepsils Miel ; Strepsils Vitamine.

Antiseptiques locaux et anesthésiques locaux

Les stomatites et les affections dentaires s'accompagnent en général de douleurs vives, spontanées et aggravées par la mastication.

Un grand nombre de préparations antiseptiques contiennent des anesthésiques locaux. Ils peuvent déterminer des accidents allergiques locaux et généraux.

Alodont ★ ; Amygdospray ★ ; Bain de bouche Bancaud ; Bain de bouche Lipha ; Broncorinol Maux de gorge ★ ; Bucasept ; Buccawalter ★ ; Buccothymol ★ ; Buxeptan ; Cantalène ★ ; Chlorangil ★ ; Clarix orosol ★ ; Collu-Blache ★ ; Collucalmyl ★ ; Colluctyl ★ ; Colludol ★ ; Collunium ★ ; Colluspir ★ ; Collustan ★ ; Dentinette ; Dentobaume ; Dentocure ; Drill miel rosat ★ ; Drill pastilles ★ ; Éludril ★ ; Fuomygdal ★ ; Gencivol ; Gingibaume ; Givalex ★ ; Hexomédine ★ ; Lysofon ; Maxi-Tyro ★ ; Miriga baume ; Oromédine ★ ; Oroseptol ; Oroseptol Lysozyme ; Pastilles MBC ; Prothyl ★ ; Soulagil ★ ; Stom-Antiba ★ ; Stophényl ★ ; Vauban ; Vicks Soulagil ★.

Antibiotiques locaux

Les antibiotiques se présentent sous forme de pastilles à sucer.

Codétricine ★ ; Collunovar sec ★ ; Rifocine collutoire ★★ ; Solutricine ★ ; Solutricine Tétracaïne ★ ; Tyrcine ★ ; Tyrothricine ★ ; Tyrotricyl ★.

LES ANTI-INFLAMMATOIRES LOCAUX

Les stomatites et les gingivites peuvent être d'origine purement inflammatoire.

Anti-inflammatoires seuls

Betnéval buccal ★★★ ; Delabarre ; Nifluril gel gingival ★★★ ; Oropivalone ★★ ; Pyralvex.

Anti-inflammatoires associés

L'anti-inflammatoire est le plus souvent associé à un antibiotique ou à un antiseptique.

Alodont ★ ; Arthrodon ; Buccothymol ★ ; Delabarre ; Dontopivalone ★★ ; Flogencyl ; Hexo-Imotryl ★ ; Nifluril gel gingival ★★★ ; Oropivalone ★★ ; Paxyl ★ ; Pyralvex.

LA PRÉVENTION DE LA CARIE DENTAIRE

Ventes annuelles : 18 millions d'unités pour 200 millions de francs.

Incorporé dans les couches superficielles de l'émail, le fluor en augmente la résistance aux agents bactériens et diminue l'incidence des caries dentaires. L'utilisation d'une pâte dentaire au fluor est un moyen commode d'administration. L'application d'un gel ou d'une solution fluorée concentrée est plus efficace. Le fluor peut également être pris par voie orale, mais il faut faire attention au surdosage.

Fluocaril bain de bouche ★ ; Fluocaril Bi-fluoré ★ ; Fluodontyl ★ ; Fluogel ★★★ ; Flugum ; Fluopâte ★ ; Fluor-in ★ ; Fluorex ★ ; Fluor Monal ★ ; Fluorure de calcium Crinex ★ ; Fluoselgine ★ ; Fluosept ★ ; Gel dentaire Fluocaril ★★★ ; NaF Crinex ★ ; Zymafluor ★.

LES SUBSTITUTS SALIVAIRES

Certaines affections entraînent une « asialie » avec sécheresse de la bouche insupportable. C'est aussi le cas après une radiothérapie locale lors des cancers de la langue ou des glandes salivaires.

Artisial ; Sulfarlem ★★ ; Syaline-spray.

13. LES YEUX

Ventes annuelles : 98 millions d'unités pour 1,2 milliard de francs.

COLLYRES ET POMMADES ANTIBACTÉRIENS ET ANTIVIRAUX

Ventes annuelles : 7 millions d'unités pour 80 millions de francs.

Les *conjonctivites* sont bactériennes, virales ou allergiques, elles se traduisent par un larmoiement, une rougeur conjonctivale, une sensation de corps étranger et des sécrétions purulentes collant les paupières le matin. On distingue :

- les conjonctivites catarrhales ;
- les conjonctivites purulentes.

Le traitement fait appel aux antibiotiques à large spectre.

Les *kératites* sont des infections entraînant des ulcérations de la cornée. Elles se traduisent par un larmoiement, une baisse de l'acuité visuelle, une rougeur de l'œil. Les kératites sont souvent virales (herpès, zona), plus rarement bactériennes ou mycosiques.

L'*orgelet* est un furoncle qui se forme à la base d'un cil, il peut être associé à une inflammation des paupières.

Antibiotiques seuls

La plupart des antibiotiques sont utilisés en collyre ou en pommade ophtalmique. En l'absence d'activité au bout de 3 à 4 jours, des examens complémentaires spécialisés s'imposent. Il existe quel que soit le produit employé une possibilité de réactions allergiques.

Auréomycine pommade Spécia ★★ ; Bacitracine Diamant ★★ ; Bacitracine Martinet ★★★ ; Cébémyxine ★★★ ; Cébénicol ★★★ ; Chibroxine★★★ ; Dulcimyxine ★★★ ; Exocine ★★★ ; Fucithalmic ★ ; Gentalline ophtalmique ★★★ ; Innolyre ★★★ ; Martigenta ★★★ ; Microphta ★★★ ; Néomycine Bacitracine Marcofina ★★ ; Néomycine Diamant collyre ★★★ ; Ophtagram ★★★ ; Posicycline ★★★ ; Rifamycine Chibret ★★★ ; Stérimycine ★★★ ; Terramycine ★★★ ; Tifomycine collyre ★★★ ; Tobrex ★★★.

Antibiotiques associés

Très souvent les antibiotiques sont associés aux anti-inflammatoires.

Leurs indications sont : les conjonctivites allergiques, les uvéites, les kératites.

Bacicoline ★★★ ; Cébédexacol ★ ; Chibro-Cadron collyre ★★★ ; Cidermex 3 g ★★★ ; Cortiphénicol ★ ; Cortnéo ★★★ ; Dulcicortine ★★★ ; Frakidex ★★★ ; Gentasone ★★★ ; Martisol ★★★ ; Maxidrol ★★★ ; Néoparyl Framycétine ★★ ; Optidex ★★★ ; Polyfra (collyre et pommade ophtalmique) ★★ ; Ster-dex ★★★.

Antiseptiques seuls

Les indications sont les infections bactériennes de l'œil : conjonctivites, blépharites (infection des paupières), les dacryocystites (infections des glandes lacrymales). Il y a toujours un risque d'irritation locale et de réactions allergiques.

Benzododécinium Chibret ★★ ; Bétadine oculaire ★ ; Biocidan collyre ★★ ; Claristol ★ ; Collyrol ★ ; Désomédine ★ ; Novoptine ★★ ; Nutraflow ★★ ; Ophtergine ★ ; Oxyde mercurique jaune ★ ; Pommade Maurice ★ ; Propionate de sodium ★ ; Stillargol ★ ; Vitabact ★ ; Vitableu ; Vitargénol ★ ; Vitaseptol ★.

Antiseptiques avec vasoconstricteurs

Ils sont contre-indiqués chez l'hypertendu et en cas de glaucome. Ils entraînent une dilatation de la pupille qui peut gêner les conducteurs de véhicules.

Antalyre ★★ ; Boldoclarine ★★ ; Boroclarine ★★ ; Chibro-boraline ★★ ; Clarine ★ ; Collyre Bleu Laiter ; Collyre Lumière ★★ ; Collyrex ★ ; Constrilia ★★ ; Dacrine ★★ ; Dulcibleu ; Iriclair ★ ; Novalux ★ ; Optilix ★ ; Posine ★★ ; Sédacollyre ★ ; Sophtaline ★ ; Stilla ★★ ; Uvicol ★★ ; Vidéo-Collyre ★ ; Visiolyre ★★ ; Vitasédine ★★.

Antiviraux locaux

Les antiviraux sont actifs sur les virus de l'herpès, le virus de la varicelle et du zona, le cytomégalovirus.

Leur principale indication est la kératite de l'herpès.

Iduviran ★ ; Virophta ★★★ ; Zovirax ophtalmique ★★★.

COLLYRES ET POMMADES ANTI-INFLAMMATOIRES

Ventes annuelles : 7,6 millions d'unités pour 62 millions de francs.

Leurs principales indications sont les kératites et les conjonctivites allergiques. Les conjonctivites printanières sont fréquentes dans l'enfance, et pourraient être d'origine allergique. Les corticoïdes sont formellement contre-indiqué si l'on soupçonne une conjonctivite virale, car ils aggravent les lésions. Ils peuvent par ailleurs élever le tonus oculaire et déclencher des glaucomes.

Anti-inflammatoires locaux seuls

Cébédex ★★★ ; Flucon ★★★ ; Fludrocortisone Dulcis ★★★ ; Indocid collyre ★★ ; Indocollyre ★★ ; Maxidex ★★★ ; Médrysone ★★★ ; Ocufen ★★ ; Solucort Ophta ★★★ ; Voltarène collyre ★★.

Anti-inflammatoires locaux associés

L'association se fait en général avec un antibiotique dont ils ont les indications.

Bacicoline ★★★ ; Cébédexacol ★ ; Cidermex 3g ★★★ ; Cortiphénicol ★ ; Cortnéo ★★★ ; Dulcicortine ★★★ ; Frakidex ★★★ ; Gentasone ★★★ ; Martisol ★★★ ; Maxidrol ★★★ ; Optidex ★★★.

Antiallergiques locaux

On les utilise dans les affections oculaires d'origine allergique, en particulier les conjonctivites saisonnières.

Alcolène ★★ ; Almide ★★ ; Cromoptic ★★ ; Lévophta ; Martigène ★ ; Naaxia ★ ; Opticron ★★.

PRODUITS ANTIGLAUCOMATEUX

Ventes annuelles : 17 millions d'unités pour 300 millions de francs.

Le glaucome se définit par une augmentation de la pression du liquide à l'intérieur de l'œil, ce qui entraîne des troubles de la vision allant jusqu'à la cécité totale.

Les glaucomes peuvent être congénitaux chez l'enfant. Chez l'adulte il y a deux grandes variétés de glaucome :

- Le glaucome chronique « à angle large » dû à une mauvaise résorption de l'humeur aqueuse.
- Le glaucome par fermeture de l'angle qui peut donner une symptomatologie de « glaucome aigu ». C'est très brutalement qu'un malade ressent de très fortes douleurs du globe oculaire, s'accompagnant de baisse de la vision et de vision colorée. L'œil est rouge, très douloureux. Un traitement d'urgence s'impose, sinon la vision est perdue.

Bêtabloquants

Ils diminuent la sécrétion de l'humeur aqueuse. Leur passage dans la circulation générale est plus ou moins important, mais ils peuvent entraîner une hypotension, une bradycardie. Ils ne doivent donc pas être prescrits en cas d'asthme ou de bronchite chronique.

Bentos ★★★ ; Bétanol ★★★ ; Bétoptic ★★★ ; Cartéol ★★★ ; Digaol ★★★ ; Gaoptol ★★★ ; Timoptol ★★★.

Parasympathomimétiques

Ils facilitent la résorption de l'humeur aqueuse. Ils entraînent des modifications du champ visuel et un rétrécissement de la pupille (myosis).

Chibro-Pilocarpine ★★★ ; Glaucostat ★★★ ; Isopto-Carbachol ★★★ ; Isopto-Pilocarpine ★★★ ; Phospholine iodide ★ ; Pilo 1 & 2 ★★★ ; Pilocarpine Martinet ★★★ ; Vitacarpine ★★★.

Sympathomimétiques

Ils diminuent la sécrétion de l'humeur aqueuse. Ils entraînent une certaine sécheresse oculaire et une dilatation de la pupille (mydriase) qui peut gêner les conducteurs de véhicules.

Eppy ★★ ; Glauposine ★★ ; Isméline ★★ ; Propine ★★.

Divers

Ils associent en général deux antiglaucomateux de classe différente en espérant augmenter l'activité et diminuer les troubles de la vision.

L'acétazolamide (DIAMOX®) est un diurétique qui se donne par voie orale et qui abaisse la tension intraoculaire.

Diamox ★★ ; Glaucadrine ★★ ; Néosyncarpine ★★ ; Timpilo ★★.

PRODUITS ANTICATARACTE

Ventes annuelles : 20 millions d'unités pour 140 millions de francs.

Les cataractes sont dues à une opacification du cristallin, ce qui entraîne une baisse progressive de la vision.

- Les cataractes séniles sont les plus fréquentes, la cause en est inconnue.
- Les cataractes congénitales sont souvent héréditaires ou peuvent être la conséquence d'une maladie du fœtus (rubéole, toxoplasmose).
- Certaines cataractes peuvent être secondaires à un diabète.

Le traitement de la cataracte est exclusivement chirurgical par ablation du cristallin et mise en place d'un implant. On opère lorsque l'acuité visuelle est presque nulle. Avant ce stade, on prescrit des médicaments d'attente.

Catacol ; Cataridol ★ ; Catarstat ; Cristopal ★ ; Dulciphak ; Ioducyl ★ ; Phakan ★ ; Sommières au pentavit B ★ ; Vita-iodurol ★ ; Vita-iodurol ATP ★ ; Vitamine C Faure ; Vitaphakol.

PRODUITS DIVERS

Mydriatiques

Ce sont des substances utilisées pour dilater la pupille (mydriase). On les utilise pour traiter certaines affections (kératite, iridocyclite) et pour les examens de la rétine (fond d'œil).

— L'atropine et ses dérivés entraînent une mydriase « passive » par paralysie du muscle de l'iris, ainsi qu'une paralysie de l'accommodation qui gêne la vision.

— La phényléphrine entraîne une mydriase « active » par contraction du muscle de l'iris, sans paralysie de l'accommodation.

Ils sont contre-indiqués dans les glaucomes par fermeture de l'angle, chez qui ils risquent de déclencher une poussée aiguë.

Atropine Martinet ★★ ; Chibro-Atropine ★★ ; Duboisine Martinet ★★ ; Isopto-homatropine ★★ ; Mydriaticum ★★ ; Skiacol ★★ ; Vitatropine ★★.

Cicatrisants

Ces produit sont utilisés lorsque existent des lésions des cellules de la cornée : ulcères, plaie, brûlures, etc.

Amicic ★ ; Euronac ★★ ; Kératyl ★★ ; Marticassol ★ ; Vita B ★ ; Vitacic ★ ; Vitamine A Dulcis ★★ ; Vitamine A Faure ★★ ; Vitamine B12 Dulcis ★.

Larmes artificielles

Certaines maladies (maladie de Gougerot-Sjögren) entraînent un arrêt de la sécrétion lacrymale. La sécheresse de la cornée pouvant entraîner des ulcérations, il est nécessaire, pour ces malades, d'instiller presque toutes les heures un liquide de remplacement. On peut actuellement recourir à la mise en place d'« insert » qu'il n'est nécessaire de changer qu'une fois par jour.

Contactol ★★ ; Dialens ★★ ; Dulcilarmes ★★ ; Gel-Larmes ★★ ; Hydralarm ★★ ; Lacrigel ★★ ; Lacrisert ★★ ; Lacrypos ★★ ; Larmes artificielles ★★ ; Liquifilm ★★ ; Méthylcellulose ★★ ; Unilarm ★★.

Anesthésiques locaux

Les anesthésiques locaux ne doivent jamais être utilisés pour traiter les douleurs oculaires, ils sont réservés aux actes d'ophtalmologie. Ils peuvent en effet, en cas d'ulcérations de la cornée, entraîner des lésions définitives qui pourront imposer une greffe.

Antiseptique-Calmante ★★ ; Cébésine ★★ ; Ciella ★★ ; Clarine ★ ; Novalux ★ ; Novésine ★★ ; Optraex ★★.

Solution de contactologie

Ce sont des solutions pour laver et désinfecter les lentilles souples.

Aosept ★ ; Biolens ★ ; Efficlean ★ ; Marti-Contact ★ ; Opti-Free ★ ; Polycare ★ ; Polyclean ★ ; Polyrinse ★ ; Polyzym ★ ; Renu ★ ; Soaclens ★ ; Soflens ★ ; Solution de rinçage trempage Méram ★ ; Translight ★ ; Vitaclair ★ ; Vitacontact ★ ; Vitasol ★.

14. LES OREILLES, LE NEZ, LA GORGE

Ventes annuelles : 142 millions d'unités pour 1,7 milliard de francs.

L'oto-rhino-laryngologie est une discipline médico-chirurgicale complexe. La fréquence des affections ORL saisonnières est très grande. Globalement on peut dans les affections médicales ORL distinguer :

1. Les affections de l'oreille. Ce sont les *otites* :
• otites externes qui sont des infections du conduit de l'oreille, s'accompagnant de douleurs et d'un écoulement purulent ;
• otites moyennes, surtout fréquentes chez l'enfant où il faut éviter le passage à la chronicité.
2. Les affections du nez, *rhinites* ou *sinusites* :
• les rhinites peuvent être allergiques ou vasomotrices ;
• les sinusites infectieuses, quelquefois secondaires à des lésions dentaires.
3. Les affections de la gorge :
• les *pharyngites* correspondent aux angines ;
• les *laryngites*, s'accompagnant de troubles de la voix ;
Dans les affections de la sphère ORL se conjuguent :
• des phénomènes infectieux bactériens, viraux ou allergiques ;
• des phénomènes inflammatoires donnant les écoulements du nez, les douleurs de l'angine, l'extinction de voix de la laryngite, etc.

ANTISEPTIQUES LOCAUX

Les antiseptiques locaux sont très utilisés car ils évitent de créer des résistances aux antibiotiques et sont bien tolérés par les muqueuses. Ils sont présentés en collutoires, gouttes nasales, spray, pastilles à sucer.

Antiseptiques locaux seuls

Aluctyl (collutoire et comprimé) ; Balsoflétol ; Blackoïds ; Collubleu ; Collu-Hextril ★ ; Collunovar collutoire ★ ; Euvanol ; Fuorhinose ; Goménol ; Goménoléo ★ ; Hexadreps ★ ; Hexapock ★ ; Hexaspray ★ ; Huile goménolée ; Humex Fournier nasal ; Lysofon collutoire ★ ; Mucorhine ; Nazinette ; Nécyrane ★ ; Nostril ★ ; Oxy-thymoline ★ ; Pectoïds ; Pinorhinol ; Propionate de sodium ★ ; Pulmoll menthol-eucalyptus ; Rhine infantile ; Rhinédrine ; Rhinibar ★ ; Rhino-Blache ★ ; Rhinogorge ★ ; Sérorhinol ★ ; Soufrane ★ ; Stillargol ★ ; Strepsils menthol-eucalyptus ; Strepsils miel-citron ; Strepsils vitamine C ; Vaseline goménolée.

Antiseptiques locaux et anesthésiques locaux

Les angines s'accompagnent souvent de douleurs et d'une gêne à la déglutition, c'est pourquoi on associe aux antiseptiques des anesthésiques locaux. Ces anesthésiques locaux peuvent entraîner des réactions allergiques locales et générales.

Amygdospray ★ ; Broncorinol Maux de gorge ★ ; Cantalène ★ ; Chlorangil ★ ; Clarix orosol ★ ; Collu-Blache ★ ; Collucalmyl ★ ; Colluctyl ★ ; Colludol ★ ; Collunium ★ ; Colluspir ★ ; Collustan ★ ; Drill miel rosat ★ ; Drill pastilles ★ ; Éludril ★ ; Fuomygdal ★ ; Hexomédine (solution et collutoire) ★ ; Humex Fournier collutoire ★ ; Lysofon comprimé ; Maxi-Tyro ★ ; Oromédine ★ ; Oroseptol ; Oroseptol Lysozyme ; Otylol ; Pastilles MBC ; Pharyngine ; Prothyl ★ ; Tyrcine ★ ; Tyrothricine Lafran ★ ; Tyrotricyl ★ ; Vauban ; Vicks Soulagil ★.

Antiseptiques locaux et vasoconstricteurs

Comme nous l'avons vu, les infections ORL s'accompagnent d'œdème local et d'hyperhémie, d'où l'intérêt d'associer des produits vasoconstricteurs. Ces produits sont contre-indiqués chez les hypertendus et chez les patients traités par les antidépresseurs de type IMAO. Les traitements seront toujours de courte durée, ils peuvent entraîner de l'insomnie et des tremblements.

Auricalm ; Auristan ; Collupressine ; Osmotol ★ ; Otylol.

Antiseptiques et décongestionnants

Certains produits sont considérés comme des « décongestionnants » utilisés dans les angines et les congestions nasales. Ce sont en général des produits contenant des terpènes : menthol, eucalyptol, camphre. Ils sont contre-indiqués chez l'enfant au-dessous de 30 mois.

Amidal ; Aromasol ; Balsamic ★ ; Balsofumine ; Balsolène ★ ; Bi-qui-nol ; Bismurectol ; Bronchospray ★ ; Calyptol inhalant ★ ; Camphocalyptol bismuth quinine ; Essence algérienne ★ ; Fumigalène ★ ; Inhalesens ★ ; Inhazyl ★ ; Myrtine inhalante ★ ; Pérubore ★ ; Pulmax ; Pulvéol ; Sinusitol ★ ; Sulfuryl Monal ★ ; Tubérol ★ ; Valda ; Vapo-Myrtol ★ ; Vicks pastilles ★.

ANTIBIOTIQUES LOCAUX

Les antibiotiques utilisés en ORL sont en général des produits non résorbés, non utilisés par voie générale : tyrothricine, bacitracine, framycétine.

Antibiotiques locaux seuls

Argicilline ★★ ; Bactroban ★★★ ; Codétricine ★ ; Collunovar sec ★ ; Framybiotal ★ ; Isofra ★ ; Locabiotal pressurisé ★ ; Néomycine Bacitracine Marcofina ★★ ; Otafa ★★ ; Rhinalène ★ ; Rifocine ★★★ ; Rifocine collutoire ★★ ; Soframycine ★ ; Soframycine 100 mg ★★★ ; Soframycine pommade ★★★.

Antibiotiques locaux et anti-inflammatoires locaux

Afin de lutter contre les deux composantes des infections ORL, infection et inflammation, les antibiotiques sont souvent associés à des anti-inflammatoires.

Chibro-Cadron nasal ★★★ ; Colicort ★★★ ; Cortifra ★★★ ; Dexapolyfra ★★★ ; Lysopaïne ; Pivalone Néomycine ★★★ ; Soframycine Hydrocortisone ★★★.

Antibactériens locaux

On utilise moins les sulfamides, car ils peuvent être allergisants.

Angicalm ; Hexalyse ; Lyso-6 ; Rhinatp ★ ; Rhino-Bébé ; Rhinotrophyl ★.

ANTI-INFLAMMATOIRES LOCAUX

On utilise rarement les anti-inflammatoires stéroïdiens seuls, en dehors de certaines rhinites allergiques et lorsque l'on est sûr qu'il n'existe pas d'infection associée.

Aldécine ★★★ ; Béconase ★★★ ; Nasalide ★★★ ; Pivalone nasale ★★ ; Solucort ORL ★★★.

VASOCONSTRICTEURS LOCAUX

Vasoconstricteurs locaux seuls

Ils sont utilisés pour traiter les états congestifs, au cours des rhinites, sinusites, rhinopharyngites.

Il est nécessaire d'être prudent chez l'hypertendu.

Aturgyl ★ ; Iliadine ★ ; Pernazène ★ ; Sinex Lachartre ★.

Vasoconstricteurs locaux et généraux associés

Ces produits sont utilisés le plus souvent pour traiter les conséquences du « rhume » : nez bouché, écoulement nasal, fatigue générale, fièvre, toux.

Actifed ★★ ; Bénadryl ★★ ; Biphédrine aqueuse ★ ; Clarinase répétabs ★★ ; Dénoral (sirop et comprimé) ★★ ; Dérinox ★ ; Déturgylone ★ ; Drill rhinites ★★ ; Ephénazyl ★ ; Frazoline ★ ; Hexapneumine comprimé ★★ ; Humex Fournier gélules ★★★ ; Néocitran ★★★ ; Polydexa à la phényléphrine ★ ; Rhinadvil ★★★ ; Rhinalair LP ★★ ; Rhinamide ★ ; Rhinofluimucil ★ ; Rhino-sulfuryl ★ ; Rinurel ★★ ; Rinutan ★★ ; Rupton ★★★ ; Sinudol ★★ ; Soframycine Naphtazoline ★ ; Sudafed ★★ ; Sup-Rhinite ★★★ ; Toss ★★★ ; Triaminic ★★.

ANTIHISTAMINIQUES H1 ASSOCIÉS

Ce sont des produits utilisés dans les affections fébriles « grippales », s'accompagnant d'une congestion des voies aériennes supérieures.

Actifed ★★ ; Auricalm ; Bénadryl ★★ ; Biocidan nasal ★ ; Clarinase répétabs ★★ ; Dénoral (sirop et comprimé) ★★ ; Désintex ★ ; Fébrispir ★★ ; Fervex ★★ ; Hexapneumine comprimé ★★ ; Humex Fournier gélules ★★★ ; Rhinofébral ★★ ; Rinurel ★★ ; Rinutan ★★ ; Rumicine ★★★ ; Rupton ★★★ ; Sinudol ★★ ; Sup-Rhinite ★★★ ; Toss ★★★ ; Triaminic ★★.

15. LA BRONCHITE ET L'ASTHME

Ventes annuelles : 230 millions d'unités pour 4,05 milliards de francs.

L'asthme

L'asthme est une maladie qui provoque une obstruction bronchique réversible. Elle est due à une hyper-réactivité des voies aériennes à différents stimuli.

Une crise d'asthme peut être déclenchée par :

- les émotions violentes, les tensions psychologiques ;
- l'exercice physique, l'inhalation d'air froid ou contenant des gaz irritants ;
- l'exposition à des « allergènes spécifiques », l'ingestion d'aspirine ou de sulfites.

L'asthme « atopique » ou allergique ne concerne que 10 à 20 % des asthmes.

La crise d'asthme débute, souvent la nuit, par une gêne respiratoire progressive, de la toux, et des râles bronchiques, la respiration est sifflante. Le traitement permet en quelques minutes la diminution des signes.

Parfois la crise persiste et s'aggrave dans le temps, entraînant un état d'asphyxie aiguë, c'est l'« état de mal asthmatique » qui impose une hospitalisation d'urgence.

La répétition des crises pendant des années peut entraîner une gêne respiratoire permanente, c'est l'« asthme à dyspnée continue », qui s'accompagne d'une insuffisance respiratoire, et sur lequel peuvent venir se greffer des surinfections durant l'hiver. Chaque année plus de 3 000 personnes meurent d'asthme en France.

Le traitement de l'asthme

Le traitement se divise en deux volets :

- Le traitement de la crise qui fait appel aux *bronchodilatateurs bêtastimulants* administrés en aérosol, qui dilatent les bronches, ou dans certains cas ces mêmes produits peuvent être administrés par voie intraveineuse de même que des anti-inflammatoires stéroïdiens.
- Le traitement entre les crises ou « traitement de fond » comporte l'administration de *bronchodilatateurs*, mais cette fois par voie orale : *produits bêtamimétiques* et *théophylline*. A un stade plus avancé de la maladie, pour lutter contre l'œdème bronchique résiduel, on prescrit des *anti-inflammatoires en aérosols* et plus rarement par voie générale.
- Dans les asthmes « atopiques », mais aussi dans les autres formes, on a toujours intérêt à essayer des antiasthmatiques qui agissent sur la réaction allergique comme les dérivés du cromoglycate.

La broncho-pneumopathie chronique obstructive

C'est l'obstruction des bronches qui résulte de l'évolution d'une bronchite chronique, d'une bronchite asthmatique ou d'un emphysème.

1. La *bronchite chronique* touche environ 5 % de la population française et elle est responsable de 35 000 décès par an. Il existe des facteurs favorisants, le rôle du tabac n'est plus à démontrer.

• Elle fait suite à plusieurs épisodes de bronchite aiguë, dont l'un se prolonge avec persistance de crachats muco-purulents. Des épisodes se répètent en particulier l'hiver.

• Progressivement apparaît une insuffisance respiratoire avec gêne d'abord à l'effort, puis la gêne respiratoire devient continue.

• Peuvent survenir, à l'occasion de surinfection pulmonaire, des épisodes d'insuffisance respiratoire aiguë imposant l'assistance respiratoire en milieu hospitalier.

• Enfin, le cœur va présenter des signes de défaillance : œdèmes des membres inférieurs.

2. L'*asthme à dyspnée continue* réalise un tableau très voisin après de nombreuses années d'évolution d'un asthme paroxystique banal.

3. L'*emphysème pulmonaire* est caractérisé par la dilatation des alvéoles pulmonaires, qui ne peuvent plus se vider. Il peut succéder à une bronchite chronique ou être d'origine congénitale.

Le traitement des broncho-pneumopathies chroniques

• Ce sont d'abord des mesures d'hygiène : arrêt du tabac, rééducation respiratoire, changement de climat ou de poste de travail.

• Il faut éviter par une antibiothérapie préventive les épisodes de surinfection broncho-pulmonaire, se faire vacciner contre la grippe et prendre des « immunostimulants », qui sont censés augmenter les défenses bronchiques.

• Il faut éviter les bêtabloquants, les antitussifs, les sédatifs, les psychotropes, qui ont un effet dépresseur respiratoire.

• Il est utile de suivre un traitement continu par bronchodilatateurs, mucolytiques, et de traiter l'insuffisance cardiaque si elle existe.

LES MÉDICAMENTS ANTIASTHMATIQUES ET BRONCHODILATATEURS

Ventes annuelles : 42 millions d'unités pour 1,3 milliard de francs.

Médicaments antiasthmatiques seuls

Ce sont des médicaments dont le chef de file est le cromoglycate (LOMUDAL®), ayant un effet préventif dans l'asthme allergique et l'asthme d'effort. Ils sont bien tolérés, seul le ZADITEN® entraîne une somnolence.

Calmixène ★ ; Eupnéron ★★ ; Lomudal ★★★ ; Tilade ★★★ ; Zaditen ★★★.

Médicaments bronchodilatateurs

• BRONCHODILATATEURS D'EFFET IMMÉDIAT

Ce sont des produits dont l'administration se fait en aérosol doseur, contenant des bronchodilatateurs de la classe des stimulants des bêta 2 récepteurs bronchiques. Ce sont des traitements de la crise d'asthme et non des traitements de fond. Leur tolérance est bonne, à condition de ne pas dépasser six doubles bouffées par jour. A doses supérieures ils entraînent une accélération du cœur, des palpitations, un tremblement des extrémités. Il est nécessaire d'apprendre à utiliser ces aérosols, car une mauvaise utilisation les rend inefficaces.

Alupent aérosol ★★ ; Atrovent ★★★ ; Bérotec ★★★ ; Bricanyl formes locales ★★★ ; Dyspné-inhal ★ ; Eolène ★★★ ; Maxair ★★★ ; Spréor ★★★ ; Ventide ★★ ; Ventodisk ★★★ ; Vento-line ★★★.

• BRONCHODILATATEURS D'EFFET RETARDÉ

Ce sont des traitements : de fond de la bronchoconstriction de l'asthmatique ou du bronchitique chronique. Ils comprennent :

- des bêta 2 stimulants d'action prolongée ;
- des anticholinergiques bronchodilatateurs ;
- les anti-inflammatoires stéroïdiens par voie locale ou générale ;
- la *théophylline* et ses dérivés. La théophylline est une xanthine, proche du café, qui agit comme « inhibiteur des phosphodiestérases » et dont l'efficacité est voisine de celle des bêtastimulants à condition de donner des doses efficaces, qui sont très proches des doses mal tolérées. Les principaux effets indésirables de la théophylline sont la nervosité, l'insomnie, les troubles digestifs, l'accélération cardiaque. La théophylline est contre-indiquée chez le jeune enfant, chez qui elle peut entraîner des convulsions. De façon à obtenir une efficacité prolongée, il faut utiliser des formes « retard » et, en cas de problème, s'aider du dosage du médicament dans le sang.

Armophylline ★★★ ; Asthmalgine ★ ; Asthmasédine ★ ; Atrovent ★★★ ; Bricanyl oral et injectable ★★★ ; Cétraphylline ★★★ ; Corophylline ★★★ ; Dilatrane ★★★ ; Euphylline L.A. ★★★ ; Hypnasmine ★ ; Lobélyne Charron ; Ozothine à la diprophylline ★ ; Planphylline ★★★ ; Pneumogéine ★ ; Pulmofluide éphédrine ; Sérévent ★★★ ; Sirop Boin ; Stop-asthme ★★ ; Tédralan ★ ; Tersigat ★★★ ; Théolair ★★★ ; Théostat ★★★ ; Trentadil ★★★ ; Xanthium ★★★.

Médicaments anti-inflammatoires locaux

Ces produits sont présentés en aérosols, ils sont destinés à lutter contre l'inflammation bronchique et l'œdème, qui sont des facteurs d'« hyperirritabilité bronchique ».

En restant dans les limites des doses habituellement prescrites, ils n'entraînent pas de signes d'« hypercorticisme ». Localement, ils peuvent favoriser l'apparition d'infections surtout mycosiques.

Aldécine ★★★ ; Auxisone ★★★ ; Bécotide ★★★ ; Bronilide ★★★ ; Pulmicort ★★★ ; Spir ★★★.

LES MÉDICAMENTS ANTITUSSIFS

Ventes annuelles : 67 millions d'unités pour 700 millions de francs.

La toux est un phénomène réflexe par stimulation d'une zone située dans la trachée, les bronches, la plèvre, les fosses nasales, et cette stimulation se transmet à un centre du bulbe rachidien.

Un médicament antitussif peut être :

- Un antitussif périphérique : belladone, bromoforme.
- Un antitussif central opiacé : codéine, codéthyline, dextrométhorphan, noscapine, pholcodine.
- Un antitussif central non opiacé : phénothiazine, pentoxyvérine.

Le traitement antitussif est un traitement symptomatique, qui doit s'effacer toujours derrière le traitement de la cause. La meilleure indication est la toux irritative, sèche ou peu productive que l'on rencontre dans les pharyngites, les trachéo-bronchites virales, les maladies de la plèvre.

Les antitussifs ne sont pas indiqués lorsque la toux s'accompagne d'expectoration ou lorsqu'il existe une insuffisance respiratoire ou un asthme.

Le risque des antitussifs est d'entraîner une dépression respiratoire ou un encombrement bronchique. Plus rarement ils entraînent une constipation, des vomissements, des nausées.

Il ne faut donc pas prendre un antitussif si l'on n'est pas certain de la cause de la toux et ne pas maintenir le traitement plus de quelques jours.

Médicaments antitussifs seuls

Les antitussifs les plus actifs sont la codéine, la codéthyline, le dextrométhorphan, la noscapine, la pholcodine.

Les autres produits associés ne sont souvent que d'une utilité discutable.

Aethone ★ ; Akindex ★★ ; Alcor ; Atoucline ★ ; Atussil ★ ; Atussil eucalyptol ★ ; Biocalyptol ★ ; Bromi ★ ; Bromocodyl ★ ; Bromotoux ★ ; Bronchex ★ ; Bronchopneumol ★ ; Bronchy ★ ; Broncorinol Pâtes ★★ ; Broncorinol toux sèche ★ ; Bronpax ★★ ; Bronpax pâte ★ ; Camphodionyl ★★ ; Campho-Pneumine Aminophylline ★★ ; Capsyl ★★ ; Catabex ★ ; Clarix sirop ★ ; Codatux (dragée, sirop et suppositoire) ★ ; Codéthyline Houdé ★★★ ; Codiopin ★★★ ; Codobromyl ★ ; Codotussyl (pâte, sirop) ★★ ; Curibronches ★★ ; Dexir ★★ ; Dinacode avec codéine ★★★ ; Dithiol ★ ; Doudol ★ ; Drill toux sèche ★★ ; Edulcor pâtes pectorales codéine ★ ; Élixir contre la toux ; Ephydion ★★ ; Eucalyptine Le Brun ★ ; Eucalyptine pholcodine ★ ; Euphon ★ ; Eutuxal ★ ; Flamand sirop ★ ; Fuotussyl ★ ; Fuotux ★ ; Gaïarsol ★ ; Hélicidine ; Humex Fournier pâtes & sirop ★★ ; Iodéine ★★ ; Isomyrtine ★★ ; Lyptocodine ★ ; Marrubène ★ ; Mérol ★ ; Mucitux ★ ; Myrtine (sirop et suppositoire) ; Néo-Codion ★ ; Nétux ★★ ; Nican ★ ; Nodex ★★ ; Novocodyl ★ ; Padéryl ★★ ; Pâtes pectorales Oberlin ★ ; Pecto 6 ★ ; Pectocalm ★ ; Pectocinal ; Pectojuvène ★ ; Pectoral Edulcor ★ ; Pectoral Richelet ★ ; Pectosan ★ ; Pectospir ★ ; Pectotussyl ★ ; Pectovox ; Peter's Sirop ★ ; Pholcodyl ★ ; Phytotux ; Pneumaseptic ★ ; Pneumopan ★ ; Poléry ★ ; Prémidan ★ ; Privatux ★★ ; Pulmadol ; Pulmocalm ★★ ; Pulmofluide enfant ★ ; Pulmofluide simple ★ ; Pulmoll diméthoxanate ★ ; Pulmonase ★ ; Pulmophédryl ★ ; Pulmoseptol ★ ; Pulmosérum ★ ; Pulmosodyl ★ ; Pulmospir ★ ; Pulmothiol ★ ; Pulmoxédol ; Quintopan toux sèche ★ ; Rhinatux ; Rhumagrip ; Romilar ★★ ; Sédophon pectoral ★ ; Sirop Adrian ★ ; Sirop des Vosges Cazé ★★ ; Sirop Famel ★ ; Sirop Lumière ; Sirop Niver ; Sirop pectoral Oberlin ★ ; Sirop

Saintbois ; Taritux ★★ ; Tercodine ★ ; Terpine Gonnon (comprimé et solution) ★ ; Thiopectol ; Thiosédal ★ ; Tieucaly (sirop et suppositoire) ★ ; Trachyl ★★ ; Trophirès (sirop et suppositoire) ★ ; Trophirès composé ★ ; Tubérol sirop ★ ; Tussipax ★★★ ; Tuxium 30 ★★ ; Végétosérum ★ ; Vicks sirop pectoral ★ ; Vicks Vaposyrup toux sèche ★★ ; Vocadys ★★.

Médicaments antitussifs associés aux antihistaminiques

Les antihistaminiques H1 sont également des antitussifs dépresseurs centraux, ils sont particulièrement utiles chez l'enfant. Leur inconvénient majeur est d'engendrer la somnolence.

Bénylin ★ ; Bronchalène ★★ ; Dénoral (sirop et comprimé) ★★ ; Dimétane expectorant ★★ ; Hexapneumine sirops ★★ ; Rectoplexil ★ ; Rhinathiol prométhazine ★ ; Toplexil ★★ ; Tussisédal ★★.

Médicaments antitussifs associés aux antipyrétiques

Ces produits sont particulièrement indiqués dans les bronchites ou trachéobronchites d'origine virale au cours des affections saisonnières.

Broncho Tulisan eucalyptol ★ ; Calmosédyl ★★ ; Hexapneumine suppositoires ★★ ; Néotyl ; Pholcones ★ ; Pholcones bismuth quinine ★ ; Pholcones guaiphénésine quinine ★.

Médicaments antitussifs associés aux eupnéisants

Ces produits légèrement antitussifs ne sont pas dépresseurs respiratoires, et peuvent donc être employés lorsque les antitussifs centraux sont contre-indiqués.

Respilène ★ ; Silomat ★★.

Médicaments antitussifs associés aux expectorants

Ce sont des produits qui sont souvent utilisés chez l'enfant, en particulier au cours des toux irritatives ou quinteuses comme dans la coqueluche.

Coquelusédal ; Élixir Dupeyroux ; Fuoglair ; Lénisérum Bébé ; Pulmoll ; Sirop Desbly.

Médicaments antitussifs associés aux vasoconstricteurs

La toux du rhume banal ou de la grippe est une indication à ces produits qui agissent sur l'état congestif des voies aériennes supérieures avec obstruction et écoulement nasal.

Calyptophédryl ★ ; Ephédromel pholcodine ; Pneumogénol ; Polaramine pectoral ★★.

LES MÉDICAMENTS FLUIDIFIANTS BRONCHIQUES ET EXPECTORANTS

Ventes annuelles : 67 millions d'unités pour 1 milliard de francs.

Ces produits jouissent en France d'une grande vogue depuis quelques années.

• LES SÉCRÉTIONS BRONCHIQUES

Les glandes bronchiques sécrètent un mucus, particulièrement en cas d'irritation bronchique. Les sécrétions bronchiques sont mobilisées vers les voies aériennes supérieures par les cils qui tapissent la surface des bronches. Lorsqu'il existe une hyperproduction de mucus ou lorsqu'il y a une anomalie du transport ciliaire, survient un « encombrement bronchique ».

Le tabagisme diminue l'activité des cils assurant le transport, ce qui entraîne une augmentation de la viscosité de ce mucus, ce qui va encore gêner son évacuation. C'est ce qui arrive dans la bronchite chronique.

• LES TRAITEMENTS EXPECTORANTS OU FLUIDIFIANTS

Pour faciliter l'élimination de ces sécrétions plusieurs types de produits ont été proposés :

• Les mucolytiques ont pour propriété de diminuer la viscosité du mucus, ce sont les dérivés de la cystéine (FLUIMUCIL®, MUCOMYST®, EXOMUC®), les enzymes, mais aussi les détergents et les aérosols d'eau !

• Les mucorégulateurs comme la bromhexine (BISOLVON®).

• Les stimulateurs des sécrétions : terpine, gaïacol, ambroxol.

L'efficacité de ces produits pris par voie orale reste limitée. Ils sont incontestablement utiles dans les bronchites ou les pneumopathies aiguës. Ils peuvent rendre service dans les bronchopathies chroniques en début d'évolution lorsque le patient est capable de cracher ; à un stade plus avancé au contraire ils peuvent se révéler inutiles ou nocifs en aggravant l'encombrement.

Balsafrigor ; Bisolvon ★★ ; Bronchathiol ★ ; Bronchocyst ★ ; Bronchodermine ★ ; Bronchokod ★ ; Bronchorectine au citral ; Broncoclar ★ ; Broncol ; Broncorinol expectorant ★ ; Camphocalyptol Quinine ★ ; Camphocalyptol simple ★ ; Campho-Pneumine ★ ; Dinacode sans codéine (sirop, suppositoire et crème) ★ ; Domapex ★ ; Drill expectorant ★ ; Édulcor pâtes pectorales eucalyptus ; Exomuc ★★ ; Fludixan ★★ ; Fluimucil ★★ ; Fluisédal ★ ; Fluisédal sans prométhazine ; Fluvic ★ ; Gaïacol Vacheron ★ ; Germose ★ ; Glottyl ; Guéthural ; Hexafluid ★ ; Huile de Harlem ; Jarcel ; Médibronc ★ ; Muciclar ★ ; Mucofluid ★★ ; Mucolator ★★ ; Mucomyst ★★ ; Mucoplexil ★ ; Mucothiol ★ ; Muxol ★★ ; Passédyl ; Pâtes des Vosges Cazé ; Pneumoclar ★ ; Rhinathiol ★ ; Rhinathiol prométhazine ★ ; Sirop Roche ; Solmucol ★★ ; Surbronc ★★ ; Terpine des Monts-Dore ; Terpine Gifrer ; Terpone ; Tixair ★★ ; Tossarel ; Viscotiol ★★.

LES TRAITEMENTS ADJUVANTS DES AFFECTIONS RESPIRATOIRES

Stimulants respiratoires

Les stimulants respiratoires ou analeptiques respiratoires sont utilisés dans les insuffisances respiratoires pour stimuler le rythme ou l'efficacité de la respiration. Ils doivent augmenter l'oxygène dans le sang et diminuer le gaz carbonique. Le VECTARION® est utilisé dans les insuffisances respiratoires chroniques. Le DOPRAM® est réservé aux insuffisances respiratoires aiguës, particulièrement lorsque le centre respiratoire a été déprimé par un traitement intempestif.

Dopram ★★★ ; Vectarion ★★.

Révulsifs

Les révulsifs sont une thérapeutique ancienne, destinée à « décongestionner » les voies respiratoires. Ils entraînent une hyperhémie locale avec un afflux de sang. Leur justification est la même que celle des « ventouses » de nos grand-mères. Il convient d'être prudent chez l'enfant car ils peuvent entraîner des irritations cutanées graves.

Autoplasme Vaillant ★ ; Bronchospray ★ ; Myrtine révulsive ★ ; Pneumoplasme ★ ; Pneumoplasme à l'histamine ★ ; Pulmax ; Sinapisme Rigollot ; Tubérol ★ ; Vicks Vaporub ★.

Décongestionnants

La motivation de leur prescription repose sur le concept de « congestion pulmonaire » que l'on observe effectivement dans certaines pneumopathies. En fait, par leur richesse en substances aromatiques, ils donnent l'impression de fraîcheur, et d'une respiration plus facile. Ils ne sont pas nocifs sauf chez le très jeune enfant.

Aromasol ; Balsamic ★ ; Balsofumine ; Balsolène ★ ; Bronchospray ★ ; Calyptol inhalant ★ ; Essence algérienne ★ ; Fumigalène ★ ; Inhalesens ★ ; Inhazyl ★ ; Myrtine inhalante ★ ; Myrtine révulsive ★ ; Pérubore ★ ; Pulmax ; Pulvéol ; Sinusitol ★ ; Sulfuryl Monal ★ ; Tubérol ★ ; Valda ; Vapo-Myrtol ★ ; Vicks pastilles ★ ; Vicks Vaporub ★.

Immunostimulants

Ces « immunostimulants » sont, en fait, une vaccination non spécifique, destinée à augmenter la résistance de l'organisme aux infections. Leur efficacité semble réelle dans la prévention des infections récidivantes de l'enfant.

Biostim ★★ ; I.R.S.19 ; Imocur enfant ; Lantigen B ; Ribomunyl ★.

16. LES OS ET LES ARTICULATIONS

On fait entrer dans le domaine du « rhumatisme » de nombreuses affections qui n'ont comme point commun que de toucher les os, les articulations et les régions périarticulaires. Les maladies rhumatismales touchent ou toucheront chaque homme, car la prolongation de la durée de vie accroît chaque année la fréquence des maladies rhumatismales.

Ces maladies représentent 10 % du budget social de la nation et sont la cause de 20 % des arrêts de travail.

Les maladies des articulations touchent les endroits où deux os entrent en contact :

1. Les *arthrites* sont des inflammations aiguës ou chroniques touchant les articulations, on parle de :

- monoarthrites si une seule articulation est touchée ;
- polyarthrites s'il s'agit de plusieurs articulations.

Leurs causes peuvent être infectieuses, métaboliques (goutte), post-traumatiques, etc.

2. Les *arthroses* sont des lésions dégénératives des articulations, favorisées par les microtraumatismes et l'« usure du cartilage ».

Les maladies périarticulaires : ce sont les maladies des tendons, des capsules articulaires, des bourses séreuses qui entourent les articulations. Ce sont les « tendinites », les « bursites », les « périarthrites de l'épaule », la « maladie de Dupuytren » qui affecte la paume de la main. Leur fréquence a augmenté par le développement des sports violents.

Les maladies des os touchent la structure même de l'os : tumeurs osseuses, ostéomyélites, mais surtout ostéoporose, ostéomalacie qui atteignent l'ensemble de la population après 70 ans.

LES MÉDICAMENTS ANTALGIQUES

Les antalgiques sont indispensables au traitement des affections rhumatologiques. La douleur rhumatismale représentant la cause la plus fréquente des traitements antalgiques prolongés.

Tous les antalgiques utilisés en rhumatologie ont été examinés dans le chapitre consacré à la douleur. Rappelons cependant l'intérêt majeur de l'aspirine qui, à côté de ses propriétés antalgiques, possède un pouvoir anti-inflammatoire, ce qui en fait le grand médicament de la rhumatologie.

LES MÉDICAMENTS DES RHUMATISMES INFLAMMATOIRES

Ventes annuelles : 160 millions d'unités pour 3 milliards de francs.

Ces thérapeutiques sont utilisées non seulement dans le traitement des rhumatismes inflammatoires comme la polyarthrite chronique évolutive, mais aussi lors des poussées aiguës des rhumatismes chroniques ou lors des poussées douloureuses d'inflammation périarticulaire : tendinites, sciatiques, lombo-sciatiques, etc.

Médicaments anti-inflammatoires

Ventes annuelles : 65 millions d'unités pour 1,5 milliard de francs.

• ANTI-INFLAMMATOIRES STÉROÏDIENS

Les anti-inflammatoires stéroïdiens sont des dérivés synthétiques dérivés des hormones stéroïdiennes de la corticosurrénale. Ils possèdent un pouvoir anti-inflammatoire élevé, plusieurs dizaines de fois celui de l'hydrocortisone, l'hormone naturelle.

Leur action s'exerce à tous les stades de la réaction inflammatoire : sur les cellules de l'inflammation, sur les vaisseaux, sur les médiateurs de l'inflammation, dont les prostaglandines, et sur la fibrose postinflammatoire.

La quantité prescrite doit, dans chaque cas particulier, être adaptée aux patients et aux différentes situations. Les affections graves aiguës exigent de forts dosages. Mais, pour les maladies de longue durée (chroniques), on doit toujours employer les quantités les plus faibles possible. Dès qu'un effet favorable se fait sentir, la posologie devrait être diminuée jusqu'à ce que l'on appelle la « dose d'entretien », c'est-à-dire la quantité qui assure encore une action significative du médicament.

Leurs effets secondaires graves sont relativement peu fréquents :

• Troubles métaboliques : ils peuvent entraîner des pertes de potassium, favoriser la prise de poids et l'apparition d'un diabète et de signes d'« hypercorticisme » avec hypertension, œdèmes.

• Troubles musculo-squelettiques : atrophie musculaire, ostéoporose.

• Troubles digestifs : douleurs gastriques, vomissements, ulcérations digestives avec parfois hémorragies.

• Troubles psychiques avec euphorie, excitation.

• Dans les traitements prolongés, du fait de leur analogie de structure avec les hormones naturelles, ils perturbent l'activité normale de la glande surrénale.

Betnésol ★★★ ; Célestène oral ★★★ ; Cortancyl ★★★ ; Décadron ★★★ ; Dectancyl oral ★★★ ; Dilar ★★★ ; Diprostène ★★★ ; Hydrocortancyl oral ★★★ ; Médrol ★★★ ; Solupred ★★★ ; Tédarol ★★★.

• ANTI-INFLAMMATOIRES NON STÉROÏDIENS

Quelle que soit leur famille chimique, les anti-inflammatoires non stéroïdiens possèdent, à côté de leur action anti-inflammatoire, une action antalgique et antipyrétique. Leur action anti-inflammatoire s'exerce sur les médiateurs de l'inflammation et en particulier sur la production des prostaglandines.

Les effets secondaires

Les anti-inflammatoires non stéroïdiens sont globalement bien tolérés, compte tenu de leur large emploi, les principaux effets secondaires sont :

• Digestifs : brûlures gastriques, vomissements, parfois ulcères digestifs avec hémorragies à l'origine d'anémie.

• Hématologiques : troubles de la coagulation, modifications du nombre des globules rouges et blancs.

• Cutanés : éruptions allergiques.

• Des vertiges, des maux de tête peuvent s'observer.

• Au cours de la grossesse, les anti-inflammatoires non stéroïdiens sont contre-indiqués, car ils peuvent augmenter les hémorragies à l'accouchement.

Les classes d'anti-inflammatoires non stéroïdiens

• Les pyrazolés comme la phénylbutazone sont peu utilisés du fait de leurs accidents sanguins.

• Les dérivés indoliques, comme l'indométacine demandent un certain temps pour être efficaces.

• Les dérivés propioniques : ibuprofène, kétoprofène.

• Les dérivés de l'acide méfénamique (NIFLURIL®).

• Les oxicams sont les plus récents.

Ainscrid 75 mg LP ★★★ ; Antadys ★★★ ; Apranax ★★★ ; Arthrocine ★★★ ; Bi-Profénid ★★★ ; Brexin ★★★ ; Brufen ★★★ ; Butazolidine ★★★ ; Cébutid ★★★ ; Chrono-Indocid ★★★ ; Cinopal ★★★ ; Feldène ★★★ ; Indocid ★★★ ; Lodine ★★★ ; Minalfène ★★★ ; Naprosyne ★★★ ; Nifluril ★★★ ; Profénid ★★★ ; Tilcotil ★★★ ; Topféna ★★★ ; Voldal ★★★ ; Voltarène ★★★ ; Xenid ★★★.

• ANTI-INFLAMMATOIRES LOCAUX

On les utilise dans le traitement des affections articulaires et surtout périarticulaires en injections locales dans une articulation, une bourse séreuse ou un tendon.

Altim ★★★ ; Célestène injectable ★★★ ; Dectancyl injectable ★★★ ; Hydrocortancyl injectable ★★★ ; Hydrocortisone ★★★ ; Soludécadron ★★★.

Traitement de fond des rhumatismes inflammatoires

Ces médicaments visent à ralentir ou à interrompre l'évolution des rhumatismes inflammatoires chroniques.

L'activité des sels d'or a été découverte fortuitement en France, lorsque l'on pensait que la polyarthrite chronique était d'origine tuberculeuse et que l'on utilisait les sels d'or dans le traitement de la tuberculose. Leurs résultats sont parfois spectaculaires, malheureusement les intolérances arrivent dans 25 % des cas. Ces effets secondaires peuvent être des éruptions cutanées, des lésions rénales ou sanguines parfois sévères.

Les dérivés de la chloroquine et la d-pénicillamine sont actifs dans certaines formes de rhumatisme inflammatoire. Ils entraînent aussi assez fréquemment des effets indésirables.

Acadione ★★★ ; Allochrysine Lumière ★★★ ; Aromalgyl ; Effidose Cassis ; Encéphabol ★★★ ; Nivaquine ★★ ; Plaquénil ★★★ ; Ridauran ★★★ ; Trolovol ★★★.

LES MÉDICAMENTS DE L'ARTHROSE

Les lésions dégénératives de l'arthrose sont susceptibles d'évoluer par poussées aiguës, et dans ce cas les anti-inflammatoires sont efficaces. Les antalgiques permettent de pallier les douleurs qu'engendrent les lésions arthrosiques. Mais le traitement de l'arthrose elle-même est encore à trouver. On a vanté successivement les bienfaits du soufre, de l'iode, des extraits de cartilage, aucun de ces remèdes n'a réellement prouvé son efficacité. Signalons, en revanche, l'intérêt de l'exercice bien conduit, et de la kinésithérapie.

Arthryl ★ ; Chondrosulf ★★★ ; Iodo-gluthional vitamine B1 ★ ; Ionarthrol ★ ; Rumalon ★ ; Spécyton ; Structum ★ ; Sulforgan ★.

LES MÉDICAMENTS DE LA GOUTTE

Ventes annuelles : 1,2 million d'unités pour 160 millions de francs.

La goutte est la manifestation articulaire d'une hyperuricémie. La crise aiguë de goutte est due à la précipitation intra-articulaire de cristaux d'urate de soude.

La goutte a plusieurs origines, l'une génétique, les autres métaboliques. L'acide urique est produit par la dégradation de l'ADN des noyaux cellulaires. Certaines nourritures sont très riches en ADN (chocolat, ris de veau). L'acide urique étant éliminé par les reins, une insuffisance rénale entraîne une hyperuricémie, il en est de même lors de la prescription de diurétiques.

La crise de goutte se traduit par une tuméfaction douloureuse d'une articulation. Le traitement est double :

- Le traitement de la crise fait appel à la colchicine et parfois aux anti-inflammatoires.
- Le traitement de l'hyperuricémie par des hypo-uricémiants.

Les médicaments de l'accès aigu

Antigoutteux Rezall ; Colchicine Houdé ★★★ ; Colchimax ★★★ ; Teinture de Cocheux.

Les médicaments hypo-uricémiants

Les hypo-uricémiants peuvent agir sur la production d'acide urique, c'est le cas des dérivés de l'allopurinol (ZYLORIC®), les autres favorisent l'élimination de l'acide urique par les reins. Les plus récents dégradent l'acide urique grâce à une enzyme, l'urate oxydase.

Allopurinol Ratiopharm ★★★ ; Désuric ★★ ; Thiopurinol ★★★ ; Uricozyme ★★★ ; Xanturic ★★★ ; Zyloric ★★★.

LES MÉDICAMENTS DES OSTÉOPATHIES

Ventes annuelles : 20 millions d'unités pour 470 millions de francs.

Nous ne pouvons envisager que le traitement des troubles les plus communs :
— les ostéoporoses ;
— la maladie de Paget.

L'ostéoporose

Elles se définit comme une diminution du tissu osseux sans trouble de la calcification. La diminution de la masse osseuse avec l'âge s'observe surtout chez la femme après la ménopause. Cette diminution du tissu osseux entraîne des douleurs et des fractures. On distingue deux types d'ostéoporose :

- *L'ostéoporose de type I*, que l'on rencontre chez la femme après la ménopause, caractérisée par une perte osseuse « trabéculaire » entraînant des tassements vertébraux.
- *L'ostéoporose de type II*, que l'on rencontre aussi bien chez l'homme que chez la femme après 75 ans et qui se caractérise par une perte osseuse corticale et trabéculaire entraînant des fractures du col du fémur.

Le traitement de l'ostéoporose est double :

- traitement préventif par un traitement hormonal substitutif de la ménopause, la vitamine D, le calcium, l'exercice physique, etc.

• traitement curatif lorsque l'ostéoporose est installée pour éviter l'aggravation et l'apparition des fractures ; il comporte : la calcitonine, le fluor, le calcium, des diphosphonates.

La maladie de Paget

C'est une dystrophie osseuse condensante. Le tissu osseux est en perpétuel remaniement avec des plages de destruction osseuse (ostéolyse) et de construction (ostéoformation). Sa cause est inconnue.

La maladie est souvent latente, parfois entraîne des déformations osseuses, une surdité, une augmentation de volume du crâne, etc. Son évolution est très lente, mais des complications peuvent apparaître (fractures, compression de la moelle, dégénérescence cancéreuse).

Le *traitement* comporte la calcitonine, les diphosphonates et la mithramycine dans les formes évoluées.

La calcitonine est une hormone sécrétée par la thyroïde, qui bloque la destruction osseuse et augmente sa formation. Les diphosphonates freinent la destruction osseuse, ils doivent être associés à la prise de calcium.

Architex ★★ ; Arédia ★★★ ; Calcitar ★★★ ; Calsyn ★★★ ; Cibacalcine ★★★ ; Clastoban ★★★ ; Didronel ★★★ ; Fluocalcic ★★ ; Fluorocalciforte ★★★ ; Lytos ★★★ ; Miacalcic ★★★ ; Ostéofluor ★★ ; Ostéogen ★ ; Rumafluor ★★ ; Staporos ★.

LES MÉDICAMENTS RELAXANTS MUSCULAIRES

Ventes annuelles : 20 millions d'unités pour 400 millions de francs.

La contracture est souvent à l'origine de douleurs, l'exemple en est le lumbago où la douleur entraîne la contracture et la contracture crée la douleur. Les myorelaxants constituent un traitement d'appoint des états douloureux rachidiens et des troubles de la statique vertébrale. Les myorelaxants peuvent également constituer une aide pour la rééducation.

Alinam ★ ; Coltramyl ★★ ; Dantrium ★★★ ; Décontractyl ★ ; Hexaquine ★ ; Liorésal ★★★ ; Lumirelax ★ ; Myolastan ★★★ ; Myorel ★★ ; Neuriplège ★★ ; Quinisédine ★ ; Trancopal ★.

LES ANTIRHUMATISMAUX EXTERNES : BAUMES ET RÉVULSIFS

Ventes annuelles : 38 millions d'unités pour 470 millions de francs.

Les antirhumatismaux externes, pommades, crèmes, baumes sont très largement utilisés, particulièrement dans le cadre de l'automédication. Ces médicaments sont utilisés contre les douleurs articulaires et musculaires, les lumbagos, les accidents des sportifs.

Produits révulsifs

Ils contiennent des produits entraînant une vasodilatation cutanée, stimulent l'irrigation locale et provoquent une sensation de chaleur apaisante et bénéfique.

Alginic ★ ; Algipan ★ ; Alphachymotrypsine Choay pommade ★★ ; Artralgon ★ ; Autoplasme Vaillant ★ ; Baume Saint Bernard ★ ; Bayoline ★ ; Curomal histamine ★ ; Décontractyl baume ★ ; Dolopax ★ ; Dolpyc ★ ; Elastocapsil ★ ; Embrobaume rhumatismal ★ ; Embrocation siamoise ★ ; Emplâtre poreux ★ ; Finalgon ★ ; Ibis ★ ; Inongan ★ ; Kamol ★ ; Lumbalgine ★ ; Lumirelax baume ★ ; Médipel ★ ; Pergalen ★ ; Pneumoplasme à l'histamine ★ ; Rhumabaume ★ ; Sédartryl ★ ; Sloan ★ ; Srilane ★★ ; Thermogène baume ★ ; Thermogène genouillère ★ ; Thermogène gilet ★ ; Thermogène ouate ★.

Produits anti-inflammatoires

La plupart de ces médicaments contiennent un anti-inflammatoire stéroïdien ou non stéroïdien. On a montré que certains de ces produits peuvent atteindre les tendons, les capsules de l'articulation. Ils évitent l'administration par voie générale et mettent à l'abri des effets indésirables.

Arnican ★ ; Carudol ★ ; Cortisal baume ★★★ ; Dermiclone ★★★ ; Dextrarine phénylbutazone ★★ ; Dolgit ★★★ ; Flector ★★★ ; Flunir ★★ ; Geldène ★★★ ; Hémoclar pommade ★ ; Hydrocortisone Astier ★★★ ; Kétum ★★★ ; Lelong contusions mousse ★ ; Matiga ★ ; Niflugel ★★ ; Nifluril pommade ★★ ; Perclusone ★★ ; Percutalgine ★★★ ; Phénylbutazone lignocaïne ★★ ; Profénid gel ★★★ ; Topféna gel ★★★ ; Traumalgyl ★★ ; Voltarène Emulgel ★★★.

Produits antalgiques externes

Ces produits sont particulièrement utilisés en traumatologie, entorses, foulures, mais aussi dans certaines douleurs tendineuses. Ils entraînent au point d'application une sensation de froid qui calme les douleurs aiguës.

Analgétyl ★ ; Antiphogistine ★★ ; Bengue ★ ; Coldypack ★★★ ; Cryogel ★★★ ; Dolcymène ★ ; Lini-bombe Thépénier ★ ; Liniment Hollandais ★ ; Metlan ★ ; Physiopack ★★ ; Pyradol ★ ; Reflex spray ★ ; Réparil gel ★ ; Spoléra ★ ; Synthol ★★.

17. LES HORMONES (sauf gynécologie)

LES MÉDICAMENTS DE LA THYROÏDE

Ventes annuelles : 8 millions d'unités pour 80 millions de francs.

La thyroïde sécrète la thyrocalcitonine, qui joue un rôle dans la construction osseuse, et les hormones thyroïdiennes proprement dites, la thyroxine et la triodothyronine. Ces hormones sont des stimulants des métabolismes cellulaires.

L'insuffisance thyroïdienne ou *myxœdème* se traduit par un ralentissement psychomoteur, un ralentissement cardiaque, des modifications de la peau, de la constipation, etc. Son origine peut être congénitale ou acquise par thyroïdite.

Les goitres sont des hypertrophies du corps thyroïde.

Les thyroïdites sont des affections inflammatoires du corps thyroïde, qui peuvent être d'origine virale (oreillons) ou immunologique.

Les hyperthyroïdies sont des hyperfonctionnements du corps thyroïde comme dans la maladie de Basedow qui entraîne un amaigrissement, une tachycardie et une protrusion des globes oculaires, l'exophtalmie. L'évolution peut être grave avec des troubles du rythme cardiaque, des troubles psychiques et des troubles de l'état général.

Les hormones thyroïdiennes

La seule utilisation des hormones thyroïdiennes est le traitement des insuffisances thyroïdiennes. Actuellement on utilise presque exclusivement la lévothyroxine.

Les signes de surdosage sont l'accélération cardiaque, la nervosité, l'amaigrissement.

Cynomel ★★★ ; Euthyral ★★★ ; Iodorganine T ★ ; Lévothyrox ★★★ ; L-Thyroxine Roche ★★★ ; Téatrois ★ ; Tétrapongyl ★ ; Triacana ★.

Thyréostimuline

La thyréostimuline stimule la sécrétion de la glande thyroïde, on ne l'utilise que pour l'exploration de la fonction thyroïdienne.

Protiréline Roche ★★★ ; Stimu-TSH ★★★.

Les antithyroïdiens

Le traitement des hyperthyroïdies est, selon les cas, la prescription de médicaments antithyroïdiens, la thyroïdectomie chirurgicale, éventuellement l'administration d'iode radioactif.

Basdène ★★★ ; Néo-mercazole ★★★.

LES MÉDICAMENTS DE LA SURRÉNALE

La surrénale a une double fonction :

- médullosurrénale, qui sécrète l'adrénaline ;
- corticosurrénale, qui sécrète l'hydrocortisone, hormone glucocorticoïde, et l'aldostérone, hormone minéralocorticoïde.

L'*hypocorticisme*, dont une des formes est la maladie d'Addison, entraîne une hypotension artérielle, une fatigue générale, des taches brunâtres sur la peau et les muqueuses.

L'*hypercorticisme*, dont une des formes est la maladie de Cushing, entraîne une obésité, un diabète, une hypertension artérielle et une rougeur de la peau, qui présente des vergetures.

Hormones glucocorticoïdes

Elles sont utilisées principalement dans le traitement des insuffisances surrénales.

Cortisone Roussel ★★★ ; Hydrocortisone Roussel orale ★★★.

Hormones minéralocorticoïdes

La désoxycorticostérone (SYNCORTYL®) n'est utilisée que dans le traitement des insuffisances surrénales. La fluorohydrocortisone a la même activité, retenant l'eau et surtout le sel. En cas de surdosage elles peuvent entraîner des œdèmes et de l'hypertension artérielle. Cette propriété est utilisée dans le traitement des hypotensions orthostatiques sévères par la FLUDROCORTISONE®.

Fludrocortisone ★★★ ; Syncortyl ★★★.

LES MÉDICAMENTS ANDROGÉNIQUES

Les anabolisants

Les anabolisants sont des dérivés des hormones mâles qui stimulent la formation des protéines. Ils sont utilisés, illégalement, par les sportifs pour augmenter leur « masse musculaire ». Médicalement leur usage est utile chez les sujets âgés, les sujets dénutris, les convalescents, etc.

Ils peuvent entraîner de l'acné, de la séborrhée, une augmentation de la libido et, chez la femme, des signes de virilisation : modification de la voix, pousse de la barbe, chute des cheveux. D'où la règle de ne pas les utiliser chez la femme avant la ménopause, sous peine de déterminer des troubles des règles.

Anador ★★★ ; Déca-Durabolin ★★★ ; Durabolin ★★★ ; Dynabolon ★★★ ; Nilévar ★★★ ; Parabolan ★★★ ; Trophobolène ★.

Les gonadostimulines

Ce sont des substances élaborées par l'hypophyse ou le placenta. Elles stimulent chez l'homme la spermatogénèse et sont utilisées dans le traitement de la cryptorchidie et les stérilités.

Gonadotrophine chorionique ★★★ ; Humégon ★★★ ; Inductor ★★★ ; Néo-Pergonal ★★★.

Les androgènes

Les androgènes sont les hormones mâles, responsables des caractères sexuels secondaires. Ils sont utilisés dans les hypogonadismes masculins par déficit testiculaire primaire ou secondaire. Ils sont contre-indiqués dans les maladies prostatiques, cancer ou adénome.

Andractim ★★★ ; Androtardyl ★★★ ; Halotestin ★★ ; Pantestone ★★★ ; Proviron ★★★ ; Testostérone heptylate ★★★.

L'HORMONE DE CROISSANCE

Comme son nom l'indique, l'hormone de croissance est responsable de la croissance chez l'enfant et chez l'adulte, elle joue un rôle dans l'anabolisme protidique, c'est-à-dire dans l'élaboration des protéines de structure.

L'excès de sécrétion entraîne :

- chez l'enfant, un *gigantisme* ;
- chez l'adulte, une *acromégalie*, maladie où les os augmentent de dimensions et où existe un diabète.

L'insuffisance de sécrétion entraîne :

- chez l'enfant, *un nanisme hypophysaire* ;
- chez l'adulte, ce déficit fait partie du tableau d'insuffisance hypophysaire.

Hormone de croissance

L'indication de l'hormone de croissance est le nanisme ou le retard de croissance d'origine hypophysaire. Actuellement les hormones de croissance sont issues du génie génétique et sont donc dépourvues du risque de transmission de maladies, comme cela a été le cas avec les hormones extraites d'hypophyses humaines. Il s'agit de traitements longs et coûteux, il convient donc de réserver ce traitement aux centres spécialisés seuls capables de poser une indication justifiée.

Génotonorm ★★★ ; Maxomat ★★★ ; Norditropine ★★★ ; Saizen ★★★ ; Umatrope ★★★.

Stimulant de l'hormone de croissance

Gérel ★★★.

Somatostatine

La somatostatine est un antagoniste de l'hormone de croissance, en dehors de son emploi en cancérologie, elle est utilisée en traitement complémentaire de la chirurgie ou de la radiothérapie dans les tumeurs hypophysaires qui sécrètent de l'hormone de croissance.

Sandostatine ★★★.

L'HORMONE ANTIDIURÉTIQUE

L'hormone antidiurétique ou vasopressine est produite par la posthypophyse. Son rôle est la régulation par le rein de l'excrétion de l'eau. Le déficit de sa sécrétion entraîne un *diabète insipide*, au cours duquel le patient élimine journellement des dizaines de litres d'eau par les urines. L'excès de sa sécrétion par la posthypophyse, pour des causes multiples (tumorales, neurologiques, broncho-pulmonaires ou médicamenteuses), entraîne un *syndrome de Schwartz-Bartter* où le patient est « intoxiqué » par l'eau et où son sang se dilue, entraînant des troubles de la conscience puis un coma ; ce syndrome est souvent lié à l'existence d'une tumeur (cérébrale ou pulmonaire).

L'indication de l'hormone antidiurétique est le traitement substitutif du diabète insipide ou, parfois, le traitement symptomatique de certaines *énurésies* chez l'enfant de plus de 5 ans.

L'hormone antidiurétique est une hormone protéique détruite par la digestion, c'est pourquoi on l'administre par voie « endonasale » en prisant une quantité précise d'hormone.

Diapid ★★★ ; Minirin ★★★.

18. LA GYNÉCOLOGIE

LES MÉDICAMENTS ANTI-INFECTIEUX LOCAUX

Ventes annuelles : 14 millions d'unités pour 250 millions de francs.

Les médicaments antibactériens locaux

Ces produits sont soit des antiseptiques banals, soit des antibiotiques. Ils sont utilisés dans le traitement des vulvo-vaginites infectieuses. Dans ce cas, le traitement du partenaire s'impose toujours. Par contre la banale « toilette », répétée avec ces produits, peut être à l'origine d'effets indésirables et de réactions irritatives locales.

Amphocycline ovule ★★ ; Bétadine gynécologique ★★★ ; Colposeptine ★ ; Glyco-thymoline ★ ; Gynescal ★ ; Gynoplix ★ ; Gynothérax ★ ; Hydralin ★ ; Métacuprol ★ ; Mycomnes ★★ ; Négatol ★ ; Polygynax ★★★ ; Ramet Dalibour acide ★ ; Sanoformine ★ ; Saporex acide ★ ; Tergynan ★★★.

Les médicaments antifongiques

Les vaginites ou vulvo-vaginites à *Candida* sont particulièrement fréquentes. Il faut toujours rechercher un foyer d'infection extragynécologique (digestif). Les antifongiques utilisés sont des imidazolés ou des antibiotiques. Bien que certains produits agissent très vite, il semble préférable de poursuivre les traitements pendant une semaine afin d'éviter les récidives.

Amphocycline ovule ★★ ; Atrican ★★ ; Fazol G ★★★ ; Gyno-Daktarin ★★★ ; Gyno-myk ★★★ ; Gyno-Pévaryl ★★★ ; Gynothérax ★ ; Gyno-Trosyd ★★★ ; Métacuprol ★ ; Mycomnes ★★ ; Mycostatine ★★★ ; Polygynax ★★★ ; Ramet Dalibour acide ★ ; Sanoformine ★ ; Tergynan ★★★.

Les médicaments antiviraux

L'herpès génital récidivant est particulièrement tenace et transmissible au partenaire. Le traitement n'est efficace que s'il est appliqué précocement sur les lésions. Ce traitement n'évite pas les récidives, mais diminue la durée d'évolution.

Vira-MP ★★★ ; Zovirax ★★★.

Les médicaments antiparasitaires

Les infections dues au trichomonas peuvent être transmises lors des rapports sexuels. L'infection chez l'homme ne s'accompagne souvent d'aucun symptôme, chez la femme elle entraîne une leucorrhée d'odeur désagréable accompagnée de douleurs et de brûlures.

Le traitement des vaginites à trichomonas repose sur l'association d'un traitement oral, auquel on associe chez la femme une administration vaginale. Le partenaire doit lui aussi être traité.

Flagyl ★★★ ; Tibéral ★★★.

LA CONTRACEPTION

Ventes annuelles : 25 millions d'unités pour 800 millions de francs.

Nous n'envisagerons ici que la contraception « médicale », en effet il est évident que l'augmentation de l'utilisation du préservatif constitue, en dehors de son efficacité contre les maladies sexuellement transmissibles, un excellent moyen contraceptif qui n'a aucune contre-indication (en dehors de l'allergie au latex !).

Les contraceptifs locaux

Ce sont des substances spermicides, qui peuvent être employées seules ou associées à l'utilisation d'un diaphragme. Les crèmes ou gels contraceptifs doivent être introduits au fond du vagin. La protection intervient dans les 10 minutes qui suivent l'application. Celle-ci doit être répétée avant tout nouveau rapport.

L'efficacité contraceptive relative de ces produits fait qu'ils sont recommandés seulement si toute autre méthode contraceptive est impossible.

Alpagelle ★ ; Chlorure de benzalkonium ★ ; Diaphragme Diafam ★ ; Génola ★ ; Patentex ★ ; Pharmatex ★ ; Sémicid ★.

Les stérilets

La présence d'un corps étranger dans l'utérus prévient la grossesse par un mécanisme non totalement élucidé. L'adjonction de cuivre semble leur apporter une plus grande efficacité.

Les contre-indications sont : la grossesse, les anomalies utérines, les polypes et fibromes, les infections génitales. Le stérilet doit être remplacé au bout de 2 ans.

Le stérilet est certainement le moyen de contraception le moins astreignant et sans doute celui qui engendre le moins de problèmes.

Quelques inconvénients peuvent survenir : saignements, grossesse extra-utérine, règles abondantes, expulsion du dispositif, d'où la règle de vérifier périodiquement la présence du fil au niveau de l'orifice du col de l'utérus.

Gyné-T ★★★ ; ML Cu ★★★ ; Nova T ★★★ ; Progestasert ★★★ ; Stérilet T au cuivre « 200 » ★★★.

Les contraceptifs hormonaux

La contraception hormonale se pratique selon trois schémas :

1. *L'administration combinée d'estrogènes et de progestatifs* :

• Soit l'estrogène est dosé à 0,05 mg/j d'éthinylestradiol, ce sont les pilules « normodosées ».

• Soit l'estrogène est donné à une dose inférieure à 0,04 mg/j, ce sont les pilules « minidosées » ou « microdosées ».

• Soit, pour se rapprocher d'un cycle normal, l'estrogène est administré seul dans la première partie du cycle et l'association estroprogestative dans la deuxième partie. C'est la *méthode séquentielle*. L'efficacité contraceptive est moindre.

2. *L'administration en continu de progestatifs seuls*. Ils peuvent entraîner des irrégularités du cycle, des saignements intermenstruels, et souvent la disparition des règles. L'administration doit être maintenue sans aucune interruption sous peine d'inefficacité.

3. Dans certaines indications (pays sous-développés) il est possible d'administrer le progestatif sous une forme retard dont la durée d'action est de 3 mois : DEPOPROVERA®.

La contraception estroprogestative est la méthode de contraception la plus utilisée et la plus efficace. On doit cependant tenir compte des contre-indications : cancer en évolution, antécédents de phlébites, diabète, troubles du métabolisme des lipides. Surtout, les facteurs de risque associés sont importants : tabac, hypertension et âge supérieur à 40 ans. Des contrôles réguliers sont indispensables : règles, seins, etc.

Les effets secondaires sont : des douleurs de la poitrine, une diminution des règles, une prise de poids.

Association estroprogestative normodosée

Gynophase ★★★ ; Gynovlane ★★★ ; Milli Anovlar ★★★ ; Planor ★★★ ; Stédiril ★★★.

Association estroprogestative minidosée

Adépal ★★★ ; Cilest ★★★ ; Cycléane 20 ★★★ ; Cycléane 30 ★★★ ; Mercilon ★★★ ; Minidril ★★★ ; Miniphase ★★★ ; Minulet ★★★ ; Monéva ★★★ ; Ortho-Novum ★★★ ; Phaeva ★★★ ; Trentovlane ★★★ ; Triella ★★★ ; Tri-Minulet ★★★ ; Trinordiol ★★★ ; Varnoline ★★★.

Association estroprogestative séquentielle

Ovanon ★★★ ; Physiostat ★★★.

Progestatifs seuls

Dépo-Provéra ★★ ; Exluton ★★★ ; Microval ★★★ ; Milligynon ★★★ ; Noristérat ★★★ ; Ogyline ★★★.

L'INTERRUPTION DE GROSSESSE

Les médicaments capables de déclencher un avortement sont les prostaglandines ou des antiprogestérones, leur utilisation relève du spécialiste. Ces produits sont utilisés, soit pour déclencher l'accouchement normal, soit pour préparer le col utérin à une IVG, soit pour réaliser l'IVG après préparation par les prostaglandines (MIFÉGYNE®).

Cervagème ★★★ ; Mifégyne ★★★ ; Nalador 500 ★★★ ; Prostine E2 ★★★.

LA STÉRILITÉ

Chez environ 10 % des couples désirant avoir un enfant, ce souhait ne se réalise pas. De même, 10 % des couples ont moins d'enfants qu'ils n'en auraient désiré. On peut parler de stérilité si aucune grossesse n'intervient au bout de deux ans, malgré le désir d'en avoir et la régularité des rapports sexuels. Seuls des examens spéciaux peuvent aider à déterminer s'il faut en rechercher la cause chez l'homme ou chez la femme, ou bien chez les deux. La cause organique la plus fréquente chez l'homme est un défaut des spermatozoïdes ; chez la femme, c'est une perturbation du cycle, en particulier l'absence d'ovulation.

Le traitement de la stérilité implique la prise en charge du couple stérile pour rechercher la ou les causes de la stérilité, de façon à choisir le meilleur traitement possible : induction de l'ovulation et/ou fécondation in vitro.

Le traitement médicamenteux n'intéresse que les stérilités « hormonales ». Son but est de rétablir un cycle ovulatoire normal ou de déclencher l'ovulation. On utilise soit l'injection de gonadotrophines (FSH et LH) soit les inducteurs de l'ovulation, soit, dans les aménorrhées hypotalamiques, l'injection de gonadoréline à l'aide d'une pompe pulsatile de façon à s'approcher du rythme de sécrétion physiologique.

Hormones gonadostimulantes

Fertiline ★★★ ; Gonadotrophine chorionique Endo ★★★ ; Humégon ★★★ ; Inductor ★★★ ; Métrodine ★★★ ; Néo-pergonal ★★★.

Inducteurs de l'ovulation

Clomid ★★★ ; Pergotime ★★★.

Gonadoréline

Décapeptyl ★★★ ; Lutrélef ★★★.

LA GROSSESSE

C'est au terme de la grossesse que les traitements vont :

• Soit relâcher les contractions de l'utérus pour éviter les accouchements prématurés ou, lors de l'accouchement, éviter l'hypertonie utérine, ce sont les *utérorelaxants*, en général des dérivés des produits bêta-adrénergiques : SALBUTAMOL®.

• Soit augmenter le tonus de l'utérus en contractant ses fibres de façon à éviter les saignements après l'accouchement, ce sont les *utérotoniques* ou *ocytociques*.

Les utérorelaxants

Bricanyl oral et injectable ★★★ ; Duvadilan ★★ ; Pré-Par ★★★ ; Salbumol ★★★.

Les utérotoniques ou ocytociques

Méthergin ★★★ ; Spartéine Aguettant ★ ; Spartéine Lavoisier ★ ; Syntocinon ★★★.

Les médicaments de la lactation

La lactation est sous dépendance hormonale, la prolactine étant impliquée, on utilise pour arrêter la « montée laiteuse » la bromocriptine, qui est une « antiprolactine ».

Galactogil ; Parlodel 2,5 mg (lactation) ★★★.

LES PERTURBATIONS DES SÉCRÉTIONS HORMONALES

De même que d'autres troubles fonctionnels de la sexualité (stérilité, ménopause, etc.), des règles irrégulières et douloureuses ont souvent pour origine des problèmes d'ordre psychique. Un changement de poids peut également déclencher des perturbations des règles. Une baisse brutale de poids entraîne la plupart du temps une interruption des règles. Un poids excessif peut également entraîner des troubles, tels que des saignements entre les règles, des saignements permanents, des intervalles plus ou moins longs entre les règles ou une absence totale de règles. Il ne faudrait donc pas traiter tout de suite et systématiquement les perturbations du cycle par des médicaments. Certains gynécologues estiment même que l'absence de flux menstruel ou son irrégularité ne devraient faire l'objet d'un traitement que si la femme exprime le désir d'avoir un enfant.

On constate habituellement les perturbations du cycle suivantes :

• l'absence de règles (aménorrhée) ;
• des règles rares (oligoménorrhée) ;
• des règles difficiles ou douloureuses (dysménorrhée).

Toutes les étapes de la vie génitale féminine, puberté, règles, grossesse, ménopause, sont sous contrôle hormonal. Les perturbations de chacune de ces étapes seront donc traitées par les hormones femelles :

• *soit estrogènes*, l'hormone naturelle est l'estradiol qui développe la muqueuse de l'utérus ;

• *soit progestatifs*, l'hormone naturelle étant la progestérone destinée à favoriser l'implantation de l'œuf à l'intérieur de l'utérus.

En fait ces hormones naturelles sont en grande partie détruites dans le tube digestif, c'est pourquoi de nombreux dérivés actifs par voie orale ont été élaborés. Quant aux hormones naturelles, l'administration « transdermique » en patch commence à être possible depuis le remboursement de ces formes par la Sécurité sociale.

Les médicaments estrogéniques

Il est évident que l'on utilise ces produits dans les « déficits estrogéniques » que l'on rencontre en particulier au moment de la ménopause. Les formes locales sont indiquées dans les troubles de la peau et des muqueuses, rencontrés chez la femme ménopausée.

L'administration d'estrogènes dans la période ménopausique a de grands avantages : elle ralentit le vieillissement, elle empêche l'apparition d'une ostéoporose et aurait plutôt un effet « protecteur » sur l'apparition d'un cancer du sein.

Benzo-Gynœstril ★★★ ; Colpormon ★ ; Colpotrophine ★★ ; Estraderm TTS ★★★ ; Estrofem ★★★ ; Ethinyl-œstradiol ★★ ; Œstrogel ★★★ ; Oromone ★★★ ; Ovestin ★★★ ; Physiogine ★★ ; Prémarin ★ ; Progynova ★★★ ; Synapause ★★★ ; Systen ★★★ ; Trophicrème ★★.

Les médicaments progestatifs

Ces produits sont indiqués dans les « insuffisances progestatives » responsables d'irrégularité des règles, de douleurs des seins, de menace d'avortement ou encore de stérilité.

Colprone ★★★ ; Duphaston ★★★ ; Lutényl ★★★ ; Lutéran ★★★ ; Lutionex ★★★ ; Lutométrodiol ★★★ ; Norfor ★★★ ; Norluten ★★★ ; Orgamétril ★★★ ; Primolut-nor ★★★ ; Progestérone retard ★★★ ; Progestogel ★★ ; Surgestone ★★★ ; Tocogestan ★★ ; Utrogestan ★★★.

Les médicaments estrogénoprogestatifs

Dans la plupart des cas, en particulier après la ménopause, les déficits sont doubles, estroprogestatifs.

Les associations estroprogestatives sont utilisées pour prévenir la perte de la masse osseuse, éviter les bouffées de chaleur et les troubles psychiques de la ménopause.

Climène ★★★ ; Divina ★★★ ; Gravibinan ★★★ ; Kliogest ★★★ ; Lutestral ★★ ; Pauséril ★★ ; Synergon ★ ; Triséquens ★★★ ; Trophigil ★★.

LA MÉNOPAUSE

Nous l'avons vu, le traitement de la ménopause est hormonal (voir les médicaments estrogénoprogestatifs). On recourt dans la mesure du possible aux hormones naturelles, administrées par voie transdermique ou par voie orale.

Certains produits non hormonaux ont été proposés pour réduire les bouffées vasomotrices de la ménopause. Ils ne remplacent pas le traitement hormonal lorsque celui-ci est indiqué.

Abufène ★ ; Agréal ★★ ; Centralgol 300 ★.

19. LE SANG ET LA COAGULATION

LES MÉDICAMENTS ANTIANÉMIQUES

Ventes annuelles : 15 millions d'unités pour 220 millions de francs.

L'anémie est une baisse de l'hémoglobine du sang au-dessous de 12 g par litre. La baisse des globules rouges peut avoir de multiples origines :

- Perte de sang par hémorragie, soit massive, soit microscopique, par exemple lors d'hémorragies digestives.
- Anémies par manque de fer.
- Anémies par manque d'acide folique.
- Anémie par manque de vitamine B12 comme dans la maladie de Biermer.
- Anémie par destruction des globules rouges par hémolyse.
- Anémie par « paresse de la moelle osseuse » dans certaines maladies comme dans l'insuffisance rénale.

Le traitement de l'anémie est fonction de sa cause. On utilise :

Les sels de fer

Ils sont en général bien tolérés, mais peuvent entraîner de la diarrhée et colorent les selles en noir.

Ascofer ★★★ ; Erythroton ★ ; Fer Lucien ★★★ ; Fer UCB ★★ ; Fero-grad LP ★★★ ; Ferrostrane ★★★ ; Fumafer ★★★ ; Glucofer ★★★ ; Inofer ★★★ ; Tardyféron ★★ ; Tardyféron B9 ★★★ ; Tot'héma ★.

Acide folique

Les carences en acide folique s'observent lorsqu'il existe des troubles de l'absorption digestive. Elles sont aussi fréquentes chez l'alcoolique qui mange mal et chez la personne âgée.

Elvorine ★★★ ; Folinate de calcium Roger Bellon ★★★ ; Folinoral ★★★ ; Léderfoline injectable ★★★ ; Léderfoline orale ★★★ ; Osfolate ★★★ ; Perfolate ★★★ ; Spéciafoldine ★★ ; Tardyféron B9 ★★★ .

Vitamine B12

Sa carence, que l'on rencontre lorsqu'il existe une gastrite atrophique, donne le tableau de la maladie de Biermer. Le tableau de cette anémie est particulier car les globules rouges sont très gros (mégaloblastes).

L'injection de quelques fractions de milligramme de vitamine B12 suffit à assurer la guérison.

Vitamine B12 Aguettant ★★★ ; Vitamine B12 mille Delagrange ★★★ ; Vitamine B12 Gerda ★★★.

Érythropoïétine

L'érythropoïétine est un facteur élaboré par le rein qui stimule la formation des globules rouges. L'érythropoïétine n'est plus formée en cas d'insuffisance rénale. Les anémies de l'insuffisance rénale sont donc la seule indication à l'utilisation de ce médicament.

Eprex ★★★ ; Recormon ★★★.

LES MÉDICAMENTS ANTINEUTROPÉNIQUES

Les neutropénies sont la diminution des globules blancs neutrophiles.

Les causes des neutropénies sont toxiques ou médicamenteuses. C'est particulièrement le cas lors des traitements anticancéreux. Certains facteurs stimulant la croissance des granulocytes sont utilisés pour empêcher l'apparition de ces neutropénies.

ADN Biostabilex ★ ; Granocyte ★★★ ; Leuco 4 ★ ; Leucomax ★★★ ; Neupogen ★★★.

LES MÉDICAMENTS CONTRE LES THROMBOSES

Le sang a deux fonctions essentielles et pourtant opposées à remplir :

• *une fonction de transport* : le sang transporte les substances indispensables à la vie, comme l'oxygène, les vitamines, les hydrates de carbone, etc. ; pour pouvoir remplir cette fonction, il doit rester fluide et ne pas s'épaissir ;

• *la faculté de coagulation* : en cas de blessure, le sang doit colmater la brèche ouverte et, pour ce faire, il coagule (voir les médicaments hémostatiques, dans ce chapitre). Pour mener à bien ces deux missions opposées, il existe, dans le sang et dans les tissus de l'organisme, toute une série de substances qui puisent leur efficacité dans un mécanisme très complexe, une sorte de programmation systématique.

Certaines circonstances viennent bouleverser ce mécanisme (par exemple, des opérations, de graves blessures, etc.). Le sang forme alors des caillots (thromboses ou embolies) qui bouchent les vaisseaux.

La coagulation est un mécanisme complexe : très schématiquement le facteur X est formé sous l'influence de facteurs sanguins et tissulaires. Ce facteur X agit sur la prothrombine pour former la thrombine. La thrombine transforme le fibrinogène en fibrine, qui va constituer le caillot.

Les causes des thromboses

Les situations suivantes accroissent les risques des thromboses : blessures graves, opérations, cancer, diabète, insuffisance cardiaque, excès de poids, varices, grossesse, infarctus, paraplégie, longue période d'alitement. Les fumeurs et les patients souffrant d'artériosclérose grave ou de maladies des artères du cœur et du cerveau sont aussi exposés à un risque plus élevé de thrombose.

Les médicaments anticoagulants

Ventes annuelles : 25 millions d'unités pour 950 millions de francs.

Ce sont les produits qui empêchent la coagulation du sang en agissant sur un ou plusieurs facteurs de la coagulation.

• L'HÉPARINE

L'héparine a été découverte en 1916 et commercialisée en 1935, c'est un anticoagulant « naturel » car sécrété par certaines cellules de l'organisme.

Le terme héparine regroupe des substances, actives seulement en injection, dérivées des sucres et dont le poids moléculaire varie entre 3 000 et 40 000, ce qui permet leur classification :

— *Héparines de bas poids moléculaire* récemment commercialisées : FRAGMINE®, FRAXIPARINE®, LOVÉNOX®.

— *Héparines « normales »*, les plus anciennes, mais toujours très utilisées et très efficaces.

Les héparines empêchent la coagulation en agissant sur deux de ses facteurs, le Xa et le IIa (thrombine). Il y a ainsi deux effets :

• *un effet anticoagulant*, qui empêche l'extension du caillot mais entraîne un risque hémorragique ;

• *un effet antithrombique*, qui s'oppose à la formation du caillot.

Les héparines standards à doses normales ont les deux effets.

Les héparines de bas poids moléculaire ont essentiellement un effet antithrombotique et sont plutôt utilisées comme un traitement préventif de la thrombose.

L'utilisation de l'héparine standard est le traitement d'urgence curatif des phlébites, des embolies pulmonaires, etc. L'héparinate de calcium et les héparines de bas poids moléculaire sont utilisées plutôt à titre préventif.

Le contrôle de la coagulation est indispensable pour les traitements effectués dans un but curatif, on utilise un test de coagulation global, le test de Howell. Ce contrôle n'est pas indispensable dans les traitement préventifs de la thrombose.

Les effets secondaires sont essentiellement dus au surdosage : hémorragies. A signaler la possibilité d'accidents allergiques et une baisse des plaquettes sanguines.

Calciparine ★★★ ; Fragmine ★★★ ; Fraxiparine ★★★ ; Hémoclar ★★ ; Héparine calcique Léo ★★★ ; Héparine calcique Panpharma ★★★ ; Héparine Choay ★★★ ; Héparine sodique Léo ★★★ ; Héparine sodique Panpharma ★★★ ; Héparine sodique Roche ★★★ ; Liquémine ★★★ ; Lovénox ★★★.

• LES ANTIVITAMINES K

Les antivitamines K sont des anticoagulants actifs par voie orale, qui inhibent, au niveau du foie, la synthèse de facteurs actifs de la coagulation et en particulier la prothrombine. Elles n'agissent qu'après un délai d'un ou deux jours, ce ne sont pas des médicaments d'urgence.

Ce sont des dérivés de la phénylindanedione ou du dicoumarol, le traitement doit être impérativement suivi par des examens de la coagulation : le taux de prothrombine, exprimé en index INR, et le temps de céphaline activé.

Les antivitamines K sont fixées sur les protéines du plasma, et de ce fait de nombreux médicaments peuvent en modifier l'action : anti-inflammatoires, analgésiques, hypolipémiants, antidiabétiques, etc.

Les complications sont généralement des hémorragies, qui peuvent relever d'un surdosage. En cas d'hémorragie, l'administration de vitamine K peut renverser les effets. Autres effets indésirables possibles : les troubles digestifs, les éruptions cutanées.

Les antivitamines K sont essentiellement utilisées à titre préventif ou comme relais, à l'arrêt de la thérapeutique par l'héparine.

Apegmone ★★★ ; Coumadine ★★★ ; Minisintrom ★★★ ; Pindione ★★★ ; Préviscan ★★★ ; Sintrom ★★★.

Les médicaments thrombolytiques

Les médicaments thrombolytiques ont pour objectif de dissoudre le caillot sanguin de façon à réduire au minimum les conséquences de l'ischémie.

Tous transforment le plasminogène en plasmine, qui est l'agent qui va dissoudre le caillot de thrombine.

Les premiers thrombolytiques ont été la streptokinase et l'urokinase, ils présentent le risque d'accidents hémorragiques.

Les nouveaux produits auraient un risque hémorragique plus faible : ACTILYSE®, ÉMINASE®.

Ce sont de toute façon des médicaments qui doivent être utilisés par des médecins expérimentés dans des centres spécialisés.

Il est certain que leur utilisation peut modifier le pronostic d'un grand nombre de maladies cardio-vasculaires. C'est ainsi que, dans l'obstruction d'un vaisseau coronaire, leur administration précoce, après le début des signes cliniques, empêche l'apparition de l'infarctus du myocarde.

Actilyse ★★★ ; Actosolv urokinase ★★★ ; Eminase ★★★ ; Kabikinase ★★★ ; Streptase ★★★ ; Urokinase Choay ★★★.

Les médicaments antiagrégants plaquettaires

Ventes annuelles : 5 millions d'unités pour 400 millions de francs.

Les plaquettes du sang sont indispensables à la formation d'un caillot. A l'état normal les vaisseaux sécrètent la *prostacycline*, qui est une substance vasodilatatrice empêchant l'agrégation des plaquettes. Les plaquettes, si elles sont activées, peuvent sécréter le *thromboxane A2* qui est vasoconstricteur et proagrégant plaquettaire.

Si l'on empêche l'agrégation des plaquettes, on prévient la formation des caillots dans les artères.

On peut bloquer l'agrégation plaquettaire en inhibant la formation de thromboxane A2 à l'aide d'inhibiteurs de la cyclo-oxygènase, comme les anti-inflammatoires non stéroïdiens et l'aspirine. Dans cette indication les doses d'aspirine sont faibles : 100 à 200 mg/j.

On peut également, pour empêcher l'agrégation plaquettaire, agir sur la membrane des plaquettes, en diminuant leur possibilité d'activation, c'est le mécanisme d'action de la ticlopidine (TICLID®).

Kardégic ★★★ ; Persantine ★★ ; Ticlid ★★★.

LES MÉDICAMENTS HÉMOSTATIQUES

Ventes annuelles : 3 millions d'unités pour 50 millions de francs.

Les médicaments hémostatiques ont pour objectif de favoriser la coagulation du sang.

Les hémostatiques locaux

Ce sont des produits utilisés lors des saignements superficiels : plaies, saignement de nez, etc. Leur action réside essentiellement dans une action de « contact ».

Adrénalone tétracaïne Guillon ★ ; Algostéril ★★★ ; Arhémapectine ★ ; Coalgan ★★★ ; Colgen ★★★ ; H.E.C. ★ ; Reptilase ★★ ; Sorbacel ★★ ; Sorbsan ★★★ ; Stop hémo ★★★ ; Surgicel ★★ ; Urgohémo ★★★.

Les hémostatiques généraux

• ANTIFIBRINOLYTIQUES

La fibrinolyse est un mécanisme physiologique qui empêche la formation de caillots dans les conditions normales de vie. Certaines maladies, la chirurgie de certains organes peuvent activer les mécanismes de fibrinolyse. Dans ces cas, les caillots qui commencent à se former sont immédiatement dissous, et lorqu'on est dans une période postopératoire, les risques hémorragiques sont très grands.

On tente d'enrayer ce mécanisme en empêchant la transformation du plasminogène en plasmine.

Antagosan ★★★ ; Exacyl ★★★ ; Hémocaprol ★★ ; Iniprol ★★★ ; Trasylol ★★★.

• LES FACTEURS SANGUINS DE LA COAGULATION

Ces facteurs jouent tous un rôle dans la coagulation. Ils sont d'origine humaine et ont pu transmettre des maladies, dont le sida. Actuellement ces produits sont particulièrement surveillés et certains sont obtenus par génie génétique (facteur VIII ou RECOMBINATE®).

On les utilise principalement dans les déficits génétiques en ces facteurs, comme l'hémophilie.

Acset ★★★ ; C.P.P.A. ★★★ ; Facteur VIII humain spécial Willebrand ★★★ ; Facteur VIII humain THP ★★★ ; Facteur IX humain HP ★★★ ; Facteur Willebrand humain THP ★★★ ; Fibrinogène ★★★ ; PPSB ★★★ ; Proconvertine ★★★ ; Recombinate ★★★.

• LES VITAMINES K

Ce sont les vitamines de la *Koagulation* (en allemand). A l'état normal, il n'existe pas de carence puisque les deux tiers de la vitamine K sont synthétisés par les bactéries du côlon. Par contre, lors des traitements antibiotiques, qui détruisent les bactéries coliques, une carence peut apparaître. Il en est de même lors des traitements par les antivitamines K.

Bilkaby ★★ ; Vitamine K1 Roche ★★★.

• AUTRES

Le sulfate de protamine est un antagoniste de l'héparine. On peut ainsi interrompre immédiatement l'effet de l'héparine.

Protamine Choay ★★★ ; Protamine Roche ★★★.

20. L'APPAREIL GÉNITO-URINAIRE

Ventes annuelles : 18 millions d'unités pour 1 milliard de francs.

LES MÉDICAMENTS ANTIBACTÉRIENS URINAIRES

Ventes annuelles : 4,6 millions d'unités pour 100 millions de francs.

Les infections urinaires sont des affections fréquentes, souvent récidivantes, dont la persistance peut entraîner une lésion rénale : la néphrite interstitielle.

Le diagnostic repose sur un examen cytobactériologique des urines, l'infection est certaine si :

- les leucocytes (globules blancs) sont supérieurs à 10^4 (10 000) par ml ;
- les germes sont supérieurs à 10^5 (100 000) par ml.

Il est essentiel, surtout en cas d'infection récidivante, de rechercher une cause par des examens complémentaires.

Les épisodes de « cystite », fréquents chez la femme, peuvent justifier un traitement par des antiseptiques urinaires banals ou par le classique RUFOL®.

Les épisodes réellement infectieux, nécessitent un traitement antibiotique avec vérification de la guérison au 5e jour de traitement, par un nouvel examen des urines.

Antiseptiques urinaires

Leur utilisation se justifie dans les « cystites » de la femme, qui ne sont pas toujours d'origine infectieuse, il s'agit plus souvent de « cystalgies », dont la cause exacte n'est pas toujours élucidée, qui peuvent survenir à la suite de fatigue, d'effort, etc.

Mictasol ★ ; Mictasol bleu ★ ; Saprol ; Uraseptine Rogier ; Urotropine.

Antibactériens urinaires

Les antibactériens urinaires peuvent être des sulfamides, des sulfamides associés à la triméthoprime (BACTRIM®), des antibiotiques et surtout des fluoroquinolones, nouvellement venues et qui seront réservées aux infections prouvées par les examens bactériologiques avec détermination de la sensibilité des germes aux antibiotiques.

Antrima ★★★ ; Apurone ★★★ ; Bactékod ★★★ ; Bactrim ★★★ ; Bactrim forte ★★★ ; Ciflox ★★★ ; Enoxor ★★★ ; Eusaprim ★★★ ; Eusaprim fort ★★★ ; Furadantine ★★ ; Furadoïne ★★ ; Microdoïne ★★ ; Monuril ★★ ; Négram ★★★ ; Nibiol ★★ ; Noroxine ★★★ ; Oflocet ★★★ ; Péflacine ★★★ ; Pipram ★★★ ; Rufol ★★ ; Sélexid ★★★ ; Supristol ★★★ ; Urfadyn ★★ ; Urotrate ★★★ ; Wellcoprim ★★★.

MODIFICATEURS DE L'ACIDITÉ URINAIRE

Dans certaines pathologies : infections urinaires récidivantes, lithiases rénales, il peut être nécessaire de modifier l'acidité urinaire qui normalement a un pH à 5.

Alcaphor ★★★ ; Chlorammonic ★ ; Foncitril 4000 ★★ ; Néphramine ★★★ ; Uromil ★.

LES MÉDICAMENTS DE L'ÉNURÉSIE

L'énurésie est une émission d'urine de caractère involontaire qui persiste chez l'enfant après l'âge de 4 ans. Elle survient en général la nuit et impose dans tous les cas un examen de spécialiste pour rechercher une anomalie de l'appareil urinaire. Dans les énurésies, on sait le rôle que jouent les conflits psychoaffectifs et l'influence de l'attitude de la mère concernant cette énurésie.

Le traitement associe la restriction liquidienne le soir, les réveils systématiques la nuit, et éventuellement la prescription de médicaments le soir. Ce sont soit des antidépresseurs dont on ignore le mode d'action dans l'énurésie, soit une hormone antidiurétique en prise nasale.

Des recherches cliniques ont établi que certains antidépresseurs peuvent venir à bout de l'incontinence d'urine, mais seulement dans 30 % des cas, et que beaucoup des enfants traités recommencent à mouiller leur lit trois mois après l'arrêt du traitement.

Anafranil ★★★ ; Elavil ★★★ ; Enurétine ★ ; Laroxyl ★★★ ; Minirin ★★★.

LES MÉDICAMENTS DE L'INCONTINENCE URINAIRE

L'incontinence urinaire est l'émission involontaire d'urines, un phénomène qui atteint près de 3 millions de personnes en France. Elle est particulièrement fréquente chez la femme pour des raisons anatomiques (brièveté de l'urètre) et surtout du fait des traumatismes que peut subir l'urètre au cours de l'accouchement. On distingue plusieurs types d'incontinence :

• *L'incontinence d'effort* : à l'occasion de la toux, du rire, d'un effort, s'écoule une petite quantité d'urines du fait d'une insuffisance du sphincter.

• *L'instabilité vésicale* est aussi fréquente, elle entraîne des envies impérieuses d'uriner qui se répètent tout au long de la journée. Elle est due à des contractions inopinées du muscle vésical entraînant des « fuites ».

• *L'incontinence par « regorgement »* est très différente puisqu'il s'agit d'une fuite continue, jours et nuits. Elle est due à une distension de la vessie généralement par le blocage d'un adénome prostatique. Le seul traitement est opératoire.

Le traitement est surtout efficace dans les instabilités vésicales, il fait appel aux produits anticholinergiques.

Ditropan ★★ ; Driptane ★★ ; Uripas ★★.

LES MÉDICAMENTS DE L'HYPERTROPHIE BÉNIGNE DE LA PROSTATE

Ventes annuelles : 9,5 millions d'unités pour 800 millions de francs.

Cette hypertrophie, ou « adénome de la prostate », est liée à une hyperplasie des glandes, mais surtout du tissu fibreux de la prostate, qui survient inéluctablement chez l'homme après l'âge de 50 ans. A l'heure actuelle, plus de 2 millions de personnes sont touchées, 500 000 sont traitées médicalement et 80 000 sont opérées chaque année.

Cette hypertrophie entraîne des troubles de la miction, une dilatation de la vessie, des infections urinaires et la possibilité d'un retentissement rénal.

Le seul traitement actuel est chirurgical, il se résume en la résection endoscopique dans la majorité des cas.

Le traitement médical n'est qu'un traitement symptomatique, qui peut améliorer les troubles de la miction et, pour le dernier produit commercialisé (CHIBRO-PROSCAR®), diminuer de façon appréciable le volume prostatique.

Les alphabloquants (XATRAL®, URION®) agissent en facilitant l'ouverture du col vésical lors de la miction. Mais ils agissent aussi sur les vaisseaux et leur effet secondaire est l'hypotension orthostatique.

Le finastéride (CHIBRO-PROSCAR®), inhibiteur de la 5-alpharéductase, bloque la transformation de la testostérone en dihydrotestostérone, car c'est cette dernière qui induit la croissance de la prostate. Des effets secondaires sont possibles (impuissance, baisse de la libido).

(impuissance, baisse de la libido).
Capistan ★★ ; Chibro-Proscar ★★★ ; Minipress ★★ ; Permixon ★★ ; Tadénan ★ ;

Urion ★★★ ; Xatral ★★★.

LES MÉDICAMENTS DE L'IMPUISSANCE

L'impuissance est, pour un homme, l'incapacité physique d'accomplir un acte sexuel complet. En fait on entend essentiellement par impuissance les troubles de l'érection qui peut être insuffisante ou de durée trop brève. C'est un trouble fréquent, et qui n'atteint pas seulement les personnes âgées.

Les causes de l'impuissance

- Les causes psychologiques sont les plus fréquentes et leur traitement relève de la psychothérapie, éventuellement associée à des séances de rééducation.
- Les causes médicamenteuses ne sont pas rares au cours des traitements par psychotropes, antihypertenseurs, antiandrogènes, etc.
- Les causes métaboliques doivent être recherchées : diabète, alcoolisme, hémochromatose.
- Dans les maladies neurologiques, l'impuissance n'est qu'un des symptômes d'une tumeur cérébrale, d'une sclérose en plaques, d'une paraplégie.
- Dans les autres cas, on incrimine des lésions vasculaires, etc.

L'exploration d'une impuissance comporte

- un examen clinique général et génito-urinaire ainsi qu'un entretien à visée psychologique ;
- des dosages hormonaux ;
- l'exploration vasculaire des membres inférieurs et des vaisseaux de la verge ;
- et si besoin, une pléthysmographie pénienne pour déceler une possible érection nocturne.

Le traitement fait appel à l'injection dans la verge de substances vasodilatatrices : papavérine ou dérivés (ICAVEX®) ou de prostaglandines (CAVERJECT®). Les résultats sont satisfaisants, sous réserve d'une bonne technique d'injection. Dans d'autres cas peut être indiquée l'implantation d'une prothèse pénienne, dont les derniers modèles donnent entière satisfaction aux utilisateurs.

21. LE CANCER

Ventes annuelles : 6 millions d'unités pour 1 milliard de francs (la majorité des traitements se faisant à l'hôpital, ils ne sont pas comptabilisés dans ces ventes faites en ville).

Sous le nom de « cancer », on désigne une série d'affections malignes se caractérisant toutes par une prolifération anormale des cellules. Font partie des affections cancéreuses :

• la *leucémie*, ou cancer du sang ; elle se traduit par des perturbations au niveau de la production des globules blancs du sang ;

• le *lymphome*, affection maligne du système lymphatique, surtout des ganglions lymphatiques ; la forme la plus connue est la maladie de Hodgkin ;

• le *sarcome*, affection maligne du tissu conjonctif, osseux ou nerveux ;

• le *carcinome*, tumeur maligne au niveau de la peau, des muqueuses ou des tissus glandulaires ;

• le *myélome*, prolifération maligne des cellules plasmocytes ;

• le *blastome*, tumeur maligne qui, au microscope, rappelle la « phase embryonnaire » de la naissance d'un organe ; la tumeur de Wilms en est un exemple.

Depuis des années, on tente de trouver la cause des affections cancéreuses. La divergence des opinions montre clairement combien la science médicale est encore ignorante dans le domaine des affections cancéreuses, malgré les découvertes réalisées. Seuls des facteurs favorisants sont connus :

• *Les facteurs chimiques* : des produits très divers sont à l'origine de cancers de la peau ; on connaît les cancers des vignerons dus à l'arsenic, les cancers du scrotum dus à la suie chez les ramoneurs, les cancers de la vessie chez les ouvriers manipulant de l'aniline, les cancers des bronches associés avec l'usage du tabac.

• *Les facteurs diététiques* : la prise d'alcool favorise l'apparition des cancers de l'œsophage. La consommation d'arachides contaminés par un champignon favorise l'apparition de cancers du foie.

• *Les facteurs de l'environnement* : un grand nombre de cancers dépendraient de l'existence de substances cancérogènes dans l'environnement. On connaît la fréquence élevée des leucémies après irradiation atomique et la fréquence des cancers de la thyroïde après l'accident de la centrale de Tchernobyl.

• *Les facteurs hormonaux* : les cancers du sein sont plus fréquents chez les femmes célibataires, alors que les cancers de l'utérus sont plus fréquents chez les femmes mariées.

La peur que cette maladie inspire aux malades paraît justifiée, car elle est la cause la plus courante de mortalité dans la tranche d'âge allant de 45 à 65 ans. En France, 150 000 personnes meurent chaque année du cancer (sur 550 000 décès).

• TRAITEMENT DU CANCER

Malgré d'énormes progrès thérapeutiques, le cancer reste encore aujourd'hui une maladie difficile à vaincre bien que l'on obtienne actuellement la guérison d'un patient sur deux. En règle générale, on fait intervenir la chirurgie, la radiothérapie (irradiation) et la chimiothérapie avec les médicaments cytostatiques.

C'est le plus souvent la combinaison des trois procédés qui est utilisée. La chirurgie enlève la tumeur, la radiothérapie stérilise et tue localement les cellules cancéreuses, et les médicaments cytostatiques vont tuer les cellules de la tumeur et les cellules qui ont pu se disséminer dans l'organisme (métastases).

Le traitement du cancer est une spécialisation médicale qui nécessite des équipes de chirurgiens, de chimiothérapeutes, de radiologues, qui ont l'expérience de ce genre de traitement et qui savent décider d'une stratégie de soins à apporter au malade.

Les médicaments cytostatiques sont des poisons pour les cellules. Alors que l'idéal ne serait que d'éliminer les seules cellules cancéreuses, les préparations disponibles agissent sur toutes les cellules qui se divisent rapidement, c'est-à-dire qu'elles tuent non seulement les cellules cancéreuses, mais aussi celles du sang, des muqueuses, des gamètes, des cheveux (qui tombent), etc.

Les divers produits utilisés ont chacun un champ d'action plus particulièrement spécialisé. Il faut les choisir avec discernement, les administrer à des posologies efficaces et bien connaître leur toxicité. De toute façon il faut attaquer les cellules par plusieurs voies et pendant des cycles différents, d'où la pratique actuelle de cures répétées de polychimiothérapie associant de trois à cinq médicaments.

LES MÉDICAMENTS ANTICANCÉREUX CYTOSTATIQUES

La plupart des médicaments cytostatiques agissent par une action au niveau de l'ADN du noyau de la cellule.

Anticancéreux agents intercalants

Les molécules intercalantes se « glissent » entre deux bases de la chaîne de l'ADN et en modifient la structure.

Leur toxicité est essentiellement cardiaque, d'où la nécessité du suivi du cœur par échographie, hémodynamique isotopique, etc.

Adriblastine ★★★ ; Amsidine ★★★ ; Celiptium ★★★ ; Cérubidine ★★★ ; Doxorubicine Dakota Pharm ★★★ ; Doxorubicine Diatech ★★★ ; Farmorubicine ★★★ ; Novantrone ★★★ ; Rubidazone ★★★ ; Theprubicine ★★★ ; Zantrène ★★★ ; Zavedos ★★★.

Anticancéreux alkylants

Les anticancéreux alkylants, remplacent, sur les bases de la chaîne d'ADN, un atome d'hydrogène par un radical chimique, empêchant la réplication de l'ADN et ses fonctions dans l'élaboration des « ARN messagers », nécessaires à la synthèse des protéines.

Leur toxicité est essentiellement hématologique : ils peuvent entraîner des aplasies médullaires.

• ANTICANCÉREUX ALKYLANT, MOUTARDE A L'AZOTE

Ce sont les premiers anticancéreux utilisés depuis 1946. Ils dérivent des gaz de combat utilisés durant la Première Guerre mondiale.

Alkéran ★★★ ; Estracyt ★★★ ; Holoxan 1000 ★★★ ; Natulan ★★★ ; Stéréocyt ★★★.

• ANTICANCÉREUX ALKYLANT, NITROSO-URÉE

Leurs effets secondaires sont des vomissements fréquents et des troubles hépatiques.

Bélustine ★★★ ; Bicnu ★★★ ; Muphoran ★★★ ; Zanosar ★★★.

• ANTICANCÉREUX ALKYLANT, DIVERS

Amétycine ★★★ ; Caryolysine ★★★ ; Hexastat ★★★ ; Vercyte ★★.

• ANTICANCÉREUX DÉRIVÉ DU PLATINE

Leur toxicité est essentiellement rénale et neurologique : insuffisance rénale et neuropathies périphériques.

Cisplatine Diatech ★★★ ; Cisplatine Lilly ★★★ ; Cisplatine Qualimed ★★★ ; Cisplatyl ★★★ ; Paraplatine ★★★.

Anticancéreux antimétabolites

Les antimétabolites empêchent la formation de l'ADN, en agissant sur la synthèse des bases qui vont constituer la chaîne de l'ADN.

Leurs effets secondaires sont sanguins, rénaux, hépatiques.

Aracytine ★★★ ; Cytarbel ★★★ ; Déticène ★★★ ; Fluoro-uracile Roche ★★★ ; Lédertrexate ★★★ ; Méthotrexate Roger Bellon ★★★ ; Nipent ★★★ ; Purinéthol ★★★.

Anticancéreux poisons du fuseau

Ce sont des substances extraites de plantes, qui empêchent la division cellulaire et donc leur reproduction. Les plus anciens sont les substances extraites de la petite pervenche, la plus récente, le TAXOL®, est extraite de l'if.

Celltop ★★★ ; Eldisine ★★★ ; Etoposide Pierre Fabre ★★★ ; Navelbine ★★★ ; Oncovin ★★★ ; Taxol ★★★ ; Vehem Sandoz ★★★ ; Velbé ★★★ ; Vépéside Sandoz ★★★ ; Vinblastine Roger Bellon ★★★ ; Vincristine Pierre Fabre ★★★ ; Vincristine Roger Bellon ★★★.

Anticancéreux antibiotiques

Ces antibiotiques scindent la molécule d'ADN, lui enlevant toute sa spécificité.

Bléomycine Roger Bellon ★★★ ; Mithracine ★★★.

Anticancéreux divers

Hydréa ★★★ ; Kidrolase ★★★ ; Méthyl-Gag ★★.

LES MÉDICAMENTS ANTICANCÉREUX HORMONAUX

Ventes annuelles : 4,5 millions d'unités pour 900 millions de francs.

Ces produits sont particulièrement actifs dans les cancers « hormonodépendants », c'est-à-dire les cancers du sein, de la prostate, éventuellement de l'utérus, de l'ovaire, du testicule.

Anticancéreux estrogéniques et antiestrogènes

Seul le DISTILBÈNE® est un estrogène, il est utilisé dans les cancers de la prostate. Ses inconvénients sont le risque de thrombose. Le tamoxifène est un antiestrogène actif dans le cancer du sein évolué.

Distilbène ★★★ ; Kessar ★★★ ; Lesporène ★★★ ; Nolvadex ★★★ ; Oncotam ★★★ ; Tamofène ★★★.

Anticancéreux progestatifs

Ils constituent un traitement adjuvant des cancers du sein et de l'utérus.

Dépo-Prodasone ★★★ ; Farlutal ★★★ ; Mégace ★★★ ; Norfor ★★★ ; Primolut-nor ★★★ ; Prodasone ★★★.

Anticancéreux analogues de la GnRH

La GnRH est une hormone qui stimule la sécrétion des gonadostimulines par l'hypophyse. L'administration continue de fortes doses de GnRH entraîne d'abord une surstimulation puis une inhibition des sécrétions. L'utilisation de ces produits dans le cancer de la prostate entraîne une « castration chimique » qui ralentit l'évolution de ces cancers.

Bigonist ★★★ ; Décapeptyl ★★★ ; Enantone LP ★★★ ; Lucrin ★★★ ; Supréfact ★★★ ; Zoladex ★★★.

Antiandrogènes

Les antiandrogènes sont également utilisés dans le traitement des cancers de la prostate et dans les syndromes de virilisation chez la femme.

Anandron ★★★ ; Androcur ★★★ ; Eulexine ★★★.

Divers

Ces produits sont utilisés dans certaines tumeurs rares du pancréas et de la surrénale.

Orimétène ★★★ ; Sandostatine ★★★.

LES IMMUNOMODULATEURS

Immunodépresseurs

Ce sont des traitements utilisés dans certaines proliférations des cellules sanguines ou en association dans le traitement d'autres tumeurs.

Chloraminophène ★★★ ; Endoxan Asta ★★★.

Interférons

On les utilise dans certaines leucémies, dans le cancer du rein métastasé et dans le mélanome malin.

Introna ★★★ ; Roféron-A ★★★.

Interleukine

On l'utilise dans les cancers métastatiques du rein.

Proleukin ★★★.

LES TRAITEMENTS ADJUVANTS

Ce sont les traitements utilisés pour traiter les effets secondaires des médicaments anticancéreux.

Antiémétiques

La chimiothérapie et la radiothérapie anticancéreuses entraînent fréquemment des nausées et des vomissements qui peuvent rendre très pénibles ces traitements.

On utilise des modificateurs de la motricité digestive ou de nouveaux produits qui sont des antagonistes des récepteurs à la sérotonine 5HT3 et qui peuvent être utilisés à titre préventif ou curatif, lorsque l'on a la notion de vomissements lors d'une chimiothérapie antérieure.

Kytril ★★★ ; Motilium ★★ ; Primpéran ★★ ; Vogalène ★★ ; Zophren ★★★.

TROISIÈME PARTIE

DICTIONNAIRE

LISTE DES ABRÉVIATIONS

aa	à parties égales	IR	indice de réactivité
amp.	ampoule	IV	voie intraveineuse
appl.	applicateur	lav.	lavement
arc	AIDS related complex	LP	libération prolongée
av.	avec	lyoph.	lyophilisat
b	bouffée	M	million
buv.	buvable	nourr.	nourrisson
c. à c.	cuillère à café	opht.	ophtalmique
c. à s.	cuillère à soupe	pans.	pansement
CM	cuillère-mesure	past.	pastille
compr.	comprimé	perf.	perfusion
contact.	contactologie	PM	petit modèle
dermat.	dermatologique	pomm.	pommade
DIU	dispositif intra-utérin	pulv.	pulvérisateur
Dp	conditions de délivrance particulières	rachian.	rachianesthésie
		rect.	rectal
eff.	effervescent	ser.	seringue
empl.	emplâtre	sol.	solution
émuls.	émulsion	spéc.	réservé aux spécialistes
enf.	enfant	ss	sans
env.	environ	stup.	stupéfiant
fl.	flacon	subling.	sublinguale
gél.	gélule	supp.	suppositoire
GM	grand modèle	susp.	suspension
hôp.	hôpital	U	unité
IM	voie intramusculaire	U.I.	unité internationale
inhal.	inhalation	unid.	unidose
inj.	injectable		

A 313 CAPSULE ★★★

- **Composition :** Rétinol.
- **Domaine :** Nutrition et métabolisme.
- **Activité :** Vitamine liposoluble.
- **Classe :** Vitamine A.

Indications : Traitement préventif et curatif des états de carence. Sécheresse ou atrophie des muqueuses.

Contre-indications : Non absorbé s'il existe un trouble de l'absorption des graisses.

Effets indésirables : Peuvent être une manifestation de surdosage et doivent faire interrompre le traitement.

Précautions d'emploi : Déconseillé chez la femme enceinte ou allaitant.

Surdosage : Peut entraîner des troubles graves en particulier chez l'enfant : perte de l'appétit, nausées, douleurs musculaires, puis hypertension intracrânienne.

☞ *Sur prescription médicale.*

• PHARMADÉVELOPPEMENT

Forme	Dosage	N. d'unités	Prix	Prix/jour	Liste	Remb. S.S.	Comm.
Capsule	50 000 U	30	12,70	–	1	35 %	1949

A 313 POMMADE ★

- **Composition :** Rétinol, tyrothricine.
- **Domaine :** Dermatologie.
- **Activité :** Vitamine liposoluble. Antibiotique local.
- **Classe :** Vitamine A. Polypeptide.

Indications : Traitement d'appoint des dermites surinfectées : brûlures, engelures, gerçures, crevasses. Traitement d'appoint dans les plaies superficielles bourgeonnantes.

Contre-indications : Dermatoses allergiques. Allergie à la tyrothricine.

Effets indésirables : Eczématisation de contact.

☞ *Vendu sans ordonnance.*

• PHARMADÉVELOPPEMENT

Forme	Dosage	N. d'unités	Prix	Prix/jour	Liste	Remb. S.S.	Comm.
Pommade	–	50 g	14,70*	–	0	0 %	1948

ABBOTICINE ★★★

- **Composition :** Érythromycine éthylsuccinate.
- **Domaine :** Infectiologie.
- **Activité :** Antibiotique.
- **Classe :** Macrolides.

Indications : Infections aux germes suivants : streptocoques, pneumocoques, méningocoques, gonocoques, Bordetella, corynébactéries, Listeria, mycoplasmes, Chlamydia, Legionella, tréponèmes, leptospires.

Infections à manifestations ORL, broncho-pulmonaires (coqueluche, maladie des légionnaires, pneumonies), stomatologiques, cutanées, uro-génitales, osseuses.

Contre-indications : Allergie à l'érythromycine. Association aux alcaloïdes de l'ergot de seigle et à la terfénadine.

Effets indésirables : Troubles digestifs : nausées, vomissements, gastralgies, diarrhée. Allergie cutanée. Hépatites.

Précautions d'emploi : Prudence en cas d'insuffisance hépatique.

Interactions : Avec les dérivés de l'ergot de seigle, risque de nécrose des extrémités. Avec la terfénadine (antihistaminique), risque de troubles du rythme cardiaque. Le produit augmente les effets de la carbamazépine (antiépileptique), de la théophylline, du triazolam, de la cyclosporine, de la bromocriptine.

☞ *Sur prescription médicale.*

• ABBOTT-FRANCE

Forme	Dosage	N. d'unités	Prix	Prix/jour	Liste	Remb. S.S.	Comm.
Sirop	40 mg/ml	60 ml	14,50	1 à 5	1	65 %	1966

ABEREL ★★★

• **Composition :** Trétinoïne ou acide rétinoïque.
• **Domaine :** Dermatologie.
• **Activité :** Antiacnéique local.
• **Classe :** Trétinoïne et dérivés.

Indications : Acné, en particulier acné vulgaire, acné médicamenteuse, acné professionnelle. Traitement des troubles de la kératinisation : parakératoses, hyperkératoses, dyskératoses génétiques résistant aux thérapeutiques habituelles.

Contre-indications : Hypersensibilité au composant. Contre-indiqué durant le premier trimestre de la grossesse.

Effets indésirables : Phénomènes irritatifs : érythème avec sensation de cuisson. Recrudescence temporaire de l'acné.

Précautions d'emploi : Pas de lavages trop fréquents. Ne pas utiliser de solutions alcoolisées. Éviter le contact avec les muqueuses. Ne pas s'exposer au soleil. En cas de « coup de soleil », interrompre le traitement.

☞ *Sur prescription médicale.*

• CILAG

Forme	Dosage	N. d'unités	Prix	Prix/jour	Liste	Remb. S.S.	Comm.
Gel	0,025 %	30 g	50,90*	–	1	0 %	1976
Tampon	0,05 %	30	81,80*	–	1	0 %	1976
Sol. locale	0,1 %	15 ml	44,50*	–	1	0 %	1976
Sol. locale	0,2 %	15 ml	58,70*	–	1	0 %	1978
Sol. locale	0,3 %	15 ml	72,70*	–	1	0 %	1978

ABI

• **Composition :** Trolamine, éthylèneglycol, acide stéarique, palmitate de cétyle, paraffine, perhydrosqualène, propylèneglycol, huile d'avocat, alginate de trolamine et de sodium, acide sorbique, parahydroxybenzoate de propyle, parahydroxybenzoate de méthyle.
• **Domaine :** Dermatologie. Chirurgie.
• **Activité :** Topique divers.

Indications : Soins des brûlures et des plaies superficielles.

Contre-indications : Plaies hémorragiques. Dermatoses allergiques.

Effets indésirables : Augmentation des douleurs au moment de l'application.

Précautions d'emploi : Le produit n'est pas un antiseptique, il convient donc d'opérer une désinfection avant l'application du produit.

☞ *Vendu sans ordonnance.*

• MÉDIX

Forme	Dosage	N. d'unités	Prix	Prix/jour	Liste	Remb. S.S.	Comm.
Émulsion locale	–	85 ml	38,00*	–	0	0 %	1987

ABRISCOR ★★

- **Composition :** Acide ascorbique.
- **Domaine :** Nutrition et métabolisme.
- **Activité :** Vitamine hydrosoluble. Antiasthénique.
- **Classe :** Vitamine C.

Indications : Traitement du scorbut. Prévention des carences lors des états de déséquilibre alimentaire. A doses élevées, traitement adjuvant des états grippaux et des fatigues.

Contre-indications : Lithiase rénale.

Effets indésirables : Troubles gastro-intestinaux. Peut entraîner, chez certains sujets et à doses élevées, l'apparition de lithiase oxalique ou urique.

Précautions d'emploi : Prendre le produit plutôt en milieu de journée. Chez le sujet au régime sans sel, tenir compte du fait que chaque comprimé effervescent contient une quantité non négligeable de sodium.

Interactions : Peut perturber les dosages de créatine et de glucose.

☞ *Vendu sans ordonnance.*

- STERLING MIDY

Forme	Dosage	N. d'unités	Prix	Prix/jour	Liste	Remb. S.S.	Comm.
Comprimé	250 mg	30	28,00*	–	0	0 %	–

ABUFÈNE ★

- **Composition :** Bêta-alanine.
- **Domaine :** Gynécologie.
- **Activité :** Traitement de la ménopause.

Indications : Utilisé contre les bouffées de chaleur de la ménopause.

☞ *Vendu sans ordonnance.*

- DOMS-ADRIAN

Forme	Dosage	N. d'unités	Prix	Prix/jour	Liste	Remb. S.S.	Comm.
Comprimé	400 mg	30	30,90	–	0	65 %	1994

ACADIONE ★★★

- **Composition :** Tiopronine.
- **Domaine :** Rhumatologie.
- **Activité :** Antirhumatismal.

Indications : Traitement de fond de la polyarthrite chronique. Traitement de la lithiase cystinique.

Contre-indications : Néphropathies. Altérations hématologiques importantes. Lupus érythémateux. Myasthénie. Dermatoses sévères. Hypersensibilité aux dérivés thiols.

Effets indésirables : Fièvre, malaise lors de la prise des comprimés. Troubles cutanés : éruption, lichen, perte des cheveux, toxidermie. Nausées, vomissements, diarrhée. Atteinte rénale : albuminurie. Troubles sanguins : thrombopénie, leucopénie. Myasthénie, polymyosite.

Précautions d'emploi : Surveiller la formule sanguine et la fonction rénale.

Interactions : Ne pas associer à la phénylbutazone.

☞ *Sur prescription médicale.*

- CASSENNE

Forme	Dosage	N. d'unités	Prix	Prix/jour	Liste	Remb. S.S.	Comm.
Comprimé	250 mg	120	261,10	9 à 13	1	65 %	1988

ACARDUST ★★★

- **Composition :** Esbiol, butoxyde de pipéronyle.
- **Domaine :** Parasitologie
- **Activité :** Antiparasitaire externe.
- **Classe :** Acaricide.

Indications : Complément indispensable au traitement des allergies respiratoires aux acariens de la poussière de maison : asthme, rhinites, toux spasmodiques. Conjonctivites allergiques à la poussière. Prurigos, urticaires chroniques liés aux acariens.

Contre-indications : Le sujet allergique ne participera pas à la pulvérisation.

Effets indésirables : Non toxique pour l'homme et les animaux à sang chaud.

Précautions d'emploi : L'opération de désinfection est à renouveler tous les 2-3 mois. Suivre la notice explicative.

☞ *Vendu sans ordonnance.*

- S. C. A. T.

Forme	Dosage	N. d'unités	Prix	Prix/jour	Liste	Remb. S.S.	Comm.
Aérosol externe	–	400 ml	155,00*	–	0	0 %	1985

ACDRIL ★

- **Composition :** Acétylaspartate d'arginine.
- **Domaine :** Nutrition et métabolisme.
- **Activité :** Antiasthénique.
- **Classe :** Acides aminés.

Indications : Utilisé dans le traitement de l'asthénie fonctionnelle symptomatique.

Effets indésirables : Possibilité de diarrhée.

Précautions d'emploi : Chez le diabétique tenir compte du fait que chaque sachet contient 2,5 g de sucre. Le traitement sera toujours de courte durée.

☞ *Vendu sans ordonnance.*

- EURORGA

Forme	Dosage	N. d'unités	Prix	Prix/jour	Liste	Remb. S.S.	Comm.
Sachet	250 mg	20	31,55*	–	0	0 %	1971

ACÉTALGAN ★★★

- **Composition :** Paracétamol, codéine, salicylamide, phénylbarbiturate de quinidine
- **Domaine :** Algologie.
- **Activité :** Antalgique périphérique. Antalgique central. Antipyrétique
- **Classe :** Paracétamol et dérivés, avec codéine.

Indications : Traitement symptomatique des affections douloureuses ou fébriles de l'adulte : maux de tête, douleurs, états grippaux.

Contre-indications : Hypersensibilité au paracétamol. Insuffisance hépatique sévère. Hypersensibilité à la codéine, insuffisance respiratoire. Enfant de moins de 15 ans.

Effets indésirables : Éruptions cutanées : urticaire, érythèmes. Exceptionnellement diminution des plaquettes sanguines. Du fait de la codéine, somnolence, constipation, spasme bronchique, dépression respiratoire. Donne une réaction positive au contrôle antidopage.

Précautions d'emploi : Déconseillé chez la femme enceinte ou allaitant. L'absorption d'alcool est déconseillée. Risque de somnolence.

Interactions : Peut fausser les dosages du glucose et de l'acide urique dans le sang.

Surdosage : Le paracétamol peut entraîner une nécrose du foie ; la codéine, une dépression aiguë des centres respiratoires. L'hospitalisation s'impose d'urgence.

☞ *Vendu sans ordonnance.*

- SAUBA

Forme	Dosage	N. d'unités	Prix	Prix/jour	Liste	Remb. S.S.	Comm.
Comprimé	–	20	35,10	7	0	0 %	1965

ACÉTOTARTRATE D'ALUMINE DEFRESNE ★

- **Composition :** Acétotartrate d'alumine (cataplasme). Méthylcitrine (gel).
- **Domaine :** Rhumatologie.
- **Activité :** Antirhumatismal externe. Antiœdémateux.

Indications : *Cataplasme* : utilisé dans le traitement des œdèmes post-traumatiques et dans les affections cutanées : lymphangite, abcès, furoncle. *Gel* : douleurs d'origine musculo-tendineuse, troubles fonctionnels de l'insuffisance veineuse chronique.

Contre-indications : Hypersensibilité aux constituants. Ne pas appliquer sur les muqueuses, une peau en mauvais état, des plaies ou des ulcérations.

Effets indésirables : Réaction allergique locale imposant l'arrêt du traitement.

☞ *Vendu sans ordonnance.*

- SYNTHÉLABO FRANCE

Forme	Dosage	N. d'unités	Prix	Prix/jour	Liste	Remb. S.S.	Comm.
Cataplasme	grand	4	24,30	–	0	35 %	1955
Cataplasme	petit	2	11,60	–	0	35 %	1955
Gel	–	35 g	17,20*	–	0	0 %	1976

ACIDRINE ★★

- **Composition :** Aminoacétate basique d'aluminium, sulfate de galactane, myrtecaïne.
- **Domaine :** Gastro-entérologie.
- **Activité :** Antiacide œso-gastrique.
- **Classe :** Sel d'aluminium.

Indications : Traitement symptomatique des douleurs liées aux affections œso-gastro-duodénales.

Effets indésirables : Constipation.

Précautions d'emploi : Prudence en cas d'insuffisance rénale chronique. Donne une réaction positive au contrôle antidopage.

Interactions : Retarde l'absorption d'un certain nombre de médicaments : anti-inflammatoires, antibiotiques, diurétiques, etc.

☞ *Vendu sans ordonnance.*

- LATÉMA

Forme	Dosage	N. d'unités	Prix	Prix/jour	Liste	Remb. S.S.	Comm.
Comprimé	–	40	18,20	1 à 3	2	35 %	1969

ACLOSONE ★★★

- **Composition :** Alclométasone.
- **Domaine :** Dermatologie.
- **Activité :** Anti-inflammatoire local.
- **Classe :** Anti-inflammatoire stéroïdien. Dermocorticoïde.

Indications : Eczéma de contact, dermatite atopique, dyshidrose. Traitement d'entretien du psoriasis.

Contre-indications : Infections bactériennes, virales, parasitaires ou mycoses. Lésions ulcérées. Acné et rosacée.

Effets indésirables : Atrophie cutanée, télangiectasies, vergetures. Retard de cicatrisation. Sécheresse de la peau, folliculite, acné, hypertrichose, dépigmentation. Effets généraux : ralentissement hypophysaire, hypercorticisme.

Précautions d'emploi : Traitement limité à deux applications par jour. Pas d'utilisation prolongée, car risque de survenue d'une dermite cortico-induite. Prudence chez l'enfant.

Surdosage : Risque d'effets généraux.

☞ *Sur prescription médicale.*

- SCHERING-PLOUGH

Forme	Dosage	N. d'unités	Prix	Prix/jour	Liste	Remb. S.S.	Comm.
Crème	0,05 %	30 g	30,60*	–	1	0 %	1988
Pommade	0,05 %	30 g	30,60*	–	1	0 %	1988

ACNESTROL ★

- **Composition :** Broparestrol, pyridoxine, hexachlorophène.
- **Domaine :** Dermatologie.
- **Activité :** Antiacnéique. Antiseptique local. Estrogénique.

Indications : Proposé comme traitement d'appoint de l'acné avec séborrhée.

Contre-indications : Hypersensibilité à un constituant. Jeune enfant de sexe masculin.

Effets indésirables : Possibilité d'irritation locale. Possibilité d'effets généraux.

☞ *Sur prescription médicale.*

- POIRIER

Forme	Dosage	N. d'unités	Prix	Prix/jour	Liste	Remb. S.S.	Comm.
Émulsion locale	–	80 g	26,90	–	2	65 %	1968

ACSET ★★★

- **Composition :** Facteur VII activé humain.
- **Domaine :** Hémostase.
- **Activité :** Facteur sanguin de la coagulation.

Indications : Traitement préventif ou curatif des hémorragies chez les hémophiles avec anticorps antifacteur VIII ou IX.

Contre-indications : Coagulation intravasculaire disséminée.

Effets indésirables : Risque de coagulation intravasculaire disséminée.

Précautions d'emploi : Administration en milieu spécialisé.

Interactions : Ne pas associer avec des antifibrinolytiques.

☞ *Usage hospitalier. En cours de mise sur le marché.*

- BIO-TRANSFUSION

Forme	Dosage	N. d'unités	Prix	Prix/jour	Liste	Remb. S.S.	Comm.
Flacon inj.	2 500 U	1	env. 3 500	–	–	100 %	1994
Flacon inj.	5 000 U	1	env. 7 000	–	–	100 %	1994

ACTAPULGITE ★★★

- **Composition :** Attapulgite de Mormoiron.
- **Domaine :** Gastro-entérologie.
- **Activité :** Pansement intestinal.
- **Classe :** Argile.

Indications : Traitement symptomatique des colopathies aiguës et chroniques avec diarrhée et météorisme.

Effets indésirables : Possibilité de constipation.

Précautions d'emploi : Prudence en cas de ralentissement du transit intestinal et de mégacôlon.

Interactions : Entraîne une diminution de l'absorption d'un grand nombre de médicaments. Il convient donc de respecter un délai de deux heures entre la prise du produit et d'autres traitements.

☞ *Vendu sans ordonnance.*

- BEAUFOUR

Forme	Dosage	N. d'unités	Prix	Prix/jour	Liste	Remb. S.S.	Comm.
Sachet	3 g	30	31,30	2 à 3	0	65 %	1963
Sachet	3 g	60	51,60	1,7 à 2,6	0	65 %	1963

ACTÉBRAL ★★

- **Composition :** Cyprodénate
- **Domaine :** Neuropsychiatrie
- **Activité :** Psychostimulant.
- **Classe :** Dérivé du déanol.

Indications : Asthénie du sujet âgé, de l'adulte et de l'enfant.

Contre-indications : Nourrisson.

Effets indésirables : Troubles digestifs, insomnie.

☞ *Vendu sans ordonnance.*

- BIOLOGIQUES DE L'ILE-DE-FRANCE

Forme	Dosage	N. d'unités	Prix	Prix/jour	Liste	Remb. S.S.	Comm.
Comprimé	100 mg	40	45,00*	2 à 5	0	0 %	1968

ACTI 5 ★

- **Composition :** Déanol, glutamate, acide ascorbique, magnésium, hespéridine, sorbitol.
- **Domaine :** Neuropsychiatrie. Métabolisme et nutrition.
- **Activité :** Psychostimulant. Antiasthénique.
- **Classe :** Dérivé du déanol.

Indications : Asthénies fonctionnelles.

Contre-indications : Épilepsie.

Effets indésirables : Insomnie, maux de tête. Diarrhée.

Précautions d'emploi : Ne pas utiliser

chez les sujets en cours de désintoxication alcoolique.

☞ *Vendu sans ordonnance.*

• PIERRE FABRE

Forme	Dosage	N. d'unités	Prix	Prix/jour	Liste	Remb. S.S.	Comm.
Amp. buv.	100 mg	30	81,50*	–	0	0 %	1993
Sirop	50 mg/c. à c.	125 ml	50,00*	–	0	0 %	1965

ACTICARBINE ★

• **Composition :** Charbon, papavérine.
• **Domaine :** Gastro-entérologie.
• **Activité :** Pansement gastro-intestinal.
• **Classe :** Charbon.

Indications : Colopathies fonctionnelles avec météorisme ou diarrhée.

Effets indésirables : Coloration noire des selles.

Précautions d'emploi : Tenir compte d'un apport de sucre dans le comprimé (0,42 g).

Interactions : Entraîne une diminution de l'absorption d'un grand nombre de médicaments. Il convient donc de respecter un délai de deux heures entre la prise du produit et d'autres traitements.

☞ *Vendu sans ordonnance.*

• ÉLERTÉ

Forme	Dosage	N. d'unités	Prix	Prix/jour	Liste	Remb. S.S.	Comm.
Comprimé	70 mg	42	13,20	1,4	0	35 %	1953
Comprimé	70 mg	84	20,00	1	0	35 %	1963

ACTIDILON ★★

• **Composition :** Triprolidine.
• **Domaine :** Allergie et immunologie.
• **Activité :** Antihistaminique H1.
• **Classe :** Antihistaminique anticholinergique.

Indications : Traitement symptomatique des manifestations allergiques : rhinite, conjonctivite, urticaire.

Contre-indications : Hypersensibilité au produit. Glaucome. Troubles urétro-prostatiques.

Effets indésirables : Somnolence diurne. Sécheresse de la bouche. Troubles urinaires, troubles visuels. Exceptionnellement confusion, mentale chez le sujet âgé.

Précautions d'emploi : Prudence chez le sujet âgé, l'insuffisant hépatique et rénal. Déconseillé chez la femme enceinte ou allaitant. L'absorption d'alcool est déconseillée.

Interactions : On observe une augmentation des effets secondaires lors d'association avec les dépresseurs du système nerveux central : alcool, antidépresseurs, anxiolytiques, neuroleptiques, hypnotiques, analgésiques. Ne pas associer avec d'autres produits anticholinergiques : atropine, antiparkinsoniens, disopyramide.

Surdosage : Entraîne soit un tableau d'excitation avec agitation, hallucinations, soit une dépression et un coma.

☞ *Vendu sans ordonnance.*

• WELLCOME

Forme	Dosage	N. d'unités	Prix	Prix/jour	Liste	Remb. S.S.	Comm.
Comprimé	2,5 mg	20	32,80*	–	0	0 %	1965

ACTIDILON CRÈME ★★

• **Composition :** Triprolidine.
• **Domaine :** Dermatologie.
• **Activité :** Antihistaminique H1. Antiprurigineux.
• **Classe :** Antihistaminique anticholinergique.

Indications : Affections cutanées d'origine allergique : prurit anal ou vulvaire, urticaire, piqûres d'insectes.

Contre-indications : Hypersensibilité au produit. Dermatoses infectées.

Effets indésirables : Risque de sensibilisation cutanée. Photosensibilisation.

☞ *Vendu sans ordonnance.*

• WELLCOME

Forme	Dosage	N. d'unités	Prix	Prix/jour	Liste	Remb. S.S.	Comm.
Crème	0,2 %	15 g	29,50*	–	0	0 %	1965

ACTIDILON-HYDROCORTISONE ★

- **Composition :** Triprolidine, hydrocortisone.
- **Domaine :** Dermatologie.
- **Activité :** Antihistaminique H1. Antiprurigineux. Anti-inflammatoire local.
- **Classe :** Antihistaminique anticholinergique. Anti-inflammatoire stéroïdien.

Indications : Affections cutanées d'origine allergique : prurit anal ou vulvaire, urticaire, piqûres d'insectes.

Contre-indications : Hypersensibilité au produit. Dermatoses infectées.

Effets indésirables : Risque de sensibilisation cutanée. Photosensibilisation. Atrophie cutanée.

Précautions d'emploi : Traitement de courte durée.

☞ *Sur prescription médicale.*

- WELLCOME

Forme	Dosage	N. d'unités	Prix	Prix/jour	Liste	Remb. S.S.	Comm.
Crème	–	15 g	28,10*	–	1	0 %	1965

ACTIFED ★★

- **Composition :** Triprolidine, pseudœphédrine, paracétamol.
- **Domaine :** ORL.
- **Activité :** Antihistaminique H1. Vasoconstricteur rhino-pharyngé. Antalgique. Antipyrétique.
- **Classe :** Antihistaminique anticholinergique. Stimulant alpha-adrénergique. Paracétamol.

Indications : Traitement symptomatique des affections aiguës rhino-pharyngées et des états grippaux avec hypersécrétion nasale, fièvre, maux de tête, etc.

Contre-indications : Hypersensibilité au produit. Enfant de moins de 6 mois. Traitement par les antidépresseurs de type IMAO. Antécédents de glaucome, de troubles vésico-prostatiques.

Effets indésirables : Nervosité, insomnie, sécheresse de la bouche, troubles de la vision, troubles urinaires, palpitations.

Précautions d'emploi : Prudence chez le sujet âgé et chez les patients présentant une hypertension, des troubles du rythme cardiaque, des antécédents d'infarctus du myocarde, de troubles vésico-prostatiques. Non conseillé chez la femme enceinte ou allaitant. Donne une réaction positive au contrôle antidopage.

Interactions : Ne pas associer aux antidépresseurs de type IMAO ni à certains antihypertenseurs. Les effets secondaires risquent d'être augmentés en cas d'association avec tout autre dépresseur du système nerveux central : hypnotiques, anxiolytiques, neuroleptiques, etc.

Surdosage : Entraîne une dépression puis une stimulation du système nerveux : hallucinations, convulsions imposant une surveillance hospitalière.

☞ *Vendu sans ordonnance.*

- WARNER WELLCOME

Forme	Dosage	N. d'unités	Prix	Prix/jour	Liste	Remb. S.S.	Comm.
Comprimé	–	20	32,80*	4,5	0	0 %	1977
Sol. buv.	–	100 ml	32,80*	2 à 6	0	0 %	1977

ACTILYSE ★★★

- **Composition :** Activateur tissulaire du plasminogène.
- **Domaine :** Hémostase.
- **Activité :** Thrombolytique.

Indications : Traitement de l'infarctus du myocarde en phase aiguë. Traitement de l'embolie pulmonaire aiguë massive.

Contre-indications : Patient âgé ou présentant des troubles de la coagulation. Hémorragie ou accident vasculaire cérébral récent. Intervention chirurgicale récente. Hypertension artérielle sévère.

Effets indésirables : Hémorragie au point d'injection. Hémoptysie, hématurie, hématémèse. Accidents vasculaires cérébraux hémorragiques.

Précautions d'emploi : Le traitement sera commencé le plus rapidement possible et poursuivi en centre spécialisé de réanimation.

Interactions : L'association aux anticoagulants augmente le risque hémorragique.

Surdosage : Le surdosage sera contrôlé en centre spécialisé.

☞ *Sur prescription médicale et utilisation hospitalière.*

• BŒHRINGER INGELHEIM

Forme	Dosage	N. d'unités	Prix	Prix/jour	Liste	Remb. S.S.	Comm.
Flacon inj.	10 mg	1	Hôp.		1	Hôp.	1992
Flacon inj.	20 mg	1	Hôp.		1	Hôp.	1987
Flacon inj.	50 mg	1	Hôp.		1	Hôp.	1987

ACTIPHOS ★

- **Composition :** Phosphore, lithium, calcium, magnésium, manganèse, sodium, fer.
- **Domaine :** Nutrition et métabolisme.
- **Activité :** Antiasthénique. Acidifiant urinaire.
- **Classe :** Phosphore.

Indications : Utilisé dans le traitement de l'asthénie fonctionnelle, en l'absence d'activité démontrée.

Contre-indications : Insuffisance rénale. Lithiase urique ou calcique. Ulcère gastro-duodénal évolutif.

Précautions d'emploi : A utiliser dilué. Le traitement sera toujours de courte durée.

Interactions : Ne pas associer à la prise de tétracycline.

☞ *Vendu sans ordonnance.*

• THÉRAPLIX

Forme	Dosage	N. d'unités	Prix	Prix/jour	Liste	Remb. S.S.	Comm.
Amp. buv.	–	14	13,90*	–	0	0 %	1943
Amp. buv.	–	30	24,20*	–	0	0 %	1943

ACTISOUFRE ★

- **Composition :** Sulfure de sodium, levure.
- **Domaine :** ORL.
- **Activité :** Trophique.

Indications : *Voie nasale* : traitement d'appoint de la rhinorrhée au cours des rhinites aiguës ou chroniques. *Voie orale* : états inflammatoires associés à une infection des voies aériennes supérieures, en l'absence d'activité démontrée.

Contre-indications : Intolérance au soufre.

Effets indésirables : Gastralgies.

Précautions d'emploi : Traitement de courte durée.

☞ *Vendu sans ordonnance.*

• SÉROZYM

Forme	Dosage	N. d'unités	Prix	Prix/jour	Liste	Remb. S.S.	Comm.
Sol. nasale/ orale	–	30 amp.	33,90	–	0	35 %	1981

ACTISPIRINE ★★★

- **Composition :** Acide acétylsalicylique.
- **Domaine :** Algologie.
- **Activité :** Antalgique périphérique.
- **Classe :** Aspirine et dérivés

Indications : Traitement symptomatique des affections douloureuses ou fébriles.

Contre-indications : Ulcère gastro-duodénal, maladie hémorragique. Hypersensibilité à l'aspirine. Certains asthmes. Dernier trimestre de la grossesse.

Effets indésirables : Bourdonnements d'oreille, douleurs abdominales, gastralgies. Plus rarement, ulcérations digestives avec hémorragies responsables d'une anémie. Syndromes hémorragiques avec épistaxis, ecchymoses, purpura. Accidents de sensibilisation : urticaire, asthme.

Précautions d'emploi : Prudence chez les patients présentant un asthme, des antécédents d'hémorragies. Prudence chez le patient prenant un traitement anticoagulant. Chez la femme enceinte, l'aspirine n'est pas contre-indiquée lors des deux premiers trimestres de la grossesse.

Interactions : L'aspirine potentialise l'action des anticoagulants, des antiagrégants plaquettaires, des antidiabétiques hypoglycémiants. L'aspirine peut réduire l'action de certains traitements.

Surdosage : Grave, surtout chez l'enfant, entraînant des désordres métaboliques avec troubles respiratoires pouvant provoquer la mort. L'hospitalisation s'impose d'urgence.

☞ *Vendu sans ordonnance.*

• MILLOT-SOLAC

Forme	Dosage	N. d'unités	Prix	Prix/jour	Liste	Remb. S.S.	Comm.
Gélule	400 mg	50	21,20	0,8 à 3	0	65 %	1988

ACTITONIC ★

- **Composition :** L-histidine, L-lysine, hydrogénophosphate de calcium, acide phosphorique.
- **Domaine :** Nutrition et métabolisme.
- **Activité :** Antiasthénique. Acidifiant urinaire.
- **Classe :** Acides aminés. Phosphore.

Indications : Utilisé dans le traitement de l'asthénie fonctionnelle symptomatique.

Contre-indications : Insuffisance rénale. Lithiase urique ou calcique. Ulcère gastroduodénal évolutif.

Précautions d'emploi : A utiliser dilué. Le traitement sera toujours de courte durée.

Interactions : Ne pas associer à la prise de tétracycline. A prendre à distance des pansements gastro-intestinaux.

☞ *Vendu sans ordonnance.*

• AMIDO

Forme	Dosage	N. d'unités	Prix	Prix/jour	Liste	Remb. S.S.	Comm.
Amp. buv. adulte	–	18	52,00*	–	0	0 %	1960
Amp. buv. enfant	–	20	47,00*	–	0	0 %	1966

ACTOSOLV UROKINASE ★★★

- **Composition :** Urokinase.
- **Domaine :** Hémostase.
- **Activité :** Thrombolytique.
- **Classe :** Activateur du plasminogène.

Indications : Traitement des thromboses artérielles ou veineuses récentes : embolies artérielles.

Contre-indications : Patient âgé ou présentant des troubles de la coagulation. Hémorragie ou accident vasculaire cérébral récent. Intervention chirurgicale récente. Hypertension artérielle sévère.

Effets indésirables : Poussée fébrile. Hémorragie au point d'injection. Hémoptysie, hématurie, hématémèse. Accidents vasculaires cérébraux hémorragiques.

Précautions d'emploi : Le traitement sera toujours suivi en centre spécialisé.

Interactions : L'association aux anticoagulants nécessite une surveillance étroite de la coagulation.

Surdosage : Le surdosage sera contrôlé en centre spécialisé.

☞ *Sur prescription médicale et utilisation hospitalière.*

• HŒCHST

Forme	Dosage	N. d'unités	Prix	Prix/jour	Liste	Remb. S.S.	Comm.
Flacon inj.	100 000 U	1	Hôp.	–	1	Hôp.	1986
Flacon inj.	600 000 U	1	Hôp.	–	1	Hôp.	1986

ACTRON ★★

- **Composition :** Acide acétylsalicylique, paracétamol, caféine, bicarbonate de soude.
- **Domaine :** Algologie.
- **Activité :** Antalgique périphérique.
- **Classe :** Aspirine et dérivés, associés.

Indications : Traitement symptomatique des affections douloureuses ou fébriles.

Contre-indications : Ulcère gastro-duodénal, maladie hémorragique. Hypersensibilité à l'aspirine. Certains asthmes. Dernier trimestre de la grossesse. Insuffisance hépatique sévère.

Effets indésirables : Bourdonnements d'oreille, douleurs abdominales, gastralgies. Plus rarement, ulcérations digestives avec hémorragies responsables d'une anémie. Syndromes hémorragiques avec épistaxis, ecchymoses, purpura. Accidents de sensibilisation : urticaire, asthme.

Précautions d'emploi : Prudence chez les patients présentant un asthme, des antécédents d'hémorragies. Prudence chez le patient prenant un traitement anticoagulant. Chez la femme enceinte, l'aspirine n'est pas contre-indiquée lors des deux premiers trimestres de la grossesse. Chez les patients suivant un régime sans sel, tenir compte du fait que chaque comprimé apporte l'équivalent d'un gramme de sel.

Interactions : Potentialise l'action des anticoagulants, des antiagrégants plaquettaires, des antidiabétiques hypoglycémiants, de certains diurétiques. L'aspirine peut réduire l'action de certains traitements, en particulier celle des anti-inflammatoires non stéroïdiens.

Surdosage : Peut entraîner des désordres métaboliques, une nécrose hépatique, imposant l'hospitalisation.

☞ *Vendu sans ordonnance.*

• BAYER PHARMA

Forme	Dosage	N. d'unités	Prix	Prix/jour	Liste	Remb. S.S.	Comm.
Comprimé	267 mg	20	29,30*	–	0	0 %	1967
Comprimé	267 mg	30	34,80*	–	0	0 %	1967

ACUILIX ★★★

- **Composition :** Quinapril, hydrochlorothiazide.
- **Domaine :** Cardio-vasculaire.
- **Activité :** Antihypertenseur. Vasodilatateur. Diurétique.
- **Classe :** Inhibiteur de l'enzyme de conversion, associé.

Indications : Hypertension artérielle.

Contre-indications : Non conseillé chez la femme enceinte ou allaitant. Hypersensibilité aux sulfamides. Hyponatrémie.

Effets indésirables : Toux, fatigue, nausées, éruptions cutanées, prurit, œdème de la face et des extrémités. Hypotension artérielle Déshydratation avec hypotension. Perte de potassium importante pouvant entraîner des crampes, parfois des troubles du rythme cardiaque. Éruptions cutanées. Hypercalcémie. Exceptionnellement, modification de la formule sanguine.

Précautions d'emploi : En cas d'insuffisance rénale ou chez le sujet âgé, réduire la posologie. Surveiller régulièrement la fonction rénale. Donne une réaction positive au contrôle antidopage.

Interactions : Majore l'effet de tous les produits hypotenseurs : neuroleptiques, antidépresseurs. Peut modifier la concentration de lithium dans le sang chez les patients traités par ce produit. Peut entraîner des troubles du rythme cardiaque avec certains médicaments : antiarythmiques, digitaliques. Associer avec une grande prudence aux anti-inflammatoires, à certains antibiotiques.

Surdosage : Entraîne hypotension avec hyponatrémie et hypokaliémie pouvant aboutir à une anurie.

☞ *Sur prescription médicale.*

• PARKE-DAVIS

Forme	Dosage	N. d'unités	Prix	Prix/jour	Liste	Remb. S.S.	Comm.
Comprimé	–	28	116,50	2 à 4	1	65 %	1994

ACUITEL ★★★

- **Composition :** Quinapril.
- **Domaine :** Cardio-vasculaire.
- **Activité :** Antihypertenseur. Vasodilatateur.
- **Classe :** Inhibiteur de l'enzyme de conversion.

Indications : Hypertension artérielle. Insuffisance cardiaque.

Contre-indications : Non conseillé chez la femme enceinte ou allaitant.

Effets indésirables : Toux, fatigue, nausées, éruptions cutanées, prurit, œdème de la face et des extrémités. Augmentation temporaire de l'urée et de la créatinine sanguine, parfois de la kaliémie. Hypotension artérielle chez les patients suivant un régime sans sel ou prenant un diurétique. Exceptionnellement modification de la formule sanguine.

Précautions d'emploi : En cas d'insuffisance rénale ou chez le sujet âgé, réduire la posologie.

Interactions : Ne pas associer à des produits entraînant une hyperkaliémie : certains diurétiques, sels de potassium. Majore l'effet de tous les produits hypotenseurs : neuroleptiques, antidépresseurs.

Surdosage : Une surveillance de la tension artérielle s'impose.

☞ *Sur prescription médicale.*

• PARKE-DAVIS

Forme	Dosage	N. d'unités	Prix	Prix/jour	Liste	Remb. S.S.	Comm.
Comprimé	20 mg	28	122,60	2 à 9	1	65 %	1990
Comprimé	5 mg	28	49,40	2 à 5	1	65 %	1990

ACUPAN ★★★

• **Composition :** Néfopam.
• **Domaine :** Algologie.
• **Activité :** Antalgique central.
• **Classe :** Non classé.

Indications : Traitement symptomatique des affections douloureuses.

Contre-indications : Antécédents de convulsions. Adénome de la prostate, glaucome.

Effets indésirables : Somnolence, nausées, malaise, sécheresse de la bouche, palpitations, excitabilité.

Précautions d'emploi : Prudence chez l'insuffisant rénal ou hépatique. Contre-indiqué chez la femme enceinte ou allaitant.

Interactions : Avec tous les produits cholinergiques : antiparkinsoniens, antidépresseurs, antihistaminiques, neuroleptiques.

Surdosage : Entraîne des convulsions avec hallucinations, imposant l'hospitalisation.

☞ *Sur prescription médicale.*

• 3M SANTÉ

Forme	Dosage	N. d'unités	Prix	Prix/jour	Liste	Remb. S.S.	Comm.
Amp. inj.	20 mg	5	27,50	5 à 22	1	65 %	1983

ADALATE ★★★

• **Composition :** Nifédipine.
• **Domaine :** Cardio-vasculaire.
• **Activité :** Antiangoreux. Antihypertenseur. Vasodilatateur.
• **Classe :** Antagoniste calcique. Dihydropyridine.

Indications : Angine de poitrine. Hypertension artérielle.

Contre-indications : Femme enceinte ou allaitant.

Effets indésirables : Maux de tête, rougeur du visage, bouffées de chaleur. Œdèmes des membres inférieurs. Fatigue, hypotension orthostatique. Inflammation des gencives.

Précautions d'emploi : Prudence chez les patients présentant une insuffisance cardiaque grave.

Interactions : Potentialisation des effets des autres antihypertenseurs : alphabloquants, bêtabloquants. Possibilité d'interaction avec la cimétidine, la phénitoïne, la cyclosporine.

Surdosage : Entraîne une augmentation de la fréquence cardiaque, une hypotension imposant la surveillance en centre spécialisé.

☞ *Sur prescription médicale.*

• BAYER PHARMA

Forme	Dosage	N. d'unités	Prix	Prix/jour	Liste	Remb. S.S.	Comm.
Amp. inj.	0,2 mg	1	Hôp.	–	1	Hôp.	1987
Capsule	10 mg	30	32,80	3 à 6	1	65 %	1979
Capsule	10 mg	90	74,90	2,5 à 5	1	65 %	1979
Comprimé LP	20 mg	30	57,30	3,8	1	65 %	1985

ADANCOR ★★★

- **Composition :** Nicorandil.
- **Domaine :** Cardio-vasculaire.
- **Activité :** Antiangineux. Antihypertenseur.
- **Classe :** Activateur potassique.

Indications : Traitement préventif de la crise d'angine de poitrine d'effort.

Contre-indications : Hypersensibilité au produit. Hypotension artérielle. Insuffisance ventriculaire gauche sévère.

Effets indésirables : Maux de tête en début de traitement. Hypotension artérielle, accélération cardiaque.

Précautions d'emploi : Non conseillé chez la femme enceinte ou allaitant.

Interactions : Potentialisation des hypotenseurs vasodilatateurs et de l'hypotension des antidépresseurs tricycliques.

Surdosage : Entraîne une chute tensionnelle avec accélération cardiaque.

☞ *Sur prescription médicale.*

- MERCK-CLÉVENOT

Forme	Dosage	N. d'unités	Prix	Prix/jour	Liste	Remb. S.S.	Comm.
Comprimé	10 mg	30	55,10	6,4	1	65 %	1994
Comprimé	20 mg	30	95,90	6 à 12	1	65 %	1994

ADENA C 500 ★

- **Composition :** Acide désoxyribonucléique. Citrate de magnésium, vitamine C.
- **Domaine :** Nutrition et métabolisme.
- **Activité :** Antiasthénique. Vitamine hydrosoluble.
- **Classe :** Vitamine C.

Indications : Utilisé dans le traitement de l'asthénie fonctionnelle, en l'absence d'activité spécifique démontrée.

Précautions d'emploi : Le traitement sera toujours de courte durée.

☞ *Vendu sans ordonnance.*

- INNOTHÉRA

Forme	Dosage	N. d'unités	Prix	Prix/jour	Liste	Remb. S.S.	Comm.
Comprimé	–	30	77,00*	–	0	0 %	1963

ADÉNOCYNÉSINE ❍

- **Composition :** Chelidonium, China, Conium maculatum, Crataegus, Hydrastis 3 DH aa.
- **Domaine :** Nutrition et métabolisme.
- **Activité :** Divers

Indications : Utilisé comme dépuratif.

☞ *Vendu sans ordonnance.*

- BOIRON

Forme	Dosage	N. d'unités	Prix	Prix/jour	Liste	Remb. S.S.	Comm.
Sol. buvable	–	15 ml	23,50*	1,5	0	0 %	–

ADÉNYL ★★

- **Composition :** Adényl phosphate.
- **Domaine :** Cardio-vasculaire.
- **Activité :** Veinotonique.

Indications : Signes fonctionnels de l'insuffisance veino-lymphatique : jambes lourdes, œdèmes, crampes. Signes fonctionnels de la crise hémorroïdaire.

Précautions d'emploi : Déconseillé chez la femme enceinte ou allaitant.

☞ *Vendu sans ordonnance.*

- WYETH FRANCE

Forme	Dosage	N. d'unités	Prix	Prix/jour	Liste	Remb. S.S.	Comm.
Comprimé	60 mg	30	51,60	3,4	0	35 %	1993

ADEPAL ★★★

- **Composition :** Lévonorgestrel, éthinylestradiol.
- **Domaine :** Gynécologie.
- **Activité :** Contraceptif hormonal.
- **Classe :** Estro-progestatif, minidosé et biphasique.

Indications : Contraception orale. Dysménorrhées.

Contre-indications : *Absolues.* Maladies ou antécédents thrombo-emboliques. Maladies cardio-vasculaires. Hypertension artérielle. Atteintes cérébro-vasculaires. Tumeurs malignes du sein et de l'utérus. Maladies hépatiques. Hémorragies génitales d'origine non précisée. Grossesse. *Relatives.* Diabète, hyperlipémie. Obésité. Tumeurs bénignes du sein et de l'utérus : fibrome. Galactorrhée. Prurit récidivant lors d'une grossesse. Allaitement.

Effets indésirables : *Bénins* : nausées, prise de poids, tension mammaire. Chloasma, acné, jambes lourdes. Saignements intermenstruels, aménorrhée. Modification de la libido. *Graves, devant faire interrompre le traitement* : hypertension artérielle, accidents cardio-vasculaires et thrombo-emboliques. Diabète. Maux de tête importants, vertiges, modification de la vision, convulsions. Galactorrhée. Adénome hépatique. Lithiase biliaire. Aménorrhée post-thérapeutique.

Précautions d'emploi : Avant traitement faire un examen clinique : poids, tension, seins, utérus, et des examens biologiques : frottis vaginal, glycémie, cholestérol, triglycérides. Administration séquentielle : 1 comprimé blanc pendant 7 jours, 1 comprimé rose pendant 14 jours, enfin 7 jours d'arrêt.

Interactions : L'efficacité contraceptive est diminuée en cas d'association avec rifampicine, barbituriques, certains antiépileptiques.

☞ *Sur prescription médicale.*

- WYETH FRANCE

Forme	Dosage	N. d'unités	Prix	Prix/jour	Liste	Remb. S.S.	Comm.
Comprimé	–	21x1	10,00	0,48	1	65 %	1976
Comprimé	–	21x3	25,90	0,41	1	65 %	1976

ADIAZINE ★★★

- **Composition :** Sulfadiazine.
- **Domaine :** Infectiologie.
- **Activité :** Anti-infectieux.
- **Classe :** Sulfamide.

Indications : Infections aux germes suivants : streptocoques, méningocoques, Haemophilus, shigelles, toxoplasmes, Pneumocystis, Nocardia, etc. Traitement préventif et curatif des méningites à méningocoques. Traitement de la toxoplasmose et des nocardioses.

Contre-indications : Hypersensibilité aux sulfamides. Nourrisson.

Effets indésirables : Troubles digestifs, nausées, gastralgies. Réactions allergiques : urticaire, choc, etc. Troubles hématologiques. Risque de précipitation urinaire.

Précautions d'emploi : Prudence en cas d'insuffisance hépatique ou rénale. Non conseillé chez la femme enceinte ou allaitant. Boire en quantité suffisante.

Interactions : Peut potentialiser les anticoagulants oraux.

☞ *Sur prescription médicale.*

- DOMS-ADRIAN

Forme	Dosage	N. d'unités	Prix	Prix/jour	Liste	Remb. S.S.	Comm.
Comprimé	500 mg	20	17,90	7 à 11	1	65 %	1945

ADN BIOSTABILEX ★★

- **Composition :** Désoxyribonucléate de sodium.
- **Domaine :** Hématologie.
- **Activité :** Antineutropénique.

Indications : Traitement des neutropénies (diminution des globules blancs polynucléaires) chez les patients recevant une chimiothérapie ou une radiothérapie anticancéreuse. Retard de cicatrisation, nécroses.

☞ *Vendu sans ordonnance.*

- BIOSTABILEX

Forme	Dosage	N. d'unités	Prix	Prix/jour	Liste	Remb. S.S.	Comm.
Comprimé	150 mg	30	39,65*	–	0	0 %	1966

ADN MAYOLY SPINDLER

- **Composition :** Acide désoxyribonucléique extrait de laitance de poisson.
- **Domaine :** Nutrition et métabolisme.
- **Activité :** Antiasthénique.

Indications : Utilisé dans le traitement de l'asthénie fonctionnelle, en l'absence d'activité spécifique démontrée.

Précautions d'emploi : Le traitement sera toujours de courte durée.

☞ *Vendu sans ordonnance.*

- MAYOLY SPINDLER

Forme	Dosage	N. d'unités	Prix	Prix/jour	Liste	Remb. S.S.	Comm.
Gélule	150 mg	–	Libre	–	0	0 %	–

ADRÉNALINE AGUETTANT ★★★

- **Composition :** Épinéphrine.
- **Domaine :** Cardio-vasculaire.
- **Activité :** Antihypotenseur.
- **Classe :** Stimulant alpha et bêta-adrénergique. Amine sympathomimétique.

Indications : État de choc, quelle qu'en soit l'origine.

Contre-indications : Insuffisance coronaire. Troubles du rythme, surtout ventriculaires. Cardiopathie obstructive.

Effets indésirables : Crise angineuse. Accélération cardiaque. Troubles du rythme.

Précautions d'emploi : Médicament d'urgence, nécessitant une surveillance et un « remplissage vasculaire » par perfusion.

Interactions : Ne pas associer à certains anesthésiques gazeux, à certains antidépresseurs imipraminiques ou IMAO.

Surdosage : Entraîne des troubles du rythme, une vasoconstriction généralisée et parfois la mort.

☞ *Sur prescription médicale.*

- AGUETTANT

Forme	Dosage	N. d'unités	Prix	Prix/jour	Liste	Remb. S.S.	Comm.
Amp. inj.	0,25 mg	10	27,25*	–	1	0 %	1967
Amp. inj.	0,5 mg	10	27,45*	–	1	0 %	1987
Amp. inj.	1 mg	10	27,65*	–	1	0 %	1966

ADRÉNALINE BRUNEAU ★★★

- **Composition :** Épinéphrine.
- **Domaine :** Cardio-vasculaire.
- **Activité :** Antihypotenseur.
- **Classe :** Stimulant alpha et bêta-adrénergique. Amines sympathomimétiques.

Indications : État de choc, quelle qu'en soit l'origine.

Contre-indications : Insuffisance coronaire. Troubles du rythme, surtout ventriculaires. Cardiopathie obstructive.

Effets indésirables : Crise angineuse. Accélération cardiaque. Troubles du rythme.

Précautions d'emploi : Médicament d'urgence, nécessitant une surveillance et un « remplissage vasculaire » par perfusion.

Interactions : Ne pas associer à certains anesthésiques gazeux, à certains antidépresseurs imipraminiques ou IMAO.

Surdosage : Entraîne des troubles du rythme, une vasoconstriction généralisée et parfois la mort.

☞ *Sur prescription médicale.*

- BRAUN MÉDICAL

Forme	Dosage	N. d'unités	Prix	Prix/jour	Liste	Remb. S.S.	Comm.
Amp. inj.	1 mg	10	Hôp.	–	1	Hôp.	1987

ADRÉNALONE TÉTRACAÏNE GUILLON ★

- **Composition :** Adrénalone, tétracaïne.
- **Domaine :** Hémostase.
- **Activité :** Hémostatique local.

Indications : Hémorragies de surface. Épistaxis. Extraction dentaire hémorragique.

Contre-indications : Ne pas appliquer sur les plaies infectées.

Précautions d'emploi : Donne une réaction au contrôle antidopage.

☞ *Vendu sans ordonnance.*

- AÉROCID

Forme	Dosage	N. d'unités	Prix	Prix/jour	Liste	Remb. S.S.	Comm.
Poudre	5 %	5 g	30,00*	–	0	0 %	1955

ADRIBLASTINE ★★★

- **Composition :** Doxorubicine.
- **Domaine :** Cancérologie.
- **Activité :** Antinéoplasique. Cytostatique.
- **Classe :** Anthracycline.

Indications : Cancer du sein, du poumon, de la vessie, de l'ovaire, de l'estomac. Sarcome des os et des parties molles. Tumeurs solides de l'enfant. Maladie de Hodgkin, lymphomes non hodgkiniens. Leucémies aiguës et chroniques.

Contre-indications : Grossesse et allaitement. Patients présentant une insuffisance cardiaque.

Effets indésirables : Troubles digestifs : nausées, vomissements, diarrhée. Perte des cheveux. Troubles sanguins : anémie, leucopénie, thrombopénie. Troubles cardiaques avec modification de l'électrocardiogramme, insuffisance cardiaque progressive.

Précautions d'emploi : Prudence chez l'insuffisant hépatique. Nécessité d'une surveillance régulière de la formule sanguine afin de guider les administrations ultérieures. Des bilans cardiaques réguliers sont nécessaires : échographie, hémodynamique isotopique. Déconseillé chez la femme enceinte ou allaitant.

Interactions : La cyclophosphamide augmente la cardiotoxicité du produit. Le produit augmente l'hépatotoxicité de la mercaptopurine. Ne pas associer à la ciclosporine. Ne pas faire pendant le traitement de vaccination par des vaccins vivants.

☞ *Sur prescription médicale. Usage hospitalier.*

- PHARMACIA

Forme	Dosage	N. d'unités	Prix	Prix/jour	Liste	Remb. S.S.	Comm.
Fl. inj. voie IV	10 mg	1	106,20	–	1	100 %	1992
Fl. inj. voie IV	50 mg	1	416,80	–	1	100 %	1992
Fl. inj. voie IV	150 mg	1	Hôp.	–	1	Hôp.	1993
Sol. inj. perf.	10 mg	1	Hôp.	–	1	Hôp.	1992
Sol. inj. perf.	50 mg	1	Hôp.	–	1	Hôp.	1992
Sol. inj. perf.	200 mg	1	Hôp.	–	1	Hôp.	1993

ADRIGYL ★★★

- **Composition :** Colécalciférol ou vitamine D3.
- **Domaine :** Nutrition et métabolisme.
- **Activité :** Vitamine liposoluble.
- **Classe :** Vitamine D.

Indications : Traitement préventif et curatif du rachitisme. Tétanie et spasmophilie hypocalcémiques. Décalcifications de la femme enceinte et du vieillard. Ostéomalacie.

Contre-indications : Hypersensibilité à la vitamine D. Hypercalcémie, hypercalciurie, lithiase calcique.

Effets indésirables : L'apparition d'un effet secondaire doit faire craindre un surdosage.

Précautions d'emploi : Chez la femme allaitant, éviter les fortes doses.

Interactions : Ne pas associer plusieurs produits contenant de la vitamine D (huile de foie de morue).

Surdosage : Entraîne des troubles de l'appétit, des nausées, des vomissements, une soif intense traduisant une hypercalcémie qui peut entraîner une insuffisance rénale.

☞ *Vendu sans ordonnance.*

• DOMS-ADRIAN

Forme	Dosage	N. d'unités	Prix	Prix/jour	Liste	Remb. S.S.	Comm.
Sol. buv.	0,25 mg/ml	20 ml	16,30	–	0	65 %	1993

ADVIL ★★★

• **Composition :** Ibuprofène.
• **Domaine :** Algologie.
• **Activité :** Antalgique périphérique.
• **Classe :** Anti-inflammatoire non stéroïdien et dérivés.

Indications : Traitement symptomatique des affections douloureuses ou fébriles.

Contre-indications : Hypersensibilité à l'aspirine ou aux anti-inflammatoires non stéroïdiens. Ulcère gastro-duodénal. Insuffisance hépatique ou rénale sévère.

Effets indésirables : Toubles digestifs : gastralgies, hémorragies, ulcérations digestives. Réactions allergiques : asthme, éruptions cutanées. Beaucoup plus rarement, troubles hépatiques ou sanguins.

Précautions d'emploi : Prudence chez les sujets ayant des antécédents de hernie hiatale, d'ulcères digestifs ou d'hémorragie. Déconseillé au troisième trimestre de la grossesse et lors de l'allaitement.

Interactions : Potentialise les anticoagulants, les antiagrégants plaquettaires, les antidiabétiques oraux, la digoxine. Diminue l'activité des diurétiques et de certains antihypertenseurs.

Surdosage : En général sans gravité, mais une surveillance médicale s'impose.

☞ *Vendu sans ordonnance.*

• WHITEHALL

Forme	Dosage	N. d'unités	Prix	Prix/jour	Liste	Remb. S.S.	Comm.
Comprimé	200 mg	20	12,30	0,7 à 3,7	0	65 %	1987
Susp. buv.	20 mg/ml	200 ml	24,30	–	0	65 %	1994

AÉINE ★

• **Composition :** Phénobarbital, aubépine.
• **Domaine :** Neuropsychiatrie.
• **Activité :** Sédatif.
• **Classe :** Barbiturique.

Indications : Utilisé dans le traitement de l'anxiété et les troubles du sommeil.

Contre-indications : Ne pas utiliser chez l'enfant. Contre-indiqué en cas d'insuffisance respiratoire et de porphyrie. Chez les conducteurs de véhicules, il existe un risque de somnolence.

Effets indésirables : Essentiellement somnolence voire confusion chez le sujet âgé. Risques de phénomènes toxiques d'hypersensibilité (syndrome de Lyell).

Précautions d'emploi : La prise d'alcool est formellement déconseillée. N'est pas indiqué chez la femme enceinte ou allaitant. Peut potentialiser tout autre dépresseur du système nerveux central.

Interactions : Le phénobarbital contenu dans le produit risque de modifier l'action d'un grand nombre de médicaments : contraceptifs oraux, anticoagulants oraux, cardiotoniques, antidépresseurs, antiépileptiques, certains antibiotiques, antiarythmisants cardiaques, etc.

Surdosage : Le surdosage entraîne un coma avec troubles respiratoires, imposant l'hospitalisation d'urgence.

☞ *Vendu sans ordonnance.*

• GALLIER

Forme	Dosage	N. d'unités	Prix	Prix/jour	Liste	Remb. S.S.	Comm.
Comprimé	15 mg	30	26,00*	3,5	0	0 %	1943

AÉROCID

• **Composition :** Surrénine de porc, pancréatine de porc, poudre de foie, ergot de seigle.
• **Domaine :** Gastro-entérologie.
• **Activité :** Enzyme digestive.
• **Classe :** Enzymes pancréatiques.

Indications : Digestion difficile.

Contre-indications : Hypersensibilité aux protéines de porc.

☞ *Vendu sans ordonnance.*

• AÉROCID

Forme	Dosage	N. d'unités	Prix	Prix/jour	Liste	Remb. S.S.	Comm.
Comprimé	–	60	16,50	1,1	0	0 %	1934

AÉROPHAGYL ★★

• **Composition :** Hexaméthylène tétramine, bromure de sodium.
• **Domaine :** Gastro-entérologie.
• **Activité :** Anti-infectieux intestinal.

Indications : Traitement des manifestations digestives résultant de fermentations intestinales : météorisme, ballonnements.

Effets indésirables : Constipation Hypercalcémie. Somnolence, Manifestations cutanées.

☞ *Vendu sans ordonnance.*

• MONAL

Forme	Dosage	N. d'unités	Prix	Prix/jour	Liste	Remb. S.S.	Comm.
Comprimé	–	48	26,00	1 à 2	0	0 %	1927

AESTUS PC ❍

• **Composition :** Fucus vesiculosus, Fucus serratus, Fucus platycarpus, Corallina officinalis, Ascophyllum nodosum 6CH aa.
• **Domaine :** ORL.
• **Activité :** Divers.

Indications : Utilisé dans les laryngite chroniques.

☞ *Vendu sans ordonnance.*

• BOIRON

Forme	Dosage	N. d'unités	Prix	Prix/jour	Liste	Remb. S.S.	Comm.
Granule	–	4 g	19,90*	–	0	0 %	–

AETHONE ★

• **Composition :** Orthoformiate d'éthyle.
• **Domaine :** Pneumologie.
• **Activité :** Antitussif.
• **Classe :** Non opiacé.

Indications : Utilisé dans le traitement symptomatique des toux non productives.

Contre-indications : Alcooliques en cure de désintoxication.

Effets indésirables : Somnolence.

Précautions d'emploi : Ne pas prendr d'alcool pendant le traitement. Prudenc chez le sujet âgé.

Interactions : Ne pas associer aux psychotropes.

☞ *Vendu sans ordonnance.*

• BIOLOGIQUES DE L'ILE-DE-FRANCE

Forme	Dosage	N. d'unités	Prix	Prix/jour	Liste	Remb. S.S.	Comm.
Sol. buv.	50 %	30 ml	12,30	5 à 6	0	35 %	1913

AETOXISCLÉROL ★★★

• **Composition :** Polidocanol.
• **Domaine :** Cardio-vasculaire.
• **Activité :** Sclérosant veineux.

Indications : Sclérose des varices.

Contre-indications : Phlébites. Fièvre. Patient allergique.

Effets indésirables : Réaction d'intolérance locale. Pigmentation au poin d'injection.

Interactions : Risque de réactions générales avec le disulfiram utilisé pour les désintoxications alcooliques.

☞ *Sur prescription médicale. L'injectio ne doit être pratiquée que par un médecin.*

• DEXO

Forme	Dosage	N. d'unités	Prix	Prix/jour	Liste	Remb. S.S.	Comm.
Amp. inj.	0,5 %	5	40,45*	–	2	0 %	1976
Amp. inj.	2 %	5	47,45*	–	2	0 %	1976
Amp. inj.	3 %	5	49,70*	–	2	0 %	1976

AFÉBRYL ★★

- **Composition :** Acide acétylsalicylique, paracétamol, acide ascorbique.
- **Domaine :** Algologie.
- **Activité :** Antalgique périphérique.
- **Classe :** Aspirine et dérivés, associés.

Indications : Traitement symptomatique des affections douloureuses ou fébriles.

Contre-indications : Ulcère gastro-duodénal, maladie hémorragique. Hypersensibilité à l'aspirine. Certains asthmes. Dernier trimestre de la grossesse. Insuffisance hépatique sévère.

Effets indésirables : Bourdonnements d'oreille, douleurs abdominales, gastralgies. Plus rarement, ulcérations digestives avec hémorragies responsables d'une anémie. Syndromes hémorragiques avec épistaxis, ecchymoses, purpura. Accidents de sensibilisation : urticaire, asthme.

Précautions d'emploi : Prudence chez les patients présentant un asthme, des antécédents d'hémorragies. Prudence chez le patient prenant un traitement anticoagulant. Chez la femme enceinte, l'aspirine n'est pas contre-indiquée lors des deux premiers trimestres de la grossesse. Chez les patients suivant un régime sans sel, tenir compte du fait que chaque comprimé apporte l'équivalent de deux grammes de sel.

Interactions : Potentialise l'action des anticoagulants, des antiagrégants plaquettaires, des antidiabétiques hypoglycémiants, de certains diurétiques. L'aspirine peut réduire l'action de certains traitements, en particulier celle des anti-inflammatoires non stéroïdiens.

Surdosage : Peut entraîner des désordres métaboliques, une nécrose hépatique, imposant l'hospitalisation.

☞ *Vendu sans ordonnance.*

- GALÉPHAR

Forme	Dosage	N. d'unités	Prix	Prix/jour	Liste	Remb. S.S.	Comm.
Comprimé	300 mg	16	9,20	0,5 à 3,5	0	65 %	1991

AFÉRADOL ★★★

- **Composition :** Paracétamol.
- **Domaine :** Algologie.
- **Activité :** Antalgique périphérique.
- **Classe :** Paracétamol et dérivés.

Indications : Traitement symptomatique des affections douloureuses ou fébriles.

Contre-indications : Hypersensibilité au paracétamol. Insuffisance hépatique sévère.

Effets indésirables : Éruptions cutanées : urticaire, érythèmes. Exceptionnellement, diminution des plaquettes sanguines.

Précautions d'emploi : Peut être utilisé chez la femme enceinte ou allaitant. Chez le sujet suivant un régime sans sel tenir compte du fait que chaque comprimé effervescent apporte l'équivalent de 2,5 g de sel.

Interactions : Peut fausser les dosages du glucose et de l'acide urique dans le sang.

Surdosage : A une dose supérieure à 10 g chez l'adulte, le paracétamol peut entraîner une nécrose du foie. L'hospitalisation s'impose d'urgence.

☞ *Vendu sans ordonnance.*

- OBERLIN

Forme	Dosage	N. d'unités	Prix	Prix/jour	Liste	Remb. S.S.	Comm.
Compr. eff.	500 mg	16	20,15*	–	0	0 %	1985
Comprimé	500 mg	16	18,30*	–	0	0 %	1983

AGATHOL ★

- **Composition :** Oxyde de zinc, oxyde de titane, baume du Pérou, crésylol.
- **Domaine :** Dermatologie.
- **Activité :** Topique protecteur.

Indications : Utilisé dans les dermites irritatives : gerçures, engelures, brûlures superficielles.

Contre-indications : Hypersensibilité à un constituant. Lésions suintantes des plis.

Effets indésirables : Possibilité d'eczéma de contact.

Précautions d'emploi : Le produit peut favoriser l'infection. Veiller à l'asepsie de la lésion.

☞ *Vendu sans ordonnance.*

• IDERNE

Forme	Dosage	N. d'unités	Prix	Prix/jour	Liste	Remb. S.S.	Comm.
Pommade	–	56 g	26,50*	–	0	0 %	1923

AGICOR ★

- **Composition :** Acide salicylique.
- **Domaine :** Dermatologie.
- **Activité :** Kératolytique. Verrucide. Coricide.
- **Classe :** Acide salicylique.

Indications : Traitement des verrues, cors, durillons, œils-de-perdrix.

Contre-indications : Allergie aux salicylés.

Effets indésirables : Irritation locale en cas de débordement.

Précautions d'emploi : Protéger la peau saine.

☞ *Vendu sans ordonnance.*

• GRANDE CHARTREUSE

Forme	Dosage	N. d'unités	Prix	Prix/jour	Liste	Remb. S.S.	Comm.
Emplâtre	40 %	12	21,00*	–	0	0 %	–

AGIOLAX ★★ ✤

- **Composition :** Ispaghule, séné.
- **Domaine :** Gastro-entérologie.
- **Activité :** Laxatif stimulant. Laxatif de lest.
- **Classe :** Anthraquinonique.

Indications : Traitement symptomatique de la constipation associé aux mesures hygiéno-diététiques.

Contre-indications : Constipation récente inexpliquée persistante, n'ayant pas fait l'objet d'examens médicaux. Colopathies organiques inflammatoires. Syndrome occlusif. Douleurs abdominales. Enfant de moins de 6 ans.

Effets indésirables : Diarrhée. Douleurs abdominales. Mélanose recto-colique. Hypokaliémie. Maladie des laxatifs. Insuffisance rénale.

Précautions d'emploi : Pas d'utilisation prolongée. Non conseillé chez la femme allaitant.

Interactions : Ne pas associer aux laxatifs lubrifiants. Ne pas associer aux diurétiques hypokaliémiants, aux anti-inflammatoires corticoïdes. Ne pas associer à certains antiarythmisants : sotalol, quinidine, amiodarone. Prudence en cas d'association avec les digitaliques, les dérivés de la vincamine.

Surdosage : Entraîne une diarrhée et des troubles hydroélectrolytiques graves.

☞ *Vendu sans ordonnance. Présente des dangers en cas d'utilisation prolongée.*

• MADAUS

Forme	Dosage	N. d'unités	Prix	Prix/jour	Liste	Remb. S.S.	Comm.
Granulé	–	100 g	28,60*	–	0	0 %	–
Granulé	–	200 g	47,70*	–	0	0 %	–

A-GRAM ★★★

- **Composition :** Amoxicilline.
- **Domaine :** Infectiologie.
- **Activité :** Antibiotique.
- **Classe :** Pénicillines à spectre élargi.

Indications : Infections aux germes suivants : streptocoques A et D, pneumocoques, méningocoques, leptospires, Listeria, Clostridium, colibacille, Proteus, salmonelles, shigelles, Brucella, vibrions ou staphylocoques sensibles. Infections respiratoires, ORL, stomatologiques, rénales, uro-génitales, gynécologiques, digestives, biliaires, méningées ou septicémiques.

Contre-indications : Hypersensibilité aux pénicillines. Mononucléose infectieuse.

Effets indésirables : Manifestations allergiques : fièvre, urticaire, œdème de la face avec troubles respiratoires. Éruptions cutanées maculopapuleuses. Troubles digestifs : nausées, diarrhée, infections à levures.

Précautions d'emploi : Rechercher dans les antécédents des réactions anormales à un traitement antérieur par une pénicilline. Prudence chez l'insuffisant rénal. Chez la femme enceinte ou allaitant, le produit passe dans l'organisme de l'enfant.

Interactions : Association déconseillée : allopurinol.

☞ *Sur prescription médicale.*

• INAVA

Forme	Dosage	N. d'unités	Prix	Prix/jour	Liste	Remb. S.S.	Comm.
Comprimé eff.	500 mg	12	33,90	6	1	65 %	1987
Gélule	500 mg	12	33,60	6	1	65 %	1981
Susp. buv.	25 mg/ml	60 ml	13,70	2	1	65 %	1981
Susp. buv.	50 mg/ml	60 ml	22,20	4	1	65 %	1981
Susp. buv.	100 mg/ml	60 ml	34,70	6	1	65 %	1984

A-GRAM IM ★★★

• **Composition :** Amoxicilline.
• **Domaine :** Infectiologie.
• **Activité :** Antibiotique.
• **Classe :** Pénicillines à spectre élargi.

Indications : Infections aux germes suivants : streptocoques A et D, pneumocoques, méningocoques, leptospires, Listeria, Clostridium, colibacille, Proteus, salmonelles, shigelles, Brucella, vibrions ou staphylocoques sensibles. Infections respiratoires, ORL, stomatologiques, rénales, uro-génitales, gynécologiques, digestives, biliaires, méningées ou septicémiques.

Contre-indications : Hypersensibilité aux pénicillines. Mononucléose infectieuse.

Effets indésirables : Manifestations allergiques : fièvre, urticaire, œdème de la face avec troubles respiratoires. Éruptions cutanées maculopapuleuses. Troubles digestifs : nausées, diarrhée, infections à levures.

Précautions d'emploi : Rechercher dans les antécédents des réactions anormales à un traitement antérieur par une pénicilline. Prudence chez l'insuffisant rénal. Chez la femme enceinte ou allaitant, le produit passe dans l'organisme de l'enfant.

Interactions : Association déconseillée : allopurinol.

☞ *Sur prescription médicale.*

• INAVA

Forme	Dosage	N. d'unités	Prix	Prix/jour	Liste	Remb. S.S.	Comm.
Flacon inj.	1 g	1	14,50	29	1	65 %	1987
Flacon inj.	500 mg	1	10,40	20	1	65 %	1987

AGRÉAL ★★

• **Composition :** Véralipride.
• **Domaine :** Gynécologie.
• **Activité :** Traitement de la ménopause. Stimule la prolactine.
• **Classe :** Antagoniste de la dopamine. Neuroleptique.

Indications : Traitement des bouffées de chaleur, associées aux manifestations psychofonctionnelles de la ménopause.

Contre-indications : Hyperprolactinémie ou adénome à prolactine. Hypertension par tumeur de la surrénale.

Effets indésirables : Somnolence, prise de poids. Galactorrhée. Mouvements anormaux de la face et du cou.

Précautions d'emploi : Surveillance mammaire.

Surdosage : Entraîne des mouvements anormaux.

☞ *Sur prescription médicale.*

• DELAGRANGE

Forme	Dosage	N. d'unités	Prix	Prix/jour	Liste	Remb. S.S.	Comm.
Gélule	100 mg	20	56,40	3	1	35 %	1980

AGYRAX ★★★

• **Composition :** Méclozine.
• **Domaine :** Neuropsychiatrie.
• **Activité :** Antivertigineux. Antiémétique.
• **Classe :** Anticholinergique. Pipérazine.

Indications : Crise vertigineuse.

Contre-indications : Adénome de la prostate, glaucome.

Effets indésirables : Sécheresse de la bouche, somnolence, troubles visuels, troubles urinaires.

Précautions d'emploi : La prise d'alcool est déconseillée. Ne pas administrer à la femme enceinte.

Interactions : Potentialise tous les dépresseurs du système nerveux central et toutes les substances anticholinergiques.

Surdosage : Entraîne une sédation, des troubles digestifs justifiant l'hospitalisation.

☞ *Vendu sans ordonnance.*

• VEDIM

Forme	Dosage	N. d'unités	Prix	Prix/jour	Liste	Remb. S.S.	Comm.
Comprimé	25 mg	15	17,80	1 à 4	0	65 %	1992

AIGLONYL ★★★

• **Composition :** Sulpiride.
• **Domaine :** Neuropsychiatrie.
• **Activité :** Neuroleptique.
• **Classe :** Benzamide substitué.

Indications : Névroses avec inhibition.

Contre-indications : Rares formes d'hypertension dues à une tumeur de la surrénale.

Effets indésirables : Sédation, somnolence diurne, hypotension. Rigidité musculaire, mouvements anormaux de la tête et de la langue. Troubles des règles, croissance des seins, impuissance ou frigidité.

Précautions d'emploi : La prudence s'impose chez le sujet âgé et chez la femme enceinte ou allaitant. La prise d'alcool est formellement contre-indiquée.

Interactions : Le produit potentialise tous les dépresseurs du système nerveux central, les antihypertenseurs. Il antagonise les effets de la lévodopa, utilisée dans le traitement de la maladie de Parkinson.

Surdosage : Entraîne d'abord des mouvements anormaux puis un coma avec rigidité imposant l'hospitalisation

☞ *Sur prescription médicale.*

• FUMOUZE

Forme	Dosage	N. d'unités	Prix	Prix/jour	Liste	Remb. S.S.	Comm.
Gélule	50 mg	30	30,50	2 à 4	1	65 %	1984
Sol. buv.	5 mg/ml	200 ml	22,10	1 à 2	1	65 %	1984

AINSCRID 75MG LP ★★★

• **Composition :** Indométacine.
• **Domaine :** Inflammation.
• **Activité :** Anti-inflammatoire.
• **Classe :** Anti-inflammatoire non stéroïdien. Indoliques.

Indications : Traitement symptomatique des rhumatismes inflammatoires chroniques : polyarthrite chronique, pelvispondylite. Poussées aiguës des tendinites, synovites, arthroses, lombalgies, arthrites microcristallines : goutte. Manifestations inflammatoires en traumatologie ou en chirurgie orthopédique. Traitement de certaines fièvres. Règles douloureuses.

Contre-indications : Hypersensibilité au produit. Ulcère gastro-duodénal évolutif ou récidivant. Insuffisance rénale ou hépatique grave. Enfant de moins de 15 ans.

Effets indésirables : Troubles digestifs : nausées, vomissements, ulcère gastro-duodénal, hémorragie digestive. Maux de tête, bourdonnements d'oreille, vertiges, somnolence. Œdèmes, hypertension artérielle. Réactions allergiques : éruptions cutanées, prurit, urticaire, asthme. Troubles hépatiques. Troubles sanguins. Troubles oculaires ou auditifs.

Précautions d'emploi : Prendre le produit au cours des repas, si possible le soir. Déconseillé chez la femme enceinte ou allaitant. Prudence chez le sujet âgé et chez l'insuffisant cardiaque ou rénal. Prudence chez le patient ayant des antécédents psychiatriques. Un régime sans sel s'impose. Une surveillance du poids et du volume urinaire est utile en début de traitement.

Interactions : Ne pas associer à d'autres produits modifiant l'hémostase : anticoagulants oraux, aspirine, ticlopidine, autres anti-inflammatoires. Ne pas associer car augmentation des effets toxiques : lithium, méthotrexate, diflunisal. Peut perturber l'activité des antihypertenseurs. L'efficacité des stérilets peut être diminuée. Prendre les antiacides et pansements gastro-intestinaux à distance de la prise du produit.

☞ *Sur prescription médicale.*

• GERDA

Forme	Dosage	N. d'unités	Prix	Prix/jour	Liste	Remb. S.S.	Comm.
Gélule	75 mg	20	37,90	–	1	65 %	1988

AKINDEX ★★

• **Composition :** Dextrométhorphane.
• **Domaine :** Pneumologie.
• **Activité :** Antitussif.
• **Classe :** Opium et dérivés.

Indications : Traitement symptomatique des toux non productives.

Contre-indications : Asthme, insuffisance respiratoire. Enfant de moins de 30 mois. Traitement par les antidépresseurs IMAO.

Effets indésirables : Somnolence, nausées, vomissements. Réactions cutanées allergiques, vertiges.

Précautions d'emploi : Ne pas prendre d'alcool pendant le traitement. Prudence chez le sujet âgé. Déconseillé chez la femme enceinte ou allaitant. Le traitement doit être de courte durée.

Interactions : L'activité et les effets secondaires peuvent être augmentés par association à d'autres dépresseurs du système nerveux central. Ne jamais associer aux antidépresseurs de type IMAO.

Surdosage : Entraîne une somnolence avec possible dépression des centres respiratoires et convulsions imposant l'hospitalisation.

☞ *Vendu sans ordonnance.*

• FOURNIER

Forme	Dosage	N. d'unités	Prix	Prix/jour	Liste	Remb. S.S.	Comm.
Sirop adulte	1,3 mg/ml	200 ml	36,45*	–	0	0 %	1986
Sirop enfant	1 mg/ml	125 ml	27,00*	–	0	0 %	1985

AKINÉTON RETARD ★★★

• **Composition :** Bipéridène.
• **Domaine :** Neuropsychiatrie.
• **Activité :** Antiparkinsonien.
• **Classe :** Anticholinergique.

Indications : Maladie de Parkinson. Rigidité au cours des traitements par neuroleptiques.

Contre-indications : Adénomes de la prostate. Glaucome. Cardiopathies décompensées.

Effets indésirables : Sécheresse de la bouche, troubles de la vision, troubles urinaires.

Précautions d'emploi : Surveiller la fréquence cardiaque.

Surdosage : Entraîne des troubles visuels ou des troubles urinaires.

☞ *Sur prescription médicale.*

• KNOLL FRANCE

Forme	Dosage	N. d'unités	Prix	Prix/jour	Liste	Remb. S.S.	Comm.
Comprimé	4 mg	30	22,10	0,7 à 1.4	1	65 %	1972

AKIPIC

• **Composition :** N-butyl-N-acétyl 3 éthylaminopropionate.
• **Domaine :** Parasitologie
• **Activité :** Antiparasitaire externe.

Indications : Protection contre les piqûres de moustiques, particulièrement dans les régions où le paludisme existe à l'état endémique.

Contre-indications : Ne pas appliquer sur les yeux et les muqueuses.

Précautions d'emploi : Vaporiser sur les surfaces à protéger.

☞ *Vendu sans ordonnance.*

• ASEPTA

Forme	Dosage	N. d'unités	Prix	Prix/jour	Liste	Remb. S.S.	Comm.
Aérosol	10 %	100 ml	55,00*	–	0	0 %	–
Crème	10 %	50 ml	43,00*	–	0	0 %	–

ALBATRAN ★★

• **Composition :** Papavérine.

• **Domaine :** Cardio-vasculaire.

• **Activité :** Anti-ischémique.

• **Classe :** Spasmolytique.

Indications : Déficit intellectuel pathologique du sujet âgé. Accident vasculaire cérébral. Troubles neurosensoriels d'origine vasculaire. Artérites des membres inférieurs.

Contre-indications : Hypertension intracrânienne. Syndromes parkinsoniens.

Effets indésirables : Troubles digestifs. Somnolence. Bouffées de chaleur. Tachycardie.

Précautions d'emploi : Non conseillé chez la femme enceinte.

Interactions : Ne pas associer à la lévodopa.

Surdosage : Entraîne hypotension, somnolence, dépression cardio-respiratoire.

☞ *Sur prescription médicale.*

• BEAUFOUR

Forme	Dosage	N. d'unités	Prix	Prix/jour	Liste	Remb. S.S.	Comm.
Comprimé	100 mg	30	31,70	4,2 à 6.4	1	65 %	1974

ALBAY ★★★

• **Composition :** Venin de guêpe ou venin d'abeille.

• **Domaine :** Allergie et immunologie.

• **Activité :** Allergène.

• **Classe :** Venins.

Indications : Désensibilisation spécifique des sujets allergiques aux piqûres de guêpe ou d'abeille. Diagnostic de l'hypersensibilité aux piqûres d'hyménoptères.

Contre-indications : Insuffisances cardiaques, hépatiques ou rénales. Infections chroniques. Réactions allergiques retardées.

Effets indésirables : Réactions locales au point d'injection. Malaise général, choc anaphylactique.

Précautions d'emploi : Injections toujours faites sous surveillance médicale.

☞ *Vendu sans ordonnance.*

• DHS

Forme	Dosage	N. d'unités	Prix	Prix/jour	Liste	Remb. S.S.	Comm.
Fl. inj. Abeilles	120 µg	1	87,90	–	0	65 %	1992
Fl. inj. Abeilles	550 µg	1	Hôp.	–	0	Hôp.	1987
Fl. inj. Guêpes	120 µg	1	105,50	–	0	65 %	1992
Fl. inj. Guêpes	550 µg	1	Hôp.	–	0	Hôp.	1987

ALBUMINE HUMAINE À 20 % ★★★

• **Composition :** Albumine d'origine plasmatique humaine, sodium.

• **Domaine :** Anesthésie, réanimation.

• **Activité :** Solution de remplissage. Solution oncotique.

Indications : États aigus d'hypovolémie plasmatique ou globale : état de choc, hémorragie, brûlure, état de déshydratation. États d'hypoprotéinémie portant sur l'albumine : insuffisance hépatique aiguë, syndrome néphrétique. États chroniques d'hypoalbuminémie : défaut de synthèse, déperdition urinaire ou digestive.

Effets indésirables : Réactions de type frissons, hyperthermie.

Interactions : Ne pas mélanger avec d'autres produits.

☞ *Vendu sans ordonnance.*

• BIO-TRANSFUSION

Forme	Dosage	N. d'unités	Prix	Prix/jour	Liste	Remb. S.S.	Comm.
Fl. inj. 10 ml	20 %	1	41,00	–	0	100 %	1991
Fl. inj. 50 ml	20 %	1	180,00	–	0	100 %	1991
Fl. inj. 100 ml	20 %	1	360,00	–	0	100 %	1991

ALBUMINE HUMAINE À 4 % ★★★

• **Composition :** Albumine d'origine plasmatique humaine.
• **Domaine :** Anesthésie, réanimation.
• **Activité :** Solution de remplissage.
• **Classe :** Albumine.

Indications : États aigus d'hypovolémie plasmatique ou globale : état de choc, hémorragie, brûlure, état de déshydratation.

Effets indésirables : Réactions de type frissons, hyperthermie.

Interactions : Ne pas mélanger avec d'autres produits.

☞ *Vendu sans ordonnance.*

• BIO-TRANSFUSION

Forme	Dosage	N. d'unités	Prix	Prix/jour	Liste	Remb. S.S.	Comm.
Fl. inj. 100 ml	4 %	1	77,00	–	0	100 %	1991
Fl. inj. 250 ml	4 %	1	180,00	–	0	100 %	1991
Fl. inj. 500 ml	4 %	1	360,00	–	0	100 %	1991
Fl. inj. 1000 ml	4 %	1	720,00	–	0	100 %	1991

ALBUMINE HUMAINE PLACENTAIRE À 20 % ★★★

• **Composition :** Albumine humaine d'origine placentaire.
• **Domaine :** Anesthésie, réanimation.
• **Activité :** Solution de remplissage. Solution oncotique.

Indications : États aigus d'hypovolémie plasmatique ou globale : état de choc, hémorragie, brûlure, état de déshydratation. États d'hypoprotéinémie portant sur l'albumine : insuffisance hépatique aiguë, syndrome néphrétique. États chroniques d'hypoalbuminémie : défaut de synthèse, déperdition urinaire ou digestive.

Effets indésirables : Réactions de type frissons, hyperthermie.

Interactions : Ne pas mélanger avec d'autres produits.

☞ *Usage hospitalier.*

• INSTITUT MÉRIEUX

Forme	Dosage	N. d'unités	Prix	Prix/jour	Liste	Remb. S.S.	Comm.
Fl. inj. 10 ml	2 g	1	Hôp.	–	0	Hôp.	1972
Fl. inj. 50 ml	10 g	1	Hôp.	–	0	Hôp.	1972
Fl. inj. 100 ml	20 g	1	Hôp.	–	0	Hôp.	1972
Fl. inj. 125 ml	25 g	1	Hôp.	–	0	Hôp.	1972

ALCAPHOR ★★★

• **Composition :** Trométamol, citrate disodique, citrate dipotassique.
• **Domaine :** Uro-néphrologie.
• **Activité :** Alcalinisant urinaire.

Indications : Prévention de la formation et dissolution des calculs urinaires d'acide urique et de cystine. Traitement des acidoses d'origine rénale.

Contre-indications : Insuffisance rénale sévère. Alcaloses. Diarrhée.

Effets indésirables : Diarrhée en début de traitement.

Précautions d'emploi : Surveiller la diurèse et l'équilibre acido-basique sanguin.

Interactions : Peut modifier l'action de la quinidine.

☞ *Sur prescription médicale.*

• THÉRAPLIX

Forme	Dosage	N. d'unités	Prix	Prix/jour	Liste	Remb. S.S.	Comm.
Sol. buvable	15,3 %	250 ml	61,70*	7,5 à 15	1	0 %	1971

ALCOLÈNE ★★

• **Composition :** Antazoline, naphazoline.
• **Domaine :** Ophtalmologie.
• **Activité :** Antiallergique. Antihistaminique H1. Vasoconstricteur local.
• **Classe :** Antihistaminique anticholinergique. Stimulant alpha-adrénergique.

Indications : Affections ophtalmologiques d'origine allergique.

Contre-indications : Glaucome. Hypersensibilité aux constituants.

Effets indésirables : Entraîne une dilatation pupillaire gênant la vision.

Précautions d'emploi : Le port des lentilles est déconseillé.

☞ *Vendu sans ordonnance*

• ALCON

Forme	Dosage	N. d'unités	Prix	Prix/jour	Liste	Remb. S.S.	Comm.
Collyre	–	10 ml	34,65*	–	0	0 %	–

ALCOOL GILBERT ★★

• **Composition :** Alcool à 70 %, camphre.
• **Domaine :** Dermatologie. Chirurgie.
• **Activité :** Antiseptique local.

Indications : Nettoyage et antisepsie de la peau saine.

Contre-indications : Hypersensibilité au produit. Enfant de moins de 30 mois.

Effets indésirables : Réaction locale.

Précautions d'emploi : Ne pas appliquer sur les muqueuses.

☞ *Vendu sans ordonnance.*

• GILBERT

Forme	Dosage	N. d'unités	Prix	Prix/jour	Liste	Remb. S.S.	Comm.
Sol. locale	70 %	120 ml	9,30*	–	0	0 %	–
Sol. locale	70 %	250 ml	13,20*	–	0	0 %	–

ALCOR

• **Composition :** Sirop d'opium, belladone, éphédrine, bromoforme, benzoate de sodium, acide benzoïque, eucalyptol, aconit, Grindelia, jusquiame, lobélie, laurier-cerise, etc.
• **Domaine :** Pneumologie.
• **Activité :** Antitussif.
• **Classe :** Opium et dérivés. Anticholinergique.

Indications : Adjuvant dans le traitement des irritations de la gorge en cas de toux, rhume, états grippaux.

Contre-indications : Asthme, insuffisance respiratoire. Glaucome, troubles urétro-prostatiques.

Effets indésirables : Constipation, somnolence, nausées, vomissements, dépression respiratoire. L'augmentation des doses et la prolongation de l'administration peuvent conduire à la dépendance et à la toxicomanie.

Précautions d'emploi : Ne pas prendre d'alcool pendant le traitement. Prudence chez le sujet âgé. Déconseillé chez la femme enceinte ou allaitant. Le traitement doit être de courte durée. Donne une réaction positive au contrôle antidopage.

Interactions : L'activité et les effets secondaires peuvent être augmentés par les autres dépresseurs du système nerveux central.

Surdosage : Entraîne une somnolence avec possible dépression des centres respiratoires imposant l'hospitalisation.

☞ *Vendu sans ordonnance.*

• AMIDO

Forme	Dosage	N. d'unités	Prix	Prix/jour	Liste	Remb. S.S.	Comm.
Sol. buv.	–	–	38,50*	–	0	0 %	–

ALDACTAZINE ★★★

- **Composition :** Spironolactone, altizide.
- **Domaine :** Cardio-vasculaire.
- **Activité :** Diurétique.
- **Classe :** Association de diurétiques.

Indications : Rétention de sodium et œdèmes d'origine cardiaque, rénale ou hépatique. Insuffisance cardiaque avec ou sans œdème pulmonaire. Hypertension artérielle.

Contre-indications : Hypersensibilité aux thiazidiques ou à la spironolactone. Hyperkaliémie. Insuffisance rénale.

Effets indésirables : Augmentation du volume des seins chez l'homme, en général réversible. Hyperkaliémie. Somnolence. Troubles cutanés. Hypokaliémie.

Précautions d'emploi : Avant et en cours de traitement, surveiller la fonction rénale et faire des dosages réguliers de sodium et de potassium dans le sang. Déconseillé chez la femme enceinte ou allaitant. Donne une réaction positive au contrôle antidopage.

Interactions : Peut modifier la concentration de lithium dans le sang chez les patients traités par ce produit. Associer avec prudence aux anti-inflammatoires, à certains antibiotiques, à certains antidiabétiques. Potentialise l'action des inhibiteurs de l'enzyme de conversion et des antihypertenseurs.

Surdosage : Entraîne somnolence, troubles digestifs. Surveiller l'hydratation du patient.

☞ *Sur prescription médicale.*

- SEARLE

Forme	Dosage	N. d'unités	Prix	Prix/jour	Liste	Remb. S.S.	Comm.
Comprimé	25/15 mg	20	36,10	1,8 à 3,6	2	65 %	1964

ALDACTONE ★★★

- **Composition :** Spironolactone.
- **Domaine :** Cardio-vasculaire.
- **Activité :** Diurétique.
- **Classe :** Diurétique antialdostérone.

Indications : Hyperaldotéronisme primaire (tumeur de la surrénale) ou secondaire à un traitement par diurétiques. Rétention de sodium et œdèmes d'origine cardiaque, rénale ou hépatique. Insuffisance cardiaque. Hypertension artérielle. Myasthénie.

Contre-indications : Hyperkaliémies. Insuffisance rénale et hépatique graves.

Effets indésirables : Augmentation du volume des seins chez l'homme, en général réversible. Troubles des règles chez la femme. Impuissance, troubles digestifs. Hyperkaliémie.

Précautions d'emploi : Avant et en cours de traitement surveiller la fonction rénale et faire des dosages réguliers de sodium et de potassium dans le sang. Déconseillé chez la femme enceinte ou allaitant. Donne une réaction positive au contrôle antidopage.

Interactions : Peut modifier la concentration de lithium dans le sang chez les patients traités par ce produit. Peut entraîner des troubles du rythme cardiaque avec certains médicaments : antiarythmiques, digitaliques. Associer avec une grande prudence aux anti-inflammatoires, à certains antibiotiques, à certains antidiabétiques. Potentialise l'action des inhibiteurs de l'enzyme de conversion et des antihypertenseurs.

Surdosage : Entraîne somnolence, troubles digestifs. Surveiller l'hydratation du patient.

☞ *Sur prescription médicale.*

- SEARLE

Forme	Dosage	N. d'unités	Prix	Prix/jour	Liste	Remb. S.S.	Comm.
Comprimé 50	50 mg	20	40,90	2 à 12	2	65 %	1963
Comprimé 75	75 mg	20	57,50	3 à 12	2	65 %	1986

ALDALIX ★★★

- **Composition :** Spironolactone, furosémide.
- **Domaine :** Cardio-vasculaire.
- **Activité :** Diurétique.
- **Classe :** Association de diurétiques.

Indications : Insuffisance cardiaque décompensée.

Contre-indications : Hypersensibilité au furosémide ou à la spironolactone. Hyperkaliémie. Hyponatrémie. Insuffisance rénale.

Effets indésirables : Augmentation du volume des seins chez l'homme, en général réversible. Hyperkaliémie. Somnolence. Troubles cutanés. Hypokaliémie. Déshydratation avec hypotension. Augmentation du sucre dans le sang et de l'acide urique pouvant entraîner des crises de goutte. Perte de potassium importante pouvant provoquer des crampes, parfois des troubles du rythme cardiaque.

Précautions d'emploi : Avant et en cours de traitement, surveiller la fonction rénale et faire des dosages réguliers de sodium et de potassium dans le sang. Déconseillé chez la femme enceinte ou allaitant. Donne une réaction positive au contrôle antidopage.

Interactions : Peut modifier la concentration de lithium dans le sang chez les patients traités par ce produit. Associer avec prudence aux anti-inflammatoires, à certains antibiotiques, à certains antidiabétiques. Potentialise l'action des inhibiteurs de l'enzyme de conversion et des antihypertenseurs.

Surdosage : Entraîne somnolence, troubles digestifs. Surveiller l'hydratation du patient.

☞ *Sur prescription médicale.*

- SEARLE

Forme	Dosage	N. d'unités	Prix	Prix/jour	Liste	Remb. S.S.	Comm.
Gélule	50/20 mg	30	57,40	2 à 4	2	65 %	1993

ALDÉCINE ★★★

- **Composition :** Béclométasone.
- **Domaine :** Pneumologie. ORL.
- **Activité :** Anti-inflammatoire local.
- **Classe :** Anti-inflammatoire stéroïdien local.

Indications : Traitement de fond de l'asthme à dyspnée paroxystique mal équilibré par les traitements usuels. Asthme corticodépendant. Bronchopneumopathies obstructives à forme spastique. Inhalateur nasal : rhinites allergiques et spasmodiques, manifestations inflammatoires des affections rhino-pharyngées.

Contre-indications : Tuberculose pulmonaire non traitée. Ulcère digestif évolutif. Saignements.

Effets indésirables : Toux, raucité de la voix, candidoses de la bouche et du pharynx.

Précautions d'emploi : Ce produit n'est pas un traitement de la crise. La survenue d'une infection respiratoire nécessite l'arrêt du traitement local. Déconseillé chez la femme enceinte ou allaitant. Donne une réaction positive au contrôle antidopage.

☞ *Sur prescription médicale.*

- BYK FRANCE

Forme	Dosage	N. d'unités	Prix	Prix/jour	Liste	Remb. S.S.	Comm.
Spray buccal	50 µg/b	220 b	24,00	0,7 à 0,9	1	65 %	1981
Spray nasal	50 µg/b	120 b	21,20	1 à 1,4	1	35 %	1981

ALDOMET ★★★

- **Composition :** Méthyldopa
- **Domaine :** Cardio-vasculaire.
- **Activité :** Antihypertenseur.
- **Classe :** Alpha-2-adrénergique central.

Indications : Hypertension artérielle.

Contre-indications : État dépressif grave. Hépatite actuelle ou antécédents d'hépatite médicamenteuse. Anémie hémolytique.

Effets indésirables : Somnolence, sensation de tête vide, perturbation du sommeil. Hypotension orthostatique. Œdèmes. Sécheresse de la bouche, constipation. Anémie ou modification de la formule sanguine. Rarement, hépatites aiguës ou chroniques. Troubles endocriniens.

Précautions d'emploi : Les doses seront diminuées chez le sujet âgé ou insuffisant rénal. A été utilisé chez la femme enceinte. Contre-indiqué chez la femme allaitant.

Interactions : Prudence en cas d'association avec les antidépresseurs, les neuroleptiques et les anti-inflammatoires. Potentialise les autres antihypertenseurs.

Surdosage : Entraîne une hypotension grave avec troubles de la conscience imposant une surveillance médicale.

☞ *Sur prescription médicale.*

• MERCK SHARP & DOHME-CHIBRET

Forme	Dosage	N. d'unités	Prix	Prix/jour	Liste	Remb. S.S.	Comm.
Comprimé	250 mg	30	22,10	1 à 1,5	1	65 %	1964
Comprimé	250 mg	100	53,90	1,5 à 3	1	65 %	1974
Comprimé	500 mg	30	36,10	1,5 à 3	1	65 %	1974

ALENTAX ★★

- **Composition :** Hexachlorocyclohexane, sorbate de potassium, carboxypolyméthylène, alcool oléocétylique cire, huile de vaseline.
- **Domaine :** Parasitologie.
- **Activité :** Antiparasitaire externe.
- **Classe :** Pyréthrines.

Indications : Traitement des poux et des lentes du cuir chevelu.

Contre-indications : Allergie à l'un des constituants.

Effets indésirables : Sensation de brûlure des yeux ou des muqueuses.

Précautions d'emploi : Éviter tout contact avec les yeux ou la bouche. Pulvériser le produit et imprégner les cheveux. Laisser agir plusieurs heures puis laver soigneusement et peigner. Renouveler le traitement 8 jours plus tard.

Surdosage : En cas d'ingestion, risque de convulsions.

☞ *Vendu sans ordonnance.*

• HUMAN-PHARM

Forme	Dosage	N. d'unités	Prix	Prix/jour	Liste	Remb. S.S.	Comm.
Sol. externe	–	125 ml	Libre	–	0	0 %	–

ALEPSAL ★★★

- **Composition :** Phénobarbital, caféine.
- **Domaine :** Neuropsychiatrie.
- **Activité :** Antiépileptique.
- **Classe :** Barbiturique.

Indications : Crises d'épilepsie.

Contre-indications : Insuffisance respiratoire sévère.

Effets indésirables : Somnolence diurne avec réveils difficiles. Modification de l'humeur. Troubles de l'équilibre, vertiges. Réactions allergiques cutanées, douleurs articulaires. Risque de dépendance chez certains patients. L'arrêt brutal du traitement peut entraîner des crises convulsives répétées.

Précautions d'emploi : La prise d'alcool est formellement contre-indiquée. Une surveillance accrue s'impose chez le sujet âgé et l'éthylique. Chez la femme enceinte, le traitement ne doit pas être interrompu, en sachant que le nouveau-né peut présenter un syndrome de sevrage à la naissance avec retard de croissance et parfois des problèmes hémorragiques.

Interactions : Sont nombreuses. On déconseillera la prise d'œstroprogestatifs en vue d'une contraception. On surveillera de très près les patients traités par les anti-inflammatoires corticoïdes, les anticoagulants oraux, certains antiarythmisants cardiaques, la digitaline, les antidépresseurs imipraminiques et tous les dépresseurs du système nerveux central. Chez les patients traités par plusieurs antiépileptiques, comme l'acide valproïque, la phénytoïne, la carbamazépine, le progabide on fera des dosages sanguins de médicament pour ajuster la posologie.

Surdosage : Entraîne un coma nécessitant une hospitalisation d'urgence en milieu hospitalier.

☞ *Sur prescription médicale.*

• GÉNÉVRIER

tions cutanées. Beaucoup plus rarement, troubles hépatiques ou sanguins.

Précautions d'emploi : Prudence chez les sujets ayant des antécédents de hernie hiatale, d'ulcères digestifs ou d'hémorragie. Déconseillé au troisième trimestre de la grossesse et lors de l'allaitement.

Interactions : Potentialise les anticoagulants, les antiagrégants plaquettaires, les antidiabétiques oraux, la digoxine. Diminue l'activité des diurétiques et de certains antihypertenseurs.

Surdosage : En général sans gravité, mais une surveillance médicale s'impose.

☞ *Vendu sans ordonnance.*

• SOEKAMI LEFRANCQ

Forme	Dosage	N. d'unités	Prix	Prix/jour	Liste	Remb. S.S.	Comm.
Comprimé	200 mg	20	10,50	0,5 à 3	0	65 %	1991

ALGIMAX

- **Composition :** Acide acétylsalicylique. Vitamines B1, B6, B12.
- **Domaine :** Algologie.
- **Activité :** Antalgique périphérique. Antipyrétique. Vitamines hydrosolubles.
- **Classe :** Aspirine associée.

Indications : Névralgies cervico-brachiales, intercostales, lombosciatiques, lombalgies. Polyarthrite rhumatoïde, tendinite, périarthrite. Arthroses. Douleurs accompagnant un état inflammatoire, infectieux, etc.

Contre-indications : Ulcère gastro-duodénal. Maladies hémorragiques. Allergie à l'aspirine. Enfant de moins de 10 ans.

Effets indésirables : Bourdonnements d'oreille, douleurs abdominales, gastralgies. Plus rarement, ulcérations digestives avec hémorragies responsables d'une anémie. Syndromes hémorragiques avec épistaxis, ecchymoses, purpura. Accidents de sensibilisation : urticaire, asthme.

Précautions d'emploi : Prudence chez les patients présentant un asthme, des antécédents d'hémorragies. Prudence chez le patient prenant un traitement anticoagulant. Chez la femme enceinte, l'aspirine n'est pas contre-indiquée lors des deux premiers trimestres de la grossesse.

Interactions : L'aspirine potentialise l'action des anticoagulants, des antiagrégants plaquettaires, des antidiabétiques hypoglycémiants. L'aspirine peut réduire l'action de certains traitements.

Surdosage : Grave, surtout chez l'enfant, entraînant des désordres métaboliques avec troubles respiratoires pouvant provoquer la mort. L'hospitalisation s'impose d'urgence.

☞ *Vendu sans ordonnance.*

• WYETH FRANCE

Forme	Dosage	N. d'unités	Prix	Prix/jour	Liste	Remb. S.S.	Comm.
Comprimé	350 mg	60	51,80*	5	0	0 %	1969

ALGINIC ★

- **Composition :** Capsicine (piment), thym, nicotinate de méthyle, diéthylamine salicylate.
- **Domaine :** Rhumatologie. Algologie.
- **Activité :** Antirhumatismal externe. Antalgique externe. Révulsif.
- **Classe :** Salicylés.

Indications : Utilisé dans le traitement des douleurs d'origine musculo-tendino-ligamentaire : torticolis, dorsalgies, lombalgies. Douleurs articulaires.

Contre-indications : Hypersensibilité aux constituants. Ne pas appliquer sur les muqueuses, une peau en mauvais état, des plaies et des ulcérations. Enfant de moins de 12 ans.

Effets indésirables : Réaction allergique locale imposant l'arrêt du traitement.

Précautions d'emploi : Se laver les mains après usage.

☞ *Vendu sans ordonnance.*

• MONOT

Forme	Dosage	N. d'unités	Prix	Prix/jour	Liste	Remb. S.S.	Comm.
Crème	–	47 g	35,00*	–	0	0	–

ALGIPAN ★

- **Composition :** Méphénésine, nicotinate de méthyle, salicylate de glycol, dichlohydrate d'histamine, capsicine.
- **Domaine :** Rhumatologie. Algologie.
- **Activité :** Antirhumatismal externe. Antalgique externe. Révulsif. Myorelaxant.
- **Classe :** Salicylés.

Indications : Utilisé dans les douleurs musculo-tendineuses. Adjuvant en rééducation fonctionnelle.

Contre-indications : Hypersensibilité aux constituants. Ne pas appliquer sur les muqueuses, une peau en mauvais état, des plaies ou des ulcérations.

Effets indésirables : Réaction allergique locale imposant l'arrêt du traitement.

Précautions d'emploi : Se laver les mains après usage.

☞ *Vendu sans ordonnance.*

- STERLING MIDY

Forme	Dosage	N. d'unités	Prix	Prix/jour	Liste	Remb. S.S.	Comm.
Crème	–	80 g	Libre	–	0	0 %	1963

ALGISÉDAL ★★★

- **Composition :** Paracétamol, codéine.
- **Domaine :** Algologie.
- **Activité :** Antalgique périphérique. Antalgique central.
- **Classe :** Paracétamol et dérivés, avec codéine.

Indications : Traitement symptomatique des affections douloureuses ou fébriles de l'adulte.

Contre-indications : Hypersensibilité au paracétamol. Insuffisance hépatique sévère. Hypersensibilité à la codéine. Insuffisance respiratoire.

Effets indésirables : Éruptions cutanées : urticaire, érythème. Exceptionnellement diminution des plaquettes sanguines. Du fait de la codéine, somnolence, constipation, spasme bronchique, dépression respiratoire.

Précautions d'emploi : Déconseillé chez la femme enceinte ou allaitant. L'absorption d'alcool est déconseillée. Risque de somnolence. Donne une réaction positive au contrôle antidopage.

Interactions : Peut fausser les dosages du glucose et de l'acide urique dans le sang.

Surdosage : Le paracétamol peut entraîner une nécrose du foie, la codéine une dépression aiguë des centres respiratoires. L'hospitalisation s'impose d'urgence.

☞ *Vendu sans ordonnance.*

- ASTA MEDICA

Forme	Dosage	N. d'unités	Prix	Prix/jour	Liste	Remb. S.S.	Comm.
Comprimé	400 mg	16	16,20	0,8 à 5	0	65 %	1991

ALGISPIR ★★

- **Composition :** Acide acétylsalicylique, codéine, acide ascorbique.
- **Domaine :** Algologie.
- **Activité :** Antalgique périphérique. Antalgique central.
- **Classe :** Aspirine et dérivés, avec codéine.

Indications : Traitement symptomatique des affections douloureuses ou fébriles.

Contre-indications : Ulcère gastro-duodénal, maladie hémorragique. Hypersensibilité à l'aspirine. Certains asthmes. Dernier trimestre de la grossesse. Insuffisance respiratoire.

Effets indésirables : Bourdonnements d'oreille, douleurs abdominales, gastralgies. Plus rarement, ulcérations digestives avec hémorragies responsables d'une anémie. Syndromes hémorragiques avec épistaxis, ecchymoses, purpura. Accidents de sensibilisation : urticaire, asthme. La codéine peut entraîner constipation, nausées, vertiges, dépression respiratoire.

Précautions d'emploi : Prudence chez les patients présentant un asthme, des antécédents d'hémorragie. Prudence chez le patient prenant un traitement anticoagulant. Contre-indiquée chez la femme enceinte ou allaitant. Chez les patients suivant un régime sans sel, tenir compte de la quantité de sodium présente dans chaque comprimé. Donne une réaction positive au contrôle antidopage.

Interactions : Potentialise l'action des anticoagulants, des antiagrégants plaquettaires, des antidiabétiques hypoglycémiants, de certains diurétiques. L'aspirine peut réduire l'action de certains traitements, en particulier celle des anti-inflammatoires non stéroïdiens. La codéine potentialise tous les dépresseurs du système nerveux : sédatifs, anxiolytiques, neuroleptiques, antihypertenseurs. La prise d'alcool est déconseillée.

Surdosage : Grave, surtout chez l'enfant, peut entraîner des désordres métaboliques avec troubles respiratoires pouvant provoquer la mort. L'hospitalisation s'impose d'urgence.

☞ *Vendu sans ordonnance.*

• SOEKAMI LEFRANCQ

Forme	Dosage	N. d'unités	Prix	Prix/jour	Liste	Remb. S.S.	Comm.
Comprimé	400 mg	20	29,00*	–	0	0 %	1992

ALGO-NÉVRITON ★★

- **Composition :** Acide acétylsalicylique, acétiamine.
- **Domaine :** Algologie.
- **Activité :** Antalgique périphérique.
- **Classe :** Aspirine et dérivés, associés.

Indications : Douleurs rhumatismales et névralgies. Polynévrites.

Contre-indications : Ulcère gastro-duodénal, maladie hémorragique. Hypersensibilité à l'aspirine. Certains asthmes. Dernier trimestre de la grossesse.

Effets indésirables : Bourdonnements d'oreille, douleurs abdominales, gastralgies. Plus rarement, ulcérations digestives avec hémorragies responsables d'une anémie. Syndromes hémorragiques avec épistaxis, ecchymoses, purpura. Accidents de sensibilisation : urticaire, asthme.

Précautions d'emploi : Prudence chez les patients présentant un asthme, des antécédents d'hémorragie. Prudence chez le patient prenant un traitement anticoagulant. Chez la femme enceinte, l'aspirine n'est pas contre-indiquée lors des deux premiers trimestres de la grossesse.

Interactions : Potentialise l'action des anticoagulants, des antiagrégants plaquettaires, des antidiabétiques hypoglycémiants, de certains diurétiques. L'aspirine peut réduire l'action de certains traitements, en particulier celle des anti-inflammatoires non stéroïdiens.

Surdosage : Peut entraîner des désordres métaboliques, imposant l'hospitalisation.

☞ *Vendu sans ordonnance.*

• SCIENCEX

Forme	Dosage	N. d'unités	Prix	Prix/jour	Liste	Remb. S.S.	Comm.
Comprimé	350 mg	40	28,60*	–	0	0 %	1962

ALGOCRATINE ★★

- **Composition :** Acide acétylsalicylique, codéine, acide ascorbique.
- **Domaine :** Algologie.
- **Activité :** Antalgique périphérique. Antalgique central.
- **Classe :** Aspirine et dérivés, avec codéine.

Indications : Traitement symptomatique des affections douloureuses ou fébriles.

Contre-indications : Ulcère gastro-duodénal, maladie hémorragique. Hypersensibilité à l'aspirine. Certains asthmes. Dernier trimestre de la grossesse. Insuffisance respiratoire.

Effets indésirables : Bourdonnements d'oreille, douleurs abdominales, gastralgies. Plus rarement ulcérations digestives avec hémorragies responsables d'une anémie. Syndromes hémorragiques avec épistaxis, ecchymoses, purpura. Accidents de sensibilisation : urticaire, asthme. La codéine peut entraîner constipation, nausées, vertiges, dépression respiratoire.

Précautions d'emploi : Prudence chez les patients présentant un asthme, des antécédents d'hémorragie. Prudence chez le patient prenant un traitement anticoagulant. Contre-indiquée chez la femme enceinte ou allaitant. Chez les patients suivant un régime sans sel, tenir compte de la quantité de sodium présente dans chaque comprimé. Donne une réaction positive au contrôle antidopage.

Interactions : Potentialise l'action des anticoagulants, des antiagrégants plaquettaires, des antidiabétiques hypoglycémiants, de certains diurétiques. L'aspirine peut réduire l'action de certains traitements, en particulier celle des anti-inflammatoires non stéroïdiens. La codéine potentialise tous les dépresseurs du système nerveux : sédatifs, anxiolytiques, neuroleptiques, antihypertenseurs. La prise d'alcool est déconseillée.

Surdosage : Grave, surtout chez l'enfant, entraînant des désordres métaboliques avec troubles respiratoires pouvant provoquer la mort. L'hospitalisation s'impose d'urgence.

☞ *Vendu sans ordonnance.*

• SOEKAMI LEFRANCQ

Forme	Dosage	N. d'unités	Prix	Prix/jour	Liste	Remb. S.S.	Comm.
Compr. eff.	400 mg	20	23,60*	5 à 8	0	0 %	1982

ALGOPHYTUM

• **Composition :** Harpagophyton.
• **Domaine :** Rhumatologie.
• **Activité :** Divers.

Indications : Utilisé dans le traitement des manifestations articulaires douloureuses.

☞ *Vendu sans ordonnance.*

• HERBAXT

Forme	Dosage	N. d'unités	Prix	Prix/jour	Liste	Remb. S.S.	Comm.
Capsule	250 mg	30	59,00*	6	0	0 %	1993

ALGOSTÉRIL ★★★

• **Composition :** Alginate de calcium.
• **Domaine :** Hémostase.
• **Activité :** Hémostatique local.

Indications : Hémorragies de surface.

Contre-indications : Ne pas appliquer sur les plaies infectées.

☞ *Vendu sans ordonnance.*

• BROTHIER

Forme	Dosage	N. d'unités	Prix	Prix/jour	Liste	Remb. S.S.	Comm.
Compresse	5 x 5	10	123,40*	–	0	0 %	1991
Compresse	10 x 10	10	283,00*	–	0	0 %	1991
Compresse	10 x 20	10	528,40*	–	0	0 %	1991

ALGOTROPYL À LA PROMÉTHAZINE ★★★

• **Composition :** Paracétamol, prométhazine.
• **Domaine :** Algologie.
• **Activité :** Antalgique périphérique.
• **Classe :** Paracétamol et dérivés, associés.

Indications : Traitement symptomatique des affections douloureuses ou fébriles.

Contre-indications : Hypersensibilité au paracétamol. Insuffisance hépatique sévère.

Effets indésirables : Éruptions cutanées : urticaire, érythèmes. Exceptionnellement diminution des plaquettes du sang. Somnolence.

Interactions : Potentialise les autres dépresseurs du système nerveux : hypnotiques, sédatifs.

Surdosage : Le paracétamol peut entraîner une nécrose du foie. L'hospitalisation s'impose d'urgence.

☞ *Vendu sans ordonnance.*

• THÉRAPLIX-BOTTU

Forme	Dosage	N. d'unités	Prix	Prix/jour	Liste	Remb. S.S.	Comm.
Supp. bébé	200 mg	10	3,50	0,3 à 1	0	65 %	1957
Supp. enf.	400 mg	10	4,80	0,5 à 2	0	65 %	1960

ALGUES BRUNES ✣

• **Composition :** Fucus, rhubarbe, cascara, aloès.
• **Domaine :** Gastro-entérologie.
• **Activité :** Laxatif stimulant.
• **Classe :** Anthraquinonique.

Indications : Traitement symptomatique de la constipation associé aux mesures hygiéno-diététiques.

Contre-indications : Constipation récente inexpliquée persistante, n'ayant pas fait l'objet d'examens médicaux. Colopathies organiques inflammatoires. Syndrome occlusif. Douleurs abdominales. Enfant de moins de 6 ans.

Effets indésirables : Diarrhée. Douleurs abdominales. Mélanose recto-colique. Hypokaliémie. Maladie des laxatifs. Insuffisance rénale.

Précautions d'emploi : Pas d'utilisation prolongée. Déconseillé chez la femme allaitant.

Interactions : Ne pas associer aux laxatifs lubrifiants. Ne pas associer aux diurétiques hypokaliémiants, aux anti-inflammatoires corticoïdes. Ne pas associer à certains antiarythmisants : sotalol, quinidine, amiodarone. Prudence en cas d'association avec les digitaliques, les dérivés de la vincamine.

Surdosage : Entraîne diarrhée et troubles hydroélectrolytiques graves.

☞ *Vendu sans ordonnance. Présente des dangers en cas d'utilisation prolongée.*

• PIERRE FABRE

Forme	Dosage	N. d'unités	Prix	Prix/jour	Liste	Remb. S.S.	Comm.
Comprimé	–	40	49,80*	–	0	0 %	–

ALINAM ★

- **Composition :** Chlormézanone.
- **Domaine :** Rhumatologie.
- **Activité :** Myorelaxant.

Indications : Traitement d'appoint des contractures douloureuses au cours des torticolis, lombalgies, dorsalgies.

Contre-indications : Allergie au produit.

Effets indésirables : Somnolence, vertiges, nausées. Éruptions cutanées. Baisse de la tension. Hépatites.

Précautions d'emploi : Prudence en cas d'insuffisance hépatique ou rénale. La prise d'alcool est déconseillée.

Interactions : Augmente l'action de tous les dépresseurs du système nerveux central : barbituriques, neuroleptiques, anxiolytiques, etc.

Surdosage : Entraîne un état confusionnel, et une chute de la tension artérielle.

☞ *Sur prescription médicale.*

• THÉRABEL-LUCIEN

Forme	Dosage	N. d'unités	Prix	Prix/jour	Liste	Remb. S.S.	Comm.
Comprimé	200 mg	20	18,40	1 à 3	2	65 %	1979
Suppositoire	200 mg	10	13,00	2,6	2	65 %	1980

ALIPASE ★★★

- **Composition :** Pancrélipase.
- **Domaine :** Gastro-entérologie.
- **Activité :** Enzyme digestive.
- **Classe :** Enzymes pancréatiques.

Indications : Insuffisances pancréatiques externes : pancréatites chroniques, mucoviscidoses.

Contre-indications : Hypersensibilité aux extraits pancréatiques.

Précautions d'emploi : Prendre le produit au début du repas. On peut ouvrir les gélules et absorber le contenu avec une nourriture semi-liquide.

☞ *Vendu sans ordonnance.*

• CILAG

Forme	Dosage	N. d'unités	Prix	Prix/jour	Liste	Remb. S.S.	Comm.
Gélule	234 mg	120	118,20	5 à 9	0	65 %	1988
Gélule	234 mg	24	32,10	6,7 à 12	0	65 %	1988

ALKA-SELZER ★★

- **Composition :** Acide acétylsalicylique. Bicarbonate de soude, acide citrique.
- **Domaine :** Algologie.
- **Activité :** Antalgique périphérique.
- **Classe :** Aspirine et dérivés.

Indications : Traitement symptomatique des affections douloureuses ou fébriles. « Gueule de bois ».

Contre-indications : Ulcère gastro-duodénal, maladie hémorragique. Hypersensibilité à l'aspirine. Certains asthmes. Dernier trimestre de la grossesse. Enfant de moins de 12 ans.

Effets indésirables : Bourdonnements d'oreille, douleurs abdominales, gastralgies. Plus rarement, ulcérations digestives avec hémorragies responsables d'une anémie. Syndromes hémorragiques avec épistaxis, ecchymoses, purpura. Accidents de sensibilisation : urticaire, asthme.

Précautions d'emploi : Prudence chez les patients présentant un asthme, des antécédents d'hémorragie. Prudence chez le patient prenant un traitement anticoagulant. Chez la femme enceinte, l'aspirine n'est pas contre-indiquée lors des deux premiers trimestres de la grossesse. Chez les patients suivant un régime sans sel, tenir compte du fait que chaque comprimé apporte l'équivalent de 1,3 g de sel.

Interactions : L'aspirine potentialise l'action des anticoagulants, des antiagrégants plaquettaires, des antidiabétiques hypoglycémiants, de certains diurétiques. L'aspirine peut réduire l'action de certains traitements.

Surdosage : Grave, surtout chez l'enfant, entraînant des désordres métaboliques avec troubles respiratoires pouvant provoquer la mort. L'hospitalisation s'impose d'urgence.

☞ *Vendu sans ordonnance.*

• BAYER PHARMA

Forme	Dosage	N. d'unités	Prix	Prix/jour	Liste	Remb. S.S.	Comm.
Comprimé	324 mg	20	23,00*	–	0	0 %	1939
Comprimé	324 mg	40	37,00*	–	0	0 %	1939

ALKÉNIDE ★

• **Composition :** Poloxamère.
• **Domaine :** Chirurgie. Dermatologie.
• **Activité :** Antiseptique local.
• **Classe :** Détergent.

Indications : Nettoyage et antisepsie de la peau et des muqueuses.

Contre-indications : Hypersensibilité à un composant.

Effets indésirables : Eczéma de contact. Possibilité d'irritation locale.

Précautions d'emploi : Pas d'utilisation prolongée. Ne pas utiliser plusieurs antiseptiques simultanément.

☞ *Vendu sans ordonnance.*

• THÉRAPLIX

Forme	Dosage	N. d'unités	Prix	Prix/jour	Liste	Remb. S.S.	Comm.
Sol. locale	5 %	240 ml	22,80*	–	0	0 %	1962
Sol. locale	5 %	500 ml	35,60*	–	0	0 %	1962

ALKÉRAN ★★★

• **Composition :** Melphalan.
• **Domaine :** Cancérologie.
• **Activité :** Antinéoplasique. Cytostatique.
• **Classe :** Alkylant. Moutarde à l'azote.

Indications : Myélome multiple. Cancer de l'ovaire et cancer du sein à un stade avancé.

Contre-indications : Grossesse et allaitement.

Effets indésirables : Troubles digestifs : nausées, vomissements, diarrhée. Aménorrhée, azoospermie. Troubles sanguins : anémie, leucopénie, thrombopénie jusqu'à l'aplasie médullaire.

Précautions d'emploi : Une surveillance hématologique est indispensable. Prudence chez l'insuffisant rénal. Déconseillé chez la femme enceinte ou allaitant.

Interactions : L'association à la ciclosporine augmente la toxicité rénale de celle-ci.

☞ *Sur prescription médicale.*

• WELLCOME

Forme	Dosage	N. d'unités	Prix	Prix/jour	Liste	Remb. S.S.	Comm.
Comprimé	2 mg	50	52,90	–	1	100 %	1966

Forme	Dosage	N. d'unités	Prix	Prix/jour	Liste	Remb. S.S.	Comm.
Collyre	0,1 %	5 ml	30,50	–	0	65 %	1991

ALODONT ★

- **Composition :** Cétylpyridinium, chlorobutanol, eugénol.
- **Domaine :** Stomatologie.
- **Activité :** Anesthésique local. Antiseptique local. Anti-inflammatoire local.
- **Classe :** Ammonium quaternaire.

Indications : Traitement local d'appoint des infections douloureuses de la cavité buccale et de l'oropharynx : stomatites, gingivites, pharyngites, aphtes, lésions buccales superficielles.

Contre-indications : Enfant de moins de 6 ans. Hypersensibilité aux constituants, en particulier aux anesthésiques locaux.

Effets indésirables : Réactions allergiques locales et générales.

Précautions d'emploi : Traitement de courte durée.

☞ *Vendu sans ordonnance.*

• PARKE-DAVIS

Forme	Dosage	N. d'unités	Prix	Prix/jour	Liste	Remb. S.S.	Comm.
Bain de bouche	–	200 ml	14,90	3,4	0	35 %	1975

ALOPEXY ★★★

- **Composition :** Minoxidil.
- **Domaine :** Dermatologie.
- **Activité :** Antialopécique local.

Indications : Alopécie androgénique d'intensité modérée. La repousse des cheveux n'a lieu qu'après 6 à 12 mois chez environ 30 % des patients.

Contre-indications : Allergie connue au produit. Prudence chez le sujet jeune ou âgé.

Effets indésirables : Irritation locale avec érythème, sensation de brûlure, dermite à peau sèche. Rarement réactions allergiques : érythème généralisé, œdèmes, infection de l'oreille. Surveiller la possibilité d'effets généraux : baisse de la pression artérielle, rétention hydrosodée.

Précautions d'emploi : Ne pas appliquer sur les muqueuses, éviter le contact avec les yeux. Ne pas ingérer.

Interactions : Prudence en cas d'association à des antihypertenseurs.

Surdosage : L'ingestion pourrait entraîner une chute de la pression artérielle et des signes de rétention hydrosodée.

☞ *Sur prescription médicale. Produit inflammable.*

• PIERRE FABRE

Forme	Dosage	N. d'unités	Prix	Prix/jour	Liste	Remb. S.S.	Comm.
Sol. locale	2 %	15 ml	62,85*	9	2	0 %	1989
Sol. locale	2 %	60 ml	167,50*	5,6	2	0 %	1989
Sol. locale	2 %	3 x 60 ml	308,00*	3,5	2	0 %	1989

ALOPLASTINE ★★★

- **Composition :** Oxyde de zinc, glycérol, talc.
- **Domaine :** Dermatologie.
- **Activité :** Topique protecteur.

Indications : Proposé dans le traitement des eczémas aigüs suintants et eczéma subaigüs, notamment dermites de contact après antisepsie locale. Miliaire sudorale, érythème fessier du nourrisson.

Contre-indications : Hypersensibilité à un constituant.

☞ *Vendu sans ordonnance.*

• BIOLOGIQUES DE L'ILE-DE-FRANCE

Forme	Dosage	N. d'unités	Prix	Prix/jour	Liste	Remb. S.S.	Comm.
Pâte	–	90 g	13,10	–	0	35 %	1929
Pâte	–	200 g	Hôp.	–	0	Hôp.	1929
Poudre	–	100 g	17,00*	–	0	0 %	–

ALOPLASTINE ACIDE ★

- **Composition :** Glycérol, talc.
- **Domaine :** Dermatologie.
- **Activité :** Topique protecteur.

Indications : Utilisé comme traitement d'appoint des dermites irritatives et des eczémas des plis après antisepsie préalable.

Contre-indications : Hypersensibilité à un constituant.

Effets indésirables : Eczéma de contact. Le milieu acide est favorable au développement de candida albicans.

☞ *Vendu sans ordonnance.*

• BIOLOGIQUES DE L'ILE-DE-FRANCE

Forme	Dosage	N. d'unités	Prix	Prix/jour	Liste	Remb. S.S.	Comm.
Pâte	–	65 g	12,50	–	0	35 %	1942

ALOPLASTINE ICHTHYOLÉE ★

- **Composition :** Ichthyolammonium, oxyde de zinc, glycérol, talc.
- **Domaine :** Dermatologie.
- **Activité :** Topique protecteur. Kératoplastique.

Indications : Proposé après antisepsie locale dans le traitement des eczémas lichénifié ou des eczématides.

Contre-indications : Hypersensibilité à un constituant.

☞ *Vendu sans ordonnance.*

• BIOLOGIQUES DE L'ILE-DE-FRANCE

Forme	Dosage	N. d'unités	Prix	Prix/jour	Liste	Remb. S.S.	Comm.
Pâte	–	90 g	12,50	–	0	35 %	1939

ALOSTIL ★★★

- **Composition :** Minoxidil.
- **Domaine :** Dermatologie.
- **Activité :** Antialopécique local.

Indications : Alopécie androgénique d'intensité modérée. La repousse des cheveux n'a lieu qu'après 6 à 12 mois chez environ 30 % des patients.

Contre-indications : Allergie connue au produit. Prudence chez le sujet jeune ou âgé.

Effets indésirables : Irritation locale avec érythème, sensation de brûlure, dermite à peau sèche. Rarement, réactions allergiques : érythème généralisé, œdèmes, infection de l'oreille. Surveiller la possibilité d'effets généraux : baisse de la pression artérielle, rétention hydrosodée.

Précautions d'emploi : Ne pas appliquer sur les muqueuses, éviter le contact avec les yeux. Ne pas ingérer.

Interactions : Prudence en cas d'association à des antihypertenseurs.

Surdosage : L'ingestion pourrait entraîner une chute de la pression artérielle et des signes de rétention hydrosodée.

☞ *Sur prescription médicale.*

• SANOFI WINTHROP

Forme	Dosage	N. d'unités	Prix	Prix/jour	Liste	Remb. S.S.	Comm.
Sol. locale	2 %	60 ml	180,00*	6	2	0 %	1987
Sol. locale	2 %	3 x 60 ml	385,50*	4,3	2	0 %	1987
Gel	2 %	60 ml	185,70*	6	2	0 %	1991

ALPHA RÉNOL ✤

- **Composition :** Extraits fluides de prêle, de maïs, de genévrier, de chiendent.
- **Domaine :** Uro-néphrologie. Gastro-entérologie.
- **Activité :** Divers.
- **Classe :** Utilisé pour favoriser les fonctions d'élimination rénale et digestive.

☞ *Vendu sans ordonnance.*

- MONIN

Forme	Dosage	N. d'unités	Prix	Prix/jour	Liste	Remb. S.S.	Comm.
Sol. buvable	–	200 ml	41,80*	10	0	0 %	1988

ALPHINTERN ★

- **Composition :** Chymotrypsine, trypsine.
- **Domaine :** Inflammation.
- **Activité :** Anti-inflammatoires. Antiœdémateux.
- **Classe :** Enzymes.

Indications : Œdèmes post-traumatiques ou postopératoires. Réactions inflammatoires accompagnant les infections ORL.

Contre-indications : Terrain allergique.

Effets indésirables : Réactions allergiques : éruption, prurit, etc.

☞ *Vendu sans ordonnance.*

- LEURQUIN

Forme	Dosage	N. d'unités	Prix	Prix/jour	Liste	Remb. S.S.	Comm.
Comprimé	–	20	20,90	3	0	35 %	1964

ALPHOSYL ★★

- **Composition :** Goudron de houille, allantoïne.
- **Domaine :** Dermatologie.
- **Activité :** Kératolytique. Réducteur. Antipsoriasis.
- **Classe :** Goudron.

Indications : Traitement local d'appoint du psoriasis.

Contre-indications : Hypersensibilité aux composants.

Effets indésirables : Folliculites, éruptions et irritations locales. Photosensibilisation.

Précautions d'emploi : Ne pas utiliser sur les muqueuses.

☞ *Vendu sans ordonnance.*

- STAFFORD-MILLER

Forme	Dosage	N. d'unités	Prix	Prix/jour	Liste	Remb. S.S.	Comm.
Crème	5 %	75 g	29,30*	–	0	0 %	1984

ALPRESS ★★★

- **Composition :** Prazosine.
- **Domaine :** Cardio-vasculaire.
- **Activité :** Antihypertenseur.
- **Classe :** Alpha-1-bloquant. Vasodilatateur.

Indications : Hypertension artérielle.

Contre-indications : Hypersensibilité aux quinazolènes. Ne pas prescrire chez l'enfant de moins de 12 ans.

Effets indésirables : Fatigue, hypotension orthostatique, œdèmes, tachycardie. Nausées, bouche sèche, constipation. Impuissance, troubles urinaires. Somnolence.

Précautions d'emploi : Non conseillé chez la femme enceinte ou allaitant.

Interactions : L'effet hypotenseur est majoré en cas d'association avec les inhibiteurs calciques, les diurétiques et les autres antihypertenseurs. Prudence en cas d'association avec les antidépresseurs, les anti-inflammatoires.

Surdosage : Entraîne une chute de la pression artérielle, imposant une surveillance, le patient restant couché.

☞ *Sur prescription médicale.*

- PFIZER

Forme	Dosage	N. d'unités	Prix	Prix/jour	Liste	Remb. S.S.	Comm.
Comprimé	2,5 mg	30	71,90	3	1	65 %	1989
Comprimé	5 mg	30	114,80	3 à 6	1	65 %	1989

ALTIM ★★★

- **Composition :** Cortivazol.
- **Domaine :** Inflammation.
- **Activité :** Anti-inflammatoire.
- **Classe :** Anti-inflammatoire stéroïdien.

Indications : Traitement local des affections douloureuses articulaires ou péri-articulaires : périarthrite scapulo-humérale, périarthrite de la hanche, épicondylite, tendinite, ténosynovite, bursite, talalgie. Arthrose en poussée. Syndrome du canal carpien. Acroparesthésie des membres supérieurs. En injection épidurale : lombalgie, sciatique, radiculalgie.

Contre-indications : Infection locale ou générale. Mauvais état cutané.

Effets indésirables : Infections : arthrite septique, bursite, abcès, méningite. Risque de rupture tendineuse. Atrophie musculaire et sous-cutanée. Les réactions générales ne s'observent que lors des traitements répétés et prolongés : hypercorticisme, œdèmes, hypokaliémie, hypertension. Atrophie musculaire, ostéoporose. Ulcères gastro-duodénaux.

Précautions d'emploi : L'injection sera faite avec une asepsie rigoureuse et par un opérateur expérimenté.

Interactions : En cas de traitement prolongé, éviter l'association avec des produits pouvant favoriser l'apparition de troubles du rythme : érythromycine, vincamine, certains antiarythmisants. Prudence en cas d'association avec des anticoagulants oraux, des digitaliques, des diurétiques. Une surveillance accrue s'impose chez le diabétique, l'hypertendu.

Surdosage : Peut entraîner une prise de poids, des troubles digestifs, une fonte musculaire, une ostéoporose, un diabète, etc.

☞ *Sur prescription médicale.*

• ROUSSEL

Forme	Dosage	N. d'unités	Prix	Prix/jour	Liste	Remb. S.S.	Comm.
Seringue	3,75 mg	1	33,70	–	1	65 %	1973

ALTOCEL ★★★

- **Composition :** Lopéramide.
- **Domaine :** Gastro-entérologie.
- **Activité :** Antidiarrhéique.
- **Classe :** Ralentisseur du transit. Antisécrétoire intestinal.

Indications : Traitement symptomatique des diarrhées aiguës ou chroniques.

Contre-indications : Nourrisson. Rectocolite ulcéro-hémorragique. Diarrhées post-antibiotiques.

Effets indésirables : Constipation. Nausées, vomissements. Somnolence. Douleurs abdominales.

Précautions d'emploi : Non conseillé chez la femme enceinte. Prudence en cas d'insuffisance hépatique.

Surdosage : Entraîne une somnolence, une constipation, une dépression respiratoire.

☞ *Sur prescription médicale.*

• IREX

Forme	Dosage	N. d'unités	Prix	Prix/jour	Liste	Remb. S.S.	Comm.
Gélule	2 mg	20	27,00	–	2	35 %	1994

ALTOPOU

- **Composition :** Méthoprène, perméthrine, butoxyde de pipéronyle.
- **Domaine :** Parasitologie.
- **Activité :** Antiparasitaire externe.
- **Classe :** Pyréthrine.

Indications : Traitement des poux et des lentes du cuir chevelu.

Contre-indications : Allergie à l'un des constituants.

Effets indésirables : Sensation de brûlure des yeux ou des muqueuses.

Précautions d'emploi : Éviter tout contact avec les yeux ou la bouche.

☞ *Vendu sans ordonnance.*

• ARKOPHARMA

Forme	Dosage	N. d'unités	Prix	Prix/jour	Liste	Remb. S.S.	Comm.
Lotion	–	125 ml	54,00*	–	0	0 %	–

ALUCALM ★

- **Composition :** Carbonate de sodium, polyhydroxyaluminium, sorbitol.
- **Domaine :** Gastro-entérologie.
- **Activité :** Antiacide œso-gastrique.
- **Classe :** Sel d'aluminium.

Indications : Traitement symptomatique des douleurs liées aux affections œso-gastro-duodénales.

Précautions d'emploi : En cas de régime sans sel, tenir compte du fait que chaque comprimé apporte une quantité non négligeable de sel.

☞ *Vendu sans ordonnance.*

- STERLING WINTHROP

Forme	Dosage	N. d'unités	Prix	Prix/jour	Liste	Remb. S.S.	Comm.
Comprimé	–	40	22,00*	–	0	0 %	–

ALUCTYL

- **Composition :** Collutoire : lactate d'aluminium, glycérol, esters de l'acide parahydroxybenzoïque. Comprimé à sucer : Lactate d'aluminium.
- **Domaine :** ORL. Stomatologie.
- **Activité :** Antiseptique local.

Indications : Affections de la bouche et de la gorge.

Contre-indications : Enfant de moins de 7 ans.

Précautions d'emploi : Traitement de courte durée.

☞ *Vendu sans ordonnance.*

- MONAL

Forme	Dosage	N. d'unités	Prix	Prix/jour	Liste	Remb. S.S.	Comm.
Comprimé	–	30	21,50*	–	0	0 %	1952
Fl. pressurisé	–	30 ml	26,50*	–	0	0 %	1964

ALUPENT AÉROSOL ★★

- **Composition :** Orciprénaline.
- **Domaine :** Pneumologie.
- **Activité :** Broncho-dilatateur.
- **Classe :** Stimulant bêta-2-adrénergique.

Indications : Traitement de la crise d'asthme. Exploration fonctionnelle respiratoire.

Contre-indications : Troubles du rythme ventriculaire. Insuffisance coronaire évolutive. Hyperthyroïdies.

Effets indésirables : Tachycardie. Nausées, vomissements, hypotension. Possibilité de bronchoconstriction secondaire.

Précautions d'emploi : Non conseillé chez la femme enceinte ou allaitant.

Surdosage : Entraîne des tremblements, une tachycardie, des sueurs, de la nervosité.

☞ *Sur prescription médicale.*

- BŒHRINGER INGELHEIM

Forme	Dosage	N. d'unités	Prix	Prix/jour	Liste	Remb. S.S.	Comm.
Spray aérosol	750 µg/b	300 b	30,50	0,4 à 0,8	1	65 %	1966

ALUPENT COMPRIMÉ ★★★

- **Composition :** Orciprénaline.
- **Domaine :** Cardio-vasculaire.
- **Activité :** Antihypertenseur.
- **Classe :** Stimulant bêta-adrénergique.

Indications : Pouls lent permanent.

Contre-indications : Angine de poitrine. Infarctus du myocarde. Extrasystoles ventriculaire.

Effets indésirables : Tachycardie. Hypotension. Tremblements. Troubles du rythme ventriculaire.

Précautions d'emploi : Prudence chez le sujet âgé. L'absorption d'alcool est déconseillée. Non conseillé chez la femme enceinte ou allaitant.

Interactions : Ne pas associer aux anesthésiques gazeux.

Surdosage : Entraîne une tachycardie, des extrasystoles puis une tachycardie ventriculaire.

☞ *Sur prescription médicale.*

• BŒHRINGER INGELHEIM

Forme	Dosage	N. d'unités	Prix	Prix/jour	Liste	Remb. S.S.	Comm.
Comprimé	20 mg	50	31,20	1 à 7	1	65 %	1971

ALVITYL ★★★

- **Composition :** Vitamines A, B1, B2, B5, B6, B12, C, D3, E, PP, biotine, acide pantothénique, acide folique.
- **Domaine :** Nutrition et métabolisme.
- **Activité :** Vitamines liposolubles. Vitamines hydrosolubles. Antiasthénique.
- **Classe :** Polyvitamines.

Indications : Prévention et traitement de certaines carences liées à une alimentation déséquilibrée.

Contre-indications : Intolérance antérieure à une vitamine.

Précautions d'emploi : Ne pas associer à d'autres préparations contenant de la vitamine A ou D.

Interactions : Peut diminuer l'action des barbituriques, de la phénitoïne, de la lévodopa.

Surdosage : Peut entraîner des troubles graves en particulier chez l'enfant : perte de l'appétit, nausées, traduisant une hypercalcémie ou une hypertension intracrânienne.

☞ *Vendu sans ordonnance.*

• LATÉMA

Forme	Dosage	N. d'unités	Prix	Prix/jour	Liste	Remb. S.S.	Comm.
Comprimé	–	50	49,70*	–	0	0 %	1992
Sirop	–	150 ml	49,70*	–	0	0 %	1992

ALYOSTAL VENINS ST ★★★

- **Composition :** Venin d'hyménoptères, albumine humaine.
- **Domaine :** Allergie et immunologie.
- **Activité :** Allergène.
- **Classe :** Venins.

Indications : Diagnostic des allergies aux piqûres d'hyménoptères. Désensibilisation des allergies aux piqûres d'hyménoptères.

Contre-indications : Affections malignes, insuffisances cardiaque, hépatique ou rénale. Vascularites. Déficits immunitaires graves. Traitement par les corticoïdes.

Effets indésirables : Réactions locales au point d'injection. Réapparition ou aggravation des signes de la maladie traitée : asthme, rhinite. Réaction générale fébrile, œdème laryngé, choc anaphylactique.

Précautions d'emploi : Ne doit être réalisé que sous stricte surveillance spécialisée. Peut être poursuivi pendant la grossesse. Éviter repas copieux et effort physique le jour de l'injection. Éventuellement prendre un antihistaminique avant l'injection.

☞ *Sur prescription médicale.*

• STALLERGÈNES.

Forme	Dosage	N. d'unités	Prix	Prix/jour	Liste	Remb. S.S.	Comm.
Fl. abeille	110 µg	1	96,60	–	0	65 %	1991
Fl. abeille	550 µg	1	258,30*	–	0	0 %	1991
Fl. guêpe poliste	110 µg	1	128,70	–	0	65 %	1991
Fl. guêpe poliste	550 µg	1	380,80*	–	0	0 %	1991
Fl. guêpe vespula	110 µg	1	115,90	–	0	65 %	1991
Fl. guêpe vespula	550 µg	1	346,10*	–	0	0 %	1991

AMBATROL ★★

- **Composition :** Nifuroxazide.
- **Domaine :** Gastro-entérologie.
- **Activité :** Anti-infectieux intestinal.
- **Classe :** Nitrofuranes.

Indications : Diarrhées aiguës d'origine infectieuse.

Effets indésirables : Troubles digestifs : nausées, vomissements, diarrhées. Réactions allergiques : urticaire, œdème de la face, choc. Réactions de photosensibilisation : érythrodermies. Anémies, neutropénies, éosinophilies. Coloration jaune des dents ou anomalies dentaires en cas d'administration à l'enfant de moins de 8 ans.

Précautions d'emploi : Prendre le produit en dehors des repas. Prudence en cas d'insuffisance hépatique ou rénale. Ne pas s'exposer au soleil. Contre-indiqué chez la femme enceinte et allaitant. Peut donner une réaction positive lors de la recherche de glucose dans les urines.

Interactions : L'activité du produit est diminuée par les antiépileptiques, les sel ferreux, les pansements gastriques. Peut augmenter l'effet des anticoagulants oraux.

☞ *Sur prescription médicale. L'amphotéricine empêche les infections à levures.*

• BRISTOL-MYERS SQUIBB

Forme	Dosage	N. d'unités	Prix	Prix/jour	Liste	Remb. S.S.	Comm.
Comprimé	250 mg	16	15,00	6 à 7,5	1	65 %	1966

AMPHOCYCLINE OVULE ★★

- **Composition :** Tétracycline, amphotéricine B.
- **Domaine :** Gynécologie.
- **Activité :** Antiseptique local. Antifongique local.

Indications : Traitement local des infections vaginales à germes sensibles.

Contre-indications : Hypersensibilité à un composant. Grossesse.

Effets indésirables : Eczéma allergique.

Précautions d'emploi : Non conseillé chez la femme enceinte.

☞ *Sur prescription médicale.*

• BRISTOL-MYERS SQUIBB

Forme	Dosage	N. d'unités	Prix	Prix/jour	Liste	Remb. S.S.	Comm.
Ovule	100 mg	12	10,80	1 à 2	1	65 %	1968

AMPHOSCA ORCHITINE ❍

- **Composition :** Agnus castus 4DH, Valeriana 2DH, Ambra 6DH, Damiana 4DH, Selenium 4DH, Lycopodium 5DH, Orchitine 2DH.
- **Domaine :** Nutrition et métabolisme.
- **Activité :** Antiasthénique.

Indications : Utilisé dans l'asthénie physique, psychique et sexuelle. Troubles neuropsychiques de l'andropause. Sénescence.

☞ *Vendu sans ordonnance.*

• LEHNING

Forme	Dosage	N. d'unités	Prix	Prix/jour	Liste	Remb. S.S.	Comm.
Comprimé	–	60	26,00*	2,6	0	0 %	–

AMPHOSCA OVARINE ❍

- **Composition :** Agnus castus 4DH, Valeriana 2DH, Ambra 6DH, Damiana 4DH, Selenium 4DH, Lycopodium 5DH, Ovarine 3DH aa.
- **Domaine :** Nutrition et métabolisme.
- **Activité :** Antiasthénique.

Indications : Utilisé dans l'asthénie physique, psychique et sexuelle. Troubles neuropsychiques de l'andropause. Sénescence.

☞ *Vendu sans ordonnance.*

• LEHNING

Forme	Dosage	N. d'unités	Prix	Prix/jour	Liste	Remb. S.S.	Comm.
Comprimé	–	60	26,00*	2,6	0	0 %	–

AMPHO-VACCIN ★

- **Composition :** Suspension de bactéries tuées : Bifidobacterium bifidum, colibacille, Streptococcus fœcalis, Proteus vulgaris, pyocyaniques.
- **Domaine :** Gastro-entérologie.
- **Activité :** Antidiarrhéique.
- **Classe :** Modificateurs du milieu intestinal.

Indications : Diarrhées non organiques.

☞ *Vendu sans ordonnance.*

- SANOFI WINTHROP

Forme	Dosage	N. d'unités	Prix	Prix/jour	Liste	Remb. S.S.	Comm.
Amp. buv.	–	24	19,60	2 à 5	0	35 %	1937

AMPICILLINE PANPHARMA ★★★

- **Composition :** Ampicilline.
- **Domaine :** Infectiologie.
- **Activité :** Antibiotique.
- **Classe :** Pénicillines à spectre élargi.

Indications : Infections aux germes suivants : streptocoques A et D, pneumocoques, gonocoques, méningocoques, leptospires, Listeria, Clostridium, colibacille, Proteus, Borellia, Bordetella, salmonelles, shigelles, Brucella, vibrions, Haemophilus ou staphylocoques sensibles. Infections respiratoires, ORL, stomatologiques, rénales, uro-génitales, gynécologiques, digestives, biliaires, méningées ou septicémiques.

Contre-indications : Hypersensibilité aux pénicillines. Mononucléose infectieuse.

Effets indésirables : Manifestations allergiques : fièvre, urticaire, œdème de la face avec troubles respiratoires. Éruptions cutanées maculopapuleuses. Troubles digestifs : nausées, diarrhée, infections à levures. Anémies, leucopénies. Néphrite interstitielle aiguë.

Précautions d'emploi : Rechercher dans les antécédents des réactions anormales à un traitement antérieur par une pénicilline. Prudence chez l'insuffisant rénal. Chez la femme enceinte ou allaitant, le produit passe dans l'organisme de l'enfant.

Interactions : Association déconseillée : allopurinol.

☞ *Sur prescription médicale.*

- PANPHARMA

Forme	Dosage	N. d'unités	Prix	Prix/jour	Liste	Remb. S.S.	Comm.
Flacon inj.	0,5 g	25	Hôp.	–	1	Hôp.	1987
Flacon inj.	1 g	25	Hôp.	–	1	Hôp.	1987
Flacon inj.	2 g	25	Hôp.	–	1	Hôp.	1987

AMSIDINE ★★★

- **Composition :** Amsacrine.
- **Domaine :** Cancérologie.
- **Activité :** Antinéoplasique. Cytostatique.
- **Classe :** Agent intercalant.

Indications : Leucémies aiguës lymphoblasiques et myéloblastiques.

Contre-indications : Grossesse et allaitement.

Effets indésirables : Troubles digestifs : nausées, vomissements, stomatites, diarrhée. Perte des cheveux. Troubles sanguins : anémie, leucopénie, thrombopénie. Troubles cardiaques avec tachycardie ou fibrillation. Troubles neurosensoriels. Aménorrhée, azoospermie.

Précautions d'emploi : Prudence en cas d'insuffisance hépatique. Nécessité d'une surveillance régulière de la formule sanguine afin de guider les administrations ultérieures. Des bilans cardiaques réguliers sont nécessaires : échographie, hémodynamique isotopique. Déconseillé chez la femme enceinte ou allaitant.

Interactions : Ne pas utiliser de seringues en plastique.

☞ *Sur prescription médicale. Usage hospitalier.*

- PARKE-DAVIS

Forme	Dosage	N. d'unités	Prix	Prix/jour	Liste	Remb. S.S.	Comm.
Flacon inj.	75 mg	1	Hôp.	–	1	Hôp.	1982

AMUKINE ★★★

- **Composition :** Hypochlorite de sodium, chlorure de sodium.
- **Domaine :** Dermatologie.
- **Activité :** Antiseptique externe.
- **Classe :** Dérivé chloré.

Indications : Désinfection de la peau.

Interactions : Ne pas associer à d'autres antiseptiques.

☞ *Vendu sans ordonnance.*

- GIFRER BARBEZAT

Forme	Dosage	N. d'unités	Prix	Prix/jour	Liste	Remb. S.S.	Comm.
Sol. externe	0,06 %	250 ml	20,70*	–	0	0 %	1994
Sol. externe	0,06 %	500 ml	Hôp.	–	0	Hôp.	1994
Sol. externe	0,06 %	1 000 ml	Hôp.	–	0	Hôp.	1994

AMYCOR ★★★

- **Composition :** Bifonazole.
- **Domaine :** Dermatologie.
- **Activité :** Antifongique local.
- **Classe :** Imidazolé.

Indications : Infections cutanées à dermatophytes, levures, moisissures, certains champignons et certaines bactéries Gram +. Traitement du Pityriasis versicolor. Dermatophytoses : herpès circiné, intertrigo des plis et des orteils (pied d'athlète). Traitement d'appoint des teignes, des mycoses des ongles. Perlèches, vulvites, anites.

Contre-indications : Hypersensibilité aux imidazolés.

Effets indésirables : Signes d'irritation locale : prurit, érythème, dyshidrose.

Précautions d'emploi : Non conseillé chez la femme enceinte ou allaitant.

☞ *Sur prescription médicale.*

- LIPHA SANTÉ

Forme	Dosage	N. d'unités	Prix	Prix/jour	Liste	Remb. S.S.	Comm.
Crème	1 %	15 g	32,80	–	1	65 %	1987
Poudre locale	1 %	15 g	32,80	–	1	65 %	1993
Sol. externe	1 %	15 ml	31,80	–	1	65 %	1990

AMYGDOL ★

- **Composition :** Chlorhexidine, amyléine, menthol.
- **Domaine :** ORL. Stomatologie.
- **Activité :** Anesthésique local. Antiseptique local.
- **Classe :** Bisdiguanide.

Indications : Traitement local d'appoint antibactérien et antalgique des affections de la muqueuse buccale et de l'oropharynx.

Contre-indications : Enfant de moins de 30 mois. Sensibilisation préalable au produit en particulier aux anesthésiques locaux.

Effets indésirables : Possibilité d'éruptions cutanées allergiques.

Précautions d'emploi : Traitement de courte durée.

Interactions : Ne pas associer à d'autres antiseptiques.

☞ *Vendu sans ordonnance.*

- BOUCHARA

Forme	Dosage	N. d'unités	Prix	Prix/jour	Liste	Remb. S.S.	Comm.
Collutoire	0,1 %	30 ml	32,80*	–	0	0 %	1982

AMYGDORECTOL

- **Composition :** Camphocarbonate de bismuth.
- **Domaine :** ORL.
- **Activité :** Décongestionnant.

Indications : Utilisé dans les états congestifs de l'oropharynx.

Contre-indications : Néphrite chronique. Insuffisance rénale, constipation. Intolérance au bismuth.

Précautions d'emploi : Non conseillé chez la femme enceinte ou allaitant.

☞ *Vendu sans ordonnance.*

- MERCK-CLÉVENOT

Forme	Dosage	N. d'unités	Prix	Prix/jour	Liste	Remb. S.S.	Comm.
Supp. adulte	190 mg	6	9,30	1,5	0	35 %	1948
Supp. enfant	95 mg	6	8,60	1,5	0	35 %	1948

AMYGDOSPRAY ★

- **Composition :** Hexamidine. Tétracaïne.
- **Domaine :** ORL. Stomatologie.
- **Activité :** Anesthésique local. Antiseptique local.
- **Classe :** Diamidine.

Indications : Traitement local d'appoint antibactérien et antalgique des affections de la muqueuse buccale et de l'oropharynx.

Contre-indications : Enfant de moins de 3 ans. Sensibilisation préalable au produit, en particulier aux anesthésiques locaux.

Effets indésirables : Possibilité d'éruptions cutanées allergiques.

Précautions d'emploi : Traitement de courte durée. Donne une réaction positive au contrôle antidopage.

Interactions : Ne pas associer à d'autres antiseptiques.

☞ *Vendu sans ordonnance.*

• MERCK-CLÉVENOT

Forme	Dosage	N. d'unités	Prix	Prix/jour	Liste	Remb. S.S.	Comm.
Fl. pressurisé	–	30 ml	14,50	–	0	35 %	1981

AMYLODIASTASE ★

- **Composition :** Céréales germées.
- **Domaine :** Gastro-entérologie.
- **Activité :** Enzymes digestives.
- **Classe :** Enzymes végétales.

Indications : Digestion difficile, en particulier pour les féculents.

☞ *Vendu sans ordonnance.*

• THÉPÉNIER

Forme	Dosage	N. d'unités	Prix	Prix/jour	Liste	Remb. S.S.	Comm.
Comprimé	–	240	27,90	1 à 2	0	35 %	1907
Comprimé	–	40	11,30	1 à 2	0	35 %	1907

ANADOR ★★★

- **Composition :** Nandrolone.
- **Domaine :** Endocrinologie.
- **Activité :** Anabolisant.
- **Classe :** Androgène.

Indications : États de dénutrition du sujet âgé. Brûlures étendues, escarres. Ostéoporose du sujet âgé.

Contre-indications : Enfant. Femme jeune. Cancer de la prostate et adénome prostatique. Insuffisance hépatique.

Effets indésirables : Acné, séborrhée. Hirsutisme, chute des cheveux. Troubles des règles, aménorrhée.

Précautions d'emploi : Donne une réaction positive au contrôle antidopage. Déconseillé chez la femme enceinte ou allaitant.

Interactions : Potentialisation possible des antidiabétiques oraux.

☞ *Sur prescription médicale.*

• PHARMACIA

Forme	Dosage	N. d'unités	Prix	Prix/jour	Liste	Remb. S.S.	Comm.
Amp. inj.	50 mg	1	27,00*	–	2	0 %	1970

ANAFRANIL ★★★

- **Composition :** Clomipramine
- **Domaine :** Neuropsychiatrie. Uro-néphrologie.
- **Activité :** Antidépresseur.
- **Classe :** Imipraminique.

Indications : Traitement des états dépressifs, des troubles phobiques, des névroses obsessionnelles et de l'énurésie chez l'enfant.

Contre-indications : L'association à d'autres antidépresseurs du groupe des IMAO est formellement contre-indiquée. Les patients seront particulièrement surveillés s'ils présentent des antécédents d'adénome de la prostate, de glaucome, de troubles du rythme cardiaque ou de troubles tensionnels

Effets indésirables : Le traitement peut s'accompagner d'effets secondaires fréquents, mais peu sévères, comme la sécheresse de la bouche, les troubles de l'accommodation visuelle et la constipation. Il n'est pas rare de constater une hypotension orthostatique qui peut être gênante dans la vie courante. Beaucoup plus rares, mais graves sont les convulsions, les troubles du rythme cardiaque, les hépatites ou les troubles hématologiques.

Précautions d'emploi : Le traitement par antidépresseurs doit être suivi par un médecin. La consommation d'alcool est formellement déconseillée. On devra particulièrement être prudent chez les épileptiques, ou chez les patients présentant des antécédents cardio-vasculaires sévères. L'utilisation doit être particulièrement pesée chez le sujet âgé et chez la femme enceinte ou allaitant.

Interactions : L'action du produit peut être modifiée lorsqu'il est associé à d'autres antidépresseurs IMAO ou à la fluoxétine. La fréquence des effets indésirables augmente lorsqu'on l'associe à certains antihypertenseurs ou à certains sédatifs du système nerveux.

Surdosage : Le surdosage entraîne une dépression respiratoire ou des troubles du rythme cardiaque. Une hospitalisation d'urgence s'impose.

☞ *Sur prescription médicale.*

• CIBA-GEIGY

Forme	Dosage	N. d'unités	Prix	Prix/jour	Liste	Remb. S.S.	Comm.
Comprimé	10 mg	60	27,60	1 à 3	1	65 %	1971
Comprimé	25 mg	50	49,10	2 à 6	1	65 %	1965
Amp. inj.	25 mg	5	19,20	3 à 10	1	65 %	1965

ANAHELP ★★★

- **Composition :** Épinéphrine.
- **Domaine :** Cardio-vasculaire.
- **Activité :** Antihypotenseur.
- **Classe :** Stimulant alpha et bêta-adrénergique. Amines sympathomimétiques.

Indications : Choc anaphylactique (allergique).

Contre-indications : Hypertension artérielle, insuffisance coronaire, troubles du rythme ventriculaire. Diabète, hyperthyroïdie.

Effets indésirables : Palpitations, pâleur, maux de tête. Hypertension artérielle.

Précautions d'emploi : Faire en injection sous-cutanée ou intramusculaire. Jamais en intraveineuse.

Interactions : Ne pas associer avec certains anesthésiques gazeux, certains antidépresseurs imipraminiques ou IMAO.

☞ *Sur prescription médicale.*

• STALLERGÈNES

Forme	Dosage	N. d'unités	Prix	Prix/jour	Liste	Remb. S.S.	Comm.
Seringue	0,25 mg x 4	1	92,00	–	1	0 %	1987

ANAKIT ★★★

- **Composition :** Épinéphrine.
- **Domaine :** Cardio-vasculaire.
- **Activité :** Antihypotenseur.
- **Classe :** Stimulant alpha et bêta-adrénergique. Amines sympathomimétiques.

Indications : Choc anaphylactique (allergique).

Contre-indications : Hypertension artérielle, insuffisance coronaire, troubles du rythme ventriculaire. Diabète, hyperthyroïdie.

Effets indésirables : Palpitations, pâleur, maux de tête. Hypertension artérielle.

Précautions d'emploi : Faire en injection sous-cutanée ou intramusculaire. Jamais en intraveineuse.

Interactions : Ne pas associer avec certains anesthésiques gazeux, certains antidépresseurs imipraminiques ou IMAO.

☞ *Sur prescription médicale.*

• DMS

Forme	Dosage	N. d'unités	Prix	Prix/jour	Liste	Remb. S.S.	Comm.
Seringue	1 mg	1	110,00	–	1	0 %	1987

ANALGÉTYL ★

Composition : Acide salicylique, salicylate de gaïacol, menthol.
Domaine : Rhumatologie. Algologie.
Activité : Antirhumatismal externe. Antalgique externe.
Classe : Salicylés.
Indications : Utilisé dans le traitement des douleurs d'origine musculo-tendino-ligamentaire : torticolis, dorsalgies, lombalgies. Douleurs articulaires.
Contre-indications : Hypersensibilité aux constituants. Ne pas appliquer sur les muqueuses, peau en mauvais état, plaies, ulcérations. Enfant de moins de 12 ans.
Effets indésirables : Réaction allergique locale imposant l'arrêt du traitement.
Précautions d'emploi : Se laver les mains après usage.
☞ *Vendu sans ordonnance.*
• PIERRE FABRE

Forme	Dosage	N. d'unités	Prix	Prix/jour	Liste	Remb. S.S.	Comm.
Pommade	–	40 g	23,00*	–	0	0 %	–

ANANDRON ★★★

Composition : Nilutamide.
Domaine : Endocrinologie. Andrologie. Cancérologie.
Activité : Antinéoplasique hormonal.
Classe : Antiandrogène.
Indications : Cancer de la prostate métastasé en association avec la castration chirurgicale ou chimique.
Contre-indications : Insuffisance hépatique sévère.
Effets indésirables : Troubles de la vision des couleurs. Troubles digestifs : nausées, vomissements. Impuissance, bouffées de chaleur. Syndrome pulmonaire interstitiel. Hépatites.
Précautions d'emploi : Ne pas absorber d'alcool. Une surveillance des fonctions hépatiques et des radiographies pulmonaires répétées régulièrement sont indispensables pour suivre la tolérance.
Interactions : Peut augmenter l'action des anticoagulants oraux, des anxiolytiques, de certains bêtabloquants.
Surdosage : Entraîne des troubles digestifs.
☞ *Sur prescription médicale.*
• CASSENNE

Forme	Dosage	N. d'unités	Prix	Prix/jour	Liste	Remb. S.S.	Comm.
Comprimé	50 mg	90	914,60	30 à 60	1	100 %	1987
Comprimé	150 mg	30	852,90	30	1	100 %	1995

ANAUSIN ★★★

Composition : Métoclopramide.
Domaine : Gastro-entérologie.
Activité : Stimulant de la motricité gastro-intestinale. Antiémétique. Neuroleptique.
Classe : Antagoniste de la dopamine benzamide substitué.
Indications : Manifestations dyspeptiques liées à un trouble de la motricité. Nausées, vomissements.
Contre-indications : Occlusion ou subocclusion intestinale. Hémorragie digestive. Antécédents d'intolérance aux neuroleptiques. Hypertension artérielle due à une tumeur de la surrénale.
Effets indésirables : Somnolence, vertiges, maux de tête. Mouvements anormaux de la langue, de la face et du cou. Troubles des règles, modifications des seins.
Précautions d'emploi : Prudence en cas d'insuffisance rénale. La prise d'alcool est déconseillée. Non conseillé chez la femme allaitant.
Interactions : Ne pas associer aux neuroleptiques, aux antispasmodiques anticholinergiques, aux antiparkinsoniens.

Surdosage : Entraîne une exagération des effets indésirables.

☞ *Sur prescription médicale.*
• ASTA MEDICA

Forme	Dosage	N. d'unités	Prix	Prix/jour	Liste	Remb. S.S.	Comm.
Compr. LP	15 mg	30	19,80	0,7 à 1,3	2	65 %	1988

ANAXÉRYL ★

- **Composition :** Dithranol, ichthyolammonium, acide salicylique, résorcine, baume du Pérou, huile de goudron.
- **Domaine :** Dermatologie.
- **Activité :** Kératolytique. Réducteur. Antipsoriasis. Antiseptique local.

Indications : Traitement du psoriasis, des dermatoses sèches ou squameuses, parakératoses, eczémas secs. Utilisé dans les pelades.

Contre-indications : Hypersensibilité aux composants. Eczémas suintants.

Précautions d'emploi : Ne pas appliquer sur les muqueuses et sur le visage.

☞ *Vendu sans ordonnance.*
• BAILLY-SPEAB

Forme	Dosage	N. d'unités	Prix	Prix/jour	Liste	Remb. S.S.	Comm.
Pommade	–	38,5 g	14,90	–	0	65 %	1939

ANCOTIL ★★★

- **Composition :** Flucytosine.
- **Domaine :** Infectiologie.
- **Activité :** Antifongique.

Indications : Mycoses à Candida, Cryptococcus, Aspergillus, etc. Mycoses à localisation diffuses, septicémiques en association avec un autre antifongique.

Effets indésirables : Troubles digestifs : nausées, diarrhées. Réactions allergiques. Troubles hématologiques ou hépatiques.

Précautions d'emploi : Non conseillé chez la femme enceinte. Prudence en cas d'insuffisance rénale.

☞ *Sur prescription médicale.*
• ROCHE

Forme	Dosage	N. d'unités	Prix	Prix/jour	Liste	Remb. S.S.	Comm.
Comprimé	500 mg	100	361,70	40 à 80	1	100 %	1974
Flacon inj.	2,5 g	4	Hôp.	–	1	Hôp.	1977
Sol. locale	1 %	6	Hôp.	–	1	Hôp.	1977

ANDRACTIM ★★★

- **Composition :** Dihydrotestostérone.
- **Domaine :** Endocrinologie. Andrologie.
- **Activité :** Androgénique.
- **Classe :** Androgène.

Indications : Traitement des déficits androgéniques généraux : hypogonadisme testiculaire ou hypophysaire. Hypogonadisme fonctionnels. En traitement local : gynécomastie, lichen scléro-atrophique. Chez la femme : lichen scléro-atrophique vulvaire.

Contre-indications : *Chez l'homme*, cancer de la prostate. *Chez la femme*, risques de virilisation en cas de traitement général.

Effets indésirables : *Chez l'homme*, irritabilité, prise de poids, acné, séborrhée. *Chez la femme*, virilisation, hypertrichose.

Précautions d'emploi : Application par le patient lui-même sur bras, abdomen, thorax. Donne une réaction positive au contrôle antidopage. Déconseillé chez la femme enceinte ou allaitant

☞ *Sur prescription médicale.*
• BESINS-ISCOVESCO

Forme	Dosage	N. d'unités	Prix	Prix/jour	Liste	Remb. S.S.	Comm.
Gel	2,5 %	80 g	46,20	1 à 5	2	65 %	1982

ANDROCUR ★★★

- **Composition :** Cyprotérone.
- **Domaine :** Endocrinologie. Andrologie. Cancérologie.
- **Activité :** Antinéoplasique hormonal.
- **Classe :** Antiandrogène.

Indications : Cancer de la prostate métastasé en association avec la castration chirurgicale. Hirsutismes féminins d'origine non tumorale lorsqu'ils retentissent sur le psychisme

Contre-indications : Insuffisance hépatique sévère. Tuberculose, diabète, dépression, phlébites, embolies.

Effets indésirables : *Chez l'homme*, inhibition de la spermatogénèse réversible. Gynécomastie. Impuissance. Prise de poids. *Chez la femme*, aménorrhée, troubles des règles. *Dans les deux sexes*, migraine, céphalées, problèmes veineux, ictères hépatites.

Précautions d'emploi : Déconseillé chez la femme enceinte ou allaitant. Une surveillance des fonctions hépatiques et de la vision s'impose de façon régulière.

☞ *Sur prescription médicale.*

- SCHERING

Forme	Dosage	N. d'unités	Prix	Prix/jour	Liste	Remb. S.S.	Comm.
Comprimé	50 mg	20	140,20	7 à 14	1	65 %	1981

ANDROTARDYL ★★★

- **Composition :** Enanthate de testostérone.
- **Domaine :** Endocrinologie. Andrologie.
- **Activité :** Androgénique.
- **Classe :** Androgène.

Indications : Hypogonadisme masculin par déficit testiculaire ou hypophysaire. États de dénutrition de la sénescence. Aplasie médullaire. L'utilisation chez la femme est exceptionnelle en dehors du cancer du sein.

Contre-indications : Cancer prostatique, adénome prostatique, cancer du sein masculin. Insuffisance hépatique rénale ou cardiaque sévère. Enfant.

Effets indésirables : *Chez l'homme*, irritabilité, prise de poids, acné, séborrhée. *Chez la femme*, virilisation, hypertrichose.

Précautions d'emploi : Donne une réaction positive au contrôle antidopage. Chez l'homme l'état de la prostate et des seins doit être surveillé. Déconseillé chez la femme enceinte ou allaitant.

☞ *Sur prescription médicale.*

- SCHERING

Forme	Dosage	N. d'unités	Prix	Prix/jour	Liste	Remb. S.S.	Comm.
Amp. inj.	250 mg	1	12,60	–	2	65 %	1955

ANEXATE ★★★

- **Composition :** Flumazénil.
- **Domaine :** Anesthésie, réanimation.
- **Activité :** Antagoniste des benzodiazépines.
- **Classe :** Imidazobenzodiazépine.

Indications : Interruption d'une anesthésie induite par les benzodiazépines. Diagnostic et traitement d'un surdosage en benzodiazépines.

Contre-indications : Hypersensibilité au produit. Enfant de moins de 15 ans.

Effets indésirables : Nausées, vomissements. Anxiété, palpitations.

Précautions d'emploi : Administration par un anesthésiste réanimateur.

☞ *Usage hospitalier.*

- ROCHE

Forme	Dosage	N. d'unités	Prix	Prix/jour	Liste	Remb. S.S.	Comm.
Amp. inj. 5 ml	0,5 mg	1	Hôp.	–	1	Hôp.	1987
Amp. inj. 5 ml	0,5 mg	6	Hôp.	–	1	Hôp.	1991
Amp. inj. 10 ml	1 mg	1	Hôp.	–	1	Hôp.	1987
Amp. inj. 10 ml	1 mg	6	Hôp.	–	1	Hôp.	1991

ANGICALM

- **Composition :** Sulfanilamide, tétracaïne, acétarsol.
- **Domaine :** ORL. Stomatologie.
- **Activité :** Antibactérien local. Antiseptique local. Anesthésique local.
- **Classe :** Sulfamide.

Indications : Traitement local d'appoint des infections de l'oropharynx, stomatites, amygdalites, angines, pharyngites, laryngites.

Contre-indications : Hypersensibilité aux sulfamides et aux anesthésiques locaux. Enfant de moins de 6 ans.

Effets indésirables : Réactions allergiques locales ou générales.

Précautions d'emploi : Traitement de courte durée. Donne une réaction positive au contrôle antidopage.

Interactions : Ne pas associer à d'autres antiseptiques.

☞ *Vendu sans ordonnance.*

• BRICHARD

Forme	Dosage	N. d'unités	Prix	Prix/jour	Liste	Remb. S.S.	Comm.
Collutoire fl. pulv.	–	60 ml	32,80*	–	0	0 %	–

ANGIOGRAPHINE 65 % ★★★

- **Composition :** Amidotrizoate de méglumine.
- **Domaine :** Imagerie médicale.
- **Activité :** Produit de contraste iodé.
- **Classe :** Triiodé ionique de haute osmolarité.

Indications : Opacification des voies urinaires : urographie intraveineuse, cystographie rétrograde. Opacification des vaisseaux : artériographie, phlébographie.

Contre-indications : Ne doit pas être utilisé pour la myélographie.

Effets indésirables : Troubles bénins : toux, oppression respiratoire, sensation de chaleur, angoisse, érythème facial, prurit, urticaire. Troubles plus tardifs mais plus graves : sueurs profuses, troubles du rythme cardiaque, asthme, convulsions, arrêt circulatoire. Troubles secondaires souvent dus à un surdosage : insuffisance rénale aiguë, anurie.

Précautions d'emploi : Prudence en cas d'insuffisance hépatique, cardiaque ou respiratoire. Maintenir une hydratation suffisante en particulier chez les patients, présentant un myélome, un diabète, une insuffisance rénale.

Interactions : Suspendre les traitements suivants quelques jours avant l'examen : bêtabloquant, diurétique, métformine.

Surdosage : Risque d'insuffisance rénale.

☞ *Sur prescription médicale.*

• SCHERING

Forme	Dosage	N. d'unités	Prix	Prix/jour	Liste	Remb. S.S.	Comm.
Flac. inj.	100 ml	1	84,80	–	2	65 %	1972
Flac. inj.	50 ml	1	49,10	–	2	65 %	1972
Flac. inj. + matériel	50 ml	1	61,10	–	2	65 %	1972

ANGIOPHTAL ★★

- **Composition :** Chromocarbe.
- **Domaine :** Ophtalmologie.
- **Activité :** Vasculoprotecteur.

Indications : Hémorragies sous-conjonctivales. Prévention de la fragilité capillaire dans le diabète, la sénescence, l'hypertension artérielle.

Contre-indications : Hypersensibilité aux constituants.

☞ *Vendu sans ordonnance.*

• MERCK SHARP & DOHME-CHIBRET

Forme	Dosage	N. d'unités	Prix	Prix/jour	Liste	Remb. S.S.	Comm.
Collyre	10 %	10 ml	11,30	–	0	65 %	1971

Forme	Dosage	N. d'unités	Prix	Prix/jour	Liste	Remb. S.S.	Comm.
Comprimé	100 mg	15	26,20	–	2	65 %	1993

ANTAGOSAN ★★★

- **Composition :** Aprotinine
- **Domaine :** Hémostase.
- **Activité :** Antifibrinolytique.

Indications : Hémorragies par fibrinolyse.

Contre-indications : Coagulation intravasculaire généralisée. Femme enceinte : les trois premiers mois de la grossesse.

Effets indésirables : Nausées, vomissements. Réactions allergiques. Choc.

Précautions d'emploi : Le traitement sera toujours suivi en centre spécialisé.

Surdosage : Inconnu.

☞ *Sur prescription médicale et utilisation hospitalière.*

• HŒCHST

Forme	Dosage	N. d'unités	Prix	Prix/jour	Liste	Remb. S.S.	Comm.
Amp. inj.	250 U	1	Hôp.	–	1	Hôp.	1977
Amp. inj.	50 U	1	Hôp.	–	1	Hôp.	1977

ANTALVIC ★★★

- **Composition :** Dextropropoxyphène.
- **Domaine :** Algologie.
- **Activité :** Antalgique central.
- **Classe :** Dextropropoxyphène.

Indications : Traitement symptomatique des affections douloureuses.

Contre-indications : Hypersensibilité au dextropropoxyphène. Insuffisance rénale. Femme enceinte ou allaitant.

Effets indésirables : Troubles digestifs : nausées, vomissements, constipation. Somnolence, désorientation. Hypoglycémie. Rarement hépatite.

Précautions d'emploi : Prudence chez les patients à tendance suicidaire, ou traités par antidépresseurs ou anxiolytiques. Donne une réaction positive au contrôle antidopage.

Interactions : Peut augmenter l'action de certains antiépileptiques : carbamazépine.

Surdosage : Entraîne des troubles de la conscience pouvant conduire au coma avec troubles respiratoires. L'hospitalisation s'impose.

☞ *Sur prescription médicale.*

• HOUDÉ

Forme	Dosage	N. d'unités	Prix	Prix/jour	Liste	Remb. S.S.	Comm.
Comprimé	65 mg	30	19,40	2 à 3	1	65 %	1963

ANTALYRE ★★

- **Composition :** Chlorhexidine, synéphrine, gluconate de potassium.
- **Domaine :** Ophtalmologie.
- **Activité :** Antiseptique local. Vasoconstricteur local.
- **Classe :** Diamidine. Stimulant alpha-adrénergique.

Indications : Traitement antiseptique et décongestif des yeux rouges.

Contre-indications : Hypersensibilité au produit. Glaucome. Enfant de moins de 30 mois.

Effets indésirables : Entraîne une dilatation de la pupille.

Précautions d'emploi : Donne une réaction positive au contrôle antidopage. Traitement de courte durée.

Interactions : Ne pas associer aux antidépresseurs de type IMAO.

☞ *Vendu sans ordonnance.*

• BŒHRINGER INGELHEIM

Forme	Dosage	N. d'unités	Prix	Prix/jour	Liste	Remb. S.S.	Comm.
Collyre unidose	–	10	34,00*	–	0	0 %	1988

ANTÉBOR ★

- **Composition :** Antébor : sulfacétamide. Antébor B6 : sulfacétamide, pyridoxine.
- **Domaine :** Dermatologie.
- **Activité :** Antiseptique local. Antiacnéique local.
- **Classe :** Sulfamide.

Indications : Traitement d'appoint des affections cutanées ou muqueuses infectées. Traitement de l'acné.

Contre-indications : Dermatoses allergiques. Allergie aux sulfamides. Nouveau-né.

Effets indésirables : Eczématisation de contact. Photosensibilisation.

Précautions d'emploi : Ne pas appliquer sur les plaies ouvertes, de façon à éviter un passage dans la circulation générale. Déconseillé chez la femme enceinte.

☞ *Vendu sans ordonnance.*

- BIOLOGIQUES DE L'ILE-DE-FRANCE

Forme	Dosage	N. d'unités	Prix	Prix/jour	Liste	Remb. S.S.	Comm.
Lotion Antébor	10 %	150 ml	17,70	–	0	65 %	1961
Lotion Antébor B6	10 %	125 ml	22,50	–	0	65 %	1965

ANTELMINA ★

- **Composition :** Pipérazine.
- **Domaine :** Parasitologie.
- **Activité :** Anthelminthique.

Indications : Traitement des infestations à oxyures, ascaris.

Contre-indications : Insuffisance rénale ou hépatique. Épilepsie.

Effets indésirables : Troubles digestifs : nausées, vomissements, diarrhée. Troubles visuels ou neurologiques : vertiges, convulsions.

Précautions d'emploi : Imposer des mesures d'hygiène pour éviter les réinfestations.

Surdosage : Entraîne des mouvements convulsifs, une somnolence, puis un coma. L'hospitalisation s'impose.

☞ *Vendu sans ordonnance.*

- GERDA

Forme	Dosage	N. d'unités	Prix	Prix/jour	Liste	Remb. S.S.	Comm.
Sirop	150 mg/ml	200 ml	13,80	0,3 à 1	0	65 %	1956

ANTHÉLOX

- **Composition :** Géraniol, essence de niaouli.
- **Domaine :** Parasitologie.
- **Activité :** Anthelminthique.

Indications : Utilisé dans les parasitoses intestinales.

☞ *Vendu sans ordonnance.*

- LESOURD

Forme	Dosage	N. d'unités	Prix	Prix/jour	Liste	Remb. S.S.	Comm.
Capsule	–	20	8,60	2	0	65 %	1934

ANTHRANOL ★★★

- **Composition :** Dithranol.
- **Domaine :** Dermatologie.
- **Activité :** Kératolytique. Réducteur. Antipsoriasis.

Indications : Psoriasis en plaques.

Contre-indications : Hypersensibilité au composant. Psoriasis pustuleux. Maladies bulleuses. Enfant.

Effets indésirables : Coloration brunâtre de la peau. Sensation de cuisson lors de l'application. Rougeur à la périphérie des lésions.

Précautions d'emploi : Ne pas utiliser sur les muqueuses, le visage, les plis, le cuir chevelu. Ne pas appliquer sur de la peau lésée. Non conseillé chez la femme enceinte.

Interactions : Ne pas mettre en contact avec des métaux.

☞ *Vendu sans ordonnance.*

- STIEFEL

Forme	Dosage	N. d'unités	Prix	Prix/jour	Liste	Remb. S.S.	Comm.
Pommade	2 %	50 g	42,60	–	0	65 %	1989

ANTHRAXIVORE ✤

- **Composition :** Suc d'Actium lappa (bardane).
- **Domaine :** Dermatologie.
- **Activité :** Anti-infectieux.

Indications : Utilisé dans le traitement des dermatoses, de l'acné, des furonculoses.

☞ *Vendu sans ordonnance.*

- PICOT

Forme	Dosage	N. d'unités	Prix	Prix/jour	Liste	Remb. S.S.	Comm.
Sol. buv.	20 %	125 ml	12,60	4,5 à 9	0	65 %	1908

ANTHYLLINE ✤

- **Composition :** Fraisier, Fenouil, Hysope, Anthyllis, Plantain, Verveine odorante, Origan, Santal, Mélilot, Prêle, Réglisse, Guimauve, Angélique, Coriandre, Orties, Arnica, Cerfeuil, Chardon béni, Frêne, Menthe.
- **Domaine :** Cardio-vasculaire.
- **Activité :** Divers.

Indications : Utilisé dans les troubles de la circulation veineuse et la ménopause.

☞ *Vendu sans ordonnance.*

- LESOURD

Forme	Dosage	N. d'unités	Prix	Prix/jour	Liste	Remb. S.S.	Comm.
Tisane vrac	–	100 g	29,50*	–	0	0 %	–

ANTI-H ★

- **Composition :** Silicate d'aluminium, carbonate de calcium, kaolin, bicarbonate de soude.
- **Domaine :** Gastro-entérologie.
- **Activité :** Antiacide œso-gastrique.
- **Classe :** Sel d'aluminium. Sel de calcium.

Indications : Traitement symptomatique des douleurs liées aux affections œso-gastro-duodénales.

Effets indésirables : Constipation. Risque d'hypercalcémie.

Précautions d'emploi : En cas de régime sans sel, tenir compte du fait que chaque comprimé apporte l'équivalent de 0,13 g de sel et chaque cuillerée à café 0,8 g.

Interactions : Entraîne une diminution de l'absorption d'un grand nombre de médicaments. Il convient donc de respecter un délai de deux heures entre la prise du produit et d'autres traitements.

☞ *Vendu sans ordonnance.*

- AMIDO

Forme	Dosage	N. d'unités	Prix	Prix/jour	Liste	Remb. S.S.	Comm.
Comprimé	–	30	11,70	2 à 3	0	65 %	1950
Poudre	–	130 g	11,50	2 à 3	0	65 %	1965

ANTI-HÉMORROÏDAIRES CASSENNE ★★★

- **Composition :** Hydrocortisone, héparine, esculoside, framycétine, benzocaïne, butoforme.
- **Domaine :** Gastro-entérologie.
- **Activité :** Antihémorroïdaire local.

Indications : Traitement symptomatique des manifestations douloureuses et prurigineuses anales, en particulier dans la crise hémorroïdaire.

Contre-indications : Hypersensibilité aux anesthésiques locaux

Effets indésirables : Réactions cutanées d'intolérance.

Précautions d'emploi : Donne une réaction positive au contrôle antidopage. Le traitement doit être de courte durée. Si les signes ne cèdent pas rapidement, le traitement doit être interrompu et une consultation spécialisée s'impose.

☞ *Sur prescription médicale.*

• CASSENNE

Forme	Dosage	N. d'unités	Prix	Prix/jour	Liste	Remb. S.S.	Comm.
Pommade	–	10 g	18,70	–	1	35 %	1960
Suppositoire	–	6	17,90	–	1	35 %	1974

ANTIBIO-ABÉREL ★★★

- **Composition :** Trétinoïne, érythromycine.
- **Domaine :** Dermatologie.
- **Activité :** Vitamine liposoluble. Antibiotique local. Antiacnéique local.
- **Classe :** Vitamine A et dérivés. Macrolide.

Indications : Traitement de l'acné vulgaire et conglobata. Traitement des éruptions acnéiformes : acné médicamenteuse, acné de contact et professionnelle.

Contre-indications : Hypersensibilité à l'un des composants. Femme enceinte.

Effets indésirables : Réactions locales : érythèmes, poussées pustuleuses.

Précautions d'emploi : Contre-indiqué chez la femme enceinte.

☞ *Sur prescription médicale.*

• JANSSEN CILAG

Forme	Dosage	N. d'unités	Prix	Prix/jour	Liste	Remb. S.S.	Comm.
Gel	0,025 %	20 g	Export.	–	1	Export.	1979
Gel	0,025 %	40 g	73,00*	–	1	0 %	1979
Tampon	0,05 %	15	Export.	–	1	Export.	1979
Tampon	0,05 %	30	108,30	–	1	0 %	1979

ANTIBIO-SYNALAR ★★★

- **Composition :** Fluocinolone, polymyxine B, néomycine.
- **Domaine :** ORL.
- **Activité :** Anti-inflammatoire local. Antibiotique local.
- **Classe :** Aminoside. Polymyxine. Anti-inflammatoire stéroïdien.

Indications : Traitement des otites externes à tympan fermé. Otites moyennes aiguës. Eczémas du conduit auditif externe surinfecté.

Contre-indications : Perforation du tympan. Hypersensibilité à un constituant.

Effets indésirables : Phénomènes cutanés allergiques. Risques de toxicité auditive.

☞ *Sur prescription médicale.*

• CASSENNE

Forme	Dosage	N. d'unités	Prix	Prix/jour	Liste	Remb. S.S.	Comm.
Sol. auriculaire	–	10 ml	18,60	–	1	35 %	1966

ANTIBIOPHILUS ★

- **Composition :** Lactobacillus casei.
- **Domaine :** Gastro-entérologie.
- **Activité :** Antidiarrhéique.
- **Classe :** Modificateur du milieu intestinal.

Indications : Diarrhées non organiques.

☞ *Vendu sans ordonnance.*

• LYOCENTRE

Forme	Dosage	N. d'unités	Prix	Prix/jour	Liste	Remb. S.S.	Comm.
Gélule	–	20	12,40	1 à 5	0	35 %	1967

ANTIBIOTULLE LUMIÈRE ★

- **Composition :** Néomycine, polymyxine B.
- **Domaine :** Dermatologie.
- **Activité :** Antibiotique local.
- **Classe :** Aminoside. Polymyxine.

Indications : Ulcères de la jambe surinfectés. Plaies superficielles infectées.

Contre-indications : Allergie à l'un des constituants.

Effets indésirables : Eczéma allergique de contact. Possibilité d'atteinte rénale ou auditive en cas d'utilisation prolongée.

Précautions d'emploi : Pas d'utilisation prolongée. Prudence chez l'enfant.

☞ *Sur prescription médicale.*

• SARBACH

Forme	Dosage	N. d'unités	Prix	Prix/ jour	Liste	Remb. S.S.	Comm.
Compresse 10 x 10	–	10	19,30	–	1	65 %	1970
Compresse 20 x 20	–	30	Hôp.	–	1	Hôp.	1970
Bande 60 x 20	–	3	29,40	–	1	65 %	1970
Compresse 20 x 20	–	5	38,00	–	1	65 %	1970

ANTICOR ★

- **Composition :** Acide salicylique. Acide acétique.
- **Domaine :** Dermatologie.
- **Activité :** Kératolytique. Verrucide. Coricide.
- **Classe :** Acide salicylique.

Indications : Traitement des verrues, cors, durillons, œils-de-perdrix.

Contre-indications : Allergie aux salicylés.

Effets indésirables : Irritation locale en cas de débordement.

Précautions d'emploi : Protéger la peau saine.

☞ *Vendu sans ordonnance.*

• GRANDE CHARTREUSE

Forme	Dosage	N. d'unités	Prix	Prix/jour	Liste	Remb. S.S.	Comm.
Sol. locale	15 %/15 %	2 x 4 ml	29,00*	–	0	0 %	–

ANTIGOUTTEUX REZALL ★

- **Composition :** Benzoate et salicylate de lithium, colchique, stigmates de maïs.
- **Domaine :** Rhumatologie.
- **Activité :** Antigoutteux.

Indications : Proposé dans le traitement des affections rhumatismales douloureuses et de la goutte.

Contre-indications : Insuffisance rénale ou hépatique.

Effets indésirables : Troubles digestifs : diarrhée, nausées.

Interactions : Ne pas associer à un traitement par le lithium ou les diurétiques.

☞ *Vendu sans ordonnance.*

• MÉDECINE VÉGÉTALE

Forme	Dosage	N. d'unités	Prix	Prix/jour	Liste	Remb. S.S.	Comm.
Sirop	–	125 ml	47,30	–	0	0 %	1913

ANTIGRIPPINE À L'ASPIRINE ★★

- **Composition :** Acide acétylsalicylique, caféine, acide ascorbique.
- **Domaine :** Algologie.
- **Activité :** Antalgique périphérique.
- **Classe :** Aspirine et dérivés, associés.

Indications : Traitement symptomatique des affections douloureuses ou fébriles.

Contre-indications : Ulcère gastro-duodénal, maladie hémorragique. Hypersensibilité à l'aspirine. Certains asthmes. Dernier trimestre de la grossesse.

Effets indésirables : Bourdonnements d'oreille, douleurs abdominales, gastralgies. Plus rarement, ulcérations digestives avec hémorragies responsables d'une anémie. Syndromes hémorragiques avec épistaxis, ecchymoses, purpura. Accidents de sensibilisation : urticaire, asthme.

Précautions d'emploi : Prudence chez le patient présentant un asthme, des antécédents d'hémorragies. Prudence chez le patient prenant un traitement anticoagulant. Chez la femme enceinte, l'aspirine n'est pas contre-indiquée lors des deux premiers trimestres de la grossesse.

Interactions : Potentialise l'action des anticoagulants, des antiagrégants plaquettaires, des antidiabétiques hypoglycémiants, de certains diurétiques. L'aspirine peut réduire l'action de certains traitements, en particulier celle des anti-inflammatoires non stéroïdiens.

Surdosage : Peut entraîner des désordres métaboliques, imposant l'hospitalisation.

☞ *Vendu sans ordonnance.*

• STERLING MIDY

Forme	Dosage	N. d'unités	Prix	Prix/jour	Liste	Remb. S.S.	Comm.
Comprimé	500 mg	20	29,30*	–	0	0 %	1988

ANTIGRIPPINE AU PARACÉTAMOL ★★

- **Composition :** Paracétamol, acide ascorbique.
- **Domaine :** Algologie.
- **Activité :** Antalgique périphérique.
- **Classe :** Paracétamol et dérivés, associés.

Indications : Traitement symptomatique des affections douloureuses ou fébriles.

Contre-indications : Hypersensibilité au paracétamol. Insuffisance hépatique sévère.

Effets indésirables : Éruptions cutanées : urticaire, érythèmes. Exceptionnellement, diminution des plaquettes du sang.

Précautions d'emploi : Peut être utilisé chez la femme enceinte ou allaitant. Prudence chez l'enfant.

Interactions : Peut fausser les dosages du glucose et de l'acide urique dans le sang.

Surdosage : Le paracétamol peut entraîner une nécrose du foie L'hospitalisation s'impose d'urgence.

☞ *Vendu sans ordonnance.*

• STERLING MIDY

Forme	Dosage	N. d'unités	Prix	Prix/jour	Liste	Remb. S.S.	Comm.
Sachet	500 mg	10	31,00*	10	0	0 %	1991

ANTIMUCOSE ★

- **Composition :** Bile de bœuf.
- **Domaine :** Gastro-entérologie.
- **Activité :** Laxatif rectal.

Indications : Traitement symptomatique de la constipation associé aux mesures hygiéno-diététiques. Fécalome rectal.

Contre-indications : Constipation récente inexpliquée, persistante n'ayant pas fait l'objet d'examens médicaux. Hémorroïdes.

Effets indésirables : Brûlures anales. Inflammation du rectum.

Précautions d'emploi : Pas d'utilisation prolongée.

☞ *Vendu sans ordonnance.*

• PROMEDICA

Forme	Dosage	N. d'unités	Prix	Prix/jour	Liste	Remb. S.S.	Comm.
Suppositoire	330 mg	10	10,90	1	0	35 %	1954

ANTINAL ★★

- **Composition :** Nifuroxazide.
- **Domaine :** Gastro-entérologie.
- **Activité :** Anti-infectieux intestinal.
- **Classe :** Nitrofurane.

Indications : Diarrhées aiguës d'origine infectieuse.

Contre-indications : Hypersensibilité aux nitrofuranes. Nouveau-né.

Effets indésirables : Réactions allergiques.

Précautions d'emploi : Ne pas oublier l'importance de la réhydratation, surtout chez l'enfant. Non conseillé chez la femme enceinte. Traitement de durée limitée.

☞ *Sur prescription médicale.*

• ROQUES

Forme	Dosage	N. d'unités	Prix	Prix/jour	Liste	Remb. S.S.	Comm.
Gélule	200 mg	14	Libre	–	2	0 %	1982
Gélule	200 mg	28	Libre	–	2	0 %	1982

ANTINERVEUX LESOURD

- **Composition :** Lotier corniculé, mélilot.
- **Domaine :** Neuropsychiatrie.
- **Activité :** Sédatif.

Indications : Utilisé dans les troubles légers du sommeil. Irritabilité, nervosité.

☞ *Vendu sans ordonnance.*

- LESOURD

Forme	Dosage	N. d'unités	Prix	Prix/jour	Liste	Remb. S.S.	Comm.
Sol. buvable	–	45 ml	14,30	1	0	65 %	1934

ANTIPHLOGISTINE ★★

- **Composition :** Acide salicylique, kaolin, salicylate de méthyle.
- **Domaine :** Rhumatologie. Algologie.
- **Activité :** Antirhumatismal externe. Antalgique externe.
- **Classe :** Salicylés.

Indications : Utilisé dans le traitement des douleurs d'origine musculo-tendino-ligamentaire : torticolis, dorsalgies, lombalgies. Utilisé dans les mammites et les affections respiratoires banales.

Effets indésirables : Attention aux brûlures chez l'enfant et le sujet âgé ou alité.

Précautions d'emploi : Faire chauffer au bain-marie et vérifier la température avant application.

☞ *Vendu sans ordonnance.*

- FUMOUZE

Forme	Dosage	N. d'unités	Prix	Prix/jour	Liste	Remb. S.S.	Comm.
Pâte pot	–	150 g	11,90	–	0	35 %	1945
Pâte pot	–	300 g	14,50	–	0	35 %	1945
Pâte pot	–	450 g	17,00	–	0	35 %	1945
Pâte pot	–	900 g	23,60	–	0	35 %	1945
Pâte pot	–	2 300 g	Hôp.	–	0	Hôp.	1945
Pâte sachet	110 g	3	39,00	–	0	0 %	1945

ANTISEPTIQUE-CALMANTE ★★

- **Composition :** Méthylthioninium, violet cristal, acide borique, procaïne.
- **Domaine :** Ophtalmologie.
- **Activité :** Anesthésique local. Antiseptique local.
- **Classe :** Ammonium quaternaire.

Indications : Anesthésie locale pour extraction de corps étrangers, examens de l'œil.

Contre-indications : Ne doit pas être employé comme antalgique et sans contrôle ophtalmologique. Hypersensibilité aux anesthésiques locaux

Effets indésirables : Peut aggraver des lésions oculaires.

Précautions d'emploi : Donne une réaction positive au contrôle antidopage.

☞ *Sur prescription médicale.*

- CHAUVIN

Forme	Dosage	N. d'unités	Prix	Prix/jour	Liste	Remb. S.S.	Comm.
Pommade ophtalmique	–	5 g	6,50	–	1	65 %	1936

ANTITHROMBINE III ★★★

- **Composition :** Antithrombine III d'origine humaine.
- **Domaine :** Hémostase.
- **Activité :** Anticoagulant.
- **Classe :** Facteur sanguin de la coagulation.

Indications : Prévention de la thrombose des déficits constitutionnels ou acquis en antithrombine III. Traitement des états de coagulation intravasculaire disséminée.

Effets indésirables : Hypotension.

Précautions d'emploi : Déconseillé chez la femme enceinte.

☞ *Produit non encore mis sur le marché. Réservé aux spécialistes.*

- BIO-TRANSFUSION

Forme	Dosage	N. d'unités	Prix	Prix/jour	Liste	Remb. S.S.	Comm.
Flacon inj.	500 U	10 ml	575	–	–	100 %	–
Flacon inj.	1000 U	10 ml	1150	–	–	100 %	–
Flacon inj.	1000 U	20 ml	1150	–	–	100 %	–

ANTRIMA ★★★

- **Composition :** Sulfadiazine, triméthoprime
- **Domaine :** Infectiologie. Uro-néphrologie.
- **Activité :** Anti-infectieux.
- **Classe :** Sulfamide associé.

Indications : Infections aux germes suivants : colibacille, streptocoques, méningocoques, gonocoques, Brucella, Klebsiella, Proteus, salmonelles, shigelles, Haemophilus, vibrion, Listeria, Pneumocystis, etc. Infections à manifestations broncho-pulmonaires, ORL, uro-génitales, digestives : fièvre typhoïde.

Contre-indications : Hypersensibilité aux sulfamides. Nourrisson.

Effets indésirables : Troubles digestifs : nausées, gastralgies. Réactions allergiques : urticaire, etc.

Précautions d'emploi : Prudence en cas d'insuffisance hépatique ou rénale. Non conseillé chez la femme enceinte ou allaitant.

Interactions : Peut potentialiser les anticoagulants oraux.

☞ *Sur prescription médicale.*

- DOMS-ADRIAN

Forme	Dosage	N. d'unités	Prix	Prix/jour	Liste	Remb. S.S.	Comm.
Comprimé	400/80 mg	10	17,50	3,5	1	65 %	1982
Susp. buv.	100/20 mg	50 ml	18,80	1 à 7	1	65 %	1983

ANUSARINE ★★

- **Composition :** Esculosaponine, chlorhydrate d'amyléine, paraoxybenzoate de méthyle sodique.
- **Domaine :** Gastro-entérologie.
- **Activité :** Antihémorroïdaire local.

Indications : Traitement symptomatique des manifestations douloureuses et prurigineuses anales, en particulier dans la crise hémorroïdaire.

Contre-indications : Hypersensibilité aux constituants.

Effets indésirables : Éruptions cutanées d'hypersensibilité.

Précautions d'emploi : Le traitement doit être de courte durée. Si les signes ne cèdent pas rapidement, le traitement doit être interrompu et une consultation spécialisée s'impose.

☞ *Vendu sans ordonnance.*

- DULCIS

Forme	Dosage	N. d'unités	Prix	Prix/jour	Liste	Remb. S.S.	Comm.
Crème	–	10 g	12,00*	–	0	35 %	–

ANUSOL ★

- **Composition :** Oxyde de zinc, oxyde de bismuth, sous-gallate de bismuth.
- **Domaine :** Gastro-entérologie.
- **Activité :** Antihémorroïdaire local.

Indications : Traitement symptomatique des manifestations douloureuses et prurigineuses anales, en particulier dans la crise hémorroïdaire.

Précautions d'emploi : Le traitement doit être de courte durée. Si les signes ne cèdent pas rapidement, le traitement doit être interrompu et une consultation spécialisée s'impose.

☞ *Vendu sans ordonnance.*

- WARNER WELLCOME

Forme	Dosage	N. d'unités	Prix	Prix/jour	Liste	Remb. S.S.	Comm.
Pommade	–	33 g	27,90*	–	0	0 %	1934
Suppositoire	–	24	31,40*	–	0	0 %	1934

ANXORAL ★

- **Composition :** Phénobarbital, aubépine, passiflore, valériane.
- **Domaine :** Neuropsychiatrie
- **Activité :** Sédatif.
- **Classe :** Barbiturique.

Indications : Anxiété. Troubles du sommeil.

Contre-indications : Contre-indiqué en cas d'insuffisance respiratoire et de porphyrie, ainsi que chez l'enfant. Chez les conducteurs de véhicules, il existe un risque de somnolence.

Effets indésirables : Parfois somnolence ou réactions cutanées.

Précautions d'emploi : La prise d'alcool est formellement déconseillée. N'est pas indiqué chez la femme enceinte ou allaitant.

Interactions : Le phénobarbital risque de modifier l'action d'un grand nombre de médicaments : contraceptifs oraux, anticoagulants oraux, cardiotoniques, antidépresseurs, antiépileptiques, certains antibiotiques, antiarythmisants cardiaques, etc. Il existe également une potentialisation de tous les sédatifs du système nerveux.

Surdosage : Le surdosage entraîne un coma avec troubles respiratoires, imposant l'hospitalisation d'urgence.

☞ *Vendu sans ordonnance.*

- IPRAD

Forme	Dosage	N. d'unités	Prix	Prix/jour	Liste	Remb. S.S.	Comm.
Comprimé	9,80 mg	50	10,20	0,8 à 1,2	0	65 %	1951

ANY ★

- **Composition :** Méquinol, lanovaseline
- **Domaine :** Dermatologie.
- **Activité :** Dépigmentant local.

Indications : Éphélides, chloasma, taches de sénescence, hyperpigmentation cicatricielle ou réactionnelle.

Contre-indications : Enfant de moins de 12 ans.

Effets indésirables : En cas d'irritation ou d'intolérance, interrompre le traitement.

Précautions d'emploi : Ne pas appliquer sur les muqueuses ni sur les yeux. Ne pas exposer au soleil les zones traitées.

☞ *Vendu sans ordonnance.*

- L'HOMME DE FER

Forme	Dosage	N. d'unités	Prix	Prix/ jour	Liste	Remb. S.S.	Comm.
Crème	5 %	25 g	33,30*	–	0	0 %	1987
Crème « forte »	8 %	25 g	36,90*	–	0	0 %	1987

AOSEPT ★

- **Composition :** Peroxyde d'hydrogène, chlorure de sodium.
- **Domaine :** Ophtalmologie.
- **Activité :** Solution de contactologie.

Indications : Décontamination, neutralisation et trempage des lentilles souples hydrophiles et des lentilles rigides perméables à l'oxygène.

Contre-indications : Ne pas instiller dans l'œil.

Précautions d'emploi : Toujours bien rincer la lentille avant de la reposer sur l'œil.

☞ *Vendu sans ordonnance.*

• CIBA VISION

Forme	Dosage	N. d'unités	Prix	Prix/ jour	Liste	Remb. S.S.	Comm.
Sol. contactologie	3 %	120 ml	56,70*	–	0	0 %	1989
Sol. contactologie	3 %	250 ml	109,10*	–	0	0 %	1989
Sol. contactologie	3 %	360 ml	119,30*	–	0	0 %	1989
Sol. contact. unid.	3 %	16	78,00*	–	0	0 %	1989
Sol. contact. unid.	3 %	30	120,55*	–	0	0 %	1989
Sol. kit 1 mois	3 %	–	218,00*	–	0	0 %	1989
Sol. kit 4 mois	3 %	–	437,40*	–	0	0 %	1989
Équip. départ	–	–	162,00*	–	0	0 %	1989

AOTAL ★★

• **Composition :** Acamprosate.
• **Domaine :** Toxicologie.
• **Activité :** Facilite le sevrage alcoolique.
• **Classe :** GABAergique.

Indications : Traitement adjuvant dans le maintien du sevrage alcoolique.

Contre-indications : Grossesse, allaitement.

Effets indésirables : Diarrhée, prurit.

☞ *Sur prescription médicale.*

• MERAM

Forme	Dosage	N. d'unités	Prix	Prix/jour	Liste	Remb. S.S.	Comm.
Comprimé	333 mg	60	102,20	7	2	65 %	1989

APACEF ★★★

• **Composition :** Céfotétan.
• **Domaine :** Infectiologie.
• **Activité :** Antibiotique.
• **Classe :** Céphalosporine de troisième génération.

Indications : Infections aux germes suivants : staphylocoques, streptocoques, pneumocoques, colibacille, Klebsiella, Proteus, salmonelles, shigelles, Haemophilus, gonocoques, méningocoques, Clostridium. Infections à manifestations ORL, bronchopulmonaires, génito-urinaires, stomatologiques, cutanées ou septicémiques.

Contre-indications : Allergie aux céphalosporines. Allergie à la lidocaïne.

Effets indésirables : Réactions allergiques : urticaires, fièvre, choc. Troubles digestifs : nausées, vomissements, diarrhées. Éosinophilie. Hépatites. Insuffisance rénale. Bouffées vasomotrices après l'ingestion d'alcool.

Précautions d'emploi : Prudence en cas d'insuffisance rénale. Non conseillé chez la femme enceinte ou allaitant. Peut donner une réaction positive lors de la recherche de glucose dans les urines. Peut fausser le dosage de la créatinine sanguine.

☞ *Sur prescription médicale. Usage hospitalier.*

• ZENECA

Forme	Dosage	N. d'unités	Prix	Prix/ jour	Liste	Remb. S.S.	Comm.
Flacon inj. IM	1 g	1	Hôp.	–	1	Hôp.	1985
Flacon inj. IV	1 g	1	Hôp.	–	1	Hôp.	1985

APAISYL ★★

- **Composition :** Isothipendyl.
- **Domaine :** Allergie et immunologie.
- **Activité :** Antihistaminique H1.
- **Classe :** Antihistaminique anticholinergique.

Indications : Traitement symptomatique des manifestations allergiques : rhinite, conjonctivite, urticaire.

Contre-indications : Hypersensibilité au produit. Glaucome. Troubles urétro-prostatiques.

Effets indésirables : Somnolence diurne. Sécheresse de la bouche. Troubles urinaires, troubles visuels. Exceptionnellement, confusion mentale chez le sujet âgé.

Précautions d'emploi : Prudence chez le sujet âgé, l'insuffisant hépatique et rénal. Déconseillé chez la femme enceinte ou allaitant. L'absorption d'alcool est déconseillée.

Interactions : On observe une augmentation des effets secondaires lors d'association avec les dépresseurs du système nerveux central : alcool, antidépresseurs, anxiolytiques, neuroleptiques, hypnotiques, analgésiques. Ne pas associer avec d'autres produits anticholinergiques : atropine, antiparkinsoniens, disopyramide.

Surdosage : Entraîne soit un tableau d'excitation avec agitation, hallucinations, soit une dépression et un coma.

☞ *Vendu sans ordonnance.*

- PHARMINTER

Forme	Dosage	N. d'unités	Prix	Prix/jour	Liste	Remb. S.S.	Comm.
Comprimé	12 mg	20	31,55*	–	0	0 %	–

APAISYL GEL ★

- **Composition :** Isothipendyl
- **Domaine :** Dermatologie.
- **Activité :** Antihistaminique H1. Antiprurigineux.
- **Classe :** Antihistaminique anticholinergique.

Indications : Affections cutanées d'origine allergique : prurit anal ou vulvaire, urticaire, piqûres d'insectes.

Contre-indications : Hypersensibilité au produit. Dermatoses infectées.

Effets indésirables : Risque de sensibilisation cutanée. Photosensibilisation.

☞ *Vendu sans ordonnance.*

- PHARMINTER

Forme	Dosage	N. d'unités	Prix	Prix/jour	Liste	Remb. S.S.	Comm.
Gel	2,5 %	30 g	34,00*	–	0	0 %	–

A-PAR ★

- **Composition :** Esdépalléthrine, butoxyde de pipéronyle.
- **Domaine :** Parasitologie.
- **Activité :** Antiparasitaire externe.
- **Classe :** Antigale.

Indications : Complément du traitement de la gale : désinfection des vêtements et de la literie, lorsque ceux-ci ne peuvent être lavés à une température supérieure à 55° : chaussures, chapeaux etc.

Précautions d'emploi : Laisser une aération suffisante pour éviter toute irritation des voies aériennes supérieures.

☞ *Vendu sans ordonnance.*

- S. C. A. T.

Forme	Dosage	N. d'unités	Prix	Prix/jour	Liste	Remb. S.S.	Comm.
Aérosol externe	–	200 ml	51,00*	–	0	0 %	–

APAROXAL ★★★

- **Composition :** Phénobarbital.
- **Domaine :** Neuropsychiatrie.
- **Activité :** Antiépileptique.
- **Classe :** Barbiturique.

Indications : Crises d'épilepsie.

Contre-indications : Insuffisance respiratoire sévère.

Effets indésirables : Somnolence diurne avec réveils difficiles. Modification de l'humeur. Troubles de l'équilibre, vertiges.

Réactions allergiques cutanées, douleurs articulaires. Risque de dépendance chez certains patients. L'arrêt brutal du traitement peut entraîner des crises convulsives répétées.

Précautions d'emploi : La prise d'alcool est formellement contre-indiquée. Une surveillance accrue s'impose chez le sujet âgé et l'éthylique. Chez la femme enceinte le traitement ne doit pas être interrompu, en sachant que le nouveau-né peut présenter un syndrome de sevrage à la naissance avec retard de croissance et parfois des problèmes hémorragiques.

Interactions : Sont nombreuses. On déconseillera la prise d'œstroprogestatifs en vue d'une contraception. On surveillera de très près les patients traités par les anti-inflammatoires corticoïdes, les anticoagulants oraux, certains antiarythmisants cardiaques, la digitaline, les antidépresseurs imipraminiques et tous les dépresseurs du système nerveux. Chez les patients traités par plusieurs antiépileptiques, comme l'acide valproïque, la phénytoïne, la carbamazépine, le progabide on fera des dosages sanguins de ces médicaments pour ajuster leur posologie.

Surdosage : Entraîne un coma nécessitant une hospitalisation d'urgence en milieu hospitalier.

☞ *Sur prescription médicale.*

• VEYRON ET FROMENT

Forme	Dosage	N. d'unités	Prix	Prix/jour	Liste	Remb. S.S.	Comm.
Comprimé	100 mg	20	11,40	0,6 à 2	2	65 %	1989

APEGMONE ★★★

- **Composition :** Tioclomarol.
- **Domaine :** Hémostase.
- **Activité :** Anticoagulant.
- **Classe :** Antivitamine K.

Indications : Prévention de la maladie thrombo-embolique.

Contre-indications : Maladies hémorragiques. Lésions hémorragiques. Insuffisance hépatique ou rénale grave. Hypertension artérielle maligne.

Effets indésirables : Éruptions cutanées. Troubles gastro-intestinaux. Hémorragies diverses.

Précautions d'emploi : Une surveillance régulière de la coagulation est indispensable. Déconseillé chez la femme enceinte ou allaitant. Prudence chez le sujet âgé. Ne pas interrompre brutalement le traitement.

Interactions : Association déconseillée miconazole, anti-inflammatoires non stéroïdiens, aspirine. Association nécessitant des précautions d'emploi : hypo-uricémiant amiodarone, hypocholestérolémiant, cimétidine, corticoïde. L'activité peut être diminuée par association avec : phénobarbital, certains antibiotiques et antiépileptiques. Peut augmenter l'action des sulfamides hypoglycémiants.

Surdosage : Un taux de prothrombine < 20 %, un INR > 5, l'apparition de saignements doivent faire craindre un surdosage et justifient une consultation médicale.

☞ *Sur prescription médicale. Une surveillance biologique est indispensable.*

• LIPHA SANTÉ

Forme	Dosage	N. d'unités	Prix	Prix/jour	Liste	Remb. S.S.	Comm.
Comprimé	4 mg	30	19,40	0,6	1	65 %	1978

APHILAN ★★

- **Composition :** Buclizine.
- **Domaine :** Allergie et immunologie.
- **Activité :** Antihistaminique H1.
- **Classe :** Antihistaminique anticholinergique.

Indications : Traitement symptomatique des manifestations allergiques : rhinite, conjonctivite, urticaire. Traitement adjuvant des affections dermatologiques.

Contre-indications : Hypersensibilité au produit. Glaucome. Troubles urétro-prostatiques.

Effets indésirables : Somnolence diurne. Sécheresse de la bouche. Troubles urinaires troubles visuels. Exceptionnellement, confusion mentale chez le sujet âgé.

Précautions d'emploi : Prudence chez le sujet âgé, l'insuffisant hépatique et rénal Déconseillé chez la femme enceinte ou allaitant. L'absorption d'alcool est déconseillée.

Interactions : On observe une augmentation des effets secondaires lors d'association avec les dépresseurs du système nerveux central : alcool, antidépresseurs, anxiolytiques, neuroleptiques, hypnotiques, analgésiques. Ne pas associer avec d'autres produits anticholinergiques : atropine, antiparkinsoniens, disopyramide.

Surdosage : Entraîne soit un tableau d'excitation avec agitation, hallucinations, dilatations pupillaire, soit une dépression et un coma, imposant l'hospitalisation.

☞ *Vendu sans ordonnance.*

• DARCY

Forme	Dosage	N. d'unités	Prix	Prix/jour	Liste	Remb. S.S.	Comm.
Comprimé	25 mg	10	29,50*	–	0	0 %	1992

APHLOÏNE ★ ✤

• **Composition :** Aphloïa, hamamélis, hydrastis, piscidia, viburnum, esculoside.
• **Domaine :** Cardio-vasculaire.
• **Activité :** Veinotonique. Vasculoprotecteur.

Indications : Signes fonctionnels de l'insuffisance veino-lymphatique : jambes lourdes, œdèmes, crampes. Troubles fonctionnels de la fragilité capillaire : ecchymoses, purpura, saignements. Signes fonctionnels de la crise hémorroïdaire.

☞ *Vendu sans ordonnance.*

• DB PHARMA

Forme	Dosage	N. d'unités	Prix	Prix/jour	Liste	Remb. S.S.	Comm.
Sol. buvable	–	150 ml	22,00*	–	0	0 %	–

APHLOÏNE P ✤

• **Composition :** Aphloïa, hamamélis, hydrastis, piscidia, viburnum, esculoside.
• **Domaine :** Cardio-vasculaire.
• **Activité :** Veinotonique.

Indications : Utilisé dans l'insuffisance veino-lymphatique du syndrome prémenstruel et de la ménopause : jambes lourdes, paresthésies, crampes.

☞ *Vendu sans ordonnance.*

• DB PHARMA

Forme	Dosage	N. d'unités	Prix	Prix/jour	Liste	Remb. S.S.	Comm.
Sol. buvable	–	150 ml	22,40*	–	0	0 %	1922

APHTIRIA ★★★

• **Composition :** Lindane.
• **Domaine :** Parasitologie.
• **Activité :** Anti-parasitaire externe.

Indications : Traitement des infestations par poux du corps ou du pubis (morpions). Désinfection des vêtements en cas de gale ou de poux du corps.

Effets indésirables : Risque de toxicité neurologique en cas d'ingestion.

Précautions d'emploi : Laisser la poudre en contact pendant au moins 7 heures. Nouvelle application si nécessaire une semaine après.

☞ *Vendu sans ordonnance.*

• DEBAT

Forme	Dosage	N. d'unités	Prix	Prix/jour	Liste	Remb. S.S.	Comm.
Poudre	0,4 %	180 g	Libre	–	0	0 %	1945

APILAXE ★★

• **Composition :** Sorbitol, guimauve.
• **Domaine :** Gastro-entérologie.
• **Activité :** Laxatif.
• **Classe :** Laxatif osmotique.

Indications : Traitement d'appoint de la constipation de l'enfant, associé aux mesures diététiques.

Contre-indications : Colopathies organiques. Syndromes occlusifs.

Effets indésirables : Possibilité de diarrhée.

☞ *Vendu sans ordonnance.*

• C. P. F.

Forme	Dosage	N. d'unités	Prix	Prix/jour	Liste	Remb. S.S.	Comm.
Sol. buvable	–	150 ml	24,90*	–	0	0 %	1952

APIOLINE CHAPOTEAUT ✤

- **Composition :** Essence pure de persil.
- **Domaine :** Gynécologie.
- **Activité :** Divers.

Indications : Utilisé dans les dysménorrhées, les aménorrhées.

☞ *Vendu sans ordonnance.*

- PROMEDICA

Forme	Dosage	N. d'unités	Prix	Prix/jour	Liste	Remb. S.S.	Comm.
Capsule	–	20	33,10*	–	0	0 %	–

APISÉRUM ★

- **Composition :** Gelée royale, hydromel.
- **Domaine :** Nutrition et métabolisme.
- **Activité :** Antiasthénique.

Indications : Utilisé dans le traitement de l'asthénie fonctionnelle, en l'absence d'activité démontrée.

Précautions d'emploi : Le traitement sera toujours de courte durée. Chez le diabétique, tenir compte du fait que chaque ampoule contient une quantité non négligeable de sucre.

☞ *Vendu sans ordonnance.*

- DB PHARMA

Forme	Dosage	N. d'unités	Prix	Prix/jour	Liste	Remb. S.S.	Comm.
Amp. buv.	–	24	110,00*	–	0	0 %	1955

APOKINON ★★★

- **Composition :** Apomorphine
- **Domaine :** Neuropsychiatrie.
- **Activité :** Antiparkinsonien.
- **Classe :** Agoniste dopaminergique.

Indications : Maladie de Parkinson. Traitement d'appoint des traitements par la L-dopa.

Contre-indications : Insuffisance hépatique. Confusion mentale. Psychose.

Effets indésirables : Nausées, vomissements. Hypotension orthostatique.

Précautions d'emploi : Prudence en cas de troubles psychiques et cardio-vasculaires.

Interactions : Neuroleptiques.

Surdosage : Dépression respiratoire, ralentissement cardiaque.

☞ *Sur prescription médicale.*

- AGUETTANT

Forme	Dosage	N. d'unités	Prix	Prix/jour	Liste	Remb. S.S.	Comm.
Amp. inj.	10 mg	10	80,00	8 à 24	1	65 %	1968

APRANAX ★★★

- **Composition :** Naproxène sodique.
- **Domaine :** Inflammation.
- **Activité :** Anti-inflammatoire.
- **Classe :** Anti-inflammatoire non stéroïdien. Arylcarboxylique.

Indications : Traitement des rhumatismes inflammatoires chroniques : polyarthrite rhumatoïde, pelvispondylite, arthrite juvénile, arthrose douloureuse. Traitement des poussées aiguës des tendinites, synovites, arthroses, lombalgies. Manifestations inflammatoires en traumatologie ou en chirurgie orthopédique. Règles douloureuses. Manifestations inflammatoires en ORL. Stomatologie.

Contre-indications : Hypersensibilité au produit. Réactions allergiques à l'aspirine et dérivés. Ulcères gastro-duodénaux évolutifs. Insuffisance cardiaque, hépatique ou rénale. Hypertension artérielle non contrôlée. Maladies hémorragiques.

Effets indésirables : Troubles digestifs : nausées, vomissements, ulcère gastro-duodénal, hémorragie digestive, diarrhée. Réactions allergiques : éruption, urticaire, dermatoses bulleuses, asthme, choc. Néphrite interstitielle, syndrome néphrétique, nécrose tubulaire et papillaire. Vertiges, bourdonnements d'oreille, troubles visuels. Troubles sanguins : anémie, leucopénie, thrombopénie. Troubles hépatiques : ictère, hépatite.

Précautions d'emploi : Prendre le produit au cours des repas si possible le soir. Déconseillé chez la femme enceinte ou allaitant. Prudence chez le sujet âgé et chez l'insuffisant cardiaque ou rénal. Prudence chez le patient ayant des antécédents psychiatriques. Une surveillance du poids et du volume urinaire est utile en début de traitement.

Interactions : Ne pas associer à d'autres produits modifiant l'hémostase : anticoagulants oraux, héparine, aspirine, ticlopidine, autres anti-inflammatoires. Ne pas associer, car augmentation des effets toxiques : lithium, méthotrexate, diflunisal. Prudence en cas d'association avec les diurétiques. Peut perturber l'activité des antihypertenseurs, L'efficacité des stérilets peut être diminuée. Prendre les antiacides et pansements gastro-intestinaux à distance de la prise du produit.

Surdosage : Entraîne somnolence, brûlures gastriques, vomissements.

☞ *Sur prescription médicale.*

• SYNTEX

Forme	Dosage	N. d'unités	Prix	Prix/jour	Liste	Remb. S.S.	Comm.
Comprimé	275 mg	10	15,80	3 à 6	2	65 %	1982
Comprimé	275 mg	30	39,00	2,6 à 5,2	2	65 %	1982
Comprimé	550 mg	16	38,90	2,4 à 4,8	2	65 %	1985
Comprimé	750 mg	15	49,90	3,3	2	65 %	1993
Sachet	250 mg	30	40,00	2,6 à 5,3	2	65 %	1990
Sachet	500 mg	16	38,90	2,4 à 4,8	2	65 %	1990
Suppositoire	500 mg	12	27,30	2,3	2	65 %	1992

APURONE ★★★

• **Composition :** Fluméquine.
• **Domaine :** Uro-néphrologie.
• **Activité :** Antibactérien urinaire.
• **Classe :** Quinolone.

Indications : Infections aux germes suivants : colibacille, Klebsiella, Proteus, Enterobacter. Traitement des infections urinaires basses aiguës ou récidivantes non compliquées dues aux germes ci-dessus.

Contre-indications : Hypersensibilité aux quinolones. Nouveau-né. Antécédents convulsifs.

Effets indésirables : Maux de tête, somnolence, troubles visuels, vertiges. Troubles digestifs : diarrhée, nausées. Manifestations allergiques : urticaire, gonflement des articulations. Photosensibilisation. Troubles hématologiques. Troubles psychiques.

Précautions d'emploi : Prudence en cas d'insuffisance hépatique ou rénale. Non conseillé chez la femme enceinte ou allaitant. Peut perturber la recherche de sucre dans les urines.

Interactions : Peut potentialiser l'action des anticoagulants.

Surdosage : Peut entraîner convulsions, confusion mentale.

☞ *Sur prescription médicale.*

• 3M SANTÉ

Forme	Dosage	N. d'unités	Prix	Prix/jour	Liste	Remb. S.S.	Comm.
Comprimé	400 mg	30	75,20	7,5	1	65 %	1978

AQSIA ★★

• **Composition :** Chlorures de sodium, de potassium, de calcium, acétate de sodium, citrate de sodium.
• **Domaine :** Ophtalmologie.
• **Activité :** Solution saline physiologique oculaire.

Indications : Irrigation de la chambre antérieure de l'œil, hydratation de la cornée.

Précautions d'emploi : Utilisation par un spécialiste.

☞ *Sur prescription médicale. Usage hospitalier.*

• OPSIA PHARMA

Forme	Dosage	N. d'unités	Prix	Prix/jour	Liste	Remb. S.S.	Comm.
Sol. irrigation	–	250 ml	Hôp.	–	0	Hôp.	1993
Sol. irrigation	–	500 ml	Hôp.	–	0	Hôp.	1993

ARACYTINE ★★★

- **Composition :** Cytarabine.
- **Domaine :** Cancérologie.
- **Activité :** Antinéoplasique. Cytostatique.
- **Classe :** Antimétabolite. Antipyrimidique.

Indications : Leucémies aiguës principalement myéloblastiques, lymphoblastiques. Transformation aiguë des leucémies myéloïdes. Lymphome non hodgkinien.

Contre-indications : Hypersensibilité au produit. Grossesse et allaitement. Encéphalopathies dégénératives ou toxiques.

Effets indésirables : Troubles sanguins : aplasie médullaire avec anémie, leucopénie, thrombopénie. Troubles digestifs : nausées, vomissements, diarrhées. Éruptions cutanées, fièvre traduisant une réaction immunoallergique. Aménorrhée, azoospermie.

Précautions d'emploi : Une surveillance hématologique et des fonctions hépatiques et rénales est indispensable de façon régulière pour décider d'une administration ultérieure.

☞ *Sur prescription médicale. Usage hospitalier.*

- UPJOHN

Forme	Dosage	N. d'unités	Prix	Prix/jour	Liste	Remb. S.S.	Comm.
Flacon inj.	100 mg	1	37,80	–	1	100 %	1972
Flacon inj.	500 mg	1	Hôp.	–	1	Hôp.	1986
Flacon inj.	1 g	1	Hôp.	–	1	Hôp.	1988
Flacon inj.	2 g	1	Hôp.	–	1	Hôp.	1988

ARCALION 200 ★★

- **Composition :** Sulbutiamine.
- **Domaine :** Neuropsychiatrie
- **Activité :** Psychostimulant. Antiasthénique.

Indications : Asthénies fonctionnelles.

Effets indésirables : Légère excitation, réactions cutanées.

Surdosage : Le surdosage entraîne une agitation avec euphorie sans conséquence.

☞ *Vendu sans ordonnance.*

- SERVIER

Forme	Dosage	N. d'unités	Prix	Prix/jour	Liste	Remb. S.S.	Comm.
Comprimé	200 mg	30	78,70	3 à 8	0	0 %	1973

ARCHITEX ★★

- **Composition :** Monofluorophosphate de sodium, carbonate de calcium.
- **Domaine :** Rhumatologie.
- **Activité :** Traitement des ostéopathies. Stimulant ostéoblastique.
- **Classe :** Fluor.

Indications : Traitement curatif des ostéoporoses avec tassement vertébral.

Contre-indications : Ostéomalacie. Insuffisance rénale. Enfant en croissance.

Effets indésirables : Troubles digestifs : nausées, vomissements, diarrhées. Douleurs osseuses juxta-articulaires.

Précautions d'emploi : En cas de prescription conjointe de vitamine D, il est nécessaire de doser régulièrement la calcémie.

Interactions : Ne pas prendre simultanément des pansements à base d'aluminium ni de magnésium.

Surdosage : Impose une hospitalisation rapide. A long terme, risque de surcharge fluorée, avec troubles osseux et dentaires.

☞ *Vendu sans ordonnance.*

- MERAM

Forme	Dosage	N. d'unités	Prix	Prix/jour	Liste	Remb. S.S.	Comm.
Compr. eff.	–	60	101,70	3,4	0	65 %	1991

ARÉDIA ★★★

- **Composition :** Pamidronate de sodium.
- **Domaine :** Rhumatologie.
- **Activité :** Traitement des ostéopathies. Antiostéoclastique.
- **Classe :** Diphosphonates.

Indications : Traitement des hypercalcémies d'origine maligne.

Contre-indications : Enfant de moins de 15 ans.

Effets indésirables : Fièvre les premiers jours du traitement.

Précautions d'emploi : Administrer en perfusion. Non conseillé chez la femme enceinte ou allaitant.

Surdosage : Peut entraîner une hypocalcémie.

☞ *Sur prescription médicale.*

- CIBA-GEIGY

Forme	Dosage	N. d'unités	Prix	Prix/jour	Liste	Remb. S.S.	Comm.
Flacon inj.	15 mg	4	Hôp.	–	1	Hôp.	1991

ARGENT COLLOÏDAL HAMEL ★

- **Composition :** Argent colloïdal.
- **Domaine :** Chirurgie.
- **Activité :** Antiseptique local.

Indications : Traitement d'appoint des plaies infectées.

Contre-indications : Hypersensibilité à un constituant. Enfant.

Effets indésirables : Peut entraîner une coloration grisâtre et indélébile de la peau.

Précautions d'emploi : Pas d'utilisation prolongée. Ne pas utiliser plusieurs antiseptiques simultanément. Prudence chez l'enfant.

☞ *Vendu sans ordonnance.*

- C. P. F.

Forme	Dosage	N. d'unités	Prix	Prix/jour	Liste	Remb. S.S.	Comm.
Pommade	15 %	10 g	31,20*	–	0	0 %	–

ARGICILLINE ★★

- **Composition :** Gramicidine
- **Domaine :** ORL.
- **Activité :** Antibiotique local.
- **Classe :** Polypeptide.

Indications : Traitement local d'appoint des infections de la muqueuse rhino-pharyngée.

Contre-indications : Allergie au constituant.

Effets indésirables : Troubles de la sensibilité olfactive.

Précautions d'emploi : Traitement de courte durée.

☞ *Vendu sans ordonnance.*

- LIPHA SANTÉ

Forme	Dosage	N. d'unités	Prix	Prix/jour	Liste	Remb. S.S.	Comm.
Sol. nasale	0,05 %	20 ml	7,60	–	0	35 %	1960

ARGININE VEYRON ★

- **Composition :** Chlorhydrate d'arginine.
- **Domaine :** Hépatologie.
- **Activité :** Hépatotrope. Antihyperammoniémique.
- **Classe :** Acides aminés.

Indications : Symptômes fonctionnels des maladies hépatiques (formes orales). Encéphalopathie hépatique. Coma hépatique (solution injectable).

Contre-indications : Insuffisance rénale chronique. Acidoses.

Précautions d'emploi : Lors de l'utilisation par voie intraveineuse, il convient de surveiller de façon répétée l'équilibre acide du sujet.

Surdosage : Entraîne une acidose sanguine.

☞ *Vendu sans ordonnance.*

- VEYRON

Effets indésirables : Réactions allergiques.

Précautions d'emploi : A utiliser en aérosol ou inhalation.

☞ *Vendu sans ordonnance.*

• PLANTES ET MÉDECINES

Forme	Dosage	N. d'unités	Prix	Prix/jour	Liste	Remb. S.S.	Comm.
Sol. aérosol	–	45 ml	41,50	–	0	0 %	1954

AROVIT ★★★

• **Composition :** Rétinol.
• **Domaine :** Nutrition et métabolisme.
• **Activité :** Vitamines liposolubles.
• **Classe :** Vitamine A.

Indications : Traitement préventif et curatif des états de carence. Sécheresse ou atrophie des muqueuses.

Contre-indications : Non absorbé s'il existe un trouble de l'absorption des graisses.

Effets indésirables : Peuvent être une manifestation de surdosage et doivent faire interrompre le traitement.

Précautions d'emploi : Déconseillé chez la femme enceinte ou allaitant.

Surdosage : Peut entraîner des troubles graves, en particulier chez l'enfant : perte de l'appétit, nausées, douleurs musculaires, puis hypertension intracrânienne.

☞ *Sur prescription médicale.*

• ROCHE

Forme	Dosage	N. d'unités	Prix	Prix/jour	Liste	Remb. S.S.	Comm.
Comprimé	50 000 U	30	10,20	–	1	35 %	1950
Susp. buv.	150 000 U/ml	10 ml	8,70	–	1	35 %	1950

ARPAMYL ★★★

• **Composition :** Vérapamil.
• **Domaine :** Cardio-vasculaire.
• **Activité :** Antihypertenseur. Vasodilatateur.
• **Classe :** Antagoniste calcique.

Indications : Hypertension artérielle.

Contre-indications : Insuffisance cardiaque grave. Troubles de la conduction cardiaque.

Effets indésirables : Constipation. Hypotension, ralentissement cardiaque.

Précautions d'emploi : Prudence chez le patient présentant une insuffisance cardiaque et chez le sujet âgé. Son utilisation chez la femme enceinte n'a pas mis en évidence d'effets indésirables. L'allaitement est déconseillé pendant le traitement.

Interactions : Potentialisation des effets des bêtabloquants et de tous les autres antihypertenseurs. Ne pas associer, en général, à un traitement antiarythmisant. Peut entraîner un surdosage chez les patients prenant de la carbamazépine (Tégrétol).

Surdosage : Entraîne des troubles de la conduction cardiaque, une hypotension imposant la surveillance en centre spécialisé.

☞ *Sur prescription médicale.*

• JOUVEINAL

Forme	Dosage	N. d'unités	Prix	Prix/jour	Liste	Remb. S.S.	Comm.
Compr. LP	240 mg	30	90,70	3	1	65 %	1989

ARPHOS ★

• **Composition :** Vitamine B12, acide phosphorique, glucoheptonate de calcium.
• **Domaine :** Nutrition et métabolisme.
• **Activité :** Antiasthénique. Vitamines hydrosolubles. Éléments minéraux.
• **Classe :** Vitamine B12. Calcium. Phosphore.

Indications : Utilisé dans le traitement de l'asthénie fonctionnelle, en l'absence d'activité démontrée.

Contre-indications : Lithiase urique ou calcique. Hypersensibilité aux cobalamines. Insuffisance rénale sévère.

Effets indésirables : Diarrhée.

Précautions d'emploi : Chez le diabétique, tenir compte de la présence de sucre. Traitement toujours de courte durée.

Interactions : Ne pas absorber en même temps que de la tétracycline.

☞ *Vendu sans ordonnance.*

• FOURNIER

Forme	Dosage	N. d'unités	Prix	Prix/ jour	Liste	Remb. S.S.	Comm.
Amp. buv. 5 ml	–	20	26,00*	–	0	0 %	1960
Amp. buv. 10 ml	–	20	38,60*	–	0	0 %	1960

ARSACOL ★★★

• **Composition :** Acide ursodéoxycholique.
• **Domaine :** Hépatologie.
• **Activité :** Cholélitholytique.

Indications : Lithiase vésiculaire non compliquée en l'absence de traitement chirurgical, lorsque les calculs sont petits et non calcifiés.

Contre-indications : Infection vésiculaire. Maladie du foie.

Effets indésirables : Diarrhées.

Précautions d'emploi : Non conseillé chez la femme enceinte.

Interactions : Ne pas associer à la cholestyramine.

☞ *Sur prescription médicale.*

• ZAMBON FRANCE

Forme	Dosage	N. d'unités	Prix	Prix/jour	Liste	Remb. S.S.	Comm.
Comprimé	150 mg	20	22,90	3 à 4	1	65 %	1980
Comprimé	150 mg	50	49,80	3 à 4	1	65 %	1980

ARSIQUINOFORME ★

• **Composition :** Acétarsolate et formiate de quinine.
• **Domaine :** Parasitologie.
• **Activité :** Antipaludéen.
• **Classe :** Quinine et dérivés.

Indications : Traitement du paludisme. Prophylaxie du paludisme.

Contre-indications : Troubles de la conduction intraventriculaire.

Effets indésirables : Bourdonnements d'oreille, hypoacousie. Vertiges.

Précautions d'emploi : Surveillance auditive en cas de traitement prolongé. Prudence chez la femme enceinte.

Interactions : Peut accroître les effets arythmogènes des antiarythmisants.

☞ *Vendu sans ordonnance.*

• SYNTHÉLABO FRANCE

Forme	Dosage	N. d'unités	Prix	Prix/jour	Liste	Remb. S.S.	Comm.
Comprimé	150 mg	30	31,30	6,2	0	65 %	1938

ART 50 ★★★

• **Composition :** Diacerhéine.
• **Domaine :** Inflammation.
• **Activité :** Anti-inflammatoire.

Indications : Traitement symptomatique des manifestations de l'arthrose.

Contre-indications : Enfant de moins de 15 ans. Insuffisance hépatique.

Effets indésirables : Peut entraîner une diarrhée et des douleurs abdominales.

Précautions d'emploi : Déconseillé chez la femme enceinte ou allaitant.

Interactions : Aucune interaction décelée.

Surdosage : Peut entraîner une diarrhée profuse.

☞ *Sur prescription médicale.*

• NEGMA

Forme	Dosage	N. d'unités	Prix	Prix/jour	Liste	Remb. S.S.	Comm.
Gélule	50 mg	30	97,90	6,5	1	65 %	1994

ARTANE ★★★

- **Composition :** Trihexyphénidyle.
- **Domaine :** Neuropsychiatrie.
- **Activité :** Antiparkinsonien.
- **Classe :** Anticholinergique.

Indications : Maladie de Parkinson. Rigidité au cours des traitements par neuroleptiques.

Contre-indications : Adénomes de la prostate. Glaucome. Cardiopathies décompensées.

Effets indésirables : Sécheresse de la bouche. Troubles de la vision. Troubles urinaires.

Précautions d'emploi : Prudence chez les patients présentant des maladies obstructives intestinales ou urinaires. Ne pas interrompre le traitement brutalement. Déconseillé chez la femme enceinte ou allaitant.

Interactions : Avec les autres anticholinergiques : antidépresseurs imipraminiques, antihistaminiques H1, certains neuroleptiques.

Surdosage : Sécheresse de la bouche. Troubles visuels. Accélération cardiaque. Agitation. Dépression respiratoire imposant l'hospitalisation.

☞ *Sur prescription médicale.*

- SPECIA

Forme	Dosage	N. d'unités	Prix	Prix/jour	Liste	Remb. S.S.	Comm.
Comprimé	2 mg	50	11,50	0,5 à 1	1	65 %	1952
Comprimé	5 mg	20	11,60	0,5 à 1,5	1	65 %	1952
Sol. buv.	4 mg/ml	30 ml	19,10	0,6 à 1,8	1	65 %	1976
Amp. inj.	10 mg	5	29,10	6 à 18	1	65 %	1972
Compr. LP	15 mg	20	27,50	1,4	1	65 %	1981

ARTÉRASE

- **Composition :** Poudre de prêle, extraits d'ail, de gui, de cupressus et de marron d'Inde, thiosulfate de magnésium, citrate de sodium.
- **Domaine :** Cardio-vasculaire.
- **Activité :** Vasodilatateur. Hypotenseur.

Indications : Utilisé dans le traitement d'appoint de l'artériosclérose, de l'hypertension, des hémorroïdes, des troubles de la ménopause.

☞ *Vendu sans ordonnance.*

- P. P. D. H.

Forme	Dosage	N. d'unités	Prix	Prix/jour	Liste	Remb. S.S.	Comm.
Comprimé	–	50	29,90*	–	0	0 %	1972

ARTEX ★★★

- **Composition :** Tertatolol.
- **Domaine :** Cardio-vasculaire.
- **Activité :** Antihypertenseur.
- **Classe :** Bêtabloquant non sélectif.

Indications : Hypertension artérielle.

Contre-indications : Asthme, insuffisance cardiaque, fréquence cardiaque inférieure à 50. Insuffisance rénale sévère.

Effets indésirables : Troubles digestifs : gastralgies, nausées, constipation. Fatigue à l'effort. Impuissance. Extrémités froides. Possibilité d'asthme.

Précautions d'emploi : Ne jamais interrompre brutalement le traitement. Prudence chez les patients présentant une bronchite chronique, une insuffisance rénale ou hépatique. Non conseillé chez la femme enceinte ou allaitant. Donne une réaction positive au contrôle antidopage.

Interactions : Peut entraîner des troubles du rythme en association avec certains antiarythmisants, les inhibiteurs calciques. Ne pas associer à la floctafénine (Idarac). Prudence en association avec les anti-inflammatoires non stéroïdiens, les neuroleptiques.

Surdosage : Une surveillance de la fréquence cardiaque et de la tension artérielle s'impose.

☞ *Sur prescription médicale.*

- SERVIER

Forme	Dosage	N. d'unités	Prix	Prix/jour	Liste	Remb. S.S.	Comm.
Comprimé	5 mg	30	80,00	2,6	1	65 %	1987

ARTHRITISANE ✣

• **Composition :** Frène, absinthe, racine de gentiane, galéga, centaurée, saponaire, séné, fumeterre, hamamélis, noyer.

• **Domaine :** Rhumatologie.

• **Activité :** Divers.

Indications : Utilisé dans le rhumatisme et l'arthritisme.

Précautions d'emploi : Ne pas utiliser chez l'enfant. Pas d'utilisation prolongée. Ne pas utiliser en cas de colopathie organique. Risque d'hypokaliémie grave, de douleurs abdominales et de maladie des laxatifs grave pouvant entraîner des lésions rénales.

☞ *Vendu sans ordonnance. Présente des dangers en cas d'utilisation prolongée.*

• LESOURD

Forme	Dosage	N. d'unités	Prix	Prix/jour	Liste	Remb. S.S.	Comm.
Tisane vrac	–	100 g	29,50*	–	0	0 %	–

ARTHRO-DRAINOL ❍

• **Composition :** Arnica montana 3CH, Bryonia dioica 6CH, Solanum dulcamara 6CH, Pulsatilla pratensis 3CH, Matricaria chamomilla 12CH, Kalium iodatum 12 CH, Rhododendron ferrugineum 12 CH, Benzoïcum acidum 6CH, Rhus toxicodendron 6CH aa.

• **Domaine :** Rhumatologie.

• **Activité :** Divers.

Indications : Utilisé en cas de douleurs rhumatismales.

☞ *Vendu sans ordonnance.*

• BOIRON

Forme	Dosage	N. d'unités	Prix	Prix/jour	Liste	Remb. S.S.	Comm.
Sol. buvable	–	30 ml	34,00*	5	0	0 %	–

ARTHROCINE ★★★

• **Composition :** Sulindac.

• **Domaine :** Inflammation.

• **Activité :** Anti-inflammatoire.

• **Classe :** Anti-inflammatoire non stéroïdien. Indoliques.

Indications : Traitement symptomatique des rhumatismes inflammatoires chroniques : polyarthrite chronique, pelvispondylite. Poussées aiguës des tendinites, synovites, arthroses, lombalgies.

Contre-indications : Hypersensibilité au produit. Ulcère gastro-duodénal évolutif ou récidivant. Insuffisance rénale ou hépatique grave. Enfant de moins de 15 ans.

Effets indésirables : Troubles digestifs : nausées, vomissements, ulcère gastro-duodénal, hémorragie digestive, diarrhée. Maux de tête, bourdonnements d'oreille, vertiges, somnolence. Œdèmes, hypertension artérielle. Réactions allergiques : éruptions cutanées, prurit, urticaire, asthme. Syndrome d'hypersensibilité grave. Troubles hépatiques. Troubles sanguins. Troubles oculaires ou auditifs.

Précautions d'emploi : Prendre le produit au cours des repas, si possible le soir. Déconseillé chez la femme enceinte ou allaitant. Prudence chez le sujet âgé et chez l'insuffisant cardiaque ou rénal. Prudence chez le patient ayant des antécédents psychiatriques. Un régime sans sel s'impose. Une surveillance du poids et du volume urinaire est utile en début de traitement.

Interactions : Ne pas associer à d'autres produits modifiant l'hémostase : anticoagulants oraux, héparine, aspirine, ticlopidine, autres anti-inflammatoires. Ne pas associer, car augmentation des effets toxiques : lithium, méthotrexate, diflunisal. Peut perturber l'activité des antihypertenseurs, L'efficacité des stérilets peut être diminuée. Prendre les antiacides et pansements gastro-intestinaux à distance de la prise du produit.

Surdosage : Entraîne troubles de la conscience, hypotension artérielle.

☞ *Sur prescription médicale.*

• MERCK SHARP & DOHME-CHIBRET

Forme	Dosage	N. d'unités	Prix	Prix/jour	Liste	Remb. S.S.	Comm.
Comprimé	100 mg	12	15,50	2 à 4	1	65 %	1977
Comprimé	100 mg	40	43,20	2 à 4	1	65 %	1977
Comprimé	200 mg	30	63,60	2 à 4	1	65 %	1983

ARTHRODON

- **Composition :** Enoxolone, formaldéhyde.
- **Domaine :** Stomatologie
- **Activité :** Antiseptique local. Anti-inflammatoire local.

Indications : Formes douloureuses des parodontopathies : gingivites, gingivorragies, intolérance à un appareil de prothèse.

Effets indésirables : Picotements et brûlures.

☞ *Vendu sans ordonnance.*

- VEYRON ET FROMENT

Forme	Dosage	N. d'unités	Prix	Prix/ jour	Liste	Remb. S.S.	Comm.
Pâte gingivale	–	40 g	15,70*	–	0	0 %	1966
Pâte gingivale	–	80 g	26,60*	–	0	0 %	1966

ARTHROFLORINE ✤

- **Composition :** Saule, ortie, olivier, bouleau.
- **Domaine :** Rhumatologie.
- **Activité :** Divers.

Indications : Utilisé comme adjuvant des traitements des douleurs articulaires.

☞ *Vendu sans ordonnance.*

- LEHNING

Forme	Dosage	N. d'unités	Prix	Prix/jour	Liste	Remb. S.S.	Comm.
Tisane vrac	–	100 g	26,00*	–	0	0 %	–
Tisane sachet	–	20	29,00*	–	0	0 %	–

ARTHROSANE ✤

- **Composition :** Harpagophyton, reine des prés.
- **Domaine :** Rhumatologie.
- **Activité :** Divers.

Indications : Utilisé dans les manifestations articulaires douloureuses.

☞ *Vendu sans ordonnance.*

- DOLISOS

Forme	Dosage	N. d'unités	Prix	Prix/jour	Liste	Remb. S.S.	Comm.
Tisane sachet	–	20	29,90*	1,5	0	0 %	–

ARTHRYL ★

- **Composition :** N-acétylglucosamine, sulfate de sodium, diéthanolamine.
- **Domaine :** Rhumatologie.
- **Activité :** Antiarthrosique.

Indications : Utilisé dans le traitement de fond des arthroses.

Contre-indications : Intolérance au soufre.

Effets indésirables : Troubles digestifs.

☞ *Vendu sans ordonnance.*

- SYNLAB

Forme	Dosage	N. d'unités	Prix	Prix/jour	Liste	Remb. S.S.	Comm.
Amp. inj.	253 mg	10	20,50	1	0	35 %	1971

ARTICÉRINE ★

- **Composition :** Docusate sodique, artichaut, glycérol.
- **Domaine :** Gastro-entérologie.
- **Activité :** Laxatif rectal.

Indications : Traitement symptomatique de la constipation associé aux mesures hygiéno-diététiques. Fécalome rectal.

Contre-indications : Constipation récente inexpliquée, persistante n'ayant pas fait l'objet d'examens médicaux. Hémorroïdes.

Effets indésirables : Brûlures anales. Inflammation du rectum.

Précautions d'emploi : Pas d'utilisation prolongée.

☞ *Vendu sans ordonnance.*

• STERLING MIDY

Forme	Dosage	N. d'unités	Prix	Prix/jour	Liste	Remb. S.S.	Comm.
Suppositoire	–	10	33,45*	–	0	0 %	–

ARTISIAL

- **Composition :** Chlorures de sodium, de potassium, de magnésium et de calcium. phosphates monopotassique et dipotassique.
- **Domaine :** Stomatologie.
- **Activité :** Substitut salivaire.

Indications : Diminution ou absence de sécrétion salivaire, notamment celle secondaire à une radiothérapie régionale.

Effets indésirables : Picotements et brûlures.

☞ *Vendu sans ordonnance.*

• JOUVEINAL

Forme	Dosage	N. d'unités	Prix	Prix/jour	Liste	Remb. S.S.	Comm.
Sol. pulv.	–	100 ml	29,30	–	0	35 %	1982

ARTIVAL

- **Composition :** Cassis, reine-des-prés. Alcool.
- **Domaine :** Rhumatologie.
- **Activité :** Divers.

Indications : Utilisé dans les manifestations articulaires douloureuses.

Précautions d'emploi : Contre-indiqué chez l'enfant de moins de 15 ans. Traitement par le disulfirame.

☞ *Vendu sans ordonnance.*

• ARDEVAL

Forme	Dosage	N. d'unités	Prix	Prix/jour	Liste	Remb. S.S.	Comm.
Amp. buvable	–	14	79,80*	6	0	0 %	1992
Amp. buvable	–	7	53,55*	8	0	0 %	1990

ARTRALGON ★

- **Composition :** Amyléine, orthocrésotinate de glycol, nicotinate de gaïacyle.
- **Domaine :** Rhumatologie. Algologie.
- **Activité :** Antirhumatismal externe. Antalgique externe. Révulsif.

Indications : Utilisé dans le traitement local des douleurs et contusions en traumatologie bénigne.

Contre-indications : Hypersensibilité aux constituants. Ne pas appliquer sur les muqueuses, une peau en mauvais état, des plaies ou des ulcérations.

Effets indésirables : Réaction allergique locale imposant l'arrêt du traitement.

Précautions d'emploi : Se laver les mains après usage.

☞ *Vendu sans ordonnance.*

• SAUNIER-DAGUIN

Forme	Dosage	N. d'unités	Prix	Prix/jour	Liste	Remb. S.S.	Comm.
Baume	–	40 g	32,15*	–	0	0 %	1968

ASAD POLLENS DE GRAMINÉES ★★★

- **Composition :** Extrait allergénique de pollens de graminées adsorbé sur hydroxyde d'aluminium.
- **Domaine :** Allergie et immunologie.
- **Activité :** Allergène.
- **Classe :** Pollens.

Indications : Désensibilisation spécifique des affections allergiques : asthme, rhinite, conjonctivite, dans lesquelles la responsabilité des pollens de graminées a été affirmée par la clinique et les tests biologiques.

Contre-indications : Maladie infectieuse en évolution. Déficits immunitaires graves.

Effets indésirables : Réactions locale au point d'injection. Réapparition ou aggravation des signes de la maladie traitée asthme, rhinite. Réaction générale fébrile œdème laryngé, choc anaphylactique.

Précautions d'emploi : Le traitemen commence en automne et se poursuit jusqu'au printemps. La désensibilisation s poursuit environ trois ans. Peut être poursuivi pendant la grossesse. Ne doit être réalisé que sous stricte surveillance spécialisée

☞ *Sur prescription médicale.*

• STALLERGÈNES

Forme	Dosage	N. d'unités	Prix	Prix/jour	Liste	Remb. S.S.	Comm.
Fl. inj.	10 U/ml	1	33,20	–	0	65 %	1974
Fl. inj.	100 U/ml	1	38,30	–	0	65 %	1974
Fl. inj.	1 000 U/ml	1	41,30	–	0	65 %	1974
Fl. inj.	10 000 U/ml	1	63,70	–	0	65 %	1974

ASAD POUSSIÈRE DE MAISON-ACARIENS ★★★

- **Composition :** Extrait allergénique de poussière de maison enrichie aux acariens (ou candidine) adsorbé sur hydroxyde d'aluminium.
- **Domaine :** Allergie et immunologie.
- **Activité :** Allergène.
- **Classe :** Poussières.

Indications : Désensibilisation spécifique des affections allergiques : asthme, rhinite, conjonctivite, dans lesquelles la responsabilité des acariens a été affirmée par la clinique et les tests biologiques.

Contre-indications : Maladie infectieuse en évolution. Déficits immunitaires graves.

Effets indésirables : Réactions locales au point d'injection. Réapparition ou aggravation des signes de la maladie traitée : asthme, rhinite. Réaction générale fébrile, œdème laryngé, choc anaphylactique.

Précautions d'emploi : Ne doit être réalisé que sous stricte surveillance spécialisée Peut être poursuivi pendant la grossesse. Éviter repas copieux et effort physique le jour de l'injection. Éventuellement prendre un antihistaminique avant l'injection.

☞ *Sur prescription médicale.*

• STALLERGÈNES

Forme	Dosage	N. d'unités	Prix	Prix/jour	Liste	Remb. S.S.	Comm.
Fl. inj. (acarien)	10 U/ml	1	37,20	–	0	65 %	1982
Fl. inj. (acarien)	100 U/ml	1	39,40	–	0	65 %	1982
Fl. inj. (acarien)	1 000 U/ml	1	44,00	–	0	65 %	1982
Fl. inj. (acarien)	10 000 U/ml	1	66,20	–	0	65 %	1982
Fl. inj. (candidine)	–	1	48,60	–	0	65 %	1975

ASCABIOL ★★

- **Composition :** Benzoate de benzyle, sulfirame.
- **Domaine :** Parasitologie.
- **Activité :** Antiparasitaire externe.
- **Classe :** Antiscabieux.

Indications : Traitement de la gale.

Effets indésirables : Sensation de cuisson, eczéma.

Précautions d'emploi : Après un bain appliquer le produit sur l'ensemble du corps, en évitant le visage et le cuir chevelu. Après 24 heures, se laver.

Surdosage : En cas d'ingestion entraîne convulsions.

☞ *Vendu sans ordonnance.*
• THÉRAPLIX

Forme	Dosage	N. d'unités	Prix	Prix/jour	Liste	Remb. S.S.	Comm.
Lotion	10 %	125 ml	28,30*	–	0	0 %	1936

ASCENCYL ★

- **Composition :** Vitamine B12, adénosine phosphate, aspartate de magnésium, gluconate de manganèse.
- **Domaine :** Nutrition et métabolisme.
- **Activité :** Antiasthénique. Vitamines hydrosolubles. Éléments minéraux.
- **Classe :** Vitamine B12. Magnésium,

Indications : Utilisé dans le traitement de l'asthénie fonctionnelle, en l'absence d'activité spécifique démontrée.

Contre-indications : Hypersensibilité aux cobalamines. Alcoolique en cure de désintoxication.

Effets indésirables : Réactions allergiques.

Précautions d'emploi : Chez le diabétique, tenir compte de la présence de sucre. Traitement toujours de courte durée.

☞ *Vendu sans ordonnance.*
• THÉRAPLIX

Forme	Dosage	N. d'unités	Prix	Prix/jour	Liste	Remb. S.S.	Comm.
Amp. buv.	–	20	53,65*	–	0	0 %	1970

ASCOFER ★★★

- **Composition :** Ascorbate ferreux.
- **Domaine :** Hématologie.
- **Activité :** Antianémique.
- **Classe :** Sel de fer.

Indications : Prévention ou traitement des anémies « microcytaires » par défaut de fer, le plus souvent par saignement.

Contre-indications : Surcharge ferrique.

Effets indésirables : Troubles digestifs : nausées, constipation.

Précautions d'emploi : Colore les selles en noir.

Surdosage : Entraîne des troubles digestifs avec choc.

☞ *Vendu sans ordonnance.*
• GERDA

Forme	Dosage	N. d'unités	Prix	Prix/jour	Liste	Remb. S.S.	Comm.
Gélule	245 mg	30	22,50	0,3 à 1,5	0	65 %	1970

ASCORBATE DE CALCIUM RICHARD ★★

- **Composition :** Ascorbate de calcium, acide ascorbique.
- **Domaine :** Nutrition et métabolisme.
- **Activité :** Vitamines hydrosolubles. Éléments minéraux. Antiasthénique.
- **Classe :** Vitamine C. Calcium.

Indications : Traitement du scorbut. Prévention des carences lors de déséquilibres alimentaires. Adjuvant du traitement des états grippaux, de la fatigue.

Contre-indications : Hypercalcémies. Lithiase calcique. Intolérance à la tartrazine ou à l'aspirine.

Effets indésirables : Peut entraîner, chez certains sujets et à doses élevées, l'apparition de lithiase oxalique ou urique.

☞ *Vendu sans ordonnance.*
• RICHARD

Forme	Dosage	N. d'unités	Prix	Prix/jour	Liste	Remb. S.S.	Comm.
Granulé	–	125 g	12,10	–	0	35 %	1953

ASCORTONYL ★

- **Composition :** Vitamines B12, C, aspartate magnésopotassique.
- **Domaine :** Nutrition et métabolisme.
- **Activité :** Antiasthénique. Vitamines hydrosolubles.
- **Classe :** Acides aminés.

Indications : Utilisé dans le traitement de l'asthénie fonctionnelle, en l'absence d'activité spécifique démontrée.

Contre-indications : Hypersensibilité aux cobalamines.

Effets indésirables : Diarrhée. Réactions allergiques.

Précautions d'emploi : Chez le diabétique, tenir compte de la présence de sucre. Traitement toujours de courte durée.

☞ *Vendu sans ordonnance.*

- GERDA

Forme	Dosage	N. d'unités	Prix	Prix/jour	Liste	Remb. S.S.	Comm.
Amp. buv.	–	12	44,80*	–	0	0 %	1970

ASEPTO 7 ★

- **Composition :** Compresse imprégnée de cétrimide.
- **Domaine :** Chirurgie. Dermatologie.
- **Activité :** Antiseptique local. Antifongique.
- **Classe :** Détergent. Ammonium quaternaire.

Indications : Désinfection des plaies et brûlures superficielles.

Contre-indications : Hypersensibilité à l'ammonium quaternaire. Application au niveau des muqueuses, de l'œil, du conduit auditif externe.

Effets indésirables : Possibilité d'eczéma de contact.

Précautions d'emploi : Pas d'utilisation prolongée. Ne pas utiliser plusieurs antiseptiques simultanément.

☞ *Vendu sans ordonnance.*

- RIOM

Forme	Dosage	N. d'unités	Prix	Prix/jour	Liste	Remb. S.S.	Comm.
Compresse	17,5 mg	10	17,30*	–	0	0 %	1965

ASKENZYME

- **Composition :** Extrait d'Aspergillus aureus.
- **Domaine :** Gastro-entérologie.
- **Activité :** Enzyme digestive.
- **Classe :** Enzymes végétales.

Indications : Digestion difficile, en particulier pour les féculents.

☞ *Vendu sans ordonnance.*

- LALEUF

Forme	Dosage	N. d'unités	Prix	Prix/jour	Liste	Remb. S.S.	Comm.
Comprimé	150 mg	30	25,00*	–	0	0 %	1954

ASPÉGIC ★★★

- **Composition :** Acétylsalicylate de lysine
- **Domaine :** Algologie.
- **Activité :** Antalgique périphérique.
- **Classe :** Aspirine et dérivés.

Indications : Traitement symptomatique des affections douloureuses ou fébriles.

Contre-indications : Ulcère gastro-duodénal, maladie hémorragique. Hypersensibilité à l'aspirine. Certains asthmes. Dernier trimestre de la grossesse.

Effets indésirables : Bourdonnements d'oreille, douleurs abdominales, gastralgies. Plus rarement, ulcérations digestives avec hémorragies responsables d'une anémie. Syndromes hémorragiques avec épistaxis, ecchymoses, purpura. Accidents de sensibilisation : urticaire, asthme.

Précautions d'emploi : Prudence chez les patients présentant un asthme, des antécédents d'hémorragies. Prudence chez le patient suivant un traitement anticoagulant. Chez la femme enceinte, l'aspirine n'est pas contre-indiquée lors des deux premiers trimestres de la grossesse.

Interactions : L'aspirine potentialise l'action des anticoagulants, des antiagrégants plaquettaires, des antidiabétiques hypoglycémiants, de certains diurétiques. Elle peut réduire l'action de certains traitements.

Surdosage : Grave, surtout chez l'enfant, entraînant des désordres métaboliques avec troubles respiratoires pouvant provoquer la mort. L'hospitalisation s'impose d'urgence.

☞ *Vendu sans ordonnance.*

• SYNTHÉLABO FRANCE

Forme	Dosage	N. d'unités	Prix	Prix/jour	Liste	Remb. S.S.	Comm.
Sachet	100 mg	20	13,40	0,2 à 0,6	0	65 %	1980
Sachet	250 mg	20	14,10	0,1 à 0,30	0	65 %	1984
Sachet	500 mg	20	17,00	1,7 à 5	0	65 %	1972
Sachet	1 000 mg	20	28,80	2 à 6	0	65 %	1979
Amp. inj.	500 mg	6	29,60	5 à 20	0	65 %	1971
Amp. inj.	1 000 mg	6	45,90	15	0	65 %	1984

ASPIRANGE ★★

- **Composition :** Acide acétylsalicylique, acide ascorbique.
- **Domaine :** Algologie.
- **Activité :** Antalgique périphérique.
- **Classe :** Aspirine et dérivés, associés.

Indications : Traitement symptomatique des affections douloureuses ou fébriles.

Contre-indications : Ulcère gastro-duodénal, maladie hémorragique. Hypersensibilité à l'aspirine. Certains asthmes. Dernier trimestre de la grossesse.

Effets indésirables : Bourdonnements d'oreille, douleurs abdominales, gastralgies. Plus rarement, ulcérations digestives avec hémorragies responsables d'une anémie. Syndromes hémorragiques avec épistaxis, ecchymoses, purpura. Accidents de sensibilisation : urticaire, asthme.

Précautions d'emploi : Prudence chez les patients présentant un asthme, des antécédents d'hémorragies. Prudence chez le patient suivant un traitement anticoagulant. Chez la femme enceinte, l'aspirine n'est pas contre-indiquée lors des deux premiers trimestres de la grossesse.

Interactions : Potentialise l'action des anticoagulants, des antiagrégants plaquettaires, des antidiabétiques hypoglycémiants, de certains diurétiques. L'aspirine peut réduire l'action de certains traitements, en particulier celle des anti-inflammatoires non stéroïdiens.

Surdosage : Peut entraîner des désordres métaboliques, imposant l'hospitalisation.

☞ *Vendu sans ordonnance.*

• SCHWARZ PHARMA

Forme	Dosage	N. d'unités	Prix	Prix/jour	Liste	Remb. S.S.	Comm.
Sachet	300 mg	10	11,00*	–	0	0 %	1993
Sachet	500 mg	10	12,65*	–	0	0 %	1993
Sachet	1 000 mg	10	20,20*	–	0	0 %	1993

ASPIRINE À CROQUER MONOT ★★

- **Composition :** Acide acétylsalicylique.
- **Domaine :** Algologie.
- **Activité :** Antalgique périphérique.
- **Classe :** Aspirine et dérivés.

Indications : Traitement symptomatique des affections douloureuses ou fébriles.

Contre-indications : Ulcère gastro-duodénal, maladie hémorragique. Hypersensibilité à l'aspirine. Certains asthmes. Dernier trimestre de la grossesse.

Effets indésirables : Bourdonnements d'oreille, douleurs abdominales, gastralgies. Plus rarement, ulcérations digestives avec hémorragies responsables d'une anémie. Syndromes hémorragiques avec épistaxis, ecchymoses, purpura. Accidents de sensibilisation : urticaire, asthme.

Précautions d'emploi : Prudence chez les patients présentant un asthme, des antécédents d'hémorragies. Prudence chez le patient suivant un traitement anticoagulant. Chez la femme enceinte, l'aspirine n'est pas contre-indiquée lors des deux premiers trimestres de la grossesse.

Interactions : L'aspirine potentialise l'action des anticoagulants, des antiagrégants plaquettaires, des antidiabétiques hypoglycémiants, de certains diurétiques. Elle peut réduire l'action de certains traitements.

Surdosage : Grave surtout chez l'enfant, entraînant des désordres métaboliques avec troubles respiratoires pouvant provoquer la mort. L'hospitalisation s'impose d'urgence.

☞ *Vendu sans ordonnance.*

• MONOT

Forme	Dosage	N. d'unités	Prix	Prix/jour	Liste	Remb. S.S.	Comm.
Comprimé	500 mg	12	20,80*	–	0	0 %	1988

ASPIRINE BAYER ★★★

• **Composition :** Acide acétylsalicylique.
• **Domaine :** Algologie.
• **Activité :** Antalgique périphérique.
• **Classe :** Aspirine et dérivés.

Indications : Traitement symptomatique des affections douloureuses ou fébriles.

Contre-indications : Ulcère gastro-duodénal, maladie hémorragique. Hypersensibilité à l'aspirine. Certains asthmes. Dernier trimestre de la grossesse.

Effets indésirables : Bourdonnements d'oreille, douleurs abdominales, gastralgies. Plus rarement, ulcérations digestives avec hémorragies responsables d'une anémie. Syndromes hémorragiques avec épistaxis, ecchymoses, purpura. Accidents de sensibilisation : urticaire, asthme.

Précautions d'emploi : Prudence chez les patients présentant un asthme, des antécédents d'hémorragies. Prudence chez le patient suivant un traitement anticoagulant. Chez la femme enceinte, l'aspirine n'est pas contre-indiquée lors des deux premiers trimestres de la grossesse.

Interactions : L'aspirine potentialise l'action des anticoagulants, des antiagrégants plaquettaires, des antidiabétiques hypoglycémiants, de certains diurétiques. Elle peut réduire l'action de certains traitements.

Surdosage : Grave, surtout chez l'enfant, entraînant des désordres métaboliques avec troubles respiratoires pouvant provoquer la mort. L'hospitalisation s'impose d'urgence.

☞ *Vendu sans ordonnance.*

• BAYER-PHARMA

Forme	Dosage	N. d'unités	Prix	Prix/jour	Liste	Remb. S.S.	Comm.
Comprimé	500 mg	20	14,50*	–	0	0 %	1956
Comprimé	500 mg	60	34,20*	–	0	0 %	1989

ASPIRINE DU RHÔNE 500 ★★★

• **Composition :** Acide acétylsalicylique.
• **Domaine :** Algologie.
• **Activité :** Antalgique périphérique.
• **Classe :** Aspirine et dérivés.

Indications : Traitement symptomatique des affections douloureuses ou fébriles.

Contre-indications : Ulcère gastro-duodénal, maladie hémorragique. Hypersensibilité à l'aspirine. Certains asthmes. Dernier trimestre de la grossesse.

Effets indésirables : Bourdonnements d'oreille, douleurs abdominales, gastralgies. Plus rarement, ulcérations digestives avec hémorragies responsables d'une anémie. Syndromes hémorragiques avec épistaxis, ecchymoses, purpura. Accidents de sensibilisation : urticaire, asthme.

Précautions d'emploi : Prudence chez les patients présentant un asthme, des antécédents d'hémorragies. Prudence chez le patient suivant un traitement anticoagulant. Chez la femme enceinte, l'aspirine n'est pas contre-indiquée lors des deux premiers trimestres de la grossesse.

Interactions : L'aspirine potentialise l'action des anticoagulants, des antiagrégants plaquettaires, des antidiabétiques hypoglycémiants, de certains diurétiques. Elle peut réduire l'action de certains traitements.

Surdosage : Grave, surtout chez l'enfant, entraînant des désordres métaboliques avec troubles respiratoires pouvant provoquer la mort. L'hospitalisation s'impose d'urgence.

☞ *Vendu sans ordonnance.*

• RP LABO

Forme	Dosage	N. d'unités	Prix	Prix/jour	Liste	Remb. S.S.	Comm.
Comprimé	500 mg	30	16,70*	–	0	0 %	1972
Comprimé	500 mg	100	40,35*	–	0	0 %	1942
Comprimé à croquer	500 mg	24	28,90*	–	0	0 %	1992

ASPIRINE ENTÉRIQUE SAREIN ★★★

- **Composition :** Acide acétylsalicylique.
- **Domaine :** Algologie.
- **Activité :** Antalgique périphérique.
- **Classe :** Aspirine et dérivés.

Indications : Traitement symptomatique des affections douloureuses ou fébriles.

Contre-indications : Ulcère gastro-duodénal, maladie hémorragique. Hypersensibilité à l'aspirine. Certains asthmes. Dernier trimestre de la grossesse.

Effets indésirables : Bourdonnements d'oreille, douleurs abdominales, gastralgies. Plus rarement, ulcérations digestives avec hémorragies responsables d'une anémie. Syndromes hémorragiques avec épistaxis, ecchymoses, purpura. Accidents de sensibilisation : urticaire, asthme.

Précautions d'emploi : Prudence chez les patients présentant un asthme, des antécédents d'hémorragies. Prudence chez le patient suivant un traitement anticoagulant. Chez la femme enceinte, l'aspirine n'est pas contre-indiquée lors des deux premiers trimestres de la grossesse.

Interactions : L'aspirine potentialise l'action des anticoagulants, des antiagrégants plaquettaires, des antidiabétiques hypoglycémiants, de certains diurétiques. Elle peut réduire l'action de certains traitements.

Surdosage : Grave, surtout chez l'enfant, entraînant des désordres métaboliques avec troubles respiratoires pouvant provoquer la mort. L'hospitalisation s'impose d'urgence.

☞ *Vendu sans ordonnance.*

- GOUPIL

Forme	Dosage	N. d'unités	Prix	Prix/jour	Liste	Remb. S.S.	Comm.
Comprimé	500 mg	48	16,00*	–	0	0 %	1960

ASPIRINE LAFRAN ★★★

- **Composition :** Acide acétylsalicylique.
- **Domaine :** Algologie.
- **Activité :** Antalgique périphérique.
- **Classe :** Aspirine et dérivés.

Indications : Traitement symptomatique des affections douloureuses ou fébriles.

Contre-indications : Ulcère gastro-duodénal, maladie hémorragique. Hypersensibilité à l'aspirine. Certains asthmes. Dernier trimestre de la grossesse.

Effets indésirables : Bourdonnements d'oreille, douleurs abdominales, gastralgies. Plus rarement, ulcérations digestives avec hémorragies responsables d'une anémie. Syndromes hémorragiques avec épistaxis, ecchymoses, purpura. Accidents de sensibilisation : urticaire, asthme.

Précautions d'emploi : Prudence chez les patients présentant un asthme, des antécédents d'hémorragies. Prudence chez le patient suivant un traitement anticoagulant. Chez la femme enceinte, l'aspirine n'est pas contre-indiquée lors des deux premiers trimestres de la grossesse.

Interactions : L'aspirine potentialise l'action des anticoagulants, des antiagrégants plaquettaires, des antidiabétiques hypoglycémiants. Elle peut réduire l'action de certains traitements.

Surdosage : Grave, surtout chez l'enfant, entraînant des désordres métaboliques avec troubles respiratoires pouvant provoquer la mort. L'hospitalisation s'impose d'urgence.

☞ *Vendu sans ordonnance.*

- LAFRAN

Forme	Dosage	N. d'unités	Prix	Prix/jour	Liste	Remb. S.S.	Comm.
Comprimé	500 mg	20	9,90*	4	0	0 %	–

ASPIRINE PH8 ★★

- **Composition :** Acide acétylsalicylique.
- **Domaine :** Algologie.
- **Activité :** Antalgique périphérique.
- **Classe :** Aspirine et dérivés.

Indications : Traitement symptomatique des affections douloureuses ou fébriles.

Contre-indications : Ulcère gastro-duodénal, maladie hémorragique. Hypersensibilité à l'aspirine. Certains asthmes. Dernier trimestre de la grossesse.

Effets indésirables : Bourdonnements d'oreille, douleurs abdominales, gastralgies. Plus rarement, ulcérations digestives avec hémorragies responsables d'une anémie. Syndromes hémorragiques avec épistaxis, ecchymoses, purpura. Accidents de sensibilisation : urticaire, asthme.

Précautions d'emploi : Prudence chez les patients présentant un asthme, des antécédents d'hémorragies. Prudence chez le patient suivant un traitement anticoagulant. Chez la femme enceinte, l'aspirine n'est pas contre-indiquée lors des deux premiers trimestres de la grossesse.

Interactions : L'aspirine potentialise l'action des anticoagulants, des antiagrégants plaquettaires, des antidiabétiques hypoglycémiants, de certains diurétiques. Elle peut réduire l'action de certains traitements.

Surdosage : Grave, surtout chez l'enfant, entraînant des désordres métaboliques avec troubles respiratoires pouvant provoquer la mort. L'hospitalisation s'impose d'urgence.

☞ *Vendu sans ordonnance.*

- 3M SANTÉ

Forme	Dosage	N. d'unités	Prix	Prix/jour	Liste	Remb. S.S.	Comm.
Comprimé	500 mg	20	7,80	0,5 à 2,5	0	65 %	1963
Comprimé	500 mg	50	14,60	0,4 à 2,4	0	65 %	1963

ASPIRINE SOLUBLE CORBIÈRE ★★★

- **Composition :** Acétylsalicylate de lysine
- **Domaine :** Algologie.
- **Activité :** Antalgique périphérique.
- **Classe :** Aspirine et dérivés.

Indications : Traitement symptomatique des affections douloureuses ou fébriles.

Contre-indications : Ulcère gastro-duodénal, maladie hémorragique. Hypersensibilité à l'aspirine. Certains asthmes. Dernier trimestre de la grossesse.

Effets indésirables : Bourdonnements d'oreille, douleurs abdominales, gastralgies. Plus rarement, ulcérations digestives avec hémorragies responsables d'une anémie. Syndromes hémorragiques avec épistaxis, ecchymoses, purpura. Accidents de sensibilisation : urticaire, asthme.

Précautions d'emploi : Prudence chez les patients présentant un asthme, des antécédents d'hémorragies. Prudence chez le patient suivant un traitement anticoagulant. Chez la femme enceinte, l'aspirine n'est pas contre-indiquée lors des deux premiers trimestres de la grossesse

Interactions : L'aspirine potentialise l'action des anticoagulants, des antiagrégants plaquettaires, des antidiabétiques hypoglycémiants, de certains diurétiques. Elle peut réduire l'action de certains traitements.

Surdosage : Grave, surtout chez l'enfant, entraînant des désordres métaboliques avec troubles respiratoires pouvant provoquer la mort. L'hospitalisation s'impose d'urgence.

☞ *Vendu sans ordonnance.*

- EVANS MÉDICAL

Forme	Dosage	N. d'unités	Prix	Prix/jour	Liste	Remb. S.S.	Comm.
Sachet	100 mg	20	11,40	0,5 à 5	0	65 %	1991
Sachet	250 mg	20	12,00	1,8 à 3,6	0	65 %	1991
Sachet	500 mg	20	14,00	0,7 à 3,5	0	65 %	1991
Sachet	1 000 mg	20	23,30	1 à 6	0	65 %	1991

ASPIRINE SOLUBLE EVANS ★★★

- **Composition :** Acétylsalicylate de lysine
- **Domaine :** Algologie.
- **Activité :** Antalgique périphérique.
- **Classe :** Aspirine et dérivés.

Indications : Traitement symptomatique des affections douloureuses ou fébriles.

Contre-indications : Ulcère gastro-duodénal, maladie hémorragique. Hypersensibilité à l'aspirine. Certains asthmes. Dernier trimestre de la grossesse.

Effets indésirables : Bourdonnements d'oreille, douleurs abdominales, gastralgies. Plus rarement, ulcérations digestives avec hémorragies responsables d'une anémie. Syndromes hémorragiques avec épistaxis, ecchymoses, purpura. Accidents de sensibilisation : urticaire, asthme.

Précautions d'emploi : Prudence chez les patients présentant un asthme, des antécédents d'hémorragies. Prudence chez le patient suivant un traitement anticoagulant. Chez la femme enceinte, l'aspirine n'est pas contre-indiquée lors des deux premiers trimestres de la grossesse.

Interactions : L'aspirine potentialise l'action des anticoagulants, des antiagrégants plaquettaires, des antidiabétiques hypoglycémiants, de certains diurétiques. Elle peut réduire l'action de certains traitements.

Surdosage : Grave, surtout chez l'enfant, entraînant des désordres métaboliques avec troubles respiratoires pouvant provoquer la mort. L'hospitalisation s'impose d'urgence.

☞ *Vendu sans ordonnance.*

• EVANS MÉDICAL

Forme	Dosage	N. d'unités	Prix	Prix/jour	Liste	Remb. S.S.	Comm.
Sachet	100 mg	20	11,40	–	0	65 %	1992
Sachet	250 mg	20	12,00	–	0	65 %	1992
Sachet	500 mg	20	14,00	–	0	65 %	1992
Sachet	1 000 mg	20	23,30	–	0	65 %	1992

ASPIRINE UPSA 1000 ★★★

- **Composition :** Acide acétylsalicylique. Bicarbonate de soude. Acide citrique.
- **Domaine :** Algologie.
- **Activité :** Antalgique périphérique.
- **Classe :** Aspirine et dérivés.

Indications : Traitement symptomatique des affections douloureuses ou fébriles.

Contre-indications : Ulcère gastro-duodénal, maladie hémorragique. Hypersensibilité à l'aspirine. Certains asthmes. Dernier trimestre de la grossesse.

Effets indésirables : Bourdonnements d'oreille, douleurs abdominales, gastralgies. Plus rarement, ulcérations digestives avec hémorragies responsables d'une anémie. Syndromes hémorragiques avec épistaxis, ecchymoses, purpura. Accidents de sensibilisation : urticaire, asthme.

Précautions d'emploi : Prudence chez les patients présentant un asthme, des antécédents d'hémorragies. Prudence chez le patient suivant un traitement anticoagulant. Chez la femme enceinte, l'aspirine n'est pas contre-indiquée lors des deux premiers trimestres de la grossesse. Chez les patients suivant un régime sans sel, tenir compte du fait que chaque comprimé apporte l'équivalent de 1,5 g de sel.

Interactions : L'aspirine potentialise l'action des anticoagulants, des antiagrégants plaquettaires, des antidiabétiques hypoglycémiants, de certains diurétiques. Elle peut réduire l'action de certains traitements.

Surdosage : Grave, surtout chez l'enfant, entraînant des désordres métaboliques avec troubles respiratoires pouvant provoquer la mort. L'hospitalisation s'impose d'urgence.

☞ *Vendu sans ordonnance.*

• UPSA

Forme	Dosage	N. d'unités	Prix	Prix/jour	Liste	Remb. S.S.	Comm.
Comprimé	1000 mg	20	24,40	1 à 7	0	65 %	1993

ASPIRINE UPSA 325MG ★★★

- **Composition :** Acide acétylsalicylique.
- **Domaine :** Hémostase.
- **Activité :** Antiagrégant plaquettaire.
- **Classe :** Aspirine et dérivés.

Indications : Prévention des récidives d'infarctus du myocarde ou d'accident vasculaire cérébral.

Contre-indications : Ulcère gastro-duodénal, maladie hémorragique. Hypersensibilité à l'aspirine. Certains asthmes. Dernier trimestre de la grossesse.

Effets indésirables : Bourdonnements d'oreille, douleurs abdominales, gastralgies. Plus rarement, ulcérations digestives avec hémorragies responsables d'une anémie. Syndromes hémorragiques avec épistaxis, ecchymoses, purpura. Accidents de sensibilisation : urticaire, asthme.

Précautions d'emploi : Prudence chez les patients présentant un asthme, des antécédents d'hémorragies. Prudence chez le patient suivant un traitement anticoagulant. Chez la femme enceinte, l'aspirine n'est pas contre-indiquée lors des deux premiers trimestres de la grossesse

Interactions : L'aspirine potentialise l'action des anticoagulants, des antiagrégants plaquettaires, des antidiabétiques hypoglycémiants, de certains diurétiques. Elle peut réduire l'action de certains traitements.

Surdosage : Grave, surtout chez l'enfant, entraînant des désordres métaboliques avec troubles respiratoires pouvant provoquer la mort. L'hospitalisation s'impose d'urgence.

☞ *Vendu sans ordonnance.*

• UPSA

Forme	Dosage	N. d'unités	Prix	Prix/jour	Liste	Remb. S.S.	Comm.
Gélule	325 mg	28	18,20	0,7	0	65 %	1994

ASPIRINE UPSA VITAMINÉE C ★★

- **Composition :** Acide acétylsalicylique, acide ascorbique.
- **Domaine :** Algologie.
- **Activité :** Antalgique périphérique.
- **Classe :** Aspirine et dérivés, associés.

Indications : Traitement symptomatique des affections douloureuses ou fébriles. États grippaux.

Contre-indications : Ulcère gastro-duodénal, maladie hémorragique. Hypersensibilité à l'aspirine. Certains asthmes. Dernier trimestre de la grossesse.

Effets indésirables : Bourdonnements d'oreille, douleurs abdominales, gastralgies. Plus rarement, ulcérations digestives avec hémorragies responsables d'une anémie. Syndromes hémorragiques avec épistaxis, ecchymoses, purpura. Accidents de sensibilisation : urticaire, asthme.

Précautions d'emploi : Prudence chez les patients présentant un asthme, des antécédents d'hémorragies. Prudence chez le patient suivant un traitement anticoagulant. Chez la femme enceinte, l'aspirine n'est pas contre-indiquée lors des deux premiers trimestres de la grossesse. Chez les patients suivant un régime sans sel, tenir compte du fait que chaque comprimé apporte l'équivalent de trois grammes de sel.

Interactions : Potentialise l'action des anticoagulants, des antiagrégants plaquettaires, des antidiabétiques hypoglycémiants, de certains diurétiques. L'aspirine peut réduire l'action de certains traitements, en particulier celle des anti-inflammatoires non stéroïdiens.

Surdosage : Grave, surtout chez l'enfant, entraînant des désordres métaboliques avec troubles respiratoires pouvant provoquer la mort. L'hospitalisation s'impose d'urgence.

☞ *Vendu sans ordonnance.*

• UPSA

Forme	Dosage	N. d'unités	Prix	Prix/jour	Liste	Remb. S.S.	Comm.
Comprimé	330 mg	20	12,10	1 à 10	0	65 %	1960

ASPIRINE VITAMINE C OBERLIN ★★

- **Composition :** Acide acétylsalicylique, acide ascorbique.
- **Domaine :** Algologie.
- **Activité :** Antalgique périphérique.
- **Classe :** Aspirine et dérivés, associés.

Indications : Traitement symptomatique des affections douloureuses ou fébriles. États grippaux.

Contre-indications : Ulcère gastro-duodénal, maladie hémorragique. Hypersensibilité à l'aspirine. Certains asthmes. Dernier trimestre de la grossesse.

Effets indésirables : Bourdonnements d'oreille, douleurs abdominales, gastralgies. Plus rarement, ulcérations digestives avec hémorragies responsables d'une anémie. Syndromes hémorragiques avec épistaxis, ecchymoses, purpura. Accidents de sensibilisation : urticaire, asthme.

Précautions d'emploi : Prudence chez les patients présentant un asthme, des antécédents d'hémorragies. Prudence chez le patient suivant un traitement anticoagulant. Chez la femme enceinte, l'aspirine n'est pas contre-indiquée lors des deux premiers trimestres de la grossesse. Chez les patients soumis à un régime sans sel, tenir compte du fait que chaque comprimé apporte l'équivalent de deux grammes de sel.

Interactions : Potentialise l'action des anticoagulants, des antiagrégants plaquettaires, des antidiabétiques hypoglycémiants, de certains diurétiques. L'aspirine peut réduire l'action de certains traitements, en particulier celle des anti-inflammatoires non stéroïdiens.

Surdosage : Grave, surtout chez l'enfant, entraînant des désordres métaboliques avec troubles respiratoires pouvant provoquer la mort. L'hospitalisation s'impose d'urgence.

☞ *Vendu sans ordonnance.*

• OBERLIN

Forme	Dosage	N. d'unités	Prix	Prix/jour	Liste	Remb. S.S.	Comm.
Comprimé	500 mg	30	28,15*	–	0	0 %	1986

ASPIRINE VITAMINÉE B1C DÉROL ★★

- **Composition :** Acide acétylsalicylique, acide ascorbique, vitamine B1.
- **Domaine :** Algologie.
- **Activité :** Antalgique périphérique.
- **Classe :** Aspirine et dérivés, associés.

Indications : Traitement symptomatique des affections douloureuses ou fébriles. États grippaux. Névralgies.

Contre-indications : Ulcère gastro-duodénal, maladie hémorragique. Hypersensibilité à l'aspirine. Certains asthmes. Dernier trimestre de la grossesse.

Effets indésirables : Bourdonnements d'oreille, douleurs abdominales, gastralgies. Plus rarement, ulcérations digestives avec hémorragies responsables d'une anémie. Syndromes hémorragiques avec épistaxis, ecchymoses, purpura. Accidents de sensibilisation : urticaire, asthme.

Précautions d'emploi : Prudence chez les patients présentant un asthme, des antécédents d'hémorragies. Prudence chez le patient suivant un traitement anticoagulant. Chez la femme enceinte, l'aspirine n'est pas contre-indiquée lors des deux premiers trimestres de la grossesse.

Interactions : Potentialise l'action des anticoagulants, des antiagrégants plaquettaires, des antidiabétiques hypoglycémiants, de certains diurétiques. L'aspirine peut réduire l'action de certains traitements, en particulier celle des anti-inflammatoires non stéroïdiens.

Surdosage : Grave, surtout chez l'enfant, entraînant des désordres métaboliques avec troubles respiratoires pouvant provoquer la mort. L'hospitalisation s'impose d'urgence.

☞ *Vendu sans ordonnance.*

• LEURQUIN

Forme	Dosage	N. d'unités	Prix	Prix/jour	Liste	Remb. S.S.	Comm.
Comprimé	400 mg	20	13,10	–	0	0 %	1954

ASPRO ★★★

- **Composition :** Acide acétylsalicylique.
- **Domaine :** Algologie.
- **Activité :** Antalgique périphérique.
- **Classe :** Aspirine et dérivés.

Indications : Traitement symptomatique des affections douloureuses ou fébriles.

Contre-indications : Ulcère gastro-duodénal, maladie hémorragique. Hypersensibilité à l'aspirine. Certains asthmes. Dernier trimestre de la grossesse.

Effets indésirables : Bourdonnements d'oreille, douleurs abdominales, gastralgies. Plus rarement, ulcérations digestives avec hémorragies responsables d'une anémie. Syndromes hémorragiques avec épistaxis, ecchymoses, purpura. Accidents de sensibilisation : urticaire, asthme.

Précautions d'emploi : Prudence chez les patients présentant un asthme, des antécédents d'hémorragies. Prudence chez le patient suivant un traitement anticoagulant. Chez la femme enceinte, l'aspirine n'est pas contre-indiquée lors des deux premiers trimestres de la grossesse

Interactions : L'aspirine potentialise l'action des anticoagulants, des antiagrégants plaquettaires, des antidiabétiques hypoglycémiants, de certains diurétiques. Elle peut réduire l'action de certains traitements.

Surdosage : Grave, surtout chez l'enfant, entraînant des désordres métaboliques avec troubles respiratoires pouvant provoquer la mort. L'hospitalisation s'impose d'urgence.

☞ *Vendu sans ordonnance.*

• ROCHE NICHOLAS

Forme	Dosage	N. d'unités	Prix	Prix/ jour	Liste	Remb. S.S.	Comm.
Comprimé	320 mg	30	14,25*	–	0	0 %	1934
Comprimé	320 mg	60	22,90*	–	0	0 %	1934
Comprimé	320 mg	180	55,75*	–	0	0 %	1934
Compr. efferv.	500 mg	20	21, 20.	–	0	0 %	1970
Compr. efferv.	500 mg	36	34,85*	–	0	0 %	1970

ASPRO 500 VITAMINE C ★★

- **Composition :** Acide acétylsalicylique, acide ascorbique.
- **Domaine :** Algologie.
- **Activité :** Antalgique périphérique.
- **Classe :** Aspirine et dérivés, associés.

Indications : Traitement symptomatique des affections douloureuses ou fébriles. États grippaux.

Contre-indications : Ulcère gastro-duodénal, maladie hémorragique. Hypersensibilité à l'aspirine. Certains asthmes. Dernier trimestre de la grossesse.

Effets indésirables : Bourdonnements d'oreille, douleurs abdominales, gastralgies. Plus rarement, ulcérations digestives avec hémorragies responsables d'une anémie. Syndromes hémorragiques avec épistaxis, ecchymoses, purpura. Accidents de sensibilisation : urticaire, asthme.

Précautions d'emploi : Prudence chez les patients présentant un asthme, des antécédents d'hémorragies. Prudence chez le patient suivant un traitement anticoagulant. Chez la femme enceinte, l'aspirine n'est pas contre-indiquée lors des deux premiers trimestres de la grossesse. Chez les patients soumis à un régime sans sel, tenir compte du fait que chaque comprimé apporte l'équivalent de 1,5 g de sel.

Interactions : Potentialise l'action des anticoagulants, des antiagrégants plaquettaires, des antidiabétiques hypoglycémiants, de certains diurétiques. L'aspirine peut réduire l'action de certains traitements, en particulier celle des anti-inflammatoires non stéroïdiens.

Surdosage : Grave, surtout chez l'enfant, entraînant des désordres métaboliques avec troubles respiratoires pouvant provoquer la mort. L'hospitalisation s'impose d'urgence.

☞ *Vendu sans ordonnance.*

- ROCHE NICHOLAS

Forme	Dosage	N. d'unités	Prix	Prix/jour	Liste	Remb. S.S.	Comm.
Comprimé	500 mg	20	27,15*	–	0	0 %	1990

ASSAGIX ★

- **Composition :** Bromolactobionate de calcium, tilleul.
- **Domaine :** Neuropsychiatrie.
- **Activité :** Sédatif.
- **Classe :** Sédatif bromé.

Indications : Irritabilité, nervosité de l'enfant.

Contre-indications : Lithiase calcique

Effets indésirables : Éruption cutanée.

☞ *Vendu sans ordonnance.*

- PIERRE FABRE

Forme	Dosage	N. d'unités	Prix	Prix/jour	Liste	Remb. S.S.	Comm.
Sirop	250 mg/c. à c.	150 ml	21,30	–	0	65 %	1968

ASTHMALGINE ★

- **Composition :** Benzoate de sodium, éphédrine, caféine, jusquiame.
- **Domaine :** Pneumologie.
- **Activité :** Bronchodilatateur.
- **Classe :** Stimulant alpha et bêta-adrénergique.

Indications : Proposé dans l'asthme paroxystique et l'asthme à dyspnée continue.

Contre-indications : Enfant de moins de 8 ans. Troubles du rythme ventriculaire. Insuffisance coronaire évolutive. Hyperthyroïdie. Hypertension artérielle

Effets indésirables : Tremblements. Maux de tête, nausées, palpitations, tachycardie, troubles du rythme cardiaque. Douleurs précordiales. Rétention urinaire. Agitation, insomnie.

Précautions d'emploi : Le traitement doit être surveillé médicalement avec mesure régulière du pouls et du rythme cardiaque. Prudence chez le sujet âgé ou insuffisant cardiaque. Donne une réaction positive au contrôle antidopage.

Interactions : Ne pas associer aux antidépresseurs de type IMAO, aux anesthésiques volatils.

Surdosage : Entraîne excitation, hypertension, troubles du rythme ventriculaire.

☞ *Vendu sans ordonnance.*

• MARX

Forme	Dosage	N. d'unités	Prix	Prix/jour	Liste	Remb. S.S.	Comm.
Comprimé	–	40	38,80*	4 à 6	0	0 %	1951
Sol. buv.	–	180 ml	38,80*	3 à 10	0	0 %	1956

ASTHMASÉDINE ★

• **Composition :** Théophylline, benzoate de sodium, phénobarbital, éphédrine, caféine, iodure de potassium, belladone, lobélie.
• **Domaine :** Pneumologie.
• **Activité :** Bronchodilatateur. Sédatif. Anticholinergique. Expectorant.
• **Classe :** Stimulant alpha et bêta-adrénergique. Barbiturique.

Indications : Proposé dans l'asthme à dyspnée paroxystique ou continue. Traitement de fond des broncho-pneumopathies chroniques obstructives à forme spastique.

Contre-indications : Enfant de moins de 15 ans. Troubles du rythme ventriculaire. Insuffisance coronaire évolutive. Hyperthyroïdie. Hypertension artérielle. Insuffisance respiratoire. Insuffisance rénale.

Effets indésirables : Tremblements. Maux de tête, nausées, palpitations, tachycardie, troubles du rythme cardiaque. Douleurs précordiales. Rétention urinaire. Agitation, insomnie. Réactions cutanées allergiques. Troubles digestifs nausées, vomissements, excitation.

Précautions d'emploi : Prudence chez le sujet âgé ou cardiaque. Donne une réaction positive au contrôle antidopage.

Interactions : Éviter l'association avec érythromycine, viloxazine, carbanazépine, cimétidine, ticlopidine, etc.

Surdosage : Entraîne excitation, hypertension, troubles du rythme ventriculaire.

☞ *Sur prescription médicale.*

• SOEKAMI-LEFRANCQ

Forme	Dosage	N. d'unités	Prix	Prix/jour	Liste	Remb. S.S.	Comm.
Sol. buv.	–	90 ml	10,60	0,9 à 3,5	2	65 %	1935

ASTRESSANE ✤

• **Composition :** Aubépine, passiflore, coquelicot.
• **Domaine :** Neuropsychiatrie.
• **Activité :** Divers.

Indications : Utilisé dans la nervosité des adultes, et dans les palpitations cardiaques.

☞ *Vendu sans ordonnance.*

• DOLISOS

Forme	Dosage	N. d'unités	Prix	Prix/jour	Liste	Remb. S.S.	Comm.
Comprimé	–	36	29,00*	5	0	0 %	–
Tisane sachet	–	20	29,90*	2	0	0 %	–

ASTYL ★★★

• **Composition :** Bisorcate de déanol.
• **Domaine :** Neuropsychiatrie. Métabolisme et nutrition.
• **Activité :** Psychostimulant. Antiasthénique.
• **Classe :** Dérivé du déanol.

Indications : Asthénies fonctionnelles.

Contre-indications : Épilepsie.

Précautions d'emploi : Réservé à l'adulte.

☞ *Sur prescription médicale.*

• LAPHAL

Forme	Dosage	N. d'unités	Prix	Prix/jour	Liste	Remb. S.S.	Comm.
Capsule	200 mg	40	69,90	7	2	0 %	1987

ATARAX ★★

- **Composition :** Hydroxyzine
- **Domaine :** Neuropsychiatrie. Allergie et immunologie.
- **Activité :** Anxiolytique. Antiprurigineux. Antihistaminique H1.
- **Classe :** Antihistaminique anticholinergique.

Indications : Manifestations mineures de l'anxiété. Prémédication à l'anesthésie. Traitement symptomatique des manifestations allergiques : rhinite, conjonctivite, urticaire.

Contre-indications : A ne pas utiliser chez des patients ayant un risque de glaucome ou de troubles urinaires liés à un adénome prostatique. Chez les conducteurs de véhicules, il existe un risque de somnolence.

Effets indésirables : Les effets indésirables sont mineurs, à type de sédation, de sécheresse de la bouche, de troubles de l'accommodation visuelle.

Précautions d'emploi : Le produit est contre-indiqué en début de grossesse.

Interactions : Le produit augmente les effets de tous les dépresseurs du système nerveux central.

Surdosage : Le surdosage entraîne un sommeil plus ou moins profond mais en général l'évolution est favorable. Une surveillance hospitalière est cependant souhaitable.

☞ *Sur prescription médicale.*

• UCB

Forme	Dosage	N. d'unités	Prix	Prix/jour	Liste	Remb. S.S.	Comm.
Comprimé	25 mg	30	23,70	1,5 à 3	1	65 %	1956
Comprimé	100 mg	30	32,20	3 à 9	1	65 %	1957
Sirop	2 mg/ml	200 ml	17,70	1 à 5	1	65 %	1955
Amp. inj.	100 mg	6	29,40	5 à 15	1	65 %	1956

ATÉLOCOLLAGÈNE ★★★

- **Composition :** Collagène de veau purifié.
- **Domaine :** Dermatologie.
- **Activité :** Cosmétologique.
- **Classe :** Collagène.

Indications : Traitement des rides et des cicatrices.

Contre-indications : Antécédents d'allergie, en particulier au collagène. Enfant.

Effets indésirables : Réactions allergiques locales ou générales.

Précautions d'emploi : Utilisation strictement médicale. Non conseillé chez la femme enceinte.

☞ *Sur prescription médicale.*

• CRE COLLAGÈNE MÉDICAL.

Forme	Dosage	N. d'unités	Prix	Prix/jour	Liste	Remb. S.S.	Comm.
Ampoule	20 mg	3	Libre	–	2	0 %	1995
Ampoule	20 mg	6	Libre	–	2	0 %	1995
Ampoule	35 mg	3	Libre	–	2	0 %	1995
Ampoule	35 mg	6	Libre	–	2	0 %	1995

ATÉNOLOL ZENECA ★★★

- **Composition :** Aténolol.
- **Domaine :** Cardio-vasculaire.
- **Activité :** Antihypertenseur.
- **Classe :** Bêtabloquant sélectif.

Indications : Hypertension artérielle.

Contre-indications : Asthme, insuffisance cardiaque, fréquence cardiaque inférieure à 50. Insuffisance rénale sévère.

Effets indésirables : Fatigue à l'effort. Impuissance. Insomnie. Extrémités froides.

Possibilité d'asthme, d'insuffisance cardiaque.

Précautions d'emploi : Ne jamais interrompre brutalement le traitement. Prudence chez les patients présentant une bronchite chronique, une insuffisance rénale ou hépatique. Non conseillé chez la femme enceinte ou allaitant. Donne une réaction positive au contrôle antidopage.

Interactions : Peut entraîner des troubles du rythme en association avec certains antiarythmisants, les inhibiteurs calciques. Ne pas associer à la floctafénine (Idarac). Prudence en association avec les anti-inflammatoires non stéroïdiens, les neuroleptiques.

Surdosage : Une surveillance de la fréquence cardiaque et de la tension artérielle s'impose.

☞ *Sur prescription médicale.*

• ZENECA

Forme	Dosage	N. d'unités	Prix	Prix/jour	Liste	Remb. S.S.	Comm.
Comprimé	50 mg	28	39,50	3	1	65 %	1989

ATÉPADÈNE ★

• **Composition :** Adénosine triphosphate.
• **Domaine :** Algologie. Rhumatologie.
• **Activité :** Antalgique.

Indications : Utilisé dans le traitement des dorsalgies essentielles.

Précautions d'emploi : Traitement toujours de courte durée.

☞ *Vendu sans ordonnance.*

• MAYOLY SPLINDER

Forme	Dosage	N. d'unités	Prix	Prix/jour	Liste	Remb. S.S.	Comm.
Gélule	30 mg	30	49,10	–	0	35 %	1993

ATHYMIL ★★★

• **Composition :** Miansérine.
• **Domaine :** Neuropsychiatrie.
• **Activité :** Antidépresseur.
• **Classe :** Non imipraminique, non IMAO.

Indications : Traitement de tous les états dépressifs.

Contre-indications : L'association à des antidépresseurs du groupe des IMAO est formellement contre-indiquée.

Effets indésirables : Le traitement est en général bien toléré. Peuvent parfois s'observer une somnolence, une sécheresse de la bouche ou une constipation. Très rares sont les convulsions, les ictères et les troubles sanguins.

Précautions d'emploi : Le traitement par antidépresseurs doit être suivi par un médecin. La consommation d'alcool est formellement déconseillée. A utiliser avec prudence chez les épileptiques ou chez les patients présentant des antécédents de diabète. A utiliser avec prudence chez le sujet âgé et chez la femme enceinte ou allaitant.

Interactions : L'action du produit peut être modifiée lorsqu'il est associé à d'autres antidépresseurs. La fréquence des effets indésirables augmente lorsqu'on l'associe à certains sédatifs du système nerveux. L'effet antihypertenseur de la clonidine est inhibé.

Surdosage : Le surdosage entraîne une somnolence, mais en général sans conséquences graves. Une surveillance hospitalière s'impose cependant.

☞ *Sur prescription médicale.*

• ORGANON

Forme	Dosage	N. d'unités	Prix	Prix/jour	Liste	Remb. S.S.	Comm.
Comprimé	10 mg	30	37,70	4 à 8	1	65 %	1979
Comprimé	30 mg	30	72,80	3 à 7	1	65 %	1984
Comprimé	60 mg	14	68,60	2,4 à 7,3	1	65 %	1993

ATOUCLINE ★

• **Composition :** Pentoxyvérine, sulfogaïacol, benzoate de sodium, parahydroxybenzoate de méthyle.
• **Domaine :** Pneumologie.
• **Activité :** Antitussif.
• **Classe :** Non opiacé.

Indications : Utilisé dans le traitement symptomatique des toux non productives.

Contre-indications : Asthme, insuffisance respiratoire. Enfant de moins de 15 ans.

Effets indésirables : Somnolence, sécheresse de la bouche, troubles visuels, rétention d'urine. Troubles digestifs.

Précautions d'emploi : Ne pas prendre d'alcool pendant le traitement. Prudence chez le sujet âgé. Déconseillé chez la femme enceinte ou allaitant. Le traitement doit être de courte durée.

Interactions : L'activité et les effets secondaires peuvent être augmentés par association à d'autres dépresseurs du système nerveux central ou à d'autres anticholinergiques.

Surdosage : Entraîne une somnolence avec possible dépression des centres respiratoires et convulsions imposant l'hospitalisation.

☞ *Vendu sans ordonnance.*
• LÉDERLÉ

Forme	Dosage	N. d'unités	Prix	Prix/jour	Liste	Remb. S.S.	Comm.
Sirop	1,5 mg/ml	150 ml	36,50*	–	0	0 %	–

ATRICAN ★★

- **Composition :** Ténonitrozole.
- **Domaine :** Gynécologie. Infectiologie.
- **Activité :** Antifongique. Antitrichomonas.
- **Classe :** Imidazolé.

Indications : Syndromes uro-génitaux à Trichomonas vaginalis seul ou associé à Candida albicans.

Contre-indications : Insuffisance hépatique sévère.

Effets indésirables : Troubles digestifs : nausées, pesanteur gastrique.

Précautions d'emploi : Éviter de porter des lentilles de contact qui peuvent être colorées en jaune.

☞ *Vendu sans ordonnance.*
• INNOTECH

Forme	Dosage	N. d'unités	Prix	Prix/jour	Liste	Remb. S.S.	Comm.
Comprimé	100 mg	20	32,70	6,5 à 10	0	65 %	1962

ATRIUM ★★

- **Composition :** Fébarbamate, difébarbamate, phénobarbital.
- **Domaine :** Neuropsychiatrie.
- **Activité :** Anxiolytique.
- **Classe :** Non benzodiazépinique.

Indications : Manifestations mineures de l'anxiété.

Contre-indications : Insuffisances cardiaque, rénale, respiratoire. Chez les conducteurs de véhicules, il existe un risque de somnolence.

Effets indésirables : Somnolence, réactions allergiques.

Précautions d'emploi : L'association d'alcool est contre-indiquée. Le traitement doit être de courte durée et son arrêt progressif, du fait de la possibilité de phénomènes de sevrage.

Interactions : Peut modifier l'activité de certains médicaments : anticoagulants oraux, contraceptifs, antituberculeux.

Surdosage : Le surdosage entraîne une somnolence ou un coma imposant une hospitalisation.

☞ *Sur prescription médicale.*
• RIOM

Forme	Dosage	N. d'unités	Prix	Prix/jour	Liste	Remb. S.S.	Comm.
Comprimé	100 mg	30	23,70	2 à 5	1	65 %	1967
Comprimé	300 mg	20	42,90	4 à 9	1	65 %	1971

ATROPINE AGUETTANT ★★★

- **Composition :** Atropine sulfate.
- **Domaine :** Gastro-entérologie. Urologie. Toxicologie.
- **Activité :** Antispasmodique.
- **Classe :** Anticholinergique.

Indications : Traitement symptomatique

les manifestations aiguës douloureuses liées aux troubles fonctionnels du tube digestif, des voies biliaires, des voies urinaires. Traitement des troubles de la conduction cardiaque. Antidote des anticholinestérasiques.

Contre-indications : Glaucome. Troubles urétro-prostatiques liés à l'adénome prostatique.

Effets indésirables : Sécheresse de la bouche, troubles visuels, constipation, rétention urinaire, tachycardie. Confusion chez les sujets âgés.

Précautions d'emploi : Prudence en cas de bronchite chronique, d'adénome de la prostate, de troubles du rythme, d'atonie intestinale chez le sujet âgé.

Interactions : L'effet anticholinergique est augmenté en cas d'association avec des antidépresseurs, des antiparkinsoniens, des antihistaminiques H1, etc.

Surdosage : Entraîne une tachycardie, une agitation, des hallucinations imposant l'hospitalisation.

☞ *Sur prescription médicale.*

• AGUETTANT

Forme	Dosage	N. d'unités	Prix	Prix/jour	Liste	Remb. S.S.	Comm.
Amp. inj.	0,25 mg	10	27,05*	–	1	0 %	1968
Amp. inj.	0,50 mg	10	27,25*	–	1	0 %	1966
Amp. inj.	1 mg	10	27,45*	–	1	0 %	1967

ATROPINE LAVOISIER ★★★

Composition : Atropine sulfate.

Domaine : Gastro-entérologie. Urologie. Toxicologie.

Activité : Antispasmodique.

Classe : Anticholinergique.

Indications : Traitement symptomatique des manifestations aiguës douloureuses liées aux troubles fonctionnels du tube digestif, des voies biliaires, des voies urinaires. Taitement des troubles de la conduction cardiaque. Antidote des anticholinestérasiques.

Contre-indications : Glaucome. Troubles urétro-prostatiques liés à l'adénome prostatique.

Effets indésirables : Sécheresse de la bouche, troubles visuels, constipation, rétention urinaire, tachycardie. Confusion chez les sujets âgés.

Précautions d'emploi : Prudence en cas de bronchite chronique, d'adénome de la prostate, de troubles du rythme cardiaque, d'atonie intestinale chez le sujet âgé.

Interactions : L'effet anticholinergique est augmenté en cas d'association avec des antidépresseurs, des antiparkinsoniens, des antihistaminiques H1, etc.

Surdosage : Entraîne une tachycardie, une agitation, des hallucinations imposant l'hospitalisation.

☞ *Sur prescription médicale.*

• CHAIX

Forme	Dosage	N. d'unités	Prix	Prix/jour	Liste	Remb. S.S.	Comm.
Amp. inj.	0,25 mg	10	11,80	1 à 4	1	35 %	1991
Amp. inj.	0,5 mg	10	11,90	1 à 4	1	35 %	1991
Amp. inj.	0,25 mg	100	Hôp.	–	1	Hôp.	1935
Amp. inj.	0,5 mg	100	Hôp.	–	1	Hôp.	1935
Amp. inj.	1 mg	100	Hôp.	–	1	Hôp.	1935

ATROPINE MARTINET ★★

Composition : Sulfate d'atropine.

Domaine : Ophtalmologie.

Activité : Mydriatique.

Classe : Anticholinergique.

Indications : Traitement des uvéites antérieures (iritis, iridocyclites) et postérieures. Obtention d'une paralysie de l'accommodation.

Contre-indications : Hypersensibilité au produit. Risque de glaucome aigu par fermeture de l'angle. Troubles vésicoprostatiques.

Effets indésirables : Sécheresse de la bouche, mydriase prolongée, troubles de la vision. Tachycardie, constipation, syndrome confusionnel.

Précautions d'emploi : Prudence chez le sujet âgé.

☞ *Sur prescription médicale.*

• CIBA VISION

Forme	Dosage	N. d'unités	Prix	Prix/jour	Liste	Remb. S.S.	Comm.
Collyre	0,3 %	15 ml	10,20	–	1	65 %	1948
Collyre	0,5 %	15 ml	10,20	–	1	65 %	1948
Collyre	1 %	15 ml	10,20	–	1	65 %	1948

ATROVENT ★★★

- **Composition :** Ipratropium bromure.
- **Domaine :** Pneumologie.
- **Activité :** Bronchodilatateur.
- **Classe :** Anticholinergique.

Indications : Traitement de la crise d'asthme. Traitement de fond de la maladie asthmatique et de la bronchite chronique obstructive.

Effets indésirables : Sécheresse de la bouche. Irritation pharyngée.

Précautions d'emploi : Non conseillé chez la femme enceinte ou allaitant.

☞ *Sur prescription médicale.*

• BŒHRINGER INGELHEIM

Forme	Dosage	N. d'unités	Prix	Prix/ jour	Liste	Remb. S.S.	Comm.
Sol. inhal. adulte unid.	0,5 mg/2 ml	10	Hôp.	–	1	Hôp.	1993
Sol. inhal. enfant unid.	0,25 mg/2 ml	10	Hôp.	–	1	Hôp.	1993
Spray aérosol	20 µg/b	200 b	37,20	0,2 à 1,6	1	65 %	1985

ATROVENT NASAL ★★★

- **Composition :** Ipratropium bromure.
- **Domaine :** ORL.
- **Activité :** Inhibiteur de l'hypersécrétion.
- **Classe :** Anticholinergique nasal.

Indications : Traitement de la rhinorrhée vasomotrice non infectée, non allergique. Traitement d'appoint de la rhinorrhée des rhinites allergiques non infectées.

Contre-indications : Rhinites infectieuses.

Effets indésirables : Sécheresse nasale et de la bouche. Irritation rhino-pharyngée.

Précautions d'emploi : Non conseillé chez la femme enceinte ou allaitant.

☞ *Sur prescription médicale.*

• BŒHRINGER INGELHEIM

Forme	Dosage	N. d'unités	Prix	Prix/jour	Liste	Remb. S.S.	Comm.
Spray nasal	20 µg/b	200 b	37,20	–	1	35 %	1987

A. T. S. ★★

- **Composition :** Acides trichloracétique et salicylique.
- **Domaine :** Dermatologie. Stomatologie.
- **Activité :** Antiprurigineux local. Kératolytique. Antiseptique local.
- **Classe :** Acide salicylique.

Indications : Traitement d'appoint des affections de la cavité buccale et de l'oropharynx : gingivite, aphtes. Traitement adjuvant des prurits.

Contre-indications : Hypersensibilité au produit. Dermatoses infectées.

Effets indésirables : Possibilité de réactions cutanées irritatives. Possibilité d'effets systémiques.

Précautions d'emploi : Prudence chez l'enfant.

☞ *Vendu sans ordonnance.*

• DOMS-ADRIAN

Forme	Dosage	N. d'unités	Prix	Prix/jour	Liste	Remb. S.S.	Comm.
Sol. locale	–	45 ml	17,10	–	0	35 %	1955

ATURGYL ★

- **Composition :** Fénoxazoline.
- **Domaine :** ORL.
- **Activité :** Vasoconstricteur rhino-pharyngé.
- **Classe :** Stimulant alpha-adrénergique.

Indications : Traitement symptomatique local des états congestifs du rhinopharynx au cours des coryzas et des rhinites vasomotrices.

Contre-indications : Enfant de moins de 7 ans. Glaucome. Patients traités par des antidépresseurs de type IMAO.

Effets indésirables : Sécheresse nasale. Insomnie, palpitations, maux de tête.

Précautions d'emploi : Prudence en cas d'hypertension et de troubles cardiaques. Donne une réaction positive au contrôle antidopage.

Surdosage : Pourrait entraîner des effets généraux.

☞ *Sur prescription médicale.*

- SYNTHÉLABO FRANCE

Forme	Dosage	N. d'unités	Prix	Prix/jour	Liste	Remb. S.S.	Comm.
Sol. nasale	–	15 ml	12,90	–	2	35 %	1963

ATUSSIL ★

- **Composition :** Pentoxyvérine.
- **Domaine :** Pneumologie.
- **Activité :** Antitussif.
- **Classe :** Non opiacé.

Indications : Traitement symptomatique des toux non productives.

Contre-indications : Asthme, insuffisance respiratoire.

Effets indésirables : Somnolence, sécheresse de la bouche, troubles visuels, rétention urinaire. Troubles digestifs.

Précautions d'emploi : Ne pas prendre d'alcool pendant le traitement. Prudence chez le sujet âgé. Déconseillé chez la femme enceinte ou allaitant. Le traitement doit être de courte durée.

Interactions : L'activité et les effets secondaires peuvent être augmentés par l'association à d'autres dépresseurs du système nerveux central ou à d'autres anticholinergiques.

Surdosage : Entraîne une somnolence avec possible dépression des centres respiratoires et convulsions imposant l'hospitalisation.

☞ *Vendu sans ordonnance.*

- GOUPIL

Forme	Dosage	N. d'unités	Prix	Prix/jour	Liste	Remb. S.S.	Comm.
Sirop	1,35 mg/ml	200 ml	34,50*	–	0	0 %	1957

ATUSSIL EUCALYPTOL ★

- **Composition :** Pentoxyvérine, eucalyptol.
- **Domaine :** Pneumologie.
- **Activité :** Antitussif.
- **Classe :** Non opiacé.

Indications : Traitement symptomatique des toux non productives.

Contre-indications : Asthme, insuffisance respiratoire.

Effets indésirables : Somnolence, sécheresse de la bouche, troubles visuels, rétention urinaire. Troubles digestifs.

Précautions d'emploi : Ne pas prendre d'alcool pendant le traitement. Prudence chez le sujet âgé. Déconseillé chez la femme enceinte ou allaitant. Le traitement doit être de courte durée.

Interactions : L'activité et les effets secondaires peuvent être augmentés par l'association à d'autres dépresseurs du système nerveux central ou à d'autres anticholinergiques.

Surdosage : Entraîne une somnolence avec possible dépression des centres respiratoires et convulsions imposant l'hospitalisation.

☞ *Vendu sans ordonnance.*

- GOUPIL

Forme	Dosage	N. d'unités	Prix	Prix/jour	Liste	Remb. S.S.	Comm.
Suppositoire	50 mg	10	27,60*	–	0	0 %	1957

AUBÉLINE ✤

- **Composition :** Sommités fleuries d'aubépine.
- **Domaine :** Cardio-vasculaire.
- **Activité :** Divers.

Indications : Utilisé dans les troubles de l'éréthisme cardiaque. États neurotoniques mineurs.

☞ *Vendu sans ordonnance.*

- ARKOPHARMA

Forme	Dosage	N. d'unités	Prix	Prix/jour	Liste	Remb. S.S.	Comm.
Gélule	270 mg	50	42,00*	3	0	0 %	1988

AUBÉPINE NATURA MEDICA ✤

- **Composition :** Sommités fleuries d'aubépine, sorbate de potassium, alcool.
- **Domaine :** Cardio-vasculaire.
- **Activité :** Divers.

Indications : Utilisé dans l'éréthisme cardiaque de l'adulte.

☞ *Vendu sans ordonnance.*

- NATURA MEDICA

Forme	Dosage	N. d'unités	Prix	Prix/ jour	Liste	Remb. S.S.	Comm.
Amp. buvable	500 mg	20	58,00*	5,8	0	0 %	1993

AUGMENTIN FORMES INJECTABLES ★★★

- **Composition :** Amoxicilline, acide clavulanique.
- **Domaine :** Infectiologie.
- **Activité :** Antibiotique.
- **Classe :** Pénicilline à spectre élargi, associée à un inhibiteur des bêta-lactamases.

Indications : Infections aux germes suivants : streptocoques A et D, pneumocoques, gonocoques, méningocoques, leptospires, Listeria, Clostridium, colibacille, Proteus, Borellia, Bordetella, salmonelles, shigelles, Brucella, vibrions, Haemophilus, staphylocoques, et plus particulièrement souches résistant aux pénicillines habituelles. Infections pulmonaires ou bronchopulmonaires, ORL, stomatologiques, rénales, uro-génitales, gynécologiques, septicémiques.

Contre-indications : Hypersensibilité aux pénicillines. Mononucléose infectieuse. Leucémie lymphoïde.

Effets indésirables : Manifestations allergiques : fièvre, urticaire, œdème de la face avec troubles respiratoires. Éruptions cutanées maculopapuleuses. Troubles digestifs : nausées, diarrhée, infections à levures. Hépatite. Anémies, leucopénies. Néphrite interstitielle aiguë.

Précautions d'emploi : Rechercher dans les antécédents des réactions anormales à un traitement antérieur par une pénicilline. Prudence chez l'insuffisant rénal. Chez la femme enceinte ou allaitant, le produit passe dans l'organisme de l'enfant.

Interactions : Association déconseillée : allopurinol.

☞ *Sur prescription médicale.*

- SMITHKLINE BEECHAM

Forme	Dosage	N. d'unités	Prix	Prix/jour	Liste	Remb. S.S.	Comm.
Flacon inj.	1 g	1	29,60	60 à 120	1	65 %	1986
Flacon inj.	2 g	1	Hôp.	–	1	Hôp.	1986
Flacon inj.	500 mg	10	Hôp.	–	1	Hôp.	1986

AUGMENTIN FORMES ORALES ★★★

- **Composition :** Amoxicilline, acide clavulanique.
- **Domaine :** Infectiologie.
- **Activité :** Antibiotique.
- **Classe :** Pénicilline à spectre élargi, associée à un inhibiteur des bêta-lactamases.

Indications : Infections aux germes suivants : streptocoques A et D, pneumocoques, gonocoques, méningocoques, leptospires, Listeria, Clostridium, colibacille, Proteus, Borellia, Bordetella, salmonelles, shigelles, Brucella, vibrions, Haemophilus,

taphylocoques, et plus particulièrement ouches résistant aux pénicillines habituel-es. Infections pulmonaires ou broncho-pul-nonaires, ORL, stomatologiques, rénales, ıro-génitales, gynécologiques.

Contre-indications : Hypersensibilité ıux pénicillines. Mononucléose infectieuse. Leucémie lymphoïde.

Effets indésirables : Manifestations al-ergiques : fièvre, urticaire, œdème de la ace avec troubles respiratoires. Éruptions :utanées maculopapuleuses. Troubles digestifs : nausées, diarrhée, infections à levures. Hépatite. Anémies, leucopénies. Néphrite interstitielle aiguë.

Précautions d'emploi : Rechercher dans les antécédents des réactions anormales à un traitement antérieur par une pénicilline. Prudence chez l'insuffisant rénal. Chez la femme enceinte ou allaitant, le produit passe dans l'organisme de l'enfant.

Interactions : Association déconseillée : allopurinol.

☞ *Sur prescription médicale.*

• SMITHKLINE BEECHAM

Forme	Dosage	N. d'unités	Prix	Prix/jour	Liste	Remb. S.S.	Comm.
Comprimé	500 mg	12	75,70	19 à 26	1	65 %	1984
Sachet	250 mg	12	54,50	9 à 18	1	65 %	1984
Sachet	500 mg	12	78,50	19 à 26	1	65 %	1984
Susp. buv.	50 mg/ml	60 ml	54,50	9 à 18	1	65 %	1988
Susp. buv.	100 mg/ml	30 ml	38,10	3 à 15	1	65 %	1992

AURÉOMYCINE POMMADE MONOT ★★

- **Composition :** Chlortétracycline.
- **Domaine :** Dermatologie.
- **Activité :** Antibiotique local.
- **Classe :** Tétracycline.

Indications : *Pommade dermique.* Infec-:ions staphylococciques : furoncles, anthrax, sycosis, impétigo, panaris. Surinfection des brûlures et des plaies superficielles. Ulcères de la jambe. *En chirurgie.* Surinfections des brûlures et plaies superficielles.

Contre-indications : Hypersensibilité à un constituant. Infections mammaires lors de l'allaitement.

Effets indésirables : Réactions cutanées et allergiques.

Précautions d'emploi : Durée de traitement limitée. Déconseillé chez la femme allaitant.

☞ *Vendu sans ordonnance.*

• MONOT

Forme	Dosage	N. d'unités	Prix	Prix/jour	Liste	Remb. S.S.	Comm.
Pommade	3 %	10 g	15,30*	–	0	65 %	–

AURÉOMYCINE POMMADE SARBACH ★★

- **Composition :** Chlortétracycline.
- **Domaine :** Dermatologie.
- **Activité :** Antibiotique local.
- **Classe :** Tétracycline.

Indications : *Pommade dermique.* Infections staphylococciques : furoncles, anthrax, sycosis, impétigo, panaris. Surinfection des brûlures et des plaies superficielles. Ulcères de la jambe. *En chirurgie.* Surinfections des brûlures et plaies superficielles.

Contre-indications : Hypersensibilité à un constituant. Infections mammaires lors de l'allaitement.

Effets indésirables : Réactions cutanées et allergiques.

Précautions d'emploi : Durée de traitement limitée. Déconseillé chez la femme allaitant.

☞ *Vendu sans ordonnance.*

• SARBACH

Forme	Dosage	N. d'unités	Prix	Prix/jour	Liste	Remb. S.S.	Comm.
Pommade	3 %	15 g	18,80*	–	0	65 %	–

AURÉOMYCINE POMMADE SPÉCIA ★★

- **Composition :** Chlortétracycline.
- **Domaine :** Dermatologie. Ophtalmologie.
- **Activité :** Antibiotique local.
- **Classe :** Tétracycline.

Indications : *Pommade dermique.* Infections staphylococciques : furoncles, anthrax, sycosis, impétigo, panaris. Surinfection des brûlures et des plaies superficielles. Ulcères de la jambe. *En chirurgie.* Surinfections des brûlures et plaies superficielles. *Pommade ophtalmique.* Infections bactériennes superficielles de l'œil : conjonctivites, kératites, blépharites, dacryocytites. Trachome.

Contre-indications : Hypersensibilité à un constituant. Infections mammaires lors de l'allaitement.

Effets indésirables : Réactions cutanées et allergiques.

Précautions d'emploi : Durée de traitement limitée. Déconseillé chez la femme allaitant.

☞ *Vendu sans ordonnance.*

- SPECIA

Forme	Dosage	N. d'unités	Prix	Prix/jour	Liste	Remb. S.S.	Comm.
Pomm. dermique	3 %	15 g	10,40*	–	0	65 %	–
Pomm. ophtalm.	1 %	5 g	6,80*	–	0	65 %	–

AURICALM

- **Composition :** Benzalkonium, néosynéphrine, diphénhydramine.
- **Domaine :** ORL.
- **Activité :** Antiseptique local. Vasoconstricteur local. Antihistaminique H1.
- **Classe :** Stimulant alpha-adrénergique. Ammonium quaternaire.

Indications : Traitement symptomatique local antalgique et antiseptique des otalgies, des otites externes.

Contre-indications : Hypersensibilité à un constituant. Perforation du tympan.

Effets indésirables : Sensation de brûlure à l'application. Réactions allergiques locales.

Précautions d'emploi : Donne une réaction positive au contrôle antidopage.

☞ *Vendu sans ordonnance.*

- MONOT

Forme	Dosage	N. d'unités	Prix	Prix/jour	Liste	Remb. S.S.	Comm.
Sol. auriculaire	–	15 ml	34,00*	–	0	0 %	–

AURICULARUM ★★★

- **Composition :** Dexaméthasone, oxytétracycline, polymyxine, nystatine.
- **Domaine :** ORL.
- **Activité :** Anti-inflammatoire local. Antibiotique local. Antifongique local.
- **Classe :** Polymyxine. Anti-inflammatoire stéroïdien. Polyènes.

Indications : Otites chroniques en pré ou postopératoire.

Contre-indications : Hypersensibilité à un constituant. Perforation du tympan.

Effets indésirables : Sensation de brûlure à l'application. Réactions allergiques locales.

☞ *Sur prescription médicale. Usage limité aux spécialistes.*

- SÉROLAM

Forme	Dosage	N. d'unités	Prix	Prix/jour	Liste	Remb. S.S.	Comm.
Poudre auriculaire	–	15 ml	50,95	–	1	35 %	1988

AURIGOUTTE ★

- **Composition :** Hexamidine, lidocaïne.
- **Domaine :** ORL.
- **Activité :** Antiseptique local. Anesthésique local.
- **Classe :** Diamidine

Indications : Otite externe à tympan fermé et ses manifestations douloureuses.

Contre-indications : Hypersensibilité

aux anesthésiques locaux. Perforation du tympan.

Effets indésirables : Réactions allergiques locales et générales.

Précautions d'emploi : Donne une réaction positive au contrôle antidopage.

☞ *Vendu sans ordonnance.*

• PHARMINTER

Forme	Dosage	N. d'unités	Prix	Prix/jour	Liste	Remb. S.S.	Comm.
Sol. locale	–	15 ml	29,70*	–	0	0 %	–

AURISTAN ★

• **Composition :** Chlorhexidine, phényléphrine.
• **Domaine :** ORL.
• **Activité :** Antiseptique local. Vasoconstricteur local.
• **Classe :** Stimulant alpha-adrénergique.

Indications : Traitement symptomatique local antalgique et antiseptique des otalgies, des otites externes.

Contre-indications : Hypersensibilité à un constituant. Perforation du tympan.

Effets indésirables : Sensation de brûlure à l'application. Réactions allergiques locales.

Précautions d'emploi : Donne une réaction positive au contrôle antidopage.

☞ *Vendu sans ordonnance.*

• MONIN

Forme	Dosage	N. d'unités	Prix	Prix/jour	Liste	Remb. S.S.	Comm.
Solution auriculaire	–	10 ml	5,20	–	0	35 %	1963

AUTOPLASME VAILLANT ★

• **Composition :** Farine de lin, farine de moutarde.
• **Domaine :** Rhumatologie. Algologie. Pneumologie
• **Activité :** Antirhumatismal externe. Antalgique externe. Révulsif.

Indications : Utilisé dans le traitement local des douleurs de type rhumatismal et de la gêne respiratoire dans les affections pulmonaires.

Contre-indications : Hypersensibilité aux constituants. Ne pas appliquer sur les muqueuses, peau en mauvais état, plaies, ulcérations.

Effets indésirables : Réaction allergique locale imposant l'arrêt du traitement.

Précautions d'emploi : Se laver les mains après usage.

☞ *Vendu sans ordonnance.*

• ARDEVAL

Forme	Dosage	N. d'unités	Prix	Prix/jour	Liste	Remb. S.S.	Comm.
Cataplasme	–	3	30,00*	–	0	0 %	1944

AUXERGYL D3 ★★★

• **Composition :** Colécalciférol ou vitamine D3. Rétinol
• **Domaine :** Nutrition et métabolisme.
• **Activité :** Vitamines liposolubles.
• **Classe :** Vitamine D. Vitamine A.

Indications : Traitement préventif et curatif du rachitisme. Tétanie et spasmophilie hypocalcémique. Décalcification de la femme enceinte et du vieillard. Ostéomalacie.

Contre-indications : Hypersensibilité à la vitamine D. Hypercalcémie, hypercalciurie, lithiase calcique.

Effets indésirables : L'apparition d'un effet secondaire doit faire craindre un surdosage.

Précautions d'emploi : Chez la femme allaitant, éviter les fortes doses.

Interactions : Ne pas associer plusieurs produits contenant de la vitamine D (huile de foie de morue).

Surdosage : Entraîne des troubles de l'appétit, des nausées, des vomissements, une soif intense traduisant une hypercalcémie. Puis peut apparaître une hypertension intracrânienne.

☞ *Sur prescription médicale.*

• ROUSSEL

Forme	Dosage	N. d'unités	Prix	Prix/jour	Liste	Remb. S.S.	Comm.
Amp. buv.	5 mg/ 50 000 U	3	23,30*	–	1	0 %	1956

AUXISONE ★★★

- **Composition :** Dexaméthasone.
- **Domaine :** Pneumologie.
- **Activité :** Anti-inflammatoire local.
- **Classe :** Anti-inflammatoire stéroïdien local.

Indications : Traitement de fond de l'asthme à dyspnée paroxystique mal équilibré par les traitements usuels. Asthme corticodépendant. Broncho-pneumopathies obstructives à forme spastique.

Contre-indications : Tuberculose pulmonaire non traitée. Ulcère digestif évolutif. Saignements.

Effets indésirables : Toux, raucité de la voix, candidoses de la bouche et du pharynx.

Précautions d'emploi : Ce produit n'est pas un traitement de la crise. La survenue d'une infection respiratoire nécessite l'arrêt du traitement local. Déconseillé chez la femme enceinte ou allaitant. Donne une réaction positive au contrôle antidopage.

☞ *Sur prescription médicale.*

- BŒHRINGER INGELHEIM

Forme	Dosage	N. d'unités	Prix	Prix/jour	Liste	Remb. S.S.	Comm.
Spray	125 µg/b	150 b	31,20	0,4 à 2	1	65 %	1973

AUXITRANS ★★

- **Composition :** Pentaérythrol.
- **Domaine :** Gastro-entérologie.
- **Activité :** Laxatif osmotique.

Indications : Traitement symptomatique de la constipation associé aux mesures hygiéno-diététiques.

Contre-indications : Constipation récente inexpliquée, persistante n'ayant pas fait l'objet d'examens médicaux. Colopathies organiques inflammatoires. Syndrome occlusif. Douleurs abdominales.

Effets indésirables : Sensation de ballonnement abdominal. Flatulences. Diarrhées.

Précautions d'emploi : Pas d'utilisation prolongée.

Surdosage : Entraîne une diarrhée.

☞ *Vendu sans ordonnance.*

- GALLIER

Forme	Dosage	N. d'unités	Prix	Prix/jour	Liste	Remb. S.S.	Comm.
Sachet	5 g	20	22,80	1 à 3	0	35 %	1959

AVAFORTAN ★★★

- **Composition :** Noramidopyrine, camylofine.
- **Domaine :** Algologie.
- **Activité :** Antalgique périphérique. Antispasmodique.
- **Classe :** Noramidopyrine et dérivés associés. Antispasmodique papavérinique.

Indications : Traitement symptomatique des affections douloureuses et spasmodiques de l'adulte ne répondant pas aux antalgiques banals.

Contre-indications : Hypersensibilité aux pyrazolés et à l'aspirine. Antécédents d'anomalie des globules blancs.

Effets indésirables : Agranulocytose : baisse des globules blancs. Anémie. Accidents allergiques.

Précautions d'emploi : Prudence chez le sujet âgé, bronchitique chronique. Déconseillé chez la femme enceinte ou allaitant. Une surveillance étroite du patient est indispensable.

☞ *Sur prescription médicale.*

- THÉRABEL LUCIEN

Forme	Dosage	N. d'unités	Prix	Prix/jour	Liste	Remb. S.S.	Comm.
Comprimé	M 210 mg C 60 mg	30	17,50	1 à 3,5	1	35 %	1967
Suppositoire	M 500 mg C 50 mg	8	12,50	1,5 à 4,5	1	35 %	1967
Amp. inj.	1,2 g/ 120 mg	5	16,50	3,3 à 13,2	1	35 %	1967

AVÉNOC ★★ ❍

- **Composition :** Ficaria verna, Paeonia, Adrenalinum 3DH, Amyléine (pommade). Paeonia 1DH, Ratanhia 3CH, Aesculus 3CH, Hamamélis 1DH (suppositoire).
- **Domaine :** Gastro-entérologie.
- **Activité :** Antihémorroïdaire local.

Indications : Traitement symptomatique des manifestations douloureuses et prurigineuses anales, en particulier dans la crise hémorroïdaire.

Contre-indications : Hypersensibilité aux constituants.

Effets indésirables : Réactions cutanées d'intolérance.

Précautions d'emploi : Le traitement doit être de courte durée. Si les signes ne cèdent pas rapidement, le traitement doit être interrompu et une consultation spécialisée s'impose.

☞ *Vendu sans ordonnance.*

• BOIRON

Forme	Dosage	N. d'unités	Prix	Prix/jour	Liste	Remb. S.S.	Comm.
Pommade	–	30 g	34,00*	–	0	0 %	–
Suppositoire	–	10	29,65*	–	0	0 %	–

AVIBON ★★★

- **Composition :** Rétinol.
- **Domaine :** Nutrition et métabolisme.
- **Activité :** Vitamines liposolubles.
- **Classe :** Vitamine A.

Indications : Traitement préventif et curatif des états de carence. Sécheresse ou atrophie des muqueuses.

Contre-indications : Non absorbé s'il existe un trouble de l'absorption des graisses.

Effets indésirables : Peuvent être une manifestation de surdosage et doivent faire interrompre le traitement.

Précautions d'emploi : Déconseillé chez la femme enceinte ou allaitant.

Surdosage : Peut entraîner des troubles graves, en particulier chez l'enfant : perte de l'appétit, nausées, douleurs musculaires, puis hypertension intracrânienne.

☞ *Sur prescription médicale.*

• THÉRAPLIX

Forme	Dosage	N. d'unités	Prix	Prix/jour	Liste	Remb. S.S.	Comm.
Capsules	50 000 U	20	37,40*	–	1	0 %	1957

AVIBON POMMADE ★★

- **Composition :** Rétinol ou vitamine A.
- **Domaine :** Dermatologie.
- **Activité :** Topique protecteur.
- **Classe :** Vitamine A.

Indications : Proposé dans le traitement des dermites irritatives sèches et fissuraires : crevasses, gerçures, engelures, érythème solaire, érythème fessier du nourrisson. Utilisé dans le traitement des brûlures superficielles.

Contre-indications : Hypersensibilité à un constituant. Lésions suintantes.

Effets indésirables : Possibilité d'eczéma de contact.

Précautions d'emploi : Avant application s'assurer de l'asepsie de la lésion.

☞ *Vendu sans ordonnance.*

• THÉRAPLIX

Forme	Dosage	N. d'unités	Prix	Prix/jour	Liste	Remb. S.S.	Comm.
Pommade	10 000 U/g	30 g	38,25*	–	0	0 %	1957

AVLOCARDYL ★★★

- **Composition :** Propranolol.
- **Domaine :** Cardio-vasculaire.
- **Activité :** Antiangineux. Antiarythmique. Antihypertenseur. Antimigraineux.
- **Classe :** Bêtabloquant non sélectif.

Indications : Hypertension artérielle. Prévention de la crise d'angine de poitrine et maladie coronarienne. Troubles du rythme. Palpitations. Migraine. Tremblements. Prévention des hémorragies digestives au cours des cirrhoses.

Contre-indications : Asthme, insuffisance cardiaque, fréquence cardiaque inférieure à 50. Insuffisance rénale sévère.

Effets indésirables : Troubles digestifs : gastralgies, nausées, constipation. Fatigue à l'effort. Impuissance. Extrémités froides. Possibilité d'asthme, d'insuffisance cardiaque. Hypoglycémie.

Précautions d'emploi : Ne jamais interrompre brutalement le traitement. Prudence chez les patients présentant une bronchite chronique, une insuffisance rénale ou hépatique. Non conseillé chez la femme enceinte ou allaitant. Donne une réaction positive au contrôle antidopage.

Interactions : Peut entraîner des troubles du rythme en association avec certains anti-arythmisants, les inhibiteurs calciques. Ne pas associer à la floctafénine (Idarac). Prudence en association avec les anti-inflammatoires non stéroïdiens, les neuroleptiques.

Surdosage : Une surveillance de la fréquence cardiaque et de la tension artérielle s'impose.

☞ *Sur prescription médicale.*

- ZÉNÉCA

Forme	Dosage	N. d'unités	Prix	Prix/jour	Liste	Remb. S.S.	Comm.
Comprimé	40 mg	50	24,70	0,5 à 2	1	65 %	1967
Gélule LP	160 mg	28	54,00	2	1	65 %	1981
Amp. inj.	5 mg	5	15,50	15 à 30	1	65 %	1967

AXÉPIM ★★★

- **Composition :** Céfépime.
- **Domaine :** Infectiologie.
- **Activité :** Antibiotique.
- **Classe :** Céphalosporine de troisième génération.

Indications : Infections aux germes suivants : staphylocoques, streptocoques, pneumocoques, colibacille, Klebsiella, Proteus, salmonelles, shigelles, Haemophilus, gonocoques, méningocoques, Clostridium. Infections à manifestations ORL, broncho-pulmonaires, génito-urinaires, stomatologiques, cutanées ou septicémiques.

Contre-indications : Allergie aux céphalosporines ou à la L-arginine.

Effets indésirables : Réactions allergiques : urticaires, fièvre, choc. Troubles digestifs : nausées, vomissements, diarrhées. Éosinophilie. Hépatites. Insuffisance rénale. Bouffées vasomotrices après l'ingestion d'alcool.

Précautions d'emploi : Prudence en cas d'insuffisance rénale. Non conseillé chez la femme enceinte ou allaitant. Peut donner une réaction positive lors de la recherche de glucose dans les urines.

☞ *Sur prescription médicale. Usage hospitalier.*

- BRISTOL-MYERS SQUIBB

Forme	Dosage	N. d'unités	Prix	Prix/jour	Liste	Remb. S.S.	Comm.
Flacon inj.	0,5 g	1	Hôp.	–	1	Hôp.	1993
Flacon inj.	1 g	1	Hôp.	–	1	Hôp.	1993
Flacon inj.	2 g	1	Hôp.	–	1	Hôp.	1993

AXONYL ★★

- **Composition :** Piracétam.
- **Domaine :** Neuropsychiatrie.
- **Activité :** Nootrope.
- **Classe :** Vasodilatateur. Anti-ischémique.

Indications : Troubles psycho-comportementaux du sujet âgé et après accident vasculaire cérébral. Vertiges d'origine centrale.

Contre-indications : Insuffisance rénale sévère.

Effets indésirables : Nervosité, agitation, insomnie. Troubles digestifs bénins.

Précautions d'emploi : La dose sera modifiée s'il existe une insuffisance rénale modérée. Ne pas prescrire chez la femme enceinte ou allaitant.

Surdosage : Absence de toxicité.

☞ *Sur prescription médicale.*

- PARKE-DAVIS

Forme	Dosage	N. d'unités	Prix	Prix/jour	Liste	Remb. S.S.	Comm.
Sol. buv.	200 mg/ml	125 ml	41,50	2 à 5	2	65 %	1990
Amp. inj.	1 g	12	30,80	2 à 8	2	65 %	1993

AXYOL ★

- **Composition :** Iodure d'amidon, iodure de fécule.
- **Domaine :** Dermatologie. Chirurgie.
- **Activité :** Antiseptique local. Antifongique.

Indications : Plaies atones, ulcères de la jambe, plaies et brûlures infectées.

Contre-indications : Intolérance à l'iode. Nouveau-né. Grossesse et allaitement.

Effets indésirables : Surcharge en iode avec risque de dysfonctionnement thyroïdien.

Précautions d'emploi : Éviter un emploi prolongé.

Interactions : Éviter l'utilisation simultanée de plusieurs antiseptiques.

☞ *Vendu sans ordonnance.*

- PRATICIEN

Forme	Dosage	N. d'unités	Prix	Prix/jour	Liste	Remb. S.S.	Comm.
Poudre	3,5 %	15 g	16,20	–	0	35 %	1927

AZACTAM ★★★

- **Composition :** Aztréonam.
- **Domaine :** Infectiologie.
- **Activité :** Antibiotique.
- **Classe :** Pénicillines (autres).

Indications : Infections aux germes Gram négatif : entérobactéries, colibacille, Shigella, salmonelles, Klebsiella, Proteus, Pasteurella, Haemophilus, gonocoques, méningocoques, pyocyaniques. Infections des voies urinaires hautes ou basses, bronchopulmonaires, cutanées, gynécologiques, abdominales, septicémiques.

Contre-indications : Hypersensibilité à l'aztréonam.

Effets indésirables : Manifestations allergiques : fièvre, urticaire. Éruptions cutanées maculopapuleuses. Troubles digestifs : nausées, diarrhée. Hépatite. Éosinophilie.

Précautions d'emploi : Rechercher dans les antécédents des réactions anormales à un traitement antérieur par une pénicilline. Prudence chez l'insuffisant rénal. Chez la femme enceinte ou allaitant, le produit passe dans l'organisme de l'enfant.

☞ *Sur prescription médicale. Usage hospitalier.*

- SANOFI WINTHROP

Forme	Dosage	N. d'unités	Prix	Prix/jour	Liste	Remb. S.S.	Comm.
Flacon inj.	1 g	1	Hôp.	–	1	Hôp.	1988

AZANTAC ★★★

- **Composition :** Ranitidine.
- **Domaine :** Gastro-entérologie.
- **Activité :** Antiulcéreux.
- **Classe :** Antihistaminique H2.

Indications : Ulcères gastriques ou duodénaux. Œsophagites par reflux gastrique. Syndrome de Zollinger-Ellison.

Contre-indications : Hypersensibilité à un produit de la même classe.

Effets indésirables : Éruptions cutanées. Maux de tête, vertiges. Rarement, troubles psychiques à type de confusion. Tension mammaire. Exceptionnellement, troubles sanguins.

Précautions d'emploi : A prendre indifféremment au cours ou en dehors des repas. Prudence en cas d'insuffisance rénale. Non conseillé chez la femme enceinte ou allaitant.

Interactions : Prendre séparément les pansements gastriques souvent prescrits lors d'un traitement antiulcéreux.

☞ *Sur prescription médicale.*

• GLAXO

Forme	Dosage	N. d'unités	Prix	Prix/jour	Liste	Remb. S.S.	Comm.
Comprimé	150 mg	30	127,10	8,5 à 10,5	2	65 %	1984
Comprimé	300 mg	15	156,90	10	2	65 %	1988
Compr. eff.	150 mg	30	150,10	10	2	65 %	1990
Compr. eff.	300 mg	15	150,10	10	2	65 %	1992
Amp. inj.	50 mg	5	42,60	9 à 34	2	65 %	1985

AZÉDAVIT ★★★

- **Composition :** Vitamines A, B1, B2, B5, B6, B12, C, D3, E, PP, biotine, acide pantothénique, acide folique. Calcium, phosphore, iode, fer, magnésium, cuivre, manganèse, potassium, zinc.
- **Domaine :** Nutrition et métabolisme.
- **Activité :** Vitamines liposolubles. Vitamines hydrosolubles. Éléments minéraux. Antiasthénique.
- **Classe :** Polyvitamines. Oligoéléments. Calcium. Magnésium. Fer.

Indications : Prévention et traitement de certaines carences liées à une alimentation déséquilibrée.

Contre-indications : Surcharge en fer.

Effets indésirables : Possibilité d'intolérance digestive.

Précautions d'emploi : Peut colorer les selles en noir. Non conseillé chez la femme enceinte.

Interactions : Peut diminuer l'activité de la lévodopa, de la tétracycline, des diphosphonates. Ne pas associer aux pansements gastro-intestinaux.

☞ *Vendu sans ordonnance.*

• LÉDERLÉ

Forme	Dosage	N. d'unités	Prix	Prix/jour	Liste	Remb. S.S.	Comm.
Comprimé	–	15	47,50*	–	0	0 %	1987

AZONUTRIL ★★★

- **Composition :** Alanine, arginine, acide aspartique, citrulline, cystéine, acide glutamique, glycine, histidine, isoleucine, leucine, lysine, méthionine, ornithine, phénylalanine, proline, sérine, thréonine, tryptophane, tyrosine, valine.
- **Domaine :** Nutrition et métabolisme.
- **Activité :** Alimentation parentérale.
- **Classe :** Acides aminés.

Indications : Apport protidique en alimentation parentérale.

Contre-indications : Insuffisances rénales ou hépatiques sévères. Hyperhydratation.

Effets indésirables : Acidoses métaboliques. Hyperazotémie.

☞ *Vendu sans ordonnance.*

• PHARMACIA

Forme	Dosage	N. d'unités	Prix	Prix/jour	Liste	Remb. S.S.	Comm.
Flacon inj. 125 ml	–	1	30,30	–	0	65 %	1977
Flacon inj. 250 ml	–	1	47,80	–	0	65 %	1976
Flacon inj. 500 ml	–	1	69,90	–	0	65 %	1976
Flacon inj. 1 000 ml	–	1	110,90	–	0	65 %	1981

AZULÈNE ★★

- **Composition :** Guaïazulène (camomille).
- **Domaine :** Ophtalmologie.
- **Activité :** Anti-inflammatoire local.

Indications : Utilisé dans le traitement des irritations conjonctivales non infectieuses.

Contre-indications : Hypersensibilité au produit.

Effets indésirables : Signes d'irritation locale. Réaction de sensibilisation.

☞ *Vendu sans ordonnance.*

- ALLERGAN

Forme	Dosage	N. d'unités	Prix	Prix/jour	Liste	Remb. S.S.	Comm.
Collyre	0,05 %	10 ml	11,60	–	0	65 %	1955

AZYM ★

- **Composition :** Hydroxyde de magnésium, hydrocarbonate de magnésium, sulfate de sodium, carbonate de calcium, carbonate monosodique, etc.
- **Domaine :** Gastro-entérologie.
- **Activité :** Antiacide œso-gastrique.
- **Classe :** Sel de magnésium. Sel de calcium.

Indications : Traitement symptomatique des douleurs liées aux affections œso-gastro-duodénales.

Effets indésirables : Risque d'hypercalcémie.

Précautions d'emploi : En cas de régime sans sel, tenir compte du fait que chaque cuillerée à café apporte l'équivalent de 1 g de sel.

☞ *Vendu sans ordonnance.*

- LAPHAL

Forme	Dosage	N. d'unités	Prix	Prix/jour	Liste	Remb. S.S.	Comm.
Poudre	–	145 g	20,00	2 à 3	0	0 %	1912

B

BACAMPICINE ★★★

- **Composition :** Bacampicilline.
- **Domaine :** Infectiologie.
- **Activité :** Antibiotique.
- **Classe :** Pénicillines à spectre élargi.

Indications : Infections aux germes suivants : streptocoques A et D, pneumocoques, gonocoques, méningocoques, leptospires, Listeria, Clostridium, colibacille, Proteus, Borellia, Bordetella, salmonelles, shigelles, Brucella, vibrions, Haemophilus ou staphylocoques sensibles. Infections respiratoires, ORL, stomatologiques, rénales, uro-génitales, gynécologiques, digestives, biliaires, méningées ou septicémiques.

Contre-indications : Hypersensibilité aux pénicillines. Mononucléose infectieuse.

Effets indésirables : Manifestations allergiques : fièvre, urticaire, œdème de la face avec troubles respiratoires. Éruptions cutanées maculopapuleuses. Troubles digestifs : nausées, diarrhée, infections à levures. Anémies, leucopénies. Néphrite interstitielle aiguë.

Précautions d'emploi : Rechercher dans les antécédents des réactions anormales à un traitement antérieur par une pénicilline. Prudence chez l'insuffisant rénal. Chez la femme enceinte ou allaitant, le produit passe dans l'organisme de l'enfant.

Interactions : Association déconseillée : allopurinol.

☞ *Sur prescription médicale.*

- UPJOHN

Forme	Dosage	N. d'unités	Prix	Prix/jour	Liste	Remb. S.S.	Comm.
Comprimé	400 mg	12	30,80	3,5 à 5	1	65 %	1981

BACICOLINE ★★★

- **Composition :** Bacitracine, colistine, hydrocortisone.
- **Domaine :** Ophtalmologie.
- **Activité :** Antibiotique local. Anti-inflammatoire local.
- **Classe :** Anti-inflammatoire stéroïdien.

Indications : Conjonctivites, blépharo et kératoconjonctivites. Infections des voies lacrymales.

Contre-indications : Nourrisson. Hypersensibilité au produit. Kératites virales, mycosiques. Infections bactériennes ou tuberculeuses de l'œil ou des paupières. Antécédents glaucomateux.

Effets indésirables : Douleur à l'application. Allergie palpébroconjonctivale. Hypertension oculaire. Kératite superficielle.

Précautions d'emploi : La durée du traitement sera la plus courte possible. L'usage prolongé implique une surveillance régulière de la tension oculaire et du cristallin. Non conseillé chez la femme enceinte ou allaitant. Le port des lentilles doit être évité. Peut donner une réaction positive au contrôle antidopage.

Surdosage : Un usage prolongé peut entraîner des signes généraux d'hypercorticisme.

☞ *Sur prescription médicale.*

- MERCK SHARP & DOHME-CHIBRET

Forme	Dosage	N. d'unités	Prix	Prix/jour	Liste	Remb. S.S.	Comm.
Collyre	1 %	5 ml	19,60	–	1	65 %	1962

BACIFURANE ★★

- **Composition :** Nifuroxazide.
- **Domaine :** Gastro-entérologie.
- **Activité :** Anti-infectieux intestinal.
- **Classe :** Nitrofurane.

Indications : Diarrhées aiguës d'origine infectieuse.

Contre-indications : Hypersensibilité aux nitrofuranes. Nouveau-né.

Effets indésirables : Réactions allergiques.

Précautions d'emploi : Ne pas oublier l'importance de la réhydratation, surtout chez l'enfant. Non conseillé chez la femme enceinte. Traitement de durée limitée.

☞ *Sur prescription médicale.*

- MÉRAM

Forme	Dosage	N. d'unités	Prix	Prix/jour	Liste	Remb. S.S.	Comm.
Gélule	200 mg	28	25,90	2 à 4	2	35 %	1986

BACITRACINE DIAMANT ★★

- **Composition :** Bacitracine.
- **Domaine :** Dermatologie.
- **Activité :** Antibiotique local.
- **Classe :** Polypeptide.

Indications : *Pommade dermique*. Infections staphylococciques : furoncles, anthrax, sycosis, impétigo, panaris. Surinfection des brûlures et des plaies superficielles. Ulcères de la jambe. *En chirurgie*. Surinfections des brûlures et plaies superficielles.

Contre-indications : Hypersensibilité à un constituant. Infections mammaires lors de l'allaitement.

Effets indésirables : Réactions cutanées et allergiques.

Précautions d'emploi : Durée de traitement limitée. Déconseillé chez la femme allaitant.

☞ *Vendu sans ordonnance.*

- DIAMANT

Forme	Dosage	N. d'unités	Prix	Prix/jour	Liste	Remb. S.S.	Comm.
Pommade dermique	500 µ/g	15 g	12,70	–	0	65 %	1953

BACITRACINE MARTINET ★★★

- **Composition :** Bacitracine.
- **Domaine :** Ophtalmologie.
- **Activité :** Antibiotique local.

Indications : Infections oculaires à germes sensibles : conjonctivites, blépharites, dacryocystites, kératites infectieuses.

Contre-indications : Hypersensibilité au produit.

Effets indésirables : Irritation locale. Réactions allergiques.

☞ *Vendu sans ordonnance.*

• CIBA VISION

Forme	Dosage	N. d'unités	Prix	Prix/jour	Liste	Remb. S.S.	Comm.
Collyre	–	10 ml	17,20	–	0	65 %	1964

BACTÉKOD ★★★

- **Composition :** Sulfaméthoxazole, triméthoprime.
- **Domaine :** Infectiologie. Uro-néphrologie.
- **Activité :** Anti-infectieux.
- **Classe :** Sulfamide associé.

Indications : Infections aux germes suivants : colibacille, streptocoques, méningocoques, gonocoques, Brucella, Klebsiella, Proteus, salmonelles, shigelles, Haemophilus, vibrion, Listeria, Pneumocystis, toxoplasmes, etc. Infections à manifestations broncho-pulmonaires, ORL, uro-génitales, digestives : fièvre typhoïde. Infections opportunistes du sida à Pneumocystis carini ou toxoplasmes.

Contre-indications : Hypersensibilité aux sulfamides. Nourrisson.

Effets indésirables : Troubles digestifs, nausées, gastralgies. Réactions allergiques : urticaire, choc, etc. En cas de traitement prolongé, risque d'anémie par carence en acide folique.

Précautions d'emploi : Prudence en cas d'insuffisance hépatique ou rénale. Non conseillé chez la femme enceinte ou allaitant.

Interactions : Peut potentialiser les anticoagulants oraux.

☞ *Sur prescription médicale.*

• BIOGALÉNIQUE

Forme	Dosage	N. d'unités	Prix	Prix/jour	Liste	Remb. S.S.	Comm.
Comprimé	400 mg	20	16,30	3,2	1	65 %	1982
Susp. buv.	200 mg	100 ml	13,80	1 à 3	1	65 %	1982

BACTÉKOD FORT ★★★

- **Composition :** Sulfaméthoxazole, triméthoprime.
- **Domaine :** Infectiologie.
- **Activité :** Anti-infectieux. Uro-néphrologie.
- **Classe :** Sulfamide associé.

Indications : Infections aux germes suivants : colibacille, streptocoques, méningocoques, gonocoques, Brucella, Klebsiella, Proteus, salmonelles, shigelles, Haemophilus, vibrion, Listeria, Pneumocystis, toxoplasmes, etc. Infections à manifestations broncho-pulmonaires, ORL, uro-génitales, digestives : fièvre typhoïde. Infections opportunistes du sida à Pneumocystis carini ou toxoplasmes.

Contre-indications : Hypersensibilité aux sulfamides. Nourrisson.

Effets indésirables : Troubles digestifs, nausées, gastralgies. Réactions allergiques : urticaire, choc, etc. En cas de traitement prolongé, risque d'anémie par carence en acide folique.

Précautions d'emploi : Prudence en cas d'insuffisance hépatique ou rénale. Non conseillé chez la femme enceinte ou allaitant.

Interactions : Peut potentialiser les anticoagulants oraux.

☞ *Sur prescription médicale.*

• BIOGALÉNIQUE

Forme	Dosage	N. d'unités	Prix	Prix/jour	Liste	Remb. S.S.	Comm.
Comprimé	800 mg	10	17,50	3,5	1	65 %	1987

BACTÉOMYCINE ★

- **Composition :** Bacitracine, néomycine.
- **Domaine :** Dermatologie. ORL. Ophtalmologie.
- **Activité :** Antibiotique local.
- **Classe :** Aminoside.

Indications : Plaies et brûlures infectées. Eczéma infecté. Anthrax, furoncles. Impétigo, folliculite, pyodermite.

Contre-indications : Allergie à l'un des constituants. Infections mammaires.

Effets indésirables : Eczéma allergique de contact. Possibilité d'atteinte rénale ou auditive en cas d'utilisation prolongée.

Précautions d'emploi : Pas d'utilisation prolongée. Prudence chez l'enfant.

☞ *Vendu sans ordonnance.*

- MONOT

Forme	Dosage	N. d'unités	Prix	Prix/jour	Liste	Remb. S.S.	Comm.
Pommade	–	15 g	21,40*	–	0	0 %	1956
Pommade	–	30 g	34,00*	–	0	0 %	1956

BACTISUBTIL ★

- **Composition :** Bacillus cereus.
- **Domaine :** Gastro-entérologie.
- **Activité :** Antidiarrhéique.
- **Classe :** Modificateur du milieu intestinal.

Indications : Diarrhées non organiques.

☞ *Vendu sans ordonnance.*

- MARION MERRELL DOW

Forme	Dosage	N. d'unités	Prix	Prix/jour	Liste	Remb. S.S.	Comm.
Gélule	35 mg	20	18,70	4 à 8	0	35 %	1955

BACTOX ★★★

- **Composition :** Amoxicilline.
- **Domaine :** Infectiologie.
- **Activité :** Antibiotique.
- **Classe :** Pénicillines à spectre élargi.

Indications : Infections aux germes suivants : streptocoques A et D, pneumocoques, méningocoques, leptospires, Listeria, Clostridium, colibacille, Proteus, salmonelles, shigelles, Brucella, vibrions ou staphylocoques sensibles. Infections respiratoires, ORL, stomatologiques, rénales, uro-génitales, gynécologiques, digestives, biliaires, méningées ou septicémiques.

Contre-indications : Hypersensibilité aux pénicillines. Mononucléose infectieuse.

Effets indésirables : Manifestations allergiques : fièvre, urticaire, œdème de la face avec troubles respiratoires. Éruptions cutanées maculopapuleuses. Troubles digestifs : nausées, diarrhée, infections à levures.

Précautions d'emploi : Rechercher dans les antécédents des réactions anormales à un traitement antérieur par une pénicilline. Prudence chez l'insuffisant rénal. Chez la femme enceinte ou allaitant, le produit passe dans l'organisme de l'enfant.

Interactions : Association déconseillée : allopurinol.

☞ *Sur prescription médicale.*

- INNOTECH INTERNATIONAL

Forme	Dosage	N. d'unités	Prix	Prix/jour	Liste	Remb. S.S.	Comm.
Gélule	500 mg	12	31,60	5,3	1	65 %	1992
Susp. buv.	25 mg/ml	60 ml	13,70	2 à 3	1	65 %	1992
Susp. buv.	50 mg/ml	60 ml	21,20	3 à 5	1	65 %	1992
Flacon inj.	500 mg	1	10,40	20	1	65 %	1992
Flacon inj.	1 g	1	14,30	29	1	65 %	1992

BACTRIM ★★★

- **Composition :** Sulfaméthoxazole, triméthoprime.
- **Domaine :** Infectiologie. Uro-néphrologie.

- **Activité :** Anti-infectieux.
- **Classe :** Sulfamide associé.

Indications : Infections aux germes suivants : colibacille, streptocoques, méningocoques, gonocoques, Brucella, Klebsiella, Proteus, salmonelles, shigelles, Haemophilus, vibrion, Listeria, Pneumocystis, toxoplasmes, etc. Infections à manifestations broncho-pulmonaires, ORL, uro-génitales, digestives : fièvre typhoïde. Infections opportunistes du sida à Pneumocystis carini ou à toxoplasmes.

Contre-indications : Hypersensibilité aux sulfamides. Nourrisson.

Effets indésirables : Troubles digestifs, nausées, gastralgies. Réactions allergiques : urticaire, choc, etc. En cas de traitement prolongé, risque d'anémie par carence en acide folique.

Précautions d'emploi : Prudence en cas d'insuffisance hépatique ou rénale. Non conseillé chez la femme enceinte ou allaitant.

Interactions : Peut potentialiser les anticoagulants oraux.

☞ *Sur prescription médicale.*

• ROCHE

Forme	Dosage	N. d'unités	Prix	Prix/jour	Liste	Remb. S.S.	Comm.
Susp. buv.	200 mg	100 ml	19,20	1 à 4	1	65 %	1972
Comprimé	400 mg	20	20,70	4	1	65 %	1971
Comprimé	400 mg	50	Hôp.	–	1	Hôp.	1992
Comprimé	100 mg	100	Hôp.	–	1	Hôp.	1992
Amp. inj. IV	400 mg	6	Hôp.	–	1	Hôp.	1991

BACTRIM FORTE ★★★

- **Composition :** Sulfaméthoxazole, triméthoprime.
- **Domaine :** Infectiologie. Uro-néphrologie.
- **Activité :** Anti-infectieux.
- **Classe :** Sulfamide associé.

Indications : Infections aux germes suivants : colibacille, streptocoques, méningocoques, gonocoques, Brucella, Klebsiella, Proteus, salmonelles, shigelles, Haemophilus, vibrion, Listeria, Pneumocystis, toxoplasmes, etc. Infections à manifestations broncho-pulmonaires, ORL, uro-génitales, digestives : fièvre typhoïde. Infections opportunistes du sida à Pneumocystis carini ou à toxoplasmes.

Contre-indications : Hypersensibilité aux sulfamides. Nourrisson.

Effets indésirables : Troubles digestifs, nausées, gastralgies. Réactions allergiques : urticaire, choc, etc. En cas de traitement prolongé, risque d'anémie par carence en acide folique.

Précautions d'emploi : Prudence en cas d'insuffisance hépatique ou rénale. Non conseillé chez la femme enceinte ou allaitant.

Interactions : Peut potentialiser les anticoagulants oraux.

☞ *Sur prescription médicale.*

• ROCHE

Forme	Dosage	N. d'unités	Prix	Prix/jour	Liste	Remb. S.S.	Comm.
Comprimé	800 mg	10	23,40	4,5	1	65 %	1979
Amp. inj. IM	800 mg	1	11,90	18	1	65 %	1980
Amp. inj. IM	800 mg	6	52,70	18	1	65 %	1980
Amp. inj. IM	800 mg	30	Hôp.	–	1	Hôp.	1981

BACTROBAN ★★★

- **Composition :** Mupirocine.
- **Domaine :** ORL.
- **Activité :** Antibiotique local.
- **Classe :** Divers.

Indications : Éradication du portage nasal de staphylocoques dans les infections récidivantes et chez les hémodialysés.

Contre-indications : Allergie au constituant.

Précautions d'emploi : Éviter tout contact avec les yeux.

☞ *Usage hospitalier.*

• SMITHKLINE BEECHAM

tion de tête vide, perturbation du sommeil. Hypotension orthostatique. Sécheresse de la bouche, constipation.

Précautions d'emploi : La prise d'alcool est déconseillée. Les doses seront diminuées chez le sujet âgé ou insuffisant rénal. Prudence chez la femme enceinte. Contre-indiqué chez la femme allaitant.

Interactions : Prudence en cas d'association avec les antidépresseurs, les neuroleptiques et les anti-inflammatoires. Potentialise les autres antihypertenseurs.

Surdosage : Entraîne une hypotension grave avec troubles de la conscience imposant une surveillance médicale.

☞ *Sur prescription médicale.*

• BIOGALÉNIQUE

Forme	Dosage	N. d'unités	Prix	Prix/jour	Liste	Remb. S.S.	Comm.
Comprimé	0,15 mg	15	15,80	1 à 6	2	65 %	1989
Comprimé	0,15 mg	30	27,40	0,8 à 5	2	65 %	1989
Amp. inj.	0,15 mg	2	Hôp.	–	2	Hôp.	1989
Amp. inj.	0,15 mg	30	Hôp.	–	2	Hôp.	1989

BARNÉTIL ★★★

• **Composition :** Sultopride
• **Domaine :** Neuropsychiatrie
• **Activité :** Neuroleptique
• **Classe :** Benzamide substitué

Indications : Psychoses aiguës ou chroniques. Accès maniaques. État d'agitation avec agressivité.

Contre-indications : Ralentissement ou troubles du rythme cardiaque. Rares formes d'hypertension dues à une tumeur de la surrénale.

Effets indésirables : Sédation, somnolence, hypotension, prise de poids. Rigidité musculaire, mouvements anormaux de la tète et de la langue. Troubles des règles, croissance des seins, impuissance ou frigidité. Troubles du rythme cardiaque.

Précautions d'emploi : La prudence s'impose chez le sujet âgé et chez la femme enceinte ou allaitant. La prise d'alcool est formellement contre-indiquée. Patient prenant des médicaments susceptibles d'entraîner un ralentissement cardiaque ou une perte de potassium.

Interactions : Le produit potentialise tous les dépresseurs du système nerveux central, les antihypertenseurs. Il antagonise les effets de la lévodopa, utilisée dans le traitement de la maladie de Parkinson. Ses effets cardiaques sont majorés par tous les médicaments agissant sur le rythme cardiaque.

Surdosage : Entraîne d'abord des troubles du rythme cardiaque puis un coma avec rigidité imposant l'hospitalisation

☞ *Sur prescription médicale.*

• DELAGRANGE

Forme	Dosage	N. d'unités	Prix	Prix/jour	Liste	Remb. S.S.	Comm.
Comprimé	400 mg	100	Hôp.	–	1	Hôp.	1976
Sol. buv.	244 mg/ml	60 ml	Hôp.	–	1	Hôp.	1988
Sol. inj.	200 mg	6	Hôp.	–	1	Hôp.	1976

BASDÈNE ★★★

• **Composition :** Benzylthio-uracile.
• **Domaine :** Endocrinologie.
• **Activité :** Antithyroïdienne.

Indications : Hyperthyroïdie. Maladie de Basedow. Préparation à la thyroïdectomie.

Contre-indications : Cancer de la thyroïde TSH dépendant. Grossesse et allaitement.

Effets indésirables : Augmentation de volume du goitre, aggravation de l'exophtalmie. Troubles hématologiques : agranulocytose, aplasie médullaire. Réactions allergiques.

Précautions d'emploi : Surveillance régulière de la formule sanguine. Non conseillé chez la femme enceinte ou allaitant.

Interactions : Éviter l'association avec les sulfamides hypoglycémiants, l'iode.

Surdosage : Entraîne une hypothyroïdie.

☞ *Vendu sans ordonnance.*

• DOMS-ADRIAN

Forme	Dosage	N. d'unités	Prix	Prix/jour	Liste	Remb. S.S.	Comm.
Comprimé	25 mg	50	24,70	2 à 4	0	65 %	1950

BAUME AROMA ★

- **Composition :** Genièvre, girofle, capsicum, salicylate d'amyle, acide salicylique.
- **Domaine :** Rhumatologie. Algologie.
- **Activité :** Antirhumatismal externe. Antalgique externe.
- **Classe :** Salicylés.

Indications : Utilisé dans les douleurs d'origine musculo-tendineuses.

Contre-indications : Ne pas appliquer sur les muqueuses, une peau en mauvais état, des plaies ou des ulcérations.

Effets indésirables : Réaction allergique locale imposant l'arrêt du traitement.

Précautions d'emploi : Frictions jusqu'à disparition complète.

☞ *Vendu sans ordonnance.*

• MAYOLY-SPINDLER

Forme	Dosage	N. d'unités	Prix	Prix/jour	Liste	Remb. S.S.	Comm.
Pommade	–	50 g	25,90	–	0	35 %	1928

BAUME BENGUÉ ★

- **Composition :** Salicylate de méthyle, menthol.
- **Domaine :** Rhumatologie. Algologie.
- **Activité :** Antirhumatismal externe. Antalgique externe
- **Classe :** Salicylés.

Indications : Utilisé dans les douleurs d'origine musculo-tendineuse.

Contre-indications : Ne pas appliquer sur les muqueuses, une peau en mauvais état, des plaies ou des ulcérations. Enfant de moins de 15 ans.

Effets indésirables : Réaction allergique locale imposant l'arrêt du traitement.

Précautions d'emploi : Frictions jusqu'à disparition complète.

☞ *Vendu sans ordonnance.*

• URPAC

Forme	Dosage	N. d'unités	Prix	Prix/jour	Liste	Remb. S.S.	Comm.
Pommade	–	40 g	Libre	–	0	0 %	1952

BAUME DALET ★

- **Composition :** Salicylate d'amyle, gaïacol, menthol, chloroforme, jusquiame.
- **Domaine :** Dermatologie.
- **Activité :** Anesthésique local. Anti-inflammatoire externe.

Indications : Oignons des pieds.

Contre-indications : Allergie aux salicylés.

Précautions d'emploi : Éviter le contact avec les yeux.

☞ *Vendu sans ordonnance.*

• PHYGIÈNE

Forme	Dosage	N. d'unités	Prix	Prix/jour	Liste	Remb. S.S.	Comm.
Baume	–	24 g	27,70*	–	0	0 %	–

BAUME DE HOLLANDE

- **Composition :** Baume du Pérou, baume de tolu.
- **Domaine :** Dermatologie.
- **Activité :** Topique cicatrisant. Antiseptique.

Indications : Engelures, crevasses, gerçures, plaies, brûlures superficielles, érythèmes solaires.

Contre-indications : Antécédents d'allergie cutanée.

Effets indésirables : Eczéma de contact.

Précautions d'emploi : Application après asepsie de la lésion.

☞ *Vendu sans ordonnance.*

• SIRON

Forme	Dosage	N. d'unités	Prix	Prix/jour	Liste	Remb. S.S.	Comm.
Pommade	–	30 g	48,00*	–	0	0 %	–
Pommade	–	90 g	130,00*	–	0	0 %	–

BAUME DES PYRÉNÉES

- **Composition :** Baume du Pérou.
- **Domaine :** Dermatologie.
- **Activité :** Topique cicatrisant. Antiseptique.

Indications : Engelures, crevasses, gerçures, plaies, brûlures superficielles, érythèmes solaires.

Contre-indications : Antécédents d'allergie cutanée.

Effets indésirables : Eczéma de contact.

Précautions d'emploi : Application après asepsie de la lésion.

☞ *Vendu sans ordonnance.*

• PLANTES ET MÉDECINES

Forme	Dosage	N. d'unités	Prix	Prix/jour	Liste	Remb. S.S.	Comm.
Pommade	–	30 g	33,20*	–	0	0 %	–

BAUME DISALGYL ★

- **Composition :** Salicylate de méthyle, borate de sodium, oléorésine de capsicum, camphre.
- **Domaine :** Rhumatologie. Algologie.
- **Activité :** Antirhumatismal externe. Antalgique externe
- **Classe :** Salicylés.

Indications : Utilisé dans les douleurs d'origine musculo-tendineuse.

Contre-indications : Ne pas appliquer sur les muqueuses, une peau en mauvais état, des plaies ou des ulcérations. Enfant de moins de 15 ans.

Effets indésirables : Réaction allergique locale imposant l'arrêt du traitement.

Précautions d'emploi : Frictions jusqu'à disparition complète.

☞ *Vendu sans ordonnance.*

• PHARMACIE CENTRALE DE FRANCE

Forme	Dosage	N. d'unités	Prix	Prix/jour	Liste	Remb. S.S.	Comm.
Crème	–	20 g	10,00	–	0	35 %	1939

BAUME PICOT ★

- **Composition :** Acide salicylique.
- **Domaine :** Dermatologie.
- **Activité :** Kératolytique. Verrucide. Coricide.
- **Classe :** Acide salicylique.

Indications : Traitement des verrues, cors, durillons, œils-de-perdrix.

Contre-indications : Allergie aux salicylés.

Effets indésirables : Irritation locale en cas de débordement.

Précautions d'emploi : Protéger la peau saine.

☞ *Vendu sans ordonnance.*

• PICOT

Forme	Dosage	N. d'unités	Prix	Prix/jour	Liste	Remb. S.S.	Comm.
Sol. locale	10 %	14 ml	21,60*	–	0	0 %	–

BAUME PREMIÈRES DENTS

- **Composition :** Protéines du lactosérum.
- **Domaine :** Stomatologie.
- **Activité :** Décongestif.

Indications : Prévention et traitement des douleurs de la poussée dentaire.

Précautions d'emploi : Appliquer après les repas. A renouveler plusieurs fois dans la journée.

☞ *Vendu sans ordonnance.*

• GOUPIL

Forme	Dosage	N. d'unités	Prix	Prix/ jour	Liste	Remb. S.S.	Comm.
Baume gingival	–	25 ml	32,50*	–	0	0 %	–

BAUME SAINT-BERNARD ★

- **Composition :** Acide salicylique, menthol, camphre, salicylate d'amyle, capsicum, benzylidène.
- **Domaine :** Rhumatologie. Algologie.
- **Activité :** Antirhumatismal externe. Antalgique externe. Révulsif.
- **Classe :** Salicylés.

Indications : Utilisé dans le traitement des douleurs d'origine musculo-tendino-ligamentaire : torticolis, dorsalgies, lombalgies. Douleurs articulaires.

Contre-indications : Hypersensibilité aux constituants. Ne pas appliquer sur : muqueuses, peau en mauvais état, plaies, ulcérations. Enfant de moins de 12 ans.

Effets indésirables : Réaction allergique locale imposant l'arrêt du traitement.

Précautions d'emploi : Se laver les mains après usage.

☞ *Vendu sans ordonnance.*

• MONOT

Forme	Dosage	N. d'unités	Prix	Prix/jour	Liste	Remb. S.S.	Comm.
Crème	–	42 g	27,90*	–	0	0 %	1978
Crème	–	100 g	33,10*	–	0	0 %	1978

BAYOLINE ★

- **Composition :** Héparinoïde, monosalicylate d'éthylèneglycol, nicotinate de benzyle.
- **Domaine :** Rhumatologie. Algologie.
- **Activité :** Antirhumatismal externe. Antalgique externe. Révulsif.
- **Classe :** Salicylés.

Indications : Utilisé dans le traitement des douleurs d'origine musculo-tendino-ligamentaire : torticolis, dorsalgies, lombalgies.

Contre-indications : Hypersensibilité aux constituants. Ne pas appliquer sur : muqueuses, peau en mauvais état, plaies, ulcérations. Enfant de moins de 12 ans.

Effets indésirables : Réaction allergique locale imposant l'arrêt du traitement.

Précautions d'emploi : Se laver les mains après usage.

☞ *Vendu sans ordonnance.*

• BAYER PHARMA

Forme	Dosage	N. d'unités	Prix	Prix/jour	Liste	Remb. S.S.	Comm.
Pommade	–	40 g	14,30	–	0	35 %	1973

BAYPEN ★★★

- **Composition :** Mezlocilline.
- **Domaine :** Infectiologie.
- **Activité :** Antibiotique.
- **Classe :** Pénicillines antipyocyaniques.

Indications : Infections à de nombreux germes mais plus particulièrement aux germes multirésistants aux pénicillines à spectre élargi, tels le pyocyanique et le Proteus. Infections respiratoires, rénales, urogénitales, ORL, digestives, biliaires, méningées, osseuses ou septicémiques.

Contre-indications : Hypersensibilité aux pénicillines.

Effets indésirables : Manifestations allergiques : fièvre, urticaire, œdème de la face avec troubles respiratoires. Éruptions cutanées maculopapuleuses. Troubles digestifs : nausées, diarrhée, infections à levures. Hépatites. Anémies, leucopénies. Néphrite interstitielle aiguë.

Précautions d'emploi : Rechercher dans les antécédents des réactions anormales à un traitement antérieur par une pénicilline. Prudence chez l'insuffisant rénal. Chez la femme enceinte ou allaitant, le produit passe dans l'organisme de l'enfant.

Interactions : Peut donner une réaction

positive lors de la recherche d'une albuminurie.

☞ *Sur prescription médicale. Usage hospitalier.*
• BAYER PHARMA

Forme	Dosage	N. d'unités	Prix	Prix/jour	Liste	Remb. S.S.	Comm.
Flacon inj.	0,5 g	10	Hôp.	–	1	Hôp.	1985
Flacon inj.	1 g	10	Hôp.	–	1	Hôp.	1985
Flacon inj.	2 g	5	Hôp.	–	1	Hôp.	1982
Flacon inj.	5 g	5	Hôp.	–	1	Hôp.	1982

BAYPRESS ★★★

• **Composition :** Nitrendipine.
• **Domaine :** Cardio-vasculaire.
• **Activité :** Antihypertenseur. Vasodilatateur.
• **Classe :** Antagoniste calcique. Dihydropyridine.

Indications : Hypertension artérielle.

Contre-indications : Femme enceinte ou allaitant.

Effets indésirables : Maux de tête, rougeur du visage, bouffées de chaleur. Œdèmes des membres inférieurs. Fatigue, hypotension orthostatique. Inflammation des gencives.

Précautions d'emploi : Prudence chez les sujets âgés ou insuffisants hépatiques.

Interactions : Potentialisation des effets des autres antihypertenseurs : alphabloquants, bêtabloquants. Augmente l'activité de la digoxine.

Surdosage : Entraîne une baisse de la fréquence cardiaque, une hypotension imposant la surveillance en centre spécialisé.

☞ *Sur prescription médicale.*
• BAYER PHARMA

Forme	Dosage	N. d'unités	Prix	Prix/jour	Liste	Remb. S.S.	Comm.
Comprimé	10 mg	28	80,70	2,8	1	65 %	1989
Comprimé	10 mg	50	Hôp.	–	1	Hôp.	1989
Comprimé	20 mg	28	133,10	4,8	1	65 %	1989
Comprimé	20 mg	50	Hôp.	–	1	Hôp.	1989

B CHABRE ★★

• **Composition :** Vitamines B1, B2, PP, B12, adénine, pantothénate de calcium, vitamine B6.
• **Domaine :** Nutrition et métabolisme.
• **Activité :** Vitamines hydrosolubles.
• **Classe :** Vitamine B association.

Indications : Prévention et traitement des états de carence en vitamine B, en particulier chez l'éthylique.

Contre-indications : Intolérance à la vitamine B1. Allergie aux cobalamines.

Interactions : Ne pas associer à la lévodopa, dont l'activité est diminuée.

☞ *Vendu sans ordonnance.*
• AJC PHARMA

Forme	Dosage	N. d'unités	Prix	Prix/jour	Liste	Remb. S.S.	Comm.
Comprimé	–	30	32,00*	–	0	0 %	1973
Comprimé	–	210	Hôp.	–	0	Hôp.	1973

BÉBÉGEL ★

• **Composition :** Glycérol.
• **Domaine :** Gastro-entérologie.
• **Activité :** Laxatif rectal.
• **Classe :** Glycérol.

Indications : Traitement symptomatique de la constipation associé aux mesures hygiéno-diététiques. Fécalome rectal.

Contre-indications : Constipation récente inexpliquée, persistante n'ayant pas fait l'objet d'examens médicaux. Hémorroïdes. Enfant de moins de 6 ans.

Effets indésirables : Brûlures anales. Inflammation du rectum.

Précautions d'emploi : Pas d'utilisation prolongée.

☞ *Vendu sans ordonnance.*

• SARGET

Forme	Dosage	N. d'unités	Prix	Prix/jour	Liste	Remb. S.S.	Comm.
Gel rectal	3,9 g	6	19,85	–	0	0 %	1973

BÉBIA ★

• **Composition :** Oxyde de zinc, talc, kaolin, acide benzoïque, huile de vaseline, vaseline.

• **Domaine :** Dermatologie.

• **Activité :** Topique protecteur.

Indications : Proposé dans le traitement des dermites irritatives : gerçures, érythèmes solaires, érythème fessier du nourrisson.

☞ *Vendu sans ordonnance.*

• STIEFEL

Forme	Dosage	N. d'unités	Prix	Prix/jour	Liste	Remb. S.S.	Comm.
Pommade	–	80 g	38,00*	–	0	0 %	1933

BÉCILAN ★★★

• **Composition :** Pyridoxine.
• **Domaine :** Nutrition et métabolisme.
• **Activité :** Vitamines hydrosolubles.
• **Classe :** Vitamine B6.

Indications : Prévention et traitement des carences en vitamine B6 qui peuvent entraîner une anémie, des convulsions, des lésions des nerfs périphériques. Prévention des neuropathies entraînées par l'isoniazide chez le tuberculeux.

Effets indésirables : Réactions d'intolérance cutanée.

Interactions : Ne pas associer à la lévodopa, dont elle inhibe l'activité.

☞ *Vendu sans ordonnance.*

• SPECIA

Forme	Dosage	N. d'unités	Prix	Prix/jour	Liste	Remb. S.S.	Comm.
Comprimé	250 mg	40	26,50*	–	0	0 %	1956
Amp. inj.	250 mg	5	12,20	–	0	35 %	1956

BÉCONASE ★★★

• **Composition :** Beclométasone.
• **Domaine :** ORL.
• **Activité :** Anti-inflammatoire local.
• **Classe :** Anti-inflammatoire stéroïdien.

Indications : Rhinites allergiques saisonnières : rhume des foins. Rhinites vasomotrices. Rhinites inflammatoires.

Contre-indications : Allergie au constituant. Saignements de nez. Tuberculose en évolution. Ulcères digestifs en évolution.

Effets indésirables : Phénomènes irritatifs locaux et saignements passagers.

Précautions d'emploi : S'assurer que les fosses nasales sont perméables. Donne une réaction positive au contrôle antidopage.

Surdosage : Peut entraîner des effets généraux à type d'hypercorticisme.

☞ *Sur prescription médicale.*

• GLAXO

Forme	Dosage	N. d'unités	Prix	Prix/jour	Liste	Remb. S.S.	Comm.
Spray	50 µg/b	100 b	30,00	1,2 à 2,4	1	35 %	1988

BÉCOTIDE ★★★

• **Composition :** Béclométasone
• **Domaine :** Pneumologie.
• **Activité :** Anti-inflammatoire local.
• **Classe :** Anti-inflammatoire stéroïdien local.

Indications : Traitement de fond de

l'asthme à dyspnée paroxystique mal équilibré par les traitements usuels. Asthme corticodépendant. Broncho-pneumopathies obstructives à forme spastique.

Contre-indications : Tuberculose pulmonaire non traitée. Ulcère digestif évolutif. Saignements.

Effets indésirables : Toux, raucité de la voix, candidoses de la bouche et du pharynx. Risques de freination hypophyso-surrénalienne.

Précautions d'emploi : Ce produit n'est pas un traitement de la crise. La survenue d'une infection respiratoire nécessite l'arrêt du traitement local. Déconseillé chez la femme enceinte ou allaitant. Donne une réaction positive au contrôle antidopage.

Surdosage : Bien rarement, signes d'hypercorticisme.

☞ *Sur prescription médicale.*

• GLAXO

Forme	Dosage	N. d'unités	Prix	Prix/jour	Liste	Remb. S.S.	Comm.
Spray	50 µg/b	100 b	30,00	1,5 à 6	1	65 %	1976
Spray	250 µg/b	80 b	96,60	1,2 à 4,8	1	65 %	1986

BÉCOZYME ★★

- **Composition :** Vitamines B1, B2, B5, B6, PP.
- **Domaine :** Nutrition et métabolisme.
- **Activité :** Vitamines hydrosolubles.
- **Classe :** Vitamine B association.

Indications : Prévention et traitement des états de carence en vitamines B, en particulier dans l'éthylisme chronique ou les cures de désintoxication. Affections douloureuses d'origine neurologique.

Contre-indications : Intolérance à la vitamine B1.

Effets indésirables : Réactions allergiques. Sensations douloureuses des membres. Lors d'une administration intraveineuse, possibilité de choc.

Précautions d'emploi : Coloration possible des urines en jaune.

Interactions : Ne pas associer à la lévodopa, dont l'activité est diminuée.

☞ *Vendu sans ordonnance.*

• ROCHE

Forme	Dosage	N. d'unités	Prix	Prix/jour	Liste	Remb. S.S.	Comm.
Comprimé	–	20	6,50	–	0	0 %	1944
Amp. inj.	–	12	28,70	–	0	0 %	1987
Amp. inj.	–	30	Hôp.	–	0	Hôp.	1987

BÉDÉLIX ★★★

- **Composition :** Montmorillonite beidélitique.
- **Domaine :** Gastro-entérologie.
- **Activité :** Pansement intestinal.
- **Classe :** Argiles.

Indications : Traitement symptomatique des colopathies aiguës et chroniques avec diarrhée et météorisme.

Contre-indications : Occlusion ou subocclusion intestinale.

Effets indésirables : Possibilité de constipation.

Précautions d'emploi : Prudence en cas de ralentissement du transit intestinal et de mégacôlon. Prudence en cas d'insuffisance rénale.

Interactions : Entraîne une diminution de l'absorption d'un grand nombre de médicaments. Il convient donc de respecter un délai de deux heures entre la prise du produit et d'autres traitements.

☞ *Vendu sans ordonnance.*

• BEAUFOUR

Forme	Dosage	N. d'unités	Prix	Prix/jour	Liste	Remb. S.S.	Comm.
Sachet	3 g	30	33,10	2,2 à 3,3	0	65 %	1980
Sachet	3 g	60	54,80	1,8 à 2,8	0	65 %	1980

BÉFIZAL ★★★

- **Composition :** Bézafibrate.
- **Domaine :** Nutrition et métabolisme.
- **Activité :** Hypolipidémiant.
- **Classe :** Fibrate.

Indications : Hypercholestérolémies et hypertriglycéridémies endogènes de l'adulte lorsque le régime s'est révélé insuffisant.

Contre-indications : Insuffisance hépatique ou rénale sévère.

Effets indésirables : Troubles digestifs : nausées, pesanteurs gastriques. Vertiges, céphalées. Éruptions cutanées, faiblesse musculaire. Altérations fonctionnelles hépatiques.

Précautions d'emploi : Non conseillé chez la femme enceinte ou allaitant. Si, après six mois de traitement, une réduction satisfaisante des lipides n'est pas obtenue, un autre traitement doit être envisagé.

Interactions : Entraîne une augmentation de l'action des antivitamines K.

☞ *Sur prescription médicale.*

• LIPHA SANTÉ

Forme	Dosage	N. d'unités	Prix	Prix/jour	Liste	Remb. S.S.	Comm.
Comprimé	200 mg	84	43,40	1,55	2	65 %	1984
Comprimé	200 mg	100	Hôp.	–	2	Hôp.	1984
Comprimé	400 mg	30	50,70	1,7	2	65 %	1987
Comprimé	400 mg	100	Hôp.	–	2	Hôp.	1987

BÉFLAVINE ★★★

- **Composition :** Riboflacine.
- **Domaine :** Nutrition et métabolisme.
- **Activité :** Vitamines hydrosolubles.
- **Classe :** Vitamine B2.

Indications : Prévention et traitement des carences d'apport en vitamine B2 entraînant des lésions des muqueuses buccales et génitales et des troubles oculaires.

Effets indésirables : Colore les urines en jaune.

☞ *Vendu sans ordonnance.*

• ROCHE

Forme	Dosage	N. d'unités	Prix	Prix/jour	Liste	Remb. S.S.	Comm.
Comprimé	10 mg	20	7,90*	–	0	0 %	1943

BÉLUSTINE ★★★

- **Composition :** Lomustine.
- **Domaine :** Cancérologie.
- **Activité :** Antinéoplasique. Cytostatique.
- **Classe :** Alkylant. Nitroso-urée.

Indications : Tumeurs cérébrales primitives ou secondaires. Tumeurs broncho-pulmonaires. Tumeurs de la sphère ORL. Lymphomes hodgkiniens et non hodgkiniens. Myélomes.

Contre-indications : Grossesse. Allaitement.

Effets indésirables : Troubles digestifs : nausées, vomissements. Troubles sanguins : anémie, leucopénie, thrombopénie. Stomatites, alopécies. Aménorrhées, azoospermies.

Précautions d'emploi : Nécessité d'une surveillance régulière de l'hémogramme. Déconseillé chez la femme enceinte ou allaitant.

☞ *Sur prescription médicale.*

• BELLON

Forme	Dosage	N. d'unités	Prix	Prix/jour	Liste	Remb. S.S.	Comm.
Gélule	40 mg	5	24,00	–	1	100 %	1976

BÉMÉCÉ ★

- **Composition :** Hydroxyde de magnésium, carbonate de calcium, carbonate monosodique.
- **Domaine :** Gastro-entérologie.
- **Activité :** Antiacide œso-gastrique.
- **Classe :** Sel de calcium. Sel de magnésium.

Indications : Traitement symptomatique

des douleurs liées aux affections œso-gastro-duodénales.

Contre-indications : Diarrhée.

Effets indésirables : Hypercalcémie.

Interactions : Entraîne une diminution de l'absorption d'un grand nombre de médicaments. Il convient donc de respecter un délai de deux heures entre la prise du produit et celle d'autres traitements.

☞ *Vendu sans ordonnance.*

• A. C. S.

Forme	Dosage	N. d'unités	Prix	Prix/jour	Liste	Remb. S.S.	Comm.
Comprimé	–	36	Libre	–	0	0 %	–

BÉNADRYL ★★

- **Composition :** Diphénidramine, phénylpropanolamine, paracétamol.
- **Domaine :** ORL.
- **Activité :** Antihistaminique H1. Vasoconstricteur rhino-pharyngé. Antalgique. Antipyrétique.
- **Classe :** Antihistaminique anticholinergique. Stimulant alpha adrénergique. Paracétamol.

Indications : Traitement symptomatique des affections aiguës rhino-pharyngées et des états grippaux avec hypersécrétion nasale, fièvre, maux de tête, etc.

Contre-indications : Hypersensibilité au produit. Enfant de moins de 6 mois. Traitement par les antidépresseurs de type IMAO. Antécédents de glaucome, de troubles vésico-prostatiques.

Effets indésirables : Nervosité, insomnie, sécheresse de la bouche, troubles de la vision, troubles urinaires, palpitations.

Précautions d'emploi : Prudence chez le sujet âgé et chez les patients présentant une hypertension, des troubles du rythme cardiaque, des antécédents d'infarctus du myocarde, de troubles vésico-prostatiques. Non conseillé chez la femme enceinte ou allaitant. Donne une réaction positive au contrôle antidopage.

Interactions : Ne pas associer aux antidépresseurs de type IMAO, ni à certains antihypertenseurs. Les effets secondaires risquent d'être augmentés en cas d'association avec tout autre dépresseur du système nerveux central : hypnotiques, anxiolytiques, neuroleptiques, etc.

Surdosage : Entraîne une dépression puis une stimulation du système nerveux : hallucinations, convulsions imposant une surveillance hospitalière.

☞ *Vendu sans ordonnance.*

• WARNER WELLCOME

Forme	Dosage	N. d'unités	Prix	Prix/jour	Liste	Remb. S.S.	Comm.
Comprimé	–	16	35,25*	9	0	0 %	1993

BÉNÉMIDE ★★★

- **Composition :** Probénécide.
- **Domaine :** Infectiologie.
- **Activité :** Antibiotique.
- **Classe :** Pénicillines (adjuvant).

Indications : Adjuvant de la pénicillinothérapie.

Contre-indications : Insuffisance rénale. Lithiase urique. Goutte.

Effets indésirables : Troubles digestifs : nausées, gingivites. Céphalées, vertiges. Réactions allergiques.

Précautions d'emploi : Prudence en cas d'antécédents d'ulcères gastro-duodénaux.

Interactions : Potentialise l'effet des anticoagulants oraux et du méthotrexate.

☞ *Sur prescription médicale.*

• DOMS-ADRIAN

Forme	Dosage	N. d'unités	Prix	Prix/jour	Liste	Remb. S.S.	Comm.
Comprimé	500 mg	30	20,80	3	2	65 %	–

BÉNERVA ★★★

- **Composition :** Thiamine
- **Domaine :** Nutrition et métabolisme.
- **Activité :** Vitamines hydrosolubles.
- **Classe :** Vitamine B1.

Indications : Traitement du béri-béri. Prévention et traitement des carences d'apport ou d'absorption dans la dénutrition ou chez l'alcoolique. Traitement de certaines polynévrites toxicarentielles. Adjuvant au cours du traitement de certains syndromes douloureux.

Contre-indications : Hypersensibilité aux constituants.

Effets indésirables : Par voie injectable, il a été signalé des hypotensions et des états de choc.

☞ *Vendu sans ordonnance.*

• ROCHE.

Forme	Dosage	N. d'unités	Prix	Prix/jour	Liste	Remb. S.S.	Comm.
Amp. inj.	100 mg	3	6,80*	–	0	0 %	1938
Comprimé	250 mg	40	17,70*	–	0	0 %	1938
Flacon inj.	500 mg	1	7,00*	–	0	0 %	1987
Flacon inj.	500 mg	10	Hôp.	–	0	Hôp.	1987

BENGUE ★

- **Composition :** Salicylate de méthyle, menthol.
- **Domaine :** Rhumatologie. Algologie.
- **Activité :** Antirhumatismal externe. Antalgique externe.
- **Classe :** Salicylés.

Indications : Utilisé dans le traitement des douleurs d'origine musculo-tendino-ligamentaire : torticolis, dorsalgies, lombalgies. Douleurs articulaires.

Contre-indications : Hypersensibilité aux constituants. Ne pas appliquer sur : muqueuses, peau en mauvais état, plaies, ulcérations. Enfant de moins de 12 ans.

Effets indésirables : Réaction allergique locale imposant l'arrêt du traitement.

Précautions d'emploi : Se laver les mains après usage.

☞ *Vendu sans ordonnance.*

• URPAC

Forme	Dosage	N. d'unités	Prix	Prix/jour	Liste	Remb. S.S.	Comm.
Baume	–	40 g	36,00*	–	0	0 %	–

BENTOS ★★★

- **Composition :** Béfunolol
- **Domaine :** Ophtalmologie.
- **Activité :** Antiglaucomateux.
- **Classe :** Bêtabloquant non sélectif.

Indications : Hypertonie intraoculaire. Glaucome chronique à angle ouvert.

Contre-indications : Hypersensibilité au produit. Asthme, insuffisance cardiaque non traitée. Troubles de la conduction intracardiaque, bradycardie importante.

Effets indésirables : Bradycardie, hypotension, risque de décompensation cardiaque. Crise d'asthme, gêne respiratoire. Fatigue, maux de tête. Sécheresse de l'œil, anesthésie de la cornée, troubles visuels.

Précautions d'emploi : Débuter progressivement le traitement. Donne une réaction positive au contrôle antidopage.

Interactions : Prudence en cas d'association à des médicaments utilisés par voie générale : bêtabloquant, inhibiteurs calciques, antihypertenseurs antiarythmisants. Ne pas associer à la floctafénine (Idarac). Prudence en association avec les anti-inflammatoires non stéroïdiens, les neuroleptiques.

☞ *Sur prescription médicale.*

• FAURE

Forme	Dosage	N. d'unités	Prix	Prix/jour	Liste	Remb. S.S.	Comm.
Collyre	0,25 %	3 ml	26,50	–	1	65 %	1987
Collyre	0,50 %	3 ml	27,50	–	1	65 %	1987
Collyre unidose	0,25 %	20	Hôp.	–	1	Hôp.	1988
Collyre unidose	0,25 %	100	Hôp.	–	1	Hôp.	1988
Collyre unidose	0,50 %	20	Hôp.	–	1	Hôp.	1988
Collyre unidose	0,50 %	100	Hôp.	–	1	Hôp.	1988

BÉNYLIN ★

- **Composition :** Diphénhydramine.
- **Domaine :** Pneumologie.
- **Activité :** Antitussif. Antihistaminique H1.
- **Classe :** Antihistaminique anticholinergique.

Indications : Proposé dans le traitement symptomatique des toux non productives.

Contre-indications : Asthme, insuffisance respiratoire. Glaucome, troubles urétro-prostatiques.

Effets indésirables : Somnolence, sécheresse de la bouche, troubles visuels, rétention d'urine. Troubles digestifs.

Précautions d'emploi : Ne pas prendre d'alcool pendant le traitement. Prudence chez le sujet âgé. Déconseillé chez la femme enceinte ou allaitant. Le traitement doit être de courte durée.

Interactions : L'activité et les effets secondaires peuvent être augmentés par association à d'autres dépresseurs du système nerveux central ou à d'autres anticholinergiques.

Surdosage : Entraîne une somnolence avec possible dépression des centres respiratoires et convulsions imposant l'hospitalisation.

☞ *Vendu sans ordonnance.*

- PARKE-DAVIS

Forme	Dosage	N. d'unités	Prix	Prix/jour	Liste	Remb. S.S.	Comm.
Sirop	2,8 mg/ml	125 ml	12,80	5	0	35 %	1964

BENZO-GYNŒSTRIL ★★★

- **Composition :** Forme immédiate : Benzoate d'œstradiol. Forme retard : hexahydrobenzoate d'œstradiol.
- **Domaine :** Endocrinologie. Gynécologie
- **Activité :** Estrogénique.
- **Classe :** Estrogène.

Indications : Ménopause, castration chez la femme. bouffées de chaleur, troubles trophiques, ostéoporose. Troubles des règles, aménorrhée. Bloquage de la lactation.

Contre-indications : Maladies thrombo-emboliques, maladies cardio-vasculaires. Tumeurs malignes du sein et de l'utérus. Maladies hépatiques sévères. Hypertension artérielle. Diabète. Antécédents de maladie hépatique.

Effets indésirables : Accidents cardio-vasculaires ou thrombo-emboliques. Maux de tête, migraine, vertiges. Troubles digestifs, irritabilité, dépression, jambes lourdes, saignements génitaux.

Précautions d'emploi : Une surveillance clinique de la femme traitée s'impose.

Interactions : Ne pas associer à la rifampicine, aux barbituriques et à certains anti-épileptiques.

☞ *Sur prescription médicale.*

- ROUSSEL

Forme	Dosage	N. d'unités	Prix	Prix/jour	Liste	Remb. S.S.	Comm.
Amp. inj.	5 mg	1	7,70	–	2	65 %	1940
Amp. inj. retard	5 mg	1	8,90	–	2	65 %	1956

BENZOCHLORYL ★★

- **Composition :** Clofénotane.
- **Domaine :** Parasitologie.
- **Activité :** Antiparasitaire externe.
- **Classe :** Antiscabieux.

Indications : Traitement de la gale. Traitement des aoûtats.

Effets indésirables : Sensation de cuisson, eczéma.

Précautions d'emploi : Après un bain appliquer le produit sur l'ensemble du corps en évitant le visage et le cuir chevelu. Après 24 heures, se laver.

Surdosage : En cas d'ingestion, entraîne des convulsions.

☞ *Vendu sans ordonnance.*

- GOUPIL

Forme	Dosage	N. d'unités	Prix	Prix/jour	Liste	Remb. S.S.	Comm.
Solution	6 %	125 ml	29,40*	–	0	0 %	1946

BENZODODÉCINIUM CHIBRET ★★

- **Composition :** Benzododécinium.
- **Domaine :** Ophtalmologie.
- **Activité :** Antiseptique local.
- **Classe :** Ammonium quaternaire.

Indications : Infections superficielles de l'œil et de ses annexes : conjonctivites, kératoconjonctivites, ulcères de la cornée, kératites bactériennes, blépharites, dacryocystites.

Contre-indications : Hypersensibilité au produit.

Effets indésirables : Irritation locale. Risque d'allergie.

☞ *Vendu sans ordonnance.*

• MERCK SHARP & DOHME-CHIBRET

Forme	Dosage	N. d'unités	Prix	Prix/jour	Liste	Remb. S.S.	Comm.
Collyre	0,25 %	10 ml	10,40	–	0	65 %	1957

BÉPANTHÈNE ★★

- **Composition :** Dexpanthénol.
- **Domaine :** Nutrition et métabolisme. Dermatologie.
- **Activité :** Vitamines hydrosolubles.
- **Classe :** Vitamine B4.

Indications : Traitement des pertes des cheveux ou des anomalies des ongles. Inflammations des voies respiratoires supérieures. Crampes de la grossesse. Pour l'onguent : prévention et traitement des dermites irritatives : érythème fessier, crevasse du sein, brûlures.

Effets indésirables : Possibilité d'éruptions cutanées à type d'eczéma.

☞ *Vendu sans ordonnance.*

• ROCHE

Forme	Dosage	N. d'unités	Prix	Prix/jour	Liste	Remb. S.S.	Comm.
Amp. inj.	500 mg	6	20,10	–	0	0 %	1964
Comprimé	100 mg	20	16,70	–	0	0 %	1951
Comprimé	100 mg	60	45,20	–	0	0 %	1987
Onguent	5 %	80 g	34,70*	–	0	0 %	1993

BÉROTEC ★★★

- **Composition :** Fénotérol
- **Domaine :** Pneumologie.
- **Activité :** Bronchodilatateur.
- **Classe :** Stimulant bêta-2-adrénergique.

Indications : Traitement de la crise d'asthme. Traitement de fond de l'asthme à crises fréquentes ou à dyspnée continue. Prévention de l'asthme d'effort. Traitement de fond et des poussées aiguës, des broncho-pneumopathies chroniques obstructives à forme spastique.

Contre-indications : Hypersensibilité au produit.

Effets indésirables : Tremblement prédominant aux extrémités souvent non perçu par le patient. Tachycardie à fortes doses.

Précautions d'emploi : Le traitement doit être surveillé médicalement avec mesure régulière du pouls et du rythme cardiaque. Donne une réaction positive au contrôle antidopage.

Surdosage : Entraîne des tremblements, une tachycardie, des sueurs, de la nervosité.

☞ *Sur prescription médicale.*

• BŒHRINGER INGELHEIM

Forme	Dosage	N. d'unités	Prix	Prix/jour	Liste	Remb. S.S.	Comm.
Sol. Aérosol	1 mg/ml	20 ml	Hôp.	–	1	Hôp.	1993
Spray Aérosol	200 µg/b	200 b	35,20	0,7 à 2	1	65 %	1988

BÊTA-ADALATE ★★★

- **Composition :** Aténolol, nifédipine.
- **Domaine :** Cardio-vasculaire.
- **Activité :** Antihypertenseur.
- **Classe :** Association bêtabloquant et inhibiteur calcique.

Indications : Hypertension artérielle.

Contre-indications : Asthme, insuffisance cardiaque, fréquence cardiaque inférieure à 50.

Effets indésirables : Fatigue, céphalées, bouffées de chaleur. Troubles digestifs : gastralgie, nausées, constipation. Fatigue à l'effort. Hypotension. Bradycardie. Extrémités froides. Possibilité d'asthme, d'insuffisance cardiaque. Hypoglycémie.

Précautions d'emploi : Prudence en cas d'insuffisance cardiaque ou d'insuffisance rénale. Prudence en cas d'asthme ou de bronchite chronique, en particulier chez le sujet âgé. Non conseillé chez la femme enceinte ou allaitant.

Interactions : Peut entraîner des troubles du rythme en association avec certains anti-arythmisants. Ne pas associer à la floctafénine (Idarac). Prudence en association avec les anti-inflammatoires non stéroïdiens, les neuroleptiques et les traitements antidiabétiques.

Surdosage : Une surveillance de la fréquence cardiaque et de la tension artérielle s'impose.

☞ *Sur prescription médicale.*

• BAYER PHARMA

Forme	Dosage	N. d'unités	Prix	Prix/jour	Liste	Remb. S.S.	Comm.
Gélule	A 50 mg N 20 mg	28	95,90	3 à 7	1	65 %	1988
Gélule	A 50 mg N 20 mg	50	Hôp.	–	1	Hôp.	1989

BÉTADINE BAIN DE BOUCHE ★

- **Composition :** Polyvidone iodée.
- **Domaine :** Stomatologie.
- **Activité :** Antiseptique local.
- **Classe :** Iode.

Indications : Traitement local d'appoint des infections de la bouche et de l'oropharynx.

Contre-indications : Enfant de moins de 30 mois. Intolérance à l'iode.

Effets indésirables : Surcharge en iode avec risque de dysfonctionnement thyroïdien.

Précautions d'emploi : Traitement de courte durée.

Interactions : Ne pas associer à d'autres antiseptiques.

☞ *Vendu sans ordonnance.*

• ASTA MEDICA

Forme	Dosage	N. d'unités	Prix	Prix/jour	Liste	Remb. S.S.	Comm.
Sol. buccale	8,5 %	125 ml	15,50	–	0	35 %	1975

BÉTADINE CUTANÉE ★★★

- **Composition :** Polyvidone iodée.
- **Domaine :** Dermatologie. Chirurgie.
- **Activité :** Antiseptique local. Antifongique.

Indications : Plaies et brûlures superficielles. Traitement d'appoint des affections bactériennes de la peau et des muqueuses. Antisepsie de la peau. Stérilisation du matériel chirurgical avant stérilisation.

Contre-indications : Intolérance à l'iode. Nouveau-né. Grossesse et allaitement.

Effets indésirables : Surcharge en iode avec risque de dysfonctionnement thyroïdien.

Précautions d'emploi : Éviter un emploi prolongé.

Interactions : Éviter l'utilisation simultanée de plusieurs antiseptiques.

☞ *Vendu sans ordonnance.*

• ASTA MEDICA

Forme	Dosage	N. d'unités	Prix	Prix/ jour	Liste	Remb. S.S.	Comm.
Compresse	350 mg	5	21,20	–	0	0 %	1978
Compresse	350 mg	50	Hôp.	–	0	Hôp.	1978
Pansement « Tulle »	10 %	10	27,30*	–	0	0 %	1980
Pommade	10 %	30 g	11,60	–	0	65 %	1977
Pommade	10 %	100 g	Hôp.	–	0	Hôp.	1977
Sol. « Scrub »	4 %	125 ml	15,10	–	0	65 %	1970
Sol. flacon 10 ml	10 %	50	Hôp.	–	0	Hôp.	1975
Sol. locale	10 %	125 ml	16,10	–	0	65 %	1975
Sol. locale	10 %	500 ml	Hôp.	–	0	Hôp.	1975

BÉTADINE GYNÉCOLOGIQUE ★★★

- **Composition :** Polyvidone iodée.
- **Domaine :** Gynécologie.
- **Activité :** Antiseptique local.

Indications : Traitement d'appoint des infections vaginales et du col de l'utérus : leucorrhées, vaginites, cervicites.

Contre-indications : Intolérance à l'iode. Grossesse.

Effets indésirables : Un traitement prolongé peut entraîner une surcharge en iode avec le risque de troubles thyroïdiens.

Précautions d'emploi : Éviter un emploi prolongé.

Interactions : Ne pas associer plusieurs antiseptiques.

☞ *Vendu sans ordonnance.*

• ASTA MEDICA

Forme	Dosage	N. d'unités	Prix	Prix/ jour	Liste	Remb. S.S.	Comm.
Compr. gynécol.	250 mg	8	11,30	–	0	65 %	1975
Ovule	250 mg	8	14,90	–	0	65 %	1985
Sol. gynécol.	10 %	125 ml	14,30	–	0	65 %	1970
Sol. gynécol.	10 %	500 ml	Hôp.	–	0	Hôp.	1970

BÉTADINE OCULAIRE ★

- **Composition :** Polyvidone iodée.
- **Domaine :** Ophtalmologie
- **Activité :** Antiseptique local.
- **Classe :** Iode.

Indications : Infections superficielles de l'œil et de ses annexes : conjonctivites, kératoconjonctivites, ulcères de la cornée, kératites bactériennes, blépharites, dacryocystites.

Contre-indications : Enfant de moins de 30 mois. Intolérance à l'iode.

Effets indésirables : Surcharge en iode avec risque de dysfonctionnement thyroïdien.

Précautions d'emploi : Utiliser en irrigation oculaire, suivie d'un rinçage. Ne pas utiliser en collyre.

Interactions : Ne pas associer à d'autres antiseptiques.

☞ *Usage professionnel.*

• ASTA MEDICA

Forme	Dosage	N. d'unités	Prix	Prix/jour	Liste	Remb. S.S.	Comm.
Sol. oculaire	5 %	10 x 50 ml	Hôp.	–	0	Hôp.	1993
Sol. oculaire	5 %	50 ml	Hôp.	–	0	Hôp.	1993

BÉTAGAN ★★★

- **Composition :** Lévobunolol.
- **Domaine :** Ophtalmologie.
- **Activité :** Antiglaucomateux.
- **Classe :** Bêtabloquant non sélectif.

Indications : Hypertonie intraoculaire. Glaucome chronique à angle ouvert.

Contre-indications : Hypersensibilité au produit. Asthme, insuffisance cardiaque non traitée. Troubles de la conduction intracardiaque, bradycardie importante.

Effets indésirables : Bradycardie, hypotension, risque de décompensation cardiaque. Crise d'asthme, gêne respiratoire. Fatigue, maux de tête. Sécheresse de l'œil, anesthésie de la cornée, troubles visuels.

Précautions d'emploi : Débuter progressivement le traitement. Donne une réaction positive au contrôle antidopage.

Interactions : Prudence en cas d'association à des médicaments utilisés par voie générale : bêtabloquant, inhibiteurs calciques, antihypertenseurs, antiarythmisants. Ne pas associer à la floctafénine (Idarac). Prudence en association avec les anti-inflammatoires non stéroïdiens, les neuroleptiques.

☞ *Sur prescription médicale.*

- ALLERGAN

Forme	Dosage	N. d'unités	Prix	Prix/jour	Liste	Remb. S.S.	Comm.
Collyre	0,5 %	3 ml	27,80	–	1	65 %	1994

BÉTAMAZE ★★★

- **Composition :** Sulbactam.
- **Domaine :** Infectiologie.
- **Activité :** Traitement associé aux bêtalactamines.
- **Classe :** Inhibiteur des bêtalactamases.

Indications : Pour augmenter le spectre des bêtalactamines. Prescrit en association avec ampicilline, pipéracilline, mezlocilline, céfopérazone, céfotaxime. Traitement des infections à staphylocoques, gonocoques, Haemophilus, colibacille, Proteus, pneumocoques, Entérobacter.

Contre-indications : Hypersensibilité aux bêtalactamines.

Effets indésirables : Troubles digestifs : nausées, vomissements, diarrhée. Éruptions cutanées : urticaire, choc anaphylactique. Thrombopénie, leucopénies.

Précautions d'emploi : Déconseillé chez la femme enceinte ou allaitant.

☞ *Usage hospitalier.*

- PFIZER

Forme	Dosage	N. d'unités	Prix	Prix/jour	Liste	Remb. S.S.	Comm.
Flacon inj.	1 g	1	Hôp.	–	1	Hôp.	1991

BÉTANOL ★★★

- **Composition :** Métipranol
- **Domaine :** Ophtalmologie.
- **Activité :** Antiglaucomateux.
- **Classe :** Bêtabloquant non sélectif.

Indications : Hypertonie intraoculaire. Glaucome chronique à angle ouvert.

Contre-indications : Hypersensibilité au produit. Asthme, insuffisance cardiaque non traitée. Troubles de la conduction intracardiaque, bradycardie importante.

Effets indésirables : Bradycardie, hypotension, risque de décompensation cardiaque. Crise d'asthme, gêne respiratoire. Fatigue, maux de tête. Sécheresse de l'œil, anesthésie de la cornée, troubles visuels.

Précautions d'emploi : Débuter progressivement le traitement. Donne une réaction positive au contrôle antidopage.

Interactions : Prudence en cas d'association à des médicaments utilisés par voie générale : bêtabloquants, inhibiteurs calciques, antihypertenseurs, antiarythmisants. Ne pas associer à la floctafénine (Idarac). Prudence en association avec les anti-inflammatoires non stéroïdiens, les neuroleptiques.

☞ *Sur prescription médicale.*

- ALLERGAN

Forme	Dosage	N. d'unités	Prix	Prix/jour	Liste	Remb. S.S.	Comm.
Collyre	0,1 %	3 ml	23,00	–	1	65 %	1989
Collyre	0,3 %	3 ml	23,40	–	1	65 %	1985
Collyre	0,6 %	3 ml	23,40	–	1	65 %	1985

BETAPRESSINE ★★★

- **Composition :** Lévo-penbutolol.
- **Domaine :** Cardio-vasculaire.
- **Activité :** Antiangineux. Antihypertenseur.
- **Classe :** Bêtabloquant non sélectif.

Indications : Hypertension artérielle. Prévention de la crise d'angine de poitrine.

Contre-indications : Asthme, insuffisance cardiaque, fréquence cardiaque inférieure à 50. Insuffisance rénale sévère.

Effets indésirables : Troubles digestifs : gastralgie, nausées, constipation. Fatigue à l'effort. Impuissance. Extrémités froides. Possibilité d'asthme, d'insuffisance cardiaque. Hypoglycémie.

Précautions d'emploi : Ne jamais interrompre brutalement le traitement. Prudence chez les patients présentant une bronchite chronique, une insuffisance rénale ou hépatique. Non conseillé chez la femme enceinte ou allaitant. Donne une réaction positive au contrôle antidopage.

Interactions : Peut entraîner des troubles du rythme en association avec certains anti-arythmisants, les inhibiteurs calciques. Ne pas associer à la floctafénine (Idarac). Prudence en association avec les anti-inflammatoires non stéroïdiens, les neuroleptiques.

Surdosage : Une surveillance de la fréquence cardiaque et de la tension artérielle s'impose.

☞ *Sur prescription médicale.*

- ROUSSEL

Forme	Dosage	N. d'unités	Prix	Prix/jour	Liste	Remb. S.S.	Comm.
Comprimé	40 mg	30	47,20	1,6	1	65 %	1984

BETATOP ★★★

- **Composition :** Aténolol.
- **Domaine :** Cardio-vasculaire.
- **Activité :** Antihypertenseur.
- **Classe :** Bêtabloquant sélectif.

Indications : Hypertension artérielle.

Contre-indications : Asthme, insuffisance cardiaque, fréquence cardiaque inférieure à 50. Insuffisance rénale sévère.

Effets indésirables : Fatigue à l'effort. Impuissance. Insomnie. Extrémités froides. Possibilité d'asthme, d'insuffisance cardiaque.

Précautions d'emploi : Ne jamais interrompre brutalement le traitement. Prudence chez les patients présentant une bronchite chronique, une insuffisance rénale ou hépatique. Non conseillé chez la femme enceinte ou allaitant. Donne une réaction positive au contrôle antidopage.

Interactions : Peut entraîner des troubles du rythme en association avec certains anti-arythmisants, les inhibiteurs calciques. Ne pas associer à la floctafénine (Idarac). Prudence en association avec les anti-inflammatoires non stéroïdiens, les neuroleptiques.

Surdosage : Une surveillance de la fréquence cardiaque et de la tension artérielle s'impose.

☞ *Sur prescription médicale.*

- MARCOFINA

Forme	Dosage	N. d'unités	Prix	Prix/jour	Liste	Remb. S.S.	Comm.
Comprimé	50 mg	28	37,20	2 à 5	1	65 %	1991
Comprimé	100 mg	28	67,80	2 à 5	1	65 %	1991

BETNESALIC ★★★

- **Composition :** Bétaméthasone, acide salicylique.
- **Domaine :** Dermatologie.
- **Activité :** Anti-inflammatoire local. Kératolytique.
- **Classe :** Anti-inflammatoire stéroïdien. Dermocorticoïde. Acide salicylique.

Indications : Dermatoses corticosensibles à composante kératosique : lichen, névrodermites. Psoriasis, lichen plan, eczémas lichénifiés, kératodermies palmoplantaires.

Contre-indications : Infections bactériennes, virales, parasitaires ou mycoses. Lésions ulcérées. Acné et rosacée.

Effets indésirables : Atrophie cutanée, télangiectasies, vergetures. Retard de cicatrisation. Sécheresse de la peau, folliculite, acné, hypertrichose, dépigmentations. Effets généraux : freination hypophysaire, hypercorticisme.

Précautions d'emploi : Traitement limité à deux applications par jour. Pas d'utilisation prolongée, car risque de survenue d'une dermite cortico-induite. Prudence chez l'enfant.

Surdosage : Risque d'hypercorticisme, particulièrement chez le nourrisson et l'enfant en bas âge.

☞ *Sur prescription médicale.*

• GLAXO

Forme	Dosage	N. d'unités	Prix	Prix/jour	Liste	Remb. S.S.	Comm.
Pommade	0,1 et 3 %	30	22,50	–	1	65 %	1988

BETNESOL ★★★

• **Composition :** Bétaméthasone.
• **Domaine :** Inflammation.
• **Activité :** Anti-inflammatoire.
• **Classe :** Anti-inflammatoire stéroïdien.

Indications : Maladies allergiques : urticaire, choc. Collagénoses. Affections dermatologiques : eczéma, pemphigus, toxidermies. Maladies auto-immunes : hépatites chroniques, thyroïdite, purpuras thrombopéniques idiopathiques, anémies hémolytiques. Certaines maladies infectieuses. Leucémies et lymphomes. Artérite temporale. Syndromes néphrotiques. Tumeurs ou œdème cérébral, paralysies faciales, polyradiculonévrites. Arthrites, polyarthrites, radiculite. Inflammations de l'œil ou de la sphère ORL, etc.

Contre-indications : Toute infection bactérienne ou virale en évolution. Goutte. Ulcère gastro-duodénal évolutif. États psychotiques. Hépatites aiguës.

Effets indésirables : Syndrome d'hypercorticisme avec fonte musculaire, obésité, hypertension, diabète, ostéoporose, ostéonécrose de la tête fémorale. Ulcère gastro-duodénal, hémorragie digestive, pancréatites aiguës. Nervosité avec euphorie, insomnie, états confusionnels, dépression à l'arrêt du traitement.

Précautions d'emploi : Nécessité impérative d'un régime sans sel. Régime riche en protides, pauvre en sucres. Non conseillé chez la femme enceinte. Donne une réaction positive au contrôle antidopage.

Interactions : Ne pas associer à des produits favorisant l'apparition de troubles du rythme ventriculaire : érythromycine, vincamine, certains antiarythmiques (bépridil, amiodarone, sotalol), digitaliques, diurétiques hypokaliémiants. Prudence en cas d'association avec l'aspirine, les anticoagulants. Une surveillance renforcée est indispensable chez le diabétique, l'hypertendu, l'ancien ulcéreux, le tuberculeux.

Surdosage : Entraîne un état d'hypercorticisme.

☞ *Sur prescription médicale.*

• GLAXO

Forme	Dosage	N. d'unités	Prix	Prix/jour	Liste	Remb. S.S.	Comm.
Comprimé	0,5 mg	30	18,80	1 à 5	1	65 %	1963
Amp. inj.	4 mg	3	20,00	6 à 18	1	65 %	1964

BETNESOL SOLUTION RECTALE ★★★

• **Composition :** Bétaméthasone.
• **Domaine :** Gastro-entérologie.
• **Activité :** Anti-inflammatoire intestinal.
• **Classe :** Stéroïdien.

Indications : Rectocolite hémorragique. Maladie de Crohn colique.

Contre-indications : Infection bactérienne ou virale en évolution. Ulcère gastro-duodénal en évolution. Troubles psychiatriques graves.

Effets indésirables : Très rarement, signes généraux de surdosage en cortisone.

Précautions d'emploi : Administrer de préférence le soir afin de garder le lavement le plus longtemps possible.

Interactions : Ne pas associer à l'érythromycine, à la vincamine. Prudence en cas d'association à certains antiarythmiques : amiodarone, bépridil, sotalol, disopyramide. Surveiller les associations avec les digitaliques, les diurétiques, l'aspirine, les anticoagulants oraux, l'héparine, les antidiabétiques, l'insuline, les antihypertenseurs, etc.

☞ *Sur prescription médicale.*

• GLAXO

Forme	Dosage	N. d'unités	Prix	Prix/jour	Liste	Remb. S.S.	Comm.
Sol. rectale	5 mg	1	22,90	–	1	65 %	1964

BETNEVAL 0,1 % ★★★

- **Composition :** Bétaméthasone
- **Domaine :** Dermatologie.
- **Activité :** Anti-inflammatoire local.
- **Classe :** Anti-inflammatoire stéroïdien. Dermocorticoïde.

Indications : Eczéma de contact, dermatite allergique, lichénification. Psoriasis, lichen, prurigo, dyshidrose, lupus érythémateux discoïde, dermite séborrhéique. Piqûres d'insectes, prurigo parasitaire après traitement de la cause.

Contre-indications : Infections bactériennes, virales, parasitaires ou mycoses. Lésions ulcérées. Acné et rosacée.

Effets indésirables : Atrophie cutanée, télangiectasies, vergetures. Retard de cicatrisation. Sécheresse de la peau, folliculite, acné, hypertrichose, dépigmentations. Effets généraux : freination hypophysaire, hypercorticisme.

Précautions d'emploi : Traitement limité à deux applications par jour. Prudence chez l'enfant.

Surdosage : Risque d'effets généraux.

☞ *Sur prescription médicale.*

- GLAXO

Forme	Dosage	N. d'unités	Prix	Prix/jour	Liste	Remb. S.S.	Comm.
Crème	0,1 %	10 g	11,90	–	1	65 %	1964
Crème	0,1 %	30 g	19,70	–	1	65 %	1983
Lotion	0,1 %	15 g	15,00	–	1	65 %	1964
Pommade	0,1 %	10 g	11,90	–	1	65 %	1964
Pommade	0,1 %	30 g	19,70	–	1	65 %	1983

BETNEVAL BUCCAL ★★★

- **Composition :** Bétaméthasone
- **Domaine :** Stomatologie.
- **Activité :** Anti-inflammatoire local.
- **Classe :** Anti-inflammatoire stéroïdien.

Indications : Traitement local d'appoint des inflammations de la muqueuse buccale : aphtes, ulcérations, stomatites, lichen plan, pemphigus buccaux.

Contre-indications : Infections bactériennes, virales, parasitaires ou mycoses.

Effets indésirables : Apparition de candidose buccale. Effets généraux : freination hypophysaire, hypercorticisme.

Précautions d'emploi : Traitement de durée limitée à 10 jours.

Surdosage : Risque d'effets généraux.

☞ *Sur prescription médicale.*

- GLAXO

Forme	Dosage	N. d'unités	Prix	Prix/jour	Liste	Remb. S.S.	Comm.
Tablette	0,1 mg	50	13,00	1,3 à 2.6	1	35 %	1971

BETNEVAL-NÉOMYCINE ★★★

- **Composition :** Bétaméthasone, néomycine.
- **Domaine :** Dermatologie.
- **Activité :** Anti-inflammatoire local. Antibiotique.
- **Classe :** Anti-inflammatoire stéroïdien. Dermocorticoïde. Aminoside.

Indications : Dermatoses justiciables de la corticothérapie locale avec surinfection : eczémas, dyshidrose en début de traitement.

Contre-indications : Hypersensibilité à la néomycine. Dermatoses primitivement microbiennes, virales ou mycosiques. Ulcères de la jambe, escarres.

Effets indésirables : Atrophie cutanée, télangiectasies, vergetures. Retard de cicatrisation. Sécheresse de la peau, folliculite, acné, hypertrichose, dépigmentations. Réactions allergiques cutanées. Effets généraux : freination hypophysaire, hypercorticisme.

Précautions d'emploi : Traitement limité à deux applications par jour pendant environ une semaine. Pas d'utilisation prolongée, car risque de survenue d'une dermite cortico-induite. Prudence chez l'enfant.

Surdosage : Risque d'effets généraux.

☞ *Sur prescription médicale.*

- GLAXO

Forme	Dosage	N. d'unités	Prix	Prix/jour	Liste	Remb. S.S.	Comm.
Crème	0,1 et 0,35 %	10 g	12,30	–	1	65 %	1965
Crème	0,1 et 0,35 %	30 g	19,70	–	1	65 %	1983
Lotion	0,1 et 0,35 %	15 g	16,30	–	1	65 %	1965
Pommade	0,1 et 0,35 %	10 g	12,30	–	1	65 %	1965
Pommade	0,1 et 0,35 %	30 g	19,70	–	1	65 %	1983

BETOPTIC ★★★

- **Composition :** Bétaxolol.
- **Domaine :** Ophtalmologie.
- **Activité :** Antiglaucomateux.
- **Classe :** Bêtabloquant non sélectif.

Indications : Hypertonie intraoculaire. Glaucome chronique à angle ouvert.

Contre-indications : Hypersensibilité au produit. Asthme, insuffisance cardiaque non traitée. Troubles de la conduction intracardiaque, bradycardie importante.

Effets indésirables : Bradycardie, hypotension, risque de décompensation cardiaque. Crise d'asthme, gêne respiratoire. Fatigue, maux de tête. Sécheresse de l'œil, anesthésie de la cornée, troubles visuels.

Précautions d'emploi : Débuter progressivement le traitement. Donne une réaction positive au contrôle antidopage.

Interactions : Prudence en cas d'association à des médicaments utilisés par voie générale : bêtabloquant, inhibiteurs calciques, antihypertenseurs antiarythmisants. Ne pas associer à la floctafénine (Idarac). Prudence en association avec les anti-inflammatoires non stéroïdiens, les neuroleptiques.

☞ *Sur prescription médicale.*

- ALCON

Forme	Dosage	N. d'unités	Prix	Prix/jour	Liste	Remb. S.S.	Comm.
Collyre	0,25 %	3 ml	35,00	–	1	65 %	1993
Collyre	0,5 %	3 ml	35,00	–	1	65 %	1987

BÉTRIPHOS ★

- **Composition :** Triphosadénine, vitamines C, B1, B6, B12.
- **Domaine :** Nutrition et métabolisme.
- **Activité :** Antiasthénique. Vitamines hydrosolubles.
- **Classe :** Polyvitamines.

Indications : Utilisé dans le traitement de l'asthénie fonctionnelle, en l'absence d'activité spécifique démontrée. Convalescences, surmenage. Carences vitaminiques. Éthylisme. Névrites, polynévrites.

Contre-indications : Hypersensibilité aux cobalamines.

Effets indésirables : Réactions allergiques.

Précautions d'emploi : Traitement toujours de courte durée.

☞ *Vendu sans ordonnance.*

- MARCOFINA

Forme	Dosage	N. d'unités	Prix	Prix/jour	Liste	Remb. S.S.	Comm.
Gélule	–	30	55,60*	–	0	0 %	1965

BÉVITINE ★★★

- **Composition :** Thiamine
- **Domaine :** Nutrition et métabolisme.
- **Activité :** Vitamines hydrosolubles.
- **Classe :** Vitamine B1.

Indications : Traitement du béri-béri. Prévention et traitement des carences d'apport ou d'absorption dans les dénutritions ou chez l'alcoolique. Traitement de certaines polynévrites toxicarentielles. Adjuvant au cours du traitement de certains syndromes douloureux.

Contre-indications : Hypersensibilité aux constituants.

Effets indésirables : Par voie injectable, il a été signalé des hypotensions et des états de choc.

☞ *Vendu sans ordonnance.*

• SPECIA

Forme	Dosage	N. d'unités	Prix	Prix/jour	Liste	Remb. S.S.	Comm.
Comprimé	250 mg	20	12,60*	–	0	0 %	1947
Amp. inj.	100 mg	5	11,30	–	0	35 %	1958

BIAFINE ★

- **Composition :** Trolamine, éthylèneglycol, acide stéarique, palmitate de cétyle, paraffine, perhydrosqualène, propylèneglycol, huile d'avocat, alginate de trolamine et de sodium, acide sorbique. Parahydroxybenzoate de propyle. Parahydroxybenzoate de méthyle.
- **Domaine :** Dermatologie.
- **Activité :** Topique protecteur.

Indications : Érythème secondaire à des traitements radiothérapiques. Brûlures du 1er et du 2e degré.

Contre-indications : Plaies hémorragiques. Dermatoses allergiques.

Effets indésirables : Douleur à l'application locale.

☞ *Vendu sans ordonnance.*

• MÉDIX

Forme	Dosage	N. d'unités	Prix	Prix/jour	Liste	Remb. S.S.	Comm.
Emulsion	–	186 g	34,00*	–	0	0 %	1976
Emulsion	–	93 g	17,70	–	0	35 %	1976

BICARBONATE DE SODIUM AGUETTANT ★★★

- **Composition :** Solution aqueuse de bicarbonate de sodium.
- **Domaine :** Nutrition et métabolisme.
- **Activité :** Alimentation parentérale.
- **Classe :** Bicarbonate de sodium.

Indications : Correction des acidoses métaboliques. Hyperkaliémies sévères.

Contre-indications : Alcaloses. Acidoses respiratoires. Rétention hydrosodée. Insuffisance cardiaque. Cirrhoses. Œdèmes.

Effets indésirables : Risque d'alcalose et d'hypokaliémie.

Précautions d'emploi : Toujours en perfusion intraveineuse lente. Une surveillance biologique de l'équilibre hydroélectrolytique est toujours indispensable.

☞ *Vendu sans ordonnance.*

• AGUETTANT

Forme	Dosage	N. d'unités	Prix	Prix/jour	Liste	Remb. S.S.	Comm.
Amp. inj. 10 ml	1,4 %	10	Libre	–	0	0 %	1967
Flacon inj. 250 ml	1,4 %	12	Hôp.	–	0	Hôp.	1967
Flacon inj. 250 ml	4,2 %	12	Hôp.	–	0	Hôp.	1986
Flacon inj. 500 ml	1,4 %	1	12,40	–	0	65 %	1967
Flacon inj. 500 ml	1,4 %	12	Hôp.	–	0	Hôp.	1967
Flacon inj. 500 ml	4,2 %	12	Hôp.	–	0	Hôp.	1986

BI-CITROL ★

- **Composition :** Citrate monosodique et trisodique.
- **Domaine :** Gastro-entérologie.
- **Activité :** Antiacide œso-gastrique.
- **Classe :** Sels alcalins.

Indications : Troubles fonctionnels d'origine digestive : lenteur de digestion, états nauséeux, ballonnements. Brûlures œsophagiennes et épigastriques.

Contre-indications : Du fait de la teneur

en sodium : œdémateux, hypertendus, cardiaques.

Précautions d'emploi : En cas de régime désodé, tenir compte du fait que chaque sachet contient l'équivalent de 0,65 g de sel.

☞ *Vendu sans ordonnance.*

• DYNATHÉRA

Forme	Dosage	N. d'unités	Prix	Prix/jour	Liste	Remb. S.S.	Comm.
Sachet	–	10	31,60*	–	0	0 %	1992

BICLINOCILLINE ★★★

• **Composition :** Bénéthamine benzylpénicilline, benzylpénicilline sodique.
• **Domaine :** Infectiologie.
• **Activité :** Antibiotique.
• **Classe :** Pénicillines sensibles aux pénicillinases.

Indications : Infections aux germes suivants : streptocoques, pneumocoques, gonocoques, méningocoques, leptospires, Listeria, staphylocoques, Clostridium, tréponèmes sensibles. Infections respiratoires, ORL, stomatologiques, cutanées, gynécologiques, uro-génitales, méningées ou septicémiques.

Contre-indications : Hypersensibilité aux pénicillines.

Effets indésirables : Manifestations allergiques : fièvre, urticaire, œdème de la face avec troubles respiratoires.

Précautions d'emploi : Rechercher dans les antécédents des réactions anormales à un traitement antérieur par une pénicilline. Prudence chez l'insuffisant rénal. Chez la femme enceinte ou allaitant, le produit passe dans l'organisme de l'enfant.

☞ *Sur prescription médicale.*

• SANOFI WINTHROP

Forme	Dosage	N. d'unités	Prix	Prix/jour	Liste	Remb. S.S.	Comm.
Flacon inj.	1 000 000 U	1	17,40	9 à 35	1	65 %	1961

BICNU ★★★

• **Composition :** Carmustine.
• **Domaine :** Cancérologie.
• **Activité :** Antinéoplasique. Cytostatique.
• **Classe :** Alkylant. Nitroso-urée.

Indications : Tumeurs cérébrales primitives ou secondaires. Myélomes multiples. Lymphomes hodgkiniens ou non hodgkiniens. Mélanomes.

Contre-indications : Antécédents de troubles sanguins lors d'une précédente chimiothérapie. Grossesse.

Effets indésirables : Troubles digestifs : nausées, vomissements. Troubles sanguins retardés : anémie, leucopénie, thrombopénie. Toxicité pulmonaire : fibroses. Toxicité rénale : insuffisance rénale. Brûlures sur le trajet veineux avec périphlébites. Aménorrhées, azoospermies.

Précautions d'emploi : Nécessité d'une surveillance régulière de l'hémogramme afin de guider les administrations ultérieures. Déconseillé chez la femme enceinte ou allaitant.

☞ *Sur prescription médicale. Usage hospitalier.*

• BRISTOL-MYERS SQUIBB

Forme	Dosage	N. d'unités	Prix	Prix/jour	Liste	Remb. S.S.	Comm.
Flacon inj.	100 mg	1	Hôp.	–	1	Hôp.	1983

BIGARADIER NATURA MEDICA ✤

• **Composition :** Feuilles de bigaradier, sorbate de potassium, alcool.
• **Domaine :** Neuropsychiatrie.
• **Activité :** Divers.

Indications : Utilisé dans les troubles neurotoniques de l'adulte et les troubles mineurs du sommeil.

☞ *Vendu sans ordonnance.*

• NATURA MEDICA

Forme	Dosage	N. d'unités	Prix	Prix/jour	Liste	Remb. S.S.	Comm.
Amp. buv.	500 mg	20	58,00*	5,8	0	0 %	1993

BIGONIST ★★★

- **Composition :** Busération.
- **Domaine :** Endocrinologie. Andrologie. Cancérologie.
- **Activité :** Stimulant des gonadostimulines. Anticancéreux.
- **Classe :** Gonadoréline (LH-RH) et analogues.

Indications : Traitement du cancer de la prostate.

Contre-indications : Hypersensibilité au produit. Orchidectomie ou pulpectomie préalable. Résistance du cancer aux analogues de la LH-RH.

Effets indésirables : Dans toutes les utilisations, on a signalé : bouffées de chaleur, fatigue. Au cours du traitement de la prostate : accentuation initiale des douleurs osseuses, impuissance, hypertension artérielle, éruption cutanée.

Précautions d'emploi : L'efficacité sera vérifiée par des examens complémentaires : échographie, etc. Prudence chez l'hypertendu et chez les patients ayant des troubles de l'humeur. La durée d'action serait de deux mois.

☞ *Sur prescription médicale.*

- CASSENNE

Forme	Dosage	N. d'unités	Prix	Prix/jour	Liste	Remb. S.S.	Comm.
Implant inj.	6,6 mg	1	1943,60	30	1	100 %	1994

BILICANTE ★

- **Composition :** Hymécromone.
- **Domaine :** Hépatologie.
- **Activité :** Cholérétique. Antispasmodique.

Indications : Traitement symptomatique des douleurs en relation avec les troubles dyspeptiques.

Contre-indications : Hypersensibilité aux constituants.

Effets indésirables : Diarrhée, réactions cutanées d'origine allergique.

Précautions d'emploi : Non conseillé chez la femme enceinte.

☞ *Vendu sans ordonnance.*

- PHARMINTER

Forme	Dosage	N. d'unités	Prix	Prix/jour	Liste	Remb. S.S.	Comm.
Gélule	200 mg	20	31,00*	–	0	0 %	–

BILICET ★

- **Composition :** Mannitol, citrate de choline.
- **Domaine :** Hépatologie.
- **Activité :** Cholérétique. Laxatif osmotique.

Indications : Traitement symptomatique des douleurs en relation avec les troubles dyspeptiques. Constipation.

Contre-indications : Obstructions des voies biliaires. Insuffisance hépatique grave. Constipation récente inexpliquée, persistante n'ayant pas fait l'objet d'examens médicaux. Syndrome occlusif.

Effets indésirables : Sensation de ballonnement abdominal. Flatulences. Diarrhée.

☞ *Vendu sans ordonnance.*

- SARBACH

Forme	Dosage	N. d'unités	Prix	Prix/jour	Liste	Remb. S.S.	Comm.
Comprimé	–	20	Libre	–	0	0 %	–

BILIFLUINE

- **Composition :** Bile dépigmentée et décholestérinée, oléate de sodium.
- **Domaine :** Gastro-entérologie. Hépatologie.
- **Activité :** Laxatif stimulant. Cholérétique.
- **Classe :** Salin.

Indications : Traitement symptomatique de la constipation associé aux mesures hygiéno-diététiques. Digestions difficiles.

Contre-indications : Constipation récente inexpliquée, persistante, n'ayant pas fait l'objet d'examens médicaux. Colopathies organiques inflammatoires. Syndrome occlusif. Douleurs abdominales. Enfant de moins de 15 ans.

Effets indésirables : Sensation de ballonnement abdominal. Diarrhée. Douleurs abdominales

Précautions d'emploi : Pas d'utilisation prolongée.

☞ *Vendu sans ordonnance. Présente des dangers en cas d'utilisation prolongée.*

• PROMEDICA

Forme	Dosage	N. d'unités	Prix	Prix/jour	Liste	Remb. S.S.	Comm.
Comprimé	–	60	25,30*	–	0	0 %	1920

BI-LIPANOR ★★★

- **Composition :** Ciprofibrate.
- **Domaine :** Nutrition et métabolisme.
- **Activité :** Hypolipidémiant.
- **Classe :** Fibrate.

Indications : Hypercholestérolémies et hypertriglycéridémies endogènes de l'adulte lorsque le régime s'est révélé insuffisant.

Contre-indications : Insuffisance hépatique ou rénale sévère.

Effets indésirables : Troubles digestifs : nausées, pesanteurs gastriques. Vertiges, céphalées. Éruptions cutanées, faiblesse musculaire. Altérations fonctionnelles hépatiques.

Précautions d'emploi : Non conseillé chez la femme enceinte ou allaitant. Si, après six mois de traitement, une réduction satisfaisante des lipides n'est pas obtenue, un autre traitement doit être envisagé.

Interactions : Entraîne une augmentation de l'action des antivitamines K.

☞ *Sur prescription médicale.*

• SANOFI WINTHROP

Forme	Dosage	N. d'unités	Prix	Prix/jour	Liste	Remb. S.S.	Comm.
Gélule	200 mg	30	80,90	2,7	2	65 %	1992

BILKABY ★★

- **Composition :** Ménadione.
- **Domaine :** Hémostase. Nutrition et métabolisme.
- **Activité :** Vitamines liposolubles

Indications : Prévention et traitement des hémorragies par carence en vitamine K1. Surdosage en anticoagulants oraux. Intoxication par les raticides. Antibiothérapie prolongée. Maladie hémorragique du nouveau-né.

Contre-indications : Hypersensibilité à la vitamine K.

Interactions : Par voie orale : ne pas associer à l'huile de paraffine.

☞ *Vendu sans ordonnance.*

• BAILLY

Forme	Dosage	N. d'unités	Prix	Prix/jour	Liste	Remb. S.S.	Comm.
Comprimé	2 mg	30	17,50	–	0	65 %	1948

BILLEROL ❍

- **Composition :** Atropini sulfas 3DH, Mononatrii carbonas 2DH, Acidum salicylicum 2DH, Natrii chloras 2DH, Natrii phosphas 1DH, Anethum 3DH, Podophyllum 3DH, Curcuma 1DH.
- **Domaine :** Hépatologie.
- **Activité :** Divers

Indications : Utilisé dans la stéatose, le hépatites, les ictères, les cholécystites, le dyskinésies biliaires.

☞ *Vendu sans ordonnance.*

• LEHNING

Forme	Dosage	N. d'unités	Prix	Prix/jour	Liste	Remb. S.S.	Comm.
Comprimé	–	45	23,00*	–	0	0 %	–

BILTRICIDE ★★★

- **Composition :** Praziquantel.
- **Domaine :** Parasitologie.
- **Activité :** Antibilharzien. Antidistomien.

Indications : Traitement des infestations à bilharzies : Scistosoma haematobium, S. Mansoni, S. Japonicum, S. intercalatum. Traitement des distomatoses : Clonorchis sinensis, Opistorchis viverrini, Opistorchis felineus, Paragonimus westermani, etc. Traitement des cysticercoses cutanées, musculaires, neurologiques.

Contre-indications : Cysticercoses oculaires.

Effets indésirables : Douleurs abdominales avec nausées, vertiges, fièvre, urticaire.

Précautions d'emploi : Une hospitalisation est souvent nécessaire au traitement. Non conseillé chez la femme enceinte ou allaitant. Prendre les comprimés à la fin d'un repas avec un peu d'eau.

Interactions : Son effet est un peu diminué par la prise de dexaméthasone.

☞ *Sur prescription médicale. Usage hospitalier.*

- BAYER PHARMA

Forme	Dosage	N. d'unités	Prix	Prix/jour	Liste	Remb. S.S.	Comm.
Comprimé	500 mg	6	Hôp.	–	2	Hôp.	1983

BIOCALYPTOL ★

- **Composition :** Pholcodine, belladone, gaïacol, eucalyptol, camphosulfonate de sodium.
- **Domaine :** Pneumologie.
- **Activité :** Antitussif.
- **Classe :** Opium et dérivés.

Indications : Utilisé dans le traitement symptomatique des toux non productives.

Contre-indications : Enfant de moins de 15 ans. Asthme, insuffisance respiratoire. Glaucome. Troubles urétro-prostatiques (sirop).

Effets indésirables : Constipation, somnolence, nausées, vomissements, dépression respiratoire. Sécheresse de la bouche, troubles visuels, tachycardie (sirop). L'augmentation des doses et la prolongation de l'administration peuvent conduire à la dépendance et à la toxicomanie.

Précautions d'emploi : Ne pas prendre d'alcool pendant le traitement. Prudence chez le sujet âgé. Déconseillé chez la femme enceinte ou allaitant. Le traitement doit être de courte durée. Donne une réaction positive au contrôle antidopage.

Interactions : L'activité et les effets secondaires peuvent être augmentés par les autres dépresseurs du système nerveux central.

Surdosage : Entraîne une somnolence avec dépression des centres respiratoires imposant l'hospitalisation.

☞ *Vendu sans ordonnance.*

- LAPHAL

Forme	Dosage	N. d'unités	Prix	Prix/jour	Liste	Remb. S.S.	Comm.
Sirop	–	200 ml	22,70	5 à 10	0	35 %	1957
Supp. adulte	–	8	16,50	8,2	0	35 %	1958
Supp. enfant	–	8	13,60	2 à 4	0	35 %	1958

BIOCARDE ★

- **Composition :** Pulsatille, aubépine, passiflore, muguet, strophantus, avoine, valériane, cactus, alcool camphré, or colloïdal.
- **Domaine :** Cardio-vasculaire.
- **Activité :** Sédatif cardiaque.

Indications : Palpitations, oppression, douleurs précordiales.

☞ *Vendu sans ordonnance.*

- LEHNING

Forme	Dosage	N. d'unités	Prix	Prix/jour	Liste	Remb. S.S.	Comm.
Sol. buv.	–	30 ml	10,90	0,3 à 0.5	0	65 %	1952

BIOCÉANE

- **Composition :** Eau de mer puisée au large.
- **Domaine :** Métabolisme et nutrition. ORL.
- **Activité :** Réhydratant.

Indications : Utilisé dans les troubles nutritionnels de l'enfant. Proposé dans le traitement des coryzas et des rhinites.

Contre-indications : Patients suivant un régime sans sel.

☞ *Vendu sans ordonnance.*

- MARTIN

Forme	Dosage	N. d'unités	Prix	Prix/jour	Liste	Remb. S.S.	Comm.
Amp. buv.	10 ml	16	43,30	2,7 à 11	0	0 %	1931

BIOCIDAN COLLYRE ★★

- **Composition :** Céthexonium.
- **Domaine :** Ophtalmologie.
- **Activité :** Antiseptique local.
- **Classe :** Ammonium quaternaire.

Indications : Infections superficielles de l'œil et de ses annexes : conjonctivites, kératoconjonctivites, ulcères de la cornée, kératites bactériennes, blépharites, dacryocystites.

Contre-indications : Hypersensibilité au produit.

Effets indésirables : Irritation locale. Risque d'allergie.

☞ *Vendu sans ordonnance.*

- MENARINI FRANCE

Forme	Dosage	N. d'unités	Prix	Prix/jour	Liste	Remb. S.S.	Comm.
Collyre	0,25 %	10 ml	14,40	–	0	65 %	1950

BIOCIDAN NASAL ★

- **Composition :** Céthexonium, phényltoloxamine.
- **Domaine :** ORL.
- **Activité :** Antiseptique local. Antihistaminique H1. Antiallergique.
- **Classe :** Ammonium quaternaire. Antihistaminique anticholinergique.

Indications : Traitement local d'appoint des infections nasales, rhino-pharyngées et sinusiennes. Traitement des manifestations allergiques rhino-pharyngées.

Contre-indications : Hypersensibilité aux constituants.

Effets indésirables : Possibilité d'effets généraux avec somnolence.

Précautions d'emploi : Traitement de courte durée. Pas d'ingestion d'alcool.

☞ *Vendu sans ordonnance.*

- MENARINI FRANCE

Forme	Dosage	N. d'unités	Prix	Prix/jour	Liste	Remb. S.S.	Comm.
Sol. nasale	–	15 ml	20,40*	–	0	0 %	1958

BIOCOL THROMBINE HUMAINE ★★★

- **Composition :** *Lyophilisat de protéines* : fibrinogène, fibrinectine, facteur XIII ; solvant : aprotinine et ClNa. *Lyophilisat de thrombine* : thrombine, chlorure de calcium.
- **Domaine :** Chirurgie.
- **Activité :** Colle biologique.
- **Classe :** Fibrine.

Indications : Collage des tissus. Renforcement des sutures chirurgicales.

Contre-indications : Allergie à l'aprotinine.

Effets indésirables : Réactions allergiques.

Précautions d'emploi : Non conseillé chez la femme enceinte.

☞ *Usage hospitalier.*

• BIO-TRANSFUSION

Forme	Dosage	N. d'unités	Prix	Prix/jour	Liste	Remb. S.S.	Comm.
Kit de 0,5 ml	–	2	240,20	–	0	100 %	1991
Kit de 1 ml	–	2	419,20	–	0	100 %	1991
Kit de 2 ml	–	2	720,60	–	0	100 %	1991
Kit de 5 ml	–	2	1676,85	–	0	100 %	1991

BIOGAZE ★★

• **Composition :** Compresses imprégnées de camphre, niaouli, thym, extrait de chlorophylle, huile de foie de flétan, huile de foie de morue, paraffine, lanoline.

• **Domaine :** Dermatologie.

• **Activité :** Topique protecteur.

Indications : Proposé comme traitement d'appoint dans le traitement des plaies et des brûlures.

Contre-indications : Enfant de moins de 30 mois.

Effets indésirables : Possibilité chez l'enfant de troubles généraux avec troubles de la conscience et convulsions.

Précautions d'emploi : Éviter l'utilisation prolongée sur de grandes surfaces.

☞ *Vendu sans ordonnance.*

• THÉRAPLIX

Forme	Dosage	N. d'unités	Prix	Prix/jour	Liste	Remb. S.S.	Comm.
Compresse	–	10	33,60*	–	0	0 %	1944

BIOLENS ★

• **Composition :** *Biolens nettoyage* : chlorure de sodium, édétate sodique, hydoxypropylméthylcellulose, poloxamine, acide sorbique. *Biolens rinçage* : chlorure de sodium, édétate sodique, acide sorbique.

• **Domaine :** Ophtalmologie.

• **Activité :** Solution de contactologie.

Indications : Décontamination, neutralisation et trempage des lentilles souples hydrophiles et des lentilles rigides perméables à l'oxygène.

Contre-indications : Ne pas instiller dans l'œil.

Précautions d'emploi : Toujours bien rincer la lentille avant de la reposer sur l'œil.

☞ *Vendu sans ordonnance.*

• BAUSCH & LOMB

Forme	Dosage	N. d'unités	Prix	Prix/jour	Liste	Remb. S.S.	Comm.
Biolens nettoyage	–	30 ml	44,80	–	0	0 %	1987
Biolens rinçage	–	240 ml	42,80	–	0	0 %	1987

BIOMAG ❍

• **Composition :** Magnesii chloridum D1, Magnesii bromidum D4, Magnesii phosphas D1, Plumbum metallicum D8, Kali phosphas D5, Ambra grisea D5.

• **Domaine :** Nutrition et métabolisme.

• **Activité :** Divers.

Indications : Utilisé dans le syndrome de carence magnésienne, asthénie nerveuse, perte de mémoire, augmentation de la résistance organique, fatigue cérébrale, verrues

☞ *Vendu sans ordonnance.*

• LEHNING

Forme	Dosage	N. d'unités	Prix	Prix/jour	Liste	Remb. S.S.	Comm.
Comprimé	–	45	33,00*	2,5	0	0 %	1949

BIO-SÉLÉNIUM

- **Composition :** Séléno-levure, vitamine E, huile de germe de blé.
- **Domaine :** Dermatologie.
- **Activité :** Modificateur du terrain.
- **Classe :** Oligoélément.

Indications : Modificateur du terrain au cours des affections cutanées ou musculaires.

☞ *Vendu sans ordonnance.*

- HERBAXT

Forme	Dosage	N. d'unités	Prix	Prix/jour	Liste	Remb. S.S.	Comm.
Capsule	–	60	58,00*	5,8	0	0 %	1988

BIOSTIM ★★

- **Composition :** Glycoprotéine extraite de Klebsiella pneumoniae.
- **Domaine :** Allergie et immunologie. Pneumologie.
- **Activité :** Immunostimulant.

Indications : Traitement préventif des surinfections des bronchites chroniques. Traitement préventif des infections respiratoires récidivantes chez l'enfant. *Crème* : proposée dans le traitement des brûlures, utilisée dans le traitement des ulcères de la jambe.

Contre-indications : Maladies auto-immunes.

Effets indésirables : *Crème* : eczéma de contact.

Précautions d'emploi : Prendre les comprimés le matin à jeun. Pas d'utilisation prolongée du produit.

☞ *Vendu sans ordonnance.*

- CASSENNE

Forme	Dosage	N. d'unités	Prix	Prix/ jour	Liste	Remb. S.S.	Comm.
Comprimé	1 mg	8	40,30	2,4	0	35 %	1982
Comprimé enfant	1 mg	8	38,50	2,3	0	35 %	1989
Crème	0,01 %	15 g	17,80	–	0	35 %	1979

BIOTINE ★

- **Composition :** Biotine ou vitamine H.
- **Domaine :** Nutrition et métabolisme. Dermatologie.
- **Activité :** Vitamines hydrosolubles.
- **Classe :** Vitamine H.

Indications : Utilisé dans les alopécies, les dermites séborrhéiques du nourrisson et de l'adulte.

☞ *Vendu sans ordonnance.*

- ROCHE

Forme	Dosage	N. d'unités	Prix	Prix/jour	Liste	Remb. S.S.	Comm.
Amp. inj.	5 mg	6	18,50*	–	0	0 %	1959
Comprimé	5 mg	20	28,10*	–	0	0 %	1959
Comprimé	5 mg	60	75,50*	–	0	0 %	1987

BIOTONE ★

- **Composition :** Kola, acide phosphorique, inositolhexaphosphate de calcium et de magnésium, glycérophosphate de manganèse.
- **Domaine :** Nutrition et métabolisme.
- **Activité :** Antiasthénique. Éléments minéraux.

Indications : Utilisé dans le traitement de l'asthénie fonctionnelle, en l'absence d'activité démontrée.

Contre-indications : Lithiase urique. Alcoolique en cure de désintoxication.

Précautions d'emploi : Chez le diabétique, tenir compte de la présence de sucre. Traitement toujours de courte durée.

☞ *Vendu sans ordonnance.*

- LAPHAL

Forme	Dosage	N. d'unités	Prix	Prix/jour	Liste	Remb. S.S.	Comm.
Amp. buv.	–	30	69,80*	–	0	0 %	1957

BIOVALINE ★

- **Composition :** Valine, vitamines B6, B12.
- **Domaine :** Nutrition et métabolisme.
- **Activité :** Antiasthénique. Vitamines hydrosolubles.
- **Classe :** Acides aminés.

Indications : Utilisé dans le traitement de l'asthénie fonctionnelle, en l'absence d'activité spécifique démontrée.

Contre-indications : Hypersensibilité aux cobalamines.

Effets indésirables : Réactions allergiques. Troubles neurologiques. Sensations douloureuses des membres.

Précautions d'emploi : Traitement toujours de courte durée.

Interactions : Ne pas associer à la lévodopa, qui voit son activité diminuer.

☞ *Vendu sans ordonnance.*

- GERDA

Forme	Dosage	N. d'unités	Prix	Prix/jour	Liste	Remb. S.S.	Comm.
Amp. buv.	–	20	46,75*	–	0	0 %	1963

BIOVEINAL ÉLIXIR ★ ✤

- **Composition :** Hamamélis, viburnum, marron d'Inde, esculoside.
- **Domaine :** Cardio-vasculaire.
- **Activité :** Veinotonique. Vasculoprotecteur.

Indications : Signes fonctionnels de l'insuffisance veino-lymphatique : jambes lourdes, œdèmes, crampes. Troubles fonctionnels de la fragilité capillaire : ecchymoses, purpura, saignements. Signes fonctionnels de la crise hémorroïdaire.

☞ *Vendu sans ordonnance.*

- FUCA

Forme	Dosage	N. d'unités	Prix	Prix/jour	Liste	Remb. S.S.	Comm.
Sol. buv.	–	250 ml	70,00*	–	0	0 %	–

BIOVITAMINE ❍

- **Composition :** Vitamines C, B1, D2 1DH. Pyrophosphate de fer citroammoniacal, Cuprum sulfuricum, Kalium iodatum, Manganum nucleinicum, Calcarea phosphorica, Calcarea hypophosphorosa, Calcarea fluorica, Silicea 1DH, Arsenicum iodatum 3CH.
- **Domaine :** Nutrition et métabolisme.
- **Activité :** Divers

Indications : Utilisé dans la fatigue. Asthénie de croissance. Convalescence.

☞ *Vendu sans ordonnance.*

- BOIRON

Forme	Dosage	N. d'unités	Prix	Prix/jour	Liste	Remb. S.S.	Comm.
Comprimé	–	90	39,00*	4	0	0 %	–

BIOXYOL ★

- **Composition :** Peroxyde de zinc, amidon, dioxyde de titane, poudre de diatomées, vaseline, lanoline.
- **Domaine :** Dermatologie.
- **Activité :** Topique protecteur. Antiseptique local.

Indications : Plaies postopératoires, atones, ulcère de la jambe. Brûlures des 2e et 3e degrés, radiodermites. Chirurgie esthétique.

Contre-indications : Hypersensibilité à un constituant.

Effets indésirables : Eczéma de contact.

☞ *Vendu sans ordonnance.*

- LE PRATICIEN

Forme	Dosage	N. d'unités	Prix	Prix/jour	Liste	Remb. S.S.	Comm.
Pâte	–	190 g	26,10	–	0	35 %	1927

BIPÉNICILLINE DIAMANT ★★★

- **Composition :** Benzylpénicilline sodique, benzylpénicillinate de procaïne.
- **Domaine :** Infectiologie.
- **Activité :** Antibiotique.
- **Classe :** Pénicillines sensibles aux pénicillinases.

Indications : Infections aux germes suivants : streptocoques, pneumocoques, gonocoques, méningocoques, leptospires, Listeria, staphylocoques, Clostridium, tréponèmes sensibles. Infections respiratoires, ORL, stomatologiques, cutanées, gynécologiques, uro-génitales, méningées ou septicémiques.

Contre-indications : Hypersensibilité aux pénicillines et à la procaïne.

Effets indésirables : Manifestations allergiques : fièvre, urticaire, œdème de la face avec troubles respiratoires.

Précautions d'emploi : Rechercher dans les antécédents des réactions anormales à un traitement antérieur par une pénicilline ou un anesthésique local. Prudence chez l'insuffisant rénal. Chez la femme enceinte ou allaitant, le produit passe dans l'organisme de l'enfant.

☞ *Sur prescription médicale.*

- DIAMANT

Forme	Dosage	N. d'unités	Prix	Prix/jour	Liste	Remb. S.S.	Comm.
Flacon inj.	1 000 000 U	1	12,30	25 à 50	1	65 %	1954

BIPHÉDRINE AQUEUSE ★

- **Composition :** Chlorobutanol, amyléine, éphédrine.
- **Domaine :** ORL.
- **Activité :** Vasoconstricteur rhino-pharyngé. Antiseptique local. Anesthésique local.
- **Classe :** Stimulant alpha-adrénergique.

Indications : Traitement local antiseptique et vasoconstricteur des états congestifs au cours des affections rhino-pharyngées : rhinites, sinusites.

Contre-indications : Enfant de moins de 3 ans. Glaucome. Patients traités par des antidépresseurs de type IMAO. Allergie aux anesthésiques locaux.

Effets indésirables : Sécheresse nasale. Insomnie, palpitations, maux de tête. Réactions allergiques.

Précautions d'emploi : Prudence en cas d'hypertension et de troubles cardiaques. Donne une réaction positive au contrôle antidopage.

Surdosage : Risque de phénomènes d'excitation avec épisode délirant.

☞ *Sur prescription médicale.*

- BOUCHARA

Forme	Dosage	N. d'unités	Prix	Prix/jour	Liste	Remb. S.S.	Comm.
Sol. nasale	–	15 ml	13,60*	–	2	0 %	1934

BI-PROFÉNID ★★★

- **Composition :** Kétoprofène.
- **Domaine :** Inflammation.
- **Activité :** Anti-inflammatoire.
- **Classe :** Anti-inflammatoire non stéroïdien. Arylcarboxylique.

Indications : Traitement des rhumatismes inflammatoires chroniques : polyarthrite rhumatoïde, pelvispondylite, arthrite juvénile, rhumatisme psoriasique, syndrome de Fiessinger-Leroy-Reiter. Traitement des poussées aiguës des arthrites microcristallines, tendinites, synovites, arthroses, lombalgies, radiculalgies.

Contre-indications : Hypersensibilité au produit. Réactions allergiques à l'aspirine et à ses dérivés. Ulcères gastro-duodénaux évolutifs. Insuffisance cardiaque, hépatique ou rénale.

Effets indésirables : Troubles digestifs : nausées, vomissements, ulcère gastro-duodénal, hémorragie digestive. Réactions allergiques : éruption, urticaire, dermatose bulleuse, asthme, choc. Insuffisance rénale.

Vertiges, maux de tête, bourdonnements d'oreille, troubles visuels. Troubles sanguins : anémie, leucopénie.

Précautions d'emploi : Prendre le produit au cours des repas, si possible le soir. Déconseillé chez la femme enceinte ou allaitant. Prudence chez le sujet âgé et chez l'insuffisant cardiaque ou rénal. Une surveillance du poids et du volume urinaire est utile en début de traitement.

Interactions : Ne pas associer à d'autres produits modifiant l'hémostase : anticoagulants oraux, héparine, aspirine, ticlopidine, autres anti-inflammatoires. Ne pas associer, car augmentation des effets toxiques : lithium, méthotrexate, diflunisal. Prudence en cas d'association avec les diurétiques. Peut perturber l'activité des antihypertenseurs. L'efficacité des stérilets peut être diminuée. Prendre les antiacides et pansements gastro-intestinaux à distance de la prise du produit.

☞ *Sur prescription médicale.*

• SPECIA

Forme	Dosage	N. d'unités	Prix	Prix/jour	Liste	Remb. S.S.	Comm.
Comprimé	150 mg	20	47,40	2,3 à 4.7	2	65 %	1983

BI-QUI-NOL

- **Composition :** Eucalyptol, gaïacol, camphre, succinate de bismuth, sulfate de quinine.
- **Domaine :** ORL.
- **Activité :** Antiseptique pulmonaire. Décongestionnant. Antipyrétique.

Indications : Utilisé dans le traitement des angines, amygdalites, laryngites, pharyngites.

Contre-indications : Enfant de moins de 4 ans (suppositoires enfant), de moins de 15 ans (suppositoires adulte).

Effets indésirables : Réactions cutanées allergiques. Troubles digestifs. Coloration de la peau et des ongles.

Précautions d'emploi : Non conseillé chez la femme enceinte ou allaitant.

☞ *Vendu sans ordonnance.*

• MONOT

Forme	Dosage	N. d'unités	Prix	Prix/jour	Liste	Remb. S.S.	Comm.
Supp. adulte	50 mg	10	30,70*	–	0	0 %	1961
Supp. enfant	20 mg	10	28,05*	–	0	0 %	1961

BISEPTINE ★★★

- **Composition :** Chlorhexidine, benzalkonium, alcool benzylique.
- **Domaine :** Chirurgie. Dermatologie.
- **Activité :** Antiseptique local. Antifongique.
- **Classe :** Détergent. Ammonium quaternaire.

Indications : Antisepsie des plaies chirurgicales et traumatiques. Traitement d'appoint des affections cutanées bactériennes.

Contre-indications : Hypersensibilité à un constituant. Application au niveau des muqueuses, en particulier génitales, de l'œil, du conduit auditif externe.

Effets indésirables : Possibilité d'eczéma de contact. Risques d'effets systémiques.

Précautions d'emploi : Pas d'utilisation prolongée. Ne pas utiliser plusieurs antiseptiques simultanément. Prudence chez l'enfant.

☞ *Vendu sans ordonnance.*

• NICHOLAS

Forme	Dosage	N. d'unités	Prix	Prix/ jour	Liste	Remb. S.S.	Comm.
Sol. locale flacon	–	40 ml	Hôp.	–	0	Hôp.	1993
Sol. locale flacon	–	500 ml	41,00	–	0	65 %	1989
Sol. locale pulv.	–	100 ml	28,30	–	0	65 %	1989

BISMURECTOL

- **Composition :** Bismuth, eucalyptol, camphre.
- **Domaine :** ORL.
- **Activité :** Antiseptique pulmonaire. Décongestionnant. Antipyrétique.

Indications : Utilisé dans le traitement des angines, amygdalites, laryngites, pharyngites.

Contre-indications : Enfant de moins de 4 ans (suppositoires enfant), de moins de 15 ans (suppositoires adulte).

Effets indésirables : Réactions cutanées allergiques. Troubles digestifs. Coloration de la peau et des ongles.

Précautions d'emploi : Non conseillé chez la femme enceinte ou allaitant.

☞ *Vendu sans ordonnance.*

• BOUCHARA

Forme	Dosage	N. d'unités	Prix	Prix/jour	Liste	Remb. S.S.	Comm.
Supp. adulte	–	10	29,80*	–	0	0 %	–
Supp. enfant	–	10	28,80*	–	0	0 %	–

BISOLVON ★★

- **Composition :** Bromhexine.
- **Domaine :** Pneumologie.
- **Activité :** Fluidifiant bronchique. Expectorant.

Indications : Traitement des troubles de la sécrétion bronchique au cours des affections broncho-pulmonaires : bronchites aiguës ou chroniques, trachéo-bronchites.

Effets indésirables : Troubles digestifs : nausées, vomissements. Exagération de l'encombrement bronchique chez des patients incapables d'expectorer.

Précautions d'emploi : Non conseillé chez la femme enceinte ou allaitant.

Interactions : Ne pas associer aux antitussifs ou aux asséchants bronchiques de type anticholinergique.

☞ *Vendu sans ordonnance.*

• BŒHRINGER INGELHEIM

Forme	Dosage	N. d'unités	Prix	Prix/jour	Liste	Remb. S.S.	Comm.
Comprimé	4 mg	40	11,30	0,8 à 1,7	2	35 %	1969
Comprimé	4 mg	400	Hôp.	–	2	Hôp.	1969
Comprimé	8 mg	30	15,90	2 à 3	2	35 %	1980
Comprimé	8 mg	400	Hôp.	–	2	Hôp.	1980
Sol. buv. ou inhal.	0,2 %	60 ml	11,40	1 à 2	2	35 %	1969
Sol. buv. ou inhal.	0,2 %	150 ml	18,30	1 à 2	2	35 %	1982
Amp. inj.	4 mg	5	17,90	7 à 14	2	35 %	1974

BI-TILDIEM ★★★

- **Composition :** Diltiazem.
- **Domaine :** Cardio-vasculaire.
- **Activité :** Antiangoreux. Vasodilatateur.
- **Classe :** Antagoniste calcique.

Indications : Prévention de la crise d'angine de poitrine.

Contre-indications : Femme enceinte ou allaitant. Insuffisance cardiaque avec œdème pulmonaire.

Effets indésirables : Maux de tête, rougeur du visage, bouffées de chaleur. Œdèmes des membres inférieurs. Fatigue, hypotension orthostatique. Inflammation des gencives.

Précautions d'emploi : Prudence chez les sujets âgés ou présentant des troubles de la conduction cardiaque.

Interactions : Potentialise l'action des dérivés nitrés et accroît leurs effets secondaires. Potentialise l'action des antihypertenseurs alphabloquants et des bêtabloquants. L'association avec des produits antiarythmisants doit être pesée. Augmente l'activité de la digoxine.

Surdosage : Entraîne une hypotension et un ralentissement cardiaque imposant une surveillance hospitalière.

☞ *Sur prescription médicale.*

• SYNTHÉLABO

Forme	Dosage	N. d'unités	Prix	Prix/jour	Liste	Remb. S.S.	Comm.
Comprimé	90 mg	28	71,80	5	1	65 %	1991
Comprimé	120 mg	28	87,80	6,3	1	65 %	1991

BLACKOÏDS

• **Composition :** Menthol, suc de réglisse.
• **Domaine :** ORL.
• **Activité :** Antiseptique local.

Indications : Traditionnellement utilisé dans les irritations de la gorge.

Contre-indications : Enfant de moins de 5 ans. Hypertension artérielle.

Effets indésirables : Risque d'hypertension artérielle.

☞ *Vendu sans ordonnance.*

• SERP

Forme	Dosage	N. d'unités	Prix	Prix/jour	Liste	Remb. S.S.	Comm.
Pastilles boîte	–	20 g	22,10*	–	0	0 %	1951
Pastilles boîte	–	50 g	50,00*	–	0	0 %	1951
Pastilles sachet	–	20 g	20,15*	–	0	0 %	1951

BLÉOMYCINE ROGER BELLON ★★★

• **Composition :** Bléomycine.
• **Domaine :** Cancérologie.
• **Activité :** Antinéoplasique. Cytostatique.
• **Classe :** Antibiotique.

Indications : Carcinomes épidermoïdes des voies aérodigestives supérieures, de l'œsophage, de la peau, de la vessie, du col utérin. Lymphomes hodgkiniens et non hodgkiniens. Cancers du testicule.

Contre-indications : Grossesse et allaitement. Hypersensibilité au produit. Insuffisance respiratoire sévère.

Effets indésirables : Troubles pulmonaires : fibroses pulmonaires irréversibles. Alopécie. Fièvre. Éruptions cutanées. Aménorrhée, azoospermie.

Précautions d'emploi : Une suveillance régulière de la fonction pulmonaire est indispensable.

☞ *Sur prescription médicale.*

• BELLON

Forme	Dosage	N. d'unités	Prix	Prix/jour	Liste	Remb. S.S.	Comm.
Flacon inj.	15 mg	1	164,20	–	1	100 %	1970

BLÉPHASEPTYL ★

• **Composition :** Sélénium, hexamidine, fludrocortisone.
• **Domaine :** Ophtalmologie.
• **Activité :** Antiseptique local. Anti-inflammatoire local.
• **Classe :** Anti-inflammatoire stéroïdien.

Indications : Blépharites ciliaires séborrhéiques.

Contre-indications : Hypersensibilité au produit. Kératites virales, mycosiques. Infections bactériennes ou tuberculeuses de l'œil ou des paupières. Antécédents glaucomateux.

Effets indésirables : Douleur à l'application. Allergie palpébroconjonctivale. Hypertension oculaire. Kératite superficielle.

Précautions d'emploi : La durée du traitement sera la plus courte possible. L'usage prolongé implique une surveillance régulière de la tension oculaire et du cristallin. Non conseillé chez la femme enceinte ou allaitant. Le port des lentilles doit être évité. Peut donner une réaction positive au contrôle antidopage.

Surdosage : Un usage prolongé peut entraîner des signes généraux d'hypercorticisme.

☞ *Sur prescription médicale.*

• CHAUVIN

Forme	Dosage	N. d'unités	Prix	Prix/ jour	Liste	Remb. S.S.	Comm.
Gel ophtalmique	0,1 %	5 g	12,00	–	1	65 %	1963

BLUCINEL ★

- **Composition :** Sulfacétamide, tétraméthylthionine, borate de sodium.
- **Domaine :** Ophtalmologie.
- **Activité :** Antiseptique local. Antibactérien local.
- **Classe :** Sulfamide.

Indications : Infections superficielles de l'œil et de ses annexes : conjonctivites, kératoconjonctivites, ulcères de la cornée, ké ratites bactériennes, blépharites, dacryocys tites.

Contre-indications : Hypersensibilité au produit, en particulier aux sulfamides.

Effets indésirables : Allergie locale e générale.

☞ *Vendu sans ordonnance.*

• P. P. D. H.

Forme	Dosage	N. d'unités	Prix	Prix/jour	Liste	Remb. S.S.	Comm.
Collyre	–	10 ml	27,45*	–	0	0 %	–

BOLCITOL ✤

- **Composition :** Fumeterre, boldo, sauge, fenouil.
- **Domaine :** Hépatologie.
- **Activité :** Cholérétique. Cholagogue.

Indications : Utilisé dans les troubles hé pato-vésiculaires

☞ *Vendu sans ordonnance.*

• LESOURD

Forme	Dosage	N. d'unités	Prix	Prix/jour	Liste	Remb. S.S.	Comm.
Sol. buvable	–	125 ml	29,80	–	0	0 %	1934

BOLDINE

- **Composition :** Boldine, aloïne cristallisée.
- **Domaine :** Gastro-entérologie.
- **Activité :** Laxatif stimulant. Cholérétique.
- **Classe :** Anthraquinonique.

Indications : Traitement symptomatique de la constipation associé aux mesures hygiéno-diététiques. Digestions difficiles.

Contre-indications : Constipation récente inexpliquée, persistante, n'ayant pas fait l'objet d'examens médicaux. Colopathies organiques inflammatoires. Syndrome occlusif. Douleurs abdominales. Enfant de moins de 15 ans.

Effets indésirables : Sensation de ballonnement abdominal. Diarrhées. Douleurs abdominales. Mélanose recto-colique. Hy pokaliémie. Maladie des laxatifs. Insuffi sance rénale.

Précautions d'emploi : Pas d'utilisatio prolongée. Non conseillé chez la femme al laitant. Prudence chez le sujet âgé ou alité.

Interactions : Ne pas associer aux diuré tiques hypokaliémiants, aux anti-inflamma toires corticoïdes. Ne pas associer à certain antiarythmisants : sotalol, quinidine, amic darone. Prudence en cas d'association ave les digitaliques, les dérivés de la vincamine

Surdosage : Entraîne une diarrhée et de troubles hydroélectrolytiques graves.

☞ *Vendu sans ordonnance. Présente de dangers en cas d'utilisation prolongée.*

• HOUDÉ

Forme	Dosage	N. d'unités	Prix	Prix/jour	Liste	Remb. S.S.	Comm.
Comprimé	–	50	Libre	–	0	0 %	–

BOLDOCLARINE ★★

- **Composition :** Acide borique, borate de sodium, phényléphrine.
- **Domaine :** Ophtalmologie.
- **Activité :** Antiseptique local. Vasoconstricteur local.
- **Classe :** Stimulant alpha-adrénergique.

Indications : Traitement antiseptique et décongestif des yeux rouges.

Contre-indications : Hypersensibilité au produit. Glaucome. Enfant de moins de 3 ans.

Effets indésirables : Entraîne une dilatation de la pupille.

Précautions d'emploi : Donne une réaction positive au contrôle antidopage. Traitement de courte durée.

Interactions : Ne pas associer aux antidépresseurs de type IMAO.

☞ *Vendu sans ordonnance.*

- CIBA VISION

Forme	Dosage	N. d'unités	Prix	Prix/jour	Liste	Remb. S.S.	Comm.
Collyre	–	15 ml	8,90	–	0	65 %	1964

BOLDOFLORINE ✣

- **Composition :** Boldine, séné, bourdaine, romarin.
- **Domaine :** Gastro-entérologie.
- **Activité :** Laxatif stimulant.
- **Classe :** Anthraquinonique.

Indications : Traitement symptomatique de la constipation associé aux mesures hygiéno-diététiques.

Contre-indications : Constipation récente inexpliquée, persistante, n'ayant pas fait l'objet d'examens médicaux. Colopathies organiques inflammatoires. Syndrome occlusif. Douleurs abdominales. Enfant de moins de 15 ans.

Effets indésirables : Diarrhées. Douleurs abdominales. Mélanose recto-colique. Hypokaliémie. Maladie des laxatifs. Insuffisance rénale.

Précautions d'emploi : Pas d'utilisation prolongée. Non conseillé chez la femme allaitant.

Interactions : Ne pas associer aux laxatifs lubrifiants. Ne pas associer aux diurétiques hypokaliémiants, aux anti-inflammatoires corticoïdes. Ne pas associer à certains antiarythmisants : sotalol, quinidine, amiodarone. Prudence en cas d'association avec les digitaliques, les dérivés de la vincamine.

Surdosage : Entraîne une diarrhée et des troubles hydroélectrolytiques graves.

☞ *Vendu sans ordonnance. Présente des dangers en cas d'utilisation prolongée.*

- EXFLORA

Forme	Dosage	N. d'unités	Prix	Prix/jour	Liste	Remb. S.S.	Comm.
Comprimé	–	40	42,00*	–	0	0 %	–

BOLDOLAXINE ✣

- **Composition :** Phénolphtaléine, belladone, boldo, lichen.
- **Domaine :** Gastro-entérologie.
- **Activité :** Laxatif stimulant. Antispasmodique.
- **Classe :** Anthraquinoniques. Phénolphtaléine. Anticholinergique.

Indications : Traitement symptomatique de la constipation associé aux mesures hygiéno-diététiques.

Contre-indications : Constipation récente inexpliquée, persistante, n'ayant pas fait l'objet d'examens médicaux. Colopathies organiques inflammatoires. Syndrome occlusif. Douleurs abdominales. Enfant. Insuffisance rénale. Glaucome. Troubles urétro-prostatiques.

Effets indésirables : Diarrhées. Douleurs abdominales. Mélanose recto-colique. Hypokaliémie. Maladie des laxatifs. Insuffisance rénale. Sécheresse de la bouche. Troubles de la vue. Troubles urinaires.

Précautions d'emploi : Déconseillé chez la femme allaitant. Pas d'utilisation prolongée.

Interactions : Ne pas associer aux diurétiques hypokaliémiants, aux anti-inflammatoires corticoïdes. Ne pas associer à certains antiarythmisants : sotalol, quinidine, amiodarone. Prudence en cas d'association avec les digitaliques, les dérivés de la vincamine.

Surdosage : Entraîne une diarrhée et des troubles hydroélectrolytiques graves.

☞ *Sur prescription médicale. Présente des dangers en cas d'utilisation prolongée.*

- BOUCHARA

Forme	Dosage	N. d'unités	Prix	Prix/jour	Liste	Remb. S.S.	Comm.
Comprimé	–	30	14,80*	–	2	0 %	1963

BOLINAN ★★

- **Composition :** Polyvidone.
- **Domaine :** Gastro-entérologie.
- **Activité :** Pansement intestinal.
- **Classe :** Polyvidone.

Indications : Traitement symptomatique des colopathies aiguës et chroniques avec météorisme.

☞ *Vendu sans ordonnance.*

- SYNTEX

Forme	Dosage	N. d'unités	Prix	Prix/jour	Liste	Remb. S.S.	Comm.
Comprimé	2 g	15	18,40	4,9	0	65 %	1971
Comprimé	2 g	40	40,10	4	0	65 %	1973

B. O. P. ✤

- **Composition :** Nébulisat d'olivier et de bouleau.
- **Domaine :** Uro-néphrologie.
- **Activité :** Divers.

Indications : Utilisé pour favoriser la diurèse aqueuse.

☞ *Vendu sans ordonnance.*

- P. P. D. H.

Forme	Dosage	N. d'unités	Prix	Prix/jour	Liste	Remb. S.S.	Comm.
Comprimé	–	60	15,10	1,5	0	65 %	1955

BORIBEL GRANULES N° 01 ❍

- **Composition :** Solidago virga aurea D3, Belladonna D6, Aconitum napellus D2, China D3, Ferrum phosphoricum D12, Arnica montana D2, Rhus toxicodendron D3, Colubrina D3, Carduus marianus D2, Berberis vulgaris D2, Hydrocotyle asiatica D2, Aesculus hippocastanum D2.
- **Domaine :** Infectiologie.
- **Activité :** Divers.

Indications : État grippal, coup de froid, courbatures.

☞ *Vendu sans ordonnance.*

- MONAL

Forme	Dosage	N. d'unités	Prix	Prix/jour	Liste	Remb. S.S.	Comm.
Granule	–	160	25,80*	4,5	0	0 %	1933

BORIBEL GRANULES N° 03 ❍

- **Composition :** Valeriana officinalis D3, Gelsemium sempervirens D3, Hyoscyamus niger D3, Sumbul D3, Passiflora incarnata D3, Lobelia inflata D3, Ignatia amara D3, Kalium phosphoricum D8.
- **Domaine :** Neuropsychiatrie.
- **Activité :** Divers.

Indications : Nervosité, trac, troubles du sommeil, surmenage, tics.

☞ *Vendu sans ordonnance.*

- MONAL

Forme	Dosage	N. d'unités	Prix	Prix/jour	Liste	Remb. S.S.	Comm.
Granule	–	160	25,80*	4,5	0	0 %	1933

BORIBEL GRANULES N° 04 ❍

• **Composition :** Magnesia phosphorica D8, Aconitum napellus D3, China D3, Arsenicum album D6, Radix brasiliensis D6, Nux vomica D3, Rhus toxicodendron D3, Camphora D3, Solidago virga aurea D3, Kalium phosphoricum D8.

• **Domaine :** Neuropsychiatrie.
• **Activité :** Divers.
Indications : Crampes, fourmillements des extrémités, spasmes, tics, maux de tête.
☞ *Vendu sans ordonnance.*
• MONAL

Forme	Dosage	N. d'unités	Prix	Prix/jour	Liste	Remb. S.S.	Comm.
Granule	–	160	25,80*	4,5	0	0 %	1933

BORIBEL GRANULES N° 05 ❍

• **Composition :** Aconitum napellus D3, Atropinum D12, Belladonna D12, Euphrasia officinalis D3, Apis mellifica D3, Hepar sulfuris calcareum D12, Pulsatilla D3, Kalium iodatum D3, Phytolacca decandra D3, Graphites D8.

• **Domaine :** Ophtalmologie.
• **Activité :** Divers.
Indications : Conjonctivites, blépharites, orgelet, larmoiement.
☞ *Vendu sans ordonnance.*
• MONAL

Forme	Dosage	N. d'unités	Prix	Prix/jour	Liste	Remb. S.S.	Comm.
Granule	–	160	25,80*	4,5	0	0 %	1933

BORIBEL GRANULES N° 07 ❍

• **Composition :** Belladonna D12, Hepar sulfuris calcareum D12, Silicea D12, Arsenicum iodatum D3, Anemone pratensis D3, Kalium iodatum D3, Clematis erecta D3, Sulfur D3, Kalium chloratum D8, Silicea D9.

• **Domaine :** ORL.
• **Activité :** Divers.
Indications : Douleurs et bourdonnements d'oreille. Catarrhe tubaire. Otite congestive.
☞ *Vendu sans ordonnance.*
• MONAL

Forme	Dosage	N. d'unités	Prix	Prix/jour	Liste	Remb. S.S.	Comm.
Granule	–	160	25,80*	4,5	0	0 %	1933

BORIBEL GRANULES N° 08 ❍

Composition : Belladonna D12, Hepar sulfuris calcareum D12, Aurum muriaticum D12, Pulsatilla D3, Arum triphyllum D3, Spongia tosta D3, Rhus toxicodendron D3, Arsenicum iodatum D3, Natrum phosphoricum D8.

• **Domaine :** ORL.
• **Activité :** Divers.
Indications : Rhinites, coryzas, rhumes des foins, sinusites.
☞ *Vendu sans ordonnance.*
• MONAL

Forme	Dosage	N. d'unités	Prix	Prix/jour	Liste	Remb. S.S.	Comm.
Granule	–	160	25,80*	4,5	0	0 %	1933

BORIBEL GRANULES N° 10 ❍

Composition : Belladonna D6, Apis mellifica D3, Hepar sulfuris calcareum D6, Phytolacca decandra D3, Spongia tosta D3, Arum triphyllum D3, Argentum nitricum D6, Borax venenata D3, Kalium chloratum D8, Kalium sulfuricum D8.

• **Domaine :** ORL.
• **Activité :** Divers.
Indications : Angines, pharyngites, la-

ryngites, enrouements, extinction de voix.
☞ *Vendu sans ordonnance.*
• MONAL

Forme	Dosage	N. d'unités	Prix	Prix/jour	Liste	Remb. S.S.	Comm.
Granule	–	160	25,80*	4,5	0	0 %	1933

BORIBEL GRANULES N° 11 ❍

• **Composition :** Coccus cacti D6, Ipecacuanha D3, Belladonna D6, Lobelia inflata D3, Kermes mineralis D3, Arsenicum album D3, Stramonium D3, Magnesia phosphorica D3, Kalium phosphoricum D8.

• **Domaine :** Pneumologie.
• **Activité :** Divers.
Indications : Toux, trachéite, bronchite aiguë.
☞ *Vendu sans ordonnance.*
• MONAL

Forme	Dosage	N. d'unités	Prix	Prix/jour	Liste	Remb. S.S.	Comm.
Granule	–	160	25,80*	4,5	0	0 %	1933

BORIBEL GRANULES N° 12 ❍

• **Composition :** Tartarus emeticus D6, Ipecacuanha D3, Belladonna D6, Lobelia inflata D3, Kermes mineralis D3, Arsenicum album D3, Stramonium D3, Magnesia phosphorica D8, Kalium phosphoricum D8.

• **Domaine :** Pneumologie.
• **Activité :** Divers.
Indications : Bronchites récidivante chroniques avec ou sans encombrement Toux grasses, expectoration.
☞ *Vendu sans ordonnance.*
• MONAL

Forme	Dosage	N. d'unités	Prix	Prix/jour	Liste	Remb. S.S.	Comm.
Granule	–	160	25,80*	4,5	0	0 %	1933

BORIBEL GRANULES N° 13 ❍

• **Composition :** Aconitum napellus D3, Digitalis purpurea D3, Strophantus hispidus D3, Spigelia anthelmia D3, Apocynum cannabinum D3, Bryonia alba D3, Arsenicum album D3, Camphora D3, Solidago virga aurea D3, Natrum muriaticum D8.

• **Domaine :** Cardio-vasculaire.
• **Activité :** Divers.
Indications : Éréthisme cardiaque, troubles du rythme : palpitations, extrasystoles
☞ *Vendu sans ordonnance.*
• MONAL

Forme	Dosage	N. d'unités	Prix	Prix/jour	Liste	Remb. S.S.	Comm.
Granule	–	160	25,80*	4,5	0	0 %	1933

BORIBEL GRANULES N° 15 ❍

• **Composition :** Radix brasiliensis D6, Colubrina D3, Lycopodium clavatum D3, China D3, Natrum phosphoricum D8, Argentum nitricum D6, Camphora D6, Chelidonium majus D3, Carduus marianus D3, Thlaspi bursa pastoris D3.
• **Domaine :** Gastro-entérologie.

• **Activité :** Divers.
Indications : Troubles dyspeptiques aérophagie, ballonnements, météorisme nausées, vomissements, éructations, gastralgies, pyrosis. Mal de mer.
☞ *Vendu sans ordonnance.*
• MONAL

Forme	Dosage	N. d'unités	Prix	Prix/jour	Liste	Remb. S.S.	Comm.
Granule	–	160	25,80*	4,5	0	0 %	1933

BORIBEL GRANULES N° 16 ❍

- **Composition :** Granatum D2, Filix D2, Artemisia vulgaris D2, Mucus marinus D2, Cina D2, Aconitum napellus D3, Sulfur D3, Rhus toxicodendron D3.
- **Domaine :** Parasitologie.
- **Activité :** Divers.

Indications : Ascaris, oxyures, helminthiase.

☞ *Vendu sans ordonnance.*

- MONAL

Forme	Dosage	N. d'unités	Prix	Prix/jour	Liste	Remb. S.S.	Comm.
Granule	–	160	25,80*	4,5	0	0 %	1933

BORIBEL GRANULES N° 17 ❍

- **Composition :** Arsenicum album D3, Cuprum aceticum D3, Colubrina D3, China D3, Sanguisorba D3, Geranium Robert D3, Camphora D3, Veratrum album D3, Solidago D3, Kalium phosphoricum D8.
- **Domaine :** Gastro-entérologie.
- **Activité :** Divers.

Indications : Diarrhée, colopathies, ballonnements, flatulence.

☞ *Vendu sans ordonnance.*

- MONAL

Forme	Dosage	N. d'unités	Prix	Prix/jour	Liste	Remb. S.S.	Comm.
Granule	–	160	25,80*	4,5	0	0 %	1933

BORIBEL GRANULES N° 18 ❍

- **Composition :** Uva ursi D3, Sarsaparilla D3, Coccus cacti D6, Thlaspi bursa pastoris D3, Solidago virga aurea D3, Natrum phosphoricum D8, Kalium nitricum D3, Sulfur D3, Thuya occidentalis D3, Agnus castus D3, Cubeba D3.
- **Domaine :** Uro-néphrologie.
- **Activité :** Divers.

Indications : Troubles mictionnels, dysurie, pollakiurie, cystites, hypertrophie de la prostate, énurésie.

☞ *Vendu sans ordonnance.*

- MONAL

Forme	Dosage	N. d'unités	Prix	Prix/jour	Liste	Remb. S.S.	Comm.
Granule	–	160	25,80*	4,5	0	0 %	1933

BORIBEL GRANULES N° 19 ❍

- **Composition :** Sepia officinalis D3, Platina muriatica D6, Pulsatilla D6, Sabina D3, Belladonna D6, Ovarinum D6, Thyroïdinum D6, Hydrastis canadensis D3, Natrum phosphoricum D8.
- **Domaine :** Gynécologie.
- **Activité :** Divers.

Indications : Pesanteur pelvienne, syndrome prémenstruel, dysménorrhées.

☞ *Vendu sans ordonnance.*

- MONAL

Forme	Dosage	N. d'unités	Prix	Prix/jour	Liste	Remb. S.S.	Comm.
Granule	–	160	25,80*	4,5	0	0 %	1933

BORIBEL GRANULES N° 22 ❍

- **Composition :** Berberis vulgaris D3, Hepar sulfuris calcareum D12, Silicea D12, Belladonna D12, Hydrocotyle asiatica D3, Rhus toxicodendron D3, Kalium sulfuricum D8, Sulfur iodatum D12, Baptisia tinctoria D3.
- **Domaine :** Dermatologie.
- **Activité :** Divers.

Indications : Dermatoses eczématiformes, prurigineuses, urticariennes. Impétigo, acné.

☞ *Vendu sans ordonnance.*

- MONAL

Forme	Dosage	N. d'unités	Prix	Prix/jour	Liste	Remb. S.S.	Comm.
Granule	–	160	25,80*	4,5	0	0 %	1933

BORIBEL GRANULES N° 23 ❍

- **Composition :** Bryonia alba D2, Rhus toxicodendron D3, Colchicum automnale D3, Acidum benzoïcum D2, Lithium iodatum D2, Kalmia latifolia D3, Digitalis purpurea D3, Asclepias tuberosa D3, Apocynum cannabinum D3, Oleander D3.
- **Domaine :** Rhumatologie.
- **Activité :** Divers.

Indications : Douleurs articulaires et musculaires aiguës avec gêne à la mobilité : tendinites, lumbago, sciatiques.

☞ *Vendu sans ordonnance.*

- MONAL

Forme	Dosage	N. d'unités	Prix	Prix/jour	Liste	Remb. S.S.	Comm.
Granule	–	160	25,80*	4,5	0	0 %	1933

BORIBEL GRANULES N° 24 ❍

- **Composition :** Lithium salicylicum D3, Acidum benzoïcum D3, Rhus toxicodendron D3, Sulfur D4, Zincum metallicum D4, Arsenicum album D4, Natrum muriaticum D8.
- **Domaine :** Rhumatologie.
- **Activité :** Divers.

Indications : Douleurs rhumatismales chroniques, arthroses, dorsalgies, lumbago, sciatique.

☞ *Vendu sans ordonnance.*

- MONAL

Forme	Dosage	N. d'unités	Prix	Prix/jour	Liste	Remb. S.S.	Comm.
Granule	–	160	25,80*	4,5	0	0 %	1933

BORIBEL GRANULES N° 26 ❍

- **Composition :** Silicea D12, Belladonna D6, Aconitum napellus D3, Calcarea iodata D12, Kalium phosphoricum D8, Kalium iodatum D3, Hepar sulfuris calcareum D12, Solidago virga aurea D3, Acidum fluoricum D6, Aurum chloruretum D6.
- **Domaine :** Rhumatologie.
- **Activité :** Divers.

Indications : Troubles de la croissance retard d'ossification, retard à la marche.

☞ *Vendu sans ordonnance.*

- MONAL

Forme	Dosage	N. d'unités	Prix	Prix/jour	Liste	Remb. S.S.	Comm.
Granule	–	160	25,80*	4,5	0	0 %	1933

BORIBEL GRANULES N° 27 ❍

- **Composition :** Iodum D3, Conium maculatum D6, Spongia tosta D3, Silicea D12, Hepar sulfuris calcareum D12, Belladonna D6, Rhus toxicodendron D3, Baptisia tinctoria D3, Sulfur D3, Natrum phosphoricum D8.
- **Domaine :** Hématologie.
- **Activité :** Divers.

Indications : Hypertrophie ganglionnaire.

☞ *Vendu sans ordonnance.*

• MONAL

Forme	Dosage	N. d'unités	Prix	Prix/jour	Liste	Remb. S.S.	Comm.
Granule	–	160	25,80*	4,5	0	0 %	1933

BORIBEL GRANULES N° 31 ❍

• **Composition :** Kalium phosphoricum D8, Spigelia anthelmia D3, Gelsemium sempervirens D3, Belladonna D6, Agnus castus D6, Chininum arsenicosum D6, Iodum D3, Digitalis purpurea D3, Laurocerasus D3.

• **Domaine :** Nutrition et métabolisme.

• **Activité :** Divers.

Indications : Fatigue générale nerveuse ou intellectuelle. Inaptitude au travail. Tendance dépressive : désir de solitude, abattement.

☞ *Vendu sans ordonnance.*

• MONAL

Forme	Dosage	N. d'unités	Prix	Prix/jour	Liste	Remb. S.S.	Comm.
Granule	–	160	25,80*	4,5	0	0 %	1933

BORIBEL GRANULES N° 32 ❍

• **Composition :** Conium maculatum D6, Sepia officinalis D6, Hamamelis virginiana D3, Sabina D3, Senecio aureus D3, Lamium album D3, Platina muriatica D3, Anemone pratensis D3, Hypophysine D6, Ovarinum D6.

• **Domaine :** Gynécologie.

• **Activité :** Divers.

Indications : Troubles sympathiques et vasomoteurs de la ménopause : bouffées de chaleur, vertiges. Irrégularités menstruelles : dysménorrhées, aménorrhées.

☞ *Vendu sans ordonnance.*

• MONAL

Forme	Dosage	N. d'unités	Prix	Prix/jour	Liste	Remb. S.S.	Comm.
Granule	–	160	25,80*	4,5	0	0 %	1933

BORIBEL GRANULES N° 38 ❍

• **Composition :** Scilla maritima D3, Iodum D3, Sulfur D3, Jalapa D3, Arum triphyllum D3, Kalium silicicum D2, Calcarea fluorica D9, Natrum phosphoricum D8.

• **Domaine :** Cardio-vasculaire.

• **Activité :** Divers.

Indications : Hypertension artérielle labile. Troubles du rythme. Idéation lente du sujet âgé. Troubles de la mémorisation.

☞ *Vendu sans ordonnance.*

• MONAL

Forme	Dosage	N. d'unités	Prix	Prix/jour	Liste	Remb. S.S.	Comm.
Granule	–	160	25,80*	4,5	0	0 %	1933

BORIBEL GRANULES N° 39 ❍

• **Composition :** Fucus vesiculosus D1, Alchemilla D3, Solidago virga aurea D3, Strophantus hispidus D3, Phytolacca decandra D1, Thyroïdine D3, Calcarea acetica D3, Iodum D3, Kalium iodatum D3, Sulfur D3.

• **Domaine :** Nutrition et métabolisme.

• **Activité :** Divers.

Indications : Surcharge pondérale.

☞ *Vendu sans ordonnance.*

• MONAL

Forme	Dosage	N. d'unités	Prix	Prix/jour	Liste	Remb. S.S.	Comm.
Granule	–	160	25,80*	4,5	0	0 %	1933

BORIBEL GRANULES N° 40 ❍

- **Composition :** Aesculus hippocastanum D2, Hamamelis virginica D2, Paeonia officinalis D2, Cupressus D3, Alœ D3, Sulfur D3, Collinsonia canadensis D3, Colubrina D3, Teucrium marum verum D3, Hydrastis canadensis D3.
- **Domaine :** Cardio-vasculaire.
- **Activité :** Divers.

Indications : Varices. Hémorroïdes.

☞ *Vendu sans ordonnance.*

- MONAL

Forme	Dosage	N. d'unités	Prix	Prix/jour	Liste	Remb. S.S.	Comm.
Granule	–	160	25,80*	4,5	0	0 %	1933

BORIBEL GRANULES N° 41 ❍

- **Composition :** Passiflora incarnata D3, Crataegus oxyacantha D3, Origanum majorana D3, Ballota D3, Solidago virga aurea D3.
- **Domaine :** Neuropsychiatrie.
- **Activité :** Divers.

Indications : Anxiété et ses manifestations psychosomatiques : palpitations, tachycardie, insomnie. Mal de mer.

☞ *Vendu sans ordonnance.*

- MONAL

Forme	Dosage	N. d'unités	Prix	Prix/jour	Liste	Remb. S.S.	Comm.
Granule	–	160	25,80*	4,5	0	0 %	1933

BORIBEL GRANULES N° 42 ❍

- **Composition :** Buchu D2, Uva ursi D2, Chimaphila D3, Belladonna D3, Acidum phosphoricum D3, Camphora D3, Combretum D2, Boldo D2, Hamamelis virginiana D2, Natrum phosphoricum D8.
- **Domaine :** Uro-néphrologie.
- **Activité :** Divers.

Indications : Prévention des infections urinaires.

☞ *Vendu sans ordonnance.*

- MONAL

Forme	Dosage	N. d'unités	Prix	Prix/jour	Liste	Remb. S.S.	Comm.
Granule	–	160	25,80*	4,5	0	0 %	1933

BORIBEL GRANULES N° 43 ❍

- **Composition :** China D1, Fœnum graecum D1, Gelsemium sempervirens D3, Colubrina D3, Solidago virga aurea D2, Gentiana lutea D2, Arsenicum iodatum D4, Crataegus oxyacantha D3, Acidum phosphoricum D3, Bovista D3.
- **Domaine :** Nutrition et métabolisme.
- **Activité :** Divers.

Indications : Asthénie psychique et physique de l'adulte et de l'enfant, croissance convalescence, surmenage. Inappétence anorexie, maigreur.

☞ *Vendu sans ordonnance.*

- MONAL

Forme	Dosage	N. d'unités	Prix	Prix/jour	Liste	Remb. S.S.	Comm.
Granule	–	160	25,80*	4,5	0	0 %	1933

BORIBEL GRANULES N° 45 ❍

• **Composition :** Cynara scolymus D3, Peumus boldus D3, Chelidonium majus D3, China D3, Allium sativum D3, Radix brasiliensis D3, Camphora D3, Baptisia tinctoria D3, Thlaspi bursa pastoris D3, Kalium sulfuricum D8.

• **Domaine :** Hépatologie.
• **Activité :** Divers.
Indications : Insuffisance hépato-biliaire. Vomissements. Prurit.
☞ *Vendu sans ordonnance.*
• MONAL

Forme	Dosage	N. d'unités	Prix	Prix/jour	Liste	Remb. S.S.	Comm.
Granule	–	160	25,80*	4,5	0	0 %	1933

BORIBEL GRANULES N° 46 ❍

• **Composition :** Camphora D1, Cuprum aceticum D3, Ipecacuanha D3, Veratrum album D3.
• **Domaine :** Gastro-entérologie.

• **Activité :** Divers.
Indications : Diarrhées.
☞ *Vendu sans ordonnance.*
• MONAL

Forme	Dosage	N. d'unités	Prix	Prix/jour	Liste	Remb. S.S.	Comm.
Granule	–	160	25,80*	4,5	0	0 %	1933

BORIBEL GRANULES N° 48 ❍

• **Composition :** Bourdaine, belladone, Évonymine, aloïne.
• **Domaine :** Gastro-entérologie.

• **Activité :** Divers.
Indications : Constipation.
☞ *Vendu sans ordonnance.*
• MONAL

Forme	Dosage	N. d'unités	Prix	Prix/jour	Liste	Remb. S.S.	Comm.
Granule	–	160	25,80*	4,5	0	0 %	1933

BORIBEL GRANULES N° 49 ❍

• **Composition :** Calcarea carbonica D2, Calcarea phosphorica D2, Calcarea fluorica D2, Silicea D2, Magnesia sulfurica D2, Natrum sulfuricum D2, Sulfur D1.
• **Domaine :** Nutrition et métabolisme.

• **Activité :** Divers.
Indications : Décalcification, croissance, consolidation de fracture. Carie dentaire. Grossesse et allaitement. Convalescence.
☞ *Vendu sans ordonnance.*
• MONAL

Forme	Dosage	N. d'unités	Prix	Prix/jour	Liste	Remb. S.S.	Comm.
Granule	–	160	25,80*	4,5	0	0 %	1933

BORIBEL POMMADE N° 1 ❍

• **Composition :** Calendula TM, Phytolacca decandra TM, Pulsatilla TM, Acidum boricum, essence de citron.
• **Domaine :** ORL.
• **Activité :** Divers.

Indications : Rhinites. Inflammation du sillon naso-génien.
☞ *Vendu sans ordonnance.*
• MONAL

Forme	Dosage	N. d'unités	Prix	Prix/jour	Liste	Remb. S.S.	Comm.
Pommade	–	–	26,55*	–	0	0 %	1933

BORIBEL POMMADE N° 3 ❍

- **Composition :** Mezereum TM, Rhus toxicodendron TM, Dulcamara extrait fluide, Sulfur, Lycopodium clavatum TM, Zincum oxydatum.
- **Domaine :** Dermatologie.
- **Activité :** Divers.

Indications : Acné. Irritations de la peau. Eczéma sec. Dartres.

☞ *Vendu sans ordonnance.*

- MONAL

Forme	Dosage	N. d'unités	Prix	Prix/jour	Liste	Remb. S.S.	Comm.
Pommade	–	–	26,55*	–	0	0 %	1933

BORIBEL POMMADE N° 6 ❍

- **Composition :** Calendula TM, Clematis erecta TM, Viola tricolor TM, Graphites D3, Mezereum D8, Hepar sulfuris calcarea D3, Silicea D3, Conium maculatum TM, Acidum boricum, Sulfur D3, Natrum sulfuricum D8.
- **Domaine :** Dermatologie.
- **Activité :** Divers.

Indications : Dermatoses suppurées. Eczéma suintant. Impétigo.

☞ *Vendu sans ordonnance.*

- MONAL

Forme	Dosage	N. d'unités	Prix	Prix/jour	Liste	Remb. S.S.	Comm.
Pommade	–	–	26,55*	–	0	0 %	1933

BORIBEL POMMADE N° 7 ❍

- **Composition :** Aesculus hippocastanum extrait fluide, Hydrastis canadensis extrait fluide, Hamamelis virginica extrait fluide, Paeonia officinalis TM, Millefolium TM, Zincum oxydatum.
- **Domaine :** Cardio-vasculaire.
- **Activité :** Divers.

Indications : Hémorroïdes.

☞ *Vendu sans ordonnance.*

- MONAL

Forme	Dosage	N. d'unités	Prix	Prix/jour	Liste	Remb. S.S.	Comm.
Pommade	–	–	26,55*	–	0	0 %	1933

BORIBEL POMMADE N° 10 ❍

- **Composition :** Petroleum D1, Hydrastis canadensis extrait fluide, Balsamum peruvanium, Zincum oxydatum, Glycerinum, Calcarea phosphorica D8.
- **Domaine :** Dermatologie.
- **Activité :** Divers.

Indications : Engelures. Gerçures. Crevasses.

Précautions d'emploi : Risque d'allergie au baume du Pérou.

☞ *Vendu sans ordonnance.*

- MONAL

Forme	Dosage	N. d'unités	Prix	Prix/jour	Liste	Remb. S.S.	Comm.
Pommade	–	–	26,55*	–	0	0 %	1933

BORIBEL POMMADE N° 11 ❍

- **Composition :** Apis mellifica TM, Urtica urens TM, Ferrum phosphoricum D9, Rhus toxicodendron TM, Zincum oxydatum.
- **Domaine :** Dermatologie.
- **Activité :** Divers.

Indications : Brûlures. Coups de soleil. Urticaire. Piqûres d'insectes. Prurit.

☞ *Vendu sans ordonnance.*

- MONAL

Forme	Dosage	N. d'unités	Prix	Prix/jour	Liste	Remb. S.S.	Comm.
Pommade	–	–	26,55*	–	0	0 %	1933

BORIBEL POMMADE N° 12 ❍

Composition : Arnica montana extrait fluide. Calendula TM, Clematis vitalba TM, Millefolium TM, Acidum boricum.
Domaine : Dermatologie.
Activité : Divers.
Indications : Contusions. Plaies variqueuses, ulcères et eczémas variqueux.

☞ *Vendu sans ordonnance.*

• MONAL

Forme	Dosage	N. d'unités	Prix	Prix/jour	Liste	Remb. S.S.	Comm.
Pommade	–	–	26,55*	–	0	0 %	1933

BORIBEL SUPPOSITOIRES N° 1 ❍

Composition : Jalapa TM, Hydrastis canadensis extrait fluide.
Domaine : Gastro-entérologie.
Activité : Divers.
Indications : Constipation.
Précautions d'emploi : Risque d'irritation rectale.

☞ *Vendu sans ordonnance.*

• MONAL

Forme	Dosage	N. d'unités	Prix	Prix/jour	Liste	Remb. S.S.	Comm.
Suppositoire	–	–	26,55*	–	0	0 %	1933

BORIBEL SUPPOSITOIRES N° 2 ❍

Composition : Aesculus hippocastanum extrait fluide, Hamamelis virginica extrait fluide, Hydrastis canadensis extrait fluide, Paeonia extrait fluide.
Domaine : Cardio-vasculaire.
Activité : Divers.
Indications : Hémorroïdes. Pesanteurs pelviennes chez la femme.
Précautions d'emploi : Risque d'irritation rectale.

☞ *Vendu sans ordonnance.*

• MONAL

Forme	Dosage	N. d'unités	Prix	Prix/jour	Liste	Remb. S.S.	Comm.
Suppositoire	–	–	26,55*	–	0	0 %	1933

BORIBEL SUPPOSITOIRES N° 3 ❍

Composition : Thuya TM, Conium maculatum D3, Solidago D3, Symphytum TM, Sabal serrulata D1.
Domaine : Uro-néphrologie.
Activité : Divers.
Indications : Troubles prostatiques liés à un adénome.

☞ *Vendu sans ordonnance.*

• MONAL

Forme	Dosage	N. d'unités	Prix	Prix/jour	Liste	Remb. S.S.	Comm.
Suppositoire	–	–	26,55*	–	0	0 %	1933

BORIBEL SUPPOSITOIRES N° 5 ❍

Composition : Hepar sulfuris calcareum D6, Silicea D9, Belladonna D3, Pulsatilla D3, Aurum natrum chloratum D3, Kalium chloratum D8.
• **Domaine :** ORL.
• **Activité :** Divers.
Indications : Otites. Tympan congestif.

☞ *Vendu sans ordonnance.*

• MONAL

Forme	Dosage	N. d'unités	Prix	Prix/jour	Liste	Remb. S.S.	Comm.
Suppositoire	–	–	26,55*	–	0	0 %	1933

BORKOU ✤

• **Composition :** Séné, bourdaine, boldo, chiendent, uva ursi, frêne, pariétaire, réglisse, menthe, anis, hysope, fenouil.

• **Domaine :** Gastro-entérologie

• **Activité :** Laxatif stimulant.

Indications : Traitement symptomatique de la constipation.

Précautions d'emploi : Ne pas utiliser chez l'enfant. Pas d'utilisation prolongée. Ne pas utiliser en cas de colopathie organique. Risque d'hypokaliémie grave, de douleurs abdominales et de maladie des laxatifs grave, pouvant entraîner des lésions rénales.

☞ *Vendu sans ordonnance. Présente des dangers en cas d'utilisation prolongée.*

• PLANTES TROPICALES

Forme	Dosage	N. d'unités	Prix	Prix/jour	Liste	Remb. S.S.	Comm.
Tisane	–	100 g	27,30*	–	0	0 %	–

BOROCLARINE ★★

• **Composition :** Acide borique, borate de sodium, néosynéphrine.

• **Domaine :** Ophtalmologie.

• **Activité :** Antiseptique local. Vasoconstricteur local.

• **Classe :** Stimulant alpha-adrénergique.

Indications : Traitement antiseptique et décongestif des yeux rouges.

Contre-indications : Hypersensibilité au produit. Glaucome. Enfant de moins de 3 ans.

Effets indésirables : Entraîne une dilatation de la pupille.

Précautions d'emploi : Donne une réaction positive au contrôle antidopage. Traitement de courte durée.

Interactions : Ne pas associer aux antidépresseurs de type IMAO.

☞ *Vendu sans ordonnance.*

• CIBA VISION

Forme	Dosage	N. d'unités	Prix	Prix/jour	Liste	Remb. S.S.	Comm.
Collyre	–	10 ml	8,90	–	0	65 %	1964

BOROSTYROL ★

• **Composition :** Pommade : thymol, salol, menthol, bergamote. Solution : thymol, salol, menthol, acide borique, benjoin, bergamote.

• **Domaine :** Chirurgie. Stomatologie. Dermatologie.

• **Activité :** Antiseptique local. Antalgique local.

Indications : Traitement d'appoint des brûlures, crevasses, gerçures, piqûres d'insectes. Proposé dans le traitement des gingivites, des aphtes.

Contre-indications : Hypersensibilité au produit. Enfant de moins de 30 mois.

Effets indésirables : Eczéma de contact. Photosensibilisation. Possibilité d'effets systémiques.

Précautions d'emploi : Pas d'utilisation prolongée. Ne pas utiliser plusieurs antiseptiques simultanément. Prudence chez l'enfant.

☞ *Vendu sans ordonnance.*

• MAYOLY-SPINDLER

Forme	Dosage	N. d'unités	Prix	Prix/jour	Liste	Remb. S.S.	Comm.
Pommade	–	50 g	24,00*	–	0	0 %	1928
Solution	–	30 ml	24,00*	–	0	0 %	1928

BOTOX ★★

• **Composition :** Toxine botulinique type A.
• **Domaine :** Ophtalmologie. Neuropsychiatrie.
• **Activité :** Paralysant musculaire.

Indications : Troubles de l'oculomotricité : strabisme, blépharospasme. Torticolis spasmodique. Hémispasme facial.

Contre-indications : Myasthénie.

Effets indésirables : Sécheresse oculaire, kératite, larmoiement, diffusion avec paralysie d'autres muscles.

Précautions d'emploi : Exclusivement en injection locale. Réservé au spécialiste.

Interactions : Ne pas associer aux curares.

☞ *Usage hospitalier.*

• ALLERGAN FRANCE

Forme	Dosage	N. d'unités	Prix	Prix/jour	Liste	Remb. S.S.	Comm.
Flacon inj.	100 U	1	Hôp.	–	1	Hôp.	1993

BOUILLON BLANC NATURA MEDICA ✤

• **Composition :** Bouillon blanc fleur mondée séchée, sorbate de sodium, alcool.
• **Domaine :** Pneumologie.
• **Activité :** Divers.

Indications : Utilisé dans le traitement de la toux.

☞ *Vendu sans ordonnance.*

• NATURA MEDICA

Forme	Dosage	N. d'unités	Prix	Prix/ jour	Liste	Remb. S.S.	Comm.
Amp. buvable	500 mg	20	58,00*	5,8	0	0 %	1993

BOURDAINE EFDÉ

• **Composition :** Bourdaine poudre et extrait mou.
• **Domaine :** Gastro-entérologie.
• **Activité :** Laxatif stimulant.
• **Classe :** Anthraquinonique.

Indications : Traitement symptomatique de la constipation associé aux mesures hygiéno-diététiques.

Contre-indications : Constipation récente inexpliquée, persistante, n'ayant pas fait l'objet d'examens médicaux. Colopathies organiques inflammatoires. Syndrome occlusif. Douleurs abdominales. Enfant de moins de 15 ans.

Effets indésirables : Sensation de ballonnement abdominal. Diarrhées. Douleurs abdominales. Mélanose recto-colique. Hypokaliémie. Maladie des laxatifs. Insuffisance rénale.

Précautions d'emploi : Pas d'utilisation prolongée. Non conseillé chez la femme allaitant. Prudence chez le sujet âgé ou alité.

Interactions : Ne pas associer aux diurétiques hypokaliémiants, aux anti-inflammatoires corticoïdes. Ne pas associer à certains antiarythmisants : sotalol, quinidine, amiodarone. Prudence en cas d'association avec les digitaliques, les dérivés de la vincamine.

Surdosage : Entraîne une diarrhée et des troubles hydroélectrolytiques graves.

☞ *Vendu sans ordonnance. Présente des dangers en cas d'utilisation prolongée.*

• STERLING MIDY

Forme	Dosage	N. d'unités	Prix	Prix/jour	Liste	Remb. S.S.	Comm.
Comprimé	–	50	34,00	–	0	0 %	–

BRADYL ★★

• **Composition :** Nadoxolol.
• **Domaine :** Cardio-vasculaire.
• **Activité :** Antiarythmique.
• **Classe :** Antiarythmique classe 1.

Indications : Extrasystoles bénignes.

Effets indésirables : Troubles digestifs. Hypotension orthostatique. Éruptions cutanées.

Précautions d'emploi : Prudence en cas d'insuffisance rénale.

Interactions : Prudence en cas d'association avec d'autres antiarythmiques : amiodarone, bépridil, disopyramide, sotalol. Une surveillance s'impose en cas d'association avec les digitaliques, les diurétiques, les laxatifs.

Surdosage : Entraîne des troubles de la conduction.

☞ *Sur prescription médicale.*

• LAFON

Forme	Dosage	N. d'unités	Prix	Prix/jour	Liste	Remb. S.S.	Comm.
Comprimé	250 mg	30	32,80	30à 6	2	65 %	1974

BRÉTYLATE ★★★

• **Composition :** Brétylium.
• **Domaine :** Cardio-vasculaire.
• **Activité :** Antiarythmique.
• **Classe :** Antiarythmique classe 3.

Indications : Troubles sévères du rythme ventriculaire.

Contre-indications : Hypotension. Insuffisance cardiaque. Troubles de la conduction intracardiaque.

Effets indésirables : Troubles digestifs : nausées. Troubles tensionnels. Douleurs de la parotide.

Précautions d'emploi : Sous surveillance médicale stricte. Prudence chez le sujet âgé ou insuffisant rénal. Contre-indiqué chez la femme enceinte.

Interactions : Ne pas administrer chez les patients traités par la digitaline.

Surdosage : Entraîne une chute de tension irréversible.

☞ *Sur prescription médicale.*

• WELLCOME

Forme	Dosage	N. d'unités	Prix	Prix/jour	Liste	Remb. S.S.	Comm.
Amp. inj.	100 mg	8	Hôp.	–	1	Hôp.	1974

BREVIBLOC ★★★

• **Composition :** Esmolol.
• **Domaine :** Cardio-vasculaire.
• **Activité :** Antiarythmique.
• **Classe :** Bêtabloquant sélectif.

Indications : Tachycardies supraventriculaires : tachycardies sinusales, flutter auriculaire, fibrillation auriculaire. Tachycardies et hypertension postopératoires.

Contre-indications : Bradycardie inférieure à 50 batt./min. Bloc auriculo-ventriculaire. Insuffisance cardiaque.

Effets indésirables : Hypotension artérielle, refroidissement des extrémités, troubles digestifs de brève durée.

Précautions d'emploi : A n'utiliser que sous surveillance électrocardiographique en milieu de réanimation. Prudence chez les patients présentant une bronchite chronique, une insuffisance rénale ou hépatique. Non conseillé chez la femme enceinte ou allaitant.

Interactions : Avec les produits utilisés en anesthésie, justifiant une surveillance particulière.

Surdosage : Une surveillance de la fréquence cardiaque et de la tension artérielle s'impose.

☞ *Sur prescription médicale.*

• DUPONT PHARMA

Forme	Dosage	N. d'unités	Prix	Prix/jour	Liste	Remb. S.S.	Comm.
Flacon inj	100 mg	5	Hôp.	–	1	Hôp.	1989
Flacon inj.	2,5 g	1	Hôp.	–	1	Hôp.	1989

BREXIN ★★★

• **Composition :** Piroxicam bêta-cyclodextrine
• **Domaine :** Inflammation.
• **Activité :** Anti-inflammatoire.
• **Classe :** Anti-inflammatoire non stéroïdien. Oxicam.

Indications : Traitement des rhumatismes inflammatoires chroniques : polyarthrite rhumatoïde, pelvispondylite, arthrite juvénile, rhumatisme psoriasique, syndrome de Fiessinger-Leroy-Reiter. Traitement des poussées aiguës des arthrites microcristallines, tendinites, synovites, arthroses, lombalgies, radiculalgies.

Contre-indications : Hypersensibilité au produit. Réactions allergiques à l'aspirine et à ses dérivés. Ulcères gastro-duodénaux évolutifs. Insuffisance cardiaque, hépatique ou rénale. Enfant de moins de 15 ans.

Effets indésirables : Troubles digestifs : nausées, vomissements, ulcère gastro-duodénal, hémorragie digestive. Troubles hépatiques : ictère, hépatite. Réactions allergiques : éruption, urticaire, dermatoses bulleuses, asthme. Vertiges, maux de tête, bourdonnements d'oreille, troubles visuels. Troubles sanguins : anémie, leucopénie, thrombopénie.

Précautions d'emploi : Prendre le produit au cours des repas, si possible le soir. Déconseillé chez la femme enceinte ou allaitant. Prudence chez l'insuffisant cardiaque ou rénal. Une surveillance du poids et du volume urinaire est utile en début de traitement.

Interactions : Ne pas associer à d'autres produits modifiant l'hémostase : anticoagulants oraux, héparine, aspirine, ticlopidine, autres anti-inflammatoires. Ne pas associer, car augmentation des effets toxiques : lithium, méthotrexate, diflunisal. Prudence en cas d'association avec les diurétiques et la pentoxiphylline. Peut perturber l'activité des antihypertenseurs.

☞ *Sur prescription médicale.*

• ROBAPHARM

Forme	Dosage	N. d'unités	Prix	Prix/jour	Liste	Remb. S.S.	Comm.
Comprimé	20 mg	14	56,20	4 à 8	1	65 %	1993
Sachet	20 mg	14	56,20	4 à 8	1	65 %	1994

BRIAZIDE ★★★

- **Composition :** Bénazépril, hydrochlorothiazide.
- **Domaine :** Cardio-vasculaire.
- **Activité :** Antihypertenseur. Vasodilatateur. Diurétique.
- **Classe :** Inhibiteur de l'enzyme de conversion, associé.

Indications : Hypertension artérielle.

Contre-indications : Non conseillé chez la femme enceinte ou allaitant. Hypersensibilité aux sulfamides.

Effets indésirables : Toux, fatigue, nausées, éruptions cutanées, prurit, œdème de la face et des extrémités. Hypotension artérielle. Déshydratation avec hypotension. Perte de potassium importante pouvant entraîner des crampes, parfois des troubles du rythme cardiaque. Éruptions cutanées. Hypercalcémie. Exceptionnellement, modification de la formule sanguine.

Précautions d'emploi : En cas d'insuffisance rénale ou chez le sujet âgé, réduire la posologie. Surveiller régulièrement la fonction rénale. Donne une réaction positive au contrôle antidopage.

Interactions : Majore l'effet de tous les produits hypotenseurs : neuroleptiques, antidépresseurs. Peut modifier la concentration de lithium dans le sang chez les patients traités par ce produit. Peut entraîner des troubles du rythme cardiaque avec certains médicaments : antiarythmiques, digitaliques. Associer avec une grande prudence aux anti-inflammatoires, à certains antibiotiques.

Surdosage : Entraîne hypotension avec hyponatrémie et hypokaliémie, pouvant aboutir à une anurie.

☞ *Sur prescription médicale.*

• PIERRE FABRE

Forme	Dosage	N. d'unités	Prix	Prix/jour	Liste	Remb. S.S.	Comm.
Comprimé	10 mg	28	122,00	4	1	65 %	1993

BRICANYL FORMES LOCALES ★★★

- **Composition :** Sulfate de terbutaline.
- **Domaine :** Pneumologie.
- **Activité :** Bronchodilatateur.
- **Classe :** Stimulant bêta-2-adrénergique.

Indications : Traitement de la crise d'asthme. Traitement de l'asthme à crises fréquentes ou à dyspnée continue. Prévention de l'asthme d'effort. Poussées aiguës des broncho-pneumopathies chroniques obstructives à forme spastique.

Contre-indications : Hypersensibilité au produit. Infarctus du myocarde aigu, angor instable, insuffisance coronaire aiguë. Maladie cardiaque acquise ou congénitale. Troubles du rythme cardiaque. Hyperthyroïdie. A utiliser avec prudence chez le diabétique, l'insuffisant coronaire stable, chez l'enfant.

Effets indésirables : Tremblements prédominant aux extrémités souvent non perçus par le patient. Tachycardie à fortes doses.

Précautions d'emploi : Le traitement doit être surveillé médicalement avec mesure régulière du pouls et du rythme cardiaque. Donne une réaction positive au contrôle antidopage.

Interactions : Ne pas associer à d'autres sympathomimétiques. Ne pas associer aux antidépresseurs de type IMAO.

Surdosage : Entraîne des tremblements, une tachycardie, des sueurs, de la nervosité.

☞ *Sur prescription médicale.*

• ASTRA FRANCE

Forme	Dosage	N. d'unités	Prix	Prix/jour	Liste	Remb. S.S.	Comm.
Aérosol doseur	0,25 mg/b	200 b	30,60	0,6 à 0,9	1	65 %	1975
Turbuhaler	0,5 mg/b	200 b	93,60	0,5 à 1,4	1	65 %	1991
Fl. sol. inhal.	5 mg	50	Hôp.	–	1	Hôp.	1993

BRICANYL ORAL ET INJECTABLE ★★★

• **Composition :** Sulfate de terbutaline.
• **Domaine :** Pneumologie. Gynécologie.
• **Activité :** Bronchodilatateur. Utérorelaxant.
• **Classe :** Stimulant bêta-2-adrénergique.

Indications : *Pneumologie.* Asthme à crises fréquentes ou à dyspnée continue. Broncho-pneumopathies chroniques obstructives à forme spastique. *Obstétrique.* Menace d'accouchement prématuré.

Contre-indications : Infarctus du myocarde aigu, angor instable, insuffisance coronaire aiguë. Maladie cardiaque acquise ou congénitale. Troubles du rythme cardiaque. Hyperthyroïdie. A utiliser avec prudence chez le diabétique, l'insuffisant coronaire stable, chez l'enfant.

Effets indésirables : Tremblements prédominant aux extrémités souvent non perçus par le patient. Tachycardie à fortes doses.

Précautions d'emploi : Le traitement doit être surveillé médicalement avec mesure régulière du pouls et du rythme cardiaque. Donne une réaction positive au contrôle antidopage.

Interactions : Ne pas associer à d'autres sympathomimétiques. Ne pas associer aux antidépresseurs de type IMAO.

Surdosage : Entraîne des tremblements, une tachycardie, des sueurs, de la nervosité.

☞ *Sur prescription médicale.*

• ASTRA FRANCE

Forme	Dosage	N. d'unités	Prix	Prix/jour	Liste	Remb. S.S.	Comm.
Amp. inj.	0,5 mg	8	21,80	3 à 6	1	65 %	1973
Comprimé	2,5 mg	50	25,80	4 à 6	1	65 %	1973
Comprimé LP	5 mg	30	28,80	2	1	65 %	1990

BRIEM ★★★

• **Composition :** Bénazépril.
• **Domaine :** Cardio-vasculaire.
• **Activité :** Antihypertenseur. Vasodilatateur.
• **Classe :** Inhibiteur de l'enzyme de conversion.

Indications : Hypertension artérielle.

Contre-indications : Non conseillé chez la femme enceinte ou allaitant.

Effets indésirables : Toux, fatigue, nausées, éruptions cutanées, prurit, œdèmes de la face et des extrémités. Augmentation temporaire de l'urée et de la créatinine sanguine, parfois de la kaliémie. Hypotension artérielle chez les patients suivant un régime sans sel ou prenant un diurétique. Exceptionnellement, modification de la formule sanguine.

Précautions d'emploi : En cas d'insuffisance rénale ou chez le sujet âgé, réduire la posologie.

Interactions : Ne pas associer avec des produits entraînant une hyperkaliémie : certains diurétiques, sels de potassium. Majore l'effet de tous les produits hypotenseurs : neuroleptiques, antidépresseurs.

Surdosage : Une surveillance de la tension artérielle s'impose.

☞ *Sur prescription médicale.*

• PIERRE FABRE

Forme	Dosage	N. d'unités	Prix	Prix/jour	Liste	Remb. S.S.	Comm.
Comprimé	5 mg	28	77,40	1,5 à 5	1	65 %	1991
Comprimé	10 mg	28	122,00	3 à 6	1	65 %	1991

BRIÉTAL ★★★

- **Composition :** Méthohexital
- **Domaine :** Anesthésie. Réanimation.
- **Activité :** Anesthésique général.
- **Classe :** Barbiturique.

Indications : Induction anesthésique. Anesthésie pour les interventions chirurgicales de courte durée.

Contre-indications : Hypersensibilité aux barbituriques. Porphyrie.

Effets indésirables : Dépression respiratoire avec apnée. Bronchospasme. Défaillance circulatoire. Nausées, vomissements. Salivation, hoquet. Réactions allergiques : urticaire, prurit, rhinite.

Précautions d'emploi : Ne doit être administré que par un anesthésiste qualifié utilisant un matériel adéquat de réanimation. Non conseillé chez la femme enceinte.

Surdosage : Peut entraîner une dépression respiratoire et un collapsus cardio-vasculaire.

☞ *Usage hospitalier.*

• LILLY FRANCE

Forme	Dosage	N. d'unités	Prix	Prix/jour	Liste	Remb. S.S.	Comm.
Fl. inj. 50 ml	500 mg	1	Hôp.	–	2	Hôp.	1985

BRINALDIX ★★★

- **Composition :** Clopamide.
- **Domaine :** Cardio-vasculaire.
- **Activité :** Diurétique.
- **Classe :** Diurétique thiazidique et dérivés.

Indications : Rétention de sodium et œdèmes d'origine cardiaque, rénale ou hépatique. Insuffisance cardiaque avec ou sans œdème pulmonaire. Hypertension artérielle.

Contre-indications : Hypersensibilité aux sulfamides. Insuffisance hépatique ou rénale sévère. Hypercalcémie.

Effets indésirables : Déshydratation avec hypotension. Perte de potassium importante pouvant entraîner des crampes, parfois des troubles du rythme cardiaque. Éruptions cutanées. Hypercalcémie.

Précautions d'emploi : Avant et en cours de traitement surveiller la fonction rénale et faire des dosages réguliers de sodium et de potassium dans le sang. Prudence chez la femme enceinte ou allaitant. Donne une réaction positive au contrôle antidopage.

Interactions : Peut modifier la concentration de lithium dans le sang chez les patients traités par ce produit. Peut entraîner des troubles du rythme cardiaque avec certains médicaments : antiarythmiques, digitaliques. Associer avec une grande prudence aux anti-inflammatoires, à certains antibiotiques. Potentialise l'action des inhibiteurs de l'enzyme de conversion et des antihypertenseurs.

Surdosage : Surveiller l'hydratation du patient.

☞ *Sur prescription médicale.*

• SANDOZ

Forme	Dosage	N. d'unités	Prix	Prix/jour	Liste	Remb. S.S.	Comm.
Comprimé	20 mg	25	14,40	0,6 à 2	2	65 %	1963

BRISTAMOX ★★★

- **Composition :** Amoxicilline.
- **Domaine :** Infectiologie.
- **Activité :** Antibiotique.
- **Classe :** Pénicillines à spectre élargi.

Indications : Infections aux germes suivants : streptocoques A et D, pneumocoques, méningocoques, leptospires, Listeria, Clostridium, colibacille, Proteus, salmonelles, shigelles, Brucella, vibrions ou staphylocoques sensibles. Infections respiratoires,

ORL, stomatologiques, rénales, uro-génitales, gynécologiques, digestives, biliaires, méningées ou septicémiques.

Contre-indications : Hypersensibilité aux pénicillines. Mononucléose infectieuse.

Effets indésirables : Manifestations allergiques : fièvre, urticaire, œdème de la face avec troubles respiratoires. Éruptions cutanées maculopapuleuses. Troubles digestifs : nausées, diarrhée, infections à levures.

Précautions d'emploi : Rechercher dans les antécédents des réactions anormales à un traitement antérieur par une pénicilline. Prudence chez l'insuffisant rénal. Chez la femme enceinte ou allaitant, le produit passe dans l'organisme de l'enfant.

Interactions : Association déconseillée : allopurinol.

☞ *Sur prescription médicale.*

• BRISTOL-MYERS SQUIBB

Forme	Dosage	N. d'unités	Prix	Prix/jour	Liste	Remb. S.S.	Comm.
Gélule	500 mg	12	23,30	4 à 6	1	65 %	1982
Sirop	25 mg/ml	60 ml	12,20	2 à 3	1	65 %	1982
Sirop	50 mg/ml	60 ml	17,50	2 à 3	1	65 %	1982
Sirop	100 mg/ml	60 ml	26,90	3 à 4	1	65 %	1982

BRISTOPEN ★★★

- **Composition :** Oxacilline.
- **Domaine :** Infectiologie.
- **Activité :** Antibiotique.
- **Classe :** Pénicillines résistant aux pénicillinases.

Indications : Infections aux germes suivants : streptocoques, staphylocoques. Infections respiratoires, ORL, stomatologiques, cutanées, osseuses.

Contre-indications : Hypersensibilité aux pénicillines.

Effets indésirables : Manifestations allergiques : fièvre, urticaire, œdème de la face avec troubles respiratoires.

Précautions d'emploi : Rechercher dans les antécédents des réactions anormales à un traitement antérieur par une pénicilline. Prudence chez l'insuffisant rénal. Chez la femme enceinte ou allaitant, le produit passe dans l'organisme de l'enfant.

☞ *Sur prescription médicale.*

• BRISTOL-MYERS SQUIBB

Forme	Dosage	N. d'unités	Prix	Prix/jour	Liste	Remb. S.S.	Comm.
Sirop	50 mg/ml	60 ml	22,40	1 à 7	1	65 %	1987
Comprimé	250 mg	24	33,20	2 à 13	1	65 %	1981
Gélule	500 mg	12	39,10	2 à 13	1	65 %	1963
Flacon inj.	500 mg	1	12,40	12 à 120	1	65 %	1964
Flacon inj.	1 g	1	17,80	12 à 120	1	65 %	1963

BRITANE ★★★

- **Composition :** Miconazole.
- **Domaine :** Dermatologie.
- **Activité :** Antifongique local.
- **Classe :** Imidazolés.

Indications : Traitement des candidoses : intertrigo des plis, perlèche, vulvite, balanite. Traitement des infections à dermatophytes : herpès circiné, intertrigo, pied d'athlète, mycose des ongles, sycosis. Traitement d'appoint des teignes, des folliculites, du pityriasis versicolor, de l'érythrasma.

Contre-indications : Hypersensibilité aux imidazolés.

Effets indésirables : Eczéma allergique de contact. Effets toxiques systémiques.

Précautions d'emploi : Éviter d'utiliser un savon acide.

☞ *Vendu sans ordonnance.*

• MARTIN

Forme	Dosage	N. d'unités	Prix	Prix/jour	Liste	Remb. S.S.	Comm.
Gel	2 %	15 g	33,10*	–	0	0 %	1993
Lotion	2 %	20 g	35,05*	–	0	0 %	1993
Poudre	2 %	20 g	37,00*	–	0	0 %	1993

BROMI ★

- **Composition :** Sirop d'opium, sirop de morphine, aconit, bromoforme, benzoate de sodium.
- **Domaine :** Pneumologie.
- **Activité :** Antitussif.
- **Classe :** Opium et dérivés.

Indications : Utilisé dans le traitement symptomatique des toux non productives.

Contre-indications : Asthme, insuffisance respiratoire. Enfant.

Effets indésirables : Constipation, somnolence, nausées, vomissements, dépression respiratoire. L'augmentation des doses et la prolongation de l'administration peuvent conduire à la dépendance et à la toxicomanie.

Précautions d'emploi : Ne pas prendre d'alcool pendant le traitement. Prudence chez le sujet âgé. Déconseillé chez la femme enceinte ou allaitant. Le traitement doit être de courte durée. Donne une réaction positive au contrôle antidopage.

Interactions : L'activité et les effets secondaires peuvent être augmentés par les autres dépresseurs du système nerveux central.

Surdosage : Entraîne une somnolence avec dépression des centres respiratoires imposant l'hospitalisation.

☞ *Vendu sans ordonnance.*

- SORIN-MAXIM

Forme	Dosage	N. d'unités	Prix	Prix/jour	Liste	Remb. S.S.	Comm.
Sol. buv.	–	–	Libre	–	0	0 %	–

BROMO-KIN ★★★

- **Composition :** Bromocriptine.
- **Domaine :** Neuropsychiatrie. Endocrinologie.
- **Activité :** Antiparkinsonien. Inhibiteur de la prolactine.
- **Classe :** Agoniste dopaminergique. Alcaloïde de l'ergot de seigle.

Indications : Maladie de Parkinson, seul ou en association avec la l-dopa. Hyperprolactinémie entraînant troubles des règles, stérilité, galactorrhée. Prolactinome.

Contre-indications : Hypersensibilité aux alcaloïdes de l'ergot de seigle. Hypertension artérielle.

Effets indésirables : Troubles digestifs, hypotension orthostatique. Troubles psychiques avec confusion.

Précautions d'emploi : Administrer au cours des repas. Les doses seront augmentées progressivement et réparties dans la journée.

Interactions : Avec certains antibiotiques du groupe des macrolides.

Surdosage : Entraîne des troubles digestifs.

☞ *Sur prescription médicale.*

- IREX

Forme	Dosage	N. d'unités	Prix	Prix/jour	Liste	Remb. S.S.	Comm.
Comprimé	2,5 mg	30	58,70	–	1	65 %	1994
Gélule	5 mg	30	87,90	–	1	65 %	1994
Gélule	10 mg	30	150,70	–	1	65 %	1994

BROMOTOUX ★

- **Composition :** Codéine, bromoforme, aconit, laurier-cerise, baume de tolu, sirop de Désessartz.
- **Domaine :** Pneumologie.
- **Activité :** Antitussif.
- **Classe :** Opium et dérivés.

Indications : Utilisé dans le traitement symptomatique des toux non productives.

Contre-indications : Asthme, insuffisance respiratoire. Enfant.

Effets indésirables : Constipation, somnolence, nausées, vomissements, dépression respiratoire. L'augmentation des doses et la prolongation de l'administration peuvent conduire à la dépendance et à la toxicomanie.

Précautions d'emploi : Ne pas prendre d'alcool pendant le traitement. Prudence chez le sujet âgé. Déconseillé chez la femme enceinte ou allaitant. Le traitement doit être de courte durée. Donne une réaction positive au contrôle antidopage.

Interactions : L'activité et les effets secondaires peuvent être augmentés par les autres dépresseurs du système nerveux central.

Surdosage : Entraîne une somnolence avec dépression des centres respiratoires imposant l'hospitalisation.

☞ *Vendu sans ordonnance.*

• SORIN-MAXIM

Forme	Dosage	N. d'unités	Prix	Prix/jour	Liste	Remb. S.S.	Comm.
Sirop	–	200 ml	35,50*	–	0	0 %	–

BRONCHALÈNE ★★

- **Composition :** Pholcodine, chlorphénamine, benzoate de sodium, sorbitol.
- **Domaine :** Pneumologie.
- **Activité :** Antitussif. Antihistaminique H1.
- **Classe :** Opium et dérivés. Antihistaminique anticholinergique.

Indications : Utilisé dans le traitement symptomatique des toux non productives, en particulier allergiques ou irritatives, en l'absence d'activité spécifique démontrée.

Contre-indications : Enfant de moins de 15 ans. Asthme, insuffisance respiratoire. Glaucome. Troubles urétro-prostatiques.

Effets indésirables : Constipation, somnolence, nausées, vomissements, dépression respiratoire. Sécheresse de la bouche, troubles visuels, tachycardie.

Précautions d'emploi : Ne pas prendre d'alcool pendant le traitement. Prudence chez le sujet âgé. Déconseillé chez la femme enceinte ou allaitant. Le traitement doit être de courte durée. Donne une réaction positive au contrôle antidopage.

Interactions : L'activité et les effets secondaires peuvent être augmentés par les autres dépresseurs du système nerveux central.

Surdosage : Entraîne une somnolence avec dépression des centres respiratoires imposant l'hospitalisation.

☞ *Vendu sans ordonnance.*

• MARTIN

Forme	Dosage	N. d'unités	Prix	Prix/ jour	Liste	Remb. S.S.	Comm.
Sirop adulte	–	150 ml	32,90*	–	0	0 %	1979
Sirop enfant	–	150 ml	29,80*	–	0	0 %	1979
Sirop nourrisson	–	125 ml	26,90*	–	0	0 %	1979

BRONCHATHIOL ★

- **Composition :** Carbocistéine.
- **Domaine :** Pneumologie.
- **Activité :** Fluidifiant bronchique. Expectorant.
- **Classe :** Dérivés de la cystéine.

Indications : Traitement des troubles de la sécrétion bronchique au cours des affections des voies respiratoires : bronchites aiguës ou chroniques, trachéo-bronchites.

Contre-indications : Ulcère gastro-duodénal.

Effets indésirables : Troubles digestifs : gastralgies, nausées, diarrhées.

Interactions : Ne pas associer aux antitussifs ou aux asséchants bronchiques de type anticholinergique.

☞ *Vendu sans ordonnance.*

• MARTIN

Forme	Dosage	N. d'unités	Prix	Prix/ jour	Liste	Remb. S.S.	Comm.
Sol. buv. adulte	50 mg/ml	150 ml	36,10	–	0	0 %	1986
Sol. buv. enfant	20 mg/ml	125 ml	30,70	–	0	0 %	1986

BRONCHEX ★

- **Composition :** Codéine, bromoforme, aconit, sulfogïacol, eucalyptol, camphosulfonate de sodium.
- **Domaine :** Pneumologie.
- **Activité :** Antitussif.
- **Classe :** Opium et dérivés.

Indications : Utilisé dans le traitement symptomatique des toux non productives.

Contre-indications : Asthme, insuffi-ance respiratoire. Enfant.

Effets indésirables : Constipation, som-nolence, nausées, vomissements, dépression respiratoire. L'augmentation des doses et la prolongation de l'administration peuvent conduire à la dépendance et à la toxico-manie.

Précautions d'emploi : Ne pas prendre l'alcool pendant le traitement. Prudence chez le sujet âgé. Déconseillé chez la femme enceinte ou allaitant. Le traitement doit être de courte durée. Donne une réaction positive au contrôle antidopage.

Interactions : L'activité et les effets secondaires peuvent être augmentés par les autres dépresseurs du système nerveux central.

Surdosage : Entraîne une somnolence avec dépression des centres respiratoires imposant l'hospitalisation.

☞ *Vendu sans ordonnance.*

• AÉROCID

Forme	Dosage	N. d'unités	Prix	Prix/jour	Liste	Remb. S.S.	Comm.
Sirop	1 mg/ml	–	39,00*	–	0	0 %	–

BRONCHOCYST ★

• **Composition :** Carbocistéine.
• **Domaine :** Pneumologie.
• **Activité :** Fluidifiant bronchique. Expectorant.
• **Classe :** Dérivés de la cystéine.

Indications : Traitement des troubles de la sécrétion bronchique au cours des affections des voies respiratoires : bronchites aiguës ou chroniques, trachéo-bronchites.

Contre-indications : Ulcère gastro-duodénal.

Effets indésirables : Troubles digestifs : gastralgies, nausées, diarrhées.

Interactions : Ne pas associer aux antitussifs ou aux asséchants bronchiques de type anticholinergique.

☞ *Vendu sans ordonnance.*

• STERLING MIDY

Forme	Dosage	N. d'unités	Prix	Prix/jour	Liste	Remb. S.S.	Comm.
Sirop adulte	50 mg/ml	150 ml	37,00*	–	0	0 %	1983
Sirop enfant	20 mg/ml	150 ml	31,00*	–	0	0 %	1992

BRONCHODERMINE ★

Composition : Gaïacol, terpinol, eucalyptol, essence de pin, etc.

Domaine : Pneumologie.

Activité : Fluidifiant bronchique. Expectorant.

Classe : Terpène.

Indications : Utilisé dans le traitement ymptomatique des affections respiratoires.

Contre-indications : Non conseillé chez la femme enceinte ou allaitant. Hypersensibilité aux anesthésiques locaux (suppositoires).

Précautions d'emploi : Ne pas appliquer la pommade sur les muqueuses ni sur une peau présentant des lésions.

Interactions : Ne pas associer aux antitussifs ou aux asséchants bronchiques de type anticholinergique.

☞ *Vendu sans ordonnance.*

• TISSOT

Forme	Dosage	N. d'unités	Prix	Prix/jour	Liste	Remb. S.S.	Comm.
Pommade	–	60 g	12,40	–	0	35 %	1960
Supp. adulte	–	10	13,80	3	0	35 %	1960
Supp. enfant	–	10	13,10	3	0	35 %	1960
Supp. nourrisson	–	10	12,30	2,5	0	35 %	1960

BRONCHODUAL ★★★

- **Composition :** Fénotérol, ipratropium.
- **Domaine :** Pneumologie.
- **Activité :** Bronchodilatateur.
- **Classe :** Stimulant bêta-adrénergique. Anticholinergique.

Indications : Traitement de la crise d'asthme et de la maladie asthmatique. Traitement de la bronchite chronique.

Effets indésirables : Tremblements, palpitations, tachycardie. Sécheresse de la bouche.

Précautions d'emploi : Non conseillé chez la femme enceinte ou allaitant. Donne une réaction positive au contrôle antidopage.

☞ *Sur prescription médicale.*

- BŒHRINGER INGELHEIM

Forme	Dosage	N. d'unités	Prix	Prix/jour	Liste	Remb. S.S.	Comm.
Aérosol	–	200 b	62,60	–	1	65 %	1988

BRONCHOKOD ★

- **Composition :** Carbocistéine. La solution est sans sucre.
- **Domaine :** Pneumologie.
- **Activité :** Fluidifiant bronchique. Expectorant.
- **Classe :** Dérivés de la cystéine.

Indications : Traitement des troubles de la sécrétion bronchique au cours des affections des voies respiratoires : bronchites aiguës ou chroniques, trachéo-bronchites.

Contre-indications : Ulcère gastro-duodénal.

Effets indésirables : Troubles digestifs : gastralgies, nausées, diarrhées.

Interactions : Ne pas associer aux antitussifs ou aux asséchants bronchiques de type anticholinergique.

☞ *Vendu sans ordonnance.*

- BIOGALÉNIQUE

Forme	Dosage	N. d'unités	Prix	Prix/jour	Liste	Remb. S.S.	Comm.
Sirop adulte	50 mg/ml	125 ml	16,80	4	0	35 %	1981
Sirop adulte	50 mg/ml	300 ml	26,20	4	0	35 %	1981
Sirop enfant	20 mg/ml	125 ml	12,40	0,5 à 1,5	0	35 %	1983
Sol. buv. adulte	50 mg/ml	125 ml	18,60	4	0	35 %	1985
Sol. buv. adulte	50 mg/ml	300 ml	26,50	4	0	35 %	1985
Sol. buv. enfant	20 mg/ml	125 ml	13,30	1 à 1,6	0	35 %	1986

BRONCHOPNEUMOL ★

- **Composition :** Codéine, bromoforme, aconit, ipéca, laurier-cerise.
- **Domaine :** Pneumologie.
- **Activité :** Antitussif.
- **Classe :** Opium et dérivés.

Indications : Utilisé dans le traitement symptomatique des toux non productives.

Contre-indications : Asthme, insuffisance respiratoire. Enfant.

Effets indésirables : Constipation, somnolence, nausées, vomissements, dépression respiratoire. L'augmentation des doses et la prolongation de l'administration peuvent conduire à la dépendance et à la toxicomanie.

Précautions d'emploi : Ne pas prendre d'alcool pendant le traitement. Prudence chez le sujet âgé. Déconseillé chez la femme enceinte ou allaitant. Le traitement doit être de courte durée. Donne une réaction positive au contrôle antidopage.

Interactions : L'activité et les effets secondaires peuvent être augmentés par les autres dépresseurs du système nerveux central.

Surdosage : Entraîne une somnolence avec dépression des centres respiratoires imposant l'hospitalisation.

☞ *Vendu sans ordonnance.*

- GIFRER

Forme	Dosage	N. d'unités	Prix	Prix/jour	Liste	Remb. S.S.	Comm.
Sirop	–	150 ml	29,40*	–	0	0 %	–

BRONCHORECTINE AU CITRAL

- **Composition :** Gaïacol, terpinol, essence de pin, citral, cinnamate de benzyle, serpolet.
- **Domaine :** Pneumologie.
- **Activité :** Fluidifiant bronchique. Expectorant.
- **Classe :** Terpène.

Indications : Utilisé dans le traitement symptomatique des affections respiratoires.

Contre-indications : Non conseillé chez la femme enceinte ou allaitant.

Précautions d'emploi : Ne pas appliquer la pommade sur les muqueuses ni sur une peau présentant des lésions.

Interactions : Ne pas associer aux antitussifs ni aux asséchants bronchiques de type anticholinergique.

☞ *Vendu sans ordonnance.*

- MAYOLY-SPLINDER

Forme	Dosage	N. d'unités	Prix	Prix/jour	Liste	Remb. S.S.	Comm.
Supp. adulte	–	10	9,70	2 à 3	0	35 %	1971
Supp. enfant	–	10	9,30	1,8 à 2.8	0	35 %	1971
Suppositoire nourrisson	–	10	8,90	1,8 à 2.6	0	35 %	1971

BRONCHOSPRAY ★

- **Composition :** Nicotinate de guétol, guaïafénésine, terpinéol, eucalyptol, pin, lavande.
- **Domaine :** Pneumologie. ORL.
- **Activité :** Antiseptique local. Décongestionnant. Révulsif.
- **Classe :** Terpène.

Indications : Traitement adjuvant dans les états congestifs des voies aériennes supérieures, rhinites, rhino-pharyngites, trachéites, bronchites, en l'absence d'activité spécifique démontrée. Prévention des complications respiratoires postopératoires.

Contre-indications : Enfant de moins de 5 ans.

Effets indésirables : Réactions allergiques.

Précautions d'emploi : A utiliser en applications locales. Ne pas appliquer sur les muqueuses ni sur une peau lésée.

☞ *Vendu sans ordonnance.*

- TISSOT

Forme	Dosage	N. d'unités	Prix	Prix/jour	Liste	Remb. S.S.	Comm.
Spray	–	35 ml	19,20	–	0	35 %	1964

BRONCHO-TULISAN EUCALYPTOL ★

- **Composition :** Noscapine, acide acétylsalicylique, eucalyptol.
- **Domaine :** Pneumologie.
- **Activité :** Antitussif. Antipyrétique.
- **Classe :** Opium et dérivés. Aspirine et dérivés.

Indications : Proposé dans le traitement symptomatique de la fièvre et de la toux au cours des affections respiratoires.

Contre-indications : Asthme, insuffisance respiratoire. Enfant de moins de 30 mois. Hypersensibilité aux salicylés. Maladie ulcéreuse gastro-duodénale. Maladie hémorragique.

Effets indésirables : Somnolence, nausées, vomissements. Intolérance digestive. Bourdonnements d'oreille, maux de tête. Hémorragies digestives, accidents de sensibilisation.

Précautions d'emploi : Ne pas prendre d'alcool pendant le traitement. Prudence chez le sujet âgé. Déconseillé chez la femme enceinte ou allaitant. Le traitement doit être de courte durée.

Interactions : L'activité et les effets secondaires peuvent être augmentés par association à d'autres dépresseurs du système nerveux central.

Surdosage : Entraîne une somnolence

avec possible dépression des centres respiratoires imposant l'hospitalisation.

☞ *Vendu sans ordonnance.*

• LOGEAIS

Forme	Dosage	N. d'unités	Prix	Prix/jour	Liste	Remb. S.S.	Comm.
Supp. adulte	60 mg	10	17,70	–	0	0 %	1962
Supp. enfant	10 mg	10	12,40	–	0	0 %	1962

BRONCHY ★★

- **Composition :** *Sirop adulte*, codéine, codéthyline, bromoforme, aconit, tolu, eau de laurier-cerise. *Sirop enfant*, codéine, bromure de sodium, bromure de potassium et de calcium, belladone, Drosera, eucalyptus, benzoate de sodium. *Sirop nourrisson*, rhubarbe, angélique, séné, serpolet, coquelicot, etc.
- **Domaine :** Pneumologie.
- **Activité :** Antitussif.
- **Classe :** Opium et dérivés.

Indications : Proposé dans le traitement symptomatique des toux non productives.

Contre-indications : Asthme, insuffisance respiratoire. Enfant de moins de 30 mois. Glaucome. Troubles urétro-prostatiques.

Effets indésirables : Constipation, somnolence, nausées, vomissements, dépression respiratoire. Sécheresse de la bouche, troubles visuels, rétention d'urine. L'augmentation des doses et la prolongation de l'administration peuvent conduire à la dépendance et à la toxicomanie.

Précautions d'emploi : Ne pas prendre d'alcool pendant le traitement. Prudence chez le sujet âgé. Déconseillé chez la femme enceinte ou allaitant. Le traitement doit être de courte durée. Donne une réaction positive au contrôle antidopage.

Interactions : L'activité et les effets secondaires peuvent être augmentés par les autres dépresseurs du système nerveux central.

Surdosage : Entraîne une somnolence avec dépression des centres respiratoires imposant l'hospitalisation.

☞ *Vendu sans ordonnance.*

• BOUCHARA

Forme	Dosage	N. d'unités	Prix	Prix/jour	Liste	Remb. S.S.	Comm.
Pâte à sucer	–	20	32,50*	–	0	0 %	1957
Sirop adulte	–	180 ml	34,60*	–	0	0 %	1954
Sirop enfant	–	180 ml	31,00*	–	0	0 %	1955
Sirop nourrisson	–	180 ml	27,40*	–	0	0 %	1955

BRONCOCLAR ★

- **Composition :** Carbocistéine. Acétylcystéine (granulé).
- **Domaine :** Pneumologie.
- **Activité :** Fluidifiant bronchique. Expectorant.
- **Classe :** Dérivés de la cystéine.

Indications : Traitement des troubles de la sécrétion bronchique au cours des affections des voies respiratoires : bronchites aiguës ou chroniques, trachéo-bronchites.

Contre-indications : Ulcère gastro-duodénal.

Effets indésirables : Troubles digestifs : gastralgies, nausées, diarrhées.

Interactions : Ne pas associer aux antitussifs ni aux asséchants bronchiques de type anticholinergique.

☞ *Vendu sans ordonnance.*

• OBERLIN

Forme	Dosage	N. d'unités	Prix	Prix/jour	Liste	Remb. S.S.	Comm.
Sachet granulé	200 mg	20	29,90*	–	0	0 %	1995
Sirop adulte	50 mg/ml	150 ml	29,85*	–	0	0 %	1991
Sirop enfant	20 mg/ml	150 ml	27,30*	–	0	0 %	1992

BRONCOL

Composition : Sulfogaïacol, menthol, terpine, baume du Pérou, badiane, réglisse.
Domaine : Pneumologie.
Activité : Fluidifiant bronchique. Expectorant.
Indications : Affections des voies respiratoires : toux, enrouement, rhume.

☞ *Vendu sans ordonnance.*

• BRICHARD

Forme	Dosage	N. d'unités	Prix	Prix/jour	Liste	Remb. S.S.	Comm.
Pâte	–	50 g	32,50*	–	0	0 %	–

BRONCORINOL EXPECTORANT ★

Composition : Carbocistéine.
Domaine : Pneumologie.
Activité : Fluidifiant bronchique. Expectorant.
Classe : Dérivés de la cystéine.
Indications : Traitement des troubles de la sécrétion bronchique au cours des affections des voies respiratoires : bronchites aiguës ou chroniques, trachéo-bronchites.
Contre-indications : Ulcère gastro-duodénal.
Effets indésirables : Troubles digestifs : gastralgies, nausées, diarrhées.
Interactions : Ne pas associer aux antitussifs ni aux asséchants bronchiques de type anticholinergique.

☞ *Vendu sans ordonnance.*

• ROCHE NICHOLAS

Forme	Dosage	N. d'unités	Prix	Prix/jour	Liste	Remb. S.S.	Comm.
Sol. buv.	50 mg/ml	200 ml	43,80*	–	0	0 %	1990

BRONCORINOL MAUX DE GORGE ★

Composition : Lidocaïne, tyrothricine (collutoire). Cétylpyridinum, tétracaïne, vitamine C (comprimé).
Domaine : ORL. Stomatologie.
Activité : Anesthésique local. Antiseptique local.
Indications : Traitement local d'appoint des affections infectieuses et douloureuses de la muqueuse de l'oropharynx : stomatites, gingivites, pharyngites, aphtes, suites d'intervention chirurgicale.
Contre-indications : Enfant de moins de 6 ans. Allergie aux anesthésiques locaux.
Effets indésirables : Réactions allergiques générales.
Précautions d'emploi : Traitement de courte durée. Donne une réaction positive au contrôle antidopage.

☞ *Sur prescription médicale.*

• ROCHE NICHOLAS

Forme	Dosage	N. d'unités	Prix	Prix/jour	Liste	Remb. S.S.	Comm.
Collutoire	–	15 ml	36,00*	–	0	0 %	–
Comprimé à sucer	–	24	33,00*	–	0	0 %	1995

BRONCORINOL PÂTES ★★

Composition : Codéine, terpine, aconit.
Domaine : Pneumologie.
Activité : Antitussif.
Classe : Opium et dérivés.
Indications : Traitement symptomatique des toux non productives.
Contre-indications : Enfant de moins de 6 ans. Asthme, insuffisance respiratoire. Grossesse et allaitement.
Effets indésirables : Constipation, somnolence, nausées, vomissements, dépression respiratoire. L'augmentation des doses et la prolongation de l'administration peuvent conduire à la dépendance et à la toxicomanie.
Précautions d'emploi : Ne pas prendre d'alcool pendant le traitement. Prudence chez le sujet âgé. Déconseillé chez la femme enceinte ou allaitant. Le traitement doit être de courte durée. Donne une réaction positive au contrôle antidopage.

Interactions : L'activité et les effets secondaires peuvent être augmentés par les autres dépresseurs du système nerveux central.

Surdosage : Entraîne une somnolence avec dépression des centres respiratoires imposant l'hospitalisation.

☞ *Vendu sans ordonnance.*

• ROCHE NICHOLAS

Forme	Dosage	N. d'unités	Prix	Prix/jour	Liste	Remb. S.S.	Comm.
Pâte	1 mg	50	32,55*	–	0	0 %	–

BRONCORINOL RHINITES ★

- **Composition :** Tyrothricine, cétrimide.
- **Domaine :** ORL.
- **Activité :** Antibiotique local. Antiseptique local.
- **Classe :** Ammonium quaternaire.

Indications : Traitement local d'appoint des infections de la muqueuse rhino-pharyngée et des sinus.

Contre-indications : Enfant de moins de 6 ans. Hypersensibilité aux constituants

Effets indésirables : Réactions allergiques locales ou générales.

Précautions d'emploi : Traitement de courte durée.

☞ *Vendu sans ordonnance.*

• ROCHE NICHOLAS

Forme	Dosage	N. d'unités	Prix	Prix/jour	Liste	Remb. S.S.	Comm.
Gélule	–	16	33,00*	–	0	0 %	–

BRONCORINOL TOUX SÈCHE ★

- **Composition :** Pholcodine, aconit, benzoate de sodium, jusquiame, lobélie, polygala, eucalyptus.
- **Domaine :** Pneumologie.
- **Activité :** Antitussif.
- **Classe :** Opium et dérivés.

Indications : Traitement symptomatique des toux sèches et d'irritation, des affections rhino-pharyngées et de certaines bronchites

Contre-indications : Enfant de moins de 15 ans. Glaucome, troubles urétro-prostatiques.

Effets indésirables : Constipation, somnolence, nausées, vomissements, dépression respiratoire.

Précautions d'emploi : Ne pas prendre d'alcool pendant le traitement. Prudence chez le sujet âgé. Déconseillé chez la femme enceinte ou allaitant. Le traitement doit être de courte durée. Donne une réaction positive au contrôle antidopage.

Interactions : L'activité et les effets secondaires peuvent être augmentés par les autres dépresseurs du système nerveux central.

Surdosage : Entraîne une somnolence avec possible dépression des centres respiratoires imposant l'hospitalisation.

☞ *Vendu sans ordonnance.*

• ROCHE NICHOLAS

Forme	Dosage	N. d'unités	Prix	Prix/jour	Liste	Remb. S.S.	Comm.
Sirop	–	200 ml	43,80*	–	0	0 %	1959

BRONILIDE ★★★

- **Composition :** Flunisolide.
- **Domaine :** Pneumologie.
- **Activité :** Anti-inflammatoire local.
- **Classe :** Anti-inflammatoire stéroïdien local.

Indications : Traitement de fond de l'asthme à dyspnée paroxystique mal équilibré par les traitements usuels. Asthme corticodépendant.

Contre-indications : Tuberculose pulmonaire non traitée. Ulcère digestif évolutif.

Effets indésirables : Toux, raucité de la voix, candidoses de la bouche et du pharynx. Risques de freination hypophyso-surrénalienne.

Précautions d'emploi : Ce produit n'est pas un traitement de la crise. La survenue d'une infection respiratoire nécessite l'arrêt du traitement local. Déconseillé chez l femme enceinte ou allaitant. Donne une réaction positive au contrôle antidopage.

Surdosage : Bien rarement, signes d'hypercorticisme.

☞ *Sur prescription médicale.*

• CASSENNE

Forme	Dosage	N. d'unités	Prix	Prix/jour	Liste	Remb. S.S.	Comm.
Spray aérosol	250 µg/b	120b	125,70	4,2	1	65 %	1991

BRONPAX ★★

• **Composition :** *Sirop adulte* : codéine, sulfogaïacol, benzoate de sodium, piscidia, belladone, bourgeons de sapin, Désessartz, tolu, terpine, réglisse. *Sirop enfant* : sans codéine.

• **Domaine :** Pneumologie.

• **Activité :** Antitussif.

• **Classe :** Opium et dérivés.

Indications : Proposé dans le traitement des toux non productives.

Contre-indications : Enfant de moins de 15 ans. Asthme, insuffisance respiratoire. Glaucome. Troubles urétro-prostatiques par adénome de la prostate.

Effets indésirables : Constipation, somnolence, nausées, vomissements, dépression respiratoire. Sécheresse de la bouche, troubles visuels, tachycardie. L'augmentation des doses et la prolongation de l'administration peuvent conduire à la dépendance et à la toxicomanie.

Précautions d'emploi : Ne pas prendre d'alcool pendant le traitement. Prudence chez le sujet âgé. Déconseillé chez la femme enceinte ou allaitant. Le traitement doit être de courte durée. Donne une réaction positive au contrôle antidopage.

Interactions : L'activité et les effets secondaires peuvent être augmentés par les autres dépresseurs du système nerveux central.

Surdosage : Entraîne une somnolence avec dépression des centres respiratoires imposant l'hospitalisation.

☞ *Vendu sans ordonnance.*

• BIOCODEX

Forme	Dosage	N. d'unités	Prix	Prix/jour	Liste	Remb. S.S.	Comm.
Sirop adulte	–	180 ml	23,80	6 à 12	0	0 %	1960
Sirop enfant	–	180 ml	22,60	–	0	0 %	1960

BRONPAX PÂTE ★

• **Composition :** Codéthyline, tyrothricine, benzoate de sodium, menthol, glycyrrhizine, sulfogaïacol, terpinol.

• **Domaine :** Pneumologie.

• **Activité :** Antitussif.

• **Classe :** Opium et dérivés.

Indications : Utilisé dans le traitement symptomatique des toux non productives et des affections des voies aériennes supérieures : laryngites, trachéites.

Contre-indications : Enfant de moins de 30 mois. Asthme, insuffisance respiratoire.

Effets indésirables : Constipation, somnolence, nausées, vomissements, dépression respiratoire. L'augmentation des doses et la prolongation de l'administration peuvent conduire à la dépendance et à la toxicomanie.

Précautions d'emploi : Ne pas prendre d'alcool pendant le traitement. Prudence chez le sujet âgé. Déconseillé chez la femme enceinte ou allaitant. Le traitement doit être de courte durée. Donne une réaction positive au contrôle antidopage.

Interactions : L'activité et les effets secondaires peuvent être augmentés par les autres dépresseurs du système nerveux central.

Surdosage : Entraîne une somnolence avec dépression des centres respiratoires imposant l'hospitalisation.

☞ *Vendu sans ordonnance.*

• BIOCODEX

Forme	Dosage	N. d'unités	Prix	Prix/jour	Liste	Remb. S.S.	Comm.
Pâte à macher	1 mg	40	14,00*	–	0	0 %	1960

BROPARESTROL POIRIER ★

- **Composition :** Broparestrol.
- **Domaine :** Dermatologie.
- **Activité :** Antiacnéique. Estrogénique.

Indications : Proposé comme traitement d'appoint de l'acné avec séborrhée.

Contre-indications : Hypersensibilité au produit. Jeune enfant de sexe masculin.

Effets indésirables : Possibilité d'irritation locale et d'effets systémiques estrogéniques.

☞ *Sur prescription médicale.*

- POIRIER

Forme	Dosage	N. d'unités	Prix	Prix/jour	Liste	Remb. S.S.	Comm.
Pommade	10 %	30 g	32,00*	–	0	0 %	1960

BRUFEN ★★★

- **Composition :** Ibuprofène.
- **Domaine :** Inflammation.
- **Activité :** Anti-inflammatoire.
- **Classe :** Anti-inflammatoire non stéroïdien. Arylcarboxylique.

Indications : Traitement des rhumatismes inflammatoires chroniques : polyarthrite rhumatoïde, pelvispondylite, arthrite juvénile, rhumatisme psoriasique, syndrome de Fiessinger-Leroy-Reiter. Traitement des poussées aiguës des arthrites microcristallines, tendinites, synovites, arthroses, lombalgies, radiculalgies. Règles douloureuses.

Contre-indications : Hypersensibilité au produit. Réactions allergiques à l'aspirine et à ses dérivés. Ulcère gastro-duodénal évolutifs. Insuffisance cardiaque, hépatique ou rénale. Enfant de moins de 15 ans.

Effets indésirables : Troubles digestifs : nausées, vomissements, ulcère gastro-duodénal, hémorragie digestive. Réactions allergiques : éruption, urticaire, dermatoses bulleuses, asthme, choc. Insuffisance rénale. Vertiges, maux de tête, bourdonnements d'oreille, troubles visuels. Troubles sanguins : anémie, leucopénie, thrombopénie.

Précautions d'emploi : Prendre le produit au cours des repas, si possible le soir. Déconseillé chez la femme enceinte ou allaitant. Prudence chez le sujet âgé et chez l'insuffisant cardiaque ou rénal. Une surveillance du poids et du volume urinaire est utile en début de traitement.

Interactions : Ne pas associer, à d'autres produits modifiant l'hémostase : anticoagulants oraux, héparine, aspirine, ticlopidine, autres anti-inflammatoires. Ne pas associer, car augmentation des effets toxiques : lithium, méthotrexate, diflunisal. Prudence en cas d'association avec les diurétiques. Peut perturber l'activité des antihypertenseurs. L'efficacité des stérilets peut être diminuée. Prendre les antiacides et pansements gastro-intestinaux à distance de la prise du produit.

☞ *Sur prescription médicale.*

- BOOTS PHARMA

Forme	Dosage	N. d'unités	Prix	Prix/jour	Liste	Remb. S.S.	Comm.
Comprimé	400 mg	30	28,10	1,6 à 3,2	2	65 %	1977
Suppositoire	500 mg	12	19,10	1,6 à 3,2	2	65 %	1975

BRULEX ★

- **Composition :** Phénazone, sous-gallate de bismuth, oxyde de zinc, baume du Pérou, phénosalyl.
- **Domaine :** Dermatologie.
- **Activité :** Topique protecteur. Antiseptique local.

Indications : Traitement d'appoint des brûlures superficielles de faible étendue, érythème solaire.

Contre-indications : Hypersensibilité à un constituant, en particulier à la phénazone.

Effets indésirables : Eczéma de contact possible.

☞ *Vendu sans ordonnance.*

- BAILLY-SPEAB

Forme	Dosage	N. d'unités	Prix	Prix/jour	Liste	Remb. S.S.	Comm.
Pommade	–	55 g	19,40*	–	0	0 %	1939

B. S. S. ★★

- **Composition :** *Balanced Salt Solution* : chlorures de sodium, potassium, calcium, magnésium, acétate de sodium, citrate de sodium.
- **Domaine :** Ophtalmologie.
- **Activité :** Solution saline physiologique oculaire.

Indications : Irrigation de la chambre antérieure de l'œil, hydratation de la cornée.

Effets indésirables : Risque de kératopathie bulleuse.

☞ *Usage hospitalier.*

- ALCON

Forme	Dosage	N. d'unités	Prix	Prix/jour	Liste	Remb. S.S.	Comm.
Sol. irrigation	–	15 ml	Hôp.	–	0	Hôp.	1981

BUCASEPT

- **Composition :** Acétarsol sodique, chloroforme, salicylate de sodium, résorcine, chloral.
- **Domaine :** Stomatologie.
- **Activité :** Anesthésique local. Antiseptique local. Antialgique.

Indications : Traitement d'appoint local des infections bucco-dentaires et des parodontopathies.

Contre-indications : Enfant de moins de 7 ans. Hypersensibilité aux constituants, en particulier aux anesthésiques locaux.

Effets indésirables : Réactions allergiques locales ou générales.

Précautions d'emploi : Traitement de courte durée.

☞ *Vendu sans ordonnance.*

- AÉROCID

Forme	Dosage	N. d'unités	Prix	Prix/jour	Liste	Remb. S.S.	Comm.
Bain de bouche	–	150 ml	45,00*	–	0	0 %	–

BUCCAWALTER ★

- **Composition :** Phénosalyl, borate de sodium, hydrate de chloral, amyléine.
- **Domaine :** Stomatologie.
- **Activité :** Anesthésique local. Antiseptique local.

Indications : Traitement local d'appoint des infections de la cavité buccale et de l'oropharynx : stomatites, gingivites, pharyngites, aphtes, lésions buccales superficielles.

Contre-indications : Enfant de moins de 6 ans. Hypersensibilité aux constituants, en particulier aux anesthésiques locaux.

Précautions d'emploi : Traitement de courte durée.

☞ *Vendu sans ordonnance.*

- STERLING MIDY

Forme	Dosage	N. d'unités	Prix	Prix/jour	Liste	Remb. S.S.	Comm.
Bain de bouche	–	200 g	34,35*	–	0	0 %	1930

BUCCOTHYMOL TÉTRACAÏNE ★

- **Composition :** Thymol, tétracaïne, menthol, hydrate de chloral, chlorate de sodium, acide salicylique.
- **Domaine :** Stomatologie.
- **Activité :** Anesthésique local. Antiseptique local. Anti-inflammatoire local.

Indications : Traitement local d'appoint des infections douloureuses de la cavité buccale et de l'oropharynx : stomatites, gingivites, pharyngites, aphtes, lésions buccales superficielles.

Contre-indications : Enfant de moins de 6 ans. Hypersensibilité aux constituants, en particulier aux anesthésiques locaux.

Effets indésirables : Réactions allergiques locales et générales.

Précautions d'emploi : Traitement de courte durée. Peut donner une réaction positive au contrôle antidopage.

☞ *Vendu sans ordonnance.*

- CENTRAPHARM

Forme	Dosage	N. d'unités	Prix	Prix/jour	Liste	Remb. S.S.	Comm.
Bain de bouche	–	150 ml	19,50*	–	0	0 %	–

BUFAL ★★

- **Composition :** Buféxamac.
- **Domaine :** Dermatologie.
- **Activité :** Anti-inflammatoire. Antiprurigineux local.
- **Classe :** Anti-inflammatoire non stéroïdien.

Indications : Traitement symptomatique du prurit des manifestations inflammatoires cutanées.

Contre-indications : Hypersensibilité au produit. Dermatoses infectées.

Effets indésirables : Risque de sensibilisation cutanée.

☞ *Vendu sans ordonnance.*

- PIERRE FABRE

Forme	Dosage	N. d'unités	Prix	Prix/jour	Liste	Remb. S.S.	Comm.
Crème	5 %	30 g	33,00*	–	0	0 %	1992

BURINEX ★★★

- **Composition :** Bumétanide.
- **Domaine :** Cardio-vasculaire.
- **Activité :** Diurétique.
- **Classe :** Diurétique de l'anse.

Indications : Rétention de sodium et œdèmes d'origine cardiaque, rénale ou hépatique. Insuffisance cardiaque avec ou sans œdème pulmonaire. Poussées d'hypertension artérielle.

Contre-indications : Hypersensibilité aux sulfamides. Insuffisance hépatique sévère.

Effets indésirables : Déshydratation avec hypotension. Augmentation du sucre dans le sang et de l'acide urique pouvant entraîner des crises de goutte. Perte de potassium importante pouvant entraîner des crampes, parfois des troubles du rythme cardiaque.

Précautions d'emploi : Avant et en cours de traitement, surveiller la fonction rénale et faire des dosages réguliers de sodium et de potassium dans le sang. Prudence chez la femme enceinte ou allaitant. Donne une réaction positive au contrôle antidopage.

Interactions : Peut modifier la concentration de lithium dans le sang chez les patients traités par ce produit. Peut entraîner des troubles du rythme cardiaque avec certains médicaments : antiarythmiques, digitaliques. Associer avec une grande prudence aux anti-inflammatoires, à certains antidiabétiques, à certains antibiotiques. Potentialise l'action des inhibiteurs de l'enzyme de conversion.

Surdosage : Surveiller l'hydratation du patient.

☞ *Sur prescription médicale.*

- LÉO

Forme	Dosage	N. d'unités	Prix	Prix/jour	Liste	Remb. S.S.	Comm.
Comprimé	1 mg	30	32,90	1 à 3	2	65 %	1978
Comprimé	5 mg	30	Hôp.	–	2	Hôp.	1978
Amp. inj.	0,5 mg	3	Hôp.	–	2	Hôp.	1978
Amp. inj.	2 mg	1	16,10	16 à 32	2	65 %	1987
Amp. inj.	5 mg	5	Hôp.	–	2	Hôp.	1978

BUSPAR ★★★

- **Composition :** Buspirone.
- **Domaine :** Neuropsychiatrie.
- **Activité :** Anxiolytique.
- **Classe :** Non benzodiazépinique.

Indications : Traitement de toutes les formes d'anxiété.

Contre-indications : Insuffisance hépatique ou rénale sévère. Chez les conducteurs de véhicules, il existe un risque de somnolence.

Effets indésirables : Les effets secondaires se manifestent surtout en début de traitement. Il peut s'agir de troubles digestifs, de vertiges, de sueurs.

Précautions d'emploi : Le produit n'est pas indiqué chez la femme enceinte ou allaitant. Comme il n'existe pas de dépendance, l'arrêt du traitement peut être rapide.

Interactions : Il n'existe pas d'interaction avec l'alcool.

Surdosage : Un surdosage important impose l'hospitalisation.

☞ *Sur prescription médicale.*

• BRISTOL-MYERS SQUIBB

Forme	Dosage	N. d'unités	Prix	Prix/jour	Liste	Remb. S.S.	Comm.
Comprimé	10 mg	20	71,00	5 à 7	1	65 %	1988

BUTAZOLIDINE ★★★

- **Composition :** Phénylbutazone.
- **Domaine :** Inflammation.
- **Activité :** Anti-inflammatoire.
- **Classe :** Anti-inflammatoire non stéroïdien. Pyrazolé.

Indications : Strictement limitées au traitement de courte durée des poussées aiguës d'arthrite microcristalline (goutte) et au traitement symptomatique de certains rhumatismes inflammatoires : pelvispondylites.

Contre-indications : Hypersensibilité au produit. Réactions allergiques à l'aspirine et à ses dérivés. Ulcère gastro-duodénal évolutif. Insuffisance cardiaque, hépatique ou rénale. Hypertension artérielle non contrôlée. Maladies hémorragiques. Lupus érythémateux.

Effets indésirables : Troubles hématologiques : anémie, leucopénie, thrombopénie, pancytopénie. Troubles digestifs : nausées, vomissements, ulcère gastro-duodénal, hémorragie digestive, diarrhée. Maux de tête, bourdonnements d'oreille, vertiges, somnolence. Œdème, hypertension artérielle. Réactions allergiques : éruptions cutanées, prurit, urticaire. Troubles hépatiques.

Précautions d'emploi : Prendre le produit au cours des repas, si possible le soir. Déconseillé chez la femme enceinte ou allaitant. Prudence chez le sujet âgé et chez l'insuffisant cardiaque ou rénal. Prudence chez le patient ayant des antécédents psychiatriques. Un régime sans sel s'impose. Une surveillance du poids et du volume urinaire est utile en début de traitement.

Interactions : Ne pas associer, à d'autres produits modifiant l'hémostase : anticoagulants oraux, héparine, aspirine, ticlopidine, autres anti-inflammatoires. Ne pas associer, car augmentation des effets toxiques : lithium, méthotrexate, diflunisal. Peut perturber l'activité des antihypertenseurs. L'efficacité des stérilets peut être diminuée. Prendre les antiacides et les pansements gastro-intestinaux à distance de la prise du produit.

Surdosage : Entraîne des troubles digestifs, un coma, des troubles respiratoires, une hypotension imposant l'hospitalisation.

☞ *Sur prescription médicale.*

• CIBA GEIGY

Forme	Dosage	N. d'unités	Prix	Prix/jour	Liste	Remb. S.S.	Comm.
Comprimé	100 mg	20	5,60	0,3 à 0.9	1	65 %	1954
Suppositoire	250 mg	5	5,20	1	1	65 %	1954

BUTIX (NOUVEAU) ★★★

- **Composition :** Méquitazine.
- **Domaine :** Allergologie et immunologie.
- **Activité :** Antihistaminique H1.
- **Classe :** Antihistaminique anticholinergique.

Indications : Traitement symptomatique des manifestations allergiques : rhinite, conjonctivite, urticaire. Traitement adjuvant des affections dermatologiques prurigineuses.

Contre-indications : Hypersensibilité au produit. Glaucome. Troubles urétro-prostatiques.

Effets indésirables : L'augmentation des doses peut entraîner : sécheresse de la bouche. troubles urinaires, troubles visuels. Exceptionnellement, confusion mentale chez le sujet âgé.

Précautions d'emploi : Prudence chez le sujet âgé, l'insuffisant hépatique et rénal. Déconseillé chez la femme enceinte ou allaitant.

Interactions : Ne pas associer avec d'autres produits anticholinergiques : atropine, antiparkinsoniens, disopyramide. Ne pas associer avec des antidépresseurs de type IMAO.

Surdosage : Entraîne somnolence, nausées, vomissements et troubles cholinergiques.

☞ *Vendu sans ordonnance.*

• PIERRE FABRE

Forme	Dosage	N. d'unités	Prix	Prix/jour	Liste	Remb. S.S.	Comm.
Comprimé	5 mg	14	31,00*	–	0	0 %	1994

BUTIX GEL ★

- **Composition :** Diphenhydramine.
- **Domaine :** Dermatologie.
- **Activité :** Antihistaminique H1. Antiprurigineux.
- **Classe :** Antihistaminique anticholinergique.

Indications : Affections cutanées d'origine allergique : prurit anal ou vulvaire, urticaire, piqûres d'insectes.

Contre-indications : Hypersensibilité au produit. Dermatoses infectées.

Effets indésirables : Risque de sensibilisation cutanée. Photosensibilisation.

☞ *Vendu sans ordonnance.*

• PIERRE FABRE

Forme	Dosage	N. d'unités	Prix	Prix/jour	Liste	Remb. S.S.	Comm.
Gel	2 %	30 g	33,00*	–	0	0 %	1987

BUTOBARBITAL DIPHARMA ★★★

- **Composition :** Butobarbital
- **Domaine :** Neuropsychiatrie.
- **Activité :** Hypnotique
- **Classe :** Barbiturique.

Indications : Insomnie occasionnelle ou transitoire.

Contre-indications : Enfant. Insuffisance respiratoire chronique décompensée.

Effets indésirables : Somnolence diurne avec réveils difficiles. Modification de l'humeur. Troubles de l'équilibre, vertiges. Réactions allergiques cutanées, douleurs articulaires. Risque de dépendance chez certains patients.

Précautions d'emploi : La durée du traitement sera la plus courte possible. La prise d'alcool est formellement déconseillée durant le traitement. Déconseillé chez la femme enceinte ou allaitant.

Interactions : Sont nombreuses. On déconseillera la prise d'œstroprogestatifs en vue d'une contraception. On surveillera de très près les patients traités par les anti-inflammatoires corticoïdes, les anticoagulants oraux, certains antiarythmisants cardiaques, la digitaline, les antidépresseurs imipraminiques et tous les dépresseurs du système nerveux.

Surdosage : Entraîne un coma nécessitant l'hospitalisation.

☞ *Sur prescription médicale.*

• AMIDO

Forme	Dosage	N. d'unités	Prix	Prix/jour	Liste	Remb. S.S.	Comm.
Suppositoire	200 mg	10	10,60	1 à 2	1	65 %	1958

BUXEPTAN

- **Composition :** Hydrate de chloral, chloroforme, acide thymique.
- **Domaine :** Stomatologie.
- **Activité :** Anesthésique local. Antiseptique local.

Indications : Traitement d'appoint local des infections bucco-dentaires et des parodontopathies.

Contre-indications : Enfant de moins de 7 ans. Hypersensibilité aux constituants, en particulier aux anesthésiques locaux.

Effets indésirables : Réactions allergiques locales ou générales.

Précautions d'emploi : Traitement de courte durée.

☞ *Vendu sans ordonnance.*

• MONOT

Forme	Dosage	N. d'unités	Prix	Prix/jour	Liste	Remb. S.S.	Comm.
Bain de bouche	–	150 ml	31,55*	–	0	0 %	1988

C

CA C 1000 SANDOZ ★★★

Composition : Acide ascorbique, calcium.

Domaine : Nutrition et métabolisme.

Activité : Vitamines hydrosolubles. Éléments minéraux. Antiasthénique.

Classe : Vitamine C. Calcium.

Indications : Traitement du scorbut. Préention des carences lors de déséquilibres ılimentaires. Adjuvant du traitement au :ours des états grippaux, de la fatigue.

Contre-indications : Hypercalcémie. Insuffisance rénale. Lithiase calcique. Lithiase ›xalique ou urique.

Effets indésirables : Troubles gastro-inestinaux. Peut entraîner, chez certains sujets et à doses élevées, l'apparition de liıiase oxalique ou urique.

Précautions d'emploi : Chez le patient suivant un régime sans sel, tenir compte du fait que chaque comprimé contient l'équivalent de 0,7 g de sel. Dans les traitements prolongés, il est nécessaire de contrôler périodiquement la calciurie et la calcémie, particulièrement si un traitement par la vitamine D est associé. Prudence en cas d'insuffisance rénale.

Interactions : Prudence en cas d'association aux digitaliques. Si un traitement par les diphosphonates est prévu, le faire à distance de la prise de calcium.

Surdosage : Entraîne soif, polyurie, vomissements, hypertension, constipation. Chez l'enfant peut provoquer un arrêt de croissance.

☞ *Vendu sans ordonnance.*

• SANDOZ

Forme	Dosage	N. d'unités	Prix	Prix/ jour	Liste	Remb. S.S.	Comm.
Comprimé eff.	–	10	28,00*	–	0	0 %	1965

CACIT ★★★

Composition : Carbonate de calcium, acide citrique.

Domaine : Nutrition et métabolisme.

Activité : Éléments minéraux.

Classe : Calcium.

Indications : Traitement des ostéoporoes. Carences calciques en période de croisance, de grossesse, d'allaitement.

Contre-indications : Hypercalcémie, liıiase calcique, Calcifications tissulaires. mmobilisations prolongées.

Effets indésirables : Constipation, éructations, nausées. Hypercalcémie. Hypohosphatémie.

Précautions d'emploi : Dans les traitements prolongés, il est nécessaire de contrôler périodiquement la calciurie, et la calcémie, particulièrement si un traitement par la vitamine D est associé. Prudence en cas d'insuffisance rénale.

Interactions : Prudence en cas d'association aux digitaliques. Si un traitement par les diphosphonates est prévu, le faire à distance de la prise de calcium.

Surdosage : Entraîne soif, polyurie, vomissements, hypertension, constipation. Chez l'enfant peut provoquer un arrêt de croissance.

☞ *Vendu sans ordonnance.*

• PROCTER & GAMBLE

Forme	Dosage	N. d'unités	Prix	Prix/jour	Liste	Remb. S.S.	Comm.
Comprimé 500	0,5 g	60	79,60	2,6	0	65 %	1988
Comprimé 1 000	1 g	30	79,60	2,6	0	65 %	1988

CADITAR ★

- **Composition :** Huile de cade.
- **Domaine :** Dermatologie.
- **Activité :** Kératolytique. Réducteur. Antipsoriasis. Antiprurigineux.

Indications : Psoriasis. Kératose. Dermatose séborrhéique. Prurits subaigus.

Contre-indications : Hypersensibilité aux composants. Eczémas suintants.

Précautions d'emploi : A employer dilué.

☞ *Vendu sans ordonnance.*

• IPRAD

Forme	Dosage	N. d'unités	Prix	Prix/jour	Liste	Remb. S.S.	Comm.
Sol. à diluer	35 %	250 ml	25,80	–	0	65 %	1959

CALCIBRONAT ★

- **Composition :** Bromo-galactogluconate de calcium.
- **Domaine :** Neuropsychiatrie.
- **Activité :** Sédatif central et périphérique.
- **Classe :** Sédatif bromé.

Indications : Irritabilité, nervosité. Manifestations de la tétanie.

Contre-indications : Enfant de moins de 30 mois. Femme enceinte ou allaitant. Sujet suivant un régime sans sel. Sujet présentant une hypercalcémie.

Effets indésirables : Troubles digestifs éruptions cutanées.

Précautions d'emploi : L'absorption d'alcool est déconseillée.

Interactions : Le calcium peut potentialiser les effets de la digitaline. Les diurétiques peuvent favoriser l'apparition d'une hypercalcémie.

Surdosage : Le surdosage risque d'entraîner une hypercalcémie sévère, d'où la nécessité d'une surveillance médicale.

☞ *Vendu sans ordonnance.*

• SANDOZ

Forme	Dosage	N. d'unités	Prix	Prix/jour	Liste	Remb. S.S.	Comm.
Comprimé	2 g	20	21,30	1 à 2	0	65 %	1933
Comprimé	2 g	60	48,60	1 à 2	0	65 %	1933
Sirop	2 g/c. à s.	200 ml	15,40	1 à 2	0	65 %	1955
Amp. inj. 10 ml	0,124 g/ml	5	15,20	2 à 3	0	65 %	1934
Amp. inj. 5 ml	0,124 g/ml	10	22,20	2 à 3	0	65 %	1934

CALCIDIA ★★★

- **Composition :** Carbonate de calcium.
- **Domaine :** Nutrition et métabolisme. Uro-néphrologie.
- **Activité :** Éléments minéraux. Chélateur du phosphore.
- **Classe :** Calcium.

Indications : Traitement préventif et curatif de l'hypocalcémie avec hyperphosphorémie de l'insuffisance rénale chronique.

Contre-indications : Hypercalcémie, lithiase calcique. Calcifications tissulaires. Immobilisations prolongées.

Effets indésirables : Constipation, éructations, nausées. Hypercalcémie. Hypophosphatémie.

Précautions d'emploi : Dans les traitements prolongés, il est nécessaire de contrôler périodiquement la calciurie et la calcémie, particulièrement si un traitement par la vitamine D est associé.

Interactions : Prudence en cas d'association aux digitaliques.

Surdosage : Entraîne soif, polyurie, vomissements, hypertension, constipation. Chez l'enfant peut provoquer un arrêt de croissance.

☞ *Vendu sans ordonnance.*

• SOEKAMI LEFRANCQ

Forme	Dosage	N. d'unités	Prix	Prix/jour	Liste	Remb. S.S.	Comm.
Sachet	3,85	20	43,80	4 à 6	0	65 %	1988

CALCIFORTE ★★★

• **Composition :** Gluconate de calcium, lactate de calcium, glucoheptonate de calcium, chlorure de calcium, levures.
• **Domaine :** Nutrition et métabolisme.
• **Activité :** Éléments minéraux.
• **Classe :** Calcium.

Indications : Traitement des carences et des déficits calciques.

Contre-indications : Hypercalcémie, lithiase calcique. Calcifications tissulaires. Immobilisations prolongées.

Effets indésirables : Constipation, éructations, nausées. Hypercalcémie. Hypophosphatémie.

Précautions d'emploi : Dans les traitements prolongés, il est nécessaire de contrôler périodiquement la calciurie et la calcémie, particulièrement si un traitement par la vitamine D est associé. Prudence en cas d'insuffisance rénale.

Interactions : Prudence en cas d'association aux digitaliques. Si un traitement par les diphosphonates est prévu, le faire à distance de la prise de calcium.

Surdosage : Entraîne soif, polyurie, vomissements, hypertension, constipation. Chez l'enfant peut provoquer un arrêt de croissance.

☞ *Vendu sans ordonnance.*

• SEROZYM

Forme	Dosage	N. d'unités	Prix	Prix/jour	Liste	Remb. S.S.	Comm.
Amp. buv.	500 mg	30	39,40	0,7 à 2,6	0	65 %	1980
Sachet	500 mg	30	40,80	0,7 à 2,6	0	65 %	1988

CALCIPARINE ★★★

• **Composition :** Héparinate de calcium.
• **Domaine :** Hémostase.
• **Activité :** Anticoagulant.
• **Classe :** Héparine.

Indications : Prévention et traitement de la maladie thrombo-embolique.

Contre-indications : Maladies hémorragiques. Lésions hémorragiques. Accident vasculaire cérébral hémorragique. Antécédents de baisse des plaquettes sanguines sous héparine. Allergie à l'héparine.

Effets indésirables : Manifestations hémorragiques. Thrombopénies (baisse des plaquettes sanguines) graves. Hématome au point d'injection.

Précautions d'emploi : A n'employer que sous contrôle médical, par voie sous-cutanée. Nécessité d'examens biologiques pour suivre la coagulation et la formule sanguine. Prudence chez le sujet âgé, insuffisant hépatique ou rénal. Une surveillance particulièrement attentive doit être faite chez la femme enceinte.

Interactions : Association déconseillée : anti-inflammatoires non stéroïdiens, aspirine, ticlopidine. Association nécessitant des précautions d'emploi : anticoagulants oraux, dextran 40, corticoïdes.

Surdosage : Entraîne une hypocoagulabilité importante, d'où le risque hémorragique.

☞ *Sur prescription médicale. Une surveillance biologique est indispensable.*

• SANOFI WINTHROP

Forme	Dosage	N. d'unités	Prix	Prix/jour	Liste	Remb. S.S.	Comm.
Amp. inj.	12 500 U	2	27,80	–	1	65 %	1976
Amp. inj.	20 000 U	2	29,60	–	1	65 %	1976
Amp. inj.	25 000 U	2	32,70	–	1	65 %	1976
Seringue	5 000 U	2	23,50	–	1	65 %	1976
Seringue	7 500 U	2	25,70	–	1	65 %	1976

CALCIPRAT ★★★

- **Composition :** Carbonate de calcium.
- **Domaine :** Nutrition et métabolisme.
- **Activité :** Éléments minéraux.
- **Classe :** Calcium.

Indications : Traitement des carences et des déficits calciques.

Contre-indications : Hypercalcémie, lithiase calcique. Calcifications tissulaires. Immobilisations prolongées.

Effets indésirables : Constipation, éructations, nausées. Hypercalcémie. Hypophosphatémie.

Précautions d'emploi : Dans les traitements prolongés, il est nécessaire de contrôler périodiquement la calciurie et la calcémie, particulièrement si un traitement par la vitamine D est associé. Prudence en cas d'insuffisance rénale.

Interactions : Prudence en cas d'association aux digitaliques. Si un traitement par les diphosphonates est prévu, le faire à distance de la prise de calcium.

Surdosage : Entraîne soif, polyurie, vomissements, hypertension, constipation. Chez l'enfant, peut provoquer un arrêt de croissance.

☞ *Vendu sans ordonnance.*
- IPRAD

Forme	Dosage	N. d'unités	Prix	Prix/jour	Liste	Remb. S.S.	Comm.
Comprimé	750 mg	60	?	–	0	?	1993

CALCITAR ★★★

- **Composition :** Calcitonine de porc.
- **Domaine :** Rhumatologie.
- **Activité :** Traitement des ostéopathies. Antiostéoclastique.
- **Classe :** Calcitonine.

Indications : Maladie de Paget. Algodystrophie. Hyperphosphatasémie familiale. Hypercalcémie.

Contre-indications : Allergie à la calcitonine de porc.

Effets indésirables : Bouffées vasomotrices du visage et des extrémités. Nausées, vomissements, diarrhée. Réactions allergiques locales et générales.

Précautions d'emploi : Prudence chez l'enfant en croissance. Non conseillé chez la femme enceinte ou allaitant.

☞ *Sur prescription médicale.*
- SPECIA

Forme	Dosage	N. d'unités	Prix	Prix/jour	Liste	Remb. S.S.	Comm.
Flacon inj.	50 U	1	18,90	–	2	65 %	1974
Flacon inj.	160 U	1	45,40	–	2	65 %	1973

CALCITÉTRACÉMATE DISODIQUE ★★

- **Composition :** Calcitétracémate disodique.
- **Domaine :** Toxicologie.
- **Activité :** Chélateur des métaux lourds.

Indications : Intoxication par le plomb. Intoxication par les métaux lourds : chrome, fer, cobalt, cuivre, corps radioactifs.

Contre-indications : Insuffisance rénale.

Effets indésirables : Poussée fébrile, malaise, hypotension artérielle, congestion nasale.

Précautions d'emploi : Déconseillé chez la femme enceinte.

☞ *Sur prescription médicale.*
- L'ARGUENON

Forme	Dosage	N. d'unités	Prix	Prix/jour	Liste	Remb. S.S.	Comm.
Amp. inj. 10 ml	500 mg	10	103,90	–	2	65 %	1957

CALCIUM CHLORURE ★★★

- **Composition :** Chlorure de calcium.
- **Domaine :** Nutrition et métabolisme.
- **Activité :** Éléments minéraux.
- **Classe :** Calcium.

Indications : Apport de calcium en urgence : hypocalcémie sévère, crise de tétanie hypocalcémique. Rachitisme hypocalcémique.

Contre-indications : Hypercalcémie, lithiase calcique. Calcifications tissulaires. Immobilisations prolongées.

Effets indésirables : Constipation, éructations, nausées. Hypercalcémie. Hypophosphatémie. Phlébothrombose.

Précautions d'emploi : L'injection intraveineuse doit être faite lentement sur le sujet allongé. Dans les traitements prolongés, il est nécessaire de contrôler périodiquement la calciurie et la calcémie, particulièrement si un traitement par la vitamine D est associé. Prudence en cas d'insuffisance rénale.

Interactions : Prudence en cas d'association aux digitaliques. Si un traitement par les diphosphonates est prévu, le faire à distance de la prise de calcium.

Surdosage : Entraîne soif, polyurie, vomissements, hypertension, constipation. Chez l'enfant peut provoquer un arrêt de croissance.

☞ *Vendu sans ordonnance.*

• AGUETTANT

Forme	Dosage	N. d'unités	Prix	Prix/jour	Liste	Remb. S.S.	Comm.
Amp. inj.	1 g	10	27,75*	–	0	0 %	1967

CALCIUM CORBIÈRE ★

- **Composition :** Glucoheptonate de calcium et vitamines C, D, PP.
- **Domaine :** Nutrition et métabolisme.
- **Activité :** Éléments minéraux.
- **Classe :** Calcium.

Indications : Utilisé dans le traitement de l'asthénie fonctionnelle en l'absence d'activité spécifique démontrée.

Contre-indications : Hypercalcémie, lithiase calcique. Calcifications tissulaires. Immobilisationss prolongées.

Effets indésirables : Constipation, éructations, nausées. Hypercalcémie. Hypophosphatémie.

Précautions d'emploi : Dans les traitements prolongés, il est nécessaire de contrôler périodiquement la calciurie et la calcémie, particulièrement si un traitement par la vitamine D est associé. Prudence en cas d'insuffisance rénale.

Interactions : Prudence en cas d'association aux digitaliques. Si un traitement par les diphosphonates est prévu, le faire à distance de la prise de calcium.

Surdosage : Entraîne soif, polyurie, vomissements, hypertension, constipation. Chez l'enfant, peut provoquer un arrêt de croissance.

☞ *Vendu sans ordonnance.*

• SANOFI WINTHROP

Forme	Dosage	N. d'unités	Prix	Prix/jour	Liste	Remb. S.S.	Comm.
Amp. buvable	–	24	39,00*	–	0	0 %	1969
Amp. buv. forte	–	16	27,30*	–	0	0 %	1957
Compr. efferv.	–	10	29,20*	–	0	0 %	1969

CALCIUM CORBIÈRE INJECTABLE ★★★

- **Composition :** Glucoheptonate de calcium.
- **Domaine :** Nutrition et métabolisme.
- **Activité :** Éléments minéraux.
- **Classe :** Calcium.

Indications : Apport de calcium en urgence : hypocalcémie sévère, crise de tétanie hypocalcémique. Rachitisme hypocalcémique.

Contre-indications : Hypercalcémie, lithiase calcique. Calcifications tissulaires. Immobilisations prolongées.

Effets indésirables : Constipation, éructations, nausées. Hypercalcémie. Hypophosphatémie. Phlébothrombose.

Précautions d'emploi : L'injection intraveineuse doit être faite lentement sur le sujet allongé. Dans les traitements prolongés, il est nécessaire de contrôler périodiquement la calciurie et la calcémie, particulièrement si un traitement par la vitamine D est associé. Prudence en cas d'insuffisance rénale.

Interactions : Prudence en cas d'association aux digitaliques. Si un traitement par les diphosphonates est prévu, le faire à distance de la prise de calcium.

Surdosage : Entraîne soif, polyurie, vomissements, hypertension, constipation.

Chez l'enfant, peut provoquer un arrêt de croissance.

☞ *Vendu sans ordonnance.*

• SANOFI WINTHROP

Forme	Dosage	N. d'unités	Prix	Prix/jour	Liste	Remb. S.S.	Comm.
Amp. inj.	1,1 g	12	36,25*	–	0	0 %	1942

CALCIUM GLUCONATE ★★★

• **Composition :** Gluconate de calcium, glucoheptonate de calcium.
• **Domaine :** Nutrition et métabolisme.
• **Activité :** Éléments minéraux.
• **Classe :** Calcium.

Indications : Apport de calcium en urgence : hypocalcémie sévère, crise de tétanie hypocalcémique. Rachitisme hypocalcémique.

Contre-indications : Hypercalcémie, lithiase calcique. Calcifications tissulaires. Immobilisations prolongées.

Effets indésirables : Constipation, éructations, nausées. Hypercalcémie. Hypophosphatémie. Phlébothrombose.

Précautions d'emploi : L'injection intraveineuse doit être faite lentement sur le sujet allongé. Dans les traitements prolongés, il est nécessaire de contrôler périodiquement la calciurie et la calcémie, particulièrement si un traitement par la vitamine D est associé. Prudence en cas d'insuffisance rénale.

Interactions : Prudence en cas d'association aux digitaliques. Si un traitement par les diphosphonates est prévu, le faire à distance de la prise de calcium.

Surdosage : Entraîne soif, polyurie, vomissements, hypertension, constipation. Chez l'enfant, peut provoquer un arrêt de croissance.

☞ *Usage hospitalier.*

• AGUETTANT

Forme	Dosage	N. d'unités	Prix	Prix/jour	Liste	Remb. S.S.	Comm.
Amp. inj.	88 mg	100	Hôp.	–	0	Hôp.	1983

CALCIUM SANDOZ ★★★

• **Composition :** Gluconate de calcium, lactobionate de calcium (sirop). Gluconolactonate de calcium, carbonate de calcium (comprimé).
• **Domaine :** Nutrition et métabolisme.
• **Activité :** Éléments minéraux.
• **Classe :** Calcium.

Indications : Traitement des carences et des déficits calciques. En période de croissance : rachitisme associé à la vitamine D. Grossesse, allaitement. Traitement de l'ostéoporose. Traitement de fond de la tétanie.

Contre-indications : Hypercalcémie, lithiase calcique. Calcifications tissulaires. Immobilisationss prolongées.

Effets indésirables : Constipation, éructations, nausées. Hypercalcémie. Hypophosphatémie.

Précautions d'emploi : Dans les traitements prolongés, il est nécessaire de contrôler périodiquement la calciurie et la calcémie, particulièrement si un traitement par la vitamine D est associé. Prudence en cas d'insuffisance rénale.

Interactions : Prudence en cas d'association aux digitaliques. Si un traitement par les diphosphonates est prévu, le faire à distance de la prise de calcium.

Surdosage : Entraîne soif, polyurie, vomissements, hypertension, constipation. Chez l'enfant, peut provoquer un arrêt de croissance.

☞ *Vendu sans ordonnance.*

• SANDOZ

Forme	Dosage	N. d'unités	Prix	Prix/jour	Liste	Remb. S.S.	Comm.
Sirop	18 mg/ml	200 ml	15,30	0,8 à 3,4	0	65 %	1933
Comprimé « forte »	500 mg	20	31,60	1,6 à 6	0	65 %	1964

CALCIUM SANDOZ INJECTABLE ★★★

- **Composition :** Glubionate de calcium.
- **Domaine :** Nutrition et métabolisme.
- **Activité :** Éléments minéraux.
- **Classe :** Calcium.

Indications : Apport de calcium en urgence : hypocalcémie sévère, crise de tétanie hypocalcémique. Rachitisme hypocalcémique.

Contre-indications : Hypercalcémie, lithiase calcique. Calcifications tissulaires. Immobilisations prolongées.

Effets indésirables : Constipation, éructations, nausées. Hypercalcémie. Hypophosphatémie. Phlébothrombose.

Précautions d'emploi : L'injection intraveineuse doit être faite lentement sur le sujet allongé. Dans les traitements prolongés, il est nécessaire de contrôler périodiquement la calciurie et la calcémie, particulièrement si un traitement par la vitamine D est associé. Prudence en cas d'insuffisance rénale.

Interactions : Prudence en cas d'association aux digitaliques. Si un traitement par les diphosphonates est prévu, le faire à distance de la prise de calcium.

Surdosage : Entraîne soif, polyurie, vomissements, hypertension, constipation. Chez l'enfant, peut provoquer un arrêt de croissance.

☞ *Vendu sans ordonnance.*

• SANDOZ

Forme	Dosage	N. d'unités	Prix	Prix/jour	Liste	Remb. S.S.	Comm.
Amp. inj. 5 ml	687 mg	10	25,60	2,6 à 3,8	0	65 %	1933
Amp. inj. 10 ml	1 375 mg	5	19,00	3,8 à 11,4	0	65 %	1933

CALCIUM-SORBISTERIT ★★★

- **Composition :** Polystyrol sulfonate de calcium.
- **Domaine :** Uro-néphrologie.
- **Activité :** Hypokaliémiant.
- **Classe :** Résine échangeuse d'ions.

Indications : Hyperkaliémie au cours de l'insuffisance rénale aiguë ou chronique.

Contre-indications : Hypercalcémie. Kaliémie inférieure à 5 mEq/l.

Effets indésirables : Troubles digestifs : nausées, constipation.

Précautions d'emploi : Le traitement doit être suivi de dosages répétés de la kaliémie.

Surdosage : Entraîne une hypokaliémie.

☞ *Sur prescription médicale.*

• BIOSEDRA

Forme	Dosage	N. d'unités	Prix	Prix/jour	Liste	Remb. S.S.	Comm.
Poudre orale	18 g/CM	500 g	125,20	5 à 15	2	100 %	1983

CALDINE ★★★

- **Composition :** Lacidipine.
- **Domaine :** Cardio-vasculaire.
- **Activité :** Antihypertenseur. Vasodilatateur.
- **Classe :** Antagoniste calcique. Dihydropyridine.

Indications : Hypertension artérielle.

Contre-indications : Femme enceinte ou allaitant. Insuffisance cardiaque avec œdème pulmonaire.

Effets indésirables : Maux de tête, rougeur du visage, bouffées de chaleur. Œdème des membres inférieurs. Fatigue, hypotension orthostatique. Inflammation des gencives.

Précautions d'emploi : Prudence chez les sujets âgés ou présentant des troubles de la conduction cardiaque.

Interactions : Potentialise l'action des antihypertenseurs alphabloquants et des bêtabloquants. L'association avec des produits antiarythmisants doit être décidée avec prudence.

Surdosage : Pourrait entraîner une hypotension et une accélération cardiaque imposant une surveillance hospitalière.

☞ *Sur prescription médicale.*

• BŒHRINGER INGELHEIM

Forme	Dosage	N. d'unités	Prix	Prix/jour	Liste	Remb. S.S.	Comm.
Comprimé	2 mg	28	84,70	3	1	65 %	1993
Comprimé	4 mg	28	139,80	5	1	65 %	1993

CALENDULÈNE ★★

- **Composition :** Calendula.
- **Domaine :** Ophtalmologie.
- **Activité :** Décongestionnant.

Indications : Hygiène oculaire.

☞ *Vendu sans ordonnance.*

- ALLERGAN

Forme	Dosage	N. d'unités	Prix	Prix/jour	Liste	Remb. S.S.	Comm.
Sol. oculaire	–	125 ml	29,80*	–	0	0 %	–

CALMADERM ★★

- **Composition :** Bufexamac.
- **Domaine :** Dermatologie.
- **Activité :** Anti-inflammatoire. Antiprurigineux local.
- **Classe :** Anti-inflammatoire non stéroïdien.

Indications : Traitement symptomatique du prurit des manifestations inflammatoires cutanées.

Contre-indications : Hypersensibilité au produit. Dermatoses infectées.

Effets indésirables : Risque de sensibilisation cutanée.

☞ *Vendu sans ordonnance.*

- NOVALIS

Forme	Dosage	N. d'unités	Prix	Prix/jour	Liste	Remb. S.S.	Comm.
Crème	5 %	30 g	34,80*	–	0	0 %	1987

CALMAFIT ✤

- **Composition :** Aubépine, eschscholtzia, passiflore, alcool.
- **Domaine :** Neuropsychiatrie.
- **Activité :** Divers.

Indications : Utilisé pour réduire la nervosité et les troubles du sommeil.

Précautions d'emploi : Ne pas administrer aux enfants de moins de 2 ans.

☞ *Vendu sans ordonnance.*

- ARKOPHARMA

Forme	Dosage	N. d'unités	Prix	Prix/jour	Liste	Remb. S.S.	Comm.
Sol. sachet adulte	–	7	50,00*	7	0	0 %	–
Sol. sachet enfant	–	7	45,00*	6,5	0	0 %	–

CAL-MAG-NA ★★

- **Composition :** Carbonate de calcium, carbonate monosodique, carbonate de magnésium, kaolin, trisilicate de magnésium.
- **Domaine :** Gastro-entérologie.
- **Activité :** Antiacide œso-gastrique.
- **Classe :** Sel de magnésium. Sel d'aluminium. Sel de calcium.

Indications : Traitement symptomatique des douleurs liées aux affections œso-gastro-duodénales.

Contre-indications : Insuffisance rénale sévère.

Interactions : Entraîne une diminution de l'absorption d'un grand nombre de médicaments. Il convient donc de respecter un délai de deux heures entre la prise du produit et d'autres traitements.

☞ *Vendu sans ordonnance.*

- PARKE-DAVIS

Forme	Dosage	N. d'unités	Prix	Prix/jour	Liste	Remb. S.S.	Comm.
Poudre orale	–	240 g	30,70*	–	0	0 %	–

CALMIXÈNE ★

- **Composition :** Pimétixène.
- **Domaine :** Pneumologie.
- **Activité :** Antiasthmatique.

Indications : Toux asthmatiforme du nourrisson et de l'enfant.

Effets indésirables : Somnolence.

Interactions : L'effet sédatif est augmenté en association avec les autres dépresseurs du système nerveux central.

Surdosage : Entraîne une sédation profonde.

☞ *Sur prescription médicale.*

- SANDOZ

Forme	Dosage	N. d'unités	Prix	Prix/jour	Liste	Remb. S.S.	Comm.
Sirop	0,2 mg/ml	150 ml	26,10	1,7 à 5,2	2	65 %	1975

CALMO-DIGER ★★

- **Composition :** Kaolin, hydrocarbonate de magnésium, carbonate de sodium, carbonate de calcium, menthe.
- **Domaine :** Gastro-entérologie.
- **Activité :** Antiacide œso-gastrique.
- **Classe :** Sel de calcium. Sel de magnésium. Sel d'aluminium.

Indications : Traitement symptomatique des douleurs liées aux affections œso-gastro-duodénales.

Contre-indications : Diarrhée.

Effets indésirables : Hypercalcémie.

Précautions d'emploi : Tenir compte de la quantité de sodium apportée par le produit. Prudence en cas d'insuffisance rénale.

Interactions : Entraîne une diminution de l'absorption d'un grand nombre de médicaments. Il convient donc de respecter un délai de deux heures entre la prise du produit et d'autres traitements.

☞ *Vendu sans ordonnance.*

- PLANTES ET MÉDECINES

Forme	Dosage	N. d'unités	Prix	Prix/jour	Liste	Remb. S.S.	Comm.
Comprimé	–	50	41,00*	–	0	0 %	–

CALMOROÏDE ★

- **Composition :** Ruscogénines, vitamine A.
- **Domaine :** Gastro-entérologie.
- **Activité :** Antihémorroïdaire local.

Indications : Traitement symptomatique des manifestations douloureuses et prurigineuses anales, en particulier dans la crise hémorroïdaire.

Précautions d'emploi : Le traitement doit être de courte durée. Si les signes ne cèdent pas rapidement, le traitement doit être interrompu et une consultation spécialisée s'impose.

☞ *Vendu sans ordonnance.*

- PHYGIÈNE

Forme	Dosage	N. d'unités	Prix	Prix/jour	Liste	Remb. S.S.	Comm.
Pommade	–	20 g	28,55*	–	0	0 %	1974
Suppositoire	–	10	28,55*	–	0	0 %	1974

CALMOSÉDYL ★★

- **Composition :** Suppositoire adulte : codéine, paracétamol, eucalyptol, vitamine C. Suppositoire enfant : paracétamol, eucalyptol, vitamine C.
- **Domaine :** Pneumologie.
- **Activité :** Antitussif. Antipyrétique.
- **Classe :** Opium et dérivés. Paracétamol.

Indications : Utilisé dans le traitement symptomatique des toux non productives (suppositoire adulte). Fièvre accompagnant les états infectieux, en particulier broncho-pulmonaires.

Contre-indications : Asthme, insuffisance respiratoire (suppositoire adulte). Hypersensibilité au paracétamol. Insuffisance hépatique sévère.

Effets indésirables : Suppositoire adulte : constipation, somnolence, nausées, vomissements, dépression respiratoire. L'augmentation des doses et la prolongation de l'administration peuvent conduire à la dépendance et à la toxicomanie. Réactions allergiques.

Précautions d'emploi : Ne pas prendre d'alcool pendant le traitement. Prudence chez le sujet âgé. Déconseillé chez la femme enceinte ou allaitant. Le traitement doit être de courte durée. Donne une réaction positive au contrôle antidopage (suppositoire adulte).

Interactions : L'activité et les effets secondaires peuvent être augmentés par les autres dépresseurs du système nerveux central.

Surdosage : Entraîne une somnolence avec dépression des centres respiratoires imposant l'hospitalisation.

☞ *Vendu sans ordonnance.*

• FOURNIER

Forme	Dosage	N. d'unités	Prix	Prix/jour	Liste	Remb. S.S.	Comm.
Supp. enfant	–	–	22,20*	–	0	0 %	–
Supp. adulte	20 mg	–	26,80*	–	0	0 %	–

CALMOTISAN ✤

- **Composition :** Valériane, passiflore, mélisse, piscidia.
- **Domaine :** Neuropsychiatrie
- **Activité :** Divers.

Indications : Utilisé pour réduire la nervosité et dans les troubles du sommeil.

☞ *Vendu sans ordonnance.*

• LEHNING

Forme	Dosage	N. d'unités	Prix	Prix/jour	Liste	Remb. S.S.	Comm.
Tisane sachet	–	20	29,00*	–	0	0 %	–
Tisane vrac	–	100 g	26,00*	–	0	0 %	–

CALPÉROS ★★★

- **Composition :** Carbonate de calcium.
- **Domaine :** Nutrition et métabolisme.
- **Activité :** Éléments minéraux.
- **Classe :** Calcium.

Indications : Traitement des carences et des déficits calciques. En période de croissance : rachitisme associé à la vitamine D. Grossesse, allaitement. Traitement de l'ostéoporose. Traitement de fond de la tétanie.

Contre-indications : Hypercalcémie, lithiase calcique. Calcifications tissulaires. Immobilisations prolongées.

Effets indésirables : Constipation, éructations, nausées. Hypercalcémie. Hypophosphatémie.

Précautions d'emploi : Dans les traitements prolongés, il est nécessaire de contrôler périodiquement la calciurie et la calcémie, particulièrement si un traitement par la vitamine D est associé. Prudence en cas d'insuffisance rénale.

Interactions : Prudence en cas d'association aux digitaliques. Si un traitement par les diphosphonates ou le fluor est prévu, le faire à distance de la prise de calcium.

Surdosage : Entraîne soif, polyurie, vomissements, hypertension, constipation. Chez l'enfant, peut provoquer un arrêt de croissance.

☞ *Vendu sans ordonnance.*

• DOMS-ADRIAN

Forme	Dosage	N. d'unités	Prix	Prix/jour	Liste	Remb. S.S.	Comm.
Comprimé	500 mg	60	66,70	–	0	65 %	1994

CALSCORBAT ★

- **Composition :** Asphocalcium : calcium, phosphore, vitamine C.
- **Domaine :** Nutrition et Métabolisme.
- **Activité :** Antiasthénique. Éléments minéraux. Vitamines hydrosolubles.
- **Classe :** Calcium. Phosphore. Vitamine C.

Indications : Utilisé dans le traitement de l'asthénie fonctionnelle, en l'absence d'activité spécifique démontrée.

Contre-indications : Hypercalcémie. Lithiase urinaire calcique, urique, oxalique. Prudence en cas d'insuffisance rénale.

Précautions d'emploi : Traitement toujours de courte durée.

Interactions : Retarde l'absorption des tétracyclines.

☞ *Vendu sans ordonnance.*

• AÉROCID

Forme	Dosage	N. d'unités	Prix	Prix/jour	Liste	Remb. S.S.	Comm.
Sol. buv. adulte	–	120 ml	30,00	–	0	0 %	1948
Sol. buv. enfant	–	84 ml	28,00	–	0	0 %	1955

CALSYN ★★★

- **Composition :** Calcitonine de synthèse séquence saumon.
- **Domaine :** Rhumatologie.
- **Activité :** Traitement des ostéopathies. Antiostéoclastique.
- **Classe :** Calcitonine.

Indications : Maladie de Paget. Algodystrophie. Hyperphosphatasémie familiale. Hypercalcémie. Ostéoporose avec tassement vertébral. Prévention des décalcifications lors des immobilisations prolongées.

Contre-indications : Allergie à la calcitonine de saumon.

Effets indésirables : Bouffées vasomotrices du visage et des extrémités. Nausées, vomissements, diarrhée. Réactions allergiques locales et générales.

Précautions d'emploi : Prudence chez l'enfant en croissance. Non conseillé chez la femme enceinte ou allaitant.

☞ *Sur prescription médicale.*

• SPECIA

Forme	Dosage	N. d'unités	Prix	Prix/jour	Liste	Remb. S.S.	Comm.
Flacon inj.	50 U	1	33,30	14 à 133	2	65 %	1978
Flacon inj.	100 U	1	51,90	25 à 104	2	65 %	1978

CALTRATE ★★★

- **Composition :** Carbonate de calcium.
- **Domaine :** Nutrition et métabolisme.
- **Activité :** Éléments minéraux.
- **Classe :** Calcium.

Indications : Traitement des carences et des déficits calciques. En période de croissance : rachitisme associé à la vitamine D. Grossesse, allaitement. Traitement de l'ostéoporose. Traitement de fond de la tétanie.

Contre-indications : Hypercalcémie, lithiase calcique. Calcifications tissulaires. Immobilisationss prolongées.

Effets indésirables : Constipation, éructations, nausées. Hypercalcémie. Hypophosphatémie.

Précautions d'emploi : Dans les traitements prolongés, il est nécessaire de contrôler périodiquement la calciurie et la calcémie, particulièrement si un traitement par la vitamine D est associé. Prudence en cas d'insuffisance rénale.

Interactions : Prudence en cas d'association aux digitaliques. Si un traitement par les diphosphonates est prévu, le faire à distance de la prise de calcium.

Surdosage : Entraîne soif, polyurie, vomissements, hypertension, constipation. Chez l'enfant, peut provoquer un arrêt de croissance.

☞ *Vendu sans ordonnance.*

• LEDERLE

Forme	Dosage	N. d'unités	Prix	Prix/jour	Liste	Remb. S.S.	Comm.
Comprimé	600 mg	60	66,70	2,2 à 3,3	0	65 %	1991

CALYPTOL INHALANT ★

- **Composition :** Huiles essentielles de pin, thym, romarin, terpinéol, eucalyptol.
- **Domaine :** Pneumologie. ORL.
- **Activité :** Antiseptique local. Décongestionnant.

Indications : Traitement adjuvant dans les états congestifs des voies aériennes supérieures, en l'absence d'activité spécifique démontrée.

Contre-indications : Enfant de moins de 30 mois.

Effets indésirables : Réactions allergiques.

Précautions d'emploi : A utiliser en aérosol ou inhalation.

☞ *Vendu sans ordonnance.*

- TECHNI-PHARM

Forme	Dosage	N. d'unités	Prix	Prix/jour	Liste	Remb. S.S.	Comm.
Amp. inhalation	–	10	13,00	–	0	35 %	1947

CALYPTOPHÉDRYL ★

- **Composition :** Codéthyline, belladone, éphédrine, Drosera, Grindelia, aconit, camphosulfonate de sodium, eucalyptus, sulfogaïacol, benzoate de sodium.
- **Domaine :** Pneumologie.
- **Activité :** Antitussif. Vasoconstricteur.
- **Classe :** Opium et dérivés. Stimulant alpha-adrénergique.

Indications : Traitement des affections de l'arbre respiratoire : rhume, bronchite, toux.

Contre-indications : Enfant de moins de 30 mois. Asthme, insuffisance respiratoire. Glaucome. Troubles urétro-prostatiques.

Effets indésirables : Constipation, somnolence, nausées, vomissements, dépression respiratoire. Palpitations, poussée hypertensive, douleurs précordiales, tremblements. Sécheresse de la bouche, troubles visuels, tachycardie. L'augmentation des doses et la prolongation de l'administration peuvent conduire à la dépendance et à la toxicomanie.

Précautions d'emploi : Prudence chez le sujet âgé, l'insuffisant cardiaque. Ne pas prendre d'alcool pendant le traitement. Déconseillé chez la femme enceinte ou allaitant. Le traitement doit être de courte durée. Donne une réaction positive au contrôle antidopage.

Interactions : L'activité et les effets secondaires peuvent être augmentés par les autres dépresseurs du système nerveux central.

Surdosage : Entraîne une somnolence avec dépression des centres respiratoires imposant l'hospitalisation.

☞ *Vendu sans ordonnance.*

- SARBACH

Forme	Dosage	N. d'unités	Prix	Prix/jour	Liste	Remb. S.S.	Comm.
Sirop	–	200 ml	31,55*	–	0	0 %	–

CAMILINE ✣

- **Composition :** Poudre de thé vert.
- **Domaine :** Nutrition et métabolisme.
- **Activité :** Divers.

Indications : Utilisé comme adjuvant des régimes amaigrissants.

☞ *Vendu sans ordonnance.*

- ARKOPHARMA

Forme	Dosage	N. d'unités	Prix	Prix/jour	Liste	Remb. S.S.	Comm.
Gélule	300 mg	50	42,00*	6	0	0 %	1989

CAMPEL ★★

- **Composition :** Chromocarbe diéthylamine.
- **Domaine :** Cardio-vasculaire.
- **Activité :** Veinotonique.

Indications : Signes fonctionnels de l'insuffisance veino-lymphatique : jambes lourdes, œdème, crampes. Signes fonctionnels de la crise hémorroïdaire. Troubles de la circulation rétinienne.

Effets indésirables : Troubles digestifs. Manifestations cutanées.

Précautions d'emploi : Traitement de courte durée dans la crise hémorroïdaire. Non conseillé chez la femme enceinte ou allaitant.

☞ *Vendu sans ordonnance.*

• PROMEDICA

Forme	Dosage	N. d'unités	Prix	Prix/jour	Liste	Remb. S.S.	Comm.
Gélule	200 mg	50	48,30	4 à 6	0	35 %	1986

CAMPHOCALYPTOL BISMUTH QUININE

- **Composition :** Camphre, eucalyptol, succinate de bismuth, quinine.
- **Domaine :** ORL.
- **Activité :** Antiseptique pulmonaire. Décongestionnant. Antipyrétique.

Indications : Utilisé dans le traitement des angines, amygdalites, laryngites et pharyngites.

Contre-indications : Néphrite chronique. Insuffisance rénale, constipation. Intolérance au bismuth.

Effets indésirables : Troubles digestifs, photosensibilisation.

Précautions d'emploi : Non conseillé chez la femme enceinte ou allaitant.

☞ *Vendu sans ordonnance.*

• PHARMINTER

Forme	Dosage	N. d'unités	Prix	Prix/jour	Liste	Remb. S.S.	Comm.
Suppositoire	60 mg	8	28,75*	7	0	0 %	–

CAMPHOCALYPTOL QUININE ★

- **Composition :** *Suppositoire adulte* : camphre, gaïacol, eucalyptol, butoforme, quinine. *Suppositoire enfant* : camphre, gaïacol, eucalyptol, quinine. *Suppositoire nourrisson* : camphre, eucalyptol, quinine.
- **Domaine :** Pneumologie.
- **Activité :** Fluidifiant bronchique. Expectorant. Antipyrétique.
- **Classe :** Terpène.

Indications : Utilisé dans le traitement symptomatique des affections respiratoires fébriles.

Contre-indications : Non conseillé chez la femme enceinte ou allaitant.

Interactions : Ne pas associer aux antitussifs ou aux asséchants bronchiques de type anticholinergique.

☞ *Vendu sans ordonnance.*

• PHARMINTER

Forme	Dosage	N. d'unités	Prix	Prix/jour	Liste	Remb. S.S.	Comm.
Supp. adulte	–	8	27,00*	–	0	0 %	–
Supp. enfant	–	8	25,40*	–	0	0 %	–
Supp. nourrisson	–	8	24,10*	–	0	0 %	–

CAMPHOCALYPTOL SIMPLE ★

- **Composition :** *Suppositoire adulte* : camphre, gaïacol, eucalyptol, butoforme. *Suppositoire enfant* : camphre, gaïacol, eucalyptol. *Suppositoire nourrisson* : camphre, eucalyptol.
- **Domaine :** Pneumologie.
- **Activité :** Fluidifiant bronchique. Expectorant.
- **Classe :** Terpène.

Indications : Utilisé dans le traitement symptomatique des affections respiratoires.

Contre-indications : Non conseillé chez la femme enceinte ou allaitant.

Interactions : Ne pas associer aux antitussifs ou aux asséchants bronchiques de type anticholinergique.

☞ *Vendu sans ordonnance.*

• PHARMINTER

Forme	Dosage	N. d'unités	Prix	Prix/ jour	Liste	Remb. S.S.	Comm.
Supp. adulte	–	8	14,40	–	0	35 %	–
Supp. enfant	–	8	14,00	–	0	35 %	–
Supp. nourrisson	–	8	13,60	–	0	35 %	–

CAMPHODIONYL ★★

- **Composition :** Codéine, codéthyline, camphosulfonate de sodium, sulfogaïacol, aconit, Desessartz, acide benzoïque.
- **Domaine :** Pneumologie.
- **Activité :** Antitussif.
- **Classe :** Opium et dérivés.

Indications : Proposé dans le traitement des toux non productives.

Contre-indications : Enfant de moins de 30 mois. Asthme, insuffisance respiratoire.

Effets indésirables : Constipation, somnolence, nausées, vomissements, dépression respiratoire. L'augmentation des doses et la prolongation de l'administration peuvent conduire à la dépendance et à la toxicomanie.

Précautions d'emploi : Ne pas prendre d'alcool pendant le traitement. Prudence chez le sujet âgé. Déconseillé chez la femme enceinte ou allaitant. Le traitement doit être de courte durée. Donne une réaction positive au contrôle antidopage.

Interactions : L'activité et les effets secondaires peuvent être augmentés par les autres dépresseurs du système nerveux central.

Surdosage : Entraîne une somnolence avec dépression des centres respiratoires imposant l'hospitalisation.

☞ *Vendu sans ordonnance.*

- IPRAD

Forme	Dosage	N. d'unités	Prix	Prix/jour	Liste	Remb. S.S.	Comm.
Sirop	–	200 ml	17,10	–	0	35 %	1943

CAMPHO-PNEUMINE ★

- **Composition :** *Suppositoire adulte* : camphre, gaïacol, créosote, eucalyptol, amyléine. *Suppositoire enfant* : camphre, gaïacol, eucalyptol, gaïacol glycolate d'éthyle. *Suppositoire nourrisson* : camphre, eucalyptol, gaïacol glycolate d'éthyle. *Sirop nourrisson* : sulfogaïacol, benzoate et bromure de sodium.
- **Domaine :** Pneumologie.
- **Activité :** Fluidifiant bronchique. Expectorant.
- **Classe :** Terpène.

Indications : Utilisé dans le traitement symptomatique des affections respiratoires.

Contre-indications : Non conseillé chez la femme enceinte ou allaitant.

Interactions : Ne pas associer aux antitussifs ou aux asséchants bronchiques de type anticholinergique.

☞ *Vendu sans ordonnance.*

- MARION MERRELL DOW

Forme	Dosage	N. d'unités	Prix	Prix/ jour	Liste	Remb. S.S.	Comm.
Supp. adulte	–	8	12,00	–	0	35 %	1942
Supp. enfant	–	8	11,20	–	0	35 %	1942
Supp. nourrisson	–	8	9,00	–	0	35 %	1942
Sirop nourrisson	–	90 ml	10,30	–	0	35 %	1942

CAMPHO-PNEUMINE AMINOPHYLLINE ★★

- **Composition :** Codéine, belladone, aconit, bromoforme, camphosulfonate de sodium, benzoate de sodium, sulfogaïacol, thiamine, aminophylline, fumeterre, Desessartz.
- **Domaine :** Pneumologie.
- **Activité :** Antitussif.
- **Classe :** Opium et dérivés.

Indications : Proposé dans le traitement des toux non productives.

Contre-indications : Enfant de moins de 3 ans. Asthme, insuffisance respiratoire. Glaucome. Troubles urétro-prostatiques par adénome de la prostate.

Effets indésirables : Constipation, somnolence, nausées, vomissements, dépression respiratoire. Sécheresse de la bouche, troubles visuels, tachycardie. L'augmentation des doses et la prolongation de l'administration peuvent conduire à la dépendance et à la toxicomanie.

Précautions d'emploi : Ne pas prendre d'alcool pendant le traitement. Prudence chez le sujet âgé. Déconseillé chez la femme enceinte ou allaitant. Le traitement doit être de courte durée. Donne une réaction positive au contrôle antidopage.

Interactions : L'activité et les effets secondaires peuvent être augmentés par les autres dépresseurs du système nerveux central.

Surdosage : Entraîne une somnolence avec dépression des centres respiratoires imposant l'hospitalisation.

☞ *Vendu sans ordonnance.*

• MARION MERRELL DOW

Forme	Dosage	N. d'unités	Prix	Prix/jour	Liste	Remb. S.S.	Comm.
Sirop adulte	–	90 ml	11,50	3,8 à 5,2	0	35 %	1942
Sirop enfant	–	90 ml	11,80	1,3 à 4	0	35 %	1942

CAMPHRICE DU CANADA

• **Composition :** Camphre, thym, terpinol.
• **Domaine :** Dermatologie.
• **Activité :** Antiprurigineux. Kératoplastique.
• **Classe :** Terpène.

Indications : Proposé dans les cas d'engelures, gerçures, crevasses, brûlures, coups de soleil, piqûres d'insectes, etc.

Contre-indications : Enfant de moins de 3 ans. Enfant de moins de 7 ans lorsqu'il existe des lésions cutanées importantes.

Effets indésirables : Eczéma de contact possible.

Précautions d'emploi : Grande prudence chez l'enfant.

☞ *Vendu sans ordonnance.*

• HOMME DE FER

Forme	Dosage	N. d'unités	Prix	Prix/jour	Liste	Remb. S.S.	Comm.
Stick	–	30 g	26,70*	–	0	0 %	1980

CANOL ★ ✤

• **Composition :** Cynara, lawsonia, chimaphylla, aphloïa, réglisse, magnésie.
• **Domaine :** Hépatologie.
• **Activité :** Cholérétique.

Indications : Traitement symptomatique des troubles dyspeptiques.

Contre-indications : Obstruction des voies biliaires. Insuffisance hépatique grave.

☞ *Vendu sans ordonnance.*

• JOLLY-JATEL

Forme	Dosage	N. d'unités	Prix	Prix/jour	Liste	Remb. S.S.	Comm.
Comprimé	–	30	18,00	2,4 à 3,6	0	65 %	1953

CANTABILINE ★

• **Composition :** Hymécromone.
• **Domaine :** Hépatologie.
• **Activité :** Cholérétique. Antispasmodique.

Indications : Traitement symptomatique des douleurs en relation avec les troubles dyspeptiques. Forme injectable : radiologie des voies biliaires.

Contre-indications : Hypersensibilité aux constituants.

Effets indésirables : Diarrhée, réactions cutanées d'origine allergique.

Précautions d'emploi : Non conseillé chez la femme enceinte.

☞ *Vendu sans ordonnance.*

• LIPHA SANTÉ

Forme	Dosage	N. d'unités	Prix	Prix/jour	Liste	Remb. S.S.	Comm.
Comprimé	400 mg	30	21,60	1,5 à 2	0	35 %	1984
Flacon inj.	200 mg	3	28,70	19	0	65 %	1979
Flacon inj.	200 mg	10	Hôp.	–	2	Hôp.	1978

CANTALÈNE ★

- **Composition :** Chlorhexidine, tétracaïne, lysozyme.
- **Domaine :** ORL. Stomatologie.
- **Activité :** Anesthésique local. Antiseptique local.
- **Classe :** Biguanide.

Indications : Traitement local d'appoint antibactérien et antalgique des affections de la muqueuse buccale et de l'oropharynx.

Contre-indications : Enfant de moins de 6 ans. Sensibilisation préalable au produit en particulier aux anesthésiques locaux.

Effets indésirables : Possibilité d'éruptions cutanées allergiques.

Précautions d'emploi : Traitement de courte durée. Donne une réaction positive au contrôle antidopage.

Interactions : Ne pas associer à d'autres antiseptiques.

☞ *Vendu sans ordonnance.*

• SALVER

Forme	Dosage	N. d'unités	Prix	Prix/jour	Liste	Remb. S.S.	Comm.
Comprimé	–	24	27,20*	–	0	0 %	1989

CANTOR ★★★

- **Composition :** Minaprine.
- **Domaine :** Neuropsychiatrie.
- **Activité :** Psychostimulant.
- **Classe :** Non classé.

Indications : Ralentissement psychomoteur, baisse d'activité. Troubles de concentration.

Contre-indications : Épilepsie.

Effets indésirables : Difficultés d'endormissement, anxiété.

Précautions d'emploi : Dépression vraie. Prudence chez la femme enceinte.

Surdosage : Excitation, risque de crises convulsives.

☞ *Sur prescription médicale.*

• SANOFI WINTHROP

Forme	Dosage	N. d'unités	Prix	Prix/jour	Liste	Remb. S.S.	Comm.
Comprimé	100 mg	14	41,50	3 à 9	1	35 %	1995
Comprimé	100 mg	20	56,00	3 à 8	1	35 %	1990

CAPD/DPCA 2 ★★★

- **Composition :** Chlorure de sodium, lactate de sodium, chlorure de calcium, chlorure de magnésium, glucose.
- **Domaine :** Uro-néphrologie.
- **Activité :** Solution pour dialyse.

Indications : Dialyse péritonéale dans les insuffisances rénales chroniques.

Contre-indications : Péritonite, tumeur intra-abdominale, grossesse, pneumopathie.

Effets indésirables : Douleurs abdominales, diarrhée, déperdition protéique, hypokaliémie.

☞ *Usage hospitalier.*

• FRESENIUS-SMAD

Forme	Dosage	N. d'unités	Prix	Prix/ jour	Liste	Remb. S.S.	Comm.
Poche plastique	500 ml	–	Hôp.	–	0	Hôp.	1988
Poche plastique	1 000 ml	–	Hôp.	–	0	Hôp.	1988
Poche plastique	1 500 ml	–	Hôp.	–	0	Hôp.	1988
Poche plastique	2 000 ml	–	Hôp.	–	0	Hôp.	1988
Poche plastique	2 500 ml	–	Hôp.	–	0	Hôp.	1988
Poche plastique	5 000 ml	–	Hôp.	–	0	Hôp.	1988

CAPERGYL ★★

- **Composition :** Dihydroergotoxine.
- **Domaine :** Cardio-vasculaire.
- **Activité :** Vasodilatateur. Anti-ischémique.
- **Classe :** Antagoniste alpha-adrénergique. Agoniste dopaminergique. Dérivé de l'ergot de seigle.

Indications : Déficit intellectuel pathologique du sujet âgé. Accidents vasculaires cérébraux.

Contre-indications : Hypotension sévère.

Effets indésirables : Nausées, congestion nasale.

Précautions d'emploi : Éviter la prise à jeun. Non conseillé chez la femme enceinte.

☞ *Sur prescription médicale.*

• THÉRICA

Forme	Dosage	N. d'unités	Prix	Prix/jour	Liste	Remb. S.S.	Comm.
Gélule	4,5 mg	30	46,40	1,5	2	35 %	1991

CAPILLIA

- **Composition :** Pilocarpine, quinine, formol, teinture de cantharides, essence de bergamote.
- **Domaine :** Dermatologie.
- **Activité :** Tonique capillaire. Antiseptique local.

Indications : Séborrhée, pellicules, pelade. Hygiène du cuir chevelu.

Contre-indications : Allergie connue aux constituants.

Effets indésirables : Irritation locale avec érythème, sensation de brûlure, dermite à peau sèche. Rarement réactions allergiques : érythème généralisé, œdème, infection de l'oreille.

Précautions d'emploi : Ne pas appliquer sur les muqueuses, éviter le contact avec les yeux. Ne pas ingérer.

☞ *Vendu sans ordonnance.*

• C. P. F

Forme	Dosage	N. d'unités	Prix	Prix/jour	Liste	Remb. S.S.	Comm.
Lotion	–	200 ml	34,80*	–	0	0 %	–

CAPISTAN ★★

- **Composition :** Extrait de Serenoa repens.
- **Domaine :** Uro-néphrologie.
- **Activité :** Antiandrogène. Anti-inflammatoire.
- **Classe :** Antiphospholipase A2.

Indications : Traitement des troubles urinaires liés à l'hypertrophie bénigne de la prostate.

Effets indésirables : Nausées banales.

Précautions d'emploi : Il ne s'agit que d'un traitement symptomatique ne devant pas faire retarder l'intervention chirurgicale lorsque celle-ci est justifiée pour d'autres raisons.

☞ *Vendu sans ordonnance.*

• SANOFI WINTHROP

Forme	Dosage	N. d'unités	Prix	Prix/jour	Liste	Remb. S.S.	Comm.
Gélule	160 mg	60	204,20	7	0	35 %	1993

CAPSULES PHARMATON ★

- **Composition :** Déanol, ginseng, vitamines A, B1, B2, B6, B12, C, PP, D, E, cuivre, manganèse, zinc, fluorure de calcium, potassium, magnésium, fer, phosphate dicalcique.
- **Domaine :** Nutrition et métabolisme.
- **Activité :** Antiasthénique. Éléments minéraux. Vitamines hydrosolubles. Vitamines liposolubles.
- **Classe :** Polyvitamines. Oligoéléments.

Indications : Utilisé dans le traitement de l'asthénie fonctionnelle, en l'absence d'activité spécifique démontrée.

Contre-indications : Lithiase calcique. Épilepsie.

Effets indésirables : Troubles gastro-intestinaux.

Précautions d'emploi : Non conseillé chez la femme enceinte. Ne pas associer à d'autres sources de vitamines A ou D. Prudence en cas d'insuffisance rénale. Traitement toujours de courte durée.

Interactions : Ne pas associer à la lévodopa, qui voit son activité diminuer. Prendre à distance de la tétracycline.

Surdosage : Peut entraîner une perte de l'appétit, des maux de tête, des vomissements traduisant une hypercalcémie ou, chez l'enfant, une hypertension intracrânienne.

☞ *Vendu sans ordonnance.*

- BŒHRINGER INGELHEIM

Forme	Dosage	N. d'unités	Prix	Prix/jour	Liste	Remb. S.S.	Comm.
Capsule	–	15	55,00*	–	0	0 %	1973
Capsule	–	30	82,00*	–	0	0 %	1973
Capsule	–	60	145,00*	–	0	0 %	1973
Capsule	–	75	175,00*	–	0	0 %	1973

CAPSYL ★★

- **Composition :** Dextrométhorphane.
- **Domaine :** Pneumologie.
- **Activité :** Antitussif.
- **Classe :** Opium et dérivés.

Indications : Traitement symptomatique des toux non productives.

Contre-indications : Asthme, insuffisance respiratoire. Enfant de moins de 15 ans. Traitement par les antidépresseurs IMAO.

Effets indésirables : Somnolence, nausées, vomissements. Réactions cutanées allergiques. Vertiges.

Précautions d'emploi : Ne pas prendre d'alcool pendant le traitement. Prudence chez le sujet âgé. Déconseillé chez la femme enceinte ou allaitant. Le traitement doit être de courte durée.

Interactions : L'activité et les effets secondaires peuvent être augmentés par association à d'autres dépresseurs du système nerveux central. Ne jamais associer aux antidépresseurs IMAO.

Surdosage : Entraîne une somnolence avec possible dépression des centres respiratoires et convulsions imposant l'hospitalisation.

☞ *Vendu sans ordonnance.*

- SANDOZ

Forme	Dosage	N. d'unités	Prix	Prix/jour	Liste	Remb. S.S.	Comm.
Capsule	15 mg	12	33,00*	8,3 à 22	0	0 %	1989

CAPTEA ★★★

- **Composition :** Captopril, hydrochlorothiazide.
- **Domaine :** Cardio-vasculaire.
- **Activité :** Antihypertenseur. Vasodilatateur. Diurétique.
- **Classe :** Inhibiteur de l'enzyme de conversion, associé à un diurétique.

Indications : Hypertension artérielle.

Contre-indications : Non conseillé chez

la femme enceinte ou allaitant. Hypersensibilité aux sulfamides. Hyponatrémie.

Effets indésirables : Toux, fatigue, nausées, prurit, œdème de la face et des extrémités. Hypotension artérielle. Déshydratation avec hypotension. Perte de potassium importante pouvant entraîner des crampes, parfois des troubles du rythme cardiaque. Éruptions cutanées. Hypercalcémie. Exceptionnellement, modification de la formule sanguine.

Précautions d'emploi : En cas d'insuffisance rénale ou chez le sujet âgé, réduire la posologie. Surveiller régulièrement la fonction rénale. Donne une réaction positive au contrôle antidopage.

Interactions : Majore l'effet de tous les produits hypotenseurs : neuroleptiques, antidépresseurs. Peut modifier la concentration de lithium dans le sang chez les patients traités par ce produit. Peut entraîner des troubles du rythme cardiaque avec certains médicaments : antiarythmiques, digitaliques. Associer avec une grande prudence aux anti-inflammatoires, à certains antibiotiques.

Surdosage : Entraîne hypotension avec hyponatrémie et hypokaliémie pouvant aboutir à une anurie.

☞ *Sur prescription médicale.*

• BELLON

Forme	Dosage	N. d'unités	Prix	Prix/jour	Liste	Remb. S.S.	Comm.
Comprimé	50/25 mg	28	123,30	2,2 à 4,4	1	65 %	1988

CAPTOLANE ★★★

• **Composition :** Captopril.
• **Domaine :** Cardio-vasculaire.
• **Activité :** Antihypertenseur. Vasodilatateur.
• **Classe :** Inhibiteur de l'enzyme de conversion.

Indications : Hypertension artérielle. Insuffisance cardiaque. Infarctus du myocarde.

Contre-indications : Non conseillé chez la femme enceinte.

Effets indésirables : Toux, fatigue, nausées, éruptions cutanées, prurit, œdème de la face et des extrémités. Augmentation temporaire de l'urée et de la créatinine sanguine, parfois de la kaliémie. Hypotension artérielle chez les patients suivant un régime sans sel ou prenant un diurétique. Exceptionnellement, modification de la formule sanguine.

Précautions d'emploi : En cas d'insuffisance rénale ou chez le sujet âgé, réduire la posologie. Surveiller régulièrement la fonction rénale.

Interactions : Ne pas associer avec des produits entraînant une hyperkaliémie : certains diurétiques, sels de potassium. Majore l'effet de tous les produits hypotenseurs : neuroleptiques, antidépresseurs.

Surdosage : Une surveillance de la tension artérielle s'impose.

☞ *Sur prescription médicale.*

• BELLON

Forme	Dosage	N. d'unités	Prix	Prix/jour	Liste	Remb. S.S.	Comm.
Comprimé	25 mg	30	66,30	4 à 8	1	65 %	1984
Comprimé	50 mg	30	110,20	3 à 9	1	65 %	1984

CARBATROPINE

• **Composition :** Sulfate d'atropine, charbon activé, benzoate de sodium.
• **Domaine :** Gastro-entérologie.
• **Activité :** Antidiarrhéique. Pansement intestinal.
• **Classe :** Anticholinergique.

Indications : Traitement symptomatique des diarrhées aiguës ou chroniques.

Contre-indications : Glaucome. Troubles urétro-prostatiques. Enfant. Rectocolite ulcéro-hémorragique.

Effets indésirables : Constipation. Sécheresse de la bouche. Troubles visuels. Troubles urinaires.

Surdosage : Entraîne des troubles de la conscience, des convulsions, puis un coma imposant l'hospitalisation.

☞ *Vendu sans ordonnance.*

• AÉROCID

Forme	Dosage	N. d'unités	Prix	Prix/jour	Liste	Remb. S.S.	Comm.
Granulé	–	–	45,00*	–	0	0 %	–

CARBO-DOME ★

- **Composition :** Solution alcoolique de goudron de houille.
- **Domaine :** Dermatologie.
- **Activité :** Réducteur. Antipsoriasis. Antiprurigineux.
- **Classe :** Goudron.

Indications : Psoriasis. Névrodermite ou lichénification. Eczéma sec, para- ou hyperkératose. Dyshydrose.

Contre-indications : Hypersensibilité aux composants. Eczémas suintants.

☞ *Vendu sans ordonnance.*

- D. H. S

Forme	Dosage	N. d'unités	Prix	Prix/jour	Liste	Remb. S.S.	Comm.
Crème	10 %	30 g	14,50*	–	0	0 %	1967

CARBOLEVURE ★

- **Composition :** Charbon activé, levure déshydratée.
- **Domaine :** Gastro-entérologie.
- **Activité :** Pansement gastro-intestinal.
- **Classe :** Charbon.

Indications : Colopathies fonctionnelles avec météorisme ou diarrhée.

Effets indésirables : Coloration noire des selles.

Interactions : Entraîne une diminution de l'absorption d'un grand nombre de médicaments. Il convient donc de respecter un délai de 2 heures entre la prise du produit et d'autres traitements.

☞ *Vendu sans ordonnance.*

- VEDIM

Forme	Dosage	N. d'unités	Prix	Prix/jour	Liste	Remb. S.S.	Comm.
Gélule ad.	109 mg	20	15,10	2,3	0	35 %	1971
Gélule enf.	48 mg	20	10,60	1 à 1,5	0	35 %	1971

CARBOMIX ★★

- **Composition :** Charbon activé.
- **Domaine :** Toxicologie.
- **Activité :** Adsorbant.

Indications : Traitement des surdosages médicamenteux.

Contre-indications : Intoxication par des produits caustiques.

Effets indésirables : Vomissements, constipation. Coloration noire des selles.

Précautions d'emploi : Intuber les patients inconscients.

☞ *Vendu sans ordonnance.*

- S. C. A. T.

Forme	Dosage	N. d'unités	Prix	Prix/jour	Liste	Remb. S.S.	Comm.
Granulé	81,3 %	50 g	52,48*	–	0	0 %	1988

CARBONAPHTINE FORMINÉE ★

- **Composition :** Charbon activé, benzonaphtol, salicylate basique d'aluminium, méthénamine.
- **Domaine :** Gastro-entérologie.
- **Activité :** Pansement gastro-intestinal.
- **Classe :** Charbon.

Indications : Colopathies fonctionnelles avec météorisme ou diarrhée.

Précautions d'emploi : Tenir compte de l'apport de sucre dans le granulé.

Interactions : Entraîne une diminution de l'absorption d'un grand nombre de médicaments. Il convient donc de respecter un délai de 2 heures entre la prise du produit et d'autres traitements.

☞ *Vendu sans ordonnance.*

• GIFRER

Forme	Dosage	N. d'unités	Prix	Prix/jour	Liste	Remb. S.S.	Comm.
Granulé	–	100 g	42,00*	–	0	0 %	1970

CARBONAPHTINE PECTINÉE ★

• **Composition :** Charbon végétal, kaolin, benzonaphtol, salicylate d'alumine, pectine, salicaire, framboise.

• **Domaine :** Gastro-entérologie.

• **Activité :** Pansement gastro-intestinal

• **Classe :** Charbon.

Indications : Colopathies fonctionnelles avec météorisme ou diarrhée.

Effets indésirables : Coloration noire des selles.

Précautions d'emploi : Tenir compte d'un apport de sucre dans le granulé.

Interactions : Entraîne une diminution de l'absorption d'un grand nombre de médicaments. Il convient donc de respecter un délai de 2 heures entre la prise du produit et d'autres traitements.

☞ *Vendu sans ordonnance.*

• GIFRER

Forme	Dosage	N. d'unités	Prix	Prix/jour	Liste	Remb. S.S.	Comm.
Granulé	15 %	100 g	42,00*	–	0	0 %	1970

CARBONATE MONOSODIQUE ELBIOL ★★★

• **Composition :** Solution aqueuse de bicarbonate de sodium.

• **Domaine :** Nutrition et métabolisme.

• **Activité :** Alimentation parentérale.

• **Classe :** Bicarbonate de sodium.

Indications : Correction des acidoses métaboliques. Hyperkaliémie sévère.

Contre-indications : Alcaloses. Acidoses respiratoires. Rétention hydrosodée. Insuffisance cardiaque. Cirrhoses. Œdèmes.

Effets indésirables : Risque d'alcalose et d'hypokaliémie.

Précautions d'emploi : Toujours en perfusion intraveineuse lente. Une surveillance biologique de l'équilibre hydro électrolytique est toujours indispensable.

☞ *Vendu sans ordonnance.*

• BAXTER

Forme	Dosage	N. d'unités	Prix	Prix/jour	Liste	Remb. S.S.	Comm.
Flacon inj. 250 ml	1,4 %	1	–	–	0	65 %	–
Flacon inj. 500 ml	1,4 %	1	–	–	0	65 %	–
Flacon inj. 1 000 ml	1,4 %	1	Hôp.	–	0	Hôp.	–

CARBONATE MONOSODIQUE LAVOISIER ★★★

• **Composition :** Solution aqueuse de bicarbonate de sodium.

• **Domaine :** Nutrition et métabolisme.

• **Activité :** Alimentation parentérale.

• **Classe :** Bicarbonate de sodium.

Indications : Correction des acidoses métaboliques. Hyperkaliémie sévère.

Contre-indications : Alcaloses. Acidoses respiratoires. Rétention hydrosodée. Insuffisance cardiaque. Cirrhoses. Œdèmes.

Effets indésirables : Risque d'alcalose et d'hypokaliémie.

Précautions d'emploi : Toujours en perfusion intraveineuse lente. Une surveillance biologique de l'équilibre hydro électrolytique est toujours indispensable.

☞ *Vendu sans ordonnance.*

• CHAIX ET DU MARAIS

Forme	Dosage	N. d'unités	Prix	Prix/jour	Liste	Remb. S.S.	Comm.
Amp. inj. 10 ml	1,4 %	100	Hôp.	–	0	Hôp.	1936
Amp. inj. 20 ml	1,4 %	50	Hôp.	–	0	Hôp.	1936
Flacon inj. 250 ml	1,4 %	1	13,60	–	0	65 %	1936
Flacon inj. 500 ml	1,4 %	1	15,40	–	0	65 %	1936

CARBONEX ★

- **Composition :** Soufre, hydroxyde de magnésium.
- **Domaine :** Gastro-entérologie.
- **Activité :** Laxatif osmotique.
- **Classe :** Salin.

Indications : Traitement symptomatique de la constipation associé aux mesures hygiéno-diététiques. Digestion difficile.

Contre-indications : Constipation récente inexpliquée, persistante, n'ayant pas fait l'objet d'examens médicaux.

Effets indésirables : Diarrhée.

Précautions d'emploi : Pas d'utilisation prolongée.

Surdosage : Diarrhée.

☞ *Vendu sans ordonnance.*

• AÉROCID

Forme	Dosage	N. d'unités	Prix	Prix/jour	Liste	Remb. S.S.	Comm.
Poudre	–	100 g	12,10	–	0	65 %	1957

CARBOPHAGIX ★

- **Composition :** Charbon activé, levure déshydratée.
- **Domaine :** Gastro-entérologie.
- **Activité :** Pansement gastro-intestinal.
- **Classe :** Charbon.

Indications : Colopathies fonctionnelles avec météorisme ou diarrhée.

Effets indésirables : Coloration noire des selles.

Interactions : Entraîne une diminution de l'absorption d'un grand nombre de médicaments. Il convient donc de respecter un délai de 2 heures entre la prise du produit et d'autres traitements.

☞ *Vendu sans ordonnance.*

• DARCY

Forme	Dosage	N. d'unités	Prix	Prix/jour	Liste	Remb. S.S.	Comm.
Gélule	–	30	31,20*	–	0	0 %	1990

CARBOPHOS ★★

- **Composition :** Charbon végétal, carbonate de calcium, phosphate de calcium.
- **Domaine :** Gastro-entérologie.
- **Activité :** Antiacide œso-gastrique.
- **Classe :** Sel de calcium.

Indications : Traitement symptomatique des douleurs liées aux affections œso-gastro-duodénales. Troubles dyspeptiques. Météorisme abdominal. Colopathies fonctionnelles.

Effets indésirables : Risque d'hypercalcémie.

Interactions : Entraîne une diminution de l'absorption d'un grand nombre de médicaments. Il convient donc de respecter un délai de 2 heures entre la prise du produit et d'autres traitements.

☞ *Vendu sans ordonnance.*

• UPSA

Forme	Dosage	N. d'unités	Prix	Prix/jour	Liste	Remb. S.S.	Comm.
Comprimé	–	40	11,40	1 à 2	0	35 %	1957

CARBOSULFINE

Composition : Charbon activé, méthénamine, thiosulfate de magnésium, benzonaphtol, essence de menthe.
Domaine : Gastro-entérologie.
Activité : Antiseptique intestinal.
Indications : Traitement symptomatique des diarrhées aiguës d'origine infectieuse.
Effets indésirables : Réactions allergiques.
Précautions d'emploi : Ne pas oublier l'importance de la réhydratation, surtout chez l'enfant.
☞ *Vendu sans ordonnance.*
• C. P. F

Forme	Dosage	N. d'unités	Prix	Prix/jour	Liste	Remb. S.S.	Comm.
Granulé	–	–	35,60*	–	0	0 %	–

CARBOSYLANE ★★★

Composition : Diméticone, charbon.
Domaine : Gastro-entérologie.
Activité : Pansement intestinal.
Classe : Silicone. Charbon.
Indications : Traitement symptomatique des états dyspeptiques et du météorisme.
Effets indésirables : Peut colorer les selles en noir.
Interactions : Peut entraîner une diminution de l'absorption d'un grand nombre de médicaments. Il convient donc de respecter un délai de 2 heures entre la prise du produit et d'autres traitements.
☞ *Vendu sans ordonnance.*
• SEROLAM

Forme	Dosage	N. d'unités	Prix	Prix/jour	Liste	Remb. S.S.	Comm.
Gélule	–	24	26,40	3,3	0	35 %	1983
Gélule	–	48	40,30	2,5	0	35 %	1983

CARDIOCALM ★

Composition : Phénobarbital, aubépine.
Domaine : Neuropsychiatrie.
Activité : Sédatif.
Classe : Barbiturique.
Indications : Utilisé dans le traitement de l'anxiété et les troubles du sommeil. Eréthisme cardiaque.
Contre-indications : Contre-indiqué en cas d'insuffisance respiratoire et de porphyrie. Chez les conducteurs de véhicules, il existe un risque de somnolence.
Effets indésirables : Essentiellement somnolence, voire confusion chez le sujet âgé. Risques de phénomènes toxiques d'hypersensibilité (syndrome de Lyell).
Précautions d'emploi : La prise d'alcool est formellement déconseillée. N'est pas indiqué chez la femme enceinte ou allaitant. Peut potentialiser tout autre dépresseur du système nerveux central.
Interactions : Le phénobarbital contenu dans le produit risque de modifier l'action d'un grand nombre de médicaments : contraceptifs oraux, anticoagulants oraux, cardiotoniques, antidépresseurs, antiépileptiques, certains antibiotiques, antiarythmisants cardiaques, etc.
Surdosage : Le surdosage entraîne un coma avec troubles respiratoires, imposant l'hospitalisation d'urgence.
☞ *Vendu sans ordonnance.*
• PHARMASTRA

Forme	Dosage	N. d'unités	Prix	Prix/jour	Liste	Remb. S.S.	Comm.
Comprimé	20 mg	40	20,30	1 à 1,5	0	65 %	1965

CARDIO-CYNÉSINE ❍

Composition : Actaea racemosa 4CH, Arnica 4CH, Glonoïne 4CH, Lachesis mutus 5CH, Lycopus virginicus 4CH, Sanguinaria 4CH aa.
Domaine : Cardio-vasculaire.
Activité : Divers.
Indications : Insuffisance veineuse des membres inférieurs. Troubles fonctionnels de la ménopause.
Précautions d'emploi : A distance des repas.

☞ *Vendu sans ordonnance.*

• BOIRON

Forme	Dosage	N. d'unités	Prix	Prix/jour	Liste	Remb. S.S.	Comm.
Comprimé	–	60	29,90*	2,5	0	0 %	–

CARDIOQUINE ★★★

- **Composition :** Quinidine.
- **Domaine :** Cardio-vasculaire.
- **Activité :** Antiarythmique.
- **Classe :** Antiarythmique classe 1.

Indications : Troubles du rythme auriculaire : extrasystoles auriculaires, tachycardie paroxystique, fibrillation auriculaire. Extrasystoles ventriculaires.

Contre-indications : Hypersensibilité à la quinidine. Troubles de la conduction cardiaque. Maladie de l'oreillette, torsades de pointes, QT long. Insuffisance cardiaque.

Effets indésirables : Vertiges, bourdonnements d'oreille, troubles visuels. Troubles digestifs : vomissements, diarrhée. Possibilité de détermination de nouveaux troubles du rythme et de syncope.

Précautions d'emploi : Prudence en cas d'insuffisance cardiaque ou rénale. Peut être utilisé chez la femme enceinte, mais non chez la femme allaitant.

Interactions : Prudence en cas d'association avec d'autres antiarythmiques : amiodarone, bépridil, disopyramide, sotalol. Une surveillance s'impose en cas d'association avec les digitaliques, les diurétiques, les laxatifs. Plusieurs médicaments diminuent l'activité de la quinidine : antiépileptiques, antibiotiques.

Surdosage : Entraîne des troubles digestifs, respiratoires, visuels, puis des troubles du rythme majeurs imposant l'hospitalisation.

☞ *Vendu sans ordonnance, en fait doit être utilisé sur prescription médicale.*

• ASTA MEDICA

Forme	Dosage	N. d'unités	Prix	Prix/jour	Liste	Remb. S.S.	Comm.
Comprimé	166 mg	40	35,60	5	0	65 %	1960

CARENCYL ★

- **Composition :** N-acétyl, asparaginate d'arginine, vitamines A, D3, B1, B2, B6, B12, C, E, PP, acide folique, fumarate ferreux, phosphate dicalcique, oxyde de zinc, fluorure de calcium.
- **Domaine :** Nutrition et métabolisme.
- **Activité :** Antiasthénique. Éléments minéraux. Vitamines hydrosolubles. Vitamines liposolubles.
- **Classe :** Polyvitamines. Oligoéléments.

Indications : Utilisé dans le traitement de l'asthénie fonctionnelle.

Contre-indications : Lithiase calcique.

Effets indésirables : Troubles gastro-intestinaux. Colore les selles en noir.

Précautions d'emploi : Non conseillé chez la femme enceinte. Ne pas associer à d'autres sources de vitamines A ou D. Prudence en cas d'insuffisance rénale. Traitement toujours de courte durée.

Interactions : Ne pas associer à la lévodopa qui voit son activité diminuer. Prendre à distance de la tétracycline.

Surdosage : Peut entraîner une perte de l'appétit, des maux de tête, des vomissements traduisant une hypercalcémie ou chez l'enfant, une hypertension intracrânienne.

☞ *Sur prescription médicale.*

• RIOM

Forme	Dosage	N. d'unités	Prix	Prix/jour	Liste	Remb. S.S.	Comm.
Capsule	–	30	36,75*	–	1	0 %	1965

CARLYTÈNE ★★

- **Composition :** Moxisylyte.
- **Domaine :** Cardio-vasculaire.
- **Activité :** Vasodilatateur.
- **Classe :** Antagoniste alpha-adrénergique.

Indications : Déficit intellectuel pathologique du sujet âgé. Troubles circulatoires des extrémités. Etourdissements du sujet âgé.

Effets indésirables : Troubles digestifs mineurs. Rarement hépatites cytolytiques ou mixtes.

Précautions d'emploi : Une surveillance des fonctions hépatiques est utile en cas de polythérapie.

☞ *Vendu sans ordonnance.*

• ASTA MEDICA

Forme	Dosage	N. d'unités	Prix	Prix/jour	Liste	Remb. S.S.	Comm.
Comprimé	30 mg	32	27,40	2,6	0	65 %	1965

CAROMINTHE ❍

• **Composition :** Absinthium D3, Artemisia D2, Collinsonia D3, Nux vomica D4, Lupulinum D2, Mentha piperita TM, Acorus calamus TM, caramel, eau de fleurs d'oranger.

• **Domaine :** Gastro-entérologie.

• **Activité :** Divers.

Indications : Embarras gastriques, flatulences, gastralgies, hypochlorhydrie.

☞ *Vendu sans ordonnance.*

• LEHNING

Forme	Dosage	N. d'unités	Prix	Prix/jour	Liste	Remb. S.S.	Comm.
Sol. buv.	–	90 ml	31,00	1,5	0	0 %	1949

CARTÉOL ★★★

• **Composition :** Cartéolol.

• **Domaine :** Ophtalmologie.

• **Activité :** Antiglaucomateux.

• **Classe :** Bêtabloquant non sélectif.

Indications : Hypertonie intraoculaire. Glaucome chronique à angle ouvert.

Contre-indications : Hypersensibilité au produit. Asthme, insuffisance cardiaque non traitée. Troubles de la conduction intracardiaque, bradycardie importante.

Effets indésirables : Bradycardie, hypotension, risque de décompensation cardiaque. Crise d'asthme, gêne respiratoire. Fatigue, maux de tête. Sécheresse de l'œil, anesthésie de la cornée, troubles visuels.

Précautions d'emploi : Débuter progressivement le traitement. Donne une réaction positive au contrôle antidopage.

Interactions : Prudence en cas d'association à des médicaments utilisés par voie générale : bêtabloquants, inhibiteurs calciques, antihypertenseurs, antiarythmisants. Ne pas associer à la floctafénine (Idarac). Prudence en association avec les anti-inflammatoires non stéroïdiens, les neuroleptiques.

☞ *Sur prescription médicale.*

• CHAUVIN

Forme	Dosage	N. d'unités	Prix	Prix/jour	Liste	Remb. S.S.	Comm.
Collyre	1 %	3 ml	31,80	–	1	65 %	1985
Collyre	2 %	3 ml	33,80	–	1	65 %	1985

CARUDOL ★★

• **Composition :** Phénylbutazone-pipérazine, nicotinate de méthyle, pipérazine.

• **Domaine :** Rhumatologie. Inflammation.

• **Activité :** Antirhumatismal externe. Anti-inflammatoire.

• **Classe :** Anti-inflammatoire non stéroïdien. Pyrazolé.

Indications : Proposé dans les tendini-tes et les douleurs des petites articulations. Proposé dans les entorses, contusions, élongations, courbatures, etc.

Contre-indications : Hypersensibilité aux constituants. Ne pas appliquer sur les muqueuses, peau en mauvais état, plaies, ulcérations.

Effets indésirables : Réaction allergique locale imposant l'arrêt du traitement.

Précautions d'emploi : Éviter les applications sur de grandes surfaces.

☞ *Sur prescription médicale.*

• BŒHRINGER INGELHEIM

Forme	Dosage	N. d'unités	Prix	Prix/jour	Liste	Remb. S.S.	Comm.
Gel	–	40 g	28,20*	–	0	0 %	1973

CARYOLYSINE ★★★

- **Composition :** Chlorméthine.
- **Domaine :** Cancérologie. Dermatologie.
- **Activité :** Antinéoplasique. Cytostatique.
- **Classe :** Alkylant. Alcoylant.

Indications : *Voie injectable.* Maladie de Hodgkin, lymphome non hodgkinien. *Voie locale.* Psoriasis, mycosis fongoïde.

Contre-indications : Enfant. Femme enceinte ou allaitant.

Effets indésirables : *Voie injectable.* Éruption cutanée, baisse des granulocytes, phlébite, baisse de la spermatogenèse. *Voie locale.* Intolérance cutanée : érythème, prurit, lésions vésiculeuses, pigmentation.

Précautions d'emploi : *Voie injectable.* Utilisation en milieu spécialisé. Faire régulièrement des contrôles hématologiques. *Voie locale.* Ne pas appliquer sur les muqueuses ni sur le visage.

☞ *Sur prescription médicale.*

• DELAGRANGE

Forme	Dosage	N. d'unités	Prix	Prix/ jour	Liste	Remb. S.S.	Comm.
Amp. inj. et appl. loc.	10 mg	6	40,70	–	1	100 %	1949

CASSIS NATURA MEDICA ✤

- **Composition :** Feuilles de cassis, sorbate de potassium, alcool.
- **Domaine :** Rhumatologie.
- **Activité :** Divers.

Indications : Utilisé dans le traitement symptomatique des manifestations articulaires douloureuses mineures.

☞ *Vendu sans ordonnance.*

• NATURA MEDICA

Forme	Dosage	N. d'unités	Prix	Prix/ jour	Liste	Remb. S.S.	Comm.
Amp. buvable	500 mg	20	58,00*	5,8	0	0 %	1993

CATABEX ★

- **Composition :** Dropropizine, guaïfénésine.
- **Domaine :** Pneumologie.
- **Activité :** Antitussif.
- **Classe :** Non opiacé.

Indications : Traitement symptomatique des toux productives liées à des affections respiratoires : trachéo-bronchites, rhino-pharyngites, bronchites aiguës, broncho-pneumonies, etc.

Contre-indications : Enfant de moins de 6 mois.

Précautions d'emploi : Prudence chez le sujet âgé. Déconseillé chez la femme enceinte ou allaitant. Le traitement doit être de courte durée.

☞ *Vendu sans ordonnance.*

• DARCY

Forme	Dosage	N. d'unités	Prix	Prix/jour	Liste	Remb. S.S.	Comm.
Sirop	–	200 ml	35,90*	–	0	0 %	1981

CATACOL

- **Composition :** Inosine monophosphate.
- **Domaine :** Ophtalmologie.
- **Activité :** Anticataracte. Biostimulant oculaire.

Indications : Proposé dans le traitement de la cataracte.

☞ *Vendu sans ordonnance.*

• ALCON

Forme	Dosage	N. d'unités	Prix	Prix/jour	Liste	Remb. S.S.	Comm.
Collyre	0,1 %	10 ml	10,40	–	0	65 %	1974

CATALGINE ★★★

- **Composition :** Acétylsalicylate de sodium.
- **Domaine :** Algologie.
- **Activité :** Antalgique périphérique. Antiagrégant plaquettaire.
- **Classe :** Aspirine et dérivés.

Indications : Traitement symptomatique des affections douloureuses ou fébriles. Traitement préventif après un infarctus du myocarde (forme à 0,25 g).

Contre-indications : Ulcère gastro-duodénal, maladie hémorragique. Hypersensibilité à l'aspirine. Certains asthmes. Dernier trimestre de la grossesse.

Effets indésirables : Bourdonnements d'oreille, douleurs abdominales, gastralgies. Plus rarement, ulcérations digestives avec hémorragies responsables d'une anémie. Syndromes hémorragiques avec épistaxis, ecchymoses, purpura. Accidents de sensibilisation : urticaire, asthme.

Précautions d'emploi : Prudence chez les patients présentant un asthme, des antécédents d'hémorragies. Prudence chez le patient prenant un traitement anticoagulant. Chez la femme enceinte, l'aspirine n'est pas contre-indiquée lors des 2 premiers trimestres de la grossesse. Chez les patients suivant un régime sans sel, tenir compte de la quantité de sodium présente dans chaque sachet.

Interactions : L'aspirine potentialise l'action des anticoagulants, des antiagrégants plaquettaires, des antidiabétiques hypoglycémiants, de certains diurétiques. L'aspirine peut réduire l'action de certains traitements.

Surdosage : Grave, surtout chez l'enfant, entraînant des désordres métaboliques avec troubles respiratoires pouvant provoquer la mort. L'hospitalisation s'impose d'urgence.

☞ *Vendu sans ordonnance.*

- PHARMACIA

Forme	Dosage	N. d'unités	Prix	Prix/jour	Liste	Remb. S.S.	Comm.
Sachet	100 mg	20	12,20	0,6 à 6	0	65 %	1965
Sachet	250 mg	20	12,60	0,6	0	65 %	1982
Sachet	500 mg	20	12,70	0,6 à 6	0	65 %	1964
Sach et	1000 mg	20	13,50	0,6 à 2,7	0	65 %	1965

CATALGINE 0,5 G À LA VITAMINE C ★★

- **Composition :** Acide acétylsalicylique, acide ascorbique.
- **Domaine :** Algologie.
- **Activité :** Antalgique périphérique.
- **Classe :** Aspirine et dérivés, associés.

Indications : Traitement symptomatique des affections douloureuses ou fébriles. États grippaux.

Contre-indications : Ulcère gastro-duodénal, maladie hémorragique. Hypersensibilité à l'aspirine. Certains asthmes. Dernier trimestre de la grossesse. Enfant de moins de 10 ans.

Effets indésirables : Bourdonnements d'oreille, douleurs abdominales, gastralgies. Plus rarement, ulcérations digestives avec hémorragies responsables d'une anémie. Syndromes hémorragiques avec épistaxis, ecchymoses, purpura. Accidents de sensibilisation : urticaire, asthme.

Précautions d'emploi : Prudence chez les patients présentant un asthme, des antécédents d'hémorragies. Prudence chez le patient prenant un traitement anticoagulant. Chez la femme enceinte, l'aspirine n'est pas contre-indiquée lors des 2 premiers trimestres de la grossesse. Chez les patients au régime sans sel, tenir compte du fait que chaque comprimé apporte l'équivalent de 1,5 g de sel.

Interactions : Potentialise l'action des anticoagulants, des antiagrégants plaquettaires, des antidiabétiques hypoglycémiants, de certains diurétiques. L'aspirine peut réduire l'action de certains traitements, en particulier celle des anti-inflammatoires non stéroïdiens.

Surdosage : Grave, surtout chez l'enfant, entraînant des désordres métaboliques avec troubles respiratoires pouvant provoquer la mort. L'hospitalisation s'impose d'urgence.

☞ *Vendu sans ordonnance.*

- PHARMACIA

Forme	Dosage	N. d'unités	Prix	Prix/jour	Liste	Remb. S.S.	Comm.
Sachet	500 mg	20	12,70	2 à 2,5	0	65 %	1969

CATAPRESSAN ★★★

- **Composition :** Clonidine.
- **Domaine :** Cardio-vasculaire.
- **Activité :** Antihypertenseur.
- **Classe :** Alpha-2-adrénergique central.

Indications : Hypertension artérielle.

Contre-indications : Antécédents de psychose dépressive.

Effets indésirables : Somnolence, sensation de tête vide, perturbation du sommeil. Hypotension orthostatique. Sécheresse de la bouche, constipation.

Précautions d'emploi : La prise d'alcool est déconseillée. Les doses seront diminuées chez le sujet âgé ou insuffisant rénal. A été utilisé chez la femme enceinte. Contre-indiqué chez la femme allaitant.

Interactions : Prudence en cas d'association avec les antidépresseurs, les neuroleptiques et les anti-inflammatoires. Potentialise les autres antihypertenseurs.

Surdosage : Entraîne une hypotension grave avec troubles de la conscience imposant une surveillance médicale.

☞ *Sur prescription médicale.*

- BŒHRINGER INGELHEIM

Forme	Dosage	N. d'unités	Prix	Prix/jour	Liste	Remb. S.S.	Comm.
Comprimé	0,15 mg	20	22,20	1 à 6	2	65 %	1971
Comprimé	0,15 mg	100	76,60	0,8 à 5	2	65 %	1971
Amp. inj.	0,15 mg	2	Hôp.	–	2	Hôp.	1982
Amp. inj.	0,15 mg	30	Hôp.	–	2	Hôp.	1972

CATARIDOL ★

- **Composition :** Iodure de sodium, chlorure de calcium.
- **Domaine :** Ophtalmologie.
- **Activité :** Anticataracte.
- **Classe :** Iode et dérivés.

Indications : Proposé dans le traitement de la cataracte.

Contre-indications : Hypersensibilité à l'iode.

Effets indésirables : Réactions d'hypersensibilisation.

Interactions : Ne pas associer à des applications de pommades mercurielles.

☞ *Vendu sans ordonnance.*

- CIBA VISION

Forme	Dosage	N. d'unités	Prix	Prix/jour	Liste	Remb. S.S.	Comm.
Collyre	–	15 ml	12,60	–	0	65 %	1963

CATARSTAT

- **Composition :** Pyridoxine, glycine, acide aspartique, acide glutamique.
- **Domaine :** Ophtalmologie.
- **Activité :** Anticataracte. Biostimulant oculaire.
- **Classe :** Acides aminés. Vitamine B6.

Indications : Proposé dans le traitement de la cataracte.

☞ *Vendu sans ordonnance.*

- CHAUVIN

Forme	Dosage	N. d'unités	Prix	Prix/jour	Liste	Remb. S.S.	Comm.
Collyre	–	10 ml	16,90	–	0	65 %	1990

CAVED'S ★★

- **Composition :** Suc de réglisse, hydroxyde, d'aluminium, carbonate de magnésium, etc.
- **Domaine :** Gastro-entérologie.
- **Activité :** Antiacide œso-gastrique.
- **Classe :** Sel d'aluminium. Sel de magnésium.

Indications : Traitement symptomatique des douleurs liées aux affections œso-gastro-duodénales.

Précautions d'emploi : Prudence chez l'insuffisant rénal chronique. Prendre le produit après les repas.

Interactions : Entraîne une diminution de l'absorption d'un grand nombre de médicaments. Il convient donc de respecter un

délai de 2 heures entre la prise du produit et d'autres traitements.

☞ *Vendu sans ordonnance.*

• SARGET

Forme	Dosage	N. d'unités	Prix	Prix/jour	Liste	Remb. S.S.	Comm.
Comprimé	–	60	51,10*	–	0	0 %	1964

CAVERJECT ★★★

- **Composition :** Prostaglandine E1 ou alprostadil.
- **Domaine :** Uro-néphrologie.
- **Activité :** Inducteur de l'érection.
- **Classe :** Prostaglandine.

Indications : Traitement de l'impuissance.

Contre-indications : Hypotension artérielle.

Effets indésirables : Erections douloureuses ou prolongées. Priapisme. Hypotension.

Précautions d'emploi : En injection intracaverneuse. Le médecin doit apprendre au patient la technique d'injection.

Surdosage : Entraîne un priapisme.

☞ *Vendu sur ordonnance.*

• UPJOHN

Forme	Dosage	N. d'unités	Prix	Prix/jour	Liste	Remb. S.S.	Comm.
Seringue	10 µg	1	100,00*	–	1	0 %	1994
Seringue	20 µg	1	119,75*	–	1	0 %	1994

CÉBÉDEX ★★★

- **Composition :** Dexaméthasone.
- **Domaine :** Ophtalmologie.
- **Activité :** Anti-inflammatoire local.
- **Classe :** Anti-inflammatoire stéroïdien.

Indications : Conjonctivites allergiques, kératites interstitielles, épisclérites, sclérites, uvéites.

Contre-indications : Hypersensibilité au produit. Kératites virales, mycosiques. Infections bactériennes ou tuberculeuses de l'œil ou des paupières. Antécédents glaucomateux.

Effets indésirables : Douleur à l'application. Allergie palpébroconjonctivale. Hypertension oculaire. Kératite superficielle.

Précautions d'emploi : La durée du traitement sera la plus courte possible. L'usage prolongé implique une surveillance régulière de la tension oculaire et du cristallin. Non conseillé chez la femme enceinte ou allaitant. Le port des lentilles doit être évité. Peut donner une réaction positive au contrôle antidopage.

Surdosage : Un usage prolongé peut entraîner des signes généraux d'hypercorticisme.

☞ *Sur prescription médicale.*

• CHAUVIN

Forme	Dosage	N. d'unités	Prix	Prix/jour	Liste	Remb. S.S.	Comm.
Collyre	0,1 %	5 ml	12,50	–	1	65 %	1973

CÉBÉDEXACOL ★

- **Composition :** Chloramphénicol, dexaméthasone.
- **Domaine :** Ophtalmologie.
- **Activité :** Antibiotique local. Anti-inflammatoire local.
- **Classe :** Anti-inflammatoire stéroïdien. Phénicolé.

Indications : Conjonctivites aiguës et chroniques, blépharites, chalazions, orgelets, eczéma des paupières.

Contre-indications : Antécédents de maladie du sang. Nouveau-né. Hypersensibilité au produit. Kératites virales, mycosiques. Infections bactériennes ou tuberculeuses de l'œil ou des paupières. Antécédents glaucomateux.

Effets indésirables : Douleur à l'application. Allergie palpébroconjonctivale. Hypertension oculaire. Kératite superficielle. Risque d'aplasie médullaire.

Précautions d'emploi : La durée du traitement sera la plus courte possible. L'usage prolongé implique une surveillance régulière de la tension oculaire et du cristallin.

Non conseillé chez la femme enceinte ou allaitant. Le port des lentilles doit être évité. Peut donner une réaction positive au contrôle antidopage.

Surdosage : Un usage prolongé peut entraîner des signes généraux d'hypercorticisme.

☞ *Sur prescription médicale.*

• CHAUVIN

Forme	Dosage	N. d'unités	Prix	Prix/jour	Liste	Remb. S.S.	Comm.
Collyre	0,1 %	10 ml	13,20	–	1	65 %	1973

CÉBÉMYXINE ★★★

• **Composition :** Néomycine, polymyxine B.

• **Domaine :** Ophtalmologie.

• **Activité :** Antibiotique local.

• **Classe :** Aminoside. Polymyxine.

Indications : Infections superficielles de l'œil et de ses annexes : conjonctivites, kérato-conjonctivites, ulcères de la cornée, kératites bactériennes, blépharites, dacryocystites.

Contre-indications : Hypersensibilité au produit.

Effets indésirables : Irritation locale. Réactions allergiques : eczéma aigu de contact.

☞ *Vendu sans ordonnance.*

• CHAUVIN

Forme	Dosage	N. d'unités	Prix	Prix/ jour	Liste	Remb. S.S.	Comm.
Collyre	–	10 ml	15,20	–	0	65 %	1972
Pomm. ophtalmique	–	5 g	10,30	–	0	65 %	1972

CÉBÉNICOL ★★★

• **Composition :** Chloramphénicol.

• **Domaine :** Ophtalmologie.

• **Activité :** Antibiotique local.

• **Classe :** Phénicolé.

Indications : Infections superficielles de l'œil et de ses annexes : conjonctivites, kérato-conjonctivites, ulcères de la cornée, kératites bactériennes, blépharites, dacryocystites.

Contre-indications : Hypersensibilité au produit. Enfant de moins de 6 mois. Antécédents de troubles sanguins.

Effets indésirables : Risque de troubles hématologiques : anémie, neutropénie, aplasie médullaire imprévisible.

Précautions d'emploi : Utilisation toujours très brève et en cas de nécessité impérative.

Interactions : Ne pas associer à un autre antibiotique.

☞ *Sur prescription médicale.*

• CHAUVIN

Forme	Dosage	N. d'unités	Prix	Prix/jour	Liste	Remb. S.S.	Comm.
Collyre	0,4 %	5 ml	9,50	–	1	65 %	1973

CÉBÉRA ★

• **Composition :** Alibendol.

• **Domaine :** Hépatologie.

• **Activité :** Cholérétique. Antispasmodique.

Indications : Traitement symptomatique des douleurs en relation avec les troubles dyspeptiques. Constipation.

☞ *Vendu sans ordonnance.*

• IREX

Forme	Dosage	N. d'unités	Prix	Prix/jour	Liste	Remb. S.S.	Comm.
Comprimé	100 mg	30	26,10	2,5 à 3,5	0	35 %	1981
Sachet	50 mg	20	21,50	1 à 2	0	35 %	1981

CÉBÉSINE ★★

- **Composition :** Oxybuprocaïne.
- **Domaine :** Ophtalmologie.
- **Activité :** Anesthésique local.

Indications : Anesthésie locale pour extraction de corps étrangers, examens de l'œil.

Contre-indications : Ne doit pas être employé comme antalgique et sans contrôle ophtalmologique. Hypersensibilité aux anesthésiques locaux.

Effets indésirables : Peut aggraver des lésions oculaires.

Précautions d'emploi : Donne une réaction positive au contrôle antidopage.

☞ *Sur prescription médicale. Usage professionnel et hospitalier.*

• CHAUVIN

Forme	Dosage	N. d'unités	Prix	Prix/jour	Liste	Remb. S.S.	Comm.
Collyre	0,4 %	10 ml	Hôp.	–	1	Hôp.	1976

CEBION ★★

- **Composition :** Acide ascorbique.
- **Domaine :** Nutrition et métabolisme.
- **Activité :** Vitamines hydrosolubles. Antiasthénique.
- **Classe :** Vitamine C.

Indications : Traitement du scorbut. Prévention des carences lors des états de déséquilibre alimentaire. A doses élevées traitement adjuvant des états grippaux. Utilisé dans le traitement de l'asthénie fonctionnelle, en l'absence d'activité spécifique démontrée.

Contre-indications : Lithiase rénale.

Effets indésirables : Troubles gastro-intestinaux. Peut entraîner, chez certains sujets et à doses élevées, l'apparition de lithiase oxalique ou urique.

Précautions d'emploi : Prendre le produit plutôt en milieu de journée. Traitement toujours de courte durée.

Interactions : Peut perturber les dosages de créatine et de glucose.

☞ *Vendu sans ordonnance.*

• MERCK-CLÉVENOT

Forme	Dosage	N. d'unités	Prix	Prix/jour	Liste	Remb. S.S.	Comm.
Comprimé eff.	1 g	12	20,00*	–	0	0 %	–
Sachet	1 g	20	36,00*	–	0	0 %	–

CEBUTID ★★★

- **Composition :** Flurbiprofène.
- **Domaine :** Inflammation.
- **Activité :** Anti-inflammatoire.
- **Classe :** Anti-inflammatoire non stéroïdien. Arylcarboxylique.

Indications : Traitement des rhumatismes inflammatoires chroniques : polyarthrite rhumatoïde, pelvispondylite, arthrite juvénile, rhumatisme psoriasique, syndrome de Fiessinger-Leroy-Reiter. Traitement des poussées aiguës des arthrites microcristallines, tendinites, synovites, arthroses, lombalgies, radiculalgies. Règles douloureuses. Prévention des rechutes d'infarctus du myocarde après désobstruction.

Contre-indications : Hypersensibilité au produit. Réactions allergiques à l'aspirine et dérivés. Ulcère gastro-duodénal évolutif. Insuffisance cardiaque, hépatique ou rénale. Enfant de moins de 15 ans.

Effets indésirables : Troubles digestifs : nausées, vomissements, ulcère gastro-duodénal, hémorragie digestive. Réactions allergiques : éruptions, urticaire, dermatoses bulleuses, asthme, choc anaphylactique. Insuffisance rénale. Vertiges, maux de tête, bourdonnements d'oreille, troubles visuels. Troubles sanguins : anémie, leucopénie, thrombopénie.

Précautions d'emploi : Prendre le produit au cours des repas, si possible le soir. Déconseillé chez la femme enceinte ou allaitant. Prudence chez le sujet âgé et chez l'insuffisant cardiaque ou rénal. Une surveillance du poids et du volume urinaire est utile en début de traitement.

Interactions : Ne pas associer à d'autres produits modifiant l'hémostase : anticoagulants oraux, héparine, aspirine, ticlopidine, autres anti-inflammatoires. Ne pas associer car augmentation des effets toxiques : lithium, méthotrexate, diflunisal. Prudence en cas d'association avec les diurétiques. Peut perturber l'activité des antihypertenseurs.

L'efficacité des stérilets peut être diminuée. Prendre les antiacides et pansements gastro-intestinaux à distance de la prise du produit.

☞ *Sur prescription médicale.*

• BOOTS PHARMA

Forme	Dosage	N. d'unités	Prix	Prix/jour	Liste	Remb. S.S.	Comm.
Comprimé	50 mg	30	28,70	2 à 6	2	65 %	1979
Comprimé	100 mg	15	28,70	4 à 6	2	65 %	1979
Suppositoire	100 mg	12	24,40	2	2	65 %	1984
Gélule LP	200 mg	16	58,60	4	2	65 %	1990

CÉDILANIDE ★★★

• **Composition :** Deslanoside.
• **Domaine :** Cardio-vasculaire.
• **Activité :** Cardiotonique.
• **Classe :** Digitalique.

Indications : Œdème aigu du poumon. Troubles du rythme supraventriculaires : tachycardie, fibrillation.

Contre-indications : Troubles du rythme ventriculaire. Troubles de la conduction cardiaque.

Effets indésirables : Troubles digestifs : nausées, diarrhée. Extrasystoles ventriculaires.

Précautions d'emploi : Doit être utilisé sous surveillance médicale. Doser le potassium sanguin et corriger l'hypokaliémie, en particulier chez les patients prenant des diurétiques ou des laxatifs. Peut être utilisé chez la femme enceinte ou allaitant.

Interactions : Ne pas administrer de calcium par voie intraveineuse. Surveiller l'association avec certains antiarythmisants : amiodarone.

Surdosage : Entraîne des troubles digestifs : puis des troubles du rythme cardiaque — ralentissement et extrasystoles —, enfin des troubles neurologiques. Une hospitalisation en réanimation s'impose.

☞ *Sur prescription médicale.*

• SANDOZ

Forme	Dosage	N. d'unités	Prix	Prix/jour	Liste	Remb. S.S.	Comm.
Amp. inj.	0,4 mg	6	11,80	2 à 8	1	65 %	1943

CÉFACET ★★★

• **Composition :** Céfalexine.
• **Domaine :** Infectiologie.
• **Activité :** Antibiotique.
• **Classe :** Céphalosporine de première génération.

Indications : Infections aux germes suivants : streptocoques, pneumocoques, entérobactéries, colibacille, Klebsiella, Proteus mirabilis, gonocoques, Haemophilus. Infections à manifestations ORL, broncho-pulmonaires, génito-urinaires.

Contre-indications : Allergie aux céphalosporines.

Effets indésirables : Réactions allergiques : urticaires, fièvre, choc anaphylactique. Troubles digestifs : nausées, vomissements, diarrhée. Éosinophilie. Hépatites. Insuffisance rénale.

Précautions d'emploi : Prudence en cas d'insuffisance rénale. Non conseillé chez la femme enceinte ou allaitant. Peut donner une réaction positive lors de la recherche de glucose dans les urines.

Surdosage : Entraîne des troubles digestifs : vomissements, diarrhée.

☞ *Sur prescription médicale.*

• NORGINE PHARMA

Forme	Dosage	N. d'unités	Prix	Prix/jour	Liste	Remb. S.S.	Comm.
Comprimé	1 g	6	45,30	15	1	65 %	1992
Comprimé	500 mg	10	38,20	15	1	65 %	1992
Sachet	250 mg	12	28,70	5 à 8	1	65 %	1992

CÉFACIDAL ★★★

- **Composition :** Céfazoline.
- **Domaine :** Infectiologie.
- **Activité :** Antibiotique.
- **Classe :** Céphalosporine de première génération.

Indications : Infections aux germes suivants : streptocoques, pneumocoques, entérobactéries, colibacille, Klebsiella, Proteus mirabilis, gonocoques, Haemophilus. Infections à manifestations ORL, broncho-pulmonaires, génito-urinaires, stomatologiques, cutanées, ostéo-articulaires ou septicémiques.

Contre-indications : Allergie aux céphalosporines. Allergie à la lidocaïne.

Effets indésirables : Réactions allergiques : urticaire, fièvre, choc anaphylactique. Troubles digestifs : nausées, vomissements, diarrhée. Éosinophilie. Hépatites. Insuffisance rénale.

Précautions d'emploi : Prudence en cas d'insuffisance rénale. Non conseillé chez la femme enceinte ou allaitant. Peut donner une réaction positive lors de la recherche de glucose dans les urines.

Surdosage : Entraîne des troubles digestifs : vomissements, diarrhée.

☞ *Sur prescription médicale.*

- BRISTOL-MYERS SQUIBB

Forme	Dosage	N. d'unités	Prix	Prix/jour	Liste	Remb. S.S.	Comm.
Flacon inj. IM	0,5 g	1	19,80	20 à 60	1	65 %	1976
Flacon inj. IM	1 g	1	28,30	40 à 85	1	65 %	1976
Flacon inj. IV	1 g	20	Hôp.	–	1	Hôp.	1976

CÉFALINE HAUTH ★★★

- **Composition :** Paracétamol, caféine.
- **Domaine :** Algologie.
- **Activité :** Antalgique périphérique.
- **Classe :** Paracétamol et dérivés, associés.

Indications : Traitement symptomatique des affections douloureuses ou fébriles.

Contre-indications : Hypersensibilité au paracétamol. Insuffisance hépatique sévère.

Effets indésirables : Éruptions cutanées : urticaire, érythème. Exceptionnellement diminution des plaquettes du sang.

Précautions d'emploi : Peut être utilisé chez la femme enceinte ou allaitant. Prudence chez l'enfant.

Interactions : Peut fausser les dosages du glucose et de l'acide urique dans le sang.

Surdosage : Le paracétamol peut entraîner une nécrose du foie. L'hospitalisation s'impose d'urgence.

☞ *Vendu sans ordonnance.*

- HOMME DE FER

Forme	Dosage	N. d'unités	Prix	Prix/jour	Liste	Remb. S.S.	Comm.
Sachet	500 mg	10	15,60*	–	0	0 %	1981

CÉFALINE-PYRAZOLÉ ★★★

- **Composition :** Noramidopyrine, caféine.
- **Domaine :** Algologie.
- **Activité :** Antalgique périphérique.
- **Classe :** Noramidopyrine et dérivés associés.

Indications : Traitement symptomatique des affections douloureuses de l'adulte ne répondant pas aux antalgiques banals.

Contre-indications : Hypersensibilité aux pyrazolés et à l'aspirine. Antécédents d'anomalie des globules blancs.

Effets indésirables : Agranulocytose (baisse des globules blancs). Anémie. Accidents allergiques.

Précautions d'emploi : Déconseillé chez la femme enceinte ou allaitant. Une surveillance étroite du patient est indispensable.

☞ *Sur prescription médicale.*

- HOMME DE FER

Forme	Dosage	N. d'unités	Prix	Prix/jour	Liste	Remb. S.S.	Comm.
Sachet	500 mg	10	16,00	1,6 à 3,2	1	0 %	1967

CÉFALOJECT ★★★

- **Composition :** Céfapirine.
- **Domaine :** Infectiologie.
- **Activité :** Antibiotique.
- **Classe :** Céphalosporine de première génération.

Indications : Infections aux germes suivants : streptocoques, pneumocoques, entérobactéries, colibacille, Klebsiella, Proteus mirabilis, gonocoques, Haemophilus. Infections à manifestations ORL, broncho-pulmonaires, génito-urinaires, stomatologiques, cutanées, ostéo-articulaires ou septicémiques.

Contre-indications : Allergie aux céphalosporines. Allergie à la lidocaïne.

Effets indésirables : Réactions allergiques : urticaire, fièvre, choc anaphylactique. Troubles digestifs : nausées, vomissements, diarrhée. Éosinophilie. Hépatites. Insuffisance rénale.

Précautions d'emploi : Prudence en cas d'insuffisance rénale. Non conseillé chez la femme enceinte ou allaitant. Peut donner une réaction positive lors de la recherche de glucose dans les urines.

Surdosage : Entraîne des troubles digestifs : vomissements, diarrhée.

☞ *Sur prescription médicale.*

• BRISTOL-MYERS SQUIBB

Forme	Dosage	N. d'unités	Prix	Prix/jour	Liste	Remb. S.S.	Comm.
Flacon inj. IM	500 mg	1	19,20	30 à 60	1	65 %	1974
Flacon inj. IM	1 g	1	27,90	55 à 160	1	65 %	1974
Flacon inj. IV	1 g	1	27,80	55 à 160	1	65 %	1974

CÉFALOTINE PANPHARMA ★★★

- **Composition :** Céfalotine.
- **Domaine :** Infectiologie.
- **Activité :** Antibiotique.
- **Classe :** Céphalosporine de première génération.

Indications : Infections aux germes suivants : streptocoques, pneumocoques, entérobactéries, colibacille, Klebsiella, Proteus mirabilis, gonocoques, Haemophilus. Infections à manifestations ORL, broncho-pulmonaires, génito-urinaires, stomatologiques, cutanées, ostéo-articulaires ou septicémiques.

Contre-indications : Allergie aux céphalosporines.

Effets indésirables : Réactions allergiques : urticaire, fièvre, choc anaphylactique. Troubles digestifs : nausées, vomissements, diarrhée. Éosinophilie. Hépatites. Insuffisance rénale.

Précautions d'emploi : Prudence en cas d'insuffisance rénale. Non conseillé chez la femme enceinte ou allaitant. Peut donner une réaction positive lors de la recherche de glucose dans les urines.

Surdosage : Entraîne des troubles digestifs : vomissements, diarrhée.

☞ *Sur prescription médicale. Usage hospitalier.*

• PANPHARMA

Forme	Dosage	N. d'unités	Prix	Prix/jour	Liste	Remb. S.S.	Comm.
Flacon inj.	1 g	25	Hôp.	–	1	Hôp.	1987
Flacon inj.	2 g	25	Hôp.	–	1	Hôp.	1987

CÉFAPEROS ★★★

- **Composition :** Céfatrizine.
- **Domaine :** Infectiologie.
- **Activité :** Antibiotique.
- **Classe :** Céphalosporine de première génération.

Indications : Infections aux germes suivants : streptocoques, pneumocoques, entérobactéries, colibacille, Klebsiella, Proteus mirabilis, gonocoques, Haemophilus. Infections à manifestations ORL, broncho-pulmonaires, génito-urinaires, stomatologiques, cutanées, ostéo-articulaires ou septicémiques.

Contre-indications : Allergie aux céphalosporines.

Effets indésirables : Réactions allergiques : urticaire, fièvre, choc anaphylactique Troubles digestifs : nausées, vomissements diarrhée. Éosinophilie. Hépatites. Insuffisance rénale.

Précautions d'emploi : Prudence en cas d'insuffisance rénale. Non conseillé chez la femme enceinte ou allaitant. Peut donner une réaction positive lors de la recherche de glucose dans les urines.

Surdosage : Entraîne des troubles digestifs : vomissements, diarrhée.

☞ *Sur prescription médicale.*

• BRISTOL-MYERS SQUIBB

Forme	Dosage	N. d'unités	Prix	Prix/jour	Liste	Remb. S.S.	Comm.
Gélule	500 mg	8	61,60	16	1	65 %	1987
Sirop	25 mg/ml	60 ml	27,10	4	1	65 %	1987
Sirop	50 mg/ml	60 ml	48,60	8	1	65 %	1987
Sirop	100 mg/ml	60 ml	83,70	16	1	65 %	1992

CÉFAZOLINE PANPHARMA ★★★

• **Composition :** Céfazoline.
• **Domaine :** Infectiologie.
• **Activité :** Antibiotique.
• **Classe :** Céphalosporine de première génération.

Indications : Infections aux germes suivants : streptocoques, pneumocoques, entérobactéries, colibacille, Klebsiella, Proteus mirabilis, gonocoques, Haemophilus. Infections à manifestations ORL, broncho-pulmonaires, génito-urinaires, stomatologiques, cutanées, ostéo-articulaires ou septicémiques.

Contre-indications : Allergie aux céphalosporines. Allergie à la lidocaïne.

Effets indésirables : Réactions allergiques : urticaire, fièvre, choc anaphylactique. Troubles digestifs : nausées, vomissements, diarrhée. Éosinophilie. Hépatites. Insuffisance rénale.

Précautions d'emploi : Prudence en cas d'insuffisance rénale. Non conseillé chez la femme enceinte ou allaitant. Peut donner une réaction positive lors de la recherche de glucose dans les urines.

Surdosage : Entraîne des troubles digestifs : vomissements, diarrhée.

☞ *Sur prescription médicale. Usage hospitalier.*

• PANPHARMA

Forme	Dosage	N. d'unités	Prix	Prix/jour	Liste	Remb. S.S.	Comm.
Flacon inj. IM	0,5 g	25	Hôp.	–	1	Hôp.	1988
Flacon inj. IM	1 g	25	Hôp.	–	1	Hôp.	1988
Flacon inj. IV	0,5 g	25	Hôp.	–	1	Hôp.	1988
Flacon inj. IV	1 g	25	Hôp.	–	1	Hôp.	1988
Flacon inj. IV	2 g	25	Hôp.	–	1	Hôp.	1988

CÉFAZOLINE QUALIMED ★★★

• **Composition :** Céfazoline.
• **Domaine :** Infectiologie.
• **Activité :** Antibiotique.
• **Classe :** Céphalosporine de première génération.

Indications : Infections aux germes suivants : streptocoques, pneumocoques, entérobactéries, colibacille, Klebsiella, Proteus mirabilis, gonocoques, Haemophilus. Infections à manifestations ORL, broncho-pulmonaires, génito-urinaires, stomatologiques, cutanées, ostéo-articulaires ou septicémiques.

Contre-indications : Allergie aux céphalosporines. Allergie à la lidocaïne.

Effets indésirables : Réactions allergiques : urticaire, fièvre, choc anaphylactique. Troubles digestifs : nausées, vomissements, diarrhée. Éosinophilie. Hépatites. Insuffisance rénale.

Précautions d'emploi : Prudence en cas d'insuffisance rénale. Non conseillé chez la femme enceinte ou allaitant. Peut donner une réaction positive lors de la recherche de glucose dans les urines.

Surdosage : Entraîne des troubles digestifs : vomissements, diarrhée.

☞ *Sur prescription médicale. Usage hospitalier.*

• SOLYMÈS

Forme	Dosage	N. d'unités	Prix	Prix/jour	Liste	Remb. S.S.	Comm.
Flacon inj.	0,5 g	1	Hôp.	–	1	Hôp.	1992
Flacon inj.	0,5 g	10	Hôp.	–	1	Hôp.	1992
Flacon inj.	0,5 g	20	Hôp.	–	1	Hôp.	1992
Flacon inj.	1 g	1	Hôp.	–	1	Hôp.	1992
Flacon inj.	1 g	10	Hôp.	–	1	Hôp.	1992
Flacon inj.	1 g	20	Hôp.	–	1	Hôp.	1992

CEFIZOX ★★★

- **Composition :** Céftizoxime.
- **Domaine :** Infectiologie.
- **Activité :** Antibiotique.
- **Classe :** Céphalosporine de troisième génération.

Indications : Infections aux germes suivants : staphylocoques, streptocoques, pneumocoques, colibacille, Klebsiella, Proteus, salmonelles, shigelles, Haemophilus, gonocoques, méningocoques, Clostridium. Infections à manifestations ORL, bronchopulmonaires, génito-urinaires, stomatologiques, cutanées ou septicémiques.

Contre-indications : Allergie aux céphalosporines.

Effets indésirables : Réactions allergiques : urticaire, fièvre, choc anaphylactique. Troubles digestifs : nausées, vomissements, diarrhée. Éosinophilie. Hépatites. Insuffisance rénale. Bouffées vasomotrices après l'ingestion d'alcool.

Précautions d'emploi : Prudence en cas d'insuffisance rénale. Non conseillé chez la femme enceinte ou allaitant. Peut donner une réaction positive lors de la recherche de glucose dans les urines.

☞ *Sur prescription médicale. Usage hospitalier.*

- BELLON

Forme	Dosage	N. d'unités	Prix	Prix/jour	Liste	Remb. S.S.	Comm.
Flacon inj.	0,5 g	1	Hôp.	–	1	Hôp.	1988
Flacon inj.	1 g	20	Hôp.	–	1	Hôp.	1985
Flacon inj.	1 g	50	Hôp.	–	1	Hôp.	1985
Flacon inj. IM	1 g	1	Hôp.	–	1	Hôp.	1987

CÉFOBIS ★★★

- **Composition :** Céfopérazone.
- **Domaine :** Infectiologie.
- **Activité :** Antibiotique.
- **Classe :** Céphalosporine de troisième génération.

Indications : Infections aux germes suivants : staphylocoques, streptocoques, pneumocoques, colibacille, Klebsiella, Proteus, salmonelles, shigella, Haemophilus, gonocoques, méningocoques, Clostridium. Infections à manifestations ORL, bronchopulmonaires, génito-urinaires, stomatologiques, cutanées ou septicémiques.

Contre-indications : Allergie aux céphalosporines.

Effets indésirables : Réactions allergiques : urticaire, fièvre, choc anaphylactique. Troubles digestifs : nausées, vomissements, diarrhée. Éosinophilie. Hépatites. Insuffisance rénale. Bouffées vasomotrices après l'ingestion d'alcool.

Précautions d'emploi : Prudence en cas d'insuffisance rénale. Non conseillé chez la femme enceinte ou allaitant. Peut donner une réaction positive lors de la recherche de glucose dans les urines.

☞ *Sur prescription médicale. Usage hospitalier.*

- PFIZER

Forme	Dosage	N. d'unités	Prix	Prix/jour	Liste	Remb. S.S.	Comm.
Flacon inj.	1 g	1	Hôp.	–	1	Hôp.	1982

CÉFODOX ★★★

- **Composition :** Cefpodoxime.
- **Domaine :** Infectiologie.
- **Activité :** Antibiotique.
- **Classe :** Céphalosporine de troisième génération.

Indications : Infections aux germes suivants : staphylocoques, streptocoques, pneumocoques, colibacille, Klebsiella, Proteus, salmonelles, shigella, Haemophilus, gonocoques, méningocoques, Clostridium. Infections à manifestations broncho-pulmonaires, ORL : angine, sinusite, otite.

Contre-indications : Allergie aux céphalosporines.

Effets indésirables : Réactions allergiques : urticaire, fièvre, choc anaphylactique. Troubles digestifs : nausées, vomissements, diarrhée. Éosinophilie. Hépatites. Insuffisance rénale.

Précautions d'emploi : Prudence en cas d'insuffisance rénale. Non conseillé chez la femme enceinte ou allaitant.

Interactions : Les antiacides, les inhibiteurs de la sécrétion gastrique diminuent l'absorption du produit. A prendre au cours des repas.

☞ *Sur prescription médicale.*

• ROUSSEL

Forme	Dosage	N. d'unités	Prix	Prix/jour	Liste	Remb. S.S.	Comm.
Comprimé	100 mg	10	88,60	18 à 36	1	65 %	1991

CÉFROM ★★★

- **Composition :** Cefpirome.
- **Domaine :** Infectiologie.
- **Activité :** Antibiotique.
- **Classe :** Céphalosporine.

Indications : Infections aux germes suivants : staphylocoques, streptocoques, pneumocoques, colibacille, Klebsiella, Proteus, salmonelles, shigella, Haemophilus, gonocoques, méningocoques, Clostridium. Infections à manifestations broncho-pulmonaires, urinaires ou septicémiques.

Contre-indications : Allergie aux céphalosporines.

Effets indésirables : Réactions allergiques : urticaire, fièvre, choc anaphylactique. Troubles digestifs : nausées, vomissements, diarrhée. Éosinophilie. Hépatites. Insuffisance rénale.

Précautions d'emploi : Prudence en cas d'insuffisance rénale. Non conseillé chez la femme enceinte ou allaitant. Peut donner une réaction positive lors de la recherche de glucose dans les urines.

☞ *Sur prescription médicale. Usage hospitalier.*

• ROUSSEL

Forme	Dosage	N. d'unités	Prix	Prix/jour	Liste	Remb. S.S.	Comm.
Flacon inj. IV	0,5 g	1	Hôp.	–	1	Hôp.	1995
Flacon inj. IV	1 g	1	Hôp.	–	1	Hôp.	1995
Flacon inj. IV	2 g	1	Hôp.	–	1	Hôp.	1995

CÉLECTOL ★★★

- **Composition :** Céliprolol.
- **Domaine :** Cardio-vasculaire.
- **Activité :** Antiangineux. Antihypertenseur.
- **Classe :** Bêtabloquant sélectif. Vasodilatateur.

Indications : Hypertension artérielle. Prévention de la crise d'angine de poitrine.

Contre-indications : Insuffisance cardiaque décompensée. Bradycardie importante inférieure à 50. Bloc auriculo-ventriculaire.

Effets indésirables : Troubles digestifs : gastralgie, nausées, constipation. Fatigue à l'effort. Impuissance. Extrémités froides. Possibilité d'asthme, d'insuffisance cardiaque. Hypoglycémie.

Précautions d'emploi : Ne jamais interrompre brutalement le traitement. Prudence chez les patients présentant une bronchite chronique, une insuffisance rénale ou hépatique. Non conseillé chez la femme enceinte ou allaitant. Donne une réaction positive au contrôle antidopage.

Interactions : Peut entraîner des troubles du rythme en association avec certains antiarythmisants, les inhibiteurs calciques. Ne pas associer à la floctafénine (Idarac). Prudence en association avec les anti-inflammatoires non stéroïdiens, les neuroleptiques et les traitements antidiabétiques.

Surdosage : Une surveillance de la fréquence cardiaque et de la tension artérielle s'impose.

☞ *Sur prescription médicale.*
• BELLON

Forme	Dosage	N. d'unités	Prix	Prix/jour	Liste	Remb. S.S.	Comm.
Comprimé	200 mg	28	82,00	3 à 6	1	65 %	1988

CÉLESTAMINE ★★★

- **Composition :** Bétaméthasone, dexchlorphéniramine.
- **Domaine :** Inflammation. Allergie et immunologie.
- **Activité :** Anti-inflammatoire. Antihistaminique H1.
- **Classe :** Anti-inflammatoire stéroïdien. Antihistaminique anticholinergique.

Indications : Traitement symptomatique des manifestations allergiques respiratoires, ORL, oculaires, dermatologiques, etc.

Contre-indications : Toute infection bactérienne ou virale en évolution. Goutte. Ulcère gastro-duodénal évolutif. État psychotique. Hépatites aiguës.

Effets indésirables : Somnolence diurne. Syndrome d'hypercorticisme avec fonte musculaire, obésité, hypertension, diabète. Ostéoporose, ostéonécrose de la tête fémorale. Ulcère gastro-duodénal, hémorragie digestive, pancréatite aiguë. Nervosité avec euphorie, insomnie, états confusionnels.

Précautions d'emploi : Nécessité impérative d'un régime sans sel. Régime riche en protides, pauvre en sucres. Non conseillé chez la femme enceinte. Donne une réaction positive au contrôle antidopage.

Interactions : En cas de traitement prolongé, éviter l'association avec des produits pouvant favoriser l'apparition de troubles du rythme : érythromycine, vincamine, certains antiarythmisants. Prudence en cas d'association avec des anticoagulants oraux, des digitaliques, des diurétiques. Une surveillance accrue s'impose chez le diabétique, l'hypertendu.

Surdosage : Peut entraîner une prise de poids, des troubles digestifs, une fonte musculaire, une ostéoporose, un diabète, etc.

☞ *Sur prescription médicale.*
• SCHERING-PLOUGH

Forme	Dosage	N. d'unités	Prix	Prix/jour	Liste	Remb. S.S.	Comm.
Comprimé	–	30	18,70	0,6 à 2,5	1	65 %	1965

CÉLESTÈNE INJECTABLE ★★★

- **Composition :** Bétaméthasone.
- **Domaine :** Inflammation.
- **Activité :** Anti-inflammatoire.
- **Classe :** Anti-inflammatoire stéroïdien.

Indications : Traitement des affections justifiant une corticothérapie orale lorsque cette voie est impossible du fait de vomissements ou de troubles de la conscience. Traitement d'urgence : laryngite aiguë, état de mal asthmatique, œdème cérébral, choc anaphylactique. Traitement par injections locales de certaines affections dermatologiques, ophtalmologiques, ORL, rhumatologiques : arthrites inflammatoires, tendinites, bursites, canal carpien, etc.

Contre-indications : Toute infection bactérienne ou virale en évolution. Goutte. Ulcère gastro-duodénal évolutif. État psychotique. Hépatites aiguës.

Effets indésirables : Syndrome d'hypercorticisme avec fonte musculaire, obésité, hypertension, diabète. Ostéoporose, ostéonécrose de la tête fémorale. Ulcère gastro-duodénal, hémorragie digestive, pancréatite aiguë. Nervosité avec euphorie, insomnie, états confusionnels, dépression à l'arrêt du traitement.

Précautions d'emploi : Nécessité impérative d'un régime sans sel. Régime riche en protides, pauvre en sucres. Non conseillé chez la femme enceinte. Donne une réaction positive au contrôle antidopage.

Interactions : Ne pas associer à des produits favorisant l'apparition de troubles du rythme ventriculaire : érythromycine, vincamine, certains antiarythmiques (bépridil, amiodarone, sotalol), digitaliques, diurétiques hypokaliémiants. Prudence en cas d'association avec l'aspirine, les anticoagulants. Une surveillance renforcée est indispensable chez le diabétique, l'hypertendu, l'ancien ulcéreux, le tuberculeux.

Surdosage : Entraîne un état d'hypercorticisme.

☞ *Sur prescription médicale.*
• SCHERING-PLOUGH

Forme	Dosage	N. d'unités	Prix	Prix/ jour	Liste	Remb. S.S.	Comm.
Amp. inj.	4 mg	3	31,50	–	1	65 %	1964
Amp. inj.	8 mg	1	21,60	–	1	65 %	1986
Amp. inj.	20 mg	25	Hôp.	–	1	Hôp.	1986
Ser. chronodose	5,7 mg	1	18,80	–	1	65 %	1968

CÉLESTÈNE ORAL ★★★

- **Composition :** Bétaméthasone.
- **Domaine :** Inflammation.
- **Activité :** Anti-inflammatoire.
- **Classe :** Anti-inflammatoire stéroïdien.

Indications : Maladies allergiques : urticaire, choc anaphylactique. Collagénoses. Affections dermatologiques : eczéma, pemphigus, toxidermies. Maladies auto-immunes : hépatites chroniques, thyroïdite, purpuras thrombopéniques idiopathiques, anémies hémolytiques. Certaines maladies infectieuses. Leucémies et lymphomes. Artérite temporale. Syndromes néphrotiques. Tumeur ou œdème cérébral, paralysies faciale, polyradiculonévrites. Arthrites, polyarthrites, radiculite. Inflammations de l'œil ou de la sphère ORL, etc.

Contre-indications : Toute infection bactérienne ou virale en évolution. Goutte. Ulcère gastro-duodénal évolutif. État psychotique. Hépatites aiguës.

Effets indésirables : Syndrome d'hypercorticisme avec fonte musculaire, obésité, hypertension, diabète. Ostéoporose, ostéonécrose de la tête fémorale. Ulcère gastroduodénal, hémorragie digestive, pancréatite aiguë. Nervosité avec euphorie, insomnie, états confusionnels, dépression à l'arrêt du traitement.

Précautions d'emploi : Nécessité impérative d'un régime sans sel. Régime riche en protides, pauvre en sucres. Non conseillé chez la femme enceinte. Donne une réaction positive au contrôle antidopage.

Interactions : Ne pas associer à des produits favorisant l'apparition de troubles du rythme ventriculaire : érythromycine, vincamine, certains antiarythmiques (bépridil, amiodarone, sotalol), digitaliques, diurétiques hypokaliémiants. Prudence en cas d'association avec l'aspirine, les anticoagulants. Une surveillance renforcée est indispensable chez le diabétique, l'hypertendu, l'ancien ulcéreux, le tuberculeux.

Surdosage : Entraîne un état d'hypercorticisme.

☞ *Sur prescription médicale.*

- SCHERING-PLOUGH

Forme	Dosage	N. d'unités	Prix	Prix/ jour	Liste	Remb. S.S.	Comm.
Comprimé	0,5 mg	30	16,70	–	1	65 %	1963
Compr. répétabs	1 mg	20	21,80	–	1	65 %	1965
Sol. buv.	0,5 mg/ml	30 ml	33,40	–	1	65 %	1965

CÉLESTODERM ★★★

- **Composition :** Bétaméthasone.
- **Domaine :** Dermatologie.
- **Activité :** Anti-inflammatoire local.
- **Classe :** Anti-inflammatoire stéroïdien. Dermocorticoïde.

Indications : Eczéma de contact, dermatite allergique, lichénification. Psoriasis, lichen, prurigo, dyshidrose, lupus érythémateux discoïde, dermite séborrhéique. Piqûres d'insectes, prurigo parasitaire après traitement de la cause.

Contre-indications : Infections bactériennes, virales, parasitaires ou mycoses. Lésions ulcérées. Acné et rosacée.

Effets indésirables : Atrophie cutanée, télangiectasies, vergetures. Retard de cicatrisation. Sécheresse de la peau, folliculite, acné, hypertrichose, dépigmentation. Effets généraux : freination hypophysaire, hypercorticisme.

Précautions d'emploi : Traitement limité à 2 applications par jour. Prudence chez l'enfant.

Surdosage : Risque d'effets généraux.

☞ *Sur prescription médicale.*

- SCHERING-PLOUGH

Forme	Dosage	N. d'unités	Prix	Prix/ jour	Liste	Remb. S.S.	Comm.
Crème	0,1 %	10 g	6,90	–	1	65 %	1966
Pommade	0,1 %	10 g	7,50	–	1	65 %	1966
Crème « Relais »	0,05 %	25 g	12,40	–	1	65 %	1966

CELIPTIUM ★★★

- **Composition :** Elliptinium acétate.
- **Domaine :** Cancérologie.
- **Activité :** Antinéoplasique. Cytostatique.
- **Classe :** Agent intercalant.

Indications : Cancer du sein métastatique.

Contre-indications : Grossesse et allaitement. Insuffisance rénale.

Effets indésirables : Réaction locale veineuse. Troubles digestifs : hyposialie, parotidite, nausées, vomissements. Asthénie, crampes musculaires. Insuffisance rénale aiguë. Fièvre, hypotension. Aménorrhée, azoospermie.

Précautions d'emploi : Assurer une hydratation suffisante. Nécessité d'une surveillance régulière de la fonction rénale et de la protéinurie, afin de guider les administrations ultérieures. Déconseillé chez la femme enceinte ou allaitant.

Interactions : Ne pas associer à d'autres produits néphrotoxiques, en particulier les antibiotiques de la classe des aminosides.

☞ *Sur prescription médicale. Usage hospitalier.*

- PASTEUR VACCINS

Forme	Dosage	N. d'unités	Prix	Prix/jour	Liste	Remb. S.S.	Comm.
Flacon inj.	50 mg	1	Hôp.	–	1	Hôp.	1983

CELLTOP ★★★

- **Composition :** Etoposide.
- **Domaine :** Cancérologie.
- **Activité :** Antinéoplasique. Cytostatique.
- **Classe :** Poison du fuseau. Épipodophyllotoxine.

Indications : Cancers bronchiques à petites cellules. Cancer embryonnaire du testicule. Cancers du sein. Lymphomes malins hodgkiniens et non hodgkiniens. Leucémies aiguës. Choriocarcinomes.

Contre-indications : Grossesse et allaitement. Hypersensibilité au produit.

Effets indésirables : Troubles hématologiques : leucopénie, thrombopénie. Troubles digestifs : stomatites, nausées, vomissements. Réactions allergiques. Alopécie.

Précautions d'emploi : Une surveillance hématologique est indispensable de façon régulière.

☞ *Sur prescription médicale. Usage hospitalier.*

- PHARMACIA

Forme	Dosage	N. d'unités	Prix	Prix/jour	Liste	Remb. S.S.	Comm.
Amp. inj.	100 mg	10	Hôp.	–	1	Hôp.	1993

CELNIUM ○

- **Composition :** Sélénium.
- **Domaine :** Terrain.
- **Activité :** Modificateur du terrain.

Indications : Affections musculaires et cutanées.

☞ *Vendu sans ordonnance.*

- SANOFI WINTHROP

Forme	Dosage	N. d'unités	Prix	Prix/jour	Liste	Remb. S.S.	Comm.
Capsule	50 µg	30	65,30*	6,5	0	0 %	1988

CÉLOCURINE ★★★

- **Composition :** Suxaméthonium iodure.
- **Domaine :** Anesthésie. Réanimation.
- **Activité :** Curarisant.
- **Classe :** Curare acétylcholinomimétique.

Indications : Obtention d'une relaxation musculaire au cours des interventions chirurgicales.

Contre-indications : Déficit congénital en cholinestérase. Myopathie. Antécédents d'hyperthermie maligne.

Effets indésirables : Choc anaphylactique. Accidents allergiques. Hyperkaliémie.

Précautions d'emploi : Prudence chez le sujet âgé. Ne doit être administré que par un anesthésiste qualifié utilisant un matériel adéquat de réanimation.

☞ *Usage hospitalier.*

• PHARMACIA

Forme	Dosage	N. d'unités	Prix	Prix/jour	Liste	Remb. S.S.	Comm.
Amp. inj. 10 ml	100 mg	50	Hôp.	–	1	Hôp.	1954
Flacon inj.	100 mg	10	Hôp.	–	1	Hôp.	1954
Flacon inj.	1 g	10	Hôp.	–	1	Hôp.	1954

CÉMAFLAVONE ★★

- **Composition :** Citroflavonoïdes, ascorbate de magnésium.
- **Domaine :** Cardio-vasculaire.
- **Activité :** Veinotonique.
- **Classe :** Flavonoïde.

Indications : Signes fonctionnels de l'insuffisance veino-lymphatique : jambes lourdes, œdème, crampes. Troubles de la circulation rétinienne. Troubles fonctionnels de la fragilité capillaire : ecchymoses, purpura, saignements des gencives ou du nez. Signes fonctionnels de la crise hémorroïdaire.

Contre-indications : Asthme.

Précautions d'emploi : Non conseillé chez la femme enceinte ou allaitant.

☞ *Vendu sans ordonnance.*

• THÉRICA

Forme	Dosage	N. d'unités	Prix	Prix/jour	Liste	Remb. S.S.	Comm.
Sol. buv.	400 mg	20	27,50	3 à 5,5	0	35 %	1969

CENTRALGOL 300 ★

- **Composition :** Proxibarbal.
- **Domaine :** Neuropsychiatrie. Gynécologie.
- **Activité :** Sédatif. Traitement de la ménopause.
- **Classe :** Barbiturique.

Indications : Manifestations mineures de l'anxiété. Utilisé dans le traitement des bouffées de chaleur de la ménopause.

Contre-indications : Contre-indiqué en cas d'insuffisance respiratoire et de porphyrie. Chez les conducteurs de véhicules, il existe un risque de somnolence.

Effets indésirables : Parfois somnolence ou réactions cutanées.

Précautions d'emploi : La prise d'alcool est formellement déconseillée. N'est pas indiqué chez la femme enceinte ou allaitant.

Interactions : Peut potentialiser tout autre dépresseur du système nerveux central.

Surdosage : Le surdosage entraîne une simple somnolence sans coma.

☞ *Sur prescription médicale.*

• ZYMA

Forme	Dosage	N. d'unités	Prix	Prix/jour	Liste	Remb. S.S.	Comm.
Comprimé	300 mg	20	22,00	1 à 2	1	65 %	1977

CÉPAZINE ★★★

- **Composition :** Céfuroxime.
- **Domaine :** Infectiologie.
- **Activité :** Antibiotique.
- **Classe :** Céphalosporine de deuxième génération.

Indications : Infections aux germes suivants : staphylocoques, streptocoques, pneumocoques, corynébactéries, Clostridium, Haemophilus, méningocoques, gonocoques. Infections à manifestations broncho-pulmonaires, ORL : angines, sinusites, otites.

Contre-indications : Allergie aux céphalosporines.

Effets indésirables : Réactions allergiques : urticaire, fièvre, choc anaphylactique. Troubles digestifs : nausées, vomissements, diarrhée. Éosinophilie. Hépatites. Insuffisance rénale.

Précautions d'emploi : Prudence en cas d'insuffisance rénale. Non conseillé chez la femme enceinte ou allaitant. Peut donner une réaction positive lors de la recherche de glucose dans les urines.

☞ *Sur prescription médicale.*

• SANOFI WINTHROP

Forme	Dosage	N. d'unités	Prix	Prix/jour	Liste	Remb. S.S.	Comm.
Comprimé	125 mg	8	45,50	11 à 22	1	65 %	1988
Comprimé	250 mg	8	71,80	18 à 36	1	65 %	1988
Susp. buv. sachet	125 mg	8	45,50	11 à 22	1	65 %	1994
Susp. buv. flacon	25 mg/ml	40 ml	45,50	11 à 22	1	65 %	1994
Susp. buv. flacon	25 mg/ml	80 ml	74,40	11 à 22	1	65 %	1994

CÉPÉVIT K ★

- **Composition :** Hespéridine, esculoside, vitamines C et K.
- **Domaine :** Cardio-vasculaire.
- **Activité :** Vasculoprotecteur.
- **Classe :** Facteurs vitaminiques P.

Indications : Troubles fonctionnels de la fragilité capillaire : ecchymoses, purpura, saignements des gencives ou du nez. N'a pas d'activité spécifique démontrée.

Précautions d'emploi : Non conseillé chez la femme enceinte ou allaitant.

☞ *Vendu sans ordonnance.*

• DARCY

Forme	Dosage	N. d'unités	Prix	Prix/jour	Liste	Remb. S.S.	Comm.
Comprimé	40 mg	26	31,90*	–	0	0 %	1954

CÉPHYL ★★

- **Composition :** Acide acétylsalicylique, éthenzamide, composants homéopathiques.
- **Domaine :** Algologie.
- **Activité :** Antalgique périphérique.
- **Classe :** Aspirine et dérivés, associés.

Indications : Douleurs de diverses origines : céphalées, migraines, douleurs rhumatismales.

Contre-indications : Ulcère gastro-duodénal, maladie hémorragique. Hypersensibilité à l'aspirine. Certains asthmes.

Effets indésirables : Bourdonnements d'oreille, douleurs abdominales, gastralgies. Plus rarement, ulcérations digestives avec hémorragies responsables d'une anémie. Syndromes hémorragiques avec épistaxis, ecchymoses, purpura. Accidents de sensibilisation : urticaire, asthme.

Précautions d'emploi : Prudence chez les patients présentant un asthme, des antécédents d'hémorragies. Prudence chez le patient prenant un traitement anticoagulant. Chez la femme enceinte, n'est pas conseillé durant le premier trimestre de la grossesse.

Interactions : Potentialise l'action des anticoagulants, des antiagrégants plaquettaires, des antidiabétiques hypoglycémiants, de certains diurétiques. L'aspirine peut réduire l'action de certains traitements, en particulier celle des anti-inflammatoires non stéroïdiens.

Surdosage : Grave, surtout chez l'enfant, entraînant des désordres métaboliques avec troubles respiratoires pouvant provoquer la mort. L'hospitalisation s'impose d'urgence.

☞ *Vendu sans ordonnance.*

• BOIRON

Forme	Dosage	N. d'unités	Prix	Prix/jour	Liste	Remb. S.S.	Comm.
Comprimé	100 mg	20	16,00	1 à 3	0	0 %	1944
Comprimé	100 mg	60	27,00	1 à 3	0	0 %	1944

CÉPOREXINE ★★★

- **Composition :** Céfalexine.
- **Domaine :** Infectiologie.
- **Activité :** Antibiotique.
- **Classe :** Céphalosporine de première génération.

Indications : Infections aux germes suivants : streptocoques, pneumocoques, entérobactéries, colibacille, Klebsiella, Proteus mirabilis, gonocoques, Haemophilus. Infections à manifestations ORL, broncho-pulmonaires, génito-urinaires.

Contre-indications : Allergie aux céphalosporines.

Effets indésirables : Réactions allergiques : urticaire, fièvre, choc anaphylactique. Troubles digestifs : nausées, vomissements, diarrhée. Éosinophilie. Hépatites. Insuffisance rénale.

Précautions d'emploi : Prudence en cas d'insuffisance rénale. Non conseillé chez la femme enceinte ou allaitant. Peut donner une réaction positive lors de la recherche de glucose dans les urines.

Surdosage : Entraîne des troubles digestifs : vomissements, diarrhée.

☞ *Sur prescription médicale.*

- GLAXO

Forme	Dosage	N. d'unités	Prix	Prix/jour	Liste	Remb. S.S.	Comm.
Comprimé	1 g	6	48,80	15	1	65 %	1980
Gélule	500 mg	12	44,60	16	1	65 %	1970
Sachet	125 mg	12	19,50	2 à 8	1	65 %	1972
Sachet	250 mg	12	33,10	3 à 9	1	65 %	1974
Susp. buv.	50 mg/ml	60 ml	34,10	2 à 8	1	65 %	1981

CÉQUINYL ★★

- **Composition :** Paracétamol, acide ascorbique, quinine.
- **Domaine :** Algologie.
- **Activité :** Antalgique périphérique.
- **Classe :** Paracétamol et dérivés, associés.

Indications : Traitement symptomatique des affections douloureuses ou fébriles.

Contre-indications : Hypersensibilité au paracétamol. Insuffisance hépatique sévère. Enfant de moins de 7 ans.

Effets indésirables : Éruptions cutanées : urticaire, érythème. Exceptionnellement diminution des plaquettes du sang.

Précautions d'emploi : Prudence chez l'enfant.

Interactions : Peut fausser les dosages du glucose et de l'acide urique dans le sang.

Surdosage : Le paracétamol peut entraîner une nécrose du foie. L'hospitalisation s'impose d'urgence.

☞ *Vendu sans ordonnance.*

- STERLING MIDY

Forme	Dosage	N. d'unités	Prix	Prix/jour	Liste	Remb. S.S.	Comm.
Comprimé	250 mg	18	30,35*	–	0	0 %	1984

CÉRAT ROCHE-POSAY ★

- **Composition :** Dioxyde de zinc, silicate d'aluminium, cire d'abeille, huile de paraffine.
- **Domaine :** Dermatologie.
- **Activité :** Topique protecteur.

Indications : Utilisé dans le traitement d'appoint des lésions d'irritation et de sécheresse cutanée.

Contre-indications : Lésions suintantes.

Effets indésirables : Peut favoriser l'infection ; s'assurer de l'asepsie des lésions.

Précautions d'emploi : Appliquer en couches minces.

☞ *Vendu sans ordonnance.*

• ROCHE-POSAY

Forme	Dosage	N. d'unités	Prix	Prix/jour	Liste	Remb. S.S.	Comm.
Pommade	–	45 g	26,00*	–	0	0 %	1937

CÉRÉBROL ★

• **Composition :** Déanol.
• **Domaine :** Neuropsychiatrie. Nutrition et métabolisme.
• **Activité :** Psychostimulant. Antiasthénique.
• **Classe :** Dérivé du déanol.

Indications : Asthénies fonctionnelles.

Contre-indications : Épilepsie. Enfant de moins de 30 mois.

Effets indésirables : Insomnie, maux de tête.

Précautions d'emploi : Déconseillé chez la femme enceinte ou allaitant.

☞ *Vendu sans ordonnance.*

• BŒHRINGER INGELHEIM FRANCE

Forme	Dosage	N. d'unités	Prix	Prix/jour	Liste	Remb. S.S.	Comm.
Amp. buv.	500 mg	20	44,40*	–	0	0 %	1974

CERNÉVIT ★★★

• **Composition :** Vitamines A, B1, B2, B5, B6, B12, C, D3, E, PP, biotine, acide pantothénique, acide folique.
• **Domaine :** Nutrition et métabolisme.
• **Activité :** Vitamines liposolubles. Vitamines hydrosolubles. Antiasthénique.
• **Classe :** Polyvitamines.

Indications : Prévention et traitement de certaines carences liées à une alimentation déséquilibrée.

Contre-indications : Intolérance antérieure à une vitamine.

Effets indésirables : Peut entraîner des réactions allergiques : éruptions, prurit, rarement choc anaphylactique.

Précautions d'emploi : Ne pas associer à d'autres préparations contenant de la vitamine A ou D. Non conseillé chez la femme enceinte.

Interactions : Peut diminuer l'action des barbituriques, de la phénitoïne, de la lévodopa.

Surdosage : Peut entraîner des troubles graves, en particulier chez l'enfant : perte de l'appétit, nausées, traduisant une hypercalcémie ou une hypertension intracrânienne.

☞ *Vendu sans ordonnance.*

• CLINTEC

Forme	Dosage	N. d'unités	Prix	Prix/jour	Liste	Remb. S.S.	Comm.
Flacon inj.	–	10	Libre	–	2	0 %	1989

CÉRUBIDINE ★★★

• **Composition :** Daunorubicine.
• **Domaine :** Cancérologie.
• **Activité :** Antinéoplasique. Cytostatique.
• **Classe :** Anthracycline.

Indications : Leucémies aiguës, leucémies myéloïdes chroniques. Maladie de Hodgkin, lymphomes non hodgkiniens.

Contre-indications : Grossesse et allaitement. Patients présentant une insuffisance cardiaque.

Effets indésirables : Colore les urines en rouge. Troubles digestifs : nausées, vomissements, diarrhée. Perte des cheveux. Troubles sanguins : anémie, leucopénie, thrombopénie. Troubles cardiaques avec modification de l'électrocardiogramme, insuffisance cardiaque progressive.

Précautions d'emploi : Prudence chez l'insuffisant hépatique. Nécessité d'une surveillance régulière de la formule sanguine afin de guider les administrations ultérieures. Des bilans cardiaques réguliers sont nécessaires : échographie, hémodynamique isotopique. Déconseillé chez la femme enceinte ou allaitant.

☞ *Sur prescription médicale.*

• BELLON

Forme	Dosage	N. d'unités	Prix	Prix/jour	Liste	Remb. S.S.	Comm.
Flacon inj.	20 mg	1	110,00	–	1	100 %	1968

CÉRULYSE ★★

- **Composition :** Xylène.
- **Domaine :** ORL.
- **Activité :** Céruménolytique.
- **Classe :** Solvant des graisses.

Indications : Bouchons de cérumen simples ou épidermiques.

Contre-indications : Hypersensibilité à un constituant. Perforation du tympan.

Effets indésirables : Sensation de brûlure à l'application. Réactions allergiques locales.

☞ *Vendu sans ordonnance.*

• CHAUVIN

Forme	Dosage	N. d'unités	Prix	Prix/ jour	Liste	Remb. S.S.	Comm.
Sol. auriculaire	5 %	10 ml	31,45*	–	0	0 %	1957

CERVAGÈME ★★★

- **Composition :** Géméprost.
- **Domaine :** Gynécologie.
- **Activité :** Interruption de grossesse.
- **Classe :** Prostaglandine.

Indications : Préparation à l'IVG ou aux explorations endo-utérines. Expulsion utérine des grossesses interrompues.

Contre-indications : Insuffisance cardiaque, hypertension artérielle sévère. Hypersensibilité aux prostaglandines. Fragilité utérine.

Effets indésirables : Douleurs par contractions utérines. Diarrhée, nausées, vomissements. Ralentissement cardiaque, hypotension.

Précautions d'emploi : Prudence chez l'asthmatique.

Interactions : Peut être potentialisé par l'oxytocyne.

☞ *Usage hospitalier.*

• BELLON

Forme	Dosage	N. d'unités	Prix	Prix/jour	Liste	Remb. S.S.	Comm.
Ovule	1 mg	1	Hôp.	–	1	Hôp.	1986

CERVILANE ★★

- **Composition :** Lomifylline, dihydroergocristine.
- **Domaine :** Cardio-vasculaire.
- **Activité :** Vasodilatateur. Anti-ischémique.
- **Classe :** Antagoniste alpha-adrénergique. Dérivé de l'ergot de seigle.

Indications : Déficit intellectuel pathologique du sujet âgé. Troubles subjectifs des traumatisés crâniens.

Précautions d'emploi : Non conseillé chez la femme enceinte.

☞ *Sur prescription médicale.*

• CASSENNE

Forme	Dosage	N. d'unités	Prix	Prix/jour	Liste	Remb. S.S.	Comm.
Comprimé	80 mg	40	42,60	2 à 3	2	35 %	1978

CERVOXAN ★★

- **Composition :** Vinburnine.
- **Domaine :** Cardio-vasculaire.
- **Activité :** Anti-ischémique.
- **Classe :** Vincamine et dérivés.

Indications : Troubles fonctionnels du sujet âgé : troubles de la mémoire, vertiges. Troubles rétiniens d'origine vasculaire. Troubles ORL d'origine vasculaire.

Contre-indications : Tumeur cérébrale avec hypertension intracrânienne.

Effets indésirables : Rarement diarrhée.

Précautions d'emploi : Non conseillé chez la femme enceinte.

☞ *Sur prescription médicale.*

• SMITHKLINE BEECHAM

Forme	Dosage	N. d'unités	Prix	Prix/jour	Liste	Remb. S.S.	Comm.
Amp. inj.	15 mg	6	28,10	9,4	2	65 %	1978
Gélule	20 mg	40	48,80	3,6	2	65 %	1978
Gélule	60 mg	15	53,70	3,6	2	65 %	1992

CÉTAVLON ★★★

• **Composition :** Cétrimide.
• **Domaine :** Chirurgie. Dermatologie.
• **Activité :** Antiseptique local. Antifongique.
• **Classe :** Détergent. Ammonium quaternaire.

Indications : Antisepsie cutanée des plaies superficielles. Antisepsie de la peau avant un acte chirurgical.

Contre-indications : Hypersensibilité à un constituant. Application au niveau des muqueuses, en particulier génitales, de l'œil, du conduit auditif externe.

Effets indésirables : Possibilité d'eczéma de contact. Risques d'effets systémiques.

Précautions d'emploi : Pas d'utilisation prolongée. Ne pas utiliser plusieurs antiseptiques simultanément. Prudence chez l'enfant.

Surdosage : Par ingestion orale, risques graves de paralysie musculaire, à traiter en milieu spécialisé.

☞ *Vendu sans ordonnance.*

• ZENECA

Forme	Dosage	N. d'unités	Prix	Prix/jour	Liste	Remb. S.S.	Comm.
Sol. alcoolique	0,5 %	100 ml	10,40*	–	0	0 %	1950
Sol. alcoolique	0,5 %	500 ml	45,10*	–	0	0 %	1950
Sol. concentrée	20 %	120 ml	14,20*	–	0	0 %	1950
Sol. concentrée	20 %	1 000 ml	102,40*	–	0	0 %	1950
Crème	0,5 %	80 g	26,90*	–	0	0 %	1950

CÉTOGLUTARAN ★

• **Composition :** Di-alpha-cétoglutarate de calcium.
• **Domaine :** Neuropsychiatrie.
• **Activité :** Psychostimulant.
• **Classe :** Dérivé d'acides aminés.

Indications : Asthénies fonctionnelles.

Contre-indications : Déconseillé chez la femme enceinte et allaitant.

Précautions d'emploi : Prudence chez les patients suivant un régime sans sel.

☞ *Vendu sans ordonnance.*

• SOEKAMI LEFRANCQ

Forme	Dosage	N. d'unités	Prix	Prix/jour	Liste	Remb. S.S.	Comm.
Sachet	2 g	20	52,60*	–	0	0 %	1983

CÉTOLOG ★★

• **Composition :** Méthyl 2-oxo-valérate de L-ornithine, 2-oxo-isovalérate de L-ornithine, 2-oxo-iso-valérate de L-lysine, 2-oxo-isocaproate de L-lysine, 2-oxo-isocaproate de L-histidine, L-tyrosine, L-thréonine, DL-2-hydroxy-4-méthylthio butyrate de calcium.
• **Domaine :** Uro-néphrologie.
• **Activité :** Apport protidique sans élévation de l'urée sanguine.
• **Classe :** Acides aminés.

Indications : Insuffisance rénale chronique en association avec un régime hypoprotidique.

Effets indésirables : Troubles digestifs mineurs.

Précautions d'emploi : Associer à un régime hypoprotidique, mais hypercalorique.

☞ *Sur prescription médicale.*

• CLINTEC

Forme	Dosage	N. d'unités	Prix	Prix/jour	Liste	Remb. S.S.	Comm.
Comprimé	–	330	Hôp.	–	1	Hôp.	1993

CÉTORNAN ★

• **Composition :** L-ornithine oxoglurate.
• **Domaine :** Nutrition et métabolisme.
• **Activité :** Nutrition orale et entérale.
Indications : Adjuvant de la nutrition des sujets dénutris ou en hypercatabolisme.
Effets indésirables : Diarrhée.

☞ *Usage hospitalier.*

• LOGEAIS

Forme	Dosage	N. d'unités	Prix	Prix/jour	Liste	Remb. S.S.	Comm.
Sachet	10 g	50	Hôp.	–	0	Hôp.	1988
Sachet	10 g	100	Hôp.	–	0	Hôp.	1988
Sachet	10 g	500	Hôp.	–	0	Hôp.	1988

CÉTRAPHYLLINE ★★★

• **Composition :** Théophylline.
• **Domaine :** Pneumologie.
• **Activité :** Bronchodilatateur.
• **Classe :** Théophylline et dérivés.
Indications : Traitement de l'asthme à dyspnée paroxystique ou à dyspnée continue. Broncho-pneumopathies obstructives à forme spastique.
Contre-indications : Enfant de moins de 3 ans. Intolérance à la théophylline.
Effets indésirables : Nausées, vomissements, douleur épigastrique. Maux de tête, excitation, insomnie. Tachycardie. Convulsions, surtout chez l'enfant.
Précautions d'emploi : Prudence en cas d'insuffisance coronaire ou cardiaque, d'ulcère gastro-duodénal, d'hyperthyroïdie. Les doses doivent être adaptées individuellement en fonction de la tolérance et des dosages sanguins de produit.
Interactions : Ne pas associer avec l'énoxacine, l'érythromycine, la viloxazine. L'action de la théophylline est augmentée par association avec la cimétidine, la ciprofloxacine, la méxilatine, la ticlopidine. L'action de la théophylline est diminuée par association avec la rifampicine, certains antiépileptiques.
Surdosage : Entraîne vomissements, agitation, confusion. Tachycardie, hypotension, fibrillation ventriculaire, arrêt cardiaque. L'hospitalisation s'impose.

☞ *Vendu sans ordonnance.*

• SCHERING-PLOUGH

Forme	Dosage	N. d'unités	Prix	Prix/jour	Liste	Remb. S.S.	Comm.
Gélule LP	125 mg	30	13,00	1,2 à 2,3	0	65 %	1983
Gélule LP	250 mg	30	17,60	1,2 à 2,3	0	65 %	1983

CHARBON DE BELLOC ★

• **Composition :** Charbon activé.
• **Domaine :** Gastro-entérologie.
• **Activité :** Pansement gastro-intestinal.
• **Classe :** Charbon.
Indications : Colopathies fonctionnelles avec météorisme ou diarrhée.
Effets indésirables : Coloration noire des selles.
Précautions d'emploi : Tenir compte d'un apport de sucre de 0,3 g par pastille.
Interactions : Entraîne une diminution de l'absorption d'un grand nombre de médicaments. Il convient donc de respecter un délai de 2 heures entre la prise du produit et d'autres traitements.

☞ *Vendu sans ordonnance.*

• ARDEVAL

Forme	Dosage	N. d'unités	Prix	Prix/jour	Liste	Remb. S.S.	Comm.
Poudre	75 %	210 g	35,30*	–	0	0 %	1849
Pastille	0,9 g	34	28,70*	–	0	0 %	1849

CHARLIEU ANTI-POUX ★

- **Composition :** Perméthrine, butoxyde de pipéronyle.
- **Domaine :** Parasitologie.
- **Activité :** Antiparasitaire externe.
- **Classe :** Pyréthrine.

Indications : Traitement des poux et des lentes du cuir chevelu.

Contre-indications : Allergie à l'un des constituants.

Effets indésirables : Sensation de brûlure des yeux ou des muqueuses.

Précautions d'emploi : Éviter tout contact avec les yeux ou la bouche.

☞ *Vendu sans ordonnance.*

- MAYOLY-SPLINDER

Forme	Dosage	N. d'unités	Prix	Prix/jour	Liste	Remb. S.S.	Comm.
Shampooing	–	125 ml	45,00*	–	0	0 %	1993
Shampooing	–	150 ml	Libre	–	0	0 %	1993

CHÉNODEX ★★★

- **Composition :** Acide chénodésoxycholique.
- **Domaine :** Hépatologie.
- **Activité :** Cholélitholytique.

Indications : Lithiase vésiculaire non compliquée, en l'absence de traitement chirurgical, lorsque les calculs sont petits et non calcifiés.

Contre-indications : Infection vésiculaire. Maladie du foie. Colopathies aiguës ou chroniques.

Effets indésirables : Diarrhée. Perturbations fonctionnelles hépatiques.

Précautions d'emploi : Non conseillé chez la femme enceinte. Vérifier les fonctions hépatiques avant le traitement.

Interactions : Ne pas associer à la cholestyramine.

☞ *Sur prescription médicale.*

- HOUDÉ

Forme	Dosage	N. d'unités	Prix	Prix/jour	Liste	Remb. S.S.	Comm.
Comprimé	250 mg	30	69,50	7 à 9	1	65 %	1977

CHIBRO-ATROPINE ★★

- **Composition :** Sulfate d'atropine.
- **Domaine :** Ophtalmologie.
- **Activité :** Mydriatique.
- **Classe :** Anticholinergique.

Indications : Traitement des uvéites antérieures — iritis, iridocyclites — et postérieures. Obtention d'une paralysie de l'accommodation.

Contre-indications : Hypersensibilité au produit. Risque de glaucome aigu par fermeture de l'angle. Troubles vésico-prostatiques.

Effets indésirables : Sécheresse de la bouche, mydriase prolongée, troubles de la vision. Tachycardie, constipation, syndrome confusionnel.

Précautions d'emploi : Prudence chez le sujet âgé.

☞ *Sur prescription médicale.*

- MERCK SHARP & DOHME-CHIBRET

Forme	Dosage	N. d'unités	Prix	Prix/jour	Liste	Remb. S.S.	Comm.
Collyre	0,5 %	10 ml	10,60	–	1	65 %	1952
Collyre	1 %	10 ml	10,60	–	1	65 %	1952

CHIBRO-BORALINE ★★

- **Composition :** Acide borique, borate de sodium, synéphrine.
- **Domaine :** Ophtalmologie.
- **Activité :** Antiseptique local. Vasoconstricteur local.
- **Classe :** Stimulant alpha-adrénergique.

Indications : Traitement antiseptique et décongestif des yeux rouges. Fatigue oculaire.

Contre-indications : Hypersensibilité au produit. Glaucome. Enfant de moins de 3 ans.

Effets indésirables : Entraîne une dilatation de la pupille.

Précautions d'emploi : Donne une réaction positive au contrôle antidopage. Traitement de courte durée.

Interactions : Ne pas associer aux antidépresseurs de type IMAO.

☞ *Vendu sans ordonnance.*

- MERCK SHARP & DOHME-CHIBRET

Forme	Dosage	N. d'unités	Prix	Prix/jour	Liste	Remb. S.S.	Comm.
Collyre	–	10 ml	12,70	–	0	65 %	1952

CHIBRO-CADRON COLLYRE ★★★

- **Composition :** Néomycine, dexaméthasone.
- **Domaine :** Ophtalmologie.
- **Activité :** Antibiotique local. Anti-inflammatoire local.
- **Classe :** Anti-inflammatoire stéroïdien. Aminoside.

Indications : Conjonctivites aiguës et chroniques, blépharites, chalazions, orgelets, eczéma des paupières.

Contre-indications : Hypersensibilité au produit. Kératites virales, mycosiques. Infections bactériennes ou tuberculeuses de l'œil ou des paupières. Antécédents glaucomateux.

Effets indésirables : Douleur à l'application. Allergie palpébroconjonctivale. Hypertension oculaire. Kératite superficielle.

Précautions d'emploi : La durée du traitement sera la plus courte possible. L'usage prolongé implique une surveillance régulière de la tension oculaire et du cristallin. Non conseillé chez la femme enceinte ou allaitant. Le port des lentilles doit être évité. Peut donner une réaction positive au contrôle antidopage.

Surdosage : Un usage prolongé peut entraîner des signes généraux d'hypercorticisme.

☞ *Sur prescription médicale.*

- MERCK SHARP & DOHME-CHIBRET

Forme	Dosage	N. d'unités	Prix	Prix/jour	Liste	Remb. S.S.	Comm.
Collyre	0,1 %	5 ml	18,00	–	1	65 %	1993

CHIBRO-CADRON NASAL ★★★

- **Composition :** Néomycine, dexaméthasone.
- **Domaine :** ORL.
- **Activité :** Antibiotique local. Anti-inflammatoire local.
- **Classe :** Anti-inflammatoire stéroïdien. Aminoside.

Indications : Traitement local des affections nasales : allergie nasale, rhinites, rhinopharyngites, sinusites aiguës et chroniques.

Contre-indications : Hypersensibilité aux constituants. Infections virales, bactériennes ou mycosiques.

Effets indésirables : Réactions allergiques. Risque d'effets généraux.

Précautions d'emploi : Traitement de courte durée. Donne une réaction positive au contrôle antidopage.

☞ *Sur prescription médicale.*

- MERCK SHARP & DOHME-CHIBRET

Forme	Dosage	N. d'unités	Prix	Prix/jour	Liste	Remb. S.S.	Comm.
Sol. nasale	0,1 %	5 ml	18,00	–	1	35 %	1993

CHIBRO-PILOCARPINE ★★★

- **Composition :** Pilocarpine.
- **Domaine :** Ophtalmologie.
- **Activité :** Antiglaucomateux. Myotique.
- **Classe :** Parasympathomimétique direct.

Indications : Crises aiguës de glaucome par fermeture de l'angle. Glaucome chronique simple.

Contre-indications : Hypersensibilité au produit. Iridocyclites.

Effets indésirables : Myosis avec modification du champ visuel. Troubles de l'acuité visuelle. Maux de tête, larmoiement. Hypersalivation.

Interactions : Potentialisation des curares utilisés en anesthésie.

☞ *Vendu sans ordonnance.*

• MERCK SHARP & DOHME-CHIBRET

Forme	Dosage	N. d'unités	Prix	Prix/jour	Liste	Remb. S.S.	Comm.
Collyre	1 %	10 ml	13,90	–	0	65 %	1952
Collyre	2 %	10 ml	13,90	–	0	65 %	1952

CHIBRO-PROSCAR ★★★

- **Composition :** Finastéride.
- **Domaine :** Uro-néphrologie.
- **Activité :** Réducteur de l'hypertrophie prostatique. Antiandrogène.
- **Classe :** Inhibiteur de la 5-alpha-réductase.

Indications : Traitement de l'hypertrophie bénigne de la prostate, accompagnée de symptômes gênants, ne justifiant pas une intervention chirurgicale.

Contre-indications : Hypersensibilité au produit. Cancer de la prostate.

Effets indésirables : Impuissance, diminution de la libido, diminution de l'éjaculation.

Précautions d'emploi : Le traitement doit se poursuivre pendant plusieurs semaines avant de juger des résultats.

☞ *Sur prescription médicale.*

• MERCK SHARP & DOHME-CHIBRET

Forme	Dosage	N. d'unités	Prix	Prix/jour	Liste	Remb. S.S.	Comm.
Comprimé	5 mg	28	201,40	7	1	35 %	1992

CHIBROXINE ★★★

- **Composition :** Norfloxacine.
- **Domaine :** Ophtalmologie.
- **Activité :** Antibiotique local.
- **Classe :** Fluoroquinolone.

Indications : Infections oculaires à germes sensibles : conjonctivites, blépharites, dacryocystites, kératites infectieuses.

Contre-indications : Hypersensibilité au produit.

Effets indésirables : Irritation locale. Goût amer dans la bouche.

Précautions d'emploi : Non conseillé chez la femme enceinte ou allaitant.

☞ *Sur prescription médicale.*

• MERCK SHARP & DOHME-CHIBRET

Forme	Dosage	N. d'unités	Prix	Prix/jour	Liste	Remb. S.S.	Comm.
Collyre	0,3 %	5 ml	26,20	–	1	65 %	1990

CHLORAMINOPHÈNE ★★★

- **Composition :** Chlorambucil.
- **Domaine :** Allergie et immunologie. Uro-néphrologie. Hématologie. Cancérologie.
- **Activité :** Immunodépresseur. Antinéoplasique et cytostatique.
- **Classe :** Alkylant. Moutarde à l'azote.

Indications : Leucémie lymphoïde chronique. Lymphome hodgkinien ou non hodgkinien. Glomérulonéphrite chronique.

Contre-indications : Femme enceinte ou allaitant.

Effets indésirables : Aplasie médullaire. Troubles gastro-intestinaux ou hépatiques. Troubles des règles, azoospermie. Hyperuricémie.

Précautions d'emploi : Utilisation sous stricte surveillance médicale avec contrôle régulier de la formule sanguine.

☞ *Sur prescription médicale.*

• TECHNI-PHARMA

Forme	Dosage	N. d'unités	Prix	Prix/jour	Liste	Remb. S.S.	Comm.
Comprimé	2 mg	30	20,00	0,7 à 4	1	100 %	1956

CHLORAMMONIC ★

• **Composition :** Chlorure d'ammonium.
• **Domaine :** Uro-néphrologie.
• **Activité :** Acidifiant urinaire. Diurétique.

Indications : Alcaloses. Lithiases phosphocalciques. Infections urinaires. Syndrome prémenstruel.

Contre-indications : Acidoses. Lithiases uriques. Insuffisance hépatique grave.

Surdosage : Entraîne une acidose métabolique.

☞ *Vendu sans ordonnance.*

• PROMEDICA

Forme	Dosage	N. d'unités	Prix	Prix/jour	Liste	Remb. S.S.	Comm.
Comprimé	500 mg	50	13,90	1,7 à 3,3	0	35 %	1952

CHLORANGIL ★

• **Composition :** Chlorate de potassium, chloroforme.
• **Domaine :** ORL. Stomatologie.
• **Activité :** Anesthésique local. Antiseptique local.

Indications : Traitement local d'appoint antibactérien et antalgique des affections de la muqueuse buccale et de l'oropharynx.

Contre-indications : Enfant de moins de 12 ans. Sensibilisation préalable au produit, en particulier aux anesthésiques locaux.

Effets indésirables : Possibilité d'éruptions cutanées allergiques.

Précautions d'emploi : Traitement de courte durée.

Interactions : Ne pas associer à d'autres antiseptiques.

☞ *Vendu sans ordonnance.*

• DOLISOS

Forme	Dosage	N. d'unités	Prix	Prix/jour	Liste	Remb. S.S.	Comm.
Bain de bouche	–	150 ml	29,75*	–	0	0 %	–

CHLORHEX-A-MYL ★★

• **Composition :** Chlorhexidine digluconate.
• **Domaine :** Stomatologie.
• **Activité :** Antiseptique local.
• **Classe :** Diamidine.

Indications : Traitement local d'appoint des infections de la bouche et de l'oropharynx.

Contre-indications : Enfant de moins de 30 mois.

Effets indésirables : Coloration possible de la langue et des dents.

Précautions d'emploi : Traitement de courte durée.

Interactions : Ne pas associer à d'autres antiseptiques.

☞ *Vendu sans ordonnance.*

• BLEND-A-PHARM

Forme	Dosage	N. d'unités	Prix	Prix/jour	Liste	Remb. S.S.	Comm.
Bain de bouche	0,1 %	200 ml	30,20*	–	0	0 %	1984

CHLORHEXIDINE FAURE ★★

• **Composition :** Chlorhexidine solution aqueuse.
• **Domaine :** Chirurgie. Dermatologie.
• **Activité :** Antiseptique local. Antifongique.
• **Classe :** Biguanide.

Indications : Antisepsie cutanée des plaies superficielles.

Contre-indications : Hypersensibilité à un constituant. Application au niveau des muqueuses, en particulier génitales, de l'œil, du conduit auditif externe.

Effets indésirables : Possibilité d'eczéma de contact. Risque d'effets systémiques.

Précautions d'emploi : Pas d'utilisation prolongée. Ne pas utiliser plusieurs antiseptiques simultanément. Prudence chez l'enfant.

☞ *Vendu sans ordonnance.*

• GILBERT

Forme	Dosage	N. d'unités	Prix	Prix/ jour	Liste	Remb. S.S.	Comm.
Sol. flacon 15 ml	0,05 %	50	Hôp.	–	0	Hôp.	1988
Sol. flacon	0,05 %	120 ml	Hôp.	–	0	Hôp.	1992
Sol. flacon	0,05 %	40 ml	Hôp.	–	0	Hôp.	1992

CHLORHEXIDINE GIFRER ★★

• **Composition :** Chlorhexidine solution aqueuse.
• **Domaine :** Chirurgie. Dermatologie.
• **Activité :** Antiseptique local. Antifongique.
• **Classe :** Biguanide.

Indications : Antisepsie cutanée des plaies superficielles.

Contre-indications : Hypersensibilité à un constituant. Application au niveau des muqueuses, en particulier génitales, de l'œil, du conduit auditif externe.

Effets indésirables : Possibilité d'eczéma de contact. Risque d'effets systémiques.

Précautions d'emploi : Pas d'utilisation prolongée. Ne pas utiliser plusieurs antiseptiques simultanément. Prudence chez l'enfant.

☞ *Vendu sans ordonnance.*

• GIFRER

Forme	Dosage	N. d'unités	Prix	Prix/jour	Liste	Remb. S.S.	Comm.
Sol. externe	0,05 %	15 ml	65,85*	–	0	0	1995

CHLORHEXIDINE GILBERT ★★

• **Composition :** Chlorhexidine solution aqueuse.
• **Domaine :** Chirurgie. Dermatologie.
• **Activité :** Antiseptique local. Antifongique.
• **Classe :** Biguanide.

Indications : Antisepsie cutanée des plaies superficielles.

Contre-indications : Hypersensibilité à un constituant. Application au niveau des muqueuses, en particulier génitales, de l'œil, du conduit auditif externe.

Effets indésirables : Possibilité d'eczéma de contact. Risque d'effets systémiques.

Précautions d'emploi : Pas d'utilisation prolongée. Ne pas utiliser plusieurs antiseptiques simultanément. Prudence chez l'enfant.

☞ *Vendu sans ordonnance.*

• GILBERT

Forme	Dosage	N. d'unités	Prix	Prix/ jour	Liste	Remb. S.S.	Comm.
Sol. locale fl. 5 ml	0,05 %	10	24,50*	–	0	0 %	1992

CHLORIDIA ★★

• **Composition :** Acide chlorhydrique, pepsine, amyléine, chloroforme.
• **Domaine :** Gastro-entérologie.
• **Activité :** Enzyme digestive.
• **Classe :** Enzyme végétale.

Indications : Insuffisance gastrique. Achlorhydrie.

Contre-indications : Ulcère gastro-duodénal. Insuffisance hépatique.

Effets indésirables : Hypersensibilité aux anesthésiques locaux.

☞ *Vendu sans ordonnance.*

• AÉROCID

Forme	Dosage	N. d'unités	Prix	Prix/jour	Liste	Remb. S.S.	Comm.
Sol. buv.	–	150 ml	30,00*	–	0	0 %	1951

CHLORO-MAGNÉSIUM ★★

- **Composition :** Chlorure de magnésium, chlorure de calcium.
- **Domaine :** Nutrition et métabolisme.
- **Activité :** Éléments minéraux.
- **Classe :** Magnésium.

Indications : Carences magnésiennes avérées, isolées ou associées. Spasmophilie.

Contre-indications : Insuffisance rénale sévère.

Effets indésirables : Diarrhée, douleurs abdominales.

Interactions : Décaler de 3 heures les prises de calcium et de tétracycline.

☞ *Vendu sans ordonnance.*

- P. P. D. H.

Forme	Dosage	N. d'unités	Prix	Prix/jour	Liste	Remb. S.S.	Comm.
Sol. buv.	336 mg/ml	50 ml	31,55*	–	0	0 %	1962

CHLOROPHYLLINE ✤

- **Composition :** Chlorophylline.
- **Domaine :** Terrain.
- **Activité :** Désodorisant général.

Indications : Transpiration. Mauvaise haleine.

☞ *Vendu sans ordonnance.*

- SMITHKLINE BEECHAM

Forme	Dosage	N. d'unités	Prix	Prix/jour	Liste	Remb. S.S.	Comm.
Comprimé	15 mg	30	29,00*	6	0	0 %	1960

CHLORUMAGÈNE ★

- **Composition :** Hydroxyde de magnésium.
- **Domaine :** Gastro-entérologie.
- **Activité :** Laxatif osmotique.
- **Classe :** Salin.

Indications : Traitement symptomatique de la constipation associé aux mesures hygiéno-diététiques.

Contre-indications : Constipation récente inexpliquée, persistante, n'ayant pas fait l'objet d'examens médicaux. Colopathies organiques inflammatoires. Syndrome occlusif. Douleurs abdominales. Enfant. Insuffisance rénale.

Effets indésirables : Diarrhée.

Précautions d'emploi : Pas d'utilisation prolongée.

Interactions : Ne pas associer aux diurétiques hypokaliémiants, aux anti-inflammatoires corticoïdes. Ne pas associer à certains antiarythmisants : sotalol, quinidine, amiodarone. Prudence en cas d'association avec les digitaliques, les dérivés de la vincamine.

Surdosage : Entraîne une diarrhée et des troubles hydroélectrolytiques graves.

☞ *Vendu sans ordonnance.*

- THÉPÉNIER

Forme	Dosage	N. d'unités	Prix	Prix/jour	Liste	Remb. S.S.	Comm.
Poudre	–	100 g	23,30*	–	0	0 %	–

CHLORURE DE BENZALKONIUM ★

- **Composition :** Chlorure de benzalkonium.
- **Domaine :** Gynécologie.
- **Activité :** Contraceptif local.
- **Classe :** Spermicide.

Indications : Contraception locale lorsqu'il existe une contre-indication temporaire ou définitive à une contraception orale ou par stérilet : après un accouchement ou avortement, dans la périménopause, ou lorsqu'une contraception épisodique est désirée. Adjuvant lors de l'emploi d'un diaphragme.

Contre-indications : Ne pas prescrire à

un sujet ne pouvant comprendre ni appliquer correctement le produit. En cas de traitement vaginal par une autre substance, attendre la fin de ce traitement avant de prescrire le produit.

Effets indésirables : Sensation de brûlure possible.

Précautions d'emploi : Mettre le produit avant chaque rapport, la protection intervient immédiatement après la pose. Interrompre le traitement en cas de lésion génitale. Interdire les injections vaginales avant la mise en place et après les rapports.

Interactions : Inactivation par tout médicament administré par voie vaginale.

☞ *Vendu sans ordonnance.*

• THÉRAMEX

Forme	Dosage	N. d'unités	Prix	Prix/jour	Liste	Remb. S.S.	Comm.
Ovule	18,9 mg	20	79,50*	–	0	0 %	1988

CHLORURE DE CALCIUM BRUNEAU ★★★

- **Composition :** Chlorure de calcium.
- **Domaine :** Nutrition et métabolisme.
- **Activité :** Éléments minéraux.
- **Classe :** Calcium.

Indications : Apport de calcium en urgence dans ces indications cardiologiques : troubles de la contractilité cardiaque, arrêt cardiaque, fibrillation ventriculaire.

Contre-indications : Hypercalcémie, lithiase calcique. Calcifications tissulaires. Immobilisations prolongées.

Effets indésirables : Constipation, éructations, nausées. Hypercalcémie. Hypophosphatémie. Phlébothrombose.

Précautions d'emploi : L'injection intraveineuse doit être faite lentement sur le sujet allongé. Dans les traitements prolongés, il est nécessaire de contrôler périodiquement la calciurie et la calcémie, particulièrement si un traitement par la vitamine D est associé. Prudence en cas d'insuffisance rénale.

Interactions : Prudence en cas d'association aux digitaliques. Si un traitement par les diphosphonates est prévu, le faire à distance de la prise de calcium.

Surdosage : Entraîne soif, polyurie, vomissements, hypertension, constipation. Chez l'enfant, peut provoquer un arrêt de croissance.

☞ *Usage hospitalier.*

• BRAUN

Forme	Dosage	N. d'unités	Prix	Prix/jour	Liste	Remb. S.S.	Comm.
Amp. inj.	1 g	10	Hôp.	–	0	Hôp.	1987

CHLORURE DE SODIUM AGUETTANT ★★★

- **Composition :** Solution aqueuse de chlorure de sodium.
- **Domaine :** Nutrition et métabolisme.
- **Activité :** Alimentation parentérale.
- **Classe :** Chlorure de sodium.

Indications : Déshydratation extra-cellulaire. Rééquilibration ionique en chlorure de sodium. Véhicule pour apport thérapeutique.

Contre-indications : Rétention hydrosodée. Insuffisance cardiaque. Cirrhoses. Œdèmes.

Précautions d'emploi : Ne pas mélanger avec la céphalotine, la chlortétracycline, l'érythromycine, le lactobionate. Une surveillance biologique de l'équilibre hydroélectrolytique est toujours indispensable.

☞ *Vendu sans ordonnance.*

• AGUETTANT

Forme	Dosage	N. d'unités	Prix	Prix/jour	Liste	Remb. S.S.	Comm.
Amp. inj. 5 ml	0,9 %	10	–	–	0	0 %	1967
Amp. inj. 10 ml	0,9 %	10	–	–	0	0 %	1967
Amp. inj. 20 ml	0,9 %	10	–	–	0	0 %	1967
Flacon inj. 250 ml	0,9 %	1	–	–	0	65 %	1967
Flacon inj. 500 ml	0,9 %	1	–	–	0	65 %	1967
Flacon inj. 1 000 ml	0,9 %	1	–	–	0	65 %	1967
Fl. plast. 100 ml	0,9 %	40	–	–	0	0 %	1962

CHLORURE DE SODIUM ELBIOL ★★★

- **Composition :** Solution aqueuse de chlorure de sodium.
- **Domaine :** Nutrition et métabolisme.
- **Activité :** Alimentation parentérale.
- **Classe :** Chlorure de sodium.

Indications : Déshydratation extra-cellulaire. Rééquilibration ionique en chlorure de sodium. Véhicule pour apport thérapeutique.

Contre-indications : Rétention hydrosodée. Insuffisance cardiaque. Cirrhoses. Œdèmes.

Précautions d'emploi : Ne pas mélanger avec la céphalotine, la chlortétracycline, l'érythromycine, le lactobionate. Une surveillance biologique de l'équilibre hydro-électrolytique est toujours indispensable.

☞ *Vendu sans ordonnance.*

• BAXTER

Forme	Dosage	N. d'unités	Prix	Prix/ jour	Liste	Remb. S.S.	Comm.
Flacon inj. 250 ml	0,9 %	1	–	–	0	65 %	–
Flacon inj. 500 ml	0,9 %	1	–	–	0	65 %	–

CHLORURE DE SODIUM FANDRE ★★★

- **Composition :** Solution aqueuse de chlorure de sodium.
- **Domaine :** Nutrition et métabolisme.
- **Activité :** Alimentation parentérale.
- **Classe :** Chlorure de sodium.

Indications : Déshydratation extra-cellulaire. Rééquilibration ionique en chlorure de sodium. Véhicule pour apport thérapeutique.

Contre-indications : Rétention hydrosodée. Insuffisance cardiaque. Cirrhoses. Œdèmes.

Précautions d'emploi : Ne pas mélanger avec la céphalotine, la chlortétracycline, l'érythromycine, le lactobionate. Une surveillance biologique de l'équilibre hydro-électrolytique est toujours indispensable.

☞ *Vendu sans ordonnance.*

• BRAUN

Forme	Dosage	N. d'unités	Prix	Prix/ jour	Liste	Remb. S.S.	Comm.
Flacon inj. 125 ml	0,9 %	1	–	–	0	65 %	1987
Flacon inj. 250 ml	0,9 %	1	12,40	–	0	65 %	1956
Flacon inj. 500 ml	0,9 %	1	14,50	–	0	65 %	1956
Flacon inj. 1 000 ml	0,9 %	1	19,00	–	0	65 %	1956

CHLORURE DE SODIUM FAURE ★★

- **Composition :** Chlorure de sodium 0,9 %, eau purifiée.
- **Domaine :** ORL. Ophtalmologie.
- **Activité :** Soluté isotonique stérile.

Indications : Instillations, lavages et bains oculaires. Instillations nasales chez l'enfant. Lavages auriculaires.

Précautions d'emploi : Changer de flacon pour chaque usage.

☞ *Vendu sans ordonnance.*

• BRAUN

Forme	Dosage	N. d'unités	Prix	Prix/ jour	Liste	Remb. S.S.	Comm.
Fl. unidose 10 ml	0,9 %	24	40,70*	–	0	0 %	1981

CHLORURE DE SODIUM GILBERT ★★

- **Composition :** Chlorure de sodium 0,9 %, eau purifiée.
- **Domaine :** ORL. Ophtalmologie.
- **Activité :** Soluté isotonique stérile.

Indications : Instillations, lavages et bains oculaires. Instillations nasales chez l'enfant. Lavages auriculaires.

Précautions d'emploi : Changer de flacon pour chaque usage.

☞ *Vendu sans ordonnance.*

• GILBERT

Forme	Dosage	N. d'unités	Prix	Prix/ jour	Liste	Remb. S.S.	Comm.
Fl. unidose 5 ml	0,9 %	15	23,40*	–	0	0 %	1989
Fl. unidose 5 ml	0,9 %	30	40,50	–	0	0 %	1989

CHLORURE DE SODIUM LAVOISIER ★★★

• **Composition :** Solution aqueuse de chlorure de sodium.
• **Domaine :** Nutrition et métabolisme.
• **Activité :** Alimentation parentérale.
• **Classe :** Chlorure de sodium.

Indications : Déshydratation extra-cellulaire. Rééquilibration ionique en chlorure de sodium. Véhicule pour apport thérapeutique.

Contre-indications : Rétention hydrosodée. Insuffisance cardiaque. Cirrhoses. Œdèmes.

Précautions d'emploi : Ne pas mélanger avec la céphalotine, la chlortétracycline, l'érythromycine, le lactobionate. Une surveillance biologique de l'équilibre hydro-électrolytique est toujours indispensable.

☞ *Vendu sans ordonnance.*

• CHAIX ET DU MARAIS

Forme	Dosage	N. d'unités	Prix	Prix/ jour	Liste	Remb. S.S.	Comm.
Flacon inj. 125 ml	0,9 %	1	15,10	–	0	65 %	1920
Flacon inj. 250 ml	0,9 %	1	15,40	–	0	65 %	1920
Flacon inj. 500 ml	0,9 %	1	17,90	–	0	65 %	1920
Flacon inj. 1 000 ml	0,9 %	1	22,60	–	0	65 %	1920
Amp. inj. 2 ml	0,9 %	10	Libre	–	0	0 %	1991
Amp. inj. 5 ml	0,9 %	10	Libre	–	0	0 %	1991
Amp. inj. 10 ml	0,9 %	10	Libre	–	0	0 %	1991
Amp. inj. 20 ml	0,9 %	10	Libre	–	0	0 %	1991

CHLORURE DE SODIUM MERAM ★★★

• **Composition :** Solution aqueuse de chlorure de sodium.
• **Domaine :** Nutrition et métabolisme.
• **Activité :** Alimentation parentérale.
• **Classe :** Chlorure de sodium.

Indications : Déshydratation extra-cellulaire. Rééquilibration ionique en chlorure de sodium. Véhicule pour apport thérapeutique.

Contre-indications : Rétention hydrosodée. Insuffisance cardiaque. Cirrhoses. Œdèmes.

Précautions d'emploi : Ne pas mélanger avec la céphalotine, la chlortétracycline, l'érythromycine, le lactobionate. Une surveillance biologique de l'équilibre hydro-électrolytique est toujours indispensable.

☞ *Vendu sans ordonnance.*

• MERAM

Forme	Dosage	N. d'unités	Prix	Prix/ jour	Liste	Remb. S.S.	Comm.
Flacon inj. 250 ml	0,9 %	1	15,20	–	0	65 %	1947
Flacon inj. 500 ml	0,9 %	1	17,70	–	0	65 %	1947
Flacon inj. 1 000 ml	0,9 %	1	22,30	–	0	65 %	1947
Amp. inj. 1 ml	0,9 %	10	Libre	–	0	0 %	1947
Amp. inj. 2 ml	0,9 %	10	Libre	–	0	0 %	1947
Amp. inj. 5 ml	0,9 %	10	Libre	–	0	0 %	1947
Amp. inj. 10 ml	0,9 %	10	Libre	–	0	0 %	1947
Amp. inj. 20 ml	0,9 %	10	Libre	–	0	0 %	1947

CHLORURE DE SODIUM PRIMASOIN ★★

- **Composition :** Chlorure de sodium 0,9 %, eau purifiée.
- **Domaine :** ORL. Ophtalmologie.
- **Activité :** Soluté isotonique stérile.

Indications : Instillations, lavages et bains oculaires. Instillations nasales chez l'enfant. Lavages auriculaires.

Précautions d'emploi : Changer de flacon pour chaque usage.

☞ *Vendu sans ordonnance.*

• MEDGENIX PHARMA

Forme	Dosage	N. d'unités	Prix	Prix/jour	Liste	Remb. S.S.	Comm.
Fl. unidose 5 ml	0,9 %	18	Libre	–	0	0 %	1989
Fl. unidose 5 ml	0,9 %	36	Libre	–	0	0 %	1989

CHLORURE DE SODIUM SAUBA ★★

- **Composition :** Chlorure de sodium 0,9 %, eau purifiée.
- **Domaine :** ORL. Ophtalmologie.
- **Activité :** Soluté isotonique stérile.

Indications : Instillations, lavages et bains oculaires. Instillations nasales chez l'enfant. Lavages auriculaires.

Précautions d'emploi : Changer de flacon pour chaque usage.

☞ *Vendu sans ordonnance.*

• STERLING MIDY

Forme	Dosage	N. d'unités	Prix	Prix/jour	Liste	Remb. S.S.	Comm.
Fl. unidose 5 ml	0,9 %	18	Libre	–	0	0 %	1989
Fl. unidose 5 ml	0,9 %	36	Libre	–	0	0 %	1989

CHOLARTYL

- **Composition :** Artichaut, boldo, bourdaine, énoxolone.
- **Domaine :** Gastro-entérologie.
- **Activité :** Laxatif stimulant.
- **Classe :** Anthraquinonique.

Indications : Traitement symptomatique de la constipation associé aux mesures hygiéno-diététiques. Digestions difficiles.

Contre-indications : Constipation récente inexpliquée, persistante, n'ayant pas fait l'objet d'examens médicaux. Colopathies organiques inflammatoires. Syndrome occlusif. Douleurs abdominales. Enfant de moins de 15 ans.

Effets indésirables : Sensation de ballonnement abdominal. Diarrhée. Douleurs abdominales. Mélanose recto-colique. Hypokaliémie. Maladie des laxatifs. Insuffisance rénale.

Précautions d'emploi : Pas d'utilisation prolongée. Non conseillé chez la femme allaitant. Prudence chez le sujet âgé ou alité.

Interactions : Ne pas associer aux diurétiques hypokaliémiants, aux anti-inflammatoires corticoïdes. Ne pas associer à certains antiarythmisants : sotalol, quinidine, amiodarone. Prudence en cas d'association avec les digitaliques et les dérivés de la vincamine.

Surdosage : Entraîne une diarrhée et des troubles hydro-électrolytiques graves.

☞ *Vendu sans ordonnance. Présente des dangers en cas d'utilisation prolongée.*

• NICHOLAS

Forme	Dosage	N. d'unités	Prix	Prix/jour	Liste	Remb. S.S.	Comm.
Dragée	–	30	17,30*	–	0	0 %	–

CHOLEODORON

- **Composition :** Chélidoine, curcuma.
- **Domaine :** Hépatologie.
- **Activité :** Cholérétique. Cholagogue.

Indications : Traitement symptomatique des troubles dyspeptiques.

Contre-indications : Obstruction des voies biliaires. Insuffisance hépatique grave.

☞ *Vendu sans ordonnance.*

• WELEDA

Forme	Dosage	N. d'unités	Prix	Prix/jour	Liste	Remb. S.S.	Comm.
Sol. buv.	–	30 ml	31,00*	–	0	0 %	1949

CHONDROSULF ★★★

- **Composition :** Chondroïtine sulfate.
- **Domaine :** Rhumatologie.
- **Activité :** Antiarthrosique.
- **Classe :** Inhibiteur de l'élastase. Stimulant du cartilage.

Indications : Traitement symptomatique des manifestations fonctionnelles de l'arthrose.

Contre-indications : Allergie au constituant.

Effets indésirables : Éruptions cutanées allergiques. Troubles digestifs.

Précautions d'emploi : Non conseillé chez la femme enceinte ou allaitant.

☞ *Vendu sans ordonnance.*

- GÉNÉVRIER

Forme	Dosage	N. d'unités	Prix	Prix/jour	Liste	Remb. S.S.	Comm.
Gélule	400 mg	84	132,40	4,7	0	35 %	1995
Sachet	400 mg	84	132,40	4,7	0	35 %	1995

CHOPHYTOL ★★ ✣

- **Composition :** Extrait de cynara scolymus (artichaut).
- **Domaine :** Hépatologie.
- **Activité :** Cholérétique.

Indications : Traitement symptomatique des troubles dyspeptiques.

Contre-indications : Obstruction des voies biliaires. Insuffisance hépatique grave.

☞ *Vendu sans ordonnance.*

- ROSA-PHYTOPHARMA

Forme	Dosage	N. d'unités	Prix	Prix/jour	Liste	Remb. S.S.	Comm.
Sol. buv.	20 %	120 ml	16,40	1 à 2	0	35 %	1928
Comprimé	200 mg	60	13,60	1	0	35 %	1928
Comprimé	200 mg	180	24,00	1	0	35 %	1928
Amp. inj.	100 mg	12	18,30	1,5 à 3	0	35 %	1944

CHROMAPLAIE ★

- **Composition :** Mercurescéine sodique.
- **Domaine :** Chirurgie. Dermatologie.
- **Activité :** Antiseptique local.
- **Classe :** Dérivé mercuriel.

Indications : Nettoyage et antisepsie de la peau et des muqueuses. Traitement d'appoint des affections cutanées bactériennes.

Contre-indications : Hypersensibilité aux organomercuriels.

Effets indésirables : Eczéma de contact. Possibilité de troubles généraux.

Précautions d'emploi : Pas d'utilisation prolongée. Ne pas utiliser plusieurs antiseptiques simultanément.

☞ *Vendu sans ordonnance.*

- FOURNIER

Forme	Dosage	N. d'unités	Prix	Prix/jour	Liste	Remb. S.S.	Comm.
Sol. locale	2 %	45 ml	21,00*	–	0	0 %	–

CHROMARGON ★

- **Composition :** Oxyquinol, acriflavine, chlorure de magnésium.
- **Domaine :** Chirurgie. Dermatologie.
- **Activité :** Antiseptique local.

Indications : Traitement d'appoint des affections cutanées bactériennes.

Contre-indications : Hypersensibilité à un constituant.

Effets indésirables : Possibilité d'eczéma de contact. Risque d'effets systémiques.

Précautions d'emploi : Pas d'utilisation prolongée. Ne pas utiliser plusieurs antiseptiques simultanément. Prudence chez l'enfant.

☞ *Vendu sans ordonnance.*

• RICHARD

Forme	Dosage	N. d'unités	Prix	Prix/jour	Liste	Remb. S.S.	Comm.
Sol. locale	–	125 ml	9,10	–	0	65 %	1940

CHRONADALATE ★★★

• **Composition :** Nifédipine à libération prolongée.
• **Domaine :** Cardio-vasculaire.
• **Activité :** Antihypertenseur. Inhibiteur calcique.
• **Classe :** Dihydropyridine.

Indications : Hypertension artérielle.

Contre-indications : Hypersensibilité au produit. Grossesse. Sténoses digestives.

Effets indésirables : Maux de tête, rougeur du visage, bouffées de chaleur. Œdème des membres inférieurs. Fatigue, hypotension orthostatique. Inflammation des gencives.

Précautions d'emploi : Prudence chez les patients présentant une insuffisance cardiaque grave.

Interactions : Potentialisation des effets des autres antihypertenseurs : alphabloquants, bêtabloquants. Possibilité d'interaction avec la cimétidine, la phénitoïne, la cyclosporine. Ne pas associer au dandrolène. Prudence en cas d'association avec les bêtabloquants.

Surdosage : Entraîne une augmentation de la fréquence cardiaque, une hypotension imposant la surveillance en centre spécialisé.

☞ *Sur prescription médicale.*

• BAYER

Forme	Dosage	N. d'unités	Prix	Prix/jour	Liste	Remb. S.S.	Comm.
Comprimé	33 mg	30	117,40	–	1	65 %	1994

CHRONEXAN ★★★

• **Composition :** Xipamide.
• **Domaine :** Cardio-vasculaire.
• **Activité :** Diurétique.
• **Classe :** Diurétique thiazidique et dérivés.

Indications : Rétention de sodium et œdème d'origine cardiaque, rénale ou hépatique. Insuffisance cardiaque avec ou sans œdème pulmonaire. Hypertension artérielle.

Contre-indications : Hypersensibilité aux sulfamides. Insuffisance hépatique ou rénale sévère. Hypercalcémie.

Effets indésirables : Déshydratation avec hypotension. Perte de potassium importante pouvant entraîner des crampes, parfois des troubles du rythme cardiaque. Éruptions cutanées. Hypercalcémie.

Précautions d'emploi : Avant et en cours de traitement, surveiller la fonction rénale et faire des dosages réguliers de sodium et de potassium dans le sang. Prudence chez la femme enceinte ou allaitant. Donne une réaction positive au contrôle antidopage.

Interactions : Peut modifier la concentration de lithium dans le sang chez les patients traités par ce produit. Peut entraîner des troubles du rythme cardiaque avec certains médicaments : antiarythmiques, digitaliques. Associer avec une grande prudence aux anti-inflammatoires et à certains antibiotiques. Potentialise l'action des inhibiteurs de l'enzyme de conversion et des antihypertenseurs.

Surdosage : Surveiller l'hydratation du patient.

☞ *Sur prescription médicale.*

• ASTA MEDICA

Forme	Dosage	N. d'unités	Prix	Prix/jour	Liste	Remb. S.S.	Comm.
Comprimé	20 mg	30	33,30	1 à 4	2	65 %	1989

CHRONO-INDOCID ★★★

- **Composition :** Indométacine.
- **Domaine :** Inflammation.
- **Activité :** Anti-inflammatoire.
- **Classe :** Anti-inflammatoire non stéroïdien. Indolique.

Indications : Traitement symptomatique des rhumatismes inflammatoires chroniques : polyarthrite chronique, pelvispondylite. Poussée aiguë des tendinites, synovites, arthroses, lombalgies, arthrites microcristallines. Manifestations inflammatoires en traumatologie ou en chirurgie orthopédique. Traitement de certaines fièvres. Règles douloureuses.

Contre-indications : Hypersensibilité au produit. Ulcère gastro-duodénal évolutif ou récidivant. Insuffisance rénale ou hépatique grave. Enfant de moins de 15 ans.

Effets indésirables : Troubles digestifs : nausées, vomissements, ulcère gastro-duodénal, hémorragie digestive. Maux de tête, bourdonnements d'oreille, vertiges, somnolence. Œdème, hypertension artérielle. Réactions allergiques : éruptions cutanées, prurit, urticaire, asthme. Troubles hépatiques. Troubles sanguins. Troubles oculaires ou auditifs.

Précautions d'emploi : Prendre le produit au cours des repas, si possible le soir. Déconseillé chez la femme enceinte ou allaitant. Prudence chez le sujet âgé et chez l'insuffisant cardiaque ou rénal. Prudence chez le patient ayant des antécédents psychiatriques. Un régime sans sel s'impose. Une surveillance du poids et du volume urinaire est utile en début de traitement.

Interactions : Ne pas associer à d'autres produits modifiant l'hémostase : anticoagulants oraux, aspirine, ticlopidine, autres anti-inflammatoires. Ne pas associer car augmentation des effets toxiques : lithium, méthotrexate, diflunisal. Peut perturber l'activité des antihypertenseurs. L'efficacité des stérilets peut être diminuée. Prendre les antiacides et pansements gastro-intestinaux à distance de la prise du produit.

☞ *Sur prescription médicale.*

• MERCK SHARP & DOHME-CHIBRET

Forme	Dosage	N. d'unités	Prix	Prix/jour	Liste	Remb. S.S.	Comm.
Gélule	75 mg	20	37,80	1,8	1	65 %	1980

CHYMODIACTINE ★★★

- **Composition :** Chymopapaïne.
- **Domaine :** Rhumatologie.
- **Activité :** Chimionucléolyse.

Indications : Traitement de la sciatique par hernie discale résistant à un traitement médical et confirmé par radiculographie ou tomodensitométrie.

Contre-indications : Sensibilité à la chymopapaïne. Hernie discale non lombaire. Hernie discale exclue. Sciatique compliquée de paralysie. Tumeur de la moelle. Intervention chirurgicale au même niveau.

Effets indésirables : Réactions allergiques avec possibilité de choc ou seulement d'éruptions cutanées. Paraplégie, hémorragie méningée, rétention d'urine, myélite aiguë, lombalgies parfois intenses.

Précautions d'emploi : Doit être effectué en milieu hospitalier spécialisé avec examen radiologique et en centre de réanimation.

Interactions : Peut être inactivé par les produits de contraste utilisés en radiologie.

☞ *Usage hospitalier.*

• BOOTS PHARMA

Forme	Dosage	N. d'unités	Prix	Prix/jour	Liste	Remb. S.S.	Comm.
Flacon inj.	4 000 U	1	Hôp.	–	1	Hôp.	1984

CHYMOTRYPSINE CHIBRET ★★

- **Composition :** Alphachymotrypsine.
- **Domaine :** Ophtalmologie.
- **Activité :** Protéolytique.
- **Classe :** Enzyme.

Indications : Chirurgie du cristallin.

Contre-indications : Hypersensibilité au produit.

☞ *Vendu sans ordonnance.*

• MERCK SHARP & DOHME-CHIBRET

Forme	Dosage	N. d'unités	Prix	Prix/jour	Liste	Remb. S.S.	Comm.
Sol. externe	–	10 ml	11,10	–	0	35 %	1960

CIBACALCINE ★★★

- **Composition :** Calcitonine de synthèse séquence humaine.
- **Domaine :** Rhumatologie.
- **Activité :** Traitement des ostéopathies. Antiostéoclastique.
- **Classe :** Calcitonine.

Indications : Maladie de Paget. Algodystrophie. Hyperphosphatasémie familiale. Hypercalcémie. Ostéoporose avec tassement vertébral. Prévention des décalcifications lors des immobilisations prolongées.

Contre-indications : Allergie à la calcitonine humaine.

Effets indésirables : Bouffées vasomotrices du visage et des extrémités. Nausées, vomissements, diarrhée. Réactions allergiques locales et générales.

Précautions d'emploi : Prudence chez l'enfant en croissance. Non conseillé chez la femme enceinte ou allaitant.

☞ *Sur prescription médicale.*

- CIBA-GEIGY

Forme	Dosage	N. d'unités	Prix	Prix/jour	Liste	Remb. S.S.	Comm.
Flacon inj.	0,25 mg	5	104,70	21 à 84	2	65 %	1986
Flacon inj.	0,50 mg	5	173,80	34 à 69	2	65 %	1984

CIBACÈNE ★★★

- **Composition :** Bénazépril.
- **Domaine :** Cardio-vasculaire.
- **Activité :** Antihypertenseur. Vasodilatateur.
- **Classe :** Inhibiteur de l'enzyme de conversion.

Indications : Hypertension artérielle.

Contre-indications : Non conseillé chez la femme enceinte.

Effets indésirables : Toux, fatigue, nausées, éruptions cutanées, prurit, œdème de la face et des extrémités. Augmentation temporaire de l'urée et de la créatinine sanguine, parfois de la kaliémie. Hypotension artérielle chez les patients suivant un régime sans sel ou prenant un diurétique. Exceptionnellement modification de la formule sanguine.

Précautions d'emploi : En cas d'insuffisance rénale ou chez le sujet âgé, réduire la posologie. Surveiller régulièrement la fonction rénale.

Interactions : Ne pas associer avec des produits entraînant une hyperkaliémie : certains diurétiques, sels de potassium. Majore l'effet de tous les produits hypotenseurs : neuroleptiques, antidépresseurs.

Surdosage : Une surveillance de la tension artérielle s'impose.

☞ *Sur prescription médicale.*

- CIBA-GEIGY

Forme	Dosage	N. d'unités	Prix	Prix/jour	Liste	Remb. S.S.	Comm.
Comprimé	5 mg	28	77,40	1,4 à 2,8	1	65 %	1991
Comprimé	10 mg	28	122,00	4,4	1	65 %	1991

CIBADREX ★★★

- **Composition :** Bénazépril, hydrochlorothiazide.
- **Domaine :** Cardio-vasculaire.
- **Activité :** Antihypertenseur. Vasodilatateur. Diurétique.
- **Classe :** Inhibiteur de l'enzyme de conversion, associé.

Indications : Hypertension artérielle.

Contre-indications : Non conseillé chez la femme enceinte ou allaitant. Hypersensibilité aux sulfamides. Hyponatrémie.

Effets indésirables : Toux, fatigue, nausées, prurit, œdème de la face et des extrémités. Hypotension artérielle. Déshydratation avec hypotension. Perte de potassium importante pouvant entraîner des crampes, parfois des troubles du rythme cardiaque. Éruptions cutanées. Hypercalcémie. Exceptionnellement modification de la formule sanguine.

Précautions d'emploi : En cas d'insuffisance rénale ou chez le sujet âgé, réduire la posologie. Surveiller régulièrement la fonction rénale. Donne une réaction positive au contrôle antidopage.

Interactions : Majore l'effet de tous les produits hypotenseurs : neuroleptiques, antidépresseurs. Peut modifier la concentration de lithium dans le sang chez les patients traités par ce produit. Peut entraîner des troubles du rythme cardiaque avec certains médicaments : antiarythmiques, digitaliques. Associer avec une grande prudence aux anti-inflammatoires et à certains antibiotiques.

Surdosage : Entraîne hypotension avec hyponatrémie et hypokaliémie pouvant aboutir à une anurie.

☞ *Sur prescription médicale.*

• CIBA-GEIGY

Forme	Dosage	N. d'unités	Prix	Prix/jour	Liste	Remb. S.S.	Comm.
Comprimé	10/12,5 mg	28	122,00	2 à 4	1	65 %	1993

CIBLOR ★★★

• **Composition :** Amoxicilline, acide clavulanique.
• **Domaine :** Infectiologie.
• **Activité :** Antibiotique.
• **Classe :** Pénicilline à spectre élargi, associée à un inhibiteur des bêta-lactamases.

Indications : Infections aux germes suivants : streptocoques A et D, pneumocoques, gonocoques, méningocoques, leptospires, Listeria, Clostridium, colibacille, Proteus, Borellia, Bordetella, salmonelles, shigelles, Brucella, vibrions, Haemophilus, staphylocoques et plus particulièrement souches résistantes aux pénicillines habituelles. Infections pulmonaires ou bronchopulmonaires, ORL, stomatologiques, rénales, uro-génitales, gynécologiques.

Contre-indications : Hypersensibilité aux pénicillines. Mononucléose infectieuse. Leucémie lymphoïde.

Effets indésirables : Manifestations allergiques : fièvre, urticaire, œdème de la face avec troubles respiratoires. Éruptions cutanées maculopapuleuses. Troubles digestifs : nausées, diarrhée, infections à levures. Hépatite. Anémie, leucopénie. Néphrite interstitielle aiguë.

Précautions d'emploi : Rechercher dans les antécédents des réactions anormales à un traitement antérieur par une pénicilline. Prudence chez l'insuffisant rénal. Chez la femme enceinte ou allaitant, le produit passe dans l'organisme de l'enfant.

Interactions : Association déconseillée : allopurinol.

☞ *Sur prescription médicale.*

• INAVA

Forme	Dosage	N. d'unités	Prix	Prix/jour	Liste	Remb. S.S.	Comm.
Comprimé	500 mg	12	73,70	19	1	65 %	1991
Sachet	250 mg	12	53,10	9 à 18	1	65 %	1992
Sachet	500 mg	12	76,40	19	1	65 %	1991
Susp. buv.	50 mg/ml	60 ml	53,10	6 à 8	1	65 %	1991
Susp. buv.	100 mg/ml	30 ml	38,10	3 à 5	1	65 %	1992

CICADERMA

• **Composition :** Calendula, hypericum perforatum, achillea millefolium, ledum palustre, anemone pulsatilla.
• **Domaine :** Dermatologie.
• **Activité :** Topique cicatrisant.

Indications : Utilisé dans les brûlures et plaies superficielles : érythème solaire, gerçures, crevasses, piqûres d'insectes.

Contre-indications : Allergie aux constituants.

Effets indésirables : Photosensibilisation. Eczéma de contact.

☞ *Vendu sans ordonnance.*

• BOIRON

Forme	Dosage	N. d'unités	Prix	Prix/jour	Liste	Remb. S.S.	Comm.
Pommade	–	30 g	29,00*	–	0	0 %	1944

CICATRYL

• **Composition :** Parachlorométacrésol, guaïazulène, acétate d'alpha-tocophérol, allantoïne.
• **Domaine :** Dermatologie.
• **Activité :** Topique cicatrisant. Antiseptique local.

Indications : Traitement symptomatique local des plaies et brûlures superficielles.

Contre-indications : Allergie aux constituants.

Effets indésirables : Photosensibilisation. Eczéma de contact.

☞ *Vendu sans ordonnance.*

• DARCY

Forme	Dosage	N. d'unités	Prix	Prix/jour	Liste	Remb. S.S.	Comm.
Pomm. Sachet 2 g	–	14	33,50*	–	0	0 %	1987

CIDERMEX 3 g ★★★

• **Composition :** Triamcinolone, néomycine.
• **Domaine :** Ophtalmologie.
• **Activité :** Antibiotique local. Anti-inflammatoire local.
• **Classe :** Anti-inflammatoire stéroïdien. Aminoside.

Indications : Conjonctivites aiguës et chroniques, blépharites, chalazions, orgelets, eczémas des paupières.

Contre-indications : Hypersensibilité au produit. Kératites virales, mycosiques. Infections bactériennes ou tuberculeuses de l'œil ou des paupières. Antécédents glaucomateux.

Effets indésirables : Douleur à l'application. Allergie palpébroconjonctivale. Hypertension oculaire. Kératite superficielle.

Précautions d'emploi : La durée du traitement sera la plus courte possible. L'usage prolongé implique une surveillance régulière de la tension oculaire et du cristallin. Non conseillé chez la femme enceinte ou allaitant. Le port des lentilles doit être évité. Peut donner une réaction positive au contrôle antidopage.

Surdosage : Un usage prolongé peut entraîner des signes généraux d'hypercorticisme.

☞ *Sur prescription médicale.*

• THÉRAPLIX

Forme	Dosage	N. d'unités	Prix	Prix/jour	Liste	Remb. S.S.	Comm.
Pomm. ophtalmique	0,1 %	3 g	6,30	–	1	65 %	1963

CIDERMEX 10 g ★★★

• **Composition :** Triamcinolone acétonide, néomycine.
• **Domaine :** Dermatologie.
• **Activité :** Anti-inflammatoire local. Antibiotique.
• **Classe :** Anti-inflammatoire stéroïdien. Dermocorticoïde. Aminoside.

Indications : Dermatoses justiciables de la corticothérapie locale avec surinfection : eczémas, dyshidroses en début de traitement.

Contre-indications : Hypersensibilité à la néomycine. Dermatoses primitivement microbiennes, virales ou mycosiques. Ulcères de la jambe, escarres.

Effets indésirables : Atrophie cutanée, télangiectasies, vergetures. Retard de cicatrisation. Sécheresse de la peau, folliculite, acné, hypertrichose, dépigmentation. Réactions allergiques cutanées. Effets généraux : freination hypophysaire, hypercorticisme.

Précautions d'emploi : Traitement limité à deux applications par jour pendant environ une semaine. Pas d'utilisation prolongée, car risque de survenue d'une dermite cortico-induite. Prudence chez l'enfant.

Surdosage : Risque d'effets généraux.

☞ *Sur prescription médicale.*

• THÉRAPLIX

Forme	Dosage	N. d'unités	Prix	Prix/jour	Liste	Remb. S.S.	Comm.
Pommade	0,1 et 0,35 %	10 g	11,00	–	1	65 %	1963

CIELLA ★★

- **Composition :** Chlorobutanol, sulfate de zinc, acide borique.
- **Domaine :** Ophtalmologie.
- **Activité :** Décongestionnant. Antiseptique local. Anesthésique local.

Indications : Traitement des irritations de l'œil et de ses annexes : conjonctivites, blépharites, orgelets, etc. Inflammations de l'œil dues au rayonnement ultraviolet, neige, arc électrique, etc.

Contre-indications : Infections graves de l'œil.

Précautions d'emploi : Traitement toujours de courte durée.

☞ *Vendu sans ordonnance.*

• C. P. F

Forme	Dosage	N. d'unités	Prix	Prix/jour	Liste	Remb. S.S.	Comm.
Sol. oculaire	–	200 ml	29,80	–	0	0 %	1911

CIFLOX ★★★

- **Composition :** Ciprofloxacine.
- **Domaine :** Infectiologie. Uro-néphrologie.
- **Activité :** Antibiotique.
- **Classe :** Fluoroquinolones.

Indications : Infections aux germes suivants : colibacille, Klebsiella, Proteus, shigelles, salmonelles, pyocyaniques, staphylocoques, gonocoques, vibrions, Pasteurella, Legionella, corynébactéries, etc. Infections à manifestations respiratoires, ORL, rénales, uro-génitales, gynécologiques, ostéo-articulaires, digestives, cutanées ou septicémiques.

Contre-indications : Allergie aux quinolones. Enfant. Épilepsie.

Effets indésirables : Troubles digestifs : nausées, vomissements, gastralgies. Céphalées, insomnies, vertiges, convulsions, douleurs musculaires. Troubles allergiques : urticaire. Troubles hématologiques.

Précautions d'emploi : Éviter l'exposition solaire. Déconseillé chez la femme enceinte ou allaitant.

Interactions : Ne pas associer aux pansements gastriques qui diminuent l'absorption. Potentialise l'effet de la théophylline et des anticoagulants.

☞ *Sur prescription médicale.*

• BAYER-PHARMA

Forme	Dosage	N. d'unités	Prix	Prix/jour	Liste	Remb. S.S.	Comm.
Comprimé	250 mg	100	Hôp.	–	1	Hôp.	1988
Comprimé	500 mg	100	Hôp.	–	1	Hôp.	1988
Comprimé	500 mg	12	208,20	20 à 60	1	65 %	1988
Comprimé	750 mg	100	Hôp.	–	1	Hôp.	1988
Flacon inj.	200 mg	1	Hôp.	–	1	Hôp.	1988

CIGARETTES BERTHIOT

- **Composition :** Lobélie, tussilage, roses, cannelle, glycérol, miel, cachou, nitrate de potassium, menthe.
- **Domaine :** Toxicologie.
- **Activité :** Désintoxication tabagique.
- **Classe :** Lobélie.

Indications : Proposées dans le traitement de la dépendance à la nicotine, lors du sevrage tabagique.

Contre-indications : Enfant. Grossesse et allaitement.

Effets indésirables : Nausées, vomissements, maux de tête, vertiges, tremblements.

☞ *Vendu sans ordonnance.*

• MONAL

Forme	Dosage	N. d'unités	Prix	Prix/jour	Liste	Remb. S.S.	Comm.
Cigarette	–	20	12,00*	–	0	0 %	1971

CILEST ★★★

- **Composition :** Norgestimate, éthinylestradiol.
- **Domaine :** Gynécologie.
- **Activité :** Contraceptif hormonal.
- **Classe :** Estro-progestatif. Minidosé. Monophasique.

Indications : Contraception orale.

Contre-indications : *Absolues.* Maladies ou antécédents thrombo-emboliques. Maladies cardio-vasculaires. Hypertension artérielle. Atteintes cérébro-vasculaires. Tumeurs malignes du sein et de l'utérus. Maladies hépatiques. Hémorragies génitales d'origine non précisée. Grossesse. *Relatives.* Diabète, hyperlipémie. Obésité. Tumeur bénigne du sein et de l'utérus : fibrome. Galactorrhée. Prurit récidivant lors d'une grossesse. Allaitement.

Effets indésirables : *Bénins.* Nausées, prise de poids, tension mammaire. Chloasma, acné, jambes lourdes. Saignements intermenstruels, aménorrhée. Modification de la libido. *Graves, devant faire interrompre le traitement.* Hypertension artérielle, accidents cardio-vasculaire et thrombo-embolique. Diabète. Maux de tête importants, vertiges, modification de la vision, convulsions. Galactorrhée. Adénome hépatique. Lithiase biliaire. Aménorrhée post-thérapeutique.

Précautions d'emploi : Avant traitement, faire un examen clinique : poids, tension, seins, utérus, et des examens biologiques : frottis vaginaux, glycémie, cholestérol, triglycérides.

Interactions : L'efficacité contraceptive est diminuée en cas d'association avec rifampicine, barbituriques, certains antiépileptiques.

☞ *Sur prescription médicale.*

- JANSSEN CILAG

Forme	Dosage	N. d'unités	Prix	Prix/jour	Liste	Remb. S.S.	Comm.
Comprimé	EE 35 µg	21 x 1	46,90*	2,2	1	0 %	1988
Comprimé	EE 35 µg	21 x 3	137,90*	2,2	1	0 %	1988

CINOPAL ★★★

- **Composition :** Fenbufène.
- **Domaine :** Inflammation.
- **Activité :** Anti-inflammatoire.
- **Classe :** Anti-inflammatoire non stéroïdien. Arylcarboxylique.

Indications : Traitement des rhumatismes inflammatoires chroniques : polyarthrite rhumatoïde, pelvispondylite, arthrite juvénile, rhumatisme psoriasique, syndrome de Fiessinger-Leroy-Reiter. Traitement des poussées aiguës des arthrites microcristallines, tendinites, synovites, arthroses, lombalgies, radiculalgies. Règles douloureuses. Douleurs dentaires ou ORL.

Contre-indications : Hypersensibilité au produit. Réactions allergiques à l'aspirine et dérivés. Ulcère gastro-duodénal évolutif. Insuffisance cardiaque, hépatique ou rénale. Enfant de moins de 15 ans.

Effets indésirables : Troubles digestifs : nausées, vomissements, ulcère gastro-duodénal, hémorragie digestive. Réactions allergiques : éruptions, urticaire, dermatoses bulleuses, asthme, pneumopathie, choc anaphylactique. Vertiges, maux de tête, bourdonnements d'oreille, troubles visuels. Troubles sanguins : anémie, leucopénie, thrombopénie.

Précautions d'emploi : Prendre le produit au cours des repas, si possible le soir. Déconseillé chez la femme enceinte ou allaitant. Prudence chez le sujet âgé et chez l'insuffisant cardiaque ou rénal. Une surveillance du poids et du volume urinaire est utile en début de traitement.

Interactions : Ne pas associer à d'autres produits modifiant l'hémostase : anticoagulants oraux, héparine, aspirine, ticlopidine, autres anti-inflammatoires. Ne pas associer car augmentation des effets toxiques : lithium, méthotrexate, diflunisal. Prudence en cas d'association avec les diurétiques. Peut perturber l'activité des antihypertenseurs. L'efficacité des stérilets peut être diminuée. Prendre les antiacides et pansements gastro-intestinaux à distance de la prise du produit.

☞ *Sur prescription médicale.*

- NOVALIS

Forme	Dosage	N. d'unités	Prix	Prix/jour	Liste	Remb. S.S.	Comm.
Gélule	300 mg	24	20,50	1,7 à 2,6	1	65 %	1982

CIPRALAN ★★★

- **Composition :** Cibenzoline.
- **Domaine :** Cardio-vasculaire.
- **Activité :** Antiarythmique.
- **Classe :** Antiarythmique classe 1.

Indications : Troubles du rythme ventriculaire : extrasystoles, tachycardies. Tachycardie paroxystique.

Contre-indications : Insuffisance cardiaque sévère. Troubles de la conduction cardiaque.

Effets indésirables : Hypotension. Poussée d'insuffisance cardiaque.

Précautions d'emploi : Sous surveillance médicale stricte. Prudence chez le sujet âgé ou insuffisant rénal. Contre-indiqué chez la femme enceinte.

Interactions : Prudence en cas d'association avec d'autres antiarythmiques : amiodarone, bépridil, disopyramide, sotalol. Une surveillance s'impose en cas d'association avec les bêtabloquants.

Surdosage : Peut entraîner un état de choc imposant l'hospitalisation.

☞ *Sur prescription médicale.*

- UPSA

Forme	Dosage	N. d'unités	Prix	Prix/jour	Liste	Remb. S.S.	Comm.
Comprimé	130 mg	30	103,20	6 à 10	1	65 %	1987
Comprimé	130 mg	90	271,00	6 à 10	1	65 %	1987
Amp. inj.	100 mg	10	Hôp.	–	1	Hôp.	1985

CIRCULARINE ★★

- **Composition :** Citroflavonoïdes, rutoside, esculoside, vitamine E.
- **Domaine :** Cardio-vasculaire.
- **Activité :** Veinotonique. Vasculoprotecteur.
- **Classe :** Flavonoïde. Rutoside.

Indications : Signes fonctionnels de l'insuffisance veino-lymphatique : jambes lourdes, œdème, crampes.

☞ *Vendu sans ordonnance.*

- NEGMA

Forme	Dosage	N. d'unités	Prix	Prix/jour	Liste	Remb. S.S.	Comm.
Comprimé	100 mg	40	25,50	2	0	35 %	1972

CIRKAN ★★

- **Composition :** Complexe enzymatique de pancréas. Ruscosides, hespéridine, vitamine C.
- **Domaine :** Cardio-vasculaire.
- **Activité :** Veinotonique. Vasculoprotecteur.
- **Classe :** Ruscosides. Facteurs vitaminiques P. Complexe enzymatique.

Indications : Signes fonctionnels de l'insuffisance veino-lymphatique : jambes lourdes, œdème, crampes. Signes fonctionnels de la crise hémorroïdaire. Troubles de la circulation rétinienne.

Effets indésirables : Troubles digestifs mineurs : nausées, gastralgies, diarrhée.

☞ *Vendu sans ordonnance.*

- SINBIO

Forme	Dosage	N. d'unités	Prix	Prix/jour	Liste	Remb. S.S.	Comm.
Comprimé	20 mg	20	27,30	5,5	0	35 %	1980

CIRKAN À LA PREDNACINOLONE ★★★

- **Composition :** Désonide, lidocaïne, rétinol, ruscosides, vitamine E, héparine.
- **Domaine :** Gastro-entérologie.
- **Activité :** Antihémorroïdaire local.

Indications : Traitement symptomatique des manifestations douloureuses et prurigineuses anales, en particulier dans la crise hémorroïdaire.

Contre-indications : Hypersensibilité aux anesthésiques locaux.

Effets indésirables : Réactions cutanées d'intolérance.

Précautions d'emploi : Donne une réaction positive au contrôle antidopage. Le traitement doit être de courte durée. Si les signes ne cèdent pas rapidement, le traitement doit être interrompu et une consultation spécialisée s'impose.

☞ *Sur prescription médicale.*

• SINBIO

Forme	Dosage	N. d'unités	Prix	Prix/jour	Liste	Remb. S.S.	Comm.
Suppositoire	–	12	25,70	–	1	35 %	1980

CISPLATINE DAKOTA ★★★

• **Composition :** Cisplatine.

• **Domaine :** Cancérologie.

• **Activité :** Antinéoplasique. Cytostatique.

• **Classe :** Alkylant. Dérivés du platine.

Indications : Tumeurs du testicule, de l'ovaire, du col de l'utérus, de la vessie. Tumeurs de la sphère ORL, tumeurs épidermoïdes.

Contre-indications : Allergie au platine. Grossesse et allaitement. Insuffisance rénale. Troubles hématologiques.

Effets indésirables : Toxicité rénale précoce imposant une surveillance de la fonction rénale. Troubles sanguins retardés : anémie, leucopénie, thrombopénie. Troubles digestifs : nausées, vomissements. Réactions allergiques.

Précautions d'emploi : Nécessité d'une surveillance régulière de la fonction rénale et de la protéinurie afin de guider les administrations ultérieures. Déconseillé chez la femme enceinte ou allaitant.

Interactions : Ne pas associer à d'autres produits néphrotoxiques, en particulier les antibiotiques de la classe des aminosides.

☞ *Sur prescription médicale. Usage hospitalier.*

• DAKOTA PHARM

Forme	Dosage	N. d'unités	Prix	Prix/jour	Liste	Remb. S.S.	Comm.
Flacon inj.	10 mg	10	Hôp.	–	1	Hôp.	1992
Flacon inj.	25 mg	10	Hôp.	–	1	Hôp.	1992
Flacon inj.	50 mg	5	Hôp.	–	1	Hôp.	1992

CISPLATINE DIATECH ★★★

• **Composition :** Cisplatine.

• **Domaine :** Cancérologie.

• **Activité :** Antinéoplasique. Cytostatique.

• **Classe :** Alkylant. Dérivés du platine.

Indications : Tumeurs du testicule, de l'ovaire, du col de l'utérus, de la vessie. Tumeurs de la sphère ORL, tumeurs épidermoïdes.

Contre-indications : Allergie au platine. Grossesse et allaitement. Insuffisance rénale. Troubles hématologiques.

Effets indésirables : Toxicité rénale précoce imposant une surveillance de la fonction rénale. Troubles sanguins retardés : anémie, leucopénie, thrombopénie. Troubles digestifs : nausées, vomissements. Réactions allergiques.

Précautions d'emploi : Nécessité d'une surveillance régulière de la fonction rénale et de la protéinurie afin de guider les administrations ultérieures. Déconseillé chez la femme enceinte ou allaitant.

Interactions : Ne pas associer à d'autres produits néphrotoxiques, en particulier les antibiotiques de la classe des aminosides.

☞ *Sur prescription médicale. Usage hospitalier.*

• DIATECH

Forme	Dosage	N. d'unités	Prix	Prix/jour	Liste	Remb. S.S.	Comm.
Flacon inj.	0,5 mg/ml	20 ml	Hôp.	–	1	Hôp.	–
Flacon inj.	0,5 mg/ml	50 ml	Hôp.	–	1	Hôp.	–
Flacon inj.	0,5 mg/ml	100 ml	Hôp.	–	1	Hôp.	–

CISPLATINE LILLY ★★★

• **Composition :** Cisplatine.

• **Domaine :** Cancérologie.

• **Activité :** Antinéoplasique. Cytostatique.

• **Classe :** Alkylant. Dérivés du platine.

Indications : Tumeurs du testicule, de l'ovaire, du col de l'utérus, de la vessie. Tumeurs de la sphère ORL, tumeurs épidermoïdes.

Contre-indications : Allergie au platine. Grossesse et allaitement. Insuffisance rénale. Troubles hématologiques.

Effets indésirables : Toxicité rénale précoce imposant une surveillance de la fonction rénale. Troubles sanguins retardés : anémie, leucopénie, thrombopénie. Troubles digestifs : nausées, vomissements. Réactions allergiques.

Précautions d'emploi : Nécessité d'une surveillance régulière de la fonction rénale et de la protéinurie afin de guider les administrations ultérieures. Déconseillé chez la femme enceinte ou allaitant.

Interactions : Ne pas associer à d'autres produits néphrotoxiques, en particulier les antibiotiques de la classe des aminosides.

☞ *Sur prescription médicale. Usage hospitalier.*

• LILLY FRANCE

Forme	Dosage	N. d'unités	Prix	Prix/jour	Liste	Remb. S.S.	Comm.
Flacon inj.	10 mg	1	Hôp.	–	1	Hôp.	–
Flacon inj.	25 mg	1	Hôp.	–	1	Hôp.	–
Flacon inj.	50 mg	1	Hôp.	–	1	Hôp.	–

CISPLATINE QUALIMED ★★★

• **Composition :** Cisplatine.
• **Domaine :** Cancérologie.
• **Activité :** Antinéoplasique. Cytostatique.
• **Classe :** Alkylant. Dérivés du platine.

Indications : Tumeurs du testicule, de l'ovaire, du col de l'utérus, de la vessie. Tumeurs de la sphère ORL, tumeurs épidermoïdes.

Contre-indications : Allergie au platine. Grossesse et allaitement. Insuffisance rénale. Troubles hématologiques.

Effets indésirables : Toxicité rénale précoce imposant une surveillance de la fonction rénale. Troubles sanguins retardés : anémie, leucopénie, thrombopénie. Troubles digestifs : nausées, vomissements. Réactions allergiques.

Précautions d'emploi : Nécessité d'une surveillance régulière de la fonction rénale et de la protéinurie afin de guider les administrations ultérieures. Déconseillé chez la femme enceinte ou allaitant.

Interactions : Ne pas associer à d'autres produits néphrotoxiques, en particulier les antibiotiques de la classe des aminosides.

☞ *Sur prescription médicale. Usage hospitalier.*

• SOLYMÈS

Forme	Dosage	N. d'unités	Prix	Prix/jour	Liste	Remb. S.S.	Comm.
Fl. inj. voie IV	10 mg	1	Hôp.	–	1	Hôp.	–
Fl. inj. voie IV	25 mg	1	Hôp.	–	1	Hôp.	–
Sol. inj. perfusion	10 mg	1	Hôp.	–	1	Hôp.	–
Sol. inj. perfusion	25 mg	1	Hôp.	–	1	Hôp.	–
Sol. inj. perfusion	50 mg	1	Hôp.	–	1	Hôp.	–

CISPLATYL ★★★

• **Composition :** Cisplatine.
• **Domaine :** Cancérologie.
• **Activité :** Antinéoplasique. Cytostatique.
• **Classe :** Alkylant. Dérivés du platine.

Indications : Tumeurs du testicule, de l'ovaire. Tumeurs épidermoïdes.

Contre-indications : Allergie au platine. Grossesse et allaitement. Insuffisance rénale. Troubles hématologiques.

Effets indésirables : Toxicité rénale précoce imposant une surveillance de la fonction rénale. Troubles sanguins retardés : anémie, leucopénie, thrombopénie. Troubles digestifs : nausées, vomissements. Réactions allergiques.

Précautions d'emploi : Nécessité d'une surveillance régulière de la fonction rénale et de la protéinurie afin de guider les administrations ultérieures. Déconseillé chez la femme enceinte ou allaitant.

Interactions : Ne pas associer à d'autres produits néphrotoxiques, en particulier les antibiotiques de la classe des aminosides.

☞ *Sur prescription médicale. Usage hospitalier.*

• BELLON

Forme	Dosage	N. d'unités	Prix	Prix/jour	Liste	Remb. S.S.	Comm.
Fl. inj. voie IV	10 mg	1	Hôp.	–	1	Hôp.	1979
Fl. inj. voie IV	25 mg	1	Hôp.	–	1	Hôp.	1979
Fl. inj. voie IV	50 mg	1	Hôp.	–	1	Hôp.	1984
Sol. inj. perfusion	10 mg	1	Hôp.	–	1	Hôp.	1989
Sol. inj. perfusion	25 mg	1	Hôp.	–	1	Hôp.	1989
Sol. inj. perfusion	50 mg	1	Hôp.	–	1	Hôp.	1989

CITICOLINE PANPHARMA ★★

• **Composition :** Citicoline.
• **Domaine :** Neuropsychiatrie
• **Activité :** Antihypoxique cérébral.

Indications : Phase aiguë des traumatismes crâniens et des accidents vasculaires cérébraux.

Contre-indications : Non conseillé chez la femme enceinte ou allaitant.

Effets indésirables : Agitation.

Interactions : Potentialise la lévodopa.

☞ *Sur prescription médicale.*

• PANPHARMA

Forme	Dosage	N. d'unités	Prix	Prix/jour	Liste	Remb. S.S.	Comm.
Amp. inj.	250 mg	10	Hôp.	–	1	Hôp.	1993
Amp. inj.	500 mg	10	Hôp.	–	1	Hôp.	1993

CITRARGININE ★

• **Composition :** Arginine, bétaïne.
• **Domaine :** Hépatologie.
• **Activité :** Hépatotrope. Antihyperammoniémique. Antistéatosique.
• **Classe :** Acides aminés. Bétaïne.

Indications : Symptômes fonctionnels des maladies hépatiques. Stéatose hépatique.

Contre-indications : Alcooliques en cure de désintoxication.

☞ *Vendu sans ordonnance.*

• LAPHAL

Forme	Dosage	N. d'unités	Prix	Prix/jour	Liste	Remb. S.S.	Comm.
Amp. buv.	1 g/1g	20	29,80*	1,5 à 4,5	0	0 %	1972
Sachet	–	40	55,60*	–	0	0 %	1994

CITRATE DE BÉTAÏNE BEAUFOUR ★

• **Composition :** Citrate de bétaïne.
• **Domaine :** Hépatologie.
• **Activité :** Hépatotrope. Antistéatosique. Antidyspeptique.
• **Classe :** Bétaïne.

Indications : Traitement symptomatique des troubles dyspeptiques.

Précautions d'emploi : Tenir compte de la présence de 4 g de glucides par cuillerée à café de granulé.

☞ *Vendu sans ordonnance.*

• BEAUFOUR

Forme	Dosage	N. d'unités	Prix	Prix/jour	Liste	Remb. S.S.	Comm.
Granulé	10 %	250 g	18,40	1 à 2	0	35 %	1960
Amp. buv.	2 g	30	29,50	3	0	35 %	1978

CITRATE DE BÉTAÏNE EFFERVESCENT UPSA ★

- **Composition :** Citrate de bétaïne, bicarbonate de soude, acide citrique.
- **Domaine :** Hépatologie.
- **Activité :** Hépatotrope. Antistéatosique. Antidyspeptique.
- **Classe :** Bétaïne.

Indications : Traitement symptomatique des troubles dyspeptiques.

Précautions d'emploi : Chez le sujet suivant un régime sans sel, tenir compte du fait que chaque comprimé contient l'équivalent de 1 g de sel.

☞ *Vendu sans ordonnance.*

- BEAUFOUR

Forme	Dosage	N. d'unités	Prix	Prix/jour	Liste	Remb. S.S.	Comm.
Compr. eff.	2 g	30	18,60	0,6 à 1,9	0	35 %	1977

CITRO-B6 ★

- **Composition :** Citrate de monopyridoxine, bétaïne base, acide citrique.
- **Domaine :** Hépatologie.
- **Activité :** Hépatotrope. Antistéatosique. Antidyspeptique.
- **Classe :** Bétaïne.

Indications : Stéatoses hépatiques, en particulier alcooliques.

Interactions : La vitamine B6 diminue les effets de la lévodopa.

☞ *Vendu sans ordonnance.*

- ASTA MEDICA

Forme	Dosage	N. d'unités	Prix	Prix/jour	Liste	Remb. S.S.	Comm.
Amp. buv.	–	20	18,80	3	–	35 %	1972

CITROCHOLINE ★

- **Composition :** Citrate trisodique, citrate de magnésium, citrate de choline (+ acide ascorbique : solution buvable).
- **Domaine :** Gastro-entérologie.
- **Activité :** Antiacide œso-gastrique. Hépatotrope.
- **Classe :** Sels alcalins.

Indications : Troubles fonctionnels d'origine digestive : lenteur de digestion, état nauséeux, ballonnements. Constipation.

Effets indésirables : Diarrhées, douleurs abdominales.

Précautions d'emploi : Tenir compte de la présence de sodium et de glucose chez le diabétique.

☞ *Vendu sans ordonnance.*

- THÉRICA

Forme	Dosage	N. d'unités	Prix	Prix/jour	Liste	Remb. S.S.	Comm.
Amp. buv.	–	20	16,40	1 à 2,5	0	35 %	1970
Sachet	–	20	46,20	1,5 à 5	0	0 %	1986

CLAFORAN ★★★

- **Composition :** Céfotaxime.
- **Domaine :** Infectiologie.
- **Activité :** Antibiotique.
- **Classe :** Céphalosporine de troisième génération.

Indications : Infections aux germes suivants : staphylocoques, streptocoques, pneumocoques, colibacille, Klebsiella, Proteus, salmonelles, shigelles, Haemophilus, gonocoques, méningocoques, Clostridium. Infections à manifestations ORL, bronchopulmonaires, génito-urinaires, stomatologiques, cutanées, méningées ou septicémiques.

Contre-indications : Allergie aux céphalosporines. Allergie à la lidocaïne.

Effets indésirables : Réactions allergiques : urticaire, fièvre, choc anaphylactique. Troubles digestifs : nausées, vomissements, diarrhée. Éosinophilie. Hépatites. Insuffisance rénale.

Précautions d'emploi : Prudence en cas d'insuffisance rénale. Non conseillé chez la femme enceinte ou allaitant. Peut donner une réaction positive lors de la recherche de glucose dans les urines.

☞ *Sur prescription médicale. Usage hospitalier.*
• ROUSSEL

Forme	Dosage	N. d'unités	Prix	Prix/ jour	Liste	Remb. S.S.	Comm.
Flacon inj. IM	1 g	1	Hôp.	–	1	Hôp.	1980
Flacon inj. IV IM	0,5 g	1	Hôp.	–	1	Hôp.	1980
Flacon inj. IV IM	1 g	1	Hôp.	–	1	Hôp.	1980
Flacon inj. IV IM	1 g	25	Hôp.	–	1	Hôp.	1980

CLAIRODERMYL ★

• **Composition :** Méquinol, lanovaseline.
• **Domaine :** Dermatologie.
• **Activité :** Dépigmentant local.

Indications : Ephélides, chloasma, taches de sénescence, hyperpigmentation cicatricielle ou réactionnelle.

Contre-indications : Enfant de moins de 12 ans. Hypersensibilité au produit.

Effets indésirables : En cas d'irritation ou d'intolérance, interrompre le traitement.

Précautions d'emploi : Faire un test préalable de tolérance sur le dos de la main. Ne pas appliquer sur les muqueuses ni sur les yeux. Ne pas exposer au soleil les zones traitées.

☞ *Vendu sans ordonnance.*
• BCS

Forme	Dosage	N. d'unités	Prix	Prix/jour	Liste	Remb. S.S.	Comm.
Pommade	10 %	30 g	134,40*	–	0	0 %	1989
Pommade	5 %	30 g	114,90*	–	0	0 %	1989

CLAMOXYL FORMES INJECTABLES ★★★

• **Composition :** Amoxicilline.
• **Domaine :** Infectiologie.
• **Activité :** Antibiotique.
• **Classe :** Pénicillines à spectre élargi.

Indications : Infections aux germes suivants : streptocoques A et D, pneumocoques, méningocoques, leptospires, Listeria, Clostridium, colibacille, Proteus, salmonelles, shigelles, Brucella, vibrions ou staphylocoques sensibles. Infections respiratoires, ORL, stomatologiques, rénales, uro-génitales, gynécologiques, digestives, biliaires, méningées ou septicémiques.

Contre-indications : Hypersensibilité aux pénicillines. Mononucléose infectieuse.

Effets indésirables : Manifestations allergiques : fièvre, urticaire, œdème de la face avec troubles respiratoires. Éruptions cutanées maculopapuleuses. Troubles digestifs : nausées, diarrhée, infections à levures.

Précautions d'emploi : Rechercher dans les antécédents des réactions anormales à un traitement antérieur par une pénicilline. Prudence chez l'insuffisant rénal. Chez la femme enceinte ou allaitant, le produit passe dans l'organisme de l'enfant.

Interactions : Association déconseillée : allopurinol.

☞ *Sur prescription médicale.*
• SMITHKLINE BEECHAM.

Forme	Dosage	N. d'unités	Prix	Prix/jour	Liste	Remb. S.S.	Comm.
Flacon inj. IM	500 mg	1	12,10	24	1	65 %	1980
Flacon inj. IM	1 g	1	15,90	32	1	65 %	1994
Flacon inj. IV	500 mg	10	Hôp.	–	1	Hôp.	1979
Flacon inj. IV	1 g	10	Hôp.	–	1	Hôp.	1979
Flacon inj. IV	2 g	10	Hôp.	–	1	Hôp.	1979

CLAMOXYL FORMES ORALES (1) ★★★

- **Composition :** Amoxicilline.
- **Domaine :** Infectiologie.
- **Activité :** Antibiotique.
- **Classe :** Pénicillines à spectre élargi.

Indications : Infections aux germes suivants : streptocoques A et D, pneumocoques, méningocoques, leptospires, Listeria, Clostridium, colibacille, Proteus, Borellia, salmonelles, shigelles, Brucella, vibrions ou staphylocoques sensibles. Infections respiratoires, ORL, stomatologiques, rénales, uro-génitales, gynécologiques, digestives, biliaires, méningées ou septicémiques.

Contre-indications : Hypersensibilité aux pénicillines. Mononucléose infectieuse.

Effets indésirables : Manifestations allergiques : fièvre, urticaire, œdème de la face avec troubles respiratoires. Éruptions cutanées maculopapuleuses. Troubles digestifs : nausées, diarrhée, infections à levures.

Précautions d'emploi : Rechercher dans les antécédents des réactions anormales à un traitement antérieur par une pénicilline. Prudence chez l'insuffisant rénal. Chez la femme enceinte ou allaitant, le produit passe dans l'organisme de l'enfant.

Interactions : Association déconseillée : allopurinol.

☞ *Sur prescription médicale.*

- SMITHKLINE BEECHAM

Forme	Dosage	N. d'unités	Prix	Prix/jour	Liste	Remb. S.S.	Comm.
Sachet	125 mg	12	16,90	2 à 4	1	65 %	1974
Sachet	250 mg	12	26,10	2 à 6	1	65 %	1975
Sachet	1 g	6	34,00	2 à 6	1	65 %	1991
Gélule	250 mg	12	23,50	8	1	65 %	1975
Gélule	500 mg	12	37,20	6	1	65 %	1974

CLAMOXYL FORMES ORALES (2) ★★★

- **Composition :** Amoxicilline.
- **Domaine :** Infectiologie.
- **Activité :** Antibiotique.
- **Classe :** Pénicillines à spectre élargi.

Indications : Infections aux germes suivants : streptocoques A et D, pneumocoques, méningocoques, leptospires, Listeria, Clostridium, colibacille, Proteus, salmonelles, shigelles, Brucella, vibrions ou staphylocoques sensibles. Infections respiratoires, ORL, stomatologiques, rénales, uro-génitales, gynécologiques, digestives, biliaires, méningées ou septicémiques.

Contre-indications : Hypersensibilité aux pénicillines. Mononucléose infectieuse.

Effets indésirables : Manifestations allergiques : fièvre, urticaire, œdème de la face avec troubles respiratoires. Éruptions cutanées maculopapuleuses. Troubles digestifs : nausées, diarrhée, infections à levures.

Précautions d'emploi : Rechercher dans les antécédents des réactions anormales à un traitement antérieur par une pénicilline. Prudence chez l'insuffisant rénal. Chez la femme enceinte ou allaitant, le produit passe dans l'organisme de l'enfant.

Interactions : Association déconseillée : allopurinol.

☞ *Sur prescription médicale.*

- SMITHKLINE BEECHAM

Forme	Dosage	N. d'unités	Prix	Prix/jour	Liste	Remb. S.S.	Comm.
Sirop	25 mg/ml	60 ml	15,80	2 à 4	1	65 %	1977
Sirop	50 mg/ml	60 ml	24,10	3 à 6	1	65 %	1977
Sirop	100 mg/ml	60 ml	38,30	4 à 8	1	65 %	1980
Comprimé	1 g	3	20,60	7 à 20	1	65 %	1993
tComprimé	1 g	6	34,00	6 à 18	1	65 %	1993

CLARADOL ★★★

- **Composition :** Paracétamol.
- **Domaine :** Algologie.
- **Activité :** Antalgique périphérique.
- **Classe :** Paracétamol et dérivés.

Indications : Traitement symptomatique des affections douloureuses ou fébriles.

Contre-indications : Hypersensibilité au paracétamol. Insuffisance hépatique sévère.

Effets indésirables : Éruptions cutanées : urticaire, érythèmes. Exceptionnellement diminution des plaquettes sanguines.

Précautions d'emploi : Peut être utilisé chez la femme enceinte ou allaitant. Chez le sujet suivant un régime sans sel, tenir compte du fait que chaque comprimé effervescent apporte l'équivalent de 1,5 g de sel.

Interactions : Peut fausser les dosages du glucose et de l'acide urique dans le sang.

Surdosage : A une dose supérieure à 10 g chez l'adulte, le paracétamol peut entraîner une nécrose du foie. L'hospitalisation s'impose d'urgence.

☞ *Vendu sans ordonnance.*

• NICHOLAS

Forme	Dosage	N. d'unités	Prix	Prix/jour	Liste	Remb. S.S.	Comm.
Comprimé	120 mg	12	11,00	2 à 6	0	65 %	1991
Compr. efferv.	500 mg	16	13,10	1 à 5	0	65 %	1985

CLARADOL 500 CAFÉINE ★★★

• **Composition :** Paracétamol, caféine.
• **Domaine :** Algologie.
• **Activité :** Antalgique périphérique.
• **Classe :** Paracétamol et dérivés.

Indications : Traitement symptomatique des affections douloureuses ou fébriles.

Contre-indications : Hypersensibilité au paracétamol. Insuffisance hépatique sévère.

Effets indésirables : Éruptions cutanées : urticaire, érythèmes. Exceptionnellement diminution des plaquettes sanguines.

Précautions d'emploi : Peut être utilisé chez la femme enceinte ou allaitant. Peut induire une réaction positive au contrôle antidopage.

Interactions : Peut fausser les dosages du glucose et de l'acide urique dans le sang.

Surdosage : A une dose supérieure à 10 g chez l'adulte, le paracétamol peut entraîner une nécrose du foie, L'hospitalisation s'impose d'urgence.

☞ *Vendu sans ordonnance.*

• NICHOLAS

Forme	Dosage	N. d'unités	Prix	Prix/jour	Liste	Remb. S.S.	Comm.
Comprimé	500 mg	16	12,50	0,8 à 5	0	65 %	1988

CLARADOL CODÉINE ★★★

• **Composition :** Paracétamol, codéine.
• **Domaine :** Algologie.
• **Activité :** Antalgique périphérique. Antalgique central.
• **Classe :** Paracétamol et dérivés, avec codéine.

Indications : Traitement symptomatique des affections douloureuses ou fébriles.

Contre-indications : Hypersensibilité au paracétamol. Insuffisance hépatique sévère.

Effets indésirables : Éruptions cutanées : urticaire, érythèmes. Exceptionnellement diminution des plaquettes sanguines. Constipation, somnolence, dépression respiratoire.

Précautions d'emploi : Non conseillé chez la femme enceinte ou allaitant.

Interactions : Peut fausser les dosages du glucose et de l'acide urique dans le sang. Donne une réaction positive au contrôle antidopage.

Surdosage : A une dose supérieure à 10 g chez l'adulte, le paracétamol peut entraîner une nécrose du foie. L'hospitalisation s'impose d'urgence.

☞ *Vendu sans ordonnance.*

• NICHOLAS

Forme	Dosage	N. d'unités	Prix	Prix/jour	Liste	Remb. S.S.	Comm.
Comprimé	500 mg	16	12,50	0,8 à 5	0	65 %	1988

CLARAGINE 500 ★★★

• **Composition :** Acide acétylsalicylique.
• **Domaine :** Algologie.
• **Activité :** Antalgique périphérique.
• **Classe :** Aspirine et dérivés.

Indications : Traitement symptomatique des affections douloureuses ou fébriles.

Contre-indications : Ulcère gastro-duodénal, maladie hémorragique. Hypersensibilité à l'aspirine. Certains asthmes. Dernier trimestre de la grossesse.

Effets indésirables : Bourdonnements d'oreille, douleurs abdominales, gastralgies. Plus rarement, ulcérations digestives avec hémorragies responsables d'une anémie. Syndromes hémorragiques avec épistaxis, ecchymoses, purpura. Accidents de sensibilisation : urticaire, asthme.

Précautions d'emploi : Prudence chez les patients présentant un asthme, des antécédents d'hémorragies. Prudence chez le patient prenant un traitement anticoagulant. Chez la femme enceinte, l'aspirine n'est pas contre-indiquée lors des 2 premiers trimestres de la grossesse.

Interactions : L'aspirine potentialise l'action des anticoagulants, des antiagrégants plaquettaires, des antidiabétiques hypoglycémiants, de certains diurétiques. L'aspirine peut réduire l'action de certains traitements.

Surdosage : Grave, surtout chez l'enfant, entraînant des désordres métaboliques avec troubles respiratoires pouvant provoquer la mort. L'hospitalisation s'impose d'urgence.

☞ *Vendu sans ordonnance.*

• NICHOLAS

Forme	Dosage	N. d'unités	Prix	Prix/jour	Liste	Remb. S.S.	Comm.
Comprimé	500 mg	20	10,80	0,5 à 4	0	65 %	1985
Comprimé	500 mg	36	16,20	0,45 à 3,6	0	65 %	1985

CLARAMID ★★★

- **Composition :** Roxithromycine.
- **Domaine :** Infectiologie.
- **Activité :** Antibiotique.
- **Classe :** Macrolides.

Indications : Infections aux germes suivants : streptocoques, méningocoques, gonocoques, Bordetella, corynébactéries, Clostridium, mycoplasmes, Pasteurella, Chlamydia, Legionella, tréponèmes, leptospires, Helicobacter. Infections à manifestations ORL, broncho-pulmonaires (coqueluche, maladie des légionnaires, pneumonie), cutanées, uro-génitales.

Contre-indications : Allergie aux macrolides. Association aux alcaloïdes de l'ergot de seigle.

Effets indésirables : Troubles digestifs : nausées, vomissements, gastralgies, diarrhée. Sensations vertigineuses. Allergie cutanée.

Précautions d'emploi : Produit à prendre avant les repas.

Interactions : Avec les dérivés de l'ergot de seigle, risque de nécrose des extrémités. Le produit augmente les effets de la ciclosporine, de la bromocriptine.

☞ *Sur prescription médicale.*

• JOUVEINAL

Forme	Dosage	N. d'unités	Prix	Prix/jour	Liste	Remb. S.S.	Comm.
Sachet	50 mg	10	41,40	4 à 16	1	65 %	1993
Comprimé	50 mg	10	41,40	4 à 16	1	65 %	1993
Comprimé	100 mg	10	65,80	6 à 18	1	65 %	1993
Comprimé	150 mg	10	89,80	18	1	65 %	1988

CLARINASE REPETABS ★★

- **Composition :** Pseudoéphédrine, loratadine.
- **Domaine :** ORL.
- **Activité :** Décongestionnant. Antihistaminique H1. Vasoconstricteur rhino-pharyngé.
- **Classe :** Stimulant alpha-adrénergique. Antihistaminique non anticholinergique.

Indications : Traitement symptomatique de l'obstruction nasale des rhinites allergiques saisonnières.

Contre-indications : Enfant de moins de 12 ans. Hypersensibilité à l'un des composants. Patient recevant un antidépresseur de type IMAO.

Effets indésirables : Insomnie, sécheresse de la bouche, nervosité, augmentation de la pression artérielle, palpitations.

Précautions d'emploi : Prudence chez le sujet âgé et chez les patients présentant une hypertension, des troubles du rythme cardiaque, des antécédents d'infarctus du myocarde, de troubles vésico-prostatiques. Donne une réaction positive au contrôle antidopage.

Interactions : Ne pas associer aux antidépresseurs de type IMAO, ni à certains antihypertenseurs.

Surdosage : Entraîne une stimulation du système nerveux :hallucinations, convulsions imposant une surveillance hospitalière.

☞ *Sur prescription médicale.*

• SCHERING-PLOUGH

Forme	Dosage	N. d'unités	Prix	Prix/jour	Liste	Remb. S.S.	Comm.
Comprimé	–	14	33,50*	5	2	0 %	1992

CLARINE ★

- **Composition :** Borate de sodium, acide borique, phényléphrine, phénazone.
- **Domaine :** Ophtalmologie.
- **Activité :** Antiseptique local. Anesthésique local. Vasoconstricteur local.
- **Classe :** Stimulant alpha-adrénergique.

Indications : Traitement antiseptique et décongestif des yeux rouges.

Contre-indications : Hypersensibilité au produit. Glaucome. Enfant de moins de 3 ans.

Effets indésirables : Entraîne une dilatation de la pupille.

Précautions d'emploi : Donne une réaction positive au contrôle antidopage. Traitement de courte durée.

Interactions : Ne pas associer aux antidépresseurs de type IMAO.

☞ *Vendu sans ordonnance.*

• CIBA VISION

Forme	Dosage	N. d'unités	Prix	Prix/jour	Liste	Remb. S.S.	Comm.
Collyre	–	15 ml	30,40	–	0	0	–

CLARISTOL ★

- **Composition :** Borate de sodium, acide borique, acide salicylique, eau de rose.
- **Domaine :** Ophtalmologie.
- **Activité :** Antiseptique local.

Indications : Traitement antiseptique des yeux rouges.

Contre-indications : Hypersensibilité au produit.

Précautions d'emploi : Traitement de courte durée.

Interactions : Ne pas associer aux antidépresseurs de type IMAO.

☞ *Vendu sans ordonnance.*

• P.P.D.H.

Forme	Dosage	N. d'unités	Prix	Prix/jour	Liste	Remb. S.S.	Comm.
Solution locale	–	200 ml	39,80*	–	0	0 %	–

CLARITYNE ★★★

- **Composition :** Loratadine.
- **Domaine :** Allergie et immunologie.
- **Activité :** Antihistaminique H1.
- **Classe :** Antihistaminique non anticholinergique.

Indications : Traitement symptomatique des manifestations allergiques : rhinite pollinique, rhinite apériodique, urticaire chronique idiopathique.

Contre-indications : Hypersensibilité au produit. Enfant de moins de 12 ans.

Effets indésirables : En général bien toléré.

Précautions d'emploi : Déconseillé chez la femme enceinte ou allaitant.

Surdosage : Entraîne somnolence, nausées, vomissements et troubles cholinergiques.

☞ *Sur prescription médicale.*

• SCHERING-PLOUGH

Forme	Dosage	N. d'unités	Prix	Prix/jour	Liste	Remb. S.S.	Comm.
Comprimé	10 mg	15	47,60	3	2	65 %	1988
Sirop	1 mg/ml	60 ml	21,50	2 à 4	2	65 %	1993

CLARIX OROSOL ★

- **Composition :** Bromure de diméthyllauryl chorophénoxy éthylammonium, amyléine.
- **Domaine :** ORL. Stomatologie.
- **Activité :** Anesthésique local. Antiseptique local.
- **Classe :** Ammonium quaternaire.

Indications : Traitement local d'appoint des infections de la muqueuse oro- et rhino-pharyngée : stomatites, gingivites, pharyngites et rhino-pharyngites.

Contre-indications : Hypersensibilité à un constituant.

Précautions d'emploi : Traitement de courte durée.

☞ *Vendu sans ordonnance.*

- C. P. F.

Forme	Dosage	N. d'unités	Prix	Prix/jour	Liste	Remb. S.S.	Comm.
Collutoire	–	15 ml	28,60*	–	0	0 %	–

CLARIX SIROP ★

- **Composition :** Pholcodine, belladone, éphédrine, aconit, camphosulfonate de sodium.
- **Domaine :** Pneumologie.
- **Activité :** Antitussif.
- **Classe :** Opium et dérivés.

Indications : Traitement symptomatique des toux d'irritation. Traitement des états congestifs de la gorge et du larynx : enrouements, laryngites et trachéites.

Contre-indications : Enfant de moins de 15 ans. Asthme, insuffisance respiratoire. Glaucome, troubles urétro-prostatiques.

Effets indésirables : Constipation, somnolence, nausées, vomissements, dépression respiratoire. Sécheresse de la bouche, troubles visuels, tachycardie.

Précautions d'emploi : Ne pas prendre d'alcool pendant le traitement. Prudence chez le sujet âgé. Déconseillé chez la femme enceinte ou allaitant. Le traitement doit être de courte durée. Donne une réaction positive au contrôle antidopage.

Interactions : L'activité et les effets secondaires peuvent être augmentés par les autres dépresseurs du système nerveux central.

Surdosage : Entraîne une somnolence avec possible dépression des centres respiratoires imposant l'hospitalisation.

☞ *Vendu sans ordonnance.*

- C. P. F.

Forme	Dosage	N. d'unités	Prix	Prix/jour	Liste	Remb. S.S.	Comm.
Sirop	–	200 ml	37,70*	–	0	0 %	1956

CLASTOBAN ★★★

- **Composition :** Acide clodronique.
- **Domaine :** Rhumatologie.
- **Activité :** Traitement des ostéopathies. Antiostéoclassique.
- **Classe :** Diphosphonate.

Indications : Traitement des hypercalcémies d'origine maligne. Traitement des lyses osseuses d'origine maligne.

Contre-indications : Enfant de moins de 15 ans. Insuffisance rénale.

Effets indésirables : Troubles gastro-intestinaux.

Précautions d'emploi : Les comprimés seront pris en dehors des repas.

Interactions : Ne pas prendre simultanément des médicaments à base d'aluminium, de magnésium de fer ou de calcium.

☞ *Sur prescription médicale.*

- BELLON

Forme	Dosage	N. d'unités	Prix	Prix/jour	Liste	Remb. S.S.	Comm.
Comprimé	400 mg	60	894,00	90 à 120	1	65 %	1990
Amp. inj.	300 mg	5	Hôp.	–	1	Hôp.	1990

CLAVENTIN ★★★

- **Composition :** Ticarcilline, acide clavulanique.
- **Domaine :** Infectiologie.
- **Activité :** Antibiotique.
- **Classe :** Pénicilline antipyocyanique associée à un inhibiteur des bêta-lactamases.

Indications : Infections à de nombreux germes, mais plus particulièrement aux germes multirésistants aux pénicillines à spectre élargi, tels le pyocyanique, le Proteus et plus spécialement les staphylocoques. Infections respiratoires, rénales, urogénitales, ORL, digestives, biliaires, méningées, osseuses ou septicémiques.

Contre-indications : Hypersensibilité aux pénicillines.

Effets indésirables : Manifestations allergiques : fièvre, urticaire, œdème de la face avec troubles respiratoires. Éruptions cutanées maculopapuleuses. Troubles digestifs : nausées, diarrhée, infections à levures. Hépatites. Anémies, leucopénies. Néphrite interstitielle aiguë. Hypokaliémie.

Précautions d'emploi : Rechercher dans les antécédents des réactions anormales à un traitement antérieur par une pénicilline. Prudence chez l'insuffisant rénal. Chez la femme enceinte ou allaitant, le produit passe dans l'organisme de l'enfant.

☞ *Sur prescription médicale. Usage hospitalier.*

- SMITHKLINE BEECHAM

Forme	Dosage	N. d'unités	Prix	Prix/jour	Liste	Remb. S.S.	Comm.
Fl. inj.	1,5 g	–	Hôp.	–	1	Hôp.	1988
Fl. inj.	3 g	–	Hôp.	–	1	Hôp.	1988
Fl. inj.	5 g	–	Hôp.	–	1	Hôp.	1988

CLÉDIAL ★★★

- **Composition :** Médifoxamine.
- **Domaine :** Neuropsychiatrie.
- **Activité :** Antidépresseur.
- **Classe :** Non imipraminique, non IMAO.

Indications : Traitement de tous les états dépressifs.

Contre-indications : Son utilisation est déconseillée chez le patient présentant un glaucome ou un adénome de la prostate.

Effets indésirables : Ils sont dans l'ensemble rares. Peuvent apparaître : des troubles digestifs, une somnolence diurne ou une hypotension orthostatique.

Précautions d'emploi : Le traitement par antidépresseurs doit être suivi par un médecin. La consommation d'alcool est formellement déconseillée. A utiliser avec prudence chez les épileptiques, ou chez les patients présentant des antécédents cardio-vasculaires. A utiliser avec prudence chez le sujet âgé et chez la femme enceinte ou allaitant.

Interactions : Le produit augmente l'action de tous les dépresseurs du système nerveux central. La prise d'alcool est déconseillée.

Surdosage : Une hospitalisation immédiate s'impose.

☞ *Sur prescription médicale.*

- LIPHA SANTÉ

Forme	Dosage	N. d'unités	Prix	Prix/jour	Liste	Remb. S.S.	Comm.
Comprimé	50 mg	30	47,70	3 à 5	2	65 %	1982

CLÉRÉGIL ★

- **Composition :** Acéglumate de déanol.
- **Domaine :** Neuropsychiatrie. Métabolisme et nutrition.
- **Activité :** Psychostimulant. Antiasthénique.
- **Classe :** Dérivé du déanol.

Indications : Asthénies fonctionnelles.
Contre-indications : Épilepsie.
Précautions d'emploi : Déconseillé chez la femme enceinte ou allaitant.

☞ *Vendu sans ordonnance.*

• MERCK-CLÉVENOT

Forme	Dosage	N. d'unités	Prix	Prix/jour	Liste	Remb. S.S.	Comm.
Amp. buv. adulte	2 000 mg	20	38,60	4 à 6	0	0 %	1963
Amp. buv. enfant	500 mg	24	28,80	1 à 5	0	0 %	1963

CLÉRIDIUM ★★

• **Composition :** Dipyridamole.
• **Domaine :** Cardio-vasculaire.
• **Activité :** Antiangoreux. Vasodilatateur. Antiagrégant.

Indications : Maladie coronarienne.

Contre-indications : Infarctus du myocarde récent.

Effets indésirables : Maux de tête, hypotension avec vertiges. Bouffées de chaleur. Troubles digestifs.

Précautions d'emploi : Prudence chez le sujet âgé ou présentant une hypotension. Non conseillé chez la femme enceinte ou allaitant.

Interactions : Association déconseillée avec les thrombolytiques et la ticlopidine (Ticlid) du fait du risque de saignements.

Surdosage : Entraîne des troubles gastriques et des maux de tête.

☞ *Sur prescription médicale.*

• MARCOFINA

Forme	Dosage	N. d'unités	Prix	Prix/jour	Liste	Remb. S.S.	Comm.
Comprimé	150 mg	60	49,10	0,8 à 1,6	2	65 %	1980
Amp. inj.	10 mg	10	26,50	3 à 10	2	65 %	1991

CLIMAXOL ★

• **Composition :** Teintures de gentiane, noix vomique, hamamélis, viburnum, lobélie, arnica, séneçon, hydrastis, crataegus, marron d'Inde.
• **Domaine :** Cardio-vasculaire.
• **Activité :** Veinotonique. Vasculoprotecteur.

Indications : Signes fonctionnels de l'insuffisance veino-lymphatique : jambes lourdes, œdème, crampes. Troubles fonctionnels de la fragilité capillaire : ecchymoses, purpura, saignement des gencives ou du nez.

☞ *Vendu sans ordonnance.*

• LEHNING

Forme	Dosage	N. d'unités	Prix	Prix/jour	Liste	Remb. S.S.	Comm.
Sol. buv.	–	30 ml	12,50	0,5 à 1	0	35 %	1962

CLIMÈNE ★★★

• **Composition :** Estradiol, cyprotérone.
• **Domaine :** Endocrinologie. Gynécologie.
• **Activité :** Estrogénique. Progestative.
• **Classe :** Estroprogestatif.

Indications : N'est pas un contraceptif. Correction des carences hormonales lors de la ménopause : bouffées de chaleur, atrophie vulvo-vaginale, incontinence d'urine. Prévention de l'ostéoporose.

Contre-indications : Grossesse et allaitement. Tumeurs malignes du sein, de l'utérus ou de l'ovaire. Hémorragies génitales. Accidents thrombo-emboliques ou cardio-vasculaires. Hypertension artérielle, insuffisance rénale, insuffisance hépatique, diabète.

Effets indésirables : Accidents cardio-vasculaires ou thrombo-emboliques. Maux de tête, migraine, vertiges. Troubles digestifs, irritabilité, dépression. Jambes lourdes, tension mammaire. Adénome hépatique, galactorrhée.

Précautions d'emploi : Vérifier régulièrement l'état des seins et des organes génitaux. Déconseillé chez la femme enceinte ou allaitant. Administration séquentielle : 1

comprimé blanc pendant les 11 premiers jours, 1 comprimé rose les 10 derniers jours.

☞ *Sur prescription médicale.*

• SCHERING

Forme	Dosage	N. d'unités	Prix	Prix/jour	Liste	Remb. S.S.	Comm.
Comprimé	–	21	101,30*	–	1	0 %	1993

CLIVARINE ★★★

• **Composition :** Réviparine sodique.
• **Domaine :** Hémostase.
• **Activité :** Anticoagulant.
• **Classe :** Héparine de bas poids moléculaire.

Indications : Prévention et traitement de la maladie veineuse thrombo-embolique.

Contre-indications : Maladies hémorragiques. Lésions hémorragiques. Endocardite infectieuse. Accident vasculaire cérébral hémorragique. Antécédents de baisse des plaquettes sanguines sous réviparine ou autre héparine. Allergie à la réviparine.

Effets indésirables : Manifestations hémorragiques. Thrombopénies (baisse des plaquettes sanguines) graves. Hématome ou nécrose cutanée au point d'injection.

Précautions d'emploi : A n'employer que sous contrôle médical, par voie sous-cutanée. Nécessité d'examens biologiques pour suivre la coagulation et la formule sanguine. Prudence chez le sujet âgé, insuffisant hépatique ou rénal. Non conseillé chez la femme enceinte. Ne pas administrer par voie intramusculaire.

Interactions : Association déconseillée : anti-inflammatoires non stéroïdiens, aspirine, ticlopidine. Association nécessitant des précautions d'emploi : anticoagulants oraux, corticoïdes.

Surdosage : Entraîne une hypocoagulabilité importante, d'où le risque hémorragique.

☞ *Sur prescription médicale. Une surveillance biologique est indispensable.*

• KNOLL

Forme	Dosage	N. d'unités	Prix	Prix/jour	Liste	Remb. S.S.	Comm.
Seringue inj.	1 750 U.I.	2	40,70	20	1	65 %	1995
Seringue inj.	1 750 U.I.	6	104,40	17	1	65 %	1995
Seringue inj.	1 750 U.I.	10	Hôp.	–	1	Hôp.	1995
Seringue inj.	4 200 U.I.	2	73,00	36	1	65 %	1995
Seringue inj.	4 200 U.I.	6	197,20	32	1	65 %	1995
Seringue inj.	4 200 U.I.	10	Hôp.	–	1	65 %	1995

CLOMID ★★★

• **Composition :** Clomifène.
• **Domaine :** Endocrinologie. Gynécologie.
• **Activité :** Inducteur de l'ovulation.

Indications : Traitement des stérilités par anovulation ou dysovulation normoprolactinémiques. Test dans les aménorrhées hypothalamo-hypophysaires et les aménorrhées consécutives à la contraception.

Contre-indications : Affections hépatiques. Hémorragies gynécologiques. Cancer des voies génitales. Kystes ovariens. Grossesse.

Effets indésirables : Hypertrophie ovarienne. Risque de grossesse multiple. Troubles visuels disparaissant à l'arrêt du traitement. Bouffées de chaleur. Intolérance digestive.

Précautions d'emploi : L'utilisation doit être guidée par différents dosages hormonaux. L'efficacité sera vérifiée par des examens complémentaires : échographie, etc.

☞ *Sur prescription médicale.*

• MARION MERRELL DOW

Forme	Dosage	N. d'unités	Prix	Prix/jour	Liste	Remb. S.S.	Comm.
Comprimé	50 mg	5	31,80	–	1	65 %	1968

COBANZYME ★

- **Composition :** Cobamamide.
- **Domaine :** Nutrition et métabolisme.
- **Activité :** Vitamines hydrosolubles. Anabolisant.
- **Classe :** Dérivé de la vitamine B12.

Indications : Retard de croissance, hypotrophie, fatigue. Suites d'intervention chirurgicale.

Contre-indications : Allergie aux cobalamines. Tumeurs malignes.

Effets indésirables : Intolérances cutanées : érythèmes, urticaire, prurit. Acné. Colore les urines en rouge.

☞ *Vendu sans ordonnance.*

- L'ARGUÉNON

Forme	Dosage	N. d'unités	Prix	Prix/jour	Liste	Remb. S.S.	Comm.
Gélule	1 mg	14	45,50*	–	0	0 %	1969

COCCULINE ❍

- **Composition :** Cocculus 4CH, Tabacum 4CH, Nux vomica 4CH, Petroleum 4CH.
- **Domaine :** Gastro-entérologie.
- **Activité :** Divers.

Indications : Traitement préventif et curatif du mal des transports, mal de mer, mal de l'air.

Précautions d'emploi : A titre préventif, commencer le traitement la veille du voyage.

☞ *Vendu sans ordonnance.*

- BOIRON

Forme	Dosage	N. d'unités	Prix	Prix/jour	Liste	Remb. S.S.	Comm.
Comprimé	–	30	29,90*	5,7	0	0 %	1943
Comprimé	–	3 doses	29,90*	9 à 18	0	0 %	1983
Comprimé	–	6 doses	44,00*	7	0	0 %	1995

CODATUX ★

- **Composition :** *Sirop*. Codéine, codéthyline, aconit, sulfogaïacol, polygala, laurier cerise, érysimum, tolu. *Supp. adulte, enfant*. Codéine, Drosera, eucalyptol, coquelicot. *Supp. nourrisson*. Coquelicot, Drosera, eucalyptol.
- **Domaine :** Pneumologie.
- **Activité :** Antitussif.
- **Classe :** Opium et dérivés.

Indications : Utilisé dans le traitement symptomatique des toux non productives.

Contre-indications : Asthme, insuffisance respiratoire. Enfant de moins de 30 mois. Glaucome, troubles urétro-prostatiques.

Effets indésirables : Constipation, somnolence, nausées, vomissements, dépression respiratoire. Sécheresse de la bouche, troubles visuels, rétention d'urine. L'augmentation des doses et la prolongation de l'administration peuvent conduire à la dépendance et à la toxicomanie.

Précautions d'emploi : Ne pas prendre d'alcool pendant le traitement. Prudence chez le sujet âgé. Déconseillé chez la femme enceinte ou allaitant. Le traitement doit être de courte durée. Donne une réaction positive au contrôle antidopage.

Interactions : L'activité et les effets secondaires peuvent être augmentés par les autres dépresseurs du système nerveux central.

Surdosage : Entraîne une somnolence avec dépression des centres respiratoires imposant l'hospitalisation.

☞ *Vendu sans ordonnance.*

- AMIDO

Forme	Dosage	N. d'unités	Prix	Prix/ jour	Liste	Remb. S.S.	Comm.
Sirop	0,5 mg/ml	200 ml	39,50*	–	0	0 %	–
Supp. adulte	20 mg	–	31,50*	–	0	0 %	–
Supp. enfant	5 mg	–	29,50*	–	0	0 %	–
Supp. nourrisson	–	–	27,50*	–	0	0 %	–

CODÉTHYLINE HOUDÉ ★★★

- **Composition :** Codéthyline.
- **Domaine :** Pneumologie.
- **Activité :** Antitussif.
- **Classe :** Opium et dérivés.

Indications : Traitement symptomatique des toux non productives.

Contre-indications : Enfant de moins de 8 ans. Asthme, insuffisance respiratoire.

Effets indésirables : Constipation, somnolence, nausées, vomissements, dépression respiratoire. L'augmentation des doses et la prolongation de l'administration peuvent conduire à la dépendance et à la toxicomanie.

Précautions d'emploi : Ne pas prendre d'alcool pendant le traitement. Prudence chez le sujet âgé. Déconseillé chez la femme enceinte ou allaitant. Le traitement doit être de courte durée. Donne une réaction positive au contrôle antidopage.

Interactions : L'activité et les effets secondaires peuvent être augmentés par les autres dépresseurs du système nerveux central.

Surdosage : Entraîne une somnolence avec dépression des centres respiratoires imposant l'hospitalisation.

☞ *Vendu sans ordonnance.*

- HOUDÉ

Forme	Dosage	N. d'unités	Prix	Prix/jour	Liste	Remb. S.S.	Comm.
Comprimé	5 mg	60	15,30	2,5	0	35 %	1938

CODÉTRICINE ★

- **Composition :** Tyrothricine.
- **Domaine :** ORL. Stomatologie.
- **Activité :** Antibiotique local.

Indications : Traitement local d'appoint antibactérien des affections de la muqueuse buccale et de l'oropharynx.

Contre-indications : Enfant de moins de 6 ans. Sensibilisation au produit.

Effets indésirables : Réactions allergiques.

Précautions d'emploi : Traitement de courte durée.

☞ *Vendu sans ordonnance.*

- ROCHE NICHOLAS

Forme	Dosage	N. d'unités	Prix	Prix/jour	Liste	Remb. S.S.	Comm.
Pâte à sucer	–	40	37,50*	–	0	0 %	1952

CODÉTRICINE VITAMINE C ★

- **Composition :** Tyrothricine, vitamine C (pastille). Tyrotricine, tétracaïne, vitamine C (pâte à sucer).
- **Domaine :** ORL. Stomatologie.
- **Activité :** Antibiotique local. Vitamine hydrosoluble.

Indications : Traitement local d'appoint antibactérien des affections de la muqueuse buccale et de l'oropharynx.

Contre-indications : Enfant de moins de 6 ans. Sensibilisation au produit et aux anesthésiques locaux.

Effets indésirables : Réactions allergiques.

Précautions d'emploi : Traitement de courte durée.

☞ *Vendu sans ordonnance.*

- NICHOLAS

Forme	Dosage	N. d'unités	Prix	Prix/jour	Liste	Remb. S.S.	Comm.
Pastille	–	40	46,00*	10	0	0 %	1994

CODIOPIN ★★★

- **Composition :** Codéine, codéthyline, belladone, benzoate de sodium.
- **Domaine :** Pneumologie.
- **Activité :** Antitussif.
- **Classe :** Opium et dérivés. Anticholinergique.

Indications : Proposé dans le traitement des toux non productives.

Contre-indications : Enfant de moins de 15 ans. Asthme, insuffisance respiratoire. Glaucome, troubles urétro-prostatiques par adénome de la prostate.

Effets indésirables : Constipation, somnolence, nausées, vomissements, dépression respiratoire. Sécheresse de la bouche, troubles visuels, tachycardie. L'augmentation des doses et la prolongation de l'administration peuvent conduire à la dépendance et à la toxicomanie.

Précautions d'emploi : Ne pas prendre d'alcool pendant le traitement. Prudence chez le sujet âgé. Déconseillé chez la femme enceinte ou allaitant. Le traitement doit être de courte durée. Donne une réaction positive au contrôle antidopage.

Interactions : L'activité et les effets secondaires peuvent être augmentés par les autres dépresseurs du système nerveux central.

Surdosage : Entraîne une somnolence avec dépression des centres respiratoires imposant l'hospitalisation.

☞ *Vendu sans ordonnance.*

• NICHOLAS

Forme	Dosage	N. d'unités	Prix	Prix/jour	Liste	Remb. S.S.	Comm.
Sirop	–	200 ml	24,60*	–	0	0 %	–

CODOBROMYL ★

• **Composition :** Codéine, bromoforme, sulfogaïacol, aconit, terpine, caféine, benzoate de sodium, polygala.
• **Domaine :** Pneumologie.
• **Activité :** Antitussif.
• **Classe :** Opium et dérivés.

Indications : Utilisé dans le traitement symptomatique des toux non productives.

Contre-indications : Asthme, insuffisance respiratoire. Enfant de moins de 15 ans.

Effets indésirables : Constipation, somnolence, nausées, vomissements, dépression respiratoire. L'augmentation des doses et la prolongation de l'administration peuvent conduire à la dépendance et à la toxicomanie.

Précautions d'emploi : Ne pas prendre d'alcool pendant le traitement. Prudence chez le sujet âgé. Déconseillé chez la femme enceinte ou allaitant. Le traitement doit être de courte durée. Donne une réaction positive au contrôle antidopage.

Interactions : L'activité et les effets secondaires peuvent être augmentés par les autres dépresseurs du système nerveux central.

Surdosage : Entraîne une somnolence avec dépression des centres respiratoires imposant l'hospitalisation.

☞ *Vendu sans ordonnance.*

• STERLING MIDY

Forme	Dosage	N. d'unités	Prix	Prix/jour	Liste	Remb. S.S.	Comm.
Sirop	1 mg/ml	150 ml	38,90*	–	0	0 %	–

CODOLIPRANE ★★★

• **Composition :** Paracétamol, codéine.
• **Domaine :** Algologie.
• **Activité :** Antalgique périphérique. Antalgique central.
• **Classe :** Paracétamol et dérivés, avec codéine.

Indications : Traitement symptomatique des affections douloureuses ou fébriles de l'adulte.

Contre-indications : Hypersensibilité au paracétamol. Insuffisance hépatique sévère. Hypersensibilité à la codéine, insuffisance respiratoire.

Effets indésirables : Éruptions cutanées : urticaire, érythèmes. Exceptionnellement diminution des plaquettes sanguines. Du fait de la codéine, somnolence, constipation, spasme bronchique, dépression respiratoire.

Précautions d'emploi : Déconseillé chez la femme enceinte ou allaitant. L'absorption d'alcool est déconseillée. Risque de somnolence. Donne une réaction positive au contrôle antidopage.

Interactions : Peut fausser les dosages du glucose et de l'acide urique dans le sang.

Surdosage : Le paracétamol peut entraîner une nécrose du foie, la codéine, une dépression aiguë des centres respiratoires. L'hospitalisation s'impose d'urgence.

☞ *Vendu sans ordonnance.*

• THÉRAPLIX-BOTTU

Forme	Dosage	N. d'unités	Prix	Prix/jour	Liste	Remb. S.S.	Comm.
Comprimé	400/20 mg	16	17,20	1 à 6	0	65 %	1990

CODOTUSSYL ★★

- **Composition :** Pâte : pholcodine, belladone, aconit, terpine, benzoate de sodium. Sirop : pholcodine, belladone, aconit, sulfogaïacol, benzoate de sodium, laurier cerise, tolu, Desessartz.
- **Domaine :** Pneumologie.
- **Activité :** Antitussif.
- **Classe :** Opium et dérivés.

Indications : Traitement symptomatique des toux non productives.

Contre-indications : Enfant de moins de 3 ans. Asthme, insuffisance respiratoire. Glaucome, troubles urétro-prostatiques.

Effets indésirables : Constipation, somnolence, nausées, vomissements, dépression respiratoire. Sécheresse de la bouche, troubles visuels, tachycardie.

Précautions d'emploi : Ne pas prendre d'alcool pendant le traitement. Prudence chez le sujet âgé. Déconseillé chez la femme enceinte ou allaitant. Le traitement doit être de courte durée. Donne une réaction positive au contrôle antidopage.

Interactions : L'activité et les effets secondaires peuvent être augmentés par les autres dépresseurs du système nerveux central.

Surdosage : Entraîne une somnolence avec possible dépression des centres respiratoires imposant l'hospitalisation.

☞ *Vendu sans ordonnance.*

- LEDERLE

Forme	Dosage	N. d'unités	Prix	Prix/jour	Liste	Remb. S.S.	Comm.
Pâte à sucer	–	20	36,00*	–	0	0 %	1960
Pâte à sucer	–	30	39,50*	–	0	0 %	1960
Sirop adulte	–	150 ml	39,60*	–	0	0 %	1975

COGITUM ★★

- **Composition :** Acide acétylaminosuccinique.
- **Domaine :** Neuropsychiatrie.
- **Activité :** Psychostimulant.
- **Classe :** Dérivé d'acides aminés.

Indications : Asthénies fonctionnelles.

☞ *Vendu sans ordonnance.*

- SMITHKLINE BEECHAM

Forme	Dosage	N. d'unités	Prix	Prix/jour	Liste	Remb. S.S.	Comm.
Amp. buv.	250 mg	30	87,60	–	0	0 %	1966

COGNEX ★★

- **Composition :** Chlorhydrate de tacrine.
- **Domaine :** Neuropsychiatrie.
- **Activité :** Antidémence.
- **Classe :** Anticholinestérasique central.

Indications : Traitement symptomatique de la maladie d'Alzheimer dans ses formes légères à modérées.

Contre-indications : Forme évoluée de la maladie. Altération antérieure des fonctions hépatiques. Insuffisance rénale.

Effets indésirables : Essentiellement altérations hépatiques se traduisant par une augmentation des transaminases.

Précautions d'emploi : La posologie sera progressive, un suivi régulier des fonctions hépatiques sera effectué. Le traitement sera institué en milieu hospitalier.

☞ *Usage hospitalier.*

- PARKE-DAVIS

Forme	Dosage	N. d'unités	Prix	Prix/jour	Liste	Remb. S.S.	Comm.
Gélule	10 mg	56	Hôp.	–	1	Hôp.	1994
Gélule	20 mg	56	Hôp.	–	1	Hôp.	1994
Gélule	30 mg	112	Hôp.	–	1	Hôp.	1994
Gélule	40 mg	112	Hôp.	–	1	Hôp.	1994

COLARINE ★★★

- **Composition :** Huile de paraffine, belladone, jusquiame.
- **Domaine :** Gastro-entérologie.
- **Activité :** Laxatif lubrifiant. Antispasmodique.
- **Classe :** Paraffine. Anticholinergique.

Indications : Traitement symptomatique de la constipation associé aux mesures hygiéno-diététiques.

Contre-indications : Constipation récente inexpliquée, persistante, n'ayant pas fait l'objet d'examens médicaux. Glaucome, troubles urétro-prostatiques.

Effets indésirables : Suintement anal, irritation périnéale. Sécheresse de la bouche, troubles de la vision.

Précautions d'emploi : Pas d'utilisation prolongée.

Interactions : Entraîne une réduction de l'absorption des vitamines liposolubles : vitamines A, D, E, K. Peut modifier l'action des anticoagulants oraux.

☞ *Vendu sans ordonnance.*

• STERLING MIDY

Forme	Dosage	N. d'unités	Prix	Prix/jour	Liste	Remb. S.S.	Comm.
Gelée	–	300 g	14,90*	–	0	0 %	1968

COLCHICINE HOUDÉ ★★★

- **Composition :** Colchicine.
- **Domaine :** Rhumatologie.
- **Activité :** Antigoutteux.

Indications : Prévention et traitement des accès aigus de goutte. Traitement des arthropathies microcristallines : chondrocalcinose, rhumatisme à hydroxyapathite.

Contre-indications : Insuffisance rénale ou hépatique.

Effets indésirables : Troubles digestifs : diarrhée, nausées. Troubles sanguins ou rénaux. Azoospermie. Éruptions cutanées.

Précautions d'emploi : Déconseillé durant la grossesse. Souvent nécessité de la prescription d'un ralentisseur du transit.

Surdosage : Entraîne des troubles digestifs : diarrhée, déshydratation. Troubles sanguins. Troubles respiratoires, choc septique.

☞ *Sur prescription médicale.*

• HOUDÉ

Forme	Dosage	N. d'unités	Prix	Prix/jour	Liste	Remb. S.S.	Comm.
Comprimé	1 mg	20	14,90	–	1	65 %	1910

COLCHIMAX ★★★

- **Composition :** Colchicine, poudre d'opium, phénobarbital, tiémonium.
- **Domaine :** Rhumatologie.
- **Activité :** Antigoutteux.

Indications : Prévention et traitement des accès aigüs de goutte. Traitement des arthropathies microcristallines : chondrocalcinose, rhumatisme à hydroxyapathite.

Contre-indications : Insuffisance rénale ou hépatique. Glaucome, troubles urétro-prostatiques.

Effets indésirables : Troubles digestifs : diarrhée, nausées. Troubles sanguins ou rénaux. Azoospermie. Éruptions cutanées. Somnolence, irritabilité.

Précautions d'emploi : Déconseillé durant la grossesse. Prudence lors des maladies de la thyroïde.

Interactions : Sont nombreuses. On déconseillera la prise d'œstro-progestatifs en vue d'une contraception. On surveillera de très près les patients traités par les anti-inflammatoires corticoïdes, les anticoagulants oraux, certains antiarythmisants cardiaques, la digitaline, les antidépresseurs imipraminiques et tous les dépresseurs du système nerveux.

Surdosage : Entraîne des troubles digestifs : diarrhée, déshydratation. Troubles sanguins. Troubles respiratoires, choc septique.

☞ *Sur prescription médicale.*

• HOUDÉ

Forme	Dosage	N. d'unités	Prix	Prix/jour	Liste	Remb. S.S.	Comm.
Comprimé	1 mg	20	30,30	1,5	1	65 %	1967

COLD CREAM NATUREL ROCHE-POSAY ★★

- **Composition :** Palmitate de cétyle, cire d'abeille, huile de vaseline, eau de La Roche-Posay.
- **Domaine :** Dermatologie.
- **Activité :** Topique protecteur.

Indications : Utilisé dans le traitement d'appoint des lésions d'irritation et de sécheresse cutanée.

Contre-indications : Lésions suintantes.

Effets indésirables : Peut favoriser l'infection ; s'assurer de l'asepsie des lésions.

Précautions d'emploi : Appliquer en couche mince.

☞ *Vendu sans ordonnance.*

• ROCHE-POSAY

Forme	Dosage	N. d'unités	Prix	Prix/ jour	Liste	Remb. S.S.	Comm.
Émulsion locale	–	100 g	45,40*	–	0	0 %	1937
Émulsion locale	–	45 g	26,00*	–	0	0 %	1937

COLD CREAM SALICYLÉ ROCHE-POSAY ★

- **Composition :** Acide salicylique, silicate d'aluminium, dioxyde de titane, palmitate de cétyle, cire d'abeille, huile de vaseline, édétate disodique, eau de La Roche-Posay.
- **Domaine :** Dermatologie.
- **Activité :** Kératolytique.
- **Classe :** Acide salicylique.

Indications : Traitement local des dermatoses squameuses : ichtyoses.

Contre-indications : Allergie aux salicylés. Plaies et lésions suintantes.

Précautions d'emploi : Prudence chez l'enfant.

☞ *Vendu sans ordonnance.*

• ROCHE-POSAY

Forme	Dosage	N. d'unités	Prix	Prix/jour	Liste	Remb. S.S.	Comm.
Crème	–	45 g	25,80*	–	0	0 %	1937

COLDYPACK ★★★

- **Composition :** Nitrate d'ammonium, eau.
- **Domaine :** Rhumatologie. Algologie.
- **Activité :** Antirhumatismal externe. Antalgique externe.
- **Classe :** Réfrigérant.

Indications : Utilisé dans le traitement de la douleur en traumatologie bénigne.

Effets indésirables : Gelures en cas d'application sans précaution.

Précautions d'emploi : Surveiller l'état cutané.

☞ *Vendu sans ordonnance.*

• FISCH-SMITH

Forme	Dosage	N. d'unités	Prix	Prix/jour	Liste	Remb. S.S.	Comm.
Poche	–	1	Libre	–	0	0 %	–

COLGEN ★★★

- **Composition :** Collagène.
- **Domaine :** Hémostase.
- **Activité :** Hémostatique local.

Indications : Hémorragies en nappe cutanée, parenchymateuse, etc.

Contre-indications : Ne pas appliquer sur les plaies infectées.

Précautions d'emploi : Appliquer sans humidifier.

☞ *Usage hospitalier.*

• INTERPHAR

Forme	Dosage	N. d'unités	Prix	Prix/jour	Liste	Remb. S.S.	Comm.
Compresse	Épaisse	–	Hôp.	–	–	Hôp.	1990
Compresse	Fine	–	Hôp.	–	–	Hôp.	1990
Poudre	400 mg	–	Hôp.	–	–	Hôp.	1990

COLICORT ★★★

- **Composition :** Colistine, tétracycline, prednisolone.
- **Domaine :** ORL.
- **Activité :** Antibiotique local. Anti-inflammatoire local.
- **Classe :** Anti-inflammatoire stéroïdien. Tétracycline. Polymyxine.

Indications : Traitement local des affections auriculaires et nasales : otites externes, eczéma du conduit auditif. Rhinites, rhinopharyngites, sinusites aiguës et chroniques.

Contre-indications : Hypersensibilité aux constituants. Infections virales, bactériennes ou mycosiques. Perforation du tympan en cas d'instillation auriculaire.

Effets indésirables : Réactions allergiques. Risque d'ototoxicité et d'effets généraux.

Précautions d'emploi : Traitement de courte durée. Non conseillé chez la femme enceinte ou allaitant.

☞ *Sur prescription médicale.*

• MERCK SHARP & DOHME-CHIBRET

Forme	Dosage	N. d'unités	Prix	Prix/jour	Liste	Remb. S.S.	Comm.
Sol. nasale/auricul.	–	5 ml	14,60	–	1	35 %	1967

COLIMYCINE ★★★

- **Composition :** Colistine.
- **Domaine :** Infectiologie.
- **Activité :** Antibiotique.
- **Classe :** Polymyxines.

Indications : Infections aux germes suivants : colibacille, pyocyaniques, Klebsiella, salmonelles, shigelles, Pasteurella, etc. Par voie orale, le produit n'étant pas absorbé, infections intestinales : diarrhées. Par voie injectable, infections rénales, urogénitales, méningées, septicémiques.

Contre-indications : Allergies aux polymyxines. Myasthénie.

Effets indésirables : Par voie orale : troubles digestifs. Par voie générale : insuffisance rénale, troubles neuropsychiques.

Précautions d'emploi : Prudence en cas d'insuffisance rénale. Utilisation possible chez la femme enceinte.

Interactions : Ne pas associer à d'autres produits néphrotoxiques : aminosides, céphalosporines.

☞ *Sur prescription médicale.*

• BELLON

Forme	Dosage	N. d'unités	Prix	Prix/jour	Liste	Remb. S.S.	Comm.
Comprimé	1 500 000 U	10	26,30	12 à 18	1	35 %	1959
Sirop	50 000 U/ ml	80 ml	12,60	4 à 12	1	35 %	1969
Flacon inj.	500 000 U	1	4,90	19	1	65 %	1959
Flacon inj.	1 000 000 U	1	6,30	10	1	65 %	1959

COLITIQUE ★

- **Composition :** Filtrat anticolibacillaire, colibacille.
- **Domaine :** Gastro-entérologie. Urologie.
- **Activité :** Antidiarrhéique. Anticolibacille.
- **Classe :** Modificateur du milieu intestinal.

Indications : Colibacilloses chroniques : diarrhées, cystites.

☞ *Vendu sans ordonnance.*

- LACTÉOL

Forme	Dosage	N. d'unités	Prix	Prix/jour	Liste	Remb. S.S.	Comm.
Amp. buv.	–	10	37,00	7,5 à 15	0	0 %	1930

COLITISANE ✤

- **Composition :** Souci, érodium, bourrache, orange douce, citron, cassis, lierre, saule, romarin, pâquerette, lilas, muguet, renouée, argentine, haricot, orties.
- **Domaine :** Gastro-entérologie.
- **Activité :** Antidiarrhéique.

Indications : Utilisé dans les colites, les diarrhées.

☞ *Vendu sans ordonnance.*

- LESOURD

Forme	Dosage	N. d'unités	Prix	Prix/jour	Liste	Remb. S.S.	Comm.
Tisane vrac	–	100 g	29,50*	–	0	0 %	–

COLLAFILM ★

- **Composition :** Collagène.
- **Domaine :** Dermatologie.
- **Activité :** Topique cicatrisant.

Indications : Utilisé dans le traitement local des ulcères de la jambe, après détersion et antisepsie. Utilisé dans le traitement local des plaies superficielles.

Contre-indications : Antécédents allergiques.

Effets indésirables : Rarement réactions allergiques.

☞ *Vendu sans ordonnance.*

- INTERPHAR

Forme	Dosage	N. d'unités	Prix	Prix/jour	Liste	Remb. S.S.	Comm.
Gel	3 %	40 g	48,50*	–	0	0 %	1975

COLLU-BLACHE ★

- **Composition :** Chlorhexidine, oxybuprocaïne.
- **Domaine :** ORL. Stomatologie.
- **Activité :** Anesthésique local. Antiseptique local.
- **Classe :** Biguanide.

Indications : Traitement local d'appoint antibactérien et antalgique des affections de la muqueuse buccale et de l'oropharynx.

Contre-indications : Enfant de moins de 30 mois. Sensibilisation préalable au produit, en particulier aux anesthésiques locaux.

Effets indésirables : Possibilité d'éruptions cutanées allergiques.

Précautions d'emploi : Traitement de courte durée. Donne une réaction positive au contrôle antidopage.

Interactions : Ne pas associer à d'autres antiseptiques.

☞ *Vendu sans ordonnance.*

- GALLIER

Forme	Dosage	N. d'unités	Prix	Prix/jour	Liste	Remb. S.S.	Comm.
Collutoire	–	30 g	28,00*	–	0	0 %	1970

COLLUBLEU

- **Composition :** Bleu de méthylène, borate de sodium, menthol.
- **Domaine :** ORL. Stomatologie.
- **Activité :** Antiseptique local.

Indications : Traitement local d'appoint antibactérien et antalgique des affections de la muqueuse buccale et de l'oropharynx : amygdalites, stomatites, gingivites, pharyngites.

Contre-indications : Enfant de moins de 3 ans. Sensibilisation préalable au produit.

Effets indésirables : Possibilité d'éruptions cutanées allergiques.

Précautions d'emploi : Traitement de courte durée.

Interactions : Ne pas associer à d'autres antiseptiques.

☞ *Vendu sans ordonnance.*

- C. P. F.

Forme	Dosage	N. d'unités	Prix	Prix/jour	Liste	Remb. S.S.	Comm.
Collutoire	–	30 ml	21,70*	–	0	0 %	–

COLLUCALMYL ★

- **Composition :** Hexamidine, tétracaïne.
- **Domaine :** ORL. Stomatologie.
- **Activité :** Anesthésique local. Antiseptique local.
- **Classe :** Diamidine.

Indications : Traitement local d'appoint antibactérien et antalgique des affections de la muqueuse buccale et de l'oropharynx.

Contre-indications : Enfant de moins de 3 ans. Sensibilisation préalable au produit, en particulier aux anesthésiques locaux.

Effets indésirables : Possibilité d'éruptions cutanées allergiques.

Précautions d'emploi : Traitement de courte durée. Donne une réaction positive au contrôle antidopage.

Interactions : Ne pas associer à d'autres antiseptiques.

☞ *Vendu sans ordonnance.*

- STERLING MIDY

Forme	Dosage	N. d'unités	Prix	Prix/jour	Liste	Remb. S.S.	Comm.
Fl. pressurisé	–	60 ml	33,85*	–	0	0 %	1976

COLLUCTYL ★

- **Composition :** Cétromonium, tétracaïne, citrate trisodique, salicylate de sodium.
- **Domaine :** ORL. Stomatologie.
- **Activité :** Anesthésique local. Antiseptique local.
- **Classe :** Ammonium quaternaire.

Indications : Traitement local d'appoint antibactérien et antalgique des affections de la muqueuse buccale et de l'oropharynx.

Contre-indications : Enfant de moins de 3 ans. Sensibilisation préalable au produit, en particulier aux anesthésiques locaux et aux salicylés.

Effets indésirables : Possibilité d'éruptions cutanées allergiques.

Précautions d'emploi : Traitement de courte durée. Donne une réaction positive au contrôle antidopage.

Interactions : Ne pas associer à d'autres antiseptiques.

☞ *Vendu sans ordonnance.*

- SARBACH

Forme	Dosage	N. d'unités	Prix	Prix/jour	Liste	Remb. S.S.	Comm.
Spray	–	30 ml	31,20*	–	0	0 %	–

COLLUDOL ★

- **Composition :** Hexamidine, lidocaïne
- **Domaine :** ORL. Stomatologie.
- **Activité :** Anesthésique local. Antiseptique local.
- **Classe :** Diamidine.

Indications : Traitement local d'appoint antibactérien et antalgique des affections de la muqueuse buccale et de l'oropharynx.

Contre-indications : Enfant de moins de 3 ans. Sensibilisation préalable au produit, en particulier aux anesthésiques locaux.

Effets indésirables : Possibilité d'éruptions cutanées allergiques.

Précautions d'emploi : Traitement de courte durée. Donne une réaction positive au contrôle antidopage.

Interactions : Ne pas associer à d'autres antiseptiques.

☞ *Vendu sans ordonnance.*

• LIPHA

Forme	Dosage	N. d'unités	Prix	Prix/jour	Liste	Remb. S.S.	Comm.
Fl. pressurisé	–	30 ml	33,80*	–	0	0 %	1983

COLLU-HEXTRIL ★

• **Composition :** Hexétidine.
• **Domaine :** ORL. Stomatologie.
• **Activité :** Antiseptique local.

Indications : Traitement local d'appoint des affections de la muqueuse buccale et de l'oropharynx.

Contre-indications : Enfant de moins de 30 mois. Sensibilisation préalable au produit.

Précautions d'emploi : Traitement de courte durée.

Interactions : Ne pas associer à d'autres antiseptiques.

☞ *Vendu sans ordonnance.*

• WARNER WELLCOME

Forme	Dosage	N. d'unités	Prix	Prix/jour	Liste	Remb. S.S.	Comm.
Fl. pressurisé	0,2 %	40 ml	18,90	–	0	35 %	1968

COLLUNIUM ★

• **Composition :** Benzalkonium, amyléine.
• **Domaine :** ORL. Stomatologie.
• **Activité :** Anesthésique local. Antiseptique local.
• **Classe :** Ammonium quaternaire.

Indications : Traitement local d'appoint antibactérien et antalgique des affections de la muqueuse buccale et de l'oropharynx.

Contre-indications : Enfant de moins de 4 ans. Sensibilisation préalable au produit, en particulier aux anesthésiques locaux.

Effets indésirables : Possibilité d'éruptions cutanées allergiques.

Précautions d'emploi : Traitement de courte durée.

Interactions : Ne pas associer à d'autres antiseptiques.

☞ *Vendu sans ordonnance.*

• AMIDO

Forme	Dosage	N. d'unités	Prix	Prix/jour	Liste	Remb. S.S.	Comm.
Sol. locale	–	30 ml	37,50*	–	0	0 %	–

COLLUNOSOL ★

• **Composition :** Trichlorophénol, tétracaïne.
• **Domaine :** ORL. Stomatologie.
• **Activité :** Antiseptique local. Antifongique local. Anesthésique local.
• **Classe :** Ammonium quaternaire.

Indications : Traitement local d'appoint antibactérien et antalgique des affections de la muqueuse buccale et de l'oropharynx.

Contre-indications : Enfant de moins de 12 ans. Sensibilisation préalable au produit, en particulier aux anesthésiques locaux.

Effets indésirables : Possibilité d'éruptions cutanées allergiques.

Précautions d'emploi : Traitement de courte durée. Donne une réaction positive au contrôle antidopage.

Interactions : Ne pas associer à d'autres antiseptiques.

☞ *Vendu sans ordonnance.*

• LEDERLE

Forme	Dosage	N. d'unités	Prix	Prix/jour	Liste	Remb. S.S.	Comm.
Collutoire atomis.	–	1	33,50*	–	0	0 %	–

COLLUNOVAR COLLUTOIRE ★

- **Composition :** Chlorhexidine.
- **Domaine :** ORL. Stomatologie.
- **Activité :** Antiseptique local.
- **Classe :** Biguanide.

Indications : Traitement local d'appoint des affections de la muqueuse buccale et de l'oropharynx.

Contre-indications : Enfant de moins de 30 mois. Sensibilisation préalable au produit.

Effets indésirables : Coloration brune de la langue et des dents.

Précautions d'emploi : Traitement de courte durée.

Interactions : Ne pas associer à d'autres antiseptiques.

☞ *Vendu sans ordonnance.*

- DEXO

Forme	Dosage	N. d'unités	Prix	Prix/jour	Liste	Remb. S.S.	Comm.
Fl. pressurisé	0,11 %	40 ml	22,60	–	0	35 %	1960
Gargarisme	0,11 %	25 ml	15,00	–	0	35 %	1956

COLLUNOVAR SEC ★

- **Composition :** Tyrothricine, bacitracine.
- **Domaine :** ORL. Stomatologie.
- **Activité :** Antibiotique local.

Indications : Traitement local d'appoint antibactérien des affections de la muqueuse buccale et de l'oropharynx.

Contre-indications : Enfant de moins de 6 ans. Sensibilisation au produit.

Effets indésirables : Réactions allergiques.

Précautions d'emploi : Traitement de courte durée.

☞ *Vendu sans ordonnance.*

- DEXO

Forme	Dosage	N. d'unités	Prix	Prix/jour	Liste	Remb. S.S.	Comm.
Pastille	–	24	25,50*	–	0	0 %	1975

COLLUPRESSINE

- **Composition :** Félypressine, chlorhexidine.
- **Domaine :** ORL.
- **Activité :** Antiseptique local. Vasoconstricteur local. Hémostatique.
- **Classe :** Vasopressine et dérivés. Biguanide.

Indications : Traitement local d'appoint des affections douloureuses et inflammatoires de la muqueuse buccale et de l'oropharynx.

Contre-indications : Enfant de moins de 30 mois.

Précautions d'emploi : Traitement de courte durée.

☞ *Vendu sans ordonnance.*

- GOUPIL

Forme	Dosage	N. d'unités	Prix	Prix/jour	Liste	Remb. S.S.	Comm.
Fl. pressurisé	–	20 ml	32,00	–	0	0 %	1972

COLLUSPIR ★

- **Composition :** Hexamidine, lidocaïne
- **Domaine :** ORL. Stomatologie.
- **Activité :** Anesthésique local. Antiseptique local.
- **Classe :** Diamidine.

Indications : Traitement local d'appoint antibactérien et antalgique des affections de la muqueuse buccale et de l'oropharynx.

Contre-indications : Enfant de moins de 3 ans. Sensibilisation préalable au produit, en particulier aux anesthésiques locaux.

Effets indésirables : Possibilité d'éruptions cutanées allergiques.

Précautions d'emploi : Traitement de courte durée. Donne une réaction positive au contrôle antidopage.

Interactions : Ne pas associer à d'autres antiseptiques.

☞ *Vendu sans ordonnance.*

- SOEKAMI LEFRANCQ

Forme	Dosage	N. d'unités	Prix	Prix/jour	Liste	Remb. S.S.	Comm.
Fl. pressurisé	–	30 ml	24,00*	–	0	0 %	1992

COLLUSTAN ★

- **Composition :** Chlorhexidine, amyléine.
- **Domaine :** ORL. Stomatologie.
- **Activité :** Anesthésique local. Antiseptique local.
- **Classe :** Biguanide.

Indications : Traitement local d'appoint antibactérien et antalgique des affections de la muqueuse buccale et de l'oropharynx.

Contre-indications : Enfant de moins de 30 mois. Sensibilisation préalable au produit, en particulier aux anesthésiques locaux.

Effets indésirables : Possibilité d'éruptions cutanées allergiques.

Précautions d'emploi : Traitement de courte durée.

Interactions : Ne pas associer à d'autres antiseptiques.

☞ *Vendu sans ordonnance.*

- OBERLIN

Forme	Dosage	N. d'unités	Prix	Prix/jour	Liste	Remb. S.S.	Comm.
Fl. pressurisé	–	60 ml	30,90*	–	0	0 %	1985

COLLYRE BLEU LAITER

- **Composition :** Méthylthioninium, naphazoline.
- **Domaine :** Ophtalmologie.
- **Activité :** Antiseptique local. Vasoconstricteur local.
- **Classe :** Stimulant alpha-adrénergique.

Indications : Traitement des affections et irritations du segment antérieur de l'œil d'origine allergique ou inflammatoire : conjonctivite, kératite, corps étranger.

Contre-indications : Hypersensibilité au produit. Glaucome. Enfant de moins de 7 ans.

Effets indésirables : Entraîne une dilatation de la pupille.

Précautions d'emploi : Prudence chez l'hypertendu et le cardiaque. Traitement de courte durée.

Interactions : Ne pas associer aux antidépresseurs de type IMAO.

☞ *Vendu sans ordonnance.*

- NORMAVISION

Forme	Dosage	N. d'unités	Prix	Prix/jour	Liste	Remb. S.S.	Comm.
Collyre	0,5 %	10 ml	13,50	–	0	65 %	1945
Collyre Fort	1 %	10 ml	13,10	–	0	65 %	1945

COLLYRE LUMIÈRE ★★

- **Composition :** Chlorhexidine gluconate, phényléphrine.
- **Domaine :** Ophtalmologie.
- **Activité :** Antiseptique local. Vasoconstricteur local.
- **Classe :** Stimulant alpha-adrénergique.

Indications : Traitement antiseptique et décongestif des yeux rouges. Fatigue oculaire.

Contre-indications : Hypersensibilité au produit. Glaucome. Enfant de moins de 3 ans.

Effets indésirables : Entraîne une dilatation de la pupille.

Précautions d'emploi : Donne une réaction positive au contrôle antidopage. Traitement de courte durée.

Interactions : Ne pas associer aux antidépresseurs de type IMAO.

☞ *Vendu sans ordonnance.*

- SARBACH

Forme	Dosage	N. d'unités	Prix	Prix/jour	Liste	Remb. S.S.	Comm.
Collyre	–	10 ml	27,40*	–	0	0 %	–

COLLYREX ★

- **Composition :** Thiomersal, phényléphrine, pentosane.
- **Domaine :** Ophtalmologie.
- **Activité :** Antiseptique local. Vasoconstricteur local.
- **Classe :** Stimulant alpha-adrénergique.

Indications : Traitement antiseptique des conjonctivites, blépharoconjonctivites, kératites bactériennes.

Contre-indications : Hypersensibilité au produit. Glaucome. Enfant de moins de 30 mois.

Effets indésirables : Entraîne une dilatation de la pupille.

Précautions d'emploi : Donne une réaction positive au contrôle antidopage. Traitement de courte durée.

Interactions : Ne pas associer aux antidépresseurs de type IMAO.

☞ *Vendu sans ordonnance.*

- STERLING MIDY

Forme	Dosage	N. d'unités	Prix	Prix/jour	Liste	Remb. S.S.	Comm.
Collyre	–	10 ml	29,65*	–	0	0 %	1979
Collyre unidose	–	10	36,85*	–	0	0 %	1990

COLLYROL ★

- **Composition :** Propionate de sodium.
- **Domaine :** Ophtalmologie.
- **Activité :** Antiseptique local.

Indications : Traitement des conjonctivites, kératites, blépharites.

Contre-indications : Hypersensibilité au produit.

Effets indésirables : Réactions locales possibles.

Précautions d'emploi : Traitement de durée limitée.

☞ *Vendu sans ordonnance.*

- AÉROCID

Forme	Dosage	N. d'unités	Prix	Prix/jour	Liste	Remb. S.S.	Comm.
Collyre	5 %	10 ml	28,10*	–	0	0 %	–

COLOFOAM ★★★

- **Composition :** Hydrocortisone.
- **Domaine :** Gastro-entérologie.
- **Activité :** Anti-inflammatoire intestinal.
- **Classe :** Stéroïdien.

Indications : Recto-colite hémorragique. Maladie de Crohn colique. Rectite postradiologique ou chirurgicale.

Contre-indications : Infection bactérienne ou virale en évolution. Ulcère gastroduodénal en évolution. Troubles psychiatriques graves.

Effets indésirables : Très rarement signes généraux de surdosage en cortisone.

Précautions d'emploi : Administrer de préférence le soir, afin de garder le lavement le plus longtemps possible. Donne une réaction positive au contrôle antidopage.

☞ *Sur prescription médicale.*

- NORGINE PHARMA

Forme	Dosage	N. d'unités	Prix	Prix/jour	Liste	Remb. S.S.	Comm.
Mousse rect.	100 mg	12	118,70	8,5	1	65 %	1983

COLOMINTHE ✤

- **Composition :** Mintha piperita, Fœniculum vulgare, Melissa officinalis.
- **Domaine :** Gastro-entérologie.
- **Activité :** Divers.

Indications : Utilisé dans le traitement des troubles digestifs : lenteur à la digestion, ballonnement épigastrique, flatulences, spasmes digestifs.

☞ *Vendu sans ordonnance.*

- ARKOPHARMA

Forme	Dosage	N. d'unités	Prix	Prix/jour	Liste	Remb. S.S.	Comm.
Gélule	–	30	43,00*	–	0	0 %	–

COLOPEG ★★★

- **Composition :** Chlorure de sodium, sulfate de sodium, chlorure de potassium, bicarbonate de sodium, polyéthylèneglycol.
- **Domaine :** Gastro-entérologie.
- **Activité :** Préparation aux investigations coliques.
- **Classe :** Polyéthylèneglycol.

Indications : Lavage colique nécessaire aux explorations endoscopiques ou radiologiques et à la chirurgie colique.

Contre-indications : Altérations graves de l'état général. Insuffisance cardiaque grave. Occlusion intestinale. Altérations importantes de la muqueuse.

Effets indésirables : Nausées, vomissements. Ballonnement abdominal.

Précautions d'emploi : Dissoudre un sachet dans un litre d'eau à absorber en prise unique.

☞ *Vendu sans ordonnance.*

• NICHOLAS

Forme	Dosage	N. d'unités	Prix	Prix/jour	Liste	Remb. S.S.	Comm.
Sachet	–	1	22,90	–	0	65 %	1986
Sachet	–	3	57,80	–	0	65 %	1986

COLOPRIV ★★★

- **Composition :** Mébévérine.
- **Domaine :** Gastro-entérologie.
- **Activité :** Antispasmodique.
- **Classe :** Musculotrope.

Indications : Traitement symptomatique des manifestations spasmodiques et douloureuses liées aux troubles fonctionnels du tube digestif et des voies biliaires. Colopathies fonctionnelles.

Effets indésirables : Rarement nausées, maux de tête.

Précautions d'emploi : Non conseillé chez la femme enceinte ou allaitant.

Surdosage : Pourrait entraîner une hyperexcitabilité.

☞ *Sur prescription médicale.*

• BIOTHÉRAPIE

Forme	Dosage	N. d'unités	Prix	Prix/jour	Liste	Remb. S.S.	Comm.
Gélule	100 mg	30	26,90	3,6 à 5,3	2	35 %	1991

COLOPTEN ★

- **Composition :** Fractions antigéniques de staphylocoques, colibacille, Klebsiella, Proteus.
- **Domaine :** Gastro-entérologie.
- **Activité :** Antidiarrhéique.
- **Classe :** Modificateur du milieu intestinal.

Indications : Diarrhées non organiques.

☞ *Vendu sans ordonnance.*

• DEBAT

Forme	Dosage	N. d'unités	Prix	Prix/jour	Liste	Remb. S.S.	Comm.
Amp. buv.	–	20	27,50	1 à 4	0	35 %	1976
Comprimé	–	30	20,70	2	0	35 %	1978

COLPORMON ★

- **Composition :** Hydroxyestrone.
- **Domaine :** Endocrinologie. Gynécologie.
- **Activité :** Estrogénique.
- **Classe :** Estrogène.

Indications : Correction des carences œstrogéniques locales. Troubles trophiques vulvo-vaginaux lors de la ménopause. Stérilité par insuffisance de la glaire cervicale.

Contre-indications : Maladies thrombo-emboliques, maladies cardio-vasculaires.

Tumeurs malignes du sein et de l'utérus. Maladies hépatiques sévères. Hypertension artérielle. Diabète. Antécédents de maladie hépatique.

Effets indésirables : Accidents cardio-vasculaires ou thrombo-emboliques. Maux de tête, migraine, vertiges. Troubles digestifs, irritabilité, dépression, jambes lourdes, saignements génitaux.

Précautions d'emploi : Une surveillance clinique de la femme traitée s'impose. Déconseillé chez la femme enceinte ou allaitant.

Interactions : Ne pas associer à la rifampicine, aux barbituriques et à certains anti-épileptiques.

☞ *Vendu sans ordonnance.*

• LIPHA SANTÉ

Forme	Dosage	N. d'unités	Prix	Prix/jour	Liste	Remb. S.S.	Comm.
Comprimé	100 µg	50	13,80*	–	0	0 %	1962

COLPOSEPTINE ★

• **Composition :** Chlorquinaldol, promestriène.
• **Domaine :** Gynécologie.
• **Activité :** Antiseptique local. Estrogénique.
• **Classe :** Usage externe.

Indications : Atrophie vaginale par carence estrogénique, surinfectée.

Contre-indications : Cancer hormono-dépendant.

☞ *Sur prescription médicale.*

• THÉRAMEX

Forme	Dosage	N. d'unités	Prix	Prix/jour	Liste	Remb. S.S.	Comm.
Compr. vaginal	–	18	30,20	1,7	2	65 %	1978

COLPOTROPHINE ★★

• **Composition :** Promestriène.
• **Domaine :** Gynécologie.
• **Activité :** Estrogénique.
• **Classe :** Usage externe.

Indications : Atrophie vaginale, vulvaire, par carence estrogénique. Retard de cicatrisation cervico-vaginale, vulvaire, dans les suites d'accouchement.

Contre-indications : Cancer hormono-dépendant.

☞ *Sur prescription médicale.*

• THÉRAMEX

Forme	Dosage	N. d'unités	Prix	Prix/jour	Liste	Remb. S.S.	Comm.
Caps. vaginale	10 mg	20	38,20	2	2	65 %	1975
Crème	1 %	30 g	38,60	1,3	2	65 %	1982

COLPRONE ★★★

• **Composition :** Médrogestone.
• **Domaine :** Endocrinologie. Gynécologie.
• **Activité :** Progestative.
• **Classe :** Progestatif.

Indications : Troubles liés à une insuffisance en progestérone : syndrome prémenstruel, irrégularités menstruelles, mastopathies bénignes, préménopause. Hémorragie fonctionnelle et ménorragie des fibromes. Endométriose. Ménopause en complément d'un traitement œstrogénique.

Contre-indications : Altération grave des fonctions hépatiques. Antécédents thrombophlébitiques. Grossesse.

Effets indésirables : Troubles digestifs. Aggravation d'une insuffisance veineuse. Modification des règles.

Précautions d'emploi : Déconseillé chez la femme enceinte ou allaitant.

☞ *Sur prescription médicale.*

• WYETH FRANCE

Forme	Dosage	N. d'unités	Prix	Prix/jour	Liste	Remb. S.S.	Comm.
Comprimé	5 mg	20	30,90	1,5 à 6	1	65 %	1972

COLTRAMYL ★★

- **Composition :** Thiocolchicoside.
- **Domaine :** Rhumatologie.
- **Activité :** Myorelaxant.

Indications : Traitement d'appoint des contractures douloureuses au cours des torticolis, lombalgies, dorsalgies. Rééducation fonctionnelle. Règles douloureuses.

Contre-indications : Allergie au produit.

Effets indésirables : Réactions allergiques. Malaise, chute de la tension artérielle. Troubles digestifs.

Précautions d'emploi : Non conseillé chez la femme enceinte ou allaitant.

☞ *Sur prescription médicale.*

- ROUSSEL

Forme	Dosage	N. d'unités	Prix	Prix/jour	Liste	Remb. S.S.	Comm.
Amp. inj.	4 mg	6	38,90	13	1	65 %	1957
Comprimé	4 mg	12	36,20	12	1	65 %	1959

COMBANTRIN ★★★

- **Composition :** Pyrantel.
- **Domaine :** Parasitologie.
- **Activité :** Anthelminthique.

Indications : Traitement des infestations par ascaris, ankylostomes, oxyures.

Contre-indications : Insuffisance hépatique.

Effets indésirables : Troubles digestifs : nausées, vomissements, diarrhée. Maux de tête, vertiges, somnolence, insomnie.

Précautions d'emploi : Non conseillé chez la femme enceinte.

Interactions : Augmente l'activité de la théophylline.

Surdosage : N'entraîne que quelques troubles digestifs légers.

☞ *Vendu sans ordonnance.*

- PFIZER

Forme	Dosage	N. d'unités	Prix	Prix/jour	Liste	Remb. S.S.	Comm.
Comprimé	125 mg	6	17,90	18	0	65 %	1973
Susp. buv.	50 mg/ml	15 ml	20,30	3 à 10	0	65 %	1973

COMBEYLAX ★★

- **Composition :** Pentaérythritol.
- **Domaine :** Gastro-entérologie.
- **Activité :** Laxatif osmotique.

Indications : Traitement symptomatique de la constipation associé aux mesures hygiéno-diététiques.

Contre-indications : Constipation récente inexpliquée, persistante, n'ayant pas fait l'objet d'examens médicaux. Colopathies organiques inflammatoires. Syndrome occlusif. Douleurs abdominales.

Effets indésirables : Sensation de ballonnement abdominal. Flatulences. Diarrhée.

Précautions d'emploi : Pas d'utilisation prolongée.

Surdosage : Entraîne une diarrhée.

☞ *Vendu sans ordonnance.*

- THÉRA FRANCE

Forme	Dosage	N. d'unités	Prix	Prix/jour	Liste	Remb. S.S.	Comm.
Sachet	5 g	20	33,00	1,5 à 4,5	0	0 %	1992

COMPLEXE HOMÉOPATHIQUE LEHNING N° 001 ❍

- **Composition :** Arnica 3DH, Aconit 3DH, Belladonna 4 DH, Bryonia 3DH, China 3DH, Nux vomica 4DH, Ruta graveolens 8DH, Hypericum 3DH, Millefolium 3DH, Sambuscus 3DH aa.
- **Domaine :** Algologie.
- **Activité :** Divers.

Indications : Traumatismes. Courbatures.

☞ *Vendu sans ordonnance.*

- LEHNING

Forme	Dosage	N. d'unités	Prix	Prix/jour	Liste	Remb. S.S.	Comm.
Goutte buv.	–	20 ml	20,00*	–	0	0 %	–

COMPLEXE HOMÉOPATHIQUE LEHNING N° 002 ❍

- **Composition :** Agnus castus 3DH, Glonoinum 8DH, Apis mellifica 4DH, Phytolacca 3DH, Pulsatilla 4DH, Spongia tasta 3DH, Mercurius corrosivus 4DH, Belladonna 4DH, Juglans (folia) 2DH, Arsenicum album 4DH aa.
- **Domaine :** Hématologie.
- **Activité :** Divers.

Indications : Lymphatisme. Adénites.

☞ *Vendu sans ordonnance.*

- LEHNING

Forme	Dosage	N. d'unités	Prix	Prix/jour	Liste	Remb. S.S.	Comm.
Goutte buv.	–	20 ml	20,00*	–	0	0 %	–

COMPLEXE HOMÉOPATHIQUE LEHNING N° 003 ❍

- **Composition :** Rubia TM, Berberis vulgaris 3DH, Belladonna 3DH, Terebinthina 3DH, Pareira brava 3DH, Acidum benzoïcum 1DH.
- **Domaine :** Uro-néphrologie.
- **Activité :** Divers.

Indications : Néphrite et gravelle.

☞ *Vendu sans ordonnance.*

- LEHNING

Forme	Dosage	N. d'unités	Prix	Prix/jour	Liste	Remb. S.S.	Comm.
Goutte buv.	–	20 ml	20,00*	–	0	0 %	–

COMPLEXE HOMÉOPATHIQUE LEHNING N° 005 ❍

- **Composition :** Acidum phosphoricum 2DH, Zinci chloras 8DH, Acidum picricum 4DH, Gelsemium 6DH, Valeriana TM.
- **Domaine :** Nutrition et métabolisme.
- **Activité :** Divers.

Indications : Fatigue physique et intellectuelle. Asthénie nerveuse.

☞ *Vendu sans ordonnance.*

- LEHNING

Forme	Dosage	N. d'unités	Prix	Prix/jour	Liste	Remb. S.S.	Comm.
Goutte buv.	–	20 ml	20,00*	–	0	0 %	–

COMPLEXE HOMÉOPATHIQUE LEHNING N° 006 ❍

- **Composition :** Juniperus 2DH, Mercurius corrosivus 6DH, Terebinthina 3DH, Acidum nitricum 4DH, Sabal serrulata 2DH, Thuya 3DH, Cantharis 8DH, Belladonna 3DH, Chelidonium 1DH, Dulcamara 3DH aa.
- **Domaine :** Uro-néphrologie.
- **Activité :** Divers.

Indications : Affection urinaire. Œdèmes d'origine rénale.

☞ *Vendu sans ordonnance.*

- LEHNING

Forme	Dosage	N. d'unités	Prix	Prix/jour	Liste	Remb. S.S.	Comm.
Goutte buv.	–	20 ml	20,00*	–	0	0 %	–

COMPLEXE HOMÉOPATHIQUE LEHNING N° 009 ❍

- **Composition :** Uva ursi 1DH, Pulsatilla 3DH, Euphrasia 3DH, Helleborus 4DH, Cannabis sativa 2DH, Belladonna 3DH, Argent colloïdal 3DH, Aconit 3DH, Coccus cacti 2 DH aa.
- **Domaine :** Uro-néphrologie.
- **Activité :** Divers.
  Indications : Cystites.

☞ *Vendu sans ordonnance.*
- LEHNING

Forme	Dosage	N. d'unités	Prix	Prix/jour	Liste	Remb. S.S.	Comm.
Goutte buv.	–	20 ml	20,00*	–	0	0 %	–

COMPLEXE HOMÉOPATHIQUE LEHNING N° 010 ❍

- **Composition :** Natri carbonas 4DH, Arsenicum album 4DH, Lycopodium 4DH, Berberis vulgaris 3DH, Acidum benzoïcum 2DH, Apis 4DH, Arnica 2DH, Lithi carbonas 2DH, Natri phosphas 3DH, Terebinthina 4DH aa.
- **Domaine :** Rhumatologie.
- **Activité :** Divers.
  Indications : Arthritisme. Diathèse rhumatismale. Goutte.

☞ *Vendu sans ordonnance.*
- LEHNING

Forme	Dosage	N. d'unités	Prix	Prix/jour	Liste	Remb. S.S.	Comm.
Goutte buv.	–	20 ml	20,00*	–	0	0 %	–

COMPLEXE HOMÉOPATHIQUE LEHNING N° 011 ❍

- **Composition :** Acidum metasilicum 3DH, Argent colloïdal 3DH, Stibii triulfidum 3DH, Arsenii anhydridum 5DH, Calci fluoridum 4DH, Ferri phosphas 3DH, Magnesii phosphas 3DH, Hydrargyri et Ammonii nitras 8 DH, Mangani peroxydum 3DH aa.
- **Domaine :** Nutrition et métabolisme.
- **Activité :** Divers.
  Indications : Fortifiant. Rachitisme. Fistule, suppuration.

☞ *Vendu sans ordonnance.*
- LEHNING

Forme	Dosage	N. d'unités	Prix	Prix/jour	Liste	Remb. S.S.	Comm.
Comprimé	–	80	21,00*	–	0	0 %	–

COMPLEXE HOMÉOPATHIQUE LEHNING N° 012 ❍

- **Composition :** Sulfur sublimatum lavum 3DH, Arsenii anhydridum 4DH, Alumen 4DH, Magnesii sulfas 3DH, Dinatrii sulfas 3DH aa.
- **Domaine :** Dermatologie.
- **Activité :** Divers.
  Indications : Dermatoses. Psoriasis. Hémorroïdes.

☞ *Vendu sans ordonnance.*
- LEHNING

Forme	Dosage	N. d'unités	Prix	Prix/jour	Liste	Remb. S.S.	Comm.
Comprimé	–	80	21,00*	–	0	0 %	–

COMPLEXE HOMÉOPATHIQUE LEHNING N° 015 ❍

- **Composition :** Craraegus TM, Arnica 2DH, Aconit 4DH, Nux vomica 4DH, Glonoïnum 8DH, Cactus grandiflorus 2DH, Arsenicum 4DH, Apocynum cannabinum 8DH aa.
- **Domaine :** Cardio-vasculaire.
- **Activité :** Divers.

Indications : Troubles cardio-vasculaires.

☞ *Vendu sans ordonnance.*

- LEHNING

Forme	Dosage	N. d'unités	Prix	Prix/jour	Liste	Remb. S.S.	Comm.
Goutte buv.	–	20 ml	20,00*	–	0	0 %	–

COMPLEXE HOMÉOPATHIQUE LEHNING N° 018 ❍

- **Composition :** Kalmia latifolia 3DH, Conium maculatum 4DH, Argent colloïdal 6DH, Helleborus 2DH, Arsenicum album 6DH aa.
- **Domaine :** Cardio-vasculaire.
- **Activité :** Divers.

Indications : Troubles fonctionnels cardiaques.

☞ *Vendu sans ordonnance.*

- LEHNING

Forme	Dosage	N. d'unités	Prix	Prix/jour	Liste	Remb. S.S.	Comm.
Goutte buv.	–	20 ml	20,00*	–	0	0 %	–

COMPLEXE HOMÉOPATHIQUE LEHNING N° 020 ❍

- **Composition :** Sepia officinalis 4DH, Dikalii carbonas 3DH, Ambra cinerea 5DH, Strontii chloridum 4DH, Calcii carbonas 3DH aa.
- **Domaine :** Gynécologie.
- **Activité :** Divers.

Indications : Leucorrhée, troubles utérins.

☞ *Vendu sans ordonnance.*

- LEHNING

Forme	Dosage	N. d'unités	Prix	Prix/jour	Liste	Remb. S.S.	Comm.
Goutte buv.	–	20 ml	20,00*	–	0	0 %	–

COMPLEXE HOMÉOPATHIQUE LEHNING N° 021 ❍

- **Composition :** Cimicifuga 4DH, Mercurius corrosivus 4DH, Sabina 8DH, Hydrastis 4DH, Secale cornutum 3DH, Auri natr. chlorid. 8DH, Lycopodium 4DH, Acidum nitricum 4DH, Lilium tigrinum TM.
- **Domaine :** Gynécologie.
- **Activité :** Divers.

Indications : Métrite, ménorragies, métrorragies.

☞ *Vendu sans ordonnance.*

- LEHNING

Forme	Dosage	N. d'unités	Prix	Prix/jour	Liste	Remb. S.S.	Comm.
Goutte buv.	–	20 ml	20,00*	–	0	0 %	–

COMPLEXE HOMÉOPATHIQUE LEHNING N° 024 ❍

- **Composition :** Rosmarinus TM, Pulsatilla 3DH, Aristolochia 2DH, Cupri acetas 4DH, Sulfur 4DH, Nux vomica 4DH, Caulophyllum 3DH, Belladonna 3DH, China 1DH, Ferri chloridum 3DH aa.
- **Domaine :** Cardio-vasculaire.
- **Activité :** Divers.

Indications : Troubles circulatoires. Aménorrhées et oligoménorrhées.

☞ *Vendu sans ordonnance.*

- LEHNING

Forme	Dosage	N. d'unités	Prix	Prix/jour	Liste	Remb. S.S.	Comm.
Goutte buv.	–	20 ml	20,00*	–	0	0 %	–

COMPLEXE HOMÉOPATHIQUE LEHNING N° 026 ❍

- **Composition :** Hypericum 1DH, Melilotus 1DH, Viburnum opulus 3DH, Arnica 3DH, Belladonna 3DH, Secale cornutum 4DH, Arsenicum iodidum 4DH, Phosphorus 8DH, Rhus toxicodendron 4DH aa.
- **Domaine :** Neuropsychiatrie.
- **Activité :** Divers.

Indications : Névrites, traumatisme des nerfs.

☞ *Vendu sans ordonnance.*

- LEHNING

Forme	Dosage	N. d'unités	Prix	Prix/jour	Liste	Remb. S.S.	Comm.
Goutte buv.	–	20 ml	20,00*	–	0	0 %	–

COMPLEXE HOMÉOPATHIQUE LEHNING N° 029 ❍

- **Composition :** Ferrum pulv. 3DH, Alœ pulv. 5DH, Platini chloridum 5DH, Arsenii anhydridum 4DH aa.
- **Domaine :** Nutrition et métabolisme.
- **Activité :** Divers.

Indications : Action revitalisante. Adynamie, anémie, acrocyanose.

☞ *Vendu sans ordonnance.*

- LEHNING

Forme	Dosage	N. d'unités	Prix	Prix/jour	Liste	Remb. S.S.	Comm.
Goutte buv.	–	20 ml	20,00*	–	0	0 %	–

COMPLEXE HOMÉOPATHIQUE LEHNING N° 031 ❍

- **Composition :** Hypophysine 4DH, Lycopus virginicum 3DH, Spongia 3DH, Arsenicum triiodidum 4DH, Viscum album 1DH, Leonorus cardiaca 1DH, Sulfur 4DH, Calci acetas 2DH, China 3DH, Chamomilla 3DH aa.
- **Domaine :** Cardio-vasculaire.
- **Activité :** Divers.

Indications : Tachycardie. Troubles d'origine hypophysaire.

☞ *Vendu sans ordonnance.*

- LEHNING

Forme	Dosage	N. d'unités	Prix	Prix/jour	Liste	Remb. S.S.	Comm.
Goutte buv.	–	20 ml	20,00*	–	0	0 %	–

COMPLEXE HOMÉOPATHIQUE LEHNING N° 036 ❍

- **Composition :** Conium 4DH, Hydrastis 3DH, Chelidonium 2DH, Kreosotum 3DH, Arsenicum album 4DH, Onopordon acanthium 1DH, Argenti nitras 4DH, Strychninum 4DH, Cadmi sulfas 6DH, Dioscorea 1DH aa.
- **Domaine :** Endocrinologie.
- **Activité :** Divers.

Indications : Orchites. Prostatites. Adénopathies. Ulcérations.

☞ *Vendu sans ordonnance.*

- LEHNING

Forme	Dosage	N. d'unités	Prix	Prix/jour	Liste	Remb. S.S.	Comm.
Goutte buv.	–	20 ml	20,00*	–	0	0 %	–

COMPLEXE HOMÉOPATHIQUE LEHNING N° 037 ❍

- **Composition :** Thuya 4DH, Dulcamara 4 DH, Hydrargyri bichloridum 3DH, Phytolacca 4DH, Arsenicum iodidum 4DH, Pulsatilla 4DH, Phosphorus 8DH, Acidum nitricum 4DH, Kalii dichromas 4DH, Aristolochia 1DH aa.
- **Domaine :** Uro-néphrologie.
- **Activité :** Divers.

Indications : Affections génito-urinaires. Verrues.

☞ *Vendu sans ordonnance.*

- LEHNING

Forme	Dosage	N. d'unités	Prix	Prix/jour	Liste	Remb. S.S.	Comm.
Goutte buv.	–	20 ml	20,00*	–	0	0 %	–

COMPLEXE HOMÉOPATHIQUE LEHNING N° 038 ❍

- **Composition :** Auri et Natrii chloridum 8DH, Arsenii triodidum 5DH, Secale cornutum 4DH, Platini chloridum 5DH, Ferrosi iodidum 4DH, Cerii oxalas 4DH aa.
- **Domaine :** Gynécologie.
- **Activité :** Divers.

Indications : Ovarite chronique. Constitution lymphaticoscrofuleuse.

☞ *Vendu sans ordonnance. Indications ne correspondant à aucune réalité.*

- LEHNING

Forme	Dosage	N. d'unités	Prix	Prix/jour	Liste	Remb. S.S.	Comm.
Comprimé	–	80	21,00*	–	0	0 %	–

COMPLEXE HOMÉOPATHIQUE LEHNING N° 039 ❍

- **Composition :** Hydrargyrum et Ammonii nitras 8DH, Auri et Natrii chloridum 8DH, Kali iodidum 4DH, Natrii nitras 3DH, Dinatrii sulfas 2DH, Kalii phosphas 3DH aa.
- **Domaine :** ORL.
- **Activité :** Divers.

Indications : Angines, laryngites aiguës, stomatites.

☞ *Vendu sans ordonnance.*

- LEHNING

Forme	Dosage	N. d'unités	Prix	Prix/jour	Liste	Remb. S.S.	Comm.
Comprimé	–	80	21,00*	–	0	0 %	–

COMPLEXE HOMÉOPATHIQUE LEHNING N° 040 ❍

- **Composition :** Echinacea 1DH, Artium lappa 1DH, Arnica 3DH, Phytolacca 3DH, Hydrargyrum bichloridum 4DH, Acidum nitricum 4DH, Scrofularia 1DH, Sulfur 4DH aa.
- **Domaine :** ORL.
- **Activité :** Divers.

Indications : Sinusites et suppurations localisées.

☞ *Vendu sans ordonnance.*

- LEHNING

Forme	Dosage	N. d'unités	Prix	Prix/jour	Liste	Remb. S.S.	Comm.
Goutte buv.	–	20 ml	20,00*	–	0	0 %	–

COMPLEXE HOMÉOPATHIQUE LEHNING N° 041 ❍

- **Composition :** Kalii chloridum 2DH, Belladonna 3DH, Bryonia 3DH, Vinca minor 1DH, Staphysagria 4DH, hydrargyrum bichloridum 5DH, Petasites officinalis 1DH, Kalii antimoniotartras 4DH.
- **Domaine :** ORL. Stomatologie.
- **Activité :** Divers.

Indications : Inflammations buccopharyngées.

☞ *Vendu sans ordonnance.*
• LEHNING

Forme	Dosage	N. d'unités	Prix	Prix/jour	Liste	Remb. S.S.	Comm.
Goutte buv.	–	20 ml	20,00*	–	0	0 %	–

COMPLEXE HOMÉOPATHIQUE LEHNING N° 043 ❍

• **Composition :** Hydrargyri cyanidum 8DH, Belladonna 3DH, Apis 4DH, Spongia 4DH, Acidum nitricum 4DH, Kali bichromas 4DH, Echinacea 1DH, Salvia 1DH.
• **Domaine :** ORL.
• **Activité :** Divers.
Indications : Angines.
☞ *Vendu sans ordonnance.*
• LEHNING

Forme	Dosage	N. d'unités	Prix	Prix/jour	Liste	Remb. S.S.	Comm.
Goutte buv.	–	20 ml	20,00*	–	0	0 %	–

COMPLEXE HOMÉOPATHIQUE LEHNING N° 046 ❍

• **Composition :** Vespa 4DH, Belladonna 3DH, Adonis vernalis 3DH, Spongia 3DH, Adrenalinum 3DH, Lycopus virginicus 3DH, Arsenicum triiodidum 5DH, Dikalii carbonas 4DH, Valeriana 1DH.
• **Domaine :** Neuropsychiatrie.
• **Activité :** Divers.
Indications : Nervosisme.
☞ *Vendu sans ordonnance.*
• LEHNING

Forme	Dosage	N. d'unités	Prix	Prix/jour	Liste	Remb. S.S.	Comm.
Goutte buv.	–	20 ml	20,00*	–	0	0 %	–

COMPLEXE HOMÉOPATHIQUE LEHNING N° 047 ❍

• **Composition :** Spongilla fluviatilis 3DH, Euspongia officinalis 3DH, Barii carbonas 4DH, Lycopus virginicus 4DH, Kalii iodidum 4DH, Cerii oxalas 4DH.
• **Domaine :** Endocrinologie.
• **Activité :** Divers.
Indications : Obésité, lymphatisme. Adénites.
☞ *Vendu sans ordonnance. Indications dépassées.*
• LEHNING

Forme	Dosage	N. d'unités	Prix	Prix/jour	Liste	Remb. S.S.	Comm.
Comprimé	–	80	21,00*	–	0	0 %	–

COMPLEXE HOMÉOPATHIQUE LEHNING N° 049 ❍

• **Composition :** Nux vomica 3DH, Bryonia 4DH, China 4DH, Ipeca 4DH, Sulfur 4DH, Arsenicum album 6DH, Pulsatilla 4DH, Robinia TM.
• **Domaine :** Gastro-entérologie.
• **Activité :** Divers.
Indications : Nausées, vomissements. Indigestions.
☞ *Vendu sans ordonnance.*
• LEHNING

Forme	Dosage	N. d'unités	Prix	Prix/jour	Liste	Remb. S.S.	Comm.
Goutte buv.	–	20 ml	20,00*	–	0	0 %	–

COMPLEXE HOMÉOPATHIQUE LEHNING N° 055 ❍

- **Composition :** Cina 3DH, Cupri acetas 4DH, Hydrargyrum bichloridum 4DH, Asa fœtida 1DH, Ol, Chenopodii 8DH aa.
- **Domaine :** Parasitologie.
- **Activité :** Divers.

Indications : Oxyures. Ascaris. Helminthiases.

☞ *Vendu sans ordonnance.*

- LEHNING

Forme	Dosage	N. d'unités	Prix	Prix/jour	Liste	Remb. S.S.	Comm.
Goutte buv.	–	20 ml	20,00*	–	0	0 %	–

COMPLEXE HOMÉOPATHIQUE LEHNING N° 058 ❍

- **Composition :** Grindelia 3DH, Arsenicum anhydridum 6DH, China 3DH, Capsicum 4DH, Ceanothus 4DH, Nux vomica 4DH, Alœ 4DH, Belladonna 3DH, Chelidonium 3DH, Lycopodium 6DH aa.
- **Domaine :** Hématologie.
- **Activité :** Divers.

Indications : Affections de la rate. Convalescence.

☞ *Vendu sans ordonnance.*

- LEHNING

Forme	Dosage	N. d'unités	Prix	Prix/jour	Liste	Remb. S.S.	Comm.
Goutte buv.	–	20 ml	20,00*	–	0	0 %	–

COMPLEXE HOMÉOPATHIQUE LEHNING N° 060 ❍

- **Composition :** Pulsatilla 3DH, Aconitum 4DH, Bryonia 4DH, Cupri acetas 4DH, Aristolochia 2DH, Hydrargyrum bichloridum 4DH, Sulfur 4DH, Belladonna 3DH, Lamium album TM, Natrii chloridum 4DH aa.
- **Domaine :** Gynécologie.
- **Activité :** Divers.

Indications : Troubles gynécologiques.

☞ *Vendu sans ordonnance. Indications bien imprécises.*

- LEHNING

Forme	Dosage	N. d'unités	Prix	Prix/jour	Liste	Remb. S.S.	Comm.
Goutte buv.	–	20 ml	20,00*	–	0	0 %	–

COMPLEXE HOMÉOPATHIQUE LEHNING N° 061 ❍

- **Composition :** Cetraria 1DH, Eucalyptus 1DH, Sanguisorba 2DH, Ipeca 4DH, Kalii antimoniotartras 4DH aa.
- **Domaine :** ORL. Pneumologie.
- **Activité :** Divers.

Indications : Rhinites chroniques. Bronchites chroniques.

☞ *Vendu sans ordonnance.*

- LEHNING

Forme	Dosage	N. d'unités	Prix	Prix/jour	Liste	Remb. S.S.	Comm.
Goutte buv.	–	20 ml	20,00*	–	0	0 %	–

COMPLEXE HOMÉOPATHIQUE LEHNING N° 062 ❍

- **Composition :** Kreosotum 3DH, Chelidonium 3DH, Terebinthina 3DH, Stannum 8DH, Silicea 8DH aa.
- **Domaine :** ORL.
- **Activité :** Divers.

Indications : Trachéobronchites.

☞ *Vendu sans ordonnance.*

- LEHNING

Forme	Dosage	N. d'unités	Prix	Prix/jour	Liste	Remb. S.S.	Comm.
Goutte buv.	–	20 ml	20,00*	–	0	0 %	–

COMPLEXE HOMÉOPATHIQUE LEHNING N° 063 ❍

- **Composition :** Myosotis TM, Pulsatilla 4DH, Phosphorus 8DH, Arsenicum iodidum 6DH, Lycopodium 6DH aa.
- **Domaine :** ORL.
- **Activité :** Divers.
  Indications : Trachéo-bronchites.

☞ *Vendu sans ordonnance.*

- LEHNING

Forme	Dosage	N. d'unités	Prix	Prix/jour	Liste	Remb. S.S.	Comm.
Goutte buv.	–	20 ml	20,00*	–	0	0 %	–

COMPLEXE HOMÉOPATHIQUE LEHNING N° 064 ❍

- **Composition :** Drosera 2DH, Ipeca 4DH, Thymus vulgaris 3DH, Cupri acetas 4DH, Pulsatilla 3DH, Lobelia 3DH, Belladonna 3DH, Viola odorata TM, Coccus cacti 3DH, Veratrum album 8DH aa.
- **Domaine :** Pneumologie.
- **Activité :** Divers.
  Indications : Toux quinteuse. Trachéites.

☞ *Vendu sans ordonnance.*

- LEHNING

Forme	Dosage	N. d'unités	Prix	Prix/jour	Liste	Remb. S.S.	Comm.
Goutte buv.	–	20 ml	20,00*	–	0	0 %	–

COMPLEXE HOMÉOPATHIQUE LEHNING N° 065 ❍

- **Composition :** Ipeca 4DH, Senega 2DH, Hyocyamus 3DH, Belladonna 4DH, Hedera helix 1DH aa.
- **Domaine :** Pneumologie.
- **Activité :** Divers.
  Indications : Toux spasmodiques. Coqueluche aux 2e et 3e stades.

☞ *Vendu sans ordonnance.*

- LEHNING

Forme	Dosage	N. d'unités	Prix	Prix/jour	Liste	Remb. S.S.	Comm.
Goutte buv.	–	20 ml	20,00*	–	0	0 %	–

COMPLEXE HOMÉOPATHIQUE LEHNING N° 070 ❍

- **Composition :** Gelsemium 3DH, Colocynthis 3DH, Aconit 2DH, Chamomilla 2DH, Mezereum 4DH, Belladonna 3DH, Nux vomica 3DH, Rhus toxicodendron 3DH, Arnica 3DH, Arsenicum album 3DH aa.
- **Domaine :** Neuropsychiatrie.
- **Activité :** Divers.
  Indications : Névralgies. Vertiges. Tremblements. Émotivité.

☞ *Vendu sans ordonnance.*

- LEHNING

Forme	Dosage	N. d'unités	Prix	Prix/jour	Liste	Remb. S.S.	Comm.
Goutte buv.	–	20 ml	20,00*	–	0	0 %	–

COMPLEXE HOMÉOPATHIQUE LEHNING N° 071 ❍

- **Composition :** Tarantula hispana 6DH, Hyocyamus 3DH, Adrenalinum 4DH, Ignatia 6DH, Paeonia 3DH, Stramonium 3DH, Zinci valerianas 6DH, Cocculus 8DH, Viscum album 1DH.
- **Domaine :** Neuropsychiatrie.
- **Activité :** Divers.
  Indications : Céphalées. Surexcitation nerveuse. Troubles hystériques.

☞ *Vendu sans ordonnance.*

- LEHNING

Forme	Dosage	N. d'unités	Prix	Prix/jour	Liste	Remb. S.S.	Comm.
Goutte buv.	–	20 ml	20,00*	–	0	0 %	–

COMPLEXE HOMÉOPATHIQUE LEHNING N° 073 ❍

- **Composition :** Cocculus 8DH, Vinca minor 2DH, Zinci valerianas 6DH, Nux vomica 4DH, Pulsatilla 4DH, Plumbi acetas 8DH, Argenti nitras 6DH, Glonoinum 4DH, Belladonna 4DH, Artemisia vulgaris 1DH aa.
- **Domaine :** Neuropsychiatrie.
- **Activité :** Divers.

Indications : Ataxie locomotrice. Vertiges. Mal des transports.

☞ *Vendu sans ordonnance.*

- LEHNING

Forme	Dosage	N. d'unités	Prix	Prix/jour	Liste	Remb. S.S.	Comm.
Goutte buv.	–	20 ml	20,00*	–	0	0 %	–

COMPLEXE HOMÉOPATHIQUE LEHNING N° 074 ❍

- **Composition :** Lobelia 3DH, Stamonium 3DH, Hyocyamus 3DH, Ignatia 6DH, Cupri acetas 4DH aa.
- **Domaine :** Algologie.
- **Activité :** Divers.

Indications : Douleurs spasmodiques.

☞ *Vendu sans ordonnance.*

- LEHNING

Forme	Dosage	N. d'unités	Prix	Prix/jour	Liste	Remb. S.S.	Comm.
Goutte buv.	–	20 ml	20,00*	–	0	0 %	–

COMPLEXE HOMÉOPATHIQUE LEHNING N° 075 ❍

- **Composition :** Amanita muscaria 4DH, Spigelia 4DH, Secale cornutum 6DH, Cicuta virosa 6DH, Cupri acetas 6DH, Cantharis 8DH, China 2DH, Chelidonium 3DH, Dulcamara 3DH, Echinacea TM aa.
- **Domaine :** Rhumatologie.
- **Activité :** Divers.

Indications : Spasmes musculaires.

☞ *Vendu sans ordonnance.*

- LEHNING

Forme	Dosage	N. d'unités	Prix	Prix/jour	Liste	Remb. S.S.	Comm.
Goutte buv.	–	20 ml	20,00*	–	0	0 %	–

COMPLEXE HOMÉOPATHIQUE LEHNING N° 078 ❍

- **Composition :** Œnanthe crocata 3DH, Stramonium 3DH, Nux vomica 4DH, Cupri acetas 6DH, Hyocyamus 4DH, Arsenicum anhydridum 6DH, Atropini sulfas 5DH, Cocculus 8DH, Arnica 3DH, Stanni chloridum 4DH aa.
- **Domaine :** Neuropsychiatrie.
- **Activité :** Divers.

Indications : Convulsions. Angoisse. Insomnie.

☞ *Vendu sans ordonnance.*

- LEHNING

Forme	Dosage	N. d'unités	Prix	Prix/jour	Liste	Remb. S.S.	Comm.
Goutte buv.	–	20 ml	20,00*	–	0	0 %	–

COMPLEXE HOMÉOPATHIQUE LEHNING N° 079 ❍

- **Composition :** Ranunculus 4DH, Rhododendron ferrugineum 3DH, Ruta graveoleus 8DH, Aconitum 2DH, Bryonia 3DH, Gelsemium 4DH, Colocynthis 4DH, Terebinthina 3DH, Gnaphalium dioicum 1DH.
- **Domaine :** Rhumatologie.
- **Activité :** Divers.

Indications : Affections rhumatismales. Névralgies faciales.

☞ *Vendu sans ordonnance.*

- LEHNING

Forme	Dosage	N. d'unités	Prix	Prix/jour	Liste	Remb. S.S.	Comm.
Goutte buv.	–	20 ml	20,00*	–	0	0 %	–

COMPLEXE HOMÉOPATHIQUE LEHNING N° 080 ❍

- **Composition :** Rhus toxicodendron 3DH, Hydrargyri bichloridum 4DH, Nux vomica 4DH, Mangani acetas 4Dh, Causticum 6DH, Colchicum 4DH, Aconit 2DH.
- **Domaine :** Rhumatologie.
- **Activité :** Divers.

Indications : Affections rhumatismales.

☞ *Vendu sans ordonnance. Indications très imprécises.*

- LEHNING

Forme	Dosage	N. d'unités	Prix	Prix/jour	Liste	Remb. S.S.	Comm.
Goutte buv.	–	20 ml	20,00*	–	0	0 %	–

COMPLEXE HOMÉOPATHIQUE LEHNING N° 081 ❍

- **Composition :** Ledum 3DH, Colchicum 4DH, China 4DH, Ulmus camp. 3DH, Acidum benzoïcum 2DH aa.
- **Domaine :** Rhumatologie.
- **Activité :** Divers.

Indications : Rhumatisme chronique. Arthrite. Goutte.

☞ *Vendu sans ordonnance.*

- LEHNING

Forme	Dosage	N. d'unités	Prix	Prix/jour	Liste	Remb. S.S.	Comm.
Goutte buv.	–	20 ml	20,00*	–	0	0 %	–

COMPLEXE HOMÉOPATHIQUE LEHNING N° 082 ❍

- **Composition :** Urtica urens 1DH, Ledum 2DH, Kalii nitras 2DH, Acidum benzoïcum 2DH, Kalii iodidum 2DH, Arsenicum anhydridum 6DH, Thuya 4DH, Aconit 3DH, Belladonna 3DH, Hydrargyrum bichloridum 4DH aa.
- **Domaine :** Rhumatologie. Dermatologie.
- **Activité :** Divers.

Indications : Rhumatismes articulaires. Eczémas. Prurits.

☞ *Vendu sans ordonnance.*

- LEHNING

Forme	Dosage	N. d'unités	Prix	Prix/jour	Liste	Remb. S.S.	Comm.
Goutte buv.	–	20 ml	20,00*	–	0	0 %	–

COMPLEXE HOMÉOPATHIQUE LEHNING N° 083 ❍

- **Composition :** Berberis vulgaris 2DH, Acidum oxalicum 8DH, Colchicum 3DH, Colocynthis 3DH, Betula fol. 1DH, Ononis spinosa 2DH, Dinatrii sulfas 2DH, Gnaphalium polycephalum 2DH, Pulsatilla 4DH, Terebinthina 3DH aa.
- **Domaine :** Neuropsychiatrie.
- **Activité :** Divers.

Indications : Lumbago. Arthralgies. Névralgies intercostales.

☞ *Vendu sans ordonnance*

- LEHNING

Forme	Dosage	N. d'unités	Prix	Prix/jour	Liste	Remb. S.S.	Comm.
Goutte buv.	–	20 ml	20,00*	–	0	0 %	–

COMPLEXE HOMÉOPATHIQUE LEHNING N° 084 ❍

- **Composition :** Kali iodidum 3DH, Aurum colloidum 6DH, Secale cornutum 4DH, Arnica 2DH, Belladonna 3DH, Solidago 1DH, Viscum album 1DH, Crataegus 1DH.
- **Domaine :** Cardio-vasculaire.

- **Activité :** Divers.
  Indications : Athérosclérose. Hypertension.

☞ *Vendu sans ordonnance.*
- LEHNING

Forme	Dosage	N. d'unités	Prix	Prix/jour	Liste	Remb. S.S.	Comm.
Goutte buv.	–	20 ml	20,00*	–	0	0 %	–

COMPLEXE HOMÉOPATHIQUE LEHNING N° 086 ❍

- **Composition :** Cistus canadensis 3DH, Natrii phosphas 2DH, Echinacea 1DH, Croton tiglium 8DH, Viola tricolor 1DH, Pulsatilla 4DH, Arsenicum album 6DH, Hydrargyrum bichloridum 4DH, Cantharis 8DH, Juglans 1DH aa.
- **Domaine :** Dermatologie.
- **Activité :** Divers.
  Indications : Prurit eczémateux. Ulcérations de la peau. Acné.

☞ *Vendu sans ordonnance.*
- LEHNING

Forme	Dosage	N. d'unités	Prix	Prix/jour	Liste	Remb. S.S.	Comm.
Goutte buv.	–	20 ml	20,00*	–	0	0 %	–

COMPLEXE HOMÉOPATHIQUE LEHNING N° 087 ❍

- **Composition :** Scabiosa 3DH, Bellis perennis 3DH, Viola tricolor TM, Camphora 3DH, Arsenicum triiodidum 4DH, Hydrastis 5DH, Croton tiglium 8DH, Sambucus 3DH, Dinatrii phosphas 3DH, Sulfur 4DH aa.
- **Domaine :** Dermatologie.
- **Activité :** Divers.
  Indications : Eczéma sec et suintant. Prurit. Affections de la peau.

☞ *Vendu sans ordonnance.*
- LEHNING

Forme	Dosage	N. d'unités	Prix	Prix/jour	Liste	Remb. S.S.	Comm.
Goutte buv.	–	20 ml	20,00*	–	0	0 %	–

COMPLEXE HOMÉOPATHIQUE LEHNING N° 088 ❍

- **Composition :** Euphorbium 4DH, Mezereum 4DH, Petroleum 4DH, Arsenicum triiodidum 6DH, Sulfur 4DH, Rhus toxicodendron 4DH, Acidum nitricum 4DH, Anacardium 6DH, Nitrii salicylas 4DH, Mahonia 1DH aa.
- **Domaine :** Dermatologie.
- **Activité :** Divers.
  Indications : Urticaire. Érythème. Psoriasis.

☞ *Vendu sans ordonnance.*
- LEHNING

Forme	Dosage	N. d'unités	Prix	Prix/jour	Liste	Remb. S.S.	Comm.
Goutte buv.	–	20 ml	20,00*	–	0	0 %	–

COMPLEXE HOMÉOPATHIQUE LEHNING N° 089 ❍

- **Composition :** Calendula 1DH, Salsaparilla 1DH, Clematis vitalba 1DH, Arnica 3DH, Ruta graveolus 8DH, Hydrargyrum subnitras 8DH, Hamamelis virginiana 2DH, Bellis 2DH aa.
- **Domaine :** Dermatologie.
- **Activité :** Divers.
  Indications : Cicatrisation difficile. Plaies de toute nature.

☞ *Vendu sans ordonnance.*
- LEHNING

Forme	Dosage	N. d'unités	Prix	Prix/jour	Liste	Remb. S.S.	Comm.
Goutte buv.	–	20 ml	20,00*	–	0	0 %	–

COMPLEXE HOMÉOPATHIQUE LEHNING N° 096 ❍

- **Composition :** Basilicum 2DH, Vinca minor 3DH, Asa fœtida 3DH, Podophyllinum 4DH, China 3DH, Chamomilla 3DH, Sulfur 4DH, Lycopodium 4DH, Colchicum 4DH, Belladonna 3DH aa.
- **Domaine :** Gastro-entérologie.
- **Activité :** Divers.

Indications : Gastro-entérites. Flatulences.

☞ *Vendu sans ordonnance.*

- LEHNING

Forme	Dosage	N. d'unités	Prix	Prix/jour	Liste	Remb. S.S.	Comm.
Goutte buv.	–	20 ml	20,00*	–	0	0 %	–

COMPLEXE HOMÉOPATHIQUE LEHNING N° 098 ❍

- **Composition :** Argentum coll. 4DH, Bismuthii subgallas 8DH, Atropini sulfas 4DH aa.
- **Domaine :** Gastro-entérologie.
- **Activité :** Divers.

Indications : Ulcère gastro-duodénal. Troubles nerveux digestifs.

☞ *Vendu sans ordonnance.*

- LEHNING

Forme	Dosage	N. d'unités	Prix	Prix/jour	Liste	Remb. S.S.	Comm.
Comprimé	–	80	21,00*	–	0	0 %	–

COMPLEXE HOMÉOPATHIQUE LEHNING N° 103 ❍

- **Composition :** Aesculus TM, Hamamelis TM, Nux vomica 3DH, Paeonia 3DH, Collinsonia 3DH, Teucrium scordium 3DH, Verbascum 2DH, Boldo TM, Sulfur 4DH, Alœ 4DH, Natrii nitras 3DH aa.
- **Domaine :** Gastro-entérologie.
- **Activité :** Divers.

Indications : Hémorroïdes internes et externes. Fistules anales.

☞ *Vendu sans ordonnance.*

- LEHNING

Forme	Dosage	N. d'unités	Prix	Prix/jour	Liste	Remb. S.S.	Comm.
Sol. buvable	–	20 ml	20,00*	2	0	0 %	1948

COMPLEXE HOMÉOPATHIQUE LEHNING N° 104 ❍

- **Composition :** Paeonia 3DH, Ratanhia 3DH, Acidum nitricum 8DH, Sulfur 4DH, Podophyllum 4DH, Ruta graveolens 8DH, Graphites 8DH, Apis 4DH, Aesculus 1DH, Nux vomica 3DH.
- **Domaine :** Gastro-entérologie.
- **Activité :** Divers.

Indications : Hémorroïdes. Fissures et fistules anales.

☞ *Vendu sans ordonnance.*

- LEHNING

Forme	Dosage	N. d'unités	Prix	Prix/jour	Liste	Remb. S.S.	Comm.
Sol. buvable	–	20 ml	20,00*	2	0	0 %	1948

COMPLEXE HOMÉOPATHIQUE LEHNING N° 107 ❍

- **Composition :** China 3DH, Arsenicum 6DH, Bryonia 4DH, Nux vomica 4DH, Hydragyrum bichloridum 6DH, Chamomilla 2DH, Colocynthis 4DH, Ipeca 4DH, Belladonna 3DH, Potentilla anserina 1DH aa.
- **Domaine :** Gastro-entérologie.
- **Activité :** Divers.

Indications : Gastro-entérites. Dysenterie.

☞ *Vendu sans ordonnance.*

- LEHNING

Forme	Dosage	N. d'unités	Prix	Prix/jour	Liste	Remb. S.S.	Comm.
Sol. buvable	–	20 ml	20,00*	2	0	0 %	1948

COMPLEXE HOMÉOPATHIQUE LEHNING N° 109 ❍

- **Composition :** Momordica 3DH, Phosphorus 8DH, China 3DH, Croton tiglium 8DH, Colchicum 4DH, Belladonna 3DH, Cupri acetas 4DH, Nux vomica 3DH, Rheum palmatum 1DH.
- **Domaine :** Gastro-entérologie.
- **Activité :** Divers.

Indications : Flatulences. Coliques intestinales. Entérocolites.

☞ *Vendu sans ordonnance.*

- LEHNING

Forme	Dosage	N. d'unités	Prix	Prix/jour	Liste	Remb. S.S.	Comm.
Sol. buvable	–	20 ml	20,00*	2	0	0 %	1948

COMPLEXE HOMÉOPATHIQUE LEHNING N° 110 ❍

- **Composition :** Yucca 2DH, Carduus marianus 2DH, Chelidonium 3DH, Taraxacum 2DH, Lycopodium 4DH, Nux vomica 4DH, Absinthium 1DH, Alœ 4DH.
- **Domaine :** Hépatologie.
- **Activité :** Divers.

Indications : Affections hépatiques.

☞ *Vendu sans ordonnance.*

- LEHNING

Forme	Dosage	N. d'unités	Prix	Prix/jour	Liste	Remb. S.S.	Comm.
Sol. buvable	–	20 ml	20,00*	2	0	0 %	1948

COMPLEXE HOMÉOPATHIQUE LEHNING N° 111 ❍

- **Composition :** Fucus vesiculosus 2DH, Stibii trisulfidum 2DH, Achemilla vulgaris 2DH, Thyroïdinum 8DH, Calcii acetas 2DH aa.
- **Domaine :** Endocrinologie.
- **Activité :** Divers.

Indications : Cellulite. Obésité. Hypothyroïdie.

☞ *Vendu sans ordonnance.*

- LEHNING

Forme	Dosage	N. d'unités	Prix	Prix/jour	Liste	Remb. S.S.	Comm.
Comprimé	–	80	21,00*	1,5	0	0 %	1948

COMPLEXE HOMÉOPATHIQUE LEHNING N° 112 ❍

- **Composition :** Cholesterolum 6DH, Berberis 2DH, Leptandra 3DH, Nux vomica 3DH, Terebinthina 3DH, Sulfur colloïdum 4DH, Bryonia 3DH, Carduus marianus 1DH, Belladonna 3DH.
- **Domaine :** Gastro-entérologie.
- **Activité :** Divers.

Indications : Coliques hépatiques. Cholécystites.

☞ *Vendu sans ordonnance.*

- LEHNING

Forme	Dosage	N. d'unités	Prix	Prix/jour	Liste	Remb. S.S.	Comm.
Sol. buvable	–	20 ml	20,00*	2	0	0 %	1948

COMPLEXE HOMÉOPATHIQUE LEHNING N° 113 ❍

- **Composition :** Extrait fel bovis 3DH, Atropini sulfas 4DH, Cholesterolum 4DH, Magnesii phosphas 3DH, Podophyllum peltatum 4DH, Apomorphini hydrochloridum 4DH aa.
- **Domaine :** Hépatologie.

• **Activité :** Divers.
Indications : Troubles de la fonction hé-
pato-biliaire.

☞ *Vendu sans ordonnance.*
• LEHNING

Forme	Dosage	N. d'unités	Prix	Prix/jour	Liste	Remb. S.S.	Comm.
Comprimé	–	80	21,00*	1,5	0	0 %	1948

COMPLEXE HOMÉOPATHIQUE LEHNING N° 115 ❍

• **Composition :** Euphrasia 2DH, Aconitum 4DH, Dulcamara 4DH, Belladonna 4DH, Apis 4DH, Capsicum 4DH, Rubia 2DH, Arsenicum anhydridum 5DH.
• **Domaine :** Ophtalmologie.
• **Activité :** Divers.
Indications : Blépharites. Conjonctivites.
☞ *Vendu sans ordonnance.*
• LEHNING

Forme	Dosage	N. d'unités	Prix	Prix/jour	Liste	Remb. S.S.	Comm.
Sol. buvable	–	20 ml	20,00*	2	0	0 %	1948

COMPLEXE HOMÉOPATHIQUE LEHNING N° 118 ❍

• **Composition :** Iodum 3DH, Aconit 4DH, Pulsatilla 4DH, Hydrargyrum bichloridum 6DH, Kalii dichromas 4DH aa.
• **Domaine :** ORL.
• **Activité :** Divers.
Indications : Rhinites. Laryngites.
☞ *Vendu sans ordonnance.*
• LEHNING

Forme	Dosage	N. d'unités	Prix	Prix/jour	Liste	Remb. S.S.	Comm.
Sol. buvable	–	20 ml	20,00*	2	0	0 %	1948

COMPLEXE HOMÉOPATHIQUE LEHNING N° 122 ❍

• **Composition :** Lachesis 10DH, Kalii carbonas 6DH, Bryonia 4DH, Cactus grandiflora 3DH, Glonoinum 8DH aa.
• **Domaine :** Cardio-vasculaire.
• **Activité :** Divers.
Indications : Troubles cardiaques. Troubles de la ménopause.
☞ *Vendu sans ordonnance.*
• LEHNING

Forme	Dosage	N. d'unités	Prix	Prix/jour	Liste	Remb. S.S.	Comm.
Sol. buvable	–	20 ml	20,00*	2	0	0 %	1948

COMPRALGYL ★★★

Composition : Acide acétylsalicylique, codéine.
• **Domaine :** Algologie.
• **Activité :** Antalgique périphérique. Antalgique central.
• **Classe :** Aspirine et dérivés, avec codéine.
Indications : Traitement symptomatique des affections douloureuses ou fébriles.
Contre-indications : Ulcère gastro-duodénal, maladie hémorragique. Hypersensibilité à l'aspirine. Certains asthmes. Dernier trimestre de la grossesse. Insuffisance respiratoire.
Effets indésirables : Bourdonnements d'oreille, douleurs abdominales, gastralgies. Plus rarement, ulcérations digestives avec hémorragies responsables d'une anémie. Syndromes hémorragiques avec épistaxis, ecchymoses, purpura. Accidents de sensibilisation : urticaire, asthme. La codéine peut entraîner constipation, nausées, vertiges, dépression respiratoire.
Précautions d'emploi : Prudence chez les patients présentant un asthme, des antécédents d'hémorragies. Prudence chez le patient prenant un traitement anticoagulant. Contre-indiqué chez la femme enceinte ou allaitant et chez l'enfant. Donne une réaction positive au contrôle antidopage.

Interactions : Potentialise l'action des anticoagulants, des antiagrégants plaquettaires, des antidiabétiques hypoglycémiants, de certains diurétiques. L'aspirine peut réduire l'action de certains traitements, en particulier celle des anti-inflammatoires non stéroïdiens. La codéine potentialise tous les dépresseurs du système nerveux : sédatifs, anxiolytiques, neuroleptiques, antihypertenseurs. La prise d'alcool est déconseillée.

Surdosage : Grave, surtout chez l'enfant, entraînant des désordres métaboliques avec troubles respiratoires pouvant provoquer la mort. L'hospitalisation s'impose d'urgence.

☞ *Vendu sans ordonnance.*

• BAYER-PHARMA

Forme	Dosage	N. d'unités	Prix	Prix/jour	Liste	Remb. S.S.	Comm.
Comprimé	500 mg	20	11,75*	–	0	0 %	1981

CONDYLINE ★★★

• **Composition :** Podophyllotoxine, acide lactique, lactate de sodium, alcool.

• **Domaine :** Dermatologie.

• **Activité :** Antimitotique. Cytolytique.

Indications : Condylomes acuminés de surface inférieure à 4 cm^2.

Contre-indications : Enfant. Femme enceinte ou allaitant.

Effets indésirables : Rougeurs et douleurs locales. Ulcération superficielle.

Précautions d'emploi : Ne pas appliquer sur une surface importante. Éviter le contact avec la peau saine et les muqueuses.

Interactions : Ne pas associer avec d'autres médicaments à base de podophylline.

☞ *Sur prescription médicale.*

• YAMANOUCHI PHARMA

Forme	Dosage	N. d'unités	Prix	Prix/jour	Liste	Remb. S.S.	Comm.
Sol. locale	0,5 %	3,5 ml	129,90	–	1	65 %	1989

CONFLICTAN ★★★

• **Composition :** Oxaflozane.

• **Domaine :** Neuropsychiatrie.

• **Activité :** Antidépresseur.

• **Classe :** Non imipraminique, non IMAO.

Indications : Traitement des états dépressifs, en particulier réactionnels.

Contre-indications : Ne pas associer aux antidépresseurs de type IMAO.

Effets indésirables : Dans l'ensemble ils sont rares, en dehors d'une somnolence et d'une tendance à la baisse tensionnelle.

Précautions d'emploi : La consommation d'alcool est déconseillée. A utiliser avec prudence chez le sujet âgé et chez la femme enceinte ou allaitant.

Interactions : Une surveillance attentive est nécessaire chez les patients recevant des traitements cardio-vasculaires : médicaments contre les troubles du rythme cardiaque, diurétiques.

Surdosage : Le surdosage peut entraîner une diarrhée avec pertes de liquides. L'hospitalisation s'impose.

☞ *Sur prescription médicale.*

• LTM SARBACH

Forme	Dosage	N. d'unités	Prix	Prix/jour	Liste	Remb. S.S.	Comm.
Sol. buv.	20 mg/ml	30 ml	23,20	0,5 à 1	1	65 %	1982

CONJONCTYL ★

• **Composition :** Monométhyltrisalanol orthohydroxybenzoate de sodium.

• **Domaine :** Rhumatologie. Cardio-vasculaire. Gynécologie.

• **Activité :** Diverses.

Indications : Utilisé dans l'ostéoporose, les artérites des membres inférieurs, les mastodynies.

Contre-indications : Hypersensibilité aux salicylés.

☞ *Vendu sans ordonnance.*

• SÉDIFA

Forme	Dosage	N. d'unités	Prix	Prix/jour	Liste	Remb. S.S.	Comm.
Amp. inj.	50 mg	10	38,30	–	0	35 %	1974

CONSTRILIA ★★

- **Composition :** Thiomersal, tétryzoline, eau de rose.
- **Domaine :** Ophtalmologie.
- **Activité :** Antiseptique local. Vasoconstricteur local.
- **Classe :** Stimulant alpha-adrénergique.

Indications : Traitement des affections et irritations du segment antérieur de l'œil d'origine allergique ou inflammatoire.

Contre-indications : Hypersensibilité au produit. Glaucome. Enfant de moins de 7 ans.

Effets indésirables : Entraîne une dilatation de la pupille.

Précautions d'emploi : Donne une réaction positive au contrôle antidopage. Traitement de courte durée.

Interactions : Ne pas associer aux antidépresseurs de type IMAO.

☞ *Vendu sans ordonnance.*

- ALCON

Forme	Dosage	N. d'unités	Prix	Prix/jour	Liste	Remb. S.S.	Comm.
Collyre	–	10 ml	9,90	–	0	65 %	1979

CONTACTOL ★★

- **Composition :** Hydroxypropylcellulose 4 000 CPS.
- **Domaine :** Ophtalmologie.
- **Activité :** Larmes artificielles.

Indications : Insuffisance de sécrétion lacrymale. Syndrome de l'œil sec. Port de lentilles cornéennes dures ou flexibles.

Contre-indications : Hypersensibilité à un composant.

Précautions d'emploi : Non conseillé avec les lentilles souples hydrophiles.

☞ *Vendu sans ordonnance.*

- MERCK SHARP & DOHME-CHIBRET

Forme	Dosage	N. d'unités	Prix	Prix/jour	Liste	Remb. S.S.	Comm.
Sol. contactologie	–	10 ml	13,80*	–	0	0 %	1962

CONTALAX ★★

- **Composition :** Bisacodyl.
- **Domaine :** Gastro-entérologie.
- **Activité :** Laxatif stimulant.
- **Classe :** Bisacodyl.

Indications : Traitement symptomatique de la constipation associé aux mesures hygiéno-diététiques.

Contre-indications : Constipation récente inexpliquée, persistante, n'ayant pas fait l'objet d'examens médicaux. Colopathies organiques inflammatoires. Syndrome occlusif. Douleurs abdominales.

Effets indésirables : Diarrhée. Douleurs abdominales. Mélanose recto-colique. Hypokaliémie. Maladie des laxatifs. Insuffisance rénale.

Précautions d'emploi : Pas d'utilisation prolongée. Non conseillé chez la femme enceinte ou allaitant.

Interactions : Ne pas associer aux diurétiques hypokaliémiants, aux anti-inflammatoires corticoïdes. Ne pas associer à certains antiarythmisants : sotalol, quinidine, amiodarone. Prudence en cas d'association avec les digitaliques, les dérivés de la vincamine.

Surdosage : Entraîne une diarrhée et des troubles hydro-électrolytiques graves.

☞ *Vendu sans ordonnance.*

- 3M SANTÉ

Forme	Dosage	N. d'unités	Prix	Prix/jour	Liste	Remb. S.S.	Comm.
Comprimé	5 mg	30	24,75	1,6 à 3,2	0	0 %	1959

CONTRACIDE ★★★

- **Composition :** Hydroxyde d'aluminium, trisilicate de magnésium, diméticone.
- **Domaine :** Gastro-entérologie.
- **Activité :** Antiacide œso-gastrique.
- **Classe :** Sel de magnésium. Sel d'aluminium. Silicone.

Indications : Traitement symptomatique des douleurs liées aux affections œso-gastro-duodénales. Météorisme abdominal.

Contre-indications : Insuffisance rénale sévère.

Précautions d'emploi : Prudence chez l'insuffisant rénal chronique dialysé.

Interactions : Risque de surdosage avec la quinidine. Entraîne une diminution de l'absorption d'un grand nombre de médicaments. Il convient donc de respecter un délai de 2 heures entre la prise du produit et d'autres traitements.

☞ *Vendu sans ordonnance.*

- NORGINE PHARMA

Forme	Dosage	N. d'unités	Prix	Prix/jour	Liste	Remb. S.S.	Comm.
Susp. buv.	–	250 ml	15,60	3 à 6	0	65 %	1985

CONTRATHION ★★

- **Composition :** Pralidoxime.
- **Domaine :** Toxicologie.
- **Activité :** Antidote des organophosphorés anticholinestérasiques.

Indications : Intoxication par les organophosphorés anticholinestérasiques.

Effets indésirables : Malaise, vertiges, maux de tête, tachycardie. Troubles visuels.

Précautions d'emploi : Doit être administré le plus tôt possible après l'ingestion du toxique. Déconseillé chez la femme enceinte.

☞ *Vendu sans ordonnance.*

- S. E. R. B.

Forme	Dosage	N. d'unités	Prix	Prix/jour	Liste	Remb. S.S.	Comm.
Flacon inj. 10 ml	200 mg	10	219,30*	–	0	0 %	1961

CONTRE COUPS DE L'ABBÉ PERDRIGEON

- **Composition :** Colophane, encens, myrrhe, aloès, alcool.
- **Domaine :** Dermatologie. Rhumatologie.
- **Activité :** Antiseptique local.
- **Classe :** Divers.

Indications : *Usage externe.* Ecchymoses, hématomes, coups violents. *Usage interne.* Rhumatisme, goutte, artériosclérose.

Effets indésirables : Réactions d'irritation cutanée.

☞ *Vendu sans ordonnance. Une antiquité !*

- PIONNEAU

Forme	Dosage	N. d'unités	Prix	Prix/jour	Liste	Remb. S.S.	Comm.
Sol. ext. et buv.	–	60 g	18,00*	–	0	0 %	–

CONTRIX 28 PERFUSION

- **Composition :** Iotalamate de méglumine.
- **Domaine :** Imagerie médicale.
- **Activité :** Produit de contraste iodé.
- **Classe :** Triiodé ionique de haute osmolarité.

Indications : Opacification des voies urinaires : urographie intraveineuse, cystographie rétrograde. Opacification des vaisseaux : artériographie, phlébographie. Cholangiographie per- et postopératoire.

Contre-indications : Ne doit pas être utilisé pour la myélographie.

Effets indésirables : *Troubles bénins.* Toux, oppression respiratoire, sensation de chaleur, angoisse, érythème facial, prurit, urticaire. *Troubles plus tardifs mais plus graves.* Sueurs profuses, troubles du rythme cardiaque, asthme, convulsions, arrêt circulatoire. *Troubles secondaires souvent dus à* *un surdosage.* Insuffisance rénale aiguë, anurie.

Précautions d'emploi : Prudence en cas d'insuffisance hépatique, cardiaque ou respiratoire. Maintenir une hydratation suffisante, en particulier chez le patient présentant un myélome, un diabète, ou une insuffisance rénale.

Interactions : Suspendre les traitements suivants quelques jours avant l'examen : bêtabloquants, diurétiques, métformine.

Surdosage : Risque d'insuffisance rénale.

☞ *Sur prescription médicale.*

• GUERBET

Forme	Dosage	N. d'unités	Prix	Prix/ jour	Liste	Remb. S.S.	Comm.
Flac. inj. + matériel	140 ml	1	118,60	–	2	65 %	1969

COPALTRA ✤

- **Composition :** Coutarca, centaurée.
- **Domaine :** Nutrition et métabolisme.
- **Activité :** Hypoglycémiant.

Indications : Utilisé comme adjuvant au traitement de certains diabètes.

Précautions d'emploi : Ne doit pas faire négliger le régime et les traitements médicamenteux.

☞ *Vendu sans ordonnance.*

• PLANTES TROPICALES

Forme	Dosage	N. d'unités	Prix	Prix/jour	Liste	Remb. S.S.	Comm.
Tisane vrac	–	100 g	43,00*	–	0	0 %	–

COQUELUSÉDAL ★

- **Composition :** Phénobarbital, essence de niaouli, camphre, Grindelia, gelsémium.
- **Domaine :** Pneumologie.
- **Activité :** Antitussif. Expectorant. Sédatif.
- **Classe :** Phénobarbital.

Indications : Toux bronchitiques, quintes de la coqueluche.

Contre-indications : Asthme, insuffisance respiratoire.

Effets indésirables : Somnolence, éruptions cutanées.

Précautions d'emploi : Prudence chez le sujet âgé, bronchitique, insuffisant respiratoire.

Interactions : Peut modifier l'action de nombreux médicaments du fait de la présence de phénobarbital.

Surdosage : Entraîne une sédation.

☞ *Vendu sans ordonnance.*

• ÉLERTÉ

Forme	Dosage	N. d'unités	Prix	Prix/ jour	Liste	Remb. S.S.	Comm.
Supp. adulte	30 mg	12	14,90	2 à 4	2	35 %	1958
Supp. enfant	20 mg	12	13,70	2 à 3	2	35 %	1958
Supp. nourrisson	10 mg	12	13,00	1 à 3	2	35 %	1958

COQUELUSÉDAL PARACÉTAMOL ★★

- **Composition :** Paracétamol, essences balsamiques.
- **Domaine :** Algologie.
- **Activité :** Antalgique périphérique.
- **Classe :** Paracétamol et dérivés, associés.

Indications : Traitement symptomatique des affections douloureuses ou fébriles.

Contre-indications : Hypersensibilité au paracétamol. Insuffisance hépatique sévère.

Effets indésirables : Éruptions cutanées : urticaire, érythèmes. Exceptionnellement diminution des plaquettes du sang.

Précautions d'emploi : Peut être utilisé chez la femme enceinte ou allaitant. Prudence chez l'enfant.

Interactions : Peut fausser les dosages du glucose et de l'acide urique dans le sang.

Surdosage : Le paracétamol peut entraîner une nécrose du foie. L'hospitalisation s'impose d'urgence.

☞ *Vendu sans ordonnance.*

• ÉLERTÉ

Forme	Dosage	N. d'unités	Prix	Prix/jour	Liste	Remb. S.S.	Comm.
Supp. adulte	500 mg	12	17,40	3 à 4	0	35 %	1988

CORAMINE GLUCOSE ★

• **Composition :** Nicéthamide, glucose.
• **Domaine :** Cardio-vasculaire.
• **Activité :** Antilipothymique.

Indications : Perte de connaissance. Malaise.

Contre-indications : Hypertension artérielle. Épilepsie.

Effets indésirables : Troubles digestifs. Hypertension artérielle.

Précautions d'emploi : Prudence chez le diabétique. Non conseillé chez la femme enceinte.

Surdosage : Entraîne vomissements, rougeurs de la peau, hyperpnée puis convulsions.

☞ *Vendu sans ordonnance. Activité non démontrée.*

• ZYMA

Forme	Dosage	N. d'unités	Prix	Prix/jour	Liste	Remb. S.S.	Comm.
Comprimé	125 mg	20	15,00*	–	0	0 %	1951

CORBIONAX ★★★

• **Composition :** Amiodarone.
• **Domaine :** Cardio-vasculaire.
• **Activité :** Antiarythmique. Antiangoreux.
• **Classe :** Antiarythmique classe 3.

Indications : Troubles du rythme auriculaire : fibrillation. Troubles du rythme ventriculaire : extrasystoles, tachycardies. Prévention de la crise d'angine de poitrine.

Contre-indications : Hypersensibilité à l'iode. Grossesse. Fréquence cardiaque inférieure à 50.

Effets indésirables : Ralentissement cardiaque. Troubles digestifs bénins. Sensibilité à l'exposition au soleil. Pigmentation cutanée. Possibilité de troubles de la glande thyroïde : hyper- ou hypothyroïdie. Beaucoup plus rarement : pneumopathies, neuropathies, hépatites.

Précautions d'emploi : Éviter l'exposition au soleil. Effectuer régulièrement une surveillance de la fonction thyroïdienne.

Interactions : Prudence en cas d'association avec d'autres antiarythmiques : quinidine, bépridil, disopyramide, sotalol. Une surveillance s'impose en cas d'association avec les bêtabloquants et certains antagonistes calciques.

Surdosage : Entraîne un ralentissement cardiaque sans conséquences immédiates.

☞ *Sur prescription médicale.*

• SANOFI WINTHROP

Forme	Dosage	N. d'unités	Prix	Prix/jour	Liste	Remb. S.S.	Comm.
Comprimé	200 mg	30	44,60	0,7 à 3	2	65 %	1984
Amp. inj	150 mg	6	Hôp.	–	2	Hôp.	1984

CORDARONE ★★★

• **Composition :** Amiodarone.
• **Domaine :** Cardio-vasculaire.
• **Activité :** Antiarythmique. Antiangoreux.
• **Classe :** Antiarythmique classe 3.

Indications : Troubles du rythme auriculaire : fibrillation. Troubles du rythme ventriculaire : extrasystoles, tachycardies. Prévention de la crise d'angine de poitrine.

Contre-indications : Hypersensibilité à l'iode. Grossesse. Fréquence cardiaque inférieure à 50.

Effets indésirables : Ralentissement cardiaque. Troubles digestifs bénins. Sensibilité à l'exposition au soleil. Pigmentation cutanée. Possibilité de troubles de la glande thyroïde : hyper- ou hypothyroïdie. Beaucoup plus rarement : pneumopathies, neuropathies, hépatites.

Précautions d'emploi : Éviter l'exposition au soleil. Effectuer régulièrement une surveillance de la fonction thyroïdienne.

Interactions : Prudence en cas d'association avec d'autres antiarythmiques : quinidine, bépridil, disopyramide, sotalol. Une surveillance s'impose en cas d'association avec les bêtabloquants et certains antagonistes calciques.

Surdosage : Entraîne un ralentissement cardiaque sans conséquences immédiates.

☞ *Sur prescription médicale.*

• SANOFI WINTHROP

Forme	Dosage	N. d'unités	Prix	Prix/jour	Liste	Remb. S.S.	Comm.
Comprimé	200 mg	30	75,60	1,2 à 5	2	65 %	1968
Amp. inj.	150 mg	6	Hôp.	–	2	Hôp.	1976

CORDIPATCH ★★★

- **Composition :** Trinitrine.
- **Domaine :** Cardio-vasculaire.
- **Activité :** Antiangoreux. Vasodilatateur.
- **Classe :** Dérivé nitré.

Indications : Prévention de la crise d'angine de poitrine.

Contre-indications : Hypersensibilité aux dérivés nitrés. Hypotension sévère. Cardiomyopathie obstructive.

Effets indésirables : Maux de tête, hypotension avec vertiges. Bouffées de chaleur. Troubles digestifs. Discrète irritation cutanée.

Précautions d'emploi : Non conseillé chez la femme enceinte ou allaitant. Prudence chez le sujet âgé ou présentant une hypotension. Éviter la prise d'alcool qui accroît les effets secondaires. Le dispositif doit être collé sur une surface non pileuse et retiré pendant au moins 8 heures durant la nuit.

Interactions : Les vasodilatateurs, les antihypertenseurs majorent l'hypotension.

Surdosage : Risque très faible.

☞ *Sur prescription médicale.*

• THÉRAPLIX

Forme	Dosage	N. d'unités	Prix	Prix/jour	Liste	Remb. S.S.	Comm.
Patch	5 mg/24 h	30	93,80	3	2	65 %	1989
Patch	10 mg/24 h	30	101,20	3,4	2	65 %	1989

CORDITRINE ★★★

- **Composition :** Trinitrine.
- **Domaine :** Cardio-vasculaire.
- **Activité :** Antiangoreux. Vasodilatateur.
- **Classe :** Dérivé nitré.

Indications : Prévention de la crise d'angine de poitrine. Insuffisance cardiaque sévère du ventricule gauche.

Effets indésirables : Maux de tête, hypotension avec vertiges et parfois syncope. Bouffées de chaleur. Troubles digestifs.

Précautions d'emploi : Non conseillé chez la femme enceinte ou allaitant. Prudence chez le sujet âgé ou présentant une hypotension. Éviter la prise d'alcool qui accroît les effets secondaires.

Interactions : Les vasodilatateurs, les antihypertenseurs majorent l'hypotension.

Surdosage : Entraîne une vasodilatation généralisée et des modifications de l'hémoglobine entraînant une coloration bleue de la peau (méthémoglobinémie).

☞ *Sur prescription médicale.*

• SPÉCIA

Forme	Dosage	N. d'unités	Prix	Prix/jour	Liste	Remb. S.S.	Comm.
Gélule	6,5 mg	60	19,10	0,6 à 3	2	65 %	1979

CORDIUM ★★★

- **Composition :** Bépridil.
- **Domaine :** Cardio-vasculaire.
- **Activité :** Antihypertenseur. Vasodilatateur.
- **Classe :** Antagoniste calcique.

Indications : Prévention de la crise d'angine de poitrine.

Contre-indications : Troubles de la conduction cardiaque. Allongement de l'espace QT. Hypokaliémie.

Effets indésirables : Troubles digestifs : nausées, diarrhée, constipation. Tremblements, somnolence. Troubles du rythme ventriculaire : torsades de pointes.

Précautions d'emploi : Prudence en cas de bradycardie, d'hypotension, d'hypokaliémie. Non conseillé chez la femme enceinte ou allaitant. Ne doit être utilisé que sous stricte surveillance cardiologique.

Interactions : Peut entraîner des troubles du rythme ventriculaire en cas d'association avec la plupart des antiarythmisants : quinine, sotalol, amiodarone, disopyramide. Prudence en cas d'association avec les alphabloquants, les bêtabloquants. Surveiller la kaliémie lorsque sont associés des produits hypokaliémiants : diurétiques, laxatifs.

Surdosage : Peut entraîner des troubles du rythme : l'hospitalisation s'impose.

☞ *Sur prescription médicale.*

• RIOM

Forme	Dosage	N. d'unités	Prix	Prix/jour	Liste	Remb. S.S.	Comm.
Comprimé	100 mg	30	54,90	5,5	1	65 %	1981
Comprimé	100 mg	90	130,80	4,3	1	65 %	1981

CORÉINE ★★

- **Composition :** Mucilage de carraghénine.
- **Domaine :** Gastro-entérologie.
- **Activité :** Laxatif de lest.
- **Classe :** Mucilage.

Indications : Traitement symptomatique de la constipation associé aux mesures hygiéno-diététiques.

Contre-indications : Constipation récente inexpliquée, persistante, n'ayant pas fait l'objet d'examens médicaux. Syndrome occlusif. Fécalome.

Effets indésirables : Sensation de ballonnement abdominal.

Précautions d'emploi : Pas d'utilisation prolongée. Prudence chez le sujet âgé ou alité.

☞ *Vendu sans ordonnance.*

• MARTIN

Forme	Dosage	N. d'unités	Prix	Prix/jour	Liste	Remb. S.S.	Comm.
Granulé	–	115 g	32,00	–	0	0 %	–

CO-RENITEC ★★★

- **Composition :** Enalapril, hydrochlorothiazide.
- **Domaine :** Cardio-vasculaire.
- **Activité :** Antihypertenseur. Vasodilatateur. Diurétique.
- **Classe :** Inhibiteur de l'enzyme de conversion, associé.

Indications : Hypertension artérielle.

Contre-indications : Non conseillé chez la femme enceinte ou allaitant. Hypersensibilité aux sulfamides. Hyponatrémie.

Effets indésirables : Toux, fatigue, nausées, éruptions cutanées, prurit, œdème de la face et des extrémités. Hypotension artérielle. Déshydratation avec hypotension. Perte de potassium importante pouvant entraîner des crampes, parfois des troubles du rythme cardiaque. Hypercalcémie. Exceptionnellement modification de la formule sanguine.

Précautions d'emploi : En cas d'insuffisance rénale ou chez le sujet âgé, réduire la posologie. Surveiller régulièrement la fonction rénale. Donne une réaction positive au contrôle antidopage.

Interactions : Majore l'effet de tous les produits hypotenseurs : neuroleptiques, antidépresseurs. Peut modifier la concentration de lithium dans le sang chez les patients traités par ce produit. Peut entraîner des troubles du rythme cardiaque avec certains médicaments : antiarythmiques, digitaliques. Associer avec une grande prudence aux anti-inflammatoires et à certains antibiotiques.

Surdosage : Entraîne hypotension avec hyponatrémie et hypokaliémie pouvant aboutir à une anurie.

☞ *Sur prescription médicale.*

• MERCK SHARP & DOHME-CHIBRET

Forme	Dosage	N. d'unités	Prix	Prix/jour	Liste	Remb. S.S.	Comm.
Comprimé	20/12,5 mg	28	141,70	5	1	65 %	1988

CORGARD ★★★

- **Composition :** Nadolol.
- **Domaine :** Cardio-vasculaire.
- **Activité :** Antiangineux. Antiarythmique. Antihypertenseur.
- **Classe :** Bêtabloquant non sélectif.

Indications : Hypertension artérielle. Prévention de la crise d'angine de poitrine. Arythmies cardiaques.

Contre-indications : Asthme, insuffisance cardiaque, fréquence cardiaque inférieure à 50. Insuffisance rénale sévère.

Effets indésirables : Troubles digestifs : gastralgie, nausées, constipation. Fatigue à l'effort. Impuissance. Extrémités froides. Possibilité d'asthme, d'insuffisance cardiaque. Hypoglycémie.

Précautions d'emploi : Ne jamais interrompre brutalement le traitement. Prudence chez les patients présentant une bronchite chronique, une insuffisance rénale ou hépatique. Non conseillé chez la femme enceinte ou allaitant. Donne une réaction positive au contrôle antidopage.

Interactions : Peut entraîner des troubles du rythme en association avec certains antiarythmisants, les inhibiteurs calciques. Ne pas associer à la floctafénine (Idarac). Prudence en association avec les anti-inflammatoires non stéroïdiens, les neuroleptiques et les traitements antidiabétiques.

Surdosage : Une surveillance de la fréquence cardiaque et de la tension artérielle s'impose.

☞ *Sur prescription médicale.*

- SANOFI WINTHROP

Forme	Dosage	N. d'unités	Prix	Prix/jour	Liste	Remb. S.S.	Comm.
Comprimé	80 mg	30	42,40	0,7 à 1,4	1	65 %	1982

CORICIDE COCHON ★

- **Composition :** Acide salicylique, gras de bœuf.
- **Domaine :** Dermatologie.
- **Activité :** Kératolytique. Verrucide. Coricide.
- **Classe :** Acide salicylique.

Indications : Traitement des verrues, cors, durillons, œils-de-perdrix.

Contre-indications : Allergie aux salicylés.

Effets indésirables : Irritation locale en cas de débordement.

Précautions d'emploi : Protéger la peau saine par du vernis protecteur Cochon.

☞ *Vendu sans ordonnance.*

- COCHON

Forme	Dosage	N. d'unités	Prix	Prix/jour	Liste	Remb. S.S.	Comm.
Pommade	50 %	16 g	19,10*	–	0	0 %	1880

CORICIDE LE DIABLE ★

- **Composition :** Acide orthoxybenzoïque, acide éthanoïque.
- **Domaine :** Dermatologie.
- **Activité :** Kératolytique. Verrucide. Coricide.

Indications : Traitement des verrues, cors, durillons, œils-de-perdrix.

Contre-indications : Allergie aux composants.

Effets indésirables : Irritation locale en cas de débordement.

Précautions d'emploi : Protéger la peau saine.

☞ *Vendu sans ordonnance.*

- SODIA

Forme	Dosage	N. d'unités	Prix	Prix/jour	Liste	Remb. S.S.	Comm.
Sol. locale	–	5 ml	19,50*	–	0	0 %	–

CORICIDE RODELL ★

- **Composition :** Hydroxyde de sodium, triéthanolamine.
- **Domaine :** Dermatologie.
- **Activité :** Kératolytique. Verrucide. Coricide.
- **Classe :** Soude caustique.

Indications : Traitement des verrues, cors, durillons, œils-de-perdrix.

Contre-indications : Cors infectés.

Effets indésirables : Irritation locale en cas de débordement du gel.

☞ *Vendu sans ordonnance.*

• WARNER WELLCOME

Forme	Dosage	N. d'unités	Prix	Prix/jour	Liste	Remb. S.S.	Comm.
Gel	2 %	10 ml	32,35*	–	0	0 %	1991

CORICIDES FEUILLE DE SAULE ★

- **Composition :** Acide salicylique.
- **Domaine :** Dermatologie.
- **Activité :** Kératolytique. Verrucide. Coricide.
- **Classe :** Acide salicylique.

Indications : Traitement des verrues, cors, durillons, œils-de-perdrix.

Contre-indications : Intolérance ou allergie à l'acide salicylique.

☞ *Vendu sans ordonnance.*

• GILBERT

Forme	Dosage	N. d'unités	Prix	Prix/jour	Liste	Remb. S.S.	Comm.
Emplâtre « cor »	36 mg	9	22,00*	–	0	0 %	1969
Emplâtre « durillon »	170 mg	5	22,00*	–	0	0 %	1969
Emplâtre 35x55	–	1	11,50*	–	0	0 %	1969

CORIPEL ★

- **Composition :** Acide salicylique.
- **Domaine :** Dermatologie.
- **Activité :** Kératolytique. Verrucide. Coricide.
- **Classe :** Acide salicylique.

Indications : Traitement des verrues, cors, durillons, œils-de-perdrix.

Contre-indications : Allergie aux salicylés.

Effets indésirables : Irritation locale en cas de débordement.

Précautions d'emploi : Protéger la peau saine.

☞ *Vendu sans ordonnance.*

• POLIVE

Forme	Dosage	N. d'unités	Prix	Prix/jour	Liste	Remb. S.S.	Comm.
Bande « cor »	28 mg	12	22,10*	–	0	0 %	–
Bande « Durillon »	28 mg	14	22,10*	–	0	0 %	–

CORONARINE ★★

- **Composition :** Dipyridamole.
- **Domaine :** Cardio-vasculaire.
- **Activité :** Antiangoreux. Vasodilatateur. Antiagrégant.

Indications : Prévention des accidents thrombo-emboliques.

Contre-indications : Infarctus du myocarde récent.

Effets indésirables : Maux de tête, hypotension avec vertiges. Bouffées de chaleur. Troubles digestifs.

Précautions d'emploi : Prudence chez le sujet âgé ou présentant une hypotension. Non conseillé chez la femme enceinte ou allaitant.

Interactions : Association déconseillée avec les thrombolytiques et la ticlopidine (Ticlid) du fait du risque de saignements.

Surdosage : Entraîne des troubles gastriques et des maux de tête.

☞ *Sur prescription médicale.*

• NEGMA

Forme	Dosage	N. d'unités	Prix	Prix/jour	Liste	Remb. S.S.	Comm.
Comprimé	75 mg	120	42,30	1 à 2	2	65 %	1978

COROPHYLLINE ★★

- **Composition :** Acéfylline heptaminol.
- **Domaine :** Pneumologie.
- **Activité :** Broncho-dilatateur.
- **Classe :** Théophylline et dérivés.

Indications : Proposé dans le traitement de la dyspnée des broncho-pneumopathies chroniques.

Contre-indications : Hypertension artérielle. Hyperthyroïdie. Enfant de moins de 15 ans.

Effets indésirables : Nausées, vomissements, douleurs épigastriques. Maux de tête, excitation, insomnie. Tachycardie.

Précautions d'emploi : Prudence en cas d'insuffisance coronaire ou cardiaque, d'ulcère gastro-duodénal, d'hyperthyroïdie.

Interactions : Ne pas associer avec l'énoxacine, l'érythromycine, la viloxazine. L'action de la théophylline est augmentée par association avec la cimétidine, la ciprofloxacine, la méxilétine, la ticlopidine. L'action de la théophylline est diminuée par association avec la rifampicine, certains antiépileptiques.

Surdosage : Entraîne vomissements, agitation, confusion. Tachycardie, hypotension, fibrillation ventriculaire, arrêt cardiaque. L'hospitalisation s'impose.

☞ *Sur prescription médicale.*

• GERDA

Forme	Dosage	N. d'unités	Prix	Prix/jour	Liste	Remb. S.S.	Comm.
Comprimé	500 mg	20	14,60	2,3 à 4,5	2	65 %	1970
Sol. buv.	400 mg	30 ml	16,90	2 à 4	2	65 %	1982

COROTROPE ★★★

- **Composition :** Milrinone.
- **Domaine :** Cardio-vasculaire.
- **Activité :** Cardiotonique.
- **Classe :** Bipyridinique.

Indications : Insuffisance cardiaque.

Contre-indications : Cardiopathies obstructives.

Effets indésirables : Maux de tête. Hypotension. Troubles du rythme cardiaque.

Précautions d'emploi : Emploi sous stricte surveillance médicale. Doser le potassium sanguin et corriger l'hypokaliémie, en particulier chez les patients prenant des diurétiques ou des laxatifs. Non conseillé chez la femme enceinte ou allaitant.

☞ *Sur prescription médicale.*

• SANOFI WINTHROP

Forme	Dosage	N. d'unités	Prix	Prix/jour	Liste	Remb. S.S.	Comm.
Amp. inj	10 mg	10	Hôp.	–	1	Hôp.	1990

CORRECTOL ★

- **Composition :** Inosine monophosphate.
- **Domaine :** Ophtalmologie.
- **Activité :** Facilite l'accommodation.

Indications : Troubles de l'accommodation et de la convergence en vision binoculaire : presbytie, insuffisance de convergence, strabisme.

Contre-indications : Hypersensibilité à un composant.

☞ *Vendu sans ordonnance.*

• ALCON

Forme	Dosage	N. d'unités	Prix	Prix/jour	Liste	Remb. S.S.	Comm.
Collyre	0,1 %	10 ml	10,60	–	0	65 %	1979

CORTANCYL ★★★

- **Composition :** Prednisone.
- **Domaine :** Inflammation.
- **Activité :** Anti-inflammatoires.
- **Classe :** Anti-inflammatoire stéroïdien.

Indications : Maladies allergiques : urticaire, choc anaphylactique. Collagénoses. Affections dermatologiques : eczéma, pemphigus, toxidermies. Maladies auto-immunes : hépatites chroniques, thyroïdite, purpura thrombopéniques idiopathiques, anémies hémolytiques. Certaines maladies infectieuses. Leucémies et lymphomes. Artérite temporale. Syndromes néphrotiques. Tumeur ou œdème cérébral, paralysies faciales, polyradiculonévrites. Arthrites, polyarthrites, radiculite. Inflammations de l'œil ou de la sphère ORL, etc.

Contre-indications : Toute infection bactérienne ou virale en évolution. Goutte. Ulcère gastro-duodénal évolutif. États psychotiques. Hépatites aiguës.

Effets indésirables : Syndrome d'hypercorticisme avec fonte musculaire, obésité, hypertension, diabète, ostéoporose, ostéonécrose de la tête fémorale. Ulcère gastro-duodénal, hémorragie digestive, pancréatite aiguë. Nervosité avec euphorie, insomnie, états confusionnels, dépression à l'arrêt du traitement.

Précautions d'emploi : Nécessité impérative d'un régime sans sel. Régime riche en protides, pauvre en sucres. Non conseillé chez la femme enceinte. Donne une réaction positive au contrôle antidopage.

Interactions : Ne pas associer à des produits favorisant l'apparition de troubles du rythme ventriculaire : érythromycine, vincamine, certains antiarythmiques (bépridil, amiodarone, sotalol), digitaliques, diurétiques hypokaliémiants. Prudence en cas d'association avec l'aspirine, les anticoagulants. Une surveillance renforcée est indispensable chez le diabétique, l'hypertendu, l'ancien ulcéreux, le tuberculeux.

Surdosage : Entraîne un état d'hypercorticisme.

☞ *Sur prescription médicale.*

• ROUSSEL

Forme	Dosage	N. d'unités	Prix	Prix/jour	Liste	Remb. S.S.	Comm.
Comprimé	1 mg	30	13,30	0,5 à 1,5	1	65 %	1956
Comprimé	5 mg	30	23,40	5 à 12,5	1	65 %	1955
Comprimé	20 mg	20	40,30	2 à 8	1	65 %	1990

CORTEXYL ★

- **Composition :** Di-alpha-cétoglutarate de calcium.
- **Domaine :** Neuropsychiatrie.
- **Activité :** Psychostimulant.
- **Classe :** Dérivé d'acides aminés.

Indications : Asthénies fonctionnelles.

Contre-indications : Déconseillé chez la femme enceinte et allaitant.

Précautions d'emploi : Prudence chez les patients suivant un régime sans sel.

☞ *Vendu sans ordonnance.*

• SOEKAMI-LEFRANCQ

Forme	Dosage	N. d'unités	Prix	Prix/jour	Liste	Remb. S.S.	Comm.
Sachet	2 g	12	45,00*	–	0	0 %	1989

CORTICÉTINE ★★★

- **Composition :** Dexaméthasone, framycétine.
- **Domaine :** ORL.
- **Activité :** Anti-inflammatoire local. Antibiotique local.
- **Classe :** Anti-inflammatoire stéroïdien. Aminoside.

Indications : Otites moyennes aiguës incisées. Otites externes.

Contre-indications : Hypersensibilité à un constituant. Perforation du tympan.

Effets indésirables : Risque de toxicité auditive en cas de perforation tympanique. Sensation de brûlure à l'application. Réactions allergiques locales.

☞ *Sur prescription médicale.*

• CHAUVIN

Forme	Dosage	N. d'unités	Prix	Prix/jour	Liste	Remb. S.S.	Comm.
Sol. auriculaire	–	5 ml	8,80	–	1	35 %	1968

CORTICOTULLE LUMIÈRE ★

- **Composition :** Tissu imprégné du mélange triamcinolone, néomycine, polymyxine.
- **Domaine :** Dermatologie.
- **Activité :** Anti-inflammatoire local. Antibiotique.

• **Classe :** Anti-inflammatoire stéroïdien. Dermocorticoïde. Aminoside.

Indications : Traitement des plaies et brûlures présentant un granulome inflammatoire et surinfecté.

Contre-indications : Hypersensibilité aux aminosides. Dermatoses primitivement microbiennes, virales ou mycosiques. Ulcères de la jambe, escarres.

Effets indésirables : Réactions allergiques cutanées. Atrophie cutanée. Retard de cicatrisation.

Précautions d'emploi : Pas d'utilisation prolongée. Prudence chez l'enfant.

☞ *Sur prescription médicale.*

• LTM SARBACH

Forme	Dosage	N. d'unités	Prix	Prix/jour	Liste	Remb. S.S.	Comm.
Bande 60x20	–	2	28,70	–	1	65 %	1970
Compresse 10x10	–	5	13,10	–	1	65 %	1970
Compresse 20x20	–	5	39,10	–	1	65 %	1970
Compresse 20x20	–	30	Hôp.	–	1	65 %	1970

CORTIFRA ★★★

• **Composition :** Framycétine, prednisolone.

• **Domaine :** ORL.

• **Activité :** Antibiotique local. Anti-inflammatoire local.

• **Classe :** Anti-inflammatoire stéroïdien. Aminoside.

Indications : Traitement local des affections nasales : allergie nasale. Rhinites, rhino-pharyngites, sinusites aiguës et chroniques.

Contre-indications : Hypersensibilité aux constituants. Infections virales, bactériennes ou mycosiques.

Effets indésirables : Réactions allergiques. Risque d'effets généraux.

Précautions d'emploi : Traitement de courte durée.

☞ *Sur prescription médicale.*

• BOUCHARA

Forme	Dosage	N. d'unités	Prix	Prix/jour	Liste	Remb. S.S.	Comm.
Sol. nasale	–	15 ml	11,00	–	1	35 %	1979

CORTINE NATURELLE LAROCHE NAVARRON ★

• **Composition :** Extrait corticosurrénal de porc.

• **Domaine :** Nutrition et métabolisme. Endocrinologie.

• **Activité :** Hormone corticosurrénale. Antiasthénique.

• **Classe :** Glucocorticoïde.

Indications : Utilisé dans le traitement de l'asthénie fonctionnelle, en l'absence d'activité spécifique démontrée.

Contre-indications : Antécédents allergiques.

Effets indésirables : Réactions allergiques : urticaire, asthme, choc anaphylactique.

Précautions d'emploi : Traitement toujours de courte durée. Non conseillé chez la femme enceinte.

☞ *Vendu sans ordonnance.*

• SYNTEX

Forme	Dosage	N. d'unités	Prix	Prix/jour	Liste	Remb. S.S.	Comm.
Ampoules	–	5	78,70	–	0	0 %	1949

CORTIPHÉNICOL ★

• **Composition :** Chloramphénicol, prednisolone.

• **Domaine :** Ophtalmologie.

• **Activité :** Antibiotique local. Anti-inflammatoire local.

• **Classe :** Anti-inflammatoire stéroïdien. Phénicolé.

Indications : Conjonctivites aiguës et chroniques, blépharites, chalazions, orgelets, eczémas des paupières.

Contre-indications : Antécédents de maladie du sang. Nouveau-né. Hypersensibilité au produit. Kératites virales, mycosiques. Infections bactériennes ou tuberculeuses de l'œil ou des paupières. Antécédents glaucomateux.

Effets indésirables : Douleur à l'application. Allergie palpébroconjonctivale. Hypertension oculaire. Kératite superficielle. Risque d'aplasie médullaire.

Précautions d'emploi : La durée du traitement sera la plus courte possible. L'usage prolongé implique une surveillance régulière de la tension oculaire et du cristallin. Non conseillé chez la femme enceinte ou allaitant. Le port des lentilles doit être évité. Peut donner une réaction positive au contrôle antidopage.

Surdosage : Un usage prolongé peut entraîner des signes généraux d'hypercorticisme.

☞ *Sur prescription médicale.*

• BOUCHARA

Forme	Dosage	N. d'unités	Prix	Prix/jour	Liste	Remb. S.S.	Comm.
Collyre	0,75 %	3 ml	11,50	–	1	65 %	–

CORTISAL BAUME ★★★

- **Composition :** Prednisolone, mono- et disalicylate de propylèneglycol.
- **Domaine :** Rhumatologie. Inflammation.
- **Activité :** Antirhumatismal externe. Anti-inflammatoire.
- **Classe :** Anti-inflammatoire stéroïdien.

Indications : Tendinites, arthropathies dégénératives ou inflammatoires des petites articulations. Entorses. Phlébites superficielles.

Contre-indications : Hypersensibilité aux constituants. Ne pas appliquer sur les muqueuses, peau en mauvais état, plaies, ulcérations. Dermatoses virales.

Effets indésirables : Réactions allergiques locales imposant l'arrêt du traitement.

Précautions d'emploi : Éviter les applications sur de grandes surfaces. Non conseillé chez la femme enceinte ou allaitant.

☞ *Sur prescription médicale.*

• MONIN

Forme	Dosage	N. d'unités	Prix	Prix/jour	Liste	Remb. S.S.	Comm.
Crème	–	30 g	17,70	2,8	1	35 %	1978

CORTISONE ROUSSEL ★★★

- **Composition :** Cortisone.
- **Domaine :** Endocrinologie.
- **Activité :** Hormone surrénale.
- **Classe :** Glucocorticoïde.

Indications : Traitement de substitution au cours des insuffisances surrénales primitives (maladie d'Addison) ou d'origine hypophysaire. Hyperplasie congénitale des surrénales.

Contre-indications : Aucune.

Effets indésirables : En cas de surdosage. D'abord troubles métaboliques avec hypokaliémie, alcalose, rétention hydrosodée. Puis hypercorticisme avec hypertension, diabète, atrophie musculaire et cutanée, acné, ostéoporose, euphorie, état confusionnel. Parfois hémorragie digestive par ulcère gastro-duodénal.

Précautions d'emploi : Le régime doit être maintenu normalement salé. En cas de maladie intercurrente, le traitement doit être non seulement continué mais augmenté. Donne une réaction positive au contrôle antidopage.

Interactions : N'apparaissent qu'en cas de surdosage. Ne pas associer avec érythromycine, sultopride, vincamine, certains antiarythmiques, digitaliques. Prudence en cas d'association avec l'aspirine, anticoagulants, hypoglycémiants, antiépileptiques.

☞ *Sur prescription médicale.*

• ROUSSEL

Forme	Dosage	N. d'unités	Prix	Prix/jour	Liste	Remb. S.S.	Comm.
Comprimé	5 mg	20	12,30	–	1	65 %	1952

CORTNÉO ★★★

- **Composition :** Hydrocortisone, néomycine.
- **Domaine :** Ophtalmologie.
- **Activité :** Antibiotique local. Anti-inflammatoire local.
- **Classe :** Anti-inflammatoire stéroïdien. Aminoside.

Indications : Conjonctivites aiguës et chroniques, blépharites, chalazions, orgelets, eczémas des paupières.

Contre-indications : Hypersensibilité au produit. Kératites virales, mycosiques. Infections bactériennes ou tuberculeuses de l'œil ou des paupières. Antécédents glaucomateux.

Effets indésirables : Douleur à l'application. Allergie palpébroconjonctivale. Hypertension oculaire. Kératite superficielle.

Précautions d'emploi : La durée du traitement sera la plus courte possible. L'usage prolongé implique une surveillance régulière de la tension oculaire et du cristallin. Non conseillé chez la femme enceinte ou allaitant. Le port des lentilles doit être évité. Peut donner une réaction positive au contrôle antidopage.

Surdosage : Un usage prolongé peut entraîner des signes généraux d'hypercorticisme.

☞ *Sur prescription médicale.*

- CIBA VISION

Forme	Dosage	N. d'unités	Prix	Prix/jour	Liste	Remb. S.S.	Comm.
Collyre	1 %	5 ml	10,10	–	1	65 %	1963

CORVASAL ★★★

- **Composition :** Molsidomine.
- **Domaine :** Cardio-vasculaire.
- **Activité :** Antiangoreux. Vasodilatateur.
- **Classe :** Sydnonimine.

Indications : Prévention de la crise d'angine de poitrine.

Contre-indications : Hypotension importante.

Effets indésirables : Maux de tête, hypotension avec vertiges. Troubles digestifs.

Précautions d'emploi : Non conseillé chez la femme enceinte ou allaitant. Prudence chez le sujet âgé ou présentant une hypotension.

Interactions : Les vasodilatateurs, les antihypertenseurs majorent l'hypotension.

Surdosage : Entraîne une hypotension sévère justifiant une surveillance hospitalière.

☞ *Sur prescription médicale.*

- HŒCHST

Forme	Dosage	N. d'unités	Prix	Prix/jour	Liste	Remb. S.S.	Comm.
Comprimé	2 mg	30	33,70	1,5 à 4	1	65 %	1983
Comprimé	2 mg	90	80,00	1,5 à 4	1	65 %	1983
Comprimé	4 mg	30	54,20	5,4 à 7,2	1	65 %	1988
Flacon inj.	1 mg	5	Hôp.	–	1	Hôp.	1988

CORYZALIA ❍

- **Composition :** Allium cepa 3CH, Belladonna 3CH, Sabadilla 3CH, Kalium bichromicum 3CH, Gelsemium 3CH, Pulsatillia 3CH.
- **Domaine :** ORL.
- **Activité :** Divers.

Indications : Traitement symptomatique des affections rhino-pharyngées : rhino-pharyngites, rhinites, rhume des foins, coryza spasmodique, sinusites.

☞ *Vendu sans ordonnance.*

- BOIRON

Forme	Dosage	N. d'unités	Prix	Prix/jour	Liste	Remb. S.S.	Comm.
Comprimé	–	40	25,00*	3,75 à 7,5	0	0 %	1944

COSADON ★★

- **Composition :** Acide nicotinique, pentifylline.
- **Domaine :** Cardio-vasculaire.
- **Activité :** Anti-ischémique. Vasodilatateur.
- **Classe :** Spasmolytique.

Indications : Déficit intellectuel pathologique du sujet âgé.

Effets indésirables : Bouffées de chaleur, insomnie. Troubles digestifs.

Surdosage : Entraîne bouffées de chaleur, troubles digestifs sans conséquence.

☞ *Vendu sans ordonnance.*

- HŒCHST

Forme	Dosage	N. d'unités	Prix	Prix/jour	Liste	Remb. S.S.	Comm.
Comprimé	100 mg	30	29,35*	–	0	0 %	1973

COTRIMAZOL FORT ★★★

- **Composition :** Sulfaméthoxazole, triméthoprime.
- **Domaine :** Infectiologie. Uro-néphrologie.
- **Activité :** Anti-infectieux.
- **Classe :** Sulfamide associé.

Indications : Infections aux germes suivants : colibacille, streptocoques, méningocoques, gonocoques, Brucella, Klebsiella, Proteus, salmonelles, shigelles, Haemophilus, vibrions, Listeria, Pneumocystis, toxoplasmes, etc. Infections à manifestations broncho-pulmonaires, ORL, uro-génitales, digestives : fièvre typhoïde. Infections opportunistes du sida à Pneumocystis carini ou toxoplasmes.

Contre-indications : Hypersensibilité aux sulfamides. Nourrisson.

Effets indésirables : Troubles digestifs nausées, gastralgies. Réactions allergiques : urticaire, choc anaphylactique, etc. En cas de traitement prolongé, risque d'anémie par carence en acide folique.

Précautions d'emploi : Prudence en cas d'insuffisance hépatique ou rénale. Non conseillé chez la femme enceinte ou allaitant.

Interactions : Peut potentialiser les anticoagulants oraux.

☞ *Sur prescription médicale.*

- LAFON RATIOPHARM

Forme	Dosage	N. d'unités	Prix	Prix/jour	Liste	Remb. S.S.	Comm.
Comprimé	800/160	10	14,50	–	1	65 %	1994

COUMADINE ★★★

- **Composition :** Warfarine.
- **Domaine :** Hémostase.
- **Activité :** Anticoagulant.
- **Classe :** Antivitamine K.

Indications : Prévention de la maladie thrombo-embolique.

Contre-indications : Maladies hémorragiques. Lésions hémorragiques. Insuffisance hépatique ou rénale grave. Hypertension artérielle maligne.

Effets indésirables : Éruptions cutanées. Troubles gastro-intestinaux. Hémorragies diverses.

Précautions d'emploi : Une surveillance régulière de la coagulation est indispensable. Déconseillé chez la femme enceinte ou allaitant. Prudence chez le sujet âgé. Ne pas interrompre brutalement le traitement.

Interactions : Associations déconseillées : miconazole, anti-inflammatoires non stéroïdiens, aspirine. Associations nécessitant des précautions d'emploi : hypo-uricémiant, amiodarone, hypocholestérolémiant cimétidine, corticoïde. L'activité peut être diminuée par association avec : phénobarbital, certains antibiotiques et antiépileptiques. Peut augmenter l'action des sulfamides hypoglycémiants.

Surdosage : Un taux de prothrombine < 20 %, un INR > 5, l'apparition de saignements, doivent faire craindre un surdosage et justifient une consultation médicale.

☞ *Sur prescription médicale. Une surveillance biologique est indispensable.*

- MARION MERRELL DOW

Forme	Dosage	N. d'unités	Prix	Prix/jour	Liste	Remb. S.S.	Comm.
Comprimé	2 mg	20	10,40	1 à 2	1	65 %	1959
Comprimé	10 mg	25	16,80	0,35 à 0,7	1	65 %	1960

COVATINE ★

- **Composition :** Captodiame.
- **Domaine :** Neuropsychiatrie.
- **Activité :** Anxiolytique.
- **Classe :** Non benzodiazépinique.

Indications : Utilisé dans l'anxiété et les états anxieux.

Contre-indications : Chez les conducteurs de véhicules, il existe un risque de somnolence.

Effets indésirables : Somnolence diurne ou insomnie nocturne.

Précautions d'emploi : Il n'est pas indiqué de consommer de l'alcool. Ne pas donner à la femme enceinte ou allaitant.

Surdosage : Non décrit.

☞ *Sur prescription médicale.*

- BAILLY-SPEAB

Forme	Dosage	N. d'unités	Prix	Prix/jour	Liste	Remb. S.S.	Comm.
Comprimé	50 mg	45	22,40	0,6 à 1,4	2	65 %	1958

COVERSYL ★★★

- **Composition :** Perindopril.
- **Domaine :** Cardio-vasculaire.
- **Activité :** Antihypertenseur. Vasodilatateur.
- **Classe :** Inhibiteur de l'enzyme de conversion.

Indications : Hypertension artérielle. Insuffisance cardiaque.

Contre-indications : Non conseillé chez la femme enceinte.

Effets indésirables : Toux, fatigue, nausées, éruptions cutanées, prurit, œdème de la face et des extrémités. Augmentation temporaire de l'urée et de la créatinine sanguine, parfois de la kaliémie. Hypotension artérielle chez les patients suivant un régime sans sel ou prenant un diurétique. Exceptionnellement modification de la formule sanguine.

Précautions d'emploi : En cas d'insuffisance rénale ou chez le sujet âgé, réduire la posologie. Surveiller régulièrement la fonction rénale.

Interactions : Ne pas associer avec des produits entraînant une hyperkaliémie : certains diurétiques, sels de potassium. Majore l'effet de tous les produits hypotenseurs : neuroleptiques, antidépresseurs.

Surdosage : Une surveillance de la tension artérielle s'impose.

☞ *Sur prescription médicale.*

- SERVIER

Forme	Dosage	N. d'unités	Prix	Prix/jour	Liste	Remb. S.S.	Comm.
Comprimé	2 mg	30	118,50	4 à 5	1	65 %	1988
Comprimé	4 mg	30	159,20	4 à 10	1	65 %	1988

COZAAR ★★★

- **Composition :** Losartan.
- **Domaine :** Cardio-vasculaire.
- **Activité :** Antihypertenseur.
- **Classe :** Antagoniste de l'angiotensine.

Indications : Hypertension artérielle essentielle.

Contre-indications : Hypersensibilité au produit. Sténose uni- ou bilatérale des artères rénales. Enfant.

Effets indésirables : Hypotension orthostatique. Insuffisance rénale. Hyperkaliémie.

Précautions d'emploi : Prudence en cas d'insuffisance cardiaque, d'insuffisance rénale, de déshydratation. Chez l'insuffisant hépatique, la posologie sera réduite. Déconseillé chez la femme enceinte ou allaitant.

Interactions : Prudence en cas d'association avec les diurétiques, en particulier hyperkaliémiants. Prudence en cas d'association avec le lithium, les antidiabétiques oraux, les anti-inflammatoires stéroïdiens et non stéroïdiens, les antidépresseurs imipraminiques.

Surdosage : Peut entraîner hypotension avec tachycardie.

☞ *Sur prescription médicale.*

- MERCK SHARP & DOHME-CHIBRET

Forme	Dosage	N. d'unités	Prix	Prix/jour	Liste	Remb. S.S.	Comm.
Comprimé	50 mg	28	163,10	5,8	1	65 %	1995
Comprimé	50 mg	50	Hôp.	–	1	Hôp.	1995

C. P. P. A. ★★★

- **Composition :** Complexe prothrombique humain partiellement activé.
- **Domaine :** Hémostase.
- **Activité :** Facteur sanguin de la coagulation.

Indications : Traitement préventif ou curatif des hémorragies des hémophiles A avec anticorps antifacteur VIII.

Contre-indications : Coagulation intravasculaire disséminée.

Effets indésirables : Risque de coagulation intravasculaire disséminée.

Précautions d'emploi : Administration en milieu spécialisé.

☞ *Usage hospitalier.*

- BIO-TRANSFUSION

Forme	Dosage	N. d'unités	Prix	Prix/jour	Liste	Remb. S.S.	Comm.
Flacon inj.	–	1	Hôp.	–	0	100 %	1994

CRATAEGOL ★ ✣

- **Composition :** Extrait d'aubépine.
- **Domaine :** Cardio-vasculaire.
- **Activité :** Sédatif cardiaque.

Indications : Palpitations, oppression, douleurs précordiales. États neurotoniques.

☞ *Vendu sans ordonnance.*

- REGÉPHARM

Forme	Dosage	N. d'unités	Prix	Prix/jour	Liste	Remb. S.S.	Comm.
Sol. buv.	–	90 ml	11,10	0,2	0	65 %	1902

CRATAEGUS GMET ★ ✣

- **Composition :** Aubépine.
- **Domaine :** Cardio-vasculaire.
- **Activité :** Sédatif cardiaque.

Indications : Palpitations, oppression, douleurs précordiales. États neurotoniques.

☞ *Vendu sans ordonnance.*

- UPSA

Forme	Dosage	N. d'unités	Prix	Prix/jour	Liste	Remb. S.S.	Comm.
Comprimé	–	60	10,10	1 à 1,5	0	65 %	1957

CRÉMA-COR ★

- **Composition :** Acide salicylique, butoforme, lanovaseline.
- **Domaine :** Dermatologie.
- **Activité :** Kératolytique. Verrucide. Coricide.
- **Classe :** Acide salicylique.

Indications : Traitement des verrues, cors, durillons, œils-de-perdrix.

Contre-indications : Allergie aux salicylés.

Effets indésirables : Irritation locale en cas de débordement.

Précautions d'emploi : Protéger la peau saine.

☞ *Vendu sans ordonnance.*

- C. P. F.

Forme	Dosage	N. d'unités	Prix	Prix/jour	Liste	Remb. S.S.	Comm.
Emplâtre cor	–	12	18,70*	–	0	0 %	–
Pommmade + bandelette	40 %	6	19,80*	–	0	0 %	–

CRÈME AU CALENDULA ❍

- **Composition :** Calendula.
- **Domaine :** Dermatologie.
- **Activité :** Antiacnéique.

Indications : Proposé comme traitement d'appoint des dermites irritatives : crevasses, gerçures, dartres, érythèmes. Soins des peaux acnéiques.

☞ *Vendu sans ordonnance.*

- BOIRON

Forme	Dosage	N. d'unités	Prix	Prix/jour	Liste	Remb. S.S.	Comm.
Crème	–	20 g	39,90*	–	0	0 %	1943

CRÈME DES 3 FLEURS D'ORIENT ★

- **Composition :** Méquinol, lanovaseline.
- **Domaine :** Dermatologie.
- **Activité :** Dépigmentant local.

Indications : Ephélides, chloasma, taches de sénescence, hyperpigmentation cicatricielle ou réactionnelle.

Contre-indications : Enfant de moins de 12 ans.

Effets indésirables : En cas d'irritation ou d'intolérance, interrompre le traitement.

Précautions d'emploi : Ne pas appliquer sur les muqueuses ni les yeux. Ne pas exposer les zones traitées au soleil.

☞ *Vendu sans ordonnance.*

- CRÈME D'ORIENT

Forme	Dosage	N. d'unités	Prix	Prix/jour	Liste	Remb. S.S.	Comm.
Crème n° 1	5 %	30 g	36,00*	–	0	0 %	–
Crème n° 2	10 %	30 g	41,20*	–	0	0 %	–

CRÈME DOMISTAN ★

- **Composition :** Histapyrrodine, isolinoléate d'éthyle.
- **Domaine :** Dermatologie.
- **Activité :** Antihistaminique H1. Antiprurigineux.
- **Classe :** Antihistaminique anticholinergique.

Indications : Dermatoses prurigineuses, piqûres d'insectes et de végétaux.

Contre-indications : Hypersensibilité au produit.

Effets indésirables : Possibilité de réactions allergiques. Photosensibilisation.

☞ *Vendu sans ordonnance.*

- THERVAL

Forme	Dosage	N. d'unités	Prix	Prix/jour	Liste	Remb. S.S.	Comm.
Crème	3 %	30 g	17,70*	–	0	0 %	1952

CRÈME DOUCE ❍

- **Composition :** Calendula TM, amidon, talc, oxyde de zinc.
- **Domaine :** Dermatologie.
- **Activité :** Divers.

Indications : Peaux sensibles ou irritées. Particulièrement adaptée aux nourrissons.

☞ *Vendu sans ordonnance.*

- BOIRON

Forme	Dosage	N. d'unités	Prix	Prix/jour	Liste	Remb. S.S.	Comm.
Crème	–	75 g	Libre	–	0	0 %	–

CRÈME RAP ✤

- **Composition :** Genêt, arnica, aconit, marron d'Inde, ciguë jusquiame, noix vomique.
- **Domaine :** Rhumatologie.
- **Activité :** Antirhumatismal externe. Antalgique. Tonique veineux.

Indications : Utilisé en cas de tendinites, lumbago, ecchymoses, œdème, foulures, varices, hémorroïdes, couperose, engelures, etc.

Contre-indications : Hypersensibilité aux constituants. Ne pas appliquer sur les muqueuses, peau en mauvais état, plaies, ulcérations.

Effets indésirables : Réactions allergiques locales imposant l'arrêt du traitement.

☞ *Vendu sans ordonnance.*

• MONAL

Forme	Dosage	N. d'unités	Prix	Prix/jour	Liste	Remb. S.S.	Comm.
Crème	–	120 g	13,20	–	0	35 %	1921

CRÉON ★★★

• **Composition :** Pancréas de porc.
• **Domaine :** Gastro-entérologie.
• **Activité :** Enzyme digestive.
• **Classe :** Enzyme pancréatique.

Indications : Insuffisances pancréatiques externes : pancréatite chronique, mucoviscidose.

Contre-indications : Hypersensibilité aux extraits pancréatiques.

Précautions d'emploi : Prendre le produit au début du repas. On peut ouvrir les gélules et absorber le contenu avec une nourriture semi-liquide.

☞ *Vendu sans ordonnance.*

• LATÉMA

Forme	Dosage	N. d'unités	Prix	Prix/jour	Liste	Remb. S.S.	Comm.
Gélule	300 mg	60	97,30	8 à 15	0	65 %	1988
Gélule	300 mg	120	167,50	7 à 13	0	65 %	1988

CRINEX ★

• **Composition :** Extrait ovarien de truie.
• **Domaine :** Endocrinologie. Gynécologie.
• **Classe :** Opothérapie.

Indications : Proposé dans les aménorrhées, dysménorrhées. Troubles de la ménopause ou préménopause.

Précautions d'emploi : Déconseillé chez la femme enceinte.

☞ *Vendu sans ordonnance.*

• CRINEX

Forme	Dosage	N. d'unités	Prix	Prix/jour	Liste	Remb. S.S.	Comm.
Sol. buv.	–	16 ml	13,30	–	0	35 %	1931
Comprimé	–	80	16,00	–	0	35 %	1933

CRISTANYL ★

• **Composition :** Raubasine, dihydroergocristine.
• **Domaine :** Cardio-vasculaire.
• **Activité :** Vasodilatateur. Anti-ischémique.
• **Classe :** Antagoniste alpha-adrénergique. Agoniste dopaminergique. Dérivé de l'ergot de seigle.

Indications : Déficit intellectuel pathologique du sujet âgé. Étourdissements du sujet âgé. Troubles rétiniens d'origine vasculaire. Accidents vasculaires cérébraux.

Contre-indications : État de choc.

Effets indésirables : Nausées.

Interactions : Ne pas associer aux antidépresseurs de type IMAO.

☞ *Sur prescription médicale.*

• BIOGALÉNIQUE

Forme	Dosage	N. d'unités	Prix	Prix/jour	Liste	Remb. S.S.	Comm.
Sol. buv.	8 mg/ml	30 ml	25,50	1,5 à 2	2	35 %	1978

CRISTOPAL ★

- **Composition :** Iodure de sodium, chlorure de calcium, glycine.
- **Domaine :** Ophtalmologie.
- **Activité :** Anticataracte.
- **Classe :** Iode et dérivés.

Indications : Proposé dans le traitement de la cataracte.

Contre-indications : Hypersensibilité à l'iode.

Effets indésirables : Réactions d'hypersensibilisation.

Interactions : Ne pas associer à des applications de pommade mercurielle.

☞ *Vendu sans ordonnance.*

- ALCON

Forme	Dosage	N. d'unités	Prix	Prix/jour	Liste	Remb. S.S.	Comm.
Collyre	–	10 ml	11,10	–	0	65 %	1969

CROMOPTIC ★★

- **Composition :** Cromoglycate de sodium.
- **Domaine :** Ophtalmologie.
- **Activité :** Antiallergique.
- **Classe :** Inhibiteur de la libération de l'histamine.

Indications : Affections ophtalmologiques d'origine allergique.

Précautions d'emploi : Le port des lentilles est déconseillé.

☞ *Sur prescription médicale.*

- CHAUVIN

Forme	Dosage	N. d'unités	Prix	Prix/jour	Liste	Remb. S.S.	Comm.
Collyre	2 %	5 ml	28,70	–	2	65 %	1985

CRYOFLUORANE ★★★

- **Composition :** Dichlorotétrafluoroéthane.
- **Domaine :** Rhumatologie. Algologie.
- **Activité :** Antirhumatismal externe. Antalgique externe. Anesthésique local.
- **Classe :** Réfrigérant non explosif, non inflammable.

Indications : Anesthésie locale en petite chirurgie. Traitement de certains états douloureux : lombalgie, torticolis, entorse.

Précautions d'emploi : Pulvériser en tenant le flacon à 10 cm (anesthésie locale) ou 30 cm (antalgique).

☞ *Vendu sans ordonnance.*

- PROMEDICA

Forme	Dosage	N. d'unités	Prix	Prix/jour	Liste	Remb. S.S.	Comm.
Flacon pressur.	–	70 ml	23,30	–	0	65 %	1957

CRYOGEL ★★★

- **Composition :** Propylèneglycol.
- **Domaine :** Rhumatologie. Algologie.
- **Activité :** Antirhumatismal externe. Antalgique externe.
- **Classe :** Réfrigérant.

Indications : Utilisé à froid dans le traitement des entorses, luxations, tendinites, hématomes, contusions, douleurs dentaires, etc. Utilisé à chaud dans le traitement des douleurs rhumatismales, lombalgies, dorsalgies, lumbago, torticolis.

Précautions d'emploi : Avant utilisation, remettre toujours le coussin dans sa housse de protection. Pour une utilisation à froid, placer le coussin dans le congélateur. Pour une utilisation à chaud, mettre le coussin 10 minutes dans l'eau bouillante.

☞ *Vendu sans ordonnance.*

- 3 M SANTÉ

Forme	Dosage	N. d'unités	Prix	Prix/jour	Liste	Remb. S.S.	Comm.
Coussin	–	1	Libre	–	0	0 %	–

CURASTEN ★

- **Composition :** Lysine, glucoheptonate de calcium.
- **Domaine :** Nutrition et métabolisme.
- **Activité :** Antiasthénique. Éléments minéraux.
- **Classe :** Acides aminés.

Indications : Utilisé dans le traitement de l'asthénie fonctionnelle, en l'absence d'activité spécifique démontrée.

Contre-indications : Lithiase calcique.

Interactions : Prendre à distance de la tétracycline.

☞ *Vendu sans ordonnance.*

- THÉRABEL LUCIEN

Forme	Dosage	N. d'unités	Prix	Prix/jour	Liste	Remb. S.S.	Comm.
Amp. buv.	–	20	36,60*	–	0	0 %	1986

CURÉMO ★

- **Composition :** Chlorhydrate d'amyléine, chlorhydrate d'éphédrine, marron d'Inde, salicylate d'amyle.
- **Domaine :** Gastro-entérologie.
- **Activité :** Antihémorroïdaire local.

Indications : Traitement symptomatique des manifestations douloureuses et prurigineuses anales, en particulier dans la crise hémorroïdaire.

Contre-indications : Hypersensibilité aux constituants.

Précautions d'emploi : Le traitement doit être de courte durée. Si les signes ne cèdent pas rapidement, le traitement doit être interrompu et une consultation spécialisée s'impose.

☞ *Vendu sans ordonnance.*

- MONAL

Forme	Dosage	N. d'unités	Prix	Prix/jour	Liste	Remb. S.S.	Comm.
Pommade	–	30 g	28,00*	–	0	0 %	–

CURÉTHYL

- **Composition :** Alcool éthylique, extrait hépatique de cheval, glucose.
- **Domaine :** Toxicologie.
- **Activité :** Facilite le sevrage alcoolique.
- **Classe :** Ethanol.

Indications : Utilisé dans les cures de sevrage alcoolique. Prévention des crises de délire alcoolique subaigu.

Contre-indications : Insuffisance hépatique. Diabète. Atteintes neurologiques.

Effets indésirables : Intoxication alcoolique.

Précautions d'emploi : Administration sous contrôle médical.

Surdosage : Intoxication alcoolique.

☞ *Vendu sans ordonnance.*

- AJC PHARMA

Forme	Dosage	N. d'unités	Prix	Prix/jour	Liste	Remb. S.S.	Comm.
Amp. inj.	–	8	34,30*	–	0	0 %	–

CURIBRONCHES ★★

- **Composition :** Sirop adulte et enfant : codéine, codéthyline, bromoforme, sulfogaïacol, aconit, belladone, eau de laurier cerise. Sirop nourrisson : benzoate de sodium, sulfogaïacol, belladone, bromure de sodium.
- **Domaine :** Pneumologie.
- **Activité :** Antitussif.
- **Classe :** Opium et dérivés.

Indications : Proposé dans le traitement des toux non productives.

Contre-indications : Enfant de moins de 15 ans (sirop adulte). Asthme, insuffisance respiratoire. Glaucome, troubles urétroprostatiques par adénome de la prostate.

Effets indésirables : Constipation, somnolence, nausées, vomissements, dépression respiratoire. Sécheresse de la bouche, troubles visuels, tachycardie. L'augmentation des doses et la prolongation de l'administration peuvent conduire à la dépendance et à la toxicomanie.

Précautions d'emploi : Ne pas prendre d'alcool pendant le traitement. Prudence chez le sujet âgé. Déconseillé chez la femme enceinte ou allaitant. Le traitement doit être de courte durée. Donne une réaction positive au contrôle antidopage.

Interactions : L'activité et les effets secondaires peuvent être augmentés par les autres dépresseurs du système nerveux central.

Surdosage : Entraîne une somnolence avec dépression des centres respiratoires imposant l'hospitalisation.

☞ *Vendu sans ordonnance.*

• SPLÉNODEX

Forme	Dosage	N. d'unités	Prix	Prix/jour	Liste	Remb. S.S.	Comm.
Sirop adulte	–	180 ml	14,80	–	0	35 %	1957
Sirop enfant	–	125 ml	11,20	–	0	35 %	1957
Sirop nourrisson	–	90 ml	10,40	–	0	35 %	1957

CUROMAL HISTAMINE ★

- **Composition :** Histamine, piment oléorésine, nicotinate de méthyle, camphre, terpinolène, chloroforme, salicylate de benzyle.
- **Domaine :** Rhumatologie. Algologie.
- **Activité :** Antirhumatismal externe. Antalgique externe. Révulsif.
- **Classe :** Salicylé.

Indications : Utilisé dans le traitement des douleurs d'origine musculo-tendino-ligamentaire : torticolis, dorsalgies, lombalgies. Douleurs articulaires.

Contre-indications : Hypersensibilité aux constituants. Ne pas appliquer sur les muqueuses, peau en mauvais état, plaies, ulcérations. Enfant de moins de 12 ans.

Effets indésirables : Réactions allergiques locales imposant l'arrêt du traitement.

Précautions d'emploi : Se laver les mains après usage.

☞ *Vendu sans ordonnance.*

• RODOLL

Forme	Dosage	N. d'unités	Prix	Prix/jour	Liste	Remb. S.S.	Comm.
Baume	–	35 ml	Libre	–	0	0 %	–

CUROSURF ★★★

- **Composition :** Fraction phospholipidique de poumon de porc.
- **Domaine :** Pneumologie. Anesthésie. Réanimation.
- **Activité :** Surfactant pulmonaire.

Indications : Traitement des nouveau-nés prématurés présentant une détresse respiratoire.

Contre-indications : Troubles de la résorption pulmonaire. Œdème pulmonaire. Hypersécrétion bronchique.

Précautions d'emploi : Emploi réservé aux unités de soins intensifs spécialisées.

☞ *Usage hospitalier.*

• SERONO FRANCE

Forme	Dosage	N. d'unités	Prix	Prix/jour	Liste	Remb. S.S.	Comm.
Flac. instillation	120 mg	1	Hôp.	–	1	Hôp.	1993
Flac. instillation	240 mg	1	Hôp.	–	1	Hôp.	1993

CUROVEINYL ★

- **Composition :** Extraits de marron d'Inde, hamamélis, hydrastis, cupressus, genêt, noix vomique.
- **Domaine :** Cardio-vasculaire.
- **Activité :** Veinotonique. Vasculoprotecteur.

Indications : Signes fonctionnels de l'insuffisance veino-lymphatique : jambes lourdes, œdème, crampes. Troubles fonctionnels de la fragilité capillaire : ecchymoses, purpura, saignements des gencives ou du nez.

Contre-indications : La présence d'alcool contre-indique l'administration à l'enfant et à l'alcoolique.

Effets indésirables : Troubles digestifs.

Précautions d'emploi : Contient 0,65 g d'alcool pur par ampoule.

☞ *Vendu sans ordonnance.*

• PHARMYGIÈNE

Forme	Dosage	N. d'unités	Prix	Prix/jour	Liste	Remb. S.S.	Comm.
Amp. buv.	5 ml	30	42,50*	–	0	0 %	1994

CUROXIME ★★★

- **Composition :** Céfuroxime.
- **Domaine :** Infectiologie.
- **Activité :** Antibiotique.
- **Classe :** Céphalosporine de deuxième génération.

Indications : Infections aux germes suivants : staphylocoques, streptocoques, pneumocoques, corynébactéries, Clostridium, Haemophilus, méningocoques, gonocoques. Infections à manifestations broncho-pulmonaires, ORL : angines, sinusites, otites.

Contre-indications : Allergie aux céphalosporines.

Effets indésirables : Réactions allergiques : urticaires, fièvre, choc anaphylactique. Troubles digestifs : nausées, vomissements, diarrhée. Éosinophilie. Hépatites. Insuffisance rénale.

Précautions d'emploi : Prudence en cas d'insuffisance rénale. Non conseillé chez la femme enceinte ou allaitant. Peut donner une réaction positive lors de la recherche de glucose dans les urines.

☞ *Sur prescription médicale.*

• GLAXO

Forme	Dosage	N. d'unités	Prix	Prix/jour	Liste	Remb. S.S.	Comm.
Flacon inj.	1 500 mg	1	Hôp.	–	1	Hôp.	–
Flacon inj.	250 mg	1	Hôp.	–	1	Hôp.	–
Flacon inj.	750 mg	1	Hôp.	–	1	Hôp.	–

CUTACNYL ★★

- **Composition :** Peroxyde de benzoyle.
- **Domaine :** Dermatologie.
- **Activité :** Antiacnéique local.

Indications : Acné vulgaire.

Contre-indications : Hypersensibilité aux composants.

Effets indésirables : Photosensibilisation. Irritation locale.

Précautions d'emploi : Pas de lavages trop fréquents. Ne pas utiliser de solutions alcoolisées. Éviter le contact avec les muqueuses. Ne pas s'exposer au soleil. En cas de « coup de soleil », interrompre le traitement.

☞ *Sur prescription médicale.*

• GALDERMA

Forme	Dosage	N. d'unités	Prix	Prix/jour	Liste	Remb. S.S.	Comm.
Lotion	5 %	40 ml	18,00	–	2	65 %	1981
Lotion	10 %	40 ml	18,50	–	2	65 %	1979
Gel	2,5 %	40 g	19,20	–	2	65 %	1991
Gel	5 %	40 g	19,90	–	2	65 %	1986
Gel	10 %	40 g	19,90	–	2	65 %	1986

CUTERPÈS ★

- **Composition :** Ibacitabine.
- **Domaine :** Dermatologie.
- **Activité :** Antiviral local.

Indications : Proposé dans l'herpès cutané, labial, génital récidivant.

Contre-indications : Hypersensibilité aux constituants. Intolérance à l'iode.

Effets indésirables : Réactions cutanées et allergiques.

Précautions d'emploi : Non conseillé chez la femme enceinte.

☞ *Vendu sans ordonnance.*

• CHAUVIN

Forme	Dosage	N. d'unités	Prix	Prix/jour	Liste	Remb. S.S.	Comm.
Gel	1 %	5 g	25,20	–	1	65 %	1974

CUTIPHILE ★

- **Composition :** Nitrate basique de bismuth, gallate basique de bismuth, oxyde de zinc, talc parfumé.
- **Domaine :** Dermatologie.
- **Activité :** Topique protecteur.

Indications : Hygiène des nourrissons et des alités. Erythème fessier, intertrigo, escarres, hypersudation.

Contre-indications : Application sur plaie infectée.

Effets indésirables : Eczéma de contact.

☞ *Vendu sans ordonnance.*

- BRAUN-BRUNEAU

Forme	Dosage	N. d'unités	Prix	Prix/jour	Liste	Remb. S.S.	Comm.
Poudre	–	125 g	14,00*	–	0	0 %	–

CUTISAN ★

- **Composition :** Triclocarban.
- **Domaine :** Chirurgie. Dermatologie.
- **Activité :** Antiseptique local.
- **Classe :** Carbanilide.

Indications : Traitement d'appoint des affections cutanées bactériennes.

Contre-indications : Hypersensibilité à un constituant.

Effets indésirables : Possibilité d'eczéma de contact. Risque d'effets systémiques.

Précautions d'emploi : Pas d'utilisation prolongée. Ne pas utiliser plusieurs antiseptiques simultanément. Prudence chez l'enfant.

☞ *Vendu sans ordonnance.*

- BOOTS

Forme	Dosage	N. d'unités	Prix	Prix/jour	Liste	Remb. S.S.	Comm.
Poudre	1 %	80 g	29,00*	–	0	0 %	1960
Pommade	2 %	30 g	26,00*	–	0	0 %	1960

CUTISAN À L'HYDROCORTISONE ★★

- **Composition :** Triclocarban, hydrocortisone.
- **Domaine :** Dermatologie.
- **Activité :** Anti-inflammatoire local. Antiseptique.
- **Classe :** Anti-inflammatoire stéroïdien. Dermocorticoïde.

Indications : Dermatoses justiciables de la corticothérapie locale avec surinfection : eczémas, dyshidroses en début de traitement.

Contre-indications : Hypersensibilité aux produits. Dermatoses primitivement microbiennes, virales ou mycosiques. Ulcères de la jambe, escarres, acné rosacée.

Effets indésirables : Atrophie cutanée, télangiectasies, vergetures. Retard de cicatrisation. Sécheresse de la peau, folliculite, acné, hypertrichose, dépigmentation. Réactions allergiques cutanées. Effets généraux : freination hypophysaire, hypercorticisme.

Précautions d'emploi : Pas d'utilisation prolongée. Prudence chez l'enfant.

☞ *Sur prescription médicale.*

- BOOTS

Forme	Dosage	N. d'unités	Prix	Prix/jour	Liste	Remb. S.S.	Comm.
Pommade	2 % et 1 %	15 g	17,60*	–	1	0 %	1964

CYCLADOL ★★★

- **Composition :** Piroxicam bêta-cyclodextrine.
- **Domaine :** Inflammation.
- **Activité :** Anti-inflammatoire.
- **Classe :** Anti-inflammatoire non stéroïdien. Oxicam.

Indications : Traitement des rhumatismes inflammatoires chroniques : polyarthrite rhumatoïde, pelvispondylite, arthrite juvénile, rhumatisme psoriasique, syndrome de Fiessinger-Leroy-Reiter. Traitement des poussées aiguës des arthrites microcristallines, tendinites, synovites, arthroses, lombalgies, radiculalgies.

Contre-indications : Hypersensibilité au produit. Réactions allergiques à l'aspirine et dérivés. Ulcère gastro-duodénal évolutif. Insuffisance cardiaque, hépatique ou rénale. Enfant de moins de 15 ans.

Effets indésirables : Troubles digestifs : nausées, vomissements, ulcère gastro-duodénal, hémorragie digestive. Troubles hépatiques : ictère, hépatite. Réactions allergiques : éruptions cutanées, urticaire, dermatoses bulleuses, asthme. Vertiges, maux de tête, bourdonnements d'oreille, troubles visuels. Troubles sanguins : anemie, leucopénie, thrombopénie.

Précautions d'emploi : Prendre le produit au cours des repas, si possible le soir. Déconseillé chez la femme enceinte ou allaitant. Prudence chez l'insuffisant cardiaque ou rénal. Une surveillance du poids et du volume urinaire est utile en début de traitement.

Interactions : Ne pas associer à d'autres produits modifiant l'hémostase : anticoagulants oraux, héparine, aspirine, ticlopidine, autres anti-inflammatoires. Ne pas associer car augmentation des effets toxiques : lithium, méthotrexate, diflunisal. Prudence en cas d'association avec les diurétiques et la pentoxiphylline. Peut perturber l'activité des antihypertenseurs.

☞ *Sur prescription médicale.*

• PROMEDICA

Forme	Dosage	N. d'unités	Prix	Prix/jour	Liste	Remb. S.S.	Comm.
Comprimé	20 mg	14	56,20	4	1	65 %	1994
Sachet	20 mg	14	56,20	4	1	65 %	1995

CYCLÉANE 20 ★★★

• **Composition :** Désogestrel, éthinylestradiol.
• **Domaine :** Gynécologie.
• **Activité :** Contraceptif hormonal.
• **Classe :** Estro-progestatif. Minidosé. Monophasique.

Indications : Contraception orale.

Contre-indications : *Absolues.* Maladies ou antécédents thrombo-emboliques. Maladies cardio-vasculaires. Hypertension artérielle. Atteintes cérébro-vasculaires. Tumeurs malignes du sein et de l'utérus. Maladies hépatiques. Hémorragies génitales d'origine non précisée. Grossesse. *Relatives.* Diabète, hyperlipémie. Obésité. Tumeur bénigne du sein et de l'utérus : fibrome. Galactorrhée. Prurit récidivant lors d'une grossesse. Allaitement.

Effets indésirables : *Bénins.* Nausées, prise de poids, tension mammaire. Chloasma, acné, jambes lourdes. Saignements intermenstruels, aménorrhée. Modification de la libido. *Graves, devant faire interrompre le traitement.* Hypertension artérielle, accidents cardio-vasculaires et thrombo-emboliques. Diabète. Maux de tête importants, vertiges, modification de la vision, convulsions. Galactorrhée. Adénome hépatique. Lithiase biliaire. Aménorrhée post-thérapeutique.

Précautions d'emploi : Avant traitement, faire un examen clinique : poids, tension, seins, utérus, et des examens biologiques : frottis vaginaux, glycémie, cholestérol, triglycérides.

Interactions : L'efficacité contraceptive est diminuée en cas d'association avec rifampicine, barbituriques et certains antiépileptiques.

☞ *Sur prescription médicale.*

• SEARLE

Forme	Dosage	N. d'unités	Prix	Prix/jour	Liste	Remb. S.S.	Comm.
Comprimé	EE 20 µg	21x1	46,85*	–	1	0 %	1991
Comprimé	EE 20 µg	21x3	135,10*	–	1	0 %	1991

CYCLÉANE 30 ★★★

• **Composition :** Désogestrel, éthinylestradiol.
• **Domaine :** Gynécologie.
• **Activité :** Contraceptif hormonal.
• **Classe :** Estro-progestatif. Minidosé. Monophasique.

Indications : Contraception orale.

Contre-indications : *Absolues.* Maladies ou antécédents thrombo-emboliques. Maladies cardio-vasculaires. Hypertension artérielle. Atteintes cérébro-vasculaires. Tumeurs malignes du sein et de l'utérus. Maladies hépatiques. Hémorragies génitales d'origine non précisée. Grossesse. *Relatives.* Diabète, hyperlipémie. Obésité. Tumeur bénigne du sein et de l'utérus : fibrome. Galactorrhée. Prurit récidivant lors d'une grossesse. Allaitement.

Effets indésirables : *Bénins.* Nausées, prise de poids, tension mammaire. Chloasma, acné, jambes lourdes. Saignements intermenstruels, aménorrhée. Modification de la libido. *Graves, devant faire interrompre le traitement.* Hypertension artérielle, accidents cardio-vasculaires et thrombo-emboliques. Diabète. Maux de tête importants, vertiges, modification de la vision, convulsions. Galactorrhée. Adénome hépatique. Lithiase biliaire. Aménorrhée post-thérapeutique.

Précautions d'emploi : Avant traitement, faire un examen clinique : poids, tension, seins, utérus, et des examens biologiques : frottis vaginaux, glycémie, cholestérol, triglycérides.

Interactions : L'efficacité contraceptive est diminuée en cas d'association avec rifampicine, barbituriques, certains antiépileptiques.

☞ *Sur prescription médicale.*

• SEARLE

Forme	Dosage	N. d'unités	Prix	Prix/jour	Liste	Remb. S.S.	Comm.
Comprimé	EE 30 µg	21x1	46,85*	–	1	0 %	1991
Comprimé	EE 30 µg	21x3	135,10*	–	1	0 %	1991

CYCLERGINE ★★

- **Composition :** Cyclandélate.
- **Domaine :** Cardio-vasculaire.
- **Activité :** Vasodilatateur. Anti-ischémique.
- **Classe :** Spasmolytique.

Indications : Artérite des membres inférieurs.

Effets indésirables : Troubles digestifs mineurs. Manifestations allergiques.

☞ *Vendu sans ordonnance.*

• BYK FRANCE

Forme	Dosage	N. d'unités	Prix	Prix/jour	Liste	Remb. S.S.	Comm.
Gélule	400 mg	60	47,50	3	0	65 %	1981

CYCLO 3 CRÈME ★★

- **Composition :** Ruscus aculeatus, mélilot.
- **Domaine :** Cardio-vasculaire.
- **Activité :** Veinotonique. Vasculoprotecteur.
- **Classe :** Topique.

Indications : Signes fonctionnels de l'insuffisance veino-lymphatique : jambes lourdes, œdème, crampes.

Contre-indications : Existence d'une lésion cutanée.

Effets indésirables : Urticaire.

☞ *Vendu sans ordonnance.*

• PIERRE FABRE

Forme	Dosage	N. d'unités	Prix	Prix/jour	Liste	Remb. S.S.	Comm.
Crème	–	40 g	18,40	–	0	35 %	1972
Crème	–	100 g	35,80	–	0	35 %	1987

CYCLO 3 FORT ★★

- **Composition :** Ruscus, hespéridine, vitamine C.
- **Domaine :** Cardio-vasculaire.
- **Activité :** Veinotonique. Vasculoprotecteur.

Indications : Signes fonctionnels de l'insuffisance veino-lymphatique : jambes lourdes, œdème, crampes. Signes fonctionnels de la crise hémorroïdaire. Saignements génitaux chez la femme lors de la contraception.

Effets indésirables : Troubles digestifs mineurs : nausées, gastralgies, diarrhée.

☞ *Vendu sans ordonnance.*

• PIERRE FABRE

Forme	Dosage	N. d'unités	Prix	Prix/jour	Liste	Remb. S.S.	Comm.
Amp. buv.	–	30	49,60	3,3 à 5	0	35 %	1991
Gélule	–	30	49,60	3,3 à 5	0	35 %	1991

CYCLOREL ★★

• **Composition :** Naringine.
• **Domaine :** Cardio-vasculaire.
• **Activité :** Vasculoprotecteur.

Indications : Signes fonctionnels de l'insuffisance veino-lymphatique : jambes lourdes, œdème, crampes. Signes fonctionnels de la crise hémorroïdaire. Troubles de la circulation rétinienne.

☞ *Vendu sans ordonnance.*

• RÉGÉPHARM

Forme	Dosage	N. d'unités	Prix	Prix/jour	Liste	Remb. S.S.	Comm.
Gélule	50 mg	60	32,40	2 à 3	0	35 %	1972

CYCLOSPASMOL ★★

• **Composition :** Cyclandélate.
• **Domaine :** Cardio-vasculaire.
• **Activité :** Vasodilatateur. Anti-ischémique.
• **Classe :** Spasmolytique.

Indications : Artérite des membres inférieurs.

Effets indésirables : Troubles digestifs mineurs. Manifestations allergiques.

☞ *Vendu sans ordonnance.*

• YAMANOUCHI PHARMA

Forme	Dosage	N. d'unités	Prix	Prix/jour	Liste	Remb. S.S.	Comm.
Gélule	400 mg	50	50	3,4	0	65 %	1972

CYCLOTÉRIAM ★★★

• **Composition :** Cyclothiazide, triamtérène.
• **Domaine :** Cardio-vasculaire.
• **Activité :** Diurétique.
• **Classe :** Association de diurétiques.

Indications : Rétention de sodium et œdème d'origine cardiaque. Hypertension artérielle.

Contre-indications : Hypersensibilité aux sulfamides. Hyperkaliémie. Insuffisance rénale.

Effets indésirables : Troubles gastro-intestinaux. Éruptions cutanées. Déshydratation, hyponatrémie, hypokaliémie. Élévation de l'uricémie et de la glycémie.

Précautions d'emploi : Avant et en cours de traitement, surveiller la fonction rénale et faire des dosages réguliers de sodium et de potassium dans le sang. Déconseillé chez la femme enceinte ou allaitant. Donne une réaction positive au contrôle antidopage.

Interactions : Peut modifier la concentration de lithium dans le sang chez les patients traités par ce produit. Associer avec prudence aux anti-inflammatoires, à certains antibiotiques et à certains antidiabétiques. Potentialise l'action des inhibiteurs de l'enzyme de conversion et des antihypertenseurs.

Surdosage : Surveiller l'hydratation du patient.

☞ *Sur prescription médicale.*

• ROUSSEL

Forme	Dosage	N. d'unités	Prix	Prix/jour	Liste	Remb. S.S.	Comm.
Comprimé	3/150 mg	30	36,10	0,6 à 2,4	2	65 %	1976

CYMÉVAN ★★★

- **Composition :** Ganciclovir.
- **Domaine :** Infectiologie.
- **Activité :** Antiviral. Virustatique.

Indications : Infections graves à cytomégalovirus chez le sujet présentant un déficit de l'immunité : sida ou transplanté récent.

Contre-indications : Hypersensibilité au ganciclovir ou à l'aciclovir. Femme ou homme en période d'activité génitale en dehors d'un moyen efficace de contraception. Nombre de leucocytes inférieur à 500/mm^3.

Effets indésirables : Leucopénies sévères, anémies. Somnolence, maux de tête, nervosité, étourdissements. Frissons, œdème, malaises.

Précautions d'emploi : Prudence en cas d'insuffisance rénale ou de troubles hématologiques antérieurs. Inhibe la spermatogenèse chez l'homme et possède une potentialité cancérigène, d'où un usage très réservé chez l'enfant.

Interactions : Prudence en cas d'administration conjointe d'un grand nombre d'antibiotiques ou d'antiviraux.

Surdosage : Entraîne des troubles hématologiques réversibles.

☞ *Sur prescription médicale. Usage hospitalier.*

- SYNTEX

Forme	Dosage	N. d'unités	Prix	Prix/jour	Liste	Remb. S.S.	Comm.
Flacon inj.	500 mg	1	Hôp.	–	1	Hôp.	1988

CYNOMEL ★★★

- **Composition :** Liothyronine.
- **Domaine :** Endocrinologie.
- **Activité :** Hormone thyroïdienne.
- **Classe :** Thyronine et dérivés.

Indications : Hypothyroïdie d'origine haute ou basse. Myxœdème. Freination de la thyréostimuline : goitre simple, épreuve de freinage hypophysaire.

Contre-indications : *Absolues.* Hyperthyroïdie (sauf dans le cadre d'une exploration de la thyroïde), insuffisance cardiaque décompensée. *Relatives.* Insuffisance coronaire, troubles du rythme cardiaque.

Effets indésirables : Aggravation d'une maladie cardiaque : angine de poitrine, troubles du rythme, infarctus du myocarde. Signes d'hyperthyroïdie : nervosité, tachycardie, amaigrissement, diarrhée. Trouble des règles. Réactions allergiques.

Précautions d'emploi : Grande prudence chez les patients présentant une hypertension, une angine de poitrine, une tuberculose, un diabète. Un comprimé est équivalent à 100 µg de L-thyroxine. Une surveillance par le dosage des hormones thyroïdiennes et de la thyréostimuline est indispensable.

Interactions : Peut augmenter l'action des anticoagulants oraux, des antidépresseurs tricycliques.

Surdosage : Entraîne des signes d'hyperthyroïdie, dont le premier est l'accélération cardiaque.

☞ *Sur prescription médicale.*

- MARION MERRELL DOW

Forme	Dosage	N. d'unités	Prix	Prix/jour	Liste	Remb. S.S.	Comm.
Comprimé	25 µg	30	9,10	0,1 à 0,9	2	65 %	1961

CYPRÈS NATURA MEDICA

- **Composition :** Galbules de cyprès, sorbate de potassium, alcool.
- **Domaine :** Cardio-vasculaire.
- **Activité :** Divers.

Indications : Utilisé dans les manifestations subjectives de l'insuffisance veineuse et des hémorroïdes.

☞ *Vendu sans ordonnance.*

- NATURA MEDICA

Forme	Dosage	N. d'unités	Prix	Prix/jour	Liste	Remb. S.S.	Comm.
Amp. buvable	500 mg	20	58,00*	5,8	0	0 %	1993

CYSTICHOL ★

- **Composition :** Cystine, choline.
- **Domaine :** Hépatologie.
- **Activité :** Hépatotrope. Antistéatosique.
- **Classe :** Acides aminés. Choline.

Indications : Stéatoses hépatiques, en particulier alcooliques. Symptômes fonctionnels des maladies hépatiques.

☞ *Vendu sans ordonnance.*

- BAILLEUL

Forme	Dosage	N. d'unités	Prix	Prix/jour	Liste	Remb. S.S.	Comm.
Gélule	–	20	27,50*	–	0	0 %	1984

CYSTINE B6 BAILLEUL ★

- **Composition :** Cystine, pyridoxine.
- **Domaine :** Dermatologie. Ophtalmologie.
- **Activité :** Stimulant de la kératogenèse. Inhibiteur de la collagénase.

Indications : Utilisé dans le traitement des maladies des phanères : perte des cheveux, dystrophie des ongles. Utilisé dans le traitement des lésions de l'épithélium cornéen, des kératites, des lésions cornéennes entraînées par les lentilles de contact.

Contre-indications : Cystinurie.

Interactions : Ne pas associer à la lévodopa.

☞ *Vendu sans ordonnance.*

- BAILLEUL

Forme	Dosage	N. d'unités	Prix	Prix/jour	Liste	Remb. S.S.	Comm.
Comprimé	500 mg	20	20,50	–	0	35 %	1975

CYTARBEL ★★★

- **Composition :** Cytarabine.
- **Domaine :** Cancérologie.
- **Activité :** Antinéoplasique. Cytostatique.
- **Classe :** Antimétabolite. Antipyrimidique.

Indications : Leucémies aiguës principalement myéloblastiques et lymphoblastiques. Transformation aiguë des leucémies myéloïdes. Lymphomes non hodgkiniens.

Contre-indications : Hypersensibilité au produit. Grossesse et allaitement. Encéphalopathies dégénératives ou toxiques.

Effets indésirables : Troubles sanguins : aplasie médullaire avec anémie, leucopénie, thrombopénie. Troubles digestifs : nausées, vomissements, diarrhée. Éruptions cutanées, fièvre traduisant une réaction immuno-allergique. Aménorrhée, azoospermie.

Précautions d'emploi : Une surveillance hématologique, hépatique et rénale est indispensable de façon régulière pour décider d'une administration ultérieure.

☞ *Sur prescription médicale. Usage hospitalier.*

- BELLON

Forme	Dosage	N. d'unités	Prix	Prix/jour	Liste	Remb. S.S.	Comm.
Flacon inj.	40 mg	1	17,70	–	1	100 %	1989
Flacon inj.	100 mg	1	35,30	–	1	100 %	1989
Flacon inj.	500 mg	10	Hôp.	–	1	Hôp.	1989
Flacon inj.	1 g	5	Hôp.	–	1	Hôp.	1989

CYTÉAL ★

- **Composition :** Hexamidine, chlorhexidine, chlorocrésol.
- **Domaine :** Chirurgie. Dermatologie.
- **Activité :** Antiseptique local. Détergent.

Indications : Antisepsie cutanée des plaies superficielles. Antisepsie de la peau avant un acte chirurgical.

Contre-indications : Hypersensibilité à un constituant.

Effets indésirables : Possibilité d'eczéma de contact. Risque d'effets systémiques.

Précautions d'emploi : Pas d'utilisation prolongée. Ne pas utiliser plusieurs antiseptiques simultanément. Prudence chez l'enfant.

☞ *Vendu sans ordonnance.*

• SINBIO

Forme	Dosage	N. d'unités	Prix	Prix/jour	Liste	Remb. S.S.	Comm.
Sol. locale	–	250 ml	24,60	–	0	65 %	1978
Sol. locale	–	500 ml	41,10	–	0	65 %	1978
Sol. locale	–	1 000 ml	Hôp.	–	0	Hôp.	1978
Savon	–	100 g	19,70	–	0	0 %	1981

CYTOTEC ★★★

- **Composition :** Misoprostol.
- **Domaine :** Gastro-entérologie.
- **Activité :** Antiulcéreux. Cytoprotecteur gastrique.
- **Classe :** Prostaglandine.

Indications : Ulcère gastrique ou duodénal. Traitement préventif et curatif des lésions gastriques induites par les anti-inflammatoires non stéroïdiens.

Contre-indications : Allergie aux prostaglandines.

Effets indésirables : Diarrhées, nausées, vertiges, maux de tête.

Précautions d'emploi : Déconseillé chez la femme enceinte.

☞ *Sur prescription médicale.*

• SEARLE

Forme	Dosage	N. d'unités	Prix	Prix/jour	Liste	Remb. S.S.	Comm.
Comprimé	200 µg	60	119,50	4 à 8	1	65 %	1987

D

DACRINE ★★

- **Composition :** Chlorhexidine, synéphrine, hydrastinine, gluconate de potassium.
- **Domaine :** Ophtalmologie.
- **Activité :** Antiseptique local. Vasoconstricteur local.
- **Classe :** Diamidine. Stimulant alpha-adrénergique.

Indications : Traitement antiseptique et décongestif des yeux rouges.

Contre-indications : Hypersensibilité au produit. Glaucome. Enfant de moins de 30 mois.

Effets indésirables : Entraîne une dilatation de la pupille.

Précautions d'emploi : Donne une réaction positive au contrôle antidopage. Traitement de courte durée.

Interactions : Ne pas associer aux antidépresseurs de type IMAO.

☞ *Vendu sans ordonnance.*

• MERCK SHARP & DOHME-CHIBRET

Forme	Dosage	N. d'unités	Prix	Prix/jour	Liste	Remb. S.S.	Comm.
Collyre	–	10 ml	13,50	–	0	65 %	1970

DACRYOSÉRUM ★★

- **Composition :** Acide borique, borax, borate de phénylmercure, eau de rose, chlorure de sodium.
- **Domaine :** Ophtalmologie.
- **Activité :** Décongestionnant. Antiseptique local.

Indications : Hygiène oculaire.

Contre-indications : Hypersensibilité aux composants.

☞ *Vendu sans ordonnance.*

- MERCK SHARP & DOHME-CHIBRET

Forme	Dosage	N. d'unités	Prix	Prix/jour	Liste	Remb. S.S.	Comm.
Sol. oculaire	–	150 ml	15,80	–	0	65 %	1948

DAFALGAN ★★★

- **Composition :** Paracétamol.
- **Domaine :** Algologie.
- **Activité :** Antalgique périphérique.
- **Classe :** Paracétamol et dérivés.

Indications : Traitement symptomatique des affections douloureuses ou fébriles.

Contre-indications : Hypersensibilité au paracétamol. Insuffisance hépatique sévère.

Effets indésirables : Éruptions cutanées : urticaire, érythèmes. Exceptionnellement diminution des plaquettes sanguines.

Précautions d'emploi : Peut être utilisé chez la femme enceinte ou allaitant.

Interactions : Peut fausser les dosages du glucose et de l'acide urique dans le sang.

Surdosage : A une dose supérieure à 10 g chez l'adulte, le paracétamol peut entraîner une nécrose du foie. L'hospitalisation s'impose d'urgence.

☞ *Vendu sans ordonnance.*

- UPSA

Forme	Dosage	N. d'unités	Prix	Prix/jour	Liste	Remb. S.S.	Comm.
Gélule	500 mg	16	11,30	0,7 à 4,2	0	65 %	1985
Sachet enf.	150 mg	12	10,40	1,7 à 5	0	65 %	1992
Sachet nourr.	80 mg	12	9,70	1,6 à 3,2	0	65 %	1992
Supp. adulte	600 mg	10	13,20	1,3 à 5,3	0	65 %	1986
Supp. gd enf.	300 mg	10	12,00	2,4 à 4,8	0	65 %	1986
Supp. j. enf.	150 mg	10	11,00	2,2 à 4,4	0	65 %	1986
Supp. nourr.	80 mg	10	10,30	2 à 4	0	65 %	1986

DAFALGAN CODÉINE ★★★

- **Composition :** Paracétamol, codéine.
- **Domaine :** Algologie.
- **Activité :** Antalgique périphérique. Antalgique central.
- **Classe :** Paracétamol et dérivés, avec codéine.

Indications : Traitement symptomatique des affections douloureuses ou fébriles de l'adulte.

Contre-indications : Hypersensibilité au paracétamol. Insuffisance hépatique sévère. Hypersensibilité à la codéine, insuffisance respiratoire.

Effets indésirables : Éruptions cutanées : urticaire, érythèmes. Exceptionnellement diminution des plaquettes sanguines. Du fait de la codéine, somnolence, constipation, spasme bronchique, dépression respiratoire.

Précautions d'emploi : Déconseillé chez la femme enceinte ou allaitant. L'absorption d'alcool est déconseillée. Risque de somnolence. Donne une réaction positive au contrôle antidopage.

Interactions : Peut fausser les dosages du glucose et de l'acide urique dans le sang.

Surdosage : Le paracétamol peut entraîner une nécrose du foie, la codéine une dépression aiguë des centres respiratoires. L'hospitalisation s'impose d'urgence.

☞ *Sur prescription médicale.*

- UPSA

Forme	Dosage	N. d'unités	Prix	Prix/jour	Liste	Remb. S.S.	Comm.
Comprimé	P 500 mg C 30 mg	16	17,70	1 à 7	1	65 %	1991

DAFLON ★★★

- **Composition :** Flavonoïdes (diosmine, hespéridine).
- **Domaine :** Cardio-vasculaire.
- **Activité :** Veinotonique. Vasculoprotecteur.
- **Classe :** Flavonoïde.

Indications : Signes fonctionnels de l'insuffisance veino-lymphatique : jambes lourdes, œdème, crampes. Signes fonctionnels de la crise hémorroïdaire. Troubles de la circulation rétinienne.

Effets indésirables : Troubles digestifs banals.

Précautions d'emploi : Non conseillé chez la femme allaitant.

☞ *Vendu sans ordonnance.*

- SERVIER

Forme	Dosage	N. d'unités	Prix	Prix/jour	Liste	Remb. S.S.	Comm.
Comprimé	375 mg	30	26,30	3,5 à 7	0	35 %	1971
Comprimé	500 mg	30	60,60	4 à 12	0	35 %	1987
Comprimé	500 mg	100	Hôp.	–	0	Hôp.	1995

DAIVONEX ★★★

- **Composition :** Calcipotriol.
- **Domaine :** Dermatologie.
- **Activité :** Kératorégulateur.
- **Classe :** Vitamine D et dérivés.

Indications : Traitement du psoriasis en plaques. Peut être associé à d'autres thérapeutiques.

Contre-indications : Hypersensibilité aux composants. Hypercalcémie.

Effets indésirables : Irritation au lieu de l'application. Dermatite faciale ou périorale. Possibilité d'hypercalcémie.

Précautions d'emploi : Non conseillé chez la femme enceinte ou allaitant.

Surdosage : Hypercalcémie.

☞ *Sur prescription médicale.*

- LÉO

Forme	Dosage	N. d'unités	Prix	Prix/jour	Liste	Remb. S.S.	Comm.
Pommade	0,005 %	30 g	94,10	–	2	65 %	1993
Pommade	0,005 %	100 g	238,10	–	2	65 %	1993

DAKIN COOPER ★★

- **Composition :** Solution d'hypochlorite de sodium.
- **Domaine :** Chirurgie. Dermatologie.
- **Activité :** Antiseptique local. Antifongique. Antiviral.

Indications : Antisepsie de la peau, des muqueuses et des plaies.

Contre-indications : Hypersensibilité à un constituant.

Effets indésirables : Sensation de brûlures et d'irritation.

Précautions d'emploi : Pas d'utilisation prolongée. Ne pas utiliser plusieurs antiseptiques simultanément. Prudence chez l'enfant.

☞ *Vendu sans ordonnance.*

- C. P. F.

Forme	Dosage	N. d'unités	Prix	Prix/jour	Liste	Remb. S.S.	Comm.
Sol. locale	0,5 %	1 000 ml	Hôp.	–	0	Hôp.	1990
Sol. locale	0,5 %	250 ml	18,90	–	0	65 %	1990
Sol. locale	0,5 %	500 ml	22,50	–	0	65 %	1990

DAKTACORT ★★

- **Composition :** Hydrocortisone, miconazole.
- **Domaine :** Dermatologie.
- **Activité :** Anti-inflammatoire local. Antifongique.
- **Classe :** Anti-inflammatoire stéroïdien. Dermocorticoïde. Imidazolé.

Indications : Mycoses cutanées avec signes inflammatoires en début de traitement.

Contre-indications : Hypersensibilité

aux produits. Dermatoses primitivement microbiennes ou virales.

Effets indésirables : Atrophie cutanée, télangiectasies, vergetures. Retard de cicatrisation. Sécheresse de la peau, folliculite, acné, hypertrichose, dépigmentation. Réactions allergiques cutanées.

Précautions d'emploi : Pas d'utilisation prolongée. Prudence chez l'enfant.

☞ *Sur prescription médicale.*

- JANSSEN CILAG

Forme	Dosage	N. d'unités	Prix	Prix/jour	Liste	Remb. S.S.	Comm.
Gel	–	15 g	14,40	–	1	65 %	1979

DAKTARIN ★★★

- **Composition :** Miconazole.
- **Domaine :** Infectiologie.
- **Activité :** Antifongique.
- **Classe :** Imidazolé.

Indications : Mycoses à levures : candida, Cryptococcus, saccharomyces, Aspergillus, blastomyces, histoplasma, etc. La forme orale est active sur les infections à localisations digestives — muguet, œsophagites, gastriques —, intestinales ou ano-rectales. La forme injectable est active sur les infections systémiques ou viscérales quelle que soit leur localisation. Les formes locales sont actives sur les candidoses, les dermatophyties, le Pityriasis versicolor, etc.

Contre-indications : Association avec les antivitamines K et les sulfamides hypoglycémiants.

Effets indésirables : Troubles digestifs : nausées, diarrhée. Réactions allergiques.

Précautions d'emploi : Non conseillé chez la femme enceinte ou allaitant. Prudence en cas d'insuffisance rénale.

Interactions : Augmente l'action des antivitamines K et des sulfamides hypoglycémiants. Prudence en cas d'association avec la phénytoïne (antiépileptique).

☞ *Sur prescription médicale.*

- JANSSEN CILAG

Forme	Dosage	N. d'unités	Prix	Prix/jour	Liste	Remb. S.S.	Comm.
Comprimé	125 mg	30	57,40	10 à 15	1	65 %	1977
Amp. inj.	200 mg	10	Hôp.	–	1	Hôp.	1985

DAKTARIN FORMES LOCALES ★★★

- **Composition :** Miconazole.
- **Domaine :** Dermatologie.
- **Activité :** Antifongique local.
- **Classe :** Imidazolé.

Indications : Traitement des candidoses : intertrigo des plis, perlèche, vulvite, balanite. Traitement des infections à dermatophytes : herpès circiné, intertrigo, pied d'athlète, mycose des ongles, sycosis. Traitement d'appoint des teignes, des folliculites, du Pityriasis versicolor, de l'érythrasma.

Contre-indications : Hypersensibilité aux imidazolés.

Effets indésirables : Eczéma allergique de contact. Effets toxiques systémiques.

Précautions d'emploi : Éviter d'utiliser un savon acide.

☞ *Vendu sans ordonnance.*

- JANSSEN CILAG

Forme	Dosage	N. d'unités	Prix	Prix/jour	Liste	Remb. S.S.	Comm.
Gel	2 %	30 g	24,50	–	0	65 %	1974
Lotion	2 %	30 g	19,80	–	0	65 %	1976
Poudre	2 %	30 g	22,50	–	0	65 %	1976

DAKTARIN GEL BUCCAL ★★★

- **Composition :** Miconazole.
- **Domaine :** Stomatologie.
- **Activité :** Antifongique local.
- **Classe :** Imidazolé.

Indications : Traitement des mycoses de la cavité buccale : muguet, perlèche. Glossite, gingivite, stomatites.

Contre-indications : Hypersensibilité aux imidazolés.

Effets indésirables : Eczéma allergique de contact. Troubles digestifs.

Précautions d'emploi : Conserver quelques minutes dans la bouche avant d'avaler.

Interactions : Augmente l'action des antivitamines K et des sulfamides hypoglycémiants. Prudence en cas d'association avec la phénytoïne (antiépileptique).

☞ *Sur prescription médicale.*

• JANSSEN CILAG

Forme	Dosage	N. d'unités	Prix	Prix/jour	Liste	Remb. S.S.	Comm.
Gel buccal	2 %	40 g	37,20	–	1	65 %	1985

DALACINE ★★★

• **Composition :** Clindamycine.
• **Domaine :** Infectiologie.
• **Activité :** Antibiotique.
• **Classe :** Lincosanide.

Indications : Infections aux germes suivants : staphylocoques, streptocoques, germes anaérobies. Infections à manifestations ORL, broncho-pulmonaires, stomatologiques, cutanées, génitales, ostéo-articulaires, abdominales ou septicémiques.

Contre-indications : Hypersensibilité aux lincosanides.

Effets indésirables : Troubles digestifs : nausées, vomissements, diarrhées. Réactions cutanées allergiques : urticaire, œdème de la face. Hépatites. Troubles sanguins : leucopénies.

Précautions d'emploi : Non conseillé chez la femme enceinte ou allaitant.

☞ *Sur prescription médicale.*

• UPJOHN

Forme	Dosage	N. d'unités	Prix	Prix/jour	Liste	Remb. S.S.	Comm.
Gélule	75 mg	12	31,10*	–	1	0 %	1972
Gélule	150 mg	12	26,40	9 à 18	1	65 %	1972
Amp. inj.	600 mg	25	Hôp.	–	1	Hôp.	1981
Amp. inj.	900 mg	10	Hôp.	–	1	Hôp.	1993

DALACINE T TOPIC ★★★

• **Composition :** Clindamycine.
• **Domaine :** Dermatologie.
• **Activité :** Antibiotique local. Antiacnéique local.
• **Classe :** Lincosanide.

Indications : Traitement de l'acné.

Contre-indications : Allergie à la lincomycine ou à la clindamycine.

Effets indésirables : Eczéma allergique de contact.

Précautions d'emploi : Pas d'utilisation prolongée. Prudence chez l'enfant.

☞ *Vendu sans ordonnance.*

• UPJOHN

Forme	Dosage	N. d'unités	Prix	Prix/jour	Liste	Remb. S.S.	Comm.
Sol. locale	1 %	30 ml	63,50*	–	1	0 %	1985

DANATROL ★★★

• **Composition :** Danazol.
• **Domaine :** Endocrinologie. Gynécologie.
• **Activité :** Antigonadostimuline. Suppresseur de l'ovulation.

Indications : Endométriose accompagnée ou non de stérilité. Œdème angioneurotique héréditaire.

Contre-indications : Insuffisance hépatique, hépatite chronique.

Effets indésirables : Modification des règles, acné, augmentation de la pilosité, bouffées de chaleur, diminution du volume des seins, prise de poids, nervosité, etc.

Précautions d'emploi : Prudence chez le patient insuffisant cardiaque ou rénal. Une surveillance des fonctions hépatiques s'impose. Déconseillé chez la femme enceinte ou allaitant.

Interactions : Possibilité d'augmentation de l'activité des anticoagulants oraux.

☞ *Sur prescription médicale.*

• SANOFI WINTHROP

Forme	Dosage	N. d'unités	Prix	Prix/jour	Liste	Remb. S.S.	Comm.
Gélule	200 mg	40	258,80	13 à 26	1	65 %	1980
Gélule	200 mg	100	596,40	12 à 24	1	65 %	1980

DANTRIUM ★★★

- **Composition :** Dantrolène.
- **Domaine :** Rhumatologie. Anesthésie. Réanimation.
- **Activité :** Myorelaxant.

Indications : Traitement des contractures spastiques au cours des hémiplégies, paraplégies et scléroses en plaques. Traitement de l'hyperthermie maligne au cours des anesthésies générales.

Contre-indications : Insuffisance hépatique.

Effets indésirables : Troubles hépatiques : hépatites. Troubles digestifs : nausées, diarrhée. Éruptions cutanées. Incontinence urinaire. Troubles sanguins.

Précautions d'emploi : Nécessite une surveillance répétée des fonctions hépatiques. Non conseillé chez la femme enceinte ou allaitant. Prudence en cas d'insuffisance cardiaque ou rénale.

Surdosage : Peut entraîner des troubles visuels, une hypotonie généralisée.

☞ *Sur prescription médicale.*

- LIPHA SANTÉ

Forme	Dosage	N. d'unités	Prix	Prix/jour	Liste	Remb. S.S.	Comm.
Gélule	25 mg	50	46,40	1 à 4	1	65 %	1979
Gélule	100 mg	30	85,70	3 à 12	1	65 %	1979
Flacon inj.	20 mg	1	Hôp.	–	1	Hôp.	1988

DAONIL ★★★

- **Composition :** Glibenclamide.
- **Domaine :** Nutrition et métabolisme.
- **Activité :** Antidiabétique oral.
- **Classe :** Sulfamide hypoglycémiant. Sulfonylurée.

Indications : Traitement du diabète gras (type II) de l'adulte, en association avec le régime, lorsque celui-ci s'est révélé insuffisant.

Contre-indications : Diabète maigre (type I). Diabète avec acidocétose. Diabète avec insuffisance rénale ou hépatique. Allergie aux sulfamides.

Effets indésirables : Hypoglycémie pouvant aller jusqu'au coma. Troubles digestifs : nausées, gastralgies. Réactions cutanées d'intolérance : urticaire. Troubles sanguins : anémie, leucopénies.

Précautions d'emploi : Déconseillé chez la femme enceinte ou allaitant. Prudence chez le sujet âgé. Des contrôles de la glycémie réguliers à jeun et après les repas sont nécessaires, en particulier en début de traitement.

Interactions : L'effet hypoglycémiant est augmenté par le miconazole, les anti-inflammatoires non stéroïdiens, les inhibiteurs de l'enzyme de conversion et de nombreux autres produits. Les bêtabloquants augmentent l'incidence et la gravité des accidents hypoglycémiques. La prise d'alcool peut entraîner des bouffées de chaleur.

Surdosage : Entraîne une hypoglycémie de gravité variable imposant une surveillance hospitalière.

☞ *Sur prescription médicale.*

- HŒCHST

Forme	Dosage	N. d'unités	Prix	Prix/jour	Liste	Remb. S.S.	Comm.
Comprimé	5 mg	25	19,80	0,5 à 2	1	65 %	1969
Comprimé	5 mg	100	69,00	0,5 à 2	1	65 %	1969

DAONIL FAIBLE ★★★

- **Composition :** Glibenclamide.
- **Domaine :** Nutrition et métabolisme.
- **Activité :** Antidiabétique oral.
- **Classe :** Sulfamide hypoglycémiant. Sulfonylurée.

Indications : Traitement du diabète gras

(type II) de l'adulte, en association avec le régime, lorsque celui-ci s'est révélé insuffisant.

Contre-indications : Diabète maigre (type I). Diabète avec acidocétose. Diabète avec insuffisance rénale ou hépatique. Allergie aux sulfamides.

Effets indésirables : Hypoglycémie pouvant aller jusqu'au coma. Troubles digestifs : nausées, gastralgies. Réactions cutanées d'intolérance : urticaire. Troubles sanguins : anémie, leucopénies.

Précautions d'emploi : Déconseillé chez la femme enceinte ou allaitant. Prudence chez le sujet âgé. Des contrôles de la glycémie réguliers à jeun et après les repas sont nécessaires, en particulier en début de traitement.

Interactions : L'effet hypoglycémiant est augmenté par le miconazole, les anti-inflammatoires non stéroïdiens, les inhibiteurs de l'enzyme de conversion et de nombreux autres produits. Les bêtabloquants augmentent l'incidence et la gravité des accidents hypoglycémiques. La prise d'alcool peut entraîner des bouffées de chaleur.

Surdosage : Entraîne une hypoglycémie de gravité variable imposant une surveillance hospitalière.

☞ *Sur prescription médicale.*

• HŒCHST

Forme	Dosage	N. d'unités	Prix	Prix/jour	Liste	Remb. S.S.	Comm.
Comprimé	1,25 mg	60	19,30	0,3 à 0,9	1	65 %	1988

DAZEN ★

- **Composition :** Serrapeptase.
- **Domaine :** Inflammation.
- **Activité :** Anti-inflammatoire. Anti-œdémateux.
- **Classe :** Enzyme.

Indications : Œdèmes post-traumatiques ou postopératoires. Réactions inflammatoires accompagnant les infections ORL. Œdèmes liés à une insuffisance veineuse chronique.

Contre-indications : Terrain allergique.

Effets indésirables : Réactions allergiques : éruptions, prurit, etc.

☞ *Vendu sans ordonnance.*

• TAKEDA

Forme	Dosage	N. d'unités	Prix	Prix/jour	Liste	Remb. S.S.	Comm.
Comprimé	10 000 U	40	30,70	2 à 3	0	35 %	1981

DÉBÉKACYL ★★★

- **Composition :** Dibékacine.
- **Domaine :** Infectiologie.
- **Activité :** Antibiotique.
- **Classe :** Aminoside.

Indications : Infections aux germes suivants : colibacille, Klebsiella, Proteus, salmonelles, shigelles, staphylocoques. Infections à manifestations rénales, uro-génitales, cutanées, méningées, pulmonaires, articulaires, respiratoires ou septicémiques.

Contre-indications : Hypersensibilité aux aminosides. Myasthénie.

Effets indésirables : Réactions allergiques mineures. Insuffisance rénale (en cas de surdosage), atteintes de l'oreille (vertiges, surdité),

Précautions d'emploi : A utiliser avec prudence chez le patient présentant une insuffisance rénale. Prudence chez le sujet âgé. Ne pas répéter les traitements. Déconseillé chez la femme enceinte ou allaitant.

Interactions : Ne pas associer à la céphaloridine, aux polymyxines, à la toxine botulinique ou à un autre aminoside. Grande prudence en cas d'association avec la céfalotine, les diurétiques, la cyclosporine, le cisplatine.

Surdosage : Peut entraîner une insuffisance rénale et justifie une hospitalisation en milieu spécialisé.

☞ *Sur prescription médicale.*

• BELLON

Forme	Dosage	N. d'unités	Prix	Prix/jour	Liste	Remb. S.S.	Comm.
Amp. inj.	25 mg	1	13,30	27 à 40	1	65 %	1983
Amp. inj.	75 mg	1	22,30	45 à 67	1	65 %	1981

DÉBRIDAT ★★★

- **Composition :** Trimébutine.
- **Domaine :** Gastro-entérologie.
- **Activité :** Modificateur de la motricité gastro-intestinale.
- **Classe :** Agoniste enképhalinergique.

Indications : Traitement symptomatique des manifestations douloureuses aiguës ou chroniques liées aux troubles fonctionnels du tube digestif, des voies biliaires.

Effets indésirables : Réactions cutanées.

Précautions d'emploi : Non conseillé chez la femme enceinte ou allaitant.

☞ *Sur prescription médicale.*

- JOUVEINAL

Forme	Dosage	N. d'unités	Prix	Prix/jour	Liste	Remb. S.S.	Comm.
Susp. buv.	4,8 mg/ml	250 mg	26,00	0,5 à 3	2	35 %	1970
Comprimé	100 mg	20	31,50	5	2	35 %	1970
Suppositoire	100 mg	10	15,00	1,5	2	35 %	1970
Amp. inj.	50 mg	5	17,60	3,5 à 7	2	35 %	1970

DÉBRISAN ★★★

- **Composition :** Dextranomère.
- **Domaine :** Dermatologie.
- **Activité :** Détersion des plaies.
- **Classe :** Polysaccharide.

Indications : Plaies suintantes surinfectées ou non, en particulier ulcères de la jambe.

Effets indésirables : Douleurs locales lors de l'application.

Précautions d'emploi : Éviter le pourtour des yeux.

☞ *Vendu sans ordonnance.*

- PHARMACIA

Forme	Dosage	N. d'unités	Prix	Prix/jour	Liste	Remb. S.S.	Comm.
Sachet de pâte	6,4 g	3	89,60	–	0	35 %	1985
Sachet de pâte	6,4 g	10	272,10	–	0	35 %	1985
Sachet de pâte	6,4 g	50	Hôp.	–	0	Hôp.	1985
Poudre	–	60 g	170,30	–	0	35 %	1979
Poudre	–	120 g	297,40	–	0	35 %	1979
Pans. 60x40	3 g	7	Hôp.	–	0	Hôp.	1994
Pans. 60x80	6 g	7	Hôp.	–	0	Hôp.	1994
Pans. 60x160	12 g	7	Hôp.	–	0	Hôp.	1994

DÉBRUMYL ★★

- **Composition :** Déanol, heptaminol.
- **Domaine :** Neuropsychiatrie. Métabolisme et nutrition.
- **Activité :** Psychostimulant. Antiasthénique.
- **Classe :** Dérivé du déanol.

Indications : Asthénies fonctionnelles.

Contre-indications : Épilepsie, hypertension sévère.

Effets indésirables : Insomnie, maux de tête.

Précautions d'emploi : Ne pas utiliser chez les sujets en cours de désintoxication alcoolique.

☞ *Vendu sans ordonnance.*

- PIERRE FABRE

Forme	Dosage	N. d'unités	Prix	Prix/jour	Liste	Remb. S.S.	Comm.
Amp. buv.	250 mg	20	63,00*	–	0	0 %	1972

DÉCADRON ★★★

- **Composition :** Dexaméthasone.
- **Domaine :** Inflammation.
- **Activité :** Anti-inflammatoire.
- **Classe :** Anti-inflammatoire stéroïdien.

Indications : Maladies allergiques : urticaire, choc anaphylactique. Collagénoses. Affections dermatologiques : eczéma, pemphigus, toxidermies. Maladies auto-immunes : hépatites chroniques, thyroïdite, purpuras thrombopéniques idiopathiques, anémies hémolytiques. Certaines maladies infectieuses. Leucémies et lymphomes. Artérite temporale. Syndromes néphrotiques. Tumeur ou œdème cérébral, paralysies faciales, polyradiculonévrites. Arthrites, polyarthrites, radiculites. Inflammations de l'œil ou de la sphère ORL, etc. Test diagnostic des maladies de Cushing.

Contre-indications : Toute infection bactérienne ou virale en évolution. Goutte. Ulcère gastro-duodénal évolutif. États psychotiques. Hépatites aiguës.

Effets indésirables : Syndrome d'hypercorticisme avec fonte musculaire, obésité, hypertension, diabète, ostéoporose, ostéonécrose de la tête fémorale. Ulcère gastro-duodénal, hémorragie digestive, pancréatites aiguës. Nervosité avec euphorie, insomnie, états confusionnels, dépression à l'arrêt du traitement.

Précautions d'emploi : Nécessité impérative d'un régime sans sel. Régime riche en protides, pauvre en sucres. Non conseillé chez la femme enceinte. Donne une réaction positive au contrôle antidopage.

Interactions : Ne pas associer à des produits favorisant l'apparition de troubles du rythme ventriculaire : érythromycine, vincamine, certains antiarythmiques (bépridil, amiodarone, sotalol), digitaliques, diurétiques hypokaliémiants. Prudence en cas d'association avec l'aspirine, les anticoagulants. Une surveillance renforcée est indispensable chez le diabétique, l'hypertendu, l'ancien ulcéreux, le tuberculeux.

Surdosage : Entraîne un état d'hypercorticisme.

☞ *Sur prescription médicale.*

• MERCK SHARP & DOHME-CHIBRET

Forme	Dosage	N. d'unités	Prix	Prix/jour	Liste	Remb. S.S.	Comm.
Comprimé	0,5 mg	40	18,10	–	1	65 %	1960

DÉCA-DURABOLIN ★★★

- **Composition :** Nandrolone.
- **Domaine :** Endocrinologie.
- **Activité :** Anabolisant.
- **Classe :** Androgène.

Indications : États de dénutrition du sujet âgé. Brûlures étendues, escarres. Ostéoporoses du sujet âgé.

Contre-indications : Enfant. Femme jeune. Cancer de la prostate et adénome prostatique. Insuffisance hépatique.

Effets indésirables : Acné, séborrhée. Hirsutisme, chute des cheveux. Trouble des règles, aménorrhée.

Précautions d'emploi : Donne une réaction positive au contrôle antidopage. Déconseillé chez la femme enceinte ou allaitant.

Interactions : Potentialisation possible des antidiabétiques oraux.

☞ *Sur prescription médicale.*

• ORGANON

Forme	Dosage	N. d'unités	Prix	Prix/jour	Liste	Remb. S.S.	Comm.
Amp. inj.	50 mg	1	50,70*	–	2	0 %	1964

DÉCAPEPTYL ★★★

- **Composition :** Triptoréline.
- **Domaine :** Endocrinologie. Gynécologie. Andrologie. Cancérologie.
- **Activité :** Stimulant des gonadostimulines. Induction de l'ovulation. Anticancéreux.
- **Classe :** Gonadoréline (LH-RH) et analogues.

Indications : Induction de l'ovulation dans le traitement des stérilités par aménorrhée hypothalamique. Traitement du cancer de la prostate. Traitement de l'endométriose à localisation génitale ou extragénitale. Traitement des pubertés précoces.

Contre-indications : Grossesse.

Effets indésirables : Dans toutes les utilisations on a signalé : bouffées de chaleur, fatigue. Au cours des inductions de l'ovulation : douleurs abdominales. Au cours du traitement de la prostate : accentuation initiale des douleurs osseuses, impuissance, hypertension artérielle, éruptions cutanées.

Précautions d'emploi : L'utilisation doit être guidée par différents dosages hormonaux. L'efficacité sera vérifiée par des examens complémentaires : échographie, etc.

☞ *Sur prescription médicale.*

• IPSEN

Forme	Dosage	N. d'unités	Prix	Prix/jour	Liste	Remb. S.S.	Comm.
Flacon inj.	0,1 mg	7	260,00	37	1	100 %	1986
Flacon inj.	3,75 mg	1	1 146,90	41	1	65 %	1986

DÉCONTRACTYL ★

• **Composition :** Méphénésine.
• **Domaine :** Rhumatologie.
• **Activité :** Myorelaxant.

Indications : Traitement d'appoint des contractures douloureuses au cours des torticolis, lombalgies, dorsalgies. Rééducation fonctionnelle.

Effets indésirables : Réactions allergiques. Malaise, chute de la tension artérielle.

Surdosage : Entraîne une hypotonie, une baisse de la tension artérielle, et des troubles respiratoires.

☞ *Vendu sans ordonnance.*

• GOUPIL

Forme	Dosage	N. d'unités	Prix	Prix/jour	Liste	Remb. S.S.	Comm.
Comprimé	250 mg	50	29,10*	–	0	0 %	1950

DÉCONTRACTYL BAUME ★

• **Composition :** Méphénésine, nicotinate de méthyle.
• **Domaine :** Rhumatologie. Inflammation.
• **Activité :** Antirhumatismal externe. Myorelaxant. Révulsif.

Indications : Proposé dans le traitement des contractures douloureuses : torticolis, dorsalgies, lombalgies. Adjuvant en rééducation fonctionnelle.

Contre-indications : Hypersensibilité aux constituants. Ne pas appliquer sur les muqueuses, peau en mauvais état, plaies, ulcérations.

Effets indésirables : Réaction allergique locale imposant l'arrêt du traitement.

☞ *Vendu sans ordonnance.*

• GOUPIL

Forme	Dosage	N. d'unités	Prix	Prix/jour	Liste	Remb. S.S.	Comm.
Baume	10 %	80 g	31,00*	–	0	0 %	1956

DECORPA ★

• **Composition :** Gomme de sterculia.
• **Domaine :** Nutrition et métabolisme.
• **Activité :** Aliment de lest.
• **Classe :** Mucilage.

Indications : Adjuvant des régimes restrictifs au cours du traitement de l'obésité.

Contre-indications : Obstruction du tube digestif.

Précautions d'emploi : Prudence en cas de mégacôlon.

☞ *Vendu sans ordonnance.*

• NORGAN

Forme	Dosage	N. d'unités	Prix	Prix/jour	Liste	Remb. S.S.	Comm.
Sachet	5,6 g	30	57,00*	–	0	0 %	1944

DECTANCYL INJECTABLE ★★★

• **Composition :** Dexaméthasone.
• **Domaine :** Inflammation.
• **Activité :** Anti-inflammatoire.
• **Classe :** Anti-inflammatoire stéroïdien.

Indications : Traitement des affections justifiant une corticothérapie orale lorsque cette voie est impossible du fait de vomissements ou de troubles de la conscience. Traitement d'urgence : laryngites aiguës, état de mal asthmatique, œdème cérébral, choc anaphylactique. Traitement par injections locales de certaines affections dermatologiques, ophtalmologiques, ORL, rhumatologiques : arthrites inflammatoires, tendinites, bursites, syndrome du canal carpien, sciatique, radiculalgie, etc.

Contre-indications : Toute infection bactérienne ou virale en évolution. Goutte. Ulcère gastro-duodénal évolutif. États psychotiques. Hépatites aiguës.

Effets indésirables : Syndrome d'hypercorticisme avec fonte musculaire, obésité, hypertension, diabète, ostéoporose, ostéonécrose de la tête fémorale. Ulcère gastro-duodénal, hémorragie digestive, pancréatites aiguës. Nervosité avec euphorie, insomnie, états confusionnels, dépression à l'arrêt du traitement.

Précautions d'emploi : Nécessité impérative d'un régime sans sel. Régime riche en protides, pauvre en sucres. Non conseillé chez la femme enceinte. Donne une réaction positive au contrôle antidopage.

Interactions : Ne pas associer à des produits favorisant l'apparition de troubles du rythme ventriculaire : érythromycine, vincamine, certains antiarythmiques (bépridil, amiodarone, sotalol), digitaliques, diurétiques hypokaliémiants. Prudence en cas d'association avec l'aspirine, les anticoagulants. Une surveillance renforcée est indispensable chez le diabétique, l'hypertendu, l'ancien ulcéreux, le tuberculeux.

Surdosage : Entraîne un état d'hypercorticisme.

☞ *Sur prescription médicale.*

• ROUSSEL

Forme	Dosage	N. d'unités	Prix	Prix/jour	Liste	Remb. S.S.	Comm.
Flacon inj.	5 mg	1	15,20	–	1	65 %	1960
Flacon inj.	15 mg	1	18,90	–	1	65 %	1960

DECTANCYL ORAL ★★★

- **Composition :** Dexaméthasone.
- **Domaine :** Inflammation.
- **Activité :** Anti-inflammatoire.
- **Classe :** Anti-inflammatoire stéroïdien.

Indications : Maladies allergiques : urticaire, choc anaphylactique. Collagénoses. Affections dermatologiques : eczéma, pemphigus, toxidermies. Maladies auto-immunes : hépatites chroniques, thyroïdite, purpuras thrombopéniques idiopathiques, anémies hémolytiques. Certaines maladies infectieuses. Leucémies et lymphomes. Artérite temporale. Syndromes néphrotiques. Tumeur ou œdème cérébral, paralysies faciales, polyradiculonévrites. Arthrites, polyarthrites, radiculites. Inflammations de l'œil ou de la sphère ORL, etc. Test diagnostic des maladies de Cushing.

Contre-indications : Toute infection bactérienne ou virale en évolution. Goutte. Ulcère gastro-duodénal évolutif. États psychotiques. Hépatites aiguës.

Effets indésirables : Syndrome d'hypercorticisme avec fonte musculaire, obésité, hypertension, diabète, ostéoporose, ostéonécrose de la tête fémorale. Ulcère gastro-duodénal, hémorragie digestive, pancréatites aiguës. Nervosité avec euphorie, insomnie, états confusionnels, dépression à l'arrêt du traitement.

Précautions d'emploi : Nécessité impérative d'un régime sans sel. Régime riche en protides, pauvre en sucres. Non conseillé chez la femme enceinte. Donne une réaction positive au contrôle antidopage.

Interactions : Ne pas associer à des produits favorisant l'apparition de troubles du rythme ventriculaire : érythromycine, vincamine, certains antiarythmiques (bépridil, amiodarone, sotalol), digitaliques, diurétiques hypokaliémiants. Prudence en cas d'association avec l'aspirine, les anticoagulants. Une surveillance renforcée est indispensable chez le diabétique, l'hypertendu, l'ancien ulcéreux, le tuberculeux.

Surdosage : Entraîne un état d'hypercorticisme.

☞ *Sur prescription médicale.*

• ROUSSEL

Forme	Dosage	N. d'unités	Prix	Prix/jour	Liste	Remb. S.S.	Comm.
Comprimé	0,50 mg	30	17,30	–	1	65 %	1959

DÉDROGYL ★★★

- **Composition :** Calcifédiol.
- **Domaine :** Nutrition et métabolisme.
- **Activité :** Vitamines liposolubles.
- **Classe :** Vitamine D.

Indications : Prévention et traitement du rachitisme, même vitaminorésistant. Hypocalcémie des affections hépatiques ou rénales. Ostéodystrophie rénale et hémodialyse prolongée. Ostéomalacie. Hypoparathyroïdisme. Spasmophilie hypocalcémique.

Contre-indications : Hypersensibilité à la vitamine D. Hypercalcémie, hypercalciurie, lithiase calcique.

Effets indésirables : L'apparition d'un effet secondaire doit faire craindre un surdosage.

Précautions d'emploi : Chez la femme allaitant, éviter les fortes doses. Le traitement doit être surveillé par des dosages réguliers de la calcémie et de la calciurie.

Interactions : Ne pas associer plusieurs produits contenant de la vitamine D (huile de foie de morue).

Surdosage : Entraîne des troubles de l'appétit, des nausées, des vomissements, une soif intense traduisant une hypercalcémie qui peut entraîner une insuffisance rénale.

☞ *Sur prescription médicale.*

• ROUSSEL

Forme	Dosage	N. d'unités	Prix	Prix/jour	Liste	Remb. S.S.	Comm.
Sol. buv.	150 µg/ ml	10 ml	55,90	–	2	35 %	1978

DÉFANYL ★★★

• **Composition :** Amoxapine.
• **Domaine :** Neuropsychiatrie.
• **Activité :** Antidépresseur.
• **Classe :** Imipraminique.

Indications : Traitement de tous les états dépressifs.

Contre-indications : Formellement contre-indiquée est l'association à d'autres antidépresseurs du groupe des IMAO. Les patients seront particulièrement surveillés s'ils présentent des antécédents d'adénome de la prostate, de glaucome, de troubles du rythme cardiaque ou de troubles tensionnels.

Effets indésirables : Le traitement peut s'accompagner d'effets secondaires fréquents, mais peu sévères, comme la sécheresse de la bouche, les troubles de l'accommodation visuelle et la constipation. Il n'est pas rare de constater une hypotension orthostatique qui peut être gênante dans la vie courante. Beaucoup plus rares, mais graves, sont les convulsions, les troubles du rythme cardiaque, les hépatites ou les troubles hématologiques.

Précautions d'emploi : Le traitement par antidépresseurs doit être suivi par un médecin. La consommation d'alcool est formellement déconseillée. A utiliser avec prudence chez les épileptiques ou chez les patients présentant des antécédents cardio-vasculaires sévères. A utiliser avec prudence chez le sujet âgé et chez la femme enceinte ou allaitant.

Interactions : L'action du produit peut être modifiée lorsqu'il est associé à d'autres antidépresseurs IMAO ou à la fluoxétine. La fréquence des effets indésirables augmente lorsqu'on l'associe à certains antihypertenseurs ou à certains sédatifs du système nerveux.

Surdosage : Entraîne une dépression respiratoire ou des troubles du rythme cardiaque. Une hospitalisation d'urgence s'impose.

☞ *Sur prescription médicale.*

• NOVALIS

Forme	Dosage	N. d'unités	Prix	Prix/jour	Liste	Remb. S.S.	Comm.
Comprimé	50 mg	25	46,60	1,8 à 5,5	1	65 %	1980
Comprimé	100 mg	20	59,10	3 à 6	1	65 %	1988
Sol. buv.	50 mg/ml	20 ml	37,10	1,8 à 5,5	1	65 %	1981

DÉFILTRAN

• **Composition :** Acétazolamide.
• **Domaine :** Nutrition et métabolisme.
• **Activité :** Anti-œdémateux local.
• **Classe :** Inhibiteur de l'anhydrase carbonique.

Indications : Œdèmes post-traumatiques, infiltrations œdémateuses. Vergetures,

Effets indésirables : Réactions cutanées d'intolérance.

Précautions d'emploi : Donne une réaction positive au contrôle antidopage.

☞ *Vendu sans ordonnance.*

• GALLIER

Forme	Dosage	N. d'unités	Prix	Prix/jour	Liste	Remb. S.S.	Comm.
Crème	10 %	100 g	68,60	–	2	0 %	1972

DÉFIPOUX ★

- **Composition :** Bioalléthrine, diméthylformamide, butoxyde de pipéronyle.
- **Domaine :** Parasitologie.
- **Activité :** Antiparasitaire externe.
- **Classe :** Pyréthrine.

Indications : Traitement des poux et des lentes du cuir chevelu.

Contre-indications : Allergie à l'un des constituants.

Effets indésirables : Sensation de brûlure des yeux ou des muqueuses.

Précautions d'emploi : Éviter tout contact avec les yeux ou la bouche. Faire une application et laisser agir pendant 30 minutes, refaire une nouvelle application 24 heures après.

☞ *Vendu sans ordonnance.*

- C.P.F.

Forme	Dosage	N. d'unités	Prix	Prix/jour	Liste	Remb. S.S.	Comm.
Spray ext.	–	137 g	39,40*	–	0	0 %	–

DÉFLAMOL ★

- **Composition :** Dioxyde de titane, oxyde de zinc.
- **Domaine :** Dermatologie.
- **Activité :** Topique protecteur.

Indications : Proposé en traitement d'appoint des dermites irritatives, notamment érythème fessier du nourrisson.

Contre-indications : Hypersensibilité à un constituant. Lésions suintantes ou surinfectées.

Effets indésirables : Rarement réactions allergiques.

☞ *Vendu sans ordonnance.*

- FUMOUZE

Forme	Dosage	N. d'unités	Prix	Prix/jour	Liste	Remb. S.S.	Comm.
Pommade	–	30 g	16,50*	–	0	0 %	1946

DÉHYDROÉMÉTINE ROCHE ★★★

- **Composition :** Déhydrœmétine.
- **Domaine :** Parasitologie.
- **Activité :** Antiamibien. Antibilharzien. Antidistomien.

Indications : Traitement de toutes les formes de l'amibiase : intestinale aiguë ou chronique, hépatique ou extradigestive. Traitement des distomatoses hépato-biliaires. Traitement des bilharzioses à Schistosoma haematobium (vésicale), Schistosoma mansoni (intestinale).

Contre-indications : Insuffisance cardiaque, insuffisance rénale. Enfant.

Effets indésirables : Troubles digestifs : nausées, diarrhée. Troubles cardiaques : troubles de la repolarisation cardiaque, hypotension, tachycardie. Faiblesse musculaire, polynévrite.

Précautions d'emploi : Respecter un délai de 15 jours entre 2 cures. Prudence chez le sujet âgé. Non conseillé chez la femme enceinte ou allaitant.

Interactions : Respecter un délai de 45 jours si l'émétine était utilisée antérieurement.

Surdosage : Peut entraîner une toxicité cardiaque : tachycardie, hypotension, etc., imposant l'hospitalisation.

☞ *Sur prescription médicale.*

- ROCHE

Forme	Dosage	N. d'unités	Prix	Prix/jour	Liste	Remb. S.S.	Comm.
Amp. inj.	20 mg	12	19,00	3	2	65 %	1963
Amp. inj.	60 mg	12	37,50	3	2	65 %	1963

DELABARRE

- **Composition :** Tamarin, stigmates de safran.
- **Domaine :** Stomatologie.
- **Activité :** Anti-inflammatoire.

Indications : Utilisé dans les douleurs de la première dentition.

☞ *Vendu sans ordonnance.*

- FUMOUZE

Forme	Dosage	N. d'unités	Prix	Prix/jour	Liste	Remb. S.S.	Comm.
Sol. gingivale	–	15 ml	23,00*	–	0	0 %	1850
Gel gingival	–	20 g	24,55*	–	0	0 %	1973

DELBIASE ★★

- **Composition :** Chlorure de magnésium, bromure de magnésium, stéarate de magnésium.
- **Domaine :** Nutrition et métabolisme.
- **Activité :** Éléments minéraux.
- **Classe :** Magnésium.

Indications : Carences magnésiennes avérées, isolées ou associées. Spasmophilie.

Contre-indications : Insuffisance rénale sévère.

Effets indésirables : Diarrhée, douleurs abdominales.

Interactions : Décaler de 3 heures les prises de calcium et de tétracycline.

☞ *Vendu sans ordonnance.*

- PROMEDICA

Forme	Dosage	N. d'unités	Prix	Prix/jour	Liste	Remb. S.S.	Comm.
Comprimé	100 mg	96	34,30*	–	0	0 %	1944

DELBIASE CRÈME ★

- **Composition :** Chlorure de magnésium, bromure de magnésium, iodure de magnésium, fluorure de magnésium, stéarate d'ammonium.
- **Domaine :** Dermatologie.
- **Activité :** Topique protecteur.

Indications : Utilisé dans les rougeurs du nourrisson, les érythèmes fessiers, les crevasses du sein, les gerçures, les engelures, les brûlures légères, les coups de soleil en l'absence d'activité spécifique démontrée.

Contre-indications : Lésions infectées ou suintantes.

Effets indésirables : Eczéma de contact.

☞ *Vendu sans ordonnance.*

- PROMEDICA

Forme	Dosage	N. d'unités	Prix	Prix/jour	Liste	Remb. S.S.	Comm.
Crème	–	40 g	37,00*	–	0	0 %	1944

DÉLIPODERM ★

- **Composition :** Promestriène.
- **Domaine :** Dermatologie.
- **Activité :** Antiséborrhéique. Estrogénique.

Indications : Séborrhée compliquée ou non d'acné.

Contre-indications : Peut être employé chez les patients des deux sexes, quel que soit l'âge.

☞ *Sur prescription médicale.*

- THÉRAMEX

Forme	Dosage	N. d'unités	Prix	Prix/jour	Liste	Remb. S.S.	Comm.
Crème	1 %	30 g	34,10	1,1	2	65 %	1977
Sol. locale	1 %	30 ml	30,30*	–	2	0 %	1976

DÉLIPROCT ★★★

• **Composition :** Prednisolone, cinchocaïne.
• **Domaine :** Gastro-entérologie.
• **Activité :** Antihémorroïdaire local.
Indications : Traitement symptomatique des manifestations douloureuses et prurigineuses anales, en particulier dans la crise hémorroïdaire.
Contre-indications : Hypersensibilité aux anesthésiques locaux.
Effets indésirables : Réactions cutanées d'intolérance.
Précautions d'emploi : Donne une réaction positive au contrôle antidopage. Le traitement doit être de courte durée. Si les signes ne cèdent pas rapidement, le traitement doit être interrompu et une consultation spécialisée s'impose.
☞ *Sur prescription médicale.*
• SCHERING

Forme	Dosage	N. d'unités	Prix	Prix/jour	Liste	Remb. S.S.	Comm.
Pommade	–	10 g	26,75*	–	1	0 %	1964
Suppositoire	–	6	22,70*	–	1	0 %	1964

DELLOVA

• **Composition :** Fucus, orthosiphon.
• **Domaine :** Nutrition et métabolisme.
• **Activité :** Divers.
Indications : Utilisé pour favoriser la perte de poids en complément des mesures diététiques.
☞ *Vendu sans ordonnance.*
• P. P. D. H.

Forme	Dosage	N. d'unités	Prix	Prix/jour	Liste	Remb. S.S.	Comm.
Comprimé	–	50	Libre	–	0	0 %	1995

DELTAZEN ★★★

• **Composition :** Diltiazem.
• **Domaine :** Cardio-vasculaire.
• **Activité :** Antihypertenseur. Vasodilatateur.
• **Classe :** Antagoniste calcique.
Indications : Hypertension artérielle.
Contre-indications : Femme enceinte ou allaitant. Insuffisance cardiaque avec œdème pulmonaire.
Effets indésirables : Maux de tête, rougeur du visage, bouffées de chaleur. Œdèmes des membres inférieurs. Fatigue, hypotension orthostatique. Inflammation des gencives.
Précautions d'emploi : Prudence chez les sujets âgés ou présentant des troubles de la conduction cardiaque.
Interactions : Potentialise l'action des dérivés nitrés et accroît leurs effets secondaires. Potentialise l'action des antihypertenseurs alphabloquants et des bêtabloquants. L'association avec des produits antiarythmisants doit être pesée. Augmente l'activité de la digoxine.
Surdosage : Entraîne une hypotension et un ralentissement cardiaque imposant une surveillance hospitalière.
☞ *Sur prescription médicale.*
• UPJOHN

Forme	Dosage	N. d'unités	Prix	Prix/jour	Liste	Remb. S.S.	Comm.
Comprimé LP	300 mg	28	101,00	3,6	1	65 %	1990

DELURSAN ★★★

Composition : Acide ursodésoxycholique.
• **Domaine :** Hépatologie.
• **Activité :** Cholélitholytique.
Indications : Lithiase vésiculaire non compliquée en l'absence de traitement chirurgical, lorsque les calculs sont petits et non calcifiés.
Contre-indications : Infection vésiculaire. Maladie du foie.
Effets indésirables : Diarrhées.
Précautions d'emploi : Non conseillé

chez la femme enceinte. Vérifier les fonctions hépatiques avant le traitement.

Interactions : Ne pas associer à la colestyramine.

☞ *Sur prescription médicale.*

• HOUDÉ

Forme	Dosage	N. d'unités	Prix	Prix/jour	Liste	Remb. S.S.	Comm.
Comprimé	250 mg	20	76,10	7,6	1	65 %	1980

DÉNISOLINE

• **Composition :** Talc, glycérol, soufre, alun.
• **Domaine :** Dermatologie.
• **Activité :** Antiacnéique.

Indications : Utilisé dans l'acné vulgaire.

Contre-indications : Allergie au soufre. Peau sèche.

Effets indésirables : Risque de formation de comédons.

☞ *Vendu sans ordonnance.*

• AÉROCID

Forme	Dosage	N. d'unités	Prix	Prix/jour	Liste	Remb. S.S.	Comm.
Suspension	–	125 ml	11,50*	–	0	0 %	1925

DENORAL ★★

• **Composition :** Sirop : pholcodine, buzépide, clocinizine. Comprimé : Noréphédrine, buzépine, clocinizine.
• **Domaine :** Pneumologie. ORL.
• **Activité :** Antitussif. Antihistaminique H1. Anticholinergique. Vasoconstricteur rhino-pharyngé.
• **Classe :** Opium et dérivés. Antihistaminique anticholinergique. Stimulant alpha-adrénergique.

Indications : Traitement symptomatique des toux non productives allergiques ou irritatives. Proposé dans le traitement des phénomènes congestifs ou allergiques : obstruction nasale, rhinorrhée, larmoiement.

Contre-indications : Enfant de moins de 30 mois. Asthme, insuffisance respiratoire. Glaucome, troubles urétro-prostatiques.

Effets indésirables : Constipation, somnolence, nausées, vomissements, dépression respiratoire. Sécheresse de la bouche, troubles visuels, tachycardie. Intolérance digestive.

Précautions d'emploi : Ne pas prendre d'alcool pendant le traitement. Prudence chez le sujet âgé. Déconseillé chez la femme enceinte ou allaitant. Le traitement doit être de courte durée. Donne une réaction positive au contrôle antidopage.

Interactions : L'activité et les effets secondaires peuvent être augmentés par les autres dépresseurs du système nerveux central.

Surdosage : Entraîne une somnolence avec possible dépression des centres respiratoires imposant l'hospitalisation.

☞ *Vendu sans ordonnance.*

• THÉRAPLIX

Forme	Dosage	N. d'unités	Prix	Prix/jour	Liste	Remb. S.S.	Comm.
Comprimé	–	20	13,40	–	0	35 %	1966
Sirop adulte	–	150 ml	14,90	–	0	35 %	1966
Sirop enfant	–	150 ml	13,40	–	0	35 %	1967

DENTINETTE

• **Composition :** Amyléine, chloroforme, éther, alcool camphré.
• **Domaine :** Stomatologie
• **Activité :** Anesthésique local. Antiseptique local.

Indications : Douleurs dentaires.

Contre-indications : Enfant de moins de 30 mois. Allergie aux anesthésiques locaux.

Précautions d'emploi : Traitement de courte durée. Appliquer sur un tampon à ne laisser en place que quelques heures.

☞ *Vendu sans ordonnance.*

• C.P.F.

Forme	Dosage	N. d'unités	Prix	Prix/jour	Liste	Remb. S.S.	Comm.
Sol. externe	–	10 ml	20,90	–	0	0 %	–

DENTOBAUME

- **Composition :** Amyléine, chloroforme, menthol, girofle, phénosalyl, benjoin.
- **Domaine :** Stomatologie.
- **Activité :** Anesthésique local. Antiseptique local.

Indications : Douleurs dentaires.

Contre-indications : Enfant de moins de 30 mois. Allergie aux anesthésiques locaux.

Précautions d'emploi : Traitement de courte durée. Appliquer sur un tampon à ne laisser en place que quelques heures.

☞ *Vendu sans ordonnance.*

- PICOT

Forme	Dosage	N. d'unités	Prix	Prix/jour	Liste	Remb. S.S.	Comm.
Sol. externe	–	4 ml	21,60*	–	0	0 %	–

DENTOCURE

- **Composition :** Procaïne, menthol, chloral, chloroforme, camphre, girofle, safran.
- **Domaine :** Stomatologie.
- **Activité :** Anesthésique local. Antiseptique local.

Indications : Douleurs dentaires.

Contre-indications : Enfant de moins de 30 mois. Allergie aux anesthésiques locaux.

Précautions d'emploi : Traitement de courte durée. Appliquer sur un tampon à ne laisser en place que quelques heures.

☞ *Vendu sans ordonnance.*

- MARTIN

Forme	Dosage	N. d'unités	Prix	Prix/jour	Liste	Remb. S.S.	Comm.
Sol. gingivale	–	10 ml	22,90*	–	0	0 %	1934

DÉPAKINE ★★★

- **Composition :** Acide valproïque.
- **Domaine :** Neuropsychiatrie.
- **Activité :** Antiépileptique.
- **Classe :** Non classé.

Indications : Épilepsie généralisée ou partielle. Convulsions de l'enfant. Tics.

Contre-indications : Hépatite aiguë ou chronique. Antécédents d'hépatite médicamenteuse.

Effets indésirables : Troubles digestifs : gastralgies transitoires. États confusionnels, tremblements. Troubles des règles, chute des cheveux. Rarement hépatites dans les 6 premiers mois de traitement.

Précautions d'emploi : Contrôle biologique hépatique et sanguin dans les 6 premiers mois de traitement. Chez la femme enceinte, le traitement ne doit pas être interrompu, mais on doit administrer la dose minimale efficace. L'allaitement est possible.

Interactions : Éviter chez l'enfant de l'associer à l'aspirine. Potentialise l'action des neuroleptiques et de certains antidépresseurs. Chez le patient traité par plusieurs antiépileptiques, comme le phénobarbital, la phénytoïne, la carbamazépine, la primidone on fera des dosages sanguins pour ajuster la posologie.

Surdosage : Entraîne un coma imposant l'hospitalisation d'urgence.

☞ *Sur prescription médicale.*

- SANOFI WINTHROP

Forme	Dosage	N. d'unités	Prix	Prix/jour	Liste	Remb. S.S.	Comm.
Comprimé	200 mg	40	34,40	0,8 à 3	2	65 %	1967
Comprimé	500 mg	40	74,30	2 à 6	2	65 %	1976
Compr. « chrono »	500 mg	30	94,00	3 à 6	2	65 %	1988
Sol. buv.	200 mg/ml	40 ml	38,60	1 à 2	2	65 %	1967
Sirop	200 mg/ CM	150 ml	41,30	1 à 2	2	65 %	1984
Flacon inj.	400 mg	4	Hôp.	–	2	Hôp.	1992

DÉPAMIDE ★★

- **Composition :** Valpromide.
- **Domaine :** Neuropsychiatrie.
- **Activité :** Antiépileptique. Normothymique.

Indications : Traitement des épilepsies avec manifestations psychiatriques. Proposé dans le traitement des psychoses maniaco-dépressives et des états d'agressivité.

Contre-indications : Éviter ce traitement chez le sujet âgé et la femme enceinte ou allaitant.

Effets indésirables : On peut voir apparaître une certaine sédation et parfois des troubles digestifs.

Précautions d'emploi : Une surveillance médicale est indispensable. Éviter l'absorption d'alcool.

Interactions : Éviter l'association avec la carbamazépine.

Surdosage : Le surdosage entraîne un coma nécessitant une hospitalisation.

☞ *Sur prescription médicale.*

- SANOFI WINTHROP

Forme	Dosage	N. d'unités	Prix	Prix/jour	Liste	Remb. S.S.	Comm.
Comprimé	300 mg	30	45,30	1,5 à 10	2	65 %	1971

DÉPO-MÉDROL ★★★

- **Composition :** Méthylprednisolone.
- **Domaine :** Inflammation.
- **Activité :** Anti-inflammatoire.
- **Classe :** Anti-inflammatoire stéroïdien.

Indications : Traitement des affections chroniques justiciables d'un traitement prolongé : cancérologie, rhumatologie, pneumologie, etc. Traitement local des affections articulaires ou péri-articulaires, ORL, digestives, pleurales, etc.

Contre-indications : Toute infection bactérienne ou virale en évolution. Goutte. Ulcère gastro-duodénal évolutif. États psychotiques. Hépatites aiguës.

Effets indésirables : Syndrome d'hypercorticisme avec fonte musculaire, obésité, hypertension, diabète, ostéoporose, ostéonécrose de la tête fémorale. Ulcère gastro-duodénal, hémorragie digestive, pancréatites aiguës. Nervosité avec euphorie, insomnie, états confusionnels, dépression à l'arrêt du traitement.

Précautions d'emploi : Nécessité impérative d'un régime sans sel. Régime riche en protides, pauvre en sucres. Non conseillé chez la femme enceinte. Donne une réaction positive au contrôle antidopage.

Interactions : Ne pas associer à des produits favorisant l'apparition de troubles du rythme ventriculaire : érythromycine, vincamine, certains antiarythmiques (bépridil, amiodarone, sotalol), digitaliques, diurétiques hypokaliémiants. Prudence en cas d'association avec l'aspirine, les anticoagulants. Une surveillance renforcée est indispensable chez le diabétique, l'hypertendu, l'ancien ulcéreux, le tuberculeux.

Surdosage : Entraîne un état d'hypercorticisme.

☞ *Sur prescription médicale.*

- UPJOHN

Forme	Dosage	N. d'unités	Prix	Prix/jour	Liste	Remb. S.S.	Comm.
Flacon inj.	40 mg	1	17,30	–	1	65 %	1961
Seringue	80 mg	1	23,50	–	1	65 %	1980

DÉPO-PRODASONE ★★★

- **Composition :** Médroxyprogestérone.
- **Domaine :** Endocrinologie. Gynécologie. Cancérologie.
- **Activité :** Progestative. Anticancéreux.
- **Classe :** Progestatif.

Indications : Endométrioses. Puberté précoce. Traitement adjuvant de certains cancers hormonodépendants : cancers du sein ou de l'utérus.

Contre-indications : Altérations graves des fonctions hépatiques. Antécédents thrombophlébitiques. Hypertension artérielle. Grossesse.

Effets indésirables : Hypertension artérielle. Insuffisance veineuse. Modification des règles, aménorrhée. Prise de poids, séborrhée.

Précautions d'emploi : Vérifier régulièrement l'état des seins et des organes génitaux. Déconseillé chez la femme enceinte ou allaitant.

☞ *Sur prescription médicale.*

- UPJOHN

Forme	Dosage	N. d'unités	Prix	Prix/jour	Liste	Remb. S.S.	Comm.
Flacon inj.	250 mg	1	27,70	7 à 14	1	65 %	1974
Flacon inj.	500 mg	1	48,30	–	1	100 %	1983

DÉPO-PROVERA ★★

- **Composition :** Médroxyprogestérone.
- **Domaine :** Gynécologie.
- **Activité :** Contraceptif hormonal.
- **Classe :** Progestatif continu. Longue durée.

Indications : Contraception de longue durée lorsqu'il n'est pas possible d'utiliser d'autres moyens.

Contre-indications : Hépatite actuelle ou récente. Insuffisance hépatique. Cancer du sein et de l'utérus. Obésité, diabète, hypertension artérielle, maladies thrombo-emboliques. Ménométrorragies, fibrome utérin. Grossesse.

Effets indésirables : Prise de poids. Disparition du cycle menstruel remplacé par des épisodes d'aménorrhée ou de ménométrorragie. Troubles digestifs. Réactions allergiques.

Précautions d'emploi : Avant traitement, faire un examen clinique : poids, tension, seins, utérus, et des examens biologiques : frottis vaginaux, glycémie, cholestérol, triglycérides.

Interactions : L'efficacité contraceptive est diminuée en cas d'association avec rifampicine, barbituriques, certains antiépileptiques.

☞ *Sur prescription médicale.*

- UPJOHN

Forme	Dosage	N. d'unités	Prix	Prix/jour	Liste	Remb. S.S.	Comm.
Flacon inj.	150 mg	1	21,60	–	1	65 %	1983

DÉPRÉNYL ★★★

- **Composition :** Sélégiline.
- **Domaine :** Neuropsychiatrie.
- **Activité :** Antiparkinsonien.
- **Classe :** IMAO de type B.

Indications : Traitement de la maladie de Parkinson en association avec la lévodopa.

Contre-indications : États psychotiques graves, mélanome malin, cardiopathies décompensées. Patients traités par la péthidine, la fluoxétine, les neuroleptiques et les antidépresseurs de type IMAO.

Effets indésirables : Peut augmenter les effets indésirables de la lévodopa.

Précautions d'emploi : Prudence chez les patients présentant une cardiopathie. Déconseillé chez la femme enceinte ou allaitant.

Interactions : Interaction sévère avec la péthidine et la fluoxétine. Comme avec la lévodopa, on évitera de l'associer à la vitamine B6, aux neuroleptiques, aux antidépresseurs de type IMAO.

Surdosage : Non connu.

☞ *Sur prescription médicale.*

- SCHERING-PLOUGH

Forme	Dosage	N. d'unités	Prix	Prix/jour	Liste	Remb. S.S.	Comm.
Comprimé	5 mg	30	136,30	4,5 à 9	1	65 %	1988

DÉPURATIF DES ALPES ✣

- **Composition :** Séné, bourdaine, réglisse, chlorure de magnésium.
- **Domaine :** Gastro-entérologie.
- **Activité :** Laxatif stimulant.
- **Classe :** Anthraquinonique.

Indications : Traitement symptomatique de la constipation associé aux mesures hygiéno-diététiques.

Contre-indications : Constipation récente inexpliquée, persistante, n'ayant pas fait l'objet d'examens médicaux. Colopathies organiques inflammatoires. Syndrome occlusif. Douleurs abdominales. Enfant de moins de 15 ans. Insuffisance rénale.

Effets indésirables : Diarrhée. Douleurs abdominales. Mélanose recto-colique. Hypokaliémie. Maladie des laxatifs. Insuffisance rénale.

Précautions d'emploi : Déconseillé chez la femme allaitant. Pas d'utilisation prolongée.

Interactions : Ne pas associer aux diurétiques hypokaliémiants, aux anti-inflammatoires corticoïdes. Ne pas associer à certains antiarythmisants : sotalol, quinidine, amiodarone. Prudence en cas d'association avec les digitaliques, les dérivés de la vincamine.

Surdosage : Entraîne une diarrhée et des troubles hydro-électrolytiques graves.

☞ *Vendu sans ordonnance. Présente des dangers en cas d'utilisation prolongée.*

• SODIA

Forme	Dosage	N. d'unités	Prix	Prix/jour	Liste	Remb. S.S.	Comm.
Sol. buv.	–	125 ml	24,90*	–	0	0 %	1909

DÉPURATIF PARNEL ✣

- **Composition :** Bardane, pensée sauvage, saponaire, fumeterre, salsepareille, séné, parahydroxybenzoate de méthyle sodé.
- **Domaine :** Gastro-entérologie.
- **Activité :** Laxatif stimulant. Cholérétique.
- **Classe :** Anthraquinonique.

Indications : Traitement symptomatique de la constipation associé aux mesures hygiéno-diététiques.

Contre-indications : Constipation récente inexpliquée, persistante, n'ayant pas fait l'objet d'examens médicaux. Colopathies organiques inflammatoires. Syndrome occlusif. Douleurs abdominales. Enfant de moins de 15 ans. Insuffisance rénale.

Effets indésirables : Diarrhée. Douleurs abdominales. Mélanose recto-colique. Hypokaliémie. Maladie des laxatifs. Insuffisance rénale.

Précautions d'emploi : Déconseillé chez la femme allaitant. Pas d'utilisation prolongée.

Interactions : Ne pas associer aux diurétiques hypokaliémiants, aux anti-inflammatoires corticoïdes. Ne pas associer à certains antiarythmisants : sotalol, quinidine, amiodarone. Prudence en cas d'association avec les digitaliques, les dérivés de la vincamine.

Surdosage : Entraîne une diarrhée et des troubles hydro-électrolytiques graves.

☞ *Vendu sans ordonnance. Présente des dangers en cas d'utilisation prolongée.*

• MÉDECINE VÉGÉTALE

Forme	Dosage	N. d'unités	Prix	Prix/jour	Liste	Remb. S.S.	Comm.
Sirop	–	150 ml	43,30	–	0	0 %	1913

DÉPURATIF RICHELET

- **Composition :** Extrait fluide de plantes, gentiane, tanin, chlorure de magnésium, bromure de magnésium, vitamine PP.
- **Domaine :** Nutrition et métabolisme.
- **Activité :** Antiasthénique. Vitamines hydrosolubles. Éléments minéraux.
- **Classe :** Magnésium.

Indications : Utilisé dans le traitement des troubles fonctionnels de l'asthénie en l'absence d'activité spécifique démontrée. Proposé dans le traitement des artériopathies.

Contre-indications : Insuffisance rénale sévère.

☞ *Vendu sans ordonnance.*

• RICHELET

Forme	Dosage	N. d'unités	Prix	Prix/jour	Liste	Remb. S.S.	Comm.
Sol. buv. ss sucre	–	200 ml	29,90*	–	0	0 %	1905
Sol. buv. sucrée	–	200 ml	28,90*	–	0	0 %	1905

DEPURATUM ✤

- **Composition :** Arrête-bœuf, bouleau, acore odorant, romarin, genévrier, rhapontic, fumeterre, aloès, séné, bourdaine, thym.
- **Domaine :** Gastro-entérologie.
- **Activité :** Laxatif stimulant. Cholérétique.
- **Classe :** Anthraquinonique.

Indications : Traitement symptomatique de la constipation associé aux mesures hygiéno-diététiques. Troubles dyspeptiques.

Contre-indications : Constipation récente inexpliquée, persistante, n'ayant pas fait l'objet d'examens médicaux. Colopathies organiques inflammatoires. Syndrome occlusif. Douleurs abdominales. Enfant de moins de 15 ans. Insuffisance rénale.

Effets indésirables : Diarrhée. Douleurs abdominales. Mélanose recto-colique. Hypokaliémie. Maladie des laxatifs. Insuffisance rénale.

Précautions d'emploi : Déconseillé chez la femme allaitant. Pas d'utilisation prolongée.

Interactions : Ne pas associer aux diurétiques hypokaliémiants, aux anti-inflammatoires corticoïdes. Ne pas associer à certains antiarythmisants : sotalol, quinidine, amiodarone. Prudence en cas d'association avec les digitaliques, les dérivés de la vincamine.

Surdosage : Entraîne une diarrhée et des troubles hydro-électrolytiques graves.

☞ *Vendu sans ordonnance. Présente des dangers en cas d'utilisation prolongée.*

- LEHNING

Forme	Dosage	N. d'unités	Prix	Prix/jour	Liste	Remb. S.S.	Comm.
Gélule	–	60	28,00*	2 à 3	0	0 %	1954

DERGIFLUX ★★★

- **Composition :** Dihydroergotamine.
- **Domaine :** Neuropsychiatrie. Cardio-vasculaire.
- **Activité :** Antimigraineux. Antihypotenseur.
- **Classe :** Alcaloïde de l'ergot de seigle. Alpha-adrénergique puis alphabloquant. Antisérotonine.

Indications : Migraine et céphalée vasculaire. Hypotension orthostatique.

Contre-indications : Association avec des antibiotiques de la classe des macrolides.

Effets indésirables : Nausées.

Précautions d'emploi : Éviter la prise à jeun. Prudence chez le patient présentant une maladie des coronaires. Non conseillé chez la femme enceinte ou allaitant.

Interactions : Avec les antibiotiques macrolides (érythromycine, josamycine), peut entraîner des anomalies de la circulation des membres ou de la langue.

Surdosage : Peut entraîner des troubles artériels imposant l'hospitalisation.

☞ *Sur prescription médicale.*

- JUMER

Forme	Dosage	N. d'unités	Prix	Prix/jour	Liste	Remb. S.S.	Comm.
Sol. buv.	2 mg/ml	50 ml	24,60	2,2	2	65 %	1980

DERGOTAMINE ★★

- **Composition :** Dihydroergotamine.
- **Domaine :** Neuropsychiatrie. Cardio-vasculaire.
- **Activité :** Antimigraineux. Antihypotenseur.
- **Classe :** Alcaloïde de l'ergot de seigle. Alpha-adrénergique puis alphabloquant. Antisérotonine.

Indications : Migraine et céphalée vasculaire. Hypotension orthostatique.

Contre-indications : Association avec

des antibiotiques de la classe des macrolides.

Effets indésirables : Nausées.

Précautions d'emploi : Éviter la prise à jeun. Prudence chez le patient présentant une maladie des coronaires. Non conseillé chez la femme enceinte ou allaitant.

Interactions : Avec les antibiotiques macrolides (érythromycine, josamycine), peut entraîner des anomalies de la circulation des membres ou de la langue.

Surdosage : Peut entraîner des troubles artériels imposant l'hospitalisation.

☞ *Sur prescription médicale.*

• ABBOTT-FRANCE

Forme	Dosage	N. d'unités	Prix	Prix/jour	Liste	Remb. S.S.	Comm.
Sol. buv.	2 mg/ml	100 ml	51,80	2,3	2	65 %	1980

DÉRINOX ★

• **Composition :** Prednisolone, néosynéphrine, naphazoline, cétrimide.
• **Domaine :** ORL.
• **Activité :** Vasoconstricteur rhino-pharyngé. Anti-inflammatoire local. Antiseptique local.
• **Classe :** Stimulant alpha-adrénergique. Anti-inflammatoire stéroïdien.

Indications : Traitement antiseptique et vasoconstricteur local des états congestifs et inflammatoires aigus du rhino-pharynx au cours des coryzas et des rhinites vasomotrices.

Contre-indications : Affections virales. Enfant de moins de 7 ans. Glaucome. Patients traités par des antidépresseurs de type IMAO.

Effets indésirables : Sécheresse nasale. Insomnie, palpitations, maux de tête.

Précautions d'emploi : Prudence en cas d'hypertension et de troubles cardiaques. Donne une réaction positive au contrôle antidopage.

Surdosage : Pourrait entraîner des effets généraux.

☞ *Sur prescription médicale.*

• THÉRABEL LUCIEN

Forme	Dosage	N. d'unités	Prix	Prix/jour	Liste	Remb. S.S.	Comm.
Sol. nasale	–	15 ml	18,60	–	1	35 %	1962

DERMACHROME ★★

• **Composition :** Thiomersal, lidocaïne, phényléphrine.
• **Domaine :** Chirurgie. Dermatologie.
• **Activité :** Antiseptique local. Anesthésique local. Vasoconstricteur.
• **Classe :** Dérivé mercuriel.

Indications : Proposé dans l'antisepsie cutanée des plaies superficielles.

Contre-indications : Hypersensibilité à l'un des constituants, notamment aux anesthésiques locaux.

Effets indésirables : Eczéma de contact. Possibilité de troubles généraux.

Précautions d'emploi : Pas d'utilisation prolongée. Ne pas utiliser plusieurs antiseptiques simultanément.

☞ *Vendu sans ordonnance.*

• GOUPIL

Forme	Dosage	N. d'unités	Prix	Prix/jour	Liste	Remb. S.S.	Comm.
Sol. locale gouttes	–	30 ml	21,20	–	0	0 %	1971
Sol. locale pulv.	–	30 ml	29,00	–	0	0 %	1983

DERMACIDE ★

• **Composition :** Oxyquinol, acide salicylique, laurylsulfate de sodium, propionate de sodium, acide tartrique.
• **Domaine :** Dermatologie. Chirurgie.
• **Activité :** Antiseptique local.
• **Classe :** Détergent anionique.

Indications : Nettoyage et antisepsie de la peau et des muqueuses en dermatologie, gynécologie et chirurgie. Traitement d'appoint des affections cutanées bactériennes.

Contre-indications : Hypersensibilité à un constituant.

Effets indésirables : Possibilité d'irritation de contact.

Précautions d'emploi : Ne pas utiliser plusieurs antiseptiques simultanément. Le rinçage est obligatoire.

☞ *Vendu sans ordonnance.*

• CS LABORATOIRE

Forme	Dosage	N. d'unités	Prix	Prix/jour	Liste	Remb. S.S.	Comm.
Sol. locale	–	250 ml	18,70*	–	0	0 %	1953
Sol. locale	–	500 ml	27,30*	–	0	0 %	1953
Sol. locale	–	1 000 ml	48,10*	–	0	0 %	1953
Pain savon	–	90 g x 1	19,50*	–	0	0 %	1948
Pain savon	–	90 g x 2	34,10*	–	0	0 %	1948

DERMASPRAY ★★

- **Composition :** Chlorhexidine, benzalkonium chlorure, alcool benzylique.
- **Domaine :** Dermatologie. Chirurgie.
- **Activité :** Antiseptique local.

Indications : Antisepsie des plaies superficielles souillées, écorchures, coupures, brûlures, piqûres.

Contre-indications : Hypersensibilité à un constituant. Éviter le contact avec les yeux.

Effets indésirables : Possibilité d'eczéma allergique. Risque d'effets généraux.

Précautions d'emploi : Pas d'utilisation prolongée. Ne pas utiliser plusieurs antiseptiques simultanément. Prudence chez l'enfant.

☞ *Vendu sans ordonnance.*

• ROCHE NICHOLAS

Forme	Dosage	N. d'unités	Prix	Prix/jour	Liste	Remb. S.S.	Comm.
Sol. locale pulv.	–	15 ml	30,90*	–	0	0 %	1991
Sol. locale pulv.	–	50 ml	34,50*	–	0	0 %	1978
Sol. locale	–	200 ml	38,00*	–	0	0 %	1993

DERMICLONE ★★★

- **Composition :** Phénylbutazone, hydrocortisone, lidocaïne.
- **Domaine :** Rhumatologie. Inflammation. Algologie.
- **Activité :** Antirhumatismal externe. Anti-inflammatoire. Antalgique.
- **Classe :** Anti-inflammatoire stéroïdien. Anti-inflammatoire non stéroïdien.

Indications : Lésions inflammatoires et douloureuses superficielles : tendinites, arthropathies dégénératives ou inflammatoires des petites articulations. Entorses. Phlébites superficielles.

Contre-indications : Hypersensibilité aux constituants. Ne pas appliquer sur les muqueuses, peau en mauvais état, plaies, ulcérations. Dermatoses virales.

Effets indésirables : Réaction allergique locale imposant l'arrêt du traitement.

Précautions d'emploi : Éviter les applications sur de grandes surfaces. Non conseillé chez la femme enceinte ou allaitant.

☞ *Sur prescription médicale.*

• SOEKAMI LEFRANQ

Forme	Dosage	N. d'unités	Prix	Prix/jour	Liste	Remb. S.S.	Comm.
Pommade	–	35 g	14,40	–	1	35 %	1969

DERMO 6 ★

- **Composition :** Pyridoxine.
- **Domaine :** Dermatologie.
- **Activité :** Antiséborrhéique. Vitamines hydrosolubles.

Indications : Séborrhée compliquée ou non d'acné.

Contre-indications : Hypersensibilité à la pyridoxine.

☞ *Vendu sans ordonnance.*

• PHARMADÉVELOPPEMENT

Forme	Dosage	N. d'unités	Prix	Prix/jour	Liste	Remb. S.S.	Comm.
Lotion	1,2 %	200 ml	19,70	–	0	65 %	1962

DERMOCALM ★

• **Composition :** Hydrocortisone, framycétine, rétinol, lidocaïne.
• **Domaine :** Dermatologie.
• **Activité :** Anti-inflammatoire local. Antibiotique. Anesthésique local. Vitamines liposolubles.
• **Classe :** Anti-inflammatoire stéroïdien. Dermocorticoïde. Aminoside. Vitamine A.

Indications : Brûlures cutanées peu étendues en l'absence de démonstration de l'activité.

Contre-indications : Hypersensibilité aux produits. Dermatoses primitivement microbiennes, virales ou mycosiques. Ulcères de la jambe, escarres, acné rosacée.

Effets indésirables : Atrophie cutanée, télangiectasies, vergetures. Retard de cicatrisation. Sécheresse de la peau, folliculite, acné, hypertrichose, dépigmentation. Réactions allergiques cutanées.

Précautions d'emploi : Pas d'utilisation prolongée. Prudence chez l'enfant. Donne une réaction positive au contrôle antidopage.

☞ *Sur prescription médicale.*

• PHARMADÉVELOPPEMENT

Forme	Dosage	N. d'unités	Prix	Prix/jour	Liste	Remb. S.S.	Comm.
Crème	–	30 g	14,30	–	1	35 %	1966

DERMOCUIVRE ★★

• **Composition :** Sulfate de cuivre, oxyde de zinc.
• **Domaine :** Dermatologie.
• **Activité :** Antiseptique local.

Indications : Traitement d'appoint des affections dermatologiques où un effet antiseptique est recherché : eczéma atopique, érythème solaire, gerçures, etc.

Contre-indications : Hypersensibilité au produit.

Effets indésirables : Eczéma de contact. Possibilité d'effets généraux.

Précautions d'emploi : Pas d'utilisation prolongée. Ne pas utiliser plusieurs antiseptiques simultanément. Prudence chez l'enfant.

☞ *Vendu sans ordonnance.*

• CHAUVIN

Forme	Dosage	N. d'unités	Prix	Prix/jour	Liste	Remb. S.S.	Comm.
Pommade	–	25 g	31,55*	–	0	0 %	1934

DERMO-DRAINOL ❍

• **Composition :** Carbo vegetalis 6CH, Dolichos pruriens 6CH, Arsenicum album 6CH, Apis mellifica 3CH, Rhus vernix 3CH, Solanum dulcamara 6CH, Causticum 6CH, Petroleum 6CH, Oleander 3CH, Silicea 6CH aa.
• **Domaine :** Dermatologie.
• **Activité :** Divers.

Indications : Adjuvant au traitement des dermatoses.

☞ *Vendu sans ordonnance.*

• BOIRON

Forme	Dosage	N. d'unités	Prix	Prix/jour	Liste	Remb. S.S.	Comm.
Sol. buvable	–	30 ml	34,00*	3	0	0 %	–

DERMOPHIL INDIEN

- **Composition :** Baume du Pérou, hydrate de chloral, salol.
- **Domaine :** Dermatologie.
- **Activité :** Cicatrisant. Antalgique local.

Indications : Utilisé en cas de gerçures, crevasses, engelures, brûlure ménagère. Utilisé à titre préventif et curatif contre les effets du vent, du froid et du soleil.

Contre-indications : Allergie aux constituants.

Effets indésirables : Risque d'accidents allergiques locaux et généraux.

Précautions d'emploi : Plusieurs applications par jour.

☞ *Vendu sans ordonnance.*

• DERMOPHIL INDIEN

Forme	Dosage	N. d'unités	Prix	Prix/jour	Liste	Remb. S.S.	Comm.
Crème mains	–	60 g	52,80*	–	0	0 %	–
Stick mains	–	45 g	49,60*	–	0	0 %	–
Stick lèvres	Base	4,8 g	34,70*	–	0	0 %	–
Stick lèvres	Blanc	3,5 g	29,70*	–	0	0 %	–
Stick lèvres	Rose	3,5 g	29,70*	–	0	0 %	–

DERMO-SULFURYL ★ ❍

- **Composition :** Sulfate de cuivre, sulfate de zinc, soufre précipité.
- **Domaine :** Dermatologie.
- **Activité :** Antiseptique local. Antiséborrhéique.

Indications : Traitement d'appoint des affections dermatologiques où un effet antiseptique et antiséborrhéique est recherché : dermatites séborrhéiques.

Contre-indications : Hypersensibilité au produit.

Effets indésirables : Eczéma de contact. Possibilité d'effets généraux.

Précautions d'emploi : Pas d'utilisation prolongée. Ne pas utiliser plusieurs antiseptiques simultanément. Prudence chez l'enfant.

☞ *Vendu sans ordonnance.*

• MONAL

Forme	Dosage	N. d'unités	Prix	Prix/jour	Liste	Remb. S.S.	Comm.
Pommade	–	28 g	12,30	–	0	65 %	1937

DERMOVAL ★★★

- **Composition :** Clobétasol.
- **Domaine :** Dermatologie.
- **Activité :** Anti-inflammatoire local.
- **Classe :** Anti-inflammatoire stéroïdien. Dermocorticoïde.

Indications : Lésions dermatologiques corticosensibles. Plaques limitées et résistantes de psoriasis, de lichénifications de lupus érythémateux discoïde, de lichen. Cicatrices hypertrophiques.

Contre-indications : Lésions infectieuses primitives de la peau, lésions ulcérées. Acné et rosacée. Dermatose du nourrisson.

Effets indésirables : Atrophie cutanée, télangiectasies, vergetures. Retard de cicatrisation. Sécheresse de la peau, folliculite, acné, hypertrichose, dépigmentation. Effets généraux : freination hypophysaire, hypercorticisme.

Précautions d'emploi : Pas d'utilisation prolongée, car risque de survenue d'une dermite cortico-induite.

Surdosage : Risque d'effets généraux.

☞ *Sur prescription médicale.*

• GLAXO

Forme	Dosage	N. d'unités	Prix	Prix/jour	Liste	Remb. S.S.	Comm.
Crème	0,05 %	10 g	15,20	–	1	65 %	1978
Gel	0,05 %	20 ml	22,40	–	1	65 %	1984

DERMSTER ★

- **Composition :** Hexamidine, oxyquinol.
- **Domaine :** Chirurgie. Dermatologie.
- **Activité :** Antiseptique local.

Indications : Antisepsie cutanée des plaies superficielles. Antisepsie de la peau avant un acte chirurgical.

Contre-indications : Hypersensibilité à un constituant. Ne pas utiliser sur les muqueuses.

Effets indésirables : Possibilité d'eczéma de contact. Risque d'effets systémiques.

Précautions d'emploi : Pas d'utilisation prolongée. Ne pas utiliser plusieurs antiseptiques simultanément. Prudence chez l'enfant.

☞ *Vendu sans ordonnance.*

- OBERLIN

Forme	Dosage	N. d'unités	Prix	Prix/jour	Liste	Remb. S.S.	Comm.
Sol. locale	–	30 ml	27,00*	–	0	0 %	–
Sol. locale	–	125 ml	30,00*	–	0	0 %	–

DÉROXAT ★★★

- **Composition :** Paroxétine.
- **Domaine :** Neuropsychiatrie.
- **Activité :** Antidépresseur.
- **Classe :** Non imipraminique, non IMAO. Inhibiteur du recaptage de la sérotonine.

Indications : États dépressifs majeurs.

Contre-indications : Traitement concomitant par les antidépresseurs de type IMAO. Enfant de moins de 15 ans.

Effets indésirables : Les effets indésirables les plus fréquents sont : nausées, somnolence, sudation, tremblements, sécheresse de la bouche, fatigue, insomnie, troubles sexuels. Troubles de la fonction hépatique, hyponatrémie.

Précautions d'emploi : Le traitement par antidépresseurs doit être suivi par un médecin. La consommation d'alcool n'est pas recommandée. A utiliser avec prudence chez les épileptiques. Non conseillé chez la femme enceinte ou allaitant.

Interactions : L'association du produit à des antidépresseurs IMAO est contre-indiquée. L'association aux anticoagulants oraux impose une surveillance accrue de la coagulation. L'association au lithium doit être prudente.

Surdosage : Le surdosage entraîne des troubles digestifs, parfois des tremblements. Une hospitalisation s'impose.

☞ *Sur prescription médicale.*

- SMITHKLINE BEECHAM

Forme	Dosage	N. d'unités	Prix	Prix/jour	Liste	Remb. S.S.	Comm.
Comprimé	20 mg	14	88,20	6 à 12	1	65 %	1995

DÉSATURA ★★★

- **Composition :** Allopurinol. Benzbromarone.
- **Domaine :** Rhumatologie.
- **Activité :** Hypo-uricémiant.
- **Classe :** Inhibiteur de l'uricosynthèse. Uricosurique.

Indications : Traitement des hyperuricémies primitives.

Contre-indications : Allergie au produit. Insuffisance rénale. Lithiase urique.

Effets indésirables : Crise de goutte : toujours associer à la colchicine ou à un anti-inflammatoire en début de traitement. Allergie avec éruptions cutanées. Troubles digestifs ou hépatiques.

Précautions d'emploi : Nécessité de dosages de l'acide urique dans le sang et les urines pour guider le traitement. Non conseillé chez la femme enceinte ou allaitant.

Interactions : Ne pas associer aux pénicillines de type ampicilline ni à la vidarabine. Peut augmenter l'action des anticoagulants oraux, de certains anticancéreux, de certains sulfamides hypoglycémiants.

Surdosage : Entraîne des troubles digestifs banals.

☞ *Sur prescription médicale.*

- SANOFI WINTHROP

Forme	Dosage	N. d'unités	Prix	Prix/jour	Liste	Remb. S.S.	Comm.
Comprimé	–	30	24,20	0,8	1	65 %	1985

DÉSERNIL ★★★

- **Composition :** Méthysergide.
- **Domaine :** Neuropsychiatrie.
- **Activité :** Antimigraineux.
- **Classe :** Alcaloïde de l'ergot de seigle. Antisérotonine.

Indications : Traitement de fond des migraines sévères et des algies vasculaires de la face.

Contre-indications : Maladies cardio-vasculaires sévères : hypertension, infarctus, artérite des membres inférieurs. Insuffisance hépatique ou rénale sévère. Grossesse.

Effets indésirables : Vertiges, nausées, troubles cutanés. Essentiellement lors des traitements prolongés sans surveillance : fibrose rétropéritonéale entraînant une obstruction des voies urinaires d'où la possibilité d'insuffisance rénale grave.

Précautions d'emploi : La durée d'administration, sans surveillance, ne doit pas dépasser 6 mois. Des interruptions de 1 mois sont souhaitables, ainsi qu'une surveillance urologique.

☞ *Sur prescription médicale.*

- SANDOZ

Forme	Dosage	N. d'unités	Prix	Prix/jour	Liste	Remb. S.S.	Comm.
Comprimé	2 mg	20	37,80	4 à 6	2	65 %	1962

DESFÉRAL ★★★

- **Composition :** Deféroxamine.
- **Domaine :** Toxicologie.
- **Activité :** Chélateur des anions trivalents.

Indications : Hémochromatose primitive. Hémosidérose. Intoxication au fer ou à l'aluminium.

Contre-indications : Hypersensibilité au produit. Insuffisance rénale sévère. Infection évolutive. Grossesse.

Effets indésirables : Colore en rouille les urines et en noir les selles. Éruptions cutanées. Troubles ophtalmologiques. Troubles hépatiques.

Précautions d'emploi : Prudence chez l'insuffisant rénal. Déconseillé chez la femme enceinte ou allaitant.

Interactions : L'effet est potentialisé par adjonction de vitamine C.

- CIBA GEIGY

Forme	Dosage	N. d'unités	Prix	Prix/jour	Liste	Remb. S.S.	Comm.
Fl. inj. 5 ml	500 mg	1	46,80	–	1	100 %	1965

DÉSINTEX ★

- **Composition :** Thiosulfates de sodium et de magnésium.
- **Domaine :** Allergie et immunologie. ORL. Pneumologie.
- **Activité :** Antiallergique non antihistaminique.
- **Classe :** Globuline antiallergique.

Indications : Traitement symptomatique des manifestations allergiques : rhinite, conjonctivite, urticaire. Pathologie vasculaire des sujets âgés. Arthritisme.

☞ *Vendu sans ordonnance.*

- RICHARD

Forme	Dosage	N. d'unités	Prix	Prix/jour	Liste	Remb. S.S.	Comm.
Comprimé	–	60	10,00	1	0	35 %	1958
Amp. buv.	–	14	11,40	1,6	0	35 %	1958
Granulé enf.	–	125 g	10,60	1	0	35 %	1956

DÉSINTEX-CHOLINE ★

- **Composition :** Thiosulfates de sodium et de magnésium, choline.
- **Domaine :** Hépatologie.
- **Activité :** Hépatotrope.
- **Classe :** Choline.

Indications : Traitement symptomatique des troubles dyspeptiques.

Contre-indications : Insuffisance rénale sévère.

Effets indésirables : Diarrhée.

☞ *Vendu sans ordonnance.*

• RICHARD

Forme	Dosage	N. d'unités	Prix	Prix/jour	Liste	Remb. S.S.	Comm.
Amp. buv.	–	10	12,70	4	0	0 %	1954

DÉSOCORT COLLYRE ★★

• **Composition :** Prednisolone, chlorhexidine.
• **Domaine :** Ophtalmologie.
• **Activité :** Antiseptique local. Anti-inflammatoire local.
• **Classe :** Anti-inflammatoire stéroïdien.

Indications : Inflammation conjonctivale, conjonctivites et allergies palpébrales, eczéma des paupières, chalazion, kératites.

Contre-indications : Hypersensibilité au produit. Kératites virales, mycosiques. Infections bactériennes ou tuberculeuses de l'œil ou des paupières. Antécédents glaucomateux.

Effets indésirables : Douleur à l'application. Allergie palpébroconjonctivale. Hypertension oculaire. Kératite superficielle.

Précautions d'emploi : La durée du traitement sera la plus courte possible. L'usage prolongé implique une surveillance régulière de la tension oculaire et du cristallin. Non conseillé chez la femme enceinte ou allaitant. Le port des lentilles doit être évité. Peut donner une réaction positive au contrôle antidopage.

Surdosage : Un usage prolongé peut entraîner des signes généraux d'hypercorticisme.

☞ *Sur prescription médicale.*

• CHAUVIN

Forme	Dosage	N. d'unités	Prix	Prix/jour	Liste	Remb. S.S.	Comm.
Collyre	1 %	3 ml	12,40	–	1	65 %	1964

DÉSOCORT SOLUTION AURICULAIRE ★★★

• **Composition :** Prednisolone, chlorhexidine.
• **Domaine :** ORL.
• **Activité :** Anti-inflammatoire local. Antiseptique local.
• **Classe :** Anti-inflammatoire stéroïdien. Biguanide.

Indications : Otites externes. Traitement d'appoint des otites moyennes après incision.

Contre-indications : Hypersensibilité à un constituant. Perforation du tympan. Infections virales et mycosiques.

Effets indésirables : Risque de toxicité auditive en cas de perforation tympanique. Sensation de brûlure à l'application. Réactions allergiques locales.

☞ *Sur prescription médicale.*

• CHAUVIN

Forme	Dosage	N. d'unités	Prix	Prix/ jour	Liste	Remb. S.S.	Comm.
Sol. auriculaire	–	5 ml	12,40	–	1	35 %	1964

DÉSOMÉDINE ★

• **Composition :** Hexamidine.
• **Domaine :** Ophtalmologie.
• **Activité :** Antiseptique local.
• **Classe :** Diamidine.

Indications : Infections superficielles de l'œil et de ses annexes : conjonctivites, kérato-conjonctivites, ulcères de la cornée, kératites bactériennes, blépharites, dacryocystites.

Contre-indications : Hypersensibilité au produit.

Effets indésirables : Irritation locale. Risque d'allergie.

☞ *Vendu sans ordonnance.*

• CHAUVIN

Forme	Dosage	N. d'unités	Prix	Prix/ jour	Liste	Remb. S.S.	Comm.
Collyre flacon	0,1 %	10 ml	29,50	–	0	0 %	1962
Collyre unidose	0,1 %	10	30,20	–	0	0 %	1991

DESTOLIT ★★★

- **Composition :** Acide ursodéoxycholique.
- **Domaine :** Hépatologie.
- **Activité :** Cholélitholytique.

Indications : Lithiase vésiculaire non compliquée en l'absence de traitement chirurgical, lorsque les calculs sont petits et non calcifiés.

Contre-indications : Infection vésiculaire. Maladie du foie.

Effets indésirables : Diarrhées.

Précautions d'emploi : Non conseillé chez la femme enceinte. Vérifier les fonctions hépatiques avant le traitement.

Interactions : Ne pas associer à la colestyramine.

☞ *Sur prescription médicale.*

• MARION MERRELL DOW

Forme	Dosage	N. d'unités	Prix	Prix/jour	Liste	Remb. S.S.	Comm.
Comprimé	150 mg	30	41,50	4 à 6	1	65 %	1980

DÉSURIC ★★

- **Composition :** Benzbromarone.
- **Domaine :** Rhumatologie.
- **Activité :** Hypo-uricémiant.
- **Classe :** Uricosurique.

Indications : Traitement de fond de la goutte. Traitement des hyperuricémies primitives ou secondaires à un traitement : diurétiques, etc.

Contre-indications : Insuffisance rénale. Lithiase urique. Goutte accompagnant certaines maladies sanguines.

Effets indésirables : Diarrhée.

Précautions d'emploi : Contrôler régulièrement l'élimination de l'acide urique.

Interactions : Peut potentialiser les antivitamines K.

☞ *Sur prescription médicale.*

• SANOFI WINTHROP

Forme	Dosage	N. d'unités	Prix	Prix/jour	Liste	Remb. S.S.	Comm.
Comprimé	100 mg	60	31,30	0,5	2	65 %	1976

DETENSIEL ★★★

- **Composition :** Bisoprolol.
- **Domaine :** Cardio-vasculaire.
- **Activité :** Antiangineux. Antihypertenseur.
- **Classe :** Bêtabloquant sélectif.

Indications : Hypertension artérielle. Prévention de la crise d'angine de poitrine.

Contre-indications : Asthme, insuffisance cardiaque, fréquence cardiaque inférieure à 50. Insuffisance rénale sévère.

Effets indésirables : Troubles digestifs : gastralgie, nausées, constipation. Fatigue à l'effort. Impuissance. Extrémités froides. Possibilité d'asthme, d'insuffisance cardiaque. Hypoglycémie.

Précautions d'emploi : Ne jamais interrompre brutalement le traitement. Prudence chez les patients présentant une bronchite chronique, une insuffisance rénale ou hépatique. Non conseillé chez la femme enceinte ou allaitant. Donne une réaction positive au contrôle antidopage.

Interactions : Peut entraîner des troubles du rythme en association avec certains antiarythmisants, les inhibiteurs calciques. Ne pas associer à la floctafénine (Idarac). Prudence en association avec les anti-inflammatoires non stéroïdiens, les neuroleptiques et les traitements antidiabétiques.

Surdosage : Une surveillance de la fréquence cardiaque et de la tension artérielle s'impose.

☞ *Sur prescription médicale.*

• MERCK-CLÉVENOT

Forme	Dosage	N. d'unités	Prix	Prix/jour	Liste	Remb. S.S.	Comm.
Comprimé	10 mg	28	71,00	2,5	1	65 %	1987
Comprimé	10 mg	50	Hôp.	–	1	Hôp.	1994

DÉTICÈNE ★★★

- **Composition :** Dacarbazine.
- **Domaine :** Cancérologie.
- **Activité :** Antinéoplasique. Cytostatique.
- **Classe :** Antimétabolite. Antipurique.

Indications : Mélanome malin. Lymphomes malins hodgkiniens ou non hodgkiniens.

Contre-indications : Grossesse et allaitement. Hypersensibilité au produit.

Effets indésirables : Troubles hématologiques : leucogranulopénie, thrombopénie. Troubles digestifs : nausées, vomissements, constipation. Fièvre, maux de tête, courbatures. Aménorrhée, azoospermie.

Précautions d'emploi : Une surveillance hématologique régulière est indispensable.

Interactions : Ne pas associer à la cyclosporine. Ne pas vacciner par un vaccin vivant.

☞ *Sur prescription médicale.*

• BELLON

Forme	Dosage	N. d'unités	Prix	Prix/jour	Liste	Remb. S.S.	Comm.
Flacon inj.	100 mg	1	41,50	80 à 160	1	100 %	1976

DÉTOXALGINE ★

- **Composition :** Acide acétylsalicylique, acide ascorbique, glucuronamide.
- **Domaine :** Algologie.
- **Activité :** Antalgique périphérique.
- **Classe :** Aspirine et dérivés, associés.

Indications : Traitement symptomatique des affections douloureuses ou fébriles. États grippaux.

Contre-indications : Ulcère gastro-duodénal, maladie hémorragique. Hypersensibilité à l'aspirine. Certains asthmes. Dernier trimestre de la grossesse.

Effets indésirables : Bourdonnements d'oreille, douleurs abdominales, gastralgies. Plus rarement, ulcérations digestives avec hémorragies responsables d'une anémie. Syndromes hémorragiques avec épistaxis, ecchymoses, purpura. Accidents de sensibilisation : urticaire, asthme.

Précautions d'emploi : Prudence chez les patients présentant un asthme, des antécédents d'hémorragies. Prudence chez le patient prenant un traitement anticoagulant. Chez la femme enceinte, l'aspirine n'est pas contre-indiquée lors des 2 premiers trimestres de la grossesse. Chez les patients suivant un régime sans sel, tenir compte du fait que chaque comprimé apporte l'équivalent de 2,5 g de sel.

Interactions : Potentialise l'action des anticoagulants, des antiagrégants plaquettaires, des antidiabétiques hypoglycémiants, de certains diurétiques. L'aspirine peut réduire l'action de certains traitements, en particulier celle des anti-inflammatoires non stéroïdiens.

Surdosage : Grave, surtout chez l'enfant, entraînant des désordres métaboliques avec troubles respiratoires pouvant provoquer la mort. L'hospitalisation s'impose d'urgence.

☞ *Vendu sans ordonnance.*

• LYOCENTRE

Forme	Dosage	N. d'unités	Prix	Prix/jour	Liste	Remb. S.S.	Comm.
Comprimé	375 mg	20	27,80*	–	0	0 %	1966

DÉTURGYLONE ★

- **Composition :** Prednazoline : fénoxazoline + prednisolone.
- **Domaine :** ORL.
- **Activité :** Vasoconstricteur rhino-pharyngé. Anti-inflammatoire local.
- **Classe :** Stimulant alpha-adrénergique. Anti-inflammatoire stéroïdien.

Indications : Traitement symptomatique local des états congestifs et inflammatoires aigus du rhino-pharynx au cours des coryzas et des rhinites vasomotrices.

Contre-indications : Affections virales. Enfant de moins de 7 ans. Glaucome. Patients traités par des antidépresseurs de type IMAO.

Effets indésirables : Sécheresse nasale. Insomnie, palpitations, maux de tête.

Précautions d'emploi : Prudence en cas d'hypertension et de troubles cardiaques. Donne une réaction positive au contrôle antidopage.

Surdosage : Pourrait entraîner des effets généraux.

☞ *Sur prescription médicale.*

• SYNTHÉLABO FRANCE

Forme	Dosage	N. d'unités	Prix	Prix/jour	Liste	Remb. S.S.	Comm.
Sol. nasale	–	10 ml	23,90	–	1	35 %	1969

DEXADERME KÉFRANE ★★

- **Composition :** Dexaméthasone, sulfate de cuivre, sulfate de zinc.
- **Domaine :** Dermatologie.
- **Activité :** Anti-inflammatoire local. Antiseptique.
- **Classe :** Anti-inflammatoire stéroïdien. Dermocorticoïde.

Indications : Dermatoses justiciables de la corticothérapie locale avec surinfection : eczémas, dyshidroses en début de traitement.

Contre-indications : Hypersensibilité aux produits. Dermatoses primitivement microbiennes, virales ou mycosiques. Ulcères de la jambe, escarres, acné rosacée.

Effets indésirables : Atrophie cutanée, télangiectasies, vergetures. Retard de cicatrisation. Sécheresse de la peau, folliculite, acné, hypertrichose, dépigmentation. Réactions allergiques cutanées. Effets généraux : freination hypophysaire, hypercorticisme.

Précautions d'emploi : Pas d'utilisation prolongée. Prudence chez l'enfant.

☞ *Sur prescription médicale.*

• ROC

Forme	Dosage	N. d'unités	Prix	Prix/jour	Liste	Remb. S.S.	Comm.
Pommade	–	15 g	21,00*	–	1	0 %	1989

DEXAMBUTOL ★★★

- **Composition :** Ethambutol.
- **Domaine :** Infectiologie.
- **Activité :** Antibiotique. Antituberculeux.

Indications : Infections à mycobactéries typiques ou atypiques. Tuberculoses pulmonaires, méningées, génito-urinaires, ostéo-articulaires, ganglionnaires. Primo-infections tuberculeuses.

Contre-indications : Hypersensibilité à l'éthambutol. Névrite optique.

Effets indésirables : Troubles oculaires avec baisse de l'acuité visuelle et modification de la vision des couleurs. Troubles digestifs.

Précautions d'emploi : Avant le traitement, faire un examen de l'acuité visuelle, du champ visuel, de la vision des couleurs et du fond d'œil. Des examens réguliers permettront de déceler toute anomalie qui fera interrompre le traitement.

☞ *Sur prescription médicale.*

• L'ARGUENON

Forme	Dosage	N. d'unités	Prix	Prix/jour	Liste	Remb. S.S.	Comm.
Comprimé	250 mg	50	24,90	2 à 3	1	65 %	1970
Comprimé	500 mg	50	37,80	1,5 à 2,3	1	65 %	1971

DEXAMBUTOL-INH ★★★

- **Composition :** Ethambutol, isoniazide.
- **Domaine :** Infectiologie.
- **Activité :** Antibiotique. Antituberculeux associés.

Indications : Infections à mycobactéries typiques ou atypiques. Tuberculoses pulmonaires, méningées, génito-urinaires, ostéo-articulaires, ganglionnaires. Primo-infection tuberculeuse.

Contre-indications : Hypersensibilité à l'éthambutol, l'isoniazide. Insuffisance hépatique ou rénale. Névrite optique.

Effets indésirables : Troubles digestifs. Troubles oculaires : diminution de l'acuité visuelle, troubles de la vision des couleurs. Hépatites. Réactions allergiques.

Précautions d'emploi : Faire en début de traitement un examen de la vision et un bilan des fonctions hépatiques. Non conseillé chez la femme enceinte.

Interactions : Ne pas associer aux pansements gastriques.

Surdosage : Peut entraîner un coma nécessitant une surveillance hospitalière.

☞ *Sur prescription médicale.*

• L'ARGUENON

Forme	Dosage	N. d'unités	Prix	Prix/jour	Liste	Remb. S.S.	Comm.
Comprimé	E 400 mg I 150 mg	50	32,80	1,2 à 2	1	65 %	1973

DEXAPOLYFRA ★★★

- **Composition :** Framycétine, polymyxine B, prednisolone.
- **Domaine :** ORL.
- **Activité :** Antibiotique local. Anti-inflammatoire local.
- **Classe :** Anti-inflammatoire stéroïdien. Aminoside. Polymyxine.

Indications : *Solution nasale.* Traitement local des affections nasales : allergie nasale. Rhinites, rhinopharyngites, sinusites aiguës et chroniques. *Solution auriculaire.* Otites externes, otites moyennes aiguës

Contre-indications : Hypersensibilité aux constituants. Infections virales, bactériennes ou mycosiques. Perforation du tympan en cas d'instillations auriculaires.

Effets indésirables : Réactions allergiques. Risque d'effets généraux.

Précautions d'emploi : Traitement de courte durée.

☞ *Sur prescription médicale.*

• POIRIER

Forme	Dosage	N. d'unités	Prix	Prix/jour	Liste	Remb. S.S.	Comm.
Sol. auriculaire	–	5 ml	13,70	–	1	35 %	1978
Sol. nasale	–	5 ml	14,90	–	1	35 %	1978

DEXIR ★★★

- **Composition :** Dextrométhorphane.
- **Domaine :** Pneumologie.
- **Activité :** Antitussif.
- **Classe :** Opium et dérivés.

Indications : Traitement symptomatique des toux non productives.

Contre-indications : Asthme, insuffisance respiratoire. Enfant de moins de 15 ans (sirop adulte) ou de moins de 30 mois (sirop enfant). Traitement par les antidépresseurs IMAO.

Effets indésirables : Somnolence, nausées, vomissements. Réactions cutanées allergiques, vertiges.

Précautions d'emploi : Ne pas prendre d'alcool pendant le traitement. Prudence chez le sujet âgé. Déconseillé chez la femme enceinte ou allaitant. Le traitement doit être de courte durée.

Interactions : L'activité et les effets secondaires peuvent être augmentés par association à d'autres dépresseurs du système nerveux central. Ne jamais associer aux antidépresseurs IMAO.

Surdosage : Entraîne une somnolence avec possible dépression des centres respiratoires et convulsions imposant l'hospitalisation.

☞ *Vendu sans ordonnance.*

• OBERLIN

Forme	Dosage	N. d'unités	Prix	Prix/jour	Liste	Remb. S.S.	Comm.
Sirop adulte	3 mg/ml	125 ml	32,30*	–	0	0 %	1987
Sirop enfant	1,5 mg/ml	125 ml	27,00*	–	0	0 %	1988

DEXTOMA ★★★

- **Composition :** Hydroxydes et carbonates d'aluminium et de magnésium.
- **Domaine :** Gastro-entérologie.
- **Activité :** Antiacide œso-gastrique.
- **Classe :** Sel de magnésium. Sel d'aluminium.

Indications : Traitement symptomatique des douleurs liées aux affections œso-gastro-duodénales.

Contre-indications : Insuffisance rénale sévère.

Effets indésirables : Constipation.

Interactions : Risque de surdosage avec la quinidine. Entraîne une diminution de l'absorption d'un grand nombre de médicaments. Il convient donc de respecter un délai de 2 heures entre la prise du produit et d'autres traitements.

☞ *Vendu sans ordonnance.*

- SMITHKLINE BEECHAM

Forme	Dosage	N. d'unités	Prix	Prix/jour	Liste	Remb. S.S.	Comm.
Comprimé	–	24	26,55*	–	0	0 %	1987

DEXTRARINE PHÉNYLBUTAZONE ★★

- **Composition :** Dextran, phénylbutazone.
- **Domaine :** Rhumatologie. Inflammation.
- **Activité :** Antirhumatismal externe. Anti-inflammatoire.
- **Classe :** Anti-inflammatoire non stéroïdien. Pyrazolés

Indications : Proposé dans les tendinites et les douleurs des petites articulations. Proposé dans les entorses, contusions, élongations, courbatures, etc. Phlébite superficielle.

Contre-indications : Hypersensibilité aux constituants. Ne pas appliquer sur les muqueuses, peau en mauvais état, plaies, ulcérations.

Effets indésirables : Réaction allergique locale imposant l'arrêt du traitement.

Précautions d'emploi : Éviter les applications sur de grandes surfaces.

☞ *Sur prescription médicale.*

- SYNTHÉLABO FRANCE

Forme	Dosage	N. d'unités	Prix	Prix/jour	Liste	Remb. S.S.	Comm.
Pommade	–	60 g	17,90	–	2	35 %	1963

DIABÈNE ❍

- **Composition :** Alchemilla vulgaris 3DH, Kréosotum 4DH, Strychnini nitras 4DH, Arsenii anhydridum 4DH, Adrenalinum 6DH, Belladonna 4DH, Syzygium jambolanum 2DH, Vaccinium myrtillus 2DH, Taraxacum 3DH, Dinatrii phosphas 3DH, Helonias dioica 2DH aa.
- **Domaine :** Nutrition et métabolisme.
- **Activité :** Antidiabétique oral.

Indications : Utilisé dans le diabète et l'acétonémie.

Précautions d'emploi : Le diabète est une maladie grave où l'homéopathie n'a pas sa place.

☞ *Vendu sans ordonnance.*

- LEHNING

Forme	Dosage	N. d'unités	Prix	Prix/jour	Liste	Remb. S.S.	Comm.
Sol. buvable	–	30 ml	22,00*	–	0	0 %	–

DIABINÈSE ★★★

- **Composition :** Chlorpropamide.
- **Domaine :** Nutrition et métabolisme.
- **Activité :** Antidiabétique oral.
- **Classe :** Sulfamide hypoglycémiant. Sulfonylurée.

Indications : Traitement du diabète gras (type II) de l'adulte, en association avec le régime, lorsque celui-ci s'est révélé insuffisant. Diabète insipide.

Contre-indications : Diabète maigre (type I). Diabète avec acidocétose. Diabète avec insuffisance rénale ou hépatique. Allergie aux sulfamides.

Effets indésirables : Hypoglycémie pouvant aller jusqu'au coma. Troubles digestifs : nausées, gastralgies. Réactions cutanées d'intolérance : urticaire. Troubles sanguins : anémie, leucopénies. Troubles hépatiques. Œdèmes.

Précautions d'emploi : Déconseillé chez la femme enceinte ou allaitant. Prudence chez le sujet âgé. Des contrôles de la glycémie réguliers à jeun et après les repas sont nécessaires, en particulier en début de traitement.

Interactions : L'effet hypoglycémiant est augmenté par le miconazole, les anti-inflammatoires non stéroïdiens, les inhibiteurs de l'enzyme de conversion et de nombreux autres produits. Les bêtabloquants augmentent l'incidence et la gravité des accidents hypoglycémiques. La prise d'alcool peut entraîner des bouffées de chaleur.

Surdosage : Entraîne une hypoglycémie de gravité variable imposant une surveillance hospitalière.

☞ *Sur prescription médicale.*

• PFIZER

Forme	Dosage	N. d'unités	Prix	Prix/jour	Liste	Remb. S.S.	Comm.
Comprimé	250 mg	20	12,30	1,2	1	65 %	1960
Comprimé	250 mg	100	42,50	0,85	1	65 %	1960

DIACOR LP ★★★

- **Composition :** Diltiazem.
- **Domaine :** Cardio-vasculaire.
- **Activité :** Antiangoreux. Vasodilatateur.
- **Classe :** Antagoniste calcique.

Indications : Prévention de la crise d'angine de poitrine.

Contre-indications : Femme enceinte ou allaitant. Insuffisance cardiaque avec œdème pulmonaire.

Effets indésirables : Maux de tête, rougeur du visage, bouffées de chaleur. Œdèmes des membres inférieurs. Fatigue, hypotension orthostatique. Inflammation des gencives.

Précautions d'emploi : Prudence chez les sujets âgés ou présentant des troubles de la conduction cardiaque.

Interactions : Potentialise l'action des dérivés nitrés et accroît leurs effets secondaires. Potentialise l'action des antihypertenseurs alphabloquants et des bêtabloquants. L'association avec des produits antiarythmisants doit être pesée. Augmente l'activité de la digoxine.

Surdosage : Entraîne une hypotension et un ralentissement cardiaque imposant une surveillance hospitalière.

☞ *Sur prescription médicale.*

• HOUDÉ

Forme	Dosage	N. d'unités	Prix	Prix/jour	Liste	Remb. S.S.	Comm.
Gélule	90 mg	28	65,50	4,7	1	65 %	1992
Gélule	120 mg	28	82,50	5,9	1	65 %	1992

DI-ACTANE ★★

- **Composition :** Naftidrofuryl.
- **Domaine :** Cardio-vasculaire.
- **Activité :** Vasodilatateur. Anti-ischémique.
- **Classe :** Spasmolytique.

Indications : Déficit intellectuel pathologique du sujet âgé. Infarctus cérébral. Artérites des membres inférieurs.

Contre-indications : Troubles graves de la conduction intracardiaque.

Effets indésirables : Possibilité de troubles digestifs légers.

Précautions d'emploi : Non conseillé chez la femme enceinte.

Interactions : Éviter l'association aux antiarythmisants et aux bêtabloquants.

Surdosage : Possibilité de troubles confusionnels ou convulsifs.

☞ *Sur prescription médicale.*

• MÉNARINI FRANCE

Forme	Dosage	N. d'unités	Prix	Prix/jour	Liste	Remb. S.S.	Comm.
Gélule	200 mg	20	33,00	3 à 5	2	65 %	1987

DIACURE

- **Composition :** Taraxacum pulvis, Berberis 3DH, Juglans pulvis, Millefolium 2DH, Myrtillus pulvis, Erythrea centaurium pulvis, Dinatrii phosphas 3DH.
- **Domaine :** Nutrition et métabolisme.
- **Activité :** Antidiabétique oral.

Indications : Utilisé dans le diabète de la maturité rebelle au régime, dans les diabètes insulinodépendants.

Précautions d'emploi : Le diabète est une maladie grave où l'homéopathie n'a pas sa place.

☞ *Vendu sans ordonnance.*

- LEHNING

Forme	Dosage	N. d'unités	Prix	Prix/jour	Liste	Remb. S.S.	Comm.
Gélule	–	60	31,00*	3	0	0 %	–

DIAFUSOR ★★★

- **Composition :** Trinitrine.
- **Domaine :** Cardio-vasculaire.
- **Activité :** Antiangoreux. Vasodilatateur.
- **Classe :** Dérivé nitré.

Indications : Prévention de la crise d'angine de poitrine.

Contre-indications : Hypersensibilité aux dérivés nitrés. Hypotension sévère. Cardiomyopathie obstructive.

Effets indésirables : Maux de tête, hypotension avec vertiges. Bouffées de chaleur. Troubles digestifs. Discrète irritation cutanée.

Précautions d'emploi : Non conseillé chez la femme enceinte ou allaitant. Prudence chez le sujet âgé ou présentant une hypotension. Éviter la prise d'alcool qui accroît les effets secondaires. Le dispositif doit être collé sur une surface non pileuse et retiré pendant au moins 8 heures durant la nuit.

Interactions : Les vasodilatateurs, les antihypertenseurs majorent l'hypotension.

Surdosage : Risque très faible.

☞ *Sur prescription médicale.*

- PIERRE FABRE

Forme	Dosage	N. d'unités	Prix	Prix/jour	Liste	Remb. S.S.	Comm.
Patch	5 mg/24 h	30	93,80	3,1	2	65 %	1991
Patch	10 mg/24 h	30	101,20	3,4	2	65 %	1991
Patch	15 mg/24 h	30	108,50	3,5	2	65 %	1995

DIALENS ★★

- **Composition :** Dextran, chlorhexidine.
- **Domaine :** Ophtalmologie.
- **Activité :** Larmes artificielles.

Indications : Insuffisance de sécrétion lacrymale. Syndrome de l'œil sec. Port de lentilles cornéennes dures ou flexibles.

Contre-indications : Hypersensibilité à un composant.

☞ *Vendu sans ordonnance.*

- FISONS

Forme	Dosage	N. d'unités	Prix	Prix/jour	Liste	Remb. S.S.	Comm.
Collyre	–	10 ml	30,00*	–	0	0 %	1976

DIALYSOL ACIDE ★★★

- **Composition :** Chlorure de sodium, chlorure de potassium, chlorure de calcium, chlorure de magnésium, acide acétique, eau.
- **Domaine :** Uro-néphrologie.
- **Activité :** Solution pour dialyse.

Indications : Dialyse au cours des insuffisances rénales aiguës ou chroniques, au cours des intoxications aiguës.

Contre-indications : Insuffisance respiratoire.

Effets indésirables : Ceux liés à l'hémodialyse.

Précautions d'emploi : Le traitement doit être associé à une surveillance clinique et biologique.

☞ *Usage hospitalier.*

- SOLUDIA

Forme	Dosage	N. d'unités	Prix	Prix/ jour	Liste	Remb. S.S.	Comm.
Bidon à diluer	–	10 l	Hôp.	–	0	Hôp.	1992

DIALYSOL BICARBONATE ★★★

- **Composition :** Chlorure de sodium, bicarbonate de sodium, eau.
- **Domaine :** Uro-néphrologie.
- **Activité :** Solution pour dialyse.

Indications : Dialyse au cours des insuffisances rénales aiguës ou chroniques, au cours des intoxications aiguës.

Contre-indications : Insuffisance respiratoire.

Effets indésirables : Ceux liés à l'hémodialyse.

Précautions d'emploi : Le traitement doit être associé à une surveillance clinique et biologique.

Surdosage : Hypertension artérielle.

☞ *Usage hospitalier.*

- SOLUDIA

Forme	Dosage	N. d'unités	Prix	Prix/ jour	Liste	Remb. S.S.	Comm.
Bidon à diluer	–	10 l	Hôp.	–	0	Hôp.	1992

DIALYTAN H ★★★

- **Composition :** Chlorure de sodium, chlorure de potassium, chlorure de calcium, chlorure de magnésium, acide acétique, eau.
- **Domaine :** Uro-néphrologie.
- **Activité :** Solution pour dialyse.

Indications : Dialyse au cours des insuffisances rénales aiguës ou chroniques, au cours des intoxications aiguës.

Contre-indications : Insuffisance respiratoire.

Effets indésirables : Ceux liés à l'hémodialyse.

Précautions d'emploi : Le traitement doit être associé à une surveillance clinique et biologique.

Surdosage : Hypertension artérielle.

☞ *Usage hospitalier.*

- AGUETTANT

Forme	Dosage	N. d'unités	Prix	Prix/ jour	Liste	Remb. S.S.	Comm.
Bidon à diluer	–	10 l	Hôp.	–	0	Hôp.	1971

DIAMICRON ★★★

- **Composition :** Gliclazide.
- **Domaine :** Nutrition et métabolisme.
- **Activité :** Antidiabétique oral.
- **Classe :** Sulfamide hypoglycémiant. Sulfonylurée.

Indications : Traitement du diabète gras (type II) de l'adulte, en association avec le régime, lorsque celui-ci s'est révélé insuffisant.

Contre-indications : Diabète maigre (type I). Diabète avec acidocétose. Diabète avec insuffisance rénale ou hépatique. Allergie aux sulfamides.

Effets indésirables : Hypoglycémie pouvant aller jusqu'au coma. Troubles digestifs : nausées, gastralgies. Réactions cutanées d'intolérance : urticaire. Troubles sanguins : anémie, leucopénies. Troubles hépatiques. Œdèmes.

Précautions d'emploi : Déconseillé chez la femme enceinte ou allaitant. Prudence chez le sujet âgé. Des contrôles de la glycémie réguliers à jeun et après les repas sont nécessaires, en particulier en début de traitement.

Interactions : L'effet hypoglycémiant est augmenté par le miconazole, les anti-inflammatoires non stéroïdiens, les inhibiteurs de l'enzyme de conversion et de nombreux autres produits. Les bêtabloquants augmentent l'incidence et la gravité des accidents hypoglycémiques. La prise d'alcool peut entraîner des bouffées de chaleur.

Surdosage : Entraîne une hypoglycémie

de gravité variable imposant une surveillance hospitalière.

☞ *Sur prescription médicale.*

• SERVIER

Forme	Dosage	N. d'unités	Prix	Prix/jour	Liste	Remb. S.S.	Comm.
Comprimé	80 mg	20	45,70	2 à 6	1	65 %	1972
Comprimé	80 mg	60	112,40	2 à 6	1	65 %	1972

DIAMORIL ★

• **Composition :** Benzquercine.

• **Domaine :** Cardio-vasculaire.

• **Activité :** Vasculoprotecteur.

Indications : Signes fonctionnels de l'insuffisance veino-lymphatique : jambes lourdes, œdèmes, crampes. Signes fonctionnels de la crise hémorroïdaire.

Précautions d'emploi : Non conseillé chez la femme enceinte et allaitant.

☞ *Vendu sans ordonnance.*

• ROQUES

Forme	Dosage	N. d'unités	Prix	Prix/jour	Liste	Remb. S.S.	Comm.
Gélule	300 mg	50	31,10	2,5 à 4	0	35 %	1988

DIAMOX ★★★

• **Composition :** Acétazolamide.

• **Domaine :** Cardio-vasculaire. Ophtalmologie.

• **Activité :** Diurétique.

• **Classe :** Diurétique inhibiteur de l'anhydrase carbonique.

Indications : Hypertonie oculaire : glaucome. Insuffisance cardiaque d'origine pulmonaire.

Contre-indications : Hypersensibilité aux sulfamides. Insuffisance hépatique ou rénale sévère.

Effets indésirables : Perte de potassium importante pouvant entraîner des crampes, parfois des troubles du rythme cardiaque. Éruptions cutanées. Hypercalcémie.

Précautions d'emploi : Avant et en cours de traitement, surveiller la fonction rénale et faire des dosages réguliers de sodium et de potassium dans le sang. Déconseillé chez la femme enceinte ou allaitant. Donne une réaction positive au contrôle antidopage.

Interactions : Avec les antidiabétiques oraux, peut entraîner une augmentation de la glycémie. Peut modifier la concentration de lithium dans le sang chez les patients traités par ce produit. Peut entraîner des troubles du rythme cardiaque avec certains médicaments : antiarythmiques, digitaliques.

Surdosage : Surveiller l'hydratation du patient.

☞ *Sur prescription médicale.*

• THÉRAPLIX

Forme	Dosage	N. d'unités	Prix	Prix/jour	Liste	Remb. S.S.	Comm.
Comprimé	250 mg	24	26,90	1 à 2	2	65 %	1956
Amp. inj	500 mg	1	19,60	40 à 80	2	65 %	1960

DIANE 35 ★★★

• **Composition :** Cyprotérone, éthinylestradiol.

• **Domaine :** Gynécologie. Dermatologie.

• **Activité :** Contraceptif oral. Antiacnéique chez la femme.

• **Classe :** Antiandrogène. Estrogène.

Indications : Traitement de l'acné de la femme. Contraception orale.

Contre-indications : Maladies thrombo-emboliques. Hypertension artérielle, maladie des coronaires. Tumeur malignes du sein et de l'utérus. Affections hépatiques sévères. Tumeurs hypophysaires. Hémorragies génitales. Diabète, insuffisance rénale, antécédents de maladies hépatiques.

Effets indésirables : Nausées, maux de tête, tension mammaire, jambes lourdes, trouble des règles, modification de la libido. Hypertension artérielle, accidents cardiovasculaires ou thrombo-emboliques, modifications de la vision.

Précautions d'emploi : Surveillance régulière du poids, de la pression artérielle, des seins, de l'utérus. Déconseillé chez la femme enceinte ou allaitant.

Interactions : Ne pas associer à la rifampicine, aux barbituriques et à certains antiépileptiques.

☞ *Sur prescription médicale.*

• SCHERING

Forme	Dosage	N. d'unités	Prix	Prix/jour	Liste	Remb. S.S.	Comm.
Comprimé	2 mg	21x1	57,65*	–	1	0 %	1987
Comprimé	2 mg	21x3	172,80*	–	1	0 %	1988

DI-ANTALVIC ★★★

• **Composition :** Paracétamol, dextropropoxyphène.
• **Domaine :** Algologie.
• **Activité :** Antalgique périphérique. Antalgique central.
• **Classe :** Paracétamol et dérivés, associés. Dextropropoxyphène et dérivés, associés.

Indications : Traitement symptomatique des affections douloureuses de l'adulte ne répondant pas aux antalgiques banals.

Contre-indications : Hypersensibilité au paracétamol. Insuffisance hépatique sévère. Hypersensibilité au dextropropoxyphène.

Effets indésirables : Constipation, asthénie, vertiges, somnolence, rarement troubles hépatiques. Éruptions cutanées : urticaire, érythèmes. Exceptionnellement diminution des plaquettes du sang.

Précautions d'emploi : Déconseillé chez la femme enceinte ou allaitant. Éviter la prise d'alcool. Donne une réaction positive au contrôle antidopage.

Interactions : Potentialise tous les dépresseurs du système nerveux central : antidépresseurs, anxiolytiques, sédatifs, antiépileptiques. Peut fausser les dosages du glucose et de l'acide urique dans le sang.

Surdosage : Entraîne des troubles de la conscience, pouvant aboutir au coma, et une possible nécrose du foie. L'hospitalisation s'impose d'urgence.

☞ *Sur prescription médicale.*

• HOUDÉ

Forme	Dosage	N. d'unités	Prix	Prix/jour	Liste	Remb. S.S.	Comm.
Gélule	P 400 mg D 30 mg	20	19,70	4 à 6	1	65 %	1965
Suppositoire	P 800 mg D 60 mg	8	16,10	4	1	65 %	1966

DIAPHRAGME « DIAFAM » ★

• **Composition :** Dome en latex dont la base est sertie d'un ressort plat.
• **Domaine :** Gynécologie.
• **Activité :** Contraceptif local.
• **Classe :** Diaphragme.

Indications : Contraception locale lorsqu'il existe une contre-indication temporaire ou définitive à une contraception orale ou par stérilet.

Contre-indications : Ne pas prescrire à un sujet ne pouvant comprendre ni appliquer correctement le produit. Infection locale : vaginite. Particularités locales rendant l'insertion difficile.

Effets indésirables : Irritations locales. Infections. Inefficacité.

Précautions d'emploi : Doit toujours être associé à l'emploi d'un spermicide local.

☞ *Vendu sans ordonnance.*

• CCD

Forme	Dosage	N. d'unités	Prix	Prix/jour	Liste	Remb. S.S.	Comm.
Taille	55 mm	1	Libre	–	0	65 %TIPS	1970
Taille	60 mm	1	Libre	–	0	65 %TIPS	1970
Taille	65 mm	1	Libre	–	0	65 %TIPS	1970
Taille	70 mm	1	Libre	–	0	65 %TIPS	1970
Taille	75 mm	1	Libre	–	0	65 %TIPS	1970
Taille	80 mm	1	Libre	–	0	65 %TIPS	1970
Taille	85 mm	1	Libre	–	0	65 %TIPS	1970
Taille	90 mm	1	Libre	–	0	65 %TIPS	1970
Taille	95 mm	1	Libre	–	0	65 %TIPS	1970

DIAPID ★★★

- **Composition :** Lypressine.
- **Domaine :** Endocrinologie.
- **Activité :** Antidiurétique.
- **Classe :** Vasopressine et analogues.

Indications : Traitement du diabète insipide par carence en hormone antidiurétique.

Contre-indications : Hypersensibilité au produit. Grossesse. Insuffisance coronaire.

Effets indésirables : Maux de tête, bouffées vasomotrices, douleurs abdominales.

Précautions d'emploi : Pour la voie endonasale, vaporiser alternativement dans chaque narine après s'être mouché. Surveiller la pression artérielle.

Surdosage : Peut entraîner une « intoxication par l'eau » avec hyponatrémie.

☞ *Sur prescription médicale.*

• SANDOZ

Forme	Dosage	N. d'unités	Prix	Prix/jour	Liste	Remb. S.S.	Comm.
Sol. nasale	50 U.I./ml	12 ml	81,10	5 à 10	2	65 %	1976

DIARÉGAN ★★

- **Composition :** Sulfaguanidine.
- **Domaine :** Gastro-entérologie.
- **Activité :** Antiseptique intestinal.
- **Classe :** Sulfamide.

Indications : Diarrhées aiguës d'origine infectieuse.

Contre-indications : Hypersensibilité aux sulfamides. Déconseillé chez la femme enceinte. Insuffisance rénale ou hépatique grave.

Effets indésirables : Réactions allergiques.

Précautions d'emploi : Boire abondamment.

☞ *Vendu sans ordonnance.*

• BRICHARD

Forme	Dosage	N. d'unités	Prix	Prix/jour	Liste	Remb. S.S.	Comm.
Comprimé	0,5 g	20	27,90*	12	0	0 %	–

DIARLAC ★

- **Composition :** Lactobacillus acidophilus.
- **Domaine :** Gastro-entérologie.
- **Activité :** Antidiarrhéique.
- **Classe :** Modificateur du milieu intestinal.

Indications : Diarrhées non organiques.

☞ *Vendu sans ordonnance.*

• FOURNIER

Forme	Dosage	N. d'unités	Prix	Prix/jour	Liste	Remb. S.S.	Comm.
Gélule	–	16	34,00*	–	0	0 %	1990

DIARSED ★★★

- **Composition :** Diphénoxylate, atropine.
- **Domaine :** Gastro-entérologie.
- **Activité :** Antidiarrhéique.
- **Classe :** Ralentisseur du transit.

Indications : Traitement symptomatique des diarrhées aiguës ou chroniques.

Contre-indications : Nourrisson. Rectocolite ulcéro-hémorragique. Glaucome, troubles urétro-prostatiques.

Effets indésirables : Nausées, vomissements. Somnolence, sécheresse de la bouche. Éruptions cutanées.

Précautions d'emploi : Non conseillé chez la femme enceinte ou allaitant. Donne une réaction positive au contrôle antidopage.

Interactions : Potentialise les dépresseurs du système nerveux central : alcool, anxiolytiques, neuroleptiques, hypnotiques.

Surdosage : Entraîne une dépression respiratoire puis un coma imposant l'hospitalisation.

☞ *Sur prescription médicale.*

- SANOFI WINTHROP

Forme	Dosage	N. d'unités	Prix	Prix/jour	Liste	Remb. S.S.	Comm.
Comprimé	2,5 mg	20	10,60	1 à 4	1	35 %	1962

DIATISAN ✤

- **Composition :** Petite centaurée, pissenlit, myrtille, genièvre.
- **Domaine :** Nutrition et métabolisme.
- **Activité :** Antidiabétique oral.

Indications : Utilisé comme adjuvant des traitements antidiabétiques.

Précautions d'emploi : Le diabète est une maladie grave où la phytothérapie ne doit pas faire négliger les traitements dont l'efficacité a été démontrée.

☞ *Vendu sans ordonnance.*

- LEHNING

Forme	Dosage	N. d'unités	Prix	Prix/jour	Liste	Remb. S.S.	Comm.
Tisane sachet	–	20	29,00*	1,5	0	0 %	–
Tisane vrac	–	125 g	27,00*	–	0	0 %	–

DIAZÉPAM RATIOPHARM ★★★

- **Composition :** Diazépam.
- **Domaine :** Neuropsychiatrie.
- **Activité :** Anxiolytique.
- **Classe :** Benzodiazépine.

Indications : Traitement de toutes les formes de l'anxiété, réactionnelle, névrotique. Traitement de l'anxiété du sevrage alcoolique. Traitement de la crise d'angoisse. Insomnie.

Contre-indications : Insuffisance respiratoire sévère. Tout traitement par les produits de cette classe thérapeutique peut entraîner un état de dépendance (toxicomanie) ; c'est pourquoi on préfère les traitements de courte durée et à doses modérées. Chez les conducteurs de véhicules, il existe un risque de somnolence.

Effets indésirables : Variables selon le patient, on observe une certaine sédation pouvant être à l'origine d'accidents de la route, parfois des pertes de mémoire avec asthénie. Rarement des réactions d'excitation ou d'agressivité.

Précautions d'emploi : L'absorption d'alcool est formellement déconseillée. Il convient d'être prudent chez l'enfant et le sujet âgé. L'emploi chez la femme enceinte et allaitant est déconseillé. L'arrêt du traitement peut entraîner un syndrome de sevrage avec recrudescence de l'anxiété et des phénomènes somatiques : tremblements, tachycardie, parfois convulsions. D'où la nécessité d'un arrêt progressif. La durée du traitement ne doit pas dépasser 12 semaines.

Interactions : Le produit augmente l'action de tous les sédatifs du système nerveux et de l'alcool.

Surdosage : Le surdosage entraîne un sommeil plus ou moins profond, mais en général l'évolution est favorable. Une surveillance hospitalière est cependant souhaitable.

☞ *Sur prescription médicale.*

- LAFON RATIOPHARM

Forme	Dosage	N. d'unités	Prix	Prix/jour	Liste	Remb. S.S.	Comm.
Comprimé	2 mg	40	7,80	0,2 à 0,6	1	65 %	1983
Comprimé	5 mg	40	11,80	0,3 à 1	1	65 %	1983
Comprimé	10 mg	30	14,00	1 à 2	1	65 %	1983

DIBENCOZAN FORT ★

- **Composition :** Dibencozide.
- **Domaine :** Nutrition et métabolisme.
- **Activité :** Vitamines hydrosolubles.
- **Classe :** Vitamine B12.

Indications : Proposé dans le traitement des neuropathies douloureuses : sciatique, névralgie cervico-brachiale.

Contre-indications : Allergie aux cobalamines. Tumeur maligne.

Effets indésirables : Intolérances cutanées : érythème, urticaire, prurit. Acné. Colore les urines en rouge.

☞ *Vendu sans ordonnance.*

- HOUDÉ

Forme	Dosage	N. d'unités	Prix	Prix/jour	Liste	Remb. S.S.	Comm.
Flacon inj.	20 mg	3	28,30	–	2	35 %	1973

DICETEL ★★★

- **Composition :** Pinavérium.
- **Domaine :** Gastro-entérologie.
- **Activité :** Antispasmodique.
- **Classe :** Musculotrope.

Indications : Traitement symptomatique des manifestations spasmodiques et douloureuses liées aux troubles fonctionnels du tube digestif et des voies biliaires. Colopathie fonctionnelle. Préparation au lavement baryté.

Effets indésirables : Troubles digestifs mineurs.

Précautions d'emploi : Non conseillé chez la femme enceinte ou allaitant.

☞ *Sur prescription médicale.*

- LATÉMA

Forme	Dosage	N. d'unités	Prix	Prix/jour	Liste	Remb. S.S.	Comm.
Comprimé	50 mg	20	29,10	4 à 6	2	35 %	1984

DICODIN LP 60 mg ★★★

- **Composition :** Dihydrocodéine.
- **Domaine :** Algologie.
- **Activité :** Antalgique central.
- **Classe :** Alcaloïde de l'opium et dérivés.

Indications : Traitement symptomatique des affections douloureuses.

Contre-indications : Insuffisance respiratoire. Insuffisance hépatique ou rénale sévère. Asthme.

Effets indésirables : Nausées, vomissements, constipation, somnolence, dépression respiratoire.

Précautions d'emploi : Prudence en fin de grossesse. Prudence chez les patients recevant des produits dépresseurs du système nerveux : antidépresseurs, anxiolytiques, sédatifs, etc. Donne une réaction positive au contrôle antidopage.

Interactions : La prise d'alcool est contre-indiquée. Potentialise tous les dépresseurs du système nerveux central et les antidépresseurs tricycliques ; avec les antitussifs provoque une somnolence. Avec les antidépresseurs de type IMAO, a entraîné des accidents graves.

Surdosage : Dépression aiguë des centres respiratoires avec hypotension puis coma imposant l'hospitalisation.

☞ *Sur prescription médicale.*

- ASTA MEDICA

Forme	Dosage	N. d'unités	Prix	Prix/jour	Liste	Remb. S.S.	Comm.
Comprimé	60 mg	20	55,80*	–	1	0 %	1994
Comprimé	60 mg	56	Hôp.	–	1	0 %	1992

DICYNONE ★★

- **Composition :** Etamsylate.
- **Domaine :** Cardio-vasculaire.
- **Activité :** Veinotonique. Vasculoprotecteur. Antihémorragique.

Indications : Signes fonctionnels de l'insuffisance veino-lymphatique : jambes lourdes, œdèmes, crampes. Troubles fonctionnels de la fragilité capillaire : ecchymoses, purpura, saignements. Troubles de la circulation rétinienne.

Effets indésirables : Réactions allergiques. Nausées, maux de tête.

Précautions d'emploi : Non conseillé chez la femme enceinte et allaitant.

☞ *Vendu sans ordonnance.*

- SYNTHÉLABO

Forme	Dosage	N. d'unités	Prix	Prix/jour	Liste	Remb. S.S.	Comm.
Comprimé	250 mg	20	21,40	6	0	65 %	1965
Comprimé	500 mg	20	30,20	4,5	0	35 %	1970
Amp. inj.	250 mg	6	16,30	16 à 24	0	65 %	1965

DIDRONEL ★★★

- **Composition :** Etidronate disodique.
- **Domaine :** Rhumatologie.
- **Activité :** Traitement des ostéopathies. Antiostéoclassique.
- **Classe :** Diphosphonate.

Indications : Traitement de la maladie de Paget en poussée et de l'ostéoporose avec tassement vertébral. Traitement des hypercalcémies d'origine maligne.

Contre-indications : Insuffisance rénale.

Effets indésirables : Troubles gastro-intestinaux.

Précautions d'emploi : Les comprimés seront pris en dehors des repas. Non conseillé chez la femme enceinte ou allaitant.

Interactions : Ne pas prendre simultanément des médicaments à base de calcium.

Surdosage : Entraîne une hypocalcémie.

☞ *Sur prescription médicale.*

- PROCTER & GAMBLE

Forme	Dosage	N. d'unités	Prix	Prix/jour	Liste	Remb. S.S.	Comm.
Comprimé	200 mg	60	281,80	9	2	65 %	1982
Comprimé	400 mg	14	137,90	–	2	65 %	1991
Amp. inj.	300 mg	6	Hôp.	–	2	Hôp.	1990

DIÉNOL

- **Composition :** Fer et manganèse colloïdaux.
- **Domaine :** Infectiologie.
- **Activité :** Antipyrétique.
- **Classe :** Stimulant du système réticulo-endothélial.

Indications : Utilisé dans le traitement des hyperthermies infectieuses en l'absence d'activité spécifique démontrée.

Contre-indications : Diarrhée.

Précautions d'emploi : L'administration se fait sous forme de lavement à garder, ce qui est difficile chez le jeune enfant.

☞ *Vendu sans ordonnance.*

- DOMS-ADRIAN

Forme	Dosage	N. d'unités	Prix	Prix/jour	Liste	Remb. S.S.	Comm.
Poire à lav.	–	6	38,90*	20	0	0 %	1943

DIERGO-SPRAY ★★★

- **Composition :** Dihydroergotamine.
- **Domaine :** Neuropsychiatrie.
- **Activité :** Antimigraineux.
- **Classe :** Alcaloïde de l'ergot de seigle. Alpha-adrénergique puis alphabloquant. Antisérotonine.

Indications : Traitement de la crise de migraine.

Contre-indications : Grossesse. Insuffisance coronaire. Hypertension artérielle mal contrôlée.

Effets indésirables : Obstruction nasale,

rhinorrhée. Engourdissement des extrémités.

Précautions d'emploi : Prudence en cas d'insuffisance hépatique et rénale sévère.

Interactions : Avec les antibiotiques macrolides (érythromycine, josamycine), peut entraîner des anomalies de la circulation des membres ou de la langue.

☞ *Sur prescription médicale.*

• SANDOZ

Forme	Dosage	N. d'unités	Prix	Prix/jour	Liste	Remb. S.S.	Comm.
Sol. nasale	4 mg	1	39,50	–	2	65 %	1987

DIFFU-K ★★★

• **Composition :** Chlorure de potassium.
• **Domaine :** Nutrition et métabolisme.
• **Activité :** Éléments minéraux.
• **Classe :** Potassium.

Indications : Traitement préventif et curatif des hypokaliémies, en particulier après traitement par certains médicaments : diurétiques, laxatifs, corticoïdes.

Contre-indications : Hyperkaliémie, en particulier lors de l'insuffisance rénale, diabète non contrôlé, traitement par un épargneur de potassium.

Effets indésirables : Hyperkaliémie avec risque de troubles de l'excitabilité cardiaque et risque de mort subite. A fortes doses, possibilité d'ulcérations digestives.

Précautions d'emploi : Prudence chez le sujet âgé. Des dosages répétés du potassium sanguin sont nécessaires avant et au cours du traitement.

Interactions : Ne pas associer aux diurétiques hyperkaliémiants : spironolactone, triamtérène. Éviter l'association avec un inhibiteur de l'enzyme de conversion.

Surdosage : Risque d'hyperkaliémie à traiter en milieu hospitalier.

☞ *Vendu sans ordonnance.*

• UCB PHARMA

Forme	Dosage	N. d'unités	Prix	Prix/jour	Liste	Remb. S.S.	Comm.
Gélule	600 mg	40	18,30	2,3 à 5,5	0	65 %	1986

DIFRAREL 100 ★★

• **Composition :** Vaccinium myrtillus, bêta-carotène.
• **Domaine :** Cardio-vasculaire. Ophtalmologie.
• **Activité :** Veinotonique. Vasculoprotecteur.

Indications : Signes fonctionnels de l'insuffisance veino-lymphatique : jambes lourdes, œdèmes, crampes. Troubles fonctionnels de la fragilité capillaire : ecchymoses, purpura, saignements. Proposé dans les troubles de la circulation rétinienne ou choroïdienne.

Effets indésirables : Troubles digestifs.

☞ *Vendu sans ordonnance.*

• LEURQUIN

Forme	Dosage	N. d'unités	Prix	Prix/jour	Liste	Remb. S.S.	Comm.
Comprimé	100 mg	20	27,00	4 à 8	0	35 %	1964

DIFRAREL E ★

• **Composition :** Vaccinium myrtillus, tocophérol.
• **Domaine :** Ophtalmologie.
• **Activité :** Vasculoprotecteur.
• **Classe :** Vitamine E.

Indications : Proposé dans le traitement des myopies évolutives ou dégénératives.

Contre-indications : Hypersensibilité aux composants.

☞ *Vendu sans ordonnance.*

• LEURQUIN

Forme	Dosage	N. d'unités	Prix	Prix/jour	Liste	Remb. S.S.	Comm.
Comprimé	–	24	21,00	3 à 5	0	35 %	1966

DIGAOL ★★★

- **Composition :** Timolol.
- **Domaine :** Ophtalmologie.
- **Activité :** Antiglaucomateux.
- **Classe :** Bêtabloquant non sélectif.

Indications : Hypertonie intraoculaire. Glaucome chronique à angle ouvert.

Contre-indications : Hypersensibilité au produit. Asthme, insuffisance cardiaque non traitée. Troubles de la conduction intracardiaque, bradycardie importante.

Effets indésirables : Bradycardie, hypotension, risque de décompensation cardiaque. Crise d'asthme, gêne respiratoire. Fatigue, maux de tête. Sécheresse de l'œil, anesthésie de la cornée, troubles visuels.

Précautions d'emploi : Débuter progressivement le traitement. Donne une réaction positive au contrôle antidopage.

Interactions : Prudence en cas d'association à des médicaments utilisés par voie générale : bêtabloquants, inhibiteurs calciques, antihypertenseurs antiarythmisants. Ne pas associer à la floctafénine (Idarac). Prudence en association avec les anti-inflammatoires non stéroïdiens, les neuroleptiques.

☞ *Sur prescription médicale.*

- NORMAVISION

Forme	Dosage	N. d'unités	Prix	Prix/jour	Liste	Remb. S.S.	Comm.
Collyre	0,25 %	3 ml	26,10	–	1	65 %	1993
Collyre	0,50 %	3 ml	27,80	–	1	65 %	1993

DIGÉDRYL ★

- **Composition :** Boldine, sulfate de sodium, phosphate monosodique, carbonate monosodique.
- **Domaine :** Hépatologie.
- **Activité :** Cholagogue. Cholérétique.

Indications : Traitement symptomatique des troubles dyspeptiques.

Contre-indications : Obstruction des voies biliaires. Insuffisance hépatique grave. Insuffisance rénale.

Effets indésirables : Diarrhée, météorisme abdominal.

Précautions d'emploi : Tenir compte de la présence de l'équivalent de 1,1 g de sel par comprimé.

☞ *Vendu sans ordonnance.*

- SALVER

Forme	Dosage	N. d'unités	Prix	Prix/jour	Liste	Remb. S.S.	Comm.
Comprimé eff.	–	15	25,80*	–	0	0 %	1975

DIGEFLASH ★

- **Composition :** Poudre de pancréas.
- **Domaine :** Gastro-entérologie.
- **Activité :** Enzyme digestive. Eupeptique.
- **Classe :** Enzyme pancréatique.

Indications : Traitement symptomatique des troubles dyspeptiques.

Contre-indications : Hypersensibilité aux extraits pancréatiques.

Effets indésirables : Diarrhées.

Précautions d'emploi : Prendre le produit au cours du repas.

☞ *Vendu sans ordonnance.*

- BOEHRINGER INGELHEIM

Forme	Dosage	N. d'unités	Prix	Prix/jour	Liste	Remb. S.S.	Comm.
Comprimé	–	24	35,00*	–	0	0 %	1989

DIGESTIF MARGA ★★

- **Composition :** Hydroxydes d'aluminium et de magnésium, carbonate de calcium.
- **Domaine :** Gastro-entérologie.
- **Activité :** Antiacide œso-gastrique.
- **Classe :** Sel de magnésium. Sel d'aluminium. Sel de calcium.

Indications : Traitement symptomatique des douleurs liées aux affections œso-gastro-duodénales.

Contre-indications : Insuffisance rénale sévère.

Interactions : Entraîne une diminution de l'absorption d'un grand nombre de médicaments. Il convient donc de respecter un

délai de 2 heures entre la prise du produit et d'autres traitements.

☞ *Vendu sans ordonnance.*

• C.P.F.

Forme	Dosage	N. d'unités	Prix	Prix/jour	Liste	Remb. S.S.	Comm.
Comprimé	–	48	22,80*	–	0	0 %	1945

DIGESTIVAL ✤

- **Composition :** Papaïne, boldo, artichaut, valériane, acide glutamique, pepsine.
- **Domaine :** Hépatologie.
- **Activité :** Enzyme digestive. Cholérétique. Eupeptique.
- **Classe :** Enzyme végétale. Enzyme animale.

Indications : Traitement symptomatique des troubles dyspeptiques.

Contre-indications : Obstruction des voies biliaires. Insuffisance hépatique grave.

Effets indésirables : Diarrhées.

Précautions d'emploi : Prendre le produit au cours du repas.

☞ *Vendu sans ordonnance.*

• PLANTES ET MÉDECINES

Forme	Dosage	N. d'unités	Prix	Prix/jour	Liste	Remb. S.S.	Comm.
Comprimé	–	30	42,00*	–	0	0 %	–

DIGESTOBIASE ★

- **Composition :** Charbon activé, pepsine de porc, pancréatine de porc, entérokinase de porc, papaïne, noix vomique.
- **Domaine :** Gastro-entérologie.
- **Activité :** Pansement gastro-intestinal.
- **Classe :** Charbon. Enzyme digestive.

Indications : Troubles dyspeptiques avec météorisme.

Effets indésirables : Coloration noire des selles.

Interactions : Entraîne une diminution de l'absorption d'un grand nombre de médicaments. Il convient donc de respecter un délai de 2 heures entre la prise du produit et d'autres traitements.

☞ *Vendu sans ordonnance.*

• WYETH FRANCE

Forme	Dosage	N. d'unités	Prix	Prix/jour	Liste	Remb. S.S.	Comm.
Comprimé	200 mg	40	36,40*	–	0	0 %	1950
Granulé	3,2 %	100 g	29,45*	–	0	0 %	1944

DIGESTOBOL

- **Composition :** Boldine, chlorhydrate d'amyléine, carbonate de calcium, carbonate de magnésium, kaolin, glycérophosphate de calcium, péroxyde de magnésium, carbonate monosodique.
- **Domaine :** Gastro-entérologie. Hépatologie.
- **Activité :** Cholérétique. Antiacide œso-gastrique.
- **Classe :** Sel de magnésium. Sel de calcium. Sel d'aluminium.

Indications : Traitement symptomatique des douleurs liées aux affections œso-gastro-duodénales.

Contre-indications : Diarrhée.

Effets indésirables : Hypercalcémie.

Précautions d'emploi : Tenir compte de la quantité de sodium apportée par le produit. Prudence en cas d'insuffisance rénale.

Interactions : Entraîne une diminution de l'absorption d'un grand nombre de médicaments. Il convient donc de respecter un délai de 2 heures entre la prise du produit et d'autres traitements.

☞ *Vendu sans ordonnance.*

• LEDERLE

Forme	Dosage	N. d'unités	Prix	Prix/jour	Liste	Remb. S.S.	Comm.
Comprimé	–	30	35,00*	–	0	0 %	–

DIGESTODORON ✤

- **Composition :** Fougère mâle, polypode, fougère aigle, scolopendre, saule blanc, Salix purpurea, Salix viminalis, Salix vitellina.
- **Domaine :** Gastro-entérologie.
- **Activité :** Divers.

Indications : Brûlures gastriques, météorisme, constipation, spasmes, hyper- et hypoacidité.

☞ *Vendu sans ordonnance.*

- WELEDA

Forme	Dosage	N. d'unités	Prix	Prix/jour	Liste	Remb. S.S.	Comm.
Sol. buvable	–	30 ml	32,00*	–	0	0 %	1949

DIGEZYME

- **Composition :** Alpha-amylase, S-amylase, lipase, protéase semi-alcaline, protéase acide, cellulase.
- **Domaine :** Gastro-entérologie.
- **Activité :** Enzyme digestive.

Indications : Utilisé dans les troubles digestifs : indigestion, flatulences.

Contre-indications : Allergie aux constituants.

☞ *Vendu sans ordonnance.*

- ARKOPHARMA

Forme	Dosage	N. d'unités	Prix	Prix/jour	Liste	Remb. S.S.	Comm.
Comprimé	–	30	29,00*	–	0	0 %	–

DIGITALINE NATIVELLE ★★★

- **Composition :** Digitoxine.
- **Domaine :** Cardio-vasculaire.
- **Activité :** Cardiotonique.
- **Classe :** Digitalique.

Indications : Insuffisance cardiaque. Troubles du rythme supraventriculaire : fibrillation auriculaire.

Contre-indications : Troubles du rythme ventriculaire. Troubles de la conduction cardiaque.

Effets indésirables : Troubles digestifs : nausées, diarrhée. Extrasystoles ventriculaires.

Précautions d'emploi : Doit être utilisé sous surveillance médicale. Doser le potassium sanguin et corriger l'hypokaliémie, en particulier chez les patients prenant des diurétiques ou des laxatifs. Peut être utilisé chez la femme enceinte ou allaitant.

Interactions : Ne pas administrer de calcium par voie intraveineuse. Surveiller l'association avec certains antiarythmisants : amiodarone. Un certain nombre de médicaments sont capables de diminuer l'action de la digitaline : phénobarbital, antibiotiques, etc.

Surdosage : Entraîne des troubles digestifs, des troubles du rythme cardiaque, enfin des troubles neurologiques. Une hospitalisation en réanimation s'impose.

☞ *Sur prescription médicale.*

- PROCTER & GAMBLE

Forme	Dosage	N. d'unités	Prix	Prix/jour	Liste	Remb. S.S.	Comm.
Comprimé	0,1 mg	40	11,50	0,2 à 0,3	1	65 %	1887

DIGOXINE NATIVELLE ★★★

- **Composition :** Digoxine.
- **Domaine :** Cardio-vasculaire.
- **Activité :** Cardiotonique.
- **Classe :** Digitalique.

Indications : Insuffisance cardiaque. Troubles du rythme supraventriculaire : fibrillation auriculaire.

Contre-indications : Troubles du rythme ventriculaire. Troubles de la conduction cardiaque.

Effets indésirables : Troubles digestifs : nausées, diarrhée. Extrasystoles ventriculaires.

Précautions d'emploi : Doit être utilisé sous surveillance médicale. Doser le potassium sanguin et corriger l'hypokaliémie, en particulier chez les patients prenant des diurétiques ou des laxatifs. Peut être utilisé chez la femme enceinte ou allaitant.

Interactions : Ne pas administrer de calcium par voie intraveineuse. Surveiller l'association avec certains antiarythmisants : amiodarone, quinidine, vérapamyl. Un certain nombre de médicaments sont capables de diminuer l'action de la digoxine : phénobarbital, antibiotiques, etc.

Surdosage : Entraîne des troubles digestifs, des troubles du rythme cardiaque, enfin des troubles neurologiques. Une hospitalisation en réanimation s'impose.

☞ *Sur prescription médicale.*

• PROCTER & GAMBLE

Forme	Dosage	N. d'unités	Prix	Prix/jour	Liste	Remb. S.S.	Comm.
Comprimé	0,25 mg	30	16,80	0,6	1	65 %	1960
Sol. buv.	0,05 mg/ml	60 ml	16,30	0,5	1	65 %	1960
Amp. inj.	0,5 mg	6	23,70	4 à 8	1	65 %	1960
Amp. inj. enf.	0,05 mg	6	24,70	4 à 8	1	65 %	1960

DI-HYDAN ★★★

- **Composition :** Phénytoïne.
- **Domaine :** Neuropsychiatrie.
- **Activité :** Antiépileptique.
- **Classe :** Hydantoïne.

Indications : Épilepsie généralisée ou partielle. Névralgie faciale.

Contre-indications : Hypersensibilité à l'hydantoïne.

Effets indésirables : Troubles digestifs : nausées, vomissements, hypertrophie des gencives. Vertiges, troubles de l'équilibre, troubles visuels. Troubles sanguins. Troubles cutanés : urticaire, augmentation de la pilosité, pigmentation cutanée.

Précautions d'emploi : Surveillance régulière des globules rouges et blancs et des plaquettes du sang. Conseiller une bonne hygiène de la bouche et des gencives.

Interactions : Déconseiller l'association avec les contraceptifs œstro-progestatifs. Chez le patient traité par plusieurs antiépileptiques, comme le phénobarbital, la carbamazépine, l'acide valproïque, le progabide, on fera des dosages sanguins pour ajuster la posologie. On surveillera de très près les patients traités par les anti-inflammatoires corticoïdes, les anticoagulants oraux, les diurétiques, certains antiarythmisants cardiaques, l'isoniazide, les antidépresseurs imipraminiques et tous les dépresseurs du système nerveux.

Surdosage : Entraîne un coma avec troubles respiratoires et neurologiques imposant l'hospitalisation d'urgence.

☞ *Sur prescription médicale.*

• SYNTHÉLABO

Forme	Dosage	N. d'unités	Prix	Prix/jour	Liste	Remb. S.S.	Comm.
Comprimé	100 mg	60	18,40	1 à 2	0	65 %	1941

DIHYDROERGOTAMINE LAFARGE ★★★

- **Composition :** Dihydrœrgotamine.
- **Domaine :** Neuropsychiatrie. Cardio-vasculaire.
- **Activité :** Antimigraineux. Antihypotenseur.
- **Classe :** Alcaloïde de l'ergot de seigle. Alphaadrénergique puis alphabloquant. Antisérotonine.

Indications : Migraine et céphalée vasculaire. Hypotension orthostatique. Insuffisance veino-lymphatique.

Contre-indications : Association avec les antibiotiques de la classe des macrolides.

Effets indésirables : Nausées.

Précautions d'emploi : Éviter la prise à jeun. Prudence chez le patient présentant une maladie des coronaires. Non conseillé chez la femme enceinte ou allaitant.

Interactions : Avec les antibiotiques macrolides (érythromycine, josamycine), peut entraîner des anomalies de la circulation des membres ou de la langue.

Surdosage : Peut entraîner des troubles artériels imposant l'hospitalisation.

☞ *Sur prescription médicale.*

• STERLING MIDY

Forme	Dosage	N. d'unités	Prix	Prix/jour	Liste	Remb. S.S.	Comm.
Sol. buv.	2 mg/ml	50 ml	22,60	2	2	65 %	1978

DIHYDROERGOTAMINE SANDOZ ★★★

- **Composition :** Dihydroergotamine.
- **Domaine :** Neuropsychiatrie. Cardio-vasculaire.
- **Activité :** Antimigraineux. Antihypotenseur.
- **Classe :** Alcaloïde de l'ergot de seigle. Alpha-adrénergique puis alphabloquant. Antisérotonine.

Indications : Migraine et céphalée vasculaire. Hypotension orthostatique.

Contre-indications : Association avec des antibiotiques de la classe des macrolides.

Effets indésirables : Nausées.

Précautions d'emploi : Éviter la prise à jeun. Prudence chez le patient présentant une maladie des coronaires. Non conseillé chez la femme enceinte ou allaitant.

Interactions : Avec les antibiotiques macrolides (érythromycine, josamycine), peut entraîner des anomalies de la circulation des membres ou de la langue.

Surdosage : Peut entraîner des troubles artériels imposant l'hospitalisation.

☞ *Sur prescription médicale.*

- SANDOZ

Forme	Dosage	N. d'unités	Prix	Prix/jour	Liste	Remb. S.S.	Comm.
Comprimé	3 mg	60	58,60	3	2	65 %	1979
Sol. buv.	2 mg/ml	50 ml	27,20	2,5	2	65 %	1968
Amp. inj.	1 mg	6	15,40	2,5	2	65 %	1949

DILAR ★★★

- **Composition :** Paraméthasone.
- **Domaine :** Inflammation.
- **Activité :** Anti-inflammatoire.
- **Classe :** Anti-inflammatoire stéroïdien.

Indications : Traitement des affections justifiant une corticothérapie orale lorsque cette voie est impossible du fait de vomissements ou de troubles de la conscience. Traitement d'urgence : laryngites aiguës, état de mal asthmatique, œdème cérébral, choc anaphylactique. Traitement par injections locales de certaines affections dermatologiques, ophtalmologiques, ORL, rhumatologiques : arthrites inflammatoires, tendinites, bursites, syndrome du canal carpien, sciatique, radiculalgie, etc.

Contre-indications : Toute infection bactérienne ou virale en évolution. Goutte. Ulcère gastro-duodénal évolutif. États psychotiques. Hépatites aiguës.

Effets indésirables : Syndrome d'hypercorticisme avec fonte musculaire, obésité, hypertension, diabète, ostéoporose, ostéonécrose de la tête fémorale. Ulcère gastro-duodénal, hémorragie digestive, pancréatites aiguës. Nervosité avec euphorie, insomnie, états confusionnels, dépression à l'arrêt du traitement.

Précautions d'emploi : Nécessité impérative d'un régime sans sel. Régime riche en protides, pauvre en sucres. Non conseillé chez la femme enceinte. Donne une réaction positive au contrôle antidopage.

Interactions : Ne pas associer à des produits favorisant l'apparition de troubles du rythme ventriculaire : érythromycine, vincamine, certains antiarythmiques (bépridil, amiodarone, sotalol), digitaliques, diurétiques hypokaliémiants. Prudence en cas d'association avec l'aspirine, les anticoagulants. Une surveillance renforcée est indispensable chez le diabétique, l'hypertendu, l'ancien ulcéreux, le tuberculeux.

Surdosage : Entraîne un état d'hypercorticisme.

☞ *Sur prescription médicale.*

- CASSENNE

Forme	Dosage	N. d'unités	Prix	Prix/jour	Liste	Remb. S.S.	Comm.
Amp. inj.	40 mg	1	18,40	–	1	65 %	1966

DILATRANE ★★★

- **Composition :** Théophylline.
- **Domaine :** Pneumologie.
- **Activité :** Bronchodilatateur.
- **Classe :** Théophylline et dérivés.

Indications : Traitement de l'asthme à dyspnée paroxystique ou à dyspnée continue. Broncho-pneumopathies obstructives à forme spastique.

Contre-indications : Enfant de moins de 3 ans. Intolérance à la théophylline.

Effets indésirables : Nausées, vomissements, douleur épigastrique. Maux de tête, excitation, insomnie. Tachycardie. Convulsions, surtout chez l'enfant.

Précautions d'emploi : Prudence en cas d'insuffisance coronaire ou cardiaque, d'ulcère gastro-duodénal, d'hyperthyroïdie. Les doses doivent être adaptées individuellement en fonction de la tolérance et des dosages sanguins de produit.

Interactions : Ne pas associer avec l'énoxacine, l'érythromycine, la viloxazine. L'action de la théophylline est augmentée par association avec la cimétidine, la ciprofloxacine, la méxilétine, la ticlopidine. L'action de la théophylline est diminuée par association avec la rifampicine, certains antiépileptiques.

Surdosage : Entraîne vomissements, agitation, confusion. Tachycardie, hypotension, fibrillation ventriculaire, arrêt cardiaque. L'hospitalisation s'impose.

☞ *Vendu sans ordonnance.*

• LABOMED

Forme	Dosage	N. d'unités	Prix	Prix/jour	Liste	Remb. S.S.	Comm.
Gélule LP	50 mg	30	10,90	–	0	65 %	1986
Gélule LP	100 mg	30	14,50	–	0	65 %	1983
Gélule LP	200 mg	30	16,00	–	0	65 %	1983
Gélule LP	300 mg	30	18,60	–	0	65 %	1986
Sirop	10 mg/ml	200 ml	24,10	–	0	65 %	1982
Suppositoire	350 mg	10	16,90	–	0	65 %	1975

DILPAVAN ★★

- **Composition :** Hespéridine, papavérine, vitamines B6 et C.
- **Domaine :** Cardio-vasculaire.
- **Activité :** Vasculoprotecteur.

Indications : Troubles fonctionnels de la fragilité capillaire : ecchymoses, purpura, saignements. Troubles de la circulation rétinienne.

Contre-indications : Hypertension intracrânienne. Troubles de la conduction intracardiaque.

Effets indésirables : Somnolence, bouffées de chaleur, constipation. Rarement hépatites.

Interactions : Diminue l'action de la lévodopa.

☞ *Sur prescription médicale.*

• BIOGALÉNIQUE

Forme	Dosage	N. d'unités	Prix	Prix/jour	Liste	Remb. S.S.	Comm.
Comprimé	160 mg	30	26,50	2,6	1	35 %	1969

DILRÈNE ★★★

- **Composition :** Diltiazem.
- **Domaine :** Cardio-vasculaire.
- **Activité :** Antihypertenseur. Vasodilatateur.
- **Classe :** Antagoniste calcique.

Indications : Hypertension artérielle.

Contre-indications : Femme enceinte ou allaitant. Insuffisance cardiaque avec œdème pulmonaire. Fréquence cardiaque inférieure à 50. Troubles de la conduction cardiaque.

Effets indésirables : Maux de tête, rougeur du visage, bouffées de chaleur. Œdème des membres inférieurs. Fatigue, hypotension orthostatique. Inflammation des gencives.

Précautions d'emploi : Prudence chez les sujets âgés ou présentant des troubles de la conduction cardiaque.

Interactions : Potentialise l'action des dérivés nitrés et accroît leurs effets secondaires. Potentialise l'action des antihypertenseurs alphabloquants et des bêtabloquants. L'association avec des produits antiarythmisants doit être pesée. Augmente l'activité de la digoxine.

Surdosage : Entraîne une hypotension et un ralentissement cardiaque imposant une surveillance hospitalière.

☞ *Sur prescription médicale.*

• SANOFI WINTHROP

Forme	Dosage	N. d'unités	Prix	Prix/jour	Liste	Remb. S.S.	Comm.
Gélule	300 mg	28	101,00	3,6	1	65 %	1990

DILUANTS STALLERGÈNES ★★★

• **Composition :** Sérum albumine humaine, phénol.
• **Domaine :** Allergie et immunologie.
• **Activité :** Allergène.

Indications : Préparation des dilutions d'extraits allergéniques aqueux (diluant HSA) ou retard (diluant phéniqué).

Précautions d'emploi : Ne pas injecter par voie intraveineuse.

☞ *Vendu sans ordonnance.*

• STALLERGÈNES

Forme	Dosage	N. d'unités	Prix	Prix/ jour	Liste	Remb. S.S.	Comm.
Diluant HSA	4,5 ml	5	24,00	–	0	65 %	1982
Diluant HSA	9 ml	5	26,50	–	0	65 %	1982
Diluant phéniqué	4,5 ml	5	17,80	–	0	65 %	1966
Diluant phéniqué	4,5 ml	50	107,10	–	0	0 %	1966
Diluant phéniqué	9 ml	50	120,38	–	0	0 %	1966
Diluant physiol.	9 ml	1	12,80	–	0	65 %	1973

DIMALAN ★★★

• **Composition :** Hydroxydes d'aluminium et de magnésium, diméticone.
• **Domaine :** Gastro-entérologie.
• **Activité :** Antiacide œso-gastrique.
• **Classe :** Sel de magnésium. Sel d'aluminium. Silicone.

Indications : Traitement symptomatique des douleurs liées aux affections œso-gastro-duodénales. Maladie ulcéreuse gastro-duodénale. Météorisme abdominal.

Contre-indications : Insuffisance rénale sévère.

Effets indésirables : Diarrhée, constipation.

Précautions d'emploi : Prudence en cas d'insuffisance rénale.

Interactions : Entraîne une diminution de l'absorption d'un grand nombre de médicaments. Il convient donc de respecter un délai de 2 heures entre la prise du produit et d'autres traitements.

☞ *Vendu sans ordonnance.*

• WARNER WELLCOME

Forme	Dosage	N. d'unités	Prix	Prix/jour	Liste	Remb. S.S.	Comm.
Susp. buv.	–	250 ml	25,70*	–	0	0 %	1982

DIMÉGAN ★★★

• **Composition :** Bromphéniramine.
• **Domaine :** Allergie et immunologie.
• **Activité :** Antihistaminique H1.
• **Classe :** Antihistaminique anticholinergique.

Indications : Traitement symptomatique des manifestations allergiques : rhinite, conjonctivite, urticaire. Traitement adjuvant des affections dermatologiques.

Contre-indications : Hypersensibilité au produit. Glaucome. Troubles urétro-prostatiques.

Effets indésirables : Somnolence diurne. Sécheresse de la bouche. Troubles urinaires, troubles visuels. Exceptionnellement confusion mentale chez le sujet âgé.

Précautions d'emploi : Prudence chez le sujet âgé, l'insuffisant hépatique et rénal. Déconseillé chez la femme enceinte ou allaitant. L'absorption d'alcool est déconseillée.

Interactions : On observe une augmentation des effets secondaires lors d'association avec les dépresseurs du système nerveux central : alcool, antidépresseurs, anxiolytiques, neuroleptiques, hypnotiques, analgésiques. Ne pas associer avec d'autres produits anticholinergiques : atropine, antiparkinsoniens, disopyramide.

Surdosage : Entraîne une phase d'excitation avec agitation, hallucinations, dilatation pupillaire, puis une dépression et un coma, imposant l'hospitalisation.

☞ *Vendu sans ordonnance.*

• DEXO

Forme	Dosage	N. d'unités	Prix	Prix/jour	Liste	Remb. S.S.	Comm.
Comprimé	4 mg	20	13,80	–	0	65 %	1962
Sirop	0,4 %	125 ml	16,40	–	0	65 %	1962
Gélule	12 mg	10	16,50	–	0	65 %	1966
Amp. inj.	10 mg	5	19,30	–	2	65 %	1968
Seringue	10 mg	1	56,00*	–	2	0 %	1973

DIMÉTANE EXPECTORANT ★★

• **Composition :** Sirop adulte : pholcodine, bromphéniramine, phényléphrine, guaïfénésine, benzoate de sodium. Sirop enfant : bromphéniramine, guaïfénésine, benzoate de sodium.

• **Domaine :** Pneumologie.

• **Activité :** Antitussif. Antihistaminique H1. Vasoconstricteur rhino-pharyngé.

• **Classe :** Opium et dérivés. Antihistaminique anticholinergique. Stimulant alpha-adrénergique.

Indications : Traitement symptomatique des toux non productives allergiques ou irritatives.

Contre-indications : Enfant de moins de 30 mois. Asthme, insuffisance respiratoire. Glaucome, troubles urétro-prostatiques.

Effets indésirables : Constipation, somnolence, nausées, vomissements, dépression respiratoire. Sécheresse de la bouche, troubles visuels, tachycardie. Intolérance digestive.

Précautions d'emploi : Ne pas prendre d'alcool pendant le traitement. Prudence chez le sujet âgé. Déconseillé chez la femme enceinte ou allaitant. Le traitement doit être de courte durée. Donne une réaction positive au contrôle antidopage.

Interactions : L'activité et les effets secondaires peuvent être augmentés par les autres dépresseurs du système nerveux central.

Surdosage : Entraîne une somnolence avec possible dépression des centres respiratoires imposant l'hospitalisation.

☞ *Vendu sans ordonnance.*

• WYETH FRANCE

Forme	Dosage	N. d'unités	Prix	Prix/jour	Liste	Remb. S.S.	Comm.
Sirop adulte	–	200 ml	16,60	–	0	35 %	1974
Sirop enfant	–	125 ml	10,60	–	0	35 %	1982

DINACODE AVEC CODÉINE ★★★

• **Composition :** Codéine, belladone, datura, benzoate de sodium, etc.

• **Domaine :** Pneumologie.

• **Activité :** Antitussif.

• **Classe :** Opium et dérivés.

Indications : Proposé dans le traitement des toux non productives.

Contre-indications : Enfant de moins de 15 ans. Asthme, insuffisance respiratoire. Glaucome, troubles urétro-prostatiques par adénome de la prostate.

Effets indésirables : Constipation, somnolence, nausées, vomissements, dépression respiratoire. Sécheresse de la bouche, troubles visuels, tachycardie. L'augmentation des doses et la prolongation de l'administration peuvent conduire à la dépendance et à la toxicomanie.

Précautions d'emploi : Ne pas prendre d'alcool pendant le traitement. Prudence chez le sujet âgé. Déconseillé chez la femme enceinte ou allaitant. Le traitement doit être de courte durée. Donne une réaction positive au contrôle antidopage.

Interactions : L'activité et les effets secondaires peuvent être augmentés par les autres dépresseurs du système nerveux central.

Surdosage : Entraîne une somnolence avec dépression des centres respiratoires imposant l'hospitalisation.

☞ *Vendu sans ordonnance.*

• PICOT

Forme	Dosage	N. d'unités	Prix	Prix/jour	Liste	Remb. S.S.	Comm.
Sirop adulte	–	180 ml	20,50	6,8	0	35 %	1938
Sirop enfant	–	125 ml	17,80	1,4 à 11	0	35 %	1966
Supp. adulte	–	8	17,20	6,5	0	35 %	1955
Supp. enfant	–	8	13,60	1,7 à 6,8	0	35 %	1956
Comprimé	–	30	15,30	3	0	35 %	1968

DINACODE SANS CODÉINE ★

- **Composition :** *Sirop nourrisson.* Bromure et benzoate de sodium, Grindelia, polygala. *Suppositoire.* Phénobarbital, bromure et benzoate de sodium, borotartrate de potassium. *Crème.* Térébenthine, essence de pin, quinine, eucalyptol, thym, niaouli, romarin.
- **Domaine :** Pneumologie.
- **Activité :** Fluidifiant bronchique. Expectorant.
- **Classe :** Terpène.

Indications : Utilisé dans le traitement symptomatique des affections respiratoires.

Contre-indications : Insuffisance respiratoire.

Effets indésirables : Somnolence.

Précautions d'emploi : Ne pas appliquer la pommade sur les muqueuses ou une peau présentant des lésions.

Interactions : Ne pas associer aux antitussifs ou aux asséchants bronchiques de type anticholinergique.

☞ *Vendu sans ordonnance.*

- PICOT

Forme	Dosage	N. d'unités	Prix	Prix/jour	Liste	Remb. S.S.	Comm.
Sirop nourrisson	–	90 ml	12,30	2 à 5,5	0	35 %	1965
Suppositoire	–	8	10,30	1,3 à 5,2	0	35 %	1966
Crème	–	35 g	14,60	–	0	35 %	1967

DININTEL ★★

- **Composition :** Clobenzorex.
- **Domaine :** Nutrition et métabolisme.
- **Activité :** Anorexigène. Psychostimulant.
- **Classe :** Amine sympathomimétique.

Indications : Adjuvant des régimes restrictifs au cours du traitement de l'obésité.

Contre-indications : Enfant. Sujets instables psychologiquement. Toxicomanes, alcooliques. Hypertension, hyperthyroïdie. Insuffisance cardiaque. Hypersensibilité aux constituants.

Effets indésirables : Risque de dépendance avec toxicomanie. Troubles digestifs légers. Tachycardie. Maux de tête, insomnie, nervosité, dépression, troubles psychotiques graves.

Précautions d'emploi : Éviter la prise du produit le soir. Prescription limitée dans le temps de 3 à 6 semaines. Ne pas augmenter les doses, même si l'efficacité diminue. Donne une réaction positive au contrôle antidopage. Déconseillé chez la femme enceinte ou allaitant.

Interactions : Ne pas associer à un antidépresseur de type IMAO. Association déconseillée avec la guanéthidine, les antidépresseurs imipraminiques.

Surdosage : Entraîne des troubles neuropsychiatriques : confusion, convulsions, une hypertension, rarement des accidents vasculaires.

☞ *Sur prescription médicale.*

- DIAMANT

Forme	Dosage	N. d'unités	Prix	Prix/jour	Liste	Remb. S.S.	Comm.
Gélule	30 mg	60	213,80*	–	1	0 %	1971

DIO 300 ★★★

- **Composition :** Diosmine.
- **Domaine :** Cardio-vasculaire.
- **Activité :** Veinotonique. Vasculoprotecteur.
- **Classe :** Flavonoïde.

Indications : Signes fonctionnels de l'insuffisance veino-lymphatique : jambes lourdes, œdèmes, crampes. Troubles fonctionnels de la fragilité capillaire : ecchymoses, purpura, saignements. Signes fonctionnels de la crise hémorroïdaire.

Effets indésirables : Troubles digestifs banals.

Précautions d'emploi : Non conseillé chez la femme allaitant.

☞ *Vendu sans ordonnance.*

- SCIENCEX

Forme	Dosage	N. d'unités	Prix	Prix/jour	Liste	Remb. S.S.	Comm.
Comprimé	300 mg	30	28,50	2 à 6	0	35 %	1992

DIOPARINE ★

- **Composition :** Iodohéparinate de sodium.
- **Domaine :** Nutrition et métabolisme.
- **Activité :** Hypolipidémiant.

Indications : Athérosclérose sous toutes ses formes.

Précautions d'emploi : Une surveillance de la coagulation n'est pas nécessaire. Laisser fondre le comprimé sous la langue.

☞ *Sur prescription médicale.*

- KNOLL FRANCE

Forme	Dosage	N. d'unités	Prix	Prix/jour	Liste	Remb. S.S.	Comm.
Comprimé	50 mg	20	34,70	7	1	65 %	1961

DIOPARINE COLLYRE

- **Composition :** Iodohéparinate de sodium.
- **Domaine :** Ophtalmologie.
- **Activité :** Anti-inflammatoire.

Indications : Proposé comme traitement adjuvant des ulcérations, brûlures, troubles trophiques cornéens.

Contre-indications : Hypersensibilité aux constituants.

☞ *Vendu sans ordonnance.*

- FAURE

Forme	Dosage	N. d'unités	Prix	Prix/jour	Liste	Remb. S.S.	Comm.
Collyre	1,5 %	5 ml	14,30	–	0	65 %	1961

DIOSMIL ★★★

- **Composition :** Diosmine.
- **Domaine :** Cardio-vasculaire.
- **Activité :** Veinotonique. Vasculoprotecteur.
- **Classe :** Flavonoïde.

Indications : Signes fonctionnels de l'insuffisance veino-lymphatique : jambes lourdes, œdèmes, crampes. Troubles fonctionnels de la fragilité capillaire : ecchymoses, purpura, saignements. Signes fonctionnels de la crise hémorroïdaire.

Effets indésirables : Troubles digestifs banals.

Précautions d'emploi : Non conseillé chez la femme allaitant.

☞ *Vendu sans ordonnance.*

- THÉRAPLIX

Forme	Dosage	N. d'unités	Prix	Prix/jour	Liste	Remb. S.S.	Comm.
Comprimé	150 mg	30	28,70	4	0	35 %	1983
Comprimé	300 mg	15	27,80	4 à 8	0	35 %	1988
Comprimé	300 mg	30	47,50	3,4 à 6,8	0	35 %	1995

DIOVÉNOR ★★★

- **Composition :** Diosmine.
- **Domaine :** Cardio-vasculaire.
- **Activité :** Veinotonique. Vasculoprotecteur.
- **Classe :** Flavonoïde.

Indications : Signes fonctionnels de l'insuffisance veino-lymphatique : jambes lourdes, œdèmes, crampes. Troubles fonctionnels de la fragilité capillaire : ecchymoses, purpura, saignements. Signes fonctionnels de la crise hémorroïdaire.

Effets indésirables : Troubles digestifs banals.

Précautions d'emploi : Non conseillé chez la femme allaitant.

☞ *Vendu sans ordonnance.*

• INNOTHÉRA

Forme	Dosage	N. d'unités	Prix	Prix/jour	Liste	Remb. S.S.	Comm.
Comprimé	150 mg	30	29,30	4 à 8	0	35 %	1978
Comprimé	300 mg	15	28,90	4 à 8	0	35 %	1988
Comprimé	600 mg	30	89,40	3	0	35 %	1995

DIPENTUM ★★★

- **Composition :** Olsalazine.
- **Domaine :** Gastro-entérologie.
- **Activité :** Anti-inflammatoire intestinal.
- **Classe :** Salicylé.

Indications : Recto-colite hémorragique.

Contre-indications : Hypersensibilité aux salicylés.

Effets indésirables : Troubles digestifs : douleurs abdominales, diarrhée, nausées. Douleurs articulaires.

Précautions d'emploi : Non conseillé chez la femme enceinte.

☞ *Vendu sans ordonnance.*

• BELLON

Forme	Dosage	N. d'unités	Prix	Prix/jour	Liste	Remb. S.S.	Comm.
Gélule	250 mg	100	269,10	10 à 21	0	65 %	1992

DIPIPÉRON ★★★

- **Composition :** Pipampérone.
- **Domaine :** Neuropsychiatrie.
- **Activité :** Neuroleptique.
- **Classe :** Butyrophénone.

Indications : Psychoses chroniques, états d'agressivité.

Contre-indications : L'association avec l'alcool est fortement déconseillée.

Effets indésirables : Sédation, hypotension, mouvements anormaux, troubles des règles, impuissance, prise de poids.

Précautions d'emploi : La prudence s'impose chez le sujet âgé, cardiaque et chez la femme enceinte ou allaitant.

Interactions : Le produit potentialise tous les dépresseurs du système nerveux central, les antihypertenseurs. Il antagonise les effets de la lévodopa utilisée dans le traitement de la maladie de Parkinson.

Surdosage : Le surdosage entraîne un coma avec rigidité imposant l'hospitalisation.

☞ *Sur prescription médicale.*

• JANSSEN CILAG

Forme	Dosage	N. d'unités	Prix	Prix/jour	Liste	Remb. S.S.	Comm.
Comprimé	40 mg	20	12,70	1 à 2	1	65 %	1967
Sol. buv.	40 mg/ml	30 ml	18,20	1 à 2	1	65 %	1972

DIPRIVAN ★★★

- **Composition :** Propofol.
- **Domaine :** Anesthésie. Réanimation.
- **Activité :** Anesthésique général.

Indications : Anesthésique général utilisable pour l'induction et l'entretien de l'anesthésie.

Contre-indications : Enfant de moins de 3 ans. Femme enceinte.

Effets indésirables : Possibilité de choc avec bronchospasme, érythème, hypotension artérielle. Crises convulsives.

Précautions d'emploi : Ne doit être administré que par un anesthésiste qualifié utilisant un matériel adéquat de réanimation. Non conseillé chez la femme enceinte.

Surdosage : Peut entraîner une dépression respiratoire et un collapsus cardio-vasculaire.

☞ *Usage hospitalier.*

• ZENECA

Forme	Dosage	N. d'unités	Prix	Prix/jour	Liste	Remb. S.S.	Comm.
Amp. inj. 20 ml	200 mg	5	Hôp.	–	1	Hôp.	1986
Fl. inj. 50 ml	500 mg	1	Hôp.	–	1	Hôp.	1990
Fl. inj. 100 ml	1 g	1	Hôp.	–	1	Hôp.	1990

DIPROLÈNE ★★★

• **Composition :** Bétaméthasone.
• **Domaine :** Dermatologie.
• **Activité :** Anti-inflammatoire local.
• **Classe :** Anti-inflammatoire stéroïdien. Dermocorticoïde.

Indications : Lésions dermatologiques corticosensibles. Plaques limitées et résistantes de psoriasis, de lichénification, de lupus érythémateux discoïde, de lichen. Cicatrices hypertrophiques.

Contre-indications : Lésions infectieuses primitives de la peau, lésions ulcérées. Acné et rosacée. Dermatose du nourrisson.

Effets indésirables : Atrophie cutanée, télangiectasies, vergetures. Retard de cicatrisation. Sécheresse de la peau, folliculite, acné, hypertrichose, dépigmentation. Effets généraux : freination hypophysaire, hypercorticisme.

Précautions d'emploi : Pas d'utilisation prolongée, car risque de survenue d'une dermite cortico-induite.

Surdosage : Risque d'effets généraux.

☞ *Sur prescription médicale.*

• SCHERING-PLOUGH

Forme	Dosage	N. d'unités	Prix	Prix/jour	Liste	Remb. S.S.	Comm.
Pommade	0,05 %	10 g	16,20	–	1	65 %	1988

DIPROSALIC ★★★

• **Composition :** Bétaméthasone, acide salicylique.
• **Domaine :** Dermatologie.
• **Activité :** Anti-inflammatoire local. Kératolytique.
• **Classe :** Anti-inflammatoire stéroïdien. Dermocorticoïde. Acide salicylique.

Indications : Dermatoses corticosensibles à composante kératosique : lichen, névrodermites. Psoriasis, lichen plan, eczémas lichénifiés, kératodermies palmoplantaires.

Contre-indications : Infections bactériennes, virales, parasitaires ou mycoses. Lésions ulcérées. Acné et rosacée.

Effets indésirables : Atrophie cutanée, télangiectasies, vergetures. Retard de cicatrisation. Sécheresse de la peau, folliculite, acné, hypertrichose, dépigmentation. Effets généraux : freination hypophysaire, hypercorticisme.

Précautions d'emploi : Traitement limité à 2 applications par jour. Pas d'utilisation prolongée, car risque de survenue d'une dermite cortico-induite. Prudence chez l'enfant.

Surdosage : Risque d'effets généraux.

☞ *Sur prescription médicale.*

• SCHERING-PLOUGH

Forme	Dosage	N. d'unités	Prix	Prix/jour	Liste	Remb. S.S.	Comm.
Pommade	0,05 et 3 %	15 g	15,00	–	1	65 %	1978
Pommade	0,05 et 3 %	30 g	24,90	–	1	65 %	1978
Lotion	0,05 et 3 %	15 g	15,00	–	1	65 %	1980
Lotion	0,05 et 3 %	30 g	24,90	–	1	65 %	1981

DIPROSEPT ★★

- **Composition :** Bétaméthasone, clioquinol.
- **Domaine :** Dermatologie.
- **Activité :** Anti-inflammatoire local. Antiseptique.
- **Classe :** Anti-inflammatoire stéroïdien. Dermocorticoïde. Dérivé iodé.

Indications : Dermatoses justiciables de la corticothérapie locale avec surinfection : eczémas, dyshidroses en début de traitement.

Contre-indications : Hypersensibilité à l'iode. Dermatoses primitivement microbiennes, virales ou mycosiques. Ulcères de la jambe, escarres.

Effets indésirables : Atrophie cutanée, télangiectasies, vergetures. Retard de cicatrisation. Sécheresse de la peau, folliculite, acné, hypertrichose, dépigmentation. Réactions allergiques cutanées. Effets généraux : freination hypophysaire, hypercorticisme.

Précautions d'emploi : Traitement limité à 2 applications par jour pendant environ une semaine. Pas d'utilisation prolongée, car risque de survenue d'une dermite cortico-induite. Prudence chez l'enfant.

☞ *Sur prescription médicale.*
- SCHERING-PLOUGH

Forme	Dosage	N. d'unités	Prix	Prix/jour	Liste	Remb. S.S.	Comm.
Crème	0,05 et 3 %	15 g	13,20	–	1	65 %	1983
Crème	0,05 et 3 %	30 g	21,50	–	1	65 %	1983

DIPROSONE ★★★

- **Composition :** Bétaméthasone.
- **Domaine :** Dermatologie.
- **Activité :** Anti-inflammatoire local.
- **Classe :** Anti-inflammatoire stéroïdien. Dermocorticoïde.

Indications : Eczéma de contact, dermatite allergique, lichénification. Psoriasis, lichen, prurigo, dyshidrose, lupus érythémateux discoïde, dermite séborrhéique. Piqûres d'insectes, prurigo parasitaire après traitement de la cause.

Contre-indications : Infections bactériennes, virales, parasitaires ou mycoses. Lésions ulcérées. Acné et rosacée.

Effets indésirables : Atrophie cutanée, télangiectasies, vergetures. Retard de cicatrisation. Sécheresse de la peau, folliculite, acné, hypertrichose, dépigmentation. Effets généraux : freination hypophysaire, hypercorticisme.

Précautions d'emploi : Traitement limité à 2 applications par jour. Prudence chez l'enfant.

Surdosage : Risque d'effets généraux.

☞ *Sur prescription médicale.*
- SCHERING-PLOUGH

Forme	Dosage	N. d'unités	Prix	Prix/jour	Liste	Remb. S.S.	Comm.
Crème	0,05 %	15 g	14,60	–	1	65 %	1974
Crème	0,05 %	30 g	24,50	–	1	65 %	1980
Pommade	0,05 %	15 g	14,60	–	1	65 %	1974
Pommade	0,05 %	30 g	24,50	–	1	65 %	1980
Lotion	0,05 %	15 g	14,60	–	1	65 %	1977
Lotion	0,05 %	30 g	24,50	–	1	65 %	1980

DIPROSONE NÉOMYCINE ★★★

- **Composition :** Bétaméthasone, néomycine.
- **Domaine :** Dermatologie.
- **Activité :** Anti-inflammatoire local. Antibiotique.
- **Classe :** Anti-inflammatoire stéroïdien. Dermocorticoïde. Aminoside.

Indications : Dermatoses justiciables de la corticothérapie locale avec surinfection : eczémas, dyshidroses en début de traitement.

Contre-indications : Hypersensibilité à la néomycine. Dermatoses primitivement microbiennes, virales ou mycosiques. Ulcères de la jambe, escarres.

Effets indésirables : Atrophie cutanée, télangiectasie, vergetures. Retard de cicatrisation. Sécheresse de la peau, folliculite, acné, hypertrichose, dépigmentation. Réactions allergiques cutanées. Effets généraux : freination hypophysaire, hypercorticisme.

Précautions d'emploi : Traitement limité à 2 applications par jour pendant environ une semaine. Pas d'utilisation prolongée, car risque de survenue d'une dermite cortico-induite. Prudence chez l'enfant.

Surdosage : Risque d'effets généraux.

☞ *Sur prescription médicale.*

• SCHERING-PLOUGH

Forme	Dosage	N. d'unités	Prix	Prix/jour	Liste	Remb. S.S.	Comm.
Crème	0,05 et 0,35 %	15 g	14,60	–	1	65 %	1974
Crème	0,05 et 0,35 %	30 g	24,50	–	1	65 %	1980
Pommade	0,05 et 0,35 %	15 g	14,60	–	1	65 %	1974
Pommade	0,05 et 0,35 %	30 g	24,50	–	1	65 %	1980

DIPROSTÈNE ★★★

• **Composition :** Bétaméthasone.
• **Domaine :** Inflammation.
• **Activité :** Anti-inflammatoire.
• **Classe :** Anti-inflammatoire stéroïdien.

Indications : Traitement des affections justifiant une corticothérapie orale lorsque cette voie est impossible du fait de vomissements ou de troubles de la conscience. Traitement d'urgence : laryngites aiguës, état de mal asthmatique, œdème cérébral, choc anaphylactique. Traitement par injections locales de certaines affections dermatologiques, ophtalmologiques, ORL, rhumatologiques : arthrites inflammatoires, tendinites, bursites, syndrome du canal carpien, etc.

Contre-indications : Toute infection bactérienne ou virale en évolution. Goutte. Ulcère gastro-duodénal évolutif. États psychotiques. Hépatites aiguës.

Effets indésirables : Syndrome d'hypercorticisme avec fonte musculaire, obésité, hypertension, diabète, ostéoporose, ostéonécrose de la tête fémorale. Ulcère gastro-duodénal, hémorragie digestive, pancréatites aiguës. Nervosité avec euphorie, insomnie, états confusionnels, dépression à l'arrêt du traitement.

Précautions d'emploi : Nécessité impérative d'un régime sans sel. Régime riche en protides, pauvre en sucres. Non conseillé chez la femme enceinte. Donne une réaction positive au contrôle antidopage.

Interactions : Ne pas associer à des produits favorisant l'apparition de troubles du rythme ventriculaire : érythromycine, vincamine, certains antiarythmiques (bépridil, amiodarone, sotalol), digitaliques, diurétiques hypokaliémiants. Prudence en cas d'association avec l'aspirine, les anticoagulants. Une surveillance renforcée est indispensable chez le diabétique, l'hypertendu, l'ancien ulcéreux, le tuberculeux.

Surdosage : Entraîne un état d'hypercorticisme.

☞ *Sur prescription médicale.*

• SCHERING-PLOUGH

Forme	Dosage	N. d'unités	Prix	Prix/jour	Liste	Remb. S.S.	Comm.
Seringue	7 mg	1	35,50	–	1	65 %	1977

DISCOTRINE ★★★

• **Composition :** Trinitrine.
• **Domaine :** Cardio-vasculaire.
• **Activité :** Antiangoreux. Vasodilatateur.
• **Classe :** Dérivé nitré.

Indications : Prévention de la crise d'angine de poitrine.

Contre-indications : Hypersensibilité aux dérivés nitrés. Hypotension sévère. Cardiomyopathie obstructive.

Effets indésirables : Maux de tête, hypotension avec vertiges. Bouffées de chaleur. Troubles digestifs. Discrète irritation cutanée.

Précautions d'emploi : Non conseillé chez la femme enceinte ou allaitant. Prudence chez le sujet âgé ou présentant une hypotension. Éviter la prise d'alcool qui accroît les effets secondaires. Le dispositif doit être collé sur une surface non pileuse et retiré pendant au moins 8 heures durant la nuit.

Interactions : Les vasodilatateurs, les antihypertenseurs majorent l'hypotension.

Surdosage : Risque très faible.

☞ *Sur prescription médicale.*

• 3M SANTÉ

Forme	Dosage	N. d'unités	Prix	Prix/jour	Liste	Remb. S.S.	Comm.
Patch	5 mg/24 h	30	93,80	3,1	2	65 %	1992
Patch	10 mg/24 h	30	101,20	3,4	2	65 %	1992

DISORLON ★★★

- **Composition :** Isosorbide dinitrate.
- **Domaine :** Cardio-vasculaire.
- **Activité :** Antiangoreux. Vasodilatateur.
- **Classe :** Dérivé nitré.

Indications : Prévention de la crise d'angine de poitrine. Insuffisance cardiaque sévère du ventricule gauche.

Effets indésirables : Maux de tête, hypotension avec vertiges et parfois syncope. Bouffées de chaleur. Troubles digestifs.

Précautions d'emploi : Non conseillé chez la femme enceinte ou allaitant. Prudence chez le sujet âgé ou présentant une hypotension. Éviter la prise d'alcool qui accroît les effets secondaires.

Interactions : Les vasodilatateurs, les antihypertenseurs majorent l'hypotension.

Surdosage : Entraîne une vasodilatation généralisée et des modifications de l'hémoglobine entraînant une coloration bleue de la peau (méthémoglobinémie).

☞ *Sur prescription médicale.*

- PROCTER & GAMBLE

Forme	Dosage	N. d'unités	Prix	Prix/jour	Liste	Remb. S.S.	Comm.
Gélule LP	20 mg	60	25,90	0,9 à 1,3	2	65 %	1983
Gélule LP	40 mg	60	32,30	1 à 1,6	2	65 %	1983

DISSOLVUROL ★

- **Composition :** Silice colloïdale ionisée.
- **Domaine :** Rhumatologie.
- **Activité :** Divers.

Indications : Utilisé dans les hyperuricémies, la goutte, les lithiases rénales et vésicales, les arthrites et polyarthrites.

☞ *Vendu sans ordonnance.*

- DISSOLVUROL

Forme	Dosage	N. d'unités	Prix	Prix/jour	Liste	Remb. S.S.	Comm.
Sol. buv.	0,25 %	45 ml	13,90	–	0	65 %	1956

DISTILBÈNE ★★★

- **Composition :** Diéthylstilbestrol.
- **Domaine :** Endocrinologie. Andrologie. Cancérologie.
- **Activité :** Antinéoplasique hormonal.
- **Classe :** Estrogène.

Indications : Cancer de la prostate hormono-dépendant.

Contre-indications : N'a aucune indication chez la femme. Maladies thrombo-emboliques, maladies cardio-vasculaires. Maladies hépatiques sévères. Hypertension artérielle. Diabète. Antécédents de maladie hépatique.

Effets indésirables : Accidents cardiovasculaires ou thrombo-emboliques. Gynécomastie, atrophie testiculaire, impuissance. Maux de tête, migraine, vertiges. Troubles digestifs, irritabilité, dépression.

Précautions d'emploi : Une surveillance attentive doit être effectuée sur le patient traité.

Interactions : Ne pas associer à la rifampicine, aux barbituriques et à certains antiépileptiques.

☞ *Sur prescription médicale.*

- GERDA

Forme	Dosage	N. d'unités	Prix	Prix/jour	Liste	Remb. S.S.	Comm.
Comprimé	1 mg	26	18,60	–	2	65 %	1951

DISULONE 100 ★★★

- **Composition :** Dapsone, protoxalate de fer.
- **Domaine :** Infectiologie.
- **Activité :** Antilépreux.
- **Classe :** Sulfone.

Indications : Traitement de la lèpre.

Effets indésirables : Troubles sanguins : anémies, méthémoglobinémie. Troubles digestifs. Réactions allergiques. Troubles neurologiques : maux de tête, insomnie, polynévrite.

Précautions d'emploi : Prudence en cas d'insuffisance hépatique ou rénale.

☞ *Sur prescription médicale.*

- SPECIA

Forme	Dosage	N. d'unités	Prix	Prix/jour	Liste	Remb. S.S.	Comm.
Comprimé	100 mg	100	38,00	0,4	1	65 %	1956

DITAVÈNE ★★

- **Composition :** Héparine, digitoxine.
- **Domaine :** Dermatologie.
- **Activité :** Anticouperose.

Indications : Erythrose et acné rosacée. Couperose. Capillarites.

Contre-indications : Traitement anticoagulant en cours.

Effets indésirables : Allergie cutanée possible.

Précautions d'emploi : Ne pas appliquer sur des eczémas aigus ou chroniques.

☞ *Sur prescription médicale.*

- PHARMADÉVELOPPEMENT

Forme	Dosage	N. d'unités	Prix	Prix/jour	Liste	Remb. S.S.	Comm.
Crème	–	20 g	51,15*	–	1	0 %	1981

DITHIOL ★

- **Composition :** Codéthyline, sulfogaïacol, belladone, aconit, Drosera, tolu, écorce d'oranges amères.
- **Domaine :** Pneumologie.
- **Activité :** Antitussif.
- **Classe :** Opium et dérivés.

Indications : Utilisé dans le traitement symptomatique des toux non productives.

Contre-indications : Enfant de moins de 15 ans. Asthme, insuffisance respiratoire. Glaucome, troubles urétro-prostatiques.

Effets indésirables : Constipation, somnolence, nausées, vomissements, dépression respiratoire. Sécheresse de la bouche, troubles visuels, tachycardie. L'augmentation des doses et la prolongation de l'administration peuvent conduire à la dépendance et à la toxicomanie.

Précautions d'emploi : Ne pas prendre d'alcool pendant le traitement. Prudence chez le sujet âgé. Déconseillé chez la femme enceinte ou allaitant. Le traitement doit être de courte durée. Donne une réaction positive au contrôle antidopage.

Interactions : L'activité et les effets secondaires peuvent être augmentés par les autres dépresseurs du système nerveux central.

Surdosage : Entraîne une somnolence avec dépression des centres respiratoires imposant l'hospitalisation.

☞ *Vendu sans ordonnance.*

- MEYER

Forme	Dosage	N. d'unités	Prix	Prix/jour	Liste	Remb. S.S.	Comm.
Sirop adulte	–	180 ml	19,50*	–	0	35 %	–
Sirop enfant	–	180 ml	18,00*	–	0	35 %	–

DITHRASIS ★★★

- **Composition :** Dithranol.
- **Domaine :** Dermatologie.
- **Activité :** Kératolytique. Réducteur. Antipsoriasis.

Indications : Psoriasis en plaques. Psoriasis du cuir chevelu.

Contre-indications : Hypersensibilité aux composants. Psoriasis pustuleux. Maladies bulleuses. Enfant.

Effets indésirables : Coloration brunâtre de la peau. Sensation de cuisson lors de l'application. Rougeur à la périphérie des lésions.

Précautions d'emploi : Ne pas utiliser sur les muqueuses, le visage, les plis. Ne pas appliquer sur une peau lésée. Non conseillé chez la femme enceinte.

Interactions : Ne pas mettre en contact avec des métaux.

☞ *Vendu sans ordonnance.*

• GALDERMA

Forme	Dosage	N. d'unités	Prix	Prix/jour	Liste	Remb. S.S.	Comm.
Pommade	0,3 %	50 g	33,00	–	0	65 %	1988
Pommade	1 %	50 g	39,40	–	0	65 %	1988
Pommade	3 %	50 g	50,40	–	0	65 %	1988

DITROPAN ★★

- **Composition :** Oxybutynine.
- **Domaine :** Uro-néphrologie.
- **Activité :** Antispasmodique vésical.
- **Classe :** Anticholinergique.

Indications : Traitement de l'impériosité urinaire. Enurésie, immaturité vésicale.

Contre-indications : Glaucome, adénome prostatique. Atonie intestinale. Bronchite chronique. Myasthénie.

Effets indésirables : Sécheresse de la bouche, troubles visuels, constipation.

Interactions : Ne pas associer à d'autres produits anticholinergiques : antidépresseurs, neuroleptiques, antihistaminiques, etc.

Surdosage : Peut entraîner une paralysie respiratoire et des troubles psychiques.

☞ *Sur prescription médicale.*

• SYNTHÉLABO FRANCE

Forme	Dosage	N. d'unités	Prix	Prix/jour	Liste	Remb. S.S.	Comm.
Comprimé	5 mg	60	53,60	1,8	2	35 %	1985

DIURÉSANE ✤

- **Composition :** Maïs, prêle, frêne, busserole, pariétaire, cassis, arénaria, bouleau, guimauve, réglisse, hysope, citron, fenouil, romarin.
- **Domaine :** Uro-néphrologie.
- **Activité :** Divers.

Indications : Utilisé pour favoriser l'élimination rénale de l'eau.

☞ *Vendu sans ordonnance.*

• PLANTES TROPICALES

Forme	Dosage	N. d'unités	Prix	Prix/jour	Liste	Remb. S.S.	Comm.
Tisane vrac	–	130 g	34,00*	–	0	0 %	–

DIVINA ★★★

- **Composition :** Estradiol, médroxyprogestérone.
- **Domaine :** Endocrinologie. Gynécologie.
- **Activité :** Estrogénique. Progestative.
- **Classe :** Estro-progestatif.

Indications : N'est pas un contraceptif. Correction des carences hormonales lors de la ménopause : bouffées de chaleur, atrophie vulvo-vaginale, incontinence urinaire. Prévention de l'ostéoporose.

Contre-indications : Grossesse et allaitement. Tumeurs malignes du sein, de l'utérus ou de l'ovaire. Hémorragies génitales. Accidents thrombo-emboliques ou cardiovasculaires. Hypertension artérielle, insuffisance rénale ou hépatique, diabète.

Effets indésirables : Accidents cardiovasculaires ou thrombo-emboliques. Maux de tête, migraine, vertiges. Troubles digestifs, irritabilité, dépression. Jambes lourdes, tension mammaire. Adénome hépatique, galactorrhée.

Précautions d'emploi : Vérifier régulièrement l'état des seins et des organes génitaux. Déconseillé chez la femme enceinte ou allaitant. Administration séquentielle 1 comprimé blanc pendant les 11 premiers jours, 1 comprimé bleu les 10 derniers jours.

Interactions : Ne pas associer à la rifampicine, et à certains antiépileptiques.

☞ *Sur prescription médicale.*

• INNOTHÉRA

Forme	Dosage	N. d'unités	Prix	Prix/jour	Liste	Remb. S.S.	Comm.
Comprimé	–	21	53,70	2,5	1	65 %	1992

DOBUTREX ★★★

• **Composition :** Dobutamine.
• **Domaine :** Cardio-vasculaire.
• **Activité :** Antihypotenseur. Cardiotonique.
• **Classe :** Stimulant bêta-1-adrénergique.

Indications : États de choc. Infarctus du myocarde. Embolie pulmonaire, etc.

Contre-indications : Obstacle à l'éjection du sang hors du cœur : cardiomyopathie obstructive.

Effets indésirables : Tachycardie. Hypertension artérielle. Troubles du rythme ventriculaire.

Précautions d'emploi : Surveillance du traitement en centre spécialisé. Il est souvent nécessaire de ralentir la fréquence cardiaque avant le traitement.

Interactions : Action antagonisée par les bêtabloquants. Peut potentialiser certaines actions de la dopamine. Potentialise l'action des vasodilatateurs.

Surdosage : Tachycardie. Hypertension. Troubles du rythme ventriculaire.

☞ *Sur prescription médicale.*

• LILLY FRANCE

Forme	Dosage	N. d'unités	Prix	Prix/jour	Liste	Remb. S.S.	Comm.
Flacon inj.	250 mg	1	Hôp.	–	1	Hôp.	1989

DODÉCAVIT ★

• **Composition :** Hydroxocobalamine.
• **Domaine :** Nutrition et métabolisme.
• **Activité :** Vitamines hydrosolubles.
• **Classe :** Vitamine B12.

Indications : Proposé dans le traitement des neuropathies douloureuses : sciatique, névralgie cervico-brachiale.

Contre-indications : Allergie aux cobalamines. Tumeurs malignes.

Effets indésirables : Intolérances cutanées : érythème, urticaire, prurit. Acné. Colore les urines en rouge.

☞ *Vendu sans ordonnance.*

• L'ARGUÉNON

Forme	Dosage	N. d'unités	Prix	Prix/jour	Liste	Remb. S.S.	Comm.
Amp. inj.	10 mg	6	22,65	–	0	35 %	1978

DOGMATIL ★★★

• **Composition :** Sulpiride.
• **Domaine :** Neuropsychiatrie.
• **Activité :** Neuroleptique.
• **Classe :** Benzamide substitué.

Indications : Névroses avec inhibition.

Contre-indications : Rares formes d'hypertension dues à une tumeur de la surrénale.

Effets indésirables : Sédation, somnolence diurne, hypotension. Rigidité musculaire, mouvements anormaux de la tête et de la langue. Troubles des règles, croissance des seins, impuissance ou frigidité.

Précautions d'emploi : La prudence s'impose chez le sujet âgé et chez la femme enceinte ou allaitant. La prise d'alcool est formellement contre-indiquée.

Interactions : Le produit potentialise tous les dépresseurs du système nerveux central, les antihypertenseurs. Il antagonise les effets de la lévodopa utilisée dans le traitement de la maladie de Parkinson.

Surdosage : Entraîne d'abord des mouvements anormaux, puis un coma avec rigidité imposant l'hospitalisation.

☞ *Sur prescription médicale.*

• DELAGRANGE

Forme	Dosage	N. d'unités	Prix	Prix/jour	Liste	Remb. S.S.	Comm.
Gélule	50 mg	30	41,60	3 à 6	1	65 %	1969
Gélule	50 mg	100	Hôp.	–	1	Hôp.	1969
Sol. buv.	5 mg/ml	200 ml	25,30	1 à 5	1	65 %	1969

DOGMATIL (FORT) ★★★

- **Composition :** Sulpiride.
- **Domaine :** Neuropsychiatrie.
- **Activité :** Neuroleptique.
- **Classe :** Benzamide substitué.

Indications : Psychoses aiguës ou chroniques.

Contre-indications : Rares formes d'hypertension dues à une tumeur de la surrénale.

Effets indésirables : Sédation, somnolence diurne, hypotension, prise de poids. Rigidité musculaire, mouvements anormaux de la tête et de la langue. Troubles des règles, croissance des seins, impuissance ou frigidité.

Précautions d'emploi : La prudence s'impose chez le sujet âgé et chez la femme enceinte ou allaitant. La prise d'alcool est formellement contre-indiquée.

Interactions : Le produit potentialise tous les dépresseurs du système nerveux central, les antihypertenseurs. Il antagonise les effets de la lévodopa utilisée dans le traitement de la maladie de Parkinson.

Surdosage : Entraîne d'abord des mouvements anormaux, puis un coma avec rigidité imposant l'hospitalisation.

☞ *Sur prescription médicale.*

- DELAGRANGE

Forme	Dosage	N. d'unités	Prix	Prix/jour	Liste	Remb. S.S.	Comm.
Comprimé	200 mg	12	59,10	5 à 40	1	65 %	1969
Comprimé	200 mg	100	Hôp.	–	1	Hôp.	1969
Sol. inj.	100 mg	6	20,70	7 à 28	1	65 %	1969

DOLAL ★

- **Composition :** Salicylate de phényl-3 propyle, méthoxy-5 salicylate d'éthyle.
- **Domaine :** Rhumatologie. Algologie.
- **Activité :** Antirhumatismal externe. Antalgique externe.
- **Classe :** Salicylé.

Indications : Utilisé dans les douleurs d'origine musculo-tendineuse.

Contre-indications : Ne pas appliquer sur les muqueuses, peau en mauvais état, plaies, ulcérations. Enfant de moins de 15 ans.

Effets indésirables : Réaction allergique locale imposant l'arrêt du traitement.

Précautions d'emploi : Frictions jusqu'à disparition complète.

☞ *Vendu sans ordonnance.*

- BIOCODEX

Forme	Dosage	N. d'unités	Prix	Prix/jour	Liste	Remb. S.S.	Comm.
Liniment	–	20 g	13,40	–	0	35 %	1971
Liniment	–	50 g	24,40	–	0	35 %	1986

DOLCYMÈNE ★

- **Composition :** Paracymène.
- **Domaine :** Rhumatologie.
- **Activité :** Antirhumatismal externe. Antalgique externe.

Indications : Utilisé dans les douleurs d'origine musculo-tendineuse en l'absence d'activité démontrée.

Contre-indications : Hypersensibilité aux constituants. Ne pas appliquer sur les muqueuses, peau en mauvais état, plaies, ulcérations.

Effets indésirables : Réaction allergique locale imposant l'arrêt du traitement.

☞ *Vendu sans ordonnance.*

- SAUBA

Forme	Dosage	N. d'unités	Prix	Prix/jour	Liste	Remb. S.S.	Comm.
Pommade	30 %	40 g	31,55*	–	0	0 %	1963

DOLGIT ★★★

- **Composition :** Ibuprofène.
- **Domaine :** Rhumatologie. Inflammation. Algologie.
- **Activité :** Antirhumatismal externe. Anti-inflammatoire. Antalgique externe.
- **Classe :** Anti-inflammatoire non stéroïdien. Arylcarboxyliques.

Indications : Proposé dans les tendinites et les douleurs des petites articulations. Proposé dans les entorses, contusions, élongations, courbatures, etc.

Contre-indications : Hypersensibilité aux constituants. Ne pas appliquer sur les muqueuses, peau en mauvais état, plaies, ulcérations.

Effets indésirables : Réaction allergique locale imposant l'arrêt du traitement.

Précautions d'emploi : Éviter les applications sur de grandes surfaces.

☞ *Sur prescription médicale.*

- MERCK-CLÉVENOT

Forme	Dosage	N. d'unités	Prix	Prix/jour	Liste	Remb. S.S.	Comm.
Crème	5 %	50 g	23,10	–	2	35 %	1988

DOLIPOL ★★★

- **Composition :** Tolbutamide.
- **Domaine :** Nutrition et métabolisme.
- **Activité :** Antidiabétique oral.
- **Classe :** Sulfamide hypoglycémiant. Sulfonylurée.

Indications : Traitement du diabète gras (type II) de l'adulte, en association avec le régime, lorsque celui-ci s'est révélé insuffisant. Particulièrement diabète du sujet âgé ou avec une insuffisance rénale modérée.

Contre-indications : Diabète maigre (type I). Diabète avec acidocétose. Diabète avec insuffisance rénale ou hépatique sévère. Allergie aux sulfamides.

Effets indésirables : Hypoglycémie pouvant aller jusqu'au coma. Troubles digestifs : nausées, gastralgies. Réactions cutanées d'intolérance : urticaire. Troubles sanguins : anémie, leucopénies. Troubles hépatiques. Œdèmes.

Précautions d'emploi : Déconseillé chez la femme enceinte ou allaitant. Prudence chez le sujet âgé. Des contrôles de la glycémie réguliers à jeun et après les repas sont nécessaires, en particulier en début de traitement.

Interactions : L'effet hypoglycémiant est augmenté par le miconazole, les anti-inflammatoires non stéroïdiens, les inhibiteurs de l'enzyme de conversion et de nombreux autres produits. Les bêtabloquants augmentent l'incidence et la gravité des accidents hypoglycémiques. La prise d'alcool peut entraîner des bouffées de chaleur.

Surdosage : Entraîne une hypoglycémie de gravité variable imposant une surveillance hospitalière.

☞ *Sur prescription médicale.*

- HOECHST

Forme	Dosage	N. d'unités	Prix	Prix/jour	Liste	Remb. S.S.	Comm.
Comprimé	500 mg	20	8,90	0,3 à 1	1	65 %	1956
Comprimé	500 mg	100	26,30	0,3 à 1	1	65 %	1956

DOLIPRANE ★★★

- **Composition :** Paracétamol.
- **Domaine :** Algologie.
- **Activité :** Antalgique périphérique.
- **Classe :** Paracétamol et dérivés.

Indications : Traitement symptomatique des affections douloureuses ou fébriles.

Contre-indications : Hypersensibilité au paracétamol. Insuffisance hépatique sévère.

Effets indésirables : Éruptions cutanées : urticaire, érythèmes. Exceptionnellement diminution des plaquettes sanguines.

Précautions d'emploi : Peut être utilisé chez la femme enceinte ou allaitant. Chez le sujet suivant un régime sans sel, tenir compte du fait que chaque comprimé effervescent apporte l'équivalent de 3 g de sel.

Interactions : Peut fausser les dosages du glucose et de l'acide urique dans le sang.

Surdosage : A une dose supérieure à 10 g chez l'adulte, le paracétamol peut entraîner une nécrose du foie. L'hospitalisation s'impose d'urgence.

☞ *Vendu sans ordonnance.*

• THÉRAPLIX-BOTTU

Forme	Dosage	N. d'unités	Prix	Prix/jour	Liste	Remb. S.S.	Comm.
Comprimé	500 mg	16	15,00	1 à 6	0	65 %	1981
Compr. eff.	500 mg	16	14,60	1 à 5,5	0	65 %	1990
Sachet adulte	500 mg	12	16,70	1,4 à 8,4	0	65 %	1980
Sachet enf.	250 mg	12	13,00	1 à 6,5	0	65 %	1991
Sachet j. enf.	125 mg	12	11,80	2 à 6	0	65 %	1982
Sachet nourr.	50 mg	12	10,90	2,7 à 7	0	65 %	1982

DOLIPRANE SUPPOSITOIRE ★★★

• **Composition :** Paracétamol.
• **Domaine :** Algologie.
• **Activité :** Antalgique périphérique.
• **Classe :** Paracétamol et dérivés.

Indications : Traitement symptomatique des affections douloureuses ou fébriles.

Contre-indications : Hypersensibilité au paracétamol. Insuffisance hépatique sévère.

Effets indésirables : Éruptions cutanées : urticaire, érythèmes. Exceptionnellement diminution des plaquettes sanguines.

Précautions d'emploi : Peut être utilisé chez la femme enceinte ou allaitant.

Interactions : Peut fausser les dosages du glucose et de l'acide urique dans le sang.

Surdosage : A une dose supérieure à 10 g chez l'adulte, le paracétamol peut entraîner une nécrose du foie. L'hospitalisation s'impose d'urgence.

☞ *Vendu sans ordonnance.*

• THÉRAPLIX-BOTTU

Forme	Dosage	N. d'unités	Prix	Prix/jour	Liste	Remb. S.S.	Comm.
Supp. adulte	1 000 mg	8	13,30	2 à 5	0	65 %	1992
Supp. enf.	350 mg	10	11,80	2,5 à 5	0	65 %	1987
Supp. j. enf.	170 mg	10	12,00	2,5 à 5	0	65 %	1984
Supp. nourr.	80 mg	10	11,40	2 à 5	0	65 %	1984

DOLKO ★★★

• **Composition :** Paracétamol.
• **Domaine :** Algologie.
• **Activité :** Antalgique périphérique.
• **Classe :** Paracétamol et dérivés.

Indications : Traitement symptomatique des affections douloureuses ou fébriles.

Contre-indications : Hypersensibilité au paracétamol. Insuffisance hépatique sévère.

Effets indésirables : Éruptions cutanées : urticaire, érythèmes. Exceptionnellement diminution des plaquettes sanguines.

Précautions d'emploi : Peut être utilisé chez la femme enceinte ou allaitant.

Interactions : Peut fausser les dosages du glucose et de l'acide urique dans le sang.

Surdosage : A une dose supérieure à 10 g chez l'adulte, le paracétamol peut entraîner une nécrose du foie. L'hospitalisation s'impose d'urgence.

☞ *Vendu sans ordonnance.*

• THÉRABEL LUCIEN

Forme	Dosage	N. d'unités	Prix	Prix/jour	Liste	Remb. S.S.	Comm.
Comprimé	500 mg	16	12,70	0,8 à 4,8	0	65 %	1991
Sachet	500 mg	12	14,00	1 à 7	0	65 %	1991
Sol. buv.	30 mg/ml	90 ml	11,80	0,7 à 3	0	65 %	1992
Supp. enf.	170 mg	10	10,00	2 à 4	0	65 %	1991
Supp. nourr.	80 mg	10	10,00	2 à 4	0	65 %	1991

DOLOBIS ★★★

- **Composition :** Diflunisal.
- **Domaine :** Algologie.
- **Activité :** Antalgique périphérique.
- **Classe :** Aspirine et dérivés.

Indications : Douleurs de toute origine.

Contre-indications : Ulcère gastro-duodénal, maladie hémorragique. Hypersensibilité aux salicylés : urticaire, asthme, rhinite. Insuffisance rénale sévère. Déconseillé chez la femme enceinte et allaitant.

Effets indésirables : Troubles digestifs : nausées, gastralgies, vomissements, diarrhée, rarement ulcère gastro-duodénal. Somnolence, céphalées, bourdonnements d'oreille. Troubles cutanés : éruptions, photosensibilisation, etc.

Précautions d'emploi : Réservé à l'adulte. Prudence chez les patients ayant présenté un ulcère gastro-duodénal, des hémorragies digestives, présentant des troubles hépatiques.

Interactions : Potentialise l'action des anticoagulants, des antiagrégants plaquettaires, des antidiabétiques hypoglycémiants, de certains diurétiques. L'aspirine peut réduire l'action de certains traitements, en particulier celle des anti-inflammatoires non stéroïdiens.

Surdosage : Entraîne des signes neurologiques et digestifs pouvant aboutir à un coma. L'hospitalisation s'impose.

☞ *Sur prescription médicale.*

- MERCK SHARP & DOHME-CHIBRET

Forme	Dosage	N. d'unités	Prix	Prix/jour	Liste	Remb. S.S.	Comm.
Comprimé	250 mg	30	35,65*	–	2	0 %	1981

DOLODENT

- **Composition :** Hydrate de chloral, amyléine.
- **Domaine :** Stomatologie.
- **Activité :** Anesthésique local.

Indications : Proposé dans les douleurs de la première dentition et des percées dentaires chez l'enfant. Aphtes.

Contre-indications : Allergie aux anesthésiques locaux.

☞ *Vendu sans ordonnance.*

- THÉRANOL

Forme	Dosage	N. d'unités	Prix	Prix/jour	Liste	Remb. S.S.	Comm.
Baume gingival	–	33 g	35,00*	–	0	0 %	1952

DOLODERM ★

- **Composition :** Diéthyl-acétylsalicylate de méthyle.
- **Domaine :** Rhumatologie. Algologie.
- **Activité :** Antirhumatismal externe. Antalgique externe.
- **Classe :** Salicylé.

Indications : Utilisé dans les douleurs d'origine musculo-tendineuse.

Contre-indications : Ne pas appliquer sur les muqueuses, peau en mauvais état, plaies, ulcérations. Enfant de moins de 15 ans.

Effets indésirables : Réaction allergique locale imposant l'arrêt du traitement.

Précautions d'emploi : Frictions jusqu'à disparition complète.

☞ *Vendu sans ordonnance.*

- RP LABO

Forme	Dosage	N. d'unités	Prix	Prix/jour	Liste	Remb. S.S.	Comm.
Pommade	–	80 g	36,30*	–	0	0 %	1954

DOLOGASTRINE ★

- **Composition :** Hydroxyde de magnésium, carbonate monosodique, phosphate disodique, sulfate de sodium, codéine.
- **Domaine :** Gastro-entérologie.
- **Activité :** Antiacide œso-gastrique.
- **Classe :** Sel de magnésium.

Indications : Traitement symptomatique des douleurs liées aux affections œso-gastro-duodénales.

Contre-indications : Insuffisance rénale sévère.

Effets indésirables : Possibilité de diarrhée.

Précautions d'emploi : En cas de régime désodé, tenir compte du fait que chaque sachet contient l'équivalent de 0,5 g de sel. Donne une réaction positive au contrôle antidopage.

Interactions : Entraîne une diminution de l'absorption d'un grand nombre de médicaments. Il convient donc de respecter un délai de 2 heures entre la prise du produit et d'autres traitements.

☞ *Vendu sans ordonnance.*

• GIFRER

Forme	Dosage	N. d'unités	Prix	Prix/jour	Liste	Remb. S.S.	Comm.
Sachet	–	20	35,20	3,5	0	0 %	1947

DOLOPAX ★

• **Composition :** Nicotinate de méthyle, salicylate de glycol, salicylate d'amyle, chloroforme, acide salicylique, hydrate de chloral.

• **Domaine :** Rhumatologie. Algologie.

• **Activité :** Antirhumatismal externe. Antalgique externe. Révulsif.

• **Classe :** Salicylé.

Indications : Utilisé dans le traitement des douleurs d'origine musculo-tendino-ligamentaire : torticolis, dorsalgies, lombalgies.

Contre-indications : Hypersensibilité aux constituants. Ne pas appliquer sur les muqueuses, peau en mauvais état, plaies, ulcérations. Enfant de moins de 12 ans.

Effets indésirables : Réaction allergique locale imposant l'arrêt du traitement.

Précautions d'emploi : Se laver les mains après usage.

☞ *Vendu sans ordonnance.*

• GIFRER BARBEZAT

Forme	Dosage	N. d'unités	Prix	Prix/jour	Liste	Remb. S.S.	Comm.
Pommade	–	50 g	29,50*	–	0	0 %	–

DOLOSAL ★★★

• **Composition :** Péthidine.

• **Domaine :** Algologie.

• **Activité :** Antalgique central.

• **Classe :** Morphine et morphinomimétique.

Indications : Douleurs chroniques intenses ou rebelles aux autres antalgiques.

Contre-indications : Insuffisance respiratoire. Insuffisance hépatique ou rénale sévère. Intoxication alcoolique.

Effets indésirables : Nausées, vomissements, constipation, somnolence, dépression respiratoire. Ce produit peut entraîner une dépendance physique et psychique, même après des traitements courts. Syndrome de sevrage à l'arrêt du traitement : malaise, agitation, douleurs des membres, crampes abdominales, etc.

Précautions d'emploi : Prudence en fin de grossesse et chez le sujet âgé. Prudence chez les patients recevant des produits dépresseurs du système nerveux : antidépresseurs, anxiolytiques, sédatifs, etc. Donne une réaction antidopage positive.

Interactions : La prise d'alcool est contre-indiquée. Potentialise tous les dépresseurs du système nerveux central ; avec les antitussifs provoque une somnolence. Avec les antidépresseurs de type IMAO, a entraîné des accidents graves.

Surdosage : Dépression aiguë des centres respiratoires avec hypotension puis coma imposant l'hospitalisation.

☞ *Sur prescription médicale.*

• SPECIA

Forme	Dosage	N. d'unités	Prix	Prix/jour	Liste	Remb. S.S.	Comm.
Amp. inj.	100 mg	5	20,00	4 à 8	Stupéf.	65 %	1943

DOLPYC ★

• **Composition :** Piment, chloroforme.

• **Domaine :** Rhumatologie. Algologie.

• **Activité :** Antirhumatismal externe. Antalgique externe. Révulsif.

Indications : Utilisé dans le traitement local des douleurs et contusions en traumatologie bénigne.

Contre-indications : Hypersensibilité

aux constituants. Ne pas appliquer sur les muqueuses, peau en mauvais état, plaies, ulcérations. Enfant de moins de 12 ans.

Effets indésirables : Réaction allergique locale imposant l'arrêt du traitement.

Précautions d'emploi : Se laver les mains après usage.

☞ *Vendu sans ordonnance.*

• WARNER WELLCOME

Forme	Dosage	N. d'unités	Prix	Prix/jour	Liste	Remb. S.S.	Comm.
Baume	–	35 g	20,10*	–	0	0 %	1936

DOMAPEX ★

• **Composition :** Carbocistéine.
• **Domaine :** Pneumologie.
• **Activité :** Fluidifiant bronchique. Expectorant.
• **Classe :** Dérivé de la cystéine.

Indications : Traitement des troubles de la sécrétion bronchique au cours des affections des voies respiratoires : bronchites aiguës ou chroniques, trachéo-bronchites.

Contre-indications : Ulcère gastro-duodénal.

Effets indésirables : Troubles digestifs : gastralgies, nausées, diarrhées.

Interactions : Ne pas associer aux antitussifs ou aux asséchants bronchiques de type anticholinergique.

☞ *Vendu sans ordonnance.*

• SARBACH

Forme	Dosage	N. d'unités	Prix	Prix/jour	Liste	Remb. S.S.	Comm.
Sirop adulte	5 %	200 ml	39,00*	–	0	0 %	–
Sirop enfant	2 %	200 ml	34,00*	–	0	0 %	–

DOMISTAN ★★

• **Composition :** Histapyrrodine.
• **Domaine :** Allergie et immunologie.
• **Activité :** Antihistaminique H1.
• **Classe :** Antihistaminique anticholinergique.

Indications : Traitement symptomatique des manifestations allergiques : rhinite, conjonctivite, urticaire. Traitement adjuvant des affections dermatologiques.

Contre-indications : Hypersensibilité au produit. Glaucome. Troubles urétro-prostatiques.

Effets indésirables : Somnolence diurne. Sécheresse de la bouche. Troubles urinaires. Troubles visuels. Exceptionnellement confusion mentale chez le sujet âgé.

Précautions d'emploi : Prudence chez le sujet âgé, l'insuffisant hépatique et rénal. Déconseillé chez la femme enceinte ou allaitant. L'absorption d'alcool est déconseillée.

Interactions : On observe une augmentation des effets secondaires lors d'association avec les dépresseurs du système nerveux central : alcool, antidépresseurs, anxiolytiques, neuroleptiques, hypnotiques, analgésiques. Ne pas associer avec d'autres produits anticholinergiques : atropine, antiparkinsoniens, disopyramide.

Surdosage : Entraîne une phase d'excitation avec agitation, hallucinations, dilatations pupillaires, puis une dépression et un coma, imposant l'hospitalisation.

☞ *Vendu sans ordonnance.*

• THERVAL

Forme	Dosage	N. d'unités	Prix	Prix/jour	Liste	Remb. S.S.	Comm.
Comprimé	25 mg	30	14,60*	–	0	0 %	1962

DONCEF ★★★

• **Composition :** Céfradine.
• **Domaine :** Infectiologie.
• **Activité :** Antibiotique.
• **Classe :** Céphalosporine de première génération.

Indications : Infections aux germes suivants : streptocoques, pneumocoques, entérobactéries, colibacille, Klebsiella, Proteus mirabilis, gonocoques, Haemophilus. Infection à manifestations ORL, broncho-pulmonaires, génito-urinaires.

Contre-indications : Allergie aux céphalosporines.

Effets indésirables : Réactions allergiques : urticaire, fièvre, choc anaphylactique. Troubles digestifs : nausées, vomissements, diarrhée. Éosinophilie. Hépatites. Insuffisance rénale.

Précautions d'emploi : Prudence en cas d'insuffisance rénale. Non conseillé chez la femme enceinte ou allaitant. Peut donner une réaction positive lors de la recherche de glucose dans les urines.

Surdosage : Entraîne des troubles digestifs : vomissements, diarrhée.

☞ *Sur prescription médicale.*

• AJC PHARMA

Forme	Dosage	N. d'unités	Prix	Prix/jour	Liste	Remb. S.S.	Comm.
Gélule	500 mg	12	51,10	17	1	65 %	1984
Sachet	250 mg	12	32,00	5 à 15	1	65 %	1984

DONORMYL ★★★

• **Composition :** Doxylamine.
• **Domaine :** Neuropsychiatrie.
• **Activité :** Hypnotique.
• **Classe :** Phénothiazine.

Indications : Insomnie.

Contre-indications : Enfant. Adénome de la prostate, glaucome.

Effets indésirables : Somnolence diurne. Sécheresse de la bouche, troubles visuels.

Précautions d'emploi : Non conseillé chez la femme allaitant.

Interactions : L'activité est augmentée par tous les dépresseurs du système nerveux : antidépresseurs, anxiolytiques, neuroleptiques, sédatifs, analgésiques, antihypertenseurs. La prise d'alcool est contre-indiquée pendant le traitement.

Surdosage : Exceptionnel, essentiellement chez l'enfant, entraînant des convulsions, puis un coma.

☞ *Vendu sans ordonnance.*

• OBERLIN

Forme	Dosage	N. d'unités	Prix	Prix/jour	Liste	Remb. S.S.	Comm.
Comprimé	15 mg	30	28,80*	–	0	0 %	1989
Comprimé eff.	15 mg	20	27,20*	–	0	0 %	1974

DONTOPIVALONE ★★

• **Composition :** Tixocortol, chlorhexidine.
• **Domaine :** Stomatologie.
• **Activité :** Antiseptique local. Anti-inflammatoire local.
• **Classe :** Anti-inflammatoire stéroïdien.

Indications : Traitement d'appoint local des infections bucco-dentaires et des parodontopathies.

Contre-indications : Enfant de moins de 30 mois. Hypersensibilité aux constituants.

Effets indésirables : Réactions allergiques locales ou générales.

Précautions d'emploi : Traitement de courte durée.

☞ *Vendu sans ordonnance.*

• JOUVEINAL

Forme	Dosage	N. d'unités	Prix	Prix/jour	Liste	Remb. S.S.	Comm.
Sachet/bain de b.	–	18	20,10	–	2	35 %	1987

DOPACARD ★★★

• **Composition :** Dopexamine.
• **Domaine :** Cardio-vasculaire.
• **Activité :** Antihypotenseur. Cardiotonique.
• **Classe :** Stimulant bêta-adrénergique et dopaminergique.

Indications : Poussée d'insuffisance cardiaque.

Contre-indications : Obstacle à l'éjection du sang hors du cœur : cardiomyopathie obstructive.

Effets indésirables : Tachycardie. Extrasystole ventriculaire. Crise d'angine de poitrine. Tremblements.

Précautions d'emploi : Non conseillé chez la femme enceinte ou allaitant. Prudence chez le patient diabétique ou recevant des diurétiques, des digitaliques.

Interactions : Peut potentialiser la dopamine ou l'adrénaline. Les bêtabloquants diminuent son activité.

Surdosage : Tachycardie. Tremblements, douleurs angineuses.

☞ *Sur prescription médicale.*

• PORTON PRODUCTS

Forme	Dosage	N. d'unités	Prix	Prix/jour	Liste	Remb. S.S.	Comm.
Amp. inj.	50 mg	10	Hôp.	–	1	Hôp.	1992

DOPAMINE LUCIEN ★★★

• **Composition :** Dopamine.
• **Domaine :** Cardio-vasculaire.
• **Activité :** Antihypotenseur. Cardiotonique.
• **Classe :** Stimulant dopaminergique et bêta-adrénergique.

Indications : État de choc de toute origine.

Contre-indications : Troubles du rythme ventriculaire.

Effets indésirables : Entraîne nausées, vomissements. Vasoconstriction. Tachycardie. Troubles du rythme ventriculaire.

Précautions d'emploi : Surveillance du traitement en centre spécialisé. Prudence en cas d'infarctus ou de maladie artérielle.

Interactions : Possible avec les anesthésiques volatils.

Surdosage : Nausées, vomissements. Hypertension artérielle. Tachycardie.

☞ *Sur prescription médicale.*

• THÉRABEL LUCIEN

Forme	Dosage	N. d'unités	Prix	Prix/jour	Liste	Remb. S.S.	Comm.
Amp. inj.	200 mg	10	Hôp.	–	1	Hôp.	1978

DOPAMINE NATIVELLE ★★★

• **Composition :** Dopamine.
• **Domaine :** Cardio-vasculaire.
• **Activité :** Antihypotenseur. Cardiotonique.
• **Classe :** Stimulant dopaminergique et bêta-adrénergique.

Indications : État de choc de toute origine.

Contre-indications : Troubles du rythme ventriculaire.

Effets indésirables : Entraîne nausées, vomissements. Vasoconstriction. Tachycardie. Troubles du rythme ventriculaire.

Précautions d'emploi : Surveillance du traitement en centre spécialisé. Prudence en cas d'infarctus ou de maladie artérielle.

Interactions : Possible avec les anesthésiques volatils.

Surdosage : Nausées, vomissements. Hypertension artérielle. Tachycardie.

☞ *Sur prescription médicale.*

• PROCTER & GAMBLE

Forme	Dosage	N. d'unités	Prix	Prix/jour	Liste	Remb. S.S.	Comm.
Amp. inj.	50 mg	50	Hôp.	–	1	Hôp.	–

DOPAMINE PIERRE FABRE ★★★

• **Composition :** Dopamine.
• **Domaine :** Cardio-vasculaire.
• **Activité :** Antihypotenseur. Cardiotonique.
• **Classe :** Stimulant dopaminergique et bêta-adrénergique.

Indications : État de choc de toute origine.

Contre-indications : Troubles du rythme ventriculaire.

Effets indésirables : Entraîne nausées, vomissements. Vasoconstriction. Tachycardie. Troubles du rythme ventriculaire.

Précautions d'emploi : Surveillance du traitement en centre spécialisé. Prudence en cas d'infarctus ou de maladie artérielle.

Interactions : Possible avec les anesthésiques volatils.

Surdosage : Nausées, vomissements. Hypertension artérielle. Tachycardie.

☞ *Sur prescription médicale.*

• PIERRE FABRE

Forme	Dosage	N. d'unités	Prix	Prix/jour	Liste	Remb. S.S.	Comm.
Amp. inj.	50 mg	50	Hôp.	–	1	Hôp.	1976
Amp. inj	200 mg	20	Hôp.	–	1	Hôp.	1988

DOPERGINE ★★★

• **Composition :** Lisuride.
• **Domaine :** Neuropsychiatrie. Endocrinologie.
• **Activité :** Antiparkinsonien. Inhibiteur de la prolactine.
• **Classe :** Agoniste dopaminergique.

Indications : Maladie de Parkinson en association avec la lévodopa. Hyperprolactinémie entraînant troubles des règles, stérilité, galactorrhée.

Contre-indications : Insuffisance hépatique. Confusion mentale. Psychose.

Effets indésirables : Troubles digestifs, hypotension orthostatique. Confusion mentale.

Précautions d'emploi : Administrer au cours des repas. Les doses seront augmentées progressivement et réparties dans la journée.

Interactions : Ne pas associer aux neuroleptiques.

Surdosage : Entraîne des troubles digestifs avec vomissements.

☞ *Sur prescription médicale.*

• SCHERING

Forme	Dosage	N. d'unités	Prix	Prix/jour	Liste	Remb. S.S.	Comm.
Comprimé	0,2 mg	30	61,30	2 à 12	1	65 %	1991
Comprimé	0,5 mg	30	115,10	2 à 12	1	65 %	1991

DOPRAM ★★★

• **Composition :** Doxapram.
• **Domaine :** Pneumologie. Anesthésie. Réanimation.
• **Activité :** Stimulant respiratoire.

Indications : Traitement des insuffisances respiratoires d'origine centrale. Traitement adjuvant des insuffisances respiratoires chroniques. Dépression respiratoire postanesthésique. Dépression respiratoire des comas toxiques.

Contre-indications : Épilepsie ou convulsions. Hypertension artérielle sévère. Accidents vasculaires cérébraux. Enfant.

Effets indésirables : Maux de tête, vertiges, tremblements, hypertension, bouffées de chaleur, sueurs. Convulsions.

Précautions d'emploi : Administration par voie intramusculaire ou intra-veineuse. Donne une réaction positive au contrôle antidopage.

Interactions : Ne pas associer aux antidépresseurs de type IMAO.

☞ *Usage hospitalier.*

• WYETH FRANCE

Forme	Dosage	N. d'unités	Prix	Prix/jour	Liste	Remb. S.S.	Comm.
Amp. inj.	60 mg	2	Hôp.	–	1	Hôp.	1969
Amp. inj.	60 mg	50	Hôp.	–	1	Hôp.	1969
Flacon inj.	400 mg	1	Hôp.	–	1	Hôp.	1969

DOPS ★★

• **Composition :** Bicarbonate de sodium, carbonate de calcium, phosphate de calcium, hydroxyde de magnésium, dioxyde de titane, etc.
• **Domaine :** Gastro-entérologie.
• **Activité :** Antiacide œso-gastrique.
• **Classe :** Sel de magnésium. Sel de calcium.

Indications : Traitement symptomatique des douleurs liées aux affections œso-gastro-duodénales.

Contre-indications : Insuffisance rénale sévère.

Précautions d'emploi : En cas de régime désodé, tenir compte du fait que chaque cuiller à café contient l'équivalent de 1 g de sel.

Interactions : Entraîne une diminution de l'absorption d'un grand nombre de médicaments. Il convient donc de respecter un délai de 2 heures entre la prise du produit et d'autres traitements.

☞ *Vendu sans ordonnance.*

• FUCA

Forme	Dosage	N. d'unités	Prix	Prix/jour	Liste	Remb. S.S.	Comm.
Comprimé	–	30	34,40*	–	0	0 %	1964
Poudre	–	115 g	34,40*	–	0	0 %	1919

DOSASTÉRYL ★★★

• **Composition :** Alginate de calcium.
• **Domaine :** Hémostase.
• **Activité :** Hémostatique local.

Indications : Hémorragies de surface.

Contre-indications : Ne pas appliquer sur les plaies infectées.

☞ *Vendu sans ordonnance.*

• LDM

Forme	Dosage	N. d'unités	Prix	Prix/jour	Liste	Remb. S.S.	Comm.
Compresse	5 x 5	5	Libre	–	0	0 %	1989
Compresse	10 x 10	10	Libre	–	0	0 %	1989
Compresse	10 x 20	10	Hôp.	–	0	Hôp.	1988

DOSSIFIL ★★★

• **Composition :** Ergocalciférol, hypophosphite de calcium, pantothénate de calcium.
• **Domaine :** Nutrition et métabolisme.
• **Activité :** Vitamines liposolubles. Éléments minéraux
• **Classe :** Vitamine D. Calcium.

Indications : Traitement préventif et curatif du rachitisme. Tétanie et spasmophilie hypocalcémique. Décalcifications de la femme enceinte et du vieillard. Ostéomalacie.

Contre-indications : Hypersensibilité à la vitamine D. Hypercalcémie, hypercalciurie, lithiase calcique.

Effets indésirables : L'apparition d'un effet secondaire doit faire craindre un surdosage.

Précautions d'emploi : Chez la femme allaitant, éviter les fortes doses.

Interactions : Ne pas associer plusieurs produits contenant de la vitamine D (huile de foie de morue).

Surdosage : Entraîne des troubles de l'appétit, des nausées, des vomissements, une soif intense traduisant une hypercalcémie. Puis peut apparaître une hypertension intracrânienne.

☞ *Vendu sans ordonnance.*

• THÉRICA

Forme	Dosage	N. d'unités	Prix	Prix/jour	Liste	Remb. S.S.	Comm.
Amp. buv.	0,1 mg	24	24,40	–	0	65 %	1994

DOTAREM ★★★

• **Composition :** Gadotérate de méglumine.
• **Domaine :** Imagerie médicale.
• **Activité :** Produit de contraste pour IRM.
• **Classe :** Produit paramagnétique.

Indications : *IRM neuroradiologique*, Tumeurs expansives intracrânienne ou intrarachidienne. *IRM abdominales*, tumeurs hépatiques primitive ou secondaire. *IRM osseuse*, tumeur primitive de l'os et des parties molles.

Contre-indications : Non indiqué chez la femme enceinte.

☞ *Sur prescription médicale.*

• GUERBET

Forme	Dosage	N. d'unités	Prix	Prix/jour	Liste	Remb. S.S.	Comm.
Amp. inj.	10 ml	1	332,10	–	2	65 %	1994
Amp. inj.	15 ml	1	480,00	–	2	65 %	1994
Amp. inj.	20 ml	1	621,80	–	2	65 %	1994

DOUCINE

- **Composition :** Acide salicylique, essence de géranium, essence de jasmin, talc, amidon de maïs.
- **Domaine :** Dermatologie.
- **Activité :** Divers.

Indications : Utilisé dans les démangeaisons, les irritations et les rougeurs cutanées.

Précautions d'emploi : Risque de sensibilisation cutanée.

☞ *Vendu sans ordonnance.*

- C.P.F.

Forme	Dosage	N. d'unités	Prix	Prix/ jour	Liste	Remb. S.S.	Comm.
Poudre externe	–	120 g	19,20*	–	0	0 %	–

DOUDOL ★

- **Composition :** Codéthyline, émétine, chlorure d'ammonium.
- **Domaine :** Pneumologie.
- **Activité :** Antitussif.
- **Classe :** Opium et dérivés.

Indications : Traitement des affections de l'arbre respiratoire : rhume, bronchite, toux.

Contre-indications : Enfant de moins de 15 ans. Asthme, insuffisance respiratoire. Insuffisance rénale ou hépatique.

Effets indésirables : Constipation, somnolence, nausées, vomissements, dépression respiratoire. L'augmentation des doses et la prolongation de l'administration peuvent conduire à la dépendance et à la toxicomanie.

Précautions d'emploi : Ne pas prendre d'alcool pendant le traitement. Prudence chez le sujet âgé. Déconseillé chez la femme enceinte ou allaitant. Le traitement doit être de courte durée. Donne une réaction positive au contrôle antidopage.

Interactions : L'activité et les effets secondaires peuvent être augmentés par les autres dépresseurs du système nerveux central.

Surdosage : Entraîne une somnolence avec dépression des centres respiratoires imposant l'hospitalisation.

☞ *Vendu sans ordonnance.*

- MONOT

Forme	Dosage	N. d'unités	Prix	Prix/jour	Liste	Remb. S.S.	Comm.
Sirop adulte	–	150 ml	36,00*	–	0	0 %	1973
Sirop enfant	–	125 ml	29,90*	–	0	0 %	1973

DOXIUM ★★

- **Composition :** Dobésilate de calcium.
- **Domaine :** Cardio-vasculaire.
- **Activité :** Vasculoprotecteur.

Indications : Signes fonctionnels de l'insuffisance veino-lymphatique : jambes lourdes, œdèmes, crampes. Troubles de la circulation rétinienne, en particulier rétinopathie diabétique. Fragilité capillaire : saignement de nez ou des gencives.

Effets indésirables : Douleurs gastriques, nausées.

Précautions d'emploi : Contient des sulfites.

☞ *Vendu sans ordonnance.*

- SYNTHÉLABO

Forme	Dosage	N. d'unités	Prix	Prix/jour	Liste	Remb. S.S.	Comm.
Comprimé	250 mg	30	34,40	3,5	0	35 %	1971

DOXORUBICINE DAKOTA PHARM ★★★

- **Composition :** Doxorubicine.
- **Domaine :** Cancérologie.
- **Activité :** Antinéoplasique. Cytostatique.
- **Classe :** Anthracycline.

Indications : Cancer du sein, du poumon, de la vessie, de l'ovaire, de l'estomac. Sarcome des os et des parties molles. Tumeurs solides de l'enfant. Maladie de Hodgkin, lymphome non hodgkinien. Leucémies aiguës et chroniques.

Contre-indications : Grossesse et allaitement. Patients présentant une insuffisance cardiaque.

Effets indésirables : Troubles digestifs : nausées, vomissements, diarrhée. Perte des cheveux. Troubles sanguins : anémie, leucopénie, thrombopénie. Troubles cardiaques avec modification de l'électrocardiogramme, insuffisance cardiaque progressive.

Précautions d'emploi : Prudence chez l'insuffisant hépatique. Nécessité d'une surveillance régulière de la formule sanguine afin de guider les administrations ultérieures. Des bilans cardiaques réguliers sont nécessaires : échographie, hémodynamique isotopique. Déconseillé chez la femme enceinte ou allaitant.

Interactions : La cyclophosphamide augmente la cardiotoxicité du produit. Le produit augmente l'hépatotoxicité de la mercaptopurine. Ne pas associer à la ciclosporine. Ne pas faire pendant le traitement de vaccination utilisant des germes vivants.

☞ *Sur prescription médicale. Usage hospitalier.*

- DAKOTA PHARM

Forme	Dosage	N. d'unités	Prix	Prix/ jour	Liste	Remb. S.S.	Comm.
Fl. inj. voie IV	10 mg	1	Hôp.	–	1	Hôp.	1992
Fl. inj. voie IV	50 mg	1	Hôp.	–	1	Hôp.	1992

DOXORUBICINE DIATECH ★★★

- **Composition :** Doxorubicine.
- **Domaine :** Cancérologie.
- **Activité :** Antinéoplasique. Cytostatique.
- **Classe :** Anthracycline.

Indications : Cancer du sein, du poumon, de la vessie, de l'ovaire, de l'estomac. Sarcome des os et des parties molles. Tumeurs solides de l'enfant. Maladie de Hodgkin, lymphome non hodgkinien. Leucémies aiguës et chroniques.

Contre-indications : Grossesse et allaitement. Patients présentant une insuffisance cardiaque.

Effets indésirables : Troubles digestifs : nausées, vomissements, diarrhée. Perte des cheveux. Troubles sanguins : anémie, leucopénie, thrombopénie. Troubles cardiaques avec modification de l'électrocardiogramme, insuffisance cardiaque progressive.

Précautions d'emploi : Prudence chez l'insuffisant hépatique. Nécessité d'une surveillance régulière de la formule sanguine afin de guider les administrations ultérieures. Des bilans cardiaques réguliers sont nécessaires : échographie, hémodynamique isotopique. Déconseillé chez la femme enceinte ou allaitant.

Interactions : La cyclophosphamide augmente la cardiotoxicité du produit. Le produit augmente l'hépatotoxicité de la mercaptopurine. Ne pas associer à la ciclosporine. Ne pas faire pendant le traitement de vaccination utilisant des germes vivants.

☞ *Sur prescription médicale. Usage hospitalier.*

- DIATECH

Forme	Dosage	N. d'unités	Prix	Prix/ jour	Liste	Remb. S.S.	Comm.
Fl. inj. voie IV	10 mg	1	Hôp.	–	1	Hôp.	1992
Fl. inj. voie IV	10 mg	10	Hôp.	–	1	Hôp.	1992
Fl. inj. voie IV	50 mg	1	Hôp.	–	1	Hôp.	1992
Fl. inj. voie IV	50 mg	10	Hôp.	–	1	Hôp.	1992

DOXY 100 ★★★

- **Composition :** Doxycycline.
- **Domaine :** Infectiologie.
- **Activité :** Antibiotique.
- **Classe :** Cycline.

Indications : Infections aux germes suivants : Brucella, Pasteurella, mycoplasmes, Chlamydia, rickettsies, gonocoques, leptospires, tréponèmes, Haemophilus, vibrions. Infections à manifestations broncho-pulmonaires, ORL, ophtalmiques, génito-urinaires, cutanées ou septicémiques.

Contre-indications : Allergie aux cyclines. Enfant de moins de 8 ans (risque de coloration dentaire).

Effets indésirables : Troubles digestifs : nausées, vomissements, diarrhées, candidoses ano-génitales. Réactions allergiques : urticaire, œdème de la face, choc anaphylactique. Réactions de photosensibilisation : érythrodermies. Anémies, neutropénies, éosinophilies. Coloration jaune des dents ou anomalies dentaires en cas d'administration à l'enfant de moins de 8 ans.

Précautions d'emploi : Prendre le produit au cours des repas. Prudence en cas d'insuffisance hépatique ou rénale. Ne pas s'exposer au soleil. Contre-indiqué chez la femme enceinte et allaitant. Ne pas ouvrir les gélules.

Interactions : Ne pas associer aux rétinoïdes (dérivés de la vitamine A). L'activité du produit est diminuée par les antiépileptiques, les sels ferreux, les pansements gastriques. Peut augmenter l'effet des anticoagulants oraux.

☞ *Sur prescription médicale.*

- ELERTÉ

Forme	Dosage	N. d'unités	Prix	Prix/jour	Liste	Remb. S.S.	Comm.
Gélule	100 mg	5	20,50	4 à 8	1	65 %	1986

DOXYCLINE PLANTIER ★★★

- **Composition :** Doxycycline.
- **Domaine :** Infectiologie.
- **Activité :** Antibiotique.
- **Classe :** Cycline.

Indications : Infections aux germes suivants : Brucella, Pasteurella, mycoplasmes, Chlamydia, rickettsies, gonocoques, leptospires, tréponèmes, Haemophilus, vibrions. Infections à manifestations broncho-pulmonaires, ORL, ophtalmiques, génito-urinaires, cutanées ou septicémiques.

Contre-indications : Allergie aux cyclines. Enfant de moins de 8 ans (risque de coloration dentaire).

Effets indésirables : Troubles digestifs : nausées, vomissements, diarrhées, candidoses ano-génitales. Réactions allergiques : urticaire, œdème de la face, choc anaphylactique. Réactions de photosensibilisation : érythrodermies. Anémies, neutropénies, éosinophilies. Coloration jaune des dents ou anomalies dentaires en cas d'administration à l'enfant de moins de 8 ans.

Précautions d'emploi : Prendre le produit au cours des repas. Prudence en cas d'insuffisance hépatique ou rénale. Ne pas s'exposer au soleil. Contre-indiqué chez la femme enceinte et allaitant. Ne pas ouvrir les gélules.

Interactions : Ne pas associer aux rétinoïdes (dérivés de la vitamine A). L'activité du produit est diminuée par les antiépileptiques, les sels ferreux, les pansements gastriques. Peut augmenter l'effet des anticoagulants oraux.

☞ *Sur prescription médicale.*

- ASTA MEDICA

Forme	Dosage	N. d'unités	Prix	Prix/jour	Liste	Remb. S.S.	Comm.
Gélule	100 mg	6	28,50	4 à 8	1	65 %	1986

DOXYCLINE RATIOPHARM ★★★

- **Composition :** Doxycycline.
- **Domaine :** Infectiologie.
- **Activité :** Antibiotique.
- **Classe :** Cycline.

Indications : Infections aux germes suivants : Brucella, Pasteurella, mycoplasmes, Chlamydia, rickettsies, gonocoques, leptospires, tréponèmes, Haemophilus, vibrions. Infections à manifestations broncho-pulmonaires, ORL, ophtalmiques, génito-urinaires, cutanées ou septicémiques.

Contre-indications : Allergie aux cyclines. Enfant de moins de 8 ans (risque de coloration dentaire).

Effets indésirables : Troubles digestifs : nausées, vomissements, diarrhées, candidoses ano-génitales. Réactions allergiques : urticaire, œdème de la face, choc anaphylactique. Réactions de photosensibilisation : érythrodermies. Anémies, neutropénies, éosinophilies. Coloration jaune des dents ou anomalies dentaires en cas d'administration à l'enfant de moins de 8 ans.

Précautions d'emploi : Prendre le produit au cours des repas. Prudence en cas d'insuffisance hépatique ou rénale. Ne pas s'exposer au soleil. Contre-indiqué chez la femme enceinte et allaitant. Ne pas ouvrir les gélules.

Interactions : Ne pas associer aux rétinoïdes (dérivés de la vitamine A). L'activité du produit est diminuée par les antiépileptiques, les sels ferreux, les pansements gastriques. Peut augmenter l'effet des anticoagulants oraux.

☞ *Sur prescription médicale.*

• LAFON RATIOPHARM

Forme	Dosage	N. d'unités	Prix	Prix/jour	Liste	Remb. S.S.	Comm.
Gélule	100 mg	5	18,20	3,6 à 11	1	65 %	1992

DOXYGRAM ★★★

• **Composition :** Doxycycline.
• **Domaine :** Infectiologie.
• **Activité :** Antibiotique.
• **Classe :** Cycline.

Indications : Infections aux germes suivants : Brucella, Pasteurella, mycoplasmes, Chlamydia, rickettsies, gonocoques, leptospires, tréponèmes, Haemophilus, vibrions. Infections à manifestations broncho-pulmonaires, ORL, ophtalmiques, génito-urinaires, cutanées ou septicémiques.

Contre-indications : Allergie aux cyclines. Enfant de moins de 8 ans (risque de coloration dentaire).

Effets indésirables : Troubles digestifs : nausées, vomissements, diarrhées, candidoses ano-génitales. Réactions allergiques : urticaire, œdème de la face, choc anaphylactique. Réactions de photosensibilisation : érythrodermies. Anémies, neutropénies, éosinophilies. Coloration jaune des dents ou anomalies dentaires en cas d'administration à l'enfant de moins de 8 ans.

Précautions d'emploi : Prendre le produit au cours des repas. Prudence en cas d'insuffisance hépatique ou rénale. Ne pas s'exposer au soleil. Contre-indiqué chez la femme enceinte et allaitant. Ne pas ouvrir les gélules.

Interactions : Ne pas associer aux rétinoïdes (dérivés de la vitamine A). L'activité du produit est diminuée par les antiépileptiques, les sels ferreux, les pansements gastriques. Peut augmenter l'effet des anticoagulants oraux.

☞ *Sur prescription médicale.*

• NEGMA

Forme	Dosage	N. d'unités	Prix	Prix/jour	Liste	Remb. S.S.	Comm.
Gélule	100 mg	5	17,40	7	1	65 %	1983

DOXYLETS ★★★

• **Composition :** Doxycycline.
• **Domaine :** Infectiologie.
• **Activité :** Antibiotique.
• **Classe :** Cycline.

Indications : Infections aux germes suivants : Brucella, Pasteurella, mycoplasmes, Chlamydia, rickettsies, gonocoques, leptospires, tréponèmes, Haemophilus, vibrions. Infections à manifestations broncho-pulmonaires, ORL, ophtalmiques, génito-urinaires, cutanées ou septicémiques.

Contre-indications : Allergie aux cyclines. Enfant de moins de 8 ans (risque de coloration dentaire).

Effets indésirables : Troubles digestifs : nausées, vomissements, diarrhées, candidoses ano-génitales. Réactions allergiques : urticaire, œdème de la face, choc anaphylactique. Réactions de photosensibilisation : érythrodermies. Anémies, neutropénies, éosinophilies. Coloration jaune des dents ou anomalies dentaires en cas d'administration à l'enfant de moins de 8 ans.

Précautions d'emploi : Prendre le produit au cours des repas. Prudence en cas d'insuffisance hépatique ou rénale. Ne pas s'exposer au soleil. Contre-indiqué chez la femme enceinte et allaitant. Ne pas ouvrir les gélules.

Interactions : Ne pas associer aux rétinoïdes (dérivés de la vitamine A). L'activité du produit est diminuée par les antiépileptiques, les sels ferreux, les pansements gastriques. Peut augmenter l'effet des anticoagulants oraux.

☞ *Sur prescription médicale.*

• CCD

Forme	Dosage	N. d'unités	Prix	Prix/jour	Liste	Remb. S.S.	Comm.
Gélule	100 mg	5	18,70	4 à 7,5	1	65 %	1991

DRAGÉES FUCA ✣

• **Composition :** Bourdaine, cascara, fucus.
• **Domaine :** Gastro-entérologie.
• **Activité :** Laxatif stimulant.
• **Classe :** Anthraquinonique.

Indications : Traitement symptomatique de la constipation associé aux mesures hygiéno-diététiques.

Contre-indications : Constipation récente inexpliquée, persistante, n'ayant pas fait l'objet d'examens médicaux. Colopathies organiques inflammatoires. Syndrome occlusif. Douleurs abdominales. Enfant de moins de 12 ans. Insuffisance rénale.

Effets indésirables : Diarrhées. Douleurs abdominales. Mélanose recto-colique. Hypokaliémie. Maladie des laxatifs. Insuffisance rénale.

Précautions d'emploi : Déconseillé chez la femme allaitant. Pas d'utilisation prolongée.

Interactions : Ne pas associer aux diurétiques hypokaliémiants, aux anti-inflammatoires corticoïdes. Ne pas associer à certains antiarythmisants : sotalol, quinidine, amiodarone. Prudence en cas d'association avec les digitaliques, les dérivés de la vincamine.

Surdosage : Entraîne une diarrhée et des troubles hydro-électrolytiques graves.

☞ *Vendu sans ordonnance. Présente des dangers en cas d'utilisation prolongée.*

• FUCA

Forme	Dosage	N. d'unités	Prix	Prix/jour	Liste	Remb. S.S.	Comm.
Comprimé	–	60	45,20*	–	0	0 %	1968

DRAGÉES VÉGÉTALES REX ✣

• **Composition :** Bourdaine, cascara.
• **Domaine :** Gastro-entérologie.
• **Activité :** Laxatif stimulant.
• **Classe :** Anthraquinonique.

Indications : Traitement symptomatique de la constipation associé aux mesures hygiéno-diététiques.

Contre-indications : Constipation récente inexpliquée, persistante, n'ayant pas fait l'objet d'examens médicaux. Colopathies organiques inflammatoires. Syndrome occlusif. Douleurs abdominales. Enfant de moins de 12 ans. Insuffisance rénale.

Effets indésirables : Diarrhées. Douleurs abdominales. Mélanose recto-colique. Hypokaliémie. Maladie des laxatifs. Insuffisance rénale.

Précautions d'emploi : Déconseillé chez la femme allaitant. Pas d'utilisation prolongée.

Interactions : Ne pas associer aux diurétiques hypokaliémiants, aux anti-inflammatoires corticoïdes. Ne pas associer à certains antiarythmisants : sotalol, quinidine, amiodarone. Prudence en cas d'association avec les digitaliques, les dérivés de la vincamine.

Surdosage : Entraîne une diarrhée et des troubles hydro-électrolytiques graves.

☞ *Vendu sans ordonnance. Présente des dangers en cas d'utilisation prolongée.*

• LEHNING

Forme	Dosage	N. d'unités	Prix	Prix/jour	Liste	Remb. S.S.	Comm.
Comprimé	–	40	10,00	–	0	35 %	1952

DRAINACTIL ✣

• **Composition :** Boldo, bouleau, cassis.
• **Domaine :** Gastro-entérologie.
• **Activité :** Divers.

Indications : Utilisé pour favoriser les fonctions d'élimination rénale ou digestive.

☞ *Vendu sans ordonnance.*

• IPRAD

Forme	Dosage	N. d'unités	Prix	Prix/jour	Liste	Remb. S.S.	Comm.
Sol. buvable	–	50 ml	68,10*	4 à 8	0	0 %	1995

DRAMAMINE ★★

- **Composition :** Dimenhydrinate.
- **Domaine :** Gastro-entérologie.
- **Activité :** Antinaupathique.
- **Classe :** Antihistaminique H1.

Indications : Mal des transports.

Contre-indications : Glaucome. Troubles urétro-prostatiques liés à l'adénome prostatique.

Effets indésirables : Somnolence diurne, sécheresse de la bouche, troubles visuels, constipation, confusion mentale chez le sujet âgé.

Précautions d'emploi : La prise de boissons alcoolisées est déconseillée. Non conseillé chez la femme enceinte ou allaitant.

Interactions : Ne pas associer à d'autres dépresseurs du système nerveux, à d'autres anticholinergiques : atropine.

Surdosage : Peut entraîner des convulsions ou un délire hallucinatoire.

☞ *Vendu sans ordonnance.*

- SEARLE

Forme	Dosage	N. d'unités	Prix	Prix/jour	Liste	Remb. S.S.	Comm.
Comprimé	50 mg	20	31,00*	–	0	0 %	1958

DRILL EXPECTORANT ★

- **Composition :** Carbocystéine.
- **Domaine :** Pneumologie.
- **Activité :** Fluidifiant bronchique. Expectorant.
- **Classe :** Dérivé de la cystéine.

Indications : Traitement des troubles de la sécrétion bronchique au cours des affections des voies respiratoires : bronchites aiguës ou chroniques, trachéo-bronchites.

Contre-indications : Ulcère gastro-duodénal.

Effets indésirables : Troubles digestifs : gastralgie, nausées, diarrhée.

Interactions : Ne pas associer aux antitussifs ou aux asséchants bronchiques de type anticholinergique.

☞ *Vendu sans ordonnance.*

- PIERRE FABRE

Forme	Dosage	N. d'unités	Prix	Prix/ jour	Liste	Remb. S.S.	Comm.
Comprimé	750 mg	20	36,00*	–	0	0 %	1993
Sirop	50 mg/ml	150 ml	36,00*	–	0	0 %	1993
Sirop ad. ss sucre	50 mg/ml	150 ml	36,00*	–	0	0 %	1995
Sirop enf. ss sucre	–	250 ml	45,00*	–	0	0 %	1995

DRILL MIEL ROSAT ★

- **Composition :** Chlorhexidine, tétracaïne.
- **Domaine :** ORL. Stomatologie.
- **Activité :** Anesthésique local. Antiseptique local.
- **Classe :** Biguanide.

Indications : Traitement local d'appoint antibactérien et antalgique des affections de la muqueuse buccale et de l'oropharynx.

Contre-indications : Enfant de moins de 6 ans. Sensibilisation préalable au produit, en particulier aux anesthésiques locaux.

Effets indésirables : Possibilité d'éruptions cutanées allergiques. Coloration brune de la langue et des dents.

Précautions d'emploi : Traitement de courte durée. Donne une réaction positive au contrôle antidopage.

Interactions : Ne pas associer à d'autres antiseptiques.

☞ *Vendu sans ordonnance.*

- PIERRE FABRE

Forme	Dosage	N. d'unités	Prix	Prix/jour	Liste	Remb. S.S.	Comm.
Pastille	–	24	31,50*	–	0	0 %	1992

DRILL PASTILLES ★

- **Composition :** Chlorhexidine, tétracaïne, acide ascorbique, glycyrrhizinate d'ammonium.
- **Domaine :** ORL. Stomatologie.
- **Activité :** Anesthésique local. Antiseptique local.
- **Classe :** Biguanide.

Indications : Traitement local d'appoint antibactérien et antalgique des affections de la muqueuse buccale et de l'oropharynx.

Contre-indications : Enfant de moins de 6 ans. Sensibilisation préalable au produit, en particulier aux anesthésiques locaux.

Effets indésirables : Possibilité d'éruptions cutanées allergiques. Coloration brune de la langue et des dents.

Précautions d'emploi : Traitement de courte durée. Donne une réaction positive au contrôle antidopage.

Interactions : Ne pas associer à d'autres antiseptiques.

☞ *Vendu sans ordonnance.*

- PIERRE FABRE

Forme	Dosage	N. d'unités	Prix	Prix/jour	Liste	Remb. S.S.	Comm.
Pastille	–	24	31,50*	–	0	0 %	1984
Pastille ss sucre	–	24	33,90*	–	0	0 %	1991

DRILL RHINITES ★★

- **Composition :** Pseudœphédrine.
- **Domaine :** ORL.
- **Activité :** Décongestionnant. Vasoconstricteur rhino-pharyngé.
- **Classe :** Stimulant alpha-adrénergique.

Indications : Traitement symptomatique de l'obstruction aiguë nasale au cours du coryza. Un traitement anti-infectieux associé peut être nécessaire.

Contre-indications : Hypersensibilité au produit. Enfant de moins de 12 ans. Traitement par les antidépresseurs de type IMAO.

Effets indésirables : Nervosité, insomnie, sécheresse de la bouche.

Précautions d'emploi : Prudence chez le sujet âgé et chez les patients présentant une hypertension, des troubles du rythme cardiaque, des antécédents d'infarctus du myocarde, de troubles vésico-prostatiques. Donne une réaction positive au contrôle antidopage.

Interactions : Ne pas associer aux antidépresseurs de type IMAO, ni à certains antihypertenseurs.

Surdosage : Entraîne une stimulation du système nerveux : hallucinations, convulsions, imposant une surveillance hospitalière.

☞ *Vendu sans ordonnance.*

- PIERRE FABRE

Forme	Dosage	N. d'unités	Prix	Prix/jour	Liste	Remb. S.S.	Comm.
Gélule	120 mg	10	35,00*	7	0	0 %	1993

DRILL TOUX SÈCHE ★★

- **Composition :** Dextrométhorphane.
- **Domaine :** Pneumologie.
- **Activité :** Antitussif.
- **Classe :** Opium et dérivés.

Indications : Traitement symptomatique des toux non productives.

Contre-indications : Asthme, insuffisance respiratoire. Enfant de moins de 15 ans (sirop adulte), de moins de 6 ans (sirop enfant). Traitement par les antidépresseurs IMAO.

Effets indésirables : Somnolence, nausées, vomissements. Réactions cutanées allergiques. Vertiges.

Précautions d'emploi : Ne pas prendre d'alcool pendant le traitement. Prudence chez le sujet âgé. Déconseillé chez la femme enceinte ou allaitant. Le traitement doit être de courte durée.

Interactions : L'activité et les effets secondaires peuvent être augmentés par association à d'autres dépresseurs du système nerveux central. Ne jamais associer aux antidépresseurs IMAO.

Surdosage : Entraîne une somnolence avec possible dépression des centres respiratoires et convulsions imposant l'hospitalisation.

☞ *Vendu sans ordonnance.*

• PIERRE FABRE

Forme	Dosage	N. d'unités	Prix	Prix/jour	Liste	Remb. S.S.	Comm.
Sirop adulte	3 mg/ml	150 ml	38,00*	–	0	0 %	1993
Sirop enfant	1 mg/ml	150 ml	32,00*	–	0	0 %	1993

DRIPTANE ★★

• **Composition :** Oxybutynine.
• **Domaine :** Uro-néphrologie.
• **Activité :** Antispasmodique vésical.
• **Classe :** Anticholinergique.

Indications : Traitement de l'impériosité urinaire. Enurésie, immaturité vésicale.

Contre-indications : Glaucome, adénome prostatique. Atonie intestinale. Bronchite chronique. Myasthénie.

Effets indésirables : Sécheresse de la bouche, troubles visuels, constipation.

Interactions : Ne pas associer à d'autres produits anticholinergiques : antidépresseurs, neuroleptiques, antihistaminiques, etc.

Surdosage : Peut entraîner une paralysie respiratoire et des troubles psychiques.

☞ *Sur prescription médicale.*

• DEBAT

Forme	Dosage	N. d'unités	Prix	Prix/jour	Liste	Remb. S.S.	Comm.
Comprimé	5 mg	60	48,30	2,4	2	35 %	1994

DROLEPTAN ★★★

• **Composition :** Dropéridol.
• **Domaine :** Neuropsychiatrie.
• **Activité :** Neuroleptique.
• **Classe :** Butyrophénone.

Indications : État d'agitation au cours des psychoses aiguës ou chroniques. Préparation à l'anesthésie.

Contre-indications : Patients présentant une dépression sévère ou une maladie de Parkinson. L'association avec l'alcool est fortement déconseillée.

Effets indésirables : Sédation, somnolence, hypotension orthostatique, rigidité et mouvements anormaux, troubles des règles, impuissance, prise de poids. Parfois éruptions cutanées. Bien plus rarement apparition de fièvre, de sueurs, d'une chute tensionnelle imposant un traitement d'urgence.

Précautions d'emploi : La prudence s'impose chez le sujet âgé, cardiaque et chez la femme enceinte ou allaitant.

Interactions : Le produit potentialise tous les dépresseurs du système nerveux central, les antihypertenseurs. Il antagonise les effets de la lévodopa utilisée dans le traitement de la maladie de Parkinson.

Surdosage : Le surdosage entraîne un coma avec rigidité imposant l'hospitalisation.

☞ *Sur prescription médicale.*

• JANSSEN CILAG

Forme	Dosage	N. d'unités	Prix	Prix/jour	Liste	Remb. S.S.	Comm.
Sol. buv.	20 mg/ml	30 ml	48,40	3 à 18	1	65 %	1976
Amp. inj.	50 mg	1	14,70	3 à 15	1	65 %	1967

DROSETUX ❍

• **Composition :** Drosera rotondifolia 3CH, Arnica montana 3CH, Belladonna 3CH, Artemisia cina 3CH, Coccus cacti 3CH, Corallium rubrum 3CH, Cuprum 3CH, Ferrosi phosphas 3CH, Uragoga ipecacuanha 3CH, Solidago virga aurea 1CH aa.
• **Domaine :** Pneumologie.
• **Activité :** Antitussif.

Indications : Utilisé dans les toux de toute origine.

Précautions d'emploi : Pas d'utilisation prolongée sans avis médical.

☞ *Vendu sans ordonnance.*

• DOLISOS

Forme	Dosage	N. d'unités	Prix	Prix/jour	Liste	Remb. S.S.	Comm.
Sirop	–	150 ml	31,85*	–	0	0 %	–

DUBOISINE MARTINET ★★

- **Composition :** Sulfate d'hyoscyamine.
- **Domaine :** Ophtalmologie.
- **Activité :** Mydriatique.
- **Classe :** Anticholinergique.

Indications : Traitement des uvéites antérieures — iritis, iridocyclite — et postérieures. Obtention d'une paralysie de l'accommodation.

Contre-indications : Hypersensibilité au produit. Risque de glaucome aigu par fermeture de l'angle. Troubles vésico-prostatiques.

Effets indésirables : Sécheresse de la bouche, mydriase prolongée, troubles de la vision. Tachycardie, constipation, syndrome confusionnel.

Précautions d'emploi : Prudence chez le sujet âgé.

☞ *Sur prescription médicale.*

• CIBA VISION

Forme	Dosage	N. d'unités	Prix	Prix/jour	Liste	Remb. S.S.	Comm.
Collyre	1 %	15 ml	12,40	–	1	65 %	1991

DUCASE PILULES

- **Composition :** Colombo, quassia, cascara, réglisse, gentiane, oxalate ferreux.
- **Domaine :** Nutrition et métabolisme.
- **Activité :** Antiasthénique. Laxatif stimulant.
- **Classe :** Fer. Anthraquinonique.

Indications : Utilisé dans le traitement de l'asthénie fonctionnelle, en l'absence d'activité spécifique démontrée.

Contre-indications : Maladie inflammatoire du côlon. Syndrome douloureux abdominal.

Effets indésirables : Diarrhée, douleurs abdominales.

Précautions d'emploi : Colore les selles en noir. Traitement toujours de courte durée.

☞ *Vendu sans ordonnance.*

• MÉDECINE VÉGÉTALE

Forme	Dosage	N. d'unités	Prix	Prix/jour	Liste	Remb. S.S.	Comm.
Comprimé	–	40	43,30*	–	0	0 %	1913

DULCIBLEU

- **Composition :** Méthylthioninium, phényléphrine.
- **Domaine :** Ophtalmologie.
- **Activité :** Antiseptique local. Vasoconstricteur local.
- **Classe :** Stimulant alpha-adrénergique.

Indications : Traitement des affections et irritations du segment antérieur de l'œil d'origine allergique ou inflammatoire : conjonctivite, kératite, corps étranger.

Contre-indications : Hypersensibilité au produit. Glaucome. Enfant de moins de 7 ans.

Effets indésirables : Entraîne une dilatation de la pupille.

Précautions d'emploi : Prudence chez l'hypertendu et le cardiaque. Traitement de courte durée.

Interactions : Ne pas associer aux antidépresseurs de type IMAO.

☞ *Vendu sans ordonnance.*

• ALLERGAN

Forme	Dosage	N. d'unités	Prix	Prix/jour	Liste	Remb. S.S.	Comm.
Collyre	–	10 ml	11,50	–	0	65 %	1967

DULCICORTINE ★★★

- **Composition :** Hydrocortisone, néomycine.
- **Domaine :** Ophtalmologie.
- **Activité :** Antibiotique local. Anti-inflammatoire local.
- **Classe :** Anti-inflammatoire stéroïdien. Aminoside.

Indications : Conjonctivites aiguës et chroniques, blépharites, chalazions, orgelets, eczémas des paupières.

Contre-indications : Hypersensibilité au produit. Kératites virales, mycosiques. Infections bactériennes ou tuberculeuses de l'œil ou des paupières. Antécédents glaucomateux.

Effets indésirables : Douleur à l'application. Allergie palpébroconjonctivale. Hypertension oculaire. Kératite superficielle.

Précautions d'emploi : La durée du traitement sera la plus courte possible. L'usage prolongé implique une surveillance régulière de la tension oculaire et du cristallin. Non conseillé chez la femme enceinte ou allaitant. Le port des lentilles doit être évité. Peut donner une réaction positive au contrôle antidopage.

Surdosage : Un usage prolongé peut entraîner des signes généraux d'hypercorticisme.

☞ *Sur prescription médicale.*

• ALLERGAN

Forme	Dosage	N. d'unités	Prix	Prix/jour	Liste	Remb. S.S.	Comm.
Collyre	1 %	3 ml	10,50	–	1	65 %	1965

DULCILARMES ★★

- **Composition :** Polyvidone.
- **Domaine :** Ophtalmologie.
- **Activité :** Larmes artificielles.

Indications : Insuffisance de sécrétion lacrymale. Syndrome de l'œil sec. Port de lentilles cornéennes dures ou flexibles.

Contre-indications : Hypersensibilité à un composant.

Précautions d'emploi : Non conseillé avec les lentilles souples hydrophiles.

☞ *Vendu sans ordonnance.*

• ALLERGAN

Forme	Dosage	N. d'unités	Prix	Prix/jour	Liste	Remb. S.S.	Comm.
Collyre flacon	1,5 %	10 ml	10,60	–	0	65 %	1980
Collyre unidose	1,5 %	5	10,90*	–	0	0 %	1992
Collyre unidose	1,5 %	20	36,60*	–	0	0 %	1992

DULCIMYXINE ★★★

- **Composition :** Framycétine, polymyxine B.
- **Domaine :** Ophtalmologie.
- **Activité :** Antibiotique local.
- **Classe :** Aminoside. Polymyxine.

Indications : Infections superficielles de l'œil et de ses annexes : conjonctivites, kérato-conjonctivites, ulcères de la cornée, kératites bactériennes, blépharites, dacryocystites.

Contre-indications : Hypersensibilité au produit.

Effets indésirables : Irritation locale. Réactions allergiques : eczéma aigu de contact.

☞ *Vendu sans ordonnance.*

• ALLERGAN

Forme	Dosage	N. d'unités	Prix	Prix/jour	Liste	Remb. S.S.	Comm.
Collyre	–	10 ml	12,30	–	0	65 %	1968
Pomm. ophtalm.	–	5 g	11,60	–	0	65 %	1968

DULCION ★★

- **Composition :** Dihydroergotoxine.
- **Domaine :** Cardio-vasculaire.
- **Activité :** Vasodilatateur. Anti-ischémique.
- **Classe :** Antagoniste alpha-adrénergique. Agoniste dopaminergique. Dérivé de l'ergot de seigle.

Indications : Déficit intellectuel pathologique du sujet âgé. Accidents vasculaires cérébraux.

Contre-indications : Hypotension sévère.

Effets indésirables : Nausées, congestion nasale.

Précautions d'emploi : Éviter la prise à jeun. Non conseillé chez la femme enceinte.

☞ *Sur prescription médicale.*

- ALLERGAN

Forme	Dosage	N. d'unités	Prix	Prix/jour	Liste	Remb. S.S.	Comm.
Comprimé	4,5 mg	30	53,10	1,7	2	35 %	1986

DULCIPHAK

- **Composition :** Monométhyltrisilanol orthohydroxybenzoate de sodium, acide parahydroxycinnamique.
- **Domaine :** Ophtalmologie.
- **Activité :** Anticataracte. Biostimulant oculaire.

Indications : Proposé dans les opacités séniles du cristallin.

☞ *Vendu sans ordonnance.*

- ALLERGAN

Forme	Dosage	N. d'unités	Prix	Prix/jour	Liste	Remb. S.S.	Comm.
Collyre	–	10 ml	10,80	–	0	65 %	1976

DULCOLAX ★★

- **Composition :** Bisacodyl.
- **Domaine :** Gastro-entérologie.
- **Activité :** Laxatif stimulant.
- **Classe :** Bisacodyl.

Indications : Traitement symptomatique de la constipation associé aux mesures hygiéno-diététiques.

Contre-indications : Constipation récente inexpliquée, persistante, n'ayant pas fait l'objet d'examens médicaux. Colopathies organiques inflammatoires. Syndrome occlusif. Douleurs abdominales.

Effets indésirables : Diarrhée. Douleurs abdominales. Mélanose recto-colique. Hypokaliémie. Maladie des laxatifs. Insuffisance rénale. Enfant. La forme suppositoire peut entraîner des brûlures rectales ou une rectite.

Précautions d'emploi : Pas d'utilisation prolongée. Non conseillé chez la femme enceinte ou allaitant.

Interactions : Ne pas associer aux diurétiques hypokaliémiants, aux anti-inflammatoires corticoïdes. Ne pas associer à certains antiarythmisants : sotalol, quinidine, amiodarone. Prudence en cas d'association avec les digitaliques, les dérivés de la vincamine.

Surdosage : Entraîne une diarrhée et des troubles hydroélectrolytiques graves.

☞ *Vendu sans ordonnance.*

- BOEHRINGER INGELHEIM

Forme	Dosage	N. d'unités	Prix	Prix/jour	Liste	Remb. S.S.	Comm.
Comprimé	5 mg	20	28,80*	–	0	0 %	1963
Suppositoire	10 mg	6	26,00*	–	0	0 %	1963

DUOFILM ★

- **Composition :** Acide salicylique, acide lactique.
- **Domaine :** Dermatologie.
- **Activité :** Kératolytique. Verrucide. Coricide.
- **Classe :** Acide salicylique.

Indications : Traitement des verrues plantaires, des verrues vulgaires de la main et des verrues mosaïques.

Contre-indications : Intolérance ou allergie à l'acide salicylique.

Précautions d'emploi : Ne pas mettre en contact avec les muqueuses.

☞ *Vendu sans ordonnance.*

• STIEFEL

Forme	Dosage	N. d'unités	Prix	Prix/jour	Liste	Remb. S.S.	Comm.
Sol. locale	16,7 %	15 ml	39,90*	–	0	0 %	1981

DUPHALAC ★★★

• **Composition :** Lactulose.
• **Domaine :** Gastro-entérologie.
• **Activité :** Laxatif osmotique.
• **Classe :** Lactulose.

Indications : Traitement symptomatique de la constipation associé aux mesures hygiéno-diététiques. Encéphalopathie hépatique des cirrhoses.

Contre-indications : Constipation récente inexpliquée, persistante, n'ayant pas fait l'objet d'examens médicaux. Colopathies organiques inflammatoires. Syndrome occlusif. Douleurs abdominales.

Effets indésirables : Sensation de ballonnement abdominal. Flatulences. Diarrhée.

Précautions d'emploi : Ne pas mettre au réfrigérateur. Pas d'utilisation prolongée.

Surdosage : Entraîne une diarrhée.

☞ *Vendu sans ordonnance.*

• DUPHAR

Forme	Dosage	N. d'unités	Prix	Prix/jour	Liste	Remb. S.S.	Comm.
Sol. buv.	66 %	200 ml	22,40	1 à 3	0	35 %	1972
Sol. buv.	66 %	1 000 ml	Hôp.	–	0	Hôp.	1972
Sachet	10 g	20	30,90	1 à 2,5	0	35 %	1987
Sachet	10 g	400	Hôp.	–	0	Hôp.	1987

DUPHASTON ★★★

• **Composition :** Dydrogestérone.
• **Domaine :** Endocrinologie. Gynécologie.
• **Activité :** Progestative.
• **Classe :** Progestatif naturel.

Indications : Troubles des règles : irrégularités menstruelles, aménorrhées secondaires, ménométrorragies, syndrome prémenstruel, dysménorrhée. Endométriose. Stérilité par insuffisance lutéale. Ménopause. Mastopathie bénigne. Menace d'avortement.

Contre-indications : Altération de la fonction hépatique.

Effets indésirables : Parfois saignements intermenstruels.

☞ *Vendu sans ordonnance.*

• DUPHAR

Forme	Dosage	N. d'unités	Prix	Prix/jour	Liste	Remb. S.S.	Comm.
Comprimé	10 mg	10	24,40	2,5 à 7	0	65 %	1985

DURABOLIN ★★★

• **Composition :** Nandrolone.
• **Domaine :** Endocrinologie.
• **Activité :** Anabolisant.
• **Classe :** Androgène.

Indications : État de dénutrition du sujet âgé. Brûlure étendue, escarre. Ostéoporose du sujet âgé.

Contre-indications : Enfant. Femme jeune. Cancer de la prostate et adénome prostatique. Insuffisance hépatique.

Effets indésirables : Acné, séborrhée. Hirsutisme, chute des cheveux. Troubles des règles, aménorrhée.

Précautions d'emploi : Donne une réaction positive au contrôle antidopage. Déconseillé chez la femme enceinte ou allaitant.

Interactions : Potentialisation possible des antidiabétiques oraux.

☞ *Sur prescription médicale.*

• ORGANON

Forme	Dosage	N. d'unités	Prix	Prix/jour	Liste	Remb. S.S.	Comm.
Amp. inj.	25 mg	4	31,90*	–	2	0 %	1959

DURANEST ★★★

- **Composition :** Etidocaïne.
- **Domaine :** Anesthésie. Réanimation.
- **Activité :** Anesthésique local.

Indications : Anesthésie locale et locorégionale par infiltration. Anesthésie péridurale.

Contre-indications : Sujet allergique, en particulier aux anesthésiques locaux et aux sulfites. Enfant de moins de 10 ans. Épileptique. Troubles de la conduction cardiaque.

Effets indésirables : Réactions allergiques cutanées, choc anaphylactique avec collapsus cardio-vasculaire, convulsions, apnée.

Précautions d'emploi : Chez le sujet allergique, il est souvent utile de faire un test de tolérance préalable. Donne une réaction positive au contrôle antidopage.

Surdosage : Peut entraîner des manifestations toxiques neurologiques et cardiaques.

☞ *Sur prescription médicale.*

- ASTRA FRANCE

Forme	Dosage	N. d'unités	Prix	Prix/jour	Liste	Remb. S.S.	Comm.
Fl. inj. 20 ml	1 %	1	Hôp.	–	2	Hôp.	1977

DURANEST ADRÉNALINE ★★★

- **Composition :** Etidocaïne, épinéphrine.
- **Domaine :** Anesthésie. Réanimation.
- **Activité :** Anesthésique local.

Indications : Anesthésie locale et locorégionale par infiltration.

Contre-indications : Sujet allergique, en particulier aux anesthésiques locaux et aux sulfites. Enfant de moins de 10 ans. Épileptique. Troubles de la conduction cardiaque. Anesthésie des extrémités.

Effets indésirables : Réactions allergiques cutanées, choc anaphylactique avec collapsus cardio-vasculaire, convulsions, apnée.

Précautions d'emploi : Chez le sujet allergique, il est souvent utile de faire un test de tolérance préalable. Prudence chez l'insuffisant hépatique. Donne une réaction positive au contrôle antidopage.

Interactions : Ne pas utiliser chez les patients traités par des antidépresseurs de type IMAO.

Surdosage : Peut entraîner des manifestations toxiques neurologiques et cardiaques.

☞ *Sur prescription médicale.*

- ASTRA FRANCE

Forme	Dosage	N. d'unités	Prix	Prix/jour	Liste	Remb. S.S.	Comm.
Fl. inj. 20 ml	1 %	1	Hôp.	–	2	Hôp.	1977

DUSPATALIN ★★★

- **Composition :** Mébévérine.
- **Domaine :** Gastro-entérologie.
- **Activité :** Antispasmodique.
- **Classe :** Musculotrope.

Indications : Traitement symptomatique des manifestations spasmodiques et douloureuses liées aux troubles fonctionnels du côlon irritable ou colopathies fonctionnelles.

Effets indésirables : Rarement nausées, maux de tête.

Précautions d'emploi : Non conseillé chez la femme enceinte ou allaitant.

Surdosage : Pourrait entraîner une hyperexcitabilité.

☞ *Sur prescription médicale.*

- DUPHAR

Forme	Dosage	N. d'unités	Prix	Prix/jour	Liste	Remb. S.S.	Comm.
Comprimé	100 mg	30	26,90	3,6	2	35 %	1974
Gélule	200 mg	30	48,50	3,2	2	35 %	1994
Susp. buv.	10 mg/ml	200 ml	21,30	4,8	2	35 %	1986

DUVADILAN ★★

- **Composition :** Isoxsuprine.
- **Domaine :** Cardio-vasculaire. Gynécologie.
- **Activité :** Vasodilatateur. Utérorelaxant.
- **Classe :** Agoniste bêta-2-adrénergique. Antagoniste alpha-adrénergique.

Indications : Artérite des membres inférieurs. Troubles vasomoteurs des extrémités. Troubles de la circulation cérébrale ou rétinienne. Menace d'accouchement prématuré. Prévention des contractions utérines lors des interventions chirurgicales durant la grossesse.

Contre-indications : Syndrome hémorragique aigu.

Effets indésirables : Hypotension, tachycardie.

Précautions d'emploi : Surveillance de la tension artérielle en cas d'administration intraveineuse.

Surdosage : Entraîne une hypotension avec tachycardie, rougeur de la face, tremblements.

☞ *Vendu sans ordonnance.*

- DUPHAR

Forme	Dosage	N. d'unités	Prix	Prix/jour	Liste	Remb. S.S.	Comm.
Comprimé	10 mg	50	19,00	2,3	0	35 %	1967
Amp. inj.	10 mg	6	16,40	8,2	0	65 %	1967

DUXIL ★★

- **Composition :** Raubasine, almitrine.
- **Domaine :** Cardio-vasculaire.
- **Activité :** Vasodilatateur. Anti-ischémique.
- **Classe :** Raubasine associée.

Indications : Déficit intellectuel pathologique du sujet âgé. Maladies de la rétine ou de l'oreille d'origine vasculaire. Accidents vasculaires cérébraux.

Effets indésirables : Nausées, douleurs gastriques, somnolence, palpitations, anxiété. Fourmillements, engourdissement des membres faisant craindre l'apparition d'une lésion des nerfs périphériques, devant faire arrêter le traitement.

Précautions d'emploi : Déconseillé pendant la grossesse.

Interactions : Ne pas associer aux antidépresseurs de type IMAO.

Surdosage : Entraîne une hypotension avec tachycardie et une accélération de la respiration.

☞ *Sur prescription médicale.*

- SERVIER

Forme	Dosage	N. d'unités	Prix	Prix/jour	Liste	Remb. S.S.	Comm.
Comprimé	10 mg	30	70,40	2 à 4	2	65 %	1979
Susp. buv.	6,25 mg/ml	48	70,40	2 à 4	2	65 %	1979

DYNABACT ★★★

- **Composition :** Dirithromycine.
- **Domaine :** Infectiologie.
- **Activité :** Antibiotique.
- **Classe :** Macrolide.

Indications : Infections aux germes suivants : streptocoques, méningocoques, Bordetella, corynébactéries, Clostridium, mycoplasmes, Pasteurella, Chlamydia, tréponèmes, leptospires, Helicobacter. Infection à manifestations ORL, broncho-pulmonaires.

Contre-indications : Allergie aux macrolides. Association aux alcaloïdes de l'ergot de seigle.

Effets indésirables : Troubles digestifs : nausées, vomissements, gastralgies, diarrhée. Sensations vertigineuses. Allergie cutanée.

Précautions d'emploi : Produit à prendre en dehors des repas. Prudence en cas d'insuffisance hépatique ou rénale.

Interactions : Avec les dérivés de l'ergot de seigle, risque de nécrose des extrémités. Le produit augmente les effets de la cyclosporine, de la bromocriptine.

☞ *Sur prescription médicale.*

• LILLY FRANCE

Forme	Dosage	N. d'unités	Prix	Prix/jour	Liste	Remb. S.S.	Comm.
Comprimé	250 mg	10	?	–	1	?	1995
Comprimé	250 mg	50	Hôp.	–	1	Hôp.	1995

DYNABOLON ★★★

• **Composition :** Nandrolone undécanoate.
• **Domaine :** Endocrinologie.
• **Activité :** Anabolisant.
• **Classe :** Androgène.

Indications : État de dénutrition du sujet âgé. Brûlures étendues, escarres. Ostéoporose du sujet âgé.

Contre-indications : Enfant. Femme jeune. Cancer de la prostate et adénome prostatique. Insuffisance hépatique.

Effets indésirables : Acné, séborrhée. Hirsutisme, chute des cheveux. Troubles des règles, aménorrhée.

Précautions d'emploi : Donne une réaction positive au contrôle antidopage. Déconseillé chez la femme enceinte ou allaitant.

Interactions : Potentialisation possible des antidiabétiques oraux.

☞ *Sur prescription médicale.*

• THÉRAMEX

Forme	Dosage	N. d'unités	Prix	Prix/jour	Liste	Remb. S.S.	Comm.
Amp. inj.	50 mg	1	19,00*	–	2	0 %	1965

DYNAMISAN ★★★

• **Composition :** Glutamate d'arginine.
• **Domaine :** Nutrition et métabolisme.
• **Activité :** Antiasthénique.
• **Classe :** Acides aminés.

Indications : Utilisé dans le traitement de l'asthénie fonctionnelle et des états de fatigue qui accompagnent les efforts physiques intenses, les états de surmenage ou de convalescence.

Précautions d'emploi : Traitement toujours de courte durée.

☞ *Vendu sans ordonnance.*

• SANDOZ

Forme	Dosage	N. d'unités	Prix	Prix/jour	Liste	Remb. S.S.	Comm.
Amp. buv.	3 g	10	Libre	–	0	0 %	1993
Amp. buv.	3 g	20	98,40*	–	0	0 %	1993

DYNAVITAL COBALT ❍

• **Composition :** Gluconate de cobalt.
• **Domaine :** Terrain.
• **Activité :** Modificateur du terrain.

Indications : États migraineux.

☞ *Vendu sans ordonnance.*

• MONAL

Forme	Dosage	N. d'unités	Prix	Prix/jour	Liste	Remb. S.S.	Comm.
Gélule	60 µg	40	41,10*	1	0	0 %	1989

DYNAVITAL CUIVRE ❍

• **Composition :** Gluconate de cuivre.
• **Domaine :** Terrain.
• **Activité :** Modificateur du terrain.

Indications : États infectieux, viraux. Affections rhumatismales inflammatoires.

☞ *Vendu sans ordonnance.*

• MONAL

Forme	Dosage	N. d'unités	Prix	Prix/jour	Liste	Remb. S.S.	Comm.
Gélule	200 µg	40	41,10*	1	0	0 %	1989

DYNAVITAL FLUOR ❍

- **Composition :** Fluorure de sodium.
- **Domaine :** Terrain.
- **Activité :** Modificateur du terrain.

Indications : Atteintes ligamentaires mineures.

☞ *Vendu sans ordonnance.*

- MONAL

Forme	Dosage	N. d'unités	Prix	Prix/jour	Liste	Remb. S.S.	Comm.
Gélule	0,5 mg	40	41,10*	1	0	0 %	1989

DYNAVITAL MAGNÉSIUM ❍

- **Composition :** Oxyde de magnésium.
- **Domaine :** Terrain.
- **Activité :** Modificateur du terrain.

Indications : Spasmophilie, dystonie neurovégétative.

☞ *Vendu sans ordonnance.*

- MONAL

Forme	Dosage	N. d'unités	Prix	Prix/jour	Liste	Remb. S.S.	Comm.
Gélule	33 mg	40	41,10*	1	0	0 %	1989

DYNAVITAL MANGANÈSE ❍

- **Composition :** Gluconate de manganèse.
- **Domaine :** Terrain.
- **Activité :** Modificateur du terrain.

Indications : États allergiques.

☞ *Vendu sans ordonnance.*

- MONAL

Forme	Dosage	N. d'unités	Prix	Prix/jour	Liste	Remb. S.S.	Comm.
Gélule	0,2 mg	40	41,10*	1	0	0 %	1989

DYNAVITAL SOUFRE ❍

- **Composition :** Soufre purifié.
- **Domaine :** Terrain.
- **Activité :** Modificateur du terrain.

Indications : Affections récidivantes cutanées, rhumatologiques, ORL.

☞ *Vendu sans ordonnance.*

- MONAL

Forme	Dosage	N. d'unités	Prix	Prix/jour	Liste	Remb. S.S.	Comm.
Gélule	20 mg	40	41,10*	1	0	0 %	1989

DYNAVITAL ZINC ❍

- **Composition :** Gluconate de zinc.
- **Domaine :** Terrain.
- **Activité :** Modificateur du terrain.

Indications : Affections cutanées.

☞ *Vendu sans ordonnance.*

- MONAL

Forme	Dosage	N. d'unités	Prix	Prix/jour	Liste	Remb. S.S.	Comm.
Gélule	0,2 mg	40	41,10*	1	0	0 %	1989

DYSKINÉBYL ★

- **Composition :** Dihydroxydibutyléther.
- **Domaine :** Hépatologie.
- **Activité :** Cholérétique. Antispasmodique.

Indications : Traitement symptomatique des troubles dyspeptiques.

Contre-indications : Obstruction des voies biliaires. Insuffisance hépatique grave.

☞ *Vendu sans ordonnance.*

- ZYMA

Forme	Dosage	N. d'unités	Prix	Prix/jour	Liste	Remb. S.S.	Comm.
Gélule	500 mg	30	10,10	1 à 2	0	35 %	1967
Sol. buv.	350 mg/ml	90	14,80	1,2	0	35 %	1962

DYSPNÉ-INHAL ★

- **Composition :** Epinéphrine.
- **Domaine :** Pneumologie.
- **Activité :** Bronchodilatateur.
- **Classe :** Stimulant alpha- et bêta-adrénergique.

Indications : Traitement de la crise d'asthme. Traitement de l'œdème de la glotte.

Contre-indications : Troubles du rythme ventriculaire. Insuffisance coronaire évolutive. Hyperthyroïdie. Hypertension artérielle

Effets indésirables : Douleurs précordiales, hypertension artérielle, troubles du rythme cardiaque. Tremblements, agitation.

Précautions d'emploi : Prudence chez le cardiaque, le sujet âgé, le diabétique.

Interactions : Ne pas associer à d'autres sympathomimétiques, à des antidépresseurs.

☞ *Sur prescription médicale.*

- AUGOT

Forme	Dosage	N. d'unités	Prix	Prix/jour	Liste	Remb. S.S.	Comm.
Sol. aérosol	4 %	1	32,00*	–	1	0 %	1936

DYSPORT ★★

- **Composition :** Toxine botulinique type A.
- **Domaine :** Ophtalmologie.
- **Activité :** Paralysant musculaire.

Indications : Troubles de l'oculomotricité : strabisme, blépharospasme, torticolis spasmodique.

Contre-indications : Myasthénie.

Effets indésirables : Sécheresse oculaire, kératite, larmoiement, diffusion avec paralysie d'autres muscles.

Précautions d'emploi : Exclusivement en injection locale. Réservé aux spécialistes.

Interactions : Ne pas associer aux curares.

☞ *Usage hospitalier.*

- PORTON

Forme	Dosage	N. d'unités	Prix	Prix/jour	Liste	Remb. S.S.	Comm.
Flacon inj.	100 U	1	Hôp.	–	1	Hôp.	1993

EAU DISTILLÉE AGUETTANT ★★

- **Composition :** Eau pour préparation injectable.
- **Domaine :** Anesthésie. Réanimation.
- **Activité :** Solvant hypotonique. Lavage.

Indications : Solubilisation de médicaments injectables ou perfusables.

Contre-indications : Ne doit jamais être injecté en l'état.

Effets indésirables : En cas d'injection, peut entraîner une hémolyse.

☞ *Vendu sans ordonnance.*

- AGUETTANT

Forme	Dosage	N. d'unités	Prix	Prix/jour	Liste	Remb. S.S.	Comm.
Amp. inj.	2 ml	10	27,25*	–	0	0 %	–
Amp. inj.	5 ml	10	28,25*	–	0	0 %	–
Amp. inj.	10 ml	10	33,30*	–	0	0 %	–
Amp. inj.	20 ml	10	43,15*	–	0	0 %	–
Flacon inj.	500 ml	1	11,70	–	0	65 %	–
Flacon inj.	1 000 ml	1	15,50	–	0	65 %	–

EAU DISTILLÉE BRUNEAU ★★

- **Composition :** Eau pour préparation injectable.
- **Domaine :** Anesthésie. Réanimation.
- **Activité :** Solvant hypotonique. Lavage.

Indications : Solubilisation de médicaments injectables ou perfusables.

Contre-indications : Ne doit jamais être injecté en l'état.

Effets indésirables : En cas d'injection, peut entraîner une hémolyse.

☞ *Vendu sans ordonnance.*

- BRAUN MÉDICAL

Forme	Dosage	N. d'unités	Prix	Prix/jour	Liste	Remb. S.S.	Comm.
Flacon inj.	1 000 ml	6	84,70*	–	0	0 %	–

EAU DISTILLÉE LAVOISIER ★★

- **Composition :** Eau pour préparation injectable.
- **Domaine :** Anesthésie. Réanimation.
- **Activité :** Solvant hypotonique. Lavage.

Indications : Solubilisation de médicaments injectables ou perfusables.

Contre-indications : Ne doit jamais être injecté en l'état.

Effets indésirables : En cas d'injection, peut entraîner une hémolyse.

☞ *Vendu sans ordonnance.*

- CHAIX ET DU MARAIS

Forme	Dosage	N. d'unités	Prix	Prix/jour	Liste	Remb. S.S.	Comm.
Amp. inj.	2 ml	10	18,95*	–	0	0 %	1991
Amp. inj.	5 ml	10	19,40*	–	0	0 %	1991
Amp. inj.	10 ml	10	21,70*	–	0	0 %	1991
Amp. inj.	20 ml	10	28,80*	–	0	0 %	1991
Flacon inj.	250 ml	1	21,95*	–	0	0 %	1966
Flacon inj.	500 ml	1	25,30*	–	0	0 %	1966
Flacon inj.	1 000 ml	1	29,75*	–	0	0 %	1966

EAU OXYGÉNÉE FAURE ★

- **Composition :** Peroxyde d'hydrogène.
- **Domaine :** Dermatologie. Hémostase. Chirurgie.
- **Activité :** Antiseptique local. Hémostatique.

Indications : Nettoyage et antisepsie de la peau et des muqueuses. Soins bucco-dentaires. Traitement d'appoint de certaines hémorragies capillaires par plaies ou épistaxis.

Contre-indications : Éviter le contact avec les yeux.

Précautions d'emploi : Ne pas utiliser plusieurs antiseptiques simultanément. Ne pas avaler.

☞ *Vendu sans ordonnance.*

- FAURE

Forme	Dosage	N. d'unités	Prix	Prix/jour	Liste	Remb. S.S.	Comm.
Sol. locale	3 % (10 vol.)	120 ml	Hôp.	–	0	Hôp.	–

EAU OXYGÉNÉE GIFRER ★

- **Composition :** Peroxyde d'hydrogène.
- **Domaine :** Dermatologie. Hémostase. Chirurgie. Stomatologie.
- **Activité :** Antiseptique local. Hémostatique.

Indications : Nettoyage et antisepsie de la peau et des muqueuses. Soins bucco-dentaires. Traitement d'appoint de certaines hémorragies capillaires par plaies ou épistaxis.

Contre-indications : Éviter le contact avec les yeux.

Précautions d'emploi : Ne pas utiliser plusieurs antiseptiques simultanément. Ne pas avaler.

☞ *Vendu sans ordonnance.*

- GIFRER BARBEZAT

Forme	Dosage	N. d'unités	Prix	Prix/jour	Liste	Remb. S.S.	Comm.
Sol. locale	3 % (10 vol.)	125 ml	11,50	–	0	0 %	1939
Sol. locale	3 % (10 vol.)	250 ml	14,40	–	0	0 %	1939

EAU OXYGÉNÉE GILBERT ★

- **Composition :** Peroxyde d'hydrogène.
- **Domaine :** Dermatologie. Hémostase. Chirurgie.
- **Activité :** Antiseptique local. Hémostatique.

Indications : Nettoyage et antisepsie de la peau et des muqueuses. Soins bucco-dentaires. Traitement d'appoint de certaines hémorragies capillaires par plaies ou épistaxis.

Contre-indications : Éviter le contact avec les yeux.

Précautions d'emploi : Ne pas utiliser plusieurs antiseptiques simultanément. Ne pas avaler.

☞ *Vendu sans ordonnance.*

- GILBERT

Forme	Dosage	N. d'unités	Prix	Prix/ jour	Liste	Remb. S.S.	Comm.
Sol. locale	3 % (10 vol.)	120 ml	10,80*	–	0	0 %	1989
Sol. locale	3 % (10 vol.)	250 ml	14,00*	–	0	0 %	1989
Sol. locale pulv.	3 % (10 vol.)	120 ml	21,00*	–	0	0 %	1989

EAU PRÉCIEUSE DÉPENSIER ★

- **Composition :** Acide borique, résorcinol, acide salicylique, tanin, lysol, phénol, menthol.
- **Domaine :** Dermatologie.
- **Activité :** Antiseptique local.

Indications : Traitement d'appoint des boutons, points noirs, piqûres d'insectes.

Contre-indications : Hypersensibilité au produit. Enfant de moins de 30 mois.

Effets indésirables : Réaction locale.

Précautions d'emploi : Ne pas appliquer sur les muqueuses. Pas d'utilisation prolongée. Ne pas utiliser plusieurs antiseptiques simultanément. Prudence chez l'enfant.

☞ *Vendu sans ordonnance.*

- PHYGIÈNE

Forme	Dosage	N. d'unités	Prix	Prix/jour	Liste	Remb. S.S.	Comm.
Sol. locale	–	375 ml	34,00*	–	0	0 %	1890

ECAZIDE ★★★

- **Composition :** Captopril, hydrochlorothiazide.
- **Domaine :** Cardio-vasculaire.
- **Activité :** Antihypertenseur. Vasodilatateur. Diurétique.
- **Classe :** Inhibiteur de l'enzyme de conversion, associé à une diurétique.

Indications : Hypertension artérielle.

Contre-indications : Non conseillé chez la femme enceinte ou allaitant. Hypersensibilité aux sulfamides. Hyponatrémie.

Effets indésirables : Toux, fatigue, nausées, éruptions cutanées, prurit, œdème de la face et des extrémités. Hypotension artérielle. Déshydratation avec hypotension. Perte de potassium importante pouvant entraîner des crampes, parfois des troubles du rythme cardiaque. Hypercalcémie. Exceptionnellement modification de la formule sanguine.

Précautions d'emploi : En cas d'insuffisance rénale ou chez le sujet âgé, réduire la posologie. Surveiller régulièrement la fonction rénale.

Interactions : Majore l'effet de tous les produits hypotenseurs : neuroleptiques, antidépresseurs. Peut modifier la concentration de lithium dans le sang chez les patients traités par ce produit. Peut entraîner des troubles du rythme cardiaque avec certains médicaments : antiarythmiques, digitaliques. Associer avec une grande prudence aux anti-inflammatoires et à certains antibiotiques.

Surdosage : Entraîne hypotension avec hyponatrémie et hypokaliémie pouvant aboutir à une anurie.

☞ *Sur prescription médicale.*

- BRISTOL-MYERS SQUIBB

Forme	Dosage	N. d'unités	Prix	Prix/jour	Liste	Remb. S.S.	Comm.
Comprimé	C 50 mg H 25 mg	28	123,30	2,2 à 4.4	1	65 %	1988

ECHINOXYL ❍

- **Composition :** Echinacea angustifolia 1DH, Baptisia tinctoria 1DH, Nux juglans regia 1DH, Rhus glabra 1DH aa.
- **Domaine :** Hépatologie.
- **Activité :** Divers.

Indications : Troubles hépato-biliaires.

☞ *Vendu sans ordonnance.*

- BOIRON

Forme	Dosage	N. d'unités	Prix	Prix/jour	Liste	Remb. S.S.	Comm.
Sol. buvable	–	30 ml	29,90*	3	0	0 %	–

ECLARAN ★★

- **Composition :** Peroxyde de benzoyle.
- **Domaine :** Dermatologie.
- **Activité :** Antiacnéique local.

Indications : Acné vulgaire.

Contre-indications : Hypersensibilité au composant.

Effets indésirables : Photosensibilisation. Irritation locale.

Précautions d'emploi : Pas de lavages trop fréquents. Ne pas utiliser de solutions alcoolisées. Éviter le contact avec les muqueuses. Ne pas s'exposer au soleil. En cas de « coup de soleil » interrompre le traitement.

☞ *Sur prescription médicale.*

- PIERRE FABRE

Forme	Dosage	N. d'unités	Prix	Prix/jour	Liste	Remb. S.S.	Comm.
Gel	5 %	45 g	20,70	–	2	65 %	1984
Gel	10 %	45 g	20,70	–	2	65 %	1984

EDEX ★★★

- **Composition :** Prostaglandine E1 ou alprostadil.
- **Domaine :** Uro-néphrologie.
- **Activité :** Inducteur de l'érection.
- **Classe :** Prostaglandine.

Indications : Traitement de l'impuissance.

Contre-indications : Hypotension artérielle.

Effets indésirables : Érections douloureuses ou prolongées. Priapisme. Hypotension.

Précautions d'emploi : En injection intracaverneuse. Le médecin doit apprendre au patient la technique d'injection.

Surdosage : Entraîne un priapisme.

☞ *Vendu sur ordonnance.*

- SCHWARZ PHARMA

Forme	Dosage	N. d'unités	Prix	Prix/jour	Liste	Remb. S.S.	Comm.
Seringue inj.	20 µg	1	128,50	–	1	0 %	1995

ÉDUCTYL ★★

- **Composition :** Bicarbonate de soude, tartrate acide de potassium.
- **Domaine :** Gastro-entérologie.
- **Activité :** Laxatif rectal.

Indications : Traitement symptomatique de la constipation associé aux mesures hygiéno-diététiques. Fécalome rectal.

Contre-indications : Constipation récente inexpliquée, persistante, n'ayant pas fait l'objet d'examens médicaux. Hémorroïdes.

Effets indésirables : Brûlures anales. Inflammation du rectum.

Précautions d'emploi : Pas d'utilisation prolongée.

☞ *Vendu sans ordonnance.*

- TECHNI-PHARMA

Forme	Dosage	N. d'unités	Prix	Prix/jour	Liste	Remb. S.S.	Comm.
Supp. adulte	–	12	14,40	1,2	0	0 %	1951
Supp. enf.	–	12	8,30	0,7	0	0 %	1951

ÉDULCOR PÂTES PECTORALES CODÉINE ★

- **Composition :** Phosphate de codéine, eau de laurier-cerise, baume de tolu, saccharine.
- **Domaine :** Pneumologie.
- **Activité :** Antitussif.
- **Classe :** Opium et dérivés.

Indications : Utilisé dans le traitement des toux non productives chez les sujets suivant un régime sans sucre.

Contre-indications : Enfant de moins de 15 ans. Asthme, insuffisance respiratoire.

Effets indésirables : Constipation, somnolence, nausées, vomissements, dépression respiratoire. L'augmentation des doses et la prolongation de l'administration peuvent conduire à la dépendance et à la toxicomanie.

Précautions d'emploi : Ne pas prendre d'alcool pendant le traitement. Prudence chez le sujet âgé. Déconseillé chez la femme enceinte ou allaitant. Le traitement doit être de courte durée. Donne une réaction positive au contrôle antidopage.

Interactions : L'activité et les effets secondaires peuvent être augmentés par les autres dépresseurs du système nerveux central.

Surdosage : Entraîne une somnolence avec dépression des centres respiratoires imposant l'hospitalisation.

☞ *Vendu sans ordonnance.*

• PIERRE FABRE

Forme	Dosage	N. d'unités	Prix	Prix/jour	Liste	Remb. S.S.	Comm.
Pâte à sucer	–	100	28,00*	–	0	0 %	1973

ÉDULCOR PÂTES PECTORALES EUCALYPTUS

- **Composition :** Eucalyptus, saccharine ou eucalyptus, menthol, saccharine.
- **Domaine :** Pneumologie. ORL
- **Activité :** Fluidifiant bronchique. Expectorant.
- **Classe :** Terpène.

Indications : Utilisé pour soulager les irritations de la gorge.

☞ *Vendu sans ordonnance.*

• PIERRE FABRE

Forme	Dosage	N. d'unités	Prix	Prix/ jour	Liste	Remb. S.S.	Comm.
Pâte eucalyptol	–	90 g	28,00*	–	0	0 %	1973
Pâte eucal./menth.	–	90 g	28,00*	–	0	0 %	1973

ÉDULCOR SANS SUCRE

- **Composition :** Gomme arabique, glycérine, saccharinate de sodium et arômes : réglisse, citron, mandarine, réglisse anisé.
- **Domaine :** ORL. Stomatologie.
- **Activité :** Adoucissant local.

Indications : Traitement local d'appoint des affections de la muqueuse buccale et de l'oropharynx.

☞ *Vendu sans ordonnance.*

• PIERRE FABRE

Forme	Dosage	N. d'unités	Prix	Prix/ jour	Liste	Remb. S.S.	Comm.
Past. réglisse anis	–	90 g	25,70*	–	0	0 %	1973
Past. réglis./violette	–	90 g	25,70*	–	0	0 %	1973
Past. citron	–	90 g	25,70*	–	0	0 %	1973
Past. mandarine	–	90 g	25,70*	–	0	0 %	1973

EFFACNÉ ★★

- **Composition :** Peroxyde de benzoyle.
- **Domaine :** Dermatologie.
- **Activité :** Antiacnéique local.

Indications : Acné vulgaire.

Contre-indications : Hypersensibilité au composant.

Effets indésirables : Photosensibilisation. Irritation locale.

Précautions d'emploi : Pas de lavages trop fréquents. Ne pas utiliser de solutions alcoolisées. Éviter le contact avec les muqueuses. Ne pas s'exposer au soleil. En cas de « coup de soleil » interrompre le traitement.

☞ *Sur prescription médicale.*

• ROCHE-POSAY

Forme	Dosage	N. d'unités	Prix	Prix/jour	Liste	Remb. S.S.	Comm.
Gel	5 %	30 g	16,30	–	2	65 %	1984

EFFEDERM ★★★

- **Composition :** Trétinoïne ou acide rétinoïque.
- **Domaine :** Dermatologie.
- **Activité :** Antiacnéique local.
- **Classe :** Trétinoïne et dérivés.

Indications : Acné, en particulier acné vulgaire, acné médicamenteuse, acné professionnelle.

Contre-indications : Hypersensibilité au composant. Contre-indiqué durant le premier trimestre de la grossesse.

Effets indésirables : Phénomènes irritatifs : érythème avec sensation de cuisson. Recrudescence temporaire de l'acné.

Précautions d'emploi : Pas de lavages trop fréquents. Ne pas utiliser de solutions alcoolisées. Éviter le contact avec les muqueuses. Ne pas s'exposer au soleil. En cas de « coup de soleil » interrompre le traitement.

☞ *Sur prescription médicale.*

- CS LABORATOIRES

Forme	Dosage	N. d'unités	Prix	Prix/jour	Liste	Remb. S.S.	Comm.
Crème	0,05 %	30 g	18,90	–	1	65 %	1975
Lotion	0,05 %	50 ml	49,00*	–	1	0 %	1979

EFFERALGAN ★★★

- **Composition :** Paracétamol.
- **Domaine :** Algologie.
- **Activité :** Antalgique périphérique.
- **Classe :** Paracétamol et dérivés.

Indications : Traitement symptomatique des affections douloureuses ou fébriles.

Contre-indications : Hypersensibilité au paracétamol. Insuffisance hépatique sévère.

Effets indésirables : Éruptions cutanées : urticaire, érythèmes. Exceptionnellement diminution des plaquettes sanguines.

Précautions d'emploi : Peut être utilisé chez la femme enceinte ou allaitant. Chez le sujet suivant un régime sans sel, tenir compte du fait que chaque comprimé effervescent apporte l'équivalent de 2,5 g de sel.

Interactions : Peut fausser les dosages du glucose et de l'acide urique dans le sang.

Surdosage : A une dose supérieure à 10 g chez l'adulte, le paracétamol peut entraîner une nécrose du foie. L'hospitalisation s'impose d'urgence.

☞ *Vendu sans ordonnance.*

- UPSA

Forme	Dosage	N. d'unités	Prix	Prix/jour	Liste	Remb. S.S.	Comm.
compr. efferv.	500 mg	16	13,30	0,8 à 5	0	65 %	1984
Sol. buv. enf.	30 mg/ml	90 ml	12,30	0,8 à 3,2	0	65 %	1979

EFFERALGAN CODÉINE ★★★

- **Composition :** Paracétamol, codéine.
- **Domaine :** Algologie.
- **Activité :** Antalgique périphérique. Antalgique central.
- **Classe :** Paracétamol et dérivés, avec codéine.

Indications : Traitement symptomatique des affections douloureuses ou fébriles de l'adulte.

Contre-indications : Hypersensibilité au paracétamol. Insuffisance hépatique sévère. Hypersensibilité à la codéine, insuffisance respiratoire.

Effets indésirables : Éruptions cutanées : urticaire, érythèmes. Exceptionnellement diminution des plaquettes sanguines. Du fait de la codéine, somnolence, constipation, spasmes bronchiques, dépression respiratoire.

Précautions d'emploi : Déconseillé chez la femme enceinte ou allaitant. L'absorption d'alcool est déconseillée. Risque de somnolence. Chez le sujet suivant un régime sans sel, tenir compte du fait que chaque comprimé effervescent apporte l'équivalent de 2,5 g de sel. Donne une réaction positive au contrôle antidopage.

Interactions : Peut fausser les dosages du glucose et de l'acide urique dans le sang.

Surdosage : Le paracétamol peut entraîner une nécrose du foie, la codéine une dépression aiguë des centres respiratoires. L'hospitalisation s'impose d'urgence.

☞ *Sur prescription médicale.*

• UPSA

Forme	Dosage	N. d'unités	Prix	Prix/jour	Liste	Remb. S.S.	Comm.
Comprimé	P 500 mg C 30 mg	16	19,30	1 à 7	1	65 %	1986

EFFERALGAN VITAMINE C ★★

• **Composition :** Paracétamol, acide ascorbique.
• **Domaine :** Algologie.
• **Activité :** Antalgique périphérique.
• **Classe :** Paracétamol et dérivés, associés.

Indications : Traitement symptomatique des affections douloureuses ou fébriles.

Contre-indications : Hypersensibilité au paracétamol. Insuffisance hépatique sévère.

Effets indésirables : Éruptions cutanées : urticaire, érythèmes. Exceptionnellement diminution des plaquettes du sang.

Précautions d'emploi : Peut être utilisé chez la femme enceinte ou allaitant. Prudence chez l'enfant. Chez le sujet suivant un régime sans sel, tenir compte du fait que chaque comprimé effervescent apporte l'équivalent de 2,5 g de sel.

Interactions : Peut fausser les dosages du glucose et de l'acide urique dans le sang.

Surdosage : Le paracétamol peut entraîner une nécrose du foie. L'hospitalisation s'impose d'urgence.

☞ *Vendu sans ordonnance.*

• UPSA

Forme	Dosage	N. d'unités	Prix	Prix/jour	Liste	Remb. S.S.	Comm.
Comprimé	330 mg	20	12,80	0,6 à 4	0	65 %	1972

EFFICLEAN ★

• **Composition :** Subtilisine A.
• **Domaine :** Ophtalmologie.
• **Activité :** Solution de contactologie. Protéolytique.
• **Classe :** Enzyme.

Indications : Déprotéination hebdomadaire des lentilles de contact.

☞ *Vendu sans ordonnance.*

• BAUSCH & LOMB

Forme	Dosage	N. d'unités	Prix	Prix/jour	Liste	Remb. S.S.	Comm.
Compr. pour sol.	25 mg	4	17,10*	–	0	0 %	1989
Compr. pour sol.	25 mg	24	96,70*	–	0	0 %	1989

EFFICORT ★★★

• **Composition :** Acéponate d'hydrocortisone.
• **Domaine :** Dermatologie.
• **Activité :** Anti-inflammatoire local.
• **Classe :** Anti-inflammatoire stéroïdien. Dermocorticoïde.

Indications : Eczéma de contact, dermatite allergique, lichénification. Psoriasis, lichen, prurigo, dyshidrose, lupus érythémateux discoïde, dermite séborrhéique. Piqûres d'insectes, prurigo parasitaire après traitement de la cause.

Contre-indications : Infections bactériennes, virales, parasitaires ou mycoses. Lésions ulcérées. Acné et rosacée.

Effets indésirables : Atrophie cutanée, télangiectasies, vergetures. Retard de cicatrisation. Sécheresse de la peau, folliculite, acné, hypertrichose, dépigmentation. Effets généraux : freination hypophysaire, hypercorticisme.

Précautions d'emploi : Traitement limité à 2 applications par jour. Pas d'utilisation prolongée, car risque de survenue d'une dermite cortico-induite. Prudence chez l'enfant.

Surdosage : Risque d'effets généraux.

☞ *Sur prescription médicale.*

• GALDERMA

Forme	Dosage	N. d'unités	Prix	Prix/ jour	Liste	Remb. S.S.	Comm.
Crème hydrophile	0,127 %	15 g	12,70	–	1	65 %	1991
Crème hydrophile	0,127 %	30 g	22,70	–	1	65 %	1991
Crème lipophile	0,127 %	30 g	22,70	–	1	65 %	1991

EFFIDOSE ARTICHAUT ✤

- **Composition :** Feuilles fraîches d'artichaut. Alcool à 95°.
- **Domaine :** Hépatologie.
- **Activité :** Cholérétique. Cholagogue.

Indications : Troubles digestifs.

Précautions d'emploi : Ne pas associer au disulfirame.

☞ *Vendu sans ordonnance.*

- CHEFARO-ARDEVAL

Forme	Dosage	N. d'unités	Prix	Prix/ jour	Liste	Remb. S.S.	Comm.
Amp. buvable	3,6 g	7	51,50*	7	0	0 %	1990
Amp. buvable	3,6 g	14	69,00*	5	0	0 %	1994

EFFIDOSE AUBÉPINE ✤

- **Composition :** Sommités fleuries d'aubépine.
- **Domaine :** Neuropsychiatrie.
- **Activité :** Sédatif.

Indications : Nervosité. Palpitations cardiaques.

Précautions d'emploi : Ne pas associer au disulfirame.

☞ *Vendu sans ordonnance.*

- CHEFARO-ARDEVAL

Forme	Dosage	N. d'unités	Prix	Prix/ jour	Liste	Remb. S.S.	Comm.
Amp. buvable	1,6 g	7	51,50*	7	0	0 %	1990
Amp. buvable	1,6 g	14	69,00*	5	0	0 %	1994

EFFIDOSE BARDANE ✤

- **Composition :** Racines fraîches de bardane.
- **Domaine :** Dermatologie.
- **Activité :** Antiacnéique.

Indications : Utilisé dans l'acné modérée.

Précautions d'emploi : Ne pas associer au disulfirame.

☞ *Vendu sans ordonnance.*

- CHEFARO-ARDEVAL

Forme	Dosage	N. d'unités	Prix	Prix/ jour	Liste	Remb. S.S.	Comm.
Amp. buvable	1,8 g	7	51,50*	7	0	0 %	1990
Amp. buvable	1,8 g	14	69,00*	5	0	0 %	1994

EFFIDOSE CASSIS ✤

- **Composition :** Feuilles fraîches de cassis.
- **Domaine :** Rhumatologie.
- **Activité :** Antirhumatismal.

Indications : Utilisé dans les manifestations articulaires douloureuses : tendinite, foulure.

Précautions d'emploi : Ne pas associer au disulfirame.

☞ *Vendu sans ordonnance.*

• CHEFARO-ARDEVAL

Forme	Dosage	N. d'unités	Prix	Prix/ jour	Liste	Remb. S.S.	Comm.
Amp. buvable	1,6 g	7	51,50*	7	0	0 %	1990
Amp. buvable	1,6 g	14	69,00*	5	0	0 %	1994

EFFIDOSE FUCUS ✤

• **Composition :** Thalle entier de Fucus vesiculosus frais.
• **Domaine :** Nutrition et métabolisme.
• **Activité :** Divers.

Indications : Utilisé pour faciliter la perte de poids en complément des mesures diététiques.

Précautions d'emploi : Contre-indiqué chez l'enfant et en cas d'intolérance à l'iode. Ne pas associer au disulfirame.

☞ *Vendu sans ordonnance.*

• CHEFARO-ARDEVAL

Forme	Dosage	N. d'unités	Prix	Prix/ jour	Liste	Remb. S.S.	Comm.
Amp. buvable	–	7	51,50*	7	0	0 %	1990
Amp. buvable	–	14	76,65*	5,5	0	0 %	1990

EFFIDOSE MARRON D'INDE ✤

• **Composition :** Graines fraîches de marron d'Inde.
• **Domaine :** Cardio-vasculaire.
• **Activité :** Veinotonique.

Indications : Utilisé pour réduire les sensations de jambes lourdes et les désagréments des hémorroïdes.

Précautions d'emploi : Ne pas associer au disulfirame.

☞ *Vendu sans ordonnance.*

• CHEFARO-ARDEVAL

Forme	Dosage	N. d'unités	Prix	Prix/ jour	Liste	Remb. S.S.	Comm.
Amp. buvable	–	7	51,50*	7	0	0 %	1990
Amp. buvable	–	14	69,00*	5	0	0 %	1994

EFFIDOSE MÉLILOT ✤

• **Composition :** Sommités fleuries fraîches de mélilot.
• **Domaine :** Cardio-vasculaire.
• **Activité :** Veinotonique.

Indications : Utilisé pour réduire les sensations de jambes lourdes et les désagréments des hémorroïdes.

Précautions d'emploi : Ne pas associer au disulfirame.

☞ *Vendu sans ordonnance.*

• CHEFARO-ARDEVAL

Forme	Dosage	N. d'unités	Prix	Prix/ jour	Liste	Remb. S.S.	Comm.
Amp. buvable	1,6 g	7	51,50*	7	0	0 %	1990
Amp. buvable	1,6 g	14	76,65*	5,5	0	0 %	1990

EFFIDOSE MÉLISSE ✣

- **Composition :** Tige feuillée fraîche de mélisse.
- **Domaine :** Gastro-entérologie.
- **Activité :** Divers.

Indications : Utilisé pour faciliter la digestion et calmer les douleurs abdominales.

Précautions d'emploi : Ne pas associer au disulfirame.

☞ *Vendu sans ordonnance.*

- CHEFARO-ARDEVAL

Forme	Dosage	N. d'unités	Prix	Prix/ jour	Liste	Remb. S.S.	Comm.
Amp. buvable	–	7	51,50*	7	0	0 %	1990
Amp. buvable	–	14	69,00*	5	0	0 %	1994

EFFIDOSE PASSIFLORE ✣

- **Composition :** Parties aériennes fraîches de passiflore.
- **Domaine :** Neuropsychiatrie.
- **Activité :** Sédatif.

Indications : Utilisé pour réduire la nervosité et dans les troubles du sommeil.

Précautions d'emploi : Ne pas associer au disulfirame.

☞ *Vendu sans ordonnance.*

- CHEFARO-ARDEVAL

Forme	Dosage	N. d'unités	Prix	Prix/ jour	Liste	Remb. S.S.	Comm.
Amp. buvable	–	7	51,50*	7	0	0 %	1990
Amp. buvable	–	14	69,00*	5	0	0 %	1994

EFFIDOSE PISSENLIT ✣

- **Composition :** Racines fraîches de pissenlit.
- **Domaine :** Uro-néphrologie.
- **Activité :** Diurétique.

Indications : Utilisé pour favoriser l'élimination de l'eau.

Précautions d'emploi : Ne pas associer au disulfirame.

☞ *Vendu sans ordonnance.*

- CHEFARO-ARDEVAL

Forme	Dosage	N. d'unités	Prix	Prix/ jour	Liste	Remb. S.S.	Comm.
Amp. buvable	1,9 g	7	51,50*	7	0	0 %	1990
Amp. buvable	1,9 g	14	76,65*	5,5	0	0 %	1990

EFFIDOSE PRÊLE ✣

- **Composition :** Parties aériennes fraîches des prêles des champs.
- **Domaine :** Uro-néphrologie.
- **Activité :** Diurétique.

Indications : Utilisé pour favoriser l'élimination de l'eau.

Précautions d'emploi : Ne pas associer au disulfirame.

☞ *Vendu sans ordonnance.*

- CHEFARO-ARDEVAL

Forme	Dosage	N. d'unités	Prix	Prix/ jour	Liste	Remb. S.S.	Comm.
Amp. buvable	2,1 g	7	51,50*	7	0	0 %	1990
Amp. buvable	2,1 g	14	76,65*	5,5	0	0 %	1990

EFFIDOSE VALÉRIANE ✣

- **Composition :** Racines fraîches de valériane.
- **Domaine :** Neuropsychiatrie.
- **Activité :** Sédatif.

Indications : Utilisé pour réduire la nervosité et dans les troubles du sommeil.

Précautions d'emploi : Ne pas associer au disulfirame.

☞ *Vendu sans ordonnance.*

- CHEFARO-ARDEVAL

Forme	Dosage	N. d'unités	Prix	Prix/ jour	Liste	Remb. S.S.	Comm.
Amp. buvable	–	7	51,50*	7	0	0 %	1990
Amp. buvable	–	14	69,00*	5	0	0 %	1994

EFFORTIL ★★

- **Composition :** Etiléfrine.
- **Domaine :** Cardio-vasculaire.
- **Activité :** Antihypotenseur. Cardiotonique.
- **Classe :** Stimulant alpha- et bêta-adrénergique.

Indications : Hypotension orthostatique.

Contre-indications : Hypertension. Insuffisance coronaire. Hyperthyroïdie.

Effets indésirables : Maux de tête. Palpitations. Tachycardie.

Précautions d'emploi : Déconseillé chez la femme enceinte ou allaitant.

Interactions : Activité augmentée avec certains anesthésiques gazeux, les antidépresseurs imipraminiques ou IMAO.

Surdosage : Entraîne hypertension, tachycardie, palpitations.

☞ *Sur prescription médicale.*

- BOEHRINGER INGELHEIM

Forme	Dosage	N. d'unités	Prix	Prix/jour	Liste	Remb. S.S.	Comm.
Sol. buv.	7,5 mg/ml	30 ml	19,60	2 à 4	1	65 %	1959
Comprimé	5 mg	30	15,20	3	1	65 %	1959
Amp. inj.	10 mg	6	22,80	4	1	65 %	1959

EFICAL ★★★

- **Composition :** Pidolate de calcium, carbonate de calcium.
- **Domaine :** Nutrition et métabolisme.
- **Activité :** Éléments minéraux.
- **Classe :** Calcium.

Indications : Traitement des carences et des déficits calciques. En période de croissance : rachitisme associé à la vitamine D. Grossesse, allaitement. Traitement de l'ostéoporose.

Contre-indications : Hypercalcémies, lithiase calcique, Calcifications tissulaires. Immobilisations prolongées.

Effets indésirables : Constipation, éructations, nausées. Hypercalcémie. Hypophosphatémie.

Précautions d'emploi : Dans les traitements prolongés, il est nécessaire de contrôler périodiquement la calciurie et la calcémie, particulièrement si un traitement par la vitamine D est associé. Prudence en cas d'insuffisance rénale.

Interactions : Prudence en cas d'association aux digitaliques. Si un traitement par les diphosphonates est prévu, le faire à distance de la prise de calcium.

Surdosage : Entraîne soif, polyurie, vomissements, hypertension, constipation. Chez l'enfant, peut provoquer un arrêt de croissance.

☞ *Vendu sans ordonnance.*

- SANOFI WINTHROP

Forme	Dosage	N. d'unités	Prix	Prix/jour	Liste	Remb. S.S.	Comm.
Sachet 500	500 mg	30	37,70	1,2 à 2,5	0	65 %	1993
Sachet 1 000	1 000 mg	30	67,50	2,5	0	65 %	1993

EFIMAG ★★

- **Composition :** Pidolate de magnésium.
- **Domaine :** Nutrition et métabolisme.
- **Activité :** Éléments minéraux.
- **Classe :** Magnésium.

Indications : Carences magnésiennes avérées, isolées ou associées. Spasmophilie.

Contre-indications : Insuffisance rénale sévère.

Effets indésirables : Diarrhée, douleurs abdominales.

Interactions : Ne pas associer à des médicaments à base de phosphate. Décaler de 3 heures les prises de calcium et de tétracycline.

☞ *Vendu sans ordonnance.*

- ROSA-PHYTOPHARMA

Forme	Dosage	N. d'unités	Prix	Prix/jour	Liste	Remb. S.S.	Comm.
Sachet	190 mg	30	40,40	1,3 à 1,7	0	35 %	1989

EFUDIX ★★★

- **Composition :** Fluoro-uracil.
- **Domaine :** Dermatologie.
- **Activité :** Antimitotique. Cytolytique.
- **Classe :** Antimétabolite.

Indications : Traitement des kératoses séniles, solaires, kérato-acanthomes, épithéliomas basocellulaires superficiels. Maladie de Bowen.

Contre-indications : Hypersensibilité au produit. Femme enceinte.

Effets indésirables : Réactions érythémateuses de la peau saine.

Précautions d'emploi : Ne pas exposer au soleil. Éviter le contact avec les muqueuses et les yeux.

☞ *Sur prescription médicale.*

- ROCHE

Forme	Dosage	N. d'unités	Prix	Prix/jour	Liste	Remb. S.S.	Comm.
Crème	5 %	20 g	28,50	–	1	65 %	1978

EGERY ★★★

- **Composition :** Érythromycine.
- **Domaine :** Infectiologie.
- **Activité :** Antibiotique.
- **Classe :** Macrolide.

Indications : Infections aux germes suivants : streptocoques, pneumocoques, méningocoques, gonocoques, Bordetella, corynébactéries, Listeria, mycoplasmes, Chlamydia, Legionella, tréponèmes, leptospires. Infections à manifestations ORL, bronchopulmonaires (coqueluche, maladie des légionnaires, pneumonie), stomatologiques, cutanées, uro-génitales, osseuses.

Contre-indications : Allergie à l'érythromycine. Association aux alcaloïdes de l'ergot de seigle et à la terfénadine.

Effets indésirables : Troubles digestifs : nausées, vomissements, gastralgies, diarrhée. Allergie cutanée. Hépatites.

Précautions d'emploi : Prudence en cas d'insuffisance hépatique.

Interactions : Avec les dérivés de l'ergot de seigle, risque de nécrose des extrémités. Avec la terfénadine (antihistaminique), risque de troubles du rythme cardiaque. Le produit augmente les effets de la carbamazépine (antiépileptique), de la théophylline, du triazolam, de la cyclosporine, de la bromocriptine. En cas d'association avec la digoxine ou un anticoagulant oral, en surveiller la posologie.

☞ *Sur prescription médicale.*

- BIORGA

Forme	Dosage	N. d'unités	Prix	Prix/jour	Liste	Remb. S.S.	Comm.
Gélule	250 mg	20	41,60	8	1	65 %	1994
Gélule	250 mg	40	68,00	8	1	65 %	1994

EKTOGAN

- **Composition :** Peroxyde de zinc, peroxyde de magnésium, oxyde de zinc, vaseline, paraffine.
- **Domaine :** Dermatologie.
- **Activité :** Antiseptique local.

Indications : Traitement d'appoint des dermites irritatives.

Contre-indications : Hypersensibilité à un constituant. Éviter le contact avec les yeux.

Effets indésirables : Possibilité d'irritation de contact.

Précautions d'emploi : Ne pas utiliser plusieurs antiseptiques simultanément.

☞ *Vendu sans ordonnance.*

• HOECHST

Forme	Dosage	N. d'unités	Prix	Prix/jour	Liste	Remb. S.S.	Comm.
Pommade	–	35 g	20,40*	–	0	0 %	1905
Poudre	–	19 g	19,45*	–	0	0 %	1905

ÉLASE ★★

- **Composition :** Fibrinolysine, désoxyribonucléase.
- **Domaine :** Dermatologie.
- **Activité :** Détersion des plaies.
- **Classe :** Enzyme.

Indications : Traitement d'appoint à la phase de détersion des ulcères de la jambe, plaies traumatiques, brûlures des deuxième et troisième degrés.

Contre-indications : Hypersensibilité aux protéines étrangères.

Effets indésirables : Réactions allergiques. Sensation douloureuse lors de l'application.

☞ *Vendu sans ordonnance.*

• PARKE-DAVIS

Forme	Dosage	N. d'unités	Prix	Prix/jour	Liste	Remb. S.S.	Comm.
Pommade	–	10 g	19,50	–	0	35 %	1969
Pommade	–	20 g	32,70	–	0	35 %	1969
Pommade	–	4 x 60 g	Hôp.	–	0	Hôp.	1969

ÉLASTOCAPSIL ★

- **Composition :** Piment, belladone, arnica.
- **Domaine :** Rhumatologie. Algologie.
- **Activité :** Antirhumatismal externe. Antiœdémateux. Révulsif.

Indications : Utilisé dans le traitement des douleurs d'origine musculo-tendino-ligamentaire : torticolis, dorsalgies, lombalgies. Douleurs articulaires.

Contre-indications : Hypersensibilité aux constituants. Ne pas appliquer sur les muqueuses, peau en mauvais état, plaies, ulcérations. Enfant de moins de 12 ans.

Effets indésirables : Réaction allergique locale imposant l'arrêt du traitement.

Précautions d'emploi : Se laver les mains après usage.

☞ *Vendu sans ordonnance.*

• FISCH

Forme	Dosage	N. d'unités	Prix	Prix/jour	Liste	Remb. S.S.	Comm.
Emplâtre	–	–	12,80*	–	0	0 %	–

ÉLAVIL ★★★

- **Composition :** Amitriptyline.
- **Domaine :** Neuropsychiatrie. Uro-néphrologie.
- **Activité :** Antidépresseur.
- **Classe :** Imipraminique.

Indications : Traitement de la dépression, traitement de l'énurésie lorsqu'une pathologie organique a été exclue.

Contre-indications : Formellement contre-indiquée est l'association à d'autres antidépresseurs du groupe des IMAO. Les patients seront particulièrement surveillés s'ils présentent des antécédents d'adénome de la prostate, de glaucome, de troubles du rythme cardiaque ou de troubles tensionnels.

Effets indésirables : Fréquents mais peu graves : modifications de la vigilance, sécheresse de la bouche, troubles de l'accommodation visuelle, constipation, hypotension orthostatique. Moins fréquents sont les troubles endocriniens et la prise de poids. Beaucoup plus rares mais graves sont les convulsions, les troubles du rythme cardiaque, les hépatites ou les troubles hématologiques.

Précautions d'emploi : Le traitement par antidépresseurs doit être suivi par un médecin. La consommation d'alcool est formellement déconseillée. A utiliser avec prudence chez les épileptiques, ou chez les patients présentant des antécédents cardio-vasculaires sévères. A utiliser avec prudence chez le sujet âgé et chez la femme enceinte ou allaitant.

Interactions : Le produit peut augmenter l'action de l'alcool et des autres dépresseurs du système nerveux. Des précautions sont à prendre lors d'une association avec des antihypertenseurs.

Surdosage : Le surdosage peut entraîner des troubles de la conscience, des troubles du rythme cardiaque. Une hospitalisation s'impose d'urgence.

☞ *Sur prescription médicale.*

• MERCK SHARP & DOHME-CHIBRET

Forme	Dosage	N. d'unités	Prix	Prix/jour	Liste	Remb. S.S.	Comm.
Comprimé	10 mg	60	11,00	0,2 à 1	1	65 %	1963
Comprimé	25 mg	60	17,00	0,3 à 1,2	1	65 %	1963

ELDISINE ★★★

• **Composition :** Vindésine.
• **Domaine :** Cancérologie.
• **Activité :** Antinéoplasique. Cytostatique.
• **Classe :** Poison du fuseau. Vinca alcaloïde.

Indications : Leucémies aiguës lymphoblastiques et lymphomes réfractaires. Cancers du sein, de l'œsophage, broncho-pulmonaire, des voies aérodigestives supérieures.

Contre-indications : Grossesse et allaitement.

Effets indésirables : Troubles hématologiques : leucogranulopénie, thrombopénie. Troubles digestifs : constipation, nausées, vomissements. Troubles neuromusculaires : paresthésies, douleurs névritiques, paralysies. Fièvre, atteinte des nerfs crâniens, alopécie. Aménorrhée, azoospermie.

Précautions d'emploi : Une surveillance hématologique est indispensable de façon régulière.

☞ *Sur prescription médicale.*

• LILLY FRANCE

Forme	Dosage	N. d'unités	Prix	Prix/jour	Liste	Remb. S.S.	Comm.
Flacon inj.	1 mg	1	Hôp.	–	1	Hôp.	1984
Flacon inj.	4 mg	1	Hôp.	–	1	Hôp.	1983

ÉLECTROPHYTAL ❍

• **Composition :** Allium sativum 30DH, China 30DH, Dalix alba 30DH, Cuprum metallicum 30DH, Iodum 30DH aa.
• **Domaine :** Dermatologie.
• **Activité :** Divers.

Indications : Affections de la peau.

☞ *Vendu sans ordonnance.*

• BOIRON

Forme	Dosage	N. d'unités	Prix	Prix/jour	Liste	Remb. S.S.	Comm.
Gélule	–	6	27,50*	5	0	0 %	–

ÉLÉNOL ★★

• **Composition :** Lindane, amyléine.
• **Domaine :** Parasitologie.
• **Activité :** Antiparasitaire externe.
• **Classe :** Antiscabieux.

Indications : Traitement de la gale. Traitement contre les aoûtats et les tiques

Effets indésirables : Sensation de cuisson, eczéma.

Précautions d'emploi : Après un bain, appliquer le produit sur l'ensemble du corps en évitant le visage et le cuir chevelu. Après 24 heures, se laver.

Surdosage : En cas d'ingestion, entraîne convulsions.

☞ *Vendu sans ordonnance.*

• GERDA

Forme	Dosage	N. d'unités	Prix	Prix/jour	Liste	Remb. S.S.	Comm.
Crème	1 %	90 g	25,00	–	0	0 %	1959

ÉLENTOL ★★★

- **Composition :** Lindane.
- **Domaine :** Parasitologie.
- **Activité :** Antiparasitaire externe.

Indications : Traitement des infestations par poux du corps ou du pubis (morpions). Désinfection des vêtements en cas de gale ou de poux du corps.

Effets indésirables : Risque de toxicité neurologique en cas d'ingestion.

Précautions d'emploi : Laisser la poudre en contact pendant au moins 7 heures. Nouvelle application si nécessaire une semaine après.

☞ *Vendu sans ordonnance.*

- GERDA

Forme	Dosage	N. d'unités	Prix	Prix/jour	Liste	Remb. S.S.	Comm.
Poudre	0,8 %	100 g	20,00	–	0	0 %	1950

ÉLÉVIT VITAMINE B9 ★★

- **Composition :** Vitamines A, B1, B2, B6, B9, B12, C, D2, E, PP, acide pantothénique, biotine, calcium, magnésium, fer, manganèse, cuivre, zinc.
- **Domaine :** Nutrition et métabolisme.
- **Activité :** Vitamines liposolubles. Vitamines hydrosolubles. Éléments minéraux. Antiasthénique.
- **Classe :** Polyvitamines. Oligo-éléments.

Indications : Prévention et traitement de certaines carences liées à une alimentation déséquilibrée.

Contre-indications : Surcharge en fer.

Effets indésirables : Possibilité d'intolérance digestive.

Précautions d'emploi : Non conseillé chez la femme enceinte. Chez le sujet suivant un régime sans sel, tenir compte que chaque comprimé contient l'équivalent de 0,7 g de sel.

Interactions : Peut diminuer l'activité de la lévodopa, de la tétracycline, des diphosphonates.

Surdosage : Peut entraîner des troubles graves, en particulier chez l'enfant : perte de l'appétit, nausées, traduisant une hypercalcémie ou une hypertension intracrânienne.

☞ *Vendu sans ordonnance.*

- ROCHE NICHOLAS

Forme	Dosage	N. d'unités	Prix	Prix/jour	Liste	Remb. S.S.	Comm.
Comprimé	–	30	69,00*	3	0	0 %	1995

ELGYDIUM ★

- **Composition :** Chlorhexidine.
- **Domaine :** Stomatologie.
- **Activité :** Antiseptique local.
- **Classe :** Biguanide.

Indications : Prévention de la carie dentaire par action antiseptique sur la plaque dentaire. Gingivites. Parodontopathies.

☞ *Vendu sans ordonnance.*

- PIERRE FABRE

Forme	Dosage	N. d'unités	Prix	Prix/jour	Liste	Remb. S.S.	Comm.
Pâte dentifrice	–	8 g	2,50	–	0	0 %	1972
Pâte dentifrice	–	100 g	20,50	–	0	0 %	1972
Pâte dentifrice	–	150 g	25,50	–	0	0 %	1972

ELISOR ★★★

- **Composition :** Pravastatine.
- **Domaine :** Nutrition et métabolisme.
- **Activité :** Hypolipidémiant.
- **Classe :** Inhibiteur de la HMG CoA réductase.

Indications : Hypercholestérolémies endogènes de l'adulte en complément du régime lorsque celui-ci s'est avéré insuffisant. Prévention de l'infarctus du myocarde chez l'insuffisant coronaire ayant une hypercholestérolémie sévère.

Contre-indications : Insuffisance hépatique ou rénale sévère.

Effets indésirables : Éruptions cutanées. Douleurs musculaires. Altérations fonctionnelles hépatiques.

Précautions d'emploi : Non conseillé chez la femme enceinte ou allaitant, et chez l'enfant. Un contrôle périodique des transaminases est nécessaire en début de traitement. Si après 6 mois de traitement une réduction satisfaisante des lipides n'est pas obtenue, une modification du traitement doit être envisagée.

Interactions : La colestyramine peut modifier l'absorption du produit qui doit être administré une heure avant ou 4 heures après la colestyramine.

☞ *Sur prescription médicale.*

- BRISTOL-MYERS SQUIBB

Forme	Dosage	N. d'unités	Prix	Prix/jour	Liste	Remb. S.S.	Comm.
Comprimé	20 mg	28	199,00	3,5 à 14	1	65 %	1991

ÉLIXIR BONJEAN ✤

- **Composition :** Mélisse, orange amère, anis vert, cumin, cachou, menthe Gallo-Micham.
- **Domaine :** Gastro-entérologie.
- **Activité :** Eupeptique.

Indications : Traitement symptomatique des troubles de la digestion. Indigestion.

Contre-indications : Enfant au-dessous de 15 ans.

Précautions d'emploi : L'utilisateur doit savoir que le produit titre environ 20° d'alcool, et contient 3 g de sucre par cuiller à soupe.

☞ *Vendu sans ordonnance.*

- THÉPÉNIER

Forme	Dosage	N. d'unités	Prix	Prix/jour	Liste	Remb. S.S.	Comm.
Sol. buv.	–	250 ml	23,00*	–	0	0 %	1900

ÉLIXIR CONTRE LA TOUX ✤

- **Composition :** Anis vert, douce-amère, Drosera D2, guimauve, ipéca, malt, marrube blanc, pulsatilla D3, thym.
- **Domaine :** Pneumologie.
- **Activité :** Antitussif.

Indications : Utilisé dans les affections respiratoires avec encombrement bronchique.

Précautions d'emploi : Ne pas associer au disulfirame.

☞ *Vendu sans ordonnance.*

- WELEDA

Forme	Dosage	N. d'unités	Prix	Prix/jour	Liste	Remb. S.S.	Comm.
Sirop	–	200 ml	32,00*	–	0	0 %	1949

ÉLIXIR DE BOULEAU ✤

- **Composition :** Extrait aqueux de feuilles de bouleau.
- **Domaine :** Uro-néphrologie.
- **Activité :** Divers.

Indications : Utilisé pour favoriser l'élimination de l'eau.

☞ *Vendu sans ordonnance.*

- WELEDA

Forme	Dosage	N. d'unités	Prix	Prix/jour	Liste	Remb. S.S.	Comm.
Sirop	–	200 ml	32,00*	8	0	0 %	1949
Sirop	–	500 ml	64,00*	8	0	0 %	1949

ÉLIXIR DUPEYROUX

- **Composition :** Iode, créosote, gaïacol, tanin, acide phosphorique, acide chlorhydrique, acide lactique, calcium.
- **Domaine :** Pneumologie.
- **Activité :** Antitussif. Expectorant.

Indications : Utilisé dans le traitement adjuvant des bronchites, trachéites, laryngites.

Contre-indications : Dysfonctionnement thyroïdien. Allergie à l'iode. Enfant de moins de 7 ans.

☞ *Vendu sans ordonnance.*

- NOGUÈS

Forme	Dosage	N. d'unités	Prix	Prix/jour	Liste	Remb. S.S.	Comm.
Sol. buv.	–	250 ml	42,50*	–	0	0 %	–

ÉLIXIR GREZ CHLORHYDROPEPSIQUE

- **Composition :** Acide chlorhydrique, pepsine, noix vomique, gentiane, orange amère.
- **Domaine :** Gastro-entérologie.
- **Activité :** Enzyme digestive.

Indications : Insuffisance gastrique. Achlorhydrie.

Contre-indications : Ulcère gastro-duodénal.

Précautions d'emploi : Donne une réaction positive au contrôle antidopage.

☞ *Vendu sans ordonnance.*

- MONIN

Forme	Dosage	N. d'unités	Prix	Prix/jour	Liste	Remb. S.S.	Comm.
Vin médicinal	–	250 ml	13,40	2	0	35 %	1900

ÉLIXIR GUILLET ✤

- **Composition :** Fougère mâle, gentiane, bourdaine, tanaisie, centaurée, séné, semen contra, aloès, essence de menthe.
- **Domaine :** Gastro-entérologie.
- **Activité :** Laxatif stimulant. Eupeptique.
- **Classe :** Anthraquinonique.

Indications : Traitement symptomatique des troubles de la digestion. Indigestion. Traitement symptomatique de la constipation associé aux mesures hygiéno-diététiques.

Contre-indications : Constipation récente inexpliquée, persistante, n'ayant pas fait l'objet d'examens médicaux. Colopathies organiques inflammatoires. Syndrome occlusif. Douleurs abdominales. Enfant de moins de 15 ans.

Effets indésirables : Diarrhée. Douleurs abdominales. Mélanose recto-colique. Hypokaliémie. Maladie des laxatifs. Insuffisance rénale.

Précautions d'emploi : Pas d'utilisation prolongée. Non conseillé chez la femme allaitant.

Interactions : Ne pas associer aux diurétiques hypokaliémiants, aux anti-inflammatoires corticoïdes. Ne pas associer à certains antiarythmisants : sotalol, quinidine, amiodarone. Prudence en cas d'association avec les digitaliques, les dérivés de la vincamine.

☞ *Vendu sans ordonnance.*

- PROVAL

Forme	Dosage	N. d'unités	Prix	Prix/jour	Liste	Remb. S.S.	Comm.
Sol. buv.	–	250 ml	37,20*	–	0	0 %	–

ÉLIXIR PARÉGORIQUE LIPHA ★★★

- **Composition :** Teinture d'opium benzoïque.
- **Domaine :** Gastro-entérologie.
- **Activité :** Antidiarrhéique.
- **Classe :** Ralentisseur du transit.

Indications : Traitement symptomatique des diarrhées aiguës ou chroniques.

Contre-indications : Nourrisson. Rectocolite ulcéro-hémorragique.

Effets indésirables : Constipation. Somnolence.

Précautions d'emploi : Risque d'emploi abusif dans le cadre d'une toxicomanie aux opiacés. Donne une réaction positive au contrôle antidopage.

Interactions : Contient de l'alcool, risque de bouffées de chaleur par « effet antabuse » avec certains médicaments.

Surdosage : Entraîne une constipation avec état subocclusif, des troubles de la conscience, une dépression respiratoire, puis un coma imposant l'hospitalisation.

☞ *Sur prescription médicale.*

• LIPHA

Forme	Dosage	N. d'unités	Prix	Prix/jour	Liste	Remb. S.S.	Comm.
Sol. buv.	50 %	45 ml	25,50*	–	1	0 %	1970

ÉLIXIR SPARK ✣

• **Composition :** Cascara, séné, boldo, artichaut, houblon, orange amère, gentiane, sauge, camomille, absinthe, quassia, chicorée, colombo, centaurée, mélisse, menthe, anis.
• **Domaine :** Gastro-entérologie. Hépatologie.
• **Activité :** Laxatif stimulant. Cholérétique. Cholagogue.
• **Classe :** Anthraquinonique.

Indications : Traitement symptomatique de la constipation associé aux mesures hygiéno-diététiques.

Contre-indications : Constipation récente inexpliquée, persistante, n'ayant pas fait l'objet d'examens médicaux. Colopathies organiques inflammatoires. Syndrome occlusif. Douleurs abdominales. Enfant de moins de 15 ans.

Effets indésirables : Diarrhées. Douleurs abdominales. Mélanose recto-colique. Hypokaliémie. Maladie des laxatifs. Insuffisance rénale.

Précautions d'emploi : Pas d'utilisation prolongée. Non conseillé chez la femme allaitant.

Interactions : Ne pas associer aux laxatifs lubrifiants. Ne pas associer aux diurétiques hypokaliémiants, aux anti-inflammatoires corticoïdes. Ne pas associer à certains antiarythmisants : sotalol, quinidine, amiodarone. Prudence en cas d'association avec les digitaliques, les dérivés de la vincamine.

Surdosage : Entraîne une diarrhée et des troubles hydro-électrolytiques graves.

☞ *Vendu sans ordonnance. Présente des dangers en cas d'utilisation prolongée.*

• MÉDECINE VÉGÉTALE

Forme	Dosage	N. d'unités	Prix	Prix/jour	Liste	Remb. S.S.	Comm.
Sol. buv.	–	150 ml	32,25*	–	0	0 %	–

ELOHES ★★★

• **Composition :** Hydroxyéthylamidon.
• **Domaine :** Anesthésie. Réanimation.
• **Activité :** Solution de remplissage.
• **Classe :** Dextran.

Indications : Traitement d'urgence des chocs hypovolémiques (hémorragie) et des chocs vasoplégiques, traumatiques ou toxiques.

Contre-indications : Allergie aux dextrans. Insuffisance cardiaque ou coronaire. Hypocoagulabilité. Grossesse.

Effets indésirables : Réactions allergiques. Choc anaphylactique.

Précautions d'emploi : Surveillance de la tension, de la diurèse.

☞ *Usage hospitalier.*

• BIOSÉDRA

Forme	Dosage	N. d'unités	Prix	Prix/jour	Liste	Remb. S.S.	Comm.
Fl. inj. plastique	500 ml	15	Hôp.	–	0	Hôp.	1990
Fl. inj. verre	500 ml	10	Hôp.	–	0	Hôp.	1990

ELUDRIL ★

• **Composition :** Hexamidine, tétracaïne. Bain de bouche : Chlorhexidine, chlorobutanol, docusate sodique, chloroforme.
• **Domaine :** ORL. Stomatologie.
• **Activité :** Anesthésique local. Antiseptique local.
• **Classe :** Diamidine.

Indications : Traitement local d'appoint

antibactérien et antalgique des affections de la muqueuse buccale et de l'oropharynx.

Contre-indications : Enfant de moins de 3 ans. Sensibilisation préalable au produit, en particulier aux anesthésiques locaux.

Effets indésirables : Possibilité d'éruptions cutanées allergiques.

Précautions d'emploi : Traitement de courte durée. Donne une réaction positive au contrôle antidopage.

Interactions : Ne pas associer à d'autres antiseptiques.

☞ *Vendu sans ordonnance.*

• INAVA

Forme	Dosage	N. d'unités	Prix	Prix/ jour	Liste	Remb. S.S.	Comm.
Bain de bouche	–	90 ml	16,60	–	0	35 %	1968
Fl. pressurisé	–	55 ml	15,00	–	0	35 %	1971
Tablette	–	36	23,40*	–	0	0 %	1978

ÉLUSANES ARTICHAUT ✣

• **Composition :** Extrait aqueux sur maltodextrine de feuilles d'artichaut.
• **Domaine :** Hépatologie.
• **Activité :** Divers.

Indications : Utilisé pour faciliter la digestion.

☞ *Vendu sans ordonnance.*

• PLANTES ET MÉDECINES

Forme	Dosage	N. d'unités	Prix	Prix/jour	Liste	Remb. S.S.	Comm.
Gélule	200 mg	30	50,00*	3,3	0	0 %	1987

ÉLUSANES AUBÉPINE ✣

• **Composition :** Extrait aqueux sur maltodextrine de sommités fleuries d'aubépine.
• **Domaine :** Neuropsychiatrie.
• **Activité :** Divers.

Indications : Utilisé pour réduire la nervosité des adultes.

☞ *Vendu sans ordonnance.*

• PLANTES ET MÉDECINES

Forme	Dosage	N. d'unités	Prix	Prix/jour	Liste	Remb. S.S.	Comm.
Gélule	200 mg	30	50,00*	3,3	0	0 %	1987

ÉLUSANES BOLDO ✣

• **Composition :** Extrait aqueux sur maltodextrine de feuille de boldo.
• **Domaine :** Hépatologie.
• **Activité :** Divers.

Indications : Utilisé pour faciliter l'élimination de la bile et aider la digestion.

☞ *Vendu sans ordonnance.*

• PLANTES ET MÉDECINES

Forme	Dosage	N. d'unités	Prix	Prix/jour	Liste	Remb. S.S.	Comm.
Gélule	200 mg	30	50,00*	3,3	0	0 %	1987

ÉLUSANES CASSIS ✣

• **Composition :** Extrait aqueux sur maltodextrine de fruits de cassis.
• **Domaine :** Cardio-vasculaire.
• **Activité :** Divers.

Indications : Utilisé pour diminuer les sensations de jambes lourdes, les hémorroïdes et les manifestations de la fragilité des petits vaisseaux du cou.

☞ *Vendu sans ordonnance.*

• PLANTES ET MÉDECINES

Forme	Dosage	N. d'unités	Prix	Prix/jour	Liste	Remb. S.S.	Comm.
Gélule	200 mg	30	50,00*	3,3	0	0 %	1987

ÉLUSANES FRÊNE ✤

- **Composition :** Extrait aqueux sur maltodextrine de feuilles de frêne.
- **Domaine :** Nutrition et métabolisme.
- **Activité :** Divers.

Indications : Utilisé pour faciliter la perte de poids et les fonctions d'élimination de l'organisme.

☞ *Vendu sans ordonnance.*

• PLANTES ET MÉDECINES

Forme	Dosage	N. d'unités	Prix	Prix/jour	Liste	Remb. S.S.	Comm.
Gélule	200 mg	30	50,00*	3,3	0	0 %	1987

ÉLUSANES FUCUS ✤

- **Composition :** Poudre de fucus.
- **Domaine :** Nutrition et métabolisme.
- **Activité :** Divers.

Indications : Utilisé pour faciliter la perte de poids.

☞ *Vendu sans ordonnance.*

• PLANTES ET MÉDECINES

Forme	Dosage	N. d'unités	Prix	Prix/jour	Liste	Remb. S.S.	Comm.
Gélule	400 mg	20	24,00*	3,3	0	0 %	1991

ÉLUSANES FUMETERRE ✤

- **Composition :** Extrait aqueux sur maltodextrine de parties aériennes de fumeterre.
- **Domaine :** Hépatologie.
- **Activité :** Divers.

Indications : Utilisé pour faciliter l'élimination de la bile et aider la digestion.

☞ *Vendu sans ordonnance.*

• PLANTES ET MÉDECINES

Forme	Dosage	N. d'unités	Prix	Prix/jour	Liste	Remb. S.S.	Comm.
Gélule	200 mg	30	50,00*	3,3	0	0 %	1987

ÉLUSANES GINSENG ✤

- **Composition :** Extrait hydro-alcoolique sur maltodextrine de racine de ginseng.
- **Domaine :** Nutrition et métabolisme.
- **Activité :** Divers.

Indications : Utilisé dans les états de fatigue passagers.

☞ *Vendu sans ordonnance.*

• PLANTES ET MÉDECINES

Forme	Dosage	N. d'unités	Prix	Prix/jour	Liste	Remb. S.S.	Comm.
Gélule	200 mg	30	50,00*	3,3	0	0 %	1987

ÉLUSANES HARPAGOPHYTUM ✤

- **Composition :** Extrait hydro-alcoolique sur maltodextrine d'harpagophytum.
- **Domaine :** Rhumatologie.
- **Activité :** Divers.

Indications : Utilisé dans les manifestations articulaires douloureuses.

☞ *Vendu sans ordonnance.*

• PLANTES ET MÉDECINES

Forme	Dosage	N. d'unités	Prix	Prix/jour	Liste	Remb. S.S.	Comm.
Gélule	200 mg	30	50,00*	3,3	0	0 %	1990

ÉLUSANES MAÏS ✣

- **Composition :** Extrait aqueux sur maltodextrine de styles de maïs.
- **Domaine :** Nutrition et métabolisme.
- **Activité :** Divers.

Indications : Utilisé pour favoriser la perte de poids et les fonctions d'élimination de l'organisme.

☞ *Vendu sans ordonnance.*

- PLANTES ET MÉDECINES

Forme	Dosage	N. d'unités	Prix	Prix/jour	Liste	Remb. S.S.	Comm.
Gélule	200 mg	30	50,00*	3,3	0	0 %	1987

ÉLUSANES MARRUBE BLANC ✣

- **Composition :** Extrait aqueux sur maltodextrine de sommités fleuries de marrube blanc.
- **Domaine :** Pneumologie.
- **Activité :** Divers.

Indications : Utilisé au cours des affections bronchiques aiguës bénignes.

☞ *Vendu sans ordonnance.*

- PLANTES ET MÉDECINES

Forme	Dosage	N. d'unités	Prix	Prix/jour	Liste	Remb. S.S.	Comm.
Gélule	200 mg	30	50,00*	3,3	0	0 %	1987

ÉLUSANES MATÉ ✣

- **Composition :** Extrait aqueux sur maltodextrine de feuilles de maté.
- **Domaine :** Nutrition et Métabolisme.
- **Activité :** Divers.

Indications : Utilisé dans les états de fatigue passagers.

☞ *Vendu sans ordonnance.*

- PLANTES ET MÉDECINES

Forme	Dosage	N. d'unités	Prix	Prix/jour	Liste	Remb. S.S.	Comm.
Gélule	200 mg	30	50,00*	3,3	0	0 %	1987

ÉLUSANES MÉLILOT ✣

- **Composition :** Extrait aqueux sur maltodextrine de sommités fleuries de mélilot.
- **Domaine :** Cardio-vasculaire.
- **Activité :** Divers.

Indications : Utilisé en vue de diminuer les sensations de jambes lourdes, les hémorroïdes et les manifestations de la fragilité des petits vaisseaux du cou.

☞ *Vendu sans ordonnance.*

- PLANTES ET MÉDECINES

Forme	Dosage	N. d'unités	Prix	Prix/jour	Liste	Remb. S.S.	Comm.
Gélule	200 mg	30	50,00*	3,3	0	0 %	1987

ÉLUSANES ORTHOSIPHON ✣

- **Composition :** Extrait hydro-alcoolique sur maltodextrine de feuilles d'orthosiphon.
- **Domaine :** Uro-néphrologie.
- **Activité :** Divers.

Indications : Utilisé pour les fonctions d'élimination de l'organisme.

☞ *Vendu sans ordonnance.*

- PLANTES ET MÉDECINES

Forme	Dosage	N. d'unités	Prix	Prix/jour	Liste	Remb. S.S.	Comm.
Gélule	200 mg	30	50,00*	3,3	0	0 %	1991

ÉLUSANES PASSIFLORE ✤

- **Composition :** Extrait hydro-alcoolique sur maltodextrine de parties aériennes de passiflore.
- **Domaine :** Neuropsychiatrie.
- **Activité :** Divers.

Indications : Utilisé pour réduire la nervosité des adultes.

☞ *Vendu sans ordonnance.*

- PLANTES ET MÉDECINES

Forme	Dosage	N. d'unités	Prix	Prix/jour	Liste	Remb. S.S.	Comm.
Gélule	200 mg	30	50,00*	3,3	0	0 %	1987

ÉLUSANES PILOSELLE ✤

- **Composition :** Extrait aqueux sur maltodextrine de piloselle.
- **Domaine :** Uro-néphrologie. Gastro-entérologie.
- **Activité :** Divers.

Indications : Utilisé pour faciliter les fonctions d'élimination de l'organisme.

☞ *Vendu sans ordonnance.*

- PLANTES ET MÉDECINES

Forme	Dosage	N. d'unités	Prix	Prix/jour	Liste	Remb. S.S.	Comm.
Gélule	200 mg	30	50,00*	3,3	0	0 %	1987

ÉLUSANES PRÊLE DES CHAMPS ✤

- **Composition :** Extrait aqueux sur maltodextrine de sommités fleuries de prêle des champs.
- **Domaine :** Uro-néphrologie. Gastro-entérologie.
- **Activité :** Divers.

Indications : Utilisé pour faciliter les fonctions d'élimination de l'organisme.

☞ *Vendu sans ordonnance.*

- PLANTES ET MÉDECINES

Forme	Dosage	N. d'unités	Prix	Prix/jour	Liste	Remb. S.S.	Comm.
Gélule	200 mg	30	50,00*	3,3	0	0 %	1987

ÉLUSANES REINE DES PRÉS ✤

- **Composition :** Extrait aqueux sur maltodextrine de sommités fleuries de reine des prés.
- **Domaine :** Rhumatologie.
- **Activité :** Divers.

Indications : Utilisé dans les manifestations articulaires douloureuses.

☞ *Vendu sans ordonnance.*

- PLANTES ET MÉDECINES

Forme	Dosage	N. d'unités	Prix	Prix/jour	Liste	Remb. S.S.	Comm.
Gélule	200 mg	30	50,00*	3,3	0	0 %	1987

ÉLUSANES THÉ VERT ✤

- **Composition :** Extrait aqueux sur maltodextrine de feuilles de thé vert.
- **Domaine :** Nutrition et métabolisme.
- **Activité :** Divers.

Indications : Utilisé pour faciliter la perte de poids et dans les états de fatigue.

☞ *Vendu sans ordonnance.*

- PLANTES ET MÉDECINES

Forme	Dosage	N. d'unités	Prix	Prix/jour	Liste	Remb. S.S.	Comm.
Gélule	200 mg	30	50,00*	3,3	0	0 %	1987

ÉLUSANES VIGNE ROUGE ✤

- **Composition :** Extrait aqueux sur malto-dextrine de feuilles de vigne rouge.
- **Domaine :** Cardio-vasculaire.
- **Activité :** Divers.

Indications : Utilisé pour diminuer les sensations de jambes lourdes, les hémorroïdes, les manifestations de la fragilité des petits vaisseaux de la peau.

☞ *Vendu sans ordonnance.*

- PLANTES ET MÉDECINES

Forme	Dosage	N. d'unités	Prix	Prix/jour	Liste	Remb. S.S.	Comm.
Gélule	200 mg	30	50,00*	3,3	0	0 %	1987

ELVORINE ★★★

- **Composition :** Acide L-folinique.
- **Domaine :** Hématologie.
- **Activité :** Antianémique.
- **Classe :** Acide folique et dérivés.

Indications : Prévention et traitement des anémies « macrocytaires », en particulier chez la femme enceinte, chez l'éthylique ou lors des malabsorptions intestinales. Traitement des anémies lors des traitements par certains anticancéreux, certains antiparasitaires ou antibiotiques. Traitement des tumeurs coliques en association avec le fluoro-uracil.

Interactions : Ne pas administrer en même temps que le méthotrexate.

☞ *Sur prescription médicale.*

- LEDERLE

Forme	Dosage	N. d'unités	Prix	Prix/jour	Liste	Remb. S.S.	Comm.
Comprimé	2,5 mg	16	48,00	–	0	0 %	1993
Comprimé	7,5 mg	16	136,00	–	0	0 %	1993
Comprimé	12,5 mg	16	224,00	–	0	0 %	1993
Flacon inj.	25 mg	1	Hôp.	–	0	Hôp.	1992
Flacon inj.	50 mg	1	Hôp.	–	0	Hôp.	1992
Flacon inj.	175 mg	1	Hôp.	–	0	Hôp.	1992

EMBROBAUME RHUMATISMAL ★

- **Composition :** Menthol, camphre, acide salicylique, romarin, géraniol, phénazone.
- **Domaine :** Rhumatologie. Algologie.
- **Activité :** Antirhumatismal externe. Antalgique externe. Révulsif.
- **Classe :** Salicylé.

Indications : Utilisé dans le traitement des douleurs d'origine musculo-tendino-ligamentaire : torticolis, dorsalgies, lombalgies. Douleurs articulaires.

Contre-indications : Hypersensibilité aux constituants. Ne pas appliquer sur les muqueuses, peau en mauvais état, plaies, ulcérations. Enfant de moins de 12 ans.

Effets indésirables : Réaction allergique locale imposant l'arrêt du traitement.

Précautions d'emploi : Se laver les mains après usage.

☞ *Vendu sans ordonnance.*

- GENNEAU

Forme	Dosage	N. d'unités	Prix	Prix/jour	Liste	Remb. S.S.	Comm.
Baume	–	–	25,00*	–	0	0 %	–

EMBROCATION SIAMOISE ★

- **Composition :** Piment, thym, camphre, acide acétique, chloroforme, térébenthine.
- **Domaine :** Rhumatologie. Algologie.
- **Activité :** Antirhumatismal externe. Antalgique externe. Révulsif.

Indications : Utilisé dans le traitement des douleurs d'origine musculo-tendino-ligamentaire : torticolis, dorsalgie, lombalgie. Douleurs articulaires.

Contre-indications : Hypersensibilité aux constituants. Ne pas appliquer sur les muqueuses, peau en mauvais état, plaies, ulcérations. Enfant de moins de 30 mois.

Effets indésirables : Réaction allergique locale imposant l'arrêt du traitement.

Précautions d'emploi : Se laver les mains après usage.

☞ *Vendu sans ordonnance.*

- C. P. F.

Forme	Dosage	N. d'unités	Prix	Prix/jour	Liste	Remb. S.S.	Comm.
Baume	–	200 ml	32,40*	–	0	0 %	

ÉMINASE ★★★

- **Composition :** Anistreplase.
- **Domaine :** Hémostase.
- **Activité :** Thrombolytique.

Indications : Infarctus du myocarde à la phase aiguë.

Contre-indications : Patient âgé ou présentant des troubles de la coagulation. Hémorragie ou accident vasculaire cérébral récent. Intervention chirurgicale récente. Hypertension artérielle sévère.

Effets indésirables : Hémorragie au point d'injection. Hémoptysie, hématurie, hématémèse. Accidents vasculaires cérébraux hémorragiques.

Précautions d'emploi : Le traitement sera commencé le plus rapidement possible et poursuivi en centre spécialisé de réanimation.

Interactions : L'association aux anticoagulants augmente le risque hémorragique.

Surdosage : Le surdosage sera contrôlé en centre spécialisé.

☞ *Sur prescription médicale. Usage hospitalier.*

- SMITHKLINE BEECHAM

Forme	Dosage	N. d'unités	Prix	Prix/jour	Liste	Remb. S.S.	Comm.
Flacon inj.	30 U	1	Hôp.	–	1	Hôp.	1990

EMLA ★★

- **Composition :** Lidocaïne, prilocaïne.
- **Domaine :** Anesthésie. Réanimation.
- **Activité :** Anesthésique local.

Indications : Anesthésie locale de la peau avant ponction ou chirurgie cutanée superficielle.

Contre-indications : Allergie aux anesthésiques locaux. Nourrisson de moins de 3 mois. Porphyrie.

Effets indésirables : Réaction cutanée locale bénigne. Réaction allergique.

Précautions d'emploi : Donne une réaction positive au contrôle antidopage. Ne pas appliquer sur peau lésée ou à proximité des yeux.

☞ *Sur prescription médicale. Usage hospitalier.*

- ASTRA FRANCE

Forme	Dosage	N. d'unités	Prix	Prix/jour	Liste	Remb. S.S.	Comm.
Crème	5 %	5 g x 5	Hôp.	–	2	Hôp.	1991

EMOFORM ★

- **Composition :** Formaldéhyde, chlorure de sodium, bicarbonate de sodium.
- **Domaine :** Stomatologie.
- **Activité :** Antiseptique local. Tonifiant dentaire.

Indications : Hyperesthésie dentinaire. Gencives sensibles, collets douloureux.

☞ *Vendu sans ordonnance.*

- WARNER WELLCOME

Forme	Dosage	N. d'unités	Prix	Prix/ jour	Liste	Remb. S.S.	Comm.
Pâte dentifrice	anis	80 g	21,25*	–	0	0 %	1973
Pâte dentifrice	menthe	15 g	–	–	0	0 %	1992
Pâte dentifrice	menthe	80 g	21,25*	–	0	0 %	1992
Pâte dentifrice	menthe	125 g	28,90*	–	0	0 %	1992
Sol. locale	menthe	250 ml	25,70	–	0	0 %	–

EMPLÂTRE POREUX ★

- **Composition :** Euphorbia resinifera, piment, oxyde de zinc.
- **Domaine :** Rhumatologie. Algologie.
- **Activité :** Antirhumatismal externe. Antalgique externe. Révulsif.

Indications : Utilisé dans le traitement des douleurs d'origine musculo-tendino-ligamentaire : torticolis, dorsalgies, lombalgies. Douleurs articulaires. Affections des voies respiratoires.

Contre-indications : Hypersensibilité aux constituants. Ne pas appliquer sur les muqueuses, peau en mauvais état, plaies, ulcérations. Enfant de moins de 30 mois.

Effets indésirables : Réaction allergique locale imposant l'arrêt du traitement.

Précautions d'emploi : Se laver les mains après usage.

☞ *Vendu sans ordonnance.*

- C. P. F.

Forme	Dosage	N. d'unités	Prix	Prix/jour	Liste	Remb. S.S.	Comm.
Emplâtre	petit	1	7,30*	–	0	0 %	–
Emplâtre	grand	1	11,80*	–	0	0 %	–

ENANTONE LP ★★★

- **Composition :** Leuproréline.
- **Domaine :** Endocrinologie. Gynécologie. Andrologie. Cancérologie.
- **Activité :** Stimulant des gonadostimulines. Anticancéreux.
- **Classe :** Gonadoréline (LH-RH) et analogues.

Indications : Traitement du cancer de la prostate. Traitement de l'endométriose à localisation génitale ou extragénitale.

Contre-indications : Hypersensibilité au produit.

Effets indésirables : Dans toutes les utilisations on a signalé : bouffées de chaleur, fatigue. Au cours du traitement de la prostate : accentuation initiale des douleurs osseuses, impuissance, hypertension artérielle, éruptions cutanées. Au cours du traitement de l'endométriose : modification de la libido, sécheresse vaginale, diminution du volume mammaire, ostéoporose.

Précautions d'emploi : Déconseillé chez la femme enceinte ou allaitant. L'utilisation doit être guidée par différents dosages hormonaux. L'efficacité sera vérifiée par des examens complémentaires : échographie, etc.

☞ *Sur prescription médicale.*

- TAKEDA

Forme	Dosage	N. d'unités	Prix	Prix/jour	Liste	Remb. S.S.	Comm.
Flacon inj.	3,75 mg	1	913,40	33	1	65 %	1989

ENCÉPHABOL ★★★

- **Composition :** Pyritinol.
- **Domaine :** Rhumatologie.
- **Activité :** Antirhumatismal.

Indications : Traitement de fond de la polyarthrite chronique.

Contre-indications : Néphropathies. Altérations hématologiques importantes. Lupus érythémateux. Myasthénie. Dermatoses sévères. Hypersensibilité au produit.

Effets indésirables : Fièvre, malaise à la prise des comprimés. Troubles cutanés : éruptions, lichen. Nausées, vomissements, diarrhées. Atteinte rénale : albuminurie.

Troubles sanguins : thrombopénie, leucopénie. Myasthénie, polymyosite.

Précautions d'emploi : Surveiller la formule sanguine et la fonction rénale.

Interactions : Ne pas associer à la phénylbutazone.

☞ *Sur prescription médicale.*

• MERCK-CLÉVENOT

Forme	Dosage	N. d'unités	Prix	Prix/jour	Liste	Remb. S.S.	Comm.
Comprimé	100 mg	40	23,70	3,5 à 5	1	35 %	1971

ENDHOMÉTROL ○

• **Composition :** Calendula TM, Helonas dioica 3DH, Hydrastis canadensis 3DH.

• **Domaine :** Gynécologie.

• **Activité :** Divers.

Indications : Désinfectant vaginal.

☞ *Vendu sans ordonnance.*

• BOIRON

Forme	Dosage	N. d'unités	Prix	Prix/jour	Liste	Remb. S.S.	Comm.
Ovule	–	6	28,00*	4,5	0	0 %	–

ENDIUM ★★★

• **Composition :** Diosmine.

• **Domaine :** Cardio-vasculaire.

• **Activité :** Veinotonique. Vasculoprotecteur.

• **Classe :** Flavonoïde.

Indications : Signes fonctionnels de l'insuffisance veino-lymphatique : jambes lourdes, œdèmes, crampes. Troubles fonctionnels de la fragilité capillaire : ecchymoses, purpura, saignements. Signes fonctionnels de la crise hémorroïdaire.

Effets indésirables : Troubles digestifs banals.

Précautions d'emploi : Non conseillé chez la femme allaitant.

☞ *Vendu sans ordonnance.*

• EUROPHTA

Forme	Dosage	N. d'unités	Prix	Prix/jour	Liste	Remb. S.S.	Comm.
Comprimé	300 mg	30	28,50	2	0	35 %	1992

ENDOLIPIDE ★★★

• **Composition :** Huile de soja, lécithine d'œuf, glycérol, eau (1 100 kcal/l).

• **Domaine :** Nutrition et métabolisme.

• **Activité :** Alimentation parentérale.

• **Classe :** Émulsion lipidique.

Indications : Apport de calories lipidiques. Apport d'acides gras essentiels.

Contre-indications : Hyperlipidémies sévères. Insuffisance hépatique. Hypersensibilité à la lécithine de l'œuf.

Effets indésirables : Sueurs, frissons, maux de tête, gêne respiratoire. Altérations fonctionnelles hépatiques. Thrombopénies.

Précautions d'emploi : Perfusion intraveineuse lente.

Interactions : Ne mélanger à aucun autre produit.

☞ *Usage hospitalier.*

• BRAUN

Forme	Dosage	N. d'unités	Prix	Prix/jour	Liste	Remb. S.S.	Comm.
Flacon inj. 100 ml	10 %	1	Hôp.	–	0	Hôp.	1986
Flacon inj. 100 ml	20 %	1	Hôp.	–	0	Hôp.	1986
Flacon inj. 250 ml	20 %	1	Hôp.	–	0	Hôp.	1986
Flacon inj. 500 ml	10 %	1	Hôp.	–	0	Hôp.	1986
Flacon inj. 500 ml	20 %	1	Hôp.	–	0	Hôp.	1986

ENDOTÉLON ★★★

- **Composition :** Extrait de pépin de raisin.
- **Domaine :** Cardio-vasculaire.
- **Activité :** Veinotonique. Vasculoprotecteur.

Indications : Signes fonctionnels de l'insuffisance veino-lymphatique : jambes lourdes, œdèmes, crampes. Œdème lymphatique après traitement radio-chirurgical du cancer du sein. Troubles de la circulation rétinienne.

Effets indésirables : Manifestations allergiques. Troubles digestifs.

Précautions d'emploi : Déconseillé chez la femme allaitant.

☞ *Vendu sans ordonnance.*

- SANOFI WINTHROP

Forme	Dosage	N. d'unités	Prix	Prix/jour	Liste	Remb. S.S.	Comm.
Comprimé	50 mg	20	37,90	2,5 à 7,5	0	35 %	1978
Comprimé	150 mg	20	67,10	4 à 7	0	35 %	1989

ENDOXAN ASTA ★★★

- **Composition :** Cyclophosphamide.
- **Domaine :** Allergie et immunologie. Cancérologie.
- **Activité :** Immunodépresseur. Antinéoplasique et cytostatique.
- **Classe :** Alkylant. Moutarde à l'azote.

Indications : Cancers du sein, de l'ovaire, des bronches et leurs métastases. Lymphome non hodgkinien. Polyarthrite rhumatoïde, lupus érythémateux disséminé.

Contre-indications : Femme enceinte ou allaitant. Insuffisance rénale.

Effets indésirables : Troubles digestifs : nausées, vomissements. Perte des cheveux. Troubles hématologiques. Troubles des règles, azoospermie.

Précautions d'emploi : Utilisation sous stricte surveillance médicale avec contrôle régulier de la formule sanguine.

☞ *Sur prescription médicale.*

- ASTA MEDICA

Forme	Dosage	N. d'unités	Prix	Prix/jour	Liste	Remb. S.S.	Comm.
Comprimé	50 mg	50	43,30	–	1	100 %	1960
Flacon inj.	100 mg	50	60,50	–	1	100 %	1960
Flacon inj.	500 mg	1	35,70	–	1	100 %	1974
Flacon inj.	500 mg	10	Hôp.	–	1	Hôp.	1974

ENERGITUM ★

- **Composition :** L-arginine, acide l-glutamique.
- **Domaine :** Nutrition et métabolisme.
- **Activité :** Antiasthénique.
- **Classe :** Acides aminés.

Indications : Utilisé dans le traitement de l'asthénie fonctionnelle, en l'absence d'activité spécifique démontrée.

Contre-indications : Obstruction des voies biliaires.

Effets indésirables : Diarrhées, en particulier chez le colitique.

Précautions d'emploi : Traitement toujours de courte durée.

☞ *Vendu sans ordonnance.*

- SMITHKLINE BEECHAM

Forme	Dosage	N. d'unités	Prix	Prix/jour	Liste	Remb. S.S.	Comm.
Amp. buv.	–	12	70,00*	–	0	0 %	1961

ENGYS CREAM

- **Composition :** Vitamine A, vitamine E, camphre, hamamélis, amidon.
- **Domaine :** Dermatologie
- **Activité :** Topique cicatrisant.

Indications : Utilisé dans la prévention et le traitement des dermatoses : engelures, crevasses, gerçures. Brûlures superficielles et coups de soleil.

Contre-indications : Ne pas utiliser chez l'enfant.

☞ *Vendu sans ordonnance.*

• MEYER

Forme	Dosage	N. d'unités	Prix	Prix/jour	Liste	Remb. S.S.	Comm.
Crème	–	50 g	29,00*	–	0	0 %	–

ENO

• **Composition :** Carbonate monosodique, carbonate disodique. acide tartrique.
• **Domaine :** Gastro-entérologie.
• **Activité :** Antiacide œso-gastrique.
• **Classe :** Sel alcalin.

Indications : Troubles fonctionnels d'origine digestive : lenteur de digestion, état nauséeux, ballonnement.

Contre-indications : Patient suivant un régime sans sel : œdémateux, cardiaque, hypertendu.

Précautions d'emploi : Dans les régimes sans sel, tenir compte du fait que chaque cuiller à café ou chaque sachet contient l'équivalent de 2 g de sel.

☞ *Vendu sans ordonnance.*

• SMITHKLINE BEECHAM

Forme	Dosage	N. d'unités	Prix	Prix/jour	Liste	Remb. S.S.	Comm.
Poudre	–	228 g	29,70*	–	0	0 %	1942
Sachet	–	24	26,00*	–	0	0 %	1942

ENOXOR ★★★

• **Composition :** Enoxacine.
• **Domaine :** Infectiologie. Uro-néphrologie.
• **Activité :** Antibiotique.
• **Classe :** Fluoroquinolone.

Indications : Infections aux germes suivants : colibacille, Klebsiella, Proteus, Shigella, salmonelles, pyocyaniques, staphylocoques, gonocoques, vibrions, Pasteurella, Legionella, corynébactéries, etc. Infections à manifestations uro-génitales : urétrites, prostatites.

Contre-indications : Allergie aux quinolones. Enfant. Épilepsie.

Effets indésirables : Troubles digestifs : nausées, vomissements, gastralgies. Céphalées, insomnies, vertiges, convulsions, douleurs musculaires. Troubles allergiques : urticaire. Troubles hématologiques.

Précautions d'emploi : Éviter l'exposition solaire. Déconseillé chez la femme enceinte ou allaitant.

Interactions : Ne pas associer aux pansements gastriques qui diminuent l'absorption. Potentialise l'effet de la théophylline et des anticoagulants.

☞ *Sur prescription médicale.*

• SINBIO

Forme	Dosage	N. d'unités	Prix	Prix/jour	Liste	Remb. S.S.	Comm.
Comprimé	200 mg	10	57,90	12 à 24	1	65 %	1993

ENTECET ★

• **Composition :** Orge germée, amylase, protéase, lipase d'origine fongique.
• **Domaine :** Gastro-entérologie.
• **Activité :** Enzyme digestive.
• **Classe :** Enzyme végétale.

Indications : Digestion difficile.

☞ *Vendu sans ordonnance.*

• JUMER

Forme	Dosage	N. d'unités	Prix	Prix/jour	Liste	Remb. S.S.	Comm.
Comprimé	–	60	40,90	2	0	35 %	1992

ENTERCINE ★★★

• **Composition :** Dihydrostreptomycine, sulfaguanidine, broxyquinoline, homatropine.
• **Domaine :** Gastro-entérologie.
• **Activité :** Antiseptique intestinal. Antispasmodique.

• **Classe :** Aminoside. Sulfamide. Quinoléine. Anticholinergique.

Indications : Diarrhées aiguës d'origine infectieuse.

Contre-indications : Hypersensibilité aux aminosides, aux sulfamides, aux quinoléines. Glaucome, troubles urétro-prostatiques.

Effets indésirables : Troubles digestifs : nausées, vomissements. En cas d'insuffisance rénale, possibilité de toxicité auditive ou rénale. Éruptions cutanées. Sécheresse de la bouche, troubles visuels, troubles urinaires.

Précautions d'emploi : Prudence en cas d'insuffisance rénale. Limiter le traitement à 4 jours. Ne pas oublier l'importance de la réhydratation chez l'enfant. Non conseillé chez la femme enceinte.

Interactions : Ne pas associer à d'autres produits néphrotoxiques : aminosides, céphalosporines.

☞ *Sur prescription médicale*

• BIOGALÉNIQUE

Forme	Dosage	N. d'unités	Prix	Prix/jour	Liste	Remb. S.S.	Comm.
Gélule	–	30	16,90	3 à 4,5	1	35 %	–

ENTÉROCALM ★★

• **Composition :** Sulfaguanidine.
• **Domaine :** Gastro-entérologie.
• **Activité :** Antiseptique intestinal.
• **Classe :** Sulfamide.

Indications : Diarrhées aiguës d'origine infectieuse.

Contre-indications : Enfant de moins de 30 mois. Hypersensibilité aux sulfamides. Déconseillé chez la femme enceinte. Insuffisance rénale ou hépatique grave.

Effets indésirables : Réactions allergiques : urticaire, œdème. Insuffisance rénale. Troubles sanguins.

Précautions d'emploi : Boire abondamment. Limiter le traitement à 3 ou 4 jours.

☞ *Vendu sans ordonnance.*

• SARBACH

Forme	Dosage	N. d'unités	Prix	Prix/jour	Liste	Remb. S.S.	Comm.
Comprimé	500 mg	20	28,60*	–	0	0 %	–

ENTÉROCUPROL

• **Composition :** Badiane, anis, ipéca, hexamine.
• **Domaine :** Gastro-entérologie.
• **Activité :** Antiseptique intestinal.

Indications : Diarrhées aiguës d'origine infectieuse.

Contre-indications : Déconseillé chez la femme enceinte. Insuffisance rénale ou hépatique grave.

Effets indésirables : Réactions allergiques : urticaire, œdème.

Précautions d'emploi : Limiter le traitement à 3 ou 4 jours. Ne pas oublier l'importance de la réhydratation, surtout chez l'enfant.

☞ *Vendu sans ordonnance.*

• PIERRE FABRE

Forme	Dosage	N. d'unités	Prix	Prix/jour	Liste	Remb. S.S.	Comm.
Gélule	–	–	25,70*	–	0	0 %	–

ENTÉROMUCILAGE ★★★

• **Composition :** Gomme de sterculia.
• **Domaine :** Gastro-entérologie.
• **Activité :** Laxatif de lest.
• **Classe :** Mucilage.

Indications : Traitement symptomatique de la constipation associé aux mesures hygiéno-diététiques.

Contre-indications : Constipation récente inexpliquée, persistante, n'ayant pas fait l'objet d'examens médicaux. Syndrome occlusif ou subocclusif. Fécalome.

Effets indésirables : Sensation de ballonnement abdominal. Flatulences.

Précautions d'emploi : Pas d'utilisation prolongée. Prudence chez le sujet grabataire ou porteur d'un mégacôlon.

☞ *Vendu sans ordonnance.*

• BAYER PHARMA

Forme	Dosage	N. d'unités	Prix	Prix/jour	Liste	Remb. S.S.	Comm.
Granulé	73 %	250 g	36,75*	–	0	0 %	1958

ENTÉROPATHYL ★★

- **Composition :** Sulfaguanidine.
- **Domaine :** Gastro-entérologie.
- **Activité :** Antiseptique intestinal.
- **Classe :** Sulfamide.

Indications : Diarrhées aiguës d'origine infectieuse.

Contre-indications : Hypersensibilité aux sulfamides. Déconseillé chez la femme enceinte. Insuffisance rénale ou hépatique grave.

Effets indésirables : Réactions allergiques : urticaire, œdème. Insuffisance rénale.

Précautions d'emploi : Boire abondamment. Limiter le traitement à 3 ou 4 jours.

☞ *Vendu sans ordonnance.*

- PHARMINTER

Forme	Dosage	N. d'unités	Prix	Prix/jour	Liste	Remb. S.S.	Comm.
Comprimé	0,5 g	20	29,00*	15 à 30	0	0 %	–

ÉNURÉTINE ★

- **Composition :** Iodure d'isopropamide, vitamine E, vitamine B1, éphédrine, phénobarbital.
- **Domaine :** Uro-néphrologie.
- **Activité :** Antispasmodique vésical.
- **Classe :** Anticholinergique.

Indications : Incontinence urinaire chez l'enfant, l'adolescent, le vieillard.

Contre-indications : Glaucome, adénome prostatique. Atonie intestinale. Bronchite chronique. Myasthénie. Affections cardiaques sévères.

Effets indésirables : Sécheresse de la bouche, troubles visuels, constipation.

Interactions : Ne pas associer à d'autres produits anticholinergiques : antidépresseurs, neuroleptiques, antihistaminiques, etc.

Surdosage : Peut entraîner une paralysie respiratoire et des troubles psychiques.

☞ *Sur prescription médicale.*

- LE MARCHAND

Forme	Dosage	N. d'unités	Prix	Prix/jour	Liste	Remb. S.S.	Comm.
Comprimé	2 mg	30	15,55	0,5 à 0,9	1	65 %	1973

ÉOLÈNE ★★★

- **Composition :** Salbutamol.
- **Domaine :** Pneumologie.
- **Activité :** Bronchodilatateur.
- **Classe :** Stimulant bêta-2-adrénergique.

Indications : Traitement de la crise d'asthme. Traitement de fond de l'asthme à crises fréquentes ou à dyspnée continue. Prévention de l'asthme d'effort. Traitement de fond et des poussées aiguës des bronchopneumopathies chroniques obstructives à forme spastique.

Contre-indications : Hypersensibilité au produit.

Effets indésirables : Tremblements prédominant aux extrémités, souvent non perçus par le patient. Tachycardie à fortes doses.

Précautions d'emploi : Le traitement doit être surveillé médicalement avec mesure régulière du pouls et du rythme cardiaque. Donne une réaction positive au contrôle antidopage.

Surdosage : Entraîne des tremblements, une tachycardie, des sueurs, de la nervosité.

☞ *Sur prescription médicale.*

- FISONS

Forme	Dosage	N. d'unités	Prix	Prix/jour	Liste	Remb. S.S.	Comm.
Spray aérosol	100 µg/b	200 b	30,40	–	1	65 %	1990

ÉOSINE ALCOOLIQUE GIFRER ★

- **Composition :** Éosine disodique, alcool.
- **Domaine :** Dermatologie.
- **Activité :** Antiseptique local.

Indications : Traitement d'appoint des affections cutanées bactériennes.

Contre-indications : Hypersensibilité à un constituant. Ne pas appliquer sur les muqueuses.

Effets indésirables : Possibilité d'irritation de contact. Possibilité de photosensibilisation.

Précautions d'emploi : Ne pas utiliser plusieurs antiseptiques simultanément.

☞ *Vendu sans ordonnance.*

- GIFRER BARBEZAT

Forme	Dosage	N. d'unités	Prix	Prix/jour	Liste	Remb. S.S.	Comm.
Sol. locale	2 %	100 ml	21,00*	–	0	0 %	1987

ÉOSINE AQUEUSE DEMEL ★

- **Composition :** Éosine disodique, eau.
- **Domaine :** Dermatologie.
- **Activité :** Antiseptique local.

Indications : Traitement d'appoint des affections cutanéo-muqueuses bactériennes.

Contre-indications : Hypersensibilité à un constituant.

Effets indésirables : Possibilité d'irritation de contact. Possibilité de photosensibilisation.

Précautions d'emploi : Ne pas utiliser plusieurs antiseptiques simultanément.

☞ *Vendu sans ordonnance.*

- C. P. F.

Forme	Dosage	N. d'unités	Prix	Prix/jour	Liste	Remb. S.S.	Comm.
Sol. locale	2 %	45 ml	17,15*	–	0	0 %	–
Sol. locale	2 %	100 ml	22,80*	–	0	0 %	–

ÉOSINE AQUEUSE FAURE ★

- **Composition :** Éosine disodique, eau.
- **Domaine :** Dermatologie.
- **Activité :** Antiseptique local.

Indications : Traitement d'appoint des affections cutanéo-muqueuses bactériennes.

Contre-indications : Hypersensibilité à un constituant.

Effets indésirables : Possibilité d'irritation de contact. Possibilité de photosensibilisation.

Précautions d'emploi : Ne pas utiliser plusieurs antiseptiques simultanément.

☞ *Vendu sans ordonnance.*

- FAURE

Forme	Dosage	N. d'unités	Prix	Prix/jour	Liste	Remb. S.S.	Comm.
Sol. locale fl. 2 ml	2 %	100	Hôp.	–	0	Hôp.	–
Sol. locale fl. 5 ml	2 %	50	Hôp.	–	0	Hôp.	–
Sol. locale fl. 10 ml	2 %	50	Hôp.	–	0	Hôp.	–

ÉOSINE AQUEUSE GIFRER ★

- **Composition :** Éosine disodique, eau.
- **Domaine :** Dermatologie.
- **Activité :** Antiseptique local.

Indications : Traitement d'appoint des affections cutanéo-muqueuses bactériennes.

Contre-indications : Hypersensibilité à un constituant.

Effets indésirables : Possibilité d'irritation de contact. Possibilité de photosensibilisation.

Précautions d'emploi : Ne pas utiliser plusieurs antiseptiques simultanément.

☞ *Vendu sans ordonnance.*

- GIFRER BARBEZAT

Forme	Dosage	N. d'unités	Prix	Prix/ jour	Liste	Remb. S.S.	Comm.
Sol. locale	2 %	45 ml	17,90*	–	0	0 %	1977
Sol. locale	2 %	100 ml	19,30*	–	0	0 %	1977
Sol. locale	2 %	150 ml	26,20*	–	0	0 %	1977
Sol. locale fl. 2 ml	2 %	10	20,23*	–	0	0 %	1977
Sol. locale fl. 5 ml	2 %	16	34,05*	–	0	0 %	1977

ÉOSINE AQUEUSE GILBERT ★

- **Composition :** Éosine disodique, eau.
- **Domaine :** Dermatologie.
- **Activité :** Antiseptique local.

Indications : Traitement d'appoint des affections cutanéo-muqueuses bactériennes.

Contre-indications : Hypersensibilité à un constituant.

Effets indésirables : Possibilité d'irritation de contact. Possibilité de photosensibilisation.

Précautions d'emploi : Ne pas utiliser plusieurs antiseptiques simultanément.

☞ *Vendu sans ordonnance.*

- GILBERT

Forme	Dosage	N. d'unités	Prix	Prix/ jour	Liste	Remb. S.S.	Comm.
Sol. locale fl. 5 ml	2 %	10	19,40*	–	0	0 %	1989

ÉPHÉDROMEL PHOLCODINE ★★

- **Composition :** Ephédrine, pholcodine, lobélie, miel, hydroalcool aromatisé.
- **Domaine :** Pneumologie.
- **Activité :** Antitussif. Vasoconstricteur.
- **Classe :** Opium et dérivés. Stimulant alpha-adrénergique.

Indications : Traitement des affections de l'arbre respiratoire : rhume, bronchite, toux.

Contre-indications : Enfant de moins de 30 mois. Asthme, insuffisance respiratoire. Glaucome, troubles urétro-prostatiques.

Effets indésirables : Constipation, somnolence, nausées, vomissements, dépression respiratoire. Palpitations, poussée hypertensive, douleurs précordiales, tremblements. Sécheresse de la bouche, troubles visuels, tachycardie. L'augmentation des doses et la prolongation de l'administration peuvent conduire à la dépendance et à la toxicomanie.

Précautions d'emploi : Prudence chez le sujet âgé, l'insuffisant cardiaque. Ne pas prendre d'alcool pendant le traitement. Déconseillé chez la femme enceinte ou allaitant. Le traitement doit être de courte durée. Donne une réaction positive au contrôle antidopage.

Interactions : L'activité et les effets secondaires peuvent être augmentés par les autres dépresseurs du système nerveux central.

Surdosage : Entraîne une somnolence avec dépression des centres respiratoires imposant l'hospitalisation.

☞ *Vendu sans ordonnance.*

- RICHELET

Forme	Dosage	N. d'unités	Prix	Prix/jour	Liste	Remb. S.S.	Comm.
Sol. buv	–	200 ml	13,10	–	0	65 %	–

ÉPHÉNAZYL ★

- **Composition :** Sulfamilamide, éphédrine, sulfasuccinamide, niaouli, lavande.
- **Domaine :** ORL.
- **Activité :** Vasoconstricteur rhino-pharyngé. Antibactérien local.
- **Classe :** Stimulant alpha-adrénergique. Sulfamide.

Indications : Traitement local antibactérien vasoconstricteur des états congestifs au cours des affections rhino-pharyngées : rhinite, sinusite.

Contre-indications : Enfant de moins de 3 ans. Glaucome. Patient traité par des antidépresseurs de type IMAO.

Effets indésirables : Sécheresse nasale. Insomnie, palpitations, maux de tête. Peut entraîner de graves réactions allergiques.

Précautions d'emploi : Prudence en cas d'hypertension et de troubles cardiaques. Donne une réaction positive au contrôle antidopage.

Surdosage : Pourrait entraîner des effets généraux.

☞ *Vendu sans ordonnance.*

• AÉROCID

Forme	Dosage	N. d'unités	Prix	Prix/jour	Liste	Remb. S.S.	Comm.
Sol. nasale	–	15 ml	17,50	–	0	0 %	–

ÉPHYDION ★★

- **Composition :** Codéthyline, éphédrine, benzoate de sodium, belladone, Grindelia, Drosera.
- **Domaine :** Pneumologie.
- **Activité :** Antitussif.
- **Classe :** Opium et dérivés.

Indications : Traitement symptomatique des toux non productives.

Contre-indications : Enfant de moins de 30 mois. Asthme, insuffisance respiratoire. Glaucome, troubles urétro-prostatiques.

Effets indésirables : Constipation, somnolence, nausées, vomissements, dépression respiratoire. Palpitations, poussée hypertensive, douleurs précordiales, tremblements. Sécheresse de la bouche, troubles visuels, tachycardie. L'augmentation des doses et la prolongation de l'administration peuvent conduire à la dépendance et à la toxicomanie.

Précautions d'emploi : Prudence chez le sujet âgé, l'insuffisant cardiaque. Ne pas prendre d'alcool pendant le traitement. Déconseillé chez la femme enceinte ou allaitant. Le traitement doit être de courte durée. Donne une réaction positive au contrôle antidopage.

Interactions : L'activité et les effets secondaires peuvent être augmentés par les autres dépresseurs du système nerveux central.

Surdosage : Entraîne une somnolence avec dépression des centres respiratoires imposant l'hospitalisation.

☞ *Sur prescription médicale.*

• MARCOFINA

Forme	Dosage	N. d'unités	Prix	Prix/jour	Liste	Remb. S.S.	Comm.
Comprimé	–	30	16,10	3,2	1	35 %	1955
Sol. buv.	–	30 ml	13,40	2,8	1	35 %	1955
Sirop	–	200 ml	16,20	3,7 à 5	1	35 %	1955

ÉPHYDROL ★

- **Composition :** Sanicle, alcoolat de Fioravanti, camphre, lavande, bergamote, citron, menthol, saligénine, formaldéhyde.
- **Domaine :** Dermatologie.
- **Activité :** Antisudoral. Désodorisant.

Indications : Transpiration excessive des pieds. Pieds sensibles ou douloureux. Mauvaises odeurs.

Contre-indications : Enfant de moins de 30 mois.

☞ *Vendu sans ordonnance.*

• SAUNIER-DAGUIN

Forme	Dosage	N. d'unités	Prix	Prix/jour	Liste	Remb. S.S.	Comm.
Crème	–	60 g	27,10*	–	0	0 %	1946
Sol. av. pinceau	–	60 ml	25,50*	–	0	0 %	1946
Sol. spray	–	60 ml	44,10*	–	0	0 %	1946
Sol. vaporisateur	–	60 ml	31,00*	–	0	0 %	1946

ÉPHYNAL ★★

- **Composition :** Tocophérol.
- **Domaine :** Nutrition et métabolisme.
- **Activité :** Vitamines liposolubles.
- **Classe :** Vitamine E.

Indications : Prévention et traitement des carences en vitamine E. Proposé dans l'incontinence urinaire de la femme et dans la myopie évolutive.

☞ *Vendu sans ordonnance.*

- ROCHE

Forme	Dosage	N. d'unités	Prix	Prix/jour	Liste	Remb. S.S.	Comm.
Comprimé	100 mg	20	8,50	0,4 à 1,7	0	35 %	1939
Comprimé	100 mg	100	26,10	0,3 à 1,3	0	35 %	1939

ÉPIPHANE ★

- **Composition :** Gélatine soluble d'origine bovine.
- **Domaine :** Dermatologie.
- **Activité :** Stimulant de la kératogenèse.

Indications : Utilisé dans le traitement des maladies des phanères : perte des cheveux, dystrophie des ongles.

Contre-indications : Allergie aux protéines bovines.

☞ *Vendu sans ordonnance.*

- BIORGA

Forme	Dosage	N. d'unités	Prix	Prix/jour	Liste	Remb. S.S.	Comm.
Poudre sachet	7 g	10	52,00*	5,2	0	0 %	1992

EPITOPIC ★★★

- **Composition :** Difluprednate.
- **Domaine :** Dermatologie.
- **Activité :** Anti-inflammatoire local.
- **Classe :** Anti-inflammatoire stéroïdien. Dermocorticoïde.

Indications : Eczéma de contact, dermatite allergique, lichénification. Psoriasis, lichen, prurigo, dyshidrose, lupus érythémateux discoïde, dermite séborrhéique. Piqûres d'insectes, prurigo parasitaire après traitement de la cause.

Contre-indications : Infections bactériennes, virales, parasitaires ou mycoses. Lésions ulcérées. Acné et rosacée.

Effets indésirables : Atrophie cutanée, télangiectasies, vergetures. Retard de cicatrisation. Sécheresse de la peau, folliculite, acné, hypertrichose, dépigmentation. Effets généraux : freination hypophysaire, hypercorticisme.

Précautions d'emploi : Traitement limité à 2 applications par jour. Pas d'utilisation prolongée, car risque de survenue d'une dermite cortico-induite. Prudence chez l'enfant.

Surdosage : Risque d'effets généraux.

☞ *Sur prescription médicale.*

- GERDA

Forme	Dosage	N. d'unités	Prix	Prix/jour	Liste	Remb. S.S.	Comm.
Gel	0,05 %	15 g	14,20	–	1	65 %	1978
Crème	0,05 %	15 g	14,80	–	1	65 %	1978
Crème	0,02 %	40 g	16,40	–	1	65 %	1980

EPPY ★★

- **Composition :** Epinéphrine.
- **Domaine :** Ophtalmologie.
- **Activité :** Antiglaucomateux. Mydriatique.
- **Classe :** Stimulant alpha- et bêta-adrénergique.

Indications : Glaucome à angle ouvert primitif ou secondaire. Hypertension intraoculaire.

Contre-indications : Risque de glaucome par fermeture de l'angle.

Effets indésirables : Mydriase passagère. Sécheresse oculaire. Hyperhémie conjonctivale.

Précautions d'emploi : Déconseillé chez la femme enceinte. Prudence chez les patients présentant une maladie cardio-vasculaire.

Interactions : Ne pas associer avec des antidépresseurs de type IMAO ni avec la guanéthidine.

☞ *Sur prescription médicale.*

• ALLERGAN

Forme	Dosage	N. d'unités	Prix	Prix/jour	Liste	Remb. S.S.	Comm.
Collyre	1 %	7,5 ml	11,50	–	1	65 %	1976

EPREX ★★★

- **Composition :** Erythropoïétine humaine recombinante.
- **Domaine :** Hématologie.
- **Activité :** Antianémique.
- **Classe :** Erythropoïétine et dérivés.

Indications : Anémie des insuffisants chroniques sévères dialysés ou non.

Contre-indications : Hypertension artérielle non contrôlée. Non conseillé chez la femme enceinte ou allaitant.

Effets indésirables : Hypertension, convulsions. Réactions fébriles ou cutanées.

Précautions d'emploi : Traitement sous contrôle médical.

Interactions : Potentialise l'action des autres agents antianémiques.

Surdosage : Entraîne une hypertension et une augmentation du nombre des globules rouges.

☞ *Sur prescription médicale. Usage hospitalier.*

• JANSSEN CILAG

Forme	Dosage	N. d'unités	Prix	Prix/jour	Liste	Remb. S.S.	Comm.
Flacon inj.	1 000 U	6	Hôp.	–	1	Hôp.	1993
Flacon inj.	2 000 U	6	Hôp.	–	1	Hôp.	1989
Flacon inj.	4 000 U	6	Hôp.	–	1	Hôp.	1989
Flacon inj.	10 000 U	6	Hôp.	–	1	Hôp.	1989
Seringue	1 000 U	6	Hôp.	–	1	Hôp.	1995
Seringue	2 000 U	6	Hôp.	–	1	Hôp.	1995
Seringue	4 000 U	6	Hôp.	–	1	Hôp.	1995
Seringue	10 000 U	6	Hôp.	–	1	Hôp.	1995

ÉPURAM ★

- **Composition :** L-arginine, L-citrulline, L-ornithine.
- **Domaine :** Hépatologie.
- **Activité :** Hépatotrope.
- **Classe :** Acides aminés.

Indications : Symptômes fonctionnels des maladies hépatiques.

Contre-indications : Insuffisance hépatique sévère.

☞ *Vendu sans ordonnance.*

• PHARMAPHARM

Forme	Dosage	N. d'unités	Prix	Prix/jour	Liste	Remb. S.S.	Comm.
Comprimé	–	40	24,80	4 à 6	0	35 %	1972

ÉQUANIL ★★★

- **Composition :** Méprobamate.
- **Domaine :** Neuropsychiatrie.
- **Activité :** Anxiolytique.
- **Classe :** Anxiolytique carbamate.

Indications : Anxiété. Contractures.

Contre-indications : Insuffisance respiratoire. Chez les conducteurs de véhicules, il existe un risque de somnolence.

Effets indésirables : Souvent en début de traitement, somnolence diurne. Beaucoup plus rares sont les troubles digestifs, les vertiges, les réactions allergiques.

Précautions d'emploi : L'absorption d'alcool est contre-indiquée. La prescription chez la femme enceinte ou allaitant n'est pas conseillée.

Interactions : Le produit potentialise les

autres dépresseurs du système nerveux central.

Surdosage : Le surdosage entraîne une somnolence puis un coma. L'hospitalisation s'impose.

☞ *Sur prescription médicale.*

• SANOFI WINTHROP

Forme	Dosage	N. d'unités	Prix	Prix/jour	Liste	Remb. S.S.	Comm.
Comprimé	250 mg	100	20,00	0,4 à 0,8	1	65 %	1956
Comprimé	400 mg	50	15,70	0,6 à 1,3	1	65 %	1965
Amp. inj.	400 mg	10	31,50	3 à 18	1	65 %	1960

EQUIBAR ★★★

- **Composition :** Méthyldopa.
- **Domaine :** Cardio-vasculaire.
- **Activité :** Antihypertenseur.
- **Classe :** Alpha-2-adrénergique central.

Indications : Hypertension artérielle.

Contre-indications : État dépressif grave. Hépatite actuelle ou antécédents d'hépatite médicamenteuse. Anémie hémolytique.

Effets indésirables : Somnolence, sensation de tête vide, perturbation du sommeil. Hypotension orthostatique. Œdèmes. Sécheresse de la bouche, constipation. Anémie ou modification de la formule sanguine. Rarement hépatites aiguës ou chroniques. Troubles endocriniens.

Précautions d'emploi : Les doses seront diminuées chez le sujet âgé ou insuffisant rénal. A été utilisé chez la femme enceinte. Contre-indiqué chez la femme allaitant.

Interactions : Prudence en cas d'association avec les antidépresseurs, les neuroleptiques et les anti-inflammatoires. Potentialise les autres antihypertenseurs.

Surdosage : Entraîne une hypotension grave avec troubles de la conscience imposant une surveillance médicale.

☞ *Sur prescription médicale.*

• BIOGALÉNIQUE

Forme	Dosage	N. d'unités	Prix	Prix/jour	Liste	Remb. S.S.	Comm.
Comprimé	250 mg	30	22,10	1 à 2	1	65 %	1982
Comprimé	250 mg	100	53,90	1 à 2	1	65 %	1982
Comprimé	500 mg	30	36,10	1,2 à 3,6	1	65 %	1982

EQUILIUM ★★★

- **Composition :** Tiapride.
- **Domaine :** Neuropsychiatrie.
- **Activité :** Neuroleptique.
- **Classe :** Benzamide substitué.

Indications : Agressivité et agitation. Douleurs intenses.

Effets indésirables : Sédation, somnolence diurne, hypotension, prise de poids. Rigidité musculaire, mouvements anormaux de la tête et de la langue. Troubles des règles, croissance des seins, impuissance ou frigidité.

Précautions d'emploi : La prudence s'impose chez le sujet âgé et chez la femme enceinte en début de grossesse. La prise d'alcool est déconseillée.

Interactions : Le produit potentialise tous les dépresseurs du système nerveux central, les antihypertenseurs.

Surdosage : Entraîne d'abord des mouvements anormaux, puis un coma avec rigidité imposant l'hospitalisation.

☞ *Sur prescription médicale.*

• FUMOUZE

Forme	Dosage	N. d'unités	Prix	Prix/jour	Liste	Remb. S.S.	Comm.
Comprimé	100 mg	20	29,30	3 à 6	1	65 %	1984
Sol. inj.	100 mg	12	28,50	5 à 30	1	65 %	1984

ÉRACINE ★★★

- **Composition :** Rosoxacine.
- **Domaine :** Infectiologie.
- **Activité :** Antibiotique.
- **Classe :** Quinolone.

Indications : Infections aux germes suivants : colibacille, shigelles, salmonelles, staphylocoques, gonocoques, vibrions, etc. Infections à manifestations génitales : traitement « minute » des gonococcies urétrales et urétro-vaginales.

Contre-indications : Allergie aux quinolones. Enfant. Épilepsie.

Effets indésirables : Troubles digestifs : nausées, vomissements, gastralgies. Céphalées, insomnies, vertiges, asthénie.

Précautions d'emploi : Éviter l'exposition solaire. Déconseillé chez la femme enceinte ou allaitant.

☞ *Sur prescription médicale.*

- SANOFI WINTHROP

Forme	Dosage	N. d'unités	Prix	Prix/jour	Liste	Remb. S.S.	Comm.
Gélule	150 mg	2	39,60	–	1	65 %	1982
Gélule	150 mg	20	Hôp.	–	1	Hôp.	1982

ERCÉFURYL ★★

- **Composition :** Nifuroxazide.
- **Domaine :** Gastro-entérologie.
- **Activité :** Anti-infectieux intestinal.
- **Classe :** Nitrofurane.

Indications : Diarrhées aiguës d'origine infectieuse.

Contre-indications : Hypersensibilité aux nitrofuranes. Nouveau-né.

Effets indésirables : Réactions allergiques.

Précautions d'emploi : Ne pas oublier l'importance de la réhydratation, surtout chez l'enfant. Non conseillé chez la femme enceinte. Traitement de durée limitée.

☞ *Sur prescription médicale.*

- SYNTHÉLABO FRANCE

Forme	Dosage	N. d'unités	Prix	Prix/jour	Liste	Remb. S.S.	Comm.
Gélule	100 mg	30	18,50	4 à 5	2	35 %	1964
Gélule	200 mg	28	36,20	5	2	35 %	1978
Susp. buv.	4 %	90 ml	33,10	2 à 6	2	35 %	1976

ERCÉVIT ★

- **Composition :** Rutoside.
- **Domaine :** Cardio-vasculaire.
- **Activité :** Veinotonique. Vasculoprotecteur.
- **Classe :** Rutoside.

Indications : Signes fonctionnels de l'insuffisance veino-lymphatique : jambes lourdes, œdèmes, crampes. Troubles fonctionnels de la fragilité capillaire : ecchymoses, purpura, saignements. Signes fonctionnels de la crise hémorroïdaire.

Effets indésirables : Troubles digestifs mineurs.

Précautions d'emploi : Non conseillé chez la femme enceinte.

☞ *Vendu sans ordonnance.*

- SYNTHÉLABO

Forme	Dosage	N. d'unités	Prix	Prix/jour	Liste	Remb. S.S.	Comm.
Comprimé	250 mg	30	21,10	2	0	35 %	1977

ERGADYL ★★

- **Composition :** Phosphocréatine, fumarate de potassium, succinate de N-méthylcolamine.
- **Domaine :** Nutrition et métabolisme.
- **Activité :** Antiasthénique.

Indications : Proposé dans le traitement des asthénies fonctionnelles.

Précautions d'emploi : A prendre au moment des repas. Traitement toujours de courte durée.

☞ *Vendu sans ordonnance.*

- RP LABO

Forme	Dosage	N. d'unités	Prix	Prix/jour	Liste	Remb. S.S.	Comm.
Comprimé	–	30	48,60*	–	0	0 %	1963
Comprimé	–	60	79,00*	–	0	0 %	1992

ERGIX ★★★

- **Composition :** Ibuprofène.
- **Domaine :** Algologie.
- **Activité :** Antalgique périphérique.
- **Classe :** Anti-inflammatoire non stéroïdien et dérivés.

Indications : Traitement symptomatique des affections douloureuses ou fébriles.

Contre-indications : Hypersensibilité à l'aspirine ou aux anti-inflammatoires non stéroïdiens. Ulcère gastro-duodénal. Insuffisance hépatique ou rénale sévère.

Effets indésirables : Troubles digestifs : gastralgies, hémorragies, ulcérations digestives. Réactions allergiques : asthme, éruptions cutanées. Beaucoup plus rarement troubles hépatiques ou sanguins.

Précautions d'emploi : Prudence chez les sujets ayant des antécédents de hernie hiatale, d'ulcère digestif ou d'hémorragie. Déconseillé au troisième trimestre de la grossesse et lors de l'allaitement.

Interactions : Potentialise les anticoagulants, les antiagrégants plaquettaires, les antidiabétiques oraux, la digoxine. Diminue l'activité des diurétiques et de certains antihypertenseurs.

Surdosage : En général sans gravité, mais une surveillance médicale s'impose.

☞ *Vendu sans ordonnance.*

- MONOT

Forme	Dosage	N. d'unités	Prix	Prix/jour	Liste	Remb. S.S.	Comm.
Comprimé	200 mg	20	24,50*	5	0	0 %	1994

ERGODOSE ★★

- **Composition :** Dihydroergotoxine.
- **Domaine :** Cardio-vasculaire.
- **Activité :** Vasodilatateur. Anti-ischémique.
- **Classe :** Antagoniste alpha-adrénergique. Agoniste dopaminergique. Dérivé de l'ergot de seigle.

Indications : Déficit intellectuel pathologique du sujet âgé. Accidents vasculaires cérébraux.

Contre-indications : Hypotension sévère.

Effets indésirables : Nausées, congestion nasale.

Précautions d'emploi : Éviter la prise à jeun. Non conseillé chez la femme enceinte.

☞ *Sur prescription médicale.*

- MURAT

Forme	Dosage	N. d'unités	Prix	Prix/jour	Liste	Remb. S.S.	Comm.
Capsule	4,5 mg	30	48,30	1,6	2	35 %	1987

ERGOKOD ★★

- **Composition :** Dihydroergotoxine.
- **Domaine :** Cardio-vasculaire.
- **Activité :** Vasodilatateur. Anti-ischémique.
- **Classe :** Antagoniste alpha-adrénergique. Agoniste dopaminergique. Dérivé de l'ergot de seigle.

Indications : Déficit intellectuel pathologique du sujet âgé. Accidents vasculaires cérébraux.

Contre-indications : Hypotension sévère.

Effets indésirables : Nausées, congestion nasale.

Précautions d'emploi : Éviter la prise à jeun. Non conseillé chez la femme enceinte.

☞ *Sur prescription médicale.*

• BIOGALÉNIQUE

Forme	Dosage	N. d'unités	Prix	Prix/jour	Liste	Remb. S.S.	Comm.
Sol. buv.	1 mg/ml	50 ml	24,20	2,2	2	35 %	1985

ERIDAN

• **Composition :** Belladone, jusquiame, méthénamine, charbon animal, charbon végétal.
• **Domaine :** Gastro-entérologie.
• **Activité :** Antidiarrhéique.

Indications : Traitement symptomatique des diarrhées aiguës ou chroniques.

Contre-indications : Enfant. Recto-colite ulcéro-hémorragique. Glaucome, troubles urétro-prostatiques.

Effets indésirables : Sécheresse de la bouche, troubles visuels, troubles urinaires.

☞ *Vendu sans ordonnance.*

• AMIDO

Forme	Dosage	N. d'unités	Prix	Prix/jour	Liste	Remb. S.S.	Comm.
Comprimé	–	–	38,50*	–	0	0 %	–

ÉRY ★★★

• **Composition :** Erythromycine.
• **Domaine :** Infectiologie.
• **Activité :** Antibiotique.
• **Classe :** Macrolide.

Indications : Infections aux germes suivants : streptocoques, pneumocoques, méningocoques, gonocoques, Bordetella, corynébactéries, Listeria, mycoplasmes, Chlamydia, Legionella, tréponèmes, leptospires. Infections à manifestations ORL, broncho-pulmonaires (coqueluche, maladie des légionnaires, pneumonie), stomatologiques, cutanées, uro-génitales, osseuses.

Contre-indications : Allergie à l'érythromycine. Association aux alcaloïdes de l'ergot de seigle et à la terfénadine.

Effets indésirables : Troubles digestifs : nausées, vomissements, gastralgies, diarrhée. Allergie cutanée. Hépatites.

Précautions d'emploi : Prudence en cas d'insuffisance hépatique.

Interactions : Avec les dérivés de l'ergot de seigle, risque de nécrose des extrémités. Avec la terfénadine (antihistaminique), risque de troubles du rythme cardiaque. Le produit augmente les effets de la carbamazépine (antiépileptique), de la théophylline, du triazolam, de la cyclosporine, de la bromocriptine. En cas d'association avec la digoxine ou un anticoagulant oral, en surveiller la posologie.

☞ *Sur prescription médicale.*

• BOUCHARA

Forme	Dosage	N. d'unités	Prix	Prix/jour	Liste	Remb. S.S.	Comm.
Comprimé	500 mg	20	56,60	5 à 10	1	65 %	1979
Sachet	125 mg	24	23,90	2 à 5	1	65 %	1982
Sachet	250 mg	24	36,30	4,5 à 6	1	65 %	1982

ERYCOCCI ★★★

• **Composition :** Erythromycine.
• **Domaine :** Infectiologie.
• **Activité :** Antibiotique.
• **Classe :** Macrolide.

Indications : Infections aux germes suivants : streptocoques, pneumocoques, méningocoques, gonocoques, Bordetella, corynébactéries, Listeria, mycoplasmes, Chlamydia, Legionella, tréponèmes, leptospires. Infections à manifestations ORL, broncho-pulmonaires (coqueluche, maladie des légionnaires, pneumonie), stomatologiques, cutanées, uro-génitales, osseuses.

Contre-indications : Allergie à l'érythromycine. Association aux alcaloïdes de l'ergot de seigle et à la terfénadine.

Effets indésirables : Troubles digestifs : nausées, vomissements, gastralgies, diarrhée. Allergie cutanée. Hépatites.

Précautions d'emploi : Prudence en cas d'insuffisance hépatique.

Interactions : Avec les dérivés de l'ergot

de seigle, risque de nécrose des extrémités. Avec la terfénadine (antihistaminique), risque de troubles du rythme cardiaque. Le produit augmente les effets de la carbamazépine (antiépileptique), de la théophylline, du triazolam, de la cyclosporine, de la bromocriptine. En cas d'association avec la digoxine ou un anticoagulant oral, en surveiller la posologie.

☞ *Sur prescription médicale.*

• PHARMAFARM

Forme	Dosage	N. d'unités	Prix	Prix/jour	Liste	Remb. S.S.	Comm.
Sachet	0,25 g	12	17,80	3 à 6	1	65 %	1989
Sachet	0,5 g	12	28,50	4,5 à 9	1	65 %	1989
Sachet	1 g	8	43,10	11 à 16	1	65 %	1989

ERYFLUID ★★★

• **Composition :** Érythromycine.
• **Domaine :** Dermatologie.
• **Activité :** Antibiotique local. Antiacnéique local.
• **Classe :** Macrolide.

Indications : Traitement de l'acné.

Contre-indications : Allergie aux macrolides.

Effets indésirables : Réactions cutanées et allergiques.

Précautions d'emploi : Éviter le contact avec les muqueuses et les zones de peau sensibles.

☞ *Sur prescription médicale.*

• PIERRE FABRE

Forme	Dosage	N. d'unités	Prix	Prix/jour	Liste	Remb. S.S.	Comm.
Sol. locale	4 %	30 ml	16,20	–	1	65 %	1988
Sol. locale	4 %	100 ml	37,30	–	1	65 %	1984

ÉRYPHAR ★★★

• **Composition :** Erythromycine.
• **Domaine :** Infectiologie.
• **Activité :** Antibiotique.
• **Classe :** Macrolide.

Indications : Infections aux germes suivants : streptocoques, pneumocoques, méningocoques, gonocoques, Bordetella, corynébactéries, Listeria, mycoplasmes, Chlamydia, Legionella, tréponèmes, leptospires. Infections à manifestations ORL, bronchopulmonaires (coqueluche, maladie des légionnaires, pneumonie), stomatologiques, cutanées, uro-génitales, osseuses.

Contre-indications : Allergie à l'érythromycine. Association aux alcaloïdes de l'ergot de seigle et à la terfénadine.

Effets indésirables : Troubles digestifs : nausées, vomissements, gastralgies, diarrhée. Allergie cutanée. Hépatites.

Précautions d'emploi : Prudence en cas d'insuffisance hépatique.

Interactions : Avec les dérivés de l'ergot de seigle, risque de nécrose des extrémités. Avec la terfénadine (antihistaminique), risque de troubles du rythme cardiaque. Le produit augmente les effets de la carbamazépine (antiépileptique), de la théophylline, du triazolam, de la cyclosporine, de la bromocriptine.

☞ *Sur prescription médicale.*

• DIOPHAR

Forme	Dosage	N. d'unités	Prix	Prix/jour	Liste	Remb. S.S.	Comm.
Sachet	0,5 g	12	27,10	4,5 à 9	1	65 %	1992
Sachet	1 g	8	37,60	10 à 14	1	65 %	1992
Sirop	40 mg/ml	60	12,60	1 à 4	1	65 %	1992

ÉRYTÉAL ★

• **Composition :** Huile de foie de morue, foie de flétan, oxyde de zinc, cétrimonium.
• **Domaine :** Dermatologie.
• **Activité :** Topique cicatrisant. Kératoplastique.

Indications : Erythème fessier du nourrisson. Brûlures superficielles.

Contre-indications : Hypersensibilité à un constituant. Lésions suintantes ou surinfectées.

Effets indésirables : Rarement réactions allergiques.

☞ *Vendu sans ordonnance.*

• PIERRE FABRE

Forme	Dosage	N. d'unités	Prix	Prix/jour	Liste	Remb. S.S.	Comm.
Pommade	–	82,5 g	33,20*	–	0	0 %	1988

ÉRYTHROCINE IV ★★★

• **Composition :** Érythromycine.
• **Domaine :** Infectiologie.
• **Activité :** Antibiotique.
• **Classe :** Macrolide.

Indications : Infections aux germes suivants : streptocoques, pneumocoques, méningocoques, gonocoques, Bordetella, corynébactéries, Listeria, mycoplasmes, Chlamydia, Legionella, tréponèmes, leptospires. Infections à manifestations ORL, bronchopulmonaires (coqueluche, maladie des légionnaires, pneumonie), stomatologiques, cutanées, uro-génitales, osseuses ou septicémiques.

Contre-indications : Allergie à l'érythromycine. Association aux alcaloïdes de l'ergot de seigle et à la terfénadine. Anomalies de la conduction cardiaque.

Effets indésirables : Troubles digestifs : nausées, vomissements, gastralgies, diarrhée. Allergie cutanée. Hépatites.

Précautions d'emploi : Prudence en cas d'insuffisance hépatique. Administration lente du produit.

Interactions : Avec les dérivés de l'ergot de seigle, risque de nécrose des extrémités. Avec la terfénadine (antihistaminique), risque de troubles du rythme cardiaque. Le produit augmente les effets de la carbamazépine (antiépileptique), de la théophylline, du triazolam, de la cyclosporine, de la bromocriptine.

☞ *Sur prescription médicale. Usage hospitalier.*

• ABBOTT-FRANCE

Forme	Dosage	N. d'unités	Prix	Prix/jour	Liste	Remb. S.S.	Comm.
Flacon inj.	0,5 g	1	Hôp.	–	1	Hôp.	1992
Flacon inj.	1 g	1	Hôp.	–	1	Hôp.	1981

ÉRYTHROCINE ORAL ★★★

• **Composition :** Érythromycine.
• **Domaine :** Infectiologie.
• **Activité :** Antibiotique.
• **Classe :** Macrolide.

Indications : Infections aux germes suivants : streptocoques, pneumocoques, méningocoques, gonocoques, Bordetella, corynébactéries, Listeria, mycoplasmes, Chlamydia, Legionella, tréponèmes, leptospires. Infections à manifestations ORL, bronchopulmonaires (coqueluche, maladie des légionnaires, pneumonie), stomatologiques, cutanées, uro-génitales, osseuses.

Contre-indications : Allergie à l'érythromycine. Association aux alcaloïdes de l'ergot de seigle et à la terfénadine.

Effets indésirables : Troubles digestifs : nausées, vomissements, gastralgies, diarrhée. Allergie cutanée. Hépatites.

Précautions d'emploi : Prudence en cas d'insuffisance hépatique.

Interactions : Avec les dérivés de l'ergot de seigle, risque de nécrose des extrémités. Avec la terfénadine (antihistaminique), risque de troubles du rythme cardiaque. Le produit augmente les effets de la carbamazépine (antiépileptique), de la théophylline, du triazolam, de la cyclosporine, de la bromocriptine.

☞ *Sur prescription médicale.*

• ABBOTT-FRANCE

Forme	Dosage	N. d'unités	Prix	Prix/jour	Liste	Remb. S.S.	Comm.
Comprimé	500 mg	20	51,60	10 à 15	1	65 %	1977
Sachet	250 mg	12	17,80	3 à 6	1	65 %	1988
Sachet	500 mg	12	26,90	4 à 8	1	65 %	1988
Sachet	1 g	10	53,50	11 à 16	1	65 %	1988
Sirop	50 mg/ml	60 ml	18,10	4 à 8	1	65 %	1983
Sirop	100 mg/ml	60 ml	26,50	10 à 12	1	65 %	1983

ERYTHROGEL ★★★

- **Composition :** Érythromycine.
- **Domaine :** Dermatologie.
- **Activité :** Antibiotique local. Antiacnéique local.
- **Classe :** Macrolide.

Indications : Traitement de l'acné.

Contre-indications : Allergie aux macrolides.

Effets indésirables : Réactions cutanées et allergiques.

Précautions d'emploi : Éviter le contact avec les muqueuses et les zones de peau sensibles.

☞ *Sur prescription médicale.*

- BIORGA

Forme	Dosage	N. d'unités	Prix	Prix/jour	Liste	Remb. S.S.	Comm.
Gel	4 %	30 g	17,80	–	1	65 %	1984

ERYTHROGRAM ★★★

- **Composition :** Érythromycine.
- **Domaine :** Infectiologie.
- **Activité :** Antibiotique.
- **Classe :** Macrolide.

Indications : Infections aux germes suivants : streptocoques, pneumocoques, méningocoques, gonocoques, Bordetella, corynébactéries, Listeria, mycoplasmes, Chlamydia, Legionella, tréponèmes, leptospires. Infections à manifestations ORL, bronchopulmonaires (coqueluche, maladie des légionnaires, pneumonie), stomatologiques, cutanées, uro-génitales, osseuses.

Contre-indications : Allergie à l'érythromycine. Association aux alcaloïdes de l'ergot de seigle et à la terfénadine.

Effets indésirables : Troubles digestifs : nausées, vomissements, gastralgies, diarrhée. Allergie cutanée. Hépatites.

Précautions d'emploi : Prudence en cas d'insuffisance hépatique.

Interactions : Avec les dérivés de l'ergot de seigle, risque de nécrose des extrémités. Avec la terfénadine (antihistaminique), risque de troubles du rythme cardiaque. Le produit augmente les effets de la carbamazépine (antiépileptique), de la théophylline, du triazolam, de la cyclosporine, de la bromocriptine.

☞ *Sur prescription médicale.*

- NEGMA

Forme	Dosage	N. d'unités	Prix	Prix/jour	Liste	Remb. S.S.	Comm.
Sachet	500 mg	12	32,70	5	1	65 %	1983
Sachet	1 g	8	43,10	11	1	65 %	1983

ÉRYTHROMYCINE BAILLEUL ★★★

- **Composition :** Érythromycine.
- **Domaine :** Dermatologie.
- **Activité :** Antibiotique local. Antiacnéique local.
- **Classe :** Macrolide.

Indications : Traitement de l'acné.

Contre-indications : Allergie aux macrolides.

Effets indésirables : Réactions cutanées et allergiques.

Précautions d'emploi : Éviter le contact avec les muqueuses et les zones de peau sensibles.

☞ *Sur prescription médicale.*

- BAILLEUL

Forme	Dosage	N. d'unités	Prix	Prix/jour	Liste	Remb. S.S.	Comm.
Sol. locale	4 %	100 ml	34,10	–	1	65 %	1991

ÉRYTHROTON ★

- **Composition :** Bétaïnate ferreux.
- **Domaine :** Hématologie.
- **Activité :** Antianémique.
- **Classe :** Sel de fer.

Indications : Prévention ou traitement des anémies « microcytaires » par défaut de fer, le plus souvent par saignement.

Contre-indications : Surcharge ferrique.

Effets indésirables : Troubles digestifs : nausées, constipation.

Précautions d'emploi : Colore les selles en noir.

Interactions : Ne pas associer à des pansements gastriques. Peut diminuer l'action de certains antibiotiques.

Surdosage : Entraîne des troubles digestifs avec état choc.

☞ *Vendu sans ordonnance.*

• LIPHA SANTÉ

Forme	Dosage	N. d'unités	Prix	Prix/jour	Liste	Remb. S.S.	Comm.
Comprimé	100 mg	24	15,30*	–	0	0 %	1956

ESBERIVEN ★★★

- **Composition :** Rutoside, mélilot.
- **Domaine :** Cardio-vasculaire.
- **Activité :** Veinotonique. Vasculoprotecteur.
- **Classe :** Rutoside.

Indications : Signes fonctionnels de l'insuffisance veino-lymphatique : jambes lourdes, œdème, crampes. Signes fonctionnels de la crise hémorroïdaire. Troubles de la circulation rétinienne.

Effets indésirables : Manifestations allergiques cutanées. Malaise, maux de tête.

☞ *Vendu sans ordonnance.*

• BOOTS PHARMA

Forme	Dosage	N. d'unités	Prix	Prix/jour	Liste	Remb. S.S.	Comm.
Amp. buv.	250 mg	20	41,90	4,2	0	35 %	1993
Comprimé	250 mg	30	51,40	3,4	0	35 %	1994
Amp. inj.	50 mg	5	15,50	6	0	35 %	1964

ESBERIVEN CRÈME ★

- **Composition :** Rutoside, mélilot.
- **Domaine :** Cardio-vasculaire.
- **Activité :** Veinotonique. Vasculoprotecteur.
- **Classe :** Topique.

Indications : Signes fonctionnels de l'insuffisance veino-lymphatique : jambes lourdes, œdèmes, crampes. Manifestations inflammatoires veineuses superficielles : phlébites superficielles.

Effets indésirables : Manifestations allergiques cutanées.

☞ *Vendu sans ordonnance.*

• BOOTS PHARMA

Forme	Dosage	N. d'unités	Prix	Prix/jour	Liste	Remb. S.S.	Comm.
Crème	–	30 g	10,70	–	0	35 %	1977

ESCINOGEL ★

- **Composition :** Baméthan, escine.
- **Domaine :** Cardio-vasculaire.
- **Activité :** Veinotonique. Vasculoprotecteur.
- **Classe :** Topique.

Indications : Signes fonctionnels de l'insuffisance veino-lymphatique : jambes lourdes, œdème, crampes.

Précautions d'emploi : Pas d'exposition au soleil.

☞ *Vendu sans ordonnance.*

• DOMS-ADRIAN

Forme	Dosage	N. d'unités	Prix	Prix/jour	Liste	Remb. S.S.	Comm.
Gel	–	100 g	36,20	–	0	35 %	1972

ESIDREX ★★★

- **Composition :** Hydrochlorothiazide.
- **Domaine :** Cardio-vasculaire.
- **Activité :** Diurétique.
- **Classe :** Diurétique thiazidique et dérivés.

Indications : Rétention de sodium et œdèmes d'origine cardiaque, rénale ou hépatique. Insuffisance cardiaque avec ou sans œdème pulmonaire. Hypertension artérielle.

Contre-indications : Hypersensibilité aux sulfamides. Insuffisance hépatique ou rénale sévère. Hypercalcémie.

Effets indésirables : Déshydratation avec hypotension. Perte de potassium importante pouvant entraîner des crampes, parfois des troubles du rythme cardiaque. Éruptions cutanées. Hypercalcémie.

Précautions d'emploi : Avant et en cours de traitement, surveiller la fonction rénale et faire des dosages réguliers de sodium et de potassium dans le sang. Prudence chez la femme enceinte ou allaitant. Donne une réaction positive au contrôle antidopage.

Interactions : Peut modifier la concentration de lithium dans le sang chez les patients traités par ce produit. Peut entraîner des troubles du rythme cardiaque avec certains médicaments : antiarythmiques, digitaliques. Associer avec une grande prudence aux anti-inflammatoires et à certains antibiotiques. Potentialise l'action des inhibiteurs de l'enzyme de conversion et des antihypertenseurs.

Surdosage : Surveiller l'hydratation du patient.

☞ *Sur prescription médicale.*

• CIBA-GEIGY

Forme	Dosage	N. d'unités	Prix	Prix/jour	Liste	Remb. S.S.	Comm.
Comprimé	25 mg	20	8,90	0,5 à 2	2	65 %	1960

ESIMIL ★★

- **Composition :** Guanéthidine, hydrochlorothiazide.
- **Domaine :** Cardio-vasculaire.
- **Activité :** Antihypertenseur.
- **Classe :** Ganglioplégique associé.

Indications : Hypertension artérielle.

Contre-indications : Insuffisance cardiaque, infarctus du myocarde. Insuffisance rénale. Hypersensibilité aux sulfamides.

Effets indésirables : Hypotension orthostatique. Déshydratation avec hypotension. Perte de potassium importante pouvant entraîner des crampes, parfois des troubles du rythme cardiaque. Éruptions cutanées. Hypercalcémie.

Précautions d'emploi : La prise d'alcool est déconseillée. Avant et en cours de traitement, surveiller la fonction rénale et faire des dosages réguliers de sodium et de potassium dans le sang. Déconseillé chez la femme enceinte ou allaitant. Donne une réaction positive au contrôle antidopage.

Interactions : L'action antihypertensive est inhibée par les antidépresseurs, les neuroleptiques, certains psychostimulants. Prudence en cas d'association avec les sels de lithium, les anti-inflammatoires, certains antiarythmiques, certains antidiabétiques.

Surdosage : Entraîne une hypotension et des troubles de l'hydratation imposant une surveillance.

☞ *Sur prescription médicale.*

• CIBA-GEIGY

Forme	Dosage	N. d'unités	Prix	Prix/jour	Liste	Remb. S.S.	Comm.
Comprimé	10/25 mg	20	10,90	0,5 à 1.6	1	65 %	1969

ESMÉRON ★★★

- **Composition :** Rocuronium.
- **Domaine :** Anesthésie. Réanimation.
- **Activité :** Curarisant.
- **Classe :** Curarisant non dépolarisant.

Indications : Obtention d'une relaxation musculaire au cours des interventions chirurgicales.

Contre-indications : Hypersensibilité aux curares ou aux bromures.

Effets indésirables : Éruptions cutanées. Broncho-spasmes. Hypotension.

Précautions d'emploi : Prudence chez le sujet âgé. Ne doit être administré que par un anesthésiste qualifié utilisant un matériel adéquat de réanimation.

Interactions : Potentialisation de l'effet curarisant par les anesthésiques halogénés, certains antibiotiques, les antiarythmiques, etc.

☞ *Usage hospitalier.*

• ORGANON

Forme	Dosage	N. d'unités	Prix	Prix/jour	Liste	Remb. S.S.	Comm.
Ampoule inj.	50 mg	12	Hôp.	–	1	Hôp.	1994
Ampoule inj.	100 mg	12	Hôp.	–	1	Hôp.	1994

ESPÉRAL ★★★

- **Composition :** Disulfirame.
- **Domaine :** Toxicologie.
- **Activité :** Facilite le sevrage alcoolique.
- **Classe :** Inhibiteur de l'acétaldéhyde déshydrogénase.

Indications : Prévention des rechutes lors du traitement de l'alcoolisme chronique.

Contre-indications : Insuffisance hépatique. Diabète. Atteintes neurologiques. Insuffisance coronaire. Prise de boissons alcoolisées. Grossesse.

Effets indésirables : Goût métallique dans la bouche. Polynévrites des membres inférieurs. Troubles neuropsychiques. Allergie cutanée. Hépatites. Lors de la prise d'alcool : collapsus cardio-vasculaire, troubles du rythme cardiaque, crise d'angine de poitrine, accident vasculaire cérébral.

Précautions d'emploi : La prise d'alcool entraîne des malaises (effet antabuse) : sensation de chaleur, rougeur de la face, vomissements, tachycardie.

Interactions : Ne pas associer à l'alcool, sous forme visible ou cachée : sauces, sirop, bonbons, etc. Ne pas associer à l'isoniazide, à certains antiépileptiques, aux anticoagulants oraux, aux imidazolés.

Surdosage : Entraîne un coma avec collapsus cardio-vasculaire et troubles neurologiques.

☞ *Sur prescription médicale.*

- SANOFI WINTHROP

Forme	Dosage	N. d'unités	Prix	Prix/jour	Liste	Remb. S.S.	Comm.
Comprimé	500 mg	20	16,60	0,8	1	65 %	1950

ESSENCE ALGÉRIENNE ★

- **Composition :** Eucalyptol, menthol, gaïacol.
- **Domaine :** Pneumologie. ORL.
- **Activité :** Antiseptique local. Décongestionnant.

Indications : Traitement adjuvant dans les états congestifs des voies aériennes supérieures, en l'absence d'activité spécifique démontrée.

Contre-indications : Enfant de moins de 30 mois.

Effets indésirables : Réactions allergiques.

Précautions d'emploi : A utiliser en aérosol ou inhalation.

☞ *Vendu sans ordonnance.*

- TOULADE

Forme	Dosage	N. d'unités	Prix	Prix/jour	Liste	Remb. S.S.	Comm.
Sol. inhalation	–	20 ml	30,00*	–	0	0 %	1905

ESTRACYT ★★★

- **Composition :** Estramustine.
- **Domaine :** Cancérologie.
- **Activité :** Antinéoplasique. Cytostatique.
- **Classe :** Alkylant. Moutarde à l'azote.

Indications : Cancers prostatiques devenus résistants aux estrogènes.

Contre-indications : Thrombo-phlébites.

Effets indésirables : Troubles digestifs : nausées, vomissements. Impuissance, gynécomastie. Phlébites.

Précautions d'emploi : Nécessité d'une surveillance régulière de l'hémogramme et des fonctions hépatiques. Déconseillé chez la femme enceinte ou allaitant.

Interactions : Éviter de prendre le produit avec des produits lactés.

☞ *Sur prescription médicale.*

- PHARMACIA

Forme	Dosage	N. d'unités	Prix	Prix/jour	Liste	Remb. S.S.	Comm.
Gélule	140 mg	40	369,10	45	1	100 %	1981
Gélule	140 mg	100	874,50	35	1	100 %	1981

ESTRADERM TTS ★★★

- **Composition :** Estradiol.
- **Domaine :** Endocrinologie. Gynécologie.
- **Activité :** Estrogénique.
- **Classe :** Estrogène.

Indications : Correction des carences estrogéniques liées à la ménopause et des symptômes tels que bouffées de chaleur, atrophie vaginale, incontinence urinaire.

Contre-indications : Grossesse. Tumeurs malignes du sein et de l'utérus, tumeurs hypophysaires. Atteinte hépatique sévère. Maladie cardiaque ou thrombo-embolique. Galactorrhée.

Effets indésirables : Démangeaisons à l'endroit de l'application. Accidents cardio-vasculaires ou thrombo-emboliques. Maux de tête, migraine, vertiges. Troubles digestifs, irritabilité, dépression. Jambes lourdes, tension mammaire.

Précautions d'emploi : Appliquer le patch 2 fois par semaine sur le tronc, sur une peau saine.

Interactions : Ne pas associer à la rifampicine, aux barbituriques et à certains anti-épileptiques.

Surdosage : Entraîne une tension des seins.

☞ *Sur prescription médicale.*
- CiBA-GEIGY

Forme	Dosage	N. d'unités	Prix	Prix/jour	Liste	Remb. S.S.	Comm.
Patch	25 µg/j	8	51,20	–	2	65 %	1988
Patch	50 µg/j	8	55,00	–	2	65 %	1988
Patch	100 µg/j	8	65,20	–	2	65 %	1988

ESTROFEM ★★★

- **Composition :** Estradiol.
- **Domaine :** Endocrinologie. Gynécologie.
- **Activité :** Estrogénique.
- **Classe :** Estrogène.

Indications : Correction des carences estrogéniques liées à la ménopause et des symptômes tels que bouffées de chaleur, atrophie vaginale, incontinence urinaire. Prévention de l'ostéoporose postménopausique.

Contre-indications : Grossesse. Tumeurs malignes du sein et de l'utérus, tumeurs hypophysaires. Atteinte hépatique sévère. Maladie cardiaque ou thrombo-embolique. Galactorrhée.

Effets indésirables : Accidents cardio-vasculaires ou thrombo-emboliques. Maux de tête, migraine, vertiges. Troubles digestifs, irritabilité, dépression. Jambes lourdes, tension mammaire.

Précautions d'emploi : Une surveillance clinique de la femme traitée s'impose. Déconseillé chez la femme enceinte ou allaitant.

Interactions : Ne pas associer à la rifampicine, aux barbituriques et à certains anti-épileptiques.

Surdosage : Entraîne une tension des seins.

☞ *Sur prescription médicale.*
- NOVO NORDISK

Forme	Dosage	N. d'unités	Prix	Prix/jour	Liste	Remb. S.S.	Comm.
Comprimé	2 mg	28	94,20*	–	2	0 %	1992

ESTULIC ★★★

- **Composition :** Guanfacine.
- **Domaine :** Cardio-vasculaire.
- **Activité :** Antihypertenseur.
- **Classe :** Alpha-2-adrénergique central.

Indications : Hypertension artérielle.

Contre-indications : Troubles du rythme cardiaque.

Effets indésirables : Somnolence, sensation de tête vide, perturbation du sommeil. Hypotension orthostatique. Sécheresse de la bouche, constipation.

Précautions d'emploi : Les doses seront diminuées chez le sujet âgé ou insuffisant rénal. Contre-indiqué chez la femme enceinte ou allaitant.

Interactions : Prudence en cas d'association avec les antidépresseurs, les neuroleptiques et les anti-inflammatoires. Potentialise les autres antihypertenseurs.

Surdosage : Entraîne une hypotension grave avec troubles de la conscience imposant une surveillance médicale.

☞ *Sur prescription médicale.*
- SANDOZ

Forme	Dosage	N. d'unités	Prix	Prix/jour	Liste	Remb. S.S.	Comm.
Comprimé	2 mg	30	31,40	0,5 à 1	2	65 %	1981

ÉTHINYL-ŒSTRADIOL ★★

- **Composition :** Éthinyl-estradiol.
- **Domaine :** Endocrinologie. Gynécologie.
- **Activité :** Estrogénique.
- **Classe :** Estrogène.

Indications : Correction des carences estrogéniques liées à la ménopause et des symptômes tels que bouffées de chaleur, atrophie vaginale, incontinence urinaire. Prévention de l'ostéoporose post-ménopausique. Cycle artificiel hormonal. Amélioration de la glaire cervicale. Blocage de la lactation.

Contre-indications : Grossesse. Tumeurs malignes du sein et de l'utérus, tumeurs hypophysaires. Atteinte hépatique sévère. Maladie cardiaque ou thrombo-embolique. Galactorrhée.

Effets indésirables : Accidents cardiovasculaires ou thrombo-emboliques. Maux de tête, migraine, vertiges. Troubles digestifs, irritabilité, dépression. Jambes lourdes, tension mammaire.

Précautions d'emploi : Une surveillance clinique de la femme traitée s'impose. Déconseillé chez la femme enceinte ou allaitant.

Interactions : Ne pas associer à la rifampicine, aux barbituriques et à certains antiépileptiques.

Surdosage : Entraîne une tension des seins.

☞ *Sur prescription médicale.*

- ROUSSEL

Forme	Dosage	N. d'unités	Prix	Prix/jour	Liste	Remb. S.S.	Comm.
Comprimé	50 µg	15	5,60	0,2 à 2	2	65 %	1949

ETIAXIL

- **Composition :** Chlorure d'aluminium hexahydraté, lactate d'aluminium.
- **Domaine :** Dermatologie.
- **Activité :** Antisudoral.

Indications : Hypersudation.

Contre-indications : Ne pas appliquer sur une plaie ni sur une peau lésée.

Effets indésirables : Phénomènes irritatifs locaux.

Précautions d'emploi : Ne pas raser les aisselles au moins 48 heures avant. Une seule application par jour au maximum.

☞ *Vendu sans ordonnance.*

- RP LABO

Forme	Dosage	N. d'unités	Prix	Prix/jour	Liste	Remb. S.S.	Comm.
Peau normale	aisselles	15 ml	Libre	–	0	0 %	–
Peau normale	mains	10 ml	Libre	–	0	0 %	–
Peau normale	pieds	100 ml	Libre	–	0	0 %	–
Peau sensible	aisselles	15 ml	Libre	–	0	0 %	–
Peau sensible	pieds	100 ml	Libre	–	0	0 %	–

ETIOVEN ★★★

- **Composition :** Naftazone.
- **Domaine :** Cardio-vasculaire.
- **Activité :** Veinotonique. Vasculoprotecteur.
- **Classe :** Naftazone.

Indications : Signes fonctionnels de l'insuffisance veino-lymphatique : jambes lourdes, œdème, crampes.

Effets indésirables : Troubles digestifs banals.

Précautions d'emploi : Non conseillé chez la femme enceinte ou allaitant.

☞ *Vendu sans ordonnance.*

- CASSENNE

Forme	Dosage	N. d'unités	Prix	Prix/jour	Liste	Remb. S.S.	Comm.
Comprimé	10 mg	90	53,20	2	0	35 %	1991

ÉTOPOSIDE PIERRE FABRE ★★★

- **Composition :** Étoposide.
- **Domaine :** Cancérologie.
- **Activité :** Antinéoplasique. Cytostatique.
- **Classe :** Poison du fuseau. Epipodophyllotoxine.

Indications : Cancer bronchique à petites cellules. Cancer embryonnaire du testicule. Cancer du sein. Lymphome malin hodgkinien et non hodgkinien. Leucémie aiguë. Choriocarcinome.

Contre-indications : Grossesse et allaitement. Hypersensibilité au produit.

Effets indésirables : Troubles hématologiques : leucopénie, thrombopénie. Troubles digestifs : stomatites, nausées, vomissements. Réactions allergiques. Alopécie.

Précautions d'emploi : Une surveillance hématologique est indispensable de façon régulière.

☞ *Sur prescription médicale. Usage hospitalier.*

• PIERRE FABRE

Forme	Dosage	N. d'unités	Prix	Prix/jour	Liste	Remb. S.S.	Comm.
Flacon inj.	100 mg	5	Hôp.	–	1	Hôp.	1993

EUBISPASME CODÉTHYLINE ★

- **Composition :** Opium, codéthyline, anisohydrocinnamol.
- **Domaine :** Algologie. Gastro-entérologie. Pneumologie.
- **Activité :** Analgésique central. Antispasmodique. Antitussif.
- **Classe :** Opium et dérivés.

Indications : Traitement symptomatique de la toux. Traitement symptomatique des manifestations aiguës douloureuses liées aux troubles fonctionnels du tube digestif, des voies biliaires.

Contre-indications : Insuffisance respiratoire chronique.

Effets indésirables : Constipation, somnolence, nausées, dépression respiratoire.

Précautions d'emploi : Prudence chez le sujet âgé. La prise d'alcool est formellement déconseillée. Déconseillé chez la femme enceinte et allaitant. Donne une réaction positive au contrôle antidopage.

Surdosage : Entraîne une dépression aiguë de la respiration, une somnolence puis un coma imposant l'hospitalisation.

☞ *Sur prescription médicale.*

• PROMEDICA

Forme	Dosage	N. d'unités	Prix	Prix/jour	Liste	Remb. S.S.	Comm.
Comprimé	–	24	29,60	3 à 5	2	0 %	1965
Suppositoire	–	5	25,40	5 à 15	1	0 %	1965

EUCALCIC ★★★

- **Composition :** Carbonate de calcium.
- **Domaine :** Nutrition et métabolisme. Uro-néphrologie.
- **Activité :** Éléments minéraux. Chélateur du phosphore.
- **Classe :** Calcium.

Indications : Traitement préventif et curatif de l'ostéodystrophie rénale : hyperphosphorémie, hypocalcémie.

Contre-indications : Hypercalcémie, lithiase calcique. Calcifications tissulaires. Immobilisations prolongées.

Effets indésirables : Constipation, éructations, nausées. Hypercalcémie. Hypophosphatémie.

Précautions d'emploi : Dans les traitements prolongés, il est nécessaire de contrôler périodiquement la calciurie et la calcémie, particulièrement si un traitement par la vitamine D est associé. Prudence en cas d'insuffisance rénale.

Interactions : Prudence en cas d'association aux digitaliques. Si un traitement par les diphosphonates est prévu, le faire à distance de la prise de calcium.

Surdosage : Entraîne soif, polyurie, vomissements, hypertension, constipation. Chez l'enfant, peut provoquer un arrêt de croissance.

☞ *Vendu sans ordonnance.*

• BYK FRANCE

Forme	Dosage	N. d'unités	Prix	Prix/jour	Liste	Remb. S.S.	Comm.
Sachet	1,2 g	30	56,30	1,8 à 5,6	0	65 %	1993

EUCALYBROL ★

- **Composition :** Codéthyline, amyléine, bismuth, gaïacol, eucalyptol, camphre.
- **Domaine :** Pneumologie.
- **Activité :** Antitussif. Anti-infectieux.
- **Classe :** Opium et dérivés.

Indications : Utilisé dans le traitement symptomatique des toux non productives au cours des angines, pharyngites, amygdalites.

Contre-indications : Enfant de moins de 30 mois. Asthme, insuffisance respiratoire.

Effets indésirables : Constipation, somnolence, nausées, vomissements, dépression respiratoire. L'augmentation des doses et la prolongation de l'administration peuvent conduire à la dépendance et à la toxicomanie.

Précautions d'emploi : Prudence chez le sujet âgé, l'insuffisant cardiaque. Ne pas prendre d'alcool pendant le traitement. Déconseillé chez la femme enceinte ou allaitant. Le traitement doit être de courte durée. Donne une réaction positive au contrôle antidopage.

Interactions : L'activité et les effets secondaires peuvent être augmentés par les autres dépresseurs du système nerveux central.

Surdosage : Entraîne une somnolence avec dépression des centres respiratoires imposant l'hospitalisation.

☞ *Vendu sans ordonnance.*

• BRICHARD

Forme	Dosage	N. d'unités	Prix	Prix/jour	Liste	Remb. S.S.	Comm.
Supp. adulte	20 mg	8	30,80*	–	0	0 %	–
Supp. enfant	15 mg	8	28,70*	–	0	0 %	–

EUCALYPTINE LE BRUN ★

- **Composition :** *Adulte et enfant.* Codéine, bromoforme, aconit, eucalyptus, sulfogaïacol, phénol, etc. *Suppositoire nourrisson.* Eucalyptol, sulfogaïacol, camphosulfonate de sodium.
- **Domaine :** Pneumologie.
- **Activité :** Antitussif.
- **Classe :** Opium et dérivés.

Indications : Utilisé dans le traitement des toux non productives.

Contre-indications : Asthme, insuffisance respiratoire.

Effets indésirables : Constipation, somnolence, nausées, vomissements, dépression respiratoire. L'augmentation des doses et la prolongation de l'administration peuvent conduire à la dépendance et à la toxicomanie.

Précautions d'emploi : Ne pas prendre d'alcool pendant le traitement. Prudence chez le sujet âgé. Déconseillé chez la femme enceinte ou allaitant. Le traitement doit être de courte durée. Donne une réaction positive au contrôle antidopage.

Interactions : L'activité et les effets secondaires peuvent être augmentés par les autres dépresseurs du système nerveux central.

Surdosage : Entraîne une somnolence avec dépression des centres respiratoires imposant l'hospitalisation.

☞ *Vendu sans ordonnance.*

• MARTIN

Forme	Dosage	N. d'unités	Prix	Prix/ jour	Liste	Remb. S.S.	Comm.
Capsule	–	42	22,30*	–	0	0 %	1922
Sirop	–	250 ml	32,40*	–	0	0 %	1932
Supp. adulte	–	10	25,10*	–	0	0 %	1938
Supp. enf.	–	10	23,10*	–	0	0 %	1938
Supp. nourrisson	–	10	21,10*	–	0	0 %	1938

EUCALYPTINE PHOLCODINE ★

- **Composition :** Pholcodine, phénol, gaïacol, eucalyptol, camphre.
- **Domaine :** Pneumologie.
- **Activité :** Antitussif.
- **Classe :** Opium et dérivés.

Indications : Proposé dans le traitement symptomatique des toux non productives.

Contre-indications : Enfant de moins de 30 mois. Asthme, insuffisance respiratoire.

Effets indésirables : Constipation, somnolence, nausées, vomissements, dépression respiratoire.

Précautions d'emploi : Ne pas prendre d'alcool pendant le traitement. Prudence chez le sujet âgé. Déconseillé chez la femme enceinte ou allaitant. Le traitement doit être de courte durée. Donne une réaction positive au contrôle antidopage.

Interactions : L'activité et les effets secondaires peuvent être augmentés par les autres dépresseurs du système nerveux central.

Surdosage : Entraîne une somnolence avec possible dépression des centres respiratoires imposant l'hospitalisation.

☞ *Vendu sans ordonnance.*

• MARTIN

Forme	Dosage	N. d'unités	Prix	Prix/jour	Liste	Remb. S.S.	Comm.
Supp. adulte	–	10	25,30*	–	0	0 %	1959
Supp. enfant	–	10	24,30*	–	0	0 %	1959

EUCALYPTUS NATURA MEDICA ♣

- **Composition :** Feuilles d'eucalyptus, sorbate de potassium, alcool.
- **Domaine :** Pneumologie.
- **Activité :** Divers.

Indications : Utilisé au cours des affections bronchiques bénignes.

☞ *Vendu sans ordonnance.*

• NATURA MEDICA

Forme	Dosage	N. d'unités	Prix	Prix/ jour	Liste	Remb. S.S.	Comm.
Amp. buvable	500 mg	20	58,00*	5,8	0	0 %	1993

EUCOL 150 ★

- **Composition :** Oxoglurate d'arginine.
- **Domaine :** Hépatologie. Métabolisme et nutrition.
- **Activité :** Hépatotrope. Antiasthénique.
- **Classe :** Acides aminés.

Indications : Symptômes fonctionnels des maladies hépatiques. Utilisé dans le traitement de l'asthénie fonctionnelle, en l'absence d'activité spécifique démontrée.

Précautions d'emploi : Chez le sujet suivant un régime sans sel, tenir compte que chaque comprimé contient l'équivalent de 0,5 g de sel.

☞ *Vendu sans ordonnance.*

• SOEKAMI LEFRANCQ

Forme	Dosage	N. d'unités	Prix	Prix/ jour	Liste	Remb. S.S.	Comm.
Comprimé eff.	1,5 g	10	25,00*	–	0	0 %	1970
Comprimé eff.	1,5 g	20	46,00*	–	0	0 %	1970
Comprimé eff.	1,5 g	250	Hôp.	–	0	Hôp.	1971

EUCOL 1000 ★

- **Composition :** Oxoglurate de di-arginine.
- **Domaine :** Hépatologie.
- **Activité :** Hépatotrope.
- **Classe :** Acides aminés.

Indications : Encéphalopathie hépatique.

Contre-indications : Insuffisance rénale sévère.

☞ *Vendu sans ordonnance.*

• SOEKAMI LEFRANCQ

Forme	Dosage	N. d'unités	Prix	Prix/jour	Liste	Remb. S.S.	Comm.
Flacon inj.	10 g	1	60,40*	–	0	0 %	1975
Flacon inj.	10 g	25	Hôp.	–	0	Hôp.	1975

EUCTAN ★★★

- **Composition :** Tolonidine.
- **Domaine :** Cardio-vasculaire.
- **Activité :** Antihypertenseur.
- **Classe :** Alpha-2-adrénergique central.

Indications : Hypertension artérielle.

Contre-indications : État dépressif grave.

Effets indésirables : Somnolence, sensation de tête vide, perturbation du sommeil. Hypotension orthostatique. Sécheresse de la bouche, constipation.

Précautions d'emploi : Les doses seront diminuées chez le sujet âgé ou insuffisant rénal. Contre-indiqué chez la femme enceinte ou allaitant.

Interactions : Prudence en cas d'association avec les antidépresseurs, les neuroleptiques et les anti-inflammatoires. L'absorption d'alcool est déconseillée. Potentialise les autres antihypertenseurs.

Surdosage : Entraîne une hypotension grave avec troubles de la conscience imposant une surveillance médicale.

☞ *Sur prescription médicale.*

• SYNTHÉLABO

Forme	Dosage	N. d'unités	Prix	Prix/jour	Liste	Remb. S.S.	Comm.
Sol. buv.	0,5 mg/ml	30 ml	11,70	0,4 à 0,8	2	65 %	1978
Sol. buv.	0,5 mg/ml	100 ml	72,20	0,3 à 0,6	2	65 %	1978

EUDYNE ✤

- **Composition :** Avena sativa TM, Nux moscata 4CH, Sterculia acuminata TM.
- **Domaine :** Nutrition et métabolisme
- **Activité :** Divers.

Indications : Utilisé dans les fatigues physiques et psychiques.

☞ *Vendu sans ordonnance.*

• DELPECH

Forme	Dosage	N. d'unités	Prix	Prix/jour	Liste	Remb. S.S.	Comm.
Sol. buvable	–	15 ml	25,00*	–	0	0 %	–

EUGLUCAN ★★★

- **Composition :** Glibenclamide.
- **Domaine :** Nutrition et métabolisme.
- **Activité :** Antidiabétique oral.
- **Classe :** Sulfamide hypoglycémiant. Sulfonylurée.

Indications : Traitement du diabète gras

(type II) de l'adulte, en association avec le régime, lorsque celui-ci s'est révélé insuffisant.

Contre-indications : Diabète maigre (type I). Diabète avec acidocétose. Diabète avec insuffisance rénale ou hépatique. Allergie aux sulfamides.

Effets indésirables : Hypoglycémie pouvant aller jusqu'au coma. Troubles digestifs : nausées, gastralgies. Réactions cutanées d'intolérance : urticaire. Troubles sanguins : anémie, leucopénies.

Précautions d'emploi : Déconseillé chez la femme enceinte ou allaitant. Prudence chez le sujet âgé. Des contrôles de la glycémie réguliers à jeun et après les repas son nécessaires, en particulier en début de trai tement.

Interactions : L'effet hypoglycémian est augmenté par le miconazole, les anti-in flammatoires non stéroïdiens, les inhibiteur de l'enzyme de conversion et de nombreu autres produits. Les bêtabloquants augmen tent l'incidence et la gravité des accident hypoglycémiques. La prise d'alcool peu entraîner des bouffées de chaleur.

Surdosage : Entraîne une hypoglycémi de gravité variable imposant une surveil lance hospitalière.

☞ *Sur prescription médicale.*
• BOEHRINGER MANNHEIM

Forme	Dosage	N. d'unités	Prix	Prix/jour	Liste	Remb. S.S.	Comm.
Comprimé	5 mg	20	18,20	0,5 à 2,5	1	65 %	1969
Comprimé	5 mg	100	72,20	0,5 à 2,5	1	65 %	1969

EULEXINE ★★★

- **Composition :** Flutamide.
- **Domaine :** Endocrinologie. Andrologie. Cancérologie.
- **Activité :** Antinéoplasique hormonal.
- **Classe :** Antiandrogène.

Indications : Cancer de la prostate métastasé.

Contre-indications : Hypersensibilité au produit. Insuffisance hépatique sévère.

Effets indésirables : Troubles digestifs : nausées, vomissements. Impuissance, bouffées de chaleur, gynécomastie, modificatio du spermogramme. Troubles hépatiques modifications fonctionnelles, hépatites Photosensibilisation. Méthémoglobinémie.

Précautions d'emploi : Une surveillanc des fonctions hépatiques est indispensabl pour suivre la tolérance.

Interactions : Peut augmenter l'actio des anticoagulants oraux.

☞ *Sur prescription médicale.*
• SCHERING-PLOUGH

Forme	Dosage	N. d'unités	Prix	Prix/jour	Liste	Remb. S.S.	Comm.
Comprimé	250 mg	30	290,20	30	1	100 %	1987

EUPEPTIQUE TISY

- **Composition :** Pancréas et muqueuse gastro-duodénale de porc.
- **Domaine :** Gastro-entérologie.
- **Activité :** Enzyme digestive.
- **Classe :** Enzyme pancréatique.

Indications : Digestion difficile.

Contre-indications : Hypersensibilit aux protéines de porc.

☞ *Vendu sans ordonnance.*
• LAPHAL

Forme	Dosage	N. d'unités	Prix	Prix/jour	Liste	Remb. S.S.	Comm.
Sol. buv.	–	200 ml	20,00*	–	0	0 %	1910

EUPHON ★

- **Composition :** Codéine, aconit, erysimum, formiate de sodium.
- **Domaine :** Pneumologie.
- **Activité :** Antitussif.
- **Classe :** Opium et dérivés.

Indications : Traitement symptomatique de l'enrouement, de l'aphonie et des tou non productives, en l'absence d'activit spécifique démontrée.

Contre-indications : Asthme, insuff sance respiratoire. Enfant de moins de 3 mois.

Effets indésirables : Constipation, somnolence, nausées, vomissements, dépression respiratoire. L'augmentation des doses et la prolongation de l'administration peuvent conduire à la dépendance et à la toxicomanie.

Précautions d'emploi : Ne pas prendre d'alcool pendant le traitement. Prudence chez le sujet âgé. Déconseillé chez la femme enceinte ou allaitant. Le traitement doit être de courte durée. Donne une réaction positive au contrôle antidopage.

Interactions : L'activité et les effets secondaires peuvent être augmentés par les autres dépresseurs du système nerveux central.

Surdosage : Entraîne une somnolence avec dépression des centres respiratoires imposant l'hospitalisation.

☞ *Vendu sans ordonnance.*

• MAYOLY-SPINDLER

Forme	Dosage	N. d'unités	Prix	Prix/ jour	Liste	Remb. S.S.	Comm.
Sirop	–	200 ml	16,90	3,8	0	0 %	1928
Sol. buv.	–	25 ml	12,20	4,4	0	0 %	1928
Pastille av. sucre	–	70	25,00	–	0	0 %	1959
Pastille ss sucre	–	70	26,50	–	0	0 %	1980

EUPHYLLINE L. A. ★★★

• **Composition :** Théophylline.
• **Domaine :** Pneumologie.
• **Activité :** Bronchodilatateur.
• **Classe :** Théophylline et dérivés.

Indications : Traitement de l'asthme à dyspnée paroxystique ou à dyspnée continue. Broncho-pneumopathies obstructives à forme spastique.

Contre-indications : Enfant de moins de 3 ans. Intolérance à la théophylline.

Effets indésirables : Nausées, vomissements, douleur épigastrique. Maux de tête, excitation, insomnie. Tachycardie. Convulsions, surtout chez l'enfant.

Précautions d'emploi : Prudence en cas d'insuffisance coronaire ou cardiaque, d'ulcère gastro-duodénal, d'hyperthyroïdie. Les doses doivent être adaptées individuellement en fonction de la tolérance et des dosages sanguins de produit.

Interactions : Ne pas associer avec l'énoxacine, l'érythromycine, la viloxazine. L'action de la théophylline est augmentée par association avec la cimétidine, la ciprofloxacine, la méxilétine, la ticlopidine. L'action de la théophylline est diminuée par association avec la rifampicine, certains anti-épileptiques.

Surdosage : Entraîne des vomissements, agitation, confusion. Tachycardie, hypotension, fibrillation ventriculaire, arrêt cardiaque. L'hospitalisation s'impose.

☞ *Vendu sans ordonnance.*

• BYK FRANCE

Forme	Dosage	N. d'unités	Prix	Prix/jour	Liste	Remb. S.S.	Comm.
Gélule LP	50 mg	30	12,80	–	0	65 %	1983
Gélule LP	100 mg	30	13,50	–	0	65 %	1983
Gélule LP	200 mg	30	14,30	–	0	65 %	1986
Gélule LP	300 mg	30	21,20	–	0	65 %	1983
Gélule LP	400 mg	30	23,70	–	0	65 %	1989

EUPHYTOSE ✤

• **Composition :** Aubépine, passiflore, paullinia, kola, valériane, ballote.
• **Domaine :** Neuropsychiatrie.
• **Activité :** Divers.

Indications : État anxieux léger, dystonie neurovégétative. Troubles légers du sommeil. Irritabilité, nervosité.

☞ *Vendu sans ordonnance.*

• SOEKAMI LEFRANCQ

Forme	Dosage	N. d'unités	Prix	Prix/jour	Liste	Remb. S.S.	Comm.
Comprimé	–	40	13,70	2	0	65 %	1944
Comprimé	–	120	30,50	1,5	0	65 %	1988
Sol. buvable	–	82 ml	13,50	2	0	65 %	1925

EUPNÉRON ★★

• **Composition :** Eprozinol.
• **Domaine :** Pneumologie.
• **Activité :** Antiasthmatique.

Indications : Traitement de l'asthme à dyspnée paroxystique ou à dyspnée continue. Broncho-pneumopathies obstructives à forme spastique.

Effets indésirables : Somnolence, vertiges. Troubles digestifs. Éruptions cutanées.

Précautions d'emploi : L'absorption d'alcool est déconseillée.

☞ *Sur prescription médicale.*

• LYOCENTRE

Forme	Dosage	N. d'unités	Prix	Prix/jour	Liste	Remb. S.S.	Comm.
Comprimé	50 mg	30	11,00	1,1	2	65 %	1972
Sirop	3 mg/ml	250 ml	12,80	3	2	65 %	1975

EUPRESSYL ★★★

• **Composition :** Urapidil.
• **Domaine :** Cardio-vasculaire.
• **Activité :** Antihypertenseur.
• **Classe :** Alpha-1-bloquant. Sérotoninergique. Vasodilatateur.

Indications : Hypertension artérielle.

Effets indésirables : Nausées, vertiges, fatigue, parfois hypotension orthostatique, réactions cutanées.

Précautions d'emploi : A été utilisé chez la femme enceinte. Diminuer la posologie chez l'insuffisant hépatique.

Interactions : L'effet hypotenseur est majoré en cas d'association avec les inhibiteurs calciques, les diurétiques et les autres antihypertenseurs.

Surdosage : Entraîne une chute de la pression artérielle, qui impose une surveillance, le patient restant couché.

☞ *Sur prescription médicale.*

• BYK FRANCE

Forme	Dosage	N. d'unités	Prix	Prix/jour	Liste	Remb. S.S.	Comm.
Gélule	30 mg	30	49,80	3 à 6	1	65 %	1989
Gélule	60 mg	30	89,80	3 à 6	1	65 %	1989
Amp. inj.	25 mg	5	Hôp.	–	1	Hôp.	1989
Amp. inj.	50 mg	5	Hôp.	–	1	Hôp.	1989

EURAX ★

• **Composition :** Crotamiton.
• **Domaine :** Dermatologie.
• **Activité :** Antiprurigineux local.

Indications : Traitement symptomatique du prurit : piqûres d'insectes, prurigo.

Contre-indications : Hypersensibilité au produit. Dermatoses infectées.

Effets indésirables : Risque de méthémoglobinémie.

Précautions d'emploi : Prudence chez l'enfant.

☞ *Vendu sans ordonnance.*

• ZYMA

Forme	Dosage	N. d'unités	Prix	Prix/jour	Liste	Remb. S.S.	Comm.
Crème	10 %	40 g	33,00*	–	0	0 %	1949

EURÉLIX LP ★★★

- **Composition :** Pirétanide.
- **Domaine :** Cardio-vasculaire.
- **Activité :** Diurétique.
- **Classe :** Diurétique de l'anse.

Indications : Hypertension artérielle.

Contre-indications : Hypersensibilité aux sulfamides. Insuffisance hépatique sévère.

Effets indésirables : Déshydratation avec hypotension. Augmentation du sucre dans le sang et de l'acide urique pouvant entraîner des crises de goûtte. Perte de potassium importante pouvant entraîner des crampes, parfois des troubles du rythme cardiaque.

Précautions d'emploi : Avant et en cours de traitement, surveiller la fonction rénale et faire des dosages réguliers de sodium et de potassium dans le sang. Prudence chez la femme enceinte ou allaitant. Donne une réaction positive au contrôle antidopage.

Interactions : Peut modifier la concentration de lithium dans le sang chez les patients traités par ce produit. Peut entraîner des troubles du rythme cardiaques avec certains médicaments : antiarythmiques, digitaliques. Associer avec une grande prudence aux anti-inflammatoires, à certains antidiabétiques et à certains antibiotiques. Potentialise l'action des inhibiteurs de l'enzyme de conversion.

Surdosage : Surveiller l'hydratation du patient.

☞ *Sur prescription médicale.*

- HOECHST

Forme	Dosage	N. d'unités	Prix	Prix/jour	Liste	Remb. S.S.	Comm.
Gélule	6 mg	30	53,20	2	2	65 %	1993

EUROBIOL ★★★

- **Composition :** Poudre de pancréas de porc.
- **Domaine :** Gastro-entérologie.
- **Activité :** Enzyme digestive.
- **Classe :** Enzyme pancréatique.

Indications : Insuffisances pancréatiques externes : pancréatites chroniques, mucoviscidoses. *Comprimés* : traitement des digestions difficiles.

Contre-indications : Hypersensibilité aux extraits pancréatiques.

Précautions d'emploi : Prendre le produit au début du repas. On peut ouvrir les gélules et absorber le contenu avec une nourriture semi-liquide.

Surdosage : Risque de constipation

☞ *Vendu sans ordonnance.*

- EURORGA

Forme	Dosage	N. d'unités	Prix	Prix/jour	Liste	Remb. S.S.	Comm.
Poudre	4,5 g	2	16,60	–	0	35 %	1969
Poudre	4,5 g	10	59,80	–	0	35 %	1969
Gélule	25 000 U	40	128,40	7 à 19	0	65 %	1989
Gélule	25 000 U	80	227,30	6 à 17	0	65 %	1989
Comprimé	0,25 g	40	20,70	–	0	35 %	1971

EURONAC ★★

- **Composition :** Acétylcystéine.
- **Domaine :** Ophtalmologie.
- **Activité :** Cicatrisant oculaire.

Indications : Proposé comme traitement adjuvant des ulcérations, brûlures, troubles trophiques cornéens.

Précautions d'emploi : Traitement de courte durée. Ne pas porter de lentilles pendant le traitement.

☞ *Vendu sans ordonnance.*

- EUROPHTA

Forme	Dosage	N. d'unités	Prix	Prix/jour	Liste	Remb. S.S.	Comm.
Collyre	5 %	5 ml	43,40*	–	0	?	1993

EUSAPRIM ★★★

- **Composition :** Sulfaméthoxazole, triméthoprime.
- **Domaine :** Infectiologie. Uro-néphrologie.
- **Activité :** Anti-infectieux.
- **Classe :** Sulfamide associé.

Indications : Infections aux germes suivants : colibacille, streptocoques, méningocoques, gonocoques, Brucella, Klebsiella, Proteus, salmonelles, shigelles, Haemophilus, vibrion, Listeria, Pneumocystis, toxoplasmes, etc. Infections à manifestations broncho-pulmonaires, ORL, uro-génitales, digestives : fièvre typhoïde. Infections opportunistes du sida à Pneumocystis carini ou toxoplasmes.

Contre-indications : Hypersensibilité aux sulfamides. Nourrisson.

Effets indésirables : Troubles digestifs, nausées, gastralgies. Réactions allergiques : urticaire, choc anaphylactique, etc. En cas de traitement prolongé, risque d'anémie par carence en acide folique.

Précautions d'emploi : Prudence en cas d'insuffisance hépatique ou rénale. Non conseillé chez la femme enceinte ou allaitant.

Interactions : Peut potentialiser les anticoagulants oraux.

☞ *Sur prescription médicale.*

- WELLCOME

Forme	Dosage	N. d'unités	Prix	Prix/jour	Liste	Remb. S.S.	Comm.
Comprimé	S 400 mg T 80 mg	20	22,10	4,4	1	65 %	1971

EUSAPRIM FORT ★★★

- **Composition :** Sulfaméthoxazole, triméthoprime.
- **Domaine :** Infectiologie. Uro-néphrologie.
- **Activité :** Anti-infectieux.
- **Classe :** Sulfamide associé.

Indications : Infections aux germes suivants : colibacille, streptocoques, méningocoques, gonocoques, Brucella, Klebsiella, Proteus, salmonelles, shigelles, Haemophilus, vibrion, Listeria, Pneumocystis, toxoplasmes, etc. Infections à manifestations broncho-pulmonaires, ORL, uro-génitales, digestives : fièvre typhoïde. Infections opportunistes du sida à Pneumocystis carini ou toxoplasmes.

Contre-indications : Hypersensibilité aux sulfamides. Nourrisson.

Effets indésirables : Troubles digestifs, nausées, gastralgies. Réactions allergiques : urticaire, choc anaphylactique, etc. En cas de traitement prolongé, risque d'anémie par carence en acide folique.

Précautions d'emploi : Prudence en cas d'insuffisance hépatique ou rénale. Non conseillé chez la femme enceinte ou allaitant.

Interactions : Peut potentialiser les anticoagulants oraux.

☞ *Sur prescription médicale.*

- WELLCOME

Forme	Dosage	N. d'unités	Prix	Prix/jour	Liste	Remb. S.S.	Comm.
Comprimé	S 800 mg T 160 mg	10	20,20	4	1	65 %	1979

EUTHYRAL ★★★

- **Composition :** Liothyronine, lévothyroxine.
- **Domaine :** Endocrinologie.
- **Activité :** Hormone thyroïdienne.
- **Classe :** Thyronine et dérivés. Thyroxine.

Indications : Hypothyroïdie d'origine haute ou basse. Myxœdème. Freination de la thyréostimuline : goitre simple.

Contre-indications : *Absolues*. Hyperthyroïdie, insuffisance cardiaque décompensée. *Relatives*. Insuffisance coronaire, troubles du rythme cardiaque.

Effets indésirables : Aggravation d'une maladie cardiaque : angine de poitrine, troubles du rythme, infarctus du myocarde. Signes d'hyperthyroïdie : nervosité, tachycardie, amaigrissement, diarrhée. Troubles des règles.

Précautions d'emploi : Grande prudence chez les patients présentant une hypertension, une angine de poitrine, une tuberculose, un diabète. Une surveillance par le dosage des hormones thyroïdiennes et de la thyréostimuline est indispensable.

Interactions : Peut augmenter l'action des anticoagulants oraux, des antidépresseurs tricycliques.

Surdosage : Entraîne des signes d'hyperthyroïdie, dont le premier est l'accélération cardiaque.

☞ *Sur prescription médicale.*

• MERCK-CLÉVENOT

Forme	Dosage	N. d'unités	Prix	Prix/jour	Liste	Remb. S.S.	Comm.
Comprimé	–	50	22,70	–	2	65 %	1977

EUTUXAL ★

• **Composition :** Cloroqualone.
• **Domaine :** Pneumologie.
• **Activité :** Antitussif.
• **Classe :** Non opiacé.

Indications : Traitement symptomatique des toux non productives.

Contre-indications : Asthme, insuffisance respiratoire. Enfant de moins de 15 ans.

Précautions d'emploi : Ne pas prendre d'alcool pendant le traitement. Prudence chez le sujet âgé. Déconseillé chez la femme enceinte ou allaitant. Le traitement doit être de courte durée.

☞ *Sur prescription médicale.*

• SYNLAB

Forme	Dosage	N. d'unités	Prix	Prix/jour	Liste	Remb. S.S.	Comm.
Gélule	15 mg	20	10,60	2,1	1	35 %	1977

EUVANOL

• **Composition :** Géranium, niaouli, camphre, benzalkonium.
• **Domaine :** ORL.
• **Activité :** Antiseptique local.
• **Classe :** Balsamique. Terpène.

Indications : Traitement local d'appoint des infections de la muqueuse rhino-pharyngée et des sinus.

Contre-indications : Hypersensibilité à un constituant. Enfant de moins de 30 mois.

Précautions d'emploi : Traitement de courte durée. Prudence chez l'enfant.

☞ *Vendu sans ordonnance.*

• MONOT

Forme	Dosage	N. d'unités	Prix	Prix/jour	Liste	Remb. S.S.	Comm.
Spray nasal	–	150 pulv.	32,20*	–	0	0 %	1974

EXACOR ★★★

• **Composition :** Cibenzoline.
• **Domaine :** Cardio-vasculaire.
• **Activité :** Antiarythmique.
• **Classe :** Antiarythmique classe 1.

Indications : Troubles du rythme ventriculaire : extrasystole, tachycardie. Tachycardie paroxystique.

Contre-indications : Insuffisance cardiaque sévère. Troubles de la conduction cardiaque.

Effets indésirables : Hypotension. Poussée d'insuffisance cardiaque.

Précautions d'emploi : Sous surveillance médicale stricte. Prudence chez le sujet âgé ou insuffisant rénal. Contre-indiqué chez la femme enceinte.

Interactions : Prudence en cas d'association avec d'autres antiarythmiques : amiodarone, bépridil, disopyramide, sotalol. Une surveillance s'impose en cas d'association avec les bêtabloquants.

Surdosage : Peut entraîner un état de choc imposant l'hospitalisation.

☞ *Sur prescription médicale.*

• SEARLE

Forme	Dosage	N. d'unités	Prix	Prix/jour	Liste	Remb. S.S.	Comm.
Comprimé	130 mg	30	93,90	6 à 9	1	65 %	1994

EXACYL ★★★

- **Composition :** Acide tranexamique.
- **Domaine :** Hémostase.
- **Activité :** Antifibrinolytique.
- **Classe :** Antagoniste de la plasmine.

Indications : Hémorragie par fibrinolyse généralisée ou locale : lésions prostatiques ou utérines.

Contre-indications : Coagulation intravasculaire généralisée. Manifestations thrombo-emboliques.

Effets indésirables : Vertiges, nausées, vomissements. Éruptions cutanées.

Précautions d'emploi : Prudence chez l'insuffisant rénal. Non conseillé chez la femme enceinte ou allaitant.

☞ *Sur prescription médicale.*

- SANOFI WINTHROP

Forme	Dosage	N. d'unités	Prix	Prix/jour	Liste	Remb. S.S.	Comm.
Comprimé	500 mg	20	39,80	–	1	65 %	1987
Amp. buv.	1 g	5	30,50	–	1	65 %	1971
Amp. inj.	500 mg	5	23,70	–	1	65 %	1971

EX'AIL ✤

- **Composition :** Poudre d'ail, rutine, chlorophylle.
- **Domaine :** Cardio-vasculaire.
- **Activité :** Divers.

Indications : Utilisé dans les troubles circulatoires mineurs. Jambes lourdes, fragilité capillaire, hémorroïdes.

☞ *Vendu sans ordonnance.*

- PHYGIÈNE

Forme	Dosage	N. d'unités	Prix	Prix/jour	Liste	Remb. S.S.	Comm.
Comprimé	–	60	33,00*	–	0	0 %	1976

EXLUTON ★★★

- **Composition :** Lynestrol.
- **Domaine :** Gynécologie.
- **Activité :** Contraceptif hormonal.
- **Classe :** Progestatif continu. Microdosé.

Indications : Contraception orale.

Contre-indications : Hépatite actuelle ou récente. Insuffisance hépatique. Cancers du sein et de l'utérus. Grossesse.

Effets indésirables : Irrégularités du cycle. Saignements intermenstruels. Aménorrhée. Gonflement mammaire.

Précautions d'emploi : Avant traitement, faire un examen clinique : poids, tension, seins, utérus, et des examens biologiques : frottis vaginaux, glycémie, cholestérol, triglycérides.

Interactions : L'efficacité contraceptive est diminuée en cas d'association avec rifampicine, barbituriques, certains antiépileptiques.

☞ *Sur prescription médicale.*

- ORGANON

Forme	Dosage	N. d'unités	Prix	Prix/jour	Liste	Remb. S.S.	Comm.
Comprimé	0,5 mg	28	33,20*	–	1	0 %	1978
Comprimé	0,5 mg	28 x 3	33,20*	–	1	0 %	1978

EXOCINE ★★★

- **Composition :** Ofloxacine.
- **Domaine :** Ophtalmologie.
- **Activité :** Antibiotique local.
- **Classe :** Fluoroquinolone.

Indications : Infections oculaires à germes sensibles : conjonctivite, blépharite, orgelet, kératite infectieuse.

Contre-indications : Hypersensibilité au produit.

Effets indésirables : Irritation locale. Goût amer dans la bouche.

Précautions d'emploi : Non conseillé chez la femme enceinte ou allaitant.

☞ *Sur prescription médicale.*

- ALLERGAN

Forme	Dosage	N. d'unités	Prix	Prix/jour	Liste	Remb. S.S.	Comm.
Collyre	0,3 %	5 ml	25,20	–	1	65 %	1990

EXOLITHOL

- **Composition :** Acétate d'amyle, acétate d'éthyle, chloroforme, carbonate monosodique, sulfate de sodium, chlorure de sodium.
- **Domaine :** Gastro-Entérologie.
- **Activité :** Pansement œso-gastrique. Anesthésique local.

Indications : Utilisé dans le traitement des digestions difficiles.

Contre-indications : Insuffisance hépatique.

Effets indésirables : Possibilité de troubles hépatiques.

Précautions d'emploi : Prudence chez l'enfant et le sujet âgé.

Surdosage : Peut entraîner une hépatite.

☞ *Vendu sans ordonnance.*

- CHANTEAUD

Forme	Dosage	N. d'unités	Prix	Prix/jour	Liste	Remb. S.S.	Comm.
Sol. buvable	–	500 ml	34,65	–	0	0 %	–

EXOMUC ★★

- **Composition :** Acétylcystéine.
- **Domaine :** Pneumologie.
- **Activité :** Fluidifiant bronchique. Expectorant.
- **Classe :** Dérivé de la cystéine.

Indications : Traitement des troubles de la sécrétion bronchique au cours des affections des voies respiratoires : bronchites aiguës ou chroniques, trachéo-bronchites.

Contre-indications : Ulcère gastro-duodénal.

Effets indésirables : Troubles digestifs : gastralgies, nausées, diarrhées.

Précautions d'emploi : Non conseillé chez la femme enceinte ou allaitant.

Interactions : Ne pas associer aux antitussifs ou aux asséchants bronchiques de type anticholinergique.

☞ *Vendu sans ordonnance.*

- BOUCHARA

Forme	Dosage	N. d'unités	Prix	Prix/jour	Liste	Remb. S.S.	Comm.
Granulé	200 mg	30 sach.	40,30	1,30 à 4	0	35 %	1984

EXOSEPTOPLIX ★

- **Composition :** Sulfanilamide.
- **Domaine :** Dermatologie.
- **Activité :** Antiseptique local.
- **Classe :** Sulfamide.

Indications : Traitement d'appoint des affections cutanées ou muqueuses infectées.

Contre-indications : Dermatoses allergiques. Allergie aux sulfamides. Nouveau-né.

Effets indésirables : Eczéma de contact. Photosensibilisation.

Précautions d'emploi : Ne pas appliquer sur des plaies ouvertes, de façon à éviter un passage dans la circulation générale. Déconseillé chez la femme enceinte.

☞ *Vendu sans ordonnance.*

- DOMS-ADRIAN

Forme	Dosage	N. d'unités	Prix	Prix/jour	Liste	Remb. S.S.	Comm.
Poudre	10 %	10 g	23,50*	–	0	0 %	1939

EXTENCILLINE ★★★

- **Composition :** Benzathine benzylpénicilline.
- **Domaine :** Infectiologie.
- **Activité :** Antibiotique.
- **Classe :** Pénicillines sensibles aux pénicillinases.

Indications : Infections aux germes suivants : streptocoques A, tréponèmes de la syphilis et du pian. Prophylaxie du rhumatisme articulaire aigu. Traitement de la syphilis et du pian.

Contre-indications : Hypersensibilité aux pénicillines.

Effets indésirables : Manifestations allergiques : fièvre, urticaire, œdème de la face avec troubles respiratoires.

Précautions d'emploi : Rechercher dans les antécédents des réactions anormales à un traitement antérieur par une pénicilline. Prudence chez l'insuffisant rénal. Chez la femme enceinte ou allaitant, le produit passe dans l'organisme de l'enfant.

☞ *Sur prescription médicale.*

• SPECIA

Forme	Dosage	N. d'unités	Prix	Prix/jour	Liste	Remb. S.S.	Comm.
Flacon inj.	600 000 U	1	12,00	1	1	65 %	1954
Flacon inj.	1 200 000 U	1	12,30	1	1	65 %	1954
Flacon inj.	2 400 000 U	1	14,60	1 à 2	1	65 %	1954

EXTOVYL ★★

- **Composition :** Bétahistine.
- **Domaine :** Neuropsychiatrie.
- **Activité :** Antivertigineux.
- **Classe :** Vasodilatateur.

Indications : Vertiges.

Contre-indications : Ulcère gastro-duodénal. Certaines hypertensions par tumeur de la surrénale.

Effets indésirables : Gastralgie.

Précautions d'emploi : Déconseillé chez l'enfant et la femme enceinte.

Interactions : Avec les antihistaminiques.

☞ *Sur prescription médicale.*

• MARION MERRELL DOW

Forme	Dosage	N. d'unités	Prix	Prix/jour	Liste	Remb. S.S.	Comm.
Gélules	12 mg	60	40,10	1 à 2	1	65 %	1981

EXTRANASE ★

- **Composition :** Bromélaïne.
- **Domaine :** Inflammation.
- **Activité :** Anti-inflammatoire. Antiœdémateux.
- **Classe :** Enzyme.

Indications : Œdèmes post-traumatiques ou postopératoires.

Contre-indications : Allergie aux enzymes protéolytiques.

Effets indésirables : Réactions allergiques : éruptions, prurit, etc.

☞ *Vendu sans ordonnance.*

• ROTTAPHARM

Forme	Dosage	N. d'unités	Prix	Prix/jour	Liste	Remb. S.S.	Comm.
Comprimé	–	40	12,00	1,3 à 2,7	0	35 %	1969
Comprimé	–	80	18,90	1 à 2	0	35 %	1969

F

FACILAX ★

- **Composition :** Docusate de sodium, dandrone.
- **Domaine :** Gastro-entérologie.
- **Activité :** Laxatif stimulant.
- **Classe :** Anthraquinonique.

Indications : Traitement symptomatique de la constipation associé aux mesures hygiéno-diététiques.

Contre-indications : Constipation récente inexpliquée, persistante, n'ayant pas fait l'objet d'examens médicaux. Colopathies organiques inflammatoires. Syndrome occlusif. Douleurs abdominales. Enfant de moins de 6 ans.

Effets indésirables : Diarrhée. Douleurs abdominales. Mélanose recto-colique. Hypokaliémie. Maladie des laxatifs. Insuffisance rénale.

Précautions d'emploi : Pas d'utilisation prolongée. Non conseillé chez la femme allaitant.

Interactions : Ne pas associer aux laxatifs lubrifiants, aux diurétiques hypokaliémiants, aux anti-inflammatoires corticoïdes. Ne pas associer à certains antiarythmisants : sotalol, quinidine, amiodarone. Prudence en cas d'association avec les digitaliques, les dérivés de la vincamine.

Surdosage : Entraîne une diarrhée et des troubles hydro-électrolytiques graves.

☞ *Vendu sans ordonnance.*

- LEDERLE

Forme	Dosage	N. d'unités	Prix	Prix/jour	Liste	Remb. S.S.	Comm.
Comprimé	–	48	33,20*	–	0	0 %	–

FACTEUR VIII HUMAIN SPÉCIAL WILLEBRAND ★★★

- **Composition :** Facteur VIII d'origine plasmatique, cofacteur de la ristocétine.
- **Domaine :** Hémostase.
- **Activité :** Facteur sanguin de la coagulation.

Indications : Traitement préventif ou curatif des hémorragies de la maladie de Willebrand.

Précautions d'emploi : Administration en milieu spécialisé.

☞ *Usage hospitalier.*

- BIO-TRANSFUSION

Forme	Dosage	N. d'unités	Prix	Prix/jour	Liste	Remb. S.S.	Comm.
Flacon inj.	500 U	1	env. 2 300	–	0	100 %	1993

FACTEUR VIII HUMAIN THP ★★★

- **Composition :** Facteur VIII d'origine plasmatique.
- **Domaine :** Hémostase.
- **Activité :** Facteur sanguin de la coagulation.

Indications : Traitement préventif ou curatif des hémorragies des hémophiles A.

Contre-indications : Ne pas utiliser dans la maladie de Willebrand.

Effets indésirables : Apparition d'un inhibiteur du facteur VIII.

Précautions d'emploi : Administration en milieu spécialisé.

☞ *Usage hospitalier.*

• BIO-TRANSFUSION

Forme	Dosage	N. d'unités	Prix	Prix/jour	Liste	Remb. S.S.	Comm.
Flacon inj.	500 U	1	env. 2 100	–	0	100 %	1992
Flacon inj.	1 000 U	1	env. 4 200	–	0	100 %	1992

FACTEUR IX HUMAIN HP ★★★

- **Composition :** Facteur IX d'origine plasmatique.
- **Domaine :** Hémostase.
- **Activité :** Facteur sanguin de la coagulation.

Indications : Traitement préventif ou curatif des hémorragies des hémophiles B.

Précautions d'emploi : Administration en milieu spécialisé.

☞ *Usage hospitalier.*

• BIO-TRANSFUSION

Forme	Dosage	N. d'unités	Prix	Prix/jour	Liste	Remb. S.S.	Comm.
Flacon inj.	500 U	1	env. 1 450	–	0	100 %	1992
Flacon inj.	1 000 U	1	env. 2 900	–	0	100 %	1992

FACTEUR WILLEBRAND HUMAIN THP ★★★

- **Composition :** Facteur Willebrand d'origine plasmatique.
- **Domaine :** Hémostase.
- **Activité :** Facteur sanguin de la coagulation.

Indications : Traitement préventif ou curatif des hémorragies de la maladie de Willebrand.

Effets indésirables : Apparition d'inhibiteur du facteur IX.

Précautions d'emploi : Administration en milieu spécialisé.

☞ *Usage hospitalier.*

• BIO-TRANSFUSION

Forme	Dosage	N. d'unités	Prix	Prix/jour	Liste	Remb. S.S.	Comm.
Flacon inj.	1 000 U	1	env. 4 600	–	0	100 %	1992

FADIAMONE

- **Composition :** Estrone, estradiol, testostérone, prégnénolone, allantoïne.
- **Domaine :** Dermatologie.
- **Activité :** Topique divers.

Indications : Utilisé dans la sénescence cutanée, en l'absence d'activité spécifique démontrée.

Contre-indications : Cancers hormono-dépendants. Couperose, érythrose faciale.

Effets indésirables : Craindre les effets systémiques : gonflement des seins, métrorragies, irrégularités des règles.

☞ *Vendu sans ordonnance.*

• CS LABORATOIRES

Forme	Dosage	N. d'unités	Prix	Prix/jour	Liste	Remb. S.S.	Comm.
Crème	–	30 g	14,50*	–	0	0 %	1977

FANSIDAR ★★★

- **Composition :** Sulfadoxine, pyriméthamine.
- **Domaine :** Parasitologie.
- **Activité :** Antipaludéen.
- **Classe :** Divers.

Indications : Traitement des accès de paludisme à Plasmodium falciparum.

Contre-indications : Intolérance aux sulfamides. Insuffisance hépatique ou rénale.

Effets indésirables : Réactions cutanées allergiques graves. Anomalies hématologiques : anémies, leucopénies.

Précautions d'emploi : Déconseillé chez la femme enceinte ou allaitant. Un délai de 8 jours doit être respecté entre chaque prise de produit.

Interactions : Ne pas associer avec la triméthoprime.

Surdosage : Entraîne vomissements, convulsions, insuffisance respiratoire aiguë.

☞ *Vendu sans ordonnance.*

• ROCHE

Forme	Dosage	N. d'unités	Prix	Prix/jour	Liste	Remb. S.S.	Comm.
Comprimé	500 mg	3	10,30	–	0	0 %	1971
Amp. inj.	400 mg	2	21,30	–	0	0 %	1987
Amp. inj.	400 mg	6	Hôp.	–	0	Hôp.	1993
Amp. inj.	400 mg	30	Hôp.	–	0	Hôp.	1993

FARLUTAL ★★★

- **Composition :** Médroxyprogestérone.
- **Domaine :** Endocrinologie. Gynécologie. Cancérologie.
- **Activité :** Progestative. Anticancéreux.
- **Classe :** Progestatif.

Indications : Traitement adjuvant de certains cancers hormonodépendants : cancers du sein ou de l'utérus.

Contre-indications : Altérations graves des fonctions hépatiques. Antécédents thrombophlébitiques. Hypertension artérielle. Grossesse.

Effets indésirables : Hypertension artérielle. Insuffisance veineuse. Modification des règles, aménorrhée. Prise de poids, séborrhée.

Précautions d'emploi : Vérifier régulièrement l'état des seins et des organes génitaux. Déconseillé chez la femme enceinte ou allaitant.

☞ *Sur prescription médicale.*

• PHARMACIA

Forme	Dosage	N. d'unités	Prix	Prix/jour	Liste	Remb. S.S.	Comm.
Comprimé	500 mg	30	600,50	20 à 40	1	100 %	1984
Susp. inj.	500 mg	1	35,00	35 à 70	1	100 %	1978

FARMORUBICINE ★★★

- **Composition :** Épirubicine.
- **Domaine :** Cancérologie.
- **Activité :** Antinéoplasique. Cytostatique.
- **Classe :** Anthracycline.

Indications : Cancers du sein, de l'ovaire, du poumon à petites cellules, de l'œsophage, de l'estomac, du pancréas, du foie. Cancers épidermoïdes de la sphère ORL. Maladies de Hodgkin, lymphomes non hodgkiniens. Sarcomes des parties molles.

Contre-indications : Grossesse et allaitement. Patients présentant une insuffisance cardiaque.

Effets indésirables : Troubles digestifs : nausées, vomissements, stomatite, diarrhée. Perte des cheveux. Troubles sanguins : anémie, leucopénie, thrombopénie. Troubles cardiaques avec modification de l'électrocardiogramme, insuffisance cardiaque progressive. Aménorrhée, azoospermie.

Précautions d'emploi : Nécessité d'une surveillance régulière de la formule sanguine afin de guider les administrations ultérieures. Des bilans cardiaques réguliers sont nécessaires : échographie, hémodynamique isotopique. Déconseillé chez la femme enceinte ou allaitant.

☞ *Sur prescription médicale. Usage hospitalier.*

• PHARMACIA

FELDÈNE ★★★

- **Composition :** Piroxicam.
- **Domaine :** Inflammation.
- **Activité :** Anti-inflammatoire.
- **Classe :** Anti-inflammatoire non stéroïdien. Oxicam.

Indications : Traitement des rhumatismes inflammatoires chroniques : polyarthrite rhumatoïde, pelvispondylite, arthrite juvénile, rhumatisme psoriasique, syndrome de Fiessinger-Leroy-Reiter. Traitement des poussées aiguës des arthrites microcristallines, tendinites, synovites, arthroses, lombalgies, radiculalgies.

Contre-indications : Hypersensibilité au produit. Réactions allergiques à l'aspirine et dérivés. Ulcères gastro-duodénaux évolutifs. Insuffisance cardiaque, hépatique ou rénale. Enfant de moins de 15 ans.

Effets indésirables : Troubles digestifs : nausées, vomissements, ulcère gastro-duodénal, hémorragie digestive. Troubles hépatiques : ictère, hépatites. Réactions allergiques : éruptions, urticaire, dermatoses bulleuses, asthme. Vertiges, maux de tête, bourdonnements d'oreille, troubles visuels. Troubles sanguins : anémie, leucopénie, thrombopénie.

Précautions d'emploi : Prendre le produit au cours des repas, si possible le soir. Déconseillé chez la femme enceinte ou allaitant. Prudence chez l'insuffisant cardiaque ou rénal. Une surveillance du poids et du volume urinaire est utile en début de traitement.

Interactions : Ne pas associer à d'autres produits modifiant l'hémostase : anticoagulants oraux, héparine, aspirine, ticlopidine, autres anti-inflammatoires. Ne pas associer car augmentation des effets toxiques : lithium, méthotrexate, diflunisal. Prudence en cas d'association avec les diurétiques et la pentoxiphylline. Peut perturber l'activité des antihypertenseurs.

☞ *Sur prescription médicale.*

- PFIZER

Forme	Dosage	N. d'unités	Prix	Prix/jour	Liste	Remb. S.S.	Comm.
Gélule	10 mg	30	53,80	3,6	1	65 %	1981
Gélule	20 mg	15	60,50	4	1	65 %	1984
Compr. dispers.	20 mg	15	60,50	4 à 8	1	65 %	1990
Suppositoire	20 mg	15	60,60	4	1	65 %	1984
Amp. inj.	20 mg	1	10,00	10 à 20	1	65 %	1987
Amp. inj.	20 mg	2	18,30	9 à 18	1	65 %	1987

FÉLISÉDINE ★

- **Composition :** Phénobarbital, valériane, Crataegus.
- **Domaine :** Neuropsychiatrie.
- **Activité :** Sédatif.
- **Classe :** Barbiturique.

Indications : Utilisé dans les manifestations mineures de l'anxiété et les troubles du sommeil.

Contre-indications : Ne pas administrer en cas d'insuffisance respiratoire et de porphyrie. Chez les conducteurs de véhicules, il existe un risque de somnolence.

Effets indésirables : Parfois somnolence ou réactions cutanées.

Précautions d'emploi : La prise d'alcool est formellement déconseillée. N'est pas indiqué chez la femme enceinte ou allaitant.

Interactions : Le phénobarbital contenu dans le produit risque de modifier l'action d'un grand nombre de médicaments : contraceptifs oraux, anticoagulants oraux, cardiotoniques, antidépresseurs, antiépileptiques, certains antibiotiques, antiarythmisants cardiaques, etc.

Surdosage : Le surdosage entraîne un coma avec troubles respiratoires, imposant l'hospitalisation d'urgence.

☞ *Vendu sans ordonnance.*

- MONAL

Forme	Dosage	N. d'unités	Prix	Prix/jour	Liste	Remb. S.S.	Comm.
Comprimé	10 mg	30	11,20	1,5 à 2,2	0	65 %	1955
Comprimé	10 mg	100	19,40	1,5 à 2,2	0	65 %	1955

FENOUIL NATURA MEDICA ✤

- **Composition :** Racine de fenouil, sorbate de potassium, alcool.
- **Domaine :** Uro-néphrologie.
- **Activité :** Divers.

Indications : Utiliser pour favoriser l'élimination rénale de l'eau.

☞ *Vendu sans ordonnance.*

- NATURA MEDICA

Forme	Dosage	N. d'unités	Prix	Prix/jour	Liste	Remb. S.S.	Comm.
Amp. buvable	500 mg	20	58,00*	5,8	0	0 %	1993

FENPROPOREX ★★

- **Composition :** Fenproporex.
- **Domaine :** Nutrition et métabolisme.
- **Activité :** Anorexigène. Psychostimulant.
- **Classe :** Amine sympathomimétique.

Indications : Adjuvant des régimes restrictifs au cours du traitement de l'obésité.

Contre-indications : Enfant. Sujets instables psychologiquement. Toxicomanes, alcooliques. Hypertension, hyperthyroïdie. Insuffisance cardiaque. Hypersensibilité aux constituants.

Effets indésirables : Risque de dépendance avec toxicomanie. Troubles digestifs légers. Tachycardie. Maux de tête, insomnie, nervosité, dépression, troubles psychotiques graves.

Précautions d'emploi : Éviter la prise du produit le soir. Prescription limitée dans le temps de 3 à 6 semaines. Ne pas augmenter les doses, même si l'efficacité diminue. Donne une réaction positive au contrôle antidopage. Déconseillé chez la femme enceinte ou allaitant.

Interactions : Ne pas associer à un antidépresseur de type IMAO. Association déconseillée avec la guanéthidine, les antidépresseurs imipraminiques.

Surdosage : Entraîne des troubles neuropsychiatriques : confusion, convulsions, une hypertension, rarement des accidents vasculaires.

☞ *Sur prescription médicale.*

- THÉRANOL DEGLAUDE

Forme	Dosage	N. d'unités	Prix	Prix/jour	Liste	Remb. S.S.	Comm.
Comprimé	20 mg	20	126,50*	–	1	0 %	1977

FENTANYL ★★★

- **Composition :** Fentanyl.
- **Domaine :** Anesthésie. Réanimation.
- **Activité :** Analgésique central.
- **Classe :** Morphine et dérivés.

Indications : Analgésique réservé à l'anesthésie. Neuroleptanalgésie. Anesthésie analgésique. Analgésie postopératoire.

Contre-indications : Dépression respiratoire non assistée.

Effets indésirables : Dépression respiratoire, nausées, vomissements. Bradycardie, hypotension. Rigidité musculaire.

Précautions d'emploi : Déconseillé chez la femme enceinte ou allaitant. Ne doit être administré que par un anesthésiste qualifié utilisant un matériel adéquat de réanimation.

☞ *Usage hospitalier.*

- JANSSEN CILAG

Forme	Dosage	N. d'unités	Prix	Prix/jour	Liste	Remb. S.S.	Comm.
Amp. inj. 2 ml	0,1 mg	5	Hôp.	–	Stup.	Hôp.	1973
Amp. inj. 10 ml	0,5 mg	10	Hôp.	–	Stup.	Hôp.	1974

FÉNUGRÈNE

- **Composition :** Fénugrec.
- **Domaine :** Nutrition et métabolisme.
- **Activité :** Divers.

Indications : Utilisé pour faciliter la prise de poids.

☞ *Vendu sans ordonnance.*

- AÉROCID

Forme	Dosage	N. d'unités	Prix	Prix/jour	Liste	Remb. S.S.	Comm.
Comprimé	147 mg	50	16,10*	–	0	0 %	1944
Sol. buvable	3 %	200 ml	18,80*	–	0	0 %	1944

FER LUCIEN ★★★

- **Composition :** Hydroxyde ferrique.
- **Domaine :** Hématologie.
- **Activité :** Antianémique.
- **Classe :** Sel de fer.

Indications : Prévention ou traitement des anémies microcytaires par défaut de fer, le plus souvent par saignement.

Contre-indications : Surcharge ferrique.

Effets indésirables : Troubles digestifs : nausées.

Précautions d'emploi : Administrer par voie intramusculaire.

Surdosage : Entraîne nausées, vomissements, vertiges, éruptions cutanées. A long terme, peut provoquer une hémochromatose.

☞ *Vendu sans ordonnance.*

- THÉRABEL LUCIEN

Forme	Dosage	N. d'unités	Prix	Prix/jour	Liste	Remb. S.S.	Comm.
Amp. inj.	100 mg	5	39,40	2	0	65 %	1974

FERO-GRAD LP ★★★

- **Composition :** Sulfate ferreux, vitamine C.
- **Domaine :** Hématologie.
- **Activité :** Antianémique.
- **Classe :** Sel de fer.

Indications : Prévention ou traitement des anémies microcytaires par défaut de fer, le plus souvent par saignement.

Contre-indications : Surcharge ferrique.

Effets indésirables : Troubles digestifs : nausées, constipation.

Précautions d'emploi : Colore les selles en noir.

Interactions : Ne pas associer à des pansements gastriques. Peut diminuer l'action de certains antibiotiques.

Surdosage : Entraîne des troubles digestifs avec état de choc.

☞ *Vendu sans ordonnance.*

- ABBOTT-FRANCE

Forme	Dosage	N. d'unités	Prix	Prix/jour	Liste	Remb. S.S.	Comm.
Comprimé	105 mg	30	19,30	0,6 à 1,3	0	65 %	1971

FERROSTRANE ★★★

- **Composition :** Ferédétate de sodium.
- **Domaine :** Hématologie.
- **Activité :** Antianémique.
- **Classe :** Sel de fer.

Indications : Prévention ou traitement des anémies microcytaires par défaut de fer, le plus souvent par saignement.

Contre-indications : Surcharge ferrique.

Effets indésirables : Troubles digestifs : nausées, diarrhée.

Précautions d'emploi : Colore les selles en noir.

Interactions : Ne pas associer à des pansements gastriques. Peut diminuer l'action de certains antibiotiques.

Surdosage : Entraîne des troubles digestifs avec état de choc.

☞ *Sur prescription médicale.*

- PARKE-DAVIS

Forme	Dosage	N. d'unités	Prix	Prix/jour	Liste	Remb. S.S.	Comm.
Sirop	47,5 mg/ml	125 ml	15,70	0,3 à 3,8	2	65 %	1965

FERTILINE ★★★

- **Composition :** FSH urinaire purifiée.
- **Domaine :** Endocrinologie. Gynécologie.
- **Activité :** Gonadostimulante FSH.
- **Classe :** Gonadotrophine ménopausique humaine purifiée.

Indications : Exclusivement chez la femme. Traitement de la stérilité par ovaires polykystiques. Traitement de la stérilité par hypogonadisme hypogonadotrope. Induction de l'ovulation en procréation médicalement assistée.

Contre-indications : Grossesse. Tumeur hypothalamo-hypophysaire, adénome à prolactine. Dysfonctionnement thyroïdien ou surrénal.

Effets indésirables : Hyperstimulation ovarienne : kystes ovariens, ascite, pleurésie, etc. Grossesses multiples. Accidents thrombo-emboliques. On a rapporté une augmentation de la fréquence des cancers de l'ovaire.

Précautions d'emploi : L'utilisation doit être guidée par différents dosages hormonaux. L'efficacité sera vérifiée par des examens complémentaires : échographies, etc.

Surdosage : Risque d'hyperstimulation ovarienne.

☞ *Sur prescription médicale.*

- PHARMAGYNE

Forme	Dosage	N. d'unités	Prix	Prix/jour	Liste	Remb. S.S.	Comm.
Amp. inj.	75 U	1	74,30	–	1	100 %	1986
Amp. inj.	75 U	5	302,10	–	1	100 %	1986

FER UCB ★★

- **Composition :** Chlorure ferreux, vitamine C.
- **Domaine :** Hématologie.
- **Activité :** Antianémique.
- **Classe :** Sel de fer.

Indications : Prévention ou traitement des anémies microcytaires par défaut de fer, le plus souvent par saignement.

Contre-indications : Surcharge ferrique.

Effets indésirables : Troubles digestifs : nausées, constipation.

Précautions d'emploi : Colore les selles en noir.

Interactions : Ne pas associer à des pansements gastriques. Peut diminuer l'action de certains antibiotiques.

Surdosage : Entraîne des troubles digestifs avec état de choc.

☞ *Vendu sans ordonnance.*

- UCB PHARMA

Forme	Dosage	N. d'unités	Prix	Prix/jour	Liste	Remb. S.S.	Comm.
Amp. buv.	50 mg	12	36,20*	–	0	0 %	1964

FERVEX ★★

- **Composition :** Paracétamol, phéniramine, acide ascorbique.
- **Domaine :** Algologie. ORL.
- **Activité :** Antalgique périphérique. Antihistaminique.
- **Classe :** Paracétamol et dérivés, associés.

Indications : Traitement symptomatique des affections ORL aiguës : rhumes, rhinites allergiques, rhino-pharyngites, particulièrement lors des états grippaux.

Contre-indications : Hypersensibilité au paracétamol. Insuffisance hépatique sévère. Adénome prostatique, glaucome.

Effets indésirables : Éruptions cutanées : urticaire, érythèmes. Exceptionnellement diminution des plaquettes du sang. Sécheresse de la bouche, somnolence, troubles urinaires et visuels.

Précautions d'emploi : Déconseillé chez la femme enceinte ou allaitant. Éviter la prise d'alcool.

Interactions : Peut fausser les dosages du glucose et de l'acide urique dans le sang. Potentialise tous les dépresseurs du système nerveux central.

Surdosage : Le paracétamol peut entraîner une nécrose du foie. L'hospitalisation s'impose d'urgence.

☞ *Vendu sans ordonnance.*

- OBERLIN

Forme	Dosage	N. d'unités	Prix	Prix/ jour	Liste	Remb. S.S.	Comm.
Sachet	500 mg	8	31,00*	–	0	0 %	1984
Sachet ss sucre	500 mg	8	33,00*	–	0	0 %	1991
Sachet enf.	280 mg	8	30,50*	–	0	0 %	1992

FESTALE ★

- **Composition :** Poudre de pancréas d'origine porcine, hémicellulase, extrait de bile de bœuf.
- **Domaine :** Gastro-entérologie.
- **Activité :** Enzyme digestive.
- **Classe :** Enzyme pancréatique.

Indications : Digestion difficile.

Contre-indications : Hypersensibilité aux protéines de porc.

Précautions d'emploi : Avaler sans croquer. Chaque comprimé contient l'équivalent de 0,250 g de sel.

☞ *Vendu sans ordonnance.*

- HOECHST

Forme	Dosage	N. d'unités	Prix	Prix/jour	Liste	Remb. S.S.	Comm.
Comprimé	–	60	37,50*	–	0	0 %	1958

FIBERFORM ★★

- **Composition :** Son de blé.
- **Domaine :** Gastro-entérologie.
- **Activité :** Laxatif de lest.
- **Classe :** Son de blé.

Indications : Traitement symptomatique de la constipation associé aux mesures hygiéno-diététiques.

Contre-indications : Constipation récente inexpliquée, persistante, n'ayant pas fait l'objet d'examens médicaux. Syndrome occlusif ou subocclusif. Fécalome.

Effets indésirables : Sensation de ballonnement abdominal. Flatulences.

Précautions d'emploi : Pas d'utilisation prolongée. Prudence chez le sujet grabataire ou porteur d'un mégacôlon.

☞ *Vendu sans ordonnance.*

- BOEHRINGER INGELHEIM

Forme	Dosage	N. d'unités	Prix	Prix/jour	Liste	Remb. S.S.	Comm.
Sachet	2,8 g	16	43,50*	–	0	0 %	1991

FIBORAN ★★★

- **Composition :** Aprindine.
- **Domaine :** Cardio-vasculaire.
- **Activité :** Antiarythmique.
- **Classe :** Antiarythmique classe 1.

Indications : En cas de résistance aux traitements habituels : arythmies ventriculaires, syndrome de Wolf-Parkinson-White.

Contre-indications : Insuffisance cardiaque. Éthylisme. Épilepsie. Maladie de Parkinson.

Effets indésirables : Tremblements, rigidité musculaire, somnolence, troubles du sommeil, crises d'épilepsie. Rarement anomalies des globules blancs, hépatites.

Précautions d'emploi : Déconseillé pendant la grossesse. Prudence en cas d'insuffisance hépatique ou rénale. Une surveillance de la formule sanguine doit être faite régulièrement.

Interactions : Potentialise tous les autres antiarythmiques.

☞ *Sur prescription médicale.*

- BELLON

Forme	Dosage	N. d'unités	Prix	Prix/jour	Liste	Remb. S.S.	Comm.
Gélule	50 mg	40	39,40	1 à 2	1	65 %	1977

FIBRINOGÈNE ★★★

- **Composition :** Fibrinogène d'origine plasmatique.
- **Domaine :** Hémostase.
- **Activité :** Facteur sanguin de la coagulation.

Indications : Traitement des déficits en fibrinogène avec ou sans hémorragie.

Effets indésirables : Réactions fébriles.

Précautions d'emploi : Administration en milieu spécialisé.

☞ *Sur prescription médicale.*

- BIO-TRANSFUSION

Forme	Dosage	N. d'unités	Prix	Prix/jour	Liste	Remb. S.S.	Comm.
Flacon inj.	1 à 3 g	1	383 le g	–	0	100 %	1991

FINALGON ★

- **Composition :** Nonivamide, nicoboxyl, parahydroxybenzoate de méthyle.
- **Domaine :** Rhumatologie. Algologie.
- **Activité :** Antirhumatismal externe. Antalgique externe. Révulsif.

Indications : Utilisé dans le traitement des douleurs d'origine musculo-tendino-ligamentaire : torticolis, dorsalgies, lombalgies. Douleurs articulaires.

Contre-indications : Hypersensibilité aux constituants. Ne pas appliquer sur les muqueuses, peau en mauvais état, plaies, ulcérations. Enfant de moins de 30 mois.

Effets indésirables : Réaction allergique locale imposant l'arrêt du traitement.

Précautions d'emploi : Se laver les mains après usage.

☞ *Vendu sans ordonnance.*

- BOEHRINGER INGELHEIM

Forme	Dosage	N. d'unités	Prix	Prix/jour	Liste	Remb. S.S.	Comm.
Mousse	–	100 ml	51,00*	–	0	0 %	–

FINICOR ★

- **Composition :** Acide salicylique, acide acétique, procaïne, collodion.
- **Domaine :** Dermatologie.
- **Activité :** Kératolytique. Verrucide. Coricide.
- **Classe :** Acide salicylique.

Indications : Traitement des verrues, cors, durillons, œils-de-perdrix.

Contre-indications : Allergie aux salicylés. Allergie aux anesthésiques locaux.

Effets indésirables : Irritation locale en cas de débordement.

☞ *Vendu sans ordonnance.*

- ARCIS-TOLEDANO

Forme	Dosage	N. d'unités	Prix	Prix/jour	Liste	Remb. S.S.	Comm.
Sol. locale	16 %	4 ml	22,80*	–	0	0 %	–

FINIDOL ★★

- **Composition :** Acide acétylsalicylique, caféine, hydroxyde d'aluminium.
- **Domaine :** Algologie.
- **Activité :** Antalgique périphérique.
- **Classe :** Aspirine et dérivés, associés.

Indications : Traitement symptomatique des affections douloureuses ou fébriles.

Contre-indications : Ulcère gastro-duodénal, maladie hémorragique. Hypersensibilité à l'aspirine. Certains asthmes. Dernier trimestre de la grossesse.

Effets indésirables : Bourdonnements d'oreille, douleurs abdominales, gastralgies. Plus rarement, ulcérations digestives avec hémorragies responsables d'une anémie. Syndromes hémorragiques avec épistaxis, ecchymoses, purpura. Accidents de sensibilisation : urticaire, asthme.

Précautions d'emploi : Prudence chez les patients présentant un asthme, des antécédents d'hémorragie. Prudence chez le patient prenant un traitement anticoagulant. Chez la femme enceinte, l'aspirine n'est pas contre-indiquée lors des 2 premiers trimestres de la grossesse.

Interactions : Potentialise l'action des anticoagulants, des antiagrégants plaquettaires, des antidiabétiques hypoglycémiants, de certains diurétiques. L'aspirine peut réduire l'action de certains traitements, en particulier celle des anti-inflammatoires non stéroïdiens.

Surdosage : Grave, surtout chez l'enfant, entraînant des désordres métaboliques avec troubles respiratoires pouvant provoquer la mort. L'hospitalisation s'impose d'urgence.

☞ *Vendu sans ordonnance.*

• SANDOZ

Forme	Dosage	N. d'unités	Prix	Prix/jour	Liste	Remb. S.S.	Comm.
Comprimé	350 mg	30	26,00	2 à 5	0	0 %	1960

FITACNOL ✤

• **Composition :** Racine de grande bardane, partie aérienne de pensée sauvage, partie aérienne d'ortie dioïque.
• **Domaine :** Dermatologie.
• **Activité :** Divers.

Indications : Utilisé en cas d'acné modérée.

☞ *Vendu sans ordonnance.*

• ARKOPHARMA

Forme	Dosage	N. d'unités	Prix	Prix/jour	Liste	Remb. S.S.	Comm.
Gel	–	125 ml	58,00*	–	0	0 %	1992
Gélule	–	50	48,00*	4	0	0 %	1992

FITAXAL ★★★

• **Composition :** Lactulose.
• **Domaine :** Gastro-entérologie.
• **Activité :** Laxatif osmotique.
• **Classe :** Lactulose.

Indications : Traitement symptomatique de la constipation associé aux mesures hygiéno-diététiques.

Contre-indications : Constipation récente inexpliquée, persistante, n'ayant pas fait l'objet d'examens médicaux. Colopathies organiques inflammatoires. Syndrome occlusif. Douleurs abdominales.

Effets indésirables : Sensation de ballonnement abdominal. Flatulences. Diarrhée.

Précautions d'emploi : Ne pas mettre au réfrigérateur. Pas d'utilisation prolongée.

Surdosage : Entraîne une diarrhée.

☞ *Vendu sans ordonnance.*

• PHYGIÈNE

Forme	Dosage	N. d'unités	Prix	Prix/jour	Liste	Remb. S.S.	Comm.
Dose	9,9 g	10	35,85*	–	0	0 %	1991

FITONIC ✤

• **Composition :** Cannelle, ginseng, kola, alcool.
• **Domaine :** Nutrition et métabolisme.
• **Activité :** Antiasthénique.

Indications : Utilisé dans les états de fatigue.

Précautions d'emploi : Ne pas administrer aux enfants de moins de 15 ans.

☞ *Vendu sans ordonnance.*

• ARKOPHARMA

Forme	Dosage	N. d'unités	Prix	Prix/jour	Liste	Remb. S.S.	Comm.
Sol. buv. sachet	0	7	50	7	0	0 %	–

FLAGENTYL ★★★

• **Composition :** Secnidazole.
• **Domaine :** Parasitologie.
• **Activité :** Antiamibien.
• **Classe :** Nitro-imidazolé.

Indications : Traitement de l'amibiase intestinale ou hépatique.

Contre-indications : Hypersensibilité aux imidazolés.

Effets indésirables : Troubles digestifs : nausées, vomissements, diarrhée, goût métallique dans la bouche. Réactions allergiques : urticaire, œdème de la face. Bouffées vasomotrices lors de la prise d'alcool.

Précautions d'emploi : Prendre le produit en dehors des repas. Prudence chez les sujets présentant des troubles sanguins.

Interactions : Avec l'alcool, donne des bouffées vaso-motrices. Avec le disulfirame, peut entraîner des bouffées délirantes. Peut potentialiser les anticoagulants oraux.

☞ *Sur prescription médicale.*

• SPECIA

Forme	Dosage	N. d'unités	Prix	Prix/jour	Liste	Remb. S.S.	Comm.
Comprimé	500 mg	4	58,10	40 à 50	1	65 %	1981

FLAGYL ★★★

• **Composition :** Métronidazole.
• **Domaine :** Infectiologie. Gynécologie.
• **Activité :** Anti-infectieux. Antiparasitaire. Antiamibien. Antitrichomonas.
• **Classe :** Nitro-imidazolé.

Indications : Infections aux germes suivants : essentiellement germes anaérobies. Parasitoses à Trichomonas vaginalis, Giardia intestinalis, Entamoeba histolytica. Traitement préventif et curatif des infections à germes anaérobies (chirurgie). Traitement des trichomonases uro-génitales, des vaginites, des lambliases intestinales. Traitement des amibiases intestinales et hépatiques.

Contre-indications : Hypersensibilité aux imidazolés. Déconseillé chez la femme enceinte ou allaitant.

Effets indésirables : Troubles digestifs : nausées, vomissements, diarrhée, goût métallique dans la bouche. Réactions allergiques : urticaire, œdème de la face. Bouffées vasomotrices lors de la prise d'alcool. Peut colorer les urines en brun.

Précautions d'emploi : Prendre le produit en dehors des repas. Prudence chez les sujets présentant des troubles sanguins.

Interactions : La prise d'alcool est formellement déconseillée. Peut potentialiser les anticoagulants oraux.

☞ *Sur prescription médicale.*

• SPECIA

Forme	Dosage	N. d'unités	Prix	Prix/jour	Liste	Remb. S.S.	Comm.
Comprimé	250 mg	20	25,70	5 à 8	1	65 %	1960
Comprimé	500 mg	4	18,90	8 à 12	1	65 %	1989
Comprimé	500 mg	14	30,70	4,5 à 7	1	65 %	1989
Susp. buv.	40 mg/ml	120 ml	32,70	4,5	1	65 %	1972
Ovule	500 mg	10	21,90	2	1	65 %	1969
Flacon inj.	500 mg	25	Hôp.	–	1	Hôp.	1980
Poche inj.	500 mg	25	Hôp.	–	1	Hôp.	1986

FLAMAND SIROP ★

• **Composition :** Codéthyline, hydrate de chloral, sulfate de magnésium, sirop de Desessartz, eau de laurier-cerise.
• **Domaine :** Pneumologie.
• **Activité :** Antitussif.
• **Classe :** Opium et dérivés.

Indications : Utilisé dans le traitement symptomatique des toux non productives.

Contre-indications : Enfant de moins de 30 mois. Asthme, insuffisance respiratoire.

Effets indésirables : Constipation, somnolence, nausées, vomissements, dépression respiratoire. L'augmentation des doses et la prolongation de l'administration peuvent conduire à la dépendance et à la toxicomanie.

Précautions d'emploi : Prudence chez le sujet âgé, l'insuffisant cardiaque. Ne pas prendre d'alcool pendant le traitement. Déconseillé chez la femme enceinte ou allaitant. Le traitement doit être de courte durée. Donne une réaction positive au contrôle antidopage.

Interactions : L'activité et les effets secondaires peuvent être augmentés par les autres dépresseurs du système nerveux central.

Surdosage : Entraîne une somnolence

avec dépression des centres respiratoires imposant l'hospitalisation.

☞ *Vendu sans ordonnance.*

• AÉROCID

Forme	Dosage	N. d'unités	Prix	Prix/jour	Liste	Remb. S.S.	Comm.
Sirop	0,2 mg/ml	–	39,00*	–	0	0 %	–

FLAMMACÉRIUM ★

- **Composition :** Sulfadiazine argentique, nitrate de cérium.
- **Domaine :** Dermatologie.
- **Activité :** Antiseptique local.
- **Classe :** Sulfamide.

Indications : Traitement d'appoint des plaies infectées et des brûlures. Traitement d'appoint des affections cutanées ou muqueuses infectées.

Contre-indications : Dermatoses allergiques. Allergie aux sulfamides. Nouveau-né.

Effets indésirables : Eczéma de contact. Photosensibilisation.

Précautions d'emploi : Ne pas appliquer sur des plaies ouvertes, de façon à éviter un passage dans la circulation générale. Déconseillé chez la femme enceinte.

☞ *Vendu sans ordonnance.*

• LTM

Forme	Dosage	N. d'unités	Prix	Prix/jour	Liste	Remb. S.S.	Comm.
Crème	1 %	500 g	Hôp.	–	0	Hôp.	–

FLAMMAZINE ★

- **Composition :** Sulfadiazine argentique.
- **Domaine :** Dermatologie.
- **Activité :** Antiseptique local.
- **Classe :** Sulfamide.

Indications : Traitement d'appoint des plaies infectées et des brûlures. Traitement d'appoint des affections cutanées ou muqueuses infectées.

Contre-indications : Dermatoses allergiques. Allergie aux sulfamides. Nouveau-né.

Effets indésirables : Eczéma de contact. Photosensibilisation.

Précautions d'emploi : Ne pas appliquer sur des plaies ouvertes, de façon à éviter un passage dans la circulation générale. Déconseillé chez la femme enceinte.

☞ *Vendu sans ordonnance.*

• DUPHAR

Forme	Dosage	N. d'unités	Prix	Prix/jour	Liste	Remb. S.S.	Comm.
Crème	1 %	500 g	Hôp.	–	0	Hôp.	1979
Crème	1 %	50 g	27,30	–	0	35 %	1979

FLAVAN ★★

- **Composition :** Leucoclanidol.
- **Domaine :** Cardio-vasculaire.
- **Activité :** Veinotonique. Vasculoprotecteur.
- **Classe :** Flavonoïde.

Indications : Signes fonctionnels de l'insuffisance veino-lymphatique : jambes lourdes, œdèmes, crampes. Troubles fonctionnels de la fragilité capillaire : ecchymoses, purpura, saignements. Signes fonctionnels de la crise hémorroïdaire. Troubles de la circulation rétinienne.

Précautions d'emploi : Non conseillé chez la femme allaitant.

☞ *Vendu sans ordonnance.*

• PHARMAFARM

Forme	Dosage	N. d'unités	Prix	Prix/jour	Liste	Remb. S.S.	Comm.
Comprimé	60 mg	30	44,60	3	0	35 %	1995

FLAVOQUINE ★★★

- **Composition :** Amodiaquine.
- **Domaine :** Parasitologie.
- **Activité :** Antipaludéen.
- **Classe :** Divers.

Indications : Traitement de l'accès palustre, en particulier à Plasmodium falciparum résistant à la chloroquine.

Contre-indications : Antécédents d'atteinte hépatique ou hématologique. Maladie de la rétine.

Effets indésirables : Troubles digestifs. Éruptions cutanées. Troubles de la vue. Rarement troubles sanguins ou hépatites sévères.

Précautions d'emploi : A prendre après les repas.

Interactions : Éviter d'associer à des produits toxiques pour le foie.

Surdosage : Entraîne des troubles visuels, des convulsions, un collapsus cardio-vasculaire imposant un transfert d'urgence en milieu spécialisé.

☞ *Sur prescription médicale.*

- ROUSSEL

Forme	Dosage	N. d'unités	Prix	Prix/jour	Liste	Remb. S.S.	Comm.
Comprimé	200 mg	16	34,15*	–	2	0 %	1951
Comprimé	200 mg	240	Export	–	2	Export	1993
Comprimé	200 mg	300	Export	–	2	Export	1993

FLÉBOSMIL ★★★

- **Composition :** Diosmine.
- **Domaine :** Cardio-vasculaire.
- **Activité :** Veinotonique. Vasculoprotecteur.
- **Classe :** Flavonoïde.

Indications : Signes fonctionnels de l'insuffisance veino-lymphatique : jambes lourdes, œdèmes, crampes. Troubles fonctionnels de la fragilité capillaire : ecchymoses, purpura, saignements. Signes fonctionnels de la crise hémorroïdaire.

Effets indésirables : Troubles digestifs banals.

Précautions d'emploi : Non conseillé chez la femme allaitant.

☞ *Vendu sans ordonnance.*

- BOUCHARA

Forme	Dosage	N. d'unités	Prix	Prix/jour	Liste	Remb. S.S.	Comm.
Comprimé	300 mg	15	26,60	7 à 11	0	35 %	1988

FLÉCAÏNE ★★★

- **Composition :** Flécaïnide.
- **Domaine :** Cardio-vasculaire.
- **Activité :** Antiarythmique.
- **Classe :** Antiarythmique classe 1.

Indications : Troubles du rythme ventriculaire menaçant la vie ou très invalidants. Parfois troubles du rythme supraventriculaire.

Contre-indications : Insuffisance cardiaque. Infarctus du myocarde. Troubles de la conduction intracardiaque.

Effets indésirables : Poussée d'insuffisance cardiaque. Apparition d'un nouveau trouble du rythme. Parfois troubles digestifs ou de la vision.

Précautions d'emploi : Déconseillé en début de grossesse. Administration sous strict contrôle médical.

Interactions : Ne pas associer avec les autres antiarythmiques de classe 1. En revanche, peut être associé à la digitaline, aux bêtabloquants.

Surdosage : Peut entraîner des troubles neuropsychiques et cardiaques imposant une surveillance en milieu spécialisé.

☞ *Sur prescription médicale.*

- 3M SANTÉ

Forme	Dosage	N. d'unités	Prix	Prix/jour	Liste	Remb. S.S.	Comm.
Comprimé	100 mg	30	108,80	7,2 à 14,4	1	65 %	1984
Amp. inj.	40 mg	5	Hôp.	6	1	Hôp.	1984

FLECTOR ★★★

- **Composition :** Diclofénac.
- **Domaine :** Rhumatologie. Inflammation. Algologie.
- **Activité :** Antirhumatismal externe. Anti-inflammatoire. Antalgique externe.
- **Classe :** Anti-inflammatoire non stéroïdien. Arylcarboxylique.

Indications : Tendinites des membres supérieurs et inférieurs.

Contre-indications : Hypersensibilité aux constituants. Ne pas appliquer sur les muqueuses, peau en mauvais état, plaies, ulcérations.

Effets indésirables : Réaction allergique locale imposant l'arrêt du traitement.

Précautions d'emploi : Éviter les applications sur de grandes surfaces.

☞ *Sur prescription médicale.*

- GÉNÉVRIER

Forme	Dosage	N. d'unités	Prix	Prix/jour	Liste	Remb. S.S.	Comm.
Gel	1 %	60 g	19,20	–	2	35 %	1993

FLÉMOXINE ★★★

- **Composition :** Amoxicilline.
- **Domaine :** Infectiologie.
- **Activité :** Antibiotique.
- **Classe :** Pénicillines à spectre élargi.

Indications : Infections aux germes suivants : streptocoques A et D, pneumocoques, méningocoques, leptospires, Listeria, Clostridium, colibacille, Proteus, Borellia, salmonelles, Shigella, Brucella, vibrions ou staphylocoques sensibles. Infections respiratoires, ORL, stomatologiques, rénales, uro-génitales, gynécologiques, digestives, biliaires, méningées, ou septicémiques.

Contre-indications : Hypersensibilité aux pénicillines. Mononucléose infectieuse.

Effets indésirables : Manifestations allergiques : fièvre, urticaire, œdème de la face avec troubles respiratoires. Éruptions cutanées maculo-papuleuses. Troubles digestifs : nausées, diarrhée, infections à levures.

Précautions d'emploi : Rechercher dans les antécédents des réactions anormales à un traitement par une pénicilline. Prudence chez l'insuffisant rénal. Chez la femme enceinte ou allaitant, le produit passe dans l'organisme de l'enfant.

Interactions : Association déconseillée : allopurinol.

☞ *Sur prescription médicale.*

- YAMANOUCHI

Forme	Dosage	N. d'unités	Prix	Prix/jour	Liste	Remb. S.S.	Comm.
Comprimé	125 mg	12	13,10	2 à 4	1	65 %	1992
Comprimé	250 mg	12	22,00	4 à 6	1	65 %	1992
Comprimé	500 mg	12	36,50	6	1	65 %	1991
Comprimé	1 g	6	31,90	–	1	65 %	1994

FLÉTAGEX ★

- **Composition :** Huile de foie de morue enrichie en vitamine A.
- **Domaine :** Dermatologie.
- **Activité :** Topique protecteur. Topique cicatrisant.

Indications : Proposé dans le traitement symptomatique des dermites irritatives : brûlures superficielles, crevasses, gerçures, engelures, érythème fessier du nourrisson.

Contre-indications : Lésions suintantes.

Effets indésirables : Eczéma de contact.

Précautions d'emploi : S'assurer de l'asepsie de la lésion traitée.

Interactions : Ne pas utiliser avec un antiseptique oxydant.

☞ *Vendu sans ordonnance.*

- STERLING MIDY

Forme	Dosage	N. d'unités	Prix	Prix/jour	Liste	Remb. S.S.	Comm.
Pommade	–	40 g	33,70*	–	0	0 %	1940

FLODIL ★★★

- **Composition :** Félodipine.
- **Domaine :** Cardio-vasculaire.
- **Activité :** Antihypertenseur. Vasodilatateur.
- **Classe :** Antagoniste calcique.

Indications : Hypertension artérielle.

Contre-indications : Femme enceinte ou allaitant.

Effets indésirables : Maux de tête, rougeur du visage, bouffées de chaleur. Œdèmes des membres inférieurs. Fatigue, hypotension orthostatique. Inflammation des gencives.

Précautions d'emploi : Prudence chez les sujets âgés ou présentant des troubles de la conduction cardiaque.

Interactions : Potentialise l'action des antihypertenseurs alphabloquants et des bêtabloquants. Augmente l'activité de la digoxine. Efficacité augmentée par la cimétidine (Tagamet).

Surdosage : Entraîne une hypotension et un ralentissement cardiaque imposant une surveillance hospitalière.

☞ *Sur prescription médicale.*

- ASTRA

Forme	Dosage	N. d'unités	Prix	Prix/jour	Liste	Remb. S.S.	Comm.
Comprimé	5 mg	28	97,90	3,5 à 7	1	65 %	1992

FLOGENCYL

- **Composition :** Bêta-escine.
- **Domaine :** Stomatologie.
- **Activité :** Antalgique local. Anti-inflammatoire local.

Indications : Aphtes, ulcérations de la muqueuse buccale.

Contre-indications : Enfant de moins de 30 mois.

☞ *Vendu sans ordonnance.*

- PARKE-DAVIS

Forme	Dosage	N. d'unités	Prix	Prix/jour	Liste	Remb. S.S.	Comm.
Gel gingival	1,5 %	20 g	11,90	–	0	35 %	1978

FLOROCYCLINE ★★★

- **Composition :** Tétracycline, levures sèches.
- **Domaine :** Infectiologie.
- **Activité :** Antibiotique.
- **Classe :** Cycline.

Indications : Infections aux germes suivants : Brucella, Pasteurella, mycoplasmes, Chlamydia, rickettsies, gonocoques, leptospires, tréponèmes, Haemophilus, vibrions. Infections à manifestations broncho-pulmonaires, ORL, génito-urinaires, cutanées (acné) ou septicémiques.

Contre-indications : Allergie aux cyclines. Allergie à l'amphotéricine. Enfant de moins de 8 ans (risque de coloration dentaire).

Effets indésirables : Troubles digestifs : nausées, vomissements, diarrhée. Réactions allergiques : urticaire, œdème de la face, choc anaphylactique. Réactions de photosensibilisation : érythrodermies. Anémies, neutropénies, éosinophilies. Coloration jaune des dents ou anomalies dentaires en cas d'administration à l'enfant de moins de 8 ans.

Précautions d'emploi : Prendre le produit en dehors des repas. Prudence en cas d'insuffisance hépatique ou rénale. Ne pas s'exposer au soleil. Contre-indiqué chez la femme enceinte et allaitant. Peut donner une réaction positive lors de la recherche de glucose dans les urines.

Interactions : L'activité du produit est diminuée par les antiépileptiques, les sels ferreux, les pansements gastriques. Peut augmenter l'effet des anticoagulants oraux.

☞ *Sur prescription médicale.*

- SMITHKLINE BEECHAM

Forme	Dosage	N. d'unités	Prix	Prix/jour	Liste	Remb. S.S.	Comm.
Gélule	250 mg	16	20,40	8 à 10	1	35 %	1967

FLOXYFRAL ★★★

- **Composition :** Fluvoxamine.
- **Domaine :** Neuropsychiatrie.
- **Activité :** Antidépresseur.
- **Classe :** Non imipraminique, non IMAO. Inhibiteur du recaptage de la sérotonine.

Indications : Traitement des états dépressifs.

Contre-indications : Association aux antidépresseurs IMAO.

Effets indésirables : De façon transitoire peuvent apparaître une somnolence, des tremblements, des troubles digestifs.

Précautions d'emploi : Le traitement par antidépresseurs doit être suivi par un médecin. La consommation d'alcool est formellement déconseillée. A utiliser avec prudence chez les épileptiques et chez la femme enceinte ou allaitant.

Interactions : L'association avec des antidépresseurs IMAO est formellement contre-indiquée. Il peut exister une modification de l'action de certains bêtabloquants, des anticoagulants et du lithium.

Surdosage : Le surdosage pouvant entraîner des troubles des fonctions vitales, une hospitalisation s'impose.

☞ *Sur prescription médicale.*

- DUPHAR

Forme	Dosage	N. d'unités	Prix	Prix/jour	Liste	Remb. S.S.	Comm.
Comprimé	50 mg	30	68,60	5	1	65 %	1986
Comprimé	100 mg	15	62,70	5 à 10	1	65 %	1993

FLUANXOL ★★★

- **Composition :** Flupentixol. Flupentixol décanoate (ampoules).
- **Domaine :** Neuropsychiatrie.
- **Activité :** Neuroleptique.
- **Classe :** Thioxanthène.

Indications : Psychoses aiguës ou chroniques. États d'agitation psychomotrice.

Contre-indications : Patients présentant un adénome prostatique, un glaucome, une insuffisance hépatique ou rénale grave. La prise d'alcool est formellement déconseillée.

Effets indésirables : Sédation, somnolence, hypotension orthostatique, rigidité et mouvements anormaux, troubles des règles, impuissance, prise de poids.

Précautions d'emploi : La prudence s'impose chez le sujet âgé, cardiaque et chez la femme enceinte ou allaitant. Une surveillance biologique est recommandée chez l'alcoolique.

Interactions : Le produit potentialise tous les dépresseurs du système nerveux central, les antihypertenseurs. Il antagonise les effets de la lévodopa utilisée dans le traitement de la maladie de Parkinson.

Surdosage : Le surdosage entraîne un coma avec rigidité imposant l'hospitalisation.

☞ *Sur prescription médicale.*

- LUNDBECK

Forme	Dosage	N. d'unités	Prix	Prix/jour	Liste	Remb. S.S.	Comm.
Sol. buv.	4 %	10 ml	47,10	2 à 20	1	65 %	1976
Amp. inj. LP	20 mg	4	52,20	–	1	65 %	1976
Amp. inj. LP	100 mg	1	53,10	–	1	65 %	1985

FLUBILAR ★★

- **Composition :** Cis-camphorate de méthyle sodé.
- **Domaine :** Hépatologie.
- **Activité :** Cholérétique.

Indications : Traitement symptomatique des troubles dyspeptiques. Constipation.

Contre-indications : Obstruction des voies biliaires. Insuffisance hépatique grave.

Effets indésirables : Diarrhée, météorisme abdominal.

☞ *Vendu sans ordonnance.*

- BYK FRANCE

Forme	Dosage	N. d'unités	Prix	Prix/jour	Liste	Remb. S.S.	Comm.
Amp. buv.	200 mg	20	26,90	3 à 4	0	35 %	1970
Amp. buv. enfant	100 mg	20	17,30	1 à 2,5	0	35 %	1971

FLUCON ★★★

- **Composition :** Fluorométholone.
- **Domaine :** Ophtalmologie.
- **Activité :** Anti-inflammatoire local.
- **Classe :** Anti-inflammatoire stéroïdien.

Indications : Conjonctivites allergiques, kératites interstitielles, episclérites, sclérites, uvéites.

Contre-indications : Hypersensibilité au produit. Kératites virales, mycosiques. Infections bactériennes ou tuberculeuses de l'œil ou des paupières. Antécédents glaucomateux.

Effets indésirables : Douleur à l'application. Allergie palpébroconjonctivale. Hypertension oculaire. Kératite superficielle.

Précautions d'emploi : La durée du traitement sera la plus courte possible. L'usage prolongé implique une surveillance régulière de la tension oculaire et du cristallin. Non conseillé chez la femme enceinte ou allaitant. Le port des lentilles doit être évité. Peut donner une réaction positive au contrôle antidopage.

Surdosage : Un usage prolongé peut entraîner des signes généraux d'hypercorticisme.

☞ *Sur prescription médicale.*

- ALCON

Forme	Dosage	N. d'unités	Prix	Prix/jour	Liste	Remb. S.S.	Comm.
Collyre	0,1 %	3 ml	13,00	–	1	65 %	1983

FLUDARA ★★★

- **Composition :** Fludarabine.
- **Domaine :** Cancérologie. Hématologie.
- **Activité :** Cytostatique.
- **Classe :** Antimétabolite.

Indications : Leucémie lymphoïde chronique à cellules B.

Contre-indications : Insuffisance rénale. Femme enceinte ou allaitant.

Effets indésirables : Troubles hématologiques. Fatigue, nausées, vomissements. Troubles neurologiques.

Précautions d'emploi : La surveillance en milieu hospitalier est indispensable.

Surdosage : Entraîne des troubles neurologiques.

☞ *Usage hospitalier.*

- SCHERING

Forme	Dosage	N. d'unités	Prix	Prix/jour	Liste	Remb. S.S.	Comm.
Flacon	50 mg	5	Hôp.	–	1	Hôp.	1995

FLUDEX ★★★

- **Composition :** Indapamide.
- **Domaine :** Cardio-vasculaire.
- **Activité :** Antihypertenseur. Diurétique.
- **Classe :** Antihistaminique non anticholinergique.

Indications : Hypertension artérielle essentielle.

Contre-indications : Insuffisance hépatique grave. Accident vasculaire cérébral récent.

Effets indésirables : Hypotension orthostatique. Hypokaliémie.

Précautions d'emploi : Surveillance régulière du potassium et de l'acide urique sanguin. Donne une réaction positive au contrôle antidopage.

Interactions : Ne pas associer au lithium, aux dérivés de la vincamine, à des produits hypokaliémiants, à des laxatifs entraînant une hypokaliémie. Prudence en cas d'association avec les anti-inflammatoires non stéroïdiens.

Surdosage : Entraîne une hypokaliémie.

☞ *Sur prescription médicale.*

- LBF BIOPHARMA

Forme	Dosage	N. d'unités	Prix	Prix/jour	Liste	Remb. S.S.	Comm.
Comprimé	2,5 mg	30	59,80	2	2	65 %	1975
Comprimé	2,5 mg	100	Hôp.	–	2	Hôp.	1975

FLUDIXAN ★★

- **Composition :** Ester éthylique de la cystéine.
- **Domaine :** Pneumologie.
- **Activité :** Fluidifiant bronchique. Expectorant.
- **Classe :** Dérivé de la cystéine.

Indications : Traitement des troubles de la sécrétion bronchique au cours des affections des voies respiratoires : bronchites aiguës ou chroniques, trachéo-bronchites.

Contre-indications : Ulcère gastroduodénal.

Effets indésirables : Troubles digestifs : gastralgies, nausées, diarrhées.

Précautions d'emploi : Non conseillé chez la femme enceinte ou allaitant.

Interactions : Ne pas associer aux antitussifs ou aux asséchants bronchiques de type anticholinergique.

☞ *Vendu sans ordonnance.*

- DOMS-ADRIAN

Forme	Dosage	N. d'unités	Prix	Prix/jour	Liste	Remb. S.S.	Comm.
Comprimé	150 mg	40	25,00*	2,5 à 4	0	0 %	1983

FLUDROCORTISONE ★★★

- **Composition :** Fluorohydrocortisone.
- **Domaine :** Endocrinologie.
- **Activité :** Hormone surrénale.
- **Classe :** Minéralocorticoïde.

Indications : Traitement de substitution au cours des insuffisances surrénales primitives (maladie d'Addison) ou d'origine hypophysaire. Hyperplasie congénitale des surrénales. Hypotension orthostatique.

Contre-indications : Hypertension artérielle.

Effets indésirables : En cas de surdosage : œdèmes, hypertension artérielle.

Précautions d'emploi : L'emploi de fortes doses implique une surveillance étroite du patient : poids, diurèse, tension artérielle et dosage des électrolytes sanguins. Donne une réaction positive au contrôle antidopage.

Interactions : N'apparaissent qu'en cas de surdosage. Ne pas associer avec érythromycine, sultopride, vincamine, certains antiarythmiques, digitaliques. Prudence en cas d'association avec l'aspirine, les anticoagulants, les diurétiques hyperkaliémiants, les antiépileptiques.

Surdosage : Entraîne hypertension et œdèmes.

☞ *Vendu sans ordonnance.*

- PCH

Forme	Dosage	N. d'unités	Prix	Prix/jour	Liste	Remb. S.S.	Comm.
Comprimé	10 µg	100	Hôp.	–	0	Hôp.	–
Comprimé	50 µg	10	Hôp.	–	0	Hôp.	–

FLUDROCORTISONE DULCIS ★★★

- **Composition :** Fludrocortisone.
- **Domaine :** Ophtalmologie.
- **Activité :** Anti-inflammatoire local.
- **Classe :** Anti-inflammatoire stéroïdien.

Indications : Conjonctivites allergiques, kératites interstitielles, épisclérites, sclérites, uvéites.

Contre-indications : Hypersensibilité au produit. Kératites virales, mycosiques. Infections bactériennes ou tuberculeuses de l'œil ou des paupières. Antécédents glaucomateux.

Effets indésirables : Douleur à l'application. Allergie palpébroconjonctivale. Hypertension oculaire. Kératite superficielle.

Précautions d'emploi : La durée du traitement sera la plus courte possible. L'usage prolongé implique une surveillance régulière de la tension oculaire et du cristallin. Non conseillé chez la femme enceinte ou allaitant. Le port des lentilles doit être évité

Peut donner une réaction positive au contrôle antidopage.

Surdosage : Un usage prolongé peut entraîner des signes généraux d'hypercorticisme.

☞ *Sur prescription médicale.*

• ALLERGAN

Forme	Dosage	N. d'unités	Prix	Prix/ jour	Liste	Remb. S.S.	Comm.
Collyre	0,1 %	5 ml	11,80	–	1	65 %	1959
Pomm. ophtalm.	0,1 %	2,5 g	10,80	–	1	65 %	1960

FLUIMUCIL ★★

• **Composition :** Acétylcystéine.
• **Domaine :** Pneumologie.
• **Activité :** Fluidifiant bronchique. Expectorant.
• **Classe :** Dérivé de la cystéine.

Indications : Traitement des troubles de la sécrétion bronchique au cours des affections des voies respiratoires : bronchites aiguës ou chroniques, trachéo-bronchites.

Contre-indications : Ulcère gastro-duodénal.

Effets indésirables : Troubles digestifs : gastralgies, nausées, diarrhées.

Précautions d'emploi : Non conseillé chez la femme enceinte ou allaitant.

Interactions : Ne pas associer aux antitussifs ou aux asséchants bronchiques de type anticholinergique.

☞ *Vendu sans ordonnance.*

• ZAMBON FRANCE

Forme	Dosage	N. d'unités	Prix	Prix/jour	Liste	Remb. S.S.	Comm.
Sachet	200 mg	30	42,70	–	0	35 %	1981
Flacon inj.	5 g	1	Hôp.	–	2	Hôp.	1988

FLUIMUCIL ANTIBIOTIQUE ★★★

• **Composition :** Acétylcystéinate de thiamphénicol.
• **Domaine :** Infectiologie.
• **Activité :** Antibiotique.
• **Classe :** Phénicolé.

Indications : Infections aux germes suivants : streptocoques, pneumocoques, gonocoques, méningocoques, Listeria, salmonelles, shigelles, Pasteurella, Brucella, Haemophilus, anaérobies, mycoplasmes, rickettsies, Chlamydia. Infections des voies respiratoires à germes résistants aux autres antibiotiques.

Contre-indications : Allergies aux phénicolés. Insuffisance rénale. Nourrisson.

Effets indésirables : Troubles digestifs mineurs. Peut entraîner des accidents hématologiques : aplasies médullaires en général réversibles.

Précautions d'emploi : Ne doit être utilisé que dans les infections graves où d'autres antibiotiques sont inefficaces. Non conseillé chez la femme enceinte ou allaitant. Prudence chez l'insuffisant rénal.

☞ *Sur prescription médicale.*

• ZAMBON FRANCE

Forme	Dosage	N. d'unités	Prix	Prix/jour	Liste	Remb. S.S.	Comm.
Flacon inj.	1 215 mg	1	20,70	41	1	35 %	1979

FLUISÉDAL ★

• **Composition :** Benzoate de méglumine, prométhazine, tween 20.
• **Domaine :** Pneumologie.
• **Activité :** Fluidifiant bronchique. Antihistaminique.

Indications : Utilisé dans les troubles de la sécrétion bronchique au cours des affections broncho-pulmonaires.

Contre-indications : Glaucome, troubles urétro-prostatiques.

Effets indésirables : Somnolence diurne.

Précautions d'emploi : Ne pas prendre d'alcool durant le traitement.

Interactions : L'activité et les effets secondaires peuvent être augmentés par association à d'autres dépresseurs du système nerveux central ou produits anticholinergiques.

Surdosage : Entraîne une somnolence.

☞ *Vendu sans ordonnance.*

• ÉLERTÉ

Forme	Dosage	N. d'unités	Prix	Prix/jour	Liste	Remb. S.S.	Comm.
Sirop	–	125 ml	14,50	–	0	35 %	1969
Sirop	–	250 ml	22,40	–	0	35 %	1987

FLUISÉDAL SANS PROMÉTHAZINE

• **Composition :** Benzoate de méglumine, tween 20.

• **Domaine :** Pneumologie.

• **Activité :** Fluidifiant bronchique.

Indications : Utilisé dans les troubles de la sécrétion bronchique au cours des affections broncho-pulmonaires.

☞ *Vendu sans ordonnance.*

• ÉLERTÉ

Forme	Dosage	N. d'unités	Prix	Prix/jour	Liste	Remb. S.S.	Comm.
Sirop	–	125 ml	14,50	–	0	35 %	1990
Sirop	–	250 ml	22,40	–	0	35 %	1990

FLUNIR ★★

• **Composition :** Acide niflumique.
• **Domaine :** Rhumatologie. Inflammation.
• **Activité :** Antirhumatismal externe. Anti-inflammatoire.
• **Classe :** Anti-inflammatoire non stéroïdien. Fénamate.

Indications : Proposé dans les tendinites et les douleurs des petites articulations. Proposé dans les entorses, contusions, élongations, courbatures, etc. Phlébite superficielle.

Contre-indications : Hypersensibilité aux constituants. Ne pas appliquer sur les muqueuses, une peau en mauvais état, des plaies, des ulcérations.

Effets indésirables : Réaction allergique locale imposant l'arrêt du traitement.

Précautions d'emploi : Éviter les applications sur de grandes surfaces.

☞ *Vendu sans ordonnance.*

• OBERLIN

Forme	Dosage	N. d'unités	Prix	Prix/jour	Liste	Remb. S.S.	Comm.
Pommade	3 %	60 g	20,50*	–	0	0 %	1983

FLUOCALCIC ★★

• **Composition :** Monofluorophosphate de sodium, carbonate de calcium.

• **Domaine :** Rhumatologie.

• **Activité :** Traitement des ostéopathies. Stimulant ostéoblastique.

• **Classe :** Fluor.

Indications : Traitement curatif des ostéoporoses avec tassement vertébral.

Contre-indications : Ostéomalacie. Insuffisance rénale. Enfant en croissance.

Effets indésirables : Troubles digestifs : nausées, vomissements, diarrhée. Douleurs osseuses juxta-articulaires.

Précautions d'emploi : En cas de prescription conjointe de vitamine D, il est nécessaire de doser régulièrement la calcémie.

Interactions : Ne pas prendre simultanément des pansements à base d'aluminium ou de magnésium.

Surdosage : Impose une hospitalisation rapide. A long terme risque de surcharge fluorée, avec troubles osseux et dentaires.

☞ *Vendu sans ordonnance.*

• YAMANOUCHI PHARMA

Forme	Dosage	N. d'unités	Prix	Prix/jour	Liste	Remb. S.S.	Comm.
Comprimé eff.	–	60	111,70	3,7	0	65 %	1987

FLUOCARIL BAIN DE BOUCHE ★

- **Composition :** Fluorure de sodium, monofluorophosphate de sodium, benzoate de sodium, acide benzoïque.
- **Domaine :** Stomatologie.
- **Activité :** Minéralisation de la dent.
- **Classe :** Fluor.

Indications : Prévention de la carie dentaire. Hyperesthésie dentinaire.

Contre-indications : Hypersensibilité aux constituants. Enfant de moins de 3 ans.

☞ *Vendu sans ordonnance.*

- GOUPIL

Forme	Dosage	N. d'unités	Prix	Prix/jour	Liste	Remb. S.S.	Comm.
Bain de bouche	–	300 ml	30,40*	–	0	0 %	1972
Bain de bouche	–	1 000 ml	83,00*	–	0	0 %	1972

FLUOCARIL BI-FLUORÉ 180 ★

- **Composition :** Monofluorophosphate de sodium, fluorure de sodium, benzoate de sodium.
- **Domaine :** Stomatologie.
- **Activité :** Minéralisation de la dent. Hygiène dentaire.

Indications : Prévention de la carie dentaire.

☞ *Vendu sans ordonnance.*

- GOUPIL

Forme	Dosage	N. d'unités	Prix	Prix/jour	Liste	Remb. S.S.	Comm.
Tube pâte	framboise	50 ml	17,50*	–	0	0 %	1980
Tube pâte	framboise	75 ml	21,50*	–	0	0 %	1980
Gel dentaire	fraise	50 ml	17,50*	–	0	0 %	1986
Gel dentaire	menthe	50 ml	17,50*	–	0	0 %	1986

FLUOCARIL BI-FLUORÉ 250 ★

- **Composition :** Monofluorophosphate de sodium, fluorure de sodium, benzoate de sodium, parahydroxybenzoate de méthyle, eugénol.
- **Domaine :** Stomatologie.
- **Activité :** Minéralisation de la dent. Hygiène dentaire.

Indications : Prévention de la carie dentaire.

Contre-indications : Enfant de moins de 10 ans.

☞ *Vendu sans ordonnance.*

- GOUPIL

Forme	Dosage	N. d'unités	Prix	Prix/jour	Liste	Remb. S.S.	Comm.
Tube pâte	menthe	50 ml	19,00*	–	0	0 %	1977
Tube pâte	menthe	75 ml	24,00*	–	0	0 %	1977
Tube pâte	menthe	125 ml	29,00*	–	0	0 %	1977
Tube pâte	menthe fort	75 ml	24,00*	–	0	0 %	1977
Tube pâte	anis	75 ml	24,00*	–	0	0 %	1977
Fl. doseur	menthe	90 ml	39,00*	–	0	0 %	1991
Fl. doseur	menthe	100 ml	29,00*	–	0	0 %	1991
Gel dentaire	menthe	75 ml	24,00*	–	0	0 %	1977

FLUODONTYL ★★

- **Composition :** Fluorure de sodium, formaldéhyde.
- **Domaine :** Stomatologie.
- **Activité :** Minéralisation de la dent.

Indications : Traitement d'appoint des parodontopathies : gingivite, parodontite, stomatite. Prévention de la carie dentaire.

☞ *Vendu sans ordonnance.*

• GOUPIL

Forme	Dosage	N. d'unités	Prix	Prix/jour	Liste	Remb. S.S.	Comm.
Pâte dentaire	3 %	75 ml	30,50*	–	0	0 %	1927

FLUOGEL ★★★

• **Composition :** Fluorure de sodium, bifluorure d'ammonium.
• **Domaine :** Stomatologie.
• **Activité :** Minéralisation de la dent.
• **Classe :** Fluor.

Indications : Prévention de la carie dentaire postradiothérapique.

Contre-indications : Hypersensibilité aux constituants.

Précautions d'emploi : Application individuelle par un spécialiste pendant un temps limité. Ne pas avaler.

☞ *Vendu sans ordonnance.*

• DENTORIA

Forme	Dosage	N. d'unités	Prix	Prix/jour	Liste	Remb. S.S.	Comm.
Gel dentaire	–	90 ml	18,70	–	0	65 %	1983

FLUOGUM

• **Composition :** Fluorure de sodium.
• **Domaine :** Stomatologie.
• **Activité :** Minéralisation de la dent.
• **Classe :** Fluor.

Indications : Prévention de la carie dentaire.

☞ *Vendu sans ordonnance.*

• GOUPIL

Forme	Dosage	N. d'unités	Prix	Prix/jour	Liste	Remb. S.S.	Comm.
Gomme à mâcher	0,25 mg	15	17,75*	–	0	0 %	1978

FLUON ★★

• **Composition :** Perméthol, hamamélis, marron d'Inde, séneçon, valériane, viburnum.
• **Domaine :** Cardio-vasculaire.
• **Activité :** Veinotonique. Vasculoprotecteur.
• **Classe :** Facteur vitaminique P.

Indications : Signes fonctionnels de l'insuffisance veino-lymphatique : jambes lourdes, œdèmes, crampes. Signes fonctionnels de la crise hémorroïdaire.

☞ *Vendu sans ordonnance.*

• RABI & SOLABO

Forme	Dosage	N. d'unités	Prix	Prix/jour	Liste	Remb. S.S.	Comm.
Comprimé	5 mg	48	54,00	2 à 3	0	0 %	1966
Sol. buv.	4 mg/ml	75 ml	54,00	2 à 3	0	0 %	1956

FLUOPÂTE ★

• **Composition :** Fluorures de sodium et de calcium.
• **Domaine :** Stomatologie.
• **Activité :** Minéralisation de la dent.

Indications : Prévention de la carie dentaire. Hyperesthésie dentinaire.

Contre-indications : Enfant de moins de 6 ans.

Précautions d'emploi : Ne pas avaler.

Surdosage : Possible chez le jeune enfant : dents tachetées.

☞ *Vendu sans ordonnance.*

• LAPHAL

Forme	Dosage	N. d'unités	Prix	Prix/ jour	Liste	Remb. S.S.	Comm.
Pâte dentifrice	–	100 g	22,00*	–	0	0 %	1959

FLUORESCÉINE FAURE ★

- **Composition :** Fluorescéine sodique.
- **Domaine :** Ophtalmologie.
- **Activité :** Colorant à usage diagnostique.

Indications : *Collyre.* Exploration du segment antérieur de l'œil : recherche d'ulcérations cornéennes. *Ampoules injectables.* Angiographie fluorescéinique.

Contre-indications : Allergie à la fluorescéine.

Effets indésirables : En cas d'injection : nausées, vomissements, choc allergique. Coloration de la peau et des muqueuses en jaune.

☞ *Vendu sans ordonnance.*

- FAURE

Forme	Dosage	N. d'unités	Prix	Prix/ jour	Liste	Remb. S.S.	Comm.
Collyre	2 %	10 ml	14,10	–	0	0 %	1979
Amp. inj. 5 ml	10 %	1	8,10	–	0	0 %	1975
Amp. inj. 5 ml	10 %	10	39,50	–	0	0 %	1975
Amp. inj. 5 ml	20 %	1	10,10	–	0	0 %	1975
Amp. inj. 5 ml	20 %	10	54,30	–	0	0 %	1975

FLUOREX ★

- **Composition :** Fluorure de calcium.
- **Domaine :** Stomatologie.
- **Activité :** Minéralisation de la dent.
- **Classe :** Fluor.

Indications : Prévention de la carie dentaire.

Contre-indications : Hypersensibilité au constituant. Sujet habitant une région où l'eau est déjà fluorée.

Précautions d'emploi : Limiter l'apport à 1 ou 2 mg par jour.

Surdosage : Traces brunâtres sur l'émail des dents. Risque de fluorose avec atteinte dentaire et osseuse, particulièrement chez l'enfant.

☞ *Vendu sans ordonnance.*

- CRINEX

Forme	Dosage	N. d'unités	Prix	Prix/jour	Liste	Remb. S.S.	Comm.
Sol. buvable	0,22 %	30 ml	20,90	–	0	0 %	1993

FLUOR-IN ★

- **Composition :** Fluorure de sodium.
- **Domaine :** Stomatologie.
- **Activité :** Minéralisation de la dent.
- **Classe :** Fluor.

Indications : Prévention de la carie dentaire.

Contre-indications : Hypersensibilité au constituant. Sujet habitant une région où l'eau est déjà fluorée.

Précautions d'emploi : Limiter l'apport à 1 ou 2 mg par jour.

Surdosage : Traces brunâtres sur l'émail des dents. Risque de fluorose avec atteinte dentaire et osseuse, particulièrement chez l'enfant.

☞ *Vendu sans ordonnance.*

- GOUPIL

Forme	Dosage	N. d'unités	Prix	Prix/jour	Liste	Remb. S.S.	Comm.
Comprimé	1,5 mg	120	29,00*	–	0	0 %	1978

FLUOR MONAL ★

- **Composition :** Fluorure de sodium.
- **Domaine :** Stomatologie.
- **Activité :** Minéralisation de la dent.
- **Classe :** Fluor.

Indications : Prévention de la carie dentaire.

Contre-indications : Hypersensibilité au constituant. Sujet habitant une région où l'eau est déjà fluorée.

Précautions d'emploi : Limiter l'apport à 1 ou 2 mg par jour.

Surdosage : Traces brunâtres sur l'émail des dents. Risque de fluorose avec atteinte dentaire et osseuse, particulièrement chez l'enfant.

☞ *Vendu sans ordonnance.*

- MONAL

Forme	Dosage	N. d'unités	Prix	Prix/jour	Liste	Remb. S.S.	Comm.
Comprimé	0,5 mg	150	10,70	0,2	0	65 %	1971

FLUOROCALCIFORTE ★★★

- **Composition :** Chlorure de calcium, glucoheptonate de calcium, lactate de calcium, carbonate de calcium, monofluorophosphate disodique, levures.
- **Domaine :** Rhumatologie.
- **Activité :** Antiostéoporotique.
- **Classe :** Sel de calcium. Fluor.

Indications : Traitement curatif des ostéoporoses.

Contre-indications : Insuffisance rénale, hypercalcémie, ostéomalacie. Lithiase rénale calcique, néphrocalcinose.

Effets indésirables : Troubles digestifs : nausées, vomissements, diarrhée. Douleurs juxta-articulaires, possibilité d'ostéomalacie avec fractures multiples en cas de surdosage.

Précautions d'emploi : Prudence en cas d'insuffisance rénale. Non conseillé chez la femme enceinte et allaitant.

Interactions : Ne pas associer à la prise de pansements gastriques à base d'aluminium.

Surdosage : Peut entraîner des troubles justifiant une hospitalisation en milieu spécialisé.

☞ *Vendu sans ordonnance.*

- SÉROZYM

Forme	Dosage	N. d'unités	Prix	Prix/jour	Liste	Remb. S.S.	Comm.
Sachets	–	60	88,40	3	0	65 %	1994

FLUORO-URACILE ROCHE ★★★

- **Composition :** Fluoro-uracil.
- **Domaine :** Cancérologie.
- **Activité :** Antinéoplasique. Cytostatique.
- **Classe :** Antimétabolite. Antipyrimidique.

Indications : Cancers digestifs, du sein, de l'ovaire, et leurs métastases. Cancers des voies aérodigestives supérieures et œsophagiennes.

Contre-indications : Grossesse et allaitement.

Effets indésirables : Troubles digestifs : stomatites, nausées, vomissements, diarrhée. Troubles sanguins : leucopénies, thrombopénies. Alopécie, dermatite. Aménorrhée, azoospermie.

Précautions d'emploi : Une surveillance hématologique et hépatique est indispensable de façon régulière.

☞ *Sur prescription médicale.*

- ROCHE

Forme	Dosage	N. d'unités	Prix	Prix/jour	Liste	Remb. S.S.	Comm.
Amp. inj.	250 mg	12	115,40	–	1	100 %	1978

FLUORURE DE CALCIUM CRINEX ★

- **Composition :** Fluorure de calcium.
- **Domaine :** Stomatologie.
- **Activité :** Minéralisation de la dent.
- **Classe :** Fluor.

Indications : Prévention de la carie dentaire.

Contre-indications : Hypersensibilité au constituant. Sujet habitant une région où l'eau est déjà fluorée.

Précautions d'emploi : Limiter l'apport à 1 ou 2 mg par jour.

Surdosage : Traces brunâtres sur l'émail des dents. Risque de fluorose avec atteinte dentaire et osseuse, particulièrement chez l'enfant.

☞ *Vendu sans ordonnance.*

• CRINEX

Forme	Dosage	N. d'unités	Prix	Prix/jour	Liste	Remb. S.S.	Comm.
Comprimé	0,513 mg	200	14,10	0,25	0	65 %	1980

FLUOSELGINE ★

- **Composition :** Fluorure de sodium, chlorure de sodium, métaphosphate de sodium, bromure de domiphène.
- **Domaine :** Stomatologie.
- **Activité :** Minéralisation de la dent.

Indications : Gingivites. Hygiène bucco-dentaire.

☞ *Vendu sans ordonnance.*

• ZYMA

Forme	Dosage	N. d'unités	Prix	Prix/ jour	Liste	Remb. S.S.	Comm.
Pâte dentifrice	–	100 g	22,00*	–	0	0 %	1980

FLUOSEPT ★

- **Composition :** Bifluorure d'ammonium, ester benzylsalicylique.
- **Domaine :** Stomatologie.
- **Activité :** Minéralisation de la dent.
- **Classe :** Fluor.

Indications : Prévention de la carie dentaire. Hyperesthésie dentinaire.

Contre-indications : Hypersensibilité aux constituants. Enfant de moins de 6 ans.

☞ *Vendu sans ordonnance.*

• PIERRE FABRE

Forme	Dosage	N. d'unités	Prix	Prix/ jour	Liste	Remb. S.S.	Comm.
Bain de bouche	–	60 ml	13,80	–	0	35 %	–

FLUVERMAL ★★★

- **Composition :** Flubendazole.
- **Domaine :** Parasitologie.
- **Activité :** Anthelminthique.

Indications : Traitement des infestations par ascaris, ankylostomes, oxyures, trichocéphales.

Contre-indications : Contre-indiqué chez la femme enceinte et allaitant.

Effets indésirables : Troubles digestifs : nausées, diarrhée.

Précautions d'emploi : Prendre les comprimés avec un peu d'eau ou même les croquer pendant les repas.

☞ *Vendu sans ordonnance.*

• JANSSEN CILAG

Forme	Dosage	N. d'unités	Prix	Prix/jour	Liste	Remb. S.S.	Comm.
Comprimé	100 mg	6	22,50	4 à 8	0	65 %	1980
Susp. buv.	20 mg/ml	30 ml	24,80	4 à 8	0	65 %	1984

FLUVIC ★

- **Composition :** Carbocistéine.
- **Domaine :** Pneumologie.
- **Activité :** Fluidifiant bronchique. Expectorant.
- **Classe :** Dérivé de la cystéine.

Indications : Traitement chez l'enfant et le nourrisson des troubles de la sécrétion bronchique au cours des affections des voies respiratoires : bronchites aiguës ou chroniques, trachéo-bronchites.

Contre-indications : Ulcère gastro-duodénal.

Effets indésirables : Troubles digestifs : gastralgies, nausées, diarrhées.

Interactions : Ne pas associer aux antitussifs ou aux asséchants bronchiques de type anticholinergique.

☞ *Vendu sans ordonnance.*

• PIERRE FABRE

Forme	Dosage	N. d'unités	Prix	Prix/jour	Liste	Remb. S.S.	Comm.
Sirop	2 %	125 ml	29,90*	–	0	0 %	1993
Sirop enfant	–	125 ml	29,90*	–	0	0 %	1995

FLUVIRINE ★★

• **Composition :** Vaccin constitué de virus grippal inactivé.
• **Domaine :** Infectiologie.
• **Activité :** Vaccin.
• **Classe :** Antigrippe.

Indications : Prévention de la grippe chez les sujets âgés ou fragilisés.

Contre-indications : Allergie aux protéines de l'œuf.

Effets indésirables : Réactions locales. Parfois fièvre.

Précautions d'emploi : Voie sous-cutanée ou intramusculaire. Vaccination de préférence en automne.

Interactions : Peut positiver faussement pendant 3 mois certaines réactions sérologiques virales : hépatite, HTLV1, HIV par le test ELISA qui doit toujours être confirmé par un autre test.

☞ *Vendu sans ordonnance.*

• EVANS MÉDICAL

Forme	Dosage	N. d'unités	Prix	Prix/jour	Liste	Remb. S.S.	Comm.
Seringue	–	1	58,00	–	0	0 %	1993

FLUXIVAL ✤

• **Composition :** Graines fraîches de marron d'Inde, sommités fleuries de mélilot, alcool.
• **Domaine :** Gastro-entérologie. Cardio-vasculaire.
• **Activité :** Antihémorroïdaire général. Veinotonique.

Indications : Utilisé comme traitement de l'insuffisance veino-lymphatique. Traitement des hémorroïdes.

☞ *Vendu sans ordonnance.*

• CHEFARO-ARDEVAL

Forme	Dosage	N. d'unités	Prix	Prix/jour	Liste	Remb. S.S.	Comm.
Amp. buvable	–	7	53,55*	7,5	0	0 %	1993
Amp. buvable	–	14	79,80*	5,7	0	0 %	1993

FOLINATE DE CALCIUM ROGER BELLON ★★★

• **Composition :** Folinate de calcium.
• **Domaine :** Hématologie.
• **Activité :** Antianémique.
• **Classe :** Acide folique et dérivés.

Indications : Prévention et traitement des anémies macrocytaires, en particulier chez la femme enceinte, chez l'éthylique ou lors des malabsorptions intestinales. Traitement des anémies lors des traitements par certains anticancéreux, certains antiparasitaires ou antibiotiques.

Interactions : Ne pas administrer en même temps que le méthotrexate.

☞ *Vendu sans ordonnance. A utiliser sous contrôle médical.*

• BELLON

Forme	Dosage	N. d'unités	Prix	Prix/jour	Liste	Remb. S.S.	Comm.
Amp. inj.	2,5 mg	5	47,70*	–	0	0 %	1975
Amp. inj.	25 mg	5	255,50*	–	0	0 %	1975

FOLINORAL ★★★

- **Composition :** Folinate de calcium.
- **Domaine :** Hématologie.
- **Activité :** Antianémique.
- **Classe :** Acide folique et dérivés.

Indications : Prévention et traitement des anémies macrocytaires, en particulier chez la femme enceinte, chez l'éthylique ou lors des malabsorptions intestinales. Traitement des anémies lors des traitements par certains anticancéreux, certains antiparasitaires ou antibiotiques.

Interactions : Ne pas administrer en même temps que le méthotrexate.

☞ *Vendu sans ordonnance. A utiliser sous contrôle médical.*

• THÉRABEL-LUCIEN

Forme	Dosage	N. d'unités	Prix	Prix/jour	Liste	Remb. S.S.	Comm.
Gélule	5 mg	28	89,50	3 à 9	0	0 %	1989

FONCITRIL 4000 ★★

- **Composition :** Triméthylphlorogucinol, acide citrique, citrate monopatassique, citrate monosodique.
- **Domaine :** Uro-néphrologie.
- **Activité :** Alcalinisant urinaire.

Indications : Prévention de la formation et dissolution des calculs urinaires d'acide urique et de cystine. Traitement des acidoses d'origine rénale.

Contre-indications : Insuffisance rénale sévère. Alcaloses. Diarrhées. Patients suivant un régime sans sel.

Effets indésirables : Diarrhées en début de traitement.

Précautions d'emploi : Surveiller la diurèse et l'équilibre acido-basique sanguin.

Interactions : Peut modifier l'action de la quinidine.

☞ *Vendu sans ordonnance.*

• LAFON

Forme	Dosage	N. d'unités	Prix	Prix/jour	Liste	Remb. S.S.	Comm.
Sachet	–	30	47,80*	5	0	0 %	1967

FONGAMIL ★★★

- **Composition :** Omoconazole.
- **Domaine :** Dermatologie.
- **Activité :** Antifongique local.
- **Classe :** Imidazolé.

Indications : Traitement des candidoses : intertrigo des plis, perlèche, vulvite, balanite. Traitement du Pityriasis versicolor. Traitement des infections à dermatophytes : herpès circiné, intertrigo, pied d'athlète, mycose des ongles, sycosis. Traitement d'appoint des teignes, des folliculites, de l'érythrasma.

Contre-indications : Hypersensibilité aux imidazolés.

Effets indésirables : Eczéma allergique de contact. Effets toxiques systémiques.

Précautions d'emploi : Éviter d'utiliser un savon acide.

☞ *Sur prescription médicale.*

• BIORGA

Forme	Dosage	N. d'unités	Prix	Prix/jour	Liste	Remb. S.S.	Comm.
Crème	1 %	15 g	26,20	–	1	65 %	1991
Poudre	1 %	20 g	28,10	–	1	65 %	1991
Sol. locale	1 %	30 g	30,50	–	1	65 %	1991

FONGÉRYL ★

- **Composition :** Ammonium quaternaire.
- **Domaine :** Dermatologie.
- **Activité :** Antifongique local.
- **Classe :** Ammonium quaternaire.

Indications : Proposé dans le traitement des dermatophyties cutanées : intertrigo génital, pied d'athlète, sycosis.

Contre-indications : Hypersensibilité au produit.

Effets indésirables : Eczéma allergique de contact. Effets toxiques systémiques.

Précautions d'emploi : Ne pas appliquer sur les muqueuses.

☞ *Vendu sans ordonnance.*

• L'ARGUENON

Forme	Dosage	N. d'unités	Prix	Prix/jour	Liste	Remb. S.S.	Comm.
Crème	–	30 g	36,80*	–	0	0 %	1955
Solution	–	60 ml	39,15*	–	0	0 %	1952

FONGIBACTIL ★

- **Composition :** Acide lauryl-oxypropyl-aminobutyrique.
- **Domaine :** Dermatologie.
- **Activité :** Antifongique local.
- **Classe :** Ammonium quaternaire.

Indications : Proposé dans le traitement des dermatophyties cutanées : intertrigos génitaux, pied d'athlète, sycosis.

Contre-indications : Hypersensibilité au produit.

Effets indésirables : Eczéma allergique de contact. Effets toxiques systémiques.

Précautions d'emploi : Ne pas appliquer sur les muqueuses.

☞ *Vendu sans ordonnance.*

• PHARMASCIENCE

Forme	Dosage	N. d'unités	Prix	Prix/jour	Liste	Remb. S.S.	Comm.
Sol. locale	–	60 ml	20,75*	–	0	0 %	–

FONLIPOL ★★

- **Composition :** Tiadénol.
- **Domaine :** Nutrition et métabolisme.
- **Activité :** Hypolipidémiant.

Indications : Hypercholestérolémies endogènes de l'adulte en complément du régime lorsque celui-ci s'est révélé insuffisant.

Contre-indications : Insuffisance hépatique ou rénale.

Précautions d'emploi : Non conseillé chez la femme enceinte ou allaitant. Si après 6 mois de traitement une réduction satisfaisante des lipides n'est pas obtenue, une modification du traitement doit être envisagée.

☞ *Sur prescription médicale.*

• LAFON

Forme	Dosage	N. d'unités	Prix	Prix/jour	Liste	Remb. S.S.	Comm.
Comprimé	400 mg	50	39,50	3 à 5	2	65 %	1972

FONX ★★★

- **Composition :** Oxiconazole.
- **Domaine :** Dermatologie.
- **Activité :** Antifongique externe.
- **Classe :** Imidazolé.

Indications : Traitement des candidoses cutanées : intertrigo des plis, perlèche, onyxis et périonyxis. Traitement des dermatophytoses : herpès circiné, intertrigo des orteils, pied d'athlète. Traitement du Pityriasis versicolor.

Effets indésirables : Irritation locale, prurit.

☞ *Sur prescription médicale.*

• YAMANOUCHI

Forme	Dosage	N. d'unités	Prix	Prix/ jour	Liste	Remb. S.S.	Comm.
Crème	1 %	15 g	26,20	–	1	65 %	1995
Poudre	1 %	15 g	26,20	–	1	65 %	1995
Solution externe	1 %	15 g	26,20	–	1	65 %	1995

FONZYLANE ★★★

- **Composition :** Buflomédil.
- **Domaine :** Cardio-vasculaire.
- **Activité :** Vasodilatateur.
- **Classe :** Spasmolytique. Antagoniste alpha-adrénergique.

Indications : Artérite des membres inférieurs. Troubles circulatoires des extrémités.

Effets indésirables : Troubles du transit digestif. Maux de tête, vertiges. Picotement des extrémités.

Précautions d'emploi : Prudence chez l'insuffisant rénal.

Surdosage : Peut entraîner des phénomènes d'agitation.

☞ *Sur prescription médicale.*

- LAFON

Forme	Dosage	N. d'unités	Prix	Prix/jour	Liste	Remb. S.S.	Comm.
Comprimé	150 mg	30	45,80	3 à 6	2	65 %	1976
Comprimé	300 mg	20	53,00	5,3	2	65 %	1992
Amp. inj.	50 mg	10	29,50	6 à 24	2	65 %	1976
Flacon inj.	400 mg	5	Hôp.	–	2	Hôp.	1989
Poche inj.	400 mg	10	Hôp.	–	2	Hôp.	1992

FORMOCARBINE ★

- **Composition :** Charbon activé.
- **Domaine :** Gastro-entérologie.
- **Activité :** Pansement gastro-intestinal.
- **Classe :** Charbon.

Indications : Colopathies fonctionnelles avec météorisme ou diarrhée.

Effets indésirables : Coloration noire des selles.

Précautions d'emploi : Tenir compte d'un apport de sucre dans le granulé.

Interactions : Entraîne une diminution de l'absorption d'un grand nombre de médicaments. Il convient donc de respecter un délai de 2 heures entre la prise du produit et d'autres traitements.

☞ *Vendu sans ordonnance.*

- SMITHKLINE BEECHAM

Forme	Dosage	N. d'unités	Prix	Prix/jour	Liste	Remb. S.S.	Comm.
Gélule	300 mg	32	29,80*	–	0	0 %	1989
Granulé	15 %	100 g	29,80*	–	0	0 %	1925

FORTAL ★★★

- **Composition :** Pentazocine.
- **Domaine :** Algologie.
- **Activité :** Antalgique central.
- **Classe :** Morphine et morphinomimétique.

Indications : Douleurs chroniques intenses ou rebelles aux autres antalgiques.

Contre-indications : Insuffisance respiratoire. Insuffisance hépatique ou rénale sévère. Intoxication alcoolique.

Effets indésirables : Nausées, vomissements, constipation, somnolence, dépression respiratoire. Plus rarement euphorie, hallucinations, troubles visuels.

Précautions d'emploi : Prudence en fin de grossesse et chez le sujet âgé. Prudence chez les patients recevant des produits dépresseurs du système nerveux : antidépresseurs, anxiolytiques, sédatifs, etc

Interactions : La prise d'alcool est contre-indiquée. Potentialise tous les dépresseurs du système nerveux central et les antidépresseurs tricycliques ; avec les antitussifs, provoque une somnolence. Avec les antidépresseurs de type IMAO, a entraîné des accidents graves.

Surdosage : Dépression aiguë des centres respiratoires avec hypotension puis coma imposant l'hospitalisation.

☞ *Sur prescription médicale.*

• SANOFI WINTHROP

Forme	Dosage	N. d'unités	Prix	Prix/jour	Liste	Remb. S.S.	Comm.
Amp. inj.	30 mg	2	13,50	12 à 24	Stup.	65 %	1969
Amp. inj.	30 mg	10	38,80	12 à 24	Stup.	65 %	1969

FORTRANS ★★★

- **Composition :** Chlorure de sodium, sulfate de sodium, chlorure de potassium, bicarbonate de sodium, polyéthylèneglycol.
- **Domaine :** Gastro-entérologie.
- **Activité :** Préparation aux investigations coliques.
- **Classe :** Polyéthylèneglycol.

Indications : Lavage colique nécessaire aux explorations endoscopiques ou radiologiques et à la chirurgie colique.

Contre-indications : Altération grave de l'état général. Insuffisance cardiaque grave. Occlusion intestinale. Altérations importantes de la muqueuse.

Effets indésirables : Nausées, vomissements. Ballonnement abdominal.

Précautions d'emploi : Dissoudre un sachet dans 1 litre d'eau à absorber en prise unique.

☞ *Vendu sans ordonnance.*

• BEAUFOUR

Forme	Dosage	N. d'unités	Prix	Prix/jour	Liste	Remb. S.S.	Comm.
Sachet	–	4	73,30	–	0	65 %	1988
Sachet	–	50	Hôp.	–	0	Hôp.	1988

FORTUM ★★★

- **Composition :** Ceftazidime.
- **Domaine :** Infectiologie.
- **Activité :** Antibiotique.
- **Classe :** Céphalosporine de troisième génération.

Indications : Infections aux germes suivants : staphylocoques, streptocoques, pneumocoques, colibacille, Klebsiella, Proteus, salmonelles, Shigella, Haemophilus, gonocoques, méningocoques, Clostridium et pyocyaniques. Infections à manifestations ORL, broncho-pulmonaires, génito-urinaires, stomatologiques, cutanées, méningées ou septicémiques.

Contre-indications : Allergie aux céphalosporines.

Effets indésirables : Réactions allergiques : urticaire, fièvre, choc anaphylactique. Troubles digestifs : nausées, vomissements, diarrhée, colite. Candidoses. Éosinophilie, neutropénie. Hépatites. Insuffisance rénale. Bouffées vasomotrices après l'ingestion d'alcool.

Précautions d'emploi : Prudence en cas d'insuffisance rénale. Non conseillé chez la femme enceinte ou allaitant. Peut donner une réaction positive lors de la recherche de glucose dans les urines.

☞ *Sur prescription médicale. Usage hospitalier.*

• GLAXO

Forme	Dosage	N. d'unités	Prix	Prix/jour	Liste	Remb. S.S.	Comm.
Flacon inj.	250 mg	1	Hôp.	–	1	Hôp.	1986
Flacon inj.	500 mg	1	Hôp.	–	1	Hôp.	1986
Flacon inj.	1 g	1	Hôp.	–	1	Hôp.	1986
Flacon inj.	2 g	1	Hôp.	–	1	Hôp.	1992

FORVITAL ★★

- **Composition :** Vitamines E, C, B1, B2, B6, B12, acide folique, nicotinamide, acide pantothénique, fer.
- **Domaine :** Nutrition et métabolisme.
- **Activité :** Vitamines liposolubles. Vitamines hydrosolubles. Éléments minéraux. Antiasthénique.
- **Classe :** Polyvitamines. Fer.

Indications : Prévention et traitement de certaines carences liées à une alimentation déséquilibrée.

Contre-indications : Surcharge en fer.

Effets indésirables : Possibilité d'intolérance digestive.

Précautions d'emploi : Peut colorer les selles en noir.

Interactions : Peut diminuer l'activité de la lévodopa, de la tétracycline, des diphosphonates. Ne pas associer aux pansements gastro-intestinaux.

☞ *Vendu sans ordonnance.*

• LEDERLE

Forme	Dosage	N. d'unités	Prix	Prix/jour	Liste	Remb. S.S.	Comm.
Comprimé	–	15	45,00*	–	0	0 %	1985
Comprimé	–	30	78,50*	–	0	0 %	1985

FOSCAVIR ★★★

- **Composition :** Foscarnet sodique.
- **Domaine :** Infectiologie.
- **Activité :** Antiviral. Virustatique.

Indications : Infections à virus du type herpès : Herpes simplex, varicelle, zona, Epstein-Barr, cytomégalovirus. Infections à manifestations rétiniennes chez l'immunodéprimé. Traitement des infections à virus herpès résistant aux autres traitements.

Contre-indications : Hypersensibilité au foscarnet. Traitement à la pentamidine.

Effets indésirables : Insuffisance rénale. Troubles ioniques : hypocalcémie. Convulsions. Ulcérations génitales.

Précautions d'emploi : Prudence chez l'insuffisant rénal. Non conseillé chez la femme enceinte ou allaitant.

Interactions : Éviter l'association avec des produits agissant sur la sécrétion rénale ou néphrotoxiques.

Surdosage : Entraîne une hypocalcémie aiguë, des convulsions, possibilité d'arrêt respiratoire.

☞ *Sur prescription médicale. Usage hospitalier.*

• ASTRA FRANCE

Forme	Dosage	N. d'unités	Prix	Prix/jour	Liste	Remb. S.S.	Comm.
Flacon inj.	6 g	1	Hôp.	–	1	Hôp.	1991
Flacon inj.	12 g	1	Hôp.	–	1	Hôp.	1991

FOSFOCINE ★★★

- **Composition :** Fosfomycine.
- **Domaine :** Infectiologie.
- **Activité :** Antibiotique.

Indications : Infections aux germes suivants : staphylocoques, pneumocoques, méningocoques, colibacille, salmonelles, Klebsiella, Proteus, etc. Infections sévères en association avec un autre antibiotique par voie générale ou locale.

Précautions d'emploi : Prudence chez l'insuffisant rénal. Non conseillé chez la femme enceinte ou allaitant.

☞ *Sur prescription médicale. Usage hospitalier.*

• SANOFI WINTHROP

Forme	Dosage	N. d'unités	Prix	Prix/jour	Liste	Remb. S.S.	Comm.
Flacon inj.	1 g	1	Hôp.	–	1	Hôp.	1980
Flacon inj.	4 g	1	Hôp.	–	1	Hôp.	1980

FOSLYMAR ★★★

- **Composition :** Phosphate de glycine, phosphate monomagnésien.
- **Domaine :** Nutrition et métabolisme. Uro-néphrologie.
- **Activité :** Éléments minéraux.
- **Classe :** Phosphore.

Indications : Ostéomalacie. Rachitisme par diabète phosphaté. Hypercalciurie avec ou sans lithiase urinaire. Ostéoporose. Carences magnésiennes. Tétanie normocalcémique.

Contre-indications : Hypocalcémie. Insuffisance rénale chronique.

Effets indésirables : Troubles digestifs mineurs : nausées, vomissements.

Précautions d'emploi : Dans la mesure du possible, en fonction de la tolérance digestive, à prendre en dehors des repas.

Interactions : Ne pas associer à des pansements à base d'alumine.

☞ *Vendu sans ordonnance.*

• BELLON

Forme	Dosage	N. d'unités	Prix	Prix/jour	Liste	Remb. S.S.	Comm.
Comprimé	500 mg	20	46,15*	–	0	0 %	1978

FOZITEC ★★★

- **Composition :** Fisinopril.
- **Domaine :** Cardio-vasculaire.
- **Activité :** Antihypertenseur. Vasodilatateur.
- **Classe :** Inhibiteur de l'enzyme de conversion.

Indications : Hypertension artérielle.

Contre-indications : Non conseillé chez la femme enceinte ou allaitant.

Effets indésirables : Toux, fatigue, nausées, éruptions cutanées, prurit, œdème de la face et des extrémités. Augmentation temporaire de l'urée et de la créatinine sanguine, parfois de la kaliémie. Hypotension artérielle chez les patients suivant un régime sans sel ou prenant un diurétique. Exceptionnellement modification de la formule sanguine.

Précautions d'emploi : En cas d'insuffisance rénale ou chez le sujet âgé, réduire la posologie.

Interactions : Ne pas associer avec des produits entraînant une hyperkaliémie : certains diurétiques, sels de potassium. Majore l'effet de tous les produits hypotenseurs : neuroleptiques, antidépresseurs.

Surdosage : Une surveillance de la tension artérielle s'impose.

☞ *Sur prescription médicale.*

• LIPHA SANTÉ

Forme	Dosage	N. d'unités	Prix	Prix/jour	Liste	Remb. S.S.	Comm.
Comprimé	10 mg	28	106,80	4	1	65 %	1995
Comprimé	20 mg	28	132,20	5	1	65 %	1995

FRAGIPREL ★

- **Composition :** Troxérutine, hespéridine, ruscus, vitamine C.
- **Domaine :** Cardio-vasculaire.
- **Activité :** Vasculoprotecteur.
- **Classe :** Rutoside.

Indications : Troubles fonctionnels de la fragilité capillaire : ecchymoses, purpura, saignements.

☞ *Vendu sans ordonnance.*

• BIOGALÉNIQUE

Forme	Dosage	N. d'unités	Prix	Prix/jour	Liste	Remb. S.S.	Comm.
Comprimé	20 mg	50	26,00	3	0	35 %	1966

FRAGMINE ★★★

- **Composition :** Daltéparine sodique.
- **Domaine :** Hémostase.
- **Activité :** Anticoagulant.
- **Classe :** Héparine de bas poids moléculaire.

Indications : Prévention et traitement de la maladie veineuse thrombo-embolique.

Contre-indications : Maladies hémorragiques. Lésions hémorragiques. Accident vasculaire cérébral hémorragique. Antécédents de baisse des plaquettes sanguines sous daltéparine. Allergie à la daltéparine.

Effets indésirables : Manifestations hémorragiques. Thrombopénies (baisse des plaquettes sanguines) graves. Hématome ou nécrose cutanée au point d'injection.

Précautions d'emploi : A n'employer que sous contrôle médical, par voie souscutanée. Nécessité d'examens biologiques pour suivre la coagulation et la formule sanguine. Prudence chez le sujet âgé, insuffisant hépatique ou rénal. Non conseillé chez la femme enceinte ou allaitant.

Interactions : Association déconseillée anti-inflammatoires non stéroïdiens, aspi rine, ticlopidine. Association nécessitant des précautions d'emploi : anticoagulants oraux, dextran 40, corticoïdes.

Surdosage : Entraîne une hypocoagulabilité importante, d'où le risque hémorragique.

☞ *Sur prescription médicale. Une surveillance biologique est indispensable.*

• PHARMACIA

Forme	Dosage	N. d'unités	Prix	Prix/jour	Liste	Remb. S.S.	Comm.
Seringue	2 500 U	2	42,60	–	1	65 %	1988
Seringue	2 500 U	6	109,30	–	1	65 %	1993
Seringue	5 000 U	2	76,30	–	1	65 %	1988
Seringue	5 000 U	6	207,00	–	1	65 %	1993
Amp. inj.	10 000 U	2	115,80	–	1	65 %	1988
Amp. inj.	10 000 U	10	533,00	–	1	65 %	1993

FRAGONAL ★

- **Composition :** Fragon, esculoside.
- **Domaine :** Cardio-vasculaire.
- **Activité :** Veinotonique. Vasculoprotecteur.
- **Classe :** Facteur vitaminique P.

Indications : Signes fonctionnels de l'insuffisance veino-lymphatique : jambes lourdes, œdèmes, crampes. Signes fonctionnels de la crise hémorroïdaire.

☞ *Vendu sans ordonnance.*

• PHYGIÈNE

Forme	Dosage	N. d'unités	Prix	Prix/jour	Liste	Remb. S.S.	Comm.
Comprimé	300 mg	30	36,20*	–	0	0 %	1965

FRAKIDEX ★★★

- **Composition :** Framycétine, dexaméthasone.
- **Domaine :** Ophtalmologie.
- **Activité :** Antibiotique local. Anti-inflammatoire local.
- **Classe :** Anti-inflammatoire stéroïdien. Aminoside.

Indications : Conjonctivites aiguës et chroniques, blépharites, chalazions, orgelets, eczémas des paupières.

Contre-indications : Hypersensibilité au produit. Kératites virales, mycosiques. Infections bactériennes ou tuberculeuses de l'œil ou des paupières. Antécédents glaucomateux.

Effets indésirables : Douleur à l'application. Allergie palpébroconjonctivale. Hypertension oculaire. Kératite superficielle.

Précautions d'emploi : La durée du traitement sera la plus courte possible. L'usage prolongé implique une surveillance régulière de la tension oculaire et du cristallin. Non conseillé chez la femme enceinte ou allaitant. Le port des lentilles doit être évité. Peut donner une réaction positive au contrôle antidopage.

Surdosage : Un usage prolongé peut entraîner des signes généraux d'hypercorticisme.

☞ *Sur prescription médicale.*

• CHAUVIN

Forme	Dosage	N. d'unités	Prix	Prix/jour	Liste	Remb. S.S.	Comm.
Collyre	0,1 %	5 ml	20,40	–	1	65 %	1984
Pomm. ophtalm.	0,1 %	5 g	13,00	–	1	65 %	1984

FRAMITULLE ★

- **Composition :** Framycétine.
- **Domaine :** Dermatologie.
- **Activité :** Antibiotique local.
- **Classe :** Aminoside.

Indications : Pansement en cas de surinfection : brûlure, plaie, ulcère.

Contre-indications : Hypersensibilité au produit ou à un aminoside.

Effets indésirables : Réactions allergiques locales.

☞ *Sur prescription médicale.*

• CASSENNE

Forme	Dosage	N. d'unités	Prix	Prix/jour	Liste	Remb. S.S.	Comm.
Compresse 10 x 10	–	10	28,20*	–	0	0 %	1991

FRAMYBIOTAL ★

• **Composition :** Framycétine.
• **Domaine :** ORL.
• **Activité :** Antibiotique local.
• **Classe :** Aminoside.

Indications : Traitement local d'appoint des infections de la muqueuse rhino-pharyngée.

Contre-indications : Allergie aux cons-tituants.

Effets indésirables : Allergie locale.

Précautions d'emploi : Traitement d courte durée.

☞ *Vendu sans ordonnance.*

• MARTIN

Forme	Dosage	N. d'unités	Prix	Prix/jour	Liste	Remb. S.S.	Comm.
Sol. nasale	1,25 %	30 ml	39,00*	–	0	0 %	1990

FRANKLIN ✤

• **Composition :** Séné, menthe poivrée, anis, chiendent, fenouil, boldo.
• **Domaine :** Gastro-entérologie.
• **Activité :** Laxatif stimulant.

Indications : Traitement symptomatique de la constipation.

Précautions d'emploi : Ne pas utiliser chez l'enfant. Pas d'utilisation prolongée Ne pas utiliser en cas de colopathie organique. Risque d'hypokaliémie grave, de douleurs abdominales et de maladie des laxatifs grave pouvant entraîner des lésions rénales

☞ *Vendu sans ordonnance. Présente de dangers en cas d'utilisation prolongée.*

• DENSMORE

Forme	Dosage	N. d'unités	Prix	Prix/jour	Liste	Remb. S.S.	Comm.
Tisane vrac	–	80 g	27,30	–	0	0 %	–

FRAXIPARINE ★★★

• **Composition :** Nadroparine sodique.
• **Domaine :** Hémostase.
• **Activité :** Anticoagulant.
• **Classe :** Héparine de bas poids moléculaire.

Indications : Prévention et traitement de la maladie veineuse thrombo-embolique.

Contre-indications : Maladies hémorragiques. Lésions hémorragiques. Accident vasculaire cérébral hémorragique. Antécédents de baisse des plaquettes sanguines sous nadroparine. Allergie à la nadroparine.

Effets indésirables : Manifestations hémorragiques. Thrombopénies (baisse des plaquettes sanguines) graves. Hématome ou nécrose cutanée au point d'injection.

Précautions d'emploi : A n'employer que sous contrôle médical, par voie souscutanée. Nécessité d'examens biologique pour suivre la coagulation et la formule sanguine. Prudence chez le sujet âgé, insuffisant hépatique ou rénal. Non conseillé che la femme enceinte ou allaitant.

Interactions : Association déconseillée anti-inflammatoires non stéroïdiens, aspirine, ticlopidine. Association nécessitan des précautions d'emploi : anticoagulant oraux, dextran 40, corticoïdes.

Surdosage : Entraîne une hypocoagulabilité importante, d'où le risque hémorragique.

☞ *Sur prescription médicale. Une surveillance biologique est indispensable.*

• SANOFI WINTHROP

Forme	Dosage	N. d'unités	Prix	Prix/jour	Liste	Remb. S.S.	Comm.
Seringue	7 500 U	2	50,60	–	1	65 %	1985
Seringue	7 500 U	6	131,70	–	1	65 %	1992
Seringue	15 000 U	2	91,40	–	1	65 %	1989
Seringue	15 000 U	6	251,60	–	1	65 %	1992
Seringue	20 000 U	2	113,00	–	1	65 %	1989
Seringue	20 000 U	6	518,70	–	1	65 %	1989

FRAZOLINE ★

- **Composition :** Framycétine, amyléine, naphazoline.
- **Domaine :** ORL.
- **Activité :** Vasoconstricteur rhino-pharyngé. Antibiotique local. Anesthésique local.
- **Classe :** Stimulant alpha-adrénergique. Aminoglycoside.

Indications : Traitement local antiseptique et vasoconstricteur des états congestifs au cours des affections rhino-pharyngées : rhinites, sinusites.

Contre-indications : Enfant de moins de 3 ans. Glaucome. Patients traités par des antidépresseurs de type IMAO. Allergie aux anesthésiques locaux.

Effets indésirables : Sécheresse nasale. Insomnie, palpitations, maux de tête. Réactions allergiques.

Précautions d'emploi : Prudence en cas d'hypertension et de troubles cardiaques. Donne une réaction positive au contrôle antidopage.

Surdosage : Pourrait entraîner des effets secondaire graves chez l'enfant.

☞ *Sur prescription médicale.*

- BOUCHARA

Forme	Dosage	N. d'unités	Prix	Prix/jour	Liste	Remb. S.S.	Comm.
Sol. nasale	–	15 ml	11,70	–	2	35 %	1979

FRUBIOSE CALCIQUE FAIBLE ★

- **Composition :** Ergocalciférol, calcium.
- **Domaine :** Nutrition et métabolisme.
- **Activité :** Vitamines liposolubles. Éléments minéraux.
- **Classe :** Vitamine D. Calcium.

Indications : Traitement préventif du rachitisme. Prévention des décalcifications de la femme enceinte et du vieillard.

Contre-indications : Hypersensibilité à la vitamine D. Hypercalcémie, hypercalciurie, lithiase calcique.

Effets indésirables : L'apparition d'un effet secondaire doit faire craindre un surdosage.

Précautions d'emploi : Lors des traitements prolongés, il est nécessaire de doser la calcémie et la calciurie.

Interactions : Ne pas associer plusieurs produits contenant de la vitamine D (huile de foie de morue).

Surdosage : Entraîne des troubles de l'appétit, des nausées, des vomissements, une soif intense traduisant une hypercalcémie. Puis peut apparaître une hypertension intracrânienne.

☞ *Vendu sans ordonnance.*

- BOEHRINGER INGELHEIM

Forme	Dosage	N. d'unités	Prix	Prix/jour	Liste	Remb. S.S.	Comm.
Amp. buv.	1 500 U	20	26,00*	–	0	0 %	1948

FRUBIOSE CALCIQUE FORTE ★

- **Composition :** Ergocalciférol, calcium.
- **Domaine :** Nutrition et métabolisme.
- **Activité :** Vitamines liposolubles. Éléments minéraux.
- **Classe :** Vitamine D. Calcium.

Indications : Traitement préventif et curatif du rachitisme. Tétanie et spasmophilie hypocalcémique. Décalcifications de la femme enceinte et du vieillard. Ostéomalacie.

Contre-indications : Hypersensibilité à la vitamine D. Hypercalcémie, hypercalciurie, lithiase calcique.

Effets indésirables : L'apparition d'un effet secondaire doit faire craindre un surdosage.

Précautions d'emploi : Lors des traitements prolongés, il est nécessaire de doser la calcémie et la calciurie.

Interactions : Ne pas associer plusieurs produits contenant de la vitamine D (huile de foie de morue).

Surdosage : Entraîne des troubles de l'appétit, des nausées, des vomissements, une soif intense traduisant une hypercalcémie. Puis peut apparaître une hypertension intracrânienne.

☞ *Vendu sans ordonnance.*

• BOEHRINGER INGELHEIM

Forme	Dosage	N. d'unités	Prix	Prix/jour	Liste	Remb. S.S.	Comm.
Amp. buv.	5 000 U	20	32,90*	–	0	0 %	1950

FRUCTINES AU PICOSULFATE DE SODIUM ★★

- **Composition :** Picosulfate de sodium.
- **Domaine :** Gastro-entérologie.
- **Activité :** Laxatif stimulant.

Indications : Traitement symptomatique de la constipation associé aux mesures hygiéno-diététiques.

Contre-indications : Constipation récente inexpliquée, persistante, n'ayant pas fait l'objet d'examens médicaux. Colopathies organiques inflammatoires. Syndrome occlusif. Douleurs abdominales.

Effets indésirables : Diarrhée. Douleurs abdominales. Mélanose recto-colique. Hypokaliémie. Maladie des laxatifs. Insuffisance rénale.

Précautions d'emploi : Pas d'utilisation prolongée. Non conseillé chez la femme enceinte ou allaitant.

Interactions : Ne pas associer aux diurétiques hypokaliémiants, aux anti-inflammatoires corticoïdes. Ne pas associer à certains antiarythmisants : sotalol, quinidine, amiodarone. Prudence en cas d'association avec les digitaliques, les dérivés de la vincamine.

Surdosage : Entraîne une diarrhée et des troubles hydro-électrolytiques graves.

☞ *Vendu sans ordonnance.*

• DB PHARMA

Forme	Dosage	N. d'unités	Prix	Prix/jour	Liste	Remb. S.S.	Comm.
Comprimé	5 mg	30	Libre	–	0	0 %	1973

FRUCTINES VICHY

- **Composition :** Dantrone.
- **Domaine :** Gastro-entérologie.
- **Activité :** Laxatif stimulant.
- **Classe :** Anthraquinonique.

Indications : Traitement symptomatique de la constipation associé aux mesures hygiéno-diététiques.

Contre-indications : Constipation récente inexpliquée, persistante, n'ayant pas fait l'objet d'examens médicaux. Colopathies organiques inflammatoires. Syndrome occlusif. Fécalome. Douleurs abdominales. Enfant de moins de 15 ans.

Effets indésirables : Sensation de ballonnement abdominal. Diarrhée. Douleurs abdominales. Mélanose recto-colique. Hypokaliémie. Maladie des laxatifs. Insuffisance rénale.

Précautions d'emploi : Pas d'utilisation prolongée. Non conseillé chez la femme allaitant. Prudence chez le sujet âgé ou alité.

Interactions : Ne pas associer aux diurétiques hypokaliémiants, aux anti-inflammatoires corticoïdes. Ne pas associer à certains antiarythmisants : sotalol, quinidine, amiodarone. Prudence en cas d'association avec les digitaliques, les dérivés de la vincamine.

Surdosage : Entraîne une diarrhée et des troubles hydro-électrolytiques graves.

☞ *Vendu sans ordonnance. Présente des dangers en cas d'utilisation prolongée.*

• DB PHARMA

Forme	Dosage	N. d'unités	Prix	Prix/jour	Liste	Remb. S.S.	Comm.
Comprimé	100 mg	–	Libre	–	0	0 %	–

FUCIDINE ★★★

- **Composition :** Acide fucidique.
- **Domaine :** Infectiologie. Dermatologie.
- **Activité :** Antibiotique.
- **Classe :** Fusidanine.

Indications : Infections aux germes suivants : staphylocoques, gonocoques, méningocoques, Brucella, Bordetella, Chlamydia, Clostridium, mycobactéries etc. Essentiellement infections cutanées, ostéo-articulaires à staphylocoques. Formes locales : infections cutanées à streptocoques ou staphylocoques.

Effets indésirables : Troubles digestifs : vomissements, diarrhée. Réactions allergiques.

Précautions d'emploi : Prudence en cas d'insuffisance hépatique. Non conseillé chez la femme enceinte ou allaitant.

☞ *Sur prescription médicale.*

- LÉO

Forme	Dosage	N. d'unités	Prix	Prix/jour	Liste	Remb. S.S.	Comm.
Comprimé	250 mg	10	72,10	29 à 42	1	65 %	1965
Susp. buv. nourr.	100 mg/ 2 ml	50 ml	72,30	9 à 14	1	65 %	1990
Susp. buv. enf.	250 mg/ 5 ml	90 ml	110,80	20 à 30	1	65 %	1990
Flacon inj.	500 mg	1	Hôp.	–	1	Hôp.	1989
Crème	2 %	15 g	22,70	–	1	65 %	1988
Crème	2 %	30 g	Hôp.	–	1	Hôp.	1989
Pommade	2 %	15 g	22,70	–	1	65 %	1966
Pommade	2 %	30 g	Hôp.	–	1	Hôp.	1991

FUCITHALMIC ★

- **Composition :** Acide fusidique.
- **Domaine :** Ophtalmologie.
- **Activité :** Antibiotique local.
- **Classe :** Fusidanine.

Indications : Infections superficielles de l'œil et de ses annexes : conjonctivites, kérato-conjonctivites, ulcères de la cornée, kératites bactériennes, blépharites, dacryocystites.

Contre-indications : Hypersensibilité au produit.

Effets indésirables : Irritation locale. Réactions allergiques : eczéma aigu de contact.

Interactions : Ne pas associer à un autre antibactérien local.

☞ *Sur prescription médicale.*

- LÉO

Forme	Dosage	N. d'unités	Prix	Prix/ jour	Liste	Remb. S.S.	Comm.
Gel ophtalmique	1 %	3 g	22,60	–	1	65 %	1990

FULCINE ★★★

- **Composition :** Griséofulvine.
- **Domaine :** Infectiologie.
- **Activité :** Antifongique.

Indications : Mycoses à dermatophytes : Microsporum, Epidermophyton, Trichophyton. Mycoses des cheveux, des ongles, de la peau.

Contre-indications : Hypersensibilité à la griséofulvine. Lupus érythémateux.

Effets indésirables : Troubles digestifs : nausées, diarrhée, modification du goût, sensation de soif. Réactions allergiques, photosensibilisation. Vertiges, insomnie, confusion. Neuropathies périphériques, etc.

Précautions d'emploi : Non conseillé chez la femme enceinte ou allaitant. Éviter l'exposition au soleil. Prudence en cas d'insuffisance rénale.

Interactions : Bouffées de chaleur lors de la prise d'alcool. Diminue l'activité des contraceptifs oraux. Diminue l'activité de nombreux produits : anticoagulants oraux, antituberculeux, cyclosporine, etc.

☞ *Sur prescription médicale.*

- ZENECA

Forme	Dosage	N. d'unités	Prix	Prix/jour	Liste	Remb. S.S.	Comm.
Comprimé	500 mg	10	12,80	2 à 3	1	65 %	1967

FUMAFER ★★★

- **Composition :** Fumarate ferreux.
- **Domaine :** Hématologie.
- **Activité :** Antianémique.
- **Classe :** Sel de fer.

Indications : Prévention ou traitement des anémies microcytaires par défaut de fer, le plus souvent par saignement.

Contre-indications : Surcharge ferrique.

Effets indésirables : Troubles digestifs : nausées, constipation ou diarrhée.

Précautions d'emploi : Colore les selles en noir.

Interactions : Ne pas associer à des pansements gastriques. Peut diminuer l'action de certains antibiotiques.

Surdosage : Entraîne des troubles digestifs avec état de choc.

☞ *Vendu sans ordonnance.*

- SANOFI WINTHROP

Forme	Dosage	N. d'unités	Prix	Prix/jour	Liste	Remb. S.S.	Comm.
Comprimé	200 mg	100	18,40	0,4 à 0,6	0	65 %	1964
Poudre	10 %	50 g	27,30*	–	0	0 %	1964

FUMIGALÈNE ★

- **Composition :** Niaouli, menthol, aconit, eucalyptus, terpinol.
- **Domaine :** Pneumologie. ORL.
- **Activité :** Antiseptique local. Décongestionnant.
- **Classe :** Balsamique. Terpène.

Indications : Traitement adjuvant dans les états congestifs des voies aériennes supérieures, en l'absence d'activité spécifique démontrée.

Contre-indications : Enfant de moins de 30 mois.

Effets indésirables : Réactions allergiques.

Précautions d'emploi : A utiliser en inhalation.

☞ *Vendu sans ordonnance.*

- C. P. F.

Forme	Dosage	N. d'unités	Prix	Prix/ jour	Liste	Remb. S.S.	Comm.
Sol. inhalation	–	90 ml	9,10	–	0	35 %	–

FUNGIZONE ★★★

- **Composition :** Amphotéricine B.
- **Domaine :** Infectiologie. Gastro-entérologie. Dermatologie.
- **Activité :** Antifongique local.
- **Classe :** Polyène.

Indications : Infections à champignons : Candida, cryptocoques, ciccidies, Histoplasma, Aspergillus. Infections à manifestations digestives : candidoses buccales (muguet), intestinales. Candidoses vaginales ou vulvo-vaginales. *Pour la forme injectable.* Mycoses profondes, septicémiques ou viscérales. *Pour la lotion.* Traitement des mycoses cutanéo-muqueuses : intertrigos des plis, perlèche, mycoses des ongles.

Contre-indications : Hypersensibilité à l'amphotéricine. Insuffisance rénale.

Effets indésirables : Troubles digestifs : gastro-entérite hémorragique. Réactions allergiques. Néphrotoxicité. Troubles neurosensoriels.

Précautions d'emploi : Prudence en cas d'insuffisance rénale. L'administration par voie intraveineuse se fera sous stricte surveillance hospitalière.

Interactions : Éviter l'association avec des produits susceptibles d'entraîner des troubles du rythme : antiarythmiques, vincamine, digitaliques. Éviter l'hypokaliémie : diurétiques, laxatifs, corticoïdes.

☞ *Sur prescription médicale.*

- BRISTOL-MYERS SQUIBB

Forme	Dosage	N. d'unités	Prix	Prix/jour	Liste	Remb. S.S.	Comm.
Gélule	250 mg	40	58,80	9 à 12	1	65 %	1981
Susp. buv.	100 mg/ml	100 ml	31,50	4 à 15	1	65 %	1969
Flacon inj.	50 mg	1	Hôp.	–	1	Hôp.	1962
Lotion	3 %	30 ml	12,80	–	1	65 %	1971

FUOGLAIR

- **Composition :** Drosera, Grindelia, bromure de sodium, benzoate de sodium, sulfate de magnésium.
- **Domaine :** Pneumologie.
- **Activité :** Antitussif. Expectorant.
- **Classe :** Non opiacé.

Indications : Toux glaireuse, nerveuse ou grippale.

Précautions d'emploi : Le traitement doit être de courte durée.

☞ *Vendu sans ordonnance.*

- PHARMINTER

Forme	Dosage	N. d'unités	Prix	Prix/jour	Liste	Remb. S.S.	Comm.
Sirop	–	150 ml	29,00*	–	0	0 %	–

FUOMYGDAL ★

- **Composition :** Amyléine, bacitracine.
- **Domaine :** ORL. Stomatologie.
- **Activité :** Anesthésique local. Antiseptique local.

Indications : Traitement local d'appoint des infections de la bouche et de l'oropharynx : stomatites, gingivites, aphtes, extractions dentaires, pharyngites, rhinopharyngites.

Contre-indications : Allergie aux constituants.

Effets indésirables : Réactions allergiques. Glossites.

Précautions d'emploi : Traitement de courte durée.

☞ *Vendu sans ordonnance.*

- PHARMINTER

Forme	Dosage	N. d'unités	Prix	Prix/jour	Liste	Remb. S.S.	Comm.
Tablette	–	24	30,40	7	0	0 %	–

FUORHINOSE

- **Composition :** Benzododécinium, chlorure de sodium.
- **Domaine :** ORL.
- **Activité :** Antiseptique local.
- **Classe :** Ammonium quaternaire.

Indications : Traitement local d'appoint des infections de la muqueuse rhino-pharyngée et des sinus.

Contre-indications : Hypersensibilité à un constituant.

Précautions d'emploi : Traitement de courte durée.

☞ *Vendu sans ordonnance.*

- PHARMINTER

Forme	Dosage	N. d'unités	Prix	Prix/jour	Liste	Remb. S.S.	Comm.
Sol. nasale fl. pulv.	–	30 ml	26,40*	–	0	0 %	–

FUOTUSSYL ★

- **Composition :** Pholcodine, benzoate de sodium, bromo-galacto-gluconate de calcium.
- **Domaine :** Pneumologie.
- **Activité :** Antitussif.
- **Classe :** Opium et dérivés.

Indications : Utilisé dans le traitement symptomatique des toux non productives.

Contre-indications : Asthme, insuffisance respiratoire. Enfant de moins de 30 mois.

Effets indésirables : Constipation, somnolence, nausées, vomissements, dépression respiratoire. Intolérance digestive. Éruptions cutanées.

Précautions d'emploi : Ne pas prendre d'alcool pendant le traitement. Prudence chez le sujet âgé. Déconseillé chez la femme enceinte ou allaitant. Le traitement doit être de courte durée. Donne une réaction positive au contrôle antidopage.

Interactions : L'activité et les effets secondaires peuvent être augmentés par association à d'autres dépresseurs du système nerveux central.

Surdosage : Entraîne une somnolence avec possible dépression des centres respiratoires imposant l'hospitalisation.

☞ *Vendu sans ordonnance.*

• PHARMINTER

Forme	Dosage	N. d'unités	Prix	Prix/jour	Liste	Remb. S.S.	Comm.
Sirop	0,4 mg/ml	150 ml	29,90*	–	0	0 %	–

FUOTUX ★

• **Composition :** Pholcodine, codéthyline, belladone, sulfogaïacol, benzoate de sodium, polygala.
• **Domaine :** Pneumologie.
• **Activité :** Antitussif.
• **Classe :** Opium et dérivés.

Indications : Utilisé dans le traitement symptomatique des toux non productives.

Contre-indications : Enfant de moins de 30 mois. Asthme, insuffisance respiratoire. Glaucome, troubles urétro-prostatiques.

Effets indésirables : Constipation, somnolence, nausées, vomissements, dépression respiratoire. Sécheresse de la bouche, troubles visuels, tachycardie. L'augmentation des doses et la prolongation de l'administration peuvent conduire à la dépendance et à la toxicomanie.

Précautions d'emploi : Ne pas prendre d'alcool pendant le traitement. Prudence chez le sujet âgé. Déconseillé chez la femme enceinte ou allaitant. Le traitement doit être de courte durée. Donne une réaction positive au contrôle antidopage.

Interactions : L'activité et les effets secondaires peuvent être augmentés par les autres dépresseurs du système nerveux central.

Surdosage : Entraîne une somnolence avec possible dépression des centres respiratoires imposant l'hospitalisation.

☞ *Vendu sans ordonnance.*

• PHARMINTER

Forme	Dosage	N. d'unités	Prix	Prix/jour	Liste	Remb. S.S.	Comm.
Sirop	0,75 mg/ml	150 ml	31,90*	–	0	0 %	–

FURADANTINE ★★

• **Composition :** Nitrofurantoïne.
• **Domaine :** Uro-néphrologie.
• **Activité :** Antibactérien urinaire.
• **Classe :** Nitrofurane.

Indications : Infections aux germes suivants : colibacille, entérocoques, staphylocoques, Klebsiella, enterobacter, serratia. Infections urinaires aiguës ou chroniques : cystites, pyélites, pyélonéphrites. Infections secondaires à une lithiase ou à une malformation.

Contre-indications : Insuffisance rénale sévère.

Effets indésirables : Troubles digestifs. Réactions allergiques. Névrites périphériques. Anémie hémolytique. Hépatites.

Précautions d'emploi : Prudence en cas d'insuffisance rénale.

☞ *Sur prescription médicale.*

• LIPHA SANTÉ

Forme	Dosage	N. d'unités	Prix	Prix/jour	Liste	Remb. S.S.	Comm.
Gélule	50 mg	21	22,60	3,2	1	65 %	1971

FURADOÏNE ★★

- **Composition :** Nitrofurantoïne.
- **Domaine :** Uro-néphrologie.
- **Activité :** Antibactérien urinaire.
- **Classe :** Nitrofurane.

Indications : Infections aux germes suivants : colibacille, entérocoques, staphylocoques, Klebsiella, enterobacter, serratia. Infections urinaires aiguës ou chroniques : cystites, pyélites, pyélonéphrites. Infections secondaires à une lithiase ou à une malformation.

Contre-indications : Insuffisance rénale sévère.

Effets indésirables : Troubles digestifs. Réactions allergiques. Névrites périphériques. Anémie hémolytique. Hépatites.

Précautions d'emploi : Prudence en cas d'insuffisance rénale.

☞ *Sur prescription médicale.*

- LIPHA SANTÉ

Forme	Dosage	N. d'unités	Prix	Prix/jour	Liste	Remb. S.S.	Comm.
Comprimé	50 mg	30	9,10	–	1	65 %	–

FUROSÉMIDE-RATIOPHARM ★★★

- **Composition :** Furosémide.
- **Domaine :** Cardio-vasculaire.
- **Activité :** Diurétique.
- **Classe :** Diurétique de l'anse.

Indications : Rétention de sodium et œdèmes d'origine cardiaque, rénale ou hépatique. Insuffisance cardiaque avec ou sans œdème pulmonaire. Poussées d'hypertension artérielle.

Contre-indications : Hypersensibilité aux sulfamides. Insuffisance hépatique sévère.

Effets indésirables : Déshydratation avec hypotension. Augmentation du sucre dans le sang et de l'acide urique pouvant entraîner des crises de goutte. Perte de potassium importante pouvant provoquer des crampes, parfois des troubles du rythme cardiaque.

Précautions d'emploi : Avant et en cours de traitement, surveiller la fonction rénale et faire des dosages réguliers de sodium et de potassium dans le sang. Prudence chez la femme enceinte ou allaitant. Donne une réaction positive au contrôle antidopage.

Interactions : Peut modifier la concentration de lithium dans le sang chez les patients traités par ce produit. Peut entraîner des troubles du rythme cardiaque avec certains médicaments : antiarythmiques, digitaliques. Associer avec une grande prudence aux anti-inflammatoires, à certains antidiabétiques et à certains antibiotiques. Potentialise l'action des inhibiteurs de l'enzyme de conversion.

Surdosage : Surveiller l'hydratation du patient.

☞ *Sur prescription médicale.*

- LAFON-RATIOPHARM

Forme	Dosage	N. d'unités	Prix	Prix/jour	Liste	Remb. S.S.	Comm.
Comprimé	40 mg	20	10,50	0,3 à 2	2	65 %	1992

FUROSÉMIX ★★★

- **Composition :** Furosémide.
- **Domaine :** Cardio-vasculaire.
- **Activité :** Diurétique.
- **Classe :** Diurétique de l'anse.

Indications : Rétention de sodium et œdèmes d'origine cardiaque, rénale ou hépatique. Insuffisance cardiaque avec ou sans œdème pulmonaire. Poussées d'hypertension artérielle.

Contre-indications : Hypersensibilité aux sulfamides. Insuffisance hépatique sévère.

Effets indésirables : Déshydratation avec hypotension. Augmentation du sucre dans le sang et de l'acide urique pouvant entraîner des crises de goutte. Perte de potassium importante pouvant provoquer des crampes, parfois des troubles du rythme cardiaque.

Précautions d'emploi : Avant et en cours de traitements surveiller la fonction rénale et faire des dosages réguliers de sodium et de potassium dans le sang. Prudence chez la femme enceinte ou allaitant. Donne une réaction positive au contrôle antidopage.

Interactions : Peut modifier la concentration de lithium dans le sang chez les patients traités par ce produit. Peut entraîner des troubles du rythme cardiaque avec certains médicaments : antiarythmiques, digitaliques. Associer avec une grande prudence aux anti-inflammatoires, à certains antidiabétiques et à certains antibiotiques. Potentialise l'action des inhibiteurs de l'enzyme de conversion.

Surdosage : Surveiller l'hydratation du patient.

☞ *Sur prescription médicale.*

• BIOGALÉNIQUE

Forme	Dosage	N. d'unités	Prix	Prix/jour	Liste	Remb. S.S.	Comm.
Comprimé faible	20 mg	30	12,20	0,3 à 1	2	65 %	1984
Comprimé	40 mg	20	10,60	0,4 à 2	2	65 %	1984
Comprimé	40 mg	30	15,00	0,4 à 1	2	65 %	1991

GABACET ★★

• **Composition :** Piracétam.
• **Domaine :** Neuropsychiatrie.
• **Activité :** Nootrope.

Indications : Troubles psycho-comportementaux du sujet âgé et après accident vasculaire cérébral. Vertiges d'origine centrale.

Contre-indications : Insuffisance rénale sévère.

Effets indésirables : Nervosité, agitation, insomnie. Troubles digestifs bénins.

Précautions d'emploi : La dose sera modifiée s'il existe une insuffisance rénale modérée. Ne pas prescrire chez la femme enceinte ou allaitant.

Surdosage : Absence de toxicité.

☞ *Sur prescription médicale.*

• SYNTHÉLABO FRANCE

Forme	Dosage	N. d'unités	Prix	Prix/jour	Liste	Remb. S.S.	Comm.
Gélule	0,4 g	60	44,90	4,5	2	35 %	1979
Amp. buv.	1,2 g	20	50,90	5	2	35 %	1980
Amp. inj.	1 g	12	33,10	8 à 12	2	35 %	1979

GABRÈNE ★★★

• **Composition :** Progabide.
• **Domaine :** Neuropsychiatrie.
• **Activité :** Antiépileptique.
• **Classe :** Antagoniste GABA.

Indications : Épilepsie généralisée ou partielle résistant aux traitements habituels.

Contre-indications : Hépatites aiguës ou chroniques. Antécédent d'hépatite médicamenteuse.

Effets indésirables : Hépatites imposant une surveillance régulière des fonctions hépatiques avant et pendant toute la durée du traitement. Parfois, en début de traitement, somnolence, vertiges, troubles digestifs.

Précautions d'emploi : Contrôle biologique régulier des fonctions hépatiques. N'est pas conseillé chez la femme enceinte.

Interactions : Chez le patient traité par plusieurs antiépileptiques, comme le phénobarbital, la carbamazépine, l'acide valproïque, la phénytoïne, on fera des dosages sanguins pour ajuster la posologie.

Surdosage : Entraîne des troubles de la conscience imposant l'hospitalisation.

☞ *Sur prescription médicale.*

• SYNTHÉLABO FRANCE

Forme	Dosage	N. d'unités	Prix	Prix/jour	Liste	Remb. S.S.	Comm.
Sachet	150 mg	40	27,50	1 à 4	1	65 %	1985
Comprimé	300 mg	40	49,50	4 à 8	1	65 %	1985
Comprimé	600 mg	40	96,70	4 à 8	1	65 %	1985

GADUASE ★

- **Composition :** Vitamines PP, B1, foie de gadidé, hypophosphite de calcium, phosphate de calcium, acide phosphorique, acide iodhydrique.
- **Domaine :** Nutrition et métabolisme.
- **Activité :** Antiasthénique.
- **Classe :** Calcium. Phosphore.

Indications : Utilisé dans le traitement de l'asthénie fonctionnelle, en l'absence d'activité spécifique démontrée.

Contre-indications : Hypercalcémies. Lithiases urinaires. Maladies de la thyroïde.

Précautions d'emploi : Prudence en cas d'insuffisance rénale. Traitement toujours de courte durée.

Interactions : Prudence en cas d'association aux digitaliques. Si un traitement par les diphosphonates est prévu, le faire à distance de la prise de calcium.

☞ *Vendu sans ordonnance.*

- C. P. F.

Forme	Dosage	N. d'unités	Prix	Prix/jour	Liste	Remb. S.S.	Comm.
Sol. buv.	–	–	32,20*	–	0	0 %	–

GAÏACOL VACHERON ★

- **Composition :** Gaïacol.
- **Domaine :** Pneumologie.
- **Activité :** Fluidifiant bronchique. Expectorant.

Indications : Traitement des troubles de la sécrétion bronchique au cours des affections des voies respiratoires : bronchites aiguës ou chroniques, trachéo-bronchites.

Effets indésirables : Troubles digestifs : gastralgies, nausées, diarrhées.

Précautions d'emploi : Non conseillé chez la femme enceinte ou allaitant.

Interactions : Ne pas associer aux antitussifs ou aux asséchants bronchiques de type anticholinergique.

☞ *Vendu sans ordonnance.*

- SOLUDIA

Forme	Dosage	N. d'unités	Prix	Prix/jour	Liste	Remb. S.S.	Comm.
Sirop	10 mg/ml	150 ml	13,50	0,5 à 5	0	35 %	1944

GAÏARSOL ★

- **Composition :** Codéine, gaïacol, aconit, acide méthylarsinique, baume de tolu.
- **Domaine :** Pneumologie.
- **Activité :** Antitussif.
- **Classe :** Opium et dérivés.

Indications : Traitement symptomatique des toux non productives, en l'absence d'activité spécifique démontrée.

Contre-indications : Asthme, insuffisance respiratoire. Enfant de moins de 30 mois.

Effets indésirables : Constipation, somnolence, nausées, vomissements, dépression respiratoire. L'augmentation des doses et la prolongation de l'administration peuvent conduire à la dépendance et à la toxicomanie.

Précautions d'emploi : Ne pas prendre d'alcool pendant le traitement. Prudence chez le sujet âgé. Déconseillé chez la femme enceinte ou allaitant. Le traitement doit être de courte durée. Donne une réaction positive au contrôle antidopage.

Interactions : L'activité et les effets secondaires peuvent être augmentés par les autres dépresseurs du système nerveux central.

Surdosage : Entraîne une somnolence avec dépression des centres respiratoires imposant l'hospitalisation.

☞ *Vendu sans ordonnance.*

• PHARMACIE CENTRALE DE FRANCE

Forme	Dosage	N. d'unités	Prix	Prix/jour	Liste	Remb. S.S.	Comm.
Sirop	–	200 ml	13,60	1,8 à 2,7	0	35 %	1963

GALAC ★

• **Composition :** Streptococcus lactici.
• **Domaine :** Gastro-entérologie.
• **Activité :** Antidiarrhéique.
• **Classe :** Modificateur du milieu intestinal.

Indications : Diarrhées non organiques.

Contre-indications : Intolérance au lactose.

☞ *Vendu sans ordonnance.*

• RÉGÉPHARM

Forme	Dosage	N. d'unités	Prix	Prix/jour	Liste	Remb. S.S.	Comm.
Comprimé	–	50	Libre	–	0	0 %	–

GALACTOGIL

• **Composition :** Galega, malt, phosphate tricalcique.
• **Domaine :** Gynécologie.
• **Activité :** Stimulant de la lactation.

Indications : Utilisé dans l'insuffisance de sécrétion lactée en l'absence d'activité spécifique démontrée.

☞ *Vendu sans ordonnance.*

• NUTRIPHARM

Forme	Dosage	N. d'unités	Prix	Prix/jour	Liste	Remb. S.S.	Comm.
Granulé	–	210 g	25,10*	–	0	0 %	1942

GALIRÈNE ★

• **Composition :** Bromure de calcium, lactate de calcium.
• **Domaine :** Neuropsychiatrie.
• **Activité :** Sédatif.
• **Classe :** Sédatif bromé.

Indications : Irritabilité, nervosité.

Contre-indications : Lithiase calcique, femme enceinte ou allaitant.

Effets indésirables : Troubles digestifs, éruptions cutanées.

Précautions d'emploi : L'absorption d'alcool est déconseillée.

Interactions : En cas de traitement par les tétracyclines par voie orale, interférence possible au niveau de l'absorption intestinale : décaler de 2 à 3 heures la prise de Galirène. Interférence avec le dosage des chlorures.

☞ *Vendu sans ordonnance.*

• MERCK-CLÉVENOT

Forme	Dosage	N. d'unités	Prix	Prix/jour	Liste	Remb. S.S.	Comm.
Amp. buv.	150 mg	20	32,20	2 à 5	0	65 %	1963

GALLA

• **Composition :** Acide borique, sous-gallate de bismuth, carbonate de bismuth, oxyde de zinc, résorcine.
• **Domaine :** Dermatologie. Chirurgie.
• **Activité :** Antiseptique local.

Indications : Traitement d'appoint des brûlures, engelures, gerçures.

Contre-indications : Hypersensibilité à un constituant. Enfant.

Effets indésirables : Peut entraîner une irritation cutanée.

Précautions d'emploi : Pas d'utilisation prolongée. Ne pas utiliser plusieurs antiseptiques simultanément. Prudence chez l'enfant.

☞ *Vendu sans ordonnance.*

• RICHELET

Forme	Dosage	N. d'unités	Prix	Prix/jour	Liste	Remb. S.S.	Comm.
Pommade	–	35 g	19,50*	–	0	0 %	–

GAMMA-OH ★

- **Composition :** Hydroxybutyrate de sodium.
- **Domaine :** Anesthésie. Réanimation.
- **Activité :** Anesthésique général.

Indications : Anesthésie en obstétrique, neurochirurgie, ORL, ophtalmologie, etc.

Contre-indications : Hypertension artérielle, épilepsie, délires alcooliques.

Effets indésirables : Stimulation respiratoire, ralentissement du rythme cardiaque. Peut entraîner une hypokaliémie.

☞ *Sur prescription médicale.*

- CLINTEC

Forme	Dosage	N. d'unités	Prix	Prix/jour	Liste	Remb. S.S.	Comm.
Amp. inj. 10 ml	2 g	6	40,20	–	1	65 %	1961

GAMMA TÉTANOS ★★★

- **Composition :** Immunoglobulines humaines à titre élevé en anticorps antitétaniques.
- **Domaine :** Infectiologie.
- **Activité :** Immunoglobulines spécifiques.
- **Classe :** Antitétanique.

Indications : Prévention du tétanos chez le sujet mal vacciné. Traitement du tétanos.

Effets indésirables : Réactions locales douloureuses.

Précautions d'emploi : Injection intramusculaire. Durée de protection : 3 semaines.

Interactions : Peut s'administrer conjointement à la vaccination antitétanique.

☞ *Vendu sans ordonnance.*

- A.N.D.F.P.H.

Forme	Dosage	N. d'unités	Prix	Prix/jour	Liste	Remb. S.S.	Comm.
Seringue	2 ml	1	78,90	–	0	100 %	1974
Seringue	4 ml	1	157,80	–	0	100 %	1974

GANIDAN ★★

- **Composition :** Sulfaguanidine.
- **Domaine :** Gastro-entérologie.
- **Activité :** Antiseptique intestinal.
- **Classe :** Sulfamide.

Indications : Diarrhées aiguës d'origine infectieuse.

Contre-indications : Hypersensibilité aux sulfamides. Déconseillé chez la femme enceinte. Insuffisance rénale ou hépatique grave.

Effets indésirables : Réactions allergiques : urticaire, œdème. Insuffisance rénale.

Précautions d'emploi : Boire abondamment. Limiter le traitement à 3 ou 4 jours.

☞ *Vendu sans ordonnance.*

- SPECIA

Forme	Dosage	N. d'unités	Prix	Prix/jour	Liste	Remb. S.S.	Comm.
Comprimé	0,5 g	20	6,80*	24	0	0 %	–

GAOPATHYL ★

- **Composition :** Allantoïne, hydroxyde de magnésium, hydrate d'aluminium.
- **Domaine :** Gastro-entérologie.
- **Activité :** Antiacide œso-gastrique.
- **Classe :** Sel de magnésium. Sel d'aluminium.

Indications : Traitement symptomatique des douleurs liées aux affections œso-gastro-duodénales.

Contre-indications : Diarrhée.

Précautions d'emploi : Prudence en cas d'insuffisance rénale.

Interactions : Entraîne une diminution de l'absorption d'un grand nombre de médicaments. Il convient donc de respecter un délai de 2 heures entre la prise du produit et d'autres traitements.

☞ *Vendu sans ordonnance.*

• PHARMINTER

Forme	Dosage	N. d'unités	Prix	Prix/jour	Liste	Remb. S.S.	Comm.
Comprimé	–	48	31,00*	–	0	0 %	–

GAOPTOL ★★★

• **Composition :** Timolol.
• **Domaine :** Ophtalmologie.
• **Activité :** Antiglaucomateux.
• **Classe :** Bêtabloquant non sélectif.

Indications : Hypertonie intraoculaire. Glaucome chronique à angle ouvert.

Contre-indications : Hypersensibilité au produit. Asthme, insuffisance cardiaque non traitée. Troubles de la conduction intracardiaque, bradycardie importante.

Effets indésirables : Bradycardie, hypotension, risque de décompensation cardiaque. Crise d'asthme, gêne respiratoire. Fatigue, maux de tête. Sécheresse de l'œil, anesthésie de la cornée, troubles visuels.

Précautions d'emploi : Débuter progressivement le traitement. Donne une réaction positive au contrôle antidopage.

Interactions : Prudence en cas d'association à des médicaments utilisés par voie générale : bêtabloquants, inhibiteurs calciques, antihypertenseurs antiarythmisants. Ne pas associer à la floctafénine (Idarac). Prudence en cas d'association avec les anti-inflammatoires non stéroïdiens et les neuroleptiques.

☞ *Sur prescription médicale.*

• EUROPHTA

Forme	Dosage	N. d'unités	Prix	Prix/jour	Liste	Remb. S.S.	Comm.
Collyre	0,25 %	3 ml	28,60	–	1	65 %	1991
Collyre	0,50 %	3 ml	30,40	–	1	65 %	1991

GAOSÉDAL CODÉINE ★★★

• **Composition :** Paracétamol, codéine.
• **Domaine :** Algologie.
• **Activité :** Antalgique périphérique. Antalgique central.
• **Classe :** Paracétamol et dérivés, avec codéine.

Indications : Traitement symptomatique des affections douloureuses ou fébriles de l'adulte ne répondant pas aux antalgiques banals.

Contre-indications : Hypersensibilité au paracétamol. Insuffisance hépatique sévère. Hypersensibilité à la codéine, insuffisance respiratoire.

Effets indésirables : Éruptions cutanées : urticaire, érythèmes. Exceptionnellement diminution des plaquettes du sang. Du fait de la codéine, somnolence, constipation, spasme bronchique, dépression respiratoire.

Précautions d'emploi : Déconseillé chez la femme enceinte ou allaitant. L'absorption d'alcool est déconseillée. Risque de somnolence. Donne une réaction positive au contrôle antidopage.

Interactions : Peut fausser les dosages du glucose et de l'acide urique dans le sang.

Surdosage : Le paracétamol peut entraîner une nécrose du foie, la codéine une dépression aiguë des centres respiratoires. L'hospitalisation s'impose d'urgence.

☞ *Vendu sans ordonnance.*

• PHARMINTER

Forme	Dosage	N. d'unités	Prix	Prix/jour	Liste	Remb. S.S.	Comm.
Comprimé	–	12	29,90*	–	0	0 %	–

GARASPIRINE ★★★

• **Composition :** Acide acétylsalicylique, phénobarbital, papavérine.
• **Domaine :** Algologie.
• **Activité :** Antalgique périphérique.
• **Classe :** Aspirine et dérivés, associés.

Indications : Traitement symptomatique

des affections douloureuses ou fébriles. Chez l'enfant, affections fébriles, poussées dentaires, suites de vaccination.

Contre-indications : Ulcère gastro-duodénal, maladie hémorragique. Hypersensibilité à l'aspirine. Certains asthmes. Dernier trimestre de la grossesse.

Effets indésirables : Bourdonnements d'oreille, douleurs abdominales, gastralgies. Plus rarement, ulcérations digestives avec hémorragies responsables d'une anémie. Syndromes hémorragiques avec épistaxis, ecchymoses, purpura. Accidents de sensibilisation : urticaire, asthme. Somnolence.

Précautions d'emploi : Prudence chez le patient présentant un asthme, des antécédents d'hémorragie. Prudence chez le patient prenant un traitement anticoagulant. Chez la femme enceinte, l'aspirine n'est pas contre-indiquée lors des 2 premiers trimestres de la grossesse.

Interactions : Potentialise l'action des anticoagulants, des antiagrégants plaquettaires, des antidiabétiques hypoglycémiants, de certains diurétiques. L'aspirine peut réduire l'action de certains traitements, en particulier celle des anti-inflammatoires non stéroïdiens.

Surdosage : Grave, surtout chez l'enfant, entraînant des désordres métaboliques avec troubles respiratoires pouvant provoquer la mort. L'hospitalisation s'impose d'urgence.

☞ *Sur prescription médicale.*

• IPRAD

Forme	Dosage	N. d'unités	Prix	Prix/jour	Liste	Remb. S.S.	Comm.
Supp. nourr.	100 mg	8	10,60	1 à 4	2	65 %	1953
Supp. enf.	200 mg	8	11,10	1 à 4,5	2	65 %	1953
Supp. adulte	450 mg	8	11,60	1,5 à 4,5	2	65 %	1953
Comprimé	450 mg	20	10,90	1 à 2	0	65 %	1947

GARDÉNAL ★★★

- **Composition :** Phénobarbital.
- **Domaine :** Neuropsychiatrie.
- **Activité :** Antiépileptique.
- **Classe :** Barbiturique.

Indications : Crises d'épilepsie.

Contre-indications : Insuffisance respiratoire sévère.

Effets indésirables : Somnolence diurne avec réveils difficiles. Modification de l'humeur. Troubles de l'équilibre, vertiges. Réactions allergiques cutanées, douleurs articulaires. Risque de dépendance chez certains patients. L'arrêt brutal du traitement peut entraîner des crises convulsives répétées.

Précautions d'emploi : La prise d'alcool est formellement contre-indiquée. Une surveillance accrue s'impose chez le sujet âgé et l'éthylique. Chez la femme enceinte, le traitement ne doit pas être interrompu, en sachant que le nouveau-né peut présenter un syndrome de sevrage à la naissance avec retard de croissance et parfois des problèmes hémorragiques.

Interactions : Nombreuses. On déconseillera la prise d'œstro-progestatifs en vue d'une contraception. On surveillera de très près les patients traités par des anti-inflammatoires corticoïdes, des anticoagulants oraux, certains antiarythmisants cardiaques, la digitaline, des antidépresseurs imipraminiques et tous les dépresseurs du système nerveux central. Chez le patient traité par plusieurs antiépileptiques, comme l'acide valproïque, la phénytoïne, la carbamazépine ou le progabide, on fera des dosages sanguins pour ajuster la posologie.

Surdosage : Entraîne un coma nécessitant une hospitalisation d'urgence en milieu hospitalier.

☞ *Sur prescription médicale.*

• SPECIA

Forme	Dosage	N. d'unités	Prix	Prix/jour	Liste	Remb. S.S.	Comm.
Comprimé	10 mg	80	9,50	0,2 à 0,8	2	65 %	1920
Comprimé	50 mg	30	6,00	0,4 à 1,2	2	65 %	1920
Comprimé	100 mg	20	9,80	0,5 à 0,8	2	65 %	1920
Flacon inj.	40 mg	1	9,60	30 à 80	2	65 %	1983

GARFIELD ✤

- **Composition :** Séné, menthe poivrée, anis, chiendent, fenouil, boldo, cumin, hysope, mélisse.
- **Domaine :** Gastro-Entérologie.
- **Activité :** Laxatif stimulant.

Indications : Traitement symptomatique de la constipation.

Précautions d'emploi : Ne pas utiliser chez l'enfant. Pas d'utilisation prolongée. Ne pas utiliser en cas de colopathie organique. Risque d'hypokaliémie grave, de douleurs abdominales et de maladie des laxatifs grave pouvant entraîner des lésions rénales.

☞ *Vendu sans ordonnance. Présente des dangers en cas d'utilisation prolongée.*

- DENSMORE

Forme	Dosage	N. d'unités	Prix	Prix/jour	Liste	Remb. S.S.	Comm.
Tisane vrac	–	100 g	27,30	–	0	0 %	–

GARGYL

- **Composition :** Salicylate de sodium, résorcine, phénol, feuilles de guimauve et de mauve.
- **Domaine :** ORL. Stomatologie.
- **Activité :** Antiseptique local. Antalgique local.

Indications : Utilisé dans le traitement symptomatique local des affections douloureuses de la cavité buccale et de l'oropharynx.

Contre-indications : Hypersensibilité aux salicylés. Enfant de moins de 30 mois.

☞ *Vendu sans ordonnance.*

- C.P.F.

Forme	Dosage	N. d'unités	Prix	Prix/jour	Liste	Remb. S.S.	Comm.
Sol. locale	–	45 ml	23,90*	–	0	0 %	–

GASTÉRINE ★

- **Composition :** Bicarbonate de sodium, carbonate de calcium, hydroxyde de magnésium.
- **Domaine :** Gastro-entérologie.
- **Activité :** Antiacide œso-gastrique.
- **Classe :** Sel de magnésium. Sel de calcium.

Indications : Traitement symptomatique des douleurs liées aux affections œso-gastro-duodénales.

Contre-indications : Insuffisance rénale sévère.

Effets indésirables : Diarrhée.

Précautions d'emploi : En cas de régime désodé, tenir compte du fait que chaque comprimé contient l'équivalent de 0,1 g de sel.

Interactions : Entraîne une diminution de l'absorption d'un grand nombre de médicaments. Il convient donc de respecter un délai de 2 heures entre la prise du produit et d'autres traitements.

☞ *Vendu sans ordonnance.*

- BOUCHARA

Forme	Dosage	N. d'unités	Prix	Prix/jour	Liste	Remb. S.S.	Comm.
Comprimé	–	36	26,50*	–	0	0 %	1954

GASTRALGINE ★★★

- **Composition :** Hydroxyde d'aluminium, glycinate d'aluminium, trisilicate de magnésium, diméticone.
- **Domaine :** Gastro-entérologie.
- **Activité :** Antiacide œso-gastrique.
- **Classe :** Sel de magnésium. Sel d'aluminium. Silicone.

Indications : Traitement symptomatique des douleurs liées aux affections œso-gastro-duodénales. Météorisme abdominal.

Contre-indications : Insuffisance rénale sévère.

Précautions d'emploi : Prudence chez l'insuffisant rénal chronique dialysé.

Interactions : Risque de surdosage avec la quinidine. Entraîne une diminution de l'absorption d'un grand nombre de médicaments. Il convient donc de respecter un délai de 2 heures entre la prise du produit et d'autres traitements.

☞ *Vendu sans ordonnance.*

• UPSA

Forme	Dosage	N. d'unités	Prix	Prix/jour	Liste	Remb. S.S.	Comm.
Comprimé	–	40	24,60	1,8	0	65 %	1965

GASTRALUGEL ★★

- **Composition :** Silice hydratée, hydroxyde d'aluminium.
- **Domaine :** Gastro-entérologie.
- **Activité :** Antiacide œso-gastrique.
- **Classe :** Sel d'aluminium.

Indications : Traitement symptomatique des douleurs liées aux affections œso-gastro-duodénales.

Effets indésirables : Constipation.

Précautions d'emploi : Prudence en cas d'insuffisance rénale.

Interactions : Entraîne une diminution de l'absorption d'un grand nombre de médicaments. Il convient donc de respecter un délai de 2 heures entre la prise du produit et d'autres traitements.

☞ *Vendu sans ordonnance.*

• BIOGALÉNIQUE

Forme	Dosage	N. d'unités	Prix	Prix/jour	Liste	Remb. S.S.	Comm.
Comprimé	–	60	27,30	1 à 2	0	65 %	1960

GASTREX ★★★

- **Composition :** Mono-L-histidinate de dihydroxyaluminium, hydroxyde de magnésium.
- **Domaine :** Gastro-entérologie.
- **Activité :** Antiacide œso-gastrique.
- **Classe :** Sel d'aluminium.

Indications : Traitement symptomatique des douleurs liées aux affections œso-gastro-duodénales.

Effets indésirables : Diarrhée.

Précautions d'emploi : Prudence en cas d'insuffisance rénale.

Interactions : Entraîne une diminution de l'absorption d'un grand nombre de médicaments. Il convient donc de respecter un délai de 2 heures entre la prise du produit et d'autres traitements.

☞ *Vendu sans ordonnance.*

• BOEHRINGER INGELHEIM

Forme	Dosage	N. d'unités	Prix	Prix/jour	Liste	Remb. S.S.	Comm.
Comprimé	–	20	27,00*	–	0	0 %	–

GASTRILAX ★

- **Composition :** Sulfate disodique, phosphate monosodique, carbonate monosodique, acide citrique.
- **Domaine :** Gastro-entérologie.
- **Activité :** Antiacide œso-gastrique.
- **Classe :** Sel alcalin.

Indications : Traitement symptomatique des douleurs liées aux affections œso-gastro-duodénales.

Contre-indications : Patient suivant un régime sans sel.

Effets indésirables : Diarrhée.

Précautions d'emploi : En cas de régime sans sel, tenir compte de la quantité de sel apportée.

Interactions : Entraîne une diminution de l'absorption d'un grand nombre de médicaments. Il convient donc de respecter un délai de 2 heures entre la prise du produit et d'autres traitements.

☞ *Vendu sans ordonnance.*

• SAUNIER DAGUIN

Forme	Dosage	N. d'unités	Prix	Prix/jour	Liste	Remb. S.S.	Comm.
Poudre orale	–	125 g	23,35	–	0	0 %	–

GASTROCALM ★★★

- **Composition :** Citrate trisodique, carbonate de magnésium, hydroxyde de magnésium, carbonate de calcium, carbonate monosodique, artichaut.
- **Domaine :** Gastro-entérologie.
- **Activité :** Antiacide œso-gastrique.
- **Classe :** Sel de magnésium. Sel de calcium.

Indications : Traitement symptomatique des douleurs liées aux affections œso-gastro-duodénales.

Contre-indications : Diarrhée.

Effets indésirables : Hypercalcémie.

Précautions d'emploi : Prudence en cas d'insuffisance rénale.

Interactions : Entraîne une diminution de l'absorption d'un grand nombre de médicaments. Il convient donc de respecter un délai de 2 heures entre la prise du produit et d'autres traitements.

☞ *Vendu sans ordonnance.*

- BRICHARD

Forme	Dosage	N. d'unités	Prix	Prix/jour	Liste	Remb. S.S.	Comm.
Comprimé	–	30	25,00*	–	0	0 %	–

GASTRO-CYNÉSINE ❍

- **Composition :** Abies nigra 4CH, Carbo vegetalis 4CH, Nux vomica 4CH, Robinia pseudo-acacia 4CH aa.
- **Domaine :** Gastro-entérologie.
- **Activité :** Divers.

Indications : Douleurs, pesanteur gastrique. Somnolence après les repas. Reflux gastro-œsophagien.

☞ *Vendu sans ordonnance.*

- BOIRON

Forme	Dosage	N. d'unités	Prix	Prix/jour	Liste	Remb. S.S.	Comm.
Comprimé	–	60	31,00*	3	0	0 %	–

GASTRO-DRAINOL ❍

- **Composition :** Argentum nitricum 6CH, Arsenicum album 30CH, Carbo vegetabilis 6CH, Ambra grisea 30CH, Chelidonium majus 6CH, Nux vomica 3CH, Marsdenia condurango 6CH, Asarum europaeum 30CH, Borax 30CH, China 6CH aa.
- **Domaine :** Gastro-entérologie.
- **Activité :** Divers.

Indications : Dyspepsie. Aérophagie.

☞ *Vendu sans ordonnance.*

- BOIRON

Forme	Dosage	N. d'unités	Prix	Prix/jour	Liste	Remb. S.S.	Comm.
Sol. buvable	–	30 ml	34,00*	3	0	0 %	–

GASTROGRAPHINE

- **Composition :** Amidotrizoates de sodium et de mégumine.
- **Domaine :** Imagerie médicale.
- **Activité :** Produit de contraste iodé.
- **Classe :** Triiodé hydrosoluble.

Indications : Radiographie œso-gastro-duodénale. Lavement colique opaque en cas de contre-indication à l'exploration barytée.

Contre-indications : Ne pas injecter par voie artérielle ou veineuse. Hypersensibilité à l'iode, déshydratation.

Effets indésirables : Diarrhée. Réactions générales d'intolérance.

Précautions d'emploi : Prudence chez les patients allergiques.

☞ *Sur prescription médicale.*

- SCHERING

Forme	Dosage	N. d'unités	Prix	Prix/jour	Liste	Remb. S.S.	Comm.
Sol. entérale	100 ml	1	70,60	–	2	65 %	1971

GASTROPAX ★

- **Composition :** Belladone, badiane, kaolin, carbonate de calcium, trisilicate de magnésium, carbonate de magnésium, charbon, thym, phosphate tricalcique, réglisse, bicarbonate de sodium, sulfate de sodium, hydroxyde de magnésium.
- **Domaine :** Gastro-entérologie.
- **Activité :** Antiacide œso-gastrique.
- **Classe :** Sel de magnésium. Sel de calcium. Sel d'aluminium.

Indications : Traitement symptomatique des douleurs liées aux affections œso-gastro-duodénales.

Contre-indications : Glaucome. Adénome de la prostate.

Effets indésirables : Sécheresse de la bouche, troubles visuels. Diarrhée, douleurs abdominales.

Précautions d'emploi : En cas de régime désodé, tenir compte du fait que chaque cuiller contient l'équivalent de 0,75 g de sel.

Interactions : Entraîne une diminution de l'absorption d'un grand nombre de médicaments. Il convient donc de respecter un délai de 2 heures entre la prise du produit et d'autres traitements.

☞ *Vendu sans ordonnance.*

- LEHNING

Forme	Dosage	N. d'unités	Prix	Prix/jour	Liste	Remb. S.S.	Comm.
Poudre	–	100 g	8,70	1	0	35 %	1952

GASTROPHORYL ★★★

- **Composition :** Trisilicate de magnésium, glycinate d'aluminium, glycyrrhizate monoammoniacal.
- **Domaine :** Gastro-entérologie.
- **Activité :** Antiacide œso-gastrique.
- **Classe :** Sel de magnésium. Sel d'aluminium.

Indications : Traitement symptomatique des douleurs liées aux affections œso-gastro-duodénales.

Contre-indications : Diarrhée.

Précautions d'emploi : Prudence en cas d'insuffisance rénale.

Interactions : Entraîne une diminution de l'absorption d'un grand nombre de médicaments. Il convient donc de respecter un délai de 2 heures entre la prise du produit et d'autres traitements.

☞ *Vendu sans ordonnance.*

- NICHOLAS

Forme	Dosage	N. d'unités	Prix	Prix/jour	Liste	Remb. S.S.	Comm.
Comprimé	–	20	25,00*	–	0	0 %	–

GASTROPHYLE ✤

- **Composition :** Menthe, badiane, noix vomique, chlorhydrate d'amyléine, orange amère.
- **Domaine :** Gastro-entérologie.
- **Activité :** Eupeptique.

Indications : Traitement symptomatique des troubles de la digestion.

Contre-indications : Obstruction des voies biliaires. Insuffisance hépatique grave.

☞ *Vendu sans ordonnance.*

- PICOT

Forme	Dosage	N. d'unités	Prix	Prix/jour	Liste	Remb. S.S.	Comm.
Sol. buv.	–	90 ml	20,00*	–	0	0 %	–

GASTROPULGITE ★★★

- **Composition :** Attapulgite, hydroxyde d'aluminium, carbonate de magnésium.
- **Domaine :** Gastro-entérologie.
- **Activité :** Antiacide œso-gastrique.
- **Classe :** Sel de magnésium. Sel d'aluminium.

Indications : Traitement symptomatique des douleurs liées aux affections œso-gastro-duodénales. Ulcère gastro-duodénal. Hernie hiatale. Reflux gastro-œsophagien.

Précautions d'emploi : Prudence chez l'insuffisant rénal chronique.

Interactions : Entraîne une diminution de l'absorption d'un grand nombre de médicaments. Il convient donc de respecter un

délai de 2 heures entre la prise du produit et d'autres traitements.

☞ *Vendu sans ordonnance.*

• BEAUFOUR

Forme	Dosage	N. d'unités	Prix	Prix/jour	Liste	Remb. S.S.	Comm.
Sachet	–	30	29,80	2 à 4	0	65 %	1967
Sachet	–	60	48,90	1,6 à 3,2	0	65 %	1968

GASTROSÉDYL ★

• **Composition :** Belladone, jusquiame, bromure de sodium, codéine.
• **Domaine :** Gastro-entérologie.
• **Activité :** Antiulcéreux.
• **Classe :** Anticholinergique.

Indications : Ulcères gastriques ou duodénaux.

Contre-indications : Glaucome. Adénome de la prostate. Insuffisance respiratoire.

Effets indésirables : Sécheresse de la bouche. Troubles visuels. Troubles urinaires. Somnolence. Constipation.

Précautions d'emploi : Donne une réaction positive au contrôle antidopage.

Surdosage : Entraîne des troubles cardio-respiratoires et neurologiques.

☞ *Sur prescription médicale.*

• PHARMAPLUS

Forme	Dosage	N. d'unités	Prix	Prix/jour	Liste	Remb. S.S.	Comm.
Sol. buv.	–	15 ml	15,20	1 à 3	2	35 %	1938

GASTROSODINE

• **Composition :** Carbonate monosodique, sulfate disodique, phosphate de sodium.
• **Domaine :** Gastro-entérologie.
• **Activité :** Eupeptique. Laxatif osmotique.
• **Classe :** Sel alcalin.

Indications : Traitement symptomatique des troubles de la digestion. Indigestion. Traitement symptomatique de la constipation associé aux mesures hygiéno-diététiques.

Contre-indications : Constipation récente inexpliquée, persistante, n'ayant pas fait l'objet d'examens médicaux. Colopathies organiques inflammatoires. Syndrome occlusif. Douleurs abdominales. Enfant de moins de 15 ans.

Effets indésirables : Diarrhée. Douleurs abdominales. Mélanose recto-colique. Hypokaliémie. Maladie des laxatifs. Insuffisance rénale.

Précautions d'emploi : Pas d'utilisation prolongée. Non conseillé chez la femme allaitant. Tenir compte de la quantité de sodium apportée par le produit. Prudence en cas d'insuffisance rénale.

☞ *Vendu sans ordonnance.*

• BOUCHARA

Forme	Dosage	N. d'unités	Prix	Prix/jour	Liste	Remb. S.S.	Comm.
Poudre	–	–	Libre	–	0	0 %	–

GASTROTISANE ✤

• **Composition :** Millepertuis, pissenlit, boldo, ortie, romarin, verge d'or, hysope, eupatoire, plantain, achillée, consoude, euphraise, imperatoire, ulmaire, orange douce, aspérule odorante, fenouil, menthe, anis, cumin.
• **Domaine :** Hépatologie.
• **Activité :** Divers.

Indications : Utilisé dans les troubles hépato-biliaires. Calculs biliaires.

☞ *Vendu sans ordonnance.*

• LESOURD

Forme	Dosage	N. d'unités	Prix	Prix/jour	Liste	Remb. S.S.	Comm.
Tisane vrac	–	100 g	28,50*	–	0	0 %	–

GAVISCON ★★★

- **Composition :** Alginate de sodium, bicarbonate de sodium.
- **Domaine :** Gastro-entérologie.
- **Activité :** Antiacide œso-gastrique. Antireflux gastro-œsophagien.
- **Classe :** Sel alcalin. Alginate.

Indications : Traitement symptomatique du pyrosis, du reflux gastro-œsophagien (hernie hiatale), des œsophagites.

Effets indésirables : Constipation.

Précautions d'emploi : En cas de régime sans sel, tenir compte du fait que 2 comprimés, une cuiller à soupe ou un sachet contiennent l'équivalent de 0,4 g de sel.

Interactions : Entraîne une diminution de l'absorption d'un grand nombre de médicaments. Il convient donc de respecter un délai de 2 heures entre la prise du produit et d'autres traitements.

☞ *Vendu sans ordonnance.*

• SMITHKLINE BEECHAM

Forme	Dosage	N. d'unités	Prix	Prix/jour	Liste	Remb. S.S.	Comm.
Comprimé	–	20	15,60	2,3 à 6,2	0	65 %	1978
Sachet	–	24	21,60	2,7 à 3,6	0	65 %	1989
Susp. buv.	–	250 ml	21,40	2,6 à 3,4	0	65 %	1981

GEL V ★

- **Composition :** Idoxuridine.
- **Domaine :** Dermatologie.
- **Activité :** Antiviral local.

Indications : Proposé dans le traitement du zona et de l'herpès cutané, labial, génital.

Contre-indications : Kératites méta-herpétiques et ulcères cornéens. Hypersensibilité aux constituants.

Effets indésirables : Réactions cutanées et allergiques.

Précautions d'emploi : Non conseillé chez la femme enceinte ou allaitant.

☞ *Sur prescription médicale.*

• ALCON

Forme	Dosage	N. d'unités	Prix	Prix/jour	Liste	Remb. S.S.	Comm.
Gel	0,5 %	10 g	38,40*	–	1	0 %	1967

GELDÈNE ★★★

- **Composition :** Piroxicam.
- **Domaine :** Rhumatologie. Inflammation. Algologie.
- **Activité :** Antirhumatismal externe. Anti-inflammatoire. Antalgique externe.
- **Classe :** Anti-inflammatoire non stéroïdien. Oxicams.

Indications : Tendinites des membres supérieurs et inférieurs. Entorses.

Contre-indications : Hypersensibilité aux constituants. Ne pas appliquer sur les muqueuses, peau en mauvais état, plaies, ulcérations. Enfant de moins de 15 ans.

Effets indésirables : Réaction allergique locale imposant l'arrêt du traitement.

Précautions d'emploi : Éviter les applications sur de grandes surfaces. Non conseillé chez la femme enceinte ou allaitant.

☞ *Sur prescription médicale.*

• PFIZER

Forme	Dosage	N. d'unités	Prix	Prix/jour	Liste	Remb. S.S.	Comm.
Gel	0,5 %	50 g	21,50	–	1	35 %	1990

GEL DENTAIRE FLUOCARIL ★★★

- **Composition :** Fluorure de sodium, monofluorophosphate de sodium.
- **Domaine :** Stomatologie.
- **Activité :** Minéralisation de la dent.
- **Classe :** Fluor.

Indications : Prévention de la carie dentaire postradiothérapique.

Contre-indications : Hypersensibilité aux constituants.

Précautions d'emploi : Application individuelle par un spécialiste pendant un temps limité. Ne pas avaler.

☞ *Sur prescription médicale.*

• GOUPIL

Forme	Dosage	N. d'unités	Prix	Prix/jour	Liste	Remb. S.S.	Comm.
Gel dentaire	–	300 g	96,50*	–	2	0 %	1982

GEL DE POLYSILANE UPSA ★★★

- **Composition :** Diméticone.
- **Domaine :** Gastro-entérologie.
- **Activité :** Pansement gastro-intestinal.
- **Classe :** Silicone.

Indications : Traitement symptomatique des gastralgies. Météorisme intestinal.

Précautions d'emploi : Chez le diabétique, tenir compte du fait que chaque sachet ou cuiller à soupe apporte 3,5 g de sucre.

☞ *Vendu sans ordonnance.*

• UPSA

Forme	Dosage	N. d'unités	Prix	Prix/jour	Liste	Remb. S.S.	Comm.
Sachet	2,25 g	30	37,80	3,8	0	65 %	1965
Gel oral	2,25 g/c. à s.	170 g	17,20	4,7	0	65 %	1965

GEL FLUIDE DE CALAMINE.

- **Composition :** Calamine, oxyde de zinc, chlorhydrate de benzalkonium, glycérol, carboxyméthylcellulose.
- **Domaine :** Dermatologie.
- **Activité :** Antiprurigineux. Topique divers.

Indications : Proposé dans les dermites irritatives prurigineuses : érythème solaire, brûlures superficielles, érythème fessier du nourrisson.

Contre-indications : Hypersensibilité aux constituants. Lésions suintantes.

Effets indésirables : Eczéma de contact.

☞ *Vendu sans ordonnance.*

• THÉRICA

Forme	Dosage	N. d'unités	Prix	Prix/jour	Liste	Remb. S.S.	Comm.
Gel	–	125 ml	33,50*	–	0	0 %	1981

GEL-LARMES ★★

- **Composition :** Carbomère.
- **Domaine :** Ophtalmologie.
- **Activité :** Larmes artificielles.

Indications : Traitement de l'œil sec.

Contre-indications : Hypersensibilité à un composant.

Précautions d'emploi : Non conseillé avec les lentilles souples hydrophiles.

☞ *Vendu sans ordonnance.*

• TRANSPHYTO

Forme	Dosage	N. d'unités	Prix	Prix/jour	Liste	Remb. S.S.	Comm.
Gel ophtalmique	0,3 %	5 g	19,50	–	0	65 %	1990
Gel ophtalmique	0,3 %	10 g	27,40	–	0	65 %	1992

GÉLOFUSINE ★★★

- **Composition :** Gélatine fluide, chlorure de sodium.
- **Domaine :** Anesthésie. Réanimation.
- **Activité :** Solution de remplissage.
- **Classe :** Gélatine.

Indications : Traitement d'urgence des chocs hypovolémiques — hémorragies — et des chocs vasoplégiques traumatiques ou toxiques.

Contre-indications : Allergie aux gélatines.

Effets indésirables : Réactions allergiques.

Précautions d'emploi : Surveillance de la tension, de la diurèse.

☞ *Usage hospitalier.*

• BRAUN MÉDICAL

Forme	Dosage	N. d'unités	Prix	Prix/jour	Liste	Remb. S.S.	Comm.
Flacon inj.	500 ml	1	Hôp.	–	0	Hôp.	1994

GÉLOGASTRINE ★

• **Composition :** Kaolin, gélose, gélatine.
• **Domaine :** Gastro-entérologie.
• **Activité :** Pansement gastro-intestinal.
• **Classe :** Sel d'aluminium.

Indications : Traitement symptomatique des douleurs liées aux affections œso-gastro-duodénales et coliques.

Interactions : Entraîne une diminution de l'absorption d'un grand nombre de médicaments. Il convient donc de respecter un délai de 2 heures entre la prise du produit et d'autres traitements.

☞ *Vendu sans ordonnance.*

• MONOT

Forme	Dosage	N. d'unités	Prix	Prix/jour	Liste	Remb. S.S.	Comm.
Comprimé	–	24	32,85*	10	0	0 %	–

GÉLOPECTOSE ★★★

• **Composition :** Pectine, cellulose, silice colloïdale.
• **Domaine :** Gastro-entérologie.
• **Activité :** Antiémétique.
• **Classe :** Épaississant adsorbant hydrophile.

Indications : Traitement symptomatique des régurgitations du nourrisson. Diarrhée.

Contre-indications : Mégacôlon congénital, mucoviscidose. Atonie intestinale des prématurés.

Précautions d'emploi : Mettre la quantité prescrite de produit dans le biberon, agiter jusqu'à l'obtention d'un gel. Ne pas agiter après l'obtention du gel.

☞ *Vendu sans ordonnance.*

• NUTRIPHARM ELGI

Forme	Dosage	N. d'unités	Prix	Prix/jour	Liste	Remb. S.S.	Comm.
Poudre	–	120 g	30,60*	–	0	0 %	1959

GELOX ★★★

• **Composition :** Monmorillonite, hydroxyde d'aluminium et de magnésium.
• **Domaine :** Gastro-entérologie.
• **Activité :** Antiacide œso-gastrique.
• **Classe :** Sel de magnésium. Sel d'aluminium.

Indications : Traitement symptomatique des douleurs liées aux affections œso-gastro-duodénales. Ulcère gastro-duodénal. Hernies hiatales. Reflux gastro-œsophagien. Œsophagites.

Précautions d'emploi : Prudence chez l'insuffisant rénal chronique.

Interactions : Entraîne une diminution de l'absorption d'un grand nombre de médicaments. Il convient donc de respecter un délai de 2 heures entre la prise du produit et d'autres traitements.

☞ *Vendu sans ordonnance.*

• BEAUFOUR

Forme	Dosage	N. d'unités	Prix	Prix/jour	Liste	Remb. S.S.	Comm.
Sachet	–	30	35,10	3,5	0	65 %	1982

GEL-PHAN ★

• **Composition :** Gélatine soluble d'origine bovine.
• **Domaine :** Dermatologie.
• **Activité :** Stimulant de la kératogenèse.

Indications : Utilisé dans le traitement des maladies des phanères : perte des cheveux, dystrophie des ongles.

Contre-indications : Allergie aux protéines bovines.

☞ *Vendu sans ordonnance.*

• PIERRE FABRE

Forme	Dosage	N. d'unités	Prix	Prix/jour	Liste	Remb. S.S.	Comm.
Gélule	775 mg	90	44,80*	4	0	0 %	1974

GÉLUCYSTINE ★

- **Composition :** Cystine.
- **Domaine :** Dermatologie.
- **Activité :** Stimulant de la kératogenèse.

Indications : Utilisé dans le traitement des maladies des phanères : perte des cheveux, dystrophie des ongles.

Contre-indications : Cystinurie.

☞ *Vendu sans ordonnance.*

• PARKE-DAVIS

Forme	Dosage	N. d'unités	Prix	Prix/jour	Liste	Remb. S.S.	Comm.
Gélule	500 mg	20	14,00	–	0	35 %	1978

GÉLUFÈNE ★★★

- **Composition :** Ibuprofène.
- **Domaine :** Algologie.
- **Activité :** Antalgique périphérique.
- **Classe :** Anti-inflammatoire non stéroïdien et dérivés.

Indications : Traitement symptomatique des affections douloureuses ou fébriles.

Contre-indications : Hypersensibilité à l'aspirine ou aux anti-inflammatoires non stéroïdiens. Ulcère gastro-duodénal. Insuffisance hépatique ou rénale sévère.

Effets indésirables : Troubles digestifs : gastralgies, hémorragies, ulcérations digestives. Réactions allergiques : asthme, éruptions cutanées. Beaucoup plus rarement troubles hépatiques ou sanguins.

Précautions d'emploi : Prudence chez les sujets ayant des antécédents de hernie hiatale, d'ulcère digestif ou d'hémorragie. Déconseillé au troisième trimestre de la grossesse et lors de l'allaitement.

Interactions : Potentialise les anticoagulants, les antiagrégants plaquettaires, les antidiabétiques oraux, la digoxine. Diminue l'activité des diurétiques et de certains antihypertenseurs.

Surdosage : En général sans gravité mais une surveillance médicale s'impose.

☞ *Vendu sans ordonnance.*

• C. P. F.

Forme	Dosage	N. d'unités	Prix	Prix/jour	Liste	Remb. S.S.	Comm.
Gélule	200 mg	20	28,00*	–	0	0 %	1992

GÉLUMALINE ★★

- **Composition :** Paracétamol, codéine, caféine, belladone.
- **Domaine :** Algologie.
- **Activité :** Antalgique périphérique, antispasmodique. Antalgique central.
- **Classe :** Paracétamol et dérivés, avec codéine.

Indications : Traitement symptomatique des affections douloureuses ou fébriles de l'adulte.

Contre-indications : Hypersensibilité au paracétamol. Insuffisance hépatique sévère. Hypersensibilité à la codéine, insuffisance respiratoire. Glaucome, adénome prostatique.

Effets indésirables : Éruptions cutanées : urticaire, érythèmes. Exceptionnellement diminution des plaquettes sanguines. Du fait de la codéine, somnolence, constipation, spasme bronchique, dépression respiratoire.

Précautions d'emploi : Déconseillé chez la femme enceinte ou allaitant. L'absorption d'alcool est déconseillée. Risque de somnolence. Donne une réaction positive au contrôle antidopage.

Interactions : Peut fausser les dosages du glucose et de l'acide urique dans le sang.

Surdosage : Le paracétamol peut entraîner une nécrose du foie ; la codéine, une dépression aiguë des centres respiratoires. L'hospitalisation s'impose d'urgence.

☞ *Vendu sans ordonnance.*

• LTM SARBACH

Forme	Dosage	N. d'unités	Prix	Prix/jour	Liste	Remb. S.S.	Comm.
Gélule	P 300 mg C 10 mg	16	32,40*	–	0	0 %	1981

GÉLUPRANE ★★★

- **Composition :** Paracétamol.
- **Domaine :** Algologie.
- **Activité :** Antalgique périphérique.
- **Classe :** Paracétamol et dérivés.

Indications : Traitement symptomatique des affections douloureuses ou fébriles.

Contre-indications : Hypersensibilité au paracétamol. Insuffisance hépatique sévère.

Effets indésirables : Éruptions cutanées : urticaire, érythèmes. Exceptionnellement diminution des plaquettes sanguines.

Précautions d'emploi : Peut être utilisé chez la femme enceinte ou allaitant. Chez le sujet suivant un régime sans sel, tenir compte du fait que chaque comprimé effervescent apporte l'équivalent de 3 g de sel.

Interactions : Peut fausser les dosages du glucose et de l'acide urique dans le sang.

Surdosage : A une dose supérieure à 10 g chez l'adulte, le paracétamol peut entraîner une nécrose du foie. L'hospitalisation s'impose d'urgence.

☞ *Vendu sans ordonnance.*

- THÉRAPLIX

Forme	Dosage	N. d'unités	Prix	Prix/jour	Liste	Remb. S.S.	Comm.
Gélule	500 mg	16	15,00	1 à 6	0	65 %	1995

GÉLURIC

- **Composition :** Thym, géranium, salicylate de phényle, hydrate de chloral, phénazone, chloroforme.
- **Domaine :** Dermatologie.
- **Activité :** Cicatrisant. Antalgique local.

Indications : Utilisé dans les gerçures, crevasses, engelures, brûlures ménagères. Utilisé à titre préventif et curatif contre les effets du vent, du froid et du soleil.

Contre-indications : Allergie aux constituants.

Effets indésirables : Risque d'accidents allergiques locaux et généraux.

Précautions d'emploi : Plusieurs applications par jour.

☞ *Vendu sans ordonnance.*

- MONOT

Forme	Dosage	N. d'unités	Prix	Prix/jour	Liste	Remb. S.S.	Comm.
Pommade	–	30 g	34,85*	–	0	0 %	–

GÉLUSIL ★★★

- **Composition :** Alumine hydratée, trisilicate de magnésium.
- **Domaine :** Gastro-entérologie.
- **Activité :** Antiacide œso-gastrique.
- **Classe :** Sel de magnésium. Sel d'aluminium.

Indications : Traitement symptomatique des douleurs liées aux affections œso-gastro-duodénales.

Contre-indications : Insuffisance rénale chronique.

Effets indésirables : Très rarement lithiase rénale.

Interactions : Entraîne une diminution de l'absorption d'un grand nombre de médicaments. Il convient donc de respecter un délai de 2 heures entre la prise du produit et d'autres traitements.

☞ *Vendu sans ordonnance.*

- WARNER WELLCOME

Forme	Dosage	N. d'unités	Prix	Prix/jour	Liste	Remb. S.S.	Comm.
Comprimé	–	50	21,40*	–	0	0 %	1931
Comprimé	–	100	35,85*	–	0	0 %	1931

GÉLYSTÈNE ★

- **Composition :** Aspartate de lysine, ascorbate de cystéine, monophosphadénine, vitamine B12.
- **Domaine :** Nutrition et métabolisme.
- **Activité :** Antiasthénique. Vitamines hydrosolubles.
- **Classe :** Acides aminés.

Indications : Utilisé dans le traitement de l'asthénie fonctionnelle, en l'absence d'activité spécifique démontrée.

Précautions d'emploi : Traitement toujours de courte durée.

☞ *Vendu sans ordonnance.*

- WYETH

Forme	Dosage	N. d'unités	Prix	Prix/jour	Liste	Remb. S.S.	Comm.
Gélule	–	30	30,00*	–	0	0 %	1965

GÉNATROPINE ★★★

- **Composition :** Atropine oxyde.
- **Domaine :** Gastro-entérologie. Urologie.
- **Activité :** Antispasmodique.
- **Classe :** Anticholinergique.

Indications : Traitement symptomatique des manifestations aiguës douloureuses liées aux troubles fonctionnels du tube digestif, des voies biliaires, des voies urinaires.

Contre-indications : Glaucome. Troubles urétro-prostatiques liés à l'adénome prostatique.

Effets indésirables : Sécheresse de la bouche, troubles visuels, constipation, rétention d'urine, tachycardie. Confusion chez les sujets âgés.

Précautions d'emploi : Prudence en cas de bronchite chronique, d'adénome de la prostate, de troubles du rythme cardiaque, d'atonie intestinale chez le sujet âgé.

Interactions : L'effet anticholinergique est augmenté en cas d'association avec des antidépresseurs, des antiparkinsoniens, des antihistaminiques H1, etc.

Surdosage : Entraîne une tachycardie, une agitation, des hallucinations imposant l'hospitalisation.

☞ *Sur prescription médicale.*

- AMIDO

Forme	Dosage	N. d'unités	Prix	Prix/jour	Liste	Remb. S.S.	Comm.
Granule	0,45 mg	60	16,10	2	1	35 %	1959
Sol. buv.	1,35 mg/ml	20 ml	12,00	2	1	35 %	1959
Amp. inj.	1,8 mg	10	13,90	2,6	1	35 %	1959

GENCIFRICE

- **Composition :** Concentré de protéines de lactosérum.
- **Domaine :** Stomatologie.
- **Activité :** Antiseptique local.

Indications : Prévention et traitement des douleurs de la poussée dentaire du nouveau-né, en l'absence d'activité spécifique démontrée.

☞ *Vendu sans ordonnance.*

- GOUPIL

Forme	Dosage	N. d'unités	Prix	Prix/jour	Liste	Remb. S.S.	Comm.
Gel gingival	–	25 ml	31,50*	–	0	0 %	1977

GENCIVOL

- **Composition :** Procaïne, bromure de potassium, hydrate de chloral, teinture de safran.
- **Domaine :** Stomatologie.
- **Activité :** Anesthésique local. Antiseptique local.

Indications : Douleurs dentaires. Poussées dentaires chez l'enfant.

Contre-indications : Enfant de moins de 30 mois. Allergie aux anesthésiques locaux.

Précautions d'emploi : Traitement de courte durée. Appliquer sur un tampon à ne laisser en place que quelques heures.

☞ *Vendu sans ordonnance.*

- C.P.F.

Forme	Dosage	N. d'unités	Prix	Prix/jour	Liste	Remb. S.S.	Comm.
Sol. gingivale	–	15 ml	19,80	–	0	0 %	–

GÉNÉSÉRINE ★

- **Composition :** Esérine oxyde.
- **Domaine :** Gastro-entérologie.
- **Activité :** Modificateur de la motricité gastro-intestinale.
- **Classe :** Anticholinestérasique.

Indications : Traitement symptomatique des troubles dyspeptiques.

Effets indésirables : Nausées, vomissements, ralentissement cardiaque.

☞ *Sur prescription médicale.*

- AMIDO

Forme	Dosage	N. d'unités	Prix	Prix/jour	Liste	Remb. S.S.	Comm.
Granule	1 mg	60	31,70	3	1	65 %	1971
Sol. buv.	2 mg/ml	30 ml	30,80	3	1	65 %	1971

GENNEAU ★★★

- **Composition :** Paracétamol.
- **Domaine :** Algologie.
- **Activité :** Antalgique périphérique.
- **Classe :** Paracétamol et dérivés.

Indications : Traitement symptomatique des affections douloureuses ou fébriles.

Contre-indications : Hypersensibilité au paracétamol. Insuffisance hépatique sévère.

Effets indésirables : Éruptions cutanées : urticaire, érythèmes. Exceptionnellement diminution des plaquettes sanguines.

Précautions d'emploi : Peut être utilisé chez la femme enceinte ou allaitant.

Interactions : Peut fausser les dosages du glucose et de l'acide urique dans le sang.

Surdosage : A une dose supérieure à 10 g chez l'adulte, le paracétamol peut entraîner une nécrose du foie. L'hospitalisation s'impose d'urgence.

☞ *Vendu sans ordonnance.*

- OCP

Forme	Dosage	N. d'unités	Prix	Prix/jour	Liste	Remb. S.S.	Comm.
Comprimé	0,48 g	12	18,00	9	0	0 %	–

GÉNOLA ★

- **Composition :** Hexyl résorcinol, benzododécinium, allantoïne, acide borique.
- **Domaine :** Gynécologie.
- **Activité :** Contraceptif local.
- **Classe :** Spermicide.

Indications : Contraception locale lorsqu'il existe une contre-indication temporaire ou définitive à une contraception orale ou par stérilet : après un accouchement ou un avortement, dans la périménopause, ou lorsqu'une contraception épisodique est désirée. Adjuvant lors de l'emploi d'un diaphragme.

Contre-indications : Ne pas prescrire à un sujet ne pouvant comprendre ni appliquer correctement le produit. En cas de traitement vaginal par une autre substance, attendre la fin de ce traitement avant de prescrire le produit.

Effets indésirables : Sensation de brûlure possible.

Précautions d'emploi : Mettre le produit avant chaque rapport, la protection intervient immédiatement après la pose. Interrompre le traitement en cas de lésion génitale. Interdire les injections vaginales avant la mise en place et après les rapports.

Interactions : Inactivation par tout médicament administré par voie vaginale.

☞ *Vendu sans ordonnance.*

- CCD

Forme	Dosage	N. d'unités	Prix	Prix/jour	Liste	Remb. S.S.	Comm.
Gel vag. ss applic.	–	70 g	33,10*	–	0	0 %	1971
Gel vag. av. applic.	–	70 g	44,80*	–	0	0 %	1971

GÉNOSCOPOLAMINE ★★★

- **Composition :** Scopolamine.
- **Domaine :** Neuropsychiatrie.
- **Activité :** Antiparkinsonien.
- **Classe :** Anticholinergique.

Indications : Maladie de Parkinson. Rigidité au cours des traitements par neuroleptiques.

Contre-indications : Adénomes de la prostate. Glaucome. Cardiopathies décompensées.

Effets indésirables : Sécheresse de la bouche, troubles de la vision, troubles urinaires.

Précautions d'emploi : Prudence chez les patients présentant des maladies obstructives intestinales ou urinaires. Ne pas interrompre le traitement brutalement. Déconseillé chez la femme enceinte et allaitant.

Interactions : Avec les autres anticholinergiques : antidépresseurs imipraminiques, antihistaminiques H1, certains neuroleptiques.

Surdosage : Sécheresse de la bouche, troubles visuels, accélération cardiaque, agitation, dépression respiratoire imposant l'hospitalisation.

☞ *Sur prescription médicale.*

- AMIDO

Forme	Dosage	N. d'unités	Prix	Prix/jour	Liste	Remb. S.S.	Comm.
Sol. buv.	1,5 mg/ml	20 ml	12,30	2	1	65 %	1924

GENOTONORM ★★★

- **Composition :** Somatropine recombinante.
- **Domaine :** Endocrinologie.
- **Activité :** Hormone de croissance.
- **Classe :** Hormone somatotrope.

Indications : Retard de croissance lié à un déficit somatotrope. Petite taille dans le syndrome de Turner.

Contre-indications : Tumeur évolutive.

Effets indésirables : Parfois développement d'anticorps antihormones.

Précautions d'emploi : Le traitement doit être décidé en milieu spécialisé. La délivrance des médicaments est soumise à des conditions particulières. Donne une réaction positive au contrôle antidopage. La forme Kabipen doit être utilisée dans le stylo spécial.

Surdosage : Peut entraîner un diabète insulinorésistant.

☞ *Délivrance par la pharmacie centrale des hôpitaux soumise à des dispositions particulières.*

- PHARMACIA

Forme	Dosage	N. d'unités	Prix	Prix/jour	Liste	Remb. S.S.	Comm.
Cart. Kabipen	16 U.I.	1	Spéc.	–	1	Spéc.	1992
Fl. inj.	4 U.I.	1	Spéc.	–	1	Spéc.	1988
Fl. Kabivial	16 U.I.	1	Spéc.	–	1	Spéc.	1992

GENTALLINE ★★★

- **Composition :** Gentamicine.
- **Domaine :** Infectiologie.
- **Activité :** Antibiotique.
- **Classe :** Aminoside.

Indications : Infections aux germes suivants : colibacille, Klebsiella, Proteus, salmonelles, Shigella pyocyaniques, staphylocoques. Infections à manifestations rénales, uro-génitales, cutanées, articulaires, respiratoires ou septicémiques.

Contre-indications : Hypersensibilité aux aminosides. Myasthénie.

Effets indésirables : Réactions allergiques mineures. Insuffisance rénale (en cas de surdosage), atteintes de l'oreille (vertiges, surdité).

Précautions d'emploi : A utiliser avec prudence chez le patient présentant une insuffisance rénale. Prudence chez le sujet âgé. Ne pas répéter les traitements. Déconseillé chez la femme enceinte.

Interactions : Ne pas associer à la céphaloridine, aux polymyxines, à la toxine botulinique ou à un autre aminoside. Grande prudence en cas d'association avec la céfalotine, les diurétiques, la ciclosporine, le cisplatine.

Surdosage : Peut entraîner une insuffisance rénale et justifier une hospitalisation en milieu spécialisé.

☞ *Sur prescription médicale.*

- SCHERING-PLOUGH

Forme	Dosage	N. d'unités	Prix	Prix/jour	Liste	Remb. S.S.	Comm.
Amp. inj.	10 mg	1	6,70	13 à 20	1	65 %	1970
Amp. inj.	10 mg	25	Hôp.	–	1	Hôp.	1970
Amp. inj.	40 mg	1	11,60	23 à 35	1	65 %	1968
Amp. inj.	40 mg	25	Hôp.	–	1	Hôp.	1967
Amp. inj.	80 mg	1	17,60	35 à 53	1	65 %	1970
Amp. inj.	80 mg	25	Hôp.	–	1	Hôp.	1970
Amp. inj.	160 mg	1	26,00	26	1	65 %	1980

GENTALLINE CRÈME ★★★

- **Composition :** Gentamicine.
- **Domaine :** Dermatologie.
- **Activité :** Antibiotique local.
- **Classe :** Aminoside.

Indications : Infections staphylococciques : furoncle, anthrax, sycosis, impétigo, panaris. Surinfection des brûlures et des plaies superficielles.

Contre-indications : Hypersensibilité au produit ou à un aminoside.

Effets indésirables : Eczéma allergique de contact. Possibilité d'atteinte rénale ou auditive en cas d'utilisation prolongée.

☞ *Sur prescription médicale.*

- SCHERING-PLOUGH

Forme	Dosage	N. d'unités	Prix	Prix/jour	Liste	Remb. S.S.	Comm.
Crème	0,1 %	20 g	25,70*	–	1	0 %	1983

GENTALLINE OPHTALMO ★★★

- **Composition :** Gentamicine.
- **Domaine :** Ophtalmologie.
- **Activité :** Antibiotique local.
- **Classe :** Aminoside.

Indications : Infections de l'œil et de ses annexes : conjonctivites, kérato-conjonctivites, ulcères de la cornée, kératites bactériennes, blépharites, chalazions et orgelets, dacryocystites. Complications infectieuses des corps étrangers, de la chirurgie de l'œil.

Contre-indications : Hypersensibilité au produit.

Effets indésirables : Irritation locale. Réactions allergiques : eczéma aigu de contact.

☞ *Sur prescription médicale.*

- SCHERING-PLOUGH

Forme	Dosage	N. d'unités	Prix	Prix/jour	Liste	Remb. S.S.	Comm.
Collyre	0,3 %	5 ml	14,20	–	1	65 %	1982
Pomm. ophtalm.	0,3 %	5 g	13,70	–	1	65 %	1982

GENTAMICINE DAKOTA PHARM ★★★

- **Composition :** Gentamicine.
- **Domaine :** Infectiologie.
- **Activité :** Antibiotique.
- **Classe :** Aminoside.

Indications : Infections aux germes suivants : colibacille, Klebsiella, Proteus, salmonelles, Shigella, pyocyaniques, staphylocoques. Infections à manifestations rénales, uro-génitales, cutanées, articulaires, respiratoires ou septicémiques.

Contre-indications : Hypersensibilité aux aminosides. Myasthénie.

Effets indésirables : Réactions allergiques mineures. Insuffisance rénale (en cas de surdosage), atteintes de l'oreille (vertiges, surdité).

Précautions d'emploi : A utiliser avec prudence chez le patient présentant une insuffisance rénale. Prudence chez le sujet âgé. Ne pas répéter les traitements. Déconseillé chez la femme enceinte.

Interactions : Ne pas associer à la céphaloridine, aux polymyxines, à la toxine botulinique ou à un autre aminoside.

Grande prudence en cas d'association avec la céfalotine, les diurétiques, la cyclosporine, le cisplatine.

Surdosage : Peut entraîner une insuffisance rénale et justifier une hospitalisation en milieu spécialisé.

☞ *Sur prescription médicale.*

• DAKOTA PHARM

Forme	Dosage	N. d'unités	Prix	Prix/jour	Liste	Remb. S.S.	Comm.
Amp. inj.	160 mg	5	Hôp.	–	1	Hôp.	1985

GENTAMICINE PANPHARMA ★★★

- **Composition :** Gentamicine.
- **Domaine :** Infectiologie.
- **Activité :** Antibiotique.
- **Classe :** Aminoside.

Indications : Infections aux germes suivants : colibacille, Klebsiella, Proteus, salmonelles, Shigella, pyocyaniques, staphylocoques. Infections à manifestations rénales, uro-génitales, cutanées, articulaires, respiratoires ou septicémiques.

Contre-indications : Hypersensibilité aux aminosides. Myasthénie.

Effets indésirables : Réactions allergiques mineures. Insuffisance rénale (en cas de surdosage), atteintes de l'oreille (vertiges, surdité).

Précautions d'emploi : A utiliser avec prudence chez le patient présentant une insuffisance rénale. Prudence chez le sujet âgé. Ne pas répéter les traitements. Déconseillé chez la femme enceinte.

Interactions : Ne pas associer à la céphaloridine, aux polymyxines, à la toxine botulinique ou à un autre aminoside. Grande prudence en cas d'association avec la céfalotine, les diurétiques, la cyclosporine, le cisplatine.

Surdosage : Peut entraîner une insuffisance rénale et justifier une hospitalisation en milieu spécialisé.

☞ *Sur prescription médicale.*

• PANPHARMA

Forme	Dosage	N. d'unités	Prix	Prix/jour	Liste	Remb. S.S.	Comm.
Amp. inj.	10 mg	25	Hôp.	–	1	Hôp.	1987
Amp. inj.	40 mg	25	Hôp.	–	1	Hôp.	1987
Amp. inj.	80 mg	25	Hôp.	–	1	Hôp.	1987
Amp. inj.	160 mg	25	Hôp.	–	1	Hôp.	1987

GENTASONE ★★★

- **Composition :** Gentamicine, bêtaméthasone.
- **Domaine :** Ophtalmologie.
- **Activité :** Antibiotique local. Anti-inflammatoire local.
- **Classe :** Anti-inflammatoire stéroïdien. Aminoside.

Indications : Conjonctivites aiguës et chroniques, blépharites, chalazions, orgelets, eczémas des paupières.

Contre-indications : Hypersensibilité au produit. Kératites virales, mycosiques. Infections bactériennes ou tuberculeuses de l'œil ou des paupières. Antécédents glaucomateux.

Effets indésirables : Douleur à l'application. Allergie palpébroconjonctivale. Hypertension oculaire. Kératite superficielle.

Précautions d'emploi : La durée du traitement sera la plus courte possible. L'usage prolongé implique une surveillance régulière de la tension oculaire et du cristallin. Non conseillé chez la femme enceinte ou allaitant. Le port des lentilles doit être évité. Peut donner une réaction positive au contrôle antidopage.

Surdosage : Un usage prolongé peut entraîner des signes généraux d'hypercorticisme.

☞ *Sur prescription médicale.*

• SCHERING-PLOUGH

Forme	Dosage	N. d'unités	Prix	Prix/jour	Liste	Remb. S.S.	Comm.
Collyre	0,1 %	5 ml	13,90	–	1	65 %	1983
Pomm. ophtalm.	0,1 %	5 g	12,90	–	1	65 %	1983

GENTOGRAM ★★★

- **Composition :** Gentamicine.
- **Domaine :** Infectiologie.
- **Activité :** Antibiotique.
- **Classe :** Aminoside.

Indications : Infections aux germes suivants : colibacille, Klebsiella, Proteus, salmonelles, Shigella, pyocyaniques, staphylocoques. Infections à manifestations rénales, uro-génitales, cutanées, articulaires, respiratoires ou septicémiques.

Contre-indications : Hypersensibilité aux aminosides. Myasthénie.

Effets indésirables : Réactions allergiques mineures. Insuffisance rénale (en cas de surdosage), atteintes de l'oreille (vertiges, surdité).

Précautions d'emploi : A utiliser avec prudence chez le patient présentant une insuffisance rénale. Prudence chez le sujet âgé. Ne pas répéter les traitements. Déconseillé chez la femme enceinte.

Interactions : Ne pas associer à la céphaloridine, aux polymyxines, à la toxine botulinique ou à un autre aminoside. Grande prudence en cas d'association avec la céfalotine, les diurétiques, la cyclosporine, le cisplatine.

Surdosage : Peut entraîner une insuffisance rénale et justifier une hospitalisation en milieu spécialisé.

☞ *Sur prescription médicale.*

- MERCK-CLÉVENOT

Forme	Dosage	N. d'unités	Prix	Prix/jour	Liste	Remb. S.S.	Comm.
Amp. inj.	10 mg	1	7,50	15 à 23	1	65 %	–
Amp. inj.	40 mg	1	13,40	27 à 40	1	65 %	–
Amp. inj.	80 mg	1	18,50	37 à 45	1	65 %	–
Amp. inj.	160 mg	1	30,70	31	1	65 %	–

GERAM ★★

- **Composition :** Piracétam.
- **Domaine :** Neuropsychiatrie.
- **Activité :** Nootrope.

Indications : Troubles psycho-comportementaux du sujet âgé et après accident vasculaire cérébral. Vertiges d'origine centrale.

Contre-indications : Insuffisance rénale sévère.

Effets indésirables : Nervosité, agitation, insomnie. Troubles digestifs bénins.

Précautions d'emploi : La dose sera modifiée s'il existe une insuffisance rénale modérée. Ne pas prescrire chez la femme enceinte ou allaitant.

Surdosage : Absence de toxicité.

☞ *Sur prescription médicale.*

- VEDIM

Forme	Dosage	N. d'unités	Prix	Prix/jour	Liste	Remb. S.S.	Comm.
Sol. buv.	0,2g/ml	125 ml	40,60	4 à 5	2	65 %	1989

GEREL ★★★

- **Composition :** Sermoréline.
- **Domaine :** Endocrinologie.
- **Activité :** Stimulant de l'hormone de croissance.
- **Classe :** GRF et analogues.

Indications : Teste la capacité sécrétoire de l'anté-hypophyse dans l'exploration des nanismes de l'enfant.

Contre-indications : Grossesse et allaitement. Hypersensibilité au produit.

Effets indésirables : Bouffées de chaleur à l'injection.

Interactions : Ne pas administrer chez les patients traités par la clonidine, la lévodopa, l'aspirine, les anti-inflammatoires, l'insuline.

☞ *Usage hospitalier.*

- SÉRONO FRANCE

Forme	Dosage	N. d'unités	Prix	Prix/jour	Liste	Remb. S.S.	Comm.
Amp. inj.	50 µg	1	Hôp.	–	1	Hôp.	1992

GERMOSE ★

- **Composition :** Benzoate de sodium, sulfogaïacol, Grindelia, aubépine, menthe, thym.
- **Domaine :** Pneumologie.
- **Activité :** Fluidifiant bronchique. Expectorant.

Indications : Traitement des troubles de la sécrétion bronchique au cours des affections des voies respiratoires : bronchites aiguës ou chroniques, trachéo-bronchites.

Contre-indications : Enfant de moins de 6 ans.

Précautions d'emploi : Non conseillé chez la femme enceinte ou allaitant.

Interactions : Ne pas associer aux antitussifs ou aux asséchants bronchiques de type anticholinergique.

☞ *Vendu sans ordonnance.*

- BESINS-ISCOVESCO

Forme	Dosage	N. d'unités	Prix	Prix/jour	Liste	Remb. S.S.	Comm.
Sol. buv.	–	30 ml	20,00	–	0	0 %	1930

GÉRO ★

- **Composition :** Chlorhydrate de procaïne.
- **Domaine :** Nutrition et métabolisme.
- **Activité :** Antisénescence.
- **Classe :** Procaïne.

Indications : Utilisé dans le traitement des troubles fonctionnels de la sénescence, en l'absence d'activité spécifique démontrée.

Contre-indications : Allergie aux anesthésiques locaux. Traitement aux sulfamides, à l'ésérine, aux antidépresseurs de type IMAO.

Effets indésirables : Peut entraîner de graves accidents allergiques : éruptions cutanées, œdème, choc anaphylactique.

☞ *Sur prescription médicale.*

- URPAC

Forme	Dosage	N. d'unités	Prix	Prix/jour	Liste	Remb. S.S.	Comm.
Comprimé	100 mg	20	46,85*	–	0	0 %	1989
Amp. inj.	100 mg	12	71,00*	–	0	0 %	1988

GEVATRAN ★★

- **Composition :** Naftidrofuryl.
- **Domaine :** Cardio-vasculaire.
- **Activité :** Vasodilatateur. Anti-ischémique.
- **Classe :** Spasmolytique.

Indications : Déficit intellectuel pathologique du sujet âgé. Infarctus cérébraux. Artérites des membres inférieurs.

Contre-indications : Troubles graves de la conduction intracardiaque.

Effets indésirables : Possibilité de troubles digestifs légers.

Précautions d'emploi : Non conseillé chez la femme enceinte.

Interactions : Éviter l'association aux antiarythmisants et aux bêtabloquants.

Surdosage : Possibilité de troubles confusionnels ou convulsifs.

☞ *Sur prescription médicale.*

- LIPHA SANTÉ

Forme	Dosage	N. d'unités	Prix	Prix/jour	Liste	Remb. S.S.	Comm.
Gélule	200 mg	20	34,00	3 à 5	2	35 %	1984

GINGIBAUME

- **Composition :** Tétracaïne, teinture de safran.
- **Domaine :** Stomatologie.
- **Activité :** Anesthésique local. Antiseptique local.

Indications : Douleurs dentaires. Poussées dentaires chez l'enfant.

Contre-indications : Allergie aux anesthésiques locaux.

Précautions d'emploi : Traitement de courte durée. Appliquer sur un tampon à ne laisser en place que quelques heures.

☞ *Vendu sans ordonnance.*

- C.P.F.

Forme	Dosage	N. d'unités	Prix	Prix/jour	Liste	Remb. S.S.	Comm.
Sol. gingivale	–	15 ml	26,20	–	0	0 %	–

GINGIVYL ★

- **Composition :** Chlorure de sodium, saccharinate de sodium, cyclamate de sodium.
- **Domaine :** Stomatologie.
- **Activité :** Tonifiant dentaire.

Indications : Parodontopathies. Prévention de la carie dentaire.

☞ *Vendu sans ordonnance.*

- ZYMA

Forme	Dosage	N. d'unités	Prix	Prix/ jour	Liste	Remb. S.S.	Comm.
Pâte dentifrice	–	100 g	18,20	–	0	0 %	–

GINKOGINK ★★

- **Composition :** Ginko biloba.
- **Domaine :** Cardio-vasculaire.
- **Activité :** Vasorégulateur. Anti-ischémique.

Indications : Artérite des membres inférieurs. Troubles vasomoteurs des extrémités. Déficit intellectuel pathologique du sujet âgé. Troubles ORL d'origine vasculaire.

Effets indésirables : Troubles digestifs. Troubles cutanés. Maux de tête.

☞ *Vendu sans ordonnance.*

- BIOGALÉNIQUE

Forme	Dosage	N. d'unités	Prix	Prix/jour	Liste	Remb. S.S.	Comm.
Sol. buv.	40 mg/ml	30 ml	37,00	3	0	65 %	1986
Sol. buv.	40 mg/ml	90 ml	85,50	3	0	65 %	1989

GINKOR ★★★

- **Composition :** Ginko biloba, troxérutine, heptaminol.
- **Domaine :** Cardio-vasculaire.
- **Activité :** Veinotonique.

Indications : Signes fonctionnels de l'insuffisance veino-lymphatique : jambes lourdes, œdèmes, crampes. Signes fonctionnels de la crise hémorroïdaire.

Contre-indications : Hyperthyroïdie, association aux antidépresseurs IMAO. Troubles du rythme cardiaque.

Précautions d'emploi : Surveiller la tension artérielle des hypertendus. Donne une réaction positive au contrôle antidopage. Non conseillé chez la femme enceinte en début de grossesse ou allaitant.

Surdosage : Surveillance de la tension artérielle.

☞ *Vendu sans ordonnance.*

- BEAUFOUR

Forme	Dosage	N. d'unités	Prix	Prix/ jour	Liste	Remb. S.S.	Comm.
Gélule	7 mg	20	27,80	3 à 4	0	35 %	1983
Gélule (Fort)	14 mg	30	59,00	4	0	35 %	1989
Gélule (Procto)	14 mg	28	54,80	6 à 8	0	35 %	1987
Amp. buv.	7 mg	20	27,80	3 à 4	0	35 %	1978
Amp. buv. (Fort)	14 mg	30	59,00	4	0	35 %	1989
Amp. buv. (Procto)	14 mg	28	54,80	6 à 8	0	35 %	1987

GINKOR GEL ★

- **Composition :** Ginko biloba, troxérutine.
- **Domaine :** Cardio-vasculaire.
- **Activité :** Veinotonique.

Indications : Signes fonctionnels de l'insuffisance veino-lymphatique : jambes lourdes, œdème, crampes. Manifestations veineuses inflammatoires : phlébite superficielle.

Précautions d'emploi : Ne pas appliquer sur une plaie ou un eczéma. Éviter l'exposition au soleil.

☞ *Vendu sans ordonnance.*

- BEAUFOUR

Forme	Dosage	N. d'unités	Prix	Prix/jour	Liste	Remb. S.S.	Comm.
Gel	0,14 %	40 g	33,40*	–	0	0 %	1977

GINKOR PROCTO ★

- **Composition :** Ginko biloba, butoforme.
- **Domaine :** Gastro-entérologie.
- **Activité :** Antihémorroïdaire local.

Indications : Traitement symptomatique des manifestations douloureuses et prurigineuses anales, en particulier dans la crise hémorroïdaire.

Contre-indications : Hypersensibilité aux anesthésiques locaux.

Effets indésirables : Réactions cutanées d'intolérance.

Précautions d'emploi : Donne une réaction positive au contrôle antidopage. Le traitement doit être de courte durée. Si les signes ne cèdent pas rapidement, le traitement doit être interrompu et une consultation spécialisée s'impose.

☞ *Vendu sans ordonnance.*

- BEAUFOUR

Forme	Dosage	N. d'unités	Prix	Prix/jour	Liste	Remb. S.S.	Comm.
Suppositoire	–	10	30,00*	–	0	0 %	1990

GINSATONIC ★✤

- **Composition :** Poudre de racine de ginseng.
- **Domaine :** Nutrition et métabolisme.
- **Activité :** Antiasthénique.
- **Classe :** Ginseng.

Indications : Utilisé dans le traitement de l'asthénie fonctionnelle, en l'absence d'activité spécifique démontrée.

Précautions d'emploi : Traitement toujours de courte durée. Déconseillé chez la femme enceinte.

☞ *Vendu sans ordonnance.*

- ARKOPHARMA

Forme	Dosage	N. d'unités	Prix	Prix/jour	Liste	Remb. S.S.	Comm.
Gélule	300 mg	50	87,00*	7	0	0 %	1989
Gélule	300 mg	200	261,00*	5,2	0	0 %	1989

GINSENG ALPHA ★ ✤

- **Composition :** Poudre de racine de ginseng.
- **Domaine :** Nutrition et métabolisme.
- **Activité :** Antiasthénique.
- **Classe :** Ginseng.

Indications : Utilisé dans le traitement de l'asthénie fonctionnelle, en l'absence d'activité spécifique démontrée.

Précautions d'emploi : Traitement toujours de courte durée. Déconseillé chez la femme enceinte.

☞ *Vendu sans ordonnance.*

- DEGLAUDE

Forme	Dosage	N. d'unités	Prix	Prix/jour	Liste	Remb. S.S.	Comm.
Gélule	500 mg	32	64,70*	–	0	0 %	1977
Gélule	500 mg	64	112,00*	–	0	0 %	1977

GINSENG ARIK ★ ✤

- **Composition :** Poudre de racine de ginseng.
- **Domaine :** Nutrition et métabolisme.
- **Activité :** Antiasthénique.
- **Classe :** Ginseng.

Indications : Utilisé dans le traitement de l'asthénie fonctionnelle, en l'absence d'activité spécifique démontrée.

Précautions d'emploi : Traitement toujours de courte durée. Déconseillé chez la femme enceinte.

☞ *Vendu sans ordonnance.*

- ARIK

Forme	Dosage	N. d'unités	Prix	Prix/jour	Liste	Remb. S.S.	Comm.
Gélule	250 mg	30	97,00*	6	0	0 %	1976
Gélule	250 mg	50	143,00*	6	0	0 %	1976

GIVALEX ★

- **Composition :** Héxétidine, salicylate de choline, chlorobutanol.
- **Domaine :** Stomatologie.
- **Activité :** Anesthésique local. Antiseptique local. Antalgique.

Indications : Traitement d'appoint local des infections bucco-dentaires et des parodontopathies.

Contre-indications : Enfant de moins de 30 mois. Hypersensibilité aux constituants.

Effets indésirables : Réactions allergiques locales ou générales.

Précautions d'emploi : Traitement de courte durée.

☞ *Vendu sans ordonnance.*

- NORGINE PHARMA

Forme	Dosage	N. d'unités	Prix	Prix/jour	Liste	Remb. S.S.	Comm.
Bain de bouche	–	125 ml	14,70	–	0	35 %	1977

GLAUCADRINE ★★

- **Composition :** Acéclidine, épinéphrine.
- **Domaine :** Ophtalmologie.
- **Activité :** Antiglaucomateux. Myotique. Mydriatique.
- **Classe :** Stimulant alpha- et bêta-adrénergique. Parasympathomimétique direct.

Indications : Glaucomes chroniques à angle ouvert. Glaucomes secondaires.

Contre-indications : Glaucomes par fermeture de l'angle. Hypersensibilité au produit.

Effets indésirables : Sensation de picotement et hyperhémie conjonctivale.

Précautions d'emploi : Prudence chez les patients présentant une maladie cardiovasculaire.

☞ *Sur prescription médicale.*

- MERCK SHARP & DOHME-CHIBRET

Forme	Dosage	N. d'unités	Prix	Prix/jour	Liste	Remb. S.S.	Comm.
Collyre	–	10 ml	17,30	–	1	65 %	1969

GLAUCOSTAT ★★★

- **Composition :** Acéclidine.
- **Domaine :** Ophtalmologie.
- **Activité :** Antiglaucomateux. Myotique.
- **Classe :** Parasympathomimétique direct.

Indications : Glaucome subaigu ou chronique

Contre-indications : Hypersensibilité au produit. Iridocyclites.

Effets indésirables : Myosis avec modification du champ visuel. Troubles de l'acuité visuelle. Maux de tête, larmoiement. Hypersalivation.

Précautions d'emploi : Non conseillé chez la femme enceinte ou allaitant. Prudence chez les patients exposés à un décollement de la rétine.

Interactions : Potentialisation des curares utilisés en anesthésie.

☞ *Sur prescription médicale.*

- MERCK SHARP & DOHME-CHIBRET

Forme	Dosage	N. d'unités	Prix	Prix/jour	Liste	Remb. S.S.	Comm.
Collyre	2 %	10 ml	18,00	–	1	65 %	1966

GLAUPOSINE ★★

- **Composition :** Epinéphrine.
- **Domaine :** Ophtalmologie.
- **Activité :** Antiglaucomateux. Mydriatique.
- **Classe :** Stimulant alpha- et bêta-adrénergique.

Indications : Glaucome à angle ouvert primitif ou secondaire. Hypertension intraoculaire.

Contre-indications : Risque de glaucome par fermeture de l'angle.

Effets indésirables : Mydriase passagère. Sécheresse oculaire. Hyperhémie conjonctivale.

Précautions d'emploi : Déconseillé chez la femme enceinte. Prudence chez les patients présentant une maladie cardio-vasculaire.

Interactions : Ne pas associer avec des antidépresseurs de type IMAO ni avec la guanéthidine.

☞ *Sur prescription médicale.*

- ALCON

Forme	Dosage	N. d'unités	Prix	Prix/jour	Liste	Remb. S.S.	Comm.
Collyre	1 %	5 ml	13,50	–	1	65 %	1963

GLIBÉNÈSE ★★★

- **Composition :** Glipizide.
- **Domaine :** Nutrition et métabolisme.
- **Activité :** Antidiabétique oral.
- **Classe :** Sulfamide hypoglycémiant. Sulfonylurée.

Indications : Traitement du diabète gras (type II) de l'adulte, en association avec le régime, lorsque celui-ci s'est révélé insuffisant.

Contre-indications : Diabète maigre (type I). Diabète avec acidocétose. Diabète avec insuffisance rénale ou hépatique. Allergie aux sulfamides.

Effets indésirables : Hypoglycémies pouvant aller jusqu'au coma. Troubles digestifs : nausées, gastralgies. Réactions cutanées d'intolérance : urticaire. Troubles sanguins : anémie, leucopénies.

Précautions d'emploi : Déconseillé chez la femme enceinte ou allaitant. Prudence chez le sujet âgé. Des contrôles de la glycémie réguliers à jeun et après les repas sont nécessaires, en particulier en début de traitement.

Interactions : L'effet hypoglycémiant est augmenté par le miconazole, les anti-inflammatoires non stéroïdiens, les inhibiteurs de l'enzyme de conversion et de nombreux autres produits. Les bêtabloquants augmentent l'incidence et la gravité des accidents hypoglycémiques. La prise d'alcool peut entraîner des bouffées de chaleur.

Surdosage : Entraîne une hypoglycémie de gravité variable imposant une surveillance hospitalière.

☞ *Sur prescription médicale.*

- PFIZER

Forme	Dosage	N. d'unités	Prix	Prix/jour	Liste	Remb. S.S.	Comm.
Comprimé	5 mg	20	33,40	1,7 à 3,4	1	65 %	1974
Comprimé	5 mg	100	121,90	1,2 à 2,4	1	65 %	1974

GLOSSITHIASE

- **Composition :** Acide ténoïque, éthanolamine, lysozyme.
- **Domaine :** ORL.
- **Activité :** Mucolytique. Antibactérien local.

Indications : Traitement local d'appoint antibactérien et antalgique des affections de la muqueuse buccale et de l'oropharynx.

Précautions d'emploi : Traitement de durée limitée.

☞ *Vendu sans ordonnance.*

- JOLLY-JATEL

Forme	Dosage	N. d'unités	Prix	Prix/jour	Liste	Remb. S.S.	Comm.
Comprimé	–	30	15,30	–	0	35 %	1970

GLOTTYL

- **Composition :** Erysimum, aconit, belladone, euphorbia, amyléine.
- **Domaine :** Pneumologie. ORL.
- **Activité :** Fluidifiant bronchique. Expectorant. Anesthésique local.

Indications : Traitement adjuvant au cours des laryngites aiguës ou chroniques, trachéites, bronchites, toux spasmodiques ou réflexes.

Contre-indications : Hypersensibilité aux anesthésiques locaux. Glaucome, troubles urétro-prostatiques.

Effets indésirables : Sécheresse de la bouche, rétention d'urine.

Précautions d'emploi : Prudence chez le sujet âgé ou cardiaque.

Interactions : Ne pas associer aux antitussifs ou aux asséchants bronchiques de type anticholinergique.

☞ *Vendu sans ordonnance.*

- MARION MERRELL DOW

Forme	Dosage	N. d'unités	Prix	Prix/jour	Liste	Remb. S.S.	Comm.
Sol. buv.	–	30 ml	15,75*	–	0	0 %	1957

GLUCAGON NOVO ★★★

- **Composition :** Glucagon.
- **Domaine :** Nutrition et métabolisme.
- **Activité :** Hyperglycémiant.
- **Classe :** Hormonal.

Indications : Hypoglycémies dues à l'insuline. Prémédication lors de certains examens.

Contre-indications : Hypoglycémies dues aux sulfamides antidiabétiques, à l'alcool, aux tumeurs pancréatiques.

Effets indésirables : Nausées, vomissements.

Précautions d'emploi : Administration par voie sous-cutanée ou intramusculaire.

☞ *Vendu sans ordonnance.*

- NOVO NORDISK

Forme	Dosage	N. d'unités	Prix	Prix/jour	Liste	Remb. S.S.	Comm.
Flacon inj.	1 mg	1	26,50	–	0	65 %	1966

GLUCANTIME ★★★

- **Composition :** Antimoniate de méglumine.
- **Domaine :** Parasitologie.
- **Activité :** Antileishmanien.

Indications : Traitement des leishmanioses cutanées ou viscérales (kala-azar).

Contre-indications : Tuberculose pulmonaire. Insuffisances cardiaques, hépatiques ou rénales graves.

Effets indésirables : Fièvre, toux quinteuse, douleurs musculaires, vomissements. Parfois en fin de traitement apparition d'une polynévrite ou d'une atteinte hépato-rénale.

Précautions d'emploi : Cures de 15 jours séparées par des intervalles de 4 à 6 semaines. Infiltrations locales en cas de lésions cutanées.

Surdosage : Entraîne des troubles hépatiques ou rénaux.

☞ *Vente sans ordonnance.*

- SPECIA

Forme	Dosage	N. d'unités	Prix	Prix/jour	Liste	Remb. S.S.	Comm.
Amp. inj.	1,50 g	5	68,90	28	0	65 %	1948

GLUCIDORAL ★★★

- **Composition :** Carbutamide.
- **Domaine :** Nutrition et métabolisme.
- **Activité :** Antidiabétique oral.
- **Classe :** Sulfamide hypoglycémiant. Sulfonylurée.

Indications : Traitement du diabète gras

(type II) de l'adulte, en association avec le régime, lorsque celui-ci s'est révélé insuffisant.

Contre-indications : Diabète maigre (type I). Diabète avec acidocétose. Diabète avec insuffisance rénale ou hépatique. Allergie aux sulfamides.

Effets indésirables : Hypoglycémies pouvant aller jusqu'au coma. Troubles digestifs : nausées, gastralgies. Réactions cutanées d'intolérance : urticaire. Troubles sanguins : anémie, leucopénies.

Précautions d'emploi : Déconseillé chez la femme enceinte ou allaitant. Prudence chez le sujet âgé. Des contrôles de la glycémie réguliers à jeun et après les repas sont nécessaires, en particulier en début de traitement.

Interactions : L'effet hypoglycémiant est augmenté par le miconazole, les anti-inflammatoires non stéroïdiens, les inhibiteurs de l'enzyme de conversion et de nombreux autres produits. Les bêtabloquants augmentent l'incidence et la gravité des accidents hypoglycémiques. La prise d'alcool peut entraîner des bouffées de chaleur.

Surdosage : Entraîne une hypoglycémie de gravité variable imposant une surveillance hospitalière.

☞ *Sur prescription médicale.*

• SERVIER

Forme	Dosage	N. d'unités	Prix	Prix/jour	Liste	Remb. S.S.	Comm.
Comprimé	500 mg	30	11,90	0,8	1	65 %	1956
Comprimé	500 mg	100	29,70	0,6	1	65 %	1956

GLUCINAN ★★★

- **Composition :** Parachlorophénoxyacétate de métformine.
- **Domaine :** Nutrition et métabolisme.
- **Activité :** Antidiabétique oral.
- **Classe :** Biguanide.

Indications : Traitement du diabète gras (type II) de l'adulte, en association avec le régime, lorsque celui-ci s'est révélé insuffisant. Associé à l'insuline dans le traitement du diabète insulinodépendant.

Contre-indications : Diabète maigre (type I). Diabète avec acidocétose. Insuffisance rénale même modérée. Insuffisance hépatique.

Effets indésirables : Le plus grave est l'acidose lactique favorisée par une insuffisance rénale. Plus fréquemment, on peut observer des troubles digestifs : nausées, diarrhée, qui peuvent être atténués en prenant le produit au cours des repas ou en administrant un pansement gastro-intestinal.

Précautions d'emploi : Déconseillé chez la femme enceinte ou allaitant. Prudence chez le sujet âgé. Le produit n'entraîne pas d'hypoglycémie, cependant des contrôles de la glycémie et de la créatininémie sont nécessaires, en particulier en début de traitement.

☞ *Sur prescription médicale.*

• LIPHA SANTÉ

Forme	Dosage	N. d'unités	Prix	Prix/jour	Liste	Remb. S.S.	Comm.
Comprimé	500 mg	30	12,10	0,8 à 1,2	1	65 %	1974

GLUCIVIT ★

- **Composition :** Vitamine B2, vitamine B1, vitamine C, vitamine E, rutoside.
- **Domaine :** Cardio-vasculaire.
- **Activité :** Veinotonique. Vasculoprotecteur.

Indications : Signes fonctionnels de l'insuffisance veino-lymphatique : jambes lourdes, œdèmes, crampes. Troubles fonctionnels de la fragilité capillaire : ecchymoses, purpura, saignements. Signes fonctionnels de la crise hémorroïdaire.

☞ *Vendu sans ordonnance.*

• WYETH FRANCE

Forme	Dosage	N. d'unités	Prix	Prix/jour	Liste	Remb. S.S.	Comm.
Comprimé	–	60	33,00*	–	0	0 %	–

GLUCOFER ★★★

- **Composition :** Gluconate de calcium, fer.
- **Domaine :** Hématologie.
- **Activité :** Antianémique.
- **Classe :** Sel de fer.

Indications : Prévention ou traitemet des anémies microcytaires par défaut de fer, le plus souvent par saignement.

Contre-indications : Surcharge ferrique.

Effets indésirables : Troubles digestifs : nausées, constipation ou diarrhée.

Précautions d'emploi : Colore les selles en noir.

Interactions : Ne pas associer à des pansements gastriques. Peut diminuer l'action de certains antibiotiques.

Surdosage : Entraîne des troubles digestifs avec état de choc.

☞ *Vendu sans ordonnance.*

• BYK FRANCE

Forme	Dosage	N. d'unités	Prix	Prix/jour	Liste	Remb. S.S.	Comm.
Comprimé	30 mg	100	55,40*	–	0	0 %	–

GLUCONATE DE CALCIUM LAVOISIER ★★★

- **Composition :** Gluconate de calcium.
- **Domaine :** Nutrition et métabolisme.
- **Activité :** Éléments minéraux.
- **Classe :** Calcium

Indications : *Voie orale.* Traitement des carences et des déficits calciques. En période de croissance : rachitisme associé à la vitamine D. Grossesse, allaitement. Traitement de l'ostéoporose. *Voie injectable.* Apport de calcium en urgence : hypocalcémies sévères, crise de tétanie hypocalcémique. Rachitisme hypocalcémique.

Contre-indications : Hypercalcémies, lithiase calcique, calcifications tissulaires. Immobilisations prolongées.

Effets indésirables : Constipation, éructations, nausées. Hypercalcémie. Hypophosphatémie.

Précautions d'emploi : Dans les traitements prolongés, il est nécessaire de contrôler périodiquement la calciurie et la calcémie, particulièrement si un traitement par la vitamine D est associé. Prudence en cas d'insuffisance rénale.

Interactions : Prudence en cas d'association aux digitaliques. Si un traitement par les diphosphonates est prévu, le faire à distance de la prise de calcium.

Surdosage : Entraîne soif, polyurie, vomissements, hypertension, constipation. Chez l'enfant peut entraîner un arrêt de croissance.

☞ *Vendu sans ordonnance.*

• CHAIX ET DU MARAIS

Forme	Dosage	N. d'unités	Prix	Prix/jour	Liste	Remb. S.S.	Comm.
Amp. buv.	1 g	20	38,35*	–	0	0 %	1940
Amp. inj. 5 ml	0,5 g	10	8,60	–	0	65 %	1940
Amp. inj. 10 ml	1 g	10	9,70	–	0	65 %	1991

GLUCONATE DE CHLORHEXIDINE GIFRER ★★

- **Composition :** Chlorhexidine gluconate.
- **Domaine :** Chirurgie. Dermatologie.
- **Activité :** Antiseptique local.
- **Classe :** Biguanide.

Indications : Nettoyage et antisepsie cutanée des plaies superficielles.

Contre-indications : Hypersensibilité à un constituant. Application au niveau des muqueuses, en particulier génitales, de l'œil, du conduit auditif externe.

Effets indésirables : Possibilité d'eczéma de contact. Risque d'effets systémiques.

Précautions d'emploi : Pas d'utilisation prolongée. Ne pas utiliser plusieurs antiseptiques simultanément. Prudence chez l'enfant.

☞ *Vendu sans ordonnance.*

• GIFRER

Forme	Dosage	N. d'unités	Prix	Prix/ jour	Liste	Remb. S.S.	Comm.
Sol. locale fl. 5 ml	0,05 %	8	22,00	–	0	0 %	1993
Sol. locale fl. 15 ml	0,05 %	16	45,15	–	0	0 %	1993
Sol. locale pulv.	0,05 %	50 ml	29,90	–	0	0 %	1993

GLUCONATE DE POTASSIUM EGIC ★★★

- **Composition :** Gluconate de potassium.
- **Domaine :** Nutrition et métabolisme.
- **Activité :** Éléments minéraux.
- **Classe :** Potassium.

Indications : Traitement préventif et curatif des hypokaliémies, en particulier après traitement par certains médicaments : diurétiques, laxatifs, corticoïdes.

Contre-indications : Hyperkaliémie en particulier lors de l'insuffisance rénale, diabète non contrôlé, traitement par un épargneur de potassium.

Effets indésirables : Hyperkaliémie avec risque de troubles de l'excitabilité cardiaque et risque de mort subite. A fortes doses, possibilité d'ulcérations digestives.

Précautions d'emploi : Prudence chez le sujet âgé. Des dosages répétés du potassium sanguin sont nécessaires avant et au cours du traitement.

Interactions : Ne pas associer aux diurétiques hyperkaliémiants : spironolactone, triamtérène. Éviter l'association avec un inhibiteur de l'enzyme de conversion.

Surdosage : Risque d'hyperkaliémie à traiter en milieu hospitalier.

☞ *Vendu sans ordonnance.*

• SYNTHÉLABO

Forme	Dosage	N. d'unités	Prix	Prix/jour	Liste	Remb. S.S.	Comm.
Sirop	150 mg/ml	250 ml	11,30	–	0	65 %	1960

GLUCOPHAGE 500 ★★★

- **Composition :** Metformine.
- **Domaine :** Nutrition et métabolisme.
- **Activité :** Antidiabétique oral.
- **Classe :** Biguanide.

Indications : Traitement du diabète gras (type II) de l'adulte, en association avec le régime, lorsque celui-ci s'est révélé insuffisant. Associé à l'insuline dans le traitement du diabète insulinodépendant.

Contre-indications : Diabète maigre (type I). Diabète avec acidocétose. Insuffisance rénale même modérée. Insuffisance hépatique. Interrompre le traitement en cas de radiologie des reins ou des vaisseaux.

Effets indésirables : Le plus grave est l'acidose lactique favorisée par une insuffisance rénale. Plus fréquemment on peut observer des troubles digestifs : nausées, diarrhée, qui peuvent être atténués en prenant le produit au cours des repas ou en administrant un pansement gastro-intestinal.

Précautions d'emploi : Déconseillé chez la femme enceinte ou allaitant. Prudence chez le sujet âgé. Le produit n'entraîne pas d'hypoglycémie, cependant des contrôles de la glycémie et de la créatininémie sont nécessaires, en particulier en début de traitement.

Interactions : Avec l'alcool risque majoré d'acidose lactique.

☞ *Sur prescription médicale.*

• LIPHA SANTÉ

Forme	Dosage	N. d'unités	Prix	Prix/jour	Liste	Remb. S.S.	Comm.
Comprimé	500 mg	50	18,10	0,7 à 1	1	65 %	1959

GLUCOPHAGE 850 ★★★

- **Composition :** Metformine.
- **Domaine :** Nutrition et métabolisme.
- **Activité :** Antidiabétique oral.
- **Classe :** Biguanide.

Indications : Traitement du diabète gras (type II) de l'adulte, en association avec le régime, lorsque celui-ci s'est révélé insuffisant. Associé à l'insuline dans le traitement du diabète insulinodépendant.

Contre-indications : Diabète maigre

(type I). Diabète avec acidocétose. Insuffisance rénale même modérée. Insuffisance hépatique. Interrompre le traitement en cas de radiologie des reins ou des vaisseaux.

Effets indésirables : Le plus grave est l'acidose lactique favorisée par une insuffisance rénale. Plus fréquemment on peut observer des troubles digestifs : nausées, diarrhée, qui peuvent être atténués en prenant le produit au cours des repas ou en administrant un pansement gastro-intestinal.

Précautions d'emploi : Déconseillé chez la femme enceinte ou allaitant. Prudence chez le sujet âgé. Le produit n'entraîne pas d'hypoglycémie, cependant des contrôles de la glycémie et de la créatininémie sont nécessaires, en particulier en début de traitement.

Interactions : Avec l'alcool risque majoré d'acidose lactique.

☞ *Sur prescription médicale.*

• LIPHA SANTÉ

Forme	Dosage	N. d'unités	Prix	Prix/jour	Liste	Remb. S.S.	Comm.
Comprimé	850 mg	30	34,30	2,3	1	65 %	1968

GLUCOR ★★★

- **Composition :** Acarbose.
- **Domaine :** Nutrition et métabolisme.
- **Activité :** Antidiabétique.
- **Classe :** Inhibiteur de l'alpha-glucosidase.

Indications : Traitement du diabète non insulinodépendant en complément du régime.

Contre-indications : Enfant. Insuffisance hépatique ou rénale sévère. Troubles digestifs sévères.

Effets indésirables : Ballonnement intestinal. Météorisme, diarrhée.

Précautions d'emploi : Non conseillé chez la femme enceinte ou allaitant.

☞ *Sur prescription médicale.*

• BAYER PHARMA

Forme	Dosage	N. d'unités	Prix	Prix/jour	Liste	Remb. S.S.	Comm.
Comprimé	100 mg	90	?	–	1	?	1995
Comprimé	50 mg	90	?	–	1	?	1995

GLUCOSE AGUETTANT 5 % ★★★

- **Composition :** Solution glucosée à 5 % isotonique.
- **Domaine :** Nutrition et métabolisme.
- **Activité :** Alimentation parentérale.
- **Classe :** Glucose.

Indications : Réhydratation et véhicule pour apport thérapeutique.

Contre-indications : Hyperhydratation.

Précautions d'emploi : Vitesse de perfusion lente. Une surveillance biologique de l'équilibre hydroélectrolytique est toujours indispensable.

☞ *Vendu sans ordonnance.*

• AGUETTANT

Forme	Dosage	N. d'unités	Prix	Prix/jour	Liste	Remb. S.S.	Comm.
Amp. inj. 10 ml	5 %	10	33,50*	–	0	0 %	1966
Amp. inj. 20 ml	5 %	10	42,00*	–	0	0 %	1966
Flacon inj. 250 ml	5 %	1	12,50	–	0	65 %	1966
Flacon inj. 500 ml	5 %	1	14,70	–	0	65 %	1966
Flacon inj. 1 000 ml	5 %	1	19,60	–	0	65 %	1966
Poche inj. 100 ml	5 %	1	Hôp.	–	0	Hôp.	1963
Poche inj. 250 ml	5 %	1	Hôp.	–	0	Hôp.	1963
Poche inj. 500ml	5 %	1	Hôp.	–	0	Hôp.	1963
Poche inj. 1 000 ml	5 %	1	Hôp.	–	0	Hôp.	1963

GLUCOSE AGUETTANT 10 % ★★★

- **Composition :** Solution glucosée à 10 % hypertonique.
- **Domaine :** Nutrition et métabolisme.
- **Activité :** Alimentation parentérale.
- **Classe :** Glucose.

Indications : Réhydratation et véhicule pour apport thérapeutique.

Contre-indications : Hyperhydratation.

Précautions d'emploi : Vitesse de perfusion lente. Une surveillance biologique de l'équilibre hydroélectrolytique est toujours indispensable.

☞ *Vendu sans ordonnance.*

- AGUETTANT

Forme	Dosage	N. d'unités	Prix	Prix/ jour	Liste	Remb. S.S.	Comm.
Amp. inj. 10 ml	10 %	10	30,90*	–	0	0 %	1975
Amp. inj. 20 ml	10 %	10	Libre	–	0	0 %	1975
Flacon inj. 250 ml	10 %	1	–	–	0	65 %	1967
Flacon inj. 500 ml	10 %	1	15,00	–	0	65 %	1967
Flacon inj. 1 000 ml	10 %	1	20,20	–	0	65 %	1967
Poche inj. 250 ml	10 %	1	Hôp.	–	0	Hôp.	1983
Poche inj. 500 ml	10 %	1	Hôp.	–	0	Hôp.	1983
Poche inj. 1 000 ml	10 %	1	Hôp.	–	0	Hôp.	1983

GLUCOSE AGUETTANT 50 % ★★★

- **Composition :** Solution glucosée à 50 % hypertonique.
- **Domaine :** Nutrition et métabolisme.
- **Activité :** Alimentation parentérale.
- **Classe :** Glucose.

Indications : Traitement d'urgence des hypoglycémies aiguës.

Contre-indications : Hyperhydratation.

Effets indésirables : Hyperglycémie et polyurie au glucose. Déshydratation. Thrombose veineuse profonde.

☞ *Usage hospitalier.*

- AGUETTANT

Forme	Dosage	N. d'unités	Prix	Prix/ jour	Liste	Remb. S.S.	Comm.
Amp. inj. 20 ml	50 %	50	Hôp.	–	0	Hôp.	1983
Flacon inj. 500 ml	50 %	12	Hôp.	–	0	Hôp.	1983
Poche inj. 1 000 ml	50 %	10	Hôp.	–	0	Hôp.	1983

GLUCOSE AGUETTANT HYPERTONIQUE ★★★

- **Composition :** Solution glucosée à 15, 20, ou 30 % hypertonique.
- **Domaine :** Nutrition et métabolisme.
- **Activité :** Alimentation parentérale.
- **Classe :** Glucose.

Indications : Réhydratation et véhicule pour apport thérapeutique.

Contre-indications : Hyperhydratation.

Précautions d'emploi : Vitesse de perfusion lente. Une surveillance biologique de l'équilibre hydroélectrolytique est toujours indispensable.

☞ *Vendu sans ordonnance.*

- AGUETTANT

Forme	Dosage	N. d'unités	Prix	Prix/ jour	Liste	Remb. S.S.	Comm.
Amp. inj. 10 ml	30 %	100	Hôp.	–	0	Hôp.	1966
Amp. inj. 20 ml	30 %	10	45,85*	–	0	Hôp.	1966
Amp. inj. 20 ml	30 %	50	Hôp.	–	0	Hôp.	1966
Flacon inj. 500 ml	15 %	12	Hôp.	–	0	Hôp.	1973
Flacon inj. 500 ml	20 %	12	Hôp.	–	0	Hôp.	1975
Flacon inj. 500 ml	30 %	1	17,00	–	0	65 %	1966
Flacon inj. 1000 ml	15 %	12	Hôp.	–	0	Hôp.	1973
Flacon inj. 1 000 ml	20 %	12	Hôp.	–	0	Hôp.	1975
Flacon inj. 1 000 ml	30 %	6	Hôp.	–	0	Hôp.	1966

GLUCOSE CHLORURE DE SODIUM ELBIOL ★★★

- **Composition :** Glucose 5 %, chlorure de sodium 0,9 %.
- **Domaine :** Nutrition et métabolisme.
- **Activité :** Alimentation parentérale.
- **Classe :** Solutions associées.

Indications : Apport calorique et rééquilibration hydro-électrolytique. Déshydratation.

Contre-indications : Hyperhydratation.

Précautions d'emploi : Une surveillance biologique de l'équilibre hydroélectrolytique est toujours indispensable.

☞ *Vendu sans ordonnance.*

- BAXTER

Forme	Dosage	N. d'unités	Prix	Prix/ jour	Liste	Remb. S.S.	Comm.
Fl. plast. 250 ml	–	1	Hôp.	–	0	Hôp.	–
Fl. plast. 500 ml	–	1	Hôp.	–	0	Hôp.	–
Fl. plast. 1 000 ml	–	1	Hôp.	–	0	Hôp.	–
Flacon inj. 500 ml	–	1	Hôp.	–	0	Hôp.	–
Flacon inj. 1 000 ml	–	1	Hôp.	–	0	Hôp.	–

GLUCOSE ELBIOL 5 % ET 10 % ★★★

- **Composition :** Solution glucosée à 5 % et 10 %.
- **Domaine :** Nutrition et métabolisme.
- **Activité :** Alimentation parentérale.
- **Classe :** Glucose.

Indications : Réhydratation et véhicule pour apport thérapeutique.

Contre-indications : Hyperhydratation.

Précautions d'emploi : Vitesse de perfusion lente. Une surveillance biologique de l'équilibre hydroélectrolytique est toujours indispensable.

☞ *Vendu sans ordonnance.*

- BAXTER

Forme	Dosage	N. d'unités	Prix	Prix/ jour	Liste	Remb. S.S.	Comm.
Fl. plast. 250 ml	5 %	1	Hôp.	–	0	Hôp.	–
Fl. plast. 250 ml	10 %	1	Hôp.	–	0	Hôp.	–
Fl. plast. 500 ml	5 %	1	Hôp.	–	0	Hôp.	–
Fl. plast. 500 ml	10 %	1	Hôp.	–	0	Hôp.	–
Fl. plast. 1 000 ml	5 %	1	Hôp.	–	0	Hôp.	–
Fl. plast. 1 000 ml	10 %	1	Hôp.	–	0	Hôp.	–
Fl. verre 500 ml	5 %	1	14,70	–	0	65 %	–
Fl. verre. 1 000 ml	5 %	1	Hôp.	–	0	Hôp.	–
Fl. verre 1 000 ml	10 %	1	Hôp.	–	0	Hôp.	–

GLUCOSE ELBIOL 15 % ET 30 % ★★★

- **Composition :** Solution glucosée à 15 % et 30 % hypertonique.
- **Domaine :** Nutrition et métabolisme.
- **Activité :** Alimentation parentérale.
- **Classe :** Glucose.

Indications : Traitement d'urgence des hypoglycémies aiguës.

Contre-indications : Hyperhydratation.

Effets indésirables : Hyperglycémie et polyurie au glucose. Déshydratation. Thrombose veineuse profonde.

☞ *Usage hospitalier.*

- BAXTER

Forme	Dosage	N. d'unités	Prix	Prix/ jour	Liste	Remb. S.S.	Comm.
Fl. plast. 250 ml	15 %	1	Hôp.	–	0	Hôp.	–
Fl. plast. 500 ml	15 %	1	Hôp.	–	0	Hôp.	–
Fl. plast 500 ml	30 %	1	Hôp.	–	0	Hôp.	–
Fl. plast. 1 000 ml	15 %	1	Hôp.	–	0	Hôp.	–
Fl. plast. 1 000 ml	30 %	1	Hôp.	–	0	Hôp.	–
Fl. verre 500 ml	15 %	1	Hôp.	–	0	Hôp.	–
Fl. verre 500 ml	30 %	1	Hôp.	–	0	Hôp.	–
Fl. verre 1 000 ml	15 %	1	Hôp.	–	0	Hôp.	–
Fl. verre 1 000 ml	30 %	1	Hôp.	–	0	Hôp.	–

GLUCOSE FANDRE ★★★

- **Composition :** Solution glucosée à 5 %, 10 %, 30 %.
- **Domaine :** Nutrition et métabolisme.
- **Activité :** Alimentation parentérale.
- **Classe :** Glucose.

Indications : Réhydratation et véhicule pour apport thérapeutique. Traitement d'urgence des hypoglycémies aiguës.

Contre-indications : Hyperhydratation.

Précautions d'emploi : Vitesse de perfusion lente. Une surveillance biologique de l'équilibre hydroélectrolytique est toujours indispensable.

☞ *Vendu sans ordonnance.*

- BRAUN

Forme	Dosage	N. d'unités	Prix	Prix/ jour	Liste	Remb. S.S.	Comm.
Flacon inj. 250 ml	5 %	1	12,50	–	0	65 %	1956
Flacon inj. 250 ml	10 %	1	12,60	–	0	65 %	1956
Flacon inj. 250 ml	30 %	1	13,70	–	0	65 %	1956
Flacon inj. 500 ml	5 %	1	14,70	–	0	65 %	1956
Flacon inj. 500 ml	10 %	1	15,00	–	0	65 %	1956
Flacon inj. 500 ml	30 %	1	17,00	–	0	65 %	1956
Flacon inj. 1 000 ml	5 %	1	19,50	–	0	65 %	1956
Flacon inj. 1 000 ml	10 %	1	20,30	–	0	65 %	1956

GLUCOSE LAVOISIER 5 % ★★★

- **Composition :** Solution glucosée à 5 % isotonique.
- **Domaine :** Nutrition et métabolisme.
- **Activité :** Alimentation parentérale.
- **Classe :** Glucose.

Indications : Réhydratation et véhicule pour apport thérapeutique.

Contre-indications : Hyperhydratation.

Précautions d'emploi : Vitesse de perfusion lente. Une surveillance biologique de l'équilibre hydroélectrolytique est toujours indispensable.

☞ *Vendu sans ordonnance.*

- CHAIX ET DU MARAIS

Forme	Dosage	N. d'unités	Prix	Prix/ jour	Liste	Remb. S.S.	Comm.
Amp. inj. 5 ml	5 %	10	9,00	–	0	65 %	1991
Amp. inj. 10 ml	5 %	10	10,10	–	0	65 %	1991
Amp. inj. 20 ml	5 %	10	11,10	–	0	65 %	1991
Flacon inj. 125 ml	5 %	1	15,40	–	0	65 %	1935
Flacon inj. 250 ml	5 %	1	15,80	–	0	65 %	1935
Flacon inj. 500 ml	5 %	1	18,10	–	0	65 %	1935
Flacon inj. 1 000 ml	5 %	1	23,20	–	0	65 %	1935

GLUCOSE LAVOISIER 10 % ★★★

- **Composition :** Solution glucosée à 10 % hypertonique.
- **Domaine :** Nutrition et métabolisme.
- **Activité :** Alimentation parentérale.
- **Classe :** Glucose.

Indications : Réhydratation et véhicule pour apport thérapeutique.

Contre-indications : Hyperhydratation.

Précautions d'emploi : Vitesse de perfusion lente. Une surveillance biologique de l'équilibre hydroélectrolytique est toujours indispensable.

☞ *Vendu sans ordonnance.*

- CHAIX ET DU MARAIS

Forme	Dosage	N. d'unités	Prix	Prix/ jour	Liste	Remb. S.S.	Comm.
Amp. inj. 10 ml	10 %	10	22,15*	–	0	0 %	1991
Amp. inj. 20 ml	10 %	10	29,55*	–	0	0 %	1991
Flacon inj. 250 ml	10 %	1	23,05*	–	0	0 %	1935
Flacon inj. 500 ml	10 %	1	27,60*	–	0	0 %	1935
Flacon inj. 1 000 ml	10 %	1	39,25*	–	0	0 %	1935

Forme	Dosage	N. d'unités	Prix	Prix/jour	Liste	Remb. S.S.	Comm.
Suppositoire	200 000 U	6	10,70	3,5 à 5	1	35 %	1959
Suppositoire	500 000 U	6	13,30	4,5 à 6,5	1	35 %	1959

GONADOTROPHINE CHORIONIQUE ENDO ★★★

- **Composition :** Hormone gonadotrope extraite d'urine de femme enceinte.
- **Domaine :** Endocrinologie. Gynécologie. Andrologie.
- **Activité :** Gonadostimulante LH.
- **Classe :** Gonadotrophine chorionique humaine.

Indications : *Chez la femme.* Traitement des stérilités par anovulation ou dysovulation. Déclenchement de l'ovulation dans les procréations médicalement assistées. *Chez l'homme.* Traitement de la stérilité par déficience de la spermatogenèse au cours des hypogonadismes hypogonadotrophiques. Traitement de la cryptorchidie. Test pour l'exploration de la fonction endocrine du testicule.

Contre-indications : Tumeurs hypophysaires ou gonadiques.

Effets indésirables : Hyperstimulation ovarienne : kystes ovariens, ascite, pleurésie, etc. Grossesses multiples. Accidents thrombo-emboliques. On a rapporté une augmentation de la fréquence des cancers de l'ovaire.

Précautions d'emploi : L'utilisation doit être guidée par différents dosages hormonaux. L'efficacité sera vérifiée par des examens complémentaires : échographie, etc.

☞ *Sur prescription médicale.*

• ORGANON

Forme	Dosage	N. d'unités	Prix	Prix/jour	Liste	Remb. S.S.	Comm.
Amp. inj.	500 U.I.	6	47,80	–	0	65 %	1979
Amp. inj.	1 500 U.I.	6	71,70	–	0	65 %	1979
Amp. inj.	5 000 U.I.	1	42,00	–	0	65 %	1979

GOPTEN ★★★

- **Composition :** Trandolapril.
- **Domaine :** Cardio-vasculaire.
- **Activité :** Antihypertenseur. Vasodilatateur.
- **Classe :** Inhibiteur de l'enzyme de conversion.

Indications : Hypertension artérielle.

Contre-indications : Non conseillé chez la femme enceinte.

Effets indésirables : Toux, fatigue, nausées, éruptions cutanées, prurit, œdème de la face et des extrémités. Augmentation temporaire de l'urée et de la créatinine sanguine, parfois de la kaliémie. Hypotension artérielle chez les patients suivant un régime sans sel ou prenant un diurétique. Exceptionnellement modification de la formule sanguine.

Précautions d'emploi : En cas d'insuffisance rénale ou chez le sujet âgé, réduire la posologie. Surveiller régulièrement la fonction rénale.

Interactions : Ne pas associer avec des produits entraînant une hyperkaliémie : certains diurétiques, sels de potassium. Majore l'effet de tous les produits hypotenseurs, neuroleptiques, antidépresseurs. Peut modifier la concentration de lithium dans le sang chez les patients traités par ce produit.

Surdosage : Une surveillance de la tension artérielle s'impose.

☞ *Sur prescription médicale.*

• KNOLL

Forme	Dosage	N. d'unités	Prix	Prix/jour	Liste	Remb. S.S.	Comm.
Gélule	0,5 mg	28	40,90	1,5	1	65 %	1993
Gélule	2 mg	28	119,80	4,3	1	65 %	1993

GOUTTES AUX ESSENCES ✤

- **Composition :** Menthe, girofle, thym, cannelle, lavande, alcool.
- **Domaine :** Infectiologie.
- **Activité :** Divers.

Indications : Utilisé comme traitement adjuvant des maladies infectieuses.

☞ *Vendu sans ordonnance.*

- PLANTES ET MÉDECINES

Forme	Dosage	N. d'unités	Prix	Prix/jour	Liste	Remb. S.S.	Comm.
Sol. buvable	–	45 ml	34,00*	–	0	0 %	1949
Sol. buvable	–	90 ml	58,90*	–	0	0 %	1949

GRAINS DE VALS ✤

- **Composition :** Aloès, bile de bœuf, bourdaine, cascara, belladone.
- **Domaine :** Gastro-entérologie.
- **Activité :** Laxatif stimulant. Antispasmodique.
- **Classe :** Anthraquinonique. Anticholinergique.

Indications : Traitement symptomatique de la constipation associé aux mesures hygiéno-diététiques.

Contre-indications : Constipation récente inexpliquée, persistante, n'ayant pas fait l'objet d'examens médicaux. Colopathies organiques inflammatoires. Syndrome occlusif. Douleurs abdominales. Enfant. Insuffisance rénale. Glaucome. Troubles urétro-prostatiques.

Effets indésirables : Diarrhée. Douleurs abdominales. Mélanose recto-colique. Hypokaliémie. Maladie des laxatifs. Insuffisance rénale. Sécheresse de la bouche. Troubles de la vue. Troubles urinaires.

Précautions d'emploi : Déconseillé chez la femme allaitant. Pas d'utilisation prolongée.

Interactions : Ne pas associer aux diurétiques hypokaliémiants, aux anti-inflammatoires corticoïdes. Ne pas associer à certains antiarythmisants : sotalol, quinidine, amiodarone. Prudence en cas d'association avec les digitaliques, les dérivés de la vincamine.

Surdosage : Entraîne une diarrhée et des troubles hydro-électrolytiques graves.

☞ *Vendu sans ordonnance. Présente des dangers en cas d'utilisation prolongée.*

- NOGUÈS

Forme	Dosage	N. d'unités	Prix	Prix/jour	Liste	Remb. S.S.	Comm.
Pilule	–	30	29,00*	–	0	0 %	1898
Pilule	–	60	52,50*	–	0	0 %	1898

GRAINS D'ÉVIAN ✤

- **Composition :** Aloès, bourdaine, cascara, belladone.
- **Domaine :** Gastro-entérologie.
- **Activité :** Laxatif stimulant. Antispasmodique.
- **Classe :** Anthraquinonique. Anticholinergique.

Indications : Traitement symptomatique de la constipation associé aux mesures hygiéno-diététiques.

Contre-indications : Constipation récente inexpliquée, persistante, n'ayant pas fait l'objet d'examens médicaux. Colopathies organiques inflammatoires. Syndrome occlusif. Fécalome. Douleurs abdominales. Enfant de moins de 15 ans.

Effets indésirables : Sensation de ballonnement abdominal. Diarrhée. Douleurs abdominales. Mélanose recto-colique. Hypokaliémie. Maladie des laxatifs. Insuffisance rénale.

Précautions d'emploi : Pas d'utilisation prolongée. Non conseillé chez la femme allaitant. Prudence chez le sujet âgé ou alité.

Interactions : Ne pas associer aux diurétiques hypokaliémiants, aux anti-inflammatoires corticoïdes. Ne pas associer à certains antiarythmisants : sotalol, quinidine, amiodarone. Prudence en cas d'association avec les digitaliques, les dérivés de la vincamine.

Surdosage : Entraîne une diarrhée et des troubles hydro-électrolytiques graves.

☞ *Vendu sans ordonnance. Présente des dangers en cas d'utilisation prolongée.*

- PLANTES ET MÉDECINES

Forme	Dosage	N. d'unités	Prix	Prix/jour	Liste	Remb. S.S.	Comm.
Comprimé	–	–	41,50*	–	0	0 %	–

GRAMIDIL ★★★

- **Composition :** Amoxicilline.
- **Domaine :** Infectiologie.
- **Activité :** Antibiotique.
- **Classe :** Pénicilline à spectre élargi.

Indications : Infections aux germes suivants : streptocoques A et D, pneumocoques, méningocoques, leptospires, Listeria, Clostridium, colibacille, Proteus, Borellia, salmonella, Shigella, Brucella, vibrions ou staphylocoques sensibles. Infections respiratoires, ORL, stomatologiques, rénales, uro-génitales, gynécologiques, digestives, biliaires, méningées, ou septicémiques.

Contre-indications : Hypersensibilité aux pénicillines. Mononucléose infectieuse.

Effets indésirables : Manifestations allergiques : fièvre, urticaire, œdème de la face avec troubles respiratoires. Éruptions cutanées maculopapuleuses. Troubles digestifs : nausées, diarrhée, infections à levures.

Précautions d'emploi : Rechercher dans les antécédents des réactions anormales à un traitement antérieur par une pénicilline. Prudence chez l'insuffisant rénal. Chez la femme enceinte ou allaitant, le produit passe dans l'organisme de l'enfant.

Interactions : Association déconseillée : allopurinol.

☞ *Sur prescription médicale.*

- LEURQUIN

Forme	Dosage	N. d'unités	Prix	Prix/jour	Liste	Remb. S.S.	Comm.
Susp. buv.	25 mg/ml	60 ml	15,30	2,5 à 5	1	65 %	1982
Susp. buv.	50 mg/ml	60 ml	21,80	4 à 7	1	65 %	1982
Susp. buv.	100 mg/ml	60 ml	33,50	6 à 9	1	65 %	1985
Gélule	500 mg	12	32,70	5,5 à 11	1	65 %	1982

GRANIONS D'ARGENT ❍

- **Composition :** Argent.
- **Domaine :** Terrain.
- **Activité :** Modificateur du terrain.

Indications : États infectieux, viraux de la sphère ORL. États grippaux. Aphtes buccaux.

Précautions d'emploi : Ne dispense pas d'un traitement spécifique.

☞ *Vendu sans ordonnance.*

- GRANIONS

Forme	Dosage	N. d'unités	Prix	Prix/jour	Liste	Remb. S.S.	Comm.
Amp. buvable	0,64 mg	10	12,30	2,5	0	35 %	1961

GRANIONS D'ARSENIC ❍

- **Composition :** Arsenic.
- **Domaine :** Terrain.
- **Activité :** Modificateur du terrain.

Indications : États d'asthénie, manifestations psychiques ou psychosomatiques mineures.

Précautions d'emploi : Ne dispense pas d'un traitement spécifique. Déconseillé chez la femme enceinte.

☞ *Vendu sans ordonnance.*

- GRANIONS

Forme	Dosage	N. d'unités	Prix	Prix/jour	Liste	Remb. S.S.	Comm.
Amp. buvable	0,4 mg	10	12,20	1,2	0	35 %	1961

GRANIONS DE BISMUTH ❍

- **Composition :** Bismuth.
- **Domaine :** Terrain.
- **Activité :** Modificateur du terrain.

Indications : États infectieux viraux de la sphère ORL, états grippaux.

☞ *Vendu sans ordonnance.*

- GRANIONS

Forme	Dosage	N. d'unités	Prix	Prix/ jour	Liste	Remb. S.S.	Comm.
Amp. buvable	0,3 mg	10	12,30	2,5	0	35 %	1961

GRANIONS DE CUIVRE ❍

- **Composition :** Cuivre.
- **Domaine :** Terrain.
- **Activité :** Modificateur du terrain.

Indications : États infectieux et viraux, états grippaux. Affections rhumatismales inflammatoires.

Précautions d'emploi : Ne dispense pas d'un traitement spécifique éventuel.

☞ *Vendu sans ordonnance.*

- GRANIONS

Forme	Dosage	N. d'unités	Prix	Prix/ jour	Liste	Remb. S.S.	Comm.
Amp. buvable	0,3 mg	10	12,30	1,2	0	35 %	1961

GRANIONS DE LITHIUM ❍

- **Composition :** Citrate de lithium.
- **Domaine :** Terrain.
- **Activité :** Modificateur du terrain.

Indications : Manifestations psychiques et psychosomatiques mineures.

Précautions d'emploi : N'est pas indiqué dans le traitement des états psychiques graves, telle la psychose maniaco-dépressive.

☞ *Vendu sans ordonnance.*

- GRANIONS

Forme	Dosage	N. d'unités	Prix	Prix/ jour	Liste	Remb. S.S.	Comm.
Amp. buvable	1 mg	10	13,00	1,2	0	35 %	1992

GRANIONS DE MAGNÉSIUM ❍

- **Composition :** Magnésium.
- **Domaine :** Terrain.
- **Activité :** Modificateur du terrain.

Indications : Spasmophilie. États de dystonie neurovégétative.

☞ *Vendu sans ordonnance.*

- GRANIONS

Forme	Dosage	N. d'unités	Prix	Prix/ jour	Liste	Remb. S.S.	Comm.
Amp. buvable	3,8 mg	10	12,20	3,6	0	35 %	1961

GRANIONS DE SÉLÉNIUM ❍

- **Composition :** Sélénium.
- **Domaine :** Terrain.
- **Activité :** Modificateur du terrain.

Indications : Affections cutanées de type mycose ou acné.

☞ *Vendu sans ordonnance.*

- GRANIONS

Forme	Dosage	N. d'unités	Prix	Prix/ jour	Liste	Remb. S.S.	Comm.
Amp. buvable	0,96 mg	10	12,10	1,2	0	35 %	1952

GRANIONS DE SOUFRE ❍

- **Composition :** Soufre.
- **Domaine :** Terrain.
- **Activité :** Modificateur du terrain.

Indications : Affections récidivantes cutanées, rhumatologiques et ORL.

Précautions d'emploi : Ne dispense pas d'un traitement spécifique éventuel.

☞ *Vendu sans ordonnance.*

- GRANIONS

Forme	Dosage	N. d'unités	Prix	Prix/ jour	Liste	Remb. S.S.	Comm.
Amp. buvable	19,5 mg	10	12,80	1,2	0	35 %	1961

GRANIONS DE ZINC ❍

- **Composition :** Zinc.
- **Domaine :** Terrain.
- **Activité :** Modificateur du terrain.

Indications : Acné inflammatoire macrokystique ou nodulaire.

Précautions d'emploi : A prendre à distance des repas.

☞ *Vendu sans ordonnance.*

- GRANIONS

Forme	Dosage	N. d'unités	Prix	Prix/ jour	Liste	Remb. S.S.	Comm.
Amp. buvable	15 mg	30	31,90	1 à 2	0	65 %	1993

GRANIONS D'HYDRARGYRE ❍

- **Composition :** Mercure.
- **Domaine :** Terrain.
- **Activité :** Modificateur du terrain.

Indications : États infectieux de la sphère génito-urinaire.

Précautions d'emploi : Ne dispense pas d'un traitement spécifique éventuel.

☞ *Vendu sans ordonnance.*

- GRANIONS

Forme	Dosage	N. d'unités	Prix	Prix/ jour	Liste	Remb. S.S.	Comm.
Amp. buvable	0,8 mg	10	11,70	1,2	0	35 %	1961

GRANIONS D'IODE ❍

- **Composition :** Iode.
- **Domaine :** Terrain.
- **Activité :** Modificateur du terrain.

Indications : Traitement de l'hyperthyroïdie en période préopératoire.

Précautions d'emploi : Déconseillé chez la femme enceinte, en cas de troubles du rythme, d'insuffisance coronaire. Prudence en cas d'hypertension artérielle, de cardiopathie décompensée.

☞ *Vendu sans ordonnance.*

- GRANIONS

Forme	Dosage	N. d'unités	Prix	Prix/ jour	Liste	Remb. S.S.	Comm.
Amp. buvable	4 mg	10	12,30	1,2	0	35 %	1961

GRANIONS D'OR ○

- **Composition :** Or.
- **Domaine :** Terrain.
- **Activité :** Modificateur du terrain.

Indications : Affections rhumatismales inflammatoires.

Précautions d'emploi : Ne dispense pas d'un traitement spécifique éventuel.

☞ *Vendu sans ordonnance.*

- GRANIONS

Forme	Dosage	N. d'unités	Prix	Prix/jour	Liste	Remb. S.S.	Comm.
Amp. buvable	0,2 mg	10	12,60	2,5	0	35 %	1961

GRANIONS D'URANIUM ○

- **Composition :** Uranium.
- **Domaine :** Terrain.
- **Activité :** Modificateur du terrain.

Indications : États dyspeptiques.

Précautions d'emploi : Ne dispense pas d'un traitement spécifique éventuel.

☞ *Vendu sans ordonnance.*

- GRANIONS

Forme	Dosage	N. d'unités	Prix	Prix/jour	Liste	Remb. S.S.	Comm.
Amp. buvable	1,2 mg	10	11,70	1,2	0	35 %	1948

GRANOCYTE ★★★

- **Composition :** Lénograstim.
- **Domaine :** Hématologie.
- **Activité :** Antineutropénique.

Indications : Traitement des neutropénies (diminution des globules blancs polynucléaires) chez les patients recevant une chimiothérapie anticancéreuse ou ayant subi un traitement myélosuppressif pour une greffe de moelle osseuse.

Contre-indications : Patients ayant une néoplasie myéloïde.

Effets indésirables : Nausées, vomissements, fièvre, maux de tête, perte des cheveux, douleurs osseuses.

Précautions d'emploi : Doit être utilisé sous contrôle médical strict en milieu hospitalier.

Interactions : Ne pas administrer en même temps qu'une chimiothérapie.

☞ *Sur prescription médicale. Usage hospitalier.*

- BELLON

Forme	Dosage	N. d'unités	Prix	Prix/jour	Liste	Remb. S.S.	Comm.
Flacon inj.	263 µg	1	Hôp.	–	1	Hôp.	1994

GRANUDOXY ★★★

- **Composition :** Doxycycline.
- **Domaine :** Infectiologie.
- **Activité :** Antibiotique.
- **Classe :** Cycline.

Indications : Infections aux germes suivants : Brucella, Pasteurella, mycoplasmes, Chlamydia, rickettsies, gonocoques, leptospires, tréponèmes, Haemophilus, vibrions. Infections à manifestations broncho-pulmonaires, ORL, ophtalmiques, génito-urinaires, cutanées ou septicémiques.

Contre-indications : Allergie aux cyclines. Enfant de moins de 8 ans (risque de coloration dentaire).

Effets indésirables : Troubles digestifs : nausées, vomissements, diarrhée, candidoses ano-génitales. Réactions allergiques : urticaire, œdème de la face, choc anaphylactique. Réactions de photosensibilisation : érythrodermies. Anémies, neutropénies, éosinophilies. Coloration jaune des dents ou anomalies dentaires en cas d'administration à l'enfant de moins de 8 ans.

Précautions d'emploi : Prendre le produit au cours des repas. Prudence en cas d'insuffisance hépatique ou rénale. Ne pas s'exposer au soleil. Contre-indiqué chez la femme enceinte et allaitant. Ne pas ouvrir les gélules.

Interactions : Ne pas associer aux rétinoïdes (dérivés de la vitamine A). L'activité du produit est diminuée par les antiépileptiques, les sels ferreux, les pansements gastriques. Peut augmenter l'effet des anticoagulants oraux.

☞ *Sur prescription médicale.*

• PIERRE FABRE

Forme	Dosage	N. d'unités	Prix	Prix/jour	Liste	Remb. S.S.	Comm.
Gélule	100 mg	5	24,90	5 à 10	1	65 %	1985

GRAVIBINAN ★★★

- **Composition :** Hydroxyprogestérone, estradiol.
- **Domaine :** Endocrinologie. Gynécologie.
- **Activité :** Estrogénique. Progestative.
- **Classe :** Estroprogestatif.

Indications : Stérilité par insuffisance hormonale. Hypoplasie utérine. Prévention des avortements à répétition.

Contre-indications : Tumeurs estrogénodépendantes. Antécédents d'herpès gravidique.

Effets indésirables : Saignements persistants.

Précautions d'emploi : Il faut que la patiente soit prévenue de la possibilité de malformations fœtales lors du traitement d'une grossesse par le produit.

☞ *Sur prescription médicale.*

• SCHERING

Forme	Dosage	N. d'unités	Prix	Prix/jour	Liste	Remb. S.S.	Comm.
Amp. inj.	1 ml	1	15,40	–	2	65 %	1972
Amp. inj.	2 ml	1	24,80	–	2	65 %	1972

GRISÉFULINE ★★★

- **Composition :** Griséofulvine.
- **Domaine :** Infectiologie.
- **Activité :** Antifongique.

Indications : Mycoses à dermatophytes : Microsporum, Epidermophyton, Trichophyton. Mycoses des cheveux, des ongles, de la peau. A doses importantes, possède une action anti-inflammatoire et une action sur la microcirculation, d'où son utilisation en rhumatologie dans les algodystrophies post-traumatiques.

Contre-indications : Hypersensibilité à la griséofulvine. Lupus érythémateux.

Effets indésirables : Troubles digestifs : nausées, diarrhée, modification du goût, sensation de soif. Réactions allergiques, photosensibilisation. Vertiges, insomnies, confusion. Neuropathies périphériques, etc.

Précautions d'emploi : Non conseillé chez la femme enceinte ou allaitant. Éviter l'exposition au soleil. Prudence en cas d'insuffisance rénale.

Interactions : Bouffées de chaleur lors de la prise d'alcool. Diminue l'activité des contraceptifs oraux. Diminue l'activité de nombreux produits : anticoagulants oraux, antituberculeux, cyclosporines, etc.

☞ *Sur prescription médicale.*

• SANOFI WINTHROP

Forme	Dosage	N. d'unités	Prix	Prix/jour	Liste	Remb. S.S.	Comm.
Comprimé	250 mg	30	24,40	2 à 3	1	65 %	1964
Comprimé	500 mg	20	31,20	4 à 10	1	65 %	1974

GUÉTHURAL

- **Composition :** Guéthol, carbamide.
- **Domaine :** Pneumologie.
- **Activité :** Fluidifiant bronchique. Expectorant.

Indications : Proposé dans les troubles de la sécrétion bronchique au cours des affections broncho-pulmonaires.

☞ *Vendu sans ordonnance.*

• ÉLERTÉ

Forme	Dosage	N. d'unités	Prix	Prix/jour	Liste	Remb. S.S.	Comm.
Comprimé	–	48	14,70	–	0	35 %	1953
Comprimé	300 mg	40	19,10	–	0	35 %	1978
Granulé	–	100 g	15,30	–	0	35 %	1953

GURONSAN ★★

- **Composition :** Glucuronamide, vitamine C, caféine.
- **Domaine :** Nutrition et métabolisme.
- **Activité :** Antiasthénique. Vitamines hydrosolubles.

Indications : Utilisé dans le traitement de l'asthénie fonctionnelle, en l'absence d'activité spécifique démontrée.

Précautions d'emploi : Traitement toujours de courte durée. Donne une réaction positive au contrôle antidopage. Chez le sujet suivant un régime sans sel, tenir compte du fait que chaque comprimé contient l'équivalent de 1,5 g de sel.

Surdosage : Risque d'insomnie.

☞ *Vendu sans ordonnance.*

- NYCOMED

Forme	Dosage	N. d'unités	Prix	Prix/jour	Liste	Remb. S.S.	Comm.
Comprimé eff.	–	30	63,70*	–	0	0 %	1963

GUTRON ★★★

- **Composition :** Midodrine.
- **Domaine :** Cardio-vasculaire.
- **Activité :** Antihypotenseur. Vasoconstricteur.
- **Classe :** Stimulant alpha-adrénergique.

Indications : Hypotension orthostatique.

Contre-indications : Hypertension. Bradycardie. Rétention urinaire. Glaucome. Insuffisance cardiaque ou rénale sévère.

Effets indésirables : Picotements, sensation de froid cutané. Hypertension.

Précautions d'emploi : Impose des contrôles réguliers de la tension artérielle en position debout et couché. Non conseillé chez la femme enceinte ou allaitant.

Interactions : Ne pas associer aux digitaliques, aux antidépresseurs IMAO.

Surdosage : Entraîne une hypertension qui cède à l'arrêt du traitement.

☞ *Sur prescription médicale.*

- NYCOMED

Forme	Dosage	N. d'unités	Prix	Prix/jour	Liste	Remb. S.S.	Comm.
Comprimé	2,5 mg	30	Hôp.	–	2	Hôp.	1993
Comprimé	2,5 mg	90	Hôp.	–	2	Hôp.	1993

GYNERGÈNE CAFÉINÉ ★★★

- **Composition :** Ergotamine, caféine.
- **Domaine :** Neuropsychiatrie.
- **Activité :** Antimigraineux.
- **Classe :** Alcaloïde de l'ergot de seigle. Alpha-adrénergique.

Indications : Traitement de la crise de migraine.

Contre-indications : Grossesse. Insuffisance coronaire. Hypertension artérielle mal contrôlée.

Effets indésirables : Troubles de la circulation périphérique. Troubles digestifs.

Précautions d'emploi : Prudence en cas d'insuffisance hépatique et rénale sévère.

Interactions : L'association avec les antibiotiques macrolides (érythromycine, josamycine) et avec certains bêtabloquants peut entraîner des anomalies de la circulation des membres ou de la langue.

Surdosage : Peut entraîner des troubles artériels imposant l'hospitalisation.

☞ *Sur prescription médicale.*

- SANDOZ

Forme	Dosage	N. d'unités	Prix	Prix/jour	Liste	Remb. S.S.	Comm.
Comprimé	1 mg	20	22,30	2	1	65 %	1953
Suppositoire	2 mg	6	14,80	2,5	1	65 %	1957

GYNESCAL ★

- **Composition :** Trioxyméthylène, acide salicylique, acide benzoïque, borate de sodium, carbonate monosodique.
- **Domaine :** Gynécologie.
- **Activité :** Antiseptique local.

Indications : Utilisé dans la toilette gynécologique.

Contre-indications : Hypersensibilité à un constituant.

Effets indésirables : Possibilité d'intolérance cutanée.

Précautions d'emploi : Éviter un emploi trop fréquent ou trop prolongé.

Interactions : Ne pas associer à d'autres antiseptiques.

☞ *Vendu sans ordonnance.*

- CCD

Forme	Dosage	N. d'unités	Prix	Prix/jour	Liste	Remb. S.S.	Comm.
Sachet/sol.	–	20	46,75*	–	0	0 %	1980

GYNE-T ★★★

- **Composition :** Dispositif intra-utérin cuprocontraceptif (T de Tatum). Surface de cuivre : 208 mm² (T200) ou 380 mm² (T380) Deux tailles : standard et courte.
- **Domaine :** Gynécologie.
- **Activité :** Contraceptif local.
- **Classe :** Dispositif intra-utérin.

Indications : Contraception intra-utérine.

Contre-indications : *Absolues* : malformations utérines, infections utérines ou annexielles, tumeurs, fibromes, polypes utérins. Hémorragies génitales d'origine inconnue, antécédents de grossesse extra-utérine. Grossesse. *Relatives* : nullipare en raison d'un risque de stérilité. Règles très abondantes ou très douloureuses.

Effets indésirables : Infections : endométrite, salpingites imposant le retrait. Saignements intermenstruels ou règles abondantes. Contractions utérines au moment de la pose, expulsion du dispositif. Grossesse extra-utérine.

Précautions d'emploi : Mise en place en général le deuxième jour des règles par un praticien expérimenté. Respecter une asepsie rigoureuse. La patiente doit régulièrement surveiller la présence des fils dont la disparition doit faire craindre l'expulsion. Le dispositif doit être changé normalement au bout de 2 à 4 ans.

Interactions : L'administration d'anti-inflammatoires en diminue l'efficacité.

☞ *Sur prescription médicale. Remboursement sur un prix de 83 francs (tarif TIPS).*

- JANSSEN CILAG

Forme	Dosage	N. d'unités	Prix	Prix/jour	Liste	Remb. S.S.	Comm.
Gyne T200	–	1	177,40*	–	1	65 %	1979
Gyne T380	–	1	245,80*	–	1	65 %	1985

GYN-HYDRALIN ★

- **Composition :** Glycine.
- **Domaine :** Gynécologie.
- **Activité :** Antiprurigineux.
- **Classe :** Usage externe.

Indications : Traitement symptomatique des prurits génitaux d'origine infectieuse de cause indéterminée.

Contre-indications : Hypersensibilité à un constituant.

Effets indésirables : Réactions allergiques de contact.

Interactions : Tenir compte du pH alcalin de la solution.

☞ *Vendu sans ordonnance.*

- SOEKAMI LEFRANCQ

Forme	Dosage	N. d'unités	Prix	Prix/jour	Liste	Remb. S.S.	Comm.
Sol. locale	–	200 ml	38,50*	–	0	0 %	1987
Sol. locale	–	400 ml	58,70*	–	0	0 %	1988
Unidose	7,5 ml	9	30,85*	–	0	0 %	1990
Unidose	7,5 ml	90	Hôp.	–	0	Hôp.	1990

GYNO-DAKTARIN ★★★

- **Composition :** Miconazole.
- **Domaine :** Gynécologie.
- **Activité :** Antifongique local.
- **Classe :** Imidazolé.

Indications : Mycoses vaginales ou vulvo-vaginales.

Contre-indications : Hypersensibilité aux imidazolés.

Effets indésirables : Prurit, sensation de brûlure locale.

Précautions d'emploi : Il est souhaitable de traiter simultanément tout autre foyer de candidose. Éviter les douches vaginales. Ne pas interrompre pendant les règles.

Interactions : Pourrait modifier l'activité des anticoagulants oraux.

☞ *Vendu sans ordonnance.*

- JANSSEN CILAG

Forme	Dosage	N. d'unités	Prix	Prix/jour	Liste	Remb. S.S.	Comm.
Gel gynécol.	100 mg/5 g	70 g	41,70	3	0	65 %	1975
Ovule	100 mg	14	39,10	3 à 6	0	65 %	1978
Ovule	400 mg	3	33,60	11	1	65 %	1981

GYNO-PEVARYL ★★★

- **Composition :** Éconazole.
- **Domaine :** Gynécologie.
- **Activité :** Antifongique local.
- **Classe :** Imidazolé.

Indications : Mycoses vaginales ou vulvo-vaginales.

Contre-indications : Hypersensibilité aux imidazolés.

Effets indésirables : Prurit, sensation de brûlure locale.

Précautions d'emploi : Il est souhaitable de traiter simultanément tout autre foyer de candidose. Éviter les douches vaginales. Ne pas interrompre pendant les règles.

Interactions : Pourrait modifier l'activité des anticoagulants oraux.

☞ *Vendu sans ordonnance.*

- JANSSEN CILAG

Forme	Dosage	N. d'unités	Prix	Prix/ jour	Liste	Remb. S.S.	Comm.
Ovule	50 mg	15	39,50	2,6	0	65 %	1976
Ovule	150 mg	3	32,60	11	0	65 %	1977
Ovule LP	150 mg	1	36,60	–	0	65 %	1988
Crème vaginale	1 %	78 g	40,00	–	0	65 %	1977

GYNOMYK ★★★

- **Composition :** Butoconazole.
- **Domaine :** Gynécologie.
- **Activité :** Antifongique local.
- **Classe :** Imidazolé.

Indications : Mycoses vaginales ou vulvo-vaginales.

Contre-indications : Hypersensibilité aux imidazolés.

Effets indésirables : Prurit, sensation de brûlure locale.

Précautions d'emploi : Il est souhaitable de traiter simultanément tout autre foyer de candidose. Éviter les douches vaginales. Ne pas interrompre pendant les règles.

Interactions : Pourrait modifier l'activité des anticoagulants oraux.

☞ *Sur prescription médicale.*

• CASSENNE

Forme	Dosage	N. d'unités	Prix	Prix/jour	Liste	Remb. S.S.	Comm.
Ovule	100 mg	3	35,00	12	1	65 %	1988

GYNOPHASE ★★★

• **Composition :** Noréthistérone, éthinylestradiol.
• **Domaine :** Gynécologie.
• **Activité :** Contraceptif hormonal.
• **Classe :** Estro-progestatif. Normodosé. Biphasique.

Indications : Contraception orale. Dysménorrhées.

Contre-indications : *Absolues* : maladies ou antécédents thrombo-emboliques. Maladies cardio-vasculaires. Hypertension artérielle. Atteintes cérébro-vasculaires. Tumeurs malignes du sein et de l'utérus. Maladies hépatiques. Hémorragies génitales d'origine non précisée. Grossesse. *Relatives* : diabète, hyperlipémie. Obésité. Tumeurs bénignes du sein et de l'utérus : fibrome. Galactorrhée. Prurit récidivant lors d'une grossesse. Allaitement.

Effets indésirables : *Bénins* : nausées, prise de poids, tension mammaire. Chloasma, acné, jambes lourdes. Saignements intermenstruels, aménorrhée. Modification de la libido. *Graves devant faire interrompre le traitement* : hypertension artérielle, accidents cardio-vasculaires et thrombo-emboliques. Diabète. Maux de tête importants, vertiges, modification de la vision, convulsions. Galactorrhée. Adénome hépatique. Lithiase biliaire. Aménorrhée post-thérapeutique.

Précautions d'emploi : Avant traitement, faire un examen clinique (poids, tension, seins, utérus), et des examens biologiques : frottis vaginaux, glycémie, cholestérol, triglycérides. Administration séquentielle : 1 comprimé ocre par jour pendant 11 jours puis 1 comprimé marron pendant 10 jours.

Interactions : L'efficacité contraceptive est diminuée en cas d'association avec la rifampicine, les barbituriques et certains antiépileptiques.

☞ *Sur prescription médicale.*

• SCHERING

Forme	Dosage	N. d'unités	Prix	Prix/jour	Liste	Remb. S.S.	Comm.
Comprimé	–	21 x 1	7,80	0,3	1	65 %	1974
Comprimé	–	21 x 3	13,90	0,2	1	65 %	1974

GYNOPLIX ★

• **Composition :** Acétarsol, acide borique.
• **Domaine :** Gynécologie. Infectiologie.
• **Activité :** Antiseptique local. Anti-trichomonas.
• **Classe :** Arsenical pentavalent.

Indications : Proposé dans les vaginites à Trichomonas.

Contre-indications : Hypersensibilité au produit. Grossesse.

Effets indésirables : Brûlures vaginales. Érythèmes, dermite. Troubles neurologiques.

☞ *Vendu sans ordonnance.*

• DOMS-ADRIAN

Forme	Dosage	N. d'unités	Prix	Prix/jour	Liste	Remb. S.S.	Comm.
Compr. vaginal	–	20	17,90	–	0	65 %	1939

GYNOSPASMINE SAREIN ★★

• **Composition :** Paracétamol.
• **Domaine :** Algologie.
• **Activité :** Antalgique périphérique.
• **Classe :** Paracétamol et dérivés.

Indications : Traitement symptomatique des affections douloureuses ou fébriles.

Contre-indications : Hypersensibilité au paracétamol. Insuffisance hépatique sévère.

Effets indésirables : Éruptions cutanées : urticaire, érythèmes. Exceptionnellement diminution des plaquettes sanguines.

Précautions d'emploi : Peut être utilisé chez la femme enceinte ou allaitant.

Interactions : Peut fausser les dosages du glucose et de l'acide urique dans le sang.

Surdosage : A une dose supérieure à 10 g chez l'adulte, le paracétamol peut entraîner une nécrose du foie. L'hospitalisation s'impose d'urgence.

☞ *Vendu sans ordonnance.*

• GOUPIL

Forme	Dosage	N. d'unités	Prix	Prix/jour	Liste	Remb. S.S.	Comm.
Comprimé	300 mg	8	18,60*	–	0	0 %	1981

GYNOTHÉRAX ★

• **Composition :** Chloroquinaldol.
• **Domaine :** Gynécologie.
• **Activité :** Antiseptique local. Antifongique. Anti-trichomonas.

Indications : Antisepsie gynécologique. Proposé dans le traitement des infections vaginales.

Contre-indications : Hypersensibilité aux constituants. Grossesse.

Effets indésirables : Réactions d'intolérance locale.

Précautions d'emploi : Éviter un emploi prolongé.

Interactions : Ne pas associer plusieurs antiseptiques.

☞ *Vendu sans ordonnance.*

• BOUCHARD

Forme	Dosage	N. d'unités	Prix	Prix/jour	Liste	Remb. S.S.	Comm.
Mousse vaginale	1 %	100 g	44,90	–	0	65 %	1967

GYNO-TROSYD ★★★

• **Composition :** Tioconazole.
• **Domaine :** Gynécologie.
• **Activité :** Antifongique local.
• **Classe :** Imidazolé.

Indications : Mycoses vaginales ou vulvo-vaginales.

Contre-indications : Hypersensibilité aux imidazolés.

Effets indésirables : Prurit, sensation de brûlure locale.

Précautions d'emploi : Il est souhaitable de traiter simultanément tout autre foyer de candidose. Éviter les douches vaginales. Ne pas interrompre pendant les règles.

Interactions : Pourrait modifier l'activité des anticoagulants oraux.

☞ *Sur prescription médicale.*

• PFIZER

Forme	Dosage	N. d'unités	Prix	Prix/jour	Liste	Remb. S.S.	Comm.
Ovule	100 mg	3	35,00	12	1	65 %	1988

GYNOVLANE ★★★

• **Composition :** Noréthistérone, éthinylestradiol.
• **Domaine :** Gynécologie.
• **Activité :** Contraceptif hormonal.
• **Classe :** Estro-progestatif. Normodosé. Monophasique.

Indications : Contraception orale. Dysménorrhées.

Contre-indications : *Absolues* : maladies ou antécédents thrombo-emboliques. Maladies cardio-vasculaires. Hypertension artérielle. Atteintes cérébro-vasculaires. Tumeurs malignes du sein et de l'utérus. Maladies hépatiques. Hémorragies génitales d'origine non précisée. Grossesse. *Relatives* : diabète, hyperlipémie. Obésité. Tumeurs bénignes du sein et de l'utérus : fibrome. Galactorrhée. Prurit récidivant lors d'une grossesse. Allaitement.

Effets indésirables : *Bénins* : nausées, prise de poids, tension mammaire. Chloasma, acné, jambes lourdes. Saignements intermenstruels, aménorrhée. Modification de la libido. *Graves devant faire interrompre le traitement* : hypertension artérielle, accidents cardio-vasculaires et thrombo-emboliques. Diabète. Maux de tête importants, vertiges, modification de la vision, convulsions. Galactorrhée. Adénome hépatique. Lithiase biliaire. Aménorrhée post-thérapeutique.

Précautions d'emploi : Avant traitement faire, un examen clinique (poids, tension, seins, utérus), et des examens biologiques : frottis vaginaux, glycémie, cholestérol, triglycérides.

Interactions : L'efficacité contraceptive est diminuée en cas d'association avec la rifampicine,les barbituriques et certains antiépileptiques.

☞ *Sur prescription médicale.*

• SCHERING

Forme	Dosage	N. d'unités	Prix	Prix/jour	Liste	Remb. S.S.	Comm.
Comprimé	–	21 x 1	7,90	0,3	1	65 %	1971
Comprimé	–	21 x 3	13,90	0,2	1	65 %	1971

H

HAEMACCEL ★★★

- **Composition :** Polygéline d'origine bovine, sodium, potassium, calcium, chlore, eau.
- **Domaine :** Anesthésie. Réanimation.
- **Activité :** Solution de remplissage.
- **Classe :** Gélatine.

Indications : Traitement d'urgence des chocs hypovolémiques (hémorragies) et des chocs vasoplégiques traumatiques ou toxiques.

Contre-indications : Allergie aux gélatines.

Effets indésirables : Réactions allergiques.

Précautions d'emploi : Surveillance de la tension, de la diurèse.

☞ *Usage hospitalier.*

• HOECHST

Forme	Dosage	N. d'unités	Prix	Prix/jour	Liste	Remb. S.S.	Comm.
Fl. plastique 500 ml	–	1	Hôp.	–	0	Hôp.	1974

HALCION 0,125 mg ★★★

- **Composition :** Triazolam.
- **Domaine :** Neuropsychiatrie.
- **Activité :** Hypnotique.
- **Classe :** Benzodiazépine.

Indications : Insomnie occasionnelle ou transitoire.

Contre-indications : Insuffisance respiratoire décompensée. Myasthénie.

Effets indésirables : Fatigue, somnolence diurne, perte de mémoire. Plus rarement éruptions cutanées. L'utilisation prolongée peut entraîner un état de dépendance avec syndrome de sevrage à l'arrêt du traitement.

Précautions d'emploi : La durée du traitement doit être la plus courte possible, au maximum deux semaines. L'arrêt doit être progressif. La prise d'alcool est formellement déconseillée durant le traitement. Prudence chez le sujet âgé, insuffisant respiratoire ou hépatique. On évitera une administration pendant les premiers mois de la grossesse et chez la femme allaitant.

Interactions : L'activité est augmentée par tous les dépresseurs du système nerveux : antidépresseurs, anxiolytiques, neuroleptiques, sédatifs, analgésiques. La prise d'alcool est contre-indiquée pendant le traitement. Des effets indésirables ont été rapportés en association avec des antibiotiques de type macrolide.

Surdosage : Entraîne un sommeil puis un coma imposant l'hospitalisation.

☞ *Sur prescription médicale.*

• UPJOHN

Forme	Dosage	N. d'unités	Prix	Prix/jour	Liste	Remb. S.S.	Comm.
Comprimé	0,125 mg	7	7,00	1	1	65 %	1988

HALDOL ★★★

• **Composition :** Halopéridol.
• **Domaine :** Neuropsychiatrie.
• **Activité :** Neuroleptique.
• **Classe :** Butyrophénone.

Indications : A très faible dose, traitement de certaines anxiétés. En général traitement des psychoses aiguës ou chroniques et des états d'agitation psychomotrice.

Contre-indications : Patients présentant une dépression sévère ou une maladie de Parkinson. L'association avec l'alcool est fortement déconseillée.

Effets indésirables : Sédation, somnolence, hypotension orthostatique, rigidité et mouvements anormaux, troubles des règles, impuissance, prise de poids. Parfois éruptions cutanées. Bien plus rarement, apparition d'une fièvre, de sueurs, d'une chute tensionnelle imposant un traitement d'urgence.

Précautions d'emploi : La prudence s'impose chez le sujet âgé, cardiaque, et chez la femme enceinte ou allaitant.

Interactions : Le produit potentialise tous les dépresseurs du système nerveux central, les antihypertenseurs. Il antagonise les effets de la lévodopa utilisée dans le traitement de la maladie de Parkinson.

Surdosage : Le surdosage entraîne un coma avec rigidité imposant l'hospitalisation.

☞ *Sur prescription médicale.*

• JANSSEN CILAG

Forme	Dosage	N. d'unités	Prix	Prix/jour	Liste	Remb. S.S.	Comm.
Comprimé	1 mg	40	11,60	0,3	1	65 %	1970
Comprimé	5 mg	30	23,00	0,7 à 7	1	65 %	1977
Comprimé	20 mg	30	Hôp.	–	1	Hôp.	1981
Sol. buv.	2 mg/ml	15 ml	9,50	0,3 à 16	1	65 %	1960
Sol. buv.	20 mg/ml	30 ml	Hôp.	–	1	Hôp.	1981
Sol. inj.	5 mg/ml	5	12,10	3 à 10	1	65 %	1960

HALDOL DECANOAS ★★★

• **Composition :** Décanoate d'halopéridol.
• **Domaine :** Neuropsychiatrie.
• **Activité :** Neuroleptique.
• **Classe :** Butyrophénone.

Indications : Traitement au long cours des psychoses chroniques.

Contre-indications : Patients présentant une dépression sévère ou une maladie de Parkinson. L'association avec l'alcool est fortement déconseillée.

Effets indésirables : Sédation, somnolence, hypotension orthostatique, rigidité et mouvements anormaux, troubles des règles, impuissance, prise de poids. Parfois éruptions cutanées. Bien plus rarement, apparition d'une fièvre, de sueurs, d'une chute tensionnelle imposant un traitement d'urgence.

Précautions d'emploi : La prudence s'impose chez le sujet âgé, cardiaque, et chez la femme enceinte ou allaitant.

Interactions : Le produit potentialise tous les dépresseurs du système nerveux central, les antihypertenseurs. Il antagonise les effets de la lévodopa utilisée dans le traitement de la maladie de Parkinson.

Surdosage : Le surdosage entraîne un coma avec rigidité imposant l'hospitalisation.

☞ *Sur prescription médicale.*

• JANSSEN CILAG

Forme	Dosage	N. d'unités	Prix	Prix/jour	Liste	Remb. S.S.	Comm.
Sol. inj.	50 mg	1	30,80	1 à 5	1	65 %	1984
Sol. inj.	50 mg	5	112,00	1 à 5	1	65 %	1983

HALDOL FAIBLE ★★★

- **Composition :** Halopéridol.
- **Domaine :** Neuropsychiatrie.
- **Activité :** Neuroleptique.
- **Classe :** Butyrophénone.

Indications : Anxiété, maladie des tics.

Contre-indications : Patients présentant une dépression sévère ou une maladie de Parkinson. L'association avec l'alcool est fortement déconseillée.

Effets indésirables : Sédation, somnolence, hypotension orthostatique, rigidité et mouvements anormaux, troubles des règles, impuissance, prise de poids. Parfois éruptions cutanées. Bien plus rarement, apparition d'une fièvre, de sueurs, d'une chute tensionnelle imposant un traitement d'urgence.

Précautions d'emploi : La prudence s'impose chez le sujet âgé, cardiaque, et chez la femme enceinte ou allaitant.

Interactions : Le produit potentialise tous les dépresseurs du système nerveux central, les antihypertenseurs. Il antagonise les effets de la lévodopa utilisée dans le traitement de la maladie de Parkinson.

Surdosage : Le surdosage entraîne un coma avec rigidité imposant l'hospitalisation.

☞ *Sur prescription médicale.*

• JANSSEN CILAG

Forme	Dosage	N. d'unités	Prix	Prix/jour	Liste	Remb. S.S.	Comm.
Sol. buv.	0,5 mg/ml	30 ml	9,40	0,5 à 1	1	65 %	1962

HALFAN ★★★

- **Composition :** Halofantrine.
- **Domaine :** Parasitologie.
- **Activité :** Antipaludéen.
- **Classe :** Divers.

Indications : Traitement de l'accès palustre, en particulier à Plasmodium falciparum résistant à la chloroquine.

Contre-indications : Troubles de la conduction cardiaque.

Effets indésirables : Troubles digestifs : nausées, diarrhée. Éruptions cutanées. Risque de troubles de la conduction ventriculaire.

Précautions d'emploi : Déconseillé chez la femme enceinte ou allaitant.

Interactions : Association déconseillée avec les hypokaliémiants (diurétiques, laxatifs, etc.) et surtout les antiarythmisants (quinine, amiodarone, sotalol).

Surdosage : Effets inconnus, aucun accident de surdosage n'étant signalé à ce jour.

☞ *Sur prescription médicale.*

• SMITHKLINE BEECHAM

Forme	Dosage	N. d'unités	Prix	Prix/jour	Liste	Remb. S.S.	Comm.
Comprimé	250 mg	6	113,40*	–	1	0 %	1988
Comprimé	250 mg	120	Libre	–	1	0 %	1988
Susp. buv.	20 mg/ml	30 ml	75,60*	–	1	0 %	1988

HALIVITE ★

- **Composition :** Huile de foie de morue enrichie en vitamine A, oxyde de zinc.
- **Domaine :** Dermatologie.
- **Activité :** Topique protecteur. Topique cicatrisant.

Indications : Proposé dans le traitement symptomatique des dermites irritatives : brûlures superficielles, crevasses, gerçures, engelures, érythème fessier du nourrisson.

Contre-indications : Lésions suintantes.

Effets indésirables : Eczéma de contact.

Précautions d'emploi : S'assurer de l'asepsie de la lésion traitée.

Interactions : Ne pas utiliser avec un antiseptique oxydant.

☞ *Vendu sans ordonnance.*

• WHITEHALL

Forme	Dosage	N. d'unités	Prix	Prix/jour	Liste	Remb. S.S.	Comm.
Crème	–	100 g	31,00*	–	0	0 %	1943

HALOG ★★★

- **Composition :** Halcinonide.
- **Domaine :** Dermatologie.
- **Activité :** Anti-inflammatoire local.
- **Classe :** Anti-inflammatoire stéroïdien. Dermocorticoïde.

Indications : Eczéma de contact, dermatite allergique, lichénification. Psoriasis, lichen, prurigo, dyshidrose, lupus érythémateux discoïde, dermite séborrhéique. Piqûres d'insectes, prurigo parasitaire après traitement de la cause.

Contre-indications : Infections bactériennes, virales, parasitaires ou mycoses. Lésions ulcérées. Acné et rosacée.

Effets indésirables : Atrophie cutanée, télangiectasies, vergetures. Retard de cicatrisation. Sécheresse de la peau, folliculite, acné, hypertrichose, dépigmentation. Effets généraux : freination hypophysaire, hypercorticisme.

Précautions d'emploi : Traitement limité à 2 applications par jour. Pas d'utilisation prolongée, car risque de survenue d'une dermite cortico-induite. Prudence chez l'enfant.

Surdosage : Peut entraîner une hypertension artérielle et une surcharge hydrique.

☞ *Sur prescription médicale.*

- BRISTOL-MYERS SQUIBB

Forme	Dosage	N. d'unités	Prix	Prix/jour	Liste	Remb. S.S.	Comm.
Crème	0,1 %	30 g	19,70	–	1	65 %	1979

HALOG-NÉOMYCINE ★★

- **Composition :** Halcinonide, néomycine.
- **Domaine :** Dermatologie.
- **Activité :** Anti-inflammatoire local. Antibiotique.
- **Classe :** Anti-inflammatoire stéroïdien. Dermocorticoïde. Aminoside.

Indications : Dermatoses surinfectées justiciables de la corticothérapie locale : eczémas, dyshidroses en début de traitement.

Contre-indications : Hypersensibilité à la néomycine. Dermatoses primitivement microbiennes, virales ou mycosiques. Ulcères de la jambe, escarres.

Effets indésirables : Atrophie cutanée, télangiectasies, vergetures. Retard de cicatrisation. Sécheresse de la peau, folliculite, acné, hypertrichose, dépigmentation. Réactions allergiques cutanées. Effets généraux : freination hypophysaire, hypercorticisme.

Précautions d'emploi : Traitement limité à 2 applications par jour pendant environ une semaine. Pas d'utilisation prolongée, car risque de survenue d'une dermite cortico-induite. Prudence chez l'enfant.

Surdosage : Peut entraîner une hypertension artérielle et une surcharge hydrique.

☞ *Sur prescription médicale.*

- BRISTOL-MYERS SQUIBB

Forme	Dosage	N. d'unités	Prix	Prix/jour	Liste	Remb. S.S.	Comm.
Crème	0,1 et 0,25 %	30 g	19,70	–	1	65 %	1980

HALOTESTIN ★★

- **Composition :** Fluoxymestéronone.
- **Domaine :** Endocrinologie. Andrologie.
- **Activité :** Androgénique.
- **Classe :** Androgène.

Indications : Hypogonadisme masculin par déficit testiculaire ou hypophysaire. États de dénutrition de la sénescence. Aplasie médullaire. L'utilisation chez la femme est exceptionnelle en dehors du cancer du sein.

Contre-indications : Cancer prostatique, adénome prostatique, cancer du sein masculin. Insuffisance hépatique rénale ou cardiaque sévère. Enfant.

Effets indésirables : Chez l'homme : irritabilité, prise de poids, acné, séborrhée. Chez la femme : virilisation, hypertrichose.

Précautions d'emploi : Donne une réaction positive au contrôle antidopage. Chez l'homme, l'état de la prostate et des seins doit être surveillé. Déconseillé chez la femme enceinte ou allaitant.

☞ *Sur prescription médicale.*

- UPJOHN

Forme	Dosage	N. d'unités	Prix	Prix/jour	Liste	Remb. S.S.	Comm.
Comprimé	5 mg	10	39,00	0,5 à 2	2	0 %	1961

HAMAMÉLIDE ★

- **Composition :** Leucocianidol, hamamélis.
- **Domaine :** Cardio-vasculaire.
- **Activité :** Veinotonique. Vasculoprotecteur.

Indications : Signes fonctionnels de l'insuffisance veino-lymphatique : jambes lourdes, œdèmes, crampes. Signes fonctionnels de la crise hémorroïdaire.

Précautions d'emploi : Contient de l'alcool.

☞ *Vendu sans ordonnance.*

- UPSA

Forme	Dosage	N. d'unités	Prix	Prix/jour	Liste	Remb. S.S.	Comm.
Sol. buv.	3,9 mg/ml	90 ml	23,00	0,3 à 2	0	35 %	1956

HARMONET ★★★

- **Composition :** Gestodène, éthinylestradiol.
- **Domaine :** Gynécologie.
- **Activité :** Contraceptif hormonal.
- **Classe :** Estro-progestatif. Minidosé. Monophasique.

Indications : Contraception orale.

Contre-indications : *Absolues* : maladies ou antécédents thrombo-emboliques. Maladies cardio-vasculaires. Hypertension artérielle. Atteintes cérébro-vasculaires. Tumeurs malignes du sein et de l'utérus. Maladies hépatiques. Hémorragies génitales d'origine non précisée. Grossesse. *Relatives* : diabète, hyperlipémie. Obésité. Tumeurs bénignes du sein et de l'utérus : fibrome. Galactorrhée. Prurit récidivant lors d'une grossesse. Allaitement.

Effets indésirables : *Bénins* : nausées, prise de poids, tension mammaire. Chloasma, acné, jambes lourdes. Saignements intermenstruels, aménorrhée. Modification de la libido. *Graves devant faire interrompre le traitement* : hypertension artérielle, accidents cardio-vasculaires et thrombo-emboliques. Diabète. Maux de tête importants, vertiges, modification de la vision, convulsions. Galactorrhée. Adénome hépatique. Lithiase biliaire. Aménorrhée post-thérapeutique.

Précautions d'emploi : Avant traitement, faire un examen clinique (poids, tension, seins, utérus), et des examens biologiques : frottis vaginaux, glycémie, cholestérol, triglycérides.

Interactions : L'efficacité contraceptive est diminuée en cas d'association avec la rifampicine, les barbituriques et certains antiépileptiques.

☞ *Sur prescription médicale.*

- WYETH FRANCE

Forme	Dosage	N. d'unités	Prix	Prix/jour	Liste	Remb. S.S.	Comm.
Comprimé	75 µg	21 x 1	Libre	–	1	0 %	1995
Comprimé	75 µg	21 x 3	Libre	–	1	0 %	1995

HARPADOL ✤

- **Composition :** Racine secondaire d'Harpagophytum procumbens.
- **Domaine :** Rhumatologie.
- **Activité :** Divers.

Indications : Utilisé dans le traitement symptomatique des manifestations articulaires douloureuses mineures.

☞ *Vendu sans ordonnance.*

- ARKOPHARMA

Forme	Dosage	N. d'unités	Prix	Prix/jour	Liste	Remb. S.S.	Comm.
Gélule	335 mg	50	46,00*	3,5	0	0 %	1989

HAVLANE ★★★

• **Composition :** Loprazolam.
• **Domaine :** Neuropsychiatrie.
• **Activité :** Hypnotique.
• **Classe :** Benzodiazépine.

Indications : Insomnie occasionnelle ou transitoire. Insomnie chronique.

Contre-indications : Insuffisance respiratoire décompensée. Enfant.

Effets indésirables : Fatigue, somnolence diurne, perte de mémoire. Plus rarement éruptions cutanées. L'utilisation prolongée peut entraîner un état de dépendance avec syndrome de sevrage à l'arrêt du traitement.

Précautions d'emploi : La durée du traitement doit être la plus courte possible, au maximum quelques semaines. L'arrêt doit être progressif. La prise d'alcool est formellement déconseillée durant le traitement. Prudence chez le sujet âgé, insuffisant respiratoire ou hépatique. On évitera une administration pendant les premiers mois de la grossesse et chez la femme allaitant.

Interactions : L'activité est augmentée par tous les dépresseurs du système nerveux : antidépresseurs, anxiolytiques, neuroleptiques, sédatifs, analgésiques. La prise d'alcool est contre-indiquée pendant le traitement.

Surdosage : Entraîne un sommeil puis un coma imposant l'hospitalisation.

☞ *Sur prescription médicale.*

• DIAMANT

Forme	Dosage	N. d'unités	Prix	Prix/jour	Liste	Remb. S.S.	Comm.
Comprimé	1 mg	20	21,30	1	1	65 %	1984

HÉALON ★★

• **Composition :** Hyaluronate de sodium.
• **Domaine :** Ophtalmologie.
• **Activité :** Solution viscoélastique.

Indications : Adjuvant en chirurgie de la chambre antérieure de l'œil.

Effets indésirables : Rares intolérances.

☞ *Sur prescription médicale. Usage hospitalier.*

• PHARMACIA

Forme	Dosage	N. d'unités	Prix	Prix/jour	Liste	Remb. S.S.	Comm.
Sol. inj.	7,7 mg	1	Hôp.	–	0	Hôp.	1993

HÉALONID ★★

• **Composition :** Hyaluronate de sodium.
• **Domaine :** Ophtalmologie.
• **Activité :** Solution viscoélastique.

Indications : Adjuvant en chirurgie de la chambre antérieure de l'œil.

Effets indésirables : Rares intolérances.

☞ *Sur prescription médicale. Usage hospitalier.*

• PHARMACIA

Forme	Dosage	N. d'unités	Prix	Prix/jour	Liste	Remb. S.S.	Comm.
Sol. inj.	4 mg	1	Hôp.	–	0	Hôp.	1983

HÉBUCOL ★

• **Composition :** Cyclobutyrol.
• **Domaine :** Hépatologie.
• **Activité :** Cholérétique.

Indications : Traitement symptomatique des troubles dyspeptiques.

Contre-indications : Obstruction des voies biliaires. Insuffisance hépatique grave.

Effets indésirables : Diarrhée.

☞ *Vendu sans ordonnance.*

• LOGEAIS

Forme	Dosage	N. d'unités	Prix	Prix/jour	Liste	Remb. S.S.	Comm.
Comprimé	250 mg	20	18,60	2 à 4	0	35 %	1957

H. E. C. ★

- **Composition :** Tanin, hamamélis, phénazone, baume du Pérou.
- **Domaine :** Hémostase. Dermatologie.
- **Activité :** Hémostatique local. Topique protecteur.

Indications : Traitement d'appoint des plaies superficielles. Hémorragies en nappe cutanées. Epistaxis. Douleur et prurit au cours des poussées hémorroïdaires.

Contre-indications : Hypersensibilité à la phénazone.

Effets indésirables : Eczéma de contact.

Précautions d'emploi : Ne pas appliquer sur des plaies infectées.

☞ *Vendu sans ordonnance.*

- CHAUVIN

Forme	Dosage	N. d'unités	Prix	Prix/jour	Liste	Remb. S.S.	Comm.
Pommade	–	25 g	30,10	–	0	0 %	1956

HÉGOR ANTIPOUX ★

- **Composition :** Phénothrine (shampooing). Pyréthrine, camphre, butoxyde de pipéronyle (solution).
- **Domaine :** Parasitologie.
- **Activité :** Antiparasitaire externe.
- **Classe :** Pyréthrine.

Indications : Traitement des poux et des lentes du cuir chevelu.

Contre-indications : Allergie à l'un des constituants.

Effets indésirables : Sensation de brûlure des yeux ou des muqueuses.

Précautions d'emploi : Éviter tout contact avec les yeux ou la bouche. Avec la solution, pulvériser sur l'ensemble du cuir chevelu, laisser en contact 4 à 6 heures. Répéter l'opération le lendemain et une semaine après.

☞ *Vendu sans ordonnance.*

- LACHARTRE

Forme	Dosage	N. d'unités	Prix	Prix/jour	Liste	Remb. S.S.	Comm.
Shampooing	0,23 %	150 ml	45,30*	–	0	0 %	1979
Shampooing	0,23 %	300 ml	81,50*	–	0	0 %	1991
Solution	–	200 ml	49,40*	–	0	0 %	1991

HÉLICIDINE

- **Composition :** Hélicidine protéine sécrétée par Helix Pomatia (escargot).
- **Domaine :** Pneumologie.
- **Activité :** Antitussif.
- **Classe :** Non opiacé.

Indications : Utilisé dans le traitement de la toux des affections hivernales, bronchites, broncho-pneumopathies.

☞ *Vendu sans ordonnance.*

- THÉRABEL LUCIEN

Forme	Dosage	N. d'unités	Prix	Prix/jour	Liste	Remb. S.S.	Comm.
Sirop	0,1 mg/ml	125 ml	18,70	11	0	35 %	1959

HELMINTOX ★★★

- **Composition :** Pyrantel.
- **Domaine :** Parasitologie.
- **Activité :** Anthelminthique.

Indications : Traitement des infestations par ascaris, ankylostomes, oxyures.

Contre-indications : Insuffisance hépatique.

Effets indésirables : Troubles digestifs : nausées, vomissements, diarrhée. Maux de tête, vertiges, somnolence, insomnie.

Précautions d'emploi : Non conseillé chez la femme enceinte.

Interactions : Augmente l'activité de la théophylline.

Surdosage : N'entraîne que quelques troubles digestifs légers.

☞ *Vendu sans ordonnance.*

- INNOTECH INTERNATIONAL

Forme	Dosage	N. d'unités	Prix	Prix/jour	Liste	Remb. S.S.	Comm.
Comprimé	125 mg	6	15,70	16 à 24	0	65 %	1989
Comprimé	250 mg	3	15,70	16 à 24	0	65 %	1989
Susp. buv.	50 mg/ml	15 ml	17,90	3 à 10	0	65 %	1989

HÉMAGÈNE TAILLEUR

- **Composition :** Acide acétylsalicylique, phénacétine.
- **Domaine :** Algologie.
- **Activité :** Antalgique périphérique.
- **Classe :** Aspirine et dérivés, associés.

Indications : Règles douloureuses.

Contre-indications : Insuffisance rénale car contient de la phénacétine dont on connaît depuis longtemps la toxicité rénale. Bien que la dose d'aspirine soit très faible pour un adulte, le médicament a toutes les contre-indications de l'aspirine. Ulcère gastro-duodénal, maladie hémorragique. Hypersensibilité à l'aspirine. Certains asthmes. Dernier trimestre de la grossesse.

Effets indésirables : Néphropathies interstitielles avec insuffisance rénale en cas de prise prolongée. Bourdonnements d'oreille, douleurs abdominales, gastralgies. Plus rarement, ulcérations digestives avec hémorragies responsables d'une anémie. Syndromes hémorragiques avec épistaxis, ecchymoses, purpura. Accidents de sensibilisation : urticaire, asthme.

Précautions d'emploi : Uniquement en traitement de courte durée, en mesurant bien les dangers.

Interactions : Potentialise l'action des anticoagulants, des antiagrégants plaquettaires, des antidiabétiques hypoglycémiants, de certains diurétiques. L'aspirine peut réduire l'action de certains traitements, en particulier celle des anti-inflammatoires non stéroïdiens.

Surdosage : Demande une surveillance de la fonction rénale à court et long terme.

☞ *Vendu sans ordonnance.*

- ÉLERTÉ

Forme	Dosage	N. d'unités	Prix	Prix/jour	Liste	Remb. S.S.	Comm.
Comprimé	80 mg	24	24,50	4 à 8	0	0 %	1901

HÉMATON ★

- **Composition :** Peptone pancréatique, ribonucléinate de manganèse, ribonucléinate de cuivre, extrait de foie et de rate, glycine, glycérophosphate de sodium, citrate de sodium.
- **Domaine :** Nutrition et métabolisme.
- **Activité :** Antiasthénique.

Indications : Utilisé dans le traitement de l'asthénie fonctionnelle, en l'absence d'activité spécifique démontrée.

Précautions d'emploi : Traitement toujours de courte durée. Donne une réaction positive au contrôle antidopage. Chez le sujet suivant un régime sans sel, tenir compte du fait que chaque ampoule contient une quantité non négligeable de sel.

☞ *Vendu sans ordonnance.*

- DEXO

Forme	Dosage	N. d'unités	Prix	Prix/jour	Liste	Remb. S.S.	Comm.
Amp. buv.	–	20	78,00	–	0	0 %	1953

HÉMÉDOMINE

- **Composition :** Hématoporphyrine.
- **Domaine :** Nutrition et métabolisme.
- **Activité :** Antiasthénique.

Indications : Utilisé dans le traitement de l'asthénie fonctionnelle, en l'absence d'activité spécifique démontrée.

Contre-indications : Porphyries.

Effets indésirables : Photosensibilisation.

Précautions d'emploi : Ne pas s'exposer au soleil. Prudence en cas d'insuffisance hépatique.

☞ *Vendu sans ordonnance.*

- CRÈME D'ORIENT

Forme	Dosage	N. d'unités	Prix	Prix/jour	Liste	Remb. S.S.	Comm.
Sol. buv.	5 mg/ml	20 ml	78,40*	–	0	0 %	1949
Amp. inj.	4 mg	10	112,30*	–	0	0 %	1949

HÉMI-DAONIL ★★★

- **Composition :** Glibenclamide.
- **Domaine :** Nutrition et métabolisme.
- **Activité :** Antidiabétique oral.
- **Classe :** Sulfamide hypoglycémiant. Sulfonylurée.

Indications : Traitement du diabète gras (type II) de l'adulte, en association avec le régime, lorsque celui-ci s'est révélé insuffisant.

Contre-indications : Diabète maigre (type I). Diabète avec acidocétose. Diabète avec insuffisance rénale ou hépatique. Allergie aux sulfamides.

Effets indésirables : Hypoglycémie pouvant aller jusqu'au coma. Troubles digestifs : nausées, gastralgies. Réactions cutanées d'intolérance : urticaire. Troubles sanguins : anémie, leucopénies.

Précautions d'emploi : Déconseillé chez la femme enceinte ou allaitant. Prudence chez le sujet âgé. Des contrôles de la glycémie réguliers à jeun et après les repas sont nécessaires, en particulier en début de traitement.

Interactions : L'effet hypoglycémiant est augmenté par le miconazole, les anti-inflammatoires non stéroïdiens, les inhibiteurs de l'enzyme de conversion et de nombreux autres produits. Les bêtabloquants augmentent l'incidence et la gravité des accidents hypoglycémiques. La prise d'alcool peut entraîner des bouffées de chaleur.

Surdosage : Entraîne une hypoglycémie de gravité variable imposant une surveillance hospitalière.

☞ *Sur prescription médicale.*

- HOECHST

Forme	Dosage	N. d'unités	Prix	Prix/jour	Liste	Remb. S.S.	Comm.
Comprimé	2,5 mg	60	31,90	0,5 à 1,5	1	65 %	1974

HÉMINEURINE ★★★

- **Composition :** Clométiazole.
- **Domaine :** Neuropsychiatrie. Anesthésie. Réanimation.
- **Activité :** Sédatif. Hypnotique.
- **Classe :** Non barbiturique.

Indications : États graves d'agitation, delirium tremens, ivresse. Prémédication lors des anesthésies générales.

Contre-indications : États comateux, insuffisances respiratoires.

Effets indésirables : Troubles cutanés. Irritation veineuse.

Précautions d'emploi : Utiliser uniquement par voie intraveineuse.

Interactions : Ne pas utiliser en association avec les IMAO et les dérivés de la réserpine.

☞ *Usage exclusivement hospitalier.*

- DEBAT

Forme	Dosage	N. d'unités	Prix	Prix/jour	Liste	Remb. S.S.	Comm.
Amp. inj.	3,75 g	1	48,50	50 à 150	Hôp.	65 %	1975

HÉMIPRALON LP ★★★

- **Composition :** Propranolol.
- **Domaine :** Cardio-vasculaire.
- **Activité :** Antiangineux. Antiarythmique. Antihypertenseur. Antimigraineux.
- **Classe :** Bêtabloquant non sélectif.

Indications : Hypertension artérielle. Prévention de la crise d'angine de poitrine et maladie coronarienne. Troubles du rythme. Palpitations. Migraine.

Contre-indications : Asthme, insuffisance cardiaque, fréquence cardiaque inférieure à 50. Insuffisance rénale sévère.

Effets indésirables : Troubles digestifs : gastralgie, nausées, constipation. Fatigue à l'effort. Impuissance. Extrémités froides. Possibilité d'asthme, d'insuffisance cardiaque. Hypoglycémie.

Précautions d'emploi : Ne jamais interrompre brutalement le traitement. Prudence chez les patients présentant une bronchite chronique, une insuffisance rénale ou hépatique. Non conseillé chez la femme enceinte ou allaitant. Donne une réaction positive au contrôle antidopage.

Interactions : Peut entraîner des troubles du rythme en association avec certains antiarythmisants, les inhibiteurs calciques. Ne pas associer à la floctafénine (Idarac). Prudence en association avec les anti-inflammatoires non stéroïdiens et les neuroleptiques.

Surdosage : Une surveillance de la fréquence cardiaque et de la tension artérielle s'impose.

☞ *Sur prescription médicale.*

• URPAC

Forme	Dosage	N. d'unités	Prix	Prix/jour	Liste	Remb. S.S.	Comm.
Gélule	80 mg	28	49,10	1,75	1	65 %	1991

HÉMOCAPROL ★★

• **Composition :** Acide aminocaproïque.
• **Domaine :** Hémostase.
• **Activité :** Antifibrinolytique.

Indications : Hémorragies par fibrinolyse généralisée ou locale : lésions prostatiques ou utérines.

Contre-indications : Coagulation intravasculaire généralisée. Manifestations thrombo-emboliques.

Effets indésirables : Nausées, vomissements, diarrhée.

Précautions d'emploi : Non conseillé chez la femme enceinte ou allaitant.

☞ *Sur prescription médicale.*

• DELAGRANGE

Forme	Dosage	N. d'unités	Prix	Prix/jour	Liste	Remb. S.S.	Comm.
Amp. inj.	2 g	12	27,40	5 à 7	1	65 %	1963

HÉMOCLAR ★★

• **Composition :** Pentosane polysulfaté.
• **Domaine :** Hémostase.
• **Activité :** Anticoagulant.
• **Classe :** Héparine de bas poids moléculaire.

Indications : Prévention de la maladie veineuse thrombo-embolique.

Contre-indications : Maladies hémorragiques. Lésions hémorragiques. Accidents vasculaires cérébraux hémorragiques. Antécédents de baisse des plaquettes sanguines sous héparine. Allergie à l'héparine.

Effets indésirables : Manifestations hémorragiques. Thrombopénies (baisse des plaquettes sanguines) graves. Hématome ou nécrose cutanée au point d'injection.

Précautions d'emploi : A n'employer que sous contrôle médical. Nécessité d'examens biologiques pour suivre la formule sanguine.

Interactions : Prudence en cas de prescription de certains médicaments : anti-inflammatoires non stéroïdiens, aspirine, ticlopidine, anticoagulants oraux, dextran 40, corticoïdes.

Surdosage : Entraîne une hypocoagulabilité importante, d'où le risque hémorragique.

☞ *Sur prescription médicale.*

• SANOFI WINTHROP

Forme	Dosage	N. d'unités	Prix	Prix/jour	Liste	Remb. S.S.	Comm.
Amp. inj.	100 mg	10	48,50	5	1	65 %	1962

HÉMOCLAR POMMADE ★

• **Composition :** Polyester sulfurique de pentosane.
• **Domaine :** Rhumatologie. Inflammation.
• **Activité :** Antirhumatismal externe. Anti-inflammatoire.
• **Classe :** Héparine.

Indications : Troubles circulatoires superficiels : œdème postphlébitique, ulcère variqueux. Lésions traumatiques et inflammatoires : contusion, entorse.

Contre-indications : Hypersensibilité aux constituants. Ne pas appliquer sur les muqueuses, une peau en mauvais état, des plaies ou des ulcérations.

Effets indésirables : Réaction allergique locale imposant l'arrêt du traitement.

☞ *Vendu sans ordonnance.*

• CLIN MIDY

Forme	Dosage	N. d'unités	Prix	Prix/jour	Liste	Remb. S.S.	Comm.
Pommade	0,5 %	30 g	27,80*	–	0	0 %	1962

HÉMODEX ★★★

- **Composition :** Dextran 60, chlorure de magnésium, chlorure de potassium, acétate de sodium, chlorure de sodium, hydroxyde de sodium.
- **Domaine :** Anesthésie. Réanimation.
- **Activité :** Solution de remplissage.
- **Classe :** Dextran.

Indications : Traitement d'urgence des chocs hypovolémiques (hémorragies) et des chocs vasoplégiques traumatiques ou toxiques.

Contre-indications : Allergie aux dextrans. Insuffisance cardiaque ou coronaire. Hypocoagulabilité.

Effets indésirables : Réactions allergiques. Choc anaphylactique.

Précautions d'emploi : Surveillance de la tension, de la diurèse.

☞ *Usage hospitalier.*

• PHARMACIA

Forme	Dosage	N. d'unités	Prix	Prix/jour	Liste	Remb. S.S.	Comm.
Fl. inj.	500 ml	1	Hôp.	–	0	Hôp.	1989

HÉMOGLOBINE B12 DESCHIEN

- **Composition :** Sang total, vitamine B12, saccharose, écorce d'orange amère.
- **Domaine :** Nutrition et métabolisme.
- **Activité :** Antiasthénique.
- **Classe :** Fer. Acides aminés.

Indications : Utilisé dans le traitement de l'asthénie fonctionnelle, en l'absence d'activité spécifique démontrée.

Précautions d'emploi : Chez le diabétique, tenir compte du fait que chaque cuiller à soupe contient 9 g de sucre.

☞ *Vendu sans ordonnance.*

• SOEKAMI LEFRANCQ

Forme	Dosage	N. d'unités	Prix	Prix/jour	Liste	Remb. S.S.	Comm.
Sirop	–	280 ml	32,00*	–	0	0 %	1960

HÉMOGLOBINE DESCHIEN

- **Composition :** Sang total, saccharose, écorce d'orange amère.
- **Domaine :** Nutrition et métabolisme.
- **Activité :** Antiasthénique.
- **Classe :** Fer. Acides aminés.

Indications : Utilisé dans le traitement de l'asthénie fonctionnelle, en l'absence d'activité spécifique démontrée.

Précautions d'emploi : Chez le diabétique, tenir compte du fait que chaque cuiller à soupe contient 9 g de sucre.

☞ *Vendu sans ordonnance.*

• SOEKAMI LEFRANCQ

Forme	Dosage	N. d'unités	Prix	Prix/jour	Liste	Remb. S.S.	Comm.
Sirop	–	250 ml	28,00*	–	0	0 %	1896

HÉMOLUOL ★

- **Composition :** Anémone, achillée, marron d'Inde, bourse-à-pasteur, cyprès, osier rouge, séneçon, noisetier.
- **Domaine :** Cardio-vasculaire.
- **Activité :** Veinotonique. Vasculoprotecteur.

Indications : Signes fonctionnels de l'insuffisance veino-lymphatique : jambes lourdes, œdèmes, crampes. Signes fonctionnels de la crise hémorroïdaire.

☞ *Vendu sans ordonnance.*

• WARNER WELLCOME

Forme	Dosage	N. d'unités	Prix	Prix/jour	Liste	Remb. S.S.	Comm.
Sol. buv.	–	300 ml	14,95*	–	0	0 %	1939

HÉMORALGON ★★

- **Composition :** Anthranilate de méthyle, salicylate de bornyle, linoléate d'éthyle, acétate de linalyle, menthol, pulégone déterpénée, bornéol, parahydroxybenzoate de méthyle.
- **Domaine :** Gastro-entérologie.
- **Activité :** Antihémorroïdaire local.

Indications : Traitement symptomatique des manifestations douloureuses et prurigineuses anales, en particulier dans la crise hémorroïdaire.

Contre-indications : Hypersensibilité aux constituants.

Précautions d'emploi : Le traitement doit être de courte durée. Si les symptômes ne cèdent pas rapidement, le traitement doit être interrompu et une consultation spécialisée s'impose.

☞ *Vendu sans ordonnance.*

• DELALANDE

Forme	Dosage	N. d'unités	Prix	Prix/jour	Liste	Remb. S.S.	Comm.
Pommade	–	30 g	25,00*	–	0	0 %	–
Suppositoire	–	–	24,70*	–	0	0 %	–

HÉMORROGEL ✣

- **Composition :** Racine tubérisée de ficaire, écorce de tige de marronnier d'Inde, capitule de soucis des jardins.
- **Domaine :** Gastro-entérologie.
- **Activité :** Antihémorroïdaire local.

Indications : Utilisé dans la symptomatologie hémorroïdaire.

☞ *Vendu sans ordonnance.*

• ARKOPHARMA

Forme	Dosage	N. d'unités	Prix	Prix/jour	Liste	Remb. S.S.	Comm.
Tube gel rectal	–	5 ml x 4	39,00*	10	0	0 %	1992
Gélule	200 mg	50	42,00*	3,4	0	0 %	1992

HÉPACHOLINE-SORBITOL ★

- **Composition :** Citrate de choline, sorbitol.
- **Domaine :** Hépatologie. Gastro-entérologie.
- **Activité :** Hépatotrope. Laxatif osmotique.
- **Classe :** Choline. Sorbitol.

Indications : Traitement symptomatique des troubles dyspeptiques. Constipation.

Contre-indications : Constipation récente inexpliquée, persistante, n'ayant pas fait l'objet d'examens médicaux. Syndrome occlusif. Obstruction des voies biliaires.

Effets indésirables : Sensation de ballonnement abdominal. Flatulences. Diarrhée.

Précautions d'emploi : Pas d'utilisation prolongée.

☞ *Vendu sans ordonnance.*

• SYNTHÉLABO FRANCE

Forme	Dosage	N. d'unités	Prix	Prix/jour	Liste	Remb. S.S.	Comm.
Amp. buv.	–	14	18,20	3 à 4	0	35 %	1961

HÉPACLEM ★ ✣

- **Composition :** Artichaut, boldo, Combretum, curcuma xanthorriza.
- **Domaine :** Hépatologie.
- **Activité :** Cholérétique. Cholagogue.

Indications : Traitement symptomatique des troubles dyspeptiques.

☞ *Vendu sans ordonnance.*

• CLÉMENT

Forme	Dosage	N. d'unités	Prix	Prix/jour	Liste	Remb. S.S.	Comm.
Comprimé	–	30	31,50*	3 à 6	0	0 %	1937

HÉPADIAL ★

- **Composition :** Acide dimécrotique.
- **Domaine :** Hépatologie.
- **Activité :** Cholérétique. Antispasmodique.

Indications : Traitement symptomatique des douleurs en relation avec les troubles dyspeptiques.

Contre-indications : Obstruction des voies biliaires. Insuffisance hépatique grave.

☞ *Vendu sans ordonnance.*

• BIOCODEX

Forme	Dosage	N. d'unités	Prix	Prix/jour	Liste	Remb. S.S.	Comm.
Comprimé	50 mg	40	15,50	1 à 2	0	35 %	1973

HÉPAGRUME ★

- **Composition :** Choline, bétaïne, arginine, inositol, sorbitol.
- **Domaine :** Hépatologie. Gastro-entérologie.
- **Activité :** Hépatotrope. Laxatif osmotique.
- **Classe :** Choline. Bétaïne. Sorbitol.

Indications : Traitement symptomatique des troubles dyspeptiques. Constipation.

Contre-indications : Constipation récente inexpliquée, persistante, n'ayant pas fait l'objet d'examens médicaux. Syndrome occlusif. Obstruction des voies biliaires.

Effets indésirables : Sensation de ballonnement abdominal. Flatulences. Diarrhée.

Précautions d'emploi : Pas d'utilisation prolongée.

☞ *Vendu sans ordonnance.*

• SYNTHÉLABO FRANCE

Forme	Dosage	N. d'unités	Prix	Prix/jour	Liste	Remb. S.S.	Comm.
Amp. buv.	–	18	11,50	1,3	0	35 %	1962

HÉPANÉPHROL ★ ✤

- **Composition :** Cynara scolymus (artichaut), citrus (citron).
- **Domaine :** Hépatologie.
- **Activité :** Cholérétique. Diurétique.

Indications : Traitement symptomatique des troubles dyspeptiques. Facilite l'élimination rénale de l'eau.

Contre-indications : Obstruction des voies biliaires. Insuffisance hépatique grave.

Précautions d'emploi : Pour le diabétique, tenir compte du fait que chaque ampoule contient 5 g de sucre.

☞ *Vendu sans ordonnance.*

• ROSA-PHYTOPHARMA

Forme	Dosage	N. d'unités	Prix	Prix/jour	Liste	Remb. S.S.	Comm.
Amp. buv.	–	20	26,00	4	0	35 %	1966

HÉPAREXINE ★

- **Composition :** Phosphorylcholine, sel de magnésium.
- **Domaine :** Hépatologie. Gastro-entérologie.
- **Activité :** Hépatotrope. Laxatif osmotique.
- **Classe :** Choline. Sel alcalin.

Indications : Traitement symptomatique des troubles dyspeptiques. Constipation.

Contre-indications : Constipation récente inexpliquée, persistante, n'ayant pas fait l'objet d'examens médicaux. Syndrome occlusif. Obstruction des voies biliaires. Insuffisance rénale.

Effets indésirables : Douleurs abdominales, diarrhée.

Précautions d'emploi : Pas d'utilisation prolongée. Tenir compte d'un apport de 4 g de sucre par sachet.

☞ *Vendu sans ordonnance.*

• MURAT

Forme	Dosage	N. d'unités	Prix	Prix/jour	Liste	Remb. S.S.	Comm.
Sachet	–	30	46,70*	–	0	0 %	1960

HÉPARGITOL ★

• **Composition :** Sorbitol, acide citrique, arginine, sulfate de sodium, hydrogénophosphate de sodium.
• **Domaine :** Hépatologie. Gastro-entérologie.
• **Activité :** Hépatotrope. Laxatif osmotique.
• **Classe :** Sorbitol. Sel alcalin. Acides aminés.

Indications : Traitement symptomatique des troubles dyspeptiques. Constipation.

Contre-indications : Constipation récente inexpliquée, persistante, n'ayant pas fait l'objet d'examens médicaux. Syndrome occlusif. Obstruction des voies biliaires.

Effets indésirables : Douleurs abdominales, diarrhée.

Précautions d'emploi : Tenir compte de la présence de l'équivalent de 0,7 g de sel par sachet.

☞ *Vendu sans ordonnance.*

• ÉLERTÉ

Forme	Dosage	N. d'unités	Prix	Prix/jour	Liste	Remb. S.S.	Comm.
Sachet	–	20	23,90	1 à 5	0	35 %	1965

HÉPARINE CALCIQUE LEO ★★★

• **Composition :** Héparinate de calcium.
• **Domaine :** Hémostase.
• **Activité :** Anticoagulant.
• **Classe :** Héparine.

Indications : Prévention et traitement de la maladie thrombo-embolique.

Contre-indications : Maladies hémorragiques. Lésions hémorragiques. Accidents vasculaires cérébraux hémorragiques. Antécédents de baisse des plaquettes sanguines sous héparine. Allergie à l'héparine.

Effets indésirables : Manifestations hémorragiques. Thrombopénies (baisse des plaquettes sanguines) graves. Hématome au point d'injection.

Précautions d'emploi : A n'employer que sous contrôle médical, par voie sous-cutanée. Nécessité d'examens biologiques pour suivre la coagulation et la formule sanguine. Prudence chez le sujet âgé, insuffisant hépatique ou rénal. Une surveillance particulièrement attentive doit être faite chez la femme enceinte.

Interactions : Associations déconseillées : anti-inflammatoires non stéroïdiens, aspirine, ticlopidine. Associations nécessitant des précautions d'emploi : anticoagulants oraux, dextran 40, corticoïdes.

Surdosage : Entraîne une hypocoagulabilité importante, d'où le risque hémorragique.

☞ *Sur prescription médicale. Une surveillance biologique est indispensable.*

• LEO

Forme	Dosage	N. d'unités	Prix	Prix/jour	Liste	Remb. S.S.	Comm.
Seringue	5 000 U	2	19,30	–	1	65 %	1980
Seringue	7 500 U	2	22,80	–	1	65 %	1980
Amp. inj.	12 500 U	50	Hôp.	–	1	Hôp.	1978
Amp. inj.	20 000 U	50	Hôp.	–	1	Hôp.	1978
Amp. inj.	25 000 U	50	Hôp.	–	1	Hôp.	1978

HÉPARINE CALCIQUE PANPHARMA ★★★

- **Composition :** Héparinate de calcium.
- **Domaine :** Hémostase.
- **Activité :** Anticoagulant.
- **Classe :** Héparine.

Indications : Prévention et traitement de la maladie thrombo-embolique.

Contre-indications : Maladies hémorragiques. Lésions hémorragiques. Accidents vasculaires cérébraux hémorragiques. Antécédents de baisse des plaquettes sanguines sous héparine. Allergie à l'héparine.

Effets indésirables : Manifestations hémorragiques. Thrombopénies (baisse des plaquettes sanguines) graves. Hématome au point d'injection.

Précautions d'emploi : A n'employer que sous contrôle médical, par voie sous-cutanée. Nécessité d'examens biologiques pour suivre la coagulation et la formule sanguine. Prudence chez le sujet âgé, insuffisant hépatique ou rénal. Une surveillance particulièrement attentive doit être faite chez la femme enceinte.

Interactions : Associations déconseillées : anti-inflammatoires non stéroïdiens, aspirine, ticlopidine. Associations nécessitant des précautions d'emploi : anticoagulants oraux, dextran 40, corticoïdes.

Surdosage : Entraîne une hypocoagulabilité importante, d'où le risque hémorragique.

☞ *Sur prescription médicale. Une surveillance biologique est indispensable.*

- PANPHARMA

Forme	Dosage	N. d'unités	Prix	Prix/jour	Liste	Remb. S.S.	Comm.
Seringue	5 000 U	10	Hôp.	–	1	Hôp.	1989
Seringue	7 500 U	10	Hôp.	–	1	Hôp.	1989
Amp. inj.	12 500 U	100	Hôp.	–	1	Hôp.	1989
Amp. inj.	20 000 U	100	Hôp.	–	1	Hôp.	1989
Amp. inj.	25 000 U	100	Hôp.	–	1	Hôp.	1989

HÉPARINE CHOAY ★★★

- **Composition :** Héparinate de sodium.
- **Domaine :** Hémostase.
- **Activité :** Anticoagulant.
- **Classe :** Héparine.

Indications : Traitement de la maladie thrombo-embolique déclarée : phlébites, embolies pulmonaires, embolies et thromboses artérielles, infarctus du myocarde, etc.

Contre-indications : Maladies hémorragiques. Lésions hémorragiques. Accidents vasculaires cérébraux hémorragiques. Antécédents de baisse des plaquettes sanguines sous héparine. Allergie à l'héparine.

Effets indésirables : Manifestations hémorragiques. Thrombopénies (baisse des plaquettes sanguines) graves. Nécrose cutanée au point d'injection.

Précautions d'emploi : A n'employer que sous contrôle médical, par voie intraveineuse. Nécessité d'examens biologiques pour suivre la coagulation et la formule sanguine. Prudence chez le sujet âgé, insuffisant hépatique ou rénal. Une surveillance particulièrement attentive doit être faite chez la femme enceinte.

Interactions : Associations déconseillées : anti-inflammatoires non stéroïdiens, aspirine, ticlopidine. Associations nécessitant des précautions d'emploi : anticoagulants oraux, dextran 40, corticoïdes.

Surdosage : Entraîne une hypocoagulabilité importante, d'où le risque hémorragique.

☞ *Sur prescription médicale. Une surveillance biologique est indispensable.*

- SANOFI WINTHROP

Forme	Dosage	N. d'unités	Prix	Prix/jour	Liste	Remb. S.S.	Comm.
Flacon inj.	25 000 U	1	14,90	–	1	65 %	1949
Flacon inj.	5 000 U	20	Hôp.	–	1	65 %	1949

HÉPARINE SODIQUE LEO ★★★

- **Composition :** Héparinate de sodium.
- **Domaine :** Hémostase.
- **Activité :** Anticoagulant.
- **Classe :** Héparine.

Indications : Traitement de la maladie thrombo-embolique déclarée : phlébites embolies pulmonaires, embolies et thromboses artérielles, infarctus du myocarde etc.

Contre-indications : Maladies hémorragiques. Lésions hémorragiques. Accidents vasculaires cérébraux hémorragiques. Antécédents de baisse des plaquettes sanguines sous héparine. Allergie à l'héparine.

Effets indésirables : Manifestations hémorragiques. Thrombopénies (baisse des plaquettes sanguines) graves. Nécrose cutanée au point d'injection.

Précautions d'emploi : A n'employer que sous contrôle médical, par voie intraveineuse. Nécessité d'examens biologiques pour suivre la coagulation et la formule sanguine. Prudence chez le sujet âgé, insuffisant hépatique ou rénal. Une surveillance particulièrement attentive doit être faite chez la femme enceinte.

Interactions : Associations déconseillées : anti-inflammatoires non stéroïdiens, aspirine, ticlopidine. Associations nécessitant des précautions d'emploi : anticoagulants oraux, dextran 40, corticoïdes.

Surdosage : Entraîne une hypocoagulabilité importante, d'où le risque hémorragique.

☞ *Sur prescription médicale. Une surveillance biologique est indispensable.*

• LEO

Forme	Dosage	N. d'unités	Prix	Prix/jour	Liste	Remb. S.S.	Comm.
Flacon inj.	25 000 U	1	16,40	–	1	65 %	1976
Flacon inj.	25 000 U	25	Hôp.	–	1	Hôp.	1993
Amp. inj.	5 000 U	10	Hôp.	–	1	Hôp.	1991

HÉPARINE SODIQUE PANPHARMA ★★★

• **Composition :** Héparinate de sodium.
• **Domaine :** Hémostase.
• **Activité :** Anticoagulant.
• **Classe :** Héparine.

Indications : Traitement de la maladie thrombo-embolique déclarée : phlébites, embolies pulmonaires, embolies et thromboses artérielles, infarctus du myocarde, etc.

Contre-indications : Maladies hémorragiques. Lésions hémorragiques. Accidents vasculaires cérébraux hémorragiques. Antécédents de baisse des plaquettes sanguines sous héparine. Allergie à l'héparine.

Effets indésirables : Manifestations hémorragiques. Thrombopénie (baisse des plaquettes sanguines) grave. Nécrose cutanée au point d'injection.

Précautions d'emploi : A n'employer que sous contrôle médical, par voie intraveineuse. Nécessité d'examens biologiques pour suivre la coagulation et la formule sanguine. Prudence chez le sujet âgé, insuffisant hépatique ou rénal. Une surveillance particulièrement attentive doit être faite chez la femme enceinte.

Interactions : Associations déconseillées : anti-inflammatoires non stéroïdiens, aspirine, ticlopidine. Associations nécessitant des précautions d'emploi : anticoagulants oraux, dextran 40, corticoïdes.

Surdosage : Entraîne une hypocoagulabilité importante, d'où le risque hémorragique.

☞ *Sur prescription médicale. Une surveillance biologique est indispensable.*

• PANPHARMA

Forme	Dosage	N. d'unités	Prix	Prix/jour	Liste	Remb. S.S.	Comm.
Amp. inj	5000 U	25	Hôp.	–	1	Hôp.	1989
Amp. inj.	25 000 U	10	Hôp.	–	1	Hôp.	1989
Flacon inj.	25 000 U	10	Hôp.	–	1	Hôp.	1989

HÉPARINE SODIQUE ROCHE ★★★

• **Composition :** Héparinate de sodium.
• **Domaine :** Hémostase.
• **Activité :** Anticoagulant.
• **Classe :** Héparine.

Indications : Traitement de la maladie thrombo-embolique déclarée : phlébites, embolies pulmonaires, embolies et thromboses artérielles, infarctus du myocarde, etc.

Contre-indications : Maladies hémorragiques. Lésions hémorragiques. Accidents vasculaires cérébraux hémorragique. Antécédents de baisse des plaquettes sanguines sous héparine. Allergie à l'héparine.

Effets indésirables : Manifestations hémorragiques. Thrombopénies (baisse des plaquettes sanguines) graves. Nécrose cutanée au point d'injection.

Précautions d'emploi : A n'employer que sous contrôle médical, par voie intraveineuse. Nécessité d'examens biologiques pour suivre la coagulation et la formule sanguine. Prudence chez le sujet âgé, insuffisant hépatique ou rénal. Une surveillance particulièrement attentive doit être faite chez la femme enceinte.

Interactions : Associations déconseillées : anti-inflammatoires non stéroïdiens, aspirine, ticlopidine. Associations nécessitant des précautions d'emploi : anticoagulants oraux, dextran 40, corticoïdes.

Surdosage : Entraîne une hypocoagulabilité importante, d'où le risque hémorragique.

☞ *Sur prescription médicale. Une surveillance biologique est indispensable.*

• ROCHE

Forme	Dosage	N. d'unités	Prix	Prix/jour	Liste	Remb. S.S.	Comm.
Flacon inj.	25 000 U	1	14,70	–	1	65 %	1945

HÉPASANE ✣

• **Composition :** Bourdaine, boldo, romarin, bouleau, réglisse, orme, pensée sauvage, chicorée, guimauve, hysope, fenouil, coriandre, citron.
• **Domaine :** Gastro-entérologie.
• **Activité :** Laxatif stimulant.

Indications : Utilisé dans la constipation et dans les régimes amaigrissants.

Précautions d'emploi : Ne pas utiliser chez l'enfant, la femme allaitant et en cas de colopathie organique. Pas d'utilisation prolongée. Risque d'hypokaliémie grave, de douleurs abdominales et de maladie des laxatifs grave pouvant entraîner des lésions rénales.

☞ *Vendu sans ordonnance. Présente des dangers en cas d'utilisation prolongée.*

• PLANTES TROPICALES

Forme	Dosage	N. d'unités	Prix	Prix/jour	Liste	Remb. S.S.	Comm.
Tisane vrac	–	100 g	27,30*	–	0	0 %	–

HÉPATIQUE DE HOERDT ✣

• **Composition :** Absinthe, centaurée, sauge, aigremoine, chiendent, alchemille, pensée sauvage, boldo, bourdaine, ményanthe.
• **Domaine :** Gastro-entérologie.
• **Activité :** Divers.

Indications : Utilisé dans les digestions difficiles.

☞ *Vendu sans ordonnance.*

• WIEGER

Forme	Dosage	N. d'unités	Prix	Prix/jour	Liste	Remb. S.S.	Comm.
Tisane sachet	–	24	33,00	–	0	0 %	–

HÉPATO 5

• **Composition :** Peptone de viande, sulfate de magnésium, sulfate disodique, thisulfate de magnésium, boldo.
• **Domaine :** Gastro-entérologie.
• **Activité :** Laxatif stimulant. Cholérétique.
• **Classe :** Salin.

Indications : Traitement symptomatique de la constipation associé aux mesures hygiéno-diététiques. Digestions difficiles.

Contre-indications : Constipation récente inexpliquée, persistante, n'ayant pas fait l'objet d'examens médicaux. Colopathies organiques inflammatoires. Syndrome occlusif. Fécalome. Douleurs abdominales. Enfant de moins de 15 ans.

Effets indésirables : Sensation de ballonnement abdominal. Diarrhée. Douleurs abdominales. Mélanose recto-colique. Hypokaliémie. Maladie des laxatifs. Insuffisance rénale.

Précautions d'emploi : Pas d'utilisation prolongée. Non conseillé chez la femme allaitant. Prudence chez le sujet âgé ou alité.

Interactions : Ne pas associer aux diurétiques hypokaliémiants, aux anti-inflammatoires corticoïdes. Ne pas associer à certains antiarythmisants : sotalol, quinidine, amiodarone. Prudence en cas d'association avec les digitaliques et les dérivés de la vincamine.

Surdosage : Entraîne une diarrhée et des troubles hydro-électrolytiques graves.

☞ *Vendu sans ordonnance. Présente des dangers en cas d'utilisation prolongée.*

• SAPOREX

Forme	Dosage	N. d'unités	Prix	Prix/jour	Liste	Remb. S.S.	Comm.
Granulé	–	100 g	35,80*	–	0	0 %	–

HÉPATO-CYNÉSINE ❍

• **Composition :** China 4CH, Fel tauri 1DH, Ipeca 4CH, Kalium carbonicum 3DH, Magnesia muriatica 3DH, Magnesia sulfurica 3DH, Mercurius dulcis 3DH, Natrum benzoicum 3DH, Natrum sulfuricum 3DH aa.

• **Domaine :** Hépatologie.

• **Activité :** Divers.

Indications : Troubles hépato-biliaires.

☞ *Vendu sans ordonnance.*

• BOIRON

Forme	Dosage	N. d'unités	Prix	Prix/jour	Liste	Remb. S.S.	Comm.
Comprimé	–	120	28,00*	2	0	0 %	–

HÉPATO DOSE ★

• **Composition :** Sulfate de sodium, sulfate de magnésium, phosphate disodique, carbonate monosodique, citrate de sodium, méthénamine.

• **Domaine :** Gastro-entérologie.

• **Activité :** Antiacide œso-gastrique.

• **Classe :** Sel alcalin.

Indications : Traitement symptomatique des douleurs liées aux affections œso-gastro-duodénales.

Effets indésirables : Diarrhée.

Précautions d'emploi : Tenir compte de la quantité de sodium apportée par le produit. Prudence en cas d'insuffisance rénale.

Interactions : Entraîne une diminution de l'absorption d'un grand nombre de médicaments. Il convient donc de respecter un délai de 2 heures entre la prise du produit et d'autres traitements.

☞ *Vendu sans ordonnance.*

• BOUTEILLE

Forme	Dosage	N. d'unités	Prix	Prix/jour	Liste	Remb. S.S.	Comm.
Granulé eff.	–	100 g	15,20*	–	0	0 %	–

HÉPATO-DRAINOL ❍

• **Composition :** Hydrastis canadensis 6CH, Natrum choleinum 6CH, Silybum marianum 3CH, Calculs biliaires 6CH, Juglans regia 3CH, Chelidonium majus 3CH, Leptandra virginica 3CH, Rana bufo 3CH, Solubilis 6CH, Berberis vulgaris 3CH aa.

• **Domaine :** Hépatologie.

• **Activité :** Divers.

Indications : Troubles hépato-biliaires.

☞ *Vendu sans ordonnance.*

• BOIRON

Forme	Dosage	N. d'unités	Prix	Prix/jour	Liste	Remb. S.S.	Comm.
Sol. buvable	–	30 ml	34,00*	3	0	0 %	–

HÉPATOFLORINE ✤

• **Composition :** Séné, artichaut, frêne, menthe, fenouil, oranger, coriandre, guimauve, berberis, pariétaire, mélisse, hysope, saponaire, ulmaire, boldo, valériane, chiendent, anis, bourdaine, vigne rouge, réglisse.

• **Domaine :** Hépatologie.

• **Activité :** Divers. Laxatif stimulant.

Indications : Utilisé comme traitement adjuvant des troubles hépato-biliaires.

Précautions d'emploi : Ne pas utiliser chez l'enfant. Pas d'utilisation prolongée. Ne pas utiliser en cas de colopathie organique. Risque d'hypokaliémie grave, de douleurs abdominales et de maladie des laxatifs grave pouvant entraîner des lésions rénales.

☞ *Vendu sans ordonnance. Présente des dangers en cas d'utilisation prolongée.*

• LEHNING

Forme	Dosage	N. d'unités	Prix	Prix/jour	Liste	Remb. S.S.	Comm.
Tisane	–	100 g	25,00*	–	0	0 %	–
Tisane sachet	–	20	29,00*	–	0	0 %	–

HÉPATOPAN ○

• **Composition :** Taraxacum dens leonis (pissenlit) 1DH, Podophyllum peltatum 1DH, Chelidonium majus 1DH, Hydrastis canadensis 1DH, Rumex alpinus 1DH aa.

• **Domaine :** Hépatologie.

• **Activité :** Divers.

Indications : Troubles hépato-biliaires.

☞ *Vendu sans ordonnance.*

• BOIRON

Forme	Dosage	N. d'unités	Prix	Prix/jour	Liste	Remb. S.S.	Comm.
Sol. buvable	–	30 ml	32,50*	3	0	0 %	–

HÉPATOREX ★

• **Composition :** Boldo, artichaut, Combretum, sulfate de sodium, citate de sodium.

• **Domaine :** Hépatologie.

• **Activité :** Cholérétique. Cholagogue.

Indications : Traitement symptomatique des troubles dyspeptiques.

Contre-indications : Obstruction des voies biliaires. Insuffisance hépatique grave.

Précautions d'emploi : Tenir compte de la présence de l'équivalent de 0,15 g de sel par cuiller à soupe.

☞ *Vendu sans ordonnance.*

• C. P. F.

Forme	Dosage	N. d'unités	Prix	Prix/jour	Liste	Remb. S.S.	Comm.
Sol. buv.	–	250 ml	26,20*	–	0	0 %	1949

HÉPATOSOLUTINES ✤

• **Composition :** Romarin, lavande, pariétaire, mélisse, thym, méthénamine, glycérol, citrate trisodique, menthe.

• **Domaine :** Hépatologie.

• **Activité :** Divers.

Indications : Utilisé dans les troubles hépato-biliaires. Calculs biliaires.

☞ *Vendu sans ordonnance.*

• TISANE PROVENÇALE

Forme	Dosage	N. d'unités	Prix	Prix/jour	Liste	Remb. S.S.	Comm.
Sol. buvable	–	150 ml	28,00*	–	0	0 %	–

HEPATOUM BALLONNEMENTS DIGESTIFS

• **Composition :** Pepsine de porc, pancréatine de porc, extrait d'orge.

• **Domaine :** Gastro-entérologie.

• **Activité :** Enzyme digestive.

• **Classe :** Enzyme pancréatique.

Indications : Digestion difficile.

Contre-indications : Maladie cœliaque par intolérance au gluten. Hypersensibilité aux protéines de porc.

☞ *Vendu sans ordonnance.*

• HEPATOUM

Forme	Dosage	N. d'unités	Prix	Prix/jour	Liste	Remb. S.S.	Comm.
Comprimé	–	40	29,80*	–	0	0 %	1949

HEPATOUM BRÛLURE D'ESTOMAC ★★

- **Composition :** Carbonates de calcium et de magnésium, bicarbonate de sodium, hydroxyde de magnésium, phosphate de calcium.
- **Domaine :** Gastro-entérologie.
- **Activité :** Antiacide œso-gastrique.
- **Classe :** Sel de calcium. Sel de magnésium.

Indications : Traitement symptomatique des douleurs liées aux affections œso-gastro-duodénales.

Effets indésirables : Hypercalcémie.

Précautions d'emploi : Prudence en cas d'insuffisance rénale.

Interactions : Entraîne une diminution de l'absorption d'un grand nombre de médicaments. Il convient donc de respecter un délai de 2 heures entre la prise du produit et d'autres traitements.

☞ *Vendu sans ordonnance.*

- HEPATOUM

Forme	Dosage	N. d'unités	Prix	Prix/jour	Liste	Remb. S.S.	Comm.
Comprimé	–	30	29,90*	6	0	0 %	1994

HÉPATOXANE ★

- **Composition :** Tocamphyl.
- **Domaine :** Hépatologie.
- **Activité :** Hépatotrope.

Indications : Traitement symptomatique des troubles dyspeptiques.

Contre-indications : Obstruction des voies biliaires. Insuffisance hépatique grave.

☞ *Vendu sans ordonnance.*

- PHARMACEUTIQUE DE L'ESPLANADE

Forme	Dosage	N. d'unités	Prix	Prix/jour	Liste	Remb. S.S.	Comm.
Comprimé	100 mg	84	24,10	1,7	0	35 %	1957

HÉPAX ★ ✤

- **Composition :** Artichaut, Combretum, boldo, boldo-romarin.
- **Domaine :** Hépatologie.
- **Activité :** Cholérétique.

Indications : Traitement symptomatique des troubles dyspeptiques.

Contre-indications : Obstruction des voies biliaires. Insuffisance hépatique grave. Enfant de moins de 15 ans.

Précautions d'emploi : Chaque cuiller à café contient 650 mg d'alcool pur.

☞ *Vendu sans ordonnance.*

- UPSA

Forme	Dosage	N. d'unités	Prix	Prix/jour	Liste	Remb. S.S.	Comm.
Sol. buv.	–	100 ml	8,90	0,5 à 1,3	0	35 %	1941

HEPT-A-MYL ★★

- **Composition :** Heptaminol.
- **Domaine :** Cardio-vasculaire.
- **Activité :** Antihypotenseur. Cardiotonique.

Indications : Hypotension orthostatique.

Contre-indications : Hypertension artérielle. Épilepsie. Œdème cérébral.

Effets indésirables : Troubles digestifs. Hypertension, bradycardie.

Précautions d'emploi : Donne une réaction positive au contrôle antidopage.

Interactions : Activité augmentée par les antidépresseurs de type IMAO.

☞ *Vendu sans ordonnance.*

- SYNTHÉLABO

Forme	Dosage	N. d'unités	Prix	Prix/jour	Liste	Remb. S.S.	Comm.
Comprimé	187,8 mg	20	18,80	3 à 6	0	65 %	1953
Sol. buv.	305 mg/ml	20 ml	20,70	4 à 6	0	65 %	1965
Amp. inj.	125 mg	6	10,70	2	0	65 %	1953
Amp. inj.	313 mg	6	13,00	2 à 4	0	65 %	1953

HEPTAN ★

- **Composition :** Gluconate de fer, gluconate de cuivre, gluconate de manganèse, gluconate de zinc, gluconate de cobalt, iodure de sodium.
- **Domaine :** Anesthésie. Réanimation.
- **Activité :** Apport d'oligoéléments.

Indications : Solution injectable utilisée en alimentation parentérale.

Contre-indications : Enfant. Intoxication au cuivre.

Précautions d'emploi : Vérification régulière des valeurs du fer sérique, de la zincémie, de la cuprémie, de la magnasémie.

☞ *Usage hospitalier.*

- AGUETTANT

Forme	Dosage	N. d'unités	Prix	Prix/ jour	Liste	Remb. S.S.	Comm.
Flacon inj. 40 ml	–	40	Hôp.	–	0	Hôp.	1978

HEPTYL BOURDOU

- **Composition :** Quinquina, kola, quassia, orange amère, acide phosphorique, carbonate de lithium, chlorures de manganèse et de magnésium, fluorure de sodium, phosphate disodique, alcool.
- **Domaine :** Nutrition et métabolisme.
- **Activité :** Antiasthénique.

Indications : Utilisé dans le traitement de l'asthénie fonctionnelle et en cas de convalescence.

Contre-indications : Alcoolique en cure de désintoxication.

Précautions d'emploi : Traitement toujours de courte durée.

Surdosage : Entraîne une intoxication alcoolique aiguë.

☞ *Vendu sans ordonnance.*

- C. P. F.

Forme	Dosage	N. d'unités	Prix	Prix/jour	Liste	Remb. S.S.	Comm.
Élixir buv.	–	500 ml	35,50*	–	0	0 %	–

HERBESAN INSTANTANÉ ✤

- **Composition :** Séné, bourdaine, chiendent.
- **Domaine :** Gastro-entérologie.
- **Activité :** Laxatif stimulant.
- **Classe :** Anthraquinonique.

Indications : Traitement symptomatique de la constipation associé aux mesures hygiéno-diététiques.

Contre-indications : Constipation récente inexpliquée, persistante, n'ayant pas fait l'objet d'examens médicaux. Colopathies organiques inflammatoires. Syndrome occlusif. Douleurs abdominales. Enfant. Insuffisance rénale.

Effets indésirables : Diarrhée. Douleurs abdominales. Mélanose recto-colique. Hypokaliémie. Maladie des laxatifs. Insuffisance rénale.

Précautions d'emploi : Déconseillé chez la femme allaitant. Pas d'utilisation prolongée.

Interactions : Ne pas associer aux diurétiques hypokaliémiants, aux anti-inflammatoires corticoïdes. Ne pas associer à certains antiarythmisants : sotalol, quinidine, amiodarone. Prudence en cas d'association avec les digitaliques, les dérivés de la vincamine.

Surdosage : Entraîne une diarrhée et des troubles hydro-électrolytiques graves.

☞ *Vendu sans ordonnance. Présente des dangers en cas d'utilisation prolongée.*

- PHYGIÈNE

Forme	Dosage	N. d'unités	Prix	Prix/jour	Liste	Remb. S.S.	Comm.
Poudre	–	56 g	39,85*	–	0	0 %	1971

HERBESAN TISANE ✣

- **Composition :** Séné, anis, menthe poivrée, chiendent.
- **Domaine :** Gastro-entérologie.
- **Activité :** Laxatif stimulant.
- **Classe :** Anthraquinonique.

Indications : Traitement symptomatique de la constipation associé aux mesures hygiéno-diététiques.

Contre-indications : Constipation récente inexpliquée, persistante, n'ayant pas fait l'objet d'examens médicaux. Colopathies organiques inflammatoires. Syndrome occlusif. Douleurs abdominales. Enfant. Insuffisance rénale.

Effets indésirables : Diarrhée. Douleurs abdominales. Mélanose recto-colique. Hypokaliémie. Maladie des laxatifs. Insuffisance rénale.

Précautions d'emploi : Déconseillé chez la femme allaitant. Pas d'utilisation prolongée.

Interactions : Ne pas associer aux diurétiques hypokaliémiants, aux anti-inflammatoires corticoïdes. Ne pas associer à certains antiarythmisants : sotalol, quinidine, amiodarone. Prudence en cas d'association avec les digitaliques, les dérivés de la vincamine.

Surdosage : Entraîne une diarrhée et des troubles hydro-électrolytiques graves.

☞ *Vendu sans ordonnance. Présente des dangers en cas d'utilisation prolongée.*

- PHYGIÈNE

Forme	Dosage	N. d'unités	Prix	Prix/jour	Liste	Remb. S.S.	Comm.
Sachet	2 g	20	28,90*	–	0	0 %	1966
Sachet	2 g	40	49,00	–	0	0 %	1968
Boîte	100 g	1	28,90*	–	0	0 %	1948

HERVÉA ✣

- **Composition :** Ilex hervea paraguayensis, Fraxinus excelsior, Prunus persica, Salix alba, Combretum micranthum.
- **Domaine :** Uro-néphrologie.
- **Activité :** Divers.

Indications : Utilisé pour favoriser l'élimination de l'eau. Antirhumatismal.

☞ *Vendu sans ordonnance.*

- PHYTOLAB

Forme	Dosage	N. d'unités	Prix	Prix/jour	Liste	Remb. S.S.	Comm.
Tisane vrac	–	100 g	29,20*	–	0	0 %	–

HESTÉRIL ★★★

- **Composition :** Hydroxyéthylamidon, chlorure de sodium.
- **Domaine :** Anesthésie. Réanimation.
- **Activité :** Solution de remplissage.

Indications : Traitement d'urgence des chocs hypovolémiques (hémorragies) et des chocs vasoplégiques traumatiques ou toxiques.

Contre-indications : Troubles de la coagulation. Insuffisance rénale.

Effets indésirables : Réactions allergiques.

Précautions d'emploi : Surveillance de la tension, de la diurèse. Déconseillé chez la femme enceinte ou allaitant.

☞ *Usage hospitalier.*

- BIOSÉDRA

Forme	Dosage	N. d'unités	Prix	Prix/jour	Liste	Remb. S.S.	Comm.
Flacon inj.	500 ml	1	Hôp.	–	0	Hôp.	1994

HEXABRIX 160 ★★★

- **Composition :** Ioxaglate de sodium, ioxaglate de méglumine.
- **Domaine :** Imagerie médicale.
- **Activité :** Produit de contraste iodé.
- **Classe :** Hexa-iodé de basse osmolarité.

Indications : Angiographie numérisée.

Contre-indications : Injection sous-arachnoïdienne ou épidurale.

Effets indésirables : Troubles bénins : toux, oppression respiratoire, sensation de chaleur, angoisse, érythème facial, prurit, urticaire. Troubles plus tardifs mais plus graves : sueurs profuses, troubles du rythme cardiaque, asthme, convulsions, arrêt circulatoire.

Précautions d'emploi : Prudence en cas d'insuffisance hépatique, cardiaque ou respiratoire. Prudence en cas d'intolérance antérieure à l'iode. Maintenir une hydratation suffisante.

Interactions : Suspendre les traitements suivants quelques jours avant l'examen : bêtabloquants, diurétiques, métformine.

☞ *Sur prescription médicale.*

- GUERBET

Forme	Dosage	N. d'unités	Prix	Prix/jour	Liste	Remb. S.S.	Comm.
Flacon inj.	20 ml	1	41,00	–	2	65 %	1986
Flacon inj.	50 ml	1	87,80	–	2	65 %	1986
Flacon inj.	100 ml	1	163,20	–	2	65 %	1986

HEXABRIX 200 ★★★

- **Composition :** Ioxaglate de sodium, ioxaglate de méglumine.
- **Domaine :** Imagerie médicale.
- **Activité :** Produit de contraste iodé.
- **Classe :** Hexa-iodé de basse osmolarité.

Indications : Angiographie numérisée. Phlébographie.

Contre-indications : Injection sous-arachnoïdienne ou épidurale.

Effets indésirables : Troubles bénins : toux, oppression respiratoire, sensation de chaleur, angoisse, érythème facial, prurit, urticaire. Troubles plus tardifs mais plus graves : sueurs profuses, troubles du rythme cardiaque, asthme, convulsions, arrêt circulatoire.

Précautions d'emploi : Prudence en cas d'insuffisance hépatique, cardiaque ou respiratoire. Prudence en cas d'intolérance antérieure à l'iode. Maintenir une hydratation suffisante.

Interactions : Suspendre les traitements suivants quelques jours avant l'examen : bêtabloquants, diurétiques, métformine.

☞ *Sur prescription médicale.*

- GUERBET

Forme	Dosage	N. d'unités	Prix	Prix/jour	Liste	Remb. S.S.	Comm.
Flacon inj.	50 ml	1	109,00	–	2	65 %	1986
Flacon inj.	100 ml	1	205,10	–	2	65 %	1986
Flacon inj.	200 ml	1	356,90	–	2	65 %	1986

HEXABRIX 320 ★★★

- **Composition :** Ioxaglate de sodium, ioxaglate de méglumine.
- **Domaine :** Imagerie médicale.
- **Activité :** Produit de contraste iodé.
- **Classe :** Hexa-iodé de basse osmolarité.

Indications : Urographie. Angiographie de tout territoire, cérébrale et coronaire. Arthrographie. Hystérosalpingographie. Sialographie.

Contre-indications : Injection sous-arachnoïdienne ou épidurale.

Effets indésirables : Troubles bénins : toux, oppression respiratoire, sensation de chaleur, angoisse, érythème facial, prurit, urticaire. Troubles plus tardifs mais plus graves : sueurs profuses, troubles du rythme cardiaque, asthme, convulsions, arrêt circulatoire.

Précautions d'emploi : Prudence en cas d'insuffisance hépatique, cardiaque ou respiratoire. Prudence en cas d'intolérance antérieure à l'iode. Maintenir une hydratation suffisante.

Interactions : Suspendre les traitements suivants quelques jours avant l'examen : bêtabloquants, diurétiques, métformine.

☞ *Sur prescription médicale.*

- GUERBET

Forme	Dosage	N. d'unités	Prix	Prix/jour	Liste	Remb. S.S.	Comm.
Flacon inj.	10 ml	1	41,40	–	2	65 %	1980
Flacon inj.	20 ml	1	68,90	–	2	65 %	1981
Flacon inj.	50 ml	1	144,50	–	2	65 %	1979
Flacon inj.	100 ml	1	277,10	–	2	65 %	1979
Flacon inj.	200 ml	1	Hôp.	–	2	Hôp.	1980

HEXABRIX 350 ★★★

- **Composition :** Ioxaglate de sodium, ioxaglate de méglumine.
- **Domaine :** Imagerie médicale.
- **Activité :** Produit de contraste iodé.
- **Classe :** Hexa-iodé de basse osmolarité.

Indications : Angiocardiographie.

Contre-indications : Injection sous-arachnoïdienne ou épidurale.

Effets indésirables : Troubles bénins : toux, oppression respiratoire, sensation de chaleur, angoisse, érythème facial, prurit, urticaire. Troubles plus tardifs mais plus graves : sueurs profuses, troubles du rythme cardiaque, asthme, convulsions, arrêt circulatoire.

Précautions d'emploi : Prudence en cas d'insuffisance hépatique, cardiaque ou respiratoire. Prudence en cas d'intolérance antérieure à l'iode. Maintenir une hydratation suffisante.

Interactions : Suspendre les traitements suivants quelques jours avant l'examen : bêtabloquants, diurétiques, métformine.

☞ *Sur prescription médicale.*

- GUERBET

Forme	Dosage	N. d'unités	Prix	Prix/jour	Liste	Remb. S.S.	Comm.
Flacon inj.	50 ml	1	Hôp.	–	2	Hôp.	1993
Flacon inj.	100 ml	1	Hôp.	–	2	Hôp.	1993
Flacon inj.	150 ml	1	Hôp.	–	2	Hôp.	1993
Flacon inj.	200 ml	1	Hôp.	–	2	Hôp.	1993

HEXACYCLINE ★★★

- **Composition :** Tétracycline.
- **Domaine :** Infectiologie.
- **Activité :** Antibiotique.
- **Classe :** Cycline.

Indications : Infections aux germes suivants : Brucella, Pasteurella, mycoplasmes, Chlamydia, rickettsies, gonocoques, leptospires, tréponèmes, Haemophilus, vibrions. Infections à manifestations broncho-pulmonaires, ORL, ophtalmiques, génito-urinaires, cutanées (acné) ou septicémiques.

Contre-indications : Allergie aux cyclines. Enfant de moins de 8 ans (risque de coloration dentaire).

Effets indésirables : Troubles digestifs : nausées, vomissements, diarrhée, candidoses ano-génitales. Réactions allergiques : urticaire, œdème de la face, choc anaphylactique. Réactions de photosensibilisation : érythrodermies. Anémies, neutropénies, éosinophilies. Coloration jaune des dents ou anomalies dentaires en cas d'administration à l'enfant de moins de 8 ans.

Précautions d'emploi : Prendre le produit en dehors des repas. Prudence en cas d'insuffisance hépatique ou rénale. Ne pas s'exposer au soleil. Contre-indiqué chez la femme enceinte et allaitant. Peut donner une réaction positive lors de la recherche de glucose dans les urines.

Interactions : Ne pas associer aux rétinoïdes (dérivés de la vitamine A). L'activité du produit est diminuée par les antiépileptiques, les sels ferreux, les pansements gastriques. Peut augmenter l'effet des anticoagulants oraux.

☞ *Sur prescription médicale.*

- DIAMANT

Forme	Dosage	N. d'unités	Prix	Prix/jour	Liste	Remb. S.S.	Comm.
Gélule	250 mg	16	11,90	4 à 6	1	65 %	1966

HEXADREPS ★

- **Composition :** Biclotymol.
- **Domaine :** ORL. Stomatologie.
- **Activité :** Antiseptique local.

Indications : Traitement local d'appoint antibactérien des affections de la muqueuse buccale et de l'oropharynx.

Contre-indications : Enfant de moins de 6 ans. Sensibilisation au produit.

Effets indésirables : Réactions allergiques.

Précautions d'emploi : Traitement de courte durée.

☞ *Vendu sans ordonnance.*

• LABODYNATHÉRA

Forme	Dosage	N. d'unités	Prix	Prix/jour	Liste	Remb. S.S.	Comm.
Pastille	20 mg	24	30,00*	–	0	0 %	1992
Pastille orange	20 mg	24	30,00*	–	0	0 %	1995

HEXAFLUID ★

- **Composition :** Carbocistéine.
- **Domaine :** Pneumologie.
- **Activité :** Fluidifiant bronchique. Expectorant.
- **Classe :** Dérivé de la cystéine.

Indications : Traitement des troubles de la sécrétion bronchique au cours des affections des voies respiratoires : bronchites aiguës ou chroniques, trachéo-bronchites.

Contre-indications : Ulcère gastro-duodénal.

Effets indésirables : Troubles digestifs : gastralgies, nausées, diarrhées.

Interactions : Ne pas associer aux antitussifs ou aux asséchants bronchiques de type anticholinergique.

☞ *Vendu sans ordonnance.*

• LABODYNATHÉRA

Forme	Dosage	N. d'unités	Prix	Prix/jour	Liste	Remb. S.S.	Comm.
Sirop adulte	5 %	125 ml	32,00*	–	0	0 %	1990
Sirop enfant	2 %	125 ml	28,00*	–	0	0 %	1990

HEXAGRIP VITAMINE C

- **Composition :** Aspirine, quinine, quinquina, opium, acide ascorbique, caféine.
- **Domaine :** Algologie.
- **Activité :** Antalgique périphérique. Antalgique central.
- **Classe :** Aspirine et dérivés, avec codéine.

Indications : Traitement symptomatique des affections douloureuses ou fébriles.

Contre-indications : Ulcère gastro-duodénal, maladie hémorragique. Hypersensibilité à l'aspirine. Certains asthmes. Dernier trimestre de la grossesse. Insuffisance respiratoire.

Effets indésirables : Bourdonnements d'oreille, douleurs abdominales, gastralgies. Plus rarement, ulcérations digestives avec hémorragies responsables d'une anémie. Syndromes hémorragiques avec épistaxis, ecchymoses, purpura. Accidents de sensibilisation : urticaire, asthme. La codéine peut entraîner constipation, nausées, vertiges, dépression respiratoire.

Précautions d'emploi : Prudence chez le patient présentant un asthme, des antécédents d'hémorragie. Prudence chez le patient prenant un traitement anticoagulant. Contre-indiqué chez la femme enceinte ou allaitant. Donne une réaction positive au contrôle antidopage.

Interactions : Potentialise l'action des anticoagulants, des antiagrégants plaquettaires, des antidiabétiques hypoglycémiants, de certains diurétiques. L'aspirine peut réduire l'action de certains traitements, en particulier celle des anti-inflammatoires non stéroïdiens. La codéine potentialise tous les dépresseurs du système nerveux : sédatifs, anxiolytiques, neuroleptiques, antihypertenseurs. La prise d'alcool est déconseillée.

Surdosage : Grave, surtout chez l'enfant, entraînant des désordres métaboliques avec troubles respiratoires pouvant provoquer la mort. L'hospitalisation s'impose d'urgence.

☞ *Vendu sans ordonnance.*

• LEDERLE

Forme	Dosage	N. d'unités	Prix	Prix/jour	Liste	Remb. S.S.	Comm.
Gélule	–	24	30,70*	–	0	0 %	–

HEXALENSE ★★

- **Composition :** Acide aminocaproïque, chlorure de benzalkonium.
- **Domaine :** Ophtalmologie.
- **Activité :** Anti-inflammatoire local.

Indications : États inflammatoires conjonctivo-cornéens. Intolérance aux lentilles cornéennes.

Contre-indications : Hypersensibilité à un composant.

☞ *Sur prescription médicale.*

- OPOCALCIUM

Forme	Dosage	N. d'unités	Prix	Prix/jour	Liste	Remb. S.S.	Comm.
Collyre	3,57 %	5 ml	29,90	–	1	0 %	1989

HEXALYSE

- **Composition :** Biclotymol, décalinium, lysozyme, papaïne, acide bêta-glycyrrhétinique.
- **Domaine :** ORL.
- **Activité :** Antibactérien local. Antiseptique local. Antifongique local.
- **Classe :** Ammonium quaternaire.

Indications : Traitement local d'appoint antibactérien et antalgique des affections de la muqueuse buccale et de l'oropharynx.

Précautions d'emploi : Traitement de durée limitée.

☞ *Vendu sans ordonnance.*

- DOMS-ADRIAN

Forme	Dosage	N. d'unités	Prix	Prix/jour	Liste	Remb. S.S.	Comm.
Comprimé	–	30	13,20	–	0	35 %	1972

HEXAPNEUMINE COMPRIMÉ ★★

- **Composition :** Biclotymol, phényléphrine, chlorphénamine.
- **Domaine :** Pneumologie. ORL.
- **Activité :** Vasoconstricteur rhino-pharyngé. Antihistaminique H1.
- **Classe :** Antihistaminique anticholinergique. Stimulant alpha-adrénergique.

Indications : Traitement symptomatique des affections rhino-pharyngées aiguës : congestion, hypersécrétion nasale, larmoiement.

Contre-indications : Enfant de moins de 15 ans. Glaucome, troubles urétro-prostatiques.

Effets indésirables : Somnolence diurne. Sécheresse de la bouche, troubles visuels, tachycardie. Intolérance digestive.

Précautions d'emploi : Ne pas prendre d'alcool pendant le traitement. Prudence chez le sujet âgé. Déconseillé chez la femme enceinte ou allaitant. Le traitement doit être de courte durée. Donne une réaction positive au contrôle antidopage.

Interactions : L'activité et les effets secondaires peuvent être augmentés par association à d'autres substances atropiniques : antidépresseurs imipraminiques, antiparkinsoniens, certains neuroleptiques ainsi que par les autres dépresseurs du système nerveux central.

Surdosage : Entraîne une somnolence avec possible dépression des centres respiratoires imposant l'hospitalisation.

☞ *Vendu sans ordonnance.*

- DOMS-ADRIAN

Forme	Dosage	N. d'unités	Prix	Prix/jour	Liste	Remb. S.S.	Comm.
Comprimé	–	20	27,30	2,7	0	35 %	1972

HEXAPNEUMINE SIROPS ★★

- **Composition :** *Sirop adulte et enfant* : pholcodine, biclotymol, guaïfénésine, chlorphénamine. *Sirop nourrisson* : biclotymol, guaïfénésine, chlorphénamine, paracétamol, tolu.
- **Domaine :** Pneumologie.
- **Activité :** Antitussif. Antihistaminique H1.
- **Classe :** Opium et dérivés. Antihistaminique anticholinergique.

Indications : Proposé dans le traitement symptomatique des toux non productives. Sirop nourrisson : sédatif de la toux, antipyrétique.

Contre-indications : Enfant de moins de 30 mois. Asthme, insuffisance respiratoire. Glaucome, troubles urétro-prostatiques.

Effets indésirables : Constipation, somnolence, nausées, vomissements, dépression respiratoire. Sécheresse de la bouche, troubles visuels, tachycardie. Intolérance digestive.

Précautions d'emploi : Ne pas prendre d'alcool pendant le traitement. Prudence chez le sujet âgé. Déconseillé chez la femme enceinte ou allaitant. Le traitement doit être de courte durée. Donne une réaction positive au contrôle antidopage.

Interactions : L'activité et les effets secondaires peuvent être augmentés par les autres dépresseurs du système nerveux central.

Surdosage : Entraîne une somnolence avec possible dépression des centres respiratoires imposant l'hospitalisation.

☞ *Vendu sans ordonnance.*

- DOMS-ADRIAN

Forme	Dosage	N. d'unités	Prix	Prix/ jour	Liste	Remb. S.S.	Comm.
Sirop adulte	–	200 ml	19,70	–	0	35 %	1971
Sirop enfant	–	200 ml	16,00	–	0	35 %	1971
Sirop nourrisson	–	100 ml	12,10	–	0	35 %	1972

HEXAPNEUMINE SUPPOSITOIRES ★★

- **Composition :** *Suppositoire adulte et enfant* : pholcodine, biclotymol, paracétamol, eucalyptol. *Suppositoire nourrisson* : biclotymol, eucalyptol, paracétamol.
- **Domaine :** Pneumologie.
- **Activité :** Antitussif. Antipyrétique.
- **Classe :** Opium et dérivés. Paracétamol.

Indications : Utilisé dans le traitement antipyrétique et en cas de toux non productive.

Contre-indications : Enfant de moins de 30 mois. Asthme, insuffisance respiratoire. Glaucome, troubles urétro-prostatiques.

Effets indésirables : Constipation, somnolence, nausées, vomissements, dépression respiratoire. Sécheresse de la bouche, troubles visuels, tachycardie. Intolérance digestive.

Précautions d'emploi : Ne pas prendre d'alcool pendant le traitement. Prudence chez le sujet âgé. Déconseillé chez la femme enceinte ou allaitant. Le traitement doit être de courte durée. Donne une réaction positive au contrôle antidopage.

Interactions : L'activité et les effets secondaires peuvent être augmentés par association à d'autres dépresseurs du système nerveux central.

Surdosage : Entraîne une somnolence avec possible dépression des centres respiratoires imposant l'hospitalisation.

☞ *Vendu sans ordonnance.*

- DOMS-ADRIAN

Forme	Dosage	N. d'unités	Prix	Prix/ jour	Liste	Remb. S.S.	Comm.
Supp. adulte	–	6	10,80	–	0	35 %	1966
Supp. enfant	–	6	11,20	–	0	35 %	1966
Supp. nourrisson	–	6	9,40	–	0	35 %	1966

HEXAPOCK ★

- **Composition :** Biclotymol.
- **Domaine :** ORL. Stomatologie.
- **Activité :** Antiseptique local.

Indications : Traitement local d'appoint des affections de la muqueuse buccale et de l'oropharynx.

Contre-indications : Enfant de moins de 30 mois. Sensibilisation préalable au produit.

Précautions d'emploi : Traitement de courte durée.

Interactions : Ne pas associer à d'autres antiseptiques.

☞ *Vendu sans ordonnance.*

• DOMS-ADRIAN

Forme	Dosage	N. d'unités	Prix	Prix/jour	Liste	Remb. S.S.	Comm.
Fl. pressurisé	9 %	8 ml	33,80*	–	0	0 %	–

HEXAQUINE ★

• **Composition :** Benzoate de quinine, thiamine, gomenol.
• **Domaine :** Rhumatologie.
• **Activité :** Myorelaxant.

Indications : Crampes musculaires.

Contre-indications : Myasthénie. Fibrillation auriculaire. Troubles de la conduction auriculo-ventriculaire.

Effets indésirables : Bourdonnements d'oreille. Troubles cutanés.

Précautions d'emploi : Non recommandé vers la fin de la grossesse.

☞ *Vendu sans ordonnance.*

• GOMENOL

Forme	Dosage	N. d'unités	Prix	Prix/jour	Liste	Remb. S.S.	Comm.
Comprimé	120 mg	18	15,90	5,5	0	65 %	1952
Suppositoire	300 mg	6	16,80	5,6	0	65 %	1951

HEXASPRAY ★

• **Composition :** Biclotymol.
• **Domaine :** ORL. Stomatologie.
• **Activité :** Antiseptique local.

Indications : Traitement local d'appoint des affections de la muqueuse buccale et de l'oropharynx.

Contre-indications : Enfant de moins de 30 mois. Sensibilisation préalable au produit.

Précautions d'emploi : Traitement de courte durée.

Interactions : Ne pas associer à d'autres antiseptiques.

☞ *Vendu sans ordonnance.*

• DOMS-ADRIAN

Forme	Dosage	N. d'unités	Prix	Prix/jour	Liste	Remb. S.S.	Comm.
Fl. pressurisé	2,5 %	30 g	23,00	–	0	35 %	1985

HEXASTAT ★★★

• **Composition :** Altrétamine.
• **Domaine :** Cancérologie.
• **Activité :** Antinéoplasique. Cytostatique.
• **Classe :** Alkylant.

Indications : Tumeurs du poumon, de l'ovaire, du sein.

Contre-indications : Grossesse.

Effets indésirables : Toxicité sanguine modérée : leucopénie, thrombopénie. Troubles digestifs : nausées, vomissements. Toxicité neurologique possible : neuropathie périphérique. Réactions allergiques.

Précautions d'emploi : Nécessité d'une surveillance régulière de la formule sanguine afin de guider les administrations ultérieures. Déconseillé chez la femme enceinte ou allaitant.

☞ *Sur prescription médicale.*

• BELLON

Forme	Dosage	N. d'unités	Prix	Prix/jour	Liste	Remb. S.S.	Comm.
Gélule	100 mg	25	135,60	–	1	100 %	1979

HEXATRIONE LONGUE DURÉE ★★★

- **Composition :** Triamcinolone hexacétonide.
- **Domaine :** Inflammation.
- **Activité :** Anti-inflammatoire.
- **Classe :** Anti-inflammatoire stéroïdien.

Indications : Traitement local des affections douloureuses articulaires ou périarticulaires : périarthrite scapulo-humérale, périarthrite de la hanche, épicondylite, tendinite, ténosynovite, bursite, talalgie. Arthrose en poussée. Syndrome du canal carpien. Acroparesthésie des membres supérieurs. En injection épidurale : lombalgie, sciatique, radiculalgie.

Contre-indications : Toute infection bactérienne ou virale en évolution. Goutte. Ulcère gastro-duodénal évolutif. État psychotique. Hépatites aiguës.

Effets indésirables : Syndrome d'hypercorticisme avec fonte musculaire, obésité, hypertension, diabète, ostéoporose, ostéonécrose de la tête fémorale. Ulcère gastro-duodénal, hémorragie digestive, pancréatite ai guë. Nervosité avec euphorie, insomnie, éta confusionnel, dépression à l'arrêt du trai tement.

Précautions d'emploi : Nécessité impé rative d'un régime sans sel. Régime rich en protides, pauvre en sucres. Non conseill chez la femme enceinte. Donne une réactio positive au contrôle antidopage.

Interactions : Ne pas associer à des pro duits favorisant l'apparition de troubles d rythme ventriculaire : érythromycine, vinca mine, certains antiarythmiques (bépridi amiodarone, sotalol), digitaliques, diuréti ques hypokaliémiants. Prudence en ca d'association avec l'aspirine, les anticoagu lants. Une surveillance renforcée est indis pensable chez le diabétique, l'hypertendu l'ancien ulcéreux, le tuberculeux.

Surdosage : Entraîne un état d'hypercor ticisme.

☞ *Sur prescription médicale.*

- LEDERLE

Forme	Dosage	N. d'unités	Prix	Prix/jour	Liste	Remb. S.S.	Comm.
Amp. inj.	40 mg	1	11,90	–	1	65 %	1976

HEXIFRICE ★

- **Composition :** Hexétidine.
- **Domaine :** Stomatologie.
- **Activité :** Antiseptique local.

Indications : Hygiène bucco-dentaire quotidienne, prévention du tartre et des dépôts. Soins des gencives sensibles ou saignant facilement.

Contre-indications : Allergie au constituants.

Interactions : Ne pas associer d'autres antiseptiques.

☞ *Vendu sans ordonnance.*

- PARKE-DAVIS

Forme	Dosage	N. d'unités	Prix	Prix/jour	Liste	Remb. S.S.	Comm.
Pâte dentifrice	–	100 g	23,10*	–	0	0 %	–

HEXIGEL ★

- **Composition :** Hexétidine.
- **Domaine :** Stomatologie.
- **Activité :** Antiseptique local.

Indications : Soins de la bouche et des gencives sensibles ou saignant facilement.

Contre-indications : Allergie aux constituants.

Précautions d'emploi : Traitement d courte durée.

Interactions : Ne pas associer d'autres antiseptiques.

☞ *Vendu sans ordonnance.*

- WARNER WELLCOME

Forme	Dosage	N. d'unités	Prix	Prix/jour	Liste	Remb. S.S.	Comm.
Gel gingival	0,5 %	20 g	28,55*	–	0	0 %	1984

ryngite, aphte, suites
icale.
s : Enfant de moins de

es : Réactions locales

mploi : Traitement de

n médicale.

	Remb. S.S.	Comm.
	35 %	1970

rables : Possibilité d'ec-

d'emploi : Pas d'utilisation
pas utiliser plusieurs antisep-
anément. Prudence chez
sachets doivent être dissous
l'eau bouillie pour obtenir une
à l'emploi.

Contre-i...
un constituant.

ns ordonnance.

Forme	Dosage	N. d'unités	Prix	Prix/ jour	Liste	Remb. S.S.	Comm.
Sol. locale	0,1 %	45 ml	16,30	–	0	65 %	1952
Sol. locale	0,1 %	250 ml	27,50	–	0	65 %	1952
Sol. locale pulv.	0,1 %	60 ml	21,00	–	0	65 %	1952
Gel	0,1 %	30 g	16,80	–	0	65 %	1993
Sachet sol. loc.	0,1 %	6	18,60	–	0	65 %	1952
Sol. transcutanée	0,15 %	45 ml	19,90	–	0	65 %	1955

HEXOMÉDINE COLLUTOIRE ★

- **Composition :** Hexamidine. Tétracaïne. Bain de bouche : Chlorhexidine, chlorobutanol, docusate sodique, chloroforme.
- **Domaine :** ORL. Stomatologie.
- **Activité :** Anesthésique local. Antiseptique local.
- **Classe :** Diamidine.

Indications : Traitement local d'appoint antibactérien et antalgique des affections de la muqueuse buccale et de l'oropharynx.

Contre-indications : Enfant de moins de 3 ans. Sensibilisation préalable au produit, en particulier aux anesthésiques locaux.

Effets indésirables : Possibilité d'éruptions cutanées allergiques.

Précautions d'emploi : Traitement de courte durée. Donne une réaction positive au contrôle antidopage.

Interactions : Ne pas associer à d'autres antiseptiques.

☞ *Vendu sans ordonnance.*

- THÉRAPLIX

Forme	Dosage	N. d'unités	Prix	Prix/jour	Liste	Remb. S.S.	Comm.
Fl. pressurisé	–	30 g	14,50	–	0	35 %	1979

HEXTRIL ★★

- **Composition :** Hexétidine.
- **Domaine :** Stomatologie.
- **Activité :** Antiseptique local.

Indications : Soins de la bouche et des gencives sensibles ou saignant facilement.

Contre-indications : Allergie aux constituants.

Précautions d'emploi : Traitement de courte durée.

Interactions : Ne pas associer à d'autres antiseptiques.

☞ *Vendu sans ordonnance.*

- WARNER WELLCOME

Forme	Dosage	N. d'unités	Prix	Prix/jour	Liste	Remb. S.S.	Comm.
Bain de bouche	0,1 %	200 ml	15,10	–	0	35 %	1961

HIBEST ★★★

- **Composition :** Vaccin constitué de polyoside d'Haemophilus influenzae de type B.
- **Domaine :** Infectiologie.
- **Activité :** Vaccin.
- **Classe :** Anti-Haemophilus.

Indications : Prévention chez le nourrisson des infections à Haemophilus influenzae : méningites, septicémies.

Contre-indications : Nourrisson de moins de deux mois.

Effets indésirables : Aucun.

Précautions d'emploi : Chez le nourrisson 3 injections à un mois d'intervalle. Rappel à 18 mois.

☞ *Vendu sans ordonnance.*

- PASTEUR VACCINS

Forme	Dosage	N. d'unités	Prix	Prix/jour	Liste	Remb. S.S.	Comm.
Seringue	–	1	111,40	–	0	65 %	1992

HIBIDENT ★★

- **Composition :** Chlorhexidine.
- **Domaine :** Stomatologie.
- **Activité :** Antiseptique local.
- **Classe :** Diamidine.

Indications : Traitement des affections bucco-dentaires : prévention et traitement de la plaque dentaire et des gingivites. Traitement des stomatites et des aphtes.

Contre-indications : Allergie aux constituants.

Effets indésirables : Coloration transitoire de la langue et des dents. Troubles du goût. Réactions allergiques locales.

Précautions d'emploi : Traitement de courte durée.

Interactions : Ne pas associer à d'autres antiseptiques.

☞ *Vendu sans ordonnance.*

- SMITHKLINE BEECHAM

Forme	Dosage	N. d'unités	Prix	Prix/jour	Liste	Remb. S.S.	Comm.
Bain de bouche	0,2 %	300 ml	40,40*	–	0	0 %	1983

HIBIDIL ★★

- **Composition :** Chlorhexidine digluconate.
- **Domaine :** Chirurgie. Dermatologie.
- **Activité :** Antiseptique local.
- **Classe :** Biguanide.

Indications : Nettoyage et antisepsie cutanée des plaies superficielles.

Contre-indications : Hypersensibilité à un constituant. Application au niveau des muqueuses, en particulier génitales, de l'œil, du conduit auditif externe.

Effets indésirables : Possibilité d'eczéma de contact. Risque d'effets systémiques.

Précautions d'emploi : Pas d'utilisation prolongée. Ne pas utiliser plusieurs antiseptiques simultanément. Prudence chez l'enfant.

☞ *Vendu sans ordonnance.*

- ZENECA

Forme	Dosage	N. d'unités	Prix	Prix/jour	Liste	Remb. S.S.	Comm.
Sol. locale sachet	0,05 %	15 ml	83,60*	–	0	0 %	1995
Sol. locale sachet	0,05 %	25 ml	69,50*	–	0	0 %	1984
Sol. locale sachet	0,05 %	100 ml	Libre	–	0	0 %	1984

HIBISCRUB ★★

- **Composition :** Chlorhexidine digluconate.
- **Domaine :** Chirurgie. Dermatologie.
- **Activité :** Antiseptique local.
- **Classe :** Biguanide.

Indications : Nettoyage et antisepsie cutanée des plaies superficielles.

Contre-indications : Hypersensibilité à un constituant. Application au niveau des muqueuses, en particulier génitales, de l'œil, du conduit auditif externe.

Effets indésirables : Possibilité d'eczéma de contact. Risque d'effets systémiques.

Précautions d'emploi : Pas d'utilisation prolongée. Ne pas utiliser plusieurs antiseptiques simultanément. Prudence chez l'enfant.

☞ *Vendu sans ordonnance.*

- ZENECA

Forme	Dosage	N. d'unités	Prix	Prix/jour	Liste	Remb. S.S.	Comm.
Sol. moussante	4 %	125 ml	20,70	–	0	0 %	1976
Sol. moussante	4 %	500 ml	68,10*	–	0	0 %	1976

HIBISPRINT ★★

- **Composition :** Chlorhexidine digluconate, alcool.
- **Domaine :** Chirurgie.
- **Activité :** Antiseptique local.
- **Classe :** Biguanide.

Indications : Antisepsie des mains en complément d'un lavage, ou entre 2 lavages.

Contre-indications : Hypersensibilité à un constituant. Application au niveau des muqueuses, en particulier génitales, de l'œil, du conduit auditif externe.

Effets indésirables : Possibilité d'eczéma de contact. Risque d'effets systémiques.

Précautions d'emploi : Pas d'utilisation prolongée. Ne pas utiliser plusieurs antiseptiques simultanément. Ne pas rincer, laisser sécher.

☞ *Vendu sans ordonnance.*

- ZENECA

Forme	Dosage	N. d'unités	Prix	Prix/jour	Liste	Remb. S.S.	Comm.
Sol. locale	0,5 %	125 ml	28,80*	–	0	0 %	1987
Sol. locale	0,5 %	500 ml	Libre	–	0	0 %	1987

HIBITANE ★★

- **Composition :** Chlorhexidine digluconate et tensioactif.
- **Domaine :** Chirurgie. Dermatologie.
- **Activité :** Antiseptique local.
- **Classe :** Biguanide.

Indications : Nettoyage et antisepsie cutanée des plaies superficielles, balnéation des brûlés. Préparation du champ opératoire. Traitement d'appoint des affections dermatologiques infectieuses.

Contre-indications : Hypersensibilité à un constituant. Application au niveau de l'œil et du conduit auditif externe.

Effets indésirables : Possibilité d'eczéma de contact. Risque d'effets systémiques.

Précautions d'emploi : Ne pas employer plusieurs antiseptiques simultanément. Les solutions à 5 et 20 % sont à utiliser dilués.

☞ *Vendu sans ordonnance.*

- ZENECA

Forme	Dosage	N. d'unités	Prix	Prix/ jour	Liste	Remb. S.S.	Comm.
Sol. concentrée	5 %	125 ml	19,80*	–	0	0 %	1976
Sol. concentrée	5 %	1 000 ml	137,70*	–	0	Hôp.	1976
Sol. concentrée	20 %	125 ml	64,70*	–	0	0 %	1976
Sol. concentrée	20 %	500 ml	Hôp.	–	0	Hôp.	1976
Sol. champ	0,5 %	500 ml	Hôp.	–	0	Hôp.	1989

HICONCIL ★★★

- **Composition :** Amoxicilline.
- **Domaine :** Infectiologie.
- **Activité :** Antibiotique.
- **Classe :** Pénicillines à spectre élargi.

Indications : Infections aux germes suivants : streptocoques A et D, pneumocoques, méningocoques, leptospires, Listeria, Clostridium, colibacille, Proteus, Borellia, salmonelles, Shigella, Brucella, vibrions ou staphylocoques sensibles. Infections respiratoires, ORL, stomatologiques, rénales, uro-génitales, gynécologiques, digestives, biliaires, méningées, ou septicémiques.

Contre-indications : Hypersensibilité aux pénicillines. Mononucléose infectieuse.

Effets indésirables : Manifestations allergiques : fièvre, urticaire, œdème de la face avec troubles respiratoires. Éruptions cutanées maculopapuleuses. Troubles digestifs : nausées, diarrhée, infections à levures.

Précautions d'emploi : Rechercher dans les antécédents des réactions anormales à un traitement antérieur par une pénicilline. Prudence chez l'insuffisant rénal. Chez la femme enceinte ou allaitant, le produit passe dans l'organisme de l'enfant.

Interactions : Association déconseillée : allopurinol.

☞ *Sur prescription médicale.*

- BRISTOL-MYERS SQUIBB

Forme	Dosage	N. d'unités	Prix	Prix/jour	Liste	Remb. S.S.	Comm.
Gélule	500 mg	12	34,60	6 à 10	1	65 %	1975
Sirop	25 mg/ml	60 ml	14,80	2 à 3	1	65 %	1975
Sirop	50 mg/ml	60 ml	22,10	3 à 4	1	65 %	1975
Sirop	100 mg/ml	60 ml	35,00	4 à 6	1	65 %	1977

HIPPOPHAN ✤

- **Composition :** Jus de baies d'argousier.
- **Domaine :** Nutrition et métabolisme.
- **Activité :** Antiasthénique.

Indications : Utilisé dans le traitement de l'asthénie fonctionnelle, en l'absence d'activité spécifique démontrée.

Précautions d'emploi : Traitement toujours de courte durée.

☞ *Vendu sans ordonnance.*

- WELEDA

Forme	Dosage	N. d'unités	Prix	Prix/jour	Liste	Remb. S.S.	Comm.
Sirop	–	200 ml	42,00*	–	0	0 %	1951
Sirop	–	500 ml	84,00	–	0	0 %	1951

HIRUCRÈME ★

- **Composition :** Extrait de sangsue.
- **Domaine :** Cardio-vasculaire.
- **Activité :** Anticoagulant, anti-inflammatoire.
- **Classe :** Topique.

Indications : Signes fonctionnels de l'insuffisance veino-lymphatique : jambes lourdes, œdèmes, crampes. Manifestations veineuses inflammatoires aiguës : phlébites superficielles. Signes fonctionnels de la crise hémorroïdaire.

Contre-indications : Lésions cutanées ulcérées.

Précautions d'emploi : Traitement de courte durée.

☞ *Vendu sans ordonnance.*

• NICHOLAS

Forme	Dosage	N. d'unités	Prix	Prix/jour	Liste	Remb. S.S.	Comm.
Crème	–	30 g	13,20	–	0	35 %	1963
Crème	–	100 g	32,30	–	0	35 %	1991

HISMANAL ★★★

• **Composition :** Astémizole.
• **Domaine :** Allergie et immunologie.
• **Activité :** Antihistaminique H1.
• **Classe :** Antihistaminique non anticholinergique.

Indications : Traitement symptomatique des manifestations allergiques : rhinite, conjonctivite, urticaire.

Contre-indications : Hypersensibilité au produit.

Effets indésirables : Réactions d'hypersensibilité : éruptions cutanées, prurit, asthme. Prise de poids.

Précautions d'emploi : Déconseillé chez la femme enceinte ou allaitant.

Interactions : Ne pas associer avec kétoconazole par voie orale, itraconazole, érythromycine et josamycine. Il existe en effet un risque de troubles graves du rythme ventriculaire.

Surdosage : Peut entraîner des troubles graves du rythme cardiaque imposant l'hospitalisation.

☞ *Sur prescription médicale.*

• JANSSEN CILAG

Forme	Dosage	N. d'unités	Prix	Prix/jour	Liste	Remb. S.S.	Comm.
Comprimé	10 mg	10	32,80	3	2	65 %	1986
Susp. buv.	2 mg/ml	30 ml	21,30	3	2	65 %	1986

HISTO-FLUINE P ★

• **Composition :** Marron d'Inde, hamamélis, bourse-à-pasteur, anémone pulsatile, esculoside.
• **Domaine :** Cardio-vasculaire.
• **Activité :** Veinotonique. Vasculoprotecteur.

Indications : Signes fonctionnels de l'insuffisance veino-lymphatique : jambes lourdes, œdèmes, crampes. Troubles fonctionnels de la fragilité capillaire : ecchymoses, purpura, saignements. Signes fonctionnels de la crise hémorroïdaire.

☞ *Vendu sans ordonnance.*

• RICHARD

Forme	Dosage	N. d'unités	Prix	Prix/jour	Liste	Remb. S.S.	Comm.
Sol. buv.	–	50 ml	11,80	0,2 à 0,4	0	35 %	1973

HIVID ★★★

• **Composition :** Zalcitabine.
• **Domaine :** Infectiologie.
• **Activité :** Antiviral.
• **Classe :** Antirétroviral.

Indications : Infections par le VIH, à un stade avancé de la maladie chez les patients intolérants à l'AZT ou chez lesquels l'AZT s'est révélé inefficace.

Contre-indications : Hypersensibilité au produit. Enfant de moins de 13 ans.

Effets indésirables : Neuropathies périphériques.

Précautions d'emploi : Ne doit être utilisé que sous stricte surveillance médicale. Des examens cliniques et biologiques réguliers sont indispensables. Non conseillé chez la femme enceinte ou allaitant. Prudence en cas de pancréatite, de neuropathie périphérique, d'insuffisance hépatique ou rénale.

Interactions : De nombreux produits peuvent modifier le métabolisme du produit.

☞ *Sur prescription médicale. Usage hospitalier.*

• ROCHE

Forme	Dosage	N. d'unités	Prix	Prix/jour	Liste	Remb. S.S.	Comm.
Comprimé	0,375 mg	100	Hôp.	–	1	Hôp.	1994
Comprimé	0,750 mg	100	Hôp.	–	1	Hôp.	1994

HOLOXAN 1000 ★★★

- **Composition :** Ifosfamide.
- **Domaine :** Cancérologie.
- **Activité :** Antinéoplasique. Cytostatique.
- **Classe :** Alkylant. Moutarde à l'azote.

Indications : Cancers des bronches, du sein, de l'ovaire, de la sphère ORL, des testicules et de leurs métastases. Sarcomes ostéogéniques et des tissus mous.

Contre-indications : Insuffisance rénale. Grossesse et allaitement.

Effets indésirables : Troubles digestifs : nausées, vomissements. Troubles sanguins : anémie, leucopénie, thrombopénie. Alopécie inconstante et réversible. Cystite en cas de fortes doses.

Précautions d'emploi : Nécessité d'une surveillance régulière de l'hémogramme Assurer une hydratation suffisante. Déconseillé chez la femme enceinte ou allaitant.

☞ *Sur prescription médicale. Usage hospitalier.*

- ASTA MEDICA

Forme	Dosage	N. d'unités	Prix	Prix/jour	Liste	Remb. S.S.	Comm.
Flacon inj.	1 g	10	Hôp.	–	1	Hôp.	1975

HOMÉOCALCYL ❍

- **Composition :** Calcarea carbonica 3DH, Calcarea fluorica 3DH, Calcarea phosphorica 3DH, Surrénale 2DH, Silicea 6DH, Arsenicum iodatum 6CH, Sulfur iodatum 6CH, Natrum muriaticum 6CH aa.
- **Domaine :** Nutrition et métabolisme.
- **Activité :** Divers.

Indications : Décalcifications : grossesse, allaitement, convalescence, fractures.

☞ *Vendu sans ordonnance.*

- BOIRON

Forme	Dosage	N. d'unités	Prix	Prix/jour	Liste	Remb. S.S.	Comm.
Comprimé	–	50	29,50*	3	0	0 %	–

HOMÉODENT BI-FLUORÉ ❍

- **Composition :** Kali chloricum 2DH, Natrum benzoicum 1DH, Plantago major TM, Cochlearia armoracia TM, Calendula officinalis TM, Hamamelis virginiana TM, fluorure de sodium, monofluorophosphate de sodium.
- **Domaine :** Stomatologie.
- **Activité :** Divers.

Indications : Hygiène des gencives et des dents.

☞ *Vendu sans ordonnance.*

- BOIRON

Forme	Dosage	N. d'unités	Prix	Prix/jour	Liste	Remb. S.S.	Comm.
Pâte dentifrice	–	75 ml	Libre	–	0	0 %	–
Gel dentaire	–	50 ml	Libre	–	0	0 %	–

HOMÉODENT DENTIFRICE ❍

- **Composition :** Kali chloricum 2DH, Natrum benzoicum 1DH, Natrum fluoratum, Plantago major TM, Cochlearia armoracia TM, Calendula officinalis TM, Phytolacca decandra TM, Hamamelis virginiana TM.
- **Domaine :** Stomatologie.
- **Activité :** Divers.

Indications : Hygiène des gencives et des dents. Gingivites.

☞ *Vendu sans ordonnance.*
• BOIRON

Forme	Dosage	N. d'unités	Prix	Prix/ jour	Liste	Remb. S.S.	Comm.
Pâte dentifrice	Anis	35 g	15,50*	–	0	0 %	–
Pâte dentifrice	Anis	100 g	24,50*	–	0	0 %	–
Pâte dentifrice	Framboise	25 ml	Libre	–	0	0 %	–
Pâte dentifrice	Framboise	75 ml	Libre	–	0	0 %	–

HOMÉODENT ÉLIXIR ❍

• **Composition :** Essences de cannelle, de badiane, d'anis, de girofle. Teintures d'ambrette, de benjoin, de gaïac, de pyrèthre, de vanille. Coccus cacti TM. Eau de rose.
• **Domaine :** Stomatologie.
• **Activité :** Divers.
Indications : Traitement d'appoint des affections de la cavité buccale. Aphtes.
☞ *Vendu sans ordonnance.*
• BOIRON

Forme	Dosage	N. d'unités	Prix	Prix/jour	Liste	Remb. S.S.	Comm.
Élixir	–	125 ml	34,00*	–	0	0 %	–

HOMÉODOSE 03 ❍

• **Composition :** Centaurea benedicta 3DH, Cinchona 3DH, Ipecacuanha 3DH, Aconitum napellus 3DH, Mercurius solubis 5CH.
• **Domaine :** Infectiologie.
• **Activité :** Divers.
Indications : États grippaux et affections fébriles.
☞ *Vendu sans ordonnance.*
• DOLISOS

Forme	Dosage	N. d'unités	Prix	Prix/ jour	Liste	Remb. S.S.	Comm.
Sol. sublinguale	–	30 ml	29,70*	3	0	0 %	1965

HOMÉODOSE 04 ❍

• **Composition :** Globularia alypum 3DH, Kalmia latifolia 3DH, Colchicum autumnale 3DH, Iodum 5CH, Sulfur 5CH.
• **Domaine :** Rhumatologie.
• **Activité :** Divers.
Indications : Douleurs rhumatismales.
☞ *Vendu sans ordonnance.*
• DOLISOS

Forme	Dosage	N. d'unités	Prix	Prix/ jour	Liste	Remb. S.S.	Comm.
Sol. sublinguale	–	30 ml	29,70*	3	0	0 %	1965

HOMÉODOSE 08 ❍

• **Composition :** Kreosotum 4DH, Asa fœtida 3DH, Stictz pulmonaria 3DH, Aurum muriaticum 5CH, Kali dichromas 5CH.
• **Domaine :** Infectiologie.
• **Activité :** Divers.
Indications : Rhume. Coryza.
☞ *Vendu sans ordonnance.*
• DOLISOS

Forme	Dosage	N. d'unités	Prix	Prix/ jour	Liste	Remb. S.S.	Comm.
Sol. sublinguale	–	30 ml	29,70*	3	0	0 %	1965

HOMÉODOSE 18 ❍

- **Composition :** Carduus marianus 3DH, Leptandra virginica 3DH, China 3DH, Mercurius dulcis 5CH, Vipera torva 5CH.
- **Domaine :** Hépatologie.
- **Activité :** Divers.
  Indications : Troubles hépatiques.

☞ *Vendu sans ordonnance.*

- DOLISOS

Forme	Dosage	N. d'unités	Prix	Prix/ jour	Liste	Remb. S.S.	Comm.
Sol. sublinguale	–	30 ml	29,70*	3	0	0 %	1965

HOMÉODOSE 20 ❍

- **Composition :** Hamamelis virginiama 3DH, Pulsatilla 3DH, Aesculus hippocastanum 3DH, Carduus marianus 3DH, Calcarea fluorica 5CH.
- **Domaine :** Cardio-vasculaire.
- **Activité :** Divers.
  Indications : Troubles circulatoires. Insuffisance veineuse, jambes lourdes.

☞ *Vendu sans ordonnance.*

- DOLISOS

Forme	Dosage	N. d'unités	Prix	Prix/ jour	Liste	Remb. S.S.	Comm.
Sol. sublinguale	–	30 ml	29,70*	3	0	0 %	1965

HOMÉODOSE 24 ❍

- **Composition :** Ulmus campestris 3DH, Arctium lappa 3DH, Viola tricolor 3DH, Mercurius solubilis 5CH, Lycopodium 5CH.
- **Domaine :** Dermatologie.
- **Activité :** Divers.
  Indications : Acné, éruptions cutanées.

☞ *Vendu sans ordonnance.*

- DOLISOS

Forme	Dosage	N. d'unités	Prix	Prix/ jour	Liste	Remb. S.S.	Comm.
Sol. sublinguale	–	30 ml	32,40*	3	0	0 %	1965

HOMÉODOSE 28 ❍

- **Composition :** Staphysagria 3DH, Thuya occidentalis 3DH, Dulcamara 3DH, Nitricum acidum 5CH, Silicea 5CH.
- **Domaine :** Dermatologie.
- **Activité :** Divers.
  Indications : Toutes formes de verrues.

☞ *Vendu sans ordonnance.*

- DOLISOS

Forme	Dosage	N. d'unités	Prix	Prix/ jour	Liste	Remb. S.S.	Comm.
Sol. sublinguale	–	30 ml	32,40*	3	0	0 %	1965

HOMÉODOSE 30 ❍

- **Composition :** Viscum album 3DH, Gnaphallum dioicum 3DH, Asarum europaeum 3DH, Colocynthis 5DH, Chininium arsenicum 5CH.
- **Domaine :** Algologie.
- **Activité :** Divers.
  Indications : Maux de tête et névralgies.

☞ *Vendu sans ordonnance.*

- DOLISOS

Forme	Dosage	N. d'unités	Prix	Prix/ jour	Liste	Remb. S.S.	Comm.
Sol. sublinguale	–	30 ml	29,70*	3	0	0 %	1965

HOMÉOGÈNE 09 ❍

- **Composition :** Mercurius solubilis 3CH, Pulsatilla 3CH, Songia 3CH, Bryonia 3CH, Bromum 3CH, Belladonna 3CH, Phytolacca 3CH, Arum 3CH, Arnica 3CH.
- **Domaine :** ORL.
- **Activité :** Divers.
  Indications : Traitement des affections de l'oropharynx : maux de gorge, enrouement, laryngites.

☞ *Vendu sans ordonnance.*

- BOIRON

Forme	Dosage	N. d'unités	Prix	Prix/ jour	Liste	Remb. S.S.	Comm.
Compr. à sucer	–	60	26,00*	5	0	0 %	1944

HOMÉOGÈNE 12 ❍

- **Composition :** Corallium 3CH, Coccus cacti 3CH, Ambra grisea 3CH, Cuprum 4CH, Radix 3CH, Belladonna 3CH, Kalium sulfuricum 4CH, Pertussinum 4CH.
- **Domaine :** Pneumologie.
- **Activité :** Divers.
  Indications : Toux quinteuse.

☞ *Vendu sans ordonnance.*

- BOIRON

Forme	Dosage	N. d'unités	Prix	Prix/ jour	Liste	Remb. S.S.	Comm.
Compr. à sucer	–	60	29,00*	5	0	0 %	1944

HOMÉOGÈNE 14 ❍

- **Composition :** Bryonia 3CH, Antimonium tartaricum 3CH, Radix 3DH, Crataegus 3CH, Drosera 3CH.
- **Domaine :** Pneumologie.
- **Activité :** Divers.
  Indications : Toux asthmatiformes.

☞ *Vendu sans ordonnance.*

- BOIRON

Forme	Dosage	N. d'unités	Prix	Prix/ jour	Liste	Remb. S.S.	Comm.
Compr. à sucer	–	60	29,00*	5	0	0 %	1944

HOMÉOGÈNE 20 ❍

- **Composition :** Abies nigra 4CH, Asa fœtida 4CH, Graphites 4CH, Nux vomica 4CH.
- **Domaine :** Gastro-entérologie.
- **Activité :** Divers.

Indications : Aérophagie, brûlures et pesanteurs gastriques.

☞ *Vendu sans ordonnance.*

- BOIRON

Forme	Dosage	N. d'unités	Prix	Prix/ jour	Liste	Remb. S.S.	Comm.
Compr. à sucer	–	60	29,00*	5	0	0 %	1944

HOMÉOGÈNE 21 ❍

- **Composition :** Cocculus 2CH, Tabacum 2CH, Nux vomica 2CH.
- **Domaine :** Gastro-entérologie.
- **Activité :** Divers.

Indications : États nauséeux, mal des transports.

☞ *Vendu sans ordonnance.*

- BOIRON

Forme	Dosage	N. d'unités	Prix	Prix/ jour	Liste	Remb. S.S.	Comm.
Compr. à sucer	–	60	29,00*	5	0	0 %	1944

HOMÉOGÈNE 22 ❍

- **Composition :** Cynara 3DH, Alœ 3DH, China 3DH, Taraxacum 3DH, Hydrastis 3DH.
- **Domaine :** Gastro-entérologie.
- **Activité :** Divers.

Indications : Troubles hépato-biliaires.

☞ *Vendu sans ordonnance.*

- BOIRON

Forme	Dosage	N. d'unités	Prix	Prix/ jour	Liste	Remb. S.S.	Comm.
Compr. à sucer	–	60	29,00*	5	0	0 %	1944

HOMÉOGÈNE 27 ❍

- **Composition :** Granatum 4CH, Sulfur 4CH, Cina 4CH, Aconitum 4CH, Dulcis 4CH, Calcarea phosphorica 4CH.
- **Domaine :** Parasitologie.
- **Activité :** Divers.

Indications : Adjuvant au traitement des vers des enfants.

☞ *Vendu sans ordonnance.*

- BOIRON

Forme	Dosage	N. d'unités	Prix	Prix/ jour	Liste	Remb. S.S.	Comm.
Compr. à sucer	–	60	29,00*	5	0	0 %	1944

HOMÉOGÈNE 41 ❍

- **Composition :** Arnica 4CH, Rhus toxicodendron 4CH, Dulcamara 4CH, Ruta graveolens 4CH, Pulsatilla 4CH.
- **Domaine :** Rhumatologie.
- **Activité :** Divers.

Indications : Douleurs rhumatismales.

☞ *Vendu sans ordonnance.*

- BOIRON

Forme	Dosage	N. d'unités	Prix	Prix/ jour	Liste	Remb. S.S.	Comm.
Compr. à sucer	–	60	29,00*	5	0	0 %	1944

HOMÉOGÈNE 43 ❍

- **Composition :** Calcarea phosphorica 3CH, Calcarea fluorica 3CH, Calcarea carbonica 3CH, Silicea 3CH, Manganum 3CH.
- **Domaine :** Nutrition et métabolisme.
- **Activité :** Divers.

Indications : Déminéralisation, troubles de la croissance, reconstituant.

☞ *Vendu sans ordonnance.*

• BOIRON

Forme	Dosage	N. d'unités	Prix	Prix/ jour	Liste	Remb. S.S.	Comm.
Compr. à sucer	–	60	29,00*	5	0	0 %	1944

HOMÉOGÈNE 45 ❍

• **Composition :** Belladonna 4CH, Equisetum 4CH, Calcarea carbonica 4CH, Causticum 4CH, Chamomilla 4CH, Solubilis 4CH, Thuya 4CH.
• **Domaine :** Uro-néphrologie.
• **Activité :** Divers.
Indications : Incontinence urinaire de l'enfant.

☞ *Vendu sans ordonnance.*

• BOIRON

Forme	Dosage	N. d'unités	Prix	Prix/ jour	Liste	Remb. S.S.	Comm.
Compr. à sucer	–	60	29,00*	5	0	0 %	1944

HOMÉOGÈNE 46 ❍

• **Composition :** Stramonium 3DH, Hyoscyamus 3DH, Passiflora 3DH, Ballota 3DH, Nux moschata 4CH.
• **Domaine :** Neuropsychiatrie.
• **Activité :** Divers.
Indications : Irritabilité, nervosité, états anxieux. Troubles légers du sommeil.

☞ *Vendu sans ordonnance.*

• BOIRON

Forme	Dosage	N. d'unités	Prix	Prix/ jour	Liste	Remb. S.S.	Comm.
Compr. à sucer	–	60	29,00*	5	0	0 %	1944

HOMÉOGRIPPE ❍

• **Composition :** Aconitum napellus 6CH, Antimonium tartaricum 6CH, Belladonna 6CH, Ipeca 6CH, Solanum dulcamara 6CH, Bryonia dioica 6CH.
• **Domaine :** Infectiologie.
• **Activité :** Divers.
Indications : États grippaux débutants : frissons, courbatures, fièvre, maux de tête.

☞ *Vendu sans ordonnance.*

• BOIRON

Forme	Dosage	N. d'unités	Prix	Prix/ jour	Liste	Remb. S.S.	Comm.
Compr. à sucer	–	60	29,00*	5	0	0 %	1944

HOMÉOPATHIE ABBÉ CHAUPITRE n° 1 ❍

• **Composition :** Aconitum, Belladonna, Bryonia, Drosera, Ipeca, Rhus toxicodendron 3CH ; Argentum folium, Aurum, Calcarea phosphorica, Hepar sulfuris, Kalium bromatum, Kalium nitricum, Spongia, Stannum, Sulfur 6CH aa.
• **Domaine :** Pneumologie.
• **Activité :** Divers.
Indications : Toux, rhume, bronchite, grippe.

☞ *Vendu sans ordonnance.*

• LABORATOIRE D'HOMÉOPATHIE COMPLEXE

Forme	Dosage	N. d'unités	Prix	Prix/jour	Liste	Remb. S.S.	Comm.
Sol. buvable	–	20 ml	32,00*	1,5	0	0 %	1943

HOMÉOPATHIE ABBÉ CHAUPITRE n° 2 ❍

- **Composition :** Aconitum, Bryonia, Pulsatilla, Rhus toxicodendron 3CH ; Apis, Arsenicum album, Carbo vegetalis, Lachesis, Mercurius corrosivus, Mercurius dulcis 6CH aa.
- **Domaine :** ORL.
- **Activité :** Divers.
  Indications : Otites.

☞ *Vendu sans ordonnance.*

- LABORATOIRE D'HOMÉOPATHIE COMPLEXE

Forme	Dosage	N. d'unités	Prix	Prix/jour	Liste	Remb. S.S.	Comm.
Sol. buvable	–	20 ml	32,00*	1,5	0	0 %	1943

HOMÉOPATHIE ABBÉ CHAUPITRE n° 4 ❍

- **Composition :** Aconitum, Bryonia, Ipeca 3CH ; Arsenicum album, Calcarea phosphorica, Hepar sulfuris, Tartarus emeticus, Sulfur 6CH.
- **Domaine :** Pneumologie.
- **Activité :** Divers.
  Indications : Affections pulmonaires.

☞ *Vendu sans ordonnance.*

- LABORATOIRE D'HOMÉOPATHIE COMPLEXE

Forme	Dosage	N. d'unités	Prix	Prix/jour	Liste	Remb. S.S.	Comm.
Sol. buvable	–	20 ml	32,00*	1,5	0	0 %	1943

HOMÉOPATHIE ABBÉ CHAUPITRE n° 5 ❍

- **Composition :** Aconitum, Belladonna, Bryonia, Drosera, Ipeca, Silphium 3CH ; Hepar sulfuris 6CH.
- **Domaine :** Infectiologie.
- **Activité :** Divers.
  Indications : Grippe.

☞ *Vendu sans ordonnance.*

- LABORATOIRE D'HOMÉOPATHIE COMPLEXE

Forme	Dosage	N. d'unités	Prix	Prix/jour	Liste	Remb. S.S.	Comm.
Sol. buvable	–	20 ml	32,00*	1,5	0	0 %	1943

HOMÉOPATHIE ABBÉ CHAUPITRE n° 6 ❍

- **Composition :** Aconitum, Anacardium, Belladonna, Berberis, Bryonia, Cicuta virosa, Crocus, Rhus toxicodendron, Stramonium 3CH ; Calcarea phosphorica 6CH.
- **Domaine :** Cardio-vasculaire.
- **Activité :** Divers.
  Indications : Troubles de la circulation artérielle, hypertension, vertiges, migraines.

☞ *Vendu sans ordonnance.*

- LABORATOIRE D'HOMÉOPATHIE COMPLEXE

Forme	Dosage	N. d'unités	Prix	Prix/jour	Liste	Remb. S.S.	Comm.
Sol. buvable	–	20 ml	32,00*	1,5	0	0 %	1943

HOMÉOPATHIE ABBÉ CHAUPITRE n° 7 ❍

- **Composition :** Chamomilla, Hyosciamus niger, Pulsatilla, Helleborus, Ignatia, Opium 6 CH aa.
- **Domaine :** Neuropsychiatrie.
- **Activité :** Divers.
  Indications : Anxiété, nervosité, troubles du sommeil.

☞ *Vendu sans ordonnance.*

- LABORATOIRE D'HOMÉOPATHIE COMPLEXE

Forme	Dosage	N. d'unités	Prix	Prix/jour	Liste	Remb. S.S.	Comm.
Sol. buvable	–	20 ml	32,00*	1,5	0	0 %	1943

HOMÉOPATHIE ABBÉ CHAUPITRE n° 8 ❍

- **Composition :** Arnica, Myristica, Sarracenia, Aconitum, Belladonna 6CH aa.
- **Domaine :** Infectiologie.
- **Activité :** Divers.

Indications : Abcès, panaris, ostéites, plaies.

☞ *Vendu sans ordonnance.*

- LABORATOIRE D'HOMÉOPATHIE COMPLEXE

Forme	Dosage	N. d'unités	Prix	Prix/jour	Liste	Remb. S.S.	Comm.
Sol. buvable	–	20 ml	32,00*	1,5	0	0 %	1943

HOMÉOPATHIE ABBÉ CHAUPITRE n° 10 ❍

- **Composition :** Arnica, Alumina, Aurum, Antimonium crudum, Staphysagria 6CH aa.
- **Domaine :** ORL.
- **Activité :** Divers.

Indications : Rhinites, sinusites.

☞ *Vendu sans ordonnance.*

- LABORATOIRE D'HOMÉOPATHIE COMPLEXE

Forme	Dosage	N. d'unités	Prix	Prix/jour	Liste	Remb. S.S.	Comm.
Sol. buvable	–	20 ml	32,00*	1,5	0	0 %	1943

HOMÉOPATHIE ABBÉ CHAUPITRE n° 12 ❍

- **Composition :** Arnica, Bryonia, Dulcamara, Nux vomica, Rhus toxicodendron 3CH ; Arsenicum album, Hepar sulfuris, Mercurius solubilis, Sulfur 6CH aa.
- **Domaine :** Dermatologie.
- **Activité :** Divers.

Indications : Furoncles, dermatoses, aphtes.

☞ *Vendu sans ordonnance.*

- LABORATOIRE D'HOMÉOPATHIE COMPLEXE

Forme	Dosage	N. d'unités	Prix	Prix/jour	Liste	Remb. S.S.	Comm.
Sol. buvable	–	20 ml	32,00*	1,5	0	0 %	1943

HOMÉOPATHIE ABBÉ CHAUPITRE n° 13 ❍

- **Composition :** Arnica, Ledum palustre, Lachesis, Belladonna 6CH aa.
- **Domaine :** Dermatologie.
- **Activité :** Divers.

Indications : Acné, couperose.

☞ *Vendu sans ordonnance.*

- LABORATOIRE D'HOMÉOPATHIE COMPLEXE

Forme	Dosage	N. d'unités	Prix	Prix/jour	Liste	Remb. S.S.	Comm.
Sol. buvable	–	20 ml	32,00*	1,5	0	0 %	1943

HOMÉOPATHIE ABBÉ CHAUPITRE n° 15 ❍

- **Composition :** Arnica, Hamamelis, Nux vomica, Aesculus 6CH aa.
- **Domaine :** Cardio-vasculaire.
- **Activité :** Divers.

Indications : Hémorroïdes, varices.

☞ *Vendu sans ordonnance.*

- LABORATOIRE D'HOMÉOPATHIE COMPLEXE

Forme	Dosage	N. d'unités	Prix	Prix/jour	Liste	Remb. S.S.	Comm.
Sol. buvable	–	20 ml	32,00*	1,5	0	0 %	1943

HOMÉOPATHIE ABBÉ CHAUPITRE n° 18 ❍

- **Composition :** Nux vomica, Mercurius corrosivus, Aconitum, China, Chamomilla, Dulcamara 6CH aa.
- **Domaine :** Gastro-entérologie.
- **Activité :** Divers.

Indications : Aérophagie, gastrite, ulcère gastrique.

☞ *Vendu sans ordonnance.*

- LABORATOIRE D'HOMÉOPATHIE COMPLEXE

Forme	Dosage	N. d'unités	Prix	Prix/jour	Liste	Remb. S.S.	Comm.
Sol. buvable	–	20 ml	32,00*	1,5	0	0 %	1943

HOMÉOPATHIE ABBÉ CHAUPITRE n° 19 ❍

- **Composition :** Veratrum album, Opium, Arsenicum album, Plumbum, Cuprum, Sulfur 6CH aa.
- **Domaine :** Gastro-entérologie.
- **Activité :** Divers.

Indications : Colites spasmodiques, nausées, digestions difficiles, ballonnements.

☞ *Vendu sans ordonnance.*

- LABORATOIRE D'HOMÉOPATHIE COMPLEXE

Forme	Dosage	N. d'unités	Prix	Prix/jour	Liste	Remb. S.S.	Comm.
Sol. buvable	–	20 ml	32,00*	1,5	0	0 %	1943

HOMÉOPATHIE ABBÉ CHAUPITRE n° 20 ❍

- **Composition :** Arsenicum album, Digitalis, Kalmia latifolia, Cactus grandiflorus, Spigelia, Hamamelis, Asparagus, Pulsatilla, Aconitum 6CH aa.
- **Domaine :** Cardio-vasculaire.
- **Activité :** Divers.

Indications : Palpitations, insuffisance cardiaque.

☞ *Vendu sans ordonnance.*

- LABORATOIRE D'HOMÉOPATHIE COMPLEXE

Forme	Dosage	N. d'unités	Prix	Prix/jour	Liste	Remb. S.S.	Comm.
Sol. buvable	–	20 ml	32,00*	1,5	0	0 %	1943

HOMÉOPATHIE ABBÉ CHAUPITRE n° 21 ❍

- **Composition :** Opium, Plumbum, Lycopodium 6CH aa.
- **Domaine :** Gastro-entérologie.
- **Activité :** Divers.

Indications : Constipation spasmodique.

☞ *Vendu sans ordonnance.*

- LABORATOIRE D'HOMÉOPATHIE COMPLEXE

Forme	Dosage	N. d'unités	Prix	Prix/jour	Liste	Remb. S.S.	Comm.
Sol. buvable	–	20 ml	32,00*	1,5	0	0 %	1943

HOMÉOPATHIE ABBÉ CHAUPITRE n° 22 ❍

- **Composition :** Graphites, Alumina, Belladonna, Sulfur 6CH aa.
- **Domaine :** Gastro-entérologie.
- **Activité :** Divers.

Indications : Constipation chronique.

☞ *Vendu sans ordonnance.*

- LABORATOIRE D'HOMÉOPATHIE COMPLEXE

Forme	Dosage	N. d'unités	Prix	Prix/jour	Liste	Remb. S.S.	Comm.
Sol. buvable	–	20 ml	32,00*	1,5	0	0 %	1943

HOMÉOPATHIE ABBÉ CHAUPITRE n° 23 ❍

- **Composition :** Belladonna, Ledum palustre, Rhus toxicodendron, Sepia 3CH ; Graphites, Silicea 6CH aa.
- **Domaine :** Algologie.
- **Activité :** Divers.

Indications : Sciatique.

☞ *Vendu sans ordonnance.*

- LABORATOIRE D'HOMÉOPATHIE COMPLEXE

Forme	Dosage	N. d'unités	Prix	Prix/jour	Liste	Remb. S.S.	Comm.
Sol. buvable	–	20 ml	32,00*	1,5	0	0 %	1943

HOMÉOPATHIE ABBÉ CHAUPITRE n° 24 ❍

- **Composition :** Arsenicum album, Rhus toxicodendron, Nux vomica, Pulsatilla, Colchicum, Bryonia 6CHaa.
- **Domaine :** Algologie.
- **Activité :** Divers.

Indications : Névrites.

☞ *Vendu sans ordonnance.*

- LABORATOIRE D'HOMÉOPATHIE COMPLEXE

Forme	Dosage	N. d'unités	Prix	Prix/jour	Liste	Remb. S.S.	Comm.
Sol. buvable	–	20 ml	32,00*	1,5	0	0 %	1943

HOMÉOPATHIE ABBÉ CHAUPITRE n° 25 ❍

- **Composition :** Rhus toxicodendron, Belladonna, Bryonia, Aconitum, Arnica 6CH aa.
- **Domaine :** Rhumatologie.
- **Activité :** Divers.

Indications : Douleurs rhumatismales.

☞ *Vendu sans ordonnance.*

- LABORATOIRE D'HOMÉOPATHIE COMPLEXE

Forme	Dosage	N. d'unités	Prix	Prix/jour	Liste	Remb. S.S.	Comm.
Sol. buvable	–	20 ml	32,00*	1,5	0	0 %	1943

HOMÉOPATHIE ABBÉ CHAUPITRE n° 27 ❍

- **Composition :** Aconitum, Belladonna, Bryonia, Staphysagria 3CH ; Antimonium crudum, Mercurius dulcis, Sulfur 6CH aa.
- **Domaine :** Algologie.
- **Activité :** Divers.

Indications : Névralgies dentaires. Névralgies faciales.

☞ *Vendu sans ordonnance.*

- LABORATOIRE D'HOMÉOPATHIE COMPLEXE

Forme	Dosage	N. d'unités	Prix	Prix/jour	Liste	Remb. S.S.	Comm.
Sol. buvable	–	20 ml	32,00*	1,5	0	0 %	1943

HOMÉOPATHIE ABBÉ CHAUPITRE n° 30 ❍

- **Composition :** Arnica, Chamomilla, Nux vomica, Pulsatilla, Sepia 3CH ; Arsenicum album 6CH aa.
- **Domaine :** Dermatologie.
- **Activité :** Divers.

Indications : Engelures, crevasses, urticaires.

☞ *Vendu sans ordonnance.*

• LABORATOIRE D'HOMÉOPATHIE COMPLEXE

Forme	Dosage	N. d'unités	Prix	Prix/jour	Liste	Remb. S.S.	Comm.
Sol. buvable	–	20 ml	32,00*	1,5	0	0 %	1943

HOMÉOPATHIE ABBÉ CHAUPITRE n° 33 ❍

• **Composition :** Corallium rubrum, Drosera, Belladonna 6CH aa.

• **Domaine :** Pneumologie.

• **Activité :** Divers.

Indications : Toux convulsives et spasmodiques.

☞ *Vendu sans ordonnance.*

• LABORATOIRE D'HOMÉOPATHIE COMPLEXE

Forme	Dosage	N. d'unités	Prix	Prix/jour	Liste	Remb. S.S.	Comm.
Sol. buvable	–	20 ml	32,00*	1,5	0	0 %	1943

HOMÉOPATHIE ABBÉ CHAUPITRE n° 35 ❍

• **Composition :** Chelidonium, Pulsatilla, Sulfur 6CH aa.

• **Domaine :** Pneumologie.

• **Activité :** Divers.

Indications : Toux nerveuses et sèches, coqueluche.

☞ *Vendu sans ordonnance.*

• LABORATOIRE D'HOMÉOPATHIE COMPLEXE

Forme	Dosage	N. d'unités	Prix	Prix/jour	Liste	Remb. S.S.	Comm.
Sol. buvable	–	20 ml	32,00*	1,5	0	0 %	1943

HOMÉOPATHIE ABBÉ CHAUPITRE n° 37 ❍

• **Composition :** Ipeca, Belladonna, Bryonia, Acidum phosphoricum 6CH aa.

• **Domaine :** Infectiologie.

• **Activité :** Divers.

Indications : Rhino-pharyngites, affections grippales avec fièvre.

☞ *Vendu sans ordonnance.*

• LABORATOIRE D'HOMÉOPATHIE COMPLEXE

Forme	Dosage	N. d'unités	Prix	Prix/jour	Liste	Remb. S.S.	Comm.
Sol. buvable	–	20 ml	32,00*	1,5	0	0 %	1943

HOMÉOPATHIE ABBÉ CHAUPITRE n° 43 ❍

• **Composition :** Chamomilla, Acidum phosphoricum, Cuprum, Arsenicum album 6CH aa.

• **Domaine :** Gastro-entérologie.

• **Activité :** Divers.

Indications : Entérocolites, diarrhées.

☞ *Vendu sans ordonnance.*

• LABORATOIRE D'HOMÉOPATHIE COMPLEXE

Forme	Dosage	N. d'unités	Prix	Prix/jour	Liste	Remb. S.S.	Comm.
Sol. buvable	–	20 ml	32,00*	1,5	0	0 %	1943

HOMÉOPATHIE ABBÉ CHAUPITRE n° 44 ❍

• **Composition :** Viola odorata, Calcarea carbonica, Carbo vegetabilis 6CH aa.

• **Domaine :** Parasitologie.

• **Activité :** Divers.

Indications : Ascaris, oxyures.

☞ *Vendu sans ordonnance.*

• LABORATOIRE D'HOMÉOPATHIE COMPLEXE

Forme	Dosage	N. d'unités	Prix	Prix/jour	Liste	Remb. S.S.	Comm.
Sol. buvable	–	20 ml	32,00*	1,5	0	0 %	1943

HOMÉOPATHIE ABBÉ CHAUPITRE n° 48 ❍

• **Composition :** Iodum, Silicea, Causticum, Hepar sulfuris, Calcarea carbonica 6CH aa.
• **Domaine :** Nutrition et métabolisme.
• **Activité :** Divers.

Indications : Fatigue, convalescence.

☞ *Vendu sans ordonnance.*

• LABORATOIRE D'HOMÉOPATHIE COMPLEXE

Forme	Dosage	N. d'unités	Prix	Prix/jour	Liste	Remb. S.S.	Comm.
Sol. buvable	–	20 ml	32,00*	1,5	0	0 %	1943

HOMÉOPATHIE ABBÉ CHAUPITRE n° 59 ❍

• **Composition :** Sepia, Arsenicum album, Rhus toxicodendron, Lycopodium 6CH aa.
• **Domaine :** Dermatologie.
• **Activité :** Divers.

Indications : Eczémas secs, psoriasis, herpès.

☞ *Vendu sans ordonnance.*

• LABORATOIRE D'HOMÉOPATHIE COMPLEXE

Forme	Dosage	N. d'unités	Prix	Prix/jour	Liste	Remb. S.S.	Comm.
Sol. buvable	–	20 ml	32,00*	1,5	0	0 %	1943

HOMÉOPATHIE ABBÉ CHAUPITRE n° 60 ❍

• **Composition :** Clematis erecta, Graphites, Rhus toxicodendron, Lycopodium 6CH aa.
• **Domaine :** Dermatologie.
• **Activité :** Divers.

Indications : Eczémas suppurants.

☞ *Vendu sans ordonnance.*

• LABORATOIRE D'HOMÉOPATHIE COMPLEXE

Forme	Dosage	N. d'unités	Prix	Prix/jour	Liste	Remb. S.S.	Comm.
Sol. buvable	–	20 ml	32,00*	1,5	0	0 %	1943

HOMÉOPATHIE ABBÉ CHAUPITRE n° 61 ❍

• **Composition :** Nux vomica, Pulsatilla, Rhus toxicodendron 3CH ; Arsenicum album, Hepar sulfuris, Kalium carbonicum, Lycopodium, Mercuris dulcis, Sulfur 6CH aa.
• **Domaine :** Dermatologie.
• **Activité :** Divers.

Indications : Eczémas suintants, furoncles.

☞ *Vendu sans ordonnance.*

• LABORATOIRE D'HOMÉOPATHIE COMPLEXE

Forme	Dosage	N. d'unités	Prix	Prix/jour	Liste	Remb. S.S.	Comm.
Sol. buvable	–	20 ml	32,00*	1,5	0	0 %	1943

HOMÉOPATHIE ABBÉ CHAUPITRE n° 64 ❍

- **Composition :** Hamamelis, Arsenicum album, Aesculus, Pulsatilla 6CH aa.
- **Domaine :** Cardio-vasculaire.
- **Activité :** Divers.

Indications : Phlébites.

☞ *Vendu sans ordonnance.*

- LABORATOIRE D'HOMÉOPATHIE COMPLEXE

Forme	Dosage	N. d'unités	Prix	Prix/jour	Liste	Remb. S.S.	Comm.
Sol. buvable	–	20 ml	32,00*	1,5	0	0 %	1943

HOMÉOPATHIE ABBÉ CHAUPITRE n° 66 ❍

- **Composition :** Euphrasia, Plantago major, Aconitum, Belladonna 6CH aa.
- **Domaine :** Ophtalmologie.
- **Activité :** Divers.

Indications : Conjonctivites, ophtalmie, cataracte à son début.

☞ *Vendu sans ordonnance.*

- LABORATOIRE D'HOMÉOPATHIE COMPLEXE

Forme	Dosage	N. d'unités	Prix	Prix/jour	Liste	Remb. S.S.	Comm.
Sol. buvable	–	20 ml	32,00*	1,5	0	0 %	1943

HOMÉOPATHIE ABBÉ CHAUPITRE n° 67 ❍

- **Composition :** Stramonium, Ipeca, Arsenicum album 6CH aa.
- **Domaine :** Pneumologie.
- **Activité :** Divers.

Indications : Asthme, emphysème, bronchite chronique.

☞ *Vendu sans ordonnance.*

- LABORATOIRE D'HOMÉOPATHIE COMPLEXE

Forme	Dosage	N. d'unités	Prix	Prix/jour	Liste	Remb. S.S.	Comm.
Sol. buvable	–	20 ml	32,00*	1,5	0	0 %	1943

HOMÉOPATHIE ABBÉ CHAUPITRE n° 75 ❍

- **Composition :** Arsenicum album, Graphites, Dulcamara, Sulfur 6CH aa.
- **Domaine :** Dermatologie.
- **Activité :** Divers.

Indications : Impétigo.

☞ *Vendu sans ordonnance.*

- LABORATOIRE D'HOMÉOPATHIE COMPLEXE

Forme	Dosage	N. d'unités	Prix	Prix/jour	Liste	Remb. S.S.	Comm.
Sol. buvable	–	20 ml	32,00*	1,5	0	0 %	1943

HOMÉOPATHIE ABBÉ CHAUPITRE n° 77 ❍

- **Composition :** Belladonna, Spigelia, Aurum 6CH aa.
- **Domaine :** Endocrinologie.
- **Activité :** Divers.

Indications : Goitre exophtalmique (traitement adjuvant).

☞ *Vendu sans ordonnance.*

- LABORATOIRE D'HOMÉOPATHIE COMPLEXE

Forme	Dosage	N. d'unités	Prix	Prix/jour	Liste	Remb. S.S.	Comm.
Sol. buvable	–	20 ml	32,00*	1,5	0	0 %	1943

HOMÉOPATHIE ABBÉ CHAUPITRE n° 79 ❍

- **Composition :** Causticum, Lycopodium, Silicea, Sulfur 6CH aa.
- **Domaine :** Dermatologie.
- **Activité :** Divers.

Indications : Verrues, kystes.

☞ *Vendu sans ordonnance.*

• LABORATOIRE D'HOMÉOPATHIE COMPLEXE

Forme	Dosage	N. d'unités	Prix	Prix/jour	Liste	Remb. S.S.	Comm.
Sol. buvable	–	20 ml	32,00*	1,5	0	0 %	1943

HOMÉOPATHIE ABBÉ CHAUPITRE n° 81 ❍

- **Composition :** Aconitum, Sulfur 6CH aa.
- **Domaine :** Gynécologie. Uro-néphrologie.
- **Activité :** Divers.

Indications : Cystites, leucorrhées.

☞ *Vendu sans ordonnance.*

• LABORATOIRE D'HOMÉOPATHIE COMPLEXE

Forme	Dosage	N. d'unités	Prix	Prix/jour	Liste	Remb. S.S.	Comm.
Sol. buvable	–	20 ml	32,00*	1,5	0	0 %	1943

HOMÉOPATHIE ABBÉ CHAUPITRE n° 82 ❍

- **Composition :** China, Digitalis, Nux vomica, Pulsatilla, Rhus toxicodendron 3CH ; Sulfur 6CH aa.
- **Domaine :** Uro-néphrologie.
- **Activité :** Divers.

Indications : Troubles urinaires, énurésie.

☞ *Vendu sans ordonnance.*

• LABORATOIRE D'HOMÉOPATHIE COMPLEXE

Forme	Dosage	N. d'unités	Prix	Prix/jour	Liste	Remb. S.S.	Comm.
Sol. buvable	–	20 ml	32,00*	1,5	0	0 %	1943

HOMÉOPATHIE ABBÉ CHAUPITRE n° 83 ❍

- **Composition :** Chamomilla, Arsenicum album, Nux vomica, Sulfur 6CH aa.
- **Domaine :** Gynécologie.
- **Activité :** Divers.

Indications : Aménorrhées, dysménorrhées, troubles de la ménopause.

Contre-indications : Grossesse, allaitement, tuberculose pulmonaire.

☞ *Vendu sans ordonnance.*

• LABORATOIRE D'HOMÉOPATHIE COMPLEXE

Forme	Dosage	N. d'unités	Prix	Prix/jour	Liste	Remb. S.S.	Comm.
Sol. buvable	–	20 ml	32,00*	1,5	0	0 %	1943

HOMÉOPATHIE ABBÉ CHAUPITRE n° 88 ❍

- **Composition :** Belladonna, Bryonia, China, Nux vomica 3CH ; Arsenicum album, Mercurius dulcis, Sulfur 6CH aa.
- **Domaine :** Hépatologie.
- **Activité :** Divers.

Indications : Insuffisance hépatique.

☞ *Vendu sans ordonnance.*

• LABORATOIRE D'HOMÉOPATHIE COMPLEXE

Forme	Dosage	N. d'unités	Prix	Prix/jour	Liste	Remb. S.S.	Comm.
Sol. buvable	–	20 ml	32,00*	1,5	0	0 %	1943

HOMÉOPATHIE ABBÉ CHAUPITRE n° 90 ❍

- **Composition :** Asa fœtida 3CH ; Argentum folium, Arsenicum album, Kalium carbonicum 6CH aa.
- **Domaine :** Pneumologie.
- **Activité :** Divers.

Indications : Affections pulmonaires chroniques.

☞ *Vendu sans ordonnance.*

- LABORATOIRE D'HOMÉOPATHIE COMPLEXE

Forme	Dosage	N. d'unités	Prix	Prix/jour	Liste	Remb. S.S.	Comm.
Sol. buvable	–	20 ml	32,00*	1,5	0	0 %	1943

HOMÉOPATHIE ABBÉ CHAUPITRE n° 91 ❍

- **Composition :** Aconitum, Belladonna, Ipeca 3CH ; Calcarea phosphorica, Hepar sulfuris, Kalium bromatum, Iodum, Spongia, Sulfur 6CH aa.
- **Domaine :** ORL.
- **Activité :** Divers.

Indications : Angines, laryngites.

☞ *Vendu sans ordonnance.*

- LABORATOIRE D'HOMÉOPATHIE COMPLEXE

Forme	Dosage	N. d'unités	Prix	Prix/jour	Liste	Remb. S.S.	Comm.
Sol. buvable	–	20 ml	32,00*	1,5	0	0 %	1943

HOMÉOPATHIE ABBÉ CHAUPITRE n° 93 ❍

- **Composition :** Belladonna, Colchicum, Rhus toxicodendron 3CH ; Hepar sulfuris, Mercurius dulcis, Sulfur 6CH aa.
- **Domaine :** Hématologie.
- **Activité :** Divers.

Indications : Lymphatisme, adénites

☞ *Vendu sans ordonnance.*

- LABORATOIRE D'HOMÉOPATHIE COMPLEXE

Forme	Dosage	N. d'unités	Prix	Prix/jour	Liste	Remb. S.S.	Comm.
Sol. buvable	–	20 ml	32,00*	1,5	0	0 %	1943

HOMÉOPATHIE ABBÉ CHAUPITRE n° 94 ❍

- **Composition :** Natrum sulfuricum, Aconitum 6CH aa.
- **Domaine :** Uro-néphrologie.
- **Activité :** Divers.

Indications : Urétrites, congestion de l'appareil urinaire.

☞ *Vendu sans ordonnance.*

- LABORATOIRE D'HOMÉOPATHIE COMPLEXE

Forme	Dosage	N. d'unités	Prix	Prix/jour	Liste	Remb. S.S.	Comm.
Sol. buvable	–	20 ml	32,00*	1,5	0	0 %	1943

HOMÉOPATHIE ABBÉ CHAUPITRE n° 95 ❍

- **Composition :** Viola odorata, Bryonia, Arsenicum album, Pulsatilla, Aconitum 6CH aa.
- **Domaine :** Infectiologie.
- **Activité :** Divers.

Indications : Fièvres éruptives : rougeole, varicelle.

☞ *Vendu sans ordonnance.*

- LABORATOIRE D'HOMÉOPATHIE COMPLEXE

Forme	Dosage	N. d'unités	Prix	Prix/jour	Liste	Remb. S.S.	Comm.
Sol. buvable	–	20 ml	32,00*	1,5	0	0 %	1943

HOMÉOPLASMINE

• **Composition :** Calendula, Phytolacca decandra, Bryona dioica, Benzoe, acide borique.
• **Domaine :** Dermatologie.
• **Activité :** Topique protecteur. Topique cicatrisant.
Indications : Traitement d'appoint des rritations cutanéo-muqueuses : gerçures,)etites brûlures.
Contre-indications : Enfant de moins de 30 mois. Hypersensibilité à un composant. Lésions surinfectées ou suintantes.
Effets indésirables : Risque d'action systémique de l'acide borique, en particulier chez l'enfant.
☞ *Vendu sans ordonnance.*
• BOIRON

Forme	Dosage	N. d'unités	Prix	Prix/jour	Liste	Remb. S.S.	Comm.
Pommade	–	18 g	19,00*	–	0	0 %	1944
Pommade	–	40 g	27,00*	–	0	0 %	1944

HOMÉORHINE ❍

• **Composition :** Bryonia TM, Calendula TM, Echinacea TM, Phytolacca TM.
• **Domaine :** ORL.
• **Activité :** Divers.
Indications : Affections nasales aiguës ou chroniques. Coryza.
☞ *Vendu sans ordonnance.*
• BOIRON

Forme	Dosage	N. d'unités	Prix	Prix/jour	Liste	Remb. S.S.	Comm.
Pommade	–	20 g	23,50*	–	0	0 %	–

HOMÉORIDOL ❍

• **Composition :** Paeonia officinalis 1DH, Sedum acre 1DH, Krameria triandra 1DH, Aesculus hippocastanum 1DH.
• **Domaine :** Cardio-vasculaire.
• **Activité :** Divers.
Indications : Traitement externe des varices et hémorroïdes.
☞ *Vendu sans ordonnance.*
• BOIRON

Forme	Dosage	N. d'unités	Prix	Prix/jour	Liste	Remb. S.S.	Comm.
Pommade	–	20 g	29,00*	–	0	0 %	–

HOMÉOSTHÉNINE ❍

• **Composition :** Avena sativa 1CH, Cinchona calisaya 3CH, Natrii chloridum 6CH, Strychnini phosphas 3CH, Calcii phosphas 6CH aa.
• **Domaine :** Nutrition et métabolisme.
• **Activité :** Divers.
Indications : Fatigue, surmenage, convalescence.
☞ *Vendu sans ordonnance.*
• BOIRON

Forme	Dosage	N. d'unités	Prix	Prix/jour	Liste	Remb. S.S.	Comm.
Sol. buvable	–	30 ml	37,00*	2	0	0 %	–

HOMÉO VICHY

• **Composition :** Homéo Vichy « G » : eau de Vichy Grande Grille 4CH. Homéo Vichy « H » : eau de Vichy Hôpital 4CH.
• **Domaine :** Gastro-entérologie.
• **Activité :** Divers.
Indications : Homéo Vichy « H » : traitement des digestions difficiles. Homéo Vichy « G » : troubles hépato-biliaires.
☞ *Vendu sans ordonnance.*
• BOIRON

Forme	Dosage	N. d'unités	Prix	Prix/ jour	Liste	Remb. S.S.	Comm.
Comprimé « G »	–	120	23,50*	2	0	0 %	–
Comprimé « H »	–	120	23,50*	2	0	0 %	–

HOMÉOVOX ❍

- **Composition :** Aconitum napellus 3CH, Arum triphyllum 3CH, Ferrum phosphoricum 6CH, Calendula 6CH, Spongia tosta 6CH, Belladonna 6CH, Mercurius solubilis 6CH, Hepar sulfur 6CH, Kalium bichromicum 6CH, Populus candicans 6CH, Bryonia dioica 3CH aa.
- **Domaine :** ORL.
- **Activité :** Divers.

Indications : Extinction de voix. Enroue ment. Laryngite. Fatigue des cordes vo cales.

☞ *Vendu sans ordonnance.*

- BOIRON

Forme	Dosage	N. d'unités	Prix	Prix/jour	Liste	Remb. S.S.	Comm.
Dragée	–	60	26,00*	4	0	0 %	–

HORDÉNOL ★

- **Composition :** Sulfate d'hordénine, caféine.
- **Domaine :** Gastro-entérologie.
- **Activité :** Antidiarrhéique.
- **Classe :** Ralentisseur du transit.

Indications : Traitement symptomatique des diarrhées aiguës.

Contre-indications : Nourrisson. Rectocolite ulcéro-hémorragique.

Précautions d'emploi : Prudence che l'hypertendu, le cardiaque. Donne une réac tion positive au contrôle antidopage.

Interactions : Ne pas associer aux anti dépresseurs IMAO.

Surdosage : Entraîne agitation, trouble du rythme cardiaque, convulsions imposar l'hospitalisation.

☞ *Vendu sans ordonnance.*

- AÉROCID

Forme	Dosage	N. d'unités	Prix	Prix/jour	Liste	Remb. S.S.	Comm.
Amp. buv.	125 mg	6	14,70	2 à 7	0	35 %	1937

HUILE DE FOIE DE MORUE SALVER

- **Composition :** Huile de foie de morue.
- **Domaine :** Nutrition et métabolisme.
- **Activité :** Vitamines liposolubles.
- **Classe :** Vitamine D. Vitamine A.

Indications : Traitement préventif et curatif du rachitisme. Tétanie et spasmophilie hypocalcémique. Décalcifications de la femme enceinte et du vieillard. Ostéomalacie.

Contre-indications : Hypersensibilité à la vitamine D. Hypercalcémie, hypercalciurie, lithiase calcique.

Effets indésirables : L'apparition d'un effet secondaire doit faire craindre un su dosage.

Précautions d'emploi : Chez la femm allaitant, éviter les fortes doses.

Interactions : Ne pas associer plusieu produits contenant de la vitamine D.

Surdosage : Entraîne des troubles d l'appétit, des nausées, des vomissement une soif intense traduisant une hypercalcé mie. Puis peut apparaître une hypertensio intracrânienne.

☞ *Vendu sans ordonnance.*

- C.P.F.

Forme	Dosage	N. d'unités	Prix	Prix/jour	Liste	Remb. S.S.	Comm.
Sol. buvable	–	150 ml	22,60*	–	0	0 %	–

HUILE DE HARLEM

- **Composition :** Huile de lin, essence de térébenthine, combinaison de soufre.
- **Domaine :** Pneumologie. Rhumatologie.
- **Activité :** Antiseptique. Fluidifiant bronchique.
- **Classe :** Terpène.

Indications : Proposé dans le traitement symptomatique des affections broncho-pulmonaires et des affections arthrosiques.

Effets indésirables : Troubles digestifs : diarrhée.

Surdosage : Entraîne des troubles digestifs puis une dépression respiratoire et un coma.

☞ *Vendu sans ordonnance.*

- LEFÈVRE

Forme	Dosage	N. d'unités	Prix	Prix/jour	Liste	Remb. S.S.	Comm.
Sol. buv.	–	10 ml	10,40	–	0	0 %	1924
Capsule	–	36	24,75	–	0	0 %	1924
Capsule	–	108	44,20	–	0	0 %	1924

HUILE DE PARAFFINE DEMEL ★★★

- **Composition :** Paraffine liquide.
- **Domaine :** Gastro-entérologie.
- **Activité :** Laxatif lubrifiant.
- **Classe :** Paraffine.

Indications : Traitement symptomatique de la constipation associé aux mesures hygiéno-diététiques.

Contre-indications : Constipation récente inexpliquée, persistante, n'ayant pas fait l'objet d'examens médicaux.

Effets indésirables : Suintement anal, irritation périnéale.

Précautions d'emploi : Faire attention chez l'enfant ou la personne âgée aux risques d'inhalation du produit par troubles de la déglutition. Pas d'utilisation prolongée.

Interactions : Entraîne une réduction de l'absorption des vitamines liposolubles : vitamines A, D, E, K. Peut modifier l'action des anticoagulants oraux.

☞ *Vendu sans ordonnance.*

- DEMEL

Forme	Dosage	N. d'unités	Prix	Prix/jour	Liste	Remb. S.S.	Comm.
Huile buv.	–	250 ml	22,35*	–	0	0 %	–
Huile buv.	–	500 ml	33,55*	–	0	0 %	–

HUILE DE PARAFFINE GIFRER ★★★

- **Composition :** Paraffine liquide.
- **Domaine :** Gastro-entérologie.
- **Activité :** Laxatif lubrifiant.
- **Classe :** Paraffine.

Indications : Traitement symptomatique de la constipation associé aux mesures hygiéno-diététiques.

Contre-indications : Constipation récente inexpliquée, persistante, n'ayant pas fait l'objet d'examens médicaux.

Effets indésirables : Suintement anal, irritation périnéale.

Précautions d'emploi : Faire attention chez l'enfant ou la personne âgée aux risques d'inhalation du produit par troubles de la déglutition. Pas d'utilisation prolongée.

Interactions : Entraîne une réduction de l'absorption des vitamines liposolubles : vitamines A, D, E, K. Peut modifier l'action des anticoagulants oraux.

☞ *Vendu sans ordonnance.*

- GIFRER

Forme	Dosage	N. d'unités	Prix	Prix/jour	Liste	Remb. S.S.	Comm.
Huile buv.	–	250 ml	19,15*	–	0	0 %	–
Huile buv.	–	500 ml	30,10*	–	0	0 %	–

HUILE DE PARAFFINE GILBERT ★★★

- **Composition :** Paraffine liquide.
- **Domaine :** Gastro-entérologie.
- **Activité :** Laxatif lubrifiant.
- **Classe :** Paraffine.

Indications : Traitement symptomatique de la constipation associé aux mesures hygiéno-diététiques.

Contre-indications : Constipation récente inexpliquée, persistante, n'ayant pas fait l'objet d'examens médicaux.

Effets indésirables : Suintement anal, irritation périnéale.

Précautions d'emploi : Faire attention chez l'enfant ou la personne âgée aux risques d'inhalation du produit par troubles de la déglutition. Pas d'utilisation prolongée.

Interactions : Entraîne une réduction de l'absorption des vitamines liposolubles : vitamines A, D, E, K. Peut modifier l'action des anticoagulants oraux.

☞ *Vendu sans ordonnance.*

- GILBERT

Forme	Dosage	N. d'unités	Prix	Prix/jour	Liste	Remb. S.S.	Comm.
Huile buv.	–	250 ml	18,90*	–	0	0 %	1991
Huile buv.	–	500 ml	29,20*	–	0	0 %	1990

HUILE DE RICIN CRISTAL

- **Composition :** Huile de ricin.
- **Domaine :** Gastro-entérologie.
- **Activité :** Laxatif stimulant. Laxatif lubrifiant.

Indications : Traitement symptomatique de la constipation associé aux mesures hygiéno-diététiques.

Contre-indications : Constipation récente inexpliquée, persistante, n'ayant pas fait l'objet d'examens médicaux. Colopathies organiques inflammatoires. Syndrome occlusif. Douleurs abdominales. Enfant de moins de 12 ans.

Effets indésirables : Sensation de ballonnement abdominal. Diarrhée. Douleurs abdominales. Mélanose recto-colique. Hypokaliémie. Maladie des laxatifs. Insuffisance rénale.

Précautions d'emploi : Pas d'utilisation prolongée. Non conseillé chez la femme allaitant. Prudence chez le sujet âgé ou alité.

Interactions : Ne pas associer aux diurétiques hypokaliémiants, aux anti-inflammatoires corticoïdes. Ne pas associer à certains antiarythmisants : sotalol, quinidine, amiodarone. Prudence en cas d'association avec les digitaliques, les dérivés de la vincamine.

Surdosage : Entraîne une diarrhée et des troubles hydro-électrolytiques graves.

☞ *Vendu sans ordonnance. Présente des dangers en cas d'utilisation prolongée.*

- COOPER

Forme	Dosage	N. d'unités	Prix	Prix/jour	Liste	Remb. S.S.	Comm.
Huile buv.	–	30 ml	15,80*	–	0	0 %	–

HUILE GOMENOLÉE

- **Composition :** Gomenol, huile d'olive.
- **Domaine :** ORL.
- **Activité :** Antiseptique local.

Indications : Traitement local d'appoint des infections de la muqueuse rhino-pharyngée et des sinus.

Contre-indications : Hypersensibilité à un constituant.

Effets indésirables : Réactions allergiques locales.

Précautions d'emploi : Traitement de courte durée.

☞ *Vendu sans ordonnance. Risque de sélection de souches résistantes.*

- GOMENOL

Forme	Dosage	N. d'unités	Prix	Prix/jour	Liste	Remb. S.S.	Comm.
Sol. nasale	2 %	22 ml	11,10*	–	0	35 %	1954
Sol. nasale	5 %	22 ml	11,10*	–	0	35 %	1954

HUMAGEL ★★★

- **Composition :** Paromomycine.
- **Domaine :** Gastro-entérologie.
- **Activité :** Anti-infectieux intestinal. Antibiotique.
- **Classe :** Aminoside.

Indications : Diarrhées aiguës infectieuses de l'enfant et du nourrisson.

Contre-indications : Hypersensibilité aux aminosides. Prématuré. Insuffisance rénale. Altérations antérieures de la muqueuse digestive.

Effets indésirables : Troubles digestifs : nausées, vomissements. En cas d'insuffisance rénale, possibilité de toxicité auditive ou rénale.

Précautions d'emploi : Limiter le traitement à 4 jours. Ne pas oublier l'importance de la réhydratation chez l'enfant.

☞ *Sur prescription médicale.*

• PARKE-DAVIS

Forme	Dosage	N. d'unités	Prix	Prix/jour	Liste	Remb. S.S.	Comm.
Sachet enf.	250 mg	12	25,30	4 à 8	1	35 %	1978
Susp. buv. nour.	50 mg	90 ml	15,50	2,6 à 8	1	35 %	1968

HUMÉGON ★★★

- **Composition :** Ménotropine.
- **Domaine :** Endocrinologie. Gynécologie. Andrologie.
- **Activité :** Gonadostimulante FSH.
- **Classe :** Gonadotrophine ménopausique humaine.

Indications : *Chez la femme.* Traitement de la stérilité par anovulation d'origine hypothalamo-hypophysaire. Induction de l'ovulation en procréation médicalement assistée. *Chez l'homme.* Traitement de la stérilité par déficience de la spermatogenèse, en particulier par hypogonadisme hypogonadotrope.

Contre-indications : Tumeur hypophysaire, ovaires polykystiques.

Effets indésirables : Hyperstimulation ovarienne : kystes ovariens, ascite, pleurésie, etc. Grossesses multiples. Accidents thrombo-emboliques. On a rapporté une augmentation de la fréquence des cancers de l'ovaire.

Précautions d'emploi : L'utilisation doit être guidée par différents dosages hormonaux. L'efficacité sera vérifiée par des examens complémentaires : échographie, etc.

Surdosage : Risque d'hyperstimulation ovarienne.

☞ *Sur prescription médicale.*

• ORGANON

Forme	Dosage	N. d'unités	Prix	Prix/jour	Liste	Remb. S.S.	Comm.
Amp. inj.	75 µg	1	70,30	–	1	100 %	1992
Amp. inj.	75 µg	5	307,80	–	1	100 %	1967

HUMEX FOURNIER COLLUTOIRE ★

- **Composition :** Benzododécinium, acétarsol, amyléine, glycérol, cyclamate.
- **Domaine :** ORL. Stomatologie.
- **Activité :** Anesthésique local. Antiseptique local.
- **Classe :** Ammonium quaternaire.

Indications : Traitement local d'appoint antibactérien et antalgique des affections de la muqueuse buccale et de l'oropharynx.

Contre-indications : Enfant de moins de 4 ans. Sensibilisation préalable au produit, en particulier aux anesthésiques locaux.

Effets indésirables : Possibilité d'éruptions cutanées allergiques.

Précautions d'emploi : Traitement de courte durée.

Interactions : Ne pas associer à d'autres antiseptiques.

☞ *Vendu sans ordonnance.*

• FOURNIER

Forme	Dosage	N. d'unités	Prix	Prix/jour	Liste	Remb. S.S.	Comm.
Fl. pressurisé	–	15 ml	37,50*	–	0	0 %	1989
Fl. pressurisé	–	35 ml	35,60*	–	0	0 %	1972

HUMEX FOURNIER GÉLULES ★★★

- **Composition :** Carbinoxamine, phénylpropanolamine, paracétamol.
- **Domaine :** ORL.
- **Activité :** Antihistaminique H1. Vasoconstricteur rhino-pharyngé. Antalgique. Antipyrétique.
- **Classe :** Antihistaminique anticholinergique. Stimulant alpha-adrénergique. Paracétamol.

Indications : Traitement symptomatique des affections aiguës rhino-pharyngées et des états grippaux avec hypersécrétion nasale, fièvre, maux de tête, etc.

Contre-indications : Hypersensibilité au produit. Enfant de moins de 15 ans. Traitement par les antidépresseurs de type IMAO. Antécédents de glaucome, de troubles vésico-prostatiques.

Effets indésirables : Nervosité, insomnie, sécheresse de la bouche, troubles de la vision, troubles urinaires, palpitations.

Précautions d'emploi : Prudence chez le sujet âgé et chez les patients présentant une hypertension, des troubles du rythme cardiaque, des antécédents d'infarctus du myocarde, de troubles vésico-prostatiques. Non conseillé chez la femme enceinte ou allaitant. Donne une réaction positive au contrôle antidopage.

Interactions : Ne pas associer aux antidépresseurs de type IMAO, ni à certains antihypertenseurs. Les effets secondaires risquent d'être augmentés en cas d'association avec tout autre dépresseur du système nerveux central : hypnotiques, anxiolytiques, neuroleptiques, etc.

Surdosage : Entraîne une dépression puis une stimulation du système nerveux : hallucinations, convulsions imposant une surveillance hospitalière.

☞ *Vendu sans ordonnance.*

- FOURNIER

Forme	Dosage	N. d'unités	Prix	Prix/jour	Liste	Remb. S.S.	Comm.
Gélule	–	12	35,80*	6	0	0 %	1975

HUMEX FOURNIER KINALDINE

- **Composition :** Déqualinium, acide ascorbique.
- **Domaine :** ORL.
- **Activité :** Antiseptique local. Antifongique local.
- **Classe :** Ammonium quaternaire.

Indications : Traitement local d'appoint antibactérien et antalgique des affections de la muqueuse buccale et de l'oropharynx.

Contre-indications : Allergie aux ammoniums quaternaires.

Précautions d'emploi : Traitement de durée limitée.

☞ *Vendu sans ordonnance.*

- FOURNIER

Forme	Dosage	N. d'unités	Prix	Prix/jour	Liste	Remb. S.S.	Comm.
Comprimé	–	25	26,80*	–	0	0 %	1989

HUMEX FOURNIER NASAL

- **Composition :** Benzododécinium, essence de bergamote.
- **Domaine :** ORL.
- **Activité :** Antiseptique local.
- **Classe :** Ammonium quaternaire.

Indications : Traitement local d'appoint des infections de la muqueuse rhino-pharyngée et des sinus.

Contre-indications : Hypersensibilité à un constituant.

Précautions d'emploi : Traitement de courte durée.

☞ *Vendu sans ordonnance.*

- FOURNIER

Forme	Dosage	N. d'unités	Prix	Prix/jour	Liste	Remb. S.S.	Comm.
Sol. nasale	–	15 ml	29,00*	–	0	0 %	1963

HUMEX FOURNIER PÂTES & SIROP ★★

- **Composition :** *Pâte* : codéthyline, belladone, ipéca. *Sirop adulte* : codéthyline, belladone, scille, ipéca. *Sirop enfant* : pholcodine, belladone, benzoate de sodium, Drosera, baume de tolu.
- **Domaine :** Pneumologie.
- **Activité :** Antitussif.
- **Classe :** Opium et dérivés.

Indications : Traitement symptomatique des toux non productives.

Contre-indications : Enfant de moins de 30 mois. Asthme, insuffisance respiratoire. Glaucome, troubles urétro-prostatiques.

Effets indésirables : Constipation, somnolence, nausées, vomissements, dépression respiratoire. Sécheresse de la bouche, troubles visuels, tachycardie. L'augmentation des doses et la prolongation de l'administration peuvent conduire à la dépendance et à la toxicomanie.

Précautions d'emploi : Ne pas prendre d'alcool pendant le traitement. Prudence chez le sujet âgé. Déconseillé chez la femme enceinte ou allaitant. Le traitement doit être de courte durée. Donne une réaction positive au contrôle antidopage.

Interactions : L'activité et les effets secondaires peuvent être augmentés par les autres dépresseurs du système nerveux central.

Surdosage : Entraîne une somnolence avec dépression des centres respiratoires imposant l'hospitalisation.

☞ *Vendu sans ordonnance.*

- FOURNIER

Forme	Dosage	N. d'unités	Prix	Prix/jour	Liste	Remb. S.S.	Comm.
Pâte pectorale	–	36	37,20*	–	0	0 %	1982
Sirop adulte	–	250 ml	37,30*	–	0	0 %	1963
Sirop enfant	–	125 ml	30,30*	–	0	0 %	1963

HUMORYL ★★★

- **Composition :** Toloxatone.
- **Domaine :** Neuropsychiatrie.
- **Activité :** Antidépresseur.
- **Classe :** Inhibiteur de la mono-amine oxydase de type A.

Indications : Traitement des états dépressifs, qu'ils soient névrotiques, réactionnels ou d'involution.

Contre-indications : Du fait des propriétés stimulantes, on doit en éviter l'emploi au cours des états d'excitation et délirants. Ne pas utiliser avec d'autres antidépresseurs de la classe des IMAO.

Effets indésirables : Rarement peuvent apparaître des nausées et de la constipation. Exceptionnellement ont été signalées des hépatites sévères.

Précautions d'emploi : Tout traitement par les antidépresseurs doit être suivi par un médecin, particulièrement lorsqu'il s'agit d'antidépresseurs IMAO. La prise d'alcool est formellement déconseillée. Il convient de respecter un intervalle entre la prise d'IMAO et l'administration de nombreux autres médicaments. L'utilisation chez la femme enceinte ou allaitant est contre-indiquée. En cas de jaunisse, le produit doit être arrêté.

Interactions : Il existe un risque d'interaction avec les produits antihypertenseurs.

☞ *Sur prescription médicale.*

- SYNTHÉLABO FRANCE

Forme	Dosage	N. d'unités	Prix	Prix/jour	Liste	Remb. S.S.	Comm.
Gélule	200 mg	30	48,50	5	1	65 %	1985

HYALGAN ★★★

- **Composition :** Hyaluronate de sodium.
- **Domaine :** Rhumatologie.
- **Activité :** Antiarthrosique.
- **Classe :** Agent viscoélastique.

Indications : Traitement symptomatique de la gonarthrose.

Contre-indications : Enfant. Traitement anticoagulant.

Effets indésirables : Douleurs locales. Fièvre.

Précautions d'emploi : En injection intra-articulaire à réaliser par un spécialiste.

☞ *Sur prescription médicale.*

- FOURNIER

Forme	Dosage	N. d'unités	Prix	Prix/jour	Liste	Remb. S.S.	Comm.
Seringue	20 mg	1	450,00	–	1	0 %	1995

HYALURECTAL ★

- **Composition :** Hyaluronidase, marron d'Inde, hamamélis, cupressus, baume du Pérou, phénazone, amyléine.
- **Domaine :** Gastro-entérologie.
- **Activité :** Antihémorroïdaire local.

Indications : Traitement symptomatique des manifestations douloureuses et prurigineuses anales, en particulier dans la crise hémorroïdaire.

Contre-indications : Hypersensibilité aux constituants.

Effets indésirables : Réactions allergiques cutanées.

Précautions d'emploi : Le traitement doit être de courte durée. Si les symptômes ne cèdent pas rapidement, le traitement doit être interrompu et une consultation spécialisée s'impose.

☞ *Vendu sans ordonnance.*

• DOMS-ADRIAN

Forme	Dosage	N. d'unités	Prix	Prix/jour	Liste	Remb. S.S.	Comm.
Pommade	–	10 doses	31,70	–	0	0 %	1962

HYALURONIDASE ★

- **Composition :** Hyaluronidase testiculaire.
- **Domaine :** Dermatologie.
- **Activité :** Agent de diffusion.
- **Classe :** Enzyme.

Indications : Utilisé pour augmenter la diffusion des produits administrés par voie sous-cutanée.

Contre-indications : Allergie à l'hyaluronidase.

Effets indésirables : Réactions allergiques.

Précautions d'emploi : Respecter strictement les règles d'aseptie.

☞ *Usage hospitalier.*

• SANOFI WINTHROP

Forme	Dosage	N. d'unités	Prix	Prix/jour	Liste	Remb. S.S.	Comm.
Flacon inj.	250 U	10	Hôp.	–	0	Hôp.	1952
Flacon inj.	500 U	10	Hôp.	–	0	Hôp.	1952

HYDERGINE ★★

- **Composition :** Dihydroergotoxine.
- **Domaine :** Cardio-vasculaire.
- **Activité :** Vasodilatateur. Anti-ischémique.
- **Classe :** Antagoniste alpha-adrénergique. Agoniste dopaminergique. Dérivé de l'ergot de seigle.

Indications : Déficit intellectuel pathologique du sujet âgé. Accidents vasculaires cérébraux. Poussée des artérites des membres inférieurs (forme injectable).

Contre-indications : Hypotension sévère.

Effets indésirables : Nausées, congestion nasale.

Précautions d'emploi : Éviter la prise à jeun. Non conseillé chez la femme enceinte.

☞ *Sur prescription médicale.*

• SANDOZ

Forme	Dosage	N. d'unités	Prix	Prix/jour	Liste	Remb. S.S.	Comm.
Comprimé	1,5 mg	30	23,40	2,3	2	65 %	1980
Comprimé	4,5 mg	30	64,60	2,1	2	65 %	1983
Sol. buv.	1 mg/ml	50 ml	27,60	2,5	2	65 %	1951
Amp. inj.	0,3 mg	6	14,30	3 à 30	2	65 %	1951

HYDRACORT ★★

- **Composition :** Hydrocortisone.
- **Domaine :** Dermatologie.
- **Activité :** Anti-inflammatoire local.
- **Classe :** Anti-inflammatoire stéroïdien. Dermocorticoïde.

Indications : Dermatoses corticosensibles : eczéma de contact, dermite séborrhéique, dermatites allergiques, lichen.

Contre-indications : Infections bactériennes, virales, parasitaires ou mycoses. Lésions ulcérées. Acné et rosacée.

Effets indésirables : Atrophie cutanée, télangiectasies, vergetures. Retard de cicatrisation. Sécheresse de la peau, folliculite, acné, hypertrichose, dépigmentations. Effets généraux : freination hypophysaire, hypercorticisme.

Précautions d'emploi : Traitement limité à 2 applications par jour. Pas d'utilisation prolongée, car risque de survenue d'une dermite cortico-induite. Prudence chez l'enfant.

Surdosage : Peut entraîner une hypertension artérielle et une surcharge hydrique.

☞ *Sur prescription médicale.*

- GALDERMA

Forme	Dosage	N. d'unités	Prix	Prix/jour	Liste	Remb. S.S.	Comm.
Crème	0,5 %	30 g	21,50	–	1	65 %	1989

HYDRALARM ★★

- **Composition :** Chlorure de sodium.
- **Domaine :** Ophtalmologie.
- **Activité :** Larmes artificielles.

Indications : Insuffisance de sécrétion lacrymale. Syndrome de l'œil sec. Port de lentilles cornéennes dures ou flexibles.

Contre-indications : Hypersensibilité à un composant.

Précautions d'emploi : Produit sans conservateur, doit être utilisé sitôt après l'ouverture.

☞ *Vendu sans ordonnance.*

- CHAUVIN

Forme	Dosage	N. d'unités	Prix	Prix/ jour	Liste	Remb. S.S.	Comm.
Collyre unidose	0,9 %	10	24,00*	–	0	0 %	1993

HYDRALIN ★

- **Composition :** *Solution locale* : perborate de sodium, borate de sodium, carbonate sodique et disodique. *Savon* : borate de soude.
- **Domaine :** Gynécologie.
- **Activité :** Antiseptique.
- **Classe :** Usage externe.

Indications : Toilette gynécologique externe en milieu alcalin.

Contre-indications : Hypersensibilité à un constituant.

Effets indésirables : Réactions allergiques de contact.

Interactions : Tenir compte du pH alcalin de la solution.

☞ *Vendu sans ordonnance.*

- SOEKAMI LEFRANCQ

Forme	Dosage	N. d'unités	Prix	Prix/ jour	Liste	Remb. S.S.	Comm.
Sachet/solution	–	30	36,20*	–	0	0 %	1916
Savon	–	90 g	19,80*	–	0	0 %	1951
Savon	–	150 g	28,00*	–	0	0 %	1991

HYDRÉA ★★★

- **Composition :** Hydroxycarbamide.
- **Domaine :** Cancérologie.
- **Activité :** Antinéoplasique. Cytostatique.

Indications : Syndromes myéloprolifératifs : leucémies myéloïdes chroniques, splénomégalies myéloïdes, certaines polyglobulies.

Contre-indications : Grossesse et allaitement. Hypersensibilité au produit.

Effets indésirables : Troubles hématologiques : leucogranulopénie, thrombopénie. Troubles digestifs : nausées, vomissements. Alopécie. Aménorrhée, azoospermie.

Précautions d'emploi : Une surveillance hématologique régulière est indispensable.

☞ *Sur prescription médicale.*

• BRISTOL-MYERS SQUIBB

Forme	Dosage	N. d'unités	Prix	Prix/jour	Liste	Remb. S.S.	Comm.
Gélule	500 mg	20	36,60	–	1	100 %	1969

HYDROCLONAZONE ★★

• **Composition :** Tosylchloramide sodique.
• **Domaine :** Nutrition et métabolisme.
• **Activité :** Antiseptique.

Indications : Purification de l'eau de boisson.

Contre-indications : Allergie au chlore.

Effets indésirables : Donne un goût chloré à l'eau.

Précautions d'emploi : Mettre dans l'eau, agiter, laisser reposer une heure avant consommation.

☞ *Vendu sans ordonnance.*

• PROMEDICA

Forme	Dosage	N. d'unités	Prix	Prix/jour	Liste	Remb. S.S.	Comm.
Comprimé	12,2 mg	180	31,70*	–	0	0 %	1943
Comprimé	12,2 mg	1 000	106,00	–	0	0 %	1943

HYDROCORTANCYL INJECTABLE ★★★

• **Composition :** Prednisolone.
• **Domaine :** Inflammation.
• **Activité :** Anti-inflammatoire.
• **Classe :** Anti-inflammatoire stéroïdien.

Indications : Traitement des affections justifiant une corticothérapie orale lorsque cette voie est impossible du fait de vomissements ou de troubles de la conscience. Traitement d'urgence : laryngites aiguës, état de mal asthmatique, œdème cérébral, choc anaphylactique. Traitement par injections locales de certaines affections dermatologiques, ophtalmologiques, ORL, rhumatologiques : arthrites inflammatoires, tendinites, bursites, syndrome du canal carpien, etc.

Contre-indications : Toute infection bactérienne ou virale en évolution. Goutte. Ulcère gastro-duodénal évolutif. États psychotiques. Hépatites aiguës.

Effets indésirables : Syndrome d'hypercorticisme avec fonte musculaire, obésité, hypertension, diabète, ostéoporose, ostéonécrose de la tête fémorale. Ulcère gastro-duodénal, hémorragie digestive, pancréatites aiguës. Nervosité avec euphorie, insomnie, états confusionnels, dépression à l'arrêt du traitement.

Précautions d'emploi : Nécessité impérative d'un régime sans sel. Régime riche en protides, pauvre en sucres. Non conseillé chez la femme enceinte. Donne une réaction positive au contrôle antidopage.

Interactions : Ne pas associer à des produits favorisant l'apparition de troubles du rythme ventriculaire : érythromycine, vincamine, certains antiarythmiques (bépridil, amiodarone, sotalol), digitaliques, diurétiques hypokaliémiants. Prudence en cas d'association avec l'aspirine, les anticoagulants. Une surveillance renforcée est indispensable chez le diabétique, l'hypertendu l'ancien ulcéreux, le tuberculeux.

Surdosage : Entraîne un état d'hypercorticisme.

☞ *Sur prescription médicale.*

• ROUSSEL

Forme	Dosage	N. d'unités	Prix	Prix/jour	Liste	Remb. S.S.	Comm.
Flacon inj.	125 mg	1	19,20	–	1	65 %	1958
Flacon inj.	25 mg	1	15,30	–	1	65 %	1958

HYDROCORTANCYL ORAL ★★★

• **Composition :** Prednisolone.
• **Domaine :** Inflammation.
• **Activité :** Anti-inflammatoire.
• **Classe :** Anti-inflammatoire stéroïdien.

Indications : Maladies allergiques : urticaire, choc. Collagénoses. Affections dermatologiques : eczéma, pemphigus, toxidermies. Maladies auto-immunes : hépatites chroniques, thyroïdite, purpura thrombopéniques idiopathiques, anémies hémolytiques. Certaines maladies infectieuses. Leucémies et lymphomes. Artérite temporale. Syndromes néphrotiques. Tumeur ou œdème cérébral, paralysies faciales, polyradiculonévrites. Arthrites, polyarthrites, radiculite. Inflammations de l'œil ou de la sphère ORL, etc.

Contre-indications : Toute infection bactérienne ou virale en évolution. Goutte. Ulcère gastro-duodénal évolutif. États psychotiques. Hépatites aiguës.

Effets indésirables : Syndrome d'hypercorticisme avec fonte musculaire, obésité, hypertension, diabète, ostéoporose, ostéonécrose de la tête fémorale. Ulcère gastro-duodénal, hémorragie digestive, pancréatites aiguës. Nervosité avec euphorie, insomnie, états confusionnels, dépression à l'arrêt du traitement.

Précautions d'emploi : Nécessité impérative d'un régime sans sel. Régime riche en protides, pauvre en sucres. Non conseillé chez la femme enceinte. Donne une réaction positive au contrôle antidopage.

Interactions : Ne pas associer à des produits favorisant l'apparition de troubles du rythme ventriculaire : érythromycine, vincamine, certains antiarythmiques (bépridil, amiodarone, sotalol), digitaliques, diurétiques hypokaliémiants. Prudence en cas d'association avec l'aspirine et les anticoagulants. Une surveillance renforcée est indispensable chez le diabétique, l'hypertendu, l'ancien ulcéreux, le tuberculeux.

Surdosage : Entraîne un état d'hypercorticisme.

☞ *Sur prescription médicale.*

• ROUSSEL

Forme	Dosage	N. d'unités	Prix	Prix/jour	Liste	Remb. S.S.	Comm.
Comprimé	5 mg	30	14,10	0,5 à 7,5	1	65 %	1957

HYDROCORTISONE ASTIER ★★★

- **Composition :** Hydrocortisone.
- **Domaine :** Rhumatologie. Inflammation. Dermatologie.
- **Activité :** Antirhumatismal externe. Anti-inflammatoire.
- **Classe :** Anti-inflammatoire stéroïdien. Dermocorticoïde.

Indications : Lésions inflammatoires et douloureuses superficielles : tendinites, arthropathies dégénératives ou inflammatoires des petites articulations. Entorses. Phlébites superficielles. Dermatoses diverses.

Contre-indications : Hypersensibilité aux constituants. Ne pas appliquer sur les muqueuses, peau en mauvais état, plaies, ulcérations. Dermatoses virales.

Effets indésirables : Réaction allergique locale imposant l'arrêt du traitement.

Précautions d'emploi : Éviter les applications sur de grandes surfaces. Non conseillé chez la femme enceinte ou allaitant.

☞ *Sur prescription médicale.*

• ASTIER

Forme	Dosage	N. d'unités	Prix	Prix/jour	Liste	Remb. S.S.	Comm.
Crème	1 %	15 g	13,30	–	1	35 %	1959

HYDROCORTISONE ROUSSEL INJECTABLE ★★★

- **Composition :** Hydrocortisone.
- **Domaine :** Inflammation. Endocrinologie.
- **Activité :** Hormone corticosurrénale. Anti-inflammatoire.
- **Classe :** Glucocorticoïde. Anti-inflammatoire stéroïdien.

Indications : Traitement des insuffisances surrénales lorsque la voie orale est impossible du fait de vomissements ou de troubles de la conscience. Traitement d'urgence : laryngites aiguës, état de mal asthmatique, œdème cérébral, choc anaphylactique. Traitement par injections locales de certaines affections dermatologiques, ophtalmologiques, ORL, rhumatologiques : arthrites inflammatoires, tendinites, bursites, syndrome du canal carpien, lombosciatiques, radiculalgies, etc.

Contre-indications : Toute infection bactérienne ou virale en évolution. Goutte. Ulcère gastro-duodénal évolutif. États psychotiques. Hépatites aiguës.

Effets indésirables : Syndrome d'hypercorticisme avec fonte musculaire, obésité, hypertension, diabète, ostéoporose, ostéonécrose de la tête fémorale. Ulcère gastro-duodénal, hémorragie digestive, pancréatites aiguës. Nervosité avec euphorie, insomnie, états confusionnels, dépression à l'arrêt du traitement.

Précautions d'emploi : Nécessité impérative d'un régime sans sel en dehors des insuffisances surrénales. Régime riche en protides, pauvre en sucres. Non conseillé chez la femme enceinte. Donne une réaction positive au contrôle antidopage.

Interactions : Ne pas associer à des produits favorisant l'apparition de troubles du rythme ventriculaire : érythromycine, vincamine, certains antiarythmiques (bépridil, amiodarone, sotalol), digitaliques, diurétiques hypokaliémiants. Prudence en cas d'association avec l'aspirine et les anticoagulants. Une surveillance renforcée est indispensable chez le diabétique, l'hypertendu, l'ancien ulcéreux, le tuberculeux.

Surdosage : Entraîne un état d'hypercorticisme.

☞ *Sur prescription médicale.*

• ROUSSEL

Forme	Dosage	N. d'unités	Prix	Prix/jour	Liste	Remb. S.S.	Comm.
Flacon inj.	25 mg	1	15,50	–	1	65 %	1954
Flacon inj.	100 mg	1	12,60	–	1	65 %	1963
Flacon inj.	125 mg	1	16,90	–	1	65 %	1953
Flacon inj.	500 mg	10	Hôp.	–	1	Hôp.	1967

HYDROCORTISONE ROUSSEL ORALE ★★★

- **Composition :** Hydrocortisone.
- **Domaine :** Endocrinologie.
- **Activité :** Hormone corticosurrénale.
- **Classe :** Glucocorticoïde.

Indications : Traitement substitutif au cours de l'insuffisance surrénale primitive (type maladie d'Addison) ou d'origine hypophysaire. Hyperplasie congénitale des surrénales.

Contre-indications : Toute insuffisance surrénale doit être traitée.

Effets indésirables : Syndrome d'hypercorticisme avec fonte musculaire, obésité, hypertension, diabète, ostéoporose, ostéonécrose de la tête fémorale. Ulcère gastro-duodénal, hémorragie digestive, pancréatites aiguës. Nervosité avec euphorie, insomnie, états confusionnels, dépression à l'arrêt du traitement.

Précautions d'emploi : Nécessité impérative d'un régime sans sel. Régime riche en protides, pauvre en sucres. Non conseillé chez la femme enceinte. Donne une réaction positive au contrôle antidopage.

Interactions : Ne pas associer à des produits favorisant l'apparition de troubles du rythme ventriculaire : érythromycine, vincamine, certains antiarythmiques (bépridil, amiodarone, sotalol), digitaliques, diurétiques hypokaliémiants. Prudence en cas d'association avec l'aspirine et les anticoagulants. Une surveillance renforcée est indispensable chez le diabétique, l'hypertendu, l'ancien ulcéreux, le tuberculeux.

Surdosage : Entraîne un état d'hypercorticisme.

☞ *Sur prescription médicale.*

• ROUSSEL

Forme	Dosage	N. d'unités	Prix	Prix/jour	Liste	Remb. S.S.	Comm.
Comprimé	10 mg	25	22,10	1,8 à 5,3	1	65 %	1964

HYDROCORTISONE UPJOHN ★★★

- **Composition :** Hydrocortisone.
- **Domaine :** Inflammation. Endocrinologie.
- **Activité :** Hormone corticosurrénale. Anti-inflammatoire.
- **Classe :** Glucocorticoïde. Anti-inflammatoire stéroïdien.

Indications : Traitement d'urgence des insuffisances surrénales aiguës, des états de choc de diverses origines — allergique, toxique, infectieuse, etc. —, des insuffisances respiratoires aiguës — état de mal asthmatique, œdème laryngé, grippe maligne —, des syndromes neurotoxiques, des œdèmes cérébraux, des formes malignes des maladies infectieuses, des encéphalites.

Contre-indications : Toute infection bactérienne ou virale en évolution. Goutte. Ulcère gastro-duodénal évolutif. États psychotiques. Hépatites aiguës.

Effets indésirables : Syndrome d'hypercorticisme avec fonte musculaire, obésité, hypertension, diabète, ostéoporose, ostéonécrose de la tête fémorale. Ulcère gastro-duodénal, hémorragie digestive, pancréatites aiguës. Nervosité avec euphorie, insomnie, états confusionnels, dépression à l'arrêt du traitement.

Précautions d'emploi : Nécessité impérative d'un régime sans sel en dehors des insuffisances surrénales. Régime riche en protides, pauvre en sucres. Non conseillé chez la femme enceinte. Donne une réaction positive au contrôle antidopage.

Interactions : Ne pas associer à des produits favorisant l'apparition de troubles du rythme ventriculaire : érythromycine, vincamine, certains antiarythmiques (bépridil, amiodarone, sotalol), digitaliques, diurétiques hypokaliémiants. Prudence en cas d'association avec l'aspirine et les anticoagulants. Une surveillance renforcée est indispensable chez le diabétique, l'hypertendu, l'ancien ulcéreux, le tuberculeux.

Surdosage : Entraîne un état d'hypercorticisme.

☞ *Usage hospitalier.*

• UPJOHN

Forme	Dosage	N. d'unités	Prix	Prix/jour	Liste	Remb. S.S.	Comm.
Flacon inj.	100 mg	10	Hôp.	–	1	Hôp.	1978
Flacon inj.	500 mg	10	Hôp.	–	1	Hôp.	1978
Flacon inj.	1 000 mg	10	Hôp.	–	1	Hôp.	1978

HYDROSOL POLYVITAMINÉ BON ★★★

- **Composition :** Vitamines A, B1, B2, B6, C, D2, D3, E, PP, acide pantothénique.
- **Domaine :** Nutrition et métabolisme.
- **Activité :** Vitamines liposolubles. Vitamines hydrosolubles. Antiasthénique.
- **Classe :** Polyvitamines.

Indications : Prévention et traitement de certaines carences liées à une alimentation déséquilibrée.

Contre-indications : Intolérance antérieure à une vitamine.

Effets indésirables : Peut entraîner des réactions allergiques : éruptions, prurit, rarement choc anaphylactique.

Précautions d'emploi : Ne pas associer à d'autres préparations contenant de la vitamine A ou D. Non conseillé chez la femme enceinte.

Interactions : Peut diminuer l'action des barbituriques, de la phénitoïne, de la lévodopa.

Surdosage : Peut entraîner des troubles graves, en particulier chez l'enfant : perte de l'appétit, nausées, traduisant une hypercalcémie ou une hypertension intracrânienne.

☞ *Vendu sans ordonnance.*

• DOMS-ADRIAN

Forme	Dosage	N. d'unités	Prix	Prix/jour	Liste	Remb. S.S.	Comm.
Sirop	–	85 ml	31,10*	–	0	0 %	1951
Sol. buv.	–	20 ml	38,60*	–	0	0 %	1951
Amp. inj.	–	10	32,80*	–	0	0 %	1951
Capsule	–	30	52,00*	–	0	0 %	1951

HYDROSOL POLYVITAMINÉ ROCHE ★★★

- **Composition :** Vitamines A, B1, B2, B6, C, D2, E, PP, acide pantothénique.
- **Domaine :** Nutrition et métabolisme.
- **Activité :** Vitamines liposolubles. Vitamines hydrosolubles.
- **Classe :** Polyvitamines.

Indications : Prévention et traitement de certaines carences liées à une alimentation déséquilibrée.

Contre-indications : Intolérance antérieure à une vitamine.

Effets indésirables : Peut entraîner des réactions allergiques : éruptions, prurit, rarement choc anaphylactique.

Précautions d'emploi : Ne pas associer à d'autres préparations contenant de la vitamine A ou D. Non conseillé chez la femme enceinte.

Interactions : Peut diminuer l'action des barbituriques, de la phénitoïne, de la lévodopa.

Surdosage : Peut entraîner des troubles graves, en particulier chez l'enfant : perte de l'appétit, nausées, traduisant une hypercalcémie ou une hypertension intracrânienne.

☞ *Vendu sans ordonnance.*

• ROCHE

Forme	Dosage	N. d'unités	Prix	Prix/jour	Liste	Remb. S.S.	Comm.
Sol. buv.	–	20 ml	7,90*	–	0	0 %	1955
Amp. inj.	2 ml	6	12,00*	–	2	0 %	1955
Flacon inj.	20 ml	10	Hôp.	–	2	Hôp.	1955

HYDROXO 5000 ★

• **Composition :** Hydroxocobalamine.
• **Domaine :** Nutrition et métabolisme.
• **Activité :** Vitamines hydrosolubles.
• **Classe :** Vitamine B12.

Indications : Proposé dans le traitement des neuropathies douloureuses : sciatique, névralgie cervico-brachiale.

Contre-indications : Allergie aux cobalamines. Tumeurs malignes.

Effets indésirables : Intolérances cutanées : érythème, urticaire, prurit. Acné. Colore les urines en rouge.

☞ *Vendu sans ordonnance.*

• LIPHA SANTÉ

Forme	Dosage	N. d'unités	Prix	Prix/jour	Liste	Remb. S.S.	Comm.
Amp. inj.	5 mg	4	44,30*	–	0	0 %	1963

HYGROTON 25 ★★★

• **Composition :** Chlortalidone.
• **Domaine :** Cardio-vasculaire.
• **Activité :** Diurétique.
• **Classe :** Diurétique thiazidique et dérivés.

Indications : Rétention de sodium et œdème d'origine cardiaque, rénale ou hépatique. Insuffisance cardiaque avec ou sans œdème pulmonaire. Hypertension artérielle.

Contre-indications : Hypersensibilité aux sulfamides. Insuffisance hépatique ou rénale sévère. Hypercalcémie.

Effets indésirables : Déshydratation avec hypotension. Perte de potassium importante pouvant entraîner des crampes, parfois des troubles du rythme cardiaque. Éruptions cutanées. Hypercalcémie.

Précautions d'emploi : Avant et en cours de traitement, surveiller la fonction rénale et faire des dosages réguliers de sodium et de potassium dans le sang. Prudence chez la femme enceinte ou allaitant. Donne une réaction positive au contrôle antidopage.

Interactions : Peut modifier la concentration de lithium dans le sang chez les patients traités par ce produit. Peut entraîner des troubles du rythme cardiaque avec certains médicaments : antiarythmiques, digitaliques. Associer avec une grande prudence aux anti-inflammatoires et à certains antibiotiques. Potentialise l'action des inhibiteurs de l'enzyme de conversion et des antihypertenseurs.

Surdosage : Surveiller l'hydratation du patient.

☞ *Sur prescription médicale.*

• CIBA-GEIGY

Forme	Dosage	N. d'unités	Prix	Prix/jour	Liste	Remb. S.S.	Comm.
Comprimé	25 mg	30	8,30	0,3 à 0,6	2	65 %	1981

HYPERAMINE ★★★

• **Composition :** Alanine, arginine, acide aspartique, cystéine, acide glutamique, glycine, histidine, isoleucine, leucine, lysine, méthionine, phénylalanine, proline, sérine, thréonine, tryptophane, tyrosine, valine. Azote total : soit 20 g/l, soit 25 g/l, soit 30 g/l.
• **Domaine :** Nutrition et métabolisme.
• **Activité :** Alimentation parentérale.
• **Classe :** Acides aminés.

Indications : Apport protidique en alimentation parentérale.

Contre-indications : Insuffisances rénales ou hépatiques sévères. Hyperhydratation.

Effets indésirables : Acidoses métaboliques, hyperazotémie.

☞ *Usage hospitalier.*

• BRAUN

Forme	Dosage	N. d'unités	Prix	Prix/ jour	Liste	Remb. S.S.	Comm.
Flacon inj. 100 ml	25 g/l	1	Hôp.	–	0	Hôp.	1991
Flacon inj. 250 ml	20 g/l	1	Hôp.	–	0	Hôp.	1991
Flacon inj. 250 ml	25 g/l	1	Hôp.	–	0	Hôp.	1991
Flacon inj. 250 ml	30 g/l	1	Hôp.	–	0	Hôp.	1983
Flacon inj. 500 ml	20 g/l	1	Hôp.	–	0	Hôp.	1991
Flacon inj. 500 ml	25 g/l	1	Hôp.	–	0	Hôp.	1991
Flacon inj. 500 ml	30 g/l	1	Hôp.	–	0	Hôp.	1983
Flacon inj. 1 000 ml	20 g/l	1	Hôp.	–	0	Hôp.	1991
Flacon inj. 1 000 ml	30 g l	1	Hôp.	–	0	Hôp.	1983

HYPERIUM ★★★

- **Composition :** Rilménidine.
- **Domaine :** Cardio-vasculaire.
- **Activité :** Antihypertenseur.
- **Classe :** Alpha-2-adrénergique central.

Indications : Hypertension artérielle.

Contre-indications : État dépressif grave.

Effets indésirables : Somnolence, sensation de tête vide, perturbation du sommeil. Hypotension orthostatique. Sécheresse de la bouche, constipation.

Précautions d'emploi : Les doses seront diminuées chez le sujet âgé ou insuffisant rénal. Contre-indiqué chez la femme enceinte ou allaitant.

Interactions : Prudence en cas d'association avec les antidépresseurs, les neuroleptiques et les anti-inflammatoires. L'absorption d'alcool est déconseillée. Potentialise les autres antihypertenseurs.

Surdosage : Entraîne une hypotension grave avec troubles de la conscience imposant une surveillance médicale.

☞ *Sur prescription médicale.*

• BIOPHARMA

Forme	Dosage	N. d'unités	Prix	Prix/jour	Liste	Remb. S.S.	Comm.
Comprimé	1 mg	30	94,00	3 à 6	1	65 %	1988

HYPERSTAT ★★★

- **Composition :** Diazoxide.
- **Domaine :** Cardio-vasculaire.
- **Activité :** Antihypertenseur.
- **Classe :** Vasodilatateurs directs.

Indications : Hypertension artérielle en traitement d'urgence.

Contre-indications : Insuffisance coronaire, diabète non équilibré. Certaines formes d'hypertension.

Effets indésirables : Céphalées, nausées, élévation de la glycémie.

Précautions d'emploi : Non conseillé chez la femme enceinte ou allaitant. Doit être administré sous stricte surveillance médicale.

Interactions : L'effet hypotenseur est majoré en cas d'association avec les inhibiteurs calciques, les diurétiques et les autres antihypertenseurs. Prudence en cas d'association avec les antidépresseurs, les anti-inflammatoires.

☞ *Sur prescription médicale.*

• SCHERING-PLOUGH

Forme	Dosage	N. d'unités	Prix	Prix/jour	Liste	Remb. S.S.	Comm.
Amp. inj.	300 mg	1	Hôp.	–	1	Hôp.	1976

HYPNASMINE ★

- **Composition :** Théophylline, caféine, butobarbital.
- **Domaine :** Pneumologie.
- **Activité :** Bronchodilatateur. Sédatif.
- **Classe :** Théophylline et dérivés. Barbiturique.

Indications : Proposé dans la prévention des crises paroxystiques nocturnes d'asthme.

Contre-indications : Enfant de moins de 15 ans. Intolérance à la théophylline. Insuffisance respiratoire.

Effets indésirables : Nausées, vomissements, douleur épigastrique. Maux de tête, excitation, insomnie. Tachycardie. Réactions cutanées. Convulsions, surtout chez l'enfant.

Précautions d'emploi : Prudence en cas d'insuffisance coronaire ou cardiaque, d'ulcère gastro-duodénal, d'hyperthyroïdie.

Interactions : Ne pas associer avec l'énoxacine, l'érythromycine, la viloxazine. L'action de la théophylline est augmentée par association avec la cimétidine, la ciprofloxacine, la méxilétine, la ticlopidine. L'action de la théophylline est diminuée par association avec la rifampicine, certains antiépileptiques.

Surdosage : Entraîne vomissements, agitation, confusion. Tachycardie, hypotension, fibrillation ventriculaire, arrêt cardiaque. L'hospitalisation s'impose.

☞ *Sur prescription médicale.*

- ÉLERTÉ

Forme	Dosage	N. d'unités	Prix	Prix/jour	Liste	Remb. S.S.	Comm.
Suppositoire	150 mg	12	17,90	–	1	65 %	1951

HYPNOMIDATE ★★

- **Composition :** Etomidate.
- **Domaine :** Anesthésie. Réanimation.
- **Activité :** Hypnotique.

Indications : Induction anesthésique. Anesthésie pour les interventions chirurgicales de courte durée.

Contre-indications : Enfant de moins de 2 ans.

Effets indésirables : Mouvements anormaux. Nausées, vomissements. Agitation au réveil.

Précautions d'emploi : Entraîne un sommeil rapide, mais sans analgésie.

☞ *Usage hospitalier.*

- JANSSEN

Forme	Dosage	N. d'unités	Prix	Prix/jour	Liste	Remb. S.S.	Comm.
Amp. inj. 1 ml	125 mg	1	Hôp.	–	1	Hôp.	1987
Amp. inj. 10 ml	20 mg	5	Hôp.	–	1	Hôp.	1987

HYPNOVEL ★★★

- **Composition :** Midazolam.
- **Domaine :** Anesthésie. Réanimation.
- **Activité :** Hypnotique. Anxiolytique. Myorelaxant. Anticonvulsivant.
- **Classe :** Benzodiazépine.

Indications : Anesthésie générale : induction et entretien ou en prémédication. Sédation sans anesthésie générale : examens endoscopiques.

Contre-indications : Myasthénie. Hypersensibilité aux benzodiazépines.

Effets indésirables : Somnolence persistante. Diminution de la ventilation, voire arrêt respiratoire. Tachycardie, baisse de la tension artérielle.

Précautions d'emploi : Déconseillé chez la femme enceinte ou allaitant. Ne doit être administré que par un anesthésiste qualifié utilisant un matériel adéquat de réanimation.

Interactions : Ne pas prendre d'alcool avant l'administration. Ne pas associer aux autres dépresseurs du système nerveux central : antidépresseurs, antihistaminiques H1, neuroleptiques, analgésiques centraux, etc.

Surdosage : Peut entraîner un coma.

☞ *Usage hospitalier.*

- ROCHE

Forme	Dosage	N. d'unités	Prix	Prix/ jour	Liste	Remb. S.S.	Comm.
Amp. inj. 1 ml	5 mg	1	Hôp.	–	1	Hôp.	1987
Amp. inj. 1 ml	5 mg	6	Hôp.	–	1	Hôp.	1987
Amp. inj. 5 ml	5 mg	1	Hôp.	–	1	Hôp.	1992
Amp. inj. 5 ml	5 mg	6	Hôp.	–	1	Hôp.	1992
Amp. inj. 10 ml	50 mg	6	Hôp.	–	1	Hôp.	1993

HYPOSTAMINE ★★★

- **Composition :** Tritoqualine.
- **Domaine :** Allergie et immunologie.
- **Activité :** Antiallergique non antihistaminique.
- **Classe :** Globuline antiallergique.

Indications : Traitement symptomatique des manifestations allergiques : rhinite, conjonctivite, urticaire. Traitement adjuvant des affections dermatologiques prurigineuses.

☞ *Vendu sans ordonnance.*

- PROMEDICA

Forme	Dosage	N. d'unités	Prix	Prix/jour	Liste	Remb. S.S.	Comm.
Comprimé	100 mg	20	23,00	2 à 11	0	65 %	1963

HYPOSULFÈNE ★

- **Composition :** Thiosulfate de sodium.
- **Domaine :** Hépatologie.
- **Activité :** Cholagogue. Désensibilisant.

Indications : Allergies à forme digestive. Dermatoses. Affections chroniques des voies respiratoires. Intoxications, etc.

Précautions d'emploi : Toujours injecter par voie intraveineuse.

☞ *Vendu sans ordonnance.*

- ACT

Forme	Dosage	N. d'unités	Prix	Prix/jour	Liste	Remb. S.S.	Comm.
Comprimé	0,33 g	60	23,70*	–	0	0 %	1933
Amp. inj.	2,2 g	8	24,50*	–	0	0 %	1933

HYTRAST ★★★

- **Composition :** Iopydol, iopydone.
- **Domaine :** Imagerie médicale.
- **Activité :** Produit de contraste iodé.

Indications : Opacification des voies aériennes supérieures : pharyngo-laryngographie, bronchographie.

Contre-indications : Hypersensibilité à l'iode. Insuffisance respiratoire.

Effets indésirables : Réactions d'intolérance : œdème de la muqueuse bronchique, toux, dyspnée, pneumopathie, granulome inflammatoire.

Précautions d'emploi : Prudence chez les sujets présentant un asthme ou un emphysème pulmonaire.

Interactions : Suspendre les traitements suivants quelques jours avant l'examen : bêtabloquants, diurétiques, metformine.

☞ *Sur prescription médicale.*

- GUERBET

Forme	Dosage	N. d'unités	Prix	Prix/jour	Liste	Remb. S.S.	Comm.
Flacon	20 ml	1	88,60	–	2	65 %	1961

IBIS ★

- **Composition :** Lidocaïne, camphre.
- **Domaine :** Rhumatologie. Algologie.
- **Activité :** Antirhumatismal externe. Antalgique externe. Révulsif.

Indications : Utilisé dans le traitement local des douleurs et contusions en traumatologie bénigne.

Contre-indications : Hypersensibilité aux constituants, en particulier aux anesthésiques locaux. Ne pas appliquer sur les muqueuses, sur une peau en mauvais état, sur des plaies, des ulcérations. Enfant de moins de 12 ans.

Effets indésirables : Réaction allergique locale ou générale imposant l'arrêt du traitement.

Précautions d'emploi : Se laver les mains après usage.

☞ *Vendu sans ordonnance.*

- AMIDO

Forme	Dosage	N. d'unités	Prix	Prix/jour	Liste	Remb. S.S.	Comm.
Crème	–	100 g	38,50	–	0	0 %	–

IBUPROFÈNE BOEHRINGER INGELHEIM ★★★

- **Composition :** Ibuprofène.
- **Domaine :** Algologie.
- **Activité :** Antalgique périphérique.
- **Classe :** Anti-inflammatoire non stéroïdien et dérivés.

Indications : Traitement symptomatique des affections douloureuses ou fébriles.

Contre-indications : Hypersensibilité à l'aspirine ou aux anti-inflammatoires non stéroïdiens. Ulcère gastro-duodénal. Insuffisance hépatique ou rénale sévère.

Effets indésirables : Toubles digestifs : gastralgies, hémorragies, ulcérations digestives. Réactions allergiques : asthme, éruptions cutanées. Beaucoup plus rarement, troubles hépatiques ou sanguins.

Précautions d'emploi : Prudence chez les sujets ayant des antécédents de hernie hiatale, d'ulcères digestifs ou d'hémorragie. Déconseillé au troisième trimestre de la grossesse et lors de l'allaitement.

Interactions : Potentialise les anticoagulants, les antiagrégants plaquettaires, les antidiabétiques oraux, la digoxine. Diminue l'activité des diurétiques et de certains antihypertenseurs.

Surdosage : En général sans gravité, mais une surveillance médicale s'impose.

☞ *Vendu sans ordonnance.*

- BOEHRINGER INGELHEIM

Forme	Dosage	N. d'unités	Prix	Prix/jour	Liste	Remb. S.S.	Comm.
Comprimé	200 mg	20	16,60*	4	0	0 %	1993

ICACINE ★★★

- **Composition :** Dibékacine.
- **Domaine :** Infectiologie.
- **Activité :** Antibiotique.
- **Classe :** Aminosides.

Indications : Infections aux germes suivants : colibacille, Klebsiella, Proteus, salmonelles, shigelles, staphylocoques. Infections à manifestations rénales, uro-génitales, cutanées, méningées, pulmonaires, articulaires, respiratoires ou septicémiques.

Contre-indications : Hypersensibilité aux aminosides. Myasthénie.

Effets indésirables : Réactions allergiques mineures. Insuffisance rénale (en cas de surdosage), atteintes de l'oreille (vertiges, surdité),

Précautions d'emploi : A utiliser avec prudence chez le patient présentant une insuffisance rénale. Prudence chez le sujet âgé. Ne pas répéter les traitements. Déconseillé chez la femme enceinte ou allaitant.

Interactions : Ne pas associer à la céphaloridine, aux polymyxines, à la toxine botulinique ou à un autre aminoside. Grande prudence en cas d'association avec la céfalotine, les diurétiques, la cyclosporine, le cisplatine.

Surdosage : Peut entraîner une insuffisance rénale et justifie une hospitalisation en milieu spécialisé.

☞ *Sur prescription médicale.*

• BRISTOL-MYERS SQUIBB

Forme	Dosage	N. d'unités	Prix	Prix/jour	Liste	Remb. S.S.	Comm.
Amp. inj.	75 mg	1	17,60	11 à 53	1	65 %	1981

ICAVEX ★★★

• **Composition :** Moxisylyte.
• **Domaine :** Uro-néphrologie.
• **Activité :** Inducteur de l'érection.
• **Classe :** Alpha-1-bloquant, adrénergique.

Indications : Traitement de l'impuissance.

Contre-indications : Hypotension artérielle.

Effets indésirables : Douleur à l'injection, sensation de vertige, somnolence, bouffées vasomotrices. Hypotension artérielle, il est prudent d'éviter la station debout après l'injection.

Précautions d'emploi : L'injection sera faite par voie intracaverneuse, c'est-à-dire dans la verge. Un apprentissage préalable est nécessaire. Traitement de courte durée. En cas de prolongation de l'érection pendant plus de trois heures, prévenir le médecin traitant pour qu'un traitement adapté puisse être institué.

Interactions : Ne pas associer à des bêtabloquants, ni à d'autres alphabloquants.

Surdosage : Peut entraîner un priapisme c'est-à-dire une érection très prolongée.

☞ *Sur prescription médicale.*

• ASTA MEDICA

Forme	Dosage	N. d'unités	Prix	Prix/jour	Liste	Remb. S.S.	Comm.
Flacon inj.	10 mg	1	86,40*	–	1	0 %	1993
Flacon inj.	20 mg	1	93,60*	–	1	0 %	1993

ICAZ ★★★

• **Composition :** Isradipine.
• **Domaine :** Cardio-vasculaire.
• **Activité :** Antihypertenseur. Vasodilatateur.
• **Classe :** Antagoniste calcique. Dihydropyridine.

Indications : Hypertension artérielle.

Contre-indications : Enfant. Déconseillé chez la femme enceinte ou allaitant.

Effets indésirables : Maux de tête, rougeur du visage, bouffées de chaleur. Œdèmes des membres inférieurs. Fatigue, hypotension orthostatique.

Précautions d'emploi : Prudence chez le sujet âgé ou présentant des troubles de la conduction cardiaque.

Interactions : Potentialise l'action des autres antihypertenseurs. Efficacité augmentée par la cimétidine (Tagamet).

Surdosage : Entraîne une hypotension et un ralentissement cardiaque imposant une surveillance hospitalière.

☞ *Sur prescription médicale.*

• SANDOZ

Forme	Dosage	N. d'unités	Prix	Prix/jour	Liste	Remb. S.S.	Comm.
Gélule	2,5 mg	30	67,50	2,3	1	65 %	1992
Gélule	5 mg	30	110,00	3,7	1	65 %	1992

IDARAC ★★★

- **Composition :** Floctafénine.
- **Domaine :** Algologie.
- **Activité :** Antalgique central.
- **Classe :** Glafénine et dérivés.

Indications : Traitement symptomatique des affections douloureuses.

Contre-indications : Hypersensibilité à la glafénine ou dérivés. Insuffisance cardiaque sévère.

Effets indésirables : Accidents allergiques : urticaire, éruptions cutanées avec troubles généraux, somnolence, nausées, troubles de la miction.

Précautions d'emploi : Prudence chez le patient insuffisant rénal. Éviter la répétition de prises uniques, facteur de sensibilisation. Autorisé pendant la grossesse, mais non pendant l'allaitement.

Interactions : Éviter l'association avec les bêtabloquants.

Surdosage : Entraîne des troubles digestifs en général sans gravité.

☞ *Sur prescription médicale.*

• DIAMANT

Forme	Dosage	N. d'unités	Prix	Prix/jour	Liste	Remb. S.S.	Comm.
Comprimé	200 mg	20	23,80	2 à 5	2	65 %	1976

IDÉOLAXYL ✤

- **Composition :** Aloès, bourdaine, jusquiame, séné.
- **Domaine :** Gastro-entérologie.
- **Activité :** Laxatif stimulant.
- **Classe :** Anthraquinonique.

Indications : Traitement symptomatique de la constipation associé aux mesures hygiéno-diététiques.

Contre-indications : Constipation récente inexpliquée, persistante n'ayant pas fait l'objet d'examens médicaux. Colopathies organiques inflammatoires. Syndrome occlusif. Douleurs abdominales. Enfant. Insuffisance rénale.

Effets indésirables : Diarrhée. Douleurs abdominales. Mélanose recto-colique. Hypokaliémie. Maladie des laxatifs. Insuffisance rénale.

Précautions d'emploi : Déconseillé chez la femme allaitant. Pas d'utilisation prolongée.

Interactions : Ne pas associer aux diurétiques hypokaliémiants, aux anti-inflammatoires corticoïdes. Ne pas associer à certains antiarythmisants : sotalol, quinidine, amiodarone. Prudence en cas d'association avec les digitaliques, les dérivés de la vincamine.

Surdosage : Entraîne une diarrhée et des troubles hydroélectrolytiques graves.

☞ *Vendu sans ordonnance. Présente des dangers en cas d'utilisation prolongée.*

• STERLING MIDY

Forme	Dosage	N. d'unités	Prix	Prix/jour	Liste	Remb. S.S.	Comm.
Comprimé	–	40	26,90*	–	0	0 %	1975
Comprimé	–	100	47,90*	–	0	0 %	1975

IDÉOS ★★

- **Composition :** Carbonate de calcium, colécalciférol.
- **Domaine :** Nutrition et métabolisme.
- **Activité :** Vitamines liposolubles. Éléments minéraux.
- **Classe :** Vitamine D. Calcium.

Indications : Carence vitamino-calcique du sujet âgé. Traitement de l'ostéoporose.

Contre-indications : Hypersensibilité à la vitamine D. Hypercalcémie, hypercalciurie, lithiase calcique.

Effets indésirables : Hypercalciurie, hypercalcémie.

Précautions d'emploi : Tenir compte des autres apports en vitamine D. Une surveillance de la calciurie et de la calcémie est indispensable.

Interactions : Prudence en cas d'association aux digitaliques. Ne pas absorber en même temps qu'un traitement par les tétracyclines.

Surdosage : Pourrait entraîner une hypercalcémie.

☞ *Vendu sans ordonnance.*

• INNOTHÉRA

Forme	Dosage	N. d'unités	Prix	Prix/jour	Liste	Remb. S.S.	Comm.
Comprimé	–	60	76,50	2,5	0	65 %	1995

IDROCOL ★★

- **Composition :** Poloxamère.
- **Domaine :** Gastro-entérologie.
- **Activité :** Laxatif osmotique.

Indications : Traitement symptomatique de la constipation associé aux mesures hygiéno-diététiques.

Contre-indications : Constipation récente inexpliquée, persistante n'ayant pas fait l'objet d'examens médicaux. Colopathies organiques inflammatoires. Syndrome occlusif. Douleurs abdominales. Enfant de moins de 5 ans.

Effets indésirables : Diarrhée.

Précautions d'emploi : Pas d'utilisation prolongée.

Surdosage : Entraîne une diarrhée.

☞ *Vendu sans ordonnance.*

• LAFON

Forme	Dosage	N. d'unités	Prix	Prix/jour	Liste	Remb. S.S.	Comm.
Amp. buv.	3 g	20	33,90*	–	0	0 %	1959

IDUVIRAN ★

- **Composition :** Idoxuridine.
- **Domaine :** Ophtalmologie.
- **Activité :** Antiviral.

Indications : Kératite herpétique.

Contre-indications : Hypersensibilité au produit. Grossesse et allaitement.

Effets indésirables : Douleur à l'application. Allergie palpébroconjonctivale.

☞ *Sur prescription médicale.*

• CHAUVIN

Forme	Dosage	N. d'unités	Prix	Prix/jour	Liste	Remb. S.S.	Comm.
Collyre	0,12 %	10 ml	11,00	–	1	65 %	1963

IKARAN ★★★

- **Composition :** Dihydroergotamine.
- **Domaine :** Neuropsychiatrie. Cardio-vasculaire.
- **Activité :** Antimigraineux. Antihypotenseur.
- **Classe :** Alcaloïde de l'ergot de seigle. Alpha-adrénergique puis alphabloquant. Antisérotonine.

Indications : Migraine et céphalée vasculaire. Hypotension orthostatique. Insuffisance veino-lymphatique.

Contre-indications : Association avec des antibiotiques de la classe des macrolides.

Effets indésirables : Nausées.

Précautions d'emploi : Éviter la prise à jeun. Prudence chez le patient présentant une maladie des coronaires. Non conseillé chez la femme enceinte ou allaitant.

Interactions : Avec les antibiotiques macrolides (érythromycine, josamycine), peut entraîner des anomalies de la circulation des membres ou de la langue.

Surdosage : Peut entraîner des troubles artériels imposant l'hospitalisation.

☞ *Sur prescription médicale.*

• PIERRE FABRE

Forme	Dosage	N. d'unités	Prix	Prix/jour	Liste	Remb. S.S.	Comm.
Gélule	5 mg	30	47,40	3,2	2	65 %	1981
Sol. buv.	2 mg/ml	50 ml	20,10	1,8	2	65 %	1977

IKOREL ★★★

- **Composition :** Nicorandil.
- **Domaine :** Cardio-vasculaire.
- **Activité :** Antiangineux. Antihypertenseur.
- **Classe :** Activateur potassique.

Indications : Traitement préventif de la crise d'angine de poitrine d'effort.

Contre-indications : Hypersensibilité au produit. Hypotension artérielle. Insuffisance ventriculaire gauche sévère.

Effets indésirables : Maux de tête en début de traitement. Hypotension artérielle, accélération cardiaque.

Précautions d'emploi : Non conseillé chez la femme enceinte ou allaitant.

Interactions : Potentialisation des hypotenseurs vasodilatateurs et de l'hypotension des antidépresseurs tricycliques.

Surdosage : Entraîne une chute tensionnelle avec accélération cardiaque.

☞ *Sur prescription médicale.*

- BELLON

Forme	Dosage	N. d'unités	Prix	Prix/jour	Liste	Remb. S.S.	Comm.
Comprimé	10 mg	30	55,10	6,4	1	65 %	1994
Comprimé	20 mg	30	95,90	6 à 12	1	65 %	1994

ILIADINE ★

- **Composition :** Oxymétazoline
- **Domaine :** ORL.
- **Activité :** Vasoconstricteur rhino-pharyngé.
- **Classe :** Stimulant alpha-adrénergique.

Indications : Traitement symptomatique local des états congestifs du rhino-pharynx au cours des coryzas et des rhinites vasomotrices.

Contre-indications : Enfant de moins de 7 ans. Glaucome. Patient traité par des antidépresseurs de type IMAO.

Effets indésirables : Sécheresse nasale. Insomnie, palpitations, maux de tête.

Précautions d'emploi : Prudence en cas d'hypertension et de troubles cardiaques.

Surdosage : Pourrait entraîner des effets généraux.

☞ *Sur prescription médicale.*

- MERCK-CLÉVENOT

Forme	Dosage	N. d'unités	Prix	Prix/jour	Liste	Remb. S.S.	Comm.
Sol. nasale	0,25 %	10 ml	12,90	–	2	35 %	1964
Sol. nasale	0,5 %	10 ml	12,90	–	2	35 %	1964

ILOMÉDINE ★★★

- **Composition :** Iloprost.
- **Domaine :** Cardio-vasculaire.
- **Activité :** Vasodilatateur. Antiagrégant plaquettaire. Activateur de la fibrinolyse.
- **Classe :** Analogue de la prostacycline.

Indications : Manifestations ischémiques de la thromboangéite oblitérante : maladie de Buerger (forme rare d'artérite des membres inférieurs).

Contre-indications : Maladie des coronaires : angine de poitrine, infarctus du myocarde. Risque de saignements : ulcère gastro-duodénal, hémorragies diverses.

Effets indésirables : Maux de tête, bouffées de chaleur de la figure. Malaises, troubles digestifs. Douleur dans le membre malade. Troubles du rythme cardiaque. Réactions allergiques : cutanées ou articulaires.

Précautions d'emploi : Contre-indiqué chez la femme enceinte ou allaitant. Rester couché pendant et après la perfusion. Ne pas mettre en contact avec la peau. L'arrêt du tabac est indispensable.

Interactions : Augmente l'activité des antihypertenseurs. L'association aux autres antiagrégants plaquettaires, aux anticoagulants accroît le risque d'hémorragie.

Surdosage : Vasodilatation généralisée suivie d'une vasoconstriction. Augmentation ou baisse de la tension artérielle et de la fréquence cardiaque.

☞ *Sur prescription médicale.*

- SCHERING

Forme	Dosage	N. d'unités	Prix	Prix/jour	Liste	Remb. S.S.	Comm.
Amp. inj.	0,05 mg	5	Hôp.	–	1	Hôp.	1994
Amp. inj.	0,1 mg	5	Hôp.	–	1	Hôp.	1992

IMÉGUL ✣

- **Composition :** Cascara, ispaghule.
- **Domaine :** Gastro-entérologie.
- **Activité :** Laxatif stimulant. Laxatif de lest.
- **Classe :** Anthraquinonique. Mucilage.

Indications : Traitement symptomatique de la constipation associé aux mesures hygiéno-diététiques.

Contre-indications : Constipation récente inexpliquée, persistante n'ayant pas fait l'objet d'examens médicaux. Colopathies organiques inflammatoires. Syndrome occlusif. Douleurs abdominales. Enfant de moins de 15 ans.

Effets indésirables : Sensation de ballonnement abdominal. Diarrhée. Douleurs abdominales. Mélanose recto-colique. Hypokaliémie. Maladie des laxatifs. Insuffisance rénale.

Précautions d'emploi : Pas d'utilisation prolongée. Non conseillé chez la femme allaitant. Prudence chez le sujet âgé ou alité.

Interactions : Ne pas associer aux laxatifs lubrifiants. Ne pas associer aux diurétiques hypokaliémiants, aux anti-inflammatoires corticoïdes. Ne pas associer à certains antiarythmisants : sotalol, quinidine, amiodarone. Prudence en cas d'association avec les digitaliques, les dérivés de la vincamine.

Surdosage : Entraîne une diarrhée et des troubles hydroélectrolytiques graves.

☞ *Vendu sans ordonnance. Présente des dangers en cas d'utilisation prolongée.*

• ARKOMEDICA

Forme	Dosage	N. d'unités	Prix	Prix/jour	Liste	Remb. S.S.	Comm.
Gélule	–	30	52,00*	–	0	0 %	–

IMIGRANE ★★★

- **Composition :** Sumatriptan.
- **Domaine :** Neuropsychiatrie.
- **Activité :** Antimigraineux.
- **Classe :** Antagoniste sérotoninergique.

Indications : Traitement aigu de la crise migraineuse sévère, lorsque les autres traitements n'ont pas été efficaces. Traitement de la crise d'algie vasculaire de la face.

Contre-indications : Hypersensibilité au produit. Angine de poitrine. Hypertension artérielle non contrôlée. Enfant. Sujet de plus de 65 ans. Ne pas administrer par voie intraveineuse.

Effets indésirables : Sensation de fourmillements, de lourdeur, d'oppression. Somnolence. Possibilité de spasme coronaire avec troubles du rythme.

Précautions d'emploi : Injection souscutanée. Ne pas répéter l'injection.

Interactions : Ne pas associer aux autres antimigraineux, en particulier à l'ergotamine. Ne pas associer aux antidépresseurs de type IMAO, à la fluoxétine, à la fluvoxamine.

☞ *Sur prescription médicale.*

• GLAXO

Forme	Dosage	N. d'unités	Prix	Prix/jour	Liste	Remb. S.S.	Comm.
Seringue inj.	6 mg	1	264,95*	–	1	0 %	1994
Seringue inj.	6 mg	2	529,90*	–	1	0 %	1994
Ser. inj. + auto-inj.	6 mg	1	292,85*	–	1	0 %	1994
Ser. inj. + auto-inj.	6 mg	2	557,80*	–	1	0 %	1994

IMIJECT ★★★

- **Composition :** Sumatriptan.
- **Domaine :** Neuropsychiatrie.
- **Activité :** Antimigraineux.
- **Classe :** Antagoniste sérotoninergique.

Indications : Traitement de la crise d'algie vasculaire de la face.

Contre-indications : Hypersensibilité au produit. Angine de poitrine. Hypertension artérielle non contrôlée. Enfant. Sujet de plus de 65 ans. Ne pas administrer par voie intraveineuse.

Effets indésirables : Sensation de fourmillements, de lourdeur, d'oppression. Somnolence. Possibilité de spasme coronaire avec troubles du rythme.

Précautions d'emploi : Injection sous-cutanée. Ne pas répéter l'injection.

Interactions : Ne pas associer aux autres antimigraineux, en particulier à l'ergotamine. Ne pas associer aux antidépresseurs de type IMAO, à la fluoxétine, à la fluvoxamine.

☞ *Sur prescription médicale.*

• GLAXO

Forme	Dosage	N. d'unités	Prix	Prix/jour	Liste	Remb. S.S.	Comm.
Seringue	6 mg	2	362,90	–	1	65 %	1994
Seringue + auto-inj.	6 mg	2	381,40	–	1	65 %	1994

IMMUGRIP ★★

- **Composition :** Vaccin constitué de virus grippal inactivé.
- **Domaine :** Infectiologie.
- **Activité :** Vaccin.
- **Classe :** Antigrippe.

Indications : Prévention de la grippe chez les sujets âgés ou fragilisés.

Contre-indications : Allergie aux protéines de l'œuf.

Effets indésirables : Réaction locale. Parfois fièvre.

Précautions d'emploi : Voie sous-cutanée ou intramusculaire. Vaccination de préférence en automne.

Interactions : Peut positiver faussement pendant trois mois certaines réactions sérologiques virales : hépatite, HTLV1, HIV par le test ELISA, qui doit toujours être confirmé par un autre test.

☞ *Vendu sans ordonnance.*

• INAVA

Forme	Dosage	N. d'unités	Prix	Prix/jour	Liste	Remb. S.S.	Comm.
Seringue	–	1	57,10	–	0	0 %	1991

IMMUNOGLOBULINES ANTI-CYTOMÉGALOVIRUS ★★★

- **Composition :** Immunoglobulines d'origine humaine à titre élevé en anticorps anti-cytomégalovirus.
- **Domaine :** Infectiologie.
- **Activité :** Immunoglobulines spécifiques.
- **Classe :** Anticytomégalovirus.

Indications : Prévention des infections à cytomégalovirus chez les sujets immunodéprimés : sida, transplantation d'organes. Traitement des infections déclarées chez les sujets immunodéprimés.

Contre-indications : Présence d'anticorps anti-immunoglobulines.

Effets indésirables : Réactions générales d'intolérance.

Précautions d'emploi : Administration par voie intraveineuse.

☞ *Conditions de délivrance particulières.*

• L.F.B.

Forme	Dosage	N. d'unités	Prix	Prix/jour	Liste	Remb. S.S.	Comm.
Flacon inj.	2,5 g	1	1 135,00	–	1	100 %	1991

IMMUNOGLOBULINES ANTI-D ★★★

- **Composition :** Immunoglobulines d'origine humaine à titre élevé en anticorps anti-D.
- **Domaine :** Infectiologie.
- **Activité :** Immunoglobulines spécifiques.
- **Classe :** Anti-D (rhésus positif).

Indications : Prévention de l'immunisation fœto-maternelle chez une femme à rhésus négatif ou lors d'une transfusion accidentelle incompatible.

Contre-indications : Ne pas administrer à un sujet rhésus positif.

Précautions d'emploi : Administration par voie intraveineuse.

☞ *Conditions de délivrance particulières.*

• L.F.B.

Forme	Dosage	N. d'unités	Prix	Prix/jour	Liste	Remb. S.S.	Comm.
Flacon inj.	100 µg	1	137,50	–	1	100 %	1991

IMMUNOGLOBULINES ANTI-HÉPATITE A ★★★

• **Composition :** Immunoglobulines d'origine humaine à titre élevé en anticorps anti-hépatite A.
• **Domaine :** Infectiologie.
• **Activité :** Immunoglobulines spécifiques.
• **Classe :** Anti-hépatite A

Indications : Prévention de l'hépatite A en cas d'épidémie chez les sujets non immunisés.

Contre-indications : Anticorps anti-immunoglobulines.

Effets indésirables : Réactions d'intolérance mineures.

Précautions d'emploi : Injection intramusculaire.

☞ *Sur prescription médicale.*

• INTER-TRANSFUSION

Forme	Dosage	N. d'unités	Prix	Prix/jour	Liste	Remb. S.S.	Comm.
Seringue	200 mg	1	160,20	–	1	100 %	1991
Seringue	500 mg	1	400,50	–	1	100 %	1991

IMMUNOGLOBULINES ANTI-HÉPATITE B ★★★

• **Composition :** Immunoglobulines d'origine humaine à titre élevé en anticorps anti-hépatite B.
• **Domaine :** Infectiologie.
• **Activité :** Immunoglobulines spécifiques.
• **Classe :** Anti-hépatite B.

Indications : Prévention de l'hépatite B en cas d'épidémie chez les sujets non immunisés.

Contre-indications : Anticorps anti-immunoglobulines.

Effets indésirables : Réactions d'intolérance mineures.

Précautions d'emploi : Peut être associé à la vaccination contre l'hépatite B.

☞ *Sur prescription médicale.*

• L.F.B.

Forme	Dosage	N. d'unités	Prix	Prix/jour	Liste	Remb. S.S.	Comm.
Seringue IM	1 ml	–	83,70	–	1	100 %	arrêt
Seringue IM	5 ml	–	418,50	–	1	100 %	arrêt
Seringue IV	100 ml	–	2 750,00	–	1	100 %	arrêt

IMMUNOGLOBULINES ANTI-VARICELLE-ZONA ★★★

• **Composition :** Immunoglobulines d'origine humaine à titre élevé en anticorps anti-varicelle-zona.
• **Domaine :** Infectiologie.
• **Activité :** Immunoglobulines spécifiques.
• **Classe :** Anti-varicelle-zona.

Indications : Prévention de la varicelle ou du zona chez les sujets immunodéprimés. Traitement des formes sévères de la varicelle ou du zona chez les sujets immunodéprimés.

Contre-indications : Anticorps anti-immunoglobulines.

Effets indésirables : Réaction d'intolérance mineure.

Précautions d'emploi : Administration par voie intraveineuse.

☞ *Conditions de délivrance particulières.*

• INTER-TRANSFUSION

Forme	Dosage	N. d'unités	Prix	Prix/jour	Liste	Remb. S.S.	Comm.
Flacon inj.	1 500 U	1	1 875,00	–	1	100 %	arrêt

IMMUNOGLOBULINES POLYVALENTES ★★★

- **Composition :** Immunoglobulines humaines comportant une grande diversité d'anticorps antiviraux, antibactériens, antimycoses et antiparasitaires.
- **Domaine :** Infectiologie.
- **Activité :** Immunoglobulines polyvalentes.

Indications : Déficits immunitaires congénitaux ou secondaires à un traitement immunosuppresseur. Prévention des maladies virales ou bactériennes chez les sujets fragilisés.

Contre-indications : Présence d'anticorps anti-immunoglobulines.

Effets indésirables : Douleur au point d'injection. Réaction générale d'intolérance avec fièvre, frissons, malaise, éruptions, etc.

Précautions d'emploi : Administration exclusivement par voie intraveineuse avec surveillance médicale spécialisée.

☞ *Conditions de délivrance particulières.*

- L.F.B.

Forme	Dosage	N. d'unités	Prix	Prix/jour	Liste	Remb. S.S.	Comm.
Flacon inj.	0,5 g	1	101,92	–	1	100 %	1991
Flacon inj.	2,5 g	1	509,62	–	1	100 %	1991
Flacon inj.	5 g	1	1 019,25	–	1	100 %	1991
Flacon inj.	10 g	1	2 038,50	–	1	100 %	1991

IMMU ORR ★★★

- **Composition :** Vaccin constitué de virus vivants atténués de la rougeole, des oreillons et de la rubéole.
- **Domaine :** Infectiologie.
- **Activité :** Vaccin.
- **Classe :** Antirougeole. Antirubéole. Antiourlien.

Indications : Prévention de la rougeole, de la rubéole et des oreillons chez l'enfant à partir de 12 mois.

Contre-indications : Déficits immunitaires congénitaux ou acquis : sida. Allergie aux protéines de l'œuf. Non conseillé chez la femme enceinte.

Effets indésirables : Poussée fébrile, avec parfois angine et éruptions. Exceptionnellement, méningo-encéphalites.

Précautions d'emploi : Une seule injection entre 12 et 15 mois.

Interactions : Ne vacciner qu'à distance d'une injection d'immunoglobulines.

☞ *Vendu sans ordonnance.*

- INAVA

Forme	Dosage	N. d'unités	Prix	Prix/jour	Liste	Remb. S.S.	Comm.
Seringue	–	1	92,20	–	0	65 %	1994

IMOCUR ENFANT

- **Composition :** Lysats d'antigènes de pneumocoque, streptocoque, staphylocoque, Klebsiella, moraxelle, Haemophilus influenzae.
- **Domaine :** Allergie et immunologie. Pneumologie. ORL.
- **Activité :** Immunostimulant.

Indications : Traitement curatif et préventif des infections de la sphère ORL et des voies respiratoires supérieures.

Contre-indications : Enfant de moins de 1 an. Maladie auto-immune.

Interactions : Ne pas prescrire de vasoconstricteurs.

☞ *Vendu sans ordonnance.*

- FOURNIER

Forme	Dosage	N. d'unités	Prix	Prix/jour	Liste	Remb. S.S.	Comm.
Gélule	3,5 mg	10	47,40	–	0	35 %	1989

IMODIUM ★★★

- **Composition :** Lopéramide.
- **Domaine :** Gastro-entérologie.
- **Activité :** Antidiarrhéique.
- **Classe :** Ralentisseur du transit. Antisécrétoire intestinal.

Indications : Traitement symptomatique des diarrhées aiguës ou chroniques.

Contre-indications : Nourrisson. Rectocolite ulcéro-hémorragique. Diarrhées post-antibiotiques.

Effets indésirables : Constipation. Nausées, vomissements. Somnolence. Douleurs abdominales.

Précautions d'emploi : Non conseillé chez la femme enceinte. Prudence en cas d'insuffisance hépatique.

Surdosage : Entraîne une somnolence, une constipation, une dépression respiratoire.

☞ *Sur prescription médicale.*

• JANSSEN CILAG

Forme	Dosage	N. d'unités	Prix	Prix/jour	Liste	Remb. S.S.	Comm.
Gélule	2 mg	20	29,60	1,5 à 4.5	2	35 %	1976
Sol. buv.	0,21 mg/ml	90 ml	19,50	1 à 4	2	35 %	1976

IMOSSEL ★★★

- **Composition :** Lopéramide.
- **Domaine :** Gastro-entérologie.
- **Activité :** Antidiarrhéique.
- **Classe :** Ralentisseur du transit. Antisécrétoire intestinal.

Indications : Traitement symptomatique des diarrhées aiguës ou chroniques.

Contre-indications : Nourrisson. Rectocolite ulcéro-hémorragique. Diarrhées post-antibiotiques.

Effets indésirables : Constipation. Nausées, vomissements. Somnolence. Douleurs abdominales.

Précautions d'emploi : Non conseillé chez la femme enceinte. Prudence en cas d'insuffisance hépatique.

Surdosage : Entraîne une somnolence, une constipation, une dépression respiratoire.

☞ *Sur prescription médicale.*

• JANSSEN CILAG

Forme	Dosage	N. d'unités	Prix	Prix/jour	Liste	Remb. S.S.	Comm.
Gélule	2 mg	6	28,80*	–	0	0 %	1992

IMOVANE ★★★

- **Composition :** Zopiclone.
- **Domaine :** Neuropsychiatrie.
- **Activité :** Hypnotique.
- **Classe :** Cyclopyrrolone.

Indications : Insomnie occasionnelle ou transitoire. Insomnie chronique.

Contre-indications : Insuffisance respiratoire décompensée. Enfant de moins de 15 ans.

Effets indésirables : Fréquemment, amertume buccale. Fatigue, somnolence, diurne, perte de mémoire. Plus rarement, éruptions cutanées. L'utilisation prolongée peut entraîner un état de dépendance avec syndrome de sevrage à l'arrêt du traitement.

Précautions d'emploi : La durée du traitement doit être la plus courte possible : au maximum quelques semaines. La prise d'alcool est formellement déconseillée durant le traitement. Prudence chez le sujet âgé, insuffisant respiratoire, ou hépatique. On évitera une administration chez la femme enceinte ou allaitant.

Interactions : L'activité est augmentée par tous les dépresseurs du système nerveux : antidépresseurs, anxiolytiques, neuroleptiques, sédatifs, analgésiques, antihypertenseurs. La prise d'alcool est contre-indiquée pendant le traitement.

Surdosage : Entraîne un sommeil puis un coma imposant l'hospitalisation.

☞ *Sur prescription médicale.*

• THÉRAPLIX

Forme	Dosage	N. d'unités	Prix	Prix/jour	Liste	Remb. S.S.	Comm.
Comprimé	7,5 mg	5	9,40	0,7 à 2	1	65 %	1987
Comprimé	7,5 mg	20	27,90	0,7 à 2	1	65 %	1987

IMOVAX OREILLONS ★★★

• **Composition :** Vaccin constitué de virus vivant atténué des oreillons.
• **Domaine :** Infectiologie.
• **Activité :** Vaccin.
• **Classe :** Antiourlien.

Indications : Prévention des oreillons chez l'enfant à partir de 12 mois.

Contre-indications : Déficits immunitaires congénitaux ou acquis (sida). Transfusion récente ou injection récente d'immunoglobulines. Non conseillé pendant la grossesse.

Effets indésirables : Réaction douloureuse au point d'injection. Fièvre banale. Très rarement, méningo-encéphalite guérissant sans séquelles.

Précautions d'emploi : Une seule injection.

Interactions : Inactivation possible par des immunoglobulines injectées dans les deux semaines précédant ou suivant la vaccination.

☞ *Vendu sans ordonnance.*

• INSTITUT MÉRIEUX

Forme	Dosage	N. d'unités	Prix	Prix/jour	Liste	Remb. S.S.	Comm.
Seringue	–	1	76,85	–	0	65 %	1983

IMPORTAL ★★★

• **Composition :** Lactitol.
• **Domaine :** Gastro-entérologie.
• **Activité :** Laxatif osmotique.
• **Classe :** Lactulose.

Indications : Traitement symptomatique de la constipation associé aux mesures hygiéno-diététiques. Encéphalopathies hépatiques des cirrhoses.

Contre-indications : Constipation récente inexpliquée, persistante n'ayant pas fait l'objet d'examens médicaux. Colopathies organiques inflammatoires. Syndrome occlusif. Douleurs abdominales.

Effets indésirables : Sensation de ballonnement abdominal. Flatulences. Diarrhées.

Précautions d'emploi : Pas d'utilisation prolongée.

Surdosage : Entraîne une diarrhée.

☞ *Vendu sans ordonnance.*

• ZYMA

Forme	Dosage	N. d'unités	Prix	Prix/jour	Liste	Remb. S.S.	Comm.
Sachet	10 g	20	28,30	1 à 4	0	35 %	1990

IMUDON

• **Composition :** Lysats d'antigènes bactériens.
• **Domaine :** Stomatologie.
• **Activité :** Immunostimulant.

Indications : Traitement curatif et préventif des gingivites, parodontites, stomatites, glossites, aphtes. Traitement préventif et curatif des ulcérations causées par les prothèses dentaires.

☞ *Vendu sans ordonnance.*

• LTM SARBACH

Forme	Dosage	N. d'unités	Prix	Prix/jour	Liste	Remb. S.S.	Comm.
Comprimé	50 mg	40	28,90	–	0	35 %	1974

IMUKIN ★★

- **Composition :** Interféron gamma-1b-recombinant.
- **Domaine :** Allergie et immunologie.
- **Activité :** Immunostimulant.
- **Classe :** Interféron.

Indications : Réduction de la fréquence des infections graves chez les patients présentant une granulomatose chronique.

Contre-indications : Allergie aux interférons. Grossesse et allaitement.

Effets indésirables : Fièvre, maux de tête, fatigue, douleurs musculaires. Plus rarement, éruptions cutanées, nausées, vomissements.

Précautions d'emploi : Prudence chez les patients présentant une épilepsie, une maladie cardiaque, une insuffisance hépatique ou rénale.

☞ *Usage hospitalier.*

- BOEHRINGER INGELHEIM

Forme	Dosage	N. d'unités	Prix	Prix/jour	Liste	Remb. S.S.	Comm.
Flacon inj.	100 µg	1	Hôp.	–	1	Hôp.	1994

IMUREL ★★★

- **Composition :** Azathioprine.
- **Domaine :** Allergie et immunologie.
- **Activité :** Immunodépresseur.

Indications : Prévention du rejet lors des transplantations d'organes. Traitement des maladies auto-immunes : lupus érythémateux disséminé, polyarthrite rhumatoïde sévère, hépatite chronique active, dermatomyosite, périartérite noueuse, etc.

Contre-indications : Hypersensibilité à l'azathioprine ou à la 6-mercaptopurine. Femme enceinte.

Effets indésirables : Troubles hématologiques : anémie, leucopénie, thrombopénie, aplasie médullaire. Troubles digestifs : nausées, vomissements. Perte des cheveux. Diminution de la résistance aux infections.

Précautions d'emploi : Prendre le produit au cours des repas. Une surveillance régulière de la formule sanguine est indispensable.

Interactions : Prudence en cas d'association avec d'autres produits myélotoxiques. Potentialisation en cas d'association à l'allopurinol.

Surdosage : Entraîne l'apparition d'infections, d'ecchymoses, d'ulcérations buccales.

☞ *Sur prescription médicale.*

- WELLCOME

Forme	Dosage	N. d'unités	Prix	Prix/jour	Liste	Remb. S.S.	Comm.
Comprimé	50 mg	100	244,40	10	1	100 %	1968

INADROX ★★

- **Composition :** Vitamines B1, B12.
- **Domaine :** Nutrition et métabolisme.
- **Activité :** Vitamines hydrosolubles.
- **Classe :** Vitamines B associées.

Indications : Proposé dans le traitement des neuropathies douloureuses : sciatique, névralgie cervico-brachiale. Polynévrites des alcooliques chroniques.

Contre-indications : Intolérance à la vitamine B1. Allergie aux cobalamines. Tumeurs malignes. Intolérance à l'iode.

Effets indésirables : Réactions allergiques : prurit, urticaire, choc anaphylactique. Acné.

Précautions d'emploi : Colore les urines en rouge.

☞ *Vendu sans ordonnance.*

- LOGEAIS

Forme	Dosage	N. d'unités	Prix	Prix/jour	Liste	Remb. S.S.	Comm.
Flacon inj.	–	3	35,50	–	0	0 %	1968

INCITAL ★★

- **Composition :** Méfénorex.
- **Domaine :** Nutrition et métabolisme.
- **Activité :** Anorexigène. Psychostimulant.
- **Classe :** Amines sympathomimétiques.

Indications : Adjuvant des régimes restrictifs au cours du traitement de l'obésité.

Contre-indications : Enfant. Sujets instables psychologiquement. Toxicomanes, alcooliques. Hypertension, hyperthyroïdie. Affections cardio-vasculaires graves. Hypersensibilité aux constituants.

Effets indésirables : Risque de dépendance avec toxicomanie. Troubles digestifs légers, sécheresse de la bouche. Tachycardie. Maux de tête, insomnie, nervosité, dépression, troubles psychotiques graves.

Précautions d'emploi : Éviter la prise du produit le soir. Prescription limitée dans le temps de 3 à 6 semaines. Ne pas augmenter les doses même si l'efficacité diminue. Donne une réaction positive au contrôle antidopage. Déconseillé chez la femme enceinte ou allaitant.

Interactions : Ne pas associer à un antidépresseur de type IMAO. Association déconseillée avec la guanéthidine, les antidépresseurs imipraminiques.

Surdosage : Entraîne des troubles neuropsychiatriques : confusion, convulsions, hypertension, fièvre. Rarement des accidents vasculaires.

☞ *Sur prescription médicale.*

• PIERRE FABRE

Forme	Dosage	N. d'unités	Prix	Prix/jour	Liste	Remb. S.S.	Comm.
Comprimé	40 mg	24	129,60	–	1	0 %	1970

INDOCID ★★★

- **Composition :** Indométacine.
- **Domaine :** Inflammation.
- **Activité :** Anti-inflammatoire.
- **Classe :** Anti-inflammatoire non stéroïdien. Indolique.

Indications : Traitement symptomatique des rhumatismes inflammatoires chroniques : polyarthrite chronique, pelvispondylite. Poussées aiguës des tendinites, synovites, arthroses, lombalgies, athrites microcristallines. Manifestations inflammatoires en traumatologie ou en chirurgie orthopédique. Traitement de certaines fièvres. Règles douloureuses.

Contre-indications : Hypersensibilité au produit. Ulcère gastro-duodénal évolutif ou récidivant. Insuffisance rénale ou hépatique grave. Enfant de moins de 15 ans.

Effets indésirables : Troubles digestifs : nausées, vomissements, ulcère gastro-duodénal, hémorragie digestive. Maux de tête, bourdonnements d'oreille, vertiges, somnolence. Œdèmes, hypertension artérielle. Réactions allergiques : éruptions cutanées, prurit, urticaire, asthme. Troubles hépatiques. Troubles sanguins. Troubles oculaires ou auditifs.

Précautions d'emploi : Prendre le produit au cours des repas, si possible le soir. Déconseillé chez la femme enceinte ou allaitant. Prudence chez le sujet âgé et chez l'insuffisant cardiaque ou rénal. Prudence chez le patient ayant des antécédents psychiatriques. Un régime sans sel s'impose. Une surveillance du poids et du volume urinaire est utile en début de traitement.

Interactions : Ne pas associer à d'autres produits modifiant l'hémostase : anticoagulants oraux, aspirine, ticlopidine, autres anti-inflammatoires. Ne pas associer, car augmentation des effets toxiques : lithium, méthotrexate, diflunisal. Peut perturber l'activité des antihypertenseurs. L'efficacité des stérilets peut être diminuée. Prendre les antiacides et pansements gastro-intestinaux à distance de la prise du produit.

☞ *Sur prescription médicale.*

• MERCK SHARP & DOHME-CHIBRET

Forme	Dosage	N. d'unités	Prix	Prix/jour	Liste	Remb. S.S.	Comm.
Gélule	25 mg	30	18,10	1,2 à 3.6	1	65 %	1966
Suppositoire	50 mg	10	16,60	1,6 à 3,2	1	65 %	1967
Suppositoire	100 mg	10	28,50	2,8	1	65 %	1968

INDOCID COLLYRE ★★

- **Composition :** Indométacine.
- **Domaine :** Ophtalmologie.
- **Activité :** Anti-inflammatoire local.
- **Classe :** Anti-inflammatoire non stéroïdien.

Indications : Prévention de l'œdème maculaire après intervention de la cataracte.

Contre-indications : Hypersensibilité à un composant. Allergie à l'aspirine ou à un autre anti-inflammatoire.

Effets indésirables : Sensation de brûlure, gêne oculaire, élévation de la pression intraoculaire.

Précautions d'emploi : Non conseillé chez la femme enceinte ou allaitant.

☞ *Sur prescription médicale.*

• MERCK SHARP & DOHME-CHIBRET

Forme	Dosage	N. d'unités	Prix	Prix/jour	Liste	Remb. S.S.	Comm.
Collyre	1 %	3 ml	23,80	–	1	65 %	1986

INDOCOLLYRE ★★

• **Composition :** Indométacine.
• **Domaine :** Ophtalmologie.
• **Activité :** Anti-inflammatoire local.
• **Classe :** Anti-inflammatoire non stéroïdien.

Indications : Prévention de l'œdème maculaire après intervention de la cataracte.

Contre-indications : Hypersensibilité à un composant. Allergie à l'aspirine ou à un autre anti-inflammatoire.

Effets indésirables : Sensation de brûlure, gêne oculaire, élévation de la pression intraoculaire.

Précautions d'emploi : Non conseillé chez la femme enceinte ou allaitant.

☞ *Sur prescription médicale.*

• MERCK SHARP & DOHME-CHIBRET

Forme	Dosage	N. d'unités	Prix	Prix/jour	Liste	Remb. S.S.	Comm.
Collyre	0,1 %	5 ml	33,60	–	1	65 %	1987

INDUCTOR ★★★

• **Composition :** Ménotropine.
• **Domaine :** Endocrinologie. Gynécologie. Andrologie.
• **Activité :** Gonadostimulante FSH.
• **Classe :** Gonadotrophine ménopausique humaine.

Indications : *Chez la femme.* Traitement de la stérilité par anovulation d'origine hypothalamo-hypophysaire. Induction de l'ovulation en procréation médicalement assistée. *Chez l'homme.* Traitement de la stérilité par déficience de la spermatogenèse, en particulier par hypogonadisme hypogonadotrope.

Contre-indications : Grossesse. Tumeur hypophysaire, ovaires polykystiques.

Effets indésirables : Hyperstimulation ovarienne : kystes ovariens, ascite, pleurésie, etc. Grossesses multiples. Accidents thrombo-emboliques. On a rapporté une augmentation de la fréquence des cancers de l'ovaire.

Précautions d'emploi : L'utilisation doit être guidée par différents dosages hormonaux. L'efficacité sera vérifiée par des examens complémentaires : échographie, etc.

Surdosage : Risque d'hyperstimulation ovarienne.

☞ *Sur prescription médicale.*

• PHARMAGYNE

Forme	Dosage	N. d'unités	Prix	Prix/jour	Liste	Remb. S.S.	Comm.
Amp. inj.	75 U	1	61,40	–	1	100 %	1969
Amp. inj.	75 U	5	244,60	–	1	100 %	1977

INDUSIL T ★

• **Composition :** Dibencozide.
• **Domaine :** Nutrition et métabolisme.
• **Activité :** Vitamines hydrosolubles.
• **Classe :** Vitamine B12.

Indications : Proposé dans le traitement des neuropathies douloureuses : sciatique, névralgie cervico-brachiale.

Contre-indications : Allergie au cobalamines. Tumeurs malignes.

Effets indésirables : Intolérances cutanées : érythèmes, urticaire, prurit. Acné. Colore les urines en rouge.

☞ *Vendu sans ordonnance.*

• DIAMANT

Forme	Dosage	N. d'unités	Prix	Prix/jour	Liste	Remb. S.S.	Comm.
Gélule	3 mg	14	19,40	–	2	35 %	1971
Poudre	2 mg/CM	20 CM	22,30	–	2	35 %	1971
Flacon inj.	10 mg	4	33,20	–	2	35 %	1971

INERPAN ★★★

- **Composition :** Copolymère de leucine et de glutamate de méthyle.
- **Domaine :** Chirurgie.
- **Activité :** Membrane de recouvrement. Cicatrisant.

Indications : Brûlure du second degré.

Contre-indications : Infections.

Précautions d'emploi : Pratiquer un nettoyage et une antisepsie soigneuse avant l'application du produit.

☞ *Usage hospitalier.*

• SYNTHÉLABO FRANCE

Forme	Dosage	N. d'unités	Prix	Prix/jour	Liste	Remb. S.S.	Comm.
Film 10 x 10 cm	–	1	Hôp.	–	0	Hôp.	1990
Film 10 x 10 cm	–	10	Hôp.	–	0	Hôp.	1990
Film 15 x 20 cm	–	1	Hôp.	–	0	Hôp.	1990
Film 15 x 20 cm	–	10	Hôp.	–	0	Hôp.	1990
Film 20 x 30 cm	–	1	Hôp.	–	0	Hôp.	1990
Film 20 x 30 cm	–	10	Hôp.	–	0	Hôp.	1990

INFIBRAN ★★

- **Composition :** Son de blé.
- **Domaine :** Gastro-entérologie.
- **Activité :** Laxatif de lest.
- **Classe :** Son de blé.

Indications : Traitement symptomatique de la constipation associé aux mesures hygiéno-diététiques. Colopathies fonctionnelles.

Contre-indications : Constipation récente inexpliquée, persistante, n'ayant pas fait l'objet d'examens médicaux. Syndrome occlusif ou subocclusif. Fécalome.

Effets indésirables : Sensation de ballonnement abdominal. Flatulence.

Précautions d'emploi : Pas d'utilisation prolongée. Prudence chez le sujet grabataire ou porteur d'un mégacôlon.

☞ *Vendu sans ordonnance.*

• PHYGIÈNE

Forme	Dosage	N. d'unités	Prix	Prix/jour	Liste	Remb. S.S.	Comm.
Comprimé	1,25 g	60	33,50*	–	0	0 %	1983
Granulé	50 %	370 g	49,60*	–	0	0 %	1983

INFLUDO ❍

- **Composition :** Aconit D3, Bryonia D2, Eucalyptus globulus D2, Eupatorium perfoliatum D2, Ferrum phosphoricum D6, Sabadilla D3.
- **Domaine :** Infectiologie.
- **Activité :** Divers.

Indications : Traitement préventif et curatif des états grippaux.

Précautions d'emploi : A prendre dès l'apparition des symptômes et jusqu'à leur disparition.

☞ *Vendu sans ordonnance.*

• WELEDA

Forme	Dosage	N. d'unités	Prix	Prix/jour	Liste	Remb. S.S.	Comm.
Sol. buvable	–	30 ml	31,00*	4	0	0 %	1953

INHALESENS ★

- **Composition :** Benjoin, baume du Pérou, menthol, pin, eucalyptus, thym.
- **Domaine :** Pneumologie. ORL.
- **Activité :** Antiseptique local. Décongestionnant.
- **Classe :** Balsamique. Terpène.

Indications : Traitement adjuvant dans les états congestifs des voies aériennes supérieures, en l'absence d'activité spécifique démontrée.

Contre-indications : Enfant de moins de 30 mois. Allergie au baume du Pérou.

Effets indésirables : Réactions allergiques.

Précautions d'emploi : A utiliser en inhalation.

☞ *Vendu sans ordonnance.*

• STERLING MIDY

Forme	Dosage	N. d'unités	Prix	Prix/ jour	Liste	Remb. S.S.	Comm.
Sol. inhalation	–	90 ml	38,90*	–	0	0 %	–

INHAZYL ★

- **Composition :** Salicylate de phényle, menthol, menthe poivrée, gaïacol, baume du Pérou, eucalyptus.
- **Domaine :** Pneumologie. ORL.
- **Activité :** Antiseptique local. Décongestionnant.
- **Classe :** Balsamique. Terpène.

Indications : Traitement adjuvant dans les états congestifs des voies aériennes supérieures, en l'absence d'activité spécifique démontrée.

Contre-indications : Enfant de moins de 30 mois. Allergie au baume du Pérou.

Effets indésirables : Réactions allergiques.

Précautions d'emploi : A utiliser en inhalation.

☞ *Vendu sans ordonnance.*

• BOUCHARA

Forme	Dosage	N. d'unités	Prix	Prix/ jour	Liste	Remb. S.S.	Comm.
Sol. inhalation	–	90 ml	24,80*	–	0	0 %	–

INIPROL ★★★

- **Composition :** Aprotinine.
- **Domaine :** Hémostase.
- **Activité :** Antifibrinolytique.

Indications : Hémorragies par fibrinolyse.

Contre-indications : Coagulation intravasculaire généralisée. Femme enceinte : les trois premiers mois de la grossesse.

Effets indésirables : Nausées, vomissements. Réactions allergiques. Choc.

Précautions d'emploi : Le traitement sera toujours suivi en centre spécialisé.

☞ *Sur prescription médicale et utilisation hospitalière.*

• SANOFI WINTHROP

Forme	Dosage	N. d'unités	Prix	Prix/jour	Liste	Remb. S.S.	Comm.
Flacon inj.	62,5 U	1	82,00	–	1	100 %	1960

INNOLYRE ★★★

- **Composition :** Oxytétracycline.
- **Domaine :** Ophtalmologie.
- **Activité :** Antibiotique local.
- **Classe :** Tétracycline.

Indications : Infections oculaires à germes sensibles : conjonctivites, blépharites, dacryocystites, kératites infectieuses. Trachome.

Contre-indications : Hypersensibilité au produit.

Effets indésirables : Irritation locale. Réactions allergiques : eczéma aigu de contact.

☞ *Vendu sans ordonnance.*

• INNOTECH

Forme	Dosage	N. d'unités	Prix	Prix/jour	Liste	Remb. S.S.	Comm.
Collyre	1 %	5 ml	15,20	–	0	65 %	1993

INOCOR ★★★

- **Composition :** Amrinone.
- **Domaine :** Cardio-vasculaire.
- **Activité :** Cardiotonique.
- **Classe :** Bipyridinique.

Indications : Insuffisance cardiaque.

Contre-indications : Cardiopathies obstructives.

Effets indésirables : Maux de tête. Hypotension. Troubles du rythme cardiaque. Troubles digestifs. Baisse des plaquettes sanguines.

Précautions d'emploi : Emploi sous stricte surveillance médicale. Prudence en cas d'insuffisance rénale. Non conseillé chez la femme enceinte ou allaitant.

☞ *Sur prescription médicale.*

- SANOFI WINTHROP

Forme	Dosage	N. d'unités	Prix	Prix/jour	Liste	Remb. S.S.	Comm.
Amp. inj.	100 mg	10	Hôp.	–	1	Hôp.	1986

INOFER ★★★

- **Composition :** Succinate ferreux.
- **Domaine :** Hématologie.
- **Activité :** Antianémique.
- **Classe :** Sel de fer.

Indications : Prévention ou traitement des anémies microcytaires par défaut de fer, le plus souvent par saignement.

Contre-indications : Surcharge ferrique.

Effets indésirables : Troubles digestifs : nausées, constipation ou diarrhée.

Précautions d'emploi : Colore les selles en noir.

Interactions : Ne pas associer à des pansements gastriques. Peut diminuer l'action de certains antibiotiques.

Surdosage : Entraîne des troubles digestifs avec choc.

☞ *Vendu sans ordonnance.*

- AJC PHARMA

Forme	Dosage	N. d'unités	Prix	Prix/jour	Liste	Remb. S.S.	Comm.
Comprimé	100 mg	100	16,30	0,5 à 1	0	65 %	1992

INOLAXINE ★★★

- **Composition :** Gomme de sterculia.
- **Domaine :** Gastro-entérologie.
- **Activité :** Laxatif de lest.
- **Classe :** Mucilage.

Indications : Traitement symptomatique de la constipation associé aux mesures hygiéno-diététiques.

Contre-indications : Constipation récente inexpliquée, persistante n'ayant pas fait l'objet d'examens médicaux. Syndrome occlusif ou subocclusif. Fécalome.

Effets indésirables : Sensation de ballonnement abdominal. Flatulences.

Précautions d'emploi : Pas d'utilisation prolongée. Prudence chez le sujet grabataire ou porteur d'un mégacôlon.

☞ *Vendu sans ordonnance.*

- DEBAT

Forme	Dosage	N. d'unités	Prix	Prix/jour	Liste	Remb. S.S.	Comm.
Granulé	80 %	400 g	52,40*	–	0	0 %	1934
Granulé sachet	3,2 g	32	37,00*	–	0	0 %	1992

INONGAN ★

- **Composition :** Acide salicylique, menthol, salicylate de méthyle, camphre, acétate d'isobornyle, eucalyptus.
- **Domaine :** Rhumatologie. Algologie.
- **Activité :** Antirhumatismal externe. Antalgique externe. Révulsif.
- **Classe :** Salicylés.

Indications : Utilisé dans le traitement des douleurs d'origine musculo-tendino-ligamentaire : torticolis, dorsalgies, lombalgies.

Contre-indications : Hypersensibilité aux constituants. Ne pas appliquer sur les muqueuses, sur une peau en mauvais état, des plaies ou des ulcérations. Enfant de moins de 12 ans.

Effets indésirables : Réaction allergique locale imposant l'arrêt du traitement.

Précautions d'emploi : Se laver les mains après usage.

☞ *Vendu sans ordonnance.*

- FUMOUZE

Forme	Dosage	N. d'unités	Prix	Prix/jour	Liste	Remb. S.S.	Comm.
Pommade	–	55 g	9,20	–	0	35 %	1959

INOTYOL

- **Composition :** *Pommade* : Ichthoammonium, hamamélis, oxyde de zinc, oxyde de titane, benjoin colloïdal. *Poudre* : Ichthoammonium, oxyde de zinc.
- **Domaine :** Dermatologie.
- **Activité :** Topique protecteur.

Indications : Proposé dans le traitement symptomatique des dermites irritatives : brûlures superficielles, crevasses, gerçures, engelures, érythème fessier du nourrisson.

Contre-indications : Lésions suintantes ou surinfectées.

Effets indésirables : Eczéma de contact.

☞ *Vendu sans ordonnance.*

- DEBAT

Forme	Dosage	N. d'unités	Prix	Prix/jour	Liste	Remb. S.S.	Comm.
Pommade	–	50 g	28,40*	–	0	0 %	1924
Poudre	–	180 g	29,65*	–	0	0 %	1924

INSADOL

- **Composition :** Insaponifiable de maïs, badiane.
- **Domaine :** Stomatologie.
- **Activité :** Stimulant de l'os alvéolaire.

Indications : Proposé dans les parodontopathies.

Contre-indications : Hypersensibilité aux composants. Enfant de moins de 15 ans.

☞ *Vendu sans ordonnance.*

- SYNTEX

Forme	Dosage	N. d'unités	Prix	Prix/jour	Liste	Remb. S.S.	Comm.
Comprimé	–	25 mg	34,90	–	0	35 %	1965
Sol. buvable	–	30 ml	33,00	–	0	35 %	1961

INSIDON ★★★

- **Composition :** Opipramol.
- **Domaine :** Neuropsychiatrie.
- **Activité :** Antidépresseur.
- **Classe :** Imipraminique.

Indications : États dépressifs ou anxiodépressifs.

Contre-indications : L'association à d'autres antidépresseurs du groupe des IMAO est formellement contre-indiquée. Les patients seront particulièrement surveillés s'ils présentent des antécédents d'adénome de la prostate, de glaucome, de troubles du rythme cardiaque ou de troubles tensionnels

Effets indésirables : Les modifications de la vigilance, la sécheresse de la bouche, les troubles de l'accommodation visuelle, la constipation sont fréquents mais peu graves. L'hypotension orthostatique est souvent gênante. Les hépatites aiguës sont très rares.

Précautions d'emploi : Le traitement par antidépresseurs doit être suivi par un médecin. La consommation d'alcool est formellement déconseillée. A utiliser avec prudence chez les épileptiques ou chez les patients présentant des antécédents cardio-vasculaires sévères. A utiliser avec prudence chez le sujet âgé et chez la femme enceinte ou allaitant.

Interactions : Le produit peut augmenter l'action de l'alcool et des autres dépresseurs du système nerveux. Des précautions sont à prendre lors d'une association avec des antihypertenseurs.

Surdosage : Le surdosage peut entraîner des troubles de la conscience, des troubles du rythme cardiaque. Une hospitalisation s'impose d'urgence

☞ *Sur prescription médicale.*

• CIBA-GEIGY

Forme	Dosage	N. d'unités	Prix	Prix/jour	Liste	Remb. S.S.	Comm.
Comprimé	50 mg	50	22,50	1,3 à 2,5	2	65 %	1962
Comprimé	50 mg	100	38,60	1,1 à 1,9	2	65 %	1962

INSOMNYL ★★

• **Composition :** Prométhazine, aubépine.
• **Domaine :** Neuropsychiatrie.
• **Activité :** Antihistaminique H1. Sédatif.
• **Classe :** Phénothiazine. Antihistaminique anticholinergique.

Indications : Insomnie.

Contre-indications : Glaucome. Troubles urétro-prostatiques liés à l'adénome prostatique.

Effets indésirables : Somnolence diurne. Sécheresse de la bouche. Troubles visuels. Constipation. Confusion mentale chez le sujet âgé. Risque de sensibilisation cutanée ou de photosensibilisation.

Précautions d'emploi : La prise de boissons alcoolisées est déconseillée. Non conseillé chez la femme enceinte ou allaitant.

Interactions : Ne pas associer à d'autres dépresseurs du système nerveux, à d'autres anticholinergiques : atropine.

Surdosage : Entraîne une dépression respiratoire ou un coma imposant l'hospitalisation.

☞ *Vendu sans ordonnance.*

• BOUCHARA

Forme	Dosage	N. d'unités	Prix	Prix/jour	Liste	Remb. S.S.	Comm.
Gélule	15 mg	20	10,60*	–	0	0 %	1965
Supp. adulte	–	12	11,00*	–	0	0 %	1965
Supp. enf.	–	12	9,50*	–	0	0 %	1965

INSULINE ACTRAPID 5 HM ★★★

• **Composition :** Insuline humaine hémisynthétique d'origine porcine.
• **Domaine :** Nutrition et métabolisme.
• **Activité :** Antidiabétique parentéral.
• **Classe :** Insuline d'action brève (30 min à 8 h).

Indications : Diabète maigre de type I ou insulinodépendant. Diabète chez la femme enceinte. Diabète avec complications dégénératives. Diabète non insulinodépendant en période d'agression (infections, intervention chirurgicale).

Contre-indications : Hypersensibilité aux constituants. Diabétique ne voulant effectuer aucun contrôle glycémique.

Effets indésirables : Hypoglycémie en cas de surdosage. Mauvaise résorption des injections et apparition de lipodystrophies. Rarement, manifestations allergiques.

Précautions d'emploi : Doit toujours être associé à une alimentation contrôlée. Nécessité d'une surveillance régulière de la glycémie et de la cétonurie de façon à pouvoir adapter les doses. Les injections doivent être faites à un endroit différent, chaque fois, chaque jour. L'injection doit être faite par voie sous-cutanée, intramusculaire ou intraveineuse.

Interactions : L'alcool peut favoriser et aggraver les hypoglycémies. Certains médicaments demandent un renforcement de la surveillance glycémique : bêtabloquants, glucocorticoïdes, inhibiteurs de l'enzyme de conversion, salbutamol, aspirine, etc.

Surdosage : Entraîne une hypoglycémie de gravité variable, mais pouvant aboutir au coma et imposant une surveillance hospitalière.

☞ *Vendu sans ordonnance.*

• NOVO NORDISK

Forme	Dosage	N. d'unités	Prix	Prix/ jour	Liste	Remb. S.S.	Comm.
Amp. inj. 2 ml	5 U/ml	25	Hôp.	–	0	Hôp.	1989

INSULINE ACTRAPID HM GE ★★★

- **Composition :** Insuline humaine biogénétique.
- **Domaine :** Nutrition et métabolisme.
- **Activité :** Antidiabétique parentéral.
- **Classe :** Insuline d'action brève (30 min à 8 h).

Indications : Diabète'maigre'de type I ou insulinodépendant. Diabète chez la femme enceinte. Diabète avec complications dégénératives. Diabète non insulinodépendant en période d'agression (infections, intervention chirurgicale).

Contre-indications : Hypersensibilité aux constituants. Diabétique ne voulant effectuer aucun contrôle glycémique.

Effets indésirables : Hypoglycémie en cas de surdosage. Mauvaise résorption des injections et apparition de lipodystrophies. Rarement, manifestations allergiques.

Précautions d'emploi : Doit toujours être associé à une alimentation contrôlée. Nécessité d'une surveillance régulière de la glycémie et de la cétonurie de façon à pouvoir adapter les doses. Les injections doivent être faites à un endroit différent, chaque fois, chaque jour. L'injection doit être faite par voie sous-cutanée, intramusculaire ou intraveineuse.

Interactions : L'alcool peut favoriser et aggraver les hypoglycémies. Certains médicaments demandent un renforcement de la surveillance glycémique : bêtabloquants, glucocorticoïdes, inhibiteurs de l'enzyme de conversion, salbutamol, aspirine, etc.

Surdosage : Entraîne une hypoglycémie de gravité variable, mais pouvant aboutir au coma et imposant une surveillance hospitalière.

☞ *Vendu sans ordonnance.*

• NOVO NORDISK

Forme	Dosage	N. d'unités	Prix	Prix/ jour	Liste	Remb. S.S.	Comm.
Flacon inj.	40 U/ml	10 ml	55,30	–	0	65 %	1991
Cartouche 1,5 ml	100 U/ml	5	118,70	–	0	65 %	1991
Novolet 1,5 ml	100 U/ml	5	118,70	–	0	65 %	1991
Amp. inj. 2 ml	5 U/ml	25	Hôp.	–	0	Hôp.	1994

INSULINE ENDOPANCRINE HP ★★★

- **Composition :** Insuline porcine cristallisée hautement purifiée.
- **Domaine :** Nutrition et métabolisme.
- **Activité :** Antidiabétique parentéral.
- **Classe :** Insuline d'action brève (15 min à 7 h 30).

Indications : Diabète maigre de type I ou insulinodépendant. Diabète chez la femme enceinte. Diabète avec complications dégénératives. Diabète non insulinodépendant en période d'agression (infections, intervention chirurgicale).

Contre-indications : Hypersensibilité aux constituants. Diabétique ne voulant effectuer aucun contrôle glycémique.

Effets indésirables : Hypoglycémie en cas de surdosage. Mauvaise résorption des injections et apparition de lipodystrophies. Rarement, manifestations allergiques.

Précautions d'emploi : Doit toujours être associé à une alimentation contrôlée. Nécessité d'une surveillance régulière de la glycémie et de la cétonurie de façon à pouvoir adapter les doses. Les injections doivent être faites à un endroit différent, chaque fois, chaque jour. L'injection doit être faite par voie sous-cutanée, intramusculaire ou intraveineuse.

Interactions : L'alcool peut favoriser et aggraver les hypoglycémies. Certains médicaments demandent un renforcement de la surveillance glycémique : bêtabloquants, glucocorticoïdes, inhibiteurs de l'enzyme de conversion, salbutamol, aspirine, etc.

Surdosage : Entraîne une hypoglycémie de gravité variable, mais pouvant aboutir au coma et imposant une surveillance hospitalière.

☞ *Vendu sans ordonnance.*

• ORGANON

Forme	Dosage	N. d'unités	Prix	Prix/ jour	Liste	Remb. S.S.	Comm.
Amp. inj. 1 ml	10 U/ml	12	19,10	–	0	65 %	1978
Flacon inj. 5 ml	100 U/ml	1	67,80	–	0	65 %	1987
Flacon inj. 10 ml	40 U/ml	1	40,70	–	0	65 %	1978
Flacon inj. 10 ml	40 U/ml	5	158,60	–	0	65 %	1978

INSULINE ENDOPANCRINE ZINC HP ★★★

• **Composition :** Insuline d'origine porcine hautement purifiée et protamine zinc.
• **Domaine :** Nutrition et métabolisme.
• **Activité :** Antidiabétique parentéral.
• **Classe :** Insuline d'action intermédiaire (1 h à 27 h).

Indications : Diabète maigre de type I ou insulinodépendant. Diabète chez la femme enceinte. Diabète avec complications dégénératives. Diabète non insulinodépendant en période d'agression (infections, intervention chirurgicale).

Contre-indications : Hypersensibilité aux constituants (protamine). Diabétique ne voulant effectuer aucun contrôle glycémique.

Effets indésirables : Hypoglycémie en cas de surdosage. Mauvaise résorption des injections et apparition de lipodystrophies. Rarement, manifestations allergiques.

Précautions d'emploi : Doit toujours être associé à une alimentation contrôlée. Nécessité d'une surveillance régulière de la glycémie et de la cétonurie de façon à pouvoir adapter les doses. Les injections doivent être faites à un endroit différent, chaque fois, chaque jour. L'injection doit être faite par voie sous-cutanée exclusivement.

Interactions : L'alcool peut favoriser et aggraver les hypoglycémies. Certains médicaments demandent un renforcement de la surveillance glycémique : bêtabloquants, glucocorticoïdes, inhibiteurs de l'enzyme de conversion, salbutamol, aspirine, etc.

Surdosage : Entraîne une hypoglycémie de gravité variable, mais pouvant aboutir au coma et imposant une surveillance hospitalière.

☞ *Vendu sans ordonnance.*

• ORGANON

Forme	Dosage	N. d'unités	Prix	Prix/ jour	Liste	Remb. S.S.	Comm.
Flacon inj. 10 ml	40 U/ml	1	40,70	–	0	65 %	1977

INSULINE INSULATARD HM GE ★★★

• **Composition :** Insuline humaine biogénétique.
• **Domaine :** Nutrition et métabolisme.
• **Activité :** Antidiabétique parentéral.
• **Classe :** Insuline d'action intermédiaire (1 h 30 à 24 h).

Indications : Diabète maigre de type I ou insulinodépendant. Diabète chez la femme enceinte. Diabète avec complications dégénératives. Diabète non insulinodépendant en période d'agression (infections, intervention chirurgicale).

Contre-indications : Hypersensibilité aux constituants. Diabétique ne voulant effectuer aucun contrôle glycémique.

Effets indésirables : Hypoglycémie en cas de surdosage. Mauvaise résorption des injections et apparition de lipodystrophies. Rarement, manifestations allergiques.

Précautions d'emploi : Doit toujours être associé à une alimentation contrôlée. Nécessité d'une surveillance régulière de la glycémie et de la cétonurie de façon à pouvoir adapter les doses. Les injections doivent être faites à un endroit différent, chaque fois, chaque jour. L'injection doit être faite par voie sous-cutanée exclusivement.

Interactions : L'alcool peut favoriser et aggraver les hypoglycémies. Certains médicaments demandent un renforcement de la surveillance glycémique : bêtabloquants, glucocorticoïdes, inhibiteurs de l'enzyme de conversion, salbutamol, aspirine, etc.

Surdosage : Entraîne une hypoglycémie de gravité variable, mais pouvant aboutir au coma et imposant une surveillance hospitalière.

☞ *Vendu sans ordonnance.*

• NOVO NORDISK

Forme	Dosage	N. d'unités	Prix	Prix/ jour	Liste	Remb. S.S.	Comm.
Flacon inj. 10 ml	40 U/ml	1	52,70	–	0	65 %	1991
Cartouche 1,5 ml	100 U/ml	5	118,70	–	0	65 %	1991
Cartouche 3 ml	100 U/ml	5	261,20	–	0	65 %	1991

INSULINE INSULATARD NORDISK ★★★

• **Composition :** Insuline porcine monocomposée.
• **Domaine :** Nutrition et métabolisme.
• **Activité :** Antidiabétique parentéral.
• **Classe :** Insuline d'action intermédiaire (1 h 30 à 24 h).

Indications : Diabète maigre de type I ou insulinodépendant. Diabète chez la femme enceinte. Diabète avec complications dégénératives. Diabète non insulinodépendant en période d'agression (infections, intervention chirurgicale).

Contre-indications : Hypersensibilité aux constituants. Diabétique ne voulant effectuer aucun contrôle glycémique.

Effets indésirables : Hypoglycémie en cas de surdosage. Mauvaise résorption des injections et apparition de lipodystrophies. Rarement, manifestations allergiques.

Précautions d'emploi : Doit toujours être associé à une alimentation contrôlée. Nécessité d'une surveillance régulière de la glycémie et de la cétonurie de façon à pouvoir adapter les doses. Les injections doivent être faites à un endroit différent, chaque fois, chaque jour. L'injection doit être faite par voie sous-cutanée exclusivement.

Interactions : L'alcool peut favoriser et aggraver les hypoglycémies. Certains médicaments demandent un renforcement de la surveillance glycémique : bêtabloquants, glucocorticoïdes, inhibiteurs de l'enzyme de conversion, salbutamol, aspirine, etc.

Surdosage : Entraîne une hypoglycémie de gravité variable, mais pouvant aboutir au coma et imposant une surveillance hospitalière.

☞ *Vendu sans ordonnance.*

• NOVO NORDISK

Forme	Dosage	N. d'unités	Prix	Prix/ jour	Liste	Remb. S.S.	Comm.
Flacon inj. 10 ml	40 U/ml	1	32,00	–	0	65 %	1982

INSULINE INSUMAN INTERMÉDIAIRE 25/75 ★★★

• **Composition :** Insuline humaine hémisynthétique d'origine porcine.
• **Domaine :** Nutrition et métabolisme.
• **Activité :** Antidiabétique parentéral.
• **Classe :** Insuline d'action intermédiaire (30 min à 16 h)

Indications : Diabète maigre de type I ou insulinodépendant. Diabète chez la femme enceinte. Diabète avec complications dégénératives. Diabète non insulinodépendant en période d'agression (infections, intervention chirurgicale).

Contre-indications : Hypersensibilité aux constituants. Diabétique ne voulant effectuer aucun contrôle glycémique.

Effets indésirables : Hypoglycémie en cas de surdosage. Mauvaise résorption des injections et apparition de lipodystrophies. Rarement, manifestations allergiques.

Précautions d'emploi : Doit toujours être associé à une alimentation contrôlée. Nécessité d'une surveillance régulière de la glycémie et de la cétonurie de façon à pouvoir adapter les doses. Les injections doivent être faites à un endroit différent, chaque fois, chaque jour. L'injection doit être faite par voie sous-cutanée exclusivement.

Interactions : L'alcool peut favoriser et aggraver les hypoglycémies. Certains médicaments demandent un renforcement de la surveillance glycémique : bêtabloquants, glucocorticoïdes, inhibiteurs de l'enzyme de conversion, salbutamol, aspirine, etc.

Surdosage : Entraîne une hypoglycémie de gravité variable, mais pouvant aboutir au coma et imposant une surveillance hospitalière.

☞ *Vendu sans ordonnance.*

• HOECHST

Forme	Dosage	N. d'unités	Prix	Prix/ jour	Liste	Remb. S.S.	Comm.
Fl. inj. 10 ml	40 U/ml	1	47,80	2 à 5	0	65 %	1991
Cartouche 3 ml	100 U/ml	5	215,20	3 à 6	0	65 %	1991

INSULINE INSUMAN INTERMÉDIAIRE NPH ★★★

- **Composition :** Insuline humaine hémisynthétique d'origine porcine et protamine zinc.
- **Domaine :** Nutrition et métabolisme.
- **Activité :** Antidiabétique parentéral.
- **Classe :** Insuline d'action intermédiaire (1 h à 18 h).

Indications : Diabète maigre de type I ou insulinodépendant. Diabète chez la femme enceinte. Diabète avec complications dégénératives. Diabète non insulinodépendant en période d'agression (infections, intervention chirurgicale).

Contre-indications : Hypersensibilité aux constituants (protamine). Diabétique ne voulant effectuer aucun contrôle glycémique.

Effets indésirables : Hypoglycémie en cas de surdosage. Mauvaise résorption des injections et apparition de lipodystrophies. Rarement, manifestations allergiques.

Précautions d'emploi : Doit toujours être associé à une alimentation contrôlée. Nécessité d'une surveillance régulière de la glycémie et de la cétonurie de façon à pouvoir adapter les doses. Les injections doivent être faites à un endroit différent, chaque fois, chaque jour. L'injection doit être faite par voie sous-cutanée exclusivement.

Interactions : L'alcool peut favoriser et aggraver les hypoglycémies. Certains médicaments demandent un renforcement de la surveillance glycémique : bêtabloquants, glucocorticoïdes, inhibiteurs de l'enzyme de conversion, salbutamol, aspirine, etc.

Surdosage : Entraîne une hypoglycémie de gravité variable, mais pouvant aboutir au coma et imposant une surveillance hospitalière.

☞ *Vendu sans ordonnance.*

- HOECHST

Forme	Dosage	N. d'unités	Prix	Prix/ jour	Liste	Remb. S.S.	Comm.
Flacon inj. 10 ml	40 U/ml	1	47,80	–	0	65 %	1992
Cartouche 3 ml	100 U/ml	5	215,20	–	0	65 %	1992

INSULINE INSUMAN RAPIDE ★★★

- **Composition :** Insuline humaine hémisynthétique d'origine porcine.
- **Domaine :** Nutrition et métabolisme.
- **Activité :** Antidiabétique parentéral.
- **Classe :** Insuline d'action brève (15 min à 6 h).

Indications : Diabète maigre de type I ou insulinodépendant. Diabète chez la femme enceinte. Diabète avec complications dégénératives. Diabète non insulinodépendant en période d'agression (infections, intervention chirurgicale).

Contre-indications : Hypersensibilité aux constituants. Diabétique ne voulant effectuer aucun contrôle glycémique.

Effets indésirables : Hypoglycémie en cas de surdosage. Mauvaise résorption des injections et apparition de lipodystrophies. Rarement, manifestations allergiques.

Précautions d'emploi : Doit toujours être associé à une alimentation contrôlée. Nécessité d'une surveillance régulière de la glycémie et de la cétonurie de façon à pouvoir adapter les doses. Les injections doivent être faites à un endroit différent, chaque fois, chaque jour. L'injection doit être faite par voie sous-cutanée, intramusculaire ou intraveineuse.

Interactions : L'alcool peut favoriser et aggraver les hypoglycémies. Certains médicaments demandent un renforcement de la surveillance glycémique : bêtabloquants, glucocorticoïdes, inhibiteurs de l'enzyme de conversion, salbutamol, aspirine, etc.

Surdosage : Entraîne une hypoglycémie de gravité variable, mais pouvant aboutir au coma et imposant une surveillance hospitalière.

☞ *Vendu sans ordonnance.*

- HOECHST

Forme	Dosage	N. d'unités	Prix	Prix/ jour	Liste	Remb. S.S.	Comm.
Flacon inj. 10 ml	40 U/ml	1	47,80	–	0	65 %	1992
Cartouche 3 ml	100 U/ml	5	215,20	–	0	65 %	1992

INSULINE LENTE MC ★★★

- **Composition :** Insuline porcine et bovine monocomposée.
- **Domaine :** Nutrition et métabolisme.
- **Activité :** Antidiabétique parentéral.
- **Classe :** Insuline d'action prolongée (2 h 30 à 24 h).

Indications : Diabète maigre de type I ou insulinodépendant. Diabète chez la femme enceinte. Diabète avec complications dégénératives. Diabète non insulinodépendant en période d'agression (infections, intervention chirurgicale).

Contre-indications : Hypersensibilité aux constituants. Diabétique ne voulant effectuer aucun contrôle glycémique.

Effets indésirables : Hypoglycémie en cas de surdosage. Mauvaise résorption des injections et apparition de lipodystrophies. Rarement, manifestations allergiques.

Précautions d'emploi : Doit toujours être associé à une alimentation contrôlée. Nécessité d'une surveillance régulière de la glycémie et de la cétonurie de façon à pouvoir adapter les doses. Les injections doivent être faites à un endroit différent, chaque fois, chaque jour. L'injection doit être faite par voie sous-cutanée exclusivement.

Interactions : L'alcool peut favoriser et aggraver les hypoglycémies. Certains médicaments demandent un renforcement de la surveillance glycémique : bêtabloquants, glucocorticoïdes, inhibiteurs de l'enzyme de conversion, salbutamol, aspirine, etc.

Surdosage : Entraîne une hypoglycémie de gravité variable, mais pouvant aboutir au coma et imposant une surveillance hospitalière.

☞ *Vendu sans ordonnance.*

- NOVO NORDISK

Forme	Dosage	N. d'unités	Prix	Prix/jour	Liste	Remb. S.S.	Comm.
Fl. inj. 10 ml	40 U/ml	1	30,30	3	0	65 %	1981

INSULINE MIXTARD 10 HM GE ★★★

- **Composition :** Insuline humaine biogénétique.
- **Domaine :** Nutrition et métabolisme.
- **Activité :** Antidiabétique parentéral.
- **Classe :** Insuline d'action intermédiaire (30 min à 24 h).

Indications : Diabète maigre de type I ou insulinodépendant. Diabète chez la femme enceinte. Diabète avec complications dégénératives. Diabète non insulinodépendant en période d'agression (infections, intervention chirurgicale).

Contre-indications : Hypersensibilité aux constituants. Diabétique ne voulant effectuer aucun contrôle glycémique.

Effets indésirables : Hypoglycémie en cas de surdosage. Mauvaise résorption des injections et apparition de lipodystrophies. Rarement manifestations allergiques.

Précautions d'emploi : Doit toujours être associé à une alimentation contrôlée. Nécessité d'une surveillance régulière de la glycémie et de la cétonurie de façon à pouvoir adapter les doses. Les injections doivent être faites à un endroit différent, chaque fois, chaque jour. L'injection doit être faite par voie sous-cutanée exclusivement.

Interactions : L'alcool peut favoriser et aggraver les hypoglycémies. Certains médicaments demandent un renforcement de la surveillance glycémique : bêtabloquants, glucocorticoïdes, inhibiteurs de l'enzyme de conversion, salbutamol, aspirine, etc.

Surdosage : Entraîne une hypoglycémie de gravité variable, mais pouvant aboutir au coma et imposant une surveillance hospitalière.

☞ *Vendu sans ordonnance.*

- NOVO NORDISK

Forme	Dosage	N. d'unités	Prix	Prix/ jour	Liste	Remb. S.S.	Comm.
Cartouche 1,5 ml	100 U/ml	5	113,40	–	0	65 %	1992
Novolet 3 ml	100 U/ml	5	261,20	–	0	65 %	1991

INSULINE MIXTARD 20 HM GE ★★★

- **Composition :** Insuline humaine biogénétique.
- **Domaine :** Nutrition et métabolisme.
- **Activité :** Antidiabétique parentéral.
- **Classe :** Insuline d'action intermédiaire (30 min à 24 h).

Indications : Diabète maigre de type I ou insulinodépendant. Diabète chez la femme enceinte. Diabète avec complications dégénératives. Diabète non insulinodépendant en période d'agression (infections, intervention chirurgicale)

Contre-indications : Hypersensibilité aux constituants. Diabétique ne voulant effectuer aucun contrôle glycémique.

Effets indésirables : Hypoglycémie en cas de surdosage. Mauvaise résorption des injections et apparition de lipodystrophies. Rarement, manifestations allergiques.

Précautions d'emploi : Doit toujours être associé à une alimentation contrôlée. Nécessité d'une surveillance régulière de la glycémie et de la cétonurie de façon à pouvoir adapter les doses. Les injections doivent être faites à un endroit différent, chaque fois, chaque jour. L'injection doit être faite par voie sous-cutanée exclusivement.

Interactions : L'alcool peut favoriser et aggraver les hypoglycémies. Certains médicaments demandent un renforcement de la surveillance glycémique : bêtabloquants, glucocorticoïdes, inhibiteurs de l'enzyme de conversion, salbutamol, aspirine, etc.

Surdosage : Entraîne une hypoglycémie de gravité variable, mais pouvant aboutir au coma et imposant une surveillance hospitalière.

☞ *Vendu sans ordonnance.*

• NOVO NORDISK

Forme	Dosage	N. d'unités	Prix	Prix/ jour	Liste	Remb. S.S.	Comm.
Cartouche 1,5 ml	100 U/ml	5	113,40	–	0	65 %	1992
Novolet 3 ml	100 U/ml	5	261,20	–	0	65 %	1991

INSULINE MIXTARD 30 HM GE ★★★

- **Composition :** Insuline humaine biogénétique.
- **Domaine :** Nutrition et Métabolisme.
- **Activité :** Antidiabétique parentéral.
- **Classe :** Insuline d'action intermédiaire (30 min à 24 h).

Indications : Diabète maigre de type I ou insulinodépendant. Diabète chez la femme enceinte. Diabète avec complications dégénératives. Diabète non insulinodépendant en période d'agression (infections, intervention chirurgicale).

Contre-indications : Hypersensibilité aux constituants. Diabétique ne voulant effectuer aucun contrôle glycémique.

Effets indésirables : Hypoglycémie en cas de surdosage. Mauvaise résorption des injections et apparition de lipodystrophies. Rarement, manifestations allergiques.

Précautions d'emploi : Doit toujours être associé à une alimentation contrôlée. Nécessité d'une surveillance régulière de la glycémie et de la cétonurie de façon à pouvoir adapter les doses. Les injections doivent être faites à un endroit différent, chaque fois, chaque jour. L'injection doit être faite par voie sous-cutanée exclusivement.

Interactions : L'alcool peut favoriser et aggraver les hypoglycémies. Certains médicaments demandent un renforcement de la surveillance glycémique : bêtabloquants, glucocorticoïdes, inhibiteurs de l'enzyme de conversion, salbutamol, aspirine, etc.

Surdosage : Entraîne une hypoglycémie de gravité variable, mais pouvant aboutir au coma et imposant une surveillance hospitalière.

☞ *Vendu sans ordonnance.*

• NOVO NORDISK

Forme	Dosage	N. d'unités	Prix	Prix/ jour	Liste	Remb. S.S.	Comm.
Flacon inj. 10 ml	40 U/ml	1	49,70	–	0	65 %	1991
Cartouche 1,5 ml	100 U/ml	5	118,70	–	0	65 %	1992
Novolet 1,5 ml	100 U/ml	5	118,70	–	0	65 %	1991
Novolet 3 ml	100 U/ml	5	261,20	–	0	65 %	1991

INSULINE MIXTARD 30/70 NORDISK ★★★

- **Composition :** Insuline porcine monocomposée.
- **Domaine :** Nutrition et métabolisme.
- **Activité :** Antidiabétique parentéral.
- **Classe :** Insuline d'action intermédiaire (30 min à 24 h).

Indications : Diabète maigre de type I ou insulinodépendant. Diabète chez la femme enceinte. Diabète avec complications dégénératives. Diabète non insulinodépendant en période d'agression (infections, intervention chirurgicale)

Contre-indications : Hypersensibilité aux constituants. Diabétique ne voulant effectuer aucun contrôle glycémique.

Effets indésirables : Hypoglycémie en cas de surdosage. Mauvaise résorption des injections et apparition de lipodystrophies. Rarement, manifestations allergiques.

Précautions d'emploi : Doit toujours être associé à une alimentation contrôlée. Nécessité d'une surveillance régulière de la glycémie et de la cétonurie de façon à pouvoir adapter les doses. Les injections doivent être faites à un endroit différent, chaque fois, chaque jour. L'injection doit être faite par voie sous-cutanée exclusivement.

Interactions : L'alcool peut favoriser et aggraver les hypoglycémies. Certains médicaments demandent un renforcement de la surveillance glycémique : bêtabloquants, glucocorticoïdes, inhibiteurs de l'enzyme de conversion, salbutamol, aspirine, etc.

Surdosage : Entraîne une hypoglycémie de gravité variable, mais pouvant aboutir au coma et imposant une surveillance hospitalière.

☞ *Vendu sans ordonnance.*

- NOVO NORDISK

Forme	Dosage	N. d'unités	Prix	Prix/ jour	Liste	Remb. S.S.	Comm.
Flacon inj. 10 ml	40 U/ml	1	31,90	–	0	65 %	1982

INSULINE MIXTARD 40 HM GE ★★★

- **Composition :** Insuline humaine biogénétique.
- **Domaine :** Nutrition et métabolisme.
- **Activité :** Antidiabétique parentéral.
- **Classe :** Insuline d'action intermédiaire (30 min à 24 h).

Indications : Diabète maigre de type I ou insulinodépendant. Diabète chez la femme enceinte. Diabète avec complications dégénératives. Diabète non insulinodépendant en période d'agression (infections, intervention chirurgicale).

Contre-indications : Hypersensibilité aux constituants. Diabétique ne voulant effectuer aucun contrôle glycémique.

Effets indésirables : Hypoglycémie en cas de surdosage. Mauvaise résorption des injections et apparition de lipodystrophies. Rarement, manifestations allergiques.

Précautions d'emploi : Doit toujours être associé à une alimentation contrôlée. Nécessité d'une surveillance régulière de la glycémie et de la cétonurie de façon à pouvoir adapter les doses. Les injections doivent être faites à un endroit différent, chaque fois, chaque jour. L'injection doit être faite par voie sous-cutanée exclusivement.

Interactions : L'alcool peut favoriser et aggraver les hypoglycémies. Certains médicaments demandent un renforcement de la surveillance glycémique : bêtabloquants, glucocorticoïdes, inhibiteurs de l'enzyme de conversion, salbutamol, aspirine, etc.

Surdosage : Entraîne une hypoglycémie de gravité variable, mais pouvant aboutir au coma et imposant une surveillance hospitalière.

☞ *Vendu sans ordonnance.*

- NOVO NORDISK

Forme	Dosage	N. d'unités	Prix	Prix/ jour	Liste	Remb. S.S.	Comm.
Cartouche 1,5 ml	100 U/ml	5	113,40	–	0	65 %	1992
Novolet 3 ml	100 U/ml	5	261,20	–	0	65 %	1991

INSULINE MIXTARD 50 HM GE ★★★

- **Composition :** Insuline humaine biogénétique.
- **Domaine :** Nutrition et métabolisme.
- **Activité :** Antidiabétique parentéral.
- **Classe :** Insuline d'action intermédiaire (30 min à 24 h).

Indications : Diabète maigre de type I ou insulinodépendant. Diabète chez la femme enceinte. Diabète avec complications dégénératives. Diabète non insulinodépendant en période d'agression (infections, intervention chirurgicale).

Contre-indications : Hypersensibilité aux constituants. Diabétique ne voulant effectuer aucun contrôle glycémique.

Effets indésirables : Hypoglycémie en cas de surdosage. Mauvaise résorption des injections et apparition de lipodystrophies. Rarement, manifestations allergiques.

Précautions d'emploi : Doit toujours être associé à une alimentation contrôlée. Nécessité d'une surveillance régulière de la glycémie et de la cétonurie de façon à pouvoir adapter les doses. Les injections doivent être faites à un endroit différent, chaque fois, chaque jour. L'injection doit être faite par voie sous-cutanée exclusivement.

Interactions : L'alcool peut favoriser et aggraver les hypoglycémies. Certains médicaments demandent un renforcement de la surveillance glycémique : bêtabloquants, glucocorticoïdes, inhibiteurs de l'enzyme de conversion, salbutamol, aspirine, etc.

Surdosage : Entraîne une hypoglycémie de gravité variable, mais pouvant aboutir au coma et imposant une surveillance hospitalière.

☞ *Vendu sans ordonnance.*

- NOVO NORDISK

Forme	Dosage	N. d'unités	Prix	Prix/ jour	Liste	Remb. S.S.	Comm.
Cartouche 1,5 ml	100 U/ml	5	113,40	–	0	65 %	1992
Novolet 3 ml	100 U/ml	5	261,20	–	0	65 %	1991

INSULINE MONOTARD HM GE ★★★

- **Composition :** Insuline humaine biogénétique.
- **Domaine :** Nutrition et métabolisme.
- **Activité :** Antidiabétique parentéral.
- **Classe :** Insuline d'action intermédiaire (30 min à 24 h).

Indications : Diabète maigre de type I ou insulinodépendant. Diabète chez la femme enceinte. Diabète avec complications dégénératives. Diabète non insulinodépendant en période d'agression (infections, intervention chirurgicale).

Contre-indications : Hypersensibilité aux constituants. Diabétique ne voulant effectuer aucun contrôle glycémique.

Effets indésirables : Hypoglycémie en cas de surdosage. Mauvaise résorption des injections et apparition de lipodystrophies. Rarement, manifestations allergiques.

Précautions d'emploi : Doit toujours être associé à une alimentation contrôlée. Nécessité d'une surveillance régulière de la glycémie et de la cétonurie de façon à pouvoir adapter les doses. Les injections doivent être faites à un endroit différent, chaque fois, chaque jour. L'injection doit être faite par voie sous-cutanée exclusivement.

Interactions : L'alcool peut favoriser et aggraver les hypoglycémies. Certains médicaments demandent un renforcement de la surveillance glycémique : bêtabloquants, glucocorticoïdes, inhibiteurs de l'enzyme de conversion, salbutamol, aspirine, etc.

Surdosage : Entraîne une hypoglycémie de gravité variable, mais pouvant aboutir au coma et imposant une surveillance hospitalière.

☞ *Vendu sans ordonnance.*

- NOVO NORDISK

Forme	Dosage	N. d'unités	Prix	Prix/ jour	Liste	Remb. S.S.	Comm.
Flacon inj. 10 ml	40 U/ml	1	55,30	–	0	65 %	1991

INSULINE NPH HP ★★★

Composition : Insuline d'origine porcine hautement purifiée et protamine zinc.

Domaine : Nutrition et métabolisme.

Activité : Antidiabétique parentéral.

Classe : Insuline d'action intermédiaire (1 h à 18 h).

Indications : Diabète maigre de type I ou insulinodépendant. Diabète chez la femme enceinte. Diabète avec complications dégénératives. Diabète non insulinodépendant en période d'agression (infections, intervention chirurgicale).

Contre-indications : Hypersensibilité aux constituants (protamine). Diabétique ne voulant effectuer aucun contrôle glycémique.

Effets indésirables : Hypoglycémie en cas de surdosage. Mauvaise résorption des injections et apparition de lipodystrophies. Rarement, manifestations allergiques.

Précautions d'emploi : Doit toujours être associé à une alimentation contrôlée. Nécessité d'une surveillance régulière de la glycémie et de la cétonurie de façon à pouvoir adapter les doses. Les injections doivent être faites à un endroit différent, chaque fois, chaque jour. L'injection doit être faite par voie sous-cutanée exclusivement.

Interactions : L'alcool peut favoriser et aggraver les hypoglycémies. Certains médicaments demandent un renforcement de la surveillance glycémique : bêtabloquants, glucocorticoïdes, inhibiteurs de l'enzyme de conversion, salbutamol, aspirine etc.

Surdosage : Entraîne une hypoglycémie de gravité variable, mais pouvant aboutir au coma et imposant une surveillance hospitalière.

☞ *Vendu sans ordonnance.*

• ORGANON

Forme	Dosage	N. d'unités	Prix	Prix/ jour	Liste	Remb. S.S.	Comm.
Flacon inj. 10 ml	40 U/ml	1	40,70	–	0	65 %	1977
Flacon inj. 10 ml	40 U/ml	5	158,60	–	0	65 %	1977

INSULINE ORGASULINE 30/70 ★★★

Composition : Insuline humaine hémisynthétique d'origine porcine.

Domaine : Nutrition et métabolisme.

Activité : Antidiabétique parentéral.

Classe : Insuline d'action intermédiaire (30 min à 16 h).

Indications : Diabète maigre de type I ou insulinodépendant. Diabète chez la femme enceinte. Diabète avec complications dégénératives. Diabète non insulinodépendant en période d'agression (infections, intervention chirurgicale).

Contre-indications : Hypersensibilité aux constituants. Diabétique ne voulant effectuer aucun contrôle glycémique.

Effets indésirables : Hypoglycémie en cas de surdosage. Mauvaise résorption des injections et apparition de lipodystrophies. Rarement, manifestations allergiques.

Précautions d'emploi : Doit toujours être associé à une alimentation contrôlée. Nécessité d'une surveillance régulière de la glycémie et de la cétonurie de façon à pouvoir adapter les doses. Les injections doivent être faites à un endroit différent, chaque fois, chaque jour. L'injection doit être faite par voie sous-cutanée exclusivement.

Interactions : L'alcool peut favoriser et aggraver les hypoglycémies. Certains médicaments demandent un renforcement de la surveillance glycémique : bêtabloquants, glucocorticoïdes, inhibiteurs de l'enzyme de conversion, salbutamol, aspirine, etc.

Surdosage : Entraîne une hypoglycémie de gravité variable, mais pouvant aboutir au coma et imposant une surveillance hospitalière.

☞ *Vendu sans ordonnance.*

• ORGANON

Forme	Dosage	N. d'unités	Prix	Prix/ jour	Liste	Remb. S.S.	Comm.
Cartouche 1,5 ml	100 U/ml	5	113,40	–	0	65 %	1994

INSULINE ORGASULINE NPH ★★★

- **Composition :** Insuline humaine hémi-synthétique d'origine porcine.
- **Domaine :** Nutrition et métabolisme.
- **Activité :** Antidiabétique parentéral.
- **Classe :** Insuline d'action intermédiaire (30 min à 16 h).

Indications : Diabète maigre de type I ou insulinodépendant. Diabète chez la femme enceinte. Diabète avec complications dégénératives. Diabète non insulinodépendant en période d'agression (infections, intervention chirurgicale).

Contre-indications : Hypersensibilité aux constituants. Diabétique ne voulant effectuer aucun contrôle glycémique.

Effets indésirables : Hypoglycémie en cas de surdosage. Mauvaise résorption des injections et apparition de lipodystrophies. Rarement, manifestations allergiques.

Précautions d'emploi : Doit toujour être associé à une alimentation contrôlée Nécessité d'une surveillance régulière de l glycémie et de la cétonurie de façon à pou voir adapter les doses. Les injections doi vent être faites à un endroit différent, cha que fois, chaque jour. L'injection doit êtr faite par voie sous-cutanée exclusivement.

Interactions : L'alcool peut favoriser e aggraver les hypoglycémies. Certains médi caments demandent un renforcement de l surveillance glycémique : bêtabloquants glucocorticoïdes, inhibiteurs de l'enzyme d conversion, salbutamol, aspirine, etc.

Surdosage : Entraîne une hypoglycémi de gravité variable, mais pouvant aboutir a coma et imposant une surveillance hospita lière.

☞ *Vendu sans ordonnance.*

- ORGANON

Forme	Dosage	N. d'unités	Prix	Prix/ jour	Liste	Remb. S.S.	Comm.
Flacon inj. 10 ml	40 U/ml	1	55,10	–	0	65 %	1988
Cartouche 1,5 ml	100 U/ml	1	113,40	–	0	65 %	1994

INSULINE ORGASULINE RAPIDE ★★★

- **Composition :** Insuline humaine hémi-synthétique d'origine porcine.
- **Domaine :** Nutrition et métabolisme.
- **Activité :** Antidiabétique parentéral.
- **Classe :** Insuline d'action brève (25 min à 6 h).

Indications : Diabète maigre de type I ou insulinodépendant. Diabète chez la femme enceinte. Diabète avec complications dégénératives. Diabète non insulinodépendant en période d'agression (infections, intervention chirurgicale).

Contre-indications : Hypersensibilité aux constituants. Diabétique ne voulant effectuer aucun contrôle glycémique.

Effets indésirables : Hypoglycémie en cas de surdosage. Mauvaise résorption des injections et apparition de lipodystrophies. Rarement, manifestations allergiques.

Précautions d'emploi : Doit toujours être associé à une alimentation contrôlée Nécessité d'une surveillance régulière de l glycémie et de la cétonurie de façon à pou voir adapter les doses. Les injections doi vent être faites à un endroit différent, cha que fois, chaque jour. L'injection doit êt faite par voie sous-cutanée, intramusculair ou intraveineuse.

Interactions : L'alcool peut favoriser aggraver les hypoglycémies. Certains méd caments demandent un renforcement de surveillance glycémique : bêtabloquant glucocorticoïdes, inhibiteurs de l'enzyme d conversion, salbutamol, aspirine, etc.

Surdosage : Entraîne une hypoglycémi de gravité variable, mais pouvant aboutir a coma et imposant une surveillance hospita lière.

☞ *Vendu sans ordonnance.*

- ORGANON

Forme	Dosage	N. d'unités	Prix	Prix/ jour	Liste	Remb. S.S.	Comm.
Flacon inj. 10 ml	40 U/ml	1	55,10	–	0	65 %	1988
Cartouche 1,5 ml	100 U/ml	5	113,40	–	0	65 %	1994

INSULINE RAPITARD MC ★★★

- **Composition :** Insuline porcine et bovine monocomposée.
- **Domaine :** Nutrition et métabolisme.
- **Activité :** Antidiabétique parentéral.
- **Classe :** Insuline d'action intermédiaire (1 h 30 à 16 h).

Indications : Diabète maigre de type I ou insulinodépendant. Diabète chez la femme enceinte. Diabète avec complications dégénératives. Diabète non insulinodépendant en période d'agression (infections, intervention chirurgicale).

Contre-indications : Hypersensibilité aux constituants. Diabétique ne voulant effectuer aucun contrôle glycémique.

Effets indésirables : Hypoglycémie en cas de surdosage. Mauvaise résorption des injections et apparition de lipodystrophies. Rarement, manifestations allergiques.

Précautions d'emploi : Doit toujours être associé à une alimentation contrôlée. Nécessité d'une surveillance régulière de la glycémie et de la cétonurie de façon à pouvoir adapter les doses. Les injections doivent être faites à un endroit différent, chaque fois, chaque jour. L'injection doit être faite par voie sous-cutanée, exclusivement.

Interactions : L'alcool peut favoriser et aggraver les hypoglycémies. Certains médicaments demandent un renforcement de la surveillance glycémique : bêtabloquants, glucocorticoïdes, inhibiteurs de l'enzyme de conversion, salbutamol, aspirine, etc.

Surdosage : Entraîne une hypoglycémie de gravité variable, mais pouvant aboutir au coma et imposant une surveillance hospitalière.

☞ *Vendu sans ordonnance.*

- NOVO NORDISK

Forme	Dosage	N. d'unités	Prix	Prix/ jour	Liste	Remb. S.S.	Comm.
Flacon inj. 10 ml	40 U/ml	1	26,40	–	0	65 %	1980

INSULINE SEMI TARDUM HP ★★★

- **Composition :** Insuline d'origine porcine amorphe hautement purifiée.
- **Domaine :** Nutrition et métabolisme.
- **Activité :** Antidiabétique parentéral.
- **Classe :** Insuline d'action intermédiaire (1 h à 12 h).

Indications : Diabète maigre de type I ou insulinodépendant. Diabète chez la femme enceinte. Diabète avec complications dégénératives. Diabète non insulinodépendant en période d'agression (infections, intervention chirurgicale).

Contre-indications : Hypersensibilité aux constituants. Diabétique ne voulant effectuer aucun contrôle glycémique.

Effets indésirables : Hypoglycémie en cas de surdosage. Mauvaise résorption des injections et apparition de lipodystrophies. Rarement, manifestations allergiques.

Précautions d'emploi : Doit toujours être associé à une alimentation contrôlée. Nécessité d'une surveillance régulière de la glycémie et de la cétonurie de façon à pouvoir adapter les doses. Les injections doivent être faites à un endroit différent, chaque fois, chaque jour. L'injection doit être faite par voie sous-cutanée exclusivement.

Interactions : L'alcool peut favoriser et aggraver les hypoglycémies. Certains médicaments demandent un renforcement de la surveillance glycémique : bêtabloquants, glucocorticoïdes, inhibiteurs de l'enzyme de conversion, salbutamol, aspirine, etc.

Surdosage : Entraîne une hypoglycémie de gravité variable, mais pouvant aboutir au coma et imposant une surveillance hospitalière.

☞ *Vendu sans ordonnance.*

- ORGANON

Forme	Dosage	N. d'unités	Prix	Prix/ jour	Liste	Remb. S.S.	Comm.
Flacon inj. 10 ml	40 U/ml	1	37,00	–	0	65 %	1983

INSULINE SEMILENTE MC ★★★

- **Composition :** Insuline porcine monocomposée.
- **Domaine :** Nutrition et métabolisme.
- **Activité :** Antidiabétique parentéral.
- **Classe :** Insuline d'action intermédiaire (1 h 30 à 16 h).

Indications : Diabète maigre de type I ou insulinodépendant. Diabète chez la femme enceinte. Diabète avec complications dégénératives. Diabète non insulinodépendant en période d'agression (infections, intervention chirurgicale).

Contre-indications : Hypersensibilité aux constituants. Diabétique ne voulant effectuer aucun contrôle glycémique.

Effets indésirables : Hypoglycémie en cas de surdosage. Mauvaise résorption des injections et apparition de lipodystrophies. Rarement, manifestations allergiques.

Précautions d'emploi : Doit toujours être associé à une alimentation contrôlée. Nécessité d'une surveillance régulière de la glycémie et de la cétonurie de façon à pouvoir adapter les doses. Les injections doivent être faites à un endroit différent, chaque fois, chaque jour. L'injection doit être faite par voie sous-cutanée, exclusivement.

Interactions : L'alcool peut favoriser et aggraver les hypoglycémies. Certains médicaments demandent un renforcement de la surveillance glycémique : bêtabloquants, glucocorticoïdes, inhibiteurs de l'enzyme de conversion, salbutamol, aspirine, etc.

Surdosage : Entraîne une hypoglycémie de gravité variable, mais pouvant aboutir au coma et imposant une surveillance hospitalière.

☞ *Vendu sans ordonnance.*

• NOVO NORDISK

Forme	Dosage	N. d'unités	Prix	Prix/ jour	Liste	Remb. S.S.	Comm.
Flacon inj. 10 ml	40 U/ml	1	26,40	–	0	65 %	1977

INSULINE TARDUM MX HP ★★★

- **Composition :** Insuline amorphe d'origine porcine et cristallisée, d'origine bovine hautement purifiée.
- **Domaine :** Nutrition et métabolisme.
- **Activité :** Antidiabétique parentéral.
- **Classe :** Insuline d'action intermédiaire (1 h à 24 h).

Indications : Diabète maigre de type I ou insulinodépendant. Diabète chez la femme enceinte. Diabète avec complications dégénératives. Diabète non insulinodépendant en période d'agression (infections, intervention chirurgicale).

Contre-indications : Hypersensibilité aux constituants. Diabétique ne voulant effectuer aucun contrôle glycémique.

Effets indésirables : Hypoglycémie en cas de surdosage. Mauvaise résorption des injections et apparition de lipodystrophies. Rarement, manifestations allergiques.

Précautions d'emploi : Doit toujours être associé à une alimentation contrôlée. Nécessité d'une surveillance régulière de la glycémie et de la cétonurie de façon à pouvoir adapter les doses. Les injections doivent être faites à un endroit différent, chaque fois, chaque jour. L'injection doit être faite par voie sous-cutanée exclusivement.

Interactions : L'alcool peut favoriser et aggraver les hypoglycémies. Certains médicaments demandent un renforcement de la surveillance glycémique : bêtabloquants, glucocorticoïdes, inhibiteurs de l'enzyme de conversion, salbutamol, aspirine, etc.

Surdosage : Entraîne une hypoglycémie de gravité variable, mais pouvant aboutir au coma et imposant une surveillance hospitalière.

☞ *Vendu sans ordonnance.*

• ORGANON

Forme	Dosage	N. d'unités	Prix	Prix/ jour	Liste	Remb. S.S.	Comm.
Flacon inj. 10 ml	40 U/ml	1	25,90	–	0	65 %	1983

INSULINE ULTRA TARDUM HP ★★★

- **Composition :** Insuline d'origine bovine hautement purifiée et protamine zinc.
- **Domaine :** Nutrition et métabolisme.
- **Activité :** Antidiabétique parentéral.
- **Classe :** Insuline d'action intermédiaire (2 h à 30 h).

Indications : Diabète maigre de type I ou insulinodépendant. Diabète chez la femme enceinte. Diabète avec complications dégénératives. Diabète non insulinodépendant en période d'agression (infections, intervention chirurgicale).

Contre-indications : Hypersensibilité aux constituants (protamine). Diabétique ne voulant effectuer aucun contrôle glycémique.

Effets indésirables : Hypoglycémie en cas de surdosage. Mauvaise résorption des injections et apparition de lipodystrophies. Rarement, manifestations allergiques.

Précautions d'emploi : Doit toujours être associé à une alimentation contrôlée. Nécessité d'une surveillance régulière de la glycémie et de la cétonurie de façon à pouvoir adapter les doses. Les injections doivent être faites à un endroit différent, chaque fois, chaque jour. L'injection doit être faite par voie sous-cutanée exclusivement.

Interactions : L'alcool peut favoriser et aggraver les hypoglycémies. Certains médicaments demandent un renforcement de la surveillance glycémique : bêtabloquants, glucocorticoïdes, inhibiteurs de l'enzyme de conversion, salbutamol, aspirine, etc.

Surdosage : Entraîne une hypoglycémie de gravité variable, mais pouvant aboutir au coma et imposant une surveillance hospitalière.

☞ *Vendu sans ordonnance.*

- ORGANON

Forme	Dosage	N. d'unités	Prix	Prix/jour	Liste	Remb. S.S.	Comm.
Fl. inj. 10 ml	40 U/ml	1	25,10	2,5	0	65 %	1981

INSULINE ULTRALENTE MC ★★★

- **Composition :** Insuline bovine monocomposée.
- **Domaine :** Nutrition et métabolisme.
- **Activité :** Antidiabétique parentéral.
- **Classe :** Insuline d'action prolongée (4 h à 36 h).

Indications : Diabète maigre de type I ou insulinodépendant. Diabète chez la femme enceinte. Diabète avec complications dégénératives. Diabète non insulinodépendant en période d'agression (infections, intervention chirurgicale).

Contre-indications : Hypersensibilité aux constituants. Diabétique ne voulant effectuer aucun contrôle glycémique.

Effets indésirables : Hypoglycémie en cas de surdosage. Mauvaise résorption des injections et apparition de lipodystrophies. Rarement, manifestations allergiques.

Précautions d'emploi : Doit toujours être associé à une alimentation contrôlée. Nécessité d'une surveillance régulière de la glycémie et de la cétonurie de façon à pouvoir adapter les doses. Les injections doivent être faites à un endroit différent, chaque fois, chaque jour. L'injection doit être faite par voie sous-cutanée exclusivement.

Interactions : L'alcool peut favoriser et aggraver les hypoglycémies. Certains médicaments demandent un renforcement de la surveillance glycémique : bêtabloquants, glucocorticoïdes, inhibiteurs de l'enzyme de conversion, salbutamol, aspirine, etc.

Surdosage : Entraîne une hypoglycémie de gravité variable, mais pouvant aboutir au coma et imposant une surveillance hospitalière.

☞ *Vendu sans ordonnance.*

- NOVO NORDISK

Forme	Dosage	N. d'unités	Prix	Prix/jour	Liste	Remb. S.S.	Comm.
Flacon inj. 10 ml	40 U/ml	1	26,40	–	0	65 %	1980

INSULINE ULTRATARD HM GE ★★★

- **Composition :** Insuline humaine biogénétique cristallisée.
- **Domaine :** Nutrition et métabolisme.
- **Activité :** Antidiabétique parentéral.
- **Classe :** Insuline d'action prolongée (4 h à 28 h).

Indications : Diabète maigre de type I ou insulinodépendant. Diabète chez la femme enceinte. Diabète avec complications dégénératives. Diabète non insulinodépendant en période d'agression (infections, intervention chirurgicale).

Contre-indications : Hypersensibilité aux constituants. Diabétique ne voulant effectuer aucun contrôle glycémique.

Effets indésirables : Hypoglycémie en cas de surdosage. Mauvaise résorption des injections et apparition de lipodystrophies. Rarement, manifestations allergiques.

Précautions d'emploi : Doit toujours être associé à une alimentation contrôlée. Nécessité d'une surveillance régulière de la glycémie et de la cétonurie de façon à pouvoir adapter les doses. Les injections doivent être faites à un endroit différent, chaque fois, chaque jour. L'injection doit être faite par voie sous-cutanée exclusivement.

Interactions : L'alcool peut favoriser et aggraver les hypoglycémies. Certains médicaments demandent un renforcement de la surveillance glycémique : bêtabloquants, glucocorticoïdes, inhibiteurs de l'enzyme de conversion, salbutamol, aspirine, etc.

Surdosage : Entraîne une hypoglycémie de gravité variable, mais pouvant aboutir au coma et imposant une surveillance hospitalière.

☞ *Vendu sans ordonnance.*

• NOVO NORDISK

Forme	Dosage	N. d'unités	Prix	Prix/jour	Liste	Remb. S.S.	Comm.
Flacon inj. 10 ml	40 U/ml	1	50,70	–	0	65 %	1991

INSULINE UMULINE PROFIL 10 ★★★

- **Composition :** Insuline humaine biogénétique zinc cristallisée et protamine.
- **Domaine :** Nutrition et métabolisme.
- **Activité :** Antidiabétique parentéral.
- **Classe :** Insuline d'action intermédiaire (30 min à 20 h).

Indications : Diabète maigre de type I ou insulinodépendant. Diabète chez la femme enceinte. Diabète avec complications dégénératives. Diabète non insulinodépendant en période d'agression (infections, intervention chirurgicale).

Contre-indications : Hypersensibilité aux constituants (protamine). Diabétique ne voulant effectuer aucun contrôle glycémique.

Effets indésirables : Hypoglycémie en cas de surdosage. Mauvaise résorption des injections et apparition de lipodystrophies. Rarement, manifestations allergiques.

Précautions d'emploi : Doit toujours être associé à une alimentation contrôlée. Nécessité d'une surveillance régulière de la glycémie et de la cétonurie de façon à pouvoir adapter les doses. Les injections doivent être faites à un endroit différent, chaque fois, chaque jour. L'injection doit être faite par voie sous-cutanée exclusivement.

Interactions : L'alcool peut favoriser et aggraver les hypoglycémies. Certains médicaments demandent un renforcement de la surveillance glycémique : bêtabloquants, glucocorticoïdes, inhibiteurs de l'enzyme de conversion, salbutamol, aspirine, etc.

Surdosage : Entraîne une hypoglycémie de gravité variable, mais pouvant aboutir au coma et imposant une surveillance hospitalière.

☞ *Vendu sans ordonnance.*

• LILLY FRANCE

Forme	Dosage	N. d'unités	Prix	Prix/jour	Liste	Remb. S.S.	Comm.
Flacon inj. 10 ml	40 U/ml	1	60,00	–	0	65 %	1992
Cartouche 1,5 ml	100 U/ml	5	113,40	–	0	65 %	1992

INSULINE UMULINE PROFIL 20 ★★★

- **Composition :** Insuline humaine biogénétique zinc cristallisée et protamine.
- **Domaine :** Nutrition et métabolisme.
- **Activité :** Antidiabétique parentéral.
- **Classe :** Insuline d'action intermédiaire (30 min à 20 h).

Indications : Diabète maigre de type I ou insulinodépendant. Diabète chez la femme enceinte. Diabète avec complications dégénératives. Diabète non insulinodépendant en période d'agression (infections, intervention chirurgicale).

Contre-indications : Hypersensibilité aux constituants (protamine). Diabétique ne voulant effectuer aucun contrôle glycémique.

Effets indésirables : Hypoglycémie en cas de surdosage. Mauvaise résorption des injections et apparition de lipodystrophies. Rarement, manifestations allergiques.

Précautions d'emploi : Doit toujours être associé à une alimentation contrôlée. Nécessité d'une surveillance régulière de la glycémie et de la cétonurie de façon à pouvoir adapter les doses. Les injections doivent être faites à un endroit différent, chaque fois, chaque jour. L'injection doit être faite par voie sous-cutanée exclusivement.

Interactions : L'alcool peut favoriser et aggraver les hypoglycémies. Certains médicaments demandent un renforcement de la surveillance glycémique : bêtabloquants, glucocorticoïdes, inhibiteurs de l'enzyme de conversion, salbutamol, aspirine, etc.

Surdosage : Entraîne une hypoglycémie de gravité variable, mais pouvant aboutir au coma et imposant une surveillance hospitalière.

☞ *Vendu sans ordonnance.*

• LILLY FRANCE

Forme	Dosage	N. d'unités	Prix	Prix/ jour	Liste	Remb. S.S.	Comm.
Flacon inj. 10 ml	40 U/ml	1	60,00	–	0	65 %	1988
Cartouche 1,5 ml	100 U/ml	1	113,40	–	0	65 %	1992

INSULINE UMULINE PROFIL 30 ★★★

- **Composition :** Insuline humaine biogénétique zinc cristallisée et protamine.
- **Domaine :** Nutrition et métabolisme.
- **Activité :** Antidiabétique parentéral.
- **Classe :** Insuline d'action intermédiaire (30 min à 20 h).

Indications : Diabète maigre de type I ou insulinodépendant. Diabète chez la femme enceinte. Diabète avec complications dégénératives. Diabète non insulinodépendant en période d'agression (infections, intervention chirurgicale).

Contre-indications : Hypersensibilité aux constituants (protamine). Diabétique ne voulant effectuer aucun contrôle glycémique.

Effets indésirables : Hypoglycémie en cas de surdosage. Mauvaise résorption des injections et apparition de lipodystrophies. Rarement, manifestations allergiques.

Précautions d'emploi : Doit toujours être associé à une alimentation contrôlée. Nécessité d'une surveillance régulière de la glycémie et de la cétonurie de façon à pouvoir adapter les doses. Les injections doivent être faites à un endroit différent, chaque fois, chaque jour. L'injection doit être faite par voie sous-cutanée exclusivement.

Interactions : L'alcool peut favoriser et aggraver les hypoglycémies. Certains médicaments demandent un renforcement de la surveillance glycémique : bêtabloquants, glucocorticoïdes, inhibiteurs de l'enzyme de conversion, salbutamol, aspirine, etc.

Surdosage : Entraîne une hypoglycémie de gravité variable, mais pouvant aboutir au coma et imposant une surveillance hospitalière.

☞ *Vendu sans ordonnance.*

• LILLY FRANCE

Forme	Dosage	N. d'unités	Prix	Prix/ jour	Liste	Remb. S.S.	Comm.
Flacon inj. 10 ml	40 U/ml	1	60,00	–	0	65 %	1988
Cartouche 1,5 ml	100 U/ml	5	113,40	–	0	65 %	1992

INSULINE UMULINE PROFIL 40 ★★★

- **Composition :** Insuline humaine biogénétique zinc cristallisée et protamine.
- **Domaine :** Nutrition et métabolisme.
- **Activité :** Antidiabétique parentéral.
- **Classe :** Insuline d'action intermédiaire (30 min à 20 h).

Indications : Diabète maigre de type I ou insulinodépendant. Diabète chez la femme enceinte. Diabète avec complications dégénératives. Diabète non insulinodépendant en période d'agression (infections, intervention chirurgicale).

Contre-indications : Hypersensibilité aux constituants (protamine). Diabétique ne voulant effectuer aucun contrôle glycémique.

Effets indésirables : Hypoglycémie en cas de surdosage. Mauvaise résorption des injections et apparition de lipodystrophies. Rarement, manifestations allergiques.

Précautions d'emploi : Doit toujours être associé à une alimentation contrôlée. Nécessité d'une surveillance régulière de la glycémie et de la cétonurie de façon à pouvoir adapter les doses. Les injections doivent être faites à un endroit différent, chaque fois, chaque jour. L'injection doit être faite par voie sous-cutanée exclusivement.

Interactions : L'alcool peut favoriser et aggraver les hypoglycémies. Certains médicaments demandent un renforcement de la surveillance glycémique : bêtabloquants, glucocorticoïdes, inhibiteurs de l'enzyme de conversion, salbutamol, aspirine, etc.

Surdosage : Entraîne une hypoglycémie de gravité variable, mais pouvant aboutir au coma et imposant une surveillance hospitalière.

☞ *Vendu sans ordonnance.*

• LILLY FRANCE

Forme	Dosage	N. d'unités	Prix	Prix/jour	Liste	Remb. S.S.	Comm.
Flacon inj. 10 ml	40 U/ml	1	60,00	–	0	65 %	1988
Cartouche 1,5 ml	100 U/ml	1	113,40	–	0	65 %	1992

INSULINE UMULINE PROFIL 50 ★★★

- **Composition :** Insuline humaine biogénétique zinc cristallisée et protamine.
- **Domaine :** Nutrition et métabolisme.
- **Activité :** Antidiabétique parentéral.
- **Classe :** Insuline d'action intermédiaire (30 min à 20 h).

Indications : Diabète maigre de type I ou insulinodépendant. Diabète chez la femme enceinte. Diabète avec complications dégénératives. Diabète non insulinodépendant en période d'agression (infections, intervention chirurgicale).

Contre-indications : Hypersensibilité aux constituants (protamine). Diabétique ne voulant effectuer aucun contrôle glycémique.

Effets indésirables : Hypoglycémie en cas de surdosage. Mauvaise résorption des injections et apparition de lipodystrophies. Rarement, manifestations allergiques.

Précautions d'emploi : Doit toujours être associé à une alimentation contrôlée. Nécessité d'une surveillance régulière de la glycémie et de la cétonurie de façon à pouvoir adapter les doses. Les injections doivent être faites à un endroit différent, chaque fois, chaque jour. L'injection doit être faite par voie sous-cutanée exclusivement.

Interactions : L'alcool peut favoriser et aggraver les hypoglycémies. Certains médicaments demandent un renforcement de la surveillance glycémique : bêtabloquants glucocorticoïdes, inhibiteurs de l'enzyme de conversion, salbutamol, aspirine, etc.

Surdosage : Entraîne une hypoglycémie de gravité variable, mais pouvant aboutir au coma et imposant une surveillance hospitalière.

☞ *Vendu sans ordonnance.*

• LILLY FRANCE

Forme	Dosage	N. d'unités	Prix	Prix/jour	Liste	Remb. S.S.	Comm.
Flacon inj. 10 ml	40 U/ml	1	60,00	–	0	65 %	1993

INSULINE UMULINE PROTAMINE ISOPHANE ★★★

- **Composition :** Insuline humaine biogénétique.
- **Domaine :** Nutrition et métabolisme.
- **Activité :** Antidiabétique parentéral.
- **Classe :** Insuline d'action intermédiaire (2 h 30 à 24 h).

Indications : Diabète maigre de type I ou insulinodépendant. Diabète chez la femme enceinte. Diabète avec complications dégénératives. Diabète non insulinodépendant en période d'agression (infections, intervention chirurgicale).

Contre-indications : Hypersensibilité aux constituants. Diabétique ne voulant effectuer aucun contrôle glycémique.

Effets indésirables : Hypoglycémie en cas de surdosage. Mauvaise résorption des injections et apparition de lipodystrophies. Rarement, manifestations allergiques.

Précautions d'emploi : Doit toujours être associé à une alimentation contrôlée. Nécessité d'une surveillance régulière de la glycémie et de la cétonurie de façon à pouvoir adapter les doses. Les injections doivent être faites à un endroit différent, chaque fois, chaque jour. L'injection doit être faite par voie sous-cutanée exclusivement.

Interactions : L'alcool peut favoriser et aggraver les hypoglycémies. Certains médicaments demandent un renforcement de la surveillance glycémique : bêtabloquants, glucocorticoïdes, inhibiteurs de l'enzyme de conversion, salbutamol, aspirine, etc.

Surdosage : Entraîne une hypoglycémie de gravité variable, mais pouvant aboutir au coma et imposant une surveillance hospitalière.

☞ *Vendu sans ordonnance.*

• LILLY FRANCE

Forme	Dosage	N. d'unités	Prix	Prix/ jour	Liste	Remb. S.S.	Comm.
Flacon inj. 10 ml	40 U/ml	1	60,00	–	0	65 %	1984
Cartouche 1,5 ml	100 U/ml	5	113,40	–	0	65 %	1992

INSULINE UMULINE RAPIDE ★★★

• **Composition :** Insuline humaine biogénétique zinc cristallisée.
• **Domaine :** Nutrition et métabolisme.
• **Activité :** Antidiabétique parentéral.
• **Classe :** Insuline d'action brève (30 min à 6 h).

Indications : Diabète maigre de type I ou insulinodépendant. Diabète chez la femme enceinte. Diabète avec complications dégénératives. Diabète non insulinodépendant en période d'agression (infections, intervention chirurgicale).

Contre-indications : Hypersensibilité aux constituants. Diabétique ne voulant effectuer aucun contrôle glycémique.

Effets indésirables : Hypoglycémie en cas de surdosage. Mauvaise résorption des injections et apparition de lipodystrophies. Rarement, manifestations allergiques.

Précautions d'emploi : Doit toujours être associé à une alimentation contrôlée. Nécessité d'une surveillance régulière de la glycémie et de la cétonurie de façon à pouvoir adapter les doses. Les injections doivent être faites à un endroit différent, chaque fois, chaque jour. L'injection doit être faite par voie sous-cutanée, intramusculaire ou intraveineuse.

Interactions : L'alcool peut favoriser et aggraver les hypoglycémies. Certains médicaments demandent un renforcement de la surveillance glycémique : bêtabloquants, glucocorticoïdes, inhibiteurs de l'enzyme de conversion, salbutamol, aspirine, etc.

Surdosage : Entraîne une hypoglycémie de gravité variable, mais pouvant aboutir au coma et imposant une surveillance hospitalière.

☞ *Vendu sans ordonnance.*

• LILLY FRANCE

Forme	Dosage	N. d'unités	Prix	Prix/ jour	Liste	Remb. S.S.	Comm.
Flacon inj. 10 ml	40 U/ml	1	60,00	–	0	65 %	1984
Cartouche 1,5 ml	100 U/ml	1	113,40	–	0	65 %	1992

INSULINE UMULINE ZINC ★★★

• **Composition :** Insuline humaine biogénétique zinc cristallisée.
• **Domaine :** Nutrition et métabolisme.
• **Activité :** Antidiabétique parentéral.
• **Classe :** Insuline d'action lente (4 h à 26 h).

Indications : Diabète maigre de type I ou insulinodépendant. Diabète chez la femme enceinte. Diabète avec complications dégénératives. Diabète non insulinodépendant en période d'agression (infections, intervention chirurgicale).

Contre-indications : Hypersensibilité aux constituants. Diabétique ne voulant effectuer aucun contrôle glycémique.

Effets indésirables : Hypoglycémie en cas de surdosage. Mauvaise résorption des injections et apparition de lipodystrophies. Rarement, manifestations allergiques.

Précautions d'emploi : Doit toujours être associé à une alimentation contrôlée. Nécessité d'une surveillance régulière de la glycémie et de la cétonurie de façon à pouvoir adapter les doses. Les injections doivent être faites à un endroit différent, chaque fois, chaque jour. L'injection doit être faite par voie sous-cutanée exclusivement.

Interactions : L'alcool peut favoriser et aggraver les hypoglycémies. Certains médicaments demandent un renforcement de la surveillance glycémique : bêtabloquants, glucocorticoïdes, inhibiteurs de l'enzyme de conversion, salbutamol, aspirine, etc.

Surdosage : Entraîne une hypoglycémie de gravité variable, mais pouvant aboutir au coma et imposant une surveillance hospitalière.

☞ *Vendu sans ordonnance.*

• LILLY FRANCE

Forme	Dosage	N. d'unités	Prix	Prix/jour	Liste	Remb. S.S.	Comm.
Fl. inj. 10 ml	40 U/ml	1	60,00	–	0	65 %	1990

INSULINE UMULINE ZINC COMPOSÉ ★★★

- **Composition :** Insuline humaine biogénétique zinc cristallisée.
- **Domaine :** Nutrition et métabolisme.
- **Activité :** Antidiabétique parentéral.
- **Classe :** Insuline d'action intermédiaire (2 h à 18 h).

Indications : Diabète maigre de type I ou insulinodépendant. Diabète chez la femme enceinte. Diabète avec complications dégénératives. Diabète non insulinodépendant en période d'agression (infections, intervention chirurgicale).

Contre-indications : Hypersensibilité aux constituants. Diabétique ne voulant effectuer aucun contrôle glycémique.

Effets indésirables : Hypoglycémie en cas de surdosage. Mauvaise résorption des injections et apparition de lipodystrophies. Rarement, manifestations allergiques.

Précautions d'emploi : Doit toujours être associé à une alimentation contrôlée. Nécessité d'une surveillance régulière de la glycémie et de la cétonurie de façon à pouvoir adapter les doses. Les injections doivent être faites à un endroit différent, chaque fois, chaque jour. L'injection doit être faite par voie sous-cutanée exclusivement.

Interactions : L'alcool peut favoriser et aggraver les hypoglycémies. Certains médicaments demandent un renforcement de la surveillance glycémique : bêtabloquants, glucocorticoïdes, inhibiteurs de l'enzyme de conversion, salbutamol, aspirine, etc.

Surdosage : Entraîne une hypoglycémie de gravité variable, mais pouvant aboutir au coma et imposant une surveillance hospitalière.

☞ *Vendu sans ordonnance.*

• LILLY FRANCE

Forme	Dosage	N. d'unités	Prix	Prix/ jour	Liste	Remb. S.S.	Comm.
Flacon inj. 10 ml	40 U/ml	1	60,00	–	0	65 %	1990

INSULINE VÉLOSULINE HUMAINE ★★★

- **Composition :** Insuline humaine hémisynthétique d'origine porcine.
- **Domaine :** Nutrition et métabolisme.
- **Activité :** Antidiabétique parentéral.
- **Classe :** Insuline d'action brève (30 min à 3 h).

Indications : Diabète maigre de type I ou insulinodépendant. Diabète chez la femme enceinte. Diabète avec complications dégénératives. Diabète non insulinodépendant en période d'agression (infections, intervention chirurgicale).

Contre-indications : Hypersensibilité aux constituants. Diabétique ne voulant effectuer aucun contrôle glycémique.

Effets indésirables : Hypoglycémie en cas de surdosage. Mauvaise résorption des injections et apparition de lipodystrophies. Rarement, manifestations allergiques.

Précautions d'emploi : Doit toujours être associé à une alimentation contrôlée. Nécessité d'une surveillance régulière de la glycémie et de la cétonurie de façon à pouvoir adapter les doses. Les injections doivent être faites à un endroit différent, chaque fois, chaque jour. L'injection doit être faite par voie sous-cutanée exclusivement.

Interactions : L'alcool peut favoriser et aggraver les hypoglycémies. Certains médicaments demandent un renforcement de la surveillance glycémique : bêtabloquants, glucocorticoïdes, inhibiteurs de l'enzyme de conversion, salbutamol, aspirine, etc.

Surdosage : Entraîne une hypoglycémie de gravité variable, mais pouvant aboutir au coma et imposant une surveillance hospitalière.

☞ *Vendu sans ordonnance.*

• NOVO NORDISK

Forme	Dosage	N. d'unités	Prix	Prix/ jour	Liste	Remb. S.S.	Comm.
Cartouche 2,5 ml	100 U/ml	5	190,20	–	0	65 %	1990

INSULINE VÉLOSULINE NORDISK ★★★

- **Composition :** Insuline porcine monocomposée.
- **Domaine :** Nutrition et métabolisme.
- **Activité :** Antidiabétique parentéral.
- **Classe :** Insuline d'action brève (30 min à 3 h).

Indications : Diabète maigre de type I ou insulinodépendant. Diabète chez la femme enceinte. Diabète avec complications dégénératives. Diabète non insulinodépendant en période d'agression (infections, intervention chirurgicale).

Contre-indications : Hypersensibilité aux constituants. Diabétique ne voulant effectuer aucun contrôle glycémique.

Effets indésirables : Hypoglycémie en cas de surdosage. Mauvaise résorption des injections et apparition de lipodystrophies. Rarement, manifestations allergiques.

Précautions d'emploi : Doit toujours être associé à une alimentation contrôlée. Nécessité d'une surveillance régulière de la glycémie et de la cétonurie de façon à pouvoir adapter les doses. Les injections doivent être faites à un endroit différent, chaque fois, chaque jour. L'injection doit être faite par voie sous-cutanée exclusivement.

Interactions : L'alcool peut favoriser et aggraver les hypoglycémies. Certains médicaments demandent un renforcement de la surveillance glycémique : bêtabloquants, glucocorticoïdes, inhibiteurs de l'enzyme de conversion, salbutamol, aspirine, etc.

Surdosage : Entraîne une hypoglycémie de gravité variable, mais pouvant aboutir au coma et imposant une surveillance hospitalière.

☞ *Vendu sans ordonnance.*

• NOVO NORDISK

Forme	Dosage	N. d'unités	Prix	Prix/jour	Liste	Remb. S.S.	Comm.
Flacon 10 ml	40 U/ml	1	32,00	–	0	65 %	1982

INTERCEED ★★

- **Composition :** Cellulose régénérée oxydée.
- **Domaine :** Chirurgie.
- **Activité :** Compresse antiadhérence.

Indications : Réduction des adhérences postopératoires en chirurgie gynécologique.

Contre-indications : Ne pas utiliser sur un site infecté.

☞ *Usage hospitalier.*

• JOHNSON & JOHNSON

Forme	Dosage	N. d'unités	Prix	Prix/jour	Liste	Remb. S.S.	Comm.
Compresse	7,6 x 10,2	3	Hôp.	–	0	Hôp.	1993
Compresse	7,6 x 10,2	10	Hôp.	–	0	Hôp.	1993

INTERCYTON ★★★

- **Composition :** Flavodate disodique.
- **Domaine :** Cardio-vasculaire.
- **Activité :** Veinotonique. Vasculoprotecteur.

Indications : Signes fonctionnels de l'insuffisance veino-lymphatique : jambes lourdes, œdèmes, crampes. Troubles fonctionnels de la fragilité capillaire : ecchymoses, purpura, saignements. Signes fonctionnels de la crise hémorroïdaire. Troubles de la circulation rétinienne. Saignements génitaux chez la femme lors de la contraception.

Effets indésirables : Troubles gastriques. Prurit, urticaire.

Précautions d'emploi : Non conseillé chez la femme enceinte ou allaitant.

☞ *Vendu sans ordonnance.*

• EVANS MÉDICAL

Forme	Dosage	N. d'unités	Prix	Prix/jour	Liste	Remb. S.S.	Comm.
Gélule	200 mg	30	43,40	6 à 7	0	35 %	1993

INTESTICARBINE ★

- **Composition :** Charbon, belladone, oxyde de magnésium, urotropine, bêta-naphtol, mandélate de calcium, hyposulfite de sodium.
- **Domaine :** Gastro-entérologie.
- **Activité :** Pansement gastro-intestinal
- **Classe :** Charbon.

Indications : Traitement symptomatique des états dyspeptiques avec météorisme et flatulences.

Contre-indications : Glaucome, adénome de la prostate.

Effets indésirables : Sécheresse de la bouche, troubles de la vision, troubles urinaires. Somnolence. Éruptions cutanées.

Précautions d'emploi : Tenir compte d'un apport de sucre dans le granulé.

Interactions : Entraîne une diminution de l'absorption d'un grand nombre de médicaments. Il convient donc de respecter un délai de deux heures entre la prise du produit et d'autres traitements.

☞ *Vendu sans ordonnance.*

- GOUPIL

Forme	Dosage	N. d'unités	Prix	Prix/jour	Liste	Remb. S.S.	Comm.
Granulé	–	110 g	60,75*	–	0	0 %	1952

INTÉTRIX ★★

- **Composition :** Tiliquinol, tibroquinol.
- **Domaine :** Parasitologie.
- **Activité :** Anti-infectieux intestinal. Antiamibien. Antifungique.
- **Classe :** Quinolines.

Indications : Diarrhées aiguës d'origine infectieuse. Amibiase intestinale.

Effets indésirables : Lors de traitements prolongés avec des produits voisins, on a pu voir apparaître dans certains pays des cas d'atteinte neurologique sévère : myélites, neuropathies périphériques.

Précautions d'emploi : Traitements de moins d'un mois.

☞ *Sur prescription médicale.*

- BEAUFOUR

Forme	Dosage	N. d'unités	Prix	Prix/jour	Liste	Remb. S.S.	Comm.
Gélule	–	20	21,90	4 à 7	1	35 %	1966
Gélule	–	40	37,70	4 à 6	1	35 %	1966
Granulé	–	125 g	33,10	2 à 12	1	35 %	1969

INTRAIT DE MARRON D'INDE P ★★

- **Composition :** Marron d'Inde, méthesculétol.
- **Domaine :** Cardio-vasculaire.
- **Activité :** Veinotonique. Vasculoprotecteur.

Indications : Signes fonctionnels de la crise hémorroïdaire.

☞ *Vendu sans ordonnance.*

- SYNTHÉLABO

Forme	Dosage	N. d'unités	Prix	Prix/jour	Liste	Remb. S.S.	Comm.
Sol. buv.	–	60 ml	14,00	0,3 à 3	0	35 %	1940

INTRALIPIDE ★★★

- **Composition :** Huile de soja.
- **Domaine :** Nutrition et métabolisme.
- **Activité :** Alimentation parentérale.
- **Classe :** Émulsions lipidiques.

Indications : Apport de calories lipidiques. Apport d'acides gras essentiels.

Contre-indications : Hyperlipidémies sévères. Insuffisance hépatique.

Effets indésirables : Sueurs, frissons, maux de tête, gêne respiratoire. Altérations fonctionnelles hépatiques. Thrombopénies.
Précautions d'emploi : Perfusion intraveineuse lente.
Interactions : Ne mélanger à aucun autre produit.
☞ *Usage hospitalier.*
• PHARMACIA

Forme	Dosage	N. d'unités	Prix	Prix/jour	Liste	Remb. S.S.	Comm.
Flacon inj. 100 ml	10 %	12	Hôp.	–	0	Hôp.	1964
Flacon inj. 100 ml	20 %	12	Hôp.	–	0	Hôp.	1964
Flacon inj. 250 ml	20 %	12	Hôp.	–	0	Hôp.	1964
Flacon inj. 500 ml	10 %	12	Hôp.	–	0	Hôp.	1964
Flacon inj. 500 ml	20 %	12	Hôp.	–	0	Hôp.	1964

INTRASITE ★★

• **Composition :** Crilanomère.
• **Domaine :** Dermatologie.
• **Activité :** Détersion des plaies.
Indications : Traitement d'appoint à la phase de détersion des ulcères de la jambe.
Contre-indications : Hypersensibilité à un composant. Insuffisance rénale.
Effets indésirables : Douleur lors de l'application. Réactions allergiques possibles : eczéma et dermites de contact.
☞ *Vendu sans ordonnance.*
• SMITH & NEPHEW

Forme	Dosage	N. d'unités	Prix	Prix/jour	Liste	Remb. S.S.	Comm.
Sachet de gel	0,5 g	10	237,00	–	0	35 %	1992

INTRONA ★★★

• **Composition :** Interféron alpha-2b recombinant.
• **Domaine :** Cancérologie. Infectiologie. Hépatologie.
• **Activité :** Immunomodulateur. Antiviral. Cytostatique.
• **Classe :** Interféron.
Indications : Leucémies à tricholeucocytes. Mélanome disséminé. Leucémie myéloïde chronique. Lymphomes non hodgkiniens. Myélome multiple. Sarcome de Kaposi. Cancer du rein métastatique ou récidivant. Traitement de l'hépatite chronique active virale B de l'adulte. Hépatites chroniques non A non B.
Contre-indications : Maladie cardiaque, hépatique, rénale sévère. Antécédents d'épilepsie. Hépatite chronique avec cirrhose décompensée.
Effets indésirables : Syndrome pseudo-grippal avec fièvre. Troubles du rythme cardiaque. Nausées, vomissements. Somnolence.
Précautions d'emploi : Une surveillance biologique s'impose comportant un hémogramme, des tests de la fonction hépatique et rénale.
Interactions : Ne pas associer à l'aspirine ni aux anti-inflammatoires stéroïdiens.
☞ *Sur prescription médicale. Usage hospitalier.*
• SCHERING-PLOUGH

Forme	Dosage	N. d'unités	Prix	Prix/jour	Liste	Remb. S.S.	Comm.
Amp. inj.	1 M U.I.	1	Hôp.	–	1	Hôp.	1990
Amp. inj.	3 M U.I.	1	Hôp.	–	1	Hôp.	1987
Amp. inj.	5 M U.I.	1	Hôp.	–	1	Hôp.	1987
Amp. inj.	10 M U.I.	1	Hôp.	–	1	Hôp.	1987
Amp. inj.	30 M U.I.	1	Hôp.	–	1	Hôp.	1987

IOBAN 2 ★★★

- **Composition :** Film de polyester revêtu d'un adhésif contenant 2 % d'iode.
- **Domaine :** Chirurgie.
- **Activité :** Antiseptique local.

Indications : Préparation de la surface opératoire lors des interventions chirurgicales de longue durée ou en orthopédie.

Contre-indications : Allergie à l'iode. Femme enceinte. Dysfonctionnements thyroïdiens.

Effets indésirables : Réactions allergiques.

Précautions d'emploi : Doit être utilisé en milieu spécialisé.

☞ *Usage hospitalier.*

- 3M SANTÉ

Forme	Dosage	N. d'unités	Prix	Prix/ jour	Liste	Remb. S.S.	Comm.
Champ 10 x 10	2 %	25	Hôp.	–	0	Hôp.	–
Champ 10 x 20	2 %	10	Hôp.	–	0	Hôp.	–
Champ 35 x 35	2 %	10	Hôp.	–	0	Hôp.	–
Champ 43 x 33	2 %	5	Hôp.	–	0	Hôp.	–
Champ 45 x 60	2 %	10	Hôp.	–	0	Hôp.	–
Champ 48 x 25	2 %	5	Hôp.	–	0	Hôp.	–
Champ 60 x 60	2 %	10	Hôp.	–	0	Hôp.	–
Champ 60 x 85	2 %	10	Hôp.	–	0	Hôp.	–
Champ 160 x 58 x 36	2 %	5	Hôp.	–	0	Hôp.	–

IODÉINE ★★

- **Composition :** Codéine, benzoate de sodium.
- **Domaine :** Pneumologie.
- **Activité :** Antitussif.
- **Classe :** Opium et dérivés.

Indications : Proposé dans le traitement des toux non productives.

Contre-indications : Enfant de moins de 15 ans. Asthme, insuffisance respiratoire.

Effets indésirables : Constipation, somnolence, nausées, vomissements, dépression respiratoire. L'augmentation des doses et la prolongation de l'administration peuvent conduire à la dépendance et à la toxicomanie.

Précautions d'emploi : Ne pas prendre d'alcool pendant le traitement. Prudence chez le sujet âgé. Déconseillé chez la femme enceinte ou allaitant. Le traitement doit être de courte durée. Donne une réaction positive au contrôle antidopage.

Interactions : L'activité et les effets secondaires peuvent être augmentés par les autres dépresseurs du système nerveux central.

Surdosage : Entraîne une somnolence avec dépression des centres respiratoires imposant l'hospitalisation.

☞ *Vendu sans ordonnance.*

- AÉROCID

Forme	Dosage	N. d'unités	Prix	Prix/jour	Liste	Remb. S.S.	Comm.
Sirop	–	200 ml	37,00*	–	0	0 %	–

IODO-GLUTHIONAL VITAMINE B1 ★

- **Composition :** Triméthyliodosulfonium carbonate de sodium, thiamine.
- **Domaine :** Rhumatologie.
- **Activité :** Antiarthrosique.

Indications : Utilisé dans le traitement de l'arthrose.

Contre-indications : Intolérance à l'iode et à la thiamine.

Effets indésirables : Risque de troubles thyroïdiens. Exceptionnellement, hypotension, choc.

Précautions d'emploi : Déconseillé chez la femme enceinte.

☞ *Vendu sans ordonnance.*

- GERDA

Forme	Dosage	N. d'unités	Prix	Prix/jour	Liste	Remb. S.S.	Comm.
Amp. inj.	40 mg	5	70,85*	–	0	0 %	1982

IODORGANINE T ★

- **Composition :** Glande thyroïde de porc.
- **Domaine :** Endocrinologie.
- **Activité :** Hormone thyroïdienne.

Indications : Traitement des hypothyroïdies lorsque le patient est déja équilibré par les extraits thyroïdiens.

Contre-indications : Ne doit pas être utilisé dans le traitement de l'obésité. Absolues : hyperthyroïdies, insuffisance cardiaque décompensée. Relatives : insuffisance coronaire, troubles du rythme cardiaque. Hyperanxiété.

Effets indésirables : Signes d'hyperthyroïdie : nervosité, tachycardie, amaigrissement, diarrhée. Troubles des règles.

Précautions d'emploi : Grande prudence chez les patients présentant une hypertension, une angine de poitrine, une tuberculose, un diabète. Une surveillance par le dosage des hormones thyroïdiennes et de la thyréostimuline est indispensable.

Interactions : Peut augmenter l'action des anticoagulants oraux, des antidépresseurs tricycliques. Peut entraîner un certain déséquilibre d'un diabète.

Surdosage : Entraîne des signes d'hyperthyroïdie, dont le premier est l'accélération cardiaque.

☞ *Sur prescription médicale.*

- AUGOT

Forme	Dosage	N. d'unités	Prix	Prix/jour	Liste	Remb. S.S.	Comm.
Comprimé	75 mg	88	55,00*	–	2	0 %	1993
Comprimé	75 mg	264	132,00*	–	2	0 %	1993

IODUCYL ★

- **Composition :** Iodure de sodium, iodure de potassium.
- **Domaine :** Ophtalmologie.
- **Activité :** Anticataracte.
- **Classe :** Iode et dérivés.

Indications : Proposé dans le traitement de la cataracte.

Contre-indications : Hypersensibilité à l'iode.

Effets indésirables : Réactions d'hypersensibilisation.

Interactions : Ne pas associer à des applications de pommade mercurielle.

☞ *Vendu sans ordonnance.*

- CIBA VISION

Forme	Dosage	N. d'unités	Prix	Prix/jour	Liste	Remb. S.S.	Comm.
Collyre	–	15 ml	9,70	–	0	65 %	1963

IONARTHROL ★

- **Composition :** Sulfates de manganèse, de magnésium, de sodium, ferrique. Chlorures de nickel et de calcium.
- **Domaine :** Rhumatologie.
- **Activité :** Antiarthrosique.

Indications : Utilisé dans le traitement de fond des arthroses.

Contre-indications : Intolérance au soufre.

Effets indésirables : Troubles digestifs à type d'épigastralgie.

☞ *Vendu sans ordonnance.*

- PICOT

Forme	Dosage	N. d'unités	Prix	Prix/jour	Liste	Remb. S.S.	Comm.
Sachet	–	45	20,70	1,4	0	35 %	1944

IONIMAG ★★

- **Composition :** Lactate de magnésium.
- **Domaine :** Nutrition et métabolisme.
- **Activité :** Éléments minéraux.
- **Classe :** Magnésium.

Indications : Carences magnésiennes avérées, isolées ou associées. Spasmophilie.

Contre-indications : Insuffisance rénale sévère.

Effets indésirables : Diarrhée, douleurs abdominales.

Interactions : Ne pas associer à des médicaments à base de phosphate. Décaler de trois heures les prises de calcium et de tétracycline.

☞ *Vendu sans ordonnance.*

- BYK FRANCE

Forme	Dosage	N. d'unités	Prix	Prix/jour	Liste	Remb. S.S.	Comm.
Comprimé	1 g	30	25,80	2,6 à 3,4	0	35 %	1986

IONITAN ★★★

- **Composition :** Sodium, potassium, calcium, magnésium, chlorure, acétate, sulfate, lactate, phosphate.
- **Domaine :** Nutrition et métabolisme.
- **Activité :** Alimentation parentérale.
- **Classe :** Solutions associées.

Indications : Rééquilibration hydroélectrolytique.

Contre-indications : Hyperkaliémie.

Effets indésirables : Hyperkaliémie.

Précautions d'emploi : Une surveillance biologique de l'équilibre hydroélectrolytique est toujours indispensable. A utiliser toujours dilué.

☞ *Usage hospitalier.*

- AGUETTANT

Forme	Dosage	N. d'unités	Prix	Prix/jour	Liste	Remb. S.S.	Comm.
Flacon	–	25	Hôp.	–	0	Hôp.	–

IONOKA ★★★

- **Composition :** Chlorure de sodium, chlorure de potassium, glucose soit 5 %, soit 10 %.
- **Domaine :** Nutrition et métabolisme.
- **Activité :** Alimentation parentérale.
- **Classe :** Solutions associées.

Indications : Apport calorique et rééquilibration hydroélectrolytique. Déshydratation.

Contre-indications : Hyperhydratation.

Précautions d'emploi : Une surveillance biologique de l'équilibre hydroélectrolytique est toujours indispensable.

☞ *Vendu sans ordonnance.*

- BAXTER

Forme	Dosage	N. d'unités	Prix	Prix/jour	Liste	Remb. S.S.	Comm.
Flacon inj. 250 ml	G 5 %	1	–	–	0	65 %	–
Flacon inj. 250 ml	G 10 %	1	–	–	0	65 %	–
Flacon inj. 500 ml	G 5 %	1	11,75	–	0	65 %	–
Flacon inj. 500 ml	G 10 %	1	12,45	–	0	65 %	–
Flacon inj. 1 000 ml	G 5 %	1	26,75	–	0	65 %	–
Flacon inj. 1 000 ml	G 10 %	1	17,25	–	0	65 %	–

IONYL

- **Composition :** Acide phosphorique, glycérophosphates de sodium, de magnésium et de manganèse, eau de mer.
- **Domaine :** Nutrition et Métabolisme.
- **Activité :** Antiasthénique.

Indications : Utilisé dans le traitement de l'asthénie fonctionnelle, en l'absence d'activité spécifique démontrée.

Contre-indications : Lithiase urique. Ulcère gastrique.

Précautions d'emploi : Traitement toujours de courte durée.

☞ *Vendu sans ordonnance.*

• PHARMADÉVELOPPEMENT

Forme	Dosage	N. d'unités	Prix	Prix/jour	Liste	Remb. S.S.	Comm.
Sol. buv.	–	35 ml	52,00*	–	0	0 %	1929

IOPAMICRON 200 ★★★

• **Composition :** Iopamidol.
• **Domaine :** Imagerie médicale.
• **Activité :** Produit de contraste iodé.
• **Classe :** Triiodé de basse osmolarité.

Indications : Opacification des espaces sous-arachnoïdiens, intrarachidiens et intracrâniens : saccoradiculographies, myélographies, cisternographies, discographies.

Effets indésirables : Troubles bénins : toux, oppression respiratoire, sensation de chaleur, angoisse, érythème facial, prurit, urticaire. Troubles plus tardifs, mais plus graves : sueurs profuses, troubles du rythme cardiaque, asthme, convulsions, arrêt circulatoire.

Précautions d'emploi : Prudence en cas d'insuffisance hépatique, cardiaque ou respiratoire. Maintenir une hydratation suffisante.

Interactions : Suspendre les traitements suivants quelques jours avant l'examen : bêtabloquants, diurétiques, métformine.

☞ *Sur prescription médicale.*

• SCHERING

Forme	Dosage	N. d'unités	Prix	Prix/jour	Liste	Remb. S.S.	Comm.
Flacon inj.	10 ml	1	80,90	–	2	65 %	1982
Flacon inj.	15 ml	1	114,90	–	2	65 %	1982

IOPAMICRON 300 ★★★

• **Composition :** Iopamidol.
• **Domaine :** Imagerie médicale.
• **Activité :** Produit de contraste iodé.
• **Classe :** Triiodé de basse osmolarité.

Indications : Opacification des espaces sous-arachnoïdiens, intrarachidiens et intracrâniens : saccoradiculographies, myélographies, cisternographies, discographies. Opacifications radiologiques locales : arthrographies, artériographie sélective, urographie intraveineuse.

Effets indésirables : Troubles bénins : toux, oppression respiratoire, sensation de chaleur, angoisse, érythème facial, prurit, urticaire. Troubles plus tardifs, mais plus graves : sueurs profuses, troubles du rythme cardiaque, asthme, convulsions, arrêt circulatoire.

Précautions d'emploi : Prudence en cas d'insuffisance hépatique, cardiaque ou respiratoire. Maintenir une hydratation suffisante.

Interactions : Suspendre les traitements suivants quelques jours avant l'examen : bêtabloquants, diurétiques, métformine.

☞ *Sur prescription médicale.*

• SCHERING

Forme	Dosage	N. d'unités	Prix	Prix/ jour	Liste	Remb. S.S.	Comm.
Flacon inj.	10 ml	1	114,90	–	2	65 %	1984
Flacon inj.	50 ml	1	152,80	–	2	65 %	1984
Flacon inj.	100 ml	1	294,50	–	2	65 %	1984
Flacon inj.	200 ml	1	497,20	–	2	65 %	1984
Flac. inj. + matériel	50 ml	1	161,40	–	2	65 %	1991

IOPAMICRON 370 ★★★

• **Composition :** Iopamidol.
• **Domaine :** Imagerie médicale.
• **Activité :** Produit de contraste iodé.
• **Classe :** Triiodé de basse osmolarité.

Indications : Opacification vasculaire : aortographie, angiographie, coronarographie. Urographie intraveineuse. Hystérosalpingographie.

Contre-indications : Ne pas utiliser par voie sous-arachnoïdienne ou épidurale.

Effets indésirables : Troubles bénins : toux, oppression respiratoire, sensation de chaleur, angoisse, érythème facial, prurit, urticaire. Troubles plus tardifs, mais plus graves : sueurs profuses, troubles du rythme cardiaque, asthme, convulsions, arrêt circulatoire.

Précautions d'emploi : Prudence en cas d'insuffisance hépatique, cardiaque ou respiratoire. Maintenir une hydratation suffisante.

Interactions : Suspendre les traitements suivants quelques jours avant l'examen : bêtabloquants, diurétiques, métformine.

☞ *Sur prescription médicale.*

• SCHERING

Forme	Dosage	N. d'unités	Prix	Prix/ jour	Liste	Remb. S.S.	Comm.
Flacon inj.	20 ml	1	77,10	–	2	65 %	1984
Flacon inj.	50 ml	1	181,00	–	2	65 %	1984
Flacon inj.	100 ml	1	351,00	–	2	65 %	1984
Flacon inj.	200 ml	1	594,40	–	2	65 %	1984
Flac. inj. + matériel	50 ml	1	189,60	–	2	65 %	1991

IPSER EUROPE PASTEUR ★

- **Composition :** Sérum provenant de chevaux hyperimmunisés contre les vipères aspis, bérus et ammodytes.
- **Domaine :** Infectiologie.
- **Activité :** Immunoglobulines hétérologues.
- **Classe :** Antivipérin.

Indications : Traitement des morsures par vipères de France ou d'Europe.

Contre-indications : Réactions antérieures à un sérum hétérologue.

Effets indésirables : Maladie sérique avec fièvre, œdèmes, éruptions, choc, à traiter d'urgence.

Précautions d'emploi : Procéder à une administration progressive.

☞ *Vendu sans ordonnance.*

• PASTEUR VACCINS

Forme	Dosage	N. d'unités	Prix	Prix/jour	Liste	Remb. S.S.	Comm.
Seringue	–	1	355,00	–	0	0 %	1973

IRICLAIR ★

- **Composition :** Acide borique, phényléphrine, édétate de sodium.
- **Domaine :** Ophtalmologie.
- **Activité :** Antiseptique local. Vasoconstricteur local.
- **Classe :** Stimulant alpha-adrénergique.

Indications : Traitement antiseptique et décongestif des yeux rouges.

Contre-indications : Hypersensibilité au produit. Glaucome. Enfant de moins de 3 ans.

Effets indésirables : Entraîne une dilatation de la pupille.

Précautions d'emploi : Donne une réaction positive au contrôle antidopage. Traitement de courte durée.

Interactions : Ne pas associer aux antidépresseurs de type IMAO.

☞ *Vendu sans ordonnance.*

• LÉDERLÉ

Forme	Dosage	N. d'unités	Prix	Prix/jour	Liste	Remb. S.S.	Comm.
Collyre	–	10 x 0,4 ml	33,00*	–	0	0 %	–

I. R. S. 19

- **Composition :** Lysats d'antigènes de pneumocoque, streptocoque, staphylocoque, Klebsiella, moraxelle, Haemophilus influenzae.
- **Domaine :** Allergie et immunologie. Pneumologie. ORL.
- **Activité :** Immunostimulant.

Indications : Traitement curatif et préventif des infections de la sphère ORL et des voies respiratoires supérieures : rhinites, rhino-bronchites, amygdalites, pharyngites,

rhino-pharyngites, bronchites aiguës et chroniques, otites, sinusites, etc.
Interactions : Ne pas prescrire de vasoconstricteurs.

☞ *Vendu sans ordonnance.*
• SARBACH

Forme	Dosage	N. d'unités	Prix	Prix/jour	Liste	Remb. S.S.	Comm.
Spray nasal	–	20 ml	24,40	1,6 à 4	0	35 %	1967

ISKÉDYL ★

• **Composition :** Raubasine, dihydrœrgocristine.
• **Domaine :** Cardio-vasculaire.
• **Activité :** Vasodilatateur. Anti-ischémique.
• **Classe :** Antagoniste alpha-adrénergique. Agoniste dopaminergique. Dérivé de l'ergot de seigle.
Indications : Déficit intellectuel pathologique du sujet âgé. Étourdissements du sujet âgé. Troubles rétiniens d'origine vasculaire. Accidents vasculaires cérébraux
Contre-indications : État de choc.
Effets indésirables : Nausées.
Interactions : Ne pas associer aux antidépresseurs de type IMAO.
☞ *Sur prescription médicale.*
• PIERRE FABRE

Forme	Dosage	N. d'unités	Prix	Prix/jour	Liste	Remb. S.S.	Comm.
Sol. buv.	8 mg/ml	30 ml	31,90	2,2 à 3	2	65 %	1970
Comprimé	4,8 mg	100	54,80	2,2 à 3	2	65 %	1979
Compr. fort	9,6 mg	56	50,20	3	2	65 %	1988
Compr. fort	9,6 mg	112	90,50	3	2	65 %	1988
Amp. inj.	6,25 mg	6	26,50	13 à 26	2	65 %	1973

ISMÉLINE ★★

• **Composition :** Guanéthidine.
• **Domaine :** Ophtalmologie.
• **Activité :** Antiglaucomateux. Mydriatique.
• **Classe :** Ganglioplégique.
Indications : Glaucome chronique. Rétractions palpébrales d'origine thyroïdienne ou autre.
Contre-indications : Risque de glaucome aigu par fermeture de l'angle.
Effets indésirables : Sensation de picotement et hyperhémie conjonctivale.
Précautions d'emploi : Prudence chez les patients présentant une maladie cardio-vasculaire.
☞ *Sur prescription médicale.*
• CIBA VISION

Forme	Dosage	N. d'unités	Prix	Prix/jour	Liste	Remb. S.S.	Comm.
Collyre	5 %	10 ml	16,70	–	1	65 %	1973

ISOBAR ★★★

• **Composition :** Méthylcyclothiazide, triamtérène.
• **Domaine :** Cardio-vasculaire.
• **Activité :** Diurétique.
• **Classe :** Association de diurétiques.
Indications : Hypertension artérielle.
Contre-indications : Hypersensibilité aux sulfamides. Hyperkaliémie. Insuffisance rénale.
Effets indésirables : Troubles gastro-intestinaux. Éruptions cutanées. Déshydratation. Hyponatrémie. Hypokaliémie. Élévation de l'uricémie et de la glycémie.
Précautions d'emploi : Avant et en cours de traitement, surveiller la fonction rénale et faire des dosages réguliers de sodium et de potassium dans le sang. Déconseillé chez la femme enceinte ou allaitant. Donne une réaction positive au contrôle antidopage.
Interactions : Peut modifier la concentration de lithium dans le sang chez les patients traités par ce produit. Associer avec

prudence avec les anti-inflammatoires, certains antibiotiques, certains antidiabétiques. Potentialise l'action des antihypertenseurs.

Surdosage : Surveiller l'hydratation du patient.

☞ *Sur prescription médicale.*
• LOGEAIS

Forme	Dosage	N. d'unités	Prix	Prix/jour	Liste	Remb. S.S.	Comm.
Comprimé	M 5 mg T 150 mg	30	42,10	1,4	2	65 %	1988

ISOCARD ★★★

• **Composition :** Isosorbide dinitrate.
• **Domaine :** Cardio-vasculaire.
• **Activité :** Antiangoreux. Vasodilatateur.
• **Classe :** Dérivé nitré.

Indications : Crise d'angine de poitrine.

Effets indésirables : Maux de tête. Hypotension avec vertiges et parfois syncope. Troubles digestifs.

Précautions d'emploi : La pulvérisation doit être effectuée sous la langue en tenant le flacon vertical. Prudence chez le sujet âgé ou présentant une hypotension. Éviter la prise d'alcool, qui accroît les effets secondaires.

Interactions : Les vasodilatateurs, les antihypertenseurs majorent l'hypotension.

Surdosage : Entraîne une vasodilatation généralisée et des modifications de l'hémoglobine entraînant une coloration bleue de la peau (méthémoglobinémie).

☞ *Sur prescription médicale.*
• SCHWARZ PHARMA

Forme	Dosage	N. d'unités	Prix	Prix/jour	Liste	Remb. S.S.	Comm.
Sol. subling.	1,25 mg/ pulv.	150 pulv.	24,80	0,2 à 1	2	65 %	1988

ISOFRA ★

• **Composition :** Framycétine.
• **Domaine :** ORL.
• **Activité :** Antibiotique local.
• **Classe :** Aminoside.

Indications : Traitement local d'appoint des infections de la muqueuse rhino-pharyngée.

Contre-indications : Allergie au constituant.

Effets indésirables : Allergie locale.

Précautions d'emploi : Traitement de courte durée.

☞ *Vendu sans ordonnance.*
• BOUCHARA

Forme	Dosage	N. d'unités	Prix	Prix/jour	Liste	Remb. S.S.	Comm.
Sol. nasale	1,25 %	15 ml	14,80	–	0	35 %	1979

ISOMÉRIDE ★★★

• **Composition :** Dexfenfluramine.
• **Domaine :** Nutrition et métabolisme.
• **Activité :** Anorexigène.
• **Classe :** Amine sérotoninergique.

Indications : Adjuvant des régimes restrictifs au cours du traitement de l'obésité. Troubles du comportement alimentaire : compulsion pour les sucres.

Contre-indications : Enfant. Sujets instables psychologiquement. Toxicomanes, alcooliques. Glaucome. Hypersensibilité aux constituants.

Effets indésirables : Troubles digestifs légers, sécheresse de la bouche, nausées, constipation, diarrhée. Somnolence, maux de tête, nervosité, dépression. Hypertension pulmonaire.

Précautions d'emploi : Donne une réaction positive au contrôle antidopage. Déconseillé chez la femme enceinte. Prudence en cas d'insuffisance hépatique ou rénale.

Interactions : Ne pas associer à un antidépresseur de type IMAO. Peut potentialiser tous les dépresseurs du système nerveux, les antihypertenseurs, les sulfamides hypoglycémiants.

☞ *Sur prescription médicale.*
• ARDIX

Forme	Dosage	N. d'unités	Prix	Prix/jour	Liste	Remb. S.S.	Comm.
Gélule	15 mg	60	165,00*	–	1	0 %	1985

ISOMYRTINE ★★

- **Composition :** Pholcodine, isomyrtol.
- **Domaine :** Pneumologie.
- **Activité :** Antitussif.
- **Classe :** Opium et dérivés.

Indications : Traitement symptomatique des toux non productives.

Contre-indications : Enfant de moins de 15 ans. Asthme, insuffisance respiratoire.

Effets indésirables : Constipation, somnolence, nausées, vomissements. Dépression respiratoire. Intolérance digestive.

Précautions d'emploi : Ne pas prendre d'alcool pendant le traitement. Prudence chez le sujet âgé. Déconseillé chez la femme enceinte ou allaitant. Le traitement doit être de courte durée. Donne une réaction positive au contrôle antidopage.

Interactions : L'activité et les effets secondaires peuvent être augmentés par l'association à d'autres dépresseurs du système nerveux central.

Surdosage : Entraîne une somnolence avec possible dépression des centres respiratoires imposant l'hospitalisation.

☞ *Vendu sans ordonnance.*

• LAPHAL

Forme	Dosage	N. d'unités	Prix	Prix/jour	Liste	Remb. S.S.	Comm.
Capsule	18 mg	20	26,30	–	0	35 %	1991

ISOPRÉNALINE BRUNEAU ★★★

- **Composition :** Isoprénaline.
- **Domaine :** Cardio-vasculaire.
- **Activité :** Antihypotenseur.
- **Classe :** Stimulant bêta-adrénergique.

Indications : État de choc quelle qu'en soit l'origine. Bradycardie extrême. Arrêt cardiaque

Contre-indications : Fréquence cardiaque supérieure à 140/min. Hyperexcitabilité cardiaque. Hyperthyroïdie.

Effets indésirables : Bouffées de chaleur. Palpitations. Tremblements. Troubles du rythme ventriculaire. Hypotension. Crise d'angine de poitrine.

Précautions d'emploi : Administrer sous contrôle cardiologique. Prudence chez les diabétiques et les patients recevant de la digitaline. Donne une réaction positive au contrôle antidopage.

Interactions : Ne pas associer à l'adrénaline. Ne pas associer avec certains anesthésiques gazeux, certains antidépresseurs imipraminiques ou IMAO.

Surdosage : Entraîne maux de tête, tachycardie, extrasystoles cardiaques.

☞ *Sur prescription médicale.*

• BRAUN MÉDICAL

Forme	Dosage	N. d'unités	Prix	Prix/jour	Liste	Remb. S.S.	Comm.
Amp. inj. + ser.	0,2 mg	10	Hôp.	–	1	Hôp.	1987
Amp. inj. + ser.	1 mg	10	Hôp.	–	1	Hôp.	1987

ISOPRINOSINE ★★★

- **Composition :** Inosine acédobène dimépranol.
- **Domaine :** Allergie et immunologie.
- **Activité :** Immunostimulant.

Indications : Rougeoles sévères. Leucoencéphalites subaiguës sclérosantes.

Effets indésirables : Augmentation de l'uricémie et de l'uricurie.

Précautions d'emploi : Prudence chez les patients présentant une lithiase urique.

☞ *Vendu sans ordonnance.*

• SYNTHÉLABO FRANCE

Forme	Dosage	N. d'unités	Prix	Prix/jour	Liste	Remb. S.S.	Comm.
Comprimé	500 mg	16	52,10	19,5	0	65 %	1979
Comprimé	500 mg	40	105,00	16	0	65 %	1979

ISOPTINE ★★★

- **Composition :** Vérapamil.
- **Domaine :** Cardio-vasculaire.
- **Activité :** Antiangoreux. Antihypertenseur. Vasodilatateur.
- **Classe :** Antagoniste calcique.

Indications : Prévention de la crise d'angine de poitrine. Tachycardies auriculaires. Hypertension artérielle.

Contre-indications : Insuffisance cardiaque grave. Troubles de conduction cardiaque. A été utilisé chez la femme enceinte.

Effets indésirables : Constipation. Hypotension, ralentissement cardiaque.

Précautions d'emploi : Prudence chez le patient présentant une insuffisance cardiaque et chez le sujet âgé.

Interactions : Potentialisation des effets des bêtabloquants et de tous les autres antihypertenseurs. Ne pas associer, en général avec un traitement antiarythmisant. Peut entraîner un surdosage chez les patients prenant de la carbamazépine (Tégrétol). Efficacité augmentée par la cimétidine (Tagamet)

Surdosage : Entraîne des troubles de la conduction cardiaque, une hypotension imposant la surveillance en centre spécialisé.

☞ *Sur prescription médicale.*

• KNOLL

Forme	Dosage	N. d'unités	Prix	Prix/jour	Liste	Remb. S.S.	Comm.
Comprimé	120 mg	40	61,00	3 à 4,5	1	65 %	1971
Comprimé	40 mg	75	28,80	1 à 2,3	1	65 %	1969
Compr. LP	240 mg	30	97,10	3,2	1	65 %	1988
Gélule	120 mg	40	61,00	3 à 4,5	1	65 %	1994
Amp. inj.	5 mg	5	15,90	3 à 9	1	65 %	1971

ISOPTO-CARBACHOL ★★★

- **Composition :** Carbachol.
- **Domaine :** Ophtalmologie.
- **Activité :** Antiglaucomateux. Myotique.
- **Classe :** Parasympathomimétique direct.

Indications : Glaucome subaigu ou chronique.

Contre-indications : Hypersensibilité au produit. Iridocyclites.

Effets indésirables : Myosis avec modification du champ visuel. Troubles de l'acuité visuelle, larmoiement. Maux de tête. Hypersalivation.

Précautions d'emploi : Non conseillé chez la femme enceinte ou allaitant. Prudence chez les patients exposés à un décollement de la rétine.

Interactions : Potentialisation des curares utilisés en anesthésie.

☞ *Vendu sans ordonnance.*

• ALCON

Forme	Dosage	N. d'unités	Prix	Prix/jour	Liste	Remb. S.S.	Comm.
Collyre	1,5 %	15 ml	8,40	–	0	65 %	–
Collyre	3 %	15 ml	8,80	–	0	65 %	–

ISOPTO-HOMATROPINE ★★

- **Composition :** Bromhydrate d'homatropine.
- **Domaine :** Ophtalmologie.
- **Activité :** Mydriatique.
- **Classe :** Anticholinergique.

Indications : Traitement des uvéites antérieures : iritis, iridocyclites, et postérieures. Obtention d'une paralysie de l'accommodation.

Contre-indications : Hypersensibilité au produit. Risque de glaucome aigu par fermeture de l'angle. Troubles vésico-prostatiques.

Effets indésirables : Sécheresse de la ouche, mydriase prolongée, troubles de la ision. Tachycardie, constipation, synrome confusionnel.

Précautions d'emploi : Prudence chez le sujet âgé.

☞ *Sur prescription médicale.*

• ALCON

Forme	Dosage	N. d'unités	Prix	Prix/jour	Liste	Remb. S.S.	Comm.
Collyre	1 %	10 ml	5,90	–	1	65 %	1962

ISOPTO-PILOCARPINE ★★★

Composition : Pilocarpine.
Domaine : Ophtalmologie.
Activité : Antiglaucomateux. Myotique.
Classe : Parasympathomimétique direct.
Indications : Crises aiguës de glaucome ar fermeture de l'angle. Glaucome chronique simple.
Contre-indications : Hypersensibilité au roduit. Iridocyclites.

Effets indésirables : Myosis avec modification du champ visuel. Troubles de l'acuité visuelle, larmoiement. Maux de tête. Hypersalivation.

Interactions : Potentialisation des curares utilisés en anesthésie.

☞ *Vendu sans ordonnance.*

• ALCON

Forme	Dosage	N. d'unités	Prix	Prix/jour	Liste	Remb. S.S.	Comm.
Collyre	0,5 %	10 ml	11,30	–	0	65 %	1976
Collyre	1 %	10 ml	11,40	–	0	65 %	1971
Collyre	2 %	10 ml	13,20	–	0	65 %	1965
Collyre	3 %	10 ml	13,70	–	1	65 %	1978
Collyre	4 %	10 ml	14,20	–	1	65 %	1971

ISORYTHM ★★★

Composition : Disopyramide.
Domaine : Cardio-vasculaire.
Activité : Antiarythmique.
Classe : Antiarythmique classe 1.
Indications : Troubles du rythme auriculaire : extrasystoles, arythmie avec fibrillaon. Tachycardie paroxystique. Troubles du ythme ventriculaire : tachycardie, extrasysoles.
Contre-indications : Troubles de la onduction intracardiaque. Insuffisance cariaque.
Effets indésirables : Poussée d'insuffiance cardiaque. Sécheresse de la bouche, onstipation, rétention d'urine. Troubles de a vision, glaucome.

Précautions d'emploi : Déconseillé chez la femme enceinte ou allaitant. Prudence chez le sujet âgé : risque d'hypoglycémie. En cas d'insuffisance cardiaque, un traitement cardiotonique par la digitaline peut se révéler utile. Dans tous les cas, corriger l'hypokaliémie.

Interactions : Ne pas associer avec les autres antiarythmiques : bépridil, quinidine, sotalol, amiodarone. Ne pas associer avec vincamine ou lidoflazine. Prudence en cas d'association avec les bêtabloquants.

Surdosage : Entraîne un coma avec hypotension et possibilité d'arrêt cardiaque : hospitalisation immédiate.

☞ *Sur prescription médicale.*

• MERCK-CLÉVENOT

Forme	Dosage	N. d'unités	Prix	Prix/jour	Liste	Remb. S.S.	Comm.
Gélule	100 mg	40	37,20	3 à 6	1	65 %	1989
Gélule LP	125 mg	20	30,30	3 à 6	1	65 %	1989
Gélule LP	250 mg	20	50,10	5 à 7,5	1	65 %	1989

ISOTONYL BÉTAÏNE ★

- **Composition :** Sulfate disodique, phosphate disodique, carbonate monosodique, bromure de bétaïne.
- **Domaine :** Gastro-entérologie.
- **Activité :** Antiacide œso-gastrique.
- **Classe :** Sels alcalins.

Indications : Traitement symptomatique des douleurs liées aux affections œso-gastro-duodénales.

Contre-indications : Diarrhée.

Précautions d'emploi : Prudence en ca d'insuffisance rénale. Chez les sujets sui vant un régime sans sel, tenir compte de l quantité de sel contenue dans le produit.

Interactions : Entraîne une diminutio de l'absorption d'un grand nombre de médi caments. Il convient donc de respecter u délai de deux heures entre la prise du pro duit et d'autres traitements.

☞ *Vendu sans ordonnance.*

• STERLING MIDY

Forme	Dosage	N. d'unités	Prix	Prix/jour	Liste	Remb. S.S.	Comm.
Comprimé	–	26	34,00*	–	0	0 %	–

ISOTREX ★★★

- **Composition :** Isotrétinoïne
- **Domaine :** Dermatologie.
- **Activité :** Antiacnéique local.
- **Classe :** Trétinoïne et dérivés.

Indications : Acné polymorphe juvénile. Acné à comédon ou microkystique.

Contre-indications : Hypersensibilité au composant.

Effets indésirables : Phénomènes irritatifs : érythème avec sensation de cuisson Recrudescence temporaire de l'acné.

Précautions d'emploi : Pas de lavage trop fréquents. Ne pas utiliser de solution alcoolisées. Éviter le contact avec les mu queuses. Ne pas s'exposer au soleil. En ca de coup de soleil interrompre le traitement

☞ *Sur prescription médicale.*

• STIEFEL

Forme	Dosage	N. d'unités	Prix	Prix/jour	Liste	Remb. S.S.	Comm.
Gel	0,05 %	25 g	62,90*	–	1	0 %	1995
Gel	0,05 %	30 g	78,50*	–	1	0 %	1992

ISPAGHUL

- **Composition :** Huile de vaseline, graines de plantago ovata.
- **Domaine :** Gastro-entérologie.
- **Activité :** Laxatif de lest. Laxatif lubrifiant.
- **Classe :** Mucilage.

Indications : Traitement symptomatique de la constipation associé aux mesures hygiéno-diététiques.

Contre-indications : Constipation récente inexpliquée, persistante n'ayant pa fait l'objet d'examens médicaux. Syndrom occlusif. Fécalome.

Effets indésirables : Sensation de bal lonnement abdominal.

Précautions d'emploi : Pas d'utilisatio prolongée. Prudence chez le sujet âgé o alité.

☞ *Vendu sans ordonnance.*

• AMIDO

Forme	Dosage	N. d'unités	Prix	Prix/jour	Liste	Remb. S.S.	Comm.
Gel	–	250 g	35,00	–	0	0 %	–

ISTAMYL ★★★

- **Composition :** Isothipendyl.
- **Domaine :** Allergie et immunologie.
- **Activité :** Antihistaminique H1.
- **Classe :** Antihistaminique anticholinergique.

Indications : Traitement symptomatique des manifestations allergiques : rhinite, conjonctivite, urticaire. Traitement adjuvar des affections dermatologiques prurigi neuses.

Contre-indications : Hypersensibilité a produit. Glaucome. Troubles urétro-prosta tiques.

Effets indésirables : Somnolence diurne. Sécheresse de la bouche. troubles urinaires, troubles visuels. Exceptionnellement, confusion mentale chez le sujet âgé.

Précautions d'emploi : Prudence chez le sujet âgé, l'insuffisant hépatique et rénal. Déconseillé chez la femme enceinte ou allaitant. L'absorption d'alcool est déconseillée.

Interactions : On observe une augmentation des effets secondaires lors d'association avec les dépresseurs du système nerveux central : alcool, antidépresseurs, anxiolytiques, neuroleptiques, hypnotiques, analgésiques. Ne pas associer à d'autres produits anticholinergiques : atropine, antiparkinsoniens, disopyramide.

Surdosage : Entraîne soit un tableau d'excitation avec agitation, hallucinations, dilatations pupillaire. Puis une dépression et un coma, imposant l'hospitalisation.

☞ *Vendu sans ordonnance.*

• MONOT

Forme	Dosage	N. d'unités	Prix	Prix/jour	Liste	Remb. S.S.	Comm.
Comprimé	12 mg	20	31,55*	–	0	0 %	1990

ISTAMYL GEL ★

- **Composition :** Isothipendyl.
- **Domaine :** Dermatologie.
- **Activité :** Antihistaminique H1. Antiprurigineux.
- **Classe :** Antihistaminique anticholinergique.

Indications : Affections cutanées d'origine allergique : prurit anal ou vulvaire, urticaire, piqûres d'insectes, érythème solaire.

Contre-indications : Hypersensibilité au produit. Dermatoses infectées.

Effets indésirables : Risque de sensibilisation cutanée. Photosensibilisation.

☞ *Vendu sans ordonnance.*

• MONOT

Forme	Dosage	N. d'unités	Prix	Prix/jour	Liste	Remb. S.S.	Comm.
Gel	0,75 %	20	33,20*	–	0	0 %	1990

ISUPREL ★★★

- **Composition :** Isoprénaline.
- **Domaine :** Cardio-vasculaire. Anesthésie. Réanimation.
- **Activité :** Antihypotenseur.
- **Classe :** Stimulant bêta-adrénergique.

Indications : État de choc quelle qu'en soit l'origine. Bradycardie extrême. Arrêt cardiaque.

Contre-indications : Fréquence cardiaque supérieure à 140/min. Hyperexcitabilité cardiaque. Hyperthyroïdie.

Effets indésirables : Bouffées de chaleur. Palpitations. Tremblements. Troubles du rythme ventriculaire. Hypotension. Crise d'angine de poitrine.

Précautions d'emploi : Administrer sous contrôle cardiologique. Prudence chez les diabétiques et les patients recevant de la digitaline. Donne une réaction positive au contrôle antidopage.

Interactions : Ne pas associer à l'adrénaline. Ne pas associer avec certains anesthésiques gazeux, certains antidépresseurs imipraminiques ou IMAO.

Surdosage : Entraîne maux de tête, tachycardie, extrasystoles cardiaques.

☞ *Sur prescription médicale.*

• SANOFI WINTHROP

Forme	Dosage	N. d'unités	Prix	Prix/jour	Liste	Remb. S.S.	Comm.
Amp. inj.	0,2 mg	50	Hôp.	–	1	Hôp.	1965

ITAX ★

- **Composition :** Phénothrine (shampooing). Phénothrine, tétraméthrine, butoxyde de pipéronyle (solution).
- **Domaine :** Parasitologie.
- **Activité :** Antiparasitaire externe.
- **Classe :** Pyréthrines.

Indications : Traitement des poux et des lentes du cuir chevelu.

Contre-indications : Allergie à l'un des constituants.

Effets indésirables : Sensation de brûlure des yeux ou des muqueuses.

Précautions d'emploi : Éviter tout contact avec les yeux ou la bouche. Avec le shampooing, le traitement sera réalisé 2 fois à 24 heures d'intervalle. Avec la solution, pulvériser sur l'ensemble du cuir chevelu, laisser en contact de 4 à 6 heures. Répéter l'opération le lendemain et une semaine après.

☞ *Vendu sans ordonnance.*

• PIERRE FABRE

Forme	Dosage	N. d'unités	Prix	Prix/jour	Liste	Remb. S.S.	Comm.
Shampooing	–	150 ml	44,30*	–	0	0 %	1991
Solution	–	117 g	48,60*	–	0	0 %	1988

ITEM ANTIPOUX ★

• **Composition :** Phénothrine.
• **Domaine :** Parasitologie.
• **Activité :** Antiparasitaire externe.
• **Classe :** Pyréthrines.

Indications : Traitement des poux et des lentes du cuir chevelu.

Contre-indications : Allergie à l'un des constituants.

Effets indésirables : Sensation de brûlure des yeux ou des muqueuses.

Précautions d'emploi : Éviter tout contact avec les yeux ou la bouche. Avec le shampooing, le traitement sera réalisé 2 fois à 24 heures d'intervalle. Avec la solution, pulvériser sur l'ensemble du cuir chevelu, laisser en contact 10 minutes et rincer. Répéter l'opération le lendemain et une semaine après.

☞ *Vendu sans ordonnance.*

• CORYNE DE BRUYNES

Forme	Dosage	N. d'unités	Prix	Prix/jour	Liste	Remb. S.S.	Comm.
Shampooing	0,4 %	150 ml	56,00*	–	0	0 %	1989
Lotion	0,3 %	150 ml	59,00*	–	0	0 %	1990

IVADAL ★★★

• **Composition :** Zolpidem.
• **Domaine :** Neuropsychiatrie.
• **Activité :** Hypnotique.
• **Classe :** Imidazopyridine.

Indications : Insomnie occasionnelle ou transitoire. Insomnie chronique.

Contre-indications : Enfant de moins de 15 ans.

Effets indésirables : Troubles de la mémoire, confusion, vertiges. Plus rarement, troubles digestifs, malaises, éruptions cutanées. Très exceptionnellement, une tendance à la dépendance peut justifier un arrêt progressif pour éviter un syndrome de sevrage.

Précautions d'emploi : La durée du traitement doit être la plus courte possible : au maximum quelques semaines. La prise d'alcool est déconseillée durant le traitement. Prudence chez le sujet âgé, insuffisant respiratoire ou hépatique. On évitera une administration chez la femme enceinte ou allaitant.

Interactions : L'activité est augmentée par tous les dépresseurs du système nerveux : antidépresseurs, anxiolytiques, neuroleptiques, sédatifs, analgésiques, antihypertenseurs. La prise d'alcool est contre-indiquée pendant le traitement.

Surdosage : Entraîne un sommeil puis un coma imposant l'hospitalisation.

☞ *Sur prescription médicale.*

• MARION MERRELL DOW

Forme	Dosage	N. d'unités	Prix	Prix/jour	Liste	Remb. S.S.	Comm.
Comprimé	10 mg	20	24,60	1,23	1	65 %	1994

IVÉLIP ★★★

• **Composition :** Huile de soja, phosphatides d'œuf, glycérol, oléate de sodium.
• **Domaine :** Nutrition et métabolisme.
• **Activité :** Alimentation parentérale.
• **Classe :** Émulsions lipidiques.

Indications : Apport de calories lipidiques. Apport d'acides gras essentiels.

Contre-indications : Hyperlipidémies

sévères. Insuffisance hépatique. Hypersensibilité à la lécithine de l'œuf.

Effets indésirables : Sueurs, frissons, maux de tête, gêne respiratoire. Altérations fonctionnelles hépatiques. Thrombopénies.

Précautions d'emploi : Perfusion intraveineuse lente.

Interactions : Ne mélanger à aucun autre produit.

☞ *Usage hospitalier.*

• CLINTEC

Forme	Dosage	N. d'unités	Prix	Prix/ jour	Liste	Remb. S.S.	Comm.
Flacon inj. 100 ml	10 %	1	Hôp.	–	0	Hôp.	1992
Flacon inj. 100 ml	20 %	1	Hôp.	–	0	Hôp.	1992
Flacon inj. 250 ml	20 %	1	Hôp.	–	0	Hôp.	1992
Flacon inj. 500 ml	10 %	1	Hôp.	–	0	Hôp.	1992
Flacon inj. 500 ml	20 %	1	Hôp.	–	0	Hôp.	1992
Flacon inj. 1 000 ml	20 %	1	Hôp.	–	0	Hôp.	1992

IVÉMIX ★★★

- **Composition :** Alanine, arginine, acide aspartique, cystéine, acide glutamique, glycine, histidine, isoleucine, leucine, lysine, méthionine, ornithine, phénylalanine, proline, sérine, thréonine, tryptophane, tyrosine, valine. Huile de soja. Phosphatides d'œuf. Glucose.
- **Domaine :** Nutrition et métabolisme.
- **Activité :** Alimentation parentérale.
- **Classe :** Acides aminés. Émulsion lipidique. Glucides.

Indications : Apport protidique, lipidique et glucidique en alimentation parentérale.

Contre-indications : Insuffisances rénales ou hépatiques sévères. Hyperhydratation.

Effets indésirables : Acidoses métaboliques. Hyperazotémie.

☞ *Usage hospitalier.*

• CLINTEC

Forme	Dosage	N. d'unités	Prix	Prix/ jour	Liste	Remb. S.S.	Comm.
Poche 2 000 ml	140	1	Hôp.	–	0	Hôp.	1993
Poche 2 000 ml	160	1	Hôp.	–	0	Hôp.	1993
Poche 2 500 ml	140	1	Hôp.	–	0	Hôp.	1993
Poche 2 500 ml	160	1	Hôp.	–	0	Hôp.	1993
Poche 3 000 ml	140	1	Hôp.	–	0	Hôp.	1993
Poche 3 000 ml	160	1	Hôp.	–	0	Hôp.	1993

IVÉPAQUE 150 ★★★

- **Composition :** Iopentol.
- **Domaine :** Imagerie médicale.
- **Activité :** Produit de contraste iodé.
- **Classe :** Triiodé de basse osmolarité.

Indications : Artériographie périphérique.

Contre-indications : Intolérance à l'iode.

Effets indésirables : Troubles bénins : toux, oppression respiratoire, sensation de chaleur, angoisse, érythème facial, prurit, urticaire. Troubles plus tardifs, mais plus graves : sueurs profuses, troubles du rythme cardiaque, asthme, convulsions, arrêt circulatoire.

Précautions d'emploi : Prudence en cas d'insuffisance hépatique, cardiaque ou respiratoire. Maintenir une hydratation suffisante.

Interactions : Suspendre les traitements suivants quelques jours avant l'examen : bêtabloquants, diurétiques, métformine.

☞ *Sur prescription médicale.*

• NYCOMED

Forme	Dosage	N. d'unités	Prix	Prix/jour	Liste	Remb. S.S.	Comm.
Flacon inj.	150	1 x 100 ml	150,00	–	2	65 %	1994
Flacon inj.	150	10 x 100 ml	Hôp.	–	2	Hôp.	1994

IVÉPAQUE 200 ★★★

- **Composition :** Iopentol.
- **Domaine :** Imagerie médicale.
- **Activité :** Produit de contraste iodé.
- **Classe :** Triiodé de basse osmolarité.

Indications : Phlébographie.

Contre-indications : Intolérance à l'iode.

Effets indésirables : Troubles bénins : toux, oppression respiratoire, sensation de chaleur, angoisse, érythème facial, prurit, urticaire. Troubles plus tardifs, mais plus graves : sueurs profuses, troubles du rythme cardiaque, asthme, convulsions, arrêt circulatoire.

Précautions d'emploi : Prudence en cas d'insuffisance hépatique, cardiaque ou respiratoire. Maintenir une hydratation suffisante.

Interactions : Suspendre les traitements suivants quelques jours avant l'examen : bêtabloquants, diurétiques, métformine.

☞ *Sur prescription médicale.*

- NYCOMED

Forme	Dosage	N. d'unités	Prix	Prix/jour	Liste	Remb. S.S.	Comm.
Flacon inj.	200	1 x 50 ml	103,00	–	2	65 %	1994
Flacon inj.	200	10 x 50 ml	Hôp.	–	2	Hôp.	1994

IVÉPAQUE 300 ★★★

- **Composition :** Iopentol.
- **Domaine :** Imagerie médicale.
- **Activité :** Produit de contraste iodé.
- **Classe :** Triiodé de basse osmolarité.

Indications : Phlébographie. Angiographie. Urographie intraveineuse.

Contre-indications : Intolérance à l'iode.

Effets indésirables : Troubles bénins : toux, oppression respiratoire, sensation de chaleur, angoisse, érythème facial, prurit, urticaire. Troubles plus tardifs, mais plus graves : sueurs profuses, troubles du rythme cardiaque, asthme, convulsions, arrêt circulatoire.

Précautions d'emploi : Prudence en cas d'insuffisance hépatique, cardiaque ou respiratoire. Maintenir une hydratation suffisante.

Interactions : Suspendre les traitements suivants quelques jours avant l'examen : bêtabloquants, diurétiques, métformine.

☞ *Sur prescription médicale.*

- NYCOMED

Forme	Dosage	N. d'unités	Prix	Prix/jour	Liste	Remb. S.S.	Comm.
Flacon inj.	300	1 x 50 ml	157,90	–	2	65 %	1994
Flacon inj.	300	1 x 100 ml	278,20	–	2	65 %	1994
Flacon inj.	300	10 x 50 ml	Hôp.	–	2	Hôp.	1994
Flacon inj.	300	10 x 100 ml	Hôp.	–	2	Hôp.	1994

IVÉPAQUE 350 ★★★

- **Composition :** Iopentol.
- **Domaine :** Imagerie médicale.
- **Activité :** Produit de contraste iodé.
- **Classe :** Triiodé de basse osmolarité.

Indications : Urographie intraveineuse. angiocardiographie. Tomodensitométrie.

Contre-indications : Intolérance à l'iode.

Effets indésirables : Troubles bénins : toux, oppression respiratoire, sensation de chaleur, angoisse, érythème facial, prurit urticaire. Troubles plus tardifs, mais plus graves : sueurs profuses, troubles du rythme cardiaque, asthme, convulsions, arrêt circulatoire.

Précautions d'emploi : Prudence en cas d'insuffisance hépatique, cardiaque ou respiratoire. Maintenir une hydratation suffisante.

Interactions : Suspendre les traitements suivants quelques jours avant l'examen : bêtabloquants, diurétiques, métformine.

☞ *Sur prescription médicale.*

• NYCOMED

Forme	Dosage	N. d'unités	Prix	Prix/jour	Liste	Remb. S.S.	Comm.
Flacon inj.	350	1 x 50 ml	177,70	–	2	65 %	1994
Flacon inj.	350	1 x 100 ml	318,20	–	2	65 %	1994
Flacon inj.	350	10 x 50 ml	Hôp.	–	2	Hôp.	1994
Flacon inj.	350	10 x 100 ml	Hôp.	–	2	Hôp.	1994

JAMYLÈNE ★★

• **Composition :** Docusate de sodium.
• **Domaine :** Gastro-entérologie.
• **Activité :** Laxatif stimulant.

Indications : Traitement symptomatique de la constipation associé aux mesures hygiéno-diététiques.

Contre-indications : Constipation récente inexpliquée, persistante n'ayant pas fait l'objet d'examens médicaux. Colopathies organiques inflammatoires. Syndrome occlusif. Douleurs abdominales. Enfant de moins de 6 ans.

Effets indésirables : Diarrhées. Douleurs abdominales. Mélanose recto-colique. Hypokaliémie. Maladie des laxatifs. Insuffisance rénale.

Précautions d'emploi : Pas d'utilisation prolongée. Non conseillé chez la femme enceinte ou allaitant.

Interactions : Ne pas associer aux laxatifs lubrifiants. Ne pas associer aux diurétiques hypokaliémiants, aux anti-inflammatoires corticoïdes. Ne pas associer à certains antiarythmisants : sotalol, quinidine, amiodarone. Prudence en cas d'association avec les digitaliques, les dérivés de la vincamine.

Surdosage : Entraîne une diarrhée et des troubles hydroélectrolytiques graves.

☞ *Vendu sans ordonnance.*

• THÉRAPLIX

Forme	Dosage	N. d'unités	Prix	Prix/jour	Liste	Remb. S.S.	Comm.
Comprimé	50 mg	40	16,90*	–	0	0 %	1960

JARCEL

• **Composition :** Sulfate disodique, benzoate de sodium, sulfogaïacol, coquelicot, polygala, baume de tolu, séné, serpolet.
• **Domaine :** Pneumologie.
• **Activité :** Fluidifiant bronchique.
• **Classe :** Terpène.

Indications : Proposé dans le traitement symptomatique des affections broncho-pulmonaires.

Effets indésirables : Troubles digestifs : nausées, vomissements.

Interactions : Ne pas associer aux antitussifs ni aux asséchants bronchiques de type anticholinergique.

☞ *Vendu sans ordonnance.*

• STERLING MIDY

Forme	Dosage	N. d'unités	Prix	Prix/jour	Liste	Remb. S.S.	Comm.
Sirop	–	150 ml	42,10*	–	0	0 %	–

JÉCOBIASE ★

• **Composition :** Sulfate de sodium, citrate de sodium, bicarbonate de sodium, chlorure de magnésium.
• **Domaine :** Gastro-entérologie.
• **Activité :** Antiacide œso-gastrique. Cholagogue. Laxatif osmotique.

• **Classe :** Sels alcalins.

Indications : Troubles fonctionnels d'origine digestive : lenteur de digestion, état nauséeux, ballonnements. Constipation.

Contre-indications : Insuffisance rénale chronique.

Effets indésirables : Diarrhée.

Précautions d'emploi : Dans le cas d'un régime sans sel, tenir compte du fait que chaque ampoule contient l'équivalent de 0,5 g de sel.

☞ *Vendu sans ordonnance.*

• PIONNEAU

Forme	Dosage	N. d'unités	Prix	Prix/jour	Liste	Remb. S.S.	Comm.
Amp. buv.	–	10	20,00	–	0	0 %	1934

JÉCOPEPTOL ★

• **Composition :** Hydroxyde d'aluminium, carbonate de calcium, hydroxyde de magnésium, bicarbonate de sodium, boldo, kinkéliba, fusain noir.
• **Domaine :** Gastro-entérologie.
• **Activité :** Antiacide œso-gastrique. Cholérétique.
• **Classe :** Sel de magnésium. Sel d'aluminium. Sel de calcium.

Indications : Traitement symptomatique des douleurs liées aux affections œso-gastro-duodénales. Dyspepsie.

Contre-indications : Insuffisance rénale chronique.

Effets indésirables : Très rarement, lithiase rénale.

Interactions : Entraîne une diminution de l'absorption d'un grand nombre de médicaments. Il convient donc de respecter un délai de deux heures entre la prise du produit et d'autres traitements.

☞ *Vendu sans ordonnance.*

• SMITHKLINE BEECHAM

Forme	Dosage	N. d'unités	Prix	Prix/jour	Liste	Remb. S.S.	Comm.
Poudre	–	200 g	15,20	2 à 3,5	0	35 %	1948

JELONET ★

• **Composition :** Gaze imprégnée de paraffine.
• **Domaine :** Dermatologie.
• **Activité :** Détersion des plaies.
• **Classe :** Pansement.

Indications : Utilisé dans la détersion des plaies.

Précautions d'emploi : Pansement non adhérent permettant un renouvellement sans douleur.

☞ *Vendu sans ordonnance.*

• FISCH

Forme	Dosage	N. d'unités	Prix	Prix/jour	Liste	Remb. S.S.	Comm.
Pans. 50 x 50	–	50	Libre	–	0	0 %	–
Pans. 100 x 100	–	10	Libre	–	0	0 %	–
Pans. 100 x 400	–	10	Libre	–	0	0 %	–
Rouleau 2 m x 150	–	12	Libre	–	0	0 %	–

JÉNOVÉRINE ○

• **Composition :** Oleum jecoris 4CH, Calcarea carbonica 4CH, Calcarea fluorica 4CH, Calcarea hypophosphorosa 4CH, Manganum nucleinicum 4CH, Silicea 5CH, Ferrum phosphoricum 4CH, Flavum 5CH aa.
• **Domaine :** Nutrition et métabolisme.
• **Activité :** Divers.

Indications : Reminéralisant, reconstituant, dépuratif. Troubles de croissance Convalescence.

☞ *Vendu sans ordonnance.*

• BOIRON

Forme	Dosage	N. d'unités	Prix	Prix/jour	Liste	Remb. S.S.	Comm.
Granulé	–	125 g	35,00*	–	0	0 %	–

JONCTUM ★

- **Composition :** Oxacéprol.
- **Domaine :** Rhumatologie. Dermatologie.
- **Activité :** Antiarthrosique. Cicatrisant.

Indications : *Voie orale.* Proposé dans le traitement de l'arthrose. Proposé dans le traitement de brûlures, des ulcères de la jambe, des cicatrices chéloïdes. *Crème.* Traitement d'appoint des plaies et brûlures, des vergetures,

Contre-indications : Allergie au produit.

Effets indésirables : Possibilité de réactions allergiques locales ou générales.

☞ *Vendu sans ordonnance.*

- MARION MERRELL DOW

Forme	Dosage	N. d'unités	Prix	Prix/jour	Liste	Remb. S.S.	Comm.
Gélule	100 mg	36	38,80	6,5	0	35 %	1970
Crème	10 %	30 g	31,90	–	0	35 %	1977

JOSACINE ★★★

- **Composition :** Roxithromycine.
- **Domaine :** Infectiologie.
- **Activité :** Antibiotique.
- **Classe :** Macrolide.

Indications : Infections aux germes suivants : streptocoques, méningocoques, gonocoques, Bordetella, corynébactéries, Clostridium, mycoplasmes, Pasteurella, Chlamydia, Legionella, tréponèmes, leptospires, Helicobacter. Infections à manifestations ORL, broncho-pulmonaires (coqueluche, maladie des légionnaires, pneumonies), cutanées, uro-génitales.

Contre-indications : Allergie aux macrolides. Association aux alcaloïdes de l'ergot de seigle.

Effets indésirables : Troubles digestifs : nausées, vomissements, gastralgies, diarrhée. Sensations vertigineuses. Allergie cutanée.

Précautions d'emploi : Produit à prendre avant les repas.

Interactions : Avec les dérivés de l'ergot de seigle, risque de nécrose des extrémités. Le produit augmente les effets de la cyclosporine, de la bromocriptine.

☞ *Sur prescription médicale.*

- BELLON

Forme	Dosage	N. d'unités	Prix	Prix/jour	Liste	Remb. S.S.	Comm.
Comprimé	500 mg	20	77,70	8 à 16	1	65 %	1980
Sachet	250 mg	12	41,90	5 à 10	1	65 %	1991
Sachet	500 mg	12	61,40	10 à 20	1	65 %	1991
Sachet	1 000 mg	10	77,70	8 à 16	1	65 %	1987
Susp. buv.	25 mg/ml	60 ml	28,20	4 à 8	1	65 %	1980
Susp. buv.	50 mg/ml	60 ml	41,90	5 à 10	1	65 %	1980
Susp. buv.	100 mg/ml	60 ml	61,40	10 à 20	1	65 %	1981

JOUVENCE DE L'ABBÉ SOURY ★

- **Composition :** Hamamélis, viburnum, calamus, piscidia.
- **Domaine :** Cardio-vasculaire.
- **Activité :** Veinotonique. Vasculoprotecteur.

Indications : Troubles circulatoires.

☞ *Vendu sans ordonnance.*

- CHEFARO-ARDEVAL

Forme	Dosage	N. d'unités	Prix	Prix/jour	Liste	Remb. S.S.	Comm.
Comprimé	–	42	28,00*	–	0	0 %	1934
Sol. buv.	–	210 ml	44,70*	–	0	0 %	1934

JOUVENCE DU LYS ✤

- **Composition :** Benzoate d'œstradiol, piment, marron d'Inde, bourdaine, cyprès, armoise, chloroforme.
- **Domaine :** Cardio-vasculaire.
- **Activité :** Veinotonique. Vasculoprotecteur.

Indications : Signes fonctionnels de l'insuffisance veino-lymphatique : jambes lourdes, œdèmes, crampes. Troubles fonctionnels de la fragilité capillaire : ecchymoses, purpura, saignements. Ménopause.

Précautions d'emploi : Chaque cuillerée à soupe contient 3 g de sucre et 1,4 g d'alcool.

☞ *Vendu sans ordonnance.*

- C. P. F.

Forme	Dosage	N. d'unités	Prix	Prix/jour	Liste	Remb. S.S.	Comm.
Sol. buv.	–	250 ml	24,70*	–	0	0 %	–

JUIF ERRANT ★

- **Composition :** Acide salicylique.
- **Domaine :** Dermatologie.
- **Activité :** Kératolytique. Verrucide. Coricide.
- **Classe :** Acide salicylique.

Indications : Traitement des verrues, cors, durillons, œils-de-perdrix.

Contre-indications : Allergie aux salicylés.

Effets indésirables : Irritation locale en cas de débordement.

Précautions d'emploi : Protéger la peau saine.

☞ *Vendu sans ordonnance.*

- MEYER

Forme	Dosage	N. d'unités	Prix	Prix/jour	Liste	Remb. S.S.	Comm.
Emplâtre	40 %	1	Libre	–	0	0 %	–
Sol. locale	8 %	8 g	Libre	–	0	0 %	–

JUSTOR ★★★

- **Composition :** Cilazapril.
- **Domaine :** Cardio-vasculaire.
- **Activité :** Antihypertenseur. Vasodilatateur.
- **Classe :** Inhibiteur de l'enzyme de conversion.

Indications : Hypertension artérielle.

Contre-indications : Non conseillé chez la femme enceinte ou allaitant.

Effets indésirables : Toux, fatigue, nausées, éruptions cutanées, prurit, œdèmes de la face et des extrémités. Augmentation temporaire de l'urée et de la créatinine sanguine, parfois de la kaliémie. Hypotension artérielle chez les patients suivant un régime sans sel ou prenant un diurétique. Exceptionnellement, modification de la formule sanguine.

Précautions d'emploi : En cas d'insuffisance rénale ou chez le sujet âgé, réduire la posologie. Surveiller régulièrement la fonction rénale.

Interactions : Ne pas associer avec des produits entraînant une hyperkaliémie : certains diurétiques, sels de potassium. Majore l'effet de tous les produits hypotenseurs : neuroleptiques, antidépresseurs. Peut modifier la concentration de lithium dans le sang chez les patients traités par ce produit.

Surdosage : Une surveillance de la tension artérielle s'impose.

☞ *Sur prescription médicale.*

- LÉDERLÉ

Forme	Dosage	N. d'unités	Prix	Prix/jour	Liste	Remb. S.S.	Comm.
Comprimé	2,5 mg	28	119,80	4	1	65 %	1992

JUVÉPIRINE ★★★

- **Composition :** Acide acétylsalicylique. Glycine.
- **Domaine :** Algologie.
- **Activité :** Antalgique périphérique.
- **Classe :** Aspirine et dérivés.

Indications : Douleurs diverses. État fébrile de l'enfant.

Contre-indications : Ulcère gastro-duodénal, maladie hémorragique. Hypersensibilité à l'aspirine. Certains asthmes.

Effets indésirables : Bourdonnements d'oreille, douleurs abdominales, gastralgies. Plus rarement, ulcérations digestives avec hémorragies responsables d'une anémie. Syndromes hémorragiques avec épistaxis, ecchymoses, purpura. Accidents de sensibilisation : urticaire, asthme.

Précautions d'emploi : Prudence chez les enfants de moins de 1 an, en cas d'asthme, de trouble hémorragique ou d'insuffisance rénale.

Interactions : L'aspirine potentialise l'action des anticoagulants, des antiagrégants plaquettaires, des antidiabétiques hypoglycémiants, de certains diurétiques. L'aspirine peut réduire l'action de certains traitements.

Surdosage : Grave, surtout chez l'enfant, entraînant des désordres métaboliques avec troubles respiratoires pouvant provoquer la mort. L'hospitalisation s'impose d'urgence.

☞ *Vendu sans ordonnance.*

• ASTA MEDICA

Forme	Dosage	N. d'unités	Prix	Prix/jour	Liste	Remb. S.S.	Comm.
Comprimé	100 mg	20	6,10	0,35 à 1,8	0	65 %	1963

K

KABIKINASE ★★★

- **Composition :** Streptokinase.
- **Domaine :** Hémostase.
- **Activité :** Thrombolytique.
- **Classe :** Activateur du plasminogène.

Indications : Infarctus du myocarde dans la phase aiguë. Thrombose veineuse. Embolie pulmonaire.

Contre-indications : Patient âgé ou présentant des troubles de la coagulation. Hémorragie ou accident vasculaire cérébral récent. Intervention chirurgicale récente. Hypertension artérielle sévère.

Effets indésirables : Réaction allergique. Poussée fébrile. Hémorragie au point d'injection. Hémoptysie, hématurie, hématémèse.

Précautions d'emploi : Le traitement sera toujours suivi en centre spécialisé. Déconseillé en début de grossesse.

Interactions : L'association aux anticoagulants nécessite une surveillance étroite de la coagulation.

Surdosage : Le surdosage sera contrôlé en centre spécialisé.

☞ *Sur prescription médicale et utilisation hospitalière.*

• PHARMACIA

Forme	Dosage	N. d'unités	Prix	Prix/jour	Liste	Remb. S.S.	Comm.
Flacon inj.	250 000 U	1	Hôp.	–	1	Hôp.	1989
Flacon inj.	750 000 U	1	Hôp.	–	1	Hôp.	1989
Flacon inj.	1 500 000 U	1	Hôp.	–	1	Hôp.	1994

KABIMIX ★★★

- **Composition :** Alanine, arginine, acide aspartique, cystéine, acide glutamique, glycine, histidine, isoleucine, leucine, lysine, méthionine, ornithine, phénylalanine, proline, sérine, thréonine, tryptophane, tyrosine, valine. Huile de soja. Phosphatides d'œuf. Glucose.
- **Domaine :** Nutrition et métabolisme.
- **Activité :** Alimentation parentérale.
- **Classe :** Acides aminés. Émulsion lipidique. Glucides.

Indications : Apport protidique, lipidique et glucidique en alimentation parentérale.

Contre-indications : Insuffisance rénale ou hépatique sévère. Hyperhydratation.

Effets indésirables : Acidoses métaboliques. Hyperazotémie.

☞ *Usage hospitalier.*

- PHARMACIA

Forme	Dosage	N. d'unités	Prix	Prix/jour	Liste	Remb. S.S.	Comm.
Poche	1 800 kcal	2	Hôp.	–	0	Hôp.	1992
Poche	2 400 kcal	2	Hôp.	–	0	Hôp.	1992
Poche	3 000 kcal	2	Hôp.	–	0	Hôp.	1992

KAFFLINE HOLL ★

- **Composition :** Phénazone, salicylate de phénazone, caféine.
- **Domaine :** Algologie.
- **Activité :** Antalgique périphérique.
- **Classe :** Noramidopyrine et dérivés associés.

Indications : Traitement symptomatique des affections douloureuses ou fébriles.

Contre-indications : Ulcère gastro-duodénal, maladie hémorragique. Hypersensibilité à l'aspirine ou aux pyrazolés. Certains asthmes. Dernier trimestre de la grossesse.

Effets indésirables : Bourdonnements d'oreille, douleurs abdominales, gastralgies Accidents de sensibilisation : urticaire asthme.

Précautions d'emploi : Prudence chez les patients présentant un asthme, des antécédents d'hémorragies. Chez la femme enceinte, n'est pas conseillé durant le premier trimestre de la grossesse.

Interactions : Potentialise l'action des anticoagulants, des antiagrégants plaquettaires, des antidiabétiques hypoglycémiants de certains diurétiques.

☞ *Vendu sans ordonnance.*

- PHYTO EST

Forme	Dosage	N. d'unités	Prix	Prix/jour	Liste	Remb. S.S.	Comm.
Poudre sachet	–	10	14,00*	5	0	0 %	–

KALÉORID ★★★

- **Composition :** Chlorure de potassium.
- **Domaine :** Nutrition et métabolisme.
- **Activité :** Élément minéral.
- **Classe :** Potassium.

Indications : Traitement préventif et curatif des hypokaliémies, en particulier après traitement par certains médicaments : diurétiques, laxatifs, corticoïdes.

Contre-indications : Hyperkaliémies, en particulier lors de l'insuffisance rénale, diabète non contrôlé, traitement par un épargneur de potassium.

Effets indésirables : Hyperkaliémie avec risque de troubles de l'excitabilité cardiaque et risque de mort subite. A fortes doses possibilité d'ulcérations digestives.

Précautions d'emploi : Prudence chez le sujet âgé. Des dosages répétés du potassium sanguin sont nécessaires avant et au cours du traitement. Il est normal de retrouver dans les selles la capsule, qui a libéré le potassium qu'elle contenait.

Interactions : Ne pas associer aux diurétiques hyperkaliémiants : spironolactone triamtérène. Éviter l'association avec un inhibiteur de l'enzyme de conversion.

Surdosage : Risque d'hyperkaliémie à traiter en milieu hospitalier.

☞ *Vendu sans ordonnance.*

- LÉO

Forme	Dosage	N. d'unités	Prix	Prix/ jour	Liste	Remb. S.S.	Comm.
Comprimé LP	500 mg	30	13,10	–	0	65 %	1990
Comprimé LP	1 000 mg	30	17,90	–	0	65 %	1991
Comprimé LP	1 000 mg	100	Hôp.	–	0	Hôp.	1991

KALICITRINE ★

- **Composition :** Citrate de choline, citrate de magnésium, citrate de potassium.
- **Domaine :** Hépatologie.
- **Activité :** Hépatotrope.

Indications : Traitement symptomatique des troubles dyspeptiques.

Contre-indications : Hyperkaliémies. Insuffisance rénale, diabète.

Effets indésirables : Éruptions cutanées. Hyperkaliémie pouvant entraîner des troubles du rythme cardiaque et éventuellement un arrêt cardiaque.

Précautions d'emploi : Chaque ampoule contient 2,7 mmol de potassium. Pour le diabétique, tenir compte de la présence de 3,5 g de sucre par ampoule.

Interactions : Ne pas associer à certains diurétiques : amiloride, spironolactone. Prudence en cas d'association avec certains antihypertenseurs inhibiteurs de l'enzyme de conversion.

☞ *Vendu sans ordonnance.*

- PROMEDICA

Forme	Dosage	N. d'unités	Prix	Prix/jour	Liste	Remb. S.S.	Comm.
Amp. buv.	–	20	19,50	2 à 4	0	35 %	1968

KAMOL ★

- **Composition :** Capsicine (piment), menthol, eucalyptus, camphre, salicylate de méthyle.
- **Domaine :** Rhumatologie. Algologie.
- **Activité :** Antirhumatismal externe. Antalgique externe. Révulsif.

Indications : Utilisé dans le traitement local des douleurs et contusions en traumatologie bénigne.

Contre-indications : Hypersensibilité aux constituants. Ne pas appliquer sur les muqueuses, peau en mauvais état, plaies, ulcérations. Enfant de moins de 12 ans.

Effets indésirables : Réaction allergique locale imposant l'arrêt du traitement.

Précautions d'emploi : Se laver les mains après usage.

☞ *Vendu sans ordonnance.*

- WHITEHALL

Forme	Dosage	N. d'unités	Prix	Prix/jour	Liste	Remb. S.S.	Comm.
Liniment	–	100 g	38,60*	–	0	0 %	1943

KAMYCINE ★★★

- **Composition :** Kanamycine.
- **Domaine :** Infectiologie.
- **Activité :** Antibiotique.
- **Classe :** Aminoside.

Indications : Infections aux germes suivants : colibacille, Klebsiella, Proteus, salmonelles, shigelles, staphylocoques. Infections à manifestations rénales, uro-génitales, cutanées, méningées, pulmonaires, articulaires, respiratoires ou septicémiques. Infections tuberculeuses.

Contre-indications : Hypersensibilité aux aminosides. Myasthénie.

Effets indésirables : Réactions allergiques mineures. Insuffisance rénale (en cas de surdosage), atteintes de l'oreille (vertiges, surdité),

Précautions d'emploi : A utiliser avec prudence chez le patient présentant une insuffisance rénale. Prudence chez le sujet âgé. Ne pas répéter les traitements. Déconseillé chez la femme enceinte ou allaitant.

Interactions : Ne pas associer à un autre aminoside. Grande prudence en cas d'association avec les diurétiques, la cyclosporine, le cisplatine.

Surdosage : Peut entraîner une insuffisance rénale et justifie une hospitalisation en milieu spécialisé.

☞ *Sur prescription médicale.*
• BRISTOL-MYERS SQUIBB

Forme	Dosage	N. d'unités	Prix	Prix/jour	Liste	Remb. S.S.	Comm.
Flacon inj.	1 g	1	Export	–	1	Export	1959

KANA ✤

- **Composition :** Poudre de feuille d'olivier.
- **Domaine :** Cardio-vasculaire.
- **Activité :** Divers.

Indications : Utilisé dans les troubles circulatoires mineurs et comme adjuvant dans le traitement de l'hypertension.

☞ *Vendu sans ordonnance.*
• ARKOPHARMA

Forme	Dosage	N. d'unités	Prix	Prix/jour	Liste	Remb. S.S.	Comm.
Gélule	210 mg	50	42,00*	4	0	0 %	1989

KANEURON ★★★

- **Composition :** Phénobarbital, caféine, aubépine, passiflore.
- **Domaine :** Neuropsychiatrie.
- **Activité :** Antiépileptique. Sédatif.
- **Classe :** Barbiturique.

Indications : Crises d'épilepsie. Anxiété.

Contre-indications : Insuffisance respiratoire sévère.

Effets indésirables : Somnolence diurne avec réveils difficiles. Modification de l'humeur. Troubles de l'équilibre, vertiges. Réactions allergiques cutanées, douleurs articulaires. Risque de dépendance chez certains patients. L'arrêt brutal du traitement peut entraîner des crises convulsives répétées.

Précautions d'emploi : La prise d'alcool est formellement contre-indiquée. Une surveillance accrue s'impose chez le sujet âgé et l'éthylique. Chez la femme enceinte, le traitement ne doit pas être interrompu, en sachant que le nouveau-né peut présenter un syndrome de sevrage à la naissance avec retard de croissance et parfois des problèmes hémorragiques. Contrôle antidopage positif.

Interactions : Sont nombreuses. On déconseillera la prise d'œstroprogestatifs en vue d'une contraception. On surveillera de très près les patients traités par les anti-inflammatoires corticoïdes, les anticoagulants oraux, certains antiarythmisants cardiaques, la digitaline, les antidépresseurs imipraminiques et tous les dépresseurs du système nerveux. Chez les patients traités par plusieurs antiépileptiques, comme l'acide valproïque, la phénytoïne, la carbamazépine, le progabide on fera des dosages sanguins pour ajuster la posologie.

Surdosage : Entraîne un coma nécessitant une hospitalisation d'urgence en milieu hospitalier.

☞ *Sur prescription médicale.*
• L'ARGUÉNON

Forme	Dosage	N. d'unités	Prix	Prix/jour	Liste	Remb. S.S.	Comm.
Sol. buv.	54 mg/ml	30 ml	12,70	1 à 2	2	65 %	1934

KAOBROL ★

- **Composition :** Hydrocarbonate de magnésium, carbonate de calcium, kaolin lourd.
- **Domaine :** Gastro-entérologie.
- **Activité :** Antiacide œso-gastrique.
- **Classe :** Sel de magnésium. Sel d'aluminium. Sel de calcium.

Indications : Traitement symptomatique des douleurs liées aux affections œso-gastro-duodénales. Dyspepsie.

Contre-indications : Insuffisance rénale chronique.

Effets indésirables : Très rarement, lithiase rénale.

Interactions : Entraîne une diminution de l'absorption d'un grand nombre de médicaments. Il convient donc de respecter un délai de deux heures entre la prise du produit et d'autres traitements.

☞ *Vendu sans ordonnance.*
• STERLING MIDY

Forme	Dosage	N. d'unités	Prix	Prix/jour	Liste	Remb. S.S.	Comm.
Comprimé	–	24	29,00*	–	0	0 %	1929

KAOLOGEAIS ★★★

- **Composition :** Kaolin, oxyde de magnésium, sulfate de magnésium, gomme sterculia, méprobamate.
- **Domaine :** Gastro-entérologie.
- **Activité :** Pansement intestinal. Laxatif de lest.
- **Classe :** Sels d'aluminium. Sels de magnésium. Mucilages.

Indications : Traitement symptomatique des colopathies fonctionnelles avec constipation.

Contre-indications : Occlusion ou subocclusion intestinale.

Effets indésirables : Ballonnement abdominal en début de traitement.

Précautions d'emploi : Prudence en cas d'atonie intestinale et chez le sujet âgé grabataire. L'absorption d'alcool est à proscrire. Médicament déconseillé lors des trois premiers mois de la grossesse.

Interactions : Peut entraîner une diminution de l'absorption d'un grand nombre de médicaments. Il convient donc de respecter un délai de deux heures entre la prise du produit et d'autres traitements.

☞ *Sur prescription médicale.*

- LOGEAIS

Forme	Dosage	N. d'unités	Prix	Prix/jour	Liste	Remb. S.S.	Comm.
Granulé	–	250 g	23,50	2,7	1	65 %	1978

KAOMUTH ★

- **Composition :** Kaolin, magnésie.
- **Domaine :** Gastro-entérologie.
- **Activité :** Antiacide œso-gastrique.
- **Classe :** Sel de magnésium. Sel d'aluminium.

Indications : Traitement symptomatique des douleurs liées aux affections œso-gastro-duodénales.

Contre-indications : Insuffisance rénale chronique.

Effets indésirables : Constipation.

Précautions d'emploi : Prudence en cas d'insuffisance rénale.

Interactions : Entraîne une diminution de l'absorption d'un grand nombre de médicaments. Il convient donc de respecter un délai de deux heures entre la prise du produit et d'autres traitements.

☞ *Vendu sans ordonnance.*

- BAILLY-SPREAD

Forme	Dosage	N. d'unités	Prix	Prix/jour	Liste	Remb. S.S.	Comm.
Poudre	–	90 g	18,60	2 à 5	0	65 %	1992

KARAYAL ★★★

- **Composition :** Kaolin, oxyde de magnésium, sulfate de magnésium, gomme sterculia.
- **Domaine :** Gastro-entérologie.
- **Activité :** Pansement intestinal. Laxatif de lest.
- **Classe :** Sels d'aluminium. Sels de magnésium. Mucilages.

Indications : Traitement symptomatique des colopathies fonctionnelles avec constipation.

Contre-indications : Occlusion ou subocclusion intestinale.

Effets indésirables : Ballonnement abdominal en début de traitement.

Précautions d'emploi : Prudence en cas d'atonie intestinale et chez le sujet âgé grabataire. L'absorption d'alcool est à proscrire. Médicament déconseillé lors des trois premiers mois de la grossesse.

Interactions : Peut entraîner une diminution de l'absorption d'un grand nombre de médicaments. Il convient donc de respecter un délai de deux heures entre la prise du produit et d'autres traitements.

☞ *Vendu sans ordonnance.*

- ROQUES

Forme	Dosage	N. d'unités	Prix	Prix/jour	Liste	Remb. S.S.	Comm.
Granulé	–	500 g	34,60	2 à 3,5	0	65 %	1985
Granulé	–	1 kg	68,00	2 à 3	0	65 %	1982

KARDÉGIC ★★★

- **Composition :** Acétylsalicylate de lysine.
- **Domaine :** Hémostase.
- **Activité :** Antiagrégant plaquettaire.
- **Classe :** Aspirine et dérivés.

Indications : Prévention des thromboses d'origine artérielle : accidents vasculaires cérébraux, infarctus du myocarde.

Contre-indications : Maladies hémorragiques. Lésions hémorragiques. Accident vasculaire cérébral hémorragique.

Effets indésirables : Hémorragies diverses, surtout digestives. Accidents allergiques : urticaire, asthme.

Précautions d'emploi : Prudence chez les patients présentant un asthme, des antécédents d'hémorragies. Prudence chez le patient prenant un traitement anticoagulant. Chez la femme enceinte, l'aspirine n'est pas contre-indiquée lors des deux premiers trimestres de la grossesse.

Interactions : L'aspirine potentialise l'action des anticoagulants, des antiagrégants plaquettaires, des antidiabétiques hypoglycémiants, de certains diurétiques. L'aspirine peut réduire l'action de certains traitements.

Surdosage : Grave, surtout chez l'enfant, entraînant des désordres métaboliques avec troubles respiratoires pouvant provoquer la mort. L'hospitalisation s'impose d'urgence.

☞ *Vendu sans ordonnance.*

- SYNTHÉLABO

Forme	Dosage	N. d'unités	Prix	Prix/jour	Liste	Remb. S.S.	Comm.
Sachet	160 mg	30	19,50	0,65	0	65 %	1993
Sachet	300 mg	30	20,70	0,70	0	65 %	1993

KARÉLYNE

- **Composition :** Huile d'amandes douces.
- **Domaine :** Gastro-entérologie.
- **Activité :** Antihémorroïdaire local.

Indications : Traitement symptomatique des manifestations douloureuses et prurigineuses anales, en particulier dans la crise hémorroïdaire.

Précautions d'emploi : Le traitement doit être de courte durée. Si les signes ne cèdent pas rapidement, le traitement doit être interrompu, et une consultation spécialisée s'impose.

☞ *Vendu sans ordonnance.*

- URGO

Forme	Dosage	N. d'unités	Prix	Prix/jour	Liste	Remb. S.S.	Comm.
Gel local	93 %	20 g	35,25*	–	0	0 %	1988

KAYEXALATE ★★★

- **Composition :** Polystyrène sulfonate de sodium.
- **Domaine :** Uro-néphrologie.
- **Activité :** Hypokaliémiant.
- **Classe :** Résine échangeuse d'ions.

Indications : Hyperkaliémie au cours de l'insuffisance rénale aiguë ou chronique.

Contre-indications : Kaliémie inférieure à 5 mEq/l.

Effets indésirables : Troubles digestifs : nausées, constipation.

Précautions d'emploi : Le traitement doit être suivi par des dosages répétés de la kaliémie.

Surdosage : Entraîne une hypokaliémie.

☞ *Sur prescription médicale.*

- SANOFI WINTHROP

Forme	Dosage	N. d'unités	Prix	Prix/jour	Liste	Remb. S.S.	Comm.
Poudre	15 g/CM	454 g	163,60	5 à 20	2	100 %	1982

KÉAL ★★★

- **Composition :** Sucralfate.
- **Domaine :** Gastro-entérologie.
- **Activité :** Anti-ulcéreux.
- **Classe :** Topique.

Indications : Ulcères gastriques ou duodénaux.

Effets indésirables : Constipation. Nausées, sécheresse de la bouche.

Précautions d'emploi : prendre le produit une demi-heure ou une heure avant les repas. Prudence en cas d'insuffisance rénale chronique.

Interactions : Respecter un délai de deux heures avant de prendre un autre médicament.

☞ *Vendu sans ordonnance.*

• BIOGALÉNIQUE

Forme	Dosage	N. d'unités	Prix	Prix/jour	Liste	Remb. S.S.	Comm.
Comprimé	1 g	30	50,10	3 à 7	0	65 %	1986
Susp. buv.	1 g/c. à c.	150 ml	48,10	3 à 7	0	65 %	1994
Susp. buv.	Sachet 1 g	30	50,10	3 à 7	0	65 %	1988
Susp. buv.	Sachet 2 g	15	48,10	3 à 7	0	65 %	1992

KÉFANDOL ★★★

- **Composition :** Céfamandole.
- **Domaine :** Infectiologie.
- **Activité :** Antibiotique.
- **Classe :** Céphalosporine de deuxième génération.

Indications : Infections aux germes suivants : staphylocoques, streptocoques, pneumocoques, corynébactéries, Clostridium, Haemophilus, méningocoques, gonocoques, colibacille, Proteus. Infections à manifestations ORL, broncho-pulmonaires, génito-urinaires, stomatologiques, cutanées, ostéo-articulaires ou septicémiques.

Contre-indications : Allergie aux céphalosporines.

Effets indésirables : Réactions allergiques : urticaires, fièvre, choc anaphylactique. Troubles digestifs : nausées, vomissements, diarrhée. Éosinophilie. Hépatites. Insuffisance rénale. Bouffées vasomotrices après l'ingestion d'alcool.

Précautions d'emploi : Prudence en cas d'insuffisance rénale. Non conseillé chez la femme enceinte ou allaitant. Peut donner une réaction positive lors de la recherche de glucose dans les urines.

☞ *Sur prescription médicale. Usage hospitalier.*

• LILLY FRANCE

Forme	Dosage	N. d'unités	Prix	Prix/jour	Liste	Remb. S.S.	Comm.
Flacon inj.	750 mg	1	Hôp.	–	1	Hôp.	1979

KEFLIN ★★★

- **Composition :** Céfalotine.
- **Domaine :** Infectiologie.
- **Activité :** Antibiotique.
- **Classe :** Céphalosporine de première génération.

Indications : Infections aux germes suivants : streptocoques, pneumocoques, entérobactéries, colibacille, Klebsiella, Proteus mirabilis, gonocoques, Haemophilus. Infections à manifestations ORL, broncho-pulmonaires, génito-urinaires, stomatologiques, cutanées, ostéo-articulaires ou septicémiques.

Contre-indications : Allergie aux céphalosporines.

Effets indésirables : Réactions allergiques : urticaires, fièvre, choc anaphylactique. Troubles digestifs : nausées, vomissements, diarrhée. Éosinophilie. Hépatites. Insuffisance rénale.

Précautions d'emploi : Prudence en cas d'insuffisance rénale. Non conseillé chez la femme enceinte ou allaitant. Peut donner une réaction positive lors de la recherche de glucose dans les urines.

Surdosage : Entraîne des troubles digestifs : vomissements, diarrhée.

☞ *Sur prescription médicale. Usage hospitalier.*

• LILLY FRANCE

Forme	Dosage	N. d'unités	Prix	Prix/jour	Liste	Remb. S.S.	Comm.
Flacon inj.	1 g	25	Hôp.	–	1	Hôp.	1968

KEFORAL ★★★

- **Composition :** Céfalexine.
- **Domaine :** Infectiologie.
- **Activité :** Antibiotique.
- **Classe :** Céphalosporine de première génération.

Indications : Infections aux germes suivants : streptocoques, pneumocoques, entérobactéries, colibacille, Klebsiella, Proteus mirabilis, gonocoques, Haemophilus. Infections à manifestations ORL, broncho-pulmonaires, génito-urinaires.

Contre-indications : Allergie aux céphalosporines.

Effets indésirables : Réactions allergiques : urticaires, fièvre, choc anaphylactique. Troubles digestifs : nausées, vomissements, diarrhée. Éosinophilie. Hépatites. Insuffisance rénale.

Précautions d'emploi : Prudence en cas d'insuffisance rénale. Non conseillé chez la femme enceinte ou allaitant. Peut donner une réaction positive lors de la recherche de glucose dans les urines.

Surdosage : Entraîne des troubles digestifs : vomissements, diarrhée.

☞ *Sur prescription médicale.*

- LILLY FRANCE

Forme	Dosage	N. d'unités	Prix	Prix/jour	Liste	Remb. S.S.	Comm.
Comprimé	500 mg	10	41,00	16	1	65 %	1972
Comprimé	1 g	6	49,50	16	1	65 %	1977
Sachet	250 mg	12	28,80	20	1	65 %	1974
Susp. buv.	25 mg/ml	60 ml	18,20	3 à 6	1	65 %	1971
Susp. buv.	50 mg/ml	60 ml	28,90	5 à 10	1	65 %	1981
Susp. buv.	100 mg/ml	60 ml	57,30	20	1	65 %	1986

KEFZOL ★★★

- **Composition :** Céfazoline.
- **Domaine :** Infectiologie.
- **Activité :** Antibiotique.
- **Classe :** Céphalosporine de première génération.

Indications : Infections aux germes suivants : streptocoques, pneumocoques, entérobactéries, colibacille, Klebsiella, Proteus mirabilis, gonocoques, Haemophilus. Infections à manifestations ORL, broncho-pulmonaires, génito-urinaires, stomatologiques, cutanées, ostéo-articulaires ou septicémiques.

Contre-indications : Allergie aux céphalosporines. Allergie à la lidocaïne.

Effets indésirables : Réactions allergiques : urticaires, fièvre, choc anaphylactique. Troubles digestifs : nausées, vomissements, diarrhée. Éosinophilie. Hépatites. Insuffisance rénale.

Précautions d'emploi : Prudence en cas d'insuffisance rénale. Non conseillé chez la femme enceinte ou allaitant. Peut donner une réaction positive lors de la recherche de glucose dans les urines.

Surdosage : Entraîne des troubles digestifs : vomissements, diarrhée.

☞ *Sur prescription médicale.*

- LILLY FRANCE

Forme	Dosage	N. d'unités	Prix	Prix/jour	Liste	Remb. S.S.	Comm.
Flacon inj.	1 g	1	27,70	42 à 84	1	65 %	1976

KÉLOCYANOR ★★

- **Composition :** Sel dicobaltique de l'acide édétique.
- **Domaine :** Toxicologie.
- **Activité :** Chélateur de l'ion cyanhydrique.

Indications : Traitement des intoxications cyanhydriques.

Effets indésirables : Nausées, vomissements, arythmie cardiaque, troubles de la tension artérielle. Éruptions cutanées. Nervosité, convulsions.

☞ *Sur prescription médicale.*
• L'ARGUENON

Forme	Dosage	N. d'unités	Prix	Prix/jour	Liste	Remb. S.S.	Comm.
Amp. inj. 20 ml	300 mg	6	117,80	–	1	65 %	1961

KELSEF ★★★

- **Composition :** Céfradine.
- **Domaine :** Infectiologie.
- **Activité :** Antibiotique.
- **Classe :** Céphalosporine de première génération.

Indications : Infections aux germes suivants : streptocoques, pneumocoques, entérobactéries, colibacille, Klebsiella, Proteus mirabilis, gonocoques, Haemophilus. Infections à manifestations ORL, broncho-pulmonaires, génito-urinaires.

Contre-indications : Allergie aux céphalosporines.

Effets indésirables : Réactions allergiques : urticaires, fièvre, choc anaphylactique. Troubles digestifs : nausées, vomissements, diarrhée. Éosinophilie. Hépatites. Insuffisance rénale.

Précautions d'emploi : Prudence en cas d'insuffisance rénale. Non conseillé chez la femme enceinte ou allaitant. Peut donner une réaction positive lors de la recherche de glucose dans les urines.

Surdosage : Entraîne des troubles digestifs : vomissements, diarrhée.

☞ *Sur prescription médicale.*
• GALLIER

Forme	Dosage	N. d'unités	Prix	Prix/jour	Liste	Remb. S.S.	Comm.
Sachet	250 mg	12	33,40	6 à 12	1	65 %	1975
Gélule	500 mg	12	53,30	18	1	65 %	1975

KENACORT RETARD ★★★

- **Composition :** Triamcinolone.
- **Domaine :** Inflammation.
- **Activité :** Anti-inflammatoire.
- **Classe :** Anti-inflammatoire stéroïdien.

Indications : Maladies allergiques : urticaire, choc. Collagénoses. Affections dermatologiques : eczéma, pemphigus, toxidermies. Maladies auto-immunes : hépatites chroniques, thyroïdite, purpuras thrombopéniques idiopathiques, anémies hémolytiques. Certaines maladies infectieuses. Leucémies et lymphomes. Artérite temporale. Syndromes néphrotiques. Tumeurs ou œdème cérébral, paralysies faciales, polyradiculonévrites. Arthrites, polyarthrites, radiculites. Inflammations de l'œil ou de la sphère ORL, etc.

Contre-indications : Toute infection bactérienne ou virale en évolution. Goutte. Ulcère gastro-duodénal évolutif. États psychotiques. Hépatites aiguës.

Effets indésirables : Syndrome d'hypercorticisme avec fonte musculaire, obésité, hypertension, diabète, ostéoporose, ostéonécrose de la tête fémorale. Ulcère gastro-duodénal, hémorragie digestive, pancréatites aiguës. Nervosité avec euphorie, insomnie, états confusionnels, dépression à l'arrêt du traitement.

Précautions d'emploi : Nécessité impérative d'un régime sans sel. Régime riche en protides, pauvre en sucres. Non conseillé chez la femme enceinte. Donne une réaction positive au contrôle antidopage.

Interactions : Ne pas associer à des produits favorisant l'apparition de troubles du rythme ventriculaire : érythromycine, vincamine, certains antiarythmiques (bépridil, amiodarone, sotalol), digitaliques, diurétiques hypokaliémiants. Prudence en cas d'association avec l'aspirine, les anticoagulants. Une surveillance renforcée est indispensable chez le diabétique, l'hypertendu, l'ancien ulcéreux, le tuberculeux.

Surdosage : Entraîne un état d'hypercorticisme.

☞ *Sur prescription médicale.*
• BRISTOL-MYERS SQUIBB

Forme	Dosage	N. d'unités	Prix	Prix/jour	Liste	Remb. S.S.	Comm.
Amp. inj.	40 mg	1	19,00	0,5 à 1	1	65 %	1969
Amp. inj.	80 mg	1	33,70	0,8 à 1,6	1	65 %	1979

KENALCOL ★★★

- **Composition :** Triamcinolone, benzalkonium, acide salicylique.
- **Domaine :** Dermatologie.
- **Activité :** Anti-inflammatoire local. Antiseptique. Kératolytique.
- **Classe :** Anti-inflammatoire stéroïdien. Dermocorticoïde. Acide salicylique.

Indications : Eczémas chroniques hyperkératosiques ou lichénifiés. Eczémas séborrhéiques du cuir chevelu, des zones pileuses. Psoriasis du cuir chevelu, de la peau et des ongles. Névrodermies. Piqûres d'insectes.

Contre-indications : Hypersensibilité aux produits. Dermatoses primitivement microbiennes, virales ou mycosiques.

Effets indésirables : Brûlure, picotement. Atrophie cutanée, télangiectasies, vergetures. Retard de cicatrisation. Sécheresse de la peau, folliculite, acné, hypertrichose, dépigmentation. Réactions allergiques cutanées.

Précautions d'emploi : Pas d'utilisation prolongée. Prudence chez l'enfant.

☞ *Sur prescription médicale.*

- BRISTOL-MYERS SQUIBB

Forme	Dosage	N. d'unités	Prix	Prix/jour	Liste	Remb. S.S.	Comm.
Sol. locale	–	25 ml	21,10	–	1	65 %	1979

KÉRA ★

- **Composition :** Acide salicylique. Diméticone.
- **Domaine :** Dermatologie.
- **Activité :** Kératolytique. Verrucide. Coricide.
- **Classe :** Acide salicylique.

Indications : Traitement des verrues, cors, durillons, œils-de-perdrix.

Contre-indications : Allergie aux salicylés.

Effets indésirables : Irritation locale en cas de débordement.

Précautions d'emploi : Protéger la peau saine.

☞ *Vendu sans ordonnance.*

- MONOT

Forme	Dosage	N. d'unités	Prix	Prix/jour	Liste	Remb. S.S.	Comm.
Pomm. + bande	–	12	26,55*	–	0	0 %	–

KÉRAFILM ★

- **Composition :** Acide salicylique, acide lactique, éther, iode, butoforme, collodion.
- **Domaine :** Dermatologie.
- **Activité :** Kératolytique. Verrucide. Coricide.
- **Classe :** Acide salicylique.

Indications : Traitement des verrues, cors, durillons, œils-de-perdrix.

Contre-indications : Intolérance ou allergie à l'acide salicylique.

Précautions d'emploi : Donne une réaction positive au contrôle antidopage.

☞ *Vendu sans ordonnance.*

- PIERRE FABRE

Forme	Dosage	N. d'unités	Prix	Prix/jour	Liste	Remb. S.S.	Comm.
Sol. locale	10 %	10 ml	33,85*	–	0	0 %	1940

KÉRATOCYNÉSINE ❍

- **Composition :** Bedeguar, Calendula, Echinacea, lanoline.
- **Domaine :** Dermatologie.
- **Activité :** Topique protecteur.

Indications : Utilisé dans les brûlures et les plaies superficielles : érythème solaire, gerçures, crevasses, piqûres d'insectes.

Contre-indications : Hypersensibilité aux constituants.

Effets indésirables : Eczéma de contact.

☞ *Vendu sans ordonnance.*

- BOIRON

Forme	Dosage	N. d'unités	Prix	Prix/jour	Liste	Remb. S.S.	Comm.
Pommade	–	20 g	24,50*	–	0	0 %	–

KÉRATOSANE ★

- **Composition :** Urée, pentosane polysulfate.
- **Domaine :** Dermatologie.
- **Activité :** Kératolytique.

Indications : Traitement local des dermatoses squameuses : ichtyoses, kératodermies palmoplantaires, eczéma avec hyperkératose.

Contre-indications : Dermatoses suintantes et inflammatoires. Lésions impétiginées.

☞ *Vendu sans ordonnance.*

- BIORGA

Forme	Dosage	N. d'unités	Prix	Prix/jour	Liste	Remb. S.S.	Comm.
Gel	–	40 g	37,00*	–	0	0 %	1977

KÉRATYL ★★

- **Composition :** Nandolone.
- **Domaine :** Ophtalmologie.
- **Activité :** Cicatrisant oculaire.
- **Classe :** Androgène.

Indications : Proposé comme traitement adjuvant des ulcérations, brûlures, troubles trophiques cornéens.

Précautions d'emploi : Peut donner une réaction positive au contrôle antidopage.

☞ *Sur prescription médicale.*

- CHAUVIN

Forme	Dosage	N. d'unités	Prix	Prix/jour	Liste	Remb. S.S.	Comm.
Collyre	1 %	5 ml	27,30	–	2	65 %	1973

KERLONE ★★★

- **Composition :** Bétaxolol.
- **Domaine :** Cardio-vasculaire.
- **Activité :** Antihypertenseur.
- **Classe :** Bêtabloquant sélectif.

Indications : Hypertension artérielle.

Contre-indications : Asthme, insuffisance cardiaque, fréquence cardiaque inférieure à 50. Insuffisance rénale sévère.

Effets indésirables : Fatigue, refroidissement des extrémités. Bradycardie, hypotension, crise d'asthme.

Précautions d'emploi : Ne jamais interrompre brutalement le traitement. Prudence chez les patients présentant une bronchite chronique, une insuffisance rénale ou hépatique. Non conseillé chez la femme enceinte ou allaitant. Donne une réaction positive au contrôle antidopage.

Interactions : Peut entraîner des troubles du rythme en association avec certains antiarythmisants et les inhibiteurs calciques. Ne pas associer à la floctafénine (Idarac). Prudence en association aux anti-inflammatoires non stéroïdiens, aux neuroleptiques.

Surdosage : Une surveillance de la fréquence cardiaque et de la tension artérielle s'impose.

☞ *Sur prescription médicale.*

- SYNTHÉLABO

Forme	Dosage	N. d'unités	Prix	Prix/jour	Liste	Remb. S.S.	Comm.
Comprimé	20 mg	28	81,20	3	1	65 %	1983

KESSAR ★★★

- **Composition :** Tamoxifène.
- **Domaine :** Endocrinologie. Gynécologie. Cancérologie.
- **Activité :** Antinéoplasique hormonal.
- **Classe :** Antiœstrogène.

Indications : Traitement du cancer du sein hormonodépendant et de ses métastases chez la femme.

Contre-indications : Grossesse et allaitement.

Effets indésirables : Troubles digestifs, bouffées de chaleur, prurit vulvaire, troubles visuels. Aménorrhée, kystes ovariens. Hypercalcémie. Accidents thrombo-emboliques.

☞ *Sur prescription médicale.*

- PHARMACIA

Forme	Dosage	N. d'unités	Prix	Prix/jour	Liste	Remb. S.S.	Comm.
Comprimé	10 mg	30	73,20	5 à 10	1	100 %	1987
Comprimé	20 mg	30	125,90	4,2 à 8,4	1	100 %	1987

KÉTALAR ★★★

- **Composition :** Kétamine.
- **Domaine :** Anesthésie. Réanimation.
- **Activité :** Anesthésique général.
- **Classe :** Non barbiturique.

Indications : Induction anesthésique. Anesthésie pour les interventions chirurgicales de courte durée.

Contre-indications : Hypersensibilité à la kétamine.

Effets indésirables : Tachycardie, hypotension. Parfois, dépression respiratoire transitoire. Mouvements non coordonnés.

Précautions d'emploi : Ne doit être administré que par un anesthésiste qualifié, utilisant un matériel adéquat de réanimation.

☞ *Usage hospitalier.*

- PARKE-DAVIS

Forme	Dosage	N. d'unités	Prix	Prix/jour	Liste	Remb. S.S.	Comm.
Amp. inj. 5 ml	50 mg	25	Hôp.	–	1	Hôp.	1970
Amp. inj. 5 ml	250 mg	25	Hôp.	–	1	Hôp.	1970
Amp. inj. 2,5 ml	250 mg	50	Hôp.	–	1	Hôp.	1978

KÉTAMINE PANPHARMA ★★★

- **Composition :** Kétamine.
- **Domaine :** Anesthésie. Réanimation.
- **Activité :** Anesthésique général.
- **Classe :** Non barbiturique.

Indications : Induction anesthésique. Anesthésie pour les interventions chirurgicales de courte durée.

Contre-indications : Hypersensibilité à la kétamine.

Effets indésirables : Tachycardie, hypotension. Parfois, dépression respiratoire transitoire. Mouvements non coordonnés.

Précautions d'emploi : Ne doit être administré que par un anesthésiste qualifié utilisant un matériel adéquat de réanimation.

☞ *Usage hospitalier.*

- PANPHARMA

Forme	Dosage	N. d'unités	Prix	Prix/jour	Liste	Remb. S.S.	Comm.
Amp. inj. 5 ml	50 mg	25	Hôp.	–	1	Hôp.	1970
Amp. inj. 5 ml	250 mg	25	Hôp.	–	1	Hôp.	1970
Amp. inj. 2,5 ml	250 mg	25	Hôp.	–	1	Hôp.	1978

KÉTODERM ★★★

- **Composition :** Kétoconazole.
- **Domaine :** Dermatologie.
- **Activité :** Antifongique local.
- **Classe :** Imidazolé.

Indications : Traitement des infections de la peau à dermatophytes : herpès circiné, intertrigo, pied d'athlète, mycose des ongles, sycosis. Traitement des candidoses : intertrigo des plis, perlèche, vulvite, balanite. Traitement du Pityriasis versicolor.
Contre-indications : Hypersensibilité aux imidazolés.
Effets indésirables : Eczéma allergique de contact. Effets toxiques systémiques.
Précautions d'emploi : Éviter d'utiliser un savon acide. Non conseillé chez la femme enceinte.
☞ *Sur prescription médicale.*
• JANSSEN CILAG

Forme	Dosage	N. d'unités	Prix	Prix/ jour	Liste	Remb. S.S.	Comm.
Crème	2 %	15 g	32,90	–	1	65 %	1987
Gel sachet 6 g	2 %	8	81,70	–	1	65 %	1991
Gel tube 20 g	2 %	1	41,90	–	1	65 %	1992

KÉTOSTÉRIL ★★★

Composition : Acides L-aminés et céto-amino acides.
Domaine : Uro-néphrologie.
Activité : Antiurémique.
Classe : Acides aminés et dérivés.
Indications : Insuffisance rénale chronique.
Contre-indications : Hypercalcémie.
Effets indésirables : Troubles digestifs bénins.
Précautions d'emploi : Surveillance de la calcémie.
Interactions : Ne pas associer à la tétracycline.
☞ *Usage hospitalier.*
• BIOSÉDRA

Forme	Dosage	N. d'unités	Prix	Prix/jour	Liste	Remb. S.S.	Comm.
Comprimé	–	100	Hôp.	–	1	Hôp.	1994

KÉTUM ★★★

Composition : Kétoprofène.
Domaine : Rhumatologie. Inflammation. Algologie.
Activité : Antirhumatismal externe. Anti-inflammatoire. Antalgique externe.
Classe : Anti-inflammatoire non stéroïdien. Arylcarboxylique.
Indications : Arthrose des petites articulations. Tendinites des membres supérieurs et inférieurs. Entorses
Contre-indications : Hypersensibilité aux constituants. Ne pas appliquer sur les muqueuses, sur une peau en mauvais état, sur des plaies, des ulcérations.
Effets indésirables : Réaction allergique locale imposant l'arrêt du traitement.
Précautions d'emploi : Éviter les applications sur de grandes surfaces.
☞ *Sur prescription médicale.*
• MENARINI

Forme	Dosage	N. d'unités	Prix	Prix/jour	Liste	Remb. S.S.	Comm.
Gel	2,5 %	60 g	23,70	–	2	35 %	1993

KIDROLASE ★★★

Composition : Asparaginase.
Domaine : Cancérologie.
Activité : Antinéoplasique. Cytostatique.
Indications : Leucémies aiguës lymphoblastiques et myéloblastiques. Lymphomes non hodgkiniens. Méningites leucémiques.
Contre-indications : Grossesse et allaitement. Hypersensibilité au produit. Insuffisance hépatique, pancréatite.
Effets indésirables : Troubles digestifs : nausées, vomissements, diarrhée. Réactions fébriles et allergiques. Troubles hépatiques. Pancréatites. Aménorrhée, azoospermie.
Précautions d'emploi : Des dosages réguliers du fibrinogène, de la glycémie, des fonctions hépatiques sont indispensables.
☞ *Sur prescription médicale.*
• BELLON

Forme	Dosage	N. d'unités	Prix	Prix/jour	Liste	Remb. S.S.	Comm.
Flacon inj.	10 000 U	1	201,30	–	1	100 %	1971

KINOCYSTOL ★

- **Composition :** Triglycérides oléiques.
- **Domaine :** Hépatologie.
- **Activité :** Cholagogue.

Indications : Traitement symptomatique des troubles dyspeptiques.

Contre-indications : Obstruction de voies biliaires. Insuffisance hépatique grave

☞ *Vendu sans ordonnance.*

- PIERRE FABRE

Forme	Dosage	N. d'unités	Prix	Prix/jour	Liste	Remb. S.S.	Comm.
Sol. buv.	–	120 ml	19,10	2,4	0	35 %	1976

KINUPRIL ★★★

- **Composition :** Quinupramine.
- **Domaine :** Neuropsychiatrie.
- **Activité :** Antidépresseur.
- **Classe :** Imipraminique.

Indications : Traitement de tous les états dépressifs, qu'il s'agisse de dépressions endogènes ou exogènes.

Contre-indications : L'association à d'autres antidépresseurs du groupe des IMAO est formellement contre-indiquée. Les patients seront particulièrement surveillés s'ils présentent des antécédents d'adénome de la prostate, de glaucome, de troubles du rythme cardiaque ou de troubles tensionnels.

Effets indésirables : Les effets secondaires sont peu fréquents : somnolence diurne, sécheresse de la bouche, troubles de l'accommodation, constipation troubles de la miction. Plus gênante est l'hypotension orthostatique. Les troubles du rythme cardiaque, les réactions cutanées, les perturbations hématologiques sont très rares.

Précautions d'emploi : Le traitemen par antidépresseurs doit être suivi par u médecin. La consommation d'alcool est for mellement déconseillée. A utiliser avec pru dence chez les épileptiques ou chez les pa tients présentant des antécédents cardio-vas culaires sévères. A utiliser avec prudenc chez le sujet âgé et chez la femme enceint ou allaitant.

Interactions : L'action du produit peu être modifiée lorsqu'il est associé à d'autre antidépresseurs IMAO ou à la fluoxétin La fréquence des effets indésirables aug mente lorsqu'on l'associe à certains antihy pertenseurs ou à certains sédatifs du sys tème nerveux.

Surdosage : Le surdosage peut entraîne des troubles de la conscience, des trouble du rythme cardiaque. Une hospitalisatio s'impose d'urgence.

☞ *Sur prescription médicale.*

- BELLON

Forme	Dosage	N. d'unités	Prix	Prix/jour	Liste	Remb. S.S.	Comm.
Comprimé	2,5 mg	30	31,20	2 à 6	1	65 %	1979
Comprimé	2,5 mg	50	47,80	2 à 6	1	65 %	1979
Comprimé	7,5 mg	20	54,80	2 à 4	1	65 %	1986

KINURÉA H ★★★

- **Composition :** Quinine, urée.
- **Domaine :** Cardio-vasculaire.
- **Activité :** Sclérosant veineux.

Indications : Sclérose des hémorroïdes, des fissures anales, des varices œsophagiennes, etc.

Contre-indications : Intolérance à la quinine, grossesse.

Effets indésirables : Réaction doulou reuse au point d'injection. Éruption cutané

Précautions d'emploi : A n'employe que par un médecin spécialisé.

Interactions : Éviter les anticoagulants.

☞ *Sur prescription médicale.*

- FUCA

Forme	Dosage	N. d'unités	Prix	Prix/jour	Liste	Remb. S.S.	Comm.
Amp. inj.	250 mg	6	18,00	–	0	65 %	1964
Amp. inj.	250 mg	50	Hôp.	–	0	Hôp.	1964

KLEAN-PREP ★★★

- **Composition :** Chlorure de sodium, sulfate de sodium, chlorure de potassium, bicarbonate de sodium, polyéthylène glycol.
- **Domaine :** Gastro-entérologie.
- **Activité :** Préparation aux investigations coliques.
- **Classe :** Polyéthylèneglycol.

Indications : Lavage colique nécessaire aux explorations endoscopiques ou radiologiques et à la chirurgie colique.

Contre-indications : Altérations graves de l'état général. Insuffisance cardiaque grave. Occlusion intestinale. Altérations importantes de la muqueuse.

Effets indésirables : Nausées, vomissements. Ballonnement abdominal.

Précautions d'emploi : Dissoudre un sachet dans un litre d'eau à absorber en prise unique.

☞ *Vendu sans ordonnance.*

• NORGINE PHARMA

Forme	Dosage	N. d'unités	Prix	Prix/jour	Liste	Remb. S.S.	Comm.
Sachet	–	2	41,50	–	0	65 %	1995
Sachet	–	4	67,50	–	0	0 %	1990

KLIOGEST ★★★

- **Composition :** Estradiol, noréthistérone.
- **Domaine :** Endocrinologie. Gynécologie.
- **Activité :** Estrogénique. Progestative.
- **Classe :** Estroprogestatif.

Indications : N'est pas un contraceptif. Correction des carences hormonales lors de la ménopause : bouffées de chaleur, atrophie vulvo-vaginale, incontinence d'urine. Prévention de l'ostéoporose.

Contre-indications : Grossesse et allaitement. Tumeurs malignes du sein de l'utérus ou de l'ovaire. Hémorragies génitales. Accidents thrombo-emboliques ou cardiovasculaires. Hypertension artérielle, insuffisance rénale, insuffisance hépatique, diabète.

Effets indésirables : Accidents cardiovasculaires ou thrombo-emboliques. Maux de tête, migraine, vertige. Troubles digestifs, irritabilité, dépression. Jambes lourdes, tension mammaire. Adénome hépatique, galactorrhée.

Précautions d'emploi : Vérifier régulièrement l'état des seins et des organes génitaux. Déconseillé chez la femme enceinte ou allaitant.

Interactions : Ne pas associer à la rifampicine ni à certains antiépileptiques.

☞ *Sur prescription médicale.*

• NOVO NORDISK

Forme	Dosage	N. d'unités	Prix	Prix/jour	Liste	Remb. S.S.	Comm.
Comprimé	–	28	103,40	–	1	0 %	1989

KLIPAL ★★★

- **Composition :** Paracétamol, codéine.
- **Domaine :** Algologie.
- **Activité :** Antalgique périphérique. Antalgique central.
- **Classe :** Paracétamol et dérivés, avec codéine.

Indications : Traitement symptomatique des affections douloureuses ou fébriles de l'adulte ne répondant pas aux antalgiques banals.

Contre-indications : Hypersensibilité au paracétamol. Insuffisance hépatique sévère. Hypersensibilité à la codéine. Insuffisance respiratoire.

Effets indésirables : Éruptions cutanées : urticaire, érythèmes. Exceptionnellement, diminution des plaquettes sanguines. Du fait de la codéine, somnolence, constipation, spasme bronchique, dépression respiratoire.

Précautions d'emploi : Déconseillé chez la femme enceinte ou allaitant. L'absorption d'alcool est déconseillée. Risque de somnolence. Donne une réaction positive au contrôle antidopage.

Interactions : Peut fausser les dosages du glucose et de l'acide urique dans le sang.

Surdosage : Le paracétamol peut entraîner une nécrose du foie, la codéine une dépression aiguë des centres respiratoires. L'hospitalisation s'impose d'urgence.

☞ *Sur prescription médicale.*

• PIERRE FABRE

Forme	Dosage	N. d'unités	Prix	Prix/jour	Liste	Remb. S.S.	Comm.
Comprimé	P 600 mg C 50 mg	12	20,20	2 à 7	1	65 %	1993

KOGÉNATE ★★★

- **Composition :** Facteur VIII recombinant.
- **Domaine :** Hémostase.
- **Activité :** Facteur sanguin de la coagulation.

Indications : Prévention et traitement des hémorragies chez l'hémophilique A.

Contre-indications : Hypersensibilité aux protéines bovines ou de souris.

Effets indésirables : Bouffées vaso-motrices, nausées. Formation d'anticorps anti-facteur VIII.

Précautions d'emploi : Administration en milieu spécialisé.

☞ *Sur prescription médicale.*

• BAYER

Forme	Dosage	N. d'unités	Prix	Prix/jour	Liste	Remb. S.S.	Comm.
Flacon inj.	250 U.I.	1	Hôp.	–	1	Hôp.	1994
Flacon inj.	500 U.I.	1	Hôp.	–	1	Hôp.	1994
Flacon inj.	1 000 U.I.	1	Hôp.	–	1	Hôp.	1994

KOLA ASTIER ★ ✣

- **Composition :** Extrait sec de kola, contenant de la caféine.
- **Domaine :** Nutrition et métabolisme. Neuropsychiatrie.
- **Activité :** Antiasthénique. Psychostimulant.
- **Classe :** Caféine.

Indications : Utilisé dans le traitement de l'asthénie fonctionnelle, en l'absence d'activité spécifique démontrée.

Contre-indications : Nervosité. Tendance à l'insomnie.

Effets indésirables : Insomnie.

Précautions d'emploi : Ne pas administrer le soir. Donne une réaction positive au contrôle antidopage. Traitement toujours de courte durée.

☞ *Vendu sans ordonnance.*

• ASTIER

Forme	Dosage	N. d'unités	Prix	Prix/jour	Liste	Remb. S.S.	Comm.
Comprimé	100 mg	50	25,00*	–	0	0 %	1946

KOREC ★★★

- **Composition :** Quinapril.
- **Domaine :** Cardio-vasculaire.
- **Activité :** Antihypertenseur. Vasodilatateur.
- **Classe :** Inhibiteur de l'enzyme de conversion.

Indications : Hypertension artérielle. Insuffisance cardiaque.

Contre-indications : Non conseillé chez la femme enceinte ou allaitant.

Effets indésirables : Toux, fatigue, nausées, éruptions cutanées, prurit, œdème de la face et des extrémités. Augmentation temporaire de l'urée et de la créatinine sanguine, parfois de la kaliémie. Hypotension artérielle chez les patients suivant un régime sans sel ou prenant un diurétique. Exceptionnellement, modification de la formule sanguine.

Précautions d'emploi : En cas d'insuffisance rénale ou chez le sujet âgé, réduire la posologie.

Interactions : Ne pas associer avec des produits entraînant une hyperkaliémie : certains diurétiques, sels de potassium. Majore l'effet de tous les produits hypotenseurs : neuroleptiques, antidépresseurs.

Surdosage : Une surveillance de la tension artérielle s'impose.

☞ *Sur prescription médicale.*

• SANOFI WINTHROP

Forme	Dosage	N. d'unités	Prix	Prix/jour	Liste	Remb. S.S.	Comm.
Comprimé	5 mg	28	49,40	2 à 4	1	65 %	1990
Comprimé	20 mg	28	122,60	2 à 8	1	65 %	1990

KORETIC ★★★

• **Composition :** Quinapril, hydrochlorothiazide.
• **Domaine :** Cardio-vasculaire.
• **Activité :** Antihypertenseur. Vasodilatateur. Diurétique.
• **Classe :** Inhibiteur de l'enzyme de conversion, associé.

Indications : Hypertension artérielle.

Contre-indications : Non conseillé chez la femme enceinte ou allaitant. Hypersensibilité aux sulfamides. Hyponatrémie.

Effets indésirables : Toux, fatigue, nausées, éruptions cutanées, prurit, œdèmes de la face et des extrémités. Hypotension artérielle. Déshydratation avec hypotension. Perte de potassium importante pouvant entraîner des crampes, parfois des troubles du rythme cardiaque. Éruptions cutanées. Hypercalcémie. Exceptionnellement, modification de la formule sanguine.

Précautions d'emploi : En cas d'insuffisance rénale ou chez le sujet âgé, réduire la posologie. Surveiller régulièrement la fonction rénale. Donne une réaction positive au contrôle antidopage.

Interactions : Majore l'effet de tous les produits hypotenseurs : neuroleptiques, antidépresseurs. Peut modifier la concentration de lithium dans le sang chez les patients traités par ce produit. Peut entraîner des troubles du rythme cardiaque avec certains médicaments : antiarythmiques, digitaliques. Associer avec une grande prudence aux anti-inflammatoires, à certains antibiotiques.

Surdosage : Entraîne hypotension avec hyponatrémie et hypokaliémie pouvant aboutir à une anurie.

☞ *Sur prescription médicale.*

• SANOFI WINTHROP

Forme	Dosage	N. d'unités	Prix	Prix/jour	Liste	Remb. S.S.	Comm.
Comprimé	Q 20 mg H 12,5 mg	28	116,50	4,2	1	65 %	1994

KRÉNOSIN ★★★

• **Composition :** Adénosine.
• **Domaine :** Cardio-vasculaire.
• **Activité :** Antiarythmique.
• **Classe :** Non classé.

Indications : Traitement d'urgence des tachycardies paroxystiques.

Contre-indications : Troubles de la conduction auriculo-ventriculaire. Asthme.

Effets indésirables : Ralentissement cardiaque. Pause cardiaque transitoire. Crise d'asthme. Parfois, troubles digestifs et maux de tête.

Précautions d'emploi : A n'employer que sous surveillance spécialisée.

Interactions : Prudence en cas de traitement par dipyridamole ou théophylline.

☞ *Usage hospitalier*

• SANOFI WINTHROP

Forme	Dosage	N. d'unités	Prix	Prix/jour	Liste	Remb. S.S.	Comm.
Flacon inj.	6 mg	6	Hôp.	–	1	Hôp.	1994

KWAI

- **Composition :** Poudre de bulbe d'ail.
- **Domaine :** Cardio-vasculaire.
- **Activité :** Divers.

Indications : Utilisé dans les troubles circulatoires mineurs.

☞ *Vendu sans ordonnance.*

- LICHTWER

Forme	Dosage	N. d'unités	Prix	Prix/jour	Liste	Remb. S.S.	Comm.
Comprimé	100 mg	100	58,00	–	0	0 %	1990

KYTRIL ★★★

- **Composition :** Granisétron.
- **Domaine :** Gastro-entérologie. Cancérologie.
- **Activité :** Antiémétique.
- **Classe :** Antagoniste de la sérotonine.

Indications : Traitement préventif et curatif des nausées et vomissements induits par les chimiothérapies anticancéreuses.

Contre-indications : Hypersensibilité au produit.

Effets indésirables : Maux de tête, constipation, hypotension artérielle. Rares réactions cutanées.

Précautions d'emploi : Non conseillé chez la femme enceinte ou allaitant.

Surdosage : Entraîne de légers maux de tête.

☞ *Sur prescription médicale. Usage hospitalier.*

- SMITHKLINE BEECHAM

Forme	Dosage	N. d'unités	Prix	Prix/jour	Liste	Remb. S.S.	Comm.
Comprimé	1 mg	10	Hôp.	–	1	Hôp.	1995
Amp. inj.	3 mg	5	Hôp.	–	1	Hôp.	1991

L

LACRIGEL ★★

- **Composition :** Carbopol, cétrimide.
- **Domaine :** Ophtalmologie.
- **Activité :** Larmes artificielles.

Indications : Insuffisance de sécrétion lacrymale. Syndrome de l'œil sec.

Contre-indications : Hypersensibilité à un composant.

☞ *Vendu sans ordonnance.*

- EUROPHTA

Forme	Dosage	N. d'unités	Prix	Prix/jour	Liste	Remb. S.S.	Comm.
Gel ophtalmique	–	5 g	19,50	–	0	65 %	1990
Gel ophtalmique	–	10 g	27,40	–	0	65 %	1993

LACRINORM ★★

- **Composition :** Carbomère.
- **Domaine :** Ophtalmologie.
- **Activité :** Larmes artificielles.

Indications : Traitement de l'œil sec.

Contre-indications : Hypersensibilité à un composant.

Précautions d'emploi : Non conseillé avec les lentilles souples hydrophiles.

☞ *Vendu sans ordonnance.*

• CHAUVIN

Forme	Dosage	N. d'unités	Prix	Prix/ jour	Liste	Remb. S.S.	Comm.
Gel ophtalmique	0,2 %	10 g	25,00	–	0	65 %	1995

LACRISERT ★★

• **Composition :** Hydroxypropylcellulose.
• **Domaine :** Ophtalmologie.
• **Activité :** Larmes artificielles.

Indications : Traitement des formes sévères du syndrome de l'œil sec.

Contre-indications : Hypersensibilité à un composant.

Effets indésirables : Vision trouble. Gêne à la présence de l'insert. Larmoiement.

Précautions d'emploi : Suivre la technique d'insertion jointe au produit.

☞ *Vendu sans ordonnance.*

• MERCK SHARP & DOHME-CHIBRET

Forme	Dosage	N. d'unités	Prix	Prix/ jour	Liste	Remb. S.S.	Comm.
Insert ophtalmique	5 mg	60	191,50*	–	0	0 %	1987

LACRYPOS ★★

• **Composition :** Chondroïtine sulfate.
• **Domaine :** Ophtalmologie.
• **Activité :** Larmes artificielles.

Indications : Insuffisance de sécrétion lacrymale. Syndrome de l'œil sec. Kérato-conjonctivite sèche. Œil sec sénile.

Effets indésirables : Hyperhémie conjonctivale.

☞ *Vendu sans ordonnance.*

• ALCON

Forme	Dosage	N. d'unités	Prix	Prix/jour	Liste	Remb. S.S.	Comm.
Collyre	3 %	10 ml	12,10	–	0	65 %	1981
Collyre unid.	3 %	10 doses	29,40*	–	0	0 %	1995

LACTACYD ★★

• **Composition :** Atomisat de lactosérum, acide lactique, hydroxyde de sodium, hydroxybenzoate de méthyle.
• **Domaine :** Dermatologie. Chirurgie.
• **Activité :** Antiseptique local.
• **Classe :** Détergent anionique.

Indications : Nettoyage et antisepsie de la peau et des muqueuses en dermatologie, gynécologie et chirurgie. Traitement d'appoint des affections cutanées bactériennes.

Contre-indications : Hypersensibilité à un constituant.

Effets indésirables : Possibilité d'irritation de contact.

Précautions d'emploi : Ne pas utiliser plusieurs antiseptiques simultanément. Le rinçage est obligatoire.

☞ *Vendu sans ordonnance.*

• CLIN MIDY

Forme	Dosage	N. d'unités	Prix	Prix/ jour	Liste	Remb. S.S.	Comm.
Sol. locale	–	250 ml	13,50*	–	0	65 %	1947
Sol. locale	–	500 ml	20,30*	–	0	65 %	1947
Sol. locale	–	1 000 ml	31,70*	–	0	65 %	1947
Pommade pH 2	–	40 g	10,70	–	0	35 %	1947
Pommade pH 5,2	–	40 g	10,70	–	0	35 %	1947
Pain savon	–	85 x 1	Libre	–	0	0 %	1950
Pain savon	–	85 x 2	Libre	–	0	0 %	1950

LACTÉOL ★

- **Composition :** Lactobacillus acidophilus.
- **Domaine :** Gastro-entérologie.
- **Activité :** Antidiarrhéique.
- **Classe :** Modificateur du milieu intestinal.

Indications : Diarrhées non organiques.

Contre-indications : Intolérance au lactose.

☞ *Vendu sans ordonnance.*

- LACTÉOL

Forme	Dosage	N. d'unités	Prix	Prix/jour	Liste	Remb. S.S.	Comm.
Amp. buv.	–	14	27,50	9 à 17	0	0 %	1928
Amp. buv.	–	28	35,00	8 à 16	0	0 %	1928
Comprimé	–	45	19,90	6 à 11	0	0 %	1907
Comprimé	–	90	27,50	5 à 10	0	0 %	1907
Comprimé	–	180	35,00	4 à 9	0	0 %	1907

LACTÉOL FORT ★

- **Composition :** Lactobacillus acidophilus.
- **Domaine :** Gastro-entérologie.
- **Activité :** Antidiarrhéique.
- **Classe :** Modificateur du milieu intestinal.

Indications : Diarrhées non organiques.

Contre-indications : Intolérance au lactose.

☞ *Vendu sans ordonnance.*

- LACTÉOL

Forme	Dosage	N. d'unités	Prix	Prix/jour	Liste	Remb. S.S.	Comm.
Gélule	–	20	27,40	8 à 10	0	35 %	1979
Sachet	–	10	27,40	3 à 9	0	35 %	1989

LACTOMORRHUOL ❍

- **Composition :** Oleum jecoris 3CH, Calcarea carbonica 1CH, Calcarea phosphorica 1CH, Natrum hypophosphorosum 1CH, Iodium 3CH, Ferrum phosphoricum 3CH.
- **Domaine :** Nutrition et métabolisme.
- **Activité :** Divers.

Indications : Utilisé comme traitement de la fatigue.

☞ *Vendu sans ordonnance.*

- DELPECH

Forme	Dosage	N. d'unités	Prix	Prix/jour	Liste	Remb. S.S.	Comm.
Poudre orale	–	100 g	29,10*	–	0	0 %	–

LACTULOSE BIPHAR ★★★

- **Composition :** Lactulose.
- **Domaine :** Gastro-entérologie.
- **Activité :** Laxatif osmotique.
- **Classe :** Lactulose.

Indications : Traitement symptomatique de la constipation associé aux mesures hygiéno-diététiques. Encéphalopathies hépatiques des cirrhoses.

Contre-indications : Constipation récente inexpliquée, persistante, n'ayant pas fait l'objet d'examens médicaux. Colopathies organiques inflammatoires. Syndrome occlusif. Douleurs abdominales.

Effets indésirables : Sensation de ballonnement abdominal. Flatulences. Diarrhée.

Précautions d'emploi : Ne pas mettre au réfrigérateur. Pas d'utilisation prolongée.

Surdosage : Entraîne une diarrhée.

☞ *Vendu sans ordonnance.*

• PROCTER & GAMBLE

Forme	Dosage	N. d'unités	Prix	Prix/jour	Liste	Remb. S.S.	Comm.
Sachet	10 g	20	30,90	3	0	35 %	1985

LAMALINE ★★★

- **Composition :** Paracétamol, opium, belladone, caféine.
- **Domaine :** Algologie.
- **Activité :** Antalgique périphérique. Antalgique central. Antispasmodique.
- **Classe :** Paracétamol et dérivés, associés.

Indications : Traitement symptomatique des affections douloureuses de l'adulte ne répondant pas aux antalgiques banals.

Contre-indications : Hypersensibilité au paracétamol. Insuffisance hépatique sévère. Adénome prostatique. Glaucome. Insuffisance respiratoire.

Effets indésirables : Constipation, asthénie, vertiges, somnolence, bouche sèche. Éruptions cutanées : urticaire, érythèmes. Exceptionnellement, diminution des plaquettes du sang.

Précautions d'emploi : Déconseillé chez la femme enceinte ou allaitant. Éviter la prise d'alcool.

Interactions : Peut fausser les dosages du glucose et de l'acide urique dans le sang. Potentialise tous les dépresseurs du système nerveux central.

Surdosage : Le paracétamol peut entraîner une nécrose du foie. L'hospitalisation s'impose d'urgence.

☞ *Sur prescription médicale.*

• LTM SARBACH

Forme	Dosage	N. d'unités	Prix	Prix/jour	Liste	Remb. S.S.	Comm.
Gélule	300 mg	16	12,50	2 à 4	2	65 %	1987
Suppositoire	500 mg	10	20,80	4 à 6	2	65 %	1988

LAMISIL ★★★

- **Composition :** Terbinafine.
- **Domaine :** Infectiologie.
- **Activité :** Antifongique à large spectre.
- **Classe :** Allylamine.

Indications : Traitement des mycoses cutanées à candida, dermatophytes. Traitement des onychomycoses.

Contre-indications : Hypersensibilité au produit. Insuffisance rénale ou hépatique sévère.

Effets indésirables : Troubles digestifs. Réactions cutanées. Rares troubles sanguins et hépatites.

Précautions d'emploi : Non conseillé chez la femme enceinte ou allaitant.

☞ *Sur prescription médicale.*

• SANDOZ

Forme	Dosage	N. d'unités	Prix	Prix/jour	Liste	Remb. S.S.	Comm.
Comprimé	250 mg	14	199,00	14	2	65 %	1994
Comprimé	250 mg	28	386,30	14	2	65 %	1994

LAMPRÈNE ★★★

- **Composition :** Clofazimine.
- **Domaine :** Infectiologie.
- **Activité :** Antilépreux.

Indications : Traitement en association des formes de lèpre multibacillaires.

Contre-indications : Hypersensibilité à la clofazimine.

Effets indésirables : Troubles digestifs. Coloration brun-rouge de la peau, des yeux, de l'urine, etc., disparaissant longtemps après l'arrêt du traitement. Sécheresse de la peau. Risque d'érythème solaire.

Précautions d'emploi : Prudence en cas d'insuffisance hépatique. Non conseillé chez la femme enceinte.

☞ *Sur prescription médicale. Distribué par la Pharmacie centrale des hôpitaux.*

- CIBA-GEIGY

Forme	Dosage	N. d'unités	Prix	Prix/jour	Liste	Remb. S.S.	Comm.
Gélule	50 mg	100	Hôp.	–	1	Hôp.	–
Gélule	100 mg	100	Hôp.	–	1	Hôp.	–

LANGORAN LP ★★★

- **Composition :** Isosorbide dinitrate.
- **Domaine :** Cardio-vasculaire.
- **Activité :** Antiangoreux. Vasodilatateur.
- **Classe :** Dérivé nitré.

Indications : Prévention de la crise d'angine de poitrine. Insuffisance cardiaque sévère du ventricule gauche.

Effets indésirables : Maux de tête, hypotension avec vertiges et parfois syncope. Bouffées de chaleur. Troubles digestifs.

Précautions d'emploi : Non conseillé chez la femme enceinte ou allaitant. Prudence chez le sujet âgé ou présentant une hypotension. Éviter la prise d'alcool qui accroît les effets secondaires.

Interactions : Les vasodilatateurs, les antihypertenseurs majorent l'hypotension.

Surdosage : Entraîne une vasodilatation généralisée et des modifications de l'hémoglobine entraînant une coloration bleue de la peau (méthémoglobinémie).

☞ *Sur prescription médicale.*

- MARION MERRELL DOW

Forme	Dosage	N. d'unités	Prix	Prix/jour	Liste	Remb. S.S.	Comm.
Gélule	20 mg	60	27,90	1 à 1,5	2	65 %	1981
Gélule	40 mg	60	45,20	1 à 1,5	2	65 %	1981
Gélule	80 mg	30	46,40	1 à 1,5	2	65 %	1981

LANOFÈNE

- **Composition :** Sous-nitrate de bismuth, oxyde de zinc, talc, géranium.
- **Domaine :** Dermatologie.
- **Activité :** Topique protecteur.

Indications : Proposé dans le traitement symptomatique des dermites irritatives : brûlures superficielles, crevasses, gerçures, engelures, érythème fessier du nourrisson.

Contre-indications : Lésions suintantes ou surinfectées.

Effets indésirables : Eczéma de contact.

☞ *Vendu sans ordonnance.*

- AUGOT

Forme	Dosage	N. d'unités	Prix	Prix/jour	Liste	Remb. S.S.	Comm.
Pommade	–	35 g	25,10*	–	0	0 %	1943

LANSÖYL GELÉE ★★★

- **Composition :** Paraffine liquide.
- **Domaine :** Gastro-entérologie.
- **Activité :** Laxatif lubrifiant.
- **Classe :** Paraffine.

Indications : Traitement symptomatique de la constipation associé aux mesures hygiéno-diététiques.

Contre-indications : Constipation récente inexpliquée, persistante, n'ayant pas fait l'objet d'examens médicaux.

Effets indésirables : Suintement anal, irritation périnéale.
Précautions d'emploi : Pas d'utilisation prolongée.
Interactions : Entraîne une réduction de l'absorption des vitamines liposolubles : vitamines A, D, E, K. Peut modifier l'action des anticoagulants oraux.
☞ *Vendu sans ordonnance.*
• JOUVEINAL

Forme	Dosage	N. d'unités	Prix	Prix/ jour	Liste	Remb. S.S.	Comm.
Pot gelée	–	225 g	22,40*	–	0	0 %	1947
Pot gelée	–	600 g	39,50*	–	0	0 %	1947
Pot gel ss sucre	–	215 g	23,90*	–	0	0 %	1995
Sachet unidose	15 g	10	23,10*	–	0	0 %	1984
Sachet ss sucre	15 g	10	24,90*	–	0	0 %	1995

LANTIGEN B

• **Composition :** Lysats d'antigènes de pneumocoques, streptocoques, staphylocoques, Klebsiella, moraxelles, Haemophilus influenzae.
• **Domaine :** Allergie et immunologie. Pneumologie. ORL.
• **Activité :** Immunostimulant.
Indications : Traitement curatif et préventif des infections de la sphère ORL et des voies respiratoires supérieures.
Effets indésirables : Phénomènes œdémateux au niveau des muqueuses buccales ou aggravation des symptômes cliniques.
☞ *Vendu sans ordonnance.*
• CASSENNE

Forme	Dosage	N. d'unités	Prix	Prix/jour	Liste	Remb. S.S.	Comm.
Sol. subling.	–	18 ml	15,50	–	0	35 %	1954

LANZOR ★★★

• **Composition :** Lanzoprazole.
• **Domaine :** Gastro-entérologie.
• **Activité :** Antiulcéreux.
• **Classe :** Inhibiteur de la pompe à protons.
Indications : Ulcères gastriques ou duodénaux. Œsophagites par reflux gastrique.
Effets indésirables : Troubles digestifs : nausées, diarrhée, constipation. Maux de tête.
Précautions d'emploi : A prendre en dehors des repas. Prudence en cas d'insuffisance hépatique. Non conseillé chez la femme enceinte ou allaitant.
Interactions : Prendre séparément les pansements gastriques, souvent prescrits lors d'un traitement antiulcéreux.
☞ *Sur prescription médicale.*
• HOUDÉ

Forme	Dosage	N. d'unités	Prix	Prix/jour	Liste	Remb. S.S.	Comm.
Gélule	30 mg	15	174,10	12	2	65 %	1992

LAO-DAL ★

• **Composition :** Lidocaïne, chloroforme, essence de thérébentine, camphre, menthol, salicylate de glycol (pommade), salicylate de méthyle (liniment).
• **Domaine :** Rhumatologie. Algologie.
• **Activité :** Antirhumatismal externe. Antalgique externe.
• **Classe :** Salicylé.
Indications : Traitement local des douleurs et contusions en traumatologie bénigne.
Contre-indications : Allergie aux anesthésiques locaux ou aux salicylés.
Effets indésirables : Réaction allergique locale imposant l'arrêt du traitement.
Précautions d'emploi : Frictions jusqu'à disparition complète.
☞ *Vendu sans ordonnance.*
• GOUPIL

Forme	Dosage	N. d'unités	Prix	Prix/jour	Liste	Remb. S.S.	Comm.
Liniment	–	200 ml	51,50	–	0	0 %	1952
Pommade	–	35 g	21,00	–	0	0 %	1957
Pommade	–	100 g	37,50	–	0	0 %	1957

LARGACTIL ★★★

- **Composition :** Chlorpromazine.
- **Domaine :** Neuropsychiatrie.
- **Activité :** Neuroleptique.
- **Classe :** Phénothiazine.

Indications : Psychoses aiguës ou chroniques. États d'agitation psychomotrice. Vomissements.

Contre-indications : Patients présentant un adénome prostatique ou un glaucome. La prise d'alcool est formellement déconseillée.

Effets indésirables : Sédation, somnolence, hypotension orthostatique, rigidité et mouvements anormaux, troubles des règles, impuissance, prise de poids. Plus rarement, troubles cutanés ou sanguins. Bien plus rarement, apparition d'une fièvre, de sueurs, d'une chute tensionnelle imposant un traitement d'urgence.

Précautions d'emploi : La prudence s'impose chez le sujet âgé, cardiaque, et chez la femme enceinte ou allaitant.

Interactions : Le produit potentialise tous les dépresseurs du système nerveux central et les antihypertenseurs. Il antagonise les effets de la lévodopa, utilisée dans le traitement de la maladie de Parkinson, et de certains antidiabétiques.

Surdosage : Le surdosage entraîne un coma avec rigidité imposant l'hospitalisation.

☞ *Sur prescription médicale.*

- SPECIA

Forme	Dosage	N. d'unités	Prix	Prix/jour	Liste	Remb. S.S.	Comm.
Comprimé	25 mg	50	12,50	0,2 à 1	1	65 %	1952
Comprimé	100 mg	30	21,20	0,7 à 3	1	65 %	1955
Sol buv.	40 mg/ml	30 ml	13,80	0,5 à 2	1	65 %	1954
Sol. inj.	25 mg	5	14,20	3 à 9	1	65 %	1953

LARIAM ★★★

- **Composition :** Méfloquine.
- **Domaine :** Parasitologie.
- **Activité :** Antipaludéen.
- **Classe :** Divers.

Indications : Prophylaxie et traitement du paludisme à plasmodium falciparum résistant à la chloroquine.

Contre-indications : Insuffisance hépatique ou rénale sévère. Enfant de moins de 15 kg.

Effets indésirables : Vertiges, nausées, vomissements, douleurs abdominales. Maux de tête, éruptions cutanées. Troubles du rythme cardiaque. Troubles psychiatriques : dépression, confusion, anxiété, etc.

Précautions d'emploi : Déconseillé chez la femme enceinte ou allaitant. Éviter une prophylaxie de plus de 3 mois. Risque de vertiges et de troubles de l'équilibre chez les conducteurs de véhicules.

Interactions : Ne pas associer à la quinine ni au valproate de sodium (antiépileptique). Prudence en cas d'association aux bêtabloquants ou aux antidiabétiques oraux.

Surdosage : Nécessite une surveillance cardio-vasculaire.

☞ *Sur prescription médicale.*

- ROCHE

Forme	Dosage	N. d'unités	Prix	Prix/jour	Liste	Remb. S.S.	Comm.
Comprimé	50 mg	6	36,80	–	1	0 %	1986
Comprimé	250 mg	6	167,20	–	1	0 %	1986

LARMES ARTIFICIELLES ★★

- **Composition :** Chlorure de sodium.
- **Domaine :** Ophtalmologie.
- **Activité :** Larmes artificielles.

Indications : Insuffisance de sécrétion lacrymale. Syndrome de l'œil sec. Port de lentilles cornéennes dures ou flexibles.

Contre-indications : Hypersensibilité à un composant.

Précautions d'emploi : Produit sans conservateur : doit être utilisé sitôt après l'ouverture.

☞ *Vendu sans ordonnance.*

- CIBA-VISION

Forme	Dosage	N. d'unités	Prix	Prix/jour	Liste	Remb. S.S.	Comm.
Collyre	1,4 %	15 ml	9,70	–	0	65 %	1948

LARODOPA ★★★

- **Composition :** Lévodopa.
- **Domaine :** Neuropsychiatrie.
- **Activité :** Antiparkinsonien.
- **Classe :** Lévodopa.

Indications : Maladie de Parkinson, syndromes parkinsoniens.

Contre-indications : Psychose grave, mélanome malin, infarctus du myocarde.

Effets indésirables : Troubles digestifs, hypotension, épisodes d'excitation psychique. Au bout de quelques années de traitement, on peut voir une diminution d'efficacité obligeant à modifier celui-ci. Parfois, on peut constater une variation d'efficacité au cours de la journée, justifiant une fragmentation des doses toutes les 3-4 heures.

Précautions d'emploi : Une coloration brune des urines peut apparaître, sans conséquence sur la poursuite du traitement. Une surveillance médicale stricte s'impose au début du traitement, particulièrement chez les sujets âgés ou cardiaques.

Interactions : Sont déconseillés : les antidépresseurs de type IMAO non sélectifs, la vitamine B6, les neuroleptiques et certains antihypertenseurs.

Surdosage : Peut entraîner une hypertension artérielle et une confusion mentale disparaissant en quelques jours.

☞ *Sur prescription médicale.*

- ROCHE

Forme	Dosage	N. d'unités	Prix	Prix/jour	Liste	Remb. S.S.	Comm.
Comprimé	500 mg	100	54,80	3 à 4	1	65 %	1970

LAROFÉRON ★★★

- **Composition :** Interféron alpha-2a recombinant
- **Domaine :** Infectiologie. Hépatologie.
- **Activité :** Immunomodulateur. Antiviral.
- **Classe :** Interféron.

Indications : Leucémies à tricholeucocytes. Mélanome disséminé. Leucémie myéloïde chronique. Lymphomes non hodgkinien, lymphome cutané à cellule T en évolution. Myélome multiple. Sarcome de Kaposi. Cancer du rein métastatique ou récidivant. Traitement de l'hépatite chronique active virale C.

Contre-indications : Maladie cardiaque, hépatique ou rénale sévère. Antécédents d'épilepsie. Hépatite chronique avec cirrhose décompensée.

Effets indésirables : Syndrome pseudogrippal en début de traitement. Réaction d'hypersensibilité. Troubles cardiaques ou pulmonaires. Dépression, confusion, épilepsie. Troubles oculaires. Troubles sanguins.

Précautions d'emploi : Une surveillance biologique s'impose, comportant un hémogramme, des tests de la fonction hépatique et rénale.

Interactions : Ne pas associer à des produits agissant au niveau du système nerveux central.

☞ *Sur prescription médicale. Usage initialement hospitalier.*

- ROCHE

Forme	Dosage	N. d'unités	Prix	Prix/jour	Liste	Remb. S.S.	Comm.
Flacon inj.	3 M U	1	n.f.	–	1	en cours d'ex.	1995
Flacon inj.	3 M U	12	Hôp.	–	1	Hôp.	1995

LAROSCORBINE ★★

- **Composition :** Acide ascorbique.
- **Domaine :** Nutrition et métabolisme.
- **Activité :** Vitamine hydrosoluble. Antiasthénique.
- **Classe :** Vitamine C.

Indications : Traitement du scorbut. Prévention des carences lors des états de déséquilibre alimentaire. A doses élevées, traitement adjuvant des états grippaux et des fatigues.

Contre-indications : Lithiase rénale.

Effets indésirables : Troubles gastro-intestinaux. Peut entraîner, chez certains sujets, à doses élevées, l'apparition de lithiase oxalique ou urique.

Précautions d'emploi : Prendre le produit plutôt en milieu de journée. Chez le sujet suivant un régime sans sel, tenir compte du fait que chaque comprimé effervescent contient une quantité non négligeable de sodium.

Interactions : Peut perturber les dosages de créatinine et de glucose.

☞ *Vendu sans ordonnance.*

- ROCHE

Forme	Dosage	N. d'unités	Prix	Prix/jour	Liste	Remb. S.S.	Comm.
Comprimé	250 mg	40	38,65*	–	0	0 %	1992
Comprimé	500 mg	20	19,60*	–	0	0 %	1935
Comprimé	500 mg	40	36,85*	–	0	0 %	1935
Comprimé	500 mg	100	Hôp.	–	0	Hôp.	1935
Comprimé eff.	1 g	10	16,60*	–	0	0 %	1935
Comprimé eff.	1 g	20	30,85	–	0	0 %	1935
Comprimé eff.	1 g	100	Hôp.	–	0	Hôp.	1935
Sachet	1 g	10	35,20*	–	0	0 %	1990
Sachet	1 g	20	49,80*	–	0	0 %	1990

LAROSCORBINE INJECTABLE ★★

- **Composition :** Acide ascorbique.
- **Domaine :** Nutrition et métabolisme.
- **Activité :** Vitamine hydrosoluble. Antiasthénique.
- **Classe :** Vitamine C.

Indications : Traitement du scorbut. Prévention des carences lors des états de déséquilibre alimentaire. A doses élevées, traitement adjuvant des états grippaux et des fatigues.

Contre-indications : Lithiase rénale.

Effets indésirables : Troubles gastro-intestinaux. Peut entraîner, chez certains sujets, à doses élevées, l'apparition de lithiase oxalique ou urique.

Précautions d'emploi : Prendre le produit plutôt en milieu de journée.

Interactions : Peut perturber les dosages de créatinine et de glucose.

☞ *Vendu sans ordonnance.*

- ROCHE

Forme	Dosage	N. d'unités	Prix	Prix/jour	Liste	Remb. S.S.	Comm.
Amp. inj.	500 mg	6	26,20*	–	0	0 %	1943
Amp. inj.	1 000 mg	3	14,30*	–	0	0 %	1943
Amp. inj.	1 000 mg	30	Hôp.	–	0	Hôp.	1991

LAROSCORBINE SANS SUCRE ★★

- **Composition :** Acide ascorbique.
- **Domaine :** Nutrition et métabolisme.
- **Activité :** Vitamine hydrosoluble. Antiasthénique.
- **Classe :** Vitamine C.

Indications : Traitement du scorbut. Prévention des carences lors des états de déséquilibre alimentaire. A doses élevées, traitement adjuvant des états grippaux et des fatigues.

Contre-indications : Lithiase rénale.

Effets indésirables : Troubles gastro-intestinaux. Peut entraîner, chez certains sujets, à doses élevées, l'apparition de lithiase oxalique ou urique.

Précautions d'emploi : Prendre le produit plutôt en milieu de journée. Chez le sujet suivant un régime sans sel, tenir compte du fait que chaque comprimé effervescent contient une quantité non négligeable de sodium.

Interactions : Peut perturber les dosages de créatinine et de glucose.

☞ *Vendu sans ordonnance.*

• ROCHE

Forme	Dosage	N. d'unités	Prix	Prix/ jour	Liste	Remb. S.S.	Comm.
Comprimé	500 mg	40	42,00*	–	0	0 %	1990
Comprimé eff.	1 g	20	35,20*	–	0	0 %	1990
Sachet	1 g	20	56,60*	–	0	0 %	1990

LAROXYL ★★★

- **Composition :** Amitriptylline.
- **Domaine :** Neuropsychiatrie. Uro-néphrologie.
- **Activité :** Antidépresseur.
- **Classe :** Imipraminique.

Indications : Traitement de la dépression, traitement de l'énurésie lorsqu'une pathologie organique a été exclue.

Contre-indications : L'association à d'autres antidépresseurs du groupe des IMAO est formellement contre-indiquée. Les patients seront particulièrement surveillés s'ils présentent des antécédents d'adénome de la prostate, de glaucome, de troubles du rythme cardiaque ou de troubles tensionnels.

Effets indésirables : Les modifications de la vigilance, la sécheresse de la bouche, les troubles de l'accommodation visuelle, la constipation sont fréquents mais peu graves. L'hypotension orthostatique est souvent gênante. Des troubles endocriniens et une prise de poids peuvent être observés dans certains cas. Les convulsions, les troubles du rythme cardiaque, les hépatites ou les troubles hématologiques sont beaucoup plus rares, mais ils sont graves.

Précautions d'emploi : Le traitement par antidépresseurs doit être suivi par un médecin. La consommation d'alcool est formellement déconseillée. A utiliser avec prudence chez les épileptiques, ou chez les patients présentant des antécédents cardio-vasculaires sévères. A utiliser avec prudence chez le sujet âgé et chez la femme enceinte ou allaitant.

Interactions : Le produit peut augmenter l'action de l'alcool et des autres dépresseurs du système nerveux. Des précautions sont à prendre lors d'une association avec des antihypertenseurs.

Surdosage : Le surdosage peut entraîner des troubles de la conscience, des troubles du rythme cardiaque. Une hospitalisation s'impose d'urgence.

☞ *Sur prescription médicale.*

• ROCHE

Forme	Dosage	N. d'unités	Prix	Prix/jour	Liste	Remb. S.S.	Comm.
Sol. buv.	40 mg/ml	20	21,00	0,6 à 2,6	1	65 %	1968
Comprimé	25 mg	60	26,30	0,8 à 1,8	1	65 %	1963
Comprimé	50 mg	20	20,80	2 à 5	1	65 %	1964
Amp. inj.	50 mg	12	27,60	2,3 à 4,6	1	65 %	1964

LASILIX ★★★

- **Composition :** Furosémide.
- **Domaine :** Cardio-vasculaire.
- **Activité :** Diurétique.
- **Classe :** Diurétique de l'anse.

Indications : Rétention de sodium et œdèmes d'origine cardiaque, rénale ou hépatique. Insuffisance cardiaque, avec ou sans œdème pulmonaire. Poussées d'hypertension artérielle.

Contre-indications : Hypersensibilité aux sulfamides. Insuffisance hépatique sévère.

Effets indésirables : Déshydratation avec hypotension. Augmentation du sucre dans le sang et de l'acide urique pouvant entraîner des crises de goutte. Perte de potassium importante pouvant provoquer des crampes, parfois des troubles du rythme cardiaque.

Précautions d'emploi : Avant et en cours de traitement, surveiller la fonction rénale et faire des dosages réguliers de sodium et de potassium dans le sang. Prudence chez la femme enceinte ou allaitant. Donne une réaction positive au contrôle antidopage.

Interactions : Peut modifier la concentration de lithium dans le sang chez les patients traités par ce produit. Peut entraîner des troubles du rythme cardiaque avec certains médicaments : antiarythmiques, digitaliques. Associer avec une grande prudence aux anti-inflammatoires, à certains antidiabétiques et à certains antibiotiques. Potentialise l'action des inhibiteurs de l'enzyme de conversion.

Surdosage : Surveiller l'hydratation du patient.

☞ *Sur prescription médicale.*

• HOECHST

Forme	Dosage	N. d'unités	Prix	Prix/jour	Liste	Remb. S.S.	Comm.
Comprimé	40 mg	20	16,20	0,5 à 3	2	65 %	1965
Compr. faible	20 mg	30	15,50	0,5 à 1	2	65 %	1980
Compr. spéc.	500 mg	50	Hôp.	–	2	Hôp.	1972
Amp. inj.	20 mg	1	5,80	6 à 18	2	65 %	1965
Amp. inj. spéc.	250 mg	5	Hôp.	–	2	Hôp.	1972
Sol. buv.	10 mg/ml	60 ml	Hôp.	–	2	Hôp.	1988
Gélule retard	60 mg	30	28,90	1 à 2	2	65 %	1982

LASONIL ★

• **Composition :** Héparinoïde, hyaluronidase.
• **Domaine :** Cardio-vasculaire.
• **Activité :** Antiœdémateux. Anti-inflammatoire.
• **Classe :** Topique.

Indications : Manifestations veineuses inflammatoires aiguës : phlébites superficielles.

Contre-indications : Sensibilisation à la lanoline.

Effets indésirables : Réactions allergiques cutanées.

Précautions d'emploi : Ne pas appliquer sur les muqueuses ni sur les plaies.

☞ *Vendu sans ordonnance.*

• BAYER PHARMA

Forme	Dosage	N. d'unités	Prix	Prix/jour	Liste	Remb. S.S.	Comm.
Pommade	–	20 g	11,60	–	0	35 %	1967

LATÉPYRINE ★★

• **Composition :** Paracétamol, quinine.
• **Domaine :** Algologie.
• **Activité :** Antalgique périphérique.
• **Classe :** Paracétamol et dérivés, associés.

Indications : Traitement symptomatique des affections douloureuses ou fébriles.

Contre-indications : Hypersensibilité au paracétamol. Insuffisance hépatique sévère. Enfant de moins de 7 ans.

Effets indésirables : Éruptions cutanées : urticaire, érythèmes. Exceptionnellement, diminution des plaquettes du sang.

Précautions d'emploi : Prudence chez l'enfant.

Interactions : Peut fausser les dosages du glucose et de l'acide urique dans le sang.

Surdosage : Le paracétamol peut entraîner une nécrose du foie. L'hospitalisation s'impose d'urgence.

☞ *Vendu sans ordonnance.*

• AÉROCID

Forme	Dosage	N. d'unités	Prix	Prix/jour	Liste	Remb. S.S.	Comm.
Comprimé	250 mg	30	45,00*	15	0	0 %	–
Supp. adulte	450 mg	10	35,00*	7	0	0 %	–

LAURÉTHYL ★★

- **Composition :** Laurylsulfonate de polyéthylène glycol, glycérine, hydroxyde de sodium, acide lactique.
- **Domaine :** Dermatologie. Chirurgie.
- **Activité :** Antiseptique local.
- **Classe :** Détergent anionique.

Indications : Nettoyage et antisepsie de la peau et des muqueuses en dermatologie, gynécologie et chirurgie. Traitement d'appoint des affections cutanées bactériennes.

Contre-indications : Hypersensibilité à un constituant.

Effets indésirables : Possibilité d'irritation de contact.

Précautions d'emploi : Ne pas utiliser plusieurs antiseptiques simultanément. Le rinçage est obligatoire.

☞ *Vendu sans ordonnance.*

- SAPOREX

Forme	Dosage	N. d'unités	Prix	Prix/jour	Liste	Remb. S.S.	Comm.
Sol. locale	–	250 ml	13,30	–	0	65 %	–
Sol. locale	–	500 ml	19,70	–	0	65 %	–

LAUVIR ★★

- **Composition :** Chlorhexidine digluconate.
- **Domaine :** Chirurgie. Dermatologie.
- **Activité :** Antiseptique local.
- **Classe :** Biguanide.

Indications : Nettoyage et antisepsie cutanée des plaies superficielles.

Contre-indications : Hypersensibilité à un constituant. Application au niveau des muqueuses, en particulier génitales, de l'œil ou du conduit auditif externe.

Effets indésirables : Possibilité d'eczéma de contact. Risque d'effets systémiques.

Précautions d'emploi : Pas d'utilisation prolongée. Ne pas utiliser plusieurs antiseptiques simultanément. Prudence chez l'enfant.

☞ *Vendu sans ordonnance.*

- PIERRE FABRE

Forme	Dosage	N. d'unités	Prix	Prix/jour	Liste	Remb. S.S.	Comm.
Sol. locale pulv.	0,5 %	60 ml	35,00*	–	0	0 %	1993

LAXADOU ★★

- **Composition :** Huile de paraffine, agar agar.
- **Domaine :** Gastro-entérologie.
- **Activité :** Laxatif lubrifiant.
- **Classe :** Paraffine.

Indications : Traitement symptomatique de la constipation associé aux mesures hygiéno-diététiques.

Contre-indications : Constipation récente inexpliquée, persistante, n'ayant pas fait l'objet d'examens médicaux.

Effets indésirables : Suintement anal. Irritation périnéale.

Interactions : Entraîne une réduction de l'absorption des vitamines liposolubles : vitamines A, D, E, K. Peut modifier l'action des anticoagulants oraux.

☞ *Vendu sans ordonnance.*

- WHITEHALL

Forme	Dosage	N. d'unités	Prix	Prix/jour	Liste	Remb. S.S.	Comm.
Susp. buv.	–	200 ml	Libre	–	0	0 %	–

LAXAMALT ★★★

- **Composition :** Paraffine liquide, malt.
- **Domaine :** Gastro-entérologie.
- **Activité :** Laxatif lubrifiant.
- **Classe :** Paraffine.

Indications : Traitement symptomatique de la constipation associé aux mesures hygiéno-diététiques.

Contre-indications : Constipation récente inexpliquée, persistante, n'ayant pas fait l'objet d'examens médicaux.

Effets indésirables : Suintement anal, irritation périnéale.
Précautions d'emploi : Pas d'utilisation prolongée.
Interactions : Entraîne une réduction de l'absorption des vitamines liposolubles : vitamines A, D, E, K. Peut modifier l'action des anticoagulants oraux.
☞ *Vendu sans ordonnance.*
• LICARDY

Forme	Dosage	N. d'unités	Prix	Prix/jour	Liste	Remb. S.S.	Comm.
Poudre	–	150 g	13,30	–	0	35 %	1925
Poudre	–	300 g	20,60	–	0	35 %	1925

LAXASAN ✤

• **Composition :** Séné, tamarin.
• **Domaine :** Gastro-entérologie.
• **Activité :** Laxatif stimulant.
• **Classe :** Anthraquinonique.
Indications : Traitement symptomatique de la constipation associé aux mesures hygiéno-diététiques.
Contre-indications : Constipation récente inexpliquée, persistante, n'ayant pas fait l'objet d'examens médicaux. Colopathies organiques inflammatoires. Syndrome occlusif. Douleurs abdominales. Enfant de moins de 12 ans.
Effets indésirables : Sensation de ballonnement abdominal. Diarrhée. Douleurs abdominales. Mélanose recto-colique. Hypokaliémie. Maladie des laxatifs. Insuffisance rénale.
Précautions d'emploi : Pas d'utilisation prolongée. Non conseillé chez la femme allaitant. Prudence chez le sujet âgé ou alité.
Interactions : Ne pas associer aux diurétiques hypokaliémiants ni aux anti-inflammatoires corticoïdes. Ne pas associer à certains antiarythmisants : sotalol, quinidine, amiodarone. Prudence en cas d'association avec les digitaliques et les dérivés de la vincamine.
Surdosage : Entraîne une diarrhée et des troubles hydroélectrolytiques graves.
☞ *Vendu sans ordonnance. Présente des dangers en cas d'utilisation prolongée.*
• DOLISOS

Forme	Dosage	N. d'unités	Prix	Prix/jour	Liste	Remb. S.S.	Comm.
Comprimé	–	42	49,80*	–	0	0 %	–
Tisane sachet	–	20	29,90*	–	0	0 %	–

LAXATIF LHF ❍

• **Composition :** Rhamnus purshiana, Combretum raimbaultii, Belladonna, Bryonia 3DH, Hydrastis 3DH, Alumina 4CH.
• **Domaine :** Gastro-entérologie.
• **Activité :** Divers.
Indications : Constipation passagère.
☞ *Vendu sans ordonnance.*
• BOIRON

Forme	Dosage	N. d'unités	Prix	Prix/jour	Liste	Remb. S.S.	Comm.
Comprimé	–	110	28,00*	1	0	0 %	–

LAXATIF RICHELET

• **Composition :** Aloès, boldo, hydroxyde de magnésium.
• **Domaine :** Gastro-entérologie.
• **Activité :** Laxatif stimulant. Cholérétique.
• **Classe :** Anthraquinonique. Salin.
Indications : Traitement symptomatique de la constipation associé aux mesures hygiéno-diététiques.
Contre-indications : Constipation récente inexpliquée, persistante, n'ayant pas fait l'objet d'examens médicaux. Colopathies organiques inflammatoires. Syndrome occlusif. Douleurs abdominales. Enfant de moins de 12 ans.
Effets indésirables : Sensation de ballonnement abdominal. Diarrhée. Douleurs abdominales. Mélanose recto-colique. Hypokaliémie. Maladie des laxatifs. Insuffisance rénale.

Précautions d'emploi : Pas d'utilisation prolongée. Non conseillé chez la femme allaitant. Prudence chez le sujet âgé ou alité.

Interactions : Ne pas associer aux diurétiques hypokaliémiants ni aux anti-inflammatoires corticoïdes. Ne pas associer à certains antiarythmisants : sotalol, quinidine, amiodarone. Prudence en cas d'association avec les digitaliques et les dérivés de la vincamine.

Surdosage : Entraîne une diarrhée et des troubles hydroélectrolytiques graves.

☞ *Vendu sans ordonnance. Présente des dangers en cas d'utilisation prolongée.*

• RICHELET

Forme	Dosage	N. d'unités	Prix	Prix/jour	Liste	Remb. S.S.	Comm.
Comprimé	–	25	25,00*	–	0	0 %	–

LAXIDÉAL

• **Composition :** Séné.
• **Domaine :** Gastro-entérologie.
• **Activité :** Laxatif stimulant.
• **Classe :** Anthraquinonique.

Indications : Traitement symptomatique de la constipation associé aux mesures hygiéno-diététiques.

Contre-indications : Constipation récente inexpliquée, persistante, n'ayant pas fait l'objet d'examens médicaux. Colopathies organiques inflammatoires. Syndrome occlusif. Douleurs abdominales. Enfant de moins de 12 ans.

Effets indésirables : Sensation de ballonnement abdominal. Diarrhée. Douleurs abdominales. Mélanose recto-colique. Hypokaliémie. Maladie des laxatifs. Insuffisance rénale.

Précautions d'emploi : Pas d'utilisation prolongée. Non conseillé chez la femme allaitant. Prudence chez le sujet âgé ou alité.

Interactions : Ne pas associer aux diurétiques hypokaliémiants ni aux anti-inflammatoires corticoïdes. Ne pas associer à certains antiarythmisants : sotalol, quinidine, amiodarone. Prudence en cas d'association avec les digitaliques et les dérivés de la vincamine.

Surdosage : Entraîne une diarrhée et des troubles hydroélectrolytiques graves.

☞ *Vendu sans ordonnance. Présente des dangers en cas d'utilisation prolongée.*

• BRICHARD

Forme	Dosage	N. d'unités	Prix	Prix/jour	Liste	Remb. S.S.	Comm.
Comprimé	38 mg	20	25	–	0	0 %	–

LAXILO

• **Composition :** Bile, aloès, belladone, jusquiame, gomme de sterculia.
• **Domaine :** Gastro-entérologie.
• **Activité :** Laxatif stimulant. Antispasmodique.
• **Classe :** Anthraquinonique. Anticholinergique.

Indications : Traitement symptomatique de la constipation associé aux mesures hygiéno-diététiques.

Contre-indications : Constipation récente inexpliquée, persistante, n'ayant pas fait l'objet d'examens médicaux. Colopathies organiques inflammatoires. Syndrome occlusif. Douleurs abdominales. Enfant de moins de 12 ans.

Effets indésirables : Sensation de ballonnement abdominal. Diarrhée. Douleurs abdominales. Mélanose recto-colique. Hypokaliémie. Maladie des laxatifs. Insuffisance rénale.

Précautions d'emploi : Pas d'utilisation prolongée. Non conseillé chez la femme allaitant. Prudence chez le sujet âgé ou alité.

Interactions : Ne pas associer aux diurétiques hypokaliémiants ni aux anti-inflammatoires corticoïdes. Ne pas associer à certains antiarythmisants : sotalol, quinidine, amiodarone. Prudence en cas d'association avec les digitaliques et les dérivés de la vincamine.

Surdosage : Entraîne une diarrhée et des troubles hydroélectrolytiques graves.

☞ *Vendu sans ordonnance. Présente des dangers en cas d'utilisation prolongée.*

• AMIDO

Forme	Dosage	N. d'unités	Prix	Prix/jour	Liste	Remb. S.S.	Comm.
Comprimé	–	24	24,00*	–	0	0 %	–

LE BIENFAITEUR MÉDICINAL ✤

- **Composition :** Feuilles de sureau, feuilles de séné, feuilles d'oranger, racines d'hièble, racines de chiendent, romarin, mélilot.
- **Domaine :** Gastro-entérologie.
- **Activité :** Laxatif stimulant.

Indications : Traitement symptomatique de la constipation.

Précautions d'emploi : Traitement de courte durée. Contre-indiqué chez l'enfant.

☞ *Vendu sans ordonnance.*

- PLANTES ET MÉDECINES

Forme	Dosage	N. d'unités	Prix	Prix/jour	Liste	Remb. S.S.	Comm.
Tisane	–	100 g	29,05*	–	0	0 %	–
Tisane sachet	2 g	20	29,05*	–	0	0 %	–

LEDERFOLINE INJECTABLE ★★★

- **Composition :** Folinate de calcium.
- **Domaine :** Hématologie.
- **Activité :** Antianémique.
- **Classe :** Acide folique et dérivés.

Indications : Prévention et traitement des anémies « macrocytaires », en particulier chez la femme enceinte, chez l'éthylique ou lors des malabsorptions intestinales. Traitement des anémies lors des traitements par certains anticancéreux, certains antiparasitaires ou antibiotiques. Traitement des tumeurs coliques en association avec le fluoro-uracile.

Interactions : Ne pas administrer en même temps que le méthotrexate.

☞ *Vendu sans ordonnance. A utiliser sous contrôle médical.*

- LEDERLE

Forme	Dosage	N. d'unités	Prix	Prix/jour	Liste	Remb. S.S.	Comm.
Amp. inj.	5 mg	1	12,70	–	0	100 %	1973
Flacon inj.	25 mg	1	–	–	0	100 %	1973
Flacon inj.	100 mg	1	–	–	0	100 %	–
Flacon inj.	200 mg	1	–	–	0	100 %	–
Flacon inj.	350 mg	1	–	–	0	100 %	–

LEDERFOLINE ORALE ★★★

- **Composition :** Folinate de calcium.
- **Domaine :** Hématologie.
- **Activité :** Antianémique.
- **Classe :** Acide folique et dérivés.

Indications : Prévention et traitement des anémies « macrocytaires », en particulier chez la femme enceinte, chez l'éthylique ou lors des malabsorptions intestinales. Traitement des anémies lors des traitements par certains anticancéreux, certains antiparasitaires ou antibiotiques.

Interactions : Ne pas administrer en même temps que le méthotrexate.

☞ *Vendu sans ordonnance. A utiliser sous contrôle médical.*

- LEDERLE

Forme	Dosage	N. d'unités	Prix	Prix/jour	Liste	Remb. S.S.	Comm.
Comprimé	5 mg	20	Hôp.	–	0	100 %	1989
Comprimé	15 mg	10	Hôp.	–	0	100 %	1989
Comprimé	25 mg	6	Hôp.	–	0	100 %	1989

LEDERTREXATE ★★★

- **Composition :** Méthotrexate.
- **Domaine :** Cancérologie.
- **Activité :** Antinéoplasique. Cytostatique.
- **Classe :** Antimétabolite. Antifolate.

Indications : Cancer du sein, de l'ovaire, des bronches. Choriocarcinome. Cancers de la tête et du cou. Leucémies aiguës lymphoblastiques. Lymphomes non hodgkiniens. Ostéosarcome.

Contre-indications : Grossesse et allaiement. Insuffisances hépatiques ou rénales sévères.

Effets indésirables : Toxicité hématologique : thrombopénies, leucogranulopénies. Toxicité rénale : insuffisance rénale. Troubles digestifs : nausées, vomissements. Éruptions cutanées, érythrodermies généralisées. Toxicité pulmonaire : pneumopathies immunoallergiques.

Précautions d'emploi : Nécessité d'une surveillance régulière de la formule sanguine et de la fonction rénale afin de guider les administrations ultérieures. Déconseillé chez la femme enceinte ou allaitant.

Interactions : Ne pas associer aux anti-inflammatoires non stéroïdiens ni à l'aspirine.

☞ *Sur prescription médicale. Usage hospitalier.*

• LEDERLE

Forme	Dosage	N. d'unités	Prix	Prix/jour	Liste	Remb. S.S.	Comm.
Flacon inj.	5 mg	1	15,10	–	1	100 %	1973
Flacon inj.	25 mg	1	24,90	–	1	100 %	1974
Flacon inj.	50 mg	1	36,80	–	1	100 %	1973
Flacon inj.	500 mg	1	Hôp.	–	1	Hôp.	1993
Flacon inj.	1 000 mg	1	Hôp.	–	1	Hôp.	1994
Flacon inj.	5 000 mg	1	Hôp.	–	1	Hôp.	1991

LÉGALON ★

• **Composition :** Silymarine.
• **Domaine :** Hépatologie.
• **Activité :** Hépatotrope.

Indications : Symptômes fonctionnels des maladies hépatiques.

Effets indésirables : Réactions allergiques.

☞ *Vendu sans ordonnance.*

• MADAUS

Forme	Dosage	N. d'unités	Prix	Prix/jour	Liste	Remb. S.S.	Comm.
Comprimé	70 mg	40	31,90	3 à 5	0	35 %	1974

LELONG CONTUSIONS MOUSSE ★

• **Composition :** Pentosane polysulfate de sodium.
• **Domaine :** Rhumatologie. Inflammation.
• **Activité :** Antirhumatismal externe. Anti-inflammatoire.
• **Classe :** Héparine.

Indications : Utilisé dans le traitement des ecchymoses et des entorses. Manifestations de l'insuffisance veineuse chronique.

Contre-indications : Hypersensibilité aux constituants. Ne pas appliquer sur les muqueuses, une peau en mauvais état, des plaies ou des ulcérations.

Effets indésirables : Réaction allergique locale imposant l'arrêt du traitement.

☞ *Vendu sans ordonnance.*

• STERLING MIDY

Forme	Dosage	N. d'unités	Prix	Prix/jour	Liste	Remb. S.S.	Comm.
Mousse	0,5 %	20 g	Libre	–	0	0 %	1992

LELONG CONTUSIONS POMMADE ★

• **Composition :** Arnica, Tamus communis.
• **Domaine :** Rhumatologie.
• **Activité :** Antiœdémateux.

Indications : Proposé dans les contusions, ecchymoses, œdèmes, entorses, foulures.

Contre-indications : Hypersensibilité aux constituants. Ne pas appliquer sur les muqueuses, une peau en mauvais état, des plaies ou des ulcérations.

Effets indésirables : Réaction allergique locale imposant l'arrêt du traitement.

☞ *Vendu sans ordonnance.*

• STERLING MIDY

Forme	Dosage	N. d'unités	Prix	Prix/jour	Liste	Remb. S.S.	Comm.
Pommade	–	30 g	31,45*	–	0	0 %	1970

LELONG IRRITATIONS

- **Composition :** Énoxolone, propanocaïne.
- **Domaine :** Dermatologie.
- **Activité :** Anti-inflammatoire local. Anesthésique local.

Indications : Affections cutanées inflammatoires et prurigineuses.

Contre-indications : Plaies, lésions suintantes et surinfectées. Allergie aux anesthésiques locaux.

Effets indésirables : Possibilité d'eczéma de contact.

Précautions d'emploi : Donne une réaction positive au contrôle antidopage.

☞ *Vendu sans ordonnance.*

- STERLING MIDY

Forme	Dosage	N. d'unités	Prix	Prix/jour	Liste	Remb. S.S.	Comm.
Pommade	–	30 g	31,45*	–	0	0 %	1977

LENICALM ✤

- **Composition :** Extrait aqueux d'aspérule, extrait d'aubépine, extrait sec de tilleul.
- **Domaine :** Neuropsychiatrie.
- **Activité :** Divers.

Indications : Utilisé dans les états neurotoniques et dans les troubles mineurs du sommeil.

☞ *Vendu sans ordonnance.*

- DOLISOS

Forme	Dosage	N. d'unités	Prix	Prix/jour	Liste	Remb. S.S.	Comm.
Comprimé	–	40	42,50*	4	0	0 %	1990

LÉNIDERMYL ★

- **Composition :** Acide palmitoylcollagénique.
- **Domaine :** Dermatologie.
- **Activité :** Topique protecteur. Antiprurigineux.

Indications : Proposé dans le traitement symptomatique des dermites irritatives : brûlures superficielles, crevasses, gerçures engelures, érythème fessier du nourrisson.

Contre-indications : Lésions suintantes ou surinfectées.

Effets indésirables : Eczéma de contact

☞ *Vendu sans ordonnance.*

- STERLING MIDY

Forme	Dosage	N. d'unités	Prix	Prix/jour	Liste	Remb. S.S.	Comm.
Crème	10 %	25 g	34,45*	–	0	0 %	1979

LÉNISÉRUM BÉBÉ

- **Composition :** Belladone, lobélie, bromoforme, Grindelia, sulfogaïacol, benzoate de sodium. Extrait pectoral, sirop de tolu.
- **Domaine :** Pneumologie.
- **Activité :** Antitussif. Expectorant.
- **Classe :** Non opiacé.

Indications : Toux glaireuse, nerveuse ou grippale.

Contre-indications : Glaucome. Enfant de moins de 1 mois.

Précautions d'emploi : Le traitement doit être de courte durée. Éviter la prise à jeun.

☞ *Vendu sans ordonnance.*

- SARBACH

Forme	Dosage	N. d'unités	Prix	Prix/jour	Liste	Remb. S.S.	Comm.
Sirop	–	200 ml	31,55*	–	0	0 %	–

LÉNITRAL ★★★

Composition : Trinitrine.
Domaine : Cardio-vasculaire.
Activité : Antiangoreux. Vasodilatateur.
Classe : Dérivé nitré.
Indications : Prévention de la crise d'angine de poitrine. Insuffisance cardiaque sévère du ventricule gauche.
Effets indésirables : Maux de tête, hypotension avec vertiges et parfois syncope. Bouffées de chaleur. Troubles digestifs.
Précautions d'emploi : Non conseillé chez la femme enceinte ou allaitant. Prudence chez le sujet âgé ou présentant une hypotension. Éviter la prise d'alcool qui accroît les effets secondaires.
Interactions : Les vasodilatateurs, les antihypertenseurs majorent l'hypotension.
Surdosage : Entraîne une vasodilatation généralisée et des modifications de l'hémoglobine entraînant une coloration bleue de la peau (méthémoglobinémie).
☞ *Sur prescription médicale.*
• BESINS-ISCOVESCO

Forme	Dosage	N. d'unités	Prix	Prix/jour	Liste	Remb. S.S.	Comm.
Gélule LP	2,5 mg	60	18,80	0,6 à 0,9	2	65 %	1971
Gélule LP	7,5 mg	60	21,80	0,7 à 1	2	65 %	1981
Pommade	2 %	80 g	47,80	0,5 à 1,8	2	65 %	1981
Spray	0,4 mg/b	200 b	31,10	0,15 à 0,9	2	65 %	1984
Amp. inj.	3 mg	50	Hôp.	–	2	Hôp.	1979
Amp. inj.	15 mg	50	Hôp.	–	2	Hôp.	1979

LENTINOL ★★

Composition : Clofénotane (DDT), acide acétique, formaldéhyde, aspic.
Domaine : Parasitologie.
Activité : Antiparasitaire externe.
Indications : Traitement des infestations par poux du corps ou du pubis (morpions). Désinfection des vêtements en cas de gale ou de poux du corps.
Effets indésirables : Risque de toxicité neurologique en cas d'ingestion.
Précautions d'emploi : Laisser la poudre en contact pendant au moins 7 heures. Nouvelle application si nécessaire une semaine après.
☞ *Vendu sans ordonnance.*
• C.P.F.

Forme	Dosage	N. d'unités	Prix	Prix/jour	Liste	Remb. S.S.	Comm.
Lotion	–	200 ml	34,20*	–	0	0 %	–

LÉPONEX ★★★

Composition : Clozapine.
Domaine : Neuropsychiatrie.
Activité : Neuroleptique.
Classe : Dibenzodiazépine.
Indications : Schizophrénies chroniques sévères.
Contre-indications : Association déconseillée avec l'alcool. Psychoses alcooliques et toxiques. Adénome prostatique et glaucome. Affections hépatiques ou rénales sévères. Antécédents de baisse des globules blancs.
Effets indésirables : Bouche sèche, constipation, modification de la tension artérielle, prise de poids. Plus rares mais graves sont les agranulocytoses, c'est-à-dire la disparition des globules blancs polynucléaires.
Précautions d'emploi : La prudence s'impose chez le sujet âgé, cardiaque et chez la femme enceinte ou allaitant. De plus, un examen sanguin est nécessaire avant traitement. De toute façon le traitement doit être institué et suivi en milieu spécialisé.

Interactions : Le produit potentialise tous les dépresseurs du système nerveux central, les antihypertenseurs, et modifie l'action d'un grand nombre de médicaments.

Surdosage : Impose une hospitalisatio en centre de réanimation spécialisé.

☞ *Sur prescription médicale.*

• SANDOZ

Forme	Dosage	N. d'unités	Prix	Prix/jour	Liste	Remb. S.S.	Comm.
Comprimé	25 mg	30	Hôp.	–	1	Hôp.	1991
Comprimé	100 mg	30	Hôp.	–	1	Hôp.	1991

LEPTICUR ★★★

• **Composition :** Tropatépine.
• **Domaine :** Neuropsychiatrie.
• **Activité :** Antiparkinsonien.
• **Classe :** Anticholinergique.

Indications : Maladie de Parkinson. Rigidité au cours des traitements par neuroleptiques.

Contre-indications : Adénome de la prostate. Glaucome. Cardiopathies décompensées.

Effets indésirables : Sécheresse de la bouche, troubles de la vision. Troubles urinaires.

Précautions d'emploi : Prudence chez les patients présentant des maladies obstruc tives intestinales ou urinaires. Ne pas inte rompre le traitement brutalement. Dé conseillé chez la femme enceinte ou a laitant.

Interactions : Avec les autres anticholi nergiques : antidépresseurs imipraminique antihistaminiques H1, certains neurolep tiques.

Surdosage : Sécheresse de la bouch troubles visuels, accélération cardiaqu agitation, dépression respiratoire imposar l'hospitalisation.

☞ *Sur prescription médicale.*

• DIAMANT

Forme	Dosage	N. d'unités	Prix	Prix/jour	Liste	Remb. S.S.	Comm.
Comprimé (Park)	5 mg	30	21,60	1,5 à 3	1	65 %	1991
Comprimé	10 mg	30	32,80	2 à 3	1	65 %	1975
Amp. inj.	10 mg	1	15,20	15 à 30	1	65 %	1993

LESPÉNÉPHRYL ✤

• **Composition :** Lespedeza capitata, alcool.
• **Domaine :** Uro-néphrologie.
• **Activité :** Divers.

Indications : Utilisé comme stimulant d l'élimination rénale de l'eau.

☞ *Vendu sans ordonnance.*

• DARCY

Forme	Dosage	N. d'unités	Prix	Prix/jour	Liste	Remb. S.S.	Comm.
Sol. buvable	–	200 ml	34,00*	–	0	0 %	–

LESPORÈNE ★★★

• **Composition :** Tamoxifène.
• **Domaine :** Endocrinologie. Gynécologie. Cancérologie.
• **Activité :** Antinéoplasique hormonal.
• **Classe :** Antiestrogène.

Indications : Traitement du cancer du sein hormonodépendant et de ses métastases chez la femme.

Contre-indications : Grossesse et alla tement.

Effets indésirables : Troubles digestif bouffées de chaleur, prurit vulvaire, trou bles visuels. Aménorrhée, kystes ovarien Hypercalcémie. Accidents thrombo-embo liques.

☞ *Sur prescription médicale.*

• PANMÉDICA

Forme	Dosage	N. d'unités	Prix	Prix/jour	Liste	Remb. S.S.	Comm.
Comprimé	10 mg	30	75,50	–	1	100 %	–
Comprimé	20 mg	30	113,00	–	1	100 %	–

LEUCO 4 ★

- **Composition :** Adénine.
- **Domaine :** Hématologie.
- **Activité :** Antineutropénique.

Indications : Leucopénies (diminution des globules blancs polynucléaires) mineures.

☞ *Vendu sans ordonnance.*

- PHARMASCIENCE

Forme	Dosage	N. d'unités	Prix	Prix/jour	Liste	Remb. S.S.	Comm.
Comprimé	30 mg	30	16,20*	–	0	0 %	1960

LEUCODININE B ★

- **Composition :** Méquinol, polyéthylèneglycol.
- **Domaine :** Dermatologie.
- **Activité :** Dépigmentant local.

Indications : Proposé dans le traitement local des hyperpigmentations mélaniques acquises : éphélides, chloasma, taches de sénescence, hyperpigmentation cicatricielle ou réactionnelle.

Contre-indications : Enfant de moins de 12 ans. Hypersensibilité au produit.

Effets indésirables : En cas d'irritation ou d'intolérance, interrompre le traitement.

Précautions d'emploi : Faire un test préalable de tolérance sur le dos de la main. Ne pas appliquer sur les muqueuses ni sur les yeux. Ne pas exposer au soleil les zones traitées.

☞ *Vendu sans ordonnance.*

- PROMEDICA

Forme	Dosage	N. d'unités	Prix	Prix/jour	Liste	Remb. S.S.	Comm.
Pommade	10 %	30	15,10	–	0	35 %	1963

LEUCOMAX ★★★

- **Composition :** Molgramostime.
- **Domaine :** Hématologie.
- **Activité :** Antineutropénique.

Indications : Traitement des neutropénies (diminution des globules blancs polynucléaires) chez les patients recevant une chimiothérapie anticancéreuse ou ayant subi un traitement myélosuppressif pour une greffe de moelle osseuse.

Contre-indications : Patients ayant une néoplasie myéloïde.

Effets indésirables : Fièvre, réactions cutanées, douleurs osseuses. Rarement, réactions d'hypersensibilité.

Précautions d'emploi : Non conseillé chez la femme enceinte ou allaitant.

Interactions : Ne pas administrer en même temps qu'une chimiothérapie.

☞ *Sur prescription médicale. Usage hospitalier.*

- SCHERING-PLOUGH

Forme	Dosage	N. d'unités	Prix	Prix/jour	Liste	Remb. S.S.	Comm.
Flacon inj.	150 µg	1	Hôp.	–	1	Hôp.	1993
Flacon inj.	300 µg	1	Hôp.	–	1	Hôp.	1993
Flacon inj.	400 µg	1	Hôp.	–	1	Hôp.	1993
Flacon inj.	700 µg	1	Hôp.	–	1	Hôp.	1993

LÉVOCARNIL ★★

- **Composition :** Lévocarnitine.
- **Domaine :** Nutrition et métabolisme.
- **Activité :** Correction des déficits métaboliques.
- **Classe :** Carnitine.

Indications : Déficits primaires ou secondaires en carnitine. Déficits de l'oxydation des acides gras.

Effets indésirables : Avec la solution buvable : diarrhée.

☞ *Vendu sans ordonnance.*

- SIGMA-TAU

Forme	Dosage	N. d'unités	Prix	Prix/jour	Liste	Remb. S.S.	Comm.
Flacon buv.	1 g	10	Hôp.	–	0	Hôp.	1988
Amp. inj.	1 g	5	Hôp.	–	0	Hôp.	1988

LÉVOPHTA ★★★

- **Composition :** Lévocabastine.
- **Domaine :** Ophtalmologie.
- **Activité :** Antiallergique. Antihistaminique H1.

Indications : Conjonctivites allergiques.

Contre-indications : Hypersensibilité au composant.

Effets indésirables : Sensation de brûlures lors de l'instillation.

Précautions d'emploi : Le port des lentilles est déconseillé.

☞ *Sur prescription médicale.*

- CHAUVIN

Forme	Dosage	N. d'unités	Prix	Prix/jour	Liste	Remb. S.S.	Comm.
Collyre	0,05 %	3 ml	27,40	–	2	65 %	1993

LÉVOTHYROX ★★★

- **Composition :** Lévothyroxine sodique.
- **Domaine :** Endocrinologie.
- **Activité :** Hormone thyroïdienne.
- **Classe :** Thyroxine.

Indications : Hypothyroïdie d'origine haute ou basse. Myxœdème. Freination de la thyréostimuline : goitre simple.

Contre-indications : *Absolues* : hyperthyroïdie, insuffisance cardiaque décompensée. *Relatives* : insuffisance coronaire, troubles du rythme cardiaque.

Effets indésirables : Aggravation d'une maladie cardiaque : angine de poitrine, troubles du rythme, infarctus du myocarde. Signes d'hyperthyroïdie : nervosité, tachycardie, amaigrissement, diarrhée. Troubles des règles.

Précautions d'emploi : Grande prudence chez les patients présentant une hypertension, une angine de poitrine, une tuberculose, un diabète. Une surveillance par le dosage des hormones thyroïdiennes et de la thyréostimuline est indispensable.

Interactions : Peut augmenter l'action des anticoagulants oraux et des antidépresseurs tricycliques.

Surdosage : Entraîne des signes d'hyperthyroïdie dont le premier est l'accélération cardiaque.

☞ *Sur prescription médicale.*

- MERCK-CLÉVENOT

Forme	Dosage	N. d'unités	Prix	Prix/jour	Liste	Remb. S.S.	Comm.
Comprimé	25 µg	30	8,70	0,3 à 0,8	2	65 %	1990
Comprimé	50 µg	50	19,90	0,3 à 0,8	2	65 %	1980
Comprimé	75 µg	30	14,40	0,3 à 0,8	2	65 %	1990
Comprimé	100 µg	50	26,70	0,3 à 0,8	2	65 %	1983
Comprimé	150 µg	30	21,50	0,3 à 0,8	2	65 %	1990

LÉVOTONINE ★★

- **Composition :** Oxitripan.
- **Domaine :** Neuropsychiatrie.
- **Activité :** Antimyoclonique.
- **Classe :** Sérotonine et dérivés.

Indications : Myoclonies postanoxiques.

Contre-indications : Insuffisance rénale. Tumeurs carcinoïdes.

Effets indésirables : Troubles digestifs.

Précautions d'emploi : Prudence en cas d'insuffisance cardiaque ou rénale. Contre-indiqué chez la femme enceinte.

Interactions : Ne pas associer aux antidépresseurs.

☞ *Sur prescription médicale.*

• PANPHARMA

Forme	Dosage	N. d'unités	Prix	Prix/jour	Liste	Remb. S.S.	Comm.
Gélule	100 mg	100	292,20	30	1	65 %	1982

LÉVULOSE AGUETTANT ★★★

- **Composition :** Solution aqueuse de fructose.
- **Domaine :** Nutrition et métabolisme.
- **Activité :** Alimentation parentérale.
- **Classe :** Fructose.

Indications : Réhydratation, alimentation parentérale glucidique et véhicule pour apport thérapeutique.

Contre-indications : Intolérance congénitale au fructose. Hyperhydratation.

Effets indésirables : Hyperglycémie. Polyurie osmotique.

Précautions d'emploi : Adopter toujours un rythme lent de perfusion pour éviter la polyurie. Une surveillance biologique de l'équilibre hydroélectrolytique est toujours indispensable.

☞ *Usage hospitalier.*

• AGUETTANT

Forme	Dosage	N. d'unités	Prix	Prix/ jour	Liste	Remb. S.S.	Comm.
Flacon inj. 500 ml	5 %	–	Hôp.	–	0	Hôp.	1976
Flacon inj. 500 ml	10 %	–	Hôp.	–	0	Hôp.	1970
Flacon inj. 1 000 ml	5 %	–	Hôp.	–	0	Hôp.	1976
Flacon inj. 1 000 ml	10 %	–	Hôp.	–	0	Hôp.	1970

LÉVULOSE ELBIOL ★★★

- **Composition :** Solution aqueuse de fructose.
- **Domaine :** Nutrition et métabolisme.
- **Activité :** Alimentation parentérale.
- **Classe :** Fructose.

Indications : Réhydratation, alimentation parentérale glucidique et véhicule pour apport thérapeutique.

Contre-indications : Intolérance congénitale au fructose. Hyperhydratation.

Effets indésirables : Hyperglycémie. Polyurie osmotique.

Précautions d'emploi : Adopter toujours un rythme lent de perfusion pour éviter la polyurie. Une surveillance biologique de l'équilibre hydroélectrolytique est toujours indispensable.

☞ *Usage hospitalier.*

• BAXTER

Forme	Dosage	N. d'unités	Prix	Prix/ jour	Liste	Remb. S.S.	Comm.
Fl. verre 500 ml	5 %	1	Hôp.	–	0	Hôp.	–
Fl. verre 500 ml	10 %	1	Hôp.	–	0	Hôp.	–
Fl. verre 1 000 ml	5 %	1	Hôp.	–	0	Hôp.	–
Fl. verre 1 000 ml	10 %	1	Hôp.	–	0	Hôp.	–
Fl. plast. 500 ml	10 %	1	Hôp.	–	0	Hôp.	–
Fl. plast. 1 000 ml	10 %	1	Hôp.	–	0	Hôp.	–

LÉVULOSE VITAMINE C SAUBA ★★

- **Composition :** Vitamine C, fructose.
- **Domaine :** Nutrition et métabolisme.
- **Activité :** Antiasthénique. Vitamine hydrosoluble.

Indications : Utilisé dans le traitement de l'asthénie fonctionnelle, en l'absence d'activité spécifique démontrée.

Contre-indications : Lithiase urique.

Effets indésirables : Troubles gastro-intestinaux. Peut entraîner, chez certains sujets et à doses élevées, l'apparition de lithiase oxalique ou urique.

Précautions d'emploi : Traitement toujours de courte durée.

Interactions : Peut perturber les dosages de créatine et de glucose.

☞ *Vendu sans ordonnance.*

• BIOSEDRA

Forme	Dosage	N. d'unités	Prix	Prix/jour	Liste	Remb. S.S.	Comm.
Comprimé	250 mg	24	Libre	–	0	0 %	–

LEVURE DE BIÈRE ★★

- **Composition :** Levure de bière.
- **Domaine :** Gastro-entérologie.
- **Activité :** Antidiarrhéique.
- **Classe :** Modificateur du milieu intestinal.

Indications : Traitement préventif et curatif des accidents digestifs de l'antibiothérapie. Traitement des diarrhées infectieuses. Furonculose.

Précautions d'emploi : Ne pas mélanger à un aliment trop chaud, glacé ou alcoolisé.

Interactions : Ne pas associer à un antifongique.

☞ *Vendu sans ordonnance.*

• LAFRAN

Forme	Dosage	N. d'unités	Prix	Prix/jour	Liste	Remb. S.S.	Comm.
Comprimé	0,5 g	120	41,40*	–	0	0 %	–

LEXOMIL ★★★

- **Composition :** Bromazépam.
- **Domaine :** Neuropsychiatrie.
- **Activité :** Anxiolytique.
- **Classe :** Benzodiazépine.

Indications : Traitement de toutes les formes de l'anxiété, anxiété réactionnelle, névrotique. Traitement de l'anxiété du sevrage alcoolique. Traitement de la crise d'angoisse.

Contre-indications : Insuffisance respiratoire sévère. Tout traitement par les produits de cette classe thérapeutique peut entraîner un état de dépendance (toxicomanie), c'est pourquoi on préfère les traitements de courte durée et à doses modérées. Chez les conducteurs de véhicules, il existe un risque de somnolence.

Effets indésirables : Variables selon les patients ; on observe une certaine sédation pouvant être à l'origine d'accidents de la route. Parfois, des pertes de mémoire avec asthénie. Rarement, des réactions d'excitation ou d'agressivité.

Précautions d'emploi : L'absorption d'alcool est formellement déconseillée. Il convient d'être prudent chez l'enfant et le sujet âgé. L'emploi chez la femme enceinte ou allaitant est déconseillé. L'arrêt du traitement peut entraîner un syndrome de sevrage avec recrudescence de l'anxiété et des phénomènes somatiques : tremblements, tachycardie, parfois convulsions. D'où la nécessité d'un arrêt progressif. La durée du traitement ne doit pas dépasser 12 semaines.

Interactions : Le produit augmente l'action de tous les sédatifs du système nerveux et de l'alcool.

Surdosage : Le surdosage entraîne un sommeil plus ou moins profond, mais en général l'évolution est favorable. Une surveillance hospitalière est cependant souhaitable.

☞ *Sur prescription médicale.*

• ROCHE

Forme	Dosage	N. d'unités	Prix	Prix/jour	Liste	Remb. S.S.	Comm.
Comprimé	6 mg	30	26,90	1 à 2	1	65 %	1981

LIBRADOL ★★★

- **Composition :** Paracétamol.
- **Domaine :** Algologie.
- **Activité :** Antalgique périphérique.
- **Classe :** Paracétamol et dérivés.

Indications : Traitement symptomatique des affections douloureuses ou fébriles.

Contre-indications : Hypersensibilité au paracétamol. Insuffisance hépatique sévère.

Effets indésirables : Éruptions cutanées : urticaire, érythèmes. Exceptionnellement, diminution des plaquettes sanguines.

Précautions d'emploi : Peut être utilisé chez la femme enceinte ou allaitant.

Interactions : Peut fausser les dosages du glucose et de l'acide urique dans le sang.

Surdosage : A une dose supérieure à 10 g chez l'adulte, le paracétamol peut entraîner une nécrose du foie. L'hospitalisation s'impose d'urgence.

☞ *Vendu sans ordonnance.*

• NICHOLAS

Forme	Dosage	N. d'unités	Prix	Prix/jour	Liste	Remb. S.S.	Comm.
Comprimé	500 mg	16	18,20*	5	0	0 %	–

LIBRAX ★★★

- **Composition :** Chlordiazépoxide, clidinium bromure.
- **Domaine :** Gastro-entérologie.
- **Activité :** Antispasmodique. Anxiolytique.
- **Classe :** Anticholinergique. Benzodiazépine.

Indications : Traitement symptomatique des manifestations aiguës douloureuses liées aux troubles fonctionnels du tube digestif, des voies biliaires, s'accompagnant d'anxiété, comme les colopathies fonctionnelles.

Contre-indications : Glaucome. Troubles urétro-prostatiques liés à l'adénome prostatique. Hypersensibilité aux benzodiazépines, insuffisance respiratoire.

Effets indésirables : Amnésie, somnolence, éruptions cutanées. Sécheresse de la bouche, troubles visuels. Constipation, rétention urinaire. Tachycardie. Confusion chez les sujets âgés.

Précautions d'emploi : Prudence en cas de bronchite chronique, d'adénome de la prostate, d'atonie intestinale chez le sujet âgé. Non conseillé chez la femme enceinte ou allaitant.

Interactions : L'absorption d'alcool est formellement contre-indiquée. L'effet anticholinergique est augmenté en cas d'association avec des antidépresseurs, des antiparkinsoniens, des antihistaminiques H1, etc.

Surdosage : Entraîne une tachycardie, une apnée puis un coma imposant l'hospitalisation.

☞ *Sur prescription médicale.*

• ROCHE

Forme	Dosage	N. d'unités	Prix	Prix/jour	Liste	Remb. S.S.	Comm.
Comprimé	–	30	16,70	1,5 à 3	1	35 %	1965

LIBRIUM ★★★

- **Composition :** Chlordiazépoxide.
- **Domaine :** Neuropsychiatrie.
- **Activité :** Anxiolytique.
- **Classe :** Benzodiazépine.

Indications : Traitement de toutes les formes de l'anxiété, anxiété réactionnelle, névrotique. Traitement de l'anxiété du sevrage alcoolique. Traitement de la crise d'angoisse.

Contre-indications : Insuffisance respiratoire sévère. Tout traitement par les produits de cette classe thérapeutique peut entraîner un état de dépendance (toxicomanie), c'est pourquoi on préfère les traitements de courte durée et à doses modérées. Chez les conducteurs de véhicules, il existe un risque de somnolence.

Effets indésirables : Variables selon les patients ; on observe une certaine sédation pouvant être à l'origine d'accidents de la route. Parfois, des pertes de mémoire avec asthénie. Rarement, des réactions d'excitation ou d'agressivité.

Précautions d'emploi : L'absorption d'alcool est formellement déconseillée. Il convient d'être prudent chez l'enfant et le sujet âgé. L'emploi chez la femme enceinte ou allaitant est déconseillé. L'arrêt du traitement peut entraîner un syndrome de sevrage avec recrudescence de l'anxiété et des phénomènes somatiques : tremblements, tachycardie, parfois convulsions. D'où la nécessité d'un arrêt progressif. La durée du traitement ne doit pas dépasser 12 semaines.

Interactions : Le produit augmente l'action de tous les sédatifs du système nerveux et de l'alcool.

Surdosage : Le surdosage entraîne ur sommeil plus ou moins profond, mais er général l'évolution est favorable. Une sur veillance hospitalière est cependant souhai table.

☞ *Sur prescription médicale.*

• ROCHE

Forme	Dosage	N. d'unités	Prix	Prix/jour	Liste	Remb. S.S.	Comm.
Comprimé	5 mg	30	7,2	0,5 à 2	1	65 %	1964
Gélule	10 mg	50	13,90	0,5 à 2	1	65 %	1961

LIDOCAÏNE BRUNEAU ★★★

- **Composition :** Lidocaïne.
- **Domaine :** Cardio-vasculaire.
- **Activité :** Antiarythmique.
- **Classe :** Antiarythmique classe 1.

Indications : Troubles du rythme ventriculaire.

Contre-indications : Insuffisance cardiaque. Troubles de la conduction intra-cardiaque. Allergie aux anesthésiques locaux. Insuffisance hépatique sévère.

Effets indésirables : Troubles neuropsychiques.

Précautions d'emploi : Doit être utilis sous stricte surveillance médicale. Donn une réaction positive au contrôle anti dopage.

Interactions : Action potentialisée pa le propranolol.

Surdosage : Entraîne agitation, délir puis coma justifiant l'utilisation en milieu spécialisé.

☞ *Sur prescription médicale.*

• BRAUN MÉDICAL

Forme	Dosage	N. d'unités	Prix	Prix/jour	Liste	Remb. S.S.	Comm.
Seringue IV	100 mg	10	Hôp.	–	2	Hôp.	1987

LIMONADE PURGATIVE

- **Composition :** Magnésium, acide citrique.
- **Domaine :** Gastro-entérologie.
- **Activité :** Laxatif stimulant.
- **Classe :** Salin.

Indications : Traitement symptomatique de la constipation associé aux mesures hygiéno-diététiques.

Contre-indications : Constipation récente inexpliquée, persistante, n'ayant pas fait l'objet d'examens médicaux. Colopathies organiques inflammatoires. Syndrome occlusif. Douleurs abdominales. Enfant de moins de 12 ans.

Effets indésirables : Sensation de ballonnement abdominal. Diarrhée. Douleurs abdominales. Mélanose recto-colique. Hypokaliémie. Maladie des laxatifs. Insuffi sance rénale.

Précautions d'emploi : Pas d'utilisatio prolongée. Non conseillé chez la femme al laitant. Prudence chez le sujet âgé ou alité.

Interactions : Ne pas associer aux diuré tiques hypokaliémiants ni aux anti-inflam matoires corticoïdes. Ne pas associer à cer tains antiarythmisants : sotalol, quinidine amiodarone. Prudence en cas d'associatio avec les digitaliques et les dérivés de la vin camine.

Surdosage : Entraîne une diarrhée et de troubles hydroélectrolytiques graves.

☞ *Vendu sans ordonnance. Présente de dangers en cas d'utilisation prolongée.*

• GODEFROY

Forme	Dosage	N. d'unités	Prix	Prix/jour	Liste	Remb. S.S.	Comm.
Sol. buv.	–	125 ml	Libre	–	0	0 %	–

LIMONETTE PURGATIVE

- **Composition :** Tartrate de sodium.
- **Domaine :** Gastro-entérologie.
- **Activité :** Laxatif osmotique.
- **Classe :** Sel alcalin.

Indications : Traitement symptomatique de la constipation associé aux mesures hygiéno-diététiques.

Contre-indications : Constipation récente inexpliquée, persistante, n'ayant pas fait l'objet d'examens médicaux. Colopathies organiques inflammatoires. Syndrome occlusif. Douleurs abdominales. Enfant de moins de 12 ans.

Effets indésirables : Sensation de ballonnement abdominal. Diarrhée. Douleurs abdominales. Mélanose recto-colique. Hypokaliémie. Maladie des laxatifs. Insuffisance rénale.

Précautions d'emploi : Pas d'utilisation prolongée. Non conseillé chez la femme allaitant. Prudence chez le sujet âgé ou alité. Chaque flacon contient l'équivalent de 7,5 g de sel.

Interactions : Ne pas associer aux diurétiques hypokaliémiants ni aux anti-inflammatoires corticoïdes. Ne pas associer à certains antiarythmisants : sotalol, quinidine, amiodarone. Prudence en cas d'association avec les digitaliques et les dérivés de la vincamine.

Surdosage : Entraîne une diarrhée et des troubles hydroélectrolytiques graves.

☞ *Vendu sans ordonnance. Présente des dangers en cas d'utilisation prolongée.*

• C. P. F.

Forme	Dosage	N. d'unités	Prix	Prix/jour	Liste	Remb. S.S.	Comm.
Sol. buv.	–	200 ml	23,10*	–	0	0 %	–

LINCOCINE ★★★

- **Composition :** Lincomycine.
- **Domaine :** Infectiologie.
- **Activité :** Antibiotique.
- **Classe :** Lincosanide.

Indications : Infections aux germes suivants : staphylocoques, streptocoques, germes anaérobies. Infections à manifestations ORL, broncho-pulmonaires, stomatologiques, cutanées, génitales, ostéoarticulaires, abdominales ou septicémiques.

Contre-indications : Hypersensibilité aux lincosanides.

Effets indésirables : Troubles digestifs : nausées, vomissements, diarrhée. Réactions cutanées allergiques : urticaires, œdème de la face. Hépatites. Troubles sanguins : leucopénies.

Précautions d'emploi : Non conseillé chez la femme enceinte ou allaitant.

☞ *Sur prescription médicale.*

• UPJOHN

Forme	Dosage	N. d'unités	Prix	Prix/jour	Liste	Remb. S.S.	Comm.
Gélule	500 mg	12	35,50	9 à 12	1	65 %	1967
Amp. inj.	600 mg	1	16,00	16 à 48	1	65 %	1966

LINDILANE ★★★

- **Composition :** Paracétamol, codéine.
- **Domaine :** Algologie.
- **Activité :** Antalgique périphérique. Antalgique central.
- **Classe :** Paracétamol et dérivés, avec codéine.

Indications : Traitement symptomatique des affections douloureuses ou fébriles de l'adulte ne répondant pas aux antalgiques banals.

Contre-indications : Hypersensibilité au paracétamol. Insuffisance hépatique sévère. Hypersensibilité à la codéine, insuffisance respiratoire.

Effets indésirables : Éruptions cutanées : urticaire, érythèmes. Exceptionnellement, diminution des plaquettes sanguines. Du fait de la codéine, somnolence, constipation, spasme bronchique, dépression respiratoire.

Précautions d'emploi : Déconseillé chez la femme enceinte ou allaitant. L'absorption d'alcool est déconseillée. Risque de somnolence. Donne une réaction positive au contrôle antidopage.

Interactions : Peut fausser les dosages du glucose et de l'acide urique dans le sang.

Surdosage : Le paracétamol peut entraîner une nécrose du foie, la codéine une dépression aiguë des centres respiratoires. L'hospitalisation s'impose d'urgence.

☞ *Sur prescription médicale.*

• CASSENNE

Forme	Dosage	N. d'unités	Prix	Prix/jour	Liste	Remb. S.S.	Comm.
Comprimé	P 400 mg C 25 mg	16	17,80	1 à 7	1	65 %	1989

LINI-BOMBE THÉPÉNIER ★

- **Composition :** Vératrol, menthol, chloral, phénazone, alcoolat de fioraventi.
- **Domaine :** Rhumatologie.
- **Activité :** Antirhumatismal externe. Antalgique externe.

Indications : Traitement local des douleurs et contusions en traumatologie bénigne.

Contre-indications : Hypersensibilité aux constituants. Ne pas appliquer sur les muqueuses, sur une peau en mauvais état, des plaies ou des ulcérations. Enfant de moins de 30 mois.

Effets indésirables : Réaction allergique locale imposant l'arrêt du traitement.

☞ *Vendu sans ordonnance.*

- THÉPÉNIER

Forme	Dosage	N. d'unités	Prix	Prix/jour	Liste	Remb. S.S.	Comm.
Spray	–	100 ml	29,90*	–	0	0 %	1963

LINIMENT HOLLANDAIS ★

- **Composition :** Salicylate de glycol, salicylate de benzyle, salicylate de méthyle, eucalyptol, romarin, camphre.
- **Domaine :** Rhumatologie. Algologie.
- **Activité :** Antirhumatismal externe. Antalgique externe.
- **Classe :** Salicylé.

Indications : Utilisé dans le traitement des douleurs d'origine musculo-tendino-ligamentaire : torticolis, dorsalgies, lombalgies. Douleurs articulaires.

Contre-indications : Hypersensibilité aux constituants. Ne pas appliquer sur les muqueuses, sur une peau en mauvais état, des plaies ou des ulcérations. Enfant de moins de 30 mois.

Effets indésirables : Réaction allergique locale imposant l'arrêt du traitement.

Précautions d'emploi : Se laver les mains après usage.

☞ *Vendu sans ordonnance.*

- PHYTOEST

Forme	Dosage	N. d'unités	Prix	Prix/jour	Liste	Remb. S.S.	Comm.
Baume	–	150 ml	38,00*	–	0	0 %	–

LIORÉSAL ★★★

- **Composition :** Baclofène.
- **Domaine :** Rhumatologie.
- **Activité :** Myorelaxant.

Indications : Traitement des contractures spastiques au cours des hémiplégies, paraplégies et scléroses en plaques.

Contre-indications : Hypersensibilité au produit.

Effets indésirables : Somnolence, sécheresse de la bouche, fatigue, vertiges, tremblements, troubles visuels, convulsions. Troubles psychiques. Troubles digestifs : nausées. Incontinence urinaire.

Précautions d'emploi : Prudence chez l'insuffisant rénal ou hépatique. Déconseillé chez la femme enceinte ou allaitant. Ne pas interrompre brutalement le traitement.

Interactions : Augmente l'action des antihypertenseurs et des dépresseurs du système nerveux.

Surdosage : Entraîne somnolence, hypotonie, confusion mentale, agitation, convulsions.

☞ *Sur prescription médicale.*

- CIBA-GEIGY

Forme	Dosage	N. d'unités	Prix	Prix/jour	Liste	Remb. S.S.	Comm.
Comprimé	10 mg	50	54,60	3 à 9	1	65 %	1974

LIPANOR ★★★

- **Composition :** Ciprofibrate.
- **Domaine :** Nutrition et métabolisme.
- **Activité :** Hypolipidémiant.
- **Classe :** Fibrate.

Indications : Hypercholestérolémies et ypertriglycéridémies endogènes de l'adulte orsque le régime s'est révélé insuffisant.

Contre-indications : Insuffisance hépatique ou rénale sévère.

Effets indésirables : Troubles digestifs : ausées, pesanteurs gastriques. Vertiges, céhalées. Éruptions cutanées, faiblesse musculaire. Altérations fonctionnelles hépatiques.

Précautions d'emploi : Non conseillé chez la femme enceinte ou allaitant. Si après six mois de traitement, une réduction satisfaisante des lipides n'est pas obtenue, un autre traitement doit être envisagé.

Interactions : Entraîne une augmentation de l'action des antivitamines K. Ne pas associer à des hypolipidémiants inhibiteurs de la HMG-CoA réductase.

☞ *Sur prescription médicale.*

• SANOFI WINTHROP

Forme	Dosage	N. d'unités	Prix	Prix/jour	Liste	Remb. S.S.	Comm.
Gélule	100 mg	30	49,30	1,6	2	65 %	1985

LIPANTHYL MICRONISÉ ★★★

- **Composition :** Fénofibrate.
- **Domaine :** Nutrition et métabolisme.
- **Activité :** Hypolipidémiant.
- **Classe :** Fibrate.

Indications : Hypercholestérolémies et ypertriglycéridémies endogènes de l'adulte orsque le régime s'est révélé insuffisant.

Contre-indications : Insuffisance hépatique ou rénale sévère.

Effets indésirables : Troubles digestifs : ausées, pesanteurs gastriques. Vertiges, céphalées. Éruptions cutanées, faiblesse musculaire. Altérations fonctionnelles hépatiques.

Précautions d'emploi : Non conseillé chez la femme enceinte ou allaitant. Si après six mois de traitement, une réduction satisfaisante des lipides n'est pas obtenue, un autre traitement doit être envisagé.

Interactions : Entraîne une augmentation de l'action des antivitamines K.

☞ *Sur prescription médicale.*

• FOURNIER

Forme	Dosage	N. d'unités	Prix	Prix/jour	Liste	Remb. S.S.	Comm.
Gélule	67 mg	60	66,70	2 à 3	2	65 %	1993
Gélule	200 mg	30	84,00	2,8	2	65 %	1991

LIPAVLON ★★★

- **Composition :** Clofibrate.
- **Domaine :** Nutrition et métabolisme.
- **Activité :** Hypolipidémiant.
- **Classe :** Fibrate.

Indications : Hypercholestérolémies et ypertriglycéridémies endogènes de l'adulte orsque le régime s'est révélé insuffisant.

Contre-indications : Insuffisance hépatique ou rénale sévère.

Effets indésirables : Troubles digestifs : ausées, pesanteurs gastriques. Vertiges, céphalées. Éruptions cutanées, faiblesse musculaire. Altérations fonctionnelles hépatiques.

Précautions d'emploi : Non conseillé chez la femme enceinte ou allaitant. Si après six mois de traitement, une réduction satisfaisante des lipides n'est pas obtenue, un autre traitement doit être envisagé.

Interactions : Entraîne une augmentation de l'action des antivitamines K.

☞ *Sur prescription médicale.*

• ZENECA

Forme	Dosage	N. d'unités	Prix	Prix/jour	Liste	Remb. S.S.	Comm.
Capsule	500 mg	50	12,80	1	2	65 %	1965

LIPÉNAN ★★★

- **Composition :** Clofibride.
- **Domaine :** Nutrition et métabolisme.
- **Activité :** Hypolipidémiant.
- **Classe :** Fibrate.

Indications : Hypercholestérolémies et hypertriglycéridémies endogènes de l'adulte lorsque le régime s'est révélé insuffisant.

Contre-indications : Insuffisance hépatique ou rénale sévère.

Effets indésirables : Troubles digestifs : nausées, pesanteurs gastriques. Vertiges, céphalées. Éruptions cutanées, faiblesse musculaire. Altérations fonctionnelles hépatiques.

Précautions d'emploi : Non conseillé chez la femme enceinte ou allaitant. Si après six mois de traitement, une réduction satisfaisante des lipides n'est pas obtenue, un autre traitement doit être envisagé.

Interactions : Entraîne une augmentation de l'action des antivitamines K.

☞ *Sur prescription médicale.*

- BOUCHARA

Forme	Dosage	N. d'unités	Prix	Prix/jour	Liste	Remb. S.S.	Comm.
Capsule	450 mg	48	21,80	1,3 à 3	2	65 %	1988

LIPIODOL ULTRA-FLUIDE ★★

- **Composition :** Esters d'acides gras iodés de l'huile d'œillette.
- **Domaine :** Imagerie médicale.
- **Activité :** Produit de contraste iodé.
- **Classe :** Iodé huileux.

Indications : Lymphographie. Fistulographie. Sialographie.

Contre-indications : Ne pas injecter par voie artérielle ou veineuse. Hypersensibilité à l'iode. Insuffisance respiratoire.

Effets indésirables : Fièvre. Embolie huileuse.

Précautions d'emploi : Prudence chez les patients allergiques.

☞ *Vendu sans ordonnance.*

- GUERBET

Forme	Dosage	N. d'unités	Prix	Prix/jour	Liste	Remb. S.S.	Comm.
Amp. inj.	5 ml	4	69,20	–	0	65 %	1948
Amp. inj.	10 ml	1	33,00	–	0	65 %	1948

LIPOVEN ★★★

- **Composition :** Huile de soja, lécithine d'œuf, glycérol, eau. 1 100 kcal/l à 10 %, 200 kcal/l à 20 %.
- **Domaine :** Nutrition et métabolisme.
- **Activité :** Alimentation parentérale.
- **Classe :** Émulsion lipidique.

Indications : Apport de calories lipidiques. Apport d'acides gras essentiels.

Contre-indications : Hyperlipidémies sévères. Insuffisance hépatique. Hypersensibilité à la lécithine de l'œuf.

Effets indésirables : Sueurs, frissons, maux de tête, gêne respiratoire. Altérations fonctionnelles hépatiques. Thrombopénies.

Précautions d'emploi : Perfusion intraveineuse lente.

Interactions : Ne mélanger à aucun autre produit.

☞ *Usage hospitalier.*

- BIOSEDRA

Forme	Dosage	N. d'unités	Prix	Prix/jour	Liste	Remb. S.S.	Comm.
Flacon inj.	10 %	100 ml	Hôp.	–	0	Hôp.	–
Flacon inj.	10 %	500 ml	Hôp.	–	0	Hôp.	–
Flacon inj.	20 %	100 ml	Hôp.	–	0	Hôp.	–
Flacon inj.	20 %	250 ml	Hôp.	–	0	Hôp.	–
Flacon inj.	20 %	500 ml	Hôp.	–	0	Hôp.	–

LIPUR ★★★

- **Composition :** Gemfibrozil.
- **Domaine :** Nutrition et métabolisme.
- **Activité :** Hypolipidémiant.
- **Classe :** Fibrate.

Indications : Hypercholestérolémies et hypertriglycéridémies endogènes de l'adulte lorsque le régime s'est révélé insuffisant.

Contre-indications : Insuffisance hépatique ou rénale sévère.

Effets indésirables : Troubles digestifs : nausées, pesanteurs gastriques. Vertiges, céphalées. Éruptions cutanées, faiblesse musculaire. Altérations fonctionnelles hépatiques.

Précautions d'emploi : Non conseillé chez la femme enceinte ou allaitant. Si après six mois de traitement, une réduction satisfaisante des lipides n'est pas obtenue, un autre traitement doit être envisagé.

Interactions : Entraîne une augmentation de l'action des antivitamines K.

☞ *Sur prescription médicale.*

- PARKE-DAVIS

Forme	Dosage	N. d'unités	Prix	Prix/jour	Liste	Remb. S.S.	Comm.
Comprimé	450 mg	60	51,00	1,7	2	65 %	1985

LIQUÉMINE ★★★

- **Composition :** Héparinate de sodium.
- **Domaine :** Hémostase.
- **Activité :** Anticoagulant.
- **Classe :** Héparine.

Indications : Traitement de la maladie thrombo-embolique déclarée : phlébites, embolies pulmonaires, embolies et thromboses artérielles, infarctus du myocarde, etc.

Contre-indications : Maladies hémorragiques. Lésions hémorragiques. Accident vasculaire cérébral hémorragique. Antécédents de baisse des plaquettes sanguines sous héparine. Allergie à l'héparine.

Effets indésirables : Manifestations hémorragiques. Thrombopénies (baisse des plaquettes sanguines) graves. Nécrose cutanée au point d'injection.

Précautions d'emploi : A n'employer que sous contrôle médical, par voie intraveineuse. Nécessité d'examens biologiques pour suivre la coagulation et la formule sanguine. Prudence chez le sujet âgé, insuffisant hépatique ou rénal. Une surveillance particulièrement attentive doit être faite chez la femme enceinte.

Interactions : Associations déconseillées : anti-inflammatoires non stéroïdiens, aspirine, ticlopidine. Associations nécessitant des précautions d'emploi : anticoagulants oraux, dextran 40, corticoïdes.

Surdosage : Entraîne une hypocoagulabilité importante, d'où le risque hémorragique.

☞ *Sur prescription médicale. Une surveillance biologique est indispensable.*

- ROCHE

Forme	Dosage	N. d'unités	Prix	Prix/jour	Liste	Remb. S.S.	Comm.
Amp. inj.	2 500 U	6	13,30	–	1	65 %	1976
Amp. inj.	2 500 U	60	Hôp.	–	1	Hôp.	1953

LIQUIFILM ★★

- **Composition :** Alcool polyvinylique, chlorobutanol, chlorure de sodium.
- **Domaine :** Ophtalmologie.
- **Activité :** Larmes artificielles.

Indications : Insuffisance de sécrétion lacrymale. Syndrome de l'œil sec.

Contre-indications : Hypersensibilité à un composant.

Précautions d'emploi : Non conseillé avec les lentilles souples hydrophiles.

☞ *Vendu sans ordonnance.*

- ALLERGAN

Forme	Dosage	N. d'unités	Prix	Prix/jour	Liste	Remb. S.S.	Comm.
Collyre	0	10 ml	33,90*	–	0	0 %	1981

LITHIABYL ★ ✤

- **Composition :** Berbéris, méthénamine, benzoate de sodium, urtica, taraxacum.
- **Domaine :** Hépatologie.
- **Activité :** Cholérétique. Cholagogue.

Indications : Traitement symptomatique des troubles dyspeptiques.

Contre-indications : Obstruction des voies biliaires. Insuffisance hépatique grave.

☞ *Vendu sans ordonnance.*

- PLANTES ET MÉDECINES

Forme	Dosage	N. d'unités	Prix	Prix/jour	Liste	Remb. S.S.	Comm.
Sol. buv.	–	90 ml	47,30	1	0	0 %	1954

LITHIAGEL ★★★

- **Composition :** Hydrocarbonate d'alumine.
- **Domaine :** Uro-néphrologie.
- **Activité :** Hypophosphorémiant. Chélateur du phosphore.
- **Classe :** Sel d'aluminium.

Indications : Hyperphosphorémie de l'insuffisance rénale chronique.

Effets indésirables : Risque d'intoxication à l'aluminium, d'où la nécessité de dosages répétés lors des administrations prolongées.

Précautions d'emploi : Le traitement doit être suivi par des dosages de la phosphorémie.

Interactions : Peut retarder l'absorption de nombreux médicaments : antibiotiques, anti-inflammatoires, digitaliques.

☞ *Vendu sans ordonnance.*

- MARX

Forme	Dosage	N. d'unités	Prix	Prix/jour	Liste	Remb. S.S.	Comm.
Susp. buvable	1 g/c. à s.	480 ml	33,00	2 à 8	0	65 %	1967

LITHOL ABC ✤

- **Composition :** *Flacon A* : Podophyllum peltatum TM, Ptelea TM, Taraxacum dens leonis TM, Fœniculum vulgare TM, Chionanthus virginiana TM aa. *Flacon B* : essence de menthe, essence de fenouil, huile d'olive. *Flacon C* : essence de menthe, essence de fenouil, huile de ricin.
- **Domaine :** Hépatologie
- **Activité :** Cholagogue.

Indications : Utilisé dans les rétentions biliaires, les congestions du foie, etc.

☞ *Vendu sans ordonnance.*

- LESOURD

Forme	Dosage	N. d'unités	Prix	Prix/jour	Liste	Remb. S.S.	Comm.
Sol. buvable	–	3 flacons	59,60*	–	0	0 %	–

LITOSMIL ★★★

- **Composition :** Diosmine.
- **Domaine :** Cardio-vasculaire.
- **Activité :** Veinotonique. Vasculoprotecteur.
- **Classe :** Flavonoïde.

Indications : Signes fonctionnels de l'insuffisance veino-lymphatique : jambes lourdes, œdèmes, crampes. Troubles fonctionnels de la fragilité capillaire : ecchymoses, purpura, saignements. Signes fonctionnels de la crise hémorroïdaire.

Effets indésirables : Troubles digestifs banals.

Précautions d'emploi : Non conseillé chez la femme allaitant.

☞ *Vendu sans ordonnance.*

- EVANS MÉDICAL

Forme	Dosage	N. d'unités	Prix	Prix/jour	Liste	Remb. S.S.	Comm.
Sachet	300 mg	20	43,30*	–	0	0 %	1992

LITOXOL ★

- **Composition :** Sulfaguanidine, salicylate d'aluminium.
- **Domaine :** Gastro-entérologie.
- **Activité :** Anti-infectieux intestinal.
- **Classe :** Sulfamide.

Indications : Diarrhées aiguës ou chroniques d'origine infectieuse.

Contre-indications : Hypersensibilité aux sulfamides.

Effets indésirables : Éruptions cutanées d'origine allergique. Constipation.

Précautions d'emploi : Boire abondamment.

Interactions : Ne pas associer à des dérivés opiacés (élixir parégorique). Entraîne une diminution de l'absorption d'un grand nombre de médicaments. Il convient donc de respecter un délai de 2 heures entre la prise du produit et d'autres traitements.

☞ *Vendu sans ordonnance.*

• STERLING MIDY

Forme	Dosage	N. d'unités	Prix	Prix/jour	Liste	Remb. S.S.	Comm.
Comprimé	0,45 g	20	27,90*	–	0	0 %	1980

LOBAMINE-CYSTÉINE ★

- **Composition :** Méthionine, cystéine.
- **Domaine :** Dermatologie.
- **Activité :** Stimulant de la kératogénèse.

Indications : Utilisé dans le traitement des maladies des phanères : perte des cheveux, dystrophie des ongles.

Contre-indications : Cystinurie.

☞ *Vendu sans ordonnance.*

• PIERRE FABRE

Forme	Dosage	N. d'unités	Prix	Prix/jour	Liste	Remb. S.S.	Comm.
Gélule	–	20	17,50	–	0	35 %	1951
Gélule	–	60	32,60	–	0	35 %	1951

LOBELYNE CHARRON

- **Composition :** Éphédrine, théobromine, extrait d'opium, caféine.
- **Domaine :** Pneumologie.
- **Activité :** Bronchodilatateur. Antitussif.

Indications : Proposé dans l'asthme à dyspnée continue. Traitement de fond des broncho-pneumopathies chroniques obstructives à forme spastique.

Contre-indications : Enfant de moins de 15 ans. Troubles du rythme ventriculaire. Insuffisance coronarienne évolutive. Hyperthyroïdie. Hypertension artérielle. Insuffisance respiratoire.

Effets indésirables : Tremblements. Maux de tête, nausées. Palpitations, tachycardie, troubles du rythme cardiaque. Douleurs précordiales. Rétention urinaire. Agitation, insomnie.

Précautions d'emploi : Le traitement doit être surveillé médicalement, avec mesure régulière du pouls et du rythme cardiaque. Prudence chez le sujet âgé ou insuffisant cardiaque. Non conseillé chez la femme enceinte ou allaitant. Donne une réaction positive au contrôle antidopage.

Interactions : Ne pas associer aux antidépresseurs de type IMAO ni aux anesthésiques volatils.

Surdosage : Entraîne excitation, hypertension, troubles du rythme ventriculaire.

☞ *Vendu sans ordonnance.*

• C.P.F.

Forme	Dosage	N. d'unités	Prix	Prix/jour	Liste	Remb. S.S.	Comm.
Sol. buvable	–	200 ml	15,80*	–	0	0 %	–

LOCABIOTAL PRESSURISÉ ★

- **Composition :** Fusafungine.
- **Domaine :** ORL.
- **Activité :** Antibiotique local.

Indications : Traitement local d'appoint des infections de la muqueuse oropharyngée et des voies aériennes supérieures au cours des sinusites, rhinites, pharyngites, laryngites, trachéites, bronchites, etc.

Contre-indications : Allergie au constituant. Enfant de moins de 30 mois.

Effets indésirables : Rarement, irritation locale, crises d'éternuements.

Précautions d'emploi : Traitement de courte durée.

☞ *Vendu sans ordonnance.*

• SERVIER

Forme	Dosage	N. d'unités	Prix	Prix/jour	Liste	Remb. S.S.	Comm.
Aérosol	1,18 %	5 ml	35,40	–	0	35 %	1963

LOCACID ★★★

• **Composition :** Trétinoïne ou acide rétinoïque.
• **Domaine :** Dermatologie.
• **Activité :** Antiacnéique local.
• **Classe :** Trétinoïne et dérivés.

Indications : Acné, en particulier acné vulgaire, acné médicamenteuse, acné professionnelle.

Contre-indications : Hypersensibilité au composant. Contre-indiqué durant le premier trimestre de la grossesse.

Effets indésirables : Phénomènes irritatifs : érythème avec sensation de cuisson. Recrudescence temporaire de l'acné.

Précautions d'emploi : Pas de lavages trop fréquents. Ne pas utiliser de solutions alcoolisées. Éviter le contact avec les muqueuses. Ne pas s'exposer au soleil. En cas de coup de soleil interrompre le traitement.

☞ *Sur prescription médicale.*

• PIERRE FABRE

Forme	Dosage	N. d'unités	Prix	Prix/jour	Liste	Remb. S.S.	Comm.
Crème	0,05 %	30 g	39,50*	–	1	0 %	1984
Sol. locale	0,1 %	15 ml	36,50*	–	1	0 %	1984

LOCACORTÈNE ★★★

• **Composition :** Flumétasone, néomycine.
• **Domaine :** Dermatologie.
• **Activité :** Anti-inflammatoire local. Antibiotique.
• **Classe :** Anti-inflammatoire stéroïdien. Dermocorticoïde. Aminoside.

Indications : Dermatoses justiciables de la corticothérapie locale avec surinfection : eczémas, dyshidroses en début de traitement.

Contre-indications : Hypersensibilité à la néomycine. Dermatoses primitivement microbiennes, virales ou mycosiques. Ulcères de la jambe, escarres.

Effets indésirables : Atrophie cutanée, télangiectasies, vergetures. Retard de cicatrisation. Sécheresse de la peau, folliculite, acné, hypertrichose, dépigmentation. Réactions allergiques cutanées. Effets généraux : freination hypophysaire, hypercorticisme.

Précautions d'emploi : Traitement limité à 2 applications par jour pendant environ une semaine. Pas d'utilisation prolongée, car risque de survenue d'une dermite cortico-induite. Prudence chez l'enfant.

☞ *Sur prescription médicale.*

• CIBA-GEIGY

Forme	Dosage	N. d'unités	Prix	Prix/jour	Liste	Remb. S.S.	Comm.
Crème	F 0,02 % N 0,5 %	15 g	12,50	–	1	65 %	1967

LOCACORTÈNE VIOFORME ★★

• **Composition :** Flumétasone, clioquinol.
• **Domaine :** Dermatologie.
• **Activité :** Anti-inflammatoire local. Antiseptique.
• **Classe :** Anti-inflammatoire stéroïdien. Dermocorticoïde. Dérivé iodé.

Indications : Dermatoses justiciables de la corticothérapie locale avec surinfection : eczémas, dyshidroses en début de traitement.

Contre-indications : Hypersensibilité à l'iode. Dermatoses primitivement microbiennes, virales ou mycosiques. Ulcères de la jambe, escarres.

Effets indésirables : Atrophie cutanée, télangiectasies, vergetures. Retard de cicatrisation. Sécheresse de la peau, folliculite, acné, hypertrichose, dépigmentation. Réactions allergiques cutanées. Effets généraux : freination hypophysaire, hypercorticisme.

Précautions d'emploi : Traitement limité à 2 applications par jour pendant environ une semaine. Pas d'utilisation prolongée, car risque de survenue d'une dermite cortico-induite. Prudence chez l'enfant.

☞ *Sur prescription médicale.*

• CIBA-GEIGY

Forme	Dosage	N. d'unités	Prix	Prix/jour	Liste	Remb. S.S.	Comm.
Crème	F 0,02 % C 3 %	15 g	12,50	–	1	65 %	1968

LOCALONE ★★

• **Composition :** Trialcinolone acétonide, acide salicylique.
• **Domaine :** Dermatologie.
• **Activité :** Anti-inflammatoire local. Kératolytique.
• **Classe :** Anti-inflammatoire stéroïdien. Dermocorticoïde. Acide salicylique.

Indications : Dermatoses corticosensibles à composante kératosique. Eczémas chroniques, psoriasis, névrodermites et lichénification. plus particulièrement au niveau du cuir chevelu, des régions pileuses, des plis.

Contre-indications : Infections bactériennes, virales, parasitaires ou mycosiques. Lésions ulcérées. Acné et rosacée. Nourrisson.

Effets indésirables : Atrophie cutanée, télangiectasies, vergetures. Retard de cicatrisation. Sécheresse de la peau, folliculite, acné, hypertrichose, dépigmentation. Effets généraux : freination hypophysaire, hypercorticisme.

Précautions d'emploi : Traitement limité à 2 applications par jour. Pas d'utilisation prolongée, car risque de survenue d'une dermite cortico-induite. Prudence chez l'enfant.

☞ *Sur prescription médicale.*

• PIERRE FABRE

Forme	Dosage	N. d'unités	Prix	Prix/jour	Liste	Remb. S.S.	Comm.
Lotion	T 0,02 % AS 0,1 %	122 ml	34,50	0,7 à 1,4	1	0 %	1981

LOCAPRED ★★★

• **Composition :** Désonide.
• **Domaine :** Dermatologie.
• **Activité :** Anti-inflammatoire local.
• **Classe :** Anti-inflammatoire stéroïdien. Dermocorticoïde.

Indications : Eczéma de contact, dermatite allergique, lichénification. Psoriasis, lichen, prurigo, dyshidrose, lupus érythémateux discoïde, dermite séborrhéique. Piqûres d'insectes, prurigo parasitaire après traitement de la cause.

Contre-indications : Infections bactériennes, virales, parasitaires ou mycosiques. Lésions ulcérées. Acné et rosacée.

Effets indésirables : Atrophie cutanée, télangiectasies, vergetures. Retard de cicatrisation. Sécheresse de la peau, folliculite, acné, hypertrichose, dépigmentation. Effets généraux : freination hypophysaire, hypercorticisme.

Précautions d'emploi : Traitement limité à 2 applications par jour. Pas d'utilisation prolongée, car risque de survenue d'une dermite cortico-induite. Prudence chez l'enfant.

Surdosage : Risque de rétention hydrosodée avec parfois hypertension artérielle.

☞ *Sur prescription médicale.*

• PIERRE FABRE

Forme	Dosage	N. d'unités	Prix	Prix/jour	Liste	Remb. S.S.	Comm.
Crème	0,1 %	15 g	17,20	–	1	65 %	1978

LOCASALÈNE ★★★

• **Composition :** Flumétasone, acide salicylique.
• **Domaine :** Dermatologie.
• **Activité :** Anti-inflammatoire local. Kératolytique.
• **Classe :** Anti-inflammatoire stéroïdien. Dermocorticoïde. Acide salicylique.

Indications : Dermatoses corticosensibles à composante kératosique. Eczémas chroniques, psoriasis, névrodermites et lichénifications.

Contre-indications : Infections bactériennes, virales, parasitaires ou mycosiques. Lésions ulcérées. Acné et rosacée. Nourrisson.

Effets indésirables : Atrophie cutanée, télangiectasies, vergetures. Retard de cicatrisation. Sécheresse de la peau, folliculite, acné, hypertrichose, dépigmentation. Effets généraux : freination hypophysaire, hypercorticisme.

Précautions d'emploi : Traitement limité à 2 applications par jour. Pas d'utilisation prolongée, car risque de survenue d'une dermite cortico-induite. Prudence chez l'enfant.

Surdosage : Risque de rétention hydrosodée avec parfois hypertension artérielle.

☞ *Sur prescription médicale.*

• CIBA-GEIGY

Forme	Dosage	N. d'unités	Prix	Prix/jour	Liste	Remb. S.S.	Comm.
Pommade	–	15 g	12,50	–	1	65 %	1969

LOCÉRYL ★★★

• **Composition :** Amorolfine.
• **Domaine :** Dermatologie.
• **Activité :** Antifongique local.
• **Classe :** Morpholine et dérivés.

Indications : Traitement des infections externes à candida, dermatophytes, moisissures, etc. Traitement de première intention des onychomycoses.

Contre-indications : Hypersensibilité au produit.

Effets indésirables : Sensation transitoire de brûlure.

Précautions d'emploi : Non conseillé chez la femme enceinte ou allaitant. L'application se fait sur l'ongle 1 ou 2 fois par semaine. Ne pas manipuler ensuite de solvants organiques (white spirit, diluants).

☞ *Sur prescription médicale.*

• ROCHE

Forme	Dosage	N. d'unités	Prix	Prix/jour	Liste	Remb. S.S.	Comm.
Vernis	5 %	2,5 ml	232,50	–	1	65 %	1992
Vernis	5 %	5 ml	570,00	–	1	0 %	1992

LOCOÏD ★★★

• **Composition :** Hydrocortisone-17-butyrate.
• **Domaine :** Dermatologie.
• **Activité :** Anti-inflammatoire local.
• **Classe :** Anti-inflammatoire stéroïdien. Dermocorticoïde.

Indications : Eczéma de contact, dermatite allergique, lichénification. Psoriasis, lichen, prurigo, dyshidrose, lupus érythémateux discoïde, dermite séborrhéique. Piqûres d'insectes, prurigo parasitaire après traitement de la cause.

Contre-indications : Infections bactériennes, virales, parasitaires ou mycosiques. Lésions ulcérées. Acné et rosacée.

Effets indésirables : Atrophie cutanée, télangiectasies, vergetures. Retard de cicatrisation. Sécheresse de la peau, folliculite, acné, hypertrichose, dépigmentation. Effets généraux : freination hypophysaire, hypercorticisme.

Précautions d'emploi : Traitement limité à 2 applications par jour. Pas d'utilisation prolongée, car risque de survenue d'une dermite cortico-induite. Prudence chez l'enfant.

Surdosage : Risque de rétention hydrosodée avec parfois hypertension artérielle.

☞ *Sur prescription médicale.*

• YAMANOUCHI PHARMA

Forme	Dosage	N. d'unités	Prix	Prix/ jour	Liste	Remb. S.S.	Comm.
Crème	0,1 %	30 g	23,60	–	1	65 %	1981
Crème épaisse	0,1 %	30 g	21,00	–	1	65 %	1986
Émulsion	0,1 %	30 g	21,70	–	1	65 %	1995
Pommade	0,1 %	30 g	22,70	–	1	65 %	1981
Lotion	0,1 %	30 ml	23,20	–	1	65 %	1981

LODALÈS ★★★

- **Composition :** Simvastatine.
- **Domaine :** Nutrition et métabolisme.
- **Activité :** Hypolipidémiant.
- **Classe :** Inhibiteur de la HMG-CoA réductase.

Indications : Hypercholestérolémies endogènes de l'adulte en complément du régime, lorsque celui-ci s'est révélé insuffisant.

Contre-indications : Insuffisance hépatique ou rénale sévère.

Effets indésirables : Douleurs abdominales, constipation, flatulences. Douleurs musculaires. Altérations fonctionnelles hépatiques.

Précautions d'emploi : Non conseillé chez la femme enceinte ou allaitant, ni chez l'enfant. Un contrôle périodique des transaminases et des enzymes musculaires est nécessaire en début de traitement. Si après six mois de traitement, une réduction satisfaisante des lipides n'est pas obtenue, une modification du traitement doit être envisagée.

Interactions : Entraîne une augmentation de l'action des antivitamines K.

☞ *Sur prescription médicale.*

- SANOFI WINTHROP

Forme	Dosage	N. d'unités	Prix	Prix/jour	Liste	Remb. S.S.	Comm.
Comprimé	5 mg	28	163,50*	–	1	0 %	1992
Comprimé	20 mg	28	208,90	4 à 15	1	65 %	1989

LODINE ★★★

- **Composition :** Étodolac.
- **Domaine :** Inflammation.
- **Activité :** Anti-inflammatoire.
- **Classe :** Anti-inflammatoire non stéroïdien. Arylcarboxylique.

Indications : Traitement des rhumatismes inflammatoires chroniques : polyarthrite rhumatoïde, pelvispondylite, arthrite juvénile, rhumatisme psoriasique, syndrome de Fiessinger-Leroy-Reiter. Traitement des poussées aiguës des arthrites microcristallines, tendinites, synovites, arthroses, lombalgies et radiculalgies.

Contre-indications : Hypersensibilité au produit. Réactions allergiques à l'aspirine et dérivés. Ulcère gastro-duodénal évolutif. Insuffisance cardiaque, hépatique ou rénale. Enfant de moins de 15 ans.

Effets indésirables : Troubles digestifs : nausées, vomissements, ulcère gastro-duodénal, hémorragies digestives. Troubles hépatiques : ictère, hépatite. Réactions allergiques : éruption, urticaire, dermatoses bulleuses, asthme, pneumopathie, choc anaphylactique. Vertiges, maux de tête, bourdonnements d'oreille, troubles visuels. Troubles sanguins : anémie, leucopénie, thrombopénie.

Précautions d'emploi : Prendre le produit au cours des repas si possible le soir. Déconseillé chez la femme enceinte ou allaitant. Prudence chez le sujet âgé et chez l'insuffisant cardiaque ou rénal. Une surveillance du poids et du volume urinaire est utile en début de traitement.

Interactions : Ne pas associer à d'autres produits modifiant l'hémostase : anticoagulants oraux, héparine, aspirine, ticlopidine, autres anti-inflammatoires. Ne pas associer, car augmentation des effets toxiques : lithium, méthotrexate, diflunisal. Prudence en cas d'association avec les diurétiques. Peut perturber l'activité des antihypertenseurs, L'efficacité des stérilets peut être diminuée. Prendre les antiacides et pansements gastro-intestinaux à distance de la prise du produit.

☞ *Sur prescription médicale.*

- WYETH FRANCE

Forme	Dosage	N. d'unités	Prix	Prix/jour	Liste	Remb. S.S.	Comm.
Comprimé	100 mg	30	31,50	2 à 6	1	65 %	1988
Comprimé	200 mg	30	56,30	2 à 6	1	65 %	1988
Comprimé	300 mg	20	54,00	5,4	1	65 %	1992
Compr. LP	400 mg	14	52,50	3,75	1	65 %	1993

LOFENALAC ★★★

- **Composition :** Amidon de maïs, caséine traitée pour diminuer la phénylalanine, huile de maïs, vitamines A, B1, B2, B6, B12, C, D2, E, K, PP, acide folique, acide pantothénique, choline, inositol, calcium, phosphore, sodium, potassium, magnésium, fer, iode, zinc, cuivre, manganèse.
- **Domaine :** Métabolisme et nutrition.
- **Activité :** Diététique à faible teneur en phénylalanine.

Indications : Traitement de la phénylcétonurie.

Contre-indications : Ne pas administrer aux nourrissons et enfants non atteints de phénylcétonurie.

Précautions d'emploi : Ne pas donner d'aspartam, qui contient de la phénylalanine.

☞ *Vendu sans ordonnance.*

• MEAD JOHNSON

Forme	Dosage	N. d'unités	Prix	Prix/jour	Liste	Remb. S.S.	Comm.
Poudre orale	–	450 g	81,50	–	0	65 %	1964

LOFTYL ★★★

- **Composition :** Buflomédil.
- **Domaine :** Cardio-vasculaire.
- **Activité :** Vasodilatateur.
- **Classe :** Spasmolytique. Antagoniste alpha-adrénergique.

Indications : Artérite des membres inférieurs. Troubles circulatoires des extrémités.

Effets indésirables : Troubles du transit digestif. Maux de tête, vertiges. Picotement des extrémités.

Précautions d'emploi : Prudence chez l'insuffisant rénal.

Surdosage : Peut entraîner des phénomènes d'agitation.

☞ *Sur prescription médicale.*

• ABBOTT-FRANCE

Forme	Dosage	N. d'unités	Prix	Prix/jour	Liste	Remb. S.S.	Comm.
Comprimé	150 mg	30	40,00	3 à 5	2	65 %	1989
Amp. inj.	50 mg	10	25,70	5 à 20	2	65 %	1989

LOGÉCINE ★★★

- **Composition :** Érythromycine.
- **Domaine :** Infectiologie.
- **Activité :** Antibiotique.
- **Classe :** Macrolide.

Indications : Infections aux germes suivants : streptocoques, pneumocoques, méningocoques, gonocoques, Bordetella, corynébactéries, Listeria, mycoplasmes, Chlamydia, Legionella, tréponèmes, leptospires. Infections à manifestations ORL, broncho-pulmonaires (coqueluche, maladie des légionnaires, pneumonie), stomatologiques, cutanées, uro-génitales ou osseuses.

Contre-indications : Allergie à l'érythromycine. Association aux alcaloïdes de l'ergot de seigle et à la terfénadine.

Effets indésirables : Troubles digestifs : nausées, vomissements, gastralgies, diarrhée. Allergie cutanée. Hépatites.

Précautions d'emploi : Prudence en cas d'insuffisance hépatique.

Interactions : Avec les dérivés de l'ergot de seigle, risque de nécrose des extrémités. Avec la terfénadine (antihistaminique), risque de troubles du rythme cardiaque. Le produit augmente les effets de la carbamazépine (antiépileptique), de la théophylline, du triazolam, de la cyclosporine, de la bromocriptine. En cas d'association avec la digoxine ou un anticoagulant oral, en surveiller la posologie.

☞ *Sur prescription médicale.*

• LOGEAIS

Forme	Dosage	N. d'unités	Prix	Prix/jour	Liste	Remb. S.S.	Comm.
Gélule	250 mg	20	41,60	8	1	65 %	1994
Gélule	250 mg	40	68,00	6,8	1	65 %	1994
Gélule	250 mg	100	Hôp.	–	1	Hôp.	1994

LOGIFLOX ★★★

- **Composition :** Loméfloxacine.
- **Domaine :** Infectiologie.
- **Activité :** Antibiotique.
- **Classe :** Fluoroquinolone.

Indications : Infections aux germes sui-ants : entérobactéries, Haemophilus in-luenzae, gonocoques, vibrions, Legionella, tc. Infections à manifestations urinaires : ystites aiguës non compliquées de la emme.

Contre-indications : Allergie aux quino-ones. Enfant. Épilepsie.

Effets indésirables : Troubles digestifs : ausées, vomissements, gastralgies. Cépha-ées, insomnie, vertiges, convulsions, douleurs musculaires. Photosensibilisation. Troubles allergiques : urticaire.

Précautions d'emploi : Éviter l'exposition solaire. Déconseillé chez la femme enceinte ou allaitant. Prudence en cas d'insuffisance rénale sévère.

Interactions : Ne pas associer aux pansements gastriques, qui diminuent l'absorption. Ne pas associer aux médicaments modifiant la conduction cardiaque. Potentialise l'effet de la théophylline et des anticoagulants.

Surdosage : Surveillance de l'électrocardiogramme.

☞ *Sur prescription médicale.*

• SEARLE

Forme	Dosage	N. d'unités	Prix	Prix/jour	Liste	Remb. S.S.	Comm.
Comprimé	400 mg	3	98,10	33	1	65 %	1995

LOGIMAX ★★★

- **Composition :** Félodipine, métoprolol.
- **Domaine :** Cardio-vasculaire.
- **Activité :** Antihypertenseur.
- **Classe :** Association bêtabloquant et inhibiteur calcique.

Indications : Hypertension artérielle.

Contre-indications : Asthme, insuffi-ance cardiaque, fréquence cardiaque infé-ieure à 50.

Effets indésirables : Fatigue, céphalées, ouffées de chaleur. Troubles digestifs : astralgie, nausées, constipation. Fatigue à 'effort. Hypotension. Bradycardie. Extré-nités froides. Possibilité d'asthme, d'insuf-isance cardiaque. Hypoglycémie.

Précautions d'emploi : Prudence en cas d'insuffisance cardiaque ou rénale. Prudence en cas d'asthme ou de bronchite chronique, en particulier chez le sujet âgé. Non conseillé chez la femme enceinte ou allaitant. Ne pas interrompre le traitement brutalement.

Interactions : Peut entraîner des troubles du rythme en cas d'association avec certains antiarythmisants. Prudence en cas d'association avec les anti-inflammatoires non stéroïdiens, les neuroleptiques et les traitements antidiabétiques.

Surdosage : Une surveillance de la fréquence cardiaque et de la tension artérielle s'impose.

☞ *Sur prescription médicale.*

• ASTRA

Forme	Dosage	N. d'unités	Prix	Prix/jour	Liste	Remb. S.S.	Comm.
Comprimé LP	–	28	n.f.	–	1	en cours d'examen	1995

LOGIRÈNE ★★★

- **Composition :** Furosémide, amiloride.
- **Domaine :** Cardio-vasculaire.
- **Activité :** Diurétique.
- **Classe :** Association de diurétiques.

Indications : Œdèmes de l'insuffisance cardiaque.

Contre-indications : Hypersensibilité au furosémide ou à l'amiloride. Hyperkaliémie. Hyponatrémie. Insuffisance rénale.

Effets indésirables : Troubles gastro-intestinaux. Éruptions cutanées. Déshydratation, hyponatrémie, hypokaliémie. Élévation de l'uricémie et de la glycémie.

Précautions d'emploi : Avant et en cours de traitement, surveiller la fonction rénale et faire des dosages réguliers de sodium et de potassium dans le sang. Déconseillé chez la femme enceinte ou allaitant. Donne une réaction positive au contrôle antidopage.

Interactions : Peut modifier la concentration de lithium dans le sang chez les patients traités par ce produit. Associer avec prudence aux anti-inflammatoires, à certains antibiotiques et à certains antidiabétiques. Potentialise l'action des antihypertenseurs.

Surdosage : Surveiller l'hydratation du patient.

☞ *Sur prescription médicale.*

- UPJOHN

Forme	Dosage	N. d'unités	Prix	Prix/jour	Liste	Remb. S.S.	Comm.
Comprimé	F 40 mg A 5 mg	30	39,10	1,3 à 2,6	1	65 %	1989

LOGOTRON ★★★

- **Composition :** Métoprolol, chlorthalidone.
- **Domaine :** Cardio-vasculaire.
- **Activité :** Antihypertenseur.
- **Classe :** Association bêtabloquant diurétique.

Indications : Hypertension artérielle.

Contre-indications : Insuffisance rénale, hypokaliémie, hypersensibilité aux sulfamides. Asthme, insuffisance cardiaque, fréquence cardiaque inférieure à 50.

Effets indésirables : Troubles digestifs : gastralgie, nausées, constipation. Fatigue à l'effort. Hypotension. Bradycardie. Extrémités froides. Possibilité d'asthme, d'insuffisance cardiaque. Hypoglycémie. Déshydratation, hypokaliémie, élévation de la glycémie et de l'uricémie, pouvant déterminer des crises de goutte. Réactions d'hypersensibilité.

Précautions d'emploi : Ne jamais interrompre brutalement le traitement. Prudence chez les patients présentant une bronchite chronique, une insuffisance rénale ou hépatique. Non conseillé chez la femme allaitant. Avant et en cours de traitement, surveiller la fonction rénale et faire des dosages réguliers de sodium et de potassium dans le sang. Donne une réaction positive au contrôle antidopage.

Interactions : Peut entraîner des troubles du rythme en cas d'association avec certains antiarythmisants et les inhibiteurs calciques. Ne pas associer à la floctafénine (Idarac). Prudence en association avec les anti-inflammatoires non stéroïdiens, les neuroleptiques et les traitements anti-diabétiques. Peut modifier la concentration de lithium dans le sang chez les patients traités par ce produit. Associer avec prudence à certains antibiotiques.

Surdosage : Une surveillance de la fréquence cardiaque et de la tension artérielle s'impose.

☞ *Sur prescription médicale.*

- CIBA-GEIGY

Forme	Dosage	N. d'unités	Prix	Prix/jour	Liste	Remb. S.S.	Comm.
Comprimé	M 200 mg C 25 mg	30	56,50	2	1	65 %	1984

LOGRYX ★★★

- **Composition :** Minocycline.
- **Domaine :** Infectiologie.
- **Activité :** Antibiotique.
- **Classe :** Cycline.

Indications : Infections aux germes suivants : Brucella, Pasteurella, mycoplasmes, Chlamydia, rickettsies, gonocoques, leptospires, tréponèmes, Haemophilus, vibrions. Infections à manifestations broncho-pulmoaires, ORL, ophtalmiques, génito-urinaies, cutanées (acné) ou septicémiques.

Contre-indications : Allergie aux cyclies. Enfant de moins de 8 ans (risque de oloration dentaire).

Effets indésirables : Troubles digestifs : ausées, vomissements, diarrhée, candidoes ano-génitales. Réactions allergiques : rticaire, œdème de la face, choc. Réactions e photosensibilisation : érythrodermies. némies, neutropénies, éosinophilies. Coloation jaune des dents ou anomalies dentaies en cas d'administration à l'enfant de ioins de 8 ans.

Précautions d'emploi : Prendre le produit au cours des repas. Prudence encas d'insuffisance hépatique ou rénale. Ne pas s'exposer au soleil. Contre-indiqué chez la femme enceinte ou allaitant. Risque de sédation.

Interactions : Ne pas associer aux rétinoïdes (dérivés de la vitamine A). L'activité du produit est diminuée par les antiépileptiques, les sels ferreux, les pansements gastriques.

Surdosage : Peut entraîner une insuffisance hépatique.

☞ *Sur prescription médicale.*

• S.C.A.T.

Forme	Dosage	N. d'unités	Prix	Prix/jour	Liste	Remb. S.S.	Comm.
Comprimé	100 mg	6	39,50	13	1	65 %	1993

LOMUDAL ★★★

Composition : Cromoglycate de sodium.
Domaine : Pneumologie.
Activité : Antiasthmatique.
Classe : Inhibiteur de la libération de l'histamine.
Indications : Traitement préventif de 'asthme et des bronchites asthmatiformes.

Effets indésirables : Irritation de la gorge avec toux et gêne respiratoire. Réactions d'hypersensibilité.

Précautions d'emploi : Non conseillé chez la femme enceinte.

☞ *Sur prescription médicale.*

• FISONS

Forme	Dosage	N. d'unités	Prix	Prix/ jour	Liste	Remb. S.S.	Comm.
Caps. + Spinhaler	22,2 mg	30	52,70	5,2	2	65 %	1972
Caps. recharge	22,2 mg	30	39,40	5,2	2	65 %	1972
Spray	5 mg/b	1	78,00	5,6	2	65 %	1986
Sol. aérosol amp.	20 mg	48	116,70	9,6	2	65 %	1981

LOMUSOL ★★

Composition : Cromoglycate de sodium.
Domaine : ORL.
Activité : Antiallergique.
Classe : Inhibiteur de la libération de l'histamine.
Indications : Traitement des rhinites alergiques.

Contre-indications : Grossesse.

Effets indésirables : Irritation nasale en début de traitement.

Précautions d'emploi : Non conseillé chez la femme enceinte.

☞ *Sur prescription médicale.*

• FISONS

Forme	Dosage	N. d'unités	Prix	Prix/ jour	Liste	Remb. S.S.	Comm.
Fl. pulvérisateur	2,6 mg/b	100 b	34,50	3,5	2	35 %	1987

LONCALM ★★

Composition : Silicate d'alumine, carbonate de calcium, carbonate de magnésium.
Domaine : Gastro-entérologie.

• **Activité :** Antiacide œso-gastrique.
• **Classe :** Sel d'aluminium. Sel de calcium. Sel de magnésium.

Indications : Traitement symptomatique

des douleurs liées aux affections œso-gastro-duodénales.

Contre-indications : Diarrhée.

Précautions d'emploi : Prudence en cas d'insuffisance rénale.

Interactions : Entraîne une diminution de l'absorption d'un grand nombre de médicaments. Il convient donc de respecter u délai de 2 heures entre la prise du produ et d'autres traitements.

☞ *Vendu sans ordonnance.*

• STERLING MIDY

Forme	Dosage	N. d'unités	Prix	Prix/jour	Liste	Remb. S.S.	Comm.
Comprimé	–	30	34,00*	–	0	0 %	–

LONGACOR ★★★

- **Composition :** Quinidine.
- **Domaine :** Cardio-vasculaire.
- **Activité :** Antiarythmique.
- **Classe :** Antiarythmique classe 1.

Indications : Troubles du rythme auriculaire : extrasystoles auriculaires, tachycardie paroxystique, fibrillation auriculaire. Extrasystoles ventriculaires.

Contre-indications : Hypersensibilité à la quinidine. Troubles de la conduction cardiaque (maladie de l'oreillette, torsades de pointes, QT long). Insuffisance cardiaque.

Effets indésirables : Vertiges, bourdonnements d'oreille, troubles visuels. Troubles digestifs : vomissements, diarrhée. Possibilité de détermination de nouveaux troubles du rythme et de syncope.

Précautions d'emploi : Prudence en ca d'insuffisance cardiaque ou rénale. Peut êtr utilisé chez la femme enceinte, mais no chez la femme allaitant.

Interactions : Prudence en cas d'associa tion avec d'autres antiarythmiques : amic darone, bépridil, disopyramide, sotalol. Un surveillance s'impose en cas d'associatio avec les digitaliques, les diurétiques, le laxatifs. Plusieurs médicaments diminuer l'activité de la quinidine : antiépileptique antibiotiques.

Surdosage : Entraîne des troubles diges tifs, respiratoires, visuels, puis des trouble du rythme majeurs imposant l'hospitali sation.

☞ *Sur prescription médicale.*

• PROCTER & GAMBLE

Forme	Dosage	N. d'unités	Prix	Prix/jour	Liste	Remb. S.S.	Comm.
Gélule	165 mg	30	34,10	4,5	1	65 %	1971

LONGALGIC ★★★

- **Composition :** Bénorilate ou ester d'aspirine et de paracétamol.
- **Domaine :** Algologie.
- **Activité :** Antalgique périphérique.
- **Classe :** Aspirine et dérivés, associés.

Indications : Traitement symptomatique des affections douloureuses ou fébriles.

Contre-indications : Ulcère gastro-duodénal, maladie hémorragique. Hypersensibilité à l'aspirine. Certains asthmes. Dernier trimestre de la grossesse.

Effets indésirables : Bourdonnements d'oreille, douleurs abdominales, gastralgies. Plus rarement, ulcérations digestives avec hémorragies, responsables d'une anémie. Syndromes hémorragiques avec épistaxis, ecchymoses, purpura. Accidents de sensibilisation : urticaire, asthme.

Précautions d'emploi : Prudence chez les patients présentant un asthme ou des an técédents d'hémorragies. Prudence chez l patient prenant un traitement anticoagulan Chez la femme enceinte, l'aspirine n'est pa contre-indiquée lors des deux premiers tri mestres de la grossesse.

Interactions : Potentialise l'action de anticoagulants, des antiagrégants plaquettai res, des antidiabétiques hypoglycémiant de certains diurétiques. L'aspirine peut ré duire l'action de certains traitements, e particulier celle des anti-inflammatoire non stéroïdiens.

Surdosage : Surtout chez l'enfant, er traînant des désordres métaboliques ave troubles respiratoires pouvant entraîner l mort. L'hospitalisation s'impose d'urgenc

☞ *Vendu sans ordonnance.*

• EVANS MÉDICAL

Forme	Dosage	N. d'unités	Prix	Prix/jour	Liste	Remb. S.S.	Comm.
Sachet	1 g	16	33,30	4 à 8	0	0 %	1995

LONOTEN ★★★

- **Composition :** Minoxidil.
- **Domaine :** Cardio-vasculaire.
- **Activité :** Antihypertenseur.
- **Classe :** Vasodilatateur direct.

Indications : Hypertension artérielle sévère résistant aux traitements habituels.

Contre-indications : Infarctus du myocarde récent. Hypertension artérielle pulmonaire. Non conseillé chez la femme enceinte ou allaitant.

Effets indésirables : Œdème avec prise de poids. Hypertrichose : pousse exagérée des poils et des cheveux. Hypotension orthostatique. Modifications de l'électrocardiogramme.

Précautions d'emploi : Un régime sans sel est indispensable.

Interactions : Ne pas associer à d'autres antihypertenseurs vasodilatateurs. Prudence en cas d'association avec les antidépresseurs et les anti-inflammatoires.

Surdosage : Entraîne une baisse importante de la tension artérielle, qui doit être surveillée.

☞ *Sur prescription médicale.*

- UPJOHN

Forme	Dosage	N. d'unités	Prix	Prix/jour	Liste	Remb. S.S.	Comm.
Comprimé	5 mg	40	55,60	1,2 à 5	1	65 %	1984
Comprimé	10 mg	40	92,80	2,5 à 10	1	65 %	1984

LOPRESSOR ★★★

- **Composition :** Métoprolol.
- **Domaine :** Cardio-vasculaire.
- **Activité :** Antiangineux. Antiarythmique. Antihypertenseur. Antimigraineux.
- **Classe :** Bêtabloquant sélectif.

Indications : Hypertension artérielle. Prévention de la crise d'angine de poitrine. Infarctus du myocarde. Troubles du rythme cardiaque. Migraine.

Contre-indications : Asthme, insuffisance cardiaque, fréquence cardiaque inférieure à 50. Insuffisance rénale sévère.

Effets indésirables : Fatigue, refroidissement des extrémités. Bradycardie, hypotension, crise d'asthme.

Précautions d'emploi : Ne jamais interrompre brutalement le traitement. Prudence chez les patients présentant une bronchite chronique, une insuffisance rénale ou hépatique. Non conseillé chez la femme enceinte ou allaitant. Donne une réaction positive au contrôle antidopage.

Interactions : Peut entraîner des troubles du rythme en association avec certains antiarythmisants et les inhibiteurs calciques. Ne pas associer à la floctafénine (Idarac). Prudence en cas d'association avec les anti-inflammatoires non stéroïdiens et les neuroleptiques.

Surdosage : Une surveillance de la fréquence cardiaque et de la tension artérielle s'impose.

☞ *Sur prescription médicale.*

- CIBA-GEIGY

Forme	Dosage	N. d'unités	Prix	Prix/jour	Liste	Remb. S.S.	Comm.
Comprimé	100 mg	30	32,20	1 à 2	1	65 %	1980
Comprimé	200 mg	30	53,60	1,8 à 2	1	65 %	1980
Amp. inj.	5 mg	5	Hôp.	–	1	Hôp.	1984

LOPRIL ★★★

- **Composition :** Captopril.
- **Domaine :** Cardio-vasculaire.
- **Activité :** Antihypertenseur. Vasodilatateur.
- **Classe :** Inhibiteur de l'enzyme de conversion.

Indications : Hypertension artérielle. Insuffisance cardiaque. Infarctus du myocarde.

Contre-indications : Non conseillé chez la femme enceinte ou allaitant.

Effets indésirables : Toux, fatigue, nausées, éruptions cutanées, prurit, œdème de la face et des extrémités. Augmentation temporaire de l'urée et de la créatinine sanguine, parfois de la kaliémie. Hypotension artérielle chez les patients suivant un régime sans sel ou prenant un diurétique. Exceptionnellement, modification de la formule sanguine.

Précautions d'emploi : En cas d'insuffisance rénale ou chez le sujet âgé, réduire la posologie.

Interactions : Ne pas associer avec des produits entraînant une hyperkaliémie : certains diurétiques, sels de potassium. Majore l'effet de tous les produits hypotenseurs : neuroleptiques, antidépresseurs.

Surdosage : Une surveillance de la tension artérielle s'impose.

☞ *Sur prescription médicale.*

• BRISTOL-MYERS SQUIBB

Forme	Dosage	N. d'unités	Prix	Prix/jour	Liste	Remb. S.S.	Comm.
Comprimé	25 mg	30	66,30	2 à 4	1	65 %	1982
Comprimé	50 mg	30	110,20	4 à 11	1	65 %	1982

LORAGA DANTRONE

- **Composition :** Paraffine, dantrone, agar agar.
- **Domaine :** Gastro-entérologie.
- **Activité :** Laxatif stimulant. Laxatif lubrifiant.
- **Classe :** Anthraquinonique.

Indications : Traitement symptomatique de la constipation associé aux mesures hygiéno-diététiques.

Contre-indications : Constipation récente inexpliquée, persistante, n'ayant pas fait l'objet d'examens médicaux. Colopathies organiques inflammatoires. Syndrome occlusif. Douleurs abdominales. Enfant de moins de 12 ans.

Effets indésirables : Sensation de ballonnement abdominal. Diarrhée. Douleurs abdominales. Mélanose recto-colique. Hypokaliémie. Maladie des laxatifs. Insuffisance rénale.

Précautions d'emploi : Pas d'utilisation prolongée. Non conseillé chez la femme allaitant. Prudence chez le sujet âgé ou alité.

Interactions : Ne pas associer aux diurétiques hypokaliémiants ni aux anti-inflammatoires corticoïdes. Ne pas associer à certains antiarythmisants : sotalol, quinidine, amiodarone. Prudence en cas d'association avec les digitaliques et les dérivés de la vincamine.

Surdosage : Entraîne une diarrhée et des troubles hydroélectrolytiques graves.

☞ *Vendu sans ordonnance. Présente des dangers en cas d'utilisation prolongée.*

• SUBSTANTIA

Forme	Dosage	N. d'unités	Prix	Prix/jour	Liste	Remb. S.S.	Comm.
Gel	–	–	Libre	–	0	0 %	–

LOTION CAPILLAIRE LHF ❍

- **Composition :** Heracleum 3CH, Graphites 4CH, Sulfur 3CH, Echinacea TM, Calendula TM, alcool à 50 %.
- **Domaine :** Dermatologie.
- **Activité :** Divers.

Indications : Séborrhée, chute des cheveux. Hygiène de la chevelure et du cuir chevelu.

☞ *Vendu sans ordonnance.*

• BOIRON

Forme	Dosage	N. d'unités	Prix	Prix/jour	Liste	Remb. S.S.	Comm.
Lotion	–	125 ml	34,00*	–	0	0 %	–

LOVENOX ★★★

- **Composition :** Énoxaparine sodique.
- **Domaine :** Hémostase.
- **Activité :** Anticoagulant.
- **Classe :** Héparine de bas poids moléculaire.

Indications : Prévention et traitement de la maladie veineuse thrombo-embolique.

Contre-indications : Maladies hémorragiques. Lésions hémorragiques. Accident vasculaire cérébral hémorragique. Antécédents de baisse des plaquettes sanguines sous énoxaparine. Allergie à l'énoxaparine.

Effets indésirables : Manifestations hémorragiques. Thrombopénies (baisse des plaquettes sanguines) graves. Hématome ou nécrose cutanée au point d'injection.

Précautions d'emploi : A n'employer que sous contrôle médical, par voie sous-cutanée. Nécessité d'examens biologiques pour suivre la coagulation et la formule sanguine. Prudence chez le sujet âgé, insuffisant hépatique ou rénal. Non conseillé chez la femme enceinte ou allaitant.

Interactions : Associations déconseillées : anti-inflammatoires non stéroïdiens, aspirine, ticlopidine. Associations nécessitant des précautions d'emploi : anticoagulants oraux, dextran 40, corticoïdes.

Surdosage : Entraîne une hypocoagulabilité importante, d'où le risque hémorragique.

☞ *Sur presciption médicale. Une surveillance biologique est indispensable.*

• BELLON

Forme	Dosage	N. d'unités	Prix	Prix/jour	Liste	Remb. S.S.	Comm.
Seringue	20 mg	2	54,80	–	1	65 %	1987
Seringue	20 mg	6	143,80	–	1	65 %	1993
Seringue	40 mg	2	99,70	–	1	65 %	1987
Seringue	40 mg	6	276,00	–	1	65 %	1993
Amp. inj.	80 mg	2	122,80	–	1	65 %	1992
Amp. inj.	100 mg	2	150,60	–	1	65 %	1992

LOXAPAC ★★★

- **Composition :** Loxapine.
- **Domaine :** Neuropsychiatrie.
- **Activité :** Neuroleptique.
- **Classe :** Dibenzo-oxazépine.

Indications : Psychoses aiguës ou chroniques. Accès maniaques, état d'agitation avec agressivité.

Contre-indications : Comas ou intoxications dus à l'alcool ou aux barbituriques.

Effets indésirables : Sédation, somnolence diurne, hypotension, prise de poids. Rigidité musculaire, mouvements anormaux de la tête et de la langue. Troubles des règles, croissance des seins, impuissance ou frigidité. Réactions cutanées.

Précautions d'emploi : La prudence s'impose chez le sujet âgé et chez la femme enceinte ou allaitant. La prise d'alcool est déconseillée.

Interactions : Le produit potentialise tous les dépresseurs du système nerveux central et les antihypertenseurs. Il antagonise les effets de la lévodopa utilisée dans le traitement de la maladie de Parkinson.

Surdosage : Une surveillance hospitalière s'impose.

☞ *Sur prescription médicale.*

• LEDERLE

Forme	Dosage	N. d'unités	Prix	Prix/jour	Liste	Remb. S.S.	Comm.
Comprimé	25 mg	30	43,60	4 à 8	1	65 %	1980
Comprimé	50 mg	12	36,40	6 à 12	1	65 %	1980
Sol. buv.	25 mg/ml	30 ml	36,10	4 à 8	1	65 %	1980
Sol. inj.	50 mg	10	Hôp.	–	1	Hôp.	1980

LOXEN ★★★

- **Composition :** Nicardipine.
- **Domaine :** Cardio-vasculaire.
- **Activité :** Antihypertenseur. Vasodilatateur.
- **Classe :** Antagoniste calcique.

Indications : Hypertension artérielle.

Contre-indications : Non conseillé chez la femme enceinte ou allaitant.

Effets indésirables : Maux de tête, rougeur du visage, bouffées de chaleur. Œdèmes des membres inférieurs. Fatigue.

Interactions : Potentialise l'action des autres antihypertenseurs. Activité augmentée par les antihistaminiques.

Surdosage : Entraîne une hypotension

imposant une surveillance en centre spécialisé.

☞ *Sur prescription médicale.*
- SANDOZ

Forme	Dosage	N. d'unités	Prix	Prix/jour	Liste	Remb. S.S.	Comm.
Amp. inj.	10 mg	5	Hôp.	–	1	Hôp.	1989
Amp. inj.	5 mg	10	Hôp.	–	1	Hôp.	1989
Comprimé	20 mg	30	41,80	4	1	65 %	1986
Comprimé LP	50 mg	60	112,20	3,7	1	65 %	1988

LP MIX ★★★

- **Composition :** Mélange de 750 ml de nutrilamine 9 et de 250 ml d'endolipide.
- **Domaine :** Nutrition et métabolisme.
- **Activité :** Alimentation parentérale.
- **Classe :** Acides aminés. Émulsion lipidique.

Indications : Apport protidique et lipidique en alimentation parentérale.

Contre-indications : Insuffisances rénales ou hépatiques sévères. Hyperhydratation.

Effets indésirables : Acidoses métaboliques. Hyperazotémie.

☞ *Usage hospitalier.*
- BRAUN

Forme	Dosage	N. d'unités	Prix	Prix/jour	Liste	Remb. S.S.	Comm.
Coffret	–	4	Hôp.	–	0	Hôp.	–

L-THYROXINE ROCHE ★★★

- **Composition :** Lévothyroxine sodique.
- **Domaine :** Endocrinologie.
- **Activité :** Hormone thyroïdienne.
- **Classe :** Thyroxine.

Indications : Hypothyroïdie d'origine haute ou basse. Myxœdème. Freination de la thyréostimuline : goitre simple.

Contre-indications : *Absolues* : hyperthyroïdie, insuffisance cardiaque décompensée. *Relatives* : insuffisance coronaire, troubles du rythme cardiaque.

Effets indésirables : Aggravation d'une maladie cardiaque : angine de poitrine, troubles du rythme, infarctus du myocarde. Signes d'hyperthyroïdie : nervosité, tachycardie, amaigrissement, diarrhée. Troubles des règles.

Précautions d'emploi : Grande prudence chez les patients présentant une hypertension, une angine de poitrine, une tuberculose, un diabète. Une surveillance par le dosage des hormones thyroïdiennes et de la thyréostimuline est indispensable. Un comprimé est équivalent à 20 gouttes, et une goutte correspond à 5 µg.

Interactions : Peut augmenter l'action des anticoagulants oraux et des antidépresseurs tricycliques.

Surdosage : Entraîne des signes d'hyperthyroïdie, dont le premier est l'accélération cardiaque.

☞ *Sur prescription médicale.*
- ROCHE

Forme	Dosage	N. d'unités	Prix	Prix/jour	Liste	Remb. S.S.	Comm.
Comprimé	100 µg	30	13,90	0,5 à 0,7	2	65 %	1982
Sol. buv.	–	15 ml	19,40	0,9 à 1,3	2	65 %	1982
Amp. inj.	200 µg	6	Hôp.	–	2	Hôp.	1982

LUBENTYL ★★★

- **Composition :** Paraffine liquide et solide.
- **Domaine :** Gastro-entérologie.
- **Activité :** Laxatif lubrifiant.
- **Classe :** Paraffine.

Indications : Traitement symptomatique de la constipation associé aux mesures hygiéno-diététiques.

Contre-indications : Constipation récente inexpliquée, persistante, n'ayant pas fait l'objet d'examens médicaux.

Effets indésirables : Suintement anal, irritation périnéale.
Précautions d'emploi : Pas d'utilisation prolongée.
Interactions : Entraîne une réduction de l'absorption des vitamines liposolubles : vitamines A, D, E, K. Peut modifier l'action des anticoagulants oraux.

☞ *Vendu sans ordonnance.*

• SYNTHÉLABO FRANCE

Forme	Dosage	N. d'unités	Prix	Prix/jour	Liste	Remb. S.S.	Comm.
Gelée	–	250 g	19,20	1	0	35 %	1957

LUBENTYL À LA MAGNÉSIE ★★

- **Composition :** Paraffine liquide et solide, hydroxyde de magnésium.
- **Domaine :** Gastro-entérologie.
- **Activité :** Laxatif lubrifiant.
- **Classe :** Paraffine. Salin.

Indications : Traitement symptomatique de la constipation associé aux mesures hygiéno-diététiques.
Contre-indications : Constipation récente inexpliquée, persistante, n'ayant pas fait l'objet d'examens médicaux. Colopathies organiques inflammatoires. Syndrome occlusif. Douleurs abdominales. Insuffisance rénale sévère.
Effets indésirables : Suintement anal, irritation périnéale. Diarrhée, douleurs abdominales.
Précautions d'emploi : Pas d'utilisation prolongée.
Interactions : Entraîne une réduction de l'absorption des vitamines liposolubles : vitamines A, D, E, K. Peut modifier l'action des anticoagulants oraux.

☞ *Vendu sans ordonnance.*

• SYNTHÉLABO FRANCE

Forme	Dosage	N. d'unités	Prix	Prix/jour	Liste	Remb. S.S.	Comm.
Gelée	–	260 g	19,20	–	0	0 %	1957

LUCIDRIL 250 ★★★

- **Composition :** Méclofénoxate.
- **Domaine :** Neuropsychiatrie.
- **Activité :** Nootrope.

Indications : Troubles psycho-comportementaux du sujet âgé et après accident vasculaire cérébrale. Vertiges d'origine centrale après traumatisme crânien. Amélioration du réveil postanesthésique.
Précautions d'emploi : Contrôle antidopage positif.
Surdosage : Sans gravité. Un état d'excitation pourrait justifier des sédatifs.

☞ *Vendu sans ordonnance.*

• ANPHAR-ROLLAND

Forme	Dosage	N. d'unités	Prix	Prix/jour	Liste	Remb. S.S.	Comm.
Comprimé	250 mg	60	28,10	1 à 2	0	35 %	1965
Flacon. inj.	250 mg	1	7,10	20 à 100	0	35 %	1960

LUCIDRIL MILLE ★★★

- **Composition :** Méclofénoxate.
- **Domaine :** Neuropsychiatrie.
- **Activité :** Nootrope.

Indications : Troubles psycho-comportementaux du sujet âgé et après accident vasculaire cérébral. Vertiges d'origine centrale après traumatisme crânien. Amélioration du réveil postanesthésique.
Précautions d'emploi : Contrôle antidopage positif.
Surdosage : Sans gravité. Un état d'excitation pourrait justifier des sédatifs.

☞ *Vendu sans ordonnance.*

• ANPHAR-ROLLAND

Forme	Dosage	N. d'unités	Prix	Prix/jour	Liste	Remb. S.S.	Comm.
Flacon inj.	1 000 mg	1	15,50	15 à 50	0	35 %	1977

LUCRIN ★★★

- **Composition :** Leuproréline.
- **Domaine :** Endocrinologie. Andrologie. Cancérologie.
- **Activité :** Stimulant des gonadostimulines. Anticancéreux.
- **Classe :** Gonadoréline (LH-RH) et analogues.

Indications : Traitement du cancer de la prostate.

Contre-indications : Hypersensibilité au produit.

Effets indésirables : Dans toutes les utilisations, on a signalé : bouffées de chaleur, fatigue. Au cours du traitement de la prostate : accentuation initiale des douleurs osseuses, impuissance, hypertension artérielle, éruptions cutanées.

Précautions d'emploi : L'utilisation doit être guidée par différents dosages hormonaux. L'efficacité sera vérifiée par des examens complémentaires : échographie, etc.

☞ *Sur prescription médicale.*

- ABBOTT-FRANCE

Forme	Dosage	N. d'unités	Prix	Prix/jour	Liste	Remb. S.S.	Comm.
Flacon inj.	5 mg/ml	14 mg	508,50	36	1	100 %	1986

LUDIOMIL ★★★

- **Composition :** Maprotiline.
- **Domaine :** Neuropsychiatrie.
- **Activité :** Antidépresseur.
- **Classe :** Imipraminique.

Indications : Traitement de tous les états dépressifs, qu'il s'agisse de dépressions endogènes ou exogènes. Troubles du comportement.

Contre-indications : L'association à d'autres antidépresseurs du groupe des IMAO est formellement contre-indiquée. Les patients seront particulièrement surveillés s'ils présentent des antécédents d'adénome de la prostate, de glaucome, de troubles du rythme cardiaque ou de troubles tensionnels.

Effets indésirables : Les modifications de la vigilance, la sécheresse de la bouche, les troubles de l'accommodation visuelle, la constipation sont fréquents mais peu graves. L'hypotension orthostatique est souvent gênante. Dans certains cas, une prise de poids peut être observée. Les convulsions et les troubles du rythme cardiaque sont beaucoup plus rares, mais ils sont graves.

Précautions d'emploi : Le traitement par antidépresseurs doit être suivi par un médecin. La consommation d'alcool est formellement déconseillée. A utiliser avec prudence chez les épileptiques ou chez les patients présentant des antécédents cardio-vasculaires sévères. A utiliser avec prudence chez le sujet âgé et chez la femme enceinte ou allaitant.

Interactions : Le produit peut augmenter l'action de l'alcool et des autres dépresseurs du système nerveux. Des précautions sont à prendre lors d'une association avec des antihypertenseurs.

Surdosage : Le surdosage peut entraîner des troubles de la conscience, des troubles du rythme cardiaque. Une hospitalisation s'impose d'urgence.

☞ *Sur prescription médicale.*

- CIBA-GEIGY

Forme	Dosage	N. d'unités	Prix	Prix/jour	Liste	Remb. S.S.	Comm.
Comprimé	25 mg	50	39,70	1,5 à 5	1	65 %	1974
Comprimé	75 mg	28	62,50	2,2 à 4,5	1	65 %	1979
Susp. buv.	20 mg/ml	60 ml	32,90	1,5 à 4,5	1	65 %	1984
Amp. inj.	25 mg	5	19,30	4 à 20	1	65 %	1975

LUMBALGINE ★

- **Composition :** Salicylate de glycol, menthol, camphre, thérébentine, nicotinate de benzyle.
- **Domaine :** Rhumatologie. Algologie.
- **Activité :** Antirhumatismal externe. Antalgique externe. Révulsif.
- **Classe :** Salicylé.

Indications : Traitement local des contractures douloureuses, des crampes musculaires et de la fatigue musculaire. Adjuvant en rééducation fonctionnelle.

Contre-indications : Enfant de moins de 3 ans. Allergie aux salicylés.

Effets indésirables : Réaction allergique locale imposant l'arrêt du traitement.
Précautions d'emploi : Frictions jusqu'à disparition complète.

☞ *Vendu sans ordonnance.*

• C. P. F.

Forme	Dosage	N. d'unités	Prix	Prix/jour	Liste	Remb. S.S.	Comm.
Pommade	–	50 g	22,20*	–	0	0 %	1973
Pommade	–	90 g	32,10*	–	0	0 %	1978

LUMIFUREX ★★

- **Composition :** Nifuroxazide.
- **Domaine :** Gastro-entérologie.
- **Activité :** Anti-infectieux intestinal.
- **Classe :** Nitrofurane.

Indications : Diarrhées aiguës d'origine infectieuse.
Contre-indications : Hypersensibilité aux nitrofuranes. Nouveau-né
Effets indésirables : Réactions allergiques.
Précautions d'emploi : Ne pas oublier l'importance de la réhydratation surtout chez l'enfant. Non conseillé chez la femme enceinte. Traitement de durée limitée.

☞ *Sur prescription médicale.*

• GALLIER

Forme	Dosage	N. d'unités	Prix	Prix/jour	Liste	Remb. S.S.	Comm.
Gélule	200 mg	28	24,80	3,5	2	35 %	1992

LUMIRELAX ★

- **Composition :** Méthocarbamol.
- **Domaine :** Rhumatologie.
- **Activité :** Myorelaxant.

Indications : Traitement d'appoint des contractures douloureuses au cours des torticolis, lombalgies, dorsalgies. Rééducation fonctionnelle.
Contre-indications : Enfant de moins de 5 ans.
Effets indésirables : Réactions allergiques. Somnolence.
Précautions d'emploi : Avec le baume, il existe une réaction locale avec rougeur et chaleur. Éviter donc le contact avec les muqueuses.

☞ *Sur prescription médicale.*

• GALLIER

Forme	Dosage	N. d'unités	Prix	Prix/jour	Liste	Remb. S.S.	Comm.
Comprimé	500 mg	20	14,30	0,3 à 4,3	2	65 %	1968

LUMIRELAX BAUME ★

- **Composition :** Méthocarbamol, nicotinate de méthyle.
- **Domaine :** Rhumatologie. Algologie.
- **Activité :** Antirhumatismal externe. Myorelaxant. Révulsif. Antalgique.

Indications : Utilisé dans le traitement des douleurs d'origine musculo-tendino-ligamentaire : torticolis, dorsalgies, lombalgies. Adjuvant en rééducation fonctionnelle.
Contre-indications : Hypersensibilité aux constituants. Ne pas appliquer sur les muqueuses, sur une peau en mauvais état, des plaies ou des ulcérations. Enfant de moins de 5 ans.
Effets indésirables : Réaction allergique locale imposant l'arrêt du traitement.

☞ *Vendu sans ordonnance.*

• GALLIER

Forme	Dosage	N. d'unités	Prix	Prix/jour	Liste	Remb. S.S.	Comm.
Baume	10 %	80	52,00*	–	0	0 %	1968

LUMIREM ★★★

- **Composition :** Particules de magnétite.
- **Domaine :** Imagerie médicale.
- **Activité :** Produit de contraste magnétique.
- **Classe :** Fer et dérivés.

Indications : Repérage du tube digestif en résonance magnétique.

Effets indésirables : Troubles digestifs : diarrhée, douleurs abdominales.

☞ *Usage hospitalier.*

- GUERBET

Forme	Dosage	N. d'unités	Prix	Prix/jour	Liste	Remb. S.S.	Comm.
Suspension buv.	175 mg/l	3 x 300 ml	Hôp.	–	0	Hôp.	1994

LUMITENS ★★★

- **Composition :** Xipamide.
- **Domaine :** Cardio-vasculaire.
- **Activité :** Diurétique.
- **Classe :** Diurétique thiazidique et dérivés.

Indications : Rétention de sodium et œdèmes d'origine cardiaque, rénale ou hépatique. Insuffisance cardiaque avec ou sans œdème pulmonaire. Hypertension artérielle.

Contre-indications : Hypersensibilité aux sulfamides. Insuffisance hépatique ou rénale sévère. Hypercalcémie.

Effets indésirables : Déshydratation avec hypotension. Perte de potassium importante pouvant entraîner des crampes, parfois des troubles du rythme cardiaque. Éruptions cutanées. Hypercalcémie.

Précautions d'emploi : Avant et en cours de traitement, surveiller la fonction rénale et faire des dosages réguliers de sodium et de potassium dans le sang. Prudence chez la femme enceinte ou allaitant. Donne une réaction positive au contrôle antidopage.

Interactions : Peut modifier la concentration de lithium dans le sang chez les patients traités par ce produit. Peut entraîner des troubles du rythme cardiaque avec certains médicaments : antiarythmiques, digitaliques. Associer avec une grande prudence aux anti-inflammatoires et à certains antibiotiques. Potentialise l'action des inhibiteurs de l'enzyme de conversion et des antihypertenseurs.

Surdosage : Surveiller l'hydratation du patient.

☞ *Sur prescription médicale.*

- LTM SARBACH

Forme	Dosage	N. d'unités	Prix	Prix/jour	Liste	Remb. S.S.	Comm.
Comprimé	20 mg	30	36,00	0,6 à 4.8	2	65 %	1988

LUOSTYL ★★★

- **Composition :** Difémérine.
- **Domaine :** Gastro-entérologie. Urologie.
- **Activité :** Antispasmodique.
- **Classe :** Anticholinergique.

Indications : Traitement symptomatique des manifestations aiguës douloureuses liées aux troubles fonctionnels du tube digestif, des voies biliaires et des voies urinaires.

Contre-indications : Glaucome. Troubles urétro-prostatiques liés à l'adénome prostatique.

Effets indésirables : Sécheresse de la bouche, troubles visuels. Constipation, rétention urinaire. Tachycardie. Confusion chez les sujets âgés.

Précautions d'emploi : Prudence en cas de bronchite chronique, d'adénome de la prostate, de troubles du rythme cardiaque, d'atonie intestinale chez le sujet âgé.

Interactions : L'effet anticholinergique est augmenté en cas d'association avec des antidépresseurs, des antiparkinsoniens, des antihistaminiques H1, etc.

Surdosage : Entraîne une tachycardie, une agitation, des hallucinations imposant l'hospitalisation.

☞ *Sur prescription médicale.*

- UPSA

Forme	Dosage	N. d'unités	Prix	Prix/jour	Liste	Remb. S.S.	Comm.
Gélule	2,5 mg	30	11,80	1 à 2	2	35 %	1967
Amp. inj.	1 mg	6	18,20	2 à 9	2	35 %	1967

LURSELLE ★★

Composition : Probucol.

Domaine : Nutrition et métabolisme.

Activité : Hypolipidémiant.

Indications : Hypercholestérolémies endogènes de l'adulte en complément du régime lorsque celui-ci s'est révélé insuffisant.

Contre-indications : Enfant.

Effets indésirables : Nausées, diarrhées, gastralgies. Éruptions d'hypersensibilité : urticaire, œdème de la face.

Précautions d'emploi : Non conseillé chez la femme enceinte ou allaitant. Si après six mois de traitement, une réduction satisfaisante des lipides n'est pas obtenue, une modification du traitement doit être envisagée.

☞ *Sur prescription médicale.*

• MARION MERRELL DOW

Forme	Dosage	N. d'unités	Prix	Prix/jour	Liste	Remb. S.S.	Comm.
Comprimé	250 mg	40	23,80	2,4	2	65 %	1980

LUTÉNYL ★★★

• **Composition :** Acétate de nomégestrol.

• **Domaine :** Endocrinologie. Gynécologie.

• **Activité :** Progestative.

• **Classe :** Progestatif.

Indications : Troubles liés à une insuffisance en progestérone : syndrome prémenstruel, irrégularités menstruelles, mastopathies bénignes, préménopause. Hémorragies fonctionnelles et ménorragie des fibromes. Endométriose. Ménopause en complément d'un traitement œstrogénique.

Contre-indications : Altérations graves des fonctions hépatiques. Antécédents thrombo-phlébitiques. Grossesse.

Effets indésirables : Troubles digestifs. Aggravation d'une insuffisance veineuse. Modification des règles.

Précautions d'emploi : Vérifier régulièrement l'état des seins et des organes génitaux. Déconseillé chez la femme enceinte ou allaitant.

☞ *Sur prescription médicale.*

• THÉRAMEX

Forme	Dosage	N. d'unités	Prix	Prix/jour	Liste	Remb. S.S.	Comm.
Comprimé	5 mg	10	36,50	3,6	1	65 %	1985

LUTÉRAN ★★★

• **Composition :** Chlormadinone.

• **Domaine :** Endocrinologie. Gynécologie.

• **Activité :** Progestative.

• **Classe :** Progestatif.

Indications : Troubles liés à une insuffisance en progestérone : syndrome prémenstruel, irrégularités menstruelles, mastopathies bénignes, préménopause. Hémorragies fonctionnelles et ménorragie des fibromes. Endométriose.

Contre-indications : Altérations graves des fonctions hépatiques. Antécédents thrombo-phlébitiques. Grossesse.

Effets indésirables : Troubles digestifs. Aggravation d'une insuffisance veineuse. Modification des règles.

Précautions d'emploi : Vérifier régulièrement l'état des seins et des organes génitaux. Déconseillé chez la femme enceinte ou allaitant.

☞ *Sur prescription médicale.*

• SOLYMÈS

Forme	Dosage	N. d'unités	Prix	Prix/jour	Liste	Remb. S.S.	Comm.
Comprimé	2 mg	10	8,90	0,9	1	65 %	1965
Comprimé	5 mg	10	22,20	2,2	1	65 %	1965

LUTESTRAL ★★

• **Composition :** Chlormadinone, éthinylestradiol.

• **Domaine :** Endocrinologie. Gynécologie.

• **Activité :** Estrogénique. Progestative.

• **Classe :** Estroprogestatif.

Indications : N'est pas un contraceptif. Troubles gynécologiques d'origine hormonale : aménorrhées fonctionelles, dysménorrhées. Syndrome prémenstruel et intermenstruel.

Contre-indications : Grossesse et allaitement. Tumeurs malignes du sein, de l'utérus ou de l'ovaire. Hémorragies génitales. Accidents thrombo-emboliques ou cardiovasculaires. Hypertension artérielle, insuffisance rénale, insuffisance hépatique, diabète.

Effets indésirables : Accidents cardiovasculaires ou thrombo-emboliques. Maux de tête, migraine, vertiges. Troubles digestifs, irritabilité, dépression. Jambes lourdes, tension mammaire. Adénome hépatique, galactorrhée.

Précautions d'emploi : Vérifier régulièrement l'état des seins et des organes génitaux. Déconseillé chez la femme enceinte ou allaitant.

Interactions : Ne pas associer à la rifampicine et à certains antiépileptiques.

☞ *Sur prescription médicale.*

• CASSENNE

Forme	Dosage	N. d'unités	Prix	Prix/jour	Liste	Remb. S.S.	Comm.
Comprimé	–	10	39,80	4	1	0 %	1965

LUTIONEX ★★★

- **Composition :** Démégestone.
- **Domaine :** Endocrinologie. Gynécologie.
- **Activité :** Progestative.
- **Classe :** Progestatif.

Indications : Troubles liés à une insuffisance en progestérone : syndrome prémenstruel, irrégularités menstruelles, mastopathies bénignes, préménopause. Hémorragies fonctionnelles et ménorragie des fibromes. Endométriose. Ménopause en complément d'un traitement œstrogénique.

Contre-indications : Altérations graves des fonctions hépatiques. Antécédents thrombo-phlébitiques. Grossesse.

Effets indésirables : Troubles digestifs. Aggravation d'une insuffisance veineuse. Modification des règles.

Précautions d'emploi : Vérifier régulièrement l'état des seins et des organes génitaux. Déconseillé chez la femme enceinte ou allaitant.

☞ *Sur prescription médicale.*

• ROUSSEL

Forme	Dosage	N. d'unités	Prix	Prix/jour	Liste	Remb. S.S.	Comm.
Comprimé	0,5 mg	30	30,30	1 à 4	1	65 %	1974

LUTOMÉTRODIOL ★★★

- **Composition :** Éthynodiol.
- **Domaine :** Endocrinologie. Gynécologie.
- **Activité :** Progestative.
- **Classe :** Progestatif. Norstéroïde.

Indications : Troubles liés à une insuffisance en progestérone : syndrome prémenstruel, irrégularités menstruelles, mastopathies bénignes, préménopause. Hémorragies fonctionnelles et ménorragie des fibromes. Endométriose. Ménopause en complément d'un traitement œstrogénique.

Contre-indications : Altérations graves des fonctions hépatiques. Antécédents thrombo-phlébitiques. Grossesse.

Effets indésirables : Troubles digestifs. Aggravation d'une insuffisance veineuse. Modification des règles et de la libido. Ictère cholostatique.

Précautions d'emploi : Vérifier régulièrement l'état des seins et des organes génitaux. Déconseillé chez la femme enceinte ou allaitant.

☞ *Sur prescription médicale.*

• SEARLE

Forme	Dosage	N. d'unités	Prix	Prix/jour	Liste	Remb. S.S.	Comm.
Comprimé	2 mg	20	10,90	0,5 à 1,5	1	65 %	1965
Comprimé fort	20 mg	40	59,00	1,5 à 7,5	1	100 %	1972

LUTRELEF ★★★

- **Composition :** Gonadoréline.
- **Domaine :** Endocrinologie. Gynécologie.
- **Activité :** Stimulant des gonadostimulines. Induction de l'ovulation.
- **Classe :** Gonadoréline (LH-RH) et analogues.

Indications : Induction de l'ovulation dans le traitement des stérilités par aménorrhée hypothalamique.

Contre-indications : Hyperandrogénie, insuffisance ovarienne, obstruction tubaire, etc.

Effets indésirables : Il a été rapporté une augmentation des cancers de l'ovaire. Il existe un risque certain de grossesses multiples.

Précautions d'emploi : Traitement par perfusion veineuse.

☞ *Sur prescription médicale. Usage hospitalier.*

• FERRING

Forme	Dosage	N. d'unités	Prix	Prix/jour	Liste	Remb. S.S.	Comm.
Flacon inj.	0,8 mg	1	Hôp.	–	1	Hôp.	–
Flacon inj.	3,2 mg	1	Hôp.	–	1	Hôp.	–

LYCAON ★★★

- **Composition :** Phosphate d'aluminium colloïdal, mannitol.
- **Domaine :** Gastro-entérologie.
- **Activité :** Antiacide œso-gastrique.
- **Classe :** Sel d'aluminium.

Indications : Traitement symptomatique des douleurs liées aux affections œso-gastro-duodénales.

Contre-indications : Diarrhée.

Précautions d'emploi : Prudence en cas d'insuffisance rénale.

Interactions : Entraîne une diminution de l'absorption d'un grand nombre de médicaments. Il convient donc de respecter un délai de 2 heures entre la prise du produit et d'autres traitements.

☞ *Vendu sans ordonnance.*

• BOEHRINGER INGELHEIM

Forme	Dosage	N. d'unités	Prix	Prix/jour	Liste	Remb. S.S.	Comm.
Sachet	–	26	22,00*	–	0	65 %	–

LYMPHOGLOBULINE ★★★

- **Composition :** Immunoglobulines de cheval antilymphocytes humains purifiées.
- **Domaine :** Allergie et immunologie.
- **Activité :** Immunodépresseurs.

Indications : Prévention du rejet lors des transplantations d'organes. Aplasies médullaires graves réfractaires.

Contre-indications : Hypersensibilité aux protéines de cheval. Infection virale ou parasitaire intracellullaire.

Effets indésirables : Maladie sérique avec fièvre, urticaire, arthrite. Choc anaphylactique. Thrombopénie.

Précautions d'emploi : Utilisation sous stricte surveillance hospitalière. Nécessité d'examens hématologiques répétés. Administration concomitante d'antihistaminiques et de corticoïdes.

Interactions : Ne pas associer à des transfusions sanguines.

☞ *Usage hospitalier.*

• PASTEUR MÉRIEUX

Forme	Dosage	N. d'unités	Prix	Prix/jour	Liste	Remb. S.S.	Comm.
Flacon inj.	100 mg	1	Hôp.	–	0	Hôp.	1969

LYO-BIFIDUS ★

- **Composition :** Bacillus bifidus lyophilisé.
- **Domaine :** Gastro-entérologie.
- **Activité :** Antidiarrhéique.
- **Classe :** Modificateur du milieu intestinal.

Indications : Diarrhées non organiques.

☞ *Vendu sans ordonnance.*

• GALLIER

Forme	Dosage	N. d'unités	Prix	Prix/jour	Liste	Remb. S.S.	Comm.
Sachet	–	6	24,50	8	0	35 %	1975

LYOGINSENG ★ ✤

- **Composition :** Extrait de racines de ginseng.
- **Domaine :** Nutrition et métabolisme.
- **Activité :** Antiasthénique.
- **Classe :** Ginseng.

Indications : Utilisé dans le traitement de l'asthénie fonctionnelle, en l'absence d'activité spécifique démontrée.

Contre-indications : Phénylcétonurie.

Précautions d'emploi : Traitement toujours de courte durée. Déconseillé chez la femme enceinte. Laisser fondre le lyophilysat sous la langue.

☞ *Vendu sans ordonnance.*

- CHEFARO-ARDEVAL

Forme	Dosage	N. d'unités	Prix	Prix/jour	Liste	Remb. S.S.	Comm.
Lyophilysat	100 mg	16	79,00*	–	0	0 %	1993

LYOMINCIL ✤

- **Composition :** Fucus.
- **Domaine :** Nutrition et métabolisme.
- **Activité :** Divers.

Indications : Utilisé comme adjuvant des régimes amaigrissants.

Contre-indications : Intolérance à l'iode.

Précautions d'emploi : Déconseillé chez la femme enceinte.

☞ *Vendu sans ordonnance.*

- CHEFARO-ARDEVAL

Forme	Dosage	N. d'unités	Prix	Prix/jour	Liste	Remb. S.S.	Comm.
Comprimé	–	16	81,30*	5 à 10	0	0 %	1993

LYOPHYTUM ✤

- **Composition :** Racine secondaire sèche d'harpagophytum.
- **Domaine :** Rhumatologie.
- **Activité :** Divers.

Indications : Utilisé dans les manifestations articulaires douloureuses, tendinites, foulures.

☞ *Vendu sans ordonnance.*

- CHEFARO-ARDEVAL

Forme	Dosage	N. d'unités	Prix	Prix/jour	Liste	Remb. S.S.	Comm.
Comprimé	69 mg	16	69,00*	8	0	0 %	1993

LYOSALIX ✤

- **Composition :** Saule.
- **Domaine :** Algologie.
- **Activité :** Divers.

Indications : Utilisé comme antalgique dans les états fébriles ou grippaux.

☞ *Vendu sans ordonnance.*

- CHEFARO-ARDEVAL

Forme	Dosage	N. d'unités	Prix	Prix/jour	Liste	Remb. S.S.	Comm.
Comprimé	–	16	Libre	–	0	0 %	1993

LYPTOCODINE ★ ✤

- **Composition :** Codéine, pholcodine, eucalyptol, sulfogaïacol, sulfate de magnésium.
- **Domaine :** Pneumologie.
- **Activité :** Antitussif.
- **Classe :** Opium et dérivés.

Indications : Traitement symptomatique des toux non productives, en l'absence d'activité spécifique démontrée.

Contre-indications : Asthme, insuffisance respiratoire. Enfant de moins de 30 mois. Maladies inflammatoires de l'intestin, insuffisance rénale.

Effets indésirables : Constipation, somnolence, nausées, vomissements, dépression respiratoire. L'augmentation des doses et la prolongation de l'administration peuvent conduire à la dépendance et à la toxicomanie.

Précautions d'emploi : Ne pas prendre d'alcool pendant le traitement. Prudence chez le sujet âgé. Déconseillé chez la femme enceinte ou allaitant. Le traitement doit être de courte durée. Donne une réaction positive au contrôle antidopage.

Interactions : L'activité et les effets secondaires peuvent être augmentés par les autres dépresseurs du système nerveux central.

Surdosage : Entraîne une somnolence avec dépression des centres respiratoires imposant l'hospitalisation.

☞ *Vendu sans ordonnance.*

• MONOT

Forme	Dosage	N. d'unités	Prix	Prix/jour	Liste	Remb. S.S.	Comm.
Sirop adulte	–	180 ml	34,85*	–	0	0 %	1963
Sirop enfant	–	150 ml	31,55*	–	0	0 %	1965

LYSANXIA ★★★

• **Composition :** Prazépam.
• **Domaine :** Neuropsychiatrie.
• **Activité :** Anxiolytique.
• **Classe :** Benzodiazépine.

Indications : Traitement de toutes les formes de l'anxiété, anxiété réactionnelle, névrotique. Traitement de l'anxiété du sevrage alcoolique. Traitement de la crise d'angoisse.

Contre-indications : Insuffisance respiratoire sévère. Tout traitement par les produits de cette classe thérapeutique peut entraîner un état de dépendance (toxicomanie), c'est pourquoi on préfère les traitements de courte durée et à doses modérées. Chez les conducteurs, de véhicules il existe un risque de somnolence.

Effets indésirables : Variables selon le patient ; on observe une certaine sédation pouvant être à l'origine d'accidents de la route. Parfois, des pertes de mémoire avec asthénie. Rarement, des réactions d'excitation ou d'agressivité.

Précautions d'emploi : L'absorption d'alcool est formellement déconseillée. Il convient d'être prudent chez l'enfant et le sujet âgé. L'emploi chez la femme enceinte ou allaitant est déconseillé. L'arrêt du traitement peut entraîner un syndrome de sevrage avec recrudescence de l'anxiété et des phénomènes somatiques : tremblements, tachycardie, parfois convulsions. D'où la nécessité d'un arrêt progressif. La durée du traitement ne doit pas dépasser 12 semaines.

Interactions : Le produit augmente l'action de tous les sédatifs du système nerveux et de l'alcool.

Surdosage : Le surdosage entraîne un sommeil plus ou moins profond, mais en général l'évolution est favorable. Une surveillance hospitalière est cependant souhaitable.

☞ *Sur prescription médicale.*

• PARKE-DAVIS

Forme	Dosage	N. d'unités	Prix	Prix/jour	Liste	Remb. S.S.	Comm.
Comprimé	10 mg	40	24,80	0,6 à 3	1	65 %	1979
Comprimé	40 mg	20	26,00	0,6 à 2	1	65 %	1984
Sol. buv.	15 mg/ml	20 ml	19,50	0,6 à 2	1	65 %	1989

LYSÉDEM ★★★

• **Composition :** Coumarine.
• **Domaine :** Cardio-vasculaire.
• **Activité :** Antiœdémateux. Lymphokinétique.
• **Classe :** Coumarinique.

Indications : Œdème lymphatique après traitement radio-chirurgical du cancer du sein.

Effets indésirables : Douleurs gastriques. Nausées, vertiges, prurit.

Précautions d'emploi : Non conseillé chez la femme allaitant.

Interactions : Pas d'interaction avec les anticoagulants oraux.

☞ *Vendu sans ordonnance.*

• BOOTS PHARMA

Forme	Dosage	N. d'unités	Prix	Prix/jour	Liste	Remb. S.S.	Comm.
Comprimé	15 mg	60	71,00	7 à 10	0	65 %	1988

LYSINE VITAMINE B12 EGIC ★

• **Composition :** Lysine, vitamine B12, sorbitol, inositol.

• **Domaine :** Nutrition et métabolisme.

• **Activité :** Antiasthénique. Vitamine hydrosoluble.

• **Classe :** Acides aminés.

Indications : Utilisé dans le traitement de l'asthénie fonctionnelle, en l'absence d'activité spécifique démontrée.

Effets indésirables : Diarrhée, douleurs abdominales, en particulier chez les colitiques.

Précautions d'emploi : Traitement toujours de courte durée.

☞ *Vendu sans ordonnance.*

• SYNTHÉLABO FRANCE

Forme	Dosage	N. d'unités	Prix	Prix/jour	Liste	Remb. S.S.	Comm.
Sirop	–	90 ml	22,40*	–	0	0 %	1956

LYSIVIT B12 ★

• **Composition :** Lysine, vitamine B12, méso-inositol.

• **Domaine :** Nutrition et métabolisme.

• **Activité :** Antiasthénique. Vitamine hydrosoluble.

• **Classe :** Acides aminés.

Indications : Utilisé dans le traitement de l'asthénie fonctionnelle, en l'absence d'activité spécifique démontrée.

Effets indésirables : Diarrhée, douleurs abdominales, en particulier chez les colitiques.

Précautions d'emploi : Traitement toujours de courte durée.

☞ *Vendu sans ordonnance.*

• PLANTIER

Forme	Dosage	N. d'unités	Prix	Prix/jour	Liste	Remb. S.S.	Comm.
Amp. buv. 5 ml	–	20	36,80*	–	0	0 %	1957
Amp. buv. 10 ml	–	20	49,00*	–	0	0 %	1957

LYSO-6

• **Composition :** Lysozyme, pyridoxine.

• **Domaine :** ORL.

• **Activité :** Antibactérien local. Vitamine hydrosoluble.

Indications : Traitement local d'appoint antibactérien et antalgique des affections de la muqueuse buccale et de l'oropharynx.

Effets indésirables : Réactions allergiques.

Précautions d'emploi : Laisser le comprimé fondre lentement sous la langue.

☞ *Vendu sans ordonnance.*

• DARCY

Forme	Dosage	N. d'unités	Prix	Prix/jour	Liste	Remb. S.S.	Comm.
Comprimé	–	30	31,20*	–	0	0 %	1967

LYSOCALM

• **Composition :** Lysozyme, lévomenthol.

• **Domaine :** ORL.

• **Activité :** Antibactérien local.

Indications : Traitement local d'appoint antibactérien des affections de la muqueuse buccale et de l'oropharynx.

Contre-indications : Enfant.

Effets indésirables : Réactions allergiques.
Précautions d'emploi : Laisser le comprimé fondre lentement sous la langue.

☞ *Vendu sans ordonnance.*
• DARCY

Forme	Dosage	N. d'unités	Prix	Prix/jour	Liste	Remb. S.S.	Comm.
Comprimé	–	30	36,00*	7	0	0 %	1994

LYSOCLINE ★★★

- **Composition :** Métacycline, lysozyme.
- **Domaine :** Infectiologie.
- **Activité :** Antibiotique.
- **Classe :** Cyclines.

Indications : Infections aux germes suivants : Brucella, Pasteurella, mycoplasmes, Chlamydia, rickettsies, gonocoques, leptospires, tréponèmes, Haemophilus, vibrions. Infections à manifestations broncho-pulmonaires, ORL, ophtalmiques, génito-urinaires, cutanées (acné) ou septicémiques.
Contre-indications : Allergie aux cyclines. Enfant de moins de 8 ans (risque de coloration dentaire).
Effets indésirables : Troubles digestifs : nausées, vomissements, diarrhée, candidoses ano-génitales. Réactions allergiques : urticaire, œdème de la face, choc anaphylactique. Réactions de photosensibilisation : érythrodermies. Anémies, neutropénies, éosinophilies. Coloration jaune des dents ou anomalies dentaires en cas d'administration à l'enfant de moins de 8 ans.
Précautions d'emploi : Prendre le produit en dehors des repas. Prudence en cas d'insuffisance hépatique ou rénale. Ne pas s'exposer au soleil. Contre-indiqué chez la femme enceinte ou allaitant. Peut donner une réaction positive lors de la recherche de glucose dans les urines.
Interactions : L'activité du produit est diminuée par les antiépileptiques, les sels ferreux, les pansements gastriques. Peut augmenter l'effet des anticoagulants oraux.

☞ *Sur prescription médicale.*
• PARKE-DAVIS

Forme	Dosage	N. d'unités	Prix	Prix/jour	Liste	Remb. S.S.	Comm.
Gélule	300 mg	12	35,40	6	1	65 %	1975

LYSOFON COLLUTOIRE ★

- **Composition :** Aurine tricarboxylate d'ammonium.
- **Domaine :** ORL. Stomatologie.
- **Activité :** Antiseptique local.

Indications : Traitement local d'appoint des affections de la muqueuse buccale et de l'oropharynx.
Contre-indications : Enfant de moins de 30 mois. Sensibilisation préalable au produit.
Précautions d'emploi : Traitement de courte durée.
Interactions : Ne pas associer à d'autres antiseptiques.

☞ *Vendu sans ordonnance.*
• LAFON

Forme	Dosage	N. d'unités	Prix	Prix/jour	Liste	Remb. S.S.	Comm.
Fl. pressurisé	0,1 %	30 ml	15,60	–	0	35 %	1971

LYSOFON COMPRIMÉ

- **Composition :** Aurine tricarboxylate d'ammonium, tétracaïne.
- **Domaine :** ORL. Stomatologie.
- **Activité :** Anesthésique local. Antiseptique local.

Indications : Traitement local d'appoint antibactérien et antalgique des affections de la muqueuse buccale et de l'oropharynx.
Contre-indications : Enfant de moins de 6 ans. Sensibilisation préalable au produit, en particulier aux anesthésiques locaux.
Effets indésirables : Possibilité d'éruptions cutanées allergiques.
Précautions d'emploi : Traitement de courte durée. Donne une réaction positive au contrôle antidopage.
Interactions : Ne pas associer à d'autres antiseptiques.

☞ *Vendu sans ordonnance.*

• LAFON

Forme	Dosage	N. d'unités	Prix	Prix/jour	Liste	Remb. S.S.	Comm.
Comprimé	–	30	8,50	–	0	35 %	1955

LYSOPAÏNE

• **Composition :** Lysozyme, suc de papayer, bacitracine.

• **Domaine :** ORL.

• **Activité :** Antibactérien local. Antibiotique local. Antiœdémateux.

• **Classe :** Enzyme.

Indications : Traitement local d'appoint des affections infectieuses de la muqueuse de l'oropharynx : stomatites, gingivites, pharyngites, aphtes, suites d'intervention chirurgicale.

Contre-indications : Enfant de moins de 30 mois.

Effets indésirables : Réactions allergiques.

Précautions d'emploi : Traitement de courte durée. Laisser le comprimé fondre lentement sous la langue.

☞ *Vendu sans ordonnance.*

• BOEHRINGER INGELHEIM

Forme	Dosage	N. d'unités	Prix	Prix/jour	Liste	Remb. S.S.	Comm.
Comprimé	–	24	12,40	–	0	35 %	1965

LYTOS ★★★

• **Composition :** Acide clodronique.

• **Domaine :** Rhumatologie.

• **Activité :** Traitement des ostéopathies. Antiostéoclasique.

• **Classe :** Diphosphonate.

Indications : Traitement des hypercalcémies d'origine maligne. Traitement des lyses osseuses d'origine maligne.

Contre-indications : Enfant de moins de 15 ans. Insuffisance rénale.

Effets indésirables : Troubles gastro-intestinaux.

Précautions d'emploi : Les comprimés seront pris en dehors des repas. Non conseillé chez la femme enceinte ou allaitant.

Interactions : Ne pas prendre simultanément des médicaments à base d'aluminium, de magnésium, de fer ou de calcium.

Surdosage : Entraîne une hypocalcémie.

☞ *Sur prescription médicale.*

• BOEHRINGER MANNHEIM

Forme	Dosage	N. d'unités	Prix	Prix/jour	Liste	Remb. S.S.	Comm.
Gélule	400 mg	60	805,30	–	1	65 %	1993
Amp. inj.	300 mg	5	Hôp.	–	1	Hôp.	1993

M

MAALOX ★★

• **Composition :** Hydroxydes d'aluminium et de magnésium.

• **Domaine :** Gastro-entérologie.

• **Activité :** Antiacide œso-gastrique.

• **Classe :** Sel de magnésium. Sel d'aluminium.

Indications : Traitement symptomatique des douleurs liées aux affections œso-gastro-duodénales.

Contre-indications : Insuffisance rénale chronique.

Précautions d'emploi : Prudence en cas d'insuffisance rénale.

Interactions : Risque de surdosage avec la quinidine. Entraîne une diminution de l'absorption d'un grand nombre de médicaments. Il convient donc de respecter un délai de 2 heures entre la prise du produit et d'autres traitements.

☞ *Vendu sans ordonnance.*

• THÉRAPLIX

Forme	Dosage	N. d'unités	Prix	Prix/jour	Liste	Remb. S.S.	Comm.
Comprimé	–	40	13,30	1 à 2	0	65 %	1972
Susp. buv.	–	250 ml	15,40	3 à 6	0	65 %	1972
Sachet	–	30	27,30	3 à 6	0	65 %	1988

MAB (MAGNÉSIE ABISMURÉE) ★

- **Composition :** Carbonates de magnésium et de calcium.
- **Domaine :** Gastro-entérologie.
- **Activité :** Antiacide œso-gastrique.
- **Classe :** Sel de magnésium. Sel de calcium.

Indications : Traitement symptomatique des douleurs liées aux affections œso-gastro-duodénales.

Contre-indications : Insuffisance rénale chronique.

Effets indésirables : Hypercalcémie.

Précautions d'emploi : Prudence en cas d'insuffisance rénale.

Interactions : Entraîne une diminution de l'absorption d'un grand nombre de médicaments. Il convient donc de respecter un délai de 2 heures entre la prise du produit et d'autres traitements.

☞ *Vendu sans ordonnance.*

• WHITEHALL

Forme	Dosage	N. d'unités	Prix	Prix/jour	Liste	Remb. S.S.	Comm.
Pastille	–	80	36,00*	–	0	0 %	1975
Pastille	–	120	48,00*	–	0	0 %	1994

MADÉCASSOL ★

- **Composition :** Extrait de Centella asiatica.
- **Domaine :** Cardio-vasculaire.
- **Activité :** Stimulant du collagène.

Indications : Signes fonctionnels de l'insuffisance veino-lymphatique : jambes lourdes, œdèmes, crampes. Retard ou anomalie de la cicatrisation.

Effets indésirables : Réactions allergiques. Troubles digestifs mineurs.

Précautions d'emploi : Non conseillé chez la femme enceinte ou allaitant.

☞ *Vendu sans ordonnance.*

• SYNTEX

Forme	Dosage	N. d'unités	Prix	Prix/jour	Liste	Remb. S.S.	Comm.
Comprimé	10 mg	25	25,20	3 à 6	0	35 %	1970

MADÉCASSOL LOCAL

- **Composition :** Extrait de Centella asiatica.
- **Domaine :** Dermatologie.
- **Activité :** Topique protecteur. Topique cicatrisant.

Indications : Utilisé dans le traitement local des ulcères de la jambe après désinfection et détersion. Utilisé dans les plaies superficielles et les brûlures.

Contre-indications : Hypersensibilité aux constituants.

Effets indésirables : Eczéma de contact.

Précautions d'emploi : La poudre est réservée aux lésions suintantes.

☞ *Vendu sans ordonnance.*

• SYNTEX

Forme	Dosage	N. d'unités	Prix	Prix/jour	Liste	Remb. S.S.	Comm.
Onguent	1 %	10 g	16,80	–	0	35 %	1959
Onguent	1 %	25 g	47,40*	–	0	0 %	1986
Onguent	1 %	40 g	Hôp.	–	0	Hôp.	1986
Poudre	2 %	2 g	13,70	–	0	35 %	1961
Poudre	2 %	10 g	52,30*	–	0	0 %	1986
« Tulgras »	–	5	22,00	–	0	65 %	1978

MADÉCASSOL NÉOMYCINE HYDROCORTISONE ★

- **Composition :** Centella asiatica, néomycine, hydrocortisone.
- **Domaine :** Dermatologie.
- **Activité :** Anti-inflammatoire local. Antibiotique.
- **Classe :** Anti-inflammatoire stéroïdien. Dermocorticoïde. Aminoside.

Indications : Dermatoses justiciables de la corticothérapie locale avec surinfection bactérienne : eczémas, dyshidroses en début de traitement. Plaies bourgeonnantes surinfectées.

Contre-indications : Hypersensibilité aux produits. Dermatoses primitivement microbiennes, virales ou mycosiques. Ulcères de la jambe, escarres, acné, rosacée.

Effets indésirables : Atrophie cutanée, télangiectasies, vergetures. Retard de cicatrisation. Sécheresse de la peau, folliculite, acné, hypertrichose, dépigmentation. Réactions allergiques cutanées. Effets toxiques systémiques.

Précautions d'emploi : Pas d'utilisation prolongée. Prudence chez l'enfant.

☞ *Sur prescription médicale.*

- SYNTEX

Forme	Dosage	N. d'unités	Prix	Prix/jour	Liste	Remb. S.S.	Comm.
Pommade	–	10 g	17,00	–	1	35 %	1970

MAG 2 ★★

- **Composition :** Pidolate de magnésium.
- **Domaine :** Nutrition et métabolisme.
- **Activité :** Éléments minéraux.
- **Classe :** Magnésium.

Indications : Carences magnésiennes avérées, isolées ou associées. Spasmophilie.

Contre-indications : Insuffisance rénale sévère.

Effets indésirables : Diarrhée, douleurs abdominales.

Interactions : Ne pas associer à des médicaments à base de phosphate. Décaler de 3 heures les prises de calcium et de tétracycline.

☞ *Vendu sans ordonnance.*

- MERAM

Forme	Dosage	N. d'unités	Prix	Prix/jour	Liste	Remb. S.S.	Comm.
Sachet	184 mg	30	36,90	1,2 à 2,4	0	35 %	1993
Amp. buv.	122 mg	30	36,30	2,4 à 3,6	0	35 %	1974
Amp. inj.	81,5 mg	12	23,60	2 à 6	0	35 %	1974

MAGNÉ-B6 ★★

- **Composition :** Lactate de magnésium, vitamine B6.
- **Domaine :** Nutrition et métabolisme.
- **Activité :** Éléments minéraux. Vitamine.
- **Classe :** Magnésium. Vitamine B6.

Indications : Carences magnésiennes avérées, isolées ou associées. Spasmophilie.

Contre-indications : Insuffisance rénale sévère.

Effets indésirables : Diarrhée, douleurs abdominales.

Interactions : Ne pas associer à des médicaments à base de phosphate. Ne pas associer à la lévodopa. Décaler de 3 heures les prises de calcium et de tétracycline.

☞ *Vendu sans ordonnance.*

• SANOFI WINTHROP

Forme	Dosage	N. d'unités	Prix	Prix/jour	Liste	Remb. S.S.	Comm.
Comprimé	48 mg	50	31,60	2,5 à 3,8	0	35 %	1972
Amp. buv.	100 mg	10	17,90	1,8 à 5	0	35 %	1981

MAGNÉSI-BELLADONÉ ★

• **Composition :** Oxyde de titane, belladone, carbonate monosodique, carbonate de magnésium, réglisse, silicate de magnésium, stéarate de magnésium, anis, menthe.

• **Domaine :** Gastro-entérologie.

• **Activité :** Antiacide œso-gastrique.

• **Classe :** Sel de magnésium.

Indications : Traitement symptomatique des douleurs liées aux affections œso-gastro-duodénales.

Contre-indications : Diarrhée.

Précautions d'emploi : Prudence en cas d'insuffisance rénale.

Interactions : Entraîne une diminution de l'absorption d'un grand nombre de médicaments. Il convient donc de respecter un délai de 2 heures entre la prise du produit et d'autres traitements.

☞ *Vendu sans ordonnance.*

• GOUPIL

Forme	Dosage	N. d'unités	Prix	Prix/jour	Liste	Remb. S.S.	Comm.
Comprimé	–	–	30,80*	–	0	0 %	–

MAGNÉSIE COMPOSÉE LEHNING

• **Composition :** Hydroxyde de magnésium, trisilicate de magnésium, bicarbonate de sodium, charbon végétal, sulfate de sodium, carbonate de magnésium, thym.

• **Domaine :** Gastro-entérologie.

• **Activité :** Antiacide œso-gastrique.

• **Classe :** Sel de magnésium. Sel alcalin.

Indications : Traitement symptomatique des douleurs liées aux affections œso-gastro-duodénales.

Contre-indications : Diarrhée.

Précautions d'emploi : Prudence en cas d'insuffisance rénale. Chez le patient suivant un régime sans sel tenir compte de la quantité de sodium contenue dans le produit.

Interactions : Entraîne une diminution de l'absorption d'un grand nombre de médicaments. Il convient donc de respecter un délai de 2 heures entre la prise du produit et d'autres traitements.

☞ *Vendu sans ordonnance.*

• LEHNING

Forme	Dosage	N. d'unités	Prix	Prix/jour	Liste	Remb. S.S.	Comm.
Poudre	–	80 g	8,00*	–	0	0 %	–

MAGNÉSIE DÉCHOSAL

• **Composition :** Oxyde de magnésium, kaolin.

• **Domaine :** Gastro-entérologie.

• **Activité :** Laxatif stimulant.

• **Classe :** Salin.

Indications : Traitement symptomatique de la constipation associé aux mesures hygiéno-diététiques.

Contre-indications : Constipation récente inexpliquée, persistante, n'ayant pas fait l'objet d'examens médicaux. Colopathies organiques inflammatoires. Syndrome occlusif. Douleurs abdominales. Enfant de moins de 12 ans.

Effets indésirables : Sensation de ballonnement abdominal. Diarrhée. Douleurs abdominales. Mélanose recto-colique. Hypokaliémie. Maladie des laxatifs. Insuffisance rénale.

Précautions d'emploi : Pas d'utilisation prolongée. Non conseillé chez la femme allaitant. Prudence chez le sujet âgé ou alité.

Interactions : Ne pas associer aux diurétiques hypokaliémiants, aux anti-inflammatoires corticoïdes. Ne pas associer à certains antiarythmisants : sotalol, quinidine, amiodarone. Prudence en cas d'association avec les digitaliques et les dérivés de la vincamine.

Surdosage : Entraîne une diarrhée et des troubles hydroélectrolytiques graves.

☞ *Vendu sans ordonnance. Présente des dangers en cas d'utilisation prolongée.*
• AÉROCID

Forme	Dosage	N. d'unités	Prix	Prix/jour	Liste	Remb. S.S.	Comm.
Poudre	–	160 g	39,00	–	0	0 %	–

MAGNÉSIE SAN PELLEGRINO

- **Composition :** Hydroxyde de magnésium.
- **Domaine :** Gastro-entérologie.
- **Activité :** Laxatif stimulant.
- **Classe :** Salin.

Indications : Traitement symptomatique de la constipation associé aux mesures hygiéno-diététiques.

Contre-indications : Constipation récente inexpliquée, persistante, n'ayant pas fait l'objet d'examens médicaux. Colopathies organiques inflammatoires. Syndrome occlusif. Douleurs abdominales. Enfant de moins de 12 ans.

Effets indésirables : Sensation de ballonnement abdominal. Diarrhée. Douleurs abdominales. Mélanose recto-colique. Hypokaliémie. Maladie des laxatifs. Insuffisance rénale.

Précautions d'emploi : Pas d'utilisation prolongée. Non conseillé chez la femme allaitant. Prudence chez le sujet âgé ou alité.

Interactions : Ne pas associer aux diurétiques hypokaliémiants, aux anti-inflammatoires corticoïdes. Ne pas associer à certains antiarythmisants : sotalol, quinidine, amiodarone. Prudence en cas d'association avec les digitaliques, les dérivés de la vincamine.

Surdosage : Entraîne une diarrhée et des troubles hydroélectrolytiques graves.

☞ *Vendu sans ordonnance. Présente des dangers en cas d'utilisation prolongée.*
• PRODEL

Forme	Dosage	N. d'unités	Prix	Prix/jour	Liste	Remb. S.S.	Comm.
Poudre	90 %	90 g	21,00	–	0	0 %	–
Poudre eff.	–	110 g	21,00	–	0	0 %	–

MAGNÉSIUM GLYCOCOLLE ★★

- **Composition :** Chlorure de magnésium, glycocolle.
- **Domaine :** Nutrition et métabolisme.
- **Activité :** Éléments minéraux.
- **Classe :** Magnésium.

Indications : Carences magnésiennes avérées, isolées ou associées. Spasmophilie.

Contre-indications : Insuffisance rénale sévère.

Effets indésirables : Diarrhée, douleurs abdominales.

Interactions : Décaler de 3 heures les prises de calcium et de tétracycline.

☞ *Vendu sans ordonnance.*
• STERLING MIDY

Forme	Dosage	N. d'unités	Prix	Prix/jour	Liste	Remb. S.S.	Comm.
Comprimé	31 mg	60	38,10*	–	0	0 %	1923
Comprimé	31 mg	120	57,70*	–	0	0 %	1923

MAGNÉSIUM LAVOISIER ★★★

- **Composition :** Sulfate de magnésium.
- **Domaine :** Nutrition et métabolisme.
- **Activité :** Éléments minéraux.
- **Classe :** Magnésium.

Indications : Carences magnésiennes avérées, isolées ou associées. Spasmophilie.

Contre-indications : Insuffisance rénale sévère.

Effets indésirables : Diarrhée, douleurs abdominales. Hypermagnésémie qui peut entraîner la mort.

Précautions d'emploi : Injection intraveineuse en position allongée. Le traitement sera attentivement surveillé par des dosages répétés de la magnésémie.

Interactions : Ne pas administrer en même temps que du calcium.

Surdosage : L'hypermagnésémie peut

ntraîner des troubles du rythme cardiaque t une dépression respiratoire.

☞ *Vendu sans ordonnance.*

• CHAIX ET DU MARAIS

Forme	Dosage	N. d'unités	Prix	Prix/ jour	Liste	Remb. S.S.	Comm.
Amp. inj. 10 ml	148 mg	10	22,00*	–	0	0 %	1940
Amp. inj. 20 ml	296 mg	10	29,30*	–	0	0 %	1940

MAGNÉSPASMYL ★★

Composition : Lactate de magnésium.

Domaine : Nutrition et métabolisme.

Activité : Éléments minéraux.

Classe : Magnésium.

Indications : Carences magnésiennes vérées, isolées ou associées. Spasmophilie.

Contre-indications : Insuffisance rénale sévère.

Effets indésirables : Diarrhée, douleurs abdominales.

Interactions : Ne pas associer à des médicaments à base de phosphate. Décaler de 3 heures les prises de calcium et de tétracycline.

☞ *Vendu sans ordonnance.*

• FISONS

Forme	Dosage	N. d'unités	Prix	Prix/jour	Liste	Remb. S.S.	Comm.
Comprimé	48 mg	50	35,85*	–	0	0 %	1969
Granulé	20 %	100 g	42,35*	–	0	0 %	1969

MAGNEVIST ★★★

Composition : Gadopentétate de diméglumine.

Domaine : Imagerie médicale.

Activité : Produit de contraste pour IRM.

Classe : Produit paramagnétique.

Indications : IRM neuroradiologique : tumeur expansive intracrânienne ou intrarachidienne. IRM abdominale : tumeur hépatique primitive ou secondaire. IRM osseuse : tumeur primitive de l'os et des parties molles.

Contre-indications : Non indiqué chez la femme enceinte.

☞ *Sur prescription médicale.*

• SCHERING

Forme	Dosage	N. d'unités	Prix	Prix/jour	Liste	Remb. S.S.	Comm.
Flacon inj.	5 ml	1	196,50	–	2	65 %	1993
Flacon inj.	10 ml	1	332,10	–	2	65 %	1989
Flacon inj.	15 ml	1	486,20	–	2	65 %	1989
Flacon inj.	20 ml	1	621,80	–	2	65 %	1988

MAGNOGÈNE ★

Composition : Chlorure de magnésium.

Domaine : Nutrition et métabolisme.

Activité : Éléments minéraux.

Classe : Magnésium.

Indications : Carences magnésiennes vérées, isolées ou associées. Spasmophilie. Nervosité, émotivité, crampes, contractures, palpitations, oppression, etc.

Contre-indications : Insuffisance rénale sévère.

Effets indésirables : Diarrhée, douleurs abdominales.

Interactions : Décaler de 3 heures les prises de calcium et de tétracycline.

☞ *Vendu sans ordonnance.*

• MONAL

Forme	Dosage	N. d'unités	Prix	Prix/jour	Liste	Remb. S.S.	Comm.
Comprimé	28 mg	60	14,30	–	0	35 %	1928
Sol. buv.	15 mg/ml	125 ml	12,40	–	0	35 %	1952

MAGNOSCORBOL ★

- **Composition :** Chlorure de magnésium. Vitamine C.
- **Domaine :** Nutrition et métabolisme.
- **Activité :** Éléments minéraux. Vitamine.
- **Classe :** Magnésium. Vitamine C.

Indications : Carences magnésiennes avérées, isolées ou associées. Spasmophilie. Nervosité, émotivité, crampes, contractures, palpitations, oppression, etc.

Contre-indications : Insuffisance rénal sévère.

Effets indésirables : Diarrhée, douleur abdominales.

Interactions : Décaler de 3 heures le prises de calcium et de tétracycline.

☞ *Vendu sans ordonnance.*

- SOEKAMI LEFRANCQ

Forme	Dosage	N. d'unités	Prix	Prix/jour	Liste	Remb. S.S.	Comm.
Comprimé	36 mg	50	35,00*	–	0	0 %	1959
Comprimé	36 mg	100	69,00*	–	0	0 %	1959

MAJEPTIL ★★★

- **Composition :** Thioproperazine.
- **Domaine :** Neuropsychiatrie.
- **Activité :** Neuroleptique.
- **Classe :** Phénothiazine.

Indications : Psychoses chroniques : schizophrénie, délires hallucinatoires. Bouffées délirantes.

Contre-indications : Patients présentant un adénome prostatique ou un glaucome. Patients ayant des antécédents d'anomalie des globules blancs. La prise d'alcool est formellement déconseillée.

Effets indésirables : Rigidité musculaire. Sécheresse de la bouche, troubles visuels. Constipation. Plus rarement, trouble hépatiques ou sanguins.

Précautions d'emploi : La prudenc s'impose chez le sujet âgé ou cardiaque e chez la femme enceinte ou allaitant.

Interactions : Le produit potentialis tous les dépresseurs du système nerveu central et les antihypertenseurs. Il antago nise les effets de la lévodopa, utilisée dan le traitement de la maladie de Parkinson.

Surdosage : Le surdosage entraîne u coma avec rigidité imposant l'hospitali sation.

☞ *Sur prescription médicale.*

- SPECIA

Forme	Dosage	N. d'unités	Prix	Prix/jour	Liste	Remb. S.S.	Comm.
Comprimé	10 mg	20	12,60	1 à 3	1	65 %	1960
Sol. buv.	40 mg/ml	10	15,40	1 à 2	1	65 %	1960

MALGIS ★★★

- **Composition :** Paracétamol.
- **Domaine :** Algologie.
- **Activité :** Antalgique périphérique.
- **Classe :** Paracétamol et dérivés.

Indications : Traitement symptomatique des affections douloureuses ou fébriles.

Contre-indications : Hypersensibilité au paracétamol. Insuffisance hépatique sévère.

Effets indésirables : Éruptions cutanées : urticaire, érythèmes. Exceptionnellement, diminution des plaquettes sanguines.

Précautions d'emploi : Peut être utilis chez la femme enceinte ou allaitant.

Interactions : Peut fausser les dosage du glucose et de l'acide urique dans le sang

Surdosage : A une dose supérieure 10 g chez l'adulte, le paracétamol peut en traîner une nécrose du foie. L'hospitalisa tion s'impose d'urgence.

☞ *Vendu sans ordonnance.*

- SMITHKLINE BEECHAM

Forme	Dosage	N. d'unités	Prix	Prix/jour	Liste	Remb. S.S.	Comm.
Comprimé	500 mg	16	19,25*	–	0	0 %	1985
Gélule	500 mg	16	19,25*	–	0	0 %	1985

MALOCIDE ★★★

- **Composition :** Pyriméthamine.
- **Domaine :** Parasitologie.
- **Activité :** Antitoxoplasme. Antipaludéen.
- **Classe :** Antifolinique.

Indications : Traitement des toxoplasmoses graves (sida).

Contre-indications : Anémie mégaloblastique sévère.

Effets indésirables : Troubles hématologiques : anémie mégaloblastique, leucopénie, thrombopénies. Troubles digestifs : glossite. Troubles neurologiques, etc.

Précautions d'emploi : Nécessite une surveillance régulière de la numération et de la formule sanguine et l'administration d'acide folique en cas de troubles.

Interactions : Les autres antifoliniques (triméthoprime) augmentent la fréquence des troubles sanguins.

Surdosage : A pu entraîner des convulsions.

☞ *Vendu sans ordonnance.*

• SPECÍA

Forme	Dosage	N. d'unités	Prix	Prix/jour	Liste	Remb. S.S.	Comm.
Comprimé	50 mg	20	33,50	1 à 3	0	65 %	1952

MANDOCARBINE ★

- **Composition :** Charbon végétal activé, magnésie hydratée, mandélate de calcium.
- **Domaine :** Gastro-entérologie.
- **Activité :** Pansement gastro-intestinal.
- **Classe :** Charbon.

Indications : Colopathies fonctionnelles avec météorisme ou diarrhée.

Précautions d'emploi : Tenir compte de l'apport de 5,6 g de sucre par cuiller à soupe.

Interactions : Entraîne une diminution de l'absorption d'un grand nombre de médicaments. Il convient donc de respecter un délai de 2 heures entre la prise du produit et d'autres traitements.

☞ *Vendu sans ordonnance.*

• MONAL

Forme	Dosage	N. d'unités	Prix	Prix/jour	Liste	Remb. S.S.	Comm.
Granulé	15 %	130 g	15,40	0,5 à 3	0	35 %	1963

MANICOL ★★

- **Composition :** Mannitol.
- **Domaine :** Gastro-entérologie.
- **Activité :** Laxatif osmotique. Cholécystokinétique.
- **Classe :** Mannitol.

Indications : Traitement symptomatique de la constipation associé aux mesures hygiéno-diététiques. Préparation aux endoscopies digestives. Troubles dyspeptiques : lenteur à la digestion, états nauséeux.

Contre-indications : Constipation récente inexpliquée, persistante, n'ayant pas fait l'objet d'examens médicaux. Syndrome occlusif. Obstruction des voies biliaires.

Effets indésirables : Sensation de ballonnement abdominal. Flatulences. Diarrhée.

Précautions d'emploi : Pas d'utilisation prolongée.

Surdosage : Entraîne une diarrhée.

☞ *Vendu sans ordonnance.*

• MARTIN

Forme	Dosage	N. d'unités	Prix	Prix/jour	Liste	Remb. S.S.	Comm.
Sachet	5 g	20	17,10	1 à 3	0	35 %	1964

MANIR ★★★

- **Composition :** Oxyphencyclimine.
- **Domaine :** Gastro-entérologie.
- **Activité :** Antispasmodique.
- **Classe :** Anticholinergique.

Indications : Traitement symptomatique des manifestations aiguës douloureuses liées aux troubles fonctionnels du tube digestif et des voies biliaires.

Contre-indications : Glaucome. Troubles urétro-prostatiques liés à l'adénome prostatique.

Effets indésirables : Sécheresse de la

bouche, troubles visuels. Constipation, rétention urinaire. Tachycardie. Confusion chez les sujets âgés.

Précautions d'emploi : Prudence en cas de bronchite chronique, d'adénome de la prostate, de troubles du rythme cardiaque, d'atonie intestinale chez le sujet âgé.

Interactions : L'effet anticholinergique est augmenté en cas d'association avec des antidépresseurs, des antiparkinsoniens, des antihistaminiques H1, etc.

Surdosage : Entraîne une tachycardie, une agitation, des hallucinations imposant l'hospitalisation.

☞ *Sur prescription médicale.*

• BYK FRANCE

Forme	Dosage	N. d'unités	Prix	Prix/jour	Liste	Remb. S.S.	Comm.
Comprimé	10 mg	30	13,70	0,5 à 1	2	35 %	1975

MANNITOL AGUETTANT ★★★

• **Composition :** Mannitol.
• **Domaine :** Cardio-vasculaire.
• **Activité :** Diurétique.
• **Classe :** Diurétique osmotique.

Indications : Oligoanurie.

Contre-indications : Hyperosmolarité, déshydratation.

Effets indésirables : Déshydratation avec diminution de toutes les sécrétions.

Précautions d'emploi : A employer sous surveillance médicale.

☞ *Vendu sans ordonnance.*

• AGUETTANT

Forme	Dosage	N. d'unités	Prix	Prix/jour	Liste	Remb. S.S.	Comm.
Sol. inj.	10 %	–	Hôp.	–	0	Hôp.	1970
Sol. inj.	20 %	–	Hôp.	–	0	Hôp.	1970

MANNITOL LAVOISIER ★★★

• **Composition :** Mannitol.
• **Domaine :** Cardio-vasculaire.
• **Activité :** Diurétique.
• **Classe :** Diurétique osmotique.

Indications : Oligoanurie.

Contre-indications : Hyperosmolarité, déshydratation.

Effets indésirables : Déshydratation avec diminution de toutes les sécrétions.

Précautions d'emploi : A employer sous surveillance médicale.

☞ *Vendu sans ordonnance.*

• LAVOISIER

Forme	Dosage	N. d'unités	Prix	Prix/jour	Liste	Remb. S.S.	Comm.
Sol. inj.	10 %	–	Hôp.	–	0	Hôp.	1969

MANTADIX ★★★

• **Composition :** Amantadine.
• **Domaine :** Neuropsychiatrie.
• **Activité :** Antiparkinsonien. Antiviral.
• **Classe :** Agoniste dopaminergique.

Indications : Maladie de Parkinson. Rigidité au cours des traitements par neuroleptiques.

Contre-indications : Non conseillé chez la femme enceinte ou allaitant et chez l'enfant.

Effets indésirables : Vertiges, insomnie, nervosité. Plus rarement, troubles digestifs, troubles cutanés ou œdèmes.

Précautions d'emploi : Prudence chez les patients présentant une insuffisance cardiaque ou rénale.

Interactions : Potentialise les autres antiparkinsoniens.

Surdosage : Entraîne des convulsions ou des troubles du rythme cardiaque imposant l'hospitalisation.

☞ *Sur prescription médicale.*

• DUPONT PHARMA

Forme	Dosage	N. d'unités	Prix	Prix/jour	Liste	Remb. S.S.	Comm.
Gélule	100 mg	50	38,50	1 à 2	1	65 %	1973

MARCAÏNE ★★★

Composition : Bupivacaïne.
Domaine : Anesthésie. Réanimation.
Activité : Anesthésique local.
Indications : Anesthésie locale et loco-égionale par infiltration. Anesthésie péri-urale.
Contre-indications : Sujets allergiques, n particulier aux anesthésiques locaux et ux sulfites. Enfant de moins de 10 ans. :pileptique. Troubles de la conduction car-iaque.
Effets indésirables : Réactions allergiques cutanées, choc anaphylactique avec collapsus cardio-vasculaire, convulsions, apnée.
Précautions d'emploi : Chez les sujets allergiques, il est souvent utile de faire un test de tolérance préalable. Donne une réaction positive au contrôle antidopage.
Surdosage : Peut entraîner des manifestations toxiques neurologiques et cardiaques.

☞ *Sur prescription médicale.*

• ASTRA FRANCE

Forme	Dosage	N. d'unités	Prix	Prix/ jour	Liste	Remb. S.S.	Comm.
Flacon inj. 20 ml	0,25 %	1	Hôp.	–	2	Hôp.	1980
Flacon inj. 20 ml	0,50 %	1	Hôp.	–	2	Hôp.	1980
Amp. inj. rachian.	0,50 %	20	Hôp.	–	2	Hôp.	1988

MARCAÏNE ADRÉNALINE ★★★

Composition : Bupivacaïne, épinéphrine.
Domaine : Anesthésie. Réanimation.
Activité : Anesthésique local.
Indications : Anesthésie locale et loco-égionale par infiltration.
Contre-indications : Sujets allergiques, n particulier aux anesthésiques locaux et ux sulfites. Enfant de moins de 10 ans. :pileptique. Troubles de la conduction car-iaque. Anesthésie des extrémités.
Effets indésirables : Réactions allergi-ues cutanées, choc anaphylactique avec ollapsus cardio-vasculaire, convulsions, pnée.
Précautions d'emploi : Chez les sujets allergiques, il est souvent utile de faire un test de tolérance préalable. Prudence chez l'insuffisant hépatique. Donne une réaction positive au contrôle antidopage.
Interactions : Ne pas utiliser chez les patients traités par des antidépresseurs de type IMAO.
Surdosage : Peut entraîner des manifestations toxiques neurologiques et cardiaques.

☞ *Sur prescription médicale.*

• ASTRA FRANCE

Forme	Dosage	N. d'unités	Prix	Prix/ jour	Liste	Remb. S.S.	Comm.
Amp. inj. 20 ml	0,25 %	1	Hôp.	–	1	Hôp.	1982
Amp. inj. 20 ml	0,50 %	1	Hôp.	–	1	Hôp.	1982

MARIE ROSE ★

Composition : Pyrèthre, butoxyde de pipéronyle (shampooing). Pyrèthre, acide acétique (lotion). Pyréthrines, butoxyde de pipéronyle (aérosol).
Domaine : Parasitologie.
Activité : Antiparasitaire externe.
Classe : Pyréthrines.
Indications : Traitement des poux et des entes du cuir chevelu.
Contre-indications : Allergie à l'un des onstituants.
Effets indésirables : Sensation de brûure des yeux ou des muqueuses.
Précautions d'emploi : Éviter tout contact avec les yeux ou la bouche. Avec le shampooing, le traitement sera réalisé 2 fois à 24 heures d'intervalle. Avec la solution, pulvériser sur l'ensemble du cuir chevelu, laisser en contact 2 à 3 heures et rincer. Répéter l'opération le lendemain et une semaine après. Avec l'aérosol, 2 applications de 10 minutes, répéter l'opération le lendemain.

☞ *Vendu sans ordonnance.*

• STERLING MIDY

Forme	Dosage	N. d'unités	Prix	Prix/jour	Liste	Remb. S.S.	Comm.
Shampooing	–	125 ml	45,75*	–	0	0 %	1978
Lotion	–	125 ml	50,00*	–	0	0 %	1977
Aérosol	–	160 g	48,55*	–	0	0 %	1978

MARINOL

- **Composition :** Eau de mer, iode, algues marines, phosphate monocalcique, tanin, acide phosphorique.
- **Domaine :** Nutrition et métabolisme.
- **Activité :** Antiasthénique.

Indications : Utilisé dans le traitement de l'asthénie fonctionnelle, en l'absence d'activité spécifique démontrée.

Contre-indications : Maladies de la thyroïde.

Effets indésirables : Risque de dysthyroïdie induite par l'iode.

Précautions d'emploi : Chez le diabétique tenir compte du fait que chaque cuiller à dessert apporte 4 g de sucre.

☞ *Vendu sans ordonnance.*

- PHARMADÉVELOPPEMENT

Forme	Dosage	N. d'unités	Prix	Prix/jour	Liste	Remb. S.S.	Comm.
Sirop	–	200 ml	57,45*	–	0	0 %	1912

MARRUBÈNE ★

- **Composition :** Codéthyline, aunée, marrube, benzoate de sodium, terpine.
- **Domaine :** Pneumologie.
- **Activité :** Antitussif.
- **Classe :** Opium et dérivés.

Indications : État catarrhal laryngé, trachéal, bronchique.

Contre-indications : Enfant de moins de 5 ans. Asthme, insuffisance respiratoire.

Effets indésirables : Constipation, somnolence, nausées, vomissements, dépression respiratoire. L'augmentation des doses et la prolongation de l'administration peuvent conduire à la dépendance et à la toxicomanie.

Précautions d'emploi : Ne pas prendre d'alcool pendant le traitement. Prudence chez le sujet âgé. Déconseillé chez la femme enceinte ou allaitant. Le traitement doit être de courte durée. Donne une réaction positive au contrôle antidopage.

Interactions : L'activité et les effets secondaires peuvent être augmentés par les autres dépresseurs du système nerveux central.

Surdosage : Entraîne une somnolence avec dépression des centres respiratoires imposant l'hospitalisation.

☞ *Vendu sans ordonnance.*

- LEMOINE

Forme	Dosage	N. d'unités	Prix	Prix/jour	Liste	Remb. S.S.	Comm.
Sirop	–	200 ml	20,20	–	0	35 %	1946

MARSILID ★★★

- **Composition :** Iproniazide.
- **Domaine :** Neuropsychiatrie.
- **Activité :** Antidépresseur.
- **Classe :** Inhibiteur de la mono-amine oxydase.

Indications : Traitement de tous les états dépressifs. Utilisé en France, souvent en cas d'échec des autres traitements. Beaucoup plus utilisé dans les pays anglo-saxons.

Contre-indications : Le produit doit être utilisé avec grande prudence chez les épileptiques et chez les patients ayant présenté des troubles hépatiques. Les patients ayant des antécédents cardio-vasculaires et/ou hypertendus seront particulièrement surveillés. L'administration concomitante d'un autre antidépresseur est formellement contre-indiquée. Ne pas prescrire si le patient doit subir une anesthésie générale.

Effets indésirables : On peut observer des états d'excitation avec insomnie, des vertiges ou une hypotension orthostatique. Si les contre-indications n'ont pas été respectées peuvent apparaître des crises hyperensives graves et plus rarement des hépatites toxiques.

Précautions d'emploi : Tout traitement par les antidépresseurs doit être suivi par un médecin, particulièrement lorsqu'il s'agit d'antidépresseurs de type IMAO. La prise d'alcool est formellement déconseillée. Il convient de respecter un intervalle entre la prise d'IMAO et l'administration de nombreux autres médicaments : amphétamines, antidépresseurs, antihypertenseurs, bêtabloquants, antimigraineux.

Interactions : Les interactions médicamenteuses sont nombreuses et graves (voir Précautions d'emploi). On avertira le patient de ne pas consommer d'aliments riches en tyramine : fromages fermentés, viandes faisandées, levures, thé, chocolat, bananes, foies de volailles, boissons alcoolisées.

Surdosage : Le surdosage entraîne un état d'excitation avec hypotension et dépression respiratoire. L'hospitalisation s'impose d'urgence.

☞ *Sur prescription médicale.*

• ROCHE

Forme	Dosage	N. d'unités	Prix	Prix/jour	Liste	Remb. S.S.	Comm.
Comprimé	50 mg	30	11,50	0,3 à 0,9	1	65 %	1960

MARTICASSOL ★

• **Composition :** Centella asiatica.
• **Domaine :** Ophtalmologie.
• **Activité :** Cicatrisant oculaire.

Indications : Proposé comme traitement adjuvant des ulcérations, brûlures, troubles trophiques cornéens. Thérapeutique adjuvante des kératoconjonctivites virales et des ulcérations cornéennes infectieuses.

☞ *Sur prescription médicale.*

• CIBA VISION

Forme	Dosage	N. d'unités	Prix	Prix/jour	Liste	Remb. S.S.	Comm.
Collyre	1 %	6 ml	11,50	–	0	65 %	1977

MARTI-CONTACT ★

• **Composition :** Chlorhexidine, thiomersal, édétate de sodium, polysorbate, chlorure de sodium.
• **Domaine :** Ophtalmologie.
• **Activité :** Solution de contactologie.

Indications : Décontamination, neutralisation et trempage des lentilles souples hydrophiles et des lentilles rigides perméables à l'oxygène.

☞ *Vendu sans ordonnance.*

• CIBA VISION

Forme	Dosage	N. d'unités	Prix	Prix/jour	Liste	Remb. S.S.	Comm.
Sol. contactologie	–	125 ml	42,00*	–	0	0 %	1981

MARTIGÈNE ★

• **Composition :** Bromphéniramine, phényléphrine.
• **Domaine :** Ophtalmologie.
• **Activité :** Antiallergique. Antihistaminique H1. Vasoconstricteur local.
• **Classe :** Antihistaminique anticholinergique. Stimulant alpha-adrénergique.

Indications : Affections ophtalmologiques d'origine allergique.

Contre-indications : Glaucome. Hypersensibilité aux constituants.

Effets indésirables : Entraîne une dilatation pupillaire gênant la vision.

Précautions d'emploi : Le port des lentilles est déconseillé. Non conseillé chez la femme enceinte ou allaitant. Donne une réaction positive au contrôle antidopage.

☞ *Sur prescription médicale.*

• CIBA VISION

Forme	Dosage	N. d'unités	Prix	Prix/jour	Liste	Remb. S.S.	Comm.
Collyre	–	15 ml	9,30	–	2	65 %	1970

MARTIGENTA ★★★

- **Composition :** Gentamicine.
- **Domaine :** Ophtalmologie.
- **Activité :** Antibiotique local.
- **Classe :** Aminoside.

Indications : Infections de l'œil et de ses annexes : conjonctivites, kérato-conjonctivites, ulcères de la cornée, kératites bactériennes, blépharites, chalazions et orgelets, dacryocystites. Complications infectieuses des corps étrangers et de la chirurgie de l'œil.

Contre-indications : Hypersensibilité au produit.

Effets indésirables : Irritation locale. Réactions allergiques : eczéma aigu de contact.

☞ *Sur prescription médicale.*

• CIBA VISION

Forme	Dosage	N. d'unités	Prix	Prix/jour	Liste	Remb. S.S.	Comm.
Collyre	0,3 %	5 ml	12,30	–	1	65 %	1984

MARTISOL ★★★

- **Composition :** Prednisolone, néomycine.
- **Domaine :** Ophtalmologie.
- **Activité :** Antibiotique local. Anti-inflammatoire local.
- **Classe :** Anti-inflammatoire stéroïdien. Aminoside.

Indications : Conjonctivites aiguës et chroniques, blépharites, chalazions, orgelets, eczémas des paupières.

Contre-indications : Hypersensibilité au produit. Kératites virales, mycosiques. Infections bactériennes ou tuberculeuses de l'œil ou des paupières. Antécédents glaucomateux.

Effets indésirables : Douleur à l'application. Allergie palpébroconjonctivale. Hypertension oculaire. Kératite superficielle.

Précautions d'emploi : La durée du traitement sera la plus courte possible. L'usage prolongé implique une surveillance régulière de la tension oculaire et du cristallin. Non conseillé chez la femme enceinte ou allaitant. Le port des lentilles doit être évité. Peut donner une réaction positive au contrôle antidopage.

Surdosage : Un usage prolongé peut entraîner des signes généraux d'hypercorticisme.

☞ *Sur prescription médicale.*

• CIBA VISION

Forme	Dosage	N. d'unités	Prix	Prix/jour	Liste	Remb. S.S.	Comm.
Collyre	1 %	3 ml	11,30	–	1	65 %	1964

MATIGA ★

- **Composition :** Huile d'arachide hyperoxygénée.
- **Domaine :** Rhumatologie.
- **Activité :** Antirhumatismal externe. Antalgique. Anti-inflammatoire.

Indications : Traitement des douleurs d'origine musculaire, tendineuse ou ligamentaire. Traitement local des douleurs et contusions en traumatologie bénigne.

Contre-indications : Hypersensibilité aux constituants. Ne pas appliquer sur les muqueuses, une peau en mauvais état, des plaies ou des ulcérations.

Effets indésirables : Réaction allergique locale imposant l'arrêt du traitement.

☞ *Vendu sans ordonnance.*

• PIERRE FABRE

Forme	Dosage	N. d'unités	Prix	Prix/jour	Liste	Remb. S.S.	Comm.
Huile	–	30 ml	49,00*	–	0	0 %	1987

MAXAIR ★★★

- **Composition :** Pirbutérol avec système d'inhalation « Autohaler ».
- **Domaine :** Pneumologie.
- **Activité :** Bronchodilatateur.
- **Classe :** Stimulant béta-2-adrénergique.

Indications : Traitement de la crise d'asthme. Traitement de fond de l'asthme à crises fréquentes ou à dyspnée continue. Prévention de l'asthme d'effort. Traitement de fond et des poussées aiguës des bronchoneumopathies chroniques obstructives à orme spastique.

Contre-indications : Hypersensibilité au roduit.

Effets indésirables : Tremblement pré-ominant aux extrémités, souvent non perçu ar le patient. Tachycardie aux fortes doses.

Précautions d'emploi : Le traitement doit être surveillé médicalement. Non conseillé chez la femme enceinte ou allaitant. Donne une réaction positive au contrôle antidopage.

Surdosage : Entraîne des tremblements, une tachycardie, des sueurs, de la nervosité.

☞ *Sur prescription médicale.*

• 3M SANTÉ

Forme	Dosage	N. d'unités	Prix	Prix/jour	Liste	Remb. S.S.	Comm.
Spray aérosol	300 µg/b	200 b	83,50	2,5 à 3,3	1	65 %	1990

MAXEPA ★★

• **Composition :** Huile de poisson contenant des acides oméga 3 polyinsaturés.
• **Domaine :** Nutrition et métabolisme.
• **Activité :** Hypolipidémiant.

Indications : Hypertriglycéridémies endogènes de l'adulte en complément du régime lorsque celui-ci s'est révélé insuffisant.

Contre-indications : Hypersensibilité à l'un des constituants.

Effets indésirables : Nausées, éructations.

Précautions d'emploi : On constate un allongement du temps de saignement chez les patients recevant le produit, d'où une surveillance des patients sous anticoagulants.

☞ *Vendu sans ordonnance.*

• PIERRE FABRE

Forme	Dosage	N. d'unités	Prix	Prix/jour	Liste	Remb. S.S.	Comm.
Gélule	1 000 mg	60	74,20	7,4	0	65 %	1987

MAXICAÏNE ★

• **Composition :** Paréthoxycaïne.
• **Domaine :** ORL. Stomatologie.
• **Activité :** Anesthésique local.

Indications : Traitement local d'appoint des affections douloureuses et inflammatoires de la muqueuse de l'oropharynx : stomatites, gingivites, pharyngites, aphtes, suites d'intervention chirurgicale.

Contre-indications : Enfant de moins de 30 mois. Allergie aux anesthésiques locaux.

Effets indésirables : Réactions allergiques générales.

Précautions d'emploi : Traitement de courte durée. Donne une réaction positive au contrôle antidopage.

☞ *Sur prescription médicale.*

• GOUPIL

Forme	Dosage	N. d'unités	Prix	Prix/jour	Liste	Remb. S.S.	Comm.
Pastille	0,75 mg	40	25,10*	–	0	0 %	1949

MAXIDEX ★★★

• **Composition :** Dexaméthasone.
• **Domaine :** Ophtalmologie.
• **Activité :** Anti-inflammatoire local.
• **Classe :** Anti-inflammatoire stéroïdien.

Indications : Conjonctivites allergiques, kératites interstitielles, episclérites, sclérites, uvéites.

Contre-indications : Hypersensibilité au produit. Kératites virales, mycosiques. Infections bactériennes ou tuberculeuses de l'œil ou des paupières. Antécédents glaucomateux.

Effets indésirables : Douleur à l'application. Allergie palpébroconjonctivale. Hypertension oculaire. Kératite superficielle.

Précautions d'emploi : La durée du traitement sera la plus courte possible. L'usage prolongé implique une surveillance régulière de la tension oculaire et du cristallin. Non conseillé chez la femme enceinte ou allaitant. Le port des lentilles doit être évité. Peut donner une réaction positive au contrôle antidopage.

Surdosage : Un usage prolongé peut entraîner des signes généraux d'hypercorticisme.

☞ *Sur prescription médicale.*
• ALCON

Forme	Dosage	N. d'unités	Prix	Prix/jour	Liste	Remb. S.S.	Comm.
Collyre	0,1 %	3 ml	9,50	–	1	65 %	1965

MAXIDROL ★★★

- **Composition :** Dexaméthasone, néomycine, polymyxine B.
- **Domaine :** Ophtalmologie.
- **Activité :** Antibiotique local. Anti-inflammatoire local.
- **Classe :** Anti-inflammatoire stéroïdien. Aminoside. Polymyxine.

Indications : Traitement des iritis et iridocyclites, sclérites et épisclérites, kératites, conjonctivites et blépharites.

Contre-indications : Nourrisson. Hypersensibilité au produit. Kératites virales, mycosiques. Infections bactériennes ou tuberculeuses de l'œil ou des paupières. Antécédents glaucomateux.

Effets indésirables : Douleur à l'application. Allergie palpébroconjonctivale. Hypertension oculaire. Kératite superficielle.

Précautions d'emploi : La durée du traitement sera la plus courte possible. L'usage prolongé implique une surveillance régulière de la tension oculaire et du cristallin. Non conseillé chez la femme enceinte ou allaitant. Le port des lentilles doit être évité. Peut donner une réaction positive au contrôle antidopage.

Surdosage : Un usage prolongé peut entraîner des signes généraux d'hypercorticisme.

☞ *Sur prescription médicale.*
• ALCON

Forme	Dosage	N. d'unités	Prix	Prix/jour	Liste	Remb. S.S.	Comm.
Collyre	0,1 %	3 ml	16,80	–	1	65 %	1967
Pomm. ophtalmique	0,1 %	3,5 g	12,90	–	1	65 %	1979

MAXILASE

- **Composition :** Alpha-amylase.
- **Domaine :** ORL.
- **Activité :** Antiœdémateux.
- **Classe :** Enzyme.

Indications : Utilisé dans le traitement des états congestifs de l'oropharynx.

Contre-indications : Allergie au constituant.

Effets indésirables : Réactions allergiques.

Précautions d'emploi : Traitement de courte durée.

☞ *Vendu sans ordonnance.*
• MILLOT-SOLAC

Forme	Dosage	N. d'unités	Prix	Prix/jour	Liste	Remb. S.S.	Comm.
Sirop	–	125 ml	27,30	–	0	35 %	1970
Comprimé	–	24	36,50	–	0	35 %	1970

MAXILASE BACITRACINE ★

- **Composition :** Alpha-amylase, bacitracine.
- **Domaine :** ORL. Stomatologie.
- **Activité :** Antiœdémateux. Antibiotique local.
- **Classe :** Enzyme.

Indications : Traitement local d'appoint des infections de la bouche et de l'oropharynx : stomatites, gingivites, aphtes, extractions dentaires, pharyngites, rhino-pharyngites.

Contre-indications : Allergie aux constituants.

Effets indésirables : Réactions allergiques. Glossites.

Précautions d'emploi : Traitement de courte durée.

☞ *Vendu sans ordonnance.*

• MILLOT-SOLAC

Forme	Dosage	N. d'unités	Prix	Prix/ jour	Liste	Remb. S.S.	Comm.
Comprimé à sucer	–	30	14,00	2,8	0	35 %	1969

MAXI-TYRO ★

Composition : Paréthoxycaïne, tyrothricine.
Domaine : ORL. Stomatologie.
Activité : Anesthésique local. Antiseptique local.
Indications : Traitement local d'appoint es affections infectieuses et douloureuses e la muqueuse de l'oropharynx : stomatites, gingivites, pharyngites, aphtes, suites 'intervention chirurgicale.

Contre-indications : Enfant de moins de 30 mois. Allergie aux anesthésiques locaux.

Effets indésirables : Réactions allergiques générales.

Précautions d'emploi : Traitement de courte durée. Donne une réaction positive au contrôle antidopage.

☞ *Sur prescription médicale.*

• GOUPIL

Forme	Dosage	N. d'unités	Prix	Prix/jour	Liste	Remb. S.S.	Comm.
Pastille	0,75 mg	40	28,60*	–	0	0 %	1952

MAXOMAT ★★★

• **Composition :** Somatropine recombinante.
• **Domaine :** Endocrinologie.
• **Activité :** Hormone de croissance.
• **Classe :** Hormone somatotrope.

Indications : Retard de croissance lié à un déficit somatotrope. Petite taille dans le syndrome de Turner.

Contre-indications : Tumeur évolutive.

Effets indésirables : Parfois développement d'anticorps antihormone.

Précautions d'emploi : Le traitement doit être décidé en milieu spécialisé. La délivrance des médicaments est soumise à des conditions particulières. Donne une réaction positive au contrôle antidopage.

Surdosage : Peut entraîner un diabète insulinorésistant.

☞ *Délivrance par la Pharmacie centrale des hôpitaux soumise à des dispositions particulières.*

• SANOFI WINTHROP

Forme	Dosage	N. d'unités	Prix	Prix/jour	Liste	Remb. S.S.	Comm.
Flacon inj.	4 U.I.	1	Spéc.	–	1	Spéc.	1988

MECTIZAN ★★★

• **Composition :** Ivermectine.
• **Domaine :** Parasitologie.
• **Activité :** Anthelminthique.

Indications : Traitement des infestations à microfilaires : onchocercose à Onchocerca volvulus.

Contre-indications : Enfant de moins de 5 ans.

Effets indésirables : Réaction d'hypersensibilité à la destruction des microfilaires : fièvre, œdèmes, douleurs musculaires. Conjontivite, inflammation des milieux de l'œil.

Précautions d'emploi : Déconseillé chez la femme enceinte ou allaitant. Dose unique à prendre à jeun.

Surdosage : Entraîne une somnolence, des tremblements, des troubles de la marche.

☞ *Sur prescription médicale.*

• MERCK SHARP & DOHME-CHIBRET

Forme	Dosage	N. d'unités	Prix	Prix/jour	Liste	Remb. S.S.	Comm.
Comprimé	6 mg	2	Export	–	0	Export	1988
Comprimé	6 mg	10	Export	–	0	Export	1988
Comprimé	6 mg	100	Export	–	0	Export	1988

MÉDIALIPIDE ★★★

- **Composition :** Huile de soja, triglycérides à chaîne moyenne, lécithine d'œuf, glycérol.
- **Domaine :** Nutrition et métabolisme.
- **Activité :** Alimentation parentérale.
- **Classe :** Émulsion lipidique.

Indications : Apport de calories lipidiques. Apport d'acides gras essentiels.

Contre-indications : Hyperlipidémies sévères. Insuffisance hépatique. Hypersensibilité à la lécithine de l'œuf.

Effets indésirables : Sueurs, frissons maux de tête, gêne respiratoire. Altérations fonctionnelles hépatiques. Thrombopénies.

Précautions d'emploi : Perfusion intraveineuse lente.

Interactions : Ne mélanger à aucun autre produit.

☞ *Usage hospitalier.*

• BRAUN MÉDICAL

Forme	Dosage	N. d'unités	Prix	Prix/ jour	Liste	Remb. S.S.	Comm.
Flacon inj. 100 ml	10 %	1	Hôp.	–	0	Hôp.	1989
Flacon inj. 100 ml	20 %	1	Hôp.	–	0	Hôp.	1989
Flacon inj. 250 ml	20 %	1	Hôp.	–	0	Hôp.	1989
Flacon inj. 500 ml	10 %	1	Hôp.	–	0	Hôp.	1989
Flacon inj. 500 ml	20 %	1	Hôp.	–	0	Hôp.	1989

MÉDIATENSYL ★★★

- **Composition :** Urapidil.
- **Domaine :** Cardio-vasculaire.
- **Activité :** Antihypertenseur.
- **Classe :** Alpha-1-bloquant. Sérotoninergique. Vasodilatateur.

Indications : Hypertension artérielle.

Effets indésirables : Nausées, vertiges, fatigue. Parfois hypotension orthostatique, réaction cutanée.

Précautions d'emploi : A été utilisé chez la femme enceinte. Diminuer la posologie chez l'insuffisant hépatique.

Interactions : L'effet hypotenseur est majoré en cas d'association avec les inhibiteurs calciques, les diurétiques et les autres antihypertenseurs.

Surdosage : Entraîne une chute de la pression artérielle imposant une surveillance, le patient restant couché.

☞ *Sur prescription médicale.*

• INERGIE

Forme	Dosage	N. d'unités	Prix	Prix/jour	Liste	Remb. S.S.	Comm.
Gélule	30 mg	30	49,80	3 à 6	1	65 %	1989
Gélule	60 mg	30	89,80	3 à 6	1	65 %	1989
Amp. inj.	25 mg	5	Hôp.	Hôp.	1	Hôp.	1989
Amp. inj.	50 mg	5	Hôp.	Hôp.	1	Hôp.	1989

MÉDIATOR ★★

- **Composition :** Benfluorex.
- **Domaine :** Nutrition et métabolisme.
- **Activité :** Hypolipidémiant.

Indications : Traitement adjuvant des hypertriglycéridémies endogènes de l'adulte en complément du régime, lorsque celui-ci s'est révélé insuffisant. Traitement adjuvant du diabète gras de l'adulte en complément du régime, lorsque celui-ci s'est montré insuffisant.

Contre-indications : Pancréatites chroniques.

Effets indésirables : Troubles digestifs : nausées, gastralgies, diarrhées. Fatigue, somnolence, vertiges.

Précautions d'emploi : Non conseillé chez la femme enceinte ou allaitant. Donne une réaction positive au contrôle antidopage. Si après six mois de traitement, une amélioration satisfaisante n'est pas obtenue, une modification du traitement doit être envisagée.

☞ *Sur prescription médicale.*

• SERVIER

Forme	Dosage	N. d'unités	Prix	Prix/jour	Liste	Remb. S.S.	Comm.
Comprimé	150 mg	30	42,90	1,4 à 4,2	1	65 %	1976

MÉDIBRONC ★

- **Composition :** Carbocistéine.
- **Domaine :** Pneumologie.
- **Activité :** Fluidifiant bronchique. Expectorant.
- **Classe :** Dérivé de la cystéine.

Indications : Traitement des troubles de la sécrétion bronchique au cours des affections des voies respiratoires : bronchites aiguës ou chroniques, trachéo-bronchites.

Contre-indications : Ulcère gastro-duodénal.

Effets indésirables : Troubles digestifs : gastralgies, nausées, diarrhées.

Interactions : Ne pas associer aux antitussifs ou aux asséchants bronchiques de type anticholinergique.

☞ *Vendu sans ordonnance.*

• MONOT

Forme	Dosage	N. d'unités	Prix	Prix/jour	Liste	Remb. S.S.	Comm.
Sol. buv.	50 mg/ml	150 ml	31,45*	–	0	0 %	1992
Sirop enfant	20 mg/ml	150 ml	28,90*	–	0	0 %	1992

MÉDIFLOR TISANE N° 1 DIÉTÉTIQUE ✤

- **Composition :** Fucus vésiculosus, séné, bourdaine, romarin, frêne, hysope, vigne rouge.
- **Domaine :** Nutrition et métabolisme.
- **Activité :** Divers.

Indications : Utilisé comme traitement adjuvant de l'obésité, de l'embonpoint.

Précautions d'emploi : Contient des laxatifs irritants. A ne pas utiliser chez l'enfant. Traitement de courte durée.

☞ *Vendu sans ordonnance. Présente des dangers en cas d'utilisation prolongée.*

• MONOT

Forme	Dosage	N. d'unités	Prix	Prix/jour	Liste	Remb. S.S.	Comm.
Tisane vrac	–	125 g	33,20*	–	0	0 %	1972
Tisane sachet	–	24	34,00*	–	0	0 %	1972

MÉDIFLOR TISANE N° 2 ANTIRHUMATISMALE ✤

- **Composition :** Bouleau, frêne, reine des prés, fraisier, pariétaire, chiendent, asperge, genièvre, uva ursi, cassis, aubier de tilleul, bourdaine.
- **Domaine :** Rhumatologie.
- **Activité :** Divers.

Indications : Utilisé en cas de douleurs d'origine rhumatismale.

Précautions d'emploi : Contient un laxatif irritant. A ne pas utiliser chez l'enfant. Traitement de courte durée.

☞ *Vendu sans ordonnance. Présente des dangers en cas d'utilisation prolongée.*

• MONOT

Forme	Dosage	N. d'unités	Prix	Prix/jour	Liste	Remb. S.S.	Comm.
Tisane vrac	–	125 g	33,20*	–	0	0 %	1972
Tisane sachet	–	24	34,00*	–	0	0 %	1972

MÉDIFLOR TISANE N° 3 DIGESTIVE ✤

- **Composition :** Anis vert, menthe, angélique, lavande, oranger, romarin, aunée, fenouil, coriandre, hysope.
- **Domaine :** Gastro-entérologie.
- **Activité :** Divers.

Indications : Utilisé dans le traitement d'appoint des troubles de la digestion : dyspepsie, pesanteur, flatulences, aérophagie.

☞ *Vendu sans ordonnance.*

- MONOT

Forme	Dosage	N. d'unités	Prix	Prix/jour	Liste	Remb. S.S.	Comm.
Tisane vrac	–	125 g	33,20*	–	0	0 %	1972
Tisane sachet	–	24	34,00*	–	0	0 %	1972

MÉDIFLOR TISANE N° 4 DIIURÉTIQUE ✤

- **Composition :** Asperge, fenouil, chiendent, uva ursi, frêne, reine-des-prés, racine de fraisier, feuilles de guimauve, réglisse.
- **Domaine :** Uro-néphrologie.
- **Activité :** Divers.

Indications : Utilisé comme diurétique et dans le traitement des calculs rénaux.

Précautions d'emploi : Pas d'utilisation prolongée.

☞ *Vendu sans ordonnance.*

- MONOT

Forme	Dosage	N. d'unités	Prix	Prix/jour	Liste	Remb. S.S.	Comm.
Tisane vrac	–	125 g	33,20*	–	0	0 %	1972
Tisane sachet	–	24	34,00*	–	0	0 %	1972

MÉDIFLOR TISANE N° 5 HÉPATIQUE ✤

- **Composition :** Boldo, combretum, racines d'aunée, romarin, réglisse, berbéris, mercuriale, feuilles de mauve, foliole de séné.
- **Domaine :** Hépatologie.
- **Activité :** Divers.

Indications : Utilisé dans le traitement d'appoint de l'insuffisance hépatique et vésiculaire, les digestions difficiles.

Précautions d'emploi : Contient un laxatif irritant. Pas d'utilisation prolongée. Pas d'utilisation chez l'enfant.

☞ *Vendu sans ordonnance. Présente des dangers en cas d'utilisation prolongée.*

- MONOT

Forme	Dosage	N. d'unités	Prix	Prix/jour	Liste	Remb. S.S.	Comm.
Tisane vrac	–	125 g	33,20*	–	0	0 %	1972
Tisane sachet	–	24	34,00*	–	0	0 %	1972

MÉDIFLOR TISANE N° 6 HYPOTENSIVE ✤

- **Composition :** Olivier, aubépine, vigne rouge, hamamélis, marrube blanc, oranger, fumeterre, frêne, séné.
- **Domaine :** Cardio-vasculaire.
- **Activité :** Divers.

Indications : Utilisé comme traitement adjuvant de l'hypertension et des troubles cardiaques.

Précautions d'emploi : Contient un laxatif irritant. Pas d'utilisation prolongée. Pas d'utilisation chez l'enfant.

☞ *Vendu sans ordonnance. Présente des dangers en cas d'utilisation prolongée.*

- MONOT

Forme	Dosage	N. d'unités	Prix	Prix/jour	Liste	Remb. S.S.	Comm.
Tisane vrac	–	125 g	33,20*	–	0	0 %	1972
Tisane sachet	–	24	34,00*	–	0	0 %	1972

MÉDIFLOR TISANE N° 7 LAXATIVE ✤

- **Composition :** Séné, frêne, romarin, fenouil doux, réglisse.
- **Domaine :** Gastro-entérologie.
- **Activité :** Divers.

Indications : Utilisé dans le traitement symptomatique de la constipation.

Précautions d'emploi : Laxatif irritant. Pas d'utilisation prolongée. Pas d'utilisation chez l'enfant. Peut entraîner des troubles graves : hypokaliémie avec crampes musculaires, douleurs abdominales, insuffisance rénale.

☞ *Vendu sans ordonnance. Présente des dangers en cas d'utilisation prolongée.*

- MONOT

Forme	Dosage	N. d'unités	Prix	Prix/jour	Liste	Remb. S.S.	Comm.
Tisane vrac	–	125 g	33,20*	–	0	0 %	1972
Tisane sachet	–	24	34,00*	–	0	0 %	1972

MÉDIFLOR TISANE N° 8 PECTORALE ✤

- **Composition :** Mauve, fleurs de guimauve, coquelicot, fleurs de tussilage, bouillon blanc, pied-de-chat, guimauve plante, feuilles de tussilage, racines de guimauve, souci, serpolet, lierre terrestre, réglisse, mélisse, reine-des-prés, chiendent.
- **Domaine :** Pneumologie.
- **Activité :** Divers.

Indications : Utilisé dans le traitement d'appoint des affections respiratoires, de la toux, des bronchites et des trachéites.

Précautions d'emploi : Éviter l'emploi prolongé.

☞ *Vendu sans ordonnance.*

- MONOT

Forme	Dosage	N. d'unités	Prix	Prix/jour	Liste	Remb. S.S.	Comm.
Tisane vrac	–	125 g	33,20*	–	0	0 %	1972
Tisane sachet	–	24	34,00*	–	0	0 %	1972

MÉDIFLOR TISANE N° 9 RAFRAICHISSANTE ✤

- **Composition :** Chiendent, réglisse, racine de chicorée, douce-amère, baies de genièvre.
- **Domaine :** Dermatologie.
- **Activité :** Divers.

Indications : Utilisé en cas d'affections cutanées.

☞ *Vendu sans ordonnance.*

- MONOT

Forme	Dosage	N. d'unités	Prix	Prix/jour	Liste	Remb. S.S.	Comm.
Tisane vrac	–	125 g	33,20*	–	0	0 %	1972
Tisane sachet	–	24	34,00*	–	0	0 %	1972

MÉDIFLOR TISANE N° 12 CIRCULATION DU SANG ✤

- **Composition :** Marron d'Inde, vigne rouge, hysope, valériane, hamamélis, noix de cyprès, gui, feuille de saule, mélisse, aubépine, bourdaine.
- **Domaine :** Cardio-vasculaire.
- **Activité :** Divers.

Indications : Utilisé comme traitement adjuvant des troubles de la circulation veineuse : varices, hémorroïdes, suites de phlébites.

Précautions d'emploi : Contient un laxatif irritant. Pas d'utilisation prolongée.

☞ *Vendu sans ordonnance.*

- MONOT

Forme	Dosage	N. d'unités	Prix	Prix/jour	Liste	Remb. S.S.	Comm.
Tisane vrac	–	125 g	33,20*	–	0	0 %	1972
Tisane sachet	–	24	34,00*	–	0	0 %	1972

MÉDIFLOR TISANE N° 13 DÉPURATIVE ✤

- **Composition :** Douce-amère, pensée sauvage, saponaire, chicorée, bardane, chiendent, bourdaine, patience, frêne, réglisse.
- **Domaine :** Dermatologie.
- **Activité :** Divers.

Indications : Utilisé dans le traitement d'appoint de l'eczéma, de l'urticaire, de l'herpès, des états pléthoriques.

Précautions d'emploi : Contient un laxatif irritant. Pas d'utilisation prolongée.

☞ *Vendu sans ordonnance.*

- MONOT

Forme	Dosage	N. d'unités	Prix	Prix/jour	Liste	Remb. S.S.	Comm.
Tisane vrac	–	125 g	33,20*	–	0	0 %	1972
Tisane sachet	–	24	34,00*	–	0	0 %	1972

MÉDIFLOR TISANE N° 14 CALMANTE ★ ✤

- **Composition :** Laitue, passiflore, oranger, aubépine, mélisse, millefeuille, tilleul, valériane.
- **Domaine :** Neuropsychiatrie.
- **Activité :** Divers.

Indications : Utilisé en cas de nervosisme, de difficultés d'endormissement ou d'insomnies.

☞ *Vendu sans ordonnance.*

- MONOT

Forme	Dosage	N. d'unités	Prix	Prix/jour	Liste	Remb. S.S.	Comm.
Tisane vrac	–	125 g	33,20*	–	0	0 %	1972
Tisane sachet	–	24	34,00*	–	0	0 %	1972

MÉDIPEL ★

- **Composition :** Piment, belladone.
- **Domaine :** Rhumatologie. Algologie.
- **Activité :** Antirhumatismal externe. Révulsif.

Indications : Utilisé dans le traitement des douleurs d'origine musculo-tendino-ligamentaire : torticolis, dorsalgies, lombalgies. Douleurs articulaires.

Contre-indications : Hypersensibilité aux constituants. Ne pas appliquer sur les muqueuses, une peau en mauvais état, des plaies ou des ulcérations. Enfant de moins de 30 mois.

Effets indésirables : Réaction allergique locale imposant l'arrêt du traitement.

Précautions d'emploi : Se laver les mains après usage.

☞ *Vendu sans ordonnance.*

- POLIVÉ

Forme	Dosage	N. d'unités	Prix	Prix/jour	Liste	Remb. S.S.	Comm.
Emplâtre	–	1	12,00*	–	0	0 %	–

MÉDIVEINE ★★★

- **Composition :** Diosmine.
- **Domaine :** Cardio-vasculaire.
- **Activité :** Veinotonique. Vasculoprotecteur.
- **Classe :** Flavonoïde.

Indications : Signes fonctionnels de l'insuffisance veino-lymphatique : jambes lourdes, œdèmes, crampes. Troubles fonctionnels de la fragilité capillaire : ecchymoses, purpura, saignements. Signes fonctionnels de la crise hémorroïdaire.

Effets indésirables : Troubles digestifs banals.

Précautions d'emploi : Non conseillé chez la femme allaitant.

☞ *Vendu sans ordonnance.*

- ÉLERTÉ

Forme	Dosage	N. d'unités	Prix	Prix/jour	Liste	Remb. S.S.	Comm.
Comprimé	300 mg	30	26,00	2	0	35 %	1995

MÉDOCOCCINE ❍

- **Composition :** Teinture de douce-amère et d'hydrastis, acide borique, soucis des champs frais.
- **Domaine :** Dermatologie.
- **Activité :** Topique divers.

Indications : Utilisé dans les brûlures et plaies superficielles : érythème solaire, gerçures, crevasses, piqûre d'insectes.

Contre-indications : Enfant de moins de 30 mois. Hypersensibilité aux constituants.

Effets indésirables : Eczéma de contact.

☞ *Vendu sans ordonnance.*

- BOIRON

Forme	Dosage	N. d'unités	Prix	Prix/jour	Liste	Remb. S.S.	Comm.
Pommade	–	20 g	29,90*	–	0	0 %	1951

MÉDROL ★★★

- **Composition :** Méthylprednisolone.
- **Domaine :** Inflammation.
- **Activité :** Anti-inflammatoire.
- **Classe :** Anti-inflammatoire stéroïdien.

Indications : Maladies allergiques : urticaire, choc. Collagénoses. Affections dermatologiques : eczéma, pemphigus, toxidermies. Maladies auto-immunes : hépatites chroniques, thyroïdite, purpura thrombopéniques idiopathiques, anémies hémolytiques. Certaines maladies infectieuses. Leucémies et lymphomes, certains cancers. Artérite temporale. Syndromes néphrotiques. Tumeur ou œdème cérébral, paralysies faciales, polyradiculonévrites. Arthrites, polyarthrites, radiculite. Inflammations de l'œil ou de la sphère ORL, etc. Transplantation d'organes.

Contre-indications : Toute infection bactérienne ou virale en évolution. Goutte. Ulcère gastro-duodénal évolutif. États psychotiques. Hépatites aiguës.

Effets indésirables : Syndrome d'hypercorticisme avec fonte musculaire, obésité, hypertension, diabète, ostéoporose, ostéonécrose de la tête fémorale. Ulcère gastro-duodénal, hémorragie digestive, pancréatite aiguë. Nervosité avec euphorie, insomnie, états confusionnels, dépression à l'arrêt du traitement.

Précautions d'emploi : Nécessité impérative d'un régime sans sel. Régime riche en protides, pauvre en sucres. Non conseillé chez la femme enceinte. Donne une réaction positive au contrôle antidopage.

Interactions : Ne pas associer à des produits favorisant l'apparition de troubles du rythme ventriculaire : érythromycine, vincamine, certains antiarythmiques (bépridil, amiodarone, sotalol), digitaliques, diurétiques hypokaliémiants. Prudence en cas d'association avec l'aspirine et les anticoagulants. Une surveillance renforcée est indispensable chez le diabétique, l'hypertendu, l'ancien ulcéreux, le tuberculeux.

Surdosage : Entraîne un état d'hypercorticisme.

☞ *Sur prescription médicale.*

- UPJOHN

Forme	Dosage	N. d'unités	Prix	Prix/jour	Liste	Remb. S.S.	Comm.
Comprimé	4 mg	30	23,20	1 à 12	1	65 %	1959
Comprimé	16 mg	20	40,30	4 à 8	1	65 %	1989
Comprimé	16 mg	100	Hôp.	–	1	Hôp.	1992

MÉDRYSONE ★★★

- **Composition :** Médrysone.
- **Domaine :** Ophtalmologie.
- **Activité :** Anti-inflammatoire local.
- **Classe :** Anti-inflammatoire stéroïdien.

Indications : Conjonctivites allergiques, kératites interstitielles, épisclérites, sclérites, uvéites.

Contre-indications : Hypersensibilité au produit. Kératites virales, mycosiques. Infections bactériennes ou tuberculeuses de l'œil ou des paupières. Antécédents glaucomateux.

Effets indésirables : Douleur à l'application. Allergie palpébroconjonctivale. Hypertension oculaire. Kératite superficielle.

Précautions d'emploi : La durée du traitement sera la plus courte possible. L'usage prolongé implique une surveillance régulière de la tension oculaire et du cristallin. Non conseillé chez la femme enceinte ou allaitant. Le port des lentilles doit être évité. Peut donner une réaction positive au contrôle antidopage.

Surdosage : Un usage prolongé peut entraîner des signes généraux d'hypercorticisme.

☞ *Sur prescription médicale.*

• FAURE

Forme	Dosage	N. d'unités	Prix	Prix/jour	Liste	Remb. S.S.	Comm.
Collyre	1,05 %	5 ml	15,80	–	1	65 %	1976

MÉFOXIN ★★★

• **Composition :** Céfoxitine sodique.
• **Domaine :** Infectiologie.
• **Activité :** Antibiotique.
• **Classe :** Céphalosporine de deuxième génération.

Indications : Infections aux germes suivants : staphylocoques, streptocoques, pneumocoques, corynébactéries, Clostridium, Haemophilus, méningocoques, gonocoques, colibacille, Proteus. Infections à manifestations ORL, broncho-pulmonaires, génito-urinaires, stomatologiques, cutanées, ostéo-articulaires ou septicémiques.

Contre-indications : Allergie aux céphalosporines. Allergie à la lidocaïne.

Effets indésirables : Réactions allergiques : urticaire, fièvre, choc. Hypotension. Troubles digestifs : nausées, vomissements, diarrhée. Éosinophilie, leucopénie. Hépatites. Insuffisance rénale.

Précautions d'emploi : Prudence en cas d'insuffisance rénale. Non conseillé chez la femme enceinte ou allaitant. Peut donner une réaction positive lors de la recherche de glucose dans les urines. Peut fausser le dosage de la créatinine sanguine.

☞ *Sur prescription médicale. Usage hospitalier.*

• MERCK SHARP & DOHME-CHIBRET

Forme	Dosage	N. d'unités	Prix	Prix/ jour	Liste	Remb. S.S.	Comm.
Flacon inj. IM	1 g	10	Hôp.	–	1	Hôp.	1978
Flacon inj. IV	1 g	20	Hôp.	–	1	Hôp.	1978
Flacon inj. IV	2 g	20	Hôp.	–	1	Hôp.	1978

MÉGABYL ★

• **Composition :** Diisopromine, sorbitol.
• **Domaine :** Hépatologie.
• **Activité :** Cholérétique. Cholagogue. Antispasmodique. Laxatif osmotique.
• **Classe :** Sorbitol.

Indications : Traitement symptomatique des troubles dyspeptiques. Constipation.

Contre-indications : Obstruction des voies biliaires. Insuffisance hépatique grave. Constipation récente inexpliquée, persistante, n'ayant pas fait l'objet d'examens médicaux. Syndrome occlusif.

Effets indésirables : Sensation de ballonnement abdominal. Flatulences. Diarrhée.

Précautions d'emploi : Tenir compte de la présence de l'équivalent de 0,6 g de sel par sachet.

☞ *Vendu sans ordonnance.*

• MARTIN

Forme	Dosage	N. d'unités	Prix	Prix/jour	Liste	Remb. S.S.	Comm.
Sachet	–	15	25,00*	–	0	0 %	1961

MÉGACE ★★★

• **Composition :** Mégestrol acétate.
• **Domaine :** Cancérologie.
• **Activité :** Antinéoplasique hormonal.
• **Classe :** Progestatif. Antiestrogénique.

Indications : Traitement palliatif des cancers du sein.

Contre-indications : Grossesse.

Effets indésirables : Prise de poids. Nausées, vomissements, douleur des seins. Hypertension, œdème. Phlébite.

Précautions d'emploi : Contre-indiqué chez la femme enceinte ou susceptible de l'être.

Surdosage : N'entraîne aucun trouble grave.

☞ *Sur prescription médicale.*

• BRISTOL-MYERS SQUIBB

Forme	Dosage	N. d'unités	Prix	Prix/jour	Liste	Remb. S.S.	Comm.
Comprimé	160 mg	30	541,70	–	1	100 %	1994

MÉGAMAG ★

- **Composition :** Ascorbo-aspartate de magnésium, stéarate de magnésium.
- **Domaine :** Nutrition et métabolisme.
- **Activité :** Éléments minéraux. Vitamine.
- **Classe :** Magnésium. Vitamine C.

Indications : Carences magnésiennes avérées, isolées ou associées. Spasmophilie. Nervosité, émotivité, crampes, contractures, palpitations, oppression, etc.

Contre-indications : Insuffisance rénale sévère.

Effets indésirables : Diarrhée, douleurs abdominales.

Interactions : Décaler de 3 heures les prises de calcium et de tétracycline.

☞ *Vendu sans ordonnance.*

• MAYOLY-SPINDLER

Forme	Dosage	N. d'unités	Prix	Prix/jour	Liste	Remb. S.S.	Comm.
Gélule	28 mg	40	28,90	2,9 à 4,3	0	35 %	1980

MÉGASTHÉNYL ★

- **Composition :** Acide ribonucléique, gluconate de manganèse.
- **Domaine :** Nutrition et métabolisme.
- **Activité :** Antiasthénique.

Indications : Utilisé dans le traitement de l'asthénie fonctionnelle, en l'absence d'activité spécifique démontrée.

Précautions d'emploi : Traitement toujours de courte durée.

☞ *Vendu sans ordonnance.*

• BYK FRANCE

Forme	Dosage	N. d'unités	Prix	Prix/jour	Liste	Remb. S.S.	Comm.
Amp. buv.	–	20	50,65*	–	0	0 %	1992

MÉLANIDINE ★★★

- **Composition :** Méthoxalène.
- **Domaine :** Dermatologie.
- **Activité :** Photosensibilisant.
- **Classe :** Psoralène.

Indications : Vitiligo. Psoriasis associé à la puvathérapie.

Contre-indications : Affections aggravées par le soleil. Hypertension artérielle, insuffisances hépatiques ou rénales.

Effets indésirables : Nausées, gastralgies, prurit.

Précautions d'emploi : Déconseillé chez la femme enceinte. L'utilisation de la puvathérapie est du domaine du spécialiste.

☞ *Sur prescription médicale.*

• PROMEDICA

Forme	Dosage	N. d'unités	Prix	Prix/jour	Liste	Remb. S.S.	Comm.
Comprimé	10 mg	30	21,70	–	1	65 %	1953
Sol. faible	0,1 %	24 ml	18,70	–	1	65 %	1956
Sol. forte	0,75 %	24 ml	22,00	–	1	65 %	1953

MÉLISSE NATURA MEDICA ✤

- **Composition :** Feuilles de mélisse, dorbate de potassium, alcool.
- **Domaine :** Gastro-entérologie.
- **Activité :** Divers.

Indications : Utilisé comme traitement de la composante douloureuse des colites spasmodiques.

☞ *Vendu sans ordonnance.*

• NATURA MEDICA

Forme	Dosage	N. d'unités	Prix	Prix/ jour	Liste	Remb. S.S.	Comm.
Amp. buvable	500 mg	20	58,00*	5,8	0	0 %	1993

MÉLISSINE ✣

- **Composition :** Girofle, cannelle, muscade, coriandre, anis, citron, marjolaine, hysope, romarin, thym, sauge, mélisse.
- **Domaine :** Gastro-entérologie.
- **Activité :** Divers.

Indications : Utilisé dans les indigestions et les lenteurs digestives. Utilisé également dans les défaillances passagères des sujets nerveux.

☞ *Vendu sans ordonnance.*

- PIONNEAU

Forme	Dosage	N. d'unités	Prix	Prix/jour	Liste	Remb. S.S.	Comm.
Sol. buvable	–	60 g	19,50*	–	0	0 %	–

MÉLIVAL ✣

- **Composition :** Mélilot, mélisse, aubépine, alcool.
- **Domaine :** Neuropsychiatrie.
- **Activité :** Sédatif.

Indications : Utilisé pour réduire la nervosité et dans les troubles du sommeil.

Précautions d'emploi : Ne pas associer au disulfirame.

☞ *Vendu sans ordonnance.*

- ARDEVAL

Forme	Dosage	N. d'unités	Prix	Prix/ jour	Liste	Remb. S.S.	Comm.
Amp. buvable	–	7	54,60*	7	0	0 %	1990

MELLÉRIL ★★★

- **Composition :** Thioridazine.
- **Domaine :** Neuropsychiatrie.
- **Activité :** Neuroleptique.
- **Classe :** Phénothiazine.

Indications : Délires chroniques, schizophrénie. États névrotiques avec anxiété.

Contre-indications : Patients présentant un adénome prostatique, un glaucome. La prise d'alcool est formellement déconseillée.

Effets indésirables : Sédation, somnolence. Hypotension orthostatique, rigidité et mouvements anormaux. Troubles des règles, impuissance, prise de poids. Plus rarement troubles cutanés, hépatiques ou sanguins.

Précautions d'emploi : La prudence s'impose chez le sujet âgé, cardiaque et chez la femme enceinte ou allaitant.

Interactions : Le produit potentialise tous les dépresseurs du système nerveux central, les antihypertenseurs. Il antagonise les effets de la lévodopa utilisée dans le traitement de la maladie de Parkinson.

Surdosage : Le surdosage entraîne un coma avec rigidité, imposant l'hospitalisation.

☞ *Sur prescription médicale.*

- SANDOZ

Forme	Dosage	N. d'unités	Prix	Prix/jour	Liste	Remb. S.S.	Comm.
Comprimé	10 mg	25	11,60	1 à 3	1	65 %	1960
Comprimé	50 mg	25	25,30	2 à 16	1	65 %	1960
Comprimé	100 mg	25	38,50	3 à 6	1	65 %	1964
Sol. buv.	2 mg/ml	200 ml	14,80	1 à 2	1	65 %	1965
Sol. buv.	40 mg/ml	30 ml	27,10	2 à 12	1	65 %	1961

MENSUOSÉDYL ★

- **Composition :** Paracétamol, anémone, aubépine.
- **Domaine :** Algologie.
- **Activité :** Antalgique périphérique.
- **Classe :** Paracétamol et dérivés, associés.

Indications : Règles douloureuses.

Contre-indications : Hypersensibilité au paracétamol. Insuffisance hépatique sévère.

Effets indésirables : Éruptions cutanées : urticaire, érythèmes. Exceptionnellement diminution des plaquettes du sang.

Interactions : Peut fausser les dosages du glucose et de l'acide urique dans le sang.

Surdosage : Le paracétamol peut entraîner une nécrose du foie. L'hospitalisation s'impose d'urgence.

☞ *Vendu sans ordonnance.*

- PLANTES ET MÉDECINES

Forme	Dosage	N. d'unités	Prix	Prix/jour	Liste	Remb. S.S.	Comm.
Comprimé	300 mg	12	40,00	3 à 20	0	0 %	1974

MÉPROBAMATE RICHARD ★★★

- **Composition :** Méprobamate.
- **Domaine :** Neuropsychiatrie.
- **Activité :** Anxiolytique.
- **Classe :** Anxiolytique carbamate.

Indications : Angoisse, spasmes digestifs, ulcères.

Contre-indications : Chez les conducteurs de véhicules il existe un risque de somnolence.

Effets indésirables : Somnolence, hypotension.

Précautions d'emploi : L'absorption d'alcool est contre-indiquée. La prescription chez la femme enceinte ou allaitant n'est pas conseillée.

Surdosage : Le surdosage entraîne une somnolence puis un coma. L'hospitalisation s'impose.

☞ *Sur prescription médicale.*

- RICHARD

Forme	Dosage	N. d'unités	Prix	Prix/jour	Liste	Remb. S.S.	Comm.
Comprimé	200 mg	50	10,10	0,4 à 2	1	65 %	1963

MÉPRONIZINE ★★★

- **Composition :** Acépromazine. Méprobamate.
- **Domaine :** Neuropsychiatrie.
- **Activité :** Hypnotique.
- **Classe :** Phénothiazine. Carbamate.

Indications : Insomnie.

Contre-indications : Adénome prostatique, glaucome.

Effets indésirables : Somnolence diurne. Sécheresse de la bouche, troubles visuels. Constipation, rétention urinaire. Parfois troubles digestifs. Très rarement mouvements anormaux, troubles sanguins ou cutanés.

Précautions d'emploi : La prise d'alcool est déconseillée. Prudence chez le jeune enfant et chez le sujet âgé. Non conseillé chez la femme enceinte ou allaitant.

Interactions : L'activité est augmentée par tous les dépresseurs du système nerveux : antidépresseurs, anxiolytiques, neuroleptiques, sédatifs, analgésiques, antihypertenseurs. La prise d'alcool est contre-indiquée pendant le traitement.

Surdosage : Entraîne somnolence et coma imposant l'hospitalisation.

☞ *Sur prescription médicale.*

- SANOFI WINTHROP

Forme	Dosage	N. d'unités	Prix	Prix/jour	Liste	Remb. S.S.	Comm.
Comprimé	A 10 mg M 400 MG	30	13,60	0,5	1	65 %	1964

MÉRALOPS ★★

- **Composition :** Chlorure de cyaninosides.
- **Domaine :** Ophtalmologie.
- **Activité :** Stimulant de l'activité des photorécepteurs.

Indications : Amélioration de la vision dans l'héméralopie et la myopie.

☞ *Vendu sans ordonnance.*
• ALLERGAN

Forme	Dosage	N. d'unités	Prix	Prix/jour	Liste	Remb. S.S.	Comm.
Comprimé	200 mg	20	39,80	6	0	0 %	1983

MERCALM ★★

• **Composition :** Dimenhydrinate, caféine.
• **Domaine :** Gastro-entérologie.
• **Activité :** Antinaupathique.
• **Classe :** Antihistaminique H1.

Indications : Mal des transports.

Contre-indications : Glaucome. Troubles urétro-prostatiques liés à l'adénome prostatique.

Effets indésirables : Somnolence diurne, sécheresse de la bouche, troubles visuels. Constipation. Confusion mentale chez le sujet âgé.

Précautions d'emploi : La prise de boissons alcoolisées est déconseillée. Non conseillé chez la femme enceinte ou allaitant.

Interactions : Ne pas associer à d'autres dépresseurs du système nerveux, à d'autres anticholinergiques : atropine.

Surdosage : Peut entraîner des convulsions ou un délire hallucinatoire.

☞ *Vendu sans ordonnance.*
• PHYGIÈNE

Forme	Dosage	N. d'unités	Prix	Prix/jour	Liste	Remb. S.S.	Comm.
Comprimé	–	20	32,50*	–	0	0 %	1956

MERCILON ★★★

• **Composition :** Désogestrel, éthinylestradiol.
• **Domaine :** Gynécologie.
• **Activité :** Contraceptif hormonal.
• **Classe :** Estroprogestatif. Minidosé. Monophasique.

Indications : Contraception orale.

Contre-indications : *Absolues* : maladies ou antécédents thrombo-emboliques. Maladies cardio-vasculaires. Hypertension artérielle. Atteintes cérébro-vasculaires. Tumeurs malignes du sein et de l'utérus. Maladies hépatique. hémorragies génitales d'origine non précisée. Grossesse. *Relatives* : diabète, hyperlipémie. Obésité. Tumeurs bénignes du sein et de l'utérus : fibrome. Galactorrhée. Prurit récidivant lors d'une grossesse. Allaitement.

Effets indésirables : *Bénins* : nausées, prise de poids, tension mammaire. Chloasma, acné, jambes lourdes. Saignements intermenstruels, aménorrhée. Modification de la libido. *Graves devant faire interrompre le traitement* : hypertension artérielle, accidents cardio-vasculaires et thrombo-emboliques. Diabète. Maux de tête importants, vertiges, modification de la vision, convulsions. Galactorrhée. Adénome hépatique. Lithiase biliaire. Aménorrhée post-thérapeutique.

Précautions d'emploi : Avant traitement faire un examen clinique : poids, tension, seins, utérus, et des examens biologiques : frottis vaginal, glycémie, cholestérol, triglycérides.

Interactions : L'efficacité contraceptive est diminuée en cas d'association avec rifampicine, barbituriques et certains antiépileptiques.

☞ *Sur prescription médicale.*
• ORGANON

Forme	Dosage	N. d'unités	Prix	Prix/jour	Liste	Remb. S.S.	Comm.
Comprimé	D 0,15 mg E 20 µg	21 x 1	47,30*	–	1	0 %	1990
Comprimé	D 0,15 mg E 20 µg	21 x 3	136,60*	–	1	0 %	1990

MERCRYL LAURYLÉ ★★

• **Composition :** Mercurobutol, sulfate de lauryle et de sodium.
• **Domaine :** Chirurgie. Dermatologie.
• **Activité :** Antiseptique local.
• **Classe :** Dérivé mercuriel.

Indications : Nettoyage et antisepsie de

a peau et des muqueuses. Traitement d'appoint des affections cutanées bactériennes.

Contre-indications : Hypersensibilité à un des constituants.

Effets indésirables : Eczéma de contact. Possibilité de troubles généraux.

Précautions d'emploi : Pas d'utilisation prolongée. Ne pas utiliser plusieurs antiseptiques simultanément. Antisepsie de la peau insuffisante pour effectuer une injection ou un prélèvement.

☞ *Vendu sans ordonnance.*

• MENARINI

Forme	Dosage	N. d'unités	Prix	Prix/jour	Liste	Remb. S.S.	Comm.
Sol. locale	–	300 ml	16,30	–	0	65 %	1956
Sol. locale	–	1 000 ml	28,30	–	0	65 %	1956

MERCUROCHROME ★

Composition : Mercurescéine sodique.

Domaine : Chirurgie. Dermatologie.

Activité : Antiseptique local.

Classe : Dérivé mercuriel.

Indications : Nettoyage et antisepsie de la peau et des muqueuses. Traitement d'appoint des affections cutanées bactériennes.

Contre-indications : Hypersensibilité aux organomercuriels.

Effets indésirables : Eczéma de contact. Possibilité de troubles généraux.

Précautions d'emploi : Pas d'utilisation prolongée. Ne pas utiliser plusieurs antiseptiques simultanément.

☞ *Vendu sans ordonnance.*

• MERCUROCHROME

Forme	Dosage	N. d'unités	Prix	Prix/jour	Liste	Remb. S.S.	Comm.
Sol. locale	2 %	29 ml	22,00*	–	0	0 %	–

MÉRÉPRINE ★★★

• **Composition :** Doxylamine.

• **Domaine :** Neuropsychiatrie. Allergie et immunologie.

• **Activité :** Antihistaminique H1. Hypnotique.

• **Classe :** Antihistaminique anticholinergique. Phénothiazine.

Indications : Traitement symptomatique des manifestations allergiques : rhinite, conjonctivite, urticaire. Traitement adjuvant des affections dermatologiques prurigineuses. Proposé dans le traitement de l'inappétence chez l'enfant. Traitement des troubles du sommeil chez l'adulte.

Contre-indications : Enfant de moins d'un an. Adénome de la prostate, glaucome.

Effets indésirables : Somnolence diurne. Sécheresse de la bouche, troubles visuels. Constipation, rétention urinaire.

Précautions d'emploi : La prise d'alcool est déconseillée. Prudence chez le jeune enfant et chez le sujet âgé.

Interactions : L'activité est augmentée par tous les dépresseurs du système nerveux : antidépresseurs, anxiolytiques, neuroleptiques, sédatifs, analgésiques, antihypertenseurs. La prise d'alcool est contre-indiquée pendant le traitement.

Surdosage : Exceptionnel, essentiellement chez l'enfant, entraînant des convulsions, puis un coma.

☞ *Vendu sans ordonnance.*

• MARION MERRELL DOW

Forme	Dosage	N. d'unités	Prix	Prix/jour	Liste	Remb. S.S.	Comm.
Sirop	1,25 mg/ml	120 ml	21,50*	–	0	0 %	1959

MERFÈNE ★★

• **Composition :** Chlorhexidine gluconate.

• **Domaine :** Chirurgie. Dermatologie.

• **Activité :** Antiseptique local.

• **Classe :** Biguanide.

Indications : Nettoyage et antisepsie cutanée des plaies superficielles.

Contre-indications : Hypersensibilité à un constituant. Application au niveau des muqueuses, en particulier génitales, de l'œil, du conduit auditif externe.

Effets indésirables : Possibilité d'eczéma de contact. Risques d'effets systémiques.

Précautions d'emploi : Pas d'utilisation prolongée. Ne pas utiliser plusieurs antiseptiques simultanément. Prudence che l'enfant.

☞ *Vendu sans ordonnance.*

• ZYMA

Forme	Dosage	N. d'unités	Prix	Prix/jour	Liste	Remb. S.S.	Comm.
Sol. locale	0,05 %	10 ml	20,55*	–	0	0 %	1993

MÉROL ★

• **Composition :** Codéine, sulfogaïacol, eucalyptus, orange amère.
• **Domaine :** Pneumologie.
• **Activité :** Antitussif.
• **Classe :** Opium et dérivés.

Indications : Traitement symptomatique des toux non productives, en l'absence d'activité spécifique démontrée.

Contre-indications : Asthme, insuffisance respiratoire. Enfant de moins de 30 mois. Maladies inflammatoires de l'intestin, insuffisance rénale.

Effets indésirables : Constipation, somnolence, nausées, vomissements, dépression respiratoire. L'augmentation des doses et la prolongation de l'administration peuvent conduire à la dépendance et à la toxicc manie.

Précautions d'emploi : Ne pas prendr d'alcool pendant le traitement. Prudenc chez le sujet âgé. Déconseillé chez l femme enceinte ou allaitant. Le traitemer doit être de courte durée. Donne une réac tion positive au contrôle antidopage.

Interactions : L'activité et les effets se condaires peuvent être augmentés par le autres dépresseurs du système nerveu central.

Surdosage : Entraîne une somnolenc avec dépression des centres respiratoire imposant l'hospitalisation.

☞ *Vendu sans ordonnance.*

• MÉDECINE VÉGÉTALE

Forme	Dosage	N. d'unités	Prix	Prix/jour	Liste	Remb. S.S.	Comm.
Sirop	–	150 ml	39,30	–	0	0 %	1913

MÉSOCAÏNE ★★★

• **Composition :** Lidocaïne.
• **Domaine :** Anesthésie. Réanimation.
• **Activité :** Anesthésique local.

Indications : Anesthésie locale ou locorégionale par infiltration (péridurale).

Contre-indications : Allergie aux anesthésiques locaux. Épilepsie. Troubles de la conduction cardiaque.

Effets indésirables : Nervosité, tremblements, nausées, bourdonnements d'oreille. Hypotension artérielle, troubles de l conduction ou du rythme cardiaque, col lapsus.

Précautions d'emploi : Donne une réac tion positive au contrôle antidopage.

Interactions : Éviter l'association au bêtabloquants, aux digitaliques, à la cimé tidine.

☞ *Sur prescription médicale.*

• BIOSTABILEX

Forme	Dosage	N. d'unités	Prix	Prix/jour	Liste	Remb. S.S.	Comm.
Amp. inj. 5 ml	0,5 %	1	8,10	–	2	65 %	1989
Amp. inj. 5 ml	1 %	1	8,20	–	2	65 %	1991

MESTACINE ★★★

• **Composition :** Minocycline.
• **Domaine :** Infectiologie.
• **Activité :** Antibiotique.
• **Classe :** Cycline.

Indications : Infections aux germes suivants : Brucella, Pasteurella, mycoplasmes, Chlamydia, rickettsies, gonocoques, leptospires, tréponèmes, Haemophilus, vibrions. Infections à manifestations broncho-pulmonaires, ORL, ophtalmiques, génito-urinaires, cutanées (acné) ou septicémiques.

Contre-indications : Allergie aux cycli-

nes. Enfant de moins de 8 ans (risque de coloration dentaire).

Effets indésirables : Troubles digestifs : nausées, vomissements, diarrhée, candidoses ano-génitales. Réactions allergiques : urticaire, œdème de la face, choc anaphylactique. Réactions de photosensibilisation : érythrodermies. Anémies, neutropénies, éosinophilies. Coloration jaune des dents ou anomalies dentaires en cas d'administration à l'enfant de moins de 8 ans.

Précautions d'emploi : Prendre le produit au cours des repas. Prudence en cas d'insuffisance hépatique ou rénale. Ne pas s'exposer au soleil. Contre-indiqué chez la femme enceinte ou allaitant. Risque de sédation.

Interactions : Ne pas associer aux rétinoïdes (dérivés de la vitamine A). L'activité du produit est diminuée par les antiépileptiques, les sels ferreux, les pansements gastriques.

Surdosage : Peut entraîner une insuffisance hépatique.

☞ *Sur prescription médicale.*

• NOVALIS

Forme	Dosage	N. d'unités	Prix	Prix/jour	Liste	Remb. S.S.	Comm.
Comprimé	100 mg	6	43,20	15	1	65 %	1988

MESTINON ★★★

- **Composition :** Pyridostigmine.
- **Domaine :** Neuropsychiatrie.
- **Activité :** Antimyasthénique.
- **Classe :** Anticholinestérasique.

Indications : Myasthénie. Atonie intestinale.

Contre-indications : Asthme, maladie de Parkinson. Obstacle sur les voies urinaires ou digestives.

Effets indésirables : Nausées, vomissements, crampes abdominales ou musculaires, diarrhée.

Précautions d'emploi : Prudence chez le cardiaque et le bronchitique chronique. Déconseillé chez la femme enceinte ou allaitant.

Interactions : Avec les autres anticholinestérasiques.

Surdosage : Troubles digestifs, gêne respiratoire, syncope imposant l'hospitalisation.

☞ *Vendu sans ordonnance.*

• ROCHE

Forme	Dosage	N. d'unités	Prix	Prix/jour	Liste	Remb. S.S.	Comm.
Comprimé	60 mg	20	12,00	1 à 5	0	65 %	1955

MÉTACUPROL ★

- **Composition :** Sulfate de cuivre.
- **Domaine :** Dermatologie. Gynécologie.
- **Activité :** Antiseptique local. Antifongique. Antitrichomonas.

Indications : Antisepsie de la peau et des muqueuses en dermatologie ou gynécologie. Traitement des affections dermatologiques bactériennes.

Contre-indications : Hypersensibilité aux constituants. Enfant de moins de 30 mois

Précautions d'emploi : Éviter un emploi prolongé.

Interactions : Ne pas associer plusieurs antiseptiques.

☞ *Vendu sans ordonnance.*

• LEMOINE

Forme	Dosage	N. d'unités	Prix	Prix/jour	Liste	Remb. S.S.	Comm.
Compr. sol. locale	490 mg	18	21,20	–	0	0 %	1970
Compr. sol. locale	490 mg	54	42,40	–	0	0 %	1970

MÉTASPIRINE ★★★

- **Composition :** Acide acétylsalicylique, caféine.
- **Domaine :** Algologie.
- **Activité :** Antalgique périphérique.
- **Classe :** Aspirine et dérivés, associés.

Indications : Traitement symptomatique des affections douloureuses ou fébriles.

Contre-indications : Ulcère gastro-duodénal, maladie hémorragique. Hypersensibilité à l'aspirine. Certains asthmes. Dernier trimestre de la grossesse.

Effets indésirables : Bourdonnements d'oreille, douleurs abdominales, gastralgies. Plus rarement, ulcérations digestives avec hémorragies, responsables d'une anémie. Syndromes hémorragiques avec épistaxis, ecchymoses, purpura. Accidents de la sensibilisation : urticaire, asthme.

Précautions d'emploi : Prudence chez les patients présentant un asthme, des antécédents d'hémorragies. Prudence chez le patient prenant un traitement anticoagulant. Chez la femme enceinte, l'aspirine n'est pas contre-indiquée lors des deux premiers trimestres de la grossesse.

Interactions : Potentialise l'action des anticoagulants, des antiagrégants plaquettaires, des antidiabétiques hypoglycémiants, de certains diurétiques. L'aspirine peut réduire l'action de certains traitements, en particulier celle des anti-inflammatoires non stéroïdiens.

Surdosage : Surtout chez l'enfant, grave entraînant des désordres métaboliques avec troubles respiratoires pouvant entraîner la mort. L'hospitalisation s'impose d'urgence.

☞ *Vendu sans ordonnance.*

• STERLING MIDY

Forme	Dosage	N. d'unités	Prix	Prix/jour	Liste	Remb. S.S.	Comm.
Comprimé	475 mg	30	28,70*	–	0	0 %	1939

MÉTASTRON ★★★

• **Composition :** Chlorure de strontium 89.
• **Domaine :** Cancérologie.
• **Activité :** Antinéoplasique. Cytolytique.
• **Classe :** Produit radioactif.

Indications : Traitement des douleurs dues aux métastases osseuses du cancer de la prostate résistantes à l'hormonothérapie.

Contre-indications : Anomalies sanguines.

Effets indésirables : Exacerbation transitoire des douleurs. Troubles hématologiques.

Précautions d'emploi : Nécessité d'une surveillance de la formule sanguine.

Interactions : Ne pas associer au calcium.

☞ *Usage hospitalier.*

• AMERSHAM

Forme	Dosage	N. d'unités	Prix	Prix/jour	Liste	Remb. S.S.	Comm.
Flacon inj.	150 M Bq	1	Hôp.	–	–	Hôp.	1994

MÉTÉOSPASMYL ★

• **Composition :** Alvérine, siméticone.
• **Domaine :** Gastro-entérologie.
• **Activité :** Antispasmodique. Pansement gastro-intestinal.

Indications : Traitement symptomatique des colopathies fonctionnelles avec météorisme.

Précautions d'emploi : Déconseillé chez la femme enceinte ou allaitant.

☞ *Vendu sans ordonnance.*

• MAYOLY-SPINDLER

Forme	Dosage	N. d'unités	Prix	Prix/jour	Liste	Remb. S.S.	Comm.
Gélule	–	20	24,90	2 à 3	0	35 %	1991

MÉTÉOXANE ★★

• **Composition :** Diméticone, hyocyamine, amobarbital, atropine.
• **Domaine :** Gastro-entérologie.
• **Activité :** Pansement intestinal.
• **Classe :** Silicone. Anticholinergique.

Indications : Traitement symptomatique des états dyspeptiques et du météorisme.

Contre-indications : Glaucome, adénome de la prostate. Hypersensibilité aux barbituriques.

Effets indésirables : Sécheresse de la bouche, troubles de la vision, troubles urinaires. Somnolence, éruptions cutanées.

Précautions d'emploi : La prise d'alcool est interdite. Non conseillé chez la femme enceinte ou allaitant.

Interactions : On déconseillera la prise

l'œstroprogestatifs en vue d'une contraception. On surveillera les patients traités par les anti-inflammatoires corticoïdes, les anticoagulants oraux, certains antiarythmisants cardiaques, la digitaline, les antidépresseurs imipraminiques et tous les dépresseurs du système nerveux. Chez les patients traités par antiépileptiques, on fera des dosages sanguins pour ajuster la posologie.

☞ *Sur prescription médicale.*

• LTM SARBACH

Forme	Dosage	N. d'unités	Prix	Prix/jour	Liste	Remb. S.S.	Comm.
Gélule	–	60	24,40	1,6 à 2,4	1	65 %	1971

MÉTHERGIN ★★★

• **Composition :** Méthyergométrine.
• **Domaine :** Gynécologie.
• **Activité :** Ocytocique. Utérotonique.
• **Classe :** Alpha-adrénergique.

Indications : Hémorragies de la délivrance et du post-partum, après curetage ou avortement.

Contre-indications : Hypertension artérielle, états infectieux sévères, insuffisance coronaire. Hypersensibilité aux dérivés de l'ergot de seigle. Ne pas utiliser au cours de la grossesse, au cours du travail, en cas de grossesse multiple.

Effets indésirables : Hypertension artérielle, douleurs angineuses. Troubles digestifs, nausées, vomissements. Parfois choc anaphylactique.

Précautions d'emploi : Un contrôle tensionnel doit être effectué de façon continue. Déconseillé chez la femme allaitant.

Interactions : Ne pas associer aux sympathomimétiques qui augmentent les effets vasoconstricteurs.

Surdosage : Entraîne une vasoconstriction avec hypertension et troubles digestifs.

☞ *Sur prescription médicale.*

• SANDOZ

Forme	Dosage	N. d'unités	Prix	Prix/jour	Liste	Remb. S.S.	Comm.
Sol. buv.	0,25 mg/ml	10 ml	22,10	–	1	65 %	1953
Amp. inj.	0,2 mg	3	13,70	–	1	65 %	1953
Comprimé	0,125 mg	20	23,10	–	1	65 %	1995

MÉTHOTREXATE ROGER BELLON ★★★

• **Composition :** Méthotrexate.
• **Domaine :** Cancérologie.
• **Activité :** Antinéoplasique. Cytostatique.
• **Classe :** Antimétabolite. Antifolate.

Indications : Cancers du sein, de l'ovaire, des bronches. Chorio-carcinome. Cancers de la tête et du cou. Leucémies aiguës lymphoblastiques. Lymphomes non hodgkiniens. Ostéosarcomes.

Contre-indications : Grossesse et allaitement. Insuffisances hépatiques ou rénales sévères.

Effets indésirables : Toxicité hématologique : thrombopénies, leucogranulopénies. Toxicité rénale : insuffisance rénale. Troubles digestifs : nausées, vomissements. Éruptions cutanées, érythrodermies généralisées. Toxicité pulmonaire : pneumopathies immunoallergiques.

Précautions d'emploi : Nécessité d'une surveillance régulière de la formule sanguine et de la fonction rénale afin de guider les administrations ultérieures. Déconseillé chez la femme enceinte ou allaitant.

Interactions : Ne pas associer aux anti-inflammatoires non stéroïdiens, à l'aspirine.

☞ *Sur prescription médicale. Usage hospitalier.*

• BELLON

Forme	Dosage	N. d'unités	Prix	Prix/jour	Liste	Remb. S.S.	Comm.
Comprimé	20 mg	20	32,20	–	1	100 %	1963
Flacon inj.	5 mg	1	15,30	–	1	100 %	1963
Flacon inj.	20 mg	1	22,90	–	1	100 %	1963
Flacon inj.	50 mg	1	34,10	–	1	100 %	1982
Flacon inj.	500 mg	1	Hôp.	–	1	Hôp.	1982

MÉTHYLCELLULOSE ★★

- **Composition :** Méthylcellulose.
- **Domaine :** Ophtalmologie.
- **Activité :** Larmes artificielles.

Indications : Traitement des formes peu sévères du syndrome de l'œil sec. Traitement des kératites ponctuées. Protection de la cornée.

Contre-indications : Hypersensibilité à un composant.

Effets indésirables : Réactions de sensibilisation.

☞ *Vendu sans ordonnance.*

- MERCK SHARP & DOHME-CHIBRET

Forme	Dosage	N. d'unités	Prix	Prix/jour	Liste	Remb. S.S.	Comm.
Collyre	1 %	10 ml	26,10*	–	0	0 %	1959

MÉTHYL-GAG ★★

- **Composition :** Mitoguazone.
- **Domaine :** Cancérologie.
- **Activité :** Antinéoplasique. Cytostatique.

Indications : Leucémies aiguës et transformations aiguës des leucémies myéloïdes chroniques.

Contre-indications : Grossesse et allaitement. Hypersensibilité au produit.

Effets indésirables : Troubles digestifs : nausées, vomissements, diarrhée. Troubles hématologiques : leucogranulopénie et thrombopénie. Aménorrhée, azoospermie. Hypoglycémie.

Précautions d'emploi : Des contrôles réguliers de la formule sanguine et de la glycémie sont indispensables.

☞ *Sur prescription médicale.*

- RIOM

Forme	Dosage	N. d'unités	Prix	Prix/jour	Liste	Remb. S.S.	Comm.
Flacon inj.	100 mg	1	14,80	–	1	100 %	1968

METLAN ★

- **Composition :** Chloroforme, camphre, salicylate d'antipyrine, menthol, genièvre.
- **Domaine :** Rhumatologie. Algologie.
- **Activité :** Antirhumatismal externe. Antalgique externe.
- **Classe :** Salicylés.

Indications : Utilisé dans le traitement des douleurs d'origine musculo-tendino-ligamentaire : torticolis, dorsalgies, lombalgies. Douleurs articulaires.

Contre-indications : Hypersensibilité aux constituants. Ne pas appliquer sur les muqueuses, une peau en mauvais état, des plaies ou des ulcérations. Enfant de moins de 15 ans.

Effets indésirables : Réaction allergique locale imposant l'arrêt du traitement.

Précautions d'emploi : Se laver les mains après usage.

☞ *Vendu sans ordonnance.*

- PHYTOEST

Forme	Dosage	N. d'unités	Prix	Prix/jour	Liste	Remb. S.S.	Comm.
Baume	–	40 g	21,80*	–	0	0 %	–

MÉTRODINE HP ★★★

- **Composition :** FSH urinaire hautement purifiée.
- **Domaine :** Endocrinologie. Gynécologie.
- **Activité :** Gonadostimulante FSH.
- **Classe :** Gonadotrophine ménopausique humaine purifiée.

Indications : Stérilité par ovaires polykystiques résistant au citrate de clomifène. Induction de l'ovulation en procréation médicalement assistée.

Contre-indications : Grossesse. Tumeur hypothalamo-hypophysaire, adénome à prolactine. Dysfonctionnement thyroïdien ou surrénal.

Effets indésirables : Hyperstimulation ovarienne : kystes ovariens, ascite, pleurésie, etc. Grossesses multiples. Accidents thrombo-emboliques.

Précautions d'emploi : L'utilisation doit être guidée par différents dosages hormonaux. L'efficacité sera vérifiée par des examens complémentaires : échographie, etc.

☞ *Sur prescription médicale.*

• SERONO FRANCE

Forme	Dosage	N. d'unités	Prix	Prix/jour	Liste	Remb. S.S.	Comm.
Amp. inj.	75 U	1	125,00	–	1	100 %	1994
Amp. inj.	75 U	5	550,30	–	1	100 %	1994

MÉTRONIDAZOLE BRAUN ★★★

- **Composition :** Métronidazole.
- **Domaine :** Infectiologie.
- **Activité :** Anti-infectieux. Antiparasitaire. Antiamibien.
- **Classe :** Nitro-5-imidazolés.

Indications : Infections dues exclusivement aux germes anaérobies. Parasitoses à Trichomonas vaginalis, Giardia intestinalis, Entamœba histolytica. Traitement préventif et curatif des infections à germes anaérobies (chirurgie). Traitement des trichomonases uro-génitales, des vaginites, des lambliases intestinales. Traitement des amibiases intestinales et hépatiques.

Contre-indications : Hypersensibilité aux imidazolés. Déconseillé chez la femme enceinte ou allaitant.

Effets indésirables : Troubles digestifs : nausées, vomissements, diarrhée, goût métallique dans la bouche. Réactions allergiques : urticaire, œdème de la face. Bouffées vasomotrices lors de la prise d'alcool. Peut colorer les urines en brun.

Précautions d'emploi : Prendre le produit en dehors des repas. Prudence chez les sujets présentant des troubles sanguins.

Interactions : La prise d'alcool est formellement déconseillée. Peut potentialiser les anticoagulants oraux.

☞ *Sur prescription médicale. Usage hospitalier.*

• BRAUN

Forme	Dosage	N. d'unités	Prix	Prix/jour	Liste	Remb. S.S.	Comm.
Flacon inj.	500 mg	1	Hôp.	–	1	Hôp.	1987
Poche inj.	500 mg	1	Hôp.	–	1	Hôp.	1989

MÉTRONIDAZOLE DAKOTA ★★★

- **Composition :** Métronidazole.
- **Domaine :** Infectiologie.
- **Activité :** Anti-infectieux. Antiparasitaire. Antiamibien.
- **Classe :** Nitro-5-imidazolés.

Indications : Infections dues exclusivement aux germes anaérobies. Parasitoses à Trichomonas vaginalis, Giardia intestinalis, Entamœba histolytica. Traitement préventif et curatif des infections à germes anaérobies (chirurgie). Traitement des trichomonases uro-génitales, des vaginites, des lambliases intestinales. Traitement des amibiases intestinales et hépatiques.

Contre-indications : Hypersensibilité aux imidazolés. Déconseillé chez la femme enceinte ou allaitant.

Effets indésirables : Troubles digestifs : nausées, vomissements, diarrhée, goût métallique dans la bouche. Réactions allergiques : urticaire, œdème de la face. Bouffées vasomotrices lors de la prise d'alcool. Peut colorer les urines en brun.

Précautions d'emploi : Prendre le produit en dehors des repas. Prudence chez les sujets présentant des troubles sanguins.

Interactions : La prise d'alcool est formellement déconseillée. Peut potentialiser les anticoagulants oraux.

☞ *Sur prescription médicale. Usage hospitalier.*

• DAKOTA PHARM

Forme	Dosage	N. d'unités	Prix	Prix/jour	Liste	Remb. S.S.	Comm.
Poche inj.	500 mg	1	Hôp.	–	1	Hôp.	1989

MÉTRONIDAZOLE QUALIMED ★★★

- **Composition :** Métronidazole.
- **Domaine :** Infectiologie.
- **Activité :** Anti-infectieux. Antiparasitaire. Antiamibien.
- **Classe :** Nitro-5-imidazolés.

Indications : Infections dues exclusivement aux germes anaérobies. Parasitoses à

Trichomonas vaginalis, Giardia intestinalis, Entamœba histolytica. Traitement préventif et curatif des infections à germes anaérobies (chirurgie). Traitement des trichomonases uro-génitales, des vaginites, des lambliases intestinales. Traitement des amibiases intestinales et hépatiques.

Contre-indications : Hypersensibilité aux imidazolés. Déconseillé chez la femme enceinte ou allaitant.

Effets indésirables : Troubles digestifs : nausées, vomissements, diarrhée, goût métallique dans la bouche. Réactions allergiques : urticaire, œdème de la face. Bouffées vasomotrices lors de la prise d'alcool.

Précautions d'emploi : Prendre le produit en dehors des repas. Prudence chez les sujets présentant des troubles sanguins.

Interactions : La prise d'alcool est formellement déconseillée. Peut potentialiser les anticoagulants oraux.

☞ *Sur prescription médicale. Usage hospitalier.*

• SOLYMÈS

Forme	Dosage	N. d'unités	Prix	Prix/jour	Liste	Remb. S.S.	Comm.
Flacon inj.	500 mg	12	Hôp.	–	1	Hôp.	1992
Flacon inj.	500 mg	24	Hôp.	–	1	Hôp.	1992
Poche inj.	500 mg	10	Hôp.	–	1	Hôp.	1992

MEXITIL ★★★

- **Composition :** Mexilétine.
- **Domaine :** Cardio-vasculaire.
- **Activité :** Antiarythmique.
- **Classe :** Antiarythmique classe 1.

Indications : Troubles du rythme ventriculaire : extrasystoles, tachycardie.

Contre-indications : Fréquence cardiaque inférieure à 50. Troubles de la conduction intracardiaque.

Effets indésirables : Troubles digestifs : gastralgies, nausées, constipation. Somnolence, vertiges, parfois hallucinations, voire crises convulsives. Hypotension, troubles de la conduction intracardiaque.

Précautions d'emploi : Prudence chez les patients présentant une insuffisance cardiaque ou rénale. Non conseillé chez la femme enceinte ou allaitant.

Interactions : Des associations sont possibles avec la digitaline, les antiarythmisants appartenant à d'autres classes. Prudence en cas d'association avec certains antiépileptiques, certains antibiotiques et la théophylline.

Surdosage : Entraîne des troubles neurologiques et cardiaques graves imposant une surveillance hospitalière.

☞ *Sur prescription médicale.*

• BOEHRINGER INGELHEIM

Forme	Dosage	N. d'unités	Prix	Prix/jour	Liste	Remb. S.S.	Comm.
Gélule	200 mg	30	45,80	4,5 à 6	1	65 %	1981
Amp. inj.	250 mg	2	Hôp.	–	1	Hôp.	1981

MIACALCIC ★★★

- **Composition :** Calcitonine de saumon.
- **Domaine :** Rhumatologie.
- **Activité :** Traitement des ostéopathies. Antiostéoclasique.
- **Classe :** Calcitonine.

Indications : Maladie de Paget. Algodystrophie. Hyperphosphatasémie familiale. Hypercalcémie. Ostéoporose avec tassement vertébral. Prévention des décalcifications lors des immobilisations prolongées.

Contre-indications : Allergie à la calcitonine de saumon.

Effets indésirables : Bouffées vasomotrices du visage et des extrémités. Nausées, vomissements, diarrhée. Réactions allergiques locales et générales.

Précautions d'emploi : Prudence chez l'enfant en croissance. Non conseillé chez la femme enceinte ou allaitant.

☞ *Sur prescription médicale.*

• SANDOZ

Forme	Dosage	N. d'unités	Prix	Prix/jour	Liste	Remb. S.S.	Comm.
Amp. inj.	50 U	5	115,50	23 à 46	2	65 %	1990
Amp. inj.	80 U	6	166,50	27	2	65 %	1981

MICRODOÏNE ★★

- **Composition :** Nitrofurantoïne.
- **Domaine :** Uro-néphrologie.
- **Activité :** Antibactérien urinaire.
- **Classe :** Nitrofurane.

Indications : Infections aux germes suivants : colibacille, entérocoques, staphylocoques, Klebsiella, Enterobacter, Serratia. Infections urinaires aiguës ou chroniques : cystites, pyélites, pyélonéphrites. Infections secondaires à une lithiase ou à une malformation.

Contre-indications : Insuffisance rénale sévère.

Effets indésirables : Troubles digestifs. Réactions allergiques. Névrites périphériques. Anémie hémolytique. Hépatites.

Précautions d'emploi : Prudence en cas d'insuffisance rénale.

☞ *Sur prescription médicale.*

• GOMENOL

Forme	Dosage	N. d'unités	Prix	Prix/jour	Liste	Remb. S.S.	Comm.
Gélule	50 mg	21	17,40	2,5	1	65 %	1980

MICROLAX ★★

- **Composition :** Sorbitol, citrate trisodique, polyoxyéthylèneglycol, acide sorbique, laurylsulfoacétate de sodium.
- **Domaine :** Gastro-entérologie.
- **Activité :** Laxatif rectal.

Indications : Traitement symptomatique de la constipation associé aux mesures hygiéno-diététiques. Fécalome rectal.

Contre-indications : Constipation récente inexpliquée, persistante n'ayant pas fait l'objet d'examens médicaux. Hémorroïdes. Enfant de moins de 12 ans.

Effets indésirables : Brûlures anales. Inflammation du rectum.

Précautions d'emploi : Pas d'utilisation prolongée.

☞ *Vendu sans ordonnance.*

• SANOFI WINTHROP

Forme	Dosage	N. d'unités	Prix	Prix/jour	Liste	Remb. S.S.	Comm.
Gel rectal	–	6	18,90*	–	0	0 %	1964
Gel rectal BB	–	6	18,90*	–	0	0 %	1978

MICROPAQUE ★★★

- **Composition :** Sulfate de baryum.
- **Domaine :** Imagerie médicale.
- **Activité :** Produit de contraste baryté.

Indications : Opacification œso-gastro-duodénale. Transit du grêle. Opacification recto-colique.

Contre-indications : Syndromes occlusifs et perforatifs.

☞ *Vendu sans ordonnance.*

• GUERBET

Forme	Dosage	N. d'unités	Prix	Prix/jour	Liste	Remb. S.S.	Comm.
Flacon entéral	150 ml	1	14,50	–	0	65 %	1970
Flacon entéral	500 ml	1	27,80	–	0	65 %	1970
Flacon entéral	2 litres	1	Hôp.	–	0	Hôp.	1970

MICROPAQUE CÔLON ★★★

- **Composition :** Sulfate de baryum.
- **Domaine :** Imagerie médicale.
- **Activité :** Produit de contraste baryté.

Indications : Opacification du côlon.

Contre-indications : Syndromes occlusifs et perforatifs.

Effets indésirables : Douleur au moment de l'examen.

☞ *Vendu sans ordonnance.*

• GUERBET

Forme	Dosage	N. d'unités	Prix	Prix/jour	Liste	Remb. S.S.	Comm.
Pot	400 g	1	20,30	–	0	65 %	1984
Poche lav.	400 g	1	47,00	–	0	65 %	1983

MICROPAQUE HD ORAL ★★★

- **Composition :** Sulfate de baruym.
- **Domaine :** Imagerie médicale.
- **Activité :** Produit de contraste baryté.

Indications : Opacification œso-gastro-duodénale pour examen radiologique en double contraste.

Contre-indications : Syndromes occlusifs et perforatifs.

☞ *Vendu sans ordonnance.*

- GUERBET

Forme	Dosage	N. d'unités	Prix	Prix/jour	Liste	Remb. S.S.	Comm.
Susp. buv.	350 g	1	30,80	–	0	65 %	1981

MICROPAQUE SCANNER ★★★

- **Composition :** Sulfate de baryum.
- **Domaine :** Imagerie médicale.
- **Activité :** Produit de contraste baryté.

Indications : Opacification du tube digestif lors des explorations scannographiques.

Contre-indications : Syndromes occlusifs et perforatifs.

Effets indésirables : Rares nausées.

☞ *Vendu sans ordonnance.*

- GUERBET

Forme	Dosage	N. d'unités	Prix	Prix/jour	Liste	Remb. S.S.	Comm.
Flacon oral	500 ml	1	29,00	–	0	65 %	1988

MICROPHTA ★★★

- **Composition :** Micronomicine.
- **Domaine :** Ophtalmologie.
- **Activité :** Antibiotique local.
- **Classe :** Aminoside.

Indications : Infections de l'œil et de ses annexes : conjonctivites, kérato-conjonctivites, ulcères de la cornée, kératites bactériennes, blépharites, chalazions et orgelets, dacryocystites. Complications infectieuses des corps étrangers et de la chirurgie de l'œil.

Contre-indications : Hypersensibilité au produit.

Effets indésirables : Irritation locale. Réactions allergiques : eczéma aigu de contact.

☞ *Sur prescription médicale.*

- EUROPHTA

Forme	Dosage	N. d'unités	Prix	Prix/jour	Liste	Remb. S.S.	Comm.
Collyre	0,3 %	5 ml	13,80	–	1	65 %	1992
Pomm. ophtalm.	0,3 %	5 g	12,10	–	1	65 %	1992

MICROSOL CALCIUM ❍

- **Composition :** Pidolate de calcium.
- **Domaine :** Terrain.
- **Activité :** Modificateur du terrain.

Indications : Affections musculaires et nerveuses.

☞ *Vendu sans ordonnance.*

- HERBAXT

Forme	Dosage	N. d'unités	Prix	Prix/jour	Liste	Remb. S.S.	Comm.
Fl. buvable	1 mg	30	49,50*	3	0	0 %	1991

MICROSOL CHROME ❍

- **Composition :** Pidolate de chrome.

Domaine : Terrain.

- **Activité :** Modificateur du terrain.

Indications : Troubles du métabolisme des sucres et des graisses.

☞ *Vendu sans ordonnance.*

• HERBAXT

Forme	Dosage	N. d'unités	Prix	Prix/jour	Liste	Remb. S.S.	Comm.
Fl. buvable	40 µg	30	49,50*	3	0	0 %	1991

MICROSOL CUIVRE ❍

- **Composition :** Pidolate de cuivre.
- **Domaine :** Terrain.
- **Activité :** Modificateur du terrain.

Indications : États infectieux, viraux. Affections rhumatismales inflammatoires.

☞ *Vendu sans ordonnance.*

• HERBAXT

Forme	Dosage	N. d'unités	Prix	Prix/jour	Liste	Remb. S.S.	Comm.
Fl. buvable	0,4 mg	30	49,50*	3	0	0 %	1991

MICROSOL CUIVRE OR ARGENT ❍

- **Composition :** Pidolate de cuivre, or colloïdal, argent colloïdal.
- **Domaine :** Terrain.

Activité : Modificateur du terrain.

Indications : États inflammatoires et infectieux.

☞ *Vendu sans ordonnance.*

• HERBAXT

Forme	Dosage	N. d'unités	Prix	Prix/jour	Liste	Remb. S.S.	Comm.
Fl. buvable	–	30	49,50*	3	0	0 %	1991

MICROSOL FLUOR ❍

- **Composition :** Fluorure de sodium.
- **Domaine :** Terrain.
- **Activité :** Modificateur du terrain.

Indications : Atteintes ligamentaires mineures.

☞ *Vendu sans ordonnance.*

• HERBAXT

Forme	Dosage	N. d'unités	Prix	Prix/jour	Liste	Remb. S.S.	Comm.
Fl. buvable	0,4 mg	30	49,50*	3	0	0 %	1991

MICROSOL LITHIUM ❍

- **Composition :** Bromure de lithium.
- **Domaine :** Terrain.
- **Activité :** Modificateur du terrain.

Indications : Manifestations psychiques et psychosomatiques mineures.

☞ *Vendu sans ordonnance.*

• HERBAXT

Forme	Dosage	N. d'unités	Prix	Prix/jour	Liste	Remb. S.S.	Comm.
Fl. buvable	40 µg	30	49,50*	3	0	0 %	1991

MICROSOL MAGNÉSIUM ○

- **Composition :** Pidolate de magnésium.
- **Domaine :** Terrain.
- **Activité :** Modificateur du terrain.

Indications : États spasmophiliques Dystonie neurovégétative.

☞ *Vendu sans ordonnance.*

- HERBAXT

Forme	Dosage	N. d'unités	Prix	Prix/jour	Liste	Remb. S.S.	Comm.
Fl. buvable	1 mg	30	49,50*	3	0	0 %	1991

MICROSOL MANGANÈSE COBALT ○

- **Composition :** Pidolates de manganèse et de cobalt.
- **Domaine :** Terrain.
- **Activité :** Modificateur du terrain.

Indications : États de dystonie neurovégétative.

☞ *Vendu sans ordonnance.*

- HERBAXT

Forme	Dosage	N. d'unités	Prix	Prix/jour	Liste	Remb. S.S.	Comm.
Fl. buvable	–	30	49,50*	3	0	0 %	1991

MICROSOL MANGANÈSE CUIVRE ○

- **Composition :** Pidolate de manganèse, pidolate de cuivre.
- **Domaine :** Terrain.
- **Activité :** Modificateur du terrain.

Indications : États infectieux, inflammatoires ou allergiques.

☞ *Vendu sans ordonnance.*

- HERBAXT

Forme	Dosage	N. d'unités	Prix	Prix/jour	Liste	Remb. S.S.	Comm.
Fl. buvable	–	30	49,50*	3	0	0 %	1991

MICROSOL MOLYBDÈNE ○

- **Composition :** Molybdate d'ammonium.
- **Domaine :** Terrain.
- **Activité :** Modificateur du terrain.

Indications : Détoxicant. Favorise la rétention du fer et du fluor.

☞ *Vendu sans ordonnance.*

- HERBAXT

Forme	Dosage	N. d'unités	Prix	Prix/jour	Liste	Remb. S.S.	Comm.
Fl. buvable	40 µg	30	49,50*	3	0	0 %	1991

MICROSOL SÉLÉNIUM ○

- **Composition :** Sélénite de sodium.
- **Domaine :** Terrain.
- **Activité :** Modificateur du terrain.

Indications : Affections musculaires e cutanées.

☞ *Vendu sans ordonnance.*

- HERBAXT

Forme	Dosage	N. d'unités	Prix	Prix/jour	Liste	Remb. S.S.	Comm.
Fl. buvable	40 µg	30	49,50*	3	0	0 %	1991

MICROSOL SILICE ○

- **Composition :** Silanol aminé.
- **Domaine :** Terrain.
- **Activité :** Modificateur du terrain.

Indications : Affections de la peau, de ongles et des cheveux.

☞ *Vendu sans ordonnance.*

- HERBAXT

Forme	Dosage	N. d'unités	Prix	Prix/jour	Liste	Remb. S.S.	Comm.
Fl. buvable	40 µg	30	49,50*	3	0	0 %	1991

MICROSOL SOUFRE ❍

Composition : Thiosulfate de sodium.

Domaine : Terrain.

Activité : Modificateur du terrain.

Indications : Affections récidivantes cutanées, rhumatologiques et ORL.

☞ *Vendu sans ordonnance.*

• HERBAXT

Forme	Dosage	N. d'unités	Prix	Prix/jour	Liste	Remb. S.S.	Comm.
Fl. buvable	1 mg	30	49,50*	3	0	0 %	1991

MICROSOL ZINC ❍

Composition : Pidolate de zinc.

Domaine : Terrain.

Activité : Modificateur du terrain.

Indications : Stimulation des défenses immunitaires. Maladies des cheveux et des ongles.

☞ *Vendu sans ordonnance.*

• HERBAXT

Forme	Dosage	N. d'unités	Prix	Prix/jour	Liste	Remb. S.S.	Comm.
Fl. buvable	1 mg	30	49,50*	3	0	0 %	1991

MICROSOL ZINC NICKEL COBALT ❍

Composition : Pidolates de zinc, nickel, cobalt.

Domaine : Terrain.

Activité : Modificateur du terrain.

Indications : Régimes alimentaires à ration calorique réduite.

☞ *Vendu sans ordonnance.*

• HERBAXT

Forme	Dosage	N. d'unités	Prix	Prix/jour	Liste	Remb. S.S.	Comm.
Fl. buvable	–	30	49,50*	3	0	0 %	1991

MICROTRAST ★★★

Composition : Sulfate de baryum.

Domaine : Imagerie médicale.

Activité : Produit de contraste baryté.

Indications : Opacification du pharynx et de l'œsophage.

Contre-indications : Syndromes occlusifs et perforatifs.

☞ *Vendu sans ordonnance.*

• GUERBET

Forme	Dosage	N. d'unités	Prix	Prix/jour	Liste	Remb. S.S.	Comm.
Tube	150 g	1	22,60	–	0	65 %	1973
Tube	800 g	1	Hôp.	–	0	Hôp.	1973

MICROVAL ★★★

Composition : Lévonorgestrel.

Domaine : Gynécologie.

Activité : Contraceptif hormonal.

Classe : Progestatif continu. Microdosé.

Indications : Contraception orale.

Contre-indications : Hépatite actuelle ou récente. Insuffisance hépatique. Cancers du sein et de l'utérus. Grossesse.

Effets indésirables : Irrégularités du cycle, saignements intermenstruels. Aménorrhée. Gonflement mammaire.

Précautions d'emploi : Avant traitement

faire un examen clinique : poids, tension, seins, utérus, et des examens biologiques : frottis vaginal, glycémie, cholestérol, triglycérides.

Interactions : L'efficacité contraceptive est diminuée en cas d'association avec ri fampicine, barbituriques et certains antiépi leptiques.

☞ *Sur prescription médicale.*

• WYETH FRANCE

Forme	Dosage	N. d'unités	Prix	Prix/jour	Liste	Remb. S.S.	Comm.
Comprimé	30 µg	28 x 1	10,00	0,36	1	65 %	1978
Comprimé	30 µg	28 x 3	25,90	0,31	1	65 %	1992

MICTASOL ★

• **Composition :** Hexaméthylène tétramine, camphre, Malva purpurea.

• **Domaine :** Uro-néphrologie.

• **Activité :** Antiseptique urinaire.

Indications : Utilisé dans les infections urinaires basses récidivantes non compliquées.

Contre-indications : Insuffisance rénale. Goutte. Enfant de moins de 15 ans.

Effets indésirables : Nausées, vomisse ments, diarrhée. Réactions allergiques.

Précautions d'emploi : Non conseill chez la femme enceinte.

Interactions : Ne pas associer à des bois sons alcalines (certaines eaux minérales).

☞ *Vendu sans ordonnance.*

• JANSSEN

Forme	Dosage	N. d'unités	Prix	Prix/jour	Liste	Remb. S.S.	Comm.
Comprimé	50 mg	50	25,50*	3 à 5	0	0 %	1930

MICTASOL BLEU ★

• **Composition :** Bleu de méthylène, camphre, Malva purpurea.

• **Domaine :** Uro-néphrologie.

• **Activité :** Antiseptique urinaire. Décongestionnant pelvien.

Indications : Utilisé comme traitement adjuvant dans les infections urinaires basses récidivantes non compliquées.

Contre-indications : Insuffisance rénale Enfant de moins de 15 ans.

Effets indésirables : Nausées, vomisse ments, diarrhée. Réactions allergiques. Co lore les urines en bleu-vert.

Précautions d'emploi : Non conseill chez la femme enceinte.

☞ *Vendu sans ordonnance.*

• JANSSEN

Forme	Dosage	N. d'unités	Prix	Prix/jour	Liste	Remb. S.S.	Comm.
Comprimé	20 mg	50	25,50	3 à 5	0	0 %	1930

MIDY VITAMINE C ★★

• **Composition :** Acide ascorbique.

• **Domaine :** Nutrition et métabolisme.

• **Activité :** Vitamines hydrosolubles. Antiasthénique.

• **Classe :** Vitamine C.

Indications : Traitement du scorbut. Prévention des carences lors des états de déséquilibre alimentaire. A doses élevées, traitement adjuvant des états grippaux et des fatigues.

Contre-indications : Lithiase rénale.

Effets indésirables : Troubles gastro-intestinaux. Peut entraîner, chez certains su jets et à doses élevées, l'apparition de li thiase oxalique ou urique.

Précautions d'emploi : Prendre le pro duit plutôt en milieu de journée. Chez le su jet suivant un régime sans sel tenir compt du fait que chaque comprimé effervescen contient une quantité non négligeable d sodium.

Interactions : Peut perturber les dosage de créatine et de glucose.

☞ *Vendu sans ordonnance.*

• STERLING MIDY

Forme	Dosage	N. d'unités	Prix	Prix/ jour	Liste	Remb. S.S.	Comm.
Comprimé	250 mg	30	31,40*	–	0	0 %	1966
Comprimé	500 mg	20	24,40*	–	0	0 %	1990
Sachet	1 000 mg	10	27,90*	–	0	0 %	1967
Sach. eff. ss sucre	1 000 mg	10	29,55*	–	0	0 %	1989

MIFÉGYNE ★★★

- **Composition :** Mifépristone.
- **Domaine :** Gynécologie.
- **Activité :** Interruption de grossesse. Antiprogestatif.
- **Classe :** Antiprogestérone.

Indications : Interruption volontaire de grossesse. Induction du travail lors des grossesses interrompues.

Contre-indications : Insuffisance surrénale, corticothérapie au long cours, anémie, troubles de la coagulation. Diabète insulinodépendant, insuffisance rénale ou hépatique.

Effets indésirables : Métrorragies abondantes, douleurs abdominales, nausées, malaises. Éruptions cutanées, maux de tête.

Précautions d'emploi : L'IVG se fera dans les 7 premières semaines de la grossesse. Une consultation de contrôle aura toujours lieu dans la semaine suivant l'administration pour vérifier que l'expulsion a été complète.

Interactions : Ne pas associer à la prise d'anti-inflammatoires non stéroïdiens.

Surdosage : Pourrait entraîner une insuffisance surrénale.

☞ *Usage hospitalier.*

• ROUSSEL

Forme	Dosage	N. d'unités	Prix	Prix/jour	Liste	Remb. S.S.	Comm.
Comprimé	200 mg	3	Hôp.	–	1	Hôp.	1990

MIGLUCAN ★★★

- **Composition :** Glibenclamide.
- **Domaine :** Nutrition et métabolisme.
- **Activité :** Antidiabétique oral.
- **Classe :** Sulfamide hypoglycémiant. Sulfonylurée.

Indications : Traitement du diabète gras (type II) de l'adulte, en association avec le régime, lorsque celui-ci s'est avéré insuffisant.

Contre-indications : Diabète maigre (type I). Diabète avec acidocétose. Diabète avec insuffisance rénale ou hépatique. Allergie aux sulfamides.

Effets indésirables : Hypoglycémie pouvant aller jusqu'au coma. Troubles digestifs : nausées, gastralgies. Réactions cutanées d'intolérance : urticaire. Troubles sanguins : anémie, leucopénie.

Précautions d'emploi : Déconseillé chez la femme enceinte ou allaitant. Prudence chez le sujet âgé. Des contrôles de la glycémie réguliers à jeun et après les repas sont nécessaires, en particulier en début de traitement.

Interactions : L'effet hypoglycémiant est augmenté par le miconazole, les anti-inflammatoires non stéroïdiens, les inhibiteurs de l'enzyme de conversion et de nombreux autres produits. Les bêtabloquants augmentent l'incidence et la gravité des accidents hypoglycémiques. La prise d'alcool peut entraîner des bouffées de chaleur.

Surdosage : Entraîne une hypoglycémie de gravité variable imposant une surveillance hospitalière.

☞ *Sur prescription médicale.*

• BOEHRINGER MANNHEIM

Forme	Dosage	N. d'unités	Prix	Prix/jour	Liste	Remb. S.S.	Comm.
Comprimé	205 mg	60	32,90	0,5 à 1,5	1	65 %	1974

MIGPRIV ★★★

- **Composition :** Acétylsalicylate de lysine, métoclopramide.
- **Domaine :** Neuropsychiatrie.
- **Activité :** Antimigraineux.
- **Classe :** Acide acétylsalicylique.

Indications : Crise migraineuse et troubles digestifs associés.

Contre-indications : Ulcère gastro-duodénal, risque hémorragique. Grossesse proche du terme. Hypertension liée à une tumeur de la surrénale.

Effets indésirables : Gastralgies, bourdonnements d'oreille, saignements. Somnolence. Mouvements anormaux.

Précautions d'emploi : Réservé à l'adulte. La prise d'alcool est déconseillée.

Interactions : Ne pas prescrire avec des anticoagulants, des anti-inflammatoires ou des antidiabétiques. Éviter l'association avec tous les dépresseurs du système nerveux central : neuroleptiques, anxiolytiques, antihypertenseurs.

Surdosage : Entraîne une somnolence et un risque de désordres métaboliques pouvant aboutir au coma, imposant l'hospitalisation.

☞ *Sur prescription médicale.*

- SYNTHÉLABO FRANCE

Forme	Dosage	N. d'unités	Prix	Prix/jour	Liste	Remb. S.S.	Comm.
Sachet	1 620 mg	6	67,70	10 à 30	2	65 %	1994

MIGRALGINE ★★

- **Composition :** Antipyrine salicylate, codéine, amyléine, caféine.
- **Domaine :** Algologie.
- **Activité :** Antalgique périphérique. Antalgique central.
- **Classe :** Aspirine et dérivés, avec codéine.

Indications : Toutes les douleurs, migraine.

Contre-indications : Ulcère gastro-duodénal. Enfant.

Précautions d'emploi : Réaction positive au contrôle antidopage.

☞ *Vendu sans ordonnance.*

- MARTIN

Forme	Dosage	N. d'unités	Prix	Prix/jour	Liste	Remb. S.S.	Comm.
Gélule	225 mg	20	27,80	4 à 8	0	0 %	1977
Gélule	225 mg	40	39,90	4 à 8	0	0 %	1987
Sol. buv.	45 mg/ml	125 ml	25,60	2 à 6	0	0 %	1977

MIGWELL ★★★

- **Composition :** Ergotamine, caféine, cyclizine.
- **Domaine :** Neuropsychiatrie.
- **Activité :** Antimigraineux.
- **Classe :** Alcaloïde de l'ergot de seigle. Alpha-adrénergique.

Indications : Traitement de la crise de migraine.

Contre-indications : Grossesse. Insuffisance coronaire. Hypertension artérielle mal contrôlée. Adénome de la prostate, glaucome.

Effets indésirables : Engourdissement des extrémités. Crampes. Céphalées. Sécheresse de la bouche, troubles visuels. Constipation.

Précautions d'emploi : Ne pas administrer en traitement continu. Non recommandé chez l'enfant.

Interactions : L'association avec les antibiotiques macrolides (érythromycine, josamycine) et avec certains bêtabloquants peut entraîner des anomalies de la circulation des membres ou de la langue.

Surdosage : Peut entraîner somnolence, douleurs des extrémités, troubles tensionnels.

☞ *Sur prescription médicale.*

- WELLCOME

Forme	Dosage	N. d'unités	Prix	Prix/jour	Liste	Remb. S.S.	Comm.
Comprimé	2 mg	10	13,00	1,3 à 2,6	1	65 %	1966

MIKÉLAN ★★★

- **Composition :** Cartéolol.
- **Domaine :** Cardio-vasculaire.
- **Activité :** Antihypertenseur.
- **Classe :** Bêtabloquant non sélectif.

Indications : Hypertension artérielle.

Contre-indications : Asthme, insuffisance cardiaque, fréquence cardiaque inférieure à 50. Insuffisance rénale sévère.

Effets indésirables : Fatigue, refroidissement des extrémités. Bradycardie, hypotension, crise d'asthme.

Précautions d'emploi : Ne jamais interrompre brutalement le traitement. Prudence chez les patients présentant une bronchite chronique, une insuffisance rénale ou hépatique. Non conseillé chez la femme enceinte ou allaitant. Donne une réaction positive au contrôle antidopage.

Interactions : Peut entraîner des troubles du rythme en association avec certains antiarythmisants, les inhibiteurs calciques. Ne pas associer à la floctafénine (Idarac). Prudence en cas d'association avec les anti-inflammatoires non stéroïdiens et les neuroleptiques.

Surdosage : Une surveillance de la fréquence cardiaque et de la tension artérielle s'impose.

☞ *Sur prescription médicale.*

• LIPHA SANTÉ

Forme	Dosage	N. d'unités	Prix	Prix/jour	Liste	Remb. S.S.	Comm.
Comprimé	20 mg	30	60,50	2	1	65 %	1988

MILICAL TISANE ✤

- **Composition :** Séné, feuilles de frêne, cassis, verveine.
- **Domaine :** Gastro-entérologie.
- **Activité :** Laxatif stimulant.

Indications : Utilisé dans la constipation et dans les régimes amaigrissants.

Précautions d'emploi : Ne pas utiliser chez l'enfant. Pas d'utilisation prolongée. Ne pas utiliser en cas de colopathie organique. Risque d'hypokaliémie grave, de douleurs abdominales et de maladie des laxatifs grave pouvant entraîner des lésions rénales.

☞ *Vendu sans ordonnance. Présente des dangers en cas d'utilisation prolongée.*

• DIÉTÉTIQUE ET SANTÉ

Forme	Dosage	N. d'unités	Prix	Prix/jour	Liste	Remb. S.S.	Comm.
Tisane sachet	–	24	26,30*	–	0	0 %	–

MILLI ANOVLAR ★★★

- **Composition :** Noréthistérone, éthinylestradiol.
- **Domaine :** Gynécologie.
- **Activité :** Contraceptif hormonal.
- **Classe :** Estroprogestatif. Normodosé. Monophasique.

Indications : Contraception orale. Dysménorrhées.

Contre-indications : *Absolues* : maladies ou antécédents thrombo-emboliques. Maladies cardio-vasculaires. Hypertension artérielle. Atteintes cérébro-vasculaires. Tumeurs malignes du sein et de l'utérus. Maladies hépatiques. Hémorragies génitales d'origine non précisée. Grossesse. *Relatives* : diabète, hyperlipémie. Obésité. Tumeurs bénignes du sein et de l'utérus : fibrome. Galactorrhée. Prurit récidivant lors d'une grossesse. Allaitement.

Effets indésirables : *Bénins* : nausées, prise de poids, tension mammaire. Chloasma, acné, jambes lourdes. Saignements intermenstruels, aménorrhée. Modification de la libido. *Graves, devant faire interrompre le traitement* : hypertension artérielle, accidents cardio-vasculaires et thrombo-emboliques. Diabète. Maux de tête importants, vertiges, modification de la vision, convulsions. Galactorrhée. Adénome hépatique. Lithiase biliaire. Aménorrhée post-thérapeutique.

Précautions d'emploi : Avant traitement faire un examen clinique : poids, tension, seins, utérus, et des examens biologiques : frottis vaginal, glycémie, cholestérol, triglycérides.

Interactions : L'efficacité contraceptive est diminuée en cas d'association avec la rifampicine, les barbituriques et certains antiépileptiques.

☞ *Sur prescription médicale.*

• SCHERING

Forme	Dosage	N. d'unités	Prix	Prix/jour	Liste	Remb. S.S.	Comm.
Comprimé	–	21 x 1	6,90	0,27	1	65 %	1968
Comprimé	–	21 x 3	12,30	0,17	1	65 %	1968

MILLIGYNON ★★★

- **Composition :** Noréthistérone.
- **Domaine :** Gynécologie.
- **Activité :** Contraceptif hormonal.
- **Classe :** Progestatif continu. Microdosé.

Indications : Contraception orale.

Contre-indications : Hépatite actuelle ou récente. Insuffisance hépatique. Cancers du sein et de l'utérus. Grossesse.

Effets indésirables : Irrégularités du cycle, saignements intermenstruels. Aménorrhée. Gonflement mammaire.

Précautions d'emploi : Avant traitement faire un examen clinique : poids, tension seins, utérus, et des examens biologiques frottis vaginal, glycémie, cholestérol, triglycérides.

Interactions : L'efficacité contraceptive est diminuée en cas d'association avec la rifampicine, les barbituriques et certains antiépileptiques.

☞ *Sur prescription médicale.*

• SCHERING

Forme	Dosage	N. d'unités	Prix	Prix/jour	Liste	Remb. S.S.	Comm.
Comprimé	0,6 mg	28 x 1	28,35*	1	1	0 %	1978
Comprimé	0,6 mg	28 x 3	85,05*	1	1	0 %	1978

MINALFÈNE ★★★

- **Composition :** Alminoprofène.
- **Domaine :** Inflammation.
- **Activité :** Anti-inflammatoire.
- **Classe :** Anti-inflammatoire non stéroïdien. Arylcarboxylique.

Indications : Traitement des poussées aiguës des rhumatismes abarticulaires : tendinite, périarthrite scapulo-humérale, arthroses lombaires, lombalgies. Phénomènes inflammatoires post-traumatiques, gynécologiques ou ORL.

Contre-indications : Hypersensibilité au produit. Réactions allergiques à l'aspirine et dérivés. Ulcères gastro-duodénaux évolutifs. Insuffisance cardiaque, hépatique ou rénale. Enfant de moins de 15 ans.

Effets indésirables : Troubles digestifs : nausées, vomissements, ulcère gastro-duodénal, hémorragie digestive. Troubles hépatiques : ictère, hépatite. Réactions allergiques : éruption, urticaire, dermatoses bulleuses, asthme, pneumopathie, choc. Vertiges, maux de tête, bourdonnements d'oreille, troubles visuels. Troubles sanguins : anémie, leucopénie, thrombopénie.

Précautions d'emploi : Prendre le produit au cours des repas, si possible le soir Déconseillé chez la femme enceinte ou allaitant. Prudence chez le sujet âgé et chez l'insuffisant cardiaque ou rénal. Une surveillance du poids et du volume urinaire est utile en début de traitement.

Interactions : Ne pas associer à d'autres produits modifiant l'hémostase : anticoagulants oraux, héparine, aspirine, ticlopidine autres anti-inflammatoires. Ne pas associer car augmentation des effets toxiques : lithium, méthotrexate, diflunisal. Prudence en cas d'association avec les diurétiques. Peut perturber l'activité des antihypertenseurs. L'efficacité des stérilets peut être diminuée Prendre les antiacides et pansements gastro-intestinaux à distance de la prise du produit

☞ *Sur prescription médicale.*

• BOUCHARA

Forme	Dosage	N. d'unités	Prix	Prix/jour	Liste	Remb. S.S.	Comm.
Comprimé	300 mg	15	33,10	2 à 6	2	65 %	1993

MINIDIAB ★★★

- **Composition :** Glipizide.
- **Domaine :** Nutrition et métabolisme.
- **Activité :** Antidiabétique oral.
- **Classe :** Sulfamide hypoglycémiant. Sulfonylurée.

Indications : Traitement du diabète gras

(type II) de l'adulte, en association avec le régime, lorsque celui-ci s'est avéré insuffisant.

Contre-indications : Diabète maigre (type I). Diabète avec acidocétose. Diabète avec insuffisance rénale ou hépatique. Allergie aux sulfamides.

Effets indésirables : Hypoglycémie pouvant aller jusqu'au coma. Troubles digestifs : nausées, gastralgies. Réactions cutanées d'intolérance : urticaire. Troubles sanguins : anémie, leucopénie.

Précautions d'emploi : Déconseillé chez la femme enceinte ou allaitant. Prudence chez le sujet âgé. Des contrôles de la glycémie réguliers à jeun et après les repas sont nécessaires, en particulier en début de traitement.

Interactions : L'effet hypoglycémiant est augmenté par le miconazole, les anti-inflammatoires non stéroïdiens, les inhibiteurs de l'enzyme de conversion et de nombreux autres produits. Les bêtabloquants augmentent l'incidence et la gravité des accidents hypoglycémiques. La prise d'alcool peut entraîner des bouffées de chaleur.

Surdosage : Entraîne une hypoglycémie de gravité variable imposant une surveillance hospitalière.

☞ *Sur prescription médicale.*

• PHARMACIA

Forme	Dosage	N. d'unités	Prix	Prix/jour	Liste	Remb. S.S.	Comm.
Comprimé	5 mg	20	17,50	0,4 à 2,6	1	65 %	1974
Comprimé	5 mg	100	62,50	0,3 à 1,9	1	65 %	1974

MINIDRIL ★★★

- **Composition :** Levonorgestrel, éthinylestradiol.
- **Domaine :** Gynécologie.
- **Activité :** Contraceptif hormonal.
- **Classe :** Estroprogestatif. Minidosé. Monophasique.

Indications : Contraception orale.

Contre-indications : *Absolues* : maladies ou antécédents thrombo-emboliques. Maladies cardio-vasculaires. Hypertension artérielle. Atteintes cérébro-vasculaires. Tumeurs malignes du sein et de l'utérus. Maladies hépatiques. Hémorragies génitales d'origine non précisée. Grossesse. *Relatives* : diabète, hyperlipémie. Obésité. Tumeurs bénignes du sein et de l'utérus : fibrome. Galactorrhée. Prurit récidivant lors d'une grossesse. Allaitement.

Effets indésirables : *Bénins* : nausées, prise de poids, tension mammaire. Chloasma, acné, jambes lourdes. Saignements intermenstruels, aménorrhée. Modification de la libido. *Graves, devant faire interrompre le traitement* : hypertension artérielle, accidents cardio-vasculaires et thrombo-emboliques. Diabète. Maux de tête importants, vertiges, modification de la vision, convulsions. Galactorrhée. Adénome hépatique. Lithiase biliaire. Aménorrhée post-thérapeutique.

Précautions d'emploi : Avant traitement faire un examen clinique : poids, tension, seins, utérus, et des examens biologiques : frottis vaginal, glycémie, cholestérol, triglycérides.

Interactions : L'efficacité contraceptive est diminuée en cas d'association avec rifampicine, barbituriques et certains antiépileptiques.

☞ *Sur prescription médicale.*

• WYETH FRANCE

Forme	Dosage	N. d'unités	Prix	Prix/jour	Liste	Remb. S.S.	Comm.
Comprimé	L 0,15 mg E 0,03 mg	21 x 1	10,00	0,48	1	65 %	1976
Comprimé	L 0,15 mg E 0,03 mg	21 x 3	25,90	0,41	1	65 %	1976

MINIPHASE ★★★

- **Composition :** Noréthistérone, éthinylestradiol.
- **Domaine :** Gynécologie.
- **Activité :** Contraceptif hormonal.
- **Classe :** Estroprogestatif. Minidosé. Biphasique.

Indications : Contraception orale. Dysménorrhées.

Contre-indications : *Absolues* : maladies ou antécédents thrombo-emboliques. Maladies cardio-vasculaires. Hypertension artérielle. Atteintes cérébro-vasculaires. Tumeurs malignes du sein et de l'utérus. Maladies hépatiques. Hémorragies génitales d'origine non précisée. Grossesse. *Relatives* : diabète, hyperlipémie. Obésité. Tumeurs bénignes du sein et de l'utérus : fibrome. Galactorrhée. Prurit récidivant lors d'une grossesse. Allaitement.

Effets indésirables : *Bénins* : nausées, prise de poids, tension mammaire. Chloasma, acné, jambes lourdes. Saignements intermenstruels, aménorrhée. Modification de la libido. *Graves, devant faire interrompre le traitement* : hypertension artérielle, accidents cardio-vasculaires et thrombo-emboliques. Diabète. Maux de tête importants, vertiges, modification de la vision, convulsions. Galactorrhée. Adénome hépatique. Lithiase biliaire. Aménorrhée post-thérapeutique.

Précautions d'emploi : Avant traitement faire un examen clinique : poids, tension, seins, utérus, et des examens biologiques : frottis vaginal, glycémie, cholestérol, triglycérides. Administration séquentielle : 1 comprimé blanc pendant 11 jours, 1 comprimé vert pendant 10 jours, enfin 7 jours d'arrêt.

Interactions : L'efficacité contraceptive est diminuée en cas d'association avec rifampicine, barbituriques et certains antiépileptiques.

☞ *Sur prescription médicale.*

• SCHERING

Forme	Dosage	N. d'unités	Prix	Prix/jour	Liste	Remb. S.S.	Comm.
Comprimé	–	21 x 1	11,10	0,53	1	65 %	1977
Comprimé	–	21 x 3	22,30	0,35	1	65 %	1977

MINIPRESS ★★★

- **Composition :** Prazosine.
- **Domaine :** Cardio-vasculaire. Uro-néphrologie.
- **Activité :** Antihypertenseur. Vasodilatateur. Spasmolytique urétral.
- **Classe :** Alpha-1-bloquant.

Indications : Hypertension artérielle. Insuffisance ventriculaire gauche. Troubles circulatoires des extrémités. Troubles urinaires liés à un adénome de la prostate.

Contre-indications : Certaines formes d'insuffisance cardiaque.

Effets indésirables : Fatigue, hypotension orthostatique, œdème, tachycardie. Nausées, bouche sèche, constipation. Impuissance, troubles urinaires. Somnolence.

Précautions d'emploi : Non conseillé chez la femme enceinte ou allaitant.

Interactions : L'effet hypotenseur est majoré en cas d'association avec les inhibiteurs calciques, les diurétiques et les autres antihypertenseurs. Prudence en cas d'association avec les antidépresseurs et les anti-inflammatoires.

Surdosage : Entraîne une chute de la pression artérielle imposant une surveillance, le patient restant couché.

☞ *Sur prescription médicale.*

• PFIZER

Forme	Dosage	N. d'unités	Prix	Prix/jour	Liste	Remb. S.S.	Comm.
Comprimé	1 mg	30	33,80	2,2 à 4,5	1	65 %	1979
Comprimé	5 mg	30	116,70	4 à16	1	65 %	1979

MINIRIN ★★★

- **Composition :** Desmopressine.
- **Domaine :** Endocrinologie. Uro-néphrologie.
- **Activité :** Antidiurétique.
- **Classe :** Vasopressine et analogues.

Indications : Traitement du diabète insipide d'origine centrale. Énurésie nocturne de l'enfant de plus de 5 ans après élimination d'une pathologie organique. Étude du pouvoir de concentration du rein. *Forme injectable* : traitement préventif et curatif des accidents hémorragiques dans l'hémophilie A, la maladie de von Willebrand, l'insuffisance rénale.

Contre-indications : Hypersensibilité au produit. Grossesse.

Effets indésirables : Maux de tête, bouffées vasomotrices, douleurs abdominales.

Précautions d'emploi : Respecter un délai de 12 heures entre chaque prise. Pour la voie endonasale, vaporiser alternativement dans chaque narine après s'être mouché. Surveiller la pression artérielle du fait du pouvoir vasoconstricteur du produit.

Interactions : Ne pas associer au clofibrate, à l'indométacine, à la carbamazépine ni au glibenclamide.

Surdosage : Peut entraîner une « intoxication par l'eau » avec hyponatrémie.

☞ *Sur prescription médicale.*

• FERRING

Forme	Dosage	N. d'unités	Prix	Prix/jour	Liste	Remb. S.S.	Comm.
Sol. endonasale	0,1 mg/ml	2,5 ml	126,70	2,5 à 20	2	65 %	1982
Spray	0,01 mg/b	2,5 ml	142,80	6 à 23	2	65 %	1989
Amp. inj.	4 µg	10	Hôp.	–	2	Hôp.	1989

MINISINTROM ★★★

- **Composition :** Acénocoumarol.
- **Domaine :** Hémostase.
- **Activité :** Anticoagulant.
- **Classe :** Antivitamine K.

Indications : Prévention de la maladie thrombo-embolique.

Contre-indications : Maladies hémorragiques. Lésions hémorragiques. Insuffisance hépatique ou rénale grave. Hypertension artérielle maligne.

Effets indésirables : Éruptions cutanées. Troubles gastro-intestinaux. Hémorragies diverses.

Précautions d'emploi : Une surveillance régulière de la coagulation est indispensable. Déconseillé chez la femme enceinte ou allaitant. Prudence chez le sujet âgé. Ne pas interrompre brutalement le traitement.

Interactions : Associations déconseillées : miconazole, anti-inflammatoires non stéroïdiens, aspirine. Associations nécessitant des précautions d'emploi : hypo-uricémiant, amiodarone, hypocholestérolémiant, cimétidine, corticoïde. L'activité peut être diminuée par association avec : phénobarbital, certains antibiotiques et antiépileptiques. Peut augmenter l'action des sulfamides hypoglycémiants.

Surdosage : Un taux de prothrombine < 20 %, un INR > 5, l'apparition de saignements doivent faire craindre un surdosage, et justifient une consultation médicale.

☞ *Sur prescription médicale. Une surveillance biologique est indispensable.*

• CIBA-GEIGY

Forme	Dosage	N. d'unités	Prix	Prix/jour	Liste	Remb. S.S.	Comm.
Comprimé	1 mg	20	8,10	–	1	65 %	1994

MINOXIDIL GERBIOL ★★★

- **Composition :** Minoxidil.
- **Domaine :** Dermatologie.
- **Activité :** Antialopécique local.

Indications : Alopécie androgénique d'intensité modérée. La repousse des cheveux n'a lieu qu'après 6 à 12 mois chez environ 30 % des patients.

Contre-indications : Allergie connue au produit. Prudence chez le sujet jeune ou âgé.

Effets indésirables : Irritation locale avec érythème, sensation de brûlure, dermite à peau sèche. Rarement réactions allergiques : érythème généralisé, œdème, infection de l'oreille. Surveiller la possibilité d'effets généraux : baisse de la pression artérielle et rétention hydrosodée.

Précautions d'emploi : Ne pas appliquer sur les muqueuses, éviter le contact avec les yeux. Ne pas ingérer.

Interactions : Prudence en cas d'association à des antihypertenseurs.

Surdosage : L'ingestion pourrait entraîner une chute de la pression artérielle et des signes de rétention hydrosodée.

☞ *Sur prescription médicale.*

• FISONS

Forme	Dosage	N. d'unités	Prix	Prix/jour	Liste	Remb. S.S.	Comm.
Sol. locale	2 %	60 ml	178,00*	6	2	0 %	1988
Sol. locale	2 %	3 x 60 ml	381,90*	4,3	2	0 %	1988
Sol. amp. 1 ml	2 %	30	137,50*	9,2	2	0 %	1988

MINTÉZOL ★★★

- **Composition :** Thiabendazole.
- **Domaine :** Parasitologie.
- **Activité :** Anthelminthique.

Indications : Traitement des infestations à anguillules, à filaires (de Médine, microfilaires), dracunculoses, trichinoses. En association avec d'autres produits, traitement des infestations à ascaris, tricocéphales, ankylostomes.

Effets indésirables : Troubles digestifs : nausées, vomissements, diarrhée. Plus rarement : vertiges, somnolence, troubles visuels. Réactions d'hypersensibilité : fièvre œdème de la face, éruptions cutanées.

Précautions d'emploi : Prudence en cas d'insuffisance hépatique ou rénale. Non conseillé chez la femme enceinte. Croquer les comprimés avant de les avaler au cours d'un repas.

Interactions : Potentialise la théophylline. Peut perturber les tests fonctionnels hépatiques.

☞ *Disponible à la Pharmacie centrale des hôpitaux de Paris.*

- MERCK SHARP & DOHME-CHIBRET

Forme	Dosage	N. d'unités	Prix	Prix/jour	Liste	Remb. S.S.	Comm.
Comprimé	500 mg	6	Hôp.	–	0	Hôp.	1969
Susp. buv.	100 mg/ml	30 ml	Hôp.	–	0	Hôp.	1969

MINULET ★★★

- **Composition :** Gestodène, éthinylestradiol.
- **Domaine :** Gynécologie.
- **Activité :** Contraceptif hormonal.
- **Classe :** Estroprogestatif. Minidosé. Monophasique.

Indications : Contraception orale.

Contre-indications : *Absolues* : maladies ou antécédents thrombo-emboliques. Maladies cardio-vasculaires. Hypertension artérielle. Atteintes cérébro-vasculaires. Tumeurs malignes du sein et de l'utérus. Maladies hépatiques. Hémorragies génitales d'origine non précisée. Grossesse. *Relatives* : Diabète, hyperlipémie. Obésité. Tumeurs bénignes du sein et de l'utérus : fibrome. Galactorrhée. Prurit récidivant lors d'une grossesse. Allaitement.

Effets indésirables : *Bénins* : nausées, prise de poids, tension mammaire. Chloasma, acné, jambes lourdes. Saignements intermenstruels, aménorrhée. Modification de la libido. *Graves, devant faire interrompre le traitement* : hypertension artérielle, accidents cardio-vasculaires et thrombo-emboliques. Diabète. Maux de tête importants, vertiges, modification de la vision, convulsions. Galactorrhée. Adénome hépatique. Lithiase biliaire. Aménorrhée post-thérapeutique.

Précautions d'emploi : Avant traitement faire un examen clinique : poids, tension seins, utérus, et des examens biologiques frottis vaginal, glycémie, cholestérol, triglycérides.

Interactions : L'efficacité contraceptive est diminuée en cas d'association avec rifampicine, barbituriques et certains antiépileptiques.

☞ *Sur prescription médicale.*

- WYETH FRANCE

Forme	Dosage	N. d'unités	Prix	Prix/jour	Liste	Remb. S.S.	Comm.
Comprimé	G 75 µg E 30 µg	21 x 1	45,80*	–	1	0 %	1991
Comprimé	G 75 µg E 30 µg	21 x 3	135,45*	–	1	0 %	1991

MIOREL ★★

- **Composition :** Thiocolchicoside.
- **Domaine :** Rhumatologie.
- **Activité :** Myorelaxant.

Indications : Traitement d'appoint des contractures douloureuses au cours des torticolis, lombalgies, dorsalgies. Rééducation fonctionnelle. Règles douloureuses.

Contre-indications : Allergie au produit

Effets indésirables : Réactions allergiques. Malaise, chute de la tension artérielle Troubles digestifs.

Précautions d'emploi : Non conseillé chez la femme enceinte ou allaitant.

☞ *Sur prescription médicale.*

- LEDERLE

Forme	Dosage	N. d'unités	Prix	Prix/jour	Liste	Remb. S.S.	Comm.
Gélule	4 mg	12	33,10	10	1	65 %	1994
Amp. inj.	4 mg	6	35,60	16	1	65 %	1994

MIRIGA BAUME

Composition : Créosote, gaïacol, camphre, hydrate de chloral, menthol, phénol, procaïne.

Domaine : Stomatologie.

Activité : Anesthésique local. Antiseptique local.

Indications : Douleurs des caries dentaires.

Contre-indications : Allergie aux anesthésiques locaux. Enfant de moins de 30 mois.

Précautions d'emploi : Traitement de courte durée. Appliquer une petite quantité de baume dans le trou de la dent cariée douloureuse.

☞ *Vendu sans ordonnance.*

• HEPATOUM

Forme	Dosage	N. d'unités	Prix	Prix/jour	Liste	Remb. S.S.	Comm.
Baume	–	2,5 ml	33,30*	–	0	0 %	–

MIRIGA GÉLULES ★

Composition : Phénazone, quinine, caféine.

Domaine : Algologie.

Activité : Antalgique périphérique.

Classe : Noramidopyrine et dérivés associés.

Indications : Traitement symptomatique des affections douloureuses ou fébriles.

Contre-indications : Ulcère gastro-duodénal, maladie hémorragique. Hypersensibilité à l'aspirine ou aux pyrazolés. Certains asthmes. Dernier trimestre de la grossesse.

Effets indésirables : Bourdonnements d'oreille, douleurs abdominales, gastralgies. Plus rarement, ulcérations digestives. Accidents de sensibilisation : urticaire, asthme.

Précautions d'emploi : Prudence chez les patients présentant un asthme, des antécédents d'hémorragies. Prudence chez le patient prenant un traitement anticoagulant. Chez la femme enceinte, n'est pas conseillé durant le premier trimestre de la grossesse.

Interactions : Potentialise l'action des anticoagulants, des antiagrégants plaquettaires, des antidiabétiques hypoglycémiants et de certains diurétiques.

☞ *Vendu sans ordonnance.*

• HEPATOUM

Forme	Dosage	N. d'unités	Prix	Prix/jour	Liste	Remb. S.S.	Comm.
Gélule	–	24	31,00*	–	0	0 %	–

MITHRACINE ★★★

Composition : Plicamycine.

Domaine : Cancérologie.

Activité : Antinéoplasique. Cytostatique.

Classe : Antibiotique.

Indications : Hypercalcémies malignes. Tumeurs malignes indifférenciées du testicule.

Contre-indications : Grossesse et allaitement. Hypersensibilité au produit. Insuffisance hépatique ou rénale.

Effets indésirables : Syndrome hémorragique : saignement de nez, hémorragies gastriques. Troubles digestifs : stomatite, nausées, vomissements, diarrhée. Fièvre, somnolence, fatigue, éruptions cutanées. Troubles sanguins : neutropénie, thrombopénie, troubles de la coagulation et du saignement. Troubles fonctionnels hépatiques.

Précautions d'emploi : Des bilans biologiques répétés doivent comporter : un hémogramme, des tests de coagulation, des tests hépatiques et rénaux.

Interactions : Ne pas associer à la cyclosporine ni aux diurétiques. Ne pas vacciner par un vaccin vivant.

☞ *Sur prescription médicale. Usage hospitalier.*

• PFIZER

Forme	Dosage	N. d'unités	Prix	Prix/jour	Liste	Remb. S.S.	Comm.
Flacon inj.	2,5 mg	1	Hôp.	–	1	Hôp.	1975

MITOSYL ★

- **Composition :** Huile de foie de poissons, oxyde de zinc.
- **Domaine :** Dermatologie.
- **Activité :** Topique protecteur. Topique cicatrisant.

Indications : Proposé dans le traitement symptomatique des dermites irritatives : brûlures superficielles, crevasses, gerçures, engelures, érythème fessier du nourrisson.

Contre-indications : Lésions suintante

Effets indésirables : Eczéma de contac Hypervitaminose peu probable.

Précautions d'emploi : S'assurer c l'asepsie de la lésion traitée.

Interactions : Ne pas utiliser avec u antiseptique oxydant.

☞ *Vendu sans ordonnance.*

• GOUPIL

Forme	Dosage	N. d'unités	Prix	Prix/jour	Liste	Remb. S.S.	Comm.
Pommade	20 %	65 g	16,90*	–	0	0 %	1942
Pommade	20 %	150 g	35,50*	–	0	0 %	1942

MIVACRON ★★★

- **Composition :** Mivacurium.
- **Domaine :** Anesthésie. Réanimation.
- **Activité :** Curarisant.
- **Classe :** Curarisant non dépolarisant.

Indications : Obtention d'une relaxation musculaire au cours des interventions chirurgicales.

Contre-indications : Hypersensibilité aux curares.

Effets indésirables : Éruptions cutanées. Bronchospasme. Hypotension.

Précautions d'emploi : Prudence chez sujet âgé. Ne doit être administré que p un anesthésiste qualifié utilisant un matéri adéquat de réanimation.

Interactions : Potentialisation de l'eff curarisant par les anesthésiques halogéné certains antibiotiques, les antiarythmique etc.

☞ *Usage hospitalier.*

• WELLCOME

Forme	Dosage	N. d'unités	Prix	Prix/jour	Liste	Remb. S.S.	Comm.
Ampoule inj.	10 mg	10	Hôp.	–	1	Hôp.	1995
Ampoule inj.	20 mg	10	Hôp.	–	1	Hôp.	1995

ML CU ★★★

- **Composition :** Dispositif intra-utérin cuprocontraceptif (T de Tatum). Surface de cuivre : 250 mm² (ML Cu 250) ou 375 mm² (ML Cu 375). Deux tailles : standard et courte.
- **Domaine :** Gynécologie.
- **Activité :** Contraceptif local.
- **Classe :** Dispositif intra-utérin.

Indications : Contraception intra-utérine.

Contre-indications : *Absolues* : malformations utérines, infections utérines ou annexielles, tumeurs, fibromes, polypes utérins. Hémorragies génitales d'origine inconnue, antécédents de grossesse extra-utérine. Grossesse. *Relatives* : nullipare, en raison d'un risque de stérilité. Règles tr abondantes ou très douloureuses.

Effets indésirables : Infections : end métrite, salpingite, imposant le retrait. Sa gnements intermenstruels ou règles abo dantes. Contractions utérines au moment c la pose, expulsion du dispositif. Grosses extra-utérine.

Précautions d'emploi : Mise en place e général le deuxième jour des règles par u praticien expérimenté. Respecter une ase sie rigoureuse. La patiente doit réguliè ment surveiller la présence des fils dont disparition doit faire craindre l'expulsio Le dispositif doit être changé normaleme au bout de 2 à 4 ans.

Interactions : L'administration d'anti-inflammatoires diminue l'efficacité.

☞ *Sur prescription médicale. Remboursement sur un prix de 83 F (TIPS).*

• CCD

Forme	Dosage	N. d'unités	Prix	Prix/jour	Liste	Remb. S.S.	Comm.
ML Cu 250	–	1	–	–	1	65 %	1976
ML Cu 375	–	1	–	–	1	65 %	1982

MOCLAMINE ★★★

• **Composition :** Moclobémide.
• **Domaine :** Neuropsychiatrie.
• **Activité :** Antidépresseur.
• **Classe :** Inhibiteur de la mono-amine oxydase de type A.

Indications : Traitement des états dépressifs de toute nature.

Contre-indications : Hypersensibilité au produit. Femme enceinte ou allaitant. Enfant de moins de 15 ans.

Effets indésirables : Troubles du sommeil, vertiges, nausées, céphalées. États confusionnels.

Précautions d'emploi : Prudence chez le patient à tendance suicidaire. Prudence chez le patient psychotique.

Interactions : Ne pas associer aux sympathomimétiques. Un traitement par le produit peut être commencé immédiatement après un traitement par un antidépresseur tricyclique. L'effet des neuroleptiques risque d'être augmenté. Ne pas associer au lithium.

☞ *Sur prescription médicale.*

• ROCHE

Forme	Dosage	N. d'unités	Prix	Prix/jour	Liste	Remb. S.S.	Comm.
Comprimé	150 mg	30	60,20	6	1	65 %	1994
Comprimé	150 mg	100	Hôp.	–	1	Hôp.	1994

MODAMIDE ★★★

• **Composition :** Amiloride.
• **Domaine :** Cardio-vasculaire.
• **Activité :** Diurétique.
• **Classe :** Diurétique hyperkaliémiant direct.

Indications : Œdèmes d'origine cardiaque ou hépatique. Hypertension artérielle. Hypokaliémie.

Contre-indications : Hyperkaliémie. Insuffisance rénale.

Effets indésirables : Hyperkaliémie. Troubles digestifs : anorexie, constipation. Éruptions cutanées.

Précautions d'emploi : Prudence chez le diabétique. Non conseillé chez la femme enceinte ou allaitant. Donne une réaction positive au contrôle antidopage.

Interactions : Associations contre-indiquées : sels de potassium, autres diurétiques hyperkaliémiants. Peut modifier la concentration de lithium dans le sang chez les patients traités par ce produit. Peut entraîner des troubles du rythme cardiaque avec certains médicaments : antiarythmiques, digitaliques. Associer avec une grande prudence aux anti-inflammatoires, à certains antibiotiques et à certains antidiabétiques.

Surdosage : Surveiller l'hydratation du patient.

☞ *Sur prescription médicale.*

• MERCK SHARP & DOHME-CHIBRET

Forme	Dosage	N. d'unités	Prix	Prix/jour	Liste	Remb. S.S.	Comm.
Comprimé	5 mg	30	20,70	0,7 à 3	2	65 %	1973

MODANE ★

• **Composition :** Pantothénate de calcium, dantrone.
• **Domaine :** Gastro-entérologie.
• **Activité :** Laxatif stimulant.
• **Classe :** Anthraquinonique.

Indications : Traitement symptomatique de la constipation associé aux mesures hygiéno-diététiques.

Contre-indications : Constipation récente inexpliquée, persistante, n'ayant pas fait l'objet d'examens médicaux. Colopathies organiques inflammatoires. Syndrome occlusif. Douleurs abdominales. Enfant de moins de 15 ans.

Effets indésirables : Diarrhée. Douleurs abdominales. Mélanose recto-colique. Hypokaliémie. Maladie des laxatifs. Insuffisance rénale.

Précautions d'emploi : Pas d'utilisation prolongée. Non conseillé chez la femme allaitant.

Interactions : Ne pas associer aux diurétiques hypokaliémiants, aux anti-inflammatoires corticoïdes. Ne pas associer à certains antiarythmisants : sotalol, quinidine, amiodarone. Prudence en cas d'association avec les digitaliques et les dérivés de la vincamine.

Surdosage : Entraîne une diarrhée et des troubles hydroélectrolytiques graves.

☞ *Vendu sans ordonnance.*

• MERAM

Forme	Dosage	N. d'unités	Prix	Prix/jour	Liste	Remb. S.S.	Comm.
Comprimé	–	20	15,10	0,7 à 1,5	0	35 %	1964

MODÉCATE ★★★

• **Composition :** Fluphénazine décanoate.
• **Domaine :** Neuropsychiatrie.
• **Activité :** Neuroleptique.
• **Classe :** Phénothiazine.

Indications : Psychoses aiguës ou chroniques. États d'agitation psychomotrice.

Contre-indications : Patients présentant un adénome prostatique ou un glaucome. La prise d'alcool est formellement déconseillée.

Effets indésirables : Sédation, somnolence. Hypotension orthostatique, rigidité et mouvements anormaux. Troubles des règles, impuissance, prise de poids. Plus rarement, troubles cutanés, hépatiques ou sanguins.

Précautions d'emploi : La prudence s'impose chez le sujet âgé, cardiaque et chez la femme enceinte ou allaitant.

Interactions : Le produit potentialise tous les dépresseurs du système nerveux central et les antihypertenseurs. Il antagonise les effets de la lévodopa utilisée dans le traitement de la maladie de Parkinson.

Surdosage : Le surdosage entraîne un coma avec rigidité imposant l'hospitalisation.

☞ *Sur prescription médicale.*

• SANOFI WINTHROP

Forme	Dosage	N. d'unités	Prix	Prix/jour	Liste	Remb. S.S.	Comm.
Sol. inj.	25 mg	3	45,00	0,5 à 3	1	65 %	1971
Sol. inj.	125 mg	1	63,40	0,5 à 3	1	65 %	1971

MODÉRATAN DIFFUCAP ★★

• **Composition :** Amfépramone.
• **Domaine :** Nutrition et métabolisme.
• **Activité :** Anorexigène. Psychostimulant.
• **Classe :** Amine sympathomimétique.

Indications : Adjuvant des régimes restrictifs au cours du traitement de l'obésité.

Contre-indications : Enfant. Sujets instables psychologiquement. Toxicomanes, alcooliques. Hypertension, hyperthyroïdie. Insuffisance cardiaque. Hypersensibilité aux constituants.

Effets indésirables : Risque de dépendance avec toxicomanie. Troubles digestifs légers. Tachycardie. Maux de tête, insomnie, nervosité, dépression, troubles psychotiques graves.

Précautions d'emploi : Éviter la prise du produit le soir. Prescription limitée dans le temps de 3 à 6 semaines. Ne pas augmenter les doses même si l'efficacité diminue. Donne une réaction positive au contrôle antidopage. Déconseillé chez la femme enceinte ou allaitant.

Interactions : Ne pas associer à un antidépresseur de type IMAO.

Surdosage : Entraîne des troubles neuropsychiatriques : confusion, convulsions, une hypertension, rarement, des accidents vasculaires.

☞ *Sur prescription médicale.*

• THÉRANOL

Forme	Dosage	N. d'unités	Prix	Prix/jour	Liste	Remb. S.S.	Comm.
Gélule	75 mg	20	119,00*	–	1	0 %	1975

MODIODAL ★★★

- **Composition :** Modafinil.
- **Domaine :** Neuropsychiatrie.
- **Activité :** Psychostimulant.
- **Classe :** Non amphétaminique.

Indications : Hypersomnie pathologique. Narcolepsie avec ou sans cataplexie.

Contre-indications : Anxiété majeure.

Effets indésirables : Tension interne, tendance à l'agressivité, insomnie, perte d'appétit. Troubles digestifs : nausées, vomissements. Éruptions cutanées.

Précautions d'emploi : Donne une réaction positive au contrôle antidopage. Prudence chez l'insuffisant hépatique grave. Non indiqué chez la femme enceinte.

Interactions : Diminue l'activité des contraceptifs hormonaux.

Surdosage : Entraîne une insomnie.

☞ *Sur prescription médicale. Conditions particulières de délivrance.*

• LAFON

Forme	Dosage	N. d'unités	Prix	Prix/jour	Liste	Remb. S.S.	Comm.
Comprimé	100 mg	30	Hôp.	–	1	Hôp.	1994

MODITEN ★★★

- **Composition :** Fluphénazine.
- **Domaine :** Neuropsychiatrie.
- **Activité :** Neuroleptique.
- **Classe :** Phénothiazine.

Indications : Psychoses aiguës ou chroniques. États d'agitation psychomotrice.

Contre-indications : Patients présentant un adénome prostatique ou un glaucome. La prise d'alcool est formellement déconseillée.

Effets indésirables : Sédation, somnolence, hypotension orthostatique, rigidité et mouvements anormaux. Troubles des règles, impuissance, prise de poids. Plus rarement, troubles cutanés, hépatiques ou sanguins.

Précautions d'emploi : La prudence s'impose chez le sujet âgé, cardiaque et chez la femme enceinte ou allaitant.

Interactions : Le produit potentialise tous les dépresseurs du système nerveux central et les antihypertenseurs. Il antagonise les effets de la lévodopa, utilisée dans le traitement de la maladie de Parkinson.

Surdosage : Le surdosage entraîne un coma avec rigidité imposant l'hospitalisation.

☞ *Sur prescription médicale.*

• SANOFI WINTHROP

Forme	Dosage	N. d'unités	Prix	Prix/jour	Liste	Remb. S.S.	Comm.
Comprimé	25 mg	30	20,30	0,7 à 7	1	65 %	1966
Comprimé	100 mg	15	29,50	2 à 6	1	65 %	1967
Sol. buv.	40 mg/ml	20 ml	23,60	1 à 6	1	65 %	1967

MODITEN RETARD ★★★

- **Composition :** Fluphénazine œnanthate.
- **Domaine :** Neuropsychiatrie.
- **Activité :** Neuroleptique.
- **Classe :** Phénothiazine.

Indications : Psychoses aiguës ou chroniques. États d'agitation psychomotrice.

Contre-indications : Patients présentant un adénome prostatique ou un glaucome. La prise d'alcool est formellement déconseillée.

Effets indésirables : Sédation, somnolence. Hypotension orthostatique, rigidité et mouvements anormaux. Troubles des règles, impuissance, prise de poids. Plus rarement, troubles cutanés, hépatiques ou sanguins.

Précautions d'emploi : La prudence s'impose chez le sujet âgé, cardiaque et chez la femme enceinte ou allaitant.

Interactions : Le produit potentialise tous les dépresseurs du système nerveux central et les antihypertenseurs. Il antagonise les effets de la lévodopa, utilisée dans le traitement de la maladie de Parkinson.

Surdosage : Le surdosage entraîne un coma avec rigidité imposant l'hospitalisation.

☞ *Sur prescription médicale.*

• SANOFI WINTHROP

Forme	Dosage	N. d'unités	Prix	Prix/jour	Liste	Remb. S.S.	Comm.
Sol. inj. 1 ml	25 mg	3	36,80	0,6 à 5	1	65 %	1968
Sol. inj. 4 ml	100 mg	1	44,10	0,6 à 5	1	65 %	1970

MODOPAR ★★★

- **Composition :** Lévodopa, bensérazide.
- **Domaine :** Neuropsychiatrie.
- **Activité :** Antiparkinsonien.
- **Classe :** Lévodopa avec inhibiteur.

Indications : Maladie de Parkinson.

Contre-indications : Psychoses graves, mélanome malin, infarctus du myocarde.

Effets indésirables : Troubles digestifs, hypotension, épisodes d'excitation psychique. Au bout de quelques années de traitement on peut voir une diminution d'efficacité obligeant à modifier celui-ci. Parfois on peut constater une variation d'efficacité au cours de la journée, justifiant une fragmentation des doses toutes les 3-4 heures.

Précautions d'emploi : Une surveillance médicale stricte s'impose au début du traitement, particulièrement chez les sujets âgés ou cardiaques. Déconseillé chez la femme enceinte ou allaitant. Ne jamais arrêter le traitement brutalement.

Interactions : Sont déconseillés : les antidépresseurs de type IMAO non sélectifs, la vitamine B6, les neuroleptiques et certains antihypertenseurs.

Surdosage : Peut entraîner une hypertension artérielle, une confusion mentale disparaissant en quelques jours.

☞ *Sur prescription médicale.*

• ROCHE

Forme	Dosage	N. d'unités	Prix	Prix/ jour	Liste	Remb. S.S.	Comm.
Gélule	62,5 mg	60	36,80	4 à 6	1	65 %	1981
Gélule	125 mg	60	60,10	4 à 6	1	65 %	1974
Gélule	250 mg	60	97,30	4 à 6	1	65 %	1974
Gélule LP 125	125 mg	60	65,10	4 à 6	1	65 %	1989
Compr. p. susp. buv.	125 mg	60	60,10	4 à 6	1	65 %	1992

MODUCREN ★★★

- **Composition :** Timolol, hydrochlorothiazide, amiloride.
- **Domaine :** Cardio-vasculaire.
- **Activité :** Antihypertenseur.
- **Classe :** Association bêtabloquant et diurétiques.

Indications : Hypertension artérielle.

Contre-indications : Insuffisance rénale, hypokaliémie, hypersensibilité aux sulfamides. Hyperkaliémie supérieure à 5,5 mEq. Asthme, insuffisance cardiaque, fréquence cardiaque inférieure à 50.

Effets indésirables : Troubles digestifs : gastralgie, nausées, constipation. Fatigue à l'effort. Hypotension. Bradycardie. Extrémités froides. Possibilité d'asthme, d'insuffisance cardiaque. Hypoglycémie. Déshydratation, hypo- ou hyperkaliémie, élévation de la glycémie et de l'uricémie pouvant déterminer des crises de goutte. Réactions d'hypersensibilité.

Précautions d'emploi : Ne jamais interrompre brutalement le traitement. Prudence chez les patients présentant une bronchite chronique, une insuffisance rénale ou hépatique. Non conseillé chez la femme allaitant. Avant et en cours de traitement, surveiller la fonction rénale et faire des dosages réguliers de sodium et de potassium dans le sang. Donne une réaction positive au contrôle antidopage.

Interactions : Peut entraîner des troubles du rythme en association avec certains antiarythmisants ou avec les inhibiteurs calciques. Ne pas associer à la floctafénine (Idarac). Prudence en cas d'association avec les anti-inflammatoires non stéroïdiens, les neuroleptiques et les traitements anti-diabétiques. Peut modifier la concentration de lithium dans le sang chez les patients traités par ce produit. Associer avec prudence aux inhibiteurs de l'enzyme de conversion.

Surdosage : Une surveillance de la fréquence cardiaque et de la tension artérielle s'impose.

☞ *Sur prescription médicale.*

• MERCK SHARP & DOHME-CHIBRET

Forme	Dosage	N. d'unités	Prix	Prix/jour	Liste	Remb. S.S.	Comm.
Comprimé	T 10 mg H 25 mg A 2,5 mg	30	40,40	1,5 à 3	1	65 %	1979

MODULITE ★★

• **Composition :** Trimébutine, sorbitol.
• **Domaine :** Gastro-entérologie.
• **Activité :** Modificateur de la motricité gastro-intestinale. Laxatif.

Indications : Colopathies fonctionnelles avec constipation.

Contre-indications : Diarrhée aiguë.

Effets indésirables : Douleurs abdominales, diarrhée.

☞ *Sur prescription médicale.*

• EURORGA

Forme	Dosage	N. d'unités	Prix	Prix/jour	Liste	Remb. S.S.	Comm.
Sachet	T 150 mg S 5 mg	10	18,90	2 à 6	2	35 %	1961

MODURÉTIC ★★★

• **Composition :** Hydrochlorothiazide, amiloride.
• **Domaine :** Cardio-vasculaire.
• **Activité :** Diurétique.
• **Classe :** Association de diurétiques.

Indications : Œdèmes cardiaques ou hépatiques. Hypertension artérielle.

Contre-indications : Hyperkaliémie. Insuffisance rénale.

Effets indésirables : Troubles gastro-intestinaux. Éruptions cutanées. Déshydratation, hyponatrémie, hypokaliémie. Élévation de l'uricémie et de la glycémie.

Précautions d'emploi : Avant et en cours de traitement, surveiller la fonction rénale et faire des dosages réguliers de sodium et de potassium dans le sang. Déconseillé chez la femme enceinte ou allaitant. Donne une réaction positive au contrôle antidopage.

Interactions : Peut modifier la concentration de lithium dans le sang chez les patients traités par ce produit. Associer avec prudence aux anti-inflammatoires, à certains antibiotiques et à certains antidiabétiques. Potentialise l'action des antihypertenseurs.

Surdosage : Surveiller l'hydratation du patient.

☞ *Sur prescription médicale.*

• DUPONT PHARMA

Forme	Dosage	N. d'unités	Prix	Prix/jour	Liste	Remb. S.S.	Comm.
Comprimé	H 50 mg A 5 mg	30	40,00	1,3 à 2,6	1	65 %	1973

MODUSTATINE ★★★

• **Composition :** Somatostatine.
• **Domaine :** Gastro-entérologie.
• **Activité :** Inhibiteur des sécrétions digestives.
• **Classe :** Somatostatine et analogues.

Indications : Traitement des fistules digestives postopératoires. Traitement d'urgence des hémorragies digestives par rupture des varices œsophagiennes.

Effets indésirables : Douleurs abdominales, nausées, bradycardie.

Précautions d'emploi : Doser fréquemment la glycémie en raison de l'action du produit sur les sécrétions pancréatiques.

Interactions : Synergie avec la cimétidine.

☞ *Usage hospitalier.*

• SANOFI WINTHROP

Forme	Dosage	N. d'unités	Prix	Prix/jour	Liste	Remb. S.S.	Comm.
Flacon inj.	0,250 mg	1	Hôp.	–	1	Hôp.	1993
Flacon inj.	2 mg	1	Hôp.	–	1	Hôp.	1988

MOGADON ★★★

- **Composition :** Nitrazépam.
- **Domaine :** Neuropsychiatrie.
- **Activité :** Hypnotique.
- **Classe :** Benzodiazépine.

Indications : Insomnie occasionnelle ou transitoire. Insomnie chronique.

Contre-indications : Insuffisance respiratoire décompensée.

Effets indésirables : Fatigue, somnolence diurne, perte de mémoire. Plus rarement, éruptions cutanées. L'utilisation prolongée peut entraîner un état de dépendance avec syndrome de sevrage à l'arrêt du traitement.

Précautions d'emploi : La durée du traitement doit être la plus courte possible : au maximum quelques semaines. L'arrêt doit être progressif sur plusieurs jours. La prise d'alcool est formellement déconseillée durant le traitement. Prudence chez le sujet âgé, insuffisant respiratoire ou hépatique. On évitera une administration pendant les premiers mois de la grossesse et chez la femme allaitant.

Interactions : L'activité est augmentée par tous les dépresseurs du système nerveux : antidépresseurs, anxiolytiques, neuroleptiques, sédatifs, analgésiques. La prise d'alcool est contre-indiquée pendant le traitement.

Surdosage : Entraîne un sommeil puis un coma imposant l'hospitalisation.

☞ *Sur prescription médicale.*

- ROCHE

Forme	Dosage	N. d'unités	Prix	Prix/jour	Liste	Remb. S.S.	Comm.
Comprimé	5 mg	20	9,60	0,5 à 1	1	65 %	1965

MOLAGAR ★★★

- **Composition :** Huile de vaseline fluide, gélose.
- **Domaine :** Gastro-entérologie.
- **Activité :** Laxatif lubrifiant.
- **Classe :** Paraffine.

Indications : Traitement symptomatique de la constipation associé aux mesures hygiéno-diététiques.

Contre-indications : Constipation récente inexpliquée, persistante, n'ayant pas fait l'objet d'examens médicaux.

Effets indésirables : Suintement anal, irritation périnéale.

Précautions d'emploi : Pas d'utilisation prolongée.

Interactions : Entraîne une réduction de l'absorption des vitamines liposolubles : vitamines A, D, E, K. Peut modifier l'action des anticoagulants oraux.

☞ *Vendu sans ordonnance.*

- PARKE-DAVIS

Forme	Dosage	N. d'unités	Prix	Prix/jour	Liste	Remb. S.S.	Comm.
Émulsion buv.	–	200 ml	17,10*	–	0	0 %	1937

MOLYBDÈNE INJECTABLE ★

- **Composition :** Molybdate d'ammonium.
- **Domaine :** Anesthésie. Réanimation.
- **Activité :** Apport d'oligoéléments.

Indications : Solution injectable utilisée en alimentation parentérale.

Contre-indications : Insuffisance rénale.

☞ *Usage hospitalier.*

- AGUETTANT

Forme	Dosage	N. d'unités	Prix	Prix/jour	Liste	Remb. S.S.	Comm.
Fl. inj. 10 ml	0,368 mg	10	Hôp.	–	0	Hôp.	1986

MONEVA ★★★

- **Composition :** Gestodène, éthinylestradiol.
- **Domaine :** Gynécologie.
- **Activité :** Contraceptif hormonal.
- **Classe :** Estroprogestatif. Minidosé. Monophasique.

Indications : Contraception orale.

Contre-indications : *Absolues* : maladies ou antécédents thrombo-emboliques. Maladies cardio-vasculaires. Hypertension artérielle. Atteintes cérébro-vasculaires. Tumeurs malignes du sein et de l'utérus. Maladies hépatiques. Hémorragies génitales d'origine non précisée. Grossesse. *Relatives* : diabète, hyperlipémie. Obésité. Tumeurs bénignes du sein et de l'utérus : fibrome. Galactorrhée. Prurit récidivant lors d'une grossesse. Allaitement.

Effets indésirables : *Bénins* : nausées, prise de poids, tension mammaire. Chloasma, acné, jambes lourdes. Saignements intermenstruels, aménorrhée. Modification de la libido. *Graves, devant faire interrompre le traitement* : hypertension artérielle, accidents cardio-vasculaires et thrombo-emboliques. Diabète. Maux de tête importants, vertiges, modification de la vision, convulsions. Galactorrhée. Adénome hépatique. Lithiase biliaire. Aménorrhée post-thérapeutique.

Précautions d'emploi : Avant traitement faire un examen clinique : poids, tension, seins, utérus, et des examens biologiques : frottis vaginal, glycémie, cholestérol, triglycérides.

Interactions : L'efficacité contraceptive est diminuée en cas d'association avec la rifampicine, les barbituriques et certains antiépileptiques.

☞ *Sur prescription médicale.*

• SCHERING

Forme	Dosage	N. d'unités	Prix	Prix/jour	Liste	Remb. S.S.	Comm.
Comprimé	G 75 µg E 30 µg	21 x 1	43,70	–	1	0 %	1991
Comprimé	G 75 µg E 30 µg	21 x 3	128,90	–	1	0 %	1991

MONICOR ★★★

- **Composition :** Isosorbide mononitrate.
- **Domaine :** Cardio-vasculaire.
- **Activité :** Antiangoreux. Vasodilatateur.
- **Classe :** Dérivé nitré.

Indications : Prévention de la crise d'angine de poitrine. Insuffisance cardiaque sévère du ventricule gauche.

Effets indésirables : Maux de tête, hypotension avec vertiges et parfois syncope. Bouffées de chaleur. Troubles digestifs.

Précautions d'emploi : Prudence chez le sujet âgé ou présentant une hypotension. Éviter la prise d'alcool qui accroît les effets secondaires.

Interactions : Les vasodilatateurs, les antihypertenseurs majorent l'hypotension.

Surdosage : Entraîne une vasodilatation généralisée et des modifications de l'hémoglobine entraînant une coloration bleue de la peau (méthémoglobinémie).

☞ *Sur prescription médicale.*

• PIERRE FABRE

Forme	Dosage	N. d'unités	Prix	Prix/jour	Liste	Remb. S.S.	Comm.
Gélule	20 mg	30	25,10	1,7	2	65 %	1986
Gélule	20 mg	60	45,20	1,5	2	65 %	1986
Gélule	40 mg	30	42,20	1,4	2	65 %	1988
Gélule	60 mg	30	54,60	1,8	2	65 %	1988

MONOCLINE ★★★

- **Composition :** Doxycycline.
- **Domaine :** Infectiologie.
- **Activité :** Antibiotique.
- **Classe :** Cycline.

Indications : Infections aux germes suivants : Brucella, Pasteurella, mycoplasmes, Chlamydia, rickettsies, gonocoques, leptospires, tréponèmes, Haemophilus, vibrions. Infections à manifestations broncho-pulmonaires, ORL, ophtalmiques. génito-urinaires, cutanées ou septicémiques.

Contre-indications : Allergie aux cycli-

nes. Enfant de moins de 8 ans (risque de coloration dentaire).

Effets indésirables : Troubles digestifs : nausées, vomissements, diarrhée, candidoses ano-génitales. Réactions allergiques : urticaire, œdème de la face, choc. Réactions de photosensibilisation : érythrodermies. Anémies, neutropénies, éosinophilies. Coloration jaune des dents ou anomalies dentaires en cas d'administration à l'enfant de moins de 8 ans.

Précautions d'emploi : Prendre le produit au cours des repas. Prudence en ca d'insuffisance hépatique ou rénale. Ne pa s'exposer au soleil. Contre-indiqué chez l femme enceinte ou allaitant.

Interactions : Ne pas associer aux réti noïdes (dérivés de la vitamine A). L'activit du produit est diminuée par les antiépilepti ques, les sels ferreux, les pansements gastri ques. Peut augmenter l'effet des anticoagu lants oraux.

☞ *Sur prescription médicale.*

• DOMS-ADRIAN

Forme	Dosage	N. d'unités	Prix	Prix/jour	Liste	Remb. S.S.	Comm.
Comprimé	100 mg	5	24,60	10	1	65 %	1986

MONOTEST ★★★

• **Composition :** Tuberculine purifiée.

• **Domaine :** Infectiologie.

• **Activité :** Recherche de l'allergie tuberculinique.

Indications : Recherche de l'allergie tu berculinique spontanée, pré et post-vac cinale.

☞ *Vendu sans ordonnance.*

• MÉRIEUX MSD

Forme	Dosage	N. d'unités	Prix	Prix/jour	Liste	Remb. S.S.	Comm.
Applicateur	–	1	11,30	–	0	65 %	1964

MONO-TILDIEM LP ★★★

• **Composition :** Diltiazem.

• **Domaine :** Cardio-vasculaire.

• **Activité :** Antiangoreux, Antihypertenseur. Vasodilatateur.

• **Classe :** Antagoniste calcique.

Indications : Angine de poitrine. Hypertension artérielle.

Contre-indications : Femme enceinte ou allaitant. Insuffisance cardiaque avec œdème pulmonaire. Fréquence cardiaque inférieure à 50. Troubles de la conduction cardiaque.

Effets indésirables : Maux de tête, rougeur du visage, bouffées de chaleur. Œdème des membres inférieurs. Fatigue.

Précautions d'emploi : Prudence che les sujets âgés ou présentant des troubles d la conduction cardiaque.

Interactions : Potentialise l'action de dérivés nitrés et accroît leurs effets se condaires. Potentialise l'action des antihy pertenseurs alphabloquants et des bêtablo quants. L'association avec des produits anti arythmisants doit être pesée. Augment l'activité de la digoxine.

Surdosage : Entraîne une hypotension e un ralentissement cardiaque imposant un surveillance hospitalière.

☞ *Sur prescription médicale.*

• SYNTHÉLABO

Forme	Dosage	N. d'unités	Prix	Prix/jour	Liste	Remb. S.S.	Comm.
Gélule	200 mg	28	133,10	4,7	1	65 %	1993
Gélule	300 mg	28	134,10	4,8	1	65 %	1993

MONOVAX ★★★

• **Composition :** Vaccin constitué de BCG atténué.

• **Domaine :** Infectiologie.

• **Activité :** Vaccin.

• **Classe :** Antituberculeux.

Indications : Prévention des formes gra ves de la primo-infection tuberculeuse.

Contre-indications : Déficits immunitai res congénitaux ou acquis : sida.

Effets indésirables : Normalement appa raît une ulcération superficielle, parfois de anglions qui ne suppurent qu'exceptionellement.

Précautions d'emploi : L'administration e fait grâce à un applicateur à la partie supéro-externe du bras. La primo-vaccination s'effectue avant l'âge de 6 ans.

☞ *Vendu sans ordonnance.*

• MÉRIEUX MSD

Forme	Dosage	N. d'unités	Prix	Prix/jour	Liste	Remb. S.S.	Comm.
Applicateur	–	1	26,60	–	0	65 %	1973

MONTANA P ✤

Composition : Méthesculétol, anémone, hamamélis, passiflore, marron d'Inde, cyprès, bourse-à-pasteur, arnica, piloselle, bourdaine.

Domaine : Cardio-vasculaire.

Activité : Veinotonique. Vasculoprotecteur.

Indications : Signes fonctionnels de l'insuffisance veino-lymphatique : jambes lourdes, œdèmes, crampes. Troubles fonctionnels de la fragilité capillaire : ecchymoses, purpura, saignements. Signes fonctionnels de la crise hémorroïdaire.

☞ *Vendu sans ordonnance.*

• AÉROCID

Forme	Dosage	N. d'unités	Prix	Prix/jour	Liste	Remb. S.S.	Comm.
Sol. buv.	–	90 ml	55,00*	–	0	0 %	–

MONTAVON ★

Composition : Nitrate de pilocarpine, antimoniotartrate de potassium.

Domaine : Toxicologie.

Activité : Vomitif.

Indications : Désintoxication alcoolique. La prise simultanée d'alcool et du produit entraîne chez le patient un réflexe conditionné favorisant le sevrage.

☞ *Vendu sans ordonnance.*

• AÉROCID

Forme	Dosage	N. d'unités	Prix	Prix/jour	Liste	Remb. S.S.	Comm.
Sachet poudre	–	20	10,00	–	0	0 %	1976

MONURIL ★★

Composition : Fosfomycine trométanol.

Domaine : Uro-néphrologie.

Activité : Antibactérien urinaire.

Indications : Infections aux germes suivants : colibacille, entérocoques, staphylocoques, Klebsiella, Enterobacter, Serratia, taphylocoques. Traitement monodose de la ystite aiguë non compliquée de la femme eune.

Contre-indications : Infections urinaires écidivantes. Infections urinaires à germes multirésistants. Femme enceinte ou diabétique.

Effets indésirables : Troubles digestifs. Réactions allergiques.

Précautions d'emploi : Prudence en cas d'insuffisance rénale. Non conseillé chez la femme enceinte ou allaitant.

Interactions : La prise de nourriture ralentit l'absorption du produit.

☞ *Sur prescription médicale.*

• ZAMBON FRANCE

Forme	Dosage	N. d'unités	Prix	Prix/jour	Liste	Remb. S.S.	Comm.
Granulé sachet	3 g	1	78,50	–	1	65 %	1990

MOPRAL ★★★

• **Composition :** Oméprazole.

• **Domaine :** Gastro-entérologie.

• **Activité :** Antiulcéreux.

• **Classe :** Inhibiteur de la pompe à protons.

Indications : Ulcères gastriques ou duodénaux. Œsophagites par reflux gastrique. Syndrome de Zollinger-Ellison.

Effets indésirables : Troubles digestifs : nausées, diarrhée, constipation. Maux de tête. Très rarement, états confusionnels chez les patients âgés. Troubles sanguins : leucopénies, thrombopénies.

Précautions d'emploi : Prudence en ca d'insuffisance hépatique. Non conseill chez la femme enceinte ou allaitant.

Interactions : Peut potentialiser les anti coagulants oraux, les anxiolytiques, les anti coagulants oraux, certains antiépileptique etc.

☞ *Sur prescription médicale.*

• ASTRA FRANCE

Forme	Dosage	N. d'unités	Prix	Prix/jour	Liste	Remb. S.S.	Comm.
Gélule	20 mg	15	199,70	14	2	65 %	1989
Gélule	20 mg	60	Hôp.	–	2	Hôp.	1992
Flacon inj.	40 mg	1	Hôp.	–	2	Hôp.	1993

MORRHUOL

- **Composition :** Huile de foie de morue enrichie en vitamines A et D.
- **Domaine :** Nutrition et métabolisme.
- **Activité :** Vitamines liposolubles.
- **Classe :** Vitamines A et D.

Indications : Traitement préventif et curatif du rachitisme. Tétanie et spasmophilie hypocalcémique. Décalcifications de la femme enceinte et du vieillard. Ostéomalacie.

Contre-indications : Hypersensibilité à la vitamine D. Hypercalcémie, hypercalciurie, lithiase calcique.

Effets indésirables : L'apparition d'u effet secondaire doit faire craindre un sur dosage.

Précautions d'emploi : Chez la femm allaitant, éviter les fortes doses.

Interactions : Ne pas associer plusieur produits contenant de la vitamine D.

Surdosage : Entraîne des troubles d l'appétit, des nausées, des vomissement une soif intense traduisant une hypercalcé mie. Puis peut apparaître une hypertensio intracrânienne.

☞ *Vendu sans ordonnance.*

• PROMEDICA

Forme	Dosage	N. d'unités	Prix	Prix/jour	Liste	Remb. S.S.	Comm.
Capsules	200 mg	60	34,10*	4	0	0 %	–

MOSCONTIN ★★★

- **Composition :** Morphine.
- **Domaine :** Algologie.
- **Activité :** Antalgique central.
- **Classe :** Morphine et morphinomimétique.

Indications : Douleurs chroniques intenses ou rebelles aux autres antalgiques.

Contre-indications : Insuffisance respiratoire. Insuffisance hépatique ou rénale sévère. Intoxication alcoolique.

Effets indésirables : Nausées, vomissements, constipation, somnolence, dépression respiratoire. Ce produit peut entraîner une dépendance physique et psychique même après des traitements courts. Syndrome de sevrage à l'arrêt du traitement : malaises, agitation, douleurs des membres crampes abdominales, etc.

Précautions d'emploi : Prudence en fi de grossesse et chez le sujet âgé. Prudenc chez les patients recevant des produits dé presseurs du système nerveux : antidépres seurs, anxiolytiques, sédatifs, etc.

Interactions : La prise d'alcool es contre-indiquée. Potentialise tous les dé presseurs du système nerveux : avec le antitussifs détermine de la somnolence Avec les antidépresseurs de type IMAO entraîné des accidents graves.

Surdosage : Dépression aiguë des cen tres respiratoires avec hypotension pui coma imposant l'hospitalisation.

☞ *Vendu sur ordonnance. Stupéfiant.*

• ASTA MEDICA

Forme	Dosage	N. d'unités	Prix	Prix/jour	Liste	Remb. S.S.	Comm.
Comprimé	10 mg	14	31,40	4,5	Stup.	65 %	1987
Comprimé	10 mg	70	Hôp.	–	Stup.	Hôp.	1987
Comprimé	30 mg	14	64,00	9,0	Stup.	65 %	1987
Comprimé	30 mg	70	Hôp.	–	Stup.	Hôp.	1987
Comprimé	60 mg	14	122,00	17,0	Stup.	65 %	1987
Comprimé	60 mg	70	Hôp.	–	Stup.	Hôp.	1987
Comprimé	100 mg	14	175,10	25,0	Stup.	65 %	1987
Comprimé	100 mg	70	Hôp.	–	Stup.	Hôp.	1987

MOSIL ★★★

Composition : Midécamycine.

Domaine : Infectiologie.

Activité : Antibiotique.

Classe : Macrolide.

Indications : Infections aux germes suivants : streptocoques, méningocoques, gonocoques, pneumocoques, Bordetella, corynébactéries, Clostridium, mycoplasmes, Pasteurella, Chlamydia, Legionella, tréponèmes, leptospires, Helicobacter. Infections à manifestations ORL (angines, pharyngites, sinusites), broncho-pulmonaires (coqueluche, maladie des légionnaires, pneumonies), stomatologiques, cutanées ou uro-génitales.

Contre-indications : Allergie aux macrolides. Association aux alcaloïdes de l'ergot de seigle. Insuffisance hépatique.

Effets indésirables : Troubles digestifs : nausées, vomissements, gastralgies, diarrhée. Allergie cutanée.

Précautions d'emploi : Produit à prendre au cours des repas.

Interactions : Avec les dérivés de l'ergot de seigle, risque de nécrose des extrémités. Le produit augmente les effets de la carbamazépine, de la cyclosporine, de la bromocriptine et des anticoagulants oraux.

☞ *Sur prescription médicale.*

• MENARINI

Forme	Dosage	N. d'unités	Prix	Prix/jour	Liste	Remb. S.S.	Comm.
Comprimé	400 mg	20	53,20	10	1	65 %	1994

MOTILIUM ★★★

Composition : Dompéridone.

Domaine : Gastro-entérologie.

Activité : Stimulant de la motricité gastro-intestinale. Antiémétique.

Classe : Antagoniste de la dopamine.

Indications : Traitement des nausées et vomissements. Manifestations dyspeptiques liées à un trouble de la motricité.

Contre-indications : Occlusion ou subocclusion intestinale. Hémorragie digestive. Antécédents d'intolérance aux neuroleptiques.

Effets indésirables : Très rarement, somnolence, vertiges, maux de tête. Mouvements anormaux de la langue, de la face et du cou. Troubles des règles, modification des seins.

Précautions d'emploi : Prudence en cas d'insuffisance rénale. La prise d'alcool est déconseillée. Non conseillé chez la femme allaitant.

Interactions : Ne pas associer aux antispasmodiques anticholinergiques.

Surdosage : Entraîne une exagération des effets indésirables.

☞ *Sur prescription médicale.*

• JANSSEN CILAG

Forme	Dosage	N. d'unités	Prix	Prix/jour	Liste	Remb. S.S.	Comm.
Comprimé	10 mg	40	36,20	2,7 à 5,5	2	35 %	1983
Susp. buv.	1 mg/ml	200 ml	22,90	3,5 à 7	2	35 %	1983
Sachet	10 mg	30	35,40	3,5	2	35 %	1991

MOTIVAL ★★

- **Composition :** Nortriptyline, fluphénazine.
- **Domaine :** Neuropsychiatrie.
- **Activité :** Antidépresseur.
- **Classe :** Imipraminique et phénothiazinique associés.

Indications : Proposé dans le traitement des états dépressifs à composante anxieuse. Sevrage alcoolique.

Contre-indications : L'association à d'autres antidépresseurs du groupe des IMAO est formellement contre-indiquée. Les patients seront particulièrement surveillés s'ils présentent des antécédents d'adénome de la prostate, de glaucome, de troubles du rythme cardiaque ou de troubles tensionnels.

Effets indésirables : Les modifications de la vigilance, la sécheresse de la bouche, les troubles de l'accommodation visuelle, la constipation sont fréquents mais peu graves. L'hypotension orthostatique et les troubles de la motricité sont souvent gênants. On observe, dans certains cas, des troubles endo criniens et une prise de poids. Les convul sions sont beaucoup plus rares.

Précautions d'emploi : Le traitemen par antidépresseurs doit être suivi par u médecin. La consommation d'alcool est for mellement déconseillée. A utiliser avec pru dence chez les épileptique, ou chez les pa tients présentant des antécédents cardio-vas culaires sévères. A utiliser avec prudenc chez le sujet âgé et chez la femme enceint ou allaitant.

Interactions : L'action du produit peu être modifiée lorsqu'il est associé à d'autre antidépresseurs de type IMAO. La fré quence des effets indésirables augment lorsqu'on l'associe à certains antihyperten seurs ou à certains sédatifs du systèm nerveux.

Surdosage : Peut entraîner des trouble importants. Une hospitalisation s'impos d'urgence

☞ *Sur prescription médicale.*

• SANOFI WINTHROP

Forme	Dosage	N. d'unités	Prix	Prix/jour	Liste	Remb. S.S.	Comm.
Comprimé	N 10 mg F 0,5 mg	45	10,40	0,3 à 0.7	1	65 %	1977

MOUSTICRÈME ★

- **Composition :** Paréthoxycaïne, phtalate de méthyle.
- **Domaine :** Dermatologie.
- **Activité :** Anesthésique local. Antiprurigineux local. Répulsif.

Indications : Prévient et soulage les réactions cutanées provoquées par les piqûres de moustiques.

Contre-indications : Hypersensibilit aux anesthésiques locaux.

Effets indésirables : Possibilit d'eczéma allergique de contact.

Précautions d'emploi : Prudence che l'enfant. Donne une réaction positive a contrôle antidopage.

☞ *Vendu sans ordonnance.*

• STERLING MIDY

Forme	Dosage	N. d'unités	Prix	Prix/jour	Liste	Remb. S.S.	Comm.
Crème	–	50 g	40,70*	–	0	0 %	1948

MOXALACTAM ★★★

- **Composition :** Latamoxef.
- **Domaine :** Infectiologie.
- **Activité :** Antibiotique.
- **Classe :** Céphalosporine de troisième génération.

Indications : Infections aux germes suivants : staphylocoques, streptocoques, pneumocoques, colibacille, Klebsiella, Proteus, salmonelles, shigelles, Haemophilus, gonocoques, méningocoques, Clostridium. Infections à manifestations ORL, bronchopulmonaires, génito-urinaires, stomatologiques, cutanées, méningées ou septicé miques.

Contre-indications : Allergie aux cépha losporines.

Effets indésirables : Réactions allergi ques : urticaire, fièvre, choc. Troubles di gestifs : nausées, vomissements, diarrhée colite. Candidoses. Éosinophilie, neutropé nie. Hépatites. Insuffisance rénale. Bouffée vasomotrices après l'ingestion d'alcool.

Précautions d'emploi : Prudence en ca d'insuffisance rénale. Non conseillé chez l femme enceinte ou allaitant. Peut donner une réaction positive lors de la recherche de glucose dans les urines.

☞ *Sur prescription médicale. Usage hospitalier.*

• LILLY FRANCE

Forme	Dosage	N. d'unités	Prix	Prix/jour	Liste	Remb. S.S.	Comm.
Flacon inj.	1 g	1	Hôp.	–	1	Hôp.	1981

MOXYDAR ★★

- **Composition :** Hydroxydes d'aluminium et de magnésium. Phosphate d'aluminium, gomme guard.
- **Domaine :** Gastro-entérologie.
- **Activité :** Antiacide œso-gastrique.
- **Classe :** Sel de magnésium. Sel d'aluminium.

Indications : Traitement symptomatique des douleurs liées aux affections œso-gastro-duodénales.

Contre-indications : Insuffisance rénale chronique.

Effets indésirables : Diarrhée.

Précautions d'emploi : Prudence en cas d'insuffisance rénale.

Interactions : Entraîne une diminution de l'absorption d'un grand nombre de médicaments. Il convient donc de respecter un délai de 2 heures entre la prise du produit et d'autres traitements.

☞ *Vendu sans ordonnance.*

• SEROZYM

Forme	Dosage	N. d'unités	Prix	Prix/jour	Liste	Remb. S.S.	Comm.
Comprimé	–	30	27,30	3	0	65 %	1990

MUCAL ★★★

- **Composition :** Aluminosilicate de magnésium, sodium et calcium.
- **Domaine :** Gastro-entérologie.
- **Activité :** Antiacide œso-gastrique.
- **Classe :** Sel de magnésium. Sel d'aluminium. Sel de calcium.

Indications : Traitement symptomatique des douleurs liées aux affections œso-gastro-duodénales. Œsophagite, hernie hiatale, reflux gastro-œsophagien, ulcère gastro-duodénal, gastrite. Dyspepsies. Colopathies fonctionnelles.

Contre-indications : Insuffisance rénale chronique.

Effets indésirables : Constipation possible.

Précautions d'emploi : Prudence en cas d'insuffisance rénale.

Interactions : Entraîne une diminution de l'absorption d'un grand nombre de médicaments. Il convient donc de respecter un délai de 2 heures entre la prise du produit et d'autres traitements.

☞ *Vendu sans ordonnance.*

• IREX

Forme	Dosage	N. d'unités	Prix	Prix/jour	Liste	Remb. S.S.	Comm.
Sachet	–	30	25,90	2,5	0	65 %	1982
Sachet	–	60	42,80	2	0	65 %	1982

MUCICLAR ★

- **Composition :** Carbocistéine.
- **Domaine :** Pneumologie.
- **Activité :** Fluidifiant bronchique. Expectorant.
- **Classe :** Dérivés de la cystéine.

Indications : Traitement des troubles de la sécrétion bronchique au cours des affections des voies respiratoires : bronchites aiguës ou chroniques, trachéo-bronchites.

Contre-indications : Ulcères gastro-duodénaux.

Effets indésirables : Troubles digestifs : gastralgies, nausées, diarrhées.

Interactions : Ne pas associer aux antitussifs ou aux asséchants bronchiques de type anticholinergique.

☞ *Vendu sans ordonnance.*

• PARKE-DAVIS

Forme	Dosage	N. d'unités	Prix	Prix/jour	Liste	Remb. S.S.	Comm.
Gélule	375 mg	30	19,90	4	0	35 %	1982
Sirop adulte	5 %	125 ml	16,20	6	0	35 %	1980
Sirop adulte	5 %	200 ml	26,70	4	0	35 %	1983
Sirop enfant	2 %	125 ml	15,10	0,6 à 1,8	0	35 %	1980
Sachet	750 mg	30	32,90	3,3	0	35 %	1988
Sol. buv. ss sucre	5 %	300 ml	25,20	3,8	0	35 %	1995

MUCINUM ✣

- **Composition :** Bile totale, belladone, séné, phénolphtaléine, bourdaine, boldo, scammonée, anis vert.
- **Domaine :** Gastro-entérologie.
- **Activité :** Laxatif stimulant. Antispasmodique.
- **Classe :** Anthraquinonique. Phénolphtaléine. Anticholinergique.

Indications : Traitement symptomatique de la constipation associé aux mesures hygiéno-diététiques.

Contre-indications : Constipation récente inexpliquée, persistante, n'ayant pas fait l'objet d'examens médicaux. Colopathies organiques inflammatoires. Syndrome occlusif. Douleurs abdominales. Enfant. Insuffisance rénale. Glaucome. Troubles urétro-prostatiques.

Effets indésirables : Diarrhée. Douleurs abdominales. Mélanose recto-colique. Hypokaliémie. Maladie des laxatifs. Insuffisance rénale. Sécheresse de la bouche, troubles de la vue. Troubles urinaires.

Précautions d'emploi : Déconseillé chez la femme allaitant. Pas d'utilisation prolongée.

Interactions : Ne pas associer aux diurétiques hypokaliémiants, aux anti-inflammatoires corticoïdes. Ne pas associer à certains antiarythmisants : sotalol, quinidine, amiodarone. Prudence en cas d'association avec les digitaliques et les dérivés de la vincamine.

Surdosage : Entraîne une diarrhée et des troubles hydroélectrolytiques graves.

☞ *Sur prescription médicale. Présente des dangers en cas d'utilisation prolongée.*

- INNOTHÉRA

Forme	Dosage	N. d'unités	Prix	Prix/jour	Liste	Remb. S.S.	Comm.
Comprimé	–	30	24,00	0,8 à 1,6	2	0 %	1920

MUCINUM AU CASCARA ✣

- **Composition :** Bile totale, belladone, séné, cascara, bourdaine, boldo, scammonée, anis vert.
- **Domaine :** Gastro-entérologie.
- **Activité :** Laxatif stimulant. Antispasmodique.
- **Classe :** Anthraquinonique. Anticholinergique.

Indications : Traitement symptomatique de la constipation associé aux mesures hygiéno-diététiques.

Contre-indications : Constipation récente inexpliquée, persistante, n'ayant pas fait l'objet d'examens médicaux. Colopathies organiques inflammatoires. Syndrome occlusif. Douleurs abdominales. Enfant. Insuffisance rénale. Glaucome. Troubles urétro-prostatiques.

Effets indésirables : Diarrhée. Douleurs abdominales. Mélanose recto-colique. Hypokaliémie. Maladie des laxatifs. Insuffisance rénale. Sécheresse de la bouche, troubles de la vue. Troubles urinaires.

Précautions d'emploi : Déconseillé chez la femme allaitant. Pas d'utilisation prolongée.

Interactions : Ne pas associer aux diurétiques hypokaliémiants, aux anti-inflammatoires corticoïdes. Ne pas associer à certains antiarythmisants : sotalol, quinidine, amiodarone. Prudence en cas d'association avec les digitaliques et les dérivés de la vincamine.

Surdosage : Entraîne une diarrhée et des troubles hydroélectrolytiques graves.

☞ *Vendu sans ordonnance. Présente des dangers en cas d'utilisation prolongée.*

- INNOTHÉRA

Forme	Dosage	N. d'unités	Prix	Prix/jour	Liste	Remb. S.S.	Comm.
Comprimé	–	30	24,00	0,8 à 1,6	0	0 %	1976

MUCIPULGITE ★★★

- **Composition :** Attapulgite de Mormoiron, gomme guard.
- **Domaine :** Gastro-entérologie.
- **Activité :** Pansement intestinal. Laxatif de lest.
- **Classe :** Argile. Mucilage.

Indications : Traitement symptomatique des colopathies fonctionnelles avec constipation.

Contre-indications : Occlusion ou subocclusion intestinale.

Précautions d'emploi : Prudence en cas d'atonie intestinale et chez le sujet âgé grabataire.

Interactions : Peut entraîner une diminution de l'absorption d'un grand nombre de médicaments. Il convient donc de respecter un délai de 2 heures entre la prise du produit et d'autres traitements.

☞ *Vendu sans ordonnance.*

• BEAUFOUR

Forme	Dosage	N. d'unités	Prix	Prix/jour	Liste	Remb. S.S.	Comm.
Granulé	–	300 g	20,80	1 à 2,5	0	65 %	1965
Granulé	–	600 g	35,20	0,8 à 2,2	0	65 %	1965

MUCITUX ★

- **Composition :** Eprazinone.
- **Domaine :** Pneumologie.
- **Activité :** Antitussif.
- **Classe :** Non opiacé.

Indications : Bronchites aiguës ou chroniques. Insuffisances respiratoires chroniques. Rhinites, syndrome grippal.

Effets indésirables : Troubles digestifs. Somnolence. Réactions cutanées allergiques.

☞ *Vendu sans ordonnance.*

• RIOM

Forme	Dosage	N. d'unités	Prix	Prix/jour	Liste	Remb. S.S.	Comm.
Comprimé	50 mg	32	27,90*	–	0	0 %	1972

MUCIVITAL ★★★

- **Composition :** Ispaghule.
- **Domaine :** Gastro-entérologie.
- **Activité :** Laxatif de lest.
- **Classe :** Mucilage.

Indications : Traitement symptomatique de la constipation associé aux mesures hygiéno-diététiques.

Contre-indications : Constipation récente inexpliquée, persistante, n'ayant pas fait l'objet d'examens médicaux. Syndrome occlusif ou subocclusif. Fécalome.

Effets indésirables : Sensation de ballonnement abdominal. Flatulences.

Précautions d'emploi : Pas d'utilisation prolongée. Prudence chez le sujet grabataire ou porteur d'un mégacôlon.

☞ *Vendu sans ordonnance.*

• ARKOPHARMA

Forme	Dosage	N. d'unités	Prix	Prix/jour	Liste	Remb. S.S.	Comm.
Gélule	350 mg	50	39,00	1,6 à 3,6	0	0 %	1989
Sachet	5 g	20	72,00	3,5 à 7	0	0 %	1989

MUCOFLUID ★★

- **Composition :** Mercapto-éthane-sulfonate de sodium, tétracémate disodique.
- **Domaine :** Pneumologie.
- **Activité :** Fluidifiant bronchique. Expectorant.

Indications : Hypersécrétion et encombrement bronchique : mucoviscidose. Prévention de l'encombrement postopératoire.

Contre-indications : Asthme et état de mal asthmatique.

Effets indésirables : Toux d'irritation.

Précautions d'emploi : Administrer en aérosol.

☞ *Vendu sans ordonnance.*

- UCB PHARMA

Forme	Dosage	N. d'unités	Prix	Prix/jour	Liste	Remb. S.S.	Comm.
Amp. aérosol	600 mg	30	224,52	–	2	65 %	1978

MUCOLATOR ★★

- **Composition :** Acétylcystéine.
- **Domaine :** Pneumologie.
- **Activité :** Fluidifiant bronchique. Expectorant.
- **Classe :** Dérivés de la cystéine.

Indications : Traitement des troubles de la sécrétion bronchique au cours des affections des voies respiratoires : bronchites aiguës ou chroniques, trachéo-bronchites.

Contre-indications : Ulcères gastro-duodénaux.

Effets indésirables : Troubles digestifs : gastralgies, nausées, diarrhées.

Précautions d'emploi : Non conseillé chez la femme enceinte ou allaitant.

Interactions : Ne pas associer aux antitussifs ou aux asséchants bronchiques de type anticholinergique.

☞ *Vendu sans ordonnance.*

- ABBOTT-FRANCE

Forme	Dosage	N. d'unités	Prix	Prix/jour	Liste	Remb. S.S.	Comm.
Sachet	200 mg	30	32,60	3	0	35 %	1987

MUCOMYST ★★

- **Composition :** Acétylcystéine.
- **Domaine :** Pneumologie.
- **Activité :** Fluidifiant bronchique. Expectorant.
- **Classe :** Dérivés de la cystéine.

Indications : Traitement des troubles de la sécrétion bronchique au cours des affections des voies respiratoires : bronchites aiguës ou chroniques, trachéo-bronchites.

Contre-indications : Ulcères gastro-duodénaux.

Effets indésirables : Troubles digestifs : gastralgies, nausées, diarrhées.

Précautions d'emploi : Non conseillé chez la femme enceinte ou allaitant.

Interactions : Ne pas associer aux antitussifs ou aux asséchants bronchiques de type anticholinergique.

☞ *Vendu sans ordonnance.*

- BRISTOL-MYERS SQUIBB

Forme	Dosage	N. d'unités	Prix	Prix/jour	Liste	Remb. S.S.	Comm.
Sachet	200 mg	30	36,00	3	0	35 %	1985
Susp. buv.	40 mg/ml	120 ml	25,80	3	0	35 %	1989
Susp. buv	20 mg/ml	120 ml	14,20	2	0	35 %	1989
Amp. aérosol	1 g	6	31,00	5	0	65 %	1965

MUCOPLEXIL ★

- **Composition :** Carbocistéine.
- **Domaine :** Pneumologie.
- **Activité :** Fluidifiant bronchique. Expectorant.

• **Classe :** Dérivés de la cystéine.

Indications : Traitement des troubles de la sécrétion bronchique au cours des affections des voies respiratoires : bronchites aiguës ou chroniques, trachéo-bronchites.

Contre-indications : Ulcères gastro-duodénaux.

Effets indésirables : Troubles digestifs : gastralgies, nausées, diarrhées.

Interactions : Ne pas associer aux antitussifs ou aux asséchants bronchiques de type anticholinergique.

☞ *Vendu sans ordonnance.*

• RP LABO

Forme	Dosage	N. d'unités	Prix	Prix/jour	Liste	Remb. S.S.	Comm.
Sirop	5 %	150 ml	38,90*	–	0	0 %	1981

MUCORHINE

• **Composition :** Baume du Pérou, huile de calendula, huile à l'échinacéa, huile au phytolacca.

• **Domaine :** ORL.

• **Activité :** Antiseptique local.

• **Classe :** Basalmique.

Indications : Traitement local d'appoint des infections de la muqueuse rhino-pharyngée et des sinus.

Contre-indications : Hypersensibilité à un constituant.

Précautions d'emploi : Traitement de courte durée.

☞ *Vendu sans ordonnance.*

• BOIRON

Forme	Dosage	N. d'unités	Prix	Prix/jour	Liste	Remb. S.S.	Comm.
Sol. nasale	–	15 ml	29,00*	–	0	0 %	–

MUCOSODINE

• **Composition :** Perborate de soude, bicarbonate de soude, borate de soude, chlorure de sodium.

• **Domaine :** Stomatologie.

• **Activité :** Antiseptique local.

Indications : Traitement d'appoint local des infections bucco-dentaires et des parodontopathies.

Contre-indications : Enfant de moins de 30 mois. Hypersensibilité aux constituants.

Effets indésirables : Réactions allergiques locales ou générales.

Précautions d'emploi : Traitement de courte durée.

☞ *Vendu sans ordonnance.*

• SOEKAMI LEFRANCQ

Forme	Dosage	N. d'unités	Prix	Prix/ jour	Liste	Remb. S.S.	Comm.
Sachet/bain de b.	–	20	38,00	–	0	0 %	1916

MUCOTHIOL ★

• **Composition :** Diacétylcytéine.

• **Domaine :** Pneumologie.

• **Activité :** Fluidifiant bronchique. Expectorant.

• **Classe :** Dérivés de la cystéine.

Indications : Traitement des troubles de la sécrétion bronchique au cours des affections des voies respiratoires : bronchites aiguës ou chroniques, trachéo-bronchites.

Contre-indications : Ulcères gastro-duodénaux.

Effets indésirables : Troubles digestifs : gastralgies, nausées, diarrhées.

Interactions : Ne pas associer aux antitussifs ou aux asséchants bronchiques de type anticholinergique.

☞ *Vendu sans ordonnance.*

• S.C.A.T.

Forme	Dosage	N. d'unités	Prix	Prix/jour	Liste	Remb. S.S.	Comm.
Comprimé	100 mg	60	34,10	2 à 4	0	35 %	1974
Sachet	150 mg	20	25,40	1 à 3	0	35 %	1979

MULKINE ★★★

- **Composition :** Montmorillonite beidellitique, gomme guare.
- **Domaine :** Gastro-entérologie.
- **Activité :** Pansement intestinal. Laxatif de lest.
- **Classe :** Argile. Mucilage.

Indications : Traitement symptomatique des colopathies fonctionnelles avec constipation.

Contre-indications : Occlusion ou subocclusion intestinale.

Effets indésirables : Ballonnement abdominal en début de traitement.

Précautions d'emploi : Prudence en cas d'atonie intestinale et chez le sujet âgé grabataire.

Interactions : Peut entraîner une diminution de l'absorption d'un grand nombre de médicaments. Il convient donc de respecter un délai de 2 heures entre la prise du produit et d'autres traitements.

☞ *Vendu sans ordonnance.*

• BEAUFOUR

Forme	Dosage	N. d'unités	Prix	Prix/jour	Liste	Remb. S.S.	Comm.
Granulé	–	300 g	28,60	2,6 à 4	0	65 %	1985
Granulé	–	600 g	47,50	2 à 3,2	0	65 %	1985

MULTÈNE ★★★

- **Composition :** arginine, glycine, histidine, isoleucine, leucine, méthionine, phénylalanine, thréonine, tryptophane, valine, sorbitol. Azote 9,2 g/l.
- **Domaine :** Nutrition et métabolisme.
- **Activité :** Alimentation parentérale.
- **Classe :** Acides aminés. Glucides.

Indications : Apport protidique en alimentation parentérale. Insuffisance rénale chronique.

Contre-indications : Insuffisances hépatiques sévères. Hyperhydratation.

Effets indésirables : Acidoses métaboliques. Hyperazotémie.

☞ *Usage hospitalier.*

• CLINTEC

Forme	Dosage	N. d'unités	Prix	Prix/jour	Liste	Remb. S.S.	Comm.
Flacon inj. 100 ml	9,2g/l	1	Hôp.	–	0	Hôp.	1971

MUPHORAN ★★★

- **Composition :** Fotémustine.
- **Domaine :** Cancérologie.
- **Activité :** Antinéoplasique. Cytostatique.
- **Classe :** Alkylant. Nitroso-urée.

Indications : Mélanome malin disséminé. Tumeurs cérébrales malignes primitives.

Contre-indications : Grossesse. Allaitement.

Effets indésirables : Troubles digestifs : nausées, vomissements. Troubles sanguins retardés : anémie, leucopénie, thrombopénie. Troubles des fonctions hépatiques. Brûlures sur le trajet veineux avec périphlébite. Aménorrhée, azoospermie.

Précautions d'emploi : Nécessité d'une surveillance régulière de l'hémogramme afin de guider les administrations ultérieures. Déconseillé chez la femme enceinte ou allaitant.

☞ *Sur prescription médicale.*

• SERVIER

Forme	Dosage	N. d'unités	Prix	Prix/jour	Liste	Remb. S.S.	Comm.
Flacon inj.	208 mg	1	4067,50	–	1	100 %	1989

MUTAGRIP ★★

- **Composition :** Vaccin constitué de virus grippal inactivé.
- **Domaine :** Infectiologie.
- **Activité :** Vaccin.
- **Classe :** Antigrippe.

Indications : Prévention de la grippe chez les sujets âgés ou fragilisés.

Contre-indications : Allergie aux protéines de l'œuf.

Effets indésirables : Réaction locale. Parfois fièvre.

Précautions d'emploi : Voie sous-cutanée ou intra musculaire. Vaccination de préférence en automne.

Interactions : Peut positiver faussement pendant 3 mois certaines réactions sérologiques virales : hépatite, HTLV1, HIV par le test ELISA, qui doit toujours être confirmé par un autre test.

☞ *Vendu sans ordonnance.*

• PASTEUR VACCINS

Forme	Dosage	N. d'unités	Prix	Prix/jour	Liste	Remb. S.S.	Comm.
Seringue	–	1	57,30	–	0	0 %	1974

MUTÉSA ★★

• **Composition :** Oxydes d'aluminium et de magnésium, oxétacaïne, acide benzoïque, benzoate de sodium.

• **Domaine :** Gastro-entérologie.

• **Activité :** Antiacide œso-gastrique.

• **Classe :** Sel de magnésium. Sel d'aluminium.

Indications : Traitement symptomatique des douleurs liées aux affections œso-gastro-duodénales.

Contre-indications : Insuffisance rénale chronique.

Précautions d'emploi : Prudence en cas d'insuffisance rénale. Donne une réaction positive au contrôle antidopage.

Interactions : Entraîne une diminution de l'absorption d'un grand nombre de médicaments. Il convient donc de respecter un délai de 2 heures entre la prise du produit et d'autres traitements.

☞ *Sur prescription médicale.*

• WYETH FRANCE

Forme	Dosage	N. d'unités	Prix	Prix/jour	Liste	Remb. S.S.	Comm.
Susp. buv.	–	200 ml	12,80	2	2	65 %	1966

MUXOL ★★

• **Composition :** Ambroxol.

• **Domaine :** Pneumologie.

• **Activité :** Fluidifiant bronchique. Expectorant.

• **Classe :** Ambroxol.

Indications : Traitement des troubles de la sécrétion bronchique au cours des affections des voies respiratoires : bronchites aiguës ou chroniques, trachéo-bronchites.

Contre-indications : Femme enceinte ou allaitant.

Effets indésirables : Troubles digestifs : gastralgie, nausées, diarrhée.

Interactions : Ne pas associer aux antitussifs ou aux asséchants bronchiques de type anticholinergique.

☞ *Vendu sans ordonnance.*

• LEURQUIN

Forme	Dosage	N. d'unités	Prix	Prix/jour	Liste	Remb. S.S.	Comm.
Comprimé	30 mg	30	31,60	2 à 4	2	35 %	1990
Sol. buv.	0,3 %	180 ml	21,50	3,5	2	35 %	1989

MYAMBUTOL ★★★

• **Composition :** Éthambutol.

• **Domaine :** Infectiologie.

• **Activité :** Antibiotique. Antituberculeux.

Indications : Infections à mycobactéries typiques ou atypiques. Tuberculoses pulmonaire, méningée, génito-urinaire, ostéoarticulaire, ganglionnaires. Primo-infections tuberculeuses.

Contre-indications : Hypersensibilité à l'éthambutol. Névrite optique.

Effets indésirables : Troubles oculaires avec baisse de l'acuité visuelle et modification de la vision des couleurs. Troubles digestifs.

Précautions d'emploi : Avant le traitement, faire un examen de l'acuité visuelle, du champ visuel, de la vision des couleurs et du fond d'œil. Des examens réguliers permettront de déceler toute anomalie qui fera interrompre le traitement.

☞ *Sur prescription médicale.*

• LEDERLE

Forme	Dosage	N. d'unités	Prix	Prix/jour	Liste	Remb. S.S.	Comm.
Comprimé	400 mg	50	16,30	1	1	65 %	1970

MYCODÉCYL ★★

- **Composition :** Acide undécylénique.
- **Domaine :** Dermatologie.
- **Activité :** Antifongique local.

Indications : Proposé dans le traitement des dermatophyties cutanées : intertrigos génitaux, pied d'athlète, sycosis.

Contre-indications : Hypersensibilité au produit.

Effets indésirables : Eczéma allergique de contact. Effets toxiques systémiques.

Précautions d'emploi : Ne pas appliquer sur les muqueuses.

☞ *Vendu sans ordonnance.*

- DOMS-ADRIAN

Forme	Dosage	N. d'unités	Prix	Prix/jour	Liste	Remb. S.S.	Comm.
Pommade	–	30 g	15,20	–	0	65 %	1948
Poudre	–	50 g	18,20	–	0	65 %	1949
Sol. locale	–	45 ml	15,20	–	0	65 %	1951

MYCOLOG ★★★

- **Composition :** Triamcinolone, nystatine, néomycine.
- **Domaine :** Dermatologie.
- **Activité :** Anti-inflammatoire local. Antifongique. Antibiotique.
- **Classe :** Anti-inflammatoire stéroïdien. Dermocorticoïde. Aminoside. Polyène.

Indications : Dermatoses justiciables de la corticothérapie locale avec surinfection bactérienne ou mycosique : eczéma, dyshidrose en début de traitement.

Contre-indications : Hypersensibilité aux produits. Dermatoses primitivement microbiennes, virales ou mycosiques.

Effets indésirables : Atrophie cutanée, télangiectasies, vergetures. Retard de cicatrisation. Sécheresse de la peau, folliculite, acné, hypertrichose, dépigmentation. Réactions allergiques cutanées.

Précautions d'emploi : Pas d'utilisation prolongée. Prudence chez l'enfant.

☞ *Sur prescription médicale.*

- BRISTOL-MYERS SQUIBB

Forme	Dosage	N. d'unités	Prix	Prix/jour	Liste	Remb. S.S.	Comm.
Pommade	–	10 g	13,80	–	1	65 %	1962

MYCOMNES ★★

- **Composition :** Nifuratel, nystatine.
- **Domaine :** Gynécologie.
- **Activité :** Antiseptique local. Antifongique local. Antitrichomonas.

Indications : Antisepsie gynécologique. Traitement local des infections vaginales à germes sensibles.

Contre-indications : Hypersensibilité à un composant.

Effets indésirables : Prurit, sensation de brûlure locale.

☞ *Sur prescription médicale.*

- FUMOUZE

Forme	Dosage	N. d'unités	Prix	Prix/jour	Liste	Remb. S.S.	Comm.
Capsule vag.	–	10	20,90	–	1	65 %	1978
Pommade	–	30 g	47,35	–	1	0 %	1982

MYCOSTATINE ★★★

Composition : Nystatine.

Domaine : Gastro-entérologie. Gynécologie.

Activité : Antifongique local.

Classe : Polyène.

Indications : Infections à champignons : andida ou Geotrichum. Infections à maniestations bucco-pharyngées : muguet, stoatites, angines, langue noire, candidoses œsophagiennes. Infections à manifestations gynécologiques : vulvites, vaginites.

Contre-indications : Hypersensibilité aux polyènes.

Effets indésirables : Troubles digestifs mineurs. Irritation locale (vagin).

Précautions d'emploi : Ne pas associer à des pansements digestifs.

☞ *Sur prescription médicale.*

• BRISTOL-MYERS SQUIBB

Forme	Dosage	N. d'unités	Prix	Prix/jour	Liste	Remb. S.S.	Comm.
omprimé	500 M U	16	15,20	8 à 11	1	65 %	1956
usp. buv.	100 M U/ml	24	11,70	2 à 8	1	65 %	1956
ompr. vag.	100 M U	12	7,60	1,5	1	65 %	1959

MYCOSTER ★★★

Composition : Ciclopiroxolamine.

Domaine : Dermatologie.

Activité : Antifongique local.

Classe : Pyridone.

Indications : Traitement des infections e la peau à dermatophytes : herpès circiné, itertrigo, pied d'athlète, mycose des onles, sycosis. Traitement des candidoses : itertrigo des plis, perlèche, vulvite, balaite. Traitement du Pityriasis versicolor. *Solution à 8 %* : traitement des onychomycoses.

Contre-indications : Hypersensibilité au produit.

Effets indésirables : Sensation de brûlure, érythème, prurit. Réactions d'hypersensibilité locale.

Précautions d'emploi : Éviter d'utiliser un savon acide.

☞ *Vendu sans ordonnance.*

• SINBIO

Forme	Dosage	N. d'unités	Prix	Prix/jour	Liste	Remb. S.S.	Comm.
rème	1 %	30 g	32,80	–	0	65 %	1986
ol. locale	1 %	30 ml	32,60	–	0	65 %	1988
ol. locale	8 %	3 ml	93,30	–	0	65 %	1992

MYCO-ULTRALAN ★★★

Composition : Fluocortolone, nystatine, néomycine.

Domaine : Dermatologie.

Activité : Anti-inflammatoire local. Antifongique. Antibiotique.

Classe : Anti-inflammatoire stéroïdien. Dermocorticoïde. Aminoside. Polyène.

Indications : Dermatoses justiciables de a corticothérapie locale avec surinfection actérienne ou mycosique : eczéma, dyshirose en début de traitement.

Contre-indications : Hypersensibilité aux produits. Dermatoses primitivement microbiennes, virales ou mycosiques.

Effets indésirables : Atrophie cutanée, télangiectasies, vergetures. Retard de cicatrisation. Sécheresse de la peau, folliculite, acné, hypertrichose, dépigmentation. Réactions allergiques cutanées.

Précautions d'emploi : Pas d'utilisation prolongée. Prudence chez l'enfant.

☞ *Sur prescription médicale.*

• SCHERING

Forme	Dosage	N. d'unités	Prix	Prix/jour	Liste	Remb. S.S.	Comm.
ommade	–	30 g	23,00	–	1	65 %	1977

MYDRIATICUM ★★

- **Composition :** Tropicamide
- **Domaine :** Ophtalmologie.
- **Activité :** Mydriatique.
- **Classe :** Anticholinergique.

Indications : Traitement des uvéites antérieures : iritis, iridocyclites, et postérieures. Obtention d'une paralysie de l'accommodation.

Contre-indications : Hypersensibilité au produit. Risque de glaucome aigu par fermeture de l'angle. Troubles vésicoprost tiques.

Effets indésirables : Sécheresse de bouche, mydriase prolongée, troubles de vision. Tachycardie, constipation, sy drome confusionnel.

Précautions d'emploi : Prudence chez sujet âgé.

☞ *Sur prescription médicale.*

- MERCK SHARP & DOHME-CHIBRET

Forme	Dosage	N. d'unités	Prix	Prix/jour	Liste	Remb. S.S.	Comm.
Collyre	0,5 %	10 ml	17,90	–	1	65 %	1960

MYK 1 % ★★★

- **Composition :** Sulconazole.
- **Domaine :** Dermatologie.
- **Activité :** Antifongique local.
- **Classe :** Imidazolé.

Indications : Traitement des candidoses : intertrigo des plis, perlèche, vulvite, balanite. Traitement du Pityriasis versicolor. Traitement des infections à dermatophytes : herpès circiné, intertrigo, pied d'athlète, sycosis. Traitement de l'érythrasma.

Contre-indications : Hypersensibili aux imidazolés.

Effets indésirables : Eczéma allergiq de contact. Effets toxiques systémiques.

Précautions d'emploi : Éviter d'utilis un savon acide. Non conseillé chez femme enceinte ou allaitant.

☞ *Sur prescription médicale.*

- CASSENNE

Forme	Dosage	N. d'unités	Prix	Prix/jour	Liste	Remb. S.S.	Comm.
Crème	1 %	15 g	28,70	–	1	65 %	1990
Poudre	1 %	15 g	28,70	–	1	65 %	1990
Sol. locale	1 %	15 ml	28,70	–	1	65 %	1990

MYNOCINE ★★★

- **Composition :** Minocycline.
- **Domaine :** Infectiologie.
- **Activité :** Antibiotique.
- **Classe :** Cycline.

Indications : Infections aux germes suivants : Brucella, Pasteurella, mycoplasmes, Chlamydia, rickettsies, gonocoques, leptospires, tréponèmes, Haemophilus, vibrions. Infections à manifestations broncho-pulmonaires, ORL, ophtalmiques, génito-urinaires, cutanées (acné) ou septicémiques.

Contre-indications : Allergie aux cyclines. Enfant de moins de 8 ans (risque de coloration dentaire).

Effets indésirables : Troubles digestifs : nausées, vomissements, diarrhée, candidoses ano-génitales. Réactions allergiques : urticaire, œdème de la face, choc anaphylactique. Réactions de photosensibilisation : érythrodermies. Anémies, neutropénies, é sinophilies. Coloration jaune des dents anomalies dentaires en cas d'administratio à l'enfant de moins de 8 ans.

Précautions d'emploi : Prendre le pr duit au cours des repas. Prudence en c d'insuffisance hépatique ou rénale. Ne p s'exposer au soleil. Contre-indiqué chez femme enceinte ou allaitant. Ne pas ouvr les gélules. Risque de sédation.

Interactions : Ne pas associer aux rét noïdes (dérivés de la vitamine A). L'activi du produit est diminuée par les antiépilept ques, les sels ferreux, les pansements ga triques.

Surdosage : Peut entraîner une insuff sance hépatique.

☞ *Sur prescription médicale.*

- LEDERLE

Forme	Dosage	N. d'unités	Prix	Prix/ jour	Liste	Remb. S.S.	Comm.
Gélule	100 mg	6	43,20	15	1	65 %	1973
Flacon inj. IV	100 mg	1	Hôp.	–	1	Hôp.	1976
Flacon inj. IM	100 mg	1	Hôp.	–	1	Hôp.	1976

MYOLASTAN ★★★

- **Composition :** Tétrazépam.
- **Domaine :** Rhumatologie.
- **Activité :** Myorelaxant.
- **Classe :** Benzodiazépine.

Indications : Traitement d'appoint des contractures musculaires douloureuses.

Contre-indications : Allergie aux benzodiazépines. Insuffisance respiratoire. Myasthénie.

Effets indésirables : Fatigue générale, somnolence, irritabilité, hallucinations, perte de mémoire. Éruptions cutanées. Peut entraîner en cas d'utilisation prolongée un état de dépendance.

Précautions d'emploi : Prudence en cas d'insuffisance hépatique ou rénale. La prise d'alcool est déconseillée. L'arrêt du traitement doit être progressif.

Interactions : Augmente les effets de tous les dépresseurs du système nerveux central : antalgiques, barbituriques, antidépresseurs, neuroleptiques, alcool, etc.

Surdosage : Entraîne une somnolence puis un coma.

☞ *Sur prescription médicale.*

• SANOFI WINTHROP

Forme	Dosage	N. d'unités	Prix	Prix/jour	Liste	Remb. S.S.	Comm.
Comprimé	50 mg	20	43,00	1 à 4	1	65 %	1969

MYOVITON ★

- **Composition :** Triphosadénine, vitamine B6.
- **Domaine :** Nutrition et métabolisme.
- **Activité :** Antiasthénique. Vitamines hydrosolubles.

Indications : Utilisé dans le traitement de l'asthénie fonctionnelle, en l'absence d'activité spécifique démontrée.

Effets indésirables : Rares sensations douloureuses des membres.

Précautions d'emploi : Traitement toujours de courte durée.

Interactions : Ne pas associer à la lévodopa, qui voit son activité diminuer.

☞ *Vendu sans ordonnance.*

• LUCIEN

Forme	Dosage	N. d'unités	Prix	Prix/jour	Liste	Remb. S.S.	Comm.
Comprimé	250 mg	24	38,40*	–	0	0 %	1964

MYRTALYL

- **Composition :** Bismuth, quinine, eucalyptol, niaouli, camphre, procaïne, gaïacol, camphre.
- **Domaine :** Pneumologie. ORL.
- **Activité :** Antipyrétique. Antiseptique.

Indications : Affections banales des voies respiratoires. Angines. Amygdalites.

Contre-indications : Enfant de moins de 15 ans. Hypersensibilité aux anesthésiques locaux.

☞ *Vendu sans ordonnance.*

• STERLING MIDY

Forme	Dosage	N. d'unités	Prix	Prix/jour	Liste	Remb. S.S.	Comm.
Suppositoire	–	10	32,15*	–	0	0 %	–
Sirop	–	150 ml	37,10*	–	0	0 %	–

MYRTINE

- **Composition :** *Sirop adulte et enfant* : pholcodine, myrte, terpinéol, ipéca. *Sirop nourrisson* : myrte, terpinéol, baume de tolu, benzoate de sodium, coquelicot. *Suppositoire adulte et enfant* : pholcodine, myrte, terpinéol, camphre.
- **Domaine :** Pneumologie.
- **Activité :** Antitussif.
- **Classe :** Opium et dérivés.

Indications : Traitement symptomatique des toux sèches et d'irritation, des affections rhino-pharyngées et de certaines bronchites.

Contre-indications : Enfant de moins de 15 ans. Glaucome, troubles urétroprostatiques.

Effets indésirables : Constipation, somnolence, nausées, vomissements, dépression respiratoire.

Précautions d'emploi : Ne pas prendre d'alcool pendant le traitement. Prudence chez le sujet âgé. Déconseillé chez la femme enceinte ou allaitant. Le traitement doit être de courte durée. Donne une réaction positive au contrôle antidopage.

Interactions : L'activité et les effets secondaires peuvent être augmentés par les autres dépresseurs du système nerveux central.

Surdosage : Entraîne une somnolence avec possible dépression des centres respiratoires imposant l'hospitalisation.

☞ *Vendu sans ordonnance.*

• AÉROCID

Forme	Dosage	N. d'unités	Prix	Prix/ jour	Liste	Remb. S.S.	Comm.
Sirop adulte	P 1 mg/ml	150 ml	35,00*	–	0	0 %	–
Sirop enfant	P 0,5 mg/ml	150 ml	32,50*	–	0	0 %	–
Sirop nourrisson	P 0 mg/ml	150 ml	30,00*	–	0	0 %	–
Supp. adulte	P 20 mg	8	35,00*	–	0	0 %	–
Supp. enfant	P 5 mg	8	30,55*	–	0	0 %	–

MYRTINE INHALANTE ★

- **Composition :** Myrte, terpinéol, romarin, lavande, laurier-cerise.
- **Domaine :** Pneumologie. ORL.
- **Activité :** Antiseptique local. Décongestionnant.
- **Classe :** Balsamique. Terpène.

Indications : Traitement adjuvant dans les états congestifs des voies aériennes supérieures, en l'absence d'activité spécifique démontrée.

Contre-indications : Enfant de moins de 30 mois.

Effets indésirables : Réactions allergiques.

Précautions d'emploi : A utiliser en inhalation.

☞ *Vendu sans ordonnance.*

• AÉROCID

Forme	Dosage	N. d'unités	Prix	Prix/ jour	Liste	Remb. S.S.	Comm.
Sol. inhalation	–	60 ml	40,00*	–	0	0 %	–

MYRTINE RÉVULSIVE ★

- **Composition :** Myrte, lavande, nicotinate de méthyle, isomyrtol.
- **Domaine :** Pneumologie.
- **Activité :** Décongestionnant. Révulsif.
- **Classe :** Terpène.

Indications : Utilisé pour faciliter la respiration au cours des affections respiratoires banales, en l'absence d'activité spécifique démontrée.

Contre-indications : Dermatose en évolution. Enfant de moins de 36 mois.

Effets indésirables : Réactions allergiques.

Précautions d'emploi : Révulsif cutané Ne pas avaler. Traitement de courte durée.

☞ *Vendu sans ordonnance.*

• AÉROCID

Forme	Dosage	N. d'unités	Prix	Prix/jour	Liste	Remb. S.S.	Comm.
Sol. locale	–	20 ml	40,00*	–	0	0 %	–

MYSCA

- **Composition :** Menthol, oxyde de zinc, essence de thym, camphre, résorcine, huile de Juniperus oxycedrus.
- **Domaine :** Dermatologie.
- **Activité :** Topique divers.

Indications : Proposé dans le traitement symptomatique des dermites irritatives : brûlures superficielles, crevasses, gerçures, engelures.

Contre-indications : Enfant de moins de 30 mois. Hypersensibilité aux constituants. Lésion surinfectée.

Effets indésirables : Eczéma de contact. Chez l'enfant, risque d'apnée réflexe, de troubles de la conscience.

Précautions d'emploi : Prudence chez l'enfant. S'assurer de l'asepsie des lésions.

☞ *Vendu sans ordonnance.*

• MARTIN

Forme	Dosage	N. d'unités	Prix	Prix/jour	Liste	Remb. S.S.	Comm.
Pommade	–	75 g	24,30*	–	0	0 %	1907

MYSOLINE ★★★

- **Composition :** Primidone.
- **Domaine :** Neuropsychiatrie.
- **Activité :** Antiépileptique.
- **Classe :** Barbiturique.

Indications : Crises d'épilepsie.

Contre-indications : Insuffisance respiratoire sévère. Intolérance au phénobarbital.

Effets indésirables : Somnolence diurne avec réveils difficiles. Modification de l'humeur. Troubles de l'équilibre, vertiges. Réactions allergiques cutanées, douleurs articulaires. Risque de dépendance chez certains patients. L'arrêt brutal du traitement peut entraîner des crises convulsives répétées.

Précautions d'emploi : La prise d'alcool est formellement contre-indiquée. Une surveillance accrue s'impose chez le sujet âgé et l'éthylique. Chez la femme enceinte le traitement ne doit pas être interrompu, en sachant que le nouveau-né peut présenter un syndrome de sevrage à la naissance avec retard de croissance et parfois des problèmes hémorragiques. Contrôle antidopage positif.

Interactions : Sont nombreuses. On déconseillera la prise d'œstroprogestatifs en vue d'une contraception. On surveillera de très près les patients traités par les anti-inflammatoires corticoïdes, les anticoagulants oraux, certains antiarythmisants cardiaques, la digitaline, les antidépresseurs imipraminiques et tous les dépresseurs du système nerveux. Chez les patients traités par plusieurs antiépileptiques, comme l'acide valproïque, la phénytoïne, la carbamazépine, le progabide, on fera des dosages sanguins de chaque médicament pour ajuster la posologie.

Surdosage : Entraîne un coma nécessitant une hospitalisation d'urgence en milieu hospitalier.

☞ *Sur prescription médicale.*

• ZENECA

Forme	Dosage	N. d'unités	Prix	Prix/jour	Liste	Remb. S.S.	Comm.
Comprimé	250 mg	50	13,50	0,8 à 1,6	2	65 %	1953

MYTELASE ★★★

- **Composition :** Ambénonium.
- **Domaine :** Neuropsychiatrie.
- **Activité :** Antimyasthénique.
- **Classe :** Anticholinestérasique.

Indications : Myasthénie.

Contre-indications : Asthme. Maladie de Parkinson. Obstacle sur les voies urinaires ou digestives.

Effets indésirables : Nausées, vomissements, crampes abdominales ou musculaires, diarrhée.

Précautions d'emploi : Prudence chez le cardiaque et le bronchitique chronique. Déconseillé chez la femme enceinte ou allaitant.

Interactions : Avec les autres anticholinestérasiques.

Surdosage : Troubles digestifs, gêne respiratoire, syncope imposant l'hospitalisation.

☞ *Sur prescription médicale.*

• STERLING WINTHROP

Forme	Dosage	N. d'unités	Prix	Prix/jour	Liste	Remb. S.S.	Comm.
Comprimé	10 mg	50	15,10	1 à 3	1	65 %	1958

N

NAABAK ★★★

• **Composition :** Acide N-acétyl aspartyl glutamique.
• **Domaine :** Ophtalmologie.
• **Activité :** Antiallergique.
• **Classe :** Inhibiteur de la libération de l'histamine.

Indications : Conjonctivite et blépharo-conjonctivite d'origine allergique.

Effets indésirables : Sensations de brûlure et de picotement transitoires.

☞ *Vendu sans ordonnance.*

• THÉA

Forme	Dosage	N. d'unités	Prix	Prix/jour	Liste	Remb. S.S.	Comm.
Collyre	4,9 %	5 ml	31,50	–	0	65 %	1993

NAAXIA ★

• **Composition :** Acide N-acétyl-aspartyl-glutamique.
• **Domaine :** Ophtalmologie.
• **Activité :** Antiallergique.
• **Classe :** Inhibiteur de la libération de l'histamine.

Indications : Affections ophtalmologiques d'origine allergique.

Effets indésirables : Sensation de brûlure lors de l'instillation.

Précautions d'emploi : Le port des lentilles est déconseillé.

☞ *Vendu sans ordonnance.*

• ALLERGAN

Forme	Dosage	N. d'unités	Prix	Prix/jour	Liste	Remb. S.S.	Comm.
Collyre	4,9 %	5 ml	26,80	–	0	65 %	1984
Collyre unidose	4,9 %	20	74,40	–	0	0 %	–

NaF CRINEX ★

• **Composition :** Fluorure de sodium.
• **Domaine :** Stomatologie.
• **Activité :** Minéralisation de la dent.
• **Classe :** Fluor.

Indications : Prévention de la carie dentaire.

Contre-indications : Hypersensibilité au constituant. Sujet habitant une région où l'eau est déjà fluorée.

Précautions d'emploi : Limiter l'apport à 1 ou 2 mg par jour.

Surdosage : Traces brunâtres sur l'émail des dents. Risque de fluorose avec atteinte dentaire et osseuse, particulièrement chez l'enfant.

☞ *Vendu sans ordonnance.*

• CRINEX

Forme	Dosage	N. d'unités	Prix	Prix/jour	Liste	Remb. S.S.	Comm.
Comprimé	0,553 mg	200	11,60	–	0	65 %	1984

NAFTILUX ★★

• **Composition :** Naftidrofuryl.
• **Domaine :** Cardio-vasculaire.
• **Activité :** Vasodilatateur. Anti-ischémique.
• **Classe :** Spasmolytique.

Indications : Déficit intellectuel pathologique du sujet âgé. Infarctus cérébraux. Artérites des membres inférieurs.

Contre-indications : Troubles graves de la conduction intracardiaque.

Effets indésirables : Possibilité de troubles digestifs légers.

Précautions d'emploi : Non conseillé chez la femme enceinte.

Interactions : Éviter l'association aux antiarythmisants et aux bêtabloquants.

Surdosage : Possibilité de troubles confusionnels ou convulsifs.

☞ *Sur prescription médicale.*

• THÉRABEL LUCIEN

Forme	Dosage	N. d'unités	Prix	Prix/jour	Liste	Remb. S.S.	Comm.
Gélule	200 mg	20	36,90	3,5 à 5,5	2	65 %	1984

NALADOR 500 ★★★

• **Composition :** Sulprostone.
• **Domaine :** Gynécologie.
• **Activité :** Interruption de grossesse.
• **Classe :** Prostaglandine.

Indications : Dilatation du col préalablement à une IVG, chez les femmes de moins de 35 ans non fumeuses. Avortement thérapeutique au cours du 2e trimestre, pour cause maternelle ou fœtale.

Contre-indications : Asthme. Antécédents thrombo-emboliques. Insuffisance cardiaque, hypertension artérielle sévère. Hypersensibilité aux prostaglandines. Fragilité utérine. Insuffisance hépatique ou rénale. Diabète décompensé.

Effets indésirables : Douleurs par contractions utérines. Diarrhée, nausées, vomissements. Ralentissement cardiaque, hypotension.

Précautions d'emploi : Prudence chez l'asthmatique.

Interactions : Peut être potentialisé par l'oxytocyne.

☞ *Usage hospitalier.*

• SCHERING

Forme	Dosage	N. d'unités	Prix	Prix/jour	Liste	Remb. S.S.	Comm.
Amp. inj.	0,5 mg	1	Hôp.	–	1	Hôp.	1986

NALCRON ★★★

• **Composition :** Cromoglycate de sodium.
• **Domaine :** Gastro-entérologie. Allergologie.
• **Activité :** Antiallergique.
• **Classe :** Inhibiteur de la dégranulation des mastocytes.

Indications : Manifestations de l'allergie alimentaire.

Effets indésirables : Nausées, éruptions cutanées, diarrhée.

Précautions d'emploi : Non conseillé chez la femme enceinte.

☞ *Sur prescription médicale.*

• FISONS

Forme	Dosage	N. d'unités	Prix	Prix/jour	Liste	Remb. S.S.	Comm.
Amp. buv.	100 mg	30	96,80	3 à 19	2	35 %	1983

NALGÉSIC ★★★

- **Composition :** Fénoprofène.
- **Domaine :** Algologie.
- **Activité :** Antalgique périphérique.
- **Classe :** Anti-inflammatoire non stéroïdien et dérivés.

Indications : Traitement symptomatique des affections douloureuses d'origine rhumatismale, traumatique, dentaire ou obstétricale.

Contre-indications : Hypersensibilité à l'aspirine ou aux anti-inflammatoires non stéroïdiens. Ulcère gastro-duodénal. Insuffisance hépatique ou rénale sévère.

Effets indésirables : Troubles digestifs : gastralgies, hémorragies, ulcérations digestives. Réactions allergiques : asthme, éruptions cutanées. Beaucoup plus rarement, troubles hépatiques ou sanguins. Parfois, œdèmes des membres inférieurs.

Précautions d'emploi : Prudence chez les sujets ayant des antécédents de hernie hiatale, d'ulcère digestif ou d'hémorragie. Déconseillé au troisième trimestre de la grossesse et lors de l'allaitement. Allonge le temps de saignement.

Interactions : Potentialise les anticoagulants, les antiagrégants plaquettaires, les antidiabétiques oraux, la digoxine. Diminue l'activité des diurétiques et de certains antihypertenseurs.

Surdosage : En général sans gravité, mais une surveillance médicale s'impose.

☞ *Sur prescription médicale.*

- LILLY FRANCE

Forme	Dosage	N. d'unités	Prix	Prix/jour	Liste	Remb. S.S.	Comm.
Comprimé	300 mg	16	13,80	2,6 à 3,5	2	65 %	1979

NALOREX ★★

- **Composition :** Naltrexone.
- **Domaine :** Toxicologie.
- **Activité :** Antagoniste des opiacés.

Indications : Traitement de soutien dans le cadre de la toxicomanie aux opiacés, pour éviter les rechutes.

Contre-indications : Hypersensibilité au produit. Insuffisance hépatocellulaire. Sujet âgé. Grossesse.

Effets indésirables : Insomnie, anxiété, crampes, douleurs abdominales, constipation, éruptions cutanées.

☞ *Sur prescription médicale.*

- DUPONT PHARMA

Forme	Dosage	N. d'unités	Prix	Prix/jour	Liste	Remb. S.S.	Comm.
Comprimé	50 mg	14	473,40	–	1	0 %	1988
Comprimé	50 mg	50	1 537,40	–	1	0 %	1988

NALORPHINE ★★

- **Composition :** Nalorphine.
- **Domaine :** Toxicologie.
- **Activité :** Antagoniste morphinique.
- **Classe :** Morphine et dérivés.

Indications : Dépression respiratoire due aux opiacés.

Contre-indications : Toxicomanie aux opiacés. Insuffisance hépatique. Grossesse et allaitement.

Effets indésirables : Nausées, hypotension, myosis. Sédation, irritabilité, anxiété, hallucinations. Risque de dépendance et d'assuétude avec toxicomanie.

Précautions d'emploi : Traitement de très courte durée.

Interactions : Majore la dépression respiratoire des anesthésiques généraux et des hypnotiques.

☞ *Sur prescription médicale.*

- L'ARGUÉNON

Forme	Dosage	N. d'unités	Prix	Prix/jour	Liste	Remb. S.S.	Comm.
Amp. inj.	10 mg	5	74,55*	–	1	0 %	1958

NANBACINE ★★

- **Composition :** Xibornol.
- **Domaine :** Infectiologie.
- **Activité :** Antibactérien.

Indications : Infections aux germes suivants : pneumocoques, staphylocoques, streptocoques, entérocoques, Haemophilus influenzae. Infections à manifestations broncho-pulmonaires bénignes ou ORL.

Précautions d'emploi : La persistance des signes d'infection doit conduire à envisager une antibiothérapie.

☞ *Sur prescription médicale.*

• BELLON

Forme	Dosage	N. d'unités	Prix	Prix/jour	Liste	Remb. S.S.	Comm.
Gélule	250 mg	12	15,50	5 à 8	2	65 %	1971
Susp. buv.	20 mg/ml	100 ml	13,60	1 à 6	2	65 %	1976
Collutoire	0,9 g	30 ml	12,00	–	2	35 %	1976

NAPROSYNE ★★★

• **Composition :** Naproxène.
• **Domaine :** Inflammation.
• **Activité :** Anti-inflammatoire.
• **Classe :** Anti-inflammatoire non stéroïdien. Arylcarboxylique.

Indications : Traitement des rhumatismes inflammatoires chroniques : polyarthrite rhumatoïde, pelvispondylite, arthrite juvénile, arthrose douloureuse. Traitement des poussées aiguës des tendinites, synovites, arthroses, lombalgies. Manifestations inflammatoires en traumatologie ou en chirurgie orthopédique. Règles douloureuses. Manifestations inflammatoires en ORL et stomatologie.

Contre-indications : Hypersensibilité au produit. Réactions allergiques à l'aspirine et dérivés. Ulcères gastro-duodénaux évolutifs. Insuffisance cardiaque, hépatique ou rénale. Hypertension artérielle non contrôlée. Maladies hémorragiques.

Effets indésirables : Troubles digestifs : nausées, vomissements, ulcère gastro-duodénal, hémorragie digestive, diarrhée. Réactions allergiques : éruptions, urticaire, dermatoses bulleuses, asthme, choc. Néphrite interstitielle, syndrome néphrotique, nécrose tubulaire et papillaire. Vertiges, bourdonnements d'oreille, troubles visuels. Troubles sanguins : anémie, leucopénie, thrombopénie. Troubles hépatiques : ictère, hépatite.

Précautions d'emploi : Prendre le produit au cours des repas, si possible le soir. Déconseillé chez la femme enceinte ou allaitant. Prudence chez le sujet âgé et chez l'insuffisant cardiaque ou rénal. Prudence chez le patient ayant des antécédents psychiatriques. Une surveillance du poids et du volume urinaire est utile en début de traitement.

Interactions : Ne pas associer à d'autres produits modifiant l'hémostase : anticoagulants oraux, héparine, aspirine, ticlopidine, autres anti-inflammatoires. Ne pas associer, car augmentation des effets toxiques : lithium, méthotrexate, diflunisal. Prudence en cas d'association avec les diurétiques. Peut perturber l'activité des antihypertenseurs. L'efficacité des stérilets peut être diminuée. Prendre les antiacides et pansements gastro-intestinaux à distance de la prise du produit.

Surdosage : Entraîne somnolence, brûlures gastriques et vomissements.

☞ *Sur prescription médicale.*

• CASSENNE

Forme	Dosage	N. d'unités	Prix	Prix/jour	Liste	Remb. S.S.	Comm.
Comprimé	250 mg	12	15,10	2,5	2	65 %	1975
Comprimé	500 mg	15	40,10	2,5 à 5	2	65 %	1980
Comprimé	750 mg	15	49,90	3	2	65 %	1994
Comprimé	1 000 mg	8	35,60	4,5	2	65 %	1992
Suppositoire	250 mg	12	15,50	2,5	2	65 %	1976
Suppositoire	500 mg	12	29,90	2,5 à 5	2	65 %	1981

NARBALEK ★

• **Composition :** Fumarate ferreux, vitamines B2, B6, PP, pantothénate de calcium, aspartate de magnésium, molybdate de magnésium.
• **Domaine :** Nutrition et métabolisme.
• **Activité :** Antiasthénique. Vitamines hydrosolubles. Éléments minéraux.
• **Classe :** Fer. Magnésium.

Indications : Utilisé dans le traitement de l'asthénie fonctionnelle, en l'absence d'activité spécifique démontrée.

Contre-indications : Insuffisance rénale.

Effets indésirables : Troubles digestifs.

Précautions d'emploi : Non conseill chez la femme enceinte. Colore les urine en jaune et les selles en noir. Traitemen toujours de courte durée.

☞ *Vendu sans ordonnance.*

• SOEKAMI LEFRANCQ

Forme	Dosage	N. d'unités	Prix	Prix/jour	Liste	Remb. S.S.	Comm.
Comprimé	–	35	57,00*	–	0	0 %	1985
Comprimé	–	70	99,00*	–	0	0 %	1985
Comprimé	–	105	147,00*	–	0	0 %	1985

NARCAN ★★★

• **Composition :** Naloxone.
• **Domaine :** Toxicologie.
• **Activité :** Antagoniste morphinique.

Indications : Traitement des intoxications ou des dépressions respiratoires dues aux morphiniques.

Contre-indications : Hypersensibilité au produit.

Effets indésirables : Frissons, vomissements, hypertension artérielle.

Précautions d'emploi : Prudence chez l cardiaque. Déconseillé chez la femme enceinte.

☞ *Sur prescription médicale.*

• DUPONT PHARMA

Forme	Dosage	N. d'unités	Prix	Prix/ jour	Liste	Remb. S.S.	Comm.
Amp. inj. 1 ml	0,4 mg	10	312,30*	–	1	0 %	1979

NARCOZEP ★★★

• **Composition :** Flunitrazépam.
• **Domaine :** Anesthésie. Réanimation.
• **Activité :** Hypnotique. Anxiolytique. Myorelaxant. Anticonvulsivant.
• **Classe :** Benzodiazépine.

Indications : Anesthésie générale : induction et entretien, ou en prémédication. Sédation sans anesthésie générale : examens endoscopiques.

Contre-indications : Myasthénie. Hypersensibilité aux benzodiazépines.

Effets indésirables : Somnolence persistante. Diminution de la ventilation, voire arrêt respiratoire. Tachycardie, baisse de l tension artérielle.

Précautions d'emploi : Déconseillé che la femme enceinte ou allaitant. Ne doit êtr administré que par un anesthésiste qualifi utilisant un matériel adéquat de réanimation.

Interactions : Ne pas prendre d'alcoo avant l'administration. Ne pas associer au autres dépresseurs du système nerveux central : antidépresseurs, antihistaminiques H1 neuroleptiques, analgésiques centraux, etc.

Surdosage : Peut entraîner un coma.

☞ *Usage hospitalier.*

• ROCHE

Forme	Dosage	N. d'unités	Prix	Prix/ jour	Liste	Remb. S.S.	Comm.
Amp. inj. 2 ml	1 mg	30	Hôp.	–	1	Hôp.	1978

NASALIDE ★★★

• **Composition :** Flunisolide.
• **Domaine :** ORL.
• **Activité :** Anti-inflammatoire local.
• **Classe :** Anti-inflammatoire stéroïdien.

Indications : Rhinites allergiques saisonnières : rhume des foins, rhinites vasomotrices. Rhinites inflammatoires.

Contre-indications : Allergie au constituant. Saignements de nez. Tuberculose e évolution. Ulcères digestifs en évolution.

Effets indésirables : Phénomènes irritatifs locaux et saignements passagers.

Précautions d'emploi : S'assurer que le

osses nasales sont perméables. Donne une éaction positive au contrôle antidopage.

Surdosage : Peut entraîner des effets généraux à type d'hypercorticisme.

☞ *Sur prescription médicale.*

• CASSENNE

Forme	Dosage	N. d'unités	Prix	Prix/jour	Liste	Remb. S.S.	Comm.
Flacon pulvérisateur	25 µg/b	100 b	27,40	1,6 à 2,2	1	35 %	1993

NATI-K ★★★

Composition : Tartrate neutre de potassium.

Domaine : Nutrition et métabolisme.

Activité : Éléments minéraux.

Classe : Potassium.

Indications : Traitement préventif et curatif des hypokaliémies, en particulier après traitement par certains médicaments : diurétiques, laxatifs, corticoïdes.

Contre-indications : Hyperkaliémie, en particulier lors de l'insuffisance rénale, de diabète non contrôlé, de traitement par un épargneur de potassium.

Effets indésirables : Hyperkaliémie avec risque de troubles de l'excitabilité cardiaque et risque de mort subite. A fortes doses, possibilité d'ulcérations digestives.

Précautions d'emploi : Prudence chez le sujet âgé. Des dosages répétés du potassium sanguin sont nécessaires avant et au cours du traitement.

Interactions : Ne pas associer aux diurétiques hyperkaliémiants : spironolactone, triamtérène. Éviter l'association avec un inhibiteur de l'enzyme de conversion.

Surdosage : Risque d'hyperkaliémie à traiter en milieu hospitalier.

☞ *Vendu sans ordonnance.*

• SYNLAB

Forme	Dosage	N. d'unités	Prix	Prix/jour	Liste	Remb. S.S.	Comm.
Comprimé	500 mg	40	12,80	–	0	65 %	1964

NATIROSE ★★★

Composition : Trinitrine.

Domaine : Cardio-vasculaire.

Activité : Antiangoreux. Vasodilatateur.

Classe : Dérivé nitré.

Indications : Prévention de la crise d'angine de poitrine. Insuffisance cardiaque sévère du ventricule gauche.

Effets indésirables : Maux de tête, hypotension avec vertiges et parfois syncope. Bouffées de chaleur. Troubles digestifs.

Précautions d'emploi : Non conseillé chez la femme enceinte ou allaitant. Prudence chez le sujet âgé ou présentant une hypotension. Éviter la prise d'alcool qui accroît les effets secondaires.

Interactions : Les vasodilatateurs, les antihypertenseurs majorent l'hypotension.

Surdosage : Entraîne une vasodilatation généralisée et des modifications de l'hémoglobine entraînant une coloration bleue de la peau (méthémoglobinémie).

☞ *Sur prescription médicale.*

• PROCTER & GAMBLE

Forme	Dosage	N. d'unités	Prix	Prix/jour	Liste	Remb. S.S.	Comm.
Comprimé	0,75 mg	50	12,30	0,25 à 1	2	65 %	1985

NATISÉDINE ★★

Composition : Phénylbarbiturate de quinidine.

Domaine : Cardio-vasculaire.

Activité : Sédatif cardiaque.

Classe : Barbiturique.

Indications : Palpitations, extrasystoles, angoisses.

Contre-indications : Troubles de la conduction cardiaque. Insuffisance respiratoire sévère.

Effets indésirables : Somnolence, éruptions cutanées. Bourdonnements d'oreille, troubles de la vision, vertiges.

Précautions d'emploi : La prise d'alcool est déconseillée.

Interactions : Le phénobarbital risque de

modifier l'action d'un grand nombre de médicaments : contraceptifs oraux, anticoagulants oraux, cardiotoniques, antidépresseurs, antiépileptiques, certains antibiotiques, etc. Il existe également une potentialisation de tous les sédatifs du système nerveux. Prudence en cas d'association avec d'autres antiarythmiques : amiodarone, bépridil, disopyramide, sotalol. Une surveillanc s'impose en cas d'association avec les dig taliques, les diurétiques et les laxatifs.

Surdosage : Entraîne une somnolenc puis un coma léger. Une surveillanc s'impose.

☞ *Sur prescription médicale.*

• PROCTER & GAMBLE

Forme	Dosage	N. d'unités	Prix	Prix/jour	Liste	Remb. S.S.	Comm.
Comprimé	100 mg	40	18,90	0,5 à 1,5	2	65 %	1951

NATISPRAY ★★★

- **Composition :** Trinitrine.
- **Domaine :** Cardio-vasculaire.
- **Activité :** Antiangoreux. Vasodilatateur.
- **Classe :** Dérivé nitré.

Indications : Angine de poitrine. Insuffisance cardiaque sévère du ventricule gauche.

Effets indésirables : Maux de tête, hypotension avec vertiges et parfois syncope. Bouffées de chaleur. Troubles digestifs.

Précautions d'emploi : Non conseillé chez la femme enceinte ou allaitant. Pru dence chez le sujet âgé ou présentant un hypotension. Éviter la prise d'alcool qui ac croît les effets secondaires.

Interactions : Les vasodilatateurs, le antihypertenseurs majorent l'hypotension.

Surdosage : Entraîne une vasodilatatio généralisée et des modifications de l'hémo globine entraînant une coloration bleue d la peau (méthémoglobinémie).

☞ *Sur prescription médicale.*

• PROCTER & GAMBLE

Forme	Dosage	N. d'unités	Prix	Prix/jour	Liste	Remb. S.S.	Comm.
Spray	0,15 mg/ dose	12 ml = 200 d.	30,80	0,15 à 0,6	2	65 %	1988
Spray fort	0,4 mg/dose	18 ml = 300 d.	43,10	0,2 0 0,8	2	65 %	1984

NATULAN ★★★

- **Composition :** Procarbazine.
- **Domaine :** Cancérologie.
- **Activité :** Antinéoplasique. Cytostatique.
- **Classe :** Alkylant. Hydrazine et dérivés.

Indications : Maladie de Hodgkin, lymphomes hodgkiniens à forme lymphoïde ou osseuse. Tumeurs cérébrales, tumeurs bronchiques à petites cellules.

Contre-indications : Grossesse et allaitement.

Effets indésirables : Toxicité hématolo gique : leuco-granulopénie. Troubles diges tifs : nausées, vomissements. Aménorrhée azoospermie.

Précautions d'emploi : Nécessité d'un surveillance régulière de la formule san guine afin de guider les administrations ul térieures. Déconseillé chez la femme en ceinte ou allaitant.

☞ *Sur prescription médicale.*

• ROCHE

Forme	Dosage	N. d'unités	Prix	Prix/jour	Liste	Remb. S.S.	Comm.
Gélule	50 mg	50	35,80	4	1	100 %	1965

NATURINE LEO ★★★

- **Composition :** Bendrofluméthizide.
- **Domaine :** Cardio-vasculaire.
- **Activité :** Diurétique.
- **Classe :** Diurétique thiazidique et dérivés.

Indications : Rétention de sodium e œdèmes d'origine cardiaque, rénale ou hé patique. Insuffisance cardiaque avec ou san œdème pulmonaire. Hypertension artérielle

Contre-indications : Hypersensibilit

aux sulfamides. Insuffisance hépatique ou rénale sévère. Hypercalcémie.

Effets indésirables : Déshydratation avec hypotension. Perte de potassium importante pouvant entraîner des crampes, parfois des troubles du rythme cardiaque. Éruptions cutanées. Hypercalcémie.

Précautions d'emploi : Avant et en cours de traitement surveiller la fonction rénale et faire des dosages réguliers de sodium et de potassium dans le sang. Prudence chez la femme enceinte ou allaitant. Donne une réaction positive au contrôle antidopage.

Interactions : Peut modifier la concentration de lithium dans le sang chez les patients traités par ce produit. Peut entraîner des troubles du rythme cardiaques avec certains médicaments : antiarythmiques, digitaliques. Associer avec une grande prudence avec les anti-inflammatoires et certains antibiotiques. Potentialise l'action des inhibiteurs de l'enzyme de conversion et des antihypertenseurs.

Surdosage : Surveiller l'hydratation du patient.

☞ *Sur prescription médicale.*

• LEO

Forme	Dosage	N. d'unités	Prix	Prix/jour	Liste	Remb. S.S.	Comm.
Comprimé	5 mg	24	17,40	0,4 à 0,8	2	65 %	1961

NATUVIT ★★

- **Composition :** Son de blé.
- **Domaine :** Gastro-entérologie.
- **Activité :** Laxatif de lest.
- **Classe :** Son de blé.

Indications : Traitement symptomatique de la constipation associé aux mesures hygiéno-diététiques. Colopathie fonctionnelle.

Contre-indications : Constipation récente inexpliquée, persistante, n'ayant pas fait l'objet d'examens médicaux. Syndrome occlusif ou subocclusif. Fécalome.

Effets indésirables : Sensation de ballonnement abdominal. Flatulences.

Précautions d'emploi : Pas d'utilisation prolongée. Prudence chez le sujet grabataire ou porteur d'un mégacôlon.

☞ *Vendu sans ordonnance.*

• ROUSSEL

Forme	Dosage	N. d'unités	Prix	Prix/jour	Liste	Remb. S.S.	Comm.
Comprimé	375 mg	125	53	2 à 8	0	0 %	–

NAUSICALM ★★

- **Composition :** Dimenhydrinate.
- **Domaine :** Gastro-entérologie.
- **Activité :** Antinaupathique.
- **Classe :** Antihistaminique H1.

Indications : Mal des transports.

Contre-indications : Glaucome. Troubles urétro-prostatiques liés à l'adénome prostatique.

Effets indésirables : Somnolence diurne, sécheresse de la bouche, troubles visuels. Constipation. Confusion mentale chez le sujet âgé.

Précautions d'emploi : La prise de boissons alcoolisées est déconseillée. Non conseillé chez la femme enceinte ou allaitant.

Interactions : Ne pas associer aux dépresseurs du système nerveux central ni à d'autres anticholinergiques : atropine.

Surdosage : Peut entraîner des convulsions ou un délire hallucinatoire.

☞ *Vendu sans ordonnance.*

• BROTHIER

Forme	Dosage	N. d'unités	Prix	Prix/jour	Liste	Remb. S.S.	Comm.
Gélule	50 mg	10	23,00*	–	0	0 %	1986
Gélule	50 mg	14	28,80*	–	0	0 %	1986
Sirop	3 mg/ml	150 ml	33,85*	–	0	0 %	1994

NAUTAMINE ★★

- **Composition :** Diphénhydramine, di-acéfylline.
- **Domaine :** Gastro-entérologie.
- **Activité :** Antinaupathique.
- **Classe :** Antihistaminique H1.

Indications : Mal des transports.

Contre-indications : Glaucome. Troubles urétro-prostatiques liés à l'adénome prostatique.

Effets indésirables : Somnolence diurne, sécheresse de la bouche, troubles visuels. Constipation. Confusion mentale chez le su jet âgé.

Précautions d'emploi : La prise de bois sons alcoolisées est déconseillée. No conseillé chez la femme enceinte ou al laitant.

Interactions : Ne pas associer aux dé presseurs du système nerveux central ni d'autres anticholinergiques : atropine.

Surdosage : Peut entraîner des convul sions ou un délire hallucinatoire.

☞ *Vendu sans ordonnance.*

- GOUPIL

Forme	Dosage	N. d'unités	Prix	Prix/jour	Liste	Remb. S.S.	Comm.
Comprimé	90 mg	20	Libre	–	0	0 %	1951

NAVELBINE ★★★

- **Composition :** Vinorelbine.
- **Domaine :** Cancérologie.
- **Activité :** Antinéoplasique. Cytostatique.
- **Classe :** Poison du fuseau. Vinca-alcaloïde.

Indications : Cancer du sein métastatique. Cancer du poumon « non à petites cellules ».

Contre-indications : Grossesse et allaitement. Insuffisance hépatique sévère.

Effets indésirables : Troubles hématologiques : leucogranulopénie, thrombopénie Troubles digestifs : constipation, nausées vomissements. Troubles neuromusculaires paresthésie, douleurs névritiques, paralysie Fièvre, atteinte des nerfs crâniens, alopécie Aménorrhée, azoospermie.

Précautions d'emploi : Une surveillanc hématologique est indispensable de faço régulière.

☞ *Sur prescription médicale. Usage hos pitalier.*

- PIERRE FABRE

Forme	Dosage	N. d'unités	Prix	Prix/jour	Liste	Remb. S.S.	Comm.
Flacon inj.	10 mg	10	Hôp.	–	1	Hôp.	1989
Flacon inj.	50 mg	10	Hôp.	–	1	Hôp.	1989

NAXOGYN ★★

- **Composition :** Nimorazole.
- **Domaine :** Gynécologie. Infectiologie.
- **Activité :** Antitrichomonas.
- **Classe :** Imidazolé.

Indications : Infections à trichomonas : urétrite, vaginite.

Contre-indications : Hypersensibilité au produit. Grossesse.

Effets indésirables : Troubles digestifs, bouffées de chaleur en cas d'associatio avec l'alcool. Possibilité de troubles héma tologiques.

Précautions d'emploi : Le traitement d partenaire est indispensable.

Interactions : Ne pas associer au disul firame. Prudence en cas d'association au anticoagulants oraux.

☞ *Vendu sans ordonnance.*

- PHARMACIA

Forme	Dosage	N. d'unités	Prix	Prix/jour	Liste	Remb. S.S.	Comm.
Comprimé	1 g	4	27,00*	–	0	0 %	1979

NAXY ★★★

- **Composition :** Clarithromycine.
- **Domaine :** Infectiologie.
- **Activité :** Antibiotique.
- **Classe :** Macrolide.

Indications : Infections aux germes sui vants : streptocoques, méningocoques, go ıocoques, Bordetella, corynébactéries, Clostridium, mycoplasmes, Pasteurella, Chlamydia, Legionella, Listeria, mycobactéries lépreuses et aviaires, Helicobacter. Infections à manifestations ORL, broncho-pulmonaires (coqueluche, maladie des légionnaires, pneumonie) ou cutanées bénignes.

Contre-indications : Allergie aux macrolides. Association aux alcaloïdes de l'ergot de seigle.

Effets indésirables : Troubles digestifs : nausées, vomissements, gastralgies, diarrhée. Sensations vertigineuses. Allergie cutanée.

Précautions d'emploi : Produit à prendre avant les repas. Non conseillé chez la femme enceinte ou allaitant. Prudence chez l'insuffisant rénal ou hépatique.

Interactions : Avec les dérivés de l'ergot de seigle, risque de nécrose des extrémités. Le produit augmente les effets de la ciclosporine et de la bromocriptine.

☞ *Sur prescription médicale.*

• MILLOT

Forme	Dosage	N. d'unités	Prix	Prix/jour	Liste	Remb. S.S.	Comm.
Comprimé	250 mg	10	84,20	17	1	65 %	1994

NAZINETTE

• **Composition :** Huiles de serpolet, romarin, eucalyptus, girofle, palmarosa, aspic lavandé, thym, myrte, niaouli, acétate de bornyle, salicylate de méthyle.

• **Domaine :** ORL.

• **Activité :** Antiseptique local.

• **Classe :** Balsamique.

Indications : Traitement local d'appoint des états congestifs des voies aériennes supérieures et des bronches, en l'absence d'activité spécifique démontrée.

Contre-indications : Hypersensibilité à un constituant. Enfant de moins de 30 mois.

Précautions d'emploi : Traitement de courte durée.

☞ *Vendu sans ordonnance.*

• P.P.D.H.

Forme	Dosage	N. d'unités	Prix	Prix/jour	Liste	Remb. S.S.	Comm.
Sol. nasale	–	15 ml	27,40*	–	0	0 %	–
Sol. nasale fl. inh.	–	–	24,90*	–	0	0 %	–

NAZOPHYL

• **Composition :** Chlorobutanol, eucalyptus, niaouli, pin, camphre.

• **Domaine :** ORL.

• **Activité :** Antiseptique local. Anesthésique local.

• **Classe :** Basalmique.

Indications : Traitement local d'appoint des infections de la muqueuse rhino-pharyngée et des sinus.

Contre-indications : Hypersensibilité à un constituant. Allergie aux anesthésiques locaux.

Précautions d'emploi : Traitement de courte durée.

☞ *Vendu sans ordonnance.*

• MÉDECINE VÉGÉTALE

Forme	Dosage	N. d'unités	Prix	Prix/jour	Liste	Remb. S.S.	Comm.
Sol. nasale	–	15 ml	31,20*	–	0	0 %	1945

NEBCINE ★★★

• **Composition :** Tobramycine.

• **Domaine :** Infectiologie.

• **Activité :** Antibiotique.

• **Classe :** Aminoside.

Indications : Infections aux germes suivants : colibacille, Klebsiella, Proteus, salmonelles, shigelles, staphylocoques. Infections à manifestations rénales, uro-génitales, cutanées, méningées, pulmonaires, articulaires, respiratoires ou septicémiques.

Contre-indications : Hypersensibilité aux aminosides. Myasthénie.

Effets indésirables : Réactions allergiques mineures. Insuffisance rénale (en cas de surdosage), atteintes de l'oreille (vertiges, surdité).

Précautions d'emploi : A utiliser avec prudence chez le patient présentant une insuffisance rénale. Prudence chez le sujet âgé. Ne pas répéter les traitements. Déconseillé chez la femme enceinte ou allaitant.

Interactions : Ne pas associer à un autre aminoside. Grande prudence en cas d'association avec les diurétiques, la cyclosporine et le cisplatine.

Surdosage : Peut entraîner une insuffisance rénale et justifie une hospitalisation en milieu spécialisé.

☞ *Sur prescription médicale.*

• LILLY FRANCE

Forme	Dosage	N. d'unités	Prix	Prix/jour	Liste	Remb. S.S.	Comm.
Flacon inj.	25 mg	1	11,00	22	1	65 %	1974
Flacon inj.	75 mg	1	25,10	50	1	65 %	1974

NÉCYRANE ★

- **Composition :** Ritiométan.
- **Domaine :** ORL. Stomatologie.
- **Activité :** Antiseptique local.

Indications : Traitement local d'appoint des infections des muqueuses nasales, rhino-pharyngées, et des sinus.

Contre-indications : Enfant de moins de 30 mois. Sensibilisation préalable au produit.

Précautions d'emploi : Traitement de courte durée.

Interactions : Ne pas associer à d'autres antiseptiques.

☞ *Vendu sans ordonnance.*

• DOMS-ADRIAN

Forme	Dosage	N. d'unités	Prix	Prix/jour	Liste	Remb. S.S.	Comm.
Sol. nasale	–	10 ml	18,20	–	0	35 %	1967

NÉGATOL ★

- **Composition :** Polycrésulène.
- **Domaine :** Gynécologie. Chirurgie.
- **Activité :** Antiseptique local.

Indications : *Antisepsie gynécologique* : traitement d'appoint des cervicites et vaginites. Coagulation des ectropions. *Antisepsie cutanée* : nettoyage et antisepsie de la peau saine.

Contre-indications : Hypersensibilité à un constituant.

Effets indésirables : Possibilité d'intolérance cutanée. Eczéma. Le pH acide peut favoriser la prolifération de candida.

Interactions : Ne pas associer à d'autres antiseptiques.

☞ *Vendu sans ordonnance.*

• BYK FRANCE

Forme	Dosage	N. d'unités	Prix	Prix/jour	Liste	Remb. S.S.	Comm.
Ovule	360 mg	10	15,70	–	0	65 %	1941
Solution	40 %	90 ml	21,90	–	0	65 %	1941

NÉGRAM ★★★

- **Composition :** Acide nalidixique.
- **Domaine :** Uro-néphrologie.
- **Activité :** Antibactérien urinaire.
- **Classe :** Quinolone.

Indications : Infections aux germes suivants : colibacille, Klebsiella, Proteus, Enterobacter, salmonelles. Traitement des infections urinaires basses aiguës ou récidivantes non compliquées dues aux germes ci-dessus. Traitement préventif des surinfections sur malformations.

Contre-indications : Hypersensibilité aux quinolones. Nouveau-né. Antécédents convulsifs.

Effets indésirables : Maux de tête, somnolence, troubles visuels, vertiges. Troubles digestifs : diarrhée, nausées. Manifestations allergiques : urticaire, gonflement des articulations. Photosensibilisation. Troubles hématologiques.

Précautions d'emploi : Prudence en cas d'insuffisance hépatique ou rénale. Non conseillé chez la femme enceinte ou allaiant. Peut perturber la recherche de sucre dans les urines.

Interactions : Peut potentialiser l'action des anticoagulants.

Surdosage : Peut entraîner convulsions et confusion mentale.

☞ *Sur prescription médicale.*

• SANOFI WINTHROP

Forme	Dosage	N. d'unités	Prix	Prix/ jour	Liste	Remb. S.S.	Comm.
Suspension	75 mg/ 1,5 ml	120 ml	23,50	–	1	65 %	1968
Compr. « Forte »	1 g	20	52,10	–	1	65 %	1982

NÉO ANTIGRÈS

• **Composition :** Iode, boldo, bugrane, théophylline, citrate trisodique.
• **Domaine :** Nutrition et métabolisme.
• **Activité :** Divers.

Indications : Utilisé dans le traitement de l'obésité en complément du régime.

Contre-indications : Ne pas utiliser chez l'enfant. Ne pas utiliser en cas de colopathie organique. Maladies de la thyroïde. Insuffisances cardiaques ou rénales.

Effets indésirables : Risque d'hypokaliémie grave, de douleurs abdominales et de maladie des laxatifs grave pouvant entraîner des lésions rénales. Peut provoquer un dysfonctionnement de la thyroïde.

Précautions d'emploi : Pas d'utilisation prolongée.

☞ *Vendu sans ordonnance.*

• SAUNIER-DAGUIN

Forme	Dosage	N. d'unités	Prix	Prix/jour	Liste	Remb. S.S.	Comm.
Dragée	–	60	30,80*	–	0	0 %	–

NÉO-BOLDOLAXINE ✤

• **Composition :** Bisacodyl, docusate sodique, boldo, aloïne, belladone.
• **Domaine :** Gastro-entérologie.
• **Activité :** Laxatif stimulant. Antispasmodique.
• **Classe :** Anthraquinonique. Bisacodyl. Anticholinergique.

Indications : Traitement symptomatique de la constipation associé aux mesures hygiéno-diététiques.

Contre-indications : Constipation récente inexpliquée, persistante, n'ayant pas fait l'objet d'examens médicaux. Colopathies organiques inflammatoires. Syndrome occlusif. Douleurs abdominales. Enfant. Insuffisance rénale. Glaucome. Troubles urétro-prostatiques.

Effets indésirables : Diarrhée. Douleurs abdominales. Mélanose recto-colique. Hypokaliémie. Maladie des laxatifs. Insuffisance rénale. Sécheresse de la bouche. Troubles de la vue. Troubles urinaires.

Précautions d'emploi : Déconseillé chez la femme allaitant. Pas d'utilisation prolongée.

Interactions : Ne pas associer aux diurétiques hypokaliémiants, aux anti-inflammatoires corticoïdes. Ne pas associer à certains antiarythmisants : sotalol, quinidine, amiodarone. Prudence en cas d'association avec les digitaliques et les dérivés de la vincamine.

Surdosage : Entraîne une diarrhée et des troubles hydroélectrolytiques graves.

☞ *Vendu sans ordonnance. Présente des dangers en cas d'utilisation prolongée.*

• BOUCHARA

Forme	Dosage	N. d'unités	Prix	Prix/jour	Liste	Remb. S.S.	Comm.
Comprimé	–	30	26,80*	–	0	0 %	1965

NÉOCITRAN ★★★

• **Composition :** Paracétamol, pseudoéphédrine.
• **Domaine :** Algologie. ORL.
• **Activité :** Vasoconstricteur rhino-pharyngé. Antalgique. Antipyrétique.
• **Classe :** Paracétamol. Stimulant alpha-adrénergique.

Indications : Traitement symptomatique des rhinites aiguës fébriles.

Contre-indications : Hypersensibilité au paracétamol. Insuffisance hépatique sévère. Enfant. Patient prenant des antidépresseurs de type IMAO.

Effets indésirables : Éruptions cutanées : urticaire, érythèmes. Sécheresse de la bouche, insomnie. Exceptionnellement, diminution des plaquettes du sang.

Précautions d'emploi : Déconseillé chez la femme enceinte ou allaitant. Prudence chez les patients présentant une angine de poitrine, une hypertension artérielle ou des troubles urinaires.

Interactions : Peut fausser les dosages du glucose et de l'acide urique dans le sang. Avec les antidépresseurs de type IMAO peut entraîner des hypertensions graves.

Surdosage : Le paracétamol peut entraîner une nécrose du foie. L'hospitalisation s'impose d'urgence.

☞ *Vendu sans ordonnance.*

• SANDOZ

Forme	Dosage	N. d'unités	Prix	Prix/jour	Liste	Remb. S.S.	Comm.
Sachet	500 mg	10	35,00	7 à 10	0	0 %	1991

NÉO-CODION ★

- **Composition :** Codéine, sulfogaïacol et Grindelia (comprimé) ou eucalyptol (suppositoire) ou acide ascorbique (sirop). Sirop nourrisson : sans codéine.
- **Domaine :** Pneumologie.
- **Activité :** Antitussif.
- **Classe :** Opium et dérivés.

Indications : Proposé dans le traitement symptomatique des toux non productives,

Contre-indications : Asthme, insuffisance respiratoire. Enfant de moins de 30 mois.

Effets indésirables : Constipation, somnolence, nausées, vomissements, dépression respiratoire. L'augmentation des doses et la prolongation de l'administration peuvent conduire à la dépendance et à la toxicomanie (particulièrement pour les comprimés).

Précautions d'emploi : Ne pas prendre d'alcool pendant le traitement. Prudence chez le sujet âgé. Déconseillé chez la femme enceinte ou allaitant. Le traitement doit être de courte durée. Donne une réaction positive au contrôle antidopage.

Interactions : L'activité et les effets secondaires peuvent être augmentés par les autres dépresseurs du système nerveux central.

Surdosage : Entraîne une somnolence avec dépression des centres respiratoires imposant l'hospitalisation.

☞ *Vendu sans ordonnance.*

• BOUCHARA

Forme	Dosage	N. d'unités	Prix	Prix/jour	Liste	Remb. S.S.	Comm.
Comprimé	15 mg	20	11,10	1,7 à 2,2	0	35 %	1937
Supp. adulte	18 mg	10	11,90	2,4 à 3,6	0	35 %	1952
Supp. enfant	7,8 mg	12	10,40	1,7 à 3,5	0	35 %	1952
Sirop adulte	1,4 mg/ml	180 ml	17,90	4,5 à 6	0	35 %	1962
Sirop enfant	0,9 mg/ml	125 ml	15,00	0,6 à 7,2	0	35 %	1963
Sirop nourrisson	–	125 ml	14,10	0,6 à 2,2	0	35 %	1960

NÉOCOLLARGOL SUPPOSITOIRES ★★★

- **Composition :** Argent colloïdal, procaïne, épinéphrine.
- **Domaine :** Gastro-entérologie.
- **Activité :** Antihémorroïdaire local.

Indications : Traitement symptomatique des manifestations douloureuses et prurigineuses anales, en particulier dans la crise hémorroïdaire.

Contre-indications : Hypersensibilité aux constituants, en particulier à la procaïne

Effets indésirables : Réactions allergiques cutanées. Tache le linge en noir.

Précautions d'emploi : Le traitement doit être de courte durée. Si les signes ne cèdent pas rapidement, le traitement doit être interrompu et une consultation spécialisée s'impose. Donne une réaction positive au contrôle antidopage.

☞ *Vendu sans ordonnance.*

• MARTINET

Forme	Dosage	N. d'unités	Prix	Prix/jour	Liste	Remb. S.S.	Comm.
Suppositoire	–	6	18,00	3 à 6	0	35 %	1944

NÉOCUPRUM ★

- **Composition :** Sulfate de cuivre, vaseline au Calendula arvensis.
- **Domaine :** Dermatologie.
- **Activité :** Antiseptique local. Cicatrisant.

Indications : Traitement d'appoint des affections cutanées bactériennes.

Contre-indications : Hypersensibilité à un constituant. Enfant de moins de 30 mois. Ne pas appliquer sur les muqueuses.

Effets indésirables : Possibilité d'irritation de contact.

Précautions d'emploi : Ne pas utiliser plusieurs antiseptiques simultanément.

☞ *Vendu sans ordonnance.*

• BOIRON

Forme	Dosage	N. d'unités	Prix	Prix/jour	Liste	Remb. S.S.	Comm.
Pommade	–	20 g	29,90*	–	0	0%	–

NÉO-MERCAZOLE ★★★

- **Composition :** Carbimazole.
- **Domaine :** Endocrinologie.
- **Activité :** Antithyroïdienne.

Indications : Hyperthyroïdie. Maladie de Basedow, préparation à la thyroïdectomie.

Contre-indications : Cancer de la thyroïde TSH dépendant. Insuffisance hépatique. Grossesse et allaitement.

Effets indésirables : Augmentation de volume du goitre, aggravation de l'exophtalmie. Troubles hématologiques : agranulocytose, aplasie médullaire. Réactions allergiques. Hépatites.

Précautions d'emploi : Surveillance régulière de la formule sanguine. Non conseillé chez la femme enceinte ou allaitant.

Interactions : Diminution de l'efficacité des anticoagulants.

Surdosage : Entraîne une hypothyroïdie.

☞ *Vendu sans ordonnance.*

• NICHOLAS

Forme	Dosage	N. d'unités	Prix	Prix/jour	Liste	Remb. S.S.	Comm.
Comprimé	5 mg	50	16,50	–	0	65 %	1955
Comprimé	20 mg	30	33,30	–	0	65 %	1955

NÉOMYCINE BACITRACINE MARCOFINA ★★

- **Composition :** Néomycine, bacitracine.
- **Domaine :** Dermatologie. ORL. Ophtalmologie.
- **Activité :** Antibiotique local.
- **Classe :** Aminoside.

Indications : Infections staphylococciques : furoncles, anthrax, sycosis, impétigo, panaris. Surinfection des brûlures et des plaies superficielles. Infection de l'oreille externe. Blépharite, orgelet.

Contre-indications : Hypersensibilité à la bacitracine ou à un aminoside. Infections mammaires.

Effets indésirables : Eczéma allergique de contact. Possibilité d'atteinte rénale ou auditive en cas d'utilisation prolongée.

Précautions d'emploi : Déconseillé chez la femme allaitant.

☞ *Vendu sans ordonnance.*

• MARCOFINA

Forme	Dosage	N. d'unités	Prix	Prix/jour	Liste	Remb. S.S.	Comm.
Pommade	–	15 g	11,90	–	0	65 %	1958

NÉOMYCINE DIAMANT ★★

- **Composition :** Néomycine.
- **Domaine :** Gastro-entérologie.
- **Activité :** Anti-infectieux intestinal. Antibiotique.
- **Classe :** Aminoside.

Indications : Infections aux germes suivants : colibacille, Proteus, Klebsiella, Enterobacter, salmonelles, staphylocoques. Infections à manifestations digestives : le produit n'étant pas absorbé, il exerce une action locale.

Contre-indications : Hypersensibilité aux aminosides. Prématuré. Insuffisance rénale. Altérations antérieures de la muqueuse digestive.

Effets indésirables : Troubles digestifs : nausées, vomissements. En cas d'insuffisance rénale, possibilité de toxicité auditive ou rénale.

Précautions d'emploi : Limiter le traitement à 4 jours. Ne pas oublier l'importance de la réhydratation chez l'enfant. Non conseillé chez la femme enceinte.

☞ *Sur prescription médicale.*

- DIAMANT

Forme	Dosage	N. d'unités	Prix	Prix/jour	Liste	Remb. S.S.	Comm.
Comprimé	250 mg	16	24,70	6 à 12	1	35 %	1955

NÉOMYCINE DIAMANT COLLYRE ★★★

- **Composition :** Néomycine.
- **Domaine :** Ophtalmologie.
- **Activité :** Antibiotique local.
- **Classe :** Aminoside.

Indications : Infections superficielles de l'œil et de ses annexes : conjonctivites, kérato-conjonctivites, ulcères de la cornée, kératites bactériennes, blépharites, dacryocystites.

Contre-indications : Hypersensibilité au produit.

Effets indésirables : Irritation locale. Réactions allergiques : eczéma aigu de contact.

☞ *Vendu sans ordonnance.*

- DIAMANT

Forme	Dosage	N. d'unités	Prix	Prix/jour	Liste	Remb. S.S.	Comm.
Collyre	–	10 ml	16,80	–	0	65 %	1955

NÉOMYCINE DIAMANT POMMADE ★★★

- **Composition :** Néomycine.
- **Domaine :** Dermatologie.
- **Activité :** Antibiotique local.
- **Classe :** Aminoside.

Indications : Infections staphylococciques : furoncles, anthrax, sycosis, impétigo, panaris. Surinfection des brûlures et des plaies superficielles.

Contre-indications : Hypersensibilité au produit ou à un aminoside.

Effets indésirables : Eczéma allergique de contact. Possibilité d'atteinte rénale ou auditive en cas d'utilisation prolongée.

☞ *Vendu sans ordonnance.*

- DIAMANT

Forme	Dosage	N. d'unités	Prix	Prix/jour	Liste	Remb. S.S.	Comm.
Pommade	0,35 %	15 g	12,00	–	0	65 %	1954

NÉOPARYL ★

- **Composition :** Héparinate de phényléphrine et de méthylglucamine, chlorobutanol.
- **Domaine :** Ophtalmologie.
- **Activité :** Vasoconstricteur.
- **Classe :** Stimulant adrénergique.

Indications : Proposé dans les irritations cornéo-conjonctivales par agent physique ou chimique.

Contre-indications : Risque de glaucome par fermeture de l'angle. Enfant de moins de 3 ans.

Effets indésirables : Mydriase. Hypertension artérielle. Troubles du rythme cardiaque.

Précautions d'emploi : Prudence chez les patients présentant une maladie cardio-vasculaire. Donne une réaction positive au contrôle antidopage.

Interactions : Ne pas associer aux antidépresseurs de type IMAO.

☞ *Sur prescription médicale.*

• CIBA VISION

Forme	Dosage	N. d'unités	Prix	Prix/jour	Liste	Remb. S.S.	Comm.
Collyre	–	3 ml	18,40	–	1	65 %	1962

NÉOPARYL-B12 ★

• **Composition :** Héparinate de phényléphrine et de méthylglucamine, héparinate de sodium, hydroxocobalamine, carboxyméthylcellulose, borate de phénylmercure.
• **Domaine :** Ophtalmologie.
• **Activité :** Vasoconstricteur. Cicatrisant.
• **Classe :** Stimulant adrénergique.

Indications : Proposé dans les irritations cornéo-conjonctivales par agent physique ou chimique.

Contre-indications : Risque de glaucome par fermeture de l'angle. Enfant de moins de 3 ans.

Effets indésirables : Mydriase. Hypertension artérielle. Troubles du rythme cardiaque.

Précautions d'emploi : Prudence chez les patients présentant une maladie cardiovasculaire. Donne une réaction positive au contrôle antidopage.

Interactions : Ne pas associer aux antidépresseurs de type IMAO.

☞ *Sur prescription médicale.*

• CIBA VISION

Forme	Dosage	N. d'unités	Prix	Prix/jour	Liste	Remb. S.S.	Comm.
Collyre	–	5 ml	18,90	–	1	65 %	1972

NÉOPARYL-FRAMYCÉTINE ★★

• **Composition :** Phényléphrine, méthylglucamine, framycétine.
• **Domaine :** Ophtalmologie.
• **Activité :** Antibiotique local. Vasoconstricteur local.
• **Classe :** Stimulant alpha-adrénergique. Aminoside.

Indications : Proposé dans les atteintes infectieuses conjonctivales et annexielles : conjonctivite, blépharite ; et les brûlures cornéo-conjonctivales.

Contre-indications : Hypersensibilité au produit. Glaucome. Enfant de moins de 3 ans.

Effets indésirables : Peut entraîner une hypertension artérielle et des tremblements.

Précautions d'emploi : Donne une réaction positive au contrôle antidopage.

Interactions : Ne pas associer à des antidépresseurs de type IMAO.

☞ *Sur prescription médicale.*

• CIBA VISION

Forme	Dosage	N. d'unités	Prix	Prix/jour	Liste	Remb. S.S.	Comm.
Collyre	–	5 ml	19,60	–	1	65 %	1964

NÉO-PERGONAL ★★★

• **Composition :** Ménotropine.
• **Domaine :** Endocrinologie. Gynécologie. Andrologie.
• **Activité :** Gonadostimulante FSH.
• **Classe :** Gonadotrophine ménopausique humaine.

Indications : *Chez la femme* : traitement de la stérilité par anovulation d'origine hypothalamo-hypophysaire. Induction de l'ovulation en procréation médicalement assistée. *Chez l'homme* : traitement de la stérilité par déficience de la spermatogenèse, en particulier par hypogonadisme hypogonadotrope.

Contre-indications : Grossesse. Tumeur hypophysaire, ovaires polykystiques.

Effets indésirables : Hyperstimulation ovarienne : kystes ovariens, ascite, pleurésie, etc. Grossesses multiples. Accidents thrombo-emboliques. On a rapporté une augmentation de la fréquence des cancers de l'ovaire.

Précautions d'emploi : L'utilisation doit être guidée par différents dosages hormonaux. L'efficacité sera vérifiée par des examens complémentaires : échographie, etc.

Surdosage : Risque d'hyperstimulation ovarienne.

☞ *Sur prescription médicale.*

• SERONO FRANCE

Forme	Dosage	N. d'unités	Prix	Prix/jour	Liste	Remb. S.S.	Comm.
Amp. inj.	75 U	1	48,80	–	1	100 %	1986
Amp. inj.	75 U	5	356,00	–	1	100 %	1986

NÉOSYNCARPINE ★★

- **Composition :** Pilocarpine, phényléphrine.
- **Domaine :** Ophtalmologie.
- **Activité :** Antiglaucomateux. Myotique. Mydriatique.
- **Classe :** Stimulant alpha et bêta-adrénergique. Parasympathomimétique direct.

Indications : Glaucomes chroniques à angle ouvert. Glaucomes secondaires.

Contre-indications : Glaucomes par fermeture de l'angle. Hypersensibilité au produit. Iridocyclites.

Effets indésirables : Sensation de picotement et hyperhémie conjonctivale.

Précautions d'emploi : Prudence chez les patients présentant une maladie cardio-vasculaire.

☞ *Sur prescription médicale.*

• CIBA VISION

Forme	Dosage	N. d'unités	Prix	Prix/jour	Liste	Remb. S.S.	Comm.
Collyre 1-1	–	15 ml	13,20	–	0	65 %	1965
Collyre 2-5	–	15 ml	17,00	–	0	65 %	1967

NÉOSYNÉPHRINE CHIBRET ★★

- **Composition :** Phényléphrine.
- **Domaine :** Ophtalmologie.
- **Activité :** Vasoconstricteur. Mydriatique.
- **Classe :** Stimulant alpha et bêta-adrénergique.

Indications : Examen du fond de l'œil. Chirurgie oculaire.

Contre-indications : Hypersensibilité au produit. Risque de glaucome aigu par fermeture de l'angle.

Effets indésirables : Mydriase gênante. Hypertension artérielle, tremblements, maux de tête.

Précautions d'emploi : Prudence chez le patient présentant une maladie cardio-vasculaire.

☞ *Vendu sans ordonnance.*

• MERCK SHARP & DOHME-CHIBRET

Forme	Dosage	N. d'unités	Prix	Prix/jour	Liste	Remb. S.S.	Comm.
Collyre	10 %	10 ml	13,00	–	0	65 %	1953

NÉOSYNÉPHRINE FAURE ★★

- **Composition :** Phényléphrine.
- **Domaine :** Ophtalmologie.
- **Activité :** Vasoconstricteur. Mydriatique.
- **Classe :** Stimulant alpha et bêta-adrénergique.

Indications : Examen du fond de l'œil. Chirurgie oculaire.

Contre-indications : Hypersensibilité au produit. Risque de glaucome aigu par fermeture de l'angle.

Effets indésirables : Mydriase gênante. Hypertension artérielle, tremblements, maux de tête.

Précautions d'emploi : Prudence chez le patient présentant une maladie cardio-vasculaire.

☞ *Vendu sans ordonnance.*

• FAURE

Forme	Dosage	N. d'unités	Prix	Prix/jour	Liste	Remb. S.S.	Comm.
Collyre	5 %	5 ml	10,20	–	0	65 %	1981
Collyre	10 %	5 ml	11,20	–	0	65 %	1981

NÉOTEST ★★

Composition : Tuberculine DPP.

Domaine : Infectiologie.

Activité : Recherche de l'allergie tuberculinique.

Indications : Recherche de l'allergie tuerculinique spontanée et pré et post-vaccinale.

Précautions d'emploi : Le nécessaire comporte deux disques : un témoin et un test. Appliquer au niveau du sternum après décapage à l'éther. Enlever 48 heures plus tard et faire la lecture 48 heures après, soit 96 heures après la pose. Peau intacte : réaction négative. 3 à 10 vésicules : réaction faible. Nombreuses vésicules confluentes : réaction moyenne. Nombreuses vésicules avec œdème : réaction forte.

☞ *Vendu sans ordonnace.*

• MÉRIEUX MSD

Forme	Dosage	N. d'unités	Prix	Prix/ jour	Liste	Remb. S.S.	Comm.
Timbre normal	7 500 U	1	11,40*	–	0	0 %	1948
Timbre normal	7 500 U	100	Hôp.	–	0	Hôp.	1948
Timbre fort	12 500 U	1	11,90*	–	0	0 %	1955
Timbre fort	12 500 U	100	Hôp.	–	0	Hôp.	1955

NÉOTYL

Composition : Phénazone, bromure de sodium, benzoate de sodium, belladone, Droséra, eucalyptus, baume de tolu, sirop de Desessartz.

Domaine : Pneumologie.

Activité : Antitussif. Antipyrétique.

Indications : Affections respiratoires aiguës accompagnées de fièvre et de toux.

Contre-indications : Glaucome, troubles urétro-prostatiques.

Effets indésirables : Sécheresse de la bouche, troubles de la vision. Rétention urinaire.

Précautions d'emploi : Traitement toujours de courte durée.

☞ *Vendu sans ordonnance.*

• PHARMASTRA

Forme	Dosage	N. d'unités	Prix	Prix/jour	Liste	Remb. S.S.	Comm.
Sirop	–	200 ml	20,00*	–	0	0 %	–

NÉOXIDIL ★★★

Composition : Minoxidil.

Domaine : Dermatologie.

Activité : Antialopécique local.

Indications : Alopécie androgénique d'intensité modérée. La repousse des cheveux n'a lieu qu'après 6 à 12 mois chez environ 30 % des patients.

Contre-indications : Allergie connue au produit. Prudence chez le sujet jeune ou âgé.

Effets indésirables : Irritation locale avec érythème, sensation de brûlure, dermite à peau sèche. Rarement, réactions allergiques : érythème généralisé, œdèmes, infection de l'oreille. Surveiller la possibilité d'effets généraux : baisse de la pression artérielle, rétention hydrosodée.

Précautions d'emploi : Ne pas appliquer sur les muqueuses, éviter le contact avec les yeux. Ne pas ingérer.

Interactions : Prudence en cas d'association à des antihypertenseurs.

Surdosage : L'ingestion pourrait entraîner une chute de la pression artérielle et des signes de rétention hydrosodée.

☞ *Sur prescription médicale.*

• GALDERMA

Forme	Dosage	N. d'unités	Prix	Prix/jour	Liste	Remb. S.S.	Comm.
Sol. locale	2 %	60 ml	148,90*	4,9	2	0 %	1988
Sol. locale	2 %	3 x 60 ml	351,80*	3,9	2	0 %	1988

NEPHRAMINE ★★★

- **Composition :** Cystéine, histidine, isoleucine, leucine, lysine, méthionine, phénylalanine, thréonine, tryptophane, valine. Azote total : 6,5 g/l.
- **Domaine :** Nutrition et métabolisme. Uro-néphrologie.
- **Activité :** Alimentation parentérale.
- **Classe :** Acides aminés.

Indications : Apport protidique en al mentation parentérale.

Contre-indications : Insuffisances rén les ou hépatiques sévères. Hyperhydr tation.

Effets indésirables : Acidoses métabol ques. Hyperazotémie.

☞ *Usage hospitalier.*

• BIOSEDRA

Forme	Dosage	N. d'unités	Prix	Prix/ jour	Liste	Remb. S.S.	Comm.
Flacon inj. 250 ml	–	1	Hôp.	–	0	Hôp.	1984

NÉPRESSOL ★★★

- **Composition :** Dihydralazine.
- **Domaine :** Cardio-vasculaire.
- **Activité :** Antihypertenseur.
- **Classe :** Vasodilatateur direct.

Indications : Hypertension artérielle. Insuffisance cardiaque sévère.

Contre-indications : Angine de poitrine.

Effets indésirables : Céphalées, vomissements, accélération cardiaque, hypotension orthostatique, crise angineuse. Rar ment, douleurs articulaires et hépatites.

Précautions d'emploi : Non contre-ind qué au cours de la grossesse. Arrêt du trait ment en cas de crise angineuse.

Surdosage : Entraîne une accélératio cardiaque, une hypotension, parfois un cho pouvant conduire au coma.

☞ *Sur prescription médicale.*

• CIBA-GEIGY

Forme	Dosage	N. d'unités	Prix	Prix/jour	Liste	Remb. S.S.	Comm.
Comprimé	25 mg	40	14,10	0,3 à 5	2	65 %	1954

NERISALIC ★★★

- **Composition :** Diflucortolone, acide salicylique.
- **Domaine :** Dermatologie.
- **Activité :** Anti-inflammatoire local. Kératolytique.
- **Classe :** Anti-inflammatoire stéroïdien. Dermocorticoïde. Acide salicylique.

Indications : Dermatoses corticosensibles à composante kératosique : lichen, névrodermite. Psoriasis, lichen plan, eczémas lichénifiés, kératodermies palmoplantaires.

Contre-indications : Infections bactériennes, virales, parasitaires ou mycosiques. Lésions ulcérées. Acné et rosacée. Nourrisson.

Effets indésirables : Atrophie cutané télangiectasies, vergetures. Retard de cic trisation. Sécheresse de la peau, folliculit acné, hypertrichose, dépigmentation. Effe généraux : freination hypophysaire, hype corticisme.

Précautions d'emploi : Traitement l mité à 2 applications par jour. Pas d'utilis tion prolongée, car risque de survenue d'u dermite cortico-induite. Prudence che l'enfant.

Surdosage : Risque d'effets généraux.

☞ *Sur prescription médicale.*

• SCHERING

Forme	Dosage	N. d'unités	Prix	Prix/jour	Liste	Remb. S.S.	Comm.
Crème	0,1 et 3 %	10 g	9,80	–	1	65 %	1992
Crème	0,1 et 3 %	30 g	23,30	–	1	65 %	1992

NÉRISONE ★★★

- **Composition :** Diflucortolone.
- **Domaine :** Dermatologie.
- **Activité :** Anti-inflammatoire local.
- **Classe :** Anti-inflammatoire stéroïdien. Dermocorticoïde.

Indications : Eczéma de contact, dermatite allergique, lichénification. Psoriasis, lichen, prurigo, dyshidrose, lupus érythémateux discoïde, dermite séborrhéique. Piqure d'insectes, prurigo parasitaire après traitement de la cause.

Contre-indications : Infections bactériennes, virales, parasitaires ou mycosiques. Lésions ulcérées. Acné et rosacée.

Effets indésirables : Atrophie cutanée, télangiectasies, vergetures. Retard de cicatrisation. Sécheresse de la peau, folliculite, acné, hypertrichose, dépigmentation. Effets généraux : freination hypophysaire, hypercorticisme.

Précautions d'emploi : Traitement limité à 2 applications par jour. Pas d'utilisation prolongée, car risque de survenue d'une dermite cortico-induite. Prudence chez l'enfant.

Surdosage : Risque d'effets généraux.

☞ *Sur prescription médicale.*

- SCHERING

Forme	Dosage	N. d'unités	Prix	Prix/jour	Liste	Remb. S.S.	Comm.
Crème	0,1 %	30 g	20,70	–	1	65 %	1979
Pommade	0,1 %	30 g	20,70	–	1	65 %	1979
Pommade grasse	0,1 %	30 g	20,70	–	1	65 %	1979

NÉRISONE C ★★

- **Composition :** Bétaméthasone, clioquinol.
- **Domaine :** Dermatologie.
- **Activité :** Anti-inflammatoire local. Antiseptique.
- **Classe :** Anti-inflammatoire stéroïdien. Dermocorticoïde. Dérivé iodé.

Indications : Dermatoses avec surinfection, justiciables de la corticothérapie locale : eczémas, dyshidroses en début de traitement.

Contre-indications : Hypersensibilité à l'iode. Dermatoses primitivement microbiennes, virales ou mycosiques. Ulcères de la jambe, escarres.

Effets indésirables : Atrophie cutanée, télangiectasies, vergetures. Retard de cicatrisation. Sécheresse de la peau, folliculite, acné, hypertrichose, dépigmentation. Réactions allergiques cutanées. Effets généraux : freination hypophysaire, hypercorticisme.

Précautions d'emploi : Traitement limité à 2 applications par jour pendant environ 1 semaine. Pas d'utilisation prolongée, car risque de survenue d'une dermite cortico-induite. Prudence chez l'enfant.

☞ *Sur prescription médicale.*

- SCHERING

Forme	Dosage	N. d'unités	Prix	Prix/jour	Liste	Remb. S.S.	Comm.
Crème	0,1 et 1 %	30 g	22,50	–	1	65 %	1980

NERVOPAX ❍

- **Composition :** Corallium rubrum 3DH, Atropini sulfas 4DH, Cupri acetas 4DH, Magnesii phosphas 3DH, Arsenii anhydridum 4DH, Zinci valerianas 4DH, Agnus castus 3DH, Silicea 5DH aa.
- **Domaine :** Algologie.
- **Activité :** Divers.

Indications : Névralgies spasmodiques, céphalées. Crampes. Coliques intestinales et hépatiques. Tremblements, convulsions, épilepsie et équivalents comitiaux.

☞ *Vendu sans ordonnance.*

• LEHNING

Forme	Dosage	N. d'unités	Prix	Prix/jour	Liste	Remb. S.S.	Comm.
Comprimé	–	60	25,00*	1,2	0	0 %	1953

NESTOSYL ★

- **Composition :** Benzocaïne, butoforme, résorcine, hydroxyquinoléine, oxyde de zinc.
- **Domaine :** Dermatologie.
- **Activité :** Anesthésique local. Antiprurigineux local.

Indications : Proposé comme traitement symptomatique des lésions d'irritation cutanée : érythèmes solaires, brûlures superficielles peu étendues. Proposé comme anesthésique de la peau et des muqueuses lors des examens douloureux en ORL, stomatologie et gynécologie.

Contre-indications : Hypersensibilité aux anesthésiques locaux.

Effets indésirables : Possibilité d'eczéma allergique de contact.

Précautions d'emploi : Prudence chez l'enfant. Donne une réaction positive au contrôle antidopage.

☞ *Vendu sans ordonnance.*

• GALLIER

Forme	Dosage	N. d'unités	Prix	Prix/jour	Liste	Remb. S.S.	Comm.
Pommade	–	30 g	21,40*	–	0	0 %	1928
Sol. locale	–	30 ml	23,40*	–	0	0 %	1928

NÉTROMICINE ★★★

- **Composition :** Nétilmicine.
- **Domaine :** Infectiologie.
- **Activité :** Antibiotique.
- **Classe :** Aminoside.

Indications : Infections aux germes suivants : colibacille, Klebsiella, Proteus, salmonelles, shigelles, staphylocoques. Infections à manifestations rénales, uro-génitales, cutanées, méningées, pulmonaires, articulaires, respiratoires ou septicémiques.

Contre-indications : Hypersensibilité aux aminosides. Myasthénie.

Effets indésirables : Réactions allergiques mineures. Insuffisance rénale (en cas de surdosage), atteintes de l'oreille (vertiges, surdité).

Précautions d'emploi : A utiliser avec prudence chez le patient présentant une insuffisance rénale. Prudence chez le sujet âgé. Ne pas répéter les traitements. Déconseillé chez la femme enceinte ou allaitant.

Interactions : Ne pas associer à un autre aminoside. Grande prudence en cas d'association avec les diurétiques, la cyclosporine et le cisplatine.

Surdosage : Peut entraîner une insuffisance rénale et justifie une hospitalisation en milieu spécialisé.

☞ *Sur prescription médicale.*

• SCHERING-PLOUGH

Forme	Dosage	N. d'unités	Prix	Prix/jour	Liste	Remb. S.S.	Comm.
Amp. inj.	25 mg	1	10,90	22	1	65 %	1982
Amp. inj.	25 mg	25	Hôp.	–	1	Hôp.	1982
Amp. inj.	50 mg	1	16,40	32	1	65 %	1982
Amp. inj.	50 mg	25	Hôp.	–	1	Hôp.	1982
Amp. inj.	100 mg	1	27,00	54	1	65 %	1982
Amp. inj.	100 mg	25	Hôp.	–	1	Hôp.	1982
Amp. inj.	150 mg	1	34,70	70	1	65 %	1982
Amp. inj.	150 mg	25	Hôp.	–	1	Hôp.	1982

NÉTUX ★★

- **Composition :** Codéine, phényltoloxamine.
- **Domaine :** Pneumologie.
- **Activité :** Antitussif.
- **Classe :** Opium et dérivés.

Indications : Traitement symptomatique des toux non productives.

Contre-indications : Asthme, insuffisance respiratoire. Enfant de moins de 30 mois.

Effets indésirables : Constipation, somnolence, nausées, vomissements, dépression respiratoire. L'augmentation des doses et la prolongation de l'administration peuvent conduire à la dépendance et à la toxicomanie (particulièrement avec les gélules).

Précautions d'emploi : Ne pas prendre d'alcool pendant le traitement. Prudence chez le sujet âgé. Déconseillé chez la femme enceinte ou allaitant. Le traitement doit être de courte durée. Donne une réaction positive au contrôle antidopage.

Interactions : L'activité et les effets secondaires peuvent être augmentés par les autres dépresseurs du système nerveux central.

Surdosage : Entraîne une somnolence avec dépression des centres respiratoires imposant l'hospitalisation.

☞ *Vendu sans ordonnance.*

- SOEKAMI LEFRANCQ

Forme	Dosage	N. d'unités	Prix	Prix/jour	Liste	Remb. S.S.	Comm.
Gélule	28,4 mg	8	12,40	3,1	0	35 %	1964
Susp. buv.	–	90 ml	13,50	4,5	0	35 %	1964

NEULEPTIL ★★★

- **Composition :** Périciazine.
- **Domaine :** Neuropsychiatrie.
- **Activité :** Neuroleptique.
- **Classe :** Phénothiazine.

Indications : Psychoses chroniques. Troubles du comportement avec agressivité.

Contre-indications : Patients présentant un adénome prostatique ou un glaucome. Patients ayant des antécédents d'anomalie des globules blancs. La prise d'alcool est formellement déconseillée.

Effets indésirables : Sédation, somnolence, hypotension orthostatique, rigidité et mouvements anormaux, troubles des règles, impuissance, prise de poids. Plus rarement, troubles cutanés, hépatiques ou sanguins.

Précautions d'emploi : La prudence s'impose chez le sujet âgé, cardiaque et chez la femme enceinte ou allaitant.

Interactions : Le produit potentialise tous les dépresseurs du système nerveux central et les antihypertenseurs. Il antagonise les effets de la lévodopa utilisée dans le traitement de la maladie de Parkinson.

Surdosage : Le surdosage entraîne un coma avec rigidité imposant l'hospitalisation.

☞ *Sur prescription médicale.*

- SPECIA

Forme	Dosage	N. d'unités	Prix	Prix/jour	Liste	Remb. S.S.	Comm.
Gélule	10 mg	50	29,20	0,6 à 4	1	65 %	1963
Comprimé	25 mg	50	35,60	0,7 à 6	1	65 %	1973
Sol. buv. 1 %	10 mg/ml	30 ml	14,80	0,5 à 3	1	65 %	1966
Sol. buv. 4 %	40 mg/ml	30 ml	28,00	1 à 4	1	65 %	1985

NEUPOGEN ★★★

- **Composition :** Filgrastime.
- **Domaine :** Hématologie.
- **Activité :** Antineutropénique.

Indications : Traitement des neutropénies (diminution des globules blancs polynucléaires) chez les patients recevant une chimiothérapie anticancéreuse ou ayant subi un traitement myélosuppressif pour une greffe de moelle osseuse.

Contre-indications : Patients ayant une néoplasie myéloïde.

Effets indésirables : Douleurs musculaires ou osseuses. Réactions d'hypersensibilité.

Précautions d'emploi : Non conseillé chez la femme enceinte ou allaitant.

Interactions : Ne pas administrer en même temps qu'une chimiothérapie.

☞ *Sur prescription médicale. Usage hospitalier.*

• ROCHE

Forme	Dosage	N. d'unités	Prix	Prix/jour	Liste	Remb. S.S.	Comm.
Flacon inj.	300 µg	1	Hôp.	–	1	Hôp.	1994
Flacon inj.	300 µg	5	Hôp.	–	1	Hôp.	1991
Flacon inj.	480 µg	1	Hôp.	–	1	Hôp.	1994
Flacon inj.	480 µg	5	Hôp.	–	1	Hôp.	1991

NEURINASE ★

- **Composition :** Barbital, valériane.
- **Domaine :** Neuropsychiatrie.
- **Activité :** Sédatif.
- **Classe :** Barbiturique.

Indications : Utilisé dans les manifestations mineures de l'anxiété et les troubles du sommeil.

Contre-indications : Contre-indiqué en cas d'insuffisance respiratoire et de porphyrie. Chez les conducteurs de véhicules, il existe un risque de somnolence.

Effets indésirables : Parfois somnolence ou réactions cutanées. Peut entraîner une dépendance physique et psychique avec des réactions de sevrage à l'arrêt du traitement.

Précautions d'emploi : La prise d'alcoo[l] est formellement déconseillée. N'est pas in[-]diqué chez la femme enceinte ou allaitant.

Interactions : Le phénobarbital contenu dans le produit risque de modifier l'action d'un grand nombre de médicaments : contraceptifs oraux, anticoagulants oraux, cardiotoniques, antidépresseurs, antiépileptiques, certains antibiotiques, antiarythmisants cardiaques, etc.

Surdosage : Le surdosage entraîne un coma avec troubles respiratoires, imposant l'hospitalisation d'urgence.

☞ *Sur prescription médicale.*

• GÉNÉVRIER

Forme	Dosage	N. d'unités	Prix	Prix/jour	Liste	Remb. S.S.	Comm.
Sol. buv.	–	90 ml	28,00*	–	2	0 %	–

NEURIPLÈGE ★★

- **Composition :** Chlorproéthazine.
- **Domaine :** Rhumatologie.
- **Activité :** Myorelaxant.
- **Classe :** Phénothiazine.

Indications : Traitement d'appoint des contractures douloureuses au cours des torticolis, lombalgies, dorsalgies. États spastiques. Rééducation fonctionnelle.

Contre-indications : Myasthénie. Hypotension.

Effets indésirables : Réactions cutanées. Hypotension orthostatique.

Précautions d'emploi : Prudence en cas d'insuffisance hépatique ou rénale. La prise d'alcool est déconseillée.

Surdosage : Entraîne somnolence, hypotension.

☞ *Sur prescription médicale.*

• GÉNÉVRIER

Forme	Dosage	N. d'unités	Prix	Prix/jour	Liste	Remb. S.S.	Comm.
Comprimé	25 mg	30	18,90	0,6 à 2,6	2	65 %	1961
Amp. inj.	25 mg	1	29,90*	–	2	0 %	1965

NEURIPLÈGE POMMADE ★★

- **Composition :** Chlorproéthazine, paracymène.
- **Domaine :** Rhumatologie. Algologie.
- **Activité :** Antirhumatismal externe. Myorelaxant. Antalgique.

Indications : Proposé dans le traitement des douleurs d'origine musculo-tendino-ligamentaire : torticolis, dorsalgies, lombalgies. Adjuvant en rééducation fonctionnelle.

Contre-indications : Hypersensibilité aux constituants. Ne pas appliquer sur les muqueuses, une peau en mauvais état, des plaies ou des ulcérations.

Effets indésirables : Réaction allergique locale imposant l'arrêt du traitement.

Précautions d'emploi : Éviter l'exposition au soleil.

☞ *Vendu sans ordonnance.*

• GÉNÉVRIER

Forme	Dosage	N. d'unités	Prix	Prix/jour	Liste	Remb. S.S.	Comm.
Pommade	10 %	30 g	24,60	–	0	35 %	1962

NEUROCALCIUM ★

• **Composition :** Phénobarbital, gluconate et bromure de calcium.
• **Domaine :** Neuropsychiatrie.
• **Activité :** Sédatif.
• **Classe :** Barbiturique.

Indications : Anxiété, irritabilité, troubles du sommeil.

Contre-indications : Contre-indiqué en cas d'insuffisance respiratoire et de porphyrie. Chez les conducteurs de véhicules, il existe un risque de somnolence. Du fait de la présence de calcium, est contre-indiqué dans les calculs rénaux de calcium.

Effets indésirables : Parfois somnolence ou réactions cutanées.

Précautions d'emploi : La prise d'alcool est formellement déconseillée. N'est pas indiqué chez la femme enceinte ou allaitant.

Interactions : Le phénobarbital risque de modifier l'action d'un grand nombre de médicaments : contraceptifs oraux, anticoagulants oraux, cardiotoniques, antidépresseurs, antiépileptiques, certains antibiotiques, antiarythmisants cardiaques, etc. Il existe également une potentialisation de tous les sédatifs du système nerveux.

Surdosage : Le surdosage entraîne un coma avec troubles respiratoires, imposant l'hospitalisation d'urgence.

☞ *Vendu sans ordonnance.*

• LABORATOIRES BIOLOGIQUES DE L'ILE-DE-FRANCE

Forme	Dosage	N. d'unités	Prix	Prix/jour	Liste	Remb. S.S.	Comm.
Sirop	82 mg/c. à c.	125 ml	13,60	0,5 à 3	0	65 %	1935
Comprimé	100 mg	40	13,90	0,3 à 2	0	65 %	1945

NEUROCALCIUM SIROP ★

• **Composition :** Bromure de calcium, chlorure de calcium, gluconoglucoheptonate de calcium.
• **Domaine :** Neuropsychiatrie.
• **Activité :** Sédatif.
• **Classe :** Sédatif bromé.

Indications : Nervosité et irritabilité.

Contre-indications : Enfant de moins de 30 mois. Femme enceinte ou allaitant. Insuffisance rénale.

Effets indésirables : Éruptions cutanées, somnolence, désorientation.

Précautions d'emploi : L'absorption d'alcool est déconseillée.

☞ *Vendu sans ordonnance.*

• LABORATOIRES BIOLOGIQUES DE L'ILE-DE-FRANCE

Forme	Dosage	N. d'unités	Prix	Prix/jour	Liste	Remb. S.S.	Comm.
Sirop	82 mg/c. à c.	125 ml	13,60	0,5 à 3	0	65 %	1935

NEUROCYNÉSINE ❍

• **Composition :** Acetanilidum 1CH, Cedron 3CH, Ignatia 4CH, Iris versicolor 3CH, Spigelia anthelmia 4CH, Usnea barbata 3CH aa.
• **Domaine :** Algologie.
• **Activité :** Divers.

Indications : Traitement symptomatique des affections douloureuses : maux de tête, douleurs névralgiques.

☞ *Vendu sans ordonnance.*

• BOIRON

Forme	Dosage	N. d'unités	Prix	Prix/jour	Liste	Remb. S.S.	Comm.
Comprimé	–	60	31,00*	3	0	0 %	1943

NEUROFLORINE ✤

- **Composition :** Passiflore, valériane, aubépine. Excipient du comprimé : baume de tolu, jaune de quinoléine.
- **Domaine :** Neuropsychiatrie.
- **Activité :** Divers.

Indications : Utilisé dans le traitement des états neurotoniques et des troubles mineurs du sommeil. Troubles de l'éréthisme cardiaque.

☞ *Vendu sans ordonnance.*

• NATURA MEDICA

Forme	Dosage	N. d'unités	Prix	Prix/jour	Liste	Remb. S.S.	Comm.
Sol. buvable	–	125 ml	45,50*	7	0	0 %	1934
Comprimé	–	45	45,50*	4,5	0	0 %	1935

NEUROLITHIUM ★★★

- **Composition :** Lithium.
- **Domaine :** Neuropsychiatrie.
- **Activité :** Normothymique.
- **Classe :** Lithium.

Indications : Traitement et prévention des psychoses maniaco-dépressives.

Contre-indications : Insuffisance rénale et prise de médicaments agissant sur la fonction rénale : diurétiques. Anti-inflammatoires non stéroïdiens. Femme enceinte ou allaitant.

Effets indésirables : Ces effets sont réversibles à l'arrêt du traitement. On peut observer des tremblements, une sédation, des nausées ou vomissements, une prise de poids. Beaucoup plus rarement, on a pu observer des troubles de la soif et des modifications des globules blancs.

Précautions d'emploi : Le traitement par lithium exige une surveillance médicale étroite. Avant le début du traitement il faut rechercher une insuffisance rénale. un test de grossesse, un examen cardiaque. En cours de traitement, ce seront des dosages répétés de la lithémie qui permettront de guider la posologie. La lithémie optimale se situe entre 0,5 et 0,8 mmol/l.

Interactions : Nous avons vu qu'il était déconseillé d'associer des diurétiques, des anti-inflammatoires, et il faut prendre garde aux associations avec les neuroleptiques qui peuvent augmenter la lithémie et déclencher des phénomènes toxiques.

Surdosage : Le surdosage peut entraîner des troubles cardiaques et de la conscience. L'hospitalisation s'impose.

☞ *Sur prescription médicale.*

• LABCATAL

Forme	Dosage	N. d'unités	Prix	Prix/jour	Liste	Remb. S.S.	Comm.
Amp. buv.	1 g	24	14,10	1,2 à 2,5	2	65 %	1973
Amp. buv.	2 g	20	14,90	0,7 à 1,5	2	65 %	1973

NEUROPAX ★

- **Composition :** Phénobarbital, aubépine, passiflore.
- **Domaine :** Neuropsychiatrie.
- **Activité :** Sédatif.
- **Classe :** Barbiturique.

Indications : Utilisé dans les manifestations mineures de l'anxiété et les troubles du sommeil.

Contre-indications : Contre-indiqué en cas d'insuffisance respiratoire et de porphyrie. Chez les conducteurs de véhicules, il existe un risque de somnolence.

Effets indésirables : Parfois somnolence ou réactions cutanées. Peut entraîner une dépendance physique et psychique avec des réactions de sevrage à l'arrêt du traitement.

Précautions d'emploi : La prise d'alcool est formellement déconseillée. N'est pas indiqué chez la femme enceinte ou allaitant.

Interactions : Le phénobarbital contenu dans le produit risque de modifier l'action d'un grand nombre de médicaments : contraceptifs oraux, anticoagulants oraux, cardiotoniques, antidépresseurs, antiépileptiques, certains antibiotiques, antiarythmisants cardiaques, etc.

Surdosage : Le surdosage entraîne un coma avec troubles respiratoires, imposant l'hospitalisation d'urgence.

☞ *Vendu sans ordonnance.*

• STERLING MIDY

Forme	Dosage	N. d'unités	Prix	Prix/jour	Liste	Remb. S.S.	Comm.
Comprimé	–	40	37,90*	–	0	0 %	–

NEUROSTHÉNOL ★

• **Composition :** Acide glutamique, acide phosphorique, phosphate monocalcique, phosphate disodique, chlorure de magnésium, chlorure de manganèse, extrait cérébral de porc.
• **Domaine :** Nutrition et métabolisme.
• **Activité :** Antiasthénique. Éléments minéraux.
• **Classe :** Calcium. Acides aminés. Magnésium.

Indications : Utilisé dans le traitement de l'asthénie fonctionnelle, en l'absence d'activité spécifique démontrée.

Contre-indications : Insuffisance rénale. Lithiase urique. Ulcère gastrique.

Précautions d'emploi : A utiliser dilué. Traitement toujours de courte durée.

Interactions : Ne pas absorber en même temps que de la tétracycline.

☞ *Vendu sans ordonnance.*

• RICHARD

Forme	Dosage	N. d'unités	Prix	Prix/jour	Liste	Remb. S.S.	Comm.
Amp. buv.	–	20	13,70	–	0	35 %	1959

NEUROTENSYL ★

• **Composition :** Papavérine, spartéine, aubépine, gui, anémone.
• **Domaine :** Cardio-vasculaire.
• **Activité :** Sédatif cardiaque.

Indications : Palpitations, extrasystoles, angoisses. États neurotoniques. Troubles légers du sommeil.

☞ *Vendu sans ordonnance.*

• SCIENCEX

Forme	Dosage	N. d'unités	Prix	Prix/jour	Liste	Remb. S.S.	Comm.
Comprimé	–	50	29,90*	–	0	0 %	–

NEUTROSES ★

• **Composition :** Carbonate de calcium et de magnésium, kaolin lourd, trisilicate de magnésium.
• **Domaine :** Gastro-entérologie.
• **Activité :** Antiacide œso-gastrique.
• **Classe :** Sel de magnésium. Sel d'aluminium. Sel de calcium.

Indications : Traitement symptomatique des douleurs liées aux affections œso-gastro-duodénales. Météorisme intestinal.

Contre-indications : Insuffisance rénale chronique.

Effets indésirables : Risque de diarrhée et d'hypercalcémie.

Précautions d'emploi : Prudence en cas d'insuffisance rénale.

Interactions : Entraîne une diminution de l'absorption d'un grand nombre de médicaments. Il convient donc de respecter un délai de 2 heures entre la prise du produit et d'autres traitements.

☞ *Vendu sans ordonnance.*

• DB PHARMA

Forme	Dosage	N. d'unités	Prix	Prix/jour	Liste	Remb. S.S.	Comm.
Comprimé	–	42	24,30*	–	0	0 %	1916

NÉVRIBAUME ★

• **Composition :** Salicyloyl glycol, salicylate de glycol, nicotinate de méthyle.
• **Domaine :** Rhumatologie. Algologie.
• **Activité :** Antirhumatismal externe. Antalgique externe. Révulsif.
• **Classe :** Salicylé.

Indications : Utilisé dans le traitement des douleurs d'origine musculo-tendino-ligamentaire : torticolis, dorsalgies, lombalgies. Douleurs articulaires.

Contre-indications : Hypersensibilité aux constituants. Ne pas appliquer sur : muqueuses, peau en mauvais état, plaies ou ulcérations. Enfant de moins de 15 ans.

Effets indésirables : Réaction allergique locale imposant l'arrêt du traitement.

Précautions d'emploi : Se laver les mains après usage.

☞ *Vendu sans ordonnance.*

• PHYTOEST

Forme	Dosage	N. d'unités	Prix	Prix/jour	Liste	Remb. S.S.	Comm.
Onguent	–	80 g	38,00*	–	0	0 %	–
Pommade	–	40 g	28,90*	–	0	0 %	–

NÉVROSTHÉNINE GLYCOCOLLE

- **Composition :** Glycérophosphates de sodium, potassium, magnésium, glycine.
- **Domaine :** Nutrition et métabolisme.
- **Activité :** Antiasthénique.
- **Classe :** Acides aminés. Sel de magnésium.

Indications : Utilisé dans le traitement symptomatique de l'asthénie fonctionnelle en l'absence d'activité spécifique démontrée.

Précautions d'emploi : Chez les sujets suivant un régime sans sel, tenir compte du fait que chaque sachet contient l'équivalent de 72 mg de sel.

☞ *Vendu sans ordonnance.*

• 3M SANTÉ

Forme	Dosage	N. d'unités	Prix	Prix/jour	Liste	Remb. S.S.	Comm.
Sachet	–	20	46,00*	4,6 à 9,2	0	0 %	1988

NIAMIDE ★★★

- **Composition :** Nialamide.
- **Domaine :** Neuropsychiatrie.
- **Activité :** Antidépresseur.
- **Classe :** Inhibiteur de la mono-amine oxydase.

Indications : Traitement de tous les états dépressifs. Utilisé en France, souvent en cas d'échec des autres traitements. Beaucoup plus utilisé dans les pays anglo-saxons.

Contre-indications : Le produit doit être utilisé avec grande prudence chez les épileptiques et chez les patients ayant présenté des troubles hépatiques. Les patients ayant des antécédents cardio-vasculaires et/ou hypertendus seront particulièrement surveillés. L'administration concomitante d'un autre antidépresseur est formellement contre-indiquée. Ne pas prescrire si le patient doit subir une anesthésie générale.

Effets indésirables : On peut observer des états d'excitation avec insomnie, des vertiges ou une hypotension orthostatique. Si les contre-indications n'ont pas été respectées, des crises hypertensives graves peuvent apparaître, et, plus rarement, des hépatites toxiques.

Précautions d'emploi : Tout traitement par les antidépresseurs doit être suivi par un médecin, particulièrement lorsqu'il s'agit d'antidépresseurs de type IMAO. La prise d'alcool est formellement déconseillée. Il convient de respecter un intervalle entre la prise d'IMAO et l'administration de nombreux autres médicaments : amphétamines, antidépresseurs, antihypertenseurs, bêtabloquants, antimigraineux.

Interactions : Les interactions médicamenteuses sont nombreuses et graves (voir ci-dessus les précautions d'emploi). On avertira le patient de ne pas consommer d'aliments riches en tyramine : fromages fermentés, viandes faisandées, levures, thé, chocolat, banane, foies de volailles, boissons alcoolisées.

Surdosage : Le surdosage entraîne un état d'excitation avec hypotension et dépression respiratoire. L'hospitalisation s'impose d'urgence.

☞ *Sur prescription médicale.*

• PFIZER

Forme	Dosage	N. d'unités	Prix	Prix/jour	Liste	Remb. S.S.	Comm.
Comprimé	25 mg	100	30,60	1 à 2	1	65 %	1960

NIBIOL ★★

Composition : Nitroxoline.
Domaine : Uro-néphrologie.
Activité : Antibactérien urinaire.
Classe : Oxyquinoléine.

Indications : Traitement des infections urinaires basses non compliquées chez la femme jeune.

Contre-indications : Insuffisance rénale sévère.

Effets indésirables : Troubles digestifs mineurs. Névrite périphérique.

Interactions : Ne pas associer à d'autres quinoléines.

☞ *Sur prescription médicale.*

• DEBAT

Forme	Dosage	N. d'unités	Prix	Prix/jour	Liste	Remb. S.S.	Comm.
Comprimé	50 mg	60	12,90	1 à 2	1	65 %	1962
Comprimé	100 mg	50	19,70	1 à 2,3	1	65 %	1969
Susp. buv.	10 mg/ml	150 ml	29,70	1 à 2	1	65 %	1973

NICAN ★

Composition : Codéine, benzoate de sodium, aconit, belladone, bromoforme,
Domaine : Pneumologie.
Activité : Antitussif.
Classe : Opium et dérivés.

Indications : Utilisé dans le traitement symptomatique des toux non productives : bronchite, grippe, coqueluche.

Contre-indications : Asthme, insuffisance respiratoire. Enfant de moins de 30 mois.

Effets indésirables : Constipation, somnolence, nausées, vomissements, dépression respiratoire. L'augmentation des doses et la prolongation de l'administration peuvent conduire à la dépendance et à la toxicomanie.

Précautions d'emploi : Ne pas prendre d'alcool pendant le traitement. Prudence chez le sujet âgé. Déconseillé chez la femme enceinte ou allaitant. Le traitement doit être de courte durée. Donne une réaction positive au contrôle antidopage.

Interactions : L'activité et les effets secondaires peuvent être augmentés par les autres dépresseurs du système nerveux central.

Surdosage : Entraîne une somnolence avec dépression des centres respiratoires imposant l'hospitalisation.

☞ *Vendu sans ordonnance.*

• MARION MERRELL DOW

Forme	Dosage	N. d'unités	Prix	Prix/jour	Liste	Remb. S.S.	Comm.
Sol. buv.	–	27 ml	14,80	–	1	35 %	1962
Sirop	–	200 ml	14,70	2 à 4	0	35 %	1962

NICICALCIUM ★

Composition : Gluconate de calcium, nicotinate de calcium, chlorure de magnésium, parahydroxybenzoate de méthyle, vitamine C.
Domaine : Nutrition et métabolisme.
Activité : Antiasthénique. Éléments minéraux. Vitamines hydrosolubles.
Classe : Calcium. Magnésium.

Indications : Utilisé dans le traitement de l'asthénie fonctionnelle, en l'absence d'activité spécifique démontrée.

Contre-indications : Lithiase urique.

Précautions d'emploi : Traitement toujours de courte durée. Chez le diabétique, tenir compte du fait que chaque ampoule apporte 4 g de sucre.

☞ *Vendu sans ordonnance.*

• LIPHA SANTÉ

Forme	Dosage	N. d'unités	Prix	Prix/jour	Liste	Remb. S.S.	Comm.
Amp. buv. adulte	–	24	34,85*	–	0	0 %	1954
Amp. buv. enfant	–	24	25,10*	–	0	0 %	1954

NICOBION ★★★

- **Composition :** Nicotinamide ou vitamine PP.
- **Domaine :** Nutrition et métabolisme.
- **Activité :** Vitamine hydrosoluble.
- **Classe :** Vitamine PP.

Indications : Traitement de la pellagr Prévention et traitement des carences nutr tionnelles.

☞ *Vendu sans ordonnance.*

• ASTRA FRANCE

Forme	Dosage	N. d'unités	Prix	Prix/jour	Liste	Remb. S.S.	Comm.
Comprimé	500 mg	30	21,30	–	0	0 %	1962

NICOPATCH ★★

- **Composition :** Nicotine.
- **Domaine :** Toxicologie.
- **Activité :** Désintoxication tabagique.
- **Classe :** Nicotine.

Indications : Traitement de la dépendance à la nicotine, lors du sevrage tabagique.

Contre-indications : Enfant. Hypersensibilité à la nicotine. Insuffisance coronarienne instable. Grossesse ou allaitement.

Effets indésirables : Maux de tête, insomnie, anxiété, irritabilité. Nausées, douleurs abdominales. Troubles de la concer tration, somnolence, douleurs musculaires.

Précautions d'emploi : Prudence chez l patient présentant une hypertension, une ar gine de poitrine, un diabète ou un ulcèr gastro-duodénal.

Interactions : Lors du sevrage tabagique l'action de certains médicaments peut êtr modifiée : antihypertenseurs, diurétique antiulcéreux.

☞ *Sur prescription médicale.*

• PIERRE FABRE

Forme	Dosage	N. d'unités	Prix	Prix/jour	Liste	Remb. S.S.	Comm.
Patch	7 mg/j	7	137,20*	20	1	0 %	1992
Patch	7 mg/j	28	515,40*	19	1	0 %	1992
Patch	14 mg/j	7	138,50*	20	1	0 %	1992
Patch	14 mg/j	28	515,40*	19	1	0 %	1992
Patch	21 mg/j	7	139,50*	20	1	0 %	1992
Patch	21 mg/j	28	525,80*	19	1	0 %	1992

NICOPRIVE

- **Composition :** Ascorbate de quinine, thiamine, nicotinamide, acide ascorbique, pyridoxine, crataegus.
- **Domaine :** Toxicologie.
- **Activité :** Désintoxication tabagique.
- **Classe :** Vitamine hydrosoluble.

Indications : Proposé dans le traitement de la dépendance à la nicotine, lors du se vrage tabagique.

Contre-indications : Hypersensibilité la quinine. Troubles de la conduction car diaque. Grossesse et allaitement.

Effets indésirables : Anémie hémolyti que, thrombopénie.

☞ *Vendu sans ordonnance.*

• THÉRANOL

Forme	Dosage	N. d'unités	Prix	Prix/jour	Liste	Remb. S.S.	Comm.
Comprimé	–	240	150,00*	5	0	0 %	1970

NICORETTE GOMME ★

- **Composition :** Nicotine.
- **Domaine :** Toxicologie.
- **Activité :** Désintoxication tabagique.
- **Classe :** Nicotine.

Indications : Traitement de la dépendance à la nicotine, lors du sevrage taba gique.

Contre-indications : Enfant. Hypersen sibilité à la nicotine. Insuffisance corona rienne instable. Grossesse ou allaitement.

Effets indésirables : Irritation de la bouhe et de la gorge, hypersalivation, hoquet, astralgies. Maux de tête, insomnie, aniété, irritabilité. Nausées, douleurs abdoninales. Troubles de la concentration, somolence, douleurs musculaires.

Précautions d'emploi : Le patient doit rrêter de fumer. Prendre une gomme dès u'est ressenti le besoin de fumer. Prudence chez le patient présentant une hypertension, une angine de poitrine, un diabète ou un ulcère gastro-duodénal.

Interactions : Lors du sevrage tabagique, l'action de certains médicaments peut être modifiée : antihypertenseurs, diurétiques, antiulcéreux.

☞ *Sur prescription médicale.*

• PHARMACIA

Forme	Dosage	N. d'unités	Prix	Prix/jour	Liste	Remb. S.S.	Comm.
Gomme	2 mg	96	157,60*	25	1	0 %	1986
Gomme	4 mg	96	181,50	20	1	0 %	1993

NICORETTE TRANSDERMIQUE ★★

Composition : Nicotine.

Domaine : Toxicologie.

Activité : Désintoxication tabagique.

Classe : Nicotine.

Indications : Traitement de la dépenlance à la nicotine, lors du sevrage tabaique.

Contre-indications : Enfant. Hypersenibilité à la nicotine. Insuffisance coronaienne instable. Grossesse ou allaitement.

Effets indésirables : Maux de tête, inomnie, anxiété, irritabilité. Nausées, douleurs abdominales. Troubles de la concentration, somnolence, douleurs musculaires.

Précautions d'emploi : Prudence chez le patient présentant une hypertension, une angine de poitrine, un diabète ou un ulcère gastro-duodénal.

Interactions : Lors du sevrage tabagique, l'action de certains médicaments peut être modifiée : antihypertenseurs, diurétiques, antiulcéreux.

☞ *Sur prescription médicale.*

• PHARMACIA

Forme	Dosage	N. d'unités	Prix	Prix/jour	Liste	Remb. S.S.	Comm.
Patch	5 mg/16 h	7	Libre	–	1	0 %	1994
Patch	5 mg/16 h	14	Libre	–	1	0 %	1994
Patch	10 mg/16 h	7	Libre	–	1	0 %	1994
Patch	10 mg/16 h	14	Libre	–	1	0 %	1994
Patch	15 mg/16 h	7	Libre	–	1	0 %	1994
Patch	15 mg/16 h	14	Libre	–	1	0 %	1994
Patch	15 mg/16 h	28	Libre	–	1	0 %	1994

NICOTINELL TTS ★★

Composition : Nicotine.

Domaine : Toxicologie.

Activité : Désintoxication tabagique.

Classe : Nicotine.

Indications : Traitement de la dépenlance à la nicotine, lors du sevrage tabaique.

Contre-indications : Enfant. Hypersenibilité à la nicotine. Insuffisance coronaienne instable. Grossesse ou allaitement.

Effets indésirables : Maux de tête, inomnie, anxiété, irritabilité. Nausées, douleurs abdominales. Troubles de la concentration, somnolence, douleurs musculaires.

Précautions d'emploi : Prudence chez le patient présentant une hypertension, une angine de poitrine, un diabète ou un ulcère gastro-duodénal.

Interactions : Lors du sevrage tabagique, l'action de certains médicaments peut être modifiée : antihypertenseurs, diurétiques, antiulcéreux.

☞ *Sur prescription médicale.*

• CIBA-GEIGY

Forme	Dosage	N. d'unités	Prix	Prix/jour	Liste	Remb. S.S.	Comm.
Patch	7 mg/j	7	144,00*	20	1	0 %	1992
Patch	7 mg/j	28	535,00*	19	1	0 %	1992
Patch	14 mg/j	7	145,00*	20	1	0 %	1992
Patch	14 mg/j	28	540,00*	19	1	0 %	1992
Patch	21 mg/j	7	145,00*	20	1	0 %	1992
Patch	21 mg/j	28	545,00*	19	1	0 %	1992

NIDREL ★★★

- **Composition :** Nitrendipine.
- **Domaine :** Cardio-vasculaire.
- **Activité :** Antihypertenseur. Vasodilatateur.
- **Classe :** Antagoniste calcique. Dihydropyridine.

Indications : Hypertension artérielle.

Contre-indications : Contre-indiqué chez la femme enceinte ou allaitant.

Effets indésirables : Maux de tête, rougeur du visage, bouffées de chaleur. Œdèmes des membres inférieurs. Fatigue. Palpitations.

Précautions d'emploi : Prudence chez le sujet âgé ou présentant une insuffisance hépatique.

Interactions : Potentialise l'action des antihypertenseurs alphabloquants et des bêtabloquants. Augmente l'activité de la digoxine. Efficacité augmentée par la cimétidine (Tagamet).

Surdosage : Entraîne une hypotension et des troubles de la fréquence cardiaque imposant une surveillance hospitalière.

☞ *Sur prescription médicale.*

- SPECIA

Forme	Dosage	N. d'unités	Prix	Prix/jour	Liste	Remb. S.S.	Comm.
Comprimé	10 mg	28	80,70	3 à 6	1	65 %	1989
Comprimé	20 mg	28	133,10	4,8	1	65 %	1989

NIFÉDIPINE RATIOPHARM ★★★

- **Composition :** Nifédipine.
- **Domaine :** Cardio-vasculaire.
- **Activité :** Antiangoreux. Antihypertenseur. Vasodilatateur.
- **Classe :** Antagoniste calcique. Dihydropyridine.

Indications : Angine de poitrine. Hypertension artérielle.

Contre-indications : Femme enceinte ou allaitant.

Effets indésirables : Maux de tête, rougeur du visage, bouffées de chaleur. Œdèmes des membres inférieurs. Fatigue, hypotension orthostatique. Inflammation des gencives.

Précautions d'emploi : Prudence chez les patients présentant une insuffisance cardiaque grave.

Interactions : Potentialisation des effets des autres antihypertenseurs : alphabloquants, bêtabloquants. Possibilité d'interaction avec la cimétidine, la phénytoïne et la cyclosporine.

Surdosage : Entraîne une augmentation de la fréquence cardiaque et une hypotension imposant la surveillance en centre spécialisé.

☞ *Sur prescription médicale.*

- LAFON

Forme	Dosage	N. d'unités	Prix	Prix/jour	Liste	Remb. S.S.	Comm.
Capsule	10 mg	30	27,90	2,8	1	65 %	1992
Capsule	10 mg	90	63,70	2	1	65 %	1992
Comprimé LP	20 mg	30	48,70	3,2	1	65 %	1992
Comprimé LP	20 mg	60	79,80	2,7	1	65 %	1992

NIFÉLATE ★★★

- **Composition :** Nifédipine.
- **Domaine :** Cardio-vasculaire.
- **Activité :** Antiangoreux. Antihypertenseur. Vasodilatateur.
- **Classe :** Antagoniste calcique. Dihydropyridine.

Indications : Angine de poitrine. Hypertension artérielle.

Contre-indications : Femme enceinte ou allaitant.

Effets indésirables : Maux de tête, rougeur du visage, bouffées de chaleur. Œdème des membres inférieurs. Fatigue, hypotension orthostatique. Inflammation des gencives.

Précautions d'emploi : Prudence chez les patients présentant une insuffisance cardiaque grave.

Interactions : Potentialisation des effets des autres antihypertenseurs : alphabloquants, bêtabloquants. Possibilité d'interaction avec la cimétidine, la phénytoïne et la cyclosporine.

Surdosage : Entraîne une augmentation de la fréquence cardiaque et une hypotension imposant la surveillance en centre spécialisé.

☞ *Sur prescription médicale.*

- BIOGALÉNIQUE

Forme	Dosage	N. d'unités	Prix	Prix/jour	Liste	Remb. S.S.	Comm.
Capsule	10 mg	30	28,80	3	1	65 %	1991
Capsule	10 mg	90	65,50	2	1	65 %	1991
Comprimé LP	20 mg	30	51,20	3,4	1	65 %	1991
Comprimé LP	20 mg	60	84,30	2,8	1	65 %	1991

NIFLUGEL ★★

- **Composition :** Acide niflumique.
- **Domaine :** Rhumatologie. Inflammation.
- **Activité :** Antirhumatismal externe. Anti-inflammatoire.
- **Classe :** Anti-inflammatoire non stéroïdien. Fénamate.

Indications : Proposé dans le traitement symptomatique des tendinites et des douleurs des petites articulations. Proposé comme traitement d'appoint des entorses, contusions, élongations, courbatures, etc.

Contre-indications : Hypersensibilité aux constituants. Ne pas appliquer sur les muqueuses, une peau en mauvais état, des plaies ou des ulcérations.

Effets indésirables : Réaction allergique locale imposant l'arrêt du traitement.

Précautions d'emploi : Éviter les applications sur de grandes surfaces.

☞ *Sur prescription médicale.*

- UPSA

Forme	Dosage	N. d'unités	Prix	Prix/jour	Liste	Remb. S.S.	Comm.
Gel	2,5 %	60 g	19,70	–	2	35 %	1990

NIFLURIL ★★★

- **Composition :** Acide niflumique.
- **Domaine :** Inflammation.
- **Activité :** Anti-inflammatoire.
- **Classe :** Anti-inflammatoire non stéroïdien. Fénamate.

Indications : Traitement au long cours de la polyarthrite rhumatoïde et de certaines arthroses invalidantes. Traitement des poussées aiguës des arthroses. Traitement des manifestations inflammatoires au cours des infections sinusiennes ou amygdaliennes.

Contre-indications : Hypersensibilité au produit. Réactions allergiques à l'aspirine et dérivés. Ulcères gastro-duodénaux évolutifs. Insuffisance cardiaque, hépatique ou rénale. Enfant de moins de 15 ans.

Effets indésirables : Troubles digestifs : nausées, vomissements, ulcère gastro-duodénal, hémorragie digestive. Troubles hépatiques. Réactions allergiques : éruptions, urticaire. Insuffisance rénale. Vertiges, maux de tête, bourdonnements d'oreille. Troubles osseux : fluorose.

Précautions d'emploi : Prendre le produit au cours des repas, si possible le soir. Déconseillé chez la femme enceinte ou allaitant. Prudence chez l'insuffisant cardiaque ou rénal. Une surveillance du poids et du volume urinaire est utile en début de traitement.

Interactions : Ne pas associer à d'autres produits modifiant l'hémostase : anticoagulants oraux, héparine, aspirine, ticlopidine, autres anti-inflammatoires. Ne pas associer, car augmentation des effets toxiques : lithium, méthotrexate, diflunisal. Prudence en cas d'association avec les diurétiques et les sulfamides hypoglycémiants. Peut perturber l'activité des antihypertenseurs, L'efficacité des stérilets peut être diminuée.

Surdosage : Entraîne des signes d'irritation digestive, une somnolence, des troubles rénaux.

☞ *Sur prescription médicale.*

• UPSA

Forme	Dosage	N. d'unités	Prix	Prix/jour	Liste	Remb. S.S.	Comm.
Gélule	250 mg	30	20,40	1,3 à 2,7	2	65 %	1967
Suppositoire	400 mg	8	16,10	2 à 4	2	65 %	1976
Suppositoire	700 mg	8	18,40	4,6	2	65 %	1972

NIFLURIL GEL GINGIVAL ★★★

- **Composition :** Acide niflumique, hexétidine.
- **Domaine :** Stomatologie.
- **Activité :** Anti-inflammatoire.
- **Classe :** Anti-inflammatoire non stéroïdien. Fénamate.

Indications : Gingivites d'origine septique ou mécanique, parodontopathies.

Contre-indications : Hypersensibilité au produit. Réactions allergiques à l'aspirine et dérivés. Ulcères gastro-duodénaux évolutifs. Enfant de moins de 30 mois.

Effets indésirables : Troubles digestifs nausées, vomissements.

Précautions d'emploi : Non conseillé chez la femme enceinte.

☞ *Sur prescription médicale.*

• UPSA

Forme	Dosage	N. d'unités	Prix	Prix/jour	Liste	Remb. S.S.	Comm.
Gel gingival	3 %	30 g	11,70	–	2	35 %	1982

NIFLURIL POMMADE ★★

- **Composition :** Acide niflumique.
- **Domaine :** Rhumatologie. Inflammation.
- **Activité :** Antirhumatismal externe. Anti-inflammatoire.
- **Classe :** Anti-inflammatoire non stéroïdien. Fénamate.

Indications : Traitement d'appoint des entorses.

Contre-indications : Hypersensibilité aux constituants. Ne pas appliquer sur les muqueuses, une peau en mauvais état, des plaies ou des ulcérations.

Effets indésirables : Réaction allergique locale imposant l'arrêt du traitement.

Précautions d'emploi : Éviter les applications sur de grandes surfaces.

☞ *Vendu sans ordonnance.*

• UPSA

Forme	Dosage	N. d'unités	Prix	Prix/jour	Liste	Remb. S.S.	Comm.
Pommade	3 %	60 g	14,60	–	0	35 %	1971

NIFUR-RATIOPHARM ★★

- **Composition :** Nifuroxazide.
- **Domaine :** Gastro-entérologie.
- **Activité :** Anti-infectieux intestinal.
- **Classe :** Nitrofurane.

Indications : Diarrhées aiguës d'origine infectieuse.

Contre-indications : Hypersensibilité aux nitrofuranes. Nouveau-né.

Effets indésirables : Réactions allergiques.

Précautions d'emploi : Ne pas oublier l'importance de la réhydratation surtout chez l'enfant. Non conseillé chez la femme enceinte. Traitement de durée limitée.

☞ *Sur prescription médicale.*

• LAFON

Forme	Dosage	N. d'unités	Prix	Prix/jour	Liste	Remb. S.S.	Comm.
Gélule	100 mg	30	12,60	0,8	2	35 %	1992
Gélule	200 mg	28	23,90	3,4	2	35 %	1992

NIGRANTYL ★

- **Composition :** Cassis, citrate de sodium.
- **Domaine :** Cardio-vasculaire.
- **Activité :** Vasculoprotecteur.

Indications : Troubles fonctionnels de la fragilité capillaire : ecchymoses, purpura, saignements.

Effets indésirables : Diarrhée.

☞ *Vendu sans ordonnance.*

• LACTÉOL

Forme	Dosage	N. d'unités	Prix	Prix/jour	Liste	Remb. S.S.	Comm.
Comprimé	300 mg	40	21,00	2 à 4	0	35 %	1971

NILEVAR ★★★

- **Composition :** Noréthandrolone.
- **Domaine :** Endocrinologie.
- **Activité :** Anabolisants.
- **Classe :** Androgène.

Indications : États de dénutrition du sujet âgé. Brûlures étendues, escarres. Ostéoporose du sujet âgé. Aplasie médullaire.

Contre-indications : Enfant. Femme jeune. Cancer de la prostate et adénome prostatique. Insuffisance hépatique.

Effets indésirables : Acné, séborrhée. Hirsutisme, chute des cheveux. Troubles des règles, aménorrhée. Ictère, hépatite.

Précautions d'emploi : Donne une réaction positive au contrôle antidopage. Déconseillé chez la femme enceinte ou allaitant.

Interactions : Potentialisation possible des antidiabétiques oraux et des anticoagulants oraux.

☞ *Sur prescription médicale.*

• LAPHAL

Forme	Dosage	N. d'unités	Prix	Prix/jour	Liste	Remb. S.S.	Comm.
Comprimé	10 mg	30	17,10*	–	2	0 %	1960

NIMOTOP ★★★

- **Composition :** Nimodipine.
- **Domaine :** Cardio-vasculaire. Neuropsychiatrie.
- **Activité :** Vasodilatateur.
- **Classe :** Antagoniste calcique. Dihydropyridine.

Indications : Prévention et traitement des déficits neurologiques, en rapport avec un spasme vasculaire, lors des hémorragies méningées par rupture d'anévrisme cérébral.

Contre-indications : Femme enceinte ou allaitant.

Effets indésirables : Maux de tête, rougeur du visage, bouffées de chaleur. Fatigue, hypotension orthostatique.

Précautions d'emploi : Prudence chez les sujets âgés ou insuffisants hépatiques.

Interactions : Potentialisation des effets des autres antihypertenseurs : alphabloquants, bêtabloquants. Augmente l'activité de la digoxine.

Surdosage : Entraîne une baisse de la fréquence cardiaque et une hypotension imposant la surveillance en centre spécialisé.

☞ *Sur prescription médicale.*

• BAYER PHARMA

Forme	Dosage	N. d'unités	Prix	Prix/jour	Liste	Remb. S.S.	Comm.
Comprimé	30 mg	90	Hôp.	–	1	Hôp.	1987
Flacon inj.	10 mg	5	Hôp.	–	1	Hôp.	1988

NIPENT ★★★

- **Composition :** Pentostatine.
- **Domaine :** Cancérologie.
- **Activité :** Antinéoplasique. Cytostatique. Immunosuppresseur.
- **Classe :** Antimétabolite. Antipurique.

Indications : Traitement de la leucémie à tricholeucocytes de l'adulte.

Contre-indications : Hypersensibilité au produit. Insuffisance rénale. Infections. Grossesse ou allaitement.

Effets indésirables : Infections, réactions allergiques, éruptions cutanées. Troubles digestifs, ulcérations buccales, saignements. Troubles sanguins : anémies, leucopénies, thrombopénies. Troubles pulmonaires, cardio-vasculaires. Troubles neurologiques : somnolence diurne, insomnie confusion, neuropathies périphériques Œdèmes, troubles uro-génitaux.

Précautions d'emploi : Le traitemen doit être interrompu en cas d'effet secondaire sévère. Un hémogramme, un bilan rénal et hépatique sont indispensables avan chaque administration.

Interactions : Ne jamais associer à l'allopurinol (traitement des hyperuricémies). Les effets secondaires sont augmentés par association avec la vidarabine et la fludarabine.

☞ *Sur prescription médicale. Usage hospitalier.*

- LEDERLE

Forme	Dosage	N. d'unités	Prix	Prix/jour	Liste	Remb. S.S.	Comm.
Flacon inj.	10 mg	1	Hôp.	–	1	Hôp.	1993

NIPRIDE ★★★

- **Composition :** Nitroprussiate de sodium.
- **Domaine :** Cardio-vasculaire.
- **Activité :** Antihypertenseur.
- **Classe :** Vasodilatateurs directs.

Indications : Traitement d'urgence de certaines hypertensions artérielles et de certaines insuffisances cardiaques.

Contre-indications : Non conseillé chez la femme enceinte.

Effets indésirables : Ils sont liés à l'abaissement brutal de la tension artérielle : sueurs, nausées, palpitations.

Précautions d'emploi : Utilisé sous stricte surveillance médicale. Les doses seront réduites chez l'insuffisant rénal et le sujet âgé.

Interactions : Potentialise l'action de tous les antihypertenseurs.

Surdosage : Entraîne une hypotension profonde avec des troubles métaboliques pouvant aboutir au coma.

☞ *Sur prescription médicale.*

- ROCHE

Forme	Dosage	N. d'unités	Prix	Prix/jour	Liste	Remb. S.S.	Comm.
Amp. inj.	50 mg	6	Hôp.	–	1	Hôp.	1978

NISAPULVOL ★

- **Composition :** Hydroxybenzoates de méthyle, d'éthyle, de propyle et de benzyle.
- **Domaine :** Dermatologie.
- **Activité :** Antiseptique local. Antifongique local.

Indications : Proposé dans le traitement du prurit de la varicelle. Traitement des intertrigos mycosiques.

Contre-indications : Hypersensibilité au produit.

Effets indésirables : Eczéma allergique de contact ou intolérance générale.

Précautions d'emploi : Ne pas appliquer sur les muqueuses. Ne pas utiliser plusieurs produits simultanément.

☞ *Vendu sans ordonnance.*

- MAYOLY-SPINDLER

Forme	Dosage	N. d'unités	Prix	Prix/jour	Liste	Remb. S.S.	Comm.
Poudre	–	50 g	12,70	–	0	35 %	1946

NISASEPTOL ★

- **Composition :** Hydroxybenzoates de propyle et de benzyle.
- **Domaine :** Dermatologie.
- **Activité :** Antiseptique local. Antifongique local.

Indications : Proposé dans le traitement du prurit de la varicelle. Traitement des intertrigos mycosiques.

Contre-indications : Hypersensibilité au produit.

Effets indésirables : Eczéma allergique de contact ou intolérance générale.

Précautions d'emploi : Ne pas appliquer sur les muqueuses. Ne pas utiliser plusieurs produits simultanément.

☞ *Vendu sans ordonnance.*

• MAYOLY-SPINDLER

Forme	Dosage	N. d'unités	Prix	Prix/jour	Liste	Remb. S.S.	Comm.
Pommade	–	40 g	21,70	–	0	35 %	1950

NISASOL ★

- **Composition :** Hydroxybenzoates de méthyle, d'éthyle et de propyle.
- **Domaine :** Dermatologie.
- **Activité :** Antiseptique local. Antifongique local.

Indications : Proposé en traitement d'appoint dans les affections dermatologiques susceptibles de se surinfecter.

Contre-indications : Hypersensibilité au produit.

Effets indésirables : Eczéma allergique de contact ou intolérance générale.

Précautions d'emploi : Ne pas appliquer sur les muqueuses. Ne pas utiliser plusieurs produits simultanément.

☞ *Vendu sans ordonnance.*

• MAYOLY-SPINDLER

Forme	Dosage	N. d'unités	Prix	Prix/jour	Liste	Remb. S.S.	Comm.
Sol. locale	–	90 ml	19,40	–	0	35 %	1985

NITRIATE ★★★

- **Composition :** Nitroprussiate de sodium.
- **Domaine :** Cardio-vasculaire.
- **Activité :** Antihypertenseur.
- **Classe :** Vasodilatateur direct.

Indications : Traitement d'urgence de certaines hypertensions artérielles et de certaines insuffisances cardiaques.

Contre-indications : Non conseillé chez la femme enceinte.

Effets indésirables : Ils sont liés à l'abaissement brutal de la tension artérielle : sueurs, nausées, palpitations.

Précautions d'emploi : Utilisé sous stricte surveillance médicale. Les doses seront réduites chez l'insuffisant rénal et le sujet âgé.

Interactions : Potentialise l'action de tous les antihypertenseurs.

Surdosage : Entraîne une hypotension profonde avec des troubles métaboliques pouvant aboutir au coma.

☞ *Sur prescription médicale.*

• L'ARGUENON

Forme	Dosage	N. d'unités	Prix	Prix/jour	Liste	Remb. S.S.	Comm.
Flac. inj.	50 mg	5	Hôp.	–	1	Hôp.	1978

NITRIDERM TTS ★★★

- **Composition :** Trinitrine.
- **Domaine :** Cardio-vasculaire.
- **Activité :** Antiangoreux. Vasodilatateur.
- **Classe :** Dérivé nitré.

Indications : Prévention de la crise d'angine de poitrine.

Contre-indications : Hypersensibilité aux dérivés nitrés. Hypotension sévère. Cardiomyopathie obstructive.

Effets indésirables : Maux de tête, hypotension avec vertiges. Bouffées de chaleur. Troubles digestifs. Discrète irritation cutanée.

Précautions d'emploi : Non conseillé chez la femme enceinte ou allaitant. Prudence chez le sujet âgé ou présentant une hypotension. Éviter la prise d'alcool qui accroît les effets secondaires. Le dispositif doit être collé sur une surface non pileuse et retiré pendant au moins 8 heures durant la nuit.

Interactions : Les vasodilatateurs et les antihypertenseurs majorent l'hypotension.

Surdosage : Risque très faible.

☞ *Sur prescription médicale.*

• CIBA-GEIGY

Forme	Dosage	N. d'unités	Prix	Prix/jour	Liste	Remb. S.S.	Comm.
Patch	5 mg/24 h	30	93,80	3,1	2	65 %	1990
Patch	10 mg/24 h	30	101,2	3,4	2	65 %	1990

NITRODEX ★★★

- **Composition :** Pentaérythrityle tétranitrate.
- **Domaine :** Cardio-vasculaire.
- **Activité :** Antiangoreux. Vasodilatateur.
- **Classe :** Dérivé nitré.

Indications : Prévention de la crise d'angine de poitrine. Insuffisance cardiaque sévère du ventricule gauche.

Effets indésirables : Maux de tête, hypotension avec vertiges.

Précautions d'emploi : Non conseillé chez la femme enceinte ou allaitant. Prudence chez le sujet âgé ou présentant une hypotension.

Interactions : Les vasodilatateurs et les antihypertenseurs majorent l'hypotension.

Surdosage : Entraîne une vasodilatation généralisée et des modifications de l'hémoglobine entraînant une coloration bleue de la peau (méthémoglobinémie).

☞ *Sur prescription médicale.*

• DEXO

Forme	Dosage	N. d'unités	Prix	Prix/jour	Liste	Remb. S.S.	Comm.
Gélule	30 mg	30	17,60	1,2 à 3,6	2	65 %	1976

NITROL ★

- **Composition :** Acide salicylique, acide acétique.
- **Domaine :** Dermatologie.
- **Activité :** Kératolytique. Verrucide. Coricide.
- **Classe :** Acide salicylique.

Indications : Traitement des verrues, cors, durillons, œils-de-perdrix.

Contre-indications : Intolérance ou allergie à l'acide salicylique.

☞ *Vendu sans ordonnance.*

• STERLING MIDY

Forme	Dosage	N. d'unités	Prix	Prix/jour	Liste	Remb. S.S.	Comm.
Sol. locale	13,5 %	10 ml	37,35*	–	0	0 %	1935

NIVABÉTOL ★

- **Composition :** Bétaïne, acétylméthionine, sorbitol.
- **Domaine :** Hépatologie. Gastro-entérologie.
- **Activité :** Hépatotrope. Laxatif osmotique.
- **Classe :** Sorbitol. Bétaïne. Acide aminé.

Indications : Traitement symptomatique des troubles dyspeptiques. Constipation.

Contre-indications : Constipation récente inexpliquée, persistante, n'ayant pas fait l'objet d'examens médicaux. Syndrome occlusif. Obstruction des voies biliaires.

Effets indésirables : Douleurs abdominales, diarrhée.

☞ *Vendu sans ordonnance.*

• CRÉAPHARM

Forme	Dosage	N. d'unités	Prix	Prix/jour	Liste	Remb. S.S.	Comm.
Sol. buv.	–	90 ml	25,50	3 à 4	0	0 %	1990

NIVAQUINE ★★★

- **Composition :** Chloroquine.
- **Domaine :** Parasitologie. Rhumatologie.
- **Activité :** Antipaludéen.
- **Classe :** Amino-quinoléine.

Indications : Traitement curatif et préventif du paludisme. Traitement du lupus érythémateux et de la polyarthrite rhumatoïde.

Contre-indications : Maladie de la rétine.

Effets indésirables : Éruptions cutanées. Maux de tête. Troubles digestifs. Troubles oculaires variables.

Précautions d'emploi : Surveillance ophtalmologique utile en cas de traitement prolongé. Prudence en cas d'insuffisance rénale.

Interactions : Ne pas prendre en même temps que des pansements gastro-intestinaux.

Surdosage : Entraîne des troubles digestifs, puis des troubles visuels et enfin des troubles cardio-respiratoires avec risque d'arrêt cardiaque. L'hospitalisation s'impose d'urgence.

☞ *Vendu sans ordonnance.*

- SPECIA

Forme	Dosage	N. d'unités	Prix	Prix/jour	Liste	Remb. S.S.	Comm.
Comprimé	100 mg	20	13,10	0,6 à 4	0	65 %	1949
Comprimé	100 mg	100	28,80	0,3 à 1,8	0	65 %	1949
Comprimé	300 mg	4	52,40*	–	0	0 %	1988
Sirop	5 mg/ml	150 ml	19,10	0,4 à 2,5	0	65 %	1957
Amp. inj.	100 mg	5	14,90	9	0	65 %	1949

NIX ★

- **Composition :** Perméthrine.
- **Domaine :** Parasitologie.
- **Activité :** Antiparasitaire externe.
- **Classe :** Pyréthrine.

Indications : Traitement des poux et des lentes du cuir chevelu.

Contre-indications : Allergie à l'un des constituants.

Effets indésirables : Sensation de brûlure des yeux ou des muqueuses.

Précautions d'emploi : Éviter tout contact avec les yeux ou la bouche. Après un shampooing, appliquer la crème en recouvrant l'ensemble des cheveux, laisser agir 10 minutes, puis rincer.

Surdosage : L'ingestion d'un flacon entraînerait une irritation gastrique avec vomissements.

☞ *Vendu sans ordonnance.*

- WARNER WELLCOME

Forme	Dosage	N. d'unités	Prix	Prix/jour	Liste	Remb. S.S.	Comm.
Crème	1 %	56 g	53,00*	–	0	0 %	1991

NIZAXID ★★★

- **Composition :** Nizatidine.
- **Domaine :** Gastro-entérologie.
- **Activité :** Antiulcéreux.
- **Classe :** Antihistaminique H2.

Indications : Ulcères gastriques ou duodénaux. Œsophagites par reflux gastrique.

Contre-indications : Hypersensibilité à un produit de la même classe.

Effets indésirables : Hypersudation. Éruptions cutanées. Maux de tête, vertiges. Perturbations des tests fonctionnels hépatiques.

Précautions d'emploi : A prendre en général le soir au coucher avec un peu d'eau.

Interactions : Prendre séparément les pansements gastriques souvent prescrits lors d'un traitement antiulcéreux.

☞ *Sur prescription médicale.*

- LILLY FRANCE

Forme	Dosage	N. d'unités	Prix	Prix/jour	Liste	Remb. S.S.	Comm.
Gélule	150 mg	30	136,10	4,5 à 9	2	65 %	1988
Gélule	300 mg	15	133,70	9	2	65 %	1988
Amp. inj.	100 mg	5	Hôp.	–	2	Hôp.	1992

NIZORAL ★★★

- **Composition :** Kétoconazole.
- **Domaine :** Infectiologie.
- **Activité :** Antifongique.
- **Classe :** Imidazolé.

Indications : Mycoses à Candida, Torulopsis, Cryptococcus, Pityrosporum, Blastomyces, Histoplasma, coccidies, Geotrichum, Epidermophyton, etc. Mycoses cutanéo-muqueuses, viscérales ou systémiques.

Contre-indications : Hypersensibilité aux imidazolés.

Effets indésirables : Hépatites essentiellement, soit biologiques soit cliniques.

Précautions d'emploi : A prendre au cours des repas. Déconseillé chez la femme enceinte. Nécessité de faire régulièrement des examens biologiques de la fonction hépatique.

Interactions : Donne des réactions vasomotrices avec l'alcool. Ne pas associer à l'astémizole ni à la terfénadine. Augmente l'action des antivitamines K et de la cyclosporine. Diminue l'effet des antituberculeux.

☞ *Sur prescription médicale.*

• JANSSEN CILAG

Forme	Dosage	N. d'unités	Prix	Prix/jour	Liste	Remb. S.S.	Comm.
Comprimé	200 mg	10	87,50	9 à 18	1	65 %	1983
Susp. buv.	50 mg/ml	30 ml	35,40	12 à 24	1	65 %	1983

NOBACTER ★

- **Composition :** Triclocarban.
- **Domaine :** Dermatologie.
- **Activité :** Antiseptique local.
- **Classe :** Carbanilide.

Indications : Traitement d'appoint des affections cutanées bactériennes. Nettoyage de la peau. Mousse : rasage des peaux infectées.

Contre-indications : Hypersensibilité à un constituant.

Effets indésirables : Possibilité d'eczéma de contact. Risques d'effets systémiques.

Précautions d'emploi : Pas d'utilisation prolongée. Ne pas utiliser plusieurs antiseptiques simultanément. Prudence chez l'enfant.

☞ *Vendu sans ordonnance.*

• BOOTS

Forme	Dosage	N. d'unités	Prix	Prix/jour	Liste	Remb. S.S.	Comm.
Mousse	1 %	150 g	49,80*	–	0	0 %	1972
Savon	1 %	100 g	19,00*	–	0	0 %	1970

NOCERTONE ★★★

- **Composition :** Oxétorone.
- **Domaine :** Neuropsychiatrie.
- **Activité :** Antimigraineux.
- **Classe :** Antisérotonine.

Indications : Migraine et céphalées vasculaires.

Effets indésirables : Somnolence en début de traitement. Rarement, diarrhée.

Précautions d'emploi : Non recommandé durant la grossesse. Ne pas associer avec la prise d'alcool.

☞ *Sur prescription médicale.*

• LABAZ

Forme	Dosage	N. d'unités	Prix	Prix/jour	Liste	Remb. S.S.	Comm.
Comprimé	60 mg	30	20,80	0,7 à 1,4	2	65 %	1975

NOCTAMIDE ★★★

- **Composition :** Lormétazépam.
- **Domaine :** Neuropsychiatrie.
- **Activité :** Hypnotique.
- **Classe :** Benzodiazépine.

Indications : Insomnie occasionnelle ou transitoire. Insomnie chronique.

Contre-indications : Insuffisance respiratoire décompensée.

Effets indésirables : Fatigue, somnolence diurne, perte de mémoire. Plus rarement, éruptions cutanées. L'utilisation prolongée peut entraîner un état de dépendance vec syndrome de sevrage à l'arrêt du traiement.

Précautions d'emploi : La durée du traiement doit être la plus courte possible : au naximum quelques semaines. L'arrêt doit tre progressif sur plusieurs jours. La prise l'alcool est formellement déconseillée duant le traitement. Prudence chez le sujet gé, insuffisant respiratoire ou hépatique. On évitera une administration pendant les remiers mois de la grossesse et chez la emme allaitant.

Interactions : L'activité est augmentée par tous les dépresseurs du système nerveux : antidépresseurs, anxiolytiques, neuroleptiques, sédatifs, analgésiques. La prise d'alcool est contre-indiquée pendant le traitement.

Surdosage : Entraîne un sommeil puis un coma imposant l'hospitalisation.

☞ *Sur prescription médicale.*

• SCHERING

Forme	Dosage	N. d'unités	Prix	Prix/jour	Liste	Remb. S.S.	Comm.
Comprimé	1 mg	20	13,20	0,6	1	65 %	1989
Comprimé	2 mg	10	11,60	1,2	1	65 %	1989

NOCTISANE ✤

Composition : Valériane, aubépine, tilleul.

Domaine : Neuropsychiatrie.

Activité : Divers.

Indications : Utilisé pour réduire la nervosité et dans les troubles du sommeil.

☞ *Vendu sans ordonnance.*

• DOLISOS

Forme	Dosage	N. d'unités	Prix	Prix/jour	Liste	Remb. S.S.	Comm.
Tisane sachet	–	20	29,90*	2	0	0 %	–

NOCTRAN 10 mg ★★★

Composition : Clorazépate dipotassique, acépromazine, acéprométazine.

Domaine : Neuropsychiatrie.

Activité : Hypnotique

Classe : Benzodiazépine. Phénothiazine.

Indications : Insomnie occasionnelle ou transitoire. Insomnie chronique.

Contre-indications : Insuffisance respiratoire décompensée. Adénome prostatique, glaucome.

Effets indésirables : Fatigue, somnolence diurne, perte de mémoire. Plus rarement, éruptions cutanées. L'utilisation prolongée peut entraîner un état de dépendance avec syndrome de sevrage à l'arrêt du traitement. Exceptionnellement, mouvements anormaux, sécheresse de la bouche, constipation.

Précautions d'emploi : La durée du traitement doit être la plus courte possible : au maximum quelques semaines. L'arrêt doit être progressif sur plusieurs jours. La prise d'alcool est déconseillée durant le traitement. Prudence chez le parkinsonien, le sujet âgé, insuffisant respiratoire ou hépatique. On évitera une administration pendant les premiers mois de la grossesse et chez la femme allaitant.

Interactions : L'activité est augmentée par tous les dépresseurs du système nerveux : antidépresseurs, anxiolytiques, neuroleptiques, sédatifs, analgésiques, antihypertenseurs. La prise d'alcool est contre-indiquée pendant le traitement. Il existe un antagonisme avec la lévodopa.

Surdosage : Entraîne un sommeil puis un coma imposant l'hospitalisation.

☞ *Sur prescription médicale.*

• MENARINI

Forme	Dosage	N. d'unités	Prix	Prix/jour	Liste	Remb. S.S.	Comm.
Comprimé	10 mg	30	16,00	0,5 à 1	1	65 %	1974

NOCVALÈNE ✤

Composition : Aubépine, sommités fleuries ; coquelicot, pétales ; passiflore.

Domaine : Neuropsychiatrie.

Activité : Divers.

Indications : Utilisé dans le traitement des états neurotoniques et des troubles mineurs du sommeil.

☞ *Vendu sans ordonnance.*

• ARKOPHARMA

Forme	Dosage	N. d'unités	Prix	Prix/jour	Liste	Remb. S.S.	Comm.
Gélule adulte	–	30	52,00*	3	0	0 %	1988
Gélule enfant	–	30	40,00*	2,5	0	0 %	1988

NODEX ★★

• **Composition :** Dextrométhorphane.
• **Domaine :** Pneumologie.
• **Activité :** Antitussif.
• **Classe :** Opium et dérivés.

Indications : Traitement symptomatique des toux non productives.

Contre-indications : Asthme, insuffisance respiratoire. Enfant de moins de 15 ans (sirop adulte), de moins de 6 ans (sirop enfant). Traitement par les antidépresseurs de type IMAO.

Effets indésirables : Somnolence, nausées, vomissements. Réactions cutanées allergiques, vertiges.

Précautions d'emploi : Ne pas prendre d'alcool pendant le traitement. Prudenc chez le sujet âgé. Déconseillé chez femme enceinte ou allaitant. Le traiteme doit être de courte durée.

Interactions : L'activité et les effets s condaires peuvent être augmentés par ass ciation à d'autres dépresseurs du systèm nerveux central. Ne jamais associer au antidépresseurs de type IMAO.

Surdosage : Entraîne une somnolenc avec possible dépression des centres resp ratoires et convulsions imposant l'hospital sation.

☞ *Vendu sans ordonnance.*

• BROTHIER

Forme	Dosage	N. d'unités	Prix	Prix/jour	Liste	Remb. S.S.	Comm.
Sirop adulte	2,5 mg/ml	150 ml	32,95*	–	0	0 %	1984
Sirop adulte	25 mg/dose	10 doses	32,95*	–	0	0 %	1984
Sirop enfant	1,5 mg/ml	150 ml	31,95*	–	0	0 %	1984
Sirop enfant	15 mg/dose	10 doses	31,96*	–	0	0 %	1984
Pâte à mâcher	12,5 mg	18	31,95*	–	0	0 %	1985

NOLVADEX ★★★

• **Composition :** Tamoxifène.
• **Domaine :** Endocrinologie. Gynécologie. Cancérologie.
• **Activité :** Antinéoplasique hormonal.
• **Classe :** Antiestrogène.

Indications : Traitement du cancer du sein hormonodépendant et de ses métastases chez la femme.

Contre-indications : Grossesse et alla tement.

Effets indésirables : Troubles digestif bouffées de chaleur, prurit vulvaire, tro bles visuels. Aménorrhée, kystes ovarien Hypercalcémie. Accidents thrombo-embc liques.

☞ *Sur prescription médicale.*

• ZENECA

Forme	Dosage	N. d'unités	Prix	Prix/jour	Liste	Remb. S.S.	Comm.
Comprimé	10 mg	30	74,90	5 à 10	1	100 %	1977
Comprimé	20 mg	30	147,40	5 à 10	1	100 %	1987

NONAN ★

• **Composition :** Gluconates de fer, de cuivre, de manganèse, de zinc, de cobalt, iodure de sodium, fluorure de sodium, sélénite de sodium, molybdate d'ammonium.
• **Domaine :** Anesthésie. Réanimation.
• **Activité :** Apport d'oligoéléments.

Indications : Solution injectable utilisé en alimentation parentérale.

Contre-indications : Enfant. Intoxica tion au cuivre.

Précautions d'emploi : Vérification ré

gulière des valeurs du fer sérique, de la zin-
cémie, de la cuprémie, de la magnasémie.

☞ *Usage hospitalier.*
• AGUETTANT

Forme	Dosage	N. d'unités	Prix	Prix/ jour	Liste	Remb. S.S.	Comm.
Flacon inj. 40ml	–	25	Hôp.	–	0	Hôp.	1985

NOOTROPYL ★★

• **Composition :** Piracétam.
• **Domaine :** Neuropsychiatrie.
• **Activité :** Nootrope.

Indications : Troubles psycho-comportementaux du sujet âgé et après accident vasculaire cérébral. Vertiges d'origine centrale.

Contre-indications : Insuffisance rénale sévère.

Effets indésirables : Nervosité, agitation, insomnie. Troubles digestifs bénins.

Précautions d'emploi : La dose sera modifiée s'il existe une insuffisance rénale modérée. Ne pas prescrire chez la femme enceinte ou allaitant.

Surdosage : Absence de toxicité.

☞ *Sur prescription médicale.*
• UCB PHARMA

Forme	Dosage	N. d'unités	Prix	Prix/jour	Liste	Remb. S.S.	Comm.
Sol. buv.	0,2 g/ml	125 ml	47,50	4 à 5	2	35 %	1977
Amp. buv.	1,2 g	30	64,40	4 à 5	2	35 %	1989
Comprimé	0,8 g	45	66,70	4 à 5	2	35 %	1987
Gélule	0,4 g	60	43,30	4 à 5	2	35 %	1972
Amp. inj.	1 g	12	33,50	6 à 10	2	35 %	1972
Amp. inj.	3 g	20	Hôp.	–	2	Hôp.	1972

NOPRON ★★★

• **Composition :** Niaprazine.
• **Domaine :** Neuropsychiatrie.
• **Activité :** Sédatif.
• **Classe :** Non barbiturique.

Indications : Traitement de l'insomnie occasionnelle de l'enfant.

Contre-indications : Enfant de moins de 3 ans.

Effets indésirables : Somnolence diurne, troubles de la tonicité.

Précautions d'emploi : Il faut au début du traitement tenir compte de la sensibilité individuelle du patient et respecter scrupuleusement les doses.

Surdosage : Caractérisé par une somnolence ou au contraire par un état anormal d'excitation.

☞ *Vendu sans ordonnance.*
• SYNTHÉLABO FRANCE

Forme	Dosage	N. d'unités	Prix	Prix/jour	Liste	Remb. S.S.	Comm.
Sirop	3 mg/ml	150 ml	24,90	0,5 à 2	0	65 %	1976

NOPRON ENFANT ★★★

• **Composition :** Niaprazine.
• **Domaine :** Neuropsychiatrie.
• **Activité :** Sédatif. Hypnotique.
• **Classe :** Phénothiazine.

Indications : Agitation psychomotrice de l'enfant pouvant gêner le sommeil.

Contre-indications : Enfant de moins de 6 mois.

Effets indésirables : Somnolence diurne. Hypotonie.

Surdosage : Somnolence ou, au contraire, agitation.

☞ *Vendu sans ordonnance.*
• SYNTHÉLABO FRANCE

Forme	Dosage	N. d'unités	Prix	Prix/jour	Liste	Remb. S.S.	Comm.
Sirop	3 mg/ml	150 ml	24,90	0,4 à 1,6	0	65 %	1976

NORBILINE ★

- **Composition :** Prozapine, sorbitol.
- **Domaine :** Hépatologie.
- **Activité :** Cholagogue. Antispasmodique. Laxatif osmotique.
- **Classe :** Sorbitol.

Indications : Traitement symptomatique des troubles dyspeptiques. Constipation.

Contre-indications : Glaucome. troubles urétro-prostatiques. Obstruction des voies biliaires. Insuffisance hépatique grave. Constipation récente inexpliquée, persistante, n'ayant pas fait l'objet d'examens médicaux. Syndrome occlusif.

Effets indésirables : Sécheresse de la bouche, troubles visuels. Troubles urinaires.

Précautions d'emploi : Pas d'utilisation prolongée.

☞ *Vendu sans ordonnance.*

• BELLON

Forme	Dosage	N. d'unités	Prix	Prix/ jour	Liste	Remb. S.S.	Comm.
Amp. buv.	–	24	26,00*	–	0	0 %	1962
Amp. buv. enf.	–	24	22,50*	–	0	0 %	1964

NORDAZ ★★★

- **Composition :** Nordazépam.
- **Domaine :** Neuropsychiatrie.
- **Activité :** Anxiolytique.
- **Classe :** Benzodiazépine.

Indications : Traitement de toutes les formes de l'anxiété, anxiété réactionnelle, névrotique. Traitement de l'anxiété du sevrage alcoolique. Traitement de la crise d'angoisse.

Contre-indications : Insuffisance respiratoire sévère. Tout traitement par les produits de cette classe thérapeutique peut entraîner un état de dépendance (toxicomanie), c'est pourquoi on préfère les traitements de courte durée et à doses modérées. Chez les conducteurs de véhicules, il existe un risque de somnolence.

Effets indésirables : Variables selon les patients ; on observe une certaine sédation pouvant être à l'origine d'accidents de la route. Parfois, des pertes de mémoire avec asthénie. Rarement, des réactions d'excitation ou d'agressivité.

Précautions d'emploi : L'absorption d'alcool est formellement déconseillée. Il convient d'être prudent chez l'enfant et le sujet âgé. L'emploi chez la femme enceinte ou allaitant est déconseillé. L'arrêt du traitement peut entraîner un syndrome de sevrage avec recrudescence de l'anxiété et des phénomènes somatiques : tremblements, tachycardie, parfois convulsions. D'où la nécessité d'un arrêt progressif. La durée du traitement ne doit pas dépasser 12 semaines.

Interactions : Le produit augmente l'action de tous les sédatifs du système nerveux et de l'alcool.

Surdosage : Le surdosage entraîne un sommeil plus ou moins profond, mais en général l'évolution est favorable. Une surveillance hospitalière est cependant souhaitable.

☞ *Sur prescription médicale.*

• BOUCHARA

Forme	Dosage	N. d'unités	Prix	Prix/jour	Liste	Remb. S.S.	Comm.
Comprimé	7,5 mg	30	18,40	0,6 à 1,2	1	65 %	1985
Comprimé	15 mg	30	30,40	0,5 à 1	1	65 %	1985

NORDITROPINE ★★★

- **Composition :** Somatropine recombinante.
- **Domaine :** Endocrinologie.
- **Activité :** Hormone de croissance.
- **Classe :** Hormone somatotrope.

Indications : Retard de croissance lié à un déficit somatotrope. Petite taille dans le syndrome de Turner.

Contre-indications : Tumeur évolutive.

Effets indésirables : Parfois développement d'anticorps antihormone.

Précautions d'emploi : Le traitement doit être décidé en milieu spécialisé. La délivrance des médicaments est soumise à des conditions particulières. Donne une réaction positive au contrôle antidopage. La forme Penset doit être utilisée dans le stylo spécial.

Surdosage : Peut entraîner un diabète insulinorésistant.

☞ *Délivrance par la Pharmacie centrale des hôpitaux soumise à des dispositions particulières.*

• NOVO NORDISK

Forme	Dosage	N. d'unités	Prix	Prix/jour	Liste	Remb. S.S.	Comm.
Fl. inj.	12 U.I.	1	Sp.	–	1	Sp.	1991
Penset	12 U.I.	1	Sp.	–	1	Sp.	1991
Penset	24 U.I.	1	Sp.	–	1	Sp.	1992

NORFOR ★★★

• **Composition :** Noréthistérone.
• **Domaine :** Endocrinologie. Gynécologie. Cancérologie.
• **Activité :** Progestative.
• **Classe :** Progestatif. Norstéroïde.

Indications : Traitement adjuvant de certains cancers hormonodépendants : cancer du sein ou de l'utérus.

Contre-indications : Altérations graves des fonctions hépatiques. Antécédents thrombo-phlébitiques. Grossesse.

Effets indésirables : Troubles digestifs. Aggravation d'une insuffisance veineuse. Modification des règles et de la libido. Acné, chloasma, séborrhée, augmentation de la pilosité. Ictère cholostatique.

Précautions d'emploi : Vérifier régulièrement l'état des seins et des organes génitaux. Déconseillé chez la femme enceinte ou allaitant.

☞ *Sur prescription médicale.*

• SMITHKLINE BEECHAM

Forme	Dosage	N. d'unités	Prix	Prix/jour	Liste	Remb. S.S.	Comm.
Comprimé	20 mg	60	72,10	2 à 6	1	100 %	1969

NORGAGIL ★★★

• **Composition :** Attapulgite, gomme de sterculia, méprobamate.
• **Domaine :** Gastro-entérologie.
• **Activité :** Pansement intestinal. Laxatif de lest.
• **Classe :** Argile. Mucilage.

Indications : Traitement symptomatique des colopathies fonctionnelles avec constipation.

Contre-indications : Occlusion ou subocclusion intestinale.

Effets indésirables : Ballonnement abdominal en début de traitement.

Précautions d'emploi : Prudence en cas d'atonie intestinale et chez le sujet âgé grabataire. L'absorption d'alcool est formellement déconseillée. Déconseillé lors des trois premiers mois de la grossesse.

Interactions : Peut entraîner une diminution de l'absorption d'un grand nombre de médicaments. Il convient donc de respecter un délai de 2 heures entre la prise du produit et d'autres traitements.

☞ *Sur prescription médicale.*

• NORGINE PHARMA

Forme	Dosage	N. d'unités	Prix	Prix/jour	Liste	Remb. S.S.	Comm.
Sachet	–	30	33,80	2,3 à 3,.4	1	65 %	1981

NORGALAX ★★

• **Composition :** Docusate sodique, carboxyméthylcellulose, glycérol.
• **Domaine :** Gastro-entérologie.
• **Activité :** Laxatif rectal.

Indications : Traitement symptomatique de la constipation associé aux mesures hygiéno-diététiques. Fécalome rectal. Préparation aux examens radiologiques ou endoscopiques du côlon.

Contre-indications : Constipation récente inexpliquée, persistante, n'ayant pas fait l'objet d'examens médicaux. Hémorroïdes.

Effets indésirables : Brûlures anales. Inflammation du rectum.

Précautions d'emploi : Pas d'utilisation prolongée.

☞ *Vendu sans ordonnance.*

• NORGINE PHARMA

Forme	Dosage	N. d'unités	Prix	Prix/jour	Liste	Remb. S.S.	Comm.
Gel rectal	–	6	27,00	–	0	0 %	–

NORIEL ★★★

- **Composition :** Flunitrazépam.
- **Domaine :** Neuropsychiatrie.
- **Activité :** Hypnotique.
- **Classe :** Benzodiazépine.

Indications : Insomnie occasionnelle ou transitoire. Insomnie chronique.

Contre-indications : Insuffisance respiratoire décompensée.

Effets indésirables : Fatigue, somnolence diurne, perte de mémoire. Plus rarement, éruptions cutanées. L'utilisation prolongée peut entraîner un état de dépendance avec syndrome de sevrage à l'arrêt du traitement.

Précautions d'emploi : La durée du traitement doit être la plus courte possible : au maximum quelques semaines. L'arrêt doit être progressif sur plusieurs jours. La prise d'alcool est formellement déconseillée durant le traitement. Prudence chez le sujet âgé, insuffisant respiratoire ou hépatique. On évitera une administration pendant les premiers mois de la grossesse et chez la femme allaitant.

Interactions : L'activité est augmentée par tous les dépresseurs du système nerveux : antidépresseurs, anxiolytiques, neuroleptiques, sédatifs, analgésiques. La prise d'alcool est contre-indiquée pendant le traitement.

Surdosage : Entraîne un sommeil puis un coma imposant l'hospitalisation.

☞ *Sur prescription médicale.*

• BIOGALÉNIQUE

Forme	Dosage	N. d'unités	Prix	Prix/jour	Liste	Remb. S.S.	Comm.
Comprimé	1 mg	20	13,50	0,7 à 1,4	1	65 %	1986
Comprimé	2 mg	100	Hôp.	–	1	Hôp.	1995

NORISTÉRAT ★★★

- **Composition :** Noréthistérone.
- **Domaine :** Gynécologie.
- **Activité :** Contraceptif hormonal.
- **Classe :** Progestatif continu. Longue durée.

Indications : Contraception de longue durée lorsqu'il n'est pas possible d'utiliser d'autres moyens.

Contre-indications : Hépatite actuelle ou récente. Insuffisance hépatique. Cancers du sein et de l'utérus. Obésité, diabète, hypertension artérielle, maladies thrombo-emboliques. Ménométrorragies, fibromes utérins, dystrophie ovarienne. Grossesse et allaitement.

Effets indésirables : Prise de poids. Disparition du cycle menstruel remplacé par des épisodes d'aménorrhée ou de ménométrorragies. Modification des seins, modification de la libido. Troubles digestifs. Réactions allergiques.

Précautions d'emploi : Avant traitement, faire un examen clinique : poids, tension, seins, utérus, et des examens biologiques : frottis vaginal, glycémie, cholestérol, triglycérides.

Interactions : L'efficacité contraceptive est diminuée en cas d'association avec rifampicine, barbituriques et certains antiépileptiques.

☞ *Sur prescription médicale.*

• SCHERING

Forme	Dosage	N. d'unités	Prix	Prix/jour	Liste	Remb. S.S.	Comm.
Amp. inj.	200 mg	1	30,10	–	1	65 %	1983

NORLUTEN ★★★

- **Composition :** Noréthistérone.
- **Domaine :** Endocrinologie. Gynécologie.
- **Activité :** Progestative.
- **Classe :** Progestatif. Norstéroïde.

Indications : Troubles liés à une insuffisance en progestérone : syndrome prémenstruel, irrégularités menstruelles, mastopathie bénigne, préménopause. Hémorragies fonctionnelles et ménorragie des fibromes. Endométriose.

Contre-indications : Altérations graves des fonctions hépatiques. Antécédents thrombo-phlébitiques. Grossesse.

Effets indésirables : Troubles digestifs. Aggravation d'une insuffisance veineuse. Modification des règles et de la libido. Acné, chloasma, séborrhée, augmentation de la pilosité. Ictère cholostatique.

Précautions d'emploi : Vérifier régulièrement l'état des seins et des organes génitaux. Déconseillé chez la femme enceinte ou allaitant.

☞ *Sur prescription médicale.*

- SMITHKLINE BEECHAM

Forme	Dosage	N. d'unités	Prix	Prix/jour	Liste	Remb. S.S.	Comm.
Comprimé	5 mg	20	12,60	0,6 à 2,5	1	65 %	1961

NORMACOL ★★★

- **Composition :** Gomme de sterculia.
- **Domaine :** Gastro-entérologie.
- **Activité :** Laxatif de lest.
- **Classe :** Mucilage.

Indications : Traitement symptomatique de la constipation associé aux mesures hygiéno-diététiques.

Contre-indications : Constipation récente inexpliquée, persistante, n'ayant pas fait l'objet d'examens médicaux. Syndrome occlusif ou subocclusif. Fécalome.

Effets indésirables : Sensation de ballonnement abdominal. Flatulences.

Précautions d'emploi : Pas d'utilisation prolongée. Prudence chez le sujet grabataire ou porteur d'un mégacôlon.

☞ *Vendu sans ordonnance.*

- NORGINE PHARMA

Forme	Dosage	N. d'unités	Prix	Prix/jour	Liste	Remb. S.S.	Comm.
Granulé	61 %	1k g	66,90	1 à 3	0	35 %	1944
Granulé	61 %	375 g	31,30	1 à 3	0	35 %	1944
Sachet	10 g	30	34,70	1 à 3	0	35 %	1944

NORMACOL À LA BOURDAINE ★★

- **Composition :** Gomme de sterculia, bourdaine.
- **Domaine :** Gastro-entérologie.
- **Activité :** Laxatif de lest. Laxatif stimulant.
- **Classe :** Mucilage. Anthraquinonique.

Indications : Traitement symptomatique de la constipation associé aux mesures hygiéno-diététiques.

Contre-indications : Constipation récente inexpliquée, persistante, n'ayant pas fait l'objet d'examens médicaux. Colopathies organiques inflammatoires. Syndrome occlusif. Douleurs abdominales.

Effets indésirables : Diarrhée. Douleurs abdominales.

Précautions d'emploi : Déconseillé chez la femme allaitant. Prudence chez le diabétique : contient 2,8 g de sucre par sachet.

Interactions : Ne pas associer à des antiarythmiques : bépridil, disopyramide, sotalol. Prudence en cas d'association à la digitaline, aux diurétiques hypokaliémiants, etc.

☞ *Vendu sans ordonnance.*

- NORGINE PHARMA

Forme	Dosage	N. d'unités	Prix	Prix/jour	Liste	Remb. S.S.	Comm.
Granulé	61 %	375 g	28,40	1 à 2	0	35 %	1944
Granulé	61 %	1 kg	59,70	1 à 2	0	35 %	1944
Sachet	10 g	30	34,70	1 à 2	0	35 %	1944

NORMACOL À LA BOURDAINE SANS SUCRE ★★

- **Composition :** Gomme de sterculia, bourdaine.
- **Domaine :** Gastro-entérologie.
- **Activité :** Laxatif de lest. Laxatif stimulant.
- **Classe :** Mucilage. Anthraquinonique.

Indications : Traitement symptomatique de la constipation associé aux mesures hygiéno-diététiques.

Contre-indications : Constipation récente inexpliquée, persistante, n'ayant pas fait l'objet d'examens médicaux. Colopathies organiques inflammatoires. Syndrome occlusif. Douleurs abdominales.

Effets indésirables : Diarrhée. Douleurs abdominales.

Précautions d'emploi : Déconseillé chez la femme allaitant.

Interactions : Ne pas associer à des antiarythmiques : bépridil, disopyramide, sotalol. Prudence en cas d'association à la digitaline, aux diurétiques hypokaliémiants, etc

☞ *Vendu sans ordonnance.*

• NORGINE PHARMA

Forme	Dosage	N. d'unités	Prix	Prix/jour	Liste	Remb. S.S.	Comm.
Granulé	66 %	375 g	30,20	0,8 à 1,8	0	35 %	1944

NORMACOL À LA DIPROPYLINE ★

- **Composition :** Gomme de sterculia, dipropyline.
- **Domaine :** Gastro-entérologie.
- **Activité :** Laxatif de lest. Antispasmodique.
- **Classe :** Mucilage.

Indications : Traitement symptomatique des colopathies spasmodiques avec constipation et douleurs abdominales. Diverticulose colique.

Contre-indications : Constipation récente inexpliquée, persistante, n'ayant pas fait l'objet d'examens médicaux. Syndrome occlusif.

Effets indésirables : Sensation de ballonnement abdominal. Flatulences.

☞ *Vendu sans ordonnance.*

• NORGINE PHARMA

Forme	Dosage	N. d'unités	Prix	Prix/jour	Liste	Remb. S.S.	Comm.
Granulé	60 %	375 g	27,70	0,8 à 3,3	0	35 %	1952

NORMACOL LAVEMENT ★★

- **Composition :** Gomme de sterculia, phosphate monosodique, phosphate disodique.
- **Domaine :** Gastro-entérologie.
- **Activité :** Laxatif rectal.

Indications : Préparation aux examens radiologique ou endoscopique du côlon.

Contre-indications : Hémorroïdes. Enfant de moins de 2 ans.

Effets indésirables : Brûlures anales. Inflammation du rectum.

Précautions d'emploi : Pas d'utilisation prolongée.

☞ *Vendu sans ordonnance.*

• NORGINE PHARMA

Forme	Dosage	N. d'unités	Prix	Prix/ jour	Liste	Remb. S.S.	Comm.
Sol. rect. adulte	–	130 ml	12,70	–	0	65 %	1972
Sol. rect. enfant	–	60 ml	11,70	–	0	65 %	1972

NORMISON ★★★

- **Composition :** Témazépam.
- **Domaine :** Neuropsychiatrie.
- **Activité :** Hypnotique.
- **Classe :** Benzodiazépine.

Indications : Insomnie occasionnelle ou transitoire. Insomnie chronique.

Contre-indications : Insuffisance respiratoire décompensée.

Effets indésirables : Fatigue, somnolence diurne, perte de mémoire. Plus rarement, éruptions cutanées. L'utilisation prolongée peut entraîner un état de dépendance avec syndrome de sevrage à l'arrêt du traitement.

Précautions d'emploi : La durée du traitement doit être la plus courte possible : au maximum quelques semaines. L'arrêt doit être progressif sur plusieurs jours. La prise d'alcool est formellement déconseillée durant le traitement. Prudence chez le sujet âgé, insuffisant respiratoire ou hépatique. On évitera une administration pendant les premiers mois de la grossesse et chez la femme allaitant.

Interactions : L'activité est augmentée par tous les dépresseurs du système nerveux : antidépresseurs, anxiolytiques, neuroleptiques, sédatifs, analgésiques. La prise d'alcool est contre-indiquée pendant le traitement.

Surdosage : Entraîne un sommeil puis un coma imposant l'hospitalisation.

☞ *Sur prescription médicale.*

• WYETH

Forme	Dosage	N. d'unités	Prix	Prix/jour	Liste	Remb. S.S.	Comm.
Comprimé	10 mg	20	14,30	0,7	1	65 %	1986
Comprimé	20 mg	10	12,60	1,2 à 1,4	1	65 %	1986

NORMOGASTRYL ★

• **Composition :** Bicarbonate de soude, sulfate de soude, hydrogénophosphate de sodium.
• **Domaine :** Gastro-entérologie.
• **Activité :** Antiacide œso-gastrique.
• **Classe :** Sels alcalins.

Indications : Traitement symptomatique des douleurs liées aux affections œso-gastro-duodénales.

Contre-indications : Patient suivant un régime sans sel.

Effets indésirables : Diarrhée.

Précautions d'emploi : En cas de régime sans sel, tenir compte du fait que chaque comprimé contient l'équivalent de 1 g de sel.

Interactions : Entraîne une diminution de l'absorption d'un grand nombre de médicaments. Il convient donc de respecter un délai de 2 heures entre la prise du produit et d'autres traitements.

☞ *Vendu sans ordonnance.*

• UPSA

Forme	Dosage	N. d'unités	Prix	Prix/jour	Liste	Remb. S.S.	Comm.
Comprimé	–	40	20,45*	–	0	0 %	1928

NOROXINE ★★★

• **Composition :** Norfloxacine.
• **Domaine :** Uro-néphrologie.
• **Activité :** Antibactérien urinaire.
• **Classe :** Fluoroquinolone.

Indications : Infections aux germes suivants : colibacille, Proteus, Klebsiella, Enterobacter, pyocyaniques, staphylocoques, shigelles, salmonelles, vibrions, gonocoques, Haemophilus. Traitement des infections des voies urinaires hautes ou basses. Prostatites. Urétrites, cervicites gonococciques, etc.

Contre-indications : Hypersensibilité aux quinolones. Enfant de moins de 15 ans. Antécédents convulsifs ou de tendinites aux quinolones.

Effets indésirables : Maux de tête, somnolence, troubles visuels, vertiges. Troubles digestifs : diarrhée, nausées. Manifestations allergiques : urticaire, gonflement des articulations. Photosensibilisation. Troubles hématologiques. Troubles psychiques.

Précautions d'emploi : Prudence en cas d'insuffisance hépatique ou rénale. Non conseillé chez la femme enceinte ou allaitant. Peut perturber la recherche de sucre dans les urines.

Interactions : Peut potentialiser l'action des anticoagulants.

Surdosage : Peut entraîner convulsions et confusion mentale.

☞ *Sur prescription médicale.*

• MERCK SHARP & DOHME-CHIBRET

Forme	Dosage	N. d'unités	Prix	Prix/jour	Liste	Remb. S.S.	Comm.
Comprimé	400 mg	10	60,40	12	1	65 %	1986

NORTUSSINE ★★

- **Composition :** Dextrométhorphane, mépyramine, phényléphrine, guaïfénésine.
- **Domaine :** Pneumologie. ORL.
- **Activité :** Antitussif. Antihistamine H1. Vasoconstricteur.
- **Classe :** Opium et dérivés. Antihistaminique anticholinergique. Stimulant alpha-adrénergique.

Indications : Proposé dans le traitement symptomatique des toux non productives et des états congestifs au cours des affections respiratoires irritatives ou allergiques : obstruction nasale, rhinorrhée, larmoiement.

Contre-indications : Asthme, insuffisance respiratoire. Enfant de moins 30 mois. Traitement par les antidépresseurs de type IMAO. Glaucome, troubles urétro-prostatiques.

Effets indésirables : Somnolence, nausées, vomissements, constipation. Réactions cutanées allergiques, vertiges. Sécheress de la bouche, troubles visuels. Rétentio urinaire.

Précautions d'emploi : Ne pas prendr d'alcool pendant le traitement. Prudenc chez le sujet âgé. Déconseillé chez l femme enceinte ou allaitant. Le traitemen doit être de courte durée.

Interactions : L'activité et les effets secondaires peuvent être augmentés par association à d'autres dépresseurs du systèm nerveux central ou d'autres anticholinergiques. Ne jamais associer aux antidépresseurs de type IMAO.

Surdosage : Entraîne une somnolenc avec possible dépression des centres respiratoires et convulsions imposant l'hospitalisation.

☞ *Vendu sans ordonnance.*

• NORGINE PHARMA

Forme	Dosage	N. d'unités	Prix	Prix/jour	Liste	Remb. S.S.	Comm.
Sirop adulte	2 mg/ml	125 ml	15,20	1,8 à 3,6	0	0 %	1968
Sirop enfant	1 mg/ml	125 ml	13,70	0,6 à 3,2	0	0 %	1968

NOSTRIL ★

- **Composition :** Chlorhexidine, cétrimonium.
- **Domaine :** ORL.
- **Activité :** Antiseptique local.
- **Classe :** Biguanide.

Indications : Traitement local d'appoint des infections de la muqueuse rhino-pharyngée.

Contre-indications : Allergie au constituant.

Précautions d'emploi : Traitement d courte durée.

☞ *Vendu sans ordonnance.*

• BOEHRINGER INGELHEIM

Forme	Dosage	N. d'unités	Prix	Prix/jour	Liste	Remb. S.S.	Comm.
Sol. nasale	–	10 ml	29,80*	–	0	0 %	1985

NOTRE DAME DES ANGES ✤

- **Composition :** Feuilles de menthe poivrée, feuilles de mélisse, feuilles de noisetier, feuilles de frêne, feuilles de séné, racines de réglisse, écorces de bourdaine, fruits de coriandre.
- **Domaine :** Gastro-entérologie.
- **Activité :** Divers.

Indications : Utilisé pour faciliter la digestion.

☞ *Vendu sans ordonnance.*

• PLANTES ET MÉDECINES

Forme	Dosage	N. d'unités	Prix	Prix/jour	Liste	Remb. S.S.	Comm.
Tisane sachet	–	20	29,05	–	0	0 %	–

NOVACÉTOL ★★

- **Composition :** Acide acétylsalicylique, paracétamol, codéine.
- **Domaine :** Algologie.
- **Activité :** Antalgique périphérique. Antalgique central.
- **Classe :** Aspirine et dérivés, avec codéine.

Indications : Traitement symptomatique des affections douloureuses ou fébriles.

Contre-indications : Ulcère gastro-duodénal, maladie hémorragique. Hypersensibilité à l'aspirine. Certains asthmes. Dernier trimestre de la grossesse. Insuffisance respiratoire.

Effets indésirables : Bourdonnements d'oreille, douleurs abdominales, gastralgies. Plus rarement, ulcérations digestives avec hémorragies responsables d'une anémie. Syndromes hémorragiques avec épistaxis, ecchymoses, purpura. Accidents de sensibilisation : urticaire, asthme. La codéine peut entraîner constipation, nausées, vertiges, dépression respiratoire.

Précautions d'emploi : Prudence chez les patients présentant un asthme, des antécédents d'hémorragies. Prudence chez le patient prenant un traitement anticoagulant. Contre-indiqué chez la femme enceinte ou allaitant et chez l'enfant. Donne une réaction positive au contrôle antidopage.

Interactions : Potentialise l'action des anticoagulants, des antiagrégants plaquettaires, des antidiabétiques hypoglycémiants, de certains diurétiques. L'aspirine peut réduire l'action de certains traitements, en particulier celle des anti-inflammatoires non stéroïdiens. La codéine potentialise tous les dépresseurs du système nerveux : sédatifs, anxiolytiques, neuroleptiques, antihypertenseurs. La prise d'alcool est déconseillée.

Surdosage : Entraîne des désordres métaboliques et une nécrose hépatique, imposant l'hospitalisation.

☞ *Vendu sans ordonnance.*

• PHAMASTRA

Forme	Dosage	N. d'unités	Prix	Prix/jour	Liste	Remb. S.S.	Comm.
Comprimé	300 mg	30	26,45*	–	0	0 %	1981

NOVALGINE ★★★

- **Composition :** Noramidopyrine.
- **Domaine :** Algologie.
- **Activité :** Antalgique périphérique.
- **Classe :** Noramidopyrine et dérivés.

Indications : Traitement symptomatique des affections douloureuses ou fébriles de l'adulte ne répondant pas aux antalgiques banals.

Contre-indications : Hypersensibilité aux pyrazolés et à l'aspirine. Antécédents d'anomalie des globules blancs.

Effets indésirables : Agranulocytose : baisse des globules blancs. Anémie. Accidents allergiques. Coloration rouge possible des urines.

Précautions d'emploi : Déconseillé chez la femme enceinte ou allaitant. Une surveillance étroite du patient est indispensable.

☞ *Sur prescription médicale.*

• HOECHST

Forme	Dosage	N. d'unités	Prix	Prix/jour	Liste	Remb. S.S.	Comm.
Comprimé	500 mg	20	14,90*	–	1	0 %	1956

NOVALUX ★

- **Composition :** Borate de sodium, acide borique, phényléphrine, esculoside, chlorobutanol, mélilot, rose.
- **Domaine :** Ophtalmologie.
- **Activité :** Antiseptique local. Anesthésique local. Vasoconstricteur local.
- **Classe :** Stimulant alpha-adrénergique.

Indications : Traitement antiseptique et décongestif des yeux rouges.

Contre-indications : Hypersensibilité au produit. Glaucome. Enfant de moins de 3 ans.

Effets indésirables : Entraîne une dilatation de la pupille.

Précautions d'emploi : Donne une réaction positive au contrôle antidopage. Traitement de courte durée.

Interactions : Ne pas associer aux antidépresseurs de type IMAO.

☞ *Vendu sans ordonnance.*

• LEDERLE

Forme	Dosage	N. d'unités	Prix	Prix/jour	Liste	Remb. S.S.	Comm.
Collyre	–	10 ml	26,90*	–	0	0 %	–

NOVANTRONE ★★★

- **Composition :** Mitoxantrone.
- **Domaine :** Cancérologie.
- **Activité :** Antinéoplasique. Cytostatique.
- **Classe :** Agent intercalant. Anthracènedione.

Indications : Cancer du sein métastatique. Leucémies aiguës myéloïdes. Lymphomes non hodgkiniens.

Contre-indications : Grossesse et allaitement.

Effets indésirables : Troubles digestifs : nausées, vomissements. Perte des cheveux. Troubles sanguins : leucopénie, thrombopénie. Troubles cardiaques rares. Colore le urines en vert.

Précautions d'emploi : Nécessité d'un surveillance régulière de la formule sar guine afin de guider les administrations ul térieures. Des bilans cardiaques régulier sont nécessaires : échographie, hémodyna mique isotopique. Déconseillé chez l femme enceinte ou allaitant.

Interactions : Ne pas associer à la ci closporine. Ne pas faire pendant le traite ment de vaccination par des vaccins vivants

☞ *Sur prescription médicale.*

- LEDERLE

Forme	Dosage	N. d'unités	Prix	Prix/jour	Liste	Remb. S.S.	Comm.
Flacon inj.	10 mg	1	1096,40	–	1	100 %	1987
Flacon inj.	20 mg	1	2023,50	–	1	100 %	1986
Flacon inj.	25 mg	1	2400,70	–	1	100 %	1986

NOVAPAMYL ★★★

- **Composition :** Vérapamil.
- **Domaine :** Cardio-vasculaire.
- **Activité :** Antihypertenseur. Vasodilatateur.
- **Classe :** Antagoniste calcique.

Indications : Hypertension artérielle.

Contre-indications : Insuffisance cardiaque grave. Troubles de la conduction cardiaque.

Effets indésirables : Constipation. Hypotension, ralentissement cardiaque.

Précautions d'emploi : Prudence chez le patient présentant une insuffisance cardiaque et chez le sujet âgé. A été utilisé chez la femme enceinte et aucun effet néfaste n'a été reporté à ce jour.

Interactions : Potentialisation des effet des bêtabloquants et de tous les autres anti hypertenseurs. Ne pas associer, en général avec un traitement antiarythmisant. Peut en traîner un surdosage chez les patients pre nant de la carbamazépine (Tégrétol).

Surdosage : Entraîne des troubles de l conduction cardiaque et une hypotensio imposant la surveillance en centre spé cialisé.

☞ *Sur prescription médicale.*

- NOVALIS

Forme	Dosage	N. d'unités	Prix	Prix/jour	Liste	Remb. S.S.	Comm.
Comprimé LP	120 mg	60	84,40	3	1	65 %	1991
Comprimé LP	240 mg	30	84,40	3	1	65 %	1991

NOVA T ★★★

- **Composition :** Dispositif intra-utérin cuprocontraceptif (T de Tatum). Cuivre, surface : 220 mm².
- **Domaine :** Gynécologie.
- **Activité :** Contraceptif local.
- **Classe :** Dispositif intra-utérin.

Indications : Contraception intra-utérine.

Contre-indications : *Absolues* : malformations utérines, infections utérines ou annexielles, tumeurs, fibromes, polypes utérins. Hémorragies génitales d'origine inconnue, antécédents de grossesse extra-utérine. Grossesse. *Relatives* : nullipare er raison d'un risque de stérilité. Règles très abondantes ou très douloureuses.

Effets indésirables : Infections : endo métrite, salpingite imposant le retrait. Sai gnements intermenstruels ou règles abon dantes. Contractions utérines au moment de la pose, expulsion du dispositif. Grossesse extra-utérine.

Précautions d'emploi : Mise en place er général le deuxième jour des règles par ur praticien expérimenté. Respecter une asep-

.ie rigoureuse. La patiente doit régulièrement surveiller la présence des fils dont la disparition doit faire craindre l'expulsion. Le dispositif doit être changé normalement au bout de 2 à 4 ans.

Interactions : L'administration d'anti-inflammatoires diminue l'efficacité.

☞ *Sur prescription médicale. Remboursement sur un prix de 83 F (TIPS).*

• SCHERING

Forme	Dosage	N. d'unités	Prix	Prix/jour	Liste	Remb. S.S.	Comm.
Nova T	–	1	219,35	–	1	65 %	1980

NOVAZAM ★★★

• **Composition :** Diazépam.
• **Domaine :** Neuropsychiatrie.
• **Activité :** Anxiolytique.
• **Classe :** Benzodiazépine.

Indications : Traitement de toutes les formes de l'anxiété, anxiété réactionnelle, névrotique. Traitement de l'anxiété du sevrage alcoolique. Traitement de la crise d'angoisse.

Contre-indications : Insuffisance respiratoire sévère. Tout traitement par les produits de cette classe thérapeutique peut entraîner un état de dépendance (toxicomanie), c'est pourquoi on préfère les traitements de courte durée et à doses modérées. Chez les conducteurs de véhicules, il existe un risque de somnolence.

Effets indésirables : Variables selon les patients ; on observe une certaine sédation pouvant être à l'origine d'accidents de la route. Parfois, des pertes de mémoire avec asthénie. Rarement, des réactions d'excitation ou d'agressivité.

Précautions d'emploi : L'absorption d'alcool est formellement déconseillée. Il convient d'être prudent chez l'enfant et le sujet âgé. L'emploi chez la femme enceinte ou allaitant est déconseillé. L'arrêt du traitement peut entraîner un syndrome de sevrage avec recrudescence de l'anxiété et des phénomènes somatiques : tremblements, tachycardie, parfois, convulsions. D'où la nécesssité d'un arrêt progressif. La durée du traitement ne doit pas dépasser 12 semaines.

Interactions : Le produit augmente l'action de tous les sédatifs du système nerveux et de l'alcool.

Surdosage : Le surdosage entraîne un sommeil plus ou moins profond, mais en général l'évolution est favorable. Une surveillance hospitalière est cependant souhaitable.

☞ *Sur prescription médicale.*

• GÉNÉVRIER

Forme	Dosage	N. d'unités	Prix	Prix/jour	Liste	Remb. S.S.	Comm.
Comprimé	10 mg	30	19,60	1,3 à 2,6	1	65 %	1983

NOVÉSINE ★★

• **Composition :** Oxybuprocaïne.
• **Domaine :** Ophtalmologie.
• **Activité :** Anesthésique local.

Indications : Anesthésie locale pour extraction de corps étrangers, examens de l'œil.

Contre-indications : Ne doit pas être employé comme antalgique et sans contrôle ophtalmologique. Hypersensibilité aux anesthésiques locaux

Effets indésirables : Peut aggraver des lésions oculaires.

Précautions d'emploi : Donne une réaction positive au contrôle antidopage.

☞ *Sur prescription médicale.*

• MERCK SHARP & DOHME-CHIBRET

Forme	Dosage	N. d'unités	Prix	Prix/jour	Liste	Remb. S.S.	Comm.
Collyre	0,4 %	10 ml	12,60	–	1	65 %	1960

NOVITAN

• **Composition :** Chlorhydrate de procaïne, hématoporphyrine.
• **Domaine :** Nutrition et métabolisme.
• **Activité :** Antiasthénique. Antisénescence.
• **Classe :** Procaïne.

Indications : Utilisé dans le traitement de l'asthénie fonctionnelle liée au vieillissement, en l'absence d'activité spécifique démontrée.

Contre-indications : Hypersensibilité aux anesthésiques locaux.

Effets indésirables : Réactions allergiques sévères.

Précautions d'emploi : Traitement tou jours de courte durée.

Interactions : Ne pas associer aux sulfa mides antibactériens.

☞ *Vendu sans ordonnance.*

• DEGLAUDE

Forme	Dosage	N. d'unités	Prix	Prix/jour	Liste	Remb. S.S.	Comm.
Gélule	25 mg	30	53,80*	–	0	0 %	1977

NOVOBÉDOUZE DIX MILLE ★

- **Composition :** Hydroxocobalamine.
- **Domaine :** Nutrition et métabolisme.
- **Activité :** Vitamine hydrosoluble.
- **Classe :** Vitamine B12.

Indications : Proposé dans le traitement des neuropathies douloureuses : sciatique, névralgie cervico-brachiale.

Contre-indications : Allergie aux coba lamines. Tumeurs malignes.

Effets indésirables : Intolérances cuta nées : érythème, urticaire, prurit. Acné. Co lore les urines en rouge.

☞ *Vendu sans ordonnance.*

• BOUCHARA

Forme	Dosage	N. d'unités	Prix	Prix/jour	Liste	Remb. S.S.	Comm.
Amp. inj.	10 mg	4	29,00	–	0	35 %	1967

NOVOCODYL

- **Composition :** Codéine, cinnamavérine, guaïfénésine, papavérine.
- **Domaine :** Pneumologie.
- **Activité :** Antitussif.
- **Classe :** Opium et dérivés.

Indications : Utilisé dans le traitement des toux non productives.

Contre-indications : Asthme, insuffisance respiratoire. Enfant de moins de 6 ans.

Effets indésirables : Constipation, somnolence, nausées, vomissements, dépression respiratoire. L'augmentation des doses et la prolongation de l'administration peuvent conduire à la dépendance et à la toxicomanie.

Précautions d'emploi : Ne pas prendr d'alcool pendant le traitement. Prudenc chez le sujet âgé. Déconseillé chez l femme enceinte ou allaitant. Le traitemen doit être de courte durée. Donne une réac tion positive au contrôle antidopage.

Interactions : L'activité et les effets se condaires peuvent être augmentés par asso ciation à d'autres dépresseurs du systèm nerveux central.

Surdosage : Entraîne une somnolenc avec possible dépression des centres respi ratoires et convulsions imposant l'hospitali sation.

☞ *Vendu sans ordonnance.*

• MIDYPHARM

Forme	Dosage	N. d'unités	Prix	Prix/jour	Liste	Remb. S.S.	Comm.
Comprimé	20 mg	–	Libre	–	0	0 %	–

NOVOCOR ★

- **Composition :** Acide salicylique. Butoforme.
- **Domaine :** Dermatologie.
- **Activité :** Kératolytique. Verrucide. Coricide.
- **Classe :** Acide salicylique.

Indications : Traitement des verrues, cors, durillons, œils-de-perdrix.

Contre-indications : Allergie aux salicy lés. Allergie aux anesthésiques locaux.

Effets indésirables : Irritation locale e cas de débordement.

Précautions d'emploi : Protéger la pea saine.

☞ *Vendu sans ordonnance.*

• MONOT

Forme	Dosage	N. d'unités	Prix	Prix/jour	Liste	Remb. S.S.	Comm.
Bande	–	12	24,90*	–	0	0 %	–

NOVODIL ★

- **Composition :** Cyclandélate.
- **Domaine :** Cardio-vasculaire.
- **Activité :** Vasodilatateur. Anti-ischémique.
- **Classe :** Spasmolytique.

Indications : Déficit intellectuel pathologique du sujet âgé.

Effets indésirables : Troubles digestifs mineurs. Manifestations allergiques.

☞ *Vendu sans ordonnance.*

- AUGOT

Forme	Dosage	N. d'unités	Prix	Prix/jour	Liste	Remb. S.S.	Comm.
Gélule	400 mg	50	27,30	2	0	35 %	1982

NOVOPTINE ★★

- **Composition :** Cétylpyridinium.
- **Domaine :** Ophtalmologie.
- **Activité :** Antiseptique local.
- **Classe :** Ammonium quaternaire.

Indications : Infections superficielles de l'œil et de ses annexes : conjonctivites, kérato-conjonctivites, ulcères de la cornée, kératites bactériennes, blépharites, dacryocystites.

Contre-indications : Hypersensibilité au produit.

Effets indésirables : Irritation locale. Risque d'allergie.

☞ *Vendu sans ordonnance.*

- ALLERGAN

Forme	Dosage	N. d'unités	Prix	Prix/jour	Liste	Remb. S.S.	Comm.
Collyre	0,025 %	10 ml	27,00*	–	0	0 %	1964

NOXYFLEX ★★

- **Composition :** Noxytioline.
- **Domaine :** Chirurgie.
- **Activité :** Antiseptique local.
- **Classe :** Formol et dérivés.

Indications : Traitement local des foyers infectieux dans le cas des péritonites. Traitement intrapéritonéal des salpingites.

Contre-indications : Hypersensibilité au formol. Troubles de la fonction thyroïdienne. Grossesse.

Effets indésirables : Sensation de brûlure locale.

Précautions d'emploi : Prudence en cas d'insuffisance rénale.

Interactions : Ne pas mélanger avec d'autres produits.

Surdosage : Troubles digestifs, odeur désagréable de l'haleine.

☞ *Usage hospitalier.*

- INNOTHÉRA

Forme	Dosage	N. d'unités	Prix	Prix/jour	Liste	Remb. S.S.	Comm.
Flacon 20 ml	2,5 g	10	351,75	–	2	Hôp.	1977

NOZINAN ★★★

- **Composition :** Lévomépromazine.
- **Domaine :** Neuropsychiatrie.
- **Activité :** Neuroleptique.
- **Classe :** Phénothiazine.

Indications : Psychoses chroniques hallucinatoires, schizophrénie. Prémédication anesthésique. Traitement des algies intenses. A faibles doses névroses avec anxiété.

Contre-indications : Patients présentant un adénome prostatique ou un glaucome. Patients ayant des antécédents d'anomalie des globules blancs. La prise d'alcool est formellement déconseillée.

Effets indésirables : Sédation, somnolence, hypotension orthostatique, rigidité et mouvements anormaux. Sécheresse de la bouche, constipation, troubles visuels, Troubles des règles, impuissance, prise de poids. Plus rarement, troubles cutanés, hépatiques ou sanguins.

Précautions d'emploi : La prudence s'impose chez le sujet âgé, cardiaque et chez la femme enceinte ou allaitant.

Interactions : Le produit potentialise tous les dépresseurs du système nerveux central et les antihypertenseurs. Il antagonise les effets de la lévodopa utilisée dans le traitement de la maladie de Parkinson.

Surdosage : Le surdosage entraîne un coma avec rigidité imposant l'hospitalisation.

☞ *Sur prescription médicale.*

• SPECIA

Forme	Dosage	N. d'unités	Prix	Prix/jour	Liste	Remb. S.S.	Comm.
Comprimé	2 mg	50	12,00	0,5 à 2	1	65 %	1975
Comprimé	25 mg	20	15,00	1 à 3	1	65 %	1957
Comprimé	100 mg	20	39,20	2 à 8	1	65 %	1959
Sol. buv.	40 mg/ml	30 ml	24,20	0,8 à 2,5	1	65 %	1975
Sol. inj.	25 mg	5	16,60	6 à 30	1	65 %	1957

NUBAÏN ★★★

• **Composition :** Nalbuphine.
• **Domaine :** Algologie.
• **Activité :** Antalgique central.
• **Classe :** Morphine et morphinomimétique.

Indications : Douleurs chroniques intenses ou rebelles aux autres antalgiques.

Contre-indications : Insuffisance respiratoire. Insuffisance hépatique ou rénale sévère. Intoxication alcoolique.

Effets indésirables : Nausées, vomissements, constipation, somnolence, dépression respiratoire. Ce produit peut entraîner une dépendance physique et psychique même après des traitements courts. Syndrome de sevrage à l'arrêt du traitement : malaises, agitation, douleurs des membres, crampes abdominales, etc.

Précautions d'emploi : Prudence en fin de grossesse et chez le sujet âgé. Prudence chez les patients recevant des produits dépresseurs du système nerveux : antidépresseurs, anxiolytiques, sédatifs, etc.

Interactions : La prise d'alcool est contre-indiquée. Potentialise tous les dépresseurs du système nerveux : avec les antitussifs, détermine de la somnolence. Avec les antidépresseurs de type IMAO, a entraîné des accidents graves.

Surdosage : Dépression aiguë des centres respiratoires avec hypotension puis coma imposant l'hospitalisation.

☞ *Sur prescription médicale.*

• DUPONT PHARMA

Forme	Dosage	N. d'unités	Prix	Prix/jour	Liste	Remb. S.S.	Comm.
Amp. inj	20 mg	5	Hôp.	–	1	Hôp.	1988

NUCLÉVIT B12 ★

• **Composition :** Nucléotides pentosiques, vitamine B12, p-hydroxybenzoate de propyle.
• **Domaine :** Nutrition et métabolisme.
• **Activité :** Antiasthénique.

Indications : Utilisé dans le traitement de l'asthénie fonctionnelle, en l'absence d'activité spécifique démontrée.

Contre-indications : Alcooliques en cure de désintoxication.

Précautions d'emploi : Chez le diabétique, tenir compte du fait que chaque ampoule contient 1,2 g de sucre. Traitement toujours de courte durée.

☞ *Vendu sans ordonnance.*

• SYNTHÉLABO FRANCE

Forme	Dosage	N. d'unités	Prix	Prix/jour	Liste	Remb. S.S.	Comm.
Amp. buv.	–	28	41,90*	–	0	0 %	1958

NUCTALON ★★★

- **Composition :** Estazolam.
- **Domaine :** Neuropsychiatrie.
- **Activité :** Hypnotique.
- **Classe :** Benzodiazépine.

Indications : Insomnie occasionnelle ou transitoire. Insomnie chronique.

Contre-indications : Insuffisance respiratoire décompensée.

Effets indésirables : Fatigue, somnolence diurne, perte de mémoire. Plus rarement, éruptions cutanées. L'utilisation prolongée peut entraîner un état de dépendance avec syndrome de sevrage à l'arrêt du traitement.

Précautions d'emploi : La durée du traitement doit être la plus courte possible : au maximum quelques semaines. L'arrêt doit être progressif sur plusieurs jours. La prise d'alcool est formellement déconseillée durant le traitement. Prudence chez le sujet âgé, insuffisant respiratoire ou hépatique. On évitera une administration pendant les premiers mois de la grossesse et chez la femme allaitant.

Interactions : L'activité est augmentée par tous les dépresseurs du système nerveux : antidépresseurs, anxiolytiques, neuroleptiques, sédatifs, analgésiques. La prise d'alcool est contre-indiquée pendant le traitement.

Surdosage : Entraîne un sommeil puis un coma imposant l'hospitalisation.

☞ *Sur prescription médicale.*

- TAKEDA

Forme	Dosage	N. d'unités	Prix	Prix/jour	Liste	Remb. S.S.	Comm.
Comprimé	2 mg	20	16,20	0,4 à 0,8	1	65 %	1978

NUIDOR ★

- **Composition :** Phénobarbital, aubépine, passiflore.
- **Domaine :** Neuropsychiatrie.
- **Activité :** Sédatif. Hypnotique.
- **Classe :** Barbiturique.

Indications : Anxiété. Troubles du sommeil.

Contre-indications : Contre-indiqué en cas d'insuffisance respiratoire et de porphyrie. Contre-indiqué chez l'enfant. Chez les conducteurs de véhicules, il existe un risque de somnolence.

Effets indésirables : Parfois somnolence ou réactions cutanées.

Précautions d'emploi : La prise d'alcool est formellement déconseillée. N'est pas indiqué chez la femme enceinte ou allaitant.

Interactions : Le phénobarbital risque de modifier l'action d'un grand nombre de médicaments : contraceptifs oraux, anticoagulants oraux, cardiotoniques, antidépresseurs, antiépileptiques, certains antibiotiques, antiarythmisants cardiaques, etc. Il existe également une potentialisation de tous les sédatifs du système nerveux.

Surdosage : Le surdosage entraîne un coma avec troubles respiratoires imposant l'hospitalisation d'urgence.

☞ *Vendu sans ordonnance.*

- MONOT

Forme	Dosage	N. d'unités	Prix	Prix/jour	Liste	Remb. S.S.	Comm.
Comprimé	17,6 mg	40	35,95*	–	0	0 %	1990

NUJOL ★★★

- **Composition :** Paraffine liquide.
- **Domaine :** Gastro-entérologie.
- **Activité :** Laxatif lubrifiant.
- **Classe :** Paraffine.

Indications : Traitement symptomatique de la constipation associé aux mesures hygiéno-diététiques.

Contre-indications : Constipation récente inexpliquée, persistante, n'ayant pas fait l'objet d'examens médicaux.

Effets indésirables : Suintement anal, irritation périnéale.

Précautions d'emploi : Pas d'utilisation prolongée.

Interactions : Entraîne une réduction de l'absorption des vitamines liposolubles : vitamines A, D, E, K. Peut modifier l'action des anticoagulants oraux.

☞ *Vendu sans ordonnance.*

- FUMOUZE

Forme	Dosage	N. d'unités	Prix	Prix/jour	Liste	Remb. S.S.	Comm.
Huile buv.	–	480 ml	41,80	–	0	0 %	1961

NUROFEN ★★★

- **Composition :** Ibuprofène.
- **Domaine :** Algologie.
- **Activité :** Antalgique périphérique.
- **Classe :** Anti-inflammatoire non stéroïdien et dérivés.

Indications : Traitement symptomatique des affections douloureuses ou fébriles.

Contre-indications : Hypersensibilité à l'aspirine ou aux anti-inflammatoires non stéroïdiens. Ulcère gastro-duodénal. Insuffisance hépatique ou rénale sévère.

Effets indésirables : Troubles digestifs : gastralgies, hémorragies, ulcérations digestives. Réactions allergiques : asthme, éruptions cutanées. Beaucoup plus rarement troubles hépatiques ou sanguins.

Précautions d'emploi : Prudence chez les sujets ayant des antécédents de hernie hiatale, d'ulcères digestifs ou d'hémorragie. Déconseillé au troisième trimestre de la grossesse et lors de l'allaitement.

Interactions : Potentialise les anticoagulants, les antiagrégants plaquettaires, les antidiabétiques oraux et la digoxine. Diminue l'activité des diurétiques et de certains antihypertenseurs.

Surdosage : En général sans gravité mais une surveillance médicale s'impose.

☞ *Vendu sans ordonnance.*

- BOOTS

Forme	Dosage	N. d'unités	Prix	Prix/jour	Liste	Remb. S.S.	Comm.
Comprimé	200 mg	20	17,90*	–	0	0 %	1992
Comprimé	200 mg	30	19,20	0,7 à 4	2	65 %	1988
Susp. buv.	20 mg/ml	150 ml	19,10	–	2	65 %	1994

NUTRAFLOW ★★

- **Composition :** Acide sorbique, borax, chlorure de sodium, chlorure de potassium, édéate de sodium.
- **Domaine :** Ophtalmologie.
- **Activité :** Antiseptique local.

Indications : Rinçage et équilibrage des lentilles souples et conservation.

Contre-indications : Hypersensibilité aux composants.

☞ *Vendu sans ordonnance.*

- ALCON

Forme	Dosage	N. d'unités	Prix	Prix/ jour	Liste	Remb. S.S.	Comm.
Sol. contactologie	–	250 ml	51,80*	–	0	0 %	1981

NUTRIGÈNE ★

- **Composition :** Acides ribo et désoxyribonucléiques, vitamines B1, B2, B6, E, PP, acide pantothénique.
- **Domaine :** Rhumatologie.
- **Activité :** Antiarthrosique.

Indications : Utilisé dans les douleurs arthrosiques.

Contre-indications : Intolérance à la vitamine B1.

Précautions d'emploi : Prendre le produit au milieu des repas.

Interactions : Ne pas associer à la lévodopa.

☞ *Vendu sans ordonnance.*

- BIOSTABILEX

Forme	Dosage	N. d'unités	Prix	Prix/jour	Liste	Remb. S.S.	Comm.
Comprimé	–	15	19,00	–	0	35 %	1964
Comprimé	–	30	33,50	–	0	35 %	1964

NUTRILAMINE ★★★

- **Composition :** Alanine, arginine, acide aspartique, cystéine, acide glutamique, glycine, histidine, isoleucine, leucine, lysine, méthionine, phénylalanine, proline, sérine, thréonine, tryptophane, tyrosine, valine. Azote total : soit 9 g/l, soit 12 g/l, soit 16 g/l.
- **Domaine :** Nutrition et métabolisme.
- **Activité :** Alimentation parentérale.
- **Classe :** Acides aminés.

Indications : Apport protidique en alimentation parentérale.

Contre-indications : Insuffisances rénales ou hépatiques sévères. Hyperhydratation.

Effets indésirables : Acidoses métaboliques. Hyperazotémie.

☞ *Usage hospitalier.*

- BRAUN MÉDICAL

Forme	Dosage	N. d'unités	Prix	Prix/ jour	Liste	Remb. S.S.	Comm.
Flacon inj. 250 ml	9 g/l	1	Hôp.	–	0	Hôp.	1984
Flacon inj. 250 ml	12 g/l	1	Hôp.	–	0	Hôp.	1991
Flacon inj. 250 ml	16 g/l	1	Hôp.	–	0	Hôp.	1984
Flacon inj. 500 ml	9 g/l	1	Hôp.	–	0	Hôp.	1984
Flacon inj. 500 ml	12 g/l	1	Hôp.	–	0	Hôp.	1991
Flacon inj. 500 ml	16 g/l	1	Hôp.	–	0	Hôp.	1984
Flacon inj. 1 000 ml	9 g/l	1	Hôp.	–	0	Hôp.	1984
Flacon inj. 1 000 ml	12 g/l	1	Hôp.	–	0	Hôp.	1991
Flacon inj. 1 000 ml	16 g/l	1	Hôp.	–	0	Hôp.	1984

NUTRIZYME ★

- **Composition :** Bromélaïne, extrait pancréatique, bile de bœuf.
- **Domaine :** Gastro-entérologie. Hépatologie.
- **Activité :** Cholérétique. Enzyme digestive. Eupeptique.
- **Classe :** Enzymes animales.

Indications : Traitement symptomatique des troubles de la digestion.

Contre-indications : Obstruction des voies biliaires. Insuffisance hépatique grave.

☞ *Vendu sans ordonnance.*

- MERCK-CLÉVENOT

Forme	Dosage	N. d'unités	Prix	Prix/jour	Liste	Remb. S.S.	Comm.
Comprimé	–	20	19,00*	–	0	0 %	–
Comprimé	–	50	37,00*	–	0	0 %	–

NYCTO ★★

- **Composition :** Phényléphrine.
- **Domaine :** Ophtalmologie.
- **Activité :** Vasoconstricteur. Mydriatique.
- **Classe :** Stimulant alpha et bêta-adrénergique.

Indications : Décongestionnant de l'œil. Examen du fond de l'œil. Chirurgie oculaire.

Contre-indications : Hypersensibilité au produit. Risque de glaucome aigu par fermeture de l'angle.

Effets indésirables : Mydriase gênante. Hypertension artérielle. Tremblements, maux de tête.

Précautions d'emploi : Prudence chez le patients présentant une maladie cardio-vasculaire.

☞ *Vendu sans ordonnance.*

- PIERRE FABRE

Forme	Dosage	N. d'unités	Prix	Prix/jour	Liste	Remb. S.S.	Comm.
Collyre	–	10 ml	21,40*	–	0	0 %	–

NYOLOL ★★★

- **Composition :** Timolol.
- **Domaine :** Ophtalmologie.
- **Activité :** Antiglaucomateux.
- **Classe :** Bêtabloquant non sélectif.

Indications : Hypertonie intraoculaire. Glaucome chronique à angle ouvert.

Contre-indications : Hypersensibilité au produit. Asthme, insuffisance cardiaque non traitée. Troubles de la conduction intracardiaque, bradycardie importante.

Effets indésirables : Bradycardie, hypotension, risque de décompensation cardiaque. Crise d'asthme, gêne respiratoire. Fatigue, maux de tête. Sécheresse de l'œil, anesthésie de la cornée, troubles visuels.

Précautions d'emploi : Débuter progressivement le traitement. Donne une réaction positive au contrôle antidopage.

Interactions : Prudence en cas d'association à des médicaments utilisés par voie générale : bêtabloquants, inhibiteurs calciques, antihypertenseurs antiarythmisants. Ne pas associer à la floctafénine (Idarac). Prudence en cas d'association avec les anti-inflammatoires non stéroïdiens et les neuroleptiques.

☞ *Sur prescription médicale.*

- CIBA VISION

Forme	Dosage	N. d'unités	Prix	Prix/jour	Liste	Remb. S.S.	Comm.
Collyre	0,25 %	3 ml	24,10	–	1	65 %	1995
Collyre	0,50 %	3 ml	25,60	–	1	65 %	1995

O

OBÉFLORINE ✤

- **Composition :** Fucus, séné, réglisse, frêne.
- **Domaine :** Gastro-entérologie.
- **Activité :** Laxatif stimulant.

Indications : Utilisé dans la constipation et dans les régimes amaigrissants.

Précautions d'emploi : Ne pas utiliser chez l'enfant, la femme allaitant et en cas de colopathie organique. Pas d'utilisation prolongée. Risque d'hypokaliémie grave, de douleurs abdominales et de maladie des laxatifs grave pouvant entraîner des lésions rénales.

☞ *Vendu sans ordonnance. Présente des dangers en cas d'utilisation prolongée.*

- LEHNING

Forme	Dosage	N. d'unités	Prix	Prix/jour	Liste	Remb. S.S.	Comm.
Tisane vrac	–	150 g	26,00*	–	0	0 %	–
Tisane sachet	–	20	29,00*	–	0	0 %	–

OCCIGRIP VITAMINE C

- **Composition :** Aspirine, codéine, terpine, acide benzoïque, acide ascorbique.
- **Domaine :** Algologie.
- **Activité :** Antalgique périphérique. Antalgique central.
- **Classe :** Aspirine et dérivés, avec codéine.

Indications : Traitement symptomatique des affections douloureuses ou fébriles. États grippaux. Refroidissement.

Contre-indications : Ulcère gastro-duodénal, maladie hémorragique. Hypersensibilité à l'aspirine. Certains asthmes. Dernier trimestre de la grossesse. Insuffisance respiratoire.

Effets indésirables : Bourdonnements

d'oreille, douleurs abdominales, gastralgies. Plus rarement, ulcérations digestives avec hémorragies responsables d'une anémie. Syndromes hémorragiques avec épistaxis, ecchymoses, purpura. Accidents de sensibilisation : urticaire, asthme. La codéine peut entraîner constipation, nausées, vertiges, dépression respiratoire.

Précautions d'emploi : Prudence chez les patients présentant un asthme ou des antécédents d'hémorragies. Prudence chez le patient prenant un traitement anticoagulant. Contre-indiqué chez la femme enceinte ou allaitant. Chez les patients suivant un régime sans sel, tenir compte de la quantité de sodium présente dans chaque comprimé. Donne une réaction positive au contrôle antidopage.

Interactions : Potentialise l'action des anticoagulants, des antiagrégants plaquettaires, des antidiabétiques hypoglycémiants, de certains diurétiques. L'aspirine peut réduire l'action de certains traitements, en particulier celle des anti-inflammatoires non stéroïdiens. La codéine potentialise tous les dépresseurs du système nerveux : sédatifs, anxiolytiques, neuroleptiques, antihypertenseurs. La prise d'alcool est déconseillée.

Surdosage : Grave, surtout chez l'enfant, entraînant des désordres métaboliques avec troubles respiratoires pouvant provoquer la mort. L'hospitalisation s'impose d'urgence.

☞ *Vendu sans ordonnance.*

• SOEKAMI LEFRANCQ

Forme	Dosage	N. d'unités	Prix	Prix/jour	Liste	Remb. S.S.	Comm.
Dragée	381 mg	12	24,70*	–	0	0 %	–

OCTOFÈNE ★★

- **Composition :** Clofoctol.
- **Domaine :** Infectiologie.
- **Activité :** Antibactérien.

Indications : Infections aux germes suivants : pneumocoques, staphylocoques, streptocoques, entérocoques. Infections à manifestations broncho-pulmonaires bénignes ou ORL.

Contre-indications : Diarrhée en cours.

☞ *Sur prescription médicale.*

• DEBAT

Forme	Dosage	N. d'unités	Prix	Prix/jour	Liste	Remb. S.S.	Comm.
Suppositoire	100 mg	8	14,00	3,5 à 5	2	65 %	1978
Suppositoire	200 mg	8	17,80	4,5 à 7	2	65 %	1978
Suppositoire	750 mg	8	36,20	7	2	65 %	1979

OCUCOAT ★★

- **Composition :** Hypromellose.
- **Domaine :** Ophtalmologie.
- **Activité :** Solution visco-élastique.

Indications : Adjuvant en chirurgie de la chambre antérieure de l'œil.

Effets indésirables : Rares intolérances.

☞ *Sur prescription médicale. Usage hospitalier.*

• STORZ

Forme	Dosage	N. d'unités	Prix	Prix/ jour	Liste	Remb. S.S.	Comm.
Sol. injectable	20 mg	1	Hôp.	–	0	Hôp.	1991

OCUFEN ★★

- **Composition :** Flurbiprofène.
- **Domaine :** Ophtalmologie.
- **Activité :** Anti-inflammatoire local.
- **Classe :** Anti-inflammatoire non stéroïdien.

Indications : Prévention de l'œdème maculaire après intervention de la cataracte. Myosis peropératoire.

Contre-indications : Hypersensibilité à un composant. Allergie à l'aspirine ou à un autre anti-inflammatoire.

Effets indésirables : Sensation de brûlure, gêne oculaire, élévation de la pression intraoculaire.

Précautions d'emploi : Non conseillé chez la femme enceinte ou allaitant.

☞ *Sur prescription médicale.*

• ALLERGAN

Forme	Dosage	N. d'unités	Prix	Prix/jour	Liste	Remb. S.S.	Comm.
Collyre	0,03 %	5 ml	26,40	–	2	65 %	1991
Collyre unidose	0,03 %	5	15,90	–	2	65 %	1992
Collyre unidose	0,03 %	20	55,90	–	2	65 %	1992

ODDIBIL ★ ✣

• **Composition :** Nébulisat de fumeterre.
• **Domaine :** Hépatologie.
• **Activité :** Cholérétique. Cholagogue.

Indications : Traitement symptomatique des troubles dyspeptiques.

Contre-indications : Obstruction des voies biliaires. Insuffisance hépatique grave.

☞ *Vendu sans ordonnance.*

• THÉRAPLIX

Forme	Dosage	N. d'unités	Prix	Prix/jour	Liste	Remb. S.S.	Comm.
Comprimé	250 mg	40	12,60	1,3	0	35 %	1967

ODRIK ★★★

• **Composition :** Trandolapril.
• **Domaine :** Cardio-vasculaire.
• **Activité :** Antihypertenseur. Vasodilatateur.
• **Classe :** Inhibiteur de l'enzyme de conversion.

Indications : Hypertension artérielle.

Contre-indications : Non conseillé chez la femme enceinte.

Effets indésirables : Toux, fatigue, nausées, éruptions cutanées, prurit, œdème de la face et des extrémités. Augmentation temporaire de l'urée et de la créatinine sanguine, parfois de la kaliémie. Hypotension artérielle chez les patients suivant un régime sans sel ou prenant un diurétique. Exceptionnellement, modification de la formule sanguine.

Précautions d'emploi : En cas d'insuffisance rénale ou chez le sujet âgé, réduire la posologie. Surveiller régulièrement la fonction rénale.

Interactions : Ne pas associer avec des produits entraînant une hyperkaliémie : certains diurétiques et sels de potassium. Majore l'effet de tous les produits hypotenseurs : neuroleptiques, antidépresseurs. Peut modifier la concentration de lithium dans le sang chez les patients traités par ce produit.

Surdosage : Une surveillance de la tension artérielle s'impose.

☞ *Sur prescription médicale.*

• ROUSSEL

Forme	Dosage	N. d'unités	Prix	Prix/jour	Liste	Remb. S.S.	Comm.
Gélule	0,5 mg	28	40,90	1,5 à 4	1	65 %	1993
Gélule	2 mg	28	119,80	4	1	65 %	1993

ŒSCLIM ★★★

• **Composition :** Estradiol hémihydraté.
• **Domaine :** Endocrinologie. Gynécologie.
• **Activité :** Estrogénique.
• **Classe :** Estrogène.

Indications : Correction des carences estrogéniques liées à la ménopause et des symptômes tels que bouffées de chaleur, atrophie vaginale, incontinence urinaire.

Contre-indications : Grossesse. Tumeurs malignes du sein et de l'utérus, tumeurs hypophysaires. Atteinte hépatique sévère. Maladies cardiaques ou thrombo-emboliques. Galactorrhée.

Effets indésirables : Démangeaisons à l'endroit de l'application. Accidents cardio-vasculaires ou thrombo-emboliques. Maux de tête, migraine, vertiges. Troubles digestifs, irritabilité, dépression. Jambes lourdes, tension mammaire.

Précautions d'emploi : Appliquer le patch 2 fois par semaine sur le tronc et sur peau saine.

Interactions : Ne pas associer à la rifampicine, aux barbituriques ni à certains antiépileptiques.

Surdosage : Entraîne une tension des seins.

☞ *Sur prescription médicale.*

• FOURNIER

Forme	Dosage	N. d'unités	Prix	Prix/jour	Liste	Remb. S.S.	Comm.
Patch	25 µg	8	49,10	2	2	65 %	1995
Patch	50 µg	8	52,70	2	2	65 %	1995
Patch	100 µg	8	94,50	2	2	0 %	1995

ŒSTRADIOL RETARD ★★★

Composition : Estradiol di-undécanoate.

• **Domaine :** Endocrinologie. Gynécologie. Cancérologie.

• **Activité :** Estrogénique. Anticancéreux.

Classe : Estrogène.

Indications : Carences estrogéniques chez la jeune fille et la femme en période d'activité génitale. Cancer de la prostate.

Contre-indications : Maladies thrombo-emboliques, maladies cardio-vasculaires. Tumeurs malignes du sein et de l'utérus. Maladies hépatiques sévères. Hypertension artérielle. Diabète. Antécédents de maladie hépatique.

Effets indésirables : Accidents cardiovasculaires ou thrombo-emboliques. Maux de tête, migraine, vertiges. Troubles digestifs, irritabilité, dépression, jambes lourdes, saignements génitaux.

Précautions d'emploi : Une surveillance clinique de la femme traitée s'impose.

Interactions : Ne pas associer à la rifampicine, aux barbituriques ni à certains antiépileptiques.

☞ *Sur prescription médicale.*

• THÉRAMEX

Forme	Dosage	N. d'unités	Prix	Prix/jour	Liste	Remb. S.S.	Comm.
Amp. inj.	10 mg	2	12,40	–	2	65 %	1958
Amp. inj.	25 mg	2	21,00	–	2	65 %	1958

ŒSTRODOSE ★★★

Composition : Estradiol.

• **Domaine :** Endocrinologie. Gynécologie.

Activité : Estrogénique.

• **Classe :** Estrogène.

Indications : Correction des carences estrogéniques liées à la ménopause et des symptômes tels que bouffées de chaleur, atrophie vaginale, incontinence urinaire. Prévention de l'ostéoporose postménopausique.

Contre-indications : Grossesse. Tumeurs malignes du sein et de l'utérus, tumeurs hypophysaires. Atteinte hépatique sévère. Maladies cardiaques ou thrombo-emboliques. Galactorrhée.

Effets indésirables : Accidents cardiovasculaires ou thrombo-emboliques. Maux de tête, migraine, vertiges. Troubles digestifs, irritabilité, dépression. Jambes lourdes, tension mammaire.

Précautions d'emploi : Une surveillance clinique de la femme traitée s'impose. Déconseillé chez la femme enceinte ou allaitant.

Interactions : Ne pas associer à la rifampicine, aux barbituriques ni à certains antiépileptiques.

Surdosage : Entraîne une tension des seins.

☞ *Sur prescription médicale.*

• BESINS-ISCOVESCO

Forme	Dosage	N. d'unités	Prix	Prix/jour	Liste	Remb. S.S.	Comm.
Flacon gel	0,06 %	80 g	40,60	1,3	2	65 %	1995

ŒSTROGEL ★★★

• **Composition :** Estradiol.

• **Domaine :** Endocrinologie. Gynécologie.

• **Activité :** Estrogénique.

• **Classe :** Estrogène.

Indications : Correction des carences estrogéniques liées à la ménopause et des symptômes tels que bouffées de chaleur, atrophie vaginale, incontinence urinaire. Prévention de l'ostéoporose postménopausique.

Contre-indications : Grossesse. Tumeurs malignes du sein et de l'utérus, tumeurs hypophysaires. Atteinte hépatique sévère. Maladies cardiaques ou thrombo-emboliques. Galactorrhée.

Effets indésirables : Accidents cardiovasculaires ou thrombo-emboliques. Maux de tête, migraine, vertiges. Troubles dige tifs, irritabilité, dépression. Jambes lourde tension mammaire.

Précautions d'emploi : Une surveillanc clinique de la femme traitée s'impose. D conseillé chez la femme enceinte ou a laitant.

Interactions : Ne pas associer à la rifan picine, aux barbituriques ni à certains ant épileptiques.

Surdosage : Entraîne une tension d seins.

☞ *Sur prescription médicale.*

• BESINS-ISCOVESCO

Forme	Dosage	N. d'unités	Prix	Prix/jour	Liste	Remb. S.S.	Comm.
Gel tube	60 mg %	80 g	20,70	0,65	2	65 %	1975
Gel doseur	60 mg %	80 g	96,30	3	2	0 %	1991

OFLOCET ★★★

• **Composition :** Ofloxacine.
• **Domaine :** Infectiologie. Uro-néphrologie.
• **Activité :** Antibiotique.
• **Classe :** Fluoroquinolone.

Indications : Infections aux germes suivants : colibacille, Klebsiella, Proteus, shigelles, salmonelles, pyocyaniques, staphylocoques, gonocoques, méningocoques, Haemophilus, vibrions, Pasteurella, Legionella, corynébactéries, mycoplasmes, Chlamydia, etc. Infections à manifestations respiratoires, ORL, rénales, uro-génitales, gynécologiques, ostéo-articulaires, digestives, cutanées ou septicémiques.

Contre-indications : Allergie aux quinolones. Antécédents de tendinopathie du aux quinolones. Enfant. Épilepsie.

Effets indésirables : Troubles digestifs nausées, vomissements, gastralgie. Céphalées, insomnie, vertiges, convulsions, dou leurs musculaires, articulaires ou tendineu ses. Troubles allergiques : urticaire. Trou bles hématologiques.

Précautions d'emploi : Éviter l'exposi tion solaire. Déconseillé chez la femme en ceinte ou allaitant.

Interactions : Ne pas associer aux panse ments gastriques qui diminuent l'absorp tion. Potentialise l'effet des anticoagulants

☞ *Sur prescription médicale.*

• DIAMANT ROUSSEL

Forme	Dosage	N. d'unités	Prix	Prix/jour	Liste	Remb. S.S.	Comm.
Comprimé	200 mg	10	146,40	30	1	65 %	1989
Comprimé	200 mg	50	Hôp.	–	1	Hôp.	1987
Flacon inj.	200 mg	1	Hôp.	–	1	Hôp.	1988

OGAST ★★★

• **Composition :** Lanzoprazole.
• **Domaine :** Gastro-entérologie.
• **Activité :** Antiulcéreux.
• **Classe :** Inhibiteur de la pompe à protons.

Indications : Ulcères gastriques ou duodénaux. Œsophagites par reflux gastrique.

Effets indésirables : Troubles digestifs : nausées, diarrhée, constipation. Maux de tête.

Précautions d'emploi : A prendre en de hors des repas. Prudence en cas d'insuffi sance hépatique. Non conseillé chez l femme enceinte ou allaitant.

Interactions : Prendre séparément le pansements gastriques souvent prescrits lor d'un traitement antiulcéreux.

☞ *Sur prescription médicale.*

• TAKEDA

Forme	Dosage	N. d'unités	Prix	Prix/jour	Liste	Remb. S.S.	Comm.
Gélule	30 mg	15	174,10	12	2	65 %	1992

OGYLINE ★★★

- **Composition :** Norgestriénone.
- **Domaine :** Gynécologie.
- **Activité :** Contraceptif hormonal.
- **Classe :** Progestatif continu. Microdosé.

Indications : Contraception de longue durée, lorsqu'il n'est pas possible d'utiliser d'autres moyens.

Contre-indications : Hépatite actuelle ou récente. Insuffisance hépatique. Cancer du sein et de l'utérus. Grossesse.

Effets indésirables : Irrégularités du cycle, saignements intermenstruels. Aménorrhée. Gonflement mammaire.

Précautions d'emploi : Avant traitement faire un examen clinique : poids, tension, seins, utérus, et des examens biologiques : frottis vaginal, glycémie, cholestérol, triglycérides.

Interactions : Ne pas associer à l'acitrétine, utiliser une association estro-progestative. L'efficacité contraceptive est diminuée en cas d'association avec la rifampicine, les barbituriques et certains antiépileptiques.

☞ *Sur prescription médicale.*

- ROUSSEL

Forme	Dosage	N. d'unités	Prix	Prix/jour	Liste	Remb. S.S.	Comm.
Comprimé	0,35 mg	28 x 3	44,00*	–	1	0 %	1980

OLCAM ★★★

- **Composition :** Piroxicam.
- **Domaine :** Inflammation.
- **Activité :** Anti-inflammatoire.
- **Classe :** Anti-inflammatoire non stéroïdien. Oxicam.

Indications : Traitement des rhumatismes inflammatoires chroniques : polyarthrite rhumatoïde, pelvispondylite, arthrite juvénile, rhumatisme psoriasique, syndrome de Fiessinger-Leroy-Reiter. Traitement des poussées aiguës des arthrites microcristallines, tendinites, synovites, arthroses, lombalgies, radiculalgies.

Contre-indications : Hypersensibilité au produit. Réactions allergiques à l'aspirine et à ses dérivés. Ulcères gastro-duodénaux évolutifs. Insuffisance cardiaque, hépatique ou rénale. Enfant de moins de 15 ans.

Effets indésirables : Troubles digestifs : nausées, vomissements, ulcère gastro-duodénal, hémorragie digestive. Troubles hépatiques : ictère, hépatite. Réactions allergiques : éruption, urticaire, dermatoses bulleuses, asthme. Vertiges, maux de tête, bourdonnements d'oreille, troubles visuels. Troubles sanguins : anémie, leucopénie, thrombopénie.

Précautions d'emploi : Prendre le produit au cours des repas, si possible le soir. Déconseillé chez la femme enceinte ou allaitant. Prudence chez l'insuffisant cardiaque ou rénal. Une surveillance du poids et du volume urinaire est utile en début de traitement.

Interactions : Ne pas associer à d'autres produits modifiant l'hémostase : anticoagulants oraux, héparine, aspirine, ticlopidine, autres anti-inflammatoires. Ne pas associer, car augmentation des effets toxiques : lithium, méthotrexate, diflunisal. Prudence en cas d'association avec les diurétiques et la pentoxiphylline. Peut perturber l'activité des antihypertenseurs.

☞ *Sur prescription médicale.*

- IREX

Forme	Dosage	N. d'unités	Prix	Prix/jour	Liste	Remb. S.S.	Comm.
Gélule	10 mg	30	44,60	–	1	65 %	1994
Gélule	20 mg	15	51,60	–	1	65 %	1994

OLÉOSORBATE 80

- **Composition :** Polysorbate.
- **Domaine :** ORL. Stomatologie.
- **Activité :** Tensio-actif.

Indications : Rhinites croûteuses. Préparation à l'extraction de bouchons de cérumen. Traitement d'appoint lors des suppurations nasales ou auriculaires.

Contre-indications : Perforation du tympan.

☞ *Vendu sans ordonnance.*

• MERCK SHARP & DOHME-CHIBRET

Forme	Dosage	N. d'unités	Prix	Prix/jour	Liste	Remb. S.S.	Comm.
Sol. naso-auricul.	0,5 %	10 ml	10,10	–	0	35 %	1954

OLICAL ★

• **Composition :** Huile de foie de morue, eau de chaux, huile de millepertuis, extrait de niaouli, extrait de romarin.
• **Domaine :** Dermatologie.
• **Activité :** Topique protecteur. Topique cicatrisant.

Indications : Proposé dans le traitement symptomatique des dermites irritatives : brûlures superficielles, crevasses, gerçures, engelures, érythème fessier du nourrisson.

Contre-indications : Lésions suintantes.

Effets indésirables : Eczéma de contact. Hypervitaminose peu probable.

Précautions d'emploi : S'assurer de l'asepsie de la lésion traitée.

Interactions : Ne pas utiliser avec un antiseptique oxydant.

☞ *Vendu sans ordonnance.*

• STERLING MIDY

Forme	Dosage	N. d'unités	Prix	Prix/jour	Liste	Remb. S.S.	Comm.
Crème	–	70 g	37,75*	–	0	0 %	–

OLIGOCURE ❍

• **Composition :** Gluconates de manganèse et de cuivre, or colloïdal.
• **Domaine :** Nutrition et métabolisme.
• **Activité :** Divers.

Indications : Traitement symptomatique de l'asthénie fonctionnelle en l'absence d'activité spécifique démontrée.

☞ *Vendu sans ordonnance.*

• LABCATAL

Forme	Dosage	N. d'unités	Prix	Prix/jour	Liste	Remb. S.S.	Comm.
Sol. buvable	–	60 ml	34,00*	3	0	0 %	1978

OLIGODERM ❍

• **Composition :** Gluconates de cuivre et de manganèse.
• **Domaine :** Dermatologie.
• **Activité :** Divers.

Indications : Traitement local adjuvant des crevasses du sein.

Précautions d'emploi : Allaitement non contre-indiqué.

☞ *Vendu sans ordonnance.*

• LABCATAL

Forme	Dosage	N. d'unités	Prix	Prix/jour	Liste	Remb. S.S.	Comm.
Sol. locale	–	60 ml	24,35*	–	0	0 %	1991

OLIGOGRANUL COBALT ❍

• **Composition :** Cobalt.
• **Domaine :** Terrain.
• **Activité :** Modificateur du terrain.

Indications : États migraineux.

Précautions d'emploi : Ne dispense pas d'un traitement spécifique.

☞ *Vendu sans ordonnance.*

• BOIRON

Forme	Dosage	N. d'unités	Prix	Prix/jour	Liste	Remb. S.S.	Comm.
Granules	14 µg	180	34,00*	1,5	0	0 %	1991

OLIGOGRANUL CUIVRE ❍

- **Composition :** Gluconate de cuivre.
- **Domaine :** Terrain.
- **Activité :** Modificateur du terrain.

Indications : États infectieux et viraux, états grippaux, affections rhumatismales inflammatoires.

☞ *Vendu sans ordonnance.*

- BOIRON

Forme	Dosage	N. d'unités	Prix	Prix/jour	Liste	Remb. S.S.	Comm.
Granule	14 µg	180	34,00*	1,5	0	0 %	1991

OLIGOGRANUL CUIVRE OR ARGENT ❍

- **Composition :** Gluconates de cuivre et d'argent, or colloïdal.
- **Domaine :** Terrain.
- **Activité :** Modificateur du terrain.

Indications : Phase de convalescence des maladies infectieuses. États asthéniques.

Précautions d'emploi : Traitement de courte durée.

☞ *Vendu sans ordonnance.*

- BOIRON

Forme	Dosage	N. d'unités	Prix	Prix/jour	Liste	Remb. S.S.	Comm.
Granule	–	180	34,00*	1,5	0	0 %	1991

OLIGOGRANUL FLUOR ❍

- **Composition :** Fluorure de sodium.
- **Domaine :** Terrain.
- **Activité :** Modificateur du terrain.

Indications : Atteintes ligamentaires mineures.

Précautions d'emploi : Traitement de courte durée.

☞ *Vendu sans ordonnance.*

- BOIRON

Forme	Dosage	N. d'unités	Prix	Prix/jour	Liste	Remb. S.S.	Comm.
Granule	45 µg	180	34,00*	1,5	0	0 %	1991

OLIGOGRANUL LITHIUM ❍

- **Composition :** Gluconate de lithium.
- **Domaine :** Terrain.
- **Activité :** Modificateur du terrain.

Indications : Manifestations psychiques et psychosomatiques mineures. Troubles légers du sommeil, irritabilité.

Précautions d'emploi : N'est pas un traitement des affections psychiques graves, notamment de la psychose maniaco-dépressive.

☞ *Vendu sans ordonnance.*

- BOIRON

Forme	Dosage	N. d'unités	Prix	Prix/jour	Liste	Remb. S.S.	Comm.
Granule	55 µg	180	34,00*	1,5	0	0 %	1991

OLIGOGRANUL MAGNÉSIUM ❍

- **Composition :** Gluconate de magnésium.
- **Domaine :** Terrain.
- **Activité :** Modificateur du terrain.

Indications : Spasmophilie, dystonie neurovégétative.

Précautions d'emploi : Traitement de courte durée.

☞ *Vendu sans ordonnance.*

• BOIRON

Forme	Dosage	N. d'unités	Prix	Prix/jour	Liste	Remb. S.S.	Comm.
Granule	23 µg	180	34,00*	1,5	0	0 %	1991

OLIGOGRANUL MANGANÈSE ❍

- **Composition :** Gluconate de manganèse.
- **Domaine :** Terrain.
- **Activité :** Modificateur du terrain.

Indications : États allergiques.

Précautions d'emploi : Traitement de courte durée.

☞ *Vendu sans ordonnance.*

• BOIRON

Forme	Dosage	N. d'unités	Prix	Prix/jour	Liste	Remb. S.S.	Comm.
Granule	12,3 µg	180	34,00*	1,5	0	0 %	1991

OLIGOGRANUL MANGANÈSE COBALT ❍

- **Composition :** Gluconates de manganèse et de cobalt.
- **Domaine :** Terrain.
- **Activité :** Modificateur du terrain.

Indications : Dystonie neurovégétative.

Précautions d'emploi : Traitement de courte durée.

☞ *Vendu sans ordonnance.*

• BOIRON

Forme	Dosage	N. d'unités	Prix	Prix/jour	Liste	Remb. S.S.	Comm.
Granule	–	180	34,00*	1,5	0	0 %	1991

OLIGOGRANUL MANGANÈSE CUIVRE ❍

- **Composition :** Gluconates de manganèse et de cuivre.
- **Domaine :** Terrain.
- **Activité :** Modificateur du terrain.

Indications : États infectieux ou allergiques de la sphère ORL.

Précautions d'emploi : Traitement de courte durée.

☞ *Vendu sans ordonnance.*

• BOIRON

Forme	Dosage	N. d'unités	Prix	Prix/jour	Liste	Remb. S.S.	Comm.
Granule	–	180	34,00*	1,5	0	0 %	1991

OLIGOGRANUL MANGANÈSE CUIVRE COBALT ❍

- **Composition :** Gluconates de manganèse, de cuivre et de cobalt.
- **Domaine :** Terrain.
- **Activité :** Modificateur du terrain.

Indications : États asthéniques.

Précautions d'emploi : Traitement de courte durée.

☞ *Vendu sans ordonnance.*

• BOIRON

Forme	Dosage	N. d'unités	Prix	Prix/jour	Liste	Remb. S.S.	Comm.
Granule	–	180	34,00*	1,5	0	0 %	1991

OLIGOGRANUL NICKEL COBALT ❍

- **Composition :** Gluconates de nickel et de cobalt.
- **Domaine :** Terrain.
- **Activité :** Modificateur du terrain.

Indications : États dyspeptiques.

Précautions d'emploi : Traitement de courte durée. Ne dispense pas d'un traitement spécifique.

☞ *Vendu sans ordonnance.*

• BOIRON

Forme	Dosage	N. d'unités	Prix	Prix/jour	Liste	Remb. S.S.	Comm.
Granule	–	180	34,00*	1,5	0	0 %	1991

OLIGOGRANUL PHOSPHORE ❍

• **Composition :** Hydrogénophosphate de sodium.
• **Domaine :** Terrain.
• **Activité :** Modificateur du terrain.

Indications : Spasmophilie. États de dystonie neurovégétative.

Précautions d'emploi : Traitement de courte durée.

☞ *Vendu sans ordonnance.*

• BOIRON

Forme	Dosage	N. d'unités	Prix	Prix/jour	Liste	Remb. S.S.	Comm.
Granule	6,55 µg	180	34,00*	1,5	0	0 %	1991

OLIGOGRANUL POTASSIUM ❍

• **Composition :** Gluconate de potassium.
• **Domaine :** Terrain.
• **Activité :** Modificateur du terrain.

Indications : Manifestations musculaires fonctionnelles, crampes.

Précautions d'emploi : Le produit n'est pas adapté au traitement de l'hypokaliémie.

☞ *Vendu sans ordonnance.*

• BOIRON

Forme	Dosage	N. d'unités	Prix	Prix/jour	Liste	Remb. S.S.	Comm.
Granule	8,3 µg	180	34,00*	1,5	0	0 %	1991

OLIGOGRANUL SÉLÉNIUM ❍

• **Composition :** Levure enrichie en sélénium.
• **Domaine :** Terrain.
• **Activité :** Modificateur du terrain.

Indications : Affections musculaires et cutanées.

Précautions d'emploi : Traitement de courte durée.

☞ *Vendu sans ordonnance.*

• BOIRON

Forme	Dosage	N. d'unités	Prix	Prix/jour	Liste	Remb. S.S.	Comm.
Granule	20 µg	180	34,00*	1,2	0	0 %	1991

OLIGOGRANUL SOUFRE ❍

• **Composition :** Thiosulfate de sodium.
• **Domaine :** Terrain.
• **Activité :** Modificateur du terrain.

Indications : Affections récidivantes cutanées, rhumatologiques et de la sphère ORL.

Précautions d'emploi : Traitement de courte durée.

☞ *Vendu sans ordonnance.*

• BOIRON

Forme	Dosage	N. d'unités	Prix	Prix/jour	Liste	Remb. S.S.	Comm.
Granule	24 µg	180	34,00*	1,5	0	0 %	1991

OLIGOGRANUL ZINC ❍

- **Composition :** Gluconate de zinc.
- **Domaine :** Terrain.
- **Activité :** Modificateur du terrain.

Indications : Affections cutanées.

Précautions d'emploi : Traitement de courte durée.

☞ *Vendu sans ordonnance.*

- BOIRON

Forme	Dosage	N. d'unités	Prix	Prix/jour	Liste	Remb. S.S.	Comm.
Granule	14,3 µg	180	34,00*	1,5	0	0 %	1991

OLIGOGRANUL ZINC CUIVRE ❍

- **Composition :** Gluconates de zinc et de cuivre.
- **Domaine :** Terrain.
- **Activité :** Modificateur du terrain.

Indications : Troubles fonctionnels de la puberté et de la ménopause. Syndrome prémenstruel.

Précautions d'emploi : Traitement de courte durée.

☞ *Vendu sans ordonnance.*

- BOIRON

Forme	Dosage	N. d'unités	Prix	Prix/jour	Liste	Remb. S.S.	Comm.
Granule	–	180	34,00*	1,5	0	0 %	1991

OLIGOGRANUL ZINC NICKEL COBALT ❍

- **Composition :** Gluconates de zinc, de nickel et de cobalt.
- **Domaine :** Terrain.
- **Activité :** Modificateur du terrain.

Indications : Régime amaigrissant.

Précautions d'emploi : Traitement de courte durée.

☞ *Vendu sans ordonnance.*

- BOIRON

Forme	Dosage	N. d'unités	Prix	Prix/jour	Liste	Remb. S.S.	Comm.
Granule	–	180	34,00*	1,5	0	0 %	1991

OLIGOSOL ALUMINIUM ❍

- **Composition :** Gluconate d'aluminium.
- **Domaine :** Terrain.
- **Activité :** Modificateur du terrain.

Indications : Troubles mineurs de l'adaptation scolaire. Troubles légers du sommeil.

Précautions d'emploi : Voie injectable intramusculaire ou sublinguale.

☞ *Vendu sans ordonnance.*

- LABCATAL

Forme	Dosage	N. d'unités	Prix	Prix/jour	Liste	Remb. S.S.	Comm.
Ampoule	176 µg	14	12,50	1	0	35 %	1953

OLIGOSOL BISMUTH ❍

- **Composition :** Gluconate de bismuth.
- **Domaine :** Terrain.
- **Activité :** Modificateur du terrain.

Indications : États infectieux viraux de la sphère ORL, états grippaux.

Précautions d'emploi : Voie injectable intramusculaire ou sublinguale

☞ *Vendu sans ordonnance.*

- LABCATAL

Forme	Dosage	N. d'unités	Prix	Prix/jour	Liste	Remb. S.S.	Comm.
Ampoule	35 µg	10	8,90	1	0	0 %	1964

OLIGOSOL COBALT ❍

- **Composition :** Gluconate de cobalt.
- **Domaine :** Terrain.
- **Activité :** Modificateur du terrain.

Indications : États migraineux.

Précautions d'emploi : Voie injectable intramusculaire ou sublinguale.

☞ *Vendu sans ordonnance.*

- LABCATAL

Forme	Dosage	N. d'unités	Prix	Prix/jour	Liste	Remb. S.S.	Comm.
Ampoule	59 µg	14	12,50	1	0	35 %	1956

OLIGOSOL CUIVRE ❍

- **Composition :** Gluconate de cuivre.
- **Domaine :** Terrain.
- **Activité :** Modificateur du terrain.

Indications : États infectieux et viraux, états grippaux et affections rhumatismales inflammatoires.

Précautions d'emploi : Voie injectable intramusculaire ou sublinguale.

☞ *Vendu sans ordonnance.*

- LABCATAL

Forme	Dosage	N. d'unités	Prix	Prix/jour	Liste	Remb. S.S.	Comm.
Ampoule	725 µg	14	12,50	1	0	35 %	1953

OLIGOSOL CUIVRE OR ARGENT ❍

- **Composition :** Gluconates de cuivre et d'argent, or colloïdal.
- **Domaine :** Terrain.
- **Activité :** Modificateur du terrain.

Indications : États asthéniques. Phase de convalescence des maladies infectieuses.

Précautions d'emploi : Voie sublinguale.

☞ *Vendu sans ordonnance.*

- LABCATAL

Forme	Dosage	N. d'unités	Prix	Prix/jour	Liste	Remb. S.S.	Comm.
Sol. sublinguale	–	60 ml	15,20	1	0	35 %	1957

OLIGOSOL FLUOR ❍

- **Composition :** Fluorure de sodium.
- **Domaine :** Terrain.
- **Activité :** Modificateur du terrain.

Indications : Prévention de la carie dentaire. Atteintes ligamentaires mineures.

Précautions d'emploi : Voie injectable intramusculaire ou sublinguale.

☞ *Vendu sans ordonnance.*

- LABCATAL

Forme	Dosage	N. d'unités	Prix	Prix/jour	Liste	Remb. S.S.	Comm.
Ampoule	442 µg	14	12,50	1	0	65 %	1953

OLIGOSOL IODE ❍

- **Composition :** Iode.
- **Domaine :** Terrain.
- **Activité :** Modificateur du terrain.

Indications : Troubles thyroïdiens mineurs.

Précautions d'emploi : Voie injectable intramusculaire ou sublinguale.

☞ *Vendu sans ordonnance.*

- LABCATAL

Forme	Dosage	N. d'unités	Prix	Prix/jour	Liste	Remb. S.S.	Comm.
Ampoule	24 µg	14	12,50	1	0	35 %	1953

OLIGOSOL LITHIUM ❍

- **Composition :** Gluconate de lithium.
- **Domaine :** Terrain.
- **Activité :** Modificateur du terrain.

Indications : Manifestations psychiques ou psychosomatiques mineures. Troubles légers du sommeil, irritabilité.

Précautions d'emploi : Voie injectable intramusculaire ou sublinguale. N'est pas un traitement des affections psychiques graves, notamment de la psychose maniaco-dépressive.

☞ *Vendu sans ordonnance.*

- LABCATAL

Forme	Dosage	N. d'unités	Prix	Prix/jour	Liste	Remb. S.S.	Comm.
Ampoule	279 µg	14	12,50	3	0	35 %	1953

OLIGOSOL MAGNÉSIUM ❍

- **Composition :** Gluconate de magnésium.
- **Domaine :** Terrain.
- **Activité :** Modificateur du terrain.

Indications : Spasmophilie. Dystonie neurovégétative.

Précautions d'emploi : Voie injectable intramusculaire ou sublinguale.

☞ *Vendu sans ordonnance.*

- LABCATAL

Forme	Dosage	N. d'unités	Prix	Prix/jour	Liste	Remb. S.S.	Comm.
Ampoule	104 µg	14	12,50	1	0	35 %	1953

OLIGOSOL MANGANÈSE ❍

- **Composition :** Gluconate de manganèse.
- **Domaine :** Terrain.
- **Activité :** Modificateur du terrain.

Indications : États allergiques.

Précautions d'emploi : Voie injectable intramusculaire ou sublinguale.

☞ *Vendu sans ordonnance.*

- LABCATAL

Forme	Dosage	N. d'unités	Prix	Prix/jour	Liste	Remb. S.S.	Comm.
Ampoule	73 µg	14	12,50	3	0	35 %	1953

OLIGOSOL MANGANÈSE COBALT ❍

- **Composition :** Gluconates de manganèse et de cobalt.
- **Domaine :** Terrain.
- **Activité :** Modificateur du terrain.

Indications : Dystonie neurovégétative.

Précautions d'emploi : Voie injectable intramusculaire ou sublinguale.

☞ *Vendu sans ordonnance.*

- LABCATAL

Forme	Dosage	N. d'unités	Prix	Prix/jour	Liste	Remb. S.S.	Comm.
Ampoule	–	14	12,50	1	0	35 %	1953

OLIGOSOL MANGANÈSE CUIVRE ❍

- **Composition :** Gluconates de manganèse et de cuivre.
- **Domaine :** Terrain.
- **Activité :** Modificateur du terrain.

Indications : États infectieux ou allergiques de la sphère ORL.

Précautions d'emploi : Voie sublinguale.

☞ *Vendu sans ordonnance.*

• LABCATAL

Forme	Dosage	N. d'unités	Prix	Prix/ jour	Liste	Remb. S.S.	Comm.
Sol. sublinguale	–	60 ml	15,40	1	0	35 %	1953

OLIGOSOL MANGANÈSE CUIVRE COBALT ❍

• **Composition :** Gluconates de manganèse, de cuivre et de cobalt.

• **Domaine :** Terrain.

• **Activité :** Modificateur du terrain.

Indications : États asthéniques.

Précautions d'emploi : Voie injectable intramusculaire ou sublinguale.

☞ *Vendu sans ordonnance.*

• LABCATAL

Forme	Dosage	N. d'unités	Prix	Prix/jour	Liste	Remb. S.S.	Comm.
Ampoule	–	14	12,50	1	0	35 %	1953

OLIGOSOL NICKEL COBALT ❍

• **Composition :** Gluconates de nickel et de cobalt.

• **Domaine :** Terrain.

• **Activité :** Modificateur du terrain.

Indications : États dyspeptiques.

Précautions d'emploi : Voie injectable intramusculaire ou sublinguale.

☞ *Vendu sans ordonnance.*

• LABCATAL

Forme	Dosage	N. d'unités	Prix	Prix/jour	Liste	Remb. S.S.	Comm.
Ampoule	–	14	12,50	1	0	35 %	1953

OLIGOSOL PHOSPHORE ❍

• **Composition :** Phosphate disodique.
• **Domaine :** Terrain.
• **Activité :** Modificateur du terrain.

Indications : Spasmophilie. Dystonie neurovégétative.

Précautions d'emploi : Voie injectable intramusculaire ou sublinguale.

☞ *Vendu sans ordonnance.*

• LABCATAL

Forme	Dosage	N. d'unités	Prix	Prix/jour	Liste	Remb. S.S.	Comm.
Ampoule	–	14	12,50	1	0	35 %	1956

OLIGOSOL POTASSIUM ❍

• **Composition :** Gluconate de potassium.
• **Domaine :** Terrain.
• **Activité :** Modificateur du terrain.

Indications : Manifestations fonctionnelles musculaires. Crampes.

Précautions d'emploi : Voie injectable intramusculaire ou sublinguale.

☞ *Vendu sans ordonnance.*

• LABCATAL

Forme	Dosage	N. d'unités	Prix	Prix/jour	Liste	Remb. S.S.	Comm.
Ampoule	–	14	12,50	1	0	35 %	1953

OLIGOSOL SOUFRE ❍

• **Composition :** Thiosulfate de sodium.
• **Domaine :** Terrain.
• **Activité :** Modificateur du terrain.

Indications : Affections récidivantes cutanées, rhumatologiques et de la sphère ORL.

Précautions d'emploi : Voie injectable intramusculaire ou sublinguale.

☞ *Vendu sans ordonnance.*

• LABCATAL

Forme	Dosage	N. d'unités	Prix	Prix/jour	Liste	Remb. S.S.	Comm.
Ampoule	300 µg	14	12,50	1	0	35 %	1956

OLIGOSOL ZINC ❍

- **Composition :** Gluconate de zinc.
- **Domaine :** Terrain.
- **Activité :** Modificateur du terrain.

Indications : Affections cutanées.

Précautions d'emploi : Voie injectabl intramusculaire ou sublinguale.

☞ *Vendu sans ordonnance.*

• LABCATAL

Forme	Dosage	N. d'unités	Prix	Prix/jour	Liste	Remb. S.S.	Comm.
Ampoule	67 µg	14	12,50	1	0	35 %	1953

OLIGOSOL ZINC CUIVRE ❍

- **Composition :** Gluconates de zinc et de cuivre.
- **Domaine :** Terrain.
- **Activité :** Modificateur du terrain.

Indications : Troubles fonctionnels de la puberté et de la ménopause. Syndrome pré menstruel.

Précautions d'emploi : Voie injectabl intramusculaire ou sublinguale.

☞ *Vendu sans ordonnance.*

• LABCATAL

Forme	Dosage	N. d'unités	Prix	Prix/jour	Liste	Remb. S.S.	Comm.
Ampoule	–	14	12,50	1	0	35 %	1953

OLIGOSOL ZINC NICKEL COBALT ❍

- **Composition :** Gluconates de zinc, de nickel et de cobalt.
- **Domaine :** Terrain.
- **Activité :** Modificateur du terrain.

Indications : Régime amaigrissant.

Précautions d'emploi : Voie injectabl intramusculaire ou sublinguale.

☞ *Vendu sans ordonnance.*

• LABCATAL

Forme	Dosage	N. d'unités	Prix	Prix/jour	Liste	Remb. S.S.	Comm.
Ampoule	–	14	12,50	1	0	35 %	1953

OLIGOSTIM ALUMINIUM ❍

- **Composition :** Lactate d'aluminium.
- **Domaine :** Terrain.
- **Activité :** Modificateur du terrain.

Indications : Troubles mineurs de l'adaptation scolaire. Troubles légers du sommeil.

Précautions d'emploi : Voie sublin guale.

☞ *Vendu sans ordonnance.*

• DOLISOS

Forme	Dosage	N. d'unités	Prix	Prix/ jour	Liste	Remb. S.S.	Comm.
Compr. sublingual	13 µg	40	33,50*	1,7	0	0 %	1990

OLIGOSTIM COBALT ❍

- **Composition :** Gluconate de cobalt.
- **Domaine :** Terrain.
- **Activité :** Modificateur du terrain.

Indications : États migraineux.

Précautions d'emploi : Ne dispense pas d'un traitement spécifique.

☞ *Vendu sans ordonnance.*

• DOLISOS

Forme	Dosage	N. d'unités	Prix	Prix/ jour	Liste	Remb. S.S.	Comm.
Compr. sublingual	19 µg	40	33,50*	1,7	0	0 %	1990

OLIGOSTIM CUIVRE ❍

- **Composition :** Gluconate de cuivre.
- **Domaine :** Terrain.
- **Activité :** Modificateur du terrain.

Indications : États infectieux et viraux, états grippaux. Affections rhumatismales inflammatoires.

Précautions d'emploi : Ne dispense pas d'un traitement spécifique.

☞ *Vendu sans ordonnance.*

• DOLISOS

Forme	Dosage	N. d'unités	Prix	Prix/ jour	Liste	Remb. S.S.	Comm.
Compr. sublingual	31 µg	40	33,50*	1,7	0	0 %	1990

OLIGOSTIM CUIVRE OR ARGENT ❍

- **Composition :** Gluconate de cuivre, or colloïdal, argent colloïdal.
- **Domaine :** Terrain.
- **Activité :** Modificateur du terrain.

Indications : États asthéniques. Phase de convalescence des maladies infectieuses.

☞ *Vendu sans ordonnance.*

• DOLISOS

Forme	Dosage	N. d'unités	Prix	Prix/ jour	Liste	Remb. S.S.	Comm.
Compr. sublingual	–	40	37,60*	2	0	0 %	1990

OLIGOSTIM FLUOR ❍

- **Composition :** Fluorure de sodium.
- **Domaine :** Terrain.
- **Activité :** Modificateur du terrain.

Indications : Atteintes ligamentaires mineures.

☞ *Vendu sans ordonnance.*

• DOLISOS

Forme	Dosage	N. d'unités	Prix	Prix/ jour	Liste	Remb. S.S.	Comm.
Compr. sublingual	90 µg	40	33,50*	1,7	0	0 %	1990

OLIGOSTIM LITHIUM ❍

- **Composition :** Gluconate de lithium.
- **Domaine :** Terrain.
- **Activité :** Modificateur du terrain.

Indications : Manifestations psychiques et psychosomatiques mineures. Troubles du sommeil, irritabilité.

Précautions d'emploi : N'est pas un traitement des psychoses graves, notamment de la psychose maniaco-dépressive.

☞ *Vendu sans ordonnance.*

• DOLISOS

Forme	Dosage	N. d'unités	Prix	Prix/ jour	Liste	Remb. S.S.	Comm.
Compr. sublingual	3 µg	40	33,50*	1,7	0	0 %	1990

OLIGOSTIM MAGNÉSIUM ❍

- **Composition :** Gluconate de magnésium.
- **Domaine :** Terrain.
- **Activité :** Modificateur du terrain.

Indications : Spasmophilie. Dystoni neurovégétative.

☞ *Vendu sans ordonnance.*

- DOLISOS

Forme	Dosage	N. d'unités	Prix	Prix/ jour	Liste	Remb. S.S.	Comm.
Compr. sublingual	12 µg	40	33,50*	1,7	0	0 %	1990

OLIGOSTIM MANGANÈSE ❍

- **Composition :** Gluconate de manganèse.
- **Domaine :** Terrain.
- **Activité :** Modificateur du terrain.

Indications : États allergiques.

Précautions d'emploi : Ne dispense pa d'un traitement spécifique.

☞ *Vendu sans ordonnance.*

- DOLISOS

Forme	Dosage	N. d'unités	Prix	Prix/ jour	Liste	Remb. S.S.	Comm.
Compr. sublingual	27 µg	40	33,50*	1,7	0	0 %	1990

OLIGOSTIM MANGANÈSE COBALT ❍

- **Composition :** Gluconates de manganèse et de cobalt.
- **Domaine :** Terrain.
- **Activité :** Modificateur du terrain.

Indications : Dystonie neurovégétative.

☞ *Vendu sans ordonnance.*

- DOLISOS

Forme	Dosage	N. d'unités	Prix	Prix/ jour	Liste	Remb. S.S.	Comm.
Compr. sublingual	–	40	37,60*	2	0	0 %	1990

OLIGOSTIM MANGANÈSE CUIVRE ❍

- **Composition :** Gluconates de manganèse et de cobalt.
- **Domaine :** Terrain.
- **Activité :** Modificateur du terrain.

Indications : États infectieux ou allergiques de la sphère ORL.

Précautions d'emploi : Ne dispense pa d'un traitement spécifique.

☞ *Vendu sans ordonnance.*

- DOLISOS

Forme	Dosage	N. d'unités	Prix	Prix/ jour	Liste	Remb. S.S.	Comm.
Compr. sublingual	–	40	37,60*	2	0	0 %	1990

OLIGOSTIM MANGANÈSE CUIVRE COBALT ❍

- **Composition :** Gluconates de manganèse, de cuivre et de cobalt.
- **Domaine :** Terrain.
- **Activité :** Modificateur du terrain.

Indications : États asthéniques.

☞ *Vendu sans ordonnance.*

• DOLISOS

Forme	Dosage	N. d'unités	Prix	Prix/ jour	Liste	Remb. S.S.	Comm.
Compr. sublingual	–	40	37,60*	2	0	0 %	1990

OLIGOSTIM PHOSPHORE ❍

• **Composition :** Phosphore sous forme de sel de sodium.
• **Domaine :** Terrain.
• **Activité :** Modificateur du terrain.

Indications : Spasmophilie. Dystonie neurovégétative.

☞ *Vendu sans ordonnance.*

• DOLISOS

Forme	Dosage	N. d'unités	Prix	Prix/ jour	Liste	Remb. S.S.	Comm.
Compr. sublingual	14 µg	40	33,50*	1,7	0	0 %	1990

OLIGOSTIM POTASSIUM ❍

• **Composition :** Gluconate de potassium.
• **Domaine :** Terrain.
• **Activité :** Modificateur du terrain.

Indications : Manifestations fonctionnelles musculaires. Crampes.

Précautions d'emploi : Lorsqu'une supplémentation en potassium est indiquée (hypokaliémie ou risque d'hypokaliémie), le potassium sous forme d'oligoélément n'est pas adapté.

☞ *Vendu sans ordonnance.*

• DOLISOS

Forme	Dosage	N. d'unités	Prix	Prix/ jour	Liste	Remb. S.S.	Comm.
Compr. sublingual	19 µg	40	33,50*	1,7	0	0 %	1990

OLIGOSTIM SOUFRE ❍

• **Composition :** Thiosulfate de sodium.
• **Domaine :** Terrain.
• **Activité :** Modificateur du terrain.

Indications : Affections récidivantes cutanées, rhumatologiques et de la sphère ORL.

Précautions d'emploi : Ne dispense pas d'un traitement spécifique.

☞ *Vendu sans ordonnance.*

• DOLISOS

Forme	Dosage	N. d'unités	Prix	Prix/ jour	Liste	Remb. S.S.	Comm.
Compr. sublingual	15 µg	40	33,50*	1,7	0	0 %	1990

OLIGOSTIM ZINC ❍

• **Composition :** Gluconate de zinc.
• **Domaine :** Terrain.
• **Activité :** Modificateur du terrain.

Indications : Affections cutanées.

Précautions d'emploi : Ne dispense pas d'un traitement spécifique.

☞ *Vendu sans ordonnance.*

• DOLISOS

Forme	Dosage	N. d'unités	Prix	Prix/ jour	Liste	Remb. S.S.	Comm.
Compr. sublingual	32 µg	40	33,50*	1,7	0	0 %	1990

OLIGOSTIM ZINC CUIVRE ○

- **Composition :** Gluconates de zinc et de cuivre.
- **Domaine :** Terrain.
- **Activité :** Modificateur du terrain.

Indications : Troubles fonctionnels de la puberté et de la ménopause. Syndrome prémenstruel.

Précautions d'emploi : Ne dispense pas d'un traitement spécifique.

☞ *Vendu sans ordonnance.*

- DOLISOS

Forme	Dosage	N. d'unités	Prix	Prix/ jour	Liste	Remb. S.S.	Comm.
Compr. sublingual	–	40	37,60*	2	0	0 %	1990

OLIGOSTIM ZINC NICKEL COBALT ○

- **Composition :** Gluconates de zinc, de nickel et de cobalt.
- **Domaine :** Terrain.
- **Activité :** Modificateur du terrain.

Indications : Régime amaigrissant.

☞ *Vendu sans ordonnance.*

- DOLISOS

Forme	Dosage	N. d'unités	Prix	Prix/ jour	Liste	Remb. S.S.	Comm.
Compr. sublingual	–	40	37,60*	2	0	0 %	1990

OLIVIASE ✤

- **Composition :** Olivier, feuilles.
- **Domaine :** Uro-néphrologie.
- **Activité :** Divers.

Indications : Utilisé pour favoriser l'élimination aqueuse.

☞ *Vendu sans ordonnance.*

- UPSA

Forme	Dosage	N. d'unités	Prix	Prix/jour	Liste	Remb. S.S.	Comm.
Comprimé	56 mg	60	10,30	1	0	65 %	1957

OLMIFON ★★★

- **Composition :** Adrafinil.
- **Domaine :** Neuropsychiatrie.
- **Activité :** Psychostimulant.
- **Classe :** Non classé.

Indications : Troubles intellectuels et de la vigilance chez le sujet âgé.

Effets indésirables : Épisodes d'agitation, d'agressivité et de confusion avec insomnie. Rarement, mouvements involontaires ou tremblements.

Précautions d'emploi : Prudence d'emploi chez les épileptiques. Utiliser à posologie plus faible chez les insuffisants hépatiques ou rénaux.

Interactions : Peut augmenter l'action des antidépresseurs.

☞ *Sur prescription médicale.*

- LAFON

Forme	Dosage	N. d'unités	Prix	Prix/jour	Liste	Remb. S.S.	Comm.
Comprimé	300 mg	20	29,70	2 à 5	1	65 %	1991
Comprimé	300 mg	40	49,20	2 à 5	1	65 %	1985

OMNIPAQUE 180 ★★★

- **Composition :** Iohexol.
- **Domaine :** Imagerie médicale.
- **Activité :** Produit de contraste iodé.
- **Classe :** Triiodé de basse osmolarité.

Indications : Saccoradiculographie. Myélographie. Tomodensitographie du rachis cervical.

Effets indésirables : Troubles bénins :

toux, oppression respiratoire, sensation de chaleur, angoisse, érythème facial, prurit, urticaire. Troubles plus tardifs mais plus graves : sueurs profuses, troubles du rythme cardiaque, asthme, convulsions, arrêt circulatoire.

Précautions d'emploi : Prudence en cas d'insuffisance hépatique, cardiaque ou respiratoire. Maintenir une hydratation suffisante.

Interactions : Suspendre les traitements suivants quelques jours avant l'examen : bêtabloquant, diurétique, métformine.

☞ *Sur prescription médicale.*
• NYCOMED

Forme	Dosage	N. d'unités	Prix	Prix/jour	Liste	Remb. S.S.	Comm.
Flacon inj.	15 ml	1	124,60	–	2	65 %	1986

OMNIPAQUE 240 ★★★

• **Composition :** Iohexol.
• **Domaine :** Imagerie médicale.
• **Activité :** Produit de contraste iodé.
• **Classe :** Triiodé de basse osmolarité.

Indications : Saccoradiculographie. Myélographie. Tomodensitographie. Phlébographie.

Effets indésirables : Troubles bénins : toux, oppression respiratoire, sensation de chaleur, angoisse, érythème facial, prurit, urticaire. Troubles plus tardifs mais plus graves : sueurs profuses, troubles du rythme cardiaque, asthme, convulsions, arrêt circulatoire.

Précautions d'emploi : Prudence en cas d'insuffisance hépatique, cardiaque ou respiratoire. Maintenir une hydratation suffisante.

Interactions : Suspendre les traitements suivants quelques jours avant l'examen : bêtabloquant, diurétique, métformine.

☞ *Sur prescription médicale.*
• NYCOMED

Forme	Dosage	N. d'unités	Prix	Prix/jour	Liste	Remb. S.S.	Comm.
Flac. inj. ss arachn.	15 ml	1	162,30	–	2	65 %	1986
Flacon inj.	50 ml	1	122,50	–	2	65 %	1986
Flacon inj.	100 ml	1	233,70	–	2	65 %	1986
Flacon inj.	200 ml	1	455,90	–	2	65 %	1986

OMNIPAQUE 300 ★★★

• **Composition :** Iohexol.
• **Domaine :** Imagerie médicale.
• **Activité :** Produit de contraste iodé.
• **Classe :** Triiodé de basse osmolarité.

Indications : Angiographie de l'adulte et de l'enfant. Urographie. Myélographie. Tomodensitométrie.

Effets indésirables : Troubles bénins : toux, oppression respiratoire, sensation de chaleur, angoisse, érythème facial, prurit, urticaire. Troubles plus tardifs mais plus graves : sueurs profuses, troubles du rythme cardiaque, asthme, convulsions, arrêt circulatoire.

Précautions d'emploi : Prudence en cas d'insuffisance hépatique, cardiaque ou respiratoire. Maintenir une hydratation suffisante.

Interactions : Suspendre les traitements suivants quelques jours avant l'examen : bêtabloquant, diurétique, métformine.

☞ *Sur prescription médicale.*
• NYCOMED

Forme	Dosage	N. d'unités	Prix	Prix/jour	Liste	Remb. S.S.	Comm.
Flacon inj.	10 ml	1	137,10	–	2	65 %	1986
Flacon inj.	50 ml	1	144,70	–	2	65 %	1986
Flacon inj.	100 ml	1	278,20	–	2	65 %	1986
Flacon inj.	200 ml	1	497,30	–	2	65 %	1989
Flac. inj. + matériel	50 ml	1	153,30	–	2	65 %	1991

OMNIPAQUE 350 ★★★

- **Composition :** Iohexol.
- **Domaine :** Imagerie médicale.
- **Activité :** Produit de contraste iodé.
- **Classe :** Triiodé de basse osmolarité.

Indications : Angiocardiographie. Urographie. Tomodensitométrie.

Contre-indications : Injection sous-arachnoïdienne ou épidurale.

Effets indésirables : Troubles bénins : toux, oppression respiratoire, sensation de chaleur, angoisse, érythème facial, prurit, urticaire. Troubles plus tardifs mais plus graves : sueurs profuses, troubles du rythme cardiaque, asthme, convulsions, arrêt circulatoire.

Précautions d'emploi : Prudence en cas d'insuffisance hépatique, cardiaque ou respiratoire. Maintenir une hydratation suffisante.

Interactions : Suspendre les traitements suivants quelques jours avant l'examen : bêtabloquant, diurétique, métformine.

☞ *Sur prescription médicale.*

- NYCOMED

Forme	Dosage	N. d'unités	Prix	Prix/jour	Liste	Remb. S.S.	Comm.
Flacon inj.	20 ml	1	72,40	–	2	65 %	1986
Flacon inj.	50 ml	1	164,70	–	2	65 %	1986
Flacon inj.	100 ml	1	318,20	–	2	65 %	1986
Flacon inj.	200 ml	1	510,40	–	2	65 %	1989
Fl. inj. + matériel	50 ml	1	173,30	–	2	65 %	1991

ONCOTAM ★★★

- **Composition :** Tamoxifène
- **Domaine :** Endocrinologie. Gynécologie. Cancérologie.
- **Activité :** Antinéoplasique hormonal.
- **Classe :** Antiestrogène.

Indications : Traitement du cancer du sein hormonodépendant et de ses métastases chez la femme.

Contre-indications : Grossesse et allaitement.

Effets indésirables : Troubles digestifs, bouffées de chaleur, prurit vulvaire, troubles visuels. Aménorrhée, kystes ovariens. Hypercalcémie. Accidents thrombo-emboliques.

☞ *Sur prescription médicale.*

- MAYOLY-SPINDLER

Forme	Dosage	N. d'unités	Prix	Prix/jour	Liste	Remb. S.S.	Comm.
Comprimé	10 mg	30	66,40	4,4 à 8,8	1	100 %	1991
Comprimé	20 mg	30	113,00	3,8 à 7,5	1	100 %	1991

ONCOVIN ★★★

- **Composition :** Vincristine.
- **Domaine :** Cancérologie.
- **Activité :** Antinéoplasique. Cytostatique.
- **Classe :** Poison du fuseau. Vinca alcaloïde.

Indications : Leucémies aiguës. Maladie de Hodgkin et lymphomes non hodgkiniens. Sarcomes ostéogéniques, rhabdomyosarcomes, sarcome d'Ewing. Neuroblastomes. Cancers du sein, du col utérin, du poumon à petites cellules.

Contre-indications : Grossesse et allaitement.

Effets indésirables : Troubles neuromusculaires : paresthésies, douleurs névritiques, paralysies. Troubles digestifs : constipation, vomissements. Fièvre, atteinte des nerfs crâniens, alopécie. Aménorrhée, azoospermie.

Précautions d'emploi : Du fait du risque d'hyperuricémie, alcaliniser les urines.

☞ *Sur prescription médicale.*

- LILLY FRANCE

Forme	Dosage	N. d'unités	Prix	Prix/jour	Liste	Remb. S.S.	Comm.
Flacon inj.	1 mg	1	85,60	–	1	100 %	1984

ONCTOSE ★

- **Composition :** Diphenhydramine, lidocaïne.
- **Domaine :** Dermatologie.
- **Activité :** Antihistaminique H1. Antiprurigineux. Anesthésique local.
- **Classe :** Antihistaminique anticholinergique.

Indications : Affections cutanées d'origine allergique : prurit anal ou vulvaire, urticaire, piqûres d'insectes.

Contre-indications : Hypersensibilité au produit. Allergie aux anesthésiques locaux. Dermatoses infectées.

Effets indésirables : Risque de sensibilisation cutanée. Photosensibilisation.

☞ *Vendu sans ordonnance.*

• MONOT

Forme	Dosage	N. d'unités	Prix	Prix/jour	Liste	Remb. S.S.	Comm.
Crème	2 %	30 g	25,55*	–	0	0 %	1959
Crème	2 %	48 g	35,20*	–	0	0 %	1959

ONCTOSE HYDROCORTISONE ★

- **Composition :** Diphénidramine, lidocaïne, hydrocortisone.
- **Domaine :** Dermatologie.
- **Activité :** Anti-inflammatoire local. Anesthésique local. Antihistaminique H1.
- **Classe :** Anti-inflammatoire stéroïdien. Dermocorticoïde. Antihistaminique anticholinergique.

Indications : Proposé dans le traitement du prurit. Piqûres d'insectes et de végétaux.

Contre-indications : Hypersensibilité aux produits. Dermatoses primitivement microbiennes. virales ou mycosiques.

Effets indésirables : Risque de sensibilisation ou de photosensibilisation dû à l'antihistaminique. Réactions allergiques aux anesthésiques locaux. Retard de cicatrisation. Sécheresse de la peau, folliculite, acné, hypertrichose, dépigmentation.

Précautions d'emploi : Pas d'utilisation prolongée. Prudence chez l'enfant.

☞ *Sur prescription médicale.*

• MONOT

Forme	Dosage	N. d'unités	Prix	Prix/jour	Liste	Remb. S.S.	Comm.
Crème	–	38 g	30,90*	–	1	0 %	1968

ONGUENT KLC ❍

- **Composition :** Myristica 1DH, Cyrtopodium 1DH, Huile d'olive, cire, alcool.
- **Domaine :** Dermatologie.
- **Activité :** Divers.

Indications : Plaies superficielles et peu étendues.

☞ *Vendu sans ordonnance.*

• BOIRON

Forme	Dosage	N. d'unités	Prix	Prix/jour	Liste	Remb. S.S.	Comm.
Pommade	–	30 g	29,90*	–	0	0 %	–

OPACINAN ★★

- **Composition :** Vitamines B1, B2, B6, PP, pantothénate de calcium.
- **Domaine :** Nutrition et métabolisme.
- **Activité :** Vitamine hydrosoluble.
- **Classe :** Vitamine B association.

Indications : Prévention et traitement des états de carence en vitamines B, en particulier dans l'éthylisme chronique ou les cures de désintoxication. Affections douloureuses d'origine neurologique.

Contre-indications : Intolérance à la vitamine B1.

Précautions d'emploi : Coloration possible des urines en jaune.

Interactions : Ne pas associer à la lévodopa, dont l'activité est diminuée.

☞ *Vendu sans ordonnance.*

• ALCON

Forme	Dosage	N. d'unités	Prix	Prix/jour	Liste	Remb. S.S.	Comm.
Comprimé	–	60	31,80*	–	0	0 %	1975

OPALGYNE ★

- **Composition :** Benzydamine.
- **Domaine :** Gynécologie.
- **Activité :** Anti-inflammatoire. Antalgique.
- **Classe :** Usage externe.

Indications : Traitement de la douleur liée à l'inflammation dans les vaginites aiguës.

Précautions d'emploi : Le traitement par le produit ne doit pas exclure le traitement étiologique.

☞ *Sur prescription médicale.*

- INNOTHÉRA

Forme	Dosage	N. d'unités	Prix	Prix/jour	Liste	Remb. S.S.	Comm.
Sol. vaginale	0,1 %	2	49,50	–	2	0 %	1988
Sol. vaginale	0,1 %	6	119,10	–	2	0 %	1986

OPHTADIL ★★

- **Composition :** Buphénine, éthoxazorutoside, vitamines C et E.
- **Domaine :** Cardio-vasculaire.
- **Activité :** Vasculoprotecteur.

Indications : Troubles vasculaires rétiniens.

☞ *Vendu sans ordonnance.*

- CHAUVIN

Forme	Dosage	N. d'unités	Prix	Prix/jour	Liste	Remb. S.S.	Comm.
Amp. buv.	–	20	42,10	4	0	35 %	1975

OPHTAGRAM ★★★

- **Composition :** Gentamicine.
- **Domaine :** Ophtalmologie.
- **Activité :** Antibiotique local.
- **Classe :** Aminoside.

Indications : Infections de l'œil et de ses annexes : conjonctivites, kérato-conjonctivites, ulcères de la cornée, kératites bactériennes, blépharites, chalazions et orgelets, dacryocystites. Complications infectieuses des corps étrangers et de la chirurgie de l'œil.

Contre-indications : Hypersensibilité au produit.

Effets indésirables : Irritation locale. Réactions allergiques : eczéma aigu de contact.

☞ *Sur prescription médicale.*

- CHAUVIN

Forme	Dosage	N. d'unités	Prix	Prix/jour	Liste	Remb. S.S.	Comm.
Collyre	0,3 %	5 ml	13,50	–	1	65 %	1983
Pomm. ophtalm.	0,3 %	5 g	12,90	–	1	65 %	1983

OPHTALMINE ★

- **Composition :** Acide borique, borate de sodium, vigne rouge, rose, menthe, hamamélis, thymol.
- **Domaine :** Ophtalmologie.
- **Activité :** Astringent. Adoucissant.

Indications : Hygiène oculaire. Irritation des paupières et du globe oculaire.

☞ *Vendu sans ordonnance.*

- FISONS

Forme	Dosage	N. d'unités	Prix	Prix/jour	Liste	Remb. S.S.	Comm.
Bain oculaire	–	150 ml	36,10*	–	0	0 %	1980
Collyre	–	20 ml	23,30	–	0	65 %	1980

OPHTASILOXANE ★

- **Composition :** Octylphénol polyoxyéthylène, distéarate de polyéthylèneglycol, diméthylpolysiloxane.
- **Domaine :** Ophtalmologie.
- **Activité :** Protecteur et lubrifiant de l'œil.

Indications : Œdèmes de la cornée.

Contre-indications : Uvéites aiguës ou subaiguës. Port de lentilles cornéennes souples hydrophiles.

☞ *Vendu sans ordonnance.*

- ALCON

Forme	Dosage	N. d'unités	Prix	Prix/jour	Liste	Remb. S.S.	Comm.
Collyre	–	10 ml	33,60*	–	0	0 %	1963

OPHTERGINE ★

- **Composition :** Oxyde de mercure.
- **Domaine :** Ophtalmologie.
- **Activité :** Antiseptique local.

Indications : Blépharites, conjonctivites, orgelets.

Contre-indications : Intolérance aux dérivés mercuriels.

☞ *Vendu sans ordonnance.*

- ALLERGAN

Forme	Dosage	N. d'unités	Prix	Prix/jour	Liste	Remb. S.S.	Comm.
Pomm. ophtalm.	1 %	5 g	27,00*	–	0	0 %	1908

OPOBYL

- **Composition :** Boldo, aloès.
- **Domaine :** Gastro-entérologie.
- **Activité :** Laxatif stimulant.
- **Classe :** Anthraquinonique.

Indications : Traitement symptomatique de la constipation associé aux mesures hygiéno-diététiques.

Contre-indications : Constipation récente inexpliquée, persistante, n'ayant pas fait l'objet d'examens médicaux. Colopathies organiques inflammatoires. Syndrome occlusif. Douleurs abdominales. Enfant. Insuffisance rénale.

Effets indésirables : Diarrhée. Douleurs abdominales. Mélanose recto-colique. Hypokaliémie. Maladie des laxatifs. Insuffisance rénale.

Précautions d'emploi : Déconseillé chez la femme allaitant. Pas d'utilisation prolongée.

Interactions : Ne pas associer aux diurétiques hypokaliémiants ni aux anti-inflammatoires corticoïdes. Ne pas associer à certains antiarythmisants : sotalol, quinidine, amiodarone. Prudence en cas d'association avec les digitaliques et les dérivés de la vincamine.

Surdosage : Entraîne une diarrhée et des troubles hydroélectrolytiques graves.

☞ *Vendu sans ordonnance. Présente des dangers en cas d'utilisation prolongée.*

- BAILLY

Forme	Dosage	N. d'unités	Prix	Prix/jour	Liste	Remb. S.S.	Comm.
Comprimé	–	50	28,20*	–	0	0 %	1929

OPO-VEINOGÈNE ★

- **Composition :** Vigne rouge, marron d'Inde, esculoside.
- **Domaine :** Cardio-vasculaire.
- **Activité :** Veinotonique. Vasculoprotecteur.

Indications : Signes fonctionnels de

l'insuffisance veino-lymphatique : jambes lourdes, œdèmes, crampes. Troubles fonctionnels de la fragilité capillaire : ecchymoses, purpura, saignements.

Précautions d'emploi : Non conseillé chez la femme enceinte ou allaitant.

☞ *Vendu sans ordonnance.*

• GALLIER

Forme	Dosage	N. d'unités	Prix	Prix/jour	Liste	Remb. S.S.	Comm.
Sol. buv.	–	150 ml	32,80	1 à 2	0	35 %	1955

OPTALIDON ★★

• **Composition :** Noramidopyrine, caféine.
• **Domaine :** Algologie.
• **Activité :** Antalgique périphérique.
• **Classe :** Noramidopyrine et dérivés associés.

Indications : Traitement symptomatique des affections douloureuses de l'adulte ne répondant pas aux antalgiques banals.

Contre-indications : Hypersensibilité aux pyrazolés et à l'aspirine. Antécédents d'anomalie des globules blancs.

Effets indésirables : Agranulocytose : baisse des globules blancs. Anémie. Accidents allergiques.

Précautions d'emploi : Déconseillé chez la femme enceinte ou allaitant. Une surveillance étroite du patient est indispensable.

Surdosage : Entraîne vomissements, excitation, confusion, accélération cardiaque. Une surveillance hospitalière est utile.

☞ *Sur prescription médicale.*

• SANDOZ

Forme	Dosage	N. d'unités	Prix	Prix/jour	Liste	Remb. S.S.	Comm.
Comprimé	125 mg	25	8,00	0,6 à 2	1	65 %	1930
Suppositoire	375 mg	6	8,00	1,3 à 3	1	65 %	1938

OPTAMINE ★★

• **Composition :** Dihydroergotoxine.
• **Domaine :** Cardio-vasculaire.
• **Activité :** Vasodilatateur. Anti-ischémique.
• **Classe :** Antagoniste alpha-adrénergique. Agoniste dopaminergique. Dérivé de l'ergot de seigle.

Indications : Déficit intellectuel pathologique du sujet âgé. Accidents vasculaires cérébraux.

Contre-indications : Hypotension sévère.

Effets indésirables : Nausées, congestion nasale.

Précautions d'emploi : Éviter la prise à jeun. Non conseillé chez la femme enceinte.

☞ *Sur prescription médicale.*

• THÉRAPLIX

Forme	Dosage	N. d'unités	Prix	Prix/jour	Liste	Remb. S.S.	Comm.
Sol. buv.	1 mg/ml	50 ml	14,80	1,4	2	65 %	1975

OPTANOX ★★★

• **Composition :** Vinylbital.
• **Domaine :** Neuropsychiatrie.
• **Activité :** Hypnotique.
• **Classe :** Barbiturique.

Indications : Insomnie occasionnelle ou transitoire.

Contre-indications : Enfant. Insuffisance respiratoire chronique décompensée.

Effets indésirables : Somnolence diurne avec réveils difficiles. Modification de l'humeur. Troubles de l'équilibre, vertiges. Réactions allergiques cutanées, douleurs articulaires. Risque de dépendance chez certains patients.

Précautions d'emploi : La durée du traitement sera la plus courte possible. La prise d'alcool est formellement déconseillée durant le traitement. Déconseillé chez la femme enceinte ou allaitant.

Interactions : Sont nombreuses. On déconseillera la prise d'œstroprogestatifs en vue d'une contraception. On surveillera de très près les patients traités par les anti-inflammatoires corticoïdes, les anticoagulants oraux, certains antiarythmisants cardiaques, a digitaline, les antidépresseurs imipramiiques et tous les dépresseurs du système ierveux.

Surdosage : Entraîne un coma nécessitant l'hospitalisation.

☞ *Sur prescription médicale.*

• BYK FRANCE

Forme	Dosage	N. d'unités	Prix	Prix/jour	Liste	Remb. S.S.	Comm.
Comprimé	100 mg	20	10,10	0,5 à 1	1	65 %	1962

OPTICRON ★★

- **Composition :** Cromoglycate de sodium.
- **Domaine :** Ophtalmologie.
- **Activité :** Antiallergique.
- **Classe :** Inhibiteur de la libération de l'histamine.

Indications : Affection ophtalmologique d'origine allergique.

Précautions d'emploi : Le port des lentilles est déconseillé.

☞ *Sur prescription médicale.*

• FISONS

Forme	Dosage	N. d'unités	Prix	Prix/ jour	Liste	Remb. S.S.	Comm.
Collyre	2 %	5 ml	28,60	–	2	65 %	1983
Collyre unidose	2 %	20	83,40	–	2	0 %	1989
Pomm. ophtalm.	4 %	5 g	61,60	–	2	0 %	1991

OPTIDEX ★★★

- **Composition :** Dexaméthasone, néomycine, polymyxine B.
- **Domaine :** Ophtalmologie.
- **Activité :** Antibiotique local. Anti-inflammatoire local.
- **Classe :** Anti-inflammatoire stéroïdien. Aminoside. Polymyxine.

Indications : Traitement des iritis et iridocyclites, sclérites et épisclérites, kératites, conjonctivites et blépharites.

Contre-indications : Nourrisson. Hypersensibilité au produit. Kératites virales, mycosiques. Infections bactériennes ou tuberculeuses de l'œil ou des paupières. Antécédents glaucomateux.

Effets indésirables : Douleur à l'application. Allergie palpébroconjonctivale. Hypertension oculaire. Kératite superficielle.

Précautions d'emploi : La durée du traitement sera la plus courte possible. L'usage prolongé implique une surveillance régulière de la tension oculaire et du cristallin. Non conseillé chez la femme enceinte ou allaitant. Le port des lentilles doit être évité. Peut donner une réaction positive au contrôle antidopage.

Surdosage : Un usage prolongé peut entraîner des signes généraux d'hypercorticisme.

☞ *Sur prescription médicale.*

• FISONS

Forme	Dosage	N. d'unités	Prix	Prix/jour	Liste	Remb. S.S.	Comm.
Collyre	0,05 %	5 ml	12,00	–	1	65 %	1977

OPTI-FREE ★

- **Composition :** Polyquad, édétate de sodium.
- **Domaine :** Ophtalmologie.
- **Activité :** Solution de contactologie.

Indications : Décontamination, neutralisation et trempage des lentilles souples hydrophiles.

☞ *Vendu sans ordonnance.*

• ALCON

Forme	Dosage	N. d'unités	Prix	Prix/ jour	Liste	Remb. S.S.	Comm.
Sol. contact. unid.	–	6	Libre	–	0	0 %	1991
Sol. contact. unid.	–	30	125,00*	–	0	0 %	1991

OPTILIX ★

- **Composition :** Acide borique, phénylé-phrine.
- **Domaine :** Ophtalmologie
- **Activité :** Antiseptique local. Vasoconstricteur local.
- **Classe :** Stimulant alpha-adrénergique.

Indications : Traitement antiseptique et décongestif des yeux rouges.

Contre-indications : Hypersensibilité au produit. Glaucome. Enfant de moins de ans.

Effets indésirables : Entraîne une dilata tion de la pupille.

Précautions d'emploi : Donne une réac tion positive au contrôle antidopage. Traite ment de courte durée.

Interactions : Ne pas associer aux ant dépresseurs de type IMAO.

☞ *Vendu sans ordonnance.*

• AMIDO

Forme	Dosage	N. d'unités	Prix	Prix/jour	Liste	Remb. S.S.	Comm.
Collyre	–	10 ml	33,50*	–	0	0 %	–

OPTIRAY 240 ★★★

- **Composition :** Ioversol.
- **Domaine :** Imagerie médicale.
- **Activité :** Produit de contraste iodé.
- **Classe :** Triiodé de basse osmolarité.

Indications : Urographie intraveineuse, artériographie cérébrale, phlébographie, tomodensitométrie.

Contre-indications : Injection sous-arachnoïdienne ou épidurale.

Effets indésirables : Troubles bénins : toux, oppression respiratoire, sensation de chaleur, angoisse, érythème facial, prurit, urticaire. Troubles plus tardifs mais plu graves : sueurs profuses, troubles du rythm cardiaque, asthme, convulsions, arrêt circu latoire.

Précautions d'emploi : Prudence en ca d'insuffisance hépatique, cardiaque ou res piratoire. Maintenir une hydratation suff sante.

Interactions : Suspendre les traitement suivants quelques jours avant l'examen : bê tabloquant, diurétique, métformine.

☞ *Sur prescription médicale.*

• GUERBET

Forme	Dosage	N. d'unités	Prix	Prix/jour	Liste	Remb. S.S.	Comm.
Flacon inj.	50 ml	1	125,50	–	2	65 %	1993
Flacon inj.	100 ml	1	239,40	–	2	65 %	1993
Flacon inj.	200 ml	1	467,20	–	2	65 %	1993

OPTIRAY 300 ★★★

- **Composition :** Ioversol.
- **Domaine :** Imagerie médicale.
- **Activité :** Produit de contraste iodé.
- **Classe :** Triiodé de basse osmolarité.

Indications : Urographie intraveineuse, artériographie, angiographie numérisée, phlébographie, tomodensitométrie.

Contre-indications : Injection sous-arachnoïdienne ou épidurale.

Effets indésirables : Troubles bénins : toux, oppression respiratoire, sensation de chaleur, angoisse, érythème facial, prurit, urticaire. Troubles plus tardifs mais plu graves : sueurs profuses, troubles du rythm cardiaque, asthme, convulsions, arrêt circu latoire.

Précautions d'emploi : Prudence en ca d'insuffisance hépatique, cardiaque ou res piratoire. Maintenir une hydratation suff sante.

Interactions : Suspendre les traitement suivants quelques jours avant l'examen : bê tabloquant, diurétique, métformine.

☞ *Sur prescription médicale.*

• GUERBET

Forme	Dosage	N. d'unités	Prix	Prix/jour	Liste	Remb. S.S.	Comm.
Flacon inj.	20 ml	1	67,90	–	2	65 %	1991
Flacon inj.	50 ml	1	149,30	–	2	65 %	1991
Flacon inj.	60 ml	1	176,90	–	2	65 %	1991
Flacon inj.	100 ml	1	287,10	–	2	65 %	1991
Flacon inj.	200 ml	1	197,30	–	2	65 %	1991
Fl. inj. + matériel	60 ml	1	185,50	–	2	65 %	1991

OPTIRAY 350 ★★★

- **Composition :** Ioversol.
- **Domaine :** Imagerie médicale.
- **Activité :** Produit de contraste iodé.
- **Classe :** Triiodé de basse osmolarité.

Indications : Urographie intraveineuse, artériographie, angiographie numérisée, phlébographie, cardio-angiographie, tomodensitométrie.

Contre-indications : Injection sous-arachnoïdienne ou épidurale.

Effets indésirables : Troubles bénins : toux, oppression respiratoire, sensation de chaleur, angoisse, érythème facial, prurit, urticaire. Troubles plus tardifs mais plus graves : sueurs profuses, troubles du rythme cardiaque, asthme, convulsions, arrêt circulatoire.

Précautions d'emploi : Prudence en cas d'insuffisance hépatique, cardiaque ou respiratoire. Maintenir une hydratation suffisante.

Interactions : Suspendre les traitements suivants quelques jours avant l'examen : bêtabloquant, diurétique, métformine.

☞ *Sur prescription médicale.*

- GUERBET

Forme	Dosage	N. d'unités	Prix	Prix/jour	Liste	Remb. S.S.	Comm.
Flacon inj.	20 ml	1	74,10	–	2	65 %	1991
Flacon inj.	50 ml	1	169,10	–	2	65 %	1991
Flacon inj.	100 ml	1	326,60	–	2	65 %	1991
Flacon inj.	200 ml	1	562,10	–	2	65 %	1991
Fl. inj. + matériel	50 ml	1	177,70	–	2	65 %	1991

OPTIZOR ★★★

- **Composition :** Trinitrine.
- **Domaine :** Cardio-vasculaire.
- **Activité :** Antiangoreux. Vasodilatateur.
- **Classe :** Dérivé nitré.

Indications : Prévention de la crise d'angine de poitrine.

Contre-indications : Hypersensibilité aux dérivé nitrés. Hypotension sévère. Cardiomyopathie obstructive.

Effets indésirables : Maux de tête, hypotension avec vertiges. Bouffées de chaleur. Troubles digestifs. Discrète irritation cutanée.

Précautions d'emploi : Non conseillé chez la femme enceinte ou allaitant. Prudence chez le sujet âgé ou présentant une hypotension. Éviter la prise d'alcool qui accroît les effets secondaires. Le dispositif doit être collé sur une surface non pileuse et retiré pendant au moins 8 heures durant la nuit.

Interactions : Les vasodilatateurs, les antihypertenseurs majorent l'hypotension.

Surdosage : Risque très faible.

☞ *Sur prescription médicale.*

- SCHWARZ PHARMA

Forme	Dosage	N. d'unités	Prix	Prix/jour	Liste	Remb. S.S.	Comm.
Patch	5 mg	30	89,60	3	2	65 %	1994
Patch	10 mg	30	96,70	3,2	2	65 %	1994

OPTRAEX ★★

- **Composition :** Chlobutanol, acide borique, borax, acide salicylique, alcool, hamamélis.
- **Domaine :** Ophtalmologie.
- **Activité :** Décongestionnant. Antiseptique local. Anesthésique local.

Indications : Traitement des irritations de l'œil et de ses annexes : conjonctivites, blépharites, orgelets, etc. Inflammations de l'œil dues au rayonnement ultraviolet, neige, arc électrique, etc.

Contre-indications : Infections graves de l'œil.

Précautions d'emploi : Traitement toujours de courte durée.

☞ *Vendu sans ordonnance.*

• ETRIS

Forme	Dosage	N. d'unités	Prix	Prix/jour	Liste	Remb. S.S.	Comm.
Sol. oculaire	–	200 ml	24,00*	–	0	0 %	1931

ORACÉFAL ★★★

- **Composition :** Céfadroxil.
- **Domaine :** Infectiologie.
- **Activité :** Antibiotique.
- **Classe :** Céphalosporine de première génération.

Indications : Infections aux germes suivants : streptocoques, pneumocoques, entérobactéries, colibacille, Klebsiella, Proteus mirabilis, gonocoques, Haemophilus. Infections à manifestations ORL, broncho-pulmonaires ou génito-urinaires.

Contre-indications : Allergie aux céphalosporines.

Effets indésirables : Réactions allergiques : urticaire, fièvre, choc anaphylactique. Troubles digestifs : nausées, vomissements, diarrhée. Éosinophilie. Hépatites. Insuffisance rénale.

Précautions d'emploi : Prudence en cas d'insuffisance rénale. Non conseillé chez la femme enceinte ou allaitant. Peut donner une réaction positive lors de la recherche de glucose dans les urines.

☞ *Sur prescription médicale.*

• BRISTOL-MYERS SQUIBB

Forme	Dosage	N. d'unités	Prix	Prix/jour	Liste	Remb. S.S.	Comm.
Gélule	500 mg	12	62,50	20	1	65 %	1977
Sirop	25 mg/ml	60 ml	24,00	2 à 10	1	65 %	1977
Sirop	50 mg/ml	60 ml	39,00	4 à 20	1	65 %	1977
Sirop	100 mg/ml	60 ml	61,60	20	1	65 %	1980
Comprimé p. susp. buv.	–	6	57,20	–	1	65 %	1994

ORACILLINE ★★★

- **Composition :** Phénoxyméthylpénicilline.
- **Domaine :** Infectiologie.
- **Activité :** Antibiotique.
- **Classe :** Pénicilline sensible aux pénicillinases.

Indications : Infections aux germes suivants : streptocoques, pneumocoques, gonocoques, méningocoques, leptospires, Listeria, staphylocoques, Clostridium, tréponèmes sensibles. Infections respiratoires, ORL, stomatologiques, cutanées, prophylaxie du rhumatisme articulaire aigu.

Contre-indications : Hypersensibilité aux pénicillines.

Effets indésirables : Manifestations allergiques : fièvre, urticaire, œdème de la face avec troubles respiratoires.

Précautions d'emploi : Rechercher dans les antécédents des réactions anormales à un traitement antérieur par une pénicilline. Prudence chez l'insuffisant rénal. Chez la femme enceinte ou allaitant, le produit passe dans l'organisme de l'enfant.

☞ *Sur prescription médicale.*

• SCHWARZ PHARMA

Forme	Dosage	N. d'unités	Prix	Prix/jour	Liste	Remb. S.S.	Comm.
Comprimé	1 000 000 U	12	33,70	5,6 à 11	1	65 %	1958
Sachet	500 000 U	12	21,60	3,6 à 11	1	65 %	1981
Susp. buv.	250 000 U	120 ml	24,75	2 à 10	1	65 %	1967
Susp. buv.	500 000 U	120 ml	45,00	2 à 10	1	65 %	1986
Susp. buv.	1 000 000 U	180 ml	59,65	2 à 10	1	65 %	1988

ORALFÈNE ★★★

- **Composition :** Ibuprofène.
- **Domaine :** Algologie.
- **Activité :** Antalgique périphérique.
- **Classe :** Anti-inflammatoire non stéroïdien et dérivés.

Indications : Traitement symptomatique des affections douloureuses ou fébriles.

Contre-indications : Hypersensibilité à l'aspirine ou aux anti-inflammatoires non stéroïdiens. Ulcère gastro-duodénal. Insuffisance hépatique ou rénale sévère.

Effets indésirables : Troubles digestifs : gastralgies, hémorragies, ulcérations digestives. Réactions allergiques : asthme, éruptions cutanées. Beaucoup plus rarement, troubles hépatiques ou sanguins.

Précautions d'emploi : Prudence chez les sujets ayant des antécédents de hernie hiatale, d'ulcère digestif ou d'hémorragies. Déconseillé au troisième trimestre de la grossesse et lors de l'allaitement.

Interactions : Potentialise les anticoagulants, les antiagrégants plaquettaires, les antidiabétiques oraux, la digoxine. Diminue l'activité des diurétiques et de certains antihypertenseurs.

Surdosage : En général sans gravité, mais une surveillance médicale s'impose.

☞ *Vendu sans ordonnance.*

- PIERRE FABRE

Forme	Dosage	N. d'unités	Prix	Prix/jour	Liste	Remb. S.S.	Comm.
Gélule	200 mg	20	27,90*	–	0	0 %	1994

ORALGAN ★★★

- **Composition :** Paracétamol.
- **Domaine :** Algologie.
- **Activité :** Antalgique périphérique.
- **Classe :** Paracétamol et dérivés.

Indications : Traitement symptomatique des affections douloureuses ou fébriles.

Contre-indications : Hypersensibilité au paracétamol. Insuffisance hépatique sévère.

Effets indésirables : Éruptions cutanées : urticaire, érythème. Exceptionnellement, diminution des plaquettes sanguines.

Précautions d'emploi : Peut être utilisé chez la femme enceinte ou allaitant. Chez le sujet suivant un régime sans sel, tenir compte du fait que chaque comprimé effervescent apporte l'équivalent de 1,5 g de sel.

Interactions : Peut fausser les dosages du glucose et de l'acide urique dans le sang.

Surdosage : A une dose supérieure à 10 g chez l'adulte, le paracétamol peut entraîner une nécrose du foie. L'hospitalisation s'impose d'urgence.

☞ *Vendu sans ordonnance.*

- PIERRE FABRE

Forme	Dosage	N. d'unités	Prix	Prix/jour	Liste	Remb. S.S.	Comm.
Capsule	380 mg	24	29,90*	7	0	0 %	1994
Sol. buv.	30 mg/ml	90 ml	29,90*	6	0	0 %	1994

ORALGAN CODÉINE ★★

- **Composition :** Paracétamol, codéine.
- **Domaine :** Algologie.
- **Activité :** Antalgique périphérique. Antalgique central.
- **Classe :** Paracétamol et dérivés, avec codéine.

Indications : Traitement symptomatique des affections douloureuses ou fébriles de l'adulte ne répondant pas aux antalgiques banals.

Contre-indications : Hypersensibilité au paracétamol. Insuffisance hépatique sévère. Hypersensibilité à la codéine, insuffisance respiratoire.

Effets indésirables : Éruptions cutanées : urticaire, érythèmes. Exceptionnellement, diminution des plaquettes sanguines. Du fait de la codéine, somnolence, constipation, spasme bronchique, dépression respiratoire.

Précautions d'emploi : Déconseillé chez la femme enceinte ou allaitant. L'absorption d'alcool est déconseillée. Risque de somnolence. Donne une réaction positive au contrôle antidopage.

Interactions : Peut fausser les dosages du glucose et de l'acide urique dans le sang.

Surdosage : Le paracétamol peut entraîner une nécrose du foie, la codéine une dépression aiguë des centres respiratoires. L'hospitalisation s'impose d'urgence.

☞ *Vendu sans ordonnance.*

• PIERRE FABRE

Forme	Dosage	N. d'unités	Prix	Prix/jour	Liste	Remb. S.S.	Comm.
Comprimé	P 300 mg C 25 mg	6	9,60*	2 à 4	0	0 %	1985
Comprimé	P 300 mg C 25 mg	16	14,80*	2 à 4	0	0 %	1993
Capsule	P 300 mg C 25 mg	24	29,90*	2 à 4	0	0 %	1994

ORAMYL ★

- **Composition :** Alpha-amylase.
- **Domaine :** Inflammation.
- **Activité :** Anti-inflammatoire. Antiœdémateux.
- **Classe :** Enzyme.

Indications : Œdèmes post-traumatiques ou postopératoires.

Contre-indications : Terrain allergique.

Effets indésirables : Réactions allergiques : éruption, prurit, etc.

☞ *Vendu sans ordonnance.*

• SANDOZ

Forme	Dosage	N. d'unités	Prix	Prix/jour	Liste	Remb. S.S.	Comm.
Comprimé	100 000 U	30	21,00*	2 à 4	0	35 %	–

ORAP ★★★

- **Composition :** Pimozide.
- **Domaine :** Neuropsychiatrie.
- **Activité :** Neuroleptique.
- **Classe :** Non classé.

Indications : Psychoses chroniques hallucinatoires, paranoïdes, schizophréniques. Chez l'enfant, états d'agressivité, maladie des tics.

Contre-indications : La prise d'alcool est formellement déconseillée.

Effets indésirables : Sédation, somnolence diurne, hypotension, prise de poids. Rigidité musculaire, mouvements anormaux de la tête et de la langue. Troubles des règles, croissance des seins, impuissance ou frigidité.

Précautions d'emploi : La prudence s'impose chez le sujet âgé et chez la femme enceinte ou allaitant. La prise d'alcool est déconseillée.

Interactions : Le produit potentialise tous les dépresseurs du système nerveux central et les antihypertenseurs. Il antagonise les effets de la lévodopa, utilisée dans le traitement de la maladie de Parkinson.

Surdosage : Entraîne d'abord des mouvements anormaux puis un coma avec rigidité imposant l'hospitalisation.

☞ *Sur prescription médicale.*

• JANSSEN CILAG

Forme	Dosage	N. d'unités	Prix	Prix/jour	Liste	Remb. S.S.	Comm.
Comprimé	1 mg	30	12,70	0,4 à 1,2	1	65 %	1972
Comprimé	4 mg	30	35,70	1 à 5	1	65 %	1972
Sol. buv.	2,5 mg/ml	30 ml	23,80	0,3 à 1	1	65 %	1974

ORBÉNINE ★★★

- **Composition :** Cloxacilline.
- **Domaine :** Infectiologie.
- **Activité :** Antibiotique.
- **Classe :** Pénicilline résistant aux pénicillinases.

Indications : Infections aux germes suivants : streptocoques ou staphylocoques sensibles. Infections respiratoires, ORL, rénales, uro-génitales, méningées, cutanées, osseuses ou septicémiques.

Contre-indications : Hypersensibilité aux pénicillines.

Effets indésirables : Manifestations allergiques : fièvre, urticaire, œdème de la face avec troubles respiratoires.

Précautions d'emploi : Rechercher dans les antécédents des réactions anormales à un traitement antérieur par une pénicilline. Prudence chez l'insuffisant rénal. Chez la femme enceinte ou allaitant, le produit passe dans l'organisme de l'enfant.

☞ *Sur prescription médicale.*

- SMITHKLINE BEECHAM

Forme	Dosage	N. d'unités	Prix	Prix/jour	Liste	Remb. S.S.	Comm.
Gélule	500 mg	16	53,20	6 à 13	1	65 %	1976
Flacon inj. IM	1 g	1	20,20	40	1	65 %	1984
Flacon inj. IV	1 g	1	Hôp.	Hôp.	1	Hôp.	1976

ORDINATOR ★★★

- **Composition :** Fénozolone.
- **Domaine :** Neuropsychiatrie.
- **Activité :** Psychostimulant.
- **Classe :** Amphétaminique.

Indications : Asthénies psychiques et intellectuelles.

Contre-indications : Épilepsie. Affections cardio-vasculaires sévères : insuffisance cardiaque, troubles du rythme, infarctus du myocarde, hypertension artérielle. Hyperthyroïdie. Troubles psychiques sévères. Anorexie. Glaucome.

Effets indésirables : Sécheresse de la bouche, sueurs, tremblements, insomnie, nervosité, modification du comportement. Risque possible d'accoutumance et de toxicomanie.

Précautions d'emploi : Éviter d'associer d'autres substances psychostimulantes : anorexigènes, thé, café, alcool. Prendre le traitement le matin. Ne pas administrer à la femme enceinte ou allaitant.

Interactions : L'association avec les antidépresseurs de type IMAO est contre-indiquée.

Surdosage : Entraîne agitation, confusion, hallucinations avec accélération cardiaque et hypertension.

☞ *Sur prescription médicale.*

- SYNTHÉLABO FRANCE

Forme	Dosage	N. d'unités	Prix	Prix/jour	Liste	Remb. S.S.	Comm.
Comprimé	10 mg	30	46,50*	–	1	0 %	1964

ORELOX ★★★

- **Composition :** Cefpodoxime.
- **Domaine :** Infectiologie.
- **Activité :** Antibiotique.
- **Classe :** Céphalosporine de troisième génération.

Indications : Infections aux germes suivants : staphylocoques, streptocoques, pneumocoques, colibacille, Klebsiella, Proteus, salmonelles, shigelles, Haemophilus, gonocoques, méningocoques, Clostridium. Infec-

Infections à manifestations broncho-pulmonaires, ORL : angines, sinusites, otites.

Contre-indications : Allergie aux céphalosporines.

Effets indésirables : Réactions allergiques : urticaire, fièvre, choc anaphylactique. Troubles digestifs : nausées, vomissements, diarrhée. Éosinophilie. Hépatites. Insuffisance rénale.

Précautions d'emploi : Prudence en cas d'insuffisance rénale. Non conseillé chez la femme enceinte ou allaitant.

Interactions : Les antiacides, les inhibiteurs de la sécrétion gastrique diminuent l'absorption du produit. A prendre au cours des repas.

☞ *Sur prescription médicale.*

• DIAMANT

Forme	Dosage	N. d'unités	Prix	Prix/jour	Liste	Remb. S.S.	Comm.
Comprimé	100 mg	10	94,50	19 à 38	1	65 %	1991
Susp. enfant	8 mg/ml	50 ml	60,10	–	1	65 %	1995
Susp. enfant	8 mg/ml	100 ml	97,90	–	1	65 %	1995

ORGAMÉTRIL ★★★

• **Composition :** Lynestrénol.

• **Domaine :** Endocrinologie. Gynécologie.

• **Activité :** Progestative.

• **Classe :** Progestatif. Norstéroïde.

Indications : Troubles liés à une insuffisance en progestérone : syndrome prémenstruel, irrégularités menstruelles, mastopathies bénignes, préménopause. Hémorragies fonctionnelles et ménorragie des fibromes. Endométriose. Contraception progestative.

Contre-indications : Altérations graves des fonctions hépatiques. Antécédents thrombo-phlébitiques. Grossesse.

Effets indésirables : Troubles digestifs. Aggravation d'une insuffisance veineuse. Modification des règles et de la libido. Acné, chloasma, séborrhée, augmentation de la pilosité. Ictère cholostatique.

Précautions d'emploi : Vérifier régulièrement l'état des seins et des organes génitaux. Déconseillé chez la femme enceinte ou allaitant.

☞ *Sur prescription médicale.*

• ORGANON

Forme	Dosage	N. d'unités	Prix	Prix/jour	Liste	Remb. S.S.	Comm.
Comprimé	5 mg	30	18,90	0,6 à 1,2	1	65 %	1970

ORIMÉTÈNE ★★★

• **Composition :** Aminoglutéthimide.

• **Domaine :** Endocrinologie. Cancérologie.

• **Activité :** Antihormone surrénale.

• **Classe :** Antiglucocorticoïde.

Indications : Hypercorticisme : maladie de Cushing, adénome surrénalien, cancer de la surrénale, hypercorticisme paranéoplasique. Cancer du sein hormonodépendant métastasé.

Contre-indications : Hypersensibilité au produit. Porphyrie. Grossesse.

Effets indésirables : Somnolence, troubles digestifs avec nausées, vomissements, diarrhée, hypotension. Éruptions cutanées. Troubles de la fonction hépatique.

Précautions d'emploi : Surveiller attentivement la pression artérielle, la formule sanguine, la fonction thyroïdienne.

Interactions : Diminution de l'efficacité des antivitamines K et des hypoglycémiants oraux.

☞ *Sur prescription médicale.*

• CIBA-GEIGY

Forme	Dosage	N. d'unités	Prix	Prix/jour	Liste	Remb. S.S.	Comm.
Comprimé	250 mg	60	156,30	–	1	100 %	1986

ORNICÉTIL ★★

• **Composition :** Oxoglutarate de L-ornithine.

• **Domaine :** Hépatologie.

• **Activité :** Antihyperammoniémique.

Indications : Encéphalopathie hépatique. Insuffisance hépatique sévère. Exploration de la fonction hypophysaire.

Contre-indications : Insuffisance rénale sévère.

Effets indésirables : Manifestations cutanées d'intolérance.

☞ *Sur prescription médicale.*

• LOGEAIS

Forme	Dosage	N. d'unités	Prix	Prix/jour	Liste	Remb. S.S.	Comm.
Flacon inj.	2 g	1	19,10	20 à 60	2	35 %	1966
Flacon inj.	5 g	1	29,90	120 à 300	2	35 %	1966

ORNIDAZOLE MERAM ★★★

• **Composition :** Ornidazole.
• **Domaine :** Infectiologie.
• **Activité :** Anti-infectieux. Antiparasitaire. Antiamibien.
• **Classe :** Nitro-imidazolé.

Indications : Infections aux germes suivants : essentiellement germes anaérobies. Parasitoses à Trichomonas vaginalis, Giardia intestinalis, Entamœba histolytica. Traitement préventif et curatif des infections à germes anaérobies (chirurgie). Traitement des amibiases hépatiques ou intestinales.

Contre-indications : Hypersensibilité aux imidazolés. Déconseillé chez la femme enceinte ou allaitant.

Effets indésirables : Troubles digestifs : nausées, vomissements, diarrhée, goût métallique dans la bouche. Réactions allergiques : urticaire, œdème de la face. Bouffées vasomotrices lors de la prise d'alcool.

Précautions d'emploi : Prendre le produit en dehors des repas. Prudence chez les sujets présentant des troubles sanguins.

Interactions : La prise d'alcool est formellement déconseillée. Peut potentialiser les anticoagulants oraux.

☞ *Sur prescription médicale. Usage hospitalier.*

• MERAM

Forme	Dosage	N. d'unités	Prix	Prix/jour	Liste	Remb. S.S.	Comm.
Flacon inj.	500 mg	1	Hôp.	–	1	Hôp.	1990
Flacon inj.	1 g	1	Hôp.	–	1	Hôp.	1990

ORNITAÏNE ★

• **Composition :** Ornithine, bétaïne, sorbitol, vitamine B6, acide citrique, oxyde de magnésium.
• **Domaine :** Hépatologie.
• **Activité :** Hépatotrope.
• **Classe :** Bétaïne. Acide aminé. Sorbitol.

Indications : Traitement symptomatique des troubles dyspeptiques. Constipation.

Contre-indications : Obstruction des voies biliaires.

Effets indésirables : Douleurs abdominales, diarrhée.

Interactions : Ne pas associer à la lévodopa.

☞ *Vendu sans ordonnance.*

• SCHWARZ PHARMA

Forme	Dosage	N. d'unités	Prix	Prix/jour	Liste	Remb. S.S.	Comm.
Amp. buv.	–	20	21,90	1 à 4	0	35 %	1963

OROCAL ★★★

• **Composition :** Carbonate de calcium.
• **Domaine :** Nutrition et métabolisme.
• **Activité :** Éléments minéraux.
• **Classe :** Calcium.

Indications : Traitement des carences et des déficits calciques. En période de croissance : rachitisme associé à la vitamine D. Grossesse, allaitement. Traitement de l'ostéoporose. Traitement de fond de la tétanie.

Contre-indications : Hypercalcémie, lithiase calcique. Calcifications tissulaires. Immobilisations prolongées.

Effets indésirables : Constipation, éructations, nausées. Hypercalcémie. Hypophosphatémie.

Précautions d'emploi : Dans les traitements prolongés, il est nécessaire de contrôler périodiquement la calciurie et la calcémie, particulièrement si un traitement par la vitamine D est associé. Prudence en cas d'insuffisance rénale.

Interactions : Prudence en cas d'association aux digitaliques. Si un traitement par les diphosphonates est prévu, le faire à distance de la prise de calcium.

Surdosage : Entraîne soif, polyurie, vomissements, hypertension, constipation. Chez l'enfant, peut entraîner un arrêt de croissance.

☞ *Vendu sans ordonnance.*

• THÉRAMEX

Forme	Dosage	N. d'unités	Prix	Prix/jour	Liste	Remb. S.S.	Comm.
Comprimé	500 mg	60	73,00	1,2 à 2,4	0	65 %	1990

OROKEN ★★★

- **Composition :** Céfixime.
- **Domaine :** Infectiologie.
- **Activité :** Antibiotique.
- **Classe :** Céphalosporine de troisième génération.

Indications : Infections aux germes suivants : staphylocoques, streptocoques, pneumocoques, colibacille, Klebsiella, Proteus, salmonelles, shigelles, Haemophilus, gonocoques, méningocoques, Clostridium. Infections à manifestations broncho-pulmonaires, ORL : angines, sinusites, otites.

Contre-indications : Allergie aux céphalosporines.

Effets indésirables : Réactions allergiques : urticaire, fièvre, choc anaphylactique. Troubles digestifs : nausées, vomissements, diarrhée, colite. Candidoses. Éosinophilie, neutropénie. Hépatites. Insuffisance rénale.

Précautions d'emploi : Prudence en cas d'insuffisance rénale. Non conseillé chez la femme enceinte ou allaitant. Peut donner une réaction positive lors de la recherche de glucose ou d'acétone dans les urines.

☞ *Sur prescription médicale.*

• BELLON

Forme	Dosage	N. d'unités	Prix	Prix/jour	Liste	Remb. S.S.	Comm.
Comprimé	200 mg	8	92,20	23	1	65 %	1989
Comprimé	200 mg	40	Hôp.	–	1	Hôp.	1989
Sachet	40 mg	8	49,70	6 à 12	1	65 %	1991
Sachet	100 mg	8	76,90	8 à 16	1	65 %	1991
Susp. buv.	40 mg/5 ml	80 doses	46,00	–	1	65 %	1994
Susp. buv.	100 mg/ 5 ml	200 doses	76,90	–	1	65 %	1994

OROMÉDINE ★

- **Composition :** Hexamidine. Tétracaïne.
- **Domaine :** ORL. Stomatologie.
- **Activité :** Anesthésique local. Antiseptique local.
- **Classe :** Diamidine.

Indications : Traitement local d'appoint antibactérien et antalgique des affections de la muqueuse buccale et de l'oropharynx.

Contre-indications : Enfant de moins de 3 ans. Sensibilisation préalable au produit en particulier aux anesthésiques locaux.

Effets indésirables : Possibilité d'éruptions cutanées allergiques.

Précautions d'emploi : Traitement de courte durée. Donne une réaction positive au contrôle antidopage.

Interactions : Ne pas associer à d'autres antiseptiques.

☞ *Vendu sans ordonnance.*

• SANOFI WINTHROP

Forme	Dosage	N. d'unités	Prix	Prix/jour	Liste	Remb. S.S.	Comm.
Fl. pressurisé	–	15 ml	26,10	–	0	0 %	1994
Fl. pressurisé	–	30 ml	27,10	–	0	0 %	1962

OROMONE ★★★

- **Composition :** Estradiol.
- **Domaine :** Endocrinologie. Gynécologie.
- **Activité :** Estrogénique.
- **Classe :** Estrogène.

Indications : Correction des carences es-rogéniques liées à la ménopause et des ymptômes tels que bouffées de chaleur, ıtrophie vaginale, incontinence urinaire. ?révention de l'ostéoporose postménopau-ique.

Contre-indications : Grossesse. Tu-neurs malignes du sein et de l'utérus, tu-neurs hypophysaires. Atteinte hépatique sé-ères. Maladie cardiaque ou thrombo-em-olique. Galactorrhée.

Effets indésirables : Accidents cardio-vasculaires ou thrombo-emboliques. Maux de tête, migraine, vertiges. Troubles diges-tifs, irritabilité, dépression. Jambes lourdes, tension mammaire.

Précautions d'emploi : Une surveillance clinique de la femme traitée s'impose. Dé-conseillé chez la femme enceinte ou al-laitant.

Interactions : Ne pas associer à la rifam-picine, aux barbituriques et à certains anti-épileptiques.

Surdosage : Entraîne une tension des seins.

☞ *Sur prescription médicale.*

• LTM SARBACH

Forme	Dosage	N. d'unités	Prix	Prix/jour	Liste	Remb. S.S.	Comm.
Comprimé	2 mg	28	93,00*	–	2	0 %	1992

OROPIVALONE BACITRACINE ★★

- **Composition :** Tixocortol, bacitracine.
- **Domaine :** ORL. Stomatologie.
- **Activité :** Anti-inflammatoire local. Antibiotique local.
- **Classe :** Anti-inflammatoire stéroïdien.

Indications : Affections inflammatoires et infectieuses de la sphère oropharyngo-laryngée : angines, pharyngites, amygdalites, laryngites, trachéites.

Contre-indications : Enfant de moins de 30 mois. Hypersensibilité à un constituant.

Effets indésirables : Sensation de brûlure en début de traitement. Réactions allergiques locales.

☞ *Vendu sans ordonnance.*

• JOUVEINAL

Forme	Dosage	N. d'unités	Prix	Prix/jour	Liste	Remb. S.S.	Comm.
Comprimé	–	40	17,00	–	2	35 %	1981

OROSEPTOL

- **Composition :** Chlorure de déqualinium, tétracaïne.
- **Domaine :** ORL. Stomatologie.
- **Activité :** Anesthésique local. Antiseptique local.

Indications : Traitement local d'appoint antibactérien et antalgique des affections de la muqueuse buccale et de l'oropharynx.

Contre-indications : Enfant de moins de 6 ans. Sensibilisation préalable au produit, en particulier aux anesthésiques locaux.

Effets indésirables : Possibilité d'éruptions cutanées allergiques.

Précautions d'emploi : Traitement de courte durée. Donne une réaction positive au contrôle antidopage.

Interactions : Ne pas associer à d'autres antiseptiques.

☞ *Vendu sans ordonnance.*

• STERLING MIDY

Forme	Dosage	N. d'unités	Prix	Prix/jour	Liste	Remb. S.S.	Comm.
Comprimé	–	30	33,20*	–	0	0 %	1972

OROSEPTOL LYSOZYME

- **Composition :** Chlorure de déqualinium, tétracaïne, lysozyme.
- **Domaine :** ORL. Stomatologie.
- **Activité :** Anesthésique local. Antiseptique local.

Indications : Traitement local d'appoint

antibactérien et antalgique des affections de la muqueuse buccale et de l'oropharynx.

Contre-indications : Enfant de moins de 6 ans. Sensibilisation préalable au produit, en particulier aux anesthésiques locaux.

Effets indésirables : Possibilité d'éruptions cutanées allergiques.

Précautions d'emploi : Traitement d courte durée. Donne une réaction positiv au contrôle antidopage.

Interactions : Ne pas associer d'autres antiseptiques.

☞ *Vendu sans ordonnance.*

• STERLING MIDY

Forme	Dosage	N. d'unités	Prix	Prix/jour	Liste	Remb. S.S.	Comm.
Comprimé	–	30	33,20*	–	0	0 %	1984

ORTÉNAL ★★★

- **Composition :** Phénobarbital, amphétamine.
- **Domaine :** Neuropsychiatrie.
- **Activité :** Antiépileptique.
- **Classe :** Barbiturique.

Indications : Crises d'épilepsie.

Contre-indications : Insuffisance respiratoire sévère. Intolérance au phénobarbital.

Effets indésirables : Somnolence diurne avec réveils difficiles. Modification de l'humeur. Troubles de l'équilibre, vertiges. Réactions allergiques cutanées, douleurs articulaires. Risque de dépendance chez certains patients. L'arrêt brutal du traitement peut entraîner des crises convulsives répétées.

Précautions d'emploi : La prise d'alcool est formellement contre-indiquée. Une surveillance accrue s'impose chez le sujet âgé et l'éthylique. Chez la femme enceinte, le traitement ne doit pas être interrompu, en sachant que le nouveau-né peut présenter u syndrome de sevrage à la naissance avec re tard de croissance et parfois des problème hémorragiques. Contrôle antidopage positi

Interactions : Sont nombreuses. On dé conseillera la prise d'œstroprogestatifs e vue d'une contraception. On surveillera d très près les patients traités par les anti-in flammatoires corticoïdes, les anticoagulant oraux, certains antiarythmisants cardiaques la digitaline, les antidépresseurs imiprami niques et tous les dépresseurs du systèm nerveux. Chez les patients traités par plu sieurs antiépileptiques, comme l'acid valproïque, la phénytoïne, la carbamazé pine, le progabide, on fera des dosages san guins pour ajuster la posologie.

Surdosage : Entraîne un coma nécessi tant une hospitalisation d'urgence en mi lieu hospitalier.

☞ *Sur prescription médicale.*

• SPECIA

Forme	Dosage	N. d'unités	Prix	Prix/jour	Liste	Remb. S.S.	Comm.
Comprimé	100 mg	20	6,90	0,3 à 1	1	65 %	1945

ORTHOCLONE OKT3 ★★★

- **Composition :** Anticorps monoclonal murin contre l'antigène CD3 des lymphocytes T humains.
- **Domaine :** Allergie et immunologie.
- **Activité :** Immunodépresseur.

Indications : Traitement du rejet aigu de greffe rénale, hépatique, cardiaque.

Contre-indications : Hypersensibilité à un constituant. Présence d'anticorps anti-OKT3 de classe IgG. Surcharge liquidienne.

Effets indésirables : Réactions fébriles avec gêne respiratoire, douleur thoracique vomissements, diarrhée. Possibilité d'œdèm pulmonaire grave. Apparition de syndrome lymphoprolifératifs : lymphome d'appari tion retardée.

Précautions d'emploi : Utilisation sou stricte surveillance hospitalière. Nécessit d'examens hématologiques répétés. Admi nistration concomitante d'antihistaminique et de corticoïdes.

☞ *Usage hospitalier.*

• JANSSEN CILAG

Forme	Dosage	N. d'unités	Prix	Prix/jour	Liste	Remb. S.S.	Comm.
Amp. inj.	5 mg	5	Hôp.	–	1	Hôp.	1987

ORTHO-GASTRINE

- **Composition :** Sulfate de sodium, hydrogénophosphate de sodium, bicarbonate de sodium, citrate de sodium.
- **Domaine :** Gastro-entérologie.
- **Activité :** Laxatif osmotique.
- **Classe :** Sel alcalin.

Indications : Traitement symptomatique de la constipation associé aux mesures hygiéno-diététiques.

Contre-indications : Constipation récente inexpliquée, persistante, n'ayant pas fait l'objet d'examens médicaux. Colopathies organiques inflammatoires. Syndrome occlusif. Douleurs abdominales. Enfant de moins de 12 ans.

Effets indésirables : Sensation de ballonnement abdominal. Diarrhée. Douleurs abdominales. Mélanose recto-colique. Hypokaliémie. Maladie des laxatifs. Insuffisance rénale.

Précautions d'emploi : Pas d'utilisation prolongée. Non conseillé chez la femme allaitant. Prudence chez le sujet âgé ou alité. Tenir compte de la quantité de sodium apportée par le produit. Prudence en cas d'insuffisance rénale.

Interactions : Ne pas associer aux diurétiques hypokaliémiants ni aux anti-inflammatoires corticoïdes. Ne pas associer à certains antiarythmisants : sotalol, quinidine, amiodarone. Prudence en cas d'association avec les digitaliques et les dérivés de la vincamine.

Surdosage : Entraîne une diarrhée et des troubles hydroélectrolytiques graves.

☞ *Vendu sans ordonnance. Présente des dangers en cas d'utilisation prolongée.*

- MARTIN

Forme	Dosage	N. d'unités	Prix	Prix/jour	Liste	Remb. S.S.	Comm.
Sachet	–	30	15,80*	–	0	0 %	–

ORTHO-NOVUM ★★★

- **Composition :** Noréthistérone, éthinylestradiol.
- **Domaine :** Gynécologie.
- **Activité :** Contraceptif hormonal.
- **Classe :** Estroprogestatif. Minidosé. Monophasique.

Indications : Contraception orale. Dysménorrhée.

Contre-indications : *Absolues* : maladies ou antécédents thrombo-emboliques. Maladies cardio-vasculaires. Hypertension artérielle. Atteintes cérébro-vasculaires. Tumeurs malignes du sein et de l'utérus. Maladies hépatiques. Hémorragies génitales d'origine non précisée. Grossesse. *Relatives* : diabète, hyperlipémie. Obésité. Tumeurs bénignes du sein et de l'utérus : fibrome. Galactorrhée. Prurit récidivant lors d'une grossesse. Allaitement.

Effets indésirables : *Bénins* : nausées, prise de poids, tension mammaire. Chloasma, acné, jambes lourdes. Saignements intermenstruels, aménorrhée. Modification de la libido. *Graves, devant faire interrompre le traitement* : hypertension artérielle, accidents cardio-vasculaires et thrombo-emboliques. Diabète. Maux de tête importants, vertiges, modification de la vision, convulsions. Galactorrhée. Adénome hépatique. Lithiase biliaire. Aménorrhée post-thérapeutique.

Précautions d'emploi : Avant traitement faire un examen clinique : poids, tension, seins, utérus, et des examens biologiques : frottis vaginal, glycémie, cholestérol, triglycérides.

Interactions : L'efficacité contraceptive est diminuée en cas d'association avec rifampicine, barbituriques, certains antiépileptiques.

☞ *Sur prescription médicale.*

- CILAG

Forme	Dosage	N. d'unités	Prix	Prix/jour	Liste	Remb. S.S.	Comm.
Comprimé	E 35 µg	21 x 1	25,45*	–	1	0 %	1981
Comprimé	E 35 µg	21 x 3	57,30*	–	1	0 %	1981

OSCILLOCOCCINUM ❍

- **Composition :** Autolysat filtré de foie et de cœur de canard de Barbarie dilué à la 200ᵉ dilution korsakovienne.
- **Domaine :** Infectiologie.
- **Activité :** Divers.

Indications : Prévention et traitement des états grippaux.

☞ *Vendu sans ordonnance.*

• BOIRON

Forme	Dosage	N. d'unités	Prix	Prix/jour	Liste	Remb. S.S.	Comm.
Globule	–	1 dose	11,50*	23	0	0 %	1944
Globule	–	6 doses	49,90*	25	0	0 %	1944

OSFOLATE ★★★

• **Composition :** Folinate de calcium.
• **Domaine :** Hématologie.
• **Activité :** Antianémique.
• **Classe :** Acide folique et dérivés.

Indications : Prévention et traitement des anémies « macrocytaires », en particulier chez la femme enceinte, chez l'éthylique ou lors des malabsorptions intestinales. Traitement des anémies lors des traitement par certains anticancéreux, certains antipa rasitaires ou antibiotiques.

Interactions : Ne pas administrer e même temps que le méthotrexate.

☞ *Vendu sans ordonnance. A utiliser sou contrôle médical.*

• ASTA MEDICA

Forme	Dosage	N. d'unités	Prix	Prix/jour	Liste	Remb. S.S.	Comm.
Gélule	5 mg	4	Libre	–	0	0 %	1988
Gélule	25 mg	4	124,40*	–	0	0 %	1988

OSMOGEL ★

• **Composition :** Sulfate de magnésium, lidocaïne.
• **Domaine :** Rhumatologie.
• **Activité :** Antirhumatismal externe. Antiœdémateux.

Indications : Proposé dans les œdèmes post-traumatiques ou postopératoires.

Contre-indications : Hypersensibilité aux constituants. Ne pas appliquer sur le muqueuses, une peau en mauvais état, de plaies ou des ulcérations.

Effets indésirables : Réaction allergiqu locale imposant l'arrêt du traitement.

Précautions d'emploi : Donne une réac tion positive au contrôle antidopage.

☞ *Vendu sans ordonnance.*

• MERCK-CLÉVENOT

Forme	Dosage	N. d'unités	Prix	Prix/jour	Liste	Remb. S.S.	Comm.
Gel	–	90 g	12,80	–	0	0 %	35 %

OSMOTAN ★★★

• **Composition :** Chlorure de sodium, chlorure de potassium, glucose : soit 5 %, soit 10 %.
• **Domaine :** Nutrition et métabolisme.
• **Activité :** Alimentation parentérale.
• **Classe :** Solutions associées.

Indications : Apport calorique et rééquilibration hydroélectrolytique. Déshydra tation.

Contre-indications : Hyperhydratation.

Précautions d'emploi : Une surveillanc biologique de l'équilibre hydroélectrolyti que est toujours indispensable.

☞ *Usage hospitalier.*

• AGUETTANT

Forme	Dosage	N. d'unités	Prix	Prix/ jour	Liste	Remb. S.S.	Comm.
Flacon inj. 500 ml	G 5 %	1	Hôp.	–	0	Hôp.	1985
Flacon inj. 500 ml	G 10 %	1	Hôp.	–	0	Hôp.	1985
Flacon inj. 1 000 ml	G 5 %	1	Hôp.	–	0	Hôp.	1985
Flacon inj. 1 000 ml	G 10 %	1	Hôp.	–	0	Hôp.	1985
Poche 500 ml	G 5 %	1	Hôp.	–	0	Hôp.	1987
Poche 500 ml	G 10 %	1	Hôp.	–	0	Hôp.	1987
Poche 1 000 ml	G 5 %	1	Hôp.	–	0	Hôp.	1987
Poche 1 000 ml	G 10 %	1	Hôp.	–	0	Hôp.	1987

OSMOTOL ★

- **Composition :** Résorcine, éphédrine.
- **Domaine :** ORL.
- **Activité :** Antiseptique local. Vasoconstricteur local.
- **Classe :** Stimulant alpha-adrénergique.

Indications : Traitement symptomatique local antalgique et antiseptique des otalgies des otites externes.

Contre-indications : Hypersensibilité à un constituant. Perforation du tympan.

Effets indésirables : Sensation de brûlure à l'application. Réactions allergiques locales.

Précautions d'emploi : Donne une réaction positive au contrôle antidopage.

☞ *Vendu sans ordonnance.*

- CHAUVIN

Forme	Dosage	N. d'unités	Prix	Prix/jour	Liste	Remb. S.S.	Comm.
Sol. auriculaire	–	10 ml	31,00*	–	0	0 %	1938

OSPEN ★★★

- **Composition :** Phénoxyméthylpénicilline.
- **Domaine :** Infectiologie.
- **Activité :** Antibiotique.
- **Classe :** Pénicilline sensible aux pénicillinases.

Indications : Infections aux germes suivants : streptocoques, pneumocoques, gonocoques, méningocoques, leptospires, Listeria, staphylocoques, Clostridium, tréponèmes sensibles. Infections respiratoires, ORL, stomatologiques, cutanées. Prophylaxie du rhumatisme articulaire aigu.

Contre-indications : Hypersensibilité aux pénicillines.

Effets indésirables : Manifestations allergiques : fièvre, urticaire, œdème de la face avec troubles respiratoires.

Précautions d'emploi : Rechercher dans les antécédents des réactions anormales à un traitement antérieur par une pénicilline. Prudence chez l'insuffisant rénal. Chez la femme enceinte ou allaitant, le produit passe dans l'organisme de l'enfant.

☞ *Sur prescription médicale.*

- SANDOZ

Forme	Dosage	N. d'unités	Prix	Prix/jour	Liste	Remb. S.S.	Comm.
Comprimé	1 000 000 U	12	24,50	4 à 8	1	65 %	1972

OSSOPAN ★★★

- **Composition :** Complexe osséine-hydroxyapatite.
- **Domaine :** Nutrition et métabolisme.
- **Activité :** Éléments minéraux.
- **Classe :** Calcium.

Indications : Traitement des carences et des déficits calciques. En période de croissance : rachitisme associé à la vitamine D. Grossesse, allaitement. Traitement de l'ostéoporose. Traitement de fond de la tétanie.

Contre-indications : Hypercalcémie, lithiase calcique. Calcifications tissulaires. Immobilisations prolongées.

Effets indésirables : Constipation, éructations, nausées. Hypercalcémie. Hypophosphatémie.

Précautions d'emploi : Dans les traitements prolongés, il est nécessaire de contrôler périodiquement la calciurie et la calcémie, particulièrement si un traitement par la vitamine D est associé. Prudence en cas d'insuffisance rénale.

Interactions : Prudence en cas d'association aux digitaliques. Si un traitement pa les diphosphonates est prévu, le faire à distance de la prise de calcium.

Surdosage : Entraîne soif, polyurie, vomissements, hypertension, constipation Chez l'enfant, peut entraîner un arrêt de croissance.

☞ *Vendu sans ordonnance.*

• ROBAPHARM

Forme	Dosage	N. d'unités	Prix	Prix/jour	Liste	Remb. S.S.	Comm.
Comprimé	0,6 g	30	24,60	1,6 à 3,2	0	35 %	1984

OSTÉINE C ★

- **Composition :** Vitamine C, os calciné.
- **Domaine :** Nutrition et métabolisme.
- **Activité :** Antiasthénique. Vitamine hydrosoluble.

Indications : Utilisé dans le traitement de l'asthénie fonctionnelle, en l'absence d'activité spécifique démontrée.

Contre-indications : Lithiase calcique.

Effets indésirables : Insomnie possible.

Précautions d'emploi : Prudence en ca d'insuffisance rénale. Traitement toujours de courte durée.

☞ *Vendu sans ordonnance.*

• ZAMBON FRANCE

Forme	Dosage	N. d'unités	Prix	Prix/jour	Liste	Remb. S.S.	Comm.
Sachet	150 mg	20	43,30*	–	0	0 %	1976
Sachet	500 mg	20	56,40*	–	0	0 %	1976
Sachet	500 mg	42	92,45*	–	0	0 %	1991

OSTÉO-CYNÉSINE ○

- **Composition :** Calcarea ostreica 3DH, Calcarea fluorica 3DH, Calcarea phosphorica 3DH, Sulfur iodatum 4DH aa.
- **Domaine :** Nutrition et métabolisme.
- **Activité :** Divers.

Indications : Décalcification, troubles de la croissance, consolidation des fractures Convalescence.

☞ *Vendu sans ordonnance.*

• BOIRON

Forme	Dosage	N. d'unités	Prix	Prix/jour	Liste	Remb. S.S.	Comm.
Comprimé	–	60	29,00*	2	0	0 %	–

OSTÉOFLUOR ★★

- **Composition :** Fluorure de sodium.
- **Domaine :** Rhumatologie.
- **Activité :** Traitement des ostéopathies. Stimulant ostéoblastique.
- **Classe :** Fluor.

Indications : Traitement curatif des ostéoporoses avec tassement vertébral.

Contre-indications : Ostéomalacie. Insuffisance rénale. Enfant en croissance.

Effets indésirables : Troubles digestifs : nausées, vomissements, diarrhée. Douleurs osseuses juxta-articulaires. Risque augmenté de fractures du col du fémur.

Précautions d'emploi : En cas de prescription conjointe de vitamine D, il est nécessaire de doser régulièrement la calcémie

Interactions : Ne pas prendre simultanément des pansements à base d'aluminium ou de magnésium.

Surdosage : Entraîne des troubles digestifs, puis des signes d'hypocalcémie imposant une hospitalisation. A long terme surcharge fluorée, avec troubles osseux et dentaires.

☞ *Vendu sans ordonnance.*

• MERCK-CLÉVENOT

Forme	Dosage	N. d'unités	Prix	Prix/jour	Liste	Remb. S.S.	Comm.
Comprimé	25 mg	60	42,20	1,4	0	65 %	1990

OSTÉOGEN ★

- **Composition :** Acides ribo et désoxyribonucléiques, vitamine B1 et ascorbate de calcium.
- **Domaine :** Rhumatologie.
- **Activité :** Traitement des ostéopathies.

Indications : Utilisé dans les ostéoporoses primitives ou secondaires.

Précautions d'emploi : Prendre le produit au milieu des repas.

☞ *Vendu sans ordonnance.*

- RICHARD

Forme	Dosage	N. d'unités	Prix	Prix/jour	Liste	Remb. S.S.	Comm.
Comprimé	–	40	32,50	2,5	0	0 %	1963

OSTRAM ★★★

- **Composition :** Phosphate tricalcique.
- **Domaine :** Nutrition et métabolisme.
- **Activité :** Éléments minéraux.
- **Classe :** Calcium.

Indications : Traitement des carences et des déficits calciques. En période de croissance : rachitisme associé à la vitamine D. Grossesse, allaitement. Traitement de l'ostéoporose. Traitement de fond de la tétanie.

Contre-indications : Hypercalcémie, lithiase calcique. Calcifications tissulaires. Immobilisations prolongées.

Effets indésirables : Constipation, éructations, nausées. Hypercalcémie. Hypophosphatémie.

Précautions d'emploi : Dans les traitements prolongés, il est nécessaire de contrôler périodiquement la calciurie et la calcémie, particulièrement si un traitement par la vitamine D est associé. Prudence en cas d'insuffisance rénale.

Interactions : Prudence en cas d'association aux digitaliques. Si un traitement par les diphosphonates est prévu, le faire à distance de la prise de calcium.

Surdosage : Entraîne soif, polyurie, vomissements, hypertension, constipation. Chez l'enfant, peut entraîner un arrêt de croissance.

☞ *Vendu sans ordonnance.*

- MERCK-CLÉVENOT

Forme	Dosage	N. d'unités	Prix	Prix/jour	Liste	Remb. S.S.	Comm.
Sachet	0,6 g	30	40,70	1,4 à 2,8	0	65 %	1984
Sachet	1,2 g	30	73,00	2,4	0	65 %	1984

OTIPAX ★

- **Composition :** Phénazone, lidocaïne.
- **Domaine :** ORL.
- **Activité :** Anesthésique local. Anti-inflammatoire local.

Indications : Traitement local antalgique des otites virales et des otites moyennes aiguës.

Contre-indications : Hypersensibilité à un constituant, en particulier aux anesthésiques locaux. Perforation du tympan.

Effets indésirables : Sensation de brûlure à l'application. Réactions allergiques locales.

Précautions d'emploi : Donne une réaction positive au contrôle antidopage.

☞ *Vendu sans ordonnance.*

- BIOCODEX

Forme	Dosage	N. d'unités	Prix	Prix/jour	Liste	Remb. S.S.	Comm.
Sol. auriculaire	–	15 ml	15,20	–	0	35 %	1986
Sol. fl. pressurisé	–	16 g	15,20	–	0	35 %	1979

OTOFA ★★

- **Composition :** Rifamycine.
- **Domaine :** ORL.
- **Activité :** Antibiotique local.
- **Classe :** Rifamycine.

Indications : Poussées aiguës d'otites chroniques.

Contre-indications : Hypersensibilité à un constituant.

Effets indésirables : Coloration brunâtre des tissus. Réactions allergiques locales.

☞ *Sur prescription médicale.*

• BOUCHARA

Forme	Dosage	N. d'unités	Prix	Prix/ jour	Liste	Remb. S.S.	Comm.
Sol. auriculaire	2,6 %	10 ml	23,70	–	1	35 %	1986

OTOLYSINE ★

- **Composition :** Acide caprylique, caprylate de triéthanolamine.
- **Domaine :** ORL.
- **Activité :** Cérumenolytique.
- **Classe :** Détergent.

Indications : Bouchon de cérumen simple ou épidermique.

Contre-indications : Hypersensibilité à un constituant. Perforation du tympan.

Effets indésirables : Sensation de brûlure à l'application. Réactions allergiques locales.

Précautions d'emploi : Application limitée à 30 minutes.

☞ *Vendu sans ordonnance.*

• CHAUVIN

Forme	Dosage	N. d'unités	Prix	Prix/ jour	Liste	Remb. S.S.	Comm.
Sol. auriculaire	–	10 ml	4,20	–	0	35 %	1962

OTOMIDE ★

- **Composition :** Sulfasuccinamide, amyléine.
- **Domaine :** ORL.
- **Activité :** Anesthésique local. Antibactérien local.
- **Classe :** Sulfamide.

Indications : Otites externes. Douleurs auriculaires accompagnant les infections rhino-pharyngées.

Contre-indications : Hypersensibilité à un constituant, en particulier aux sulfamides. Perforation du tympan.

Effets indésirables : Sensation de brûlure à l'application. Réactions allergiques locales.

☞ *Vendu sans ordonnance.*

• L'ARGUÉNON

Forme	Dosage	N. d'unités	Prix	Prix/ jour	Liste	Remb. S.S.	Comm.
Sol. auriculaire	–	20 ml	27,15*	–	0	0 %	1939

OTORALGYL

- **Composition :** Lidocaïne.
- **Domaine :** ORL.
- **Activité :** Anesthésique local.

Indications : Traitement symptomatique local de la douleur des otites moyennes, en complément du traitement étiologique.

Contre-indications : Hypersensibilité à un constituant, en particulier aux anesthésiques locaux. Perforation du tympan.

Effets indésirables : Sensation de brûlure à l'application. Réactions allergiques locales.

Précautions d'emploi : Donne une réaction positive au contrôle antidopage.

☞ *Vendu sans ordonnance.*

• MARTIN

Forme	Dosage	N. d'unités	Prix	Prix/ jour	Liste	Remb. S.S.	Comm.
Sol. auriculaire	1 %	15 ml	24,90*	–	0	0 %	1993

OTORALGYL SULFAMIDÉ

- **Composition :** Lidocaïne, sulfasuccinamide.
- **Domaine :** ORL.
- **Activité :** Anesthésique local. Antibactérien local.
- **Classe :** Sulfamide.

Indications : Traitement symptomatique local antalgique et antiseptique des otalgies des otites externes, des affections rhinopharyngées et des barotraumatismes.

Contre-indications : Hypersensibilité à un constituant, en particulier aux anesthésiques locaux et aux sulfamides. Perforation du tympan.

Effets indésirables : Sensation de brûlure à l'application. Réactions allergiques locales.

Précautions d'emploi : Donne une réaction positive au contrôle antidopage.

☞ *Vendu sans ordonnance.*

• MARTIN

Forme	Dosage	N. d'unités	Prix	Prix/ jour	Liste	Remb. S.S.	Comm.
Sol. auriculaire	–	15 ml	31,60*	–	0	0 %	1974

OTYLOL

- **Composition :** Procaïne, tétracaïne, phénol, éphédrine, essence de thym.
- **Domaine :** ORL.
- **Activité :** Anesthésique local. Antiseptique local. Vasoconstricteur local.
- **Classe :** Stimulant alpha-adrénergique.

Indications : Traitement symptomatique local antalgique et antiseptique des otalgies des otites externes, des affections rhinopharyngées et des barotraumatismes.

Contre-indications : Hypersensibilité à un constituant, en particulier aux anesthésiques locaux. Perforation du tympan.

Effets indésirables : Sensation de brûlure à l'application. Réactions allergiques locales.

Précautions d'emploi : Donne une réaction positive au contrôle antidopage.

☞ *Vendu sans ordonnance.*

• BRIDOUX

Forme	Dosage	N. d'unités	Prix	Prix/ jour	Liste	Remb. S.S.	Comm.
Sol. auriculaire	–	10 ml	10,60	–	0	35 %	1952

OVANON ★★★

- **Composition :** Ethinylestradiol et éthinylestradiol plus lynestrol.
- **Domaine :** Gynécologie.
- **Activité :** Contraceptif hormonal.
- **Classe :** Estroprogestatif. Minidosé. Séquentiel.

Indications : Contraception orale. Dysménorrhée.

Contre-indications : *Absolues* : maladies ou antécédents thrombo-emboliques. Maladies cardio-vasculaires. Hypertension artérielle. Atteintes cérébro-vasculaires. Tumeurs malignes du sein et de l'utérus. Maladies hépatiques. Hémorragies génitales d'origine non précisée. Grossesse. *Relatives* : diabète, hyperlipémie. Obésité. Tumeurs bénignes du sein et de l'utérus : fibrome. Galactorrhée. Prurit récidivant lors d'une grossesse. Allaitement.

Effets indésirables : *Bénins* : nausées, prise de poids, tension mammaire. Chloasma, acné, jambes lourdes. Saignements intermenstruels, aménorrhée. Modification de la libido. *Graves, devant faire interrompre le traitement* : hypertension artérielle, accidents cardio-vasculaires et thrombo-emboliques. Diabète. Maux de tête importants, vertiges, modification de la vision, convulsions. Galactorrhée. Adénome hépatique. Lithiase biliaire. Aménorrhée post-thérapeutique.

Précautions d'emploi : Avant traitement faire un examen clinique : poids, tension, seins, utérus, et des examens biologiques : frottis vaginal, glycémie, cholestérol, triglycérides. Administration séquentielle : 1 comprimé bleu pendant 7 jours, 1 comprimé blanc pendant 15 jours, enfin 7 jours d'arrêt.

Interactions : L'efficacité contraceptive est diminuée en cas d'association avec la rifampicine, les barbituriques et certains antiépileptiques.

☞ *Sur prescription médicale.*

• ORGANON

Forme	Dosage	N. d'unités	Prix	Prix/jour	Liste	Remb. S.S.	Comm.
Comprimé	–	22 x 1	29,15*	–	1	0 %	1969
Comprimé	–	22 x 3	83,15*	–	1	0 %	1969

OVESTIN ★★★

- **Composition :** Estriol.
- **Domaine :** Endocrinologie. Gynécologie.
- **Activité :** Estrogénique.
- **Classe :** Estrogène.

Indications : Correction des carences estrogéniques liées à la ménopause et des symptômes tels que bouffées de chaleur, atrophie vaginale, incontinence urinaire. Stérilité par insuffisance de la glaire cervicale.

Contre-indications : Grossesse. Tumeurs malignes du sein et de l'utérus, tumeurs hypophysaires. Atteinte hépatique sévère. Maladie cardiaque ou thrombo-embolique. Galactorrhée.

Effets indésirables : Accidents cardiovasculaires ou thrombo-emboliques. Maux de tête, migraine, vertiges. Troubles digestifs, irritabilité, dépression. Jambes lourdes, tension mammaire.

Précautions d'emploi : Une surveillance clinique de la femme traitée s'impose. Déconseillé chez la femme enceinte ou allaitant.

Interactions : Ne pas associer à la rifampicine, aux barbituriques ni à certains antiépileptiques.

☞ *Sur prescription médicale.*

• ORGANON

Forme	Dosage	N. d'unités	Prix	Prix/jour	Liste	Remb. S.S.	Comm.
Comprimé	0,25 mg	20	10,10	1 à 3	2	65 %	1966

OVULES SÉDO-HÉMOSTATIQUES

- **Composition :** Phénazone, chlorure de calcium.
- **Domaine :** Gynécologie.
- **Activité :** Antalgique. Hémostatique.

Indications : Pour faciliter l'examen gynécologique, lorsque celui-ci est difficile. Douleurs prémenstruelles. Petite chirurgie du col de l'utérus.

☞ *Vendu sans ordonnance.*

• GERDA

Forme	Dosage	N. d'unités	Prix	Prix/jour	Liste	Remb. S.S.	Comm.
Ovule	1,5 g	6	Libre	–	0	0 %	1951

OXADILÈNE ★★

- **Composition :** Papavérine, butalamine.
- **Domaine :** Cardio-vasculaire.
- **Activité :** Anti-ischémique. Vasodilatateur.
- **Classe :** Spasmolytique.

Indications : Déficit intellectuel pathologique du sujet âgé. Troubles neurosensoriels d'origine vasculaire : vertiges, bourdonnements d'oreille. Artérite des membres inférieurs.

Contre-indications : Hypertension intracrânienne.

Effets indésirables : Troubles digestifs. Somnolence. Bouffées de chaleur. Tachycardie.

Précautions d'emploi : Non conseillé chez la femme enceinte.

Interactions : Ne pas associer à la lévodopa.

Surdosage : Entraîne des troubles du rythme cardiaque.

☞ *Sur prescription médicale.*

• EVANS MÉDICAL

Forme	Dosage	N. d'unités	Prix	Prix/jour	Liste	Remb. S.S.	Comm.
Gélule	100 mg	30	44,20	3 à 4,5	1	35 %	1978

OXOVINCA ★★

- **Composition :** Vincamine.
- **Domaine :** Cardio-vasculaire.
- **Activité :** Anti-ischémique.
- **Classe :** Vincamine et dérivés.

Indications : Déficit intellectuel pathologique du sujet âgé.

Contre-indications : Tumeur cérébrale. Hypertension intracrânienne.

Précautions d'emploi : Prudence en cas de troubles du rythme cardiaque. Corriger avant traitement toute hypokaliémie.

Interactions : Ne pas associer aux anti-arythmiques pouvant entraîner des torsades de pointe : amiodarone, bépridil, quinidine, sotalol, ni avec la lidoflazine. Éviter l'association avec des médicaments hypokaliémiants : diurétiques, corticoïdes, laxatifs stimulants.

☞ *Sur prescription médicale.*

• SCHERING

Forme	Dosage	N. d'unités	Prix	Prix/jour	Liste	Remb. S.S.	Comm.
Comprimé	20 mg	60	30,30	1,3 à 2	2	35 %	1984

OXYBOLDINE

- **Composition :** Boldine, sulfate de sodium, phosphate monosodique, carbonate monosodique.
- **Domaine :** Hépatologie.
- **Activité :** Cholérétique. Cholagogue. Antiacide. Laxatif osmotique.
- **Classe :** Sel alcalin.

Indications : Traitement symptomatique des troubles dyspeptiques.

Contre-indications : Obstruction des voies biliaires. Insuffisance hépatique grave.

Précautions d'emploi : Chez le sujet suivant un régime sans sel, tenir compte du fait que chaque comprimé contient l'équivalent de 1,25 g de sel.

☞ *Vendu sans ordonnance.*

• C. P. F.

Forme	Dosage	N. d'unités	Prix	Prix/jour	Liste	Remb. S.S.	Comm.
Comprimé eff.	–	36	17,80*	–	0	0 %	1945

OXYCARDIN ★★★

- **Composition :** Isosorbide mononitrate.
- **Domaine :** Cardio-vasculaire.
- **Activité :** Antiangoreux. Vasodilatateur.
- **Classe :** Dérivé nitré.

Indications : Prévention de la crise d'angine de poitrine. Insuffisance cardiaque sévère du ventricule gauche.

Effets indésirables : Maux de tête, hypotension avec vertiges et parfois syncope. Bouffées de chaleur. Troubles digestifs.

Précautions d'emploi : Prudence chez le sujet âgé ou présentant une hypotension. Éviter la prise d'alcool qui accroît les effets secondaires.

Interactions : Les vasodilatateurs et les antihypertenseurs majorent l'hypotension.

Surdosage : Entraîne une vasodilatation généralisée et des modifications de l'hémoglobine entraînant une coloration bleue de la peau (méthémoglobinémie).

☞ *Sur prescription médicale.*

• SCHWARZ PHARMA

Forme	Dosage	N. d'unités	Prix	Prix/jour	Liste	Remb. S.S.	Comm.
Comprimé	20 mg	60	34,80	1,2 à 1,7	2	65 %	1991

OXYDE MERCURIQUE JAUNE ★

- **Composition :** Oxyde de mercure.
- **Domaine :** Ophtalmologie
- **Activité :** Antiseptique local.

Indications : Blépharites, conjonctivites, orgelets.

Contre-indications : Intolérance aux dérivés mercuriels.

☞ *Vendu sans ordonnance.*

- CHAUVIN

Forme	Dosage	N. d'unités	Prix	Prix/jour	Liste	Remb. S.S.	Comm.
Pomm. ophtalm.	1 %	5 g	31,65*	–	0	0 %	1880

OXYPÉROL

- **Composition :** Oxyde de zinc, eau de chaux, baume du Pérou, huile d'amande douce.
- **Domaine :** Dermatologie.
- **Activité :** Topique protecteur.

Indications : Proposé dans le traitement symptomatique des dermites irritatives : brûlures superficielles, crevasses, gerçures, engelures, érythème fessier du nourrisson.

Contre-indications : Hypersensibilité aux constituants. Lésion surinfectée.

Effets indésirables : Eczéma de contact.

☞ *Vendu sans ordonnance.*

- LEMOINE

Forme	Dosage	N. d'unités	Prix	Prix/jour	Liste	Remb. S.S.	Comm.
Crème	–	50 g	17,80	–	0	35 %	1973

OXYPLASTINE ★★

- **Composition :** Oxyde de zinc, huile de ricin.
- **Domaine :** Dermatologie.
- **Activité :** Topique protecteur.

Indications : Protection des téguments.

Contre-indications : Hypersensibilité aux constituants. Lésion surinfectée.

Effets indésirables : Eczéma de contact.

☞ *Vendu sans ordonnance.*

- PARKE-DAVIS

Forme	Dosage	N. d'unités	Prix	Prix/jour	Liste	Remb. S.S.	Comm.
Pommade	48 %	65 g	11,40	–	0	35 %	1936
Pommade	48 %	135 g	14,00	–	0	35 %	1936

OXYSEPT ★

- **Composition :** Peroxyde d'hydrogène (Oxysept 1 décontamination). Catalase (Oxysept 2 neutralisation).
- **Domaine :** Ophtalmologie.
- **Activité :** Solution de contactologie.

Indications : Décontamination, neutralisation et trempage des lentilles souples hydrophiles et des lentilles rigides perméables à l'oxygène.

Contre-indications : Ne pas instiller dans l'œil.

Précautions d'emploi : Après la décontamination toujours opérer la neutralisation et bien rincer la lentille avant de la reposer sur l'œil.

☞ *Vendu sans ordonnance.*

- ALLERGAN

Forme	Dosage	N. d'unités	Prix	Prix/jour	Liste	Remb. S.S.	Comm.
Oxysept 1	–	235 ml	49,80*	–	0	0 %	–
Oxysept 1	–	360 ml	–	–	0	0 %	–
Oxysept 2	–	24 compr.	67,80*	–	0	0 %	–
Oxysept 2	–	36 compr.	–	–	0	0 %	–
Combopack 235	–	1 + 2	112,30*	–	0	0 %	–
Combopack 360	–	1 + 2	135,00*	–	0	0 %	–

OXY-THYMOLINE ★

- **Composition :** Borate de sodium, thymol, phénol, chloral, ratanhia.
- **Domaine :** ORL. Stomatologie.
- **Activité :** Antiseptique local.

Indications : Traitement local d'appoint antibactérien et antalgique des affections de la muqueuse buccale et de l'oropharynx.

Contre-indications : Enfant de moins de 30 mois. Sensibilisation préalable au produit, en particulier aux anesthésiques locaux.

Précautions d'emploi : Traitement de courte durée.

Interactions : Ne pas associer à d'autres antiseptiques. Traitement de courte durée.

☞ *Vendu sans ordonnance.*

• MEYER

Forme	Dosage	N. d'unités	Prix	Prix/jour	Liste	Remb. S.S.	Comm.
Fl. pressurisé	–	30 ml	29,60*	–	0	0 %	1961
Sol. locale	–	90 ml	14,60	–	0	35 %	1919

OXYTHYOL

- **Composition :** Amidon, oxyde de zinc, ichtyolammonium, vaseline, lanoline.
- **Domaine :** Dermatologie.
- **Activité :** Topique protecteur. Réducteur.

Indications : Dermites sèches. Dermites périulcéreuses.

Contre-indications : Hypersensibilité aux constituants. Lésion surinfectée.

Effets indésirables : Eczéma de contact.

☞ *Vendu sans ordonnance.*

• PARKE-DAVIS

Forme	Dosage	N. d'unités	Prix	Prix/jour	Liste	Remb. S.S.	Comm.
Pâte	–	180 g	20,60	–	0	35 %	1947

OZOTHINE

- **Composition :** *Solution injectable, suppositoires* : produits oxydés de l'essence de térébenthine. *Sirop* : codéthyline, benzoate de sodium, produits oxydés de l'essence de térébenthine.
- **Domaine :** Pneumologie.
- **Activité :** Antiseptique pulmonaire. Antitussif.
- **Classe :** Opium et dérivés.

Indications : Affection des voies respiratoires ou des voies aériennes supérieures. Prévention des complications pulmonaires postopératoires. *Sirop* : traitement symptomatique des toux non productives.

Contre-indications : *Sirop* : enfant de moins de 5 ans. Asthme, insuffisance respiratoire.

Effets indésirables : *Sirop* : constipation, somnolence, nausées, vomissements, dépression respiratoire. L'augmentation des doses et la prolongation de l'administration peuvent conduire à la dépendance et à la toxicomanie.

Précautions d'emploi : *Sirop* : ne pas prendre d'alcool pendant le traitement. Prudence chez le sujet âgé. Déconseillé chez la femme enceinte ou allaitant. Le traitement doit être de courte durée. Donne une réaction positive au contrôle antidopage.

Interactions : *Sirop* : l'activité et les effets secondaires peuvent être augmentés par les autres dépresseurs du système nerveux central.

☞ *Vendu sans ordonnance.*

• S. C. A. T.

Forme	Dosage	N. d'unités	Prix	Prix/ jour	Liste	Remb. S.S.	Comm.
Amp. inj. adulte	–	6	17,20	–	0	35 %	1949
Amp. inj. enfant	–	8	17,90	–	0	35 %	1949
Supp. adulte	–	10	15,20	–	0	35 %	1949
Supp. enfant	–	10	15,80	–	0	35 %	1949
Supp. nourris.	–	10	15,50	–	0	35 %	1949
Sirop	–	125 ml	15,90	–	0	35 %	1949

OZOTHINE À LA DIPROPHYLLINE ★

- **Composition :** Diprophylline, produits oxydés de l'essence de térébenthine.
- **Domaine :** Pneumologie.
- **Activité :** Bronchodilatateur.
- **Classe :** Théophylline et dérivés.

Indications : Proposé dans le traitement de la dyspnée des broncho-pneumopathies chroniques. Proposé dans le traitement de la crise d'asthme.

Contre-indications : Enfant de moins de 5 ans.

Effets indésirables : Nausées, vomissements, douleur épigastrique. Maux de tête, excitation, insomnie. Tachycardie.

Précautions d'emploi : Prudence en cas d'insuffisance coronarienne ou cardiaqu d'ulcère gastro-duodénal, d'hyperthyroïdie

Interactions : Ne pas associer ave l'énoxacine, l'érythromycine, la viloxazin L'action de la théophylline est augmenté par association avec la cimétidine, la cipro floxacine, la méxilétine, la ticlopidin L'action de la théophylline est diminuée pa association avec la rifampicine et certain antiépileptiques.

Surdosage : Entraîne vomissements, agitation, confusion. Tachycardie, hypoten sion, fibrillation ventriculaire, arrêt cardia que. L'hospitalisation s'impose.

☞ *Vendu sans ordonnance.*

• S. C. A. T.

Forme	Dosage	N. d'unités	Prix	Prix/jour	Liste	Remb. S.S.	Comm.
Comprimé	150 mg	50	18,80	–	0	35 %	1964
Supp. adulte	350 mg	10	15,50	–	0	35 %	1955
Supp. enf.	150 mg	10	10,20	–	0	35 %	1955
Amp. inj.	250 mg	6	11,80	–	0	35 %	1955

P-Q

PABASUN ★★

- **Composition :** Acide para-aminobenzoïque.
- **Domaine :** Dermatologie.
- **Activité :** Photoprotecteur général.

Indications : Prévention et traitemen des photodermatoses solaires idiopathiques

Contre-indications : Hypersensibilité a produit.

Effets indésirables : Dermites allergiques, urticaire.

Précautions d'emploi : Le traitement commencera 15 jours avant l'exposition au soleil et sera poursuivi jusqu'à la fin de celle-ci. N'empêche pas les coups de soleil.

☞ *Vendu sans ordonnance.*

• GALLIER

Forme	Dosage	N. d'unités	Prix	Prix/jour	Liste	Remb. S.S.	Comm.
Comprimé	500 mg	60	97,40*	–	0	0 %	1987

PACHAUT DRAGÉES

- **Composition :** Belladone, cascara, agar agar, carbonate monosodique, réglisse, silicate de magnésie.
- **Domaine :** Gastro-entérologie.
- **Activité :** Laxatif stimulant.
- **Classe :** Anthraquinonique. Salin.

Indications : Traitement symptomatique de la constipation associé aux mesures hygiéno-diététiques.

Contre-indications : Constipation récente inexpliquée, persistante, n'ayant pas fait l'objet d'examens médicaux. Colopathies organiques inflammatoires. Syndrome occlusif. Douleurs abdominales. Enfant de moins de 12 ans. Glaucome. Troubles urétro-prostatiques.

Effets indésirables : Sensation de ballonnement abdominal. Diarrhée. Douleurs abdominales. Mélanose recto-colique. Hypokaliémie. Maladie des laxatifs. Insuffisance rénale. Sécheresse de la bouche, troubles de la vision, troubles urinaires.

Précautions d'emploi : Pas d'utilisation prolongée. Non conseillé chez la femme allaitant. Prudence chez le sujet âgé ou alité.

Interactions : Ne pas associer aux diurétiques hypokaliémiants, aux anti-inflammatoires corticoïdes. Ne pas associer à certains antiarythmisants : sotalol, quinidine, amiodarone. Prudence en cas d'association avec les digitaliques, les dérivés de la vincamine.

Surdosage : Entraîne une diarrhée et des troubles hydroélectrolytiques graves.

☞ *Vendu sans ordonnance. Présente des dangers en cas d'utilisation prolongée.*

• RICHELET

Forme	Dosage	N. d'unités	Prix	Prix/jour	Liste	Remb. S.S.	Comm.
Dragée	–	30	28,40*	–	0	0 %	–

PADÉRYL ★★

- **Composition :** Codéine, papavérine, cinnamavérine, belladone, jusquiame, gui.
- **Domaine :** Pneumologie.
- **Activité :** Antitussif.
- **Classe :** Opium et dérivés.

Indications : Proposé dans le traitement symptomatique des toux non productives.

Contre-indications : Asthme, insuffisance respiratoire. Enfant de moins de 15 ans.

Effets indésirables : Constipation, somnolence, nausées, vomissements, dépression respiratoire. L'augmentation des doses et la prolongation de l'administration peuvent conduire à la dépendance et à la toxicomanie.

Précautions d'emploi : Ne pas prendre d'alcool pendant le traitement. Prudence chez le sujet âgé. Déconseillé chez la femme enceinte ou allaitant. Le traitement doit être de courte durée. Donne une réaction positive au contrôle antidopage.

Interactions : L'activité et les effets secondaires peuvent être augmentés par les autres dépresseurs du système nerveux central.

Surdosage : Entraîne une somnolence avec dépression des centres respiratoires imposant l'hospitalisation.

☞ *Vendu sans ordonnance.*

• GERDA

Forme	Dosage	N. d'unités	Prix	Prix/jour	Liste	Remb. S.S.	Comm.
Sirop	–	150 ml	23,80	7 à 9,5	0	35 %	1942
Comprimé	–	20	17,20	2 à 4	0	35 %	1942

PAIN RAMET ACIDE ★

- **Composition :** Sulfate de cuivre, sulfate de zinc, camphre, essence de romarin.
- **Domaine :** Dermatologie.
- **Activité :** Antiseptique local.

Indications : Adjuvant au traitement de l'acné, des eczémas aigus et subaigus, des prurits anaux ou vulvaires, des parakératoses.

Contre-indications : Hypersensibilité à un constituant. Enfant de moins de 30 mois. Ne pas appliquer sur les muqueuses.

Effets indésirables : Possibilité d'irritation de contact.

Précautions d'emploi : Ne pas utiliser plusieurs antiseptiques simultanément.

☞ *Vendu sans ordonnance.*

- CS LABORATOIRES

Forme	Dosage	N. d'unités	Prix	Prix/jour	Liste	Remb. S.S.	Comm.
Pain dermatologique	–	100 g	Libre	–	0	0 %	1948

PALACOS R GENTAMICINE ★★

- **Composition :** Sulfate de gentamicine, méthacrylate de méthyl-acrylate de méthyle, péroxyde de benzoyle, dioxyde de zirconium.
- **Domaine :** Chirurgie.
- **Activité :** Ciment pour usage chirurgical.

Indications : Ciment destiné à la fixation des prothèses sur l'os au cours des interventions où l'on redoute une infection.

Contre-indications : Allergie aux aminosides. Myasthénie.

Effets indésirables : Réactions allergiques. Insuffisance rénale.

Précautions d'emploi : Non conseillé chez la femme enceinte.

Interactions : Ne pas associer à la céphaloridine, aux polymyxines, à la toxine botulinique ou à un autre aminoside. Grande prudence en cas d'association avec la céfalotine, les diurétiques, la cyclosporine, le cisplatine.

☞ *Usage hospitalier.*

- SCHERING-PLOUGH

Forme	Dosage	N. d'unités	Prix	Prix/jour	Liste	Remb. S.S.	Comm.
Sachet	250 mg	2	Hôp.	–	0	Hôp.	1982
Sachet	500 mg	2	Hôp.	–	0	Hôp.	1982

PALFIUM ★★★

- **Composition :** Dextromoramide.
- **Domaine :** Algologie.
- **Activité :** Antalgique central.
- **Classe :** Morphine et morphinomimétiques.

Indications : Douleurs chroniques intenses ou rebelles aux autres antalgiques.

Contre-indications : Insuffisance respiratoire. Insuffisance hépatique ou rénale sévère. Intoxication alcoolique.

Effets indésirables : Nausées, vomissements, constipation, somnolence, dépression respiratoire. Ce produit peut entraîner une dépendance physique et psychique même après des traitements courts. Syndrome de sevrage à l'arrêt du traitement : malaises, agitation, douleurs des membres, crampes abdominales, etc.

Précautions d'emploi : Prudence en fin de grossesse et chez le sujet âgé. Prudence chez les patients recevant des produits dépresseurs du système nerveux : antidépresseurs, anxiolytiques, sédatifs, etc. Risque de dépendance physique et psychique.

Interactions : La prise d'alcool est contre-indiquée. Potentialise tous les dépresseurs du système nerveux : avec les antitussifs détermine de la somnolence. Avec les antidépresseurs de type IMAO a entraîné des accidents graves.

Surdosage : Dépression aiguë des centres respiratoires avec hypotension puis coma imposant l'hospitalisation.

☞ *Vendu sur ordonnance.*

- SYNTHÉLABO

Forme	Dosage	N. d'unités	Prix	Prix/jour	Liste	Remb. S.S.	Comm.
Comprimé	6,9 mg	7	26,60	4 à 12	Stup.	65 %	1995
Amp. inj.	6,9 mg	7	26,80	4 à 30	Stup.	65 %	1958

PALIURIL ✤

- **Composition :** Rhamnus paliurus.
- **Domaine :** Uro-néphrologie.
- **Activité :** Favorise la diurèse aqueuse.

Indications : Utilisé pour le traitement des azotémies légères.

☞ *Vendu sans ordonnance.*

- RICHELET

Forme	Dosage	N. d'unités	Prix	Prix/jour	Liste	Remb. S.S.	Comm.
Sol. buvable	25 g	30 ml	10,90	–	0	65 %	1950

PALMI GLOBULES ✤

- **Composition :** Boldo, buchu, busserole, combretum, gentiane, méthénamine, salol.
- **Domaine :** Hépatologie.
- **Activité :** Cholérétique. Cholagogue.

Indications : Traitement symptomatique des troubles dyspeptiques.

Contre-indications : Obstruction des voies biliaires. Insuffisance hépatique grave.

☞ *Vendu sans ordonnance.*

- MÉDECINE VÉGÉTALE

Forme	Dosage	N. d'unités	Prix	Prix/jour	Liste	Remb. S.S.	Comm.
Comprimé	–	40	44,30	6	0	0 %	1913

PALPIPAX ★

- **Composition :** Méprobamate, valériane.
- **Domaine :** Cardio-vasculaire.
- **Activité :** Sédatif cardiaque.

Indications : Palpitations, extrasystoles, angoisses.

Contre-indications : Insuffisance respiratoire.

Effets indésirables : Somnolence diurne. Troubles digestifs. Réactions allergiques diverses.

Précautions d'emploi : La prise d'alcool est formellement déconseillée. Contre-indiqué chez la femme enceinte ou allaitant.

Interactions : Majore l'effet de tous les dépresseurs du système nerveux central : antidépresseurs, hypnotiques, analgésiques, neuroleptiques, etc.

Surdosage : Entraîne somnolence puis coma avec dépression respiratoire imposant l'hospitalisation.

☞ *Sur presciption médicale.*

- BOUCHARD

Forme	Dosage	N. d'unités	Prix	Prix/jour	Liste	Remb. S.S.	Comm.
Comprimé	100 mg	40	13,90	1 à 1,5	1	65 %	1967

PALUDRINE ★★★

- **Composition :** Proguanil.
- **Domaine :** Parasitologie.
- **Activité :** Antipaludéen.
- **Classe :** Divers.

Indications : Prévention du paludisme seul ou en association avec un autre antipaludéen.

Effets indésirables : Troubles gastriques. Éruptions cutanées. Aphtes ou stomatite.

Précautions d'emploi : Autorisé chez la femme enceinte ou allaitant. Prudence en cas d'insuffisance rénale.

Surdosage : Entraîne douleurs épigastriques, vomissements.

☞ *Vendu sans ordonnance.*

- ZENECA

Forme	Dosage	N. d'unités	Prix	Prix/jour	Liste	Remb. S.S.	Comm.
Comprimé	100 mg	56	58,40	2	0	0 %	1990

PANADOL ★★★

- **Composition :** Paracétamol.
- **Domaine :** Algologie.
- **Activité :** Antalgique périphérique.
- **Classe :** Paracétamol et dérivés.

Indications : Traitement symptomatique des affections douloureuses ou fébriles.

Contre-indications : Hypersensibilité au paracétamol. Insuffisance hépatique sévère.

Effets indésirables : Éruptions cutanées : urticaire, érythèmes. Exceptionnellement, diminution des plaquettes sanguines.

Précautions d'emploi : Peut être utilisé chez la femme enceinte ou allaitant. Chez le sujet suivant un régime sans sel, tenir compte du fait que chaque comprimé effervescent apporte l'équivalent de 2,5 g de sel.

Interactions : Peut fausser les dosages du glucose et de l'acide urique dans le sang.

Surdosage : A une dose supérieure à 10 g chez l'adulte, le paracétamol peut entraîner une nécrose du foie. L'hospitalisation s'impose d'urgence.

☞ *Vendu sans ordonnance.*

- STERLING MIDY

Forme	Dosage	N. d'unités	Prix	Prix/jour	Liste	Remb. S.S.	Comm.
Comprimé	500 mg	12	27,55*	–	0	0 %	1993

PANADOL CODÉINE ★★

- **Composition :** Paracétamol, codéine.
- **Domaine :** Algologie.
- **Activité :** Antalgique périphérique. Antalgique central.
- **Classe :** Paracétamol et dérivés, avec codéine.

Indications : Traitement symptomatique des affections douloureuses ou fébriles de l'adulte ne répondant pas aux antalgiques banals.

Contre-indications : Hypersensibilité au paracétamol. Insuffisance hépatique sévère. Hypersensibilité à la codéine. Insuffisance respiratoire.

Effets indésirables : Éruptions cutanées : urticaire, érythèmes. Exceptionnellement diminution des plaquettes sanguines. Du fait de la codéine, somnolence, constipation, spasme bronchique, dépression respiratoire. Donne une réaction positive au contrôle antidopage.

Précautions d'emploi : Déconseillé chez la femme enceinte ou allaitant. L'absorption d'alcool est déconseillée. Risque de somnolence. Chez le sujet suivant un régime sans sel, tenir compte du fait que chaque comprimé effervescent apporte l'équivalent de 3 g de sel.

Interactions : Peut fausser les dosages du glucose et de l'acide urique dans le sang.

Surdosage : Le paracétamol peut entraîner une nécrose du foie, la codéine, une dépression aiguë des centres respiratoires. L'hospitalisation s'impose d'urgence.

☞ *Vendu sans ordonnance.*

- STERLING MIDY

Forme	Dosage	N. d'unités	Prix	Prix/jour	Liste	Remb. S.S.	Comm.
Comprimé	P 500 mg C 6 mg	12	31,00*	–	0	0 %	1987

PANCRÉAL KIRCHNER

- **Composition :** Pancréatine de porc.
- **Domaine :** Gastro-entérologie.
- **Activité :** Enzyme digestive.
- **Classe :** Enzyme pancréatique.

Indications : Utilisé dans le traitement des digestions difficiles.

Contre-indications : Hypersensibilité aux protéines de porc.

☞ *Vendu sans ordonnance.*

- IDERNE

Forme	Dosage	N. d'unités	Prix	Prix/jour	Liste	Remb. S.S.	Comm.
Comprimé	150 mg	50	21,20	2,5 à 5	0	35 %	1934

PANCRÉLASE ★★

- **Composition :** Pancréas de porc, pancréatine de porc.
- **Domaine :** Gastro-entérologie.
- **Activité :** Enzyme digestive.
- **Classe :** Enzyme pancréatique.

Indications : Digestion difficile en particulier pour les féculents. Insuffisance pancréatique exocrine.

Contre-indications : Hypersensibilité aux protéines de porc.

☞ *Vendu sans ordonnance.*

- BYK FRANCE

Forme	Dosage	N. d'unités	Prix	Prix/jour	Liste	Remb. S.S.	Comm.
Comprimé	–	60	18,20	2	0	35 %	1961
Comprimé	–	150	31,20	1,2	0	35 %	1961

PANFUREX ★★

- **Composition :** Nifuroxazide.
- **Domaine :** Gastro-entérologie.
- **Activité :** Anti-infectieux intestinal.
- **Classe :** Nitrofurane.

Indications : Diarrhées aiguës d'origine infectieuse.

Contre-indications : Hypersensibilité aux nitrofuranes. Nouveau-né.

Effets indésirables : Réactions allergiques.

Précautions d'emploi : Ne pas oublier l'importance de la réhydratation, surtout chez l'enfant. Non conseillé chez la femme enceinte. Traitement de durée limitée.

☞ *Sur prescription médicale.*

- BOUCHARA

Forme	Dosage	N. d'unités	Prix	Prix/jour	Liste	Remb. S.S.	Comm.
Gélule	200 mg	28	26,20	3,7	2	35 %	1987
Susp. buv.	44 mg/ml	90 ml	24,60	4	2	35 %	1989

PANNOGEL ★★

- **Composition :** Péroxyde de benzoyle.
- **Domaine :** Dermatologie.
- **Activité :** Antiacnéique local.

Indications : Acné vulgaire.

Contre-indications : Hypersensibilité au composant.

Effets indésirables : Photosensibilisation. Irritation locale.

Précautions d'emploi : Pas de lavages trop fréquents. Ne pas utiliser de solutions alcoolisées. Éviter le contact avec les muqueuses. Ne pas s'exposer au soleil. En cas de coup de soleil interrompre le traitement.

☞ *Sur prescription médicale.*

- SCHERING

Forme	Dosage	N. d'unités	Prix	Prix/jour	Liste	Remb. S.S.	Comm.
Gel	5 %	30 g	35,35*	–	2	0 %	1983
Gel	10 %	30 g	37,00*	–	2	0 %	1983

PANOTILE ★★★

- **Composition :** Fludrocortisone, polymyxine, néomycine, lidocaïne.
- **Domaine :** ORL.
- **Activité :** Anti-inflammatoire local. Antibiotique local. Anesthésique local.
- **Classe :** Anti-inflammatoire stéroïdien. Aminoside. Polymyxine.

Indications : Otites moyennes aiguës incisées. Otites externes.

Contre-indications : Hypersensibilité à un constituant. Perforation du tympan.

Effets indésirables : Risque de toxicité auditive en cas de perforation tympanique. Sensation de brûlure à l'application. Réactions allergiques locales.

Précautions d'emploi : Donne une réaction positive au contrôle antidopage.

☞ *Sur prescription médicale.*

- ZAMBON FRANCE

Forme	Dosage	N. d'unités	Prix	Prix/jour	Liste	Remb. S.S.	Comm.
Sol. auriculaire	–	8 ml	16,30	–	1	35 %	1977

PANOXYL ★★

- **Composition :** Péroxyde de benzoyle.
- **Domaine :** Dermatologie.
- **Activité :** Antiacnéique local.

Indications : Acné vulgaire.

Contre-indications : Hypersensibilité au composant.

Effets indésirables : Photosensibilisation. Irritation locale.

Précautions d'emploi : Pas de lavages trop fréquents. Ne pas utiliser de solutions alcoolisées. Éviter le contact avec les muqueuses. Ne pas s'exposer au soleil. En cas de coup de soleil, interrompre le traitement.

☞ *Sur prescription médicale.*

- STIEFEL

Forme	Dosage	N. d'unités	Prix	Prix/jour	Liste	Remb. S.S.	Comm.
Pain dermat.	10 %	100 g	44,60*	–	2	0 %	1990
Gel	5 %	40 g	20,40	–	2	65 %	1982
Gel	10 %	40 g	20,40	–	2	65 %	1982

PANSORAL

- **Composition :** Salicylate de choline, chlorure de cétalkonium.
- **Domaine :** Stomatologie.
- **Activité :** Antiseptique local. Antalgique.
- **Classe :** Ammonium quaternaire.

Indications : Douleurs des états inflammatoires et ulcéreux de la muqueuse buccale : aphtes, ulcérations sur prothèse.

Contre-indications : Hypersensibilité aux salicylates.

☞ *Vendu sans ordonnance.*

- INAVA

Forme	Dosage	N. d'unités	Prix	Prix/jour	Liste	Remb. S.S.	Comm.
Gel buccal	–	12 g	25,00*	–	0	0 %	1982

PANSPORINE ★★★

- **Composition :** Céfotiam.
- **Domaine :** Infectiologie.
- **Activité :** Antibiotique.
- **Classe :** Céphalosporine de troisième génération.

Indications : Infections aux germes suivants : staphylocoques, streptocoques, pneumocoques, colibacille, Klebsiella, Proteus, salmonelles, shigelles, Haemophilus, gonocoques, méningocoques, Clostridium. Infections à manifestations broncho-pulmonaires, ORL : angines, sinusites, otites.

Contre-indications : Allergie aux céphalosporines. Allergie à la lidocaïne.

Effets indésirables : Réactions allergiques : urticaire, fièvre, choc. Troubles digestifs : nausées, vomissements, diarrhée, colite. Candidoses. Éosinophilie. Hépatites. Insuffisance rénale.

Précautions d'emploi : Prudence en cas d'insuffisance rénale. Non conseillé chez la femme enceinte ou allaitant. Peut donner une réaction positive lors de la recherche de glucose dans les urines.

☞ *Sur prescription médicale. Usage hospitalier.*

- TAKEDA

Forme	Dosage	N. d'unités	Prix	Prix/jour	Liste	Remb. S.S.	Comm.
Flacon inj. IM	1 g	20	Hôp.	–	1	Hôp.	1983
Flacon inj. IV	1 g	20	Hôp.	–	1	Hôp.	1983

PANTESTONE ★★★

- **Composition :** Testostérone undécanoate.
- **Domaine :** Endocrinologie. Andrologie.
- **Activité :** Androgénique.
- **Classe :** Androgène.

Indications : Hypogonadisme masculin par déficit testiculaire ou hypophysaire.

Contre-indications : Cancer prostatique, adénome prostatique, cancer du sein masculin. Insuffisance hépatique rénale ou cardiaque sévère. Enfant.

Effets indésirables : Chez l'homme : irritabilité, prise de poids, acné, séborrhée.

Précautions d'emploi : Donne une réaction positive au contrôle antidopage. Chez l'homme, l'état de la prostate et des seins doit être surveillé. Déconseillé chez la femme enceinte ou allaitant.

☞ *Sur prescription médicale.*

- ORGANON

Forme	Dosage	N. d'unités	Prix	Prix/jour	Liste	Remb. S.S.	Comm.
Capsule	40 mg	60	110,90	2 à 7	2	65 %	1988

PAPAÏNE TROUETTE PERRET

- **Composition :** Suc de papaye.
- **Domaine :** Gastro-entérologie.
- **Activité :** Enzyme digestive.
- **Classe :** Enzyme végétale.

Indications : Digestion difficile.

Contre-indications : Enfant de moins de 15 ans du fait de la présence d'alcool.

☞ *Vendu sans ordonnance.*

- DB PHARMA

Forme	Dosage	N. d'unités	Prix	Prix/jour	Liste	Remb. S.S.	Comm.
Elixir	–	200 ml	28,75*	–	0	0 %	1943
Sirop	–	200 ml	23,30*	–	0	0 %	1974

PAPS

- **Composition :** Soufre, undécylénate de zinc, gallate de bismuth, menthol, camphre, acide salicylique, oxyde de zinc, acide borique, labiées.
- **Domaine :** Dermatologie.
- **Activité :** Antiseptique local. Antifongique local. Antiprurigineux.

Indications : Dermatoses microbiennes ou mycosiques : intertrigo, eczéma sec, prurit, « bourbouille » des pays chauds.

Contre-indications : Hypersensibilité aux constituants.

Effets indésirables : Eczéma allergique de contact ou intolérance générale.

Précautions d'emploi : Ne pas appliquer sur les muqueuses. Ne pas utiliser plusieurs produits simultanément.

☞ *Vendu sans ordonnance.*

- RICHARD

Forme	Dosage	N. d'unités	Prix	Prix/jour	Liste	Remb. S.S.	Comm.
Poudre	–	100 g	12,20	–	0	65 %	1964

PARABOLAN ★★★

- **Composition :** Trenbolone.
- **Domaine :** Endocrinologie.
- **Activité :** Anabolisant.
- **Classe :** Androgène.

Indications : États de dénutrition du sujet âgé. Brûlures étendues, escarres. Ostéoporose du sujet âgé.

Contre-indications : Enfant. Femme jeune. Cancer de la prostate et adénome prostatique. Insuffisance hépatique.

Effets indésirables : Acné, séborrhée. Hirsutisme, chute des cheveux. Troubles des règles, aménorrhée. Ictère, hépatite.

Précautions d'emploi : Donne une réaction positive au contrôle antidopage. Déconseillé chez la femme enceinte ou allaitant.

Interactions : Potentialisation possible des antidiabétiques oraux et des anticoagulants oraux.

☞ *Sur prescription médicale.*

- NEGMA

Forme	Dosage	N. d'unités	Prix	Prix/jour	Liste	Remb. S.S.	Comm.
Amp. inj.	75 mg	1	32,40*	–	2	0 %	1980

PARAGERM A. K. ★★★

- **Composition :** Essences balsamiques et divers antiseptiques.
- **Domaine :** Parasitologie.
- **Activité :** Antiparasitaire externe.
- **Classe :** Acaricide.

Indications : Complément indispensable au traitement des allergies respiratoires aux acariens de la poussière de maison : asthme, rhinites, toux spasmodiques. Conjonctivites allergiques à la poussière. Prurigos, urticaires chroniques liés aux acariens.

Contre-indications : Le sujet allergique ne participera pas à la pulvérisation.

Effets indésirables : Non toxique pour l'homme et les animaux à sang chaud.

Précautions d'emploi : L'opération de désinfection est à renouveler tous les 2-3 mois. Suivre la notice explicative.

☞ *Vendu sans ordonnance.*

• PROMEDICA

Forme	Dosage	N. d'unités	Prix	Prix/jour	Liste	Remb. S.S.	Comm.
Spray	–	325 ml	190,00*	–	0	0 %	–

PARAGRIPPE ❍

- **Composition :** Arnica 4CH, Belladonna 4CH, Eupatorium perfoliatum, Gelsemium 4CH, Sulfur 5CH aa.
- **Domaine :** Infectiologie.
- **Activité :** Divers.

Indications : Traitement des états grippaux débutants ou déclarés. Frissons, courbatures, fièvre, maux de tête.

☞ *Vendu sans ordonnance.*

• BOIRON

Forme	Dosage	N. d'unités	Prix	Prix/jour	Liste	Remb. S.S.	Comm.
Comprimé	–	60	31,00*	6	0	0 %	–
Globule	–	3 doses	31,00*	30	0	0 %	–
Globule	–	9 doses	62,00*	20	0	0 %	–

PARALYOC ★★★

- **Composition :** Paracétamol.
- **Domaine :** Algologie.
- **Activité :** Antalgique périphérique.
- **Classe :** Paracétamol et dérivés.

Indications : Traitement symptomatique des affections douloureuses ou fébriles.

Contre-indications : Hypersensibilité au paracétamol. Insuffisance hépatique sévère.

Effets indésirables : Éruptions cutanées : urticaire, érythèmes. Exceptionnellement, diminution des plaquettes sanguines.

Précautions d'emploi : Peut être utilisé chez la femme enceinte ou allaitant. Pour l'enfant d'âge supérieur à 3 ans, la dose doit être adaptée à l'âge.

Interactions : Peut fausser les dosages du glucose et de l'acide urique dans le sang.

Surdosage : A une dose supérieure à 10 g chez l'adulte, le paracétamol peut entraîner une nécrose du foie. L'hospitalisation s'impose d'urgence.

☞ *Vendu sans ordonnance.*

• FARMALYOC

Forme	Dosage	N. d'unités	Prix	Prix/jour	Liste	Remb. S.S.	Comm.
Comprimé	50 mg	10	8,60	3 à 7	0	65 %	1989
Comprimé	125 mg	10	9,50	2 à 6	0	65 %	1989
Comprimé	250 mg	10	10,60	1 à 6	0	65 %	1989
Comprimé	500 mg	16	16,50	1 à 6	0	65 %	1988

PARAMINAN ★★

- **Composition :** Acide para-aminobenzoïque.
- **Domaine :** Dermatologie.
- **Activité :** Photoprotecteur général. Antidyschromique.

Indications : Dyschromies : vitiligo, canitie. Dermatoses prurigineuses. Prévention et traitement des photodermatoses solaires idiopathiques.

Contre-indications : Hypersensibilité au produit.

Effets indésirables : Dermites allergiques, urticaire.

Précautions d'emploi : Le traitement commencera 15 jours avant l'exposition au soleil et sera poursuivi jusqu'à la fin de celle-ci. N'empêche pas les coups de soleil.

☞ *Vendu sans ordonnance.*

• GALLIER

Forme	Dosage	N. d'unités	Prix	Prix/jour	Liste	Remb. S.S.	Comm.
Comprimé	500	120	126,60*	–	0	0 %	1977

PARANICO

- **Composition :** Ascorbate de quinine, thiamine, nicotinamide.
- **Domaine :** Toxicologie.
- **Activité :** Désintoxication tabagique.
- **Classe :** Vitamine hydrosoluble.

Indications : Proposé dans le traitement de la dépendance à la nicotine, lors du sevrage tabagique.

Contre-indications : Hypersensibilité à la quinine. Troubles de la conduction cardiaque. Grossesse et allaitement.

Effets indésirables : Anémie hémolytique, thrombopénie.

☞ *Vendu sans ordonnance.*

• ÉLERTÉ

Forme	Dosage	N. d'unités	Prix	Prix/jour	Liste	Remb. S.S.	Comm.
Comprimé	–	100	69,20*	5,6	0	0 %	1959

PARAPLATINE ★★★

- **Composition :** Carboplatine.
- **Domaine :** Cancérologie.
- **Activité :** Antinéoplasique. Cytostatique.
- **Classe :** Alkylant. Dérivés du platine.

Indications : Cancer de l'ovaire. Cancer du poumon à petites cellules. Cancers épidermoïdes des voies aéro-digestives supérieures.

Contre-indications : Allergie au platine. Grossesse et allaitement. Insuffisance rénale. Troubles hématologiques.

Effets indésirables : Troubles sanguins retardés, particulièrement chez le sujet âgé : anémie, leucopénie, thrombopénie. Toxicité rénale moindre qu'avec le cisplatine mais imposant une surveillance de la fonction rénale. Troubles digestifs : nausées, vomissements. Toxicité auditive et neuropathies périphériques. Réactions allergiques. Troubles fonctionnels hépatiques.

Précautions d'emploi : Nécessité d'une surveillance régulière de la formule sanguine afin de guider les administrations ultérieures. Déconseillé chez la femme enceinte ou allaitant.

Interactions : Prudence en cas d'insuffisance rénale.

☞ *Sur prescription médicale. Usage hospitalier.*

• BRISTOL-MYERS SQUIBB

Forme	Dosage	N. d'unités	Prix	Prix/jour	Liste	Remb. S.S.	Comm.
Flacon inj.	50 mg	1 x 5 ml	Hôp.	–	1	Hôp.	1989
Flacon inj.	150 mg	1 x 15 ml	Hôp.	–	1	Hôp.	1989
Flacon inj.	450 mg	1 x 45 ml	Hôp.	–	1	Hôp.	1989

PARA PLUS ★★

- **Composition :** Dépalléthrine, butoxyde de pipéronyle, malathion.
- **Domaine :** Parasitologie.
- **Activité :** Antiparasitaire externe.
- **Classe :** Pyréthrine.

Indications : Traitement des poux et des lentes du cuir chevelu.

Contre-indications : Allergie à l'un des constituants.

Effets indésirables : Sensation de brûlure des yeux ou des muqueuses.

Précautions d'emploi : Éviter tout contact avec les yeux ou la bouche. Pulvériser le produit et imprégner les cheveux. Laisser agir pendant 10 minutes, puis laver soigneusement et peigner.

☞ *Vendu sans ordonnance.*

• S. C. A. T.

Forme	Dosage	N. d'unités	Prix	Prix/jour	Liste	Remb. S.S.	Comm.
Solution	–	90 g	56,40*	–	0	0 %	1991

PARAPSYLLIUM ★★★

- **Composition :** Psyllium, paraffine liquide, gélatine, terre siliceuse, acide sorbique.
- **Domaine :** Gastro-entérologie.
- **Activité :** Laxatif de lest.
- **Classe :** Mucilage.

Indications : Traitement symptomatique de la constipation associé aux mesures hygiéno-diététiques.

Contre-indications : Constipation récente inexpliquée, persistante, n'ayant pas fait l'objet d'examens médicaux. Syndrome occlusif ou subocclusif. Fécalome.

Effets indésirables : Sensation de ballonnement abdominal. Flatulences.

Précautions d'emploi : Pas d'utilisation prolongée. Prudence chez le sujet grabataire ou porteur d'un mégacôlon.

Interactions : Entraîne une réduction de l'absorption des vitamines liposolubles : vitamines A, D, E, K. Peut modifier l'action des anticoagulants oraux.

☞ *Vendu sans ordonnance.*

• PHARMYGIÈNE

Forme	Dosage	N. d'unités	Prix	Prix/jour	Liste	Remb. S.S.	Comm.
Poudre	–	100 g	23,00	1 à 2	0	35 %	–

PARASIDOSE ★

- **Composition :** Bioalléthrine, pipéronyl-butoxide.
- **Domaine :** Parasitologie.
- **Activité :** Antiparasitaire externe.
- **Classe :** Pyréthrine.

Indications : Traitement des poux et des lentes du cuir chevelu.

Contre-indications : Allergie à l'un des constituants.

Effets indésirables : Sensation de brûlure des yeux ou des muqueuses.

Précautions d'emploi : Éviter tout contact avec les yeux ou la bouche. Avec la lotion, pulvériser le produit et imprégner les cheveux. Laisser agir pendant 30 minutes puis laver soigneusement et peigner. Avec le shampooing faire une première application, laisser agir 3 minutes, rincer et faire une seconde application dans les mêmes conditions.

☞ *Vendu sans ordonnance.*

• GILBERT

Forme	Dosage	N. d'unités	Prix	Prix/jour	Liste	Remb. S.S.	Comm.
Shampooing	–	200 ml	42,00	–	0	0 %	1988
Lotion	–	125 ml	48,00	–	0	0 %	1988

PARA SPÉCIAL POUX ★

- **Composition :** Dépalléthrine, butoxyde de pipéronyle.
- **Domaine :** Parasitologie.
- **Activité :** Antiparasitaire externe.
- **Classe :** Pyréthrine.

Indications : Traitement des poux et des lentes du cuir chevelu.

Contre-indications : Allergie à l'un des constituants.

Effets indésirables : Sensation de brûlure des yeux ou des muqueuses.

Précautions d'emploi : Éviter tout contact avec les yeux ou la bouche. Avec le shampooing faire une première application puis rincer ; répéter l'opération et laisse agir pendant 5 minutes dans les mêmes conditions. Avec la lotion, pulvériser tous les cheveux, laisser agir pendant 30 minutes ; faire ensuite un shampooing doux.

☞ *Vendu sans ordonnance.*

• S. C. A. T.

Forme	Dosage	N. d'unités	Prix	Prix/jour	Liste	Remb. S.S.	Comm.
Shampooing	–	125 ml	45,00*	–	0	0 %	1990
Lotion	–	90 g	48,50*	–	0	0 %	1977

PARÉGORIQUE LAFRAN ★★★

• **Composition :** Opium, acide benzoïque, anis, camphre.
• **Domaine :** Gastro-entérologie.
• **Activité :** Antidiarrhéique.
• **Classe :** Ralentisseur du transit.

Indications : Traitement symptomatique des diarrhées aiguës ou chroniques.

Contre-indications : Nourrisson. Rectocolite ulcéro-hémorragique.

Effets indésirables : Constipation. Somnolence.

Précautions d'emploi : Risque d'emploi abusif dans le cadre d'une toxicomanie aux opiacés. Donne une réaction positive au contrôle antidopage. Prudence en cas d'insuffisance respiratoire.

Surdosage : Entraîne une constipation avec état subocclusif, des troubles de la conscience, des convulsions, une dépression respiratoire, puis un coma imposant l'hospitalisation.

☞ *Sur prescription médicale.*

• LAFRAN

Forme	Dosage	N. d'unités	Prix	Prix/jour	Liste	Remb. S.S.	Comm.
Comprimé	5 mg	20	8,00	04 à 1,6	2	35 %	1922

PARFÉNAC ★★

• **Composition :** Buféxamac.
• **Domaine :** Dermatologie.
• **Activité :** Anti-inflammatoire. Antiprurigineux local.
• **Classe :** Anti-inflammatoire non stéroïdien.

Indications : Traitement symptomatique du prurit des manifestations inflammatoires cutanées.

Contre-indications : Hypersensibilité au produit. Dermatoses infectées.

Effets indésirables : Risque de sensibilisation cutanée.

☞ *Vendu sans ordonnance.*

• LEDERLE

Forme	Dosage	N. d'unités	Prix	Prix/jour	Liste	Remb. S.S.	Comm.
Crème	5 %	30 g	21,50	–	0	35 %	1974
Crème	5 %	45 g	38,50*	–	0	0 %	1983

PARGINE ★★

• **Composition :** Aspartate d'arginine.
• **Domaine :** Nutrition et métabolisme.
• **Activité :** Antiasthénique.
• **Classe :** Acides aminés.

Indications : Utilisé comme stimulant de la croissance de l'enfant dans les retards staturaux.

Précautions d'emploi : Un retard de croissance doit faire l'objet d'une consultation médicale. Traitement toujours de courte durée.

☞ *Vendu sans ordonnance.*

• SARGET

Forme	Dosage	N. d'unités	Prix	Prix/jour	Liste	Remb. S.S.	Comm.
Amp. buvable	5 g	20	116,80*	12	0	0 %	–

PARIÉTROPE ★

- **Composition :** Benzquercine.
- **Domaine :** Cardio-vasculaire.
- **Activité :** Veinotonique. Vasculoprotecteur.

Indications : Signes fonctionnels de l'insuffisance veino-lymphatique : jambes lourdes, œdèmes, crampes. Troubles fonctionnels de la fragilité capillaire : ecchymoses, purpura, saignements. Signes fonctionnels de la crise hémorroïdaire.

☞ *Vendu sans ordonnance.*

• BIOSÉDRA

Forme	Dosage	N. d'unités	Prix	Prix/jour	Liste	Remb. S.S.	Comm.
Gélule	–	50	30,00	–	0	35 %	–

PARKINASE LP ★★★

- **Composition :** Trihexyphénidyle.
- **Domaine :** Neuropsychiatrie.
- **Activité :** Antiparkinsonien.
- **Classe :** Anticholinergique.

Indications : Maladie de Parkinson. Rigidité au cours des traitements par neuroleptiques.

Contre-indications : Adénomes de la prostate. Glaucome. Cardiopathies décompensées.

Effets indésirables : Sécheresse de la bouche, troubles de la vision, troubles urinaires.

Précautions d'emploi : Prudence chez les patients présentant des maladies obstructives intestinales ou urinaires. Ne pas interrompre le traitement brutalement. Déconseillé chez la femme enceinte ou allaitant.

Interactions : Avec les autres anticholinergiques : antidépresseurs imipraminiques, antihistaminiques H1, certains neuroleptiques.

Surdosage : Sécheresse de la bouche, troubles visuels, accélération cardiaque, agitation, dépression respiratoire imposant l'hospitalisation.

☞ *Sur prescription médicale.*

• LEDERLE

Forme	Dosage	N. d'unités	Prix	Prix/jour	Liste	Remb. S.S.	Comm.
Gélules	2 mg	50	10,30	0,4 à 2	1	65 %	1976
Gélules	5 mg	20	11,20	0,4 à 2	1	65 %	1976

PARKIPAN

- **Composition :** *Solution* : bleu de trypan. *Pommade* : bleu de trypan, amyléine, oxyde de titane.
- **Domaine :** Dermatologie.
- **Activité :** Antiseptique local. Antiviral local. Anesthésique local.

Indications : Proposé comme antiseptique et anesthésique dans varicelle, zona, herpès.

Contre-indications : Hypersensibilité à un constituant, et en particulier aux anesthésiques locaux.

Effets indésirables : Possibilité d'irritation de contact.

Précautions d'emploi : Ne pas utiliser plusieurs antiseptiques simultanément.

☞ *Vendu sans ordonnance.*

• L'ARGUÉNON

Forme	Dosage	N. d'unités	Prix	Prix/jour	Liste	Remb. S.S.	Comm.
Pommade	–	20 g	41,20*	–	0	0 %	1945
Solution	1 %	20 ml	37,20*	–	0	0 %	1945

PARLAX ★★★

- **Composition :** Paraffine liquide.
- **Domaine :** Gastro-entérologie.
- **Activité :** Laxatif lubrifiant.
- **Classe :** Paraffine.

Indications : Traitement symptomatique de la constipation associé aux mesures hygiéno-diététiques.

Contre-indications : Constipation récente inexpliquée, persistante, n'ayant pas fait l'objet d'examens médicaux.

Effets indésirables : Suintement anal, irritation périnéale.

Précautions d'emploi : Pas d'utilisation prolongée.

Interactions : Entraîne une réduction de l'absorption des vitamines liposolubles : vitamines A, D, E, K. Peut modifier l'action des anticoagulants oraux.

☞ *Vendu sans ordonnance.*

• SOEKAMI LEFRANCQ

Forme	Dosage	N. d'unités	Prix	Prix/jour	Liste	Remb. S.S.	Comm.
Huile buv.	–	500 ml	40,90*	–	0	0 %	1920

PARLAX COMPOSÉ ★★

- **Composition :** Paraffine liquide, huile d'olive, passiflore.
- **Domaine :** Gastro-entérologie.
- **Activité :** Laxatif lubrifiant.
- **Classe :** Paraffine. Cholagogue.

Indications : Traitement symptomatique de la constipation associé aux mesures hygiéno-diététiques.

Contre-indications : Constipation récente inexpliquée, persistante, n'ayant pas fait l'objet d'examens médicaux. Syndrome occlusif.

Effets indésirables : Suintement anal, irritation périnéale.

Précautions d'emploi : Pas d'utilisation prolongée.

Interactions : Entraîne une réduction de l'absorption des vitamines liposolubles : vitamines A, D, E, K. Peut modifier l'action des anticoagulants oraux.

☞ *Vendu sans ordonnance.*

• SOEKAMI LEFRANCQ

Forme	Dosage	N. d'unités	Prix	Prix/jour	Liste	Remb. S.S.	Comm.
Sol. buv.	–	500 ml	44,80*	–	0	0 %	1955

PARLODEL ★★★

- **Composition :** Bromocriptine.
- **Domaine :** Neuropsychiatrie. Endocrinologie.
- **Activité :** Antiparkinsonien. Inhibiteur de la prolactine.
- **Classe :** Agoniste dopaminergique. Alcaloïde de l'ergot de seigle.

Indications : Maladie de Parkinson seul ou en association avec la l-dopa. Hyperprolactinémie entraînant troubles des règles, stérilité, galactorrhée. Prolactinome.

Contre-indications : Hypersensibilité aux alcaloïdes de l'ergot de seigle. Hypertension artérielle.

Effets indésirables : Troubles digestifs, hypotension orthostatique. Troubles psychiques avec confusion.

Précautions d'emploi : Administrer au cours des repas. Les doses seront augmentées progressivement et réparties dans la journée.

Interactions : Avec certains antibiotiques du groupe des macrolides.

Surdosage : Entraîne des troubles digestifs.

☞ *Sur prescription médicale.*

• SANDOZ

Forme	Dosage	N. d'unités	Prix	Prix/jour	Liste	Remb. S.S.	Comm.
Comprimé	2,5 mg	30	64,20	4 à 12	1	65 %	1978
Gélules	5 mg	30	96,50	4 à 12	1	65 %	1992
Gélules	10 mg	30	166,10	5 à 22	1	65 %	1983

PARLODEL 2,5 mg (LACTATION) ★★★

- **Composition :** Bromocriptine.
- **Domaine :** Gynécologie.
- **Activité :** Inhibition de la lactation.
- **Classe :** Agoniste dopaminergique. Inhibiteur de la prolactine.

Indications : Prévention ou inhibition de la lactation physiologique immédiatement après l'accouchement ou plus tardivement (sevrage).

Contre-indications : Hypersensibilité à la bromocriptine. Hypertension.

Effets indésirables : Troubles digestifs :

nausées, vomissements. Troubles psychiques : confusion, excitation. Maux de tête, troubles de la vigilance, sécheresse de la bouche, constipation.

Précautions d'emploi : Prudence en cas d'hypertension artérielle, d'angine de poitrine ou de troubles psychiques.

Interactions : Ne pas associer avec des antibiotiques de la famille des macrolides ni avec d'autres dérivés de l'ergot de seigle.

Surdosage : Entraîne des troubles digestifs, des vertiges et une hypertension orthostatique.

☞ *Sur prescription médicale.*

• SANDOZ

Forme	Dosage	N. d'unités	Prix	Prix/jour	Liste	Remb. S.S.	Comm.
Comprimé	2,5 mg	20	45,90	–	1	65 %	1992

PARTENELLE

- **Composition :** Tanacetum parthenium.
- **Domaine :** Neuropsychiatrie.
- **Activité :** Antimigraineux.

Indications : Utilisé dans la prévention de la crise migraineuse.

☞ *Vendu sans ordonnance.*

• ARKOPHARMA

Forme	Dosage	N. d'unités	Prix	Prix/jour	Liste	Remb. S.S.	Comm.
Gélule	200 mg	50	42,00*	2,5	0	0 %	–

PASSÉDYL

- **Composition :** Drosera, Grindelia, benzoate de sodium, bromure de potassium, sulfogaïacol, terpine, fleur d'oranger, tolu, polygala.
- **Domaine :** Pneumologie.
- **Activité :** Fluidifiant bronchique.
- **Classe :** Terpène.

Indications : Proposé dans le traitement symptomatique des affections broncho-pulmonaires.

Effets indésirables : Troubles digestifs : nausées, vomissements.

Interactions : Ne pas associer aux antitussifs ni aux asséchants bronchiques de type anticholinergique.

☞ *Vendu sans ordonnance.*

• FOURNIER

Forme	Dosage	N. d'unités	Prix	Prix/jour	Liste	Remb. S.S.	Comm.
Sirop	–	125 ml	27,10*	–	0	0 %	1977

PASSIFLORA GHL ❍

- **Composition :** Passiflora incarnata 1DH, Avena sativa 1DH, Belladonna 3DH, Secale cornutum 4DH, Valeriana 1DH.
- **Domaine :** Neuropsychiatrie.
- **Activité :** Divers.

Indications : Insomnie.

☞ *Vendu sans ordonnance.*

• LEHNING

Forme	Dosage	N. d'unités	Prix	Prix/jour	Liste	Remb. S.S.	Comm.
Sol. buvable	–	30 ml	28,00*	4	0	0 %	–

PASSIFLORINE ★

- **Composition :** Passiflore, aubépine.
- **Domaine :** Cardio-vasculaire.
- **Activité :** Sédatif cardiaque.

Indications : Palpitations, extrasystoles, angoisses. États neurotoniques. Troubles légers du sommeil.

☞ *Vendu sans ordonnance.*

• PARKE-DAVIS

Forme	Dosage	N. d'unités	Prix	Prix/jour	Liste	Remb. S.S.	Comm.
Sol. buv.	–	125 ml	11,70	0,5 à 2	0	65 %	1920

PASSINÉVRYL ✤

- **Composition :** Passiflore, saule, aubépine, valériane.
- **Domaine :** Neuropsychiatrie.
- **Activité :** Divers.

Indications : Utilisé dans le traitement des états neurotoniques. Troubles mineurs du sommeil.

☞ *Vendu sans ordonnance.*

- THÉRA FRANCE

Forme	Dosage	N. d'unités	Prix	Prix/jour	Liste	Remb. S.S.	Comm.
Comprimé	–	40	33,00*	5	0	0 %	1957

PASTABA

- **Composition :** Hydroxyde de magnésium, benzoate de sodium, chlorate de potassium, protéinate d'argent, lupulin.
- **Domaine :** Toxicologie.
- **Activité :** Désintoxication tabagique.
- **Classe :** Sels d'argent.

Indications : Proposé dans le traitement de la dépendance à la nicotine, lors du sevrage tabagique.

Contre-indications : Hypersensibilité aux sels d'argent. Grossesse et allaitement.

Effets indésirables : Risque d'argyrisme, avec coloration grisâtre de la peau et des muqueuses en cas de traitement dépassant 3 mois.

Précautions d'emploi : Traitement de courte durée.

☞ *Vendu sans ordonnance.*

- MONAL

Forme	Dosage	N. d'unités	Prix	Prix/jour	Liste	Remb. S.S.	Comm.
Comprimé	–	90	57,00*	11	0	0 %	1952

PAST AIL ✤

- **Composition :** Ail, extrait sec (comprimé) et extrait huileux (capsule).
- **Domaine :** Cardio-vasculaire.
- **Activité :** Divers.

Indications : Utilisé comme traitement symptomatique des troubles de la circulation et de la fragilité capillaire.

☞ *Vendu sans ordonnance.*

- MÉDECINE VÉGÉTALE

Forme	Dosage	N. d'unités	Prix	Prix/jour	Liste	Remb. S.S.	Comm.
Compr. + capsule	433 mg	30	49,40	5	0	0 %	1956

PASTILLE SALMON

- **Composition :** Opium, eucalyptus, goudron de Norvège, menthol, menthe.
- **Domaine :** Pneumologie.
- **Activité :** Antitussif. Antiseptique respiratoire.
- **Classe :** Opium et dérivés.

Indications : Utilisé dans le traitement des toux non productives au cours des états grippaux.

Contre-indications : Asthme, insuffisance respiratoire. Enfant de moins de 3 ans.

Effets indésirables : Constipation, somnolence, nausées, vomissements, dépression respiratoire. L'augmentation des doses et la prolongation de l'administration peuvent conduire à la dépendance et à la toxicomanie.

Précautions d'emploi : Ne pas prendre d'alcool pendant le traitement. Prudence chez le sujet âgé. Déconseillé chez la femme enceinte ou allaitant. Le traitement doit être de courte durée. Donne une réaction positive au contrôle antidopage.

Interactions : L'activité et les effets secondaires peuvent être augmentés par association à d'autres dépresseurs du système nerveux central.

Surdosage : Entraîne une somnolence avec possible dépression des centres respiratoires et convulsions imposant l'hospitalisation.

☞ *Vendu sans ordonnance.*

• C. P. F.

Forme	Dosage	N. d'unités	Prix	Prix/jour	Liste	Remb. S.S.	Comm.
Pastille	1,6 mg	65 g	Libre	–	0	0 %	–

PASTILLES JESSEL

- **Composition :** Rétinol, ergocalciférol ou vitamine D2, fer, sulfate de berbérine, sulfate de strychnine.
- **Domaine :** Nutrition et métabolisme.
- **Activité :** Vitamines liposolubles.
- **Classe :** Vitamine D. Vitamine A.

Indications : Rachitisme. Troubles de la croissance. Dénutrition.

Contre-indications : Hypersensibilité à la vitamine D. Hypercalcémie, hypercalciurie, lithiase calcique.

Effets indésirables : L'apparition d'un effet secondaire doit faire craindre un surdosage.

Précautions d'emploi : Lors des traitements prolongés, il est nécessaire de doser la calcémie et la calciurie. Donne une réaction positive au contrôle antidopage.

☞ *Vendu sans ordonnance.*

• JESSEL-VÉGÉBOM

Forme	Dosage	N. d'unités	Prix	Prix/jour	Liste	Remb. S.S.	Comm.
Pastille	–	60	22,60	1,5	0	0 %	1932

PASTILLES MBC

- **Composition :** Menthol, borate de sodium, chlorhydrate de procaïne, chlorhydrate d'amyléine, chlorate de potassium, essence de menthe.
- **Domaine :** ORL. Stomatologie.
- **Activité :** Anesthésique local. Antiseptique local.

Indications : Traitement local d'appoint antibactérien et antalgique des affections de la muqueuse buccale et de l'oropharynx.

Contre-indications : Enfant de moins de 6 ans. Sensibilisation préalable au produit en particulier aux anesthésiques locaux.

Effets indésirables : Possibilité d'éruptions cutanées allergiques.

Précautions d'emploi : Traitement de courte durée. Donne une réaction positive au contrôle antidopage.

Interactions : Ne pas associer à d'autres antiseptiques.

☞ *Vendu sans ordonnance.*

• MONAL

Forme	Dosage	N. d'unités	Prix	Prix/jour	Liste	Remb. S.S.	Comm.
Pastille	–	60	33,00*	–	0	0 %	1949

PASTILLES MONLÉON

- **Composition :** Bleu de méthylène, baume de tolu, Drosera, aconit, hamamélis, ipéca.
- **Domaine :** ORL.
- **Activité :** Antiseptique local. Antitussif. Expectorant.

Indications : Utilisé en prévention et pour le traitement des affections bucco-pharyngées, toux, trachéites, enrouement.

Contre-indications : Enfant de moins de 3 ans.

Précautions d'emploi : Traitement de courte durée.

☞ *Vendu sans ordonnance.*

• TOULADE

Forme	Dosage	N. d'unités	Prix	Prix/jour	Liste	Remb. S.S.	Comm.
Pastille	–	55	22,00*	3,3 à 9,8	0	0 %	1950

PÂTE À L'EAU ROCHE-POSAY ★★

- **Composition :** Oxyde de zinc, oxyde de titane, talc, borate de sodium, silicate d'aluminium, acide silicique, glycérol.
- **Domaine :** Dermatologie.
- **Activité :** Topique protecteur.

Indications : Traitement d'appoint des dermites irritatives et des eczémas.

Contre-indications : Hypersensibilité aux constituants. Enfant de moins de 30 mois.

Effets indésirables : Chez l'enfant, l'acide borique peut entraîner des accidents graves.

Précautions d'emploi : Éviter l'application sur des lésions étendues.

☞ *Vendu sans ordonnance.*

• ROCHE-POSAY

Forme	Dosage	N. d'unités	Prix	Prix/jour	Liste	Remb. S.S.	Comm.
Pâte	–	125 g	27,20*	–	0	0 %	1937

PATENTEX ★

- **Composition :** Nonoxynol 9.
- **Domaine :** Gynécologie.
- **Activité :** Contraceptif local.
- **Classe :** Spermicide.

Indications : Contraception locale lorsqu'il existe une contre-indication temporaire ou définitive à une contraception orale ou par stérilet : après un accouchement ou un avortement, dans la périménopause, ou lorsqu'une contraception épisodique est désirée. Adjuvant lors de l'emploi d'un diaphragme.

Contre-indications : Ne pas prescrire à un sujet ne pouvant comprendre ni appliquer correctement le produit. En cas de traitement vaginal par une autre substance, attendre la fin de ce traitement avant de prescrire le produit.

Effets indésirables : Sensation de brûlure possible.

Précautions d'emploi : Mettre le produit avant chaque rapport, la protection intervient immédiatement après la pose. Interrompre le traitement en cas de lésion génitale. Interdire les injections vaginales avant la mise en place et après les rapports.

Interactions : Inactivation par tout médicament administré par voie vaginale.

☞ *Vendu sans ordonnance.*

• CCD

Forme	Dosage	N. d'unités	Prix	Prix/jour	Liste	Remb. S.S.	Comm.
Ovule	75 mg	12	54,50*	–	0	0 %	1985

PÂTES À LA MANDARINE ❍

- **Composition :** Aconitum TM, Bryonia TM, Drosera TM, Ipeca TM.
- **Domaine :** Pneumologie.
- **Activité :** Divers.

Indications : Adjuvant au traitement de la toux.

☞ *Vendu sans ordonnance.*

• BOIRON

Forme	Dosage	N. d'unités	Prix	Prix/jour	Liste	Remb. S.S.	Comm.
Pâte pectorale	–	60 g	29,00*	–	0	0 %	–

PÂTES À LA RÉGLISSE ❍

- **Composition :** Aconitum 3DH, Bryonia 3DH, Drosera 3DH, Ipeca 3DH, suc de réglisse.
- **Domaine :** Pneumologie.
- **Activité :** Divers.

Indications : Adjuvant au traitement de la toux et des enrouements.

☞ *Vendu sans ordonnance.*

• BOIRON

Forme	Dosage	N. d'unités	Prix	Prix/jour	Liste	Remb. S.S.	Comm.
Pâte pectorale	–	70 g	29,00*	–	0	0 %	–

PÂTES BAUDRY ❍

- **Composition :** Aconitum napellus 1DH, Belladonna 1DH, Drosera 1DH, Bryonia dioica 1DH, Coccus cacti 1DH, Ipeca 1DH.
- **Domaine :** Pneumologie.
- **Activité :** Divers.

Indications : Adjuvant au traitement de la toux.

☞ *Vendu sans ordonnance.*

- BOIRON

Forme	Dosage	N. d'unités	Prix	Prix/ jour	Liste	Remb. S.S.	Comm.
Pâte pectorale	–	70 g	29,00*	–	0	0 %	–

PÂTES DES VOSGES CAZÉ

- **Composition :** Terpine, menthol, aconit, Drosera.
- **Domaine :** Pneumologie.
- **Activité :** Fluidifiant bronchique. Expectorant.

Indications : Traitement des troubles de la sécrétion bronchique au cours des affections des voies respiratoires : bronchites aiguës ou chroniques, trachéo-bronchites.

Contre-indications : Enfant de moins de 30 mois.

Précautions d'emploi : Non conseillé chez la femme enceinte ou allaitant.

Interactions : Ne pas associer aux antitussifs ni aux asséchants bronchiques de type anticholinergique.

☞ *Vendu sans ordonnance.*

- SMITHKLINE BEECHAM

Forme	Dosage	N. d'unités	Prix	Prix/jour	Liste	Remb. S.S.	Comm.
Pâte à sucer	–	60	Libre	–	0	0 %	–

PÂTES PECTORALES OBERLIN ★

- **Composition :** Codéine, baume de tolu, laurier-cerise.
- **Domaine :** Pneumologie.
- **Activité :** Antitussif.
- **Classe :** Opium et dérivés.

Indications : Utilisé dans le traitement symptomatique des toux non productives.

Contre-indications : Asthme, insuffisance respiratoire. Enfant de moins de 3 ans.

Effets indésirables : Constipation, somnolence, nausées, vomissements, dépression respiratoire. L'augmentation des doses et la prolongation de l'administration peuvent conduire à la dépendance et à la toxicomanie.

Précautions d'emploi : Ne pas prendre d'alcool pendant le traitement. Prudence chez le sujet âgé. Déconseillé chez la femme enceinte ou allaitant. Le traitement doit être de courte durée. Donne une réaction positive au contrôle antidopage.

Interactions : L'activité et les effets secondaires peuvent être augmentés par les autres dépresseurs du système nerveux central.

Surdosage : Entraîne une somnolence avec dépression des centres respiratoires imposant l'hospitalisation.

☞ *Vendu sans ordonnance.*

- OBERLIN

Forme	Dosage	N. d'unités	Prix	Prix/jour	Liste	Remb. S.S.	Comm.
Pâte à sucer	1,5 mg	30	32,10*	–	0	0 %	1983

PÂTES RÉGLISSE AU SAMBUCUS ❍

- **Composition :** Sambucus TM, suc de réglisse.
- **Domaine :** Pneumologie.
- **Activité :** Divers.

Indications : Adjuvant au traitement de la toux et des laryngites.

☞ *Vendu sans ordonnance.*

- BOIRON

Forme	Dosage	N. d'unités	Prix	Prix/ jour	Liste	Remb. S.S.	Comm.
Pâte pectorale	–	70 g	29,00*	–	0	0 %	–

PÂTE SUISSE

- **Composition :** Bouillon blanc, belladone, coquelicot, pavot (5 % de morphine), magnésium, benzoate de sodium, menthol.
- **Domaine :** Pneumologie.
- **Activité :** Antitussif. Antiseptique respiratoire.
- **Classe :** Opium et dérivés.

Indications : Utilisé dans le traitement des toux non productives au cours des états grippaux.

Contre-indications : Asthme, insuffisance respiratoire. Enfant de moins de 3 ans.

Effets indésirables : Constipation, somnolence, nausées, vomissements, dépression respiratoire. L'augmentation des doses et la prolongation de l'administration peuvent conduire à la dépendance et à la toxicomanie.

Précautions d'emploi : Ne pas prendre d'alcool pendant le traitement. Prudence chez le sujet âgé. Déconseillé chez la femme enceinte ou allaitant. Le traitement doit être de courte durée. Donne une réaction positive au contrôle antidopage.

Interactions : L'activité et les effets secondaires peuvent être augmentés par association à d'autres dépresseurs du système nerveux central.

Surdosage : Entraîne une somnolence avec possible dépression des centres respiratoires et convulsions imposant l'hospitalisation.

☞ *Vendu sans ordonnance.*

- SORIN MAXIMIN

Forme	Dosage	N. d'unités	Prix	Prix/jour	Liste	Remb. S.S.	Comm.
Pastille	–	50 g	24,90*	–	0	0 %	–

PAUSÉRIL ★★

- **Composition :** Lévonorgestrel, éthinylestradiol.
- **Domaine :** Endocrinologie. Gynécologie.
- **Activité :** Estrogénique. Progestative.
- **Classe :** Estroprogestatif.

Indications : N'est pas un contraceptif. Troubles gynécologiques d'origine hormonale : aménorrhées fonctionnelles, dysménorrhées. Syndrome prémenstruel et intermenstruel.

Contre-indications : Grossesse et allaitement. Tumeurs malignes du sein, de l'utérus ou de l'ovaire. Hémorragies génitales. Accidents thrombo-emboliques ou cardiovasculaires. Hypertension artérielle, insuffisance rénale, insuffisance hépatique, diabète.

Effets indésirables : Accidents cardiovasculaires ou thrombo-emboliques. Maux de tête, migraine, vertiges. Troubles digestifs, irritabilité, dépression. Jambes lourdes, tension mammaire. Adénome hépatique, galactorrhée.

Précautions d'emploi : Vérifier régulièrement l'état des seins et des organes génitaux. Déconseillé chez la femme enceinte ou allaitant. Administration séquentielle : 1 comprimé orange pendant les 14 premiers jours, 1 comprimé jaune les 7 derniers jours.

Interactions : Ne pas associer à la rifampicine ni à certains antiépileptiques.

☞ *Sur prescription médicale.*

- WYETH FRANCE

Forme	Dosage	N. d'unités	Prix	Prix/jour	Liste	Remb. S.S.	Comm.
Comprimé	–	21	52,80	2,5	1	0 %	1982

PAXOM ★

- **Composition :** Cobamamide.
- **Domaine :** Nutrition et métabolisme.
- **Activité :** Vitamines hydrosolubles. Anabolisant.
- **Classe :** Vitamine B12 et dérivés.

Indications : Retards de croissance, hypotrophie, fatigue. Suites d'intervention chirurgicale.

Contre-indications : Allergie aux cobalamines. Tumeurs malignes.

Effets indésirables : Intolérances cutanées : érythème, urticaire, prurit. Acné. Colore les urines en rouge.

☞ *Vendu sans ordonnance.*

• SYNLAB

Forme	Dosage	N. d'unités	Prix	Prix/jour	Liste	Remb. S.S.	Comm.
Flacon inj.	20 mg	3	30,30	–	2	35 %	1980

PECTIPAR ★★★

• **Composition :** Opium, kaolin, pectine.
• **Domaine :** Gastro-entérologie.
• **Activité :** Antidiarrhéique.
• **Classe :** Ralentisseur du transit.

Indications : Traitement symptomatique des diarrhées aiguës ou chroniques.

Contre-indications : Nourrisson. Rectocolite ulcéro-hémorragique.

Effets indésirables : Constipation. Somnolence.

Précautions d'emploi : Non conseillé chez la femme enceinte ou allaitant. Risque d'emploi abusif dans le cadre d'une toxicomanie aux opiacés. Donne une réaction positive au contrôle antidopage. Prudence en cas d'insuffisance respiratoire.

Interactions : Potentialise tous les dépresseurs du système nerveux central : antalgiques, antitussifs, anxiolytiques, antidépresseurs, neuroleptiques, barbituriques, etc.

Surdosage : Entraîne une constipation avec état subocclusif, des troubles de la conscience, des convulsions, une dépression respiratoire, puis un coma imposant l'hospitalisation.

☞ *Vendu sans ordonnance.*

• C. P. F.

Forme	Dosage	N. d'unités	Prix	Prix/jour	Liste	Remb. S.S.	Comm.
Sachet	–	10	34,00*	–	0	0 %	1922

PECTO 6 ★

• **Composition :** Codéine, codéthyline, sulfogaïacol, benzoate de sodium, Drosera, aconit, eucalyptus, coquelicot.
• **Domaine :** Pneumologie.
• **Activité :** Antitussif.
• **Classe :** Opium et dérivés.

Indications : Utilisé dans le traitement symptomatique des toux non productives.

Contre-indications : Asthme, insuffisance respiratoire. Enfant de moins de 3 ans. Glaucome, troubles urétro-prostatiques.

Effets indésirables : Constipation, somnolence, nausées, vomissements, dépression respiratoire. Sécheresse de la bouche, troubles visuels, tachycardie. L'augmentation des doses et la prolongation de l'administration peuvent conduire à la dépendance et à la toxicomanie.

Précautions d'emploi : Ne pas prendre d'alcool pendant le traitement. Prudence chez le sujet âgé. Déconseillé chez la femme enceinte ou allaitant. Le traitement doit être de courte durée. Donne une réaction positive au contrôle antidopage.

Interactions : L'activité et les effets secondaires peuvent être augmentés par les autres dépresseurs du système nerveux central.

Surdosage : Entraîne une somnolence avec dépression des centres respiratoires imposant l'hospitalisation.

☞ *Vendu sans ordonnance.*

• PIERRE FABRE

Forme	Dosage	N. d'unités	Prix	Prix/jour	Liste	Remb. S.S.	Comm.
Sirop adulte	0,9 mg/ml	180 ml	31,30*	–	0	0 %	1971
Sirop enfant	0,37 mg/ml	150 ml	23,80*	–	0	0 %	1976

PECTOCALM ★

• **Composition :** Codéine, sulfogaïacol, benzoate de sodium, laurier-cerise.
• **Domaine :** Pneumologie.
• **Activité :** Antitussif.
• **Classe :** Opium et dérivés.

Indications : Utilisé dans le traitement symptomatique de la toux non productive.

Contre-indications : Asthme, insuffi-ance respiratoire. Enfant de moins de 15 ns.

Effets indésirables : Constipation, somolence, nausées, vomissements, dépression espiratoire. L'augmentation des doses et la rolongation de l'administration peuvent onduire à la dépendance et à la toxicoanie.

Précautions d'emploi : Ne pas prendre 'alcool pendant le traitement. Prudence hez le sujet âgé. Déconseillé chez la emme enceinte ou allaitant. Le traitement doit être de courte durée. Donne une réaction positive au contrôle antidopage.

Interactions : L'activité et les effets secondaires peuvent être augmentés par association à d'autres dépresseurs du système nerveux central.

Surdosage : Entraîne une somnolence avec possible dépression des centres respiratoires et des convulsions imposant l'hospitalisation.

☞ *Vendu sans ordonnance.*

• PHARMASTRA

Forme	Dosage	N. d'unités	Prix	Prix/jour	Liste	Remb. S.S.	Comm.
Suppositoire	50 mg	8	22,00*	–	0	0 %	–

PECTOCINAL

• **Composition :** Amyléine, belladone, aconit, laurier-cerise, Grindelia, bromure de sodium, eau chloroformée, baume de tolu, coquelicot, glycérol.
• **Domaine :** Pneumologie.
• **Activité :** Antitussif.
• **Classe :** Non opiacés.

Indications : Utilisé dans le traitement ymptomatique de la toux non productive.

Contre-indications : Glaucome, troubles urétro-prostatiques.

Effets indésirables : Bouche sèche, troubles visuels, rétention d'urine.

Précautions d'emploi : Le traitement doit être de courte durée.

☞ *Vendu sans ordonnance.*

• AÉROCID

Forme	Dosage	N. d'unités	Prix	Prix/jour	Liste	Remb. S.S.	Comm.
Sirop	–	150 ml	35,00*	–	0	0 %	–

PECTOFLORINE

• **Composition :** Mauve, guimauve, lichen d'Islande, tussilage.
• **Domaine :** Pneumologie.
• **Activité :** Divers.

Indications : Utilisé dans les encombrements des voies respiratoires.

☞ *Vendu sans ordonnance.*

• LEHNING

Forme	Dosage	N. d'unités	Prix	Prix/jour	Liste	Remb. S.S.	Comm.
Tisane sachet	–	20	30,00*	–	0	0 %	–
Tisane vrac	–	80 g	28,00*	–	0	0 %	–

PECTOÏDS

• **Composition :** Menthol, réglisse.
• **Domaine :** ORL.
• **Activité :** Antiseptique local.

Indications : Traditionnellement utilisé lans les irritations de la gorge.

Contre-indications : Enfant de moins de 5 ans. Hypertension artérielle.

Effets indésirables : Risque d'hypertension artérielle.

☞ *Vendu sans ordonnance.*

• C. P. F.

Forme	Dosage	N. d'unités	Prix	Prix/jour	Liste	Remb. S.S.	Comm.
Pastille	–	20 g	16,60*	–	0	0 %	–

PECTOJUVÈNE ★

- **Composition :** Opium, sulfogaïacol, ipéca, belladone, benzoate de sodium.
- **Domaine :** Pneumologie.
- **Activité :** Antitussif.
- **Classe :** Opium et dérivés.

Indications : Utilisé dans le traitement symptomatique de la toux non productive.

Contre-indications : Asthme, insuffisance respiratoire. Enfant de moins de 30 mois.

Effets indésirables : Constipation, somnolence, nausées, vomissements, dépression respiratoire. L'augmentation des doses et la prolongation de l'administration peuvent conduire à la dépendance et à la toxicomanie.

Précautions d'emploi : Ne pas prendı d'alcool pendant le traitement. Prudenc chez le sujet âgé. Déconseillé chez l femme enceinte ou allaitant. Le traitemeı doit être de courte durée. Donne une réac tion positive au contrôle antidopage.

Interactions : L'activité et les effets se condaires peuvent être augmentés par assc ciation à d'autres dépresseurs du systèm nerveux central.

Surdosage : Entraîne une somnolenc avec possible dépression des centres resp ratoires et convulsions imposant l'hospital sation.

☞ *Vendu sans ordonnance.*

- C. P. F.

Forme	Dosage	N. d'unités	Prix	Prix/jour	Liste	Remb. S.S.	Comm.
Pâte à sucer	0,4 mg	55	23,30*	–	0	0 %	–

PECTORAL EDULCOR ★

- **Composition :** Codéine, belladone, aconit, bromoforme, eau de laurier-cerise, glycérol, saccharine.
- **Domaine :** Pneumologie.
- **Activité :** Antitussif.
- **Classe :** Opium et dérivés.

Indications : Utilisé dans le traitement symptomatique des toux non productives chez le sujet suivant un régime sans sucre.

Contre-indications : Asthme, insuffisance respiratoire. Enfant de moins de 3 ans. Glaucome. Troubles urétro-prostatiques.

Effets indésirables : Constipation, somnolence, nausées, vomissements, dépression respiratoire. Sécheresse de la bouche, troubles visuels, tachycardie. L'augmentation des doses et la prolongation de l'administra tion peuvent conduire à la dépendance et la toxicomanie.

Précautions d'emploi : Ne pas prend d'alcool pendant le traitement. Prudenc chez le sujet âgé. Déconseillé chez l femme enceinte ou allaitant. Le traitemer doit être de courte durée. Donne une réac tion positive au contrôle antidopage.

Interactions : L'activité et les effets se condaires peuvent être augmentés par le autres dépresseurs du système nerveu central.

Surdosage : Entraîne une somnolenc avec dépression des centres respiratoire imposant l'hospitalisation.

☞ *Vendu sans ordonnance.*

- PIERRE FABRE

Forme	Dosage	N. d'unités	Prix	Prix/jour	Liste	Remb. S.S.	Comm.
Sol. buv.	0,87 mg/ml	200 ml	Libre	–	0	0 %	1942

PECTORAL RICHELET ★

- **Composition :** Codéine, sulfogaïacol, benzoate de sodium, aconit, laurier-cerise.
- **Domaine :** Pneumologie.
- **Activité :** Antitussif.
- **Classe :** Opium et dérivés.

Indications : Utilisé dans le traitement symptomatique de la toux non productive.

Contre-indications : Asthme, insuffisance respiratoire. Enfant de moins de 30 mois.

Effets indésirables : Constipation, som nolence, nausées, vomissements, dépressio respiratoire. L'augmentation des doses et l prolongation de l'administration peuver conduire à la dépendance et à la toxicc manie.

Précautions d'emploi : Ne pas prendr d'alcool pendant le traitement. Prudenc chez le sujet âgé. Déconseillé chez l femme enceinte ou allaitant. Le traitemer doit être de courte durée. Donne une réac tion positive au contrôle antidopage.

Interactions : L'activité et les effets secondaires peuvent être augmentés par association à d'autres dépresseurs du système nerveux central.

Surdosage : Entraîne une somnolence avec possible dépression des centres respiratoires et des convulsions imposant l'hospitalisation.

☞ *Vendu sans ordonnance.*

• RICHELET

Forme	Dosage	N. d'unités	Prix	Prix/jour	Liste	Remb. S.S.	Comm.
Sirop	0,5 mg/ml	200 ml	29,00*	–	0	0 %	–

PECTOSAN ★

• **Composition :** Codéthyline, pholcodine, belladone, sulfogaïacol, polygala, benzoate de sodium.
• **Domaine :** Pneumologie.
• **Activité :** Antitussif.
• **Classe :** Opium et dérivés.

Indications : Utilisé dans le traitement symptomatique des toux non productives en l'absence d'activité spécifique démontrée.

Contre-indications : Enfant de moins de 10 ans. Asthme, insuffisance respiratoire. Glaucome, troubles urétro-prostatiques.

Effets indésirables : Constipation, somnolence, nausées, vomissements, dépression respiratoire. Sécheresse de la bouche, troubles visuels, tachycardie. L'augmentation des doses et la prolongation de l'administration peuvent conduire à la dépendance et à la toxicomanie.

Précautions d'emploi : Ne pas prendre d'alcool pendant le traitement. Prudence chez le sujet âgé. Déconseillé chez la femme enceinte ou allaitant. Le traitement doit être de courte durée. Donne une réaction positive au contrôle antidopage.

Interactions : L'activité et les effets secondaires peuvent être augmentés par les autres dépresseurs du système nerveux central.

Surdosage : Entraîne une somnolence avec dépression des centres respiratoires imposant l'hospitalisation.

☞ *Vendu sans ordonnance.*

• C. P. F.

Forme	Dosage	N. d'unités	Prix	Prix/jour	Liste	Remb. S.S.	Comm.
Sirop	–	250 ml	15,70	2,8	0	0 %	1959

PECTOSPIR ★

• **Composition :** Codéine, bromoforme, aconit, belladone, Grindelia, iris de Florence, baume de tolu.
• **Domaine :** Pneumologie.
• **Activité :** Antitussif.
• **Classe :** Opium et dérivés.

Indications : Traitement symptomatique de l'enrouement, de l'aphonie et des toux non productives, en l'absence d'activité spécifique démontrée.

Contre-indications : Asthme, insuffisance respiratoire. Enfant de moins de 3 ans. Glaucome. Troubles urétro-prostatiques.

Effets indésirables : Constipation, somnolence, nausées, vomissements, dépression respiratoire. Sécheresse de la bouche, troubles visuels, tachycardie. L'augmentation des doses et la prolongation de l'administration peuvent conduire à la dépendance et à la toxicomanie.

Précautions d'emploi : Ne pas prendre d'alcool pendant le traitement. Prudence chez le sujet âgé. Déconseillé chez la femme enceinte ou allaitant. Le traitement doit être de courte durée. Donne une réaction positive au contrôle antidopage.

Interactions : L'activité et les effets secondaires peuvent être augmentés par les autres dépresseurs du système nerveux central.

Surdosage : Entraîne une somnolence avec dépression des centres respiratoires imposant l'hospitalisation.

☞ *Vendu sans ordonnance.*

• SOEKAMI LEFRANCQ

Forme	Dosage	N. d'unités	Prix	Prix/jour	Liste	Remb. S.S.	Comm.
Pastille	–	70	30,50*	–	0	0 %	1975

PECTOTUSSYL ★

- **Composition :** Codéthyline, aconit, tyrothricine, sulfogaïacol, butoforme, terpine.
- **Domaine :** Pneumologie.
- **Activité :** Antitussif.
- **Classe :** Opium et dérivés.

Indications : Utilisé dans le traitement symptomatique de la toux non productive. Trachéites, laryngites, bronchites.

Contre-indications : Asthme, insuffisance respiratoire. Enfant de moins de 3 ans.

Effets indésirables : Constipation, somnolence, nausées, vomissements, dépression respiratoire. L'augmentation des doses et la prolongation de l'administration peuvent conduire à la dépendance et à la toxicomanie.

Précautions d'emploi : Ne pas prendre d'alcool pendant le traitement. Prudence chez le sujet âgé. Déconseillé chez la femme enceinte ou allaitant. Le traitement doit être de courte durée. Donne une réaction positive au contrôle antidopage.

Interactions : L'activité et les effets secondaires peuvent être augmentés par association à d'autres dépresseurs du système nerveux central.

Surdosage : Entraîne une somnolence avec possible dépression des centres respiratoires et convulsions imposant l'hospitalisation.

☞ *Vendu sans ordonnance.*

- C. P. F.

Forme	Dosage	N. d'unités	Prix	Prix/jour	Liste	Remb. S.S.	Comm.
Comprimé	1 mg	24	21,40*	–	0	0 %	–

PECTOVOX

- **Composition :** Codéine, opium, bromoforme, aconit, belladone, Grindelia, iris de Florence, baume de tolu.
- **Domaine :** Pneumologie.
- **Activité :** Antitussif.
- **Classe :** Opium et dérivés.

Indications : Utilisé dans le traitement symptomatique de la toux non productive. Trachéites, laryngites, bronchites.

Contre-indications : Asthme, insuffisance respiratoire. Enfant de moins de 3 ans. Glaucome. Troubles urétro-prostatiques.

Effets indésirables : Constipation, somnolence, nausées, vomissements, dépression respiratoire. Sécheresse de la bouche, troubles visuels, rétention d'urine. L'augmentation des doses et la prolongation de l'administration peuvent conduire à la dépendance et à la toxicomanie.

Précautions d'emploi : Ne pas prendre d'alcool pendant le traitement. Prudence chez le sujet âgé. Déconseillé chez la femme enceinte ou allaitant. Le traitement doit être de courte durée. Donne une réaction positive au contrôle antidopage.

Interactions : L'activité et les effets secondaires peuvent être augmentés par association à d'autres dépresseurs du système nerveux central.

Surdosage : Entraîne une somnolence avec possible dépression des centres respiratoires et des convulsions imposant l'hospitalisation.

☞ *Vendu sans ordonnance.*

- SOEKAMI LEFRANCQ

Forme	Dosage	N. d'unités	Prix	Prix/jour	Liste	Remb. S.S.	Comm.
Pastille	–	–	Libre	–	0	0 %	–

PÉDIAZOLE ★★★

- **Composition :** Erythromycine. Sulfafurazole.
- **Domaine :** Infectiologie.
- **Activité :** Antibiotique.
- **Classe :** Macrolide. Sulfamide.

Indications : Infections aux germes suivants : Haemophilus influenzae, pneumocoques. Traitement des otites moyennes de l'enfant.

Contre-indications : Hypersensibilité à l'érythromycine ou aux sulfamides.

Effets indésirables : Troubles digestifs : nausées, vomissements, diarrhée. Réactions cutanées : urticaire, etc. Maux de tête, vertiges, insomnies, etc.

Précautions d'emploi : Prudence en cas d'insuffisance hépatique ou rénale.

Interactions : Avec les dérivés de l'ergot de seigle, risque de nécrose des extrémités. Avec la terfénadine (antihistaminique), risque de troubles du rythme cardiaque. Le produit augmente les effets de la carbamazépine (antiépileptique), de la théophylline, du triazolam, de la cyclosporine, de la bromocriptine. En cas d'association avec la digoxine ou un anticoagulant oral, en surveiller la posologie.

☞ *Sur prescription médicale.*

• ABBOTT-FRANCE

Forme	Dosage	N. d'unités	Prix	Prix/jour	Liste	Remb. S.S.	Comm.
Sirop	200/600 mg	100 ml	55,60	3 à 12	1	65 %	1988

PÉDIMYCOSE ★★

• **Composition :** Tolnaftate.

• **Domaine :** Dermatologie.

• **Activité :** Antifongique local.

Indications : Traitement des dermatophyties cutanées : intertrigo génital, pied d'athlète, sycosis. Traitement d'appoint des onychomycoses.

Contre-indications : Hypersensibilité au produit.

Effets indésirables : Eczéma allergique de contact. Effets toxiques systémiques.

Précautions d'emploi : Ne pas appliquer sur les muqueuses.

☞ *Vendu sans ordonnance.*

• SCHOLL

Forme	Dosage	N. d'unités	Prix	Prix/jour	Liste	Remb. S.S.	Comm.
Crème	1 %	30 g	38,00	–	0	0 %	1989
Lotion	1 %	25 ml	37,50	–	0	0 %	1989
Poudre	0,5 %	30 g	38,80	–	0	0 %	1989

PEDYX ★

• **Composition :** Oxyde de zinc, thymol, amidon, formaldéhyde.

• **Domaine :** Dermatologie.

• **Activité :** Antisudoral. Désodorisant.

Indications : Transpiration excessive des pieds. Pieds sensibles ou douloureux. Mauvaises odeurs.

Contre-indications : Enfant de moins de 30 mois.

☞ *Vendu sans ordonnance.*

• MEYER

Forme	Dosage	N. d'unités	Prix	Prix/jour	Liste	Remb. S.S.	Comm.
Crème	–	50 g	29,00*	–	0	0 %	–

PÉFLACINE ★★★

• **Composition :** Péfloxacine.

• **Domaine :** Infectiologie. Uro-néphrologie.

• **Activité :** Antibiotique.

• **Classe :** Fluoroquinolone.

Indications : Infections aux germes suivants : colibacille, Klebsiella, Proteus, shigelles, salmonelles, staphylocoques, gonocoques, Haemophilus, Legionella, corynébactéries, etc. Infections à manifestations respiratoires, ORL, rénales, uro-génitales, méningées, gynécologiques, ostéo-articulaires, digestives, cutanées et septicémiques.

Contre-indications : Allergie aux quinolones. Enfants. Épilepsie.

Effets indésirables : Troubles digestifs : nausées, vomissements, gastralgies. Céphalées, insomnies, vertiges, convulsions, douleurs musculaires. Tendinites avec rupture du tendon d'Achille. Troubles allergiques : urticaire. Troubles hématologiques.

Précautions d'emploi : Éviter l'exposition solaire. Déconseillé chez la femme enceinte ou allaitant. Prudence chez le patient insuffisant hépatique.

Interactions : Ne pas associer aux pansements gastriques, qui diminuent l'absorption. Potentialise l'effet de la théophylline et des anticoagulants.

☞ *Sur prescription médicale.*

• BELLON

Forme	Dosage	N. d'unités	Prix	Prix/jour	Liste	Remb. S.S.	Comm.
Comprimé	400 mg	2	113,40	–	1	65 %	1988
Comprimé	400 mg	28	666,90	48	1	65 %	1990
Comprimé	400 mg	50	Hôp.	–	1	Hôp.	1988
Amp. inj.	400 mg	5	Hôp.	–	1	Hôp.	1985
Poche inj.	400 mg	10	Hôp.	–	1	Hôp.	1993

PELVO MAGNÉSIUM

- **Composition :** Extrait d'Allium cepa, magnésium.
- **Domaine :** Uro-néphrologie.
- **Activité :** Décongestionnant pelvien.

Indications : Traditionnellement utilisé comme adjuvant décongestionnant pelvien en l'absence d'activité spécifique démontrée.

Contre-indications : Insuffisance rénale

☞ *Vendu sans ordonnance.*

- 3M SANTÉ

Forme	Dosage	N. d'unités	Prix	Prix/jour	Liste	Remb. S.S.	Comm.
Comprimé	–	60	30,50*	–	0	0 %	1950

PENGLOBE ★★★

- **Composition :** Bacampicilline.
- **Domaine :** Infectiologie.
- **Activité :** Antibiotique.
- **Classe :** Pénicillines à spectre élargi.

Indications : Infections aux germes suivants : streptocoques A et D, pneumocoques, gonocoques, méningocoques, leptospires, Listeria, Clostridium, colibacille, Proteus, Borellia, Bordetella, salmonelles, shigelles, Brucella, vibrions, Haemophilus ou staphylocoques sensibles. Infections respiratoires, ORL, stomatologiques, rénales, uro-génitales, gynécologiques, digestives, biliaires, méningées ou septicémiques.

Contre-indications : Hypersensibilité aux pénicillines. Mononucléose infectieuse.

Effets indésirables : Manifestations allergiques : fièvre, urticaire, œdème de la face avec troubles respiratoires. Éruptions cutanées maculopapuleuses. Troubles digestifs : nausées, diarrhée, infections à levures. Anémies, leucopénies. Néphrite interstitielle aiguë.

Précautions d'emploi : Rechercher dans les antécédents des réactions anormales à un traitement antérieur par une pénicilline. Prudence chez l'insuffisant rénal. Chez la femme enceinte ou allaitant, le produit passe dans l'organisme de l'enfant.

Interactions : Association déconseillée . allopurinol.

☞ *Sur prescription médicale.*

- ASTRA FRANCE

Forme	Dosage	N. d'unités	Prix	Prix/jour	Liste	Remb. S.S.	Comm.
Comprimé	200 mg	12	23,20	8 à 12	1	65 %	1990
Comprimé	400 mg	12	38,40	6,5 à 10	1	65 %	1978
Comprimé	600 mg	12	48,10	4 à 8	1	65 %	1986

PÉNICILLINE G DIAMANT ★★★

- **Composition :** Benzylpénicilline sodique.
- **Domaine :** Infectiologie.
- **Activité :** Antibiotique.
- **Classe :** Pénicillines sensibles aux pénicillinases.

Indications : Infections aux germes suivants : streptocoques, pneumocoques, gonocoques, méningocoques, leptospires, Listeria, staphylocoques, Clostridium, tréponèmes sensibles. Infections respiratoires, ORL, stomatologiques, cutanées, gynécologiques, uro-génitales, méningées ou septicémiques.

Contre-indications : Hypersensibilité aux pénicillines.

Effets indésirables : Manifestations allergiques : fièvre, urticaire, œdème de la face avec troubles respiratoires.

Précautions d'emploi : Rechercher dans les antécédents des réactions anormales à un traitement antérieur par une pénicilline. Prudence chez l'insuffisant rénal. Chez la femme enceinte ou allaitant, le produit passe dans l'organisme de l'enfant.

☞ *Sur prescription médicale.*

• DIAMANT

Forme	Dosage	N. d'unités	Prix	Prix/jour	Liste	Remb. S.S.	Comm.
Flacon inj.	1 000 000 U	1	11,90	36 à 72	1	65 %	1952

PENT-HIBEST ★★★

• **Composition :** Vaccin Haemophilus type B conjugué, vaccin diphtérique, tétanique, coquelucheux, poliomyélitique adsorbé.
• **Domaine :** Infectiologie.
• **Activité :** Vaccin.
• **Classe :** Antihaemophilus. Antidiphtérique. Antitétanique. Anticoquelucheux. Antipoliomyélitique.

Indications : Prévention des infections à Haemophilus influenzae, de la diphtérie, du tétanos, de la coqueluche et de la poliomyélite.

Contre-indications : Encéphalite convulsivante. Infection en cours. Forte réaction antérieure à une injection de vaccin anticoquelucheux.

Effets indésirables : Réaction douloureuse au point d'injection. Réaction fébrile simple. Réaction fébrile sévère avec crises convulsives.

Précautions d'emploi : Trois injections à un mois d'intervalle, c'est-à-dire à l'âge de 2, 3 et 4 mois. Injection de rappel 1 an après.

☞ *Vendu sans ordonnance.*

• PASTEUR VACCINS

Forme	Dosage	N. d'unités	Prix	Prix/jour	Liste	Remb. S.S.	Comm.
Seringue	–	1	137,30	–	0	65 %	1994
Seringue	–	10	Hôp.	–	0	Hôp.	1994

PENTACARINAT ★★★

• **Composition :** Pentamidine iséthionate.
• **Domaine :** Parasitologie.
• **Activité :** Antitrypanosomes. Antileishmanies. Antipneumocystis.

Indications : Traitement de la maladie du sommeil. Traitement des leishmanioses viscérales ou cutanées. Traitement des pneumopathies à Pneumocystis carinii chez les immunodéprimés (sida).

Effets indésirables : Réaction douloureuse au point d'injection. Hypoglycémie suivie d'hyperglycémie. Pancréatites. Insuffisance rénale. En aérosol, possibilité de spasme bronchique et de gêne respiratoire.

Précautions d'emploi : Prudence en cas d'insuffisance hépatique ou rénale. Une surveillance biologique est nécessaire. Déconseillé chez la femme enceinte ou allaitant.

☞ *Sur prescription médicale.*

• BELLON

Forme	Dosage	N. d'unités	Prix	Prix/jour	Liste	Remb. S.S.	Comm.
Flacon inj.	300 mg	1	196,50	200	1	65 %	1990

PENTACOQ ★★★

• **Composition :** Vaccin Haemophilus type B conjugué, vaccin diphtérique, tétanique, coquelucheux, poliomyélitique adsorbé.
• **Domaine :** Infectiologie.
• **Activité :** Vaccin.
• **Classe :** Antihaemophilus. Antidiphtérique. Antitétanique. Anticoquelucheux. Antipoliomyélitique.

Indications : Prévention des infections à Haemophilus influenzae, de la diphtérie, du tétanos, de la coqueluche et de la poliomyélite.

Contre-indications : Encéphalite convulsivante. Infection en cours. Forte réaction antérieure à une injection de vaccin anticoquelucheux.

Effets indésirables : Réaction douloureuse au point d'injection. Réaction fébrile simple. Réaction fébrile sévère avec crises convulsives.

Précautions d'emploi : Trois injections à un mois d'intervalle, c'est-à-dire à l'âge de 2, 3 et 4 mois. Injection de rappel 1 an après.

☞ *Vendu sans ordonnance.*

• MÉRIEUX MSD

Forme	Dosage	N. d'unités	Prix	Prix/jour	Liste	Remb. S.S.	Comm.
Seringue	–	1	137,30	–	0	65 %	1994

PENTASA ★★★

• **Composition :** Mésalazine.
• **Domaine :** Gastro-entérologie.
• **Activité :** Anti-inflammatoire intestinal.
• **Classe :** Salicylé.

Indications : Recto-colite hémorragique. Maladie de Crohn.

Contre-indications : Hypersensibilité aux salicylés.

Effets indésirables : Nausées, vomissements. Pancréatite aiguë. Leucopénie.

Précautions d'emploi : Déconseillé chez la femme enceinte ou allaitant.

☞ *Vendu sans ordonnance.*

• FERRING

Forme	Dosage	N. d'unités	Prix	Prix/jour	Liste	Remb. S.S.	Comm.
Comprimé	250 mg	200	341,90	10 à 27	0	65 %	1989
Comprimé	500 mg	100	354,90	10 à 28	0	65 %	1991
Suppositoire	1 g	15	233,50	16	0	65 %	1993
Susp. rect.	1 g	5	165,10	33	0	65 %	1988

PENTICORT ★★★

• **Composition :** Amcinonide.
• **Domaine :** Dermatologie.
• **Activité :** Anti-inflammatoire local.
• **Classe :** Anti-inflammatoire stéroïdien. Dermocorticoïde.

Indications : Eczéma de contact, dermatite allergique, lichénification. Psoriasis, lichen, prurigo, dyshidrose, lupus érythémateux discoïde, dermite séborrhéique. Piqûres d'insectes, prurigo parasitaire après traitement de la cause.

Contre-indications : Infections bactériennes, virales, parasitaires ou mycosiques. Lésions ulcérées. Acné et rosacée.

Effets indésirables : Atrophie cutanée, télangiectasies, vergetures. Retard de cicatrisation. Sécheresse de la peau, folliculite, acné, hypertrichose, dépigmentation. Effets généraux : freination hypophysaire, hypercorticisme.

Précautions d'emploi : Traitement limité à 2 applications par jour. Pas d'utilisation prolongée, car risque de survenue d'une dermite cortico-induite. Prudence chez l'enfant.

Surdosage : Risque d'effets généraux.

☞ *Sur prescription médicale.*

• LEDERLE

Forme	Dosage	N. d'unités	Prix	Prix/jour	Liste	Remb. S.S.	Comm.
Crème	0,1 %	30 g	13,40	–	1	65 %	1980
Pommade	0,1 %	30 g	13,40	–	1	65 %	1980

PENTICORT NÉOMYCINE ★★★

• **Composition :** Amcinonide, néomycine.
• **Domaine :** Dermatologie.
• **Activité :** Anti-inflammatoire local. Antibiotique.
• **Classe :** Anti-inflammatoire stéroïdien. Dermocorticoïde. Aminoside.

Indications : Dermatoses justiciables de la corticothérapie locale avec surinfection : eczéma, dyshidrose en début de traitement.

Contre-indications : Hypersensibilité à la néomycine. Dermatoses primitivement microbiennes, virales ou mycosiques. Ulcère de la jambe, escarres.

Effets indésirables : Atrophie cutanée,

télangiectasies, vergetures. Retard de cicatrisation. Sécheresse de la peau, folliculite, acné, hypertrichose, dépigmentation. Réactions allergiques cutanées. Effets généraux : freination hypophysaire, hypercorticisme.

Précautions d'emploi : Traitement limité à 2 applications par jour pendant environ une semaine. Pas d'utilisation prolongée, car risque de survenue d'une dermite cortico-induite. Prudence chez l'enfant.

Surdosage : Risque de surcharge hydrique pouvant s'accompagner d'une hypertension artérielle.

☞ *Sur prescription médicale.*

• LEDERLE

Forme	Dosage	N. d'unités	Prix	Prix/jour	Liste	Remb. S.S.	Comm.
Crème	0,1 et 0,35 %	30 g	13,40	–	1	65 %	1980

PENTOFLUX ★★★

- **Composition :** Pentoxifylline.
- **Domaine :** Cardio-vasculaire.
- **Activité :** Vasodilatateur. Anti-ischémique.
- **Classe :** Spasmolytique. Activateur de la déformabilité des globules rouges.

Indications : Artérite des membres inférieurs. Déficit intellectuel pathologique du sujet âgé. Troubles ophtalmologiques d'origine vasculaire.

Contre-indications : Phase aiguë de l'infarctus du myocarde.

Effets indésirables : Troubles digestifs. Bouffées de chaleur. Réactions cutanées.

Précautions d'emploi : Non conseillé chez la femme enceinte.

Interactions : Potentialise l'action des anticoagulants oraux et des antiagrégants plaquettaires.

Surdosage : Entraîne des troubles digestifs et des bouffées de chaleur.

☞ *Sur prescription médicale.*

• BOUCHARA

Forme	Dosage	N. d'unités	Prix	Prix/jour	Liste	Remb. S.S.	Comm.
Comprimé LP	400 mg	30	52,50	4 à 8	2	35 %	1993

PEPDINE ★★★

- **Composition :** Famotidine.
- **Domaine :** Gastro-entérologie.
- **Activité :** Antiulcéreux.
- **Classe :** Antihistaminique H2.

Indications : Ulcères gastriques ou duodénaux. Œsophagites par reflux gastrique. Syndrome de Zollinger-Ellison.

Contre-indications : Hypersensibilité à un produit de la même classe.

Effets indésirables : Maux de tête, vertiges. Constipation, diarrhée. Éruptions cutanées. Exceptionnellement, troubles psychiques à type de confusion.

Précautions d'emploi : A prendre en général le soir au coucher avec un peu d'eau. Prudence en cas d'insuffisance rénale.

Interactions : Prendre séparément les pansements gastriques souvent prescrits lors d'un traitement antiulcéreux.

☞ *Sur prescription médicale.*

• MERCK SHARP & DOHME-CHIBRET

Forme	Dosage	N. d'unités	Prix	Prix/jour	Liste	Remb. S.S.	Comm.
Comprimé	20 mg	30	117,40	4 à 8	2	65 %	1988
Comprimé	20 mg	50	Hôp.	–	2	Hôp.	1988
Comprimé	40 mg	15	117,4	8	2	65 %	1988
Comprimé	40 mg	50	Hôp.	–	2	Hôp.	1988
Amp. inj.	20 mg	1	Hôp.	–	2	Hôp.	1990
Amp. inj.	20 mg	5	Hôp.	–	2	Hôp.	1990

PEPP

- **Composition :** Pepsine, pancréatine, papaïne, hydroxyde de magnésium, phosphate de calcium, carbonate de calcium, hydrocarbonate de magnésium, benzoate de sodium, carbonate monosodique, jusquiame, belladone.
- **Domaine :** Gastro-entérologie.
- **Activité :** Antiacide œso-gastrique. Enzymes digestives. Eupeptique. Antispasmodique.
- **Classe :** Enzyme animale. Enzyme végétale. Anticholinergique.

Indications : Traitement symptomatique des troubles de la digestion.

Contre-indications : Obstruction des voies biliaires. Insuffisance hépatique grave. Glaucome. Troubles urétro-prostatiques.

Effets indésirables : Sécheresse de la bouche. Troubles de la vision. Troubles urinaires.

Précautions d'emploi : Tenir compte de la quantité de sodium apportée par le produit. Prudence en cas d'insuffisance rénale.

☞ *Vendu sans ordonnance.*

- THÉRANOL

Forme	Dosage	N. d'unités	Prix	Prix/jour	Liste	Remb. S.S.	Comm.
Comprimé	–	30	19,20*	–	0	0 %	–

PEPSANE ★★★

- **Composition :** Diméticone, gaïazulène.
- **Domaine :** Gastro-entérologie.
- **Activité :** Pansement gastro-intestinal.
- **Classe :** Silicone.

Indications : Traitement symptomatique des gastralgies. Météorisme intestinal.

☞ *Vendu sans ordonnance.*

- ROSA-PHYTOPHARMA

Forme	Dosage	N. d'unités	Prix	Prix/jour	Liste	Remb. S.S.	Comm.
Sachet	3 g	12	18,20	3 à 9	0	65 %	1979
Sachet	3 g	30	34,30	2,3 à 7	0	65 %	1981

PEPSOVAL ✣

- **Composition :** Artichaut, mélisse, pissenlit.
- **Domaine :** Uro-néphrologie.
- **Activité :** Divers.

Indications : Utilisé pour favoriser l'élimination de l'eau.

Précautions d'emploi : Ne pas associer au disulfirame.

☞ *Vendu sans ordonnance.*

- ARDEVAL

Forme	Dosage	N. d'unités	Prix	Prix/jour	Liste	Remb. S.S.	Comm.
Amp. buv.	–	7	62	–	0	0 %	–

PEPTAVLON ★★★

- **Composition :** Pentagastrine.
- **Domaine :** Gastro-entérologie.
- **Activité :** Stimulant de la sécrétion gastrique.
- **Classe :** Gastrine et analogues.

Indications : Exploration fonctionnelle de la sécrétion gastrique dans l'ulcère gastro-duodénal et les gastrites chroniques.

Contre-indications : Hypersensibilité au produit. Hémorragie récente. Grossesse.

Effets indésirables : Crampes abdominales, nausées, vomissements. Hypotension, bouffées de chaleur, vertiges, somnolence.

☞ *Vendu sans ordonnance.*

- ZENECA

Forme	Dosage	N. d'unités	Prix	Prix/jour	Liste	Remb. S.S.	Comm.
Amp. inj.	0,5 mg	5	288,20*	–	0	0 %	1983

PEPTOFER ★

- **Composition :** Chlorure de fer, peptone pancréatique, mélisse.
- **Domaine :** Nutrition et métabolisme.
- **Activité :** Antiasthénique.
- **Classe :** Fer.

Indications : Utilisé dans le traitement de l'asthénie fonctionnelle, en l'absence d'activité spécifique démontrée.

Précautions d'emploi : Traitement toujours de courte durée.

☞ *Vendu sans ordonnance.*

• CHANTEAUD

Forme	Dosage	N. d'unités	Prix	Prix/jour	Liste	Remb. S.S.	Comm.
Sol. buv.	–	–	40,40*	–	0	0 %	–

PERCASE ★★

- **Composition :** Héparine.
- **Domaine :** Gastro-entérologie. Hémostase.
- **Activité :** Antihémorroïdaire local. Anticoagulant.
- **Classe :** Héparine.

Indications : Traitement symptomatique des manifestations douloureuses et prurigineuses anales, en particulier dans la crise hémorroïdaire. Phlébites superficielles.

Contre-indications : Hypersensibilité à l'héparine.

Effets indésirables : Réactions allergiques cutanées.

Précautions d'emploi : Le traitement doit être de courte durée. Si les signes ne cèdent pas rapidement, le traitement doit être interrompu et une consultation spécialisée s'impose.

☞ *Vendu sans ordonnance.*

• MILLOT-SOLAC

Forme	Dosage	N. d'unités	Prix	Prix/jour	Liste	Remb. S.S.	Comm.
Crème	–	20 g	19,30	–	0	35 %	1968

PERCLUSONE ★★

- **Composition :** Clofézone, clofexamide.
- **Domaine :** Rhumatologie. Inflammation.
- **Activité :** Antirhumatismal externe. Anti-inflammatoire.
- **Classe :** Anti-inflammatoire non stéroïdien. Pyrazolé.

Indications : Proposé dans les tendinites et les douleurs des petites articulations. Proposé dans les entorses, contusions, élongations, courbatures, etc. Phlébite superficielle.

Contre-indications : Hypersensibilité aux constituants. Ne pas appliquer sur les muqueuses, peau en mauvais état, plaies, ulcérations.

Effets indésirables : Réaction allergique locale imposant l'arrêt du traitement.

Précautions d'emploi : Éviter les applications sur de grandes surfaces.

☞ *Sur prescription médicale.*

• S. E. R. B.

Forme	Dosage	N. d'unités	Prix	Prix/jour	Liste	Remb. S.S.	Comm.
Pommade	–	30 g	12,60	–	2	35 %	1972

PERCUTACRINE THYROXINIQUE ★

- **Composition :** Thyroxine.
- **Domaine :** Nutrition et métabolisme.
- **Activité :** Lipolytique local.
- **Classe :** Hormones.

Indications : Traitement des surcharges adipeuses sous-cutanées.

Précautions d'emploi : Prudence chez le patient présentant une cardiopathie sévère.

☞ *Sur prescription médicale.*

• BESINS-ISCOVESCO

Forme	Dosage	N. d'unités	Prix	Prix/ jour	Liste	Remb. S.S.	Comm.
Amp. appl. locale	4 mg	20	40,00	–	2	0 %	1954
Amp. appl. locale	20 mg	1	20,00	–	2	0 %	1954

PERCUTAFÉINE ★

- **Composition :** Caféine.
- **Domaine :** Nutrition et métabolisme.
- **Activité :** Lipolytique local.

Indications : Traitement des surcharges adipeuses sous-cutanées.

Contre-indications : Intolérance à la caféine.

Effets indésirables : Réactions cutanée d'intolérance.

Précautions d'emploi : L'excipien contient de l'alcool : ne pas utiliser che l'alcoolique en cure de désintoxication pa l'antabuse.

☞ *Vendu sans ordonnance.*

- PIERRE FABRE

Forme	Dosage	N. d'unités	Prix	Prix/jour	Liste	Remb. S.S.	Comm.
Gel	5 %	72 g	65,30*	–	0	0 %	1982
Gel	5 %	144 g	106,00*	–	0	0 %	1982

PERCUTALGINE ★★★

- **Composition :** Dexaméthasone, salicylamide, salicylate de glycol, nicotate de méthyle.
- **Domaine :** Rhumatologie. Inflammation.
- **Activité :** Antirhumatismal externe. Anti-inflammatoire.
- **Classe :** Anti-inflammatoire stéroïdien.

Indications : Lésions inflammatoires et douloureuses superficielles : tendinites, arthropathies dégénératives ou inflammatoires des petites articulations. Entorses. Phlébites superficielles.

Contre-indications : Hypersensibilit aux constituants. Ne pas appliquer sur le muqueuses, une peau en mauvais état, de plaies ou des ulcérations. Dermatoses vi rales.

Effets indésirables : Réaction allergiqu locale imposant l'arrêt du traitement.

Précautions d'emploi : Éviter les appli cations sur de grandes surfaces. No conseillé chez la femme enceinte ou al laitant.

☞ *Sur prescription médicale.*

- BESINS-ISCOVESCO

Forme	Dosage	N. d'unités	Prix	Prix/jour	Liste	Remb. S.S.	Comm.
Amp. locale	1 mg	10	15,80	–	1	35 %	1967
Gel	–	30 g	14,10	–	1	35 %	1971
Spray	–	40 ml	28,70	–	1	35 %	1995

PEREFLAT ★

- **Composition :** Diméticone, extrait pancréatique de porc.
- **Domaine :** Gastro-entérologie.
- **Activité :** Pansement intestinal.
- **Classe :** Silicones.

Indications : Traitement symptomatique des états dyspeptiques et du météorisme.

Contre-indications : Hypersensibilit aux protéines de porc.

Effets indésirables : Diarrhée, constipa tion. Éruptions cutanées.

☞ *Vendu sans ordonnance.*

- LTM LATÉMA

Forme	Dosage	N. d'unités	Prix	Prix/jour	Liste	Remb. S.S.	Comm.
Comprimé	–	24	32,70*	–	0	0 %	1975

PÉRÉNAN ★★

- **Composition :** Dihydroergotoxine.
- **Domaine :** Cardio-vasculaire.
- **Activité :** Vasodilatateur. Anti-ischémique.
- **Classe :** Antagoniste alpha-adrénergique. Agoniste dopaminergique. Dérivé de l'ergot de seigle.

Indications : Déficit intellectuel pathologique du sujet âgé. Accidents vasculaires cérébraux.

Contre-indications : Hypotension sévère.

Effets indésirables : Nausées, congestion nasale.

Précautions d'emploi : Éviter la prise à jeun. Non conseillé chez la femme enceinte.

☞ *Sur prescription médicale.*

- SANOFI WINTHROP

Forme	Dosage	N. d'unités	Prix	Prix/jour	Liste	Remb. S.S.	Comm.
Gélule	2,5 mg	30	27,60	2	0	35 %	1980

PERFANE ★★★

- **Composition :** Enoximone.
- **Domaine :** Cardio-vasculaire.
- **Activité :** Cardiotonique.
- **Classe :** Bipyridinique.

Indications : Insuffisance cardiaque.

Contre-indications : Cardiopathies obstructives.

Effets indésirables : Maux de tête. Hypotension. Troubles du rythme cardiaque. Troubles digestifs. Baisse des plaquettes sanguines.

Précautions d'emploi : Emploi sous stricte surveillance médicale. Prudence en cas d'insuffisance rénale. Non conseillé chez la femme enceinte ou allaitant.

Surdosage : Peut entraîner une hypotension.

☞ *Sur prescription médicale.*

- MARION MERRELL DOW

Forme	Dosage	N. d'unités	Prix	Prix/jour	Liste	Remb. S.S.	Comm.
Amp. inj.	100 mg	10	Hôp.	–	1	Hôp.	1989

PERFOLATE ★★★

- **Composition :** Folinate de calcium.
- **Domaine :** Hématologie.
- **Activité :** Antianémique.
- **Classe :** Acide folique et dérivés.

Indications : Prévention et traitement des anémies « macrocytaires », en particulier chez la femme enceinte, chez l'éthylique ou lors des malabsorptions intestinales. Traitement des anémies lors des traitements par certains anticancéreux, certains antiparasitaires ou antibiotiques.

Interactions : Ne pas administrer en même temps que le méthotrexate.

☞ *Vendu sans ordonnance. A utiliser sous contrôle médical.*

- ASTA MEDICA

Forme	Dosage	N. d'unités	Prix	Prix/jour	Liste	Remb. S.S.	Comm.
Flacon inj.	50 mg	1	Libre	–	0	0 %	1993

PERFUSAN ★★★

- **Composition :** Chlorure de sodium, acétate de sodium, chlorure de potassium, phosphate de potassium, chlorure de magnésium, sorbitol.
- **Domaine :** Nutrition et métabolisme.
- **Activité :** Alimentation parentérale.
- **Classe :** Solutions associées.

Indications : Apport calorique et rééquilibration hydroélectrolytique. Déshydratation.

Contre-indications : Hyperhydratation.

Précautions d'emploi : Une surveillance biologique de l'équilibre hydroélectrolytique est toujours indispensable.

☞ *Usage hospitalier.*

- BAXTER

Forme	Dosage	N. d'unités	Prix	Prix/ jour	Liste	Remb. S.S.	Comm.
Flacon inj. 1 000 ml	–	1	Hôp.	–	0	Hôp.	–

PERGALEN ★

- **Composition :** Apolate de sodium, nicotinate de benzyle.
- **Domaine :** Rhumatologie. Algologie.
- **Activité :** Antirhumatismal externe. Antalgique externe. Révulsif.

Indications : Utilisé dans le traitement des douleurs d'origine musculo-tendino-ligamentaire : torticolis, dorsalgies, lombalgies. Utilisé dans les troubles fonctionnels liés à une insuffisance veineuse chronique.

Contre-indications : Hypersensibilit aux constituants. Ne pas appliquer sur le muqueuses, une peau en mauvais état, de plaies ou des ulcérations.

Effets indésirables : Réaction allergiqu locale imposant l'arrêt du traitement.

Précautions d'emploi : Se laver le mains après usage.

☞ *Vendu sans ordonnance.*

- HOECHST

Forme	Dosage	N. d'unités	Prix	Prix/jour	Liste	Remb. S.S.	Comm.
Pommade	–	30 g	21,80*	–	0	0 %	1969

PERGOTIME ★★★

- **Composition :** Clomifène.
- **Domaine :** Endocrinologie. Gynécologie.
- **Activité :** Inducteur de l'ovulation.

Indications : Traitement des stérilités par anovulation ou dysovulation normoprolactinémiques. Test dans les aménorrhées hypothalamo-hypophysaires et les aménorrhées consécutives à la contraception.

Contre-indications : Affections hépatiques. Hémorragies gynécologiques. Cancer des voies génitales. Kystes ovariens. Grossesse.

Effets indésirables : Hypertrophie ova rienne. Risque de grossesse multiple. Trou bles visuels disparaissant à l'arrêt du traite ment. Bouffées de chaleur. Intolérance di gestive.

Précautions d'emploi : L'utilisation doi être guidée par différents dosages hormo naux. L'efficacité sera vérifiée par des exa mens complémentaires : échographie, etc.

☞ *Sur prescription médicale.*

- SERONO FRANCE

Forme	Dosage	N. d'unités	Prix	Prix/jour	Liste	Remb. S.S.	Comm.
Comprimé	50 mg	5	26,20	–	1	65 %	1986

PÉRIACTINE ★★★

- **Composition :** Cyproheptadine.
- **Domaine :** Allergie et immunologie.
- **Activité :** Antihistaminique H1.
- **Classe :** Antihistaminique anticholinergique.

Indications : Traitement symptomatique des manifestations allergiques : rhinite, conjonctivite, urticaire, réactions médicamenteuses, réactions aux piqûres d'insectes. Traitement adjuvant des affections dermatologiques prurigineuses.

Contre-indications : Hypersensibilité au produit. Glaucome. Troubles urétro-prostatiques. Traitement par des antidépresseurs de type IMAO.

Effets indésirables : Somnolence diurne. Sécheresse de la bouche. Bourdonnement d'oreille. Troubles urinaires, troubles vi suels. Manifestations allergiques : urticaire œdème. Troubles sanguins. Exceptionnelle ment, confusion mentale chez le sujet âgé.

Précautions d'emploi : Prudence chez l sujet âgé, l'insuffisant hépatique et rénal Déconseillé chez la femme enceinte ou al laitant. L'absorption d'alcool est dé conseillée.

Interactions : On observe une augmenta tion des effets secondaires lors d'associatio avec les dépresseurs du système nerveu central : alcool, antidépresseurs, anxiolyti ques, neuroleptiques, hypnotiques, analgési ques. Ne pas associer avec d'autres produit anticholinergiques : atropine, antiparkinsoniens, disopyramide.

Surdosage : Entraîne soit un tableau d'excitation avec agitation, hallucinations, dilatation pupillaire, puis une dépression et un coma imposant l'hospitalisation.

☞ *Vendu sans ordonnance.*

• MERCK SHARP & DOHME-CHIBRET

Forme	Dosage	N. d'unités	Prix	Prix/jour	Liste	Remb. S.S.	Comm.
Comprimé	4 mg	30	31,30*	–	0	0 %	1962

PÉRIDIL-HÉPARINE ★

• **Composition :** Acide nicotinique, héparine, procaïne.

• **Domaine :** Rhumatologie. Cardio-vasculaire.

• **Activité :** Vasodilatateur. Anticoagulant.

• **Classe :** Spasmolytique.

Indications : Utilisé dans les douleurs rhumatismales. Troubles de la microcirculation.

Contre-indications : Allergie à l'héparine. Allergie à la procaïne. Tendance hémorragique ou troubles de la perméabilité vasculaire.

Effets indésirables : Bouffées vasomotrices. Réactions allergiques à l'héparine ou à la procaïne. Troubles hémorragiques. Thrombopénies.

Précautions d'emploi : Prudence en cas d'insuffisance hépatique ou rénale. Surveillance des patients ayant présenté des lésions susceptibles de saigner : ulcère gastro-duodénal. Contre-indiqué chez la femme enceinte.

Interactions : Prudence en cas d'association avec des anticoagulants, des anti-inflammatoires non stéroïdiens, des antiagrégants plaquettaires.

☞ *Sur prescription médicale.*

• PHARMY II

Forme	Dosage	N. d'unités	Prix	Prix/jour	Liste	Remb. S.S.	Comm.
Amp. inj.	–	4	40,35	2,5 à 3,4	1	65 %	1958

PÉRIDYS ★★★

• **Composition :** Dompéridone.

• **Domaine :** Gastro-entérologie.

• **Activité :** Stimulant de la motricité gastro-intestinale. Antiémétique.

• **Classe :** Antagoniste de la dopamine.

Indications : Traitement des nausées et vomissements. Manifestations dyspeptiques liées à un trouble de la motricité.

Contre-indications : Occlusion ou subocclusion intestinale. Hémorragie digestive. Antécédents d'intolérance aux neuroleptiques.

Effets indésirables : Très rarement somnolence, vertiges, maux de tête. Mouvements anormaux de la langue, de la face et du cou. Troubles des règles, modification des seins.

Précautions d'emploi : Prudence en cas d'insuffisance rénale. La prise d'alcool est déconseillée. Non conseillé chez la femme allaitant.

Interactions : Ne pas associer aux antispasmodiques anticholinergiques.

Surdosage : Entraîne une exagération des effets indésirables.

☞ *Sur prescription médicale.*

• ROBAPHARM

Forme	Dosage	N. d'unités	Prix	Prix/jour	Liste	Remb. S.S.	Comm.
Comprimé	10 mg	40	36,20	2,7 à 5,7	2	35 %	1987

PÉRIFAZO ★★★

• **Composition :** Alanine, arginine, acide aspartique, citrulline, cystéine, acide glutamique, glycine, histidine, isoleucine, leucine, lysine, méthionine, ornithine, phénylalanine, proline, sérine, thréonine, tryptophane, tyrosine, valine. Azote : 12,5 g/l.

• **Domaine :** Nutrition et métabolisme.

• **Activité :** Alimentation parentérale.

• **Classe :** Acides aminés.

Indications : Apport protidique en alimentation parentérale.

Contre-indications : Insuffisance rénale ou hépatique sévère. Hyperhydratation.

Effets indésirables : Acidoses métaboliques. Hyperazotémie.

☞ *Usage hospitalier.*

• PHARMACIA

Forme	Dosage	N. d'unités	Prix	Prix/ jour	Liste	Remb. S.S.	Comm.
Flacon inj. 500 ml	12,5 g/l	1	Hôp.	–	0	Hôp.	1988

PÉRISTALTINE ✤

- **Composition :** Cascara.
- **Domaine :** Gastro-entérologie.
- **Activité :** Laxatif stimulant.
- **Classe :** Anthraquinonique.

Indications : Traitement symptomatique de la constipation associé aux mesures hygiéno-diététiques.

Contre-indications : Constipation récente inexpliquée, persistante, n'ayant pas fait l'objet d'examens médicaux. Colopathies organiques inflammatoires. Syndrome occlusif. Douleurs abdominales. Enfant. Insuffisance rénale.

Effets indésirables : Diarrhée. Douleurs abdominales. Mélanose recto-colique. Hypokaliémie. Maladie des laxatifs. Insuffisance rénale.

Précautions d'emploi : Déconseillé chez la femme allaitant. Pas d'utilisation prolongée.

Interactions : Ne pas associer aux diurétiques hypokaliémiants, aux anti-inflammatoires corticoïdes. Ne pas associer à certains antiarythmisants : sotalol, quinidine, amiodarone. Prudence en cas d'association avec les digitaliques, les dérivés de la vincamine.

Surdosage : Entraîne une diarrhée et des troubles hydroélectrolytiques graves.

☞ *Vendu sans ordonnance. Présente des dangers en cas d'utilisation prolongée.*

• ZYMA

Forme	Dosage	N. d'unités	Prix	Prix/jour	Liste	Remb. S.S.	Comm.
Comprimé	100 mg	20	9,80*	–	0	0 %	1912

PERKOD 75 ★★

- **Composition :** Dipyridamole.
- **Domaine :** Cardio-vasculaire.
- **Activité :** Antiangoreux. Vasodilatateur. Antiagrégant.

Indications : Maladie coronarienne.

Contre-indications : Infarctus du myocarde récent.

Effets indésirables : Maux de tête, hypotension avec vertiges. Bouffées de chaleur. Troubles digestifs.

Précautions d'emploi : Prudence chez le sujet âgé ou présentant une hypotension. Non conseillé chez la femme enceinte ou allaitant.

Interactions : Association déconseillée avec les thrombolytiques et la ticlopidine (Ticlid), du fait du risque de saignement.

Surdosage : Entraîne des troubles gastriques et des maux de tête.

☞ *Sur prescription médicale.*

• BIOGALÉNIQUE

Forme	Dosage	N. d'unités	Prix	Prix/jour	Liste	Remb. S.S.	Comm.
Comprimé	75 mg	30	15,30	1,5 à 2	2	65 %	1981
Comprimé	75 mg	100	34,10	1 à 1,7	2	65 %	1985

PERMIXON ★★

- **Composition :** Extrait de serenoa repens.
- **Domaine :** Uro-néphrologie.
- **Activité :** Antiandrogène. Anti-inflammatoire.
- **Classe :** Antiphospholipase A2.

Indications : Traitement des troubles urinaires liés à l'hypertrophie bénigne de la prostate.

Effets indésirables : Nausées banales.

Précautions d'emploi : Il ne s'agit que d'un traitement symptomatique ne devant pas faire retarder l'intervention chirurgicale lorsque celle-ci est justifiée pour d'autres raisons.

☞ *Vendu sans ordonnance.*

• PIERRE FABRE

Forme	Dosage	N. d'unités	Prix	Prix/jour	Liste	Remb. S.S.	Comm.
Gélule	160 mg	60	204,20	7	0	35 %	1993

PERNAZÈNE ★

- **Composition :** Tymazoline.
- **Domaine :** ORL.
- **Activité :** Vasoconstricteur rhino-pharyngé.
- **Classe :** Stimulant alpha-adrénergique.

Indications : Traitement symptomatique local des états congestifs du rhino-pharynx au cours des coryzas et des rhinites vasomotrices.

Contre-indications : Enfant de moins de 7 ans. Glaucome. Patients traités par des antidépresseurs de type IMAO.

Effets indésirables : Sécheresse nasale. Insomnie, palpitations, maux de tête.

Précautions d'emploi : Prudence en cas d'hypertension et de troubles cardiaques.

Surdosage : Pourrait entraîner des effets généraux.

☞ *Sur prescription médicale.*

• SYNTHÉLABO FRANCE

Forme	Dosage	N. d'unités	Prix	Prix/jour	Liste	Remb. S.S.	Comm.
Sol. nasale	–	12 ml	8,40	–	2	35 %	1958

PERSANTINE ★★

- **Composition :** Dipyridamole.
- **Domaine :** Cardio-vasculaire.
- **Activité :** Antiangoreux. Vasodilatateur. Antiagrégant.

Indications : Traitement adjuvant de l'angine de poitrine. Prévention des accidents thrombo-emboliques. Exploration fonctionnelle cardio-vasculaire.

Contre-indications : Infarctus du myocarde récent.

Effets indésirables : Maux de tête, hypotension avec vertiges. Bouffées de chaleur. Troubles digestifs.

Précautions d'emploi : Prudence chez le sujet âgé ou présentant une hypotension. Non conseillé chez la femme enceinte ou allaitant

Interactions : Association déconseillée avec les thrombolytiques et la ticlopidine (Ticlid), du fait du risque de saignement.

Surdosage : Entraîne des troubles gastriques et des maux de tête.

☞ *Sur prescription médicale.*

• BŒHRINGER INGELHEIM

Forme	Dosage	N. d'unités	Prix	Prix/jour	Liste	Remb. S.S.	Comm.
Comprimé	25 mg	40	13,20	1,5 à 3	2	65 %	1969
Comprimé	75 mg	30	22,00	2 à 3,6	2	65 %	1969
Comprimé	75 mg	100	54,70	2 à 3,6	2	65 %	1969
Amp. inj.	10 mg	10	29,40	3 à 10	2	65 %	1963

PERTOFRAN ★★★

- **Composition :** Désipramine.
- **Domaine :** Neuropsychiatrie.
- **Activité :** Antidépresseur.
- **Classe :** Imipraminique.

Indications : États dépressifs. États anxio-dépressifs.

Contre-indications : L'association à d'autres antidépresseurs du groupe des IMAO est formellement contre-indiquée. Les patients seront particulièrement surveillés s'ils présentent des antécédents d'adénome de la prostate, de glaucome, de troubles du rythme cardiaque ou de troubles tensionnels.

Effets indésirables : Fréquents mais peu graves : les modifications de la vigilance, la sécheresse de la bouche, les troubles de l'accommodation visuelle, la constipation. L'hypotension orthostatique est souvent gênante. Les troubles endocriniens et la prise de poids sont moins fréquents. Beaucoup plus rares mais graves : les convulsions, les troubles du rythme cardiaque, les hépatites.

Précautions d'emploi : Le traitement

par antidépresseurs doit être suivi par un médecin. La consommation d'alcool est formellement déconseillée. A utiliser avec prudence chez les épileptiques, ou chez les patients présentant des antécédents cardio-vasculaires sévères. A utiliser avec prudence chez le sujet âgé et chez la femme enceinte ou allaitant.

Interactions : L'action du produit peut être modifiée lorsqu'il est associé à d'autres antidépresseurs de type IMAO et la fluoxétine. La fréquence des effets indésirables augmente lorsqu'on l'associe à certains antihypertenseurs ou à certains sédatifs du système nerveux.

Surdosage : Le surdosage peut entraîner des troubles de la conscience, des troubles du rythme cardiaque. Une hospitalisation s'impose d'urgence.

☞ *Vendu sur ordonnance.*

• CIBA-GEIGY

Forme	Dosage	N. d'unités	Prix	Prix/jour	Liste	Remb. S.S.	Comm.
Comprimé	25 mg	40	20,40	2 à 4	1	65 %	1966

PERTUDORON ○

- **Composition :** Belladonna D3, China rubra D3, Loccus cacti D3, Drosera rotondifolia D1, Ipeca D3, Mephitis putorius D5, Veratrum album D3.
- **Domaine :** Pneumologie.
- **Activité :** Divers.

Indications : Toux fébriles et quinteuses, en particulier de la coqueluche.

☞ *Vendu sans ordonnance.*

• WELEDA

Forme	Dosage	N. d'unités	Prix	Prix/jour	Liste	Remb. S.S.	Comm.
Sol. buvable	–	30 ml	32,00*	–	0	0 %	–

PÉRUBORE ★

- **Composition :** Thym, romarin, lavande, bergamote, thymol, baume du Pérou.
- **Domaine :** Pneumologie. ORL.
- **Activité :** Antiseptique local. Décongestionnant.

Indications : Traitement adjuvant dans les états congestifs des voies aériennes supérieures, en l'absence d'activité spécifique démontrée.

Contre-indications : Enfant de moins de 30 mois.

Effets indésirables : Réactions allergiques.

Précautions d'emploi : A utiliser en inhalation.

☞ *Vendu sans ordonnance.*

• MAYOLY-SPINDLER

Forme	Dosage	N. d'unités	Prix	Prix/jour	Liste	Remb. S.S.	Comm.
Compr. p/inhal.	–	30	24,00*	–	0	0 %	1928

PERVINCAMINE ★★

- **Composition :** Vincamine.
- **Domaine :** Cardio-vasculaire.
- **Activité :** Anti-ischémique.
- **Classe :** Vincamine et dérivés.

Indications : Déficit intellectuel pathologique du sujet âgé.

Contre-indications : Tumeur cérébrale. Hypertension intracrânienne.

Précautions d'emploi : Prudence en cas de troubles du rythme cardiaque. Corriger avant traitement toute hypokaliémie.

Interactions : Ne pas associer aux anti-arythmiques pouvant entraîner des torsades de pointes : amiodarone, bépridil, quinidine, sotalol, ni avec la lidoflazine. Éviter l'association avec des médicaments hypokaliémiants : diurétiques, corticoïdes, laxatifs stimulants.

☞ *Sur prescription médicale.*

• SYNTHÉLABO

Forme	Dosage	N. d'unités	Prix	Prix/jour	Liste	Remb. S.S.	Comm.
Gélule	20 mg	40	18,10	1 à 2	2	35 %	1975

PETER'S SIROP ★

- **Composition :** Codéthyline, aconit, belladone, liqueur ammoniacale anisée, eau de laurier-cerise.
- **Domaine :** Pneumologie.
- **Activité :** Antitussif.
- **Classe :** Opium et dérivés.

Indications : Affections chroniques des voies respiratoires : trachéite, grippe.

Contre-indications : Enfant de moins de 15 ans. Asthme, insuffisance respiratoire. Glaucome. Troubles urétro-prostatiques.

Effets indésirables : Constipation, somnolence, nausées, vomissements, dépression respiratoire. Sécheresse de la bouche, troubles visuels, tachycardie. L'augmentation des doses et la prolongation de l'administration peuvent conduire à la dépendance et à la toxicomanie.

Précautions d'emploi : Ne pas prendre d'alcool pendant le traitement. Prudence chez le sujet âgé. Déconseillé chez la femme enceinte ou allaitant. Le traitement doit être de courte durée. Donne une réaction positive au contrôle antidopage.

Interactions : L'activité et les effets secondaires peuvent être augmentés par les autres dépresseurs du système nerveux central.

Surdosage : Entraîne une somnolence avec dépression des centres respiratoires imposant l'hospitalisation.

☞ *Vendu sans ordonnance.*

- MONOT

Forme	Dosage	N. d'unités	Prix	Prix/jour	Liste	Remb. S.S.	Comm.
Sirop	–	180 ml	35,20*	–	0	0 %	1950

PETITES PILULES CARTERS POUR LE FOIE

- **Composition :** Boldine, aloès.
- **Domaine :** Gastro-entérologie.
- **Activité :** Laxatif stimulant.
- **Classe :** Anthraquinonique.

Indications : Traitement symptomatique de la constipation associé aux mesures hygiéno-diététiques.

Contre-indications : Constipation récente inexpliquée, persistante, n'ayant pas fait l'objet d'examens médicaux. Colopathies organiques inflammatoires. Syndrome occlusif. Douleurs abdominales. Enfant. Insuffisance rénale.

Effets indésirables : Diarrhée. Douleurs abdominales. Mélanose recto-colique. Hypokaliémie. Maladie des laxatifs. Insuffisance rénale.

Précautions d'emploi : Déconseillé chez la femme allaitant. Pas d'utilisation prolongée.

Interactions : Ne pas associer aux diurétiques hypokaliémiants, aux anti-inflammatoires corticoïdes. Ne pas associer à certains antiarythmisants : sotalol, quinidine, amiodarone. Prudence en cas d'association avec les digitaliques, les dérivés de la vincamine.

Surdosage : Entraîne une diarrhée et des troubles hydroélectrolytiques graves.

☞ *Vendu sans ordonnance. Présente des dangers en cas d'utilisation prolongée.*

- FUMOUZE

Forme	Dosage	N. d'unités	Prix	Prix/jour	Liste	Remb. S.S.	Comm.
Comprimé	–	40	19,80*	–	0	0 %	1939

PEVARYL ★★★

- **Composition :** Éconazole.
- **Domaine :** Dermatologie.
- **Activité :** Antifongique local.
- **Classe :** Imidazolé.

Indications : Traitement local des candidoses : intertrigos des plis et anaux, perlèche, vulvite, balanite, onychomycoses. Traitement des infections à dermatophytes : intertrigos génitaux, pied d'athlète, sycosis. Traitement du Pityriasis versicolor, de l'érythrasma. Traitement d'appoint des teignes.

Contre-indications : Hypersensibilité aux imidazolés.

Effets indésirables : Eczéma allergique de contact. Effets toxiques systémiques.

Précautions d'emploi : Éviter d'utiliser un savon acide.

☞ *Vendu sans ordonnance.*

• JANSSEN CILAG

Forme	Dosage	N. d'unités	Prix	Prix/ jour	Liste	Remb. S.S.	Comm.
Lait dermique	1 %	30 ml	29,80	–	0	65 %	1978
Crème	1 %	30 g	27,10	–	0	65 %	1976
Spray solution	1 %	130 g	34,70	–	0	65 %	1976
Lotion	1 %	70 ml	78,10*	–	0	0 %	1984
Spray poudre	1 %	170 g	32,90	–	0	65 %	1976

PEVISONE ★★

• **Composition :** Triamcinolone, éconazole.
• **Domaine :** Dermatologie.
• **Activité :** Anti-inflammatoire local. Antifongique,
• **Classe :** Anti-inflammatoire stéroïdien. Dermocorticoïde. Imidazolé.

Indications : Mycoses cutanées avec signes inflammatoires en début de traitement.

Contre-indications : Hypersensibilité aux produits. Dermatoses primitivement microbiennes ou virales.

Effets indésirables : Atrophie cutanée, télangiectasies, vergetures. Retard de cicatrisation. Sécheresse de la peau, folliculite, acné, hypertrichose, dépigmentation. Réactions allergiques cutanées.

Précautions d'emploi : Pas d'utilisation prolongée. Prudence chez l'enfant.

☞ *Sur prescription médicale.*

• JANSSEN CILAG

Forme	Dosage	N. d'unités	Prix	Prix/jour	Liste	Remb. S.S.	Comm.
Crème	–	10 g	41,40*	–	1	0 %	1980

PEXID ★★★

• **Composition :** Perhexilline.
• **Domaine :** Cardio-vasculaire.
• **Activité :** Antiangoreux.
• **Classe :** Antagoniste calcique.

Indications : Prévention de la crise d'angine de poitrine sévère, résistant aux traitements habituels.

Contre-indications : Insuffisance hépatique ou rénale. Maladie des nerfs périphériques. Non conseillé chez la femme enceinte ou allaitant

Effets indésirables : Vertiges, troubles de l'équilibre, maux de tête, amaigrissement. Fatigue, nervosité, insomnie, tremblements, bouffées de chaleur, impuissance. Troubles de la vision. Paralysie. Crises d'épilepsie. Hypoglycémie. Hépatites.

Précautions d'emploi : Du fait des effets secondaires graves, la décision du traitement et sa surveillance seront faites sous strict contrôle médical.

Interactions : Éviter l'association avec les traitements hypoglycémiants.

☞ *Sur prescription médicale.*

• MARION MERRELL DOW

Forme	Dosage	N. d'unités	Prix	Prix/jour	Liste	Remb. S.S.	Comm.
Comprimé	100 mg	40	18,20*	–	1	0 %	1974

PHAEVA ★★★

• **Composition :** Gestodène, éthinylestradiol.
• **Domaine :** Gynécologie.
• **Activité :** Contraceptif hormonal.
• **Classe :** Estroprogestatif. Minidosé. Triphasique.

Indications : Contraception orale.

Contre-indications : *Absolues* : maladies ou antécédents thrombo-emboliques. Maladies cardio-vasculaires. Hypertension artérielle. Atteintes cérébro-vasculaires. Tu-

meurs malignes du sein et de l'utérus. Maladies hépatiques. Hémorragies génitales d'origine non précisée. Grossesse. *Relatives* : diabète, hyperlipémie. Obésité. Tumeurs bénignes du sein et de l'utérus : fibrome. Galactorrhée. Prurit récidivant lors d'une grossesse. Allaitement.

Effets indésirables : *Bénins* : nausées, prise de poids, tension mammaire. Chloasma, acné, jambes lourdes. Saignements intermenstruels, aménorrhée. Modification de la libido. *Graves, devant faire interrompre le traitement* : hypertension artérielle, accidents cardio-vasculaires et thrombo-emboliques. Diabète. Maux de tête importants, vertiges, modification de la vision, convulsions. Galactorrhée. Adénome hépatique. Lithiase biliaire. Aménorrhée post-thérapeutique.

Précautions d'emploi : Avant traitement faire un examen clinique : poids, tension, seins, utérus, et des examens biologiques : frottis vaginal, glycémie, cholestérol, triglycérides. Administration séquentielle : 1 comprimé beige pendant 6 jours, 1 comprimé brun pendant 5 jours, 1 comprimé blanc pendant 10 jours, enfin 7 jours d'arrêt.

Interactions : L'efficacité contraceptive est diminuée en cas d'association avec rifampicine, barbituriques, certains antiépileptiques.

☞ *Sur prescription médicale.*

• SCHERING

Forme	Dosage	N. d'unités	Prix	Prix/jour	Liste	Remb. S.S.	Comm.
Comprimé	–	21 x 1	44,90	2,1	1	0 %	1988
Comprimé	–	21 x 3	132,05	2,1	1	0 %	1988

PHAKAN ★

- **Composition :** Glycine, acide glutamique, pyridoxine, cystéine, acide ascorbique.
- **Domaine :** Ophtalmologie.
- **Activité :** Anticataracte. Biostimulant oculaire.

Indications : Proposé dans l'opacification du cristallin pour en retarder l'évolution.

Contre-indications : Hypersensibilité aux constituants.

Effets indésirables : Troubles digestifs.

Interactions : Ne pas associer à la lévodopa.

☞ *Vendu sans ordonnance.*

• CHAUVIN

Forme	Dosage	N. d'unités	Prix	Prix/ jour	Liste	Remb. S.S.	Comm.
Sol. buv. + gélule	–	20	37,70	–	0	65 %	1971

PHAPAX ❍

- **Composition :** Cyclamen D3, Gelsemium D4, Chelidonium D3, Ruta graveolens D8, Iris versicolor D3, Sanguinaria D4, Argentum nitricum D6, Cimifuga D4, Digitalis D2, Melilotus D2, aa.
- **Domaine :** Neuropsychiatrie.
- **Activité :** Divers.

Indications : Migraines. Céphalées.

☞ *Vendu sans ordonnance.*

• LEHNING

Forme	Dosage	N. d'unités	Prix	Prix/jour	Liste	Remb. S.S.	Comm.
Sol. buvable	–	30 ml	28,00*	1,4	0	0 %	–

PHARMACILLINE ★

- **Composition :** Gramicidine, cétylpyridinium.
- **Domaine :** ORL.
- **Activité :** Antibiotique local. Antiseptique local.
- **Classe :** Polypeptide. Ammonium quaternaire.

Indications : Traitement local d'appoint des infections de la muqueuse rhino-pharyngée et des sinus.

Effets indésirables : Réactions allergiques locales ou générales.

Précautions d'emploi : Traitement de courte durée.

☞ *Vendu sans ordonnance.*
• PHARMINTER

Forme	Dosage	N. d'unités	Prix	Prix/ jour	Liste	Remb. S.S.	Comm.
Collutoire	–	35 ml	32,55*	–	0	0 %	–
Sol. nasale fl. pulv.	–	20 ml	29,40*	–	0	0 %	–

PHARMADOSE ALCOOL ★

• **Composition :** Compresse imprégnée d'alcool à 60 % additionné de camphre et de tartrazine.
• **Domaine :** Chirurgie. Dermatologie.
• **Activité :** Antiseptique local.
• **Classe :** Dérivé mercuriel.

Indications : Nettoyage et antisepsie de la peau.

Contre-indications : Hypersensibilité à l'un des composants.

Effets indésirables : Eczéma de contact.

Précautions d'emploi : Pas d'utilisation prolongée. Ne pas utiliser plusieurs antiseptiques simultanément.

☞ *Vendu sans ordonnance.*
• GILBERT

Forme	Dosage	N. d'unités	Prix	Prix/jour	Liste	Remb. S.S.	Comm.
Compresse	–	12	18,00*	–	0	0 %	1971

PHARMADOSE ARNICA ★

• **Composition :** Arnica, alcool.
• **Domaine :** Rhumatologie.
• **Activité :** Antiœdémateux.

Indications : Utilisé dans le traitement des œdèmes post-traumatiques : hématomes, ecchymoses, entorse, foulure.

Contre-indications : Hypersensibilité aux constituants. Ne pas appliquer sur les muqueuses, une peau en mauvais état, des plaies ou des ulcérations.

Effets indésirables : Réaction allergique locale imposant l'arrêt du traitement.

☞ *Vendu sans ordonnance.*
• GILBERT

Forme	Dosage	N. d'unités	Prix	Prix/jour	Liste	Remb. S.S.	Comm.
Compresse	–	12	19,00	–	0	0 %	1971

PHARMADOSE MERCURESCÉINE ★

• **Composition :** Compresse imprégnée de mercurescéine sodique.
• **Domaine :** Chirurgie. Dermatologie.
• **Activité :** Antiseptique local.
• **Classe :** Dérivé mercuriel.

Indications : Nettoyage et antisepsie de la peau.

Contre-indications : Hypersensibilité aux organomercuriels.

Effets indésirables : Eczéma de contact. Possibilité de troubles généraux.

Précautions d'emploi : Pas d'utilisation prolongée. Ne pas utiliser plusieurs antiseptiques simultanément.

☞ *Vendu sans ordonnance.*
• GILBERT

Forme	Dosage	N. d'unités	Prix	Prix/jour	Liste	Remb. S.S.	Comm.
Compresse	2 %	12	18,00*	–	0	0 %	1972

PHARMATEX ★

• **Composition :** Benzalkonium chlorure.
• **Domaine :** Gynécologie.
• **Activité :** Contraceptif local.
• **Classe :** Spermicide.

Indications : Contraception locale lorsqu'il existe une contre-indication tempoaire ou définitive à une contraception orale ou par stérilet : après un accouchement ou un avortement, dans la périménopause, ou lorsqu'une contraception épisodique est désirée. Adjuvant lors de l'emploi d'un diaphragme. Antisepsie locale : la solution gynécologique est compatible avec les contraceptifs locaux à base de benzalkonium.

Contre-indications : Ne pas prescrire à un sujet ne pouvant comprendre ni appliquer correctement le produit. En cas de traitement vaginal par une autre substance, attendre la fin de ce traitement avant de prescrire le produit.

Effets indésirables : Sensation de brûlure possible.

Précautions d'emploi : Mettre le produit avant chaque rapport, la protection intervient immédiatement après la pose. Interrompre le traitement en cas de lésion génitale. Interdire les injections vaginales avant la mise en place et après les rapports.

Interactions : Inactivation par tout médicament administré par voie vaginale.

☞ *Vendu sans ordonnance.*

• INNOTHÉRA

Forme	Dosage	N. d'unités	Prix	Prix/jour	Liste	Remb. S.S.	Comm.
Compr. gynécol.	20 mg	12	51,40*	–	0	0 %	1987
Crème	1,2 %	72 g	42,80*	–	0	0 %	1980
Crème unidose	54 mg	6	40,80*	–	0	0 %	1979
Mini-ovule	18,9 mg	10	48,00*	–	0	0 %	1988
Mini-ovule	18,9 mg	20	85,70*	–	0	0 %	1988
Ovule	18,9 mg	10	48,00*	–	0	0 %	1976
Ovule	18,9 mg	20	84,00*	–	0	0 %	1976
Tampon	60 mg	6	71,40*	–	0	0 %	1984
Sachet/Sol.	250 mg	12	27,50*	–	0	0 %	1987

PHARYNGINE

• **Composition :** Tyrothricine, tétracaïne, acide ascorbique.
• **Domaine :** ORL. Stomatologie.
• **Activité :** Anesthésique local. Antiseptique local.

Indications : Traitement local d'appoint antibactérien et antalgique des affections de la muqueuse buccale et de l'oropharynx.

Contre-indications : Enfant de moins de 6 ans. Sensibilisation préalable au produit, en particulier aux anesthésiques locaux.

Effets indésirables : Possibilité d'éruptions cutanées allergiques.

Précautions d'emploi : Traitement de courte durée. Donne une réaction positive au contrôle antidopage.

Interactions : Ne pas associer à d'autres antiseptiques.

☞ *Vendu sans ordonnance.*

• SALVER

Forme	Dosage	N. d'unités	Prix	Prix/jour	Liste	Remb. S.S.	Comm.
Tablette	–	48	29,80*	–	0	0 %	1974

PHÉNERGAN ★★

• **Composition :** Prométhazine.
• **Domaine :** Gastro-entérologie. Allergie et immunologie.
• **Activité :** Antihistaminique H1. Antinaupathique.
• **Classe :** Phénothiazine. Antihistaminique anticholinergique.

Indications : Traitement symptomatique des manifestations allergiques : rhinite, conjonctivite, urticaire. Traitement adjuvant des affections dermatologiques prurigineuses. Mal des transports.

Contre-indications : Glaucome. Troubles urétro-prostatiques liés à l'adénome prostatique.

Effets indésirables : Somnolence diurne, sécheresse de la bouche, troubles visuels, constipation, confusion mentale chez le sujet âgé.

Précautions d'emploi : La prise de boissons alcoolisées est déconseillée. Non conseillé chez la femme enceinte ou allaitant.

Interactions : Ne pas associer à d'autres dépresseurs du système nerveux, à d'autres anticholinergiques : atropine.

Surdosage : Entraîne une dépression re piratoire ou un coma imposant l'hospital sation.

☞ *Vendu sans ordonnance.*

• SPECIA

Forme	Dosage	N. d'unités	Prix	Prix/jour	Liste	Remb. S.S.	Comm.
Comprimé	25 mg	20	7,10	0,7 à 2	0	65 %	1948
Sirop	0,1 %	150 ml	11,90	0,35 à 1,4	0	65 %	1948
Amp. inj.	50 mg	5	17,80	3,5 à 7	0	65 %	1948

PHÉNERGAN CRÈME ★

- **Composition :** Prométhazine.
- **Domaine :** Dermatologie.
- **Activité :** Antihistaminique H1. Antiprurigineux.
- **Classe :** Antihistaminique anticholinergique.

Indications : Affections cutanées d'origine allergique : prurit anal ou vulvaire, u ticaire, piqûres d'insectes.

Contre-indications : Hypersensibilité a produit. Dermatoses infectées.

Effets indésirables : Risque de sensibil sation cutanée. Photosensibilisation.

☞ *Vendu sans ordonnance.*

• SPECIA

Forme	Dosage	N. d'unités	Prix	Prix/jour	Liste	Remb. S.S.	Comm.
Crème	2 %	30 g	10,60	–	0	35 %	1950

PHÉNORO ROCHE ★★

- **Composition :** Bêta-carotène, canthaxanthine.
- **Domaine :** Dermatologie.
- **Activité :** Photoprotecteur général.
- **Classe :** Vitamine A et dérivés.

Indications : Urticaire solaire idiopathique. Photosensibilisation médicamenteuse. Photosensibilisation de certaines maladies comme les porphyries.

Contre-indications : Atteintes rétinien nes, glaucome.

Effets indésirables : Troubles digestif Coloration en brun-noir des selles. Dépô rétiniens.

Précautions d'emploi : Non conseil chez la femme enceinte ou allaitant.

☞ *Vendu sans ordonnance.*

• ROCHE

Forme	Dosage	N. d'unités	Prix	Prix/jour	Liste	Remb. S.S.	Comm.
Gélule	–	60	141,00*	–	0	0 %	1982

PHÉNYLBUTAZONE LIGNOCAÏNE ★★

- **Composition :** Phénylbutazone, lidocaïne.
- **Domaine :** Rhumatologie. Algologie. Inflammation.
- **Activité :** Antirhumatismal externe. Anti-inflammatoire. Antalgique externe.
- **Classe :** Anti-inflammatoire non stéroïdien. Pyrazolés.

Indications : Proposé dans les tendinites et les douleurs des petites articulations. Proposé dans les entorses, contusions, élongations, courbatures, etc. Phlébite superf cielle.

Contre-indications : Hypersensibilit aux constituants. Ne pas appliquer sur le muqueuses, une peau en mauvais état, de plaies ou des ulcérations.

Effets indésirables : Réaction allergiqu locale imposant l'arrêt du traitement.

Précautions d'emploi : Éviter les appli cations sur de grandes surfaces.

☞ *Sur prescription médicale.*

• MONOT

Forme	Dosage	N. d'unités	Prix	Prix/jour	Liste	Remb. S.S.	Comm.
Pommade	–	30 g	31,70*	–	2	0 %	1960

PHLÉBOGEL ★

- **Composition :** Escine, buphénine.
- **Domaine :** Cardio-vasculaire.
- **Activité :** Veinotonique. Vasculoprotecteur.
- **Classe :** Topique.

Indications : Signes fonctionnels de l'insuffisance veino-lymphatique : jambes lourdes, œdème, crampes.

Contre-indications : Plaies, ulcères variqueux.

☞ *Vendu sans ordonnance.*

- LIPHA SANTÉ

Forme	Dosage	N. d'unités	Prix	Prix/jour	Liste	Remb. S.S.	Comm.
Gel	1 %	100 g	32,00	–	0	35 %	1985

PHLÉBOGÉNINE ✤

- **Composition :** Hamamelis virginiana TM, Cupressus fastigiata TM, Viburnum opulus TM, Rhododendron ferrug. TM, Thuya occidentalis TM, Sambuscus nigra TM, Hydrastis canadensis TM, Clematis vitalba TM.
- **Domaine :** Cardio-vasculaire.
- **Activité :** Divers.

Indications : Traitement des varices, lourdeur des jambes, mauvaise circulation.

☞ *Vendu sans ordonnance.*

- BOIRON

Forme	Dosage	N. d'unités	Prix	Prix/jour	Liste	Remb. S.S.	Comm.
Pommade	–	40 g	29,90*	–	0	0 %	–

PHLÉBOSÉDOL ✤

- **Composition :** Marron d'Inde, clématite, hamamélis, ficaire, viburnum, piscidia, bourdaine, séneçon, alchemille.
- **Domaine :** Cardio-vasculaire.
- **Activité :** Veinotonique.

Indications : Utilisé dans les troubles bénins de la circulation veineuse.

☞ *Vendu sans ordonnance.*

- LEHNING

Forme	Dosage	N. d'unités	Prix	Prix/jour	Liste	Remb. S.S.	Comm.
Tisane vrac	–	100 g	25,00*	–	0	0 %	–
Tisane sachet	–	20	29,00*	–	0	0 %	–

PHOCYTAN ★★★

- **Composition :** Glucose-1-phosphate disodique.
- **Domaine :** Nutrition et métabolisme.
- **Activité :** Éléments minéraux.
- **Classe :** Phosphore.

Indications : Hypophosphorémies majeures en réanimation : brûlures, états septiques.

Contre-indications : Hyperphosphorémie. Hypercalcémie.

Effets indésirables : Peut entraîner une hypocalcémie.

Précautions d'emploi : Utilisation par voie intraveineuse sous contrôle biologique.

☞ *Usage hospitalier.*

- AGUETTANT

Forme	Dosage	N. d'unités	Prix	Prix/jour	Liste	Remb. S.S.	Comm.
Amp. inj.	2,5 g	50	Hôp.	–	0	Hôp.	1980
Flacon inj.	12,5 g	24	Hôp.	–	0	Hôp.	1980

PHOLCODYL ★

- **Composition :** *Sirop adulte* : pholcodine, codéthyline, benzoate de sodium, bromogalactogluconate de calcium. *Sirop enfant* : pholcodine, bromogalactogluconate de calcium, benzoate de sodium.
- **Domaine :** Pneumologie.
- **Activité :** Antitussif.
- **Classe :** Opium et dérivés.

Indications : Utilisé dans le traitement symptomatique de la toux non productive. Trachéites, laryngites, bronchites.

Contre-indications : Asthme, insuffisance respiratoire. Enfant de moins de 30 mois.

Effets indésirables : Constipation, somnolence, nausées, vomissements, dépression respiratoire. L'augmentation des doses et la prolongation de l'administration peuvent conduire à la dépendance et à la toxicomanie.

Précautions d'emploi : Ne pas prendre d'alcool pendant le traitement. Prudence chez le sujet âgé. Déconseillé chez la femme enceinte ou allaitant. Le traitement doit être de courte durée. Donne une réaction positive au contrôle antidopage.

Interactions : L'activité et les effets secondaires peuvent être augmentés par association à d'autres dépresseurs du système nerveux central.

Surdosage : Entraîne une somnolence avec possible dépression des centres respiratoires et convulsions imposant l'hospitalisation.

☞ *Vendu sans ordonnance.*

- C. P. F.

Forme	Dosage	N. d'unités	Prix	Prix/jour	Liste	Remb. S.S.	Comm.
Sirop adulte	–	200 ml	37,50*	–	0	0 %	–
Sirop enfant	–	150 ml	29,70	–	0	0 %	–

PHOLCONES ★

- **Composition :** Pholcodine, quinine, camphre, eucalyptol, amyléine.
- **Domaine :** Pneumologie.
- **Activité :** Antitussif. Antipyrétique.
- **Classe :** Opium et dérivés.

Indications : Utilisé dans le traitement antipyrétique et de la toux non productive.

Contre-indications : Enfant de moins de 15 ans (suppositoires adultes). Asthme, insuffisance respiratoire.

Effets indésirables : Constipation, somnolence, nausées, vomissements, dépression respiratoire. Intolérance digestive. Éruptions cutanées, bourdonnements d'oreille.

Précautions d'emploi : Ne pas prendre d'alcool pendant le traitement. Prudence chez le sujet âgé. Déconseillé chez la femme enceinte ou allaitant. Le traitement doit être de courte durée. Donne une réaction positive au contrôle antidopage.

Interactions : L'activité et les effets secondaires peuvent être augmentés par association à d'autres dépresseurs du système nerveux central.

Surdosage : Entraîne une somnolence avec possible dépression des centres respiratoires imposant l'hospitalisation.

☞ *Vendu sans ordonnance.*

- C. P. F.

Forme	Dosage	N. d'unités	Prix	Prix/jour	Liste	Remb. S.S.	Comm.
Supp. adulte	15 mg	8	13,70	–	0	35 %	1957
Supp. enfant	5 mg	8	12,40	–	0	35 %	1957

PHOLCONES BISMUTH QUININE ★

- **Composition :** Pholcodine, succinate basique de bismuth, quinine, eucalyptol, gaïacol, camphre.
- **Domaine :** Pneumologie. ORL.
- **Activité :** Antitussif. Antipyrétique. Antiseptique.
- **Classe :** Opium et dérivés.

Indications : Utilisé dans le traitement antipyrétique et de la toux non productive. Traitement des affections aiguës de la gorge : maux de gorge, laryngites, pharyngites, amygdalites.

Contre-indications : Enfant de moins de 15 ans (suppositoires adultes). Asthme, insuffisance respiratoire. Insuffisance rénale.

Effets indésirables : Constipation, somnolence, nausées, vomissements, dépression respiratoire. Intolérance digestive. Éruptions cutanées. Bourdonnements d'oreille.

Précautions d'emploi : Ne pas prendre

d'alcool pendant le traitement. Prudence chez le sujet âgé. Déconseillé chez la femme enceinte ou allaitant. Le traitement doit être de courte durée. Donne une réaction positive au contrôle antidopage.

Interactions : L'activité et les effets secondaires peuvent être augmentés par association à d'autres dépresseurs du système nerveux central.

Surdosage : Entraîne une somnolence avec possible dépression des centres respiratoires imposant l'hospitalisation.

☞ *Vendu sans ordonnance.*

• C. P. F.

Forme	Dosage	N. d'unités	Prix	Prix/jour	Liste	Remb. S.S.	Comm.
Suppositoire	20 mg	8	29,70*	–	0	0 %	1967

PHOLCONES GUAIPHÉNÉSINE QUININE ★

• **Composition :** Pholcodine, guaiphénésine, quinine, camphre, eucalyptol.
• **Domaine :** Pneumologie. ORL.
• **Activité :** Antitussif. Antipyrétique. Antiseptique.
• **Classe :** Opium et dérivés.

Indications : Utilisé dans le traitement antipyrétique et de la toux non productive. Traitement des affections aiguës de la gorge : maux de gorge, laryngites, pharyngites, amygdalites.

Contre-indications : Enfant de moins de 6 ans. Asthme, insuffisance respiratoire.

Effets indésirables : Constipation, somnolence, nausées, vomissements, dépression respiratoire. Intolérance digestive. Éruptions cutanées. Bourdonnements d'oreille.

Précautions d'emploi : Ne pas prendre d'alcool pendant le traitement. Prudence chez le sujet âgé. Déconseillé chez la femme enceinte ou allaitant. Le traitement doit être de courte durée. Donne une réaction positive au contrôle antidopage.

Interactions : L'activité et les effets secondaires peuvent être augmentés par association à d'autres dépresseurs du système nerveux central.

Surdosage : Entraîne une somnolence avec possible dépression des centres respiratoires imposant l'hospitalisation.

☞ *Vendu sans ordonnance.*

• C. P. F.

Forme	Dosage	N. d'unités	Prix	Prix/jour	Liste	Remb. S.S.	Comm.
Supp. enfant	–	8	21,90*	–	0	0 %	1979

PHOSCALCIUM KIRCHNER ★

• **Composition :** Hypophosphite de calcium, lactophosphate de calcium, hypophosphite de sodium, lactate de calcium, sirop iodotannique.
• **Domaine :** Nutrition et métabolisme.
• **Activité :** Antiasthénique. Éléments minéraux.
• **Classe :** Calcium.

Indications : Utilisé dans le traitement de l'asthénie fonctionnelle, en l'absence d'activité spécifique démontrée.

Contre-indications : Hypercalcémie, lithiase calcique. Calcifications tissulaires. Immobilisations prolongées.

Effets indésirables : Constipation, éructations, nausées. Hypercalcémie. Hypophosphatémie.

Précautions d'emploi : Traitement toujours de courte durée. Dans les traitements prolongés, il est nécessaire de contrôler périodiquement la calciurie et la calcémie, particulièrement si un traitement par la vitamine D est associé. Prudence en cas d'insuffisance rénale.

Interactions : Prudence en cas d'association aux digitaliques. Si un traitement par les diphosphonates est prévu, le faire à distance de la prise de calcium.

Surdosage : Entraîne soif, polyurie, vomissements, hypertension, constipation. Chez l'enfant, peut entraîner un arrêt de croissance.

☞ *Vendu sans ordonnance.*

• UNIPHARMA

Forme	Dosage	N. d'unités	Prix	Prix/jour	Liste	Remb. S.S.	Comm.
Sol. buv.	–	150 ml	30,00*	–	0	0 %	–

PHOSOFORME ★

- **Composition :** Acide mono et diéthyl phosphorique, acide orthophosphorique.
- **Domaine :** Nutrition et métabolisme. Uro-néphrologie.
- **Activité :** Éléments minéraux.
- **Classe :** Phosphore.

Indications : Acidification des urines. Lithiase calcique. Infections urinaires.

Contre-indications : Tous les états d'acidose, lithiases uriques. Ulcère gastro-duodénal.

Précautions d'emploi : Mesurer l'acidité urinaire avec le papier réactif fourni avec le produit.

☞ *Vendu sans ordonnance.*

• MONIN

Forme	Dosage	N. d'unités	Prix	Prix/jour	Liste	Remb. S.S.	Comm.
Sol. buv.	–	90 ml	17,20	–	0	35 %	1959

PHOSOVÉOL ★★

- **Composition :** Acide phosphorique, glucoheptonate de calcium, vitamine C.
- **Domaine :** Nutrition et métabolisme.
- **Activité :** Antiasthénique. Éléments minéraux. Vitamines hydrosolubles.

Indications : Utilisé dans le traitement de l'asthénie fonctionnelle, en l'absence d'activité spécifique démontrée.

Contre-indications : Hypercalcémie, lithiases calcique et urique. Calcifications tissulaires. Immobilisations prolongées.

Effets indésirables : Constipation, éructations, nausées. Hypercalcémie. Hypophosphatémie.

Précautions d'emploi : Traitement toujours de courte durée. Dans les traitements prolongés, il est nécessaire de contrôler périodiquement la calciurie et la calcémie, particulièrement si un traitement par la vitamine D est associé. Prudence en cas d'insuffisance rénale.

Interactions : Prudence en cas d'association aux digitaliques. Si un traitement par les diphosphonates est prévu, le faire à distance de la prise de calcium.

Surdosage : Entraîne soif, polyurie, vomissements, hypertension, constipation. Chez l'enfant, peut provoquer un arrêt de croissance.

☞ *Vendu sans ordonnance.*

• FOURNIER

Forme	Dosage	N. d'unités	Prix	Prix/jour	Liste	Remb. S.S.	Comm.
Amp. buv.	–	20	21,20*	–	0	0 %	1958

PHOSPHALUGEL ★★★

- **Composition :** Phosphate d'aluminium.
- **Domaine :** Gastro-entérologie.
- **Activité :** Antiacide œso-gastrique.
- **Classe :** Sel d'aluminium.

Indications : Traitement symptomatique des douleurs liées aux affections œso-gastro-duodénales.

Contre-indications : Insuffisance rénale chronique.

Effets indésirables : Constipation.

Interactions : Entraîne une diminution de l'absorption d'un grand nombre de médicaments. Il convient donc de respecter un délai de 2 heures entre la prise du produit et d'autres traitements.

☞ *Vendu sans ordonnance.*

• YAMANOUCHI PHARMA

Forme	Dosage	N. d'unités	Prix	Prix/jour	Liste	Remb. S.S.	Comm.
Comprimé	540 mg	36	25,20	1,4 à 4,2	0	65 %	1990
Comprimé	540 mg	90	51,20	1 à 3,4	0	65 %	1990
Sachet ss sucre	2,5 g	26	28,40	2 à 6	0	65 %	1966
Sol. buv. ss sucre	2,5 g/c. à s.	250 g	16,00	2 à 6	0	65 %	1983

PHOSPHAROME ★

- **Composition :** Extraits de kola, gentiane, quinquina, glycérophosphates de calcium, manganèse, magnésium, acide phosphorique, sirop d'acide citrique.
- **Domaine :** Nutrition et métabolisme.
- **Activité :** Antiasthénique. Éléments minéraux.

Indications : Utilisé dans le traitement de l'asthénie fonctionnelle, en l'absence d'activité spécifique démontrée.

Contre-indications : Hypercalcémie, lithiase urique.

Effets indésirables : Gastralgies.

Précautions d'emploi : Traitement toujours de courte durée. Dans les traitements prolongés, il est nécessaire de contrôler périodiquement la calciurie et la calcémie, particulièrement si un traitement par la vitamine D est associé. Prudence en cas d'insuffisance rénale. Chez le diabétique, tenir compte du fait que chaque cuillerée à café contient 5 g de sucre.

Interactions : Prudence en cas d'association aux digitaliques.

Surdosage : Entraîne soif, polyurie, vomissements, hypertension, constipation. Chez l'enfant peut provoquer un arrêt de croissance.

☞ *Vendu sans ordonnance.*

- PLANTES ET MÉDECINES

Forme	Dosage	N. d'unités	Prix	Prix/jour	Liste	Remb. S.S.	Comm.
Sirop	–	250 ml	52,30*	–	0	0 %	1953

PHOSPHOCHOLINE ★

- **Composition :** Phosphate disodique, citrate trisodique, citrate de choline.
- **Domaine :** Gastro-entérologie. Hépatologie.
- **Activité :** Antiacide œso-gastrique. Hépatotrope.
- **Classe :** Sels alcalins.

Indications : Traitement symptomatique des troubles dyspeptiques.

Précautions d'emploi : En cas de régime sans sel, tenir compte du fait que chaque cuillerée à café contient l'équivalent de 0,6 g de sel.

☞ *Vendu sans ordonnance.*

- SOEKAMI LEFRANCQ

Forme	Dosage	N. d'unités	Prix	Prix/jour	Liste	Remb. S.S.	Comm.
Granulé	–	125 g	39,50*	–	0	0 %	1970

PHOSPHOLINE IODIDE ★

- **Composition :** Iodure d'écothiopate.
- **Domaine :** Ophtalmologie.
- **Activité :** Antiglaucomateux. Myotique.
- **Classe :** Anticholinestérasique.

Indications : Glaucome chronique à angle ouvert. Glaucome secondaire. Strabisme convergent accommodatif.

Contre-indications : Glaucome à angle fermé. Hypersensibilité au produit. Iridocyclites. Asthme.

Effets indésirables : Myosis avec modification du champ visuel. Troubles de l'acuité visuelle. Maux de tête, larmoiement. Hypersalivation.

Précautions d'emploi : Prudence chez les patients exposés à un décollement de la rétine.

Interactions : Potentialisation des curares utilisés en anesthésie.

☞ *Sur prescription médicale.*

- PROMEDICA

Forme	Dosage	N. d'unités	Prix	Prix/jour	Liste	Remb. S.S.	Comm.
Collyre	0,03 %	3 ml	25,30*	–	1	0 %	1966

PHOSPHONEUROS ★★★

- **Composition :** Acide phosphorique, bishydrogénate de calcium, hydrogénophosphate de sodium, glycérophosphate de magnésium.
- **Domaine :** Nutrition et métabolisme. Uro-néphrologie.
- **Activité :** Éléments minéraux.
- **Classe :** Phosphore.

Indications : Ostéoporose en relais de la calcithérapie. Hypercalciurie sans hypercalcémie avec ou sans lithiase calcique. Rachitisme hypophosphatémique. Correction de la fuite calcique dans les immobilisations.

Contre-indications : Hyperphosphorémie. Hypocalcémie. Insuffisance rénale.

Effets indésirables : Troubles digestifs : nausées, gastralgies, diarrhée. Calcifications extrasquelettiques.

Précautions d'emploi : Répartir les prises au cours de la journée. Faire des contrôles réguliers de la calcémie, de la calciurie et de la phosphorémie.

Interactions : Ne pas associer à des pansements à base d'alumine.

☞ *Sur prescription médicale.*

• DOMS-ADRIAN

Forme	Dosage	N. d'unités	Prix	Prix/jour	Liste	Remb. S.S.	Comm.
Sol. buv.	183 mg/ml	120 ml	35,90	1,8 à 2.4	2	65 %	1988

PHOSPHORE-SANDOZ « FORTE » ★★★

- **Composition :** Phosphate monoammonique, phosphate monopotassique.
- **Domaine :** Nutrition et métabolisme. Uro-néphrologie.
- **Activité :** Éléments minéraux.
- **Classe :** Phosphore.

Indications : Ostéoporose en relais de la calcithérapie. Hypercalciurie sans hypercalcémie, avec ou sans lithiase calcique. Rachitisme hypophosphatémique. Correction de la fuite calcique dans les immobilisations.

Contre-indications : Hyperphosphorémie. Hypocalcémie. Insuffisance rénale.

Effets indésirables : Troubles digestifs : nausées, gastralgie, diarrhée. Calcifications extrasquelettiques.

Précautions d'emploi : Répartir les prises au cours de la journée. Faire des contrôles réguliers de la calcémie, de la calciurie et de la phosphorémie.

Interactions : Ne pas associer à des pansements à base d'alumine ou de carbonate de calcium.

☞ *Vendu sans ordonnance.*

• SANDOZ

Forme	Dosage	N. d'unités	Prix	Prix/jour	Liste	Remb. S.S.	Comm.
Comprimé	750 mg	20	20,50	1 à 3	0	65 %	1970

PHYLARM ★★

- **Composition :** Acide borique, borax, chlorure de sodium.
- **Domaine :** Ophtalmologie.
- **Activité :** Décongestionnant. Antiseptique local.

Indications : Hygiène oculaire.

Contre-indications : Hypersensibilité aux composants.

☞ *Vendu sans ordonnance.*

• LCA

Forme	Dosage	N. d'unités	Prix	Prix/jour	Liste	Remb. S.S.	Comm.
Sol. ocul. unidose	10 ml	8	37,35*	–	0	0 %	1992
Sol. ocul. unidose	10 ml	16	54,80*	–	0	0 %	1990

PHYSIOGINE ★★

- **Composition :** Estriol.
- **Domaine :** Gynécologie.
- **Activité :** Estrogénique.
- **Classe :** Usage externe.

Indications : Atrophie vaginale, vulvaire, prurit vulvaire, dyspareunie par carence estrogénique de la postménopause.

Contre-indications : Maladie thrombo-embolique. Insuffisance cardiaque. Tumeur estrogéno-dépendante. Métrorragies.

Effets indésirables : Irritation locale. Tension des seins.

Précautions d'emploi : Déconseillé chez la femme enceinte ou allaitant.

☞ *Sur prescription médicale.*

• ORGANON

Forme	Dosage	N. d'unités	Prix	Prix/ jour	Liste	Remb. S.S.	Comm.
Crème vaginale	0,1 %	15 g	36,00	1,2	2	65 %	1992
Ovule	0,5 mg	15	27,60	1,8	2	65 %	1992

PHYSIOMYCINE ★★★

- **Composition :** Méthylènecycline.
- **Domaine :** Infectiologie.
- **Activité :** Antibiotique.
- **Classe :** Cyclines.

Indications : Infections aux germes suivants : Brucella, Pasteurella, mycoplasmes, Chlamydia, rickettsies, gonocoques, leptospires, tréponèmes, Haemophilus, vibrions. Infections à manifestations broncho-pulmonaires, ORL, ophtalmiques, génito-urinaires, cutanées (acné) ou septicémiques.

Contre-indications : Allergie aux cyclines. Enfant de moins de 8 ans (risque de coloration dentaire).

Effets indésirables : Troubles digestifs : nausées, vomissements, diarrhée, candidoses ano-génitales. Réactions allergiques : urticaire, œdème de la face, choc anaphylactique. Réactions de photosensibilisation : érythrodermies. Anémies, neutropénies, éosinophilies. Coloration jaune des dents ou anomalies dentaires en cas d'administration à l'enfant de moins de 8 ans.

Précautions d'emploi : Prendre le produit en dehors des repas. Prudence en cas d'insuffisance hépatique ou rénale. Ne pas s'exposer au soleil. Contre-indiqué chez la femme enceinte ou allaitant.

Interactions : L'activité du produit est diminuée par les antiépileptiques, les sels ferreux, les pansements gastriques. Peut augmenter l'effet des anticoagulants oraux.

☞ *Sur prescription médicale.*

- LAPHAL

Forme	Dosage	N. d'unités	Prix	Prix/jour	Liste	Remb. S.S.	Comm.
Gélule	300 mg	6	27,50	7	1	65 %	1978

PHYSIOPACK ★★

- **Composition :** Propylène glycol.
- **Domaine :** Rhumatologie. Algologie.
- **Activité :** Antirhumatismal externe. Antalgique externe.
- **Classe :** Réfrigérant.

Indications : Utilisé à froid dans le traitement de certains états douloureux : lombalgies, torticolis, entorses, luxations, tendinites, hématomes, contusions, douleurs dentaires, etc.

Précautions d'emploi : Avant utilisation, remettre toujours le coussin dans sa housse de protection. Pour une utilisation au froid, placer le coussin dans le congélateur.

☞ *Vendu sans ordonnance.*

- FISH-SMITH

Forme	Dosage	N. d'unités	Prix	Prix/jour	Liste	Remb. S.S.	Comm.
Poche	–	1	Libre	–	0	65 %	–

PHYSIOSPIR ★★

- **Composition :** Chlorure de sodium 0,9 %, eau purifiée.
- **Domaine :** ORL. Ophtalmologie.
- **Activité :** Soluté isotonique stérile.

Indications : Instillations, lavages et bains oculaires. Instillations nasales chez l'enfant. Lavages auriculaires.

Contre-indications : Ne pas utiliser par voie injectable.

Précautions d'emploi : Changer de flacon pour chaque usage.

☞ *Vendu sans ordonnance.*

- SOEKAMI LEFRANCQ

Forme	Dosage	N. d'unités	Prix	Prix/ jour	Liste	Remb. S.S.	Comm.
Fl. unidose 5 ml	0,9 %	15	24,00*	–	0	0 %	1992

PHYSIOSTAT ★★★

- **Composition :** Éthinylestradiol et éthinylestradiol plus lynestrol.
- **Domaine :** Gynécologie.
- **Activité :** Contraceptif hormonal.
- **Classe :** Estroprogestatif. Minidosé. Séquentiels.

Indications : Contraception orale. Dysménorrhées.

Contre-indications : *Absolues* : maladies ou antécédents thrombo-emboliques. Maladies cardio-vasculaires. Hypertension artérielle. Atteintes cérébro-vasculaires. Tumeurs malignes du sein et de l'utérus. Maladies hépatiques. Hémorragies génitales d'origine non précisée. Grossesse. *Relatives* : diabète, hyperlipémie. Obésité. Tumeurs bénignes du sein et de l'utérus : fibrome. Galactorrhée. Prurit récidivant lors d'une grossesse. Allaitement.

Effets indésirables : *Bénins* : nausées, prise de poids, tension mammaire. Chloasma, acné, jambes lourdes. Saignements intermenstruels, aménorrhée. Modification de la libido. *Graves, devant faire interrompre le traitement* : hypertension artérielle, accidents cardio-vasculaires et thrombo-emboliques. Diabète. Maux de tête importants, vertiges, modification de la vision, convulsions. Galactorrhée. Adénome hépatique. Lithiase biliaire. Aménorrhée post-thérapeutique.

Précautions d'emploi : Avant traitement faire un examen clinique : poids, tension, seins, utérus, et des examens biologiques : frottis vaginal, glycémie, cholestérol, triglycérides. Administration séquentielle : 1 comprimé bleu pendant 7 jours, 1 comprimé blanc pendant 15 jours, enfin 7 jours d'arrêt.

Interactions : L'efficacité contraceptive est diminuée en cas d'association avec rifampicine, barbituriques, certains antiépileptiques.

☞ *Sur prescription médicale.*

- ORGANON

Forme	Dosage	N. d'unités	Prix	Prix/jour	Liste	Remb. S.S.	Comm.
Comprimé	–	22 x 1	30,95*	–	1	0 %	1976

PHYTAT D.B. ★★

- **Composition :** Acide phytique.
- **Domaine :** Rhumatologie. Uro-néphrologie.
- **Activité :** Hypo-calciurique.

Indications : Utilisé dans le traitement des hypercalciuries avec ou sans lithiase.

Effets indésirables : Troubles digestifs : diarrhée.

Précautions d'emploi : Régime pauvre en calcium. Doser régulièrement la calciurie. Chez le patient suivant un régime sans sel, tenir compte du fait que chaque cuillerée à soupe contient l'équivalent de 0,65 g de sel.

☞ *Vendu sans ordonnance.*

- MARX

Forme	Dosage	N. d'unités	Prix	Prix/jour	Liste	Remb. S.S.	Comm.
Sirop	–	250 ml	47,50	5,7 à 8	0	65 %	1964

PHYTÉMAG ✣

- **Composition :** Silicate de magnésium, glycérophosphate de magnésium, chlorophylle, poudres de persil, thym, buchu, prêle, ache, gingembre, oxydes de zinc, de cuivre et de nickel.
- **Domaine :** Nutrition et métabolisme.
- **Activité :** Antiasthénique. Éléments minéraux.
- **Classe :** Magnésium.

Indications : Utilisé dans le traitement de l'asthénie fonctionnelle, en l'absence d'activité spécifique démontrée.

Précautions d'emploi : Traitement toujours de courte durée.

☞ *Vendu sans ordonnance.*

- LESOURD

Forme	Dosage	N. d'unités	Prix	Prix/jour	Liste	Remb. S.S.	Comm.
Gélule	–	20	40,80*	–	0	0 %	1934

PHYTEX ★

• **Composition :** Ester borique, hydroxybenzoate de benzyle, acide salicylique, acétate d'éthyle, salicylate de méthyle, alcool.
• **Domaine :** Dermatologie.
• **Activité :** Antifongique local.
Indications : Proposé comme traitement d'appoint des dermatophytoses : onychomycoses.

Contre-indications : Hypersensibilité au produit. Enfant de moins de 30 mois.
Effets indésirables : Réaction locale. Possibilité d'effets systémiques.
Précautions d'emploi : Ne pas appliquer sur les muqueuses.
☞ *Vendu sans ordonnance.*
• DARCY

Forme	Dosage	N. d'unités	Prix	Prix/ jour	Liste	Remb. S.S.	Comm.
Sol. locale vernis	–	20 ml	34,90*	–	0	0 %	–

PHYTOCALM ★ ✤

• **Composition :** Valériane, ballote, aubépine, passiflore.
• **Domaine :** Neuropsychiatrie.
• **Activité :** Divers.

Indications : Utilisé dans le traitement des états neurotoniques et des troubles mineurs du sommeil.
☞ *Vendu sans ordonnance.*
• UPSA

Forme	Dosage	N. d'unités	Prix	Prix/jour	Liste	Remb. S.S.	Comm.
Sol. buvable	–	60 ml	11,50	3	0	65 %	1956

PHYTOGARGARISME ✤

• **Composition :** Sabadilla TM, Phytolacca decandra TM, Pulsatilla TM, Baryta carbonica 6CH, Mercurius solubilis 6CH, Populus candicans 3CH, alcool.
• **Domaine :** ORL.
• **Activité :** Divers.
Indications : Adjuvant au traitement des angines et des aphtes.
☞ *Vendu sans ordonnance.*
• BOIRON

Forme	Dosage	N. d'unités	Prix	Prix/jour	Liste	Remb. S.S.	Comm.
Gargarisme	–	30 ml	29,90*	–	0	0 %	–

PHYTONEUROL ✤

• **Composition :** Anémone, valériane, saule blanc, aubépine, passiflore.
• **Domaine :** Neuropsychiatrie.
• **Activité :** Divers.

Indications : Utilisé dans la nervosité, l'angoisse, l'insomnie nerveuse et les troubles fonctionnels d'origine nerveuse.
☞ *Vendu sans ordonnance.*
• PIONNEAU

Forme	Dosage	N. d'unités	Prix	Prix/jour	Liste	Remb. S.S.	Comm.
Sol. buvable	–	125 ml	19,50*	–	0	0 %	–

PHYTOTUX ✤

• **Composition :** Sirop de Desessartz, baume de tolu.
• **Domaine :** Pneumologie.
• **Activité :** Antitussif.
Indications : Affections des voies respiratoires : toux, bronchites, états grippaux, rhumes.

Contre-indications : Nourrisson de moins de 1 an.
Précautions d'emploi : Traitement de courte durée.
Interactions : Ne pas associer aux antitussifs ni aux asséchants bronchiques de type anticholinergique.

☞ *Vendu sans ordonnance.*

• LEHNING

Forme	Dosage	N. d'unités	Prix	Prix/jour	Liste	Remb. S.S.	Comm.
Sirop	–	250 ml	32,00*	–	0	0 %	–

PIASCLÉDINE ★

• **Composition :** Insaponifiables d'avocat et de soja.
• **Domaine :** Rhumatologie. Stomatologie.
• **Activité :** Eutrophique.
Indications : Utilisé dans le traitement de l'arthrose et dans le traitement des parodontopathies.

Effets indésirables : Rares troubles digestifs.

Précautions d'emploi : Prendre le produit au cours des repas.

☞ *Vendu sans ordonnance.*

• PHARMASCIENCE

Forme	Dosage	N. d'unités	Prix	Prix/jour	Liste	Remb. S.S.	Comm.
Gélule	300 mg	15	50,80	3,4	0	35 %	1990

PIDOLATE DE MAGNÉSIUM ★★

• **Composition :** Pidolate de magnésium.
• **Domaine :** Nutrition et métabolisme.
• **Activité :** Éléments minéraux.
• **Classe :** Magnésium.
Indications : Carences magnésiennes avérées, isolées ou associées. Spasmophilie.

Contre-indications : Insuffisance rénale sévère.

Effets indésirables : Diarrhée, douleurs abdominales.

Interactions : Ne pas associer à la quinidine car risque de surdosage. Ne pas associer à des médicaments à base de phosphate. Décaler de 3 heures les prises de calcium et de tétracycline.

☞ *Vendu sans ordonnance.*

• LAFON-RATIOPHARM

Forme	Dosage	N. d'unités	Prix	Prix/jour	Liste	Remb. S.S.	Comm.
Amp. buv.	122 mg	30	27,50	1 à 3	0	35 %	1993

PILO 1 & 2 ★★★

• **Composition :** Pilocarpine.
• **Domaine :** Ophtalmologie.
• **Activité :** Antiglaucomateux. Myotique.
• **Classe :** Parasympathomimétique direct.
Indications : Crises aiguës de glaucome par fermeture de l'angle. Glaucome chronique simple.

Contre-indications : Hypersensibilité au produit. Iridocyclites.

Effets indésirables : Myosis avec modification du champ visuel. Troubles de l'acuité visuelle. Maux de tête, larmoiement. Hypersalivation.

Interactions : Potentialisation des curares utilisés en anesthésie.

☞ *Vendu sans ordonnance.*

• CHAUVIN

Forme	Dosage	N. d'unités	Prix	Prix/jour	Liste	Remb. S.S.	Comm.
Collyre Pilo 1	1 %	10 ml	19,60	–	0	65 %	1972
Collyre Pilo 2	2 %	10 ml	21,60	–	0	65 %	1972

PILOCARPINE MARTINET ★★★

• **Composition :** Pilocarpine.
• **Domaine :** Ophtalmologie.
• **Activité :** Antiglaucomateux. Myotique.
• **Classe :** Parasympathomimétique direct.

Indications : Crises aiguës de glaucome par fermeture de l'angle. Glaucome chronique simple.

Contre-indications : Hypersensibilité au produit. Iridocyclites.

Effets indésirables : Myosis avec modification du champ visuel. Troubles de l'acuité visuelle. Maux de tête, larmoiement. Hypersalivation.

Interactions : Potentialisation des curares utilisés en anesthésie.

☞ *Vendu sans ordonnance.*

• CIBA VISION

Forme	Dosage	N. d'unités	Prix	Prix/jour	Liste	Remb. S.S.	Comm.
Collyre	1 %	15 ml	12,30	–	0	65 %	1948
Collyre	2 %	15 ml	12,20	–	0	65 %	1948
Collyre	3 %	15 ml	13,60	–	1	65 %	1953

PILOSURYL ✣

• **Composition :** Piloselle, Phyllantus.
• **Domaine :** Uro-néphrologie.
• **Activité :** Divers.

Indications : Utilisé comme stimulant de l'élimination rénale de l'eau.

☞ *Vendu sans ordonnance.*

• PIERRE FABRE

Forme	Dosage	N. d'unités	Prix	Prix/jour	Liste	Remb. S.S.	Comm.
Sol. buvable	–	250 ml	25,20	2,5	0	65 %	1962

PILULE DUPUIS ✣

• **Composition :** Aloès, bourdaine, bisacodyl.
• **Domaine :** Gastro-entérologie.
• **Activité :** Laxatif stimulant.
• **Classe :** Anthraquinoniques. Bisacodyl.

Indications : Traitement symptomatique de la constipation associé aux mesures hygiéno-diététiques.

Contre-indications : Constipation récente inexpliquée, persistante, n'ayant pas fait l'objet d'examens médicaux. Colopathies organiques inflammatoires. Syndrome occlusif. Douleurs abdominales. Enfant. Insuffisance rénale.

Effets indésirables : Diarrhée. Douleurs abdominales. Mélanose recto-colique. Hypokaliémie. Maladie des laxatifs. Insuffisance rénale.

Précautions d'emploi : Déconseillé chez la femme allaitant. Pas d'utilisation prolongée.

Interactions : Ne pas associer aux diurétiques hypokaliémiants, aux anti-inflammatoires corticoïdes. Ne pas associer à certains antiarythmisants : sotalol, quinidine, amiodarone. Prudence en cas d'association avec les digitaliques, les dérivés de la vincamine.

Surdosage : Entraîne une diarrhée et des troubles hydroélectrolytiques graves.

☞ *Vendu sans ordonnance. Présente des dangers en cas d'utilisation prolongée.*

• GOUPIL

Forme	Dosage	N. d'unités	Prix	Prix/jour	Liste	Remb. S.S.	Comm.
Comprimé	–	25	25,60*	–	0	0 %	1984

PILULES DE VICHY

• **Composition :** Aloès, scammonée, belladone, savon médicinal, sels de Vichy.
• **Domaine :** Gastro-entérologie.
• **Activité :** Laxatif stimulant. Antispasmodique.
• **Classe :** Anthraquinonique. Anticholinergique.

Indications : Traitement symptomatique de la constipation associé aux mesures hygiéno-diététiques.

Contre-indications : Constipation récente inexpliquée, persistante n'ayant pas fait l'objet d'examens médicaux. Colopathies organiques inflammatoires. Syndrome occlusif. Douleurs abdominales. Enfant de moins de 12 ans. Glaucome. Troubles urétro-prostatiques.

Effets indésirables : Sensation de ballonnement abdominal. Diarrhée. Douleurs abdominales. Mélanose recto-colique. Hypokaliémie. Maladie des laxatifs. Insuffisance rénale. Sécheresse de la bouche, troubles de la vision, troubles urinaires.

Précautions d'emploi : Pas d'utilisation

prolongée. Non conseillé chez la femme allaitant. Prudence chez le sujet âgé ou alité.

Interactions : Ne pas associer aux diurétiques hypokaliémiants, aux anti-inflammatoires corticoïdes. Ne pas associer à certains antiarythmisants : sotalol, quinidine, amiodarone. Prudence en cas d'association ave les digitaliques, les dérivés de la vincamine

Surdosage : Entraîne une diarrhée et de troubles hydroélectrolytiques graves.

☞ *Vendu sans ordonnance. Présente de dangers en cas d'utilisation prolongée.*

• THÉRAPEUTIQUE MODERNE

Forme	Dosage	N. d'unités	Prix	Prix/jour	Liste	Remb. S.S.	Comm.
Pilule	–	40	30,35*	–	0	0 %	–

PIMAFUCORT ★★★

• **Composition :** Dexaméthasone, néomycine, bacitracine, natamycine.
• **Domaine :** Dermatologie.
• **Activité :** Anti-inflammatoire local. Antifongique. Antibiotique.
• **Classe :** Anti-inflammatoire stéroïdien. Dermocorticoïde. Aminoside. Polyènes.

Indications : Dermatoses justiciables de la corticothérapie locale avec surinfection bactérienne ou mycosique : eczéma, dyshidrose en début de traitement.

Contre-indications : Hypersensibilit aux produits. Dermatoses primitivemen microbiennes, virales ou mycosiques.

Effets indésirables : Atrophie cutanée télangiectasies, vergetures. Retard de cicatrisation. Sécheresse de la peau, folliculite acné, hypertrichose, dépigmentation. Réactions allergiques cutanées.

Précautions d'emploi : Pas d'utilisatio prolongée. Prudence chez l'enfant.

☞ *Sur prescription médicale.*

• YAMANOUCHI PHARMA

Forme	Dosage	N. d'unités	Prix	Prix/jour	Liste	Remb. S.S.	Comm.
Pommade	–	30 g	25,00	–	1	65 %	1976

PINDIONE ★★★

• **Composition :** Phénindione.
• **Domaine :** Hémostase.
• **Activité :** Anticoagulant.
• **Classe :** Antivitamine K.

Indications : Prévention de la maladie thrombo-embolique.

Contre-indications : Maladies hémorragiques. Lésions hémorragiques. Insuffisance hépatique ou rénale grave. Hypertension artérielle maligne. Antécédents d'intolérance à la phénindione.

Effets indésirables : Éruptions cutanées. Troubles gastro-intestinaux. Hémorragies diverses. Possibilité d'insuffisance rénale, hépatique ou médullaire.

Précautions d'emploi : Une surveillance régulière de la coagulation est indispensable. Déconseillé chez la femme enceinte ou allaitant. Prudence chez le sujet âgé. Ne pas interrompre brutalement le traitement. Colore les urines en rouge : à ne pas confondre avec un saignement !

Interactions : Association déconseillée miconazole, anti-inflammatoires non stéroïdiens, aspirine. Association nécessitant des précautions d'emploi : hypo-uricémiant amiodarone, hypocholestérolémiant, cimétidine, corticoïde. L'activité peut être diminuée par association avec : phénobarbital certains antibiotiques et antiépileptiques Peut augmenter l'action des sulfamides hypoglycémiants.

Surdosage : Un taux de prothrombine < 20 %, un INR > 5, l'apparition de saignements, doivent faire craindre un surdosage et justifient une consultation médicale.

☞ *Sur prescription médicale. Une surveillance biologique est indispensable.*

• LIPHA SANTÉ

Forme	Dosage	N. d'unités	Prix	Prix/jour	Liste	Remb. S.S.	Comm.
Comprimé	50 mg	20	7,80	0,4 à 0,8	1	65 %	1952

PINORHINOL

• **Composition :** Eucalyptus, pin, camphre, menthol, cannelle, chlorophylle.
• **Domaine :** ORL.
• **Activité :** Antiseptique local.
• **Classe :** Balsamique. Terpène.

Indications : Traitement local d'appoint des états congestifs des voies aériennes supérieures et des bronches, en l'absence d'activité spécifique démontrée.

Contre-indications : Hypersensibilité à un constituant. Enfant de moins de 30 mois.

Précautions d'emploi : Traitement de courte durée.

☞ *Vendu sans ordonnance.*

• BOUCHARA

Forme	Dosage	N. d'unités	Prix	Prix/jour	Liste	Remb. S.S.	Comm.
Sol. nasale	–	10 ml	26,80*	–	0	0 %	–

PIPÉRAZINE ADRIAN ★

• **Composition :** Pipérazine.
• **Domaine :** Parasitologie.
• **Activité :** Anthelminthique.

Indications : Traitement des infestations à oxyures, ascaris.

Contre-indications : Insuffisance rénale ou hépatique. Épilepsie.

Effets indésirables : Troubles digestifs, nausées, vomissements, diarrhée. Troubles visuels ou neurologiques : vertiges, convulsions.

Précautions d'emploi : Imposer des mesures d'hygiène pour éviter les réinfestations.

Surdosage : Entraîne des mouvements convulsifs, une somnolence, puis un coma. L'hospitalisation s'impose.

☞ *Vendu sans ordonnance.*

• DOMS-ADRIAN

Forme	Dosage	N. d'unités	Prix	Prix/jour	Liste	Remb. S.S.	Comm.
Sirop	150 mg/ml	125 ml	16,00*	–	0	65 %	–

PIPÉRILLINE ★★★

• **Composition :** Pipéracilline.
• **Domaine :** Infectiologie.
• **Activité :** Antibiotique.
• **Classe :** Pénicilline antipyocyanique.

Indications : Infections à de nombreux germes mais plus particulièrement aux germes multirésistants aux pénicillines à spectre élargi, tels le pyocyanique et le Proteus. Infections respiratoires, rénales, urogénitales, ORL, digestives, biliaires, méningées, osseuses ou septicémiques.

Contre-indications : Hypersensibilité aux pénicillines.

Effets indésirables : Manifestations allergiques : fièvre, urticaire, œdème de la face avec troubles respiratoires. Éruptions cutanées maculopapuleuses. Troubles digestifs : nausées, diarrhée, infections à levures. Hépatite. Anémies, leucopénies. Néphrite interstitielle aiguë.

Précautions d'emploi : Rechercher dans les antécédents des réactions anormales à un traitement antérieur par une pénicilline. Prudence chez l'insuffisant rénal. Chez la femme enceinte ou allaitant, le produit passe dans l'organisme de l'enfant.

☞ *Sur prescription médicale. Usage hospitalier.*

• LEDERLE

Forme	Dosage	N. d'unités	Prix	Prix/jour	Liste	Remb. S.S.	Comm.
Flacon inj.	1 g	–	Hôp.	–	1	Hôp.	1984
Flacon inj.	2 g	–	Hôp.	–	1	Hôp.	1984
Flacon inj.	4 g	–	Hôp.	–	1	Hôp.	1984

PIPIOL ★

• **Composition :** Menthol, hydrate de chloral, formaldéhyde.
• **Domaine :** Dermatologie.
• **Activité :** Antiprurigineux local.

Indications : Traitement symptomatique du prurit : piqûres d'insectes, prurigo.

Contre-indications : Hypersensibilité au produit. Dermatoses infectées.

Effets indésirables : Risque de sensibilisation locale.

Précautions d'emploi : Prudence chez l'enfant.

☞ *Vendu sans ordonnance.*

• C.P.F.

Forme	Dosage	N. d'unités	Prix	Prix/jour	Liste	Remb. S.S.	Comm.
Spray	–	15 ml	28,00*	–	0	0 %	–
Sol. externe	–	24 ml	21,40*	–	0	0 %	–

PIPORTIL ★★★

• **Composition :** Pipothiazine.
• **Domaine :** Neuropsychiatrie.
• **Activité :** Neuroleptique.
• **Classe :** Phénothiazine.

Indications : Psychoses aiguës ou chroniques.

Contre-indications : Patients présentant un adénome prostatique, un glaucome. Patients ayant des antécédents d'anomalie des globules blancs. La prise d'alcool est formellement déconseillée.

Effets indésirables : Sédation, somnolence, hypotension orthostatique, rigidité et mouvements anormaux. Sécheresse de la bouche, constipation, troubles visuels. Troubles des règles, impuissance, prise de poids. Plus rarement, troubles cutanés, hépatiques ou sanguins.

Précautions d'emploi : La prudence s'impose chez le sujet âgé, cardiaque et chez la femme enceinte ou allaitant.

Interactions : Le produit potentialise tous les dépresseurs du système nerveux central, les antihypertenseurs. Il antagonise les effets de la lévodopa utilisée dans le traitement de la maladie de Parkinson.

Surdosage : Le surdosage entraîne un coma avec rigidité imposant l'hospitalisation.

☞ *Sur prescription médicale.*

• THÉRAPLIX

Forme	Dosage	N. d'unités	Prix	Prix/jour	Liste	Remb. S.S.	Comm.
Comprimé	10 mg	20	93,70	5 à 10	1	65 %	1973
Sol. buv.	40 mg/ml	10 ml	161,70	4 à 8	1	65 %	1973
Sol. inj.	10 mg	5	37,60	8 à 16	1	65 %	1973

PIPORTIL L4 ★★★

• **Composition :** Pipothiazine.
• **Domaine :** Neuropsychiatrie.
• **Activité :** Neuroleptique.
• **Classe :** Phénothiazine.

Indications : Psychoses chroniques.

Contre-indications : Patients présentant un adénome prostatique, un glaucome. Patients ayant des antécédents d'anomalie des globules blancs. La prise d'alcool est formellement déconseillée.

Effets indésirables : Sédation, somnolence, hypotension orthostatique, rigidité et mouvements anormaux. Sécheresse de la bouche, constipation, troubles visuels. Troubles des règles, impuissance, prise de poids. Plus rarement, troubles cutanés, hépatiques ou sanguins.

Précautions d'emploi : La prudence s'impose chez le sujet âgé, cardiaque et chez la femme enceinte ou allaitant.

Interactions : Le produit potentialise tous les dépresseurs du système nerveux central, les antihypertenseurs. Il antagonise les effets de la lévodopa utilisée dans le traitement de la maladie de Parkinson.

Surdosage : Le surdosage entraîne un coma avec rigidité imposant l'hospitalisation.

☞ *Sur prescription médicale.*

• THÉRAPLIX

Forme	Dosage	N. d'unités	Prix	Prix/jour	Liste	Remb. S.S.	Comm.
Sol. inj.	25 mg	3	83,00	–	1	65 %	1973
Sol. inj.	100 mg	1	79,80	–	1	65 %	1973

PIPRAM ★★★

- **Composition :** Acide pipémidique.
- **Domaine :** Uro-néphrologie.
- **Activité :** Antibactérien urinaire.
- **Classe :** Quinolone.

Indications : Infections aux germes suivants : colibacille, Klebsiella, Proteus, Enterobacter. Traitement des infections urinaires basses aiguës ou récidivantes non compliquées dues aux germes ci-dessus.

Contre-indications : Hypersensibilité aux quinolones. Nouveau-né. Antécédents convulsifs.

Effets indésirables : Maux de tête, somnolence, troubles visuels, vertiges. Troubles digestifs : diarrhée, nausées. Manifestations allergiques : urticaire, gonflement des articulations. Photosensibilisation. Troubles hématologiques. Troubles psychiques.

Précautions d'emploi : Prudence en cas d'insuffisance hépatique ou rénale. Non conseillé chez la femme enceinte ou allaitant. Peut perturber la recherche de sucre dans les urines.

Interactions : Peut potentialiser l'action des anticoagulants.

Surdosage : Peut entraîner des convulsions et une confusion mentale.

☞ *Sur prescription médicale.*

- BELLON

Forme	Dosage	N. d'unités	Prix	Prix/ jour	Liste	Remb. S.S.	Comm.
Gélule	200 mg	20	44,90	9	1	65 %	1975
Gélule « Fort »	400 mg	10	52,80	10,5	1	65 %	1984

PIRILÈNE ★★★

- **Composition :** Pyrazinamide.
- **Domaine :** Infectiologie.
- **Activité :** Antibiotique. Antituberculeux.

Indications : Infections à mycobactéries typiques ou atypiques. Tuberculoses pulmonaires, méningées, génito-urinaires, ostéoarticulaires, ganglionnaires.

Contre-indications : Insuffisance hépatique. Insuffisance rénale. Hyperuricémie.

Effets indésirables : Troubles digestifs : nausées, douleurs abdominales, hépatites. Réactions allergiques : urticaire, etc. Douleurs articulaires, élévation de l'acide urique.

Précautions d'emploi : Surveillance régulière des fonctions hépatiques.

Interactions : Le produit sera toujours donné en association avec d'autres antituberculeux.

☞ *Sur prescription médicale.*

- MARION MERRELL DOW

Forme	Dosage	N. d'unités	Prix	Prix/jour	Liste	Remb. S.S.	Comm.
Comprimé	500 mg	60	54,70	2,7 à 3,7	1	65 %	1981

PIVALONE

- **Composition :** Tixocortol pivalate.
- **Domaine :** ORL.
- **Activité :** Anti-inflammatoire local.
- **Classe :** Anti-inflammatoire stéroïdien.

Indications : Rhinites allergiques saisonnières : rhume des foins, rhinites vasomotrices. Rhinites inflammatoires.

Contre-indications : Allergie au constituant. Saignements de nez. Infections virales, bactériennes locales.

Effets indésirables : Phénomènes irritatifs locaux et saignements passagers. Rares réactions allergiques.

Précautions d'emploi : S'assurer que les fosses nasales sont perméables.

☞ *Sur prescription médicale.*

- JOUVEINAL

Forme	Dosage	N. d'unités	Prix	Prix/jour	Liste	Remb. S.S.	Comm.
Susp. nasale	1 %	10 ml	25,10	–	2	35 %	1978

PIVALONE NÉOMYCINE ★★★

- **Composition :** Tixocortol, néomycine.
- **Domaine :** ORL.
- **Activité :** Antibiotique local. Anti-inflammatoire local.
- **Classe :** Anti-inflammatoire stéroïdien. Aminoside.

Indications : *Suspension nasale* : traitement d'appoint des états inflammatoires et infectés du rhino-pharynx et des sinus. Traitement d'appoint des rhino-sinusites allergiques surinfectées. *Suspension endosinusienne* : sinusites chroniques.

Contre-indications : Hypersensibilité aux constituants. Existence en cours de traitement d'infection virale ou mycosique.

Effets indésirables : Réactions d'intolérance locale. Sécheresse nasale. Réaction cutanée généralisée.

Précautions d'emploi : Traitement de courte durée.

☞ *Sur prescription médicale.*

• JOUVEINAL

Forme	Dosage	N. d'unités	Prix	Prix/ jour	Liste	Remb. S.S.	Comm.
Susp. nasale	–	10 ml	26,10	–	2	35 %	1978
Susp. endosinus.	–	5 ml x 6	57,50	–	2	35 %	1984

PLACENTA SOCA

- **Composition :** Extrait de placenta.
- **Domaine :** Dermatologie.
- **Activité :** Topique cicatrisant.

Indications : Utilisé dans les brûlures et les plaies superficielles : érythème solaire, gerçures, crevasses, piqûres d'insectes.

Contre-indications : Allergie aux constituants.

Effets indésirables : Eczéma de contact.

☞ *Vendu sans ordonnance.*

• GERDA

Forme	Dosage	N. d'unités	Prix	Prix/jour	Liste	Remb. S.S.	Comm.
Pommade	–	25 g	12,10*	–	0	35 %	–
Pommade	–	45 g	27,00*	–	0	0 %	–

PLACENTAFIL

- **Composition :** Extrait placentaire humain préparé selon la méthode de Filatov.
- **Domaine :** Dermatologie. Rhumatologie.
- **Activité :** Divers.

Indications : Retards de cicatrisation, plaies atones, brûlures, greffes de cornée. Rhumatisme dégénératif arthrosique. Amaigrissement chez le sujet âgé.

Effets indésirables : Possibilité de réactions allergiques locales et générales.

Précautions d'emploi : Éviter l'emploi chez les sujets allergiques. S'assurer que le produit répond aux spécifications de préparation concernant les produits d'origine humaine.

☞ *Vendu sans ordonnance.*

• GERDA

Forme	Dosage	N. d'unités	Prix	Prix/ jour	Liste	Remb. S.S.	Comm.
Amp. injectable	–	6	16,40	–	0	35 %	–
Amp. sol. locale	–	5	42,40*	–	0	0 %	–

PLANOR ★★★

- **Composition :** Norgestriénone, éthinylestradiol.
- **Domaine :** Gynécologie.
- **Activité :** Contraceptif hormonal.
- **Classe :** Estroprogestatif. Normodosé. Monophasique.

Indications : Contraception orale. Dysménorrhées.

Contre-indications : *Absolues* : maladies ou antécédents thrombo-emboliques. Maladies cardio-vasculaires. Hypertension artérielle. Atteintes cérébro-vasculaires. Tu-

meurs malignes du sein et de l'utérus. Maladies hépatiques. Hémorragies génitales d'origine non précisée. Grossesse. *Relatives* : diabète, hyperlipémie. Obésité. Tumeurs bénignes du sein et de l'utérus : fibrome. Galactorrhée. Prurit récidivant lors d'une grossesse. Allaitement.

Effets indésirables : *Bénins* : nausées, prise de poids, tension mammaire. Chloasma, acné, jambes lourdes. Saignements intermenstruels, aménorrhée. Modification de la libido. *Graves, devant faire interrompre le traitement* : hypertension artérielle, accidents cardio-vasculaires et thrombo-emboliques. Diabète. Maux de tête importants, vertiges, modification de la vision, convulsions. Galactorrhée. Adénome hépatique. Lithiase biliaire. Aménorrhée post-thérapeutique.

Précautions d'emploi : Avant traitement faire un examen clinique : poids, tension, seins, utérus, et des examens biologiques : frottis vaginal, glycémie, cholestérol, triglycérides.

Interactions : L'efficacité contraceptive est diminuée en cas d'association avec rifampicine, barbituriques, certains antiépileptiques.

☞ *Sur prescription médicale.*

• ROUSSEL

Forme	Dosage	N. d'unités	Prix	Prix/jour	Liste	Remb. S.S.	Comm.
Comprimé	–	21 x 3	69,35*	–	1	0 %	1967

PLANPHYLLINE ★★★

• **Composition :** Aminophylline.
• **Domaine :** Pneumologie.
• **Activité :** Bronchodilatateur.
• **Classe :** Théophylline et dérivés.

Indications : Traitement de l'asthme à dyspnée paroxystique ou à dyspnée continue. Broncho-pneumopathies obstructives à forme spastique.

Contre-indications : Enfant de moins de 3 ans. Intolérance à la théophylline.

Effets indésirables : Nausées, vomissements, douleur épigastrique. Maux de tête, excitation, insomnie. Tachycardie. Convulsions surtout chez l'enfant.

Précautions d'emploi : Prudence en cas d'insuffisance coronaire ou cardiaque, d'ulcère gastro-duodénal, d'hyperthyroïdie. Les doses doivent être adaptées individuellement en fonction de la tolérance et des dosages sanguins du produit.

Interactions : Ne pas associer avec l'énoxacine, l'érythromycine, la viloxazine. L'action de la théophylline est augmentée par association avec la cimétidine, la ciprofloxacine, la méxilétine, la ticlopidine. L'action de la théophylline est diminuée par association avec la rifampicine et certains antiépileptiques.

Surdosage : Entraîne vomissements, agitation, confusion. Parfois, tachycardie, hypotension, fibrillation ventriculaire, arrêt cardiaque. L'hospitalisation s'impose.

☞ *Vendu sans ordonnance.*

• ASTA MEDICA

Forme	Dosage	N. d'unités	Prix	Prix/jour	Liste	Remb. S.S.	Comm.
Compr. LP	300 mg	30	16,20	1,1 à 1,6	0	65 %	1985

PLAQUÉNIL ★★★

• **Composition :** Hydroxychloroquine.
• **Domaine :** Rhumatologie.
• **Activité :** Antirhumatismal.
• **Classe :** Amino-quinoléine.

Indications : Traitement de la polyarthrite rhumatoïde, des arthropathies inflammatoires, de la polyarthrite juvénile, du lupus érythémateux disséminé.

Contre-indications : Hypersensibilité au produit. Maladies de la rétine.

Effets indésirables : Bourdonnements d'oreille, vertiges, troubles digestifs, éruptions cutanées. Dépôts cornéens. Troubles sanguins. Troubles musculaires avec amyotrophie.

Précautions d'emploi : Non conseillé chez la femme enceinte ou allaitant. Nécessité d'examens réguliers de la formule sanguine.

Surdosage : Entraîne vomissements, somnolence, convulsions, cyanose imposant l'hospitalisation.

☞ *Vendu sans ordonnance.*

• SANOFI WINTHROP

Forme	Dosage	N. d'unités	Prix	Prix/jour	Liste	Remb. S.S.	Comm.
Comprimé	200 mg	30	19,90	0,7 à 2	0	65 %	1960

PLASMACAIR ★★★

- **Composition :** Dextran 40, chlorure de sodium, acétate de sodium, acétate de magnésium, chlorure de potassium, acide malique, hydroxyde de sodium.
- **Domaine :** Anesthésie. Réanimation.
- **Activité :** Solution de remplissage.
- **Classe :** Dextran.

Indications : Traitement d'urgence des chocs hypovolémiques : hémorragies ; et des chocs vasoplégiques : traumatiques ou toxiques.

Contre-indications : Allergie aux dextrans. Insuffisance cardiaque ou coronarienne. Hypocoagulabilité. Grossesse.

Effets indésirables : Réactions allergiques. Choc anaphylactique.

Précautions d'emploi : Surveillance de la tension, de la diurèse.

☞ *Usage hospitalier.*

• CLINTEC

Forme	Dosage	N. d'unités	Prix	Prix/jour	Liste	Remb. S.S.	Comm.
Fl. inj. 500 ml	–	12	Hôp.	–	0	Hôp.	1988

PLASMAGEL ★★★

- **Composition :** Plasmagel : gélatine fluide, chlorure de sodium, chlorure de calcium. Plasmagel désodé : gélatine fluide, glucose.
- **Domaine :** Anesthésie. Réanimation.
- **Activité :** Solution de remplissage.
- **Classe :** Gélatine.

Indications : Traitement d'urgence des chocs hypovolémiques : hémorragies ; et des chocs vasoplégiques : traumatiques ou toxiques.

Contre-indications : Allergie aux gélatines. Hypercalcémie.

Effets indésirables : Réactions allergiques.

Précautions d'emploi : Surveillance de la tension, de la diurèse et de la calcémie.

Interactions : Ne pas associer aux digitaliques.

☞ *Usage hospitalier.*

• BELLON

Forme	Dosage	N. d'unités	Prix	Prix/jour	Liste	Remb. S.S.	Comm.
Fl. inj. 500 ml	Av. sodium	1	Hôp.	–	0	Hôp.	1957
Fl. inj. 500 ml	Ss sodium	10	Hôp.	–	0	Hôp.	1959
Fl. inj. 500 ml	Ss sodium	20	Hôp.	–	0	Hôp.	1959

PLASMARINE ★

- **Composition :** Iode, phosphate di-acide de calcium, glycérophosphate de calcium, glycérophosphate de manganèse, tanin, acide phosphorique, eau de mer.
- **Domaine :** Nutrition et métabolisme.
- **Activité :** Antiasthénique. Éléments minéraux.
- **Classe :** Calcium. Phosphore.

Indications : Utilisé dans le traitement de l'asthénie fonctionnelle, en l'absence d'activité spécifique démontrée.

Contre-indications : Maladies de la thyroïde.

Effets indésirables : Risque de dysthyroïdies induites par l'iode.

Précautions d'emploi : Déconseillé chez la femme enceinte. Traitement toujours de courte durée.

☞ *Vendu sans ordonnance.*

• PHARMADÉVELOPPEMENT

Forme	Dosage	N. d'unités	Prix	Prix/jour	Liste	Remb. S.S.	Comm.
Sirop	–	200 ml	54,50*	–	0	0 %	1934

PLASMION ★★★

- **Composition :** Gélatine, chlorure de sodium, chlorure de magnésium, chlorure de potassium, lactate de sodium.
- **Domaine :** Anesthésie. Réanimation.
- **Activité :** Solution de remplissage.
- **Classe :** Gélatine.

Indications : Traitement d'urgence des chocs hypovolémiques : hémorragies ; et des chocs vasoplégiques : traumatiques ou toxiques.

Contre-indications : Allergie aux gélatines.

Effets indésirables : Réactions allergiques.

Précautions d'emploi : Surveillance de la tension, de la diurèse.

☞ *Vendu sans ordonnance.*

- BELLON

Forme	Dosage	N. d'unités	Prix	Prix/ jour	Liste	Remb. S.S.	Comm.
Fl. plast. 500 ml	–	1	42,30	–	0	100 %	1971
Fl. verre 500 ml	–	1	42,30	–	0	100 %	1971

PLASMODEX ★★★

- **Composition :** Dextran 40, sorbitol.
- **Domaine :** Anesthésie. Réanimation.
- **Activité :** Solution de remplissage.
- **Classe :** Dextran.

Indications : Traitement d'urgence des chocs hypovolémiques : hémorragies ; et des chocs vasoplégiques : traumatiques ou toxiques. Prévention des thromboses veineuses postopératoires.

Contre-indications : Allergie aux dextrans. Insuffisance cardiaque ou coronarienne. Hypocoagulabilité. Grossesse.

Effets indésirables : Réactions allergiques. Choc anaphylactique.

Précautions d'emploi : Surveillance de la tension, de la diurèse.

☞ *Usage hospitalier.*

- BAXTER

Forme	Dosage	N. d'unités	Prix	Prix/ jour	Liste	Remb. S.S.	Comm.
Fl. inj. 250 ml	10 %	1	Hôp.	–	0	Hôp.	–
Fl. inj. 500 ml	10 %	1	Hôp.	–	0	Hôp.	–
Fl. inj. 1 000 ml	10 %	1	Hôp.	–	0	Hôp.	–

PLASTÉNAN NÉOMYCINE ★★

- **Composition :** Acide acéxamique. Néomycine.
- **Domaine :** Dermatologie.
- **Activité :** Topique cicatrisant. Anti-infectieux.

Indications : Proposé comme traitement d'appoint dans le traitement des plaies superficielles, des brûlures susceptibles de se surinfecter.

Contre-indications : Hypersensibilité aux constituants.

Effets indésirables : Eczéma de contact. Effets toxiques généraux.

Précautions d'emploi : Durée de traitement limitée. A éviter sur les ulcères de la jambe. Déconseillé chez la femme allaitant.

☞ *Vendu sans ordonnance.*

- ISOPHARM

Forme	Dosage	N. d'unités	Prix	Prix/jour	Liste	Remb. S.S.	Comm.
Pommade	–	20 g	29,00*	–	0	0 %	1995

PLASTÉNAN POMMADE ★

- **Composition :** Acide acéxamique.
- **Domaine :** Dermatologie.
- **Activité :** Topique cicatrisant.

Indications : Utilisé dans le traitement des plaies atones ou anfractueuses, des brûlures, des cicatrices hypertrophiques. Utilisé dans le traitement des ulcères de la jambe.

Contre-indications : Hypersensibilité aux constituants.

Effets indésirables : Eczéma de contact.

Précautions d'emploi : Application sur une lésion au préalable détergée et aseptisée.

☞ *Vendu sans ordonnance.*

• ISOPHARM

Forme	Dosage	N. d'unités	Prix	Prix/jour	Liste	Remb. S.S.	Comm.
Pommade	5 %	40 g	33,00*	–	0	0 %	1968

PLÉBÉ ★

- **Composition :** Glucoheptonate de calcium, glycérophosphate de magnésium, vitamines C, B6, sorbitol.
- **Domaine :** Nutrition et métabolisme.
- **Activité :** Antiasthénique. Éléments minéraux.
- **Classe :** Magnésium. Calcium.

Indications : Utilisé dans le traitement de l'asthénie fonctionnelle, en l'absence d'activité spécifique démontrée.

Contre-indications : Hypercalcémie, lithiases calcique et urique. Calcifications tissulaires. Immobilisations prolongées.

Effets indésirables : Constipation, éructations, nausées. Hypercalcémie. Hypophosphatémie.

Précautions d'emploi : Traitement toujours de courte durée. Dans les traitements prolongés, il est nécessaire de contrôler périodiquement la calciurie et la calcémie, particulièrement si un traitement par la vitamine D est associé. Prudence en cas d'insuffisance rénale.

Interactions : Prudence en cas d'association aux digitaliques. Si un traitement par les diphosphonates est prévu, le faire à distance de la prise de calcium.

Surdosage : Entraîne soif, polyurie, vomissements, hypertension, constipation. Chez l'enfant, peut provoquer un arrêt de croissance.

☞ *Vendu sans ordonnance.*

• PHARMADÉVELOPPEMENT

Forme	Dosage	N. d'unités	Prix	Prix/jour	Liste	Remb. S.S.	Comm.
Amp. buv.	–	16	46,75*	–	0	0 %	1960

PLÉNYL ★★

- **Composition :** Vitamines A, E, B1, B2, B6, B12, C, PP, acide pantothénique, acide folique, biotine, zinc, cuivre, sélénium.
- **Domaine :** Nutrition et métabolisme.
- **Activité :** Vitamines liposolubles. Vitamines hydrosolubles. Éléments minéraux. Antiasthénique.
- **Classe :** Polyvitamines. Oligoéléments.

Indications : Prévention et traitement de certaines carences liées à une alimentation déséquilibrée.

Effets indésirables : Possibilité d'intolérance digestive.

Interactions : Peut diminuer l'activité de la lévodopa, de la tétracycline, des diphosphonates.

Surdosage : Peut entraîner des troubles graves, en particulier chez l'enfant : perte de l'appétit, nausées traduisant une hypertension intracrânienne.

☞ *Vendu sans ordonnance.*

• OBERLIN

Forme	Dosage	N. d'unités	Prix	Prix/jour	Liste	Remb. S.S.	Comm.
Comprimé	–	15	42,80*	–	0	0 %	1990
Comprimé	–	30	72,90*	–	0	0 %	1990
Comprimé eff.	–	15	42,80*	–	0	0 %	1990
Comprimé eff.	–	30	70,75*	–	0	0 %	1990

PLITICAN ★★★

- **Composition :** Alizapride.
- **Domaine :** Gastro-entérologie.
- **Activité :** Antiémétique. Neuroleptique.
- **Classe :** Antagoniste de la dopamine. Benzamide substitué.

Indications : Traitement symptomatique des nausées et des vomissements.

Contre-indications : Vomissements de la grossesse. Antécédents d'intolérance aux neuroleptiques. Hypertension artérielle par tumeur de la surrénale.

Effets indésirables : Somnolence, vertiges, maux de tête. Mouvements anormaux de la langue, de la face et du cou. Troubles des règles, modifications des seins.

Précautions d'emploi : Prudence en cas d'insuffisance rénale. La prise d'alcool est déconseillée. Non conseillé chez la femme allaitant.

Interactions : Ne pas associer aux neuroleptiques, aux antispasmodiques anticholinergiques, aux antiparkinsoniens.

Surdosage : Entraîne une exagération des effets indésirables.

☞ *Sur prescription médicale.*

• DELAGRANGE

Forme	Dosage	N. d'unités	Prix	Prix/jour	Liste	Remb. S.S.	Comm.
Comprimé	50 mg	12	40,30*	–	2	0 %	1983
Sol. buv.	12 mg/ml	30 ml	28,75*	–	2	0 %	1984
Amp. inj.	50 mg	6	39,10	6 à 12	2	65 %	1982

PLUREXID ★★

- **Composition :** Chlorhexidine digluconate.
- **Domaine :** Chirurgie. Dermatologie.
- **Activité :** Antiseptique local.
- **Classe :** Biguanide.

Indications : Nettoyage et antisepsie cutanée des plaies superficielles.

Contre-indications : Hypersensibilité à un constituant. Application au niveau des muqueuses, en particulier génitales, de l'œil, du conduit auditif externe.

Effets indésirables : Possibilité d'eczéma de contact. Risques d'effets systémiques.

Précautions d'emploi : Pas d'utilisation prolongée. Ne pas utiliser plusieurs antiseptiques simultanément. Prudence chez l'enfant.

☞ *Vendu sans ordonnance.*

• THÉRAPLIX

Forme	Dosage	N. d'unités	Prix	Prix/jour	Liste	Remb. S.S.	Comm.
Sol. moussante	1,5 %	250 ml	26,40	–	0	65 %	1981
Sol. moussante	1,5 %	400 ml	34,20	–	0	65 %	1981

PLURIFACTOR ★

- **Composition :** ADN, glycocolle, vitamines B1, B2, B6, PP, acide pantothénique.
- **Domaine :** Nutrition et métabolisme.
- **Activité :** Antiasthénique. Vitamines hydrosolubles.
- **Classe :** Acides aminés.

Indications : Utilisé dans le traitement de l'asthénie fonctionnelle, en l'absence d'activité spécifique démontrée.

Contre-indications : Hypersensibilité à la vitamine B1.

Effets indésirables : Possibilité de réactions allergiques. Paresthésies des membres.

Interactions : Ne pas associer à la lévodopa, qui voit son activité diminuer.

☞ *Vendu sans ordonnance.*

• GOMENOL

Forme	Dosage	N. d'unités	Prix	Prix/jour	Liste	Remb. S.S.	Comm.
Comprimé	–	30	14,85*	–	0	0 %	1961

PNEUMASEPTIC ★

- **Composition :** Codéthyline, sulfogaïacol, benzoate de sodium, terpine.
- **Domaine :** Pneumologie.
- **Activité :** Antitussif.
- **Classe :** Opium et dérivés.

Indications : Utilisé dans le traitement symptomatique de la toux non productive. Trachéites, laryngites, bronchites.

Contre-indications : Asthme, insuffisance respiratoire. Enfant de moins de 30 mois.

Effets indésirables : Constipation, somnolence, nausées, vomissements, dépression respiratoire. L'augmentation des doses et la prolongation de l'administration peuvent conduire à la dépendance et à la toxicomanie.

Précautions d'emploi : Ne pas prend d'alcool pendant le traitement. Pruden chez le sujet âgé. Déconseillé chez femme enceinte ou allaitant. Le traitem doit être de courte durée. Donne une réa tion positive au contrôle antidopage.

Interactions : L'activité et les effets s condaires peuvent être augmentés par ass ciation à d'autres dépresseurs du systèn nerveux central.

Surdosage : Entraîne une somnolen avec possible dépression des centres resp ratoires et convulsions imposant l'hospital sation.

☞ *Vendu sans ordonnance.*

- AMIDO

Forme	Dosage	N. d'unités	Prix	Prix/jour	Liste	Remb. S.S.	Comm.
Sol. buv.	0,4 mg/ml	–	38,50*	–	0	0 %	–

PNEUMO 23 ★★★

- **Composition :** Vaccin pneumococcique purifié de 23 souches de pneumocoques.
- **Domaine :** Infectiologie.
- **Activité :** Vaccin.
- **Classe :** Antipneumococcique.

Indications : Prévention des infections à pneumocoques chez les sujets à risques.

Contre-indications : Forte réaction une injection antérieure.

Effets indésirables : Réaction doulo reuse au point d'injection. Réaction gén rale fébrile avec malaise, frissons.

Précautions d'emploi : Une seule inje tion. Injection de rappel après 5 ans.

☞ *Vendu sans ordonnance.*

- MÉRIEUX MSD

Forme	Dosage	N. d'unités	Prix	Prix/jour	Liste	Remb. S.S.	Comm.
Seringue	–	1	119,00	–	0	0 %	1981

PNEUMOCLAR ★

- **Composition :** Carbocistéine.
- **Domaine :** Pneumologie.
- **Activité :** Fluidifiant bronchique. Expectorant.
- **Classe :** Dérivés de la cystéine.

Indications : Traitement des troubles de la sécrétion bronchique au cours des affections des voies respiratoires : bronchites aiguës ou chroniques, trachéo-bronchites.

Contre-indications : Ulcères gastro-du dénaux.

Effets indésirables : Troubles digestifs gastralgies, nausées, diarrhées.

Interactions : Ne pas associer aux ant tussifs ni aux asséchants bronchiques d type anticholinergique.

☞ *Vendu sans ordonnance.*

- PHARMINTER

Forme	Dosage	N. d'unités	Prix	Prix/jour	Liste	Remb. S.S.	Comm.
Sirop adulte	5 %	150 ml	32,00*	–	0	0 %	–
Sirop adulte	5 %	250 ml	39,40*	–	0	0 %	1994
Sirop enfant	2 %	150 ml	30,00*	–	0	0 %	–

PNEUMOGÉINE ★

- **Composition :** Théophylline, caféine, iodure de potassium, benzoate de sodium.
- **Domaine :** Pneumologie.
- **Activité :** Bronchodilatateur.
- **Classe :** Théophylline et dérivés.

Indications : Traitement de l'asthme à dyspnée paroxystique ou à dyspnée continue. Broncho-pneumopathies obstructives à forme spastique.

Contre-indications : Enfant de moins de 5 ans. Intolérance à la théophylline. Insuffisance rénale. Grossesse.

Effets indésirables : Nausées, vomissements, douleur épigastrique. Maux de tête, excitation, insomnie. Tachycardie. Réactions cutanées. Convulsions surtout chez l'enfant.

Précautions d'emploi : Prudence en cas d'insuffisance coronarienne ou cardiaque, d'ulcère gastro-duodénal, d'hyperthyroïdie.

Interactions : Ne pas associer avec l'énoxacine, l'érythromycine, la viloxazine. L'action de la théophylline est augmentée par association avec la cimétidine, la ciprofloxacine, la méxilétine et la ticlopidine. L'action de la théophylline est diminuée par association avec la rifampicine et certains antiépileptiques.

Surdosage : Entraîne vomissements, agitation, confusion. Parfois, tachycardie, hypotension, fibrillation ventriculaire, arrêt cardiaque. L'hospitalisation s'impose.

☞ *Vendu sans ordonnance.*

- TECHNI PHARM

Forme	Dosage	N. d'unités	Prix	Prix/jour	Liste	Remb. S.S.	Comm.
Sol. buv.	8 mg/ml	110 ml	7,50	–	0	65 %	1945

PNEUMOGÉNOL

- **Composition :** Codéine, éphédrine, aconit, belladone, ipéca, laurier-cerise.
- **Domaine :** Pneumologie.
- **Activité :** Antitussif. Vasoconstricteur.
- **Classe :** Opium et dérivés. Stimulant alpha-adrénergique.

Indications : Traitement des affections de l'arbre respiratoire : rhume, bronchite, toux.

Contre-indications : Enfant de moins de 30 mois. Asthme, insuffisance respiratoire. Glaucome.

Effets indésirables : Constipation, somnolence, nausées, vomissements, dépression respiratoire. Palpitations, poussées hypertensives, douleurs précordiales, tremblements. L'augmentation des doses et la prolongation de l'administration peuvent conduire à la dépendance et à la toxicomanie.

Précautions d'emploi : Prudence chez le sujet âgé, l'insuffisant cardiaque. Ne pas prendre d'alcool pendant le traitement. Déconseillé chez la femme enceinte ou allaitant. Le traitement doit être de courte durée. Donne une réaction positive au contrôle antidopage.

Interactions : L'activité et les effets secondaires peuvent être augmentés par les autres dépresseurs du système nerveux central.

Surdosage : Entraîne une somnolence avec dépression des centres respiratoires imposant l'hospitalisation.

☞ *Vendu sans ordonnance.*

- MONOT

Forme	Dosage	N. d'unités	Prix	Prix/jour	Liste	Remb. S.S.	Comm.
Sirop	–	180 ml	35,65*	–	0	0 %	–

PNEUMOPAN ★

- **Composition :** Codéine, chlorphénamine, bromoforme, benzoate de sodium.
- **Domaine :** Pneumologie.
- **Activité :** Antitussif.
- **Classe :** Opium et dérivés.

Indications : Utilisé dans le traitement symptomatique des toux non productives.

Contre-indications : Asthme, insuffisance respiratoire. Enfant de moins de 10 ans. Glaucome, troubles urétro-prostatiques.

Effets indésirables : Constipation, somnolence, nausées, vomissements, dépression respiratoire. Sécheresse de la bouche, troubles visuels, tachycardie. L'augmentation des doses et la prolongation de l'administration peuvent conduire à la dépendance et à la toxicomanie.

Précautions d'emploi : Ne pas prendre d'alcool pendant le traitement. Prudence chez le sujet âgé. Déconseillé chez la femme enceinte ou allaitant. Le traitement doit être de courte durée. Donne une réaction positive au contrôle antidopage.

Interactions : L'activité et les effets secondaires peuvent être augmentés par les autres dépresseurs du système nerveux central.

Surdosage : Entraîne une somnolence avec dépression des centres respiratoires imposant l'hospitalisation.

☞ *Vendu sans ordonnance.*

• STERLING MIDY

Forme	Dosage	N. d'unités	Prix	Prix/jour	Liste	Remb. S.S.	Comm.
Sirop	–	150 ml	45,30*	–	0	0 %	1968

PNEUMOPLASME ★

• **Composition :** Farine de moutarde.
• **Domaine :** Pneumologie. Rhumatologie.
• **Activité :** Décongestionnant. Révulsif.

Indications : Utilisé pour faciliter la respiration au cours des affections respiratoires banales, en l'absence d'activité spécifique démontrée. Utilisé dans les douleurs de type rhumatismal, en l'absence d'activité spécifique démontrée.

Contre-indications : Dermatose en évolution.

Précautions d'emploi : Ne pas faire d'applications trop prolongées.

☞ *Vendu sans ordonnance.*

• AUGOT

Forme	Dosage	N. d'unités	Prix	Prix/ jour	Liste	Remb. S.S.	Comm.
Cataplasme PM	–	1	35,10*	–	0	0 %	1946
Cataplasme GM	–	1	35,60*	–	0	0 %	1946

PNEUMOPLASME À L'HISTAMINE ★

• **Composition :** Farine de moutarde, histamine.
• **Domaine :** Rhumatologie. Algologie. Pneumologie.
• **Activité :** Antirhumatismal externe. Antalgique externe. Révulsif.

Indications : Utilisé dans le traitement des douleurs d'origine musculo-tendino-ligamentaire : torticolis, dorsalgies, lombalgies. Utilisé en cas de gêne respiratoire dans les infections pulmonaires.

Contre-indications : Hypersensibilité aux constituants. Ne pas appliquer sur les muqueuses, une peau en mauvais état, des plaies ou des ulcérations.

Effets indésirables : Réaction allergique locale imposant l'arrêt du traitement.

Précautions d'emploi : Se laver les mains après usage.

☞ *Vendu sans ordonnance.*

• AUGOT

Forme	Dosage	N. d'unités	Prix	Prix/jour	Liste	Remb. S.S.	Comm.
Cataplasme	–	1	15,50	2 à 9	0	35 %	–

PNEUMOREL ★

• **Composition :** Fenspiride.
• **Domaine :** Pneumologie.
• **Activité :** Anti-inflammatoire. Antiœdémateux.

Indications : Bronchites chroniques. Asthme. Coryza spasmodique.

Contre-indications : Enfant.

Effets indésirables : Somnolence. Troubles gastriques.

Précautions d'emploi : Non conseillé durant la grossesse.

Surdosage : Entraîne une somnolence et des troubles digestifs.

☞ *Sur prescription médicale.*

• BIOPHARMA

Forme	Dosage	N. d'unités	Prix	Prix/jour	Liste	Remb. S.S.	Comm.
Comprimé	80 mg	30	43,40	3 à 4	2	35 %	1977
Sirop	2 mg/ml	150 ml	13,30	0,9 à 8	2	35 %	1973
Amp. inj.	40 mg	12	16,90	3 à 11	2	65 %	1978

P. O. 12 ★

- **Composition :** Enoxolone.
- **Domaine :** Dermatologie.
- **Activité :** Anti-inflammatoire. Antiprurigineux local.
- **Classe :** Anti-inflammatoire non stéroïdien.

Indications : Traitement symptomatique du prurit des manifestations inflammatoires cutanées : eczéma atopique du visage, dermite séborrhéique de la face, érythème fessier du nourrisson, érythème solaire, prurigo, piqûres d'insectes.

Contre-indications : Hypersensibilité au produit. Dermatoses infectées.

Effets indésirables : Risque de sensibilisation cutanée.

☞ *Vendu sans ordonnance.*

- BŒHRINGER INGELHEIM

Forme	Dosage	N. d'unités	Prix	Prix/jour	Liste	Remb. S.S.	Comm.
Crème	2 %	40 g	37,00*	–	0	0 %	1958

POCONÉOL N° 1 ❍

- **Composition :** Costus spicatus, Croton campestris, Anchieta salutaris, Robinia coccinea 5CH aa.
- **Domaine :** Terrain.
- **Activité :** Modificateur du terrain.

Indications : Draineur général puissant. Action sur les fonctions d'élimination dans leur ensemble.

☞ *Vendu sans ordonnance.*

- PLANTES ET MÉDECINES

Forme	Dosage	N. d'unités	Prix	Prix/jour	Liste	Remb. S.S.	Comm.
Sol. buvable	–	15 ml	24,35*	–	0	0 %	1974

POCONÉOL N° 2 ❍

- **Composition :** Carica papaya, Acanthus volubilis, Dortsenia multiformis, Mimosa virginalis 5CH aa.
- **Domaine :** Neuropsychiatrie.
- **Activité :** Divers.

Indications : Régulateur du système nerveux.

☞ *Vendu sans ordonnance.*

- PLANTES ET MÉDECINES

Forme	Dosage	N. d'unités	Prix	Prix/jour	Liste	Remb. S.S.	Comm.
Sol. buvable	–	15 ml	24,35*	–	0	0 %	1974

POCONÉOL N° 3 ❍

- **Composition :** Mimosa virginalis, Ferdinadusa elliptica, Cinnamodendron axilare 5CH aa.
- **Domaine :** Terrain.
- **Activité :** Modificateur du terrain.

Indications : Terrain cancérinique.

☞ *Vendu sans ordonnance.*

- PLANTES ET MÉDECINES

Forme	Dosage	N. d'unités	Prix	Prix/jour	Liste	Remb. S.S.	Comm.
Sol. buvable	–	15 ml	24,35*	–	0	0 %	1974

POCONÉOL N° 4 ❍

- **Composition :** Jacaranda caroba, Scoparia dulcis, Gomphrena officinalis, Franciscea uniflora 5CH aa.
- **Domaine :** Terrain.
- **Activité :** Modificateur du terrain.
  Indications : Terrain cancérinique.

☞ *Vendu sans ordonnance.*

- PLANTES ET MÉDECINES

Forme	Dosage	N. d'unités	Prix	Prix/jour	Liste	Remb. S.S.	Comm.
Sol. buvable	–	15 ml	24,35*	–	0	0 %	1974

POCONÉOL N° 5 ❍

- **Composition :** Myristica bicuiba, Mespilodaphne pretiosa, Echinodorus macrophyllus, Viscum album, Cereus grandiflorus, Schinus molle 5CH aa.
- **Domaine :** Terrain.
- **Activité :** Modificateur du terrain.
  Indications : Troubles circulatoires chez la femme en période de puberté ou de ménopause.

☞ *Vendu sans ordonnance.*

- PLANTES ET MÉDECINES

Forme	Dosage	N. d'unités	Prix	Prix/jour	Liste	Remb. S.S.	Comm.
Sol. buvable	–	15 ml	24,35*	–	0	0 %	1974

POCONÉOL N° 6 ❍

- **Composition :** Bignonia copaia, Croton campestre, Dennebiera pinnatifida 5CH aa.
- **Domaine :** Terrain.
- **Activité :** Modificateur du terrain.
  Indications : Insuffisances glandulaires.

☞ *Vendu sans ordonnance.*

- PLANTES ET MÉDECINES

Forme	Dosage	N. d'unités	Prix	Prix/jour	Liste	Remb. S.S.	Comm.
Sol. buvable	–	15 ml	24,35*	–	0	0 %	1974

POCONÉOL N° 7 ❍

- **Composition :** Laurus persea, Ruiza fragans, Cassia occidentalis, Piper umbellatum, Achras sapota 5CH aa.
- **Domaine :** Terrain.
- **Activité :** Modificateur du terrain.

Indications : Draineur hépato-rénal. Syndrome dyspeptique.

☞ *Vendu sans ordonnance.*

- PLANTES ET MÉDECINES

Forme	Dosage	N. d'unités	Prix	Prix/jour	Liste	Remb. S.S.	Comm.
Sol. buvable	–	15 ml	24,35*	–	0	0 %	1974

POCONÉOL N° 8 ❍

- **Composition :** Psidium pomiferum, Smilax officinalis, Cayaponia tayuya, Sapindus esculentus 5CH aa.
- **Domaine :** Terrain.
- **Activité :** Modificateur du terrain.
  Indications : Terrain rhumatismal.

☞ *Vendu sans ordonnance.*

- PLANTES ET MÉDECINES

Forme	Dosage	N. d'unités	Prix	Prix/jour	Liste	Remb. S.S.	Comm.
Sol. buvable	–	15 ml	24,35*	–	0	0 %	1974

POCONÉOL N° 9 ❍

- **Composition :** Mikania guaco, Caesalpinia ferrea, Bixa orellana, Scoparia dulcis, Origanum vulgare, Phellandrium aquaticum 5CH aa.
- **Domaine :** Terrain.
- **Activité :** Modificateur du terrain.

Indications : Terrain tuberculinique. Diathèse exsudative à détermination respiratoire.

☞ *Vendu sans ordonnance.*

- PLANTES ET MÉDECINES

Forme	Dosage	N. d'unités	Prix	Prix/jour	Liste	Remb. S.S.	Comm.
Sol. buvable	–	15 ml	24,35*	–	0	0 %	1974

POCONÉOL N° 10 ❍

- **Composition :** Kordelestris syphilitica, Bigonia quinquifolia, Coumarouna odorata, Gomphrena officinalis 5CH aa.
- **Domaine :** Terrain.
- **Activité :** Modificateur du terrain.

Indications : Lymphatisme. Adénite. Recalcifiant.

☞ *Vendu sans ordonnance.*

- PLANTES ET MÉDECINES

Forme	Dosage	N. d'unités	Prix	Prix/jour	Liste	Remb. S.S.	Comm.
Sol. buvable	–	15 ml	24,35*	–	0	0 %	1974

POCONÉOL N° 11 ❍

- **Composition :** Trianosperma ficifolium, Psidium pomiferum, Chrysophyllum glycyphleum, Maytenus illicifolia 5CH aa.
- **Domaine :** Gastro-entérologie.
- **Activité :** Divers.

Indications : Diarrhée. Entérocolite. Intoxications alimentaires.

☞ *Vendu sans ordonnance.*

- PLANTES ET MÉDECINES

Forme	Dosage	N. d'unités	Prix	Prix/jour	Liste	Remb. S.S.	Comm.
Sol. buvable	–	15 ml	24,35*	–	0	0 %	1974

POCONÉOL N° 12 ❍

- **Composition :** Bignonia copaia, Jacaranda caroba, Maytenus illicifolia 5CH aa.
- **Domaine :** Gastro-entérologie.
- **Activité :** Divers.

Indications : Gastrites. Ulcères gastriques.

☞ *Vendu sans ordonnance.*

- PLANTES ET MÉDECINES

Forme	Dosage	N. d'unités	Prix	Prix/jour	Liste	Remb. S.S.	Comm.
Sol. buvable	–	15 ml	24,35*	–	0	0 %	1974

POCONÉOL N° 13 ❍

- **Composition :** Ferdinandusa elliptica, Smilax officinalis, Soparia dulcis, Drymis granatensis 5CH aa.
- **Domaine :** Rhumatologie.
- **Activité :** Divers.

Indications : Inflammation osseuse.

☞ *Vendu sans ordonnance.*

- PLANTES ET MÉDECINES

Forme	Dosage	N. d'unités	Prix	Prix/jour	Liste	Remb. S.S.	Comm.
Sol. buvable	–	15 ml	24,35*	–	0	0 %	1974

POCONÉOL N° 14 ❍

- **Composition :** Plumeria lancifolia, Chondodendron tomatosum, Solanium, Acanthus volubilis, Mimosa pudica 5CH aa.
- **Domaine :** Gynécologie.
- **Activité :** Divers.

Indications : Traitement de la ménopause et de ses troubles.

☞ *Vendu sans ordonnance.*

- PLANTES ET MÉDECINES

Forme	Dosage	N. d'unités	Prix	Prix/jour	Liste	Remb. S.S.	Comm.
Sol. buvable	–	15 ml	24,35*	–	0	0 %	1974

POCONÉOL N° 15 ❍

- **Composition :** Gesneria grandis, Scoparia dulcis, Cechlospermum insigne, Leonorus globusus, Mikania guaco 5CH aa.
- **Domaine :** Neuropsychiatrie.
- **Activité :** Divers.

Indications : Congestion céphalique. Surmenage cérébral.

☞ *Vendu sans ordonnance.*

- PLANTES ET MÉDECINES

Forme	Dosage	N. d'unités	Prix	Prix/jour	Liste	Remb. S.S.	Comm.
Sol. buvable	–	15 ml	24,35*	–	0	0 %	1974

POCONÉOL N° 16 ❍

- **Composition :** Meibomia triflorum, Cechlospermum insigne, Leonorus globusus, Mikania guaco 5CH aa.
- **Domaine :** Pneumologie.
- **Activité :** Divers.

Indications : Bronchite asthmatiforme. Bronchite chronique. Rhume des foins.

☞ *Vendu sans ordonnance.*

- PLANTES ET MÉDECINES

Forme	Dosage	N. d'unités	Prix	Prix/jour	Liste	Remb. S.S.	Comm.
Sol. buvable	–	15 ml	24,35*	–	0	0 %	1974

POCONÉOL N° 17 ❍

- **Composition :** Verbena jamaicensis, Drymis granatensis, Carica papaya 5CH aa.
- **Domaine :** Gastro-entérologie.
- **Activité :** Divers.

Indications : Dyspepsie. Flatulence. Anorexie.

☞ *Vendu sans ordonnance.*

- PLANTES ET MÉDECINES

Forme	Dosage	N. d'unités	Prix	Prix/jour	Liste	Remb. S.S.	Comm.
Sol. buvable	–	15 ml	24,35*	–	0	0 %	1974

POCONÉOL N° 18 ❍

- **Composition :** Psidium, Rosa gallica, Echinodorus macrophyllus 5CH aa.
- **Domaine :** Gastro-entérologie.
- **Activité :** Divers.

Indications : Entérite. Colite. Entérocolite.

☞ *Vendu sans ordonnance.*

- PLANTES ET MÉDECINES

Forme	Dosage	N. d'unités	Prix	Prix/jour	Liste	Remb. S.S.	Comm.
Sol. buvable	–	15 ml	24,35*	–	0	0 %	1974

POCONÉOL N° 19 ❍

- **Composition :** Scoparia dulcis, Lindernia crustacea, Gesneria nitida 5CH aa.
- **Domaine :** Uro-néphrologie.
- **Activité :** Divers.

Indications : Inflammation de la partie inférieure de l'arbre urinaire.

☞ *Vendu sans ordonnance.*

- PLANTES ET MÉDECINES

Forme	Dosage	N. d'unités	Prix	Prix/jour	Liste	Remb. S.S.	Comm.
Sol. buvable	–	15 ml	24,35*	–	0	0 %	1974

POCONÉOL N° 20 ❍

- **Composition :** Cecropia palmata, Cuscuta racemosa, Anacardium occidentalis 5CH aa.
- **Domaine :** Pneumologie.
- **Activité :** Divers.

Indications : Toux spasmodique avec dyspnée. Coqueluche.

☞ *Vendu sans ordonnance.*

- PLANTES ET MÉDECINES

Forme	Dosage	N. d'unités	Prix	Prix/jour	Liste	Remb. S.S.	Comm.
Sol. buvable	–	15 ml	24,35*	–	0	0 %	1974

POCONÉOL N° 21 ❍

- **Composition :** Astronium fraxinifolium, Erythrina corallodendron, Croton campestris 5CH aa.
- **Domaine :** Cardio-vasculaire.
- **Activité :** Divers.

Indications : Syndrome de type angineux.

☞ *Vendu sans ordonnance.*

- PLANTES ET MÉDECINES

Forme	Dosage	N. d'unités	Prix	Prix/jour	Liste	Remb. S.S.	Comm.
Sol. buvable	–	15 ml	24,35*	–	0	0 %	1974

POCONÉOL N° 22 ❍

- **Composition :** Guettarda uruquensis, Piper nigrum, Citrus medica 5CH aa.
- **Domaine :** Infectiologie.
- **Activité :** Divers.

Indications : Traitement adjuvant des états fébriles.

☞ *Vendu sans ordonnance.*

- PLANTES ET MÉDECINES

Forme	Dosage	N. d'unités	Prix	Prix/jour	Liste	Remb. S.S.	Comm.
Sol. buvable	–	15 ml	24,35*	–	0	0 %	1974

POCONÉOL N° 23 ❍

- **Composition :** Mikania hirsutissima, Bœrhavia hirsuta, Ferdinandusa elliptica 5CH aa.
- **Domaine :** Uro-néphrologie.
- **Activité :** Divers.

Indications : Albuminurie.

☞ *Vendu sans ordonnance.*

- PLANTES ET MÉDECINES

Forme	Dosage	N. d'unités	Prix	Prix/jour	Liste	Remb. S.S.	Comm.
Sol. buvable	–	15 ml	24,35*	–	0	0 %	1974

POCONÉOL N° 24 ❍

- **Composition :** Ageratum conyzoïdes, Viola littoralis, Tussilagofarfara 5CH aa.
- **Domaine :** Nutrition et métabolisme.
- **Activité :** Divers.

Indications : Action sur la glycosurie du diabète nécessitant la surveillance des urines.

☞ *Vendu sans ordonnance.*

- PLANTES ET MÉDECINES

Forme	Dosage	N. d'unités	Prix	Prix/jour	Liste	Remb. S.S.	Comm.
Sol. buvable	–	15 ml	24,35*	–	0	0 %	1974

POCONÉOL N° 25 ❍

- **Composition :** Laurus persea, Plumeria lancifolia 5CH aa.
- **Domaine :** ORL.
- **Activité :** Divers.

Indications : Angines simples et amygdalites.

☞ *Vendu sans ordonnance.*

- PLANTES ET MÉDECINES

Forme	Dosage	N. d'unités	Prix	Prix/jour	Liste	Remb. S.S.	Comm.
Sol. buvable	–	15 ml	24,35*	–	0	0 %	1974

POCONÉOL N° 26 ❍

- **Composition :** Schinus molle, Lindernia crustacea, Robinia coccinea 5CH aa.
- **Domaine :** Cardio-vasculaire.
- **Activité :** Divers.

Indications : Médicament de fond de l'artériosclérose.

☞ *Vendu sans ordonnance.*

- PLANTES ET MÉDECINES

Forme	Dosage	N. d'unités	Prix	Prix/jour	Liste	Remb. S.S.	Comm.
Sol. buvable	–	15 ml	24,35*	–	0	0 %	1974

POCONÉOL N° 27 ❍

- **Composition :** Dorstenia multifloris, Coriandrum sativum, Laurus nobilis 5CH aa.
- **Domaine :** Gastro-entérologie.
- **Activité :** Divers.

Indications : Atonie digestive.

☞ *Vendu sans ordonnance.*

- PLANTES ET MÉDECINES

Forme	Dosage	N. d'unités	Prix	Prix/jour	Liste	Remb. S.S.	Comm.
Sol. buvable	–	15 ml	24,35*	–	0	0 %	1974

POCONÉOL N° 28 ❍

- **Composition :** Mespilodaphne pratisio, Hymenea courbaril, Carica papaya 5CH aa.
- **Domaine :** Nutrition et métabolisme.
- **Activité :** Divers.

Indications : Anorexie, troubles de la nutrition, convalescence chez les sujets débilités.

☞ *Vendu sans ordonnance.*

- PLANTES ET MÉDECINES

Forme	Dosage	N. d'unités	Prix	Prix/jour	Liste	Remb. S.S.	Comm.
Sol. buvable	–	15 ml	24,35*	–	0	0 %	1974

POCONÉOL N° 31 ❍

- **Composition :** Coumarouna odorata, Cucumis colocynthis, cereus grandiflorus 5CH aa.
- **Domaine :** Neuropsychiatrie.
- **Activité :** Divers.

Indications : Traitement adjuvant de l'encéphalite.

☞ *Vendu sans ordonnance.*

- PLANTES ET MÉDECINES

Forme	Dosage	N. d'unités	Prix	Prix/jour	Liste	Remb. S.S.	Comm.
Sol. buvable	–	15 ml	24,35*	–	0	0 %	1974

POCONÉOL N° 32 ❍

- **Composition :** Indigofera tinctoria, Dictamus albus, Aristolochia brasiliensis, Valeriana officinalis 5CH aa.
- **Domaine :** Neuropsychiatrie.
- **Activité :** Divers.

Indications : Troubles de type épileptiforme.

☞ *Vendu sans ordonnance.*

- PLANTES ET MÉDECINES

Forme	Dosage	N. d'unités	Prix	Prix/jour	Liste	Remb. S.S.	Comm.
Sol. buvable	–	15 ml	24,35*	–	0	0 %	1974

POCONÉOL N° 34 ❍

- **Composition :** Mespilodaphne prebosa, Punica granatum, Cochlearia armoracia 5CH aa.
- **Domaine :** Gastro-entérologie.
- **Activité :** Divers.

Indications : Diarrhée. Syndrome dysentérique.

☞ *Vendu sans ordonnance.*

- PLANTES ET MÉDECINES

Forme	Dosage	N. d'unités	Prix	Prix/jour	Liste	Remb. S.S.	Comm.
Sol. buvable	–	15 ml	24,35*	–	0	0 %	1974

POCONÉOL N° 35 ❍

- **Composition :** Vaccinum myrtillus, Hymenea courbaril, Tilia europea 5CH aa.
- **Domaine :** Terrain.
- **Activité :** Modificateur du terrain.

Indications : Diathèse arthritique. Troubles circulatoires. Congestion prostatique.

☞ *Vendu sans ordonnance.*

- PLANTES ET MÉDECINES

Forme	Dosage	N. d'unités	Prix	Prix/jour	Liste	Remb. S.S.	Comm.
Sol. buvable	–	15 ml	24,35*	–	0	0 %	1974

POCONÉOL N° 37 ❍

- **Composition :** Anthemis nobilis, Baccharis trimera, Althanea officinalis, Juglans regia 5CH aa.
- **Domaine :** Gastro-entérologie.
- **Activité :** Divers.

Indications : Gastro-entérite.

☞ *Vendu sans ordonnance.*

- PLANTES ET MÉDECINES

Forme	Dosage	N. d'unités	Prix	Prix/jour	Liste	Remb. S.S.	Comm.
Sol. buvable	–	15 ml	24,35*	–	0	0 %	1974

POCONÉOL N° 43 ❍

- **Composition :** Matricaria parthenium, Polygonum acre, Pulchea quitoc, Viscum album, Tanacetum balsamita 5CH aa.
- **Domaine :** Neuropsychiatrie.
- **Activité :** Divers.

Indications : Pithiatisme. Syndrome maniaque. Syndrome dépressif.

☞ *Vendu sans ordonnance.*

- PLANTES ET MÉDECINES

Forme	Dosage	N. d'unités	Prix	Prix/jour	Liste	Remb. S.S.	Comm.
Sol. buvable	–	15 ml	24,35*	–	0	0 %	1974

POCONÉOL N° 44 ❍

- **Composition :** Juniperus communis, Linum usitatissimum, Psidium pomiferum 5CH aa.
- **Domaine :** Infectiologie.
- **Activité :** Divers.

Indications : Syndromes grippaux. Fièvres éruptives. Intoxications intestinales.

☞ *Vendu sans ordonnance.*

- PLANTES ET MÉDECINES

Forme	Dosage	N. d'unités	Prix	Prix/jour	Liste	Remb. S.S.	Comm.
Sol. buvable	–	15 ml	24,35*	–	0	0 %	1974

POCONÉOL N° 48 ❍

- **Composition :** Cecropia palmata, Cephaelis ipeca, Verbena officinalis 5CH aa.
- **Domaine :** Pneumologie.
- **Activité :** Divers.

Indications : Pneumonie.

☞ *Vendu sans ordonnance.*

- PLANTES ET MÉDECINES

Forme	Dosage	N. d'unités	Prix	Prix/jour	Liste	Remb. S.S.	Comm.
Sol. buvable	–	15 ml	24,35*	–	0	0 %	1974

POCONÉOL N° 50 ❍

- **Composition :** Piptadenia columbrina, Plumeria lancifolia, Polygunum acre 5CH aa.
- **Domaine :** Uro-néphrologie. Gynécologie.
- **Activité :** Divers.

Indications : Inflammation des organes génitaux des deux sexes et leurs conséquences.

☞ *Vendu sans ordonnance.*

- PLANTES ET MÉDECINES

Forme	Dosage	N. d'unités	Prix	Prix/jour	Liste	Remb. S.S.	Comm.
Sol. buvable	–	15 ml	24,35*	–	0	0 %	1974

POCONÉOL N° 51 ❍

- **Composition :** Bœhmeria caudata, Perianthopodus tomba, Hamamelis virginiana 5CH aa.
- **Domaine :** Cardio-vasculaire.
- **Activité :** Divers.

Indications : Phlébites.

☞ *Vendu sans ordonnance.*

- PLANTES ET MÉDECINES

Forme	Dosage	N. d'unités	Prix	Prix/jour	Liste	Remb. S.S.	Comm.
Sol. buvable	–	15 ml	24,35*	–	0	0 %	1974

POCONÉOL N° 53 ❍

- **Composition :** Trianosperma, Argemone mexicana 5CH aa.
- **Domaine :** Pneumologie.
- **Activité :** Divers.

Indications : Réactions inflammatoires de la plèvre avec ou sans liquide.

☞ *Vendu sans ordonnance.*

- PLANTES ET MÉDECINES

Forme	Dosage	N. d'unités	Prix	Prix/jour	Liste	Remb. S.S.	Comm.
Sol. buvable	–	15 ml	24,35*	–	0	0 %	1974

POCONÉOL N° 54 ❍

- **Composition :** Anethum fœniculum, Cochlospernum insigne, Ruta graveolus 5CH aa.
- **Domaine :** Gynécologie.
- **Activité :** Divers.

Indications : Aménorrhée et dysménorrhée.

☞ *Vendu sans ordonnance.*

- PLANTES ET MÉDECINES

Forme	Dosage	N. d'unités	Prix	Prix/jour	Liste	Remb. S.S.	Comm.
Sol. buvable	–	15 ml	24,35*	–	0	0 %	1974

POCONÉOL N° 55 ❍

- **Composition :** Anona, Croton campestris, Teucrium chamaepitys, Tussilago farfara 5CH aa.
- **Domaine :** Terrain.
- **Activité :** Modificateur du terrain.

Indications : Scrofule.

☞ *Vendu sans ordonnance.*

- PLANTES ET MÉDECINES

Forme	Dosage	N. d'unités	Prix	Prix/jour	Liste	Remb. S.S.	Comm.
Sol. buvable	–	15 ml	24,35*	–	0	0 %	1974

POCONÉOL N° 56 ❍

- **Composition :** Equisetum arvense, Ferdinandusa elliptica, Sium angustifolium, 5CH aa.
- **Domaine :** Uro-néphrologie.
- **Activité :** Divers.

Indications : Rétention urinaire.

☞ *Vendu sans ordonnance.*

- PLANTES ET MÉDECINES

Forme	Dosage	N. d'unités	Prix	Prix/jour	Liste	Remb. S.S.	Comm.
Sol. buvable	–	15 ml	24,35*	–	0	0 %	1974

POCONÉOL N° 57 ❍

- **Composition :** Agrimonia eupatoria, Moracea aphylla, Populus nigra, Triticum repens 5CH aa.
- **Domaine :** Terrain.
- **Activité :** Modificateur du terrain.

Indications : Lithiase biliaire et rénale.

☞ *Vendu sans ordonnance.*

- PLANTES ET MÉDECINES

Forme	Dosage	N. d'unités	Prix	Prix/jour	Liste	Remb. S.S.	Comm.
Sol. buvable	–	15 ml	24,35*	–	0	0 %	1974

POCONÉOL N° 58 ❍

- **Composition :** Ferdinandusa elliptica, Citrus aurantium, Lepidium latifolium 5CH aa.
- **Domaine :** Cardio-vasculaire.
- **Activité :** Divers.

Indications : Sédatif cardiaque. Eréthisme cardiaque. Palpitations.

☞ *Vendu sans ordonnance.*

• PLANTES ET MÉDECINES

Forme	Dosage	N. d'unités	Prix	Prix/jour	Liste	Remb. S.S.	Comm.
Sol. buvable	–	15 ml	24,35*	–	0	0 %	1974

POCONÉOL N° 59 ❍

• **Composition :** Coumarouna odorata, Solarium cernum, Mentha piperita 5CH aa.
• **Domaine :** Cardio-vasculaire.
• **Activité :** Divers.

Indications : Analeptique cardio-vasculaire.

☞ *Vendu sans ordonnance.*

• PLANTES ET MÉDECINES

Forme	Dosage	N. d'unités	Prix	Prix/jour	Liste	Remb. S.S.	Comm.
Sol. buvable	–	15 ml	24,35*	–	0	0 %	1974

POCONÉOL N° 61 ❍

• **Composition :** Arnica montana, Lycopus europeus, Mikanya hirsutissima, Myristica buicuiba 5CH aa.
• **Domaine :** Gastro-entérologie.
• **Activité :** Divers.

Indications : Dysenterie.

☞ *Vendu sans ordonnance.*

• PLANTES ET MÉDECINES

Forme	Dosage	N. d'unités	Prix	Prix/jour	Liste	Remb. S.S.	Comm.
Sol. buvable	–	15 ml	24,35*	–	0	0 %	1974

POCONÉOL N° 63 ❍

• **Composition :** Anacardium occidentalis, Anchieta salutaris 5CH aa.
• **Domaine :** Uro-néphrologie.
• **Activité :** Divers.

Indications : Incontinence urinaire.

☞ *Vendu sans ordonnance.*

• PLANTES ET MÉDECINES

Forme	Dosage	N. d'unités	Prix	Prix/jour	Liste	Remb. S.S.	Comm.
Sol. buvable	–	15 ml	24,35*	–	0	0 %	1974

POCONÉOL N° 65 ❍

• **Composition :** Aristolochia brasiliensis, Artemisia vulgaris, Viscum album 5CH aa.
• **Domaine :** Neuropsychiatrie.
• **Activité :** Divers.

Indications : Chorée et syndrome choréiforme.

☞ *Vendu sans ordonnance.*

• PLANTES ET MÉDECINES

Forme	Dosage	N. d'unités	Prix	Prix/jour	Liste	Remb. S.S.	Comm.
Sol. buvable	–	15 ml	24,35*	–	0	0 %	1974

POCONÉOL N° 66 ❍

• **Composition :** Acanthus volubilis, Laurus nobilis, Salvia officinalis 5CH aa.
• **Domaine :** Neuropsychiatrie.
• **Activité :** Divers.

Indications : Syndrome parétique et paralysie.

☞ *Vendu sans ordonnance.*

• PLANTES ET MÉDECINES

Forme	Dosage	N. d'unités	Prix	Prix/jour	Liste	Remb. S.S.	Comm.
Sol. buvable	–	15 ml	24,35*	–	0	0 %	1974

POCONÉOL N° 67 ❍

- **Composition :** Asparagus officinalis, Cichorium intybus, Gomphrena officinalis, Ocinium incanescens 5CH aa.
- **Domaine :** Gastro-entérologie.
- **Activité :** Divers.
  Indications : Constipation.

☞ *Vendu sans ordonnance.*

- PLANTES ET MÉDECINES

Forme	Dosage	N. d'unités	Prix	Prix/jour	Liste	Remb. S.S.	Comm.
Sol. buvable	–	15 ml	24,35*	–	0	0 %	1974

POCONÉOL N° 69 ❍

- **Composition :** Citrus medica, Erythrina corallodendron, Papaver rheas 5CH aa.
- **Domaine :** Neuropsychiatrie.
- **Activité :** Divers.
  Indications : Sédatif nerveux.

☞ *Vendu sans ordonnance.*

- PLANTES ET MÉDECINES

Forme	Dosage	N. d'unités	Prix	Prix/jour	Liste	Remb. S.S.	Comm.
Sol. buvable	–	15 ml	24,35*	–	0	0 %	1974

POCONÉOL N° 71 ❍

- **Composition :** Meibonia triflorum, Scandix cerefolium, Solanum nigrum 5CH aa.
- **Domaine :** Gastro-entérologie.
- **Activité :** Divers.
  Indications : Hémorroïdes.

☞ *Vendu sans ordonnance.*

- PLANTES ET MÉDECINES

Forme	Dosage	N. d'unités	Prix	Prix/jour	Liste	Remb. S.S.	Comm.
Sol. buvable	–	15 ml	24,35*	–	0	0 %	1974

POCONÉOL N° 73 ❍

- **Composition :** Erythrina corallodendron, Spondias lutea, Chiococca anguifuga 5CH aa.
- **Domaine :** Neuropsychiatrie.
- **Activité :** Divers.
  Indications : Dystonie neurovégétative.

☞ *Vendu sans ordonnance.*

- PLANTES ET MÉDECINES

Forme	Dosage	N. d'unités	Prix	Prix/jour	Liste	Remb. S.S.	Comm.
Sol. buvable	–	15 ml	24,35*	–	0	0 %	1974

POCONÉOL N° 74 ❍

- **Composition :** Plumifera lancifolia, Hydrocothyle umbellatum, Baccharis trimera 5CH aa.
- **Domaine :** Gynécologie.
- **Activité :** Divers.
  Indications : Accouchement prématuré.

☞ *Vendu sans ordonnance.*

- PLANTES ET MÉDECINES

Forme	Dosage	N. d'unités	Prix	Prix/jour	Liste	Remb. S.S.	Comm.
Sol. buvable	–	15 ml	24,35*	–	0	0 %	1974

POCONÉOL N° 75 ❍

- **Composition :** Coffea arabica, Pulchea quitoc 5CH aa.
- **Domaine :** Neuropsychiatrie.
- **Activité :** Divers.

Indications : Défatigant. Tonique nerveux et cérébral.

☞ *Vendu sans ordonnance.*

- PLANTES ET MÉDECINES

Forme	Dosage	N. d'unités	Prix	Prix/jour	Liste	Remb. S.S.	Comm.
Sol. buvable	–	15 ml	24,35*	–	0	0 %	1974

POCONÉOL N° 76 ❍

- **Composition :** Laurus persea, Plumeria lancifolia, Brunella vulgaris 5CH aa.
- **Domaine :** Infectiologie.
- **Activité :** Divers.

Indications : Furonculose.

☞ *Vendu sans ordonnance.*

- PLANTES ET MÉDECINES

Forme	Dosage	N. d'unités	Prix	Prix/jour	Liste	Remb. S.S.	Comm.
Sol. buvable	–	15 ml	24,35*	–	0	0 %	1974

POCONÉOL N° 77 ❍

- **Composition :** Bœhmeria caudata, Spondias lutea, Macchaerium incorruptibile 5CH aa.
- **Domaine :** Ophtalmologie.
- **Activité :** Divers.

Indications : Affections oculaires.

☞ *Vendu sans ordonnance.*

- PLANTES ET MÉDECINES

Forme	Dosage	N. d'unités	Prix	Prix/jour	Liste	Remb. S.S.	Comm.
Sol. buvable	–	15 ml	24,35*	–	0	0 %	1974

POCONÉOL N° 79 ❍

- **Composition :** Costus spicatus, Ficus carica, Triticum repens 5CH aa.
- **Domaine :** Uro-néphrologie.
- **Activité :** Divers.

Indications : Néphrite.

☞ *Vendu sans ordonnance.*

- PLANTES ET MÉDECINES

Forme	Dosage	N. d'unités	Prix	Prix/jour	Liste	Remb. S.S.	Comm.
Sol. buvable	–	15 ml	24,35*	–	0	0 %	1974

POCONÉOL N° 81 ❍

- **Composition :** Geum urbanum, Caesalpina ferrea, Agrimonia eupatoria 5CH aa.
- **Domaine :** Uro-néphrologie.
- **Activité :** Divers.

Indications : Hématurie.

☞ *Vendu sans ordonnance.*

- PLANTES ET MÉDECINES

Forme	Dosage	N. d'unités	Prix	Prix/jour	Liste	Remb. S.S.	Comm.
Sol. buvable	–	15 ml	24,35*	–	0	0 %	1974

POCONÉOL N° 82 ❍

- **Composition :** Asa fœtida, aloès, acide borique, alun.
- **Domaine :** Parasitologie.
- **Activité :** Divers.

Indications : Vermifuge (ascaris, oxyures).

☞ *Vendu sans ordonnance.*

- PLANTES ET MÉDECINES

Forme	Dosage	N. d'unités	Prix	Prix/jour	Liste	Remb. S.S.	Comm.
Sol. buvable	–	15 ml	24,35*	–	0	0 %	1974

POLARAMINE ★★★

- **Composition :** Dexchlorophéniramine.
- **Domaine :** Allergie et immunologie.
- **Activité :** Antihistaminique H1.
- **Classe :** Antihistaminique anticholinergique.

Indications : Traitement symptomatique des manifestations allergiques : rhinite, conjonctivite, urticaire. Traitement adjuvant des affections dermatologiques prurigineuses. Traitement préventif et curatif des accidents allergiques aigus sérologiques ou médicamenteux (soluté injectable).

Contre-indications : Hypersensibilité au produit. Glaucome. Troubles urétro-prostatiques.

Effets indésirables : Somnolence diurne. Sécheresse de la bouche. Troubles urinaires, troubles visuels. Exceptionnellement, confusion mentale chez le sujet âgé.

Précautions d'emploi : Prudence chez le sujet âgé, l'insuffisant hépatique et rénal. Déconseillé chez la femme enceinte ou allaitant. L'absorption d'alcool est déconseillée.

Interactions : On observe une augmentation des effets secondaires lors d'association avec les dépresseurs du système nerveux central : alcool, antidépresseurs, anxiolytiques, neuroleptiques, hypnotiques, analgésiques. Ne pas associer avec d'autres produits anticholinergiques : atropine, antiparkinsoniens, disopyramide.

Surdosage : Entraîne soit un tableau d'excitation avec agitation, hallucinations, dilatation pupillaire, puis une dépression et un coma imposant l'hospitalisation.

☞ *Vendu sans ordonnance.*

- SHERING-PLOUGH

Forme	Dosage	N. d'unités	Prix	Prix/jour	Liste	Remb. S.S.	Comm.
Comprimé	2 mg	30	8,90	0,9 à 1	0	65 %	1962
Comprimé LP	6 mg	30	13,40	0,9	0	65 %	1962
Sirop	0,1 mg/ml	125 ml	9,00	0,4 à 2	0	65 %	1963
Amp. inj.	5 mg	5	10,90	–	0	65 %	1965

POLARAMINE PECTORAL ★★

- **Composition :** Dexchlorphéniramine, pseudœphédrine, guaïfénésine, benzoate de sodium, cyclamate de sodium.
- **Domaine :** Pneumologie.
- **Activité :** Antitussif. Vasoconstricteur. Antihistaminique H1.
- **Classe :** Antihistaminique anticholinergique. Stimulant alpha-adrénergique.

Indications : Toux spasmodiques, coryza spasmodique, rhino-pharyngites, bronchites.

Contre-indications : Insuffisance respiratoire, glaucome, troubles urétro-prostatiques.

Effets indésirables : Constipation, somnolence, nausées, vomissements, dépression respiratoire. Palpitations, poussées hypertensives, douleurs précordiales, tremblements.

Précautions d'emploi : Prudence chez le sujet âgé, l'insuffisant cardiaque. Ne pas prendre d'alcool pendant le traitement. Le traitement doit être de courte durée. Donne une réaction positive au contrôle antidopage.

Interactions : L'activité et les effets secondaires peuvent être augmentés par les autres dépresseurs du système nerveux central ou d'autres produits anticholinergiques.

Surdosage : Entraîne une somnolence avec dépression des centres respiratoires imposant l'hospitalisation.

☞ *Vendu sans ordonnance.*

• SCHERING-PLOUGH

Forme	Dosage	N. d'unités	Prix	Prix/jour	Liste	Remb. S.S.	Comm.
Sirop	–	125 ml	27,60*	–	0	0 %	1969

POLÉRY ★

- **Composition :** Codéine, codéthyline, bromure de sodium, benzoate de sodium, aconit, belladone, erysimum, polygala, eau de laurier-cerise.
- **Domaine :** Pneumologie.
- **Activité :** Antitussif.
- **Classe :** Opium et dérivés.

Indications : Traitement symptomatique de l'enrouement, de l'aphonie et des toux non productives, en l'absence d'activité spécifique démontrée.

Contre-indications : Asthme, insuffisance respiratoire. Enfant de moins de 10 ans. Glaucome. Troubles urétro-prostatiques.

Effets indésirables : Constipation, somnolence, nausées, vomissements, dépression respiratoire. Sécheresse de la bouche, troubles visuels, tachycardie. L'augmentation des doses et la prolongation de l'administration peuvent conduire à la dépendance et à la toxicomanie.

Précautions d'emploi : Ne pas prendre d'alcool pendant le traitement. Prudence chez le sujet âgé. Déconseillé chez la femme enceinte ou allaitant. Le traitement doit être de courte durée. Donne une réaction positive au contrôle antidopage.

Interactions : L'activité et les effets secondaires peuvent être augmentés par les autres dépresseurs du système nerveux central.

Surdosage : Entraîne une somnolence avec dépression des centres respiratoires imposant l'hospitalisation.

☞ *Vendu sans ordonnance.*

• VEYRON ET FROMENT

Forme	Dosage	N. d'unités	Prix	Prix/jour	Liste	Remb. S.S.	Comm.
Sirop adulte	–	200 ml	18,60	2,8 à 7	0	35 %	1957
Sirop enfant	–	125 ml	15,30	0,6 à 3	0	35 %	1959

POLIODINE ★★★

- **Composition :** Polyvidone iodée.
- **Domaine :** Dermatologie. Chirurgie.
- **Activité :** Antiseptique local. Antifongique.

Indications : Plaies et brûlures superficielles. Traitement d'appoint des affections bactériennes de la peau et des muqueuses. Antisepsie de la peau. Stérilisation du matériel chirurgical avant stérilisation.

Contre-indications : Intolérance à l'iode. Nouveau-né. Grossesse et allaitement.

Effets indésirables : Surcharge en iode avec risque de dysfonctionnement thyroïdien.

Précautions d'emploi : Éviter un emploi prolongé.

Interactions : Éviter l'utilisation simultanée de plusieurs antiseptiques.

☞ *Vendu sans ordonnance.*

• GIFRER

Forme	Dosage	N. d'unités	Prix	Prix/jour	Liste	Remb. S.S.	Comm.
Sol. locale	10 %	45 ml	20,50*	–	0	0 %	1990

POLYCARE ★

- **Composition :** Dichloro-isocyanurate de sodium.
- **Domaine :** Ophtalmologie.
- **Activité :** Solution de contactologie.

Indications : Décontamination quotidienne des lentilles de contact souples hydrophiles.

Précautions d'emploi : Toujours bien rincer la lentille avant de la reposer sur l'œil.

☞ *Vendu sans ordonnance.*

• ALCON

Forme	Dosage	N. d'unités	Prix	Prix/ jour	Liste	Remb. S.S.	Comm.
Compr. pour sol.	–	30	81,90*	–	0	0 %	1989
Compr. + système	–	30	113,10	–	0	0 %	1989

POLYCLEAN ★

• **Composition :** Agent de nettoyage, polysorbate, édétate de sodium, mercurothiolate sodique.
• **Domaine :** Ophtalmologie.
• **Activité :** Solution de contactologie.

Indications : Nettoyage de tous les types de lentilles de contact.

☞ *Vendu sans ordonnance.*

• ALCON

Forme	Dosage	N. d'unités	Prix	Prix/ jour	Liste	Remb. S.S.	Comm.
Sol. contactologie	–	12 ml	37,25*	–	0	0 %	1987
Sol. contactologie	–	24 ml	50,00*	–	0	0 %	1987

POLYDEXA À LA PHÉNYLÉPHRINE ★

• **Composition :** Néomycine, polymyxine B, dexaméthasone, phényléphrine.
• **Domaine :** ORL.
• **Activité :** Vasoconstricteur rhino-pharyngé. Anti-inflammatoire local. Antibiotique local.
• **Classe :** Stimulant alpha-adrénergique. Anti-inflammatoire stéroïdien. Aminoside.

Indications : Traitement antibiotique, anti-inflammatoire et vasoconstricteur local des états congestifs et inflammatoires aigus du rhino-pharynx au cours des coryzas et des rhinites vasomotrices.

Contre-indications : Affections virales. Enfant de moins de 30 mois. Glaucome. Patients traités par des antidépresseurs de type IMAO.

Effets indésirables : Sécheresse nasale. Insomnie, palpitations, maux de tête.

Précautions d'emploi : Prudence en cas d'hypertension et de troubles cardiaques. Donne une réaction positive au contrôle antidopage.

Surdosage : Pourrait entraîner des effets généraux.

☞ *Sur prescription médicale.*

• BOUCHARA

Forme	Dosage	N. d'unités	Prix	Prix/jour	Liste	Remb. S.S.	Comm.
Sol. nasale	–	15 ml	14,40	–	1	35 %	1978

POLYDEXA SOLUTION AURICULAIRE ★★★

• **Composition :** Dexaméthasone, néomycine, polymyxine B.
• **Domaine :** ORL.
• **Activité :** Anti-inflammatoire local. Antibiotique local.
• **Classe :** Anti-inflammatoire stéroïdien. Aminoside. Polymyxine.

Indications : Otites moyennes aiguës incisées. Otites externes.

Contre-indications : Hypersensibilité à un constituant. Perforation du tympan.

Effets indésirables : Risque de toxicité auditive en cas de perforation tympanique. Sensation de brûlure à l'application. Réactions allergiques locales.

☞ *Sur prescription médicale.*

• BOUCHARA

Forme	Dosage	N. d'unités	Prix	Prix/ jour	Liste	Remb. S.S.	Comm.
Sol. auriculaire	–	10,5 ml	15,10	–	1	35 %	1973

POLYFRA ★★

- **Composition :** *Collyre* : synéphrine, polymyxine B, framycétine. *Pommade* : polymyxine B, framycétine.
- **Domaine :** Ophtalmologie.
- **Activité :** Antibiotique local. Vasoconstricteur local.
- **Classe :** Aminoside. Polymyxine.

Indications : Infections superficielles de l'œil et de ses annexes : conjonctivites, kérato-conjonctivites, ulcères de la cornée, kératites bactériennes, blépharites, dacryocystites.

Contre-indications : Hypersensibilité au produit. Glaucome. Enfant de moins de 3 ans.

Effets indésirables : Peut entraîner une hypertension artérielle, des tremblements.

Précautions d'emploi : Donne une réaction positive au contrôle antidopage.

Interactions : Ne pas associer à des antidépresseurs de type IMAO.

☞ *Vendu sans ordonnance.*

- ALCON

Forme	Dosage	N. d'unités	Prix	Prix/ jour	Liste	Remb. S.S.	Comm.
Collyre	–	10 ml	14,60	–	0	65 %	1969
Pomm. ophtalm.	–	5 g	11,30	–	0	65 %	1974

POLYGYNAX ★★★

- **Composition :** Néomycine, polymyxine, nystatine.
- **Domaine :** Gynécologie.
- **Activité :** Antiseptique local. Antifongique local.

Indications : Antisepsie gynécologique. Traitement local des infections vaginales à germes sensibles.

Contre-indications : Hypersensibilité à un composant.

Effets indésirables : Prurit, sensation de brûlure locale. Eczéma allergique.

☞ *Sur prescription médicale.*

- INNOTHÉRA

Forme	Dosage	N. d'unités	Prix	Prix/ jour	Liste	Remb. S.S.	Comm.
Capsule vag.	–	6	21,40	3,5	1	65 %	1969
Caps. « virgo »	–	6	18,20	3	1	65 %	1982

POLY-KARAYA ★★★

- **Composition :** Polyvidone, gomme karaya.
- **Domaine :** Gastro-entérologie.
- **Activité :** Pansement intestinal. Laxatif de lest.
- **Classe :** Polyvidone. Mucilage.

Indications : Traitement symptomatique des colopathies fonctionnelles avec météorisme, diarrhée, constipation.

Contre-indications : Occlusion ou subocclusion intestinale.

Effets indésirables : Au début du traitement, sensation de ballonnement abdominal.

Précautions d'emploi : Prudence en cas de ralentissement du transit intestinal et de mégacôlon. Chez le diabétique, tenir compte du fait que chaque sachet apporte 3,5 g de sucre.

☞ *Vendu sans ordonnance.*

- SYNTHÉLABO FRANCE

Forme	Dosage	N. d'unités	Prix	Prix/jour	Liste	Remb. S.S.	Comm.
Sachet	–	30	48,10	4,8	0	65 %	1979

POLYPIRINE ★

- **Composition :** Phénacétine, propyphénazone, phénicarbazide, caféine.
- **Domaine :** Algologie.
- **Activité :** Antalgique périphérique.
- **Classe :** Phénacétine associée.

Indications : Traitement symptomatique des affections douloureuses ou fébriles.

Contre-indications : Insuffisance rénale, car contient de la phénacétine, dont on connait depuis longtemps la toxicité rénale.

Effets indésirables : Risque d'anémie hémolytique et d'insuffisance rénale.

Précautions d'emploi : Traitement de courte durée.

Surdosage : Entraîne somnolence, vertiges, cyanose avec possible nécrose hépatique. L'hospitalisation s'impose d'urgence.

☞ *Sur prescription médicale.*

- LEHNING

Forme	Dosage	N. d'unités	Prix	Prix/jour	Liste	Remb. S.S.	Comm.
Gélule	100 mg	20	8,80	1 à 3	2	65 %	1952

POLYRINSE ★

- **Composition :** Chlorure de sodium.
- **Domaine :** Ophtalmologie.
- **Activité :** Solution de contactologie.

Indications : Nettoyage de tous les types de lentilles de contact.

☞ *Vendu sans ordonnance.*

- ALCON

Forme	Dosage	N. d'unités	Prix	Prix/jour	Liste	Remb. S.S.	Comm.
Sol. contact. unid.	0,9 %	10	27,90	–	0	0 %	1986
Sol. contact. unid.	0,9 %	30	67,00	–	0	0 %	1986

POLYSILANE JOULLIÉ ★★

- **Composition :** Diméticone, hydroxyde d'aluminium.
- **Domaine :** Gastro-entérologie.
- **Activité :** Antiacide œso-gastrique.
- **Classe :** Sel d'aluminium. Silicone.

Indications : Traitement symptomatique des douleurs liées aux affections œso-gastro-duodénales. Gastrites, hernies hiatales, reflux gastro-œsophagien. Météorisme intestinal. Régurgitations du nourrisson, vomissements, ballonnements abdominaux (forme granulé).

Effets indésirables : Constipation.

Précautions d'emploi : Prudence en cas d'insuffisance rénale.

Interactions : Entraîne une diminution de l'absorption d'un grand nombre de médicaments. Il convient donc de respecter un délai de 2 heures entre la prise du produit et d'autres traitements.

☞ *Vendu sans ordonnance.*

- SYNTHÉLABO FRANCE

Forme	Dosage	N. d'unités	Prix	Prix/jour	Liste	Remb. S.S.	Comm.
Comprimé	–	32	19,00	1 à 3,5	0	65 %	1960
Granulé	–	50 g	19,50	0,8 à 1	0	65 %	1963

POLYTONYL ★★

- **Composition :** Aspartate de magnésium, aspartate de potassium, lysine, fructoheptonate de calcium, vitamines B6, C, PP.
- **Domaine :** Nutrition et métabolisme.
- **Activité :** Antiasthénique. Vitamines hydrosolubles. Éléments minéraux.

• **Classe :** Magnésium. Acides aminés.

Indications : Utilisé dans le traitement de l'asthénie fonctionnelle, en l'absence d'activité spécifique démontrée.

Contre-indications : Hypercalcémie, lithiases calcique et urique. Calcifications tissulaires. Immobilisations prolongées.

Effets indésirables : Diarrhée, douleurs abdominales, en particulier chez les colitiques.

Précautions d'emploi : Traitement toujours de courte durée. Dans les traitements prolongés, il est nécessaire de contrôler périodiquement la calciurie et la calcémie particulièrement si un traitement par la vitamine D est associé. Prudence en cas d'insuffisance rénale.

Interactions : Prudence en cas d'association aux digitaliques. Si un traitement par les diphosphonates est prévu, le faire à distance de la prise de calcium.

Surdosage : Entraîne soif, polyurie, vomissements, hypertension, constipation. Chez l'enfant, peut provoquer un arrêt de croissance.

☞ *Vendu sans ordonnance.*

• UPSA

Forme	Dosage	N. d'unités	Prix	Prix/ jour	Liste	Remb. S.S.	Comm.
Amp. buv. adulte	–	18	42,60*	–	0	0 %	1965
Amp. buv. enf.	–	18	34,00*	–	0	0 %	1965

POLYZYM ★

• **Composition :** Pancréatine d'origine animale.

• **Domaine :** Ophtalmologie.

• **Activité :** Solution de contactologie. Protéolytique.

• **Classe :** Enzyme.

Indications : Déprotéination hebdomadaire des lentilles de contact.

☞ *Vendu sans ordonnance.*

• ALCON

Forme	Dosage	N. d'unités	Prix	Prix/ jour	Liste	Remb. S.S.	Comm.
Compr. pour sol.	2,5 mg	16	64,90	–	0	0 %	1988
Compr. + nécess.	2,5 mg	16	70,50	–	0	·0 %	1988

POMMADE AU CALENDULA LHF

• **Composition :** Calendula, extrait.

• **Domaine :** Dermatologie.

• **Activité :** Topique divers.

Indications : Utilisé dans les écorchures, crevasses, gerçures, en l'absence d'activité spécifique démontrée.

Contre-indications : Hypersensibilité aux constituants.

Effets indésirables : Eczéma de contact.

Précautions d'emploi : Application sur une lésion au préalable aseptisée.

☞ *Vendu sans ordonnance.*

• BOIRON

Forme	Dosage	N. d'unités	Prix	Prix/jour	Liste	Remb. S.S.	Comm.
Pommade	4 %	20 g	12,30	–	0	65 %	1928

POMMADE AU CALENDULA PAR DIGESTION

• **Composition :** Calendula, plante fraîche.

• **Domaine :** Dermatologie.

• **Activité :** Topique divers.

Indications : Utilisé dans les écorchures, crevasses, gerçures, en l'absence d'activité spécifique démontrée.

Contre-indications : Hypersensibilité aux constituants.

Effets indésirables : Eczéma de contact.

Précautions d'emploi : Application sur une lésion au préalable aseptisée.

☞ *Vendu sans ordonnance.*

• BOIRON

Forme	Dosage	N. d'unités	Prix	Prix/jour	Liste	Remb. S.S.	Comm.
ommade	20 %	20 g	12,30	–	0	65 %	1960

POMMADE DE DALIBOUR HAMEL ★

Composition : Sulfate de cuivre, sulfate de zinc, camphre.
Domaine : Dermatologie.
Activité : Antiseptique local.
Indications : Traitement d'appoint des ffections cutanées bactériennes.
Contre-indications : Hypersensibilité à un constituant. Enfant de moins de 30 mois. Ne pas appliquer sur les muqueuses.
Effets indésirables : Possibilité d'irritation de contact.
Précautions d'emploi : Ne pas utiliser plusieurs antiseptiques simultanément.
☞ *Vendu sans ordonnance.*
• C.P.F.

Forme	Dosage	N. d'unités	Prix	Prix/jour	Liste	Remb. S.S.	Comm.
ommade	–	20 g	15,80*	–	0	0 %	–

POMMADE DE DALIBOUR MONOT ★

Composition : Sulfate de cuivre, sulfate de zinc, camphre.
Domaine : Dermatologie.
Activité : Antiseptique local.
Indications : Traitement d'appoint des ffections cutanées bactériennes.
Contre-indications : Hypersensibilité à un constituant. Enfant de moins de 30 mois. Ne pas appliquer sur les muqueuses.
Effets indésirables : Possibilité d'irritation de contact.
Précautions d'emploi : Ne pas utiliser plusieurs antiseptiques simultanément.
☞ *Vendu sans ordonnance.*
• MONOT

Forme	Dosage	N. d'unités	Prix	Prix/jour	Liste	Remb. S.S.	Comm.
Pommade	–	30 g	21,10*	–	0	0 %	–

POMMADE LELONG

Composition : Sulfapyridine, rétinol, baume du Pérou.
Domaine : Dermatologie.
Activité : Vitamine liposoluble. Antiseptique local.
Classe : Sulfamide. Vitamine A et dérivés.
Indications : Proposée dans le traitement symptomatique des dermatoses infectées, érythèmes, intertrigo, ulcères, crevasses, gerçures, engelures.
Contre-indications : Allergie aux sulfamides, au baume du Pérou.
Effets indésirables : Eczéma de contact.
☞ *Vendu sans ordonnance.*
• STERLING MIDY

Forme	Dosage	N. d'unités	Prix	Prix/jour	Liste	Remb. S.S.	Comm.
Pommade	10 %	30 g	Libre	–	0	0 %	1952

POMMADE MAURICE ★

Composition : Oxyde jaune de mercure.
Domaine : Ophtalmologie.
Activité : Antiseptique local.
Indications : Blépharites, conjonctivites, rgelets, inflammations oculaires bénignes.
Contre-indications : Intolérance aux dérivés mercuriels.

☞ *Vendu sans ordonnance.*
• CHAUVIN

Forme	Dosage	N. d'unités	Prix	Prix/jour	Liste	Remb. S.S.	Comm.
Pomm. opht.	2,5 %	10 g	23,90*	–	0	0 %	–

POMMADE MIDY ★

- **Composition :** Chlorhydrate d'amyléine, benzocaïne, hamamélis, marron d'Inde.
- **Domaine :** Gastro-entérologie.
- **Activité :** Antihémorroïdaire local.

Indications : Traitement symptomatique des manifestations douloureuses et prurigineuses anales, en particulier dans la crise hémorroïdaire.

Contre-indications : Hypersensibilité aux constituants, en particulier à la benzc caïne.

Effets indésirables : Réactions allerg ques cutanées.

Précautions d'emploi : Le traitemer doit être de courte durée. Si les signes n cèdent pas rapidement, le traitement do être interrompu et une consultation spécial sée s'impose.

☞ *Vendu sans ordonnance.*

- CLIN MIDY

Forme	Dosage	N. d'unités	Prix	Prix/jour	Liste	Remb. S.S.	Comm.
Pommade	–	40 g	14,70	–	0	35 %	1938

PONDÉRAL ★★★

- **Composition :** Fenfluramine.
- **Domaine :** Nutrition et métabolisme.
- **Activité :** Anorexigène. Lipolytique.
- **Classe :** Amine sérotoninergique.

Indications : Adjuvant des régimes restrictifs au cours du traitement de l'obésité.

Contre-indications : Enfant. Sujets instables psychologiquement. Toxicomanes, alcooliques. Glaucome. Hypersensibilité aux constituants.

Effets indésirables : Troubles digestifs légers, sécheresse de la bouche, nausées, constipation, diarrhée. Somnolence, maux de tête, nervosité, dépression. Hypertension pulmonaire.

Précautions d'emploi : Donne une réac tion positive au contrôle antidopage. Dé conseillé chez la femme enceinte ou allai tant. Prudence en cas de troubles du rythme

Interactions : Ne pas associer à un ant dépresseur de type IMAO. Peut potentiali ser tous les dépresseurs du système nerveu les antihypertenseurs, les sulfamides hypc glycémiants.

Surdosage : Entraîne agitation, somnc lence, confusion, tremblements, fièvre, ta chycardie. Puis convulsions, coma, trouble du rythme ventriculaire imposant l'hospita lisation.

☞ *Sur prescription médicale.*

- BIOPHARMA

Forme	Dosage	N. d'unités	Prix	Prix/jour	Liste	Remb. S.S.	Comm.
Comprimé	20 mg	40	52,50	4	1	0 %	1963
Gélule LP	60 mg	30	163,90	5,5	1	0 %	1977

PONDOCIL ★★★

- **Composition :** Pivampicilline.
- **Domaine :** Infectiologie.
- **Activité :** Antibiotique.
- **Classe :** Pénicillines à spectre élargi.

Indications : Infections aux germes suivants : streptocoques A et D, pneumocoques, gonocoques, méningocoques, leptospires, Listeria, Clostridium, colibacille, Proteus, Borellia, Bordetella, salmonelles, shigelles, Brucella, vibrions, Haemophilus ou staphylocoques sensibles. Infections respiratoires, ORL, stomatologiques, rénales, uro-génitales, gynécologiques, digestives biliaires, méningées ou septicémiques.

Contre-indications : Hypersensibilit aux pénicillines. Mononucléose infectieuse

Effets indésirables : Manifestations al lergiques : fièvre, urticaire, œdème de l face avec troubles respiratoires. Éruption cutanées maculopapuleuses. Troubles di gestifs : nausées, diarrhée, infections à levu res. Anémies, leucopénies. Néphrite in terstitielle aiguë.

Précautions d'emploi : Rechercher dan

les antécédents des réactions anormales à un traitement antérieur par une pénicilline. Prudence chez l'insuffisant rénal. Chez la femme enceinte ou allaitant, le produit passe dans l'organisme de l'enfant.

Interactions : Association déconseillée : allopurinol.

☞ *Sur prescription médicale.*

• LEO

Forme	Dosage	N. d'unités	Prix	Prix/jour	Liste	Remb. S.S.	Comm.
Susp. buv.	35 mg/ml	100 ml	32,30	2 à 4	1	65 %	–

PONSTYL ★★★

- **Composition :** Acide méfénamique.
- **Domaine :** Algologie.
- **Activité :** Antalgique périphérique.
- **Classe :** Anti-inflammatoire non stéroïdien et dérivés.

Indications : Traitement symptomatique des affections douloureuses ou fébriles.

Contre-indications : Hypersensibilité aux anti-inflammatoires non stéroïdiens. Ulcère gastro-duodénal. Maladie inflammatoire digestive. Insuffisance hépatique ou rénale sévère.

Effets indésirables : Troubles digestifs : gastralgies, hémorragie, ulcérations digestives. Réactions allergique : asthme, éruptions cutanées. Beaucoup plus rarement, troubles hépatiques ou sanguins.

Précautions d'emploi : Prudence chez les sujets ayant des antécédents de hernie hiatale, d'ulcères digestifs ou d'hémorragie. Déconseillé au troisième trimestre de la grossesse et lors de l'allaitement.

Interactions : Potentialise les anticoagulants, les antiagrégants plaquettaires, les antidiabétiques oraux, la digoxine. Diminue l'activité des diurétiques et de certains antihypertenseurs.

Surdosage : En général sans gravité, mais une surveillance médicale s'impose.

☞ *Sur prescription médicale.*

• PARKE-DAVIS

Forme	Dosage	N. d'unités	Prix	Prix/jour	Liste	Remb. S.S.	Comm.
Gélule	250 mg	20	26,40	5 à 8	2	65 %	1967
Suppositoire	500 mg	8	18,60	2 à 7	2	65 %	1973

POSÉBOR

- **Composition :** Allaltoïnate de chlorhydroxyaluminium, hexamidine, lysine.
- **Domaine :** Dermatologie.
- **Activité :** Antiacnéique. Antiseptique local. Kératolytique.

Indications : Proposé comme traitement d'appoint de l'acné avec séborrhée.

Contre-indications : Hypersensibilité à un composant.

Effets indésirables : Réactions locales.

☞ *Vendu sans ordonnance.*

• GALDERMA

Forme	Dosage	N. d'unités	Prix	Prix/jour	Liste	Remb. S.S.	Comm.
Crème	–	30 g	17,30*	–	0	0 %	1975

POSICYCLINE ★★★

- **Composition :** Oxytétracycline.
- **Domaine :** Ophtalmologie.
- **Activité :** Antibiotique local.
- **Classe :** Tétracycline.

Indications : Infections oculaires à germes sensibles : conjonctivites, blépharites, dacryocystites, kératites infectieuses. Trachome.

Contre-indications : Hypersensibilité au produit.

Effets indésirables : Irritation locale. Réactions allergiques : eczéma aigu de contact.

☞ *Vendu sans ordonnance.*

• ALCON

Forme	Dosage	N. d'unités	Prix	Prix/ jour	Liste	Remb. S.S.	Comm.
Collyre	1 %	5 ml	16,70	–	0	65 %	1962
Pomm. ophtalm.	1 %	5 g	12,50	–	0	65 %	1962

POSINE ★★

- **Composition :** Acide borique, synéphrine, eau de rose et d'hamamélis.
- **Domaine :** Ophtalmologie.
- **Activité :** Antiseptique local. Vasoconstricteur local.
- **Classe :** Stimulant alpha-adrénergique.

Indications : Traitement antiseptique et décongestif des yeux rouges. Fatigue oculaire.

Contre-indications : Hypersensibilité au produit. Glaucome. Enfant de moins de 3 ans.

Effets indésirables : Entraîne une dilatation de la pupille.

Précautions d'emploi : Donne une réaction positive au contrôle antidopage. Traitement de courte durée.

Interactions : Ne pas associer aux antidépresseurs de type IMAO.

☞ *Vendu sans ordonnance.*

- ALCON

Forme	Dosage	N. d'unités	Prix	Prix/jour	Liste	Remb. S.S.	Comm.
Collyre	–	10 ml	10,50	–	0	65 %	1967

POTASSION ★★★

- **Composition :** Glucoheptonate de potassium.
- **Domaine :** Nutrition et métabolisme.
- **Activité :** Éléments minéraux.
- **Classe :** Potassium.

Indications : Traitement préventif et curatif des hypokaliémies, en particulier après traitement par certains médicaments : diurétiques, laxatifs, corticoïdes.

Contre-indications : Hyperkaliémie, en particulier lors de l'insuffisance rénale, diabète non contrôlé, traitement par un épargneur de potassium.

Effets indésirables : Hyperkaliémie avec risque de troubles de l'excitabilité cardiaque et risque de mort subite. A fortes doses, possibilité d'ulcérations digestives.

Précautions d'emploi : Prudence chez le sujet âgé. Des dosages répétés du potassium sanguin sont nécessaires avant et au cours du traitement.

Interactions : Ne pas associer aux diurétiques hyperkaliémiants : spironolactone, triamtérène. Éviter l'association avec un inhibiteur de l'enzyme de conversion.

Surdosage : Risque d'hyperkaliémie à traiter en milieu hospitalier.

☞ *Vendu sans ordonnance.*

- DELAGRANGE

Forme	Dosage	N. d'unités	Prix	Prix/jour	Liste	Remb. S.S.	Comm.
Sol. buv.	264 mg	125 ml	9,20	–	0	65 %	1962

POTASSIUM AGUETTANT ★★★

- **Composition :** Chlorure de potassium.
- **Domaine :** Nutrition et métabolisme.
- **Activité :** Éléments minéraux.
- **Classe :** Potassium.

Indications : Traitement préventif et curatif des hypokaliémies, en particulier après traitement par certains médicaments : diurétiques, laxatifs, corticoïdes.

Contre-indications : Hyperkaliémie, en particulier lors de l'insuffisance rénale, diabète non contrôlé, traitement par un épargneur de potassium.

Effets indésirables : Hyperkaliémie avec risque de troubles de l'excitabilité cardiaque et risque de mort subite. A fortes doses, possibilité d'ulcérations digestives.

Précautions d'emploi : Prudence chez le sujet âgé. Des dosages répétés du potassium sanguin sont nécessaires avant et au cours du traitement.

Interactions : Ne pas associer aux diurétiques hyperkaliémiants : spironolactone, triamtérène. Éviter l'association avec un inhibiteur de l'enzyme de conversion.

Surdosage : Risque d'hyperkaliémie à traiter en milieu hospitalier.

☞ *Vendu sans ordonnance.*

• AGUETTANT

Forme	Dosage	N. d'unités	Prix	Prix/jour	Liste	Remb. S.S.	Comm.
Amp. inj. 7,4 % 10 ml	391 mg	100	Hôp.	–	0	Hôp.	1985
Amp. inj. 7,4 % 20 ml	782 mg	50	Hôp.	–	0	Hôp.	1985
Amp. inj. 10 % 5 ml	264 mg	100	Hôp.	–	0	Hôp.	1985
Amp. inj. 10 % 10 ml	524 mg	10	34,20*	–	0	0 %	1985
Amp. inj. 10 % 10 ml	524 mg	100	Hôp.	–	0	Hôp.	1985
Amp. inj. 10 % 20 ml	1 049 mg	50	Hôp.	–	0	Hôp.	1985
Amp. inj. 15 % 10 ml	782 mg	100	Hôp.	–	0	Hôp.	1985
Amp. inj. 20 % 10 ml	1 049 mg	100	Hôp.	–	0	Hôp.	1985
Amp. inj. 20 % 20 ml	2 098 mg	50	Hôp.	–	0	Hôp.	1985

POTASSIUM LAVOISIER ★★★

• **Composition :** Chlorure de potassium.
• **Domaine :** Nutrition et métabolisme.
• **Activité :** Éléments minéraux.
• **Classe :** Potassium.

Indications : Traitement préventif et curatif des hypokaliémies, en particulier après traitement par certains médicaments : diurétiques, laxatifs, corticoïdes.

Contre-indications : Hyperkaliémie, en particulier lors de l'insuffisance rénale, diabète non contrôlé, traitement par un épargneur de potassium.

Effets indésirables : Hyperkaliémie avec risque de troubles de l'excitabilité cardiaque et risque de mort subite. A fortes doses, possibilité d'ulcérations digestives.

Précautions d'emploi : Prudence chez le sujet âgé. Des dosages répétés du potassium sanguin sont nécessaires avant et au cours du traitement.

Interactions : Ne pas associer aux diurétiques hyperkaliémiants : spironolactone, triamtérène. Éviter l'association avec un inhibiteur de l'enzyme de conversion.

Surdosage : Risque d'hyperkaliémie à traiter en milieu hospitalier.

☞ *Vendu sans ordonnance.*

• LAVOISIER

Forme	Dosage	N. d'unités	Prix	Prix/jour	Liste	Remb. S.S.	Comm.
Amp. inj. 7,4 % 10 ml	391 mg	10	Libre	–	0	0 %	1988
Amp. inj. 7,4 % 10ml	391 mg	100	Hôp.	–	0	Hôp.	1988
Amp. inj. 10 % 10 ml	524 mg	10	Libre	–	0	0 %	1967
Amp. inj. 10 % 10 ml	524 mg	100	Hôp.	–	0	Hôp.	1988
Amp. inj. 10 % 20 ml	1 049 mg	10	Libre	–	0	0 %	1988
Amp. inj. 10 % 20 ml	1 049 mg	50	Hôp.	–	0	Hôp.	1988
Amp. inj. 15 % 1 0ml	782 mg	10	Libre	–	0	0 %	1988
Amp. inj. 15 % 10 ml	782 mg	100	Hôp.	–	0	Hôp.	1988
Amp. inj. 20 % 20 ml	2 098 mg	10	Libre	–	0	0 %	1988

POTASSIUM RICHARD ★★★

- **Composition :** Chlorure de potassium, glycérophosphate de potassium.
- **Domaine :** Nutrition et métabolisme.
- **Activité :** Éléments minéraux.
- **Classe :** Potassium.

Indications : Traitement préventif et curatif des hypokaliémies, en particulier après traitement par certains médicaments : diurétiques, laxatifs, corticoïdes.

Contre-indications : Hyperkaliémie, en particulier lors de l'insuffisance rénale, diabète non contrôlé, traitement par un épargneur de potassium.

Effets indésirables : Hyperkaliémie avec risque de troubles de l'excitabilité cardiaque et risque de mort subite. A fortes doses possibilité d'ulcérations digestives.

Précautions d'emploi : Prudence chez le sujet âgé. Des dosages répétés du potassium sanguin sont nécessaires avant et au cours du traitement.

Interactions : Ne pas associer aux diurétiques hyperkaliémiants : spironolactone, triamtérène. Éviter l'association avec un inhibiteur de l'enzyme de conversion.

Surdosage : Risque d'hyperkaliémie à traiter en milieu hospitalier.

☞ *Vendu sans ordonnance.*

- RICHARD

Forme	Dosage	N. d'unités	Prix	Prix/jour	Liste	Remb. S.S.	Comm.
Sachet	440 mg	100	Hôp.	–	0	Hôp.	1988
Sachet	440 mg	20	19,30	–	0	65 %	1988
Sirop	29 mg/ml	250 ml	16,30	–	0	65 %	1959

POUDRE PICOT ★

- **Composition :** Oxyde de zinc, amidon de maïs, poudre de pomme de terre.
- **Domaine :** Dermatologie.
- **Activité :** Topique protecteur.

Indications : Hygiène des nourrissons et des alités. Érythèmes fessiers, intertrigo, escarres, hypersudation.

Contre-indications : Application sur plaie infectée.

Effets indésirables : Eczéma de contact.

☞ *Vendu sans ordonnance.*

- PICOT

Forme	Dosage	N. d'unités	Prix	Prix/jour	Liste	Remb. S.S.	Comm.
Poudre	–	90 g	21,60*	–	0	0 %	–

POUDRE TKC ★

- **Composition :** Calendula, kaolin.
- **Domaine :** Dermatologie.
- **Activité :** Topique protecteur.

Indications : Hygiène des nourrissons et des alités. Érythèmes fessiers, intertrigo, escarres, hypersudation.

Contre-indications : Application sur plaie infectée.

Effets indésirables : Eczéma de contact.

☞ *Vendu sans ordonnance.*

- BOIRON

Forme	Dosage	N. d'unités	Prix	Prix/jour	Liste	Remb. S.S.	Comm.
Poudre	–	75 g	28,50*	–	0	0 %	–

POVANYL ★★★

- **Composition :** Pyrvinium embonate.
- **Domaine :** Parasitologie.
- **Activité :** Anthelminthique.

Indications : Traitement des infestations à oxyures.

Effets indésirables : Troubles digestifs mineurs.

Précautions d'emploi : Imposer des mesures d'hygiène pour éviter les réinfestations. Colore les selles en rouge.

☞ *Vendu sans ordonnance.*

- WARNER WELLCOME

Forme	Dosage	N. d'unités	Prix	Prix/jour	Liste	Remb. S.S.	Comm.
Comprimé	50 mg	8	23,30*	–	0	0 %	1962
Compr. à croquer	50 mg	8	23,30*	–	0	0 %	1962
Susp. buv.	10 mg/ml	35 ml	23,30*	–	0	0 %	1962

PPSB ★★★

- **Composition :** Concentré de prothrombine, proconvertine, facteur Stuard, facteur antihémophilique B.
- **Domaine :** Hémostase.
- **Activité :** Facteur sanguin de la coagulation.

Indications : Traitement des hémorragies par surdosage en antivitamine K ou par insuffisance hépatique grave.

Contre-indications : Coagulation intravasculaire disséminée.

Effets indésirables : Accidents thrombotiques.

Précautions d'emploi : Administration en milieu spécialisé.

☞ *Sur prescription médicale.*

- BIO-TRANSFUSION

Forme	Dosage	N. d'unités	Prix	Prix/jour	Liste	Remb. S.S.	Comm.
Flacon inj.	–	10 ml	580,00	–	0	100 %	1991
Flacon inj.	–	20 ml	1 160,00	–	0	100 %	1991

PRACTAZINE ★★★

- **Composition :** Spironolactone, altizide.
- **Domaine :** Cardio-vasculaire.
- **Activité :** Diurétique.
- **Classe :** Association de diurétiques.

Indications : Rétention de sodium et œdèmes d'origine cardiaque, rénale ou hépatique. Insuffisance cardiaque avec ou sans œdème pulmonaire. Hypertension artérielle.

Contre-indications : Hypersensibilité aux thiazidiques ou à la spironolactone. Hyperkaliémie. Insuffisance rénale.

Effets indésirables : Augmentation du volume des seins chez l'homme en général réversible. Hyperkaliémie. Somnolence. Troubles cutanés. Hypokaliémie.

Précautions d'emploi : Avant et en cours de traitement, surveiller la fonction rénale et faire des dosages réguliers de sodium et de potassium dans le sang. Déconseillé chez la femme enceinte ou allaitant. Donne une réaction positive au contrôle antidopage.

Interactions : Peut modifier la concentration de lithium dans le sang chez les patients traités par ce produit. Associer avec prudence aux anti-inflammatoires, à certains antibiotiques, et à certains antidiabétiques. Potentialise l'action des inhibiteurs de l'enzyme de conversion et des antihypertenseurs.

Surdosage : Entraîne somnolence, troubles digestifs. Surveiller l'hydratation du patient.

☞ *Sur prescription médicale.*

• BIOGALÉNIQUE

Forme	Dosage	N. d'unités	Prix	Prix/jour	Liste	Remb. S.S.	Comm.
Comprimé	–	15	18,90	1 à 5	2	65 %	1989
Comprimé	–	20	24,70	1 à 5	2	65 %	1982
Comprimé	–	30	27,70	1 à 5	2	65 %	1989

PRACTON 50 ★★★

• **Composition :** Spironolactone.
• **Domaine :** Cardio-vasculaire.
• **Activité :** Diurétique.
• **Classe :** Diurétique antialdostérone.

Indications : Hyperaldostéronisme primaire (tumeur de la surrénale) ou secondaire à un traitement par diurétiques. Rétention de sodium et œdèmes d'origine cardiaque, rénale ou hépatique. Insuffisance cardiaque. Hypertension artérielle. Myasthénie.

Contre-indications : Hyperkaliémie. Insuffisances rénale et hépatique graves.

Effets indésirables : Augmentation du volume des seins chez l'homme, en général réversible. Troubles des règles chez la femme. Impuissance. Troubles digestifs. Hyperkaliémie.

Précautions d'emploi : Avant et en cours de traitement, surveiller la fonction rénale et faire des dosages réguliers de sodium et de potassium dans le sang. Déconseillé chez la femme enceinte ou allaitant. Donne une réaction positive au contrôle antidopage.

Interactions : Peut modifier la concentration de lithium dans le sang chez les patients traités par ce produit. Peut entraîner des troubles du rythme cardiaque avec certains médicaments : antiarythmiques, digitaliques. Associer avec une grande prudence aux anti-inflammatoires, à certains antibiotiques et à certains antidiabétiques. Potentialise l'action des inhibiteurs de l'enzyme de conversion et des antihypertenseurs.

Surdosage : Entraîne somnolence, troubles digestifs. Surveiller l'hydratation du patient.

☞ *Sur prescription médicale.*

• BIOGALÉNIQUE

Forme	Dosage	N. d'unités	Prix	Prix/jour	Liste	Remb. S.S.	Comm.
Comprimé	50 mg	20	28,10	1,4 à 8,4	2	65 %	1981

PRAGMAREL ★★★

• **Composition :** Trazodone.
• **Domaine :** Neuropsychiatrie.
• **Activité :** Antidépresseur.
• **Classe :** Non imipraminique, non IMAO.

Indications : Traitement des états dépressifs de toute nature et en particulier les syndromes anxiodépressifs du sujet âgé.

Contre-indications : Traitement concomitant par les antidépresseurs de type IMAO.

Effets indésirables : De façon transitoire ont été signalés après les premières prises des vertiges, de la somnolence, une sécheresse de la bouche qui cèdent généralement avec la poursuite du traitement. Des cas exceptionnels de priapisme ont été signalés.

Précautions d'emploi : Le traitement par antidépresseurs doit être suivi par un médecin. La consommation d'alcool est contre-indiquée. L'innocuité du produit chez la femme enceinte ou allaitant n'a pas été établie.

Interactions : L'association du produit à

des antidépresseurs IMAO est contre-indiquée. La fréquence des effets indésirables augmente lorsqu'on l'associe à certains antihypertenseurs ou à certains sédatifs du système nerveux.

Surdosage : Le surdosage entraîne une somnolence simple, mais une hospitalisation est nécessaire.

☞ *Sur prescription médicale.*

• UPSA

Forme	Dosage	N. d'unités	Prix	Prix/jour	Liste	Remb. S.S.	Comm.
Gélules	25 mg	40	9,10	0,5 à 1	1	65 %	1980
Sol. buv.	25 mg/ml	40 ml	10,80	0,8 à 1,2	1	65 %	1985
Comprimé	100 mg	40	20,00	0,5 à 1	1	65 %	1985

PRANFIL

• **Composition :** Salicylate d'ésérine, méthénamine, phénobarbital, charbon animal, charbon végétal.
• **Domaine :** Gastro-entérologie.
• **Activité :** Pansement gastro-intestinal. Sédatif.

Indications : Traitement symptomatique des troubles de la digestion.

Contre-indications : Syndrome occlusif. Douleurs abdominales. Enfant de moins de 12 ans.

Effets indésirables : Diarrhée. Douleurs abdominales.

☞ *Vendu sans ordonnance.*

• AMIDO

Forme	Dosage	N. d'unités	Prix	Prix/jour	Liste	Remb. S.S.	Comm.
Comprimé	–	–	35,00*	–	0	0 %	–

PRAXADIUM ★★★

• **Composition :** Nordazépam.
• **Domaine :** Neuropsychiatrie.
• **Activité :** Anxiolytique.
• **Classe :** Benzodiazépine.

Indications : Traitement de toutes les formes de l'anxiété, anxiété réactionnelle, névrotique. Traitement de l'anxiété du sevrage alcoolique. Traitement de la crise d'angoisse.

Contre-indications : Insuffisance respiratoire sévère. Tout traitement par les produits de cette classe thérapeutique peut entraîner un état de dépendance (toxicomanie), c'est pourquoi on préfère les traitements de courte durée et à doses modérées. Chez les conducteurs de véhicule, il existe un risque de somnolence.

Effets indésirables : Variables selon le patient ; on observe une certaine sédation pouvant être à l'origine d'accidents de la route. Parfois, des pertes de mémoire avec asthénie. Rarement, des réactions d'excitation ou d'agressivité.

Précautions d'emploi : L'absorption d'alcool est formellement déconseillée. Il convient d'être prudent chez l'enfant et le sujet âgé. L'emploi chez la femme enceinte ou allaitant est déconseillé. L'arrêt du traitement peut entraîner un syndrome de sevrage avec recrudescence de l'anxiété et des phénomènes somatiques : tremblements, tachycardie, parfois convulsions. D'où la nécessité d'un arrêt progressif. La durée du traitement ne doit pas dépasser 12 semaines.

Interactions : Le produit augmente l'action de tous les sédatifs du système nerveux et de l'alcool.

Surdosage : Le surdosage entraîne un sommeil plus ou moins profond mais en général l'évolution est favorable. Une surveillance hospitalière est cependant souhaitable.

☞ *Sur prescription médicale.*

• THÉRAPLIX

Forme	Dosage	N. d'unités	Prix	Prix/jour	Liste	Remb. S.S.	Comm.
Comprimé	7,5 mg	30	6,4	0,20 à 0,4	1	65 %	1985
Comprimé	15 mg	30	11,30	0,2 à 0,6	1	65 %	1985

PRAXILÈNE ★★

- **Composition :** Naftidrofuryl.
- **Domaine :** Cardio-vasculaire.
- **Activité :** Vasodilatateur. Anti-ischémique.
- **Classe :** Spasmolytique.

Indications : Déficit intellectuel pathologique du sujet âgé. Infarctus cérébral. Artérites des membres inférieurs.

Contre-indications : Troubles graves de la conduction intracardiaque.

Effets indésirables : Possibilité de troubles digestifs légers.

Précautions d'emploi : Non conseillé chez la femme enceinte.

Interactions : Éviter l'association aux antiarythmisants et aux bêtabloquants.

Surdosage : Possibilité de troubles confusionnels ou convulsifs.

☞ *Sur prescription médicale. La forme injectable est réservée aux hôpitaux.*

- LIPHA SANTÉ

Forme	Dosage	N. d'unités	Prix	Prix/jour	Liste	Remb. S.S.	Comm.
Comprimé	200 mg	20	41,30	4 à 6	2	65 %	1982
Gélule	100 mg	20	29,50	4 à 6	2	65 %	1975
Amp. inj. perf.	200 mg	10	Hôp.	–	2	Hôp.	1981

PRAXINOR ★★

- **Composition :** Théodrénaline, cafédrine.
- **Domaine :** Cardio-vasculaire.
- **Activité :** Antihypotenseur. Cardiotonique.
- **Classe :** Stimulant bêta-adrénergique.

Indications : Hypotension orthostatique.

Contre-indications : Hypertension. Rétention urinaire. Glaucome.

Effets indésirables : Troubles digestifs. Hypertension, bradycardie, céphalées. Troubles urinaires.

Précautions d'emploi : Non conseillé chez la femme enceinte ou allaitant.

Interactions : Ne pas associer aux antidépresseurs de type IMAO, aux anesthésiques gazeux.

Surdosage : Entraîne une hypertension artérielle transitoire.

☞ *Sur prescription médicale.*

- ARON-MÉDICIA

Forme	Dosage	N. d'unités	Prix	Prix/jour	Liste	Remb. S.S.	Comm.
Comprimé	T 5 mg C 100 mg	20	19,60	3 à 4	2	65 %	1970

PRAZINIL ★★★

- **Composition :** Carpipramine.
- **Domaine :** Neuropsychiatrie.
- **Activité :** Psychotrope désinhibiteur.
- **Classe :** Imipraminique.

Indications : Inhibition psychique au cours des états anxieux ou des états psychotiques.

Contre-indications : L'association à d'autres antidépresseurs du groupe des IMAO est formellement contre-indiquée. Les patients seront particulièrement surveillés s'ils présentent des antécédents de troubles du rythme cardiaque ou de troubles tensionnels.

Effets indésirables : Difficultés d'endormissement. Hypotension. Troubles des règles.

Précautions d'emploi : Le traitement par antidépresseurs doit être suivi par un médecin. La consommation d'alcool est formellement déconseillée. On devra particulièrement être prudent chez les épileptiques ou chez les patients présentant des antécédents cardio-vasculaires sévères. L'utilisation doit être particulièrement pesée chez le sujet âgé et chez la femme enceinte ou allaitant.

Interactions : L'action du produit peut être modifiée lorsqu'il est associé à des antidépresseurs. La fréquence des effets indésirables augmente lorsqu'on l'associe à certains antihypertenseurs ou à certains sédatifs du système nerveux.

Surdosage : Le surdosage entraîne une dépression respiratoire ou des troubles du rythme cardiaque. Une hospitalisation d'urgence s'impose.

☞ *Sur prescription médicale.*

- PIERRE FABRE

Forme	Dosage	N. d'unités	Prix	Prix/jour	Liste	Remb. S.S.	Comm.
Comprimé	50 mg	24	62,10	2,5 à 10	1	65 %	1977

PRÉCYLAN ★

- **Composition :** Flumédroxone, bendrofluméthiazide, méprobamate.
- **Domaine :** Endocrinologie. Gynécologie.
- **Activité :** Progestative. Diurétique. Anxiolytique.
- **Classe :** Progestatif.

Indications : Syndrome prémenstruel.

Contre-indications : Insuffisance rénale, myasthénie, allergie aux thiazidiques.

Effets indésirables : Nausées, fatigue, vertiges, somnolence. Déshydratation.

Précautions d'emploi : Déconseillé chez la femme enceinte. Donne une réaction positive au contrôle antidopage.

☞ *Sur prescription médicale.*

• LEO

Forme	Dosage	N. d'unités	Prix	Prix/jour	Liste	Remb. S.S.	Comm.
Comprimé	–	24	32,90	3	2	0 %	1965

PRÉFAGYL ★

- **Composition :** Chlorure de magnésium, bicarbonate de sodium, hydrogénophosphate de sodium.
- **Domaine :** Gastro-entérologie.
- **Activité :** Antiacide œso-gastrique.
- **Classe :** Sels alcalins.

Indications : Traitement symptomatique des douleurs liées aux affections œso-gastro-duodénales.

Contre-indications : Patient suivant un régime sans sel.

Effets indésirables : Diarrhée.

Précautions d'emploi : En cas de régime sans sel, tenir compte du fait que chaque comprimé contient l'équivalent de 1,4 g de sel.

☞ *Vendu sans ordonnance.*

• OBERLIN

Forme	Dosage	N. d'unités	Prix	Prix/jour	Liste	Remb. S.S.	Comm.
Comprimé	–	20	15,25*	–	0	0 %	1956
Comprimé	–	40	26,80*	–	0	0 %	1956

PRÉFAMONE ★★

- **Composition :** Amfépramone.
- **Domaine :** Nutrition et métabolisme.
- **Activité :** Anorexigène. Psychostimulant.
- **Classe :** Amines sympathomimétiques.

Indications : Adjuvant des régimes restrictifs au cours du traitement de l'obésité.

Contre-indications : Enfant. Sujets instables psychologiquement. Toxicomanes, alcooliques. Hypertension. Hyperthyroïdie. Insuffisance cardiaque. Hypersensibilité aux constituants.

Effets indésirables : Risque de dépendance avec toxicomanie. Troubles digestifs légers. Tachycardie. Maux de tête, insomnie, nervosité, dépression, troubles psychotiques graves.

Précautions d'emploi : Éviter la prise du produit le soir. Prescription discontinue, par période de 3 à 6 semaines. Ne pas augmenter les doses même si l'efficacité diminue. Donne une réaction positive au contrôle antidopage. Déconseillé chez la femme enceinte ou allaitant.

Interactions : Ne pas associer à un antidépresseur de type IMAO.

Surdosage : Entraîne des troubles neuropsychiatriques : confusion, convulsions, hypertension ; rarement, des accidents vasculaires.

☞ *Sur prescription médicale.*

• DEXO

Forme	Dosage	N. d'unités	Prix	Prix/jour	Liste	Remb. S.S.	Comm.
Gélule	75 mg	10	50,00*	–	1	0 %	1970
Gélule	75 mg	30	142,00	–	1	0 %	1984

PRÈLE NATURA MEDICA ✤

- **Composition :** Parties aériennes de prèles séchées, sorbate de potassium, alcool.
- **Domaine :** Nutrition et métabolisme.
- **Activité :** Divers.

Indications : Utilisé comme adjuvant de régimes amaigrissants.

☞ *Vendu sans ordonnance.*

- NATURA MEDICA

Forme	Dosage	N. d'unités	Prix	Prix/ jour	Liste	Remb. S.S.	Comm.
Amp. buvable	500 mg	20	58,00*	5,8	0	0 %	1993

PRÉMARIN ★

- **Composition :** Estrogènes conjugués extraits d'urine de jument gravide.
- **Domaine :** Endocrinologie. Gynécologie
- **Activité :** Estrogénique.
- **Classe :** Estrogène.

Indications : Correction des carences estrogéniques liées à la ménopause et des symptômes tels que bouffées de chaleur, atrophie vaginale, incontinence urinaire. Prévention de l'ostéoporose postménopausique. Stérilité par insuffisance de la glaire cervicale. Aménorrhée par carence estrogénique. Voie injectable : traitement d'urgence des hémorragies utérines.

Contre-indications : Grossesse. Tumeurs malignes du sein et de l'utérus, tumeurs hypophysaires. Atteintes hépatique sévères. Maladies cardiaques ou thrombo emboliques. Galactorrhée.

Effets indésirables : Accidents cardio vasculaires ou thrombo-emboliques. Mau de tête, migraine, vertiges. Troubles diges tifs, irritabilité, dépression. Jambes lourdes tension mammaire.

Précautions d'emploi : Une surveillanc clinique de la femme traitée s'impose. Dé conseillé chez la femme enceinte ou al laitant.

Interactions : Ne pas associer à la rifam picine, aux barbituriques et à certains anti épileptiques.

☞ *Sur prescription médicale.*

- WYETH FRANCE

Forme	Dosage	N. d'unités	Prix	Prix/jour	Liste	Remb. S.S.	Comm.
Comprimé	0,625 mg	20	34,80*	–	2	0 %	1985
Comprimé	1,25 mg	20	58,60*	–	2	0 %	1972
Amp. inj.	20 mg	1	59,60*	–	2	0 %	1969

PRÉMIDAN ★

- **Composition :** Pholcodine, belladone, opium, aconit, laurier-cerise, polygala, ipéca.
- **Domaine :** Pneumologie.
- **Activité :** Antitussif.
- **Classe :** Opium et dérivés.

Indications : Traitement symptomatique des toux non productives.

Contre-indications : Asthme, insuffisance respiratoire. Enfant de moins de 15 ans (forme adulte). Enfant de moins de 30 mois (forme enfant).

Effets indésirables : Constipation, somnolence, nausées, vomissements, dépressio respiratoire. Intolérance digestive. Érup tions cutanées.

Précautions d'emploi : Ne pas prendr d'alcool pendant le traitement. Prudenc chez le sujet âgé. Déconseillé chez l femme enceinte ou allaitant. Le traitemen doit être de courte durée. Donne une réac tion positive au contrôle antidopage.

Interactions : L'activité et les effets se condaires peuvent être augmentés par asso ciation à d'autres dépresseurs du systèm nerveux central.

Surdosage : Entraîne une somnolence avec possible dépression des centres respiratoires imposant l'hospitalisation.

☞ *Vendu sans ordonnance.*

• MONOT

Forme	Dosage	N. d'unités	Prix	Prix/jour	Liste	Remb. S.S.	Comm.
Sirop adulte	–	150 ml	35,65*	–	0	0 %	1988
Sirop enfant	–	150 ml	29,90*	–	0	0 %	1988

PRÉNOXAN AU PHÉNOBARBITAL ★★★

• **Composition :** Acide acétylsalicylique, phénobarbital.
• **Domaine :** Algologie.
• **Activité :** Antalgique périphérique.
• **Classe :** Aspirine et dérivés, associés.

Indications : Traitement symptomatique des affections douloureuses ou fébriles. États grippaux.

Contre-indications : Ulcère gastro-duodénal, maladie hémorragique. Hypersensibilité à l'aspirine. Certains asthmes. Dernier trimestre de la grossesse.

Effets indésirables : Somnolence. Bourdonnements d'oreille, douleurs abdominales, gastralgies. Plus rarement, ulcérations digestives avec hémorragies responsables d'une anémie. Syndromes hémorragiques avec épistaxis, ecchymoses, purpura. Accidents de sensibilisation : urticaire, asthme.

Précautions d'emploi : Prudence chez les patients présentant un asthme, des antécédents d'hémorragies. Prudence chez le patient prenant un traitement anticoagulant. Chez la femme enceinte, l'aspirine n'est pas contre-indiquée lors des deux premiers trimestres de la grossesse.

Interactions : Potentialise l'action des anticoagulants, des antiagrégants plaquettaires, des antidiabétiques hypoglycémiants, de certains diurétiques. L'aspirine peut réduire l'action de certains traitements, en particulier celle des anti-inflammatoires non stéroïdiens. Potentialise tous les dépresseurs du système nerveux. La prise d'alcool est déconseillée.

Surdosage : Surtout chez le sujet âgé et l'enfant, entraîne des désordres métaboliques avec troubles respiratoires pouvant provoquer la mort. L'hospitalisation s'impose d'urgence.

☞ *Sur prescription médicale.*

• SHERING-PLOUGH

Forme	Dosage	N. d'unités	Prix	Prix/jour	Liste	Remb. S.S.	Comm.
Supp. 1 cg	150 mg	10	7,20	0,7 à 1,5	2	65 %	1957
Supp. 2 cg	250 mg	10	7,40	0,7 à 1,5	2	65 %	1957
Supp. 5 cg	250 mg	10	7,50	0,7 à 1,5	2	65 %	1957

PRÉPACOL ★★★

• **Composition :** *Comprimé* : bisacodyl. *Solution* : phosphate disodique, phosphate monosodique.
• **Domaine :** Gastro-entérologie.
• **Activité :** Préparation aux investigations coliques.

Indications : Lavage colique nécessaire aux explorations endoscopiques ou radiologiques et à la chirurgie colique.

Contre-indications : Altérations graves de l'état général. Insuffisance cardiaque grave. Occlusion intestinale. Altérations importantes de la muqueuse.

Effets indésirables : Nausées, vomissements. Ballonnement abdominal.

Précautions d'emploi : Le patient devra s'astreindre, dans les 48 heures précédant l'examen, à un régime alimentaire sans résidus et boire suffisamment.

☞ *Vendu sans ordonnance.*

• GUERBET

Forme	Dosage	N. d'unités	Prix	Prix/jour	Liste	Remb. S.S.	Comm.
Coffret	–	1	50,40*	–	0	0 %	1987
Coffret + lav.	–	1	74,85*	–	0	0 %	1983

PRÉ-PAR ★★★

- **Composition :** Ritodrine.
- **Domaine :** Gynécologie.
- **Activité :** Utérorelaxant.
- **Classe :** Stimulant bêta-2-adrénergique.

Indications : Menace d'accouchement prématuré. Hypercontractilité utérine.

Contre-indications : Risque hémorragique. Insuffisance coronarienne. Infection amniotique.

Effets indésirables : Tachycardie, palpitations, tremblements, sueurs.

Précautions d'emploi : Utilisation sous surveillance médicale stricte.

Interactions : Éviter l'association avec des corticoïdes et avec d'autres sympathomimétiques.

Surdosage : Entraîne des tremblements, une tachycardie, des sueurs, de la nervosité.

☞ *Sur prescription médicale.*

- DUPHAR

Forme	Dosage	N. d'unités	Prix	Prix/jour	Liste	Remb. S.S.	Comm.
Amp. inj.	50 mg	10	28,20	–	1	65 %	1976

PRÉPARATION H

- **Composition :** Diosmine (comprimé). Levure de bière, huile de foie de flétan, thym (pommade). Butoforme (suppositoire).
- **Domaine :** Gastro-entérologie.
- **Activité :** Antihémorroïdaire local.

Indications : Traitement symptomatique des manifestations douloureuses et prurigineuses anales, en particulier dans la crise hémorroïdaire.

Contre-indications : Hypersensibilité au butoforme (suppositoire).

Précautions d'emploi : Donne une réaction positive au contrôle antidopage. Le traitement doit être de courte durée. Si les signes ne cèdent pas rapidement, le traitement doit être interrompu et une consultation spécialisée s'impose.

☞ *Vendu sans ordonnance.*

- WHITEHALL

Forme	Dosage	N. d'unités	Prix	Prix/jour	Liste	Remb. S.S.	Comm.
Comprimé	300 mg	30	49,50*	–	0	0 %	1994
Pommade	–	25 g	31,30*	–	0	0 %	1968
Pommade	–	50 g	46,20*	–	0	0 %	1968
Suppositoire	–	12	35,40*	–	0	0 %	1959
Suppositoire	20 mg	24	49,50*	–	0	0 %	1959

PREPIDIL ★★★

- **Composition :** Dinoprostone.
- **Domaine :** Gynécologie.
- **Activité :** Déclenchement du travail.
- **Classe :** Prostaglandine.

Indications : Induction de la maturation du col de l'utérus à proximité du terme de la grossesse.

Contre-indications : Asthme. Antécédents thrombo-emboliques. Insuffisance cardiaque, hypertension artérielle sévère. Hypersensibilité aux prostaglandines. Fragilité utérine.

Effets indésirables : Nausées, vomissements, diarrhée. Anomalies de la contraction utérine. Modification du rythme cardiaque ou respiratoire du fœtus.

Précautions d'emploi : Administration en service spécialisé avec moyens de réanimation.

Surdosage : Entraîne une hypertonie utérine.

☞ *Usage hospitalier.*

- UPJOHN

Forme	Dosage	N. d'unités	Prix	Prix/jour	Liste	Remb. S.S.	Comm.
Gel intracervical	0,5 mg	1	Hôp.	–	1	Hôp.	1988

PRÉPULSID ★★★

- **Composition :** Cisapride.
- **Domaine :** Gastro-entérologie.
- **Activité :** Stimulant de la motricité gastro-intestinale.

Indications : Traitement du reflux gastro-œsophagien. Œsophagite par reflux. Gastroparésie.

Contre-indications : Occlusion ou subocclusion intestinale.

Effets indésirables : Crampes abdominales, diarrhée. Céphalées. Exceptionnellement, mouvements anormaux, convulsions.

Précautions d'emploi : Prudence en cas d'insuffisance rénale ou hépatique. La prise d'alcool est déconseillée. Non conseillé chez la femme enceinte.

Interactions : Augmente l'action des anticoagulants oraux, des anxiolytiques.

☞ *Sur prescription médicale.*

• JANSSEN CILAG

Forme	Dosage	N. d'unités	Prix	Prix/jour	Liste	Remb. S.S.	Comm.
Comprimé	10 mg	40	105,80	5 à 13	2	65 %	1990
Susp. buv.	1 mg/ml	100 ml	46,10	5 à 7	2	65 %	1990
Susp. buv.	1 mg/ml	200 ml	76,80	8 à 15	2	65 %	1990

PRESTOLE ★★★

- **Composition :** Hydrochlorothiazide, triamtérène.
- **Domaine :** Cardio-vasculaire.
- **Activité :** Diurétique.
- **Classe :** Association de diurétiques.

Indications : Hypertension artérielle.

Contre-indications : Hypersensibilité aux sulfamides. Hyperkaliémie. Insuffisance rénale.

Effets indésirables : Troubles gastro-intestinaux. Éruptions cutanées. Déshydratation, hyponatrémie. Hypokaliémie. Élévation de l'uricémie et de la glycémie.

Précautions d'emploi : Avant et en cours de traitement, surveiller la fonction rénale et faire des dosages réguliers de sodium et de potassium dans le sang. Déconseillé chez la femme enceinte ou allaitant. Donne une réaction positive au contrôle antidopage.

Interactions : Peut modifier la concentration de lithium dans le sang chez les patients traités par ce produit. Associer avec prudence aux anti-inflammatoires, à certains antibiotiques et à certains antidiabétiques. Potentialise l'action des inhibiteurs de l'enzyme de conversion et des antihypertenseurs.

Surdosage : Surveiller l'hydratation du patient.

☞ *Sur prescription médicale.*

• SMITHKLINE BEECHAM

Forme	Dosage	N. d'unités	Prix	Prix/jour	Liste	Remb. S.S.	Comm.
Gélule	H 25 mg T 50 mg	30	42,80	1,4	2	65 %	1983

PREVIGRIP ★★

- **Composition :** Vaccin constitué de virus grippal inactivé.
- **Domaine :** Infectiologie.
- **Activité :** Vaccin.
- **Classe :** Antigrippe.

Indications : Prévention de la grippe chez les sujets âgés ou fragilisés.

Contre-indications : Allergie aux protéines de l'œuf.

Effets indésirables : Réaction locale. Parfois fièvre.

Précautions d'emploi : Voie sous-cutanée ou intramusculaire. Vaccination de préférence en automne.

Interactions : Peut positiver faussement pendant 3 mois certaines réactions sérologiques virales : hépatite, HTLV1, HIV par le test ELISA, qui doit toujours être confirmé par un autre test.

☞ *Vendu sans ordonnance.*

• CASSENNE

Forme	Dosage	N. d'unités	Prix	Prix/jour	Liste	Remb. S.S.	Comm.
Seringue	–	1	57,00	–	0	0 %	1991

PRÉVISCAN ★★★

- **Composition :** Fluindione.
- **Domaine :** Hémostase.
- **Activité :** Anticoagulant.
- **Classe :** Antivitamine K.

Indications : Prévention de la maladie thrombo-embolique.

Contre-indications : Maladies hémorragiques. Lésions hémorragiques. Insuffisance hépatique ou rénale grave. Hypertension artérielle maligne. Antécédents d'intolérance à la phénindione.

Effets indésirables : Éruptions cutanées. Troubles gastro-intestinaux. Hémorragies diverses. Possibilité d'insuffisance rénale, hépatique ou médullaire. Hépatites aiguës.

Précautions d'emploi : Une surveillance régulière de la coagulation est indispensable. Déconseillé chez la femme enceinte ou allaitant. Prudence chez le sujet âgé. Ne pas interrompre brutalement le traitement.

Interactions : Association déconseillée : miconazole, anti-inflammatoires non stéroïdiens, aspirine. Association nécessitant des précautions d'emploi : hypo-uricémiant, amiodarone, hypocholestérolémiant, cimétidine, corticoïde. L'activité peut être diminuée par association avec : phénobarbital, certains antibiotiques et antiépileptiques. Peut augmenter l'action des sulfamides hypoglycémiants.

Surdosage : Un taux de prothrombine < 20 %, un INR > 5, l'apparition de saignements doivent faire craindre un surdosage, et justifient une consultation médicale.

☞ *Sur prescription médicale. Une surveillance biologique est indispensable.*

- PROCTER & GAMBLE

Forme	Dosage	N. d'unités	Prix	Prix/jour	Liste	Remb. S.S.	Comm.
Comprimé	20 mg	8	12,20	1,5	1	65 %	1971
Comprimé	20 mg	100	52,20	0,5 à 1	1	65 %	1971

PRIMALAN ★★★

- **Composition :** Méquitazine.
- **Domaine :** Allergie et immunologie.
- **Activité :** Antihistaminique H1.
- **Classe :** Antihistaminique anticholinergique.

Indications : Traitement symptomatique des manifestations allergiques : rhinite, conjonctivite, urticaire. Traitement adjuvant des affections dermatologiques prurigineuses.

Contre-indications : Hypersensibilité au produit. Glaucome. Troubles urétro-prostatiques.

Effets indésirables : L'augmentation des doses peut entraîner : sécheresse de la bouche, troubles urinaires, troubles visuels. Exceptionnellement, confusion mentale chez le sujet âgé.

Précautions d'emploi : Prudence chez le sujet âgé, l'insuffisant hépatique et rénal. Déconseillé chez la femme enceinte ou allaitant.

Interactions : Ne pas associer avec d'autres produits anticholinergiques : atropine, antiparkinsoniens, disopyramide. Ne pas associer avec des antidépresseurs de type IMAO.

Surdosage : Entraîne somnolence, nausées, vomissements et troubles cholinergiques.

☞ *Vendu sans ordonnance.*

- INAVA

Forme	Dosage	N. d'unités	Prix	Prix/jour	Liste	Remb. S.S.	Comm.
Comprimé	5 mg	14	29,30	–	0	0 %	1976
Sirop	0,5 mg/ml	60 ml	19,60	–	0	0 %	1984

PRIMÈNE ★★★

- **Composition :** Alanine, arginine, acide aspartique, cystéine, acide glutamique, glycine, histidine, isoleucine, leucine, lysine, méthionine, ornithine, phénylalanine, proline, sérine, taurine, thréonine, tryptophane, tyrosine, valine, acide malique. Azote : 7,5 g/l ou 15 g/l.
- **Domaine :** Nutrition et métabolisme.

• **Activité :** Alimentation parentérale.
• **Classe :** Acides aminés.

Indications : Apport protidique en alimentation parentérale.

Contre-indications : Insuffisances rénales ou hépatiques sévères. Hyperhydratation.

Effets indésirables : Acidoses métaboliques. Hyperazotémie.

☞ *Usage hospitalier.*

• CLINTEC

Forme	Dosage	N. d'unités	Prix	Prix/jour	Liste	Remb. S.S.	Comm.
Flacon inj.	5 %	100 ml	Hôp.	–	0	Hôp.	1986
Flacon inj.	5 %	250 ml	Hôp.	–	0	Hôp.	1986
Flacon inj.	10 %	100 ml	Hôp.	–	0	Hôp.	1986
Flacon inj.	10 %	250 ml	Hôp.	–	0	Hôp.	1986
Flacon inj.	10 %	1 000 ml	Hôp.	–	0	Hôp.	1986

PRIMOLUT-NOR ★★★

• **Composition :** Noréthistérone.
• **Domaine :** Endocrinologie. Gynécologie. Cancérologie.
• **Activité :** Progestative.
• **Classe :** Progestatif. Norstéroïde.

Indications : Troubles liés à une insuffisance en progestérone : syndrome prémenstruel, irrégularités menstruelles, mastopathies bénignes, préménopause. Hémorragies fonctionnelles et ménorragies des fibromes. Endométriose. Contraception progestative. Traitement adjuvant de certains cancers hormonodépendants : cancers du sein ou de l'utérus.

Contre-indications : Altérations graves des fonctions hépatiques. Antécédents thrombo-phlébitiques. Grossesse.

Effets indésirables : Troubles digestifs. Aggravation d'une insuffisance veineuse. Modification des règles et de la libido. Acné, chloasma, séborrhée, augmentation de la pilosité. Ictère cholostatique.

Précautions d'emploi : Vérifier régulièrement l'état des seins et des organes génitaux. Déconseillé chez la femme enceinte ou allaitant.

☞ *Sur prescription médicale.*

• SCHERING

Forme	Dosage	N. d'unités	Prix	Prix/jour	Liste	Remb. S.S.	Comm.
Comprimé	10 mg	30	19,10	0,6 à 3,8	1	65 %	1969

PRIMPÉRAN ★★★

• **Composition :** Métoclopramide.
• **Domaine :** Gastro-entérologie.
• **Activité :** Stimulant de la motricité gastro-intestinale. Antiémétique. Neuroleptique.
• **Classe :** Antagoniste de la dopamine. Benzamide substitué.

Indications : Manifestations dyspeptiques liées à un trouble de la motricité. Nausées, vomissements. Traitement préventif et curatif des vomissements de la chimiothérapie anticancéreuse (forme à 100 mg).

Contre-indications : Occlusion ou subocclusion intestinale. Hémorragie digestive. Antécédents d'intolérance aux neuroleptiques. Hypertension artérielle due à une tumeur de la surrénale.

Effets indésirables : Somnolence, vertiges, maux de tête. Mouvements anormaux de la langue, de la face et du cou. Troubles des règles, modifications des seins.

Précautions d'emploi : Prudence en cas d'insuffisance rénale. La prise d'alcool est déconseillée. Non conseillé chez la femme allaitant.

Interactions : Ne pas associer aux neuroleptiques, aux antispasmodiques anti-cholinergiques, aux antiparkinsoniens.

Surdosage : Entraîne une exagération des effets indésirables.

☞ *Sur prescription médicale.*

• DELAGRANGE

Forme	Dosage	N. d'unités	Prix	Prix/jour	Liste	Remb. S.S.	Comm.
Amp. inj.	10 mg	3	10,90	1,5 à 4,5	2	65 %	1976
Amp. inj.	10 mg	12	18,80	1,5 à 4,5	2	65 %	1964
Amp. inj.	100 mg	6	59,60	12 à 60	2	65 %	1989
Comprimé	10 mg	40	28,50	1 à 2	2	65 %	1964
Sol. buv.	1 mg/ml	200 ml	17,80	1,3 à 2,7	2	65 %	1964
Sol. buv.	2,6 mg/ml	60 ml	12,50	0,2 à 1,2	2	65 %	1964
Suppositoire	10 mg	10	12,80	1,2 à 2,4	2	65 %	1981
Suppositoire	20 mg	10	14,20	1,5 à 3	2	65 %	1981

PRIMPÉROXANE ★★

- **Composition :** Diméticone, métoclopramide.
- **Domaine :** Gastro-entérologie.
- **Activité :** Pansement intestinal.
- **Classe :** Silicones.

Indications : Traitement symptomatique des états dyspeptiques avec météorisme et flatulences.

Contre-indications : Occlusion ou subocclusion intestinale. Hémorragie digestive. Perforation digestive.

Effets indésirables : Somnolence, vertiges, maux de tête. Mouvements involontaires de la langue et de la face. Troubles des règles, etc.

Précautions d'emploi : Prudence en cas d'insuffisance rénale. Déconseillé chez la femme enceinte ou allaitant. La prise d'alcool est déconseillée.

Interactions : Ne pas associer aux neuroleptiques ni aux antiparkinsoniens.

☞ *Sur prescription médicale.*

• DELAGRANGE

Forme	Dosage	N. d'unités	Prix	Prix/jour	Liste	Remb. S.S.	Comm.
Comprimé	–	18	30,10*	–	2	0 %	1982

PRIMYXINE ★

- **Composition :** Oxytétracycline, polymyxine B.
- **Domaine :** Dermatologie. Chirurgie.
- **Activité :** Antibiotique local.
- **Classe :** Tétracycline. Polymyxine.

Indications : Prévention des infections en chirurgie et traumatologie. Infections cutanées à bacille Gram négatif.

Contre-indications : Hypersensibilité à un constituant. Infections mammaires.

Effets indésirables : Eczéma allergique de contact. Possibilité d'atteinte rénale ou auditive en cas d'utilisation prolongée.

Précautions d'emploi : Déconseillé chez la femme allaitant.

☞ *Vendu sans ordonnance.*

• PFIZER

Forme	Dosage	N. d'unités	Prix	Prix/jour	Liste	Remb. S.S.	Comm.
Pommade	–	15 g	10,55*	–	0	0 %	1966

PRINACTIZIDE ★★★

- **Composition :** Spironolactone, altizide.
- **Domaine :** Cardio-vasculaire.
- **Activité :** Diurétique.
- **Classe :** Association de diurétiques.

Indications : Rétention de sodium et œdèmes d'origine cardiaque, rénale ou hépatique. Insuffisance cardiaque avec ou sans œdème pulmonaire. Hypertension artérielle.

Contre-indications : Hypersensibilité aux thiazidiques ou à la spironolactone. Hyperkaliémie. Insuffisance rénale.

Effets indésirables : Augmentation du volume des seins chez l'homme, en général réversible. Hyperkaliémie. Somnolence. Troubles cutanés. Hypokaliémie.

Précautions d'emploi : Avant et en cours de traitement, surveiller la fonction rénale et faire des dosages réguliers de sodium et de potassium dans le sang. Déconseillé chez la femme enceinte ou allaitant. Donne une réaction positive au contrôle antidopage.

Interactions : Peut modifier la concentration de lithium dans le sang chez les patients traités par ce produit. Associer avec prudence aux anti-inflammatoires, à certains antibiotiques et à certains antidiabétiques. Potentialise l'action des inhibiteurs de l'enzyme de conversion et des antihypertenseurs.

Surdosage : Entraîne somnolence, troubles digestifs. Surveiller l'hydratation du patient.

☞ *Sur prescription médicale.*

• SANOFI WINTHROP

Forme	Dosage	N. d'unités	Prix	Prix/jour	Liste	Remb. S.S.	Comm.
Comprimé	S 25 mg A 15 mg	20	26,90	1,3 à 8	2	65 %	1982

PRINCI-B FORT ★★

• **Composition :** Vitamines B1, B6, B12.
• **Domaine :** Nutrition et métabolisme.
• **Activité :** Vitamines hydrosolubles.
• **Classe :** Vitamine B association.

Indications : Prévention et traitement des états de carence en vitamines B, en particulier dans l'éthylisme chronique ou les cures de désintoxication. Affections douloureuses d'origine neurologique.

Contre-indications : Intolérance à la vitamine B1. Allergie aux cobalamines.

Effets indésirables : Réactions allergiques : prurit, urticaire, acné.

Précautions d'emploi : Colore les urines en rouge.

Interactions : Ne pas associer à la lévodopa dont l'activité est diminuée.

☞ *Vendu sans ordonnance.*

• PROMOPHARMA

Forme	Dosage	N. d'unités	Prix	Prix/jour	Liste	Remb. S.S.	Comm.
Comprimé	–	30	43,30*	–	0	0 %	1972

PRINIVIL ★★★

• **Composition :** Lisinopril.
• **Domaine :** Cardio-vasculaire.
• **Activité :** Antihypertenseur. Vasodilatateur.
• **Classe :** Inhibiteur de l'enzyme de conversion.

Indications : Hypertension artérielle. Insuffisance cardiaque.

Contre-indications : Non conseillé chez la femme enceinte ou allaitant.

Effets indésirables : Toux, fatigue, nausées, éruptions cutanées, prurit, œdème de la face et des extrémités. Augmentation temporaire de l'urée et de la créatinine sanguine, parfois de la kaliémie. Hypotension artérielle chez les patients suivant un régime sans sel ou prenant un diurétique. Exceptionnellement, modification de la formule sanguine.

Précautions d'emploi : En cas d'insuffisance rénale ou chez le sujet âgé, réduire la posologie. Surveiller régulièrement la fonction rénale.

Interactions : Ne pas associer avec des produits entraînant une hyperkaliémie : certains diurétiques, sels de potassium. Majore l'effet de tous les produits hypotenseurs : neuroleptiques, antidépresseurs. Peut modifier la concentration de lithium dans le sang chez les patients traités par ce produit.

Surdosage : Une surveillance de la tension artérielle s'impose.

☞ *Sur prescription médicale.*

• DUPONT PHARMA

Forme	Dosage	N. d'unités	Prix	Prix/jour	Liste	Remb. S.S.	Comm.
Comprimé	5 mg	28	55,00	2 à 5	1	65 %	1988
Comprimé	20 mg	28	138,80	5	1	65 %	1988

PRINZIDE ★★★

• **Composition :** Lisinopril, hydrochlorothiazide.
• **Domaine :** Cardio-vasculaire.
• **Activité :** Antihypertenseur. Vasodilatateur. Diurétique.
• **Classe :** Inhibiteur de l'enzyme de conversion, associé à un diurétique.

Indications : Hypertension artérielle.

Contre-indications : Non conseillé chez la femme enceinte ou allaitant. Hypersensibilité aux sulfamides. Hyponatrémie.

Effets indésirables : Toux, fatigue, nausées, éruptions cutanées, prurit, œdème de la face et des extrémités. Hypotension artérielle. Déshydratation avec hypotension. Perte de potassium importante pouvant entraîner des crampes, parfois des troubles du rythme cardiaque. Éruptions cutanées. Hypercalcémie. Exceptionnellement modification de la formule sanguine.

Précautions d'emploi : En cas d'insuffisance rénale ou chez le sujet âgé, réduire la posologie. Surveiller régulièrement la fonction rénale.

Interactions : Majore l'effet de tous les produits hypotenseurs : neuroleptiques, antidépresseurs. Peut modifier la concentration de lithium dans le sang chez les patients traités par ce produit. Peut entraîner des troubles du rythme cardiaque avec certains médicaments : antiarythmiques, digitaliques. Associer avec une grande prudence aux anti-inflammatoires et à certains antibiotiques.

Surdosage : Entraîne une hypotension avec hyponatrémie et une hypokaliémie pouvant aboutir à une anurie.

☞ *Sur prescription médicale.*

• DUPONT PHARMA

Forme	Dosage	N. d'unités	Prix	Prix/jour	Liste	Remb. S.S.	Comm.
Comprimé	L 20 mg H 12,5 mg	28	123,30	4,4	1	65 %	1991

PRIODERM ★★

- **Composition :** Malathion.
- **Domaine :** Parasitologie.
- **Activité :** Antiparasitaire externe.
- **Classe :** Organophosphoré anticholinestérasique.

Indications : Traitement des poux et des lentes du cuir chevelu.

Contre-indications : Allergie à l'un des constituants.

Précautions d'emploi : Les enfants de moins de 6 mois doivent être traités sous surveillance médicale. Ne pas laisser à la portée des enfants. Éviter tout contact avec les yeux ou la bouche.

Surdosage : Entraîne salivation, troubles respiratoires, convulsions, coma. L'hospitalisation s'impose d'urgence.

☞ *Vendu sans ordonnance.*

• SARGET PHARMA

Forme	Dosage	N. d'unités	Prix	Prix/jour	Liste	Remb. S.S.	Comm.
Lotion	0,55 g	110 ml	59,10*	–	0	0 %	1983

PRIVATUX ★★

- **Composition :** Dextrométhorphane.
- **Domaine :** Pneumologie.
- **Activité :** Antitussif.
- **Classe :** Opium et dérivés.

Indications : Traitement symptomatique des toux non productives.

Contre-indications : Asthme, insuffisance respiratoire. Enfant de moins de 30 mois. Traitement par les antidépresseurs de type IMAO.

Effets indésirables : Somnolence, nausées, vomissements. Réactions cutanées allergiques, vertiges.

Précautions d'emploi : Ne pas prendre d'alcool pendant le traitement. Prudence chez le sujet âgé. Déconseillé chez la femme enceinte ou allaitant. Le traitement doit être de courte durée.

Interactions : L'activité et les effets secondaires peuvent être augmentés par association à d'autres dépresseurs du système nerveux central. Ne jamais associer aux antidépresseurs de type IMAO.

Surdosage : Entraîne une somnolence avec possible dépression des centres respiratoires et convulsions imposant l'hospitalisation.

☞ *Vendu sans ordonnance.*

• SARBACH

Forme	Dosage	N. d'unités	Prix	Prix/jour	Liste	Remb. S.S.	Comm.
Sirop adulte	0,3 %	125 ml	31,00*	–	0	0 %	–
Sirop enfant	0,15 %	125 ml	26,00*	–	0	0 %	–

PROAMPI ★★★

- **Composition :** Pivampicilline.
- **Domaine :** Infectiologie.
- **Activité :** Antibiotique.
- **Classe :** Pénicillines à spectre élargi.

Indications : Infections aux germes suivants : streptocoques A et D, pneumocoques, gonocoques, méningocoques, leptospires, Listeria, Clostridium, colibacille, Proteus, Borellia, Bordetella, salmonelles, shigelles, Brucella, vibrions, Haemophilus ou staphylocoques sensibles. Infections respiratoires, ORL, stomatologiques, rénales, uro-génitales, gynécologiques, digestives, biliaires, méningées ou septicémiques.

Contre-indications : Hypersensibilité aux pénicillines. Mononucléose infectieuse.

Effets indésirables : Manifestations allergiques : fièvre, urticaire, œdème de la face avec troubles respiratoires. Éruptions cutanées maculopapuleuses. Troubles digestifs : nausées, diarrhée, infections à levures. Anémies, leucopénies. Néphrite interstitielle aiguë.

Précautions d'emploi : Rechercher dans les antécédents des réactions anormales à un traitement antérieur par une pénicilline. Prudence chez l'insuffisant rénal. Chez la femme enceinte ou allaitant le produit passe dans l'organisme de l'enfant.

Interactions : Association déconseillée : allopurinol.

☞ *Sur prescription médicale.*

- PARKE-DAVIS

Forme	Dosage	N. d'unités	Prix	Prix/jour	Liste	Remb. S.S.	Comm.
Comprimé	350 mg	16	36,50	7	1	65 %	1982
Comprimé	500 mg	12	43,40	7	1	65 %	1990

PROBANTHINE ★★★

- **Composition :** Propanthéline bromure.
- **Domaine :** Gastro-entérologie.
- **Activité :** Antispasmodique.
- **Classe :** Anticholinergique.

Indications : Traitement symptomatique des manifestations aiguës douloureuses liées aux troubles fonctionnels du tube digestif, des voies biliaires.

Contre-indications : Glaucome. Troubles urétro-prostatiques liés à l'adénome prostatique.

Effets indésirables : Sécheresse de la bouche, troubles visuels, constipation, rétention d'urine, tachycardie. Confusion chez les sujets âgés.

Précautions d'emploi : Prudence en cas de bronchite chronique, d'adénome de la prostate, de troubles du rythme cardiaque, d'atonie intestinale chez le sujet âgé. Non conseillé chez la femme enceinte ou allaitant.

Interactions : L'effet anticholinergique est augmenté en cas d'association avec des antidépresseurs, des antiparkinsoniens, des antihistaminiques H1, etc.

Surdosage : Entraîne une tachycardie, une agitation, des hallucinations imposant l'hospitalisation.

☞ *Sur prescription médicale.*

- SEARLE

Forme	Dosage	N. d'unités	Prix	Prix/jour	Liste	Remb. S.S.	Comm.
Comprimé	15 mg	42	14,50*	–	2	0 %	1964

PROCAÏNE BIOSTABILEX ★★

- **Composition :** Chlorhydrate de procaïne.
- **Domaine :** Anesthésie. Réanimation. Neuropsychiatrie.
- **Activité :** Anesthésique local. Vasodilatateur.

Indications : Anesthésie locale et locorégionale par infiltration. Troubles cérébrovasculaires.

Contre-indications : Sujets allergiques, en particulier aux anesthésiques locaux et aux sulfites. Enfant de moins de 10 ans. Épileptique. Sujet traité par sulfamides ou prostigmine.

Effets indésirables : Réactions allergiques cutanées, choc anaphylactique avec collapsus cardio-vasculaire.

Précautions d'emploi : Chez les sujets allergiques, il est souvent utile de faire un test de tolérance préalable. Donne une réaction positive au contrôle antidopage.

☞ *Sur prescription médicale.*

• BIOSTABILEX

Forme	Dosage	N. d'unités	Prix	Prix/jour	Liste	Remb. S.S.	Comm.
Amp. inj. 5 ml	2 %	6	12,10	–	2	35 %	1960

PROCAÏNE LAVOISIER ★★

- **Composition :** Chlorhydrate de procaïne.
- **Domaine :** Anesthésie. Réanimation. Neuropsychiatrie.
- **Activité :** Anesthésique local. Vasodilatateur. Antiarythmisant.

Indications : Anesthésie locale et locorégionale par infiltration. Troubles du vieillissement. Mésothérapie.

Contre-indications : Sujets allergiques, en particulier aux anesthésiques locaux et aux sulfites. Enfant de moins de 10 ans. Épileptique. Sujet traité par sulfamides ou prostigmine.

Effets indésirables : Réactions allergiques cutanées, choc anaphylactique avec collapsus cardio-vasculaire.

Précautions d'emploi : Chez les sujets allergiques, il est souvent utile de faire un test de tolérance préalable. Donne une réaction positive au contrôle antidopage.

☞ *Sur prescription médicale.*

• CHAIX ET DU MARAIS

Forme	Dosage	N. d'unités	Prix	Prix/jour	Liste	Remb. S.S.	Comm.
Amp. inj. 1 ml	1 %	10	9,00	–	2	35 %	1940
Amp. inj. 2 ml	1 %	10	9,80	–	2	35 %	1940
Amp. inj. 5 ml	1 %	10	10,40	–	2	35 %	1940
Amp. inj. 10 ml	1 %	10	10,90	–	2	35 %	1940
Amp. inj. 20 ml	1 %	10	11,70	–	2	35 %	1940
Amp. inj. 2 ml	2 %	10	10,00	–	2	35 %	1940
Amp. inj. 5 ml	2 %	10	10,90	–	2	35 %	1940
Amp. inj 10 ml	2 %	10	11,10	–	2	35 %	1940
Amp. inj 20 ml	2 %	10	12,20	–	2	35 %	1940

PROCALM

- **Composition :** Valériane, passiflore.
- **Domaine :** Neuropsychiatrie.
- **Activité :** Divers.

Indications : Utilisé pour réduire la nervosité et en cas de troubles du sommeil.

☞ *Vendu sans ordonnance.*

• ARKOCHIM

Forme	Dosage	N. d'unités	Prix	Prix/jour	Liste	Remb. S.S.	Comm.
Gélule	–	30	47,00	–	0	0 %	–

PROCONVERTINE ★★★

- **Composition :** Proconvertine d'origine plasmatique.
- **Domaine :** Hémostase.
- **Activité :** Facteur sanguin de la coagulation.

Indications : Traitement des hémorragies chez les patients présentant un déficit en proconvertine.

Précautions d'emploi : Administration en milieu spécialisé.

☞ *Sur prescription médicale.*

• BIO-TRANSFUSION

Forme	Dosage	N. d'unités	Prix	Prix/jour	Liste	Remb. S.S.	Comm.
Flacon inj.	500 U	1	1 450,00	–	0	100 %	1991

PROCTOCORT ★★★

Composition : Hydrocortisone.

Domaine : Gastro-entérologie.

Activité : Anti-inflammatoire intestinal.

Classe : Stéroïdien.

Indications : Recto-colite hémorragique. Maladie de Crohn colique. Rectite postradiologique ou chirurgicale.

Contre-indications : Infection bactérienne ou virale en évolution. Ulcère gastro-duodénal en évolution. Troubles psychiatriques graves.

Effets indésirables : Très rarement, signes généraux de surdosage en cortisone.

Précautions d'emploi : Administrer de préférence le soir afin de garder le lavement le plus longtemps possible. Donne une réaction positive au contrôle antidopage.

☞ *Sur prescription médicale.*

• BŒHRINGER INGELHEIM

Forme	Dosage	N. d'unités	Prix	Prix/jour	Liste	Remb. S.S.	Comm.
Mousse rect.	90 mg	20	180,60	9	1	65 %	1983

PROCTOLOG ★★

Composition : Trimébutine, ruscogénines.

Domaine : Gastro-entérologie.

Activité : Antihémorroïdaire local.

Indications : Traitement symptomatique des manifestations douloureuses et prurigineuses anales, en particulier dans la crise hémorroïdaire.

Contre-indications : Hypersensibilité aux constituants.

Précautions d'emploi : Le traitement doit être de courte durée. Si les signes ne cèdent pas rapidement, le traitement doit être interrompu et une consultation spécialisée s'impose.

☞ *Vendu sans ordonnance.*

• JOUVEINAL

Forme	Dosage	N. d'unités	Prix	Prix/jour	Liste	Remb. S.S.	Comm.
Pommade	–	20 g	22,50	–	0	0 %	1974
Suppositoire	–	10	22,50	–	0	0 %	1974

PRO-DAFALGAN ★★★

Composition : Paracétamol.

Domaine : Algologie.

Activité : Antalgique périphérique.

Classe : Paracétamol et dérivés.

Indications : Traitement symptomatique des affections douloureuses ou fébriles.

Contre-indications : Hypersensibilité au paracétamol. Insuffisance hépatique sévère.

Effets indésirables : Éruptions cutanées : urticaire, érythèmes. Exceptionnellement, diminution des plaquettes sanguines.

Précautions d'emploi : Peut être utilisé chez la femme enceinte ou allaitant.

Interactions : Peut fausser les dosages du glucose et de l'acide urique dans le sang.

Surdosage : A une dose supérieure à 10 g chez l'adulte, le paracétamol peut entraîner une nécrose du foie. L'hospitalisation s'impose d'urgence.

☞ *Vendu sans ordonnance.*

• UPSA

Forme	Dosage	N. d'unités	Prix	Prix/jour	Liste	Remb. S.S.	Comm.
Flacon. inj.	1 000 mg	5	47,00	18 à 75	0	65 %	1985
Flacon. inj.	2 000 mg	8	Hôp.	–	0	Hôp.	1994

PRODASONE ★★★

- **Composition :** Médroxyprogestérone.
- **Domaine :** Endocrinologie. Gynécologie. Cancérologie.
- **Activité :** Progestative. Anticancéreux.
- **Classe :** Progestatif.

Indications : Traitement adjuvant de certains cancers hormonodépendants : cancer du sein ou de l'utérus.

Contre-indications : Altérations graves des fonctions hépatiques. Antécédents thrombo-phlébitiques. Hypertension artérielle. Grossesse.

Effets indésirables : Hypertension artérielle. Insuffisance veineuse. Modificatio des règles, aménorrhée. Prise de poids, séborrhée.

Précautions d'emploi : Vérifier réguliè rement l'état des seins et des organes gén taux. Déconseillé chez la femme encein ou allaitant.

☞ *Sur prescription médicale.*

- UPJOHN

Forme	Dosage	N. d'unités	Prix	Prix/jour	Liste	Remb. S.S.	Comm.
Comprimé	200 mg	40	657,40	16 à 32	1	100 %	1986

PROFÉNID ★★★

- **Composition :** Kétoprofène.
- **Domaine :** Inflammation.
- **Activité :** Anti-inflammatoire.
- **Classe :** Anti-inflammatoire non stéroïdien. Arylcarboxylique.

Indications : Traitement des rhumatismes inflammatoires chroniques : polyarthrite rhumatoïde, pelvispondylite, arthrite juvénile, rhumatisme psoriasique, syndrome de Fiessinger-Leroy-Reiter. Traitement des poussées aiguës des arthrites microcristallines, tendinites, synovites, arthroses, lombalgies, radiculalgies.

Contre-indications : Hypersensibilité au produit. Réactions allergiques à l'aspirine et dérivés. Ulcères gastro-duodénaux évolutifs. Insuffisance cardiaque, hépatique ou rénale.

Effets indésirables : Troubles digestifs : nausées, vomissements, ulcère gastro-duodénal, hémorragie digestive. Réactions allergiques : éruption, urticaire, dermatoses bulleuses, asthme, choc. Insuffisance rénale Vertiges, maux de tête, bourdonnement d'oreille, troubles visuels. Troubles san guins : anémie, leucopénie.

Précautions d'emploi : Prendre le pro duit au cours des repas, si possible le soi Déconseillé chez la femme enceinte ou al laitant. Prudence chez le sujet âgé et che l'insuffisant cardiaque ou rénal. Une sur veillance du poids et du volume urinaire es utile en début de traitement.

Interactions : Ne pas associer à d'autre produits modifiant l'hémostase : anticoagu lants oraux, héparine, aspirine, ticlopidine autres anti-inflammatoires. Ne pas associe car augmentation des effets toxiques : li thium, méthotrexate, diflunisal. Prudence e cas d'association avec les diurétiques. Peu perturber l'activité des antihypertenseurs L'efficacité des stérilets peut être diminuée Prendre les antiacides et pansements gastro intestinaux à distance de la prise du produi

☞ *Sur prescription médicale.*

- SPECIA

Forme	Dosage	N. d'unités	Prix	Prix/jour	Liste	Remb. S.S.	Comm.
Gélule	50 mg	24	23,30	3 à 6	2	65 %	1973
Suppositoire	100 mg	12	25,00	2 à 4	2	65 %	1975
Comprimé	100 mg	30	48,60	1,6 à 4,9	2	65 %	1991
Comprimé LP	200 mg	14	55,50	4	2	65 %	1986
Gélule LP	200 mg	14	58,00	4	2	65 %	1993
Amp. inj. IM	100 mg	6	50,00	8	2	65 %	1980
Amp. inj. IV	100 mg	50	Hôp.	–	2	Hôp.	1992

PROFÉNID GEL ★★★

- **Composition :** Kétoprofène.
- **Domaine :** Rhumatologie. Inflammation. Algologie.
- **Activité :** Antirhumatismal externe. Anti-inflammatoire. Antalgique externe.
- **Classe :** Anti-inflammatoire non stéroïdien. Arylcarboxylique.

Indications : Arthrose des petites articulations. Tendinites des membres supérieurs et inférieurs. Entorses.

Contre-indications : Hypersensibilité aux constituants. Ne pas appliquer sur les muqueuses, une peau en mauvais état, des plaies ou des ulcérations.

Effets indésirables : Réaction allergique locale imposant l'arrêt du traitement.

Précautions d'emploi : Éviter les applications sur de grandes surfaces.

☞ *Sur prescription médicale.*

• SPECIA

Forme	Dosage	N. d'unités	Prix	Prix/jour	Liste	Remb. S.S.	Comm.
Gel	2,5 %	60 g	24,70	–	2	35 %	1989

PROGESTASERT ★★★

- **Composition :** Dispositif intra-utérin présentant un réservoir contenant 38 mg de progestérone qui libère chaque jour 65 µg.
- **Domaine :** Gynécologie.
- **Activité :** Contraceptif local. Progestative.
- **Classe :** Dispositif intra-utérin.

Indications : Contraception intra-utérine.

Contre-indications : *Absolues* : malformations utérines, infections utérines ou annexielles, tumeurs, fibromes, polypes utérins, hémorragies génitales d'origine inconnue, antécédents de grossesse extra-utérine. Grossesse. *Relatives* : nullipare, en raison d'un risque de stérilité. Règles très abondantes ou très douloureuses.

Effets indésirables : Infections : endométrite, salpingite imposant le retrait. Saignements intermenstruels ou règles abondantes. Contractions utérines au moment de la pose, expulsion du dispositif. Grossesse extra-utérine.

Précautions d'emploi : Mise en place en général le deuxième jour des règles par un praticien expérimenté. Respecter une asepsie rigoureuse. La patiente doit régulièrement surveiller la présence des fils, dont la disparition doit faire craindre l'expulsion. Le dispositif doit être changé normalement au bout de 18 mois.

Interactions : L'administration d'anti-inflammatoires diminue l'efficacité.

☞ *Sur prescription médicale.*

• THÉRAPLIX

Forme	Dosage	N. d'unités	Prix	Prix/jour	Liste	Remb. S.S.	Comm.
DIU	38 mg	1	240,00*	–	1	0 %	1983

PROGESTÉRONE-RETARD ★★★

- **Composition :** Hydroxyprogestérone caproate.
- **Domaine :** Endocrinologie. Gynécologie.
- **Activité :** Progestative.
- **Classe :** Progestatif naturel.

Indications : Troubles des règles : irrégularités menstruelles, aménorrhées secondaires, ménométrorragies, syndrome prémenstruel, dysménorrhée. Endométriose. Stérilité par insuffisance lutéale. Ménopause. Mastopathie bénigne. Menace d'avortement ou d'accouchement prématuré.

Contre-indications : Altérations de la fonction hépatique. Grossesse après la 36e semaine.

Effets indésirables : Saignements persistant après l'accouchement.

☞ *Vendu sans ordonnance.*

• SCHERING

Forme	Dosage	N. d'unités	Prix	Prix/jour	Liste	Remb. S.S.	Comm.
Amp. inj.	250 mg	1	13,50	–	0	65 %	1958
Amp. inj.	250 mg	3	32,90	–	0	65 %	1958
Amp. inj.	500 mg	1	22,60	–	0	65 %	1958
Amp. inj.	500 mg	3	55,10	–	0	65 %	1958

PROGESTOGEL ★★

- **Composition :** Progestérone.
- **Domaine :** Endocrinologie. Gynécologie.
- **Activité :** Progestative.
- **Classe :** Progestatif naturel.

Indications : Pathologie mammaire bénigne : mastodynie, mastopathie, kyste.

Précautions d'emploi : Le traitement doit être poursuivi pendant les règles.

☞ *Vendu sans ordonnance.*

- BESINS-ISCOVESCO

Forme	Dosage	N. d'unités	Prix	Prix/jour	Liste	Remb. S.S.	Comm.
Gel	1 %	80 g	16,60	1	0	65 %	1972

PROGESTOSOL ★★

- **Composition :** Progestérone.
- **Domaine :** Dermatologie.
- **Activité :** Antiacnéique. Progestative.

Indications : Proposé dans les manifestations d'une hyperséborrhée : acné juvénile polymorphe, alopécie séborrhéique.

Précautions d'emploi : Le traitement doit être prolongé, les résultats étant lents à apparaître.

☞ *Vendu sans ordonnance.*

- BESINS-ISCOVESCO

Forme	Dosage	N. d'unités	Prix	Prix/jour	Liste	Remb. S.S.	Comm.
Sol. locale	0,5 %	90 ml	27,00*	1,2 à 1,8	0	0 %	1974

PROGLICEM ★★★

- **Composition :** Diazoxide.
- **Domaine :** Nutrition et métabolisme.
- **Activité :** Hyperglycémiant. Antihypertenseur.
- **Classe :** Benzothiadiazines.

Indications : Hypoglycémies tumorales pancréatiques ou extrapancréatiques. Certaines hypoglycémies de l'enfant.

Contre-indications : Hypersensibilité aux benzothiadiazines.

Effets indésirables : Troubles digestifs. Hirsutisme chez l'enfant. Rarement, éruptions cutanées d'intolérance.

Précautions d'emploi : Utilisation en milieu hospitalier.

Interactions : Effet potentialisé par les diurétiques thiazidiques.

Surdosage : Entraîne une hyperglycémie avec acidose.

☞ *Sur prescription médicale. Usage hospitalier.*

- SCHERING-PLOUGH

Forme	Dosage	N. d'unités	Prix	Prix/jour	Liste	Remb. S.S.	Comm.
Gélule	25 mg	200	Hôp.	–	1	Hôp.	1974
Gélule	100 mg	100	Hôp.	–	1	Hôp.	1976

PROGYNOVA ★★★

- **Composition :** Estradiol.
- **Domaine :** Endocrinologie. Gynécologie.
- **Activité :** Estrogénique.
- **Classe :** Estrogène.

Indications : Correction des carences estrogéniques liées à la ménopause et des symptômes tels que bouffées de chaleur, atrophie vaginale, incontinence urinaire. Prévention de l'ostéoporose postménopausique. Stérilité par insuffisance de la glaire cervicale. Cycle artificiel hormonal en association avec des progestatifs.

Contre-indications : Grossesse. Tumeurs malignes du sein et de l'utérus, tumeurs hypophysaires. Atteintes hépatiques sévères. Maladies cardiaques ou thrombo-emboliques. Galactorrhée.

Effets indésirables : Accidents cardiovasculaires ou thrombo-emboliques. Maux de tête, migraine, vertiges. Troubles digestifs, irritabilité, dépression. Jambes lourdes, tension mammaire.

Précautions d'emploi : Une surveillance clinique de la femme traitée s'impose. Déconseillé chez la femme enceinte ou allaitant.

Interactions : Ne pas associer à la rifamɔicine, aux barbituriques et à certains anti-épileptiques.

☞ *Sur prescription médicale.*

• SCHERING

Forme	Dosage	N. d'unités	Prix	Prix/jour	Liste	Remb. S.S.	Comm.
Comprimé	1 mg	20	41,10*	–	2	0 %	1994
Comprimé	2 mg	20	43,30*	–	2	0 %	1980
Comprimé	2 mg	60	129,50*	–	2	0 %	1992

PROKINYL LP ★★★

- **Composition :** Métoclopramide.
- **Domaine :** Gastro-entérologie.
- **Activité :** Stimulant de la motricité gastro-intestinale. Antiémétique. Neuroleptique.
- **Classe :** Antagoniste de la dopamine. Benzamide substitué.

Indications : Manifestations dyspeptiques liées à un trouble de la motricité. Nausées, vomissements.

Contre-indications : Occlusion ou subocclusion intestinale. Hémorragie digestive. Antécédents d'intolérance aux neuroleptiques. Hypertension artérielle due à une tumeur de la surrénale.

Effets indésirables : Somnolence, vertiges, maux de tête. Mouvements anormaux de la langue, de la face et du cou. Troubles des règles, modifications des seins.

Précautions d'emploi : Prudence en cas d'insuffisance rénale. La prise d'alcool est déconseillée. Non conseillé chez la femme allaitant.

Interactions : Ne pas associer aux neuroleptiques, aux antispasmodiques anti-cholinergiques, aux antiparkinsoniens.

Surdosage : Entraîne une exagération des effets indésirables.

☞ *Sur prescription médicale.*

• TECHNI-PHARMA

Forme	Dosage	N. d'unités	Prix	Prix/jour	Liste	Remb. S.S.	Comm.
Gélule LP	15 mg	30	19,20	1,3	2	65 %	1989

PROLEUKIN ★★★

- **Composition :** Aldesleukine recombinante.
- **Domaine :** Cancérologie.
- **Activité :** Immunostimulant.
- **Classe :** Interleukine.

Indications : Adénocarcinome rénal métastatique.

Contre-indications : Patient en mauvais état général. Hypersensibilité à l'interleukine 2. Insuffisance cardiaque ou respiratoire. Métastases cérébrales. Infection évolutive. Grossesse et allaitement.

Effets indésirables : Hypotension artérielle, gêne respiratoire, fièvre, œdèmes. Troubles hépatiques : altérations fonctionnelles. Troubles hématologiques : anémie, lymphopénie, thrombopénie. Troubles neuropsychiques : somnolence, agitation, anxiété. Troubles cutanés : éruptions diverses, alopécie.

Précautions d'emploi : Prudence chez le sujet âgé. Administration en service spécialisé.

Interactions : Ne pas associer à des produits potentiellement hépatotoxiques, néphrotoxiques, cardiotoxiques, etc. Ne pas associer aux bêtabloquants, glucocorticoïdes, etc.

☞ *Sur prescription médicale. Usage hospitalier.*

• CHIRON

Forme	Dosage	N. d'unités	Prix	Prix/jour	Liste	Remb. S.S.	Comm.
Flacon inj.	1 mg	1	Hôp.	–	1	Hôp.	1990
Flacon inj.	1 mg	10	Hôp.	–	1	Hôp.	1990

PROMINCIL ✣

- **Composition :** Fucus vésiculeux, reine-des-prés, partie aérienne de prêle, aspartam, alcool.
- **Domaine :** Nutrition et métabolisme.
- **Activité :** Divers.

Indications : Utilisé comme adjuvant aux régimes amaigrissants.

☞ *Vendu sans ordonnance.*

• CHEFARO ARDEVAL

Forme	Dosage	N. d'unités	Prix	Prix/jour	Liste	Remb. S.S.	Comm.
Amp. buv.	–	7	62,00*	10	0	0 %	1990
Amp. buv.	–	14	93,45*	7	0	0 %	1992

PROMIT ★★★

• **Composition :** Dextran 1.
• **Domaine :** Anesthésie. Réanimation.
• **Activité :** Prévention de réaction anaphylactique au dextran.
• **Classe :** Dextran.

Indications : Prévention de la survenue d'une réaction anaphylactique au dextran chez les sujets devant être traités par ce produit.

Effets indésirables : Réactions allergiques. Choc anaphylactique.

Précautions d'emploi : Surveillance de la tension, de la diurèse.

☞ *Usage hospitalier.*

• PHARMACIA

Forme	Dosage	N. d'unités	Prix	Prix/jour	Liste	Remb. S.S.	Comm.
Fl. inj. 20 ml	–	10	Hôp.	–	0	Hôp.	1989

PRONTALGINE ★★

• **Composition :** Paracétamol, codéine, caféine.
• **Domaine :** Algologie.
• **Activité :** Antalgique périphérique. Antalgique central.
• **Classe :** Paracétamol et dérivés, avec codéine.

Indications : Traitement symptomatique des affections douloureuses ou fébriles de l'adulte ne répondant pas aux antalgiques banals.

Contre-indications : Hypersensibilité au paracétamol. Insuffisance hépatique sévère. Hypersensibilité à la codéine, insuffisance respiratoire.

Effets indésirables : Éruptions cutanées : urticaire, érythèmes. Exceptionnellement, diminution des plaquettes sanguines Du fait de la codéine, somnolence, constipation, spasme bronchique, dépression respiratoire.

Précautions d'emploi : Déconseillé chez la femme enceinte ou allaitant. L'absorption d'alcool est déconseillée. Risque de somnolence. Donne une réaction positive au contrôle antidopage.

Interactions : Peut fausser les dosages du glucose et de l'acide urique dans le sang.

Surdosage : Le paracétamol peut entraîner une nécrose du foie, la codéine une dépression aiguë des centres respiratoires. L'hospitalisation s'impose d'urgence.

☞ *Vendu sans ordonnance.*

• BŒHRINGER INGELHEIM

Forme	Dosage	N. d'unités	Prix	Prix/jour	Liste	Remb. S.S.	Comm.
Comprimé	P 400 mg C 10 mg	12	Libre	–	0	0 %	1981

PROPINE ★★

• **Composition :** Dipivephrine.
• **Domaine :** Ophtalmologie.
• **Activité :** Antiglaucomateux. Mydriatique.
• **Classe :** Stimulant alpha et bêta-adrénergique.

Indications : Glaucome à angle ouvert primitif ou secondaire. Hypertension intraoculaire.

Contre-indications : Risque de glaucome par fermeture de l'angle.

Effets indésirables : Mydriase passagère. Sécheresse oculaire. Hyperhémie conjonctivale.

Précautions d'emploi : Déconseillé chez la femme enceinte. Prudence chez les patients présentant une maladie cardio-vasculaire.

Interactions : Ne pas associer avec des antidépresseurs de type IMAO ni avec la guanéthidine.

☞ *Sur prescription médicale.*

• ALLERGAN

Forme	Dosage	N. d'unités	Prix	Prix/jour	Liste	Remb. S.S.	Comm.
Collyre	0,1 %	5 ml	27,40	–	1	65 %	1988

PROPIOCINE ★★★

- **Composition :** Érythromycine.
- **Domaine :** Infectiologie.
- **Activité :** Antibiotique.
- **Classe :** Macrolide.

Indications : Infections aux germes suivants : streptocoques, pneumocoques, méningocoques, gonocoques, Bordetella, corynébactéries, Listeria, mycoplasmes, Chlamydia, Legionella, tréponèmes, leptospires. Infections à manifestations ORL, bronchopulmonaires (coqueluche, maladie des légionnaires, pneumonie), stomatologiques, cutanées, uro-génitales, osseuses.

Contre-indications : Allergie à l'érythromycine. Association aux alcaloïdes de l'ergot de seigle et à la terfénadine.

Effets indésirables : Troubles digestifs : nausées, vomissements, gastralgies, diarrhée. Allergie cutanée. Hépatites.

Précautions d'emploi : Prudence en cas d'insuffisance hépatique.

Interactions : Avec les dérivés de l'ergot de seigle, risque de nécrose des extrémités. Avec la terfénadine (antihistaminique), risque de troubles du rythme cardiaque. Le produit augmente les effets de la carbamazépine (antiépileptique), de la théophylline, du triazolam, de la cyclosporine, de la bromocriptine.

☞ *Sur prescription médicale.*

• ROUSSEL

Forme	Dosage	N. d'unités	Prix	Prix/jour	Liste	Remb. S.S.	Comm.
Comprimé	500 mg	20	44,30	4,5 à 6	1	65 %	1977
Comprimé	250 mg	12	19,60	2 à 5	1	65 %	1981

PROPIONATE DE SODIUM ★

- **Composition :** Propionate de sodium.
- **Domaine :** ORL. Ophtalmologie.
- **Activité :** Antiseptique local.

Indications : *Solution à 2,5 %* : proposée dans le traitement des rhinites. *Solution à 5 %* : otites externes à tympan fermé. Traitement des conjonctivites, kératites, blépharites.

Contre-indications : Hypersensibilité au produit. Perforation du tympan en cas d'instillation auriculaire.

Effets indésirables : Réactions locales possibles.

Précautions d'emploi : Traitement de durée limitée.

☞ *Vendu sans ordonnance.*

• MERCK SHARP & DOHME-CHIBRET

Forme	Dosage	N. d'unités	Prix	Prix/ jour	Liste	Remb. S.S.	Comm.
Sol. nasale	2,5 %	15 ml	12,80	–	0	35 %	1954
Sol. ORL, ophtalm.	5 %	10 ml	9,60	–	0	35 %	1952

PROPOFAN ★★★

- **Composition :** Paracétamol, carbasalate de calcium, dextropropoxyphène, chlorphénamine, caféine.
- **Domaine :** Algologie.
- **Activité :** Antalgique périphérique. Antalgique central. Antihistaminique.
- **Classe :** Paracétamol et dérivés, associés. Dextropropoxyphène et dérivés.

Indications : Traitement de toutes les affections douloureuses.

Contre-indications : Hypersensibilité au paracétamol. Insuffisance hépatique sévère. Ulcère gastro-duodénal, maladie hémorragique. Hypersensibilité à l'aspirine. Certains asthmes. Dernier trimestre de la grossesse. Hypersensibilité au dextropropoxyphène.

Effets indésirables : Constipation, ulcérations gastriques, hémorragies pouvant entraîner une anémie. Éruptions cutanées. Somnolence.

Précautions d'emploi : Déconseillé durant le troisième trimestre de la grossesse. Prudence chez le patient ayant des antécédents d'ulcère gastro-duodénal, d'asthme. Éviter la prise d'alcool.

Interactions : Potentialise l'action des anticoagulants, des antiagrégants plaquettaires, des antidiabétiques hypoglycémiants, de certains diurétiques. L'aspirine peut réduire l'action de certains traitements, en particulier celle des anti-inflammatoires non stéroïdiens.

Surdosage : Grave, surtout chez l'enfant, entraînant des désordres métaboliques avec troubles respiratoires pouvant provoquer la mort. L'hospitalisation s'impose d'urgence.

☞ *Sur prescription médicale.*

• MARION MERRELL DOW

Forme	Dosage	N. d'unités	Prix	Prix/jour	Liste	Remb. S.S.	Comm.
Comprimé	P 120 mg D 27 mg	30	24,80	2 à 5	1	65 %	1972

PROPRANOLOL RATIOPHARM ★★★

• **Composition :** Propranolol.
• **Domaine :** Cardio-vasculaire.
• **Activité :** Antiangineux. Antiarythmique. Antihypertenseur. Antimigraineux.
• **Classe :** Bêtabloquant non sélectif.

Indications : Hypertension artérielle. Prévention de la crise d'angine de poitrine et maladie coronarienne. Troubles du rythme. Palpitations. Migraine. Tremblements. Prévention des hémorragies digestives au cours des cirrhoses.

Contre-indications : Asthme, insuffisance cardiaque, fréquence cardiaque inférieure à 50. Insuffisance rénale sévère.

Effets indésirables : Troubles digestifs : gastralgies, nausées, constipation. Fatigue à l'effort. Impuissance. Extrémités froides. Possibilité d'asthme, d'insuffisance cardiaque. Hypoglycémie.

Précautions d'emploi : Ne jamais interrompre brutalement le traitement. Prudence chez les patients présentant une bronchite chronique, une insuffisance rénale ou hépatique. Non conseillé chez la femme enceinte ou allaitant. Donne une réaction positive au contrôle antidopage.

Interactions : Peut entraîner des troubles du rythme en association avec certains antiarythmisants, les inhibiteurs calciques. Ne pas associer à la floctafénine (Idarac). Prudence en association avec les anti-inflammatoires non stéroïdiens, les neuroleptiques.

Surdosage : Une surveillance de la fréquence cardiaque et de la tension artérielle s'impose.

☞ *Sur prescription médicale.*

• LAFON

Forme	Dosage	N. d'unités	Prix	Prix/jour	Liste	Remb. S.S.	Comm.
Comprimé	40 mg	50	21,50	0,5 à 1,7	1	65 %	1992
Gélule LP	80 mg	28	29,00	1 à 2	1	65 %	1992
Gélule LP	160 mg	28	45,90	1,6 à 3,2	1	65 %	1992

PRORHINEL ★★

• **Composition :** Polysorbate 80, benzéthonium.
• **Domaine :** ORL.
• **Activité :** Soluté isotonique stérile. Antiseptique local.

Indications : Instillations nasales chez l'adulte et chez l'enfant. Traitement d'appoint des infections rhino-pharyngées : rhinites, rhino-pharyngites, sinusites. Hygiène nasale du nourrisson.

Précautions d'emploi : Ne pas se moucher immédiatement après l'application.

☞ *Vendu sans ordonnance.*

• MONAL

Forme	Dosage	N. d'unités	Prix	Prix/jour	Liste	Remb. S.S.	Comm.
Fl. pipette + amp.	–	10	13,50	–	0	35 %	1965
Pulv. + amp.	–	2	19,50*	–	0	0 %	1990
Fl. unidose	–	18	29,00*	–	0	0 %	1993

PROSTIGMINE ★★★

- **Composition :** Néostigmine.
- **Domaine :** Neuropsychiatrie.
- **Activité :** Antimyasthénique.
- **Classe :** Anticholinestérasique.

Indications : Myasthénie. Atonie intestinale. Certaines constipations.

Contre-indications : Asthme. Maladie de Parkinson. Obstacle sur les voies urinaires ou digestives.

Effets indésirables : Nausées, vomissements, crampes abdominales ou musculaires, diarrhée.

Précautions d'emploi : Prudence chez le cardiaque et le bronchitique chronique. Déconseillé chez la femme enceinte ou allaitant.

Interactions : Avec les autres anticholinestérasiques.

Surdosage : Troubles digestifs, gêne respiratoire, syncope imposant l'hospitalisation.

☞ *Sur prescription médicale.*

• ROCHE

Forme	Dosage	N. d'unités	Prix	Prix/jour	Liste	Remb. S.S.	Comm.
Amp. inj.	0,5 mg	6	9,70	2 à 6	1	65 %	1932

PROSTINE E2 ★★★

- **Composition :** Dinoprostone.
- **Domaine :** Gynécologie.
- **Activité :** Interruption de grossesse. Déclenchement du travail.
- **Classe :** Prostaglandine.

Indications : Induction de l'avortement thérapeutique pendant le 1er ou 2e trimestre de la grossesse. Évacuation de l'utérus en cas d'avortement incomplet. Terminaison d'une interruption thérapeutique de grossesse. Perfusion : déclenchement du travail à terme ou pour raisons médicales. Agent de l'avortement thérapeutique. Gel vaginal : induction du travail à terme ou à proximité du terme.

Contre-indications : Asthme. Antécédents thrombo-emboliques. Insuffisance cardiaque, hypertension artérielle sévère. Hypersensibilité aux prostaglandines. Fragilité utérine.

Effets indésirables : Accidents cardiovasculaires. Douleurs par contractions utérines. Asthme. Diarrhée, nausées, vomissements. Bouffées de chaleur, frissons, fièvre. Ralentissement cardiaque, hypotension.

Précautions d'emploi : Administration en service spécialisé avec moyens de réanimation.

Surdosage : Entraîne une hypertonie utérine.

☞ *Usage hospitalier.*

• UPJOHN

Forme	Dosage	N. d'unités	Prix	Prix/jour	Liste	Remb. S.S.	Comm.
Amp. inj.	5 mg	1	Hôp.	–	1	Hôp.	1986
Amp. inj. perf.	0,75 mg	1	Hôp.	–	1	Hôp.	1986
Amp. inj. perf.	5 mg	1	Hôp.	–	1	Hôp.	1986
Gel vaginal	1 mg	1	Hôp.	–	1	Hôp.	1993
Gel vaginal	2 mg	1	Hôp.	–	1	Hôp.	1993

PROSTINE F2 ALPHA ★★★

- **Composition :** Dinoprost.
- **Domaine :** Gynécologie.
- **Activité :** Déclenchement du travail.
- **Classe :** Prostaglandine.

Indications : Déclenchement du travail sur fœtus vivant ou mort aux environs du terme de la grossesse.

Contre-indications : Asthme. Antécédents thrombo-emboliques. Insuffisance cardiaque, hypertension artérielle sévère. Hypersensibilité aux prostaglandines. Fragilité utérine.

Effets indésirables : Accidents cardiovasculaires. Douleurs par contractions utérines. Asthme. Diarrhée, nausées, vomissements. Bouffées de chaleur, frissons, fièvre. Ralentissement cardiaque, hypotension.

Précautions d'emploi : Administration en service spécialisé avec moyens de réanimation.

Surdosage : Entraîne une hypertonie utérine.

☞ *Usage hospitalier.*

• UPJOHN

Forme	Dosage	N. d'unités	Prix	Prix/jour	Liste	Remb. S.S.	Comm.
Amp. inj.	5 mg	1	Hôp.	–	1	Hôp.	1983

PROSTINE VR ★★★

- **Composition :** Alprostadil ou prostaglandine E1.
- **Domaine :** Cardio-vasculaire.
- **Activité :** Vasodilatateur artériel.
- **Classe :** Prostaglandine.

Indications : Chez le nouveau-né présentant une malformation cardiaque, maintien temporaire de la perméabilité du canal artériel en attente d'une intervention chirurgicale curative.

Effets indésirables : Vasodilatation généralisée, apnée, hypotension, fièvre.

Précautions d'emploi : Le traitement sera toujours de courte durée. Réservé aux centres de réanimation néonatale.

☞ *Usage hospitalier.*

• UPJOHN

Forme	Dosage	N. d'unités	Prix	Prix/jour	Liste	Remb. S.S.	Comm.
Amp. inj.	0,5 mg	1	Hôp.	–	1	Hôp.	1983

PROTAMINE CHOAY ★★★

- **Composition :** Sulfate de protamine.
- **Domaine :** Hémostase.
- **Activité :** Antidote de l'héparine.

Indications : Hémorragies par surdosage en héparine ou en héparine de bas poids moléculaire.

Effets indésirables : Hypotension et bradycardie.

Précautions d'emploi : Vérifier l'efficacité du traitement en faisant pratiquer un temps de thrombine.

Surdosage : Peut entraîner un syndrome hémorragique.

☞ *Vendu sans ordonnance.*

• SANOFI WINTHROP

Forme	Dosage	N. d'unités	Prix	Prix/jour	Liste	Remb. S.S.	Comm.
Fl. inj. 10 ml	1 000 U/ml	1	11,50	–	0	65 %	1949

PROTAMINE ROCHE ★★★

- **Composition :** Chlorhydrate de protamine.
- **Domaine :** Hémostase.
- **Activité :** Antidote de l'héparine.

Indications : Hémorragies par surdosage en héparine ou en héparine de bas poids moléculaire.

Effets indésirables : Hypotension et bradycardie.

Précautions d'emploi : Vérifier l'efficacité du traitement en faisant pratiquer un temps de thrombine.

Surdosage : Peut entraîner un syndrome hémorragique.

☞ *Vendu sans ordonnance.*

• ROCHE

Forme	Dosage	N. d'unités	Prix	Prix/jour	Liste	Remb. S.S.	Comm.
Amp. inj. 5 ml	1 000 U/ml	1	6,30	–	0	65 %	1950
Fl. inj. 250 ml	600 U/ml	1	Hôp.	–	0	Hôp.	1950

PROTANGIX ★★

- **Composition :** Dipyridamole.
- **Domaine :** Cardio-vasculaire.
- **Activité :** Antiangoreux. Vasodilatateur. Antiagrégant.

Indications : Prévention des accidents thrombo-emboliques.

Contre-indications : Infarctus du myocarde récent.

Effets indésirables : Maux de tête, hypotension avec vertiges. Bouffées de chaleur. Troubles digestifs.

Précautions d'emploi : Prudence chez le sujet âgé ou présentant une hypotension. Non conseillé chez la femme enceinte ou allaitant.

Interactions : Association déconseillée avec les thrombolytiques et la ticlopidine (Ticlid), du fait du risque de saignement.

Surdosage : Entraîne des troubles gastriques et des maux de tête.

☞ *Sur prescription médicale.*

• SOEKAMI LEFRANCQ

Forme	Dosage	N. d'unités	Prix	Prix/jour	Liste	Remb. S.S.	Comm.
Capsule	60 mg	30	16,40	1,6 à 2,7	2	65 %	1980
Capsule	60 mg	100	41,10	1,2 à 2	2	65 %	1980

PROTÉOSÉRYL

- **Composition :** Protéolysat de sérum d'équidés.
- **Domaine :** Dermatologie.
- **Activité :** Topique cicatrisant.

Indications : Utilisé dans le traitement des ulcères de la jambe ou des lésions de radiodermite.

Contre-indications : Hypersensibilité aux protéines étrangères.

Effets indésirables : Risque d'accidents de sensibilisation.

Précautions d'emploi : S'assurer de l'asepsie des lésions.

☞ *Vendu sans ordonnance.*

• RECHERCHE THÉRAPEUTIQUE SPLÉNODEX

Forme	Dosage	N. d'unités	Prix	Prix/jour	Liste	Remb. S.S.	Comm.
Pommade	2 %	20 g	10,70	–	0	35 %	1957
Pommade	2 %	80 g	20,50	–	0	35 %	1957

PROTÉOSULFAN ★★

- **Composition :** Acide acétylsalicylique, protéolysat soufré.
- **Domaine :** Algologie. Rhumatologie.
- **Activité :** Antalgique périphérique. Antiarthrosique.
- **Classe :** Aspirine et dérivés, associé.

Indications : Douleurs rhumatismales, arthrose.

Contre-indications : Ulcère gastro-duodénal, maladie hémorragique. Hypersensibilité à l'aspirine. Certains asthmes. Dernier trimestre de la grossesse.

Effets indésirables : Bourdonnements d'oreille, douleurs abdominales, gastralgies. Plus rarement, ulcérations digestives avec hémorragies responsables d'une anémie. Syndromes hémorragiques avec épistaxis, ecchymoses, purpura. Accidents de sensibilisation : urticaire, asthme.

Précautions d'emploi : Prudence chez les patients présentant un asthme, des antécédents d'hémorragies. Prudence chez le patient prenant un traitement anticoagulant. Chez la femme enceinte, l'aspirine n'est pas contre-indiquée lors des deux premiers trimestres de la grossesse.

Interactions : Potentialise l'action des anticoagulants, des antiagrégants plaquettaires, des antidiabétiques hypoglycémiants et de certains diurétiques. L'aspirine peut réduire l'action de certains traitements, en particulier celle des anti-inflammatoires non stéroïdiens.

Surdosage : Surtout chez le sujet âgé et l'enfant, entraîne des désordres métaboliques avec troubles respiratoires pouvant provoquer la mort. L'hospitalisation s'impose d'urgence.

☞ *Vendu sans ordonnance.*

• GALLIER

Forme	Dosage	N. d'unités	Prix	Prix/jour	Liste	Remb. S.S.	Comm.
Comprimé	250 mg	60	38,80	4	0	0 %	1988

PROTHIADEN ★★★

- **Composition :** Dosulépine.
- **Domaine :** Neuropsychiatrie.
- **Activité :** Antidépresseur.
- **Classe :** Imipraminique.

Indications : Traitement de tous les états dépressifs.

Contre-indications : L'association à d'autres antidépresseurs du groupe des IMAO est formellement déconseillée. Les patients seront particulièrement surveillés s'ils présentent des antécédents d'adénome de la prostate, de glaucome, de troubles du rythme cardiaque ou de troubles tensionnels.

Effets indésirables : Fréquents mais peu graves : modifications de la vigilance, la sécheresse de la bouche, troubles de l'accommodation visuelle, constipation. L'hypotension orthostatique avec tachycardie est souvent gênante. Les troubles endocriniens et la prise de poids sont moins fréquents. Les convulsions sont beaucoup plus rares.

Précautions d'emploi : Le traitement par antidépresseurs doit être suivi par un médecin. La consommation d'alcool est formellement déconseillée. A utiliser avec prudence chez les épileptiques ou chez les patients présentant des antécédents cardio-vasculaires sévères. A utiliser avec prudence chez le sujet âgé et chez la femme enceinte ou allaitant.

Interactions : L'action du produit peut être modifiée lorsqu'il est associé à d'autres antidépresseurs. La fréquence des effets indésirables augmente lorsqu'on l'associe à certains antihypertenseurs ou à certains sédatifs du système nerveux.

Surdosage : Le surdosage peut entraîner des troubles de la conscience, des troubles du rythme cardiaque. Une hospitalisation s'impose d'urgence.

☞ *Sur prescription médicale.*

- BOOTS PHARMA

Forme	Dosage	N. d'unités	Prix	Prix/jour	Liste	Remb. S.S.	Comm.
Gélule	25 mg	50	35,20	2 à 4	1	65 %	1977
Comprimé	75 mg	20	38,20	2 à 4	1	65 %	1984

PROTHYL ★

- **Composition :** Benzocaïne, rétinol, hydroxyquinoléine.
- **Domaine :** ORL. Stomatologie.
- **Activité :** Anesthésique local. Antiseptique local.

Indications : Utilisé lors du port douloureux des appareils dentaires.

Contre-indications : Sensibilisation préalable au produit, en particulier aux anesthésiques locaux.

Effets indésirables : Possibilité d'éruptions cutanées allergiques.

Précautions d'emploi : Traitement de courte durée. Donne une réaction positive au contrôle antidopage.

Interactions : Ne pas associer à d'autres antiseptiques.

☞ *Vendu sans ordonnance.*

- SEPTODONT

Forme	Dosage	N. d'unités	Prix	Prix/jour	Liste	Remb. S.S.	Comm.
Pâte locale	–	15 g	22,00*	–	0	0 %	–

PROTINUTRIL ★★★

- **Composition :** Alanine, arginine, cystéine, glycine, histidine, isoleucine, leucine, lysine, méthionine, ornithine, phénylalanine, proline, thréonine, tryptophane, valine. Vitamines B6, PP. Acétate de magnésium, acétate de potassium. Azote : 9,7 g/l.
- **Domaine :** Nutrition et métabolisme.
- **Activité :** Alimentation parentérale.
- **Classe :** Acides aminés.

Indications : Apport protidique en alimentation parentérale.

Contre-indications : Insuffisances rénaes ou hépatiques sévères. Hyperhydra-ation.

Effets indésirables : Acidoses métaboliques. Hyperazotémie.

☞ *Vendu sans ordonnance.*

• PHARMACIA

Forme	Dosage	N. d'unités	Prix	Prix/ jour	Liste	Remb. S.S.	Comm.
Flacon inj. 500 mg	9,7 g/l	1	31,00	–	0	65 %	1973

PROTIRÉLINE ROCHE ★★★

• **Composition :** Protiréline.
• **Domaine :** Endocrinologie.
• **Activité :** Stimulant de la thyréostimuline.
• **Classe :** Hormone peptidique.

Indications : Exploration de l'axe hypophyso-thyroïdien au cours des maladies de la thyroïde. Exploration de la sécrétion de prolactine.

Contre-indications : Grossesse.

Effets indésirables : Peut entraîner des maux de tête, des vertiges, des nausées, des envies impérieuses d'uriner.

Précautions d'emploi : L'injection sera effectuée sur le patient à jeun.

☞ *Sur prescription médicale. Usage hospitalier.*

• ROCHE

Forme	Dosage	N. d'unités	Prix	Prix/jour	Liste	Remb. S.S.	Comm.
Amp. inj.	0,2 mg	6	Hôp.	–	1	Hôp.	1977

PROTOTAPEN ★★★

• **Composition :** Ampicilline, probénécide.
• **Domaine :** Infectiologie.
• **Activité :** Antibiotique.
• **Classe :** Pénicillines à spectre élargi.

Indications : Traitement « minute » de la blennorragie gonococcique.

Contre-indications : Hypersensibilité aux pénicillines. Mononucléose infectieuse. Insuffisance rénale.

Effets indésirables : Troubles digestifs : nausées, vomissements, gastralgies.

Précautions d'emploi : Rechercher dans les antécédents des réactions anormales à un traitement antérieur par une pénicilline. Prudence chez l'insuffisant rénal. Chez la femme enceinte ou allaitant, le produit passe dans l'organisme de l'enfant.

Interactions : Association déconseillée : allopurinol. Le méthotrexate augmente la toxicité.

☞ *Sur prescription médicale.*

• BRISTOL-MYERS SQUIBB

Forme	Dosage	N. d'unités	Prix	Prix/jour	Liste	Remb. S.S.	Comm.
Sachet	3,5 g	1	22,30	–	1	65 %	1978

PROVAMES ★★★

• **Composition :** Estradiol.
• **Domaine :** Endocrinologie. Gynécologie.
• **Activité :** Estrogénique.
• **Classe :** Estrogène.

Indications : Correction des carences estrogéniques liées à la ménopause et des symptômes tels que bouffées de chaleur, atrophie vaginale, incontinence d'urines. Prévention de l'ostéoporose postménopausique.

Contre-indications : Grossesse. Tumeurs malignes du sein et de l'utérus, tumeurs hypophysaires. Atteintes hépatiques sévères. Maladies cardiaques ou thrombo-emboliques. Galactorrhée.

Effets indésirables : Accidents cardiovasculaires ou thrombo-emboliques. Maux de tête, migraine, vertiges. Troubles digestifs, irritabilité, dépression. Jambes lourdes, tension mammaire.

Précautions d'emploi : Une surveillance clinique de la femme traitée s'impose. Déconseillé chez la femme enceinte ou allaitant.

Interactions : Ne pas associer à la rifampicine, aux barbituriques ni à certains antiépileptiques.

Surdosage : Entraîne une tension des seins.

☞ *Sur prescription médicale.*

• CASSENNE

Forme	Dosage	N. d'unités	Prix	Prix/jour	Liste	Remb. S.S.	Comm.
Comprimé	2 mg	25	16,00	0,6	2	65 %	1994

PROVÉNOL

- **Composition :** Diméticone, rutoside, nitrate de phénylmercure.
- **Domaine :** Gastro-entérologie.
- **Activité :** Antihémorroïdaire local.

Indications : Traitement symptomatique des manifestations douloureuses et prurigineuses anales, en particulier dans la crise hémorroïdaire.

Contre-indications : Hypersensibilité aux constituants.

Effets indésirables : Réactions allergiques cutanées.

Précautions d'emploi : Le traitement doit être de courte durée. Si les signes ne cèdent pas rapidement, le traitement doit être interrompu et une consultation spécialisée s'impose.

☞ *Vendu sans ordonnance.*

• SAUBA

Forme	Dosage	N. d'unités	Prix	Prix/jour	Liste	Remb. S.S.	Comm.
Suppositoire	–	15	–	–	0	0 %	–

PROVIRON ★★★

- **Composition :** Mestérolone.
- **Domaine :** Endocrinologie. Andrologie.
- **Activité :** Androgénique.
- **Classe :** Androgène.

Indications : Hypogonadisme masculin par déficit testiculaire ou hypophysaire.

Contre-indications : Cancer prostatique, adénome prostatique, cancer du sein masculin. Insuffisance hépatique rénale ou cardiaque sévère. Enfant.

Effets indésirables : Chez l'homme : irritabilité, prise de poids, acné, séborrhée.

Précautions d'emploi : Donne une réaction positive au contrôle antidopage. Chez l'homme, l'état de la prostate et des seins doit être surveillé. Déconseillé chez la femme enceinte ou allaitant.

☞ *Sur prescription médicale.*

• SCHERING

Forme	Dosage	N. d'unités	Prix	Prix/jour	Liste	Remb. S.S.	Comm.
Comprimé	25 mg	20	53,70*	–	2	0 %	1975

PROVISC ★★

- **Composition :** Hyaluronate de sodium.
- **Domaine :** Ophtalmologie.
- **Activité :** Solution visco-élastique.

Indications : Adjuvant en chirurgie de la chambre antérieure de l'œil.

Effets indésirables : Rares intolérances.

☞ *Sur prescription médicale. Usage hospitalier.*

• ALCON

Forme	Dosage	N. d'unités	Prix	Prix/jour	Liste	Remb. S.S.	Comm.
Sol. inj.	5,5 mg	1	Hôp.	–	0	Hôp.	–

PROZAC ★★★

- **Composition :** Fluoxétine.
- **Domaine :** Neuropsychiatrie.
- **Activité :** Antidépresseur.
- **Classe :** Non imipraminique, non IMAO, inhibiteur du recaptage de la sérotonine.

Indications : Traitement de tous les états dépressifs.

Contre-indications : Traitement concomitant par les antidépresseurs de type IMAO.

Effets indésirables : Les effets indésirables les plus fréquents sont d'ordre digestif : diarrhée, anorexie et perte de poids. Peuvent également apparaître des tremblements, une anxiété, de l'insomnie. Beaucoup plus rares sont les états d'excitation ou de confusion mentale qui disparaissent par diminution du traitement.

Précautions d'emploi : Le traitement par antidépresseurs doit être suivi par un médecin. La consommation d'alcool est formellement déconseillée. A utiliser avec prudence chez les épileptiques, les diabétiques ou les sujets présentant des altérations des fonctions hépatiques. A utiliser avec prudence chez la femme enceinte ou allaitant.

Interactions : L'association du produit à des antidépresseurs de type IMAO est contre-indiquée. La fréquence des effets indésirables augmente lorsqu'on l'associe à d'autres antidépresseurs ou au lithium.

Surdosage : Le surdosage entraîne des troubles digestifs, parfois des convulsions. Une hospitalisation s'impose.

☞ *Sur prescription médicale.*

• LILLY FRANCE

Forme	Dosage	N. d'unités	Prix	Prix/jour	Liste	Remb. S.S.	Comm.
Gélules	20 mg	14	88,20	6	1	65 %	1989
Sol. buv.	4 mg/ml	70 ml	?	?	1	?	1993

PRUNAGAR

- **Composition :** Agar-agar, belladone, noix vomique, bourdaine, séné, évonymine, aloès.
- **Domaine :** Gastro-entérologie.
- **Activité :** Laxatif stimulant. Antispasmodique. Cholérétique.
- **Classe :** Anthraquinonique. Anticholinergique.

Indications : Traitement symptomatique de la constipation associé aux mesures hygiéno-diététiques.

Contre-indications : Constipation récente inexpliquée, persistante, n'ayant pas fait l'objet d'examens médicaux. Colopathies organiques inflammatoires. Syndrome occlusif. Douleurs abdominales. Enfant de moins de 12 ans.

Effets indésirables : Sensation de ballonnement abdominal. Diarrhée. Douleurs abdominales. Mélanose recto-colique. Hypokaliémie. Maladie des laxatifs. Insuffisance rénale.

Précautions d'emploi : Pas d'utilisation prolongée. Non conseillé chez la femme allaitant. Prudence chez le sujet âgé ou alité.

Interactions : Ne pas associer aux diurétiques hypokaliémiants, aux anti-inflammatoires corticoïdes. Ne pas associer à certains antiarythmisants : sotalol, quinidine, amiodarone. Prudence en cas d'association avec les digitaliques, les dérivés de la vincamine.

Surdosage : Entraîne une diarrhée et des troubles hydroélectrolytiques graves.

☞ *Vendu sans ordonnance. Présente des dangers en cas d'utilisation prolongée.*

• P.P.D.H.

Forme	Dosage	N. d'unités	Prix	Prix/jour	Liste	Remb. S.S.	Comm.
Comprimé	–	30	21,90*	1	0	0 %	–

PSEUDOPHAGE ★

- **Composition :** Acide poly-d-mannuronique, Gelidium corneum.
- **Domaine :** Nutrition et métabolisme.
- **Activité :** Aliment de lest.
- **Classe :** Mucilages.

Indications : Adjuvant des régimes restrictifs au cours du traitement de l'obésité.

Contre-indications : Obstruction du tube digestif.

Précautions d'emploi : Prudence en cas de mégacôlon. Ne doit pas être absorbé sec.

☞ *Vendu sans ordonnance.*

• SERVIER

Forme	Dosage	N. d'unités	Prix	Prix/jour	Liste	Remb. S.S.	Comm.
Sachet	2,5 g	20	56,70*	5	0	0 %	1949

PSOCORTÈNE ★★★

- **Composition :** Flumétasone, acide salicylique, goudron.
- **Domaine :** Dermatologie.
- **Activité :** Anti-inflammatoire local. Kératolytique. Réducteur.
- **Classe :** Anti-inflammatoire stéroïdien. Dermocorticoïde. Acide salicylique.

Indications : Psoriasis et dermatoses psoriasiformes. Eczémas secs. Névrodermies.

Contre-indications : Hypersensibilité aux produits. Dermatoses primitivement microbiennes, virales ou mycosiques.

Effets indésirables : Atrophie cutanée, télangiectasies, vergetures. Retard de cicatrisation. Sécheresse de la peau, folliculite, acné, hypertrichose, dépigmentation. Réactions allergiques cutanées.

Précautions d'emploi : Pas d'utilisation prolongée. Prudence chez l'enfant.

☞ *Sur prescription médicale.*

- CIBA-GEIGY

Forme	Dosage	N. d'unités	Prix	Prix/jour	Liste	Remb. S.S.	Comm.
Pommade	–	60 g	36,40	–	1	65 %	1978

PSORADERM-5 ★★★

- **Composition :** 5-méthoxypsoralène.
- **Domaine :** Dermatologie.
- **Activité :** Photosensibilisant.
- **Classe :** Psoralène.

Indications : Psoriasis associé à la puvathérapie.

Contre-indications : Affections aggravées par le soleil. Hypertension artérielle, insuffisances hépatiques ou rénales. Cataracte, glaucome. Cancers de la peau.

Effets indésirables : Nausées, gastralgies, prurit.

Précautions d'emploi : Déconseillé chez la femme enceinte. L'utilisation de la puvathérapie est du domaine du spécialiste.

Interactions : Ne pas associer à d'autres photosensibilisants.

☞ *Sur prescription médicale.*

- BERGADERM

Forme	Dosage	N. d'unités	Prix	Prix/jour	Liste	Remb. S.S.	Comm.
Comprimé	20 mg	50	107,30*	–	1	0 %	1983

PSYLIA ★★★

- **Composition :** Psyllium.
- **Domaine :** Gastro-entérologie.
- **Activité :** Laxatif de lest.
- **Classe :** Mucilage.

Indications : Traitement symptomatique de la constipation associé aux mesures hygiéno-diététiques.

Contre-indications : Constipation récente inexpliquée, persistante, n'ayant pas fait l'objet d'examens médicaux. Syndrome occlusif ou subocclusif. Fécalome.

Effets indésirables : Sensation de ballonnement abdominal. Flatulences.

Précautions d'emploi : Pas d'utilisation prolongée. Prudence chez le sujet grabataire ou porteur d'un mégacôlon.

☞ *Vendu sans ordonnance.*

- TECHNI-PHARMA

Forme	Dosage	N. d'unités	Prix	Prix/jour	Liste	Remb. S.S.	Comm.
Sachet	3,6 g	20	20,80	1 à 3	0	35 %	1991

PSYLLIUM LANGLEBERT ★★★

- **Composition :** Psyllium.
- **Domaine :** Gastro-entérologie.
- **Activité :** Laxatif de lest.
- **Classe :** Mucilage.

Indications : Traitement symptomatique de la constipation associé aux mesures hygiéno-diététiques.

Contre-indications : Constipation récente inexpliquée, persistante, n'ayant pas fait l'objet d'examens médicaux. Syndrome occlusif ou subocclusif. Fécalome.

Effets indésirables : Sensation de ballonnement abdominal. Flatulences.

Précautions d'emploi : Pas d'utilisation prolongée. Prudence chez le sujet grabataire ou porteur d'un mégacôlon.

☞ *Vendu sans ordonnance.*

• VIGAN

Forme	Dosage	N. d'unités	Prix	Prix/jour	Liste	Remb. S.S.	Comm.
Graines	–	250 g	32,50*	–	0	0 %	1910

PULMADOL

• **Composition :** *Sirop adulte* : codéine, opium, benzoate de sodium, sulfogaïacol, aconit, belladone, Drosera, eucalyptus, serpolet, séné, laurier-cerise, sulfate de magnésium. *Sirop enfant* : pholcodine, benzoate de sodium, bromure de sodium, belladone, ipéca, Drosera, séné.
• **Domaine :** Pneumologie.
• **Activité :** Antitussif.
• **Classe :** Opium et dérivés.

Indications : Utilisé dans le traitement symptomatique de la toux non productive. Trachéites, laryngites, bronchites.

Contre-indications : Asthme. Insuffisance respiratoire, glaucome, troubles urétro-prostatiques.

Effets indésirables : Constipation, somnolence, nausées, vomissements, dépression respiratoire. Sécheresse de la bouche, troubles visuels, rétention urinaire. L'augmentation des doses et la prolongation de l'administration peuvent conduire à la dépendance et à la toxicomanie.

Précautions d'emploi : Prudence chez le sujet âgé, l'insuffisant cardiaque. Ne pas prendre d'alcool pendant le traitement. Déconseillé chez la femme enceinte ou allaitant. Le traitement doit être de courte durée. Donne une réaction positive au contrôle antidopage.

Interactions : L'activité et les effets secondaires peuvent être augmentés par les autres dépresseurs du système nerveux central ou d'autres produits anticholinergiques.

Surdosage : Entraîne une somnolence avec dépression des centres respiratoires imposant l'hospitalisation.

☞ *Vendu sans ordonnance.*

• AMIDO

Forme	Dosage	N. d'unités	Prix	Prix/jour	Liste	Remb. S.S.	Comm.
Sirop adulte	–	150 ml	38,50*	–	0	0 %	–
Sirop enfant	–	150 ml	35,00*	–	0	0 %	–
Sirop nourr.	–	125 ml	31,00*	–	0	0 %	–

PULMAX

• **Composition :** Baume du Pérou, camphre, eucalyptus, romarin.
• **Domaine :** Pneumologie. ORL.
• **Activité :** Antiseptique local. Décongestionnant. Révulsif.

Indications : Traitement adjuvant dans les états congestifs des voies aériennes supérieures, en l'absence d'activité spécifique démontrée.

Contre-indications : Enfant de moins de 30 mois.

Effets indésirables : Réactions allergiques.

Précautions d'emploi : Crème révulsive à ne pas appliquer sur les muqueuses ni sur la peau lésée.

☞ *Vendu sans ordonnance.*

• ZYMA

Forme	Dosage	N. d'unités	Prix	Prix/jour	Liste	Remb. S.S.	Comm.
Crème	–	40 g	20,60*	–	0	0 %	1978

PULMICORT ★★★

• **Composition :** Budésonide.
• **Domaine :** Pneumologie.
• **Activité :** Anti-inflammatoire local.
• **Classe :** Anti-inflammatoire stéroïdien local.

Indications : Traitement de fond de l'asthme à dyspnée paroxystique mal équilibré par les traitements usuels. Asthme corticodépendant.

Contre-indications : Hypersensibilité au produit. Tuberculose pulmonaire non traitée. Ulcère digestif évolutif.

Effets indésirables : Toux, raucité de la voix, candidoses de la bouche et du pharynx. Risques de freination hypophyso-surrénalienne.

Précautions d'emploi : Ce produit n'est pas un traitement de la crise. La survenue d'une infection respiratoire nécessite l'arrêt du traitement local. Déconseillé chez la femme enceinte ou allaitant. Donne une réaction positive au contrôle antidopage.

Surdosage : Bien rarement, signes d'hypercorticisme.

☞ *Sur prescription médicale.*

• ASTRA FRANCE

Forme	Dosage	N. d'unités	Prix	Prix/jour	Liste	Remb. S.S.	Comm.
Spray aérosol	100 µg/b	200 b	117,60	2,4 à 11,8	1	65 %	1992
Spray aérosol	200 µg/b	100 b	117,60	2,4 à 11,8	1	65 %	1992
Turbuhaler	200 µg/b	200 b	279,10	2,8 à 14	1	65 %	1992

PULMOCALM ★★

- **Composition :** *Sirop adulte* : codéine, codéthyline, Grindelia, benzoate de sodium, sirop de Desessartz. *Sirop enfant* : codéine, belladone, benzoate de sodium, sulfogaïacol, aconit, tolu, sirop de Desessartz. *Sirop nourrisson* : bromure de sodium, Grindélia, Droséra, tolu, polygalla.
- **Domaine :** Pneumologie.
- **Activité :** Antitussif.
- **Classe :** Opium et dérivés.

Indications : Proposé dans le traitement des toux non productives.

Contre-indications : Enfant de moins de 15 ans (sirop adulte). Asthme, insuffisance respiratoire.

Effets indésirables : Constipation, somnolence, nausées, vomissements, dépression respiratoire. L'augmentation des doses et la prolongation de l'administration peuvent conduire à la dépendance et à la toxicomanie.

Précautions d'emploi : Ne pas prendre d'alcool pendant le traitement. Prudence chez le sujet âgé. Déconseillé chez la femme enceinte ou allaitant. Le traitement doit être de courte durée. Donne une réaction positive au contrôle antidopage.

Interactions : L'activité et les effets secondaires peuvent être augmentés par les autres dépresseurs du système nerveux central.

Surdosage : Entraîne une somnolence avec dépression des centres respiratoires imposant l'hospitalisation.

☞ *Vendu sans ordonnance.*

• PICOT

Forme	Dosage	N. d'unités	Prix	Prix/jour	Liste	Remb. S.S.	Comm.
Sirop adulte	–	180 ml	27,80*	–	0	0 %	–
Sirop enfant	–	125 ml	23,50*	–	0	0 %	–
Sirop nourr.	–	125 ml	20,90*	–	0	0 %	–

PULMO-DRAINOL ❍

- **Composition :** Antimonium tartaricum 6CH, Baryta muriatica 6CH, Sanguinaria canadensis 6CH, Phosphorus 6CH, Pulsatilla 6CH, Bryonia dioica 6CH, Silicea 6CH, Spongia tosta 6CH, Stannum 6CH, Kermes mineralis 6CH, Ipeca 3CH aa.
- **Domaine :** Pneumologie.
- **Activité :** Divers.

Indications : Toux grasses.

☞ *Vendu sans ordonnance.*

• BOIRON

Forme	Dosage	N. d'unités	Prix	Prix/jour	Liste	Remb. S.S.	Comm.
Sol. buvable	–	30 ml	34,00*	3	0	0 %	–

PULMOFLUIDE ENFANT ★

- **Composition :** Pholcodine, terpine, guaïfénésine, benzoate de sodium, sirops de Desessartz, de framboise et de tolu.
- **Domaine :** Pneumologie.
- **Activité :** Antitussif.
- **Classe :** Opium et dérivés.

Indications : Utilisé dans le traitement symptomatique des toux non productives, en l'absence d'activité spécifique démontrée.

Contre-indications : Asthme, insuffisance respiratoire. Enfant de moins de 30 mois.

Effets indésirables : Constipation, somnolence, nausées, vomissements, dépression respiratoire. Intolérance digestive. Éruptions cutanées.

Précautions d'emploi : Ne pas prendre d'alcool pendant le traitement. Prudence chez le sujet âgé. Déconseillé chez la femme enceinte ou allaitant. Le traitement doit être de courte durée. Donne une réaction positive au contrôle antidopage.

Interactions : L'activité et les effets secondaires peuvent être augmentés par association à d'autres dépresseurs du système nerveux central.

Surdosage : Entraîne une somnolence avec possible dépression des centres respiratoires imposant l'hospitalisation.

☞ *Vendu sans ordonnance.*

• PHYGIÈNE

Forme	Dosage	N. d'unités	Prix	Prix/jour	Liste	Remb. S.S.	Comm.
Sirop	–	180 ml	34,60*	–	0	0 %	1960

PULMOFLUIDE ÉPHÉDRINE

- **Composition :** Ephédrine, terpine, eucalyptol, benzoate de sodium, glycérylgaïacol, codéine, ipéca.
- **Domaine :** Pneumologie.
- **Activité :** Bronchodilatateur. Expectorant. Antitussif.

Indications : Proposé dans l'asthme à dyspnée continue. Traitement de fond des broncho-pneumopathies chroniques obstructives à forme spastique.

Contre-indications : Enfant de moins de 15 ans. Troubles du rythme ventriculaire. Insuffisance coronarienne évolutive. Hyperthyroïdie. Hypertension artérielle. Insuffisance respiratoire.

Effets indésirables : Tremblements. Maux de tête, nausées, palpitations, tachycardie, troubles du rythme cardiaque. Douleurs précordiales. Rétention urinaire. Agitation, insomnie.

Précautions d'emploi : Le traitement doit être surveillé médicalement, avec mesure régulière du pouls et du rythme cardiaque. Prudence chez le sujet âgé ou insuffisant cardiaque. Non conseillé chez la femme enceinte ou allaitant. Donne une réaction positive au contrôle antidopage.

Interactions : Ne pas associer aux antidépresseurs de type IMAO, aux anesthésiques volatils.

Surdosage : Entraîne excitation, hypertension, troubles du rythme ventriculaire.

☞ *Vendu sans ordonnance.*

• PHYGIÈNE

Forme	Dosage	N. d'unités	Prix	Prix/jour	Liste	Remb. S.S.	Comm.
Sol. buv.	–	180 ml	34,60*	–	0	0 %	1943

PULMOFLUIDE SIMPLE ★

- **Composition :** Codéine, terpine, eucalyptol, benzoate de sodium, glycérylgaïacol, ipéca.
- **Domaine :** Pneumologie.
- **Activité :** Antitussif.
- **Classe :** Opium et dérivés.

Indications : Utilisé dans le traitement de la sécrétion bronchique au cours des affections broncho-pulmonaires.

Contre-indications : Asthme, insuffisance respiratoire. Enfant de moins de 10 ans.

Effets indésirables : Constipation, somnolence, nausées, vomissements, dépression respiratoire. L'augmentation des doses et la prolongation de l'administration peuvent conduire à la dépendance et à la toxicomanie.

Précautions d'emploi : Ne pas prendre d'alcool pendant le traitement. Prudence chez le sujet âgé. Déconseillé chez la femme enceinte ou allaitant. Le traitement doit être de courte durée. Donne une réaction positive au contrôle antidopage.

Interactions : L'activité et les effets secondaires peuvent être augmentés par les autres dépresseurs du système nerveux central.

Surdosage : Entraîne une somnolence avec dépression des centres respiratoires imposant l'hospitalisation.

☞ *Vendu sans ordonnance.*

• PHYGIÈNE

Forme	Dosage	N. d'unités	Prix	Prix/jour	Liste	Remb. S.S.	Comm.
Sol. buv.	–	180 ml	34,60*	–	0	0 %	1940

PULMOLL

• **Composition :** Terpine, menthol, amyléine.
• **Domaine :** Pneumologie. ORL.
• **Activité :** Antitussif. Expectorant. Antiseptique.
• **Classe :** Non opiacé.

Indications : Adjuvant dans le traitement des irritations de la gorge en cas de toux, rhume, états grippaux.

Contre-indications : Hypersensibilité aux anesthésiques locaux. Enfant de moins de 30 mois.

Précautions d'emploi : Prudence chez l'enfant de moins de 7 ans.

☞ *Vendu sans ordonnance.*

• STERLING MIDY

Forme	Dosage	N. d'unités	Prix	Prix/jour	Liste	Remb. S.S.	Comm.
Pastille	–	80 g	20,10*	–	0	0 %	1911
Pastille	–	180 g	35,10*	–	0	0 %	1911

PULMOLL AU MENTHOL ET À L'EUCALYPTUS

• **Composition :** Menthol, menthe poivrée, eucalyptus.
• **Domaine :** Pneumologie.
• **Activité :** Antiseptique.

Indications : Adjuvant dans le traitement des affections respiratoires : rhumes, gorge irritée.

Contre-indications : Enfant de moins de 30 mois.

Précautions d'emploi : Prudence chez le jeune enfant.

☞ *Vendu sans ordonnance.*

• STERLING MIDY

Forme	Dosage	N. d'unités	Prix	Prix/jour	Liste	Remb. S.S.	Comm.
Pastille	–	80 g	20,10*	–	0	0 %	1983
Pastille	–	180 g	39,00*	–	0	0 %	1983

PULMOLL DIMÉTHOXANATE ★

• **Composition :** Diméthoxanate.
• **Domaine :** Pneumologie.
• **Activité :** Antitussif.
• **Classe :** Non opiacé.

Indications : Traitement des toux non productives, en particulier allergiques ou irritatives.

Contre-indications : Insuffisance respiratoire, glaucome, troubles urétro-prostatiques.

Effets indésirables : Constipation, somnolence, nausées, vomissements, dépression respiratoire. Sécheresse de la bouche, troubles visuels, rétention d'urine.

Précautions d'emploi : Ne pas prendre d'alcool pendant le traitement. Le traitement doit être de courte durée.

Interactions : L'activité et les effets secondaires peuvent être augmentés par les autres dépresseurs du système nerveux central ou d'autres produits anticholinergiques.

☞ *Vendu sans ordonnance.*

• STERLING MIDY

Forme	Dosage	N. d'unités	Prix	Prix/jour	Liste	Remb. S.S.	Comm.
Sirop	0,25 %	150 ml	Libre	–	0	0 %	1960

PULMONASE ★

- **Composition :** Codéine, benzoate de sodium, laurier-cerise, aconit, Drosera, tolu, chloroforme, rhum.
- **Domaine :** Pneumologie.
- **Activité :** Antitussif.
- **Classe :** Opium et dérivés.

Indications : Utilisé dans le traitement symptomatique des toux non productives.

Contre-indications : Asthme, insuffisance respiratoire. Enfant de moins de 15 ans.

Effets indésirables : Constipation, somnolence, nausées, vomissements, dépression respiratoire. L'augmentation des doses et la prolongation de l'administration peuvent conduire à la dépendance et à la toxicomanie.

Précautions d'emploi : Ne pas prendre d'alcool pendant le traitement. Prudence chez le sujet âgé. Déconseillé chez la femme enceinte ou allaitant. Le traitement doit être de courte durée. Donne une réaction positive au contrôle antidopage.

Interactions : L'activité et les effets secondaires peuvent être augmentés par les autres dépresseurs du système nerveux central.

Surdosage : Entraîne une somnolence avec dépression des centres respiratoires imposant l'hospitalisation.

☞ *Vendu sans ordonnance.*

- PHARMACIE CENTRALE DE FRANCE

Forme	Dosage	N. d'unités	Prix	Prix/jour	Liste	Remb. S.S.	Comm.
Sirop	–	200 ml	42,65*	–	0	0 %	1934

PULMOPHÉDRYL ★

- **Composition :** Codéine, belladone, éphédrine, aconit, caféine, gluconate de calcium, benzoate de sodium, sulfogaïacol, arrhénal, jusquiame, sirop de Desessartz, tolu, sirop pectoral.
- **Domaine :** Pneumologie.
- **Activité :** Antitussif.
- **Classe :** Opium et dérivés.

Indications : Utilisé dans le traitement symptomatique des toux non productives.

Contre-indications : Enfant de moins de 15 ans. Asthme, insuffisance respiratoire. Glaucome, troubles urétro-prostatiques.

Effets indésirables : Constipation, somnolence, nausées, vomissements, dépression respiratoire. Sécheresse de la bouche, troubles visuels, tachycardie. L'augmentation des doses et la prolongation de l'administration peuvent conduire à la dépendance et à la toxicomanie.

Précautions d'emploi : Ne pas prendre d'alcool pendant le traitement. Prudence chez le sujet âgé. Déconseillé chez la femme enceinte ou allaitant. Le traitement doit être de courte durée. Donne une réaction positive au contrôle antidopage.

Interactions : L'activité et les effets secondaires peuvent être augmentés par les autres dépresseurs du système nerveux central.

Surdosage : Entraîne une somnolence avec dépression des centres respiratoires imposant l'hospitalisation.

☞ *Vendu sans ordonnance.*

- CIBA VISION OPHTALMICS

Forme	Dosage	N. d'unités	Prix	Prix/jour	Liste	Remb. S.S.	Comm.
Sirop	0,25 mg/ml	250 ml	26,50*	4,8 à 6,3	0	0 %	1944

PULMOSEPTOL ★

- **Composition :** *Suppositoire adulte et enfant* : pholcodine, eucalyptol, gaïacol, camphre, niaouli, fenchone, créosote, phénol, procaïne. *Suppositoire nourrisson* : Grindelia, camphre, gaïacol, eucalyptol.
- **Domaine :** Pneumologie.
- **Activité :** Antitussif.
- **Classe :** Opium et dérivés.

Indications : Utilisé dans le traitement des toux non productives : états grippaux, bronchites aiguës.

Contre-indications : Asthme. Insuffisance respiratoire, glaucome. Troubles urétro-prostatiques. Hypersensibilité aux anesthésiques locaux.

Effets indésirables : Constipation, somnolence, nausées, vomissements, dépression respiratoire. Intolérance digestive. Éruptions cutanées.

Précautions d'emploi : Ne pas prendre d'alcool pendant le traitement. Prudence chez le sujet âgé. Déconseillé chez la femme enceinte ou allaitant. Le traitement doit être de courte durée. Donne une réaction positive au contrôle antidopage.

Interactions : L'activité et les effets secondaires peuvent être augmentés par association à d'autres dépresseurs du système nerveux central.

Surdosage : Entraîne une somnolence avec possible dépression des centres respiratoires imposant l'hospitalisation.

☞ *Vendu sans ordonnance.*

• SARBACH

Forme	Dosage	N. d'unités	Prix	Prix/ jour	Liste	Remb. S.S.	Comm.
Supp. adulte	20 mg	10	27,40*	–	0	0 %	–
Supp. enfant	10 mg	10	27,40*	–	0	0 %	–
Supp. nourrisson	–	10	26,50*	–	0	0 %	–

PULMOSÉRUM ★

• **Composition :** Codéine, gaïacol, acide phosphorique.
• **Domaine :** Pneumologie.
• **Activité :** Antitussif.
• **Classe :** Opium et dérivés.

Indications : Utilisé dans le traitement symptomatique des toux non productives.

Contre-indications : Asthme, insuffisance respiratoire. Enfant.

Effets indésirables : Constipation, somnolence, nausées, vomissements, dépression respiratoire. L'augmentation des doses et la prolongation de l'administration peuvent conduire à la dépendance et à la toxicomanie.

Précautions d'emploi : Ne pas prendre d'alcool pendant le traitement. Prudence chez le sujet âgé. Déconseillé chez la femme enceinte ou allaitant. Le traitement doit être de courte durée. Donne une réaction positive au contrôle antidopage.

Interactions : L'activité et les effets secondaires peuvent être augmentés par les autres dépresseurs du système nerveux central.

Surdosage : Entraîne une somnolence avec dépression des centres respiratoires imposant l'hospitalisation.

☞ *Vendu sans ordonnance.*

• BAILLY

Forme	Dosage	N. d'unités	Prix	Prix/jour	Liste	Remb. S.S.	Comm.
Sol. buv.	0,15 mg/ml	200 ml	12,90	3,9 à 7,8	0	35 %	1910
Sol. buv. à diluer	0,8 mg/ml	125 ml	23,40*	–	0	0 %	1961

PULMOSODYL ★

• **Composition :** Codéthyline, belladone, aconit, benzoate de sodium, sulfogaïacol, tolu.
• **Domaine :** Pneumologie.
• **Activité :** Antitussif.
• **Classe :** Opium et dérivés.

Indications : Utilisé dans le traitement symptomatique des toux non productives en l'absence d'activité spécifique démontrée.

Contre-indications : Enfant de moins de 15 ans. Asthme, insuffisance respiratoire. Glaucome, troubles urétro-prostatiques.

Effets indésirables : Constipation, somnolence, nausées, vomissements, dépression respiratoire. Sécheresse de la bouche, troubles visuels, tachycardie. L'augmentation des doses et la prolongation de l'administration peuvent conduire à la dépendance et à la toxicomanie.

Précautions d'emploi : Ne pas prendre d'alcool pendant le traitement. Prudence chez le sujet âgé. Déconseillé chez la femme enceinte ou allaitant. Le traitement doit être de courte durée. Donne une réaction positive au contrôle antidopage.

Interactions : L'activité et les effets secondaires peuvent être augmentés par les autres dépresseurs du système nerveux central.

Surdosage : Entraîne une somnolence avec dépression des centres respiratoires imposant l'hospitalisation.

☞ *Vendu sans ordonnance.*

• BRIDOUX

Forme	Dosage	N. d'unités	Prix	Prix/jour	Liste	Remb. S.S.	Comm.
Sirop	–	200 ml	18,30*	–	0	0 %	1943

PULMOSPIR ★

Composition : Codéine, codéthyline, belladone, aconit, benzoate de sodium, sulfogaïacol, tolu.

• **Domaine :** Pneumologie.

• **Activité :** Antitussif.

• **Classe :** Opium et dérivés.

Indications : Utilisé dans le traitement symptomatique des toux non productives.

Contre-indications : Asthme, insuffisance respiratoire. Enfant de moins de 10 ans. Glaucome, troubles urétro-prostatiques.

Effets indésirables : Constipation, somnolence, nausées, vomissements, dépression respiratoire. Sécheresse de la bouche, troubles visuels, tachycardie. L'augmentation des doses et la prolongation de l'administration peuvent conduire à la dépendance et à la toxicomanie.

Précautions d'emploi : Ne pas prendre d'alcool pendant le traitement. Prudence chez le sujet âgé. Déconseillé chez la femme enceinte ou allaitant. Le traitement doit être de courte durée. Donne une réaction positive au contrôle antidopage.

Interactions : L'activité et les effets secondaires peuvent être augmentés par les autres dépresseurs du système nerveux central.

Surdosage : Entraîne une somnolence avec dépression des centres respiratoires imposant l'hospitalisation.

☞ *Vendu sans ordonnance.*

• SOEKAMI LEFRANCQ

Forme	Dosage	N. d'unités	Prix	Prix/jour	Liste	Remb. S.S.	Comm.
Sirop	–	200 ml	18,30	–	0	0 %	1943

PULMOTHIOL ★

• **Composition :** Codéine, belladone, aconit, sulfogaïacol, bromoforme, aubépine, eucalyptus, polygala, lobélie, terpine, bromure de sodium, benzoate de sodium, tolu, sirop de Desessartz, pavot blanc, laurier-cerise.

• **Domaine :** Pneumologie.

• **Activité :** Antitussif.

• **Classe :** Opium et dérivés.

Indications : Utilisé dans le traitement symptomatique des toux non productives.

Contre-indications : Asthme, insuffisance respiratoire. Enfant de moins de 10 ans. Glaucome. Troubles urétro-prostatiques.

Effets indésirables : Constipation, somnolence, nausées, vomissements, dépression respiratoire. Sécheresse de la bouche, troubles visuels, tachycardie. L'augmentation des doses et la prolongation de l'administration peuvent conduire à la dépendance et à la toxicomanie.

Précautions d'emploi : Ne pas prendre d'alcool pendant le traitement. Prudence chez le sujet âgé. Déconseillé chez la femme enceinte ou allaitant. Le traitement doit être de courte durée. Donne une réaction positive au contrôle antidopage.

Interactions : L'activité et les effets secondaires peuvent être augmentés par les autres dépresseurs du système nerveux central.

Surdosage : Entraîne une somnolence avec dépression des centres respiratoires imposant l'hospitalisation.

☞ *Vendu sans ordonnance.*

• SOEKAMI LEFRANCQ

Forme	Dosage	N. d'unités	Prix	Prix/jour	Liste	Remb. S.S.	Comm.
Sirop	0,4 mg/ml	200 ml	18,30	5,5 à 6,9	0	35 %	1943

PULMOXÉDOL

• **Composition :** Codéthyline, codéine, belladone, aconit, benzoate de sodium, sulfogaïacol, sirop de tolu.

• **Domaine :** Pneumologie.

• **Activité :** Antitussif.

• **Classe :** Opium et dérivés.

Indications : Utilisé dans le traitement des toux non productives : états grippaux, bronchites aiguës.

Contre-indications : Asthme. Insuffisance respiratoire, glaucome, troubles urétro-prostatiques.

Effets indésirables : Constipation, somnolence, nausées, vomissements, dépression respiratoire. Intolérance digestive. Éruptions cutanées.

Précautions d'emploi : Ne pas prendre d'alcool pendant le traitement. Prudence chez le sujet âgé. Déconseillé chez l femme enceinte ou allaitant. Le traitemer doit être de courte durée. Donne une réac tion positive au contrôle antidopage.

Interactions : L'activité et les effets se condaires peuvent être augmentés par asso ciation à d'autres dépresseurs du systèm nerveux central.

Surdosage : Entraîne une somnolenc avec possible dépression des centres resp ratoires imposant l'hospitalisation.

☞ *Vendu sans ordonnance.*

• SOEKAMI LEFRANCQ

Forme	Dosage	N. d'unités	Prix	Prix/jour	Liste	Remb. S.S.	Comm.
Sirop	–	200 ml	29,70*	–	0	0 %	1951

PULMOZYME ★★★

• **Composition :** Dornase alfa.
• **Domaine :** Pneumologie.
• **Activité :** Mucolytique.
• **Classe :** Protéase.

Indications : Encombrement bronchique chez les patients atteints de mucoviscidose.

Contre-indications : Hypersensibilité au produit. Enfant de moins de 5 ans.

Effets indésirables : Enrouement et mo dification de la voix. Éruptions cutanée Augmentation des sécrétions.

Précautions d'emploi : Administratio en nébulisation.

☞ *Usage hospitalier.*

• ROCHE

Forme	Dosage	N. d'unités	Prix	Prix/jour	Liste	Remb. S.S.	Comm.
Amp. pour inhal.	2,5 mg	6	Hôp.	–	1	Hôp.	1994

PULSTIM ★★★

• **Composition :** Gonadoréline.
• **Domaine :** Endocrinologie. Gynécologie.
• **Activité :** Stimulant des gonadostimulines. Induction de l'ovulation.
• **Classe :** Gonadoréline (LH-RH) et analogues.

Indications : Induction de l'ovulation dans le traitement des stérilités par aménorrhée hypothalamique.

Contre-indications : Hyperandrogénies, insuffisance ovarienne, obstruction tubair etc.

Effets indésirables : Il a été rapporté un augmentation des cancers de l'ovaire. existe un risque certain de grossesses mu tiples.

Précautions d'emploi : Traitement pa perfusion veineuse.

☞ *Sur prescription médicale. Usage hos pitalier.*

• CASSENNE

Forme	Dosage	N. d'unités	Prix	Prix/jour	Liste	Remb. S.S.	Comm.
Amp. inj.	0,5 mg	1	Hôp.	–	1	Hôp.	1990

PULVÉOL

• **Composition :** Menthol, eucalyptol, terpinol, acide borique.
• **Domaine :** Pneumologie. ORL.
• **Activité :** Antiseptique local. Décongestionnant.

Indications : Traitement adjuvant dans les états congestifs des voies aériennes supérieures, en l'absence d'activité spécif que démontrée.

Contre-indications : Enfant de moins d 30 mois.

Effets indésirables : Réactions aller giques.

Précautions d'emploi : Crème révulsiv

à ne pas appliquer sur les muqueuses ni sur la peau lésée.

☞ *Vendu sans ordonnance.*

- LALEUF

Forme	Dosage	N. d'unités	Prix	Prix/jour	Liste	Remb. S.S.	Comm.
Poudre/inhalation	–	100 g	21,00*	–	0	0 %	1905

PULVIPLASMINE ❍

- **Composition :** Thuya occidentalis 1DH, Hydrastis canadensis TM, Erysimium officinale TM, Belladonna TM, Hamamelis virginiana TM, Phytolacca decandra TM, huile d'arachide.
- **Domaine :** ORL.
- **Activité :** Divers.

Indications : Coryza, rhinite, sinusite.

Précautions d'emploi : L'administration intranasale de soluté huileux n'est pas recommandée.

☞ *Vendu sans ordonnance.*

- BOIRON

Forme	Dosage	N. d'unités	Prix	Prix/jour	Liste	Remb. S.S.	Comm.
Fl. nébuliseur	–	15 ml	34,00*	–	0	0 %	–

PULVO 47 ★

- **Composition :** Catalase, hexamidine.
- **Domaine :** Dermatologie.
- **Activité :** Détersion des plaies. Antiseptique local.
- **Classe :** Enzyme.

Indications : Proposé comme traitement d'appoint des dermites irritatives et des plaies superficielles susceptibles de se surinfecter. Utilisé dans le traitement des ulcères de la jambe.

Contre-indications : Hypersensibilité aux protéines étrangères et à l'hexamidine.

Effets indésirables : Réactions allergiques possibles : eczéma et dermite de contact. Réaction d'hypersensibilité générale.

Interactions : Ne pas associer à d'autres antiseptiques.

☞ *Vendu sans ordonnance.*

- FOURNIER

Forme	Dosage	N. d'unités	Prix	Prix/jour	Liste	Remb. S.S.	Comm.
Poudre pulv.	–	4 g	37,70	–	0	35 %	1970

PULVO 47 NÉOMYCINE ★

- **Composition :** Néomycine, catalase extraite de foie de cheval.
- **Domaine :** Dermatologie. Chirurgie.
- **Activité :** Antibiotique local. Enzyme.
- **Classe :** Aminoside.

Indications : Surinfection des brûlures et plaies superficielles.

Contre-indications : Hypersensibilité aux aminosides. Infections mammaires.

Effets indésirables : Eczéma allergique de contact. Effets toxiques systémiques.

☞ *Sur prescription médicale.*

- FOURNIER

Forme	Dosage	N. d'unités	Prix	Prix/jour	Liste	Remb. S.S.	Comm.
Poudre	–	4 g	38,30	–	1	35 %	1974

PURGANOL DAGUIN

- **Composition :** Phénolphtaléine.
- **Domaine :** Gastro-entérologie.
- **Activité :** Laxatif stimulant.
- **Classe :** Phénolphtaléine.

Indications : Traitement symptomatique de la constipation associé aux mesures hygiéno-diététiques.

Contre-indications : Constipation récente inexpliquée, persistante, n'ayant pas fait l'objet d'examens médicaux. Colopathies organiques inflammatoires. Syndrome occlusif. Douleurs abdominales. Enfant. Insuffisance rénale.

Effets indésirables : Diarrhée. Douleurs abdominales. Mélanose recto-colique. Hypokaliémie. Maladie des laxatifs. Insuffisance rénale.

Précautions d'emploi : Déconseillé chez la femme allaitant. Pas d'utilisation prolongée.

Interactions : Ne pas associer aux diurétiques hypokaliémiants, aux anti-inflammatoires corticoïdes. Ne pas associer à certains antiarythmisants : sotalol, quinidine, amiodarone. Prudence en cas d'association avec les digitaliques, les dérivés de la vincamine.

Surdosage : Entraîne une diarrhée et des troubles hydroélectrolytiques graves.

☞ *Sur prescription médicale. Présente des dangers en cas d'utilisation prolongée.*

• SAUNIER DAGUIN

Forme	Dosage	N. d'unités	Prix	Prix/jour	Liste	Remb. S.S.	Comm.
Comprimé	250 mg	20	15,40*	–	2	0 %	–

PURINÉTHOL ★★★

• **Composition :** Mercaptopurine.
• **Domaine :** Cancérologie.
• **Activité :** Antinéoplasique. Cytostatique.
• **Classe :** Antimétabolite. Antipurique.

Indications : Leucémies aiguës lymphoblastiques et myéloblastiques. Leucémies myéloïdes chroniques.

Contre-indications : Grossesse, allaitement.

Effets indésirables : Troubles sanguins : leucopénie, thrombopénie. Toxicité hépatique : ictère cholostatique. Troubles digestifs : anorexie, nausées, vomissements. Fièvre, éruptions cutanées. Aménorrhée, azoospermie.

Précautions d'emploi : Une surveillance hématologique et des fonctions hépatiques est indispensable de façon régulière.

Interactions : Potentialise les anticoagulants. Ne pas associer à l'allopurinol (traitement de l'hyperuricémie).

☞ *Sur prescription médicale.*

• WELLCOME

Forme	Dosage	N. d'unités	Prix	Prix/jour	Liste	Remb. S.S.	Comm.
Comprimé	50 mg	25	30,70	–	1	100 %	1965

PURSENNIDE ★

• **Composition :** Sennosides calciques.
• **Domaine :** Gastro-entérologie.
• **Activité :** Laxatif stimulant.
• **Classe :** Anthraquinonique.

Indications : Traitement symptomatique de la constipation associé aux mesures hygiéno-diététiques.

Contre-indications : Constipation récente inexpliquée, persistante, n'ayant pas fait l'objet d'examens médicaux. Colopathies organiques inflammatoires. Syndrome occlusif. Douleurs abdominales. Enfant. Insuffisance rénale.

Effets indésirables : Diarrhée. Douleurs abdominales. Mélanose recto-colique. Hypokaliémie. Maladie des laxatifs. Insuffisance rénale.

Précautions d'emploi : Déconseillé chez la femme allaitant. Pas d'utilisation prolongée.

Interactions : Ne pas associer aux diurétiques hypokaliémiants, aux anti-inflammatoires corticoïdes. Ne pas associer à certains antiarythmisants : sotalol, quinidine, amiodarone. Prudence en cas d'association avec les digitaliques, les dérivés de la vincamine.

Surdosage : Entraîne une diarrhée et des troubles hydroélectrolytiques graves.

☞ *Vendu sans ordonnance. Présente des dangers en cas d'utilisation prolongée.*

• SANDOZ

Forme	Dosage	N. d'unités	Prix	Prix/jour	Liste	Remb. S.S.	Comm.
Comprimé	20 mg	20	10,95*	0,5	0	0 %	1994
Comprimé	20 mg	40	15,00*	0,4 à 0,8	0	0 %	1950

P. VEINOS ★

- **Composition :** Marron d'Inde, cyprès, hamamélis, viburnum esculéol.
- **Domaine :** Cardio-vasculaire.
- **Activité :** Veinotonique. Vasculoprotecteur.

Indications : Troubles circulatoires d'origine veineuse : jambes lourdes, ulcères, etc.

☞ *Vendu sans ordonnance.*

• AUGOT

Forme	Dosage	N. d'unités	Prix	Prix/jour	Liste	Remb. S.S.	Comm.
Sol. buv.	–	60 ml	14,40	1 à 3	0	0 %	1960

PYGMAL ★

- **Composition :** Trichlorex, soufre, oxyde de zinc, carbonate de zinc.
- **Domaine :** Dermatologie.
- **Activité :** Antiacnéique. Antiseptique local.

Indications : Proposé dans l'acné vulgaire, juvénile.

Contre-indications : Hypersensibilité à un composant.

Effets indésirables : Risque d'hypersécrétion sébacée avec comédon.

☞ *Vendu sans ordonnance.*

• ASTIER

Forme	Dosage	N. d'unités	Prix	Prix/jour	Liste	Remb. S.S.	Comm.
Crème	–	30 g	16,20	–	0	65 %	1970

PYOCÉFAL ★★★

- **Composition :** Cefsulodine.
- **Domaine :** Infectiologie.
- **Activité :** Antibiotique.
- **Classe :** Céphalosporine de troisième génération.

Indications : Infections aux germes suivants : pyocyaniques, staphylocoques, streptocoques, pneumocoques, gonocoques, méningocoques. Infections à manifestations broncho-pulmonaires, ORL, uro-génitales, cutanées, méningées ou septicémiques.

Contre-indications : Allergie aux céphalosporines. Allergie à la lidocaïne.

Effets indésirables : Réactions allergiques : urticaires, fièvre, choc. Troubles digestifs : nausées, vomissements, diarrhée, colite. Candidoses. Éosinophilie. Hépatites. Insuffisance rénale.

Précautions d'emploi : Prudence en cas d'insuffisance rénale. Non conseillé chez la femme enceinte ou allaitant. Peut donner une réaction positive lors de la recherche de glucose dans les urines.

☞ *Sur prescription médicale. Usage hospitalier.*

• TAKEDA

Forme	Dosage	N. d'unités	Prix	Prix/jour	Liste	Remb. S.S.	Comm.
Flacon inj. IV	1 g	20	Hôp.	–	1	Hôp.	1981
Flacon inj. IM	1 g	20	Hôp.	–	1	Hôp.	1981
Flacon inj. IM IV	0,5 g	20	Hôp.	–	1	Hôp.	1981

PYORÉDOL ★★

- **Composition :** Phénytoïne.
- **Domaine :** Stomatologie.
- **Activité :** Cicatrisant.

Indications : Traitement des parodontopathies.

Contre-indications : Enfant de moins de 30 mois.

Précautions d'emploi : Déconseillé chez la femme enceinte ou allaitant.

☞ *Vendu sans ordonnance.*

• ROUSSEL

Forme	Dosage	N. d'unités	Prix	Prix/ jour	Liste	Remb. S.S.	Comm.
Pâte gingivale	1 %	60 g	33,00*	–	0	0 %	1972

PYOREX ★

- **Composition :** Ethacridine, acétarsol, ricinoléate de sodium.
- **Domaine :** Stomatologie.
- **Activité :** Antiseptique local. Prévention de la carie dentaire.

Indications : Hygiène quotidienne de la bouche. Prévention de la carie dentaire. Traitement des stomatites, gingivites, etc.

☞ *Vendu sans ordonnance.*

- BAILLY-SPEAB

Forme	Dosage	N. d'unités	Prix	Prix/ jour	Liste	Remb. S.S.	Comm.
Pâte dentifrice	–	90 g	21,00*	–	0	0 %	–

PYOSTACINE ★★★

- **Composition :** Pristinamycine.
- **Domaine :** Infectiologie.
- **Activité :** Antibiotique.
- **Classe :** Synergistine. Macrolide (apparenté).

Indications : Infections aux germes suivants : staphylocoques, streptocoques, pneumocoques, gonocoques, méningocoques, Clostridium, Bordetella, mycoplasmes, Chlamydia, Legionella. Infections à manifestations ORL, stomatologiques, broncho-pulmonaires, génitales, cutanées, ostéo-articulaires.

Contre-indications : Allergie aux synergistines.

Effets indésirables : Troubles digestifs : gastralgie. Allergie cutanée.

Précautions d'emploi : Non conseillé chez la femme allaitant.

Interactions : Potentialise les effets de la cyclosporine.

☞ *Sur prescription médicale.*

- SPECIA

Forme	Dosage	N. d'unités	Prix	Prix/jour	Liste	Remb. S.S.	Comm.
Comprimé	500 mg	16	134,10	34 à 50	1	65 %	1973

PYRADOL ★

- **Composition :** Morpholine salicylate.
- **Domaine :** Rhumatologie. Algologie.
- **Activité :** Antirhumatismal externe. Antalgique externe.
- **Classe :** Salicylé.

Indications : Utilisé dans les douleurs d'origine musculo-tendino-ligamentaire.

Contre-indications : Ne pas appliquer sur les muqueuses, peau en mauvais état, plaies, ulcérations.

Effets indésirables : Réaction allergique locale imposant l'arrêt du traitement.

Précautions d'emploi : Frictions jusqu'à disparition complète.

☞ *Vendu sans ordonnance.*

- GALLIER

Forme	Dosage	N. d'unités	Prix	Prix/jour	Liste	Remb. S.S.	Comm.
Crème	12 %	40 g	27,30*	–	0	0 %	1987

PYRALVEX

- **Composition :** Acide salicylique, rhubarbe.
- **Domaine :** Stomatologie.
- **Activité :** Anti-inflammatoire. Antalgique.

Indications : Traitement local d'appoint des affections de la bouche et de l'oropharynx : stomatites, gingivites, aphtes, alvéolites, lésions buccales accidentelles, etc.

Contre-indications : Intolérance aux salicylés.

Effets indésirables : Coloration en jaune des dents.

☞ *Vendu sans ordonnance.*

• NORGINE PHARMA

Forme	Dosage	N. d'unités	Prix	Prix/jour	Liste	Remb. S.S.	Comm.
Sol. buccale	–	25 ml	31,90*	–	0	0 %	1956
Gel gingival	–	15 g	25,70*	–	0	0 %	1976

PYRAX ★★

• **Composition :** Aspirine, quinine, caféine.
• **Domaine :** Algologie.
• **Activité :** Antalgique périphérique. Antalgique central.
• **Classe :** Aspirine et dérivés.

Indications : Traitement symptomatique des affections douloureuses ou fébriles.

Contre-indications : Ulcère gastro-duodénal, maladie hémorragique. Hypersensibilité à l'aspirine. Certains asthmes. Dernier trimestre de la grossesse. Insuffisance respiratoire.

Effets indésirables : Bourdonnements d'oreille, douleurs abdominales, gastralgies. Plus rarement, ulcérations digestives avec hémorragies responsables d'une anémie. Syndromes hémorragiques avec épistaxis, ecchymoses, purpura. Accidents de sensibilisation : urticaire, asthme. La codéine peut entraîner constipation, nausées, vertiges, dépression respiratoire.

Précautions d'emploi : Prudence chez les patients présentant un asthme, des antécédents d'hémorragies. Prudence chez le patient prenant un traitement anticoagulant. Contre-indiquée chez la femme enceinte ou allaitant. Chez les patients suivant un régime sans sel, tenir compte de la quantité de sodium présente dans chaque comprimé. Donne une réaction positive au contrôle antidopage.

Interactions : Potentialise l'action des anticoagulants, des antiagrégants plaquettaires, des antidiabétiques hypoglycémiants, de certains diurétiques. L'aspirine peut réduire l'action de certains traitements, en particulier celle des anti-inflammatoires non stéroïdiens. La codéine potentialise tous les dépresseurs du système nerveux : sédatifs, anxiolytiques, neuroleptiques, antihypertenseurs. La prise d'alcool est déconseillée.

Surdosage : Grave, surtout chez l'enfant, entraînant des désordres métaboliques avec troubles respiratoires pouvant provoquer la mort. L'hospitalisation s'impose d'urgence.

☞ *Vendu sans ordonnance.*

• AMIDO

Forme	Dosage	N. d'unités	Prix	Prix/jour	Liste	Remb. S.S.	Comm.
Supp. adulte	0,3 g	8	31,00*	–	0	0 %	–
Supp. enfant	0,2 g	8	29,00*	–	0	0 %	–
Supp. nourr.	0,1 g	8	27,00*	–	0	0 %	–

PYREFLOR ★

• **Composition :** Perméthrine, butoxyde de pipéronyle, énoxolone (lotion). Perméthrine, butoxyde de pipéronyle (shampooing).
• **Domaine :** Parasitologie.
• **Activité :** Antiparasitaire externe.
• **Classe :** Pyréthrine.

Indications : Traitement des poux et des lentes du cuir chevelu.

Contre-indications : Allergie à l'un des constituants.

Effets indésirables : Sensation de brûlure des yeux ou des muqueuses.

Précautions d'emploi : Éviter tout contact avec les yeux ou la bouche. Utiliser avec prudence chez l'enfant de moins de 30 mois.

☞ *Vendu sans ordonnance.*

• CLÉMENT

Forme	Dosage	N. d'unités	Prix	Prix/jour	Liste	Remb. S.S.	Comm.
Lotion	–	125 ml	Libre	–	0	0 %	1986
Flacon vapor.	–	100 ml	Libre	–	0	0 %	1986
Shampooing	–	125 ml	Libre	–	0	0 %	1986

PYRÉTHANE ★★★

- **Composition :** Noramidopyrine.
- **Domaine :** Algologie.
- **Activité :** Antalgique périphérique.
- **Classe :** Noramidopyrine et dérivés.

Indications : Traitement symptomatique des affections douloureuses ou fébriles de l'adulte ne répondant pas aux antalgiques banals.

Contre-indications : Hypersensibilité aux pyrazolés et à l'aspirine. Antécédents d'anomalie des globules blancs.

Effets indésirables : Agranulocytose : baisse des globules blancs. Anémie. Accidents allergiques. Coloration rouge possible des urines.

Précautions d'emploi : Déconseillé chez la femme enceinte ou allaitant. Une surveillance étroite du patient est indispensable.

☞ *Sur prescription médicale.*

- GERDA

Forme	Dosage	N. d'unités	Prix	Prix/jour	Liste	Remb. S.S.	Comm.
Sol. buv.	250 mg/ml	24 ml	11,00	0,6 à 2	1	65 %	1982

PYRIDOSCORBINE ★

- **Composition :** Vitamines B6, C.
- **Domaine :** Nutrition et métabolisme.
- **Activité :** Antiasthénique. Vitamines hydrosolubles.

Indications : Utilisé dans le traitement de l'asthénie fonctionnelle, en l'absence d'activité spécifique démontrée.

Contre-indications : Lithiases rénales.

Effets indésirables : Apparition de lithiases oxaliques ou uriques.

Précautions d'emploi : Traitement toujours de courte durée.

Interactions : Ne pas associer à la lévodopa, qui voit son activité diminuer.

☞ *Vendu sans ordonnance.*

- SYNTHÉLABO FRANCE

Forme	Dosage	N. d'unités	Prix	Prix/jour	Liste	Remb. S.S.	Comm.
Amp. buv.	–	12	39,20*	–	0	0 %	1964

QUESTRAN ★★★

- **Composition :** Cholestyramine.
- **Domaine :** Nutrition et métabolisme.
- **Activité :** Hypolipidémiant.
- **Classe :** Résine chélatrice des acides biliaires.

Indications : Hypercholestérolémies endogènes de l'adulte en complément du régime lorsque celui-ci s'est révélé insuffisant.

Contre-indications : Insuffisance hépatique, obstruction des voies biliaires.

Effets indésirables : Constipation. Douleurs abdominales, nausées, météorisme abdominal.

Précautions d'emploi : Prudence chez le sujet âgé et chez l'enfant. Modifie l'absorption des vitamines liposolubles : A, D, E, K.

Interactions : Diminue l'effet des anticoagulants oraux, des digitaliques, des hormones thyroïdiennes ; à prendre à distance du produit.

☞ *Sur prescription médicale.*

- BRISTOL-MYERS SQUIBB

Forme	Dosage	N. d'unités	Prix	Prix/jour	Liste	Remb. S.S.	Comm.
Sachet	4 g	50	96,90	5,7	1	65 %	1974

QUIÉTIVAL ✤

- **Composition :** Valériane, passiflore, mélisse, alcool.
- **Domaine :** Neuropsychiatrie.
- **Activité :** Divers.

Indications : Utilisé pour réduire la nervosité et en cas de troubles du sommeil.

☞ *Vendu sans ordonnance.*

• ARDEVAL

Forme	Dosage	N. d'unités	Prix	Prix/jour	Liste	Remb. S.S.	Comm.
Amp. buvable	–	10	59,85*	–	0	0 %	–

QUINIDURULE ★★★

• **Composition :** Quinidine.

• **Domaine :** Cardio-vasculaire.

• **Activité :** Antiarythmique.

• **Classe :** Antiarythmique classe 1.

Indications : Troubles du rythme auriculaire : extrasystoles auriculaires, tachycardie paroxystique, fibrillation auriculaire. Extrasystoles ventriculaires.

Contre-indications : Hypersensibilité à la quinidine. Troubles de la conduction cardiaque (maladie de l'oreillette, torsades de pointes, QT long). Insuffisance cardiaque.

Effets indésirables : Vertiges, bourdonnements d'oreille, troubles visuels. Troubles digestifs : vomissements, diarrhée. Possibilité de détermination de nouveaux troubles du rythme et de syncope.

Précautions d'emploi : Prudence en cas d'insuffisance cardiaque ou rénale. Peut être utilisé chez la femme enceinte, mais non chez la femme allaitant.

Interactions : Prudence en cas d'association avec d'autres antiarythmiques : amiodarone, bépridil, disopyramide, sotalol. Une surveillance s'impose en cas d'association avec les digitaliques, les diurétiques, les laxatifs. Plusieurs médicaments diminuent l'activité de la quinidine : antiépileptiques, antibiotiques.

Surdosage : Entraîne des troubles digestifs, respiratoires, visuels, puis des troubles du rythme majeurs imposant l'hospitalisation.

☞ *Sur prescription médicale.*

• ASTRA FRANCE

Forme	Dosage	N. d'unités	Prix	Prix/jour	Liste	Remb. S.S.	Comm.
Comprimé	200 mg	30	35,60	5 à 7	1	65 %	1974
Comprimé	200 mg	120	102,40	5 à 7	1	65 %	1974

QUINIMAX ★★

• **Composition :** Quinine résorcine bichlorhydrate.

• **Domaine :** Parasitologie.

• **Activité :** Antipaludéen.

• **Classe :** Quinine et dérivés.

Indications : Traitement du paludisme.

Contre-indications : Troubles de la conduction intraventriculaire.

Effets indésirables : Bourdonnements d'oreille, hypoacousie, vertiges.

Précautions d'emploi : Surveillance auditive en cas de traitement prolongé. Prudence chez la femme enceinte.

Surdosage : Entraîne une hypoacousie, puis une perte de la vision, enfin des troubles de l'excitabilité myocardique.

☞ *Vendu sans ordonnance.*

• SANOFI WINTHROP

Forme	Dosage	N. d'unités	Prix	Prix/jour	Liste	Remb. S.S.	Comm.
Comprimé	100 mg	30	31,60*	–	0	0 %	1934
Amp. inj.	100 mg	6	15,80*	–	0	0 %	1934
Amp. inj.	200 mg	6	22,30*	–	0	0 %	1934
Amp. inj.	400 mg	6	36,70*	–	0	0 %	1934

QUININE LAFRAN ★★★

• **Composition :** Chlorhydrate de quinine.

• **Domaine :** Parasitologie.

• **Activité :** Antipaludéen.

• **Classe :** Quinine et dérivés.

Indications : Traitement du paludisme. Prophylaxie du paludisme.

Contre-indications : Troubles de la conduction intraventriculaire. Fièvre bilieuse hémoglobinurique.

Effets indésirables : Bourdonnements d'oreille, hypoacousie, vertiges. Réactions cutanées.

Précautions d'emploi : Surveillance auditive en cas de traitement prolongé. Prudence chez la femme enceinte.

Interactions : Augmente l'effet de la digoxine.

Surdosage : Entraîne une hypoacousie puis une perte de la vision, enfin des troubles de l'excitabilité myocardique.

☞ *Vendu sans ordonnance.*

• LAFRAN

Forme	Dosage	N. d'unités	Prix	Prix/jour	Liste	Remb. S.S.	Comm.
Comprimé	250 mg	20	20,60	6 à 8	0	65 %	1922
Comprimé	500 mg	20	32,90	5 à 6	0	65 %	1922

QUININE VITAMINE C GRAND ★

- **Composition :** Bisulfate de quinine, acide ascorbique.
- **Domaine :** Rhumatologie. Infectiologie.
- **Activité :** Antipyrétique. Myorelaxant.

Indications : Utilisé dans le traitement des états grippaux. Utilisé dans le traitement des crampes musculaires.

Contre-indications : Myasthénie. Lithiases rénales.

Effets indésirables : Vertiges, bourdonnements d'oreille. Réactions allergiques.

Précautions d'emploi : Non recommandé vers la fin de la grossesse.

Interactions : Ne pas associer à la quinidine ni à la chloroquine.

Surdosage : Peut entraîner une surdité ou des troubles de la vision.

☞ *Vendu sans ordonnance.*

• DUFOORT

Forme	Dosage	N. d'unités	Prix	Prix/jour	Liste	Remb. S.S.	Comm.
Comprimé	50 mg	24	11,40	1,6 à 5	0	65 %	1951

QUINISÉDINE ★

- **Composition :** Benzoate de quinine, aubépine.
- **Domaine :** Rhumatologie.
- **Activité :** Myorelaxant.

Indications : Proposé dans les crampes musculaires.

Contre-indications : Hypersensibilité à la quinine. Myasthénie. Troubles de la conduction ventriculaire.

Effets indésirables : Vertiges, bourdonnements d'oreille. Réactions allergiques.

Précautions d'emploi : Non recommandé vers la fin de la grossesse.

Interactions : Ne pas associer à la quinidine ni à la chloroquine.

Surdosage : Peut entraîner une surdité ou des troubles de la vision.

☞ *Vendu sans ordonnance.*

• LE MARCHAND

Forme	Dosage	N. d'unités	Prix	Prix/jour	Liste	Remb. S.S.	Comm.
Comprimé	80 mg	40	17,50	1,8 à 2,6	0	65 %	1953

QUINOCARBINE ★

- **Composition :** Charbon activé, orthoxyquinoléine d'aluminium.
- **Domaine :** Gastro-entérologie.
- **Activité :** Pansement gastro-intestinal. Anti-infectieux intestinal.
- **Classe :** Charbon.

Indications : Colopathies fonctionnelles avec météorisme ou diarrhée.

Précautions d'emploi : Tenir compte de l'apport de sucre dans le granulé.

Interactions : Entraîne une diminution de l'absorption d'un grand nombre de médicaments. Il convient donc de respecter un délai de 2 heures entre la prise du produit et d'autres traitements.

☞ *Vendu sans ordonnance.*

• BOUCHARA

Forme	Dosage	N. d'unités	Prix	Prix/jour	Liste	Remb. S.S.	Comm.
Granulé	–	100 g	29,80*	–	0	0 %	1976
Comprimé	–	30	26,50*	–	0	0 %	1976

QUINOFORME ★★★

- **Composition :** Formiate de quinine.
- **Domaine :** Parasitologie.
- **Activité :** Antipaludéen.
- **Classe :** Quinine et dérivés.

Indications : Traitement du paludisme.

Contre-indications : Troubles de la conduction intraventriculaire.

Effets indésirables : Bourdonnements d'oreille, hypoacousie, vertiges. Réactions cutanées. Hypoglycémies par voie intraveineuse.

Précautions d'emploi : Surveillance auditive en cas de traitement prolongé. Prudence chez la femme enceinte.

Surdosage : Entraîne une hypoacousie, puis une perte de la vision, enfin des troubles de l'excitabilité myocardique.

☞ *Vendu sans ordonnance.*

• SYNTHÉLABO FRANCE

Forme	Dosage	N. d'unités	Prix	Prix/jour	Liste	Remb. S.S.	Comm.
Amp. inj.	500 mg	6	24,40	4 à 12	0	65 %	1921

QUINTONINE ★

- **Composition :** Cannelle, kola, orange amère, quinquina, quassia, gentiane, glycérophosphate de calcium, noix vomique, alcool à 5°.
- **Domaine :** Nutrition et métabolisme.
- **Activité :** Antiasthénique.

Indications : Utilisé dans le traitement de l'asthénie fonctionnelle, en l'absence d'activité spécifique démontrée.

Contre-indications : Enfant de moins de 15 ans. Alcoolique en cure de désintoxication.

Précautions d'emploi : Les flacons de 90 ml sont à diluer dans un litre. Traitement toujours de courte durée.

Surdosage : Peut entraîner une intoxication alcoolique.

☞ *Vendu sans ordonnance.*

• STERLING MIDY

Forme	Dosage	N. d'unités	Prix	Prix/jour	Liste	Remb. S.S.	Comm.
Flacon buv. 90 ml	–	2	38,25*	–	0	0 %	1910
Flacon buv. 540 ml	–	1	74,45*	–	0	0 %	1910

QUINTOPAN TOUX SÈCHE ★

- **Composition :** *Sirop adulte* : codéine, codéthyline, bromoforme, benzoate de sodium, Grindelia, polygala, bryone, aconit. *Sirop enfant* : prométhazine, pholcodine, sulfogaïacol, dioxédrine.
- **Domaine :** Pneumologie.
- **Activité :** Antitussif.
- **Classe :** Opium et dérivés.

Indications : Traitement symptomatique des toux non productives.

Contre-indications : Asthme, insuffisance respiratoire. Enfant de moins de 10 ans. Glaucome, troubles urétro-prostatiques.

Effets indésirables : Constipation, somnolence, nausées, vomissements, dépression respiratoire. Sécheresse de la bouche. Troubles visuels. Tachycardie. L'augmentation des doses et la prolongation de l'administration peuvent conduire à la dépendance et à la toxicomanie.

Précautions d'emploi : Ne pas prendre d'alcool pendant le traitement. Prudence chez le sujet âgé. Déconseillé chez la femme enceinte ou allaitant. Le traitement doit être de courte durée. Donne une réaction positive au contrôle antidopage.

Interactions : L'activité et les effets secondaires peuvent être augmentés par les autres dépresseurs du système nerveux central.

Surdosage : Entraîne une somnolence avec dépression des centres respiratoires imposant l'hospitalisation.

☞ *Vendu sans ordonnance.*

• STERLING MIDY

Forme	Dosage	N. d'unités	Prix	Prix/jour	Liste	Remb. S.S.	Comm.
Sirop adulte	–	150 ml	37,50*	–	0	0 %	1957
Sirop enfant	–	150 ml	34,35*	–	0	0 %	1977

QUITAXON ★★★

- **Composition :** Doxépine.
- **Domaine :** Neuropsychiatrie.
- **Activité :** Antidépresseur.
- **Classe :** Imipraminique.

Indications : Traitement des états dépressifs et des états anxiodépressifs.

Contre-indications : L'association à d'autres antidépresseurs du groupe des IMAO est formellement contre-indiquée. Les patients seront particulièrement surveillés s'ils présentent des antécédents d'adénome de la prostate, de glaucome, de troubles du rythme cardiaque ou de troubles tensionnels

Effets indésirables : La somnolence initiale, la sécheresse de la bouche sont assez fréquentes ; la constipation, les rétentions urinaires et l'hypotension orthostatique sont plus rares. Parfois une prise de poids peut apparaître. Les crises convulsives sont exceptionnelles.

Précautions d'emploi : Le traitement par antidépresseurs doit être suivi par un médecin. La consommation d'alcool est formellement déconseillée. A utiliser avec prudence chez les épileptique, ou chez les patients présentant des antécédents cardio-vasculaires sévères. A utiliser avec prudence chez le sujet âgé et chez la femme enceinte ou allaitant.

Interactions : L'action du produit peut être modifiée lorsqu'il est associé à d'autres antidépresseurs. La fréquence des effets indésirables augmente lorsqu'on l'associe à certains antihypertenseurs ou à certains sédatifs du système nerveux.

Surdosage : Le surdosage peut entraîner des troubles de la conscience, des troubles du rythme cardiaque. Une hospitalisation s'impose d'urgence

☞ *Sur prescription médicale.*

• PIERRE FABRE

Forme	Dosage	N. d'unités	Prix	Prix/jour	Liste	Remb. S.S.	Comm.
Comprimé	10 mg	40	13,20	0,3 à 1,6	1	65 %	1972
Comprimé	50 mg	20	30,10	3 à 12	1	65 %	1972
Sol. buv.	10 mg/ml	30	12,50	0,4 à 1,2	1	65 %	1972
Amp. inj.	25 mg	10	16,80	1,7 à 13,4	1	65 %	1972

QUOTANE ★

- **Composition :** Quinisocaïne.
- **Domaine :** Dermatologie.
- **Activité :** Anesthésique local. Antiprurigineux local.

Indications : Traitement symptomatique du prurit.

Contre-indications : Hypersensibilité aux anesthésiques locaux.

Effets indésirables : Possibilité d'eczéma allergique de contact.

Précautions d'emploi : Prudence chez l'enfant. Donne une réaction positive au contrôle antidopage.

☞ *Vendu sans ordonnance.*

• THÉRAPLIX

Forme	Dosage	N. d'unités	Prix	Prix/jour	Liste	Remb. S.S.	Comm.
Crème	0,5 %	30 g	20,60*	–	0	0 %	1958

QUOTIVIT ★★

- **Composition :** Vitamines A, B1, B2, B6, C, D, E, PP, acide folique, acide pantothénique, magnésium, fer, cuivre, manganèse, zinc.
- **Domaine :** Nutrition et métabolisme.
- **Activité :** Vitamines liposolubles. Vitamines hydrosolubles. Éléments minéraux. Antiasthénique.

Classe : Polyvitamines. Oligoéléments.

Indications : Prévention et traitement de ertaines carences liées à une alimentation éséquilibrée.

Effets indésirables : Possibilité d'intolé- ance digestive.

Précautions d'emploi : Non conseillé hez la femme enceinte.

Interactions : Peut diminuer l'activité de la lévodopa, de la tétracycline, des diphosphonates.

Surdosage : Peut entraîner des troubles graves, en particulier chez l'enfant : perte de l'appétit, nausées, traduisant une hypercalcémie ou une hypertension intracrânienne.

☞ *Vendu sans ordonnance.*

• RP LABO

Forme	Dosage	N. d'unités	Prix	Prix/jour	Liste	Remb. S.S.	Comm.
Comprimé	–	30	49,80*	–	0	0 %	1992
Comprimé	–	60	107,80	–	0	0 %	1992

R

R 1406 ★★★

• **Composition :** Phénopéridine.
• **Domaine :** Anesthésie. Réanimation.
• **Activité :** Analgésique central.
• **Classe :** Morphine et dérivés.

Indications : Analgésique réservé à 'anesthésie. Neuroleptanalgésie. Anesthé- ie analgésique. Analgésie postopératoire.

Contre-indications : Dépression respira- oire non assistée.

Effets indésirables : Dépression respiratoire, nausées, vomissements. Bradycardie, hypotension. Rigidité musculaire.

Précautions d'emploi : Déconseillé chez la femme enceinte ou allaitant. Ne doit être administré que par un anesthésiste qualifié, utilisant un matériel adéquat de réanimation.

☞ *Usage hospitalier. Stupéfiant.*

• JANSSEN CILAG

Forme	Dosage	N. d'unités	Prix	Prix/jour	Liste	Remb. S.S.	Comm.
Amp. inj. 2 ml	2 mg	5	Hôp.	–	Stup.	Hôp.	1964
Amp. inj. 10 ml	10 mg	10	Hôp.	–	Stup.	Hôp.	1964

RADIOPAQUE ★★★

• **Composition :** Sulfate de baryum.
• **Domaine :** Imagerie médicale.
• **Activité :** Produit de contraste baryté.

Indications : Opacification du tube digestif pour examen radiologique.

Contre-indications : Syndromes occlusifs et perforatifs.

☞ *Vendu sans ordonnance.*

• SCHERING

Forme	Dosage	N. d'unités	Prix	Prix/jour	Liste	Remb. S.S.	Comm.
Poudre orale	190 g	1	13,00	–	0	65 %	1942
Poudre orale	400 g	1	16,40	–	0	65 %	1950
Poudre rectale	400 g	1	39,20	–	0	65 %	1966

RADIOSÉLECTAN URINAIRE 30 % ★★★

- **Composition :** Amidotrizoate de sodium, amidotrizoate de méglumine.
- **Domaine :** Imagerie médicale.
- **Activité :** Produit de contraste iodé.
- **Classe :** Triiodé ionique de haute osmolarité.

Indications : Opacification des voies urinaires : urographie intraveineuse, cystographie.

Contre-indications : Ne doit pas être utilisé pour la myélographie.

Effets indésirables : Troubles bénins : toux, oppression respiratoire, sensation de chaleur, angoisse, érythème facial, prurit, urticaire. Troubles plus tardifs, mais plus graves : sueurs profuses, troubles du rythme cardiaque, asthme, convulsions, arrêt circulatoire. Troubles secondaires souvent dus à un surdosage : insuffisance rénale aiguë anurie.

Précautions d'emploi : Prudence en cas d'insuffisance hépatique, cardiaque ou respiratoire. Maintenir une hydratation suffisante en particulier chez les patients présentant un myélome, un diabète, une insuffisance rénale.

Interactions : Suspendre les traitements suivants quelques jours avant l'examen : bêtabloquant, diurétique, métformine.

Surdosage : Risque d'insuffisance rénale.

☞ *Sur prescription médicale.*

- SCHERING

Forme	Dosage	N. d'unités	Prix	Prix/ jour	Liste	Remb. S.S.	Comm.
Flac. inj. + matériel	250 ml	1	79,00	–	2	65 %	1969

RADIOSÉLECTAN URINAIRE ET VASCULAIRE 76 %

- **Composition :** Amidotrizoate de sodium, amidotrizoate de méglumine.
- **Domaine :** Imagerie médicale.
- **Activité :** Produit de contraste iodé.
- **Classe :** Triiodé ionique de haute osmolarité.

Indications : Opacification des voies urinaires : urographie intraveineuse, cystographie rétrograde. Opacification des vaisseaux : artériographie, phlébographie. Cholangiographie per et postopératoire.

Contre-indications : Ne doit pas être utilisé pour la myélographie.

Effets indésirables : Troubles bénins : toux, oppression respiratoire, sensation de chaleur, angoisse, érythème facial, prurit, urticaire. Troubles plus tardifs, mais plus graves : sueurs profuses, troubles du rythme cardiaque, asthme, convulsions, arrêt circulatoire. Troubles secondaires souvent dus à un surdosage : insuffisance rénale aiguë anurie.

Précautions d'emploi : Prudence en cas d'insuffisance hépatique, cardiaque ou respiratoire. Maintenir une hydratation suffisante en particulier chez les patients présentant un myélome, un diabète, une insuffisance rénale.

Interactions : Suspendre les traitements suivants quelques jours avant l'examen : bêtabloquant, diurétique, métformine.

Surdosage : Risque d'insuffisance rénale.

☞ *Sur prescription médicale.*

- SCHERING

Forme	Dosage	N. d'unités	Prix	Prix/ jour	Liste	Remb. S.S.	Comm.
Flac. inj.	20 ml	1	30,80	–	2	65 %	1992
Flac. inj.	200 ml	1	162,00	–	2	65 %	1976
Flac. inj. + matériel	50 ml	1	55,90	–	2	65 %	1976
Flac. inj. + matériel	60 ml	1	57,40	–	2	65 %	1981
Flac. inj. + matériel	100 ml	1	86,60	–	2	65 %	1976

RAMET DALIBOUR ACIDE ★

- **Composition :** Sulfate de cuivre, sulfate de zinc, camphre.
- **Domaine :** Dermatologie. Gynécologie.
- **Activité :** Antiseptique local. Antifongique. Antitrichomonas.

Indications : Dermatologie : acné, pyodermite, impétigo, eczéma microbien, hyperhidrose, mycose, intertrigo. Gynécologie : leucorrhée des métrites, cervicites, vaginites, vulvites. Crevasses du sein. Chirurgie : préparation du champ opératoire, escarres, ulcères de la jambe.

Contre-indications : Enfant de moins de 30 mois.

Effets indésirables : Possibilité d'intolérance cutanée.

Précautions d'emploi : A utiliser pur ou dilué de moitié.

☞ *Vendu sans ordonnance.*

• CS LABORATOIRES

Forme	Dosage	N. d'unités	Prix	Prix/jour	Liste	Remb. S.S.	Comm.
Savon liquide	–	250 ml	19,50*	–	0	0 %	1956
Savon liquide	–	500 ml	28,60*	–	0	0 %	1956

RANIPLEX ★★★

- **Composition :** Ranitidine.
- **Domaine :** Gastro-entérologie.
- **Activité :** Antiulcéreux.
- **Classe :** Antihistaminique H2.

Indications : Ulcères gastriques ou duodénaux. Œsophagites par reflux gastrique. Syndrome de Zollinger-Ellison.

Contre-indications : Hypersensibilité à un produit de la même classe.

Effets indésirables : Éruptions cutanées. Maux de tête, vertiges. Rarement, troubles psychiques avec confusion mentale. Tension mammaire. Exceptionnellement, troubles sanguins.

Précautions d'emploi : A prendre indifféremment au cours ou en dehors des repas. Prudence en cas d'insuffisance rénale. Non conseillé chez la femme enceinte ou allaitant.

Interactions : Prendre séparément les pansements gastriques souvent prescrits lors d'un traitement antiulcéreux.

☞ *Sur prescription médicale.*

• FOURNIER

Forme	Dosage	N. d'unités	Prix	Prix/jour	Liste	Remb. S.S.	Comm.
Comprimé	150 mg	30	127,10	8,5 à 10,5	2	65 %	1984
Comprimé	300 mg	15	156,90	10	2	65 %	1988
Compr. eff.	150 mg	30	150,10	10	2	65 %	1990
Compr. eff.	300 mg	15	150,10	10	2	65 %	1992
Amp. inj.	50 mg	5	42,60	9 à 34	2	65 %	1985

RAPHANUS S. POTIER ✤

- **Composition :** Suc de raphanus niger.
- **Domaine :** Hépatologie.
- **Activité :** Divers.

Indications : Utilisé comme cholérétique dans le traitement des troubles digestifs.

Précautions d'emploi : Ne pas utiliser en cas d'obstruction biliaire.

☞ *Vendu sans ordonnance.*

• DB PHARMA

Forme	Dosage	N. d'unités	Prix	Prix/jour	Liste	Remb. S.S.	Comm.
Amp. buvable	–	12	28,40*	5	0	0 %	1945

RAPIFEN ★★★

- **Composition :** Alfentanil.
- **Domaine :** Anesthésie. Réanimation.
- **Activité :** Analgésique central.
- **Classe :** Morphine et dérivés.

Indications : Analgésique réservé à l'anesthésie de courte durée d'action. Anesthésie ambulatoire. Anesthésie de plus longue durée grâce à des réinjections.

Contre-indications : Dépression respiratoire non assistée. Myasthénie. Intolérance aux morphiniques.

Effets indésirables : Dépression respiratoire, nausées, vomissements. Bradycardie, hypotension. Rigidité musculaire.

Précautions d'emploi : Déconseillé chez la femme enceinte ou allaitant. Ne doit être administré que par un anesthésiste qualifié utilisant un matériel adéquat de réanimation.

☞ *Usage hospitalier.*

• JANSSEN CILAG

Forme	Dosage	N. d'unités	Prix	Prix/ jour	Liste	Remb. S.S.	Comm.
Amp. inj. 2 ml	1 mg	5	Hôp.	–	Stup.	Hôp.	1986
Amp. inj. 10 ml	5 mg	10	Hôp.	–	Stup.	Hôp.	1986

RECOMBINATE ★★★

• **Composition :** Facteur VIII recombinant.
• **Domaine :** Hémostase.
• **Activité :** Facteur sanguin de la coagulation.

Indications : Prévention et traitement des hémorragies chez l'hémophilique A.

Contre-indications : Hypersensibilité aux protéines bovines ou de souris.

Effets indésirables : Bouffées vaso-motrices, nausées. Formation d'anticorps anti-facteur VIII.

Précautions d'emploi : Administration en milieu spécialisé.

☞ *Sur prescription médicale.*

• BAXTER

Forme	Dosage	N. d'unités	Prix	Prix/jour	Liste	Remb. S.S.	Comm.
Flacon inj.	1 000 U	1	Hôp.	–	1	100 %	1993

RECORDIL ★

• **Composition :** Efloxate.
• **Domaine :** Cardio-vasculaire.
• **Activité :** Antiangoreux. Vasodilatateur.

Indications : Angine de poitrine. Infarctus du myocarde.

☞ *Vendu sans ordonnance.*

• MERAM

Forme	Dosage	N. d'unités	Prix	Prix/ jour	Liste	Remb. S.S.	Comm.
Comprimé LP	100 mg	30	21,60	1,4	0	65 %	1971

RECORMON ★★★

• **Composition :** Érythropoïétine humaine recombinante.
• **Domaine :** Hématologie.
• **Activité :** Antianémique.
• **Classe :** Érythropoïétine et dérivés.

Indications : Anémie des insuffisants chroniques sévères dialysés ou non. Anémie secondaire aux prélèvements sanguins dans le cadre d'une transfusion autologue programmée.

Contre-indications : Hypertension artérielle non contrôlée. Non conseillé chez la femme enceinte ou allaitant.

Effets indésirables : Hypertension, convulsions. Réactions fébriles ou cutanées.

Précautions d'emploi : Traitement sous contrôle médical.

Interactions : Potentialise l'action des autres agents antianémiques.

Surdosage : Entraîne une hypertension et une augmentation du nombre des globules rouges.

☞ *Sur prescription médicale. Usage hospitalier.*

• BŒHRINGER MANNHEIM

Forme	Dosage	N. d'unités	Prix	Prix/jour	Liste	Remb. S.S.	Comm.
Flacon inj.	1 000 U	10	Hôp.	–	1	Hôp.	1990
Flacon inj.	2 000 U	10	Hôp.	–	1	Hôp.	1990
Flacon inj.	5 000 U	10	Hôp.	–	1	Hôp.	1990
Flacon inj.	10 000 U	10	Hôp.	–	1	Hôp.	1995
Seringue inj.	1 000 U	–	Hôp.	–	1	Hôp.	1995
Seringue inj.	2 000 U	–	Hôp.	–	1	Hôp.	1995
Seringue inj.	5 000 U	–	Hôp.	–	1	Hôp.	1995
Seringue inj.	10 000 U	–	Hôp.	–	1	Hôp.	1995

RECTOBYL ❍

- **Composition :** Aesculus hippocastanum 1DH, Alœ socotrina 3CH, Hamamelis virginiana 1DH, Lachesis lanceolatus 6CH, Pulsatilla pratensis aa.
- **Domaine :** Gastro-entérologie.
- **Activité :** Divers.

Indications : Hémorroïdes.

☞ *Vendu sans ordonnance.*

- BOIRON

Forme	Dosage	N. d'unités	Prix	Prix/jour	Liste	Remb. S.S.	Comm.
Suppositoire	–	10	30,75*	6	0	0 %	–

RECTOLAX ★★

- **Composition :** Mannitol, carraghénates.
- **Domaine :** Gastro-entérologie.
- **Activité :** Laxatif rectal.

Indications : Traitement symptomatique de la constipation associé aux mesures hygiéno-diététiques. Fécalome rectal. Préparation aux examens radiologiques ou endoscopiques du côlon.

Contre-indications : Constipation récente inexpliquée, persistante, n'ayant pas fait l'objet d'examens médicaux. Hémorroïdes. Enfant de moins de 2 ans.

Effets indésirables : Brûlures anales. Inflammation du rectum.

Précautions d'emploi : Pas d'utilisation prolongée.

☞ *Vendu sans ordonnance.*

- MARTIN

Forme	Dosage	N. d'unités	Prix	Prix/jour	Liste	Remb. S.S.	Comm.
Crème rectale	–	6	29,80	–	0	0 %	1991

RECTOPANBILINE ★

- **Composition :** Bile, gélatine, glycérol.
- **Domaine :** Gastro-entérologie.
- **Activité :** Laxatif rectal.

Indications : Traitement symptomatique de la constipation associé aux mesures hygiéno-diététiques. Fécalome rectal.

Contre-indications : Constipation récente inexpliquée, persistante, n'ayant pas fait l'objet d'examens médicaux. Hémorroïdes. Enfant de moins de 12 ans.

Effets indésirables : Brûlures anales. Inflammation du rectum.

Précautions d'emploi : Pas d'utilisation prolongée.

☞ *Vendu sans ordonnance.*

- SARGET PHARMA

Forme	Dosage	N. d'unités	Prix	Prix/jour	Liste	Remb. S.S.	Comm.
Gel rectal	–	5	19,90*	–	0	0 %	1969
Gel rectal	–	50	Libre	–	0	0 %	1969
Supp. adulte	–	10	20,00*	–	0	0 %	1928
Supp. enf.	–	10	20,00*	–	0	0 %	1952

RECTOPHÉDROL

- **Composition :** Eucalyptol, gaïacol, serpolet, camphre, éphédrine, procaïne.
- **Domaine :** Pneumologie.
- **Activité :** Antiseptique. Expectorant. Vasoconstricteur.
- **Classe :** Terpène. Stimulant alpha-adrénergique.

Indications : Utilisé dans le traitement symptomatique des affections bronchopulmonaires banales.

Contre-indications : Hypersensibilité aux anesthésiques locaux. Troubles cardiaques, hypertension artérielle, glaucome.

Effets indésirables : Maux de tête, palpitations, tremblements, douleurs précordiales.

Précautions d'emploi : Donne une réaction positive au contrôle antidopage.

Interactions : Ne pas associer aux antidépresseurs de type IMAO.

Surdosage : Entraîne des signes d'excitation, des troubles du rythme ventriculaire.

☞ *Vendu sans ordonnance.*

- MARTIN

Forme	Dosage	N. d'unités	Prix	Prix/jour	Liste	Remb. S.S.	Comm.
Supp. adulte	–	10	27,80	–	0	0 %	1981
Supp. enfant	–	10	25,60	–	0	0 %	1981
Supp. nourrisson	–	10	23,60	–	0	0 %	1981

RECTOPLEXIL ★

- **Composition :** Oxomémazine, guaïfénésine, benzoate de sodium, paracétamol.
- **Domaine :** Pneumologie.
- **Activité :** Antitussif. Antihistaminique H1. Antipyrétique.
- **Classe :** Antihistaminique anticholinergique. Paracétamol.

Indications : Utilisé dans le traitement symptomatique des toux non productives, en particulier allergiques ou irritatives.

Contre-indications : Asthme, insuffisance respiratoire. Glaucome, troubles urétro-prostatiques. Insuffisance hépatique.

Effets indésirables : Somnolence, sécheresse de la bouche, troubles visuels. Rétention urinaire. Troubles digestifs.

Précautions d'emploi : Ne pas prendre d'alcool pendant le traitement. Prudence chez le sujet âgé. Déconseillé chez la femme enceinte ou allaitant. Le traitement doit être de courte durée.

Interactions : L'activité et les effets secondaires peuvent être augmentés par association à d'autres dépresseurs du système nerveux central ou à d'autres anticholinergiques.

Surdosage : Entraîne une somnolence avec possible dépression des centres respiratoires et convulsions imposant l'hospitalisation.

☞ *Vendu sans ordonnance.*

- THÉRAPLIX

Forme	Dosage	N. d'unités	Prix	Prix/jour	Liste	Remb. S.S.	Comm.
Supp. adulte	6,6 mg	10	6,50	–	2	35 %	1966
Supp. enfant	3,3 mg	10	6,50	–	2	35 %	1966

RECTOQUOTANE ★★

- **Composition :** Quinisocaïne, esculoside, chlorhydrate d'éphédrine, cétrimonium bromure.
- **Domaine :** Gastro-entérologie.
- **Activité :** Antihémorroïdaire local.

Indications : Traitement symptomatique des manifestations douloureuses et prurigineuses anales en particulier dans la crise hémorroïdaire.

Contre-indications : Hypersensibilité aux anesthésiques locaux

Effets indésirables : Réactions cutanées d'intolérance.

Précautions d'emploi : Donne une réaction positive au contrôle antidopage. Le traitement doit être de courte durée. Si les signes ne cèdent pas rapidement, le traitement doit être interrompu et une consultation spécialisée s'impose.

☞ *Vendu sans ordonnance.*

- THÉRAPLIX

Forme	Dosage	N. d'unités	Prix	Prix/jour	Liste	Remb. S.S.	Comm.
Pommade	–	20 g	14,30*	–	0	0 %	1969
Suppositoire	–	10	14,30*	–	0	0 %	1969

RECTOVALONE ★★★

- **Composition :** Tixocortol.
- **Domaine :** Gastro-entérologie.
- **Activité :** Anti-inflammatoire intestinal.
- **Classe :** Stéroïdien.

Indications : Rectocolite hémorragique. Maladie de Crohn colique.

Contre-indications : Infection bactérienne ou virale en évolution. Ulcère gastroduodénal en évolution. Troubles psychiatriques graves.

Effets indésirables : Très rarement signes généraux de surdosage en cortisone.

Précautions d'emploi : Administrer de préférence le soir afin de garder le lavement le plus longtemps possible. Prudence en cas d'ulcérations rectales qui rendent la muqueuse fragile.

☞ *Sur prescription médicale.*

• JOUVEINAL

Forme	Dosage	N. d'unités	Prix	Prix/jour	Liste	Remb. S.S.	Comm.
Susp. rectale	250 mg	1	30,30	–	0	65 %	1983

REFLEX SPRAY ★

- **Composition :** Picolamine salicylate.
- **Domaine :** Rhumatologie. Algologie.
- **Activité :** Antirhumatismal externe. Antalgique externe.
- **Classe :** Salicylés.

Indications : Utilisé dans les douleurs d'origine musculo-tendino-ligamentaire.

Contre-indications : Ne pas appliquer sur les muqueuses, une peau en mauvais état, des plaies ou des ulcérations.

Effets indésirables : Réaction allergique locale imposant l'arrêt du traitement.

☞ *Vendu sans ordonnance.*

• BOOTS

Forme	Dosage	N. d'unités	Prix	Prix/jour	Liste	Remb. S.S.	Comm.
Spray	10 %	1	18,90	–	0	35 %	1989

REGAINE ★★★

- **Composition :** Minoxidil.
- **Domaine :** Dermatologie.
- **Activité :** Anti-alopécique local.

Indications : Alopécie androgénique d'intensité modérée. La repousse des cheveux n'a lieu qu'après 6 à 12 mois chez environ 30 % des patients.

Contre-indications : Allergie connue au produit. Prudence chez le sujet jeune ou âgé.

Effets indésirables : Irritation locale avec érythème, sensation de brûlure, dermite à peau sèche. Rarement réactions allergiques : érythème généralisé, œdèmes, infection de l'oreille. Surveiller la possibilité d'effets généraux : baisse de la pression artérielle, rétention hydrosodée.

Précautions d'emploi : Ne pas appliquer sur les muqueuses, éviter le contact avec les yeux. Ne pas ingérer.

Interactions : Prudence en cas d'association à des antihypertenseurs.

Surdosage : L'ingestion pourrait entraîner une chute de la pression artérielle et des signes de rétention hydrosodée.

☞ *Sur prescription médicale.*

• UPJOHN

Forme	Dosage	N. d'unités	Prix	Prix/jour	Liste	Remb. S.S.	Comm.
Sol. locale	2 %	60 ml	219,00*	7,3	2	0 %	1987

REINE-DES-PRÉS NATURA MEDICA ✤

- **Composition :** Sommités fleuries de reine-des-prés, sorbate de potassium, alcool.
- **Domaine :** Uro-néphrologie. Gastro-entérologie.
- **Activité :** Divers.

Indications : Utilisé pour faciliter les fonctions d'élimination rénales et digestives.

☞ *Vendu sans ordonnance.*

• NATURA MEDICA

Forme	Dosage	N. d'unités	Prix	Prix/jour	Liste	Remb. S.S.	Comm.
Amp. buvable	500 mg	20	58,00*	5,8	0	0 %	1993

RELAXODDI ★

- **Composition :** Acide oléique, butacaïne.
- **Domaine :** Hépatologie.
- **Activité :** Cholagogue. Antispasmodique.

Indications : Traitement symptomatique des troubles dyspeptiques.

Contre-indications : Hypersensibilité aux anesthésiques locaux.

Effets indésirables : Diarrhée. Hypotension.

☞ *Vendu sans ordonnance.*

• OPOCALCIUM

Forme	Dosage	N. d'unités	Prix	Prix/jour	Liste	Remb. S.S.	Comm.
Gélule	–	30	18,50	2,5	0	35 %	1969

RELVÈNE ★★

- **Composition :** Hydroxyéthylrutosides.
- **Domaine :** Cardio-vasculaire.
- **Activité :** Veinotonique. Vasculoprotecteur.

Indications : Signes fonctionnels de l'insuffisance veino-lymphatique : jambes lourdes, œdèmes, crampes. Troubles vasculaires rétiniens.

Effets indésirables : Troubles digestifs mineurs.

☞ *Vendu sans ordonnance.*

• PHARMASCIENCE

Forme	Dosage	N. d'unités	Prix	Prix/jour	Liste	Remb. S.S.	Comm.
Sachet	1 000 mg	20	51,80	3 à 8	0	35 %	1965
Gel	2 %	1	19,50	–	0	35 %	1968

RENITEC ★★★

- **Composition :** Énalapril.
- **Domaine :** Cardio-vasculaire.
- **Activité :** Antihypertenseur. Vasodilatateur.
- **Classe :** Inhibiteur de l'enzyme de conversion.

Indications : Hypertension artérielle. Insuffisance cardiaque.

Contre-indications : Non conseillé chez la femme enceinte ou allaitant.

Effets indésirables : Toux, fatigue, nausées, éruptions cutanées, prurit, œdème de la face et des extrémités. Augmentation temporaire de l'urée et de la créatinine sanguine, parfois de la kaliémie. Hypotension artérielle chez les patients suivant un régime sans sel ou prenant un diurétique. Exceptionnellement modification de la formule sanguine.

Précautions d'emploi : En cas d'insuffisance rénale ou chez le sujet âgé, réduire la posologie. Surveiller régulièrement la fonction rénale.

Interactions : Ne pas associer avec des produits entraînant une hyperkaliémie : certains diurétiques, sels de potassium. Majore l'effet de tous les produits hypotenseurs : neuroleptiques, antidépresseurs. Peut modifier la concentration de lithium dans le sang chez les patients traités par ce produit.

Surdosage : Une surveillance de la tension artérielle s'impose.

☞ *Sur prescription médicale.*

• MERCK SHARP & DOHME-CHIBRET

Forme	Dosage	N. d'unités	Prix	Prix/jour	Liste	Remb. S.S.	Comm.
Comprimé	5 mg	28	58,60	1 à 4	1	65 %	1985
Comprimé	20 mg	28	148,60	2 à 8	1	65 %	1985

RENNIE ★★

- **Composition :** Carbonate de calcium et de magnésium.
- **Domaine :** Gastro-entérologie.
- **Activité :** Antiacide œso-gastrique.
- **Classe :** Sel de calcium. Sel de magnésium.

Indications : Traitement symptomatique des douleurs liées aux affections œso-gastro-duodénales.

Effets indésirables : Hypercalcémie.

Précautions d'emploi : Prudence en cas d'insuffisance rénale.

Interactions : Entraîne une diminution de l'absorption d'un grand nombre de médicaments. Il convient donc de respecter un délai de 2 heures entre la prise du produit et d'autres traitements.

☞ *Vendu sans ordonnance.*

- ROCHE NICHOLAS

Forme	Dosage	N. d'unités	Prix	Prix/jour	Liste	Remb. S.S.	Comm.
Comprimé	–	48	24,90*	–	0	0 %	1935
Comprimé	–	96	42,30*	–	0	0 %	1935
Soluté buv.	–	150 ml	33,00*	–	0	0 %	1995

RENNIE DÉFLATINE ★★

- **Composition :** Carbonate de calcium et de magnésium, diméticone.
- **Domaine :** Gastro-entérologie.
- **Activité :** Antiacide œso-gastrique.
- **Classe :** Sel de calcium. Sel de magnésium. Silicone.

Indications : Traitement symptomatique des brûlures épigastriques liées au météorisme.

Effets indésirables : Hypercalcémie.

Précautions d'emploi : Prudence en cas d'insuffisance rénale.

Interactions : Entraîne une diminution de l'absorption d'un grand nombre de médicaments. Il convient donc de respecter un délai de 2 heures entre la prise du produit et d'autres traitements.

☞ *Vendu sans ordonnance.*

- ROCHE NICHOLAS

Forme	Dosage	N. d'unités	Prix	Prix/jour	Liste	Remb. S.S.	Comm.
Comprimé	–	18	33,20*	–	0	0 %	1990

RENU ★

- **Composition :** Polyaminopropylbiguanide, édétate de sodium, acide borique, borax, chlorure de sodium, poloxamine.
- **Domaine :** Ophtalmologie.
- **Activité :** Solution de contactologie.

Indications : Nettoyage et décontamination des lentilles de contact souples hydrophiles.

Précautions d'emploi : Rinçage soigneux des lentilles avant repose.

☞ *Vendu sans ordonnance.*

- BAUSCH & LOMB

Forme	Dosage	N. d'unités	Prix	Prix/jour	Liste	Remb. S.S.	Comm.
Sol. contactologie	–	50 ml	42,80	–	0	0 %	1990
Sol. contactologie	–	120 ml	102,30	–	0	0 %	1990
Sol. contactologie	–	240 ml	136,90	–	0	0 %	1990
Sol. voyage	–	50 ml	68,90*	–	0	0 %	1994

RENUTRYL 500 ★★

- **Composition :** Vitamines A, B1, B2, B6, C, PP, acide pantothénique, oxyde de magnésium, chlorure de potassium, sulfate de manganèse, sulfate ferreux, caséinate de sodium, lactoprotéines, levures, lait sec, huile de soja, huile de beurre, glucose, saccharose. 500 kcal.
- **Domaine :** Nutrition et métabolisme.
- **Activité :** Nutrition orale et entérale.

Indications : Nutrition par voie orale ou entérale.

Contre-indications : Intolérance au lactose.

Effets indésirables : Diarrhée.

☞ *Vendu sans ordonnance.*

- SOPHARGA

Forme	Dosage	N. d'unités	Prix	Prix/jour	Liste	Remb. S.S.	Comm.
Émuls. buv.	375 ml	1	17,50	–	0	35 %	1965

RÉPARIL ★★

- **Composition :** Aescine.
- **Domaine :** Cardio-vasculaire.
- **Activité :** Vasculoprotecteur.

Indications : Signes fonctionnels de l'insuffisance veino-lymphatique : jambes lourdes, œdèmes, crampes. Signes fonctionnels de la crise hémorroïdaire.

☞ *Vendu sans ordonnance.*

- MADAUS

Forme	Dosage	N. d'unités	Prix	Prix/jour	Liste	Remb. S.S.	Comm.
Comprimé	20 mg	40	12,70	0,6 à 2	0	35 %	1974

RÉPARIL GEL ★

- **Composition :** Aescine, salicylate de diéthylamine.
- **Domaine :** Rhumatologie. Algologie.
- **Activité :** Antirhumatismal externe. Antalgique externe.
- **Classe :** Salicylés.

Indications : Traitement des manifestations fonctionnelles de l'insuffisance veineuse. Œdèmes post-traumatiques. Affections arthrosiques douloureuses, tendinites.

Contre-indications : Ne pas appliquer sur les muqueuses, une peau en mauvais état, des plaies ou des ulcérations.

Effets indésirables : Réaction allergique locale imposant l'arrêt du traitement.

☞ *Vendu sans ordonnance.*

- MADAUS

Forme	Dosage	N. d'unités	Prix	Prix/jour	Liste	Remb. S.S.	Comm.
Gel	2 %	40 g	19,10	–	0	35 %	1971

REPLENS ★★

- **Composition :** Glycérol, paraffine, polycarbophile, huile de palme, acide sorbique, etc.
- **Domaine :** Gynécologie.
- **Activité :** Hydratant.

Indications : Traitement de la sécheresse vaginale chez la femme postménopausée.

Contre-indications : Allergie à l'un des constituants.

Interactions : Ne gêne pas l'utilisation de préservatif.

☞ *Vendu sans ordonnance.*

- SOLYMES

Forme	Dosage	N. d'unités	Prix	Prix/jour	Liste	Remb. S.S.	Comm.
Gel unidose	–	12	Libre	–	0	0 %	1995

REPTILASE ★★

- **Composition :** Hémocoagulase.
- **Domaine :** Hémostase.

Activité : Hémostatique local et général.

Indications : Hémorragies chirurgicales u médicales.

Précautions d'emploi : Par voie locale ou générale en injection.

☞ *Vendu sans ordonnance.*

• PHARMADÉVELOPPEMENT

Forme	Dosage	N. d'unités	Prix	Prix/jour	Liste	Remb. S.S.	Comm.
Amp.	0,3 U	1	15,30	8 à 15	0	65 %	1957

RÉSIVIT ★★

Composition : Leucocianidol.

Domaine : Cardio-vasculaire.

Activité : Veinotonique.

Indications : Signes fonctionnels de l'insuffisance veino-lymphatique : jambes lourdes, œdèmes, crampes. Signes fonctionnels de la crise hémorroïdaire.

☞ *Vendu sans ordonnance.*

• UPSA

Forme	Dosage	N. d'unités	Prix	Prix/jour	Liste	Remb. S.S.	Comm.
Amp. buv.	5 mg	30	32,60	4 à 10	0	35 %	1973

RESPILÈNE ★

Composition : Zipéprol.

Domaine : Pneumologie.

Activité : Antitussif. Eupnéique.

Classe : Non opiacé.

Indications : Affections aiguës des voies ériennes supérieures. Affections aiguës et hroniques de l'appareil pulmonaire.

Contre-indications : Épileptique.

Effets indésirables : Somnolence, vertiges, nausées.

Précautions d'emploi : Répartir les doses sur la journée.

Interactions : Ne pas associer à d'autres antitussifs.

Surdosage : Entraîne une somnolence puis un coma.

☞ *Sur prescription médicale.*

• SANOFI WINTHROP

Forme	Dosage	N. d'unités	Prix	Prix/jour	Liste	Remb. S.S.	Comm.
Sirop adulte	–	200 ml	23,90	–	2	35 %	1974
Sirop enfant	–	200 ml	18,80	–	2	35 %	1973

RESTRICAL ★★★

Composition : Paraffine liquide aromatisé à la noisette ou à l'estragon.

Domaine : Gastro-entérologie.

Activité : Laxatif lubrifiant.

Classe : Paraffine.

Indications : Traitement symptomatique le la constipation associé aux mesures hyiéno-diététiques.

Contre-indications : Constipation réente inexpliquée, persistante, n'ayant pas ait l'objet d'examens médicaux.

Effets indésirables : Suintement anal, irritation périnéale.

Précautions d'emploi : Pas d'utilisation prolongée.

Interactions : Entraîne une réduction de l'absorption des vitamines liposolubles : vitamines A, D, E, K. Peut modifier l'action des anticoagulants oraux.

☞ *Vendu sans ordonnance.*

• MERAM

Forme	Dosage	N. d'unités	Prix	Prix/jour	Liste	Remb. S.S.	Comm.
Huile buv. Noisette	–	500 ml	36,00*	–	0	0 %	1974
Huile buv. Estragon	–	500 ml	36,00*	–	0	0 %	1973

RETACNYL ★★★

- **Composition :** Trétinoïne ou acide rétinoïque.
- **Domaine :** Dermatologie.
- **Activité :** Antiacnéique local.
- **Classe :** Trétinoïne et dérivés.

Indications : Acné, en particulier acné vulgaire, acné médicamenteuse, acné professionnelle. Traitement des troubles de la kératinisation : parakératoses, hyperkératoses, dyskératoses génétiques résistant aux thérapeutiques habituelles.

Contre-indications : Hypersensibilité au composant. Contre-indiqué durant le pre mier trimestre de la grossesse.

Effets indésirables : Phénomènes irrita tifs : érythème avec sensation de cuisso Recrudescence temporaire de l'acné.

Précautions d'emploi : Pas de lavage trop fréquents. Ne pas utiliser de solution alcoolisées. Éviter le contact avec les mu queuses. Ne pas s'exposer au soleil. En ca de coup de soleil interrompre le traitemen

☞ *Sur prescription médicale.*

- GALDERMA

Forme	Dosage	N. d'unités	Prix	Prix/jour	Liste	Remb. S.S.	Comm.
Crème	0,025 %	30 g	49,40*	–	1	0 %	1990
Crème	0,05 %	30 g	49,40*	–	1	0 %	1991

RÉTIN A ★★★

- **Composition :** Trétinoïne ou acide rétinoïque.
- **Domaine :** Dermatologie.
- **Activité :** Antiacnéique local.
- **Classe :** Trétinoïne et dérivés.

Indications : Traitement des troubles de la kératinisation : parakératoses, hyperkératoses, dyskératoses génétiques résistant aux thérapeutiques habituelles.

Contre-indications : Hypersensibilité au composant. Contre-indiqué durant le pre mier trimestre de la grossesse.

Effets indésirables : Phénomènes irrita tifs : érythème avec sensation de cuisso Recrudescence temporaire de l'acné.

Précautions d'emploi : Pas de lavage trop fréquents. Ne pas utiliser de solution alcoolisées. Éviter le contact avec les mu queuses. Ne pas s'exposer au soleil. En ca de coup de soleil interrompre le traitemen

☞ *Sur prescription médicale.*

- JANSSEN CILAG

Forme	Dosage	N. d'unités	Prix	Prix/jour	Liste	Remb. S.S.	Comm.
Crème	0,05 %	20 g	65,80*	–	1	0 %	1988

RETITOP ★★★

- **Composition :** Trétinoïne ou acide rétinoïque.
- **Domaine :** Dermatologie.
- **Activité :** Antiacnéique local.
- **Classe :** Trétinoïne et dérivés.

Indications : Acné, en particulier acné vulgaire, acné médicamenteuse, acné professionnelle. Traitement des troubles de la kératinisation : parakératoses, hyperkératoses, dyskératoses génétiques résistant aux thérapeutiques habituelles.

Contre-indications : Hypersensibilité au composant. Contre-indiqué durant le pre mier trimestre de la grossesse.

Effets indésirables : Phénomènes irrita tifs : érythème avec sensation de cuissor Recrudescence temporaire de l'acné.

Précautions d'emploi : Pas de lavage trop fréquents. Ne pas utiliser de solution alcoolisées. Éviter le contact avec les mu queuses. Ne pas s'exposer au soleil. En ca de coup de soleil interrompre le traitemen

☞ *Sur prescription médicale.*

- ROCHE-POSAY

Forme	Dosage	N. d'unités	Prix	Prix/jour	Liste	Remb. S.S.	Comm.
Crème	0,05 %	20 g	41,40*	–	1	0 %	1991

RETROVIR ★★★

- **Composition :** Zidovudine.
- **Domaine :** Infectiologie.
- **Activité :** Antiviral.

Indications : Infections par le VIH quel que soit le stade de la maladie : sida déclaré ou arc. Manifestations précoces avec simple diminution des lymphocytes.

Contre-indications : Anémie ou neutropénie sévères.

Effets indésirables : Troubles digestifs : nausées, vomissements, douleurs abdominales, troubles de l'appétit. Douleurs musculaires, fièvre, maux de tête, fatigue. Au cours du sida déclaré ont pu apparaître des convulsions, des troubles psychiques, des anomalies hépatiques.

Précautions d'emploi : Ne doit être utilisé que sous stricte surveillance médicale. Des examens cliniques et biologiques réguliers sont indispensables. Non conseillé chez la femme enceinte ou allaitant. Prudence chez l'enfant et le sujet âgé.

Interactions : De nombreux produits peuvent modifier le métabolisme de la zidovudine.

☞ *Sur prescription médicale. Usage hospitalier.*

- WELLCOME

Forme	Dosage	N. d'unités	Prix	Prix/jour	Liste	Remb. S.S.	Comm.
Gélule	100 mg	100	Hôp.	–	1	Hôp.	1987
Gélule	250 mg	40	Hôp.	–	1	Hôp.	1988
Sol. buv.	10 mg/ml	200 ml	Hôp.	–	1	Hôp.	1992
Flacon inj.	200 mg	1	Hôp.	–	1	Hôp.	1988

REVITALOSE ★★

- **Composition :** Aspartate de magnésium, leucine, lysine, phénylalanine, valine, ascorbate de sodium.
- **Domaine :** Nutrition et métabolisme.
- **Activité :** Antiasthénique. Vitamines hydrosolubles.
- **Classe :** Acides aminés. Magnésium.

Indications : Utilisé dans le traitement de l'asthénie fonctionnelle, en l'absence d'activité spécifique démontrée.

Contre-indications : Lithiase rénale.

Effets indésirables : Troubles digestifs : brûlures gastriques, diarrhée. Lithiases urinaires uriques ou cystiniques.

Précautions d'emploi : Traitement toujours de courte durée.

☞ *Vendu sans ordonnance.*

- DARCY

Forme	Dosage	N. d'unités	Prix	Prix/jour	Liste	Remb. S.S.	Comm.
Amp. buv.	Vit. C 1 g	10	48,00*	–	0	0 %	1993

REXORT ★★

- **Composition :** Citicoline.
- **Domaine :** Neuropsychiatrie.
- **Activité :** Antihypoxique cérébral.

Indications : Phase aiguë des traumatismes crâniens et des accidents vasculaires cérébraux.

Contre-indications : Non conseillé chez la femme enceinte ou allaitant.

Effets indésirables : Agitation.

Interactions : Potentialise la lévodopa.

☞ *Sur prescription médicale.*

- TAKEDA

Forme	Dosage	N. d'unités	Prix	Prix/jour	Liste	Remb. S.S.	Comm.
Amp. inj.	250 mg	10	Hôp.	–	1	Hôp.	1977
Amp. inj.	500 mg	5	Hôp.	–	1	Hôp.	1989

REXORUBIA ✤

- **Composition :** Natrum sulfuricum D3, Silicea D3, Calcarea carbonica ostrearum D2, Calcarea iodata D4, Calcarea phosphorica D2, Natrum phosphoricum D2,

Magnesia phosphorica D2, Ferrum phosphoricum D2, Rubia D2, Juglans pulv. D2, Saccharum officinalis.

- **Domaine :** Nutrition et métabolisme.
- **Activité :** Divers.

Indications : Déminéralisation. Retard de croissance. Rachitisme. Consolidation de fractures. Grossesse et allaitement. Convalescence.

☞ *Vendu sans ordonnance.*

- LEHNING

Forme	Dosage	N. d'unités	Prix	Prix/jour	Liste	Remb. S.S.	Comm.
Granulé	–	350 g	32,00*	1,5	0	0 %	–

RHÉOBRAL ★★

- **Composition :** Vincamine, troxérutine.
- **Domaine :** Cardio-vasculaire.
- **Activité :** Anti-ischémique. Veinotonique.
- **Classe :** Vincamine et dérivés.

Indications : Déficit intellectuel pathologique du sujet âgé.

Contre-indications : Tumeur cérébrale. Hypertension intracrânienne.

Précautions d'emploi : Prudence en cas de troubles du rythme cardiaque. Corriger avant traitement toute hypokaliémie.

Interactions : Ne pas associer aux antiarythmiques pouvant entraîner des torsades de pointes : amiodarone, bépridil, quinidine, sotalol, ni avec la lidoflazine. Éviter l'association avec des médicaments hypokaliémiants : diurétiques, corticoïdes, laxatifs stimulants.

☞ *Sur prescription médicale.*

- NIVERPHARM

Forme	Dosage	N. d'unités	Prix	Prix/jour	Liste	Remb. S.S.	Comm.
Gélule	20 mg	60	69,70	3,5 à 5	2	35 %	1992

RHÉOFLUX ★★

- **Composition :** Troxérutine.
- **Domaine :** Cardio-vasculaire.
- **Activité :** Veinotonique. Vasculoprotecteur. Activateur de la déformabilité des globules rouges.

Indications : Signes fonctionnels de l'insuffisance veino-lymphatique : jambes lourdes, œdèmes, crampes. Signes fonctionnels de la crise hémorroïdaire.

Effets indésirables : Troubles digestifs mineurs.

Précautions d'emploi : Non conseillé chez la femme enceinte.

☞ *Vendu sans ordonnance.*

- NIVERPHARM

Forme	Dosage	N. d'unités	Prix	Prix/jour	Liste	Remb. S.S.	Comm.
Sachet	1 000 mg	20	51,40	5	0	35 %	1990
Sachet	3 500 mg	10	55,60	–	0	35 %	1994

RHÉOMACRODEX ★★★

- **Composition :** *Rhéomacrodex sorbitol* : dextran 40, sorbitol. *Rhéomacrodex glucosé* : dextran, glucose. *Rhéomacrodex chloruré sodique* : dextran, chlorure de sodium.
- **Domaine :** Anesthésie. Réanimation.
- **Activité :** Solution de remplissage.
- **Classe :** Dextran.

Indications : Traitement d'urgence des chocs hypovolémiques : hémorragies ; et des chocs vasoplégiques : traumatiques ou toxiques. Prévention des thromboses veineuses postopératoires. Proposé contre l'œdème des infarctus cérébraux.

Contre-indications : Allergie aux dextrans. Insuffisance cardiaque ou coronarienne. Hypocoagulabilité. Grossesse.

Effets indésirables : Réactions allergiques. Choc anaphylactique.

Précautions d'emploi : Surveillance de la tension, de la diurèse.

☞ *Usage hospitalier.*

- PHARMACIA

Forme	Dosage	N. d'unités	Prix	Prix/jour	Liste	Remb. S.S.	Comm.
Fl. inj. sorbitol	250 ml	1	Hôp.	–	0	Hôp.	1964
Fl. inj. sorbitol	500 ml	1	Hôp.	–	0	Hôp.	1964
Fl. inj. glucose	500 ml	1	Hôp.	–	0	Hôp.	1965
Fl. inj. NaCl	500 ml	1	Hôp.	–	0	Hôp.	1965

RHEUMADORON ✤

- **Composition :** Aconitum napellus D3, Arnica montana TM, Betula alba D1, Mandragora radix D1.
- **Domaine :** Rhumatologie.
- **Activité :** Divers.

Indications : Affections articulaires inflammatoires et douloureuses.

☞ *Vendu sans ordonnance.*

- WELEDA

Forme	Dosage	N. d'unités	Prix	Prix/jour	Liste	Remb. S.S.	Comm.
Sol. buvable	–	30 ml	32,00*	–	0	0 %	–

RHINAAXIA ★★

- **Composition :** Acide N-acétyl-aspartyl-glutamique.
- **Domaine :** ORL.
- **Activité :** Antiallergique.
- **Classe :** Inhibiteur de la libération de l'histamine.

Indications : Traitement des rhinites allergiques.

Contre-indications : Grossesse.

Effets indésirables : Irritation nasale en début de traitement.

Précautions d'emploi : Non conseillé chez la femme enceinte.

☞ *Sur prescription médicale.*

- ZYMA

Forme	Dosage	N. d'unités	Prix	Prix/jour	Liste	Remb. S.S.	Comm.
Fl. pulvérisateur	4,2 mg/b	185 b	31,10	1,7	0	35 %	1986

RHINADVIL ★★★

- **Composition :** Ibuprofène, pseudoéphédrine.
- **Domaine :** ORL.
- **Activité :** Décongestionnant. Vasoconstricteur rhino-pharyngé. Anti-inflammatoire. Antipyrétique.
- **Classe :** Stimulant alpha-adrénergique. Anti-inflammatoire non stéroïdien.

Indications : Traitement symptomatique de l'obstruction aiguë nasale au cours des rhinites avec maux de tête et fièvre.

Contre-indications : Hypersensibilité au produit. Enfant de moins de 12 ans. Traitement par les antidépresseurs de type IMAO. Ulcère digestif en évolution. Insuffisance rénale ou hépatique sévère.

Effets indésirables : Nervosité, insomnie, sécheresse de la bouche. Troubles digestifs : nausées, gastralgie. Réaction d'hypersensibilité : éruptions cutanées, crise d'asthme, etc.

Précautions d'emploi : Prudence chez le sujet âgé et chez les patients présentant une hypertension, des troubles du rythme cardiaque, des antécédents d'ulcère gastroduodénal, d'infarctus du myocarde, de troubles vésico-prostatiques. Non conseillé chez la femme enceinte. Donne une réaction positive au contrôle antidopage.

Interactions : Ne pas associer aux anticoagulants, à l'aspirine, aux antidiabétiques oraux, au lithium. Ne pas associer aux antidépresseurs de type IMAO ni à certains antihypertenseurs et diurétiques.

Surdosage : Entraîne une stimulation du système nerveux : hallucinations, convulsions imposant une surveillance hospitalière.

☞ *Vendu sans ordonnance.*

• WHITEHALL

Forme	Dosage	N. d'unités	Prix	Prix/jour	Liste	Remb. S.S.	Comm.
Comprimé	–	20	13,20	1,3 à 2,6	0	35 %	1992

RHINALAIR LP ★★

• **Composition :** Pseudo éphédrine.
• **Domaine :** ORL.
• **Activité :** Décongestionnant. Vasoconstricteur rhino-pharyngé.
• **Classe :** Stimulant alpha-adrénergique.

Indications : Traitement symptomatique de l'obstruction aiguë nasale au cours du coryza. Un traitement anti-infectieux associé peut être nécessaire.

Contre-indications : Hypersensibilité au produit. Enfant de moins de 12 ans. Traitement par les antidépresseurs de type IMAO.

Effets indésirables : Nervosité, insomnie, sécheresse de la bouche.

Précautions d'emploi : Prudence chez le sujet âgé et chez les patients présentant une hypertension, des troubles du rythme cardiaque, des antécédents d'infarctus du myocarde, de troubles vésico-prostatiques. Donne une réaction positive au contrôle antidopage.

Interactions : Ne pas associer aux antidépresseurs de type IMAO, ni à certains antihypertenseurs.

Surdosage : Entraîne une stimulation du système nerveux : hallucinations, convulsions imposant une surveillance hospitalière.

☞ *Vendu sans ordonnance.*

• INAVA

Forme	Dosage	N. d'unités	Prix	Prix/jour	Liste	Remb. S.S.	Comm.
Gélule	120 mg	10	11,90	2,4	0	35 %	1988

RHINALÈNE ★

• **Composition :** Framycétine.
• **Domaine :** ORL.
• **Activité :** Antibiotique local.
• **Classe :** Aminoside.

Indications : Traitement local d'appoint des infections de la muqueuse rhino-pharyngée.

Contre-indications : Allergie au constituant.

Effets indésirables : Allergie locale.

Précautions d'emploi : Traitement de courte durée.

☞ *Vendu sans ordonnance.*

• SMITHKLINE BEECHAM

Forme	Dosage	N. d'unités	Prix	Prix/jour	Liste	Remb. S.S.	Comm.
Sol. nasale	1,25 %	15 ml	28,20*	–	0	0 %	1993

RHINAMIDE ★

• **Composition :** Sulfamilamide, éphédrine, butacaïne, acide benzoïque.
• **Domaine :** ORL.
• **Activité :** Vasoconstricteur rhino-pharyngé. Antibactérien local. Anesthésique local.
• **Classe :** Stimulant alpha-adrénergique. Sulfamide.

Indications : Traitement local antibactérien, anesthésique et vasoconstricteur des états congestifs au cours des affections rhino-pharyngées : rhinites, sinusites.

Contre-indications : Enfant de moins de 3 ans. Glaucome. Patients traités par des antidépresseurs de type IMAO. Allergie aux anesthésiques locaux.

Effets indésirables : Sécheresse nasale. Insomnie, palpitations, maux de tête. Associe anesthésique local et sulfamide pouvant entraîner de graves réactions allergiques.

Précautions d'emploi : Prudence en cas d'hypertension et de troubles cardiaques. Donne une réaction positive au contrôle antidopage.

Surdosage : Pourrait entraîner des effets généraux.

☞ *Sur prescription médicale.*

• BAILLY SPEAB

Forme	Dosage	N. d'unités	Prix	Prix/ jour	Liste	Remb. S.S.	Comm.
Sol. nasale auricul.	–	30 ml	13,90	–	2	35 %	1939

RHINATHIOL ★

- **Composition :** Carbocistéine.
- **Domaine :** Pneumologie.
- **Activité :** Fluidifiant bronchique. Expectorant.
- **Classe :** Dérivés de la cystéine.

Indications : Traitement des troubles de la sécrétion bronchique au cours des affections des voies respiratoires : bronchites aiguës ou chroniques, trachéo-bronchites.

Contre-indications : Ulcères gastro-duodénaux.

Effets indésirables : Troubles digestifs : gastralgies, nausées, diarrhées.

Interactions : Ne pas associer aux antitussifs ou aux asséchants bronchiques de type anticholinergique.

☞ *Vendu sans ordonnance.*

- SYNTHÉLABO FRANCE

Forme	Dosage	N. d'unités	Prix	Prix/jour	Liste	Remb. S.S.	Comm.
Gélule	375 mg	30	24,50	3 à 5	0	35 %	1981
Sachet	750 mg	30	38,50	3,8	0	35 %	1990
Sirop adulte	50 mg/ml	125 ml	20,20	7	0	35 %	1969
Sirop adulte	50 mg/ml	300 ml	30,70	4,6	0	35 %	1981
Sirop enfant	20 mg/ml	125 ml	18,80	0,8 à 2,2	0	35 %	1965

RHINATHIOL PROMÉTHAZINE ★

- **Composition :** Prométhazine, carbocistéine.
- **Domaine :** Pneumologie.
- **Activité :** Antitussif. Antihistaminique H1. Fluidifiant bronchique.
- **Classe :** Antihistaminique anticholinergique.

Indications : Traitement des toux spasmodiques et de l'encombrement bronchique au cours des trachéo-bronchites ou des coryzas spasmodiques.

Contre-indications : Ulcère gastro-duodénal.

Effets indésirables : Gastralgies, nausées, diarrhée. Somnolence, sécheresse de la bouche. Troubles visuels. Rétention urinaire.

Précautions d'emploi : Ne pas prendre d'alcool pendant le traitement. Prudence chez le sujet âgé. Déconseillé chez la femme enceinte ou allaitant. Le traitement doit être de courte durée.

Interactions : L'activité et les effets secondaires peuvent être augmentés par association à d'autres dépresseurs du système nerveux central ou à d'autres anticholinergiques.

Surdosage : Entraîne une somnolence avec possible dépression des centres respiratoires et des convulsions imposant l'hospitalisation.

☞ *Vendu sans ordonnance.*

- SYNTHÉLABO FRANCE

Forme	Dosage	N. d'unités	Prix	Prix/jour	Liste	Remb. S.S.	Comm.
Sirop	–	125 ml	12,00	1,5 à 28	0	35 %	1967

RHINATP ★

- **Composition :** Sulfasuccinamide, triphosadénine.
- **Domaine :** ORL.
- **Activité :** Antibactérien local. Stimulant de la motricité ciliaire.
- **Classe :** Sulfamide.

Indications : Traitement d'appoint des infections des muqueuses nasales, rhinopharyngées et sinusiennes.

Contre-indications : Allergie aux sulfamides. Maladie rénale.

Effets indésirables : Réactions allergiques possibles.

Précautions d'emploi : Traitement de courte durée.

☞ *Vendu sans ordonnance.*

• SYNTHÉLABO FRANCE

Forme	Dosage	N. d'unités	Prix	Prix/jour	Liste	Remb. S.S.	Comm.
Sol. nasale	–	10 ml	20,00	–	0	35 %	1978

RHINATUX

• **Composition :** Codéine, papavérine, camphre, éphédrine.
• **Domaine :** Pneumologie.
• **Activité :** Antitussif.
• **Classe :** Opium et dérivés.

Indications : Utilisé dans le traitement des toux non productives : états grippaux, bronchites aiguës, rhumes.

Contre-indications : Asthme. Insuffisance respiratoire. Glaucome. Troubles urétro-prostatiques.

Effets indésirables : Constipation, somnolence, nausées, vomissements, dépression respiratoire. Palpitations, poussées hypertensives, douleurs précordiales, tremblements. L'augmentation des doses et la prolongation de l'administration peuvent conduire à la dépendance et à la toxicomanie.

Précautions d'emploi : Prudence chez le sujet âgé, l'insuffisant cardiaque. Ne pas prendre d'alcool pendant le traitement. Déconseillé chez la femme enceinte ou allaitant. Le traitement doit être de courte durée. Donne une réaction positive au contrôle antidopage.

Interactions : L'activité et les effets secondaires peuvent être augmentés par association à d'autres dépresseurs du système nerveux central.

Surdosage : Entraîne une somnolence avec possible dépression des centres respiratoires imposant l'hospitalisation.

☞ *Vendu sans ordonnance.*

• AMIDO

Forme	Dosage	N. d'unités	Prix	Prix/jour	Liste	Remb. S.S.	Comm.
Comprimé	5 mg	–	35,00*	–	0	0 %	–

RHINÉDRINE

• **Composition :** Dodéclonium, borate de sodium.
• **Domaine :** ORL.
• **Activité :** Antiseptique local.
• **Classe :** Ammonium quaternaire.

Indications : Traitement local d'appoint des infections de la muqueuse rhino-pharyngée et des sinus.

Contre-indications : Hypersensibilité à un constituant.

Précautions d'emploi : Traitement de courte durée.

☞ *Vendu sans ordonnance.*

• C. P. F.

Forme	Dosage	N. d'unités	Prix	Prix/jour	Liste	Remb. S.S.	Comm.
Sol. nasale fl. pulv.	–	20 ml	28,50*	–	0	0 %	–

RHINE INFANTILE

• **Composition :** Dodéclonium.
• **Domaine :** ORL.
• **Activité :** Antiseptique local.
• **Classe :** Ammonium quaternaire.

Indications : Traitement local d'appoint des infections de la muqueuse rhino-pharyngée et des sinus.

Contre-indications : Hypersensibilité à un constituant.

Précautions d'emploi : Traitement de courte durée.

☞ *Vendu sans ordonnance.*

• C. P. F.

Forme	Dosage	N. d'unités	Prix	Prix/jour	Liste	Remb. S.S.	Comm.
Sol. nasale fl. pulv.	–	20 ml	21,30*	–	0	0 %	–

RHINIBAR ★

- **Composition :** Benzododécinium.
- **Domaine :** ORL.
- **Activité :** Antiseptique local.
- **Classe :** Ammonium quaternaire.

Indications : Traitement local d'appoint des infections de la muqueuse rhino-pharyngée et des sinus.

Contre-indications : Hypersensibilité à un constituant.

Précautions d'emploi : Traitement de courte durée.

☞ *Vendu sans ordonnance.*

- BRICHARD

Forme	Dosage	N. d'unités	Prix	Prix/jour	Liste	Remb. S.S.	Comm.
Sol. nasale	–	10 ml	24,10*	–	0	0 %	–

RHINO-BÉBÉ

- **Composition :** Lysozyme, propionate de sodium.
- **Domaine :** ORL.
- **Activité :** Antibactérien local. Antiseptique local.

Indications : Traitement local d'appoint antibactérien des rhinites simples, purulentes ou chroniques et de l'obstruction nasale.

Précautions d'emploi : Traitement de courte durée.

☞ *Vendu sans ordonnance.*

- MONOT

Forme	Dosage	N. d'unités	Prix	Prix/jour	Liste	Remb. S.S.	Comm.
Sol. nasale	–	10 ml	26,00*	–	0	0 %	–

RHINO-BLACHE ★

- **Composition :** Chlorhexidine.
- **Domaine :** ORL.
- **Activité :** Antiseptique local.
- **Classe :** Biguanide.

Indications : Traitement local d'appoint des infections de la muqueuse rhino-pharyngée.

Contre-indications : Allergie au constituant.

Précautions d'emploi : Traitement de courte durée.

☞ *Vendu sans ordonnance.*

- GALLIER

Forme	Dosage	N. d'unités	Prix	Prix/jour	Liste	Remb. S.S.	Comm.
Sol. nasale	–	10 ml	19,50*	–	0	0 %	1971

RHINOFÉBRAL ★★

- **Composition :** Paracétamol, chlorphénamine, acide ascorbique.
- **Domaine :** ORL.
- **Activité :** Antihistaminique H1. Antalgique. Antipyrétique.
- **Classe :** Antihistaminique anticholinergique. Paracétamol.

Indications : Traitement symptomatique des affections aiguës rhino-pharyngées et des états grippaux avec hypersécrétion nasale, fièvre, maux de tête, etc.

Contre-indications : Hypersensibilité au produit. Enfant de moins de 5 ans. Antécédents de glaucome, de troubles vésico-prostatiques.

Effets indésirables : Somnolence diurne, sécheresse de la bouche, troubles de la vision, troubles urinaires.

Précautions d'emploi : Prudence chez le sujet âgé présentant des antécédents de troubles vésico-prostatiques ou d'insuffisance hépatique. Non conseillé chez la femme enceinte ou allaitant.

Interactions : Les effets secondaires risquent d'être augmentés en cas d'association avec tout autre dépresseur du système nerveux central : hypnotiques, anxiolytiques, neuroleptiques, etc.

Surdosage : Entraîne une dépression puis une stimulation du système nerveux : hallucinations, convulsions imposant une surveillance hospitalière.

☞ *Vendu sans ordonnance.*

- MARTIN

Forme	Dosage	N. d'unités	Prix	Prix/jour	Liste	Remb. S.S.	Comm.
Gélule	–	20	31,20*	6 à 9	0	0 %	1976

RHINOFLUIMUCIL ★

- **Composition :** Acétylcystéine, tuaminoheptane, benzalkonium.
- **Domaine :** ORL.
- **Activité :** Vasoconstricteur rhino-pharyngé. Antiseptique local. Fluidifiant.
- **Classe :** Stimulant alpha-adrénergique. Cystéine et dérivés.

Indications : Traitement local symptomatique des affectionss rhino-pharyngées avec sécrétion excessive de la muqueuse.

Contre-indications : Enfant de moins de 30 mois. Glaucome. Patients traités par des antidépresseurs de type IMAO.

Effets indésirables : Sécheresse nasale. Insomnie, palpitations, maux de tête.

Précautions d'emploi : Prudence en cas d'hypertension et de troubles cardiaques.

Surdosage : Pourrait entraîner des effets généraux.

☞ *Sur prescription médicale.*

• ZAMBON

Forme	Dosage	N. d'unités	Prix	Prix/jour	Liste	Remb. S.S.	Comm.
Sol. nasale	–	10 ml	15,30	–	2	35 %	1986

RHINOGORGE ★

- **Composition :** Cétylpyridinium, sorbate de potassium.
- **Domaine :** ORL.
- **Activité :** Antiseptique local.
- **Classe :** Ammonium quaternaire.

Indications : Traitement local d'appoint des infections de la muqueuse rhino-pharyngée et des sinus.

Contre-indications : Hypersensibilité à un constituant.

Précautions d'emploi : Traitement de courte durée.

☞ *Vendu sans ordonnance.*

• LEDERLE

Forme	Dosage	N. d'unités	Prix	Prix/jour	Liste	Remb. S.S.	Comm.
Sol. nasal	–	15 ml	28,00*	–	0	0 %	–

RHINO-LACTÉOL

- **Composition :** Lactobacillus acidophilus tyndallisés.
- **Domaine :** Allergie et immunologie. ORL.
- **Activité :** Immunostimulant. Antibactérien local.

Indications : Proposé dans le traitement d'appoint des infections de la muqueuse du rhinopharynx et des sinus.

Contre-indications : Nourrisson.

Précautions d'emploi : A prendre en prises nasales.

☞ *Vendu sans ordonnance.*

• LACTÉOL

Forme	Dosage	N. d'unités	Prix	Prix/jour	Liste	Remb. S.S.	Comm.
Poudre à priser	–	29 g	17,10	3,4	0	35 %	1919

RHINOPTEN ★

- **Composition :** Fractions antigéniques de staphylocoques, de streptocoque, pneumocoques, Branhamelia catarrhalis.
- **Domaine :** Allergie et immunologie. ORL.
- **Activité :** Immunostimulant.

Indications : Rhinites, pharyngites, rhino-pharyngites, angines, amygdalites.

☞ *Vendu sans ordonnance.*

• DEBAT

Forme	Dosage	N. d'unités	Prix	Prix/ jour	Liste	Remb. S.S.	Comm.
Comprimé	–	30	19,10	–	0	35 %	1979
Fl. pulvérisateur	–	15 ml	24,90	–	0	35 %	1978

RHINO-SULFORGAN

- **Composition :** Huile soufrée, butoforme, labrafil, eucalyptol, huile d'arachide.
- **Domaine :** ORL.
- **Activité :** Antiseptique local. Anesthésique local.
- **Classe :** Basalmique.

Indications : Traitement local d'appoint des infections de la muqueuse rhino-pharyngée et des sinus.

Contre-indications : Hypersensibilité à un constituant. Allergie aux anesthésiques locaux.

Précautions d'emploi : Traitement de courte durée.

☞ *Vendu sans ordonnance.*

- JOLLY

Forme	Dosage	N. d'unités	Prix	Prix/ jour	Liste	Remb. S.S.	Comm.
Sol. nasale	–	20 ml	11,00	–	0	35 %	1961
Sol. nasale pulv.	–	20 ml	13,50	–	0	35 %	1961

RHINO-SULFURYL ★

- **Composition :** Thiosulfate de sodium, éphédrine.
- **Domaine :** ORL.
- **Activité :** Vasoconstricteur rhino-pharyngé. Antiseptique local.
- **Classe :** Stimulant alpha-adrénergique.

Indications : Traitement local antiseptique et vasoconstricteur des états congestifs au cours des affections rhino-pharyngées : rhinites, sinusites.

Contre-indications : Enfant de moins de 3 ans. Glaucome. Patients traités par des antidépresseurs de type IMAO.

Effets indésirables : Sécheresse nasale. Insomnie, palpitations, maux de tête.

Précautions d'emploi : Prudence en cas d'hypertension et de troubles cardiaques. Donne une réaction positive au contrôle antidopage.

Surdosage : Pourrait entraîner des effets généraux.

☞ *Sur prescription médicale.*

- MONAL

Forme	Dosage	N. d'unités	Prix	Prix/jour	Liste	Remb. S.S.	Comm.
Sol. nasale	–	24 ml	9,70	–	2	35 %	1935

RHINOTROPHYL ★

- **Composition :** Acide ténoïque, éthanolamine, framycétine.
- **Domaine :** ORL.
- **Activité :** Antibactérien local. Antibiotique local.
- **Classe :** Aminoside. Parabène.

Indications : Traitement d'appoint des infections des muqueuses nasales, rhino-pharyngées et sinusiennes.

Contre-indications : Hypersensibilité aux aminosides.

Effets indésirables : Allergie locale possible.

Précautions d'emploi : Traitement de courte durée.

☞ *Vendu sans ordonnance.*

- JOLLY

Forme	Dosage	N. d'unités	Prix	Prix/jour	Liste	Remb. S.S.	Comm.
Sol. nasale	–	20 ml	16,80	–	0	35 %	1980

RHINYL ★

- **Composition :** Framycétine, propionate de sodium.
- **Domaine :** ORL.
- **Activité :** Antibiotique local. Antiseptique local.
- **Classe :** Aminoside.

Indications : Traitement local d'appoint des infections de la muqueuse rhino-pharyngée.

Contre-indications : Allergie au constituant.

Effets indésirables : Allergie locale exceptionnellement cutanée.

Précautions d'emploi : Traitement de courte durée.

☞ *Vendu sans ordonnance.*

- PIERRE FABRE

Forme	Dosage	N. d'unités	Prix	Prix/jour	Liste	Remb. S.S.	Comm.
Sol. nasale	–	15 ml	29,00*	–	0	0 %	1993

RHONAL ★★★

- **Composition :** Acide acétylsalicylique.
- **Domaine :** Algologie.
- **Activité :** Antalgique périphérique.
- **Classe :** Aspirine et dérivés

Indications : Traitement symptomatique des affections douloureuses ou fébriles.

Contre-indications : Ulcère gastro-duodénal. Maladie hémorragique. Hypersensibilité à l'aspirine. Certains asthmes. Dernier trimestre de la grossesse.

Effets indésirables : Bourdonnements d'oreille, douleurs abdominales, gastralgies. Plus rarement, ulcérations digestives avec hémorragies responsables d'une anémie. Syndromes hémorragiques avec épistaxis, ecchymoses, purpura. Accidents de sensibilisation : urticaire, asthme.

Précautions d'emploi : Prudence chez les patients présentant un asthme, des antécédents d'hémorragies. Prudence chez le patient prenant un traitement anticoagulant. Chez la femme enceinte, l'aspirine n'est pas contre-indiquée lors des deux premiers trimestres de la grossesse.

Interactions : Potentialise l'action des anticoagulants, des antiagrégants plaquettaires, des antidiabétiques hypoglycémiants, de certains diurétiques. L'aspirine peut réduire l'action de certains traitements, en particulier celle des anti-inflammatoires non stéroïdiens.

Surdosage : Grave, surtout chez l'enfant, entraînant des désordres métaboliques avec troubles respiratoires pouvant provoquer la mort. L'hospitalisation s'impose d'urgence.

☞ *Vendu sans ordonnance.*

- THÉRAPLIX

Forme	Dosage	N. d'unités	Prix	Prix/jour	Liste	Remb. S.S.	Comm.
Comprimé	500 mg	20	12,90*	–	0	0 %	1967

RHUBARBE LAFRAN ★ ✣

- **Composition :** Rhubarbe.
- **Domaine :** Gastro-entérologie.
- **Activité :** Laxatif stimulant.
- **Classe :** Anthraquinonique.

Indications : Traitement symptomatique de la constipation associé aux mesures hygiéno-diététiques.

Contre-indications : Constipation récente inexpliquée, persistante, n'ayant pas fait l'objet d'examens médicaux. Colopathies organiques inflammatoires. Syndrome occlusif. Douleurs abdominales. Enfant. Insuffisance rénale.

Effets indésirables : Diarrhée. Douleurs abdominales. Mélanose recto-colique. Hypokaliémie. Maladie des laxatifs. Insuffisance rénale.

Précautions d'emploi : Déconseillé chez la femme allaitant. Pas d'utilisation prolongée.

Interactions : Ne pas associer aux diurétiques hypokaliémiants, aux anti-inflammatoires corticoïdes. Ne pas associer à certains antiarythmisants : sotalol, quinidine, amiodarone. Prudence en cas d'association avec les digitaliques et les dérivés de la vincamine.

Surdosage : Entraîne une diarrhée et des troubles hydroélectrolytiques graves.

☞ *Vendu sans ordonnance.*

- LAFRAN

Forme	Dosage	N. d'unités	Prix	Prix/jour	Liste	Remb. S.S.	Comm.
Comprimé	250 mg	30	12,50*	–	0	0 %	1967

RHUMABAUME ★

- **Composition :** Nicotinate d'hexyle, salicylate d'amyle, benzylidène acétone.
- **Domaine :** Rhumatologie. Algologie.
- **Activité :** Antirhumatismal externe. Antalgique externe. Révulsif.

Indications : Utilisé dans le traitement des douleurs d'origine musculo-tendino-ligamentaire : torticolis, dorsalgies, lombalgies.

Contre-indications : Hypersensibilité aux constituants. Ne pas appliquer sur les muqueuses, une peau en mauvais état, des plaies ou des ulcérations.

Effets indésirables : Réaction allergique locale imposant l'arrêt du traitement.

Précautions d'emploi : Se laver les mains après usage.

☞ *Vendu sans ordonnance.*

• MILLOT SOLAC

Forme	Dosage	N. d'unités	Prix	Prix/jour	Liste	Remb. S.S.	Comm.
Pommade	–	40 g	27,30*	–	0	0 %	–

RHUMAGRIP

- **Composition :** Codéthyline, sulfogaïacol, benzoate de sodium, belladone, aconit.
- **Domaine :** Pneumologie.
- **Activité :** Antitussif.
- **Classe :** Opium et dérivés.

Indications : Utilisé dans le traitement des toux non productives : états grippaux, bronchites aiguës, rhumes.

Contre-indications : Asthme. Insuffisance respiratoire. Glaucome. Troubles urétro-prostatiques.

Effets indésirables : Constipation, somnolence, nausées, vomissements, dépression respiratoire. Sécheresse de la bouche. Troubles visuels. Rétention urinaire. L'augmentation des doses et la prolongation de l'administration peuvent conduire à la dépendance et à la toxicomanie.

Précautions d'emploi : Prudence chez le sujet âgé, l'insuffisant cardiaque. Ne pas prendre d'alcool pendant le traitement. Déconseillé chez la femme enceinte ou allaitant. Le traitement doit être de courte durée. Donne une réaction positive au contrôle antidopage.

Interactions : L'activité et les effets secondaires peuvent être augmentés par association à d'autres dépresseurs du système nerveux central.

Surdosage : Entraîne une somnolence avec possible dépression des centres respiratoires imposant l'hospitalisation.

☞ *Vendu sans ordonnance.*

• C. P. F.

Forme	Dosage	N. d'unités	Prix	Prix/jour	Liste	Remb. S.S.	Comm.
Sirop	0,7 mg/ml	200 ml	25,10*	–	0	0 %	–

RIABAL ★★★

- **Composition :** Prifinium.
- **Domaine :** Gastro-entérologie. Urologie.
- **Activité :** Antispasmodique.
- **Classe :** Anticholinergique.

Indications : Traitement symptomatique des manifestations aiguës douloureuses liées aux troubles fonctionnels du tube digestif, des voies biliaires, des voies urinaires.

Contre-indications : Glaucome. Troubles urétro-prostatiques liés à l'adénome prostatique.

Effets indésirables : Sécheresse de la bouche. Troubles visuels. Constipation, rétention urinaire. Tachycardie. Confusion chez les sujets âgés.

Précautions d'emploi : Prudence en cas de bronchite chronique, d'adénome de la prostate, de troubles du rythme cardiaque, d'atonie intestinale chez le sujet âgé. Non conseillé chez la femme enceinte.

Interactions : L'effet anticholinergique est augmenté en cas d'association avec des antidépresseurs, des antiparkinsoniens, des antihistaminiques H1, etc.

Surdosage : Entraîne une hypotension et une paralysie respiratoire imposant l'hospitalisation.

☞ *Sur prescription médicale.*

• LOGEAIS

Forme	Dosage	N. d'unités	Prix	Prix/jour	Liste	Remb. S.S.	Comm.
Comprimé	70 mg	20	29,50	3 à 4	2	35 %	1974
Amp. inj.	15 mg	6	12,40	2 à 6	2	35 %	1974
Sol. buv.	5 mg/ml	50 ml	37,45	1 à 2	2	0 %	1979

RIBATRAN ★

- **Composition :** Trypsine, ribonucléase, chymotrypsinogène.
- **Domaine :** Inflammation.
- **Activité :** Anti-inflammatoire. Antiœdémateux.
- **Classe :** Enzymes.

Indications : Œdèmes post-traumatiques ou postopératoires. Réactions inflammatoires accompagnant les infections ORL ou broncho-pulmonaires.

Contre-indications : Allergie aux enzymes protéolytiques.

Effets indésirables : Réactions allergiques : éruption, prurit, etc.

☞ *Vendu sans ordonnance.*

• LEURQUIN

Forme	Dosage	N. d'unités	Prix	Prix/jour	Liste	Remb. S.S.	Comm.
Comprimé	–	20	24,80	3,7	0	35 %	1969

RIBOMUNYL ★

- **Composition :** Ribosomes bactériens de Klebsiella pneumoniae, streptocoques, Haemophilus influenzae et protéoglycanes membranaires.
- **Domaine :** Allergie et immunologie. Pneumologie. ORL.
- **Activité :** Immunostimulant.

Indications : Traitement curatif et préventif des infections de la sphère ORL et des voies respiratoires supérieures.

Contre-indications : Asthmatique. Femme enceinte.

Effets indésirables : Phénomènes œdémateux ou aggravation des symptômes cliniques.

☞ *Vendu sans ordonnance.*

• INAVA

Forme	Dosage	N. d'unités	Prix	Prix/jour	Liste	Remb. S.S.	Comm.
Spray	–	10 ml	35,90	–	0	35 %	1977
Comprimé	–	4	37,10	–	0	35 %	1993
Sachet	–	4	37,10	–	0	35 %	1991
Flacon inj.	–	1	26,50	–	0	35 %	1977

RICRIDÈNE ★★

- **Composition :** Nifurzide.
- **Domaine :** Gastro-entérologie.
- **Activité :** Anti-infectieux intestinal.
- **Classe :** Nitrofurane.

Indications : Diarrhées aiguës d'origine infectieuse.

Contre-indications : Hypersensibilité aux nitrofuranes. Nouveau-né.

Effets indésirables : Réactions allergiques.

Précautions d'emploi : Ne pas oublier l'importance de la réhydratation surtout chez l'enfant. Non conseillé chez la femme enceinte. Traitement de durée limitée.

☞ *Sur prescription médicale.*

• LIPHA SANTÉ

Forme	Dosage	N. d'unités	Prix	Prix/jour	Liste	Remb. S.S.	Comm.
Gélule	150 mg	21	34,90	5	2	35 %	1981
Susp. buv.	8 mg/ml	100 ml	29,70	2 à 4	2	35 %	1981

RIDAURAN ★★★

- **Composition :** Auranofine.
- **Domaine :** Rhumatologie.
- **Activité :** Antirhumatismal.
- **Classe :** Sel d'or.

Indications : Traitement de fond des rhumatismes inflammatoires chroniques : polyarthrite chronique.

Contre-indications : Hypersensibilité au produit. Néphrite subaiguë. Stomatite. Insuffisance hépatique, cardiaque ou rénale. Troubles sanguins. Lupus érythémateux. Eczéma ou dermatose évolutive. Enfant de moins de 15 ans.

Effets indésirables : Troubles digestifs : diarrhée. Troubles cutanés : éruption, prurit, érythrodermie, lichen. Néphrite avec albuminurie. Troubles sanguins : anémie, leucopénie, thrombopénie. Hépatites, pneumopathie, douleurs abdominales.

Précautions d'emploi : Surveiller la formule sanguine et la fonction rénale.

Interactions : Ne pas associer à la phénylbutazone.

☞ *Sur prescription médicale.*

- ROBAPHARM

Forme	Dosage	N. d'unités	Prix	Prix/jour	Liste	Remb. S.S.	Comm.
Comprimé	3 mg	30	134,30	–	1	65 %	1988

RIFADINE ★★★

- **Composition :** Rifampicine.
- **Domaine :** Infectiologie.
- **Activité :** Antibiotique. Antituberculeux.
- **Classe :** Rifamycine.

Indications : Infections aux germes suivants : mycobactéries tuberculeuses ou de la lèpre, staphylocoques, streptocoques, entérocoques, méningocoques, gonocoques, corynébactéries, Listeria, Clostridium, Brucella, Legionella, Chlamydia, etc. Infections : tuberculoses à manifestations pulmonaires, méningées, uro-génitales, ostéo-articulaires, ganglionnaires, cutanées, digestives, etc. Lèpre. Brucelloses. Infections graves à germes sensibles.

Contre-indications : Hypersensibilité aux rifamycines. Porphyrie.

Effets indésirables : Réactions cutanées. Troubles gastro-intestinaux : nausées, vomissements, diarrhée. Troubles sanguins : éosinophilie, leucopénie. Épisodes fébriles avec frissons, maux de tête, douleurs osseuses. Insuffisance rénale. Manifestations hépatiques, avec augmentation des transaminases.

Précautions d'emploi : Colore les urines en rouge. Prudence chez le patient présentant une insuffisance hépatique ou rénale. Nécessité d'une surveillance régulière des fonctions hépatiques, particulièrement en cas d'association à l'isoniazide. Éviter l'allaitement.

Interactions : Diminue l'effet des contraceptifs oraux. Diminue l'effet des anticoagulants oraux, de la ciclosporine, des corticoïdes, de la digitoxine, de la quinidine, du kétoconazole, des sulfamides hypoglycémiants, de la théophylline. Le produit augmente la toxicité hépatique de l'isoniazide.

Surdosage : Entraîne une coloration rouge de la peau avec sueurs, vomissements.

☞ *Sur prescription médicale.*

- MARION MERRELL DOW

Forme	Dosage	N. d'unités	Prix	Prix/jour	Liste	Remb. S.S.	Comm.
Gélule	300 mg	30	110,20	7,3	1	65 %	1969
Susp. buv.	2 %	120 ml	45,20	2 à 5	1	65 %	1971
Flacon inj.	600 mg	1	Hôp.	–	1	Hôp.	1981

RIFAMYCINE CHIBRET ★★★

- **Composition :** Rifamycine.
- **Domaine :** Ophtalmologie.
- **Activité :** Antibiotique local.
- **Classe :** Rifamycine.

Indications : Infections oculaires à germes sensibles : conjonctivites, blépharites, dacryocystites.

Contre-indications : Hypersensibilité au produit.

Effets indésirables : Irritation locale. Réactions allergiques.

Précautions d'emploi : Non conseillé chez la femme enceinte ou allaitant. Coloration possible des lentilles de contact.

☞ *Sur prescription médicale.*

- MERCK SHARP & DOHME-CHIBRET

Forme	Dosage	N. d'unités	Prix	Prix/ jour	Liste	Remb. S.S.	Comm.
Collyre	1 %	10 ml	22,40	–	1	65 %	1968
Pomm. ophtalm.	1 %	5 g	17,70	–	1	65 %	1969

RIFATER ★★★

- **Composition :** Rifampicine, isoniazide, pyrazinamide.
- **Domaine :** Infectiologie.
- **Activité :** Antibiotique. Antituberculeux associés.

Indications : Infections à mycobactéries typiques ou atypiques. Tuberculoses pulmonaire, méningée, génito-urinaire, ostéo-articulaire, ganglionnaire.

Contre-indications : Hypersensibilité à la rifampicine, à l'isoniazide, à la pyrazinamide. Insuffisance hépatique ou rénale.

Effets indésirables : Ce sont ceux de chacun de ses constituants. Troubles digestifs. Hépatites. Neurotoxicité, etc.

Précautions d'emploi : Non conseillé chez la femme enceinte ou allaitant. Surveillance répétée des fonctions hépatiques ou rénales en début de traitement.

Interactions : Nombreuses interactions qui sont celles de chacun de ses constituants. Essentiellement diminution de l'activité des œstroprogestatifs. Diminution de l'activité des anticoagulants oraux, des bêtabloquants, des corticoïdes, de la digitoxine, de la théophylline, etc.

Surdosage : Possibilité de coma imposant une surveillance hospitalière.

☞ *Sur prescription médicale.*

- MARION MERRELL DOW

Forme	Dosage	N. d'unités	Prix	Prix/jour	Liste	Remb. S.S.	Comm.
Comprimé	–	60	136,60	7 à 14	1	65 %	1991

RIFINAH ★★★

- **Composition :** Rifampicine, isoniazide.
- **Domaine :** Infectiologie.
- **Activité :** Antibiotique. Antituberculeux associés.

Indications : Infections à mycobactéries typiques ou atypiques. Tuberculoses pulmonaire, méningée, génito-urinaire, ostéo-articulaire, ganglionnaire.

Contre-indications : Hypersensibilité à la rifampicine et à l'isoniazide. Insuffisance hépatique ou rénale.

Effets indésirables : Ce sont ceux de chacun de ses constituants. Troubles digestifs. Hépatites. Neurotoxicité, etc.

Précautions d'emploi : Non conseillé chez la femme enceinte ou allaitant. Surveillance répétée des fonctions hépatiques ou rénales en début de traitement.

Interactions : Nombreuses interactions qui sont celles de chacun de ses constituants. Essentiellement diminution de l'activité des œstroprogestatifs. Diminution de l'activité des anticoagulants oraux, des bêtabloquants, des corticoïdes, de la digitoxine, de la théophylline, etc.

Surdosage : Possibilité de coma imposant une surveillance hospitalière.

☞ *Sur prescription médicale.*

- MARION MERRELL DOW

Forme	Dosage	N. d'unités	Prix	Prix/jour	Liste	Remb. S.S.	Comm.
Comprimé	–	30	118,40	8	1	65 %	1991

RIFOCINE ★★★

- **Composition :** Rifamycine SV.
- **Domaine :** Dermatologie. Chirurgie. ORL.
- **Activité :** Antibiotique local.
- **Classe :** Rifamycine.

Indications : Infections du site opératoire : en traumatologie, ORL, etc. Infections cutanées, plaies ou brûlures. Prévention des infections en chirurgie.

Contre-indications : Hypersensibilité à un constituant.

Effets indésirables : Réactions allergiques locales.

Précautions d'emploi : Traitement de durée limitée. Éviter l'application au contact du tissu nerveux ou à proximité de l'oreille interne.

☞ *Sur prescription médicale.*

• MARION MERRELL DOW

Forme	Dosage	N. d'unités	Prix	Prix/jour	Liste	Remb. S.S.	Comm.
Amp. locale 2 ml	5 %	1	15,60	–	1	65 %	1988
Amp. locale 10 ml	5 %	1	24,10	–	1	65 %	1966

RIFOCINE COLLUTOIRE ★★

- **Composition :** Rifamycine.
- **Domaine :** ORL. Stomatologie.
- **Activité :** Antibiotique local.
- **Classe :** Rifamycine.

Indications : Traitement local d'appoint des affections de la muqueuse buccale et de l'oropharynx : pharyngites, laryngites, gingivostamatites, suites d'amygdalectomie.

Contre-indications : Enfant de moins de 30 mois. Sensibilisation préalable au produit.

Effets indésirables : Réactions allergiques.

Précautions d'emploi : Traitement de courte durée.

☞ *Sur prescription médicale.*

• MARION MERRELL DOW

Forme	Dosage	N. d'unités	Prix	Prix/jour	Liste	Remb. S.S.	Comm.
Fl. pressurisé	1 %	10 ml	20,20	–	1	35 %	1968

RIMACTAN ★★★

- **Composition :** Rifampicine.
- **Domaine :** Infectiologie.
- **Activité :** Antibiotique. Antituberculeux.
- **Classe :** Rifamycine.

Indications : Infections aux germes suivants : mycobactéries tuberculeuses ou de la lèpre, staphylocoques, streptocoques, entérocoques, méningocoques, gonocoques, corynébactéries, Listeria, Clostridium, Brucella, Legionella, Chlamydia, etc. Infections : tuberculoses à manifestations pulmonaires, méningées, uro-génitales, ostéo-articulaires, ganglionnaires, cutanées, digestives, etc. Lèpre. Brucelloses. Infections graves à germes sensibles.

Contre-indications : Hypersensibilité aux rifamycines. Porphyrie.

Effets indésirables : Réactions cutanées. Troubles gastro-intestinaux : nausées, vomissements, diarrhée. Troubles sanguins : éosinophilie, leucopénies. Épisodes fébriles avec frissons, maux de tête, douleurs osseuses. Insuffisance rénale. Manifestations hépatiques avec augmentation des transaminases.

Précautions d'emploi : Colore les urines en rouge. Prudence chez le patient présentant une insuffisance hépatique ou rénale. Nécessité d'une surveillance régulière des fonctions hépatiques, particulièrement en cas d'association à l'isoniazide. Éviter l'allaitement.

Interactions : Diminue l'effet des contraceptifs oraux. Diminue l'effet des anticoagulants oraux, de la ciclosporine, des corticoïdes, de la digitoxine, de la quinidine, du kétoconazole, des sulfamides hypoglycémiants, de la théophylline. Le produit augmente la toxicité hépatique de l'isoniazide.

Surdosage : Entraîne une coloration rouge de la peau avec sueurs, vomissements.

☞ *Sur prescription médicale.*

• CIBA-GEIGY

Forme	Dosage	N. d'unités	Prix	Prix/jour	Liste	Remb. S.S.	Comm.
Gélule	300 mg	30	96,20	6,4	1	65 %	1969
Susp. buv.	2 %	120 ml	40,20	2 à 4	1	65 %	1971

RIMIFON ★★★

- **Composition :** Isoniazide.
- **Domaine :** Infectiologie.
- **Activité :** Antibiotique. Antituberculeux.

Indications : Infections à mycobactéries typiques ou atypiques. Tuberculoses pulmonaire, méningée, génito-urinaire, ostéo-articulaire, ganglionnaire. Primo-infection tuberculeuse.

Contre-indications : Hypersensibilité à l'isoniazide. Insuffisance hépatique.

Effets indésirables : Troubles digestifs : nausées, gastralgies. Hépatotoxicité : élévation des transaminases, hépatites. Neurotoxicité : douleurs des membres, troubles psychiques, insomnie, convulsions, dépressions. Réactions allergiques : urticaire, éosinophilie, etc.

Précautions d'emploi : En début de traitement, intérêt d'un dosage plasmatique ou urinaire pour déterminer l'intensité de l'élimination du produit afin d'ajuster la posologie. Surveillance des fonctions hépatiques en début de traitement.

Interactions : L'effet de l'isoniazide est diminué par les pansements gastriques et les corticoïdes. Augmente les effets de la carbamazépine (antiépileptique).

Surdosage : Entraîne des troubles digestifs, des vertiges, des hallucinations, parfois un coma.

☞ *Sur prescription médicale.*

- ROCHE

Forme	Dosage	N. d'unités	Prix	Prix/jour	Liste	Remb. S.S.	Comm.
Comprimé	50 mg	200	9,50	0,2 à 0,4	1	65 %	1952
Comprimé	150 mg	100	11,10	0,2	1	65 %	1952
Amp. inj.	500 mg	6	10,80	1,5	1	65 %	1952

RINGER LACTATE AGUETTANT ★★★

- **Composition :** Chlorure de sodium, chlorure de potassium, chlorure de calcium, lactate de sodium.
- **Domaine :** Nutrition et métabolisme.
- **Activité :** Alimentation parentérale.
- **Classe :** Ringer.

Indications : Déshydratation extra-cellulaire, hypovolémie.

Contre-indications : Alcaloses. Rétention hydrosodée. Insuffisance cardiaque. Cirrhoses. Œdèmes.

Précautions d'emploi : Du fait de la présence de calcium, ne pas administrer avec du sang. Une surveillance biologique de l'équilibre hydroélectrolytique est toujours indispensable.

☞ *Vendu sans ordonnance.*

- AGUETTANT

Forme	Dosage	N. d'unités	Prix	Prix/ jour	Liste	Remb. S.S.	Comm.
Flacon inj. 250 ml	–	12	Hôp.	–	0	Hôp.	1976
Flacon inj. 500 ml	–	1	14,00	–	0	65 %	1976
Flacon inj. 500 ml	–	12	Hôp.	–	0	Hôp.	1976
Flacon inj. 1 000 ml	–	6	Hôp.	–	0	Hôp.	1976

RINGER LACTATE LAVOISIER ★★★

- **Composition :** Chlorure de sodium, chlorure de potassium, chlorure de calcium, lactate de sodium.
- **Domaine :** Nutrition et métabolisme.
- **Activité :** Alimentation parentérale.
- **Classe :** Ringer.

Indications : Déshydratation extra-cellulaire, hypovolémie.

Contre-indications : Alcaloses. Rétention hydrosodée. Insuffisance cardiaque. Cirrhoses. Œdèmes.

Précautions d'emploi : Du fait de la présence de calcium, ne pas administrer avec du sang. Une surveillance biologique de l'équilibre hydroélectrolytique est toujours indispensable.

☞ *Vendu sans ordonnance.*

• CHAIX ET DU MARAIS

Forme	Dosage	N. d'unités	Prix	Prix/jour	Liste	Remb. S.S.	Comm.
Flacon inj. 250 ml	–	1	Libre	–	0	0 %	1972
Flacon inj. 500 ml	–	1	Libre	–	0	0 %	1972
Flacon inj. 1 000 ml	–	1	Libre	–	0	0 %	1972

RINUREL ★★

• **Composition :** Phényltoloxamine, phénylpropanolamine, paracétamol.
• **Domaine :** ORL.
• **Activité :** Antihistaminique H1. Vasoconstricteur rhino-pharyngé. Antalgique. Antipyrétique.
• **Classe :** Antihistaminique anticholinergique. Stimulant alpha-adrénergique. Paracétamol.

Indications : Traitement symptomatique des affections aiguës rhino-pharyngées et des états grippaux avec hypersécrétion nasale, fièvre, maux de tête, etc.

Contre-indications : Hypersensibilité au produit. Enfant de moins de 6 ans. Traitement par les antidépresseurs de type IMAO. Antécédents de glaucome ou de troubles vésico-prostatiques.

Effets indésirables : Nervosité, insomnie, sécheresse de la bouche, troubles de la vision, troubles urinaires, palpitations.

Précautions d'emploi : Prudence chez le sujet âgé et chez les patients présentant une hypertension, des troubles du rythme cardiaque, des antécédents d'infarctus du myocarde, de troubles vésico-prostatiques. Non conseillé chez la femme enceinte ou allaitant. Donne une réaction positive au contrôle antidopage.

Interactions : Ne pas associer aux antidépresseurs de type IMAO ni à certains antihypertenseurs. Les effets secondaires risquent d'être augmentés en cas d'association avec tout autre dépresseur du système nerveux central : hypnotiques, anxiolytiques, neuroleptiques, etc.

Surdosage : Entraîne une dépression puis une stimulation du système nerveux : hallucinations, convulsions imposant une surveillance hospitalière.

☞ *Vendu sans ordonnance.*

• WARNER WELLCOME

Forme	Dosage	N. d'unités	Prix	Prix/jour	Liste	Remb. S.S.	Comm.
Comprimé	–	24	11,50	2	0	35 %	1964

RINUTAN ★★

• **Composition :** Phényltoloxamine, phénylpropanolamine, paracétamol.
• **Domaine :** ORL.
• **Activité :** Antihistaminique H1. Vasoconstricteur rhino-pharyngé. Antalgique. Antipyrétique.
• **Classe :** Antihistaminique anticholinergique. Stimulant alpha-adrénergique. Paracétamol.

Indications : Traitement symptomatique des affections aiguës rhino-pharyngées et des états grippaux avec hypersécrétion nasale, fièvre, maux de tête, etc.

Contre-indications : Hypersensibilité au produit. Enfant de moins de 6 ans. Traitement par les antidépresseurs de type IMAO. Antécédents de glaucome, de troubles vésico-prostatiques.

Effets indésirables : Nervosité, insomnie, sécheresse de la bouche, troubles de la vision. Troubles urinaires. Palpitations.

Précautions d'emploi : Prudence chez le sujet âgé et chez les patients présentant une hypertension, des troubles du rythme cardiaque, des antécédents d'infarctus du myocarde, de troubles vésico-prostatiques. Non conseillé chez la femme enceinte ou allaitant. Donne une réaction positive au contrôle antidopage.

Interactions : Ne pas associer aux antidépresseurs de type IMAO ni à certains antihypertenseurs. Les effets secondaires risquent d'être augmentés en cas d'association avec tout autre dépresseur du système nerveux central : hypnotiques anxiolytiques, neuroleptiques, etc.

Surdosage : Entraîne une dépression puis une stimulation du système nerveux : hallucinations, convulsions imposant une surveillance hospitalière.

☞ *Vendu sans ordonnance.*

• WARNER WELLCOME

Forme	Dosage	N. d'unités	Prix	Prix/jour	Liste	Remb. S.S.	Comm.
Comprimé	–	12	13,30	1 à 2	0	35 %	1972
Sirop	–	200 ml	14,80	4,4	0	35 %	1975

RISORDAN ★★★

- **Composition :** Isosorbide dinitrate.
- **Domaine :** Cardio-vasculaire.
- **Activité :** Antiangoreux. Vasodilatateur.
- **Classe :** Dérivé nitré.

Indications : Prévention de la crise d'angine de poitrine. Insuffisance cardiaque sévère du ventricule gauche.

Effets indésirables : Maux de tête, hypotension avec vertiges et parfois syncope. Bouffées de chaleur. Troubles digestifs.

Précautions d'emploi : Non conseillé chez la femme enceinte ou allaitant. Prudence chez le sujet âgé ou présentant une hypotension. Éviter la prise d'alcool qui accroît les effets secondaires.

Interactions : Les vasodilatateurs et les antihypertenseurs majorent l'hypotension.

Surdosage : Provoque une vasodilatation généralisée et des modifications de l'hémoglobine entraînant une coloration bleue de la peau (méthémoglobinémie).

☞ *Sur prescription médicale.*

• SPECIA

Forme	Dosage	N. d'unités	Prix	Prix/jour	Liste	Remb. S.S.	Comm.
Comprimé	5 mg	30	8,10	1 à 3	2	65 %	1962
Comprimé	10 mg	60	22,90	1 à 7	2	65 %	1981
Comprimé	10 mg	120	39,30	1 à 7	2	65 %	1981
Comprimé	20 mg	60	35,40	1 à 7	2	65 %	1981
Comprimé LP	20 mg	60	41,00	1,3 à 2	2	65 %	1981
Comprimé LP	40 mg	60	41,70	1,3 à 2	2	65 %	1986
Comprimé LP	60 mg	30	46,40	1,5	2	65 %	1990
Amp. inj.	10 mg	50	Hôp.	–	2	Hôp.	1981

RIVOTRIL ★★★

- **Composition :** Clonazépam.
- **Domaine :** Neuropsychiatrie.
- **Activité :** Antiépileptique. Anxiolytique. Sédatif. Myorelaxant.
- **Classe :** Benzodiazépine.

Indications : Épilepsie.

Contre-indications : Insuffisance respiratoire sévère. Intolérance aux benzodiazépines.

Effets indésirables : Somnolence, incoordination motrice. Pertes de mémoire.

Précautions d'emploi : La prise d'alcool est formellement déconseillée. Chez la femme enceinte, le traitement ne doit pas être interrompu, en sachant que le nouveau-né peut présenter un syndrome de sevrage à la naissance. L'allaitement est déconseillé. Parfois vers le 6e mois de traitement, on note une baisse d'efficacité, obligeant à revoir le traitement.

Interactions : L'effet du traitement peut être augmenté par tous les dépresseurs du système nerveux : hypnotiques, anxiolytiques, antidépresseurs, neuroleptiques, etc.

Surdosage : Entraîne une sédation profonde avec de possibles troubles respiratoires imposant une surveillance hospitalière.

☞ *Sur prescription médicale.*

• ROCHE

Forme	Dosage	N. d'unités	Prix	Prix/jour	Liste	Remb. S.S.	Comm.
Comprimé	2 mg	40	17,90	0,5 à 2	1	65 %	1973
Sol. buv.	25 mg/ml	20 ml	13,80	0,5 à 2	1	65 %	1979
Amp. inj.	1 mg	6	11,80	8 à 12	1	65 %	1973

ROACCUTANE ★★★

Composition : Isotrétinoïne.
Domaine : Dermatologie.
Activité : Antiacnéique général.
Classe : Trétinoïne et dérivés.

Indications : Acné sévère nodulokystique et conglomata ayant résisté aux traitements habituels.

Contre-indications : Contre-indiqué formellement chez la femme enceinte car risque majeur de malformations chez l'enfant.

Effets indésirables : Dermite desquamante du visage, sécheresse de la peau et des muqueuses. Recrudescence passagère de l'acné. Rarement urticaire ou érythème noueux. Hypersensibilité au soleil. Douleurs musculo-articulaires. Hypertension intracrânienne. Troubles biologiques des fonctions hépatiques.

Précautions d'emploi : Chez la femme, nécessité impérative d'un test de grossesse négatif avant traitement et de la prescription d'une contraception efficace avant, pendant et 1 mois après le traitement.

Interactions : Ne pas associer avec la tétracycline.

☞ *Sur prescription médicale.*

• ROCHE

Forme	Dosage	N. d'unités	Prix	Prix/jour	Liste	Remb. S.S.	Comm.
Capsule	5 mg	30	96,30	10 à 20	1	65 %	1986
Capsule	10 mg	30	155,00	10 à 20	1	65 %	1986
Capsule	20 mg	30	260,30	10 à 20	1	65 %	1986

ROACCUTANE GEL ★★★

Composition : Isotrétinoïne.
Domaine : Dermatologie.
Activité : Antiacnéique local.
Classe : Trétinoïne et dérivés.

Indications : Acné polymorphe juvénile. Acné à comédons ou microkystique.

Contre-indications : Hypersensibilité au composant.

Effets indésirables : Phénomènes irritatifs : érythème avec sensation de cuisson. Recrudescence temporaire de l'acné.

Précautions d'emploi : Pas de lavages trop fréquents. Ne pas utiliser de solutions alcoolisées. Éviter le contact avec les muqueuses. Ne pas s'exposer au soleil. En cas de coup de soleil interrompre le traitement.

☞ *Sur prescription médicale.*

• ROCHE

Forme	Dosage	N. d'unités	Prix	Prix/jour	Liste	Remb. S.S.	Comm.
Gel	0,05 %	30 g	75,00*	–	1	0 %	1992

ROCALTROL ★★★

Composition : Calcitriol.
Domaine : Nutrition et métabolisme.
Activité : Vitamines liposolubles.
Classe : Vitamine D.

Indications : Rachitisme et ostéomalacie vitamino-résistants. Ostéodystrophie rénale. Hypoparathyroïdie.

Contre-indications : Hypersensibilité à la vitamine D. Hypercalcémie, hypercalciurie, lithiase calcique.

Effets indésirables : L'apparition d'un effet secondaire doit faire craindre un surdosage.

Précautions d'emploi : Le traitement doit être surveillé par des dosages réguliers de la calcémie, de la phosphorémie et de la calciurie.

Interactions : Ne pas associer à d'autre produits contenant de la vitamine D. Éviter la prise de magnésium. Prudence chez les sujets recevant de la digitaline.

Surdosage : Entraîne des troubles de

l'appétit, des nausées, des vomissements et une soif intense traduisant une hypercalcémie.

☞ *Sur prescription médicale.*

• ROCHE

Forme	Dosage	N. d'unités	Prix	Prix/jour	Liste	Remb. S.S.	Comm.
Capsules	0,25 µg	30	62,70	–	1	65 %	1985

ROCÉPHINE ★★★

• **Composition :** Ceftriaxone.
• **Domaine :** Infectiologie.
• **Activité :** Antibiotique.
• **Classe :** Céphalosporine de troisième génération.

Indications : Infections aux germes suivants : staphylocoques, streptocoques, pneumocoques, colibacille, Klebsiella, Proteus, salmonelles, shigelles, Haemophilus, gonocoques, méningocoques. Infections à manifestations ORL, broncho-pulmonaires, génito-urinaires, stomatologiques, cutanées, ostéo-articulaires, méningées ou septicémiques. Prophylaxie préopératoire en chirurgie osseuse ou viscérale.

Contre-indications : Allergie aux céphalosporines. Allergie à la lidocaïne.

Effets indésirables : Réactions allerg ques : urticaire, fièvre, choc. Troubles d gestifs : nausées, vomissements, diarrhé colite. Candidoses. Éosinophilie. Hépatite Insuffisance rénale. Douleur à l'injection.

Précautions d'emploi : Prudence en ca d'insuffisance rénale. Non conseillé chez l femme enceinte ou allaitant.

Interactions : Réduit l'activité de certai nes benzodiazépines (diazépam) et certain diurétiques (furosémide).

☞ *Sur prescription médicale.*

• ROCHE

Forme	Dosage	N. d'unités	Prix	Prix/ jour	Liste	Remb. S.S.	Comm.
Flacon inj. IM	0,5 g	1	50,50	50	1	65 %	1985
Flacon inj. IM	0,5 g	10	Hôp.	–	1	Hôp.	1985
Flacon inj. IM	1 g	1	85,00	85	1	65 %	1985
Flacon inj. IM	1 g	10	Hôp.	–	1	Hôp.	1985
Flacon inj. IV	0,25 g	1	Hôp.	–	1	Hôp.	1985
Flacon inj. IV	0,5 g	1	50,50	50	1	65 %	1985
Flacon inj. IV	0,5 g	10	Hôp.	–	1	Hôp.	1985
Flacon inj. IV	1 g	1	85,00	85	1	65 %	1985
Flacon inj. IV	1 g	10	Hôp.	–	1	Hôp.	1985
Flacon inj. IV	2 g	1	Hôp.	–	1	Hôp.	1985

ROCGEL ★★

• **Composition :** Oxyde d'aluminium.
• **Domaine :** Gastro-entérologie.
• **Activité :** Antiacide œso-gastrique.
• **Classe :** Sel d'aluminium.

Indications : Traitement symptomatique des douleurs liées aux affections œso-gastro-duodénales.

Contre-indications : Insuffisance rénale chronique.

Précautions d'emploi : Prudence en ca d'insuffisance rénale.

Interactions : Entraîne une diminutio de l'absorption d'un grand nombre de médi caments. Il convient donc de respecter u délai de 2 heures entre la prise du produi et d'autres traitements.

☞ *Vendu sans ordonnance.*

• ROQUES

Forme	Dosage	N. d'unités	Prix	Prix/jour	Liste	Remb. S.S.	Comm.
Sachet	–	24	30,90	3,9	0	65 %	1978

ROCMALINE ★

Composition : Arginine, acide malique.
Domaine : Hépatologie.
Activité : Hépatotrope.
Classe : Acide aminé.
Indications : Symptômes fonctionnels ›s maladies hépatiques.

Précautions d'emploi : Tenir compte d'un apport de 40 mg de sel et de 1 g de sucre par ampoule.

☞ *Vendu sans ordonnance.*

• ROQUES

Forme	Dosage	N. d'unités	Prix	Prix/jour	Liste	Remb. S.S.	Comm.
›mp. buv.	–	20	47,00*	–	0	0 %	1967

RODOGYL ★★★

Composition : Spiramycine, métronidazole.
Domaine : Infectiologie.
Activité : Antibiotique.
Classe : Macrolide. Nitro-imidazolé.
Indications : Synergie anti-infectieuse ›issant sur de nombreux germes aéro- et ›aérobies. Infections à manifestations sto›atologiques : abcès dentaires, phlegmons, ›ngivites, stomatites, parotidites, etc.
Contre-indications : Hypersensibilité à spiramycine et aux imidazolés.

Effets indésirables : Troubles digestifs : gastralgies, nausées, vomissements. Réactions allergiques : urticaire. Goût métallique dans la bouche. Leucopénies.

Précautions d'emploi : Non conseillé chez la femme enceinte ou allaitant.

Interactions : Bouffées de chaleur à l'ingestion d'alcool. Peut modifier l'action des anticoagulants oraux.

☞ *Sur prescription médicale.*

• SPECIA

Forme	Dosage	N. d'unités	Prix	Prix/jour	Liste	Remb. S.S.	Comm.
›omprimé	0,75 M U.I.	20	71,70	14 à 20	1	65 %	1971

ROFÉRON-A ★★★

Composition : Interféron alpha-2a recombinant

Domaine : Cancérologie. Infectiologie. Hépatologie.

Activité : Immunomodulateur. Antiviral. Cytostatique.

Classe : Interféron.

Indications : Leucémies à tricholeucocy›s. Mélanome disséminé. Leucémie myé›ïde chronique. Lymphomes non hodgki›ens, lymphome cutané à cellule T en évo›tion. Myélome multiple. Sarcome de ›aposi. Cancer du rein métastatique ou ré›divant. Traitement de l'hépatite chronique ›tive virale B de l'adulte. Hépatites chroni›ıes non A non B.

Contre-indications : Maladie cardiaque, ›patique, rénale sévère. Antécédents d'épilepsie. Hépatite chronique avec cirrhose décompensée.

Effets indésirables : Syndrome pseudogrippal avec fièvre. Troubles du rythme cardiaque, épisodes d'hypo et d'hypertension, œdèmes. Nausées, vomissements, perte de l'appétit, constipation. Somnolence. Troubles sanguins : leucopénie, thrombocytopénie. Apparition d'anticorps anti-interféron.

Précautions d'emploi : Une surveillance biologique s'impose, comportant un hémogramme, des tests de la fonction hépatique et rénale.

Interactions : Ne pas associer à des produits agissant au niveau du système nerveux central.

☞ *Sur prescription médicale. Usage hospitalier.*

• ROCHE

Forme	Dosage	N. d'unités	Prix	Prix/jour	Liste	Remb. S.S.	Comm.
›lacon inj.	3 M U.I.	1	Hôp.	–	1	Hôp.	1987
›lacon inj.	4,5 M U.I.	1	Hôp.	–	1	Hôp.	1987
›lacon inj.	9 M U.I.	1	Hôp.	–	1	Hôp.	1987
›lacon inj.	18 M U.I.	1	Hôp.	–	1	Hôp.	1987

ROHYPNOL ★★★

- **Composition :** Flunitrazépam.
- **Domaine :** Neuropsychiatrie.
- **Activité :** Hypnotique.
- **Classe :** Benzodiazépine.

Indications : Insomnie occasionnelle ou transitoire. Insomnie chronique.

Contre-indications : Insuffisance respiratoire décompensée.

Effets indésirables : Fatigue, somnolence diurne, perte de mémoire. Plus rarement éruptions cutanées. L'utilisation prolongée peut entraîner un état de dépendance avec syndrome de sevrage à l'arrêt du traitement.

Précautions d'emploi : La durée du traitement doit être la plus courte possible : au maximum quelques semaines. L'arrêt doit être progressif sur plusieurs jours. La pris d'alcool est formellement déconseillée du rant le traitement. Prudence chez le suj âgé, insuffisant respiratoire ou hépatiqu On évitera une administration pendant le premiers mois de la grossesse et chez femme allaitant.

Interactions : L'activité est augment par tous les dépresseurs du système ne veux : antidépresseurs, anxiolytiques, ne roleptiques, sédatifs, analgésiques. La pris d'alcool est contre-indiquée pendant le tra tement.

Surdosage : Entraîne un sommeil puis u coma imposant l'hospitalisation.

☞ *Sur prescription médicale.*

- ROCHE

Forme	Dosage	N. d'unités	Prix	Prix/jour	Liste	Remb. S.S.	Comm.
Comprimé	1 mg	20	12,50	0,6 à 1,2	1	65 %	1985
Comprimé	2 mg	10	10,00	1	1	65 %	1978

ROMARÈNE ★

- **Composition :** Romarin, Taraxacum, Combretum, eucalyptus, tartrate de potassium, citrate de sodium.
- **Domaine :** Gastro-entérologie.
- **Activité :** Antiacide œso-gastrique.
- **Classe :** Sels alcalins.

Indications : Troubles fonctionnels d'origine digestive : lenteur de digestion, état nauséeux, ballonnements. Brûlure œsophagiennes et épigastriques.

Contre-indications : Patient suivant u régime sans sel.

Précautions d'emploi : En cas de régim sans sel, tenir compte du fait que chaqu cuiller à café contient l'équivalent de 0,4 de sel.

☞ *Vendu sans ordonnance.*

- BEAUFOUR

Forme	Dosage	N. d'unités	Prix	Prix/jour	Liste	Remb. S.S.	Comm.
Granulé	–	250 g	21,70*	–	0	0 %	1961

ROMARIN NATURA MEDICA ✤

- **Composition :** Romarin, sommités fleuries ; sorbate de potassium, alcool.
- **Domaine :** Hépatologie.
- **Activité :** Divers.

Indications : Utilisé comme cholér tique.

☞ *Vendu sans ordonnance.*

- NATURA MEDICA

Forme	Dosage	N. d'unités	Prix	Prix/jour	Liste	Remb. S.S.	Comm.
Amp. buvable	500 mg	20	58,00*	5,8	0	0 %	1993

ROMARINEX-CHOLINE ★ ✤

- **Composition :** Romarin, artichaut, boldo, pissenlit, Combretum, citrate de chomine.
- **Domaine :** Hépatologie.
- **Activité :** Hépatotrope.
- **Classe :** Choline.

Indications : Traitement symptomatiqu des troubles dyspeptiques.

Contre-indications : Obstruction de voies biliaires. Insuffisance hépatique grave

☞ *Vendu sans ordonnance.*

• AÉROCID

Forme	Dosage	N. d'unités	Prix	Prix/jour	Liste	Remb. S.S.	Comm.
Sol. buv.	–	125 ml	17,90	1 à 2	0	35 %	1957

ROMILAR ★★

Composition : Dextrométhorphane.

Domaine : Pneumologie.

Activité : Antitussif.

Classe : Opium et dérivés.

Indications : Traitement symptomatique 'es toux non productives.

Contre-indications : Asthme, insuffi-ance respiratoire. Enfant de moins de ›0 mois. Traitement par les antidépresseurs le type IMAO.

Effets indésirables : Somnolence, nau-ées, vomissements. Réactions cutanées al-ergiques, vertiges.

Précautions d'emploi : Ne pas prendre d'alcool pendant le traitement. Prudence chez le sujet âgé. Déconseillé chez la femme enceinte ou allaitant. Le traitement doit être de courte durée.

Interactions : L'activité et les effets secondaires peuvent être augmentés par association à d'autres dépresseurs du système nerveux central. Ne jamais associer aux antidépresseurs de type IMAO.

Surdosage : Entraîne une somnolence avec possible dépression des centres respiratoires et des convulsions imposant l'hospitalisation.

☞ *Vendu sans ordonnance.*

• NICHOLAS

Forme	Dosage	N. d'unités	Prix	Prix/jour	Liste	Remb. S.S.	Comm.
Sirop	0,15 mg/ml	100 ml	33,00*	–	0	0 %	–

R. O. R. VAX ★★★

Composition : Vaccin constitué de virus vivants atténués de la rougeole, des oreillons et de la rubéole.

Domaine : Infectiologie.

Activité : Vaccin.

Classe : Antirougeole. Antirubéole. Antiourlien.

Indications : Prévention de la rougeole, le la rubéole et des oreillons chez l'enfant à partir de 12 mois.

Contre-indications : Déficits immunitaires congénitaux ou acquis : sida. Allergie aux protéines de l'œuf. Non conseillé chez la femme enceinte.

Effets indésirables : Poussée fébrile, avec parfois angine et éruptions. Exceptionnellement méningo-encéphalites.

Précautions d'emploi : Une seule injection entre 12 et 15 mois.

Interactions : Ne vacciner qu'à distance d'une injection d'immunoglobulines.

☞ *Vendu sans ordonnance.*

• MÉRIEUX MSD

Forme	Dosage	N. d'unités	Prix	Prix/jour	Liste	Remb. S.S.	Comm.
Seringue	–	1	92,20	–	0	65 %	1986

ROUVAX ★★★

Composition : Vaccin constitué de virus de la rougeole atténués.

Domaine : Infectiologie.

Activité : Vaccin.

Classe : Antirougeole.

Indications : Prévention de la rougeole chez l'enfant à partir de 12 mois.

Contre-indications : Déficit immunitaire congénital ou acquis : sida. Allergie aux protéines de l'œuf. Non conseillé chez la femme enceinte.

Effets indésirables : Poussée fébrile, avec parfois angine et éruptions.

Précautions d'emploi : Une seule injection entre 12 et 15 mois.

Interactions : Ne vacciner qu'à distance d'une injection d'immunoglobulines.

☞ *Vendu sans ordonnance.*

• INSTITUT MÉRIEUX

Forme	Dosage	N. d'unités	Prix	Prix/jour	Liste	Remb. S.S.	Comm.
Seringue	–	1	39,50	–	0	65 %	1968

ROVAMYCINE ★★★

- **Composition :** Spiramycine.
- **Domaine :** Infectiologie.
- **Activité :** Antibiotique.
- **Classe :** Macrolide.

Indications : Infections aux germes suivants : streptocoques, méningocoques, Bordetella, corynébactéries, mycoplasmes, Chlamydia, Legionella, tréponèmes, leptospires, toxoplasmes. Infections à manifestations ORL, broncho-pulmonaires (coqueluche, maladie des légionnaires, pneumonies), stomatologiques, cutanées, uro-génitales, osseuses.

Contre-indications : Allergie à la spiramycine.

Effets indésirables : Troubles digestifs nausées, vomissements, gastralgies, diarrhée. Allergie cutanée.

Précautions d'emploi : Non conseillé chez la femme allaitant.

Interactions : Avec les dérivés de l'ergo de seigle, risque potentiel de nécrose des extrémités.

☞ *Sur prescription médicale.*

- SPECIA

Forme	Dosage	N. d'unités	Prix	Prix/jour	Liste	Remb. S.S.	Comm.
Sirop	75 000 U.I. /ml	150 ml	37,50	–	1	65 %	1981
Granulé sachet	0,375 M U.I.	10	17,00	–	1	65 %	1993
Granulé sachet	0,75 M U.I.	10	29,50	–	1	65 %	1993
Granulé sachet	1,5 M U.I.	10	43,70	–	1	65 %	1993
Comprimé	1,5 M U.I.	16	64,60	16 à 24	1	65 %	1972
Comprimé	3 M U.I.	10	83,50	17 à 25	1	65 %	1990
Flacon inj.	1,5 M U.I.	1	Hôp.	–	1	Hôp.	1987

ROVIGON ★

- **Composition :** Rétinol, tocophérol.
- **Domaine :** Nutrition et métabolisme.
- **Activité :** Vitamines liposolubles.
- **Classe :** Vitamine A. Vitamine E.

Indications : Fatigue, amaigrissement, dénutrition. Affections dermatologiques.

Contre-indications : Déconseillé chez la femme enceinte.

Effets indésirables : L'apparition d'un effet secondaire doit faire craindre un surdosage.

Interactions : Ne pas associer à d'autres produits contenant de la vitamine A.

Surdosage : Peut entraîner des troubles graves, en particulier chez l'enfant : perte de l'appétit, nausées, douleurs musculaires puis hypertension intracrânienne.

☞ *Vendu sans ordonnance.*

- ROCHE NICHOLAS

Forme	Dosage	N. d'unités	Prix	Prix/jour	Liste	Remb. S.S.	Comm.
Comprimé	–	30	41,30*	–	0	0 %	1964

ROWASA ★★★

- **Composition :** Mésalazine.
- **Domaine :** Gastro-entérologie.
- **Activité :** Anti-inflammatoire intestinal.
- **Classe :** Salicylés.

Indications : Recto-colite hémorragique. Maladie de Crohn.

Contre-indications : Hypersensibilité aux salicylés.

Effets indésirables : Nausées, vomissements. Pancréatite aiguë. Leucopénie.

Précautions d'emploi : Déconseillé chez la femme enceinte ou allaitant.

☞ *Vendu sans ordonnance.*

• LTM LATÉMA

Forme	Dosage	N. d'unités	Prix	Prix/jour	Liste	Remb. S.S.	Comm.
Comprimé	250 mg	90	145,40	5 à 26	0	65 %	1993
Comprimé	500 mg	90	289,70	5 à 26	0	65 %	1993
Suppositoire	500 mg	15	100,30	13 à 20	0	65 %	1993
Suppositoire	500 mg	30	189,10	13 à 20	0	65 %	1993

ROZAGEL ★★

Composition : Métronidazole.
Domaine : Dermatologie.
Activité : Antirosacée. Antibiotique.
Classe : Nitro-imidazolés.
Indications : Traitement local de la rosacée.
Contre-indications : Hypersensibilité aux imidazolés.

Effets indésirables : Signes d'irritation locale.

Précautions d'emploi : Non conseillé chez la femme enceinte ou allaitant.

☞ *Sur prescription médicale.*

• BIORGA

Forme	Dosage	N. d'unités	Prix	Prix/jour	Liste	Remb. S.S.	Comm.
Gel	0,75 %	30 g	43,40	–	1	65 %	1995

ROZEX ★★

Composition : Métronidazole.
Domaine : Dermatologie.
Activité : Antirosacée. Antibiotique.
Classe : Nitro-imidazolés.
Indications : Traitement local de la rosacée.
Contre-indications : Hypersensibilité aux imidazolés.

Effets indésirables : Signes d'irritation locale.

Précautions d'emploi : Non conseillé chez la femme enceinte ou allaitant.

☞ *Sur prescription médicale.*

• GALDERMA

Forme	Dosage	N. d'unités	Prix	Prix/jour	Liste	Remb. S.S.	Comm.
Gel	0,75 %	30 g	47,50	–	1	65 %	1991

RUBIDAZONE ★★★

Composition : Zorubicine.
Domaine : Cancérologie.
Activité : Antinéoplasique. Cytostatique.
Classe : Anthracycline.
Indications : Hémopathies malignes : leucémies aiguës lymphoblastiques, myéloblastiques, monoblastiques.
Contre-indications : Grossesse et allaitement. Patients présentant une insuffisance cardiaque.
Effets indésirables : Troubles digestifs : nausées, vomissements, stomatites, diarrhée. Perte des cheveux. Troubles sanguins : anémie, leucopénie, thrombopénie. Troubles cardiaques avec modification de l'électrocardiogramme, insuffisance cardiaque progressive. Aménorrhée, azoospermie.
Précautions d'emploi : Nécessité d'une surveillance régulière de la formule sanguine afin de guider les administrations ultérieures. Des bilans cardiaques réguliers sont nécessaires : échographie, hémodynamique isotopique. Déconseillé chez la femme enceinte ou allaitant.
Interactions : Effet additif de la cardiotoxicité d'autres anticancéreux de la série des anthracyclines.

☞ *Sur prescription médicale. Usage hospitalier.*

• BELLON

Forme	Dosage	N. d'unités	Prix	Prix/jour	Liste	Remb. S.S.	Comm.
Flacon inj.	50 mg	1	Hôp.	–	1	Hôp.	1962

RUBOZINC ★★

- **Composition :** Gluconate de zinc.
- **Domaine :** Dermatologie.
- **Activité :** Antiacnéique général.

Indications : Acné inflammatoire macrokystique ou nodulaire.

Effets indésirables : Troubles gastro-intestinaux.

Précautions d'emploi : Prendre le produit loin des repas.

Interactions : Ne pas associer aux tétracyclines, aux pansements gastriques, aux médicaments à base de calcium ou de fer.

☞ *Vendu sans ordonnance.*

• LABCATAL

Forme	Dosage	N. d'unités	Prix	Prix/jour	Liste	Remb. S.S.	Comm.
Gélule	15 mg	30	39,20	1,3 à 2,6	0	65 %	1988

RUDI-ROUVAX ★★★

- **Composition :** Vaccin constitué de virus de la rougeole et de la rubéole atténués.
- **Domaine :** Infectiologie.
- **Activité :** Vaccin.
- **Classe :** Antirougeole. Antirubéole.

Indications : Prévention de la rougeole et de la rubéole chez l'enfant à partir de 12 mois.

Contre-indications : Déficit immunitaire congénital ou acquis : sida. Allergie aux protéines de l'œuf. Non conseillé chez la femme enceinte.

Effets indésirables : Chez l'adulte on peut observer des douleurs articulaires, une éruption, des ganglions.

Précautions d'emploi : Une seule injection.

Interactions : Ne vacciner qu'à distance d'une injection d'immunoglobulines.

☞ *Vendu sans ordonnance.*

• MÉRIEUX MSD

Forme	Dosage	N. d'unités	Prix	Prix/jour	Liste	Remb. S.S.	Comm.
Seringue	–	1	47,20	–	0	65 %	1983

RUDISTROL ❍

- **Composition :** Rhus toxicodendron 2CH, Rhododendron ferrugineum 2CH, Ruta graveolens 2CH, Ledum palustre 2CH aa.
- **Domaine :** Rhumatologie.
- **Activité :** Divers.

Indications : Traitement externe des douleurs rhumatismales et musculaires.

☞ *Vendu sans ordonnance.*

• BOIRON

Forme	Dosage	N. d'unités	Prix	Prix/jour	Liste	Remb. S.S.	Comm.
Pommade	–	40 g	29,00*	–	0	0 %	–

RUDIVAX ★★★

- **Composition :** Vaccin constitué de virus de la rubéole atténué.
- **Domaine :** Infectiologie.
- **Activité :** Vaccin.
- **Classe :** Antirubéole.

Indications : Prévention de la rubéole chez l'enfant à partir de 12 mois et chez la femme adulte.

Contre-indications : Déficit immunitaire congénital ou acquis : sida. Non conseillé chez la femme enceinte.

Effets indésirables : Chez l'adulte on peut observer des douleurs articulaires, une éruption, des ganglions.

Précautions d'emploi : Une seule injection ; éventuellement une seconde injection à l'âge adulte.

Interactions : Ne vacciner qu'à distance d'une injection d'immunoglobulines.

☞ *Vendu sans ordonnance.*

• MÉRIEUX MSD

Forme	Dosage	N. d'unités	Prix	Prix/jour	Liste	Remb. S.S.	Comm.
Seringue	–	1	37,90	–	0	65 %	1970

RUFOL ★★

- **Composition :** Sulfaméthizol.
- **Domaine :** Uro-néphrologie.
- **Activité :** Antibactérien urinaire.
- **Classe :** Sulfamide.

Indications : Traitement des infections urinaires basses non compliquées chez la femme jeune.

Contre-indications : Allergie aux sulfamides. Insuffisance rénale. Enfant de moins de 30 mois.

Effets indésirables : Troubles digestifs mineurs. Réactions cutanées allergiques.

Précautions d'emploi : Boissons abondantes. Non conseillé chez la femme enceinte ou allaitant.

Interactions : Augmente l'action de la phénitoïne (antiépileptique).

☞ *Vendu sans ordonnance.*

• DEBAT

Forme	Dosage	N. d'unités	Prix	Prix/jour	Liste	Remb. S.S.	Comm.
Comprimé	100 mg	50	28,50	3,5	0	0 %	1949

RULID ★★★

- **Composition :** Roxithromycine.
- **Domaine :** Infectiologie.
- **Activité :** Antibiotique.
- **Classe :** Macrolide.

Indications : Infections aux germes suivants : streptocoques, méningocoques, gonocoques, Bordetella, corynébactéries, Clostridium, mycoplasmes, Pasteurella, Chlamydia, Legionella, tréponèmes, leptospires, Helicobacter. Infections à manifestations ORL, broncho-pulmonaires (coqueluche, maladie des légionnaires, pneumonies), cutanées, uro-génitales.

Contre-indications : Allergie aux macrolides. Association aux alcaloïdes de l'ergot de seigle.

Effets indésirables : Troubles digestifs : nausées, vomissements, gastralgies, diarrhée. Sensations vertigineuses. Allergie cutanée.

Précautions d'emploi : Produit à prendre avant les repas.

Interactions : Avec les dérivés de l'ergot de seigle, risque de nécrose des extrémités. Le produit augmente les effets de la cyclosporine et de la bromocriptine.

☞ *Sur prescription médicale.*

• ROUSSEL

Forme	Dosage	N. d'unités	Prix	Prix/jour	Liste	Remb. S.S.	Comm.
Sachet	50 mg	10	41,40	6 à 8	1	65 %	1993
Comprimé	50 mg	10	41,40	6 à 8	1	65 %	1993
Comprimé	100 mg	10	65,80	8 à 13	1	65 %	1993
Comprimé	150 mg	10	89,80	18	1	65 %	1987

RUMAFIT ✤

- **Composition :** Cassis, harpagophytum, reine-des-prés, alcool.
- **Domaine :** Rhumatologie.
- **Activité :** Divers.

Indications : Utilisé dans les manifestations articulaires douloureuses : tendinites et foulures.

Précautions d'emploi : Ne pas administrer aux enfants de moins de 15 ans.

☞ *Vendu sans ordonnance.*

• ARKOPHARMA

Forme	Dosage	N. d'unités	Prix	Prix/ jour	Liste	Remb. S.S.	Comm.
Sol. buv. sachet	–	7	50	7	0	0 %	–

RUMAFLUOR ★★

- **Composition :** Fluorure de sodium.
- **Domaine :** Rhumatologie.
- **Activité :** Traitement des ostéopathies. Stimulant ostéoblastique.
- **Classe :** Fluor.

Indications : Traitement curatif des ostéoporoses avec tassement vertébral.

Contre-indications : Ostéomalacie. Insuffisance rénale. Enfant en croissance.

Effets indésirables : Troubles digestifs : nausées, vomissements, diarrhée. Douleurs osseuses juxta-articulaires. Risque augmenté de fractures du col du fémur.

Précautions d'emploi : En cas de prescription conjointe de vitamine D, il est nécessaire de doser régulièrement la calcémie

Interactions : Ne pas prendre simultanément des pansements à base d'aluminium ou de magnésium.

Surdosage : Entraîne des troubles digestifs puis des signes d'hypocalcémie imposant une hospitalisation. A long terme surcharge fluorée, avec troubles osseux et dentaires.

☞ *Vendu sans ordonnance.*

- ZYMA

Forme	Dosage	N. d'unités	Prix	Prix/jour	Liste	Remb. S.S.	Comm.
Comprimé	10 mg	60	32,30	1	0	65 %	1985

RUMALON ★

- **Composition :** Extrait de cartilage, extrait de moelle osseuse, métacrésol.
- **Domaine :** Rhumatologie.
- **Activité :** Anti-arthrosique.

Indications : Proposé dans le traitement de fond des arthroses.

Contre-indications : Terrain allergique.

Effets indésirables : Réaction allergique locale ou générale imposant l'arrêt du traitement.

☞ *Vendu sans ordonnance.*

- ROBAPHARM

Forme	Dosage	N. d'unités	Prix	Prix/jour	Liste	Remb. S.S.	Comm.
Amp. inj.	–	5	27,50	–	0	35 %	1962

RUMICINE ★★★

- **Composition :** Acide acétylsalicylique, caféine, chlorphénamine.
- **Domaine :** Algologie. ORL.
- **Activité :** Antalgique périphérique. Antipyrétique. Antihistaminique H1.
- **Classe :** Aspirine et dérivés, associés. Antihistaminique anticholinergique.

Indications : Traitement symptomatique des affections douloureuses ou fébriles. États grippaux, rhume, rhinites allergiques.

Contre-indications : Ulcère gastro-duodénal, maladie hémorragique. Hypersensibilité à l'aspirine. Certains asthmes. Dernier trimestre de la grossesse.

Effets indésirables : Somnolence. Bourdonnements d'oreille, douleurs abdominales, gastralgies. Plus rarement, ulcérations digestives avec hémorragies responsables d'une anémie. Syndromes hémorragiques avec épistaxis, ecchymoses, purpura. Accidents de sensibilisation : urticaire, asthme.

Précautions d'emploi : Prudence chez les patients présentant un asthme, des antécédents d'hémorragies. Prudence chez le patient prenant un traitement anticoagulant. Chez la femme enceinte, l'aspirine n'est pas contre-indiquée lors des deux premiers trimestres de la grossesse.

Interactions : Potentialise l'action des anticoagulants, des antiagrégants plaquettaires, des antidiabétiques hypoglycémiants, de certains diurétiques. L'aspirine peut réduire l'action de certains traitements, en particulier celle des anti-inflammatoires non stéroïdiens. Potentialise tous les dépresseurs du système nerveux. La prise d'alcool est déconseillée.

Surdosage : Surtout chez le sujet âgé et

enfant, entraînant des désordres métaboliques avec troubles respiratoires pouvant entraîner la mort. L'hospitalisation s'impose d'urgence.

☞ *Vendu sans ordonnance.*

• SCHERING-PLOUGH

Forme	Dosage	N. d'unités	Prix	Prix/jour	Liste	Remb. S.S.	Comm.
Comprimé	390 mg	16	16,00*	–	0	0 %	1982

RUPTON ★★★

Composition : Bromphéniramine, phénylpropanolamine.
Domaine : ORL.
Activité : Décongestionnant. Antihistaminique H1. Vasoconstricteur rhino-pharyngé.
Classe : Stimulant alpha-adrénergique. Antihistaminique anticholinergique.
Indications : Traitement symptomatique de la congestion nasale avec hypersécrétion et larmoiement au cours des affections rhino-pharyngées aiguës.
Contre-indications : Hypersensibilité au produit. Enfant de moins de 15 ans. Traitement par les antidépresseurs de type IMAO. Antécédents de glaucome ou de troubles vésico-prostatiques.
Effets indésirables : Nervosité, insomnie. Sécheresse de la bouche, troubles de la vision. Troubles urinaires. Palpitations.
Précautions d'emploi : Prudence chez le sujet âgé et chez les patients présentant une hypertension, des troubles du rythme cardiaque, des antécédents d'infarctus du myocarde, de troubles vésico-prostatiques. Donne une réaction positive au contrôle antidopage.
Interactions : Ne pas associer aux antidépresseurs de type IMAO ni à certains antihypertenseurs. Les effets secondaires risquent d'être augmentés en cas d'association avec tout autre dépresseur du système nerveux central : hypnotiques, anxiolytiques, neuroleptiques, etc.
Surdosage : Entraîne une dépression puis une stimulation du système nerveux : hallucinations, convulsions imposant une surveillance hospitalière.

☞ *Vendu sans ordonnance.*

• DEXO

Forme	Dosage	N. d'unités	Prix	Prix/jour	Liste	Remb. S.S.	Comm.
Gélule	–	10	38,20*	7,5	0	0 %	1972

RUTOVINCINE ★★

Composition : Alcaloïdes de vinca minor, troxérutine, acide ascorbique.
Domaine : Cardio-vasculaire.
Activité : Anti-ischémique. Veinotonique.
Classe : Vincamine et dérivés.
Indications : Déficit intellectuel pathologique du sujet âgé. Accident vasculaire cérébral. Troubles sensoriels d'origine vasculaire.
Contre-indications : Tumeur cérébrale. Hypertension intracrânienne.
Effets indésirables : Troubles digestifs : nausées, douleurs gastriques. Réactions allergiques : urticaire.
Précautions d'emploi : Prudence en cas de troubles du rythme cardiaque. Corriger avant traitement toute hypokaliémie.

☞ *Sur prescription médicale.*

• SYNTHÉLABO

Forme	Dosage	N. d'unités	Prix	Prix/jour	Liste	Remb. S.S.	Comm.
Comprimé	20 mg	60	41,40	1,4 à 2	2	35 %	1978

RYTHMODAN ★★★

Composition : Disopyramide.
Domaine : Cardio-vasculaire.
Activité : Antiarythmique.
Classe : Antiarythmique classe 1.
Indications : Troubles du rythme auriculaire : extrasystoles, arythmie avec fibrillation. Tachycardie paroxystique. Troubles du rythme ventriculaire : tachycardie, extrasystoles.
Contre-indications : Troubles de la

conduction intracardiaque. Insuffisance cardiaque.

Effets indésirables : Poussée d'insuffisance cardiaque. Sécheresse de la bouche, constipation, rétention urinaire, troubles de la vision, glaucome.

Précautions d'emploi : Déconseillé chez la femme enceinte ou allaitant. Prudence chez le sujet âgé : risque d'hypoglycémie. En cas d'insuffisance cardiaque un traitement cardiotonique par la digitaline peut s'avérer utile. Dans tous les cas corrige l'hypokaliémie.

Interactions : Ne pas associer avec le autres antiarythmiques : bépridil, quinidine sotalol, amiodarone. Ne pas associer avec l vincamine ou la idoflazine. Prudence en ca d'association avec les bêtabloquants.

Surdosage : Entraîne un coma avec hy potension et possibilité d'arrêt cardiaque hospitalisation immédiate.

☞ *Sur prescription médicale.*

• ROUSSEL

Forme	Dosage	N. d'unités	Prix	Prix/ jour	Liste	Remb. S.S.	Comm.
Gélule	100 mg	40	43,10	3 à 4	1	65 %	1969
Comprimé LP	250 mg	20	56,10	3 à 8	1	65 %	1983
Amp. inj.	50 mg	25	Hôp.	–	1	Hôp.	1977

RYTHMOL ★★★

• **Composition :** Propafénone.
• **Domaine :** Cardio-vasculaire.
• **Activité :** Antiarythmique.
• **Classe :** Antiarythmique classe 1.

Indications : Troubles du rythme auriculaire : extrasystoles, arythmie avec fibrillation. Tachycardie paroxystique. Troubles du rythme ventriculaire : tachycardie, extrasystoles.

Contre-indications : Troubles de la conduction intracardiaque. Insuffisance cardiaque. Fréquence cardiaque inférieure à 45. Hypotension artérielle.

Effets indésirables : Troubles digestifs : nausées, constipation. Troubles visuels. Ralentissement cardiaque important, trouble de la conduction, nouveau trouble d rythme.

Précautions d'emploi : Administratio sous stricte surveillance médicale. Dé conseillé chez la femme enceinte. Prudenc chez le patient présentant une insuffisanc cardiaque.

Interactions : Augmente l'efficacité de anticoagulants oraux. Avec les bêta-blo quants peut entraîner des troubles de l contractilité cardiaque.

Surdosage : Impose l'hospitalisatio d'urgence.

☞ *Sur prescription médicale.*

• KNOLL FRANCE

Forme	Dosage	N. d'unités	Prix	Prix/jour	Liste	Remb. S.S.	Comm.
Comprimé	300 mg	30	77,30	5 à 8	1	65 %	1984

S

SABRIL ★★★

• **Composition :** Vigabatrin.
• **Domaine :** Neuropsychiatrie.
• **Activité :** Antiépileptique.
• **Classe :** Antagoniste GABA.

Indications : Épilepsie généralisée ou partielle résistant aux traitements habituels

Effets indésirables : Somnolence, fati gue. Parfois vertiges, irritabilité, troubles vi suels, troubles de la mémoire.

Précautions d'emploi : L'arrêt brutal du traitement peut entraîner la réapparition des crises. Une certaine prudence s'impose chez les patients ayant présenté des troubles du comportement. Un début de traitement n'est pas conseillé chez la femme enceinte. L'allaitement n'est pas recommandé pendant le traitement.

Interactions : Il ne semble pas exister d'interactions importantes avec les autres antiépileptiques ni avec les autres médicaments.

Surdosage : Entraîne des vertiges et des tremblements sans coma. Une surveillance s'impose cependant.

☞ *Sur prescription médicale.*

• MARION MERRELL DOW

Forme	Dosage	N. d'unités	Prix	Prix/jour	Liste	Remb. S.S.	Comm.
Comprimé	500 mg	100	Hôp.	–	1	Hôp.	1991
Sachet	500 mg	50	Hôp.	–	1	Hôp.	1994

S-ACIDE ★

- **Composition :** Méthoxy-hydroxy benzal bis (thiœthanoïque).
- **Domaine :** Dermatologie. Chirurgie.
- **Activité :** Antiseptique local.
- **Classe :** Détergent anionique.

Indications : Nettoyage et antisepsie de la peau et des muqueuses en dermatologie, gynécologie et chirurgie. Traitement d'appoint des affections cutanées bactériennes.

Contre-indications : Hypersensibilité à un constituant.

Effets indésirables : Possibilité d'irritation de contact.

Précautions d'emploi : Ne pas utiliser plusieurs antiseptiques simultanément. Le rinçage est obligatoire.

☞ *Vendu sans ordonnance.*

• PHARMASCIENCE

Forme	Dosage	N. d'unités	Prix	Prix/jour	Liste	Remb. S.S.	Comm.
Sol. locale	250 mg	250 ml	12,60	–	0	65 %	1960
Sol. locale	500 mg	500 ml	15,60	–	0	65 %	1960

SACNEL ★

- **Composition :** Soufre, acide dithiosalicylique, hamamélis, oxyde de zinc, oxyde de titane.
- **Domaine :** Dermatologie.
- **Activité :** Antiacnéique local. Antiseptique local.

Indications : Proposé dans l'acné vulgaire.

Contre-indications : Hypersensibilité à un composant.

Effets indésirables : Risque d'hypersécrétion sébacée avec comédons.

☞ *Vendu sans ordonnance.*

• URPAC

Forme	Dosage	N. d'unités	Prix	Prix/jour	Liste	Remb. S.S.	Comm.
Crème	–	38 g	37,40*	–	0	0 %	1956
Lotion	–	100 ml	50,25*	–	0	0 %	1943

SACOLÈNE ★★

- **Composition :** Lactoprotéines méthyléniques.
- **Domaine :** Gastro-entérologie.
- **Activité :** Antidiarrhéique.
- **Classe :** Modificateur du milieu intestinal.

Indications : Diarrhées non organiques. Prévention des diarrhées postantibiotiques.

Effets indésirables : Constipation.

Interactions : Peut diminuer l'absorption des médicaments.

☞ *Vendu sans ordonnance.*

• SEARLE

Forme	Dosage	N. d'unités	Prix	Prix/jour	Liste	Remb. S.S.	Comm.
Sachet	2 g	12	34,35*	–	0	0 %	1979
Sachet enf.	500 mg	12	29,15*	–	0	0 %	1979

SAIZEN ★★★

- **Composition :** Somatropine recombinante.
- **Domaine :** Endocrinologie.
- **Activité :** Hormone de croissance.
- **Classe :** Hormone somatotrope.

Indications : Retard de croissance lié à un déficit somatotrope. Petite taille dans le syndrome de Turner.

Contre-indications : Tumeur évolutive.

Effets indésirables : Parfois développement d'anticorps antihormone.

Précautions d'emploi : Le traitement doit être décidé en milieu spécialisé. Une surveillance régulière de la glycémie est conseillée. Des contrôles de la fonction thyroïdienne devront être réalisés périodiquement. Donne une réaction positive au contrôle antidopage.

Surdosage : Peut entraîner un diabète insulinorésistant.

☞ *Délivrance soumise à des dispositions particulières.*

- SERONO FRANCE

Forme	Dosage	N. d'unités	Prix	Prix/jour	Liste	Remb. S.S.	Comm.
Flacon inj.	2 U.I.	1	Spéc.	–	1	Spéc.	1994
Flacon inj.	4 U.I.	1	Spéc.	–	1	Spéc.	1989
Flacon inj.	10 U.I.	1	Spéc.	–	1	Spéc.	1992

SALAZOPYRINE ★★★

- **Composition :** Sulfasalazine.
- **Domaine :** Gastro-entérologie.
- **Activité :** Anti-infectieux intestinal. Anti-inflammatoire.
- **Classe :** Sulfamide. Salicylé.

Indications : Recto-colite hémorragique. Maladie de Crohn. Polyarthrite rhumatoïde.

Contre-indications : Hypersensibilité aux sulfamides ou aux salicylés.

Effets indésirables : Éruptions cutanées d'hypersensibilité. Troubles digestifs. Troubles hématologiques : anémies, leucopénies. Possibilité de diminution des spermatozoïdes.

Précautions d'emploi : Boire abondamment. Contrôler régulièrement la formule sanguine. Prudence en cas d'insuffisance rénale ou hépatique. Réduire les doses chez la femme enceinte. Colore normalement les urines en brun.

Interactions : Potentialise l'action des anticoagulants oraux, des sulfamides antidiabétiques. Réduit l'absorption de l'acide folique et de la digoxine.

☞ *Sur prescription médicale.*

- PHARMACIA

Forme	Dosage	N. d'unités	Prix	Prix/jour	Liste	Remb. S.S.	Comm.
Comprimé	500 mg	100	92,10	4 à 8	1	65 %	1958
Lavement	3 g	7	194,20	–	1	65 %	1989

SALBUMOL ★★★

- **Composition :** Salbutamol.
- **Domaine :** Gynécologie.
- **Activité :** Utérorelaxant.
- **Classe :** Stimulant bêta-2-adrénergique.

Indications : Menace d'accouchement prématuré. Hypercontractilité utérine. Prévention des contractions utérines lors d'interventions chirurgicales chez la femme enceinte.

Contre-indications : Risque hémorragique. Insuffisance coronarienne. Infection amniotique.

Effets indésirables : Tachycardie modérée, agitation, tremblements, sueurs, palpitations, nausées, vomissements.

Précautions d'emploi : Utilisation sous surveillance médicale stricte.

Interactions : Éviter l'association avec

les corticoïdes et avec d'autres sympathomimétiques.

Surdosage : Entraîne des tremblements, une tachycardie, des sueurs, de la nervosité.

☞ *Sur prescription médicale.*

• GLAXO

Forme	Dosage	N. d'unités	Prix	Prix/jour	Liste	Remb. S.S.	Comm.
Comprimé	2 mg	40	23,30	2,3 à 4,6	1	65 %	1988
Amp. inj.	0,5 mg	6	16,90	2,8	1	65 %	1988
Amp. inj.	5 mg	10	Hôp.	–	1	Hôp.	1982
Suppositoire	1 mg	12	17,20	5,7 à 8,6	1	65 %	1974

SALGYDAL ★★★

- **Composition :** Paracétamol, noramidopyrine, codéine.
- **Domaine :** Algologie.
- **Activité :** Antalgique périphérique. Antalgique central.
- **Classe :** Paracétamol et dérivés. Noramidopyrine, avec codéine.

Indications : Traitement symptomatique des affections douloureuses ou fébriles de l'adulte ne répondant pas aux antalgiques banals.

Contre-indications : Hypersensibilité au paracétamol. Insuffisance hépatique sévère. Hypersensibilité aux dérivés pyrazolés. Hypersensibilité à la codéine. Insuffisance respiratoire.

Effets indésirables : Éruptions cutanées : urticaire, érythèmes. Exceptionnellement diminution des plaquettes ou des globules blancs du sang. Du fait de la codéine, somnolence, constipation, spasme bronchique, dépression respiratoire.

Précautions d'emploi : Déconseillé chez la femme enceinte ou allaitant. L'absorption d'alcool est déconseillée. Risque de somnolence. Donne une réaction positive au contrôle antidopage.

Interactions : Peut fausser les dosages du glucose et de l'acide urique dans le sang.

Surdosage : Le paracétamol peut entraîner une nécrose du foie, la codéine une dépression aiguë des centres respiratoires. L'hospitalisation s'impose d'urgence.

☞ *Sur prescription médicale.*

• DOMS-ADRIAN

Forme	Dosage	N. d'unités	Prix	Prix/jour	Liste	Remb. S.S.	Comm.
Comprimé	P et N 250 mg C 15 mg	12	12,80	3 à 6	1	65 %	1982
Suppositoire	P et N 500 mg C 30 mg	6	12,00	2 à 4	1	0 %	1982

SALICAIRINE ★

- **Composition :** Salicaire.
- **Domaine :** Gastro-entérologie.
- **Activité :** Antidiarrhéique.
- **Classe :** Tanin.

Indications : Diarrhées non organiques.

☞ *Vendu sans ordonnance.*

• MONAL

Forme	Dosage	N. d'unités	Prix	Prix/jour	Liste	Remb. S.S.	Comm.
Sol. buv.	50 mg/ml	15 ml	10,80	3,5 à 7	0	65 %	1951

SALIPRAN ★★★

- **Composition :** Bénorilate ou ester d'aspirine et de paracétamol.
- **Domaine :** Algologie.
- **Activité :** Antalgique périphérique.
- **Classe :** Aspirine et dérivés, associés.

Indications : Traitement symptomatique des affections douloureuses ou fébriles.

Contre-indications : Ulcère gastro-duodénal, maladie hémorragique. Hypersensibilité à l'aspirine. Certains asthmes. Dernier trimestre de la grossesse.

Effets indésirables : Bourdonnements d'oreille, douleurs abdominales, gastralgies. Plus rarement, ulcérations digestives avec hémorragies responsables d'une anémie. Syndromes hémorragiques avec épistaxis, ecchymoses, purpura. Accidents de sensibilisation : urticaire, asthme.

Précautions d'emploi : Prudence chez les patients présentant un asthme ou des antécédents d'hémorragies. Prudence chez le patient prenant un traitement anticoagulant. Chez la femme enceinte, l'aspirine n'est pas contre-indiquée lors des deux premiers trimestres de la grossesse.

Interactions : Potentialise l'action des anticoagulants, des antiagrégants plaquettaires, des antidiabétiques hypoglycémiants, de certains diurétiques. L'aspirine peut réduire l'action de certains traitements en particulier celle des anti-inflammatoires non stéroïdiens.

Surdosage : Surtout chez l'enfant, entraînant des désordres métaboliques avec troubles respiratoires pouvant entraîner la mort. L'hospitalisation s'impose d'urgence.

☞ *Vendu sans ordonnance.*

• EVANS MÉDICAL

Forme	Dosage	N. d'unités	Prix	Prix/jour	Liste	Remb. S.S.	Comm.
Sachet	2 g	8	13,80	1,5 à 4,5	0	65 %	1985

SAMBUSCUS ✤

• **Composition :** Sambuscus nigra TM, réglisse officinale.

• **Domaine :** ORL.

• **Activité :** Divers.

Indications : Utilisé dans les irritations de l'oropharynx, de la trachée et des bronches.

☞ *Vendu sans ordonnance.*

• DOLISOS

Forme	Dosage	N. d'unités	Prix	Prix/jour	Liste	Remb. S.S.	Comm.
Pâtes	–	50 g	29,00*	–	0	0 %	–

SANDIMMUN ★★★

• **Composition :** Ciclosporine A.

• **Domaine :** Allergie et immunologie. Dermatologie. Rhumatologie. Uro-néphrologie.

• **Activité :** Immunodépresseur.

Indications : Prévention du rejet de greffe d'organes ou de moelle osseuse. Traitement de deuxième intention des syndromes néphrotiques avec lésions glomérulaires minimes ou hyalinoses segmentaires et focales. Formes sévères de psoriasis résistant aux autres thérapeutiques. Formes sévères de polyarthrite rhumatoïde résistant aux autres thérapeutiques. Formes sévères des aplasies médullaires acquises.

Contre-indications : Hypersensibilité à la ciclosporine. Affections malignes ou infections évolutives. Insuffisance hépatique ou rénale. Hypertension artérielle.

Effets indésirables : Insuffisance rénale. Hypertension artérielle. Insuffisance hépatique avec parfois ictère. Tremblements, convulsions. Troubles gastro-intestinaux. Hyperkaliémie, hyperuricémie, rétention hydro-sodée. Hypertrophie gingivale. Syndrome lymphoprolifératif : lymphome.

Précautions d'emploi : Utilisation sous stricte surveillance spécialisée, en milieu hospitalier, suivie par des dosages plasmatiques du produit. Surveillance régulière de la fonction rénale. Non conseillé chez la femme enceinte ou allaitant.

Interactions : Potentialisation de l'effet en association avec doxycycline, diurétiques, kétoconazole, fluconazole, itraconazole, macrolides, corticoïdes, cimétidine, antagonistes calciques. Diminution d'action de l'effet en association avec triméthoprime, rifampicine, barbituriques. Addition d'effets indésirables en association avec melphalan, méthotrexate, antibiotiques de type aminoside, globulines antilymphocytaires.

☞ *Usage hospitalier.*

• SANDOZ

Forme	Dosage	N. d'unités	Prix	Prix/jour	Liste	Remb. S.S.	Comm.
Sol. buv.	100 mg/ml	10 ml	Hôp.	–	1	Hôp.	1984
Sol. buv.	100 mg/ml	50 ml	Hôp.	–	1	Hôp.	1984
Capsule	25 mg	50	Hôp.	–	1	Hôp.	1991
Capsule	50 mg	50	Hôp.	–	1	Hôp.	1991
Capsule	100 mg	50	Hôp.	–	1	Hôp.	1991
Amp. inj.	50 mg	10	Hôp.	–	1	Hôp.	1984
Amp. inj.	250 mg	10	Hôp.	–	1	Hôp.	1984

SANDOCAL ★★★

- **Composition :** Gluconolactate et carbonate de calcium.
- **Domaine :** Nutrition et métabolisme.
- **Activité :** Éléments minéraux.
- **Classe :** Calcium.

Indications : Traitement des carences et des déficits calciques. En période de croissance : rachitisme associé à la vitamine D. Grossesse, allaitement. Traitement de l'ostéoporose. Traitement de fond de la tétanie.

Contre-indications : Hypercalcémie, lithiase calcique. Calcifications tissulaires. Immobilisations prolongées.

Effets indésirables : Constipation, éructations, nausées. Hypercalcémie. Hypophosphatémie.

Précautions d'emploi : Dans les traitements prolongés, il est nécessaire de contrôler périodiquement la calciurie et la calcémie, particulièrement si un traitement par la vitamine D est associé. Prudence en cas d'insuffisance rénale.

Interactions : Prudence en cas d'association aux digitaliques. Si un traitement par les diphosphonates est prévu, le faire à distance de la prise de calcium.

Surdosage : Entraîne soif, polyurie, vomissements, hypertension, constipation. Chez l'enfant peut entraîner un arrêt de croissance.

☞ *Vendu sans ordonnance.*

- SANDOZ

Forme	Dosage	N. d'unités	Prix	Prix/jour	Liste	Remb. S.S.	Comm.
Sachet	500 mg	30	42,70	1,4 à 2,8	0	65 %	1989

SANDOSTATINE ★★★

- **Composition :** Octréotide.
- **Domaine :** Endocrinologie. Cancérologie.
- **Activité :** Antihormone de croissance.
- **Classe :** Somatostatine et dérivés.

Indications : Traitement de l'acromégalie en complément de l'acte chirurgical ou lorsque la chirurgie est impossible (microadénomes). Traitement symptomatique des tumeurs carcinoïdes, des vipomes, des glucagonomes.

Contre-indications : Hypersensibilité au constituant.

Effets indésirables : Douleur au point d'injection. Troubles digestifs : nausées, douleurs abdominales, diarrhée. Lithiase vésiculaire.

Précautions d'emploi : Une surveillance régulière de la glycémie est nécessaire. Non conseillé chez la femme enceinte ou allaitant.

Interactions : Diminue l'action de la ciclosporine et de la cimétidine. Chez le diabétique peut entraîner une baisse des besoins en insuline.

☞ *Usage hospitalier.*

- SANDOZ

Forme	Dosage	N. d'unités	Prix	Prix/jour	Liste	Remb. S.S.	Comm.
Amp. inj.	50 µg	1	Hôp.	–	1	Hôp.	1989
Amp. inj.	100 µg	1	Hôp.	–	1	Hôp.	1989
Amp. inj.	500 µg	1	Hôp.	–	1	Hôp.	1990

SANITOS ★

- **Composition :** Acide salicylique. Acide acétique. Huile de ricin, térébenthine.
- **Domaine :** Dermatologie.
- **Activité :** Kératolytique. Verrucide. Coricide.
- **Classe :** Acide salicylique.

Indications : Traitement des verrues, cors, durillons, œils-de-perdrix.

Contre-indications : Allergie aux salicylés. Allergie aux anesthésiques locaux.

Effets indésirables : Irritation locale en cas de débordement.

☞ *Vendu sans ordonnance.*

- C. P. F.

Forme	Dosage	N. d'unités	Prix	Prix/jour	Liste	Remb. S.S.	Comm.
Sol. locale + rondelle	11 %	5 ml	20,80*	–	0	0 %	–

SANMIGRAN ★★★

- **Composition :** Pizotifène.
- **Domaine :** Neuropsychiatrie.
- **Activité :** Antimigraineux.
- **Classe :** Antisérotonine.

Indications : Migraine et céphalée vasculaire.

Contre-indications : Adénome prostatique, glaucome.

Effets indésirables : Sédation. Vertiges, douleurs musculaires.

Précautions d'emploi : La prise d'alcool est déconseillée. Non conseillé chez la femme enceinte ou allaitant.

Interactions : Ne pas associer à des dépresseurs du système nerveux : antalgiques, antidépresseurs, neuroleptiques, anxiolytiques, sédatifs.

☞ *Sur prescription médicale.*

- SANDOZ

Forme	Dosage	N. d'unités	Prix	Prix/jour	Liste	Remb. S.S.	Comm.
Comprimé	0,73 mg	50	45,30	3 à 6	2	65 %	1976
Comprimé	0,73 mg	100	75,20	2,5 à 4,5	2	65 %	1976

SANOFORMINE ★

- **Composition :** Sulfate de cuivre, fluorure de sodium.
- **Domaine :** Dermatologie. Gynécologie. ORL. Stomatologie.
- **Activité :** Antiseptique local. Antifongique. Antitrichomonas.

Indications : Désinfection des muqueuses. Gynécologie : leucorrhée des métrites, cervicites, vaginites, vulvites. ORL : angines érythémateuses. Stomatologie : stomatites, gingivites.

Contre-indications : Enfant de moins de 30 mois.

Effets indésirables : Possibilité d'intolérance cutanée.

☞ *Vendu sans ordonnance.*

- MAYOLY-SPINDLER

Forme	Dosage	N. d'unités	Prix	Prix/jour	Liste	Remb. S.S.	Comm.
Compr. pour sol.	–	50	25,00*	–	0	0 %	1928

SANOGYL ★

- **Composition :** Acétarsol, menthol. Pâte blanc : acétarsol, monofluorophosphate de sodium, parahydroxybenzoate de méthyle.
- **Domaine :** Stomatologie.
- **Activité :** Antiseptique local. Prévention de la carie dentaire.
- **Classe :** Fluor.

Indications : Hygiène quotidienne de la bouche. Prévention de la carie dentaire. Traitement des stomatites, gingivites, etc.

☞ *Vendu sans ordonnance.*

- PHARMASCIENCE

Forme	Dosage	N. d'unités	Prix	Prix/ jour	Liste	Remb. S.S.	Comm.
Pâte dentifrice	–	70 g	15,70*	–	0	0 %	1971
Pâte dentifrice	–	105 g	21,00*	–	0	0 %	1971
Pâte dentifrice	–	140 g	26,30*	–	0	0 %	1971

SANTAHERBA ❍

- **Composition :** Yerba santa D3, Ipeca D4, Lobelia D3, Adrenalinum D6, Belladonna D4, Stramonium D4, Solidago D3, Ephedra D3, Galeopsis TM, Sambucus TM, Crataegus TM aa. Alcool.
- **Domaine :** Pneumologie.
- **Activité :** Divers.

Indications : Traitement de fond de la maladie asthmatique : asthme allergique, bronchite asthmatiforme. Emphysème. Broncho et pneumopathies dyspnéisantes.

☞ *Vendu sans ordonnance.*

- LEHNING

Forme	Dosage	N. d'unités	Prix	Prix/jour	Liste	Remb. S.S.	Comm.
Sol. buvable	–	30 ml	26,00*	2	0	0 %	1948

SANTANE A4 ✤

- **Composition :** Fleurs de reine-des-prés, feuilles de cassis, feuilles de saule, fleurs de bruyère, feuilles d'oranger, baies de genièvre, fleurs de camomille matricaire, fleurs de camomille romaine, feuilles de verveine.
- **Domaine :** Rhumatologie.
- **Activité :** Divers.

Indications : Utilisé dans les arthroses.

☞ *Vendu sans ordonnance.*

- IPHYM

Forme	Dosage	N. d'unités	Prix	Prix/jour	Liste	Remb. S.S.	Comm.
Tisane vrac	–	90 g	44,80*	–	0	0 %	–

SANTANE C6 ✤

- **Composition :** Bourdaine, séné, boldo, menthe poivrée, mauve, bleuet, rose pâle, carvi.
- **Domaine :** Gastro-entérologie.
- **Activité :** Laxatif stimulant.

Indications : Utilisé dans la constipation.

Précautions d'emploi : Ne pas utiliser chez l'enfant. Pas d'utilisation prolongée. Ne pas utiliser en cas de colopathie organique. Risque d'hypokaliémie grave, de douleurs abdominales et de maladie des laxatifs grave pouvant entraîner des lésions rénales.

☞ *Vendu sans ordonnance. Présente des dangers en cas d'utilisation prolongée.*

- IPHYM

Forme	Dosage	N. d'unités	Prix	Prix/jour	Liste	Remb. S.S.	Comm.
Tisane vrac	–	90 g	44,80*	–	0	0 %	–
Tisane sachet	–	20	24,40*	–	0	0 %	–

SANTANE D5 ✤

- **Composition :** Feuilles de mélisse, fleurs d'origan, feuilles de menthe, semences de fenouil, semences d'anis, cônes de houblon, fleurs de camomille, fleurs de thym, feuilles de romarin, semences de carvi, écorce de cannelle.
- **Domaine :** Gastro-entérologie.
- **Activité :** Divers.

Indications : Utilisé dans le traitement des troubles digestifs : lenteur à la digestion, ballonnement épigastrique, flatulences, spasmes digestifs.

☞ *Vendu sans ordonnance.*

• IPHYM

Forme	Dosage	N. d'unités	Prix	Prix/jour	Liste	Remb. S.S.	Comm.
Tisane vrac	–	90 g	44,80*	–	0	0 %	–

SANTANE F10 ✤

• **Composition :** Feuilles de boldo, feuilles de buis, feuilles de menthe poivrée, feuilles de tétragonum, fleurs de souci, feuilles de romarin, feuilles de camomille, semences de carvi, écorce de cannelle.

• **Domaine :** Hépatologie.

• **Activité :** Divers.

Indications : Utilisé dans les troubles hépatobiliaires. Calculs biliaires.

☞ *Vendu sans ordonnance.*

• IPHYM

Forme	Dosage	N. d'unités	Prix	Prix/jour	Liste	Remb. S.S.	Comm.
Tisane vrac	–	90 g	44,80*	–	0	0 %	–

SANTANE H7 ✤

• **Composition :** Feuilles de gui, feuilles d'olivier, aubépine, fleurs de mélilot, fleurs de souci, baies de myrtilles, feuilles de menthe poivrée, feuilles de verveine, fleurs de genêt, semences de fenouil, zeste d'orange.

• **Domaine :** Cardio-vasculaire.

• **Activité :** Divers.

Indications : Utilisé comme traitement adjuvant de l'hypertension.

☞ *Vendu sans ordonnance.*

• IPHYM

Forme	Dosage	N. d'unités	Prix	Prix/jour	Liste	Remb. S.S.	Comm.
Tisane vrac	–	90 g	44,80*	–	0	0 %	–

SANTANE N9 ✤

• **Composition :** Fleurs de tilleul, aubépine, fleurs de rose pâle, feuilles de menthe poivrée, feuilles de mélisse, feuilles de bigaradier, fleurs d'origan, cônes de houblon, boutons de bigaradier, fleurs de lavande.

• **Domaine :** Neuropsychiatrie.

• **Activité :** Divers.

Indications : Utilisé dans la nervosité, l'angoisse, l'insomnie nerveuse et les troubles fonctionnels d'origine nerveuse.

☞ *Vendu sans ordonnance.*

• IPHYM

Forme	Dosage	N. d'unités	Prix	Prix/jour	Liste	Remb. S.S.	Comm.
Tisane vrac	–	90 g	44,80*	–	0	0 %	–
Tisane sachet	–	20	24,40*	–	0	0 %	–

SANTANE O1 ✤

• **Composition :** Fleurs de bruyère, feuilles d'uva ursi, feuilles de menthe poivrée, feuille de menthe pouliot, fleurs de reine-des-prés, feuilles de romarin, fleurs de mauve, fleurs de tilleul, feuilles d'eucalyptus, feuilles de laurier, semences de carvi, feuilles de bigaradier.

• **Domaine :** Nutrition et métabolisme.

• **Activité :** Divers.

Indications : Utilisé pour favoriser la perte de poids, en complément des mesures diététiques.

☞ *Vendu sans ordonnance.*

• IPHYM

Forme	Dosage	N. d'unités	Prix	Prix/jour	Liste	Remb. S.S.	Comm.
Tisane vrac	–	90 g	44,80*	–	0	0 %	–
Tisane sachet	–	20	24,40*	–	0	0 %	–

SANTANE R8 ✤

- **Composition :** Feuilles d'uva ursi, fleurs de bruyère, feuilles de cassis, feuilles de romarin, feuilles de menthe poivrée, fleurs de genêt, fleurs de lavande, baies de genièvre, fleurs de thym, fleurs de reine-des-prés, écorce de cannelle.
- **Domaine :** Uro-néphrologie.
- **Activité :** Divers.

Indications : Utilisé comme stimulant de l'élimination rénale de l'eau.

☞ *Vendu sans ordonnance.*

- IPHYM

Forme	Dosage	N. d'unités	Prix	Prix/jour	Liste	Remb. S.S.	Comm.
Tisane vrac	–	90 g	44,80*	–	0	0 %	–

SANTANE V3 ✤

- **Composition :** Feuilles d'armoise, feuilles de menthe poivrée, feuilles de sauge, aubépine, fleurs de genêt, fleurs de thé vert, feuilles de cyprès, fleurs de mélilot, zeste d'orange douce, feuilles de bigaradier.
- **Domaine :** Cardio-vasculaire.
- **Activité :** Veinotonique.

Indications : Utilisé dans les troubles bénins de la circulation veineuse.

☞ *Vendu sans ordonnance.*

- IPHYM

Forme	Dosage	N. d'unités	Prix	Prix/jour	Liste	Remb. S.S.	Comm.
Tisane vrac	–	90 g	44,80*	–	0	0 %	–
Tisane sachet	–	20	24,40*	–	0	0 %	–

SAPOREX ACIDE ★

- **Composition :** Alcoylsulfate de sodium, éthylèneglycol, thymol, essence de lavandin, formaldéhyde, triéthanoamine, éthyldiéthylèneglycol, acide propionique.
- **Domaine :** Dermatologie. Chirurgie. Gynécologie.
- **Activité :** Antiseptique local.

Indications : Antisepsie de la peau et des muqueuses. Traitement d'appoint des affections dermatologiques surinfectées.

Contre-indications : Hypersensibilité au produit. Enfant de moins de 30 mois.

Effets indésirables : Réaction locale.

Précautions d'emploi : Pas d'utilisation prolongée. Ne pas utiliser plusieurs antiseptiques simultanément. Prudence chez l'enfant.

☞ *Vendu sans ordonnance.*

- SAPOREX

Forme	Dosage	N. d'unités	Prix	Prix/jour	Liste	Remb. S.S.	Comm.
Sol. locale	–	250 ml	37,40*	–	0	0 %	–

SAPOREX pH 8,5 ★

- **Composition :** Hydroxybenzoates de méthyle, d'éthyle, de propyle et de butyle. Irgasan DP300.
- **Domaine :** Chirurgie.
- **Activité :** Antiseptique local.

Indications : Décontamination et lavage des mains.

Contre-indications : Hypersensibilité au produit.

Effets indésirables : Réaction locale.

Précautions d'emploi : Pas d'utilisation prolongée. Ne pas utiliser plusieurs antiseptiques simultanément. Prudence chez l'enfant.

☞ *Vendu sans ordonnance.*

• SAPOREX

Forme	Dosage	N. d'unités	Prix	Prix/jour	Liste	Remb. S.S.	Comm.
Sol. locale	1 %	250 ml	44,00*	–	0	0 %	–
Sol. locale	1 %	500 ml	73,30*	–	0	0 %	–

SAPROL

• **Composition :** Poudre de buchu, poudre de boldo, poudre de busserole, térébenthine de Bordeaux, salol, méthénamine.
• **Domaine :** Uro-néphrologie.
• **Activité :** Antiseptique urinaire. Décongestionnant pelvien.

Indications : Utilisé comme traitement adjuvant des infections uro-génitales : cystites, vaginites, prostatites, en complément d'un traitement spécifique.

Contre-indications : Insuffisance rénale sévère.

Précautions d'emploi : Ne pas boire de boissons alcalines (certaines eaux minérales).

Interactions : Ne pas associer aux sulfamides.

☞ *Vendu sans ordonnance.*

• MÉDECINE VÉGÉTALE

Forme	Dosage	N. d'unités	Prix	Prix/jour	Liste	Remb. S.S.	Comm.
Comprimé	–	40	44,80*	–	0	0 %	1913

SARGÉNOR ★★

• **Composition :** Aspartate d'arginine.
• **Domaine :** Nutrition et métabolisme.
• **Activité :** Antiasthénique.
• **Classe :** Acides aminés.

Indications : Utilisé dans le traitement de l'asthénie fonctionnelle, en l'absence d'activité spécifique démontrée.

Précautions d'emploi : Traitement toujours de courte durée.

☞ *Vendu sans ordonnance.*

• SARGET

Forme	Dosage	N. d'unités	Prix	Prix/jour	Liste	Remb. S.S.	Comm.
Comprimé	1 g	20	52,20*	–	0	0 %	1990
Comprimé	1 g	40	93,00*	–	0	0 %	1990
Amp. buv.	1 g	20	52,20*	–	0	0 %	1965
Amp. buv.	1 g	40	93,00*	–	0	0 %	1991
Compr. eff.	1 g	20	52,20*	–	0	0 %	1994
Compr. eff.	1 g	40	93,00*	–	0	0 %	1994

SARGÉPIRINE ★★★

• **Composition :** Acide acétylsalicylique, glycine.
• **Domaine :** Algologie.
• **Activité :** Antalgique périphérique.
• **Classe :** Aspirine et dérivés.

Indications : Traitement symptomatique des affections douloureuses ou fébriles.

Contre-indications : Ulcère gastro-duodénal, maladie hémorragique. Hypersensibilité à l'aspirine. Certains asthmes. Dernier trimestre de la grossesse.

Effets indésirables : Bourdonnements d'oreille, douleurs abdominales, gastralgies. Plus rarement, ulcérations digestives avec hémorragies responsables d'une anémie. Syndromes hémorragiques avec épistaxis, ecchymoses, purpura. Accidents de sensibilisation : urticaire, asthme.

Précautions d'emploi : Prudence chez les patients présentant un asthme, des antécédents d'hémorragies. Prudence chez le patient prenant un traitement anticoagulant. Chez la femme enceinte, l'aspirine n'est pas contre-indiquée lors des deux premiers trimestres de la grossesse.

Interactions : Potentialise l'action des anticoagulants, des antiagrégants plaquettaires, des antidiabétiques hypoglycémiants,

certains diurétiques. L'aspirine peut réduire l'action de certains traitements, en particulier celle des anti-inflammatoires non stéroïdiens.
Surdosage : Grave, surtout chez l'enfant, entraînant des désordres métaboliques avec troubles respiratoires pouvant provoquer la mort. L'hospitalisation s'impose d'urgence.
☞ *Vendu sans ordonnance.*
• ASTA MEDICA

Forme	Dosage	N. d'unités	Prix	Prix/jour	Liste	Remb. S.S.	Comm.
Comprimé	500 mg	18	9,30	0,5 à 6	0	65 %	1977

SATIVOL ❍

Composition : Avena sativa TM, Gentiana lutea TM, Acidum phosphoricum 2DH, Guarana 4CH, Aurum muriaticum 4CH, Phosphoricum strychninum 3CH, Helonas dioica 4CH aa.
• **Domaine :** Nutrition et métabolisme.
• **Activité :** Divers.
Indications : Fatigue, surmenage.
☞ *Vendu sans ordonnance.*
• BOIRON

Forme	Dosage	N. d'unités	Prix	Prix/jour	Liste	Remb. S.S.	Comm.
Granulé	–	125 g	39,00*	6	0	0 %	–

SAVENNA

Composition : Resméthrine, butoxyde de pipéronyle.
Domaine : Parasitologie.
Activité : Antiparasitaire externe.
Classe : Pyréthrine.
Indications : Traitement des poux et des lentes du cuir chevelu.
Contre-indications : Allergie à l'un des constituants.
Effets indésirables : Sensation de brûlure des yeux ou des muqueuses.
Précautions d'emploi : Éviter tout contact avec les yeux ou la bouche.
☞ *Vendu sans ordonnance.*
• STERLING MIDY

Forme	Dosage	N. d'unités	Prix	Prix/jour	Liste	Remb. S.S.	Comm.
Shampooing	–	150 ml	61,30*	–	0	0 %	–

SAVON LIQUIDE RAMET

Composition : Huile de cade, savon sodicopotassique d'huile de coco.
Domaine : Dermatologie.
Activité : Kératolytique. Réducteur.
Indications : Traitement externe des dermatoses squameuses sèches. Pityriasis capitis, psoriasis, ichthyose, séborrhée.
Contre-indications : Hypersensibilité aux composants. Eczémas suintants.
☞ *Vendu sans ordonnance.*
• CS LABORATOIRES

Forme	Dosage	N. d'unités	Prix	Prix/jour	Liste	Remb. S.S.	Comm.
Savon	–	250 ml	28,80*	–	0	0 %	1952

SCABECID ★★

Composition : Lindane.
Domaine : Parasitologie.
Activité : Antiparasitaire externe.
Indications : Traitement des poux et des lentes. Traitement de la gale.
Contre-indications : Allergie à l'un des constituants. Enfant de moins de 2 ans. Femme enceinte.
Effets indésirables : Eczéma par sensibilisation au lindane.
Précautions d'emploi : Ne pas laisser à la portée des enfants. Éviter tout contact avec les yeux ou la bouche. Pour le traitement des poux, laisser en contact de 3 à 5 minutes. Pour le traitement de la gale, la durée du contact doit être limitée à 6 heures chez l'enfant et à 12 heures chez l'adulte.

Surdosage : Risque de toxicité neurologique.

☞ *Vendu sans ordonnance.*

• STIEFEL

Forme	Dosage	N. d'unités	Prix	Prix/jour	Liste	Remb. S.S.	Comm.
Crème	1 %	150 ml	56,10*	–	0	0 %	1987

SCHOLL CORICIDE ★

- **Composition :** Acide salicylique.
- **Domaine :** Dermatologie.
- **Activité :** Kératolytique. Verrucide. Coricide.
- **Classe :** Acide salicylique.

Indications : Traitement des verrues, cors, durillons, œils-de-perdrix.

Contre-indications : Allergie aux sal cylés.

Effets indésirables : Irritation locale e cas de débordement.

☞ *Vendu sans ordonnance.*

• SCHOLL

Forme	Dosage	N. d'unités	Prix	Prix/jour	Liste	Remb. S.S.	Comm.
Emplâtre cor	40 %	1	22,60*	–	0	0 %	–
Emplâtre durillon	40 %	1	22,60*	–	0	0 %	–
Empl. œil-de-p.	40 %	1	22,60*	–	0	0 %	–
Gel	12,5 %	10 ml	26,60*	–	0	0 %	–
Pommade	12,5 %	5 g	24,60*	–	0	0 %	–
Pans. coricide	–	–	23,60*	–	0	0 %	–

SCHOLL ONGLE INCARNÉ ★

- **Composition :** Monosulfure de sodium, urée, acétate de potassium.
- **Domaine :** Dermatologie.
- **Activité :** Kératolytique.

Indications : Traitement spécifique de l'ongle incarné.

Contre-indications : Infection unguéale

Effets indésirables : Irritation locale e cas de débordement.

☞ *Vendu sans ordonnance.*

• SCHOLL

Forme	Dosage	N. d'unités	Prix	Prix/jour	Liste	Remb. S.S.	Comm.
Sol. locale	–	10 ml	30,65*	–	0	0 %	–

SCHOUM ★

- **Composition :** Fumeterre, bugrane, piscidia erythrina, sorbitol, alvérine.
- **Domaine :** Hépatologie.
- **Activité :** Cholagogue. Antispasmodique.

Indications : Traitement symptomatique des troubles dyspeptiques.

Contre-indications : Obstruction des voies biliaires. Insuffisance hépatique grave.

Effets indésirables : Diarrhée, météorisme abdominal.

Précautions d'emploi : Non conseill chez la femme enceinte.

☞ *Vendu sans ordonnance.*

• PHARMYGIÈNE

Forme	Dosage	N. d'unités	Prix	Prix/jour	Liste	Remb. S.S.	Comm.
Sol. buv.	–	540 ml	30,65*	–	0	0 %	1954

SCLÉRÉMO ★★

Composition : Alun de chrome, glycérol.
Domaine : Cardio-vasculaire.
Activité : Sclérosant veineux.
Indications : Sclérose des varices.
Contre-indications : Phlébite. Fièvre. ıtient allergique.

Effets indésirables : Réaction d'intolérance locale. Pigmentation au point d'injection. Malaise transitoire à l'injection.

Précautions d'emploi : À n'employer que par un médecin spécialisé.

☞ *Sur prescription médicale.*

• BOUTEILLE

Forme	Dosage	N. d'unités	Prix	Prix/jour	Liste	Remb. S.S.	Comm.
˛mp. inj.	40 mg	6	36,40	–	0	0 %	1950

SCLÉROCALCINE ❍

Composition : Crocus D4, Secale cornutum D4, Geranium robertianum D3, Senecio aureus D3, Silicea D6, Crataegus D3, Sulfur D4, Cortex betulae pulvis.
Domaine : Cardio-vasculaire.
Activité : Divers.

Indications : Troubles de la circulation artérielle : artérite, arythmie, vertiges. Sclérose cérébrale.

☞ *Vendu sans ordonnance.*

• LEHNING

Forme	Dosage	N. d'unités	Prix	Prix/jour	Liste	Remb. S.S.	Comm.
;omprimé	–	60	25,00*	–	0	0 %	1949

SCLÉRO-DRAINOL ❍

Composition : Arsenicum iodatum 6CH, Barytamuriatica 6CH, Aconitum ferox 3CH, Glonoinum 6CH, Theridion currassavicum 30CH, Spigelia marylandica 6CH, Aurum 12CH, Sumbul 6CH, Naja tripudians 30CH aa.

• **Domaine :** Cardio-vasculaire.
• **Activité :** Divers.

Indications : Adjuvant des troubles circulatoires de la sénescence.

☞ *Vendu sans ordonnance.*

• BOIRON

Forme	Dosage	N. d'unités	Prix	Prix/jour	Liste	Remb. S.S.	Comm.
;ol. buvable	–	30 ml	34,00*	3	0	0 %	–

SCOPODERM TTS ★★★

Composition : Scopolamine.
Domaine : Gastro-entérologie.
Activité : Antinaupathique.
Classe : Anticholinergique.
Indications : Mal des transports.
Contre-indications : Glaucome. Troules urétro-prostatiques liés à l'adénome rostatique.
Effets indésirables : Somnolence diurne, ;cheresse de la bouche, troubles visuels, onstipation, confusion mentale chez le su-t âgé.
Précautions d'emploi : La prise de boissons alcoolisées est déconseillée. Non conseillé chez la femme enceinte ou allaitant. Appliquer le système derrière l'oreille 6 à 12 heures avant le départ et ne l'enlever qu'au bout de 72 heures. Ne mettre un système que toutes les 72 heures.

Interactions : Ne pas associer à d'autres dépresseurs du système nerveux, à d'autres anticholinergiques : atropine.

Surdosage : Peut entraîner des convulsions ou un délire hallucinatoire.

☞ *Sur prescription médicale.*

• CIBA-GEIGY

Forme	Dosage	N. d'unités	Prix	Prix/jour	Liste	Remb. S.S.	Comm.
’atch	1,5 mg	5	112,00*	7,5	1	0 %	1986

SCORBO-BÉTAÏNE ★

- **Composition :** Ascorbate de bétaïne, hydrate de bétaïne.
- **Domaine :** Hépatologie.
- **Activité :** Hépatotrope.
- **Classe :** Bétaïne.

Indications : Stéatoses hépatiques en particulier alcooliques. Symptômes fon tionnels des maladies hépatiques.

Précautions d'emploi : Tenir comp d'un apport de 1 g de sucre par ampoule.

☞ *Vendu sans ordonnance.*

- FOURNIER

Forme	Dosage	N. d'unités	Prix	Prix/jour	Liste	Remb. S.S.	Comm.
Amp. buv.	–	20	18,10	1,5 à 3	0	35 %	1964

SÉBAKLEN ★

- **Composition :** Xénysalate.
- **Domaine :** Dermatologie.
- **Activité :** Antiséborrhéique.

Indications : Proposé dans les dermites séborrhéiques du cuir chevelu.

Contre-indications : Hypersensibilité au composant.

Effets indésirables : Effet d'irritation l cale. Sécheresse et fragilisation d cheveux.

Précautions d'emploi : Éviter le conta avec les yeux.

☞ *Vendu sans ordonnance.*

- FUMOUZE

Forme	Dosage	N. d'unités	Prix	Prix/jour	Liste	Remb. S.S.	Comm.
Sol. locale	1 %	120 ml	17,50	–	0	65 %	1965

SÉCALIP ★★★

- **Composition :** Fénofibrate.
- **Domaine :** Nutrition et métabolisme.
- **Activité :** Hypolipidémiant.
- **Classe :** Fibrate.

Indications : Hypercholestérolémies et hypertriglycéridémies endogènes de l'adulte lorsque le régime s'est avéré insuffisant.

Contre-indications : Insuffisance hépatique ou rénale sévère.

Effets indésirables : Troubles digestifs : nausées, pesanteurs gastriques. Vertiges, céphalées. Éruptions cutanées, faiblesse mu culaire. Altérations fonctionnelles hép tiques.

Précautions d'emploi : Non conseil chez la femme enceinte ou allaitant. après six mois de traitement, une réductic satisfaisante des lipides n'est pas obtenu un autre traitement doit être envisagé.

Interactions : Entraîne une augment tion de l'action des antivitamines K.

☞ *Sur prescription médicale.*

- BIOTHÉRAPIE

Forme	Dosage	N. d'unités	Prix	Prix/jour	Liste	Remb. S.S.	Comm.
Gélule	100	48	30,50	1,3 à 2,5	2	65 %	1991
Gélule	300	30	50,80	1,7	2	65 %	1991

SECTRAL ★★★

- **Composition :** Acébutolol.
- **Domaine :** Cardio-vasculaire.
- **Activité :** Antiangineux. Antiarythmique. Antihypertenseur.
- **Classe :** Bêtabloquant sélectif.

Indications : Hypertension artérielle. Angine de poitrine. Tachyarythmie.

Contre-indications : Asthme, insuffisance cardiaque, fréquence cardiaque inférieure à 50. Insuffisance rénale sévère.

Effets indésirables : Troubles digestifs : gastralgies, nausées, constipation. Fatigue l'effort. Hypotension et bradycardie. Extr mités froides. Possibilité d'asthme, d'insu fisance cardiaque. Hypoglycémie.

Précautions d'emploi : Ne jamais inte rompre brutalement le traitement. Prudenc chez les patients présentant une bronchi chronique, une insuffisance rénale ou hép tique. Non conseillé chez la femme encein ou allaitant. Donne une réaction positive a contrôle antidopage.

Interactions : Peut entraîner des trouble

u rythme en association avec certains anti-rythmisants, les inhibiteurs calciques. Ne as associer à la floctafénine (Idarac). Pru-ence en cas d'association avec les anti-in-lammatoires non stéroïdiens, les neurolep-iques.

Surdosage : Une surveillance de la fréquence cardiaque et de la tension artérielle s'impose.

☞ *Sur prescription médicale.*

• SPECIA

Forme	Dosage	N. d'unités	Prix	Prix/jour	Liste	Remb. S.S.	Comm.
Comprimé	200 mg	20	33,90	1,4 à 6	1	65 %	1976
Comprimé	400 mg	30	84,60	1,4 à 6	1	65 %	1979
Compr. LP	500 mg	28	106,40	3,8	1	65 %	1990
Sol. buv.	40 mg/ml	125 ml	Hôp.	–	1	Hôp.	1988
Amp. inj.	25 mg	5	Hôp.	–	1	Hôp.	1982

SÉDACOLLYRE ★

- **Composition :** Benzododécinium, synéphrine, berbérine.
- **Domaine :** Ophtalmologie.
- **Activité :** Antiseptique local. Vasoconstricteur local. Anti-inflammatoire.
- **Classe :** Ammonium quaternaire. Stimulant alpha-adrénergique.

Indications : Traitement antiseptique et écongestif des yeux rouges.

Contre-indications : Hypersensibilité au produit. Glaucome. Enfant de moins de 30 mois.

Effets indésirables : Entraîne une dilatation de la pupille.

Précautions d'emploi : Peut colorer les lentilles en jaune. Donne une réaction positive au contrôle antidopage. Traitement de courte durée.

Interactions : Ne pas associer aux antidépresseurs de type IMAO.

☞ *Vendu sans ordonnance.*

• C. P. F.

Forme	Dosage	N. d'unités	Prix	Prix/jour	Liste	Remb. S.S.	Comm.
Collyre	–	10 ml	24,80*	–	0	0 %	1975

SÉDARÈNE ★★★

- **Composition :** Paracétamol, codéine.
- **Domaine :** Algologie.
- **Activité :** Antalgique périphérique. Antalgique central.
- **Classe :** Paracétamol et dérivés, avec codéine.

Indications : Traitement symptomatique les affections douloureuses ou fébriles de 'adulte ne répondant pas aux antalgiques anals.

Contre-indications : Hypersensibilité au aracétamol. Insuffisance hépatique sévère. Hypersensibilité à la codéine, insuffisance espiratoire.

Effets indésirables : Éruptions cutanées : urticaire, érythèmes. Exceptionnellement diminution des plaquettes du sang. Du fait de la codéine, somnolence, constipation, spasme bronchique, dépression respiratoire.

Précautions d'emploi : Déconseillé chez la femme enceinte ou allaitant. L'absorption d'alcool est déconseillée. Risque de somnolence. Donne une réaction positive au contrôle antidopage.

Interactions : Peut fausser les dosages du glucose et de l'acide urique dans le sang.

Surdosage : Le paracétamol peut entraîner une nécrose du foie, la codéine une dépression aiguë des centres respiratoires. L'hospitalisation s'impose d'urgence.

☞ *Vendu sans ordonnance.*

• WINTEC PHARMA

Forme	Dosage	N. d'unités	Prix	Prix/jour	Liste	Remb. S.S.	Comm.
Gélule	P 300 mg C 10 mg	20	14,10	0,7 à 4,2	0	65 %	1985

SÉDARÈNE SUPPOSITOIRE ★★★

- **Composition :** Paracétamol, diéthylsalicylamide, caféine.
- **Domaine :** Algologie.
- **Activité :** Antalgique périphérique.
- **Classe :** Paracétamol et dérivés, associés.

Indications : Traitement symptomatique des affections douloureuses ou fébriles.

Contre-indications : Hypersensibilité au paracétamol. Insuffisance hépatique sévère.

Effets indésirables : Éruptions cutanées : urticaire, érythèmes. Exceptionnellement diminution des plaquettes du sang.

Interactions : Peut fausser les dosages du glucose et de l'acide urique dans le sang.

Surdosage : Le paracétamol peut entraîner une nécrose du foie. L'hospitalisation s'impose d'urgence.

☞ *Vendu sans ordonnance.*

- WINTEC PHARMA

Forme	Dosage	N. d'unités	Prix	Prix/jour	Liste	Remb. S.S.	Comm.
Supp. adulte	600 mg	10	34,50*	–	0	0 %	1965
Supp. enf.	350 mg	10	32,90*	–	0	0 %	1968

SÉDARTRYL ★

- **Composition :** Nicotinate de méthyle, salicylate d'amyle, acide salicylique, menthol, camphre, térébenthine, moutarde.
- **Domaine :** Rhumatologie. Algologie.
- **Activité :** Antirhumatismal externe. Antalgique externe. Révulsif.
- **Classe :** Salicylé.

Indications : Utilisé dans le traitement des douleurs d'origine musculo-tendino-ligamentaire : torticolis, dorsalgies, lombalgies.

Contre-indications : Hypersensibilité aux constituants. Ne pas appliquer sur les muqueuses, une peau en mauvais état, des plaies ou des ulcérations.

Effets indésirables : Réaction allergique locale imposant l'arrêt du traitement.

Précautions d'emploi : Se laver les mains après usage.

☞ *Vendu sans ordonnance.*

- OBERLIN

Forme	Dosage	N. d'unités	Prix	Prix/jour	Liste	Remb. S.S.	Comm.
Baume	–	60 g	23,20*	–	0	0 %	1967
Baume	–	100 g	33,00*	–	0	0 %	1989

SÉDASPIR ★★

- **Composition :** Acide acétylsalicylique, codéine.
- **Domaine :** Algologie.
- **Activité :** Antalgique périphérique. Antalgique central.
- **Classe :** Aspirine et dérivés, avec codéine.

Indications : Traitement symptomatique des affections douloureuses ou fébriles.

Contre-indications : Ulcère gastro-duodénal, maladie hémorragique. Hypersensibilité à l'aspirine. Certains asthmes. Dernier trimestre de la grossesse. Insuffisance respiratoire.

Effets indésirables : Bourdonnements d'oreille, douleurs abdominales, gastralgies. Plus rarement, ulcérations digestives avec hémorragies responsables d'une anémie. Syndromes hémorragiques avec épistaxis, ecchymoses, purpura. Accidents de sensibilisation : urticaire, asthme. La codéine peut entraîner constipation, nausées, vertiges, dépression respiratoire.

Précautions d'emploi : Prudence chez les patients présentant un asthme, des antécédents d'hémorragies. Prudence chez le patient prenant un traitement anticoagulant. Contre-indiqué chez la femme enceinte ou allaitant et chez l'enfant. Donne une réaction positive au contrôle antidopage.

Interactions : Potentialise l'action des anticoagulants, des antiagrégants plaquettaires, des antidiabétiques hypoglycémiants, de certains diurétiques. L'aspirine peut réduire l'action de certains traitements, en particulier celle des anti-inflammatoires non stéroïdiens. La codéine potentialise tous les dépresseurs du système nerveux : sédatifs, anxiolytiques, neuroleptiques, antihypertenseurs. La prise d'alcool est déconseillée.

Surdosage : Grave, surtout chez l'enfant, entraînant des désordres métaboliques avec troubles respiratoires pouvant provoquer la mort. L'hospitalisation s'impose d'urgence.

☞ *Vendu sans ordonnance.*

• BRIDE

Forme	Dosage	N. d'unités	Prix	Prix/jour	Liste	Remb. S.S.	Comm.
Comprimé	500 mg	20	16,70*	–	0	0 %	1938

SÉDATIF PC ❍

Composition : Aconitum napellus 6CH, Belladonna 6CH, Calendula officinalis 6CH, Abrus precatorius 6CH, Chelidonium majus 6CH, Viburnum opulus 6CH aa.

• **Domaine :** Neuropsychiatrie.
• **Activité :** Divers.

Indications : États anxieux et émotifs. Troubles du sommeil.

☞ *Vendu sans ordonnance.*

• BOIRON

Forme	Dosage	N. d'unités	Prix	Prix/jour	Liste	Remb. S.S.	Comm.
Comprimé	–	40	31,00*	5	0	0 %	–
Granule	–	–	32,00*	–	0	0 %	–
Suppositoire	–	12	30,50*	2,5	0	0 %	–

SÉDATIF TIBER ★

• **Composition :** Bromure de sodium, bromure de potassium, aubépine, passiflore.
• **Domaine :** Neuropsychiatrie.
• **Activité :** Sédatif.
• **Classe :** Sédatif bromé.

Indications : Nervosité, irritabilité.

Contre-indications : Enfant de moins de 30 mois. Femme enceinte ou allaitant. Insuffisance rénale.

Effets indésirables : Éruptions cutanées, somnolence, désorientation.

Précautions d'emploi : L'absorption d'alcool est déconseillée. Risques de somnolence gênant la conduite automobile.

Interactions : Interférence possible, au niveau de l'absorption intestinale, avec les tétracyclines. Il convient donc d'espacer de 2-3 heures les prises de ces deux produits.

☞ *Vendu sans ordonnance.*

• MÉDECINE VÉGÉTALE

Forme	Dosage	N. d'unités	Prix	Prix/jour	Liste	Remb. S.S.	Comm.
Sirop	190 mg/c. à c.	150 ml	39,30	2 à 3	0	0 %	1913

SÉDATONYL ★

• **Composition :** Phénobarbital, aubépine.
• **Domaine :** Neuropsychiatrie.
• **Activité :** Sédatif.
• **Classe :** Barbiturique.

Indications : Anxiété. Troubles du sommeil. Nervosité cardiaque.

Contre-indications : Contre-indiqué en cas d'insuffisance respiratoire et de porphyrie. Contre-indiqué chez l'enfant. Chez les conducteurs de véhicules, il existe un risque de somnolence.

Effets indésirables : Parfois somnolence ou réactions cutanées.

Précautions d'emploi : La prise d'alcool est formellement déconseillée. N'est pas indiqué chez la femme enceinte ou allaitant.

Interactions : Le phénobarbital risque de modifier l'action d'un grand nombre de médicaments : contraceptifs oraux, anticoagulants oraux, cardiotoniques, antidépresseurs, antiépileptiques, certains antibiotiques, antiarythmisants cardiaques, etc. Il existe également une potentialisation de tous les sédatifs du système nerveux.

Surdosage : Le surdosage entraîne un coma avec troubles respiratoires, imposant l'hospitalisation d'urgence.

☞ *Sur prescription médicale.*

• LIPHA SANTÉ

Forme	Dosage	N. d'unités	Prix	Prix/jour	Liste	Remb. S.S.	Comm.
Sol. buv.	1 mg/goutte	30 ml	6,5	0,35	2	65 %	1938

SÉDERMYL ★

- **Composition :** Isothipendyl.
- **Domaine :** Dermatologie.
- **Activité :** Antihistaminique H1. Antiprurigineux.
- **Classe :** Antihistaminique anticholinergique.

Indications : Affections cutanées d'origine allergique : prurit anal ou vulvaire, urticaire, piqûre d'insectes, érythème solaire.

Contre-indications : Hypersensibilité a produit. Dermatoses infectées.

Effets indésirables : Risque de sensibilisation cutanée. Photosensibilisation.

☞ *Vendu sans ordonnance.*

- C.P.F.

Forme	Dosage	N. d'unités	Prix	Prix/jour	Liste	Remb. S.S.	Comm.
Pommade	0,75 %	35 g	20,60*	–	0	0 %	–
Pommade	0,75 %	60 g	29,80*	–	0	0 %	–

SÉDIBAÏNE ★

- **Composition :** Phénobarbital, strophantus, jusquiame, crataegus, ballote, valériane, belladone.
- **Domaine :** Neuropsychiatrie.
- **Activité :** Sédatif.
- **Classe :** Barbiturique.

Indications : Anxiété, troubles du sommeil, émotivité, nervosisme.

Contre-indications : Contre-indiqué en cas d'insuffisance respiratoire et de porphyrie. Contre-indiqué chez le patient présentant des troubles prostatiques ou un glaucome. Chez les conducteurs de véhicules, il existe un risque de somnolence.

Effets indésirables : Parfois somnolence ou réactions cutanées. Plus rarement sécheresse de la bouche, troubles de la vue. Troubles urinaires.

Précautions d'emploi : La prise d'alcoo est formellement déconseillée. N'est pas indiqué chez la femme enceinte ou allaitant.

Interactions : Le phénobarbital risque de modifier l'action d'un grand nombre de médicaments : contraceptifs oraux, anticoagulants oraux, cardiotoniques, antidépresseurs antiépileptiques, certains antibiotiques, antiarythmisants cardiaques, etc. Il existe également une potentialisation de tous les sédatifs du système nerveux.

Surdosage : Le surdosage entraîne ur coma avec troubles respiratoires, imposan l'hospitalisation d'urgence.

☞ *Vendu sans ordonnance.*

- MARION MERRELL DOW

Forme	Dosage	N. d'unités	Prix	Prix/jour	Liste	Remb. S.S.	Comm.
Comprimé	15 mg	33	23,60*	–	0	0 %	1948

SÉDIGRIPPAL VITAMINE C ★★

- **Composition :** Paracétamol, ascorbate de calcium, aspartate de potassium, caféine.
- **Domaine :** Algologie.
- **Activité :** Antalgique périphérique.
- **Classe :** Paracétamol et dérivés, associés.

Indications : États grippaux.

Contre-indications : Hypersensibilité au paracétamol. Insuffisance hépatique sévère.

Effets indésirables : Éruptions cutanées : urticaire, érythèmes. Exceptionnellement diminution des plaquettes du sang.

Précautions d'emploi : Déconseillé au premier trimestre de la grossesse et pendan l'allaitement. Donne une réaction positive au contrôle antidopage.

Interactions : Peut fausser les dosages du glucose et de l'acide urique dans le sang

Surdosage : Le paracétamol peut entraîner une nécrose du foie. L'hospitalisation s'impose d'urgence.

☞ *Vendu sans ordonnance.*

- BŒHRINGER INGELHEIM

Forme	Dosage	N. d'unités	Prix	Prix/jour	Liste	Remb. S.S.	Comm.
Comprimé	300 mg	24	36,20*	–	0	0 %	1978

SÉDOPHON PECTORAL ★

- **Composition :** Codéthyline, aconit, glycérogaïacol.
- **Domaine :** Pneumologie.
- **Activité :** Antitussif.
- **Classe :** Opium et dérivés.

Indications : Utilisé dans le traitement ymptomatique des toux non productives en 'absence d'activité spécifique démontrée.

Contre-indications : Enfant de moins de 5 ans. Asthme, insuffisance respiratoire.

Effets indésirables : Constipation, somolence, nausées, vomissements, dépression espiratoire. L'augmentation des doses et la rolongation de l'administration peuvent onduire à la dépendance et à la toxicomanie.

Précautions d'emploi : Ne pas prendre d'alcool pendant le traitement. Prudence chez le sujet âgé. Déconseillé chez la femme enceinte ou allaitant. Le traitement doit être de courte durée. Donne une réaction positive au contrôle antidopage.

Interactions : L'activité et les effets secondaires peuvent être augmentés par les autres dépresseurs du système nerveux central.

Surdosage : Entraîne une somnolence avec dépression des centres respiratoires imposant l'hospitalisation.

☞ *Vendu sans ordonnance.*

• MAYOLY-SPLINDER

Forme	Dosage	N. d'unités	Prix	Prix/jour	Liste	Remb. S.S.	Comm.
Sol. buv.	10 mg/c. à c.	125 ml	35,10*	–	0	0 %	1980

SÉDOQUINASE VIT. C ★★

- **Composition :** Acide acétylsalicylique, quinine, acide ascorbique, caféine, aconit.
- **Domaine :** Algologie.
- **Activité :** Antalgique périphérique. Antipyrétique.
- **Classe :** Aspirine et dérivés, associés.

Indications : Traitement symptomatique les affections douloureuses ou fébriles.

Contre-indications : Ulcère gastro-duodénal, maladie hémorragique. Hypersensibiité à l'aspirine. Certains asthmes. Dernier rimestre de la grossesse.

Effets indésirables : Bourdonnements l'oreille, douleurs abdominales, gastralgies. Plus rarement, ulcérations digestives avec hémorragies responsables d'une anémie. Syndromes hémorragiques avec épistaxis, ecchymoses, purpura. Accidents de sensibiisation : urticaire, asthme.

Précautions d'emploi : Prudence chez les patients présentant un asthme, des antécédents d'hémorragies. Prudence chez le patient prenant un traitement anticoagulant. Chez la femme enceinte, l'aspirine n'est pas contre-indiquée lors des deux premiers trimestres de la grossesse.

Interactions : Potentialise l'action des anticoagulants, des antiagrégants plaquettaires, des antidiabétiques hypoglycémiants, de certains diurétiques. L'aspirine peut réduire l'action de certains traitements, en particulier celle des anti-inflammatoires non stéroïdiens.

Surdosage : Peut entraîner des désordres métaboliques, imposant l'hospitalisation.

☞ *Vendu sans ordonnance.*

• BRICHARD

Forme	Dosage	N. d'unités	Prix	Prix/jour	Liste	Remb. S.S.	Comm.
Comprimé	0,35 g	16	30,40*	12	0	0 %	–

SÉDORRHOÏDE ★

- **Composition :** Dodéclonium, butoforme, benzocaïne, esculoside, énoxolone.
- **Domaine :** Gastro-entérologie.
- **Activité :** Antihémorroïdaire local.

Indications : Traitement symptomatique des manifestations douloureuses et prurigineuses anales en particulier dans la crise hémorroïdaire.

Contre-indications : Hypersensibilité aux anesthésiques locaux

Effets indésirables : Réactions cutanées d'intolérance.

Précautions d'emploi : Donne une réaction positive au contrôle antidopage. Le traitement doit être de courte durée. Si les signes ne cèdent pas rapidement, le traitement doit être interrompu et une consultation spécialisée s'impose.

☞ *Vendu sans ordonnance.*

• LIPHA

Forme	Dosage	N. d'unités	Prix	Prix/jour	Liste	Remb. S.S.	Comm.
Crème rectale	–	30 g	27,40*	–	0	0 %	1971
Suppositoire	–	8	24,70*	–	0	0 %	1971

SÉDOTHRICINE ★

- **Composition :** Tyrothricine, résorcine, soufre, benzoate de sodium, oxyde de zinc.
- **Domaine :** Dermatologie.
- **Activité :** Antibiotique local.

Indications : Infections staphylococciques : furoncle, anthrax, sycosis, impétigo, panaris. Surinfection des brûlures et des plaies superficielles. Ulcères de la jambe. Infection de l'oreille externe et furoncle du conduit. En chirurgie, surinfection des brûlures et plaies superficielles.

Contre-indications : Hypersensibilité à un constituant. Infections mammaires lors de l'allaitement.

Effets indésirables : Réactions cutanées et allergiques.

Précautions d'emploi : Durée de traitement limitée. Déconseillé chez la femme allaitant.

☞ *Vendu sans ordonnance.*

- MONOT

Forme	Dosage	N. d'unités	Prix	Prix/jour	Liste	Remb. S.S.	Comm.
Pommade	–	15 g	35,20*	–	0	0 %	–

SÉGLOR ★★★

- **Composition :** Dihydroergotamine.
- **Domaine :** Neuropsychiatrie. Cardio-vasculaire.
- **Activité :** Antimigraineux. Antihypotenseur.
- **Classe :** Alcaloïde de l'ergot de seigle. Alpha-adrénergique puis alphabloquant. Antisérotonine.

Indications : Migraine et céphalée vasculaire. Hypotension orthostatique.

Contre-indications : Association avec des antibiotiques de la classe des macrolides.

Effets indésirables : Nausées.

Précautions d'emploi : Éviter la prise à jeun. Prudence chez le patient présentant une maladie des coronaires. Non conseillé chez la femme enceinte ou allaitant.

Interactions : Avec les antibiotiques macrolides (érythromycine, josamycine) peut entraîner des anomalies de la circulation des membres ou de la langue.

Surdosage : Peut entraîner des troubles artériels imposant l'hospitalisation.

☞ *Sur prescription médicale.*

- SANOFI WINTHROP

Forme	Dosage	N. d'unités	Prix	Prix/jour	Liste	Remb. S.S.	Comm.
Gélule	5 mg	30	48,00	3,2	2	65 %	1978
Sol. buv.	2 mg/ml	75 ml	36,90	2	2	65 %	1977
« Lyoc » Lioph. oral	5 mg	30	48,60	3,2	2	65 %	1988

SÉLÉNIUM INJECTABLE ★

- **Composition :** Sélénite de sodium.
- **Domaine :** Anesthésie. Réanimation.
- **Activité :** Apport d'oligoéléments.

Indications : Solution injectable utilisée en alimentation parentérale.

Précautions d'emploi : Surveiller les taux sanguins de sélénium.

☞ *Usage hospitalier.*

- AGUETTANT

Forme	Dosage	N. d'unités	Prix	Prix/jour	Liste	Remb. S.S.	Comm.
Fl. inj. 10 ml	0,219 mg	10	Hôp.	–	1	Hôp.	1986

SELEXID ★★★

Composition : Pivmecillinam.
Domaine : Infectiologie. Uro-néphrologie.
Activité : Antibiotique.
Classe : Pénicillines (autres).
Indications : Infections à germes Gram égatif : entérobactéries, colibacille, shigel-es, salmonelles, Klebsiella. Infections des oies urinaires hautes ou basses.
Contre-indications : Hypersensibilité ux pénicillines. Mononucléose infectieuse.
Effets indésirables : Manifestations allergiques : fièvre, urticaire. Éruptions cutanées maculopapuleuses. Troubles digestifs : nausées, diarrhée. Hépatite.
Précautions d'emploi : Rechercher dans les antécédents des réactions anormales à un traitement antérieur par une pénicilline. Prudence chez l'insuffisant rénal. Chez la femme enceinte ou allaitant, le produit passe dans l'organisme de l'enfant.
Interactions : Association déconseillée : allopurinol.
☞ *Sur prescription médicale.*
• LEO

Forme	Dosage	N. d'unités	Prix	Prix/jour	Liste	Remb. S.S.	Comm.
Comprimé	200 mg	12	37,20	9 à 12	1	65 %	1982

SELGINE ★

Composition : Chlorure de sodium.
Domaine : Stomatologie.
Activité : Tonifiant dentaire.
Indications : Parodontopathies.
☞ *Vendu sans ordonnance.*
• ZYMA

Forme	Dosage	N. d'unités	Prix	Prix/jour	Liste	Remb. S.S.	Comm.
Pâte dentifrice	15 %	100 g	18,20*	–	0	0 %	1964

SELOKEN ★★★

Composition : Métoprolol.
Domaine : Cardio-vasculaire.
Activité : Antiangineux. Antiarythmique. Antihypertenseur. Antimigraineux.
Classe : Bêtabloquant sélectif.
Indications : Hypertension artérielle. Prévention de la crise d'angine de poitrine. Infarctus du myocarde. Troubles du rythme cardiaque. Migraine.
Contre-indications : Asthme, insuffisance cardiaque, fréquence cardiaque inférieure à 50. Insuffisance rénale sévère.
Effets indésirables : Fatigue, refroidissement des extrémités. Bradycardie, hypotension, crise d'asthme.
Précautions d'emploi : Ne jamais interrompre brutalement le traitement. Prudence chez les patients présentant une bronchite chronique, une insuffisance rénale ou hépatique. Non conseillé chez la femme enceinte ou allaitant. Donne une réaction positive au contrôle antidopage.
Interactions : Peut entraîner des troubles du rythme en association avec certains antiarythmisants, les inhibiteurs calciques. Ne pas associer à la floctafénine (Idarac). Prudence en cas d'association avec les anti-inflammatoires non stéroïdiens, les neuroleptiques.
Surdosage : Une surveillance de la fréquence cardiaque et de la tension artérielle s'impose.
☞ *Sur prescription médicale.*
• ASTRA FRANCE

Forme	Dosage	N. d'unités	Prix	Prix/jour	Liste	Remb. S.S.	Comm.
Comprimé	100 mg	28	29,10	1 à 2	1	65 %	1980
Comprimé	100 mg	60	55,00	1 à 2	1	65 %	1980
Comprimé LP	200 mg	28	53,60	2	1	65 %	1983
Amp. inj.	5 mg	5	Hôp.	–	1	Hôp.	1983

SELS CALCAIRES NUTRITIFS ❍

- **Composition :** *Sel n°1* : Apatite 5DH, Cucurbita 2DH aa. *Sel n°2* : Conchae 1DH, Quercus 3DH.
- **Domaine :** Nutrition et métabolisme.
- **Activité :** Divers.

Indications : Déminéralisations : enfan femme enceinte, vieillard, convalescence.

Précautions d'emploi : Le sel n°1 ser pris le matin et le sel n°2 le soir.

☞ *Vendu sans ordonnance.*

- WELEDA

Forme	Dosage	N. d'unités	Prix	Prix/jour	Liste	Remb. S.S.	Comm.
Poudre	–	2 x 50 g	36,00*	–	0	0 %	1949

SELSUN ★★

- **Composition :** Sulfure de sélénium.
- **Domaine :** Dermatologie.
- **Activité :** Antifongique local.

Indications : Traitement du Pityriasis versicolor. Dermatoses séborrhéiques du cuir chevelu.

Contre-indications : Hypersensibilité au produit. Ne pas appliquer sur la peau er flammée ou ulcérée.

Effets indésirables : Irritations cutanées

Précautions d'emploi : Éviter le contac avec l'œil et les muqueuses.

☞ *Sur prescription médicale.*

- ABBOTT-FRANCE

Forme	Dosage	N. d'unités	Prix	Prix/jour	Liste	Remb. S.S.	Comm.
Susp. locale	2,5 %	120 ml	43,00*	–	1	0 %	1953

SÉMAP ★★★

- **Composition :** Penfluridol.
- **Domaine :** Neuropsychiatrie.
- **Activité :** Neuroleptique.
- **Classe :** Butyrophénone.

Indications : Psychoses chroniques : délirantes et hallucinatoires.

Contre-indications : Patients présentant une dépression sévère ou une maladie de Parkinson. L'association avec l'alcool est fortement déconseillée.

Effets indésirables : Sédation, somnolence, hypotension orthostatique, rigidité et mouvements anormaux, troubles des règles, impuissance, prise de poids. Parfois éruption cutanée. Bien plus rarement apparition de fièvre, de sueurs, d'une chute tension nelle imposant un traitement d'urgence.

Précautions d'emploi : La prudenc s'impose chez le sujet âgé, cardiaque, e chez la femme enceinte ou allaitant.

Interactions : Le produit potentialis tous les dépresseurs du système nerveu central, les antihypertenseurs. Il antagonis les effets de la lévodopa utilisée dans le trai tement de la maladie de Parkinson.

Surdosage : Le surdosage entraîne u coma avec rigidité imposant l'hospitali sation.

☞ *Sur prescription médicale.*

- JANSSEN CILAG

Forme	Dosage	N. d'unités	Prix	Prix/jour	Liste	Remb. S.S.	Comm.
Comprimé	20 mg	6	25,50	4 à 13	1	65 %	1975

SÉMICID ★

- **Composition :** Nonoxinol.
- **Domaine :** Gynécologie.
- **Activité :** Contraceptif local.
- **Classe :** Spermicide.

Indications : Contraception locale lorsqu'il existe une contre-indication temporaire ou définitive à une contraception orale ou par stérilet : après un accouchement ou un avortement, dans la périménopause, ou lorsqu'une contraception épisodique est désirée. Adjuvant lors de l'emploi d'un dia phragme.

Contre-indications : Ne pas prescrire un sujet ne pouvant comprendre ni appli quer correctement le produit. En cas de trai tement vaginal par une autre substance, at tendre la fin de ce traitement avant d prescrire le produit. Femme allaitant.

Effets indésirables : Sensation de brû lure possible.

Précautions d'emploi : Mettre le produit avant chaque rapport ; la protection intervient immédiatement après la pose. Interrompre le traitement en cas de lésion génitale. Interdire les injections vaginales avant la mise en place et après les rapports.

Interactions : Inactivation par tout médicament administré par voie vaginale.

☞ *Vendu sans ordonnance.*

• THÉRAPLIX

Forme	Dosage	N. d'unités	Prix	Prix/jour	Liste	Remb. S.S.	Comm.
Ovule	100 mg	10	55,20*	–	0	0 %	–

SÉNOKOT

• **Composition :** Séné.
• **Domaine :** Gastro-entérologie.
• **Activité :** Laxatif stimulant.
• **Classe :** Anthraquinonique.

Indications : Traitement symptomatique de la constipation associé aux mesures hygiéno-diététiques.

Contre-indications : Constipation récente inexpliquée, persistante, n'ayant pas fait l'objet d'examens médicaux. Colopathies organiques inflammatoires. Syndrome occlusif. Douleurs abdominales. Enfant. Insuffisance rénale.

Effets indésirables : Diarrhée. Douleurs abdominales. Mélanose recto-colique. Hypokaliémie. Maladie des laxatifs. Insuffisance rénale.

Précautions d'emploi : Déconseillé chez la femme allaitant. Pas d'utilisation prolongée.

Interactions : Ne pas associer aux diurétiques hypokaliémiants, aux anti-inflammatoires corticoïdes. Ne pas associer à certains antiarythmisants : sotalol, quinidine, amiodarone. Prudence en cas d'association avec les digitaliques et les dérivés de la vincamine.

Surdosage : Entraîne une diarrhée et des troubles hydroélectrolytiques graves.

☞ *Vendu sans ordonnance. Présente des dangers en cas d'utilisation prolongée.*

• SARGET

Forme	Dosage	N. d'unités	Prix	Prix/jour	Liste	Remb. S.S.	Comm.
Comprimé	152 mg	30	16,00*	–	0	0 %	1963
Granulé	10 %	240 g	68,15*	–	0	0 %	1963

SÉNOPHILE ★

• **Composition :** Oxyde de zinc, benzoate de cholestérol.
• **Domaine :** Dermatologie.
• **Activité :** Topique protecteur.

Indications : Utilisé dans les rougeurs du nourrisson, les érythèmes fessiers, les crevasses du sein, les gerçures, les engelures, les brûlures légères, les coups de soleil en l'absence d'activité spécifique démontrée.

Contre-indications : Lésion infectée ou suintante.

Effets indésirables : Eczéma de contact.

☞ *Vendu sans ordonnance.*

• BRAUN MÉDICAL

Forme	Dosage	N. d'unités	Prix	Prix/jour	Liste	Remb. S.S.	Comm.
Pommade	–	50 g	10,40	–	0	35 %	1920

SENSIVISION AU PLANTAIN ★ ✤

• **Composition :** Infusé de feuilles de plantain.
• **Domaine :** Ophtalmologie.
• **Activité :** Anti-inflammatoire local.

Indications : États inflammatoires conjonctivo-cornéens dus à des causes diverses.

Contre-indications : Hypersensibilité à un composant.

☞ *Sur prescription médicale.*

• CHAUVIN

Forme	Dosage	N. d'unités	Prix	Prix/jour	Liste	Remb. S.S.	Comm.
Collyre	–	5 ml	32,35*	–	0	0 %	1993

SEPTÉAL ★★

- **Composition :** Chlorhexidine digluconate.
- **Domaine :** Chirurgie. Dermatologie.
- **Activité :** Antiseptique local.
- **Classe :** Biguanide.

Indications : Nettoyage et antisepsie cutanée des plaies superficielles. Traitement d'appoint des affections dermatologiques infectieuses.

Contre-indications : Hypersensibilité à un constituant. Application au niveau des muqueuses, en particulier génitales, de l'œil et du conduit auditif externe.

Effets indésirables : Possibilité d'eczéma de contact. Risque d'effets systémiques.

Précautions d'emploi : Pas d'utilisation prolongée. Ne pas utiliser plusieurs antiseptiques simultanément. Prudence chez l'enfant.

☞ *Vendu sans ordonnance.*

• SINBIO

Forme	Dosage	N. d'unités	Prix	Prix/jour	Liste	Remb. S.S.	Comm.
Sol. locale	0,5 %	250 ml	23,90	–	0	65 %	1985

SEPTICHROME ★

- **Composition :** Mercurescéine sodique.
- **Domaine :** Chirurgie. Dermatologie.
- **Activité :** Antiseptique local.
- **Classe :** Dérivé mercuriel.

Indications : Nettoyage et antisepsie de la peau et des muqueuses. Traitement d'appoint des affections cutanées bactériennes.

Contre-indications : Hypersensibilité aux organomercuriels.

Effets indésirables : Eczéma de contact. Possibilité de troubles généraux.

Précautions d'emploi : Pas d'utilisation prolongée. Ne pas utiliser plusieurs antiseptiques simultanément.

☞ *Vendu sans ordonnance.*

• BRICHARD

Forme	Dosage	N. d'unités	Prix	Prix/jour	Liste	Remb. S.S.	Comm.
Sol. locale	2 %	30 ml	19,40*	–	0	0 %	–

SEPTILINE

- **Composition :** Carbonate de lithium, benzoate de lithium, hydrogénophosphate de sodium, bicarbonate de sodium, acide tartrique.
- **Domaine :** Hépatologie.
- **Activité :** Cholérétique. Cholagogue.

Indications : Traitement symptomatique des troubles dyspeptiques.

Contre-indications : Malades sous traitement par le lithium.

Précautions d'emploi : Chez le sujet suivant un régime sans sel, tenir compte du fait que chaque sachet contient l'équivalent de 3,4 g de sel.

☞ *Vendu sans ordonnance.*

• MÉDECINE VÉGÉTALE

Forme	Dosage	N. d'unités	Prix	Prix/jour	Liste	Remb. S.S.	Comm.
Sachet	–	12	29,20*	–	0	0 %	1913

SEPTISOL ★

- **Composition :** Acide salicylique.
- **Domaine :** Ophtalmologie.
- **Activité :** Astringent léger.
- **Classe :** Acide salicylique.

Indications : Irritations conjonctivales chroniques non infectieuses.

☞ *Sur prescription médicale.*

• MONOT

Forme	Dosage	N. d'unités	Prix	Prix/jour	Liste	Remb. S.S.	Comm.
Collyre	0,1 %	10 ml	30,70*	–	0	0 %	1989

SEPTIVON ★

- **Composition :** Triclocarban, alkyldiméthyl-carboxyméthylamine, palmitate de triéthanolamine et d'acides aminés.
- **Domaine :** Dermatologie. Chirurgie.
- **Activité :** Antiseptique local.
- **Classe :** Carbanilide.

Indications : Traitement d'appoint des affections cutanées bactériennes. Nettoyage et antisepsie de la peau et des muqueuses.

Contre-indications : Hypersensibilité à un constituant. Ne pas utiliser sur la muqueuse oculaire.

Effets indésirables : Possibilité d'eczéma de contact. Risque d'effets systémiques.

Précautions d'emploi : Pas d'utilisation prolongée. Ne pas utiliser plusieurs antiseptiques simultanément. Prudence chez l'enfant.

☞ *Vendu sans ordonnance.*

• SCHOLL

Forme	Dosage	N. d'unités	Prix	Prix/jour	Liste	Remb. S.S.	Comm.
Sol. locale	0,5 %	250 ml	19,50	–	0	65 %	1972
Sol. locale	0,5 %	500 ml	29,80	–	0	65 %	1972

SERC ★★★

- **Composition :** Bétahistine.
- **Domaine :** Neuropsychiatrie.
- **Activité :** Antivertigineux.
- **Classe :** Vasodilatateur.

Indications : Vertiges. Bourdonnements d'oreille.

Contre-indications : Ulcère gastro-duodénal. Certaines hypertensions par tumeur de la surrénale.

Effets indésirables : Gastralgies.

Précautions d'emploi : Déconseillé chez l'enfant et la femme enceinte.

Interactions : Avec les antihistaminiques.

☞ *Sur prescription médicale.*

• DUPHAR

Forme	Dosage	N. d'unités	Prix	Prix/jour	Liste	Remb. S.S.	Comm.
Comprimé	8 mg	100	79,60	2 à 3	1	65 %	1975

SÉRÉCOR ★★★

- **Composition :** Hydroquinidine.
- **Domaine :** Cardio-vasculaire.
- **Activité :** Antiarythmique.
- **Classe :** Antiarythmique classe 1.

Indications : Troubles du rythme auriculaire : extrasystoles auriculaires, tachycardie paroxystique, fibrillation auriculaire. Extrasystoles ventriculaires.

Contre-indications : Hypersensibilité à la quinidine. Troubles de la conduction cardiaque (maladie de l'oreillette, torsades de pointes, QT long). Insuffisance cardiaque.

Effets indésirables : Vertiges, bourdonnements d'oreille, troubles visuels. Troubles digestifs : vomissements, diarrhée. Possibilité de détermination de nouveaux troubles du rythme et de syncope.

Précautions d'emploi : Prudence en cas d'insuffisance cardiaque ou rénale. Peut être utilisé chez la femme enceinte, mais non chez la femme allaitant.

Interactions : Prudence en cas d'association avec d'autres antiarythmiques : amiodarone, bépridil, disopyramide, sotalol. Une surveillance s'impose en cas d'association avec les digitaliques, les diurétiques, les laxatifs. Plusieurs médicaments diminuent l'activité de la quinidine : antiépileptiques, antibiotiques.

Surdosage : Entraîne des troubles digestifs, respiratoires, visuels, puis des troubles du rythme majeurs imposant l'hospitalisation.

☞ *Sur prescription médicale.*

• HOUDÉ

Forme	Dosage	N. d'unités	Prix	Prix/jour	Liste	Remb. S.S.	Comm.
Gélule	300 mg	20	57,30	6 à 12	1	65 %	1981
Gélule	300 mg	60	130,90	4 à 8	1	65 %	1981

SÉRÉNIVAL ✣

- **Composition :** Aubépine, passiflore, valériane, aspartam, alcool.
- **Domaine :** Neuropsychiatrie.
- **Activité :** Divers.

Indications : Utilisé dans le traitement des états neurotoniques et des troubles mineurs du sommeil.

Précautions d'emploi : Ne pas administrer à l'enfant. Ne pas associer au disulfirame.

☞ *Vendu sans ordonnance.*

• CHEFARO-ARDEVAL

Forme	Dosage	N. d'unités	Prix	Prix/jour	Liste	Remb. S.S.	Comm.
Amp. buvable	–	7	62,00*	10	0	0 %	1991
Amp. buvable	–	14	93,45*	7	0	0 %	1992

SÉRÉNOL ★

- **Composition :** Phénobarbital, aubépine, passiflore, méthénamine, belladone, boldo, peptone pancréatique.
- **Domaine :** Neuropsychiatrie.
- **Activité :** Sédatif.
- **Classe :** Barbiturique.

Indications : Utilisé dans les manifestations mineures de l'anxiété, les troubles du sommeil et les manifestations digestives spastiques d'origine anxieuse.

Contre-indications : Contre-indiqué en cas d'insuffisance respiratoire et de porphyrie. Chez les conducteurs de véhicules, il existe un risque de somnolence.

Effets indésirables : Parfois somnolence ou réactions cutanées. Peut entraîner une dépendance physique et psychique avec des réactions de sevrage à l'arrêt du traitement.

Précautions d'emploi : La prise d'alcool est formellement déconseillée. N'est pas indiqué chez la femme enceinte ou allaitant.

Interactions : Le phénobarbital contenu dans le produit risque de modifier l'action d'un grand nombre de médicaments : contraceptifs oraux, anticoagulants oraux, cardiotoniques, antidépresseurs, antiépileptiques, certains antibiotiques, antiarythmisants cardiaques, etc.

Surdosage : Le surdosage entraîne un coma avec troubles respiratoires, imposant l'hospitalisation d'urgence.

☞ *Vendu sans ordonnance.*

• PLANTES ET MÉDECINES

Forme	Dosage	N. d'unités	Prix	Prix/jour	Liste	Remb. S.S.	Comm.
Comprimé	5 mg	40	41,50*	3	0	0 %	–

SÉRESTA ★★★

- **Composition :** Oxazépam.
- **Domaine :** Neuropsychiatrie.
- **Activité :** Anxiolytique.
- **Classe :** Benzodiazépine.

Indications : Traitement de toutes les formes de l'anxiété : anxiété réactionnelle, névrotique. Traitement de l'anxiété lors du sevrage alcoolique. Traitement de la crise d'angoisse.

Contre-indications : Insuffisance respiratoire sévère. Tout traitement par les produits de cette classe thérapeutique peut entraîner un état de dépendance (toxicomanie), c'est pourquoi on préfère les traitements de courte durée et à doses modérées. Chez les conducteurs de véhicules, il existe un risque de somnolence.

Effets indésirables : Variables selon le patient ; on observe une certaine sédation pouvant être à l'origine d'accidents de la route. Parfois des pertes de mémoire avec asthénie. Rarement des réactions d'excitation ou d'agressivité.

Précautions d'emploi : L'absorption

d'alcool est formellement déconseillée. Il convient d'être prudent chez l'enfant et le sujet âgé. L'emploi chez la femme enceinte ou allaitant est déconseillé. L'arrêt du traitement peut entraîner un syndrome de sevrage avec recrudescence de l'anxiété et des phénomènes somatiques : tremblements, tachycardie, parfois convulsions. D'où la nécessité d'un arrêt progressif. La durée du traitement ne doit pas dépasser 12 semaines.

Interactions : Le produit augmente l'action de tous les sédatifs du système nerveux et de l'alcool.

Surdosage : Le surdosage entraîne un sommeil plus ou moins profond mais en général l'évolution est favorable. Une surveillance hospitalière est cependant souhaitable.

☞ *Sur prescription médicale.*

• WYETH FRANCE

Forme	Dosage	N. d'unités	Prix	Prix/jour	Liste	Remb. S.S.	Comm.
Comprimé	10 mg	25	9,40	0,75 à 1,5	1	65 %	1966
Comprimé	10 mg	50	13,30	0,3 à 1,5	1	65 %	1966
Comprimé	50 mg	20	18,50	1 à 3	1	65 %	1966

SÉRÉVENT ★★★

• **Composition :** Salmétérol.
• **Domaine :** Pneumologie.
• **Activité :** Bronchodilatateur.
• **Classe :** Stimulant bêta-2-adrénergique.

Indications : Traitement de fond de l'asthme et des broncho-pneumopathies chroniques obstructives à forme spastique. Prévention de l'asthme d'effort.

Contre-indications : Hypersensibilité au produit.

Effets indésirables : Tremblement prédominant aux extrémités, souvent non perçu par le patient. Palpitations aux fortes doses.

Précautions d'emploi : Le traitement doit être surveillé médicalement avec mesure régulière du pouls et du rythme cardiaque. Donne une réaction positive au contrôle antidopage. Déconseillé chez la femme enceinte ou allaitant.

Surdosage : Entraîne des tremblements, une tachycardie, des sueurs, de la nervosité.

☞ *Sur prescription médicale.*

• GLAXO

Forme	Dosage	N. d'unités	Prix	Prix/jour	Liste	Remb. S.S.	Comm.
Sol. spray	25 µg/d	120 d	226,20	7,5 à 15	1	65 %	1994
Poudre inhal.	50 µg/d	60 d	226,20	7,5 à 15	1	65 %	1994
Poudre + inhalat.	50 µg/d	60 d	236,70	7,5 à 15	1	65 %	1994

SÉRIEL ★★★

• **Composition :** Tofisopam.
• **Domaine :** Neuropsychiatrie.
• **Activité :** Anxiolytique.
• **Classe :** Benzodiazépine.

Indications : Traitement de toutes les formes de l'anxiété : anxiété réactionnelle, névrotique. Traitement de l'anxiété lors du sevrage alcoolique. Traitement de la crise d'angoisse.

Contre-indications : Insuffisance respiratoire sévère. Tout traitement par les produits de cette classe thérapeutique peut entraîner un état de dépendance (toxicomanie), c'est pourquoi on préfère les traitements de courte durée et à doses modérées. Chez les conducteurs de véhicules, il existe un risque de somnolence.

Effets indésirables : Variables selon le patient ; on observe une certaine sédation pouvant être à l'origine d'accidents de la route. Parfois des pertes de mémoire avec asthénie. Rarement des réactions d'excitation ou d'agressivité.

Précautions d'emploi : L'absorption d'alcool est formellement déconseillée. Il convient d'être prudent chez l'enfant et le sujet âgé. L'emploi chez la femme enceinte ou allaitant est déconseillé. L'arrêt du traitement peut entraîner un syndrome de sevrage avec recrudescence de l'anxiété et des phénomènes somatiques : tremblements, tachycardie, parfois convulsions. D'où la nécessité d'un arrêt progressif. La durée du traitement ne doit pas dépasser 12 semaines.

Interactions : Le produit augmente l'action de tous les sédatifs du système nerveux et de l'alcool.

Surdosage : Le surdosage entraîne un sommeil plus ou moins profond mais en général l'évolution est favorable. Une surveillance hospitalière est cependant souhaitable.

☞ *Sur prescription médicale.*

• BIOGALÉNIQUE

Forme	Dosage	N. d'unités	Prix	Prix/jour	Liste	Remb. S.S.	Comm.
Comprimé	50 mg	30	17,70	1,5 à 2	1	65 %	1980

SERMION ★★

• **Composition :** Nicergoline.
• **Domaine :** Cardio-vasculaire.
• **Activité :** Vasodilatateur. Anti-ischémique.
• **Classe :** Antagoniste alpha-adrénergique. Agoniste dopaminergique. Dérivé de l'ergot de seigle.

Indications : Déficit intellectuel pathologique du sujet âgé. Étourdissements du sujet âgé. Troubles rétiniens d'origine vasculaire. Accidents vasculaires cérébraux (forme injectable).

Effets indésirables : Douleurs épigastriques. Vertiges, bouffées de chaleur. Hypotension.

Surdosage : Entraîne une hypotension.

☞ *Sur prescription médicale.*

• SPECIA

Forme	Dosage	N. d'unités	Prix	Prix/jour	Liste	Remb. S.S.	Comm.
Gélule	5 mg	30	44,30	4 à 9	2	65 %	1975
Gélule	10 mg	30	70,10	4 à 7	2	65 %	1993
« Lyoc » Lyoph. oral	5 mg	30	46,40	4 à 9	2	65 %	1978
« Lyoc » Lyoph. oral	10 mg	30	73,40	4 à 7	2	65 %	1992
Amp. inj.	5 mg	1	12,10	48	2	65 %	1977

SEROPHY ★★

• **Composition :** Chlorure de sodium à 0,9 %, eau purifiée.
• **Domaine :** ORL. Ophtalmologie.
• **Activité :** Soluté isotonique stérile.

Indications : Instillation, lavage et bains oculaires. Instillations nasales chez l'enfant. Lavages auriculaires.

Contre-indications : Ne pas utiliser par voie injectable.

Précautions d'emploi : Changer de flacon pour chaque usage.

☞ *Vendu sans ordonnance.*

• MONAL

Forme	Dosage	N. d'unités	Prix	Prix/jour	Liste	Remb. S.S.	Comm.
Fl. unidose 5 ml	0,9 %	15	26,15*	–	0	0 %	1989
Fl. unidose 5 ml	0,9 %	30	49,00*	–	0	0 %	1991
Spray	0,9 %	100 ml	47,00*	–	0	0 %	1992

SÉRORHINOL ★

• **Composition :** Oxyquinol.
• **Domaine :** ORL.
• **Activité :** Antiseptique local.

Indications : Traitement local d'appoint des infections de la muqueuse rhino-pharyngée.

Contre-indications : Allergie au constituant.

Précautions d'emploi : Traitement de courte durée.

☞ *Vendu sans ordonnance.*

• GOUPIL

Forme	Dosage	N. d'unités	Prix	Prix/jour	Liste	Remb. S.S.	Comm.
Sol. nasale	–	10 ml	22,25*	–	0	0 %	–

SÉRUM ANTITÉTANIQUE PASTEUR ★

- **Composition :** Sérum provenant de chevaux hyperimmunisés contre le tétanos.
- **Domaine :** Infectiologie.
- **Activité :** Immunoglobulines hétérologues.
- **Classe :** Antitétanique.

Indications : Prévention du tétanos chez les sujets non vaccinés.

Contre-indications : Réaction antérieure à un sérum hétérologue. Grossesse.

Effets indésirables : Maladie sérique avec fièvre, œdèmes, éruptions, choc, à traiter d'urgence.

Précautions d'emploi : Procéder à une administration progressive.

☞ *Vendu sans ordonnance.*

- PASTEUR VACCINS

Forme	Dosage	N. d'unités	Prix	Prix/jour	Liste	Remb. S.S.	Comm.
Seringue	1 500 U	1	16,10	–	0	65 %	1963

SIBÉLIUM ★★★

- **Composition :** Flunarizine.
- **Domaine :** Neuropsychiatrie.
- **Activité :** Antimigraineux. Antivertigineux.
- **Classe :** Pipérazine.

Indications : Vertiges d'origine périphérique. Migraine.

Contre-indications : Maladie de Parkinson, troubles dépressifs.

Effets indésirables : Sédation, somnolence ou au contraire insomnie.

Précautions d'emploi : A utiliser avec prudence chez le sujet âgé. Non conseillé chez la femme enceinte ou allaitant.

Interactions : La prise d'alcool est déconseillée. Il existe un risque de potentialisation avec tous les dépresseurs du système nerveux.

Surdosage : Entraîne sédation avec accélération cardiaque.

☞ *Sur prescription médicale.*

- JANSSEN CILAG

Forme	Dosage	N. d'unités	Prix	Prix/jour	Liste	Remb. S.S.	Comm.
Comprimé	10 mg	30	68,30	1 à 2	1	65 %	1986

SICAZINE ★

- **Composition :** Sulfadiazine argentique.
- **Domaine :** Dermatologie.
- **Activité :** Antiseptique local.
- **Classe :** Sulfamide.

Indications : Traitement d'appoint des plaies infectées et des brûlures. Traitement d'appoint des affections cutanées ou muqueuses infectées.

Contre-indications : Dermatoses allergiques. Allergie aux sulfamides. Nouveau-né.

Effets indésirables : Eczématisation de contact. Photosensibilisation.

Précautions d'emploi : Éviter l'application sur les plaies ouvertes, de façon à ne pas favoriser un passage dans la circulation générale. Déconseillé chez la femme enceinte.

☞ *Vendu sans ordonnance.*

- SMITH & NEPHEW

Forme	Dosage	N. d'unités	Prix	Prix/jour	Liste	Remb. S.S.	Comm.
Crème	1 %	50 g	24,90	–	0	35 %	1993

SILICONYL ★

- **Composition :** Oxyde de zinc, sous-gallate de bismuth, acide citrique, baume du Pérou, diméticone.
- **Domaine :** Dermatologie.
- **Activité :** Topique protecteur.

Indications : Utilisé dans les dermites irritatives : gerçures, engelures, brûlures superficielles.

Contre-indications : Hypersensibilité à un constituant. Lésions suintantes des plis.

Effets indésirables : Possibilité d'eczéma de contact.

Précautions d'emploi : Le produit est susceptible de favoriser l'infection. Veiller à l'asepsie de la lésion.

☞ *Vendu sans ordonnance.*

- MONOT

Forme	Dosage	N. d'unités	Prix	Prix/jour	Liste	Remb. S.S.	Comm.
Pommade	–	30 g	33,20*	–	0	0 %	–

SILIGAZ ★

- **Composition :** Diméticone.
- **Domaine :** Gastro-entérologie.
- **Activité :** Pansement gastro-intestinal.
- **Classe :** Silicone.

Indications : Traitement symptomatique des brûlures œsophagiennes. Météorisme intestinal et flatulences.

Effets indésirables : Constipation.

☞ *Vendu sans ordonnance.*

- SMITHKLINE BEECHAM

Forme	Dosage	N. d'unités	Prix	Prix/jour	Liste	Remb. S.S.	Comm.
Gélule	250 mg	32	26,75*	–	0	0 %	1977

SILIPRÊLE ✤

- **Composition :** Prêle des champs.
- **Domaine :** Uro-néphrologie. Gastro-entérologie.
- **Activité :** Divers.

Indications : Utilisé pour favoriser les fonctions d'élimination rénales et digestives.

☞ *Vendu sans ordonnance.*

- HERBAXT

Forme	Dosage	N. d'unités	Prix	Prix/jour	Liste	Remb. S.S.	Comm.
Capsule	250 mg	30	58,00*	5,8	0	0 %	1988

SILOMAT ★★

- **Composition :** Clobutinol.
- **Domaine :** Pneumologie.
- **Activité :** Antitussif. Eupnéique.
- **Classe :** Non opiacé.

Indications : Traitement symptomatique des toux non productives, des toux d'irritation.

Contre-indications : Épileptique.

Effets indésirables : Somnolence, vertiges, nausées. Agitation, urticaire. Convulsions.

☞ *Sur prescription médicale.*

- BŒHRINGER INGELHEIM

Forme	Dosage	N. d'unités	Prix	Prix/jour	Liste	Remb. S.S.	Comm.
Comprimé	40 mg	30	15,00	1,5 à 3	2	35 %	1971
Sol. buv.	6 %	20 ml	15,90	2,4 à 3,2	2	35 %	1969
Sirop	0,4 %	125 ml	15,20	5,5	2	35 %	1970
Amp. inj.	20 mg	5	19,10	3,8 à 7,6	2	35 %	1969

SINAPISME RIGOLLOT

- **Composition :** Graines de moutarde.
- **Domaine :** Pneumologie. Rhumatologie.
- **Activité :** Révulsif.

Indications : Utilisé comme eupnéisant au cours des affections respiratoires banales. Utilisé dans les douleurs de type rhumatismal.

Contre-indications : Ne pas appliquer sur les muqueuses ou les altérations cutanées.

Effets indésirables : Réactions cutanées érythémateuses.

☞ *Vendu sans ordonnance.*

- ARDEVAL

Forme	Dosage	N. d'unités	Prix	Prix/jour	Liste	Remb. S.S.	Comm.
Cataplasme	–	10	30,00*	–	0	0 %	1842

SINEMET ★★★

- **Composition :** Lévodopa, carbidopa.
- **Domaine :** Neuropsychiatrie.
- **Activité :** Antiparkinsonien.
- **Classe :** Lévodopa avec inhibiteur.

Indications : Maladie de Parkinson.

Contre-indications : Psychoses graves, mélanome malin, infarctus du myocarde.

Effets indésirables : Troubles digestifs. Hypotension. Épisodes d'excitation psychique. Au bout de quelques années de traitement, on peut voir une diminution d'efficacité obligeant à modifier celui-ci. Parfois on peut constater une variation d'efficacité au cours de la journée, justifiant une fragmentation des doses toutes les 3-4 heures.

Précautions d'emploi : Une surveillance médicale stricte s'impose au début du traitement, particulièrement chez les sujets âgés ou cardiaques. Déconseillé chez la femme enceinte ou allaitant. Ne jamais arrêter le traitement brutalement.

Interactions : Sont déconseillés : les antidépresseurs de type IMAO non sélectifs, la vitamine B6, les neuroleptiques et certains antihypertenseurs.

Surdosage : Peut entraîner une hypertension artérielle et une confusion mentale disparaissant en quelques jours.

☞ *Sur prescription médicale.*

- DUPONT PHARMA

Forme	Dosage	N. d'unités	Prix	Prix/jour	Liste	Remb. S.S.	Comm.
Comprimé	100 mg	100	70,60	5 à 10	1	65 %	1980
Comprimé	250 mg	50	89,50	5 à 10	1	65 %	1975
Compr. LP	200 mg	30	65,10	6 à 12	1	65 %	1993

SINÉQUAN ★★★

- **Composition :** Doxépine.
- **Domaine :** Neuropsychiatrie.
- **Activité :** Antidépresseur.
- **Classe :** Imipraminique.

Indications : Traitement des états dépressifs et des états anxio-dépressifs.

Contre-indications : L'association à d'autres antidépresseurs du groupe des IMAO est formellement contre-indiquée. Les patients seront particulièrement surveillés s'ils présentent des antécédents d'adénome de la prostate, de glaucome, de troubles du rythme cardiaque ou de troubles tensionnels.

Effets indésirables : Peuvent apparaître : une somnolence initiale, une sécheresse de la bouche, une constipation ou une rétention urinaire. L'hypotension orthostatique est plus rare. Parfois surviennent une prise de poids et exceptionnellement des crises convulsives.

Précautions d'emploi : Le traitement par antidépresseurs doit être suivi par un médecin. La consommation d'alcool est formellement deconseillée. A utiliser avec prudence chez les épileptiques ou chez les patients présentant des antécédents cardio-vasculaires sévères. A utiliser avec prudence chez le sujet âgé et chez la femme enceinte ou allaitant.

Interactions : L'action du produit peut être modifiée lorsqu'il est associé à d'autres antidépresseurs. La fréquence des effets indésirables augmente lorsqu'on l'associe à certains antihypertenseurs ou à certains sédatifs du système nerveux.

Surdosage : Le surdosage peut entraîner des troubles de la conscience et des troubles du rythme cardiaque. Une hospitalisation s'impose d'urgence.

☞ *Sur prescription médicale.*

• PFIZER

Forme	Dosage	N. d'unités	Prix	Prix/jour	Liste	Remb. S.S.	Comm.
Gélule	10 mg	30	10,30	0,7 à 1,4	1	65 %	1971
Gélule	25 mg	30	17,70	1,2 à 3,6	1	65 %	1971
Gélule	50 mg	30	29,00	1 à 3	1	65 %	1971

SINEX LACHARTRE ★

• **Composition :** Oxymétazoline, menthol, camphre.
• **Domaine :** ORL.
• **Activité :** Vasoconstricteur rhino-pharyngé.
• **Classe :** Stimulant alpha-adrénergique.

Indications : Traitement symptomatique local des états congestifs du rhino-pharynx au cours des coryzas et des rhinites vasomotrices.

Contre-indications : Enfant de moins de 7 ans. Glaucome. Patients traités par des antidépresseurs de type IMAO.

Effets indésirables : Sécheresse nasale. Insomnie, palpitations, maux de tête.

Précautions d'emploi : Prudence en cas d'hypertension et de troubles cardiaques.

Surdosage : Pourrait entraîner des effets généraux.

☞ *Sur prescription médicale.*

• LACHARTRE

Forme	Dosage	N. d'unités	Prix	Prix/jour	Liste	Remb. S.S.	Comm.
Sol. nasale	–	15 ml	11,50	–	2	35 %	1988

SINTROM ★★★

• **Composition :** Acénocoumarol.
• **Domaine :** Hémostase.
• **Activité :** Anticoagulant.
• **Classe :** Antivitamine K.

Indications : Prévention de la maladie thrombo-embolique.

Contre-indications : Maladies hémorragiques. Lésions hémorragiques. Insuffisance hépatique ou rénale grave. Hypertension artérielle maligne.

Effets indésirables : Éruptions cutanées. Troubles gastro-intestinaux. Hémorragies diverses.

Précautions d'emploi : Une surveillance régulière de la coagulation est indispensable. Déconseillé chez la femme enceinte ou allaitant. Prudence chez le sujet âgé. Ne pas interrompre brutalement le traitement.

Interactions : Association déconseillée : miconazole, anti-inflammatoires non stéroïdiens, aspirine. Association nécessitant des précautions d'emploi : hypo-uricémiant, amiodarone, hypocholestérolémiant, cimétidine, corticoïde. L'activité peut être diminuée par association avec : phénobarbital, certains antibiotiques et antiépileptiques. Peut augmenter l'action des sulfamides hypoglycémiants.

Surdosage : Un taux de prothrombine < 20 %, un INR > 5, l'apparition de saignements doivent faire craindre un surdosage, et justifient une consultation médicale.

☞ *Sur presciption médicale. Une surveillance biologique est indispensable.*

• CIBA-GEIGY

Forme	Dosage	N. d'unités	Prix	Prix/jour	Liste	Remb. S.S.	Comm.
Comprimé	4 mg	30	–	–	1	65 %	1995

SINUDOL ★★

• **Composition :** Thiazinamium, phénylpropanolamine, paracétamol.
• **Domaine :** ORL.
• **Activité :** Antihistaminique H1. Vasoconstricteur rhino-pharyngé. Antalgique. Antipyrétique.
• **Classe :** Antihistaminique anticholinergique. Stimulant alpha-adrénergique. Paracétamol.

Indications : Traitement symptomatique des affections aiguës rhino-pharyngées et des états grippaux avec hypersécrétion nasale, fièvre, maux de tête, etc.

Contre-indications : Hypersensibilité au

·oduit. Enfant de moins de 6 mois. Traite-ient par les antidépresseurs de type IMAO. ntécédents de glaucome ou de troubles vé-co-prostatiques.

Effets indésirables : Nervosité, insom-ie, sécheresse de la bouche, troubles de la ision, troubles urinaires, palpitations.

Précautions d'emploi : Prudence chez le ıjet âgé et chez les patients présentant une ypertension, des troubles du rythme car-iaque, des antécédents d'infarctus du myo-ırde, de troubles vésico-prostatiques. Non ɔnseillé chez la femme enceinte ou allai-tant. Donne une réaction positive au contrôle antidopage.

Interactions : Ne pas associer aux anti-dépresseurs de type IMAO ni à certains antihypertenseurs. Les effets secondaires risquent d'être augmentés en cas d'associa-tion avec tout autre dépresseur du système nerveux central : hypnotiques, anxiolyti-ques, neuroleptiques, etc.

Surdosage : Entraîne une dépression puis une stimulation du système nerveux : hallucinations, convulsions imposant une surveillance hospitalière.

☞ *Vendu sans ordonnance.*

• C. P. F.

Forme	Dosage	N. d'unités	Prix	Prix/jour	Liste	Remb. S.S.	Comm.
ͻélule	–	30	24,60*	3	0	0 %	–

SINUSITOL ★

Composition : Menthol, eucalyptol, niaouli, thym, terpinol.
Domaine : Pneumologie. ORL.
Activité : Antiseptique local. Déconges-tionnant.
Indications : Traitement adjuvant dans ·s états congestifs des voies aériennes su-érieures, en l'absence d'activité spécifi-ue démontrée.

Contre-indications : Enfant de moins de 30 mois.

Effets indésirables : Réactions aller-giques.

Précautions d'emploi : A utiliser en aérosol ou en inhalation.

☞ *Vendu sans ordonnance.*

• AMIDO

Forme	Dosage	N. d'unités	Prix	Prix/jour	Liste	Remb. S.S.	Comm.
ͻol. inhalation	–	30 ml	36,00*	–	0	0 %	–

SINUSPAX ❍

Composition : Calcii carbonas 3DH, Calcii fluoridum 3DH, Mangani sulfas 3DH, Belladonna 3DH, Sabadilla 3DH, Hepar sulfuris calcareum 3DH, Hydrastis 3DH, Dikali sulfas 4DH, Silicea 5DH, Thuya 2DH, Kalii dichromas 5DH, Cin-nabaris 4DH aa.

• **Domaine :** ORL.

• **Activité :** Divers.

Indications : Sinusites chroniques. Rhi-nites. Coryzas.

☞ *Vendu sans ordonnance.*

• LEHNING

Forme	Dosage	N. d'unités	Prix	Prix/jour	Liste	Remb. S.S.	Comm.
ͻomprimé	–	60	28,00*	2	0	0 %	1953

SIROP ADRIAN ★

Composition : Pholcodine, bromoforme, aconit, baume de tolu, sirop de Déses-sartz.
Domaine : Pneumologie.
Activité : Antitussif.
Classe : Opium et dérivés.
Indications : Proposé dans le traitement ymptomatique des toux non productives.

Contre-indications : Asthme, insuffi-sance respiratoire. Enfant de moins de 5 ans.

Effets indésirables : Constipation, som-nolence, nausées, vomissements, dépression respiratoire. Intolérance digestive. Érup-tions cutanées.

Précautions d'emploi : Ne pas prendre

d'alcool pendant le traitement. Prudence chez le sujet âgé. Déconseillé chez la femme enceinte ou allaitant. Le traitement doit être de courte durée. Donne une réaction positive au contrôle antidopage.

Interactions : L'activité et les effets secondaires peuvent être augmentés par association à d'autres dépresseurs du systèm nerveux central.

Surdosage : Entraîne une somnolenc avec possible dépression des centres respi ratoires imposant l'hospitalisation.

☞ *Vendu sans ordonnance.*

• DYNATHÉRA

Forme	Dosage	N. d'unités	Prix	Prix/jour	Liste	Remb. S.S.	Comm.
Sirop adulte	1,2 mg/ml	200 ml	34,00*	–	0	0 %	1958
Sirop enfant	0,6 mg/ml	150 ml	30,00*	–	0	0 %	1958

SIROP BOIN

- **Composition :** Codéine, menthol, épinéphrine, gaïacol, aconit, laurier-cerise.
- **Domaine :** Pneumologie.
- **Activité :** Bronchodilatateur. Antitussif.

Indications : Proposé dans l'asthme, l'emphysème, la bronchite chronique, les toux rebelles.

Contre-indications : Enfant de moins de 15 ans. Troubles du rythme ventriculaire. Insuffisance coronaire évolutive. Hyperthyroïdies. Hypertension artérielle. Insuffisance respiratoire.

Effets indésirables : Constipation, somnolence, vertiges, réactions allergiques. Tremblements. Maux de tête, nausées, palpitations, tachycardie, troubles du rythm cardiaque. Douleurs précordiales.

Précautions d'emploi : Le traitemer doit être surveillé médicalement. Prudenc chez le sujet âgé ou insuffisant cardiaqu Non conseillé chez la femme enceinte o allaitant. Donne une réaction positive a contrôle antidopage.

Interactions : Ne pas associer aux anti dépresseurs de type IMAO, aux anesthési ques volatils.

Surdosage : Entraîne sédation, vomisse ments, éruptions cutanées, troubles respira toires.

☞ *Vendu sans ordonnance.*

• PICOT

Forme	Dosage	N. d'unités	Prix	Prix/jour	Liste	Remb. S.S.	Comm.
Sirop	–	180 ml	14,70	2,5 à 3,6	0	35 %	1908

SIROP DESBLY

- **Composition :** Drosera, Grindelia, bromure de sodium, benzoate de sodium, sulfate de magnésium, serpolet, coquelicot.
- **Domaine :** Pneumologie.
- **Activité :** Antitussif. Expectorant.

Indications : Traitement des troubles de la sécrétion bronchique au cours des bron chites aiguës, rhino-pharyngites, laryngites chez l'enfant.

Précautions d'emploi : Traitement d courte durée.

☞ *Vendu sans ordonnance.*

• C. P. F.

Forme	Dosage	N. d'unités	Prix	Prix/jour	Liste	Remb. S.S.	Comm.
Sirop	–	150 ml	26,20*	–	0	0 %	1954

SIROP DES VOSGES CAZÉ ★★

- **Composition :** Pholcodine. Sirop avec et sans sucre.
- **Domaine :** Pneumologie.
- **Activité :** Antitussif.
- **Classe :** Opium et dérivés.

Indications : Proposé dans le traitement symptomatique des toux non productives.

Contre-indications : Asthme, insuffisance respiratoire. Enfant de moins d 30 mois.

Effets indésirables : Constipation, som nolence, nausées, vomissements, dépressio respiratoire. Intolérance digestive.

Précautions d'emploi : Ne pas prendr d'alcool pendant le traitement. Prudenc chez le sujet âgé. Déconseillé chez l ɪmme enceinte ou allaitant. Le traitement ɔit être de courte durée. Donne une réac- ɔn positive au contrôle antidopage.

Interactions : L'activité et les effets se- ɔndaires peuvent être augmentés par asso- ation à d'autres dépresseurs du système ɛrveux central.

Surdosage : Entraîne une somnolence avec possible dépression des centres respiratoires imposant l'hospitalisation.

☞ *Vendu sans ordonnance.*

• SMITHKLINE BEECHAM

Forme	Dosage	N. d'unités	Prix	Prix/ jour	Liste	Remb. S.S.	Comm.
;irop	1,3 mg/ml	250 ml	33,00*	–	0	0 %	1905
;irop sans sucre	1,3 mg/ml	250 ml	33,00*	–	0	0 %	1930

SIROP FAMEL ★

Composition : Codéine, aconit, lacto-créosote, lactophosphate de calcium.

Domaine : Pneumologie.

Activité : Antitussif.

Classe : Opium et dérivés.

Indications : Utilisé dans le traitement ymptomatique des toux non productives en absence d'activité spécifique démontrée.

Contre-indications : Asthme, insuffi- ance respiratoire. Enfant de moins de 30 nois.

Effets indésirables : Constipation, som- ɔlence, nausées, vomissements, dépression ɛspiratoire. L'augmentation des doses et la rolongation de l'administration peuvent conduire à la dépendance et à la toxicomanie.

Précautions d'emploi : Ne pas prendre d'alcool pendant le traitement. Prudence chez le sujet âgé. Déconseillé chez la femme enceinte ou allaitant. Le traitement doit être de courte durée. Donne une réaction positive au contrôle antidopage.

Interactions : L'activité et les effets secondaires peuvent être augmentés par les autres dépresseurs du système nerveux central.

Surdosage : Entraîne une somnolence avec dépression des centres respiratoires imposant l'hospitalisation.

☞ *Vendu sans ordonnance.*

• ETRIS

Forme	Dosage	N. d'unités	Prix	Prix/jour	Liste	Remb. S.S.	Comm.
;irop	–	180 ml	14,50	–	0	35 %	1890

SIROP LUMIÈRE

Composition : *Sirop adulte* : codéthyline, benzoate de sodium. *Sirop enfant* : codéine, terpine, benzoate de sodium, sulfogaïacol.

Domaine : Pneumologie.

Activité : Antitussif.

Classe : Opium et dérivés.

Indications : Utilisé dans le traitement ɛs toux non productives : états grippaux, ronchites aiguës, rhumes.

Contre-indications : Asthme. Insuffi- ance respiratoire.

Effets indésirables : Constipation, som- olence, nausées, vomissements, dépression ɛspiratoire. L'augmentation des doses et la rolongation de l'administration peuvent conduire à la dépendance et à la toxicomanie.

Précautions d'emploi : Prudence chez le sujet âgé, l'insuffisant cardiaque. Ne pas prendre d'alcool pendant le traitement. Déconseillé chez la femme enceinte ou allaitant. Le traitement doit être de courte durée. Donne une réaction positive au contrôle antidopage.

Interactions : L'activité et les effets secondaires peuvent être augmentés par association à d'autres dépresseurs du système nerveux central.

Surdosage : Entraîne une somnolence avec possible dépression des centres respiratoires imposant l'hospitalisation.

☞ *Vendu sans ordonnance.*

• SARBACH

Forme	Dosage	N. d'unités	Prix	Prix/jour	Liste	Remb. S.S.	Comm.
Sirop adulte	0,3 mg/ml	200 ml	37,40*	–	0	0 %	–
Sirop enfant	0,3 mg/ml	125 ml	34,50*	–	0	0 %	–

SIROP MANCEAU ✤

- **Composition :** Pomme de reinette, feuilles de séné.
- **Domaine :** Gastro-entérologie.
- **Activité :** Laxatif stimulant.
- **Classe :** Anthraquinonique.

Indications : Traitement symptomatique de la constipation associé aux mesures hygiéno-diététiques.

Contre-indications : Constipation récente inexpliquée, persistante, n'ayant pas fait l'objet d'examens médicaux. Colopathies organiques inflammatoires. Syndrome occlusif. Douleurs abdominales. Enfant. Insuffisance rénale.

Effets indésirables : Diarrhée. Douleurs abdominales. Mélanose recto-colique. Hypokaliémie. Maladie des laxatifs. Insuffi-sance rénale.

Précautions d'emploi : Déconseillé che la femme allaitant. Pas d'utilisation pro longée.

Interactions : Ne pas associer aux diuré tiques hypokaliémiants, aux anti-inflamma toires corticoïdes. Ne pas associer à certain antiarythmisants : sotalol, quinidine, amio darone. Prudence en cas d'association ave les digitaliques, les dérivés de la vincamine

Surdosage : Entraîne une diarrhée et de troubles hydroélectrolytiques graves.

☞ *Vendu sans ordonnance. Présente de dangers en cas d'utilisation prolongée.*

- SMITHKLINE BEECHAM

Forme	Dosage	N. d'unités	Prix	Prix/jour	Liste	Remb. S.S.	Comm.
Sirop	–	180 ml	17,40*	–	0	0 %	1890

SIROP NIVER

- **Composition :** Codéine, opium, belladone, Drosera, aconit, benzoate de sodium, paraoxybenzoate de méthyle.
- **Domaine :** Pneumologie.
- **Activité :** Antitussif.
- **Classe :** Opium et dérivés.

Indications : Utilisé dans le traitement des toux non productives : états grippaux, bronchites aiguës, rhumes.

Contre-indications : Asthme. Insuffisance respiratoire. Enfant de moins de 15 ans.

Effets indésirables : Constipation, somnolence, nausées, vomissements, dépression respiratoire. Sécheresse de la bouche, troubles visuels, rétention d'urine. L'augmentation des doses et la prolongation de l'administration peuvent conduire à la dépendanc et à la toxicomanie.

Précautions d'emploi : Prudence chez l sujet âgé, l'insuffisant cardiaque. Ne pa prendre d'alcool pendant le traitement. Dé conseillé chez la femme enceinte ou alla tant. Le traitement doit être de courte durée Donne une réaction positive au contrôl antidopage.

Interactions : L'activité et les effets se condaires peuvent être augmentés par asso ciation à d'autres dépresseurs du systèm nerveux central.

Surdosage : Entraîne une somnolenc avec possible dépression des centres respi ratoires imposant l'hospitalisation.

☞ *Vendu sans ordonnance.*

- C. P. F.

Forme	Dosage	N. d'unités	Prix	Prix/jour	Liste	Remb. S.S.	Comm.
Sirop	0,3 mg/ml	200 ml	21,00*	–	0	0 %	–

SIROP PECTORAL OBERLIN ★

- **Composition :** *Sirop adulte* : codéthyline, belladone, aconit, bromoforme, benzoate de sodium, sulfogaïacol, laurier-cerise, Drosera, eucalyptus, polygala, ipéca, baume de tolu. *Sirop enfant* : codéthyline sulfogaïacol, bourdaine, Drosera, bro mure de sodium, tolu.
- **Domaine :** Pneumologie.

• **Activité :** Antitussif.
• **Classe :** Opium et dérivés.
Indications : Proposé dans le traitement ymptomatique des toux non productives.
Contre-indications : Enfant de moins de 5 ans. Asthme, insuffisance respiratoire. ̣laucome, troubles urétro-prostatiques.
Effets indésirables : Constipation, somolence, nausées, vomissements, dépression espiratoire. Sécheresse de la bouche, troubles visuels, tachycardie. L'augmentation les doses et la prolongation de l'administration peuvent conduire à la dépendance et à a toxicomanie.
Précautions d'emploi : Ne pas prendre d'alcool pendant le traitement. Prudence chez le sujet âgé. Déconseillé chez la femme enceinte ou allaitant. Le traitement doit être de courte durée. Donne une réaction positive au contrôle antidopage.
Interactions : L'activité et les effets secondaires peuvent être augmentés par les autres dépresseurs du système nerveux central.
Surdosage : Entraîne une somnolence avec dépression des centres respiratoires imposant l'hospitalisation.
☞ *Vendu sans ordonnance.*
• OBERLIN

Forme	Dosage	N. d'unités	Prix	Prix/jour	Liste	Remb. S.S.	Comm.
Sirop adulte	0,4 mg/ml	150 ml	27,75*	–	0	0 %	1957
Sirop adulte	0,4 mg/ml	250 ml	32,35*	–	0	0 %	1957
Sirop enfant	0,1 mg/ml	125 ml	23,40*	–	0	0 %	1957

SIROP ROCHE

• **Composition :** Sulfogaïacol, dexpanthénol.
• **Domaine :** Pneumologie.
• **Activité :** Fluidifiant bronchique. Expectorant.
Indications : Affections des voies respiratoires : toux, enrouement, rhume.
☞ *Vendu sans ordonnance.*
• NICHOLAS

Forme	Dosage	N. d'unités	Prix	Prix/jour	Liste	Remb. S.S.	Comm.
Sirop	–	200 ml	43,80*	–	0	0 %	–

SIROP SAINTBOIS

• **Composition :** Codéthyline, sulfogaïacol, benzoate de sodium, belladone, aconit.
• **Domaine :** Pneumologie.
• **Activité :** Antitussif.
• **Classe :** Opium et dérivés.
Indications : Utilisé dans le traitement des toux non productives : états grippaux, bronchites aiguës, rhumes.
Contre-indications : Asthme. Insuffisance respiratoire. Glaucome. Troubles urétro-prostatiques.
Effets indésirables : Constipation, somnolence, nausées, vomissements, dépression respiratoire. Sécheresse de la bouche. Troubles visuels. Rétention urinaire. L'augmentation des doses et la prolongation de l'administration peuvent conduire à la dépendance et à la toxicomanie.
Précautions d'emploi : Prudence chez le sujet âgé et l'insuffisant cardiaque. Ne pas prendre d'alcool pendant le traitement. Déconseillé chez la femme enceinte ou allaitant. Le traitement doit être de courte durée. Donne une réaction positive au contrôle antidopage.
Interactions : L'activité et les effets secondaires peuvent être augmentés par association à d'autres dépresseurs du système nerveux central.
Surdosage : Entraîne une somnolence avec possible dépression des centres respiratoires imposant l'hospitalisation.
☞ *Vendu sans ordonnance.*
• C. P. F.

Forme	Dosage	N. d'unités	Prix	Prix/jour	Liste	Remb. S.S.	Comm.
Sirop	0,75 mg/ml	250 ml	33,20*	–	0	0 %	–

SIROP TEYSSÈDRE ★

- **Composition :** Bromure de calcium, hydrate de chloral, hydrolat de calament.
- **Domaine :** Neuropsychiatrie.
- **Activité :** Sédatif.
- **Classe :** Sédatif bromé.

Indications : Nervosité, irritabilité. Poussée dentaire chez le nourrisson.

Contre-indications : Lithiase calcique.

Effets indésirables : Lésions cutanées.

Précautions d'emploi : Traitement de courte durée. L'absorption d'alcool est fortement déconseillée.

☞ *Vendu sans ordonnance.*

- E. BOUTEILLE

Forme	Dosage	N. d'unités	Prix	Prix/jour	Liste	Remb. S.S.	Comm.
Sirop	–	150 ml	23,40	2 à 3	0	0 %	1872

SISOLLINE ★★★

- **Composition :** Sisomicine.
- **Domaine :** Infectiologie.
- **Activité :** Antibiotique.
- **Classe :** Aminoside.

Indications : Infections aux germes suivants : colibacille, Klebsiella, Proteus, salmonelles, shigelles, staphylocoques. Infections à manifestations rénales, uro-génitales, cutanées, méningées, pulmonaires, articulaires, respiratoires ou septicémiques.

Contre-indications : Hypersensibilité aux aminosides. Myasthénie.

Effets indésirables : Réactions allergiques mineures. Insuffisance rénale (en cas de surdosage), atteintes de l'oreille (vertiges, surdité),

Précautions d'emploi : A utiliser avec prudence chez le patient présentant une insuffisance rénale. Prudence chez le sujet âgé. Ne pas répéter les traitements. Déconseillé chez la femme enceinte ou allaitant.

Interactions : Ne pas associer à un autre aminoside. Grande prudence en cas d'association avec les diurétiques, la cyclosporine le cisplatine.

Surdosage : Peut entraîner une insuffisance rénale et justifie une hospitalisation en milieu spécialisé.

☞ *Sur prescription médicale.*

- SCHERING-PLOUGH

Forme	Dosage	N. d'unités	Prix	Prix/jour	Liste	Remb. S.S.	Comm.
Amp. inj.	20 mg	1	8,70	10 à 30	1	65 %	1981
Amp. inj.	50 mg	1	11,40	20 à 40	1	65 %	1980
Amp. inj.	75 mg	1	15,70	20 à 50	1	65 %	1980
Amp. inj.	100 mg	1	21,00	20 à 60	1	65 %	1980

SKENAN LP ★★★

- **Composition :** Morphine.
- **Domaine :** Algologie.
- **Activité :** Antalgique central.
- **Classe :** Morphine et morphinomimétique.

Indications : Douleurs chroniques intenses ou rebelles aux autres antalgiques.

Contre-indications : Insuffisance respiratoire. Insuffisance hépatique ou rénale sévère. Intoxication alcoolique.

Effets indésirables : Nausées, vomissements, constipation, somnolence, dépression respiratoire. Ce produit peut entraîner une dépendance physique et psychique même après des traitements courts. Syndrome de sevrage à l'arrêt du traitement : malaise, agitation, douleurs des membres crampes abdominales, etc.

Précautions d'emploi : Prudence en fin de grossesse et chez le sujet âgé. Prudence chez les patients recevant des produits dépresseurs du système nerveux : antidépresseurs, anxiolytiques, sédatifs, etc.

Interactions : La prise d'alcool est contre-indiquée. Potentialise tous les dépresseurs du système nerveux ; avec les antitussifs détermine de la somnolence Avec les antidépresseurs de type IMAO a entraîné des accidents graves.

Surdosage : Dépression aiguë des centres respiratoires avec hypotension puis coma imposant l'hospitalisation.

☞ *Sur prescription médicale.*

- UPSA

Forme	Dosage	N. d'unités	Prix	Prix/jour	Liste	Remb. S.S.	Comm.
Gélule	10 mg	14	30,10	4,3	Stup.	65 %	1991
Gélule	30 mg	14	61,30	9	Stup.	65 %	1991
Gélule	60 mg	14	116,50	17	Stup.	65 %	1991
Gélule	100 mg	14	166,90	24	Stup.	65 %	1991

SKIACOL ★★

Composition : Cyclopentolate.

Domaine : Ophtalmologie.

Activité : Mydriatique.

Classe : Anticholinergique.

Indications : Obtention d'une mydriase avant examen ou chirurgie.

Contre-indications : Hypersensibilité au produit. Risque de glaucome aigu par fermeture de l'angle. Enfant de moins d'un an.

Effets indésirables : Troubles de la vision transitoire. Troubles nerveux ou psychiques.

Précautions d'emploi : Prudence chez le sujet âgé.

☞ *Sur prescription médicale.*

• ALCON

Forme	Dosage	N. d'unités	Prix	Prix/ jour	Liste	Remb. S.S.	Comm.
Collyre unidose	0,5 %	1	10,80	–	1	65 %	1977
Collyre unidose	0,5 %	50	Hôp.	–	1	Hôp.	1978

SKINOREN ★

• **Composition :** Acide azélaïdique.

• **Domaine :** Dermatologie.

• **Activité :** Antibactérien local. Antiacnéique.

Indications : Acné vulgaire.

Contre-indications : Hypersensibilité au composant.

Effets indésirables : Irritation locale.

Précautions d'emploi : Pas de lavages trop fréquents. Ne pas utiliser de solutions alcoolisées.

☞ *Vendu sans ordonnance.*

• SCHERING

Forme	Dosage	N. d'unités	Prix	Prix/jour	Liste	Remb. S.S.	Comm.
Crème	20 %	30 g	96,50*	–	0	0 %	1990

SLIPÉOL ✤

• **Composition :** Gelsenium TM, Avena sativa 1DH, Passiflora 4CH, Piscidia 1DH aa.

• **Domaine :** Neuropsychiatrie.

• **Activité :** Divers.

Indications : Utilisé dans le traitement de la nervosité et des insomnies.

☞ *Vendu sans ordonnance.*

• DELPECH

Forme	Dosage	N. d'unités	Prix	Prix/jour	Liste	Remb. S.S.	Comm.
Sol. buvable	–	15 ml	23,00*	–	0	0 %	–

SLOAN ★

• **Composition :** Piment, camphrier, pin, salicylate de méthyle, naphte raffiné, térébenthine.

• **Domaine :** Rhumatologie. Algologie.

• **Activité :** Antirhumatismal externe. Antalgique externe. Révulsif.

• **Classe :** Salicylé.

Indications : Utilisé dans le traitement

des douleurs d'origine musculo-tendino-ligamentaire : torticolis, dorsalgie, lombalgie. Douleurs articulaires.

Contre-indications : Hypersensibilité aux constituants. Ne pas appliquer sur muqueuses, peau en mauvais état, plaies, ulcérations. Enfant de moins de 12 ans.

Effets indésirables : Réaction allergique locale imposant l'arrêt du traitement.

Précautions d'emploi : Se laver les mains après usage.

☞ *Vendu sans ordonnance.*

• PARKE-DAVIS

Forme	Dosage	N. d'unités	Prix	Prix/jour	Liste	Remb. S.S.	Comm.
Liniment	–	125 ml	18,00*	–	0	0 %	–

SMECTA ★★★

• **Composition :** Diosmectite.
• **Domaine :** Gastro-entérologie.
• **Activité :** Pansement intestinal.
• **Classe :** Argile.

Indications : Traitement symptomatique des douleurs liées aux affections œso-gastro-duodénales et coliques. Diarrhée aigüe ou chronique.

Effets indésirables : Possibilité de constipation.

Précautions d'emploi : Prudence en cas de ralentissement du transit intestinal.

Interactions : Entraîne une diminution de l'absorption d'un grand nombre de médicaments. Il convient donc de respecter un délai de 2 heures entre la prise du produit et d'autres traitements.

☞ *Vendu sans ordonnance.*

• IPSEN

Forme	Dosage	N. d'unités	Prix	Prix/jour	Liste	Remb. S.S.	Comm.
Sachet	3 g	30	31,80	2 à 3,2	0	65 %	1977
Sachet	3 g	60	52,30	1,8 à 2,6	0	65 %	1977

SOACLENS ★

• **Composition :** Alcool polyvinylique, édétate de sodium, hydroxyéthylcellulose, polysorbate, hydrogénophosphate de sodium, dihydrogénophosphate de sodium, chlorure de sodium, thiomersal.
• **Domaine :** Ophtalmologie.
• **Activité :** Solution de contactologie.

Indications : Solution de trempage des lentilles de contact rigides perméables ou non à l'oxygène.

Précautions d'emploi : Ne pas instiller directement dans l'œil.

☞ *Vendu sans ordonnance.*

• ALCON

Forme	Dosage	N. d'unités	Prix	Prix/jour	Liste	Remb. S.S.	Comm.
Sol. contactologie	–	120 ml	66,80*	–	0	0 %	1984

SOFLENS ★

• **Composition :** Polymère hydron, alcool polyvinylique, hydroxyméthylcellulose, polysorbate, hydrogénophosphate de sodium, dihydrogénophosphate de sodium, chlorure de sodium, thiomersal.
• **Domaine :** Ophtalmologie.
• **Activité :** Solution de contactologie.

Indications : Aseptisation des lentilles de contact souples hydrophiles.

Précautions d'emploi : Ne pas instiller directement dans l'œil.

☞ *Vendu sans ordonnance.*

• BAUSCH & LOMB

Forme	Dosage	N. d'unités	Prix	Prix/jour	Liste	Remb. S.S.	Comm.
Sol. contactologie	–	240 ml	94,85*	–	0	0 %	1978

SOFRAMYCINE ★

- **Composition :** Framycétine.
- **Domaine :** ORL.
- **Activité :** Antibiotique local.
- **Classe :** Aminoside.

Indications : Traitement local d'appoint des infections de la muqueuse rhino-pharyngée.

Contre-indications : Allergie au constituant.

Effets indésirables : Allergie locale.

Précautions d'emploi : Traitement de courte durée.

☞ *Vendu sans ordonnance.*

• ROUSSEL

Forme	Dosage	N. d'unités	Prix	Prix/jour	Liste	Remb. S.S.	Comm.
Sol. nasale	1,25 %	15 ml	26,60*	–	0	0 %	1955

SOFRAMYCINE 100 mg ★★★

- **Composition :** Framycétine.
- **Domaine :** Dermatologie. Chirurgie. ORL.
- **Activité :** Antibiotique local.
- **Classe :** Aminoside.

Indications : Infections staphylococciques : furoncle, anthrax, sycosis, impétigo, panaris. Surinfection des brûlures et des plaies superficielles. Ulcères de la jambe. Infection de l'oreille externe et furoncle du conduit.

Contre-indications : Hypersensibilité à un constituant. Infections mammaires. Insuffisance rénale. L'instillation auriculaire est contre-indiquée en cas de perforation du tympan.

Effets indésirables : Réactions allergiques locales. Possibilité d'effets toxiques généraux en cas d'utilisation prolongée sur une grande surface.

Précautions d'emploi : Durée de traitement limitée. Déconseillé chez la femme allaitant.

☞ *Vendu sans ordonnance.*

• ROUSSEL

Forme	Dosage	N. d'unités	Prix	Prix/jour	Liste	Remb. S.S.	Comm.
Flacon	100 mg	1	17,90	–	0	65 %	1955

SOFRAMYCINE HYDROCORTISONE ★★★

- **Composition :** Framycétine, hydrocortisone
- **Domaine :** ORL.
- **Activité :** Antibiotique local. Anti-inflammatoire local.
- **Classe :** Anti-inflammatoire stéroïdien. Aminoside.

Indications : Traitement local des affections nasales. Allergie nasale. Rhinites, rhino-pharyngites, sinusites aiguës et chroniques.

Contre-indications : Hypersensibilité aux constituants. Infections virales, bactériennes ou mycosiques.

Effets indésirables : Réactions allergiques. Risque d'effets généraux.

Précautions d'emploi : Traitement de courte durée. Non conseillé chez la femme enceinte ou allaitant et chez le nouveau-né.

☞ *Sur prescription médicale.*

• ROUSSEL

Forme	Dosage	N. d'unités	Prix	Prix/jour	Liste	Remb. S.S.	Comm.
Sol. nasale	–	15 ml	20,00*	–	1	0 %	1957

SOFRAMYCINE NAPHTAZOLINE ★

- **Composition :** Framycétine, naphazoline.
- **Domaine :** ORL.
- **Activité :** Antibiotique. Vasoconstricteur rhino-pharyngé.
- **Classe :** Aminoside. Stimulant alpha-adrénergique.

Indications : Traitement local antibiotique et vasoconstricteur des états congestifs au cours des affections rhino-pharyngées : rhinites, sinusites.

Contre-indications : Hypersensibilité au produit. Enfant de moins de 7 ans. Glaucome. Patients traités par des antidépresseurs de type IMAO.

Effets indésirables : Sécheresse nasale. Insomnie, palpitations, maux de tête.

Précautions d'emploi : Prudence en cas d'hypertension et de troubles cardiaques.

Surdosage : Pourrait entraîner des effets généraux.

☞ *Sur prescription médicale.*

• ROUSSEL

Forme	Dosage	N. d'unités	Prix	Prix/jour	Liste	Remb. S.S.	Comm.
Sol. nasale	–	15 ml	20,00*	–	2	0 %	1953

SOFRAMYCINE POMMADE ★★★

- **Composition :** Framycétine.
- **Domaine :** Dermatologie. Chirurgie. ORL.
- **Activité :** Antibiotique local.
- **Classe :** Aminoside.

Indications : Infections staphylococciques : furoncle, anthrax, sycosis, impétigo, panaris. Surinfection des brûlures et des plaies superficielles. Ulcères de la jambe. Infection de l'oreille externe et furoncle du conduit. En chirurgie, surinfection des brûlures et plaies superficielles.

Contre-indications : Hypersensibilité à un constituant. Infections mammaires. Insuffisance rénale.

Effets indésirables : Réactions allergiques locales. Possibilité d'effets toxiques généraux en cas d'utilisation prolongée sur une grande surface.

Précautions d'emploi : Durée de traitement limitée. Déconseillé chez la femme allaitant.

☞ *Vendu sans ordonnance.*

• ROUSSEL

Forme	Dosage	N. d'unités	Prix	Prix/jour	Liste	Remb. S.S.	Comm.
Pommade	2,5 %	15 g	13,10	–	0	65 %	1955

SOKER ★

- **Composition :** Anis, badiane, condurango, réglisse, bicarbonate de sodium, sulfate de sodium, phosphate de sodium, carbonate de calcium, oxyde de magnésium.
- **Domaine :** Gastro-entérologie.
- **Activité :** Antiacide œso-gastrique.
- **Classe :** Sel de magnésium. Sel de calcium.

Indications : Traitement symptomatique des douleurs liées aux affections œso-gastro-duodénales.

Contre-indications : Insuffisance rénale chronique.

Précautions d'emploi : Prudence en cas d'insuffisance rénale.

Interactions : Entraîne une diminution de l'absorption d'un grand nombre de médicaments. Il convient donc de respecter un délai de 2 heures entre la prise du produit et d'autres traitements.

☞ *Vendu sans ordonnance.*

• MÉDECINE VÉGÉTALE

Forme	Dosage	N. d'unités	Prix	Prix/jour	Liste	Remb. S.S.	Comm.
Gélule	–	30	44,30	9	0	0 %	1913

SOLACY ★

- **Composition :** Soufre, rétinol, levure.
- **Domaine :** ORL.
- **Activité :** Modificateur de terrain.

Indications : Utilisé dans le traitement symptomatique des affections rhino-pharyngées de l'adulte.

Contre-indications : Enfant.

Effets indésirables : Risque d'hypervitaminose A en cas d'administration prolongée.

Précautions d'emploi : Déconseillé chez la femme enceinte ou allaitant.

Interactions : Ne pas associer à d'autres produits contenant de la vitamine A.

Surdosage : Entraîne une hypervitaminose A.

☞ *Vendu sans ordonnance.*

• SÉROZYM

Forme	Dosage	N. d'unités	Prix	Prix/ jour	Liste	Remb. S.S.	Comm.
Gélule adulte	–	45	30,30	2	1	35 %	1975
Compr. enf. à diluer	–	30	24,20	–	0	35 %	1991
Compr. enf. à diluer	–	60	41,10	–	0	35 %	1991
Compr. enf. à diluer	–	90	54,30	–	0	35 %	1991

SOLASKIL ★★

Composition : Lévamisole.

Domaine : Parasitologie. Immunologie.

Activité : Anthelminthique. Immunostimulant.

Indications : Traitement des infestations ar ascaris, ankylostomes.

Effets indésirables : Troubles digestifs : nausées, vomissements. Très rarement troubles sanguins.

Précautions d'emploi : La prise d'alcool est déconseillée. Non conseillé chez la femme enceinte ou allaitant.

Surdosage : Possibilité de convulsions.

☞ *Sur prescription médicale.*

• SPECIA

Forme	Dosage	N. d'unités	Prix	Prix/jour	Liste	Remb. S.S.	Comm.
Comprimé	30 mg	5	12,90	–	2	65 %	1971
Comprimé	150 mg	2	19,80*	–	2	0 %	1971

SOLCOSÉRYL POMMADE

Composition : Sang de veau déprotéiné.

Domaine : Dermatologie.

Activité : Topique cicatrisant.

Indications : Utilisé dans le traitement es ulcères de la jambe ou des lésions de raiodermite.

Contre-indications : Hypersensibilité aux protéines étrangères.

Effets indésirables : Eczéma de contact.

☞ *Vendu sans ordonnance.*

• ASTA MEDICA

Forme	Dosage	N. d'unités	Prix	Prix/jour	Liste	Remb. S.S.	Comm.
Pommade	1,66 %	30 g	14,00	–	0	35 %	1972

SOLIAN ★★★

Composition : Amisulpride.

Domaine : Neuropsychiatrie.

Activité : Neuroleptique.

Classe : Benzamide substitué.

Indications : Psychoses aiguës et chroniques.

Contre-indications : Rares formes l'hypertension dues à une tumeur de la surénale.

Effets indésirables : Sédation, somnolence diurne, hypotension, prise de poids. Rigidité musculaire, mouvements anormaux de la tête et de la langue. Troubles des règles, croissance des seins, impuissance ou rigidité.

Précautions d'emploi : La prudence s'impose chez le sujet âgé et chez la femme enceinte ou allaitant. La prise d'alcool est formellement contre-indiquée.

Interactions : Le produit potentialise tous les dépresseurs du système nerveux central, les antihypertenseurs. Il antagonise les effets de la lévodopa utilisée dans le traitement de la maladie de Parkinson.

Surdosage : Entraîne d'abord des mouvements anormaux, puis un coma avec rigidité imposant l'hospitalisation.

☞ *Sur prescription médicale.*

• DELAGRANGE

Forme	Dosage	N. d'unités	Prix	Prix/jour	Liste	Remb. S.S.	Comm.
Comprimé	50 mg	30	59,80	2 à 10	1	65 %	1988
Comprimé	200 mg	30	175	18 à 35	1	65 %	1993
Sol. inj.	200 mg	6	Hôp.	–	1	Hôp.	1990

SOLMUCOL ★★

- **Composition :** Acétylcystéine.
- **Domaine :** Pneumologie.
- **Activité :** Fluidifiant bronchique. Expectorant.
- **Classe :** Dérivés de la cystéine.

Indications : Traitement des troubles de la sécrétion bronchique au cours des affections des voies respiratoires : bronchites aiguës ou chroniques, trachéo-bronchites.

Contre-indications : Ulcère gastroduo dénal.

Effets indésirables : Troubles digestifs gastralgies, nausées, diarrhées.

Précautions d'emploi : Non conseill chez la femme enceinte ou allaitant.

Interactions : Ne pas associer aux anti tussifs ou aux asséchants bronchiques d type anticholinergique.

☞ *Vendu sans ordonnance.*

• GÉNÉVRIER

Forme	Dosage	N. d'unités	Prix	Prix/jour	Liste	Remb. S.S.	Comm.
Sachet	100 mg	10	14,20	–	0	35 %	1989
Sachet	200 mg	30	32,60	–	0	35 %	1989

SOLUBACTER ★★

- **Composition :** Triclocarban.
- **Domaine :** Dermatologie. Chirurgie.
- **Activité :** Antiseptique local.
- **Classe :** Carbanilide.

Indications : Nettoyage et antisepsie de la peau et des muqueuses en dermatologie, gynécologie et chirurgie. Traitement d'appoint des affections cutanées bactériennes.

Contre-indications : Hypersensibilité à un constituant.

Effets indésirables : Possibilité d'ec zéma de contact. Risque d'effets systé miques.

Précautions d'emploi : Pas d'utilisatio prolongée. Ne pas utiliser plusieurs antisep tiques simultanément. Prudence che: l'enfant.

☞ *Vendu sans ordonnance.*

• BOOTS

Forme	Dosage	N. d'unités	Prix	Prix/jour	Liste	Remb. S.S.	Comm.
Sol. locale	1 %	150 ml	14,70	–	0	65 %	1971
Sol. locale	1 %	400 ml	27,10	–	0	65 %	1971

SOLUBILOPTINE ★★★

- **Composition :** Iopodate de calcium.
- **Domaine :** Imagerie médicale.
- **Activité :** Produit de contraste iodé.
- **Classe :** Triiodé par voie orale.

Indications : Cholécystographie orale.

Contre-indications : Insuffisance hépatique ou rénale.

Effets indésirables : Troubles digestifs : nausées, vomissements. Réactions d'intolérance : urticaire, fièvre, douleurs articulaires. Très rarement choc anaphylactique. Insuffisance rénale aiguë par tubulopathi avec anurie.

Précautions d'emploi : Prudence en ca d'insuffisance hépatique, cardiaque ou ré nale. Prudence en cas d'intolérance anté rieure à l'iode. Maintenir une hydratatio suffisante.

Interactions : Suspendre les traitement suivants quelques jours avant l'examen : bê tabloquant, diurétique, métformine.

Surdosage : Risque d'insuffisance rénale

☞ *Sur prescription médicale.*

• SCHERING

Forme	Dosage	N. d'unités	Prix	Prix/jour	Liste	Remb. S.S.	Comm.
Sachet oral	16 g	1	15,10	–	2	65 %	1963

SOLUCAMPHRE ★

- **Composition :** Camsilate de pipérazine.
- **Domaine :** Cardio-vasculaire.
- **Activité :** Antilipothymique.

Indications : Perte de connaissance. Malaises.

Contre-indications : Hypertension artérielle. Épilepsie.

Précautions d'emploi : Non conseillé chez la femme enceinte.

☞ *Vendu sans ordonnance.*

- SYNTHÉLABO

Forme	Dosage	N. d'unités	Prix	Prix/jour	Liste	Remb. S.S.	Comm.
Sol. buv.	140 mg/ml	30 ml	8,50	0,3 à 1	0	65 %	1930
Amp. inj.	700 mg	6	11,10	2 à 4	0	65 %	1927

SOLUCÉTYL ★★

- **Composition :** Acide acétylsalicylique, acide ascorbique.
- **Domaine :** Algologie.
- **Activité :** Antalgique périphérique.
- **Classe :** Aspirine et dérivés, associés.

Indications : Traitement symptomatique des affections douloureuses ou fébriles. États grippaux.

Contre-indications : Ulcère gastro-duodénal, maladie hémorragique. Hypersensibilité à l'aspirine. Certains asthmes. Dernier trimestre de la grossesse.

Effets indésirables : Bourdonnements d'oreille, douleurs abdominales, gastralgies. Plus rarement, ulcérations digestives avec hémorragies responsables d'une anémie. Syndromes hémorragiques avec épistaxis, ecchymoses, purpura. Accidents de sensibilisation : urticaire, asthme.

Précautions d'emploi : Prudence chez les patients présentant un asthme, des antécédents d'hémorragies. Prudence chez le patient prenant un traitement anticoagulant. Chez la femme enceinte, l'aspirine n'est pas contre-indiquée lors des deux premiers trimestres de la grossesse. Chez les patients suivant un régime sans sel, tenir compte du fait que chaque comprimé apporte l'équivalent de 2 grammes de sel.

Interactions : Potentialise l'action des anticoagulants, des antiagrégants plaquettaires, des antidiabétiques hypoglycémiants, de certains diurétiques. L'aspirine peut réduire l'action de certains traitements en particulier celle des anti-inflammatoires non stéroïdiens.

Surdosage : Grave, surtout chez l'enfant, entraînant des désordres métaboliques avec troubles respiratoires pouvant provoquer la mort. L'hospitalisation s'impose d'urgence.

☞ *Vendu sans ordonnance.*

- LTM

Forme	Dosage	N. d'unités	Prix	Prix/jour	Liste	Remb. S.S.	Comm.
Comprimé	500 mg	20	23,30*	–	0	0 %	–

SOLUCHROM ★

- **Composition :** Mercurescéine sodique.
- **Domaine :** Chirurgie. Dermatologie.
- **Activité :** Antiseptique local.
- **Classe :** Dérivé mercuriel.

Indications : Nettoyage et antisepsie de la peau et des muqueuses. Traitement d'appoint des affections cutanées bactériennes.

Contre-indications : Hypersensibilité aux organomercuriels.

Effets indésirables : Eczéma de contact. Possibilité de troubles généraux.

Précautions d'emploi : Pas d'utilisation prolongée. Ne pas utiliser plusieurs antiseptiques simultanément.

☞ *Vendu sans ordonnance.*

- C. P. F.

Forme	Dosage	N. d'unités	Prix	Prix/jour	Liste	Remb. S.S.	Comm.
Sol. locale	1,5 %	30 ml	19,40*	–	0	0 %	1938

SOLUCORT OPHTA ★★★

- **Composition :** Prednisolone.
- **Domaine :** Ophtalmologie.
- **Activité :** Anti-inflammatoire local.
- **Classe :** Anti-inflammatoire stéroïdien.

Indications : Conjonctivites allergiques, kératites interstitielles, épisclérites, sclérites, uvéites.

Contre-indications : Hypersensibilité au produit. Kératites virales, mycosiques. Infections bactériennes ou tuberculeuses de l'œil ou des paupières. Antécédents glaucomateux.

Effets indésirables : Douleur à l'application. Allergie palpébroconjonctivale. Hypertension oculaire. Kératite superficielle.

Précautions d'emploi : La durée du traitement sera la plus courte possible. L'usage prolongé implique une surveillance régulière de la tension oculaire et du cristallin. Non conseillé chez la femme enceinte ou allaitant. Le port des lentilles doit être évité. Peut donner une réaction positive au contrôle antidopage.

Surdosage : Un usage prolongé peut entraîner des signes généraux d'hypercorticisme.

☞ *Sur prescription médicale.*

• MERCK SHARP & DOHME-CHIBRET

Forme	Dosage	N. d'unités	Prix	Prix/jour	Liste	Remb. S.S.	Comm.
Collyre	0,25 %	5 ml	12,50	–	1	65 %	1963

SOLUCORT ORL ★★★

- **Composition :** Prednisolone.
- **Domaine :** ORL.
- **Activité :** Anti-inflammatoire local.
- **Classe :** Anti-inflammatoire stéroïdien.

Indications : Rhinites allergiques saisonnières : rhume des foins, rhinites vasomotrices. Rhinites inflammatoires.

Contre-indications : Allergie au constituant. Saignements de nez. Tuberculose en évolution. Ulcères digestifs en évolution.

Effets indésirables : Phénomènes irritatifs locaux et saignements passagers. Possibilité d'effets généraux en cas d'emploi prolongé : hypercorticisme.

Précautions d'emploi : S'assurer que les fosses nasales sont perméables. Donne une réaction positive au contrôle antidopage. Prudence chez l'enfant et le sujet âgé.

Surdosage : Peut entraîner des effets généraux à type d'hypercorticisme.

☞ *Sur prescription médicale.*

• MERCK SHARP & DOHME-CHIBRET

Forme	Dosage	N. d'unités	Prix	Prix/jour	Liste	Remb. S.S.	Comm.
Sol. nasale	25 mg	1	15,30	–	1	35 %	1963

SOLUDACTONE ★★★

- **Composition :** Canrénoate de potassium.
- **Domaine :** Cardio-vasculaire.
- **Activité :** Diurétique.
- **Classe :** Diurétique antialdostérone.

Indications : Hyperaldostéronisme lors de l'insuffisance cardiaque ou hépatique. Prévention des troubles dus à la perte de potassium en chirurgie.

Contre-indications : Hyperkaliémie. Insuffisance rénale ou hépatique grave.

Effets indésirables : Augmentation du volume des seins chez l'homme en général réversible. Hyperkaliémie. Somnolence. Troubles cutanés.

Précautions d'emploi : Avant et en cours de traitement, surveiller la fonction rénale et faire des dosages réguliers de sodium et de potassium dans le sang. Déconseillé chez la femme enceinte ou allaitant. Donne une réaction positive au contrôle antidopage.

Interactions : Peut modifier la concentration de lithium dans le sang chez les patients traités par ce produit. Associer avec une grande prudence aux anti-inflammatoires, à certains antibiotiques et à certains antidiabétiques. Potentialise l'action des nhibiteurs de l'enzyme de conversion et des antihypertenseurs.

Surdosage : Entraîne une somnolence, des troubles digestifs. Surveiller l'hydratation du patient.

☞ *Sur prescription médicale.*

• SEARLE

Forme	Dosage	N. d'unités	Prix	Prix/jour	Liste	Remb. S.S.	Comm.
Flacon inj.	100 mg	1	18,50	18,5 à 74	1	65 %	1971

SOLUDÉCADRON ★★★

• **Composition :** Dexaméthasone.
• **Domaine :** Inflammation.
• **Activité :** Anti-inflammatoire.
• **Classe :** Anti-inflammatoire stéroïdien.

Indications : Lorsque la voie injectable paraît utile. Traitement des maladies allergiques : urticaire, choc anaphylactique. Collagénoses. État de mal asthmatique, œdème laryngé. Maladies auto-immunes : purpuras thrombopéniques idiopathiques, anémies hémolytiques. Formes graves des maladies infectieuses. Leucémies et lymphomes, myélome, certains cancers. Tumeur ou œdème cérébral, sclérose en plaques en poussée. Inflammations de l'œil ou de la sphère ORL, etc. Traitement par injections locales de certaines affections dermatologiques, ophtalmologiques, ORL, rhumatologiques : arthrites inflammatoires, tendinites, bursites, canal carpien, lombosciatiques, radiculalgies, etc.

Contre-indications : Toute infection bactérienne ou virale en évolution. Goutte. Ulcère gastro-duodénal évolutif. États psychotiques. Hépatites aiguës.

Effets indésirables : Syndrome d'hypercorticisme avec fonte musculaire, obésité, hypertension, diabète, ostéoporose, ostéonécrose de la tête fémorale. Ulcère gastro-duodénal, hémorragie digestive, pancréatite aiguë. Nervosité avec euphorie, insomnie, états confusionnels, dépression à l'arrêt du traitement.

Précautions d'emploi : Nécessité impérative d'un régime sans sel. Régime riche en protides, pauvre en sucres. Non conseillé chez la femme enceinte. Donne une réaction positive au contrôle antidopage.

Interactions : Ne pas associer à des produits favorisant l'apparition de troubles du rythme ventriculaire : érythromycine, vincamine, certains antiarythmiques (bépridil, amiodarone, sotalol), digitaliques, diurétiques hypokaliémiants. Prudence en cas d'association avec l'aspirine, les anticoagulants. Une surveillance renforcée est indispensable chez le diabétique, l'hypertendu, l'ancien ulcéreux, le tuberculeux.

Surdosage : Entraîne un état d'hypercorticisme.

☞ *Sur prescription médicale.*

• MERCK SHARP & DOHME-CHIBRET

Forme	Dosage	N. d'unités	Prix	Prix/jour	Liste	Remb. S.S.	Comm.
Amp. inj.	4 mg	3	22,60	–	1	65 %	1960
Amp. inj.	20 mg	5	Hôp.	–	1	Hôp.	1960

SOLUDIAL BICARBONATE ★★★

• **Composition :** Bicarbonate de sodium.
• **Domaine :** Uro-néphrologie.
• **Activité :** Solution d'hémodialyse.

Indications : Hémodialyse des patients présentant une insuffisance rénale aiguë ou chronique.

Précautions d'emploi : A utiliser dans un centre spécialisé en hémodialyse.

Surdosage : Entraîne une hypertension artérielle.

☞ *Usage hospitalier.*

• SOLUDIA

Forme	Dosage	N. d'unités	Prix	Prix/jour	Liste	Remb. S.S.	Comm.
Cartouche	750 g	1	Hôp.	–	0	Hôp.	1994

SOLUDOR ❍

• **Composition :** Or colloïdal 4 DH, Natrii chloridum 3DH, Crataegus TM, Valeriana TM, Avena sativa TM, Tinct. cactus, Camphora 3DH, Ignatia 8DH, Arnica

8DH, Strophantus 8DH, Dikalii carbonas 3DH.
- **Domaine :** Neuropsychiatrie.
- **Activité :** Divers.

Indications : Utilisé dans le traitement de la nervosité et des insomnies.

☞ *Vendu sans ordonnance.*

- LEHNING

Forme	Dosage	N. d'unités	Prix	Prix/jour	Liste	Remb. S.S.	Comm.
Sol. buvable	–	90 ml	27,00*	–	0	0 %	–

SOLUFEN ★★★

- **Composition :** Ibuprofène.
- **Domaine :** Algologie.
- **Activité :** Antalgique périphérique.
- **Classe :** Anti-inflammatoire non stéroïdien et dérivés.

Indications : Traitement symptomatique des affections douloureuses ou fébriles.

Contre-indications : Hypersensibilité à l'aspirine ou aux anti-inflammatoires non stéroïdiens. Ulcère gastro-duodénal. Insuffisance hépatique ou rénale sévère.

Effets indésirables : Troubles digestifs : gastralgie, hémorragies, ulcérations digestives. Réactions allergiques : asthme, éruptions cutanées. Beaucoup plus rarement troubles hépatiques ou sanguins.

Précautions d'emploi : Prudence chez les sujets ayant des antécédents de hernie hiatale, d'ulcères digestifs ou d'hémorragies. Déconseillé au troisième trimestre de la grossesse et lors de l'allaitement.

Interactions : Potentialise les anticoagulants, les antiagrégants plaquettaires, les antidiabétiques oraux, la digoxine. Diminue l'activité des diurétiques et de certains antihypertenseurs.

Surdosage : En général sans gravité, mais une surveillance médicale s'impose.

☞ *Vendu sans ordonnance.*

- GALÉPHAR

Forme	Dosage	N. d'unités	Prix	Prix/jour	Liste	Remb. S.S.	Comm.
Gélule	200 mg	20	11,00	2	0	65 %	1994
Gélule	200 mg	30	15,60	2	0	65 %	1995

SOLUGASTRYL ★

- **Composition :** Sulfate de sodium, chlorure de magnésium, hydrogénophosphate de sodium.
- **Domaine :** Gastro-entérologie.
- **Activité :** Antiacide œso-gastrique.
- **Classe :** Sels alcalins.

Indications : Traitement symptomatique des douleurs liées aux affections œso-gastro-duodénales.

Contre-indications : Insuffisance rénale sévère.

Effets indésirables : Diarrhée.

Précautions d'emploi : En cas de régime sans sel, tenir compte du fait que chaque comprimé contient l'équivalent de 1,4 g de sel.

☞ *Vendu sans ordonnance.*

- OBERLIN

Forme	Dosage	N. d'unités	Prix	Prix/jour	Liste	Remb. S.S.	Comm.
Comprimé	–	30	27,30*	–	0	0 %	1989

SOLUMAG ★★

- **Composition :** Pidolate de magnésium.
- **Domaine :** Nutrition et métabolisme.
- **Activité :** Éléments minéraux.
- **Classe :** Magnésium.

Indications : Carences magnésiennes avérées, isolées ou associées. Spasmophilie.

Contre-indications : Insuffisance rénale sévère.

Effets indésirables : Diarrhée, douleurs abdominales.

Interactions : Ne pas associer à la quinidine car risque de surdosage. Ne pas associer à des médicaments à base de phosphate. Décaler de 3 heures les prises de calcium et de tétracycline.

☞ *Vendu sans ordonnance.*

- BŒHRINGER INGELHEIM

Forme	Dosage	N. d'unités	Prix	Prix/jour	Liste	Remb. S.S.	Comm.
Sachet	122 mg	30	20,20	–	0	35 %	1984

SOLU-MÉDROL ★★★

- **Composition :** Méthylprednisolone.
- **Domaine :** Inflammation.
- **Activité :** Anti-inflammatoire.
- **Classe :** Anti-inflammatoire stéroïdien.

Indications : Lorsque la voie injectable paraît utile. Traitement des maladies allergiques : urticaire, choc anaphylactique. Collagénoses. État de mal asthmatique, œdème laryngé. Maladies auto-immunes : purpuras thrombopéniques idiopathiques, anémies hémolytiques. Formes graves des maladies infectieuses. Leucémies et lymphomes, myélome, certains cancers. Syndromes néphrotiques. Tumeur ou œdème cérébral, sclérose en plaques en poussée, polyradiculonévrites. Inflammations de l'œil ou de la sphère ORL, etc. Transplantation d'organes.

Contre-indications : Toute infection bactérienne ou virale en évolution. Goutte. Ulcère gastro-duodénal évolutif. États psychotiques. Hépatites aiguës.

Effets indésirables : Syndrome d'hypercorticisme avec fonte musculaire, obésité, hypertension, diabète, ostéoporose, ostéonécrose de la tête fémorale. Ulcère gastro-duodénal, hémorragie digestive, pancréatite aiguë. Nervosité avec euphorie, insomnie, états confusionnels, dépression à l'arrêt du traitement.

Précautions d'emploi : Nécessité impérative d'un régime sans sel. Régime riche en protides, pauvre en sucres. Non conseillé chez la femme enceinte. Donne une réaction positive au contrôle antidopage.

Interactions : Ne pas associer à des produits favorisant l'apparition de troubles du rythme ventriculaire : érythromycine, vincamine, certains antiarythmiques (bépridil, amiodarone, sotalol), digitaliques, diurétiques hypokaliémiants. Prudence en cas d'association avec l'aspirine, les anticoagulants. Une surveillance renforcée est indispensable chez le diabétique, l'hypertendu, l'ancien ulcéreux, le tuberculeux.

Surdosage : Entraîne un état d'hypercorticisme.

☞ *Sur prescription médicale.*

- UPJOHN

Forme	Dosage	N. d'unités	Prix	Prix/jour	Liste	Remb. S.S.	Comm.
Flacon inj.	20 mg	1	12,20	12 à 30	1	65 %	1962
Flacon inj.	40 mg	1	17,30	12 à 30	1	65 %	1962
Flacon inj.	120 mg	1	36,00	36	1	65 %	1969
Flacon inj.	500 mg	1	Hôp.	–	1	Hôp.	1978

SOLUPRED ★★★

- **Composition :** Prednisolone.
- **Domaine :** Inflammation.
- **Activité :** Anti-inflammatoire.
- **Classe :** Anti-inflammatoire stéroïdien.

Indications : Maladies allergiques : urticaire, choc anaphylactique. Collagénoses. Affections dermatologiques : eczéma, pemphigus, toxidermies. Maladies auto-immunes : hépatites chroniques, thyroïdite, purpuras thrombopéniques idiopathiques, anémies hémolytiques. Certaines maladies infectieuses. Leucémies et lymphomes. Artérite temporale. Syndromes néphrotiques. Tumeur ou œdème cérébral, paralysies faciales, polyradiculonévrites. Arthrite, polyarthrite, radiculite. Inflammations de l'œil ou de la sphère ORL, etc.

Contre-indications : Toute infection bactérienne ou virale en évolution. Goutte. Ulcère gastro-duodénal évolutif. États psychotiques. Hépatites aiguës.

Effets indésirables : Syndrome d'hypercorticisme avec fonte musculaire, obésité, hypertension, diabète, ostéoporose, ostéonécrose de la tête fémorale. Ulcère gastro-duodénal, hémorragie digestive, pancréatite aiguë. Nervosité avec euphorie, insomnie, états confusionnels, dépression à l'arrêt du traitement.

Précautions d'emploi : Nécessité impérative d'un régime sans sel. Régime riche en protides, pauvre en sucres. Non conseillé chez la femme enceinte. Donne une réaction positive au contrôle antidopage.

Interactions : Ne pas associer à des produits favorisant l'apparition de troubles du rythme ventriculaire : érythromycine, vincamine, certains antiarythmiques (bépridil, amiodarone, sotalol), digitaliques, diurétiques hypokaliémiants. Prudence en cas d'association avec l'aspirine, les anticoagulants. Une surveillance renforcée est indispensable chez le diabétique, l'hypertendu, l'ancien ulcéreux, le tuberculeux.

Surdosage : Entraîne un état d'hypercorticisme.

☞ *Sur prescription médicale.*

• HOUDÉ

Forme	Dosage	N. d'unités	Prix	Prix/jour	Liste	Remb. S.S.	Comm.
Comprimé eff.	5 mg	30	25,20	–	1	65 %	1964
Comprimé eff.	20 mg	20	43,80	–	1	65 %	1981
Sol. buv.	1 mg/ml	50 ml	16,00	–	1	65 %	1987

SOLUPSAN ★★★

- **Composition :** Carbasalate calcique.
- **Domaine :** Algologie.
- **Activité :** Antalgique périphérique.
- **Classe :** Aspirine et dérivés.

Indications : Traitement symptomatique des affections douloureuses ou fébriles.

Contre-indications : Ulcère gastro-duodénal, maladie hémorragique. Hypersensibilité à l'aspirine. Certains asthmes. Dernier trimestre de la grossesse.

Effets indésirables : Bourdonnements d'oreille, douleurs abdominales, gastralgies. Plus rarement, ulcérations digestives avec hémorragies responsables d'une anémie. Syndromes hémorragiques avec épistaxis, ecchymoses, purpura. Accidents de sensibilisation : urticaire, asthme.

Précautions d'emploi : Prudence chez les patients présentant un asthme, des antécédents d'hémorragies. Prudence chez le patient prenant un traitement anticoagulant. Chez la femme enceinte, l'aspirine n'est pas contre-indiquée lors des deux premiers trimestres de la grossesse.

Interactions : Potentialise l'action des anticoagulants, des antiagrégants plaquettaires, des antidiabétiques hypoglycémiants, de certains diurétiques. L'aspirine peut réduire l'action de certains traitements, en particulier celle des anti-inflammatoires non stéroïdiens.

Surdosage : Grave, surtout chez l'enfant, entraînant des désordres métaboliques avec troubles respiratoires pouvant provoquer la mort. L'hospitalisation s'impose d'urgence.

☞ *Vendu sans ordonnance.*

• UPSA

Forme	Dosage	N. d'unités	Prix	Prix/jour	Liste	Remb. S.S.	Comm.
Comprimé	100 mg	20	13,10	1 à 10	0	65 %	1983
Comprimé	500 mg	20	15,50	1 à 9	0	65 %	1983
Comprimé	1 000 mg	20	24,60	0,3 à 7	0	65 %	1983

SOLURUTINE PAPAVÉRINE F RETARD ★★

- **Composition :** Papavérine, éthoxazorutoside, acide ascorbique.
- **Domaine :** Cardio-vasculaire.
- **Activité :** Anti-ischémique. Veinotonique.
- **Classe :** Spasmolytique.

Indications : Troubles liés à une fragilité capillaire. Déficit intellectuel pathologique du sujet âgé. Artérite des membres inférieurs.

Contre-indications : Hypertension intracrânienne. Troubles de la conduction cardiaque.

Effets indésirables : Troubles digestifs. Bouffées de chaleur, tachycardie. Rarement troubles hépatiques.

Interactions : Ne pas associer à la lévodopa.

Surdosage : Entraîne des troubles du rythme cardiaque.

☞ *Sur prescription médicale. Activité difficile à objectiver en clinique.*

• SYNTHÉLABO

Forme	Dosage	N. d'unités	Prix	Prix/jour	Liste	Remb. S.S.	Comm.
Comprimé	100 mg	30	14,20	2 à 3	1	35 %	1967

SOLUTION BUVABLE HEPATOUM ✤

- **Composition :** Anémone pulsatilla, curcuma longa, chloroforme, acétate d'amyle, menthe poivrée.
- **Domaine :** Hépatologie.
- **Activité :** Cholérétique.

Indications : Traitement symptomatique des troubles dyspeptiques ou des douleurs abdominales.

Contre-indications : Obstruction des voies biliaires. Insuffisance hépatique grave.

Effets indésirables : Réactions cutanées d'intolérance.

☞ *Vendu sans ordonnance.*

- HEPATOUM

Forme	Dosage	N. d'unités	Prix	Prix/jour	Liste	Remb. S.S.	Comm.
Sol. buv.	–	550 ml	28,20*	–	0	0 %	1943

SOLUTION DE RINÇAGE TREMPAGE MERAM ★

- **Composition :** Chlorure de sodium, dihydrogénophosphate de sodium, hydrogénophosphate de sodium.
- **Domaine :** Ophtalmologie.
- **Activité :** Solution de contactologie.

Indications : Rinçage et trempage de tous les types de lentilles.

Précautions d'emploi : Ne pas instiller directement dans l'œil.

☞ *Vendu sans ordonnance.*

- MERAM

Forme	Dosage	N. d'unités	Prix	Prix/ jour	Liste	Remb. S.S.	Comm.
Sol. contactologie	–	250 ml	28,60*	–	0	0 %	1981

SOLUTION INJECTABLE D'OLIGOÉLÉMENTS ★

- **Composition :** Gluconate de fer, gluconate de cuivre, gluconate de manganèse, gluconate de zinc, gluconate de cobalt, iodure de sodium, fluorure de sodium, sélénite de sodium, molybdate d'ammonium, chlorure de chrome.
- **Domaine :** Anesthésie. Réanimation.
- **Activité :** Apport d'oligoéléments.

Indications : Solution injectable utilisée en alimentation parentérale chez l'enfant et le nourrisson.

Précautions d'emploi : Vérification régulière des valeurs du fer sérique, de la zincémie, de la cuprémie, de la magnasémie.

☞ *Usage hospitalier.*

- AGUETTANT

Forme	Dosage	N. d'unités	Prix	Prix/jour	Liste	Remb. S.S.	Comm.
Fl. inj. 10 ml	–	1	Hôp.	–	0	Hôp.	1988
Fl. inj. 40 ml	–	1	Hôp.	–	0	Hôp.	1988

SOLUTION NASALE DE CHLORURE DE SODIUM ★★

- **Composition :** Chlorure de sodium à 0,9 %, eau purifiée.
- **Domaine :** ORL. Ophtalmologie.
- **Activité :** Soluté isotonique stérile.

Indications : Instillation, lavage et bains oculaires. Instillations nasales chez l'enfant. Lavages auriculaires.

Contre-indications : Ne pas utiliser par voie injectable.

Précautions d'emploi : Changer de flacon pour chaque usage.

☞ *Vendu sans ordonnance.*

- GIFRER BARBEZAT

Forme	Dosage	N. d'unités	Prix	Prix/ jour	Liste	Remb. S.S.	Comm.
Fl. unidose 5 ml	0,9 %	16	24,90*	–	0	0 %	1982
Fl. unidose 5 ml	0,9 %	32	45,65*	–	0	0 %	1989

SOLUTION STAGO

- **Composition :** Boldo, kinkeliba, camomille, solidage, chloroforme, etc.
- **Domaine :** Hépatologie.
- **Activité :** Cholérétique.

Indications : Traitement symptomatique des troubles dyspeptiques ou des douleurs abdominales.

Contre-indications : Obstruction des voies biliaires. Insuffisance hépatique grave.

☞ *Vendu sans ordonnance.*

- MERCK-CLÉVENOT

Forme	Dosage	N. d'unités	Prix	Prix/jour	Liste	Remb. S.S.	Comm.
Sol. buv.	–	550 ml	24,50*	–	0	0 %	1958

SOLUTRICINE TÉTRACAÏNE ★

- **Composition :** Tyrothricine, tétracaïne.
- **Domaine :** ORL. Stomatologie.
- **Activité :** Antibiotique local. Anesthésique local.

Indications : Traitement local d'appoint antibactérien des affections de la muqueuse buccale et de l'oropharynx.

Contre-indications : Enfant de moins de 6 ans. Sensibilisation au produit, en particulier aux anesthésiques locaux.

Effets indésirables : Réactions allergiques.

Précautions d'emploi : Traitement de courte durée.

☞ *Vendu sans ordonnance.*

- RP LABO

Forme	Dosage	N. d'unités	Prix	Prix/jour	Liste	Remb. S.S.	Comm.
Comprimé	–	36	33,60*	6	0	0 %	1994

SOLUTRICINE VITAMINE C ★

- **Composition :** Tyrothricine, vitamine C.
- **Domaine :** ORL. Stomatologie.
- **Activité :** Antibiotique local. Vitamine hydrosoluble.

Indications : Traitement local d'appoint antibactérien des affections de la muqueuse buccale et de l'oropharynx.

Contre-indications : Enfant de moins de 6 ans. Sensibilisation au produit.

Effets indésirables : Réactions allergiques.

Précautions d'emploi : Traitement de courte durée.

☞ *Vendu sans ordonnance.*

- RP LABO

Forme	Dosage	N. d'unités	Prix	Prix/jour	Liste	Remb. S.S.	Comm.
Pastille	–	48	29,25	–	0	0 %	1966
Pastille	–	72	35,80	–	0	0 %	1966

SOLUVIT ★★★

- **Composition :** Vitamines A, B1, B2, B5, B6, B12, C, D3, E, PP, biotine, acide pantothénique, acide folique.
- **Domaine :** Nutrition et métabolisme.
- **Activité :** Vitamines hydrosolubles.
- **Classe :** Polyvitamines.

Indications : Prévention et traitement de certaines carences liées à une alimentation déséquilibrée.

Contre-indications : Intolérance antérieure à une vitamine.

Effets indésirables : Peut entraîner des

réactions allergiques : éruption, prurit, rarement choc anaphylactique.

☞ *Vendu sans ordonnance.*

• PHARMACIA

Forme	Dosage	N. d'unités	Prix	Prix/jour	Liste	Remb. S.S.	Comm.
Flacon inj.	–	1	Hôp.	–	0	Hôp.	1990

SOMATOSTATINE UCB ★★★

- **Composition :** Somatostatine.
- **Domaine :** Gastro-entérologie.
- **Activité :** Inhibiteur des sécrétions digestives.
- **Classe :** Somatostatine et analogues.

Indications : Traitement des fistules digestives postopératoires. Traitement d'urgence des hémorragies digestives par rupture des varices œsophagiennes.

Effets indésirables : Douleurs abdominales, nausées, bradycardie.

Précautions d'emploi : Doser fréquemment la glycémie en raison de l'action du produit sur les sécrétions pancréatiques. Il est recommandé de pratiques simultanément une nutrition parentérale.

Interactions : Synergie avec la cimétidine.

☞ *Usage hospitalier.*

• UCB PHARMA

Forme	Dosage	N. d'unités	Prix	Prix/jour	Liste	Remb. S.S.	Comm.
Flacon inj.	0,25 mg	1	Hôp.	–	1	Hôp.	1994
Flacon inj.	3 mg	1	Hôp.	–	1	Hôp.	1994

SOMATULINE LP ★★★

- **Composition :** Lanréotide.
- **Domaine :** Endocrinologie. Gastro-entérologie.
- **Activité :** Inhibiteur des sécrétions endocrines et digestives.
- **Classe :** Somatostatine et analogues.

Indications : Traitement de l'acromégalie en cas d'échec des autres traitements. Traitement symptomatique des tumeurs carcinoïdes.

Contre-indications : Femme enceinte ou allaitant.

Effets indésirables : Diarrhée, nausées, vomissements. Lithiase vésiculaire.

☞ *Sur prescription médicale.*

• IPSEN

Forme	Dosage	N. d'unités	Prix	Prix/jour	Liste	Remb. S.S.	Comm.
Flacon inj.	30 mg	1	4 638,30	–	1	100 %	1995

SOMMIÈRES AU PENTAVIT B ★

- **Composition :** Iodure de sodium, iodure de lithium, chlorure de calcium, thiamine, riboflavine, pyridoxine, nicotinamide, pantothénate de calcium.
- **Domaine :** Ophtalmologie.
- **Activité :** Anticataracte. Vitamine hydrosoluble.
- **Classe :** Iode et dérivés.

Indications : Proposé dans le traitement de la cataracte.

Contre-indications : Hypersensibilité à l'iode.

Effets indésirables : Réactions d'hypersensibilisation.

Interactions : Ne pas associer à des applications de pommade mercurielle.

☞ *Vendu sans ordonnance.*

• CHAUVIN

Forme	Dosage	N. d'unités	Prix	Prix/jour	Liste	Remb. S.S.	Comm.
Collyre	–	10 ml	10,30	–	0	65 %	1956

SOPHTAL ★

- **Composition :** *Collyre* : acide salicylique, chlorhexidine. *Solution oculaire* : acide salicylique, borate de sodium, rose.
- **Domaine :** Ophtalmologie.
- **Activité :** Astringent. Antiseptique local.

Indications : *Collyre* : utilisé dans le traitement des irritations conjonctivales non infectieuses. *Solution oculaire* : hygiène oculaire.

Contre-indications : Hypersensibilité au produit.

☞ *Vendu sans ordonnance.*

- ALCON

Forme	Dosage	N. d'unités	Prix	Prix/ jour	Liste	Remb. S.S.	Comm.
Collyre	–	10 ml	11,20	–	0	65 %	1953
Collyre unidose	–	10	33,30*	–	0	0 %	1994
Bain oculaire	–	150 ml	29,50*	–	0	0 %	1994
Bain oculaire	–	200 ml	39,50*	–	0	0 %	1976
Bain unidose	–	5 x 10 ml	27,30*	–	0	0 %	1992
Bain unidose	–	10 x 10 ml	34,80*	–	0	0 %	1994
Bain unidose	–	20 x 10 ml	43,00*	–	0	0 %	1992

SOPHTALINE ★

- **Composition :** Acide borique, synéphrine, hamamélis.
- **Domaine :** Ophtalmologie.
- **Activité :** Antiseptique local. Vasoconstricteur local.
- **Classe :** Stimulant alpha-adrénergique.

Indications : Traitement antiseptique et décongestif des yeux rouges.

Contre-indications : Hypersensibilité au produit. Glaucome. Enfant de moins de 3 ans.

Effets indésirables : Entraîne une dilatation de la pupille.

Précautions d'emploi : Donne une réaction positive au contrôle antidopage. Traitement de courte durée.

Interactions : Ne pas associer aux antidépresseurs de type IMAO.

☞ *Vendu sans ordonnance.*

- SOLIDIS

Forme	Dosage	N. d'unités	Prix	Prix/jour	Liste	Remb. S.S.	Comm.
Collyre	–	10 ml	27,50*	–	0	0 %	–

SOPROL ★★★

- **Composition :** Bisoprolol.
- **Domaine :** Cardio-vasculaire.
- **Activité :** Antiangineux. Antihypertenseur.
- **Classe :** Béta-bloquant sélectif.

Indications : Hypertension artérielle. Prévention de la crise d'angine de poitrine.

Contre-indications : Asthme, insuffisance cardiaque, fréquence cardiaque inférieure à 50. Insuffisance rénale sévère.

Effets indésirables : Troubles digestifs : gastralgies, nausées, constipation. Fatigue à l'effort. Hypotension. Extrémités froides. Possibilité d'asthme, d'insuffisance cardiaque. Hypoglycémie.

Précautions d'emploi : Ne jamais interrompre brutalement le traitement. Prudence chez les patients présentant une bronchite chronique, une insuffisance rénale ou hépatique. Non conseillé chez la femme enceinte ou allaitant. Donne une réaction positive au contrôle antidopage.

Interactions : Peut entraîner des troubles du rythme en association avec certains antiarythmisants, les inhibiteurs calciques. Ne pas associer à la floctafénine (Idarac). Prudence en cas d'association avec les anti-inflammatoires non stéroïdiens, les neuroleptiques et les traitements antidiabétiques.

Surdosage : Une surveillance de la fréquence cardiaque et de la tension artérielle s'impose.

☞ *Sur prescription médicale.*

- NOVALIS

Forme	Dosage	N. d'unités	Prix	Prix/jour	Liste	Remb. S.S.	Comm.
Comprimé	10 mg	28	69,80	2,5	1	65 %	1988

SORBACEL ★★

Composition : Cellulose oxydée.
Domaine : Hémostase.
Activité : Hémostatique local.
Indications : Hémorragies chirurgicales : digestives, ORL, stomatologiques.

Contre-indications : Ne pas utiliser sur les plaies cutanées.

☞ *Usage hospitalier.*

• BRAUN FANDRE

Forme	Dosage	N. d'unités	Prix	Prix/jour	Liste	Remb. S.S.	Comm.
Compresse	7 x 7 cm	1	Hôp.	–	0	Hôp.	1956
Mèche	1 x 0,03 m	1	Hôp.	–	0	Hôp.	1956

SORBITOL AGUETTANT ★★★

Composition : Solution aqueuse de sorbitol.

Domaine : Nutrition et métabolisme.

Activité : Alimentation parentérale.

Classe : Sorbitol.

Indications : Réhydratation, alimentation parentérale glucidique et véhicule pour apport thérapeutique.

Contre-indications : Hyperhydratation.
Effets indésirables : Polyurie osmotique.
Précautions d'emploi : Adopter toujours un rythme lent de perfusion pour éviter la polyurie. Une surveillance biologique de l'équilibre hydroélectrolytique est toujours indispensable.

☞ *Vendu sans ordonnance.*

• AGUETTANT

Forme	Dosage	N. d'unités	Prix	Prix/jour	Liste	Remb. S.S.	Comm.
Flacon inj. 250 ml	5 %	12	Hôp.	–	0	Hôp.	1987
Flacon inj. 500 ml	5 %	12	Hôp.	–	0	Hôp.	1987
Flacon inj. 500 ml	10 %	12	Hôp.	–	0	Hôp.	1975

SORBITOL DELALANDE ★★

Composition : Sorbitol.

Domaine : Gastro-entérologie.

Activité : Laxatif osmotique. Cholagogue.

Classe : Sorbitol.

Indications : Traitement symptomatique de la constipation associé aux mesures hygiéno-diététiques. Troubles dyspeptiques : lenteurs à la digestion, états nauséeux.

Contre-indications : Constipation récente inexpliquée, persistante, n'ayant pas fait l'objet d'examens médicaux. Syndrome occlusif. Obstructions des voies biliaires.

Effets indésirables : Sensation de ballonnement abdominal. Flatulences. Diarrhée.

Précautions d'emploi : Pas d'utilisation prolongée.

Surdosage : Entraîne une diarrhée.

☞ *Vendu sans ordonnance.*

• GOUPIL

Forme	Dosage	N. d'unités	Prix	Prix/jour	Liste	Remb. S.S.	Comm.
Sachet	5 g	20	28,90*	–	0	0 %	1957

SORBITRATE ★★★

Composition : Isosorbide dinitrate.
Domaine : Cardio-vasculaire.

• **Activité :** Antiangoreux. Vasodilatateur.
• **Classe :** Dérivé nitré.

Indications : Prévention de la crise d'angine de poitrine. Insuffisance cardiaque sévère du ventricule gauche.

Effets indésirables : Maux de tête, hypotension avec vertiges et parfois syncope. Bouffées de chaleur. Troubles digestifs.

Précautions d'emploi : Non conseillé chez la femme enceinte ou allaitant. Prudence chez le sujet âgé ou présentant une hypotension. Éviter la prise d'alcool qui ac-croît les effets secondaires.

Interactions : Les vasodilatateurs, le antihypertenseurs majorent l'hypotension.

Surdosage : Entraîne une vasodilatatio généralisée et des modifications de l'hémo globine entraînant une coloration bleue d la peau (méthémoglobinémie).

☞ *Sur prescription médicale.*

• ZENECA

Forme	Dosage	N. d'unités	Prix	Prix/jour	Liste	Remb. S.S.	Comm.
Comprimé	20 mg	60	19,30	1 à 1,2	2	65 %	1984

SORBOCITRYL ★

- **Composition :** Citrate monosodique, citrate trisodique, sorbitol.
- **Domaine :** Gastro-entérologie.
- **Activité :** Antiacide œso-gastrique.
- **Classe :** Sels alcalins.

Indications : Troubles fonctionnels d'origine digestive : lenteur de digestion, états nauséeux, ballonnements. Constipation.

Contre-indications : Occlusion intestinale.

Effets indésirables : Diarrhée, douleur abdominales.

Précautions d'emploi : En cas de régim sans sel tenir compte du fait que chaque ampoule contient l'équivalent de 0,6 g de sel

☞ *Vendu sans ordonnance.*

• MERAM

Forme	Dosage	N. d'unités	Prix	Prix/ jour	Liste	Remb. S.S.	Comm.
Amp. buv. adulte	3 g	20	26,50*	–	0	0 %	1994
Amp. buv. enfant	1,5 g	24	24,00*	–	0	0 %	1966

SORBOSTYL ★

- **Composition :** Sorbitol.
- **Domaine :** Gastro-entérologie.
- **Activité :** Stimulant de la motricité gastro-intestinale.
- **Classe :** Cholagogue.

Indications : Prévention de l'atonie intestinale postopératoire.

Contre-indications : Occlusion ou sub occlusion intestinale.

Effets indésirables : Nausées, diarrhée.

☞ *Vendu sans ordonnance.*

• SYNTHÉLABO FRANCE

Forme	Dosage	N. d'unités	Prix	Prix/jour	Liste	Remb. S.S.	Comm.
Amp. inj.	10 g	4	21,10	5 à 10	0	35 %	1963

SORÉAL ❍

- **Composition :** Tisane alfalfa TM, Dulcamara TM, Colubrina 4CH, Stibium crudum 4CH aa.
- **Domaine :** Nutrition et métabolisme.
- **Activité :** Divers.

Indications : Utilisé pour stimule l'appétit.

☞ *Vendu sans ordonnance.*

• DELPECH

Forme	Dosage	N. d'unités	Prix	Prix/jour	Liste	Remb. S.S.	Comm.
Sol. buvable	–	15 ml	25,00*	–	0	0 %	–

SORIATANE ★★★

Composition : Acitrétine.
Domaine : Dermatologie.
Activité : Kératorégulateur.
Classe : Vitamine A et dérivés.
Indications : Traitement des formes sé-ɜres de psoriasis et des dermatoses liées à ɜs troubles de la kératinisation : ichthyose, ɜratodermie palmoplantaires, maladie de arier.
Contre-indications : Insuffisance rénale ı hépatique. Hypervitaminose A. Contre-diqué formellement chez la femme en-ɜinte car risque majeur de malformations ıez l'enfant.
Effets indésirables : Inflammation des lèvres et de la commissure des lèvres. Sécheresse des muqueuses : conjonctivite. Chute des cheveux, fragilité des ongles. Amincissement des téguments : paumes et plantes des pieds. Remaniements osseux avec douleurs osseuses. Élévation des enzymes hépatiques.
Précautions d'emploi : Chez la femme, nécessité impérative d'un test de grossesse négatif avant traitement et de la prescription d'une contraception efficace avant, pendant et un mois après le traitement.
Interactions : Ne pas associer à la tétracycline.
☞ *Sur prescription médicale.*
• ROCHE

Forme	Dosage	N. d'unités	Prix	Prix/jour	Liste	Remb. S.S.	Comm.
ɜélule	10 mg	30	144,00	–	1	65 %	1989
ɜélule	20 mg	30	301,30	–	1	65 %	1989

SOTALEX ★★★

Composition : Sotalol.
Domaine : Cardio-vasculaire.
Activité : Antiangineux. Antiarythmique. Antihypertenseur.
Classe : Bêtabloquant non sélectif.
Indications : Hypertension artérielle. ɾévention de la crise d'angine de poitrine. ıfarctus du myocarde. Troubles du ʼthme cardiaque.
Contre-indications : Asthme, insuffi-ınce cardiaque, fréquence cardiaque infé-eure à 50.
Effets indésirables : Troubles digestifs : astralgies, nausées, constipation. Fatigue à effort. Hypotension. Extrémités froides. ossibilité d'asthme, d'insuffisance cardia-ue. Hypoglycémie.
Précautions d'emploi : Ne jamais interrompre brutalement le traitement. Prudence chez les patients présentant une bronchite chronique, une insuffisance rénale ou hépatique. Non conseillé chez la femme allaitant. Donne une réaction positive au contrôle antidopage.
Interactions : Peut entraîner des troubles du rythme en association avec certains antiarythmisants, les inhibiteurs calciques. Ne pas associer à la floctafénine (Idarac). Prudence en cas d'association avec les anti-inflammatoires non stéroïdiens, les neuroleptiques et les traitements antidiabétiques.
Surdosage : Une surveillance de la fréquence cardiaque et de la tension artérielle s'impose.
☞ *Sur prescription médicale.*
• BRISTOL-MYERS SQUIBB

Forme	Dosage	N. d'unités	Prix	Prix/jour	Liste	Remb. S.S.	Comm.
Comprimé	80 mg	30	28,00	2 à 3	1	65 %	1976
Comprimé	160 mg	30	47,70	1,6 à 3,2	1	65 %	1979

SOUFRANE ★

Composition : Acide ténoïque.
Domaine : ORL.
Activité : Antiseptique local.
Classe : Parabène.
Indications : Traitement local d'appoint es infections de la muqueuse rhino-pharyngée.
Contre-indications : Allergie au constituant.
Précautions d'emploi : Traitement de courte durée.
☞ *Vendu sans ordonnance.*
• MILLOT-SOLAC

Forme	Dosage	N. d'unités	Prix	Prix/jour	Liste	Remb. S.S.	Comm.
Sol. nasale	2,34 %	20 ml	20,00	–	0	35 %	1960

SOULAGIL ★

- **Composition :** *Collutoire* : cétylpyridinium, déqualinium, lidocaïne. *Pastille* : cétylpyridium, acide ascorbique, ascorbate de sodium, menthol, menthe poivrée.
- **Domaine :** ORL. Stomatologie.
- **Activité :** Anesthésique local. Antiseptique local.
- **Classe :** Diamidine.

Indications : Traitement local d'appoint antibactérien et antalgique des affections de la muqueuse buccale et de l'oropharynx.

Contre-indications : Enfant de moins c 3 ans. Sensibilisation préalable au produi en particulier aux anesthésiques locaux.

Effets indésirables : Possibilité d'éru tions cutanées allergiques.

Précautions d'emploi : Traitement c courte durée. Donne une réaction positiv au contrôle antidopage.

Interactions : Ne pas associer d'autres antiseptiques.

☞ *Vendu sans ordonnance.*

- LACHARTRE

Forme	Dosage	N. d'unités	Prix	Prix/jour	Liste	Remb. S.S.	Comm.
Collutoire	–	15 ml	39,55*	–	0	0 %	–
Pastille	–	24	32,80*	–	0	0 %	–

SPAGULAX AU CITRATE DE POTASSIUM ★★★

- **Composition :** Ispaghule, citrate de potassium.
- **Domaine :** Gastro-entérologie.
- **Activité :** Laxatif de lest.
- **Classe :** Mucilage.

Indications : Traitement symptomatique de la constipation associé aux mesures hygiéno-diététiques.

Contre-indications : Constipation récente inexpliquée, persistante, n'ayant pas fait l'objet d'examens médicaux. Syndrome occlusif ou suocclusif. Fécalome. Hyperkaliémie. Insuffisance rénale.

Effets indésirables : Sensation de ba lonnement abdominal. Flatulences.

Précautions d'emploi : Pas d'utilisatio prolongée. Prudence chez le sujet grabatai ou porteur d'un mégacôlon.

Interactions : Ne pas associer aux diur tiques hyperkaliémiants : amiloride, spir nolactone, triamtérène. Ne pas associer au antihypertenseurs inhibiteurs de l'enzym de conversion.

☞ *Vendu sans ordonnance.*

- SMITHKLINE BEECHAM

Forme	Dosage	N. d'unités	Prix	Prix/jour	Liste	Remb. S.S.	Comm.
Granulé	60 %	220 g	20,60	2	0	35 %	1959
Granulé	60 %	700 g	48,00	2	0	35 %	1959

SPAGULAX AU SORBITOL ★★

- **Composition :** Ispaghule, sorbitol.
- **Domaine :** Gastro-entérologie.
- **Activité :** Laxatif de lest. Laxatif osmotique.
- **Classe :** Mucilage.

Indications : Traitement symptomatique de la constipation associé aux mesures hygiéno-diététiques.

Contre-indications : Constipation récente inexpliquée, persistante, n'ayant pas fait l'objet d'examens médicaux. Colopa thies organiques inflammatoires. Syndrom occlusif. Douleurs abdominales.

Effets indésirables : Sensation de ba lonnement abdominal. Flatulences. Dia rhée, douleurs abdominales.

Précautions d'emploi : Pas d'utilisatio prolongée. Prudence chez le sujet grabatair ou porteur d'un mégacôlon.

☞ *Vendu sans ordonnance.*

- SMITHKLINE BEECHAM

Forme	Dosage	N. d'unités	Prix	Prix/jour	Liste	Remb. S.S.	Comm.
Granulé	56 %	220 g	20,70	2,4	0	35 %	1965

SPAGULAX PUR ★★★

- **Composition :** Ispaghule.
- **Domaine :** Gastro-entérologie.
- **Activité :** Laxatif de lest.
- **Classe :** Mucilage.

Indications : Traitement symptomatique de la constipation associé aux mesures hygiéno-diététiques.

Contre-indications : Constipation récente inexpliquée, persistante, n'ayant pas fait l'objet d'examens médicaux. Syndrome occlusif ou subocclusif. Fécalome.

Effets indésirables : Sensation de ballonnement abdominal. Flatulences.

Précautions d'emploi : Pas d'utilisation prolongée. Prudence chez le sujet grabataire ou porteur d'un mégacôlon.

☞ *Vendu sans ordonnance.*

• SMITHKLINE BEECHAM

Forme	Dosage	N. d'unités	Prix	Prix/jour	Liste	Remb. S.S.	Comm.
Granulé	70 %	220 g	21,00	2 à 3	0	35 %	1936
Granulé	70 %	700 g	48,60	1,5 à 2,5	0	35 %	1936

SPANOR 100 ★★★

- **Composition :** Doxycycline.
- **Domaine :** Infectiologie.
- **Activité :** Antibiotique.
- **Classe :** Cycline.

Indications : Infections aux germes suivants : Brucella, Pasteurella, mycoplasmes, Chlamydia, rickettsies, gonocoques, leptospires, tréponèmes, Haemophilus, vibrions. Infections à manifestations broncho-pulmonaires, ORL, ophtalmiques, génito-urinaires, cutanées ou septicémiques.

Contre-indications : Allergie aux cyclines. Enfant de moins de 8 ans (risque de coloration dentaire).

Effets indésirables : Troubles digestifs : nausées, vomissements, diarrhée, candidoses ano-génitales. Réactions allergiques : urticaire, œdème de la face, choc anaphylactique. Réactions de photosensibilisation : érythrodermies. Anémies, neutropénies, éosinophilies. Coloration jaune des dents ou anomalies dentaires en cas d'administration à l'enfant de moins de 8 ans.

Précautions d'emploi : Prendre le produit au cours des repas. Prudence en cas d'insuffisance hépatique ou rénale. Ne pas s'exposer au soleil. Contre-indiqué chez la femme enceinte ou allaitant. Ne pas ouvrir les gélules

Interactions : Ne pas associer aux rétinoïdes (dérivés de la vitamine A). L'activité du produit est diminuée par les antiépileptiques, les sels ferreux, les pansements gastriques. Peut augmenter l'effet des anticoagulants oraux.

☞ *Sur prescription médicale.*

• BIOTHÉRAPIE

Forme	Dosage	N. d'unités	Prix	Prix/jour	Liste	Remb. S.S.	Comm.
Gélule	100 mg	5	19,10	4 à 8	1	65 %	1982

SPARAPLAIE ★★

- **Composition :** Chlorure de benzalkonium.
- **Domaine :** Chirurgie.
- **Activité :** Antiseptique local.
- **Classe :** Ammonium quaternaire.

Indications : Protection et antisepsie des plaies chirurgicales et traumatiques.

Contre-indications : Hypersensibilité à un constituant. Application au niveau des muqueuses, en particulier génitales, de l'œil, du conduit auditif externe.

Effets indésirables : Possibilité d'eczéma de contact. Risques d'effets systémiques.

Précautions d'emploi : Pas d'utilisation prolongée. Ne pas utiliser plusieurs antiseptiques simultanément. Prudence chez l'enfant.

☞ *Vendu sans ordonnance.*

• FOURNIER

Forme	Dosage	N. d'unités	Prix	Prix/jour	Liste	Remb. S.S.	Comm.
Pansement 10 x 6	–	10	14,80	–	0	35 %	1974
Pansement 10 x 8	–	10	17,60	–	0	35 %	1974

SPARK PILULES

• **Composition :** Bourdaine, boldo, aloès, belladone.
• **Domaine :** Gastro-entérologie.
• **Activité :** Laxatif stimulant. Antispasmodique.
• **Classe :** Anthraquinonique. Anticholinergique.

Indications : Traitement symptomatique de la constipation associé aux mesures hygiéno-diététiques.

Contre-indications : Constipation récente inexpliquée, persistante, n'ayant pas fait l'objet d'examens médicaux. Colopathies organiques inflammatoires. Syndrome occlusif. Douleurs abdominales. Enfant. Insuffisance rénale. Glaucome. Troubles urétro-prostatiques.

Effets indésirables : Diarrhée. Douleurs abdominales. Mélanose recto-colique. Hypokaliémie. Maladie des laxatifs. Insuffisance rénale. Sécheresse de la bouche. Troubles de la vision. Troubles urinaires.

Précautions d'emploi : Déconseillé chez la femme allaitant. Pas d'utilisation prolongée.

Interactions : Ne pas associer aux diurétiques hypokaliémiants, aux anti-inflammatoires corticoïdes. Ne pas associer à certains antiarythmisants : sotalol, quinidine, amiodarone. Prudence en cas d'association avec les digitaliques et les dérivés de la vincamine.

Surdosage : Entraîne une diarrhée et des troubles hydroélectrolytiques graves.

☞ *Vendu sans ordonnance. Présente des dangers en cas d'utilisation prolongée.*

• MÉDECINE VÉGÉTALE

Forme	Dosage	N. d'unités	Prix	Prix/jour	Liste	Remb. S.S.	Comm.
Comprimé	–	40	43,30	–	0	0 %	1913

SPARTÉINE AGUETTANT ★

• **Composition :** Sulfate de spartéine.
• **Domaine :** Gynécologie.
• **Activité :** Ocytocique. Utérotonique.

Indications : Insuffisance des contractions au cours de l'accouchement.

Contre-indications : Hypersensibilité au produit. Hypertonie ou fragilité de l'utérus. Placenta praevia. Troubles cardio-vasculaires, hypertension artérielle.

Effets indésirables : Troubles digestifs, vertiges.

Précautions d'emploi : Prudence en cas de troubles de la contraction cardiaque. Non conseillé chez la femme enceinte en dehors de l'accouchement.

Interactions : Ne pas associer à l'adrénaline.

Surdosage : Collapsus. Troubles de la conduction.

☞ *Sur prescription médicale.*

• AGUETTANT

Forme	Dosage	N. d'unités	Prix	Prix/jour	Liste	Remb. S.S.	Comm.
Amp. inj.	100 mg	10	57,60*	–	2	0 %	1967

SPARTÉINE LAVOISIER ★

• **Composition :** Sulfate de spartéine.
• **Domaine :** Gynécologie.
• **Activité :** Ocytocique. Utérotonique.

Indications : Insuffisance des contractions au cours de l'accouchement.

Contre-indications : Hypersensibilité au produit. Hypertonie ou fragilité de l'utérus. Placenta praevia. Troubles cardio-vasculaires, hypertension artérielle.

Effets indésirables : Troubles digestifs, vertiges.

Précautions d'emploi : Prudence en cas

e troubles de la contraction cardiaque. Non onseillé chez la femme enceinte en dehors e l'accouchement.

Interactions : Ne pas associer à l'adré-aline.

Surdosage : Collapsus. Troubles de la conduction.

☞ *Sur prescription médicale.*

• CHAIX ET DU MARAIS

Forme	Dosage	N. d'unités	Prix	Prix/jour	Liste	Remb. S.S.	Comm.
Amp. inj.	50 mg	12	7,80	–	2	65 %	1935
Amp. inj.	100 mg	12	8,90	–	2	65 %	1935

SPASFON ★★★

Composition : Phloroglucinol, triméthyl-phloroglucinol.

Domaine : Gastro-entérologie. Urologie. Gynécologie.

Activité : Antispasmodique.

Classe : Musculotrope.

Indications : Traitement symptomatique les manifestations aiguës douloureuses iées aux troubles fonctionnels du tube di-;estif, des voies biliaires, des voies urinai-es ou des voies génitales. Coliques néphré-iques ou hépatiques. Coliques intestinales. Dysménorrhées, préparation à l'accouchement.

Effets indésirables : Réactions cutanées allergiques.

Précautions d'emploi : La forme « Lyoc » (lyophilisat oral) peut être dissoute dans un peu d'eau ou laissée sous la langue en attendant la dissolution complète.

Interactions : Ne pas associer aux antalgiques majeurs.

☞ *Vendu sans ordonnance.*

• LAFON

Forme	Dosage	N. d'unités	Prix	Prix/jour	Liste	Remb. S.S.	Comm.
Comprimé	–	30	17,50	3,5	0	35 %	1964
Lyoc	–	10	20,00	4	0	35 %	1978
Suppositoire	–	10	17,80	5,3	0	35 %	1964
Amp. inj.	–	6	22,30	4 à 11	0	35 %	1964

SPASMAG ★★

Composition : Sulfate de magnésium, levures (ampoules buvables et gélules).

Domaine : Nutrition et métabolisme.

Activité : Éléments minéraux.

Classe : Magnésium.

Indications : Carences magnésiennes avérées, isolées ou associées. Spasmophilie.

Contre-indications : Insuffisance rénale sévère.

Effets indésirables : Diarrhée, douleurs abdominales.

Interactions : Ne pas associer à des médicaments à base de phosphate. Décaler de 3 heures les prises de calcium et de tétracycline.

☞ *Vendu sans ordonnance.*

• SÉROZYM

Forme	Dosage	N. d'unités	Prix	Prix/jour	Liste	Remb. S.S.	Comm.
Amp. buv.	118 mg	30	34,30	3,4	0	35 %	1979
Gélule	59 mg	60	34,30	2,3 à 3,4	0	35 %	1980
Amp. inj.	118 mg	5	11,50	–	0	35 %	1986

SPASMAVÉRINE ★★★

Composition : Alvérine.

Domaine : Gastro-entérologie. Urologie. Gynécologie.

Activité : Antispasmodique.

Classe : Musculotrope.

Indications : Traitement symptomatique des manifestations aiguës douloureuses liées aux troubles fonctionnels du tube digestif, des voies biliaires, des voies urinaires ou des voies génitales. Coliques néphrétiques ou hépatiques. Coliques intestinales. Dysménorrhées, préparation à l'accouchement.

Contre-indications : Allergie à la benzocaïne (suppositoires).

Précautions d'emploi : Non conseill chez la femme allaitant. La forme suppositoire donne une réaction positive a contrôle antidopage.

☞ *Vendu sans ordonnance.*

• THÉRAPLIX

Forme	Dosage	N. d'unités	Prix	Prix/jour	Liste	Remb. S.S.	Comm.
Amp. inj.	40 mg	6	15,00	3 à 7,5	0	35 %	1948
Comprimé	40 mg	30	11,50	1 à 3,5	0	35 %	1948
Suppositoire	80 mg	12	17,00	3 à 4	0	35 %	1951

SPASMIDÉNAL ★

- **Composition :** Phénobarbital, aubépine, valériane.
- **Domaine :** Neuropsychiatrie.
- **Activité :** Sédatif.
- **Classe :** Barbiturique.

Indications : Anxiété. Troubles du sommeil.

Contre-indications : Contre-indiqué en cas d'insuffisance respiratoire et de porphyrie. Contre-indiqué chez l'enfant. Chez les conducteurs de véhicules, il existe un risque de somnolence.

Effets indésirables : Parfois somnolence ou réactions cutanées.

Précautions d'emploi : La prise d'alcool est formellement déconseillée. N'est pas in diqué chez la femme enceinte ou allaitant.

Interactions : Le phénobarbital risque d modifier l'action d'un grand nombre de mé dicaments : contraceptifs oraux, anticoagu lants oraux, cardiotoniques, antidépresseurs antiépileptiques, certains antibiotiques, anti arythmisants cardiaques, etc. Il existe égale ment une potentialisation de tous les séda tifs du système nerveux.

Surdosage : Le surdosage entraîne u coma avec troubles respiratoires, imposan l'hospitalisation d'urgence.

☞ *Vendu sans ordonnance.*

• JOLLY-JATEL

Forme	Dosage	N. d'unités	Prix	Prix/jour	Liste	Remb. S.S.	Comm.
Comprimé	10 mg	50	15	1 à 2	0	65 %	1961
Suppositoire	60 mg	10	15	1 à 4	2	65 %	1953

SPASMINE ✤

- **Composition :** Valériane, aubépine.
- **Domaine :** Neuropsychiatrie.
- **Activité :** Divers.

Indications : Utilisé dans les troubles fonctionnels cardiaques : palpitations, algies précordiales, dans la nervosité et les troubles du sommeil.

☞ *Vendu sans ordonnance.*

• JOLLY-JATEL

Forme	Dosage	N. d'unités	Prix	Prix/jour	Liste	Remb. S.S.	Comm.
Comprimé	–	30	18,50	–	0	65 %	–

SPASMODEX ★★★

- **Composition :** Dihexivérine.
- **Domaine :** Gastro-entérologie. Gynécologie.
- **Activité :** Antispasmodique.
- **Classe :** Anticholinergique.

Indications : Traitement symptomatique des manifestations aiguës douloureuses liées aux troubles fonctionnels du tube digestif, des voies biliaires. Dysménorrhées préparation à l'accouchement.

Contre-indications : Glaucome. Troubles urétro-prostatiques liés à l'adénome prostatique.

Effets indésirables : Sécheresse de la bouche, troubles visuels. Constipation, rétention urinaire. Tachycardie. Confusion chez les sujets âgés.

Précautions d'emploi : Prudence en cas de bronchite chronique, d'adénome de la prostate, de troubles du rythme cardiaque, d'atonie intestinale chez le sujet âgé. Non conseillé chez la femme enceinte ou allaitant.

Interactions : L'effet anticholinergique est augmenté en cas d'association avec des antidépresseurs, des antiparkinsoniens, des antihistaminiques H1, etc.

Surdosage : Entraîne une tachycardie, une agitation, des hallucinations imposant l'hospitalisation.

☞ *Sur prescription médicale.*

• CRINEX

Forme	Dosage	N. d'unités	Prix	Prix/jour	Liste	Remb. S.S.	Comm.
Comprimé	10 mg	30	16,40	0,5 à 3	2	35 %	1955
Suppositoire	50 mg	6	14,70	2,5 à 7	2	35 %	1954
Amp. inj.	10 mg	6	19,10	3 à 6	2	35 %	1956

SPASMOPRIV ★★★

• **Composition :** Fénovérine.
• **Domaine :** Gastro-entérologie. Urologie. Gynécologie.
• **Activité :** Antispasmodique.
• **Classe :** Musculotrope.

Indications : Traitement symptomatique des manifestations aiguës douloureuses liées aux troubles fonctionnels du tube digestif, des voies biliaires, des voies urinaires ou des voies génitales. Coliques néphrétiques ou hépatiques. Coliques intestinales. Spasmes œsophagiens. Dysménorrhée, douleurs après l'accouchement.

Contre-indications : Maladies chroniques du foie.

Effets indésirables : Douleurs musculaires qui doivent faire arrêter le traitement.

Précautions d'emploi : Non conseillé chez la femme enceinte.

☞ *Sur prescription médi[...]*

• SYNTHÉLABO [...]

Forme	Dosage	N. d'unités	Prix	[...]
Gélule	100 mg	20	[...]	[...]

SPASMOSÉDI[...]

• **Composition :** [...] crataegus.
• **Domaine :** Cardio[...]
• **Activité :** Sédatif [...]

Indications : Palpi[...] angoisses.

Contre-indications : [...] aux barbituriques ou à l[...]

Effets indésirables : [...]tions cutanées. Bourdon[...] troubles de la vision, vert[...]

Précautions d'emploi : [...]

Forme	Dosage	N[...]
Comprimé	12 mg	[...]

SPÉCIAFOLDINE ★★

• **Composition :** Acide folique.
• **Domaine :** Hématologie.
• **Activité :** Antianémique.
• **Classe :** Acide folique et dérivés.

Spasmine

☞ *Vendu sans ordonnance.*

• SPECIA

Forme	Dosage	N. d'unités	Prix	Prix/jour	Liste	Remb. S.S.	Comm.
Comprimé	5 mg	20	14,10	0,7 à 2	0	65 %	1947

SPÉCYTON

• **Composition :** Globulines de chevaux préparés par des injections de cartilage et de parathyroïde.
• **Domaine :** Rhumatologie.
• **Activité :** Antiarthrosique.

Indications : Utilisé dans le traitement de l'arthrose en l'absence d'activité spécifique démontrée.

☞ *Vendu sans ordonnance.*

• MENARINI

Forme	Dosage	N. d'unités	Prix	Prix/jour	Liste	Remb. S.S.	Comm.
Suppositoire	–	3	14,50	5	0	35 %	1961
Suppositoire	–	9	36,80	4	0	35 %	1961

SPÉVIN ★

• **Composition :** Cascara sagrada, Quassia amara.
• **Domaine :** Gastro-entérologie.
• **Activité :** Laxatif stimulant.
• **Classe :** Anthraquinonique.

Indications : Traitement symptomatique de la constipation associé aux mesures hygiéno-diététiques.

Contre-indications : Constipation récente inexpliquée, persistante, n'ayant pas fait l'objet d'examens médicaux. Colopathies organiques inflammatoires. Syndrome occlusif. Douleurs abdominales. Enfant. Insuffisance rénale.

Effets indésirables : Diarrhée. Douleurs abdominales. Mélanose recto-colique. Hypokaliémie. Maladie des laxatifs. Insuffisance rénale.

Précautions d'emploi : Déconseillé chez la femme allaitant. Pas d'utilisation prolongée.

Interactions : Ne pas associer aux diurétiques hypokaliémiants, aux anti-inflammatoires corticoïdes. Ne pas associer à certains antiarythmisants : sotalol, quinidine, amiodarone. Prudence en cas d'association avec les digitaliques et les dérivés de la vincamine.

Surdosage : Entraîne une diarrhée et des troubles hydroélectrolytiques graves.

☞ *Vendu sans ordonnance. Présente des dangers en cas d'utilisation prolongée.*

• ARCIS-TOLEDANO

Forme	Dosage	N. d'unités	Prix	Prix/jour	Liste	Remb. S.S.	Comm.
Gélule	–	15	10,30	–	0	35 %	1928

SPIR ★★★

• **Composition :** Beclométasone.
• **Domaine :** Pneumologie.
• **Activité :** Anti-inflammatoire local.
• **Classe :** Anti-inflammatoire stéroïdien local.

Indications : Traitement de fond de l'asthme à dyspnée paroxystique mal équilibré par les traitements usuels. Asthme corticodépendant.

Contre-indications : Hypersensibilité au produit. Tuberculose pulmonaire non traitée. Ulcère digestif évolutif.

Effets indésirables : Toux, raucité de la voix, candidoses de la bouche et du pharynx. Risques de freination hypophyso-surrénalienne.

Précautions d'emploi : Ce produit n'est pas un traitement de la crise. La survenue d'une infection respiratoire nécessite l'arrêt du traitement local. Déconseillé chez la femme enceinte ou allaitant. Donne une réaction positive au contrôle antidopage.

Surdosage : Bien rarement signes d'hypercorticisme.

☞ *Sur prescription médicale.*

• INAVA

Forme	Dosage	N. d'unités	Prix	Prix/jour	Liste	Remb. S.S.	Comm.
Spray aérosol	250 µg/b	80 b	92,20	2,3 à 9,2	1	65 %	1993

SPIRAMYCINE COQUELUSÉDAL ★★★

Composition : Spiramycine.
Domaine : Infectiologie.
Activité : Antibiotique.
Classe : Macrolide.
Indications : Infections aux germes suivants : streptocoques, méningocoques, Bordetella, corynébactéries, mycoplasmes, Chlamydia, Legionella, tréponèmes, leptospires, toxoplasmes. Infections à manifestations ORL, broncho-pulmonaires (coqueluche, maladie des légionnaires, pneumonie), stomatologiques, cutanées, uro-génitales ou osseuses.

Contre-indications : Allergie à la spiramycine.

Effets indésirables : Troubles digestifs : nausées, vomissements, gastralgies, diarrhée. Allergie cutanée.

Précautions d'emploi : Non conseillé chez la femme allaitant.

Interactions : Avec les dérivés de l'ergot de seigle, risque potentiel de nécrose des extrémités.

☞ *Sur prescription médicale.*

• ÉLERTÉ

Forme	Dosage	N. d'unités	Prix	Prix/ jour	Liste	Remb. S.S.	Comm.
Supp. adulte	1,95 M U.I.	6	27,90	9 à 14	1	65 %	1987
Supp. enf.	1,3 M U.I.	6	21,80	7 à 11	1	65 %	1987
Supp. nourrisson	0,65 M U.I.	6	16,30	3 à 8	1	65 %	1987

SPIREADOSA

Composition : Sommités fleuries de reine-des-prés, alcool.
Domaine : Infectiologie.
Activité : Divers.
Indications : Utilisé dans les états fébriles et grippaux et comme antalgique.

Précautions d'emploi : Ne pas associer au disulfirame.

☞ *Vendu sans ordonnance.*

• ARDEVAL

Forme	Dosage	N. d'unités	Prix	Prix/jour	Liste	Remb. S.S.	Comm.
Amp. buv.	–	7	52,00*	7	0	0 %	–

SPIROCTAN ★★★

Composition : Spironolactone.
Domaine : Cardio-vasculaire.
Activité : Diurétique.
Classe : Diurétique antagoniste de l'aldostérone.
Indications : Hyperaldotéronisme primaire (tumeur de la surrénale) ou secondaire à un traitement par diurétiques. Rétention de sodium et œdèmes d'origine cardiaque, rénale ou hépatique. Insuffisance cardiaque. Hypertension artérielle. Myasthénie.
Contre-indications : Hyperkaliémie. Insuffisance rénale ou hépatique grave.
Effets indésirables : Augmentation du volume des seins chez l'homme en général réversible. Troubles des règles chez la femme. Impuissance, troubles digestifs. Hyperkaliémie.

Précautions d'emploi : Avant et en cours de traitement, surveiller la fonction rénale et faire des dosages réguliers de sodium et de potassium dans le sang. Déconseillé chez la femme enceinte ou allaitant. Donne une réaction positive au contrôle antidopage.

Interactions : Peut modifier la concentration de lithium dans le sang chez les patients traités par ce produit. Peut entraîner des troubles du rythme cardiaque avec certains médicaments : antiarythmiques, digitaliques. Associer avec une grande prudence aux anti-inflammatoires, à certains antibiotiques et à certains antidiabétiques. Potentialise l'action des inhibiteurs de l'enzyme de conversion et des antihypertenseurs.

Surdosage : Entraîne une somnolence, des troubles digestifs. Surveiller l'hydratation du patient.

☞ *Sur prescription médicale.*

• LIPHA SANTÉ

Forme	Dosage	N. d'unités	Prix	Prix/jour	Liste	Remb. S.S.	Comm.
Gélule	50 mg	20	24,70	1,2 à 7,2	2	65 %	1982
Gélule	75 mg	20	35,10	1,7 à 7	2	65 %	1984

SPIROCTAZINE ★★★

• **Composition :** Spironolactone, altizide.
• **Domaine :** Cardio-vasculaire.
• **Activité :** Diurétique.
• **Classe :** Association de diurétiques.

Indications : Rétention de sodium et œdèmes d'origine cardiaque, rénale ou hépatique. Insuffisance cardiaque avec ou sans œdème pulmonaire. Hypertension artérielle.

Contre-indications : Hypersensibilité aux thiazidiques ou à la spironolactone. Hyperkaliémie. Insuffisance rénale.

Effets indésirables : Augmentation du volume des seins chez l'homme en général réversible. Hyperkaliémie. Somnolence. Troubles cutanés. Hypokaliémie.

Précautions d'emploi : Avant et en cours de traitement, surveiller la fonction rénale et faire des dosages réguliers de sodium et de potassium dans le sang. Déconseillé chez la femme enceinte ou allaitant. Donne une réaction positive au contrôle antidopage.

Interactions : Peut modifier la concentration de lithium dans le sang chez les patients traités par ce produit. Associer avec prudence aux anti-inflammatoires, à certains antibiotiques et à certains antidiabétiques. Potentialise l'action des inhibiteurs de l'enzyme de conversion et des antihypertenseurs.

Surdosage : Entraîne une somnolence, des troubles digestifs. Surveiller l'hydratation du patient.

☞ *Sur prescription médicale.*

• LIPHA SANTÉ

Forme	Dosage	N. d'unités	Prix	Prix/jour	Liste	Remb. S.S.	Comm.
Comprimé	S 25 mg A 15 mg	20	16,20	0,8 à 3,2	2	65 %	1984

SPIRONONE ★★★

• **Composition :** Spironolactone.
• **Domaine :** Cardio-vasculaire.
• **Activité :** Diurétique.
• **Classe :** Diurétique antagoniste de l'aldostérone.

Indications : Hyperaldotéronisme primaire (tumeur de la surrénale) ou secondaire à un traitement par diurétiques. Rétention de sodium et œdèmes d'origine cardiaque, rénale ou hépatique. Insuffisance cardiaque. Hypertension artérielle. Myasthénie.

Contre-indications : Hyperkaliémie. Insuffisance rénale ou hépatique grave.

Effets indésirables : Augmentation du volume des seins chez l'homme en général réversible. Troubles des règles chez la femme. Impuissance. Troubles digestifs. Hyperkaliémie.

Précautions d'emploi : Avant et en cours de traitement, surveiller la fonction rénale et faire des dosages réguliers de sodium et de potassium dans le sang. Déconseillé chez la femme enceinte ou allaitant. Donne une réaction positive au contrôle antidopage.

Interactions : Peut modifier la concentration de lithium dans le sang chez les patients traités par ce produit. Peut entraîner des troubles du rythme cardiaque avec certains médicaments : antiarythmiques, digitaliques. Associer avec une grande prudence aux anti-inflammatoires, à certains antibiotiques et à certains antidiabétiques. Potentialise l'action des inhibiteurs de l'enzyme de conversion et des antihypertenseurs.

Surdosage : Entraîne une somnolence, des troubles digestifs. Surveiller l'hydratation du patient.

☞ *Sur prescription médicale.*

• PHARMAFARM

Forme	Dosage	N. d'unités	Prix	Prix/jour	Liste	Remb. S.S.	Comm.
Comprimé	75 mg	20	50,80	2,5 à 10	2	65 %	1986

SPIROPHAR ★★★

- **Composition :** Spironolactone.
- **Domaine :** Cardio-vasculaire.
- **Activité :** Diurétique.
- **Classe :** Diurétique antialdostérone.

Indications : Hyperaldotéronisme primaire (tumeur de la surrénale) ou secondaire à un traitement par diurétiques. Rétention de sodium et œdèmes d'origine cardiaque, rénale ou hépatique. Insuffisance cardiaque. Hypertension artérielle. Myasthénie.

Contre-indications : Hyperkaliémie. Insuffisance rénale ou hépatique grave.

Effets indésirables : Augmentation du volume des seins chez l'homme en général réversible. Troubles des règles chez la femme. Impuissance. Troubles digestifs. Hyperkaliémie.

Précautions d'emploi : Avant et en cours de traitement, surveiller la fonction rénale et faire des dosages réguliers de sodium et de potassium dans le sang. Déconseillé chez la femme enceinte ou allaitant. Donne une réaction positive au contrôle antidopage.

Interactions : Peut modifier la concentration de lithium dans le sang chez les patients traités par ce produit. Peut entraîner des troubles du rythme cardiaque avec certains médicaments : antiarythmiques, digitaliques. Associer avec une grande prudence aux anti-inflammatoires, à certains antibiotiques et à certains antidiabétiques. Potentialise l'action des inhibiteurs de l'enzyme de conversion et des antihypertenseurs.

Surdosage : Entraîne une somnolence, des troubles digestifs. Surveiller l'hydratation du patient.

☞ *Sur prescription médicale.*

- PHARBIOL

Forme	Dosage	N. d'unités	Prix	Prix/jour	Liste	Remb. S.S.	Comm.
Comprimé	50 mg	20	26,80	1,3 à 8	2	65 %	1993

SPITADERM ★★

- **Composition :** Chlorhexidine, eau oxygénée.
- **Domaine :** Chirurgie. Dermatologie.
- **Activité :** Antiseptique local.

Indications : Antisepsie cutanée des plaies superficielles. Antisepsie de la peau avant un acte chirurgical.

Contre-indications : Hypersensibilité à un constituant. Ne pas utiliser sur une peau lésée ni sur une muqueuse.

Effets indésirables : Possibilité d'eczéma de contact. Risque d'effets systémiques.

Précautions d'emploi : Pas d'utilisation prolongée. Ne pas utiliser plusieurs antiseptiques simultanément. Prudence chez l'enfant.

☞ *Vendu sans ordonnance.*

- PARAGERM

Forme	Dosage	N. d'unités	Prix	Prix/jour	Liste	Remb. S.S.	Comm.
Sol. locale	–	400 ml	Libre	–	0	0 %	1992
Sol. locale	–	5 000 ml	Libre	–	0	0 %	1992

SPLÉNOCARBINE ★

- **Composition :** Charbon activé.
- **Domaine :** Gastro-entérologie.
- **Activité :** Pansement gastro-intestinal.
- **Classe :** Charbon.

Indications : Colopathies fonctionnelles avec météorisme ou diarrhée.

Effets indésirables : Coloration noire des selles.

Précautions d'emploi : Tenir compte d'un apport de sucre dans le granulé.

Interactions : Entraîne une diminution de l'absorption d'un grand nombre de médicaments. Il convient donc de respecter un délai de 2 heures entre la prise du produit et d'autres traitements.

☞ *Vendu sans ordonnance.*

• LESOURD

Forme	Dosage	N. d'unités	Prix	Prix/jour	Liste	Remb. S.S.	Comm.
Granulé	17 %	100 g	31,90*	–	0	0 %	1934

SPOLÉRA ★

• **Composition :** Solution extractive de spilanthes oleraceae.
• **Domaine :** Rhumatologie. Algologie.
• **Activité :** Antirhumatismal externe. Antalgique externe.

Indications : Traitement des douleurs et contusions en traumatologie bénigne.

Contre-indications : Hypersensibilité aux constituants. Ne pas appliquer sur les muqueuses, une peau en mauvais état, des plaies ou des ulcérations.

Effets indésirables : Réaction allergique locale imposant l'arrêt du traitement.

☞ *Vendu sans ordonnance.*

• MONAL

Forme	Dosage	N. d'unités	Prix	Prix/jour	Liste	Remb. S.S.	Comm.
Sol. ext.		30 ml	29,00*	–	0	0 %	1989
Pommade	–	40 g	29,00*	–	0	0 %	1989
Pommade	–	100 g	69,00*	–	0	0 %	1989

SPORANOX ★★★

• **Composition :** Itraconazole.
• **Domaine :** Infectiologie.
• **Activité :** Antifongique.
• **Classe :** Triazolé.

Indications : Mycoses à Candida, Cryptococcus, Pityrosporum, Trichophyton, Épidermophyton, Aspergillushistoplasma, Blastomyces. Traitement des aspergilloses broncho-pulmonaires, particulièrement chez l'immunodéprimé. Histoplasmoses, sporotrichoses, etc.

Contre-indications : Hypersensibilité aux triazolés.

Effets indésirables : Troubles digestifs : nausées, douleurs abdominales. Céphalées.

Précautions d'emploi : Prudence chez l'insuffisant rénal et hépatique. Déconseillé chez la femme enceinte ou allaitant.

Interactions : Ne pas associer à la terfénadine ni à l'astémizole. Diminue l'efficacité des antituberculeux.

☞ *Sur prescription médicale.*

• JANSSEN CILAG

Forme	Dosage	N. d'unités	Prix	Prix/jour	Liste	Remb. S.S.	Comm.
Gélule	100 mg	30	Hôp.	–	1	Hôp.	1993

SPORILINE ★★

• **Composition :** Tolnaftate.
• **Domaine :** Dermatologie.
• **Activité :** Antifongique local.

Indications : Traitement des dermatophyties cutanées : intertrigos génitaux, pied d'athlète, sycosis. Traitement du Pityriasis versicolor. Traitement d'appoint des onychomycoses.

Contre-indications : Hypersensibilité au produit.

Effets indésirables : Eczéma allergique de contact. Effets toxiques systémiques.

Précautions d'emploi : Ne pas appliquer sur les muqueuses.

☞ *Vendu sans ordonnance.*

• SCHERING-PLOUGH

Forme	Dosage	N. d'unités	Prix	Prix/jour	Liste	Remb. S.S.	Comm.
Crème	1 %	30 g	15,00	–	0	65 %	1984
Lotion	1 %	10 ml	8,50	–	0	65 %	1966
Lotion	1 %	25 ml	12,50	–	0	65 %	1966

SPRAY-PAX ★

- **Composition :** Pyrèthre, butoxyde de pipéronyle.
- **Domaine :** Parasitologie.
- **Activité :** Antiparasitaire externe.
- **Classe :** Pyréthrine.

Indications : Traitement des poux et des lentes du cuir chevelu.

Contre-indications : Allergie à l'un des constituants.

Effets indésirables : Sensation de brûlure des yeux ou des muqueuses.

Précautions d'emploi : Éviter tout contact avec les yeux ou les muqueuses.

☞ *Vendu sans ordonnance.*

- S. C. A. T.

Forme	Dosage	N. d'unités	Prix	Prix/jour	Liste	Remb. S.S.	Comm.
Solution	–	12 g	46,60*	–	0	0 %	1981

SPRÉGAL ★★

- **Composition :** Esdépalléthrine, butoxyde de pipéronyle.
- **Domaine :** Parasitologie.
- **Activité :** Antiparasitaire externe.
- **Classe :** Pyréthrine.

Indications : Traitement de la gale.

Précautions d'emploi : Protéger les yeux et les muqueuses. Après un bain, appliquer le produit sur l'ensemble du corps en évitant le visage et le cuir chevelu. Après 12 heures, se laver. Tous les membres de la famille doivent être traités. Pour éviter une recontamination, vêtements et literie doivent être désinfectés.

☞ *Vendu sans ordonnance.*

- S. C. A. T.

Forme	Dosage	N. d'unités	Prix	Prix/jour	Liste	Remb. S.S.	Comm.
Solution	–	160 g	90,90*	–	0	0 %	1990

SPRÉOR ★★★

- **Composition :** Salbutamol.
- **Domaine :** Pneumologie.
- **Activité :** Bronchodilatateur.
- **Classe :** Stimulant bêta-2-adrénergique.

Indications : Traitement de la crise d'asthme. Traitement de fond de l'asthme à crises fréquentes ou à dyspnée continue. Prévention de l'asthme d'effort. Traitement de fond et des poussées aiguës des bronchopneumopathies chroniques obstructives à forme spastique.

Contre-indications : Hypersensibilité au produit.

Effets indésirables : Tremblement prédominant aux extrémités, souvent non perçu par le patient. Tachycardie aux fortes doses.

Précautions d'emploi : Le traitement doit être surveillé médicalement avec mesure régulière du pouls et du rythme cardiaque. Donne une réaction positive au contrôle antidopage.

Surdosage : Entraîne des tremblements, une tachycardie, des sueurs, de la nervosité.

☞ *Sur prescription médicale.*

- INAVA

Forme	Dosage	N. d'unités	Prix	Prix/jour	Liste	Remb. S.S.	Comm.
Spray aérosol	100 µg/b	200 b	30,40	–	1	65 %	1990

SQUAD ★★★

- **Composition :** Flavodate disodique.
- **Domaine :** Cardio-vasculaire.
- **Activité :** Veinotonique. Vasculoprotecteur.

Indications : Signes fonctionnels de l'insuffisance veino-lymphatique : jambes lourdes, œdèmes, crampes. Troubles fonctionnels de la fragilité capillaire : ecchymoses, purpura, saignements. Signes fonctionnels de la crise hémorroïdaire. Troubles de la circulation rétinienne. Saignements génitaux chez la femme lors de la contraception.

Effets indésirables : Troubles gastriques. Prurit, urticaire.

Précautions d'emploi : Non conseillé chez la femme enceinte ou allaitant.

☞ *Vendu sans ordonnance.*

- IREX

Forme	Dosage	N. d'unités	Prix	Prix/jour	Liste	Remb. S.S.	Comm.
Gélule	200 mg	30	41,50	2 à 4	0	35 %	1994

SRILANE ★★

• **Composition :** Idrocilamide.
• **Domaine :** Rhumatologie.
• **Activité :** Antirhumatismal externe. Myorelaxant. Révulsif.

Indications : Proposé dans le traitement des douleurs d'origine musculo-tendino-ligamentaire : torticolis, dorsalgies, lombalgies. Adjuvant en rééducation fonctionnelle.

Contre-indications : Hypersensibilité aux constituants. Ne pas appliquer sur les muqueuses, une peau en mauvais état, des plaies ou des ulcérations.

Effets indésirables : Réaction allergique locale imposant l'arrêt du traitement.

☞ *Vendu sans ordonnance.*

• LIPHA SANTÉ

Forme	Dosage	N. d'unités	Prix	Prix/jour	Liste	Remb. S.S.	Comm.
Pommade	5 %	50 g	21,10	–	0	35 %	1979

ST-52 ★★★

• **Composition :** Fosfestrol.
• **Domaine :** Cancérologie.
• **Activité :** Antinéoplasique. Estrogénique.
• **Classe :** Estrogène.

Indications : Cancer de la prostate hormonosensible et ses métastases.

Effets indésirables : Sensation de brûlure lors de l'injection.

☞ *Sur prescription médicale.*

• ASTA MEDICA

Forme	Dosage	N. d'unités	Prix	Prix/jour	Liste	Remb. S.S.	Comm.
Comprimé	100 mg	20	32,00	5	2	100 %	1959
Comprimé	100 mg	100	Hôp.	–	2	Hôp.	1959
Amp. inj.	250 mg	10	62,40	6 à 12	2	100 %	1955
Amp. inj.	250 mg	50	Hôp.	–	2	Hôp.	1955

STABLON ★★★

• **Composition :** Tianeptine.
• **Domaine :** Neuropsychiatrie.
• **Activité :** Antidépresseur.
• **Classe :** Non imipraminique, non IMAO.

Indications : Traitement des états dépressifs névrotiques ou réactionnels.

Contre-indications : Traitement concomitant par les antidépresseurs de type IMAO. Éviter de prescrire ce traitement chez la femme enceinte ou allaitant.

Effets indésirables : Les effets indésirables sont rares et en général bénins, essentiellement des troubles digestifs : nausées, vomissements, constipation. Parfois peuvent apparaître une insomnie, des tremblements, des maux de tête ou des bouffées de chaleur.

Précautions d'emploi : Le traitement par antidépresseurs doit être suivi par un médecin. L'arrêt du traitement devra être progressif

Interactions : L'association aux antidépresseurs de type IMAO est déconseillée.

Surdosage : Le surdosage peut entraîner des troubles respiratoires d'où la nécessité d'une hospitalisation.

☞ *Sur prescription médicale.*

• ARDIX

Forme	Dosage	N. d'unités	Prix	Prix/jour	Liste	Remb. S.S.	Comm.
Comprimé	12,5 mg	30	72,30	5 à 7,5	1	65 %	1988

STAGID ★★★

- **Composition :** Metformine.
- **Domaine :** Nutrition et métabolisme.
- **Activité :** Antidiabétique oral.
- **Classe :** Biguanide.

Indications : Traitement du diabète gras (type II) de l'adulte, en association avec le régime, lorsque celui-ci s'est avéré insuffisant. Associé à l'insuline dans le traitement du diabète insulinodépendant.

Contre-indications : Diabète « maigre » (type I). Diabète avec acidocétose. Insuffisance rénale, même modérée. Insuffisance hépatique. Interrompre le traitement en cas de radiologie des reins ou des vaisseaux.

Effets indésirables : Le plus grave est l'acidose lactique favorisée par une insuffisance rénale. Plus fréquemment on peut observer des troubles digestifs : nausées, diarrhée, qui peuvent être atténués en prenant le produit au cours des repas ou en prenant un pansement gastro-intestinal.

Précautions d'emploi : Déconseillé chez la femme enceinte ou allaitant. Prudence chez le sujet âgé. Le produit n'entraîne pas d'hypoglycémie, cependant des contrôles de la glycémie et de la créatininémie sont nécessaires, en particulier en début de traitement.

Interactions : Avec l'alcool risque majoré d'acidose lactique.

☞ *Sur prescription médicale.*

- MERCK-CLÉVENOT

Forme	Dosage	N. d'unités	Prix	Prix/jour	Liste	Remb. S.S.	Comm.
Comprimé	280 mg	100	74,50	2,2	1	65 %	1977
Comprimé	280 mg	30	30,10	3	1	65 %	1977

STALLERGÈNES MRV ★★★

- **Composition :** Mélange polybactérien composé de staphylocoques, streptocoques, pneumocoques, Haemophilus influenzae, Klebsiella pneumoniae, neisseria catarrhalis.
- **Domaine :** Allergie et immunologie.
- **Activité :** Allergène.
- **Classe :** Bactérien.

Indications : Prévention des affections microbiennes récidivantes des voies respiratoires.

Contre-indications : Affections malignes, maladies auto-immunes, insuffisances rénales ou hépatiques.

Effets indésirables : Réactions locales au point d'injection. Réaction générale fébrile, œdème laryngé, choc anaphylactique.

Précautions d'emploi : Traitement préalable par antibiotiques des infections bronchiques ou ORL.

☞ *Vendu sans ordonnance.*

- STALLERGÈNES

Forme	Dosage	N. d'unités	Prix	Prix/jour	Liste	Remb. S.S.	Comm.
Fl. inj. coffret	–	4	52,20	–	0	35 %	1969
Fl. inj.	2 000 M org/ml	1	33,80	–	0	35 %	1969
Fl. inj.	50 M org/ml	1	17,30	–	0	35 %	1969

STANDART III ★★★

- **Composition :** Chlorure de sodium, chlorure de potassium, acétate de sodium, lactate de sodium, sulfate de sodium, lactate de magnésium, phosphate disodique de glucose, glucoheptonate de calcium.
- **Domaine :** Nutrition et métabolisme.
- **Activité :** Alimentation parentérale.
- **Classe :** Solutions associées.

Indications : Rééquilibration hydroélectrolytique.

Précautions d'emploi : Une surveillance biologique de l'équilibre hydroélectrolytique est toujours indispensable. Toujours utiliser dilué.

☞ *Usage hospitalier.*

- AGUETTANT

Forme	Dosage	N. d'unités	Prix	Prix/jour	Liste	Remb. S.S.	Comm.
Flacon	–	1	Hôp.	–	0	Hôp.	–

STAPHYLOMYCINE ★★★

- **Composition :** Virginiamycine.
- **Domaine :** Infectiologie.
- **Activité :** Antibiotique.
- **Classe :** Synergistine. Macrolide (apparentés).

Indications : Infections aux germes suivants : staphylocoques, streptocoques, pneumocoque, gonocoques, méningocoques, Clostridium, Bordetella, mycoplasmes, clamydia, Legionella. Infections à manifestations ORL, stomatologiques, broncho-pulmonaires, génitales, cutanées et ostéo-articulaires.

Contre-indications : Allergie aux synergistines.

Effets indésirables : Troubles digestifs : gastralgies. Allergie cutanée.

☞ *Sur prescription médicale.*

- SMITHKLINE BEECHAM

Forme	Dosage	N. d'unités	Prix	Prix/jour	Liste	Remb. S.S.	Comm.
Comprimé	250 mg	16	44,40	22 à 33	1	65 %	1963
Sachet	100 mg	20	26,90	6 à 12	1	65 %	1967

STAPHYLOMYCINE POMMADE ★★★

- **Composition :** Virginiamycine.
- **Domaine :** Dermatologie. Chirurgie.
- **Activité :** Antibiotique local.
- **Classe :** Aminoside.

Indications : Infections staphylococciques : furoncle, anthrax, sycosis, impétigo, panaris. Surinfection des brûlures et des plaies superficielles. Ulcères de la jambe. En chirurgie, surinfections des brûlures et plaies superficielles.

Contre-indications : Hypersensibilité à un constituant. Infections mammaires.

Effets indésirables : Réactions allergiques locales.

Précautions d'emploi : Durée de traitement limitée. Déconseillé chez la femme allaitant.

☞ *Sur prescription médicale.*

- SMITHKLINE BEECHAM

Forme	Dosage	N. d'unités	Prix	Prix/jour	Liste	Remb. S.S.	Comm.
Pommade	0,5 %	28 g	10,50	–	1	65 %	1963

STAPOROS ★

- **Composition :** Calcitonine de porc.
- **Domaine :** Rhumatologie.
- **Activité :** Traitement des ostéopathies. Antiostéoclasique.
- **Classe :** Calcitonine.

Indications : Utilisé dans les troubles du métabolisme du calcium en l'absence d'activité spécifique démontrée.

Contre-indications : Allergie à la calcitonine de porc.

Effets indésirables : Réactions allergiques locales et générales.

Précautions d'emploi : Prudence chez l'enfant en croissance. Non conseillé chez la femme enceinte ou allaitant.

☞ *Sur prescription médicale.*

- CASSENNE

Forme	Dosage	N. d'unités	Prix	Prix/jour	Liste	Remb. S.S.	Comm.
Flacon inj.	1 U	6	48,70	3,5 à 7	2	65 %	1973

STÉDIRIL ★★★

- **Composition :** Norgestrel, éthinylestradiol.
- **Domaine :** Gynécologie.
- **Activité :** Contraceptif hormonal.
- **Classe :** Estroprogestatif. Normodosé. Monophasique.

Indications : Contraception orale. Dysménorrhées.

Contre-indications : *Absolues* : maladies ou antécédents thrombo-emboliques. Maladies cardio-vasculaires. Hypertension artérielle. Atteintes cérébro-vasculaires. Tumeurs malignes du sein et de l'utérus. Maladies hépatiques. Hémorragies génitales d'origine non précisée. Grossesse. *Relatives* : diabète, hyperlipémie. Obésité. Tumeurs bénignes du sein et de l'utérus : fibrome. Galactorrhée. Prurit récidivant lors d'une grossesse. Allaitement.

Effets indésirables : *Bénins* : nausées, prise de poids, tension mammaire. Chloasma, acné, jambes lourdes. Saignements intermenstruels, aménorrhée. Modification de la libido. *Graves, devant faire interrompre le traitement* : hypertension artérielle, accidents cardio-vasculaires et thrombo-emboliques. Diabète. Maux de tête importants, vertiges, modification de la vision, convulsions. Galactorrhée. Adénome hépatique. Lithiase biliaire. Aménorrhée post-thérapeutique.

Précautions d'emploi : Avant traitement faire un examen clinique : poids, tension, seins, utérus, et des examens biologiques : frottis vaginal, glycémie, cholestérol, triglycérides.

Interactions : L'efficacité contraceptive est diminuée en cas d'association avec rifampicine, barbituriques, certains antiépileptiques.

☞ *Sur prescription médicale.*

• WYETH FRANCE

Forme	Dosage	N. d'unités	Prix	Prix/jour	Liste	Remb. S.S.	Comm.
Comprimé	–	21 x 1	10,00	0,48	1	65 %	1968
Comprimé	–	21 x 3	25,90	0,41	1	65 %	1968

STER-DEX ★★★

- **Composition :** Oxytétracycline, dexaméthasone.
- **Domaine :** Ophtalmologie.
- **Activité :** Antibiotique local. Anti-inflammatoire local.
- **Classe :** Anti-inflammatoire stéroïdien. Tétracycline.

Indications : Conjonctivites aiguës et chroniques, blépharites, chalazions, orgelets, eczéma des paupières.

Contre-indications : Hypersensibilité au produit. Kératites virales, mycosiques. Infections bactériennes ou tuberculeuses de l'œil ou des paupières. Antécédents glaucomateux.

Effets indésirables : Douleur à l'application. Allergie palpébroconjonctivale. Hypertension oculaire. Kératite superficielle.

Précautions d'emploi : La durée du traitement sera la plus courte possible. L'usage prolongé implique une surveillance régulière de la tension oculaire et du cristallin. Non conseillé chez la femme enceinte ou allaitant. Le port des lentilles doit être évité. Peut donner une réaction positive au contrôle antidopage.

Surdosage : Un usage prolongé peut entraîner des signes généraux d'hypercorticisme.

☞ *Sur prescription médicale.*

• CIBA VISION

Forme	Dosage	N. d'unités	Prix	Prix/jour	Liste	Remb. S.S.	Comm.
Pomm. unid.	–	12	12,70	–	1	65 %	1976

STÉRÉOCYT ★★★

- **Composition :** Prednimustine.
- **Domaine :** Cancérologie.
- **Activité :** Antinéoplasique. Cytostatique.
- **Classe :** Alkylant. Moutarde à l'azote.

Indications : Leucémies lymphoïdes chroniques. Lymphosarcomes non hodgkiniens.

Contre-indications : Grossesse et allaitement.

Effets indésirables : Troubles digestifs : nausées, vomissements. Troubles sanguins : anémie, leucopénie, thrombopénie. Réactions cutanées allergiques.

Précautions d'emploi : Nécessité d'une surveillance régulière de l'hémogramme. Déconseillé chez la femme enceinte ou allaitant.

☞ *Sur prescription médicale.*

• PHARMACIA

Forme	Dosage	N. d'unités	Prix	Prix/jour	Liste	Remb. S.S.	Comm.
Gélule	10 mg	30	70,90	–	1	100 %	1978
Gélule	50 mg	20	156,10	–	1	100 %	1978

STÉRILET T AU CUIVRE « 200 » ★★★

- **Composition :** Dispositif intra-utérin cuprocontraceptif (T de Tatum). Cuivre surface : 200 mm².
- **Domaine :** Gynécologie.
- **Activité :** Contraceptif local.
- **Classe :** Dispositif intra-utérin.

Indications : Contraception intra-utérine.

Contre-indications : *Absolues* : malformations utérines, infections utérines ou annexielles, tumeurs, fibromes, polypes utérins. Hémorragies génitales d'origine inconnue, antécédents de grossesse extra-utérine. Grossesse. *Relatives* : nullipare en raison d'un risque de stérilité. Règles très abondantes ou très douloureuses.

Effets indésirables : Infections : endométrite, salpingite imposant le retrait. Saignements intermenstruels ou règles abondantes. Contractions utérines au moment de la pose, expulsion du dispositif. Grossesse extra-utérine.

Précautions d'emploi : Mise en place en général le deuxième jour des règles par un praticien expérimenté. Respecter une asepsie rigoureuse. La patiente doit régulièrement surveiller la présence des fils dont la disparition doit faire craindre l'expulsion. Le dispositif doit être changé normalement au bout de 2 à 4 ans.

Interactions : L'administration d'anti-inflammatoires diminue l'efficacité.

☞ *Sur prescription médicale. Remboursement sur un prix de 67,75 F (TIPS).*

• SCHERING

Forme	Dosage	N. d'unités	Prix	Prix/jour	Liste	Remb. S.S.	Comm.
Stérilet T	–	1	170,35*	–	1	65 %	1975

STÉRILLIUM ★★

- **Composition :** Mécétronium étilsulfate, propanols, alcool.
- **Domaine :** Dermatologie.
- **Activité :** Antiseptique local. Antiviral local.

Indications : Antisepsie de la peau saine. Antisepsie chirugicale des mains.

Contre-indications : Ne pas utiliser sur une peau lésée ou sur une muqueuse. Ne pas utiliser chez le nourrisson.

Effets indésirables : Irritation locale. Risque d'effets systémiques.

Précautions d'emploi : Pas d'utilisation prolongée. Ne pas utiliser plusieurs antiseptiques simultanément. Prudence chez l'enfant.

☞ *Vendu sans ordonnance.*

• BEIERSDORF MÉDICAL

Forme	Dosage	N. d'unités	Prix	Prix/jour	Liste	Remb. S.S.	Comm.
Sol. locale	–	100 ml	Hôp.	–	0	Hôp.	1987
Sol. locale	–	500 ml	Hôp.	–	0	Hôp.	1987

STÉRIMYCINE ★★★

- **Composition :** Kanamycine, polymyxine B.
- **Domaine :** Ophtalmologie.
- **Activité :** Antibiotique local.
- **Classe :** Aminoside. Polymyxine.

Indications : Infections superficielles de l'œil et de ses annexes : conjonctivites, kérato-conjonctivites, ulcères de la cornée, kératite bactérienne, blépharite, dacryocystite.

Contre-indications : Hypersensibilité au produit.

Effets indésirables : Irritation locale. Réactions allergiques : eczéma aigu de contact.

☞ *Vendu sans ordonnance.*

• CIBA VISION

Forme	Dosage	N. d'unités	Prix	Prix/jour	Liste	Remb. S.S.	Comm.
Pom. unidose	–	12	11,40	–	0	65 %	1978

STERLANE ★★

- **Composition :** Miristalkonium, acides lauryl-oxypropylamino-butyrique et dodécyl-amino-propyl-aminobutyrique.
- **Domaine :** Chirurgie. Dermatologie.
- **Activité :** Antiseptique local.

Indications : Nettoyage et antisepsie cutanée des plaies superficielles. Traitement d'appoint des affections dermatologiques infectieuses.

Contre-indications : Hypersensibilité à un constituant. Application au niveau des muqueuses, en particulier génitales, de l'œil, du conduit auditif externe.

Effets indésirables : Possibilité d'eczéma de contact. Risques d'effets systémiques.

Précautions d'emploi : Pas d'utilisation prolongée. Ne pas utiliser plusieurs antiseptiques simultanément. Prudence chez l'enfant.

☞ *Vendu sans ordonnance.*

- PHARMASCIENCE

Forme	Dosage	N. d'unités	Prix	Prix/jour	Liste	Remb. S.S.	Comm.
Sol. locale	–	125 ml	13,50	–	0	65 %	1967
Sol. locale	–	350 ml	21,90	–	0	65 %	1967
Crème	–	60 g	12,60	–	0	65 %	1973

STÉROGYL ★★★

- **Composition :** Ergocaciférol ou vitamine D2.
- **Domaine :** Nutrition et métabolisme.
- **Activité :** Vitamine liposoluble.
- **Classe :** Vitamine D.

Indications : Traitement préventif et curatif du rachitisme. Tétanie et spasmophilie hypocalcémique. Décalcification de la femme enceinte et du vieillard. Ostéomalacie.

Contre-indications : Hypersensibilité à la vitamine D. Hypercalcémie, hypercalciurie, lithiase calcique.

Effets indésirables : L'apparition d'un effet secondaire doit faire craindre un surdosage.

Précautions d'emploi : Chez la femme allaitant, éviter les fortes doses.

Interactions : Ne pas associer plusieurs produits contenant de la vitamine D (huile de foie de morue).

Surdosage : Entraîne des troubles de l'appétit, des nausées, des vomissements, une soif intense traduisant une hypercalcémie qui peut provoquer une insuffisance rénale.

☞ *Seule la solution buvable est vendue sans ordonnance.*

- ROUSSEL

Forme	Dosage	N. d'unités	Prix	Prix/jour	Liste	Remb. S.S.	Comm.
Sol. buv.	0,5 mg/ml	20 ml	13,90	0,15 à 0,3	0	65 %	1928
Amp. buv. et inj. H	15 mg	1	10,80	–	2	65 %	1940
Amp. buv. A	15 mg	1	10,20	–	2	65 %	1943

STHÉNOREX ★

- **Composition :** Pollens.
- **Domaine :** Nutrition et métabolisme.
- **Activité :** Orexigène.

Indications : Perte d'appétit. Amaigrissement.

☞ *Vendu sans ordonnance.*

- S. C. A. T.

Forme	Dosage	N. d'unités	Prix	Prix/jour	Liste	Remb. S.S.	Comm.
Gélule	–	30	28,90	4	0	35 %	1972
Sachet	–	15	32,20	2 à 4	0	35 %	1979

STILLA ★★

- **Composition :** Méthylthioninium, phényléphrine, acide borique, borate de sodium.
- **Domaine :** Ophtalmologie.
- **Activité :** Antiseptique local. Vasoconstricteur local.
- **Classe :** Stimulant alpha-adrénergique.

Indications : Traitement antiseptique et décongestif des yeux rouges. Fatigue oculaire.

Contre-indications : Hypersensibilité au produit. Glaucome. Enfant de moins de 3 ans.

Effets indésirables : Entraîne une dilatation de la pupille.

Précautions d'emploi : Donne une réaction positive au contrôle antidopage. Traitement de courte durée.

Interactions : Ne pas associer aux antidépresseurs de type IMAO.

☞ *Vendu sans ordonnance.*

- PHYGIÈNE

Forme	Dosage	N. d'unités	Prix	Prix/jour	Liste	Remb. S.S.	Comm.
Collyre	–	10 ml	27,20*	–	0	0 %	1965

STILLARGOL ★

- **Composition :** Protéinate d'argent.
- **Domaine :** ORL. Ophtalmologie.
- **Activité :** Antiseptique local.
- **Classe :** Sel d'argent.

Indications : Traitement local d'appoint des infections de la muqueuse rhino-pharyngée. Traitement d'appoint des infections conjonctivales du nourrisson (1 %) et de l'adulte (5 %).

Contre-indications : Sensibilisation aux sels d'argent.

Effets indésirables : Un usage prolongé peut entraîner une coloration bleuâtre de la peau et des muqueuses.

Précautions d'emploi : Traitement de courte durée.

☞ *Vendu sans ordonnance.*

- MAYOLY SLINDER

Forme	Dosage	N. d'unités	Prix	Prix/ jour	Liste	Remb. S.S.	Comm.
Sol. nasale et opht.	1 %	25 ml	14,60	–	0	35 %	1963
Sol. nasale et opht.	2 %	25 ml	16,30	–	0	35 %	1928
Sol. nasale et opht.	5 %	25 ml	19,90	–	0	35 %	1928

STILNOX ★★★

- **Composition :** Zolpidem.
- **Domaine :** Neuropsychiatrie.
- **Activité :** Hypnotique.
- **Classe :** Imidazopyridine.

Indications : Insomnie occasionnelle ou transitoire. Insomnie chronique.

Contre-indications : Enfant de moins de 15 ans.

Effets indésirables : Troubles de la mémoire, confusion, vertiges. Plus rarement troubles digestifs, malaises, éruptions cutanées. Très exceptionnellement, une tendance à la dépendance peut justifier un arrêt progressif pour éviter un syndrome de sevrage.

Précautions d'emploi : La durée du traitement doit être la plus courte possible : au maximum quelques semaines. La prise d'alcool est déconseillée durant le traitement. Prudence chez le sujet âgé, insuffisant respiratoire ou hépatique. On évitera une administration chez la femme enceinte ou allaitant.

Interactions : L'activité est augmentée par tous les dépresseurs du système nerveux : antidépresseurs, anxiolytiques, neuroleptiques, sédatifs, analgésiques, antihy-

ertenseurs. La prise d'alcool est contre-indiquée pendant le traitement.
Surdosage : Entraîne un sommeil puis un coma imposant l'hospitalisation.

☞ *Sur prescription médicale.*

• SYNTHÉLABO FRANCE

Forme	Dosage	N. d'unités	Prix	Prix/jour	Liste	Remb. S.S.	Comm.
Comprimé	10 mg	20	27,90	1,4 à 3	1	65 %	1988

STIMOL ★★

Composition : Malate de citrulline.
Domaine : Nutrition et métabolisme.
Activité : Antiasthénique.
Classe : Acide aminé.
Indications : Proposé dans le traitement de l'asthénie fonctionnelle.

Effets indésirables : Gastralgies.
Précautions d'emploi : Traitement toujours de courte durée.

☞ *Vendu sans ordonnance.*

• BIOCODEX

Forme	Dosage	N. d'unités	Prix	Prix/jour	Liste	Remb. S.S.	Comm.
Amp. buv.	2 g	18	39,00*	–	0	0 %	1978
Sachet	2 g	36	80,00*	–	0	0 %	1992

STIMU-LH 50 ★★★

Composition : Gonadoréline.
Domaine : Endocrinologie. Gynécologie.
Activité : Stimulant des gonadostimulines. Induction de l'ovulation.
Classe : Gonadoréline (LH-RH) et analogues.

Indications : Exploration de la fonction gonadotrope.
Précautions d'emploi : Donne une réaction positive au contrôle antidopage.

☞ *Sur prescription médicale. Usage hospitalier.*

• ROUSSEL

Forme	Dosage	N. d'unités	Prix	Prix/jour	Liste	Remb. S.S.	Comm.
Amp. inj.	50 µg	2	Hôp.	–	1	Hôp.	1974

STIMU-TSH ★★★

Composition : Protiréline.
Domaine : Endocrinologie.
Activité : Stimulant de la thyréostimuline.
Classe : Hormone peptidique.
Indications : Exploration de l'axe hypophyso-thyroïdien au cours des maladies de la thyroïde. Exploration de la sécrétion de prolactine.

Contre-indications : Grossesse.
Effets indésirables : Peut entraîner des maux de tête, des vertiges, des nausées, des envies impérieuses d'uriner.
Précautions d'emploi : L'injection sera effectuée sur le patient à jeun.

☞ *Sur prescription médicale. Usage hospitalier.*

• ROUSSEL

Forme	Dosage	N. d'unités	Prix	Prix/jour	Liste	Remb. S.S.	Comm.
Amp. inj.	0,25 mg	2	Hôp.	–	1	Hôp.	1976

STIMYCINE ★★★

Composition : Érythromycine.
Domaine : Dermatologie.
Activité : Antibiotique local. Antiacnéique local.
Classe : Macrolide.

Indications : Traitement de l'acné.
Contre-indications : Allergie aux macrolides.
Effets indésirables : Réactions cutanées et allergiques.

Précautions d'emploi : Éviter le contact avec les muqueuses et les zones de peau sensibles.

☞ *Sur prescription médicale.*

• STIEFEL

Forme	Dosage	N. d'unités	Prix	Prix/jour	Liste	Remb. S.S.	Comm.
Sol. locale	2 %	100 ml	31,30	–	1	65 %	1992

STIVANE ★★★

• **Composition :** Pirisudanol.
• **Domaine :** Neuropsychiatrie.
• **Activité :** Psychostimulant.
• **Classe :** Non classé.

Indications : Asthénies physique et psychique. Troubles de la vigilance et de la concentration.

Interactions : Pourrait diminuer l'actio des médicaments antiparkinsoniens à bas de lévodopa.

☞ *Vendu sans ordonnance.*

• BEAUFOUR

Forme	Dosage	N. d'unités	Prix	Prix/jour	Liste	Remb. S.S.	Comm.
Gélule	300 mg	24	42,60*	–	0	0 %	1972

STODAL ❍

• **Composition :** *Granules* : Pulsatilla 3CH, Rumex crispus 6CH, Bryonia dioica 3CH, Ipeca 3CH, Spongia tosta 3CH, Sticta pulmonaria 3CH, Antimonium tartaricum 6CH, Myocarde 6CH, Coccus cacti 3CH. *Sirop* : mêmes composants, plus Drosera TM, sirop de tolu, sirop de polygala.

• **Domaine :** Pneumologie.

• **Activité :** Divers.

Indications : Toux d'origines diverses laryngites, trachéites, bronchites.

☞ *Vendu sans ordonnance.*

• BOIRON

Forme	Dosage	N. d'unités	Prix	Prix/jour	Liste	Remb. S.S.	Comm.
Granule	–	2 tubes	34,00*	4	0	0 %	–
Sirop	–	200 ml	36,00*	6	0	0 %	–

STOM-ANTIBA ★

• **Composition :** Thymol, hydrate de chloral, procaïne, acide salicylique, alun de potasse, laurier-cerise, chloroforme, arnica, menthe.

• **Domaine :** Stomatologie.

• **Activité :** Anesthésique local. Antiseptique local. Anti-inflammatoire local.

Indications : Traitement local d'appoint des infections douloureuses de la cavité buccale et de l'oropharynx : stomatites, gingivites, pharyngites, aphtes, lésions bucca les superficielles.

Contre-indications : Enfant de moins d 6 ans. Hypersensibilité aux constituants, e particulier aux anesthésiques locaux.

Effets indésirables : Réactions allergi ques locales et générales.

Précautions d'emploi : Traitement d courte durée. Peut donner une réaction posi tive au contrôle antidopage.

☞ *Vendu sans ordonnance.*

• PHARMASTRA

Forme	Dosage	N. d'unités	Prix	Prix/jour	Liste	Remb. S.S.	Comm.
Bain de bouche	–	150 ml	14,70	–	0	35 %	–
Bain de bouche	–	200 ml	18,00*	–	0	0 %	–

STOPASTHME ★★

Composition : Éphédrine.
Domaine : Pneumologie.
Activité : Bronchodilatateur.
Classe : Stimulant alpha et bêta-adrénergique.
Indications : Proposé dans l'asthme à dyspnée paroxystique ou continue.
Contre-indications : Enfant de moins de 5 ans. Troubles du rythme ventriculaire. Insuffisance coronarienne évolutive. Hyperthyroïdie. Hypertension artérielle. Insuffisance respiratoire.
Effets indésirables : Tremblements. Maux de tête, nausées, palpitations, tachycardie, troubles du rythme cardiaque. Douleurs précordiales. Rétention urinaire. Agitation, insomnie. Réactions cutanées allergiques. Troubles digestifs : nausées, vomissements, excitation.
Précautions d'emploi : Prudence chez le sujet âgé ou cardiaque. Donne une réaction positive au contrôle antidopage.
Interactions : Ne pas associer aux antidépresseurs de type IMAO, aux anesthésiques volatils.
Surdosage : Entraîne excitation, hypertension, troubles du rythme ventriculaire.
☞ *Vendu sans ordonnance.*
• GRANIONS

Forme	Dosage	N. d'unités	Prix	Prix/jour	Liste	Remb. S.S.	Comm.
Gélule	10 mg	50	22,50*	1,4 à 2,7	0	0 %	1949

STOP HÉMO ★★★

Composition : Alginate de calcium.
Domaine : Hémostase.
Activité : Hémostatique local.
Indications : Hémorragies de surface.
Contre-indications : Ne pas appliquer sur les plaies infectées.
☞ *Vendu sans ordonnance.*
• BROTHIER

Forme	Dosage	N. d'unités	Prix	Prix/jour	Liste	Remb. S.S.	Comm.
Pansement	–	12	29,50*	–	0	0 %	1977
Compresse	–	3	24,00*	–	0	0 %	1980
Poudre	4 g	1	21,00*	–	0	0 %	1981

STOPHÉNYL ★

Composition : Amyléine, hydrate de chloral, géranium, borate de sodium, phénosalyl, chloroforme.
Domaine : Stomatologie.
Activité : Anesthésique local. Antiseptique local. Anti-inflammatoire local.
Indications : Traitement local d'appoint des infections douloureuses de la cavité buccale et de l'oropharynx : stomatites, gingivites, pharyngites, aphtes, lésions buccales superficielles.
Contre-indications : Enfant de moins de 6 ans. Hypersensibilité aux constituants, en particulier aux anesthésiques locaux.
Effets indésirables : Réactions allergiques locales et générales.
Précautions d'emploi : Traitement de courte durée.
☞ *Vendu sans ordonnance.*
• AMIDO

Forme	Dosage	N. d'unités	Prix	Prix/jour	Liste	Remb. S.S.	Comm.
Bain de bouche	–	150 ml	35,00*	–	0	0 %	–

STRATÈNE ★★

Composition : Cétiédil.
Domaine : Cardio-vasculaire.
Activité : Vasodilatateur.
Indications : Artérite des membres inférieurs.
Contre-indications : Adénome prostatique. Glaucome.
Effets indésirables : Sécheresse de la bouche. Troubles digestifs : nausées, douleurs gastriques.

Interactions : Potentialise les effets secondaires des antidépresseurs imipraminiques, des antihistaminiques, des neuroleptiques, des antiparkinsoniens.

Surdosage : Pourrait entraîner un syndrome atropinique avec état d'excitatic puis coma.

☞ *Sur prescription médicale.*

• GERDA

Forme	Dosage	N. d'unités	Prix	Prix/jour	Liste	Remb. S.S.	Comm
Gélule	100 mg	24	26,10	4 à 6	1	65 %	1973

STREPSILS

- **Composition :** Amylmétacrésol, alcool dichlorobenzylique, menthol.
- **Domaine :** ORL. Stomatologie.
- **Activité :** Antiseptique local. Antalgique.

Indications : Traitement local d'appoint antibactérien des affections de la muqueuse buccale et de l'oropharynx.

Contre-indications : Enfant de moins c 6 ans. Sensibilisation au produit.

Effets indésirables : Réactions alle giques.

Précautions d'emploi : Traitement c courte durée.

☞ *Vendu sans ordonnance.*

• BOOTS

Forme	Dosage	N. d'unités	Prix	Prix/jour	Liste	Remb. S.S.	Comm.
Pastille	–	24	33,40*	–	0	0 %	1979

STREPSILS MENTHOL-EUCALYPTUS

- **Composition :** Amylmétacrésol, alcool dichlorobenzylique, menthol, eucalyptus.
- **Domaine :** ORL. Stomatologie.
- **Activité :** Antiseptique local.

Indications : Traitement local d'appoint antibactérien des affections de la muqueuse buccale et de l'oropharynx.

Contre-indications : Enfant de moins c 6 ans. Sensibilisation au produit.

Effets indésirables : Réactions alle giques.

Précautions d'emploi : Traitement d courte durée.

☞ *Vendu sans ordonnance.*

• BOOTS

Forme	Dosage	N. d'unités	Prix	Prix/jour	Liste	Remb. S.S.	Comm.
Pastille	–	24	33,40*	–	0	0 %	1992

STREPSILS MIEL-CITRON

- **Composition :** Amylmétacrésol, alcool dichlorobenzylique, miel, citron.
- **Domaine :** ORL. Stomatologie.
- **Activité :** Antiseptique local.

Indications : Traitement local d'appoint antibactérien des affections de la muqueuse buccale et de l'oropharynx.

Contre-indications : Enfant de moins d 6 ans. Sensibilisation au produit.

Effets indésirables : Réactions aller giques.

Précautions d'emploi : Traitement d courte durée.

☞ *Vendu sans ordonnance.*

• BOOTS

Forme	Dosage	N. d'unités	Prix	Prix/jour	Liste	Remb. S.S.	Comm.
Pastille	–	24	32,90*	–	0	0 %	1990

STREPSILS VITAMINE C

- **Composition :** Amylmétacrésol, alcool dichlorobenzylique, acide ascorbique.
- **Domaine :** ORL. Stomatologie.
- **Activité :** Antiseptique local.

Indications : Traitement local d'appoir antibactérien des affections de la muqueus buccale et de l'oropharynx.

Contre-indications : Enfant de moins de ans. Sensibilisation au produit.

Effets indésirables : Réactions allergiques.

Précautions d'emploi : Traitement de courte durée.

☞ *Vendu sans ordonnance.*

• BOOTS

Forme	Dosage	N. d'unités	Prix	Prix/jour	Liste	Remb. S.S.	Comm.
Pastille	–	24	32,90*	–	0	0 %	1990

STREPTASE ★★★

• **Composition :** Streptokinase.
• **Domaine :** Hémostase.
• **Activité :** Thrombolytique.
• **Classe :** Activateur du plasminogène.

Indications : Infarctus du myocarde à la phase aiguë. Thrombose veineuse. Embolie pulmonaire.

Contre-indications : Patient âgé ou présentant des troubles de la coagulation. Hémorragie ou accident vasculaire cérébral récent. Intervention chirurgicale récente. Hypertension artérielle sévère.

Effets indésirables : Réaction allergique. Poussée fébrile. Hémorragie aux points d'injection. Hémoptysie, hématurie, hématémèse.

Précautions d'emploi : Le traitement sera toujours suivi en centre spécialisé. Déconseillé en début de grossesse.

Interactions : L'association aux anticoagulants nécessite une surveillance étroite de la coagulation.

Surdosage : Le surdosage sera contrôlé en centre spécialisé.

☞ *Sur prescription médicale et utilisation hospitalière.*

• HOECHST

Forme	Dosage	N. d'unités	Prix	Prix/jour	Liste	Remb. S.S.	Comm.
Flacon inj.	250 000 U	1	Hôp.	–	1	Hôp.	1970
Flacon inj.	750 000 U	1	Hôp.	–	1	Hôp.	1972
Flacon inj.	1 500 000 U	1	Hôp.	–	1	Hôp.	1989

STREPTOMYCINE DIAMANT ★★★

• **Composition :** Streptomycine.
• **Domaine :** Infectiologie.
• **Activité :** Antibiotique.
• **Classe :** Aminoside.

Indications : Infections aux germes suivants : colibacilles, Klebsiella, Pasteurella, Haemophilus, mycobactéries. Infections à manifestations rénales, uro-génitales, cutanées, méningées, pulmonaires, articulaires, respiratoires ou septicémiques. Tuberculose.

Contre-indications : Hypersensibilité aux aminosides. Myasthénie.

Effets indésirables : Réactions allergiques mineures. Insuffisance rénale (en cas de surdosage), atteintes de l'oreille (vertiges, surdité).

Précautions d'emploi : A utiliser avec prudence chez le patient présentant une insuffisance rénale. Prudence chez le sujet âgé. Déconseillé chez la femme enceinte ou allaitant.

Interactions : Ne pas associer à la céphaloridine, aux polymyxines, à la toxine botulinique ou à un autre aminoside. Grande prudence en cas d'association avec la céfalotine, les diurétiques, la cyclosporine, le cisplatine.

Surdosage : Peut entraîner une insuffisance rénale et justifie une hospitalisation en milieu spécialisé.

☞ *Sur prescription médicale.*

• DIAMANT

Forme	Dosage	N. d'unités	Prix	Prix/jour	Liste	Remb. S.S.	Comm.
Flacon inj.	1 g	1	11,80	12 à 24	1	65 %	1949

STRESAM ★★

• **Composition :** Étifoxine.
• **Domaine :** Neuropsychiatrie.
• **Activité :** Anxiolytique.
• **Classe :** Non benzodiazépinique.

Indications : Manifestations psychosomatiques de l'anxiété.

Contre-indications : Insuffisance cardiaque, hépatique, rénale sévère. Insuffisance respiratoire sévère. Chez les conducteurs de véhicules, il existe un risque de somnolence.

Effets indésirables : Somnolence en début de traitement.

Précautions d'emploi : La prise d'alcool est déconseillée.

Interactions : Le produit potentialise les autres dépresseurs du système nerveux central.

Surdosage : L'hospitalisation s'impose.

☞ *Sur prescription médicale.*

• BIOCODEX

Forme	Dosage	N. d'unités	Prix	Prix/jour	Liste	Remb. S.S.	Comm.
Gélule	50 mg	60	42,90	0,7 à 3	1	65 %	1981

STRIADYNE ★★★

- **Composition :** Triphosadénine.
- **Domaine :** Cardio-vasculaire.
- **Activité :** Antiarythmique.
- **Classe :** Non classé.

Indications : Traitement d'urgence des tachycardies paroxystiques.

Contre-indications : Antécédents de tachyarythmie ventriculaire. Insuffisance coronarienne.

Effets indésirables : Pause cardiaque d'environ 10 secondes. Ralentissement cardiaque. Parfois troubles digestifs et maux de tête.

Précautions d'emploi : Prudence en cas de traitement par bêtabloquants ou antiarythmisants.

☞ *Vendu sans ordonnance.*

• WYETH FRANCE

Forme	Dosage	N. d'unités	Prix	Prix/jour	Liste	Remb. S.S.	Comm.
Amp. inj.	20 mg	10	20,30	1 à 2	0	65 %	1950

STRIADYNE FORTE ★

- **Composition :** Triphosadénine.
- **Domaine :** Nutrition et métabolisme.
- **Activité :** Antiasthénique.

Indications : Utilisé dans le traitement de l'asthénie fonctionnelle, en l'absence d'activité spécifique démontrée.

Effets indésirables : Vasodilatation, maux de tête, bouffées de chaleur.

Précautions d'emploi : Traitement toujours de courte durée.

☞ *Vendu sans ordonnance.*

• WYETH FRANCE

Forme	Dosage	N. d'unités	Prix	Prix/jour	Liste	Remb. S.S.	Comm.
Comprimé	15 mg	30	29,00*	–	0	0 %	1960

STRUCTUM ★

- **Composition :** Sulfate de chondroïtine sodique.
- **Domaine :** Rhumatologie.
- **Activité :** Antiarthrosique.

Indications : Utilisé dans le traitement de l'arthrose en l'absence d'activité spécifique démontrée.

☞ *Vendu sans ordonnance.*

• ROBAPHARM

Forme	Dosage	N. d'unités	Prix	Prix/jour	Liste	Remb. S.S.	Comm.
Gélule	250 mg	60	44,30	3 à 4,5	0	35 %	1973

SUCCINIMIDE SAUBA ★★

- **Composition :** Succinimide.
- **Domaine :** Uro-néphrologie.
- **Activité :** Antioxalurique.

Indications : Proposé dans les lithiases rénales oxaliques récidivantes.

Contre-indications : Enfant. Femme enceinte.

Effets indésirables : Intolérance gastri-
ue. Éruptions cutanées.
Précautions d'emploi : Non conseillé
hez la femme enceinte.

☞ *Sur prescription médicale.*

• STERLING MIDY

Forme	Dosage	N. d'unités	Prix	Prix/jour	Liste	Remb. S.S.	Comm.
ˀoudre sachet	3 g	30	35,40	3,5 à 5	2	65 %	1973

SUDAFED ★★

Composition : Pseudœphédrine.
Domaine : ORL.
Activité : Décongestionnant. Vasoconstricteur rhino-pharyngé.
Classe : Stimulant alpha-adrénergique.
Indications : Traitement symptomatique
e l'obstruction aiguë nasale au cours du
oryza. Un traitement anti-infectieux asso-
ié peut être nécessaire.
Contre-indications : Hypersensibilité au
roduit. Enfant de moins de 12 ans. Traite-
nent par les antidépresseurs de type IMAO.
Effets indésirables : Nervosité, insom-
ie, sécheresse de la bouche.
Précautions d'emploi : Prudence chez le sujet âgé et chez les patients présentant une hypertension, des troubles du rythme cardiaque, des antécédents d'infarctus du myocarde, de troubles vésico-prostatiques. Donne une réaction positive au contrôle antidopage.
Interactions : Ne pas associer aux antidépresseurs de type IMAO ni à certains antihypertenseurs.
Surdosage : Entraîne une stimulation du système nerveux : hallucinations, convulsions imposant une surveillance hospitalière.

☞ *Vendu sans ordonnance.*

• WELLCOME

Forme	Dosage	N. d'unités	Prix	Prix/jour	Liste	Remb. S.S.	Comm.
Comprimé	60 mg	15	10,40	2 à 3,5	0	35 %	1991
Sirop	6 mg/ml	100 ml	11,90	1 à 5	0	35 %	1991

SUFENTA ★★★

Composition : Sufentanil.
Domaine : Anesthésie. Réanimation.
Activité : Analgésique central.
Classe : Morphine et dérivés.
Indications : Analgésique réservé à
'anesthésie. Analgésique d'appoint au
:ours des anesthésies générales en associa-
ion avec un hypnotique ou un anesthésique
/olatil. Anesthésie analgésique. Anesthésie
›éridurale.
Contre-indications : Dépression respira-
:oire non assistée. Intolérance aux morphi-
ıiques. Association aux IMAO.
Effets indésirables : Dépression respiratoire, nausées, vomissements. Bradycardie, hypotension. Rigidité musculaire.
Précautions d'emploi : Déconseillé chez la femme enceinte ou allaitant. Ne doit être administré que par un anesthésiste qualifié utilisant un matériel adéquat de réanimation.
Interactions : Ne pas prendre d'alcool avant l'administration. Ne pas associer aux autres dépresseurs du système nerveux central : antidépresseurs, antihistaminiques H1, neuroleptiques, analgésiques centraux, etc.
Surdosage : Peut entraîner un coma.

☞ *Usage hospitalier.*

• JANSSEN CILAG

Forme	Dosage	N. d'unités	Prix	Prix/jour	Liste	Remb. S.S.	Comm.
Amp. inj. 1 ml	50 µg	5	Hôp.	–	Stup.	Hôp.	1992
Amp. inj. 5 ml	250 µg	10	Hôp.	–	Stup.	Hôp.	1992

SULFA-BLEU

- **Composition :** Sulfacétamide, méthylthimonium.
- **Domaine :** Ophtalmologie.
- **Activité :** Antibactérien local. Antiseptique local.
- **Classe :** Sulfamide.

Indications : Infections superficielles de l'œil et de ses annexes : conjonctivites, kérato-conjonctivites, ulcères de la cornée, ké ratites bactériennes, blépharites, dacryocys tites.

Contre-indications : Hypersensibilité a produit, en particulier aux sulfamides.

Effets indésirables : Colore les lentille en bleu.

☞ *Vendu sans ordonnance.*

• ALCON

Forme	Dosage	N. d'unités	Prix	Prix/jour	Liste	Remb. S.S.	Comm.
Collyre	–	10 ml	10,80	–	0	65 %	–

SULFAMIDE BAUME DU PÉROU

- **Composition :** Sulfanilamide, baume du Pérou, vitamine A.
- **Domaine :** Dermatologie.
- **Activité :** Antibiotique local.
- **Classe :** Sulfamide.

Indications : Traitement d'appoint des affections cutanées ou muqueuses infectées.

Contre-indications : Dermatoses allergiques. Allergie aux sulfamides. Nouveau-né.

Effets indésirables : Eczématisation d contact. Photosensibilisation.

Précautions d'emploi : Éviter l'applica tion sur les plaies ouvertes, de façon à n pas provoquer un passage dans la circula tion générale. Déconseillé chez la femm enceinte.

☞ *Vendu sans ordonnance. Risques aller giques importants.*

• MONOT

Forme	Dosage	N. d'unités	Prix	Prix/jour	Liste	Remb. S.S.	Comm.
Pommade	10 %	15 g	32,85*	–	0	0 %	–

SULFARLEM ★★★

- **Composition :** Anétholtrithione.
- **Domaine :** Hépatologie. Stomatologie.
- **Activité :** Cholérétique. Stimulant de la sécrétion salivaire.

Indications : Traitement symptomatique des troubles dyspeptiques. Perturbations de la salivation entraînées par les traitements neuroleptiques, antidépresseurs ou antiparkinsoniens.

Contre-indications : Obstructions de voies biliaires. Insuffisance hépatique grave

Effets indésirables : Tendance diarrhéi que. La coloration plus foncée des urines n doit pas inquiéter.

☞ *Vendu sans ordonnance.*

• LATÉMA

Forme	Dosage	N. d'unités	Prix	Prix/jour	Liste	Remb. S.S.	Comm.
Comprimé	12,5 mg	60	11,60	0,2 à 1,2	0	35 %	1947
Comprimé	25 mg	60	17,40	1	0	35 %	1971

SULFORGAN ★

- **Composition :** Huile thiophénique.
- **Domaine :** Rhumatologie.
- **Activité :** Antiarthrosique.

Indications : Utilisé dans le traitement de l'arthrose en l'absence d'activité spécifique démontrée. Utilisé dans les états inflammatoires respiratoires ou ORL.

Contre-indications : Intolérance au soufre.

Effets indésirables : Troubles digestifs.

☞ *Vendu sans ordonnance.*

• JOLLY

Forme	Dosage	N. d'unités	Prix	Prix/jour	Liste	Remb. S.S.	Comm.
Capsule	40 mg	100	20,30	0,4 à 1,2	0	35 %	1962

SULFO-THIORINE PANTOTHÉNIQUE

- **Composition :** Soufre, thiosulfate de sodium, pantothénate de calcium. Inhalation : thiosulfate de sodium, pantothénate de calcium.
- **Domaine :** ORL. Pneumologie.
- **Activité :** Antiseptique local. Trophique.
- **Classe :** Soufre.

Indications : Utilisé comme traitement d'appoint dans les états infectieux subaigus ou chroniques des voies aériennes supérieures et des bronches.

Contre-indications : Intolérance au soufre.

Effets indésirables : Troubles digestifs.

Précautions d'emploi : Non conseillé chez la femme enceinte ou allaitant.

☞ *Vendu sans ordonnance.*

• PLANTIER

Forme	Dosage	N. d'unités	Prix	Prix/ jour	Liste	Remb. S.S.	Comm.
Granulé	–	100 g	9,80	–	0	35 %	1956
Comprimé	–	48	10,40	–	0	35 %	1956
Sol. aérosol amp.	–	6	10,90	–	0	35 %	1957

SULFURYL ★

- **Composition :** Silicoaluminate sodique sulfuré.
- **Domaine :** Pneumologie. ORL.
- **Activité :** Antiseptique local. Décongestionnant.

Indications : Traitement adjuvant dans les états congestifs des voies aériennes supérieures, en l'absence d'activité spécifique démontrée.

Effets indésirables : Réactions allergiques.

☞ *Vendu sans ordonnance.*

• AÉROCID

Forme	Dosage	N. d'unités	Prix	Prix/ jour	Liste	Remb. S.S.	Comm.
Compr. eff. (inhal.)	100 mg	80	10,90	–	0	0 %	1928
Compr. à croquer	200 mg	30	19,00*	–	0	0 %	1895

SUPADOL ★★★

- **Composition :** Paracétamol, codéine, homatropine, papavérine.
- **Domaine :** Algologie.
- **Activité :** Antalgique périphérique. Antalgique central.
- **Classe :** Paracétamol et dérivés, associés.

Indications : Traitement symptomatique des affections douloureuses, spasmodiques ou fébriles de l'adulte ne répondant pas aux antalgiques banals.

Contre-indications : Hypersensibilité au paracétamol. Insuffisance hépatique sévère. Insuffisance respiratoire. Adénome de la prostate, glaucome.

Effets indésirables : Éruptions cutanées : urticaire, érythèmes. Exceptionnellement diminution des plaquettes du sang. Constipation, somnolence, dépression respiratoire.

Précautions d'emploi : Déconseillé chez la femme enceinte ou allaitant. Prudence chez le patient ayant des antécédents d'ulcère gastro-duodénal, d'asthme, de troubles urinaires. Éviter la prise d'alcool. Donne une réaction positive au contrôle antidopage.

Interactions : Peut fausser les dosages du glucose et de l'acide urique dans le sang. Potentialise tous les dépresseurs du système nerveux central : sédatifs, antidépresseurs, antiparkinsoniens.

Surdosage : Le paracétamol peut entraîner une nécrose du foie, la codéine une dépression aiguë des centres respiratoires. L'hospitalisation s'impose d'urgence.

☞ *Vendu sans ordonnance.*

• LEDERLE

Forme	Dosage	N. d'unités	Prix	Prix/jour	Liste	Remb. S.S.	Comm.
Comprimé	P 500 mg C 20 mg	12	31,30*	–	0	0 %	1990
Comprimé	P 500 mg C 20 mg	16	12,20	1,5 à 4,5	0	65 %	1983
Suppositoire	P 800 mg C 30 mg	10	18,40	4 à 6	1	65 %	1983

SUPPOMALINE ★★

• **Composition :** Paracétamol, codéine, belladone, caféine.
• **Domaine :** Algologie.
• **Activité :** Antalgique périphérique. Antalgique central. Antispasmodique.
• **Classe :** Paracétamol et dérivés, associés.

Indications : Traitement symptomatique des affections douloureuses ou fébriles.

Contre-indications : Hypersensibilité au paracétamol. Insuffisance hépatique sévère. Hypersensibilité à la codéine, insuffisance respiratoire.

Effets indésirables : Éruptions cutanées : urticaire, érythèmes. Exceptionnellement diminution des plaquettes du sang. Du fait de la codéine, somnolence, constipation spasme bronchique, dépression respiratoire

Précautions d'emploi : Déconseillé chez la femme enceinte ou allaitant. L'absorption d'alcool est déconseillée. Risque de somnolence. Donne une réaction positive au contrôle antidopage.

Interactions : Peut fausser les dosages du glucose et de l'acide urique dans le sang

Surdosage : Le paracétamol peut entraîner une nécrose du foie, la codéine une dépression aiguë des centres respiratoires. L'hospitalisation s'impose d'urgence.

☞ *Vendu sans ordonnance.*

• LTM SARBACH

Forme	Dosage	N. d'unités	Prix	Prix/jour	Liste	Remb. S.S.	Comm.
Suppositoire	P 400 mg C 12,8 mg	12	35,40*	–	0	0 %	1981

SUPPOPTANOX ★★★

• **Composition :** Vinylbital.
• **Domaine :** Neuropsychiatrie.
• **Activité :** Hypnotique
• **Classe :** Barbiturique.

Indications : Insomnie occasionnelle ou transitoire.

Contre-indications : Enfant. Insuffisance respiratoire chronique décompensée.

Effets indésirables : Somnolence diurne avec réveils difficiles. Modification de l'humeur. Troubles de l'équilibre, vertiges. Réactions allergiques cutanées, douleurs articulaires. Risque de dépendance chez certains patients.

Précautions d'emploi : La durée du traitement sera la plus courte possible. La prise d'alcool est formellement déconseillée durant le traitement. Déconseillé chez la femme enceinte ou allaitant.

Interactions : Sont nombreuses. On déconseillera la prise d'œstroprogestatifs en vue d'une contraception. On surveillera de très près les patients traités par les anti-inflammatoires corticoïdes, les anticoagulants oraux, certains antiarythmisants cardiaques, la digitaline, les antidépresseurs imipraminiques et tous les dépresseurs du système nerveux.

Surdosage : Entraîne un coma nécessitant l'hospitalisation.

☞ *Sur prescription médicale.*

• BYK FRANCE

Forme	Dosage	N. d'unités	Prix	Prix/jour	Liste	Remb. S.S.	Comm.
Suppositoire	200 mg	6	10,10	1,5	1	62 %	1965

SUPPOSITOIRES À LA GLYCÉRINE DEMEL ★★

Composition : Bile de bœuf, glycérol.

Domaine : Gastro-entérologie.

Activité : Laxatif rectal.

Indications : Traitement symptomatique e la constipation associé aux mesures hyiéno-diététiques. Fécalome rectal. Préparaon aux examens radiologiques ou endosopiques du côlon.

Contre-indications : Constipation récente inexpliquée, persistante, n'ayant pas fait l'objet d'examens médicaux. Hémorroïdes.

Effets indésirables : Brûlures anales. Inflammation du rectum.

Précautions d'emploi : Pas d'utilisation prolongée.

☞ *Vendu sans ordonnance.*

• C. P. F.

Forme	Dosage	N. d'unités	Prix	Prix/jour	Liste	Remb. S.S.	Comm.
Suppositoire	–	10	9,70	1 à 2	0	35 %	1961

SUPPOSITOIRES À LA GLYCÉRINE SAUBA ★★

Composition : Glycérol, gélatine.

Domaine : Gastro-entérologie.

Activité : Laxatif rectal.

Indications : Traitement symptomatique e la constipation associé aux mesures hyiéno-diététiques. Fécalome rectal. Préparaion aux examens radiologiques ou endosopiques du côlon.

Contre-indications : Constipation récente inexpliquée, persistante, n'ayant pas fait l'objet d'examens médicaux. Hémorroïdes.

Effets indésirables : Brûlures anales. Inflammation du rectum.

Précautions d'emploi : Pas d'utilisation prolongée.

☞ *Vendu sans ordonnance.*

• STERLING MIDY

Forme	Dosage	N. d'unités	Prix	Prix/ jour	Liste	Remb. S.S.	Comm.
Supp. adulte	1,98	10	13,20*	–	0	0 %	1955
Supp. adulte	1,98	25	16,20*	–	0	0 %	1955
Supp. adulte	1,98	50	26,00*	–	0	0 %	1955
Supp. adulte	1,98	100 (sac)	44,10*	–	0	0 %	1955
Supp. adulte	1,98	100 (film)	Libre	–	0	0 %	1955
Supp. enf.	1,25	10	11,65*	–	0	0 %	1955
Supp. enf.	1,25	25	12,90*	–	0	0 %	1955
Supp. nourr.	0,65	10	10,55*	–	0	0 %	1955
Supp. nourr.	0,65	25	11,10*	–	0	0 %	1955

SUPPOSITOIRES MIDY ★

Composition : Chlorhydrate d'amyléine, benzocaïne, hamamélis, marron d'Inde.

Domaine : Gastro-entérologie.

Activité : Antihémorroïdaire local.

Indications : Traitement symptomatique les manifestations douloureuses et prurigineuses anales, en particulier dans la crise hémorroïdaire.

Contre-indications : Hypersensibilité aux constituants, en particulier à la benzocaïne.

Effets indésirables : Réactions allergiques cutanées.

Précautions d'emploi : Le traitement doit être de courte durée. Si les signes ne cèdent pas rapidement, le traitement doit être interrompu et une consultation spécialisée s'impose. Donne une réaction positive au contrôle antidopage.

☞ *Vendu sans ordonnance.*

• CLIN MIDY

Forme	Dosage	N. d'unités	Prix	Prix/jour	Liste	Remb. S.S.	Comm.
Suppositoire	–	10	14,70	1,5 à 3	0	35 %	1938

SUPRADYNE ★★

- **Composition :** Vitamines A, B1, B2, B6, B12, C, D2, E, PP, acide pantothénique, biotine, calcium, magnésium, fer, manganèse, cuivre, molybdène, cobalt, bore.
- **Domaine :** Nutrition et métabolisme.
- **Activité :** Vitamines liposolubles. Vitamines hydrosolubles. Éléments minéraux. Antiasthénique.
- **Classe :** Polyvitamines. Oligoéléments.

Indications : Prévention et traitement de certaines carences liées à une alimentation déséquilibrée.

Effets indésirables : Possibilité d'intolérance digestive.

Précautions d'emploi : Non conseill chez la femme enceinte. Chez le sujet sui vant un régime sans sel, tenir compte du fa que chaque comprimé contient l'équivaler de 0,7 g de sel.

Interactions : Peut diminuer l'activité d la lévodopa, de la tétracycline, des diphos phonates.

Surdosage : Peut entraîner des trouble graves, en particulier chez l'enfant : pert de l'appétit, nausées, traduisant une hyper calcémie ou une hypertension intracrâ nienne.

☞ *Vendu sans ordonnance.*

• ROCHE NICHOLAS

Forme	Dosage	N. d'unités	Prix	Prix/jour	Liste	Remb. S.S.	Comm.
Comprimé eff.	–	10	43,65*	–	0	0 %	1980
Comprimé eff.	–	20	82,65*	–	0	0 %	1980

SUPRALOX ★★★

- **Composition :** Hydroxyde d'aluminium et de magnésium.
- **Domaine :** Gastro-entérologie.
- **Activité :** Antiacide œso-gastrique.
- **Classe :** Sel de magnésium. Sel d'aluminium.

Indications : Ulcères duodénaux.

Contre-indications : Insuffisance rénale chronique.

Effets indésirables : Troubles du transit diarrhée, constipation.

Précautions d'emploi : Prudence en ca d'insuffisance rénale.

Interactions : Entraîne une diminutio de l'absorption d'un grand nombre de médi caments. Il convient donc de respecter u délai de 2 heures entre la prise du produi et d'autres traitements.

☞ *Vendu sans ordonnance.*

• THÉRAPLIX

Forme	Dosage	N. d'unités	Prix	Prix/jour	Liste	Remb. S.S.	Comm.
Susp. buv.	–	250 ml	33,50	5,4	0	65 %	1989

SUPREFACT ★★★

- **Composition :** Buséréline.
- **Domaine :** Endocrinologie. Gynécologie. Andrologie. Cancérologie.
- **Activité :** Stimulant des gonadostimulines. Induction de l'ovulation. Anticancéreux.
- **Classe :** Gonadoréline (LH-RH) et analogues.

Indications : Induction de l'ovulation dans le traitement des stérilités par aménorrhée hypothalamique (solution injectable). Traitement du cancer de la prostate (solu tions injectable et nasale).

Contre-indications : Grossesse.

Effets indésirables : Dans toutes les uti lisations on a signalé : bouffées de chaleur fatigue. Au cours des inductions de l'ovula tion : douleurs abdominales, Au cours d traitement du cancer de la prostate : accen tuation initiale des douleurs osseuses, im puissance, hypertension artérielle, érup tions cutanées.

Précautions d'emploi : L'utilisation doi

être guidée par différents dosages hormonaux. L'efficacité sera vérifiée par des examens complémentaires : échographie, etc.

☞ *Sur prescription médicale.*

• HOEHST

Forme	Dosage	N. d'unités	Prix	Prix/ jour	Liste	Remb. S.S.	Comm.
Flacon inj. 6 ml	1 mg/ml	2	185,50	26	1	100 %	1986
Sol. nasale 10 ml	1 mg/ml	1	227,70	29	1	100 %	1986
Sol. nasale 10 ml	1 mg/ml	4	868,50	29	1	100 %	1986

SUP-RHINITE ★★★

- **Composition :** Chlorphénamine, phényléphrine.
- **Domaine :** ORL.
- **Activité :** Décongestionnant. Antihistaminique H1. Vasoconstricteur rhino-pharyngé.
- **Classe :** Stimulant alpha-adrénergique. Antihistaminique anticholinergique.

Indications : Traitement symptomatique de la congestion nasale avec hypersécrétion, larmoiement au cours des affections rhinopharyngées aiguës.

Contre-indications : Hypersensibilité au produit. Enfant de moins de 15 ans. Traitement par les antidépresseurs de type IMAO. Antécédents de glaucome, de troubles vésico-prostatiques.

Effets indésirables : Nervosité, insomnie. Sécheresse de la bouche, troubles de la vision. Troubles urinaires, palpitations.

Précautions d'emploi : Prudence chez le sujet âgé et chez les patients présentant une hypertension, des troubles du rythme cardiaque, des antécédents d'infarctus du myocarde, de troubles vésico-prostatiques. Donne une réaction positive au contrôle antidopage.

Interactions : Ne pas associer aux antidépresseurs de type IMAO ni à certains antihypertenseurs. Les effets secondaires risquent d'être augmentés en cas d'association avec tout autre dépresseur du système nerveux central : hypnotiques, anxiolytiques, neuroleptiques, etc.

Surdosage : Entraîne une dépression, puis une stimulation du système nerveux : hallucinations, convulsions imposant une surveillance hospitalière.

☞ *Vendu sans ordonnance.*

• STERLING MIDY

Forme	Dosage	N. d'unités	Prix	Prix/jour	Liste	Remb. S.S.	Comm.
Gélule LP	–	10	29,00*	6	0	0 %	1975
Gélule LP	–	20	41,60*	4,2	0	0 %	1975

SUPRISTOL ★★★

- **Composition :** Sulfamoxole, triméthoprime.
- **Domaine :** Infectiologie. Uro-néphrologie.
- **Activité :** Anti-infectieux.
- **Classe :** Sulfamide associé.

Indications : Infections aux germes suivants : colibacille, streptocoques, méningocoques, gonocoques, Klebsiella, Proteus, salmonelles, shigelles, Haemophilus, vibrion, Pneumocystis, etc. Infections à manifestations broncho-pulmonaires, ORL, urogénitales, digestives. Fièvre typhoïde. Infections opportunistes du sida à Pneumocystis carini.

Contre-indications : Hypersensibilité aux sulfamides. Nourrisson.

Effets indésirables : Troubles digestifs : nausées, gastralgie. Réactions allergiques : urticaire, choc, etc.

Précautions d'emploi : Prudence en cas d'insuffisance hépatique ou rénale. Non conseillé chez la femme enceinte ou allaitant.

Interactions : Peut potentialiser les anticoagulants oraux.

☞ *Sur prescription médicale.*

• GALLIER

Forme	Dosage	N. d'unités	Prix	Prix/jour	Liste	Remb. S.S.	Comm.
Comprimé	S 400 mg T 80 mg	11	20,60	3,7	1	65 %	1978

SURBRONC ★★

- **Composition :** Ambroxol.
- **Domaine :** Pneumologie.
- **Activité :** Fluidifiant bronchique. Expectorant.
- **Classe :** Ambroxol.

Indications : Traitement des troubles de la sécrétion bronchique au cours des affections des voies respiratoires : bronchites aiguës ou chroniques, trachéo-bronchites.

Contre-indications : Enfant.

Effets indésirables : Troubles digestifs : gastralgie, nausées, diarrhées. Somnolence, vertiges, agitation.

Précautions d'emploi : Non conseillé chez la femme enceinte ou allaitant.

☞ *Vendu sans ordonnance.*

- BŒHRINGER INGELHEIM

Forme	Dosage	N. d'unités	Prix	Prix/jour	Liste	Remb. S.S.	Comm.
Comprimé	30 mg	30	34,50	2 à 4	2	35 %	1988
Comprimé	30 mg	300	Hôp.	–	2	Hôp.	1988
Sol. buv.	6 mg/ml	150 ml	34,50	2 à 4	2	35 %	1988
Amp. inj.	15 mg	12	37,40	7 à 9	2	35 %	1990
Amp. inj.	30 mg	12	43,70	7 à 9	2	35 %	1990

SURÉLEN ★★

- **Composition :** Extrait cortico-surrénal d'origine porcine, vitamines B6, B12, C, PP, aspartate de potassium, adénosine monophosphate.
- **Domaine :** Nutrition et métabolisme.
- **Activité :** Antiasthénique. Vitamines hydrosolubles.

Indications : Proposé dans le traitement de l'asthénie fonctionnelle.

Contre-indications : Alcoolique en cure de désintoxication.

Précautions d'emploi : Traitement toujours de courte durée.

Interactions : Ne pas associer à la lévodopa qui voit son activité diminuer.

☞ *Vendu sans ordonnance.*

- SYNTEX

Forme	Dosage	N. d'unités	Prix	Prix/ jour	Liste	Remb. S.S.	Comm.
Amp. buv.	–	10	45,95*	–	0	0 %	1969
Amp. buv.	–	20	82,32*	–	0	0 %	1987
Amp. buv. enf.	–	10	34,86	–	0	0 %	1969
Amp. buv. enf.	–	20	62,45	–	0	0 %	1991

SUREPTIL ★★

- **Composition :** Cinnarizine, heptaminol.
- **Domaine :** Cardio-vasculaire.
- **Activité :** Vasodilatateur.
- **Classe :** Spasmolytique.

Indications : Déficit intellectuel pathologique du sujet âgé. Troubles rétiniens d'origine vasculaire. Troubles ORL d'origine vasculaire.

Précautions d'emploi : L'absorption d'alcool est déconseillée. Donne une réaction positive au contrôle antidopage.

☞ *Sur prescription médicale.*

- SYNTHÉLABO

Forme	Dosage	N. d'unités	Prix	Prix/jour	Liste	Remb. S.S.	Comm.
Comprimé	20 mg	50	19,00	1,2	2	35 %	1967
Sol. buv.	10 mg/ml	100 ml	21,00	1,4	2	35 %	1972

SURFEXO NÉONATAL ★★

- **Composition :** Palmitate de colfoscéril.
- **Domaine :** Pneumologie. Anesthésie. Réanimation.
- **Activité :** Surfactant pulmonaire.

Indications : Traitement des nouveau-nés prématurés présentant une détresse respiratoire.

Contre-indications : Troubles de la résorption pulmonaire. Œdème pulmonaire. Hypersécrétion bronchique.

Effets indésirables : Hémorragies intrapulmonaires, pauses respiratoires.

Précautions d'emploi : Emploi réservé aux unités de soins intensifs spécialisées.

☞ *Usage hospitalier.*

• WELLCOME

Forme	Dosage	N. d'unités	Prix	Prix/ jour	Liste	Remb. S.S.	Comm.
Flac. instillation	108 mg	1	Hôp.	–	1	Hôp.	1991

SURFORTAN ★★

- **Composition :** Phosphate de lysine, aspartate de lysine, glutamate de lysine, vitamine B6, phosphate monopotassique.
- **Domaine :** Nutrition et métabolisme.
- **Activité :** Antiasthénique. Vitamines hydrosolubles.
- **Classe :** Acides aminés.

Indications : Utilisé dans le traitement de l'asthénie fonctionnelle, en l'absence d'activité spécifique démontrée.

Contre-indications : Enfant de moins de 1 an.

Effets indésirables : Diarrhée.

Précautions d'emploi : Traitement toujours de courte durée. Prudence en cas d'insuffisance rénale.

Interactions : Ne pas associer à la lévodopa qui voit son activité diminuer.

☞ *Vendu sans ordonnance.*

• LABODYNATHÉRA

Forme	Dosage	N. d'unités	Prix	Prix/jour	Liste	Remb. S.S.	Comm.
Amp. buv.	–	20	48,00*	–	0	0 %	1968

SURGAM ★★

- **Composition :** Acide tiaprofénique.
- **Domaine :** Inflammation.
- **Activité :** Anti-inflammatoire.
- **Classe :** Anti-inflammatoire non stéroïdien. Arylcarboxylique.

Indications : Traitement des poussées aiguës des rhumatismes abarticulaires : tendinite, périarthrite scapulo-humérale, arthrose lombaire, lombalgies. Phénomènes inflammatoires post-traumatiques, gynécologiques ou ORL.

Contre-indications : Hypersensibilité au produit. Réactions allergiques à l'aspirine et dérivés. Ulcères gastro-duodénaux évolutifs. Insuffisance cardiaque, hépatique ou rénale.

Effets indésirables : Troubles digestifs : nausées, vomissements, ulcère gastro-duodénal, hémorragie digestive. Troubles hépatiques. Troubles urinaires : cystite. Réactions allergiques : éruptions, urticaire, dermatoses bulleuses, asthme. Vertiges, maux de tête. Troubles sanguins : anémie, leucopénie, thrombopénie.

Précautions d'emploi : Prendre le produit au cours des repas, si possible le soir. Déconseillé chez la femme enceinte ou allaitant. Prudence chez le sujet âgé et chez l'insuffisant cardiaque ou rénal. Une surveillance du poids et du volume urinaire est utile en début de traitement.

Interactions : Ne pas associer à d'autres produits modifiant l'hémostase : anticoagulants oraux, héparine, aspirine, ticlopidine, autres anti-inflammatoires. Ne pas associer car augmentation des effets toxiques : lithium, méthotrexate, diflunisal. Prudence en cas d'association avec les diurétiques. Peut perturber l'activité des antihypertenseurs. L'efficacité des stérilets peut être diminuée. Prendre les antiacides et pansements gastro-intestinaux à distance de la prise du produit.

☞ *Sur prescription médicale.*

• ROUSSEL

Forme	Dosage	N. d'unités	Prix	Prix/jour	Liste	Remb. S.S.	Comm.
Comprimé	100 mg	30	37,30	2 à 4	2	65 %	1975
Suppositoire	300 mg	6	13,90	2 à 4	2	65 %	1980

SURGASTRIL ★★

- **Composition :** Aminoacétate d'aluminium, sorbitol, carbonate monosodique, silicate d'aluminium.
- **Domaine :** Gastro-entérologie.
- **Activité :** Antiacide œso-gastrique.
- **Classe :** Sel de magnésium. Sel d'aluminium.

Indications : Traitement symptomatique des douleurs liées aux affections œso-gastro-duodénales.

Contre-indications : Diarrhée.

Précautions d'emploi : Prudence en cas d'insuffisance rénale. Chez le patient suivant un régime sans sel tenir compte de la quantité de sodium contenue dans le produit.

Interactions : Entraîne une diminution de l'absorption d'un grand nombre de médicaments. Il convient donc de respecter un délai de 2 heures entre la prise du produit et d'autres traitements.

☞ *Vendu sans ordonnance.*

• AMIDO

Forme	Dosage	N. d'unités	Prix	Prix/jour	Liste	Remb. S.S.	Comm.
Comprimé	–	30	33,00*	–	0	0 %	–

SURGESTONE ★★★

- **Composition :** Promégestone.
- **Domaine :** Endocrinologie. Gynécologie.
- **Activité :** Progestative.
- **Classe :** Progestatif.

Indications : Troubles liés à une insuffisance en progestérone : syndrome prémenstruel, irrégularités menstruelles, mastopathies bénignes, préménopause. Hémorragies fonctionnelles et ménorragie des fibromes. Endométriose. Ménopause en complément d'un traitement œstrogénique.

Contre-indications : Altération grave des fonctions hépatiques. Antécédents thrombo-phlébitiques. Diabète. Grossesse.

Effets indésirables : Hypertension artérielle. Insuffisance veineuse. Modification des règles, aménorrhée. Prise de poids, séborrhée.

Précautions d'emploi : Vérifier régulièrement l'état des seins et des organes génitaux. Déconseillé chez la femme enceinte ou allaitant.

☞ *Sur prescription médicale.*

• CASSENNE

Forme	Dosage	N. d'unités	Prix	Prix/jour	Liste	Remb. S.S.	Comm.
Comprimé	0,125 mg	10	23,20	2 à 6	1	65 %	1983
Comprimé	0,250 mg	10	37,80	2 à 6	1	65 %	1983
Comprimé	0,500 mg	12	69,10	2 à 6	1	65 %	1995

SURGICEL ★★

- **Composition :** Cellulose oxydée.
- **Domaine :** Hémostase.
- **Activité :** Hémostatique local.

Indications : Hémorragies chirurgicales : digestives, ORL, stomatologiques.

Contre-indications : Ne pas utiliser sur les plaies cutanées.

☞ *Usage hospitalier.*

• JOHNSON & JOHNSON

Forme	Dosage	N. d'unités	Prix	Prix/jour	Liste	Remb. S.S.	Comm.
Compresse	1,25 x 5	12	Hôp.	–	0	Hôp.	1964
Compresse	5 x 7,5	12	Hôp.	–	0	Hôp.	1964
Compresse	5 x35	12	Hôp.	–	0	Hôp.	1964
Compresse	10 x 20	12	Hôp.	–	0	Hôp.	1964

SURMONTIL ★★★

- **Composition :** Trimipramine.
- **Domaine :** Neuropsychiatrie.
- **Activité :** Antidépresseur.
- **Classe :** Imipraminique.

Indications : États dépressifs. États anxio-dépressifs.

Contre-indications : L'association à d'autres antidépresseurs du groupe des IMAO est formellement contre-indiquée. Les patients seront particulièrement surveillés s'ils présentent des antécédents d'adénome de la prostate, de glaucome, de troubles du rythme cardiaque ou de troubles tensionnels.

Effets indésirables : Peuvent apparaître : des tremblements, une somnolence ou une prise de poids. Plus rarement : sécheresse de la bouche, troubles de l'accommodation et de la miction et surtout hypotension orthostatique.

Précautions d'emploi : Le traitement par antidépresseurs doit être suivi par un médecin. La consommation d'alcool est formellement déconseillée. A utiliser avec prudence chez les épileptiques ou chez les patients présentant des antécédents cardio-vasculaires sévères. A utiliser avec prudence chez le sujet âgé et chez la femme enceinte ou allaitant.

Interactions : L'action du produit peut être modifiée lorsqu'il est associé à d'autres antidépresseurs de type IMAO et à la fluoxétine. La fréquence des effets indésirables augmente lorsqu'on l'associe à certains antihypertenseurs ou à certains sédatifs du système nerveux.

Surdosage : Le surdosage peut entraîner des troubles de la conscience, des troubles du rythme cardiaque. Une hospitalisation s'impose d'urgence.

☞ *Sur prescription médicale.*

- SPECIA

Forme	Dosage	N. d'unités	Prix	Prix/jour	Liste	Remb. S.S.	Comm.
Comprimé	25 mg	50	30,40	2 à 4	1	65 %	1961
Comprimé	100 mg	20	47,30	2,3 à 7	1	65 %	1962
Sol. buv.	40 mg/ml	30	32,60	1 à 2,5	1	65 %	1962
Amp. inj.	25 mg	5	12,90	5 à 10	1	65 %	1961

SURVECTOR ★★★

- **Composition :** Amineptine.
- **Domaine :** Neuropsychiatrie.
- **Activité :** Antidépresseur.
- **Classe :** Non imipraminique, non IMAO.

Indications : Traitement des états dépressifs.

Contre-indications : Association avec des antidépresseurs de type IMAO. Antécédents d'altérations hépatiques après un traitement antérieur par ce produit. Antécédents de chorée familiale.

Effets indésirables : Des manifestations cutanées à type acnéique peuvent apparaître. Parfois en début de traitement le patient peut manifester une certaine nervosité avec palpitations, insomnie, tremblements, vertiges. On a pu oberver des atteintes hépatiques sévères, justifiant une surveillance hépatique. Risque de pharmacodépendance.

Précautions d'emploi : Le traitement par antidépresseurs doit être suivi par un médecin. Il ne faut pas dépasser les doses prescrites, leur augmentation étant responsable d'un accroissement des effets secondaires. Il faut éviter la prescription chez la femme enceinte ou allaitant.

Interactions : L'association aux antidépresseurs de type IMAO est déconseillée. La prise d'alcool est proscrite.

Surdosage : L'hospitalisation est toujours nécessaire.

☞ *Sur prescription médicale. Risque de pharmacodépendance.*

- EUTHÉRAPIE

Forme	Dosage	N. d'unités	Prix	Prix/jour	Liste	Remb. S.S.	Comm.
Comprimé	100 mg	20	53,70	3 à 6	1	65 %	1978

SURVITINE ★★

- **Composition :** Vitamines A, B1, B2, B6, B12, C, D3, E, PP, acide pantothénique, biotine, manganèse, cuivre, zinc, cobalt, molybdène.
- **Domaine :** Nutrition et métabolisme.
- **Activité :** Vitamines liposolubles. Vitamines hydrosolubles. Éléments minéraux. Antiasthénique.
- **Classe :** Polyvitamines. Oligoéléments.

Indications : Asthénie fonctionnelle. Prévention et traitement de certaines carences liées à une alimentation déséquilibrée.

Contre-indications : Intolérance antérieure à une vitamine.

Effets indésirables : Possibilité d'intolérance digestive.

Précautions d'emploi : Non conseillé chez la femme enceinte. Chez le sujet suivant un régime sans sel tenir compte du fait que chaque comprimé contient l'équivalent de 0,7 g de sel.

Interactions : Peut diminuer l'activité de la lévodopa, de la tétracycline, des diphosphonates.

Surdosage : Peut entraîner des troubles graves en particulier chez l'enfant : perte de l'appétit, nausées, traduisant une hypercalcémie ou une hypertension intracrânienne.

☞ *Vendu sans ordonnance.*

- SOEKAMI LEFRANCQ

Forme	Dosage	N. d'unités	Prix	Prix/jour	Liste	Remb. S.S.	Comm.
Capsule	–	30	44,10*	–	0	0 %	1966

SUVIPEN ★★★

- **Composition :** Métampicilline.
- **Domaine :** Infectiologie.
- **Activité :** Antibiotique.
- **Classe :** Pénicillines à spectre élargi.

Indications : Infections aux germes suivants : streptocoques A et D, pneumocoques, gonocoque, méningocoques, leptospires, Listeria, Clostridium, colibacille, Proteus, Borellia, Bordetella, salmonelles, shigelles, Brucella, vibrions, Haemophilus ou staphylocoques sensibles. Infections respiratoires, ORL, stomatologiques, rénales, uro-génitales, gynécologiques, digestives, biliaires, méningées ou septicémiques.

Contre-indications : Hypersensibilité aux pénicillines. Mononucléose infectieuse.

Effets indésirables : Manifestations allergiques : fièvre, urticaire, œdème de la face avec troubles respiratoires. Éruptions cutanées maculopapuleuses. Troubles digestifs : nausées, diarrhée, infections à levures. Anémies, leucopénies. Néphrite interstitielle aiguë.

Précautions d'emploi : Rechercher dans les antécédents des réactions anormales à un traitement antérieur par une pénicilline. Prudence chez l'insuffisant rénal. Chez la femme enceinte ou allaitant le produit passe dans l'organisme de l'enfant.

Interactions : Association déconseillée : allopurinol.

☞ *Sur prescription médicale.*

- GALLIER

Forme	Dosage	N. d'unités	Prix	Prix/jour	Liste	Remb. S.S.	Comm.
Comprimé	500 mg	8	28,70	15	1	65 %	1975

SVELTA ✤

- **Composition :** Séné, feuilles de frêne, menthe, vigne rouge, bourdaine, hamamélis, hysope, souci, fucus vésiculeux.
- **Domaine :** Gastro-entérologie.
- **Activité :** Laxatif stimulant.

Indications : Utilisé dans la constipation et dans les régimes amaigrissants.

Précautions d'emploi : Ne pas utiliser chez l'enfant, la femme allaitant et en cas de colopathie organique. Pas d'utilisation prolongée. Risque d'hypokaliémie grave, de douleurs abdominales et de maladie des laxatifs grave pouvant entraîner des lésions rénales.

☞ *Vendu sans ordonnance. Présente des dangers en cas d'utilisation prolongée.*

• RICHELET

Forme	Dosage	N. d'unités	Prix	Prix/jour	Liste	Remb. S.S.	Comm.
Tisane sachet	–	30	35,00*	–	0	0 %	–

SYALINE-SPRAY

• **Composition :** Chlorures de sodium, de potassium, de calcium. phosphate dipotassique, sorbitol, carboxyméthylcellulose.
• **Domaine :** Stomatologie.
• **Activité :** Substitut salivaire.

Indications : Diminution ou absence de sécrétion salivaire, notamment celle secondaire à une radiothérapie régionale.

Effets indésirables : Picotements et brûlures.

☞ *Vendu sans ordonnance.*

• BIOSÉDRA

Forme	Dosage	N. d'unités	Prix	Prix/jour	Liste	Remb. S.S.	Comm.
Sol. buccale	–	50 ml	27,00*	–	0	0 %	1988
Sol. buccale	–	100 ml	28,00	–	0	35 %	1988

SYMPANAL ★

• **Composition :** Phénobarbital, aubépine, passiflore, marrube, anémone, saule blanc, valériane.
• **Domaine :** Neuropsychiatrie.
• **Activité :** Sédatif.
• **Classe :** Barbiturique.

Indications : Utilisé dans les manifestations mineures de l'anxiété, les troubles du sommeil.

Contre-indications : Contre-indiqué en cas d'insuffisance respiratoire et de porphyrie. Chez les conducteurs de véhicules, il existe un risque de somnolence.

Effets indésirables : Parfois somnolence ou réactions cutanées. Peut entraîner une dépendance physique et psychique avec des réactions de sevrage à l'arrêt du traitement.

Précautions d'emploi : La prise d'alcool est formellement déconseillée. N'est pas indiqué chez la femme enceinte ou allaitant.

Interactions : Le phénobarbital contenu dans le produit risque de modifier l'action d'un grand nombre de médicaments : contraceptifs oraux, anticoagulants oraux, cardiotoniques, antidépresseurs, antiépileptiques, certains antibiotiques, antiarythmisants cardiaques, etc.

Surdosage : Le surdosage entraîne un coma avec troubles respiratoires, imposant l'hospitalisation d'urgence.

☞ *Vendu sans ordonnance.*

• AÉROCID

Forme	Dosage	N. d'unités	Prix	Prix/jour	Liste	Remb. S.S.	Comm.
Comprimé	20 mg	30	45,00	1,5	0	0 %	–

SYMPANEUROL ★

• **Composition :** Phénobarbital, aubépine, passiflore, valériane.
• **Domaine :** Neuropsychiatrie.
• **Activité :** Sédatif.
• **Classe :** Barbiturique.

Indications : Anxiété. Troubles du sommeil.

Contre-indications : Contre-indiqué en cas d'insuffisance respiratoire et de porphyrie. Contre-indiqué chez l'enfant. Chez les conducteurs de véhicules, il existe un risque de somnolence.

Effets indésirables : Parfois somnolence ou réactions cutanées.

Précautions d'emploi : La prise d'alcool est formellement déconseillée. N'est pas indiqué chez la femme enceinte ou allaitant.

Interactions : Le phénobarbital risque de modifier l'action d'un grand nombre de médicaments : contraceptifs oraux, anticoagulants oraux, cardiotoniques, antidépresseurs, antiépileptiques, certains antibiotiques, antiarythmisants cardiaques, etc. Il existe également une potentialisation de tous les sédatifs du système nerveux.

Surdosage : Le surdosage entraîne un coma avec troubles respiratoires, imposant l'hospitalisation d'urgence.

☞ *Sur prescription médicale.*

• LEMOINE

Forme	Dosage	N. d'unités	Prix	Prix/jour	Liste	Remb. S.S.	Comm.
Comprimé	20 mg	20	9,40	1	0	65 %	1957
Comprimé	20 mg	60	20,60	0,7 à 1	2	65 %	1957
Sol. buv.	22 mg/c. à c.	100 ml	23,00	2 à 4	2	65 %	1957

SYMPASANE ✤

• **Composition :** Gui, passiflore, aubépine, saule, marjolaine, romarin, mélisse, bourdaine, boldo, oranger, tilleul, mélilot, serpolet, basilic, réglisse.

• **Domaine :** Neuropsychiatrie.

• **Activité :** Divers.

Indications : Utilisé dans la nervosité et les troubles du sommeil.

☞ *Vendu sans ordonnance.*

• PLANTES TROPICALES

Forme	Dosage	N. d'unités	Prix	Prix/jour	Liste	Remb. S.S.	Comm.
Tisane vrac	–	100 g	34,00*	–	0	0 %	–

SYMPATHYL ★

• **Composition :** Phénobarbital, aubépine.

• **Domaine :** Neuropsychiatrie.

• **Activité :** Sédatif.

• **Classe :** Barbiturique.

Indications : Anxiété. Troubles du sommeil.

Contre-indications : Contre-indiqué en cas d'insuffisance respiratoire et de porphyrie. Contre-indiqué chez l'enfant. Chez les conducteurs de véhicules, il existe un risque de somnolence.

Effets indésirables : Parfois somnolence ou réactions cutanées.

Précautions d'emploi : La prise d'alcool est formellement déconseillée. N'est pas indiqué chez la femme enceinte ou allaitant.

Interactions : Le phénobarbital risque de modifier l'action d'un grand nombre de médicaments : contraceptifs oraux, anticoagulants oraux, cardiotoniques, antidépresseurs, antiépileptiques, certains antibiotiques, antiarythmisants cardiaques, etc. Il existe également une potentialisation de tous les sédatifs du système nerveux.

Surdosage : Le surdosage entraîne un coma avec troubles respiratoires, imposant l'hospitalisation d'urgence.

☞ *Vendu sans ordonnance.*

• INNOTHÉRA

Forme	Dosage	N. d'unités	Prix	Prix/jour	Liste	Remb. S.S.	Comm.
Comprimé	10 mg	40	12,80	1 à 2	0	65 %	1947

SYMPAVAGOL ★

• **Composition :** Passiflore, aubépine.

• **Domaine :** Cardio-vasculaire.

• **Activité :** Sédatif cardiaque.

Indications : Palpitations, extrasystoles, angoisses. États neurotoniques. Troubles légers du sommeil.

☞ *Vendu sans ordonnance.*

• MONAL

Forme	Dosage	N. d'unités	Prix	Prix/jour	Liste	Remb. S.S.	Comm.
Comprimé	–	40	13,80	0,7 à 2	0	65 %	1932
Sol. buv.	–	90 ml	20,60	1 à 4	0	65 %	1932

SYNACTHÈNE ★★★

- **Composition :** Tétracosactide.
- **Domaine :** Inflammation. Endocrinologie.
- **Activité :** Anti-inflammatoire. Corticostimuline.
- **Classe :** Glucocorticoïde.

Indications : Traitement symptomatique des radiculalgies : cervico-brachiales, sciatiques, etc. Traitement de l'œdème cérébral lié à une tumeur ou à un accident vasculaire cérébral. Poussées de sclérose en plaques, encéphalopathies infantiles. Troubles ophtalmologiques. Certains cancers. Exploration de la fonction cortico-surrénale.

Contre-indications : Hypersensibilité aux ACTH. Toute infection bactérienne ou virale en évolution. Goutte. Ulcère gastroduodénal évolutif. États psychotiques. Hépatites aiguës.

Effets indésirables : Syndrome d'hypercorticisme avec fonte musculaire, obésité, hypertension, diabète, ostéoporose, ostéonécrose de la tête fémorale. Ulcère gastro-duodénal, hémorragie digestive, pancréatite aiguë. Nervosité avec euphorie, insomnie, états confusionnels.

Précautions d'emploi : Nécessité impérative d'un régime sans sel. Régime riche en protides, pauvre en sucres. Non conseillé chez la femme enceinte ou allaitant. Donne une réaction positive au contrôle antidopage.

Interactions : En cas de traitement prolongé, éviter l'association avec des produits pouvant favoriser l'apparition de troubles du rythme : érythromycine, vincamine, certains antiarythmisants. Prudence en cas d'association avec des anticoagulants oraux, des digitaliques, des diurétiques. Une surveillance accrue s'impose chez le diabétique, et l'hypertendu.

Surdosage : Entraîne une rétention d'eau et de sel, avec hypokaliémie et hypernatrémie.

☞ *Sur prescription médicale.*

- CIBA-GEIGY

Forme	Dosage	N. d'unités	Prix	Prix/jour	Liste	Remb. S.S.	Comm.
Amp. inj. immédiat	0,25 mg	1	14,70	30	1	65 %	1968
Amp. inj. retard	0,5 mg	1	15,90	16	1	65 %	1969
Amp. inj. retard	1 mg	1	25,10	13	1	65 %	1969

SYNALAR ★★★

- **Composition :** Fluocinolone.
- **Domaine :** Dermatologie.
- **Activité :** Anti-inflammatoire local.
- **Classe :** Anti-inflammatoire stéroïdien. Dermocorticoïde.

Indications : Eczéma de contact, dermatite allergique, lichénification. Psoriasis, lichen, prurigo, dyshidrose, lupus érythémateux discoïde, dermite séborrhéique. Piqûres d'insectes, prurigo parasitaire après traitement de la cause.

Contre-indications : Infections bactériennes, virales, parasitaires ou mycosiques. Lésions ulcérées. Acné et rosacée.

Effets indésirables : Atrophie cutanée, télangiectasies, vergetures. Retard de cicatrisation. Sécheresse de la peau, folliculite, acné, hypertrichose, dépigmentation. Effets généraux : freination hypophysaire, hypercorticisme.

Précautions d'emploi : Traitement limité à 2 applications par jour. Pas d'utilisation prolongée, car risque de survenue d'une dermite cortico-induite. Prudence chez l'enfant.

Surdosage : Risque d'effets généraux.

☞ *Sur prescription médicale.*

- CASSENNE

Forme	Dosage	N. d'unités	Prix	Prix/jour	Liste	Remb. S.S.	Comm.
Crème	0,025 %	15 g	14,30	–	1	65 %	1961
Pommade	0,025 %	15 g	14,00	–	1	65 %	1966
Solution	0,010 %	30 ml	9,70	–	1	65 %	1965

SYNALAR NÉOMYCINE ★★★

- **Composition :** Fluocinolone acétonide, néomycine.
- **Domaine :** Dermatologie.
- **Activité :** Anti-inflammatoire local. Antibiotique.
- **Classe :** Anti-inflammatoire stéroïdien. Dermocorticoïde. Aminoside.

Indications : Dermatoses justiciables de la corticothérapie locale avec surinfection : eczémas, dyshidroses en début de traitement.

Contre-indications : Hypersensibilité à la néomycine. Dermatoses primitivement microbiennes, virales ou mycosiques. Ulcères de la jambe, escarres.

Effets indésirables : Atrophie cutanée, télangiectasies, vergetures. Retard de cicatrisation. Sécheresse de la peau, folliculite, acné, hypertrichose, dépigmentation. Réactions allergiques cutanées. Effets généraux : freination hypophysaire, hypercorticisme.

Précautions d'emploi : Traitement limité à 2 applications par jour pendant environ une semaine. Pas d'utilisation prolongée, car risque de survenue d'une dermite cortico-induite. Prudence chez l'enfant.

Surdosage : Risque d'effets généraux.

☞ *Sur prescription médicale.*

- CASSENNE

Forme	Dosage	N. d'unités	Prix	Prix/jour	Liste	Remb. S.S.	Comm.
Crème	F 0,025 % N 0,35 %	10 g	8,00	–	1	65 %	1962

SYNAPAUSE ★★★

- **Composition :** Estriol.
- **Domaine :** Endocrinologie. Gynécologie.
- **Activité :** Estrogénique.
- **Classe :** Estrogène.

Indications : Correction des carences estrogéniques liées à la ménopause et des symptômes tels que bouffées de chaleur, atrophie vaginale, incontinence urinaire.

Contre-indications : Grossesse. Tumeurs malignes du sein et de l'utérus, tumeurs hypophysaires. Atteinte hépatique sévère. Maladies cardiaques ou thrombo-emboliques. Galactorrhée.

Effets indésirables : Accidents cardiovasculaires ou thrombo-emboliques. Maux de tête, migraine, vertiges. Troubles digestifs, irritabilité, dépression. Jambes lourdes, tension mammaire.

Précautions d'emploi : Une surveillance clinique de la femme traitée s'impose. Déconseillé chez la femme enceinte ou allaitant.

Interactions : Ne pas associer à la rifampicine, aux barbituriques et à certains antiépileptiques.

☞ *Sur prescription médicale.*

- ORGANON

Forme	Dosage	N. d'unités	Prix	Prix/jour	Liste	Remb. S.S.	Comm.
Comprimé	2 mg	30	28,70*	–	2	0 %	1973
Comprimé fort	4 mg	30	47,70*	–	2	0 %	1979

SYNAREL ★★★

- **Composition :** Nafaréline.
- **Domaine :** Endocrinologie. Gynécologie.
- **Activité :** Stimulant des gonadostimulines.
- **Classe :** Gonadoréline (LH-RH) et analogues.

Indications : Traitement de l'endométriose à localisation génitale ou extra-génitale.

Contre-indications : Grossesse.

Effets indésirables : Au cours du traitement de l'endométriose on a signalé : bouffées de chaleur, fatigue, modification de la libido, sécheresse vaginale, diminution du volume mammaire, ostéoporose.

Précautions d'emploi : L'utilisation doit être guidée par différents dosages hormonaux. L'efficacité sera vérifiée par des examens complémentaires : échographie, etc. La durée du traitement sera en général limitée à 6 mois.

☞ *Sur prescription médicale.*

- SYNTEX

Forme	Dosage	N. d'unités	Prix	Prix/jour	Liste	Remb. S.S.	Comm.
Sol. nasale	200 µg/d	100 d	913,50	30	1	65 %	1991

SYNCORTYL ★★★

Composition : Désoxycortone.
Domaine : Endocrinologie.
Activité : Hormone surrénale.
Classe : Minéralocorticoïde.
Indications : Traitement de substitution au cours des insuffisances surrénales primitives (maladie d'Addison) ou d'origine hypophysaire. Hyperplasie congénitale des surrénales.
Contre-indications : Hypertension artérielle.
Effets indésirables : En cas de surdosage : œdèmes, hypertension artérielle.
Précautions d'emploi : L'emploi de fortes doses implique une surveillance étroite du patient : poids, diurèse, tension artérielle et dosage des électrolytes sanguins. Donne une réaction positive au contrôle antidopage.
Interactions : N'apparaissent qu'en cas de surdosage. Ne pas associer avec érythromycine, sultopride, vincamine, certains antiarythmiques, digitaliques. Prudence en cas d'association avec aspirine, anticoagulants, diurétiques hyperkaliémiants, antiépileptiques.
☞ *Vendu sans ordonnance.*
• ROUSSEL

Forme	Dosage	N. d'unités	Prix	Prix/jour	Liste	Remb. S.S.	Comm.
Amp. inj.	10 mg	4	19,80	–	0	65 %	1942

SYNÉDIL ★★★

Composition : Sulpiride.
Domaine : Neuropsychiatrie.
Activité : Neuroleptique.
Classe : Benzamide substitué.
Indications : Névroses avec inhibition.
Contre-indications : Rares formes d'hypertension dues à une tumeur de la surrénale.
Effets indésirables : Sédation, somnolence diurne, hypotension. Rigidité musculaire, mouvements anormaux de la tête et de la langue. Troubles des règles, croissance des seins, impuissance ou frigidité.
Précautions d'emploi : La prudence s'impose chez le sujet âgé et chez la femme enceinte ou allaitant. La prise d'alcool est formellement contre-indiquée.
Interactions : Le produit potentialise tous les dépresseurs du système nerveux central, les antihypertenseurs. Il antagonise les effets de la lévodopa utilisée dans le traitement de la maladie de Parkinson.
Surdosage : Entraîne d'abord des mouvements anormaux, puis un coma avec rigidité imposant l'hospitalisation.
☞ *Sur prescription médicale.*
• YAMANOUCHI PHARMA

Forme	Dosage	N. d'unités	Prix	Prix/jour	Liste	Remb. S.S.	Comm.
Gélule	50 mg	30	29,80	2 à 4	1	65 %	1983
Sol. buv.	5 mg/ml	200 ml	21,30	2 à 4	1	65 %	1983

SYNÉDIL FORT ★★★

Composition : Sulpiride.
Domaine : Neuropsychiatrie.
Activité : Neuroleptique.
Classe : Benzamide substitué.
Indications : Psychoses aiguës ou chroniques.
Contre-indications : Rares formes d'hypertension dues à une tumeur de la surrénale.
Effets indésirables : Sédation, somnolence diurne, hypotension, prise de poids. Rigidité musculaire, mouvements anormaux de la tête et de la langue. Troubles des règles, croissance des seins, impuissance ou frigidité.
Précautions d'emploi : La prudence s'impose chez le sujet âgé et chez la femme enceinte ou allaitant. La prise d'alcool est formellement contre-indiquée.
Interactions : Le produit potentialise

tous les dépresseurs du système nerveux central, les antihypertenseurs. Il antagonise les effets de la lévodopa utilisée dans le traitement de la maladie de Parkinson.

Surdosage : Entraîne d'abord des mouvements anormaux, puis un coma avec rig dité imposant l'hospitalisation.

☞ *Sur prescription médicale.*

• YAMANOUCHI PHARMA

Forme	Dosage	N. d'unités	Prix	Prix/jour	Liste	Remb. S.S.	Comm.
Comprimé	200 mg	12	37,00	6 à 24	1	65 %	1983
Sol. inj.	100 mg	6	15,20	5 à 20	1	65 %	1983

SYNERGON ★

• **Composition :** Progestérone, estrone.
• **Domaine :** Endocrinologie. Gynécologie.
• **Activité :** Estrogénique. Progestative.
• **Classe :** Estroprogestatif.

Indications : Troubles gynécologiques d'origine hormonale : aménorrhées fonctionnelles, dysménorrhées. Stérilité.

Contre-indications : Grossesse et allaitement. Tumeurs malignes du sein, de l'utérus ou de l'ovaire. Hémorragies génitales. Accidents thrombo-emboliques ou cardio-vasculaires. Hypertension artérielle, insuffisance rénale, insuffisance hépatiqu diabète.

Effets indésirables : Accidents cardic vasculaires ou thrombo-emboliques. Mau de tête, migraine, vertiges. Troubles diges tifs, irritabilité, dépression. Jambes lourde tension mammaire.

Précautions d'emploi : Vérifier réguliè rement l'état des seins et des organes gén taux. Déconseillé chez la femme encein ou allaitant.

☞ *Sur prescription médicale.*

• LIPHA SANTÉ

Forme	Dosage	N. d'unités	Prix	Prix/jour	Liste	Remb. S.S.	Comm.
Amp. inj.	–	3	11,85*	–	2	0 %	1948
Suppositoire	–	3	11,60*	–	2	0 %	1949

SYNERGYL ★★

• **Composition :** Vitamines A, B1, B2, B6, B12, C, D, E, PP, acide pantothénique, acide folique, fer, zinc, cuivre, manganèse, molybdène, iode.
• **Domaine :** Nutrition et métabolisme.
• **Activité :** Vitamines liposolubles. Vitamines hydrosolubles. Éléments minéraux. Antiasthénique.
• **Classe :** Polyvitamines. Oligoéléments.

Indications : Asthénie fonctionnelle. Prévention et traitement de certaines carences liées à une alimentation déséquilibrée.

Contre-indications : Intolérance antérieure à une vitamine.

Effets indésirables : Possibilité d'intolé rance digestive.

Précautions d'emploi : Non conseil chez la femme enceinte.

Interactions : Peut diminuer l'activité d la lévodopa, de la tétracycline, des diphos phonates.

Surdosage : Peut entraîner des trouble graves en particulier chez l'enfant : perte d l'appétit, nausées, traduisant une hypercal cémie ou une hypertension intracrânienne.

☞ *Vendu sans ordonnance.*

• SEARLE

Forme	Dosage	N. d'unités	Prix	Prix/jour	Liste	Remb. S.S.	Comm.
Comprimé	–	30	59,90*	–	0	0 %	1990

SYNTHOL ★★

• **Composition :** Chloral, menthol, vératrol, résorcinol, acide salicylique.
• **Domaine :** Rhumatologie. Algologie.
• **Activité :** Antirhumatismal externe. Antalgique externe.
• **Classe :** Salicylé.

Indications : Proposé dans le traitemer des douleurs, contusions, entorse, foulure ecchymoses en traumatologie bénigne Douleurs musculaires, courbatures. Piqûre

insectes, démangeaisons. Gingivites, sto-atites, douleurs dentaires, pharyngites.
Contre-indications : Ne pas appliquer ır : muqueuses, peau en mauvais état, aies, ulcérations. Allergie aux salicylés.

Effets indésirables : Réaction allergique locale imposant l'arrêt du traitement.

☞ *Vendu sans ordonnance.*

• SMITHKLINE BEECHAM

Forme	Dosage	N. d'unités	Prix	Prix/jour	Liste	Remb. S.S.	Comm.
;el	–	100 g	59,90*	–	0	0 %	1925
.iquide	–	225 ml	27,30*	–	0	0 %	1925
.iquide	–	450 ml	35,50*	–	0	0 %	1925
'ulvérisateur	–	125 ml	31,50*	–	0	0 %	1986

SYNTOCINON ★★★

Composition : Oxytocine.
Domaine : Gynécologie.
Activité : Ocytocique. Utérotonique.
Classe : Hormone posthypophysaire et dérivés.
Indications : Insuffisance des contrac-ons au cours de l'accouchement. Hémorra-ies de la délivrance et du post-partum.
Contre-indications : Hypersensibilité au roduit. Hypertonie ou fragilité de l'utérus. lacenta praevia. Troubles cardio-vasculai-:s, hypertension artérielle.

Effets indésirables : Nausées, vomissements, pâleur. Possibilité de réaction allergique.
Interactions : Avec les prostaglandines on peut observer une potentialisation mutuelle. Peut potentialiser les sympathomimétiques.
Surdosage : Entraîne une hypertonie utérine et un risque de souffrance fœtale.

☞ *Sur prescription médicale.*

• SANDOZ

Forme	Dosage	N. d'unités	Prix	Prix/jour	Liste	Remb. S.S.	Comm.
Amp. inj.	5 U	3	12,40	–	2	65 %	1958

SYSTEN ★★★

Composition : Estradiol.
Domaine : Endocrinologie. Gynécologie.
Activité : Estrogénique.
Classe : Estrogène.
Indications : Correction des carences es-ogéniques liées à la ménopause et des ymptômes tels que bouffées de chaleur, :rophie vaginale, incontinence urinaire.
Contre-indications : Grossesse. Tu-ıeurs malignes du sein et de l'utérus, tu-ıeurs hypophysaires. Atteinte hépatique sé-ère. Maladies cardiaques ou thrombo-em-oliques. Galactorrhée.
Effets indésirables : Démangeaisons à l'endroit de l'application. Accidents cardio-vasculaires ou thrombo-emboliques. Maux de tête, migraine, vertiges. Troubles digestifs, irritabilité, dépression. Jambes lourdes, tension mammaire.
Précautions d'emploi : Appliquer le patch sur une peau saine.
Interactions : Ne pas associer à la rifampicine, aux barbituriques ni à certains antiépileptiques.
Surdosage : Entraîne une tension des seins.

☞ *Sur prescription médicale.*

• JANSSEN CILAG

Forme	Dosage	N. d'unités	Prix	Prix/jour	Liste	Remb. S.S.	Comm.
'atch	50 µg/j	8	111,00	4,6	2	0 %	1993

T

TABAZUR ★★

- **Composition :** Nicotine.
- **Domaine :** Toxicologie.
- **Activité :** Désintoxication tabagique.
- **Classe :** Nicotine.

Indications : Traitement de la dépendance à la nicotine, lors du sevrage tabagique.

Contre-indications : Enfant. Hypersensibilité à la nicotine. Insuffisance coronarienne instable. Grossesse ou allaitement.

Effets indésirables : Maux de tête, insomnie, anxiété, irritabilité. Nausées, douleurs abdominales. Troubles de la conce tration, somnolence, douleurs musculaires

Précautions d'emploi : Prudence chez patient présentant une hypertension, une a gine de poitrine, un diabète, un ulcère ga tro-duodénal.

Interactions : Lors du sevrage tabagiqu l'action de certains médicaments peut êt modifiée : antihypertenseurs, diurétique antiulcéreux.

☞ *Sur prescription médicale.*

- THÉRAPLIX

Forme	Dosage	N. d'unités	Prix	Prix/jour	Liste	Remb. S.S.	Comm
Patch	22 mg/j	7	133,00	19	1	0 %	1992
Patch	22 mg/j	14	252,00	18	1	0 %	1992

TADÉNAN ★

- **Composition :** Extrait de Pygeum africanum (prunier d'Afrique).
- **Domaine :** Uro-néphrologie.
- **Activité :** Antiprolifératif du tissu fibreux.

Indications : Traitement des troubles urinaires liés à l'hypertrophie bénigne de la prostate.

Effets indésirables : Nausées banales.

Précautions d'emploi : Il ne s'agit qu d'un traitement symptomatique ne deva pas faire retarder l'intervention chirurgica lorsque celle-ci est justifiée pour d'autr raisons.

☞ *Vendu sans ordonnance.*

- DEBAT

Forme	Dosage	N. d'unités	Prix	Prix/jour	Liste	Remb. S.S.	Comm
Capsule	50 mg	30	105,90	7	0	35 %	1993

TAGAMET ★★★

- **Composition :** Cimétidine.
- **Domaine :** Gastro-entérologie.
- **Activité :** Antiulcéreux.
- **Classe :** Antihistaminique H2.

Indications : Ulcères gastriques ou duodénaux. Œsophagites par reflux gastrique. Syndrome de Zollinger-Ellison.

Contre-indications : Hypersensibilité à un produit de la même classe.

Effets indésirables : Éruptions cutanée Maux de tête, vertiges. Rarement, troubl psychiques à type de confusion. Tensic mammaire. Exceptionnellement troubl sanguins.

Précautions d'emploi : A prendre indi féremment au cours ou en dehors des repa en général le soir au coucher. Prudence e cas d'insuffisance rénale. Non conseil chez la femme enceinte ou allaitant.

Interactions : Prendre séparément les pansements gastriques souvent prescrits lors d'un traitement antiulcéreux. Peut potentialiser les anticoagulants oraux, les anxiolytiques, les bêtabloquants, certains antiépileptiques, etc.

☞ *Sur prescription médicale.*

• SMITHKLINE BEECHAM

Forme	Dosage	N. d'unités	Prix	Prix/jour	Liste	Remb. S.S.	Comm.
Comprimé	200 mg	50	99,30	4 à 8	2	65 %	1977
Comprimé	400 mg	30	129,20	4 à 8	2	65 %	1983
Comprimé	800 mg	15	128,90	8,5	2	65 %	1989
Compr. eff.	200 mg	60	122,10	4 à 8	2	65 %	1988
Compr. eff.	800 mg	15	145,30	9,7	2	65 %	1986
Amp. inj.	200 mg	10	41,40	17 à 34	2	65 %	1978

TAKÉTIAM ★★★

• **Composition :** Céfotiam.
• **Domaine :** Infectiologie.
• **Activité :** Antibiotique.
• **Classe :** Céphalosporine de troisième génération.

Indications : Infections aux germes suivants : staphylocoques, streptocoques, pneumocoques, colibacille, Klebsiella, Proteus, salmonelles, shigelles, Haemophilus, gonocoques, méningocoques, Clostridium. Infections à manifestations broncho-pulmonaires, ORL : angines, sinusites, otites.

Contre-indications : Allergie aux céphalosporines. Allergie à la lidocaïne.

Effets indésirables : Réactions allergiques : urticaire, fièvre, choc. Troubles digestifs : nausées, vomissements, diarrhée, colite. Candidoses. Éosinophilie. Hépatites. Insuffisance rénale.

Précautions d'emploi : Prudence en cas d'insuffisance rénale. Non conseillé chez la femme enceinte ou allaitant. Peut donner une réaction positive lors de la recherche de glucose dans les urines.

☞ *Sur prescription médicale. Usage hospitalier.*

• TAKEDA

Forme	Dosage	N. d'unités	Prix	Prix/jour	Liste	Remb. S.S.	Comm.
Comprimé	200 mg	10	87,80	18 à 36	1	65 %	1994

TAMARINE ★ ✤

• **Composition :** Séné, tamarin.
• **Domaine :** Gastro-entérologie.
• **Activité :** Laxatif stimulant.
• **Classe :** Anthraquinonique.

Indications : Traitement symptomatique de la constipation associé aux mesures hygiéno-diététiques.

Contre-indications : Constipation récente inexpliquée, persistante, n'ayant pas fait l'objet d'examens médicaux. Colopathies organiques inflammatoires. Syndrome occlusif. Douleurs abdominales. Enfant. Insuffisance rénale.

Effets indésirables : Diarrhée. Douleurs abdominales. Mélanose recto-colique. Hypokaliémie. Maladie des laxatifs. Insuffisance rénale.

Précautions d'emploi : Déconseillé chez la femme allaitant. Pas d'utilisation prolongée.

Interactions : Ne pas associer aux diurétiques hypokaliémiants, aux anti-inflammatoires corticoïdes. Ne pas associer à certains antiarythmisants : sotalol, quinidine, amiodarone. Prudence en cas d'association avec les digitaliques et les dérivés de la vincamine.

Surdosage : Entraîne une diarrhée et des troubles hydroélectrolytiques graves.

☞ *Vendu sans ordonnance. Présente des dangers en cas d'utilisation prolongée.*

• STERLING MIDY

Forme	Dosage	N. d'unités	Prix	Prix/jour	Liste	Remb. S.S.	Comm.
Gelée	–	380 g	18,60	–	0	35 %	1945
Gélule	–	20	18,25*	–	0	0 %	1978

TAMIK ★★★

- **Composition :** Dihydroergotamine.
- **Domaine :** Neuropsychiatrie. Cardio-vasculaire.
- **Activité :** Antimigraineux. Antihypotenseur.
- **Classe :** Alcaloïde de l'ergot de seigle. Alpha-adrénergique puis alphabloquant. Antisérotonine.

Indications : Migraine et céphalée vasculaire. Hypotension orthostatique. Insuffisance veino-lymphatique.

Contre-indications : Association avec des antibiotiques de la classe des macrolides.

Effets indésirables : Nausées.

Précautions d'emploi : Éviter la prise jeun. Prudence chez le patient présentar une maladie des coronaires. Non conseill chez la femme enceinte ou allaitant.

Interactions : Avec les antibiotiques ma crolides (érythromycine, josamycine), peu entraîner des anomalies de la circulation de membres ou de la langue.

Surdosage : Peut entraîner des trouble artériels imposant l'hospitalisation.

☞ *Sur prescription médicale.*

• MARCOFINA

Forme	Dosage	N. d'unités	Prix	Prix/jour	Liste	Remb. S.S.	Comm.
Gélule	3 mg	60	43,40	1,5	2	65 %	1985

TAMOFÈNE ★★★

- **Composition :** Tamoxifène.
- **Domaine :** Endocrinologie. Gynécologie. Cancérologie.
- **Activité :** Antinéoplasique hormonal.
- **Classe :** Antiestrogène.

Indications : Traitement du cancer du sein hormonodépendant et de ses métastases chez la femme.

Contre-indications : Grossesse et allai tement.

Effets indésirables : Troubles digestifs bouffées de chaleur. Prurit vulvaire. Trou bles visuels. Aménorrhée, kystes ovariens Hypercalcémie. Accidents thrombo-embo liques.

☞ *Sur prescription médicale.*

• BELLON

Forme	Dosage	N. d'unités	Prix	Prix/jour	Liste	Remb. S.S.	Comm.
Comprimé	10 mg	30	73,20	4,8 à 9,7	1	100 %	1987
Comprimé	20 mg	30	125,90	4,2 à 8,4	1	100 %	1987
Comprimé	30 mg	28	161,20	5,8	1	100 %	1993

TANAKAN ★★

- **Composition :** Ginkgo biloba.
- **Domaine :** Cardio-vasculaire.
- **Activité :** Vasorégulateur. Anti-ischémique.

Indications : Artérite des membres inférieurs. Troubles vasomoteurs des extrémités. Déficit intellectuel pathologique du su jet âgé. Troubles rétiniens d'origine vascu laire. Troubles ORL d'origine vasculaire.

Effets indésirables : Troubles digestifs Troubles cutanés. Maux de tête.

☞ *Vendu sans ordonnance.*

• IPSEN

Forme	Dosage	N. d'unités	Prix	Prix/jour	Liste	Remb. S.S.	Comm.
Comprimé	40 mg	30	42,60	4,3	0	65 %	1991
Sol. buv.	40 mg/ml	100 ml	43,50	4,4	0	65 %	1975

TANGANIL ★★

- **Composition :** Acétylleucine.
- **Domaine :** Neuropsychiatrie.
- **Activité :** Antivertigineux.

Indications : Crise vertigineuse.

Précautions d'emploi : Non conseill durant la grossesse.

☞ *Vendu sans ordonnance.*

• PIERRE FABRE

Forme	Dosage	N. d'unités	Prix	Prix/jour	Liste	Remb. S.S.	Comm.
Comprimé	500 mg	20	28,80	4 à 6	0	65 %	1963
Amp. inj.	500 mg	5	21,40	8	0	65 %	1958

TARDYFERON ★★

Composition : Sulfate ferreux, vitamine C.

Domaine : Hématologie.

Activité : Antianémique.

Classe : Sel de fer.

Indications : Prévention ou traitement des anémies microcytaires par défaut de fer, le plus souvent par saignement.

Contre-indications : Surcharge ferrique.

Effets indésirables : Troubles digestifs : nausées, constipation ou diarrhée.

Précautions d'emploi : Colore les selles en noir. Le thé empêche l'absorption du fer.

Interactions : Ne pas associer à des pansements gastriques. Peut diminuer l'action de certains antibiotiques.

Surdosage : Entraîne des troubles digestifs avec choc.

☞ *Vendu sans ordonnance.*

• ROBAPHARM

Forme	Dosage	N. d'unités	Prix	Prix/jour	Liste	Remb. S.S.	Comm.
Comprimé	256 mg	30	21,10	0,7 à 1,4	0	65 %	1978

TARDYFERON B9 ★★★

Composition : Sulfate ferreux, vitamine C, acide folique.

Domaine : Hématologie.

Activité : Antianémique.

Classe : Sel de fer.

Indications : Traitement préventif des anémies par carence en fer et en acide folique, particulièrement durant la grossesse.

Contre-indications : Surcharge ferrique.

Effets indésirables : Troubles digestifs : nausées, constipation ou diarrhée.

Précautions d'emploi : Colore les selles en noir.

Interactions : Ne pas associer à des pansements gastriques. Peut diminuer l'action de certains antibiotiques.

Surdosage : Entraîne des troubles digestifs avec choc.

☞ *Vendu sans ordonnance.*

• ROBAPHARM

Forme	Dosage	N. d'unités	Prix	Prix/jour	Liste	Remb. S.S.	Comm.
Comprimé	160 mg	30	25,90	0,9	0	35 %	1987

TARGOCID ★★★

Composition : Teicoplanine.

Domaine : Infectiologie.

Activité : Antibiotique.

Classe : Glycopeptidique.

Indications : Infections aux germes suivants : staphylocoques, streptocoques, entérocoques, Listeria, anaérobies, etc. Infections à manifestations pulmonaires, osseuses, cutanées, ORL, cardiaques ou septicémiques, etc. La forme orale, non absorbée, est réservée au traitement des infections digestives.

Contre-indications : Hypersensibilité à la teicoplanine. Nourrisson.

Effets indésirables : Troubles digestifs : vomissements, diarrhée. Réactions allergiques. Vertiges, céphalées, troubles de l'audition.

Précautions d'emploi : Non conseillé chez la femme enceinte ou allaitant. Prudence en cas d'insuffisance rénale ou hépatique.

☞ *Sur prescription médicale. Usage hospitalier.*

• MARION MERRELL DOW

Forme	Dosage	N. d'unités	Prix	Prix/jour	Liste	Remb. S.S.	Comm.
Flacon inj.	100 mg	1	Hôp.	–	1	Hôp.	1993
Flacon inj.	200 mg	1	Hôp.	–	1	Hôp.	1988
Flacon inj.	400 mg	1	Hôp.	–	1	Hôp.	1989

TARITUX ★★

- **Composition :** Dextrométhorphane.
- **Domaine :** Pneumologie.
- **Activité :** Antitussif.
- **Classe :** Opium et dérivés.

Indications : Traitement symptomatique des toux non productives.

Contre-indications : Asthme, insuffisance respiratoire. Enfant de moins de 30 mois. Traitement par les antidépresseurs de type IMAO.

Effets indésirables : Somnolence, nausées, vomissements. Réactions cutanées allergiques, vertiges.

Précautions d'emploi : Ne pas prendre d'alcool pendant le traitement. Prudenc chez le sujet âgé. Déconseillé chez l femme enceinte ou allaitant. Le traitemen doit être de courte durée.

Interactions : L'activité et les effets se condaires peuvent être augmentés par asso ciation à d'autres dépresseurs du systèm nerveux central. Ne jamais associer au antidépresseurs de type IMAO.

Surdosage : Entraîne une somnolenc avec possible dépression des centres respi ratoires et convulsions, imposant l'hospita lisation.

☞ *Vendu sans ordonnance.*

- PHARMINTER

Forme	Dosage	N. d'unités	Prix	Prix/jour	Liste	Remb. S.S.	Comm.
Gélule	20 mg	20	32,20*	–	0	0 %	–
Sirop adulte	2,5 mg/ml	150 ml	32,20*	–	0	0 %	–
Sirop enfant	1,5 mg/ml	150 ml	30,35*	–	0	0 %	–

TA-RO-CAP ★

- **Composition :** Nitrate de phénylmercure, benzéthonium.
- **Domaine :** Gynécologie.
- **Activité :** Spermicide.

Indications : Contraception locale, particulièrement lorsqu'il existe une contre-indication à l'utilisation d'une contraception hormonale ou locale par stérilet ou lorsque est souhaitée une contraception épisodique.

Contre-indications : Grossesse et allai tement.

Effets indésirables : Légère sensatio de brûlure.

Précautions d'emploi : Doit être mis l plus profondément possible au fond du va gin 5 minutes avant l'acte sexuel. Efficacit pendant 2 ou 3 heures.

☞ *Vendu sans ordonnance.*

- SOEKAMI LEFRANCQ

Forme	Dosage	N. d'unités	Prix	Prix/jour	Liste	Remb. S.S.	Comm.
Cape gynécol.	–	18	108,40*	–	0	0 %	1975
Cape gynécol.	–	6	42,50*	–	0	0 %	1975

TAXOL ★★★

- **Composition :** Paclitaxel.
- **Domaine :** Cancérologie.
- **Activité :** Antinéoplasique. Cytostatique.
- **Classe :** Poison du fuseau.

Indications : Cancers métastasés de l'ovaire, après échec des autres traitements.

Contre-indications : Grossesse. Neutro pénie.

Effets indésirables : Réactions d'hyper sensibilité : réactions cutanées, choc. Dimi nution des globules blancs et des plaquettes Troubles de la conduction cardiaque. Neu ropathie périphérique.

Précautions d'emploi : Prudence chez l'insuffisant hépatique. Traitement à réserver à des centres spécialisés.

☞ *Usage hospitalier.*

• BRISTOL-MYERS SQUIBB

Forme	Dosage	N. d'unités	Prix	Prix/jour	Liste	Remb. S.S.	Comm.
Flacon inj.	30 mg	1	Hôp.	–	1	Hôp.	1994

TAZOCILLINE ★★★

• **Composition :** Pipéracilline, tazobactam.
• **Domaine :** Infectiologie.
• **Activité :** Antibiotique.
• **Classe :** Pénicilline antipyocyanique associée à un inhibiteur des bêta-lactamases.

Indications : Infections à de nombreux germes mais plus particulièrement aux germes multirésistants aux pénicillines à spectre élargi, tels le pyocyanique, le Proteus et plus spécialement les staphylocoques. Infections respiratoires, uro-génitales, digestives, biliaires ou cutanées.

Contre-indications : Hypersensibilité aux pénicillines.

Effets indésirables : Manifestations allergiques : fièvre, urticaire, œdème de la face avec troubles respiratoires. Éruptions cutanées maculopapuleuses. Troubles digestifs : nausées, diarrhée, infections à levures. Hépatite. Leucopénies. Néphrite interstitielle aiguë. Hypokaliémie.

Précautions d'emploi : Rechercher dans les antécédents des réactions anormales à un traitement antérieur par une pénicilline. Prudence chez l'insuffisant rénal. Chez la femme enceinte ou allaitant, le produit passe dans l'organisme de l'enfant.

☞ *Sur prescription médicale. Usage hospitalier.*

• LEDERLE

Forme	Dosage	N. d'unités	Prix	Prix/jour	Liste	Remb. S.S.	Comm.
Flacon inj.	2 g	1	Hôp.	–	1	Hôp.	1992
Flacon inj.	4 g	1	Hôp.	–	1	Hôp.	1992

TÉALINE ✤

• **Composition :** Poudre de thé vert, poudre d'orthosiphon.
• **Domaine :** Nutrition et métabolisme.
• **Activité :** Divers.

Indications : Utilisé pour faciliter la perte de poids en complément des mesures diététiques.

☞ *Vendu sans ordonnance.*

• ARKOPHARMA

Forme	Dosage	N. d'unités	Prix	Prix/jour	Liste	Remb. S.S.	Comm.
Gélule	–	40	59,00*	7	0	0 %	1989
Gélule	–	160	212,00*	7	0	0 %	1990

TÉATROIS ★

• **Composition :** Acide triiodothyroacétique (Triac).
• **Domaine :** Endocrinologie.
• **Activité :** Hormone thyroïdienne.
• **Classe :** Thyronine et dérivés.

Indications : Toutes les situations où l'on désire freiner la thyréostimuline : cancers de la thyroïde TSH dépendants, goitres euthyroïdiens. Syndromes de sécrétion inappropriée de TSH.

Contre-indications : *Absolues* : hyperthyroïdie, insuffisance cardiaque décompensée. *Relatives* : insuffisance coronaire, troubles du rythme cardiaque. Hyperanxiété.

Effets indésirables : Signes d'hyperthyroïdie : nervosité, tachycardie, amaigrissement, diarrhée. Troubles des règles.

Précautions d'emploi : Grande prudence chez les patients présentant une hypertension, une angine de poitrine, une tuberculose, un diabète. Une surveillance par le dosage des hormones thyroïdiennes et de la thyréostimuline est indispensable.

Interactions : Peut entraîner un certain déséquilibre de la glycémie. Nécessite un ajustement posologique des hypoglycémiants.

Surdosage : Entraîne des signes d'hyperthyroïdie dont le premier est l'accélération cardiaque.

☞ *Sur prescription médicale.*

• THÉRANOL

Forme	Dosage	N. d'unités	Prix	Prix/jour	Liste	Remb. S.S.	Comm.
Comprimé	0,35 mg	100	79,50*	–	2	0 %	1974

TÉDAROL ★★★

• **Composition :** Triamcinolone.
• **Domaine :** Inflammation.
• **Activité :** Anti-inflammatoire.
• **Classe :** Anti-inflammatoire stéroïdien.

Indications : Traitement local des affections douloureuses articulaires ou périarticulaires : périarthrite scapulo-humérale, périarthrite de la hanche, épicondylite, tendinite, ténosynovite, bursite, talalgie. Arthrose en poussée. Syndrome du canal carpien. Acroparesthésie des membres supérieurs. En injection épidurale : lombalgie, sciatique, radiculalgie. En injection intraséreuse : pleurésie ou ascite néoplasique.

Contre-indications : Infection locale ou générale. Mauvais état cutané.

Effets indésirables : Infections : arthrite septique, bursite, abcès, méningite. Risque de rupture tendineuse. Atrophie musculaire et sous-cutanée. Les réactions générales ne s'observent que lors des traitements répété et prolongés : hypercorticisme, œdèmes, hy pokaliémie, hypertension. Atrophie muscu laire, ostéoporose. Ulcère gastro-duodénal.

Précautions d'emploi : L'injection ser faite avec une asepsie rigoureuse et par u opérateur expérimenté.

Interactions : En cas de traitement pro longé, éviter l'association avec des produit pouvant favoriser l'apparition de trouble du rythme : érythromycine, vincamine, cer tains antiarythmisants. Prudence en ca d'association avec des anticoagulants oraux des digitaliques, des diurétiques. Une sur veillance accrue s'impose chez le diabéti que, l'hypertendu.

Surdosage : Peut entraîner une prise d poids, des troubles digestifs, une fonte mus culaire, une ostéoporose, un diabète, etc.

☞ *Sur prescription médicale.*

• SPECIA

Forme	Dosage	N. d'unités	Prix	Prix/jour	Liste	Remb. S.S.	Comm.
Amp. inj.	50 mg	1	12,30	–	1	65 %	1963

TÉDRALAN ★

• **Composition :** Théophylline, racéphédrine, phénobarbital.
• **Domaine :** Pneumologie.
• **Activité :** Bronchodilatateur. Sédatif.
• **Classe :** Stimulant alpha et bêta-adrénergique.

Indications : Asthme à dyspnée paroxystique ou continue. Traitement de fond des broncho-pneumopathies chroniques obstructives à forme spastique.

Contre-indications : Enfant de moins de 7 ans. Troubles du rythme ventriculaire. Insuffisance coronarienne évolutive. Hyperthyroïdie. Hypertension artérielle. Insuffisance respiratoire.

Effets indésirables : Tremblements. Maux de tête, nausées, palpitations, tachycardie, troubles du rythme cardiaque. Douleurs précordiales. Rétention urinaire. Agitation, insomnie. Réactions cutanées allergiques. Troubles digestifs : nausées, vomissements, excitation.

Précautions d'emploi : Prudence chez l sujet âgé ou cardiaque. Donne une réactio positive au contrôle antidopage.

Interactions : Ne pas associer aux antidépresseurs de type IMAO ni aux anesthésiques volatils.

Surdosage : Entraîne excitation, hypertension, troubles du rythme ventriculaire troubles respiratoires.

☞ *Sur prescription médicale.*

• PARKE-DAVIS

Forme	Dosage	N. d'unités	Prix	Prix/jour	Liste	Remb. S.S.	Comm.
Comprimé	–	30	6,30	0,4	2	65 %	1971

TÉGRÉTOL ★★★

Composition : Carbamazépine.
Domaine : Neuropsychiatrie.
Activité : Normothymique. Antiépileptique.
Indications : Traitement et prévention es psychoses maniaco-dépressives. Traitement des névralgies faciales. Traitement des pilepsies, particulièrement avec troubles sychiques.
Contre-indications : Le traitement est ontre-indiqué lorsque existent des troubles e la conduction cardiaque.
Effets indésirables : Parfois en début de aitement on peut voir apparaître une somolence, une sécheresse de la bouche ou des oubles digestifs. Parfois chez le sujet âgé urvient un état d'excitation avec agitation. es réactions cutanées et d'autres troubles euvent apparaître, imposant une surveilance médicale étroite.
Précautions d'emploi : Avant le traitement, on doit éliminer des troubles hépatiques, cardiaques, un glaucome, une rétention urinaire. Un examen du sang et un bilan hépatique seront faits régulièrement. L'administration du médicament est contre-indiquée chez la femme enceinte ou allaitant.
Interactions : Sont interdits pendant le traitement : les antidépresseurs de type IMAO, les sels de lithium, l'érythromycine. Les contraceptifs oraux ont une efficacité diminuée. Il faut particulièrement surveiller les patients qui reçoivent des anticoagulants oraux, des antidépresseurs imipraminiques, des anti-inflammatoires stéroïdiens, des antiépileptiques.
Surdosage : Le surdosage entraîne des convulsions, des troubles cardiaques, des troubles respiratoires, qui du fait de leur gravité imposent une hospitalisation d'urgence.
☞ *Sur prescription médicale.*
• CIBA-GEIGY

Forme	Dosage	N. d'unités	Prix	Prix/jour	Liste	Remb. S.S.	Comm.
Comprimé	200 mg	50	46,10	1 à 5	2	65 %	1964
Comprimé LP	200 mg	30	31,20	2 à 6	2	65 %	1990
Comprimé LP	400 mg	30	53,60	2 à 6	2	65 %	1990
Sol. buv.	20 mg/ml	150 ml	26,50	3 à 10	2	65 %	1975

TEINTURE D'ARNICA GIFRER ★

Composition : Arnica, alcool.
Domaine : Rhumatologie.
Activité : Antiœdémateux.
Indications : Utilisé dans le traitement es œdèmes post-traumatiques : hématomes, ecchymoses, entorses, foulures.
Contre-indications : Hypersensibilité aux constituants. Ne pas appliquer sur les muqueuses, une peau en mauvais état, des plaies ou des ulcérations.
Effets indésirables : Réaction allergique locale imposant l'arrêt du traitement.
☞ *Vendu sans ordonnance.*
• GIFRER

Forme	Dosage	N. d'unités	Prix	Prix/jour	Liste	Remb. S.S.	Comm.
Sol. externe	–	45 ml	21,40*	–	0	0 %	1995

TEINTURE DE COCHEUX

Composition : Teinture de bulbe de colchique.
Domaine : Rhumatologie.
Activité : Antigoutteux.
Indications : Proposé dans le traitement des affections rhumatismales douloureuses t de la goutte.
Contre-indications : Insuffisance rénale ou hépatique.
Effets indésirables : Troubles digestifs : diarrhée, nausées.
Interactions : Ne pas associer à un traitement par le lithium ou les diurétiques.
☞ *Vendu sans ordonnance.*
• AGUETTANT

Forme	Dosage	N. d'unités	Prix	Prix/jour	Liste	Remb. S.S.	Comm.
Sol. buvable	–	200 ml	49,25*	–	0	0 %	1832

TEINTURE D'IODE ★

- **Composition :** Iode, iodure de potassium.
- **Domaine :** Dermatologie. Chirurgie.
- **Activité :** Antiseptique local. Antifongique.

Indications : Plaies et brûlures superficielles. Traitement d'appoint des affections bactériennes de la peau et des muqueuses. Antisepsie de la peau.

Contre-indications : Intolérance à l'iode. Nouveau-né. Grossesse et alla tement.

Effets indésirables : Surcharge en iod avec risque de dysfonctionnement thy roïdien.

Précautions d'emploi : Éviter un em ploi prolongé.

Interactions : Éviter l'utilisation simu tanée de plusieurs antiseptiques.

☞ *Vendu sans ordonnance.*

• GIFRER BARBEZAT

Forme	Dosage	N. d'unités	Prix	Prix/jour	Liste	Remb. S.S.	Comm.
Sol. locale	–	45 ml	20,00*	–	0	0 %	–

TELDANE ★★★

- **Composition :** Terfénadine.
- **Domaine :** Allergie et immunologie.
- **Activité :** Antihistaminique H1.
- **Classe :** Antihistaminique non anticholinergique.

Indications : Traitement symptomatique des manifestations allergiques : rhinite, conjonctivite, urticaire. Traitement adjuvant des affections dermatologiques prurigineuses.

Contre-indications : Hypersensibilité au produit. Enfant de moins de 12 ans.

Effets indésirables : Très rarement, maux de tête, troubles digestifs mineurs, éruptions. Exceptionnellement, somnolence bouche sèche.

Précautions d'emploi : Déconseillé che la femme enceinte ou allaitant. Prudence a cours des situations favorisant l'apparitio de troubles du rythme ventriculaire.

Interactions : Ne pas associer avec kéto conazole par voie orale, érythromycine e josamycine ; il existe en effet un risque d troubles graves du rythme ventriculaire.

Surdosage : Peut entraîner des maux d tête, des nausées, un état confusionnel. Le troubles du rythme ventriculaire sont excep tionnels.

☞ *Sur prescription médicale.*

• MARION MERRELL DOW

Forme	Dosage	N. d'unités	Prix	Prix/jour	Liste	Remb. S.S.	Comm.
Comprimé	60 mg	14	26,50	3,8	2	65 %	1982
Comprimé	120 mg	15	47,70	3,2	2	65 %	1990
Susp. buv.	6 mg/ml	120 ml	21,00	0,4 à 1,8	2	65 %	1984

TÉLÉBAR GASTRIQUE ★★★

- **Composition :** Sulfate de baryum.
- **Domaine :** Imagerie médicale.
- **Activité :** Produit de contraste baryté.

Indications : Opacification œso-gastro-duodénale pour examen en double contraste.

Contre-indications : Syndromes occlu sifs et perforatifs.

☞ *Vendu sans ordonnance.*

• GUERBET

Forme	Dosage	N. d'unités	Prix	Prix/jour	Liste	Remb. S.S.	Comm.
Poudre orale	340 g	1	32,40	–	0	65 %	1984

TÉLÉBRIX 12 SODIUM ★★★

- **Composition :** Ioxitalamate de sodium.
- **Domaine :** Imagerie médicale.
- **Activité :** Produit de contraste iodé.
- **Classe :** Triiodé ionique de haute osmolarité.

Indications : Opacification des voies urinaires : urographie intraveineuse, cystographie rétrograde. Cholangiographie peropératoire.

Contre-indications : Ne doit pas être utilisé pour la myélographie.

Effets indésirables : Troubles bénins : toux, oppression respiratoire, sensation de chaleur, angoisse, érythème facial, prurit, urticaire. Troubles plus tardifs mais plus graves : sueurs profuses, troubles du rythme cardiaque, asthme, convulsions, arrêt circulatoire. Troubles secondaires souvent dus à un surdosage : insuffisance rénale aiguë, anurie.

Précautions d'emploi : Prudence en cas d'insuffisance hépatique, cardiaque ou respiratoire. Maintenir une hydratation suffisante, en particulier chez les patients présentant un myélome, un diabète, une insuffisance rénale.

Interactions : Suspendre les traitements suivants quelques jours avant l'examen : bêtabloquant, diurétique, métformine.

Surdosage : Risque d'insuffisance rénale.

☞ *Sur prescription médicale.*

• GUERBET

Forme	Dosage	N. d'unités	Prix	Prix/jour	Liste	Remb. S.S.	Comm.
Flacon inj.	250 ml	1	97,10	–	2	65 %	1975

TÉLÉBRIX 30 MÉGLUMINE

- **Composition :** Ioxitalamate de méglumine.
- **Domaine :** Imagerie médicale.
- **Activité :** Produit de contraste iodé.
- **Classe :** Triiodé ionique de haute osmolarité.

Indications : Opacification des voies urinaires : urographie intraveineuse, cystographie rétrograde. Opacification des vaisseaux : artériographie cérébrale ou sélective, phlébographie. Scannographie.

Contre-indications : Ne doit pas être utilisé pour la myélographie.

Effets indésirables : Troubles bénins : toux, oppression respiratoire, sensation de chaleur, angoisse, érythème facial, prurit, urticaire. Troubles plus tardifs mais plus graves : sueurs profuses, troubles du rythme cardiaque, asthme, convulsions, arrêt circulatoire. Troubles secondaires souvent dus à un surdosage : insuffisance rénale aiguë, anurie.

Précautions d'emploi : Prudence en cas d'insuffisance hépatique, cardiaque ou respiratoire. Maintenir une hydratation suffisante, en particulier chez les patients présentant un myélome, un diabète, une insuffisance rénale.

Interactions : Suspendre les traitements suivants quelques jours avant l'examen : bêtabloquant, diurétique, métformine.

Surdosage : Risque d'insuffisance rénale.

☞ *Sur prescription médicale.*

• GUERBET

Forme	Dosage	N. d'unités	Prix	Prix/jour	Liste	Remb. S.S.	Comm.
Flacon inj.	30 ml	1	35,00	–	2	65 %	1973
Flacon inj.	100 ml	1	84,70	–	2	65 %	1973

TÉLÉBRIX 35 ★★★

- **Composition :** Ioxitalamate de sodium et de méglumine.
- **Domaine :** Imagerie médicale.
- **Activité :** Produit de contraste iodé.
- **Classe :** Triiodé ionique de haute osmolarité.

Indications : Tomodensitométrie. Urographie intraveineuse. Angiographie et angiocardiographie.

Contre-indications : Ne doit pas être utilisé pour la myélographie.

Effets indésirables : Troubles bénins : toux, oppression respiratoire, sensation de chaleur, angoisse, érythème facial, prurit, urticaire. Troubles plus tardifs mais plus graves : sueurs profuses, troubles du rythme cardiaque, asthme, convulsions, arrêt circulatoire. Troubles secondaires souvent dus à un surdosage : insuffisance rénale aiguë, anurie.

Précautions d'emploi : Prudence en cas d'insuffisance hépatique, cardiaque ou respiratoire. Maintenir une hydratation suffisante, en particulier chez les patients présentant un myélome, un diabète, une insuffisance rénale.

Interactions : Suspendre les traitements suivants quelques jours avant l'examen : bêtabloquant, diurétique, métformine.

Surdosage : Risque d'insuffisance rénale.

☞ *Sur prescription médicale.*

• GUERBET

Forme	Dosage	N. d'unités	Prix	Prix/jour	Liste	Remb. S.S.	Comm.
Flacon inj.	350 mg/ml	50 ml	63,60	–	2	65 %	1995
Flacon inj.	350 mg/ml	100 ml	115,70	–	2	65 %	1995
Flacon inj.	350 mg/ml	200 ml	Hôp.	–	2	Hôp.	1995
Fl. inj. + seringue	350 mg/ml	50 ml	70,80	–	2	65 %	1995

TÉLÉBRIX 38 ★★★

• **Composition :** Ioxitalamate de sodium et de méglumine.
• **Domaine :** Imagerie médicale.
• **Activité :** Produit de contraste iodé.
• **Classe :** Triiodé ionique de haute osmolarité.

Indications : Opacification des voies urinaires : urographie intraveineuse, cystographie rétrograde. Opacification des vaisseaux : artériographie, phlébographie. Cholangiographie per et postopératoire.

Contre-indications : Ne doit pas être utilisé pour la myélographie.

Effets indésirables : Troubles bénins : toux, oppression respiratoire, sensation de chaleur, angoisse, érythème facial, prurit, urticaire. Troubles plus tardifs mais plus graves : sueurs profuses, troubles du rythme cardiaque, asthme, convulsions, arrêt circulatoire. Troubles secondaires souvent dus à un surdosage : insuffisance rénale aiguë, anurie.

Précautions d'emploi : Prudence en cas d'insuffisance hépatique, cardiaque ou respiratoire. Maintenir une hydratation suffisante, en particulier chez les patients présentant un myélome, un diabète, une insuffisance rénale.

Interactions : Suspendre les traitements suivants quelques jours avant l'examen : bêtabloquant, diurétique, métformine.

Surdosage : Risque d'insuffisance rénale.

☞ *Sur prescription médicale.*

• GUERBET

Forme	Dosage	N. d'unités	Prix	Prix/jour	Liste	Remb. S.S.	Comm.
Flacon inj.	20 ml	1	28,60	–	2	65 %	1970
Flacon inj.	80 ml	1	91,80	–	2	65 %	1975
Flacon inj.	100 ml	1	110,70	–	2	65 %	1979
Flacon inj.	200 ml	1	Hôp.	–	2	Hôp.	1978
Fl. inj. + matériel	40 ml	1	57,40	–	2	65 %	1977
Fl. inj. + matériel	60 ml	1	79,40	–	2	65 %	1975

TÉLÉBRIX GASTRO ★★★

• **Composition :** Ioxitalamate de méglumine.
• **Domaine :** Imagerie médicale.
• **Activité :** Produit de contraste iodé.
• **Classe :** Autres.

Indications : Radiographie œso-gastroduodénale. Lavement colique opaque en cas de contre-indication à l'exploration barytée.

Contre-indications : Ne pas injecter par voie artérielle ou veineuse. Hypersensibilité à l'iode. Déshydratation.

Effets indésirables : Diarrhée. Réactions générales d'intolérance.

Précautions d'emploi : Prudence chez les patients allergiques.

☞ *Sur prescription médicale.*

• GUERBET

Forme	Dosage	N. d'unités	Prix	Prix/jour	Liste	Remb. S.S.	Comm.
Sol. entérale	50 ml	1	43,10	–	2	65 %	1986
Sol. entérale	100 ml	1	70,60	–	2	65 %	1986

TÉLÉBRIX HYSTÉRO ★★★

- **Composition :** Ioxitalamate de méglumine.
- **Domaine :** Imagerie médicale.
- **Activité :** Produit de contraste iodé.
- **Classe :** Autres.

Indications : Hystérosalpingographie.

Contre-indications : Infections génitales. Grossesse.

Effets indésirables : Réactions d'intolérance locale.

Précautions d'emploi : Prudence chez les patients allergiques.

☞ *Sur prescription médicale.*

• GUERBET

Forme	Dosage	N. d'unités	Prix	Prix/jour	Liste	Remb. S.S.	Comm.
Flacon inj.	20 ml	1	26,10	–	2	65 %	1977

TÉMESTA ★★★

- **Composition :** Lorazépam.
- **Domaine :** Neuropsychiatrie.
- **Activité :** Anxiolytique.
- **Classe :** Benzodiazépine.

Indications : Traitement de toutes les formes de l'anxiété : anxiété réactionnelle, névrotique. Traitement de l'anxiété du sevrage alcoolique. Traitement de la crise d'angoisse.

Contre-indications : Insuffisance respiratoire sévère. Tout traitement par les produits de cette classe thérapeutique peut entraîner un état de dépendance (toxicomanie), c'est pourquoi on préfère les traitements de courte durée et à doses modérées. Chez les conducteurs de véhicules, il existe un risque de somnolence.

Effets indésirables : Variables selon le patient ; on observe une certaine sédation pouvant être à l'origine d'accidents de la route. Parfois des pertes de mémoire avec asthénie. Rarement, des réactions d'excitation ou d'agressivité.

Précautions d'emploi : L'absorption d'alcool est formellement déconseillée. Il convient d'être prudent chez l'enfant et le sujet âgé. L'emploi chez la femme enceinte ou allaitant est déconseillé. L'arrêt du traitement peut entraîner un syndrome de sevrage avec recrudescence de l'anxiété et des phénomènes somatiques : tremblements, tachycardie, parfois convulsions. D'où la nécessité d'un arrêt progressif. La durée du traitement ne doit pas dépasser 12 semaines.

Interactions : Le produit augmente l'action de tous les sédatifs du système nerveux et de l'alcool.

Surdosage : Le surdosage entraîne un sommeil plus ou moins profond mais en général l'évolution est favorable. Une surveillance hospitalière est cependant souhaitable.

☞ *Sur prescription médicale.*

• WYETH FRANCE

Forme	Dosage	N. d'unités	Prix	Prix/jour	Liste	Remb. S.S.	Comm.
Comprimé	1 mg	50	17,20	0,7 à 1,4	1	65 %	1973
Comprimé	2,5 mg	30	22,30	1,5 à 2,5	1	65 %	1973

TEMGÉSIC ★★★

- **Composition :** Buprénorphine.
- **Domaine :** Algologie.
- **Activité :** Antalgique central.
- **Classe :** Morphine et morphinomimétiques.

Indications : Douleurs chroniques intenses ou rebelles aux autres antalgiques.

Contre-indications : Insuffisance respiratoire. Insuffisance hépatique ou rénale sévère. Intoxication alcoolique.

Effets indésirables : Nausées, vomissements, constipation, somnolence, dépression respiratoire. Ce produit peut entraîner une dépendance physique et psychique même après des traitements courts. Syndrome de sevrage à l'arrêt du traitement : malaises, agitation, douleurs des membres, crampes abdominales, etc.

Précautions d'emploi : Prudence en fin de grossesse et chez le sujet âgé. Prudence chez les patients recevant des produits dépresseurs du système nerveux central : antidépresseurs, anxiolytiques, sédatifs, etc.

Interactions : La prise d'alcool es[t] contre-indiquée. Potentialise tous les dé[presseurs] du système nerveux central ; ave[c] les antitussifs, détermine de la somnolence[.] Avec les antidépresseurs de type IMAO, [a] entraîné des accidents graves.

Surdosage : Dépression aiguë des cen[tres] respiratoires avec hypotension pui[s] coma imposant l'hospitalisation.

☞ *Sur prescription médicale.*

• SCHERING-PLOUGH

Forme	Dosage	N. d'unités	Prix	Prix/jour	Liste	Remb. S.S.	Comm.
Comprimé	0,2 mg	20	38,00	6 à 12	1	65 %	1990
Amp. inj.	0,3 mg	10	Hôp.	–	1	Hôp.	1987

TENORDATE ★★★

• **Composition :** Aténolol, nifédipine.
• **Domaine :** Cardio-vasculaire.
• **Activité :** Antihypertenseur.
• **Classe :** Association bêtabloquant et inhibiteur calcique.

Indications : Hypertension artérielle.

Contre-indications : Asthme, insuffisance cardiaque, fréquence cardiaque inférieure à 50.

Effets indésirables : Fatigue, céphalées, bouffées de chaleur. Troubles digestifs : gastralgies, nausées, constipation. Fatigue à l'effort. Hypotension. Bradycardie. Extrémités froides. Possibilité d'asthme, d'insuffisance cardiaque. Hypoglycémie.

Précautions d'emploi : Prudence en cas d'insuffisance cardiaque ou rénale. Prudence en cas d'asthme ou de bronchite chronique, en particulier chez le sujet âgé. Non conseillé chez la femme enceinte ou allaitant.

Interactions : Peut entraîner des troubles du rythme en association avec certains antiarythmisants. Ne pas associer à la floctafénine (Idarac). Prudence en association avec les anti-inflammatoires non stéroïdiens, les neuroleptiques et les traitements antidiabétiques.

Surdosage : Une surveillance de la fréquence cardiaque et de la tension artérielle s'impose.

☞ *Sur prescription médicale.*

• ZENECA

Forme	Dosage	N. d'unités	Prix	Prix/jour	Liste	Remb. S.S.	Comm.
Gélule	A 50 mg N 20 mg	28	95,90	3,5 à 7	1	65 %	1988

TÉNORMINE ★★★

• **Composition :** Aténolol.
• **Domaine :** Cardio-vasculaire.
• **Activité :** Antiangineux. Antihypertenseur.
• **Classe :** Bêtabloquant sélectif.

Indications : Hypertension artérielle. Angine de poitrine. Infarctus du myocarde.

Contre-indications : Asthme, insuffisance cardiaque, fréquence cardiaque inférieure à 50.

Effets indésirables : Troubles digestifs : gastralgies, nausées, constipation. Fatigue à l'effort. Hypotension. Extrémités froides. Possibilité d'asthme, d'insuffisance cardiaque. Hypoglycémie.

Précautions d'emploi : Ne jamais interrompre brutalement le traitement. Prudence chez les patients présentant une bronchite chronique, une insuffisance rénale ou hépatique. Non conseillé chez la femme allaitant. Donne une réaction positive au contrôle antidopage.

Interactions : Peut entraîner des troubles du rythme en association avec certains antiarythmisants ou avec les inhibiteurs calciques. Ne pas associer à la floctafénine (Idarac). Prudence en association avec les anti-inflammatoires non stéroïdiens, les neuroleptiques et les traitements antidiabétiques.

Surdosage : Une surveillance de la fréquence cardiaque et de la tension artérielle s'impose.

☞ *Sur prescription médicale.*

• ZENECA

Forme	Dosage	N. d'unités	Prix	Prix/jour	Liste	Remb. S.S.	Comm.
Comprimé	100 mg	28	74,30	2,6	1	65 %	1979
Amp. inj.	5 mg	5	Hôp.	–	1	Hôp.	1987

TENSIONORME ★★

• **Composition :** Réserpine, bendroflumé-thiazide.
• **Domaine :** Cardio-vasculaire.
• **Activité :** Antihypertenseur.
• **Classe :** Réserpinique associé.

Indications : Hypertension artérielle.

Contre-indications : États dépressifs. Ulcère gastro-duodénal. Insuffisance rénale. Femme enceinte ou allaitant.

Effets indésirables : Somnolence diurne, fatigue, cauchemars. Troubles digestifs. Impuissance. Hypokaliémie.

Précautions d'emploi : Avant et en cours de traitement, surveiller la fonction rénale et faire des dosages réguliers de sodium et de potassium dans le sang. Prudence chez la femme enceinte ou allaitant. Donne une réaction positive au contrôle antidopage.

Interactions : Ne pas associer avec les antidépresseurs de type IMAO. Peut modifier la concentration de lithium dans le sang chez les patients traités par ce produit. Peut entraîner des troubles du rythme cardiaque avec certains médicaments : antiarythmiques, digitaliques. Associer avec une grande prudence aux anti-inflammatoires et à certains antibiotiques.

Surdosage : Entraîne une déshydratation avec hyponatrémie et hypokaliémie.

☞ *Sur prescription médicale.*

• LEO

Forme	Dosage	N. d'unités	Prix	Prix/jour	Liste	Remb. S.S.	Comm.
Comprimé	R 0,1 mg B 2,5 mg	24	7,5	0,3 à 0,9	2	65 %	1962

TENSOCOLD ★★★

• **Composition :** Dichlorotétrafluorométhane.
• **Domaine :** Rhumatologie. Algologie.
• **Activité :** Antirhumatismal externe. Antalgique externe. Anesthésique local.
• **Classe :** Réfrigérant.

Indications : Traitement de certains états douloureux : lombalgie, torticolis, entorse, etc.

☞ *Vendu sans ordonnance.*

• FISH-SMITH

Forme	Dosage	N. d'unités	Prix	Prix/jour	Liste	Remb. S.S.	Comm.
Spray	–	50 ml	59,00*	–	0	0 %	–

TENSOPHORYL ★★

• **Composition :** Dopamine, amobarbital, acide ascorbique.
• **Domaine :** Cardio-vasculaire.
• **Activité :** Antihypotenseur.
• **Classe :** Stimulant bêta-adrénergique.

Indications : Hypotension. Asthénie.

Contre-indications : Troubles du rythme ventriculaire.

Effets indésirables : Somnolence.

Précautions d'emploi : L'absorption d'alcool est contre-indiquée.

Interactions : Ne pas associer aux antidépresseurs de type IMAO ni aux anesthésiques gazeux.

☞ *Sur prescription médicale.*

• MONOT

Forme	Dosage	N. d'unités	Prix	Prix/jour	Liste	Remb. S.S.	Comm.
Gélule	15 mg	30	19,60	3 à 4	1	65 %	1974

TENSTATEN ★★★

- **Composition :** Cyclétanine.
- **Domaine :** Cardio-vasculaire.
- **Activité :** Antihypertenseur.
- **Classe :** Vasodilatateur, diurétique.

Indications : Hypertension artérielle.

Contre-indications : Insuffisance rénale ou hépatique sévère. Non conseillé chez la femme enceinte ou allaitant.

Effets indésirables : Fatigue. Hypokaliémie.

Précautions d'emploi : Avant et en cours de traitement, surveiller la fonction rénale et faire des dosages réguliers de sodium et de potassium dans le sang. Donne une réaction positive au contrôle antidopage.

Interactions : Peut entraîner des troubles du rythme cardiaque avec certains médicaments : antiarythmiques, digitaliques, vincamine.

☞ *Sur prescription médicale.*

- IPSEN

Forme	Dosage	N. d'unités	Prix	Prix/jour	Liste	Remb. S.S.	Comm.
Gélule	50 mg	30	94,90	3,2	1	65 %	1988

TÉNUATE DOSPAN ★★

- **Composition :** Amfépramone.
- **Domaine :** Nutrition et métabolisme.
- **Activité :** Anorexigène. Psychostimulant.
- **Classe :** Amine sympathomimétique.

Indications : Adjuvant des régimes restrictifs au cours du traitement de l'obésité.

Contre-indications : Enfant. Sujet instable psychologiquement. Toxicomane, alcoolique. Hypertension, hyperthyroïdie. Insuffisance cardiaque. Hypersensibilité aux constituants.

Effets indésirables : Risque de dépendance avec toxicomanie. Troubles digestifs légers. Tachycardie. Maux de tête, insomnie, nervosité, dépression, troubles psychotiques graves.

Précautions d'emploi : Éviter la prise du produit le soir. Prescription limitée dans le temps de 3 à 6 semaines. Ne pas augmenter les doses même si l'efficacité diminue. Donne une réaction positive au contrôle antidopage. Déconseillé chez la femme enceinte ou allaitant.

Interactions : Ne pas associer à un antidépresseur de type IMAO.

Surdosage : Entraîne des troubles neuropsychiatriques : confusion, convulsions, une hypertension, rarement des accidents vasculaires.

☞ *Sur prescription médicale.*

- MARION MERREL DOW

Forme	Dosage	N. d'unités	Prix	Prix/jour	Liste	Remb. S.S.	Comm.
Comprimé	75 mg	30	125,40*	4	1	0 %	1987

TÉRALITHE ★★★

- **Composition :** Lithium.
- **Domaine :** Neuropsychiatrie.
- **Activité :** Normothymique.
- **Classe :** Lithium.

Indications : Traitement et prévention des psychoses maniaco-dépressives.

Contre-indications : Insuffisance rénale et prise de médicaments agissant sur la fonction rénale : diurétiques, Anti-inflammatoires non stéroïdiens. Femme enceinte ou allaitant.

Effets indésirables : Ces effets sont réversibles à l'arrêt du traitement. On peut observer des tremblements, une sédation, des nausées ou vomissements, une prise de poids. Beaucoup plus rarement, on a pu oberver des troubles de la soif, des modifications des globules blancs.

Précautions d'emploi : Le traitement par lithium exige une surveillance médicale étroite. Avant le début du traitement il faut rechercher une insuffisance rénale. Il faut aussi faire un test de grossesse et un examen cardiaque. En cours du traitement ce seront des dosages répétés de la lithémie qui permettront de guider la posologie. La lithémie optimale se situe entre 0,5 et 0,8 mmol/l.

Interactions : Nous avons vu qu'il était déconseillé d'associer des diurétiques, des anti-inflammatoires, et il faut prendre garde aux associations avec les neuroleptiques qui peuvent augmenter la lithémie et déclencher des phénomènes toxiques.

Surdosage : Le surdosage peut entraîner des troubles cardiaques et de la conscience. L'hospitalisation s'impose.

☞ *Sur prescription médicale.*

- SPECIA

Forme	Dosage	N. d'unités	Prix	Prix/jour	Liste	Remb. S.S.	Comm.
Comprimé	250 mg	100	43,60	0,9 à 1,3	2	65 %	1974
Compr. LP	400 mg	60	57,40	1	2	65 %	1995

TERCIAN ★★★

- **Composition :** Cyamemazine.
- **Domaine :** Neuropsychiatrie.
- **Activité :** Neuroleptique, anxiolytique.
- **Classe :** Phénothiazine.

Indications : Traitement des anxiétés rebelles névrotiques ou psychotiques. États d'agressivité.

Contre-indications : Patients présentant un adénome prostatique ou un glaucome. La prise d'alcool est formellement déconseillée.

Effets indésirables : Sédation, somnolence, hypotension orthostatique, rigidité et mouvements anormaux. Sécheresse de la bouche, constipation, troubles visuels. Troubles des règles, impuissance, prise de poids. Plus rarement, troubles cutanés avec photosensibilisation.

Précautions d'emploi : La prudence s'impose chez le sujet âgé, cardiaque et chez la femme enceinte ou allaitant.

Interactions : Le produit potentialise tous les dépresseurs du système nerveux central, les antihypertenseurs. Il antagonise les effets de la lévodopa utilisée dans le traitement de la maladie de Parkinson.

Surdosage : Le surdosage entraîne un coma avec rigidité imposant l'hospitalisation.

☞ *Sur prescription médicale.*

- SPECIA

Forme	Dosage	N. d'unités	Prix	Prix/jour	Liste	Remb. S.S.	Comm.
Comprimé	25 mg	30	32,10	1 à 4	1	65 %	1988
Comprimé	100 mg	25	75,70	3 à 15	1	65 %	1972
Sol. buv.	400 mg/ml	30 ml	42,80	0,4 à 4	1	65 %	1972
Sol. inj.	50 mg	5	25,60	5 à 20	1	65 %	1975

TERCODINE ★

- **Composition :** Codéine, terpine, laurier-cerise.
- **Domaine :** Pneumologie.
- **Activité :** Antitussif.
- **Classe :** Opium et dérivés.

Indications : Traitement des affections de l'arbre respiratoire : rhume, bronchite, toux.

Contre-indications : Asthme, insuffisance respiratoire. Enfant de moins de 8 ans.

Effets indésirables : Constipation, somnolence, nausées, vomissements, dépression respiratoire. L'augmentation des doses et la prolongation de l'administration peuvent conduire à la dépendance et à la toxicomanie.

Précautions d'emploi : Ne pas prendre d'alcool pendant le traitement. Prudence chez le sujet âgé. Déconseillé chez la femme enceinte ou allaitant. Le traitement doit être de courte durée. Donne une réaction positive au contrôle antidopage.

Interactions : L'activité et les effets secondaires peuvent être augmentés par les autres dépresseurs du système nerveux central.

Surdosage : Entraîne une somnolence avec dépression des centres respiratoires imposant l'hospitalisation.

☞ *Vendu sans ordonnance.*

- MONOT

Forme	Dosage	N. d'unités	Prix	Prix/jour	Liste	Remb. S.S.	Comm.
Sol. buv.	–	180 ml	37,85*	–	0	0 %	1975

TERFLUZINE ★★★

- **Composition :** Trifluoperazine.
- **Domaine :** Neuropsychiatrie.
- **Activité :** Neuroleptique.
- **Classe :** Phénothiazine.

Indications : Psychoses, schizophrénie.

Contre-indications : Patients présentant un adénome prostatique ou un glaucome. La prise d'alcool est formellement déconseillée.

Effets indésirables : Sédation, somnolence, hypotension orthostatique, rigidité et mouvements anormaux. Sécheresse de la bouche, constipation, troubles visuels. Troubles des règles, impuissance, prise de poids. Plus rarement, troubles cutanés avec photosensibilisation.

Précautions d'emploi : La prudence s'impose chez le sujet âgé, cardiaque et chez la femme enceinte ou allaitant.

Interactions : Le produit potentialise tous les dépresseurs du système nerveux central, les antihypertenseurs. Il antagonise les effets de la lévodopa utilisée dans le traitement de la maladie de Parkinson.

Surdosage : Le surdosage entraîne un coma avec rigidité imposant l'hospitalisation.

☞ *Sur prescription médicale.*

- SPECIA

Forme	Dosage	N. d'unités	Prix	Prix/jour	Liste	Remb. S.S.	Comm.
Comprimé	10 mg	20	11,60	0,6 à 6	1	65 %	1962
Comprimé	100 mg	20	35,10	2 à 10	1	65 %	1969
Sol. buv.	40 mg/ml	30 ml	28,60	1 à 4	1	65 %	1965

TERGYNAN ★★★

- **Composition :** Ternidazole, néomycine, nystatine, prednisolone.
- **Domaine :** Gynécologie.
- **Activité :** Antiseptique local. Antifongique local. Antitrichomonas. Anti-inflammatoire.

Indications : Vaginites bactériennes, mycosiques, à trichomonas. Vaginites mixtes.

Contre-indications : Hypersensibilité à un composant.

Effets indésirables : Prurit, sensation de brûlure locale. Eczéma allergique.

☞ *Sur prescription médicale.*

- BOUCHARA

Forme	Dosage	N. d'unités	Prix	Prix/jour	Liste	Remb. S.S.	Comm.
Compr. vaginal	–	10	26,30	3 à 5	1	65 %	1975

TERNEURINE ★★

- **Composition :** Vitamines B1, B6, B12.
- **Domaine :** Nutrition et métabolisme.
- **Activité :** Vitamines hydrosolubles.
- **Classe :** Vitamine B association.

Indications : Prévention et traitement des états de carence en vitamines B, en particulier dans l'éthylisme chronique ou les cures de désintoxication. Affections douloureuses d'origine neurologique.

Contre-indications : Intolérance à la vitamine B1. Allergie aux cobalamines.

Effets indésirables : Réactions allergiques : prurit, urticaire. Acné.

Précautions d'emploi : Colore les urines en rouge.

Interactions : Ne pas associer à la lévodopa dont l'activité est diminuée.

☞ *Vendu sans ordonnance.*

- BRISTOL-MYERS SQUIBB

Forme	Dosage	N. d'unités	Prix	Prix/jour	Liste	Remb. S.S.	Comm.
Comprimé	–	20	34,50	–	0	0 %	1962

TERNEURINE H-5000 ★★

- **Composition :** Vitamines B1, B6, B12.
- **Domaine :** Nutrition et métabolisme.
- **Activité :** Vitamines hydrosolubles.
- **Classe :** Vitamine B association.

Indications : Prévention et traitement des états de carence en vitamines B, en particulier dans l'éthylisme chronique ou les cures de désintoxication. Affections douloureuses d'origine neurologique.

Contre-indications : Intolérance à la vitamine B1. Allergie aux cobalamines.

Effets indésirables : Réactions allergiques : prurit, urticaire. Acné.

Précautions d'emploi : Colore les urines en rouge.

Interactions : Ne pas associer à la lévodopa dont l'activité est diminuée.

☞ *Vendu sans ordonnance.*

• BRISTOL-MYERS SQUIBB

Forme	Dosage	N. d'unités	Prix	Prix/jour	Liste	Remb. S.S.	Comm.
Flacon inj.	–	4	56,60	–	0	0 %	1967

TERPINE DES MONTS-DORE

- **Composition :** Terpine, eau de laurier-cerise, baume de tolu, sirop de laitue vireuse, sirop de Desessartz, sirop de bourgeon de pin.
- **Domaine :** Pneumologie.
- **Activité :** Fluidifiant bronchique. Expectorant.

Indications : Affections des voies respiratoires : toux, enrouement, rhume.

Précautions d'emploi : Traitement de courte durée.

Interactions : Ne pas associer aux antitussifs ou aux asséchants bronchiques de type anticholinergique.

☞ *Vendu sans ordonnance.*

• CENTRAPHARM

Forme	Dosage	N. d'unités	Prix	Prix/jour	Liste	Remb. S.S.	Comm.
Sol. buv.	–	180 ml	13,40	–	0	35 %	1944

TERPINE GIFRER

- **Composition :** Terpine, benzoate de sodium, acide nicotinique, nicotinamide, sirop de tolu.
- **Domaine :** Pneumologie.
- **Activité :** Fluidifiant bronchique. Expectorant.

Indications : Affections des voies respiratoires : toux, enrouement, rhume.

Précautions d'emploi : Traitement de courte durée.

Interactions : Ne pas associer aux antitussifs ou aux asséchants bronchiques de type anticholinergique.

☞ *Vendu sans ordonnance.*

• GIFRER

Forme	Dosage	N. d'unités	Prix	Prix/jour	Liste	Remb. S.S.	Comm.
Sol. buv.	–	150 ml	28,20*	–	0	0 %	–

TERPINE GONNON ★

- **Composition :** *Comprimé* : codéine, terpine, benzoate de sodium. *Solution buvable* : terpine, baume de tolu.
- **Domaine :** Pneumologie.
- **Activité :** Antitussif.
- **Classe :** Opium et dérivés.

Indications : Utilisé dans les troubles de la sécrétion bronchique au cours des affections broncho-pulmonaires.

Contre-indications : Enfant de moins de 5 ans. Asthme, insuffisance respiratoire.

Effets indésirables : Constipation, somnolence, nausées, vomissements, dépression respiratoire. L'augmentation des doses et la prolongation de l'administration peuvent conduire à la dépendance et à la toxicomanie.

Précautions d'emploi : Ne pas prendre d'alcool pendant le traitement. Prudence chez le sujet âgé. Déconseillé chez la femme enceinte ou allaitant. Le traitement doit être de courte durée. Donne une réaction positive au contrôle antidopage.

Interactions : L'activité et les effets secondaires peuvent être augmentés par les autres dépresseurs du système nerveux central.

Surdosage : Entraîne une somnolence avec dépression des centres respiratoires imposant l'hospitalisation.

☞ *Vendu sans ordonnance.*

• PHARMINTER

Forme	Dosage	N. d'unités	Prix	Prix/jour	Liste	Remb. S.S.	Comm.
Comprimé	5 mg	50	23,50*	0,5 à 3	0	0 %	1979
Comprimé	5 mg	1 000	380,00	–	1	0 %	1990
Sol. buv.	–	250 ml	25,00*	–	0	0 %	1885

TERPONE

- **Composition :** Dérivés oxydés d'essence de pin, de niaouli, d'eucalyptus, terpine.
- **Domaine :** Pneumologie.
- **Activité :** Fluidifiant bronchique. Expectorant.

Indications : Traitement symptomatique des affections respiratoires aiguës ou chroniques.

Précautions d'emploi : Traitement de courte durée.

Interactions : Ne pas associer aux antitussifs ou aux asséchants bronchiques de type anticholinergique.

☞ *Vendu sans ordonnance.*

• ROSA-PHYTOPHARMA

Forme	Dosage	N. d'unités	Prix	Prix/jour	Liste	Remb. S.S.	Comm.
Sirop	–	180 ml	15,30	–	0	35 %	1974
Supp. adulte	–	8	15,90	–	0	35 %	1968
Supp. enfant	–	8	11,60	–	0	35 %	1968
Supp. nourrisson	–	8	10,60	–	0	35 %	1968
Amp. inj.	–	12	13,40	–	0	35 %	1968

TERRAMYCINE POMMADES ★★★

- **Composition :** Oxytétracycline.
- **Domaine :** Dermatologie. Ophtalmologie.
- **Activité :** Antibiotique local.
- **Classe :** Tétracycline.

Indications : *Pommade dermique.* Infections staphylococciques : furoncles, anthrax, sycosis, impétigo, panaris. Surinfection des brûlures et des plaies superficielles. Ulcères de la jambe. En chirurgie, surinfection des brûlures et des plaies superficielles. *Pommade ophtalmique.* Infections bactériennes superficielles de l'œil : conjonctivites, kératites, blépharites, dacryocystites. Trachome.

Contre-indications : Hypersensibilité à un constituant. Infections mammaires lors de l'allaitement.

Effets indésirables : Réactions cutanées et allergiques.

Précautions d'emploi : Durée de traitement limitée. Déconseillé chez la femme allaitant.

☞ *Vendu sans ordonnance.*

• PFIZER

Forme	Dosage	N. d'unités	Prix	Prix/jour	Liste	Remb. S.S.	Comm.
Pomm. dermique	3 %	15 g	12,25*	–	0	0 %	1956
Pomm. ophtalm.	0,5 %	5 g	8,10	–	0	65 %	1956

TERRAMYCINE SOLU RETARD ★★★

- **Composition :** Oxytétracycline.
- **Domaine :** Infectiologie.
- **Activité :** Antibiotique.
- **Classe :** Cycline.

Indications : Infections aux germes suivants : Brucella, Pasteurella, mycoplasmes, Chlamydia, rickettsies, gonocoques, leptospires, tréponèmes, Haemophilus, vibrions. Infections à manifestations broncho-pulmonaires, ORL, ophtalmiques, génito-urinaires, cutanées (acné) ou septicémiques.

Contre-indications : Allergie aux cycli-

es. Enfant de moins de 8 ans (risque de coloration dentaire).

Effets indésirables : Troubles digestifs : nausées, vomissements, diarrhée, candidoses ano-génitales. Réactions allergiques : urticaire, œdème de la face, choc anaphylactique. Réactions de photosensibilisation : érythrodermie. Anémie, neutropénies, éosinophilie. Coloration jaune des dents ou anomalies dentaires en cas d'administration à l'enfant de moins de 8 ans.

Précautions d'emploi : Prudence en cas d'insuffisance hépatique ou rénale. Ne pas s'exposer au soleil. Contre-indiqué chez la femme enceinte ou allaitant.

Interactions : Peut augmenter l'effet des anticoagulants oraux.

Surdosage : Entraîne une toxicité hépatique.

☞ *Sur prescription médicale.*

• PFIZER

Forme	Dosage	N. d'unités	Prix	Prix/jour	Liste	Remb. S.S.	Comm.
Amp. inj.	250 mg	1	11,80	12 à 24	1	65 %	1964

TERSIGAT ★★★

Composition : Oxitropium bromure.
Domaine : Pneumologie.
Activité : Bronchodilatateur.
Classe : Anticholinergique.
Indications : Traitement de la crise d'asthme. Traitement de fond de la maladie asthmatique et de la bronchite chronique obstructive.

Effets indésirables : Sécheresse de la bouche. Irritation pharyngée.

Précautions d'emploi : Non conseillé chez la femme enceinte ou allaitant.

☞ *Sur prescription médicale.*

• 3M SANTÉ

Forme	Dosage	N. d'unités	Prix	Prix/jour	Liste	Remb. S.S.	Comm.
Spray aérosol	100 µg/b	150 b	38,90	1 à 1,5	1	65 %	1984

TESTOSTÉRONE HEPTYLATE ★★★

Composition : Heptylate de testostérone.
Domaine : Endocrinologie. Andrologie.
Activité : Androgénique.
Classe : Androgène.
Indications : Hypogonadisme masculin par déficit testiculaire ou hypophysaire. États de dénutrition de la sénescence. Aplasie médullaire. L'utilisation chez la femme est exceptionnelle en dehors du cancer du sein.

Contre-indications : Cancer prostatique, adénome prostatique, cancer du sein masculin. Insuffisance hépatique rénale ou cardiaque sévère. Enfant.

Effets indésirables : Chez l'homme : irritabilité, prise de poids, acné, séborrhée. Chez la femme : virilisation, hypertrichose.

Précautions d'emploi : Donne une réaction positive au contrôle antidopage. Chez l'homme, l'état de la prostate et des seins doit être surveillé. Déconseillé chez la femme enceinte ou allaitant.

☞ *Sur prescription médicale.*

• THÉRAMEX

Forme	Dosage	N. d'unités	Prix	Prix/jour	Liste	Remb. S.S.	Comm.
Amp. inj.	50 mg	2	9,90	–	2	65 %	1955
Amp. inj.	100 mg	2	12,50	–	2	65 %	1955
Amp. inj.	250 mg	2	20,70	–	2	65 %	1955

TÉTAGRIP 05 ★★★

Composition : Vaccin constitué de virus grippal inactivé et d'anatoxine tétanique.
Domaine : Infectiologie.
Activité : Vaccin.
Classe : Antigrippe.
Indications : Prévention de la grippe chez les sujets âgés ou fragilisés. Prévention du tétanos chez les sujets devant subir une injection de rappel.

Contre-indications : Allergie aux protéines de l'œuf.

Effets indésirables : Réaction locale. Parfois fièvre.

Précautions d'emploi : Voie sous-cutanée ou intramusculaire. Vaccination de préférence en automne.

Interactions : Peut positiver faussement pendant 3 mois certaines réactions sérologiques virales : hépatite, HTLV1, HIV par test ELISA, qui doit toujours être confirm par un autre test.

☞ *Vendu sans ordonnance.*

• MÉRIEUX MSD

Forme	Dosage	N. d'unités	Prix	Prix/jour	Liste	Remb. S.S.	Comm.
Seringue	–	1	69,20*	–	0	0 %	1988

TÉTAVAX ★★★

- **Composition :** Vaccin constitué d'anatoxine tétanique adsorbée.
- **Domaine :** Infectiologie.
- **Activité :** Vaccin.
- **Classe :** Antitétanique.

Indications : Prévention du tétanos.

Contre-indications : Aucune.

Effets indésirables : Réaction doulou reuse au point d'injection.

Précautions d'emploi : 2 injections e pacées de 4 à 6 semaines. Rappel 6 à 1 mois après.

☞ *Vendu sans ordonnance.*

• MÉRIEUX MSD

Forme	Dosage	N. d'unités	Prix	Prix/jour	Liste	Remb. S.S.	Comm.
Seringue	–	1	14,10	–	0	65 %	1970

TÉTRACOQ 05 ★★★

- **Composition :** Vaccin diphtérique, coquelucheux, tétanique et poliomyélitique inactivé, adsorbé.
- **Domaine :** Infectiologie.
- **Activité :** Vaccin.
- **Classe :** Antidiphtérique. Anticoquelucheux. Antitétanique. Antipoliomyélitique.

Indications : Prévention de la diphtérie, de la coqueluche, du tétanos et de la poliomyélite.

Contre-indications : Encéphalit convulsivante. Infection en cours. Fort réaction antérieure à une injection de vac cin anticoquelucheux.

Effets indésirables : Réaction doulou reuse au point d'injection. Réaction fébril simple. Réaction fébrile sévère avec crise convulsives.

Précautions d'emploi : 3 injections à u mois d'intervalle. Rappel un an plus tard.

☞ *Vendu sans ordonnance.*

• MÉRIEUX MSD

Forme	Dosage	N. d'unités	Prix	Prix/jour	Liste	Remb. S.S.	Comm.
Seringue	–	1	28,80	–	0	65 %	1985

TÉTRACYCLINE DIAMANT ★★★

- **Composition :** Tétracycline.
- **Domaine :** Infectiologie.
- **Activité :** Antibiotique.
- **Classe :** Cycline.

Indications : Infections aux germes suivants : Brucella, Pasteurella, mycoplasmes, Chlamydia, rickettsies, gonocoques, leptospires, tréponèmes, Haemophilus, vibrions. Infections à manifestations broncho-pulmonaires, ORL, ophtalmiques, génito-urinaires, cutanées (acné) ou septicémiques.

Contre-indications : Allergie aux cyclines. Enfant de moins de 8 ans (risque de coloration dentaire).

Effets indésirables : Troubles digestifs : nausées, vomissements, diarrhée, candido ses ano-génitales. Réactions allergiques urticaire, œdème de la face, choc anaphy lactique. Réactions de photosensibilisation érythrodermie. Anémie, neutropénie, éosi nophilie. Coloration jaune des dents ou ano malies dentaires en cas d'administration l'enfant de moins de 8 ans.

Précautions d'emploi : Prendre le pro duit en dehors des repas. Prudence en ca d'insuffisance hépatique ou rénale. Ne pa s'exposer au soleil. Contre-indiqué chez l femme enceinte ou allaitant. Peut donne une réaction positive lors de la recherche d glucose dans les urines.

Interactions : Ne pas associer aux rétiïdes (dérivés de la vitamine A). L'activité produit est diminuée par les antiépileptiues, les sels ferreux, les pansements gastriques. Peut augmenter l'effet des anticoagulants oraux.

☞ *Sur prescription médicale.*

• DIAMANT

Forme	Dosage	N. d'unités	Prix	Prix/jour	Liste	Remb. S.S.	Comm.
Comprimé	250 mg	16	12,80	5 à 6,5	1	65 %	1955

TÉTRALYSAL ★★★

Composition : Lymécycline.
Domaine : Infectiologie.
Activité : Antibiotique.
Classe : Cycline.
Indications : Infections aux germes suiants : Brucella, Pasteurella, mycoplasmes, hlamydia, rickettsies, gonocoques, leptosres, tréponèmes, Haemophilus, vibrions. fections à manifestations broncho-pulmoaires, ORL, ophtalmiques, génito-urinais, cutanées (acné) ou septicémiques.
Contre-indications : Allergie aux cyclies. Enfant de moins de 8 ans (risque de loration dentaire).
Effets indésirables : Troubles digestifs : ausées, vomissements, diarrhées, candidoes ano-génitales. Réactions allergiques : ticaire, œdème de la face, choc anaphyctique. Réactions de photosensibilisation : érythrodermie. Anémie, neutropénie, éosinophilie. Coloration jaune des dents ou anomalies dentaires en cas d'administration à l'enfant de moins de 8 ans.
Précautions d'emploi : Prendre le produit en dehors des repas. Prudence en cas d'insuffisance hépatique ou rénale. Ne pas s'exposer au soleil. Contre-indiqué chez la femme enceinte ou allaitant. Peut donner une réaction positive lors de la recherche de glucose dans les urines.
Interactions : Ne pas associer aux rétinoïdes (dérivés de la vitamine A). L'activité du produit est diminuée par les antiépileptiques, les sels ferreux, les pansements gastriques. Peut augmenter l'effet des anticoagulants oraux.

☞ *Sur prescription médicale.*

• GALDERMA

Forme	Dosage	N. d'unités	Prix	Prix/jour	Liste	Remb. S.S.	Comm.
Gélule	150 mg	16	26,75	7	1	65 %	1967

TÉTRAMIG ★★★

Composition : Tétracycline.
Domaine : Infectiologie.
Activité : Antibiotique.
Classe : Cycline.
Indications : Infections aux germes suiants : Brucella, Pasteurella, mycoplasmes, hlamydia, rickettsies, gonocoques, leptosires, tréponèmes, Haemophilus, vibrions. nfections à manifestations broncho-pulmoaires, ORL, ophtalmiques, génito-urinaies, cutanées (acné) ou septicémiques.
Contre-indications : Allergie aux cycliees. Enfant de moins de 8 ans (risque de oloration dentaire).
Effets indésirables : Troubles digestifs : ausées, vomissements, diarrhées, candidoes ano-génitales. Réactions allergiques : rticaire, œdème de la face, choc anaphyactique. Réactions de photosensibilisation : érythrodermie. Anémie, neutropénie, éosinophilie. Coloration jaune des dents ou anomalies dentaires en cas d'administration à l'enfant de moins de 8 ans.
Précautions d'emploi : Prendre le produit en dehors des repas. Prudence en cas d'insuffisance hépatique ou rénale. Ne pas s'exposer au soleil. Contre-indiqué chez la femme enceinte ou allaitant. Peut donner une réaction positive lors de la recherche de glucose dans les urines.
Interactions : Ne pas associer aux rétinoïdes (dérivés de la vitamine A). L'activité du produit est diminuée par les antiépileptiques, les sels ferreux, les pansements gastriques. Peut augmenter l'effet des anticoagulants oraux.

☞ *Sur prescription médicale.*

• BIOGALÉNIQUE

Forme	Dosage	N. d'unités	Prix	Prix/jour	Liste	Remb. S.S.	Comm.
Comprimé	250 mg	16	12,90	5 à 6,5	1	65 %	1971

TÉTRANASE ★★★

- **Composition :** Oxytétracycline, bromélaïne (enzyme protéolytique).
- **Domaine :** Infectiologie.
- **Activité :** Antibiotique.
- **Classe :** Cycline.

Indications : Infections aux germes suivants : Brucella, Pasteurella, mycoplasmes, Chlamydia, rickettsies, gonocoques, leptospires, tréponèmes, Haemophilus, vibrions. Infections à manifestations broncho-pulmonaires, ORL, génito-urinaires, cutanées (acné) ou septicémiques.

Contre-indications : Allergie aux cyclines. Allergie aux enzymes protéolytiques. Enfant de moins de 8 ans (risque de coloration dentaire).

Effets indésirables : Troubles digestifs : nausées, vomissements, diarrhée, candidoses ano-génitales. Réactions allergiques : urticaire, œdème de la face, choc anaph lactique. Réactions de photosensibilisatio érythrodermies. Anémie, neutropénie, éos nophilie. Coloration jaune des dents ou an malies dentaires en cas d'administration l'enfant de moins de 8 ans.

Précautions d'emploi : Prendre le pr duit en dehors des repas. Prudence en c d'insuffisance hépatique ou rénale. Ne p s'exposer au soleil. Contre-indiqué chez femme enceinte ou allaitant. Peut donn une réaction positive lors de la recherche glucose dans les urines.

Interactions : L'activité du produit e diminuée par les antiépileptiques, les se ferreux, les pansements gastriques. Pe augmenter l'effet des anticoagulants orau

☞ *Sur prescription médicale.*

• ROTTAPHARM

Forme	Dosage	N. d'unités	Prix	Prix/jour	Liste	Remb. S.S.	Comm.
Comprimé	250 mg	16	13,50	5 à 7	1	65 %	1970

TETRAPONGYL ★

- **Composition :** Glande thyroïde de porc.
- **Domaine :** Endocrinologie.
- **Activité :** Hormone thyroïdienne.

Indications : Traitement des hypothyroïdies lorsque le patient est déjà équilibré par les extraits thyroïdiens.

Contre-indications : Ne doit pas être utilisé dans le traitement de l'obésité. *Absolues* : hyperthyroïdie, insuffisance cardiaque décompensée. *Relatives* : insuffisance coronarienne, troubles du rythme cardiaque. Hyperanxiété.

Effets indésirables : Signes d'hyperthyroïdie : nervosité, tachycardie, amaigrissement, diarrhée. Troubles des règles.

Précautions d'emploi : Grande pr dence chez les patients présentant une h pertension, une angine de poitrine, une tu berculose, un diabète. Une surveillance p le dosage des hormones thyroïdiennes et c la thyréostimuline est indispensable.

Interactions : Peut augmenter l'actic des anticoagulants oraux, des antidépres seurs tricycliques. Peut entraîner un certai déséquilibre de la glycémie.

Surdosage : Entraîne des signes d'hype thyroïdie dont le premier est l'accélératic cardiaque.

☞ *Sur prescription médicale.*

• GALLIER

Forme	Dosage	N. d'unités	Prix	Prix/jour	Liste	Remb. S.S.	Comm.
Comprimé	25 mg	100	70,10*	–	2	0 %	1992

TEXODIL ★★★

- **Composition :** Céfotiam hexétil.
- **Domaine :** Infectiologie.
- **Activité :** Antibiotique.
- **Classe :** Céphalosporine de troisième génération.

Indications : Infections à germes suivants : staphylocoques, streptocoques, pneumocoque, colibacille, Klebsiella, Proteus, salmonelles, shigelles, Haemophilus, gonocoques, méningocoques, Clostridium. Infections à manifestations broncho-pulmonaires, ORL : angines, sinusites, otites.

Contre-indications : Allergie aux cépha losporines. Insuffisance hépatique ou ré nale sévère.

Effets indésirables : Réactions allerg ques : urticaire, fièvre, choc anaphylactique Troubles digestifs : nausées, vomissement diarrhée, colite. Candidoses. Éosinophilie Hépatites. Insuffisance rénale.

Précautions d'emploi : Prudence en ca d'insuffisance rénale. Non conseillé chez l femme enceinte ou allaitant. Peut donne une réaction positive lors de la recherche de glucose dans les urines.

☞ *Sur prescription médicale. Usage hospitalier.*
• CASSENNE

Forme	Dosage	N. d'unités	Prix	Prix/jour	Liste	Remb. S.S.	Comm.
Comprimé	200 mg	10	Hôp.	–	1	Hôp.	1993

THALIDOMIDE ★★

• **Composition :** Thalidomide.
• **Domaine :** Dermatologie.
• **Activité :** Anti-inflammatoire spécialisé.

Indications : Lupus érythémateux chronique lorsque les antipaludéens se sont révélés inefficaces. Érythème noueux en particulier celui de la lèpre.

Contre-indications : Femme enceinte ou susceptible de l'être.

Effets indésirables : Somnolence, vertiges. Troubles digestifs. Sécheresse de la peau et des muqueuses. Troubles de la formule sanguine.

Précautions d'emploi : Le traitement ne sera entrepris chez la femme qu'après un test de grossesse négatif et sous contraception efficace.

☞ *Usage hospitalier.*
• PHARMACIE CENTRALE DES HÔPITAUX

Forme	Dosage	N. d'unités	Prix	Prix/jour	Liste	Remb. S.S.	Comm.
Gélule	50 mg	–	Hôp.	–	DP	Hôp.	–

THAMACÉTAT ★★★

• **Composition :** Trométamol.
• **Domaine :** Nutrition et métabolisme.
• **Activité :** Alimentation parentérale.
• **Classe :** Trométamol.

Indications : Acidoses métaboliques.

Contre-indications : Alcaloses. Acidoses respiratoires. Insuffisance respiratoire chronique. Hypoglycémie.

Effets indésirables : Baisse de la kaliémie. Ralentissement du rythme respiratoire.

Précautions d'emploi : Prudence en cas d'insuffisance rénale. Toujours en perfusion intraveineuse lente. Une surveillance biologique de l'équilibre hydroélectrolytique est toujours indispensable.

Surdosage : Risque de pauses respiratoires. Baisse de la kaliémie et de la glycémie.

☞ *Sur prescription médicale.*
• BELLON

Forme	Dosage	N. d'unités	Prix	Prix/jour	Liste	Remb. S.S.	Comm.
Fl. plast. 250 ml	3,66 %	–	Hôp.	–	1	Hôp.	1985

THÉINOL ★

• **Composition :** Phénazone, salicylate de sodium, caféine.
• **Domaine :** Algologie.
• **Activité :** Antalgique périphérique.
• **Classe :** Noramidopyrine et dérivés associés.

Indications : Traitement symptomatique des affections douloureuses ou fébriles.

Contre-indications : Ulcère gastro-duodénal, maladie hémorragique. Hypersensibilité à l'aspirine ou aux pyrazolés. Certains asthmes. Dernier trimestre de la grossesse.

Effets indésirables : Bourdonnements d'oreille, douleurs abdominales, gastralgies. Plus rarement, ulcérations digestives avec hémorragies responsables d'une anémie. Syndromes hémorragiques avec épistaxis, ecchymoses, purpura. Accidents de sensibilisation : urticaire, asthme.

Précautions d'emploi : Prudence chez les patients présentant un asthme, des antécédents d'hémorragies. Prudence chez le patient prenant un traitement anticoagulant. Chez la femme enceinte, n'est pas conseillé durant le premier trimestre de la grossesse.

Interactions : Potentialise l'action des anticoagulants, des antiagrégants plaquettaires, des antidiabétiques hypoglycémiants, de certains diurétiques. L'aspirine peut réduire l'action de certains traitements, en particulier celle des anti-inflammatoires non stéroïdiens.

Surdosage : Grave, surtout chez l'enfant, entraînant des désordres métaboliques avec troubles respiratoires pouvant provoquer l mort. L'hospitalisation s'impose d'urgenc

☞ *Vendu sans ordonnance.*

• BAILLY-SPEAB

Forme	Dosage	N. d'unités	Prix	Prix/jour	Liste	Remb. S.S.	Comm.
Sol. buv.	28 mg/ml	125 ml	12,30	1 à 4	0	65 %	1910

THÉOLAIR ★★★

- **Composition :** Théophylline.
- **Domaine :** Pneumologie.
- **Activité :** Bronchodilatateur.
- **Classe :** Théophylline et dérivés.

Indications : Traitement de l'asthme à dyspnée paroxystique ou à dyspnée continue. Broncho-pneumopathies obstructives à forme spastique.

Contre-indications : Enfant de moins de 3 ans. Intolérance à la théophylline.

Effets indésirables : Nausées, vomissements, douleurs épigastriques. Maux de tête, excitation, insomnie. Tachycardie. Convulsions, surtout chez l'enfant.

Précautions d'emploi : Prudence en cas d'insuffisance coronarienne ou cardiaque d'ulcère gastro-duodénal, d'hyperthyroïdie. Les doses doivent être adaptées individuellement en fonction de la tolérance et de dosages sanguins de produit.

Interactions : Ne pas associer ave l'énoxacine, l'érythromycine, la viloxazine L'action de la théophylline est augmenté par association avec la cimétidine, la ciprofloxacine, la méxilétine, la ticlopidine L'action de la théophylline est diminuée e cas d'association avec la rifampicine et certains antiépileptiques.

Surdosage : Entraîne vomissements, agitation, confusion. Tachycardie, hypotension, fibrillation ventriculaire, arrêt cardiaque. L'hospitalisation s'impose.

☞ *Vendu sans ordonnance.*

• 3M SANTÉ

Forme	Dosage	N. d'unités	Prix	Prix/jour	Liste	Remb. S.S.	Comm.
Comprimé	125 mg	30	13,00	1,3 à 2,6	0	65 %	1982
Comprimé LP	100 mg	30	11,10	0,6 à 1,5	0	65 %	1985
Comprimé LP	175 mg	30	17,10	1,1 à 2,.3	0	65 %	1982

THÉOSTAT ★★★

- **Composition :** Théophylline.
- **Domaine :** Pneumologie.
- **Activité :** Bronchodilatateur.
- **Classe :** Théophylline et dérivés.

Indications : Traitement de l'asthme à dyspnée paroxystique ou à dyspnée continue. Broncho-pneumopathies obstructives à forme spastique.

Contre-indications : Enfant de moins de 3 ans. Intolérance à la théophylline.

Effets indésirables : Nausées, vomissements, douleurs épigastriques. Maux de tête, excitation, insomnie. Tachycardie. Convulsions, surtout chez l'enfant.

Précautions d'emploi : Prudence en cas d'insuffisance coronarienne ou cardiaque, d'ulcère gastro-duodénal, d'hyperthyroïdie. Les doses doivent être adaptées individuellement en fonction de la tolérance et des dosages sanguins de produit.

Interactions : Ne pas associer avec l'énoxacine, l'érythromycine, la viloxazine L'action de la théophylline est augmentée par association avec la cimétidine, la ciprofloxacine, la méxilétine, la ticlopidine L'action de la théophylline est diminuée en cas d'association avec la rifampicine et certains antiépileptiques.

Surdosage : Entraîne vomissements, agitation, confusion. Tachycardie, hypotension, fibrillation ventriculaire, arrêt cardiaque. L'hospitalisation s'impose.

☞ *Vendu sans ordonnance.*

• INAVA

Forme	Dosage	N. d'unités	Prix	Prix/jour	Liste	Remb. S.S.	Comm.
Comprimé LP	100 mg	30	14,00	1,6 à 2,3	0	65 %	1985
Comprimé LP	300 mg	30	23,30	1,6 à 2,3	0	65 %	1983

THEPRUBICINE ★★★

Composition : Pirarubicine.

Domaine : Cancérologie.

Activité : Antinéoplasique. Cytostatique.

Classe : Anthracycline.

Indications : Cancer du sein et ses métastases.

Contre-indications : Grossesse et allaitement. Patients présentant une insuffisance cardiaque.

Effets indésirables : Troubles digestifs : nausées, vomissements, stomatites, diarrhée. Perte des cheveux. Troubles sanguins : anémie, leucopénie, thrombopénie. Troubles cardiaques avec modification de l'électrocardiogramme, insuffisance cardiaque progressive. Aménorrhée, azoospermie.

Précautions d'emploi : Prudence en cas d'insuffisance hépatique. Nécessité d'une surveillance régulière de la formule sanguine afin de guider les administrations ultérieures. Des bilans cardiaques réguliers sont nécessaires : échographie, hémodynamique isotopique. Déconseillé chez la femme enceinte ou allaitant.

Interactions : Ne pas mélanger avec un autre produit.

☞ *Sur prescription médicale.*

• BELLON

Forme	Dosage	N. d'unités	Prix	Prix/jour	Liste	Remb. S.S.	Comm.
Flacon inj.	10 mg	1	173,20	–	1	100 %	1990
Flacon inj.	20 mg	1	346,70	–	1	100 %	1990
Flacon inj.	50 mg	1	784,00	–	1	100 %	1990

THÉRALÈNE ★★★

Composition : Alimémazine.

Domaine : Neuropsychiatrie. Allergie et immunologie.

Activité : Sédatif. Antihistaminique H1. Antitussif.

Classe : Phénothiazine. Antihistaminique anticholinergique.

Indications : Traitement symptomatique des manifestations allergiques : rhinite, conjonctivite, urticaire. Traitement adjuvant des affections dermatologiques prurigineuses. Insomnie. Toux gênantes, particulièrement nocturnes.

Contre-indications : Adénome prostatique, glaucome.

Effets indésirables : Somnolence diurne. Sécheresse de la bouche, troubles visuels. Constipation, rétention urinaire. Très rarement, mouvements anormaux, troubles sanguins.

Précautions d'emploi : La prise d'alcool est déconseillée. Prudence chez le jeune enfant et chez le sujet âgé. Non conseillé chez la femme enceinte ou allaitant.

Interactions : L'activité est augmentée par tous les dépresseurs du système nerveux : antidépresseurs, anxiolytiques, neuroleptiques, sédatifs, analgésiques, antihypertenseurs. La prise d'alcool est contre-indiquée pendant le traitement.

Surdosage : Peut entraîner un état d'excitation chez l'enfant, ou seulement d'emblée un coma imposant l'hospitalisation.

☞ *Sur prescription médicale.*

• THÉRAPLIX

Forme	Dosage	N. d'unités	Prix	Prix/jour	Liste	Remb. S.S.	Comm.
Comprimé	5 mg	50	11,70	0,1 à 5	2	65 %	1959
Sirop	0,5 mg/ml	150 ml	7,60	0,1 à 1,5	0	65 %	1958
Sol. buv.	40 mg/ml	30 ml	13,40	0,5 à 2,5	2	65 %	1960
Amp. inj.	25 mg	50	Hôp.	–	2	Hôp.	1958

THÉRALÈNE PECTORAL ★★

- **Composition :** *Sirop adulte* : codéthyline, aliménazine, éphédrine, acétate d'ammonium. *Sirop nourrisson* : aliménazine, benzoate de sodium, acétate d'ammonium, sulfate de magnésium, baume de tolu.
- **Domaine :** Pneumologie.
- **Activité :** Sédatif. Antihistaminique H1. Antitussif.
- **Classe :** Opium et dérivés. Antihistaminique anticholinergique.

Indications : Proposé dans le traitement symptomatique des toux non productives, en particulier allergiques ou irritatives.

Contre-indications : Enfant de moins de 15 ans. Asthme, insuffisance respiratoire. Glaucome, troubles urétro-prostatiques.

Effets indésirables : Constipation, somnolence, nausées, vomissements, dépression respiratoire. Sécheresse de la bouche. Trou bles visuels. Tachycardie. L'augmentatio des doses et la prolongation de l'administra tion peuvent conduire à la dépendance et la toxicomanie.

Précautions d'emploi : Ne pas prendr d'alcool pendant le traitement. Prudenc chez le sujet âgé. Déconseillé chez l femme enceinte ou allaitant. Le traitemer doit être de courte durée. Donne une réac tion positive au contrôle antidopage.

Interactions : L'activité et les effets se condaires peuvent être augmentés par le autres dépresseurs du système nerveu central.

Surdosage : Entraîne une somnolenc avec dépression des centres respiratoire imposant l'hospitalisation.

☞ *Vendu sans ordonnance.*

- THÉRAPLIX

Forme	Dosage	N. d'unités	Prix	Prix/jour	Liste	Remb. S.S.	Comm.
Sirop	0,8 mg/ml	150 ml	9,20	3,7	0	0 %	1964
Sirop nourrisson	–	150 ml	9,70	0,3 à 2	0	0 %	1968

THERMALGINE VITAMINE C ★

- **Composition :** Phénacétine, vitamine C, caféine, quinine, etc.
- **Domaine :** Algologie.
- **Activité :** Antalgique périphérique.
- **Classe :** Phénacétine associée.

Indications : États grippaux.

Contre-indications : Insuffisance rénale, car contient de la phénacétine dont o connaît depuis longtemps la toxicité rénale

Effets indésirables : Risque d'anémi hémolytique et d'insuffisance rénale.

Précautions d'emploi : Traitement d courte durée.

☞ *Vendu sans ordonnance.*

- GALLIER

Forme	Dosage	N. d'unités	Prix	Prix/jour	Liste	Remb. S.S.	Comm.
Comprimé	50 mg	20	28,50*	5	0	0 %	–

THERMOGÈNE BAUME ★

- **Composition :** Piment, salicylate de glycol.
- **Domaine :** Rhumatologie.
- **Activité :** Antirhumatismal externe. Révulsif.

Indications : Utilisé dans le traitement des douleurs d'origine musculo-tendino-ligamentaire : torticolis, dorsalgies, lombalgies. Douleurs articulaires.

Contre-indications : Hypersensibilit aux constituants. Ne pas appliquer sur le muqueuses, une peau en mauvais état, de plaies ou des ulcérations.

Effets indésirables : Réaction allergiqu locale imposant l'arrêt du traitement.

Précautions d'emploi : Se laver le mains après usage.

☞ *Vendu sans ordonnance.*

- THERMOGÈNE

Forme	Dosage	N. d'unités	Prix	Prix/jour	Liste	Remb. S.S.	Comm.
Baume	3 %	40 g	22,00*	–	0	0 %	–

THERMOGÈNE GENOUILLÈRE ★

- **Composition :** Piment.
- **Domaine :** Rhumatologie.
- **Activité :** Antirhumatismal externe. Révulsif.

Indications : Utilisé dans le traitement des douleurs d'origine musculo-tendino-ligamentaire du genou. Douleurs articulaires.

Contre-indications : Hypersensibilité aux constituants. Ne pas appliquer sur les muqueuses, une peau en mauvais état, des plaies ou des ulcérations.

Effets indésirables : Réaction allergique locale imposant l'arrêt du traitement.

Précautions d'emploi : Se laver les mains après usage.

☞ *Vendu sans ordonnance.*

- THERMOGÈNE

Forme	Dosage	N. d'unités	Prix	Prix/jour	Liste	Remb. S.S.	Comm.
Taille 1	15 g	1	112,00*	–	0	0 %	–
Taille 2	15 g	1	112,00*	–	0	0 %	–

THERMOGÈNE GILET ★

- **Composition :** Piment.
- **Domaine :** Rhumatologie.
- **Activité :** Antirhumatismal externe. Révulsif.

Indications : Utilisé dans le traitement des douleurs d'origine musculo-tendino-ligamentaire : torticolis, dorsalgies, lombalgies. Douleurs articulaires.

Contre-indications : Hypersensibilité aux constituants. Ne pas appliquer sur les muqueuses, une peau en mauvais état, des plaies ou des ulcérations.

Effets indésirables : Réaction allergique locale imposant l'arrêt du traitement.

Précautions d'emploi : Se laver les mains après usage.

☞ *Vendu sans ordonnance.*

- THERMOGÈNE

Forme	Dosage	N. d'unités	Prix	Prix/jour	Liste	Remb. S.S.	Comm.
Taille 1	60 g	1	239,00	–	0	0 %	–
Taille 2	60 g	1	276,00	–	0	0 %	–
Taille 3	60 g	1	239,00	–	0	0 %	–

THERMOGÈNE OUATE ★

- **Composition :** Piment.
- **Domaine :** Rhumatologie.
- **Activité :** Antirhumatismal externe. Révulsif.

Indications : Utilisé dans le traitement des douleurs d'origine musculo-tendino-ligamentaire : torticolis, dorsalgies, lombalgies. Douleurs articulaires.

Contre-indications : Hypersensibilité aux constituants. Ne pas appliquer sur les muqueuses, une peau en mauvais état, des plaies ou des ulcérations.

Effets indésirables : Réaction allergique locale imposant l'arrêt du traitement.

Précautions d'emploi : Se laver les mains après usage.

☞ *Vendu sans ordonnance.*

- THERMOGÈNE

Forme	Dosage	N. d'unités	Prix	Prix/jour	Liste	Remb. S.S.	Comm.
Boîte	–	30 g	35,00*	–	0	0 %	–
Boîte	–	60 g	56,00*	–	0	0 %	–

THIOMUCASE ★

- **Composition :** Mucopolysaccharidases.
- **Domaine :** Inflammation.
- **Activité :** Anti-inflammatoire.
- **Classe :** Enzyme.

Indications : Utilisé dans le traitement des dystrophies localisées du tissu sous-cutanées. Œdèmes post-traumatiques ou phlébologiques.

Contre-indications : Hypersensibilité aux mucopolysaccharidases.

☞ *Sur prescription médicale.*

• SANOFI WINTHROP

Forme	Dosage	N. d'unités	Prix	Prix/jour	Liste	Remb. S.S.	Comm.
Comprimé	–	40	46,30*	–	0	0 %	1966
Suppositoire	–	10	46,30*	–	0	0 %	1961

THIOMUCASE CRÈME ★★

- **Composition :** Mucopolysaccharidases, butylhydroxyanisole, butylhydroxytoluène.
- **Domaine :** Rhumatologie. Inflammation.
- **Activité :** Antirhumatismal externe. Antiœdémateux.
- **Classe :** Enzyme.

Indications : Proposé dans le traitement des dystrophies localisées et les œdème traumatiques ou postopératoires.

Contre-indications : Hypersensibilit aux constituants. Ne pas appliquer sur le muqueuses, une peau en mauvais état, de plaies ou des ulcérations.

Effets indésirables : Réaction allergiqu locale imposant l'arrêt du traitement.

☞ *Vendu sans ordonnance.*

• MILLOT-SOLAC

Forme	Dosage	N. d'unités	Prix	Prix/jour	Liste	Remb. S.S.	Comm.
Crème	–	135 g	97,50*	–	0	0 %	1988

THIOPECTOL

- **Composition :** *Sirop adulte* : codéine, belladone, sulfogaïacol, eucalyptus, terpine. *Sirop enfant et nourrisson* : sulfogaïacol, bromure de sodium, benzoate de sodium, serpolet, Grindelia.
- **Domaine :** Pneumologie.
- **Activité :** Antitussif.
- **Classe :** Opium et dérivés.

Indications : Traitement symptomatique des toux non productives.

Contre-indications : Asthme, insuffisance respiratoire. Enfant de moins de 30 mois. Glaucome, troubles urétro-prostatiques.

Effets indésirables : Constipation, somnolence, nausées, vomissements, dépression respiratoire. Sécheresse de la bouche, troubles visuels. Rétention urinaire. L'augmentation des doses et la prolongation d l'administration peuvent conduire à la dépendance et à la toxicomanie.

Précautions d'emploi : Prudence chez l sujet âgé, l'insuffisant cardiaque. Ne pa prendre d'alcool pendant le traitement. Déconseillé chez la femme enceinte ou allaitant. Le traitement doit être de courte durée Donne une réaction positive au contrôl antidopage.

Interactions : L'activité et les effets secondaires peuvent être augmentés par association à d'autres dépresseurs du systèm nerveux central.

Surdosage : Entraîne une somnolenc avec possible dépression des centres respiratoires imposant l'hospitalisation.

☞ *Vendu sans ordonnance.*

• GIFRER

Forme	Dosage	N. d'unités	Prix	Prix/ jour	Liste	Remb. S.S.	Comm.
Sirop adulte	0,5 mg/ml	150 ml	36,20*	–	0	0 %	–
Sirop enfant	–	150 ml	28,10*	–	0	0 %	–
Sirop nourrisson	–	150 ml	28,10*	–	0	0 %	–

THIOPHÉNICOL ★★★

- **Composition :** Thiamphénicol.
- **Domaine :** Infectiologie.
- **Activité :** Antibiotique.
- **Classe :** Phénicolé.

Indications : Infections aux germes suivants : streptocoques, pneumocoques, gonocoques, méningocoques, Listeria, salmonelles, shigelles, Pasteurella, Brucella, Haemophilus, anaérobies, mycoplasmes rickettsies, Chlamydia. Infections générales e type fièvres typhoïdes et paratyphoïdes, méningites à Haemophilus, cholécystites aiguës, urétrites à germes résistants, infections des voies respiratoires à germes résistants.

Contre-indications : Allergies aux phénicolés. Insuffisance rénale. Nourrisson.

Effets indésirables : Peut entraîner des accidents hématologiques : aplasies médullaires en général réversibles.

Précautions d'emploi : Ne doit être utilisé que dans les infections graves où d'autres antibiotiques sont inefficaces. Non conseillé chez la femme enceinte ou allaitant. Prudence chez l'insuffisant rénal.

☞ *Sur prescription médicale.*

• CLIN MIDY

Forme	Dosage	N. d'unités	Prix	Prix/jour	Liste	Remb. S.S.	Comm.
Comprimé	250 mg	16	26,20	10 à 20	1	65 %	1962
Flacon inj.	750 mg	1	21,40	52 à 104	1	65 %	1967

THIOPHÉOL

Composition : Thiophène carboxylate de lithium.

Domaine : ORL. Pneumologie.

• **Activité :** Modificateur de terrain.

Indications : Affections des voies respiratoires : rhinites, laryngites, sinusites, pharyngites, otites, bronchites aiguës ou chroniques. Complications respiratoires de la grippe et des maladies infectieuses.

Contre-indications : Intolérance au soufre. Nourrisson de moins de 30 mois.

Effets indésirables : Troubles digestifs.

Interactions : Ne pas associer à des sels de lithium.

☞ *Vendu sans ordonnance.*

• BIOGALÉNIQUE

Forme	Dosage	N. d'unités	Prix	Prix/jour	Liste	Remb. S.S.	Comm.
Comprimé	200 mg	60	28,80	2	0	35 %	1959
Supp. adulte	100 mg	12	18,20	3,5	0	35 %	1967
Supp. enfant	20 mg	12	20,50	3	0	35 %	1967

THIOPON

Composition : Huile thiophénique. Avec huile d'olive (aérosol). Avec huile d'arachide (capsule). Avec pantothénate de calcium (suppositoire). Avec eucalyptus, essences de niaouli et de pin (solution balsamique endonasale).

• **Domaine :** Pneumologie. ORL.

• **Activité :** Antiseptique local. Expectorant.

• **Classe :** Terpène.

Indications : États inflammatoires chroniques des voies respiratoires supérieures : rhinites, rhino-pharyngites.

Contre-indications : Intolérance au soufre.

Effets indésirables : Troubles digestifs.

☞ *Vendu sans ordonnance.*

• AMIDO

Forme	Dosage	N. d'unités	Prix	Prix/jour	Liste	Remb. S.S.	Comm.
Amp. aérosol	400 mg	6	10,60	–	0	35 %	1948
Capsule	30 mg	50	11,80	–	0	35 %	1948
Supp. adulte	200 mg	10	21,50	–	0	35 %	1958
Supp. enfant	100 mg	10	18,30	–	0	35 %	1958
Sol. nasale	–	15 ml	10,90	–	0	35 %	1957

THIOPURINOL ★★★

• **Composition :** Tisopurine.

• **Domaine :** Rhumatologie.

• **Activité :** Hypo-uricémiant.

• **Classe :** Inhibiteur de l'urico-synthèse.

Indications : Traitement des hyperuricémies primitives ou secondaires : maladies du sang, insuffisance rénale, troubles iatrogènes. Traitement de la goutte, de la lithiase urique.

Contre-indications : Allergie au produit.

Effets indésirables : Crise de goutte : toujours associer à la colchicine ou à un anti-inflammatoire en début de traitement. Allergie avec éruptions cutanées. Troubles digestifs ou hépatiques. Troubles sanguins : leucopénie et thrombopénie. Troubles visuels, vertiges, maux de tête.

Précautions d'emploi : Nécessité de dosages de l'acide urique dans le sang et le urines pour guider le traitement. Nc conseillé chez la femme enceinte ou a laitant.

Interactions : Ne pas associer aux pén cillines de type ampicilline ni à la vidara bine. Peut augmenter l'action des anticoa gulants oraux, de certains anticancéreux, d certains sulfamides hypoglycémiants.

Surdosage : Entraîne des troubles diges tifs banals.

☞ *Sur prescription médicale.*

• BOUCHARA

Forme	Dosage	N. d'unités	Prix	Prix/jour	Liste	Remb. S.S.	Comm.
Comprimé	100 mg	30	19,00	1,3 à 2,6	1	65 %	1968

THIOSÉDAL ★

• **Composition :** Codéthyline, jusquiame, sulfogaïacol.
• **Domaine :** Pneumologie.
• **Activité :** Antitussif.
• **Classe :** Opium et dérivés.

Indications : Proposé dans le traitement symptomatique des toux non productives.

Contre-indications : Enfant de moins de 15 ans. Asthme, insuffisance respiratoire.

Effets indésirables : Constipation, somnolence, nausées, vomissements, dépression respiratoire. L'augmentation des doses et la prolongation de l'administration peuvent conduire à la dépendance et à la toxicomanie.

Précautions d'emploi : Ne pas prendr d'alcool pendant le traitement. Prudenc chez le sujet âgé. Déconseillé chez l femme enceinte ou allaitant. Le traitemer doit être de courte durée. Donne une réac tion positive au contrôle antidopage.

Interactions : L'activité et les effets se condaires peuvent être augmentés par le autres dépresseurs du système nerveu central.

Surdosage : Entraîne une somnolenc avec dépression des centres respiratoire imposant l'hospitalisation.

☞ *Vendu sans ordonnance.*

• ZYMA

Forme	Dosage	N. d'unités	Prix	Prix/jour	Liste	Remb. S.S.	Comm.
Comprimé	5 mg	40	25,80*	–	0	0 %	1934
Sirop	1 mg/ml	150 ml	31,00*	–	0	0 %	1936

THIOTÉPA LEDERLE ★★★

• **Composition :** Thiotépa.
• **Domaine :** Cancérologie.
• **Activité :** Antinéoplasique. Cytostatique.
• **Classe :** Alkylant. Moutarde à l'azote.

Indications : Cancer de l'ovaire et cancer du sein dans un stade avancé.

Contre-indications : Grossesse et allaitement.

Effets indésirables : Troubles digestifs : nausées, vomissements, diarrhée. Aménor rhée, azoospermie. Troubles sanguins : leu copénie, thrombopénie.

Précautions d'emploi : Une surveillanc hématologique est indispensable. Prudenc chez l'insuffisant rénal. Déconseillé chez l femme enceinte ou allaitant.

☞ *Sur prescription médicale. Usage hos pitalier.*

• LEDERLE

Forme	Dosage	N. d'unités	Prix	Prix/jour	Liste	Remb. S.S.	Comm.
Flacon inj.	15 mg	1	Hôp.	–	1	Hôp.	–

THIOVALONE PRESSURISÉ ★

- **Composition :** Tixocortol, chlorhexidine.
- **Domaine :** ORL.
- **Activité :** Antiseptique local. Anti-inflammatoire local
- **Classe :** Anti-inflammatoire stéroïdien. Biguanide.

Indications : Traitement des angines, laryngites, rhino-pharyngites, pharyngites aiguës.

Contre-indications : Enfant de moins de 30 mois. Sensibilisation préalable au produit.

Effets indésirables : Réactions allergiques locales.

Précautions d'emploi : Donne une réaction positive au contrôle antidopage.

☞ *Sur prescription médicale.*

- EURORGA

Forme	Dosage	N. d'unités	Prix	Prix/jour	Liste	Remb. S.S.	Comm.
Fl. pressurisé	–	10 ml	21,10	–	2	35 %	1978

THIRIAL ✤

- **Composition :** Extrait sec et poudre d'ail.
- **Domaine :** Cardio-vasculaire.
- **Activité :** Divers.

Indications : Utilisé dans les troubles circulatoires mineurs.

☞ *Vendu sans ordonnance.*

- PIERRE FABRE

Forme	Dosage	N. d'unités	Prix	Prix/jour	Liste	Remb. S.S.	Comm.
Capsule	184 mg	30	54,50*	3,7	0	0 %	1993

THYMOGLOBULINE ★★★

- **Composition :** Immunoglobulines de lapin antilymphocytes humains purifiées.
- **Domaine :** Allergie et immunologie.
- **Activité :** Immunodépresseurs.

Indications : Prévention et traitement du rejet lors des transplantations d'organes. Aplasies médullaires graves réfractaires.

Contre-indications : Hypersensibilité aux protéines de lapin. Infections virales ou parasitaires intracellullaires.

Effets indésirables : Maladie sérique avec fièvre, urticaire, arthrite. Choc anaphylactique. Thrombopénie.

Précautions d'emploi : Utilisation sous stricte surveillance hospitalière. Nécessité d'examens hématologiques répétés. Administration concomitante de corticoïdes.

Interactions : Ne pas associer à des transfusions sanguines.

☞ *Usage hospitalier.*

- INSTITUT MÉRIEUX

Forme	Dosage	N. d'unités	Prix	Prix/jour	Liste	Remb. S.S.	Comm.
Flacon inj.	25 mg	1	Hôp.	–	0	Hôp.	1985

TIADILON ★

- **Composition :** Tidiacic sel d'arginine.
- **Domaine :** Hépatologie.
- **Activité :** Hépatotrope.
- **Classe :** Acide aminé.

Indications : Symptômes fonctionnels des maladies hépatiques.

Contre-indications : Insuffisance rénale sévère.

Précautions d'emploi : Non conseillé chez la femme enceinte.

☞ *Vendu sans ordonnance.*

- CRINEX

Forme	Dosage	N. d'unités	Prix	Prix/jour	Liste	Remb. S.S.	Comm.
Gélule	100 mg	20	25,20	2,5 à 5	0	0 %	1976

TIAPRIDAL ★★★

- **Composition :** Tiapride.
- **Domaine :** Neuropsychiatrie.
- **Activité :** Neuroleptique.
- **Classe :** Benzamide substitué.

Indications : Agressivité et agitation. Douleurs intenses.

Effets indésirables : Sédation, somnolence diurne, hypotension, prise de poids. Rigidité musculaire, mouvements anormaux de la tête et de la langue. Troubles des règles, croissance des seins, impuissance ou frigidité.

Précautions d'emploi : La prudence s'impose chez le sujet âgé et chez la femme enceinte, en début de grossesse. La prise d'alcool est déconseillée.

Interactions : Le produit potentialise tous les dépresseurs du système nerveux central et les antihypertenseurs.

Surdosage : Entraîne d'abord des mouvements anormaux, puis un coma avec rigidité imposant l'hospitalisation.

☞ *Sur prescription médicale.*

- DELAGRANGE

Forme	Dosage	N. d'unités	Prix	Prix/jour	Liste	Remb. S.S.	Comm.
Comprimé	100 mg	20	41,70	4 à 8	1	65 %	1977
Sol. inj.	100 mg	12	36,80	6 à 12	1	65 %	1977

TIAPRIDE PANPHARMA ★★★

- **Composition :** Tiapride.
- **Domaine :** Neuropsychiatrie.
- **Activité :** Neuroleptique.
- **Classe :** Benzamide substitué.

Indications : Agressivité et agitation. Douleurs intenses.

Effets indésirables : Sédation, somnolence diurne, hypotension, prise de poids. Rigidité musculaire, mouvements anormaux de la tête et de la langue. Troubles des règles, croissance des seins, impuissance ou frigidité.

Précautions d'emploi : La prudence s'impose chez le sujet âgé et chez la femme enceinte, en début de grossesse. La prise d'alcool est déconseillée.

Interactions : Le produit potentialise tous les dépresseurs du système nerveux central et les antihypertenseurs.

Surdosage : Entraîne d'abord des mouvements anormaux, puis un coma avec rigidité imposant l'hospitalisation.

☞ *Sur prescription médicale.*

- PANPHARMA

Forme	Dosage	N. d'unités	Prix	Prix/jour	Liste	Remb. S.S.	Comm.
Comprimé	100 mg	20	35,80	4 à 8	1	65 %	1989
Sol. inj.	100 mg	12	31,90	3 à 6	1	65 %	1989

TIBÉRAL ★★★

- **Composition :** Ornidazole.
- **Domaine :** Infectiologie. Gynécologie.
- **Activité :** Anti-infectieux. Antiparasitaire. Antiamibien. Antitrichomonas.
- **Classe :** Nitro-imidazolé.

Indications : Infections aux germes suivants : essentiellement germes anaérobies. Parasitoses à Trichomonas vaginalis, Giardia intestinalis, Entamœba histolytica. Traitement préventif et curatif des infections à germes anaérobies (chirurgie). Traitement des amibiases hépatiques ou intestinales

Contre-indications : Hypersensibilité aux imidazolés. Déconseillé chez la femme enceinte ou allaitant.

Effets indésirables : Troubles digestifs : nausées, vomissements, diarrhée, goût métallique dans la bouche. Réactions allergiques : urticaire, œdème de la face. Bouffées vasomotrices lors de la prise d'alcool.

Précautions d'emploi : Prendre le produit en dehors des repas. Prudence chez les sujets présentant des troubles sanguins.

Interactions : La prise d'alcool est formellement déconseillée. Peut potentialiser les anticoagulants oraux.

☞ *Sur prescription médicale. Usage hospitalier.*

- ROCHE

Forme	Dosage	N. d'unités	Prix	Prix/jour	Liste	Remb. S.S.	Comm.
Comprimé	500 mg	3	Hôp.	–	1	Hôp.	1981
Comprimé	500 mg	10	Hôp.	–	1	Hôp.	1988
Comprimé	500 mg	100	Hôp.	–	1	Hôp.	1988
Amp. inj.	125 mg	6	Hôp.	–	1	Hôp.	1987
Amp. inj.	500 mg	12	Hôp.	–	1	Hôp.	1984
Amp. inj.	1 g	12	Hôp.	–	1	Hôp.	1987

TIBICORTÈNE ★★★

- **Composition :** Triamcinolone tibicortène.
- **Domaine :** Dermatologie.
- **Activité :** Anti-inflammatoire local.
- **Classe :** Anti-inflammatoire stéroïdien. Dermocorticoïde.

Indications : Eczéma de contact, dermatite allergique, lichénification. Psoriasis, lichen, prurigo, dyshidrose, lupus érythémateux discoïde, dermite séborrhéique. Piqûres d'insectes, prurigo parasitaire après traitement de la cause.

Contre-indications : Infections bactériennes, virales, parasitaires ou mycosiques. Lésions ulcérées. Acné et rosacée.

Effets indésirables : Atrophie cutanée, télangiectasies, vergetures. Retard de cicatrisation. Sécheresse de la peau, folliculite, acné, hypertrichose, dépigmentation. Effets généraux : freination hypophysaire, hypercorticisme.

Précautions d'emploi : Traitement limité à 2 applications par jour. Pas d'utilisation prolongée, car risque de survenue d'une dermite cortico-induite. Prudence chez l'enfant.

Surdosage : Risque d'effets généraux.

☞ *Sur prescription médicale.*

- STIEFEL

Forme	Dosage	N. d'unités	Prix	Prix/jour	Liste	Remb. S.S.	Comm.
Crème	0,075 %	15 g	12,20	–	1	65 %	1985
Crème	0,075 %	30 g	18,90	–	1	65 %	1988

TIBURON ★★★

- **Composition :** Ibuprofène.
- **Domaine :** Algologie.
- **Activité :** Antalgique périphérique.
- **Classe :** Anti-inflammatoire non stéroïdien et dérivés.

Indications : Traitement symptomatique des affections douloureuses ou fébriles.

Contre-indications : Hypersensibilité à l'aspirine ou aux anti-inflammatoires non stéroïdiens. Ulcère gastro-duodénal. Insuffisance hépatique ou rénale sévère.

Effets indésirables : Troubles digestifs : gastralgies, hémorragies, ulcérations digestives. Réactions allergiques : asthme, éruptions cutanées. Beaucoup plus rarement, troubles hépatiques ou sanguins.

Précautions d'emploi : Prudence chez les sujets ayant des antécédents de hernie hiatale, d'ulcères digestifs ou d'hémorragies. Déconseillé au troisième trimestre de la grossesse et lors de l'allaitement.

Interactions : Potentialise les anticoagulants, les antiagrégants plaquettaires, les antidiabétiques oraux, la digoxine. Diminue l'activité des diurétiques et de certains antihypertenseurs.

Surdosage : En général sans gravité, mais une surveillance médicale s'impose.

☞ *Vendu sans ordonnance.*

- PHARMINTER

Forme	Dosage	N. d'unités	Prix	Prix/jour	Liste	Remb. S.S.	Comm.
Gélule	200 mg	20	Libre	–	0	0 %	1992

TICARPEN ★★★

• **Composition :** Ticarcilline.
• **Domaine :** Infectiologie.
• **Activité :** Antibiotique.
• **Classe :** Pénicilline antipyocyanique.

Indications : Infections à de nombreux germes mais plus particulièrement aux germes multirésistants aux pénicillines à spectre élargi, tels le pyocyanique et le Proteus. Infections respiratoires, rénales, urogénitales, ORL, digestives, biliaires, méningées, osseuses ou septicémiques.

Contre-indications : Hypersensibilité aux pénicillines.

Effets indésirables : Manifestations allergiques : fièvre, urticaire, œdème de la face avec troubles respiratoires. Éruptions cutanées maculopapuleuses. Troubles digestifs : nausées, diarrhée, infections à levures. Hépatites. Anémies, leucopénies. Néphrite interstitielle aiguë. Hypokaliémie.

Précautions d'emploi : Rechercher dans les antécédents des réactions anormales à un traitement antérieur par une pénicilline. Prudence chez l'insuffisant rénal. Chez la femme enceinte ou allaitant, le produit passe dans l'organisme de l'enfant.

☞ *Sur prescription médicale. Usage hospitalier.*

• SMITHKLINE BEECHAM

Forme	Dosage	N. d'unités	Prix	Prix/jour	Liste	Remb. S.S.	Comm.
Flacon inj.	1 g	1	Hôp.	–	1	Hôp.	1981
Flacon inj.	2 g	1	Hôp.	–	1	Hôp.	1981
Flacon inj.	5 g	1	Hôp.	–	1	Hôp.	1981

TICLID ★★★

• **Composition :** Ticlopidine.
• **Domaine :** Hémostase.
• **Activité :** Antiagrégant plaquettaire.

Indications : Prévention des thromboses d'origine artérielle : accidents vasculaires cérébraux, infarctus du myocarde.

Contre-indications : Maladies hémorragiques. Lésions hémorragiques. Accident vasculaire cérébral hémorragique. Antécédents d'anomalies des globules blancs et des plaquettes.

Effets indésirables : Manifestations hémorragiques. Troubles digestifs. Éruptions cutanées. On surveillera surtout l'apparition possible d'une diminution des globules blancs ou des plaquettes sanguines. Rarement, hépatites.

Précautions d'emploi : Il est nécessaire de faire régulièrement des examens du sang, toute anomalie devant faire arrêter le traitement. Déconseillé chez la femme enceinte ou allaitant.

Interactions : Association déconseillée : anti-inflammatoires non stéroïdiens, anticoagulants, autres antiagrégants dont l'aspirine. La ticlopidine augmente l'activité de la théophylline.

Surdosage : Entraîne des troubles gastro-duodénaux.

☞ *Sur presciption médicale.*

• MILLOT SOLAC

Forme	Dosage	N. d'unités	Prix	Prix/jour	Liste	Remb. S.S.	Comm.
Comprimé	250 mg	20	105,30	10	1	65 %	1978
Comprimé	250 mg	30	164,20	10	1	65 %	1995

TIÉNAM ★★★

• **Composition :** Imipénème, cilastatine.
• **Domaine :** Infectiologie.
• **Activité :** Antibiotique.
• **Classe :** Pénicillines (autres).

Indications : Infections à germes Gram négatif : colibacille, Proteus, Klebsiella, Enterobacter, salmonelles, shigelles, pyocyaniques, gonocoques, Pasteurella, Brucella. Infections à germes Gram positif : streptocoques, pneumocoques, staphylocoques, Listeria, etc. Infections broncho-pulmonaires, abdominales, gynécologiques, uro-génitales, cutanées, ostéo-articulaires ou septicémiques.

Contre-indications : Hypersensibilité aux pénicillines.

Effets indésirables : Réactions locales : érythème. Réactions allergiques : urticaire, fièvre, choc anaphylactique. Troubles digestifs : nausées, diarrhée. Éosinophilie, leucopénie. Hépatites. Insuffisance rénale. Troubles neurologiques : confusion, convulsions.

Précautions d'emploi : Rechercher dans les antécédents des réactions anormales à un traitement antérieur par une pénicilline. Prudence chez l'insuffisant rénal. Chez la femme enceinte ou allaitant, le produit passe dans l'organisme de l'enfant.

☞ *Sur prescription médicale. Usage hospitalier.*

• MERCK SHARP & DOHME-CHIBRET

Forme	Dosage	N. d'unités	Prix	Prix/ jour	Liste	Remb. S.S.	Comm.
Flacon inj. IM	500 mg	10	Hôp.	–	1	Hôp.	1993
Flacon inj. IV	250 mg	10	Hôp.	–	1	Hôp.	1987
Flacon inj. IV	500 mg	10	Hôp.	–	1	Hôp.	1987

TIEUCALY ★

- **Composition :** *Sirop adulte* : codéine, bromoforme, belladone, aconit, sulfogaïacol, lobélie, Grindelia. *Sirop enfant* : pholcodine, belladone, lobélie. *Sirop nourrisson* : prométhazine, belladone, lobélie, benzoate de sodium. *Suppositoire* : pholcodine, prométhazine, salicylamide.
- **Domaine :** Pneumologie.
- **Activité :** Antitussif.
- **Classe :** Opium et dérivés.

Indications : Utilisé dans le traitement symptomatique des toux non productives.

Contre-indications : Enfant de moins de 15 ans. Asthme, insuffisance respiratoire. Glaucome, troubles urétro-prostatiques.

Effets indésirables : Constipation, somnolence, nausées, vomissements, dépression respiratoire. Sécheresse de la bouche, troubles visuels. Tachycardie. L'augmentation des doses et la prolongation de l'administration peuvent conduire à la dépendance et à la toxicomanie.

Précautions d'emploi : Ne pas prendre d'alcool pendant le traitement. Prudence chez le sujet âgé. Déconseillé chez la femme enceinte ou allaitant. Le traitement doit être de courte durée. Donne une réaction positive au contrôle antidopage.

Interactions : L'activité et les effets secondaires peuvent être augmentés par les autres dépresseurs du système nerveux central.

Surdosage : Entraîne une somnolence avec dépression des centres respiratoires imposant l'hospitalisation.

☞ *Vendu sans ordonnance.*

• GOUPIL

Forme	Dosage	N. d'unités	Prix	Prix/ jour	Liste	Remb. S.S.	Comm.
Sirop adulte	–	150 ml	32,00*	–	0	0 %	1962
Sirop enfant	–	90 ml	26,50*	–	0	0 %	1962
Sirop nourrisson	–	90 ml	23,00*	–	0	0 %	1976
Supp. adulte	–	8	28,50*	–	0	0 %	1966
Supp. enfant	–	8	20,00*	–	0	0 %	1966
Supp. nourrisson	–	8	15,50*	–	0	0 %	1966

TIFOMYCINE ★★★

- **Composition :** Chloramphénicol.
- **Domaine :** Infectiologie.
- **Activité :** Antibiotique.
- **Classe :** Phénicolé.

Indications : Infections aux germes suivants : streptocoques, pneumocoques, gonocoques, méningocoques, Listeria, salmonelles, shigelles, Pasteurella, Brucella, Haemophilus, anaérobies, mycoplasmes, rickettsies, Chlamydia. Infections générales de type fièvres typhoïdes et paratyphoïdes, méningites, infections génitales.

Contre-indications : Enfant. Allergies aux phénicolés. Antécédents d'insuffisance médullaire. Grossesse. Allaitement.

Effets indésirables : Peut entraîner de graves accidents hématologiques : aplasies médullaires parfois réversibles, parfois mortelles.

Précautions d'emploi : Ne doit être utilisé qu'en cas de nécessité absolue dans les infections graves, où d'autres antibiotiques sont inefficaces. Prudence en cas d'insuffisance hépatique ou rénale. Une surveillance de la numération et de la formule sanguine devra être effectuée au moins une fois par semaine pendant la durée du traitement et la semaine qui suit son arrêt. Jamais de traitement prolongé.

Interactions : Ne pas associer à l'alcool, aux anticoagulants oraux. Peut modifier l'action des sulfamides hypoglycémiants.

☞ *Sur prescription médicale. Du fait des effets secondaires graves, à n'utiliser qu'avec grande prudence.*

• ROUSSEL

Forme	Dosage	N. d'unités	Prix	Prix/jour	Liste	Remb. S.S.	Comm.
Comprimé	250 mg	12	13,70	9 à 14	1	65 %	1950

TIFOMYCINE COLLYRE ★★★

• **Composition :** Chloramphénicol.
• **Domaine :** Ophtalmologie.
• **Activité :** Antibiotique local.
• **Classe :** Phénicolé.

Indications : Infections superficielles de l'œil et de ses annexes : conjonctivites, kérato-conjonctivites, ulcères de la cornée, kératites bactériennes, blépharites, dacryocystites.

Contre-indications : Hypersensibilité au produit. Enfant de moins de 6 mois. Antécédents de troubles sanguins.

Effets indésirables : Risque de troubles hématologiques : anémie, neutropénie, aplasie médullaire imprévisible.

Précautions d'emploi : Utilisation toujours très brève et en cas de nécessité impérative.

Interactions : Ne pas associer à un autre antibiotique.

☞ *Sur prescription médicale.*

• ROUSSEL

Forme	Dosage	N. d'unités	Prix	Prix/jour	Liste	Remb. S.S.	Comm.
Collyre	0,4 %	5 ml	13,30	–	1	65 %	1951

TILADE ★★★

• **Composition :** Nédocromil sodique.
• **Domaine :** Pneumologie.
• **Activité :** Antiasthmatique.
• **Classe :** Inhibiteur de la libération de l'histamine.

Indications : Traitement de fond de l'asthme.

Contre-indications : Enfant de moins de 12 ans.

Effets indésirables : Maux de tête, nausées, éruptions cutanées, irritation pharyngée, sensation de goût amer, vertiges.

Précautions d'emploi : Non conseillé chez la femme enceinte ou allaitant.

☞ *Sur prescription médicale.*

• FISONS

Forme	Dosage	N. d'unités	Prix	Prix/jour	Liste	Remb. S.S.	Comm.
Spray	1,8 mg/b	112 b	144,70	–	2	65 %	1993
Spray	1,8 mg/b	56 b	84,40	–	2	65 %	1988

TILCOTIL ★★★

• **Composition :** Ténoxicam.
• **Domaine :** Inflammation.
• **Activité :** Anti-inflammatoire.
• **Classe :** Anti-inflammatoire non stéroïdien. Oxicam.

Indications : Traitement des rhumatismes inflammatoires chroniques : polyarthrite rhumatoïde, pelvispondylite, arthrite juvénile, rhumatisme psoriasique, syndrome de Fiessinger-Leroy-Reiter. Traitement des poussées aiguës des arthrites microcristallines, tendinites, synovites, arthroses, lombalgies, radiculalgies.

Contre-indications : Hypersensibilité au produit. Réactions allergiques à l'aspirine et dérivés. Ulcères gastro-duodénaux évolutifs. Insuffisance cardiaque, hépatique ou rénale. Enfant de moins de 15 ans.

Effets indésirables : Troubles digestifs : nausées, vomissements, ulcère gastro-duodénal, hémorragie digestive. Troubles hépatiques : ictère, hépatite. Réactions allergiques : éruptions, urticaire, dermatoses bulleuses, asthme. Vertiges, maux de tête, bourdonnements d'oreille, troubles visuels. Troubles sanguins : anémie, leucopénie, thrombopénie.

Précautions d'emploi : Prendre le produit au cours des repas, si possible le soir. Déconseillé chez la femme enceinte ou allaitant. Prudence chez l'insuffisant cardiaque ou rénal. Une surveillance du poids et du volume urinaire est utile en début de traitement.

Interactions : Ne pas associer à d'autres produits modifiant l'hémostase : anticoagulants oraux, héparine, aspirine, ticlopidine, autres anti-inflammatoires. Ne pas associer car augmentation des effets toxiques : lithium, méthotrexate, diflunisal. Prudence en cas d'association avec les diurétiques. Peut perturber l'activité des antihypertenseurs, L'efficacité des stérilets peut être diminuée. Prendre les antiacides et pansements gastrointestinaux à distance de la prise du produit.

☞ *Sur prescription médicale.*

• ROCHE

Forme	Dosage	N. d'unités	Prix	Prix/jour	Liste	Remb. S.S.	Comm.
Comprimé	20 mg	16	61,30	3,8	1	65 %	1988
Suppositoire	20 mg	10	41,00	4,1	1	65 %	1989
Flacon inj.	20 mg	2	16,70	8	1	65 %	1991

TILDIEM ★★★

- **Composition :** Diltiazem.
- **Domaine :** Cardio-vasculaire.
- **Activité :** Antiangoreux. Vasodilatateur.
- **Classe :** Antagoniste calcique.

Indications : Prévention de la crise d'angine de poitrine.

Contre-indications : Femme enceinte ou allaitant. Insuffisance cardiaque avec œdème pulmonaire. Fréquence cardiaque inférieure à 50. Troubles de la conduction cardiaque.

Effets indésirables : Maux de tête, rougeur du visage, bouffées de chaleur. Œdèmes des membres inférieurs. Fatigue.

Précautions d'emploi : Prudence chez les sujets âgés ou présentant des troubles de la conduction cardiaque.

Interactions : Potentialise l'action des antihypertenseurs alphabloquants et des bêtabloquants. Augmente l'activité de la digoxine. Efficacité augmentée par la cimétidine (Tagamet)

Surdosage : Entraîne une hypotension et un ralentissement cardiaque imposant une surveillance hospitalière.

☞ *Sur prescription médicale.*

• SYNTHÉLABO

Forme	Dosage	N. d'unités	Prix	Prix/jour	Liste	Remb. S.S.	Comm.
Comprimé	60 mg	30	51,50	5	1	65 %	1980
Amp. inj.	25 mg	20	Hôp.	–	1	Hôp.	1989
Amp. inj.	100 mg	20	Hôp.	–	1	Hôp.	1989

TIMACOR ★★★

- **Composition :** Timolol.
- **Domaine :** Cardio-vasculaire.
- **Activité :** Antiangineux. Antihypertenseur.
- **Classe :** Bêtabloquant non sélectif.

Indications : Hypertension artérielle. Angine de poitrine. Infarctus du myocarde.

Contre-indications : Asthme, insuffisance cardiaque, fréquence cardiaque inférieure à 50.

Effets indésirables : Troubles digestifs : gastralgies, nausées, constipation. Fatigue à l'effort. Hypotension. Bradycardie. Extrémités froides. Possibilité d'asthme, d'insuffisance cardiaque. Hypoglycémie.

Précautions d'emploi : Ne jamais interrompre brutalement le traitement. Prudence chez les patients présentant une bronchite chronique, une insuffisance rénale ou hépatique. Non conseillé chez la femme allaitant. Donne une réaction positive au contrôle antidopage.

Interactions : Peut entraîner des troubles du rythme en association avec certains antiarythmisants et avec les inhibiteurs calciques. Ne pas associer à la floctafénine (Idarac). Prudence en cas d'association avec les anti-inflammatoires non stéroïdiens, les neuroleptiques et les traitements antidiabétiques.

Surdosage : Une surveillance de la fréquence cardiaque et de la tension artérielle s'impose.

☞ *Sur prescription médicale.*

• MERCK SHARP & DOHME-CHIBRET

Forme	Dosage	N. d'unités	Prix	Prix/jour	Liste	Remb. S.S.	Comm.
Comprimé	10 mg	30	35,00	1 à 2	1	65 %	1990

TIMOPTOL ★★★

- **Composition :** Timolol.
- **Domaine :** Ophtalmologie.
- **Activité :** Antiglaucomateux.
- **Classe :** Bêtabloquant non sélectif.

Indications : Hypertonie intraoculaire. Glaucome chronique à angle ouvert.

Contre-indications : Hypersensibilité au produit. Asthme, insuffisance cardiaque non traitée. Troubles de la conduction intracardiaque, bradycardie importante.

Effets indésirables : Bradycardie, hypotension, risque de décompensation cardiaque. Crise d'asthme, gêne respiratoire. Fatigue, maux de tête. Sécheresse de l'œil, anesthésie de la cornée, troubles visuels.

Précautions d'emploi : Débuter progressivement le traitement. Donne une réaction positive au contrôle antidopage.

Interactions : Prudence en cas d'association à des médicaments utilisés par voie générale : bêtabloquants, inhibiteurs calciques, antihypertenseurs antiarythmisants. Ne pas associer à la floctafénine (Idarac). Prudence en cas d'association avec les anti-inflammatoires non stéroïdiens et les neuroleptiques.

☞ *Sur prescription médicale.*

• MERCK SHARP & DOHME-CHIBRET

Forme	Dosage	N. d'unités	Prix	Prix/jour	Liste	Remb. S.S.	Comm.
Collyre	0,10 %	3 ml	27,60	–	1	65 %	1990
Collyre	0,25 %	3 ml	31,80	–	1	65 %	1979
Collyre	0,50 %	3 ml	33,80	–	1	65 %	1979

TIMPILO ★★

- **Composition :** Timolol, pilocarpine.
- **Domaine :** Ophtalmologie.
- **Activité :** Antiglaucomateux. Myotique.
- **Classe :** Bêtabloquant non sélectif. Parasympathomimétique direct.

Indications : Glaucomes chroniques à angle ouvert. Glaucomes secondaires.

Contre-indications : Hypersensibilité au produit. Asthme bronchique, broncho-pneumopathies chroniques obstructives.

Effets indésirables : Sensation de picotement et hyperhémie conjonctivale. Vision trouble.

Précautions d'emploi : Prudence chez les patients présentant une maladie cardiovasculaire.

☞ *Sur prescription médicale.*

• MERCK SHARP & DOHME-CHIBRET

Forme	Dosage	N. d'unités	Prix	Prix/jour	Liste	Remb. S.S.	Comm.
Collyre Timpilo 2	2 %	6 ml	127,40*	–	1	0 %	1992
Collyre Timpilo 4	4 %	6 ml	127,40*	–	1	0 %	1992

TINORAN ★★★

- **Composition :** Déméxiptilline.
- **Domaine :** Neuropsychiatrie.
- **Activité :** Antidépresseur.
- **Classe :** Imipraminique non sédatif.

Indications : Dépression mélancolique, dépression réactionnelle ou névrotique, dépression atypique.

Contre-indications : L'association à d'autres antidépresseurs du groupe des IMAO est formellement contre-indiquée. Les patients seront particulièrement surveillés s'ils présentent des antécédents d'adénome de la prostate, de glaucome, de troubles du rythme cardiaque ou de troubles tensionnels.

Effets indésirables : Fréquents mais peu graves : sécheresse de la bouche, troubles de l'accommodation visuelle, constipation. L'hypotension orthostatique avec tachycardie est souvent gênante. Les convulsions sont beaucoup plus rares.

Précautions d'emploi : Le traitement par antidépresseurs doit être suivi par un médecin. La consommation d'alcool est formellement déconseillée. A utiliser avec prudence chez les épileptiques ou chez les patients présentant des antécédents cardio-vasculaires sévères. A utiliser avec prudence chez le sujet âgé.

Interactions : L'action du produit peut être modifiée lorsqu'il est associé à d'autres antidépresseurs de type IMAO. La fréquence des effets indésirables augmente lorsqu'on l'associe à certains antihypertenseurs ou à certains sédatifs du système nerveux.

Surdosage : Le surdosage peut entraîner des troubles importants. Une hospitalisation s'impose d'urgence.

☞ *Vendu sur ordonnance.*

• DIAMANT

Forme	Dosage	N. d'unités	Prix	Prix/jour	Liste	Remb. S.S.	Comm.
Comprimé	25 mg	30	28,80	2 à 3	1	65 %	1991

TINSET ★★★

• **Composition :** Oxatomide.
• **Domaine :** Allergie et immunologie.
• **Activité :** Antihistaminique H1.
• **Classe :** Antihistaminique non anticholinergique.

Indications : Traitement symptomatique des manifestations allergiques : dermatite atopique, dermographisme, urticaire.

Effets indésirables : Rarement, somnolence et prise de poids. Mouvements anormaux, particulièrement chez l'enfant.

Précautions d'emploi : Non conseillé chez la femme enceinte.

Surdosage : Peut entraîner des manifestations neurologiques régressives chez l'enfant.

☞ *Sur prescription médicale.*

• JANSSEN CILAG

Forme	Dosage	N. d'unités	Prix	Prix/jour	Liste	Remb. S.S.	Comm.
Comprimé	30 mg	30	44,30	3	2	65 %	1990
Susp. buv.	2,5 mg/ml	90 ml	13,10	1 à 2	2	65 %	1990

TIORFAN ★★★

• **Composition :** Acétorphan.
• **Domaine :** Gastro-entérologie.
• **Activité :** Antidiarrhéique.
• **Classe :** Antisécrétoire intestinal.

Indications : Traitement symptomatique des diarrhées aiguës de l'adulte.

Contre-indications : Enfant. Non conseillé chez la femme enceinte ou allaitant.

Effets indésirables : Somnolence.

☞ *Sur prescription médicale.*

• BIOPROJET

Forme	Dosage	N. d'unités	Prix	Prix/jour	Liste	Remb. S.S.	Comm.
Gélule	100 mg	20	72,70	10	1	35 %	1993

TISANE AFRA ✤

• **Composition :** Séné, boldo, matricaire, fenouil, cannelle, millefeuille.
• **Domaine :** Gastro-entérologie.
• **Activité :** Laxatif stimulant.

Indications : Traitement symptomatique de la constipation. Utilisé pour favoriser les fonctions d'élimination rénale ou digestives.

Précautions d'emploi : Ne pas utiliser chez l'enfant. Pas d'utilisation prolongée. Ne pas utiliser en cas de colopathie organique. Risque d'hypokaliémie grave, de douleurs abdominales et de maladie des laxatifs grave pouvant entraîner des lésions rénales.

☞ *Vendu sans ordonnance. Présente des dangers en cas d'utilisation prolongée.*

• HOMME DE FER

Forme	Dosage	N. d'unités	Prix	Prix/jour	Liste	Remb. S.S.	Comm.
Tisane sachet	–	20	27,30*	1,3	0	0 %	–

TISANE CLAIRO ✣

• **Composition :** Anis vert fruit, bouton floral de giroflier, feuilles de menthe poivrée, feuilles de séné.

• **Domaine :** Gastro-entérologie.

• **Activité :** Laxatif stimulant.

Indications : Traitement symptomatique de la constipation.

Précautions d'emploi : Ne pas utiliser chez l'enfant. Pas d'utilisation prolongée. Ne pas utiliser en cas de colopathie organique. Risque d'hypokaliémie grave, de douleurs abdominales et de maladie des laxatifs grave pouvant entraîner des lésions rénales.

☞ *Vendu sans ordonnance. Présente des dangers en cas d'utilisation prolongée.*

• WELEDA

Forme	Dosage	N. d'unités	Prix	Prix/jour	Liste	Remb. S.S.	Comm.
Tisane vrac	–	50 g	30,00*	1,2	0	0 %	1994

TISANE D'ARS ✣

• **Composition :** Séné, aloes, rhapontic, patience, centaurée, sauge, chiendent, guimauve.

• **Domaine :** Gastro-entérologie.

• **Activité :** Laxatif stimulant.

Indications : Utilisé dans la constipation et dans les régimes amaigrissants.

Précautions d'emploi : Ne pas utiliser chez l'enfant, la femme allaitant et en cas de colopathie organique. Pas d'utilisation prolongée. Risque d'hypokaliémie grave, de douleurs abdominales et de maladie des laxatifs grave pouvant entraîner des lésions rénales.

☞ *Vendu sans ordonnance. Présente des dangers en cas d'utilisation prolongée.*

• MONAL

Forme	Dosage	N. d'unités	Prix	Prix/jour	Liste	Remb. S.S.	Comm.
Tisane vrac	–	80 g	18,05*	–	0	0 %	–

TISANE DE L'ABBÉ HAMON n° 1 ✣

• **Composition :** Noix de Galles, ortie blanche, brou de noix, géranium Robert, myrtille, bistorte, bourdaine, calamus, eucalyptus, noisetier.

• **Domaine :** Nutrition et métabolisme.

• **Activité :** Divers.

Indications : Utilisé chez le diabétique.

☞ *Vendu sans ordonnance. Présente des dangers en cas d'utilisation prolongée.*

• AÉROCID

Forme	Dosage	N. d'unités	Prix	Prix/jour	Liste	Remb. S.S.	Comm.
Tisane vrac	–	70 g	Libre	–	0	0 %	1976

TISANE DE L'ABBÉ HAMON n° 2 ✣

• **Composition :** Maïs, houx, prèle, buserole, muguet, gui, bruyère, sabline.

• **Domaine :** Uro-néphrologie.

• **Activité :** Divers.

Indications : Utilisé pour favoriser l'élimination de l'eau.

☞ *Vendu sans ordonnance.*

• AÉROCID

Forme	Dosage	N. d'unités	Prix	Prix/jour	Liste	Remb. S.S.	Comm.
Tisane vrac	–	70 g	Libre	–	0	0 %	1976
Tisane vrac	–	150 g	Libre	–	0	0 %	1976

TISANE DE L'ABBÉ HAMON n° 3 ✤

Composition : Bourdaine, pensée, muguet, prèle, frêne, reine-des-prés, maïs, bleuet, noisetier.
Domaine : Rhumatologie.
Activité : Divers.
Indications : Utilisé dans les douleurs rhumatismales, la goutte et la sciatique.
Précautions d'emploi : Ne pas utiliser chez l'enfant. Pas d'utilisation prolongée. Ne pas utiliser en cas de colopathie organique. Risque d'hypokaliémie grave, de douleurs abdominales et de maladie des laxatifs grave pouvant entraîner des lésions rénales.

☞ *Vendu sans ordonnance. Présente des dangers en cas d'utilisation prolongée.*

• AÉROCID

Forme	Dosage	N. d'unités	Prix	Prix/jour	Liste	Remb. S.S.	Comm.
Tisane vrac	–	70 g	Libre	–	0	0 %	1976

TISANE DE L'ABBÉ HAMON n° 4 ✤

Composition : Trèfle, gentiane, calamus, chêne, marum verum, centaurée, noisetier, rumex crispus, noyer.
Domaine : Gynécologie.
Activité : Divers.
Indications : Utilisé dans les troubles de la puberté et de la ménopause.

☞ *Vendu sans ordonnance.*

• AÉROCID

Forme	Dosage	N. d'unités	Prix	Prix/jour	Liste	Remb. S.S.	Comm.
Tisane vrac	–	70 g	Libre	–	0	0 %	1976
Tisane vrac	–	150 g	Libre	–	0	0 %	1976

TISANE DE L'ABBÉ HAMON n° 5 ✤

Composition : Semences de potiron, fougère mâle, grenadier, bourdaine, noisetier, réglisse.
Domaine : Parasitologie.
Activité : Divers.
Indications : Utilisé dans le traitement des tænias.

☞ *Vendu sans ordonnance.*

• AÉROCID

Forme	Dosage	N. d'unités	Prix	Prix/jour	Liste	Remb. S.S.	Comm.
Tisane vrac	–	70 g	Libre	–	0	0 %	1976
Tisane vrac	–	150 g	Libre	–	0	0 %	1976

TISANE DE L'ABBÉ HAMON n° 6 ✤

Composition : Aspérule, oranger, passiflore, nénuphar, sauge, souci, gui, tilleul, lyciet.
Domaine : Neuropsychiatrie.
Activité : Divers.
Indications : Utilisé dans les états de nervosité, l'insomnie et l'hyperémotivité.

☞ *Vendu sans ordonnance.*

• AÉROCID

Forme	Dosage	N. d'unités	Prix	Prix/jour	Liste	Remb. S.S.	Comm.
Tisane vrac	–	70 g	Libre	–	0	0 %	1976

TISANE DE L'ABBÉ HAMON n° 7 ✤

- **Composition :** Serpolet, coquelicot, séné, sureau, noisetier.
- **Domaine :** Pneumologie.
- **Activité :** Divers.

Indications : Utilisé dans les affections respiratoires et la coqueluche.

Précautions d'emploi : Pas d'utilisation prolongée. Ne pas utiliser en cas de colop thie organique. Risque d'hypokaliém grave, de douleurs abdominales et de mal die des laxatifs grave pouvant entraîner d lésions rénales. Le séné est contre-indiqu chez l'enfant.

☞ *Vendu sans ordonnance.*

- AÉROCID

Forme	Dosage	N. d'unités	Prix	Prix/jour	Liste	Remb. S.S.	Comm.
Tisane vrac	–	70 g	Libre	–	0	0 %	1976
Tisane vrac	–	150 g	Libre	–	0	0 %	1976

TISANE DE L'ABBÉ HAMON n° 8 ✤

- **Composition :** Armoise, persil, absinthe, hamamélis, oranger, séneçon, marrube blanc, souci, bourdaine, noisetier.
- **Domaine :** Gynécologie.
- **Activité :** Divers.

Indications : Utilisé dans les troubles des règles, de la puberté à la ménopause.

Précautions d'emploi : Ne pas utiliser chez l'enfant. Pas d'utilisation prolongé Ne pas utiliser en cas de colopathie organ que. Risque d'hypokaliémie grave, de dou leurs abdominales et de maladie des laxati grave pouvant entraîner des lésions rénale

☞ *Vendu sans ordonnance. Présente de dangers en cas d'utilisation prolongée.*

- AÉROCID

Forme	Dosage	N. d'unités	Prix	Prix/jour	Liste	Remb. S.S.	Comm.
Tisane vrac	–	70 g	Libre	–	0	0 %	1976
Tisane vrac	–	150 g	Libre	–	0	0 %	1976

TISANE DE L'ABBÉ HAMON n° 9 ✤

- **Composition :** Réglisse, santoline, bourdaine, serpolet, tanaisie, absinthe, anis vert, noisetier.
- **Domaine :** Parasitologie.
- **Activité :** Divers.

Indications : Utilisé dans le traitement des vers intestinaux.

Précautions d'emploi : Ne pas utiliser chez l'enfant. Pas d'utilisation prolongé Ne pas utiliser en cas de colopathie organ que. Risque d'hypokaliémie grave, de dou leurs abdominales et de maladie des laxati grave pouvant entraîner des lésions rénale.

☞ *Vendu sans ordonnance. Présente de dangers en cas d'utilisation prolongée.*

- AÉROCID

Forme	Dosage	N. d'unités	Prix	Prix/jour	Liste	Remb. S.S.	Comm.
Tisane vrac	–	70 g	Libre	–	0	0 %	1976
Tisane vrac	–	150 g	Libre	–	0	0 %	1976

TISANE DE L'ABBÉ HAMON n° 10 ✤

- **Composition :** Bistorte, angélique, menthe poivrée, mélisse, saule, airelle, fraisier, tormentille, salicaire, noisetier.
- **Domaine :** Gastro-entérologie.
- **Activité :** Divers.

Indications : Utilisé dans les entérites e les diarrhées.

☞ *Vendu sans ordonnance.*

- AÉROCID

Forme	Dosage	N. d'unités	Prix	Prix/jour	Liste	Remb. S.S.	Comm.
Tisane vrac	–	70 g	Libre	–	0	0 %	1976
Tisane vrac	–	150 g	Libre	–	0	0 %	1976

TISANE DE L'ABBÉ HAMON n° 11 ✤

Composition : Fucus, rumex crispus, chiendent, réglisse, noisetier.
Domaine : Nutrition et métabolisme.
Activité : Divers.
Indications : Utilisé dans les surcharges pondérales et l'obésité.
☞ *Vendu sans ordonnance.*
• AÉROCID

Forme	Dosage	N. d'unités	Prix	Prix/jour	Liste	Remb. S.S.	Comm.
Tisane vrac	–	70 g	Libre	–	0	0 %	1976

TISANE DE L'ABBÉ HAMON N°12 ✤

Composition : Bourdaine, buis, centaurée, chicorée, chiendent, fumeterre, gentiane, millepertuis, noisetier, scabieuse.
Domaine : Dermatologie.
Activité : Divers.
Indications : Utilisé dans les infections dermatologiques et l'acné.
Précautions d'emploi : Ne pas utiliser chez l'enfant. Pas d'utilisation prolongée. Ne pas utiliser en cas de colopathie organique. Risque d'hypokaliémie grave, de douleurs abdominales et de maladie des laxatifs grave pouvant entraîner des lésions rénales.
☞ *Vendu sans ordonnance. Présente des dangers en cas d'utilisation prolongée.*
• AÉROCID

Forme	Dosage	N. d'unités	Prix	Prix/jour	Liste	Remb. S.S.	Comm.
Tisane vrac	–	70 g	Libre	–	0	0 %	1976
Tisane vrac	–	150 g	Libre	–	0	0 %	1976

TISANE DE L'ABBÉ HAMON n° 13 ✤

Composition : Mélisse, anis vert, menthe, oranger, fenouil, angélique, bleuet, noisetier, souci.
Domaine : Gastro-entérologie.
Activité : Divers.
Indications : Utilisé dans les crampes d'estomac et l'aérophagie.
☞ *Vendu sans ordonnance.*
• AÉROCID

Forme	Dosage	N. d'unités	Prix	Prix/jour	Liste	Remb. S.S.	Comm.
Tisane vrac	–	70 g	Libre	–	0	0 %	1976
Tisane vrac	–	150 g	Libre	–	0	0 %	1976

TISANE DE L'ABBÉ HAMON N° 14 ✤

Composition : Séneçon, millefeuille, viburnum, bourse à Pasteur, chêne, cyprès, verveine, aspérule, réglisse, noisetier, souci, bleuet, bistorte.
Domaine : Cardio-vasculaire.
• **Activité :** Divers.
Indications : Utilisé dans les troubles de la circulation, les varices et les hémorroïdes.
☞ *Vendu sans ordonnance.*
• AÉROCID

Forme	Dosage	N. d'unités	Prix	Prix/jour	Liste	Remb. S.S.	Comm.
Tisane vrac	–	70 g	Libre	–	0	0 %	1976

TISANE DE L'ABBÉ HAMON n° 15 ✤

Composition : Aunée, consoude, erysimum, marrube, bourrache, buglosse, eucalyptus, noisetier, Sticta pulmonaria.
Domaine : Pneumologie.
Activité : Divers.
Indications : Utilisé dans la toux, les bronchites, l'asthme et l'emphysème.
☞ *Vendu sans ordonnance.*
• AÉROCID

Forme	Dosage	N. d'unités	Prix	Prix/jour	Liste	Remb. S.S.	Comm
Tisane vrac	–	70 g	Libre	–	0	0 %	1976

TISANE DE L'ABBÉ HAMON n° 16 ✣

- **Composition :** Bardane, carotte, centaurée, chardon Rolland, genêt, gratiole, muguet, noisetier, réglisse.
- **Domaine :** Hépatologie.
- **Activité :** Divers.

Indications : Utilisé dans les troubles h pato-biliaires.

☞ *Vendu sans ordonnance.*

• AÉROCID

Forme	Dosage	N. d'unités	Prix	Prix/jour	Liste	Remb. S.S.	Comm
Tisane vrac	–	70 g	Libre	–	0	0 %	1976

TISANE DE L'ABBÉ HAMON n° 17 ✣

- **Composition :** Globulaire, bourdaine, menthe, mercuriale, noisetier, rhapontic.
- **Domaine :** Gastro-entérologie.
- **Activité :** Divers.

Indications : Traitement symptomatique de la constipation. Utilisé pour favoriser les fonctions d'élimination rénale ou digestives.

Précautions d'emploi : Ne pas utilis chez l'enfant. Pas d'utilisation prolongé Ne pas utiliser en cas de colopathie organ que. Risque d'hypokaliémie grave, de do leurs abdominales et de maladie des laxati grave pouvant entraîner des lésions rénale

☞ *Vendu sans ordonnance. Présente d dangers en cas d'utilisation prolongée.*

• AÉROCID

Forme	Dosage	N. d'unités	Prix	Prix/jour	Liste	Remb. S.S.	Comm.
Tisane vrac	–	70 g	Libre	–	0	0 %	1976

TISANE DE L'ABBÉ HAMON n° 18 ✣

- **Composition :** Aunée, airelle, géranium Robert, menthe, noisetier, violette.
- **Domaine :** Gastro-entérologie.
- **Activité :** Divers.

Indications : Utilisé dans les brûlur de l'estomac.

☞ *Vendu sans ordonnance.*

• AÉROCID

Forme	Dosage	N. d'unités	Prix	Prix/jour	Liste	Remb. S.S.	Comm.
Tisane vrac	–	70 g	Libre	–	0	0 %	1976

TISANE DE LA PALTHE ✣

- **Composition :** Séné, chiendent, vigne rouge, hysope, romarin, thé de Chine.
- **Domaine :** Gastro-entérologie.
- **Activité :** Laxatif stimulant.

Indications : Traitement symptomatique de la constipation. Utilisé pour favoriser les fonctions d'élimination rénale ou digestives.

Précautions d'emploi : Ne pas utilis chez l'enfant. Pas d'utilisation prolongé Ne pas utiliser en cas de colopathie organ que. Risque d'hypokaliémie grave, de do leurs abdominales et de maladie des laxati grave pouvant entraîner des lésions rénale

☞ *Vendu sans ordonnance. Présente d dangers en cas d'utilisation prolongée.*

• DELPECH

Forme	Dosage	N. d'unités	Prix	Prix/jour	Liste	Remb. S.S.	Comm.
Tisane vrac	–	100 g	27,25*	–	0	0 %	–

TISANE DE SANTÉ ✤

Composition : Frêne, menthe, séné, centaurée, fenouil, coriandre, oranger, olivier, réglisse, pariétaire, mélisse, chiendent, reine-des-prés, anis.
Domaine : Gastro-entérologie.
Activité : Laxatif stimulant.
Indications : Traitement symptomatique e la constipation. Utilisé pour favoriser les onctions d'élimination rénale ou digesves.

Précautions d'emploi : Ne pas utiliser chez l'enfant. Pas d'utilisation prolongée. Ne pas utiliser en cas de colopathie organique. Risque d'hypokaliémie grave, de douleurs abdominales et de maladie des laxatifs grave pouvant entraîner des lésions rénales.

☞ *Vendu sans ordonnance. Présente des dangers en cas d'utilisation prolongée.*

• LEHNING

Forme	Dosage	N. d'unités	Prix	Prix/jour	Liste	Remb. S.S.	Comm.
Tisane vrac	–	100 g	25,00*	–	0	0 %	–
Tisane sachet	–	20	28,00*	–	0	0 %	–

TISANE DES FAMILLES ✤

Composition : Séné, bourdaine, prèle, tilleul, menthe, guimauve, réglisse, pariétaire, fenouil, mélisse, carvi, sureau, frêne, verveine, artichaut, boldo, anis, reine-des-prés.

Domaine : Gastro-entérologie.

Activité : Laxatif stimulant.

Indications : Traitement symptomatique le la constipation. Utilisé pour favoriser les fonctions d'élimination rénale ou digestives.

Précautions d'emploi : Ne pas utiliser chez l'enfant. Pas d'utilisation prolongée. Ne pas utiliser en cas de colopathie organique. Risque d'hypokaliémie grave, de douleurs abdominales et de maladie des laxatifs grave pouvant entraîner des lésions rénales.

☞ *Vendu sans ordonnance. Présente des dangers en cas d'utilisation prolongée.*

• STERLING MIDY

Forme	Dosage	N. d'unités	Prix	Prix/jour	Liste	Remb. S.S.	Comm.
Tisane sachet	–	25	28,90	1,2	0	0 %	1936

TISANE DU CURÉ DE DEUIL ✤

Composition : Galéga, gentiane, saponaire, centaurée double, absinthe, frêne, séné, noyer, hamamélis, fumeterre, aloès.
Domaine : Gastro-entérologie.
Activité : Laxatif stimulant.
Indications : Utilisé dans la constipation et dans les régimes amaigrissants.
Précautions d'emploi : Ne pas utiliser chez l'enfant, la femme allaitant et en cas de colopathie organique. Pas d'utilisation prolongée. Risque d'hypokaliémie grave, de douleurs abdominales et de maladie des laxatifs grave pouvant entraîner des lésions rénales.

☞ *Vendu sans ordonnance. Présente des dangers en cas d'utilisation prolongée.*

• LESOURD

Forme	Dosage	N. d'unités	Prix	Prix/jour	Liste	Remb. S.S.	Comm.
Tisane sachet	–	1 x 40 g	10,80*	–	0	0 %	–
Tisane sachet	–	6 x 40 g	59,10*	–	0	0 %	–

TISANE GRANDE CHARTREUSE ✤

Composition : Séné, bourdaine, marjolaine, guimauve, réglisse, mélisse, menthe poivrée, frêne, pariétaire, coriandre.
Domaine : Gastro-entérologie.
Activité : Laxatif stimulant.
Indications : Traitement symptomatique de la constipation. Utilisé pour favoriser les fonctions d'élimination rénale ou digestives.

Précautions d'emploi : Ne pas utiliser chez l'enfant. Pas d'utilisation prolongée. Ne pas utiliser en cas de colopathie organique. Risque d'hypokaliémie grave, de douleurs abdominales et de maladie des laxatifs grave pouvant entraîner des lésions rénales.

☞ *Vendu sans ordonnance. Présente de dangers en cas d'utilisation prolongée.*

• AÉROCID

Forme	Dosage	N. d'unités	Prix	Prix/jour	Liste	Remb. S.S.	Comm.
Tisane vrac	–	100 g	33,00*	–	0	0 %	1944
Tisane sachet	–	20	32,00*	1,6	0	0 %	1944

TISANE MEXICAINE ✤

- **Composition :** Séné, bourdaine, boldo, hysope, romarin, frêne.
- **Domaine :** Cardio-vasculaire.
- **Activité :** Veinotonique.

Indications : Utilisé dans l'insuffisance veino-lymphatique : jambes lourdes, crampes, paresthésies.

Précautions d'emploi : Ne pas utiliser chez l'enfant. Pas d'utilisation prolongée. Ne pas utiliser en cas de colopathie organique. Risque d'hypokaliémie grave, de douleurs abdominales et de maladie des laxatifs grave pouvant entraîner des lésions rénales.

☞ *Vendu sans ordonnance. Présente de dangers en cas d'utilisation prolongée.*

• MÉDECINE VÉGÉTALE

Forme	Dosage	N. d'unités	Prix	Prix/jour	Liste	Remb. S.S.	Comm.
Tisane	–	90 g	29,20*	–	0	0 %	1913

TISANE OBÉFLORINE ✤

- **Composition :** Séné, fucus, réglisse, frêne.
- **Domaine :** Gastro-entérologie.
- **Activité :** Laxatif stimulant.

Indications : Traitement symptomatique de la constipation.

Précautions d'emploi : Ne pas utiliser chez l'enfant. Pas d'utilisation prolongée. Ne pas utiliser en cas de colopathie organique. Risque d'hypokaliémie grave, de douleurs abdominales et de maladie des laxatif grave pouvant entraîner des lésions rénales.

☞ *Vendu sans ordonnance. Présente de dangers en cas d'utilisation prolongée.*

• LEHNING

Forme	Dosage	N. d'unités	Prix	Prix/jour	Liste	Remb. S.S.	Comm.
Tisane vrac	–	150 g	26,00*	–	0	0 %	1953
Tisane sachet	–	20	29,00	1,5	0	0 %	1953

TISANE ORIENTALE SOKER ✤

- **Composition :** Arénaire, pariétaire, chiendent, busserole, maïs.
- **Domaine :** Uro-néphrologie.
- **Activité :** Divers.

Indications : Utilisé pour favoriser l'élimination aqueuse et comme adjuvant d'un traitement des infections urinaires.

☞ *Vendu sans ordonnance.*

• MÉDECINE VÉGÉTALE

Forme	Dosage	N. d'unités	Prix	Prix/jour	Liste	Remb. S.S.	Comm.
Tisane vrac	–	85 g	30,20*	–	0	0 %	1913

TISANE PHLÉBOSÉDOL ✤

- **Composition :** Marron d'Inde, Clematis vitalba, hamamélis, ficaire, viburnum, piscidia, bourdaine, séneçon, alchemille.
- **Domaine :** Cardio-vasculaire.
- **Activité :** Divers.

Indications : Utilisé dans les troubles de l'insuffisance veineuse des membres inférieurs : jambes lourdes.

Précautions d'emploi : Ne pas utiliser chez l'enfant. Pas d'utilisation prolongée. Ne pas utiliser en cas de colopathie organique. Risque d'hypokaliémie grave, de dou-

:urs abdominales et de maladie des laxatifs rave pouvant entraîner des lésions rénales.

☞ *Vendu sans ordonnance. Présente des dangers en cas d'utilisation prolongée.*
• LEHNING

Forme	Dosage	N. d'unités	Prix	Prix/jour	Liste	Remb. S.S.	Comm.
Tisane vrac	–	100 g	25,00*	–	0	0 %	1953
Tisane sachet	–	20	29,00	1,4	0	0 %	1953

TISANE PROVENÇALE n° 1 ✤

Composition : Millefeuille, pensée sauvage, menthe poivrée, pariétaire, hysope, guimauve, séné, hamamélis, vigne rouge, bourse à Pasteur, réglisse, douce-amère, saponaire, romarin.

Domaine : Gastro-entérologie.

Activité : Divers.

Indications : Traitement symptomatique de la constipation. Utilisé dans les troubles hépato-biliaires et dans l'insuffisance veineuse.

Précautions d'emploi : Ne pas utiliser chez l'enfant. Pas d'utilisation prolongée. Ne pas utiliser en cas de colopathie organique. Risque d'hypokaliémie grave, de douleurs abdominales et de maladie des laxatifs grave pouvant entraîner des lésions rénales.

☞ *Vendu sans ordonnance.*
• TISANE PROVENÇALE

Forme	Dosage	N. d'unités	Prix	Prix/jour	Liste	Remb. S.S.	Comm.
Tisane vrac	–	65 g	23,00*	–	0	0 %	–
Tisane sachet	–	25	27,00*	–	0	0 %	–

TISANE PROVENÇALE N° 2 ✤

Composition : Prèle, frêne, bruyère, reine-des-prés, fucus, menthe, réglisse.

Domaine : Uro-néphrologie.

Activité : Divers.

Indications : Utilisé pour favoriser l'élimination rénale de l'eau et comme adjuvant des régimes amaigrissants.

☞ *Vendu sans ordonnance.*
• TISANE PROVENÇALE

Forme	Dosage	N. d'unités	Prix	Prix/jour	Liste	Remb. S.S.	Comm.
Tisane sachet	–	20	24,90*	1,2	0	0 %	–
Tisane sachet	–	50	49,80*	1	0	0 %	–

TISANE PROVENÇALE n° 3 ✤

Composition : Hamamélis, bourse à Pasteur, vigne rouge, verveine, menthe.

Domaine : Cardio-vasculaire.

Activité : Veinotonique.

Indications : Utilisé dans les manifestations de l'insuffisance veineuse : jambes lourdes, hémorroïdes.

☞ *Vendu sans ordonnance.*
• TISANE PROVENÇALE

Forme	Dosage	N. d'unités	Prix	Prix/jour	Liste	Remb. S.S.	Comm.
Tisane vrac	–	60 g	23,00*	–	0	0 %	–
Tisane sachet	–	20	23,00*	1	0	0 %	–

TISANE PROVENÇALE n° 4 ✤

Composition : Aubépine, tilleul, passiflore, verveine, menthe.

Domaine : Neuropsychiatrie.

Activité : Divers.

Indications : Utilisé dans les états neurotoniques et les troubles du sommeil.

☞ *Vendu sans ordonnance.*
• TISANE PROVENÇALE

Forme	Dosage	N. d'unités	Prix	Prix/jour	Liste	Remb. S.S.	Comm.
Tisane vrac	–	70	23,00*	–	0	0 %	–
Tisane sachet	–	20	23,00*	–	0	0 %	–

TISANE SAINT-LUC ✤

- **Composition :** Séné, bourdaine, réglisse, mercuriale, menthe, mélisse, saponaire, origan, boldo, bleuet, souci, anis vert, fenouil, coriandre, cumin, aneth, reine-des-prés, salsepareille, scrofulaire, pariétaire, chiendent, hamamélis.
- **Domaine :** Gastro-entérologie.
- **Activité :** Laxatif stimulant.

Indications : Traitement symptomatique de la constipation.

Précautions d'emploi : Ne pas utilise chez l'enfant. Pas d'utilisation prolongée Ne pas utiliser en cas de colopathie organique. Risque d'hypokaliémie grave, de douleurs abdominales et de maladie des laxatif grave pouvant entraîner des lésions rénales

☞ *Vendu sans ordonnance. Présente de dangers en cas d'utilisation prolongée.*

- ARCIS TOLEDANO

Forme	Dosage	N. d'unités	Prix	Prix/jour	Liste	Remb. S.S.	Comm.
Tisane vrac	–	100 g	25,60*	–	0	0 %	–

TISANE SAINT-URBAIN ✤

- **Composition :** Séné, sureau, anis, fenouil, hysope, rhubarbe, pensée sauvage, menthe, alipis, salsepareille, arrête-bœuf, verveine, réglisse, tilleul, noyer, mauve, boldo, mélisse, souci, tartrate de potassium et de sodium.
- **Domaine :** Gastro-entérologie.
- **Activité :** Laxatif stimulant.

Indications : Traitement symptomatique de la constipation.

Précautions d'emploi : Ne pas utilise chez l'enfant. Pas d'utilisation prolongée Ne pas utiliser en cas de colopathie organique. Risque d'hypokaliémie grave, de douleurs abdominales et de maladie des laxatif grave pouvant entraîner des lésions rénales

☞ *Vendu sans ordonnance. Présente de dangers en cas d'utilisation prolongée.*

- PHYTO EST

Forme	Dosage	N. d'unités	Prix	Prix/jour	Liste	Remb. S.S.	Comm.
Tisane vrac	–	100 g	18,95*	–	0	0 %	–
Tisane sachet	–	25	23,15*	–	0	0 %	–

TISANE TOURAINE ✤

- **Composition :** Séné, bourdaine, frêne, verveine, aspérule, pariétaire, reine-des-prés, fraisier, menthe, mélisse, bleuet.
- **Domaine :** Gastro-entérologie.
- **Activité :** Laxatif stimulant.

Indications : Traitement symptomatique de la constipation.

Précautions d'emploi : Ne pas utiliser chez l'enfant. Pas d'utilisation prolongée Ne pas utiliser en cas de colopathie organique. Risque d'hypokaliémie grave, de douleurs abdominales et de maladie des laxatifs grave pouvant entraîner des lésions rénales

☞ *Vendu sans ordonnance. Présente des dangers en cas d'utilisation prolongée.*

- PHARMACIE PRINCIPALE

Forme	Dosage	N. d'unités	Prix	Prix/jour	Liste	Remb. S.S.	Comm.
Tisane vrac	–	95 g	22,70*	–	0	0 %	1955
Tisane sachet	–	20	24,30*	1,2	0	0 %	1985

TISANE YERBALAXA ✤

Composition : Séné, bourdaine, mauve, anis.
Domaine : Gastro-entérologie.
Activité : Laxatif stimulant.
Indications : Traitement symptomatique de la constipation.
Précautions d'emploi : Ne pas utiliser chez l'enfant. Pas d'utilisation prolongée. Ne pas utiliser en cas de colopathie organique. Risque d'hypokaliémie grave, de douleurs abdominales et de maladie des laxatifs grave pouvant entraîner des lésions rénales.
☞ *Vendu sans ordonnance. Présente des dangers en cas d'utilisation prolongée.*
• PLANTES TROPICALES

Forme	Dosage	N. d'unités	Prix	Prix/jour	Liste	Remb. S.S.	Comm.
Tisane vrac	–	150 g	34,00*	–	0	0 %	–

TITANORÉINE ★★★

• **Composition :** Carraghénates, dioxyde de titane. Avec oxyde de zinc (suppositoire) ; avec lidocaïne (pommade).
• **Domaine :** Gastro-entérologie.
• **Activité :** Antihémorroïdaire local.
Indications : Traitement symptomatique des manifestations douloureuses et prurigineuses anales en particulier dans la crise hémorroïdaire.
Contre-indications : Hypersensibilité aux constituants.
Précautions d'emploi : Le traitement doit être de courte durée. Si les signes ne cèdent pas rapidement, le traitement doit être interrompu et une consultation spécialisée s'impose.
☞ *Vendu sans ordonnance.*
• MARTIN

Forme	Dosage	N. d'unités	Prix	Prix/jour	Liste	Remb. S.S.	Comm.
Pommade	–	20 g	14,90	0,5 à 1	0	35 %	1981
Suppositoire	–	12	16,10	1,3 à 2,7	0	35 %	1980

TITREX ARTICHAUT ✤

• **Composition :** Synara scolymus.
• **Domaine :** Gastro-entérologie.
• **Activité :** Divers.
Indications : Utilisé pour faciliter l'élimination de la bile, favoriser la digestion et l'élimination rénale de l'eau.
☞ *Vendu sans ordonnance.*
• VERNIN

Forme	Dosage	N. d'unités	Prix	Prix/jour	Liste	Remb. S.S.	Comm.
Gélule	220 mg	50	40,00*	–	0	0 %	–

TITREX AUBÉPINE ✤

• **Composition :** Aubépine, extrait de sommités fleuries.
• **Domaine :** Neuropsychiatrie.
• **Activité :** Divers.
Indications : Utilisé pour réduire la nervosité et favoriser le sommeil.
☞ *Vendu sans ordonnance.*
• VERNIN

Forme	Dosage	N. d'unités	Prix	Prix/jour	Liste	Remb. S.S.	Comm.
Gélule	132 mg	50	40,00	–	0	0 %	–

TITREX BOURDAINE ✤

• **Composition :** Frangula almia.
• **Domaine :** Gastro-entérologie.
• **Activité :** Laxatif stimulant.
Indications : Utilisé dans la constipation et dans les régimes amaigrissants.
Précautions d'emploi : Ne pas utiliser chez l'enfant, la femme allaitant et en cas de colopathie organique. Pas d'utilisation prolongée. Risque d'hypokaliémie grave, de

douleurs abdominales et de maladie des laxatifs grave pouvant entraîner des lésions rénales.

☞ *Vendu sans ordonnance. Présente des dangers en cas d'utilisation prolongée.*
• VERNIN

Forme	Dosage	N. d'unités	Prix	Prix/jour	Liste	Remb. S.S.	Comm.
Dragée	200 mg	50	40,00*	–	0	0 %	–

TITREX CASSIS ✤

• **Composition :** Cassis (feuille).
• **Domaine :** Uro-néphrologie.
• **Activité :** Divers.
Indications : Utilisé pour faciliter l'élimination rénale de l'eau et les fonctions d'élimination de l'organisme, favoriser la perte de poids, et dans les manifestations articulaires douloureuses.

☞ *Vendu sans ordonnance.*
• VERNIN

Forme	Dosage	N. d'unités	Prix	Prix/jour	Liste	Remb. S.S.	Comm.
Gélule	–	50	40,00*	–	0	0 %	–

TITREX FRÊNE ✤

• **Composition :** Frêne, extrait sec.
• **Domaine :** Uro-néphrologie.
• **Activité :** Divers.
Indications : Utilisé pour faciliter l'élimination rénale de l'eau et les fonctions d'élimination de l'organisme, favoriser la perte de poids, et dans les manifestations articulaires douloureuses.

☞ *Vendu sans ordonnance.*
• VERNIN

Forme	Dosage	N. d'unités	Prix	Prix/jour	Liste	Remb. S.S.	Comm.
Gélule	200 mg	50	40,00*	–	0	0 %	–

TITREX FUCUS ✤

• **Composition :** Fucus vesiculosus.
• **Domaine :** Nutrition et métabolisme.
• **Activité :** Divers.
Indications : Utilisé pour favoriser la perte de poids, en complément des mesures diététiques.

☞ *Vendu sans ordonnance.*
• VERNIN

Forme	Dosage	N. d'unités	Prix	Prix/jour	Liste	Remb. S.S.	Comm.
Gélule	100 mg	50	40,00*	–	0	0 %	–

TITREX GINSENG ✤

• **Composition :** Ginseng.
• **Domaine :** Nutrition et métabolisme.
• **Activité :** Divers.
Indications : Utilisé dans les états de fatigue passagers.

Précautions d'emploi : Traitement limité à 3 mois.

☞ *Vendu sans ordonnance.*
• VERNIN

Forme	Dosage	N. d'unités	Prix	Prix/jour	Liste	Remb. S.S.	Comm.
Gélule	–	50	40,00*	–	0	0 %	–

TITREX KOLA ✤

• **Composition :** Kola, extrait sec.
• **Domaine :** Nutrition et métabolisme.
• **Activité :** Divers.
Indications : Utilisé dans les états de fatigue passagers.

☞ *Vendu sans ordonnance.*

• VERNIN

Forme	Dosage	N. d'unités	Prix	Prix/jour	Liste	Remb. S.S.	Comm.
Gélule	200 mg	50	40,00*	–	0	0 %	–

TITREX ORTHOSIPHON ✤

Composition : Orthosiphon stamineus.

Domaine : Uro-néphrologie.

Activité : Divers.

Indications : Utilisé pour faciliter l'élimination de l'eau et favoriser la perte de poids, en complément des mesures diététiques.

☞ *Vendu sans ordonnance.*

• VERNIN

Forme	Dosage	N. d'unités	Prix	Prix/jour	Liste	Remb. S.S.	Comm.
Gélule	150 mg	50	40,00*	–	0	0 %	–

TITREX PASSIFLORE ✤

Composition : Passiflora incarnata.

Domaine : Neuropsychiatrie.

Activité : Divers.

Indications : Utilisé pour réduire la nervosité, les troubles du sommeil et les troubles de l'éréthisme cardiaque.

☞ *Vendu sans ordonnance.*

• VERNIN

Forme	Dosage	N. d'unités	Prix	Prix/jour	Liste	Remb. S.S.	Comm.
Gélule	200 mg	50	40,00*	–	0	0 %	–

TITREX PETIT HOUX ✤

Composition : Ruscus aculateus.

Domaine : Cardio-vasculaire.

Activité : Divers.

Indications : Utilisé pour diminuer les sensations de jambes lourdes ou les désagréments des hémorroïdes.

☞ *Vendu sans ordonnance.*

• VERNIN

Forme	Dosage	N. d'unités	Prix	Prix/jour	Liste	Remb. S.S.	Comm.
Gélule	50 mg	50	40,00*	–	0	0 %	–

TITREX PISSENLIT ✤

Composition : Taraxacum dens leonis (plante).

Domaine : Uro-néphrologie.

Activité : Divers.

Indications : Utilisé pour faciliter l'élimination de la bile et l'élimination rénale de l'eau par le rein.

☞ *Vendu sans ordonnance.*

• VERNIN

Forme	Dosage	N. d'unités	Prix	Prix/jour	Liste	Remb. S.S.	Comm.
Gélule	–	50	40,00*	–	0	0 %	–

TITREX PRÈLE ✤

Composition : Prèle, extrait aqueux.

Domaine : Nutrition et métabolisme.

Activité : Divers.

Indications : Utilisé pour faciliter les fonctions d'élimination et la perte de poids, en complément des mesures diététiques.

☞ *Vendu sans ordonnance.*

• VERNIN

Forme	Dosage	N. d'unités	Prix	Prix/jour	Liste	Remb. S.S.	Comm.
Gélule	95 mg	50	40,00*	–	0	0 %	–

TITREX REINE-DES-PRÉS ✤

- **Composition :** Spiracea ulmaria, sommités fleuries.
- **Domaine :** Rhumatologie.
- **Activité :** Divers.

Indications : Utilisé dans les manifestations articulaires douloureuses, tendinite, foulure. Utilisé pour favoriser l'élimination rénale de l'eau.

☞ *Vendu sans ordonnance.*

- VERNIN

Forme	Dosage	N. d'unités	Prix	Prix/jour	Liste	Remb. S.S.	Comm.
Gélule	200 mg	50	40,00*	–	0	0 %	–

TITREX VALÉRIANE ✤

- **Composition :** Valériane, racine.
- **Domaine :** Neuropsychiatrie.
- **Activité :** Divers.

Indications : Utilisé pour réduire la nervosité, les troubles du sommeil et de l'éréthisme cardiaque.

☞ *Vendu sans ordonnance.*

- VERNIN

Forme	Dosage	N. d'unités	Prix	Prix/jour	Liste	Remb. S.S.	Comm.
Gélule	200 mg	50	40,00*	–	0	0 %	–

TIXAIR ★★

- **Composition :** Acétylcystéine.
- **Domaine :** Pneumologie.
- **Activité :** Fluidifiant bronchique. Expectorant.
- **Classe :** Dérivé de la cystéine.

Indications : Traitement des troubles de la sécrétion bronchique au cours des affections des voies respiratoires : bronchites aiguës ou chroniques, trachéo-bronchites.

Contre-indications : Ulcères gastro-duodénaux.

Effets indésirables : Troubles digestifs gastralgies, nausées, diarrhées.

Précautions d'emploi : Non conseillé chez la femme enceinte ou allaitant.

Interactions : Ne pas associer aux antitussifs ou aux asséchants bronchiques de type anticholinergique.

☞ *Vendu sans ordonnance.*

- ASTA MEDICA

Forme	Dosage	N. d'unités	Prix	Prix/jour	Liste	Remb. S.S.	Comm.
Comprimé	200 mg	30	32,90	2 à 3	0	35 %	1985

TOBRAMYCINE QUALIMED ★★★

- **Composition :** Tobramycine.
- **Domaine :** Infectiologie.
- **Activité :** Antibiotique.
- **Classe :** Aminoside.

Indications : Infections aux germes suivants : colibacille, Klebsiella, Proteus, salmonelles, shigelles, staphylocoques. Infections à manifestations rénales, uro-génitales, cutanées, méningées, pulmonaires, articulaires, respiratoires ou septicémiques.

Contre-indications : Hypersensibilité aux aminosides. Myasthénie.

Effets indésirables : Réactions allergiques mineures. Insuffisance rénale (en cas de surdosage), atteintes de l'oreille (vertiges, surdité).

Précautions d'emploi : A utiliser avec prudence chez le patient présentant une insuffisance rénale. Prudence chez le sujet âgé. Ne pas répéter les traitements. Déconseillé chez la femme enceinte ou allaitant.

Interactions : Ne pas associer à un autre aminoside. Grande prudence en cas d'association avec les diurétiques, la cyclosporine, e cisplatine.

Surdosage : Peut entraîner une insuffisance rénale et justifie une hospitalisation en milieu spécialisé.

☞ *Sur prescription médicale.*

• SOLYMES

Forme	Dosage	N. d'unités	Prix	Prix/jour	Liste	Remb. S.S.	Comm.
Amp. inj.	25 mg	1	Hôp.	–	1	Hôp.	1992
Amp. inj.	75 mg	1	Hôp.	–	1	Hôp.	1992

TOBREX ★★★

• **Composition :** Tobramycine.
• **Domaine :** Ophtalmologie.
• **Activité :** Antibiotique local.
• **Classe :** Aminoside.

Indications : Infections superficielles de l'œil et de ses annexes : conjonctivites, kérato-conjonctivites, ulcères de la cornée, kératites bactériennes, blépharites, dacryocystites.

Contre-indications : Hypersensibilité au produit.

Effets indésirables : Irritation locale. Réactions allergiques : eczéma aigu de contact.

☞ *Sur prescription médicale.*

• ALCON

Forme	Dosage	N. d'unités	Prix	Prix/ jour	Liste	Remb. S.S.	Comm.
Collyre	–	5 ml	15,10	–	1	65 %	1988
Pomm. ophtalm.	–	5 g	14,40	–	1	65 %	1988

TOCALPHA ★★

• **Composition :** Tocophérol.
• **Domaine :** Nutrition et métabolisme.
• **Activité :** Vitamine liposoluble.
• **Classe :** Vitamine E.

Indications : Prévention et traitement des carences en vitamine E. Proposé dans l'incontinence urinaire de la femme et dans la myopie évolutive.

☞ *Vendu sans ordonnance.*

• CIPHARM

Forme	Dosage	N. d'unités	Prix	Prix/jour	Liste	Remb. S.S.	Comm.
Capsule	200 mg	20	Libre	–	0	0 %	1993

TOCO 500 ★

• **Composition :** Acétate d'alpha-tocophérol.
• **Domaine :** Nutrition et métabolisme.
• **Activité :** Hypolipidémiant.
• **Classe :** Vitamine.

Indications : Adjuvant au régime chez les patients présentant une augmentation des lipides sanguins et ne justifiant pas d'un autre traitement hypolipémiant.

☞ *Vendu sans ordonnance.*

• PHARMA 2000

Forme	Dosage	N. d'unités	Prix	Prix/jour	Liste	Remb. S.S.	Comm.
Capsule	500 mg	30	38,50	1,3	0	35 %	1984

TOCOGESTAN ★★

• **Composition :** Hydroxyprogestérone heptanoate, progestérone, vitamine E.
• **Domaine :** Endocrinologie. Gynécologie.
• **Activité :** Progestative.
• **Classe :** Progestatif naturel.

Indications : Menace d'avortement ou d'accouchement prématuré.

Contre-indications : Altérations de la fonction hépatique. Grossesse après la 36e semaine.

Effets indésirables : Saignements intercurrents.

☞ *Vendu sans ordonnance.*

• THÉRAMEX

Forme	Dosage	N. d'unités	Prix	Prix/jour	Liste	Remb. S.S.	Comm.
Amp. inj.	250 mg	2	18,50	–	0	65 %	1970

TOCOMINE ★★

• **Composition :** Tocophérol.
• **Domaine :** Nutrition et métabolisme.
• **Activité :** Vitamine liposoluble.
• **Classe :** Vitamine E.

Indications : Prévention et traitement des carences en vitamine E. Proposé dans l'incontinence urinaire de la femme et dans la myopie évolutive.

☞ *Vendu sans ordonnance.*

• PAILLUSSEAU

Forme	Dosage	N. d'unités	Prix	Prix/jour	Liste	Remb. S.S.	Comm.
Comprimé	100 mg	40	17,50	–	0	35 %	1955

TOFRANIL ★★★

• **Composition :** Imipramine.
• **Domaine :** Neuropsychiatrie.
• **Activité :** Antidépresseur.
• **Classe :** Imipraminique.

Indications : Traitement de tous les états dépressifs et de certaines algies rebelles.

Contre-indications : L'association à d'autres antidépresseurs du groupe des IMAO est formellement contre-indiquée. Les patients seront particulièrement surveillés s'ils présentent des antécédents d'adénome de la prostate, de glaucome, de troubles du rythme cardiaque ou de troubles tensionnels.

Effets indésirables : Fréquents mais peu graves : modifications de la vigilance, sécheresse de la bouche, troubles de l'accommodation visuelle, constipation. L'hypotension orthostatique avec tachycardie est souvent gênante. Moins fréquents : troubles endocriniens et prise de poids. Les convulsions sont beaucoup plus rares.

Précautions d'emploi : Le traitement par antidépresseurs doit être suivi par un médecin. La consommation d'alcool est formellement déconseillée. A utiliser avec prudence chez les épileptiques ou chez les patients présentant des antécédents cardio-vasculaires sévères. A utiliser avec prudence chez le sujet âgé et chez la femme enceinte ou allaitant.

Interactions : L'action du produit peut être modifiée lorsqu'il est associé à d'autres antidépresseurs de type IMAO et à la fluoxétine. La fréquence des effets indésirables augmente lorsqu'on l'associe à certains antihypertenseurs ou à certains sédatifs du système nerveux.

Surdosage : Le surdosage peut entraîner des troubles de la conscience et du rythme cardiaque. Une hospitalisation s'impose d'urgence.

☞ *Sur prescription médicale.*

• CIBA-GEIGY

Forme	Dosage	N. d'unités	Prix	Prix/jour	Liste	Remb. S.S.	Comm.
Comprimé	10 mg	60	12,70	0,2 à 1	1	65 %	1962
Comprimé	25 mg	100	32,70	1 à 2	1	65 %	1959
Amp. inj.	25 mg	10	14,20	8 à 11	1	65 %	1959

TOLEXINE ★★★

• **Composition :** Doxycycline.
• **Domaine :** Infectiologie.
• **Activité :** Antibiotique.
• **Classe :** Cycline.

Indications : Infections aux germes suivants : Brucella, Pasteurella, mycoplasmes, Chlamydia, rickettsies, gonocoques, leptospires, tréponèmes, Haemophilus, vibrions. Infections à manifestations broncho-pulmonaires, ORL, ophtalmiques, génito-urinaires, cutanées (acné) ou septicémiques.

Contre-indications : Allergie aux cyclines. Enfant de moins de 8 ans (risque de coloration dentaire).

Effets indésirables : Troubles digestifs : nausées, vomissements, diarrhées, candidoses ano-génitales. Réactions allergiques : urticaire, œdème de la face, choc anaphylactique. Réactions de photosensibilisation : érythrodermies. Anémies, neutropénies, éosinophilies. Coloration jaune des dents ou anomalies dentaires en cas d'administration à l'enfant de moins de 8 ans.

Précautions d'emploi : Prendre le produit au cours des repas. Prudence en cas d'insuffisance hépatique ou rénale. Ne pas s'exposer au soleil. Contre-indiqué chez la femme enceinte ou allaitant. Ne pas ouvrir les gélules.

Interactions : Ne pas associer aux rétinoïdes (dérivés de la vitamine A). L'activité du produit est diminuée par les antiépileptiques, les sels ferreux, les pansements gastriques. Peut augmenter l'effet des anticoagulants oraux.

☞ *Sur prescription médicale.*

• BIORGA

Forme	Dosage	N. d'unités	Prix	Prix/jour	Liste	Remb. S.S.	Comm.
Gélule	50 mg	14	25,30	2 à 4	1	65 %	1991
Gélule	50 mg	28	41,60	2 à 4	1	65 %	1991
Gélule	100 mg	5	19,10	4 à 8	1	65 %	1987

TONACTIL ★ ✤

- **Composition :** Kola, ginseng.
- **Domaine :** Nutrition et métabolisme.
- **Activité :** Antiasthénique.
- **Classe :** Ginseng.

Indications : Utilisé dans le traitement de l'asthénie fonctionnelle, en l'absence d'activité spécifique démontrée.

Contre-indications : Enfant de moins de 15 ans.

Précautions d'emploi : Donne une réaction positive au contrôle antidopage. Traitement toujours de courte durée.

☞ *Vendu sans ordonnance.*

• ARKOPHARMA

Forme	Dosage	N. d'unités	Prix	Prix/jour	Liste	Remb. S.S.	Comm.
Gélule	–	50	71,00*	–	0	0 %	1992

TONIBRAL ★

- **Composition :** Déanol.
- **Domaine :** Neuropsychiatrie. Métabolisme et nutrition.
- **Activité :** Psychostimulant. Antiasthénique.
- **Classe :** Dérivé du déanol.

Indications : Asthénies fonctionnelles.

Contre-indications : Épilepsie. Cure de désintoxication alcoolique.

Effets indésirables : Insomnies, maux de tête.

Précautions d'emploi : Éviter chez la femme enceinte.

☞ *Vendu sans ordonnance.*

• BOUCHARA

Forme	Dosage	N. d'unités	Prix	Prix/jour	Liste	Remb. S.S.	Comm.
Amp. buv.	200 mg	20	54,75*	–	0	0 %	1976

TONICALCIUM ★

- **Composition :** Ascorbate de lysine, ascorbate de calcium (vitamine C).
- **Domaine :** Nutrition et métabolisme.
- **Activité :** Antiasthénique. Vitamine hydrosoluble.

Indications : Utilisé dans le traitement de l'asthénie fonctionnelle, en l'absence d'activité spécifique démontrée.

Contre-indications : Lithiases urinaires calciques, uriques, oxaliques.

Précautions d'emploi : Chez le diabétique, tenir compte du fait que chaque ampoule contient 3,5 g de sucre (10 ml) ou 1,75 g (5 ml). Traitement toujours de courte durée.

☞ *Vendu sans ordonnance.*

• BOUCHARA

Forme	Dosage	N. d'unités	Prix	Prix/ jour	Liste	Remb. S.S.	Comm.
Amp. buv. 5 ml	–	20	27,65*	–	0	0 %	1962
Amp. buv. 10 ml	–	20	37,00*	–	0	0 %	1962

TONILAX

- **Composition :** Agar agar, bile, aloès, jusquiame, belladone, bourdaine, chardon Marie, cannelle, gingembre.
- **Domaine :** Gastro-entérologie.
- **Activité :** Laxatif stimulant. Antispasmodique. Cholérétique.
- **Classe :** Anthraquinonique. Anticholinergique.

Indications : Traitement symptomatique de la constipation associé aux mesures hygiéno-diététiques.

Contre-indications : Constipation récente, inexpliquée, persistante, n'ayant pas fait l'objet d'examens médicaux. Colopathies organiques inflammatoires. Syndrome occlusif. Douleurs abdominales. Enfant de moins de 12 ans.

Effets indésirables : Sensation de ballonnement abdominal. Diarrhée. Douleurs abdominales. Mélanose recto-colique. Hypokaliémie. Maladie des laxatifs. Insuffisance rénale.

Précautions d'emploi : Pas d'utilisation prolongée. Non conseillé chez la femme allaitant. Prudence chez le sujet âgé ou alité.

Interactions : Ne pas associer aux diurétiques hypokaliémiants ni aux anti-inflammatoires corticoïdes. Ne pas associer à certains antiarythmisants : sotalol, quinidine, amiodarone. Prudence en cas d'association avec les digitaliques et les dérivés de la vincamine.

Surdosage : Entraîne une diarrhée et des troubles hydroélectrolytiques graves.

☞ *Vendu sans ordonnance. Présente des dangers en cas d'utilisation prolongée.*

- MONOT

Forme	Dosage	N. d'unités	Prix	Prix/jour	Liste	Remb. S.S.	Comm.
Comprimé	–	–	34,00*	–	0	0 %	–

TONIQUE VÉGÉTAL ❍

- **Composition :** Podophyllum D2, Avena sativa D1, Cola D1, Artemisia D1, Rhapontica D1, Frangula D1, China D1, Nux vomica D2, Cinnamomi D1, Arsenicum album D4, Gentiana D1, Vinum dulce.
- **Domaine :** Nutrition et métabolisme.
- **Activité :** Divers.

Indications : Utilisé dans les asthénies physique et intellectuelle, le surmenage, les convalescences, la grossesse.

Précautions d'emploi : Ne pas donner aux enfants.

☞ *Vendu sans ordonnance.*

- LEHNING

Forme	Dosage	N. d'unités	Prix	Prix/jour	Liste	Remb. S.S.	Comm.
Sol. buvable	–	250 ml	31,00*	6	0	0 %	1949

TONISANE ★ ✤

- **Composition :** Ginseng, thé noir.
- **Domaine :** Nutrition et métabolisme.
- **Activité :** Antiasthénique.
- **Classe :** Ginseng.

Indications : Utilisé dans le traitement de l'asthénie fonctionnelle, en l'absence d'activité spécifique démontrée.

Contre-indications : Phénylcétonurie.

Précautions d'emploi : Traitement toujours de courte durée.

☞ *Vendu sans ordonnance.*

- DOLISOS

Forme	Dosage	N. d'unités	Prix	Prix/jour	Liste	Remb. S.S.	Comm.
Comprimé	–	42	71,00*	–	0	0 %	–
Sachet	–	20	38,00*	–	0	0 %	–

TONITENSYL ★

- **Composition :** Acide désoxyribonucléique, poudre de cortico-surrénale, vitamine C, ascorbate de calcium, mannitol, glycine.
- **Domaine :** Nutrition et métabolisme.
- **Activité :** Antiasthénique. Vitamine hydrosoluble.
- **Classe :** Acide aminé. Calcium.

Indications : Utilisé dans le traitement de l'asthénie fonctionnelle, en l'absence d'activité spécifique démontrée.

Contre-indications : Lithiase calcique.

Précautions d'emploi : Chez le sujet diabétique, tenir compte du fait que chaque comprimé contient 1 g de sucre. Traitement toujours de courte durée.

Interactions : Ne pas absorber en même temps que de la tétracycline.

☞ *Vendu sans ordonnance.*

• BAILLY

Forme	Dosage	N. d'unités	Prix	Prix/jour	Liste	Remb. S.S.	Comm.
Comprimé	–	10	20,00*	–	0	0 %	1969

TONUVITAL ★★

- **Composition :** Déanol, acide ribonucléique.
- **Domaine :** Nutrition et métabolisme. Neuropsychiatrie.
- **Activité :** Antiasthénique. Psychostimulant.
- **Classe :** Dérivés du déanol.

Indications : Proposé dans le traitement de l'asthénie fonctionnelle.

Contre-indications : Épilepsie. Enfant de moins de 30 mois.

Effets indésirables : Maux de tête, insomnie, prurit.

Précautions d'emploi : Traitement toujours de courte durée.

☞ *Vendu sans ordonnance.*

• DELALANDE

Forme	Dosage	N. d'unités	Prix	Prix/jour	Liste	Remb. S.S.	Comm.
Sachet	1 g	30	18,90*	–	0	0 %	1979

TOPAAL ★★★

- **Composition :** Acide alginique, hydroxyde d'aluminium, hydrocarbonate de magnésium, silice hydratée.
- **Domaine :** Gastro-entérologie.
- **Activité :** Antiacide œso-gastrique. Antireflux gastro-œsophagien.
- **Classe :** Sel de magnésium. Sel d'aluminium. Alginate.

Indications : Traitement symptomatique des douleurs liées aux affections œso-gastro-duodénales. Gastrites, hernies hiatales, reflux gastro-œsophagien.

Contre-indications : Insuffisance rénale chronique.

Précautions d'emploi : Prudence en cas d'insuffisance rénale.

Interactions : Entraîne une diminution de l'absorption d'un grand nombre de médicaments. Il convient donc de respecter un délai de 2 heures entre la prise du produit et d'autres traitements.

☞ *Vendu sans ordonnance.*

• SINBIO

Forme	Dosage	N. d'unités	Prix	Prix/jour	Liste	Remb. S.S.	Comm.
Comprimé	–	42	24,00	3,4	0	65 %	1979
Susp. buv.	–	210 ml	23,10	3,3	0	65 %	1992

TOPFENA ★★★

- **Composition :** Kétoprofène.
- **Domaine :** Inflammation.
- **Activité :** Anti-inflammatoire.
- **Classe :** Anti-inflammatoire non stéroïdien. Arylcarboxylique.

Indications : Traitement des rhumatismes inflammatoires chroniques : polyarthrite rhumatoïde, pelvispondylite, arthrite juvénile, rhumatisme psoriasique, syndrome de Fiessinger-Leroy-Reiter. Traitement des poussées aiguës des arthrites microcristallines, tendinites, synovites, arthroses, lombalgies, radiculalgies.

Contre-indications : Hypersensibilité au produit. Réactions allergiques à l'aspirine et dérivés. Ulcères gastro-duodénaux évolutifs. Insuffisance cardiaque, hépatique ou rénale.

Effets indésirables : Troubles digestifs : nausées, vomissements, ulcère gastro-duodénal, hémorragie digestive. Réactions allergiques : éruptions, urticaire, dermatoses bulleuses, asthme, choc anaphylactique. Insuffisance rénale. Vertiges, maux de tête, bourdonnements d'oreille, troubles visuels. Troubles sanguins : anémie, leucopénie.

Précautions d'emploi : Prendre le produit au cours des repas, si possible le soir. Déconseillé chez la femme enceinte ou allaitant. Prudence chez le sujet âgé et chez l'insuffisant cardiaque ou rénal. Une surveillance du poids et du volume urinaire est utile en début de traitement.

Interactions : Ne pas associer à d'autres produits modifiant l'hémostase : anticoagulants oraux, héparine, aspirine, ticlopidine, autres anti-inflammatoires. Ne pas associer car augmentation des effets toxiques : lithium, méthotrexate, diflunisal. Prudence en cas d'association avec les diurétiques. Peut perturber l'activité des antihypertenseurs. L'efficacité des stérilets peut être diminuée. Prendre les antiacides et pansements gastro-intestinaux à distance de la prise du produit.

☞ *Sur prescription médicale.*

- BIOSTABILEX

Forme	Dosage	N. d'unités	Prix	Prix/ jour	Liste	Remb. S.S.	Comm.
Gélule	50 mg	24	21,30	2,7	2	65 %	1992
Gélule LP	100 mg	14	32,30	2,3	2	65 %	1992
Gélule LP	200 mg	14	55,60	4	2	65 %	1992
Flacon inj. IM	100 mg	6	43,60	14	2	65 %	1994

TOPFENA GEL ★★★

- **Composition :** Kétoprofène.
- **Domaine :** Rhumatologie. Inflammation. Algologie.
- **Activité :** Antirhumatismal externe. Anti-inflammatoire. Antalgique externe.
- **Classe :** Anti-inflammatoire non stéroïdien. Arylcarboxylique.

Indications : Arthrose des petites articulations. Tendinites des membres supérieurs et inférieurs. Entorses.

Contre-indications : Hypersensibilité aux constituants. Ne pas appliquer sur les muqueuses, une peau en mauvais état, des plaies ou des ulcérations.

Effets indésirables : Réaction allergique locale imposant l'arrêt du traitement.

Précautions d'emploi : Éviter les applications sur de grandes surfaces.

☞ *Sur prescription médicale.*

- BIOSTABILEX

Forme	Dosage	N. d'unités	Prix	Prix/jour	Liste	Remb. S.S.	Comm.
Gel	2,5 %	60 g	21,70	–	2	35 %	1993

TOPICORTE ★★★

- **Composition :** Désoximétasone.
- **Domaine :** Dermatologie.
- **Activité :** Anti-inflammatoire local.
- **Classe :** Anti-inflammatoire stéroïdien. Dermocorticoïde.

Indications : Eczéma de contact, dermatite allergique, lichénification. Psoriasis, lichen, prurigo, dyshidrose, lupus érythémateux discoïde, dermite séborrhéique. Piqûres d'insectes, prurigo parasitaire, après traitement de la cause.

Contre-indications : Infections bactériennes, virales, parasitaires ou mycosiques. Lésions ulcérées. Acné et rosacée.

Effets indésirables : Atrophie cutanée, télangiectasies, vergetures. Retard de cicatrisation. Sécheresse de la peau, folliculite, acné, hypertrichose, dépigmentation. Effets généraux : freination hypophysaire, hypercorticisme.

Précautions d'emploi : Traitement limité à 2 applications par jour. Pas d'utilisation prolongée, car risque de survenue d'une dermite cortico-induite. Prudence chez l'enfant.

Surdosage : Risque d'effets généraux.

☞ *Sur prescription médicale.*

• ROUSSEL

Forme	Dosage	N. d'unités	Prix	Prix/jour	Liste	Remb. S.S.	Comm.
Crème	0,25 %	15 g	15,70	–	1	65 %	1969

TOPIFRAM ★★★

- **Composition :** Désoximétasone, framycétine, gramicidine.
- **Domaine :** Dermatologie.
- **Activité :** Anti-inflammatoire local. Antibiotique.
- **Classe :** Anti-inflammatoire stéroïdien. Dermocorticoïde. Aminoside.

Indications : Dermatoses justiciables de la corticothérapie locale avec surinfection : eczémas, dyshidroses en début de traitement.

Contre-indications : Hypersensibilité à la néomycine. Dermatoses primitivement microbiennes, virales ou mycosiques. Ulcères de la jambe, escarres.

Effets indésirables : Atrophie cutanée, télangiectasies, vergetures. Retard de cicatrisation. Sécheresse de la peau, folliculite, acné, hypertrichose, dépigmentation. Réactions allergiques cutanées. Effets généraux : freination hypophysaire, hypercorticisme.

Précautions d'emploi : Traitement limité à 2 applications par jour pendant environ une semaine. Pas d'utilisation prolongée, car risque de survenue d'une dermite cortico-induite. Prudence chez l'enfant.

Surdosage : Risque d'effets généraux.

☞ *Sur prescription médicale.*

• ROUSSEL

Forme	Dosage	N. d'unités	Prix	Prix/jour	Liste	Remb. S.S.	Comm.
Crème	–	15 g	21,00	–	1	65 %	1970

TOPILAR ★★★

- **Composition :** Fluclorolone acétonide.
- **Domaine :** Dermatologie.
- **Activité :** Anti-inflammatoire local.
- **Classe :** Anti-inflammatoire stéroïdien. Dermocorticoïde.

Indications : Eczéma de contact, dermatite allergique, lichénification. Psoriasis, lichen, prurigo, dyshidrose, lupus érythémateux discoïde, dermite séborrhéique. Piqûres d'insectes, prurigo parasitaire, après traitement de la cause.

Contre-indications : Infections bactériennes, virales, parasitaires ou mycosiques. Lésions ulcérées. Acné et rosacée.

Effets indésirables : Atrophie cutanée, télangiectasies, vergetures. Retard de cicatrisation. Sécheresse de la peau, folliculite, acné, hypertrichose, dépigmentation. Effets généraux : freination hypophysaire, hypercorticisme.

Précautions d'emploi : Traitement limité à 2 applications par jour. Pas d'utilisation prolongée, car risque de survenue d'une dermite cortico-induite. Prudence chez l'enfant.

Surdosage : Risque d'effets généraux.

☞ *Sur prescription médicale.*

• SYNTEX

Forme	Dosage	N. d'unités	Prix	Prix/jour	Liste	Remb. S.S.	Comm.
Crème	0,025 %	15 g	11,20	–	1	65 %	1979
Pommade	0,025 %	15 g	11,20	–	1	65 %	1979

TOPLEXIL ★★

- **Composition :** Oxomémazine, guaïfénésine, benzoate de sodium, paracétamol.
- **Domaine :** Pneumologie.
- **Activité :** Antitussif. Antihistaminique H1. Antipyrétique.
- **Classe :** Antihistaminique anticholinergique. Paracétamol.

Indications : Utilisé dans le traitement symptomatique des toux non productives, en particulier allergiques ou irritatives.

Contre-indications : Asthme, insuffisance respiratoire. Glaucome, troubles urétro-prostatiques. Insuffisance hépatique.

Effets indésirables : Somnolence, sécheresse de la bouche, troubles visuels. Rétention urinaire. Troubles digestifs.

Précautions d'emploi : Ne pas prendre d'alcool pendant le traitement. Prudence chez le sujet âgé. Déconseillé chez la femme enceinte ou allaitant. Le traitement doit être de courte durée.

Interactions : L'activité et les effets secondaires peuvent être augmentés par association à d'autres dépresseurs du système nerveux central ou à d'autres anticholinergiques.

Surdosage : Entraîne une somnolence avec possible dépression des centres respiratoires et convulsions imposant l'hospitalisation.

☞ *Vendu sans ordonnance.*

- SPECIA

Forme	Dosage	N. d'unités	Prix	Prix/jour	Liste	Remb. S.S.	Comm.
Gélule	–	24	10,60	2,3	2	35 %	1964
Sirop	–	150 ml	20,60	2,3	2	35 %	1968

TOP MAG ★★

- **Composition :** Pidolate de magnésium.
- **Domaine :** Nutrition et métabolisme.
- **Activité :** Éléments minéraux.
- **Classe :** Magnésium.

Indications : Carences magnésiennes avérées, isolées ou associées. Spasmophilie.

Contre-indications : Insuffisance rénale sévère.

Effets indésirables : Diarrhée, douleurs abdominales.

Interactions : Ne pas associer à la quinidine car risque de surdosage. Ne pas associer à des médicaments à base de phosphate. Décaler de 3 heures les prises de calcium et de tétracycline.

☞ *Vendu sans ordonnance.*

- GÉNÉVRIER

Forme	Dosage	N. d'unités	Prix	Prix/jour	Liste	Remb. S.S.	Comm.
Sachet	190 mg	30	36,90	–	0	35 %	1990

TOPREC ★★★

- **Composition :** Kétoprofène.
- **Domaine :** Algologie.
- **Activité :** Antalgique périphérique.
- **Classe :** Anti-inflammatoire non stéroïdien et dérivés.

Indications : Traitement symptomatique des affections douloureuses ou fébriles.

Contre-indications : Hypersensibilité aux anti-inflammatoires non stéroïdiens. Ulcère gastro-duodénal. Insuffisance hépatique ou rénale sévère.

Effets indésirables : Troubles digestifs : gastralgies, hémorragies, ulcérations digestives. Réactions allergiques : asthme, éruptions cutanées. Beaucoup plus rarement, troubles hépatiques ou sanguins.

Précautions d'emploi : Prudence chez les sujets ayant des antécédents de hernie hiatale, d'ulcère digestif ou d'hémorragies. Déconseillé au troisième trimestre de la grossesse et lors de l'allaitement.

Interactions : Potentialise les anticoagulants, les antiagrégants plaquettaires, les antidiabétiques oraux, la digoxine. Diminue l'activité des diurétiques et de certains antihypertenseurs.

Surdosage : En général sans gravité, mais une surveillance médicale s'impose.

☞ *Sur prescription médicale.*

- THÉRAPLIX

Forme	Dosage	N. d'unités	Prix	Prix/jour	Liste	Remb. S.S.	Comm.
Comprimé	25 mg	20	21,60	1 à 6	2	65 %	1991

TOPSYNE ★★★

- **Composition :** Fluocinonide.
- **Domaine :** Dermatologie.
- **Activité :** Anti-inflammatoire local.
- **Classe :** Anti-inflammatoire stéroïdien. Dermocorticoïde.

Indications : Eczéma de contact, dermatite allergique, lichénification. Psoriasis, lichen, prurigo, dyshidrose, lupus érythémateux discoïde, dermite séborrhéique. Piqûres d'insectes, prurigo parasitaire, après traitement de la cause.

Contre-indications : Infections bactériennes, virales, parasitaires ou mycosiques. Lésions ulcérées. Acné et rosacée.

Effets indésirables : Atrophie cutanée, télangiectasies, vergetures. Retard de cicatrisation. Sécheresse de la peau, folliculite, acné, hypertrichose, dépigmentation. Effets généraux : freination hypophysaire, hypercorticisme.

Précautions d'emploi : Traitement limité à 2 applications par jour. Pas d'utilisation prolongée, car risque de survenue d'une dermite cortico-induite. Prudence chez l'enfant.

Surdosage : Risque d'effets généraux.

☞ *Sur prescription médicale.*

- CASSENNE

Forme	Dosage	N. d'unités	Prix	Prix/ jour	Liste	Remb. S.S.	Comm.
Lotion	0,01 %	40 ml	13,40	–	1	65 %	1978
Pommade	0,01 %	50 g	15,00	–	1	65 %	1974
Pommade APG	0,05 %	15 g	16,90	–	1	65 %	1971
Pommade « Gras »	0,05 %	15 g	15,60	–	1	65 %	1972

TOPSYNE NÉOMYCINE ★★★

- **Composition :** Fluocinonide, néomycine.
- **Domaine :** Dermatologie.
- **Activité :** Anti-inflammatoire local. Antibiotique.
- **Classe :** Anti-inflammatoire stéroïdien. Dermocorticoïde. Aminoside.

Indications : Dermatoses justiciables de la corticothérapie locale avec surinfection : eczémas, dyshidroses en début de traitement.

Contre-indications : Hypersensibilité à la néomycine. Dermatoses primitivement microbiennes, virales ou mycosiques. Ulcères de la jambe, escarres.

Effets indésirables : Atrophie cutanée, télangiectasies, vergetures. Retard de cicatrisation. Sécheresse de la peau, folliculite, acné, hypertrichose, dépigmentation. Réactions allergiques cutanées. Effets généraux : freination hypophysaire, hypercorticisme.

Précautions d'emploi : Traitement limité à 2 applications par jour pendant environ une semaine. Pas d'utilisation prolongée, car risque de survenue d'une dermite cortico-induite. Prudence chez l'enfant.

Surdosage : Risque d'effets généraux.

☞ *Sur prescription médicale.*

- CASSENNE

Forme	Dosage	N. d'unités	Prix	Prix/jour	Liste	Remb. S.S.	Comm.
Pommade	F 0,05 % N 0,5 %	15 g	14,20	–	1	65 %	1972

TOPTONIL

- **Composition :** Extrait de foie et de laitance de Scomber scombrus et colias.
- **Domaine :** Nutrition et métabolisme.
- **Activité :** Antiasthénique.
- **Classe :** Acide aminé.

Indications : Utilisé dans le traitement de l'asthénie fonctionnelle, en l'absence d'activité spécifique démontrée.

Précautions d'emploi : Traitement toujours de courte durée.

☞ *Vendu sans ordonnance.*

• STERLING MIDY

Forme	Dosage	N. d'unités	Prix	Prix/jour	Liste	Remb. S.S.	Comm.
Comprimé	0,25 g	30	46,00*	–	0	0 %	1963

TORA-DOL ★★★

• **Composition :** Kétorolac.
• **Domaine :** Algologie.
• **Activité :** Antalgique périphérique.
• **Classe :** Anti-inflammatoire non stéroïdien et dérivés.

Indications : Traitement des douleurs postopératoires.

Contre-indications : Hypersensibilité aux anti-inflammatoires non stéroïdiens. Ulcère gastro-duodénal. Insuffisance hépatique ou rénale sévère. Traitement anticoagulant en cours.

Effets indésirables : Troubles digestifs : gastralgies, hémorragies, ulcérations digestives. Réactions allergiques : asthme, éruptions cutanées. Beaucoup plus rarement troubles hépatiques ou sanguins.

Précautions d'emploi : Prudence chez les sujets ayant des antécédents de hernie hiatale, d'ulcère digestif ou d'hémorragies. Déconseillé au troisième trimestre de la grossesse et lors de l'allaitement. Adapter les doses chez l'insuffisant rénal.

Interactions : Potentialise les anticoagulants, les antiagrégants plaquettaires, les antidiabétiques oraux, la digoxine. Diminue l'activité des diurétiques et de certains antihypertenseurs.

Surdosage : En général sans gravité, mais une surveillance médicale s'impose.

☞ *Sur prescription médicale.*

• SYNTEX

Forme	Dosage	N. d'unités	Prix	Prix/jour	Liste	Remb. S.S.	Comm.
Amp. inj.	30 mg	10	Hôp.	–	1	Hôp.	1992

TORENTAL ★★★

• **Composition :** Pentoxifylline.
• **Domaine :** Cardio-vasculaire.
• **Activité :** Vasodilatateur. Anti-ischémique.
• **Classe :** Spasmolytique. Activateur de la déformabilité des globules rouges.

Indications : Artérite des membres inférieurs. Déficit intellectuel pathologique du sujet âgé. Troubles ophtalmologiques d'origine vasculaire.

Contre-indications : Phase aiguë de l'infarctus du myocarde.

Effets indésirables : Troubles digestifs. Bouffées de chaleur. Réactions cutanées.

Précautions d'emploi : Non conseillé chez la femme enceinte.

Interactions : Potentialise l'action des anticoagulants oraux et des antiagrégants plaquettaires.

Surdosage : Entraîne des troubles digestifs et des bouffées de chaleur.

☞ *Sur prescription médicale.*

• HOECHST

Forme	Dosage	N. d'unités	Prix	Prix/jour	Liste	Remb. S.S.	Comm.
Comprimé	100 mg	40	24,50	2 à 7	2	65 %	1974
Comprimé LP	400 mg	20	40,80	2 à 6	2	65 %	1980
Amp. inj.	100 mg	6	15,60	8 à 32	2	65 %	1974
Amp. inj.	300 mg	10	Hôp.	–	2	Hôp.	1988

TOSS ★★★

• **Composition :** Prométhazine, phénylpropanolamine.
• **Domaine :** ORL.
• **Activité :** Décongestionnant. Antihistaminique H1. Vasoconstricteur rhino-pharyngé.
• **Classe :** Stimulant alpha-adrénergique. Antihistaminique anticholinergique.

Indications : Utilisé dans les toux quinteuses spasmodiques, l'asthme, l'emphysème, la bronchite.

Contre-indications : Hypersensibilité au roduit. Enfant de moins de 15 ans. Traitement par les antidépresseurs de type IMAO. ntécédents de glaucome, de troubles vésico-prostatiques.

Effets indésirables : Nervosité, insomnie u somnolence, sécheresse de la bouche, oubles de la vision, troubles urinaires, palitations.

Précautions d'emploi : Prudence chez le ujet âgé et chez les patients présentant une ypertension, des troubles du rythme cardiaque, des antécédents d'infarctus du myoarde, de troubles vésico-prostatiques. Donne une réaction positive au contrôle antidopage.

Interactions : Ne pas associer aux antidépresseurs de type IMAO ni à certains antihypertenseurs. Les effets secondaires risquent d'être augmentés en cas d'association avec tout autre dépresseur du système nerveux central : hypnotiques anxiolytiques, neuroleptiques, etc.

Surdosage : Entraîne une dépression puis une stimulation du système nerveux : hallucinations, convulsions imposant une surveillance hospitalière.

☞ *Vendu sans ordonnance.*

• P.P.D.H.

Forme	Dosage	N. d'unités	Prix	Prix/jour	Liste	Remb. S.S.	Comm.
Comprimé	–	50	34,85*	–	0	0 %	–

TOSSAREL

Composition : Aunée, marrube, terpine, benzoate de sodium.
Domaine : Pneumologie.
Activité : Fluidifiant bronchique. Expectorant.
Indications : Utilisé dans le traitement ymptomatique des affections respiratoires iguës.

Précautions d'emploi : Traitement de courte durée.

Interactions : Ne pas associer aux antitussifs ni aux asséchants bronchiques de type anticholinergique.

☞ *Vendu sans ordonnance.*

• AÉROCID

Forme	Dosage	N. d'unités	Prix	Prix/jour	Liste	Remb. S.S.	Comm.
Comprimé	–	45	18,30	2,5	0	35 %	1944

TOTALBÉ ★

Composition : Vitamines B1, B2, B4, PP, acide pantothénique.

Domaine : Nutrition et métabolisme.

Activité : Vitamines hydrosolubles.

Classe : Vitamine B, association.

Indications : Prévention et traitement les états de carence en vitamines B, en pariculier dans l'éthylisme chronique ou les ures de désintoxication. Affections douloueuses d'origine neurologique.

Contre-indications : Intolérance à la vitamine B1.

Effets indésirables : Réactions allergiques. Sensations douloureuses des membres. Lors d'une administration intraveineuse, possibilité de choc.

Précautions d'emploi : Coloration possible des urines en jaune.

Interactions : Ne pas associer à la lévodopa dont l'activité est diminuée.

☞ *Vendu sans ordonnance.*

• CHABRE

Forme	Dosage	N. d'unités	Prix	Prix/jour	Liste	Remb. S.S.	Comm.
Comprimé	–	48	27,30	2	0	0 %	–

TOTAMINE SIMPLE ET GLUCIDIQUE ★★★

• **Composition :** Alanine, arginine, acide aspartique, cystéine, acide glutamique, glycine, histidine, isoleucine, leucine, lysine, méthionine, ornithine, phénylalanine, proline, sérine, thréonine, tryptophane, tyrosine, valine. Vitamines B6, C, PP. Acétates de potassium, de magnésium et de calcium. Hydrosulfite de sodium. Sorbitol.

• **Domaine :** Nutrition et métabolisme.

• **Activité :** Alimentation parentérale. Vitamines hydrosolubles.

• **Classe :** Acides aminés. Glucides.

Indications : Apport protidique, glucidique et vitaminique en alimentation parentérale.

Contre-indications : Insuffisances rénales ou hépatiques sévères. Hyperhydratation.

Effets indésirables : Acidoses métabo ques. Hyperazotémie.

☞ *Vendu sans ordonnance. Usage hosp talier.*

• CLINTEC

Forme	Dosage	N. d'unités	Prix	Prix/jour	Liste	Remb. S.S.	Comm
T. simple fl. inj.	–	125 ml	Hôp.	–	0	Hôp.	1975
T. simple fl. inj.	–	500 ml	62,30	–	0	65 %	1975
T. simple fl. inj.	–	1 000 ml	Hôp.	–	0	Hôp.	1975
T. gluc. fl. inj.	–	500 ml	47,90	–	0	65 %	1975
T. conc. gluc. fl. inj.	–	500 ml	Hôp.	–	0	Hôp.	1975

TOTAPEN FORMES INJECTABLES ★★★

• **Composition :** Ampicilline.
• **Domaine :** Infectiologie.
• **Activité :** Antibiotique.
• **Classe :** Pénicilline à spectre élargi.

Indications : Infections aux germes suivants : streptocoques A et D, pneumocoques, gonocoques, méningocoques, leptospires, Listeria, Clostridium, colibacille, Proteus, Borellia, Bordetella, salmonelles, shigelles, Brucella, vibrions, Haemophilus ou staphylocoques sensibles. Infections respiratoires, ORL, stomatologiques, rénales, uro-génitales, gynécologiques, digestives, biliaires, miningées ou septicémiques.

Contre-indications : Hypersensibilité aux pénicillines. Mononucléose infectieuse.

Effets indésirables : Manifestations a lergiques : fièvre, urticaire, œdème de face avec troubles respiratoires. Éruptior cutanées maculopapuleuses. Troubles d gestifs : nausées, diarrhée, infections à levu res. Anémie, leucopénie. Néphrite interst tielle aiguë.

Précautions d'emploi : Rechercher dar les antécédents des réactions anormales à u traitement antérieur par une pénicilline. Pru dence chez l'insuffisant rénal. Chez l femme enceinte ou allaitant, le produ passe dans l'organisme de l'enfant.

Interactions : Association déconseillée allopurinol.

☞ *Sur prescription médicale.*

• BRISTOL-MYERS SQUIBB

Forme	Dosage	N. d'unités	Prix	Prix/jour	Liste	Remb. S.S.	Comm.
Flacon inj. IM	1 g	1	13,10	30 à 150	1	65 %	1966
Flacon inj. IM	250 mg	1	7,90	20 à 40	1	65 %	1965
Flacon inj. IM	500 mg	1	10,50	25 à 50	1	65 %	1965
Flacon inj. IV	250 mg	1	Hôp.	–	1	Hôp.	–

TOTAPEN FORMES ORALES ★★★

• **Composition :** Ampicilline.
• **Domaine :** Infectiologie.
• **Activité :** Antibiotique.
• **Classe :** Pénicilline à spectre élargi.

Indications : Infections aux germes suivants : streptocoques A et D, pneumocoques, gonocoques, méningocoques, leptospires, Listeria, Clostridium, colibacille, Proteus, Borellia, Bordetella, salmonelles, shigelles, Brucella, vibrions, Haemophilu ou staphylocoques sensibles. Infections res ratoires, ORL, stomatologiques, rénales, o-génitales, gynécologiques, digestives, liaires, méningées ou septicémiques.

Contre-indications : Hypersensibilité ıx pénicillines. Mononucléose infectieuse.

Effets indésirables : Manifestations al- rgiques : fièvre, urticaire, œdème de la ce avec troubles respiratoires. Éruptions ıtanées maculopapuleuses. Troubles di- estifs : nausées, diarrhée, infections à levures. Anémie, leucopénie. Néphrite interstitielle aiguë.

Précautions d'emploi : Rechercher dans les antécédents des réactions anormales à un traitement antérieur par une pénicilline. Prudence chez l'insuffisant rénal. Chez la femme enceinte ou allaitant, le produit passe dans l'organisme de l'enfant.

Interactions : Association déconseillée : allopurinol.

☞ *Sur prescription médicale.*

• BRISTOL-MYERS SQUIBB

Forme	Dosage	N. d'unités	Prix	Prix/jour	Liste	Remb. S.S.	Comm.
:omprimé	250 mg	16	16,30	8 à 10	1	65 %	1965
iélule	500 g	8	19,20	8 à 10	1	65 %	1971
irop	100 mg/ml	60 ml	26,00	4 à 5	1	65 %	1973
irop	25 mg/ml	60 ml	9,20	2 à 4	1	65 %	1966
irop	50 mg/ml	60 ml	16,00	3 à 4	1	65 %	1973

TOT'HÉMA ★

Composition : Gluconate ferreux, gluconate de manganèse, gluconate de cuivre.

Domaine : Hématologie.

Activité : Antianémique.

Classe : Sel de fer.

Indications : Prévention ou traitement es anémies « microcytaires » par défaut de r, le plus souvent par saignement.

Contre-indications : Surcharge ferrique.

Effets indésirables : Troubles digestifs : nausées, constipation ou diarrhée.

Précautions d'emploi : Colore les selles en noir.

Interactions : Ne pas associer à des pansements gastriques. Peut diminuer l'action de certains antibiotiques.

Surdosage : Entraîne des troubles digestifs avec choc.

☞ *Vendu sans ordonnance.*

• INNOTHÉRA

Forme	Dosage	N. d'unités	Prix	Prix/jour	Liste	Remb. S.S.	Comm.
Amp. buv.	50 mg	20	36,70	2 à 8	0	35 %	1950

T. POLIO ★★★

Composition : Vaccin constitué d'anatoxine tétanique et de virus poliomyélitique inactivé.

Domaine : Infectiologie.

Activité : Vaccin.

Classe : Antitétanique. Antipoliomyélitique.

Indications : Prévention du tétanos et de la poliomyélite.

Effets indésirables : Réaction locale douloureuse.

☞ *Vendu sans ordonnance.*

• MÉRIEUX MSD

Forme	Dosage	N. d'unités	Prix	Prix/jour	Liste	Remb. S.S.	Comm.
Seringue	–	1	23,70	–	0	65 %	1961

TRACÉMATE ★★

Composition : Sel disodique de l'acide édétique (EDTA).

Domaine : Métabolisme et nutrition. Rhumatologie.

Activité : Chélateur de calcium.

Indications : Test d'hypocalcémie provoquée.

Contre-indications : Insuffisance rénale.

Effets indésirables : Hypocalcémies aiguës. Tétanie. Troubles de la coagulation.

Précautions d'emploi : Administration toujours très lente.

☞ *Sur prescription médicale.*
• PHARMY II

Forme	Dosage	N. d'unités	Prix	Prix/jour	Liste	Remb. S.S.	Comm
Amp. inj.	500 mg	10	59,15	–	1	65 %	1957

TRACHYL ★★

• **Composition :** Iodométhylate de codéthyline.
• **Domaine :** Pneumologie.
• **Activité :** Antitussif.
• **Classe :** Opium et dérivés.

Indications : Proposé dans le traitement symptomatique des toux non productives.

Contre-indications : Enfant de moins de 15 ans. Asthme, insuffisance respiratoire.

Effets indésirables : Constipation, somnolence, nausées, vomissements, dépression respiratoire. L'augmentation des doses et la prolongation de l'administration peuvent conduire à la dépendance et à la toxicomanie.

Précautions d'emploi : Ne pas prend d'alcool pendant le traitement. Pruden chez le sujet âgé. Déconseillé chez femme enceinte ou allaitant. Le traiteme doit être de courte durée. Donne une réa tion positive au contrôle antidopage.

Interactions : L'activité et les effets s condaires peuvent être augmentés par l autres dépresseurs du système nervei central.

Surdosage : Entraîne une somnolen avec dépression des centres respiratoir imposant l'hospitalisation.

☞ *Vendu sans ordonnance.*
• MONAL

Forme	Dosage	N. d'unités	Prix	Prix/jour	Liste	Remb. S.S.	Comm.
Comprimé	15 mg	20	16,00	–	0	0 %	1954

TRACRIUM ★★

• **Composition :** Atracurium.
• **Domaine :** Anesthésie. Réanimation.
• **Activité :** Curarisant.
• **Classe :** Curarisant non dépolarisant.

Indications : Obtention d'une relaxation musculaire au cours des interventions chirurgicales.

Contre-indications : Hypersensibilité aux curares.

Effets indésirables : Éruptions cutanées. Bronchospasme. Hypotension.

Précautions d'emploi : Prudence chez l sujet âgé. Ne doit être administré que pa un anesthésiste qualifié utilisant un matéri adéquat de réanimation.

Interactions : Potentialisation de l'eff curarisant par les anesthésiques halogéné certains antibiotiques, les antiarythmique etc.

☞ *Usage hospitalier.*
• WELLCOME

Forme	Dosage	N. d'unités	Prix	Prix/jour	Liste	Remb. S.S.	Comm.
Amp. inj.	10 mg/ml	10	Hôp.	–	1	Hôp.	1987

TRAMISAL ★★

• **Composition :** Ginkgo biloba.
• **Domaine :** Cardio-vasculaire.
• **Activité :** Vasorégulateur. Anti-ischémique.

Indications : Artérite des membres inférieurs. Troubles vasomoteurs des extrémités. Déficit intellectuel pathologique du sujet âgé. Troubles rétiniens d'origine vascu laire. Troubles ORL d'origine vasculaire.

Effets indésirables : Troubles digestifs Troubles cutanés. Maux de tête.

☞ *Vendu sans ordonnance.*
• ASTIER

Forme	Dosage	N. d'unités	Prix	Prix/jour	Liste	Remb. S.S.	Comm.
Sol. buv.	40 mg/ml	100 ml	37,80	3,8	0	65 %	1987

TRANCALGYL ★★★

Composition : Éthenzamide.

Domaine : Algologie.

Activité : Antalgique périphérique.

Classe : Aspirine et dérivés.

Indications : Traitement symptomatique les affections douloureuses ou fébriles.

Contre-indications : Ulcère gastro-duodénal, maladie hémorragique. Hypersensibilité à l'aspirine. Certains asthmes. Dernier trimestre de la grossesse.

Effets indésirables : Gastralgies.

Précautions d'emploi : Prudence chez les patients présentant un asthme, des antécédents d'hémorragies. Prudence chez le patient prenant un traitement anticoagulant.

Interactions : Pourrait potentialiser l'action des anticoagulants, des antiagrégants plaquettaires, des antidiabétiques hypoglycémiants et de certains diurétiques.

☞ *Vendu sans ordonnance.*

• INNOTHÉRA

Forme	Dosage	N. d'unités	Prix	Prix/jour	Liste	Remb. S.S.	Comm.
Comprimé	500 mg	20	15,00	2,7 à 5,5	0	0 %	1961

TRANCOGÉSIC ★★★

• **Composition :** Acide acétylsalicylique, chlormézanone.

• **Domaine :** Algologie. Rhumatologie.

• **Activité :** Antalgique périphérique. Myorelaxant.

• **Classe :** Aspirine et dérivés, associés.

Indications : États douloureux avec contracture. Céphalée.

Contre-indications : Ulcère gastro-duodénal, maladie hémorragique. Hypersensibilité à l'aspirine. Certains asthmes. Dernier trimestre de la grossesse.

Effets indésirables : Bourdonnements d'oreille, douleurs abdominales, gastralgies. Plus rarement, ulcérations digestives avec hémorragies responsables d'une anémie. Syndromes hémorragiques avec épistaxis, ecchymoses, purpura. Accidents de sensibilisation : urticaire, asthme. Somnolence, vertiges, réactions cutanées.

Précautions d'emploi : Prudence chez les patients présentant un asthme, des antécédents d'hémorragies. Prudence chez le patient prenant un traitement anticoagulant. Chez la femme enceinte, l'aspirine n'est pas contre-indiquée lors des deux premiers trimestres de la grossesse.

Interactions : Potentialise l'action des anticoagulants, des antiagrégants plaquettaires, des antidiabétiques hypoglycémiants, de certains diurétiques. L'aspirine peut réduire l'action de certains traitements, en particulier celle des anti-inflammatoires non stéroïdiens.

Surdosage : Surtout chez le sujet âgé, entraînant des désordres métaboliques avec hypotension pouvant provoquer la mort. L'hospitalisation s'impose d'urgence.

☞ *Vendu sans ordonnance.*

• SANOFI WINTHROP

Forme	Dosage	N. d'unités	Prix	Prix/jour	Liste	Remb. S.S.	Comm.
Comprimé	300 mg	20	22,90*	–	0	0 %	1969

TRANCOPAL ★

• **Composition :** Chlormézanone.

• **Domaine :** Rhumatologie.

• **Activité :** Myorelaxant.

Indications : Traitement d'appoint des contractures douloureuses au cours des torticolis, lombalgies, dorsalgies.

Contre-indications : Allergie au produit.

Effets indésirables : Somnolence, vertiges, nausées. Éruptions cutanées. Baisse de la tension. Hépatites.

Précautions d'emploi : Prudence en cas d'insuffisance hépatique ou rénale. La prise d'alcool est déconseillée.

Interactions : Augmente l'action de tous les dépresseurs du système nerveux central : barbituriques, neuroleptiques, anxiolytiques, etc.

Surdosage : Entraîne un état confusionnel et une chute de la tension artérielle.

☞ *Sur prescription médicale.*
• SANOFI WINTHROP

Forme	Dosage	N. d'unités	Prix	Prix/jour	Liste	Remb. S.S.	Comm.
Comprimé	200 mg	12	18,40	1,5 à 4,6	2	65 %	1961
Suppositoire	200 mg	10	14,50	2,9	2	65 %	1965

TRANDATE ★★★

• **Composition :** Labétalol.
• **Domaine :** Cardio-vasculaire.
• **Activité :** Antihypertenseur.
• **Classe :** Bêtabloquant. Alphabloquant.

Indications : Hypertension artérielle.

Contre-indications : Asthme, insuffisance cardiaque, fréquence cardiaque inférieure à 50.

Effets indésirables : Troubles digestifs : gastralgies, nausées, constipation. Fatigue à l'effort. Hypotension. Bradycardie. Extrémités froides. Possibilité d'asthme, d'insuffisance cardiaque. Hypoglycémie. Hépatites.

Précautions d'emploi : Ne jamais interrompre brutalement le traitement. Prudence chez les patients présentant une bronchit chronique, une insuffisance rénale ou hépa tique. Non conseillé chez la femme allai tant. Donne une réaction positive a contrôle antidopage.

Interactions : Peut entraîner des trouble du rythme en association avec certains anti arythmisants, les inhibiteurs calciques. N pas associer à la floctafénine (Idarac). Pru dence en association avec les anti-inflam matoires non stéroïdiens, les neuroleptique et les traitements antidiabétiques.

Surdosage : Une surveillance de la fré quence cardiaque et de la tension artériell s'impose.

☞ *Sur prescription médicale.*
• GLAXO

Forme	Dosage	N. d'unités	Prix	Prix/jour	Liste	Remb. S.S.	Comm.
Comprimé	200 mg	30	44,40	3	1	65 %	1980
Amp. inj.	100 mg	5	Hôp.	–	1	Hôp.	1980

TRANSACALM ★★★

• **Composition :** Trimébutine.
• **Domaine :** Gastro-entérologie.
• **Activité :** Modificateur de la motricité gastro-intestinale.
• **Classe :** Agoniste enképhalinergique.

Indications : Traitement symptomatique des manifestations douloureuses aiguës ou chroniques liées aux troubles fonctionnel du tube digestif et des voies biliaires.

Effets indésirables : Réactions cutanées

Précautions d'emploi : Non conseill chez la femme enceinte ou allaitant.

☞ *Sur prescription médicale.*
• NORGINE PHARMA

Forme	Dosage	N. d'unités	Prix	Prix/jour	Liste	Remb. S.S.	Comm.
Comprimé	100 mg	20	25,00	3,7	2	35 %	1993

TRANSBILIX ★★★

• **Composition :** Adipiodone de méglumine.
• **Domaine :** Imagerie médicale.
• **Activité :** Produit de contraste iodé.
• **Classe :** Hexa-iodé par voie intraveineuse.

Indications : Cholangiographie par perfusion.

Contre-indications : Insuffisance hépatique ou rénale. Déshydratation.

Effets indésirables : Troubles digestifs nausées, vomissements. Réactions d'intolérance : urticaire, fièvre, douleurs articulaires. Très rarement, choc grave. Insuffisance rénale aiguë par tubulopathie avec anurie.

Précautions d'emploi : Prudence en cas d'insuffisance hépatique, cardiaque ou rénale. Prudence en cas d'intolérance antérieure à l'iode. Maintenir une hydratation suffisante.

Interactions : Suspendre les traitements

uivants quelques jours avant l'examen : bê-bloquant, diurétique, métformine.

Surdosage : Risque d'insuffisance énale.

☞ *Sur prescription médicale.*

• GUERBET

Forme	Dosage	N. d'unités	Prix	Prix/jour	Liste	Remb. S.S.	Comm.
Flacon inj.	250 ml	1	57,30	–	2	65 %	1971

TRANSILANE ★★

Composition : Hemicellulose de psyllium, bicarbonate de potassium.

Domaine : Gastro-entérologie.

Activité : Laxatif de lest.

Classe : Mucilage.

Indications : Traitement symptomatique de la constipation associé aux mesures hygiéno-diététiques.

Contre-indications : Constipation récente inexpliquée, persistante, n'ayant pas fait l'objet d'examens médicaux. Syndrome occlusif.

Effets indésirables : Sensation de ballonnement abdominal. Flatulences.

Précautions d'emploi : Pas d'utilisation prolongée. Prudence chez le sujet grabataire ou porteur d'un mégacôlon.

☞ *Vendu sans ordonnance.*

• INNOTHÉRA

Forme	Dosage	N. d'unités	Prix	Prix/jour	Liste	Remb. S.S.	Comm.
Poudre	40 %	140 g	19,70	2	0	35 %	1962

TRANSIPEG ★★★

Composition : Chlorure de sodium, sulfate de sodium, chlorure de potassium, bicarbonate de sodium, polyéthylène glycol.

Domaine : Gastro-entérologie.

Activité : Laxatif osmotique.

Classe : Polyéthylèneglycol.

Indications : Traitement de la constipation en association avec les mesures hygiéno-diététiques.

Contre-indications : Colopathies organiques inflammatoires. Syndrome occlusif ou subocclusif.

Effets indésirables : Diarrhée. Ballonnement abdominal.

Précautions d'emploi : Dissoudre un sachet dans un verre d'eau à absorber en prise unique.

Interactions : Ne pas associer à la prise simultanée d'autres médicaments.

Surdosage : Entraîne une diarrhée.

☞ *Vendu sans ordonnance.*

• NICHOLAS

Forme	Dosage	N. d'unités	Prix	Prix/jour	Liste	Remb. S.S.	Comm.
Sachet	2,95 g	30	39,80	1 à 4	0	35 %	1994

TRANSITOL ★★★

Composition : Petrolatums suraffinés, huile de vaseline.

Domaine : Gastro-entérologie.

Activité : Laxatif lubrifiant.

Classe : Paraffine.

Indications : Traitement symptomatique de la constipation associé aux mesures hygiéno-diététiques.

Contre-indications : Constipation récente inexpliquée, persistante, n'ayant pas fait l'objet d'examens médicaux.

Effets indésirables : Suintement anal, irritation périnéale.

Précautions d'emploi : Pas d'utilisation prolongée.

Interactions : Entraîne une réduction de l'absorption des vitamines liposolubles : vitamines A, D, E, K. Peut modifier l'action des anticoagulants oraux.

☞ *Vendu sans ordonnance.*

• SCHWARZ PHARMA

Forme	Dosage	N. d'unités	Prix	Prix/jour	Liste	Remb. S.S.	Comm.
Gel oral	–	200 g	19,50*	–	0	0 %	1994
Gel oral	–	380 g	16,60	–	0	35 %	1959

TRANSLIGHT ★

- **Composition :** Tiloxapol.
- **Domaine :** Ophtalmologie.
- **Activité :** Solution de contactologie.

Indications : Nettoyage et trempage des lentilles cornéennes rigides non perméables à l'oxygène.

Précautions d'emploi : Ne pas instiller directement dans l'œil. Rinçage soigneux des lentilles avant repose.

☞ *Vendu sans ordonnance.*

- MERCK SHARP & DOHME-CHIBRET

Forme	Dosage	N. d'unités	Prix	Prix/ jour	Liste	Remb. S.S.	Comm.
Sol. contactologie	–	60 ml	21,90*	–	0	0 %	1962

TRANSMER ★★

- **Composition :** Prométhazine, éphédrine.
- **Domaine :** Gastro-entérologie.
- **Activité :** Antinaupathique.
- **Classe :** Antihistaminique H1.

Indications : Mal des transports.

Contre-indications : Enfant de moins de 15 ans. Troubles du rythme ventriculaire. Glaucome. Troubles urétro-prostatiques liés à l'adénome prostatique.

Effets indésirables : Somnolence diurne, maux de tête, sécheresse de la bouche. Troubles visuels. Palpitations, tremblements. Rétention urinaire.

Précautions d'emploi : La prise de boissons alcoolisées est déconseillée. Non conseillé chez la femme enceinte ou allaitant. Donne une réaction positive au contrôle antidopage.

Interactions : Risque de troubles du rythme avec les digitaliques.

☞ *Vendu sans ordonnance.*

- SOEKAMI LEFRANCQ

Forme	Dosage	N. d'unités	Prix	Prix/jour	Liste	Remb. S.S.	Comm.
Comprimé	25 mg	12	Libre	–	0	0 %	1988
Comprimé	25 mg	20	39,50*	–	0	0 %	1986

TRANSODDI ★

- **Composition :** Acide cinamétique.
- **Domaine :** Hépatologie.
- **Activité :** Cholérétique. Antispasmodique.

Indications : Traitement symptomatique des douleurs en relation avec les troubles dyspeptiques.

Contre-indications : Obstruction des voies biliaires. Insuffisance hépatique grave.

☞ *Vendu sans ordonnance.*

- LIPHA SANTÉ

Forme	Dosage	N. d'unités	Prix	Prix/jour	Liste	Remb. S.S.	Comm.
Comprimé	250 mg	20	17,10	1,7 à 2,5	0	35 %	1973

TRANSVERCID ★★

- **Composition :** Acide salicylique.
- **Domaine :** Dermatologie.
- **Activité :** Kératolytique. Verrucide.
- **Classe :** Acide salicylique.

Indications : Traitement des verrues vulgaires de l'enfant.

Contre-indications : Allergie aux salicylés.

Effets indésirables : Irritation locale en cas de débordement.

Précautions d'emploi : Durée de traitement limitée à 1 mois. Prudence chez le diabétique et les patients présentant une neuropathie.

☞ *Vendu sans ordonnance.*

• PIERRE FABRE

Forme	Dosage	N. d'unités	Prix	Prix/jour	Liste	Remb. S.S.	Comm.
Patch	15 %	10	39,50*	4	0	0 %	1994

TRANXÈNE ★★★

- **Composition :** Clorazépate dipotassique.
- **Domaine :** Neuropsychiatrie.
- **Activité :** Anxiolytique.
- **Classe :** Benzodiazépine.

Indications : Traitement de toutes les formes de l'anxiété : anxiété réactionnelle, névrotique. Traitement de l'anxiété du sevrage alcoolique. Traitement de la crise d'angoisse.

Contre-indications : Insuffisance respiratoire sévère. Tout traitement par les produits de cette classe thérapeutique peut entraîner un état de dépendance (toxicomanie), c'est pourquoi on préfère les traitements de courte durée et à doses modérées. Chez les conducteurs de véhicules, il existe un risque de somnolence.

Effets indésirables : Variables selon le patient ; on observe une certaine sédation pouvant être à l'origine d'accidents de la route. Parfois des pertes de mémoire avec asthénie. Rarement, des réactions d'excitation ou d'agressivité.

Précautions d'emploi : L'absorption d'alcool est formellement déconseillée. Il convient d'être prudent chez l'enfant et le sujet âgé. L'emploi chez la femme enceinte ou allaitant est déconseillé. L'arrêt du traitement peut entraîner un syndrome de sevrage avec recrudescence de l'anxiété et des phénomènes somatiques : tremblements, tachycardie, parfois convulsions. D'où la nécessité d'un arrêt progressif. La durée du traitement ne doit pas dépasser 12 semaines.

Interactions : Le produit augmente l'action de tous les sédatifs du système nerveux et de l'alcool.

Surdosage : Le surdosage entraîne un sommeil plus ou moins profond, mais en général l'évolution est favorable. Une surveillance hospitalière est cependant souhaitable.

☞ *Sur prescription médicale.*

• CLIN MIDY

Forme	Dosage	N. d'unités	Prix	Prix/jour	Liste	Remb. S.S.	Comm.
Comprimé	50 mg	30	52,60	1 à 3,5	1	65 %	1974
Gélules	5 mg	30	12,70	0,4 à 1,2	1	65 %	1968
Gélules	10 mg	30	19,70	0,7 à 2	1	65 %	1968
Amp. inj.	20 mg	5	35,70	7 à 30	1	65 %	1971
Amp. inj.	50 mg	5	39,70	8 à 32	1	65 %	1971

TRASICOR ★★★

- **Composition :** Oxprénolol.
- **Domaine :** Cardio-vasculaire.
- **Activité :** Antiangineux. Antiarythmique. Antihypertenseur.
- **Classe :** Bêtabloquant non sélectif.

Indications : Hypertension artérielle. Prévention de la crise d'angine de poitrine. Infarctus du myocarde. Troubles du rythme cardiaque.

Contre-indications : Asthme, insuffisance cardiaque, fréquence cardiaque inférieure à 50.

Effets indésirables : Troubles digestifs : gastralgies, nausées, constipation. Fatigue à l'effort. Hypotension. Bradycardie. Extrémités froides. Possibilité d'asthme, d'insuffisance cardiaque. Hypoglycémie.

Précautions d'emploi : Ne jamais interrompre brutalement le traitement. Prudence chez les patients présentant une bronchite chronique, une insuffisance rénale ou hépatique. Non conseillé chez la femme allaitant. Donne une réaction positive au contrôle antidopage.

Interactions : Peut entraîner des troubles du rythme en association avec certains antiarythmisants et les inhibiteurs calciques. Ne pas associer à la floctafénine (Idarac). Prudence en cas d'association avec les anti-inflammatoires non stéroïdiens, les neuroleptiques et les traitements antidiabétiques.

Surdosage : Une surveillance de la fréquence cardiaque et de la tension artérielle s'impose.

☞ *Sur prescription médicale.*

• CIBA-GEIGY

Forme	Dosage	N. d'unités	Prix	Prix/jour	Liste	Remb. S.S.	Comm.
Comprimé	80 mg	30	27,80	1,4 à 5,6	1	65 %	1975
Compr. Retard	160 mg	28	45,30	1,6	1	65 %	1978

TRASIPRESSOL ★★★

• **Composition :** Oxprénolol, dihydralazine.
• **Domaine :** Cardio-vasculaire.
• **Activité :** Antihypertenseur.
• **Classe :** Association bêtabloquant vasodilatateur.

Indications : Hypertension artérielle.

Contre-indications : Angor. Asthme, insuffisance cardiaque, fréquence cardiaque inférieure à 50.

Effets indésirables : Céphalées, angine de poitrine. Troubles digestifs : gastralgies, nausées, constipation. Fatigue à l'effort. Hypotension. Bradycardie. Extrémités froides. Possibilité d'asthme, d'insuffisance cardiaque. Hypoglycémie.

Précautions d'emploi : Respecter une augmentation progressive des doses. Ne jamais interrompre brutalement le traitement. Prudence chez les patients présentant une bronchite chronique, une insuffisance rénale ou hépatique. Non conseillé chez la femme allaitant. Donne une réaction positive au contrôle antidopage.

Interactions : Peut entraîner des troubles du rythme en association avec certains anti-arythmisants et les inhibiteurs calciques. Ne pas associer à la floctafénine (Idarac). Prudence en cas d'association avec les anti-inflammatoires non stéroïdiens, les neuroleptiques et les traitements antidiabétiques.

Surdosage : Une surveillance de la fréquence cardiaque et de la tension artérielle s'impose.

☞ *Sur prescription médicale.*

• CIBA-GEIGY

Forme	Dosage	N. d'unités	Prix	Prix/jour	Liste	Remb. S.S.	Comm.
Comprimé	O 80 mg D 25 mg	40	39,30	2	1	65 %	1977

TRASITENSINE ★★★

• **Composition :** Oxprénolol, chlortalidone.
• **Domaine :** Cardio-vasculaire.
• **Activité :** Antihypertenseur.
• **Classe :** Association bêtabloquant diurétique.

Indications : Hypertension artérielle.

Contre-indications : Insuffisance rénale, hypokaliémie, hypersensibilité aux sulfamides. Asthme, insuffisance cardiaque, fréquence cardiaque inférieure à 50.

Effets indésirables : Troubles digestifs : gastralgies, nausées, constipation. Fatigue à l'effort. Hypotension. Bradycardie. Extrémités froides. Possibilité d'asthme, d'insuffisance cardiaque. Hypoglycémie. Déshydratation, hypokaliémie, élévation de la glycémie et de l'uricémie pouvant déterminer des crises de goutte. Réactions d'hypersensibilité.

Précautions d'emploi : Ne jamais interrompre brutalement le traitement. Prudence chez les patients présentant une bronchite chronique, une insuffisance rénale ou hépatique. Non conseillé chez la femme allaitant. Avant et en cours de traitement, surveiller la fonction rénale et faire des dosages réguliers de sodium et de potassium dans le sang. Donne une réaction positive au contrôle antidopage.

Interactions : Peut entraîner des troubles du rythme en association avec certains anti-arythmisants et les inhibiteurs calciques. Ne pas associer à la floctafénine (Idarac). Prudence en cas d'association avec les anti-inflammatoires non stéroïdiens, les neuroleptiques et les traitements antidiabétiques. Peut modifier la concentration de lithium dans le sang chez les patients traités par ce produit.

Surdosage : Une surveillance de la fréquence cardiaque et de la tension artérielle s'impose.

☞ *Sur prescription médicale.*

• CIBA-GEIGY

Forme	Dosage	N. d'unités	Prix	Prix/jour	Liste	Remb. S.S.	Comm.
omprimé	O 160 mg C 20 mg	30	50,40	1,6 à 3,3	1	65 %	1981

TRASYLOL ★★★

Composition : Aprotinine.

Domaine : Hémostase.

Activité : Antifibrinolytique.

Indications : Hémorragies par fibri-olyse.

Contre-indications : Coagulation intra-asculaire généralisée. Femme enceinte : les ois premiers mois de la grossesse.

Effets indésirables : Nausées, vomissements. Réactions allergiques. Choc.

Précautions d'emploi : Le traitement sera toujours suivi en centre spécialisé.

Surdosage : Inconnu.

☞ *Sur presciption médicale et utilisation hospitalière.*

• BAYER PHARMA

Forme	Dosage	N. d'unités	Prix	Prix/jour	Liste	Remb. S.S.	Comm.
Amp. inj.	55,6 U	5	Hôp.	–	1	Hôp.	1991
Flacon inj.	277,8 U	1	Hôp.	–	1	Hôp.	1991

TRAUMALGYL ★★

Composition : Phénylbutazone, méphénésine, salicylate de diéthylamine, lidocaïne.

Domaine : Rhumatologie. Algologie. Inflammation.

Activité : Antirhumatismal externe. Anti-inflammatoire. Antalgique externe.

Classe : Anti-inflammatoire non stéroïdien. Pyrazolé.

Indications : Proposé dans les tendinites t les douleurs des petites articulations. Proposé dans les entorses, contusions, élongations, courbatures, etc.

Contre-indications : Hypersensibilité aux constituants. Ne pas appliquer sur les muqueuses, une peau en mauvais état, des plaies ou des ulcérations.

Effets indésirables : Réaction allergique locale imposant l'arrêt du traitement.

Précautions d'emploi : Éviter les applications sur de grandes surfaces.

☞ *Sur prescription médicale.*

• SYNLAB

Forme	Dosage	N. d'unités	Prix	Prix/jour	Liste	Remb. S.S.	Comm.
Crème	–	50 g	11,50	–	2	35 %	1974

TRÉDÉMINE ★★★

Composition : Niclosamide.

Domaine : Parasitologie.

Activité : Anthelminthique.

Indications : Traitement des infestations taenias : T. saginata, T. solium, botriocéhale, Hymenolepis nana.

Effets indésirables : Troubles digestifs : ausées, vomissements, gastralgies.

Précautions d'emploi : La prise d'alcool est déconseillée. Les comprimés doivent être croqués, mastiqués et déglutis avec très peu d'eau. Il faut attendre 3 heures pour boire et manger.

Surdosage : Entraîne des troubles digestifs mineurs.

☞ *Sur prescription médicale.*

• BELLON

Forme	Dosage	N. d'unités	Prix	Prix/jour	Liste	Remb. S.S.	Comm.
Comprimé	500 mg	4	13,60	–	2	65 %	1964

TRENTADIL ★★★

- **Composition :** Bamifylline.
- **Domaine :** Pneumologie.
- **Activité :** Bronchodilatateur.
- **Classe :** Théophylline et dérivés.

Indications : Traitement de l'asthme à dyspnée paroxystique ou à dyspnée continue. Broncho-pneumopathies obstructives à forme spastique.

Contre-indications : Enfant de moins de 3 ans. Intolérance à la théophylline.

Effets indésirables : Nausées, vomissements, douleur épigastrique. Maux de tête, excitation, insomnie. Tachycardie. Convulsions, surtout chez l'enfant.

Précautions d'emploi : Prudence en cas d'insuffisance coronarienne ou cardiaque, d'ulcère gastro-duodénal, d'hyperthyroïdie. Les doses doivent être adaptées individuellement en fonction de la tolérance et des dosages sanguins de produit.

Interactions : Ne pas associer avec l'énoxacine, l'érythromycine, la viloxazine. L'action de la théophylline est augmentée par association avec la cimétidine, la ciprofloxacine, la méxilétine, la ticlopidine. L'action de la théophylline est diminuée par association avec la rifampicine, certains antiépileptiques.

Surdosage : Entraîne vomissements, agitation, confusion. Tachycardie, hypotension, fibrillation ventriculaire, arrêt cardiaque. L'hospitalisation s'impose.

☞ *Vendu sans ordonnance.*

• BELLON

Forme	Dosage	N. d'unités	Prix	Prix/jour	Liste	Remb. S.S.	Comm.
Comprimé	300 mg	20	17,80	–	0	65 %	1965
Supp. adulte	750 mg	6	11,70	–	0	65 %	1965
Supp. enf.	250 mg	10	12,60	–	0	65 %	1967
Amp. inj.	300 mg	5	18,50	–	0	65 %	1965

TRENTOVLANE ★★★

- **Composition :** Noréthistérone, éthinylestradiol.
- **Domaine :** Gynécologie.
- **Activité :** Contraceptif hormonal.
- **Classe :** Estroprogestatif. Minidosé. Monophasique.

Indications : Contraception orale. Dysménorrhées.

Contre-indications : *Absolues* : maladies ou antécédents thrombo-emboliques. Maladies cardio-vasculaires. Hypertension artérielle. Atteintes cérébro-vasculaires. Tumeurs malignes du sein et de l'utérus. Maladies hépatiques. Hémorragies génitales d'origine non précisée. Grossesse. *Relatives* : diabète, hyperlipémie. Obésité. Tumeurs bénignes du sein et de l'utérus : fibrome. Galactorrhée. Prurit récidivant lors d'une grossesse. Allaitement.

Effets indésirables : *Bénins* : nausées, prise de poids, tension mammaire. Chloasma, acné, jambes lourdes. Saignements intermenstruels, aménorrhée. Modification de la libido. *Graves, devant faire interrompre le traitement* : hypertension artérielle, accidents cardio-vasculaires et thrombo-emboliques. Diabète. Maux de tête importants, vertiges, modification de la vision, convulsions. Galactorrhée. Adénome hépatique. Lithiase biliaire. Aménorrhée post-thérapeutique.

Précautions d'emploi : Avant traitement faire un examen clinique : poids, tension, seins, utérus, et des examens biologiques : frottis vaginal, glycémie, cholestérol, triglycérides.

Interactions : L'efficacité contraceptive est diminuée en cas d'association avec rifampicine, barbituriques, certains antiépileptiques.

☞ *Sur prescription médicale.*

• SCHERING

Forme	Dosage	N. d'unités	Prix	Prix/jour	Liste	Remb. S.S.	Comm.
Comprimé	E 30 µg	21 x 1	7,40	0,29	1	65 %	1976
Comprimé	E 30 µg	21 x 3	12,40	0,17	1	65 %	1976

TRÉTINOÏNE KÉFRANE ★★★

- **Composition :** Trétinoïne ou acide rétinoïque.
- **Domaine :** Dermatologie.
- **Activité :** Antiacnéique local.
- **Classe :** Trétinoïne et dérivés.

Indications : Acné, en particulier acné vulgaire, acné médicamenteuse, acné professionnelle. Traitement des troubles de la kératinisation : parakératoses, hyperkératoses, dyskératoses génétiques résistant aux thérapeutiques habituelles.

Contre-indications : Hypersensibilité au composant. Contre-indiqué durant le premier trimestre de la grossesse.

Effets indésirables : Phénomènes irritatifs : érythème avec sensation de cuisson. Recrudescence temporaire de l'acné.

Précautions d'emploi : Pas de lavages trop fréquents. Ne pas utiliser de solutions alcoolisées. Éviter le contact avec les muqueuses. Ne pas s'exposer au soleil. En cas de « coup de soleil » interrompre le traitement.

☞ *Sur prescription médicale.*

• ROC

Forme	Dosage	N. d'unités	Prix	Prix/jour	Liste	Remb. S.S.	Comm.
Gel	0,05 %	30 g	39,50*	–	1	0 %	1984

TRIACANA ★

- **Composition :** Acide triiodothyroacétique (Triac).
- **Domaine :** Endocrinologie.
- **Activité :** Hormone thyroïdienne.
- **Classe :** Thyronine et dérivés.

Indications : Toutes les situations où l'on désire freiner la thyréostimuline : cancers de la thyroïde TSH dépendants, goitres euthyroïdiens. Syndromes de sécrétion inappropriée de TSH.

Contre-indications : *Absolues* : hyperthyroïdie, insuffisance cardiaque décompensée. *Relatives* : insuffisance coronarienne, troubles du rythme cardiaque. Hyperanxiété.

Effets indésirables : Signes d'hyperthyroïdie : nervosité, tachycardie, amaigrissement, diarrhée. Troubles des règles.

Précautions d'emploi : Grande prudence chez les patients présentant une hypertension, une angine de poitrine, une tuberculose, un diabète. Une surveillance par le dosage des hormones thyroïdiennes et de la thyréostimuline est indispensable.

Interactions : Peut entraîner un certain déséquilibre de la glycémie Nécessite un ajustement posologique des hypoglycémiants.

Surdosage : Entraîne des signes d'hyperthyroïdie dont le premier est l'accélération cardiaque.

☞ *Sur prescription médicale.*

• MARCOFINA

Forme	Dosage	N. d'unités	Prix	Prix/jour	Liste	Remb. S.S.	Comm.
Comprimé	0,35 mg	10	55,90*	–	2	0 %	1972

TRIACANA CRÈME ★

- **Composition :** Tiratricol.
- **Domaine :** Nutrition et métabolisme.
- **Activité :** Lipolytique local.
- **Classe :** Hormonal.

Indications : Traitement des surcharges adipeuses sous-cutanées. Cellulite.

Contre-indications : Allergie à l'iode.

Effets indésirables : Prurit et érythème local.

Précautions d'emploi : Éviter l'exposition au soleil.

Interactions : Ne pas associer à d'autres traitements locaux.

☞ *Sur prescription médicale.*

• MARCOFINA

Forme	Dosage	N. d'unités	Prix	Prix/jour	Liste	Remb. S.S.	Comm.
Crème	0,2 %	45 g	55,90*	–	2	0 %	1976

TRIAMINIC ★★

- **Composition :** Noréphédrine, mépyramine, phéniramine.
- **Domaine :** ORL.
- **Activité :** Décongestionnant. Antihistaminique H1. Vasoconstricteur rhino-pharyngé.
- **Classe :** Stimulant alpha-adrénergique. Antihistaminique anticholinergique.

Indications : Traitement symptomatique des affections aiguës congestives, allergiques de la sphère ORL : rhinites, sinusites, pharyngites.

Contre-indications : Hypersensibilité au produit. Enfant de moins de 15 ans. Traitement par les antidépresseurs de type IMAO. Antécédents de glaucome, de troubles vésico-prostatiques.

Effets indésirables : Nervosité, insomnie, sécheresse de la bouche, troubles de la vision, troubles urinaires, palpitations.

Précautions d'emploi : Prudence chez le sujet âgé et chez les patients présentant une hypertension, des troubles du rythme cardiaque, des antécédents d'infarctus du myocarde ou de troubles vésico-prostatiques. Donne une réaction positive au contrôle antidopage.

Interactions : Ne pas associer aux antidépresseurs de type IMAO ni à certains antihypertenseurs. Les effets secondaires risquent d'être augmentés en cas d'association avec tout autre dépresseur du système nerveux central : hypnotiques, anxiolytiques, neuroleptiques, etc.

Surdosage : Entraîne une dépression puis une stimulation du système nerveux : hallucinations, convulsions imposant une surveillance hospitalière.

☞ *Vendu sans ordonnance.*

- SANDOZ

Forme	Dosage	N. d'unités	Prix	Prix/jour	Liste	Remb. S.S.	Comm.
Comprimé	–	20	26,00*	5	0	0 %	1961

TRIATEC ★★★

- **Composition :** Ramipril.
- **Domaine :** Cardio-vasculaire.
- **Activité :** Antihypertenseur. Vasodilatateur.
- **Classe :** Inhibiteur de l'enzyme de conversion.

Indications : Hypertension artérielle.

Contre-indications : Non conseillé chez la femme enceinte ou allaitant.

Effets indésirables : Toux, fatigue, nausées, éruptions cutanées, prurit, œdème de la face et des extrémités. Augmentation temporaire de l'urée et de la créatinine sanguine, parfois de la kaliémie. Hypotension artérielle chez les patients suivant un régime sans sel ou prenant un diurétique. Exceptionnellement modification de la formule sanguine.

Précautions d'emploi : En cas d'insuffisance rénale ou chez le sujet âgé, réduire la posologie. Surveiller régulièrement la fonction rénale.

Interactions : Ne pas associer avec des produits entraînant une hyperkaliémie : certains diurétiques, sels de potassium. Majore l'effet de tous les produits hypotenseurs : neuroleptiques, antidépresseurs. Peut modifier la concentration de lithium dans le sang chez les patients traités par ce produit.

Surdosage : Une surveillance de la tension artérielle s'impose.

☞ *Sur prescription médicale.*

- HŒCHST

Forme	Dosage	N. d'unités	Prix	Prix/jour	Liste	Remb. S.S.	Comm.
Gélule	1,25 mg	30	103,30	3 à 5	1	65 %	1989
Gélule	2,5 mg	30	119,50	4 à 5	1	65 %	1989
Gélule	5 mg	30	147,40	4 à 5	1	65 %	1989

TRIDÉSONIT ★★★

- **Composition :** Désonide.
- **Domaine :** Dermatologie.
- **Activité :** Anti-inflammatoire local.
- **Classe :** Anti-inflammatoire stéroïdien. Dermocorticoïde.

Indications : Eczéma de contact, dermatite allergique, lichénification. Psoriasis, lichen, prurigo, dyshidrose, lupus érythémateux discoïde, dermite séborrhéique. Piqûres d'insectes, prurigo parasitaire, après traitement de la cause.

Contre-indications : Infections bactéiennes, virales, parasitaires ou mycosiques. Lésions ulcérées. Acné et rosacée.

Effets indésirables : Atrophie cutanée, élangiectasies, vergetures. Retard de cicatrisation. Sécheresse de la peau, folliculite, acné, hypertrichose, dépigmentation. Effets généraux : freination hypophysaire, hypercorticisme.

Précautions d'emploi : Traitement limité à 2 applications par jour. Pas d'utilisation prolongée, car risque de survenue d'une dermite cortico-induite. Prudence chez l'enfant.

Surdosage : Risque d'effets généraux.

☞ *Sur prescription médicale.*

• BAYER PHARMA

Forme	Dosage	N. d'unités	Prix	Prix/jour	Liste	Remb. S.S.	Comm.
Crème	0,05 %	30 g	16,30	–	1	65 %	1976

TRIDIGESTINE HEPATOUM

- **Composition :** Pepsine, pancréatine, diastase.
- **Domaine :** Gastro-entérologie.
- **Activité :** Eupeptique. Enzyme digestive.
- **Classe :** Enzyme animale.

Indications : Traitement symptomatique des troubles de la digestion.

Effets indésirables : Diarrhée.

☞ *Vendu sans ordonnance.*

• HEPATOUM

Forme	Dosage	N. d'unités	Prix	Prix/jour	Liste	Remb. S.S.	Comm.
Comprimé	–	40	31,00*	–	0	0 %	–
Granulé	–	90 g	40,00*	–	0	0 %	–

TRIELLA ★★★

- **Composition :** Noréthistérone, éthinylestradiol.
- **Domaine :** Gynécologie.
- **Activité :** Contraceptif hormonal.
- **Classe :** Estroprogestatif. Minidosé. Triphasique.

Indications : Contraception orale.

Contre-indications : *Absolues* : maladies ou antécédents thrombo-emboliques. Maladies cardio-vasculaires. Hypertension artérielle. Atteintes cérébro-vasculaires. Tumeurs malignes du sein et de l'utérus. Maladies hépatiques. Hémorragies génitales d'origine non précisée. Grossesse. *Relatives* : diabète, hyperlipémie. Obésité. Tumeurs bénignes du sein et de l'utérus : fibrome. Galactorrhée. Prurit récidivant lors d'une grossesse. Allaitement.

Effets indésirables : *Bénins* : nausées, prise de poids, tension mammaire. Chloasma, acné, jambes lourdes. Saignements intermenstruels, aménorrhée. Modification de la libido. *Graves, devant faire interrompre le traitement* : hypertension artérielle, accidents cardio-vasculaires et thrombo-emboliques. Diabète. Maux de tête importants, vertiges, modification de la vision, convulsions. Galactorrhée. Adénome hépatique. Lithiase biliaire. Aménorrhée post-thérapeutique.

Précautions d'emploi : Avant traitement faire un examen clinique : poids, tension, seins, utérus, et des examens biologiques : frottis vaginal, glycémie, cholestérol, triglycérides. Administration séquentielle : 1 comprimé blanc pendant 7 jours, 1 comprimé orange pâle pendant 7 jours, 1 comprimé orange pendant 7 jours, enfin 7 jours d'arrêt.

Interactions : L'efficacité contraceptive est diminuée en cas d'association avec rifampicine, barbituriques et certains antiépileptiques.

☞ *Sur prescription médicale.*

• JANSSEN CILAG

Forme	Dosage	N. d'unités	Prix	Prix/jour	Liste	Remb. S.S.	Comm.
Comprimé	–	21 x 1	10,70	0,51	1	65 %	1984
Comprimé	–	21 x 3	22,20	0,35	1	65 %	1984

TRIFLUCAN ★★★

- **Composition :** Fluconazole.
- **Domaine :** Infectiologie.
- **Activité :** Antifongique.
- **Classe :** Triazolé.

Indications : Mycoses à Candida, Cryptococcus, etc. Traitement des candidoses systémiques, des cryptococcoses neuro-méningées, en particulier au cours du sida.

Contre-indications : Hypersensibilité aux triazolés.

Effets indésirables : Troubles gastro-intestinaux : nausées, diarrhée. Troubles hépatiques : hépatites.

Précautions d'emploi : Prudence en cas d'insuffisance hépatique ou rénale. Contre-indiqué chez la femme enceinte ou allaitant.

Interactions : Augmente l'effet des anticoagulants oraux, des hypoglycémiants oraux, de la phénitoïne, de la cyclosporine, de la théophylline, etc.

☞ *Sur prescription médicale.*

- PFIZER

Forme	Dosage	N. d'unités	Prix	Prix/jour	Liste	Remb. S.S.	Comm.
Gélule	50 mg	7	198,90	30	1	65 %	1988
Gélule	50 mg	100	Hôp.	–	1	Hôp.	1988
Gélule	100 mg	60	Hôp.	–	1	Hôp.	1990
Gélule	200 mg	30	Hôp.	–	1	Hôp.	1990
Flacon inj.	100 mg	1	Hôp.	–	1	Hôp.	1990
Flacon inj.	200 mg	1	Hôp.	–	1	Hôp.	1990

TRIGLYSAL ★

- **Composition :** Trisilicate de magnésium, glycinate d'aluminium, glycyrhizate mono-ammoniacal.
- **Domaine :** Gastro-entérologie.
- **Activité :** Antiacide œso-gastrique.
- **Classe :** Sel de magnésium. Sel d'aluminium.

Indications : Traitement symptomatique des gastralgies.

Contre-indications : Insuffisance rénale chronique.

Effets indésirables : Risque d'hypertension artérielle.

Précautions d'emploi : Prudence en cas d'insuffisance rénale. Tenir compte de la présence d'un principe actif de la réglisse pour ne pas en consommer en dehors du traitement.

Interactions : Entraîne une diminution de l'absorption d'un grand nombre de médicaments. Il convient donc de respecter un délai de 2 heures entre la prise du produit et d'autres traitements.

☞ *Vendu sans ordonnance.*

- JUMER

Forme	Dosage	N. d'unités	Prix	Prix/jour	Liste	Remb. S.S.	Comm.
Comprimé	–	20	17,50	1 à 4	0	0 %	1965
Comprimé	–	50	39,50	1 à 4	0	0 %	1965

TRILIFAN 16 mg ★★★

- **Composition :** Perphénazine.
- **Domaine :** Neuropsychiatrie.
- **Activité :** Neuroleptique.
- **Classe :** Phénothiazine.

Indications : Psychoses aiguës ou chroniques. États d'agressivité ou d'anxiété.

Contre-indications : Patients présentant un adénome prostatique ou un glaucome. La prise d'alcool est formellement déconseillée.

Effets indésirables : Sédation, somnolence. Hypotension orthostatique, rigidité et mouvements anormaux. Troubles des règles, impuissance, prise de poids. Parfois éruptions cutanées. Bien plus rarement, apparition d'une fièvre, de sueurs, d'une chute tensionnelle imposant un traitement d'urgence.

Précautions d'emploi : La prudence s'impose chez le sujet âgé, cardiaque et chez la femme enceinte ou allaitant.

Interactions : Le produit potentialise tous les dépresseurs du système nerveux central et les antihypertenseurs. Il antagonise les effets de la lévodopa utilisée dans le traitement de la maladie de Parkinson.

Surdosage : Le surdosage entraîne un coma avec rigidité imposant l'hospitalisation.

☞ *Sur prescription médicale.*

• SCHERING-PLOUGH

Forme	Dosage	N. d'unités	Prix	Prix/jour	Liste	Remb. S.S.	Comm.
Comprimé	16 mg	15	12,10	0,8 à 3	1	65 %	1968

TRILIFAN RETARD ★★★

• **Composition :** Perphénazine énanthate.
• **Domaine :** Neuropsychiatrie.
• **Activité :** Neuroleptique.
• **Classe :** Phénothiazine.

Indications : Psychoses chroniques.

Contre-indications : Patients présentant un adénome prostatique, un glaucome. La prise d'alcool est formellement déconseillée.

Effets indésirables : Sédation, somnolence. Hypotension orthostatique, rigidité et mouvements anormaux. Troubles des règles, impuissance, prise de poids. Parfois éruptions cutanées. Bien plus rarement, apparition d'une fièvre, de sueurs, d'une chute tensionnelle imposant un traitement d'urgence.

Précautions d'emploi : La prudence s'impose chez le sujet âgé, cardiaque et chez la femme enceinte ou allaitant.

Interactions : Le produit potentialise tous les dépresseurs du système nerveux central et les antihypertenseurs. Il antagonise les effets de la lévodopa utilisée dans le traitement de la maladie de Parkinson.

Surdosage : Le surdosage entraîne un coma avec rigidité imposant l'hospitalisation.

☞ *Sur prescription médicale.*

• SCHERING-PLOUGH

Forme	Dosage	N. d'unités	Prix	Prix/jour	Liste	Remb. S.S.	Comm.
Sol. inj.	100 mg	1	39,90	–	1	65 %	1982

TRI-MINULET ★★★

• **Composition :** Gestodène, éthinylestradiol.
• **Domaine :** Gynécologie.
• **Activité :** Contraceptif hormonal.
• **Classe :** Estroprogestatif. Minidosé. Triphasique.

Indications : Contraception orale.

Contre-indications : *Absolues* : maladies ou antécédents thrombo-emboliques. Maladies cardio-vasculaires. Hypertension artérielle. Atteintes cérébro-vasculaires. Tumeurs malignes du sein et de l'utérus. Maladies hépatiques. Hémorragies génitales d'origine non précisée. Grossesse. *Relatives* : diabète, hyperlipémie. Obésité. Tumeurs bénignes du sein et de l'utérus : fibrome. Galactorrhée. Prurit récidivant lors d'une grossesse. Allaitement.

Effets indésirables : *Bénins* : nausées, prise de poids, tension mammaire. Chloasma, acné, jambes lourdes. Saignements intermenstruels, aménorrhée. Modification de la libido. *Graves, devant faire interrompre le traitement* : hypertension artérielle, accidents cardio-vasculaires et thrombo-emboliques. Diabète. Maux de tête importants, vertiges, modification de la vision, convulsions. Galactorrhée. Adénome hépatique. Lithiase biliaire. Aménorrhée post-thérapeutique.

Précautions d'emploi : Avant traitement faire un examen clinique : poids, tension, seins, utérus, et des examens biologiques : frottis vaginal, glycémie, cholestérol, triglycérides. Administration séquentielle : 1 comprimé beige pendant 6 jours, 1 comprimé brun pendant 5 jours, 1 comprimé blanc pendant 10 jours, enfin 7 jours d'arrêt.

Interactions : L'efficacité contraceptive est diminuée en cas d'association avec rifampicine, barbituriques et certains antiépileptiques.

☞ *Sur prescription médicale.*

• WYETH FRANCE

Forme	Dosage	N. d'unités	Prix	Prix/jour	Liste	Remb. S.S.	Comm.
Comprimé	–	21 x 1	48,00*	–	1	0 %	1989
Comprimé	–	21 x 3	140,60*	–	1	0 %	1989

TRIMYSTEN ★★

- **Composition :** Clotrimazole.
- **Domaine :** Dermatologie.
- **Activité :** Antifongique local.
- **Classe :** Imidazolé.

Indications : Traitement local des candidoses : intertrigos des plis ou anaux, perlèche, vulvite, balanite, onychomycoses. Traitement des infections à dermatophytes : intertrigos génitaux, pied d'athlète, sycosis. Traitement du Pityriasis versicolor et de l'érythrasma.

Contre-indications : Hypersensibilité aux imidazolés.

Effets indésirables : Eczéma allergique de contact. Effets toxiques systémiques.

Précautions d'emploi : Éviter d'utiliser un savon acide.

☞ *Vendu sans ordonnance.*

- BELLON

Forme	Dosage	N. d'unités	Prix	Prix/jour	Liste	Remb. S.S.	Comm.
Crème	1 %	30 g	15,90	–	0	65 %	1978

TRINITRINE CAFÉINÉE ★★★

- **Composition :** Trinitrine, caféine.
- **Domaine :** Cardio-vasculaire.
- **Activité :** Antiangoreux. Vasodilatateur.
- **Classe :** Dérivé nitré.

Indications : Angine de poitrine. Insuffisance cardiaque sévère du ventricule gauche.

Effets indésirables : Maux de tête, hypotension avec vertiges et parfois syncope. Bouffées de chaleur. Troubles digestifs.

Précautions d'emploi : Non conseillé chez la femme enceinte ou allaitant. Prudence chez le sujet âgé ou présentant une hypotension. Éviter la prise d'alcool qui accroît les effets secondaires.

Interactions : Les vasodilatateurs et les antihypertenseurs majorent l'hypotension.

Surdosage : Entraîne une vasodilatation généralisée et des modifications de l'hémoglobine entraînant une coloration bleue de la peau (méthémoglobinémie).

☞ *Sur prescription médicale.*

- LALEUF

Forme	Dosage	N. d'unités	Prix	Prix/jour	Liste	Remb. S.S.	Comm.
Pilule	0,3 mg	60	14,10	0,2 à 2,4	2	65 %	1918

TRINITRINE SIMPLE ★★★

- **Composition :** Trinitrine.
- **Domaine :** Cardio-vasculaire.
- **Activité :** Antiangoreux. Vasodilatateur.
- **Classe :** Dérivé nitré.

Indications : Angine de poitrine. Insuffisance cardiaque sévère du ventricule gauche.

Effets indésirables : Maux de tête, hypotension avec vertiges et parfois syncope. Bouffées de chaleur. Troubles digestifs.

Précautions d'emploi : Non conseillé chez la femme enceinte ou allaitant. Prudence chez le sujet âgé ou présentant une hypotension. Éviter la prise d'alcool qui accroît les effets secondaires.

Interactions : Les vasodilatateurs et les antihypertenseurs majorent l'hypotension.

Surdosage : Entraîne une vasodilatation généralisée et des modifications de l'hémoglobine entraînant une coloration bleue de la peau (méthémoglobinémie).

☞ *Sur prescription médicale.*

- LALEUF

Forme	Dosage	N. d'unités	Prix	Prix/jour	Liste	Remb. S.S.	Comm.
Pilule	0,15 mg	60	13,50	0,2 à 4,8	2	65 %	1938

TRINORDIOL ★★★

- **Composition :** Lévonorgestrel, éthinylestradiol.
- **Domaine :** Gynécologie.
- **Activité :** Contraceptif hormonal.
- **Classe :** Estroprogestatif. Minidosé. Triphasique.

Indications : Contraception orale.

Contre-indications : *Absolues* : maladies ou antécédents thrombo-emboliques. Maladies cardio-vasculaires. Hypertension artérielle. Atteintes cérébro-vasculaires. Tu-

meurs malignes du sein et de l'utérus. Maladies hépatiques. Hémorragies génitales d'origine non précisée. Grossesse. *Relatives* : diabète, hyperlipémie. Obésité. Tumeurs bénignes du sein et de l'utérus : fibrome. Galactorrhée. Prurit récidivant lors d'une grossesse. Allaitement.

Effets indésirables : *Bénins* : nausées, prise de poids, tension mammaire. Chloasma, acné, jambes lourdes. Saignements intermenstruels, aménorrhée. Modification de la libido. *Graves, devant faire interrompre le traitement* : hypertension artérielle, accidents cardio-vasculaires et thrombo-emboliques. Diabète. Maux de tête importants, vertiges, modification de la vision, convulsions. Galactorrhée. Adénome hépatique. Lithiase biliaire. Aménorrhée post-thérapeutique.

Précautions d'emploi : Avant traitement, faire un examen clinique : poids, tension, seins, utérus, et des examens biologiques : frottis vaginal, glycémie, cholestérol, triglycérides. Administration séquentielle : 1 comprimé brique pendant 6 jours, 1 comprimé blanc pendant 5 jours, 1 comprimé jaune pendant 10 jours, enfin 7 jours d'arrêt.

Interactions : L'efficacité contraceptive est diminuée en cas d'association avec rifampicine, barbituriques, certains antiépileptiques.

☞ *Sur prescription médicale.*

• WYETH FRANCE

Forme	Dosage	N. d'unités	Prix	Prix/jour	Liste	Remb. S.S.	Comm.
Comprimé	–	21 x 1	21,20	1	1	65 %	1986
Comprimé	–	21 x 3	49,40	0,78	1	65 %	1986

TRIOGÈNE

• **Composition :** Kola, gentiane, chlorure de magnésium, gluconate ferreux,

• **Domaine :** Nutrition et métabolisme. Neuropsychiatrie.

• **Activité :** Antiasthénique. Psychostimulant.

Indications : Utilisé dans le traitement de l'asthénie fonctionnelle, en l'absence d'activité spécifique démontrée.

Précautions d'emploi : Traitement toujours de courte durée.

☞ *Vendu sans ordonnance.*

• MÉDECINE VÉGÉTALE

Forme	Dosage	N. d'unités	Prix	Prix/jour	Liste	Remb. S.S.	Comm.
Granulé	–	100 g	49,40*	–	0	0 %	1913

TRIPÉRIDOL ★★★

• **Composition :** Triflupéridol.

• **Domaine :** Neuropsychiatrie

• **Activité :** Neuroleptique.

• **Classe :** Butyrophénone.

Indications : Psychoses aiguës et chroniques.

Contre-indications : Patients présentant une dépression sévère ou une maladie de Parkinson. L'association avec l'alcool est fortement déconseillée.

Effets indésirables : Sédation, somnolence, hypotension orthostatique, rigidité et mouvements anormaux, troubles des règles, impuissance, prise de poids. Parfois éruptions cutanées. Bien plus rarement, apparition d'une fièvre, de sueurs, d'une chute tensionnelle imposant un traitement d'urgence.

Précautions d'emploi : La prudence s'impose chez le sujet âgé, cardiaque et chez la femme enceinte ou allaitant.

Interactions : Le produit potentialise tous les dépresseurs du système nerveux central, les antihypertenseurs. Il antagonise les effets de la lévodopa, utilisée dans le traitement de la maladie de Parkinson.

Surdosage : Le surdosage entraîne un coma avec rigidité imposant l'hospitalisation.

☞ *Sur prescription médicale.*

• JANSSEN CILAG

Forme	Dosage	N. d'unités	Prix	Prix/jour	Liste	Remb. S.S.	Comm.
Sol. buv.	1 mg/ml	15 ml	8,80	0,3 à 3	1	65 %	1963

TRIPHOSMAG ★

- **Composition :** Triphosadénine, acide phosphorique, phosphate disodique, chlorure de magnésium, glycérophosphate de magnésium.
- **Domaine :** Nutrition et métabolisme.
- **Activité :** Antiasthénique.

Indications : Utilisé dans le traitement de l'asthénie fonctionnelle, en l'absence d'activité spécifique démontrée.

Contre-indications : Insuffisance rénale.

Effets indésirables : Bouffées de chaleur, maux de tête.

Précautions d'emploi : Traitement toujours de courte durée.

☞ *Vendu sans ordonnance.*

- BŒHRINGER INGELHEIM

Forme	Dosage	N. d'unités	Prix	Prix/jour	Liste	Remb. S.S.	Comm.
Amp. buv.	–	20	45,50*	–	0	0 %	1961

TRISEQUENS ★★★

- **Composition :** Estradiol, noréthistérone.
- **Domaine :** Endocrinologie. Gynécologie.
- **Activité :** Estrogénique. Progestative.
- **Classe :** Estroprogestatif.

Indications : N'est pas un contraceptif. Correction des carences estrogéniques. Prévention de l'ostéoporose post-ménopausique.

Contre-indications : Grossesse et allaitement. Tumeurs malignes du sein, de l'utérus ou de l'ovaire. Hémorragies génitales. Accidents thrombo-emboliques ou cardio-vasculaires. Hypertension artérielle, insuffisance rénale, insuffisance hépatique, diabète.

Effets indésirables : Accidents cardio-vasculaires ou thrombo-emboliques. Maux de tête, migraine, vertiges. Troubles digestifs, irritabilité, dépression. Jambes lourdes, tension mammaire.

Précautions d'emploi : Vérifier régulièrement l'état des seins et des organes génitaux. Déconseillé chez la femme enceinte ou allaitant. Administration séquentielle : 1 comprimé bleu pendant les 12 premiers jours, 1 comprimé blanc les 10 jours suivants, 1 comprimé rouge pendant les 6 derniers jours du cycle.

Interactions : Ne pas associer à la rifampicine ni à certains antiépileptiques.

☞ *Sur prescription médicale.*

- NOVO NORDISK

Forme	Dosage	N. d'unités	Prix	Prix/jour	Liste	Remb. S.S.	Comm.
Comprimé	–	28	Libre	–	1	0 %	1985

TRISOLVIT ★★

- **Composition :** Éthoxazorutoside, vitamines C et E.
- **Domaine :** Cardio-vasculaire.
- **Activité :** Vasculoprotecteur.

Indications : Troubles vasculaires rétiniens.

☞ *Vendu sans ordonnance.*

- CHAUVIN

Forme	Dosage	N. d'unités	Prix	Prix/jour	Liste	Remb. S.S.	Comm.
Amp. buv.	30 mg	10	26,30*	–	0	0 %	1965

TRIVASTAL ★★★

- **Composition :** Piribédil.
- **Domaine :** Neuropsychiatrie.
- **Activité :** Antiparkinsonien. Anti-ischémique cérébral.
- **Classe :** Agoniste dopaminergique.

Indications : Maladie de Parkinson, seul ou en association avec la l-dopa. Artérite chronique des membres inférieurs. Proposé dans le traitement des déficits intellectuel du sujet âgé.

Contre-indications : Infarctus du myocarde récent.

Effets indésirables : Troubles digestifs. Hypotension orthostatique, somnolence.

Précautions d'emploi : Non recommandé chez la femme enceinte.

Interactions : Potentialise les autres agonistes dopaminergiques.

Surdosage : Entraîne des troubles digestifs.

☞ *Sur prescription médicale.*

• EUTHÉRAPIE

Forme	Dosage	N. d'unités	Prix	Prix/jour	Liste	Remb. S.S.	Comm.
Comprimé	20 mg	30	15,30	2 à 3,5	2	65 %	1969
Compr. LP	50 mg	30	76,10	2 à 12	2	65 %	1977
Amp. inj.	3 mg	12	25,10	2 à 4	2	65 %	1975

TRIVÉ 1000 ★★★

- **Composition :** Alanine, arginine, glycine, histidine, isoleucine, leucine, lysine, méthionine, phénylalanine, proline, thréonine, tryptophane, tyrosine, valine. Huile de soja. Lécithine de soja. Sorbitol.
- **Domaine :** Nutrition et métabolisme.
- **Activité :** Alimentation parentérale.
- **Classe :** Acides aminés. Émulsion lipidique. Glucides.

Indications : Apport protidique, lipidique et glucidique en alimentation parentérale.

Contre-indications : Insuffisances rénales ou hépatiques sévères. Hyperhydratation.

Effets indésirables : Acidose métabolique. Hyperazotémie.

☞ *Vendu sans ordonnance.*

• CLINTEC

Forme	Dosage	N. d'unités	Prix	Prix/jour	Liste	Remb. S.S.	Comm.
Fl. inj. 500 ml	1 kcal/ml	1	104,30	–	0	65 %	1974
Fl. inj. 1 000 ml	1 kcal/ml	1	173,40	–	0	65 %	1974

TROBICINE ★★★

- **Composition :** Spectinomycine.
- **Domaine :** Infectiologie.
- **Activité :** Antibiotique.
- **Classe :** Aminoside (apparenté).

Indications : Traitement de la blennorragie gonococcique de l'homme ou de la femme.

Contre-indications : Hypersensibilité antérieure au produit.

Effets indésirables : Réactions allergiques mineures.

Précautions d'emploi : Déconseillé chez la femme enceinte ou allaitant.

☞ *Sur prescription médicale.*

• UPJOHN

Forme	Dosage	N. d'unités	Prix	Prix/jour	Liste	Remb. S.S.	Comm.
Flacon inj.	2 g	1	33,90	–	1	65 %	1974

TROFOSEPTINE ★

- **Composition :** Néomycine, clostébol.
- **Domaine :** Dermatologie.
- **Activité :** Antibiotique local. Anabolisant.
- **Classe :** Aminoside. Androgène.

Indications : Retard de cicatrisation, plaies atones, gerçures, crevasses, escarres, ulcères de la jambe.

Contre-indications : Allergie aux aminosides. Infections mammaires en cas d'allaitement.

Effets indésirables : Eczéma allergique de contact. Effets toxiques systémiques.

Précautions d'emploi : Déconseillé chez la femme allaitant. Donne une réaction positive au contrôle antidopage.

☞ *Vendu sans ordonnance.*

• BŒHRINGER INGELHEIM

Forme	Dosage	N. d'unités	Prix	Prix/jour	Liste	Remb. S.S.	Comm.
Crème	–	15 g	32,00*	–	0	0 %	1981

TROLOVOL ★★★

• **Composition :** D-pénicillamine.
• **Domaine :** Rhumatologie.
• **Activité :** Antirhumatismal.

Indications : Traitement de fond de la polyarthrite chronique.

Contre-indications : Néphropathies. Altérations hématologiques importantes. Lupus érythémateux, myasthénie, dermatoses sévères. Hypersensibilité aux pénicillines ou aux céphalosporines.

Effets indésirables : Fièvre, malaise à la prise des comprimés. Troubles cutanés : éruption, lichen. Nausées, vomissements, diarrhée. Atteinte rénale : albuminurie. Troubles sanguins : thrombopénie, leucopénie. Myasthénie, polymyosite.

Précautions d'emploi : Surveiller la formule sanguine et la fonction rénale.

Interactions : Ne pas associer à la phénylbutazone.

☞ *Sur prescription médicale.*

• BAYER PHARMA

Forme	Dosage	N. d'unités	Prix	Prix/jour	Liste	Remb. S.S.	Comm.
Comprimé	300 mg	30	45,30	1,5 à 3	1	65 %	1977
Comprimé	300 mg	100	113,40	1 à 2	1	65 %	1977

TROMBOVAR ★★★

• **Composition :** Tétradécyl sulfate de sodium.
• **Domaine :** Cardio-vasculaire.
• **Activité :** Sclérosant veineux.

Indications : Sclérose des varices, des angiomes, des kystes.

Contre-indications : Phlébites. Fièvre. Patient allergique.

Effets indésirables : Réaction d'intolérance locale. Pigmentation au point d'injection. Malaise transitoire à l'injection.

Précautions d'emploi : Les injections doivent être faites exclusivement par un médecin spécialisé.

Interactions : Éviter toute association dans l'injection.

☞ *Sur prescription médicale.*

• PROMEDICA

Forme	Dosage	N. d'unités	Prix	Prix/jour	Liste	Remb. S.S.	Comm.
Amp. inj.	1 %	10	20,40	–	2	65 %	1963
Amp. inj.	3 %	10	21,20	–	2	65 %	1963

TRONOTHANE ★

• **Composition :** Pramocaïne.
• **Domaine :** Dermatologie.
• **Activité :** Anesthésique local. Antiprurigineux local.

Indications : Traitement symptomatique du prurit. Proposé comme anesthésique des muqueuses lors des examens endoscopiques.

Contre-indications : Hypersensibilité aux anesthésiques locaux. Ne pas utiliser dans le nez ou la gorge.

Effets indésirables : Possibilité d'eczéma allergique de contact.

Précautions d'emploi : Prudence chez l'enfant. Donne une réaction positive au contrôle antidopage.

☞ *Vendu sans ordonnance.*

• ABBOTT-FRANCE

Forme	Dosage	N. d'unités	Prix	Prix/jour	Liste	Remb. S.S.	Comm.
Gel	1 %	30 g	37,00*	–	0	0 %	1956

TROPHICRÈME ★★

Composition : Estriol.
Domaine : Gynécologie.
Activité : Estrogénique.
Classe : Usage externe.
Indications : Atrophie vaginale, vul-aire, prurit vulvaire, dyspareunie par ca-ence estrogénique de la postménopause.
Contre-indications : Maladie thrombo-embolique. Insuffisance cardiaque. Tumeur estrogénodépendante. Métrorragies.
Effets indésirables : Irritation locale. Tension des seins.
Précautions d'emploi : Déconseillé chez la femme enceinte ou allaitant.
☞ *Sur prescription médicale.*
• SANOFI WINTHROP

Forme	Dosage	N. d'unités	Prix	Prix/ jour	Liste	Remb. S.S.	Comm.
;rème vaginale	0,1 %	30	39,40	1,3	2	65 %	1988

TROPHIDERM ★★

Composition : Alginate de calcium.
Domaine : Dermatologie.
Activité : Topique protecteur.
Indications : Plaies suintantes et trauma-ques, ulcères variqueux, érythèmes.
Contre-indications : Application sur plaie infectée.
☞ *Vendu sans ordonnance.*
• BROTHIER

Forme	Dosage	N. d'unités	Prix	Prix/jour	Liste	Remb. S.S.	Comm.
›oudre	–	4 g	13,60	–	0	35 %	1978

TROPHIGIL ★★

Composition : Bacille de Döderlein, estriol, progestérone.
Domaine : Gynécologie.
Activité : Estrogénique. Progestative.
Classe : Usage externe.
Indications : Vaginites atrophiques. Soins pré et postopératoires en chirurgie gynécologique.
Contre-indications : Maladie thrombo-embolique. Insuffisance cardiaque. Tumeur estrogénodépendante. Métrorragies.
☞ *Vendu sans ordonnance.*
• SANOFI WINTHROP

Forme	Dosage	N. d'unités	Prix	Prix/ jour	Liste	Remb. S.S.	Comm.
;élule vaginale	–	14	32,00	2 à 4	0	65 %	1972

TROPHIRÈS ★

Composition : *Sirop* : pholcodine, acide ténoïque, eucalyptus. *Suppositoire* : camphre, myrte, eucalyptus, acide ténoïque.
Domaine : Pneumologie. ORL.
Activité : Antitussif.
Classe : Opium et dérivés.
Indications : Affections inflammatoires ussigènes de l'arbre respiratoire : rhino-haryngites, amygdalites, trachéo-bronchi-es, bronchites, broncho-pneumopathies, tc.
Contre-indications : Asthme, insuffi-ance respiratoire. Enfant de moins de 0 mois.
Effets indésirables : Constipation, somnolence, nausées, vomissements, dépression respiratoire. Intolérance digestive.
Précautions d'emploi : Ne pas prendre d'alcool pendant le traitement. Prudence chez le sujet âgé. Déconseillé chez la femme enceinte ou allaitant. Le traitement doit être de courte durée. Donne une réaction positive au contrôle antidopage.
Interactions : L'activité et les effets secondaires peuvent être augmentés par association à d'autres dépresseurs du système nerveux central.
Surdosage : Entraîne une somnolence avec possible dépression des centres respiratoires imposant l'hospitalisation.

☞ *Vendu sans ordonnance.*

• SANOFI WINTHROP

Forme	Dosage	N. d'unités	Prix	Prix/jour	Liste	Remb. S.S.	Comm
Sirop adulte	1,33 mg/ml	125 ml	19,00	6,8	0	35 %	1972
Sirop adulte	1,33 mg/ml	300 ml	40,80*	–	0	0 %	1972
Sirop enfant	0,6 mg/ml	125 ml	16,10	–	0	35 %	1972
Supp. adulte	–	8	12,60	–	0	35 %	1965
Supp. enfant	–	8	11,10	–	0	35 %	1965
Supp. nourrisson	–	8	9,60	–	0	35 %	1965

TROPHIRÈS COMPOSÉ ★

• **Composition :** *Suppositoire adulte et enfant* : pholcodine, paracétamol, acide ténoïque, camphre, myrte, eucalyptus. *Suppositoire nourrisson* : paracétamol, myrte, eucalyptus, acide ténoïque.
• **Domaine :** Pneumologie.
• **Activité :** Antitussif.
• **Classe :** Opium et dérivés.

Indications : Affections respiratoires aiguës accompagnées de fièvre et de toux.

Contre-indications : Asthme, insuffisance respiratoire. Enfant de moins de 30 mois (suppositoire enfant).

Effets indésirables : Constipation, somnolence, nausées, vomissements, dépression respiratoire. Intolérance digestive.

Précautions d'emploi : Ne pas prendr d'alcool pendant le traitement. Prudenc chez le sujet âgé. Déconseillé chez l femme enceinte ou allaitant. Le traitemer doit être de courte durée. Donne une réac tion positive au contrôle antidopage.

Interactions : L'activité et les effets se condaires peuvent être augmentés par asso ciation à d'autres dépresseurs du systèm nerveux central.

Surdosage : Entraîne une somnolenc avec possible dépression des centres respi ratoires imposant l'hospitalisation.

☞ *Vendu sans ordonnance.*

• SANOFI WINTHROP

Forme	Dosage	N. d'unités	Prix	Prix/jour	Liste	Remb. S.S.	Comm.
Supp. adulte	20 mg	8	13,20	–	0	35 %	1968
Supp. enfant	4 mg	8	11,00	–	0	35 %	1968
Supp. nourrisson	–	8	9,10	–	0	35 %	1968

TROPHOBOLÈNE ★

• **Composition :** Nandrolone undécanoate, hydroxyprogestérone, estrapronicate (ester d'œstradiol).
• **Domaine :** Endocrinologie.
• **Activité :** Anabolisant.
• **Classe :** Androgène. Estrogène. Progestatif.

Indications : États de dénutrition du sujet âgé. Brûlures étendues, escarres. Ostéoporose du sujet âgé.

Contre-indications : Enfant. Femme jeune. Cancer de la prostate et adénome prostatique. Cancer hormonodépendant du sein ou de l'utérus. Insuffisance hépatique.

Effets indésirables : Acné, séborrhée Gynécomastie. Hirsutisme, chute des che veux. Troubles des règles, aménorrhée. Ic tère, hépatite.

Précautions d'emploi : Donne une réac tion positive au contrôle antidopage. Dé conseillé chez la femme enceinte ou al laitant.

Interactions : Potentialisation possibl des antidiabétiques oraux et des anticoagu lants oraux.

☞ *Sur prescription médicale.*

• THÉRAMEX

Forme	Dosage	N. d'unités	Prix	Prix/jour	Liste	Remb. S.S.	Comm.
Amp. inj.	–	1	18,80*	–	2	0 %	1966

TROPHYSAN GLUCIDIQUE AROMATISÉ ★

Composition : Thréonine, valine, isoleucine, phénylalanine, leucine, méthionine, lysine, glycine, inositol, sorbitol, vitamines B6, PP, chlorure de cobalt, bicarbonate de soude, chlorure de sodium.
Domaine : Nutrition et métabolisme.
Activité : Antiasthénique. Vitamines hydrosolubles.
Classe : Acides aminés.
Indications : Utilisé dans le traitement de l'asthénie fonctionnelle, en l'absence d'activité spécifique démontrée.
Effets indésirables : Diarrhée, douleurs abdominales.
Précautions d'emploi : Traitement toujours de courte durée.
Interactions : Ne pas associer à la lévodopa, qui voit son activité diminuer.
☞ *Vendu sans ordonnance.*
• CLINTEC

Forme	Dosage	N. d'unités	Prix	Prix/jour	Liste	Remb. S.S.	Comm.
Amp. buv.	–	18	58,40*	–	0	0 %	1958

TROPHYSAN L ★★★

Composition : Arginine, glycine, isoleucine, leucine, lysine, méthionine, phénylalanine, thréonine, tryptophane, valine. Vitamines B6, C, PP. Chlorures de cobalt, de manganèse, de sodium et de potassium. Azote 6,7 g/l. Trophysan glucidique + inositol et sorbitol.
Domaine : Nutrition et métabolisme.
Activité : Alimentation parentérale.
• **Classe :** Acides aminés. Glucides.
Indications : Apport protidique et glucidique en alimentation parentérale.
Contre-indications : Insuffisances rénales ou hépatiques sévères. Hyperhydratation.
Effets indésirables : Acidose métabolique. Hyperazotémie.
☞ *Vendu sans ordonnance.*
• CLINTEC

Forme	Dosage	N. d'unités	Prix	Prix/jour	Liste	Remb. S.S.	Comm.
Flacon inj. Simple	–	500 ml	33,60	–	0	65 %	1970
Flacon inj. Glucidique	–	500 ml	34,60	–	0	65 %	1970

TROSYD ★★★

Composition : Tioconazole.
Domaine : Dermatologie.
Activité : Antifongique local.
Classe : Imidazolé.
Indications : Traitement local des candidoses : intertrigos des plis ou anaux, perlèche, vulvite, balanite, onychomycoses. Traitement des infections à dermatophytes : intertrigos génitaux, pied d'athlète, sycosis. Traitement du Pityriasis versicolor et de l'érythrasma.
Contre-indications : Hypersensibilité aux imidazolés.
Effets indésirables : Eczéma allergique de contact. Effets toxiques systémiques.
Précautions d'emploi : Éviter d'utiliser un savon acide. Non conseillé chez la femme enceinte.
☞ *Sur prescription médicale.*
• PFIZER

Forme	Dosage	N. d'unités	Prix	Prix/jour	Liste	Remb. S.S.	Comm.
Crème	1 %	30 g	25,20	–	1	65 %	1986

TRYPSINE CHOAY ★★

Composition : Trypsine, stéarate de calcium, lactose, fréons.
Domaine : Dermatologie.
Activité : Détersion des plaies.
• **Classe :** Enzyme.
Indications : Proposé en traitement d'appoint dans la phase de détersion d'une plaie sphacélique, ulcéro-nécrotique : ulcères de la jambe, escarres.

Contre-indications : Hypersensibilité à la trypsine.

Effets indésirables : Sensation de chaleur lors de l'application. Réactions allergiques locales et générales devant faire interrompre le traitement.

Précautions d'emploi : Laisser agir 2 3 heures puis laver.

☞ *Usage hospitalier.*

• SANOFI WINTHROP

Forme	Dosage	N. d'unités	Prix	Prix/jour	Liste	Remb. S.S.	Comm.
Poudre fl. pulv.	–	45 ml	Hôp.	–	0	Hôp.	1970

TRYPSINE MARTINET ★★

• **Composition :** Trypsine cristallisée.
• **Domaine :** Dermatologie.
• **Activité :** Détersion des plaies.
• **Classe :** Enzyme.

Indications : Proposé en traitement d'appoint dans la phase de détersion d'une plaie.

Contre-indications : Hypersensibilité à la trypsine.

Effets indésirables : Sensation de chaleur lors de l'application. Réactions allergiques locales et générales devant faire interrompre le traitement.

Précautions d'emploi : Laisser agir 2 3 heures puis laver.

☞ *Vendu sans ordonnance.*

• WYETH FRANCE

Forme	Dosage	N. d'unités	Prix	Prix/jour	Liste	Remb. S.S.	Comm.
Poudre pulv.	–	125 mg	24,70	–	0	0 %	1959
Sol. locale	–	15 ml	14,10*	–	0	0 %	1958

TUBERCULINE PURIFIÉE ★★★

• **Composition :** Tuberculine purifiée DPP.
• **Domaine :** Infectiologie.
• **Activité :** Recherche de l'allergie tuberculinique.

Indications : Recherche de l'allergie tuberculinique spontanée et pré et post-vaccinale.

Effets indésirables : L'injection d'une dose trop forte chez un sujet allergique peut entraîner une réaction trop importante avec possibilité de nécrose cutanée.

Précautions d'emploi : Veiller à injecter strictement en intradermique la quantité exacte préconisée : en général 1/10 ml contenant 10 unités.

☞ *Vendu sans ordonnace.*

• MÉRIEUX MSD

Forme	Dosage	N. d'unités	Prix	Prix/jour	Liste	Remb. S.S.	Comm.
Flacon 1 ml	10 doses	1	10,70	–	0	65 %	1965
Flacon 1 ml	10 doses	10	Hôp.	–	0	Hôp.	1965
Flacon 5 ml	50 doses	1	11,40	–	0	65 %	1965

TUBÉROL ★

• **Composition :** Thymol, cajeput, marjolaine, niaouli, eucalyptol, térébenthine.
• **Domaine :** Pneumologie. ORL.
• **Activité :** Antiseptique local. Décongestionnant. Révulsif.
• **Classe :** Terpène.

Indications : Utilisé pour faciliter la respiration au cours des affections respiratoires banales, en l'absence d'activité spécifique démontrée.

Contre-indications : Enfant de moins de 30 mois.

Effets indésirables : Réactions allergiques.

Précautions d'emploi : Ne pas appliquer sur les muqueuses ni sur une peau lésée.

☞ *Vendu sans ordonnance.*

• BOUTEILLE

Forme	Dosage	N. d'unités	Prix	Prix/jour	Liste	Remb. S.S.	Comm.
Sol. locale	–	30 ml	7,80	–	0	35 %	1925
Sol. locale	–	60 ml	16,90	–	0	0 %	1925
Sol. locale	–	125 ml	29,30	–	0	0 %	1925
Onguent	–	20 g	9,00	–	0	35 %	1930

TUBÉROL SIROP ★

- **Composition :** *Sirop adulte* : codéine, aconit, belladone, opium, benzoate de sodium, acide benzoïque, eau chloroformée, sirop de térébenthine, eau de laurier-cerise. *Sirop enfant* : codéine, belladone, benzoate de sodium, thiocol, bromure de sodium, hydrate de chloral.
- **Domaine :** Pneumologie.
- **Activité :** Antitussif.
- **Classe :** Opium et dérivés.

Indications : Utilisé dans le traitement symptomatique des toux non productives, en l'absence d'activité spécifique démontrée.

Contre-indications : Asthme, insuffisance respiratoire. Enfant de moins de 10 ans. Glaucome, troubles urétro-prostatiques.

Effets indésirables : Constipation, somnolence, nausées, vomissements, dépression respiratoire. Sécheresse de la bouche, troubles visuels, tachycardie. L'augmentation des doses et la prolongation de l'administration peuvent conduire à la dépendance et à la toxicomanie.

Précautions d'emploi : Ne pas prendre d'alcool pendant le traitement. Prudence chez le sujet âgé. Déconseillé chez la femme enceinte ou allaitant. Le traitement doit être de courte durée. Donne une réaction positive au contrôle antidopage.

Interactions : L'activité et les effets secondaires peuvent être augmentés par l'association à d'autres dépresseurs du système nerveux central.

Surdosage : Entraîne une somnolence avec dépression des centres respiratoires imposant l'hospitalisation.

☞ *Vendu sans ordonnance.*

- BOUTEILLE

Forme	Dosage	N. d'unités	Prix	Prix/jour	Liste	Remb. S.S.	Comm.
Sirop adulte	–	200 ml	28,40	–	0	0 %	1930
Sirop enfant	–	125 ml	28,40	–	0	0 %	1960

TULLE GRAS LUMIÈRE ★

- **Composition :** Tissu imprégné de baume du Pérou.
- **Domaine :** Dermatologie.
- **Activité :** Pansement.

Indications : Pansement des plaies et brûlures.

Contre-indications : Antécédents d'allergie cutanée.

Effets indésirables : Eczéma de contact.

☞ *Vendu sans ordonnance.*

- LTM SARBACH

Forme	Dosage	N. d'unités	Prix	Prix/jour	Liste	Remb. S.S.	Comm.
Bande	60 x 20	10	72,90	–	0	65 %	1970
Compresse	10 x 10	10	19,40	–	0	65 %	1970
Compresse	20 x 20	10	62,10	–	0	65 %	1970
Compresse	20 x 20	30	Hôp.	–	0	Hôp.	1970

TUSSIFED ★★

- **Composition :** Dextrométhorphane. pseudoéphédrine, triprolidine.
- **Domaine :** Pneumologie. ORL.
- **Activité :** Antitussif. Antihistamine H1. Vasoconstricteur.
- **Classe :** Opium et dérivés. Antihistaminique anticholinergique. Stimulant alpha-adrénergique.

Indications : Proposé dans le traitement

symptomatique des toux non productives et des états congestifs au cours des affections respiratoires irritatives ou allergiques : obstruction nasale, rhinorrhée, larmoiement.

Contre-indications : Asthme, insuffisance respiratoire. Enfant de moins de 30 mois. Traitement par les antidépresseurs de type IMAO. Glaucome, troubles urétro-prostatiques.

Effets indésirables : Somnolence, nausées, vomissements, constipation. Réactions cutanées allergiques, vertiges. Sécheresse de la bouche, troubles visuels. Rétention urinaire.

Précautions d'emploi : Ne pas prendre d'alcool pendant le traitement. Prudence chez le sujet âgé. Déconseillé chez la femme enceinte ou allaitant. Le traitement doit être de courte durée.

Interactions : L'activité et les effets secondaires peuvent être augmentés par l'association à d'autres dépresseurs du système nerveux central ou à d'autres anticholinergiques. Ne jamais associer aux antidépresseurs de type IMAO.

Surdosage : Entraîne une somnolence avec possible dépression des centres respiratoires et convulsions imposant l'hospitalisation.

☞ *Vendu sans ordonnance.*

• WELLCOME

Forme	Dosage	N. d'unités	Prix	Prix/jour	Liste	Remb. S.S.	Comm.
Comprimé	14,6 mg	20	32,80*	–	0	0 %	1981
Sol. buv.	1,4 mg/ml	120 ml	32,80*	–	0	0 %	1981

TUSSIPAX ★★★

- **Composition :** Codéine, codéthyline. *Suppositoires* : codéine, codéthyline, pin, eucalyptus, quinine.
- **Domaine :** Pneumologie.
- **Activité :** Antitussif.
- **Classe :** Opium et dérivés.

Indications : Utilisé dans le traitement symptomatique des toux non productives, en l'absence d'activité spécifique démontrée.

Contre-indications : Asthme, insuffisance respiratoire. Enfant de moins de 15 ans (comprimé), de 8 ans (sirop), de 30 mois (gouttes).

Effets indésirables : Constipation, somnolence, nausées, vomissements, dépression respiratoire. L'augmentation des doses et la prolongation de l'administration peuvent conduire à la dépendance et à la toxicomanie.

Précautions d'emploi : Ne pas prendre d'alcool pendant le traitement. Prudence chez le sujet âgé. Déconseillé chez la femme enceinte ou allaitant. Le traitement doit être de courte durée. Donne une réaction positive au contrôle antidopage.

Interactions : L'activité et les effets secondaires peuvent être augmentés par l'association à d'autres dépresseurs du système nerveux central.

Surdosage : Entraîne une somnolence avec dépression des centres respiratoires imposant l'hospitalisation.

☞ *Vendu sans ordonnance.*

• THÉRICA

Forme	Dosage	N. d'unités	Prix	Prix/jour	Liste	Remb. S.S.	Comm.
Comprimé	10 mg	15	16,50	–	0	35 %	1985
Sirop	0,6 mg/ml	200 ml	21,60	–	0	35 %	1969
Sol. buv.	5 mg/ml	24 ml	16,40	–	0	35 %	1970
Supp. adulte	10 mg	8	18,60	–	0	35 %	1970
Supp. enfant	2 mg	8	14,70	–	0	35 %	1970

TUSSISÉDAL ★★

- **Composition :** Noscapine, prométhazine, tween 85.
- **Domaine :** Pneumologie.
- **Activité :** Antitussif. Antihistaminique H1.
- **Classe :** Opium et dérivés. Antihistaminique anticholinergique.

Indications : Traitement symptomatique des toux non productives allergiques ou irritatives.

Contre-indications : Asthme, insuffisance respiratoire. Enfant de moins de 30 mois. Glaucome, troubles urétro-prostatiques.

Effets indésirables : Somnolence, nausées, vomissements. Réactions cutanées allergiques, vertiges. Sécheresse de la bouche, troubles visuels. Rétention urinaire.

Précautions d'emploi : Ne pas prendre d'alcool pendant le traitement. Prudence chez le sujet âgé. Déconseillé chez la femme enceinte ou allaitant. Le traitement doit être de courte durée.

Interactions : L'activité et les effets secondaires peuvent être augmentés par l'association à d'autres dépresseurs du système nerveux central ou à d'autres produits anticholinergiques.

Surdosage : Entraîne une somnolence avec possible dépression des centres respiratoires imposant l'hospitalisation.

☞ *Vendu sans ordonnance.*

• ÉLERTÉ

Forme	Dosage	N. d'unités	Prix	Prix/jour	Liste	Remb. S.S.	Comm.
Sirop	–	125 ml	16,20	1,3 à 7,7	0	35 %	1963

TUXIUM 30 ★★

• **Composition :** Dextrométhorphane.
• **Domaine :** Pneumologie.
• **Activité :** Antitussif.
• **Classe :** Opium et dérivés.

Indications : Traitement symptomatique des toux non productives.

Contre-indications : Asthme, insuffisance respiratoire. Enfant de moins de 15 ans. Traitement par les antidépresseurs de type IMAO. Sujet âgé ou insuffisant hépatique.

Effets indésirables : Somnolence, nausées, vomissements. Réactions cutanées allergiques, vertiges.

Précautions d'emploi : Ne pas prendre d'alcool pendant le traitement. Prudence chez le sujet âgé. Déconseillé chez la femme enceinte ou allaitant. Le traitement doit être de courte durée.

Interactions : L'activité et les effets secondaires peuvent être augmentés par l'association à d'autres dépresseurs du système nerveux central. Ne jamais associer aux antidépresseurs de type IMAO.

Surdosage : Entraîne une somnolence avec possible dépression des centres respiratoires et convulsions imposant l'hospitalisation.

☞ *Vendu sans ordonnance.*

• GALÉPHAR

Forme	Dosage	N. d'unités	Prix	Prix/jour	Liste	Remb. S.S.	Comm.
Capsule	30 mg	12	14,10	2,3 à 4,7	0	35 %	1990

TYPHIM VI ★★★

• **Composition :** Vaccin typhoïdique d'origine capsulaire.
• **Domaine :** Infectiologie.
• **Activité :** Vaccin.
• **Classe :** Antityphoïdique.

Indications : Prévention de la fièvre typhoïde chez les sujets à risque : militaires, voyageurs, etc.

Contre-indications : Enfant de moins de 5 ans. Non conseillé chez la femme enceinte.

Effets indésirables : Douleur au point d'injection. Réaction fébrile.

Précautions d'emploi : Une seule injection. Éventuellement, réinjection 3 ans après.

☞ *Vendu sans ordonnance.*

• PASTEUR VACCINS

Forme	Dosage	N. d'unités	Prix	Prix/jour	Liste	Remb. S.S.	Comm.
Seringue	–	1	103,40	–	0	0 %	1989

TYRCINE ★

• **Composition :** Tyrothricine, tétracaïne.
• **Domaine :** ORL. Stomatologie.
• **Activité :** Anesthésique local. Antiseptique local.

Indications : Traitement local d'appoint antibactérien et antalgique des affections de la muqueuse buccale et de l'oropharynx.

Contre-indications : Enfant de moins de 6 ans. Sensibilisation préalable au produit, en particulier aux anesthésiques locaux.

Effets indésirables : Possibilité d'éruptions cutanées allergiques.

Précautions d'emploi : Traitement de courte durée. Donne une réaction positive au contrôle antidopage.

Interactions : Ne pas associer d'autres antiseptiques.

☞ *Vendu sans ordonnance.*

• OBERLIN

Forme	Dosage	N. d'unités	Prix	Prix/jour	Liste	Remb. S.S.	Comm.
Comprimé	–	48	28,75*	–	0	0 %	1993

TYROTHRICINE LAFRAN ★

• **Composition :** Tyrothricine, butoforme.
• **Domaine :** ORL. Stomatologie.
• **Activité :** Anesthésique local. Antiseptique local.

Indications : Traitement local d'appoint antibactérien et antalgique des affections de la muqueuse buccale et de l'oropharynx.

Contre-indications : Enfant de moins de 6 ans. Sensibilisation préalable au produit, en particulier aux anesthésiques locaux.

Effets indésirables : Possibilité d'éruptions cutanées allergiques.

Précautions d'emploi : Traitement de courte durée. Donne une réaction positive au contrôle antidopage.

Interactions : Ne pas associer à d'autres antiseptiques.

☞ *Vendu sans ordonnance.*

• LAFRAN

Forme	Dosage	N. d'unités	Prix	Prix/jour	Liste	Remb. S.S.	Comm.
Comprimé	–	24	31,10*	–	0	0 %	1949

TYROTHRICINE ŒSTRADIOL MEYER ★

• **Composition :** Benzoate d'estradiol, tyrothricine.
• **Domaine :** Gynécologie. Dermatologie.
• **Activité :** Estrogénique. Antibiotique. Antiacnéique local.

Indications : Troubles trophiques liés à une carence estrogénique associés à une surinfection. Crevasses du sein. Acné hyperséborrhéique.

Contre-indications : Cancers estrogénodépendants. Hypersensibilité à la tyrothricine.

Effets indésirables : Possibilité d'irritation locale ou de réactions allergiques.

Précautions d'emploi : Durée de traitement limitée.

☞ *Vendu sans ordonnance.*

• MEYER

Forme	Dosage	N. d'unités	Prix	Prix/jour	Liste	Remb. S.S.	Comm.
Gel	–	34 g	12,80	–	0	65 %	1949

TYROTRICYL ★

• **Composition :** Tyrothricine, tétracaïne, borate de sodium, menthol.
• **Domaine :** ORL. Stomatologie.
• **Activité :** Anesthésique local. Antiseptique local.

Indications : Traitement local d'appoint antibactérien et antalgique des affections de la muqueuse buccale et de l'oropharynx.

Contre-indications : Enfant de moins de 6 ans. Sensibilisation préalable au produit, en particulier aux anesthésiques locaux.

Effets indésirables : Possibilité d'éruptions cutanées allergiques.

Précautions d'emploi : Traitement de courte durée. Donne une réaction positive au contrôle antidopage.

Interactions : Ne pas associer à d'autres antiseptiques.

☞ *Vendu sans ordonnance.*

• LEDERLE

Forme	Dosage	N. d'unités	Prix	Prix/jour	Liste	Remb. S.S.	Comm.
Comprimé	–	36	34	8	0	0 %	–

U

ULCAR ★★★

- **Composition :** Sucralfate.
- **Domaine :** Gastro-entérologie.
- **Activité :** Antiulcéreux.
- **Classe :** Topique.

Indications : Ulcères gastriques ou duodénaux.

Effets indésirables : Constipation. Nausées, sécheresse de la bouche.

Précautions d'emploi : Prendre le produit une demi-heure à une heure avant les repas. Prudence en cas d'insuffisance rénale chronique.

Interactions : Respecter un délai de 2 heures avant de prendre un autre médicament.

☞ *Vendu sans ordonnance.*

- HOUDÉ

Forme	Dosage	N. d'unités	Prix	Prix/jour	Liste	Remb. S.S.	Comm.
Comprimé	1 g	30	56,80	4 à 8	0	65 %	1984
Sachet	1 g	30	56,80	4 à 8	0	65 %	1991

ULFON ★

- **Composition :** Aldioxa, alcloxa, poloxamère, homatropine, carbonate de calcium.
- **Domaine :** Gastro-entérologie.
- **Activité :** Antiacide œso-gastrique.
- **Classe :** Sel d'aluminium.

Indications : Traitement symptomatique des douleurs liées aux affections œso-gastro-duodénales. Gastrites, hernies hiatales, reflux gastro-œsophagien.

Contre-indications : Glaucome, rétention urinaire.

Effets indésirables : Constipation, sécheresse de la bouche, troubles de la vision. Hypercalcémie.

Précautions d'emploi : Prudence en cas d'insuffisance rénale.

Interactions : Entraîne une diminution de l'absorption d'un grand nombre de médicaments. Il convient donc de respecter un délai de 2 heures entre la prise du produit et d'autres traitements.

☞ *Vendu sans ordonnance.*

- LAFON

Forme	Dosage	N. d'unités	Prix	Prix/jour	Liste	Remb. S.S.	Comm.
Sachet	–	20	23,00	4	0	35 %	1963
Sachet	–	45	41,70	4	0	35 %	1963

ULTACITE ★★

- **Composition :** Hydrotalcite.
- **Domaine :** Gastro-entérologie.
- **Activité :** Antiacide œso-gastrique.
- **Classe :** Sel de magnésium. Sel d'aluminium.

Indications : Traitement symptomatique des douleurs liées aux affections œso-gastro-duodénales. Troubles dyspeptiques. Météorisme abdominal. Colopathies fonctionnelles.

Effets indésirables : Troubles gastro-intestinaux.

Interactions : Entraîne une diminution de l'absorption d'un grand nombre de médicaments. Il convient donc de respecter un

délai de 2 heures entre la prise du produit et d'autres traitements.

☞ *Vendu sans ordonnance.*

• SOEKAMI LEFRANCQ

Forme	Dosage	N. d'unités	Prix	Prix/jour	Liste	Remb. S.S.	Comm.
Comprimé	500 mg	30	26,30*	–	0	0 %	–

ULTRADERM

• **Composition :** Levures ultra-hautes.

• **Domaine :** Dermatologie.

• **Activité :** Antiséborrhéique.

Indications : Utilisé dans les états séborrhéiques accompagnés ou non d'acné, en l'absence d'activité actuellement démontrée.

Contre-indications : Hypersensibilité aux composants.

☞ *Vendu sans ordonnance.*

• BIOCODEX

Forme	Dosage	N. d'unités	Prix	Prix/jour	Liste	Remb. S.S.	Comm.
Crème	4,4 %	40 g	9,00	–	0	35 %	1953

ULTRALAN ★★★

• **Composition :** Fluocortolone.

• **Domaine :** Dermatologie.

• **Activité :** Anti-inflammatoire local.

• **Classe :** Anti-inflammatoire stéroïdien. Dermocorticoïde.

Indications : Dermatoses corticosensibles : eczéma de contact, dermatites allergiques, lichen.

Contre-indications : Infections bactériennes, virales, parasitaires ou mycosiques. Lésions ulcérées. Acné et rosacée.

Effets indésirables : Atrophie cutanée, télangiectasies, vergetures. Retard de cicatrisation. Sécheresse de la peau, folliculite, acné, hypertrichose, dépigmentations. Effets généraux : freination hypophysaire, hypercorticisme.

Précautions d'emploi : Traitement limité à 2 applications par jour. Pas d'utilisation prolongée, car risque de survenue d'une dermite cortico-induite. Prudence chez l'enfant.

Surdosage : Risque d'effets généraux.

☞ *Sur prescription médicale.*

• SCHERING

Forme	Dosage	N. d'unités	Prix	Prix/jour	Liste	Remb. S.S.	Comm.
Pommade	0,05 %	10 g	11,40	–	1	65 %	1969
Pommade	0,05 %	30 g	22,60	–	1	65 %	1969

ULTRA-LEVURE ★★

• **Composition :** Saccharomyces boulardii lyophilisé.

• **Domaine :** Gastro-entérologie.

• **Activité :** Antidiarrhéique.

• **Classe :** Modificateur du milieu intestinal.

Indications : Traitement préventif et curatif des accidents digestifs de l'antibiothérapie. Traitement des diarrhées infectieuses. Diarrhées liées à l'alimentation digestive par instillation duodénale.

Précautions d'emploi : Ne pas mélanger à un aliment trop chaud, glacé ou alcoolisé.

Interactions : Ne pas associer à un antifongique.

☞ *Vendu sans ordonnance.*

• BIOCODEX

Forme	Dosage	N. d'unités	Prix	Prix/jour	Liste	Remb. S.S.	Comm.
Gélule	56,5 mg	20	17,50	1 à 4	0	35 %	1962
Gélule	56,5 mg	50	35,90	1 à 4	0	35 %	1985

ULTRAPROCT ★★★

- **Composition :** Fluorocortolone, cinchocaïne.
- **Domaine :** Gastro-entérologie.
- **Activité :** Antihémorroïdaire local.

Indications : Traitement symptomatique les manifestations douloureuses et prurigieuses anales, en particulier dans la crise hémorroïdaire.

Contre-indications : Hypersensibilité aux anesthésiques locaux.

Effets indésirables : Réactions cutanées d'intolérance.

Précautions d'emploi : Donne une réaction positive au contrôle antidopage. Le traitement doit être de courte durée. Si les signes ne cèdent pas rapidement, le traitement doit être interrompu et une consultation spécialisée s'impose.

☞ *Sur prescription médicale.*

• SCHERING

Forme	Dosage	N. d'unités	Prix	Prix/jour	Liste	Remb. S.S.	Comm.
Pommade	–	10 g	26,75*	–	1	0 %	1970
Suppositoire	–	10	33,90*	–	1	0 %	1970

ULTRAVIST 300 ★★★

- **Composition :** Iopromide.
- **Domaine :** Imagerie médicale.
- **Activité :** Produit de contraste iodé.
- **Classe :** Triiodé de basse osmolarité.

Indications : Angiographie. Phlébographie. Angiocardiographie. Cavernographie. Tomodensitométrie. Arthrographie. Hystérosalpingographie. Opacification du tube digestif.

Contre-indications : Injection sous arachnoïdienne ou épidurale.

Effets indésirables : Troubles bénins : toux, oppression respiratoire, sensation de chaleur, angoisse, érythème facial, prurit, urticaire. Troubles plus tardifs mais plus graves : sueurs profuses, troubles du rythme cardiaque, asthme, convulsions, arrêt circulatoire.

Précautions d'emploi : Prudence en cas d'insuffisance hépatique, cardiaque ou respiratoire. Maintenir une hydratation suffisante.

Interactions : Suspendre les traitements suivants quelques jours avant l'examen : bêtabloquant, diurétique, métformine.

☞ *Sur prescription médicale.*

• SCHERING

Forme	Dosage	N. d'unités	Prix	Prix/jour	Liste	Remb. S.S.	Comm.
Flacon inj.	10 ml	1	Hôp.	–	2	Hôp.	1989
Flacon inj.	20 ml	1	Hôp.	–	2	Hôp.	1989
Flacon inj.	50 ml	1	Hôp.	–	2	Hôp.	1989
Flacon inj.	100 ml	1	Hôp.	–	2	Hôp.	1989
Flacon inj.	200 ml	1	Hôp.	–	2	Hôp.	1989

ULTRAVIST 370 ★★★

- **Composition :** Iopromide.
- **Domaine :** Imagerie médicale.
- **Activité :** Produit de contraste iodé.
- **Classe :** Triiodé de basse osmolarité.

Indications : Urographie intraveineuse. Tomodensitométrie. Angiographie. Aortographie. Coronaroventriculographie.

Contre-indications : Injection sous arachnoïdienne ou épidurale.

Effets indésirables : Troubles bénins : toux, oppression respiratoire, sensation de chaleur, angoisse, érythème facial, prurit, urticaire. Troubles plus tardifs mais plus graves : sueurs profuses, troubles du rythme cardiaque, asthme, convulsions, arrêt circulatoire.

Précautions d'emploi : Prudence en cas d'insuffisance hépatique, cardiaque ou respiratoire. Maintenir une hydratation suffisante.

Interactions : Suspendre les traitements suivants quelques jours avant l'examen : bêtabloquant, diurétique, métformine.

☞ *Sur prescription médicale.*

• SCHERING

Forme	Dosage	N. d'unités	Prix	Prix/jour	Liste	Remb. S.S.	Comm.
Flacon inj.	20 ml	1	Hôp.	–	2	Hôp.	1989
Flacon inj.	50 ml	1	Hôp.	–	2	Hôp.	1989
Flacon inj.	100 ml	1	Hôp.	–	2	Hôp.	1989
Flacon inj.	200 ml	1	Hôp.	–	2	Hôp.	1989

ULTREX

- **Composition :** Pirithine zincique.
- **Domaine :** Dermatologie.
- **Activité :** Antipelliculaire.

Indications : États pelliculaires, séborrhéiques ou non.

Précautions d'emploi : A utiliser une fois par semaine.

☞ *Vendu sans ordonnance.*

- PARKE-DAVIS

Forme	Dosage	N. d'unités	Prix	Prix/jour	Liste	Remb. S.S.	Comm.
Shampooing	1,7 %	200 ml	Libre	–	0	0 %	1969

UMATROPE ★★★

- **Composition :** Somatropine recombinante.
- **Domaine :** Endocrinologie.
- **Activité :** Hormone de croissance.
- **Classe :** Hormone somatotrope.

Indications : Retard de croissance lié à un déficit somatotrope. Petite taille dans le syndrome de Turner.

Contre-indications : Tumeur évolutive.

Effets indésirables : Parfois développement d'anticorps antihormone.

Précautions d'emploi : Le traitement doit être décidé en milieu spécialisé. La délivrance des médicaments est soumise à des conditions particulières. Donne une réaction positive au contrôle antidopage.

Surdosage : Peut entraîner un diabète insulinorésistant.

☞ *Délivrance par la Pharmacie centrale des hôpitaux soumise à des dispositions particulières.*

- LILLY FRANCE

Forme	Dosage	N. d'unités	Prix	Prix/jour	Liste	Remb. S.S.	Comm.
Flacon inj.	4 U.I.	1	Spéc.	–	1	Spéc.	1988
Flacon inj.	16 U.I.	1	Spéc.	–	1	Spéc.	1992

UNACIM ★★★

- **Composition :** Sultamicilline (forme orale). Ampicilline, sulbactam (forme injectable)
- **Domaine :** Infectiologie.
- **Activité :** Antibiotique.
- **Classe :** Pénicilline à spectre élargi, associée à un inhibiteur des bêta-lactamases.

Indications : Infections aux germes suivants : streptocoques A et D, pneumocoques, gonocoques, méningocoques, leptospires, Listeria, Clostridium, colibacille, Proteus, Borellia, Bordetella, salmonelles, shigelles, Brucella, vibrions, Haemophilus, staphylocoques, et plus particulièrement souches résistantes aux pénicillines habituelles. Infections pulmonaires ou bronchopulmonaires, ORL, stomatologiques, rénales, uro-génitales et gynécologiques.

Contre-indications : Hypersensibilité aux pénicillines. Mononucléose infectieuse. Leucémie lymphoïde.

Effets indésirables : Manifestations allergiques : fièvre, urticaire, œdème de la face avec troubles respiratoires. Éruptions cutanées maculopapuleuses. Troubles digestifs : nausées, diarrhée, infections à levures. Hépatite. Anémies, leucopénies. Néphrite interstitielle aiguë.

Précautions d'emploi : Rechercher dans les antécédents des réactions anormales à un traitement antérieur par une pénicilline. Prudence chez l'insuffisant rénal. Chez la femme enceinte ou allaitant, le produit passe dans l'organisme de l'enfant.

Interactions : Association déconseillée : allopurinol.

☞ *Sur prescription médicale.*

• JOUVEINAL

Forme	Dosage	N. d'unités	Prix	Prix/jour	Liste	Remb. S.S.	Comm.
Comprimé	375 mg	12	75,70	12 à 25	1	65 %	1992
Flacon inj.	250 mg	1	Hôp.	–	1	Hôp.	1992
Flacon inj.	500 mg	1	Hôp.	–	1	Hôp.	1992
Flacon inj.	1 g	1	30,80	–	1	65 %	1994

UN-ALFA ★★★

- **Composition :** Alphacalcidol.
- **Domaine :** Nutrition et métabolisme.
- **Activité :** Vitamine liposoluble.
- **Classe :** Vitamine D.

Indications : Rachitisme et ostéomalacie vitamino-résistants. Ostéodystrophie rénale. Hypoparathyroïdie.

Contre-indications : Hypersensibilité à la vitamine D. Hypercalcémie, hypercalciurie, lithiase calcique.

Effets indésirables : L'apparition d'un effet secondaire doit faire craindre un surdosage.

Précautions d'emploi : Le traitement doit être surveillé par des dosages réguliers de la calcémie, de la phosphorémie et de la calciurie.

Interactions : Ne pas associer à d'autres produits contenant de la vitamine D. Éviter la prise de magnésium. Prudence chez les sujets recevant de la digitaline.

Surdosage : Entraîne des troubles de l'appétit, des nausées, des vomissements, une soif intense traduisant une hypercalcémie.

☞ *Sur prescription médicale.*

• LEO

Forme	Dosage	N. d'unités	Prix	Prix/jour	Liste	Remb. S.S.	Comm.
Capsule	0,25 µg	30	48,50	–	1	65 %	1980
Capsule	1 µg	30	97,60	–	1	65 %	1980
Sol. buv.	2 µg/ml	10 ml	62,30	–	1	65 %	1984

UN-ALFA INJECTABLE ★★★

- **Composition :** Alphacalcidol.
- **Domaine :** Nutrition et métabolisme.
- **Activité :** Vitamine liposoluble.
- **Classe :** Vitamine D.

Indications : Hyperparathyroïdisme secondaire chez l'insuffisant rénal chronique dialysé.

Contre-indications : Hypersensibilité à la vitamine D. Hypercalcémie, hypercalciurie, lithiase calcique.

Effets indésirables : L'apparition d'un effet secondaire doit faire craindre un surdosage.

Précautions d'emploi : Le traitement doit être surveillé par des dosages réguliers de la calcémie, de la phosphorémie, de la créatinine et de la calciurie.

Interactions : Ne pas associer aux barbituriques.

Surdosage : Entraîne une hypercalcémie qui doit faire arrêter le traitement.

☞ *Sur prescription médicale. Usage hospitalier.*

• LEO

Forme	Dosage	N. d'unités	Prix	Prix/jour	Liste	Remb. S.S.	Comm.
Amp. inj. 0,5 ml	1 µg	10	Hôp.	–	1	Hôp.	1991
Amp. inj. 1 ml	2 µg	10	Hôp.	–	1	Hôp.	1991

UNIDOSE STALLERGÈNES ACARIENS ★★★

- **Composition :** Extrait allergénique de Dermatophagoides pteronyssinus (acarien).
- **Domaine :** Allergie et immunologie.
- **Activité :** Allergène.
- **Classe :** Acarien.

Indications : Traitement d'entretien des manifestations allergiques à l'acarien Dermatophagoides pteronyssinus dont la responsabilité a été affirmée par la clinique et les tests biologiques.

Contre-indications : Affections malignes, insuffisance rénale, déficits immunitaires graves, traitement par corticoïdes.

Effets indésirables : Réactions locales au point d'injection. Réapparition ou aggravation des signes de la maladie traitée : asthme, rhinite. Réaction générale fébrile, œdème laryngé, choc anaphylactique.

Précautions d'emploi : Ne doit être réalisé que sous stricte surveillance spécialisée. Peut être poursuivi pendant la grossesse. Éviter repas copieux et effort physique le jour de l'injection. Éventuellement, prendre un antihistaminique avant l'injection.

☞ *Vendu sans ordonnance.*

• STALLERGÈNES

Forme	Dosage	N. d'unités	Prix	Prix/jour	Liste	Remb. S.S.	Comm.
Flacon inj.	30 IR	5	206,10	–	0	65 %	1989

UNIFLOX ★★★

- **Composition :** Ciprofloxacine.
- **Domaine :** Infectiologie. Uro-néphrologie.
- **Activité :** Antibiotique.
- **Classe :** Fluoroquinolone.

Indications : Infections aux germes suivants : colibacille, Klebsiella, Proteus, shigelles, salmonelles, pyocyaniques, staphylocoques, gonocoques, vibrions, Pasteurella, Legionella, corynébactéries, etc. Traitement monodose de la cystite aiguë non compliquée de la femme de moins de 65 ans et de l'urétrite gonococcique de l'homme.

Contre-indications : Allergie aux quinolones. Enfant. Épilepsie.

Effets indésirables : Troubles digestifs : nausées, vomissements, gastralgies. Céphalées, insomnies, vertiges, convulsions, douleurs musculaires. Troubles allergiques : urticaire. Troubles hématologiques.

Précautions d'emploi : Éviter l'exposition solaire. Déconseillé chez la femme enceinte ou allaitant.

Interactions : Ne pas associer aux pansements gastriques qui diminuent l'absorption. Potentialise l'effet de la théophylline et des anticoagulants.

☞ *Sur prescription médicale.*

• BAYER PHARMA

Forme	Dosage	N. d'unités	Prix	Prix/jour	Liste	Remb. S.S.	Comm.
Comprimé	500 mg	1	98,10	98	1	65 %	1995

UNILARM ★★

- **Composition :** Chlorure de sodium.
- **Domaine :** Ophtalmologie.
- **Activité :** Larmes artificielles.

Indications : Insuffisance de sécrétion lacrymale. Syndrome de l'œil sec. Port de lentilles cornéennes dures ou flexibles.

Contre-indications : Hypersensibilité à un composant.

Précautions d'emploi : Produit sans conservateur : doit être utilisé sitôt après l'ouverture.

☞ *Vendu sans ordonnance.*

• FAURE

Forme	Dosage	N. d'unités	Prix	Prix/jour	Liste	Remb. S.S.	Comm.
Collyre unidose	0,9 %	20	34,60*	–	0	0 %	1990

URARTHONE ❍

- **Composition :** Colchicum 1DH, Bryonia TM, Dulcamara TM, Viscum album TM, Kalium iodatum 2DH, Aurum natrium chloratum 8DH, Aqua silicata 3DH, Sulfur 4DH, Rubia TM, Natrum salicylicum 3DH, Betula TM, Mercurius corrosivus 4DH.
- **Domaine :** Rhumatologie.
- **Activité :** Divers.

Indications : Arthritisme : goutte, rhumatisme articulaire, dégénérescence arthrosique. Surcharge pondérale. Rétention hydrosodée.

☞ *Vendu sans ordonnance.*

• LEHNING

Forme	Dosage	N. d'unités	Prix	Prix/jour	Liste	Remb. S.S.	Comm.
Élixir	–	250 ml	36,00*	4	0	0 %	1953

URASEPTINE ROGIER

• **Composition :** Méthénamine, hydrate de pipérazine, benzoate de sodium, benzoate de lithium.

• **Domaine :** Uro-néphrologie.

• **Activité :** Antiseptique urinaire.

Indications : Utilisé dans les cystites, pyélonéphrites, prostatites, urétrites, infections urinaires.

Contre-indications : Insuffisance rénale sévère.

Précautions d'emploi : Ne pas boire de boissons alcalines (certaines eaux minérales).

Interactions : Ne pas associer aux sulfamides.

☞ *Vendu sans ordonnance.*

• GALLIER

Forme	Dosage	N. d'unités	Prix	Prix/jour	Liste	Remb. S.S.	Comm.
Granulé	–	80 g	29,20*	–	0	0 %	1908

URBANYL ★★★

• **Composition :** Clobazam.

• **Domaine :** Neuropsychiatrie.

• **Activité :** Anxiolytique.

• **Classe :** Benzodiazépine.

Indications : Traitement de toutes les formes de l'anxiété : anxiété réactionnelle, névrotique. Traitement de l'anxiété du sevrage alcoolique. Traitement de la crise d'angoisse.

Contre-indications : Insuffisance respiratoire sévère. Tout traitement par les produits de cette classe thérapeutique peut entraîner un état de dépendance (toxicomanie), c'est pourquoi on préfère les traitements de courte durée et à doses modérées. Chez les conducteurs de véhicules, il existe un risque de somnolence.

Effets indésirables : Variables selon le patient : on observe une certaine sédation pouvant être à l'origine d'accidents de la route. Parfois, des pertes de mémoire avec asthénie. Rarement, des réactions d'excitation ou d'agressivité.

Précautions d'emploi : L'absorption d'alcool est formellement déconseillée. Il convient d'être prudent chez l'enfant et le sujet âgé. L'emploi chez la femme enceinte ou allaitant est déconseillé. L'arrêt du traitement peut entraîner un syndrome de sevrage avec recrudescence de l'anxiété et des phénomènes somatiques : tremblements, tachycardie, parfois convulsions. D'où la nécessité d'un arrêt progressif. La durée du traitement ne doit pas dépasser 12 semaines.

Interactions : Le produit augmente l'action de tous les sédatifs du système nerveux et de l'alcool.

Surdosage : Le surdosage entraîne un sommeil plus ou moins profond, mais en général l'évolution est favorable. Une surveillance hospitalière est cependant souhaitable.

☞ *Sur prescription médicale.*

• DIAMANT

Forme	Dosage	N. d'unités	Prix	Prix/jour	Liste	Remb. S.S.	Comm.
Comprimé	10 mg	30	22,10	1,5 à 2,5	1	65 %	1975
Comprimé	20 mg	30	36,20	2,5 à 7	1	65 %	1983
Gélule	5 mg	30	10,90	0,4 à 1	1	65 %	1983

URÉMIASE

- **Composition :** Silice hydratée, cholestérol, phosphate tricalcique, phosphate disodique, chlorure de sodium, poudre de rein, combrétum, carbonate de chaux.
- **Domaine :** Hépatologie.
- **Activité :** Cholagogue.

Indications : Traitement symptomatique des troubles dyspeptiques.

Contre-indications : Obstruction des voies biliaires. Insuffisance hépatique grave.

☞ *Vendu sans ordonnance.*

- NOGUÈS

Forme	Dosage	N. d'unités	Prix	Prix/jour	Liste	Remb. S.S.	Comm.
Comprimé	–	60	9,80	1,5	0	35 %	1942

UREX ✣

- **Composition :** Busserole, menthe, hermiole, arrête-bœuf, cynorrhodon, scille, reine-des-prés, guimauve, queues de cerise, réglisse, fenouil, cumin, persil, anis.
- **Domaine :** Uro-néphrologie.
- **Activité :** Divers.

Indications : Utilisé pour favoriser l'élimination rénale de l'eau.

☞ *Vendu sans ordonnance.*

- BELVITAL

Forme	Dosage	N. d'unités	Prix	Prix/jour	Liste	Remb. S.S.	Comm.
Tisane vrac	–	25 g	23,15*	–	0	0 %	–

URFADYN ★★

- **Composition :** Nifurtoïnol.
- **Domaine :** Uro-néphrologie.
- **Activité :** Antibactérien urinaire.
- **Classe :** Nitrofurane.

Indications : Infections aux germes suivants : colibacille, entérocoques, staphylocoques, Klebsiella, Enterobacter, Serratia. Infections urinaires aiguës ou chroniques : cystites, pyélites, pyélonéphrites. Infections secondaires à une lithiase ou à une malformation.

Contre-indications : Insuffisance rénale sévère.

Effets indésirables : Troubles digestifs. Réactions allergiques. Névrites périphériques.

Précautions d'emploi : Prudence en cas d'insuffisance rénale.

☞ *Sur prescription médicale.*

- ZAMBON FRANCE

Forme	Dosage	N. d'unités	Prix	Prix/jour	Liste	Remb. S.S.	Comm.
Comprimé	40 mg	40	10,50	–	1	65 %	1976

URGOCOR ★

- **Composition :** Acide salicylique. Chlorophylle.
- **Domaine :** Dermatologie.
- **Activité :** Kératolytique. Verrucide. Coricide.
- **Classe :** Acide salicylique.

Indications : Traitement des cors, durillons, œils-de-perdrix.

Contre-indications : Allergie aux salicylés.

Effets indésirables : Irritation locale en cas de débordement.

Précautions d'emploi : Protéger la peau saine.

☞ *Vendu sans ordonnance.*

- URGO

Forme	Dosage	N. d'unités	Prix	Prix/jour	Liste	Remb. S.S.	Comm.
Pansement	40 %	14	20,70*	–	0	0 %	–

URGOHÉMO ★★★

- **Composition :** Alginate de calcium.
- **Domaine :** Hémostase.
- **Activité :** Hémostatique local.

Indications : Hémorragies de surface.

Contre-indications : Ne pas appliquer sur les plaies infectées.

☞ *Vendu sans ordonnance.*

- URGO

Forme	Dosage	N. d'unités	Prix	Prix/jour	Liste	Remb. S.S.	Comm.
Pansement	–	15	25,30*	–	0	0 %	–

URGOSPRAY ★

- **Composition :** Chlorhexidine digluconate.
- **Domaine :** Dermatologie. Chirurgie.
- **Activité :** Antiseptique local.
- **Classe :** Biguanide.

Indications : Nettoyage et antisepsie cutanée des plaies superficielles.

Contre-indications : Hypersensibilité au constituant. Application au niveau des muqueuses, en particulier génitales, de l'œil, du conduit auditif externe.

Effets indésirables : Possibilité d'eczéma de contact. Risques d'effets systémiques.

Précautions d'emploi : Pas d'utilisation prolongée. Ne pas utiliser plusieurs antiseptiques simultanément. Prudence chez l'enfant.

☞ *Vendu sans ordonnance.*

- URGO

Forme	Dosage	N. d'unités	Prix	Prix/ jour	Liste	Remb. S.S.	Comm.
Sol. locale pulv.	0,125 %	15 ml	27,50*	–	0	0 %	–
Sol. locale pulv.	0,125 %	40 ml	28,00*	–	0	0 %	–

URICOZYME ★★★

- **Composition :** Urate-oxydase.
- **Domaine :** Rhumatologie.
- **Activité :** Hypo-uricémiant.
- **Classe :** Enzyme.

Indications : Hyperuricémies sévères primitives ou secondaires : goutte sévère, insuffisance rénale, lithiase urique, cure de jeûne, traitement par les cytolytiques.

Contre-indications : Allergie au produit. Grossesse.

Effets indésirables : Manifestations allergiques : urticaire, fièvre, choc anaphylactique.

Précautions d'emploi : Une couverture par la colchicine est utile en début de traitement.

☞ *Usage hospitalier.*

- SANOFI WINTHROP

Forme	Dosage	N. d'unités	Prix	Prix/jour	Liste	Remb. S.S.	Comm.
Flacon inj.	1 000 U	5	Hôp.	–	1	Hôp.	1975

URIDÉAL ✤

- **Composition :** Extrait de piloselle.
- **Domaine :** Gastro-entérologie. Uro-néphrologie.
- **Activité :** Divers.

Indications : Utilisé pour favoriser les fonctions d'élimination rénale ou digestive.

☞ *Vendu sans ordonnance.*

- PLANTES ET MÉDECINES

Forme	Dosage	N. d'unités	Prix	Prix/ jour	Liste	Remb. S.S.	Comm.
Ampoule buv.	–	20	48,80*	5	0	0 %	–

URIDOZ ★★

- **Composition :** Fosfomycine trométanol.
- **Domaine :** Uro-néphrologie.
- **Activité :** Antibactérien urinaire.

Indications : Infections aux germes suivants : colibacille, entérocoques, staphylocoques, Klebsiella, Enterobacter, Serratia, staphylocoques. Traitement monodose de la cystite aiguë non compliquée de la femme jeune.

Contre-indications : Infections urinaires récidivantes. Infections urinaires à germes multirésistants. Femme enceinte ou diabétique.

Effets indésirables : Troubles digestifs. Réactions allergiques.

Précautions d'emploi : Prudence en cas d'insuffisance rénale. Non conseillé chez la femme enceinte ou allaitant.

Interactions : La prise de nourriture ralentit l'absorption du produit.

☞ *Sur prescription médicale.*

- THÉRABEL LUCIEN

Forme	Dosage	N. d'unités	Prix	Prix/jour	Liste	Remb. S.S.	Comm.
Sachet	3 g	1	78,50	78	1	65 %	1994

URION ★★★

- **Composition :** Alfuzosine.
- **Domaine :** Uro-néphrologie.
- **Activité :** Vasodilatateur. Spasmolytique urétral.
- **Classe :** Alpha-1-bloquant.

Indications : Traitement symptomatique des manifestations fonctionnelles de l'hypertrophie bénigne de la prostate, dans le cas où la chirurgie est retardée.

Contre-indications : Hypersensibilité au produit. Antécédents d'hypotension orthostatique.

Effets indésirables : Troubles digestifs : bouche sèche, constipation. Tachycardie, douleurs thoraciques. Éruptions cutanées. Asthénie, somnolence.

Précautions d'emploi : Prudence chez l'hypertendu traité.

Interactions : Ne pas associer à d'autres alphabloquants ni aux antagonistes calciques.

☞ *Sur prescription médicale.*

- ZAMBON FRANCE

Forme	Dosage	N. d'unités	Prix	Prix/jour	Liste	Remb. S.S.	Comm.
Comprimé	2,5 mg	30	76,20	7,6	1	35 %	1991

URISPAS ★★

- **Composition :** Flavoxate.
- **Domaine :** Uro-néphrologie.
- **Activité :** Antispasmodique vésical.
- **Classe :** Anticholinergique.

Indications : Douleurs spasmodiques d'origine urinaire. Mictions impérieuses.

Contre-indications : Lésions obstructives du tube digestif. Glaucome.

Effets indésirables : Constipation, sécheresse de la bouche, maux de tête.

Précautions d'emploi : Déconseillé durant la grossesse.

☞ *Vendu sans ordonnance.*

- NEGMA

Forme	Dosage	N. d'unités	Prix	Prix/jour	Liste	Remb. S.S.	Comm.
Comprimé	200 mg	42	40,60	3	0	35 %	1994

URO 3000 ★

- **Composition :** Uro 3000 chlorure de sodium. Uro 3000 eau pour irrigation. Uro 3000 glycocolle.
- **Domaine :** Uro-néphrologie.
- **Activité :** Solutés pour irrigation vésicale.

Indications : Lavage de vessie. Irrigation vésicale au cours d'examens de la vessie. Irrigation vésicale postopératoire.

Précautions d'emploi : Ne pas injecter.

☞ *Usage hospitalier.*

- AGUETTANT

Forme	Dosage	N. d'unités	Prix	Prix/jour	Liste	Remb. S.S.	Comm.
Uro 3000 NaCl	0,9 %	3 000 ml	Hôp.	–	0	Hôp.	1986
Uro 3000 Eau	–	3 000 ml	Hôp.	–	0	Hôp.	1983
Uro 3000 Glycine	1,5 %	3 000 ml	Hôp.	–	0	Hôp.	1984

UROKINASE CHOAY ★★★

- **Composition :** Urokinase.
- **Domaine :** Hémostase.
- **Activité :** Thrombolytique.
- **Classe :** Activateur du plasminogène.

Indications : Traitement des thromboses artérielles ou veineuses récentes : embolies artérielles.

Contre-indications : Patient âgé ou présentant des troubles de la coagulation. Hémorragie ou accident vasculaire cérébral récent. Intervention chirurgicale récente. Hypertension artérielle sévère.

Effets indésirables : Poussée fébrile. Hémorragie au point d'injection. Hémoptysie, hématurie, hématémèse. Accidents vasculaires cérébraux hémorragiques.

Précautions d'emploi : Le traitement sera toujours suivi en centre spécialisé.

Interactions : L'association aux anticoagulants nécessite une surveillance étroite de la coagulation.

Surdosage : Le surdosage sera contrôlé en centre spécialisé.

☞ *Sur prescription médicale et utilisation hospitalière.*

- SANOFI WINTHROP

Forme	Dosage	N. d'unités	Prix	Prix/jour	Liste	Remb. S.S.	Comm.
Flacon inj.	75 000 U	1	285,30	–	1	100 %	1973
Flacon inj.	225 000 U	1	Hôp.	–	1	Hôp.	1980

UROMIL ★

- **Composition :** Pipérazine, hexamine, phosphate disodique, amygdalate de morpholine, théophylline.
- **Domaine :** Uro-néphrologie.
- **Activité :** Alcalinisant urinaire.

Indications : Proposé dans les troubles dus à l'acide urique, comme alcalinisant urinaire.

Contre-indications : Insuffisance rénale sévère. Alcalose. Diarrhée. Patients suivant un régime sans sel.

Précautions d'emploi : Surveiller la diurèse et l'équilibre acido-basique sanguin.

☞ *Vendu sans ordonnance.*

- IPRAD

Forme	Dosage	N. d'unités	Prix	Prix/jour	Liste	Remb. S.S.	Comm.
Granulé	–	75 g	43,50*	–	0	0 %	1928

UROMITEXAN ★★

- **Composition :** Mercapto éthane sulfonate de sodium.
- **Domaine :** Cancérologie.
- **Activité :** Protecteur vésical.

Indications : Prévention de la toxicité urinaire des oxazaphosphorines (cyclophosphamide, ifosfamine).

Contre-indications : Maladies auto-immunes.

Effets indésirables : Éruptions cutanées : urticaire.

Interactions : Ne pas mélanger à d'autres produits.

☞ *Sur prescription médicale.*

- ASTA MEDICA

Forme	Dosage	N. d'unités	Prix	Prix/jour	Liste	Remb. S.S.	Comm.
Amp. inj.	400 mg	15	124,50	–	2	65 %	1986

URONÉFREX ★★★

- **Composition :** Acide acétohydroxamique.
- **Domaine :** Uro-néphrologie.
- **Activité :** Inhibiteur de l'uréase bactérienne. Inhibiteur de la formation de struvite et d'apatite.

Indications : Infections urinaires chroniques favorisant la formation de calculs du bassinet.

Contre-indications : Ne doit être utilisé que chez les patients ne devant pas subir un traitement chirurgical ou une lithotripsie. Insuffisance rénale importante. Femme enceinte.

Effets indésirables : Troubles gastro-intestinaux : nausées, vomissements. Phlébites. Anémie hémolytique. Éruptions cutanées.

Précautions d'emploi : Déconseillé formellement chez la femme enceinte.

Interactions : Potentialise l'action des antibiotiques. Ne pas associer avec des sels de fer.

Surdosage : Entraîne des troubles digestifs et de graves réactions hématologiques.

☞ *Sur prescription médicale.*

- CASSENNE

Forme	Dosage	N. d'unités	Prix	Prix/jour	Liste	Remb. S.S.	Comm.
Gélule	125 mg	100	Hôp.	–	1	Hôp.	1988
Gélule	250 mg	100	Hôp.	–	1	Hôp.	1988

UROSIPHON ✣

- **Composition :** Orthosiphon stamineus, extrait.
- **Domaine :** Uro-néphrologie.
- **Activité :** Divers.

Indications : Utilisé pour favoriser les fonctions d'élimination rénale et comme adjuvant des régimes amaigrissants.

☞ *Vendu sans ordonnance.*

- PIERRE FABRE

Forme	Dosage	N. d'unités	Prix	Prix/jour	Liste	Remb. S.S.	Comm.
Gélule	200 mg	30	53,00*	4	0	0 %	1991
Amp. buvable	5,5 g	10	53,00*	5,3	0	0 %	1988
Amp. buvable	5,5 g	20	80,20*	4	0	0 %	1988

UROTISAN ✣

- **Composition :** Écorce de marron d'Inde, cassis, bouleau, hamamélis, prêle, buchu, busserole, maïs, frêne, pariétaire, berbéris, chiendent, genièvre.
- **Domaine :** Uro-néphrologie.
- **Activité :** Divers.

Indications : Utilisé pour favoriser l'élimination rénale de l'eau.

☞ *Vendu sans ordonnance.*

- LEHNING

Forme	Dosage	N. d'unités	Prix	Prix/jour	Liste	Remb. S.S.	Comm.
Tisane vrac	–	100 g	25,00*	–	0	0 %	–
Tisane sachet	–	20	28,00*	–	0	0 %	–

UROTRATE ★★★

- **Composition :** Acide oxolinique.
- **Domaine :** Uro-néphrologie.
- **Activité :** Antibactérien urinaire.
- **Classe :** Quinolone.

Indications : Infections aux germes suivants : colibacille, Klebsiella, Proteus, Enterobacter. Traitement des infections urinaires basses aiguës ou récidivantes non compliquées dues aux germes ci-dessus.

Contre-indications : Hypersensibilité aux quinolones. Nouveau-né. Antécédents convulsifs.

Effets indésirables : Maux de tête, somnolence, troubles visuels, vertiges. Troubles digestifs : diarrhée, nausées. Manifestations allergiques : urticaire, gonflement des articulations. Photosensibilisation. Troubles hématologiques. Troubles psychiques.

Précautions d'emploi : Prudence en cas d'insuffisance hépatique ou rénale. Non conseillé chez la femme enceinte ou allaitant. Peut perturber la recherche de sucre dans les urines.

Interactions : Peut potentialiser l'action des anticoagulants.

Surdosage : Peut entraîner convulsions, confusion mentale.

☞ *Sur prescription médicale.*

• PARKE-DAVIS

Forme	Dosage	N. d'unités	Prix	Prix/jour	Liste	Remb. S.S.	Comm.
Comprimé	750 mg	14	29,50	4	1	65 %	1974

UROTROPINE

• **Composition :** Méthénamine.
• **Domaine :** Uro-néphrologie.
• **Activité :** Antiseptique urinaire.

Indications : Utilisé dans les cystites, pyélonéphrites, prostatites, urétrites, infections urinaires.

Contre-indications : Insuffisance rénale sévère.

Précautions d'emploi : Ne pas boire de boissons alcalines (certaines eaux minérales).

Interactions : Ne pas associer aux sulfamides.

☞ *Vendu sans ordonnance.*

• LAFRAN

Forme	Dosage	N. d'unités	Prix	Prix/jour	Liste	Remb. S.S.	Comm.
Comprimé	0,5 g	20	22,80*	–	0	0 %	–

URSOLVAN ★★★

• **Composition :** Acide ursodéoxycholique.
• **Domaine :** Hépatologie.
• **Activité :** Cholélitholytique.

Indications : Lithiase vésiculaire non compliquée en l'absence de traitement chirurgical, lorsque les calculs sont petits et non calcifiés.

Contre-indications : Infection vésiculaire. Maladie du foie.

Effets indésirables : Diarrhée.

Précautions d'emploi : Non conseillé chez la femme enceinte. Vérifier les fonctions hépatiques avant le traitement.

Interactions : Ne pas associer à la colestyramine.

☞ *Sur prescription médicale.*

• SYNTHÉLABO

Forme	Dosage	N. d'unités	Prix	Prix/jour	Liste	Remb. S.S.	Comm.
Gélule	200 mg	30	66,20	6,6	1	65 %	1980

UTÉPLEX ★

• **Composition :** Acide uridine 5-phosphorique.
• **Domaine :** Rhumatologie.
• **Activité :** Stimulant musculaire.

Indications : Insuffisance musculaire dans les dorsalgies, cervicalgies. Hypotonies de l'enfant.

Contre-indications : Épilepsie.

Effets indésirables : Hypersensibilité aux constituants.

☞ *Vendu sans ordonnance.*

• WYETH FRANCE

Forme	Dosage	N. d'unités	Prix	Prix/jour	Liste	Remb. S.S.	Comm.
Amp. buv.	2 mg	12	21,90	6	0	65 %	1961

UTROGESTAN ★★★

- **Composition :** Progestérone.
- **Domaine :** Endocrinologie. Gynécologie.
- **Activité :** Progestative.
- **Classe :** Progestatif naturel.

Indications : Troubles liés à une insuffisance en progestérone : syndrome prémenstruel, irrégularités menstruelles, mastopathies bénignes, préménopause. Ménopause en complément d'un traitement œstrogénique.

Contre-indications : Altération grave des fonctions hépatiques.

Effets indésirables : Somnolence, vertiges. Saignement intercurrent.

Précautions d'emploi : Prendre le produit à distance des repas, de préférence le soir.

☞ *Vendu sans ordonnance.*

• BESINS-ISCOVESCO

Forme	Dosage	N. d'unités	Prix	Prix/jour	Liste	Remb. S.S.	Comm.
Capsule	100 mg	30	44,30	3 à 4,4	0	65 %	1980

UVACNYL ★★

- **Composition :** Peroxyde de benzoyle, acide phénylbenzimidazole sulfonique.
- **Domaine :** Dermatologie.
- **Activité :** Antiacnéique local.

Indications : Acné vulgaire.

Contre-indications : Hypersensibilité au composant.

Effets indésirables : Irritation locale.

Précautions d'emploi : Pas de lavages trop fréquents. Ne pas utiliser de solutions alcoolisées. Éviter le contact avec les muqueuses. Malgré l'existence d'un filtre solaire, ne pas s'exposer au soleil.

☞ *Sur prescription médicale.*

• GALDERMA

Forme	Dosage	N. d'unités	Prix	Prix/jour	Liste	Remb. S.S.	Comm.
Gel	5 %	40 g	28,00*	–	2	0 %	1987
Gel	10 %	40 g	28,00*	–	2	0 %	1987

UVÉDOSE ★★★

- **Composition :** Colécalciférol ou vitamine D3.
- **Domaine :** Nutrition et métabolisme.
- **Activité :** Vitamine liposoluble.
- **Classe :** Vitamine D.

Indications : Traitement préventif et curatif du rachitisme. Tétanie et spasmophilie hypocalcémique. Décalcifications de la femme enceinte et du vieillard. Ostéomalacie.

Contre-indications : Hypersensibilité à la vitamine D. Hypercalcémie, hypercalciurie, lithiase calcique.

Effets indésirables : L'apparition d'un effet secondaire doit faire craindre un surdosage.

Précautions d'emploi : Chez la femme allaitant, éviter les fortes doses.

Interactions : Ne pas associer plusieurs produits contenant de la vitamine D (huile de foie de morue).

Surdosage : Entraîne des troubles de l'appétit, des nausées, des vomissements, une soif intense traduisant une hypercalcémie qui peut entraîner une insuffisance rénale.

☞ *Sur prescription médicale.*

• CRINEX

Forme	Dosage	N. d'unités	Prix	Prix/jour	Liste	Remb. S.S.	Comm.
Amp. buv.	2,5 mg	1	11,60	–	2	65 %	1990

UVÉLINE ★★

- **Composition :** Méthylsulfate de N-méthylhydroxyquinoléine.
- **Domaine :** Ophtalmologie.
- **Activité :** Filtre UV.

Indications : Protection des yeux contre les radiations UV. Ophtalmies dues aux UV. Irritations conjonctivales. Fatigue oculaire.

Effets indésirables : Colore les lentilles de contact.

☞ *Vendu sans ordonnance.*

• MERCK SHARP & DOHME-CHIBRET

Forme	Dosage	N. d'unités	Prix	Prix/jour	Liste	Remb. S.S.	Comm.
Collyre	0,5 %	10 ml	31,30*	–	0	0 %	1955

UVESTÉROL D ★★★

Composition : Ergocaciférol ou vitamine D2.

Domaine : Nutrition et métabolisme.

Activité : Vitamine liposoluble.

Classe : Vitamine D.

Indications : Traitement préventif et curatif du rachitisme. Tétanie et spasmophilie hypocalcémique. Décalcification de la femme enceinte et du vieillard. Ostéomalacie.

Contre-indications : Hypersensibilité à la vitamine D. Hypercalcémie, hypercalciurie, lithiase calcique.

Effets indésirables : L'apparition d'un effet secondaire doit faire craindre un surdosage.

Précautions d'emploi : Chez la femme allaitant, éviter les fortes doses.

Interactions : Ne pas associer plusieurs produits contenant de la vitamine D (huile de foie de morue).

Surdosage : Entraîne des troubles de l'appétit, des nausées, des vomissements, une soif intense traduisant une hypercalcémie qui peut entraîner une insuffisance rénale.

☞ *Vendu sans ordonnance.*

• CRINEX

Forme	Dosage	N. d'unités	Prix	Prix/jour	Liste	Remb. S.S.	Comm.
Sol. buv.	1 500 U/l	20 ml	11,20	–	0	65 %	1990

UVESTÉROL VITAMINÉ A, D, E, C ★

• **Composition :** Rétinol, ergocalciférol, tocophérol, acide ascorbique.

• **Domaine :** Nutrition et métabolisme.

• **Activité :** Vitamine liposoluble. Vitamine hydrosoluble.

• **Classe :** Association de vitamines.

Indications : Prévention du rachitisme. Carences vitaminiques de la croissance.

Contre-indications : Hypersensibilité à la vitamine D. Hypercalcémie, hypercalciurie, lithiase calcique.

Effets indésirables : L'apparition d'un effet secondaire doit faire craindre un surdosage.

Précautions d'emploi : Lors des traitements prolongés, il est nécessaire de doser la calcémie et la calciurie.

Interactions : Ne pas associer plusieurs produits contenant de la vitamine D (huile de foie de morue).

Surdosage : Entraîne des troubles de l'appétit, des nausées, des vomissements, une soif intense traduisant une hypercalcémie. Puis peut apparaître une hypertension intracrânienne.

☞ *Vendu sans ordonnance.*

• CRINEX

Forme	Dosage	N. d'unités	Prix	Prix/jour	Liste	Remb. S.S.	Comm.
Sol. buv.	–	20 ml	14,00	–	0	0 %	1956

UVICOL ★★

• **Composition :** Actinoquinol, synéphrine, borate de sodium, eau de rose.

• **Domaine :** Ophtalmologie.

• **Activité :** Antiseptique local. Vasoconstricteur local.

• **Classe :** Stimulant alpha-adrénergique.

Indications : Traitement antiseptique et décongestif des yeux rouges. Fatigue oculaire.

Contre-indications : Hypersensibilité au produit. Glaucome. Enfant de moins de 3 ans.

Effets indésirables : Entraîne une dilatation de la pupille.

Précautions d'emploi : Donne une réaction positive au contrôle antidopage. Traitement de courte durée.

Interactions : Ne pas associer aux antidépresseurs de type IMAO.

☞ *Vendu sans ordonnance.*

• ALCON

Forme	Dosage	N. d'unités	Prix	Prix/jour	Liste	Remb. S.S.	Comm.
Collyre	–	10 ml	33,00*	–	0	0 %	1971

UVIMAG B6 ★★

- **Composition :** Glycérophosphate de magnésium, vitamine B6.
- **Domaine :** Nutrition et métabolisme.
- **Activité :** Éléments minéraux. Vitamine.
- **Classe :** Magnésium. Vitamine B6.

Indications : Proposé dans les carences magnésiennes avérées, isolées ou associées. Spasmophilie.

Contre-indications : Insuffisance rénal sévère.

Effets indésirables : Diarrhée, douleur abdominales.

Interactions : Ne pas associer à des mé dicaments à base de phosphate ni à la lévo dopa. Décaler de 3 heures les prises de cal cium et de tétracycline.

☞ *Vendu sans ordonnance.*

• LAPHAL

Forme	Dosage	N. d'unités	Prix	Prix/jour	Liste	Remb. S.S.	Comm.
Amp. buv.	–	20	24,60	1,2 à 3,7	0	35 %	1964

V

VACCIN ACT-HIB ★★★

- **Composition :** Vaccin constitué de polyoside d'Haemophilus influenzae de type B.
- **Domaine :** Infectiologie.
- **Activité :** Vaccin.
- **Classe :** Anti-Haemophilus.

Indications : Prévention chez le nourrisson des infections à Haemophilus influenzae : méningites, septicémies.

Contre-indications : Age inférieur à mois.

Effets indésirables : Aucun.

Précautions d'emploi : 3 injections à u mois d'intervalle. Rappel 18 mois après Non conseillé chez la femme enceinte ou al laitant.

☞ *Vendu sans ordonnance.*

• MÉRIEUX MSD

Forme	Dosage	N. d'unités	Prix	Prix/jour	Liste	Remb. S.S.	Comm.
Flacon inj.	10 µg	1	111,40	–	0	65 %	1992

VACCIN BCG MÉRIEUX ★★★

- **Composition :** Vaccin constitué de BCG atténué.
- **Domaine :** Infectiologie.
- **Activité :** Vaccin.
- **Classe :** Antituberculeux.

Indications : Prévention des formes graves de la primo-infection tuberculeuse.

Contre-indications : Déficit immunitair congénital ou acquis : sida.

Effets indésirables : Normalement appa raît une ulcération superficielle, parfois de ganglions qui ne suppurent qu'exception nellement.

Précautions d'emploi : L'administratio

fait par voie intradermique stricte à la artie supéro-externe du bras. La primo-accination s'effectue avant l'âge de 6 ans.

☞ *Usage hospitalier.*

• MÉRIEUX MSD

Forme	Dosage	N. d'unités	Prix	Prix/jour	Liste	Remb. S.S.	Comm.
lacon inj.	–	10	Hôp.	–	0	Hôp.	1968

VACCIN BCG PASTEUR ★★★

Composition : Vaccin constitué de BCG atténué.

Domaine : Infectiologie.

Activité : Vaccin.

Classe : Antituberculeux.

Indications : Prévention des formes gra-es de la primo-infection tuberculeuse.

Contre-indications : Déficit immunitaire ongénital ou acquis : sida.

Effets indésirables : Normalement apparaît une ulcération superficielle, parfois des ganglions qui ne suppurent qu'exceptionnellement.

Précautions d'emploi : L'administration se fait par voie intradermique stricte à la partie supéro-externe du bras. La primovaccination s'effectue avant l'age de 6 ans.

☞ *Vendu sans ordonnance.*

• PASTEUR VACCINS

Forme	Dosage	N. d'unités	Prix	Prix/jour	Liste	Remb. S.S.	Comm.
lacon inj.	–	10	28,20	–	0	65 %	1989

VACCIN CHOLÉRIQUE PASTEUR ★★

Composition : Vaccin constitué de vibrions cholériques inactivés.

Domaine : Infectiologie.

Activité : Vaccin.

Classe : Anticholérique.

Indications : Prévention du choléra chez es sujets à risque (voyageurs en pays 'endémie).

Contre-indications : Forte réaction à une vaccination antérieure. Vaccination contre la fièvre jaune de moins de 3 semaines.

Effets indésirables : Douleur au point d'injection. Réaction fébrile.

Précautions d'emploi : 1 seule dose ou 2 doses espacées de 2 à 4 semaines. Rappel tous les 6 mois.

☞ *Vendu sans ordonnance.*

• PASTEUR VACCINS

Forme	Dosage	N. d'unités	Prix	Prix/jour	Liste	Remb. S.S.	Comm.
Seringue	–	1	34,10	–	0	0 %	1975

VACCIN D. T. BIS ★★★

Composition : Vaccin diphtérique et tétanique.

Domaine : Infectiologie.

Activité : Vaccin.

Classe : Antidiphtérique. Antitétanique.

Indications : Prévention de la diphtérie et du tétanos. Vaccination de rappel chez l'adolescent et l'adulte.

Effets indésirables : Réactions douloureuses locales.

☞ *Vendu sans ordonnance.*

• INSTITUT MÉRIEUX

Forme	Dosage	N. d'unités	Prix	Prix/jour	Liste	Remb. S.S.	Comm.
Seringue	–	1	12,30	–	0	65 %	1969

VACCIN D. T. COQ ★★★

• **Composition :** Vaccin diphtérique, tétanique coquelucheux adsorbé.

• **Domaine :** Infectiologie.

• **Activité :** Vaccin.

• **Classe :** Antidiphtérique. Antitétanique. Anticoquelucheux.

Indications : Prévention de la diphtérie, du tétanos et de la coqueluche.

Contre-indications : Maladie infectieuse évolutive. Réaction fébrile trop importante lors d'une vaccination antérieure.

Effets indésirables : Réaction douloureuse au point d'injection. Fièvre banale ou très élevée avec convulsions.

Précautions d'emploi : Trois injectio à un mois d'intervalle. L'immunité appara à la deuxième injection. Rappel un an aprè Chez l'enfant ayant présenté une réactic fébrile importante, il est conseillé d'associ un traitement lors d'une revaccination.

☞ *Vendu sans ordonnance.*

• INSTITUT MÉRIEUX

Forme	Dosage	N. d'unités	Prix	Prix/jour	Liste	Remb. S.S.	Comm.
Seringue	–	1	16,00	–	0	65 %	1969

VACCIN DTCP PASTEUR ★★★

- **Composition :** Vaccin diphtérique, tétanique, coquelucheux et poliomyélitique adsorbé.
- **Domaine :** Infectiologie.
- **Activité :** Vaccin.
- **Classe :** Antidiphtérique. Anticoquelucheux. Antitétanique. Antipoliomyélitique.

Indications : Prévention de la diphtérie, de la coqueluche, du tétanos et de la poliomyélite.

Contre-indications : Encéphalite convulsivante. Infection en cours. Forte réactio antérieure à une injection de vaccin antico quelucheux.

Effets indésirables : Réaction doulou reuse au point d'injection. Réaction fébri simple. Réaction fébrile sévère avec crise convulsives.

Précautions d'emploi : 3 injections à mois d'intervalle. Rappel 1 an plus tard.

☞ *Vendu sans ordonnance.*

• PASTEUR VACCINS

Forme	Dosage	N. d'unités	Prix	Prix/jour	Liste	Remb. S.S.	Comm.
Seringue	–	1	30,90	–	0	65 %	1976

VACCIN DTP PASTEUR ★★★

- **Composition :** Vaccin diphtérique, tétanique et poliomyélitique inactivé.
- **Domaine :** Infectiologie.
- **Activité :** Vaccin.
- **Classe :** Antidiphtérique. Antitétanique. Antipoliomyélitique.

Indications : Prévention de la diphtérie, du tétanos et de la poliomyélite.

Effets indésirables : Réaction doulou reuse au point d'injection. Fièvre banale.

Précautions d'emploi : 3 injections à mois d'intervalle. L'immunité apparaît à l deuxième injection. Rappel 1 an après, pui tous les 5 à 10 ans.

☞ *Vendu sans ordonnance.*

• PASTEUR VACCINS

Forme	Dosage	N. d'unités	Prix	Prix/jour	Liste	Remb. S.S.	Comm.
Seringue	–	1	25,60	–	0	65 %	1977

VACCIN D. T. POLIO ★★★

- **Composition :** Vaccin diphtérique, tétanique et poliomyélitique inactivé.
- **Domaine :** Infectiologie.
- **Activité :** Vaccin.
- **Classe :** Antidiphtérique. Antitétanique. Antipoliomyélitique.

Indications : Prévention de la diphtérie, du tétanos et de la poliomyélite.

Effets indésirables : Réaction doulou reuse au point d'injection. Fièvre banale.

Précautions d'emploi : 3 injections à mois d'intervalle. L'immunité apparaît à l deuxième injection. Rappel 1 an après, pui tous les 5 à 10 ans.

☞ *Vendu sans ordonnance.*

• INSTITUT MÉRIEUX

Forme	Dosage	N. d'unités	Prix	Prix/jour	Liste	Remb. S.S.	Comm.
Seringue	–	1	23,80	–	0	65 %	1961

VACCIN D. T. VAX ★★★

- **Composition :** Vaccin diphtérique et tétanique adsorbé.
- **Domaine :** Infectiologie.
- **Activité :** Vaccin.
- **Classe :** Antidiphtérique. Antitétanique.

Indications : Prévention de la diphtérie et du tétanos.

Précautions d'emploi : 3 injections à 1 mois d'intervalle. Rappel 1 an après, puis tous les 5 à 10 ans.

☞ *Vendu sans ordonnance.*

- INSTITUT MÉRIEUX

Forme	Dosage	N. d'unités	Prix	Prix/jour	Liste	Remb. S.S.	Comm.
Seringue	–	1	13,80	–	0	65 %	1959

VACCIN ENGÉRIX B ★★★

- **Composition :** Vaccin constitué d'une protéine recombinante de l'enveloppe du virus de l'hépatite B.
- **Domaine :** Infectiologie.
- **Activité :** Vaccin.
- **Classe :** Antihépatite B.

Indications : Prévention de l'hépatite B chez les sujets exposés ou à risque.

Contre-indications : Infections fébriles sévères.

Effets indésirables : Réaction locale au point d'injection. Syndrome pseudo-grippal avec fatigue, fièvre, maux de tête, courbatures. Troubles gastro-intestinaux avec nausées, diarrhée, perturbation des fonctions hépatiques.

Précautions d'emploi : Emploi possible chez la femme enceinte ou allaitant. 3 injections à 1 mois d'intervalle. Rappel 1 an plus tard, puis tous les 5 ans.

Interactions : Peut être administré conjointement à l'immunoglobuline de l'hépatite B.

☞ *Vendu sans ordonnance.*

- SMITHKLINE BEECHAM

Forme	Dosage	N. d'unités	Prix	Prix/ jour	Liste	Remb. S.S.	Comm.
Seringue	–	1	130,10	–	0	65 %	1989
Seringue enfant	–	1	70,00	–	0	65 %	1995

VACCIN GenHevac B PASTEUR ★★★

- **Composition :** Vaccin constitué de l'antigène HBsAg purifié et inactivé.
- **Domaine :** Infectiologie.
- **Activité :** Vaccin.
- **Classe :** Antihépatite B.

Indications : Prévention de l'hépatite B chez les sujets exposés ou à risque.

Contre-indications : Infections fébriles sévères.

Effets indésirables : Réaction locale au point d'injection. Syndrome pseudo-grippal avec fatigue, fièvre, maux de tête, courbatures.

Précautions d'emploi : Emploi possible chez la femme enceinte ou allaitant. 3 injections à 1 mois d'intervalle suivies d'un rappel 1 an plus tard, puis tous les 5 ans. Ou 2 injections à 1 mois d'intervalle, et une 3e dose 6 mois plus tard.

☞ *Vendu sans ordonnance.*

- PASTEUR VACCINS

Forme	Dosage	N. d'unités	Prix	Prix/jour	Liste	Remb. S.S.	Comm.
Seringue	–	1	143,20	–	0	65 %	1989

VACCIN GRIPPAL RONCHÈSE ★★

- **Composition :** Vaccin constitué de virus grippal inactivé.
- **Domaine :** Infectiologie.
- **Activité :** Vaccin.
- **Classe :** Antigrippe.

Indications : Prévention de la grippe chez les sujets âgés ou fragilisés.

Contre-indications : Allergie aux protéines de l'œuf.

Effets indésirables : Réaction locale. Parfois fièvre.

Précautions d'emploi : Voie sous-cutanée ou intramusculaire. Vaccination de préférence en automne.

Interactions : Peut positiver faussement pendant 3 mois certaines réactions sérologiques virales : hépatite, HTLV1, HIV par le test ELISA, qui doit toujours être confirmé par un autre test.

☞ *Vendu sans ordonnance.*

- STERLING MIDY

Forme	Dosage	N. d'unités	Prix	Prix/jour	Liste	Remb. S.S.	Comm.
Seringue	–	1	58,10	–	0	0 %	1976

VACCIN HAVRIX ★★★

- **Composition :** Vaccin constitué de l'antigène de l'hépatite A inactivé.
- **Domaine :** Infectiologie.
- **Activité :** Vaccin.
- **Classe :** Antihépatite A.

Indications : Prévention de l'hépatite A chez les sujets exposés : voyageurs, médecins, militaires.

Contre-indications : Infections fébriles sévères.

Effets indésirables : Réaction locale au point d'injection. Syndrome pseudo-grippal avec fatigue, fièvre, maux de tête, courbatures.

Précautions d'emploi : Non conseillé chez la femme enceinte ou allaitant. Une injection suivie d'une autre 6 à 12 mois après. Rappel tous les 10 ans. Chez l'enfant 2 injections à 1 mois d'intervalle, suivies d'une autre 6 à 12 mois après.

Interactions : Peut être administré conjointement au vaccin contre l'hépatite B Engérix.

☞ *Vendu sans ordonnance.*

- SMITHKLINE BEECHAM

Forme	Dosage	N. d'unités	Prix	Prix/ jour	Liste	Remb. S.S.	Comm.
Seringue	720 U	1	203,90*	–	0	0 %	1992
Seringue	1 440 U	1	290,00*	–	0	0 %	1994
Seringue enfant	350 U	1	142,70	–	0	0 %	1995

VACCIN LEPTOSPIRES PASTEUR ★★

- **Composition :** Vaccin constitué de leptospires tuées et purifiées.
- **Domaine :** Infectiologie.
- **Activité :** Vaccin.
- **Classe :** Antileptospirose.

Indications : Prévention de la leptospirose due au sérogroupe ictérohémorragiæ, chez les sujets exposés : en contact avec les eaux ou les animaux contaminés.

Effets indésirables : Réaction locale au point d'injection. Réaction générale avec fièvre.

Précautions d'emploi : 2 injections à 15 jours d'intervalle. Rappel 6 mois après, puis tous les 2 ans.

☞ *Vendu sans ordonnance.*

- TRANSPHYTO

Forme	Dosage	N. d'unités	Prix	Prix/jour	Liste	Remb. S.S.	Comm.
Seringue	–	1	267,00*	–	0	0 %	1979

VACCIN MÉNINGOCOCCIQUE ★★★

Composition : Vaccin constitué d'antigènes méningococciques des groupes A et C.

Domaine : Infectiologie.

Activité : Vaccin.

Classe : Antiméningococcique.

Indications : Prévention des méningites cérébro-spinales en cas d'endémie ou d'épidémie.

Contre-indications : En général, pas avant 18 mois.

Effets indésirables : Fièvre passagère.

Précautions d'emploi : 1 injection. Rappel éventuellement tous les 4 ans.

☞ *Vendu sans ordonnance.*

• MÉRIEUX MSD

Forme	Dosage	N. d'unités	Prix	Prix/jour	Liste	Remb. S.S.	Comm.
Seringue	–	1	77,30	–	0	0 %	1975

VACCIN POLIOMYÉLITIQUE INACTIVÉ ★★★

• **Composition :** Vaccin constitué de virus poliomyélitique inactivé.

• **Domaine :** Infectiologie.

• **Activité :** Vaccin.

• **Classe :** Antipoliomyélitique.

Indications : Prévention de la poliomyélite.

Précautions d'emploi : 3 injections à 1 mois d'intervalle. Rappel 1 an après, puis tous les 5 à 6 ans.

☞ *Vendu sans ordonnance.*

• MÉRIEUX MSD

Forme	Dosage	N. d'unités	Prix	Prix/jour	Liste	Remb. S.S.	Comm.
Seringue	–	1	20,50	–	0	65 %	1991

VACCIN POLIOMYÉLITIQUE ORAL ★★★

• **Composition :** Vaccin constitué de virus poliomyélitique vivant atténué.

• **Domaine :** Infectiologie.

• **Activité :** Vaccin.

• **Classe :** Antipoliomyélitique.

Indications : Prévention de la poliomyélite.

Contre-indications : Déficits immunitaires congénitaux ou acquis. Femme enceinte.

Effets indésirables : Tout à fait exceptionnellement, apparition de paralysies chez le sujet vacciné ou dans son entourage non vacciné.

Précautions d'emploi : Administration par voie orale de 3 doses à 6 semaines d'intervalle. Rappel 1 an après, puis tous les 5 ans.

☞ *Vendu sans ordonnance.*

• MÉRIEUX MSD

Forme	Dosage	N. d'unités	Prix	Prix/jour	Liste	Remb. S.S.	Comm.
Amp. buv.	–	1	10,70	–	0	65 %	1988

VACCIN RABIQUE MÉRIEUX ★★★

• **Composition :** Vaccin constitué de virus rabique inactivé.

• **Domaine :** Infectiologie.

• **Activité :** Vaccin.

• **Classe :** Antirabique.

Indications : Prévention de la rage avant exposition : vétérinaires, chasseurs, agriculteurs. Prévention de la rage après morsure.

Contre-indications : Aucune.

Effets indésirables : Réactions locales au point d'injection. Rarement fièvre.

Précautions d'emploi : Vaccination préventive : 2 injections à 1 mois d'intervalle. Rappel 1 an plus tard puis tous les 3 ans.

Interactions : Ne pas associer à un traitement anti-inflammatoire ou immunosuppresseur.

☞ *Vaccin réservé aux centres antirabiques.*

• MÉRIEUX MSD

Forme	Dosage	N. d'unités	Prix	Prix/jour	Liste	Remb. S.S.	Comm.
Seringue	–	1	194,30	–	0	0 %	1977

VACCIN RABIQUE PASTEUR ★★★

- **Composition :** Vaccin constitué de virus rabique inactivé.
- **Domaine :** Infectiologie.
- **Activité :** Vaccin.
- **Classe :** Antirabique.

Indications : Prévention de la rage avant exposition : vétérinaires, chasseurs, agriculteurs. Prévention de la rage après morsure.

Contre-indications : Aucune.

Effets indésirables : Réactions locales au point d'injection. Rarement fièvre.

Précautions d'emploi : Vaccination préventive : 2 injections à 1 mois d'intervalle. Rappel 1 an plus tard puis tous les 3 ans.

Interactions : Ne pas associer à un traitement anti-inflammatoire ou immunosuppresseur.

☞ *Vaccin réservé aux centres antirabiques.*

• PASTEUR VACCINS

Forme	Dosage	N. d'unités	Prix	Prix/jour	Liste	Remb. S.S.	Comm.
Seringue	–	1	194,30	–	0	0 %	1988

VACCIN TÉTANIQUE PASTEUR ★★★

- **Composition :** Vaccin constitué d'anatoxine tétanique.
- **Domaine :** Infectiologie.
- **Activité :** Vaccin.
- **Classe :** Antitétanique.

Indications : Prévention du tétanos.

Contre-indications : Aucune.

Effets indésirables : Réaction douloureuse au point d'injection.

Précautions d'emploi : 2 injections à 1 mois d'intervalle. Rappel 1 an après puis tous les 10 ans.

☞ *Vendu sans ordonnance.*

• PASTEUR VACCINS

Forme	Dosage	N. d'unités	Prix	Prix/jour	Liste	Remb. S.S.	Comm.
Seringue	–	1	14,00	–	0	65 %	1978

VACCIN TP PASTEUR ★★★

- **Composition :** Vaccin constitué d'anatoxine tétanique et de virus poliomyélitique inactivé.
- **Domaine :** Infectiologie.
- **Activité :** Vaccin.
- **Classe :** Antitétanique. Antipoliomyélitique.

Indications : Prévention du tétanos et de la poliomyélite.

Contre-indications : Aucune.

Effets indésirables : Réaction douloureuse au point d'injection.

Précautions d'emploi : 3 injections à un mois d'intervalle. Rappel 1 an après puis tous les 5 à 10 ans.

☞ *Vendu sans ordonnance.*

• PASTEUR VACCINS

Forme	Dosage	N. d'unités	Prix	Prix/jour	Liste	Remb. S.S.	Comm.
Seringue	–	1	24,90	–	0	65 %	1975

VACCIN VARICELLE MÉRIEUX ★★★

- **Composition :** Vaccin constitué de virus de la varicelle atténué.
- **Domaine :** Infectiologie.
- **Activité :** Vaccin.
- **Classe :** Antivaricelle.

Indications : Prévention de la varicelle chez les enfants exposés à des formes graves de la maladie : enfant présentant une hémopathie maligne ou un cancer traité par chimiothérapie.

Contre-indications : Enfant en aplasie médullaire ou sous traitement immunodépresseur.

Effets indésirables : Réaction douloureuse au point d'injection. Éruptions vésiculeuses bénignes.

Précautions d'emploi : 2 injections à 3 mois d'intervalle.

Interactions : Ne pas associer aux immunoglobulines spécifiques.

☞ *Usage hospitalier.*

• MÉRIEUX MSD

Forme	Dosage	N. d'unités	Prix	Prix/jour	Liste	Remb. S.S.	Comm.
Seringue	–	1	Hôp.	–	0	Hôp.	1993

VADILEX ★★★

• **Composition :** Ifenprodil.
• **Domaine :** Cardio-vasculaire.
• **Activité :** Vasodilatateur.
• **Classe :** Antagoniste alpha-adrénergique.

Indications : Artérite des membres inférieurs.

Effets indésirables : Hypotension, bouffées de chaleur. Malaise avec syncope. Réactions allergiques.

Précautions d'emploi : Prudence chez le sujet âgé.

☞ *Sur prescription médicale.*

• SYNTHÉLABO

Forme	Dosage	N. d'unités	Prix	Prix/jour	Liste	Remb. S.S.	Comm.
Comprimé	20 mg	30	59,20	4 à 6	2	65 %	1980
Amp. inj.	5 mg	10	27,00	3 à 8	2	65 %	1973

VAGANTYL ★★★

• **Composition :** Homatropine, scopolamine, pyridoxine.
• **Domaine :** Gastro-entérologie.
• **Activité :** Antinaupathique.
• **Classe :** Anticholinergique.

Indications : Mal des transports.

Contre-indications : Glaucome. Troubles urétro-prostatiques liés à l'adénome prostatique.

Effets indésirables : Somnolence diurne, sécheresse de la bouche, troubles visuels, constipation, confusion mentale chez le sujet âgé.

Précautions d'emploi : La prise de boissons alcoolisées est déconseillée. Non conseillé chez la femme enceinte ou allaitant. Prudence chez le sujet âgé ou bronchitique chronique.

Interactions : Ne pas associer à d'autres dépresseurs du système nerveux, à d'autres anticholinergiques : atropine, ni à la lévodopa.

☞ *Vendu sans ordonnance.*

• PIERRE FABRE

Forme	Dosage	N. d'unités	Prix	Prix/jour	Liste	Remb. S.S.	Comm.
Comprimé	–	20	32,00*	–	0	0 %	1993

VAGOSTABYL ★

• **Composition :** Aubépine, mélisse.
• **Domaine :** Cardio-vasculaire.
• **Activité :** Sédatif cardiaque.

Indications : Palpitations, extrasystoles, angoisses. États neurotoniques. Troubles légers du sommeil.

☞ *Vendu sans ordonnance.*

• MONIN

Forme	Dosage	N. d'unités	Prix	Prix/jour	Liste	Remb. S.S.	Comm.
Comprimé	–	40	18,80	1 à 3	0	65 %	1936

VALDA

- **Composition :** Menthol, eucalyptol, thymol, terpinol, gaïacol et divers parfums : citron ou pin.
- **Domaine :** Pneumologie. ORL.
- **Activité :** Antiseptique local. Décongestionnant.
- **Classe :** Terpène.

Indications : Utiliser pour soulager les douleurs de la gorge au cours des affections respiratoires.

Contre-indications : Enfant de moins de 7 ans. Allergie au menthol.

Précautions d'emploi : Traitement toujours de courte durée.

☞ *Vendu sans ordonnance.*

• STERLING MIDY

Forme	Dosage	N. d'unités	Prix	Prix/ jour	Liste	Remb. S.S.	Comm.
Pastille simple	–	50	21,70*	–	0	0 %	1902
Pastille simple	–	180	43,00*	–	0	0 %	1902
Pastille ss sucre	–	50	25,90*	–	0	0 %	1988
Pastille ss sucre	–	180	47,70*	–	0	0 %	1988
Pastille citron	–	50	21,70*	–	0	0 %	1990
Pastille pin	–	50	21,70*	–	0	0 %	1990

VALERBÉ

- **Composition :** Valériane, acide ascorbique, thiamine, pyridoxine.
- **Domaine :** Toxicologie.
- **Activité :** Désintoxication tabagique.
- **Classe :** Vitamine hydrosoluble.

Indications : Proposé dans le traitement de la dépendance à la nicotine, lors du sevrage tabagique.

Contre-indications : Grossesse et allaitement.

Effets indésirables : Troubles digestifs mineurs.

Interactions : Diminue l'activité de la lévodopa.

☞ *Vendu sans ordonnance.*

• SAUNIER-DAGUIN

Forme	Dosage	N. d'unités	Prix	Prix/jour	Liste	Remb. S.S.	Comm.
Gélule	–	120	114,70*	5	0	0 %	1976

VALÉRIANE PACHAUT ✤

- **Composition :** Valériane.
- **Domaine :** Neuropsychiatrie.
- **Activité :** Divers.

Indications : Utilisé pour réduire la nervosité et dans les troubles du sommeil.

☞ *Vendu sans ordonnance.*

• RICHELET

Forme	Dosage	N. d'unités	Prix	Prix/jour	Liste	Remb. S.S.	Comm.
Sol. buvable	6,25 %	100 ml	28,40*	–	0	0 %	–

VALINOR ★★★

- **Composition :** Alanine, arginine, acide aspartique, cystéine, acide glutamique, glycine, histidine, isoleucine, leucine, lysine, méthionine, phénylalanine, proline, sérine, thréonine, tryptophane, tyrosine, valine. Azote : 12 g/l.
- **Domaine :** Nutrition et métabolisme.
- **Activité :** Alimentation parentérale.
- **Classe :** Acides aminés.

Indications : Apport protidique en alimentation parentérale.

Contre-indications : Insuffisances rénales ou hépatiques sévères. Hyperhydratation.

Effets indésirables : Acidose métabolique. Hyperazotémie.

☞ *Usage hospitalier.*

• CLINTEC

Forme	Dosage	N. d'unités	Prix	Prix/ jour	Liste	Remb. S.S.	Comm.
Flacon inj. 500 ml	12 g/l	1	Hôp.	–	0	Hôp.	1980
Flacon inj. 1 000 ml	12 g/l	1	Hôp.	–	0	Hôp.	1980

VALIUM ★★★

Composition : Diazépam.
Domaine : Neuropsychiatrie.
Activité : Anxiolytique. Antiépileptique. Myorelaxant.
Classe : Benzodiazépine.
Indications : Traitement de toutes les formes de l'anxiété : anxiété réactionnelle, névrotique. Traitement de l'anxiété du sevrage alcoolique. Traitement de la crise d'angoisse. Crises d'épilepsie.
Contre-indications : Insuffisance respiratoire sévère. Tout traitement par les produits de cette classe thérapeutique peut entraîner un état de dépendance (toxicomanie), c'est pourquoi on préfère les traitements de courte durée et à doses modérées. Chez les conducteurs de véhicules, il existe un risque de somnolence.
Effets indésirables : Variables selon le patient ; on observe une certaine sédation pouvant être à l'origine d'accidents de la route. Parfois, des pertes de mémoire avec asthénie. Rarement, des réactions d'excitation ou d'agressivité.
Précautions d'emploi : L'absorption d'alcool est formellement déconseillée. Il convient d'être prudent chez l'enfant et le sujet âgé. L'emploi chez la femme enceinte ou allaitant est déconseillé. L'arrêt du traitement peut entraîner un syndrome de sevrage avec recrudescence de l'anxiété et des phénomènes somatiques : tremblements, tachycardie, parfois convulsions. D'où la nécessité d'un arrêt progressif. La durée du traitement ne doit pas dépasser 12 semaines.
Interactions : Le produit augmente l'action de tous les sédatifs du système nerveux et de l'alcool.
Surdosage : Le surdosage entraîne un sommeil plus ou moins profond, mais en général l'évolution est favorable. Une surveillance hospitalière est cependant souhaitable.
☞ *Sur prescription médicale.*
• ROCHE

Forme	Dosage	N. d'unités	Prix	Prix/jour	Liste	Remb. S.S.	Comm.
Comprimé	2 mg	40	7,80	0,2 à 0,6	1	65 %	1964
Comprimé	5 mg	40	11,80	0,3 à 0,9	1	65 %	1964
Comprimé	10 mg	30	16,20	0,5 à 1,5	1	65 %	1964
Sol. buv.	10 mg/ml	20 ml	17,40	0,4 à 1,2	1	65 %	1984
Sol. inj.	10 mg	6	14,20	2 à 10	1	65 %	1965

VALNEURAL ✤

• **Composition :** Aubépine, mélisse, valériane alcool.
• **Domaine :** Neuropsychiatrie.
• **Activité :** Sédatif.
Indications : Utilisé pour réduire la nervosité et en cas de troubles du sommeil.
Précautions d'emploi : Ne pas associer au disulfirame.
☞ *Vendu sans ordonnance.*
• ARDEVAL

Forme	Dosage	N. d'unités	Prix	Prix/jour	Liste	Remb. S.S.	Comm.
Amp. buv.	–	7	62,00*	9	0	0 %	–

VALPROATE DE SODIUM ROLAND-MARIE ★★★

• **Composition :** Valproate de sodium.
• **Domaine :** Neuropsychiatrie.
• **Activité :** Antiépileptique.
• **Classe :** Non classé.
Indications : Épilepsie généralisée ou partielle. Convulsions de l'enfant. Tics.

Contre-indications : Hépatite aiguë ou chronique. Antécédents d'hépatite médicamenteuse.

Effets indésirables : Troubles digestifs : gastralgies transitoires. États confusionnels, tremblements. Troubles des règles, chute des cheveux. Rarement hépatites dans les 6 premiers mois de traitement.

Précautions d'emploi : Contrôle biologique hépatique et sanguin dans les 6 premiers mois de traitement. Chez la femme enceinte, le traitement ne doit pas être interrompu, mais on doit administrer la dose minimale efficace. L'allaitement est possible.

Interactions : Éviter chez l'enfant de l'associer à l'aspirine. Potentialise l'action des neuroleptiques et de certains antidépresseurs. Chez les patients traités par plusieurs antiépileptiques, comme le phénobarbital, la phénytoïne, la carbamazépine, la primidone, on fera des dosages sanguins de médicament pour ajuster la posologie de celui-ci.

Surdosage : Entraîne un coma imposant l'hospitalisation d'urgence.

☞ *Sur prescription médicale.*

• SANOFI WINTHROP

Forme	Dosage	N. d'unités	Prix	Prix/jour	Liste	Remb. S.S.	Comm.
Comprimé	200 mg	40	27,60	0,7 à 2	2	65 %	1984
Comprimé	500 mg	40	57,80	1,5 à 4,5	2	65 %	1984
Sol. buv.	200 mg/ml	40 ml	29,00	0,5 à 1	2	65 %	1984

VAMINE ★★★

• **Composition :** Alanine, arginine, acide aspartique, cystéine, acide glutamique, glycine, histidine, isoleucine, leucine, lysine, méthionine, phénylalanine, proline, sérine, thréonine, tryptophane, tyrosine, valine. Sodium, calcium, potassium, magnésium, chlorures. Azote : 12 g ou 9,4 g (formes glucose et « N »).

• **Domaine :** Nutrition et métabolisme.

• **Activité :** Alimentation parentérale.

• **Classe :** Acides aminés.

Indications : Apport protidique en alimentation parentérale.

Contre-indications : Insuffisances rénales ou hépatiques sévères. Hyperhydratation.

Effets indésirables : Acidose métabolique. Hyperazotémie.

☞ *Usage hospitalier.*

• PHARMACIA

Forme	Dosage	N. d'unités	Prix	Prix/jour	Liste	Remb. S.S.	Comm.
Flacon inj. 500 ml	12 g/l	1	Hôp.	–	0	Hôp.	1986
Flacon inj. 1 000 ml	12 g/l	1	Hôp.	–	0	Hôp.	1986
Flacon inj. 100 ml	Glucose 10 %	1	Hôp.	–	0	Hôp.	1981
Flacon inj. 500 ml	Glucose 10 %	1	Hôp.	–	0	Hôp.	1981
Flacon inj. 1 000 ml	Glucose 10 %	1	Hôp.	–	0	Hôp.	1981
Flacon inj. 750 ml + disp. transfert	Glucose 10 %	1	Hôp.	–	0	Hôp.	1983
Fl. inj. 500 ml « N »	–	1	Hôp.	–	0	Hôp.	1983

VAMINOLACT ★★★

• **Composition :** Alanine, arginine, acide aspartique, cystéine, acide glutamique, glycine, histidine, isoleucine, leucine, lysine, méthionine, phénylalanine, proline, sérine, taurine, thréonine, tryptophane, tyrosine, valine. Sodium, calcium, potassium, magnésium, chlorures. Azote : 9,3 g/l.

• **Domaine :** Nutrition et métabolisme.

• **Activité :** Alimentation parentérale.

• **Classe :** Acides aminés.

Indications : Apport protidique en alimentation parentérale.

Contre-indications : Insuffisances rénales ou hépatiques sévères. Hyperhydratation.

Effets indésirables : Acidose métabolique. Hyperazotémie.

☞ *Usage hospitalier.*

• PHARMACIA

Forme	Dosage	N. d'unités	Prix	Prix/jour	Liste	Remb. S.S.	Comm.
Flacon inj. 100 ml	9, 3 g/l	1	Hôp.	–	0	Hôp.	1988
Flacon inj. 250 ml	9, 3 g/l	1	Hôp.	–	0	Hôp.	1988
Flacon inj. 500 ml	9, 3 g/l	1	Hôp.	–	0	Hôp.	1988
Flacon inj. 1 000 ml	9, 3 g/l	1	Hôp.	–	0	Hôp.	1988

VANCOCINE ★★★

• **Composition :** Vancomycine.

• **Domaine :** Infectiologie.

• **Activité :** Antibiotique.

• **Classe :** Glycopeptidique.

Indications : Infections aux germes suivants : staphylocoques, streptocoques, entérocoques, pneumocoques, Clostridium, Listeria, etc. Infections à manifestations respiratoires, osseuses, cardiaques ou septicémiques. La forme orale, non absorbée, est réservée au traitement des infections digestives.

Contre-indications : Hypersensibilité à la vancomycine. Nourrisson.

Effets indésirables : Troubles digestifs : vomissements, diarrhée. Réactions allergiques. Vertiges, céphalées, troubles de l'audition. Insuffisance rénale.

Précautions d'emploi : Non conseillé chez la femme enceinte ou allaitant. Prudence en cas d'insuffisance rénale ou hépatique.

☞ *Sur prescription médicale. Usage hospitalier.*

• LILLY FRANCE

Forme	Dosage	N. d'unités	Prix	Prix/jour	Liste	Remb. S.S.	Comm.
Flacon inj.	125 mg	1	Hôp.	–	1	Hôp.	1990
Flacon inj.	250 mg	1	Hôp.	–	1	Hôp.	1990
Flacon inj.	500 mg	1	Hôp.	–	1	Hôp.	1985
Flacon inj.	1 g	1	Hôp.	–	1	Hôp.	1990
Susp. buv.	500 mg	120 ml	Hôp.	–	1	Hôp.	1985

VANCOMYCINE DAKOTA ★★★

• **Composition :** Vancomycine.

• **Domaine :** Infectiologie.

• **Activité :** Antibiotique.

• **Classe :** Glycopeptidique.

Indications : Infections aux germes suivants : staphylocoques, streptocoques, entérocoques, pneumocoques, Clostridium, Listeria, etc. Infections à manifestations respiratoires, osseuses, cardiaques ou septicémiques.

Contre-indications : Hypersensibilité à la vancomycine. Nourrisson.

Effets indésirables : Troubles digestifs : vomissements, diarrhée. Réactions allergiques. Vertiges, céphalées, troubles de l'audition. Insuffisance rénale.

Précautions d'emploi : Non conseillé chez la femme enceinte ou allaitant. Prudence en cas d'insuffisance rénale ou hépatique.

☞ *Sur prescription médicale. Usage hospitalier.*

• DAKOTA FRANCE

Forme	Dosage	N. d'unités	Prix	Prix/jour	Liste	Remb. S.S.	Comm.
Flacon inj.	500 mg	1	Hôp.	–	1	Hôp.	1988

VANCOMYCINE LEDERLE ★★★

- **Composition :** Vancomycine.
- **Domaine :** Infectiologie.
- **Activité :** Antibiotique.
- **Classe :** Glycopeptidique.

Indications : Infections aux germes suivants : staphylocoques, streptocoques, entérocoques, pneumocoques, Clostridium, Listeria, etc. Infections à manifestations respiratoires, osseuses, cardiaques ou septicémiques.

Contre-indications : Hypersensibilité à la vancomycine. Nourrisson.

Effets indésirables : Troubles digestifs : vomissements, diarrhée. Réactions allergiques. Vertiges, céphalées, troubles de l'audition. Insuffisance rénale.

Précautions d'emploi : Non conseillé chez la femme enceinte ou allaitant. Prudence en cas d'insuffisance rénale ou hépatique.

☞ *Sur prescription médicale. Usage hospitalier.*

- LEDERLE

Forme	Dosage	N. d'unités	Prix	Prix/jour	Liste	Remb. S.S.	Comm.
Flacon inj.	500 mg	1	Hôp.	–	1	Hôp.	1988

VANCOMYCINE QUALIMED ★★★

- **Composition :** Vancomycine.
- **Domaine :** Infectiologie.
- **Activité :** Antibiotique.
- **Classe :** Glycopeptidique.

Indications : Infections aux germes suivants : staphylocoques, streptocoques, entérocoques, pneumocoques, Clostridium, Listeria, etc. Infections à manifestations respiratoires, osseuses, cardiaques ou septicémiques.

Contre-indications : Hypersensibilité à la vancomycine. Nourrisson.

Effets indésirables : Troubles digestifs : vomissements, diarrhée. Réactions allergiques. Vertiges, céphalées, troubles de l'audition. Insuffisance rénale.

Précautions d'emploi : Non conseillé chez la femme enceinte ou allaitant. Prudence en cas d'insuffisance rénale ou hépatique.

☞ *Sur prescription médicale. Usage hospitalier.*

- SOLYMES

Forme	Dosage	N. d'unités	Prix	Prix/jour	Liste	Remb. S.S.	Comm.
Flacon inj.	500 mg	1	Hôp.	–	1	Hôp.	1992

VANILONE ★★

- **Composition :** Cyclovalone.
- **Domaine :** Hépatologie.
- **Activité :** Cholérétique.

Indications : Traitement symptomatique des troubles de la digestion.

Contre-indications : Obstruction des voies biliaires. Insuffisance hépatique grave.

☞ *Vendu sans ordonnance.*

- NICHOLAS

Forme	Dosage	N. d'unités	Prix	Prix/jour	Liste	Remb. S.S.	Comm.
Comprimé	100 mg	50	13,00	1,5 à 2,3	0	35 %	1960
Granulé enf.	0,66 %	250 g	13,50	0,2 à 2,3	0	35 %	1960

VANSIL ★★★

- **Composition :** Oxamniquine.
- **Domaine :** Parasitologie.
- **Activité :** Antibilharzien.

Indications : Traitement des bilharzioses à Schistosoma mansoni.

Contre-indications : Épilepsie.

Effets indésirables : Somnolence, maux de tête, troubles digestifs. Très rarement : convulsions.

Précautions d'emploi : Non conseillé chez la femme enceinte ou allaitant. Peut colorer les urines en rouge.

Surdosage : Peut entraîner des convulsions, une somnolence.

☞ *Sur prescription médicale.*

• PFIZER

Forme	Dosage	N. d'unités	Prix	Prix/jour	Liste	Remb. S.S.	Comm.
Gélule	250 mg	4	39,60	–	2	65 %	1981

VAPO-MYRTOL ★

• **Composition :** Thym, eucalyptol, niaouli, myrte, menthol, bornéol.

• **Domaine :** Pneumologie. ORL.

• **Activité :** Antiseptique local. Décongestionnant.

• **Classe :** Terpène.

Indications : Traitement adjuvant dans les états congestifs des voies aériennes supérieures, en l'absence d'activité spécifique démontrée.

Contre-indications : Enfant de moins de 8 ans.

Effets indésirables : Réactions allergiques.

Précautions d'emploi : A utiliser en inhalation.

☞ *Vendu sans ordonnance.*

• MARION MERRELL DOW

Forme	Dosage	N. d'unités	Prix	Prix/jour	Liste	Remb. S.S.	Comm.
Sol. inhalation	–	80 ml	25,00*	–	0	0 %	1956

VARNOLINE ★★★

• **Composition :** Désogestrel, éthinylestradiol.

• **Domaine :** Gynécologie.

• **Activité :** Contraceptif hormonal.

• **Classe :** Estroprogestatif. Minidosé. Monophasique.

Indications : Contraception orale.

Contre-indications : *Absolues* : maladies ou antécédents thrombo-emboliques. Maladies cardio-vasculaires. Hypertension artérielle. Atteintes cérébro-vasculaires. Tumeurs malignes du sein et de l'utérus. Maladies hépatiques. Hémorragies génitales d'origine non précisée. Grossesse. *Relatives* : diabète, hyperlipémie. Obésité. Tumeurs bénignes du sein et de l'utérus : fibrome. Galactorrhée. Prurit récidivant lors d'une grossesse. Allaitement.

Effets indésirables : *Bénins* : nausées, prise de poids, tension mammaire. Chloasma, acné, jambes lourdes. Saignements intermenstruels, aménorrhée. Modification de la libido. *Graves, devant faire interrompre le traitement* : hypertension artérielle, accidents cardio-vasculaires et thrombo-emboliques. Diabète. Maux de tête importants, vertiges, modification de la vision, convulsions. Galactorrhée. Adénome hépatique. Lithiase biliaire. Aménorrhée post-thérapeutique.

Précautions d'emploi : Avant traitement faire un examen clinique : poids, tension, seins, utérus, et des examens biologiques : frottis vaginal, glycémie, cholestérol, triglycérides.

Interactions : L'efficacité contraceptive est diminuée en cas d'association avec rifampicine, barbituriques, certains antiépileptiques.

☞ *Sur prescription médicale.*

• ORGANON

Forme	Dosage	N. d'unités	Prix	Prix/jour	Liste	Remb. S.S.	Comm.
Comprimé	E 30 µg	21 x 1	44,60*	–	1	0 %	1984
Comprimé	E 30 µg	21 x 3	128,30*	–	1	0 %	1984

VASCOCITROL ★

• **Composition :** Citroflavonoïdes, vitamine C, carbonate de magnésium.

• **Domaine :** Cardio-vasculaire.

• **Activité :** Veinotonique. Vasculoprotecteur.

Indications : Signes fonctionnels de l'insuffisance veino-lymphatique : jambes lourdes, œdèmes, crampes.

Effets indésirables : Troubles digestifs mineurs.

☞ *Vendu sans ordonnance.*

• MERCK-CLÉVENOT

Forme	Dosage	N. d'unités	Prix	Prix/jour	Liste	Remb. S.S.	Comm.
Amp. buv.	100 mg	30	32,70	2 à 3	0	35 %	1972

VASCUNORMYL ★★

- **Composition :** Cyclandélate.
- **Domaine :** Cardio-vasculaire.
- **Activité :** Vasodilatateur. Anti-ischémique.
- **Classe :** Spasmolytique.

Indications : Artérite des membres inférieurs. Troubles de la circulation de la rétine.

Contre-indications : Phase aiguë des accidents vasculaires cérébraux.

Effets indésirables : Troubles digestifs mineurs. Manifestations allergiques.

Surdosage : Entraîne des troubles digestifs, des bouffées de chaleur, des maux de tête.

☞ *Vendu sans ordonnance.*

• ALCON

Forme	Dosage	N. d'unités	Prix	Prix/jour	Liste	Remb. S.S.	Comm.
Comprimé	200 mg	50	38,20	1,5 à 4,6	0	65 %	1983

VASELINE CROIX D'OR ★

- **Composition :** Vaseline officinale.
- **Domaine :** Dermatologie.
- **Activité :** Lubrifiant.

Indications : Pansement et protection de la peau et des muqueuses.

Effets indésirables : Possibilité de réactions locales.

Précautions d'emploi : Ne pas mettre en contact avec des objets en latex : préservatifs.

☞ *Vendu sans ordonnance.*

• HAMEL

Forme	Dosage	N. d'unités	Prix	Prix/jour	Liste	Remb. S.S.	Comm.
Pommade	–	20 g	9,80*	–	0	0 %	–
Pommade	–	45 g	13,30*	–	0	0 %	–
Pommade	–	100 g	16,80*	–	0	0 %	–

VASELINE GOMENOLÉE

- **Composition :** Gomenol, vaseline.
- **Domaine :** ORL.
- **Activité :** Antiseptique local.
- **Classe :** Basalmique.

Indications : Traitement d'appoint des irritations cutanéo-muqueuses de la sphère ORL.

☞ *Vendu sans ordonnance.*

• LABORATOIRE DU GOMENOL

Forme	Dosage	N. d'unités	Prix	Prix/jour	Liste	Remb. S.S.	Comm.
Pommade	5 %	15 g	8,30	–	–	35 %	1918

VASELINE MONOT ★

- **Composition :** Vaseline officinale.
- **Domaine :** Dermatologie.
- **Activité :** Lubrifiant.

Indications : Pansement et protection de la peau et des muqueuses.

Effets indésirables : Possibilité de réactions locales.

Précautions d'emploi : Ne pas mettre en contact avec des objets en latex : préservatifs.

☞ *Vendu sans ordonnance.*

• MONOT

Forme	Dosage	N. d'unités	Prix	Prix/jour	Liste	Remb. S.S.	Comm.
Pommade	–	30 g	14,95*	–	0	0 %	–
Pommade	–	45 g	19,25*	–	0	0 %	–
Pommade	–	100 g	24,55*	–	0	0 %	–

VASELINE STÉRILISÉE HAMEL ★

- **Composition :** Vaseline officinale.
- **Domaine :** Dermatologie.
- **Activité :** Lubrifiant.

Indications : Pansement et protection de la peau et des muqueuses.

Effets indésirables : Possibilité de réactions locales.

Précautions d'emploi : Ne pas mettre en contact avec des objets en latex : préservatifs.

☞ *Vendu sans ordonnance.*

- HAMEL

Forme	Dosage	N. d'unités	Prix	Prix/jour	Liste	Remb. S.S.	Comm.
Pommade	–	20 g	16,20*	–	0	0 %	1951

VASOBRAL ★

- **Composition :** Dihydroergocryptine, caféine.
- **Domaine :** Cardio-vasculaire.
- **Activité :** Vasodilatateur. Anti-ischémique.
- **Classe :** Antagoniste alpha-adrénergique. Dérivé de l'ergot de seigle.

Indications : Déficit intellectuel pathologique du sujet âgé. Maladie de Raynaud.

Effets indésirables : Troubles digestifs.

Précautions d'emploi : Non conseillé chez la femme enceinte.

Surdosage : Entraîne des vomissements.

☞ *Sur prescription médicale.*

- LOGEAIS

Forme	Dosage	N. d'unités	Prix	Prix/jour	Liste	Remb. S.S.	Comm.
Sol. buv.	1 mg/ml	50 ml	41,30	3,3 à 6,6	2	35 %	1975

VASOBRIX 32 ★★★

- **Composition :** Ioxitalamate de méglumine et de monoethanolamine.
- **Domaine :** Imagerie médicale.
- **Activité :** Produit de contraste iodé.
- **Classe :** Triiodé ionique de haute osmolarité.

Indications : Artériographie sélective des membres inférieurs ou cérébrale.

Contre-indications : Ne doit pas être utilisé pour la myélographie.

Effets indésirables : Troubles bénins : toux, oppression respiratoire, sensation de chaleur, angoisse, érythème facial, prurit, urticaire. Troubles plus tardifs mais plus graves : sueurs profuses, troubles du rythme cardiaque, asthme, convulsions, arrêt circulatoire. Troubles secondaires souvent dus à un surdosage : insuffisance rénale aiguë, anurie.

Précautions d'emploi : Prudence en cas d'insuffisance hépatique, cardiaque ou respiratoire. Maintenir une hydratation suffisante, en particulier chez les patients présentant un myélome, un diabète ou une insuffisance rénale.

Interactions : Suspendre les traitements suivants quelques jours avant l'examen : bêtabloquant, diurétique, métformine.

Surdosage : Risque d'insuffisance rénale.

☞ *Sur prescription médicale.*

- GUERBET

Forme	Dosage	N. d'unités	Prix	Prix/jour	Liste	Remb. S.S.	Comm.
Amp. inj.	20 ml	1	25,40	–	2	65 %	1970

VASOCALM ★★

- **Composition :** Papavérine, extrait de cassis, méprobamate.
- **Domaine :** Cardio-vasculaire.
- **Activité :** Anti-ischémique. Veinotonique. Anxiolytique.
- **Classe :** Spasmolytique.

Indications : Artérite des membres inférieurs.

Contre-indications : Hypertension intracrânienne. Troubles de la conduction cardiaque.

Effets indésirables : Somnolence. Troubles digestifs. Bouffées de chaleur, tachycardie.

Précautions d'emploi : Non conseillé chez la femme enceinte.

Surdosage : Entraîne hypotension, somnolence, dépression cardio-respiratoire.

☞ *Sur prescription médicale.*

- FOURNIER

Forme	Dosage	N. d'unités	Prix	Prix/jour	Liste	Remb. S.S.	Comm.
Comprimé	100 mg	40	27,10	2,1	1	35 %	1972

VASOCET ★★

- **Composition :** Cétiédil.
- **Domaine :** Cardio-vasculaire.
- **Activité :** Vasodilatateur.

Indications : Artérite des membres inférieurs. Troubles vasomoteurs des extrémités.

Contre-indications : Adénome prostatique. Glaucome.

Effets indésirables : Sécheresse de la bouche. Troubles digestifs : nausées, douleurs gastriques.

Interactions : Potentialise les effets secondaires des antidépresseurs imipraminiques, des antihistaminiques, des neuroleptiques et des antiparkinsoniens.

Surdosage : Pourrait entraîner un syndrome atropinique avec état d'excitation puis coma.

☞ *Sur prescription médicale.*

- CIPHARM

Forme	Dosage	N. d'unités	Prix	Prix/jour	Liste	Remb. S.S.	Comm.
Gélule	100 mg	24	32,20	4 à 8	1	35 %	1981

VASTAREL ★★

- **Composition :** Trimétazidine.
- **Domaine :** Cardio-vasculaire.
- **Activité :** Antiangoreux. Antihypoxique.

Indications : Prévention de la crise d'angine de poitrine. Vertiges. Troubles circulatoires oculaires.

☞ *Vendu sans ordonnance.*

- BIOPHARMA

Forme	Dosage	N. d'unités	Prix	Prix/jour	Liste	Remb. S.S.	Comm.
Comprimé	20 mg	60	72,50	2 à 4	0	65 %	1980
Sol. buv.	20 mg/ml	60 ml	72,50	2 à 4	0	65 %	1980

VASTEN ★★★

- **Composition :** Pravastatine.
- **Domaine :** Nutrition et métabolisme.
- **Activité :** Hypolipidémiant.
- **Classe :** Inhibiteur de la HMG-CoA réductase.

Indications : Hypercholestérolémies endogènes de l'adulte, en complément du régime lorsque celui-ci s'est avéré insuffisant. Prévention de l'infarctus du myocarde chez le coronarien présentant une hypercholestérolémie.

Contre-indications : Insuffisance hépatique ou rénale sévère.

Effets indésirables : Éruptions cutanées. Douleurs musculaires. Altérations fonctionnelles hépatiques.

Précautions d'emploi : Non conseillé chez la femme enceinte ou allaitant, et chez l'enfant. Un contrôle périodique des transaminases est nécessaire en début de traitement. Si après 6 mois de traitement, une réduction satisfaisante des lipides n'est pas obtenue, une modification du traitement doit être envisagée.

Interactions : La colestyramine peut modifier l'absorption du produit qui doit être administré 1 heure avant ou 4 heures après la colestyramine.

☞ *Sur prescription médicale.*

• SPECIA

Forme	Dosage	N. d'unités	Prix	Prix/jour	Liste	Remb. S.S.	Comm.
Comprimé	20 mg	28	195,30	3,6 à 14	1	65 %	1991

VAUBAN

• **Composition :** Aconit, amyléine, borate de sodium, menthol, menthe.
• **Domaine :** ORL. Stomatologie.
• **Activité :** Anesthésique local. Antiseptique local.

Indications : Traitement local d'appoint antibactérien et antalgique des affections de la muqueuse buccale et de l'oropharynx.

Contre-indications : Enfant de moins de 12 ans. Sensibilisation préalable au produit, en particulier aux anesthésiques locaux.

Effets indésirables : Possibilité d'éruptions cutanées allergiques.

Précautions d'emploi : Traitement de courte durée.

Interactions : Ne pas associer à d'autres antiseptiques.

☞ *Vendu sans ordonnance.*

• MONOT

Forme	Dosage	N. d'unités	Prix	Prix/jour	Liste	Remb. S.S.	Comm.
Dragée	–	48	31,40*	–	0	0 %	–

VAXICOQ ★★★

• **Composition :** Vaccin constitué de bacilles coquelucheux inactivés.
• **Domaine :** Infectiologie.
• **Activité :** Vaccin.
• **Classe :** Anticoquelucheux.

Indications : Prévention de la coqueluche.

Contre-indications : Encéphalopathie convulsivante. Sujets ayant présenté une forte réaction lors d'une vaccination antérieure.

Effets indésirables : Réaction douloureuse au point d'injection. Réaction fébrile légère ou sévère.

Précautions d'emploi : 3 injections à 1 mois d'intervalle. Rappel 1 an après.

☞ *Vendu sans ordonnance.*

• MÉRIEUX MSD

Forme	Dosage	N. d'unités	Prix	Prix/jour	Liste	Remb. S.S.	Comm.
Seringue	–	1	9,70	–	0	65 %	1961

VAXIGRIP ★★

• **Composition :** Vaccin constitué de virus grippal inactivé.
• **Domaine :** Infectiologie.
• **Activité :** Vaccin.
• **Classe :** Antigrippe.

Indications : Prévention de la grippe chez les sujets âgés ou fragilisés.

Contre-indications : Allergie aux protéines de l'œuf.

Effets indésirables : Réaction locale. Parfois fièvre.

Précautions d'emploi : Voie sous-cutanée ou intramusculaire. Vaccination de préférence en automne.

Interactions : Peut positiver faussement pendant 3 mois certaines réactions sérologiques virales : hépatite, HTLV1, HIV par le test ELISA, qui doit toujours être confirmé par un autre test.

☞ *Vendu sans ordonnance.*

• MÉRIEUX MSD

Forme	Dosage	N. d'unités	Prix	Prix/jour	Liste	Remb. S.S.	Comm.
Seringue	–	1	56,60	–	0	0 %	1969

VECTARION ★★

- **Composition :** Almitrine.
- **Domaine :** Pneumologie. Anesthésie. Réanimation.
- **Activité :** Stimulant respiratoire.

Indications : Insuffisance respiratoire avec hypoxémie en rapport avec une bronchopathie obstructive : épisodes de décompensation respiratoire aiguë des bronchopathies chroniques. Dépression respiratoire induite par les analgésiques centraux, les neuroleptiques ou les anesthésiques gazeux.

Contre-indications : Insuffisance hépatique sévère. Crise d'asthme.

Effets indésirables : Sensations anormales des membres inférieurs avec lésions nerveuses. Troubles digestifs : nausées. Troubles du sommeil. Amaigrissement.

Précautions d'emploi : Non conseillé chez la femme enceinte ou allaitant. Une surveillance médicale de la respiration est indispensable.

☞ *Sur prescription médicale.*

- EUTHÉRAPIE

Forme	Dosage	N. d'unités	Prix	Prix/jour	Liste	Remb. S.S.	Comm.
Comprimé	50 mg	30	136,00	4,5 à 9	2	65 %	1983
Flacon inj.	15 mg	12	Hôp.	–	2	Hôp.	1978

VÉGANINE ★★★

- **Composition :** Acide acétylsalicylique, paracétamol, codéine.
- **Domaine :** Algologie.
- **Activité :** Antalgique périphérique. Antalgique central.
- **Classe :** Aspirine et dérivés, avec codéine.

Indications : Traitement symptomatique des affections douloureuses ou fébriles.

Contre-indications : Ulcère gastro-duodénal, maladie hémorragique. Hypersensibilité à l'aspirine. Certains asthmes. Dernier trimestre de la grossesse. Insuffisance respiratoire.

Effets indésirables : Bourdonnements d'oreille, douleurs abdominales, gastralgies. Plus rarement, ulcérations digestives avec hémorragies responsables d'une anémie. Syndromes hémorragiques avec épistaxis, ecchymoses, purpura. Accidents de sensibilisation : urticaire, asthme. La codéine peut entraîner constipation, nausées, vertiges, dépression respiratoire.

Précautions d'emploi : Prudence chez les patients présentant un asthme ou des antécédents d'hémorragies. Prudence chez le patient prenant un traitement anticoagulant. Contre-indiqué chez la femme enceinte ou allaitant et chez l'enfant. Donne une réaction positive au contrôle antidopage.

Interactions : Potentialise l'action des anticoagulants, des antiagrégants plaquettaires, des antidiabétiques hypoglycémiants, de certains diurétiques. L'aspirine peut réduire l'action de certains traitements, en particulier celle des anti-inflammatoires non stéroïdiens. La codéine potentialise tous les dépresseurs du système nerveux : sédatifs, anxiolytiques, neuroleptiques, antihypertenseurs. La prise d'alcool est déconseillée.

Surdosage : Grave, surtout chez l'enfant, entraînant des désordres métaboliques avec troubles respiratoires pouvant provoquer la mort. L'hospitalisation s'impose d'urgence.

☞ *Vendu sans ordonnance.*

- WARNER WELLCOME

Forme	Dosage	N. d'unités	Prix	Prix/jour	Liste	Remb. S.S.	Comm.
Comprimé	380 mg	20	6,60	1 à 2	0	65 %	1930
Comprimé	380 mg	50	9,20	0,6 à 1,1	0	65 %	1930
Suppositoire	500 mg	10	8,3	1,6 à 2,5	0	65 %	1958

VÉGÉBOM

- **Composition :** *Baume* : eucalyptol, cajeput, cèdre, noix de muscade, sassafras, menthol, laurier. *Suppositoire* : eucalyptol, cajeput, sassafras, noix de muscade, cèdre, camphre, menthol, laurier.
- **Domaine :** Dermatologie. Gastro-entérologie. ORL.
- **Activité :** Calmant et décongestionnant. Antihémorroïdaire local.

Indications : Démangeaisons, piqûres d'insectes, brûlures légères. Hémorroïdes. Infections de la sphère rhino-pharyngée.

Contre-indications : Hypersensibilité aux constituants.

Effets indésirables : Réactions cutanées d'intolérance.

Précautions d'emploi : Le traitement doit être de courte durée. Si les signes ne cèdent pas rapidement, le traitement doit être interrompu et une consultation spécialisée s'impose.

☞ *Vendu sans ordonnance.*

• JESSEL

Forme	Dosage	N. d'unités	Prix	Prix/jour	Liste	Remb. S.S.	Comm.
Baume	–	45 g	15,90*	–	0	0 %	1935
Baume	–	100 g	28,80*	–	0	0 %	1935
Suppositoire	–	12	16,80*	–	0	0 %	1950

VÉGÉLAX ✤

- **Composition :** Bourdaine, cascara, séné, boldo, artichaut, belladone, aloès, scammonée, rhubarbe.
- **Domaine :** Gastro-entérologie.
- **Activité :** Laxatif stimulant.
- **Classe :** Anthraquinonique.

Indications : Traitement symptomatique de la constipation associé aux mesures hygiéno-diététiques.

Contre-indications : Constipation récente inexpliquée, persistante, n'ayant pas fait l'objet d'examens médicaux. Colopathies organiques inflammatoires. Syndrome occlusif. Douleurs abdominales. Enfant. Insuffisance rénale. Glaucome. Troubles urétro-prostatiques.

Effets indésirables : Diarrhée. Douleurs abdominales. Mélanose recto-colique. Hypokaliémie. Maladie des laxatifs. Insuffisance rénale. Sécheresse de la bouche. Troubles de la vision. Troubles urinaires.

Précautions d'emploi : Déconseillé chez la femme allaitant. Pas d'utilisation prolongée.

Interactions : Ne pas associer aux diurétiques hypokaliémiants ni aux anti-inflammatoires corticoïdes. Ne pas associer à certains antiarythmisants : sotalol, quinidine, amiodarone. Prudence en cas d'association avec les digitaliques et les dérivés de la vincamine.

Surdosage : Entraîne une diarrhée et des troubles hydroélectrolytiques graves.

☞ *Vendu sans ordonnance. Présente des dangers en cas d'utilisation prolongée.*

• BIOLOGIQUES DE L'ILE-DE-FRANCE

Forme	Dosage	N. d'unités	Prix	Prix/jour	Liste	Remb. S.S.	Comm.
Comprimé	–	36	22,00	–	0	0 %	1944

VÉGÉTAL RICHELET ✤

- **Composition :** Extrait de feuilles de noyer, de cresson, de raifort, de cochléaria, de ményanthe, d'écorces de cannelle, de bigaradier, glycérophosphate de calcium.
- **Domaine :** Nutrition et métabolisme.
- **Activité :** Antiasthénique.
- **Classe :** Calcium.

Indications : Utilisé dans le traitement de l'asthénie fonctionnelle, en l'absence d'activité spécifique démontrée.

Contre-indications : Enfant de moins de 5 ans.

Précautions d'emploi : Traitement toujours de courte durée.

☞ *Vendu sans ordonnance.*

• RICHELET

Forme	Dosage	N. d'unités	Prix	Prix/jour	Liste	Remb. S.S.	Comm.
Sol. buv.	–	250 ml	24,00*	–	0	0 %	–

VÉGÉTOSÉRUM ★

- **Composition :** Codéthyline, aconit, belladone, Grindelia, laurier-cerise.
- **Domaine :** Pneumologie.
- **Activité :** Antitussif.
- **Classe :** Opium et dérivés.

Indications : Utilisé dans le traitement symptomatique des toux non productives.

Contre-indications : Enfant de moins de

15 ans. Asthme, insuffisance respiratoire. Glaucome, troubles urétro-prostatiques.

Effets indésirables : Constipation, somnolence, nausées, vomissements, dépression respiratoire. Sécheresse de la bouche, troubles visuels, tachycardie. L'augmentation des doses et la prolongation de l'administration peuvent conduire à la dépendance et à la toxicomanie.

Précautions d'emploi : Ne pas prendre d'alcool pendant le traitement. Prudence chez le sujet âgé. Déconseillé chez la femme enceinte ou allaitant. Le traitement doit être de courte durée. Donne une réaction positive au contrôle antidopage.

Interactions : L'activité et les effets secondaires peuvent être augmentés par les autres dépresseurs du système nerveux central.

Surdosage : Entraîne une somnolence avec dépression des centres respiratoires imposant l'hospitalisation.

☞ *Vendu sans ordonnance.*

• MEDGENIX PHARMA

Forme	Dosage	N. d'unités	Prix	Prix/jour	Liste	Remb. S.S.	Comm.
Sirop adulte	0,66 mg/ml	150 ml	13,80	5,5	0	0 %	1954
Sirop enfant	0,4 mg/ml	150 ml	13,00	–	0	0 %	1958

VÉHEM-SANDOZ ★★★

- **Composition :** Téniposide.
- **Domaine :** Cancérologie.
- **Activité :** Antinéoplasique. Cytostatique.
- **Classe :** Poison du fuseau. Épipodophyllotoxine.

Indications : Maladie de Hodgkin, lymphomes non hodgkiniens. Tumeurs cérébrales et de la vessie. Pleurésies cancéreuses au cours des cancers du sein ou de l'ovaire.

Contre-indications : Grossesse et allaitement. Hypersensibilité au produit.

Effets indésirables : Troubles hématologiques : leucopénie, thrombopénie. Troubles digestifs : stomatites, nausées, vomissements. Réactions allergiques. Alopécie. Aménorrhée et azoospermie.

Précautions d'emploi : Une surveillance hématologique est indispensable de façon régulière.

Interactions : Ne pas associer à la ciclosporine. Ne pas vacciner par un vaccin vivant.

☞ *Sur prescription médicale.*

• SANDOZ

Forme	Dosage	N. d'unités	Prix	Prix/jour	Liste	Remb. S.S.	Comm.
Amp. inj.	50 mg	10	295,20	–	1	100 %	1976

VEINAMITOL ★★★

- **Composition :** Troxérutine.
- **Domaine :** Cardio-vasculaire.
- **Activité :** Veinotonique. Vasculoprotecteur. Activateur de la déformabilité des globules rouges.

Indications : Signes fonctionnels de l'insuffisance veino-lymphatique : jambes lourdes, œdèmes, crampes. Signes fonctionnels de la crise hémorroïdaire.

Effets indésirables : Troubles digestifs mineurs.

Précautions d'emploi : Non conseillé chez la femme enceinte.

☞ *Vendu sans ordonnance.*

• NEGMA

Forme	Dosage	N. d'unités	Prix	Prix/jour	Liste	Remb. S.S.	Comm.
Sol. buv.	500 mg/ml	40 ml	50,50	5	0	35 %	1988
Sachet	1 000 mg	20	50,50	5	0	35 %	1977
Sachet	3 500 mg	10	55,60	5,5	0	35 %	1994
Amp. buv.	3 500 mg	10	55,60	5,5	0	35 %	1994
Sachet « Procto »	3 500 mg	10	75,80	7,6	0	35 %	1991

VEINOBIASE ★★

Composition : Ribes nigrum, ruscus, vitamine C.

Domaine : Cardio-vasculaire.

Activité : Veinotonique. Vasculoprotecteur.

Indications : Signes fonctionnels de l'insuffisance veino-lymphatique : jambes lourdes, œdèmes, crampes. Signes fonctionnels de la crise hémorroïdaire.

Contre-indications : Patients présentant une hyperkaliémie.

Effets indésirables : Troubles digestifs. Éruptions cutanées.

☞ *Vendu sans ordonnance.*

• FOURNIER

Forme	Dosage	N. d'unités	Prix	Prix/jour	Liste	Remb. S.S.	Comm.
Comprimé	550 mg	30	27,80	2 à 4	0	35 %	1976

VEINO-DRAINOL ❍

• **Composition :** Viburnum prunifolium 3CH, Calcarea carbonica 30CH, Fluoricum acidum 6CH, Carbo vegetabilis 30CH, Hamamelis virginiana 1CH, Pulsatilla 6CH, Graphites 6CH, Lachesis 30CH, Silicea 6CH, Arnica montana 12 CH aa.

• **Domaine :** Cardio-vasculaire.

• **Activité :** Divers.

Indications : Adjuvant au traitement de l'insuffisance veino-lymphatique. Varices. Hémorroïdes.

☞ *Vendu sans ordonnance.*

• BOIRON

Forme	Dosage	N. d'unités	Prix	Prix/jour	Liste	Remb. S.S.	Comm.
Sol. buvable	–	30 ml	34,00*	3	0	0 %	–

VEINOSANE ✤

• **Composition :** Vigne rouge, mélilot.

• **Domaine :** Cardio-vasculaire.

• **Activité :** Divers.

Indications : Utilisé pour diminuer les sensations de jambes lourdes ou les désagréments des hémorroïdes.

☞ *Vendu sans ordonnance.*

• DOLISOS

Forme	Dosage	N. d'unités	Prix	Prix/jour	Liste	Remb. S.S.	Comm.
Comprimé	–	42	49,80*	5	0	0 %	–
Tisane sachet	–	20	29,90*	1,5	0	0 %	–

VEINOTONYL ★

• **Composition :** Marron d'Inde, perméthol.

• **Domaine :** Cardio-vasculaire.

• **Activité :** Veinotonique. Vasculoprotecteur.

Indications : Signes fonctionnels de l'insuffisance veino-lymphatique : jambes lourdes, œdèmes, crampes.

Effets indésirables : Troubles digestifs mineurs.

☞ *Vendu sans ordonnance.*

• LIPHA SANTÉ

Forme	Dosage	N. d'unités	Prix	Prix/jour	Liste	Remb. S.S.	Comm.
Gélule	75 mg	60	54,20	2	0	35 %	1991

VELBÉ ★★★

• **Composition :** Vinblastine.

• **Domaine :** Cancérologie.

• **Activité :** Antinéoplasique. Cytostatique.

• **Classe :** Poison du fuseau. Vinca-alcaloïde.

Indications : Maladie de Hodgkin et lymphomes non hodgkiniens. Cancers du sein et de l'ovaire. Cancer du testicule. Sarcome de Kaposi. Choriocarcinomes.

Contre-indications : Grossesse et allaitement.

Effets indésirables : Troubles neuromusculaires : paresthésies, douleurs névritiques, paralysies. Troubles digestifs : constipation, vomissements. Fièvre, atteinte des nerfs crâniens, alopécie. Aménorrhé azoospermie.

Précautions d'emploi : Une surveillanc hématologique est indispensable de faço régulière.

☞ *Sur prescription médicale.*

• LILLY FRANCE

Forme	Dosage	N. d'unités	Prix	Prix/jour	Liste	Remb. S.S.	Comm.
Flacon inj.	10 mg	1	113,20	–	1	100 %	1963

VÉLITEN ★

- **Composition :** Rutoside, vitamines C et E.
- **Domaine :** Cardio-vasculaire.
- **Activité :** Veinotonique. Vasculoprotecteur.

Indications : Signes fonctionnels de l'insuffisance veino-lymphatique : jambes lourdes, œdèmes, crampes. Troubles fonctionnels de la fragilité capillaire : ecchymoses, purpura, saignements. Signes fonctionnels de la crise hémorroïdaire. Troubles d la circulation rétinienne.

Effets indésirables : Réactions cutanées

Précautions d'emploi : Non conseill chez la femme enceinte ou allaitant.

☞ *Vendu sans ordonnance.*

• WYETH FRANCE

Forme	Dosage	N. d'unités	Prix	Prix/jour	Liste	Remb. S.S.	Comm.
Comprimé	200 mg	30	35,20	2 à 7	0	35 %	1975

VENTIDE ★★

- **Composition :** Salbutamol, béclométasone.
- **Domaine :** Pneumologie.
- **Activité :** Bronchodilatateur. Anti-inflammatoire local.
- **Classe :** Stimulant béta-2-adrénergique. Anti-inflammatoire stéroïdien local.

Indications : Traitement de l'asthme léger ou modéré de l'adulte.

Contre-indications : Hypersensibilité au produit. Tuberculose pulmonaire. Ulcères gastro-duodénaux évolutifs.

Effets indésirables : Tremblement prédominant aux extrémités, souvent non perçu par le patient. Tachycardie aux fortes doses Candidoses de la bouche et du pharynx.

Précautions d'emploi : Le traitement doit être surveillé médicalement avec mesure régulière du pouls et du rythme cardiaque. Donne une réaction positive au contrôle antidopage.

Surdosage : Entraîne des tremblements une tachycardie, des sueurs, de la nervosité

☞ *Sur prescription médicale.*

• GLAXO

Forme	Dosage	N. d'unités	Prix	Prix/jour	Liste	Remb. S.S.	Comm.
Spray aérosol	S 100 µg B 50 µg	200 b	71,00	2 à 3	1	65 %	1989

VENTODISK ★★★

- **Composition :** Salbutamol. Poudre pour inhalation buccale.
- **Domaine :** Pneumologie.
- **Activité :** Bronchodilatateur.
- **Classe :** Stimulant béta-2-adrénergique.

Indications : Lorsque l'inaptitude à utiliser un aérosol a été montrée, en particulier chez l'enfant : traitement de la crise d'asthme. Traitement de fond de l'asthme à crises fréquentes ou à dyspnée continue. Prévention de l'asthme d'effort. Traitemen de fond et des poussées aiguës des bronchopneumopathies chroniques obstructives à forme spastique.

Contre-indications : Hypersensibilité au produit. Infarctus du myocarde aigu, angor instable, insuffisance coronarienne aiguë Maladie cardiaque acquise ou congénitale Troubles du rythme cardiaque. Hyperthyroïdies. A utiliser avec prudence chez le diabéղue, l'insuffisant coronarien stable et ıez l'enfant.

Effets indésirables : Tremblement pré-)minant aux extrémités, souvent non perçu ır le patient. Tachycardie aux fortes doses.

Précautions d'emploi : Le traitement)it être surveillé médicalement avec me-ıre régulière du pouls et du rythme cardia-ıe. Donne une réaction positive au contrôle antidopage. Pour l'utilisation, suivre attentivement le mode d'emploi.

Interactions : Ne pas associer à d'autres sympathomimétiques. Ne pas associer aux antidépresseurs de type IMAO.

Surdosage : Entraîne des tremblements, une tachycardie, des sueurs et de la nervosité.

☞ *Sur prescription médicale.*

• GLAXO

Forme	Dosage	N. d'unités	Prix	Prix/jour	Liste	Remb. S.S.	Comm.
)isk · inhalat.	200 µg/d	7 x 8	52,10	1 à 10	1	65 %	1990
)isk	200 µg/d	7 x 8	40,70	0,7 à 7	1	65 %	1990

VENTOLINE ★★★

Composition : Salbutamol.

Domaine : Pneumologie.

Activité : Bronchodilatateur.

Classe : Stimulant bêta-2-adrénergique.

Indications : Traitement de la crise 'asthme. Traitement de fond de l'asthme crises fréquentes ou à dyspnée continue. ɩrévention de l'asthme d'effort. Traitement ɜ fond et des poussées aiguës des broncho-ɩneumopathies chroniques obstructives à)rme spastique.

Contre-indications : Hypersensibilité au ɾoduit. Infarctus du myocarde aigu, angor ıstable, insuffisance coronarienne aiguë. laladie cardiaque acquise ou congénitale. roubles du rythme cardiaque. Hyperthyroï-ɨes. A utiliser avec prudence chez le diabétique, l'insuffisant coronarien stable et chez l'enfant.

Effets indésirables : Tremblement prédominant aux extrémités, souvent non perçu par le patient. Tachycardie aux fortes doses.

Précautions d'emploi : Le traitement doit être surveillé médicalement avec mesure régulière du pouls et du rythme cardiaque. Donne une réaction positive au contrôle antidopage.

Interactions : Ne pas associer à d'autres sympathomimétiques. Ne pas associer aux antidépresseurs de type IMAO.

Surdosage : Entraîne des tremblements, une tachycardie, des sueurs et de la nervosité.

☞ *Sur prescription médicale.*

• GLAXO

Forme	Dosage	N. d'unités	Prix	Prix/jour	Liste	Remb. S.S.	Comm.
;pray ıérosol	100 µg/b	200 b	35,60	0,7 à 2	1	65 %	1971
;ol. aérosol	50 mg	50	Hôp.	–	1	Hôp.	1978
Comprimé	2 mg	40	23,90	3,6 à 4,8	1	65 %	1974
;ol. buv.	0,4 mg/ml	150 ml	27,80	2,8 à 7,4	1	65 %	1977
\mp. inj.	0,5 mg	6	17,50	3 à 18	1	65 %	1988

VÉNYL ★

Composition : Ruscus aculaetus, hespéridine, vitamine C.

Domaine : Cardio-vasculaire.

Activité : Veinotonique.

Indications : Signes fonctionnels de insuffisance veino-lymphatique : jambes)urdes, œdèmes, crampes. Signes fonction-els de la crise hémorroïdaire.

Contre-indications : Patients alcooliques.

Effets indésirables : Troubles digestifs mineurs.

☞ *Vendu sans ordonnance.*

• PIERRE FABRE

Forme	Dosage	N. d'unités	Prix	Prix/jour	Liste	Remb. S.S.	Comm.
Amp. buv.	–	20	65,00*	–	0	0 %	1970

VÉPÉSIDE-SANDOZ ★★★

- **Composition :** Étoposide.
- **Domaine :** Cancérologie.
- **Activité :** Antinéoplasique. Cytostatique.
- **Classe :** Poison du fuseau. Épipodophyllotoxine.

Indications : Cancers bronchiques à petite cellules. Cancer embryonnaire du testicule. Cancers du sein. Lymphomes malin hodgkinien et non hodgkinien. Leucémies aiguës. Choriocarcinomes.

Contre-indications : Grossesse et allaitement. Hypersensibilité au produit.

Effets indésirables : Troubles hématologiques : leucopénie, thrombopénie. Troubles digestifs : stomatites, nausées, vomissements. Réactions allergiques. Alopécie.

Précautions d'emploi : Une surveillance hématologique est indispensable de façon régulière.

☞ *Sur prescription médicale. Usage hospitalier.*

- SANDOZ

Forme	Dosage	N. d'unités	Prix	Prix/jour	Liste	Remb. S.S.	Comm.
Capsule	50 mg	5	Hôp.	–	1	Hôp.	1988
Flacon inj.	100 mg	5	Hôp.	–	1	Hôp.	1988

VÉRAPAMYL RATIOPHARM ★★★

- **Composition :** Vérapamil.
- **Domaine :** Cardio-vasculaire.
- **Activité :** Antihypertenseur. Vasodilatateur.
- **Classe :** Antagoniste calcique.

Indications : Hypertension artérielle.

Contre-indications : Insuffisance cardiaque grave, troubles de la conduction cardiaque. A été utilisé chez la femme enceinte.

Effets indésirables : Constipation. Hypotension, ralentissement cardiaque.

Précautions d'emploi : Prudence chez le patient présentant une insuffisance cardiaque et chez le sujet âgé.

Interactions : Potentialisation des effets des bêtabloquants et de tous les autres antihypertenseurs. Ne pas associer en général avec un traitement antiarythmisant. Peut entraîner un surdosage chez les patients prenant de la carbamazépine (Tégrétol).

Surdosage : Entraîne des troubles de la conduction cardiaque et une hypotension imposant la surveillance en centre spécialisé.

☞ *Sur prescription médicale.*

- LAFON

Forme	Dosage	N. d'unités	Prix	Prix/jour	Liste	Remb. S.S.	Comm.
Gélule LP	120 mg	28	40,50	1,5	1	65 %	1992
Gélule LP	240 mg	28	72,50	2,6	1	65 %	1992

VÉRATRAN ★★★

- **Composition :** Clotiazépam.
- **Domaine :** Neuropsychiatrie.
- **Activité :** Anxiolytique.
- **Classe :** Benzodiazépine.

Indications : Traitement de toutes les formes de l'anxiété : anxiété réactionnelle ou névrotique. Traitement de l'anxiété du sevrage alcoolique. Traitement de la crise d'angoisse.

Contre-indications : Insuffisance respiratoire sévère. Tout traitement par les produits de cette classe thérapeutique peut entraîner un état de dépendance (toxicomanie), c'est pourquoi on préfère les traitements de courte durée et à doses modérées. Chez les conducteurs de véhicules il existe un risque de somnolence.

Effets indésirables : Variables selon le patient ; on observe une certaine sédation pouvant être à l'origine d'accidents de la route. Parfois, des pertes de mémoire avec asthénie. Rarement, des réactions d'excitation ou d'agressivité.

Précautions d'emploi : L'absorption d'alcool est formellement déconseillée. Il convient d'être prudent chez l'enfant et le sujet âgé. L'emploi chez la femme enceinte ou allaitant est déconseillé. L'arrêt du traitement peut entraîner un syndrome de sevrage avec recrudescence de l'anxiété et des phénomènes somatiques : tremblements, tachycardie, parfois convulsions. D'où la nécessité d'un arrêt progressif. La durée du traitement ne doit pas dépasser 12 semaines.

Interactions : Le produit augmente l'action de tous les sédatifs du système nerveux et de l'alcool.

Surdosage : Le surdosage entraîne un sommeil plus ou moins profond, mais en général l'évolution est favorable. Une surveillance hospitalière est cependant souhaitable.

☞ *Sur prescription médicale.*

• LTM LATÉMA

Forme	Dosage	N. d'unités	Prix	Prix/jour	Liste	Remb. S.S.	Comm.
Comprimé	5 mg	30	11,60	0,7 à 1	1	65 %	1984
Comprimé	10 mg	30	18,60	0,7 à 1	1	65 %	1986

VERCYTE ★★

- **Composition :** Pipobroman.
- **Domaine :** Cancérologie.
- **Activité :** Antinéoplasique. Cytostatique.
- **Classe :** Alkylant.

Indications : Polyglobulie vraie. Maladie de Vaquez.

Contre-indications : Grossesse et allaitement. Enfant de moins de 15 ans.

Effets indésirables : Troubles digestifs : nausées, vomissements, diarrhée. Éruptions cutanées.

☞ *Sur prescription médicale.*

• ABBOTT-FRANCE

Forme	Dosage	N. d'unités	Prix	Prix/jour	Liste	Remb. S.S.	Comm.
Comprimé	25 mg	25	44,50	4	1	100 %	1970

VÉRICARDINE ★

- **Composition :** Phénobarbital, aubépine.
- **Domaine :** Neuropsychiatrie.
- **Activité :** Sédatif.
- **Classe :** Barbiturique.

Indications : Anxiété, troubles du sommeil. Nervosité cardiaque.

Contre-indications : Contre-indiqué en cas d'insuffisance respiratoire et de porphyrie. Chez les conducteurs de véhicules, il existe un risque de somnolence.

Effets indésirables : Parfois somnolence ou réactions cutanées.

Précautions d'emploi : La prise d'alcool est formellement déconseillée. N'est pas indiqué chez la femme enceinte ou allaitant.

Interactions : Le phénobarbital risque de modifier l'action d'un grand nombre de médicaments : contraceptifs oraux, anticoagulants oraux, cardiotoniques, antidépresseurs, antiépileptiques, certains antibiotiques, antiarythmisants cardiaques, etc. Il existe également une potentialisation de tous les sédatifs du système nerveux central.

Surdosage : Le surdosage entraîne un coma avec troubles respiratoires, imposant l'hospitalisation d'urgence.

☞ *Vendu sans ordonnance.*

• LALEUF

Forme	Dosage	N. d'unités	Prix	Prix/jour	Liste	Remb. S.S.	Comm.
Comprimé	20 mg	50	15,50	1	0	65 %	1935

VERMIFUGE CHIARINI ✤

- **Composition :** Bromure de potassium, menthe, aspic, lavande, romarin, alcool.
- **Domaine :** Parasitologie.
- **Activité :** Anthelminthique.

Indications : Utilisé dans le traitement des vers intestinaux et de la nervosité de l'enfant.

☞ *Vendu sans ordonnance.*

• RICHELET

Forme	Dosage	N. d'unités	Prix	Prix/jour	Liste	Remb. S.S.	Comm.
Sol. buvable	–	200 ml	29,20*	–	0	0 %	–

VERMIFUGE LHF ○

- **Composition :** Oxyurus vermicularis 4CH, Allium cepa 4CH, Filix mas 3CH, Granatum 4CH, Teucrium 5CH, Cina 5CH aa.
- **Domaine :** Parasitologie.
- **Activité :** Divers.

Indications : Adjuvant au traitement des oxyuroses.

☞ *Vendu sans ordonnance.*

- BOIRON

Forme	Dosage	N. d'unités	Prix	Prix/jour	Liste	Remb. S.S.	Comm.
Sol. buvable	–	15 ml	25,00*	–	0	0 %	–

VERMIFUGE RABI ✣

- **Composition :** Bromure de potassium, grenadier, séné, absinthe, tanaisie, orange amère, semen contra.
- **Domaine :** Parasitologie.
- **Activité :** Anthelminthique.

Indications : Utilisé dans le traitement des vers intestinaux et de la nervosité de l'enfant.

Précautions d'emploi : Peut entraîner de la diarrhée et des douleurs abdominales.

☞ *Vendu sans ordonnance.*

- MONAL

Forme	Dosage	N. d'unités	Prix	Prix/jour	Liste	Remb. S.S.	Comm.
Élixir	–	125 ml	22,80*	–	0	0 %	–

VERMIFUGE SORIN ★

- **Composition :** Pipérazine, bromure de sodium.
- **Domaine :** Parasitologie.
- **Activité :** Anthelminthique.

Indications : Traitement des infestations à oxyures, ascaris.

Contre-indications : Insuffisance rénale ou hépatique. Épilepsie.

Effets indésirables : Troubles digestifs : nausées, vomissements, diarrhée. Troubles visuels ou neurologiques : vertiges, convulsions.

Précautions d'emploi : Imposer des mesures d'hygiène pour éviter les réinfestations.

Surdosage : Entraîne des mouvements convulsifs, une somnolence, puis un coma. L'hospitalisation s'impose.

☞ *Vendu sans ordonnance.*

- SORIN-MAXIM

Forme	Dosage	N. d'unités	Prix	Prix/jour	Liste	Remb. S.S.	Comm.
Sol. buv.	16 mg/ml	200 ml	30,90	–	0	0 %	1943

VERMIFUGE VÉGÉTAL ✣

- **Composition :** Semen contra, mousse de Corse, séné, cascara, sagrada.
- **Domaine :** Parasitologie.
- **Activité :** Anthelminthique.

Indications : Utilisé dans le traitement des vers intestinaux et de la nervosité de l'enfant.

Précautions d'emploi : Peut entraîner de la diarrhée et des douleurs abdominales.

☞ *Vendu sans ordonnance.*

- GRANDE CHARTREUSE

Forme	Dosage	N. d'unités	Prix	Prix/jour	Liste	Remb. S.S.	Comm.
Sirop	–	200 ml	29,00*	–	0	0 %	–

VERRULYSE-MÉTHIONINE

- **Composition :** Oxyde de magnésium, méthinine, glycérophosphates de calcium, de magnésium, de fer et de manganèse.
- **Domaine :** Dermatologie.
- **Activité :** Divers.

Indications : Utilisé dans le traitement des verrues planes, multiples, plantaires et des papillomes.

Contre-indications : Insuffisance rénale sévère.

☞ *Vendu sans ordonnance.*

- SAUNIER-DAGUIN

Forme	Dosage	N. d'unités	Prix	Prix/jour	Liste	Remb. S.S.	Comm.
Comprimé	–	60	23,10	–	0	35 %	1958

VERRUPAN ★

- **Composition :** Acide salicylique, acide lactique, teinture de thuya.
- **Domaine :** Dermatologie.
- **Activité :** Kératolytique. Verrucide.
- **Classe :** Acide salicylique.

Indications : Traitement des verrues planes vulgaires et des formes verruqueuses atypiques. Hyperkératoses localisées.

Contre-indications : Allergie aux salicylés.

Effets indésirables : Irritation locale en cas de débordement.

Précautions d'emploi : Protéger la peau saine.

☞ *Vendu sans ordonnance.*

- P.P.D.H.

Forme	Dosage	N. d'unités	Prix	Prix/jour	Liste	Remb. S.S.	Comm.
Baume	–	2 x 3 ml	35,00*	–	0	0 %	–

VERSOL ★

- **Composition :** Chlorure de sodium : solution à 0,9 % Eau stérile.
- **Domaine :** Dermatologie.
- **Activité :** Divers.

Indications : Irrigation des plaies.

☞ *Vendu sans ordonnance.*

- AGUETTANT

Forme	Dosage	N. d'unités	Prix	Prix/jour	Liste	Remb. S.S.	Comm.
Sol. NaCl	0,9 %	500 ml	14,10*	–	0	0 %	1984
Sol. NaCl	0,9 %	1 000 ml	19,10*	–	0	0 %	1984
Sol. Eau stérile	–	500 ml	14,10*	–	0	0 %	1984
Sol. Eau stérile	–	1 000 ml	21,45*	–	0	0 %	1984

VÉSADOL ★

- **Composition :** Halopéridol, buzépide métiodure.
- **Domaine :** Gastro-entérologie.
- **Activité :** Antispasmodique. Anxiolytique.
- **Classe :** Anticholinergique. Neuroleptique.

Indications : Traitement symptomatique des manifestations spasmodiques et douloureuses liées aux troubles fonctionnels du tube digestif s'accompagnant d'anxiété, comme les colopathies fonctionnelles.

Contre-indications : Glaucome. Troubles urétro-prostatiques liés à l'adénome prostatique. Maladie de Parkinson.

Effets indésirables : Sédation, somnolence, rigidité musculaire, mouvements anormaux. Sécheresse de la bouche, troubles visuels, constipation, rétention urinaire, tachycardie. Confusion chez les sujets âgés.

Précautions d'emploi : Prudence en cas de bronchite chronique, d'adénome de la prostate, d'atonie intestinale chez le sujet âgé. Non conseillé chez la femme enceinte ou allaitant.

Interactions : L'absorption d'alcool est formellement contre-indiquée. L'effet anticholinergique est augmenté en cas d'association avec des antidépresseurs, des antiparkinsoniens, des antihistaminiques H1, etc.

Surdosage : Entraîne une tachycardie, une apnée, une rigidité musculaire, puis un coma imposant l'hospitalisation.

☞ *Sur prescription médicale.*

• JANSSEN CILAG

Forme	Dosage	N. d'unités	Prix	Prix/jour	Liste	Remb. S.S.	Comm.
Comprimé	–	30	11,60	1 à 2	1	35 %	1971

VÉSIRIG ★★

• **Composition :** Solution de chlorure de sodium.
• **Domaine :** Uro-néphrologie.
• **Activité :** Solution de lavage.

Indications : Nettoyage de la vessie chez les grabataires.

Précautions d'emploi : Toute poche ouverte doit être utilisée.

☞ *Vendu sans ordonnance.*

• AGUETTANT

Forme	Dosage	N. d'unités	Prix	Prix/jour	Liste	Remb. S.S.	Comm.
Sol. en poche	250 ml	20	Hôp.	–	0	Hôp.	1977
Sol. en poche	250 ml	5	54,10	–	0	65 %	1977

VEYBIROL-TYROTHRICINE

• **Composition :** Formaldéhyde, tyrothricine, essences végétales.
• **Domaine :** Stomatologie. ORL.
• **Activité :** Antiseptique local. Antibiotique local.

Indications : Traitement d'appoint local des infections buccales et de l'oropharynx : angines, amygdalites, aphtes, dents de sagesse, abcès dentaires, etc.

Contre-indications : Enfant de moins de 30 mois. Hypersensibilité aux constituants.

Effets indésirables : Réactions allergiques locales ou générales.

Précautions d'emploi : Traitement de courte durée.

☞ *Vendu sans ordonnance.*

• VEYRON & FROMENT

Forme	Dosage	N. d'unités	Prix	Prix/jour	Liste	Remb. S.S.	Comm.
Sol. buccale	–	25 ml	13,90	–	0	35 %	1957

VIBALGAN ★

• **Composition :** Cobamamide, hydroxocobalamine.
• **Domaine :** Nutrition et métabolisme.
• **Activité :** Vitamine hydrosoluble.
• **Classe :** Vitamine B12, dérivés.

Indications : Proposé dans le traitement des neuropathies douloureuses : sciatique, névralgie cervico-brachiale. Névrite optique rétro-bulbaire toxique.

Contre-indications : Allergie aux cobalamines. Tumeur maligne.

Effets indésirables : Intolérances cutanées : érythème, urticaire, prurit. Acné. Colore les urines en rouge.

☞ *Vendu sans ordonnance.*

• DOMS-ADRIAN

Forme	Dosage	N. d'unités	Prix	Prix/jour	Liste	Remb. S.S.	Comm.
Amp. inj.	–	4	30,20	–	2	35 %	1981

VIBRAMYCINE N ★★★

• **Composition :** Doxycycline.
• **Domaine :** Infectiologie.
• **Activité :** Antibiotique.
• **Classe :** Cycline.

Indications : Infections aux germes suivants : Brucella, Pasteurella, mycoplasmes, Chlamydia, rickettsies, gonocoques, leptospires, tréponèmes, Haemophilus, vibrions. Infections à manifestations broncho-pulmonaires, ORL, ophtalmiques, génito-urinaires, cutanées (acné) ou septicémiques.

Contre-indications : Allergie aux cyclines. Enfant de moins de 8 ans (risque de coloration dentaire).

Effets indésirables : Troubles digestifs : nausées, vomissements, diarrhées, candidoses ano-génitales. Réactions allergiques : urticaire, œdème de la face, choc anaphylactique. Réactions de photosensibilisation : érythrodermies. Anémies, neutropénies, éosinophilies. Coloration jaune des dents ou anomalies dentaires en cas d'administration à l'enfant de moins de 8 ans.

Précautions d'emploi : Prendre le produit au cours des repas. Prudence en cas d'insuffisance hépatique ou rénale. Ne pas s'exposer au soleil. Contre-indiqué chez la femme enceinte ou allaitant.

Interactions : Ne pas associer aux rétinoïdes (dérivés de la vitamine A). L'activité du produit est diminuée par les antiépileptiques, les sels ferreux, les pansements gastriques. Peut augmenter l'effet des anticoagulants oraux.

☞ *Sur prescription médicale.*

• PFIZER

Forme	Dosage	N. d'unités	Prix	Prix/jour	Liste	Remb. S.S.	Comm.
Comprimé	100 mg	5	25,00	5 à 10	1	65 %	1985

VIBRAVEINEUSE ★★★

• **Composition :** Doxycycline.
• **Domaine :** Infectiologie.
• **Activité :** Antibiotique.
• **Classe :** Cycline.

Indications : Infections aux germes suivants : Brucella, Pasteurella, mycoplasmes, Chlamydia, rickettsies, gonocoques, leptospires, spirochètes, tréponèmes, Haemophilus, vibrions. Infections à manifestations broncho-pulmonaires, ORL, ophtalmiques, génito-urinaires, cutanées ou septicémiques.

Contre-indications : Allergie aux cyclines. Enfant de moins de 8 ans (risque de coloration dentaire).

Effets indésirables : Troubles digestifs : nausées, vomissements, diarrhées, candidoses ano-génitales. Réactions allergiques : urticaire, œdème de la face, choc anaphylactique. Réactions de photosensibilisation : érythrodermies. Anémies, neutropénies, éosinophilies. Coloration jaune des dents ou anomalies dentaires en cas d'administration à l'enfant de moins de 8 ans.

Précautions d'emploi : Prendre le produit au cours des repas. Prudence en cas d'insuffisance hépatique ou rénale. Ne pas s'exposer au soleil. Contre-indiqué chez la femme enceinte ou allaitant.

Interactions : Ne pas associer aux rétinoïdes (dérivés de la vitamine A). L'activité du produit est diminuée par les antiépileptiques, les sels ferreux, les pansements gastriques. Peut augmenter l'effet des anticoagulants oraux.

☞ *Sur prescription médicale. Usage hospitalier.*

• PFIZER

Forme	Dosage	N. d'unités	Prix	Prix/jour	Liste	Remb. S.S.	Comm.
Amp. inj. IV	100 mg	30	Hôp.	–	1	Hôp.	1973

VIBTIL ★★ ✤

• **Composition :** Nébulisat d'aubier de tilleul.
• **Domaine :** Hépatologie.
• **Activité :** Antispasmodique.

Indications : Traitement symptomatique des troubles dyspeptiques.

Contre-indications : Obstruction des voies biliaires. Insuffisance hépatique grave.

☞ *Vendu sans ordonnance.*

• LAFON

Forme	Dosage	N. d'unités	Prix	Prix/jour	Liste	Remb. S.S.	Comm.
Comprimé	250 mg	40	17,50	1,3 à 2,6	0	35 %	1959

VICKS PASTILLES ★

- **Composition :** Menthol, eucalyptus, camphre, alcool benzylique, thymol, baume de tolu, plus ascorbate de sodium, acide ascorbique (pastilles à la vitamine C) et divers arômes.
- **Domaine :** Pneumologie. ORL.
- **Activité :** Antiseptique local. Décongestionnant.
- **Classe :** Terpène.

Indications : Utiliser pour soulager les douleurs de la gorge au cours des affections respiratoires.

Contre-indications : Enfant de moins de 7 ans. Allergie au menthol.

Précautions d'emploi : Traitement toujours de courte durée.

☞ *Vendu sans ordonnance.*

• LACHARTRE

Forme	Dosage	N. d'unités	Prix	Prix/jour	Liste	Remb. S.S.	Comm.
Pastille citron	–	18	20,00*	–	0	0 %	1976
Pastille citron	–	30	31,10*	–	0	0 %	1988
Pastille menthe	–	30	31,10*	–	0	0 %	1990
Pastille pl. méd.	–	18	20,00*	–	0	0 %	1976
Pastille pl. méd.	–	30	31,10*	–	0	0 %	1988
Pastille réglisse	–	30	31,10*	–	0	0 %	1990
Pastille vit. C	–	30	31,10*	–	0	0 %	1990

VICKS SIROP PECTORAL ★

- **Composition :** Pentoxyvérine, guaifénésine, citrate de sodium, chloroforme, cétylpyridium.
- **Domaine :** Pneumologie.
- **Activité :** Antitussif.
- **Classe :** Non opiacé.

Indications : Traitement symptomatique des toux non productives.

Contre-indications : Asthme, insuffisance respiratoire. Enfant de moins de 15 ans.

Effets indésirables : Somnolence, sécheresse de la bouche, troubles visuels, rétention urinaire. Troubles digestifs.

Précautions d'emploi : Ne pas prendre d'alcool pendant le traitement. Prudence chez le sujet âgé. Déconseillé chez la femme enceinte ou allaitant. Le traitement doit être de courte durée.

Interactions : L'activité et les effets secondaires peuvent être augmentés par association à d'autres dépresseurs du système nerveux central ou à d'autres anticholinergiques.

Surdosage : Entraîne une somnolence avec possible dépression des centres respiratoires et convulsions imposant l'hospitalisation.

☞ *Vendu sans ordonnance.*

• LACHARTRE

Forme	Dosage	N. d'unités	Prix	Prix/jour	Liste	Remb. S.S.	Comm.
Sirop	1,5 mg/ml	150 ml	43,40*	–	0	0 %	1978

VICKS SOULAGIL ★

- **Composition :** *Collutoire* : cétylpyridinium, déqualinium, lidocaïne. *Pastille* : cétylpyridium, acide ascorbique, ascorbate de sodium, menthol, menthe poivrée.
- **Domaine :** ORL. Stomatologie.
- **Activité :** Anesthésique local. Antiseptique local.
- **Classe :** Diamidine.

Indications : Traitement local d'appoint antibactérien et antalgique des affections de la muqueuse buccale et de l'oropharynx.

Contre-indications : Enfant de moins de 3 ans. Sensibilisation préalable au produit, en particulier aux anesthésiques locaux.

Effets indésirables : Possibilité d'éruptions cutanées allergiques.

Précautions d'emploi : Traitement de courte durée. Donne une réaction positive au contrôle antidopage.

Interactions : Ne pas associer à d'autres antiseptiques.

☞ *Vendu sans ordonnance.*

• LACHARTRE

Forme	Dosage	N. d'unités	Prix	Prix/ jour	Liste	Remb. S.S.	Comm.
Fl. pulvérisateur	–	15 ml	39,55*	–	0	0 %	1989
Pastille	–	24	32,75*	–	0	0 %	1991

VICKS VAPORUB ★

- **Composition :** Menthol, camphre, térébenthine, eucalyptus, noix de muscade, feuille de cèdre, thymol.

Domaine : Pneumologie.

- **Activité :** Décongestionnant. Révulsif.
- **Classe :** Terpène.

Indications : Utilisé pour faciliter la respiration au cours des affections respiratoires banales, en l'absence d'activité spécifique démontrée.

Contre-indications : Dermatose en évolution. Enfant de moins de 36 mois.

Effets indésirables : Réactions allergiques.

Précautions d'emploi : Traitement de courte durée.

☞ *Vendu sans ordonnance.*

• LACHARTRE

Forme	Dosage	N. d'unités	Prix	Prix/ jour	Liste	Remb. S.S.	Comm.
Pommade PM	–	40 g	25,25*	–	0	0 %	1991
Pommade GM	–	90 g	46,90	–	0	0 %	1954

VICKS VAPOSYRUP EXPECTORANT ★

- **Composition :** Guaifénésine.
- **Domaine :** Pneumologie.
- **Activité :** Expectorant.

Indications : Traitement des troubles de la sécrétion bronchique au cours des affections broncho-pulmonaires.

Contre-indications : Enfant de moins de 15 ans.

Effets indésirables : Troubles digestifs : gastralgies, nausées, diarrhées.

Précautions d'emploi : Non conseillé chez la femme enceinte ou allaitant. Traitement de courte durée.

Interactions : Ne pas associer aux antitussifs ou aux asséchants bronchiques de type anticholinergique.

☞ *Vendu sans ordonnance.*

• LACHARTRE

Forme	Dosage	N. d'unités	Prix	Prix/jour	Liste	Remb. S.S.	Comm.
Sirop	13,3 mg/ml	120 ml	Libre	–	0	0 %	1993

VICKS VAPOSYRUP TOUX SÈCHE ★★

- **Composition :** Dextrométhorphane.
- **Domaine :** Pneumologie.
- **Activité :** Antitussif.
- **Classe :** Opium et dérivés.

Indications : Traitement symptomatique des toux non productives.

Contre-indications : Asthme, insuffisance respiratoire. Enfant de moins de 15 ans. Traitement par les antidépresseurs de type IMAO. Sujet âgé ou insuffisant hépatique.

Effets indésirables : Somnolence, nausées, vomissements. Réactions cutanées allergiques, vertiges.

Précautions d'emploi : Ne pas prendre d'alcool pendant le traitement. Prudence chez le sujet âgé. Déconseillé chez la femme enceinte ou allaitant. Le traitement doit être de courte durée.

Interactions : L'activité et les effets secondaires peuvent être augmentés par l'association à d'autres dépresseurs du système nerveux central. Ne jamais associer aux antidépresseurs de type IMAO.

Surdosage : Entraîne une somnolence avec possible dépression des centres respiratoires et convulsions imposant l'hospitalisation.

☞ *Vendu sans ordonnance.*

• LACHARTRE

Forme	Dosage	N. d'unités	Prix	Prix/jour	Liste	Remb. S.S.	Comm.
Sirop	1,33 mg/ml	120 ml	Libre	–	0	0 %	1993

VICTAN ★★★

- **Composition :** Loflazépate d'éthyle.
- **Domaine :** Neuropsychiatrie.
- **Activité :** Anxiolytique.
- **Classe :** Benzodiazépine.

Indications : Traitement de toutes les formes de l'anxiété : anxiété réactionnelle ou névrotique. Traitement de l'anxiété du sevrage alcoolique. Traitement de la crise d'angoisse.

Contre-indications : Insuffisance respiratoire sévère. Tout traitement par les produits de cette classe thérapeutique peut entraîner un état de dépendance (toxicomanie), c'est pourquoi on préfère les traitements de courte durée et à doses modérées. Chez les conducteurs de véhicules, il existe un risque de somnolence.

Effets indésirables : Variables selon le patient ; on observe une certaine sédation pouvant être à l'origine d'accidents de la route. Parfois, des pertes de mémoire avec asthénie. Rarement, des réactions d'excitation ou d'agressivité.

Précautions d'emploi : L'absorption d'alcool est formellement déconseillée. Il convient d'être prudent chez l'enfant et le sujet âgé. L'emploi chez la femme enceinte ou allaitant est déconseillé. L'arrêt du traitement peut entraîner un syndrome de sevrage avec recrudescence de l'anxiété et des phénomènes somatiques : tremblements, tachycardie, parfois convulsions. D'où la nécessité d'un arrêt progressif. La durée du traitement ne doit pas dépasser 12 semaines.

Interactions : Le produit augmente l'action de tous les sédatifs du système nerveux et de l'alcool.

Surdosage : Le surdosage entraîne un sommeil plus ou moins profond, mais en général l'évolution est favorable. Une surveillance hospitalière est cependant souhaitable.

☞ *Sur prescription médicale.*
- SANOFI WINTHROP

Forme	Dosage	N. d'unités	Prix	Prix/jour	Liste	Remb. S.S.	Comm.
Comprimé	2 mg	30	23,50	0,8	1	65 %	1982

VIDÉO-COLLYRE ★

- **Composition :** Phényléphrine, sulforutine, thiomersal sodique.
- **Domaine :** Ophtalmologie
- **Activité :** Antiseptique local. Vasoconstricteur local.
- **Classe :** Stimulant alpha-adrénergique.

Indications : Traitement antiseptique et décongestif des yeux rouges.

Contre-indications : Hypersensibilité au produit. Glaucome. Enfant de moins de 3 ans.

Effets indésirables : Entraîne une dilatation de la pupille.

Précautions d'emploi : Donne une réaction positive au contrôle antidopage. Traitement de courte durée.

Interactions : Ne pas associer aux antidépresseurs de type IMAO.

☞ *Vendu sans ordonnance.*
- PHARMINTER

Forme	Dosage	N. d'unités	Prix	Prix/jour	Liste	Remb. S.S.	Comm.
Collyre	–	10 ml	27,10	–	0	0 %	–

VIDEX ★★★

- **Composition :** Didanosine.
- **Domaine :** Infectiologie.
- **Activité :** Antiviral.

Indications : Infections par le VIH intolérant ou résistant à la zidovudine, quel que soit le stade de la maladie : sida déclaré ou arc, manifestations précoces avec simple diminution des lymphocytes.

Contre-indications : Association à la rifampicine ou à la rifabutine.

Effets indésirables : Pancréatites graves. Neuropathies périphériques. Diarrhée. Maux de tête, frissons, fièvre, fatigue, insomnie.

Précautions d'emploi : Prudence en cas d'insuffisance rénale et hépatique. Non conseillé chez la femme enceinte ou allaitant. Le produit doit être administré à jeun.

Interactions : Certaines sont connues (rifampicine), d'autres restent inconnues.

☞ *Sur prescription médicale. Usage hospitalier.*

• BRISTOL-MYERS SQUIBB

Forme	Dosage	N. d'unités	Prix	Prix/jour	Liste	Remb. S.S.	Comm.
Comprimé	25 mg	60	Hôp.	–	1	Hôp.	1992
Comprimé	50 mg	60	Hôp.	–	1	Hôp.	1992
Comprimé	100 mg	60	Hôp.	–	1	Hôp.	1992
Comprimé	150 mg	60	Hôp.	–	1	Hôp.	1992

VIDORA ★★★

- **Composition :** Indoramine
- **Domaine :** Neuropsychiatrie.
- **Activité :** Antimigraineux.
- **Classe :** Alpha-bloquant. Antisérotonine.

Indications : Migraine commune et ophtalmique.

Contre-indications : Insuffisance cardiaque, hépatique ou rénale sévère. Maladie de Parkinson. Association à un antidépresseur de type IMAO.

Effets indésirables : Somnolence, sécheresse de la bouche et troubles de l'éjaculation.

Précautions d'emploi : Prudence chez le sujet âgé ou insuffisant cardiaque. Non recommandé chez la femme enceinte ou allaitant.

Interactions : Potentialise l'action des médicaments antihypertenseurs.

Surdosage : Peut entraîner une dépression respiratoire ou des troubles du rythme cardiaque avec hypotension nécessitant une hospitalisation.

☞ *Sur prescription médicale.*

• WYETH FRANCE

Forme	Dosage	N. d'unités	Prix	Prix/jour	Liste	Remb. S.S.	Comm.
Comprimé	25 mg	30	37,20	1 à 3	1	65 %	1988

VIEIL ARDENNAIS ✤

- **Composition :** Racine de bardane, salsepareille, bourdaine, pensée sauvage, gui, réglisse, chiendent, olivier.
- **Domaine :** Cardio-vasculaire.
- **Activité :** Veinotonique.

Indications : Utilisé dans les troubles bénins de la circulation veineuse.

☞ *Vendu sans ordonnance.*

• MONAL

Forme	Dosage	N. d'unités	Prix	Prix/jour	Liste	Remb. S.S.	Comm.
Tisane vrac	–	100 g	28,50*	–	0	0 %	–

VINBLASTINE ROGER BELLON ★★★

- **Composition :** Vinblastine.
- **Domaine :** Cancérologie.
- **Activité :** Antinéoplasique. Cytostatique.
- **Classe :** Poison du fuseau. Vinca-alcaloïdes.

Indications : Maladie de Hodgkin et lymphomes non hodgkiniens. Cancers du sein et de l'ovaire. Cancer du testicule. Sarcome de Kaposi. Choriocarcinome.

Contre-indications : Grossesse et allaitement.

Effets indésirables : Troubles neuromusculaires : paresthésies, douleurs névritiques, paralysies. Troubles digestifs : constipation, vomissements. Fièvre, atteinte des nerfs crâniens, alopécie. Aménorrhée, azoospermie.

Précautions d'emploi : Une surveillance hématologique est indispensable de façon régulière.

☞ *Sur prescription médicale.*

• BELLON

Forme	Dosage	N. d'unités	Prix	Prix/jour	Liste	Remb. S.S.	Comm.
Flacon inj.	10 mg	10	103,00	–	1	100 %	1986

VINCA 20 ★★

- **Composition :** Vincamine.
- **Domaine :** Cardio-vasculaire.
- **Activité :** Anti-ischémique.
- **Classe :** Vincamine et dérivés.

Indications : Déficit intellectuel pathologique du sujet âgé.

Contre-indications : Tumeur cérébrale. Hypertension intracrânienne.

Précautions d'emploi : Prudence en cas de troubles du rythme cardiaque. Corriger avant traitement toute hypokaliémie.

Interactions : Ne pas associer aux antiarythmiques pouvant entraîner des torsades de pointe : amiodarone, bépridil, quinidine, sotalol, ni avec la lidoflazine. Éviter l'association avec des médicaments hypokaliémiants : diurétiques, corticoïdes, laxatifs stimulants.

☞ *Sur prescription médicale.*

• PHARMAPHARM

Forme	Dosage	N. d'unités	Prix	Prix/jour	Liste	Remb. S.S.	Comm.
Comprimé	20 mg	45	30,90	1,4 à 2	2	35 %	1977

VINCA 30 RETARD ★★

- **Composition :** Vincamine.
- **Domaine :** Cardio-vasculaire.
- **Activité :** Anti-ischémique.
- **Classe :** Vincamine et dérivés.

Indications : Déficit intellectuel pathologique du sujet âgé.

Contre-indications : Tumeur cérébrale. Hypertension intracrânienne.

Précautions d'emploi : Prudence en cas de troubles du rythme cardiaque. Corriger avant traitement toute hypokaliémie.

Interactions : Ne pas associer aux antiarythmiques pouvant entraîner des torsades de pointe : amiodarone, bépridil, quinidine, sotalol, ni avec la lidoflazine. Éviter l'association avec des médicaments hypokaliémiants : diurétiques, corticoïdes, laxatifs stimulants.

☞ *Sur prescription médicale.*

• PHARMAPHARM

Forme	Dosage	N. d'unités	Prix	Prix/jour	Liste	Remb. S.S.	Comm.
Gélule	30 mg	60	58,10	2	2	35 %	1979

VINCAFOR ★★

- **Composition :** Vincamine.
- **Domaine :** Cardio-vasculaire.
- **Activité :** Anti-ischémique.
- **Classe :** Vincamine et dérivés.

Indications : Déficit intellectuel pathologique du sujet âgé.

Contre-indications : Tumeur cérébrale. Hypertension intracrânienne.

Précautions d'emploi : Prudence en cas de troubles du rythme cardiaque. Corriger avant traitement toute hypokaliémie.

Interactions : Ne pas associer aux antiarythmiques pouvant entraîner des torsades de pointe : amiodarone, bépridil, quinidine, sotalol, ni avec la lidoflazine. Éviter l'association avec des médicaments hypokaliémiants : diurétiques, corticoïdes, laxatifs stimulants.

☞ *Sur prescription médicale.*

• PHARMAPHARM

Forme	Dosage	N. d'unités	Prix	Prix/jour	Liste	Remb. S.S.	Comm.
Gélule	30 mg	30	29,70	2	2	35 %	1977

VINCARUTINE ★★

- **Composition :** Vincamine, rutoside.
- **Domaine :** Cardio-vasculaire.
- **Activité :** Anti-ischémique. Veinotonique.
- **Classe :** Vincamine et dérivés.

Indications : Déficit intellectuel pathologique du sujet âgé.

Contre-indications : Tumeur cérébrale. Hypertension intracrânienne.

Précautions d'emploi : Prudence en cas de troubles du rythme cardiaque. Corriger avant traitement toute hypokaliémie.

Interactions : Ne pas associer aux antiarythmiques pouvant entraîner des torsades de pointe : amiodarone, bépridil, quinidine, sotalol, ni avec la lidoflazine. Éviter l'association avec des médicaments hypokaliémiants : diurétiques, corticoïdes, laxatifs stimulants.

☞ *Sur prescription médicale.*

- PHARBIOL

Forme	Dosage	N. d'unités	Prix	Prix/jour	Liste	Remb. S.S.	Comm.
Gélule	20 mg	45	51,40	3,5	2	35 %	1976

VINCIMAX ★★

- **Composition :** Vincamine.
- **Domaine :** Cardio-vasculaire.
- **Activité :** Anti-ischémique.
- **Classe :** Vincamine et dérivés.

Indications : Déficit intellectuel pathologique du sujet âgé.

- **Classe :** Tumeur cérébrale. Hypertension intracrânienne.

Précautions d'emploi : Prudence en cas de troubles du rythme cardiaque. Corriger avant traitement toute hypokaliémie.

Interactions : Ne pas associer aux antiarythmiques pouvant entraîner des torsades de pointe : amiodarone, bépridil, quinidine, sotalol, ni avec la lidoflazine. Éviter l'association avec des médicaments hypokaliémiants : diurétiques, corticoïdes, laxatifs stimulants.

☞ *Sur prescription médicale.*

- SYNTHÉLABO

Forme	Dosage	N. d'unités	Prix	Prix/jour	Liste	Remb. S.S.	Comm.
Comprimé	30 mg	40	20,80	1	2	65 %	1978

VINCRISTINE PIERRE FABRE ★★★

- **Composition :** Vincristine.
- **Domaine :** Cancérologie.
- **Activité :** Antinéoplasique. Cytostatique.
- **Classe :** Poison du fuseau. Vinca-alcaloïde.

Indications : Leucémies aiguës. Maladie de Hodgkin et lymphomes non hodgkiniens. Sarcomes ostéogéniques, rhabdomyosarcomes, sarcome d'Ewing. Neuroblastomes. Cancers du sein, du col utérin, du poumon à petites cellules.

Contre-indications : Grossesse et allaitement.

Effets indésirables : Troubles neuromusculaires : paresthésies, douleurs névritiques, paralysies. Troubles digestifs : constipation, vomissements. Fièvre, atteinte des nerfs crâniens, alopécie. Aménorrhée, azoospermie.

Précautions d'emploi : Du fait du risque d'hyperuricémie, alcaliniser les urines.

☞ *Sur prescription médicale.*

- PIERRE FABRE

Forme	Dosage	N. d'unités	Prix	Prix/jour	Liste	Remb. S.S.	Comm.
Flacon inj.	1 mg	10	Hôp.	–	1	Hôp.	1988

VINCRISTINE ROGER BELLON ★★★

- **Composition :** Vincristine.
- **Domaine :** Cancérologie.
- **Activité :** Antinéoplasique. Cytostatique.
- **Classe :** Poison du fuseau. Vinca-alcaloïde.

Indications : Leucémies aiguës. Maladie

de Hodgkin et lymphomes non hodgkiniens. Sarcomes ostéogéniques, rhabdomyosarcomes, sarcome d'Ewing. Neuroblastomes. Cancers du sein, du col utérin, du poumon à petites cellules.

Contre-indications : Grossesse et allaitement.

Effets indésirables : Troubles neuromusculaires : paresthésies, douleurs névritiques, paralysies. Troubles digestifs : constipation, vomissements. Fièvre, atteinte des nerfs crâniens, alopécie. Aménorrhée, azoospermie.

Précautions d'emploi : Du fait du risque d'hyperuricémie, alcaliniser les urines.

☞ *Sur prescription médicale.*

• BELLON

Forme	Dosage	N. d'unités	Prix	Prix/jour	Liste	Remb. S.S.	Comm.
Flacon inj.	1 mg	1	78,00	–	1	100 %	1985

VINTÈNE ★★★

• **Composition :** Alanine, arginine, acide aspartique, cystéine, acide glutamique, glycine, histidine, isoleucine, leucine, lysine, méthionine, ornithine, phénylalanine, proline, sérine, thréonine, tryptophane, tyrosine, valine. Azote : 20 g/l.
• **Domaine :** Nutrition et métabolisme.
• **Activité :** Alimentation parentérale.
• **Classe :** Acides aminés.

Indications : Apport protidique en alimentation parentérale.

Contre-indications : Insuffisances rénales ou hépatiques sévères. Hyperhydratation.

Effets indésirables : Acidose métabolique. Hyperazotémie.

☞ *Usage hospitalier.*

• CLINTEC

Forme	Dosage	N. d'unités	Prix	Prix/jour	Liste	Remb. S.S.	Comm.
Flacon inj. 125 ml	20 g/l	1	Hôp.	–	0	Hôp.	1980
Flacon inj. 250 ml	20 g/l	1	Hôp.	–	0	Hôp.	1980
Flacon inj. 500 ml	20 g/l	1	Hôp.	–	0	Hôp.	1980
Flacon inj. 1 000 ml	20 g/l	1	Hôp.	–	0	Hôp.	1980

VIRA-MP ★★★

• **Composition :** Vidarabine phosphate.
• **Domaine :** Infectiologie. Dermatologie.
• **Activité :** Antiviral.

Indications : Traitement de l'hépatite chronique active due au virus B.

Contre-indications : Neuropathie périphérique.

Effets indésirables : Troubles digestifs : nausées, douleurs abdominales, diarrhée. Somnolence, fatigue. Douleurs musculaires.

Précautions d'emploi : Prudence en cas d'insuffisance rénale. Non conseillé chez la femme enceinte ou allaitant.

Interactions : Ne pas associer à l'allopurinol.

Surdosage : Entraîne des troubles neurologiques.

☞ *Sur prescription médicale. Usage hospitalier.*

• SINBIO

Forme	Dosage	N. d'unités	Prix	Prix/jour	Liste	Remb. S.S.	Comm.
Flacon inj. IM	1 g	1	Hôp.	–	1	Hôp.	1991

VIRA-MP GEL ★★

• **Composition :** Phosphate de vidarabine.
• **Domaine :** Gynécologie. Andrologie. Dermatologie.
• **Activité :** Antiviral.

Indications : Herpès génitaux récurrents.

Contre-indications : Hypersensibilité au produit. Grossesse et allaitement.

Précautions d'emploi : L'utilisation chez la femme en période d'activité génitale implique une contraception efficace.

☞ *Sur prescription médicale.*

• PIERRE FABRE

Forme	Dosage	N. d'unités	Prix	Prix/jour	Liste	Remb. S.S.	Comm.
Gel	10 %	15 g	146,70	–	1	65 %	1989

VIRIDEX ★★

• **Composition :** Arginine, acide aspartique, acide glutamique.
• **Domaine :** Nutrition et métabolisme.
• **Activité :** Antiasthénique.
• **Classe :** Acide aminé.

Indications : Proposé dans le traitement de l'asthénie fonctionnelle.

Précautions d'emploi : Traitement toujours de courte durée.

☞ *Vendu sans ordonnance.*

• TRANSPHARMA

Forme	Dosage	N. d'unités	Prix	Prix/jour	Liste	Remb. S.S.	Comm.
Amp. buv.	–	16	38,50*	–	0	0 %	1993

VIRLIX ★★★

• **Composition :** Cétirizine.
• **Domaine :** Allergie et immunologie.
• **Activité :** Antihistaminique H1.
• **Classe :** Antihistaminique non anticholinergique.

Indications : Traitement symptomatique des manifestations allergiques : rhinite allergique, rhume des foins, conjonctivite allergique, œdème de Quinke, dermatite atopique, dermographisme, urticaire.

Contre-indications : Hypersensibilité au produit. Enfant de moins de 12 ans. Insuffisance rénale.

Effets indésirables : Exceptionnellement, somnolence, troubles digestifs, vertiges.

Précautions d'emploi : Déconseillé chez la femme enceinte ou allaitant.

☞ *Sur prescription médicale.*

• SYNTHÉLABO FRANCE

Forme	Dosage	N. d'unités	Prix	Prix/jour	Liste	Remb. S.S.	Comm.
Comprimé	10 mg	15	51,00	3,4	2	65 %	1988

VIROPHTA ★★★

• **Composition :** Trifluridine.
• **Domaine :** Ophtalmologie.
• **Activité :** Antiviral.

Indications : Kératite herpétique.

Contre-indications : Hypersensibilité au produit. Grossesse et allaitement.

Effets indésirables : Douleur à l'application. Allergie palpébroconjonctivale.

☞ *Sur prescription médicale.*

• ALLERGAN

Forme	Dosage	N. d'unités	Prix	Prix/jour	Liste	Remb. S.S.	Comm.
Collyre	1 %	5 ml	80,10	–	1	65 %	1984

VIRUSTAT ★

• **Composition :** Moroxydine.
• **Domaine :** Infectiologie.
• **Activité :** Antiviral.

Indications : Infections à virus herpès.

Effets indésirables : Troubles de la vision des couleurs.

☞ *Vendu sans ordonnance.*

• GOUPIL

Forme	Dosage	N. d'unités	Prix	Prix/jour	Liste	Remb. S.S.	Comm.
Comprimé	400 mg	30	38,30*	–	0	0 %	1986

VISCÉRALGINE ★★★

- **Composition :** Tiémonium.
- **Domaine :** Gastro-entérologie. Urologie. Gynécologie.
- **Activité :** Antispasmodique.
- **Classe :** Anticholinergique.

Indications : Traitement symptomatique des manifestations aiguës douloureuses liées aux troubles fonctionnels du tube digestif, des voies biliaires ou des voies urinaires.

Contre-indications : Glaucome. Troubles urétro-prostatiques liés à l'adénome prostatique.

Précautions d'emploi : Prudence en cas de bronchite chronique, d'adénome de la prostate, de troubles du rythme cardiaque, d'atonie intestinale chez le sujet âgé. Non conseillé chez la femme enceinte ou allaitant.

Interactions : L'effet anticholinergique est augmenté en cas d'association avec des antidépresseurs, des antiparkinsoniens, des antihistaminiques H1, etc.

Surdosage : Entraîne une tachycardie, une agitation, des hallucinations imposant l'hospitalisation.

☞ *Sur prescription médicale.*

- RIOM

Forme	Dosage	N. d'unités	Prix	Prix/jour	Liste	Remb. S.S.	Comm.
Comprimé	50 mg	30	19,70	1,3 à 4	2	35 %	1989
Suppositoire	20 mg	20	10,40	0,5 à 1	2	35 %	1963
Sirop	2 mg/ml	150 ml	10,40	3 à 9	2	35 %	1965
Amp. inj.	5 mg	10	12,60	4	2	65 %	1965

VISCÉRALGINE FORTE ★★★

- **Composition :** Noramidopyrine, tiémonium, plus codéine (comprimé et suppositoire).
- **Domaine :** Algologie.
- **Activité :** Antalgique périphérique. Antispasmodique.
- **Classe :** Noramidopyrine et dérivés associés. Antispasmodique.

Indications : Traitement symptomatique des affections douloureuses et spasmodiques de l'adulte ne répondant pas aux antalgiques banals.

Contre-indications : Hypersensibilité aux pyrazolés et à l'aspirine. Antécédents d'anomalie des globules blancs. Antécédents d'adénome de la prostate ou de glaucome.

Effets indésirables : Agranulocytose : baisse des globules blancs. Anémie. Accidents allergiques.

Précautions d'emploi : Prudence chez le sujet âgé, bronchitique chronique. Déconseillé chez la femme enceinte ou allaitant. Une surveillance étroite du patient est indispensable. Donne une réaction positive au contrôle antidopage.

Surdosage : Entraîne somnolence, accélération cardiaque, agitation, hallucinations, dépression respiratoire imposant l'hospitalisation.

☞ *Sur prescription médicale.*

- RIOM

Forme	Dosage	N. d'unités	Prix	Prix/jour	Liste	Remb. S.S.	Comm.
Comprimé	250 mg	20	12,30	1,2 à 3,6	1	35 %	1967
Suppositoire	500 mg	10	12,30	2,5 à 5	1	35 %	1967
Amp. inj.	2 g	10	19,90	1 à 4	1	65 %	1967

VISCOAT ★★

- **Composition :** Hyaluronate de sodium, chondroïtine sulfate de sodium.
- **Domaine :** Ophtalmologie.
- **Activité :** Solution visco-élastique.

Indications : Adjuvant en chirurgie de la chambre antérieure de l'œil.

Effets indésirables : Rares intolérances.

☞ *Sur prescription médicale. Usage hospitalier.*

- ALCON

Forme	Dosage	N. d'unités	Prix	Prix/jour	Liste	Remb. S.S.	Comm.
Sol. inj.	–	1	Hôp.	–	0	Hôp.	1990

VISCOBANDE ★

- **Composition :** Bande imprégnée d'un mélange de gélatine, glycérol, oxyde de zinc, eau.
- **Domaine :** Dermatologie.
- **Activité :** Bande de contention.

Indications : Absorption des sécrétions et contention d'une plaie : ulcères, eczéma variqueux, œdème.

☞ *Vendu sans ordonnance.*

- SMITH & NEPHEW

Forme	Dosage	N. d'unités	Prix	Prix/jour	Liste	Remb. S.S.	Comm.
Bande 7 m x 10 cm	–	1	15,90	–	0	65 %	1939

VISCOTIOL ★★

- **Composition :** Létostéine.
- **Domaine :** Pneumologie.
- **Activité :** Fluidifiant bronchique. Expectorant.

Indications : Traitement symptomatique des états d'obstruction nasale et bronchique en rapport avec une sécrétion excessive.

Contre-indications : Enfant de moins de 15 ans. Ulcère gastro-duodénal.

Effets indésirables : Troubles digestifs : gastralgies, nausées, diarrhées.

Précautions d'emploi : Non conseillé chez la femme enceinte ou allaitant. Traitement de courte durée.

Interactions : Ne pas associer aux antitussifs ou aux asséchants bronchiques de type anticholinergique.

☞ *Vendu sans ordonnance.*

- EVANS MÉDICAL

Forme	Dosage	N. d'unités	Prix	Prix/jour	Liste	Remb. S.S.	Comm.
Gélule	50 mg	30	34,80	3,5	0	35 %	1979
Granulé	25 mg/d	75 g	18,90	0,9 à 3,5	0	35 %	1984

VISIOLYRE ★★

- **Composition :** Sulfate de cadmium, sulfate de zinc, phényléphrine.
- **Domaine :** Ophtalmologie.
- **Activité :** Antiseptique local. Vasoconstricteur local.
- **Classe :** Stimulant alpha-adrénergique.

Indications : Traitement antiseptique et décongestif des yeux rouges. Fatigue oculaire.

Contre-indications : Hypersensibilité au produit. Glaucome. Enfant de moins de 3 ans.

Effets indésirables : Entraîne une dilatation de la pupille.

Précautions d'emploi : Donne une réaction positive au contrôle antidopage. Traitement de courte durée.

Interactions : Ne pas associer aux antidépresseurs de type IMAO.

☞ *Vendu sans ordonnance.*

- FOURNIER

Forme	Dosage	N. d'unités	Prix	Prix/jour	Liste	Remb. S.S.	Comm.
Collyre	–	10 ml	27,90*	–	0	0 %	1992

VISKALDIX ★★★

- **Composition :** Pindolol, clopamide.
- **Domaine :** Cardio-vasculaire.
- **Activité :** Antihypertenseur.
- **Classe :** Association bêtabloquant diurétique.

Indications : Hypertension artérielle.

Contre-indications : Insuffisance rénale, hypokaliémie, hypersensibilité aux sulfamides. Asthme, insuffisance cardiaque, fréquence cardiaque inférieure à 50.

Effets indésirables : Troubles digestifs : gastralgies, nausées, constipation. Fatigue à l'effort. Hypotension. Bradycardie. Extrémités froides. Possibilité d'asthme, d'insuffisance cardiaque. Hypoglycémie. Déshydratation, hypokaliémie, élévation de la glycémie et de l'uricémie pouvant déterminer des crises de goutte. Réactions d'hypersensibilité.

Précautions d'emploi : Ne jamais interrompre brutalement le traitement. Prudence chez les patients présentant une bronchite chronique, une insuffisance rénale ou hépatique. Non conseillé chez la femme allaitant. Avant et en cours de traitement, surveiller la fonction rénale et faire des dosages réguliers de sodium et de potassium dans le sang. Donne une réaction positive au contrôle antidopage.

Interactions : Peut entraîner des troubles du rythme en cas d'association avec certains antiarythmisants et les inhibiteurs calciques. Ne pas associer à la floctafénine (Idarac). Prudence en cas d'association avec les anti-inflammatoires non stéroïdiens, les neuroleptiques et les traitements antidiabétiques. Peut modifier la concentration de lithium dans le sang chez les patients traités par ce produit.

Surdosage : Une surveillance de la fréquence cardiaque et de la tension artérielle s'impose.

☞ *Sur prescription médicale.*

• SANDOZ

Forme	Dosage	N. d'unités	Prix	Prix/jour	Liste	Remb. S.S.	Comm.
Comprimé	P 10 mg C 5 mg	28	33,00	1 à 2	1	65 %	1980

VISKEN ★★★

- **Composition :** Pindolol.
- **Domaine :** Cardio-vasculaire.
- **Activité :** Antiangineux. Antiarythmique. Antihypertenseur.
- **Classe :** Bêtabloquant non sélectif.

Indications : Hypertension artérielle. Prévention de la crise d'angine de poitrine. Infarctus du myocarde. Troubles du rythme cardiaque.

Contre-indications : Asthme, insuffisance cardiaque, fréquence cardiaque inférieure à 50.

Effets indésirables : Troubles digestifs : gastralgies, nausées, constipation. Fatigue à l'effort. Hypotension. Bradycardie. Extrémités froides. Possibilité d'asthme, d'insuffisance cardiaque. Hypoglycémie.

Précautions d'emploi : Ne jamais interrompre brutalement le traitement. Prudence chez les patients présentant une bronchite chronique, une insuffisance rénale ou hépatique. Non conseillé chez la femme allaitant. Donne une réaction positive au contrôle antidopage.

Interactions : Peut entraîner des troubles du rythme en cas d'association avec certains antiarythmisants, et les inhibiteurs calciques. Ne pas associer à la floctafénine (Idarac). Prudence en cas d'association avec les anti-inflammatoires non stéroïdiens, les neuroleptiques et les traitements antidiabétiques.

Surdosage : Une surveillance de la fréquence cardiaque et de la tension artérielle s'impose.

☞ *Sur prescription médicale.*

• SANDOZ

Forme	Dosage	N. d'unités	Prix	Prix/jour	Liste	Remb. S.S.	Comm.
Comprimé	5 mg	50	36,10	0,7 à 2,2	1	65 %	1971

VISKEN-QUINZE ★★★

- **Composition :** Pindolol.
- **Domaine :** Cardio-vasculaire.
- **Activité :** Antiangineux. Antiarythmique. Antihypertenseur.
- **Classe :** Bêtabloquant non sélectif.

Indications : Hypertension artérielle. Prévention de la crise d'angine de poitrine. Infarctus du myocarde. Troubles du rythme cardiaque.

Contre-indications : Asthme, insuffisance cardiaque, fréquence cardiaque inférieure à 50.

Effets indésirables : Troubles digestifs : gastralgies, nausées, constipation. Fatigue à l'effort. Hypotension. Bradycardie. Extrémités froides. Possibilité d'asthme, d'insuffisance cardiaque. Hypoglycémie.

Précautions d'emploi : Ne jamais interrompre brutalement le traitement. Prudence chez les patients présentant une bronchite chronique, une insuffisance rénale ou hépatique. Non conseillé chez la femme allaitant. Donne une réaction positive au contrôle antidopage.

Interactions : Peut entraîner des troubles du rythme en cas d'association avec certains antiarythmisants et les inhibiteurs calciques. Ne pas associer à la floctafénine (Idarac). Prudence en cas d'association avec les anti-inflammatoires non stéroïdiens, les neuroleptiques et les traitements antidiabétiques.

Surdosage : Une surveillance de la fréquence cardiaque et de la tension artérielle s'impose.

☞ *Sur prescription médicale.*

• SANDOZ

Forme	Dosage	N. d'unités	Prix	Prix/jour	Liste	Remb. S.S.	Comm.
Comprimé	15 mg	28	68,40	2,4	1	65 %	1979

VITA 3 ★★

- **Composition :** Phényléphrine, sulforutoside.
- **Domaine :** Ophtalmologie.
- **Activité :** Vasoconstricteur local. Vasculoprotecteur.
- **Classe :** Stimulant alpha-adrénergique. Rutoside.

Indications : Traitement d'appoint des yeux rouges.

Contre-indications : Hypersensibilité au produit. Glaucome. Enfant de moins de 7 ans.

Effets indésirables : Entraîne une dilatation de la pupille. Peut colorer les lentilles en jaune.

Précautions d'emploi : Prudence chez l'hypertendu et le cardiaque. Traitement de courte durée.

Interactions : Ne pas associer aux antidépresseurs de type IMAO.

☞ *Vendu sans ordonnance.*

• FAURE

Forme	Dosage	N. d'unités	Prix	Prix/jour	Liste	Remb. S.S.	Comm.
Collyre	0,1 %	10 ml	11,40	–	0	65 %	1971

VITA B ★

- **Composition :** Thiamine, riboflavine, nicotinamide, oxycyanure de mercure.
- **Domaine :** Ophtalmologie.
- **Activité :** Cicatrisant oculaire.
- **Classe :** Vitamine hydrosoluble.

Indications : Proposé comme traitement adjuvant des ulcérations, brûlures et troubles trophiques cornéens.

Contre-indications : Hypersensibilité aux sels de mercure.

☞ *Vendu sans ordonnance.*

• FAURE

Forme	Dosage	N. d'unités	Prix	Prix/jour	Liste	Remb. S.S.	Comm.
Collyre	–	15 ml	11,70	–	0	65 %	1962

VITABACT ★

- **Composition :** Picloxydine.
- **Domaine :** Ophtalmologie.
- **Activité :** Antiseptique local.
- **Classe :** Amidine.

Indications : Infections superficielles de l'œil et de ses annexes : conjonctivites, kérato-conjonctivites, ulcères de la cornée, kératites bactériennes, blépharites, dacryocystites.

Contre-indications : Hypersensibilité au produit.

☞ *Vendu sans ordonnance.*

• FAURE

Forme	Dosage	N. d'unités	Prix	Prix/jour	Liste	Remb. S.S.	Comm.
Collyre	0,05 %	10 ml	12,00	–	0	65 %	1983

VITABLEU

- **Composition :** Méthylthioninium.
- **Domaine :** Ophtalmologie.
- **Activité :** Antiseptique local.

Indications : Infections superficielles de l'œil et de ses annexes : conjonctivites, kérato-conjonctivites, ulcères de la cornée, kératites bactériennes, blépharites, dacryocystites.

Contre-indications : Hypersensibilité au produit.

Précautions d'emploi : Ne pas mettre en contact avec les lentilles : risque de coloration irréversible. En cas de traitement concomitant par un collyre, espacer de 15 minutes les instillations.

☞ *Vendu sans ordonnance.*

• FAURE

Forme	Dosage	N. d'unités	Prix	Prix/jour	Liste	Remb. S.S.	Comm.
Collyre	0,1 %	10 ml	13,00	–	0	65 %	1941

VITACARPINE ★★★

- **Composition :** Pilocarpine.
- **Domaine :** Ophtalmologie.
- **Activité :** Antiglaucomateux. Myotique.
- **Classe :** Parasympathomimétique direct.

Indications : Crises aiguës de glaucome par fermeture de l'angle. Glaucome chronique simple.

Contre-indications : Hypersensibilité au produit. Iridocyclites.

Effets indésirables : Myosis avec modification du champ visuel. Troubles de l'acuité visuelle. Maux de tête, larmoiement. Hypersalivation.

Interactions : Potentialisation des curares utilisés en anesthésie.

☞ *Vendu sans ordonnance.*

• FAURE

Forme	Dosage	N. d'unités	Prix	Prix/jour	Liste	Remb. S.S.	Comm.
Collyre	1 %	10 ml	12,30	–	0	65 %	1942
Collyre	2 %	10 ml	13,70	–	0	65 %	1948

VITACEMIL ★★

- **Composition :** Acide ascorbique.
- **Domaine :** Nutrition et métabolisme.
- **Activité :** Vitamine hydrosoluble. Antiasthénique.
- **Classe :** Vitamine C.

Indications : Traitement du scorbut. Prévention des carences lors des états de déséquilibre alimentaire. A doses élevées, traitement adjuvant des états grippaux et des fatigues.

Contre-indications : Lithiase rénale.

Effets indésirables : Troubles gastro-intestinaux. Peut entraîner, chez certains sujets et à doses élevées, l'apparition de lithiase oxalique ou urique.

Précautions d'emploi : Prendre le produit plutôt en milieu de journée.

Interactions : Peut perturber les dosages de créatine et de glucose.

☞ *Vendu sans ordonnance.*

• SOEKAMI LEFRANCQ

Forme	Dosage	N. d'unités	Prix	Prix/jour	Liste	Remb. S.S.	Comm.
Sachet	1 g	10	Libre	–	0	0 %	1987

VITACIC ★

- **Composition :** Adénosine, thymidine, cytidine, uridine, guanosine monophosphate disodique.
- **Domaine :** Ophtalmologie.
- **Activité :** Cicatrisant.

Indications : Proposé dans les pertes de substance cornéenne : kératites, plaies et brûlures de la cornée, ulcères traumatiques.

☞ *Vendu sans ordonnance.*

• FAURE

Forme	Dosage	N. d'unités	Prix	Prix/jour	Liste	Remb. S.S.	Comm.
Collyre	–	5 ml	12,50	–	0	65 %	1973

VITACLAIR ★

Composition : Laurylsulfate de sodium, édétate de sodium.
Domaine : Ophtalmologie.
Activité : Solution de contactologie.
Indications : Nettoyage des lentilles de contact.

Précautions d'emploi : Ne pas instiller directement dans l'œil. Rinçage soigneux des lentilles avant repose.

☞ *Vendu sans ordonnance.*

• FAURE

Forme	Dosage	N. d'unités	Prix	Prix/jour	Liste	Remb. S.S.	Comm.
Sol. contactologie	–	35 ml	32,80*	–	0	0 %	1978

VITACONTACT ★

• **Composition :** Chorhexidine.
• **Domaine :** Ophtalmologie.
• **Activité :** Solution de contactologie.
Indications : Désinfection des lentilles cornéennes et des prothèses oculaires.
Effets indésirables : Risque d'intolérance ou d'allergie oculaire.

Précautions d'emploi : Ne pas instiller directement dans l'œil. Rinçage soigneux des lentilles avant repose.

☞ *Vendu sans ordonnance.*

• FAURE

Forme	Dosage	N. d'unités	Prix	Prix/jour	Liste	Remb. S.S.	Comm.
Sol. contactologie	–	125 ml	33,90*	–	0	0 %	1975

VITA-DERMACIDE ★

• **Composition :** Nicotinamide, acide glutamique, tryptophane, acide citrique, hydroxybenzoate de méthyle.
• **Domaine :** Dermatologie.
• **Activité :** Topique protecteur.
Indications : Utilisé dans les engelures, plaies et brûlures superficielles, érythèmes divers, radiodermites.
Contre-indications : Hypersensibilité à l'un des composants.
Effets indésirables : Eczéma de contact.

☞ *Vendu sans ordonnance.*

• CS LABORATOIRES

Forme	Dosage	N. d'unités	Prix	Prix/jour	Liste	Remb. S.S.	Comm.
Pâte	–	40 g	29,00*	–	0	0 %	1940

VITAFLOR ANIS ✤

• **Composition :** Anis vert (fruit séché).
• **Domaine :** Gastro-entérologie.
• **Activité :** Divers.
Indications : Utilisé pour faciliter la digestion et calmer les douleurs abdominales d'origine digestives.

☞ *Vendu sans ordonnance.*

• MONAL

Forme	Dosage	N. d'unités	Prix	Prix/jour	Liste	Remb. S.S.	Comm.
Tisane vrac	–	50 g	22,00*	–	0	0 %	–

VITAFLOR ARMOISE ✤

- **Composition :** Armoise commune (feuilles et sommités fleuries).
- **Domaine :** Nutrition et métabolisme.
- **Activité :** Divers.

Indications : Utilisé pour stimuler l'appétit. Décongestionnant.

☞ *Vendu sans ordonnance.*

- MONAL

Forme	Dosage	N. d'unités	Prix	Prix/jour	Liste	Remb. S.S.	Comm.
Tisane vrac	–	50 g	20,85*	–	0	0 %	–

VITAFLOR AUBÉPINE ✤

- **Composition :** Aubépine (sommités fleuries).
- **Domaine :** Neuropsychiatrie.
- **Activité :** Sédatif.

Indications : Utilisé dans la nervosité, les troubles mineurs du sommeil et dans les troubles de l'éréthisme cardiaque.

☞ *Vendu sans ordonnance.*

- MONAL

Forme	Dosage	N. d'unités	Prix	Prix/jour	Liste	Remb. S.S.	Comm.
Tisane vrac	–	50 g	21,10*	–	0	0 %	–

VITAFLOR BADIANE ✤

- **Composition :** Badiane de Chine (fruit).
- **Domaine :** Gastro-entérologie.
- **Activité :** Divers.

Indications : Utilisé pour faciliter la digestion et calmer les douleurs abdominales d'origine digestive.

☞ *Vendu sans ordonnance.*

- MONAL

Forme	Dosage	N. d'unités	Prix	Prix/jour	Liste	Remb. S.S.	Comm.
Tisane vrac	–	60 g	21,10*	–	0	0 %	–

VITAFLOR BARDANE ✤

- **Composition :** Bardane (grande racine séchée).
- **Domaine :** Dermatologie.
- **Activité :** Divers.

Indications : Utilisé en cas d'acné modérée. Utilisé pour favoriser les fonctions d'élimination.

☞ *Vendu sans ordonnance.*

- MONAL

Forme	Dosage	N. d'unités	Prix	Prix/jour	Liste	Remb. S.S.	Comm.
Tisane vrac	–	50 g	22,30*	–	0	0 %	–

VITAFLOR BOLDO ✤

- **Composition :** Boldo (feuilles séchées).
- **Domaine :** Hépatologie.
- **Activité :** Divers.

Indications : Utilisé pour faciliter l'élimination de la bile et la digestion.

☞ *Vendu sans ordonnance.*

- MONAL

Forme	Dosage	N. d'unités	Prix	Prix/jour	Liste	Remb. S.S.	Comm.
Tisane vrac	–	70 g	21,40*	–	0	0 %	–

VITAFLOR BOURDAINE ✤

Composition : Bourdaine (écorce de tige séchée).
Domaine : Gastro-entérologie.
Activité : Laxatif stimulant.
Indications : Utilisé dans la constipation et dans les régimes amaigrissants.
Précautions d'emploi : Ne pas utiliser chez l'enfant, la femme allaitant et en cas de colopathie organique. Pas d'utilisation prolongée. Risque d'hypokaliémie grave, de douleurs abdominales et de maladie des laxatifs grave pouvant entraîner des lésions rénales.

☞ *Vendu sans ordonnance. Présente des dangers en cas d'utilisation prolongée.*

• MONAL

Forme	Dosage	N. d'unités	Prix	Prix/jour	Liste	Remb. S.S.	Comm.
Gélule	–	50	43,35*	–	0	0 %	–
Tisane vrac	–	50 g	22,00*	–	0	0 %	–

VITAFLOR BOURRACHE ✤

Composition : Bourrache (fleur).
Domaine : Pneumologie.
Activité : Divers.
Indications : Utilisé au cours des affections bronchiques aiguës bénignes et pour faciliter l'élimination rénale de l'eau.

☞ *Vendu sans ordonnance.*

• MONAL

Forme	Dosage	N. d'unités	Prix	Prix/jour	Liste	Remb. S.S.	Comm.
Tisane vrac	–	25 g	59,65*	–	0	0 %	–

VITAFLOR CAMOMILLE ✤

Composition : Camomille romaine (capitule floral).
Domaine : Gastro-entérologie.
Indications : Utilisé pour faciliter la digestion et calmer les douleurs abdominales d'origine digestive.

☞ *Vendu sans ordonnance.*

• MONAL

Forme	Dosage	N. d'unités	Prix	Prix/jour	Liste	Remb. S.S.	Comm.
Tisane vrac	–	20	21,20*	–	0	0 %	–
Tisane vrac	–	40	33,50*	–	0	0 %	–
Tisane sachet	–	20	25,00*	–	0	0 %	–

VITAFLOR CASSIS ✤

Composition : Cassis (feuilles).
Domaine : Uro-néphrologie.
Activité : Divers.
Indications : Utilisé pour faciliter l'élimination rénale de l'eau, les fonctions d'élimination de l'organisme, la perte de poids, et dans les manifestations articulaires douloureuses.

☞ *Vendu sans ordonnance.*

• MONAL

Forme	Dosage	N. d'unités	Prix	Prix/jour	Liste	Remb. S.S.	Comm.
Tisane vrac	–	50 g	22,10*	–	0	0 %	–

VITAFLOR CERISE ✤

Composition : Queues de cerise (pédoncule).
Domaine : Uro-néphrologie.
Activité : Divers.
Indications : Utilisé pour favoriser l'élimination rénale de l'eau.

☞ *Vendu sans ordonnance.*

• MONAL

Forme	Dosage	N. d'unités	Prix	Prix/jour	Liste	Remb. S.S.	Comm.
Tisane vrac	–	50 g	20,00*	–	0	0 %	–

VITAFLOR CHIENDENT ✤

- **Composition :** Chiendent officinal (rhizome séché).
- **Domaine :** Uro-néphrologie.
- **Activité :** Divers.

Indications : Utilisé pour favoriser le fonctions d'élimination, l'élimination rénal de l'eau, et la perte de poids.

☞ *Vendu sans ordonnance.*

• MONAL

Forme	Dosage	N. d'unités	Prix	Prix/jour	Liste	Remb. S.S.	Comm.
Tisane vrac	–	50 g	19,85*	–	0	0 %	–

VITAFLOR COQUELICOT ✤

- **Composition :** Coquelicot (pétale séché).
- **Domaine :** Pneumologie.
- **Activité :** Divers.

Indications : Utilisé dans les toux bénignes, les états neurotoniques et les trouble du sommeil.

☞ *Vendu sans ordonnance.*

• MONAL

Forme	Dosage	N. d'unités	Prix	Prix/jour	Liste	Remb. S.S.	Comm.
Tisane vrac	–	25 g	19,90*	–	0	0 %	–

VITAFLOR EUCALYPTUS ✤

- **Composition :** Eucalyptus (feuilles).
- **Domaine :** Pneumologie.
- **Activité :** Divers.

Indications : Utilisé au cours des affec tions bronchiques bénignes.

☞ *Vendu sans ordonnance.*

• MONAL

Forme	Dosage	N. d'unités	Prix	Prix/jour	Liste	Remb. S.S.	Comm.
Tisane vrac	–	100 g	22,00*	–	0	0 %	–

VITAFLOR FENOUIL ✤

- **Composition :** Fenouil (semence).
- **Domaine :** Gastro-entérologie.
- **Activité :** Divers.

Indications : Utilisé pour faciliter la digestion et calmer les douleurs abdominale d'origine digestive. Utilisé pour favorise les fonctions d'élimination de l'organisme.

☞ *Vendu sans ordonnance.*

• MONAL

Forme	Dosage	N. d'unités	Prix	Prix/jour	Liste	Remb. S.S.	Comm.
Tisane vrac	–	100 g	22,30*	–	0	0 %	–
Tisane sachet	–	20	20,25*	–	0	0 %	–

VITAFLOR FLEURS PECTORALES ✤

- **Composition :** Bouillon blanc, coquelicot, guimauve, mauve, pied-de-chat, tussilage, violette.
- **Domaine :** Pneumologie.
- **Activité :** Divers.

Indications : Utilisé dans les toux béni gnes et le soulagement des maux de gorge

☞ *Vendu sans ordonnance.*

• MONAL

Forme	Dosage	N. d'unités	Prix	Prix/jour	Liste	Remb. S.S.	Comm.
Tisane vrac	–	40 g	39,90*	–	0	0 %	–

0VITAFLOR FRÊNE ✤

- **Composition :** Frêne (feuille séchée).
- **Domaine :** Uro-néphrologie.
- **Activité :** Divers.

Indications : Utilisé pour faciliter l'élimination rénale de l'eau, les fonctions d'élimination de l'organisme, la perte de poids, et dans les manifestations articulaires douloureuses.

☞ *Vendu sans ordonnance.*

- MONAL

Forme	Dosage	N. d'unités	Prix	Prix/jour	Liste	Remb. S.S.	Comm.
Tisane vrac	–	50 g	20,30*	–	0	0 %	–

VITAFLOR FUMETERRE ✤

- **Composition :** Fumeterre (partie aérienne fleurie).
- **Domaine :** Gastro-entérologie.
- **Activité :** Divers.

Indications : Utilisé pour faciliter l'élimination de la bile et la digestion.

☞ *Vendu sans ordonnance.*

- MONAL

Forme	Dosage	N. d'unités	Prix	Prix/jour	Liste	Remb. S.S.	Comm.
Gélules	–	50	48,90*	–	0	0 %	–

VITAFLOR GENIÈVRE ✤

- **Composition :** Genévrier commun (cône charnu séché).
- **Domaine :** Nutrition et métabolisme.
- **Activité :** Divers.

Indications : Utilisé pour stimuler l'appétit et l'élimination rénale de l'eau.

☞ *Vendu sans ordonnance.*

- MONAL

Forme	Dosage	N. d'unités	Prix	Prix/jour	Liste	Remb. S.S.	Comm.
Tisane vrac	–	100 g	23,00*	–	0	0 %	–

VITAFLOR GENTIANE ✤

- **Composition :** Gentiane jaune (racine séchée).
- **Domaine :** Nutrition et métabolisme.
- **Activité :** Divers.

Indications : Utilisé pour stimuler l'appétit.

☞ *Vendu sans ordonnance.*

- MONAL

Forme	Dosage	N. d'unités	Prix	Prix/jour	Liste	Remb. S.S.	Comm.
Tisane vrac	–	100 g	31,15*	–	0	0 %	–

VITAFLOR GUIMAUVE FLEURS ✤

- **Composition :** Guimauve (fleurs).
- **Domaine :** ORL.
- **Activité :** Divers.

Indications : Utilisé dans le traitement des toux bénignes et le soulagement des maux de gorge et des enrouements passagers.

☞ *Vendu sans ordonnance.*

- MONAL

Forme	Dosage	N. d'unités	Prix	Prix/jour	Liste	Remb. S.S.	Comm.
Tisane vrac	–	25 g	33,90*	–	0	0 %	–

VITAFLOR GUIMAUVE RACINE ✣

- **Composition :** Guimauve (racine séchée).
- **Domaine :** ORL.
- **Activité :** Divers.

Indications : Utilisé dans le traitement des toux bénignes et le soulagement des maux de gorge et des enrouements passagers.

☞ *Vendu sans ordonnance.*

- MONAL

Forme	Dosage	N. d'unités	Prix	Prix/jour	Liste	Remb. S.S.	Comm.
Tisane vrac	–	50 g	26,90*	–	0	0 %	–

VITAFLOR HYSOPE ✣

- **Composition :** Hysope (feuille et sommité fleurie).
- **Domaine :** Pneumologie.
- **Activité :** Divers.

Indications : Utilisé au cours des affections bronchiques aiguës bénignes.

☞ *Vendu sans ordonnance.*

- MONAL

Forme	Dosage	N. d'unités	Prix	Prix/jour	Liste	Remb. S.S.	Comm.
Tisane vrac	–	25 g	16,20*	–	0	0 %	–

VITAFLOR LIN ✣

- **Composition :** Lin (graine).
- **Domaine :** Gastro-entérologie.
- **Activité :** Divers.

Indications : Utilisé pour calmer les douleurs d'origine digestive et dans la constipation.

☞ *Vendu sans ordonnance.*

- MONAL

Forme	Dosage	N. d'unités	Prix	Prix/jour	Liste	Remb. S.S.	Comm.
Tisane vrac	–	100 g	21,00	–	0	0 %	–

VITAFLOR MAÏS ✣

- **Composition :** Maïs cultivé (style séché).
- **Domaine :** Uro-néphrologie.
- **Activité :** Divers.

Indications : Utilisé pour favoriser les fonctions d'élimination de l'organisme et en particulier de l'eau, pour faciliter la perte de poids.

☞ *Vendu sans ordonnance.*

- MONAL

Forme	Dosage	N. d'unités	Prix	Prix/jour	Liste	Remb. S.S.	Comm.
Tisane vrac	–	50 g	19,00*	–	0	0 %	–

VITAFLOR MATRICAIRE ✣

- **Composition :** Matricaire (capitule floral).
- **Domaine :** Gastro-entérologie.
- **Activité :** Divers.

Indications : Utilisé pour stimuler l'appétit et favoriser la digestion.

☞ *Vendu sans ordonnance.*

- MONAL

Forme	Dosage	N. d'unités	Prix	Prix/jour	Liste	Remb. S.S.	Comm.
Tisane vrac	–	25 g	20,55*	–	0	0 %	–

VITAFLOR MAUVE ✤

- **Composition :** Mauve (fleur séchée).
- **Domaine :** Pneumologie.
- **Activité :** Divers.

Indications : Utilisé dans le traitement des toux bénignes et le soulagement des maux de gorge et des enrouements passagers.

☞ *Vendu sans ordonnance.*

- MONAL

Forme	Dosage	N. d'unités	Prix	Prix/jour	Liste	Remb. S.S.	Comm.
Tisane vrac	–	20 g	23,40*	–	0	0 %	–

VITAFLOR MÉLISSE ✤

- **Composition :** Mélisse officinale (feuilles).
- **Domaine :** Gastro-entérologie.
- **Activité :** Divers.

Indications : Utilisé pour faciliter la digestion et calmer les douleurs abdominales d'origine digestive. Utilisé pour réduire la nervosité et favoriser le sommeil.

☞ *Vendu sans ordonnance.*

- MONAL

Forme	Dosage	N. d'unités	Prix	Prix/jour	Liste	Remb. S.S.	Comm.
Tisane vrac	–	25 g	21,20*	–	0	0 %	–

VITAFLOR MENTHE ✤

- **Composition :** Menthe poivrée (plante).
- **Domaine :** Gastro-entérologie.
- **Activité :** Divers.

Indications : Utilisé pour favoriser la digestion, calmer les douleurs digestives, faciliter les fonctions d'élimination de l'organisme, en particulier hépatiques.

☞ *Vendu sans ordonnance.*

- MONAL

Forme	Dosage	N. d'unités	Prix	Prix/jour	Liste	Remb. S.S.	Comm.
Tisane vrac	–	25 g	21,60*	–	0	0 %	–
Tisane vrac	–	50 g	33,65*	–	0	0 %	–
Tisane sachet	–	20	22,45*	–	0	0 %	–

VITAFLOR NOYER ✤

- **Composition :** Noyer (feuille).
- **Domaine :** Dermatologie.
- **Activité :** Divers.

Indications : Utilisé localement dans les démangeaisons du cuir chevelu et de la peau : crevasses, écorchures, piqûres d'insectes, etc.

☞ *Vendu sans ordonnance.*

- MONAL

Forme	Dosage	N. d'unités	Prix	Prix/jour	Liste	Remb. S.S.	Comm.
Tisane vrac	–	50 g	20,30*	–	0	0 %	–

VITAFLOR OLIVIER ✤

- **Composition :** Olivier (feuille séchée).
- **Domaine :** Uro-néphrologie.
- **Activité :** Divers.

Indications : Utilisé pour favoriser les

fonctions d'élimination de l'organisme, et en particulier l'élimination rénale de l'eau.

☞ *Vendu sans ordonnance.*
• MONAL

Forme	Dosage	N. d'unités	Prix	Prix/jour	Liste	Remb. S.S.	Comm.
Tisane vrac	–	50 g	19,00*	–	0	0 %	–

VITAFLOR ORANGER ✤

• **Composition :** Oranger (feuille).
• **Domaine :** Neuropsychiatrie.
• **Activité :** Divers.

Indications : Utilisé pour réduire la nervosité et les troubles du sommeil.
☞ *Vendu sans ordonnance.*
• MONAL

Forme	Dosage	N. d'unités	Prix	Prix/jour	Liste	Remb. S.S.	Comm.
Tisane vrac	–	25 g	18,90*	–	0	0 %	–
Tisane vrac	–	50 g	28,50*	–	0	0 %	–
Tisane sachet	–	20	24,40*	–	0	0 %	–

VITAFLOR PASSIFLORE ✤

• **Composition :** Passiflore (parties aériennes)..
• **Domaine :** Neuropsychiatrie
• **Activité :** Divers.

Indications : Utilisé pour réduire la nervosité, les troubles du sommeil et les troubles de l'éréthisme cardiaque.
☞ *Vendu sans ordonnance.*
• MONAL

Forme	Dosage	N. d'unités	Prix	Prix/jour	Liste	Remb. S.S.	Comm.
Gélule	–	50	62,20*	–	0	0 %	–
Tisane vrac	–	100 g	21,60*	–	0	0 %	–

VITAFLOR PENSÉE ✤

• **Composition :** Pensée sauvage (fleur).
• **Domaine :** Dermatologie.
• **Activité :** Divers.

Indications : Utilisé dans l'acné modérée et dans les toux bénignes.
☞ *Vendu sans ordonnance.*
• MONAL

Forme	Dosage	N. d'unités	Prix	Prix/jour	Liste	Remb. S.S.	Comm.
Tisane vrac	–	25 g	62,45*	–	0	0 %	–

VITAFLOR PIN ✤

• **Composition :** Pin sylvestre (bourgeon).
• **Domaine :** Pneumologie.
• **Activité :** Divers.
Indications : Utilisé dans les toux bénignes occasionnelles et dans les affections bronchiques aiguës bénignes.
☞ *Vendu sans ordonnance.*
• MONAL

Forme	Dosage	N. d'unités	Prix	Prix/jour	Liste	Remb. S.S.	Comm.
Tisane vrac	–	50 g	21,20	–	0	0 %	–

VITAFLOR PSYLLIUM ✤

- **Composition :** Psyllium noir (graine).
- **Domaine :** Gastro-entérologie.
- **Activité :** Divers.

Indications : Utilisé pour calmer les douleurs abdominales et dans le traitement de la constipation.

☞ *Vendu sans ordonnance.*

- MONAL

Forme	Dosage	N. d'unités	Prix	Prix/jour	Liste	Remb. S.S.	Comm.
Tisane vrac	–	100 g	27,55*	–	0	0 %	–

VITAFLOR RÉGLISSE ✤

- **Composition :** Réglisse (racine).
- **Domaine :** Gastro-entérologie. Pneumologie.
- **Activité :** Divers.

Indications : Utilisé pour faciliter la digestion et pour traiter les toux bénignes.

☞ *Vendu sans ordonnance.*

- MONAL

Forme	Dosage	N. d'unités	Prix	Prix/jour	Liste	Remb. S.S.	Comm.
Tisane vrac	–	50 g	19,20*	–	0	0 %	–

VITAFLOR ROMARIN ✤

- **Composition :** Romarin (sommités fleuries).
- **Domaine :** Hépatologie.
- **Activité :** Divers.

Indications : Utilisé pour faciliter la digestion et les fonctions d'élimination de l'organisme.

☞ *Vendu sans ordonnance.*

- MONAL

Forme	Dosage	N. d'unités	Prix	Prix/jour	Liste	Remb. S.S.	Comm.
Tisane	–	100 g	21,20*	–	0	0 %	–

VITAFLOR RONCE ✤

- **Composition :** Ronce des bois (feuilles).
- **Domaine :** Cardio-vasculaire.
- **Activité :** Divers.

Indications : Utilisé pour diminuer les sensations de jambes lourdes ou les désagréments des hémorroïdes.

☞ *Vendu sans ordonnance.*

- MONAL

Forme	Dosage	N. d'unités	Prix	Prix/jour	Liste	Remb. S.S.	Comm.
Tisane vrac	–	50 g	21,10*	–	0	0 %	–

VITAFLOR SAUGE ✤

- **Composition :** Sauge officinale (feuille).
- **Domaine :** Gastro-entérologie.
- **Activité :** Divers.

Indications : Utilisé pour favoriser la digestion.

☞ *Vendu sans ordonnance.*

- MONAL

Forme	Dosage	N. d'unités	Prix	Prix/jour	Liste	Remb. S.S.	Comm.
Tisane vrac	–	50 g	21,00*	–	0	0 %	–

VITAFLOR SÉNÉ ✤

- **Composition :** Séné de Tinevely (foliole).
- **Domaine :** Gastro-entérologie.
- **Activité :** Laxatif stimulant.

Indications : Utilisé dans la constipation et dans les régimes amaigrissants.

Précautions d'emploi : Ne pas utiliser chez l'enfant, la femme allaitant et en cas de colopathie organique. Pas d'utilisation prolongée. Risque d'hypokaliémie grave, de douleurs abdominales et de maladie des laxatifs grave pouvant entraîner des lésions rénales.

☞ *Vendu sans ordonnance. Présente des dangers en cas d'utilisation prolongée.*

• MONAL

Forme	Dosage	N. d'unités	Prix	Prix/jour	Liste	Remb. S.S.	Comm.
Tisane vrac	–	50 g	20,10*	–	0	0 %	–

VITAFLOR SERPOLET ✤

• **Composition :** Serpolet (plante).

• **Domaine :** Pneumologie.

• **Activité :** Divers.

Indications : Utilisé dans les toux bénignes occasionnelles.

☞ *Vendu sans ordonnance.*

• MONAL

Forme	Dosage	N. d'unités	Prix	Prix/jour	Liste	Remb. S.S.	Comm.
Tisane vrac	–	50 g	20,10*	–	0	0 %	–

VITAFLOR SUREAU ✤

• **Composition :** Sureau commun (fleurs).

• **Domaine :** Nutrition et métabolisme.

• **Activité :** Divers.

Indications : Utilisé pour favoriser les fonctions d'élimination de l'organisme et en particulier de l'eau, pour faciliter la perte de poids.

☞ *Vendu sans ordonnance.*

• MONAL

Forme	Dosage	N. d'unités	Prix	Prix/jour	Liste	Remb. S.S.	Comm.
Tisane vrac	–	25 g	20,40*	–	0	0 %	–

VITAFLOR THYM ✤

• **Composition :** Thym commun (feuilles et sommités).

• **Domaine :** Gastro-entérologie. Pneumologie.

• **Activité :** Divers.

Indications : Utilisé pour faciliter la digestion et dans les toux bénignes occasionnelles.

☞ *Vendu sans ordonnance.*

• MONAL

Forme	Dosage	N. d'unités	Prix	Prix/jour	Liste	Remb. S.S.	Comm.
Tisane vrac	–	50 g	21,50*	–	0	0 %	–

VITAFLOR TILLEUL ✤

• **Composition :** Tilleul. *Tisane* : plante. *Gélule* : aubier.

• **Domaine :** Neuropsychiatrie.

• **Activité :** Divers.

Indications : Utilisé pour réduire la nervosité et les troubles du sommeil. ainsi que pour faciliter l'élimination de la bile et favoriser la digestion.

☞ *Vendu sans ordonnance.*

• MONAL

Forme	Dosage	N. d'unités	Prix	Prix/jour	Liste	Remb. S.S.	Comm.
Tisane vrac	–	25 g	21,25*	–	0	0 %	–
Tisane vrac	–	50 g	34,65*	–	0	0 %	–
Tisane sachet	–	20	30,75*	–	0	0 %	–
Gélule	–	50	62,20*	–	0	0 %	–

VITAFLOR TUSSILAGE ✤

- **Composition :** Tussilage (capitule floral).
- **Domaine :** Pneumologie.
- **Activité :** Divers.

Indications : Utilisé dans les toux bénignes et au cours des affections bronchiques aiguës.

☞ *Vendu sans ordonnance.*

• MONAL

Forme	Dosage	N. d'unités	Prix	Prix/jour	Liste	Remb. S.S.	Comm.
Tisane vrac	–	25 g	18,30*	–	0	0 %	–

VITAFLOR VALÉRIANE ✤

- **Composition :** Valériane officinale (racine).
- **Domaine :** Neuropsychiatrie.
- **Activité :** Divers.

Indications : Utilisé pour réduire la nervosité, les troubles du sommeil et les troubles de l'éréthisme cardiaque.

☞ *Vendu sans ordonnance.*

• MONAL

Forme	Dosage	N. d'unités	Prix	Prix/jour	Liste	Remb. S.S.	Comm.
Tisane vrac	–	50 g	21,20*	–	0	0 %	–

VITAFLOR VERVEINE ✤

- **Composition :** Verveine (plante).
- **Domaine :** Gastro-entérologie.
- **Activité :** Divers.

Indications : Utilisé pour faciliter la digestion et pour réduire la nervosité et les troubles du sommeil.

☞ *Vendu sans ordonnance.*

• MONAL

Forme	Dosage	N. d'unités	Prix	Prix/jour	Liste	Remb. S.S.	Comm.
Tisane vrac	–	25 g	22,10*	–	0	0 %	–
Tisane vrac	–	50 g	34,65*	–	0	0 %	–
Tisane sachet	–	20	20,65*	–	0	0 %	–

VITAFLOR VERVEINE-MENTHE ✤

- **Composition :** Verveine (plante) et menthe poivrée (plante).
- **Domaine :** Gastro-entérologie.
- **Activité :** Divers.

Indications : Utilisé pour réduire la nervosité et les troubles du sommeil. Utilisé pour favoriser la digestion, calmer les douleurs digestives, faciliter les fonctions d'élimination de l'organisme, en particulier hépatiques.

☞ *Vendu sans ordonnance.*

• MONAL

Forme	Dosage	N. d'unités	Prix	Prix/jour	Liste	Remb. S.S.	Comm.
Tisane sachet	–	20	21,15*	–	0	0 %	–

VITAFLOR VIGNE ROUGE ✤

- **Composition :** Vigne rouge (feuille).
- **Domaine :** Cardio-vasculaire.
- **Activité :** Divers.

Indications : Utilisé dans la fragilité des petits vaisseaux de la peau et pour diminuer la sensation de jambes lourdes ou les désagréments des hémorroïdes.

☞ *Vendu sans ordonnance.*

• MONAL

Forme	Dosage	N. d'unités	Prix	Prix/jour	Liste	Remb. S.S.	Comm.
Gélule	–	50	48,90*	–	0	0 %	–
Tisane vrac	–	50 g	20,10*	–	0	0 %	–

VITAFLOR VIOLETTE ✤

- **Composition :** Violette (fleur).
- **Domaine :** Pneumologie.
- **Activité :** Divers.

Indications : Utilisé dans les toux bénignes occasionnelles.

☞ *Vendu sans ordonnance.*

- MONAL

Forme	Dosage	N. d'unités	Prix	Prix/jour	Liste	Remb. S.S.	Comm.
Tisane vrac	–	15 g	45,40*	–	0	0 %	–

VITA-IODUROL ★

- **Composition :** Iodure de potassium, chlorure de calcium, chlorure de magnésium, cystéine, glutathion, thiamine, acide nicotinique.
- **Domaine :** Ophtalmologie.
- **Activité :** Anticataracte. Vitamine hydrosoluble.
- **Classe :** Iode et dérivés.

Indications : Proposé dans le traitement de la cataracte.

Contre-indications : Hypersensibilité à l'iode.

Effets indésirables : Réactions d'hypersensibilisation.

Interactions : Ne pas associer à des applications de pommade mercurielle.

☞ *Vendu sans ordonnance.*

- FAURE

Forme	Dosage	N. d'unités	Prix	Prix/jour	Liste	Remb. S.S.	Comm.
Collyre	–	15 ml	11,20	–	0	65 %	1944

VITA-IODUROL ATP ★

- **Composition :** Iodure de potassium, chlorure de calcium, chlorure de magnésium, cystéine, glutathion, thiamine, acide nicotinique, triphosadénine.
- **Domaine :** Ophtalmologie.
- **Activité :** Anticataracte. Vitamine hydrosoluble.
- **Classe :** Iode et dérivés.

Indications : Proposé dans le traitement de la cataracte.

Contre-indications : Hypersensibilité à l'iode.

Effets indésirables : Réactions d'hypersensibilisation.

Interactions : Ne pas associer à des applications de pommade mercurielle.

☞ *Vendu sans ordonnance.*

- FAURE

Forme	Dosage	N. d'unités	Prix	Prix/jour	Liste	Remb. S.S.	Comm.
Collyre	–	15 ml	14,10	–	0	65 %	1960

VITALGINE ★

- **Composition :** Hamamélis, viburnum.
- **Domaine :** Cardio-vasculaire.
- **Activité :** Veinotonique.

Indications : Signes fonctionnels de l'insuffisance veino-lymphatique : jambes lourdes, œdèmes, crampes. Signes fonctionnels de la crise hémorroïdaire.

☞ *Vendu sans ordonnance.*

- MÉDECINE VÉGÉTALE

Forme	Dosage	N. d'unités	Prix	Prix/jour	Liste	Remb. S.S.	Comm.
Sol. buv.	–	150 ml	42,20	8	0	0 %	1913

VITALIPIDE ★★★

- **Composition :** Rétinol, ergocalciférol, alpha-tocophérol, phytoménadione.
- **Domaine :** Nutrition et métabolisme.
- **Activité :** Vitamine liposoluble.
- **Classe :** Polyvitamine.

Indications : Utilisé en alimentation par voie intraveineuse pour couvrir les besoins journaliers.

☞ *Vendu sans ordonnance.*

- PHARMACIA

Forme	Dosage	N. d'unités	Prix	Prix/jour	Liste	Remb. S.S.	Comm.
Amp. adulte	–	10	Hôp.	–	0	Hôp.	1990
Amp. enfant	–	10	Hôp.	–	0	Hôp.	1990

VITALYNE ✤

- **Composition :** Anisum, Cynara scolymus, Boldus, Rhamnus, Ericea cinerea, Barosma imbricata, Triticum repens, Coriandrum, Dulcamara, Fœniculum dulce, Fraxinus, Fumaria, Lex, Melilotus, Melissa, Mercurialis, Parietaria, Ruscus, Ulmaria, Ursa urvi, Solidago virga aurea.
- **Domaine :** Gastro-entérologie.
- **Activité :** Laxatif stimulant.

Indications : Utilisé dans la constipation et dans les régimes amaigrissants.

Précautions d'emploi : Ne pas utiliser chez l'enfant, la femme allaitant et en cas de colopathie organique. Pas d'utilisation prolongée. Risque d'hypokaliémie grave, de douleurs abdominales et de maladie des laxatifs grave pouvant entraîner des lésions rénales.

☞ *Vendu sans ordonnance. Présente des dangers en cas d'utilisation prolongée.*

- PHYTOLAB

Forme	Dosage	N. d'unités	Prix	Prix/jour	Liste	Remb. S.S.	Comm.
Tisane vrac	–	200 g	41,00*	–	0	0 %	–

VITAMINE A DULCIS ★★

- **Composition :** Rétinol.
- **Domaine :** Ophtalmologie.
- **Activité :** Cicatrisant.
- **Classe :** Vitamine A.

Indications : Proposé dans les pertes de substance cornéenne : kératites, plaies et brûlures de la cornée, ulcères traumatiques.

☞ *Vendu sans ordonnance.*

- ALLERGAN

Forme	Dosage	N. d'unités	Prix	Prix/jour	Liste	Remb. S.S.	Comm.
Pomm. ophtalmique	2 500 U/g	10 g	9,90	–	0	65 %	1939

VITAMINE A FAURE ★★

- **Composition :** Rétinol.
- **Domaine :** Ophtalmologie.
- **Activité :** Cicatrisant.
- **Classe :** Vitamine A.

Indications : Proposé dans les pertes de substance cornéenne : kératites, plaies et brûlures de la cornée, ulcères traumatiques.

☞ *Vendu sans ordonnance.*

- FAURE

Forme	Dosage	N. d'unités	Prix	Prix/jour	Liste	Remb. S.S.	Comm.
Collyre	1 500 U/ml	15 ml	13,00	–	0	65 %	1961

VITAMINE B1 DELAGRANGE ★★★

- **Composition :** Thiamine.
- **Domaine :** Nutrition et métabolisme.
- **Activité :** Vitamine hydrosoluble.
- **Classe :** Vitamine B1.

Indications : Traitement du béri-béri. Prévention et traitement des carences d'apport ou d'absorption dans la dénutrition ou chez l'alcoolique. Traitement de certaines polynévrites toxi-carentielles.

Contre-indications : Hypersensibilité aux constituants.

☞ *Vendu sans ordonnance.*

- DELAGRANGE

Forme	Dosage	N. d'unités	Prix	Prix/jour	Liste	Remb. S.S.	Comm.
Comprimé	250 mg	52	15,70*	–	0	0 %	1958

VITAMINES B1 B6 B12 GERDA ★★

- **Composition :** Vitamines B1, B6, B12.
- **Domaine :** Nutrition et métabolisme.
- **Activité :** Vitamine hydrosoluble.
- **Classe :** Vitamine B association.

Indications : Prévention et traitement des états de carence en vitamines B, en particulier dans l'éthylisme chronique ou les cures de désintoxication. Affections douloureuses d'origine neurologique.

Contre-indications : Intolérance à la vitamine B1. Allergie aux cobalamines.

Effets indésirables : Réactions allergiques : prurit, urticaire. Acné.

Précautions d'emploi : Colore les urines en rouge.

Interactions : Ne pas associer à la lévodopa dont l'activité est diminuée.

☞ *Vendu sans ordonnance.*

- GERDA

Forme	Dosage	N. d'unités	Prix	Prix/jour	Liste	Remb. S.S.	Comm.
Comprimé	–	36	40,90*	–	0	0 %	1962

VITAMINES B1 B6 B12 ROCHE ★★

- **Composition :** Vitamines B1, B6, B12.
- **Domaine :** Nutrition et métabolisme.
- **Activité :** Vitamine hydrosoluble.
- **Classe :** Vitamine B association.

Indications : Prévention et traitement des états de carence en vitamines B, en particulier dans l'éthylisme chronique ou les cures de désintoxication. Affections douloureuses d'origine neurologique.

Contre-indications : Intolérance à la vitamine B1. Allergie aux cobalamines.

Effets indésirables : Réactions allergiques : prurit, urticaire. Acné.

Précautions d'emploi : Colore les urines en rouge.

Interactions : Ne pas associer à la lévodopa dont l'activité est diminuée.

☞ *Vendu sans ordonnance.*

- ROCHE

Forme	Dosage	N. d'unités	Prix	Prix/jour	Liste	Remb. S.S.	Comm.
Comprimé	–	20	28,20*	–	0	0 %	1962
Comprimé	–	40	53,60*	–	0	0 %	1987

VITAMINE B6 RICHARD ★★★

- **Composition :** Pyridoxine.
- **Domaine :** Nutrition et métabolisme.
- **Activité :** Vitamine hydrosoluble.
- **Classe :** Vitamine B6.

Indications : Prévention et traitement des carences en vitamine B6 qui peuvent entraîner une anémie, des convulsions, des lésions des nerfs périphériques. Prévention des neuropathies entraînées par l'isoniazide chez le tuberculeux.

Effets indésirables : Réactions d'intolérance cutanée.

Interactions : Ne pas associer à la lévodopa dont elle inhibe l'activité.

☞ *Vendu sans ordonnance.*

- RICHARD

Forme	Dosage	N. d'unités	Prix	Prix/jour	Liste	Remb. S.S.	Comm.
Comprimé	250 mg	20	19,00	–	0	35 %	1963

VITAMINE B12 AGUETTANT ★★★

- **Composition :** Cyanocobalamine.
- **Domaine :** Hématologie.
- **Activité :** Antianémique.
- **Classe :** Vitamine B12.

Indications : Anémie mégaloblastique de type maladie de Biermer. Syndrome neuro ou psycho-anémique. Sciatique, névralgie cervico-brachiale.

Contre-indications : Tumeur maligne.

Effets indésirables : Réactions allergiques : prurit, urticaire, choc anaphylactique.

Précautions d'emploi : Colore les urines en rouge.

☞ *Sur prescription médicale. Usage hospitalier.*

• AGUETTANT

Forme	Dosage	N. d'unités	Prix	Prix/jour	Liste	Remb. S.S.	Comm.
Amp. inj.	100 µg	100	Hôp.	–	0	Hôp.	1963
Amp. inj.	1 000 µg	100	Hôp.	–	0	Hôp.	1963

VITAMINE B12 DULCIS ★

- **Composition :** Cyanocobalamine.
- **Domaine :** Ophtalmologie.
- **Activité :** Cicatrisant.
- **Classe :** Vitamine B12.

Indications : Proposé dans les pertes de substance cornéenne : kératites, plaies et brûlures de la cornée, ulcères traumatiques.

Effets indésirables : Colore en rouge les lentilles de contact.

☞ *Vendu sans ordonnance.*

• ALLERGAN

Forme	Dosage	N. d'unités	Prix	Prix/jour	Liste	Remb. S.S.	Comm.
Collyre	0,05 %	5 ml	12,00	–	0	65 %	1962

VITAMINE B12 GERDA ★★★

- **Composition :** Cyanocobalamine.
- **Domaine :** Hématologie.
- **Activité :** Antianémique.
- **Classe :** Vitamine B12.

Indications : Anémie mégaloblastique de type maladie de Biermer. Syndrome neuro ou psycho-anémique. Sciatique, névralgie cervico-brachiale.

Contre-indications : Tumeur maligne.

Effets indésirables : Réactions allergiques : prurit, urticaire, choc anaphylactique.

Précautions d'emploi : Colore les urines en rouge.

☞ *Sur prescription médicale. Usage hospitalier.*

• GERDA

Forme	Dosage	N. d'unités	Prix	Prix/jour	Liste	Remb. S.S.	Comm.
Comprimé	0,25 mg	24	40,90*	–	0	0 %	1956
Amp. inj.	1 mg	6	18,00	–	0	65 %	1956

VITAMINE B12 LAVOISIER ★

- **Composition :** Cyanocobalamine.
- **Domaine :** Nutrition et métabolisme.
- **Activité :** Vitamine hydrosoluble.
- **Classe :** Vitamine B12.

Indications : Proposé dans le traitement des neuropathies douloureusse : sciatique, névralgie cervico-brachiale.

Contre-indications : Allergie aux cobalamines. Tumeurs malignes.

Effets indésirables : Intolérances cutanées : érythème, urticaire, prurit. Acné. Colore les urines en rouge.

☞ *Vendu sans ordonnance.*

• CHAIX ET DU MARAIS

Forme	Dosage	N. d'unités	Prix	Prix/jour	Liste	Remb. S.S.	Comm.
Amp. inj.	5 000 µg	2	16,70	–	0	65 %	1960
Amp. inj.	5 000 µg	6	34,10	–	0	65 %	1960

VITAMINE B12 MILLE DELAGRANGE ★★★

- **Composition :** Cyanocobalamine.
- **Domaine :** Hématologie.
- **Activité :** Antianémique.
- **Classe :** Vitamine B12.

Indications : Anémie mégaloblastique de type maladie de Biermer. Syndrome neuro ou psycho-anémique. Sciatique, névralgie cervico-brachiale.

Contre-indications : Tumeur maligne.

Effets indésirables : Réactions allergiques : prurit, urticaire, choc anaphylactique.

Précautions d'emploi : Colore les urines en rouge.

☞ *Sur prescription médicale. Usage hospitalier.*

• DELAGRANGE

Forme	Dosage	N. d'unités	Prix	Prix/jour	Liste	Remb. S.S.	Comm.
Amp. inj.	1 mg	6	11,80	–	0	65 %	1955

VITAMINE C AGUETTANT ★★

- **Composition :** Acide ascorbique.
- **Domaine :** Nutrition et métabolisme.
- **Activité :** Vitamine hydrosoluble. Antiasthénique.
- **Classe :** Vitamine C.

Indications : Traitement du scorbut. Prévention des carences lors des états de déséquilibre alimentaire. A doses élevées, traitement adjuvant des états grippaux et des fatigues.

Contre-indications : Lithiase rénale.

Effets indésirables : Troubles gastro-intestinaux. Peut entraîner, chez certains sujets et à doses élevées, l'apparition de lithiase oxalique ou urique.

Précautions d'emploi : Prendre le produit plutôt en milieu de journée.

Interactions : Peut perturber les dosages de créatine et de glucose.

☞ *Usage hospitalier.*

• AGUETTANT

Forme	Dosage	N. d'unités	Prix	Prix/jour	Liste	Remb. S.S.	Comm.
Amp. inj.	500 mg	100	Hôp.	–	0	Hôp.	1987

VITAMINE C ARKOVITAL ★★

- **Composition :** Acide ascorbique.
- **Domaine :** Nutrition et métabolisme.
- **Activité :** Vitamine hydrosoluble. Antiasthénique.
- **Classe :** Vitamine C.

Indications : Traitement du scorbut. Prévention des carences lors des états de déséquilibre alimentaire. A doses élevées, traitement adjuvant des états grippaux et des fatigues.

Contre-indications : Lithiase rénale.

Effets indésirables : Troubles gastro-intestinaux. Peut entraîner, chez certains sujets et à doses élevées, l'apparition de lithiase oxalique ou urique.

Précautions d'emploi : Prendre le produit plutôt en milieu de journée.

Interactions : Peut perturber les dosages de créatine et de glucose.

☞ *Vendu sans ordonnance.*

• ARKOVITAL

Forme	Dosage	N. d'unités	Prix	Prix/jour	Liste	Remb. S.S.	Comm.
Gélule	250 mg	50	30,00*	–	0	0 %	1987

VITAMINE C FAURE

- **Composition :** Acide ascorbique.
- **Domaine :** Ophtalmologie.
- **Activité :** Anticataracte. Biostimulant oculaire.
- **Classe :** Vitamine C.

Indications : Utilisé dans les opacifications cristalliniennes.

Contre-indications : Hypersensibilité au produit.

☞ *Vendu sans ordonnance.*

• FAURE

Forme	Dosage	N. d'unités	Prix	Prix/jour	Liste	Remb. S.S.	Comm.
Collyre	2 %	10 ml	11,80	–	0	65 %	1961

VITAMINE C 1000 INAVA ★★

- **Composition :** Acide ascorbique.
- **Domaine :** Nutrition et métabolisme.
- **Activité :** Vitamine hydrosoluble. Antiasthénique.
- **Classe :** Vitamine C.

Indications : Traitement du scorbut. Prévention des carences lors des états de déséquilibre alimentaire. A doses élevées, traitement adjuvant des états grippaux et des fatigues.

Contre-indications : Lithiase rénale.

Effets indésirables : Troubles gastro-intestinaux. Peut entraîner, chez certains sujets et à doses élevées, l'apparition de lithiase oxalique ou urique.

Précautions d'emploi : Prendre le produit plutôt en milieu de journée. Chez le sujet suivant un régime sans sel, tenir compte du fait que chaque comprimé effervescent contient une quantité non négligeable de sodium.

Interactions : Peut perturber les dosages de créatine et de glucose.

☞ *Vendu sans ordonnance.*

• INAVA

Forme	Dosage	N. d'unités	Prix	Prix/jour	Liste	Remb. S.S.	Comm.
Sachet	1 g	10	19,00*	–	0	0 %	1960

VITAMINE C OBERLIN ★★

- **Composition :** Acide ascorbique.
- **Domaine :** Nutrition et métabolisme.
- **Activité :** Vitamine hydrosoluble. Antiasthénique.
- **Classe :** Vitamine C.

Indications : Traitement du scorbut. Prévention des carences lors des états de déséquilibre alimentaire. A doses élevées, traitement adjuvant des états grippaux et des fatigues.

Contre-indications : Lithiase rénale.

Effets indésirables : Troubles gastro-intestinaux. Peut entraîner, chez certains sujets et à doses élevées, l'apparition de lithiase oxalique ou urique.

Précautions d'emploi : Prendre le produit plutôt en milieu de journée. Chez le sujet suivant un régime sans sel, tenir compte du fait que chaque comprimé effervescent contient une quantité non négligeable de sodium.

Interactions : Peut perturber les dosages de créatine et de glucose

☞ *Vendu sans ordonnance.*

• OBERLIN

Forme	Dosage	N. d'unités	Prix	Prix/ jour	Liste	Remb. S.S.	Comm.
Comprimé	500 mg	30	29,00*	–	0	0 %	1987
Comprimé eff.	1 000 mg	10	Libre	–	0	0 %	1981
Comprimé eff.	1 000 mg	20	26,25*	–	0	0 %	1981
Sachet	1 000 mg	12	Libre	–	0	0 %	1989

VITAMINE C 1000 PIERRE FABRE ★★

- **Composition :** Acide ascorbique.
- **Domaine :** Nutrition et métabolisme.
- **Activité :** Vitamine hydrosoluble. Antiasthénique.
- **Classe :** Vitamine C.

Indications : Traitement du scorbut. Prévention des carences lors des états de déséquilibre alimentaire. A doses élevées, traitement adjuvant des états grippaux et des fatigues.

Contre-indications : Lithiase rénale.

Effets indésirables : Troubles gastro-intestinaux. Peut entraîner, chez certains sujets et à doses élevées, l'apparition de lithiase oxalique ou urique.

Précautions d'emploi : Prendre le produit plutôt en milieu de journée.

Interactions : Peut perturber les dosages de créatine et de glucose.

☞ *Vendu sans ordonnance.*

- PIERRE FABRE

Forme	Dosage	N. d'unités	Prix	Prix/jour	Liste	Remb. S.S.	Comm.
Sachet	1 g	10	Libre	–	0	0 %	1986

VITAMINE C UPSA 1000 ★★

- **Composition :** Acide ascorbique.
- **Domaine :** Nutrition et métabolisme.
- **Activité :** Vitamine hydrosoluble. Antiasthénique.
- **Classe :** Vitamine C.

Indications : Traitement du scorbut. Prévention des carences lors des états de déséquilibre alimentaire. A doses élevées, traitement adjuvant des états grippaux et des fatigues.

Contre-indications : Lithiase rénale.

Effets indésirables : Troubles gastro-intestinaux. Peut entraîner, chez certains sujets et à doses élevées, l'apparition de lithiase oxalique ou urique.

Précautions d'emploi : Prendre le produit plutôt en milieu de journée. Chez le sujet suivant un régime sans sel, tenir compte du fait que chaque comprimé effervescent contient une quantité non négligeable de sodium.

Interactions : Peut perturber les dosages de créatine et de glucose.

☞ *Vendu sans ordonnance.*

- UPSA

Forme	Dosage	N. d'unités	Prix	Prix/jour	Liste	Remb. S.S.	Comm.
Comprimé eff.	1 g	10	Libre	–	0	0 %	1992
Comprimé eff.	1 g	20	25,70*	–	0	0 %	1992

VITAMINE C + B2 LEMOINE ★★

- **Composition :** Acide ascorbique. Riboflavine.
- **Domaine :** Nutrition et métabolisme.
- **Activité :** Vitamine hydrosoluble. Antiasthénique.
- **Classe :** Vitamine C.

Indications : Traitement du scorbut. Prévention des carences lors des états de déséquilibre alimentaire. A doses élevées, traitement adjuvant des états grippaux et des fatigues.

Contre-indications : Lithiase rénale.

Effets indésirables : Troubles gastro-intestinaux. Peut entraîner, chez certains sujets et à doses élevées, l'apparition de lithiase oxalique ou urique.

Précautions d'emploi : Prendre le produit plutôt en milieu de journée. Peut colorer les urines en jaune.

Interactions : Peut perturber les dosages de créatine et de glucose.

☞ *Vendu sans ordonnance.*

- LEMOINE

Forme	Dosage	N. d'unités	Prix	Prix/jour	Liste	Remb. S.S.	Comm.
Sol. buv.	0,2 g/ml	125 ml	27,50*	–	0	0 %	1956

VITAMINE D3 BON ★★★

- **Composition :** Colécalciférol ou vitamine D3.
- **Domaine :** Nutrition et métabolisme.
- **Activité :** Vitamine liposoluble.
- **Classe :** Vitamine D.

Indications : Traitement préventif et curatif du rachitisme. Tétanie et spasmophilie hypocalcémique. Décalcification de la femme enceinte et du vieillard. Ostéomalacie.

Contre-indications : Hypersensibilité à la vitamine D. Hypercalcémie, hypercalciurie, lithiase calcique.

Effets indésirables : L'apparition d'un effet secondaire doit faire craindre un surdosage.

Précautions d'emploi : Chez la femme allaitant, éviter les fortes doses.

Interactions : Ne pas associer plusieurs produits contenant de la vitamine D (huile de foie de morue).

Surdosage : Entraîne des troubles de l'appétit, des nausées, des vomissements, une soif intense traduisant une hypercalcémie qui peut entraîner une insuffisance rénale.

☞ *Sur prescription médicale.*

- DOMS-ADRIAN

Forme	Dosage	N. d'unités	Prix	Prix/jour	Liste	Remb. S.S.	Comm.
Sol. alcool. buv.	5 mg	1	12,10	–	2	65 %	1956
Sol. huil. buv.	5 mg	1	10,90	–	2	65 %	1956

VITAMINE K1 ROCHE ★★★

- **Composition :** Phytoménadione.
- **Domaine :** Hémostase. Nutrition et métabolisme.
- **Activité :** Vitamine liposoluble.
- **Classe :** Vitamine K.

Indications : Prévention et traitement des hémorragies par carence en vitamine K1 : surdosage en anticoagulants oraux, intoxication par les raticides, antibiothérapie prolongée, maladie hémorragique du nouveau-né.

Contre-indications : Hypersensibilité à la vitamine K.

Interactions : Par voie orale : ne pas associer à l'huile de paraffine.

☞ *Vendu sans ordonnance.*

- ROCHE

Forme	Dosage	N. d'unités	Prix	Prix/jour	Liste	Remb. S.S.	Comm.
Amp. inj.	10 mg	3	14,00	–	0	65 %	1987
Comprimé	10 mg	20	16,10	–	0	65 %	1960
Sol. buv.	20 mg/ml	10 ml	15,50	–	0	65 %	1959

VITAPHAKOL

- **Composition :** Nicotinamide, adénosine, succinate de sodium, cytochrome C, mercurothiolate sodique.
- **Domaine :** Ophtalmologie.
- **Activité :** Anticataracte. Biostimulant oculaire.
- **Classe :** Vitamine PP.

Indications : Utilisé dans les opacifications cristalliniennes.

Contre-indications : Hypersensibilité au produit, en particulier aux mercuriels.

Effets indésirables : Réaction d'hypersensibilité.

☞ *Vendu sans ordonnance.*

- FAURE

Forme	Dosage	N. d'unités	Prix	Prix/jour	Liste	Remb. S.S.	Comm.
Collyre	–	10 ml	15,40	–	0	65 %	1965

VITARGÉNOL ★

- **Composition :** Vitellinate d'argent.
- **Domaine :** Ophtalmologie.
- **Activité :** Antiseptique local.
- **Classe :** Sel d'argent.

Indications : Infections superficielles de l'œil et de ses annexes : conjonctivites, kérato-conjonctivites, ulcères de la cornée, kératites bactériennes, blépharites, dacryocystites.

Contre-indications : Hypersensibilité aux sels d'argent.

Effets indésirables : Un usage prolongé peut entraîner une coloration bleuâtre de la peau et des muqueuses.

☞ *Vendu sans ordonnance.*

• FAURE

Forme	Dosage	N. d'unités	Prix	Prix/jour	Liste	Remb. S.S.	Comm.
Collyre	5 %	10 ml	10,00	–	0	65 %	1947

VITARUTINE ★★

• **Composition :** Nicotinamide, sulforutoside.
• **Domaine :** Ophtalmologie.
• **Activité :** Vasculoprotecteur.

Indications : Hémorragies sous-conjonctivales. Prévention de la fragilité capillaire dans le diabète, la sénescence et l'hypertension artérielle.

Contre-indications : Hypersensibilité aux constituants.

☞ *Vendu sans ordonnance.*

• FAURE

Forme	Dosage	N. d'unités	Prix	Prix/jour	Liste	Remb. S.S.	Comm.
Collyre	–	10 ml	11,50	–	0	65 %	1962

VITASCORBOL ★★

• **Composition :** Acide ascorbique.
• **Domaine :** Nutrition et métabolisme.
• **Activité :** Vitamine hydrosoluble. Antiasthénique.
• **Classe :** Vitamine C.

Indications : Traitement du scorbut. Prévention des carences lors des états de déséquilibre alimentaire. A doses élevées, traitement adjuvant des états grippaux et des fatigues.

Contre-indications : Lithiase rénale.

Effets indésirables : Troubles gastro-intestinaux. Peut entraîner, chez certains sujets et à doses élevées, l'apparition de lithiase oxalique ou urique.

Précautions d'emploi : Prendre le produit plutôt en milieu de journée. Chez le sujet suivant un régime sans sel, tenir compte du fait que chaque comprimé effervescent contient une quantité non négligeable de sodium.

Interactions : Peut perturber les dosages de créatine et de glucose.

☞ *Vendu sans ordonnance.*

• RP LABO

Forme	Dosage	N. d'unités	Prix	Prix/jour	Liste	Remb. S.S.	Comm.
Comprimé	500 mg	12	19,80*	–	0	0 %	1956
Comprimé	500 mg	24	29,40*	–	0	0 %	1984
Compr. ss sucre	500 mg	24	29,40*	–	0	0 %	1992
Comprimé eff.	1 g	20	32,80*	–	0	0 %	1990
Sachet	1 g	10	33,90*	–	0	0 %	1986

VITASÉDINE ★★

• **Composition :** Sulfate de zinc, phényléphrine.
• **Domaine :** Ophtalmologie.
• **Activité :** Antiseptique local. Vasoconstricteur local.
• **Classe :** Stimulant alpha-adrénergique.

Indications : Traitement antiseptique et décongestif des yeux rouges. Fatigue oculaire.

Contre-indications : Hypersensibilité au produit. Glaucome. Enfant de moins de 3 ans.

Effets indésirables : Entraîne une dilatation de la pupille.

Précautions d'emploi : Donne une réaction positive au contrôle antidopage. Traitement de courte durée. Peut colorer les lentilles en jaune.

Interactions : Ne pas associer aux antidépresseurs de type IMAO.

☞ *Vendu sans ordonnance.*

• FAURE

Forme	Dosage	N. d'unités	Prix	Prix/jour	Liste	Remb. S.S.	Comm.
Collyre	–	10 ml	12,30	–	0	65 %	1960

VITASEPTINE ★

• **Composition :** Sulfacétamide.
• **Domaine :** Ophtalmologie.
• **Activité :** Antibactérien local.
• **Classe :** Sulfamide.

Indications : Traitement des conjonctivites et blépharites infectieuses.

Contre-indications : Hypersensibilité au produit.

Effets indésirables : Irritation locale. Réactions allergiques : eczéma aigu de contact.

Interactions : Ne pas associer à un autre antibactérien local.

☞ *Sur prescription médicale.*

• FAURE

Forme	Dosage	N. d'unités	Prix	Prix/jour	Liste	Remb. S.S.	Comm.
Collyre	10 %	10 ml	12,50	–	2	65 %	1944

VITASEPTOL ★

• **Composition :** Mercurothiolate sodique.
• **Domaine :** Ophtalmologie.
• **Activité :** Antiseptique local.

Indications : Blépharites, conjonctivites, orgelets.

Contre-indications : Intolérance aux dérivés mercuriels.

Effets indésirables : Signes d'irritation locale. Réaction de sensibilisation.

☞ *Vendu sans ordonnance.*

• FAURE

Forme	Dosage	N. d'unités	Prix	Prix/jour	Liste	Remb. S.S.	Comm.
Collyre	0,012 %	10 ml	11,50	–	0	65 %	1974

VITASOL ★

• **Composition :** Chlorure de sodium.
• **Domaine :** Ophtalmologie.
• **Activité :** Solution de contactologie.

Indications : Rinçage et trempage de tous les types de lentilles.

Effets indésirables : Risque d'intolérance ou d'allergie oculaire.

☞ *Vendu sans ordonnance.*

• FAURE

Forme	Dosage	N. d'unités	Prix	Prix/jour	Liste	Remb. S.S.	Comm.
Sol. contact. unid.	0,9 %	24	58,50*	–	0	0 %	1980

VITATHION ★

• **Composition :** Vitamines B1, C, inositocalcium. acide adénosine triphosphate.
• **Domaine :** Nutrition et métabolisme.
• **Activité :** Antiasthénique. Vitamine hydrosoluble.
• **Classe :** Calcium.

Indications : Utilisé dans le traitement de l'asthénie fonctionnelle, en l'absence d'activité spécifique démontrée.

Effets indésirables : Retard à l'endormissement.

Précautions d'emploi : Traitement toujours de courte durée. Chez le diabétique, tenir compte de la présence de 3,4 g de sucre par sachet.

Interactions : Ne pas absorber en même temps que de la tétracycline.

☞ *Vendu sans ordonnance.*

• SERVIER

Forme	Dosage	N. d'unités	Prix	Prix/jour	Liste	Remb. S.S.	Comm.
Sachet	–	20	38,10*	–	0	0 %	1957

VITATROPINE ★★

• **Composition :** Sulfate d'atropine.
• **Domaine :** Ophtalmologie.
• **Activité :** Mydriatique.
• **Classe :** Anticholinergique.

Indications : Traitement des uvéites antérieures : iritis, iridocyclite, et postérieures. Obtention d'une paralysie de l'accommodation.

Contre-indications : Hypersensibilité au produit. Risque de glaucome aigu par fermeture de l'angle. Troubles vésico-prostatiques.

Effets indésirables : Sécheresse de la bouche, mydriase prolongée, troubles de la vision. Tachycardie, constipation, syndrome confusionnel.

Précautions d'emploi : Prudence chez le sujet âgé.

☞ *Sur prescription médicale.*

• FAURE

Forme	Dosage	N. d'unités	Prix	Prix/jour	Liste	Remb. S.S.	Comm.
Collyre	0,5 %	10 ml	13,10	–	1	65 %	1949
Collyre	1 %	10 ml	13,20	–	1	65 %	1942

VITAZINC ★

• **Composition :** Sulfate de zinc.
• **Domaine :** Ophtalmologie.
• **Activité :** Astringent.

Indications : Utilisé dans le traitement des irritations conjonctivales non infectieuses.

Contre-indications : Hypersensibilité au produit.

Effets indésirables : Signes d'irritation locale. Réaction de sensibilisation.

☞ *Vendu sans ordonnance.*

• FAURE

Forme	Dosage	N. d'unités	Prix	Prix/jour	Liste	Remb. S.S.	Comm.
Collyre	0,75 %	10 ml	11,70	–	0	65 %	1942

VITIVEINE ✤

• **Composition :** Poudre de feuilles de vigne rouge.
• **Domaine :** Cardio-vasculaire.
• **Activité :** Divers.

Indications : Utilisé dans les manifestations subjectives de l'insuffisance veineuse : jambes lourdes, hémorroïdes.

☞ *Vendu sans ordonnance.*

• ARKOPHARMA

Forme	Dosage	N. d'unités	Prix	Prix/jour	Liste	Remb. S.S.	Comm.
Gélule	270 mg	50	42,00*	4	0	0 %	1989

VITRIMIX KV ★★★

• **Composition :** Mélange extemporané de 750 ml de vamine glucose et de 250 ml d'intralipide 20 %.
• **Domaine :** Nutrition et métabolisme.
• **Activité :** Alimentation parentérale.
• **Classe :** Acides aminés. Émulsion lipidique. Glucides.

Indications : Apport protidique, lipidique et glucidique en alimentation parentérale.

Contre-indications : Insuffisance rénale ou hépatique sévère. Hyperhydratation.

Effets indésirables : Acidose métabolique. Hyperazotémie.

☞ *Usage hospitalier.*

• PHARMACIA

Forme	Dosage	N. d'unités	Prix	Prix/jour	Liste	Remb. S.S.	Comm.
Coffret	1 000 kcal	1	Hôp..	–	0	Hôp.	1983

VIVALAN ★★★

Composition : Viloxazine.
Domaine : Neuropsychiatrie.
Activité : Antidépresseur.
Classe : Non imipraminique non IMAO.
Indications : Traitement de tous les tats dépressifs.
Contre-indications : Traitement concomitant par les antidépresseurs de type MAO.
Effets indésirables : Quelques troubles ligestifs ont été relevés : diarrhée, vomissenents. Des difficultés à l'endormissement nt été signalées en début de traitement.
Précautions d'emploi : Le traitement par antidépresseurs doit être suivi par un médecin. La surveillance sera attentive chez le patient épileptique du fait de la possibilité de crises. Il faut éviter la prescription chez la femme enceinte ou allaitant.
Interactions : L'alcool majore l'effet sédatif, de même que tous les dépresseurs du système nerveux.
Surdosage : Aucun phénomène de dépression cardiaque ou respiratoire n'a été signalé.

☞ *Sur prescription médicale.*

• ZENECA PHARMA

Forme	Dosage	N. d'unités	Prix	Prix/jour	Liste	Remb. S.S.	Comm.
Comprimé	100 mg	20	31,70	5 à 10	1	65 %	1977
Comprimé LP	300 mg	30	109,20	4 à 8	1	65 %	1989
Amp. inj.	100 mg	10	Hôp.	–	1	Hôp.	1983

VIVAMYNE ★★

• **Composition :** Vitamines A, B1, B2, B6, B12, C, D2, E, PP, acide folique, acide pantothénique, biotine, calcium, phosphore, iode, fer, magnésium, cuivre, manganèse, potassium, zinc.
• **Domaine :** Nutrition et métabolisme.
• **Activité :** Vitamine liposoluble. Vitamine hydrosoluble. Éléments minéraux. Antiasthénique.
• **Classe :** Polyvitamines. Oligoéléments.
Indications : Asthénie fonctionnelle. Prévention et traitement de certaines carences liées à une alimentation déséquilibrée.
Contre-indications : Intolérance antérieure à une vitamine. Surcharge en fer.
Effets indésirables : Possibilité d'intolérance digestive.
Précautions d'emploi : Non conseillé chez la femme enceinte.
Interactions : Peut diminuer l'activité de la lévodopa, de la tétracycline et des diphosphonates. Ne pas associer aux pansements gastro-intestinaux.
Surdosage : Peut entraîner des troubles graves en particulier chez l'enfant : perte de l'appétit, nausées, traduisant une hypercalcémie ou une hypertension intracrânienne.

☞ *Vendu sans ordonnance.*

• LEDERLE

Forme	Dosage	N. d'unités	Prix	Prix/jour	Liste	Remb. S.S.	Comm.
Comprimé	–	15	48,50*	–	0	0 %	1985
Comprimé	–	20	49,60*	–	0	0 %	1995
Comprimé	–	30	79,50*	–	0	0 %	1985
Comprimé	–	60	130,00*	–	0	0 %	1985

VIVÈNE ★

- **Composition :** Buphamine, escine, troxérutine.
- **Domaine :** Cardio-vasculaire.
- **Activité :** Veinotonique. Vasculoprotecteur.

Indications : Signes fonctionnels de l'insuffisance veino-lymphatique : jambe lourdes, œdèmes, crampes. Troubles fonc tionnels de la fragilité capillaire : ecchymo ses, purpura, saignements. Signes fonction nels de la crise hémorroïdaire.

☞ *Vendu sans ordonnance.*

- JOLLY-JATEL

Forme	Dosage	N. d'unités	Prix	Prix/jour	Liste	Remb. S.S.	Comm.
Comprimé	–	60	39,00	–	0	35 %	–

VOCADYS ★★

- **Composition :** Codéine, tétracaïne, aconit.
- **Domaine :** Pneumologie.
- **Activité :** Antitussif.
- **Classe :** Opium et dérivés.

Indications : Traitement symptomatique des états congestifs de la gorge ou du larynx : extinctions de voix, trachéites, laryngites.

Contre-indications : Enfant de moins de 30 mois, hypersensibilité aux anesthésiques locaux. Asthme, insuffisance respiratoire.

Effets indésirables : Constipation, somnolence, nausées, vomissements, dépression respiratoire. L'augmentation des doses et la prolongation de l'administration peuvent conduire à la dépendance et à la toxicomanie.

Précautions d'emploi : Ne pas prendr d'alcool pendant le traitement. Prudenc chez le sujet âgé. Déconseillé chez l femme enceinte ou allaitant. Le traitemen doit être de courte durée. Donne une réac tion positive au contrôle antidopage.

Interactions : L'activité et les effets se condaires peuvent être augmentés par le autres dépresseurs du système nerveu central.

Surdosage : Entraîne une somnolenc avec dépression des centres respiratoire imposant l'hospitalisation.

☞ *Vendu sans ordonnance.*

- CHEMINEAU

Forme	Dosage	N. d'unités	Prix	Prix/jour	Liste	Remb. S.S.	Comm.
Pâte à sucer	2 mg	30	28,80*	–	0	0 %	1985

VOCIS

- **Composition :** Aconit, amyléine, borate de sodium, chlorate de potassium, tyrothricine.
- **Domaine :** ORL. Stomatologie.
- **Activité :** Antiseptique local. Antibiotique local. Anesthésique local.

Indications : Traitement local d'appoint antibactérien et antalgique des affections de la muqueuse buccale et de l'oropharynx.

Contre-indications : Enfant de moins de 12 ans. Sensibilisation préalable au produit en particulier aux anesthésiques locaux.

Effets indésirables : Possibilité d'éruptions cutanées allergiques.

Précautions d'emploi : Traitement de courte durée.

Interactions : Ne pas associer à d'autres antiseptiques.

☞ *Vendu sans ordonnance.*

- AÉROCID

Forme	Dosage	N. d'unités	Prix	Prix/jour	Liste	Remb. S.S.	Comm.
Pastille	–	40	35,00*	–	0	0 %	–

VOGALÈNE ★★★

- **Composition :** Métopimazine.
- **Domaine :** Gastro-entérologie.
- **Activité :** Antiémétique. Neuroleptique.
- **Classe :** Antidopaminergique. Phénothiazine.

Indications : Traitement symptomatique

es nausées et des vomissements (forme rale). Traitement préventif et curatif des omissements induits par la chimiothérapie ancéreuse (forme injectable).

Contre-indications : Glaucome. Troubles urétro-prostat.ques liés à l'adénome rostatique.

Effets indésirables : Somnolence, vertiges, maux de tête. Mouvements anormaux e la langue, de la face et du cou. Troubles es règles, modification des seins.

Précautions d'emploi : La prise de boissons alcoolisées est déconseillée. Non conseillé chez la femme enceinte ou allaitant. Prudence chez le sujet âgé ou bronchitique chronique.

Interactions : Ne pas associer à d'autres dépresseurs du système nerveux central : antidépresseurs, anxiolytiques, hypnotiques, analgésiques.

Surdosage : Entraîne une dépression du système nerveux : somnolence puis coma imposant l'hospitalisation.

☞ *Sur prescription médicale.*

• SCHWARZ PHARMA

Forme	Dosage	N. d'unités	Prix	Prix/jour	Liste	Remb. S.S.	Comm.
Comprimé	2,5 mg	40	16,10	2 à 5	2	65 %	1979
Lyoc	7,5 mg	16	20,00	2 à 5	2	65 %	1993
Gélule	15 mg	20	40,60	2 à 5	2	65 %	1987
Sol. buv.	0,4 %	30 ml	16,40	2 à 5	2	65 %	1979
Sol. buv.	0,1 %	150 ml	23,20	2 à 5	2	65 %	1975
Suppositoire	5 mg	10	10,50	3 à 6	2	65 %	1979
Amp. inj.	10 mg	10	21,00	6 à 10	2	65 %	1979
Amp. inj.	10 mg	50	Hôp.	–	2	Hôp.	1979

VOLDAL ★★★

Composition : Diclofénac.

Domaine : Inflammation.

Activité : Anti-inflammatoire.

Classe : Anti-inflammatoire non stéroïdien. Arylcarboxylique.

Indications : Traitement des rhumatismes inflammatoires chroniques : polyarthrite rhumatoïde, pelvispondylite, arthrite juvénile, rhumatisme psoriasique, syndrome de Fiessinger-Leroy-Reiter. Traitement des poussées aiguës des arthrites microcristallines, tendinites, synovites, arthroses, lombalgies, radiculalgies. Règles douloureuses.

Contre-indications : Hypersensibilité au produit. Réactions allergiques à l'aspirine et dérivés. Ulcères gastro-duodénaux évolutifs. Insuffisance cardiaque, hépatique ou rénale. Enfant de moins de 15 ans.

Effets indésirables : Troubles digestifs : nausées, vomissements, ulcère gastro-duodénal, hémorragie digestive. Troubles hépatiques : ictère, hépatite. Réactions allergiques : éruption, urticaire, dermatoses bulleuses, asthme. Vertiges, maux de tête, bourdonnements d'oreille, troubles visuels. Troubles sanguins : anémie, leucopénie, thrombopénie.

Précautions d'emploi : Prendre le produit au cours des repas, si possible le soir. Déconseillé chez la femme enceinte ou allaitant. Prudence chez le sujet âgé et chez l'insuffisant cardiaque ou rénal. Une surveillance du poids et du volume urinaire est utile en début de traitement.

Interactions : Ne pas associer, à d'autres produits modifiant l'hémostase : anticoagulants oraux, héparine, aspirine, ticlopidine, autres anti-inflammatoires. Ne pas associer, car augmentation des effets toxiques : lithium, méthotrexate, diflunisal. Prudence en cas d'association avec les diurétiques. Peut perturber l'activité des antihypertenseurs, L'efficacité des stérilets peut être diminuée. Prendre les antiacides et pansements gastro-intestinaux à distance de la prise du produit.

Surdosage : Entraîne maux de tête, agitation, vertiges, nausées, vomissements, hémorragies digestives imposant l'hospitalisation.

☞ *Sur prescription médicale.*

• ZYMA

Forme	Dosage	N. d'unités	Prix	Prix/jour	Liste	Remb. S.S.	Comm.
Comprimé	25 mg	30	21,80	2 à 3	2	65 %	1987
Comprimé	50 mg	30	37,80	2 à 3	2	65 %	1987
Comprimé LP	100 mg	15	38,00	2 à 3	2	65 %	1987
Suppositoire	25 mg	10	12,80	2 à 3	2	65 %	1987
Suppositoire	100 mg	10	27,70	2 à 3	2	65 %	1987
Amp. inj.	75 mg	2	13,00	6,5	2	65 %	1987

VOLTARÈNE ★★★

- **Composition :** Diclofénac.
- **Domaine :** Inflammation.
- **Activité :** Anti-inflammatoire.
- **Classe :** Anti-inflammatoire non stéroïdien. Arylcarboxylique.

Indications : Traitement des rhumatismes inflammatoires chroniques : polyarthrite rhumatoïde, pelvispondylite, arthrite juvénile, rhumatisme psoriasique, syndrome de Fiessinger-Leroy-Reiter. Traitement des poussées aiguës des arthrites microcristallines, tendinites, synovites, arthroses, lombalgies, radiculalgies. Règles douloureuses.

Contre-indications : Hypersensibilité au produit. Réactions allergiques à l'aspirine et dérivés. Ulcères gastro-duodénaux évolutifs. Insuffisance cardiaque, hépatique ou rénale. Enfant de moins de 15 ans.

Effets indésirables : Troubles digestifs : nausées, vomissements, ulcère gastro-duodénal, hémorragie digestive. Troubles hépatiques : ictère, hépatite. Réactions allergiques : éruption, urticaire, dermatoses bulleuses, asthme. Vertiges, maux de tête, bourdonnements d'oreille, troubles visuels. Troubles sanguins : anémie, leucopénie thrombopénie.

Précautions d'emploi : Prendre le pro duit au cours des repas, si possible le soir Déconseillé chez la femme enceinte ou al laitant. Prudence chez le sujet âgé et che l'insuffisant cardiaque ou rénal. Une sur veillance du poids et du volume urinaire es utile en début de traitement.

Interactions : Ne pas associer, à d'autre produits modifiant l'hémostase : anticoagu lants oraux, héparine, aspirine, ticlopidine autres anti-inflammatoires. Ne pas associe car augmentation des effets toxiques : li thium, méthotrexate, diflunisal. Prudence en cas d'association avec les diurétiques. Peu perturber l'activité des antihypertenseurs L'efficacité des stérilets peut être diminuée Prendre les antiacides et pansements gastro intestinaux à distance de la prise du produit

Surdosage : Entraîne maux de tête, agi tation, vertiges, nausées, vomissements, hé morragies digestives imposant l'hospitali sation.

☞ *Sur prescription médicale.*

- CIBA-GEIGY

Forme	Dosage	N. d'unités	Prix	Prix/jour	Liste	Remb. S.S.	Comm.
Comprimé	25 mg	30	24,10	2 à 4	2	65 %	1976
Comprimé	50 mg	30	43,30	2 à 4	2	65 %	1980
Comprimé LP	75 mg	30	71,50	2,4	2	65 %	1995
Comprimé LP	100 mg	15	47,80	3	2	65 %	1983
Suppositoire	25 mg	10	13,50	2,7	2	65 %	1982
Suppositoire	100 mg	10	27,80	2,8	2	65 %	1979
Amp. inj.	75 mg	2	13,30	6,7	2	65 %	1981
Amp. inj.	75 mg	10	Hôp.	–	2	Hôp.	1981

VOLTARÈNE COLLYRE ★★

- **Composition :** Diclofénac.
- **Domaine :** Ophtalmologie.
- **Activité :** Anti-inflammatoire local.
- **Classe :** Anti-inflammatoire non stéroïdien.

Indications : Prévention de l'œdème maculaire après intervention de la cataracte.

Contre-indications : Hypersensibilité à un composant. Allergie à l'aspirine ou à un autre anti-inflammatoire.

Effets indésirables : Sensation de brûlure, gêne oculaire, élévation de la pression intraoculaire.

Précautions d'emploi : Non conseillé chez la femme enceinte ou allaitant.

☞ *Sur prescription médicale.*

- CIBA VISION

Forme	Dosage	N. d'unités	Prix	Prix/jour	Liste	Remb. S.S.	Comm.
Collyre	0,1 %	5 ml	49,65*	–	2	0 %	1993

VOLTARÈNE EMULGEL ★★★

- **Composition :** Diclofénac.
- **Domaine :** Rhumatologie. Inflammation. Algologie.
- **Activité :** Antirhumatismal externe. Anti-inflammatoire. Antalgique externe.
- **Classe :** Anti-inflammatoire non stéroïdien. Arylcarboxylique.

Indications : Tendinites des membres supérieurs et inférieurs.

Contre-indications : Hypersensibilité aux constituants. Ne pas appliquer sur les muqueuses, une peau en mauvais état, des plaies ou des ulcérations.

Effets indésirables : Réaction allergique locale imposant l'arrêt du traitement.

Précautions d'emploi : Éviter les applications sur de grandes surfaces.

☞ *Sur prescription médicale.*

- CIBA-GEIGY

Forme	Dosage	N. d'unités	Prix	Prix/jour	Liste	Remb. S.S.	Comm.
Gel	1 %	50 g	21,50	–	2	35 %	1988

VOXPAX ❍

- **Composition :** Arum triphyllum 4DH, Pimpinella anisum 2DH, Carboligni officinalis 2DH, Calcii polysulfidum 4DH, Mangani peroxydatum 4DH, Olibanum 3DH, Arsenii anhydridum 4DH, Sisymbrium officinale 2DH aa.
- **Domaine :** ORL.
- **Activité :** Divers.

Indications : Laryngite. Extinction de voix. Enrouement.

☞ *Vendu sans ordonnance.*

- LEHNING

Forme	Dosage	N. d'unités	Prix	Prix/jour	Liste	Remb. S.S.	Comm.
Comprimé	–	60	34,00*	3	0	0 %	1988

VULCASE ✤

- **Composition :** Aloès.
- **Domaine :** Gastro-entérologie.
- **Activité :** Laxatif stimulant.
- **Classe :** Anthraquinonique.

Indications : Traitement symptomatique de la constipation associé aux mesures hygiéno-diététiques.

Contre-indications : Constipation récente inexpliquée, persistante, n'ayant pas fait l'objet d'examens médicaux. Colopathies organiques inflammatoires. Syndrome occlusif. Douleurs abdominales. Enfant. Insuffisance rénale.

Effets indésirables : Diarrhée. Douleurs abdominales. Mélanose recto-colique. Hypokaliémie. Maladie des laxatifs. Insuffisance rénale.

Précautions d'emploi : Déconseillé chez la femme allaitant. Pas d'utilisation prolongée.

Interactions : Ne pas associer aux diurétiques hypokaliémiants ni aux anti-inflammatoires corticoïdes. Ne pas associer à certains antiarythmisants : sotalol, quinidine, amiodarone. Prudence en cas d'association avec les digitaliques et les dérivés de la vincamine.

Surdosage : Entraîne une diarrhée et des troubles hydroélectrolytiques graves.

☞ *Vendu sans ordonnance. Présente des dangers en cas d'utilisation prolongée.*
• PHARMASCIENCE

Forme	Dosage	N. d'unités	Prix	Prix/jour	Liste	Remb. S.S.	Comm.
Comprimé	–	50	25,30*	–	0	0 %	1921

W-X

WELLCOPRIM ★★★

• **Composition :** Triméthoprime.
• **Domaine :** Infectiologie. Uro-néphrologie.
• **Activité :** Antibiotique. Antifolique.
• **Classe :** Diaminopyrimidine.

Indications : Infections aux germes suivants : colibacille, Haemophilus, Klebsiella, Proteus, salmonelles, shigelles, etc. Infections à manifestations urinaires.

Contre-indications : Hypersensibilité à la triméthoprime. Anémie. Insuffisance hépatique ou rénale.

Effets indésirables : Troubles digestifs : nausées, gastralgies. Réactions allergiques : urticaires, prurit. Troubles hématologiques mineurs. Anémie mégaloblastique.

Précautions d'emploi : Prudence en cas d'insuffisance rénale ou hépatique. Non conseillé chez la femme enceinte ou allaitant.

Interactions : Potentialise les anticoagulants oraux.

Surdosage : Entraîne des troubles digestifs.

☞ *Sur prescription médicale*
• WELLCOME

Forme	Dosage	N. d'unités	Prix	Prix/jour	Liste	Remb. S.S.	Comm.
Comprimé	300 mg	5	14,30	3	1	65 %	1982

X-ADÈNE ★

• **Composition :** Procaïne, vitamines B1, B2, B6, PP, pantothénol. Désoxyribonucléate de sodium.
• **Domaine :** Nutrition et métabolisme.
• **Activité :** Antiasthénique. Vitamines hydrosolubles.
• **Classe :** Procaïne.

Indications : Utilisé dans le traitement des troubles fonctionnels de l'asthénie et de la sénescence, en l'absence d'activité spécifique démontrée. Proposé dans le traitement des artériopathies et des retards de cicatrisation.

Contre-indications : Sujets allergiques. Hypersensibilité aux anesthésiques locaux. Épileptiques. Enfant de moins de 10 ans.

Effets indésirables : Depuis la simple réaction allergique cutanée, jusqu'au collapsus cardio-vasculaire.

Précautions d'emploi : Faire les injections toujours lentement, après un test préalable de tolérance.

Interactions : Ne pas associer à la lévodopa qui voit son activité diminuer.

☞ *Sur prescription médicale.*
• BIOSTABILEX

Forme	Dosage	N. d'unités	Prix	Prix/jour	Liste	Remb. S.S.	Comm.
Amp inj.	–	3	52,00*	–	2	0 %	1982

XANAX ★★★

- **Composition :** Alprazolam.
- **Domaine :** Neuropsychiatrie.
- **Activité :** Anxiolytique.
- **Classe :** Benzodiazépine.

Indications : Traitement de toutes les formes de l'anxiété : anxiété réactionnelle, névrotique. Traitement de l'anxiété du sevrage alcoolique. Traitement de la crise d'angoisse.

Contre-indications : Insuffisance respiratoire sévère. Tout traitement par les produits de cette classe thérapeutique peut entraîner un état de dépendance (toxicomanie), c'est pourquoi on préfère les traitements de courte durée et à doses modérées. Chez les conducteurs de véhicules, il existe un risque de somnolence.

Effets indésirables : Variables selon le patient ; on observe une certaine sédation pouvant être à l'origine d'accidents de la route. Parfois, des pertes de mémoire avec asthénie. Rarement, des réactions d'excitation ou d'agressivité.

Précautions d'emploi : L'absorption d'alcool est formellement déconseillée. Il convient d'être prudent chez l'enfant et le sujet âgé. L'emploi chez la femme enceinte ou allaitant est déconseillé. L'arrêt du traitement peut entraîner un syndrome de sevrage avec recrudescence de l'anxiété et des phénomènes somatiques : tremblements, tachycardie, parfois convulsions. D'où la nécessité d'un arrêt progressif. La durée du traitement ne doit pas dépasser 12 semaines.

Interactions : Le produit augmente l'action de tous les sédatifs du système nerveux et de l'alcool.

Surdosage : Le surdosage entraîne un sommeil plus ou moins profond, mais en général l'évolution est favorable. Une surveillance hospitalière est cependant souhaitable.

☞ *Sur prescription médicale.*

- UPJOHN

Forme	Dosage	N. d'unités	Prix	Prix/jour	Liste	Remb. S.S.	Comm.
Comprimé	0,25 mg	30	14,40	1 à 2	1	65 %	1984
Comprimé	0,50 mg	30	25,00	2 à 3,5	1	65 %	1984

XANTHIUM ★★★

- **Composition :** Théophylline.
- **Domaine :** Pneumologie.
- **Activité :** Bronchodilatateur.
- **Classe :** Théophylline et dérivés.

Indications : Traitement de l'asthme à dyspnée paroxystique ou à dyspnée continue. Broncho-pneumopathies obstructives à forme spastique.

Contre-indications : Enfant de moins de 3 ans. Intolérance à la théophylline.

Effets indésirables : Nausées, vomissements, douleur épigastrique. Maux de tête, excitation, insomnie. Tachycardie. Convulsions, surtout chez l'enfant.

Précautions d'emploi : Prudence en cas d'insuffisance coronarienne ou cardiaque, d'ulcère gastro-duodénal, d'hyperthyroïdie. Les doses doivent être adaptées individuellement en fonction de la tolérance et des dosages sanguins de produit.

Interactions : Ne pas associer avec l'énoxacine, l'érythromycine, la viloxazine. L'action de la théophylline est augmentée par association avec la cimétidine, la ciprofloxacine, la méxilétine, la ticlopidine. L'action de la théophylline est diminuée par association avec la rifampicine et certains antiépileptiques.

Surdosage : Entraîne vomissements, agitation, confusion. Tachycardie, hypotension, fibrillation ventriculaire, arrêt cardiaque. L'hospitalisation s'impose.

☞ *Vendu sans ordonnance.*

- GALÉPHAR

Forme	Dosage	N. d'unités	Prix	Prix/jour	Liste	Remb. S.S.	Comm.
Gélule LP	200 mg	30	14,70	–	0	65 %	1990
Gélule LP	400 mg	30	23,70	–	0	65 %	1990

XANTURIC ★★★

- **Composition :** Allopurinol.
- **Domaine :** Rhumatologie.
- **Activité :** Hypo-uricémiant.
- **Classe :** Inhibiteur de l'urico-synthèse.

Indications : Traitement des hyperuricémies primitives ou secondaires : maladies du sang, insuffisance rénale, médicaments. Traitement de la goutte et de la lithiase urique.

Contre-indications : Allergie au produit.

Effets indésirables : Crise de goutte : toujours associer à la colchicine ou à un anti-inflammatoire en début de traitement. Allergie avec éruptions cutanées. Troubles digestifs ou hépatiques. Troubles sanguins : leucopénie et thrombopénie. Troubles visuels, vertiges, maux de tête.

Précautions d'emploi : Nécessité de dosages de l'acide urique dans le sang et les urines pour guider le traitement. Non conseillé chez la femme enceinte ou allaitant.

Interactions : Ne pas associer aux pénicillines de type ampicilline ni à la vidarabine. Peut augmenter l'action des anticoagulants oraux, de certains anticancéreux, de certains sulfamides hypoglycémiants.

Surdosage : Entraîne des troubles digestifs banals.

☞ *Sur prescription médicale.*

- PHARMAPHARM

Forme	Dosage	N. d'unités	Prix	Prix/jour	Liste	Remb. S.S.	Comm.
Capsule	100 mg	50	22,70	0,4 à 1,4	1	65 %	1983
Capsule	100 mg	100	36,10	0,36 à 1	1	65 %	1983

XATRAL ★★★

- **Composition :** Alfuzosine.
- **Domaine :** Uro-néphrologie.
- **Activité :** Vasodilatateur. Spasmolytique urétral.
- **Classe :** Alpha-1-bloquant.

Indications : Traitement symptomatique des manifestations fonctionnelles de l'hypertrophie bénigne de la prostate, dans le cas où la chirurgie est retardée.

Contre-indications : Hypersensibilité au produit. Antécédents d'hypotension orthostatique.

Effets indésirables : Troubles digestifs : bouche sèche, constipation. Tachycardie, douleurs thoraciques. Éruptions cutanées. Asthénie, somnolence.

Précautions d'emploi : Prudence chez l'hypertendu traité.

Interactions : Ne pas associer à d'autres alphabloquants ni aux antagonistes calciques.

☞ *Sur prescription médicale.*

- SYNTHÉLABO FRANCE

Forme	Dosage	N. d'unités	Prix	Prix/jour	Liste	Remb. S.S.	Comm.
Comprimé	2,5 mg	30	79,70	8	1	35 %	1988
Comprimé LP	5 mg	56	212,50	7,6	1	35 %	1994

XENID ★★★

- **Composition :** Diclofénac.
- **Domaine :** Inflammation.
- **Activité :** Anti-inflammatoire.
- **Classe :** Anti-inflammatoire non stéroïdien. Arylcarboxylique.

Indications : Traitement des rhumatismes inflammatoires chroniques : polyarthrite rhumatoïde, pelvispondylite, arthrite juvénile, rhumatisme psoriasique, syndrome de Fiessinger-Leroy-Reiter. Traitement des poussées aiguës des arthrites microcristallines, tendinites, synovites, arthroses, lombalgies, radiculalgies. Règles douloureuses.

Contre-indications : Hypersensibilité au produit. Réactions allergiques à l'aspirine et dérivés. Ulcères gastro-duodénaux évolutifs. Insuffisance cardiaque, hépatique ou rénale. Enfant de moins de 15 ans.

Effets indésirables : Troubles digestifs : nausées, vomissements, ulcère gastro-duodénal, hémorragies digestives. Troubles hépatiques : ictère, hépatite. Réactions allergiques : éruptions, urticaire, dermatoses bulleuses, asthme. Vertiges, maux de tête, bourdonnements d'oreille, troubles visuels. Troubles sanguins : anémie, leucopénie, thrombopénie.

Précautions d'emploi : Prendre le produit au cours des repas, si possible le soir. Déconseillé chez la femme enceinte ou allaitant. Prudence chez le sujet âgé et chez l'insuffisant cardiaque ou rénal. Une surveillance du poids et du volume urinaire est utile en début de traitement.

Interactions : Ne pas associer à d'autres produits modifiant l'hémostase : anticoagulants oraux, héparine, aspirine, ticlopidine, autres anti-inflammatoires. Ne pas associer car augmentation des effets toxiques : lithium, méthotrexate, diflunisal. Prudence en cas d'association avec les diurétiques. Peut perturber l'activité des antihypertenseurs, L'efficacité des stérilets peut être diminuée. Prendre les antiacides et pansements gastro-intestinaux à distance de la prise du produit.

Surdosage : Entraîne maux de tête, agitation, vertiges, nausées, vomissements, hémorragies digestives imposant l'hospitalisation.

☞ *Sur prescription médicale.*

• BIOGALÉNIQUE

Forme	Dosage	N. d'unités	Prix	Prix/jour	Liste	Remb. S.S.	Comm.
Comprimé	25 mg	30	19,20	2 à 4	2	65 %	1988
Comprimé	50 mg	30	34,40	2 à 4	2	65 %	1988
Comprimé LP	100 mg	15	34,50	3	2	65 %	1988
Suppositoire	25 mg	10	11,00	1 à 2	2	65 %	1988
Suppositoire	100 mg	10	25,40	2,5	2	65 %	1988
Amp. inj.	75 mg	2	12,10	6	2	65 %	1988
Gel	1 %	50 g	19,20	–	2	35 %	1994

XITADIL ★★

• **Composition :** Viquidil.
• **Domaine :** Cardio-vasculaire.
• **Activité :** Vasodilatateur.

Indications : Troubles fonctionnels du sujet âgé : troubles de la mémoire, vertiges. Troubles rétiniens d'origine vasculaire. Troubles ORL d'origine vasculaire.

Effets indésirables : Troubles digestifs : nausées.

☞ *Sur prescription médicale.*

• IREX

Forme	Dosage	N. d'unités	Prix	Prix/jour	Liste	Remb. S.S.	Comm.
Gélule	100 mg	30	39,50	2,5 à 4	2	35 %	1992

X-PREP ★★

• **Composition :** Sené.
• **Domaine :** Gastro-entérologie.
• **Activité :** Préparation aux investigations coliques.

Indications : Lavage colique nécessaire aux explorations endoscopiques ou radiologiques et à la chirurgie colique.

Contre-indications : Altérations graves de l'état général. Insuffisance cardiaque grave. Occlusion intestinale. Altération de la muqueuse importante.

Effets indésirables : Nausées, vomissements. Douleurs abdominales.

Précautions d'emploi : La veille, absorber le contenu du sachet dans un demi-verre d'eau. Le lendemain, faire un ou plusieurs lavements.

☞ *Vendu sans ordonnance.*

• DR PLANTIER

Forme	Dosage	N. d'unités	Prix	Prix/jour	Liste	Remb. S.S.	Comm.
Sachet	5 g	1	28,20*	–	0	0 %	1981

XYLOCAÏNE ADRÉNALINE ★★★

• **Composition :** Lidocaïne, épinéphrine.
• **Domaine :** Anesthésie. Réanimation.
• **Activité :** Anesthésique local. Vasoconstricteur.
• **Classe :** Stimulant alpha-bêta-adrénergique.

Indications : Anesthésie locale et locorégionale par infiltration.

Contre-indications : Allergie aux anesthésiques locaux. Épilepsie. Troubles de la conduction cardiaque.

Effets indésirables : Nervosité, tremblements, nausées, bourdonnements d'oreilles Hypotension artérielle, troubles de la conduction ou du rythme cardiaque, collapsus.

Précautions d'emploi : Donne une réaction positive au contrôle antidopage.

Interactions : Éviter l'association aux bêtabloquants, aux digitaliques, à la cimétidine.

☞ *Sur prescription médicale.*

• ASTRA FRANCE

Forme	Dosage	N. d'unités	Prix	Prix/jour	Liste	Remb. S.S.	Comm.
Flacon inj.	1 %	20 ml	9,10	–	1	65 %	1950
Flacon inj.	2 %	20 ml	9,60	–	1	65 %	1950

XYLOCAÏNE FORMES LOCALES ★★

• **Composition :** Lidocaïne.
• **Domaine :** Anesthésie. Réanimation.
• **Activité :** Anesthésique local.

Indications : Anesthésie locale en ORL, en dentisterie, en endoscopie. *Xylocaïne visqueuse.* Traitement des douleurs œso-gastriques : œsophagites, ulcères, hernies hiatales, hoquet. Douleurs des stomatites, des pharyngites aiguës et chroniques.

Contre-indications : Allergie aux anesthésiques locaux. Épilepsie. Troubles de la conduction cardiaque.

Effets indésirables : Nervosité, tremblements, nausées, bourdonnements d'oreille. Hypotension artérielle, troubles de la conduction ou du rythme cardiaque, collapsus.

Précautions d'emploi : Donne une réaction positive au contrôle antidopage.

☞ *Sur prescription médicale.*

• ASTRA FRANCE

Forme	Dosage	N. d'unités	Prix	Prix/ jour	Liste	Remb. S.S.	Comm.
Fl. sol. locale	5 %	24 ml	14,40	–	2	65 %	1957
Fl. sol. loc. + naph.	5 %	24 ml	14,40	–	2	65 %	1958
Fl. sol. loc. nébul.	5 %	20 g	79,60*	–	2	0 %	1982
Fl. sol. loc. nébul.	5 %	5 x 20 g	Hôp.	–	2	Hôp.	1982
Gel	2 %	15 g	17,30	–	2	65 %	1967
Gel visqueux	2 %	100 g	18,80	–	2	65 %	1967

XYLOCAÏNE INJECTABLE ★★★

• **Composition :** Lidocaïne.
• **Domaine :** Anesthésie. Réanimation.
• **Activité :** Anesthésique local.

Indications : Anesthésie locale ou locorégionale par infiltration (péridurale).

Contre-indications : Allergie aux anesthésiques locaux. Épilepsie. Troubles de la conduction cardiaque.

Effets indésirables : Nervosité, tremblements, nausées, bourdonnements d'oreille. Hypotension artérielle, troubles de la conduction ou du rythme cardiaque, collapsus.

Précautions d'emploi : Donne une réaction positive au contrôle antidopage.

Interactions : Éviter l'association aux bêtabloquants, aux digitaliques, à la cimétidine.

☞ *Sur prescription médicale.*

• ASTRA FRANCE

Forme	Dosage	N. d'unités	Prix	Prix/ jour	Liste	Remb. S.S.	Comm.
Flacon inj.	0,5 %	20 ml	8,90	–	2	65 %	1950
Flacon inj.	1 %	20 ml	9,00	–	2	65 %	1950
Flacon inj.	2 %	20 ml	9,60	–	2	65 %	1950
Amp. inj.	1 %	5 ml	8,80	–	2	65 %	1950
Amp. inj. pour rachianesthésie	10 %	2 ml	Hôp.	–	2	Hôp.	1967

XYLOCARD ★★★

- **Composition :** Lidocaïne.
- **Domaine :** Cardio-vasculaire.
- **Activité :** Antiarythmique.
- **Classe :** Antiarythmique classe 1.

Indications : Troubles du rythme ventriculaire.

Contre-indications : Insuffisance cardiaque. Troubles de la conduction intra-cardiaque. Allergie aux anesthésiques locaux. Insuffisance hépatique sévère.

Effets indésirables : Troubles neuropsychiques.

Précautions d'emploi : Doit être utilisé sous stricte surveillance médicale. Donne une réaction positive au contrôle anti-dopage.

Interactions : Action potentialisée par le propranolol.

Surdosage : Entraîne agitation, délire puis coma justifiant l'utilisation en milieu spécialisé.

☞ *Sur prescription médicale.*

• ASTRA FRANCE

Forme	Dosage	N. d'unités	Prix	Prix/jour	Liste	Remb. S.S.	Comm.
Amp. inj.	20 mg/ml	10	Hôp.	–	2	Hôp.	1978
Flacon inj.	50 mg/ml	10	Hôp.	–	2	Hôp.	1978

Y-Z

YERBALAXA ✤

- **Composition :** Séné, bourdaine, mauve, anis.
- **Domaine :** Gastro-entérologie.
- **Activité :** Laxatif stimulant.

Indications : Utilisé dans la constipation et dans les régimes amaigrissants.

Précautions d'emploi : Ne pas utiliser chez l'enfant, la femme allaitant et en cas de colopathie organique. Pas d'utilisation prolongée. Risque d'hypokaliémie grave, de douleurs abdominales et de maladie des laxatifs grave pouvant entraîner des lésions rénales.

☞ *Vendu sans ordonnance. Présente des dangers en cas d'utilisation prolongée.*

• PLANTES TROPICALES

Forme	Dosage	N. d'unités	Prix	Prix/jour	Liste	Remb. S.S.	Comm.
Tisane vrac	–	150 g	34,00*	–	0	0 %	–

YERBATONA ✣

- **Composition :** Pariétaire, frêne.
- **Domaine :** Rhumatologie.
- **Activité :** Divers.

Indications : Utilisé dans les rhumatismes, les douleurs articulaires et la goutte.

☞ *Vendu sans ordonnance.*

- PLANTES TROPICALES

Forme	Dosage	N. d'unités	Prix	Prix/jour	Liste	Remb. S.S.	Comm.
Tisane vrac	–	150 g	34,00*	–	0	0 %	–

YOHIMBINE HOUDÉ ★★

- **Composition :** Yohimbine.
- **Domaine :** Cardio-vasculaire. Uro-néphrologie.
- **Activité :** Vasodilatateur. Antihypotenseur.
- **Classe :** Alpha-2-bloquant adrénergique.

Indications : Impuissance masculine. Hypotension orthostatique induite par les antidépresseurs tricycliques.

Contre-indications : Insuffisance rénale ou hépatique.

Effets indésirables : Nervosité, insomnie, tremblements, vertiges. Troubles digestifs.

Précautions d'emploi : Prudence chez les patients ayant présenté des spasmes vasculaires.

Interactions : Ne pas associer aux antihypertenseurs centraux.

Surdosage : Entraîne des troubles digestifs, une hypotension et des douleurs précordiales.

☞ *Vendu sans ordonnance. A utiliser avec grandes précautions.*

- HOUDÉ

Forme	Dosage	N. d'unités	Prix	Prix/jour	Liste	Remb. S.S.	Comm.
Comprimé	2 mg	50	23,50	4 à 5	0	35 %	1910

YSE

- **Composition :** Phosphure de zinc, noix vomique, noix de kola.
- **Domaine :** Nutrition et métabolisme.
- **Activité :** Antiasthénique.

Indications : Utilisé dans le traitement de l'asthénie fonctionnelle et de l'anaphrodisie, en l'absence d'activité spécifique démontrée.

Contre-indications : Hypocuprémie.

Interactions : Il existe une compétition entre l'absorption du zinc et du cuivre.

☞ *Vendu sans ordonnance.*

- CHATELUT

Forme	Dosage	N. d'unités	Prix	Prix/jour	Liste	Remb. S.S.	Comm.
Comprimé	–	50	16,50	–	0	0 %	1960

YSE GLUTAMIQUE

- **Composition :** Phosphure de zinc, noix vomique, noix de kola, acide glutamique.
- **Domaine :** Nutrition et métabolisme.
- **Activité :** Antiasthénique.
- **Classe :** Acide aminé.

Indications : Utilisé dans le traitement de l'asthénie fonctionnelle et de l'anaphrodisie, en l'absence d'activité spécifique démontrée.

Contre-indications : Hypocuprémie.

Interactions : Il existe une compétition entre l'absorption du zinc et du cuivre.

☞ *Vendu sans ordonnance.*

- CHATELUT

Forme	Dosage	N. d'unités	Prix	Prix/jour	Liste	Remb. S.S.	Comm.
Comprimé	–	50	21,00*	–	0	0 %	1962

YSOL 206 ★

- **Composition :** Acide acétique, camphre, citronnelle, lauryl éther sulfate de sodium.
- **Domaine :** Parasitologie.
- **Activité :** Antiparasitaire externe.

Indications : Traitement des poux et des lentes du cuir chevelu.

Effets indésirables : Sensation de brûlure des yeux ou des muqueuses.

Précautions d'emploi : 1 à 3 shampooings successifs à quelques jours d'intervalle, suivis d'un rinçage énergique.

☞ *Vendu sans ordonnance.*

- RABI & SOLABO

Forme	Dosage	N. d'unités	Prix	Prix/jour	Liste	Remb. S.S.	Comm.
Shampooing	–	125 ml	39,00	–	0	0 %	1976
Shampooing	–	250 ml	53,00	–	0	0 %	1976

ZADITEN ★★★

- **Composition :** Kétotifène.
- **Domaine :** Pneumologie.
- **Activité :** Antiasthmatique.
- **Classe :** Anti-PAF. Antihistaminique H1.

Indications : Traitement de fond de l'asthme bronchique allergique.

Contre-indications : Femme enceinte ou allaitant. Nourrisson.

Effets indésirables : Somnolence diurne, sécheresse de la bouche. Vertiges. Troubles digestifs. Prise de poids.

Précautions d'emploi : L'absorption d'alcool est déconseillée.

Interactions : L'effet sédatif est augmenté par tous les dépresseurs du système nerveux : sédatifs, antihistaminiques, anxiolytiques, neuroleptiques, codéine, etc. Ne pas associer aux antidiabétiques oraux : risque de thrombopénie.

Surdosage : Entraîne somnolence, troubles de la fréquence cardiaque et respiratoire. Excitation, convulsions.

☞ *Sur prescription médicale.*

- SANDOZ

Forme	Dosage	N. d'unités	Prix	Prix/jour	Liste	Remb. S.S.	Comm.
Gélule	1 mg	60	65,10	2,17	2	65 %	1980
Sol. buv.	1 mg/5 ml	150 ml	38,60	2,6	2	65 %	1983

ZAGAM ★★★

- **Composition :** Sparfloxacine.
- **Domaine :** Infectiologie.
- **Activité :** Antibiotique.
- **Classe :** Fluoroquinolone.

Indications : Infections aux germes suivants : streptocoques, staphylocoques, colibacille, Klebsiella, Proteus, shigelles, salmonelles, pyocyaniques, gonocoques, vibrions, Pasteurella, Legionella, corynébactéries, Chlamydia, etc. Infections à manifestations respiratoires, pneumopathies aiguës, poussées aiguës de broncho-pneumopathies chroniques. Infections à manifestations ORL : sinusites aiguës purulentes.

Contre-indications : Allergie aux quinolones. Enfant. Épilepsie.

Effets indésirables : Troubles digestifs : nausées, vomissements, gastralgies. Céphalées, insomnies, vertiges, convulsions, douleurs musculaires. Photosensibilisation. Troubles allergiques : urticaire. Tendinite du tendon d'Achille.

Précautions d'emploi : Éviter l'exposition solaire. Déconseillé chez la femme enceinte ou allaitant. Prudence en cas d'insuffisance rénale sévère.

Interactions : Ne pas associer aux pansements gastriques qui diminuent l'absorption. Ne pas associer aux médicaments modifiant la conduction cardiaque. Potentialise l'effet de la théophylline et des anticoagulants.

Surdosage : Surveillance de l'électrocardiogramme.

☞ *Sur prescription médicale.*

- SPECIA

Forme	Dosage	N. d'unités	Prix	Prix/jour	Liste	Remb. S.S.	Comm.
Comprimé	200 mg	6	218,30	36	1	65 %	1994
Comprimé	200 mg	30	Hôp.	–	1	Hôp.	1994

ZAMOCILLINE ★★★

- **Composition :** Amoxicilline.
- **Domaine :** Infectiologie.
- **Activité :** Antibiotique.
- **Classe :** Pénicilline à spectre élargi.

Indications : Infections aux germes suivants : streptocoques A et D, pneumocoques, méningocoques, leptospires, Listeria, Clostridium, colibacille, Proteus, Borellia, salmonelles, shigelles, Brucella, vibrions ou staphylocoques sensibles. Infections respiratoires, ORL, stomatologiques, rénales, uro-génitales, gynécologiques, digestives, biliaires, méningées ou septicémiques.

Contre-indications : Hypersensibilité aux pénicillines. Mononucléose infectieuse.

Effets indésirables : Manifestations allergiques : fièvre, urticaire, œdème de la face avec troubles respiratoires. Éruptions cutanées maculopapuleuses. Troubles digestifs : nausées, diarrhée, infections à levures.

Précautions d'emploi : Rechercher dans les antécédents des réactions anormales à un traitement antérieur par une pénicilline. Prudence chez l'insuffisant rénal. Chez la femme enceinte ou allaitant, le produit passe dans l'organisme de l'enfant.

Interactions : Association déconseillée : allopurinol.

☞ *Sur prescription médicale.*

- ZAMBON FRANCE

Forme	Dosage	N. d'unités	Prix	Prix/jour	Liste	Remb. S.S.	Comm.
Gélule	500 mg	12	23,10	4 à 6	1	65 %	1982
Sirop	50 mg/ml	60 ml	14,20	2 à 4	1	65 %	1982

ZANOSAR ★★★

- **Composition :** Streptozocine.
- **Domaine :** Cancérologie.
- **Activité :** Antinéoplasique. Cytostatique.
- **Classe :** Alkylant. Nitroso-urée.

Indications : Traitement des adénocarcinomes métastasiques des îlots de Langerhans. Traitement des tumeurs carcinoïdes métastasées.

Contre-indications : Grossesse. Allaitement. Insuffisance rénale avérée.

Effets indésirables : Toxicité rénale importante. Aménorrhées, azoospermies.

Précautions d'emploi : Nécessité d'une surveillance régulière de la fonction rénale et de la protéinurie, afin de guider les administrations ultérieures. Déconseillé chez la femme enceinte ou allaitant.

Interactions : Ne pas associer à d'autres produits néphrotoxiques.

☞ *Sur prescription médicale. Usage hospitalier.*

- UPJOHN

Forme	Dosage	N. d'unités	Prix	Prix/jour	Liste	Remb. S.S.	Comm.
Flacon inj.	1 g	1	Hôp.	–	1	Hôp.	1986

ZANTRÈNE ★★★

- **Composition :** Bisantrène.
- **Domaine :** Cancérologie.
- **Activité :** Antinéoplasique. Cytostatique.
- **Classe :** Agent intercalant. Anthracènebishydrazone.

Indications : Leucémies aiguës non lymphocytaires réfractaires ou en rechute.

Contre-indications : Grossesse et allaitement.

Effets indésirables : Toxicité hématologique : aplasie médullaire. Troubles digestifs : nausées, vomissements. Éruptions cutanées. Toxicité cardiaque avec hypotension et possibilité d'insuffisance cardiaque. Réaction veineuse locale avec possibilité de périphlébite.

Précautions d'emploi : Nécessité d'une surveillance régulière de la formule sanguine et de la fonction rénale afin de guider les administrations ultérieures. Des bilans cardiaques réguliers sont nécessaires : échographie, hémodynamique isotopique. Déconseillé chez la femme enceinte ou allaitant.

Interactions : Ne pas associer à la ciclosporine. Ne pas faire pendant le traitement de vaccination par des vaccins vivants.

☞ *Sur prescription médicale. Usage hospitalier.*

• LEDERLE

Forme	Dosage	N. d'unités	Prix	Prix/jour	Liste	Remb. S.S.	Comm.
Flacon inj.	50 mg	1	Hôp.	–	1	Hôp.	1991
Flacon inj.	250 mg	1	Hôp.	–	1	Hôp.	1991
Flacon inj.	500 mg	1	Hôp.	–	1	Hôp.	1991

ZARONTIN ★★★

- **Composition :** Éthosuximide.
- **Domaine :** Neuropsychiatrie.
- **Activité :** Antiépileptique.
- **Classe :** Suximide.

Indications : Épilepsie de type petit mal.

Effets indésirables : Somnolence, vertiges, irritabilité, fatigue. Troubles digestifs en début de traitement : nausées, douleurs abdominales, anorexie. Éruptions cutanées : urticaire. Troubles sanguins : anémie, diminution des globules blancs et des plaquettes.

Précautions d'emploi : Une surveillance biologique du sang et des fonctions hépatiques est nécessaire au cours du traitement. Le traitement n'est pas conseillé chez la femme enceinte ou allaitant.

Interactions : Il ne semble pas exister d'interaction importante avec les autres antiépileptiques ni avec les autres médicaments.

Surdosage : Entraîne des troubles digestifs et nerveux : nausées, incoordination motrice imposant l'hospitalisation.

☞ *Sur prescription médicale.*

• PARKE-DAVIS

Forme	Dosage	N. d'unités	Prix	Prix/jour	Liste	Remb. S.S.	Comm.
Capsule	250 mg	50	17,00	0,3 à 2	2	65 %	1962
Sirop	50 mg/ml	200 ml	15,10	0,4 à 2	2	65 %	1965

ZAVEDOS ★★★

- **Composition :** Idarubicine.
- **Domaine :** Cancérologie.
- **Activité :** Antinéoplasique. Cytostatique.
- **Classe :** Anthracycline.

Indications : Leucémies aiguës myéloblastiques et lymphoblastiques en rechute.

Contre-indications : Grossesse et allaitement. Patients présentant une insuffisance cardiaque. Insuffisance rénale ou hépatique grave.

Effets indésirables : Colore les urines en rouge. Troubles digestifs : nausées, vomissements, stomatites, diarrhée. Perte des cheveux. Troubles sanguins : anémie, leucopénie, thrombopénie. Troubles cardiaques avec modification de l'électrocardiogramme, insuffisance cardiaque progressive. Aménorrhée, azoospermie.

Précautions d'emploi : Prudence en cas d'insuffisance hépatique. Nécessité d'une surveillance régulière de la formule sanguine, afin de guider les administrations ultérieures. Des bilans cardiaques réguliers sont nécessaires : échographie, hémodynamique isotopique. Déconseillé chez la femme enceinte ou allaitant.

Interactions : Effet additif de la cardiotoxicité d'autres anticancéreux de la série des anthracyclines.

☞ *Sur prescription médicale. Usage hospitalier.*

• PHARMACIA

Forme	Dosage	N. d'unités	Prix	Prix/jour	Liste	Remb. S.S.	Comm.
Flacon inj.	5 mg	1	Hôp.	–	1	Hôp.	1992
Flacon inj.	10 mg	1	Hôp.	–	1	Hôp.	1992

ZÉCLAR ★★★

- **Composition :** Clarithromycine.
- **Domaine :** Infectiologie.
- **Activité :** Antibiotique.
- **Classe :** Macrolide.

Indications : Infections aux germes suivants : streptocoques, méningocoques, gonocoques, Bordetella, corynébactéries, Clostridium, mycoplasmes, Pasteurella, Chlamydia, Legionella, Listeria, mycobactéries lépreuses et aviaires, Helicobacter. Infections à manifestations ORL, bronchopulmonaires (coqueluche, maladie des légionnaires, pneumonies) ou cutanées bénignes.

Contre-indications : Allergie aux macrolides. Association aux alcaloïdes de l'ergot de seigle.

Effets indésirables : Troubles digestifs : nausées, vomissements, gastralgies, diarrhée. Sensations vertigineuses. Allergie cutanée.

Précautions d'emploi : Produit à prendre avant les repas. Non conseillé chez la femme enceinte ou allaitant. Prudence chez l'insuffisant rénal ou hépatique.

Interactions : Avec les dérivés de l'ergot de seigle, risque de nécrose des extrémités. Le produit augmente les effets de la ciclosporine et de la bromocriptine.

☞ *Sur prescription médicale.*

- ABBOTT-FRANCE

Forme	Dosage	N. d'unités	Prix	Prix/jour	Liste	Remb. S.S.	Comm.
Comprimé	250 mg	10	84,20	16	1	65 %	1994
Comprimé	250 mg	60	384,50	12	1	65 %	1995

ZÉDÈNE ★★

- **Composition :** Vitamines B1, B2, B6, B12, C, E, PP, acide folique, acide pantothénique, cuivre, zinc.
- **Domaine :** Nutrition et métabolisme.
- **Activité :** Vitamine liposoluble. Vitamine hydrosoluble. Éléments minéraux. Antiasthénique.
- **Classe :** Polyvitamine. Oligoélément.

Indications : Asthénie fonctionnelle. Prévention et traitement de certaines carences liées à une alimentation déséquilibrée.

Contre-indications : Intolérance antérieure à une vitamine. Surcharge en fer.

Effets indésirables : Possibilité d'intolérance digestive.

Interactions : Peut diminuer l'activité de la lévodopa, de la tétracycline, des diphosphonates. Ne pas associer aux pansements gastro-intestinaux.

☞ *Vendu sans ordonnance.*

- LEDERLE

Forme	Dosage	N. d'unités	Prix	Prix/jour	Liste	Remb. S.S.	Comm.
Comprimé	–	15	0	–	0	0 %	1987

ZENTEL ★★★

- **Composition :** Albendazole.
- **Domaine :** Parasitologie.
- **Activité :** Anthelminthique.

Indications : Traitement des infestations intestinales à ascaris, oxyures, ankylosto mes, trichocéphales, anguillules, taenias.

Effets indésirables : Troubles digestifs, maux de tête.

Précautions d'emploi : Déconseillé chez la femme enceinte ou allaitant.

☞ *Sur prescription médicale.*

- SMITHKLINE BEECHAM

Forme	Dosage	N. d'unités	Prix	Prix/jour	Liste	Remb. S.S.	Comm.
Comprimé	400 mg	1	25,50	–	2	65 %	1988
Susp. buv.	40 mg/ml	10 ml	27,70	–	2	65 %	1988

ZESTORETIC ★★★

- **Composition :** Lisinopril, hydrochlorothiazide.
- **Domaine :** Cardio-vasculaire.
- **Activité :** Antihypertenseur. Vasodilatateur. Diurétique.
- **Classe :** Inhibiteur de l'enzyme de conversion, associé.

Indications : Hypertension artérielle.

Contre-indications : Non conseillé chez la femme enceinte ou allaitant. Hypersensibilité aux sulfamides. Hyponatrémie.

Effets indésirables : Toux, fatigue, nausées, éruptions cutanées, prurit, œdème de la face et des extrémités. Hypotension artérielle. Déshydratation avec hypotension. Perte de potassium importante pouvant entraîner des crampes, parfois des troubles du rythme cardiaque. Éruptions cutanées. Hypercalcémie. Exceptionnellement, modification de la formule sanguine.

Précautions d'emploi : En cas d'insuffisance rénale ou chez le sujet âgé, réduire la posologie. Surveiller régulièrement la fonction rénale.

Interactions : Majore l'effet de tous les produits hypotenseurs : neuroleptiques, antidépresseurs. Peut modifier la concentration de lithium dans le sang chez les patients traités par ce produit. Peut entraîner des troubles du rythme cardiaque avec certains médicaments : antiarythmiques, digitaliques. Associer avec une grande prudence aux anti-inflammatoires et à certains antibiotiques.

Surdosage : Entraîne hypotension avec hyponatrémie et hypokaliémie pouvant aboutir à une anurie.

☞ *Sur prescription médicale.*

- ZENECA

Forme	Dosage	N. d'unités	Prix	Prix/jour	Liste	Remb. S.S.	Comm.
Comprimé	L 20 mg H 12,5 mg	28	123,30	4,4	1	65 %	1991

ZESTRIL ★★★

- **Composition :** Lisinopril.
- **Domaine :** Cardio-vasculaire.
- **Activité :** Antihypertenseur. Vasodilatateur.
- **Classe :** Inhibiteur de l'enzyme de conversion.

Indications : Hypertension artérielle. Insuffisance cardiaque.

Contre-indications : Non conseillé chez la femme enceinte ou allaitant.

Effets indésirables : Toux, fatigue, nausées, éruptions cutanées, prurit, œdème de la face et des extrémités. Augmentation temporaire de l'urée et de la créatinine sanguine, parfois de la kaliémie. Hypotension artérielle chez les patients suivant un régime sans sel ou prenant un diurétique. Exceptionnellement, modification de la formule sanguine.

Précautions d'emploi : En cas d'insuffisance rénale ou chez le sujet âgé, réduire la posologie. Surveiller régulièrement la fonction rénale.

Interactions : Ne pas associer avec des produits entraînant une hyperkaliémie : certains diurétiques, sels de potassium. Majore l'effet de tous les produits hypotenseurs : neuroleptiques, antidépresseurs. Peut modifier la concentration de lithium dans le sang chez les patients traités par ce produit.

Surdosage : Une surveillance de la tension artérielle s'impose.

☞ *Sur prescription médicale.*

- ZENECA

Forme	Dosage	N. d'unités	Prix	Prix/jour	Liste	Remb. S.S.	Comm.
Comprimé	5 mg	28	55,00	5	1	65 %	1988
Comprimé	20 mg	28	138,80	5	1	65 %	1988

ZINC INJECTABLE ★

- **Composition :** Gluconate de zinc.
- **Domaine :** Anesthésie. Réanimation.
- **Activité :** Apport d'oligoéléments.

Indications : Solution injectable utilisée en alimentation parentérale.

Précautions d'emploi : Vérification régulière des valeurs de la zincémie.

☞ *Usage hospitalier.*

- AGUETTANT

Forme	Dosage	N. d'unités	Prix	Prix/jour	Liste	Remb. S.S.	Comm.
Fl. inj. 10 ml	10 mg	10	Hôp.	–	0	Hôp.	1986

ZINNAT ★★★

- **Composition :** Céfuroxime.
- **Domaine :** Infectiologie.
- **Activité :** Antibiotique.
- **Classe :** Céphalosporine de deuxième génération.

Indications : Infections aux germes suivants : staphylocoques, streptocoques, pneumocoques, corynébactéries, Clostridium, Haemophilus, méningocoques, gonocoques. Infections à manifestations broncho-pulmonaires, ORL : angines, sinusites, otites.

Contre-indications : Allergie aux céphalosporines.

Effets indésirables : Réactions allergiques : urticaire, fièvre, choc anaphylactique. Troubles digestifs : nausées, vomissements, diarrhée. Éosinophilie. Hépatites. Insuffisance rénale.

Précautions d'emploi : Prudence en cas d'insuffisance rénale. Non conseillé chez la femme enceinte ou allaitant. Peut donner une réaction positive lors de la recherche de glucose dans les urines.

☞ *Sur prescription médicale.*

- GLAXO

Forme	Dosage	N. d'unités	Prix	Prix/jour	Liste	Remb. S.S.	Comm.
Comprimé	125 mg	8	45,50	11 à 22	1	65 %	1988
Comprimé	250 mg	8	71,80	18 à 36	1	65 %	1988
Susp. buv. sachet	125 mg	8	45,50	–	1	65 %	1994
Susp. buvable	125 mg	40 ml	45,50	–	1	65 %	1994
Susp. buvable	125 mg	80 mg	74,40	–	1	65 %	1994
Flacon inj. IM	250 mg	1	Hôp.	–	1	Hôp.	1980
Flacon inj. IM	750 mg	1	Hôp.	–	1	Hôp.	1980
Flacon inj. IV	1,5 g	1	Hôp.	–	1	Hôp.	1980

ZITHROMAX ★★★

- **Composition :** Azitromycine.
- **Domaine :** Infectiologie.
- **Activité :** Antibiotique.
- **Classe :** Macrolide. Azalide.

Indications : Infections aux germes suivants : streptocoques, staphylocoques, Bordetella, corynébactéries, mycoplasmes, Pasteurella, Chlamydia, Legionella, tréponèmes, leptospires, Helicobacter. Infections à manifestations ORL (angines), broncho-pulmonaires (bronchites, surinfection de bronchite chronique) ou uro-génitales à Chlamydia.

Contre-indications : Allergie aux macrolides. Association aux alcaloïdes de l'ergot de seigle.

Effets indésirables : Troubles digestifs : nausées, vomissements, gastralgies, diarrhée. Sensations vertigineuses. Allergie cutanée.

Précautions d'emploi : Produit à prendre avant les repas. Non conseillé chez la femme enceinte ou allaitant.

Interactions : Avec les dérivés de l'ergot de seigle, risque de nécrose des extrémités. Le produit augmente les effets de la ciclosporine et de la bromocriptine.

☞ *Sur prescription médicale.*

- PFIZER

Forme	Dosage	N. d'unités	Prix	Prix/jour	Liste	Remb. S.S.	Comm.
Gélule	250 mg	6	152,10	25	1	65 %	1994

ZOCOR ★★★

- **Composition :** Simvastatine.
- **Domaine :** Nutrition et métabolisme.
- **Activité :** Hypolipidémiant.
- **Classe :** Inhibiteur de la HMG-CoA réductase.

Indications : Hypercholestérolémies endogènes de l'adulte en complément du régime lorsque celui-ci s'est avéré insuffisant.

Contre-indications : Insuffisance hépatique ou rénale sévère.

Effets indésirables : Douleurs abdominales, constipation, flatulences. Douleurs musculaires. Altérations fonctionnelles hépatiques.

Précautions d'emploi : Non conseillé chez la femme enceinte ou allaitant, et chez l'enfant. Un contrôle périodique des transaminases et des enzymes musculaires est nécessaire en début de traitement. Si après 6 mois de traitement, une réduction satisfaisante des lipides n'est pas obtenue, une modification du traitement doit être envisagée.

Interactions : Entraîne une augmentation de l'action des antivitamines K.

☞ *Sur prescription médicale.*

- MERCK SHARP & DOHME-CHIBRET

Forme	Dosage	N. d'unités	Prix	Prix/jour	Liste	Remb. S.S.	Comm.
Comprimé	5 mg	28	165,70*	–	1	0 %	1992
Comprimé	20 mg	28	208,90	4 à 15	1	65 %	1989

ZOLADEX ★★★

- **Composition :** Goséréline.
- **Domaine :** Endocrinologie. Gynécologie. Andrologie. Cancérologie.
- **Activité :** Stimulant des gonadostimulines. Anticancéreux.
- **Classe :** Gonadoréline (LH-RH) et analogues.

Indications : Traitement du cancer de la prostate avec métastases. Traitement du cancer du sein métastatique hormonodépendant.

Contre-indications : Grossesse.

Effets indésirables : Dans toutes les utilisations on a signalé : bouffées de chaleur, fatigue, éruptions. Au cours du traitement du cancer de la prostate : accentuation initiale des douleurs osseuses, impuissance, hypertension artérielle, éruptions cutanées. Au cours du traitement du cancer du sein, on a signalé : modification de la libido, sécheresse vaginale, diminution du volume mammaire, ostéoporose.

Précautions d'emploi : L'utilisation doit être guidée par différents dosages hormonaux. L'efficacité sera vérifiée par des examens complémentaires : échographie, etc.

☞ *Sur prescription médicale.*

- ZENECA

Forme	Dosage	N. d'unités	Prix	Prix/jour	Liste	Remb. S.S.	Comm.
Flacon inj.	3,6 mg	1	1 125,00	40	1	100 %	1988

ZOLTUM ★★★

- **Composition :** Oméprazole.
- **Domaine :** Gastro-entérologie.
- **Activité :** Antiulcéreux.
- **Classe :** Inhibiteur de la pompe à protons.

Indications : Ulcères gastriques ou duodénaux. Œsophagites par reflux gastrique. Syndrome de Zollinger-Ellison.

Effets indésirables : Troubles digestifs : nausées, diarrhée, constipation. Maux de tête. Très rarement, états confusionnels chez les patients âgés. Troubles sanguins : leucopénies, thrombopénies.

Précautions d'emploi : Prudence en cas d'insuffisance hépatique. Non conseillé chez la femme enceinte ou allaitant.

Interactions : Peut potentialiser les anticoagulants oraux, les anxiolytiques, les anticoagulants oraux, certains antiépileptiques, etc.

☞ *Sur prescription médicale.*

- BELLON

Forme	Dosage	N. d'unités	Prix	Prix/jour	Liste	Remb. S.S.	Comm.
Gélule	20 mg	15	199,70	13,2	2	65 %	1991

ZOPHREN ★★★

- **Composition :** Ondansétron.
- **Domaine :** Gastro-entérologie. Cancérologie.
- **Activité :** Antiémétique.
- **Classe :** Antagoniste de la sérotonine.

Indications : Traitement préventif et curatif des nausées et vomissements induits par les chimiothérapies anticancéreuses.

Contre-indications : Hypersensibilité au produit.

Effets indésirables : Maux de tête, bouffées de chaleur, constipation. Rares réactions cutanées.

Précautions d'emploi : Prudence en cas d'insuffisance hépatique.

☞ *Sur prescription médicale. Usage hospitalier.*

• GLAXO

Forme	Dosage	N. d'unités	Prix	Prix/jour	Liste	Remb. S.S.	Comm.
Comprimé	4 mg	10	Hôp.	–	1	Hôp.	1990
Comprimé	8 mg	10	Hôp.	–	1	Hôp.	1990
Amp. inj.	4 mg	1	Hôp.	–	1	Hôp.	1990
Amp. inj.	4 mg	5	Hôp.	–	1	Hôp.	1990
Amp. inj.	8 mg	1	Hôp.	–	1	Hôp.	1990
Amp. inj.	8 mg	5	Hôp.	–	1	Hôp.	1990

ZOVIRAX ★★★

- **Composition :** Aciclovir.
- **Domaine :** Infectiologie.
- **Activité :** Antiviral.

Indications : Infections à virus Herpes simplex, infections à virus varicelle-zona. Traitement de la primo-infection génitale. Traitement de la méningo-encéphalite herpétique. Prévention des infections herpétiques chez le sujet immuno-déprimé. Traitement des zonas chez le sujet débilité.

Contre-indications : Hypersensibilité à l'aciclovir.

Effets indésirables : Troubles digestifs. Éruptions cutanées. Troubles neurologiques.

Précautions d'emploi : Prudence en cas d'insuffisance rénale et chez le sujet âgé. Non conseillé chez la femme enceinte ou allaitant.

☞ *Sur prescription médicale.*

• WELLCOME

Forme	Dosage	N. d'unités	Prix	Prix/jour	Liste	Remb. S.S.	Comm.
Comprimé	200 mg	25	185,80	30 à 40	1	65 %	1985
Flacon inj. IV	250 mg	1	Hôp.	–	1	Hôp.	1983

ZOVIRAX CRÈME ★★★

- **Composition :** Aciclovir.
- **Domaine :** Gynécologie. Andrologie. Dermatologie.
- **Activité :** Antiviral.

Indications : Herpès génital : traitement des primo-infections et des récurrences. Herpès labial. Le traitement accélère la guérison mais ne prévient pas les récidives.

Contre-indications : Hypersensibilité au produit. Grossesse et allaitement.

Effets indésirables : Picotements, brûlures cutanées.

☞ *Sur prescription médicale.*

• WELLCOME

Forme	Dosage	N. d'unités	Prix	Prix/jour	Liste	Remb. S.S.	Comm.
Crème	5 %	2 g	76,70*	–	2	0 %	1988
Crème	5 %	10 g	139,90	–	1	65 %	1987

ZOVIRAX OPHTALMIQUE ★★★

- **Composition :** Aciclovir.
- **Domaine :** Ophtalmologie.
- **Activité :** Antiviral.

Indications : Kératite herpétique.

Contre-indications : Hypersensibilité au produit. Grossesse et allaitement.

Effets indésirables : Douleur à l'application. Allergie palpébroconjonctivale.

☞ *Sur prescription médicale.*

- WELLCOME

Forme	Dosage	N. d'unités	Prix	Prix/jour	Liste	Remb. S.S.	Comm.
Pomm. opht.	3 %	4,5 g	63,20	–	1	65 %	1983

ZYDERM ★★★

- **Composition :** Collagène, lidocaïne.
- **Domaine :** Dermatologie.
- **Activité :** Comblement des dépressions cutanées.
- **Classe :** Collagène.

Indications : Correction des rides ou ridules. Cicatrices.

Contre-indications : Allergie au collagène et aux anesthésiques locaux dépistée par un test préalable au Zyderm test.

Effets indésirables : Réactions allergiques locales : œdème ou urticaire, ou générales : nausées, maux de tête, etc.

Précautions d'emploi : A n'utiliser que par un spécialiste qualifié. Donne une réaction positive au contrôle antidopage. Non conseillé chez la femme enceinte.

☞ *Usage spécialisé.*

- COLLAGEN FRANCE

Forme	Dosage	N. d'unités	Prix	Prix/jour	Liste	Remb. S.S.	Comm.
Zyderm I	35 mg/ml	3	Hôp.	–	2	0 %	1983
Zyderm II	65 mg/ml	3	Hôp.	–	2	0 %	1985
Zyderm test	3,5 mg/ml	3	Hôp.	–	2	0 %	1983

ZYLORIC ★★★

- **Composition :** Allopurinol.
- **Domaine :** Rhumatologie.
- **Activité :** Hypo-uricémiant.
- **Classe :** Inhibiteur de l'uricosynthèse.

Indications : Traitement des hyperuricémies primitives ou secondaires : maladies du sang, insuffisance rénale, médicaments. Traitement de la goutte et de la lithiase urique.

Contre-indications : Allergie au produit.

Effets indésirables : Crise de goutte : toujours associer à la colchicine ou à un anti-inflammatoire en début de traitement. Allergie avec éruptions cutanées. Troubles digestifs ou hépatiques. Troubles sanguins : leucopénie et thrombopénie. Troubles visuels, vertiges, maux de tête.

Précautions d'emploi : Nécessité de dosages de l'acide urique dans le sang et les urines pour guider le traitement. Non conseillé chez la femme enceinte ou allaitant.

Interactions : Ne pas associer aux pénicillines de type ampicilline ni à la vidarabine. Peut augmenter l'action des anticoagulants oraux, de certains anticancéreux, de certains sulfamides hypoglycémiants.

Surdosage : Entraîne des troubles digestifs banals.

☞ *Sur prescription médicale.*

- WELLCOME

Forme	Dosage	N. d'unités	Prix	Prix/jour	Liste	Remb. S.S.	Comm.
Comprimé	100 mg	28	18,20	0,6	1	65 %	1968
Comprimé	200 mg	28	27,00	1	1	65 %	1985
Comprimé	300 mg	28	33,50	1,2	1	65 %	1980

ZYMA-D2 ★★★

- **Composition :** Ergocaciférol ou vitamine D2.
- **Domaine :** Nutrition et métabolisme.
- **Activité :** Vitamine liposoluble.
- **Classe :** Vitamine D.

Indications : Traitement préventif et curatif du rachitisme. Tétanie et spasmophilie hypocalcémique. Décalcifications de la femme enceinte et du vieillard. Ostéomalacie.

Contre-indications : Hypersensibilité à la vitamine D. Hypercalcémie, hypercalciurie, lithiase calcique.

Effets indésirables : L'apparition d'un effet secondaire doit faire craindre un surdosage.

Précautions d'emploi : Chez la femme allaitant, éviter les fortes doses.

Interactions : Ne pas associer plusieurs produits contenant de la vitamine D (huile de foie de morue).

Surdosage : Entraîne des troubles de l'appétit, des nausées, des vomissements, une soif intense traduisant une hypercalcémie qui peut entraîner une insuffisance rénale.

☞ *Sur prescription médicale (ampoules). Vendu sans ordonnance (gouttes).*

• CRINEX

Forme	Dosage	N. d'unités	Prix	Prix/jour	Liste	Remb. S.S.	Comm.
Sol. buv. gouttes	0,25 mg/ml	10 ml	14,80	–	0	65 %	1989
Amp. buv. 3 ml	7,5 mg	1	11,50	–	2	65 %	1991
Amp. buv. 2 ml	2 mg	1	11,20	–	2	65 %	1991

ZYMAFLUOR ★

- **Composition :** Fluorure de sodium.
- **Domaine :** Stomatologie.
- **Activité :** Minéralisation de la dent.
- **Classe :** Fluor.

Indications : Prévention de la carie dentaire.

Contre-indications : Hypersensibilité au constituant.

Précautions d'emploi : Limiter l'apport à 1 ou 2 mg par jour.

Surdosage : Traces brunâtres sur l'émail des dents. Risque de fluorose avec atteinte dentaire et osseuse, particulièrement chez l'enfant.

☞ *Vendu sans ordonnance.*

• ZYMA

Forme	Dosage	N. d'unités	Prix	Prix/jour	Liste	Remb. S.S.	Comm.
Comprimé	0,25 mg	200	11,50	–	0	65 %	1976
Comprimé	1 mg	100	17,50	–	0	65 %	1985
Sol. buvable	0,114 %	20 ml	19,90*	–	0	0 %	1992

ZYMIZINC ★

- **Composition :** Gluconate de zinc.
- **Domaine :** Nutrition et métabolisme.
- **Activité :** Éléments minéraux.
- **Classe :** Zinc.

Indications : Traitement préventif et curatif des carences en zinc.

Effets indésirables : Rares manifestations gastro-intestinales.

Précautions d'emploi : Ne pas administrer aux enfants (alcool).

Interactions : Ne pas associer aux tétracyclines ni aux pansements gastriques alcalins.

Surdosage : Entraîne vomissements et diarrhée.

☞ *Vendu sans ordonnance.*

• AGUETTANT

Forme	Dosage	N. d'unités	Prix	Prix/jour	Liste	Remb. S.S.	Comm.
Amp. buv.	10 mg	10	46,00*	–	0	0 %	1988

ZYMOPLEX ★

Composition : Diméticone, enzymes protéolytiques fungiques et de porc.
Domaine : Gastro-entérologie.
Activité : Pansement intestinal.
Classe : Silicone.
Indications : Dyspepsies.
Contre-indications : Hypersensibilité aux protéines de porc.
☞ *Vendu sans ordonnance.*
• S. C. A. T.

Forme	Dosage	N. d'unités	Prix	Prix/jour	Liste	Remb. S.S.	Comm.
Gélule	–	30	24,50	2 à 5	0	35 %	1969
Gélule	–	90	44,20	2 à 5	0	35 %	1969

ZYPLAST ★★★

Composition : Collagène, lidocaïne.
Domaine : Dermatologie.
Activité : Comblement des dépressions cutanées.
Classe : Collagène.
Indications : Correction des rides ou ridules. Cicatrices.
Contre-indications : Allergie au collagène et aux anesthésiques locaux dépisté par un test préalable au Zyderm test. Antécédents de maladie auto-immune.
Effets indésirables : Réactions allergiques locales : œdème ou urticaire, ou générales : nausées, maux de tête, etc. Hypercoloration régressant en plusieurs mois, induration régressant en plusieurs semaines.
Précautions d'emploi : A n'utiliser que par un spécialiste qualifié. Donne une réaction positive au contrôle antidopage. Non conseillé chez la femme enceinte.
☞ *Usage spécialisé.*
• COLLAGEN FRANCE

Forme	Dosage	N. d'unités	Prix	Prix/jour	Liste	Remb. S.S.	Comm.
Seringue	35 mg/ml	3	Hôp.	–	2	0 %	1983

ZYRTEC ★★★

Composition : Cétirizine.
Domaine : Allergie et immunologie.
Activité : Antihistaminique H1.
Classe : Antihistaminique non anticholinergique.
Indications : Traitement symptomatique des manifestations allergiques : rhinite allergique, rhume des foins, conjonctivite allergique, œdème de Quinke, dermatite atopique, dermographisme, urticaire.
Contre-indications : Hypersensibilité au produit. Enfant de moins de 12 ans. Insuffisance rénale.
Effets indésirables : Exceptionnellement, somnolence, troubles digestifs, vertiges.
Précautions d'emploi : Déconseillé chez la femme enceinte ou allaitant.
☞ *Sur prescription médicale.*
• UCB PHARMA

Forme	Dosage	N. d'unités	Prix	Prix/jour	Liste	Remb. S.S.	Comm.
Comprimé	10 mg	15	51,00	3,4	2	65 %	1988

RÉFÉRENCES BIBLIOGRAPHIQUES

Nous avons consulté pour la rédaction de cet ouvrage, un grand nombre de documents fournis par les laboratoires pharmaceutiques et quelques ouvrages de références qui sont les suivants :

Aulas J.-J. *Homéopathie*. Paris, Frison Roche, 1991.

Barbeau G., Guimont J., Mallet L. *Médicaments et personnes âgées*. Paris, Maloine, 1991.

Boucherle André. *Histoires et Légendes du médicament*. Paris, Éditions de Santé, 1990.

Bourin M., Lièvre M., Allain H. *Cours de pharmacologie*. Paris, Ellipses, 1983.

Bouvenot G., Eschwège E., Schwartz D. *Le Médicament*. Paris, Inserm, Nathan, 1993.

Caulin Ch., Chastang Cl., Dahan R. *Méthodologie de l'évaluation thérapeutique*. Paris, Masson, 1993.

Descoutures J.-M. *Le Bon Usage des médicaments*. Paris, Frison Roche, Sidem, 1988.

DiPiro J.T. *Pharmacotherapy*. Amsterdam, Elsevier, 1989.

Dousset Jean-Claude. *Histoire des médicaments*. Paris, Payot, 1985.

Elghozi J.L., Duval D. *Aide-mémoire de pharmacologie*. Paris, Flammarion, 1993.

Fabre R., Dillemann G. *Histoire de la pharmacie*. Paris, PUF, 1971.

Giroud J.-P., Mathé G., Meyniel G. *Pharmacologie clinique*. Paris, Expansion scientifique française, 1988.

Giroud J.-P., Hagège Ch. *Se soigner seul sans danger*. Paris, Éditions du Rocher, 1994.

Guide national de prescription. Paris, Éditions du Vidal, 1994.

Harant H., Delage A. *Les Médicaments*. Paris, PUF, 1982.

Hugues F.-C., Le Jeune Cl., La Bastide Alanore S. *Thérapeutique générale.* Paris, Frison Roche, 1993.
Jacquot C. *Pharmacologie fondamentale.* Paris, Ellipses, 1989.
Landry Y., Gies J.-P. *Pharmacologie moléculaire.* Londres, Mc Graw Hill, 1990.
Le Hir A. *Pharmacie galénique.* Paris, Masson, 1992.
Manigan G., Auzépy P. *Risques et accidents des médicaments.* Paris, Maloine et Hachette, 1979.
Martindale. *The Extra Pharmacopoeia.* The Pharmaceutical Press, 1993.
Prescrire (revue), Paris, 1981-1994.
Quénaud P., Bouvenot G. *Manuel de thérapeutique médicale.* Paris, Masson, 1991.
Quotidien du médecin (Le), Paris.
Rossant L., Rossant Lumbroso J. *Votre Santé.* Paris, Robert Laffont, 1993.
Sempex. Paris, SEMP, 1994.
Théra. *Dictionnaire des médicaments conseils.* Paris, SEMP, 1994.
Thuillier J. *Les dix ans qui ont changé la folie.* Paris, Robert Laffont, 1981.
Touitou Y. *Pharmacologie.* Paris, Masson, 1993.
Vidal. *Répertoire des spécialités pharmaceutiques.* Paris, OVP, 1994.

IMPORTANT

Si le lecteur a utilisé un ou plusieurs médicaments non signalés dans cet ouvrage, le questionnaire ci-dessous permettra la mise à jour des prochaines éditions.

Questionnaire à retourner à :

Dr Jean Thuillier - Dr Jacques Duchier
Éditions Robert Laffont
Collection « Bouquins »
24, Avenue Marceau, 75008 Paris

Sexe : ....
Age : ....

Renseignements facultatifs :
Nom : ....
Prénom : ....
Adresse : ....

Nom du médicament :
Forme (comprimé, ampoule, suppositoire, etc.) : ....
....
Dosage : ....
Maladie pour laquelle il a été prescrit ou utilisé : ....
....
Quantité prise par le malade :
quantité quotidienne : ....
durée du traitement : ....
Principaux avantages et inconvénients ressentis : ....
....
....
....

(T.S.V.P.)

Sexe : ....
Age : ....

Renseignements facultatifs :
Nom : ....
Prénom : ....
Adresse : ....

Nom du médicament :
Forme (comprimé, ampoule, suppositoire, etc.) : ....
....
Dosage : ....
Maladie pour laquelle il a été prescrit ou utilisé : ....
....
Quantité prise par le malade :
quantité quotidienne : ....
durée du traitement : ....
Principaux avantages et inconvénients ressentis : ....
....
....
....

Sexe : ....
Age : ....

Renseignements facultatifs :
Nom : ....
Prénom : ....
Adresse : ....

Nom du médicament :
Forme (comprimé, ampoule, suppositoire, etc.) : ....
....
Dosage : ....
Maladie pour laquelle il a été prescrit ou utilisé : ....
....
Quantité prise par le malade :
quantité quotidienne : ....
durée du traitement : ....
Principaux avantages et inconvénients ressentis : ....
....
....
....